Medicina de Emergência

Abordagem prática

16ª

EDIÇÃO
revisada,
atualizada
e ampliada

MEDICINA USP

HC FMUSP

DISCIPLINA DE EMERGÊNCIAS CLÍNICAS HC - FMUSP

Medicina de Emergência

Abordagem prática

EDITORES
Irineu Tadeu Velasco
Rodrigo Antonio Brandão Neto
Heraldo Possolo de Souza
Lucas Oliveira Marino
Julio Flávio Meirelles Marchini
Júlio César Garcia de Alencar

manole editora

16ª EDIÇÃO revisada, atualizada e ampliada

"A edição desta obra foi financiada com recursos da Editora Manole Ltda., um projeto de iniciativa da Fundação Faculdade de Medicina em conjunto e com a anuência da Faculdade de Medicina da Universidade de São Paulo – FMUSP."

Editora: Eliane Usui
Projeto gráfico: Departamento Editorial da Editora Manole
Editoração eletrônica: Formato Editoração, HiDesign Estúdio
Ilustrações: HiDesign Estúdio, Luargraf Serviços Gráficos, Ricardo Corrêa, Sírio José Braz Cançado, Triall Editorial, Formato Editoração
Capa: Hélio de Almeida

CIP-BRASIL. CATALOGAÇÃO NA PUBLICAÇÃO
SINDICATO NACIONAL DOS EDITORES DE LIVROS, RJ

M442
16. ed.
Medicina de emergência : abordagem prática / [autores Adalberto Studart Neto ... [et al.]]; editores Irineu Tadeu Velasco ... [et al.]. - 16. ed., rev., atual. e ampl. - Santana de Parnaíba [SP] : Manole, 2022.
: il.

Inclui bibliografia e índice
ISBN 9786555765960

1. Primeiros socorros. 2. Emergências médicas. I. Studart Neto, Adalberto. II. Velasco, Irineu Tadeu. III. Título.

22-76745 CDD: 616.0252
CDU: 616-083.98

Gabriela Faray Ferreira Lopes - Bibliotecária CRB-7/6643

1ª edição – 2006
2ª edição – 2006. Reimpressão da 2ª edição – 2007
3ª edição – 2007. 1ª e 2ª reimpressões da 3ª edição – 2008; 3ª reimpressão da 3ª edição – 2009
4ª edição – 2009. Reimpressão da 4ª edição – 2009
5ª edição – 2010. 1ª e 2ª reimpressões da 5ª edição – 2010
6ª edição – 2011. Reimpressão da 6ª edição – 2011
7ª edição – 2012. 1ª e 2ª reimpressões da 7ª edição – 2012
8ª edição – 2013. Reimpressão da 8ª edição – 2013
9ª edição – 2014. Reimpressão da 9ª edição – 2014
10ª edição – 2015. Reimpressão da 10ª edição – 2015
11ª edição – 2016. Reimpressão da 11ª edição – 2016
12ª edição – 2017. Reimpressão da 12ª edição – 2018
13ª edição – 2019. Reimpressão da 13ª edição – 2019
14ª edição – 2020. Reimpressão da 14ª edição – 2020, 2ª reimpressão da 14ª edição – 2021
15ª edição – 2021. 1ª e 2ª reimpressões da 15ª edição – 2021
16ª edição – 2022

Direitos adquiridos pela:
Editora Manole Ltda.
Alameda América, 876 – Tamboré
Santana de Parnaíba
06543-315 – SP – Brasil
Tel.: (11) 4196-6000
www.manole.com.br | https://atendimento.manole.com.br

Impresso no Brasil | *Printed in Brazil*

Sobre os editores

Irineu Tadeu Velasco

Professor Titular da Disciplina de Emergências Clínicas do Departamento de Clínica Médica da FMUSP. Chefe do Pronto-Socorro do Instituto Central do Hospital das Clínicas da Faculdade de Medicina da Universidade de São Paulo (HCFMUSP). Médico Responsável do Laboratório de Investigação Médica – LIM 51 da Disciplina de Emergências Clínicas da FMUSP.

Rodrigo Antonio Brandão Neto

Médico Supervisor do Pronto-socorro do Hospital das Clínicas da Faculdade de Medicina da Universidade de São Paulo (HCFMUSP) e do Programa de Residência de Medicina de Emergência do HCFMUSP. Doutorado em Ciências Médicas pelo HCFMUSP.

Heraldo Possolo de Souza

Professor Associado do Departamento de Clínica Médica, Disciplina de Emergências Clínicas da FMUSP. Médico do Serviço de Emergência do HCFMUSP.

Lucas Oliveira Marino

Médico Assistente da Disciplina de Emergências Clínicas do HCFMUSP. Intensivista pela Associação de Medicina Intensiva Brasileira (AMIB). Médico Diarista da UTI Geral do Hospital Nipo-Brasileiro. Doutor em Ciências Médicas pela FMUSP.

Julio Flávio Meirelles Marchini

Professor Colaborador do Departamento de Clínica Médica da FMUSP. Supervisor do Programa de Residência de Medicina de Emergência do HCFMUSP.

Júlio César Garcia de Alencar

Diretor da Unidade de Emergência Referenciada do HCFMUSP. Doutor em Ciências pela FMUSP.

Sobre os autores

Adalberto Studart Neto
Médico Assistente da Divisão de Neurologia Clínica do HCFMUSP. Membro Titular da Academia Brasileira de Neurologia.

Adara Saito Góes
Graduação em Medicina pela FMUSP. Residência em Medicina de Emergência pelo HCFMUSP.

Ademar Simões
Médico-residente de Medicina de Emergência no HCFMUSP. Time de conteúdo – Startup Grupo MOVER.

Adriano da Silva Machado
Especialização em Clínica Médica e Medicina Intensiva pelo HCFMUSP. Médico Diarista da Unidade de Terapia Intensiva do Hospital Universitário da USP (HU-USP).

Alfredo Nicodemos da Cruz Santana
Doutorado em Pneumologia pelo HCFMUSP. Professor Permanente do Mestrado da Escola Superior de Ciências da Saúde de Brasília/DF. Pneumologista do Hospital Regional da Asa Norte de Brasília/DF.

Amaro Nunes Duarte Neto
Infectologista e Patologista. Doutorado em Ciências pela FMUSP. Médico Assistente do Departamento de Patologia da FMUSP.

Ana Lúcia Monteiro Guimarães
Residência Médica em Dermatologia pelo HCFMUSP. Dermatologista pela Sociedade Brasileira de Dermatologia (SBD). Médica Preceptora da Graduação em Dermatologia da FMUSP no ano de 2017.

Ana Maria Thomaz
Graduação em Medicina pela Faculdade de Medicina da Fundação ABC. Médica Assistente da Unidade Clínica de Cardiopediatria e Cardiopatias Congênitas do Adulto do Instituto do Coração (InCor) do HCFMUSP.

Andre Abou Haidar
Médico-residente de Medicina de Emergência no HCFMUSP. Doutorado e mestrado pela Universidade Federal de São Paulo (Unifesp).

Andrew Araujo Tavares
Residência em Medicina de Emergência no HCFMUSP.

Anna Sara Shafferman Levin
Professora Associada da FMUSP. Doutora em Doenças Infecciosas e Parasitárias pela FMUSP.

Annelise Passos Bispos Wanderley
Médica Assistente do Pronto-socorro do HCFMUSP. Residência em Medicina de Emergência pelo HCFMUSP. Graduação em Medicina pela Universidade Federal Fluminense.

Antonio Adolfo Guerra Soares Brandão
Residência em Clínica Médica e em Hematologia e Hemoterapia na FMUSP. Ex-preceptor do Serviço de Hematologia, Hemoterapia e Terapia Celular do HCFMUSP. Médico Hematologista do Instituto do Câncer do Estado de São Paulo – HCMFUSP.

Arthur de Campos Soares
Médico Residente de Medicina de Emergência no HCFMUSP. Graduado pela FMUSP.

Braian Valério Cassiano de Castro
Graduação em Medicina pela Faculdade de Ciências Médicas da Santa Casa de São Paulo. Residência em Medicina de Emergência pelo HCFMUSP. Docente da Disciplina de Emergências Clínicas da Faculdade de Ciências Médicas da Santa Casa de São Paulo. Médico de Emergência do Pronto-socorro Municipal Vila Maria Baixa.

Bruno Fukelmann Guedes
Residência em Neurologia no HCFMUSP. Médico Assistente do Departamento de Neurologia do HCFMUSP, do Grupo de Emergências Neurológicas, do Serviço de Interconsulta e do Ambulatório de Neuroinfecções do HCFMUSP.

Bruno Marques
Graduado pela Faculdade de Medicina de Botucatu. Médico Emergencista – HCFMUSP. Preceptor – Emergências Clínicas no HCFMUSP em 2021.

Caio Godoy Rodrigues
Graduação em Medicina pela Universidade Estadual de Campinas (Unicamp). Residência em Clínica Médica pelo HCFMUSP. Preceptor da Disciplina de Emergências Clínicas do Departamento de Clínica Médica da FMUSP em 2018.

Caíque Nogueira de Souza
Graduado em Medicina pela Faculdade de Medicina de Ribeirão Preto da USP, Médico de Família e Comunidade pela Escola de Saúde Pública da Secretaria Municipal de Saúde de Florianópolis.

Carine Carrijo de Faria
Médica Assistente da Disciplina de Emergências Clínicas da FMUSP. Graduação em Medicina pela Universidade Federal do Rio de Janeiro (UFRJ). Residência em Medicina de Emergência pelo HCFMUSP.

Carla Andrade Petrini
Médica Cardiologista, Ecocardiografista e Especialista em Ultrassonografia *Point-of-Care*.

Célia Raiany Ferreira de Farias
Médica Residente em Medicina de Emergência no HCFMUSP. Graduada pela Universidade Potiguar.

Clara Carvalho
Residência em Medicina de Emergência no HCFMUSP.

Clécio Francisco Gonçalves
Secretário Municipal de Saúde de Ferraz de Vasconcelos-SP. Graduação em Medicina pela Universidade Estácio de Sá (UNESARJ). Residência em Medicina de Emergência pelo HCFMUSP. Médico Coordenador do Pronto-socorro de Clínica Médica do Hospital Regional de Ferraz de Vasconcelos.

Danilo Dias De Francesco
Residência em Medicina de Emergência no HCFMUSP.

Diego Amoroso
Médico Especialista em Medicina de Emergência pelo HCFMUSP. Diretor da Associação Brasileira de Medicina de Áreas Remotas (ABMAR). Médico Intervencionista do SAMU Itaquaquecetuba. *Medical Editor* da Editora Elsevier. Instrutor dos cursos ATLS, PHTLS, AWLS e *The Difficult Airway Course*.

Edson Santos Ferreira Filho
Graduação em Medicina pela Universidade Federal do Piauí. Residência Médica em Obstetrícia e Ginecologia pela FMUSP. Foi Preceptor e atualmente é Colaborador da Disciplina de Ginecologia da FMUSP.

Eduardo Alher João
Médico Emergencista. Editor do Portal de Educação em Medicina de Emergência @emergencinsta. Residência em Medicina de Emergência pelo HCFMUSP. Graduação em Medicina pela Universidade Estadual de Campinas (Unicamp).

Eduardo Mariani Pires de Campos
Médico Graduado pela Faculdade de Medicina de Ribeirão Preto – USP. Residente em Medicina de Emergência no HCFMUSP.

Eduardo Messias Hirano Padrão
Graduado em Medicina pela FMUSP. Residência em Clínica Médica pelo HCFMUSP. Preceptor (2019) das Emergências Clínicas do HCFMUSP. Ex-médico Assistente do PSM-HCFMUSP. Residente de *Primary Care and Internal Medicine* na University of Connecticut.

Eduardo Padula
Residência em Medicina de Emergência no HCFMUSP.

Eduardo Vieira da Motta
Graduação em Medicina pela FMUSP. Residência Médica em Cirurgia Geral e em Obstetrícia e Ginecologia na FMUSP. Doutorado em Obstetrícia e Ginecologia e Oncologia Ginecológica pela FMUSP. Diretor Técnico do Pronto-socorro de Ginecologia do HCFMUSP. Médico Ginecologista e Mastologista no Hospital Sírio-Libanês. Médico Ginecologista e Mastologista no Hospital Albert Einstein.

Emanuelle Roberta da Silva Aquino
Residência em Neurologia no HCFMUSP. Médica Preceptora do Departamento de Neurologia do HCFMUSP de 2016 a 2018. Médica Colaboradora do Ambulatório de Distúrbios Vestibulares e do Equilíbrio do HCFMUSP. Membro Titular da Academia Brasileira de Neurologia.

Eric Sabatini Regueira
Médico Residente em Medicina de Emergência, Carolinas Medical Center, Charlotte, NC, EUA. Médico Emergencista pelo HCFMUSP. Graduação pela Universidade Federal de Santa Catarina.

Erika Satomi

Graduação em Medicina pela FMUSP. Residência em Clínica Médica e Geriatria pelo HCFMUSP. Especialização em Medicina do Sono e Medicina Paliativa.

Fabio Pires de Souza Santos

Graduação em Medicina pela FMUSP. Residência Médica em Hematologia pelo HCFMUSP. Médico Visitante do Departamento de Leucemias do M.D. Anderson Cancer Center da Universidade do Texas. Realizou *fellowship* de Especialização Clínica em Leucemias, Mieloproliferações e Síndromes Mielodisplásicas no Departamento de Leucemias do M.D. Anderson Cancer Center. Médico Hematologista no Hospital Israelita Albert Einstein.

Felipe Arthur Faustino de Medeiros

Graduação pela Faculdade de Medicina de São José do Rio Preto (FAMERP). Especialista em Infectologia pelo HCFMUSP. Integrante do *podcast* InfectoCast, atuando na área de Infectologia, HIV/Aids, *ChemSex* e Saúde LGBTQIAP+.

Felipe Liger Moreira

Médico Emergencista pela FMUSP. Professor Auxiliar da Faculdade de Medicina Santo Agostinho/BA.

Felipe Mouzo Bortoleto

Residente em Medicina de Emergência pelo HCFMUSP. Graduado pela Faculdade de Medicina de Botucatu (Unesp). Membro da ACEP. Instrutor do *Advanced Wilderness Life Support*.

Fernanda Denadai Benatti

Residência em Cirurgia Geral e Cirurgia Vascular no HCFMUSP. Título de Especialista em Angiologia e Cirurgia Vascular pela Sociedade Brasileira de Angiologia e Cirurgia Vascular.

Fernando Salvetti Valente

Graduação em Medicina pela Unicamp. Residência em Clínica Médica pela Unicamp e Ano Adicional de Clínica Médica pela FMUSP. Assistente do Pronto-socorro de Clínica Médica do HCFMUSP. Médico do Time de Hospitalistas do Hospital Sírio-Libanês.

Flávia Barros de Azevedo

Médica Assistente do Pronto-socorro do HCFMUSP. Doutorado em Ciências Médicas pelo HCFMUSP. Professora Titular de Clínica Médica na Uninove-SP. Coordenadora da Medicina do *campus* Guarulhos da Uninove.

Gabriel Henrique Beraldi

Médico pela FMUSP. Psiquiatra pelo Instituto de Psiquiatria (IPq) do HCFMUSP. Médico Preceptor do IPq-FMUSP.

Gabriel Martinez

Médico formado pela 46ª turma da Faculdade de Medicina de Jundiaí. Médico-residente em Medicina de Emergência no HCFMUSP.

Gabriel Taricani Kubota

Residência em Neurologia no HCFMUSP. Médico Preceptor do Programa de Residência Médica em Neurologia do HCFMUSP de 2017 a 2018.

Gabriela Pantaleão Moreira

Residência em Neurologia e Neurofisiologia Clínica/Eletroencefalograma no HCFMUSP. Complementação Especializada em Epilepsia.

Geovane Wiebelling

Graduação em Medicina pela Universidade Federal de Santa Catarina (UFSC). Residência em Medicina de Emergência pelo HCFMUSP. Emergencista do Pronto-socorro do HCFMUSP. Diarista do Pronto-socorro do Hospital Samaritano Higienópolis. Instrutor do ATLS®. Professor da Disciplina de Urgência e Emergência da Faculdade de Medicina da USCS.

Getúlio Daré Rabello (*in memoriam*)

Médico Assistente Doutor do Departamento de Neurologia Clínica do HCFMUSP.

Glaura Souza Alvarenga

Médica Assistente da Disciplina de Emergências Clínicas da FMUSP. Formada pela FMUSP. Residências em Clínica Médica e Cardiologia pelo HCFMUSP. Preceptoria em Medicina Intensiva. Doutorado em Cardiologia pela FMUSP. Título de Especialista em Cardiologia pela SBC.

Guilherme de Abreu Pereira

Médico Assistente da Disciplina de Emergências Clínicas do HCFMUSP. Residência em Medicina Interna pelo HCFMUSP. Médico Graduado pela Faculdade de Ciências Médicas da Santa Casa de São Paulo.

Gustavo Biz Martins

Graduação em Medicina pela Universidade Federal de Minas Gerais. Médico-residente de Medicina de Emergência no HCFMUSP.

Hassan Rahhal
Graduação pela Universidade Federal Fluminense. Residência em Clínica Médica pelo HCFMUSP. Médico Assistente da Disciplina de Emergências Clínicas da FMUSP. Hospitalista pelo Hospital Sírio-Libanês.

Helio Bergantini Neto
Residente em Cirurgia pelo HCFMUSP. Médico Graduado pela Faculdade de Medicina de São José do Rio Preto (FAMERP).

Herval Ribeiro Soares Neto
Residência em Neurologia no HCFMUSP. Médico Assistente do Grupo de Emergências Neurológicas do Ambulatório de Esclerose Múltipla e Neuroimunologia do HCFMUSP. Integrante da Equipe do Centro de Esclerose Múltipla do Hospital Israelita Albert Einstein.

Hugo Henrique Moreira
Médico pela Universidade Federal de Juiz de Fora. Residência em Ortopedia e Traumatologia pelo HCFMUSP. Complementação em Traumatologia do Esporte no Hospital das Clínicas da FMUSP. Preceptor da Residência de Ortopedia e Traumatologia do HCFMUSP.

Ian Ward Abdalla Maia
Médico pela Faculdade de Medicina de Teresópolis. Residência em Medicina de Emergência pelo Hospital de Clínicas de Porto Alegre. Médico Assistente da Disciplina de Emergências Clínicas da FMUSP. Médico Assistente da UTI do Departamento de Infectologia do HCFMUSP. Doutorando em Ciências Médicas pela USP.

João Carlos Geber
Médico pela Escola Superior de Ciências da Saúde do Distrito Federal. Médico-Residente em Clínica Médica no HCFMUSP.

José Victor Gomes Costa
Residência em Clínica Médica pelo HCFMUSP. Preceptor da Disciplina de Emergências Clínicas do Departamento de Clínica Médica da FMUSP em 2018.

Juliana Costa de Oliveira Galvão
Médica Residente de Medicina de Emergência no HCFMUSP. Graduada pela Universidade Nove de Julho.

Júlio César Leite Fortes
Graduação na Universidade Federal de Ouro Preto. Residência em Medicina de Emergência no HCFMUSP.

Karina Turaça
Residência em Medicina de Emergência no HCFMUSP. Preceptora de Emergências Clínicas – HCFMUSP em 2021. Médica Assistente do Pronto-socorro de Clínica Médica do HCFMUSP.

Klícia Duarte Amorim
Médica Assistente do Pronto-socorro do HCFMUSP. Residência em Medicina de Emergência pelo HCFMUSP.

Layana Vieira Nobre
Graduação em Medicina pela Universidade Federal do Ceará. Residência em Anestesiologia pela FMRP-USP/SBA. *Fellowship* em Dor Intervencionista na FMRP-USP/AMB. Pós-graduação em Anestesia Regional e Ultrassonografia pela Unifesp. *Fellowship* em Anestesiologia Pediátrica no Hospital Pequeno Príncipe. Pós-graduação em Anestesia e Terapia Intensiva Pediátrica pelo IEP do Sírio-Libanês. Mestrado em Ciências pela FMRP-USP.

Lécio Figueira Pinto
Neurologista, integra os Grupos de Epilepsia e Emergências Neurológicas da Divisão de Clínica Neurológica do HCFMUSP. Coordenador de Ambulatório de Epilepsia Adulto do HCFMUSP.

Leonardo Antonio Coimbra Moreira
Médico-residente do Programa de Medicina de Emergência da FMUSP.

Lucas Certain
Supervisor PRM – Medicina de Emergência – Hospital Santa Marcelina. Coordenador Médico do SAMU 192 Regional Bragança. Residência Médica em Medicina de Emergência pelo HCFMUSP. Pós-graduação em Medicina de Emergência pelo Hospital Israelita Albert Einstein. Estágios Observacionais no Departamento de Emergência do Massachusetts General Hospital, Harvard Medical School, PRO EMS em Cambridge (EUA), Boston MedFlight em Boston (EUA), New South Wales Ambulance em Sydney (Austrália). Formado em Medicina pela FMRP-USP.

Lucas de Moraes Soler
Graduação pela Faculdade de Medicina de Marília. Nefrologista pelo Faculdade de Medicina de Botucatu/UNESP. Médico do Serviço de Transplantes do Hospital das Clínicas da Faculdade de Medicina de Botucatu.

Lucas Gonçalves Dias
Graduação pela FMUSP. Médico Residente em Medicina de Emergência no HCFMUSP.

Lucas Lentini Herling de Oliveira
Médico formado pela Universidade Federal de Ciências da Saúde de Porto Alegre. Residência em Clínica Médica pelo HCFMUSP. Preceptor da Disciplina de Emergências Clínicas da FMUSP em 2019. Residência em Cardiologia no InCor-HCFMUSP. *Fellowship* em Emergências Cardiovasculares no InCor (2022-2023).

Lucas Tokeshi
Graduação em Medicina pela FMUSP. Psiquiatra pelo IPq-HCFMUSP.

Luiz Ubirajara Sennes
Professor Doutor da Disciplina de Otorrinolaringologia do HCFMUSP. Livre-docência pela FMUSP. Coordenador do Programa de Pós-graduação em Otorrinolaringologia da USP.

Maira Andrade Nacimbem Marzinotto
Graduação em Medicina pela FMUSP. Médica Chefe do Grupo de Pâncreas da Disciplina de Gastroenterologia Clínica da FMUSP. Médica Assistente da Enfermaria da Gastroenterologia Clínica do HCFMUSP. Coordenadora da Equipe de Gastroenterologia no Hospital São Camilo – Pompeia.

Marcela Santana Devido
Residência em Clínica Médica pelo HCFMUSP. Residência em Cardiologia pelo InCor-HCFMUSP. Complementação Especializada em Cardiopatias Congênitas do Adulto pelo InCor-HCFMUSP. Médica Assistente da Unidade Clínica de Cardiopediatria e Cardiopatias Congênitas do Adulto do InCor-HCFMUSP.

Marcella Soares Pincelli
Médica Dermatologista Assistente do Setor de Dermatopatologia do Departamento de Dermatologia da FMUSP. Especialista em Dermatopatologia pela Wake Forest School of Medicine – Carolina do Norte (EUA).

Marcello Menta Simonsen Nico
Professor Associado do Departamento de Dermatologia da FMUSP. Médico Supervisor da Divisão de Dermatologia do HCFMUSP.

Marcelo Calderaro
Médico Neurologista do HCFMUSP. Especialização em Neurologia pelo HCFMUSP. Médico Neurologista do Hospital Samaritano.

Marcio Nattan Portes Souza
Residência em Neurologia pelo HCFMUSP. Membro Efetivo da Academia Brasileira de Neurologia. Assistente Colaborador do Ambulatório de Cefaleias do HCFMUSP.

Márcio Veronesi Fukuda
Residência em Clínica Médica pelo HCFMUSP. Especialista em Cuidados Paliativos pelo Instituto Pallium. Médico da Equipe de Cuidados Paliativos do HCFMUSP.

Maria Adelaide Abelgaria Pereira
Médica Doutora do Departamento de Endocrinologia da FMUSP.

Maria Beatriz M. Perondi
Médica Pediatra. Título de Especialista em Emergência Pediátrica pela Sociedade Brasileira de Pediatria. MBA em Administração Hospitalar e Sistemas de Saúde pela Fundação Getulio Vargas. Médica Assistente do Departamento de Emergência do Instituto da Criança e do Adolescente do HCFMUSP. Coordenadora da Regulação de Urgência e Emergência do HCFMUSP. Coordenadora de Gestão Assistencial da Diretoria Clínica do HCFMUSP.

Maria Lorraine Silva de Rosa
Graduada em Medicina pela Universidade Federal de Santa Catarina (UFSC). Médica Residente de Medicina de Emergência no HCFMUSP.

Millena Gomes Pinheiro Costa
Residência em Medicina de Emergência no HCFMUSP.

Naiana Oriá Soares Kerbage
Médica pela Universidade Federal do Ceará. Anestesiologista pelo Instituto Nacional de Câncer José Alencar Gomes da Silva.

Natalia Correa Vieira de Melo
Doutorado em Nefrologia pelo HCFMUSP. Professora Permanente do Mestrado da Escola Superior de Ciências da Saúde de Brasília/DF. Coordenadora da Residência de Nefrologia do Hospital Regional de Taguatinga/DF.

Nicole Inforsato
Cirurgiã Vascular e Endovascular no Pronto-socorro de Cirurgia Vascular do HCFMUSP, no Hospital Geral de Pedreira e no Hospital São Camilo – Ipiranga. Graduação em Medicina pela FMUSP. Residência em Cirurgia Geral e Cirurgia Vascular e Endovascular pelo HCFMUSP. Médica Preceptora do Departamento de Cirurgia Vascular e Endovascular do HCFMUSP.

Osmar Colleoni
Graduação em Medicina pela Universidade Estadual de Ponta Grossa (UEPG). Residência em Medicina de Emergência pelo Hospital de Pronto Socorro de Porto Alegre. Residência em Emergência Pediátrica pela Santa Casa de Porto Alegre. Rotineiro da Emergência e Preceptor da Residência em Medicina de Emergência do Hospital São Lucas da PUCRS.

Patrick Aureo Lacerda de Almeida Pinto
Médico Assistente e Diarista do Pronto-socorro do HCFMUSP.

Pedro Henrique Rodrigues Santana
Médico-residente em Medicina de Emergência no HCFMUSP.

Pedro Perez Barbieri
Fellowship de Simulação e Educação Médica pela Mayo Clinic – Jacksonville, FL. Especialista em Medicina de Emergência pelo HCFMUSP. Médico pela Unicamp. Instrutor do curso *The Difficult Airway Course Residency Edition*.

Rafael Faria Pisciolaro
Graduação em Medicina pela FMUSP. Residência em Medicina de Emergência no HCFMUSP. Preceptor de Emergências Clínicas no HCFMUSP em 2022.

Rafael Kitayama Shiraiwa
Médico Assistente da Disciplina de Emergências Clínicas e da Disciplina de Endocrinologia e Metabologia da FMUSP.

Rafael Oliveira Ximenes
Residência Médica em Clínica Médica e em Gastroenterologia pelo HCFMUSP. Doutorado em Ciências em Gastroenterologia pelo HCFMUSP. Médico do Serviço de Gastroenterologia e Endoscopia da Faculdade de Medicina da Universidade Federal de Goiás.

Rafael Tomio Vicentini Otani
Graduação em Medicina pela FMUSP. Atua na linha de pesquisa de Neurologia Experimental no Laboratório de Investigação Médica 45 (LIM45).

Raíza Dantas de Lira Oliveira
Residência em Oftalmologia pelo HCFMUSP. Médica Preceptora do Departamento de Oftalmologia do HCFMUSP em 2017. Especialização em Catarata, Retina Clínica e Cirúrgica e Plástica Ocular. Título de Especialista em Oftalmologia pelo Conselho Brasileiro de Oftalmologia (CBO).

Renan Dourado Tinel
Graduação em Medicina pela Universidade Federal do Estado da Bahia (UFBA). Médico-residente em Medicina de Emergência na FMUSP.

Rodolfo Affonso Xavier
Graduado em Medicina pela Faculdade de Medicina de Botucatu (Unesp). Residência em Medicina de Emergência no HCFMUSP. Diretor da Associação Brasileira de Medicina de Áreas Remotas e Esportes de Aventura (ABMAR). Instrutor do *Advanced Wilderness Life Support* (AWLS) e *Advanced Cardiovascular Life Support* (ACLS).

Rodrigo Costa Bonardi
Graduação em Medicina pela Unicamp. Residência em Clínica Médica pelo HCFMUSP. Médico Assistente do Time de Resposta Rápida do Pronto-socorro do Instituto Central do HCFMUSP.

Rodrigo Passarella Muniz
Residência de Medicina de Emergência no HCFMUSP. Médico Diarista do Pronto-socorro do Hospital Santa Marcelina de Itaquera. Emergencista e Líder Clínico na empresa IMED Group.

Ronnyson Susano Grativvol
Residência em Neurologia e Neurofisiologia Clínica, com Ênfase em Eletroneuromiografia, no HCFMUSP. Membro Titular da Academia Brasileira de Neurologia.

Sabrina Corrêa da Costa Ribeiro
Título de Especialista em Medicina de Emergência. Doutorado em Pneumologia pelo HCFMUSP. Coordenadora da Unidade Crítica de Emergência do HCFMUSP. Especialista em Cuidados Paliativos.

Saionara Maria Nunes Nascimento
Graduada pela Universidade Federal da Bahia. Residência em Medicina de Emergência no HCFMUSP. Médica Assistente do Pronto-socorro do HCFMUSP.

Stéfany Franhan Barbosa de Souza
Fisioterapeuta pela Faculdade Estadual de Educação Física e Fisioterapia de Jacarezinho (atual Faculdade Estadual do Norte Pioneiro). Médica pela Faculdade de Ciências Médicas da Santa Casa de São Paulo. Residência em Medicina de Emergência no HCFMUSP.

Tânia M. Shimoda Sakano
Médica Assistente do Pronto-Socorro do Instituto da Criança e do Adolescente do HCFMUSP. Coordenadora da Residência de Urgência e Emergência Pediá-

trica do Instituto da Criança e do Adolescente do HCFMUSP. Coordenadora da Ressuscitação Pediátrica pela Sociedade de Pediatria de São Paulo e Sociedade de Cardiologia de São Paulo. Membro do Departamento de Emergência Pediátrica pela Sociedade de Pediatria de São Paulo.

Teng Chei Tung

Graduação em Medicina e Doutorado em Psiquiatria pela FMUSP. Médico Supervisor do Instituto de Psiquiatria do HCFMUSP.

Thiago Areas Lisboa Netto

Foi Médico-residente do Programa de Medicina de Emergência da FMUSP. Atualmente é Médico-residente em Medicina de Família e Comunidade na Favela da Rocinha pela Secretaria Municipal de Saúde do Rio de Janeiro e graduando em História na Universidade Federal do Rio de Janeiro.

Thiago Vicente Pereira

Graduado em Medicina pela FMUSP. Residência em Clínica Médica pelo HCFMUSP. Preceptor da Disciplina de Emergências Clínicas do Departamento de Clínica Médica da FMUSP em 2018. Residência de Cardiologia no InCor-HCFMUSP.

Victor Cezar de Azevedo Pessini

Médico Graduado pela Universidade Federal do Paraná (UFPR). Residente em Medicina de Emergência pelo HCFMUSP.

Victor Paro da Cunha

Residência de Medicina de Emergência no HCFMUSP. Preceptor de Emergências Clínicas no HCFMUSP em 2020. Médico Assistente do Pronto-socorro do HCFMUSP.

Victor Van Vaisberg

Médico Graduado pela FMUSP, com Residência Médica em Clínica Médica pela mesma instituição. Médico Preceptor da Disciplina de Emergências Clínicas do HCFMUSP (2021-2023) e Médico Assistente da Divisão de Clínica Médica do Hospital Universitário da USP.

Vinicius Galdini Garcia

Graduado em Medicina pela Universidade de São Paulo. Especialista em Clínica Médica e Terapia Intensiva pela FMUSP. Médico Intensivista Diarista do Hospital Samaritano Paulista.

Vinicius Machado Correia

Fellow de Emergências Cardiológicas no InCor (2022). Cardiologista pelo InCor-HCFMUSP. Membro fundador da SIMM. Preceptor em Emergências Clínicas no HCFMUSP em 2019. Especialista em Clínica Médica pelo HCFMUSP.

Vinícius Zofoli de Oliveira

Residência em Medicina Intensiva no HCFMUSP. Preceptor em Emergências Clínicas no HCFMUSP em 2019. Residência em Clínica Médica pelo HCFMUSP.

Vitor Marcondes Ramos

Médico Preceptor do Pronto-socorro de Cirurgia Geral do HCFMUSP (2019-2021). Residência em Cirurgia Geral pelo HCFMUSP. Graduado em Medicina pela FMUSP. Membro Adjunto do Colégio Brasileiro de Cirurgiões.

William Fischer

Graduado em Medicina pela UFPel. Especialista em Clínica Médica pelo HCFMUSP. Preceptor da Disciplina de Emergências Clínicas da FMUSP em 2020. Médico-Residente em Hematologia pela FMRPUSP.

Sumário

Seção VI – Emergências neuropsiquiátricas

Seção VII – Emergências relacionadas ao trauma

Seção VIII – Emergências hepáticas e gastrointestinais

Seção IX – Emergências nefrológicas e urológicas

Seção X – Emergências metabólicas

Seção XI – Emergências hematológicas e oncológicas

Seção XII – Emergências reumatológicas

Seção XIII – Causas externas

Seção XIV – Emergências dermatológicas

Seção XV – Emergências oftalmológicas e otorrinolaringológicas

Seção XVI – Emergências ginecológicas e obstétricas

Seção XVII – Cuidados paliativos no departamento de emergência

Seção XVIII – Ultrassonografia à beira do leito

Seção XIX – Procedimentos

Dedicatórias

Dedico às minhas filhas Cristiane, Giuliana e Patricia, à minha neta Dora e à minha mulher Sandra; sem elas, nada seria possível.

Irineu Tadeu Velasco

Para minha esposa Andréia, mulher forte e corajosa, que consegue superar as maiores dificuldades com a cabeça erguida e o coração aberto.
E para nossas filhas Lúcia e Júlia, que nos ensinaram o que é o maior amor do mundo.

Rodrigo Antonio Brandão Neto

Para Cristina e Fernanda.

Heraldo Possolo de Souza

Ao meu pai, Gerson, meu exemplo de retidão, caráter e perseverança.
À minha mãe, Ludmila, fonte infinita de amor e carinho.
Ao meu irmão, Eduardo, meu grande amigo e minha referência como médico.

Lucas Oliveira Marino

Para os meus avós Aparecida, Calice, Édson e Julio.
Para Fernanda, Nena e Cissinha.

Julio Flávio Meirelles Marchini

Para Lucas,
que compartilha comigo toda Bossa, Cinema, Medicina e um e outro perrengue nessa vida.

Júlio César Garcia de Alencar

Agradecimentos

Agradecemos, em primeiro lugar, a todos os nossos autores: esta é uma obra colaborativa que jamais seria possível sem vocês.

Obrigado a todos vocês: alunos e médicos, por permanecerem e partilharem conosco essa jornada. A décima sexta edição do *Medicina de Emergência* mantém o nosso maior propósito: compartilhar competências, levando o melhor e mais atualizado conhecimento para benefício de nossos pacientes.

Como médicos, sabemos que é sempre tempo, sobretudo, de deixar de ser apenas a solitária vanguarda de nós mesmos e ir ao encontro. Assim, agradecemos também a todos os enfermeiros, técnicos de enfermagem, fisioterapeutas, nutricionistas, psicólogos, assistentes sociais, funcionários de limpeza e todos os que avançam de mãos dadas conosco. Temos absoluta certeza de que hoje somos melhores por causa de vocês.

Agradecemos a Editora Manole por acreditar neste projeto. Esta é uma obra em contínua evolução, tanto quanto a própria Medicina. Afinal, como diria Yehuda Amichai, do lugar onde temos razão jamais crescerão flores na primavera, mas são as dúvidas (e os amores) que escavam o mundo, como um arado. Obrigado por nos permitir ser arautos da Medicina de Emergência no Brasil.

Aos nossos Residentes em Medicina de Emergência, obrigado!

"Os que virão serão povo,
e saber serão, lutando..."

Apresentação

Esta nova edição começa onde terminou a anterior, sendo imediatamente atualizada com os mais novos artigos e diretrizes e aprimorando a redação para tentar tornar a obra o mais útil possível para a prática diária da Medicina de Emergência.

Foram acrescentados quatro novos capítulos, sobre abordagem de desastres, atendimento da população LBGTQIA+, emergências em pacientes transplantados e morte encefálica. Uma importante novidade são os QR codes que dão acesso a vídeos de ultrassonografia à beira do leito e capítulos exclusivos.

Este livro, que começou chamado *Emergências Clínicas*, tem a cada ano se consolidado mais como uma obra que abrange todos os tópicos relevantes para a Medicina de Emergência.

Agora que completamos 7 anos do reconhecimento da especialidade em nosso país, temos bastante orgulho por esta obra se manter como a principal referência do tema no Brasil.

Desejamos que atenda aos objetivos de servir tanto para consulta como para o aprendizado maior dos detalhes do campo de Medicina de Emergência, e também como um auxílio para aqueles que precisem resolver dúvidas práticas em plantões no pronto atendimento. Neste ponto, a seção sobre indicação de internação, terapia intensiva e seguimento dos capítulos tenta ir além da medicina de suporte, tornando-se um instrumento para as decisões de admissão hospitalar e encaminhamentos posteriores dos nossos pacientes.

Esperamos com a nova edição nos aproximar mais do ideal de uma obra interativa, abrangente, prática e agradável para nossos leitores.

Temos ainda o intuito de manter este livro como um ser vivo, que muda conforme a evolução do conhecimento técnico e o aparecimento de novos temas relevantes na Medicina de Emergência. Contamos ainda com o *feedback* de nossos leitores com críticas, sugestões e até mesmo apontamentos de imprecisões para podermos manter esta obra como atual e em permanente diálogo com o público. Por isso, agradecemos muito a todos que se deram ao trabalho de apontar pontos de melhoria em nossa obra; este livro fica melhor por causa de vocês.

Os Editores

Conteúdo complementar – plataforma digital

Esta obra possui conteúdo complementar disponibilizado em uma plataforma digital exclusiva.

Para ingressar no ambiente virtual, utilize o QR code abaixo, faça seu cadastro e digite o voucher:

emergencia16

O prazo para acesso a esse material limita-se à vigência desta edição.

Consulta rápida

SUMÁRIO

CHOQUE E SEPSE

Soluções de expansão volêmica

Cristaloides			
Cristaloide	Composição	Efeitos adversos	Classe na gestação
Solução fisiológica (NaCl 0,9%)	154 mEq/L de sódio e 154 mEq/L de cloreto (9 g de NaCl em 1 litro)	Sobrecarga hídrica, hipernatremia, acidose hiperclorêmica	A
Ringer lactato	130 mEq/L de sódio, 4 mEq/L de potássio, 3 mEq/L de cálcio, 109 mEq/L de cloreto e 28 mEq/L de lactato	Sobrecarga hídrica	A
Plasma Lyte	Cloreto de sódio 526 mg. Gliconato de sódio 502 mg. Acetato de sódio 368 mg, cloreto de potássio 37 mg e cloreto de magnésio 30 mg		A

Coloides			
Coloide	Composição e apresentação	Efeitos adversos	Classe na gestação
Albumina (C)	Solução de albumina humana a 20%, frascos de 100 mL	Reações alérgicas, anafilaxia, síndrome do desconforto respiratório agudo, assim como hipernatremia e sobrecarga hídrica. Sangramentos por alteração de agregação plaquetária	C
Amido (Hespan®) (C)	Bolsas que contêm solução com 6 g/100 mL de polímero de glicose em solução fisiológica (NaCl 0,9%)	Cefaleia, prurido, aumento de parótida, vômitos e reações anafilactoides; pode aumentar tempo de tromboplastina parcial ativada (TTPA) e enzimas hepáticas	C

Drogas vasopressoras

Medicação	Doses	Diluição	Efeitos adversos	Classe na gestação
Dopamina	5 a 20 µg/kg/min	5 ampolas em 200 mL de SG (1 mg/mL) 10 ampolas em 150 mL de SG (2 mg/mL)	Taquicardia, hipertensão, hipotensão, extrassístoles, hiperglicemia, náusea, vômitos	C
Noradrenalina	0,05 a 2 µg/kg/min Não existe dose considerada máxima	4 ampolas – 16 mg – em 250 mL de solução glicosada. Cada mL/h corresponde, aproximadamente, a 1 µg/min	Arritmias, bradicardia, isquemia digital, ansiedade, necrose de pele, hipertensão	C
Vasopressina	0,01-0,04 U/min	Vasopressina (1 ampola: 20 U/1 mL) + 100 mL SF – vazão 3-12 mL/h	Angina, taquicardia, arritmias, hiponatremia, necrose de extremidades	C
Adrenalina	1-20 µg/min	Adrenalina (1 ampola = 1 mg/1 mL) 6 ampolas + 94 mL SF. 1 mL/h corresponde a aproximadamente 1 µg/min	Angina, taquicardia, arritmias, ansiedade, diaforese, gangrena de extremidades	C

Drogas inotrópicas

Medicação	Doses	Diluição	Efeitos adversos	Classe na gestação
Dobutamina	Dose titulada conforme pressão arterial, diurese ou saturação venosa de O_2 (2,5 a 20 µg/kg/h)	1 ampola em SG 230 mL (1 mg/mL) 2 ampolas em SG 210 mL (2 mg/mL) 4 ampolas em SG 170 mL (4 mg/mL)	Arritmias, dor torácica, angina, hipertensão, hipotensão arterial	B
Levosimendan	0,05 a 0,2 µg/kg/min em 24 h	25 mg em SG 250 mL (10 µg/mL)	Hipotensão, taquicardia ventricular, cefaleia, outras arritmias, tonturas	I

Antibioticoterapia empírica no serviço de emergência

Situação clínica	Primeira escolha	Alternativa
Pneumonia domiciliar	Betalactâmico + macrolídeo (p. ex., ceftriaxone + claritromicina) por 7-10 dias	Quinolona respiratória (p. ex., levofloxacina)
Pneumonia nosocomial	Ausência de fatores de risco: monoterapia com ceftriaxone ou piperacilina-tazobactam Tardia: cefepime ou piperacilina-tazobactam (terapia com dois antibióticos para *Pseudomonas* é controverso) Instabilidade hemodinâmica: associar vancomicina Tempo de tratamento: 7 a 10 dias	Ampicilina-sulbactam e aztreonam são opções para pacientes alérgicos, além dos carbapenêmicos
Meningite bacteriana (adulto sem outros fatores de risco)	Ceftriaxone 2 g EV 12/12 h associado a dexametasona por 10 a 14 dias	Alérgicos a cefalosporinas podem usar combinação de vancomicina e quinolona
Cistite	Sulfametoxazol-trimetoprima (SMX-TMP) por 3 dias	Norfloxacina 400 mg 12/12 h por 3 dias
Pielonefrite	Ciprofloxacina 400 mg EV 12/12 h ou 500 mg VO 12/12 h por 10-14 dias	Ceftriaxone 2 g ao dia por 10-14 dias
Pioartrite	Oxacilina 8-12 g ao dia por 4 semanas Se gonococo: ceftriaxona 1 g EV ou IM por 7-14 dias	Quinolonas são alternativa para pacientes alérgicos a penicilina ou cefalosporina
Osteomielite	Oxacilina 8-12 g ao dia por 8 semanas Se *S. aureus* meticilino-resistente: vancomicina 1 g EV 12/12 h	Quinolonas e vancomicina são alternativas para pacientes com alergia a terapia indicada
Celulite ou erisipelas	Oxacilina 8-12 g ao dia 7-10 dias, cefalosporinas de primeira ou segunda geração se terapia oral	Clindamicina 600 mg EV 6/6 h por 7-10 dias Outras opções: cefalosporinas, linezolida, vancomicina e amoxacilina/clavulonato
Infecção de cateter venoso central	Vancomicina 1 g EV 12/12 h por 14 dias associado se Gram-negativos com cefepime 2 g EV 12/12 h	Teicoplanina ou linezolida são opções para pacientes alérgicos a vancomicina, ciprofloxacina e aztreonam podem ser opções para Gram-negativos, dependendo dos resultados de culturas

CARDIOLOGIA

Anti-hipertensivos parenterais

Medicação	Doses	Efeitos adversos	Classe na gestação
Nitroprussiato de sódio	0,3 até 10 μg/kg/min	Bradicardia ou taquicardia, *flushing*, hipertensão intracraniana, hiperóxia venosa, acidose láctica e outros efeitos de toxicidade pelo cianeto	C
Nitroglicerina	Dose inicial de 5 μg/min	Cefaleia, taquicardia, bradicardia paradoxal associada a hipotensão, aumento da pressão intraocular, fraqueza	C
Hidralazina	*Bolus* de 20 a 40 mg, infusão contínua de 200 a 300 μg/kg/min	Cefaleia, náuseas e vômitos, taquicardia reflexa, síndrome lúpus-*like*	C

Betabloqueadores parenterais

Medicação	Doses	Efeitos adversos	Classe na gestação
Metoprolol	Até três *bolus* de 5 mg a cada 5 minutos	Bradicardia, bloqueio atrioventricular, broncoespasmo, zumbido, hipotensão arterial, descompensação de insuficiência cardíaca	C
Propranolol	1 a 3 mg em *bolus*, repetir uma vez em 2 minutos	Similar a metoprolol	C
Esmolol	*Bolus* inicial de 500 μg/kg, seguido de uma infusão de 50 a 200 μg/kg/min	Similar a metoprolol	C

Medicações orais para insuficiência cardíaca e anti-hipertensivos

Inibidores de enzima conversora de angiotensina (ECA)				
Medicação	Dose inicial	Dose máxima	Efeitos adversos	Classe na gestação
Captopril	6,25 mg 3 x/dia	50 mg 3 x/dia (dose em hipertensão arterial sistêmica [HAS] pode chegar a 300 mg/dia)	Tosse, angioedema, neutropenia e agranulocitose. Piora da função renal é reversível após a descontinuação da medicação	C
Enalapril	2,5 mg 2 x/dia	10-20 mg 2 x/dia	Similar ao captopril	C
Fosinopril	5-10 mg 1 x/dia	40 mg 1 x/dia (dose em HAS até 80 mg ao dia)	Similar ao captopril	C
Lisinopril	2,5-5 mg 1 x/dia	20-40 mg 1 x/dia	Similar ao captopril	C
Quinapril	10 mg 2 x/dia	40 mg 2 x/dia	Similar ao captopril	C
Ramipril	1,25-2,5 mg 1 x/dia	10 mg 1 x/dia	Similar ao captopril	C

Diuréticos de alça				
Medicação	Dose inicial	Dose máxima	Efeitos adversos	Classe na gestação
Furosemida	20-40 mg 1 a 2 x/dia	Atingir peso seco (até 400 mg ao dia)	Hipotensão, desidratação, hipocalemia, hiperuricemia e hipocalcemia	C
Bumetanida	0,5-1,0 mg 1 a 2 x/dia	Atingir peso seco (até 10 mg ao dia)	Similar	C

Digitálicos			
Medicação	Doses	Efeitos adversos	Classe na gestação
Digoxina	0,125-0,250 mg ao dia	Anorexia, náuseas, vômitos e diarreia, em alguns casos pode ocorrer dor abdominal. As alterações de sistema nervoso incluem alterações visuais como xantopsias, cefaleia, fraqueza, tonturas, apatia e quadros confusionais Manifestações cardiovasculares: bloqueios atrioventriculares e extrassístoles ventriculares; em casos de intoxicação digitálica de maior gravidade o paciente pode apresentar taquicardia atrial com bloqueio, taquicardias juncionais, taquicardia ventricular, intervalo QT prolongado e até fibrilação ventricular	C
Lanatosídeo C	0,2 a 0,4 mg 12/12 h EV, uso limitado a situações em que rápida digitalização é necessária para controle clínico do paciente, principalmente em arritmias supraventriculares agudas	Na intoxicação digitálica é importante descontinuar a medicação e corrigir hipomagnesemia e hipocalemia O anticorpo antidigoxina está indicado em pacientes com arritmias graves; outras medidas, como marca-passo temporário, são indicadas conforme cada caso	C

Betabloqueadores em insuficiência cardíaca (efeitos adversos, ver Betabloqueadores parenterais)			
Medicação	Dose inicial	Dose máxima	Classe na gestação
Carvedilol	3,125 mg 2 x/dia	25 mg 2 x/dia	C
Succinato de metoprolol	6,25 mg 2 x/dia	75 mg 2 x/dia	C
Bisoprolol	1,25 mg 1 x/dia	10 mg 1 x/dia	C
Nebivolol	1,25 mg 1 x/dia	10 mg 1 x/dia	I

Posologia e apresentação dos betabloqueadores para hipertensão arterial sistêmica				
Droga	Nome comercial®	Apresentação	Posologia	Classe na gestação
Propranolol	Inderal	10, 40 e 80 mg	20-320 mg (2-3 x/dia)	C
Atenolol	Atenol	25, 50 e 100 mg	25-200 mg (1-2 x/dia)	D
Metoprolol	Seloken, Lopressor, Selozok	100 mg (25, 50 e 100 mg)	50-200 mg (1-2 x/dia)	C
Bisoprolol	Concor	1,25/2,5/5/10 mg	2,5-10 mg (1 x/dia)	C
Carvedilol	Coreg, Divelol, Cardilol, Dilatrend	3,125/6,25/12,5/25mg	12,5-100 mg (2 x/dia)	C
Pindolol	Visken	5 e 10 mg	5-60 mg (2 x/dia)	B

Bloqueadores do receptor de angiotensina II (ARB)					
Droga	Nome comercial	Apresentação	Posologia	Efeitos adversos	Classe na gestação
Losartan	Cozaar, Aradois, Redupress	12,5 e 50 mg	25-100 mg (1-2 x/dia)	Poucos efeitos colaterais, hipercalemia e piora da função renal, raramente angioedema	C (trimestres 1 e 2) D (trimestre 3)
Valsartan	Diovan, Tareg	80 e 160 mg	80-320 mg (1 x/dia)		
Irbesatan	Aprovel, Avapro, Atacand	150 e 300 mg	150-300 mg (1 x/dia)		
Candesartan	Blopress	8 e 16 mg	8-32 mg (1 x/dia)		
Telmisartan	Micardis, Pritor	40 e 80 mg	20-80 mg (1 x/dia)		

Diuréticos tiazídicos e inibidores da ação da aldosterona			
Medicação	Dose inicial	Efeitos adversos	Classe na gestação
Clortalidona	Dose única diária de 12,5 a 25 mg por dia e dose máxima de 50 mg/dia (em geral, a dose máxima não acrescenta benefícios e aumenta efeitos adversos)	Hipocalemia, hiponatremia, hiperuricemia, intolerância a glicose, pequenos aumentos nos níveis de triglicérides e de LDL-colesterol. Hipotensão ortostática transitória pode ocorrer	B
Hidroclorotiazida	Similar	Similar	B
Espironolactona	Dose inicial para insuficiência cardíaca é de 25 mg, podendo eventualmente ser aumentada para 50 mg/dia. Dose anti-hipertensiva 100 mg, em ascite até 400 mg ao dia	Sintomas dispépticos, náuseas e diarreia. Ginecomastia em 10% dos casos. Hipercalemia ocorre em 5-10% dos casos A medicação é contraindicada em pacientes com hipercalemia, insuficiência renal aguda e anúria	D
Amilorida	Dose inicial de 5 mg até máximo de 20 mg divididos em 1 ou 2 doses	Hipercalemia é frequente. Pode causar fadiga, hipotensão postural, hiponatremia, náuseas e vômitos	B

Bloqueadores de canais de cálcio					
Droga	Nome comercial	Apresentação	Posologia	Efeitos adversos	Classe na gestação
Diltiazem	Cardizem	30 e 60 mg	180-360 mg (3-4 x/dia)	Cefaleia, edema periférico, bradicardia e obstipação são os efeitos mais comuns Bradicardia ocorre principalmente com diltiazem e verapamil	C
Diltiazem SR	Cardizem SR	90 e 120 mg	180-360 mg (1-2 x/dia)		C
Diltiazem CD	Cardizem CD	180 e 240 mg	180-360 mg (1 x/dia)		C
Verapamil	Dilacoron	80 e 120 mg	180-480 mg (3-4 x/dia)		C
Verapamil retard	Dilacoron retard	120 e 240 mg	180-480 mg (2 x/dia)		C
Nifedipina retard	Adalat retard	10 e 20 mg	30-120 mg (2 x/dia)		C
Nifedipina oros	Adalat Oros	20/30/60 mg	30-120 mg (1 x/dia)		C
Isradipina	Lomir/Lomir SRO	2,5 e 5 mg	2,5-10 mg (1-2 x/dia)		C
Felodipina	Splendil	2,5/5/10 mg	2,5-20 mg (1 x/dia)		C
Nisoldipina	Syscor AP	10/20/30 mg	20-60 mg (1 x/dia)		C
Anlodipina	Norvasc	2,5/5/10 mg	2,5-10 mg (1 x/dia)		C
Levanlodipino	Novanlo	2,5/5 mg	2,5-5 mg (1 x/dia)		C

Bloqueadores alfa-adrenérgicos					
Droga	Nome comercial	Apresentação	Posologia	Efeitos adversos	Classe na gestação
Prazosin	Minipress SR	1,2 e 4 mg	1-20 mg (2-3 x/dia)	Cefaleia Tontura Fadiga Hipotensão postural	C
Terazosin	Hytrin	2,5 e 10 mg	1-20 mg (1-2 x/dia)		C
Doxazosin	Carduran	2 e 4 mg	1-16 mg (1 x/dia)		C

Agonistas alfa centrais					
Droga	Nome comercial	Apresentação	Posologia	Efeitos adversos	Classe na gestação
Clonidina	Atensina	0,1/0,15/0,20 mg	0,2-1,2 mg (2 x/dia)	Sedação, boca seca e impotência, hepatite e anemia hemolítica autoimune com metildopa	C
Guanabenz	Lisapres	4 mg	8-32 mg (2 x/dia)		C
Metildopa	Aldomet	250 e 500 mg	250-3.000 mg (2-3 x/dia)		B
Reserpina	Reserpina Cristalizada	0,25 mg	0,1-0,5 mg (1-2 x/dia)		C

Vasodilatadores diretos			
Droga	Dosagem	Efeitos adversos	Classe na gestação
Hidralazina	Comprimidos de 25 e 50 mg e sua dose diária vai de 50-300 mg, em 2 a 3 tomadas diárias	Cefaleia, edema, taquicardia e síndrome lúpus-*like*	C
Minoxidil	Comprimidos de 10 mg e sua dose diária varia de 5 a 100 mg, em 1 ou 2 tomadas diárias	Cefaleia, taquicardia, edema e hirsutismo	C

Medicamentos para síndromes coronarianas

Inibidores da agregação plaquetária			
Medicação	Doses	Efeitos adversos	Classe na gestação
Ácido acetilsalicílico (AAS)	Ataque: 300 mg via oral mastigado. Dose contínua: 81-100 mg/dia	Dispepsia, broncoespasmo, angioedema	C (trimestre 1 e 2) D (trimestre 3)
Ticlopidina	250 mg 2 x/dia via oral	Neutropenia, púrpura trombocitopênica trombótica	C
Clopidogrel	Ataque de 300 mg seguido de 75 mg por dia, via oral	Similar	C
Prasugrel	60 mg VO na admissão, seguido por 10 mg VO 1 x/dia. Outro inibidor do receptor P2Y12, contraindicado em maiores de 75 anos, com peso corporal menor que 60 kg, ou com história de acidente vascular cerebral (AVC) ou ataque isquêmico transitório (AIT)	Efeitos similares ao clopidogrel, mas maior taxa de sangramentos	C
Ticagrelor	180 mg VO à admissão, seguido por 90 mg VO 2 x/dia	Efeitos similares aos do clopidogrel, mas maior taxa de sangramentos	C

Inibidores GpIIb-IIIa Abciximab			
Medicação	Doses	Efeitos adversos	Classe na gestação
Abciximab	0,25 mg/kg de ataque, seguido por 0,125 μg/kg/min até no máximo 10 μg/min por 12-24 horas	Hipotensão, náuseas, sangramentos, plaquetopenia	C
Tirofiban	0,4 μg/kg/min por 30 minutos seguido de 0,1 μg/kg/min por pelo menos 48 horas	Similar	B

Anticoagulantes			
Medicação	Doses	Efeitos adversos	Classe na gestação
Heparina	Heparinização plena: *bolus* de 5.000 UI EV, seguido de 1.000 UI/h e titular conforme TTPA a cada 6 horas. Recentemente um estudo sugeriu dose de 333 U/kg SC, seguida de 250 U/kg a cada 12 h Profilaxia para trombose venosa profunda (TVP): 5.000 UI SC 2 a 3 x/dia	Sangramentos, plaquetopenia, eventos trombóticos em plaquetopenia induzida por heparina	C
Enoxaparina	1 mg/kg a cada 12/12 h Profilaxia TVP: 40 mg/dia	Similar	B
Dalteparina	Profilaxia TVP: 5.000 UI/dia	Similar	B
Nadroparina	Profilaxia TVP: nadroparina: 2.850 UI AXa/dia (0,3 mL)	Similar	B
Warfarina	Iniciar 5 mg ao dia, ajustar dose pelo INR	Sangramentos, vasculite, angina, necrose de pele, dermatite, *blue toes syndrome*	X
Bivalirudina	*Bolus* de 0,75 mg/kg seguido de 0,15 mg/kg/hora mantendo tempo de tromboplastina parcial ativada (TTPA) entre 1,5 e 2,5 vezes o controle, doses de 0,14 mg/kg/hora são indicadas em disfunção hepática e de 0,03-0,05 mg/kg/hora se disfunções hepática e renal combinadas	Hipotensão, tonturas e sangramento usualmente menores	B
Rivaroxabana	Dose de 15 mg VO a cada 12 h, por 21 dias, seguida de 20 mg VO 1 x/dia	Hemorragias, tonturas, insônia	I
Apixabana	10 mg VO a cada 12 h, por 7 dias, seguidos de 5 mg VO a cada 12 h	Hemorragias, tonturas, náuseas e vômitos	B
Edoxabana	60 mg VO 1x/d. Se uso para TVP ou TEP e paciente < 60 kg, usar 30 mg VO 1x/d	Hemorragias, não usar em insuficiência hepática grave (35% excreção renal)	C
Betrixabana	160 mg VO no primeiro dia e depois 80 mg VO 1x/d. Se *clearance* de creatinina entre 15 e 30: 80 mg VO no primeiro dia e 40 mg VO 1x/d	Hemorragias, não usar em insuficiência hepática moderada ou grave	C
Fondaparinux	Peso < 50 kg: 5 mg Peso 50-100 kg: 7,5 mg Peso > 100 kg: 10 mg via SC Profilaxia TVP: 2,5 mg/dia	Hemorragias, insônia, hipotensão, hipocalemia	I

Fibrinolíticos			
Medicação	Doses	Efeitos adversos	Classe na gestação
Estreptoquinase	1.500.000 UI EV em 40-60 minutos, diluídos em solução fisiológica ou glicosada	Sangramentos, anafilaxia	C
Alteplase-rTPa	*Bolus* de 15 mg, seguido por 50 mg em 30 minutos e 35 mg em 60 minutos. Em tromboembolismo pulmonar, dose de 100 mg em 2 horas	Sangramentos, raramente anafilaxia	C

(continua)

Fibrinolíticos (*continuação*)			
Medicação	Doses	Efeitos adversos	Classe na gestação
Tenecteplase	Se > 60 kg, dose de 30 mg Entre 60-70 kg, dose de 35 mg Entre 70-80 kg, dose de 40 mg 80-90 kg, dose de 45 mg > 90 kg, dose de 50 mg	Sangramentos, raramente anafilaxia	C

Vasodilatadores coronarianos			
Medicação	Doses	Efeitos adversos	Classe na gestação
Dinitrato de isossorbida	10 até 40 mg VO 3 x/dia de 6/6 h*. 5 mg sublingual a cada 5-10 minutos até a dose máxima de 15 mg	Cefaleia, hipotensão, taquicardia, hipotensão postural, dificuldade miccional, pirose	A
Mononitrato de isossorbida	10 mg VO de 12/12 h até 40 mg via oral 3 x/dia de 6/6 h*	Similar	A

* Esta posologia permite um período livre de nitratos de 12 horas (geralmente noturno) que diminui a ocorrência de taquicardia.

Drogas antiarrítmicas

Medicação	Doses	Efeitos adversos	Classe na gestação
Procainamida	A dose endovenosa inicial é de 100 mg a cada 3 a 5 minutos, podendo chegar a 1 g em 1 h, ou 25 mg/min. A dose de manutenção é de 2 a 6 mg/min	*Rash*, artralgias, agranulocitose, síndrome lúpus-*like*	C
Lidocaína	*Bolus* inicial de 70 a 100 mg (1 a 2 mg/kg), que pode ser repetido (0,5 a 1 mg/kg). A dose de manutenção é de 1 a 4 mg/kg durante 24 h	Tontura, sonolência, confusão, parestesias, delírios, coma e convulsão	B
Propafenona	Uso endovenoso: 1 a 2 mg/kg e de manutenção de 0,5 a 1 mg/min Uso oral: 300 a 900 mg divididos em 2 ou 3 doses	Prolongamento do PR e do QRS, disfunção sinusal e bloqueio atrioventricular, disfunção ventricular, sintomas neurológicos e gastrointestinais e queda da linhagem sanguínea	C
Amiodarona	Dose de ataque (oral): 800 a 1.200 mg/dia por duas semanas Dose de manutenção (oral): 100-400 mg/dia Dose de ataque (venoso): 5 mg/kg em 10 min. Depois, 10 a 20 mg/kg/dia, podendo ser divididos em 3 a 4 doses	Cardíacos: bradiarritmias e pró-arritmias Tireoidianos: hiper e hipotireoidismo Fibrose pulmonar Efeitos gastrointestinais: hepatotóxico Efeitos neurológicos: ataxia, miopatia e neuropatia Microdepósitos corneanos e coloração cinza-azulada da pele	D
Sotalol	80 a 160 mg VO 2 x/dia, antes das refeições, devendo-se evitar dose maior que 640 mg/dia	Bradicardia, hipotensão, fadiga, impotência, depressão e pró-arritmia	B
Adenosina	Dose inicial de 6 mg endovenosa em *bolus*. Podem ser repetidas até duas doses de 12 mg	Rubor facial, mal-estar, tontura, dispneia e dor torácica, sensação de morte iminente, efeitos todos transitórios. Pode causar broncoespasmo em asmáticos	C
Sulfato de magnésio	Para *torsades de pointes* ou arritmias com hipomagnesemia. Dose inicial de 1 a 2 g (8 a 16 mEq) diluídos em 100 mL de SF em 5 a 60 minutos seguida da infusão de 0,5 a 1 g/h. Em asma, indicado em pacientes com VEF1 menor que 30% na entrada ou menor que 60% após 1 hora	Fraqueza muscular, depressão do sistema nervoso central, depressão respiratória e hiporreflexia. Hipotensão e assistolia com infusão rápida	A

Dislipidemia

Medicação	Doses/melhor horário	Efeitos adversos	Classe na gestação
Atorvastatina	10-80 mg/dia/à noite	Cefaleia, náuseas, alteração de sono, aumento de enzimas hepáticas e de fosfatase alcalina, miosite e rabdomiólise (principalmente quando associados a gemfibrozil e ciclosporina, e na presença de insuficiência renal) Contraindicados em doença hepática aguda, aumento persistente inexplicável de transaminases, gestação e amamentação	X
Sinvastatina	5-80 mg/dia/à noite		X
Lovastatina	20-80 mg/dia/com alimentos		X
Pravastatina	10-80 mg/dia/à noite		X
Fluvastatina	20-80 mg/dia/à noite		X
Rosuvastatina	10-40 mg/dia/à noite		X

Equivalência: 5 mg rosuvastatina = 10 mg atorvastatina = 20 mg sinvastatina = 40 mg lovastatina/pravastatina = 80 mg fluvastatina.

Medicações que não devem ser usadas na síndrome de Brugada

Genérico	Uso clínico	Classe
Ajmalina	Antiarrítmico (classe 1A: bloqueador de sódio)	I
Allapinin	Antiarrítmico (classe 1C: bloqueador de sódio)	IIb
Etacizina	Antiarrítmico (classe 1C: bloqueador de sódio)	IIb
Flecainide	Antiarrítmico (classe 1C: bloqueador de sódio)	I
Pilsicainide	Antiarrítmico (classe 1C: bloqueador de sódio)	I
Procainamida	Antiarrítmico (classe 1A: bloqueador de sódio)	I
Propafenona	Antiarrítmico (classe 1C: bloqueador de sódio)	IIa
Amitriptilina	Antidepressivo (tricíclico)	IIa
Clomipramina	Antidepressivo (tricíclico)	IIa
Desipramina	Antidepressivo (tricíclico)	IIa
Lítio	Antidepressivo/estabilizador de humor	IIb
Loxapina	Antipsicótico	IIa
Nortriptilina	Antidepressivo (tricíclico)	IIa
Oxcarbazepina*	Antiepiléptico	IIa
Trifluoperazina	Antipsicótico (fenotiazina)	IIa
Bupivacaína	Anestésico/analgésico	IIa
Procaína	Analgésico	IIa
Propofol*	Anestésico	IIa
Acetilcolina	Colinérgico/vasoespástico intracoronariano	IIa
Álcool (overdose)	Bebida	IIb
Cannabis	Outras substâncias	IIb
Cocaína	Outras substâncias	IIa
Ergonovina	Vasoespástico intracoronariano	IIb

Classe de recomendação: classe I: opinião/evidência convincente; classe IIa: opinião/evidência menos clara; classe IIb: opinião/evidência conflitante; classe III: muito pouca evidência.
* Infusão prolongada de propofol é associada a efeitos adversos.
Fonte: Postema PG, Wolpert C, Amin AS, Probst V, Borggrefe M, Roden DM, et al. Drugs and Brugada syndrome patients: review of the literature, recommendations and an up-to-date website (www.brugadadrugs.org). Heart Rhythm. 2009;6(9):1335-41.

Medicações que são preferencialmente evitadas na síndrome de Brugada

Nome genérico	Uso clínico	Classe
Amiodarona	Antiarrítmico (classe 3)	IIb
Cibenzolina	Antiarrítmico (classe 1a: bloqueador de sódio)	IIb
Disopiramida†	Antiarrítmico (classe 1a: bloqueador de sódio)	IIb
Lidocaína**	Antiarrítmico (classe 1a: bloqueador de sódio)	IIb
Propranolol#	Antiarrítmico (classe 2: betabloqueador)	IIb
Verapamil	Antiarrítmico (classe 4: bloqueador de canal de cálcio)	IIb
Vernakalant	Antiarrítmico (classe 1 e 3)	IIb
Bupropiona	Antidepressivo, unicíclico	IIb
Carbamazepina	Anticonvulsivante	IIb
Clotiapina	Antipsicótico	IIb
Ciamemazina	Antidepressivo, fenotiazina	IIb
Dosulepina	Antidepressivo, tricíclico	IIb
Doxepina	Antidepressivo, tricíclico	IIb
Fluxoetina	Antidepressivo, inibidor seletivo da recaptação da serotonina	IIb
Fluvoxamina	Antidepressivo, inibidor seletivo da recaptação da serotonina	IIb
Imipramina	Antidepressivo, tricíclico	IIb
Lamotrigina	Antiepiléptico, distúrbios bipolar e depressivo	IIb
Maprotilina	Antidepressivo, tricíclico	IIb
Paroxetina	Antidepressivo, inibidor seletivo da recaptação da serotonina	IIb
Perfenazina	Antidepressivo, fenotiazina	IIb
Fenitoína	Anticonvulsivante, antiarrítmico	IIb
Tioridazina	Antipsicótico	IIb
Quetamina	Anestésico	IIb
Tramadol	Narcótico, analgésico	IIb
Dimenidrato	Antiemético	IIb
Difenidramina	Antagonista H1	IIb
Edrofônio	Colinérgico	IIb
Indapamina	Diurético	IIb
Metoclopramida	Antiemético	IIb
Terfenadina/fexofenadina	Anti-histamínico	IIb

† Disopiramida tem efeitos relatos pró-arrítmicos e antiarrítmicos na síndrome de Brugada. A discrepância pode ser devida a mutações diferentes causando a síndrome de Brugada.
** Lidocaína no uso para anestesia local (parece ser segura quando combinado a adrenalina).
# Uso de propranol ou betabloqueadores em geral pode ser útil quando terapia antibradicardia está assegurada pelo marca-passo ou cardiodesfibrilador implantável.
Fonte: Postema PG, Wolpert C, Amin AS, Probst V, Borggrefe M, Roden DM, et al. Drugs and Brugada syndrome patients: review of the literature, recommendations and an up-to-date website (www.brugadadrugs.org). Heart Rhythm. 2009;6(9):1335-41.

SEDAÇÃO E ANALGESIA

Sedação na sala de emergência

Benzodiazepínicos			
Medicação	Doses	Efeitos adversos	Classe na gestação
Midazolam	Dose de 0,05 a 0,1 mg/kg/h EV contínua Diluição: 10 ampolas (150 mg) de midazolam em 120 mL de solução glicosada 5% (solução com 1 mg/mL de midazolam)	Bigeminismo, hipotensão arterial, taquicardia ou bradicardia, bradipneia, broncoespasmo e cefaleia. Eventualmente agitação paradoxal	D
Diazepam	Via oral: 10 mg repetindo-se conforme. Em crises epilépticas, dose de 0,3 mg/kg/EV. Para sedação contínua podem ser necessárias doses por volta de 10 mg/h	Similares, mais comum a agitação paradoxal	D
Lorazepam	Dose ansiolítica via oral pode variar entre 1-10 mg/dia, usualmente entre 2 e 6 mg Controle de crise epiléptica – doses endovenosas de 4 mg podem ser administradas em intervalos de até cada 15 minutos, lentamente em taxa de 2 mg/minuto Dose de indução de hipnose deve ser de 0,044 mg/kg com titulação conforme o efeito desejado	Hipotensão, rebaixamento de consciência, diarreia/constipação intestinal e elevação de enzimas como transaminase glutâmico-oxalacética (TGO), transaminase glutâmico-pirúvica (TGP), desidrogenase lática e fosfatase alcalina	D

Outros sedativos				
Medicação	Indicações específicas	Doses	Efeitos adversos	Classe na gestação
Propofol	Particularmente útil em pacientes com hipertensão intracraniana	Dose de ataque de 1 a 1,5 mg/kg/EV, seguida de dose de manutenção titulável entre 1 e 3 mg/kg/h	Isquemia miocárdica, hipotensão, bradicardia, diminuição do débito cardíaco, *rash* cutâneo, hiperlipidemia, apneia, febre e hipertermia maligna	B
Dexmedetomidina	Nas primeiras 24 horas de pós-operatório como medicação adjuvante para poupar doses de opioides	Dose inicial de 1 μg/kg em 10 minutos, sendo mantida infusão contínua 0,2 a 0,7 μg/kg/h titulada conforme os objetivos e efeitos adversos ou até completadas 24 horas	Hipotensão e hipertensão arterial, náuseas, bradicardia, febre, vômito, hipóxia, taquicardia e anemia	C
Quetamina	Excelente para pacientes com broncoespasmo. Boa droga para indução de sequência rápida	Dose habitual: 1-2 mg/kg (EV) 5-10 mg/kg (IM) Dose de manutenção: 0,05-0,4 mg/kg/h	Anestesia prolongada, hipotensão, bradicardia, arritmias, *rash*, anafilaxia	I
Etomidato	Útil por sua estabilidade hemodinâmica	Dose habitual: 0,3 mg/kg (EV), tempo para início de ação 1 minuto e duração de 3 a 5 minutos	Mioclonias, insuficiência adrenal, náuseas, vômitos	I

Opioides endovenosos			
Medicação	**Doses**	**Efeitos adversos**	**Classe na gestação**
Morfina	Em doses de 2-5 mg EV Doses VO, SC ou EV 10 mg a cada hora conforme dor Infusão EV: 5-10 mg EV/hora	Hipotensão, bradicardia, rebaixamento do nível de consciência, depressão do centro respiratório, miose pupilar, prurido, constipação intestinal, vômitos, retenção urinária e disforia. Espasmo do esfíncter de Oddi	C
Fentanila	Dose de ataque de 0,05 a 0,1 mg/kg e manutenção de 50 a 500 μg/h	Similar, ocorre menos disforia	C

Analgesia

Opioides						
Potência	**Medicação**	**Nome comercial®**	**Dose inicial**	**Dose máxima**	**Efeitos adversos**	**Classe na gestação**
Fracos	Codeína	Codein, Tylex	30/60 mg; 4-6 h	360 mg	Sedação excessiva, tonturas, náuseas e vômitos. Outros efeitos colaterais incluem depressão respiratória, bradicardia, depressão miocárdica, retenção urinária, euforia, miose e diminuição da motilidade gástrica	C
	Tramadol	Tramal, Sylador	50*/100 LP/50 EV ou IM* 100 EV ou IM*; 6-12 h	400 mg		C
Fortes	Fentanila	Fentanil® EV e Durogesic® transdérmico	Ampola com 0,05 mg/mL. Dose inicial: 25 a 100 μg (0,5 a 2 mL) ou 1 a 2 μg/kg. Dose de manutenção: 50 a 500 μg/h em infusão contínua Adesivos transdérmicos: 2,5/5/7,5/10 mg. Substituir o adesivo a cada 3 dias			C
	Meperidina ou petidina	Dolantina	Administração endovenosa: ampola com 100 mg/2 mL. Dose inicial: 10 a 30 mg IV (diluir uma ampola para 10 mL e fazer 1 a 3 mL) Administração intramuscular: 50 a 150 mg (1 a 3 mg/kg) a cada 3 ou 4 horas	1 g/dia (20 mg/kg)		C
	Morfina	Dimorf, Dolo Moff	10/10 EV/30/30 LP/60 LP/100 LP; 4-6 h. Comprimidos de liberação prolongada a cada 12 horas Administração endovenosa: dose inicial: 0,05 a 0,1 mg/kg (diluir uma ampola de 10 mg para 10 mL e fazer 2,5 a 5 mL). Dose de manutenção (infusão contínua): 0,8-10 mg/h			C
	Oxicodona	Oxycontin	10 LP/20 LP/40 LP; 12 h; 80 (doses maiores podem ser usadas em pacientes com tolerância)			C
	Metadona	Mytedon, Metadon	5 a 10 mg VO. Injetável 2,5 mg a 5 mg 120 mg VO ao dia (aproximadamente 60 mg EV)			C

* Tem medicamento genérico.

Fontes: adaptado de Dicionário de Especialidades Farmacêuticas (DEF) Interativo 2004/2005 e do Guia de Remédios 2005.

Analgésicos não opioides			
Medicação	Doses	Efeitos adversos	Classe na gestação
Paracetamol	500 mg a 1 g de 6 em 6 h, não exceder a dose de 4 g em 24 horas	Hepatotoxicidade dose-dependente. Não administrar em deficientes de glicose-6-fosfato desidrogenase (G6-PD)	B
Dipirona	A dose habitual é de 500 a 1.000 mg de 6 em 6 h. Alternativa para efeito analgésico mais intenso: 2 g de 6 em 6 h	Náuseas e vômitos e, ocasionalmente, reações hipotensivas isoladas e, em casos raros, queda crítica da pressão arterial. Agranulocitose e reações anafiláticas e anafilactoides	B
Hioscina	10 mg de 6 em 6 h	Sonolência, tonturas, fadiga	C

Bloqueio neuromuscular

Medicação	Doses	Efeitos adversos	Classe na gestação
Succinilcolina (despolarizante)	Infusão em *bolus* de doses entre 0,5 e 1 mg/kg de peso	Fasciculações, hipercalemia, arritmias, bradicardia, rabdomiólise	C
Pancurônio	Dose inicial de 0,04 a 0,1 mg/kg seguida de dose de manutenção com incrementos a cada 25 a 60 minutos de 0,01 mg/kg	Hipotensão, prurido, raqueza muscular e taquicardia	C
Atracúrio	Dose de indução inicial é de 0,4 a 0,5 mg/kg e a manutenção pode ser feita com 11 a 13 µg/kg/min	Hipotensão, fraqueza muscular, *flushing*, broncoespasmo, urticária e taquicardia	C
Vecurônio	0,08-0,1 mg/kg por dose. Em infusão contínua, 0,1-0,15 mg/kg/h	Similar a atracúrio, menos broncoespasmo, melhor perfil cardiovascular	C
Rocurônio	0,6 mg/kg	Taquicardia, diminuição de resistência vascular periférica, taquicardia, hipertensão	I
Cisatracúrio	Iniciar em 0,18 mg/kg/h Manutenção de 0,06-0,12 mg/kg/h após evidência de bloqueio neuromuscular	Mínimos a transitórios. Podem ocorrer bradicardia, *flushing*, hipotensão e broncoespasmo	B

Anti-inflamatórios

Corticoides sistêmicos		
Indicação	Posologia	Efeitos adversos
Asma e doença pulmonar obstrutiva crônica	Prednisona: 20-60 mg ao dia Metilprednisolona: 20-60 mg EV a cada 6 h Hidrocortisona: 50-300 mg a cada 6 h	Sistema nervoso: quadros psicóticos, insônia, agressividade, alterações de humor, depressão Músculo: uso prolongado pode levar à miopatia Eletrólitos: retenção de sódio e água (causando edema e hipertensão arterial); hipocalemia Ósseo: desmineralização, com osso frágil e suscetível a fraturas espontâneas, inclusive de colo de fêmur Metabolismo: aumento da resistência à insulina, hiperglicemia, obesidade central, dislipidemia, hipertrigliceridemia etc. Imunossupressão: graves infecções (pseudomonas, vírus), reativação de zóster e infecções fúngicas Insuficiência adrenal: especialmente se usado por longo tempo e em dose alta. Gastrointestinal: náusea, vômitos, dispepsia, refluxo, sangramento gastrointestinal e úlcera gastroduodenal e pancreatite aguda Pele: atrofia, estrias violáceas, cicatrização prejudicada, acne, equimoses e hematomas Durante infusão intravenosa: se muito rápida, pode levar a arritmias
Doenças reumatológicas e inflamatórias	Até 0,3 mg/kg/dia (dose baixa), 0,4-0,9 mg/kg/dia (dose moderada) e 1-2 mg/kg/dia (dose alta), de prednisona ou prednisolona	
Reposição de glicocorticoides	Acetato de hidrocortisona 20-25 mg ao dia em doses divididas. Hidrocortisona 20 mg, fracionada em três doses e prednisona 5-7,5 mg 1 ou 2 x/dia.	
Pulsoterapia	1 g/dia durante 3 dias (10-30 mg/kg/dia) Deve ser administrada diluída em solução fisiológica ou glicosada (500 mL, no mínimo em 250 mL). O tempo mínimo de administração é de 3 horas	

Equivalência dos glicocorticoides e tempo de ação		
	Dose (mg)	Ação
Hidrocortisona	20	Curta
Cortisona	25	Curta
Prednisona	5	Intermediária
Prednisolona	5	Intermediária
Metilprednisolona	4	Intermediária
Triancinolona	4	Intermediária
Dexametasona	0,75	Longa
Betametasona	0,6	Longa

Terapia de suplementação da reposição de glicocorticoide	
Intercorrência	Dosagem
Doença febril leve Gastroenterite Colonoscopia	Hidrocortisona 25 mg
Colecistectomia Hemicolectomia Doença febril importante Pneumonia	Hidrocortisona 50-75 mg
Cirurgia cardíaca Ressecção hepática ou Whipple Pancreatite Sepse	Hidrocortisona 50 mg a cada 6 h

Anti-inflamatórios não hormonais

Droga	Nome comercial®	Dose	Aprovado FDA	Classe na gestação	Efeitos adversos
Ácido carboxílico					Lesão da mucosa gastrointestinal, *rash*, nefrite intersticial, injúria renal aguada (IRA), necrose papilar, inibição da agregação plaquetária (irreversível pelo AAS), hepatoxicidade (tanto hepatocelular quanto colestática), pancreatite (AAS e sulindac), cefaleia, zumbido e tonteiras, meningite asséptica (ibuprofeno), rinite e asma em atópicos (AAS), hipertensão arterial sistêmica, descompensação de insuficiência cardíaca congestiva (ICC), toxicidade da medula óssea (fenilbutazona) Contraindicações: úlcera péptica ativa, insuficiência renal, ICC e hepatopatia
Aspirina	AAS, Aspirina	500 mg 2,4-6 g/24 h 4-5 x/dia	AR, OA, EA, AIJ, RPM	C D se dose alta no 3º trimestre	
Ácido propiônico					
Ibuprofeno	Motrin	600-800 mg, máximo 3.200 mg/d	AR, OA, AIJ	C D se dose alta no 3º trimestre	
Naproxeno	Naprosin, Flanax	250, 500 mg 2 x/dia, máximo: 1.500 mg/d			
Cetoprofeno	Profenid	75 mg 3 x/dia	AR, OA		
Derivados do ácido acético					
Indometacina	Indocid	25, 50 mg 3-4 x/dia máximo: 150 mg/d	AR, OA, G, EA	B; D (uso > 48 h ou > 34 sem. gestação)	
Sulindac	Clinoril	150, 200 mg 2 x/dia	AR, OA, AS, RPM, G	B; D no termo	
Diclofenaco	Voltaren	50 mg 3 x/dia, 75 mg/d	AR, OA, EA		
Ácido enólico					
Piroxican	Feldene	10, 20 mg/dia	AR, OA	B; D (3º trimestre)	
Fenilbutazona	Butazona	100 mg 2 x/dia, máximo: 600 mg/d	EA, G		
Meloxican	Movatec	7,5 mg/dia, máximo: 15 mg	OA, AR		
Fenamato					
Ácido mefenâmico	Ponstan	250 mg 4 x/dia	AR, AO	C	
Inibidores de COX-2					
Rofecoxibe	Vioxx	25 mg/dia, máximo: 50 mg/dia	OA	C; D (> 34 sem.)	
Celecoxibe	Celebra	100-200 mg/dia	OA, AR		
Etoricoxibe	Arcoxia	90-120 mg/dia	OA		
Valdecoxibe	Bextra	10-20 mg/dia	AO		

NEUROLOGIA

Manejo de hipertensão intracraniana crítica

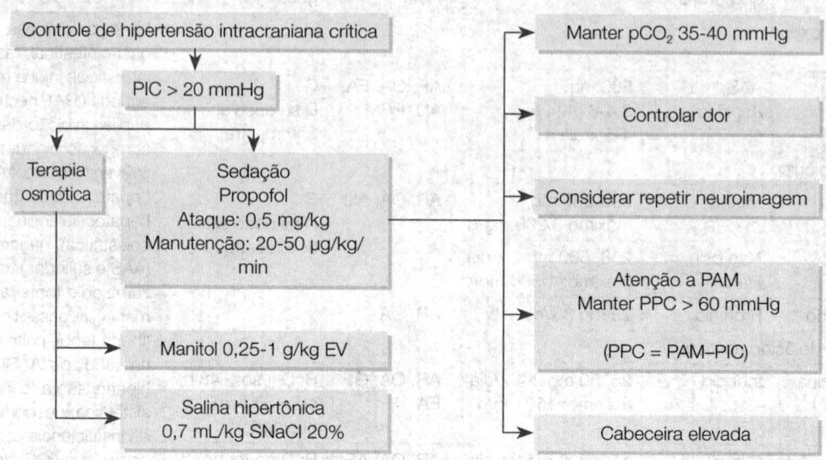

Contribução: Dra. Sabrina Corrêa da Costa Ribeiro.

Medicações específicas para cefaleia

Medicação	Dose inicial	Efeitos adversos	Classe na gestação
Ergotamínicos	Tartarato de ergotamina 1 a 2 mg VR ou SL ou mesilato de dihidroergotamina em spray nasal (cada *puff* tem 0,5 mg). A dose total de ergotamínicos não deve exceder 10 a 12 mg por semana	Tonturas, sonolência, *flushing* são relatados com certa frequência, podem causar cianose periférica, vasoespasmo coronariano e crises hipertensivas	X
Triptanos	Sumatriptano: 6 a 12 mg/dia SC ou 50 a 200 mg/dia VO ou spray nasal 20 a 40 mg/dia Zolmitiptano: 2,5 a 5 mg/dia VO Rizatriptano: 5 a 10 mg/dia VO (também tem apresentação "waffer") Naratriptano: 2,5 a 5 mg/dia VO	Vertigens, tonturas, sensação de calor e de fraqueza, náuseas, vômitos, dispneia e aperto no peito. Sumatriptano subcutâneo associado com quadro anginoso	C

Medicações antivertiginosas

Medicação	Dose inicial	Efeitos adversos	Classe na gestação
Dimenidrato	Dose de 10-50 mg EV a cada 6 horas em dose máxima de 300 mg ao dia, ou por via oral 50-100 mg a cada 6-8 horas	Sonolência, secura da boca, visão turva e confusão mental	B
Flunarizina	10 mg ao dia	Cansaço, sonolência e raramente manifestações extrapiramidais	I
Cinarizina	Dose de 75 a 100 mg ao dia em dose única ou dividida em 2 doses	Sonolência, aumento de peso, apatia e sintomas dispépticos	I

Anticonvulsivantes

Medicação	Indicações específicas	Doses	Efeitos adversos	Classe na gestação
Fenitoína	Crises que não cessaram com benzodiazepínico	Dose de 20 mg/kg, não ultrapassando a velocidade de infusão de 50 mg/minuto nos adultos e de 25 mg/minuto para as crianças	Tonturas, cefaleia, insônia, ataxia e tremores: pode causar hepatite e quadro grave de hipersensibilidade com Stevens-Johnson e pseudolinfoma, e ainda evoluir com citopenias	D
Fenobarbital	Pacientes com contraindicação ou falta de resposta a hidantal Convulsões associadas a abstinência	EV: 10 mg/kg para os adultos, e 15 a 20 mg/kg para as crianças. A velocidade máxima de infusão é de 100 mg/minuto	Letargia, tontura, ataxia e confusão mental. Quadros de hepatite medicamentosa, quadros hematológicos com citopenias e quadros dermatológicos com *rash* e síndrome de Stevens-Johnson	D
Carbamazepina	Raramente usada em mal epiléptico Muito usada em analgesia para dor neuropática	Analgesia: iniciar com 100 mg, 2 vezes no primeiro dia, com aumento de até 200 mg em dias alternados em frações de 100 mg a cada 12 horas até o alívio da dor. Manutenção: 200 mg a 1,2 g/dia em várias doses. Dose máxima: 1,2 g/dia	Sedação, tontura, ataxia e quadros hepáticos, cutâneos e hematológicos. Hiponatremia, secreção inapropriada de hormônio antidiurético (ADH)	D
Ácido valproico			Sonolência, tonturas e ataxia são relatados. Aumento de enzimas hepáticas, *rash* e trombocitopenia	D *(continua)*
Gabapentina	Anticonvulsivante de escolha para dor neuropática	Dose inicial: para analgesia: 300 mg em dose única à noite, passando-se para 300 mg de 12/12 h e, posteriormente, para 300 mg de 8/8 h, com os acréscimos realizados a cada 3 a 7 dias. Posteriormente, pode-se aumentar a dose em 300 mg a cada 7 dias conforme a necessidade e efeitos colaterais, sendo a dose terapêutica geralmente entre 1.800 e 3.600 mg ao dia	Sedação e tontura são os sintomas mais comuns, mas podem ocorrer ataxia, diplopia, ganho de peso e dispepsia	C

Medicamentos que devem ser evitados na porfiria

Evitar	Evitar	Seguro	Seguro
Álcool	Derivados do ergot	Acetaminofeno (paracetamol)	Glicocorticoides
Barbitúricos	Estrógenos	Aspirina	Insulina
Carbamazepina	Glutamida	Atropina	Opioides
Carisoprodol	Griseofulvina	Bromidas	
Clonazepam	Metoclorpramida	Cimetidina	
Danazol	Fenitoína	Eritropoetina	
Diclofenaco (possivelmente outros anti-inflamatórios não esteroides [AINE])	Primidona	Gabapentina	

Medicamentos que diminuem o limiar convulsivo

Antidepressivos tricíclicos	Fenotiazidas	Norepinefrina	Penicilinas
Opioides	Bupropiona	Epinefrina	Cefalosporinas
Quinolonas	Simpaticomiméticos	Fenilefrina	Anfotericina
Imipenem	Anti-histamínicos	Feninalamina	Inibidores da monoamina oxidase (MAO)
Flumazenil	Maprotilina	Propofol	Doxepina
Ciclobenzaprina	Lidocaína	Mexiletina	Nefazodona
Triptanos	Haloperidol	Inibidores da recaptação da serotonina	Ciclosporina
Contraceptivos orais	Teofilina e aminofilina	Outros neurolépticos como olanzapina	Enflurano e isoflurano

Medicamentos a serem evitados em pacientes com miastenia

Drogas que prejudicam a transmissão da junção neuromuscular e podem aumentar a fraqueza	
Antibióticos	Ritonavir
Aminoglicosídeos	Quinidina
▪ Tobramicina	▪ Quinina
▪ Gentamicina	▪ Cloroquina
▪ Netilmicina	▪ Preparações que contêm magnésio (e evitar hipermagnesemia)
▪ Neomicina	
▪ Estreptomicina	
▪ Kanamicina	
Fluoroquinolonas	
▪ Ciprofloxacina	
▪ Norfloxacina	
▪ Ofloxacina	
▪ Gatifloxacina	
Tetraciclinas	
Clindamicina	
Sulfonamidas	
Penicilinas – consideradas seguras, porém há relatos de casos isolados com ampicilina causando depressão respiratória	
Macrolídeos	
▪ Azitromicina	
▪ Claritromicina	

Drogas implicadas como potencialmente prejudiciais em pacientes com *miastenia gravis* com base em relatos de casos anedóticos ou estudos de microeletrodos *in vitro*
Bloqueadores beta
▪ Propanolol
▪ Oxprenolol
▪ Timolol

(continua)

Drogas implicadas como potencialmente prejudiciais em pacientes com *miastenia gravis* com base em relatos de casos anedóticos ou estudos de microeletrodos *in vitro* (*continuação*)
■ Practolol
■ Atenolol
■ Labetalol
■ Metoprolol
■ Nadolol
Bloqueadores dos canais de cálcio
■ Verapamil
Outras drogas cardíacas
■ Procainamida
■ Bretilium
■ Trimethafan
Anticonvulsivantes
■ Fenitoína
■ Barbitúricos
■ Ethosuximide
■ Gabapentina
Medicamentos oftalmológicos
■ Timolol
Medicações psiquiátricas
■ Lítio
■ Fenotiazinas
■ Amitriptilina
■ Imipramina
■ Haldol
■ Anfetaminas

PNEUMOLOGIA

Medicações para asma e doença pulmonar obstrutiva crônica (DPOC)

Anticolinérgicos				
Medicação	Dose	Apresentação	Efeitos adversos	Classe na gestação
Brometo de ipratrópio	Aerosol: a dose usual é de 2 a 3 *puffs* (400 a 600 μg) com intervalo de 6 a 8 horas Nebulização: a dose usual é de 20 a 50 gotas diluídas em 3-5 mL de solução fisiológica, com intervalo de 4 a 6 horas	Atrovent spray: cada jato do aerossol contém 200 μg Atrovent (solução da inalação): cada 1 mL (20 gotas) equivale a 250 μg	Cefaleia, mialgias, boca seca, tremores e tonturas. Efeitos colaterais graves: anafilaxia, angioedema, laringoespasmo e broncoespasmo paradoxal	B
Brometo de tiotrópio	Cápsulas para inalação: a dose usual é de 1 cápsula ao dia (18 μg)	Spiriva®: cápsulas de 18 μg		B

Agonistas β_2-adrenérgicos			
Medicação	Dose inicial	Efeitos adversos	Classe na gestação
Salbutamol ou albuterol	Aerossol: dose usual de 200 a 400 μg, com intervalo de 4-6 h. A forma inalatória também pode ser usada em pronto-socorro, na dose de 200 a 400 μg até de 20 em 20 minutos na primeira hora Nebulização: 10 a 20 gotas diluídas em 3 a 5 mL de solução fisiológica, com intervalo de 4-6 h	Tremores, náuseas, taquicardia e nervosismo, aumento da pressão arterial e tontura Os efeitos adversos mais graves são: arritmias, prolongamento do intervalo QT, hipersensibilidade, broncoespasmo paradoxal, edema pulmonar, isquemia miocárdica, hipocalemia, hiperglicemia e convulsões. O fenoterol inalatório é mais assocido a efeitos colaterais que o salbutamol	C
Fenoterol	Aerossol: dose usual de 200 a 400 μg, com intervalo de 4-6 h. A forma inalatória também pode ser usada em pronto-socorro, na dose de 200 a 400 μg até de 20 em 20 minutos na primeira hora Nebulização: 10 a 20 gotas diluídas em 3 a 5 mL de solução fisiológica, com intervalo de 4-h horas		C
Terbutalina	Nebulização: 10 a 20 gotas diluídas em 3 a 5 mL de solução fisiológica, com intervalo de 4-6 h. No Brasil, a nebulização é a apresentação mais usada Parenteral: Subcutâneo ou intramuscular: dose de 250 a 500 μg até de 4-4 h. Em casos graves, a dose de 250 a 500 μg pode ser repetida a cada 30 minutos, máximo de 1.000 μg em 4 h Intravenosa: a dose inicial é de 25 μg/minuto. A dose pode ser aumentada em 5 a 10 μg/minuto de 10 em 10 minutos		C

β_2 inalatório de longa duração

Medicação	Dose	Apresentação	Efeitos adversos	Classe na gestação
Salmeterol	50 μg de 12-12 h	25 μg de salmeterol 50 μg por *puff* 50 μg de salmeterol + 100 μg de fluticasona 50 μg de salmeterol + 250 μg de fluticasona 50 μg de salmeterol + 500 μg de fluticasona	Tremores, náuseas, taquicardia e nervosismo, aumento da pressão arterial e tontura Os efeitos adversos mais graves são: arritmias, prolongamento do intervalo QT, hipersensibilidade, broncoespasmo paradoxal, edema pulmonar, isquemia miocárdica, hipocalemia, hiperglicemia e convulsões. O fenoterol inalatório é mais assocido a efeitos colaterais que o salbutamol	C
Formoterol	12 μg de 12-12 h	12 μg de formoterol por cápsula inalatória 12 μg de formoterol + 200 μg de budesonida 12 μg de formoterol + 400 μg de budesonida 6 μg de formoterol + 100 μg de budesonida 6 μg de formoterol + 100 μg de budesonida		C

Corticoides inalatórios	
Medicação	**Posologia**
Dipropionato de beclometasona	Baixa dose: 250 a 500 µg ao dia Dose média: 500 a 1.000 µg ao dia Alta dose: > 1.000 µg ao dia São usados em 2 tomadas diárias
Dipropionato de beclometasona em cápsulas	Baixa dose: 100 a 250 µg ao dia Dose média: 250 a 500 µg ao dia Alta dose: > 500 µg ao dia São usados em 2 tomadas diárias
Budesonida	Baixa dose: 200 a 600 µg ao dia Dose média: 600 a 1.000 µg ao dia Alta dose: > 1.000 µg ao dia Uma a duas tomadas ao dia
Fluticasona	Baixa dose: 100 a 250 µg ao dia Dose média: 250 a 500 µg ao dia Alta dose: > 500 µg ao dia Duas tomadas ao dia

Metilxantinas

Medicação	Dose inicial	Efeitos adversos	Classe na gestação
Aminofilina intravenosa	Dose inicial em *bolus* de 6,0 mg/kg de peso, intravenoso, durante 20 a 30 minutos (manter uma infusão de no máximo 25 mg/min). A dose de manutenção é 0,5 mg/kg/h para o não fumante e de 0,8 mg/kg/h para o tabagista	Náusea, vômitos, epigastralgia, diarreia, cefaleia, irritabilidade, insônia, hiperexcitabilidade, tremores, febre, convulsões, palpitações, taquicardia, *flushing*, hipotensão, arritmias ventriculares, taquipneia, aumento da diurese, hipoglicemia, *rash* cutâneo, alopecia e secreção inapropriada de hormônio antidiurético (SSIADH) Efeitos colaterais graves: convulsões, parada respiratória e arritmias (mais frequentes em infusões rápidas ou com níveis séricos muito aumentados) É IMPORTANTE MONITORAR NÍVEIS SÉRICOS	C
Teofilina	Dose inicial de 5,0 mg/kg (infusão < 25 mg/min) e manutenção com 0,4 mg/kg/h		I

APARELHO DIGESTIVO

Síndromes dispépticas e sangramento digestivo

Antagonistas do receptor H_2 de histamina			
Medicação	**Dose inicial**	**Efeitos adversos**	**Classe na gestação**
Ranitidina (B)	Úlcera gástrica ou duodenal ativa: 150 mg VO, 2 vezes ao dia por 4 a 8 semanas ou 300 mg antes de dormir. Por via IM ou IV (diluído em 100 mL de SF e infundido em 15 a 20 minutos) a cada 6 a 8 horas Prevenção de úlcera de estresse: 150 mg 2 vezes ao dia ou 50 mg IM ou IV a cada 6 a 8 horas Síndromes hipersecretoras: 150 mg VO 2 vezes ao dia. Dose deve ser ajustada de acordo com a resposta do paciente Dispepsia funcional: 150 mg VO 2 vezes ao dia por 4 semanas Doença do refluxo gastroesofágico (DRGE): 150 mg 2 a 4 vezes ao dia por 6 a 8 semanas. Frequentemente é necessária a terapia de manutenção, com 150 mg duas vezes ao dia Dose máxima: 6 g/dia	Sistema nervoso central (SNC): cefaleia, vertigem, zumbido Cardiovascular: arritmias Trato gastrointestinal (TGI): diarreia, constipação, boca seca, raramente hepatites Hematológico: leucopenia e plaquetopenia *Rash* cutâneo	B
Famotidina	20 mg VO duas vezes ao dia ou 40 mg antes de dormir	Similar	B
Nizatidina	150 mg VO duas vezes ao dia ou 300 mg antes de dormir		B
Cimetidina	400 mg VO duas vezes ao dia		B

Inibidores da bomba de prótons (PBI)			
Medicação	Doses	Efeitos adversos	Classe na gestação
Omeprazol	Úlcera duodenal ativa: 20 mg VO por 4 a 8 semanas Úlcera gástrica ativa: 40 mg VO por 4 a 8 semanas Doença do refluxo gastroesofágico (DRGE): 20 mg VO por 4 a 8 semanas Condições hipersecretoras: dose individualizada. Começar com 60 mg VO	Cefaleia, vertigem, diarreia, dor abdominal, náuseas, vômitos e infecções do trato respiratório superior	C
Pantoprazol	Semelhante ao omeprazol		C
Lanzoprazol	Como regra geral, as doses de 15 e 30 mg são equivalentes às indicações posológicas de 20 e 40 mg do omeprazol		C
Rabeprazol sódico	As doses de 20 e 40 mg são equivalentes às doses do omeprazol		C
Esomeprazol magnésio	Similar ao omeprazol		C

Drogas para encefalopatia hepática

Medicação	Doses	Efeitos adversos	Classe na gestação
Lactulose	60 a 150 mL por dia, divididos em 3 tomadas, com controle das evacuações (objetivo 2 a 4 evacuações diárias)	Diarreia, flatulência	B
Neomicina	2 a 8 g, divididos em 4 doses	Nefro e ototoxicidade	C
Flumazenil	1 a 2 mg, em *bolus*, uso controverso	Convulsão, arritmias, reações de hipersensibilidade	I

Sangramento varicoso e síndrome hepatorrenal

Medicação	Indicação	Doses	Efeitos adversos	Classe na gestação
Terlipressina	Sangramento varicoso Tratamento da síndrome hepatorrenal	2 mg em *bolus*, na admissão do paciente e 1 a 2 mg de 4 em 4 horas por 24 a 48 horas. Na síndrome hepatorrenal, uso por até 2 semanas (para quando creatinina < 1,5 mg/dL)	Dor abdominal e diarreia são frequentes, pode levar a bradicardia e aumento do intervalo QT, aumento de pressão arterial	I
Octreotide	Hemorragia digestiva por varizes esofágicas e em alguns estudos como adjuvante em síndrome hepatorrenal Como tratamento de acromegalia, tumores pancreáticos neuroendócrinos...	50 µg EV em *bolus* e depois 50 µg EV por hora (uso por até 72 horas)	Dor abdominal, diarreia, tontura, pode causar bradicardia, hipertensão, hiperglicemia, colelitíase	I
Somatostatina	Hemorragia digestiva por varizes esofágicas, outras indicações similares às de octreotide	250 µg v em *bolus* e depois 250 µg por hora (uso por até 72 horas)	Desconforto abdominal, *flushing*, náuseas e bradicardia	I
Pentoxifilina	Hepatite alcóolica prevenindo síndrome hepatorrenal Claudicação intermitente	400 mg 3 vezes ao dia VO ou IV	Cefaleia, vertigens, náuseas, vômitos e dispepsia	C

Antieméticos

Medicação	Doses	Efeitos adversos	Classe na gestação
Metoclorpramida	10 mg VO ou EV até 4 vezes ao dia Dose máxima 1-2 mg/kg ao dia	Bradicardia, hipotensão e hipertensão arterial. Sonolência, agitação, acatisia e distonias	B
Domperidona	10-20 mg 3 a 4 vezes ao dia	Xerostomia, cefaleia	C
Ondansetron	4-8 mg VO ou EV 3 vezes ao dia ou 24-32 mg EV em dose única diaria	Constipação, cefaleia, fadiga, prurido	B
Granisetron	1 mg EV	Cefaleia, constipação, fraqueza, hipertensão arterial	B

Antidiarreicos

Medicação	Doses	Efeitos adversos	Classe na gestação
Loperamida	Dose inicial é de 4 mg, seguida por 2 mg a cada dejeção com fezes não formadas. A dose diária não deve exceder 16 mg ao dia	Dor e distensão abdominal, náuseas, vômitos e constipação	B
Sacharomyces boulardi	250 mg VO 2 vezes ao dia	Constipação, flatulência	B
Racecadotril	100 mg VO 3 vezes ao dia	Constipação, dor abdominal	I

RENAL E METABÓLICO

Insulinoterapia

Ação dos diversos tipos de insulina					
Preparações de insulina	Tipo de ação	Início da ação	Pico de ação	Duração de ação	Efeitos adversos
Aspart ou lispro	Ultrarrápida	5-15 min	1-2 h	4-6 h	Hipoglicemia, palpitações, taquicardia, parestesias, alergia a insulina, diaforese, anafilaxia, edema, hipocalemia
Regular	Rápida (R)	30-60 min	2-4 h	6-10 h	
NPH/lenta	Intermediária	1-2 h	6-8 h	10-20 h	
Ultralenta	Prolongada	2-4 h	Não previsível	16-20 h	
Levemir	Prolongada	3-4 h	3-14 h	6-23 h	
Glargina	Prolongada	2-4 h	Sem pico	~24 h	

Pacientes recém-diagnosticados: dose inicial de insulina 0,4-0,8 U/kg/dia em esquema de insulinização dividida em dose basal, para satisfazer necessidades diárias, e doses em *bolus* para correção de hiperglicemia usando-se proporção de aproximadamente 50% basal e 50% *bolus*. O tratamento intensivo consiste na administração subcutânea diária de duas ou mais doses de insulina de ação intermediária ou uma a duas doses de insulina prolongada (insulina basal) associadas à insulina rápida ou ultrarrápida antes das refeições (insulina *bolus*).

Infusão intravenosa contínua de insulina (IICI)

Preparo da solução para infusão contínua de insulina:

- Concentração de 1 U/mL de solução salina. Pode ser usada uma concentração maior se o paciente tem restrição de aporte hídrico. Exemplo: 250 U em 250 mL de salina.
- Iniciar com 1 U/h ou 0,02 U/kg/h. Usar uma dose menor em pacientes com insuficiência renal, hepática ou com baixo índice de massa corporal.
- Dose maior (≥ 2 U/h) quando as necessidades de insulina pré-admissionais são altas, se há condições que predizem a presença de resistência insulínica.

Medicação para tratamento do *diabetes insipidus*

Medicação	Indicação	Doses	Apresentação	Efeitos adversos	Classe na gestação
Acetato de desmopressina	Tratamento de *diabetes insipidus* (DI) de origem central, sangramentos por alterações plaquetárias, doença de Von Willebrand	Para DI: inicia-se com dose de 0,1 mg via oral (se comprimido) ou 5 µg/dia via nasal (0,05 mL da solução nasal) divididos em duas tomadas ou em dose única à noite para evitar diurese noturna. A dose habitual em adultos é 0,1 a 0,2 mg 2 a 3 vezes ao dia, se comprimido e 2,5 a 20 µg/dia, se nasal. Raramente é necessário atingir dose máxima de 1,2 mg (via oral) ou 40 µg (via nasal)	DDAVP® *spray*: 1 *puff* = 10 µg DDAVP® solução nasal: 1 mL = 100 µg DDAVP® comprimido: 1 comprimido = 0,1 mg ou 0,2 mg DDAVP® ampola: 1 mL = 4 µg	Cefaleia, náuseas, congestão nasal, rinite, pletora e cólicas abdominais. O uso de doses elevadas pode levar à retenção hídrica, com consequências como: hipertensão, hiponatremia, descompensação de insuficiência cardíaca congestiva	C

Medicação para tratamento da hipercalcemia

Medicação	Doses	Efeitos adversos	Classe na gestação
Pamidronato	Dose de 30 mg se calcemia < 12 mg/dL; 60 mg se calcemia entre 12 e 13,5 mg/dL; e 90 mg se calcemia > 13,5 mg/dL em dose única. Diluir em 250 mL de SF ou SG 5%	Febre, mialgias e linfopenia. Outros efeitos similares a bifosfonados orais	D
Ácido zoledrônico	4 mg EV, correr em 15 minutos	Similar	D
Calcitonina	Dose de 4 U/kg a cada 8 ou 12 horas, benefício na hipercalcemia limitado às primeiras 48 a 72 horas	Náusea, vômitos, *flushing* na face e mãos	C

Bifosfonatos orais			
Medicação	Doses	Efeitos adversos	Classe na gestação
Alendronato	Dose diária de 5 a 10 mg ou semanal de 70 mg	Náuseas, vômito e queimação retroesternal; hipocalcemia pode ocorrer	C
Risendronato	Dose diária de 5 mg ou semanal de 35 mg		C

Medicações para reposição de cálcio via oral na hipocalcemia

Sais de cálcio

Dose diária de cálcio elementar – de 1.000 a 1.500 g. A suplementação de cálcio varia de 500 a 1.000 g conforme a quantidade de cálcio na dieta. Deve ser dado após as refeições devido à sua melhor absorção no meio ácido. Caso seja necessária apenas uma dose diária, deve ser dada à noite.

Percentagem de cálcio elementar nos vários tipos de sais		
Sal de cálcio (todos classe C na gestação)	Efeitos adversos	Cálcio elementar (%)
Carbonato de cálcio	Constipação intestinal, anorexia, náuseas, vômitos, dor abdominal, cefaleia, confusão mental, hipofosfatemia, hipercalcemia, hipercalciúria e síndrome *milk-alcali*	40,0
Fosfato de cálcio		39,0
Acetato de cálcio		25,0
Citrato de cálcio		21,0
Lactato de cálcio		13,0
Gluconato de cálcio		9,0
Glucobionato de cálcio		6,5

Vitamina D			
Medicação	Doses	Efeitos adversos	Classe na gestação
Vitamina D	Doses de 400 a 800 UI vitamina D2 ou 0,25 a 0,50 µg/dia calcitriol (vitamina D3) ao dia	Sintomas gastrointestinais, hipercalcemia, hipercalciúria, calcificação metastática	D

Drogas para tratamento do hipertireoidismo descompensado

Medicação	Doses	Efeitos adversos	Classe na gestação
Propiltiouracil	Dose entre 200-900 mg ao dia, excepcionalmente 1.200 mg ao dia divididos em 2 a 3 doses	Agranulocitose, trombocitopenia e anemia aplástica, alargamento de tempo de protrombina. Síndrome lúpus-*like* e hepatite	D
Metimazol	Dose inicial de 10-30 mg dia, em 1-2 doses diárias, dose máxima entre 60-100 mg ao dia	Similares	D

Reposição de hormônio tireoidiano

Medicação	Doses	Efeitos adversos		Classe na gestação
Levotiroxina	12,5-25 µg ao dia em idosos e cardiopatas, 25-50 µg em pacientes jovens e saudáveis	100-125 µg ao dia	Angina, arritmia, taquicardia, alopecia, nervosismo, aumento de transaminases, diarreia, vômitos, febre, intolerância ao calor	A

Medicações para tratamento da hipercalemia

Medicação	Indicação	Doses	Efeitos adversos	Classe na gestação
Sais de cálcio	Hipercalemia associada a alterações eletrocardiográficas	10 a 20 mL do gluconato de cálcio em 100 mL de cloreto de sódio 0,9% ou em solução glicosada a 5% e infunde-se em 2 a 5 minutos. Pode ser repetida, duração de efeito 30-60 min	Vide reposição de cálcio	C
Poliestireno sulfonato		Dose média diária é de 15 a 60 g ao dia e deve ser diluída em 20-100 mL de líquidos, podendo ser usados sorbitol ou manitol a 10% A dose é dividida em 1 a 4 vezes ao dia, por via oral ou via retal	Irritação gástrica, anorexia, náuseas e vómitos, hipocalemia, hipocalcemia, impactação fecal e retenção significativa de sódio	C

Quelantes de fósforo

Medicação	Doses	Efeitos adversos	Classe na gestação
Hidróxido de alumínio	300-600 mg 3 vezes ao dia junto com as refeições, o que equivale a uma a duas colheres de medida	Constipação, dores abdominais, impactação fecal, náuseas e vômitos. Hipofosfatemia, hipomagnesemia. Seu uso prolongado pode estar associado a osteomalácia	C
Sevelamer	800-1.600 mg 3 vezes ao dia junto às refeições, iniciar com 400 mg	*Rash*, vômitos, náuseas, dispepsia, rinofaringite	C

DOENÇAS INFECCIOSAS

Antibióticos

Penicilinas				
Medicação	Indicações	Dose	Efeitos adversos	Classe na gestação
Penicilina cristalina	Meningite por *Neisseria meningitidis* e *Streptococcus pneumoniae*, difteria, sífilis (forma neurológica), infecções por anaeróbios (exceto *Bacteroides fragilis*), leptospirose, actinomicose, infecções estreptocócicas	6.000.000-24.000.000 UI/dia divididos 4/4 h	Náuseas, vômitos e diarreia são os efeitos colaterais mais relatados com as penicilinas. Reações de hipersensibilidade, anemia hemolítica, também relatada hipopotassemia com alcalose metabólica com a carbenicilina	B
Penicilina procaína	Faringoamigdalite estreptocócica, erisipela e gonorreia	400.000 UI IM a cada 12/12 h		B
Penicilina benzatina	Faringoamigdalite estreptocócica, profilaxia para febre reumática e sífilis	1.200.000 UI IM		B
Oxacilina	Infecções por *Staphylococcus aureus*	100-200 mg/kg/dia 4/4 h		B
Ampicilina/amoxacilina	Infecções de vias aéreas superiores, infecções pulmonares, infecções urinárias, salmoneloses e meningites por *Listeria monocytogenes* e *Streptococcus agalactiae*	Ampicilina: 2,0-4,0 g/dia 6/6 h oral 100-200 mg/kg/dia EV Amoxacilina: 1,5-3,0 g/dia divididos em 8/8 h		B
Carbenecilina/ticarcilina	*Pseudomonas aeruginosa, Proteus* cepas de *Enterobacter*, *Acinetobacter*, *Serratia* e *Bacteroides fragilis.* Principalmente em infecções hospitalares. Ticarcilina: *Pseudomonas*	Carbenecilina: 200-800 mg/kg/dia divididos em 4/4 h Ticarcilina: 400-600 mg/kg/dia dose dividida a cada 4 ou 6 h		B

Medicação	Indicações	Dose	Efeitos adversos	Classe na gestação
Piperacilina	*Pseudomonas aeruginosa, Klebsiella* spp. e *Proteus*	200-300 mg/kg/dia 4/4-6/6 h	Náuseas, vômitos e diarreia são os efeitos colaterais mais relatados com as penicilinas. Reações de hipersensibilidade, anemia hemolítica, também relatada hipopotassemia com alcalose metabólica com a carbenicilina	B
Ácido clavulânico + amoxicilina	Espectro semelhante ao da amoxacilina, com maior ação contra pneumocococo e *Haemophilus*	500 mg 8/8 h ou 875 mg a cada 12 h		B
Sulbactam + ampicilina	Perfil semelhante ao do ácido clavulânico. Ação bactericida contra *Acinetobacter baumannii*	2,0-6,0 g/dia de ampicilina associada a 1 a 3 g/dia de sulbactam (6/6 h)		B
Tazobactam + piperacilina	*Pseudomonas aeruginosa* e enterobactérias multirresistentes em ambiente hospitalar	12 g/dia piperacilina + 1,5 g/dia de tazobactam (8/8 h)		B

Carbapenêmicos				
Medicação	**Indicações**	**Dose**	**Efeitos adversos**	**Classe na gestação**
Imipenem	Infecções hospitalares graves por bactérias Gram-negativas multirresistentes	500 mg EV a cada 6 h	Náuseas, diarreia e vômitos. Convulsões principalmente em pacientes com lesão estrutural de sistema nervoso central	C
Meropenem	Comparativamente ao imipenem, maior atividade contra bacilos Gram-negativos e menor eficácia contra cocos Gram-positivos	3,0-6,0 g/dia divididos em 6/6 h	Semelhantes ao imipenem, mas com menor risco de convulsões	C
Ertapenem	Sem ação contra *Pseudomonas aeruginosa* e *Acynetobacter*, droga de escolha para cepas com betalactamase de espectro estendido	1 g/dia dose única diária		C

Monobactâmicos				
Medicação	**Indicações**	**Dose**	**Efeitos adversos**	**Classe na gestação**
Aztreonam	Bacilos Gram-negativos, especialmente enterobactérias e *Pseudomonas aeruginosa*	A dose habitual é de 3,0-8,0 g/dia divididos em 8/8 h ou 6/6 h	Poucos efeitos colaterais, principalmente intolerância gastrointestinal	B

Cefalosporinas de primeira geração				
Medicação	**Indicações**	**Dose**	**Efeitos adversos**	**Classe na gestação**
Cefalexina	Atividade contra diversas bactérias aeróbias Gram-positivas e Gram-negativas. Habitualmente usadas para *S. aureus* e alguns bacilos Gram-negativos (*E. coli*, *Proteus*, *Klebsiella*)	2,0-4,0 g/dia divididos em 6/6 h	Reações alérgicas cutâneas, assim como as penicilinas Pseudolitíase biliar é descrita com as cefalosporinas de terceira geração, efeitos hematológicos como granulocitopenia e trombocitopenia podem ocorrer. Anemia hemolítica com Coombs positivo também é descrita	B
Cefadroxil		1,0-2,0 g/dia divididos em 12/12h		B
Cefalotina		4,0-12,0 g/dia divididos em 6/6 h		B
Cefazolina		3,0-6,0 g/dia divididos em 8/8 h		B

Cefalosporinas de segunda geração				
Medicação	**Indicações**	**Dose**	**Efeitos adversos**	**Classe na gestação**
Cefoxitina	Ação semelhante à das de primeira geração contra Gram-positivos, ação maior para cocos Gram-negativos, hemófilos e enterobactérias	3,0-6,0 g/dia divididos em 8/8 h	Reações alérgicas cutâneas, assim como as penicilinas Pseudolitíase biliar é descrita com as cefalosporinas de terceira geração, efeitos hematológicos como granulocitopenia e trombocitopenia podem ocorrer. Anemia hemolítica com Coombs positivo também é descrita	B
Cefuroxima		2,25-4,5 g/dia divididos em 8/8 h EV, IM e 0,25-1,0 g/dia divididos em 12/12 h		B
Cefaclor		0,75-1,5 g/dia divididos em 12/12 h		B

Cefalosporinas de terceira geração				
Medicação	Indicações	Dose	Efeitos adversos	Classe na gestação
Cefotaxima	Maior atividade contra Gram-negativos em comparação com outras cefalosporinas	3,0-6,0 g/dia divididos em 8/8 h e dose máxima de 12,0 g/dia	Reações alérgicas cutâneas, assim como as penicilinas Pseudolitíase biliar é descrita com as cefalosporinas de terceira geração, efeitos hematológicos como granulocitopenia e trombocitopenia podem ocorrer. Anemia hemolítica com Coombs positivo também é descrita	B
Ceftriaxone		2,0-4,0 g/dia divididos em 12/12 h, a dose de 4,0 g/dia é reservada para o tratamento de meningites		B
Terceira geração com ação antipseudomonas				
Ceftazidima (B)		4,0-6,0 g/dia, divididos em 8/8 h		B

Cefalosporinas de quarta geração				
Medicação	Indicações	Dose	Efeitos adversos	Classe na gestação
Cefepime	Espectro contra *Pseudomonas aeruginosa*, ampliando espectro contra Gram-positivos	2,0-4,0 g/dia divididos em 12/12 h	Reações alérgicas cutâneas, assim como as penicilinas Anemia hemolítica com Coombs positivo também é descrita	B

Aminoglicosídeos				
Medicação	Indicações	Dose	Efeitos adversos	Classe na gestação
Estreptomicina	Tuberculose, brucelose, peste, tularemia, associada a ampicilina para enterococos	15 mg/kg/dia em dose única EV ou IM	Nefrotoxicidade e ototoxicidade principalmente afetando a função vestibular são efeitos colaterais comuns. Podem causar bloqueio neuromuscular e miopatias em pacientes com miastenia ou em uso de bloqueadores neuromusculares. Neurite periférica, febre e dermatite esfoliativa são mais raras	D
Amicacina	Infecções graves por enterobactérias, bacilos Gram-negativos	15 mg/kg/dia EV divididos em 12/12 h ou dose única		D
Gentamicina	Enterobactérias, Gram-negativos, adjuvante na endocardite por cocos Gram-positivos	3-6 mg/kg/dia EV ou IM divididos em 8/8 ou 12/12 h (dose única diminui insuficiência renal)		D
Tobramicina	Semelhante a gentamicina, melhora ação contra pseudomonas, *Acynetobacter* e *E. coli*	3-5 mg/kg/dia (EV ou IM) divididos em 8/8 h ou dose única		D

Macrolídeos				
Medicação	Indicações	Dose	Efeitos adversos	Classe na gestação
Eritromicina	Bactérias aeróbias Gram-positivas (estafilococo, estreptococos, corinebactérias, *Listeria monocytogenes*), cocos Gram-negativos (gonococo e meningococo), espiroquetas (*Treponema* spp. e *Leptospira* spp.), actinomicetos, riquétsias, *Chlamydia trachomatis, Mycoplasma pneumoniae, Legionella pneumophila,* micobactérias e alguns anaeróbios	1,0-2,0 g/dia divididos de 6/6 h	Náuseas, diarreia, dor abdominal, dispepsia e tonturas. Estudo recente com eritromicina achou associação desta com prolongamento do intervalo QT e arritimias cardíacas	B
Claritromicina	Atividade maior contra estreptococos e estafilococos	1,0-2,0 g/dia divididos de 12/12 h		C
Azitromicina	Similares às da eritromicina, mas melhor atividade contra Gram-negativos, porém com menor eficácia contra cocos e bacilos Gram-positivos	Em infecções leves é de 500 mg/no 1º dia, e nos dias 2 a 5 de 250 mg em infecções moderadas 1,0 g/dia (VO) Pneumonia comunitária e infecções graves: 1 g/dia EV		B
Roxitromicina	Principais indicações: infecções respiratórias altas, uretrites não gonocócicas e piodermites	300 mg/dia divididos de 12/12 h ou 1 x/dia		B

Antibióticos de espectro principalmente contra anaeróbios			
Medicação	Doses	Efeitos adversos	Classe na gestação
Clindamicina	600-2.400 mg/dia divididos em doses de 6/6 h ou 8/8 h (ação também contra Gram-positivos)	Anorexia, náuseas, vômitos e diarreia, estando associada com colite pseudomembranosa. Aumento de enzimas hepáticas, granulocitopenia e reações cutâneas eventualmente com Stevens-Johnson	B
Metronidazol	Giárdia: 750 mg/dia (8/8 h) *E. hystolytica*: 1,5-2 g/dia (8/8 h) Anaeróbios: 1,5-2 g/dia (8/8 h ou 12/12 h) EV ou VO (pouca ação contra outros agentes)	Diarreia, dor epigástrica, gosto metálico, urina com coloração escura e reações cutâneas são descritas	B
Cloranfenicol	Dose habitual é de 50-100 mg/kg/dia divididos em 6/6 h (Gram-positivos aeróbios, alguns Gram-negativos)	Aplasia de medula óssea (raramente). Recém-nascidos prematuros podem desenvolver síndrome cinzenta com distensão abdominal e cianose. Náuseas, vômitos, diarreia, glossite e neurite óptica	C

Derivados de sulfa				
Medicação	**Indicações**	**Doses**	**Efeitos adversos**	**Classe na gestação**
Sulfametoxazol--trimetropim (SMX-TMP)	Cocos Gram-positivos, *Pneumocystis carinii*, protozoários como *Isospora belli*, *Nocardia asteroides*. Droga de escolha para *Stenotrophomonas maltophilia*, tratamento de infecção de trato urinário	800 mg de SMX com 160 mg de TMP a cada 12 horas (EV ou IM) Pneumocistose: 75-100 mg/kg ao dia de SMX e 15-20 mg/kg ao dia de TMP, com a dose dividida a cada 6 ou 8 h por 21 dias	Náuseas e vômitos, anemia aplástica, anemia hemolítica e megaloblástica. Reações cutâneas com dermatite esfoliativa, Stevens-Johnson e necrólise epidêmica tóxica similar	C
Sulfadiazina	Toxoplasmose, nocardiose, infecção do trato urinário	Toxoplasmose: 2-6 g ao dia em dose dividida a cada 6 h		B/D

Glicopeptídeos, lipopeptídeos cíclicos e oxazolidinonas: medicações para cocos Gram-positivos resistentes			
Medicação	**Doses**	**Efeitos adversos**	**Classe na gestação**
Vancomicina	A dose habitual é de 2,0 g/dia divididos de 12/12 h, necessitando ajuste para função renal de preferência com a dosagem de vancomicina sérica	Ototoxicidade e reações cutâneas e em casos extremos podem evoluir com a "síndrome do homem vermelho", caracterizada por prurido e exantema eritematoso. Nefrite intersticial e necrose tubular aguda podem ocorrer, assim como reações de anafilaxia e também quadros reversíveis de neutropenia	C
Teicoplanina	400-800 mg/dia em dose única IM ou EV	Ototoxicidade, náuseas e vômitos, reações de hipersensibilidade	C
Linezolida	Dose habitual é de 1.200 mg/dia dividida em 12/12 h	Náuseas, descoloração da língua, cefaleia, reações cutâneas, trombocitopenia e leucopenia	C
Estreptograminas Quinupristina/dalfopristina	Dose habitual é de 22,5 mg/kg/dia dividida de 8/8 h	Exantema, náuseas, vômitos, prurido, artralgia, mialgia e astenia	I
Daptomicina	Indicações: infecções de corrente sanguínea por Gram-positivos resistentes, infecções de pele por agentes resistentes. Não é eficaz para pneumonias. Dose: 6 a 10 mg/kg/dia 1 x ao dia.		B

Tetraciclinas e glicilciclinas				
Medicação	**Indicações**	**Doses**	**Efeitos adversos**	**Classe na gestação**
Tetraciclina	Doença de Lyme, brucelose, granuloma inguinal, infecções por *Chlamydia trachomatis*, *Chlamydia pneumoniae*, *Helicobacter pylori*, moléstia inflamatória pélvica aguda, ricketsioses, espiroquetas e cólera	1-2 g/dia divididos em 6/6 h	Dispepsia, náuseas, vômitos. Pancreatite pode ocorrer, assim como retardo no desenvolvimento ósseo de crianças	D
Doxiciclina		200 mg ao dia divididos de 12/12 h		D
Tigeciclina	Infecções intra-abdominais complicadas, pneumonias, infecções de pele complicadas	100 mg EV de ataque e 50 mg EV 12/12 h manutenção	Diarreia, náuseas, flebite (correr em 30-60 minutos), vômitos. Hiponatremia (2% dos casos), aumento de transaminases	D

Quinolonas				
Medicação	Indicações	Doses	Efeitos adversos	Classe na gestação
Ácido nalidíxico	Gram-negativos, sem ação contra pseudomonas	2-4 g/dia, divididos de 6/6 h	Náuseas, vômitos, dispepsia, aumento de transaminases e lesões tendineas	C
Norfloxacina	Bacilos Gram-negativos entéricos	800 mg/dia, divididos em 12/12 h		C
Ciprofloxacina	Espectro contra Gram-negativos entéricos inclui ação contra pseudomonas	500-1.500 mg/dia, divididos em 12/12 h (VO) ou 400-1.600 mg/dia divididos em 12/12 h ou 8/8 h (EV)		C
Ofloxacina	Similar a ciprofloxacina, sem boa ação contra pseudomonas	400-800 mg/dia divididos em 12/12 h (VO/EV)		C
Levofloxacina	Inclui ação para pneumococo e germes atípicos, indicada em infecções respiratórias altas e baixas	500 mg/dia em dose única, via oral ou endovenosa, opcional dose de 750 mg em pneumonias		C
Moxifloxacina	Similar	400 mg/dia em dose única EV ou VO		C
Gemifloxacina	Similar	320 mg/dia dose única VO		C

Polimixinas				
Medicação	Indicações	Doses	Efeitos adversos	Classe na gestação
Colistina (I)	Bacilos Gram-negativos multirresistentes	Dose habitual é de 2,5 mg/kg/dia, divididos em 2 doses (máximo: 300 mg/dia, em média 200 mg ao dia), com ajuste de dose necessário para a função renal. 1 milhão de unidades = 33,3 mg	Nefrotoxicidade, bloqueio neuromuscular e neurotoxicidade	I
Polimixina B (I)				I

Principais antifúngicos

Medicação	Indicações e doses	Efeitos adversos	Classe na gestação
Fluconazol	Candidíase vaginal: 150 mg VO, dose única Candidíase orofaríngea: dose de ataque de 200 mg, seguida por dose diária de 100 mg por pelo menos 2 semanas Candidíase esofágica: dose de ataque de 200 mg, seguida por dose diária de 100 mg por 3 semanas no mínimo, e 2 semanas após a resolução dos sintomas. A critério clínico, doses de até 400 mg ao dia podem ser utilizadas Infecção urinária e peritonite por *Candida*: a dose utilizada é de 50-200 mg ao dia Infecções sistêmicas por *Candida*: a dose e a duração ideal do tratamento não estão bem estabelecidas. No entanto, a dose de 400 mg tem sido utilizada em estudos não comparativos Meningite criptocócica: 400 mg no primeiro dia, seguidos por 200-400 mg diários por 10-12 semanas após a negativação da cultura do liquor	Náusea, dor abdominal, vômitos e diarreia. Alterações de função hepática também podem ocorrer	C
Itraconazol	A dose utilizada no tratamento de aspergilose, histoplasmose, blastomicose e como terapia empírica para neutropenia febril é de 200 mg IV em 1 h de 12/12 h por 4 dias, seguida por uma dose diária de 200 mg até o final do tratamento. O tempo total da terapia antifúngica (venosa + oral) deve ser de no mínimo 3 meses, utilizando parâmetros laboratoriais e clínicos de resolução	Raros casos de hepatotoxicidade fulminante. Náuseas, vômitos, diarreia, *rash* cutâneo, tonturas e cefaleia. Casos de insuficiência cardíaca também foram descritos. O uso de altas doses (> 600 mg de itraconazol/dia) mostrou associação com um efeito semelhante ao da aldosterona, com hipertensão, hipocalemia e edema periférico	C
Voriconazol	Droga de escolha para o tratamento inicial de aspergilose invasiva e infecções por *S. apyospermun*. É ativo contra todas as espécies de *Candida*. Dose de ataque de 6 mg/kg (VO ou IV) a cada 12 h por duas doses, seguida por doses de 4 mg/kg a cada 12 h. A dose de manutenção oral é de 200 mg/dose para pacientes com mais de 40 kg e de 100 mg para pacientes adultos com menos de 40 kg	Fotopsia, *rash* cutâneo, síndrome de Stevens-Johnson e hepatotoxicidade. Outros efeitos menos comuns são: cefaleia, náuseas e vômitos, diarreia, dor abdominal e alucinações visuais	D
Anfotericina B	Infecções fúngicas graves ou potencialmente fatais. Preferir formulações lípidicas quando: insuficiência renal, efeitos graves durante a infusão, ausência de melhora ou progressão da doença após > 500 mg de dose cumulativa de anfotericina B Dose usual: 0,5-1,0 mg/kg/dia em dose única, administrada em infusão lenta (2 a 6 h). Doses maiores são utilizadas no tratamento de mucormicose e meningite por coccidioides. A dose das formulações associadas a lipídios varia entre 3-5 mg/kg de dose diária Anfotericina B lipossomal: tratamento empírico: 3 mg/kg/dia Infecção sistêmica por *Aspergillus*, *Candida* ou *Cryptococcus*: 3-5 mg/kg/dia Meningite criptocócica em pacientes HIV-positivos: 6 mg/kg/dia	Febre, *rash*, náusea, vômitos e calafrios e tromboflebite. Anorexia, náuseas, vômitos, dores generalizadas, anemia, cefaleia e piora da função renal. Um declínio reversível do ritmo de filtração glomerular ocorre em até 80% dos pacientes que recebem anfotericina B. Hipocalemia, azotemia, acidose tubular renal, hipostenúria e nefrocalcinose também podem ocorrer. Alterações em exames laboratoriais são comuns e incluem hipo ou hipercalemia, hipomagnesemia, hipocalcemia, aumento de enzimas hepáticas e bilirrubinas e elevação dos níveis de ureia e creatinina	B

(continua)

Medicação	Indicações e doses	Efeitos adversos	Classe na gestação
Flucitosina	50 e 150 mg/kg/dia via oral (em média 100 mg/kg/dia) em quatro doses com intervalo de 6 horas	Anemia, trombocitopenia, agranulocitose. *Rash*, prurido, fotossensibilidade, ataxia, vertigem, alterações auditivas, alteração de enzimas hepáticas, insuficiência hepática, confusão mental, alucinações, convulsões, hipoglicemia, hipocalemia, reações alérgicas	C
Caspofungina	Aspergilose invasiva refratária a outros antifúngicos. É fungicida para todas as espécies de *Candida*. A dose de ataque é de 70 mg EV em 1 hora, seguida por uma dose diária de 50 mg	Reações à infusão como febre, calafrios e *flushing* ocorrem em menos de 1% dos pacientes. *Rash*, vômitos, hepatotoxicidade e flebite	C

Principais antiparasitários

Tratamento de doenças parasitárias			
Agente	**Tratamento de escolha**	**Alternativa**	**Comentários**
Ancilostomíase	Mebendazol	Albendazol Pamoato de pirantel	
Ascaridíase	Albendazol (eficaz em quase 100% dos casos)	Levamisole Pamoato de pirantel Mebendazol	Piperazina e óleo mineral em pacientes com obstrução intestinal
Amebíase	Metronidazol Tinidazol	Emetina	Alguns autores recomendam iodoquinol e paromicina para erradicar cistos
Cisticercose	Albendazol	Praziquantel	
Enterobíase	Albendazol Mebendazol	Pamoato de pirantel	
Esquistossomose	Praziquantel	Oxaminiquine	
Estrongiloidíase	Ivermectina Tiabendazol	Albendazol Cambendazol	
Tricuríase	Albendazol	Mebendazol	
Giardíase	Metronidazol Albendazol	Tinidazol Furazolidona	
Teníase	Praziquantel	Niclosamida Albendazol Mebendazol	
Himenolepsíase	Praziquantel	Niclosamida	
Toxocaríase	Dietilcarbamazina Albendazol	Mebendazol	
Malária por *P. falciparum*	Mefloquina	Quinino e doxiciclina	Obs.: em malária grave é recomendado o uso de artesunato EV
Malária por *P. vivax* e *ovale*	Cloroquina e primaquina		
Malária por infecção mista *P. falciparum* e *vivax*	Quinino e doxiciclina ou clindamicina		
Leishmaniose	Antimoniais pentavalentes	Anfotericina B e pentamidina	

Principais drogas antiparasitárias			
Medicação	Indicações e doses	Efeitos adversos	Classe na gestação
Albendazol	400 mg via oral em dose única, neurocisticercose tratada com dose de 15 mg/kg ao dia ou 400 mg divididos em 2 tomadas diárias	Icterícia e hepatite. Cefaleia, vertigens, náuseas e dor abdominal	C
Tiabendazol	Dose de 50 mg/kg ao dia até dose máxima de 3 g por 2 a 5 dias. Em caso de *larva migrans* visceral, manter tratamento por 7 dias	Náuseas, vômitos, vertigens, diarreia, dor abdominal, anorexia, eritema multiforme e icterícia colestática	C
Pamoato de pirantel	Dose de 500 mg a 1 g em adultos ou de 11 mg/kg em crianças em dose única	Cefaleia, exantema, tontura, anorexia, dispepsia, náuseas e diarreia	C
Ivermectina	0,15 mg/kg no tratamento da oncocercose e 0,2-0,4 mg/kg nos outros casos em dose única via oral	Cefaleia, prurido e edema cutâneo, aumento de transaminases	C
Levamisole	Dose única de 80 ou 150 mg via oral (em crianças, 80 mg)	Náuseas e vômitos em 20% dos pacientes. Diarreia, desconforto abdominal, cefaleia e tonturas são relatados	C
Mebendazol	Dose de 100 mg de 12/12 h por 2 dias	Diarreia, dor abdominal, fraqueza, leucopenia, angioedema e agranulocitose	C
Oxaminiquine	Adultos e crianças acima de 30 kg, dose única de 12-15 mg/kg	Vertigens em até 40% dos pacientes. Cefaleia, sonolência, aumento de transaminases, eosinofilia e raramente convulsões	C
Cambendazol	Dose de 5 mg/kg em dose única	Dores abdominais, cefaleia, náuseas e vômitos	I
Piperazina	Ascaridíase 75 mg/kg por 2 dias e repetir dose em 2 semanas. Na oxiuríase, dose de 65 mg/kg ao dia por 7 dias; principal indicação: oclusão por bolos de ascaris, usar óleo mineral associado nestes casos	Urticária, dispepsia, broncoespasmo e distúrbios neurológicos transitórios podem ocorrer, incluindo ataxia e convulsões (menos de 1% dos casos)	B
Niclosamida	2 g via oral em dose única para teníase, na himenolepsíase uso por 7 dias	Dor abdominal e náuseas (raros)	B
Praziquantel	Na esquistossomose, 40-75 mg/kg ao dia em doses divididas de 12/12 h por um dia. Na teníase, 10-10 mg/kg em dose única e na cisticercose 50-60 mg/kg divididos de 8/8 h por 14 dias; usar corticosteroides nos primeiros dias do tratamento de neurocisticercose	Náuseas, vômitos, dor abdominal, cefaleia urticária, vertigens. Hipertensão intracraniana durante tratamento da neurocisticercose	B
Dietilcarbamazina	2 mg/kg via oral 3 vezes ao dia por 10 dias como tratamento da toxocaríase	Sintomas dispépticos, anorexia, febre, calafrios e reações urticariformes	X
Emetina	1 mg/kg ao dia com dose máxima de 60 mg ao dia, divididos em 2 doses intramusculares ao dia, uso por 5 dias	Diarreia, vômitos, neuropatia periférica, fraqueza e arritimias cardíacas relatadas, raramente insuficiência cardíaca	I
Furazolidona	100 mg por via oral de 6/6 h por 7 a 10 dias	Náuseas, vômitos, diarreia, alterações da cor da urina, cefaleia, reações alérgicas, febre, anemia hemolítica, agranulocitose (raro) e infiltrados pulmonares	C
Tinidazol	Amebíase: 50-60 mg/kg ao dia por 3-5 dias Giardíase: 30-50 mg/kg ao dia em dose máxima de 2 g ao dia em dose única	Náuseas, vômitos, diarreia, flatulência, fadiga, anorexia e dispepsia e gosto amargo na boca	C

(continua)

Principais drogas antiparasitárias *(continuação)*			
Medicação	Indicações e doses	Efeitos adversos	Classe na gestação
Artemisina	Artesunato: 1 mg/kg via endovenosa, doses nos tempos zero, 4, 24 e 48 h Artemeter: dose de 2,4 mg/kg via endovenosa, seguida de 1,2 mg/kg por 4 dias	Alterações gastrointestinais, prurido, alteração de transaminases e raramente hipotensão	I
Mefloquina	1.000 mg dia ou 25 mg/kg em dose única	Diarreia, dor abdominal, náuseas, vômitos e vertigens, elevação de transaminases	C
Primaquina	Dose de 15 mg ao dia 1 vez ao dia por 14 dias ou 45 mg 2 vezes por semana por 8 semanas	Dor abdominal, náuseas, dispepsia, prurido, cefaleia, hemólise em deficientes da G6PD e raramente arritimias	C
Quinino	Dose de ataque de 20 mg/kg e depois 10 mg/kg de 8/8 h na malária grave; com a melhora do quadro clínico, passar para o uso oral. O uso oral é através do sulfato de quinino 650 mg de 8/8 h por 3-10 dias associando-se a clindamicina (900 mg a cada 8 h) ou doxiciclina (200 mg ao dia)	Zumbido, cefaleia, anemia hemolítica, embaçamento visual. Hipoglicemia e arritmias	X
Pirimetamina	Na toxoplasmose cerebral em pacientes com SIDA, dose de ataque de 200 mg e depois 50-100 mg diários pelo resto da vida; após 3-8 semanas pode-se tentar reduzir a dose para 25 mg ao dia. Associa-se com sulfadiazina 2-6 g ao dia divididos em 4 doses diárias. Na toxoplasmose em imunocompetentes 25 mg ao dia por 3-4 semanas associados com 2-6 g de sulfadiazina	Exantema, vômitos, eosinofilia, necrose epidérmica tóxica, anemia megaloblástica e plaquetopenia. Pneumonite eosinofílica e, raramente, convulsões e depressão	C
Antimônios pentavalentes: antimoniato de metilglucamina	Dose de 20 mg/kg ao dia em leishmaniose visceral e 15 a 20 mg/kg em leishmaniose cutânea e cutânea-mucosa, uso endovenoso por 15 dias ou 2 vezes por semana, por 5 semanas	Dor abdominal, náuseas, vômitos, aumento de transaminases e amilase, artralgia, exantema e prolongamento do intervalo QT	I
Dietilcarbamazina	2 mg/kg via oral 3 vezes ao dia por 10 dias como tratamento da toxocaríase	Sintomas dispépticos, anorexia, febre, calafrios e reações urticariformes	X

Principais drogas antivirais

Medicação	Indicações	Doses	Efeitos adversos	Classe na gestação
Aciclovir	Infecções herpéticas	Herpes simples: 200 mg 5 vezes ao dia por 10 dias Herpes-zóster: 800 mg 5 vezes ao dia por 10 dias Encefalite herpética: 10 mg/kg EV 8/8 h por 10-14 dias Zóster grave em paciente imunodeprimido: 10-12 mg/kg 8/8 h por 7 a 14 dias	Diaforese, tremores, exantema, cefaleia, diarreia, náuseas, vômitos e sintomas extrapiramidais relatados	C
Amantadina		100 por via oral a cada 12 horas ou 200 mg 1 vez ao dia	Tremores, nervosismo, cefaleia, retenção urinária, insônia, náuseas, anorexia, edema periférico, hipotensão ortostática e raramente insuficiência cardíaca	C
Fanciclovir	Infecções herpéticas	Herpes simples: 250 mg VO/8 h por 5-7 dias Herpes-zóster: 500 mg a cada 8 h por 7 dias	Cefaleia, náuseas e diarreia, fadiga, febre e vertigens, constipação e diarreia	B
Foscarnet		Dose de 60 mg/kg a cada 8 h por 14 a 21 dias, realizar a infusão em 1 hora	Nefrotoxicidade, neuropatia periférica, arritmias, distúrbios hidroeletrolíticos com hipocalcemia, hipercalcemia, também alterações de fósforo, magnésio e potássio	C
Ganciclovir	Infecções herpéticas, citomegalovírus	2,5-5,0 mg/kg a cada 8 h por 14 a 21 dias. Em imunossuprimidos, dose de 6 mg/kg	Cefaleia, alterações comportamentais, psicose e convulsões. Alterações hematológicas como anemia, leucopenia e trombocitopenia	C
Oseltamivir	Influenza vírus, H1N1	75 mg 2 vezes ao dia por 5 dias	Insônia, vertigens, náuseas e vômitos. Em menos de 1% dos diabéticos pode piorar seu controle	C
Valaciclovir	Infecções herpéticas	Herpes genital e herpes simples: 1 g a cada 12 h por 7 dias Herpes-zóster: 1 g a cada 8 h por 7 dias	Cefaleia, dismenorreia, dor abdominal e náuseas	B

Drogas tuberculostáticas

Medicação	Doses	Efeitos adversos	Classe na gestação
Etambutol	15-25 mg/kg ao dia em dose única em dose máxima de 1.200 mg ao dia. Caso insuficiência renal e *clearance* entre 10-50 mL, diminuir a dose em 50% e, se menor que 10 mL, diminuir a dose em 75%	Diminuição de acuidade visual, neurite óptica, hiperuricemia, exantema, prurido, cefaleia, tonturas, artralgias, confusão mental, desorientação e alucinações	B
Etionamida	15-20 mg/kg até dose máxima de 1.000 mg ao dia em dose única diária	Dispepsia, náuseas, vômitos, sialorreia, alterações olfatórias, sonolência, astenia. Convulsões e neuropatia periférica são raras	C
Isoniazida	Dose de 5-15 mg/kg ao dia em dose máxima de 400 mg ao dia em dose única diária	Hepatotoxicidade com icterícia, vasculite, artralgias, trombocitopenia, agranulocitose, eosinofilia e neuropatia periférica	C
Pirazinamida	Dose de 20-35 mg/kg ao dia até dose máxima de 2 g ao dia, tomada em dose única diária. Em caso de insuficiência renal com *clearance* menor que 10 mL, a droga deve ser tomada a cada 48-72 h	Hepatotoxicidade, anemia, tonturas, diarreia, hiperuricemia e artralgias	C

CONTEÚDO COMPLEMENTAR

Utilize o QR code abaixo para acessar o texto sobre Manejo do potencial doador (voucher: emergencia16).

HEMATOLOGIA

Fatores de coagulação em hemofilia e reversão de anticoagulação por warfarínicos e heparina

Fator	Dose	Indicação	Efeitos adversos
Fator VIII	Ver Capítulo "Distúrbios da hemostasia no departamento de emergência"	Hemofilia A	Reações locais como eritema ocorrem em apenas 0,36% dos casos. Alterações sistêmicas como tonturas e náuseas são raras
Fator IX	Ver Capítulo "Distúrbios da hemostasia no departamento de emergência"	Hemofilia B	Cefaleia, tonturas, mal-estar inespecífico podem ocorrer. Reações urticariformes são raras
Complexo protrombínico	INR: 2-2,5: 0,9-1,3 mL/kg INR: 2,5-3: 1,3-1,6 mL/kg INR: 3-3,5: 1,6-1,9 mL/kg INR > 3,5: > 1,9 mL/kg	Reversão de anticoagulação por warfarínico	Hipertensão, cefaleia, náuseas, aumento de transaminases e infecção por parvovírus B19
Plasma fresco congelado	15 mL/kg	Reversão de anticoagulação por warfarínico, sangramento em hepatopata	Sobrecarga hídrica, náusea, hipotensão, edema pulmonar

(continua)

Fatores de coagulação em hemofilia e reversão de anticoagulação por warfarínicos e heparina (*continuação*)

Fator	Dose	Indicação	Efeitos adversos
Crioprecipitado	Hipofibrinogenemia: 1 U aumenta em 7-10 mg/dL de fibrinigênio (dose para von Willebrand pode ser menor) Hemofilia: cada bolsa aumenta em 2,5% a atividade	Hemofilia, doença de Von Willebrand, estados com hipofibrinogenemia	
Protamina	Ver Tabela a seguir	Sangramento por heparina	Bradicardia, hipotensão, *flushing*, náuseas
Vitamina K1	0,5-10 mg EV 5-10 mg VO	Reversão de anticoagulação por warfarínico	Anafilaxia, *flushing*, desconforto torácico, dispneia

Reversão por protamina do sangramento por uso de heparinas	
Tempo após infusão	Dose de protamina (mg) para neutralizar 100 unidades de heparina
Imediato	1-1,5
30-60 min	0,5-0,75
> 2 h	0,25-0,375
Heparina SC: 1-1,5 mg/100 U SC.	

Agentes hematopoéticos

Medicação	Indicação	Doses	Efeitos adversos	Classe na gestação
Eritropoetina	Anemia da insuficiência renal crônica, anemia associada a neoplasias e HIV	Dose: 50-100 U/kg 3 vezes por semana é segura e efetiva em aumentar. A dose deve ser diminuída se o hematócrito chega a 36% ou se aumentar mais de 4 pontos em um período de 2 semanas. Objetivo de hematócrito entre 30-36. É necessário manter saturação de transferrina de pelo menos 20% e níveis de ferritina de pelo menos 100 ng/mL	Hipertensão, eventos trombóticos, convulsões e exarcebações de porfíria	C
Filgrastima (G-CSF)	Neutropenia associada a quimioterapia, aplasia de medula	Aplicar 5 U/kg/dia (normalmente 1 ampola) por via SC ou EV uma vez ao dia, até neutrófilos > 500 por 2 dias consecutivos	Queixas somáticas, principalmente dores esqueléticas e calafrios. Aumento de coagulabilidade e raros casos de rotura esplênica	C

PSIQUIATRIA

Neurolépticos e antipsicóticos

Medicação	Doses	Efeitos adversos	Classe na gestação
Haloperidol	Dose inicial é de 0,5 a 5 mg VO 2 a 3 vezes ao dia, ou 2 a 5 mg IM a cada 4 ou 8 h	Acatisia e distonia. Discinesia tardia e síndrome neuroléptica maligna podem ocorrer. Alterações cutâneas, anorexia, diarreia e constipação Alterações endócrinas como hiperprolactinemia, amenorreia e ginecomastia podem ocorrer	C
Clorpromazina	Em idosos tende-se a usar doses baixas com aumento progressivo menores que 10 mg 3 vezes ao dia. Em pacientes psicóticos pode-se chegar a 200 mg em 3 doses ao dia	Tonturas, hipotensão postural, discinesias e outras alterações piramidais. Icterícia e agranulocitose raramente podem ocorrer. Comparativamente com outras fenotiazidas, efeitos extrapiramidais maiores. Aumento de prolactina, amenorreia e ginecomastia	C
Periciazina (Neuleptil®)	0,5 a 5 mg/dose em até 3 tomadas diárias	Sedação excessiva e hipotensão postural, boca seca, borramento visual, constipação intestinal, tontura, prolongamento do intervalo QT. Alterações endócrinas como hiperprolactinemia, amenorreia e ginecomastia podem ocorrer	C
Tioridazina (Melerill®)	10 a 50 mg/dose em até 3 tomadas diárias	Sedação excessiva e hipotensão postural, boca seca, borramento visual, constipação intestinal, tontura, prolongamento do intervalo QT. Alterações endócrinas como hiperprolactinemia, amenorreia e ginecomastia podem ocorrer	C
Risperidona (Risperdal®)	A dose usual é de 0,5 a 4 mg em 1 ou 2 tomadas/dia	Prolongamento do intervalo QT, hipotensão, sedação	C
Olanzapina (Zyprexa®)	Dose de 2,5 a 10 mg/dia em 1 ou 2 tomadas	Sedação, hipotensão, aumento de apetite, aumento do intervalo QT. Apresenta perfil semelhante ao de outros neurolépticos, mas comparativamente com efeitos colaterais menos frequentes e intensos	C
Quetiapina (Seroquel®)	50 mg ao dia até dose máxima de 300 mg ao dia	Hipotensão, tontura, sedação, agitação, reação extrapiramidal, hiperlicemia	C

Antidepressivos

Inibidores da recaptação de seroronina			
Medicação	**Doses**	**Efeitos adversos**	**Classe na gestação**
Fluoxetina	Iniciar com dose de 20 mg ao dia, embora dose de 10 mg possa ser mais apropriada para pacientes idosos. A medicação deve ser tomada no período matutino devido à excitação do sistema nervoso central que ocorre no início do tratamento. Aumentos de 20 mg a cada consulta devem ser realizados conforme sintomatologia e tolerância a efeitos adversos; a dose habitual é de 40-80 mg	Redução da libido, náuseas, ansiedade, cefaleia, sonolência, insônia, impotência sexual, anorgasmia, inquietação	C
Sertralina	Iniciada em doses de 50 mg, com dose habitual de 100-200 mg ao dia, podendo chegar até 300 mg em alguns casos. Pode ser utilizada em doses únicas pela manhã ou dividida em duas doses diárias		C
Paroxetina	Iniciada em dose de 20 mg ao dia, em idosos pode-se iniciar com dose de 10 mg ao dia. As doses habituais são de 40-80 mg ao dia, embora alguns autores não excedam 60 mg		C
Citalopram	Dose inicial de 20 mg e dose habitual de 20-60 mg ao dia		C
Fluvoxamina	Dose inicial de 50 mg e dose habitual de 150-250 mg ao dia, podendo eventualmente chegar a 300 mg		C
Mirtazapina	Dose inicial de 15 mg, com dose habitual de 45 mg, podendo ser aumentada até 90 mg ao dia	Fadiga, tontura e leve sedação. A medicação aumenta apetite e peso	C

Tricíclicos

Medicação	Doses	Efeitos adversos	Classe na gestação
Amitriptilina	12,5 a 25 mg/dia, em dose única à noite, podendo-se chegar até 200 mg/dia (a nortriptilina tem dose máxima de 150 mg/dia)	Boca seca, tonturas, constipação intestinal, embaçamento visual, palpitações, taquicardia, aumento do apetite, sonolência, náuseas, vômitos, retenção urinária, prurido, ganho de peso, alteração da libido, impotência sexual, hipotensão ortostática, síncope, alterações eletrocardiográficas (QT prolongado, bloqueios atrioventriculares, *torsades de pointes*). Em altas doses, convulsão	C
Clomipramina			C
Imipramina			D
Nortriptilina			D

OUTROS

Drogas para o tratamento da artrite gotosa

Medicação	Indicação	Doses	Efeitos adversos	Classe na gestação
Colchicina	Crise aguda de artrites microcristalinas, febre familiar do Mediterrâneo	Crise de gota: inicia-se com 1 mg; a seguir, 0,5 mg a cada 1-2 h até o máximo de 8 mg ou até aparecerem sintomas de intoxicação; não repetir até 3 dias. Na profilaxia de gota: 0,5-1 mg/dia	Náuseas, vômitos, diarreia, dor abdominal. Anorexia, alopécia, hemocitopenias, neuropatia periférica ocorrem mais incomumente	C
Alopurinol	Prevenção de artrite e nefropatia gotosa	Gota leve, 200-300 mg/dia e grave, 400-600 mg/dia, nos hiperprodutores. Nos idosos ou pacientes com disfunção renal, iniciar com 100 mg/dia	*Rash*, síndrome de Stevens--Johnson; náuseas, vômitos e disfunção renal	C
Drogas uricosúricas	Gota com hipoexcreção de ácido úrico (fora de crises)	Probenecid: iniciar com 0,5 g/dia, com aumento gradual até 1-2 g/dia Sulfinpirazona: 50-100 mg 2 vezes ao dia inicialmente, com aumento gradual de 200-400 mg 2 vezes ao dia Benzobromarona: iniciar com 25-50 mg/dia até 200 mg/dia	Probenecid: cefaleia, tontura, anafilaxia, raramente – anemia hemolítica, anemia aplásica, necrose hepática, anafilaxia Sulfinpirazona: náusea, dispepsia, anemia. Mais raramente: agranulocitose, trombocitopenia, anemia aplástica	B

Medicamentos que devem ser evitados em deficiência de G6PD

Dapsona
Furazolidona
Primaquina
Sulfas
Ácido nalidíxico
Naftalina
Uricase
Niridazol

PADRÃO DE DILUIÇÃO DE MEDICAÇÕES HC – ADULTOS

Intubação em sequência rápida

Propofol 10 mg/mL (ampola 20 mL)

- Dose: 1,5 mg/kg

Volume de propofol por peso para indução							
Peso (kg)	40	50	60	70	80	90	100
Propofol (mL)	6	7,5	9	10,5	12	13,5	15

Midazolam 5 mg/mL (ampola 3 mL)

- Dose: 0,2 mg/kg

Volume de midazolam por peso para indução							
Peso (kg)	40	50	60	70	80	90	100
Midazolam (mL)	1,6	2	2,4	2,8	3,2	3,6	4

Etomidato 2 mg/mL (ampola 10 mL)

- Dose: 0,3 mg/kg

Volume de etomidato por peso para indução							
Peso (kg)	40	50	60	70	80	90	100
Etomidato (mL)	6	7,5	9	10,5*	12*	13,5*	15*

* 2 ampolas.

Quetamina 50 mg/mL (ampola 2 mL)

- Dose: 1,5 mg/kg

Volume de quetamina por peso para indução							
Peso (kg)	40	50	60	70	80	90	100
Quetamina (mL)	1,2	1,5	1,8	2,1*	2,4*	2,7*	3,0*

* 2 ampolas.

Fentanil 50 µg/mL (ampola 10 mL)

- Dose: 50-150 µg
- Volume: 1-3 mL

Succinilcolina 100 mg (diluente 10 mL - concentração 10 mg/mL)

- Dose: 1,5 mg/kg

Volume de succinilcolina por peso para indução							
Peso (kg)	40	50	60	70	80	90	100
Succinilcolina (mL)	6	7,5	9	10,5*	12*	13,5*	15*

* 2 ampolas.

Cisatracúrio: 2 mg/mL (ampola 5 mL)

- Dose usual: 0,15 mg/kg

Volume de cisatracúrio por peso para indução							
Peso (kg)	40	50	60	70	80	90	100
Cisatracúrio (mL)	3	3,75	4,5	5,25*	6*	6,75*	7,5*

* 2 ampolas.

Rocurônio: 10 mg/mL (ampola 5 mL)

- Dose 1,2 mg/kg

Volume de rocurônio por peso para indução							
Peso (kg)	40	50	60	70	80	90	100
Rocurônio (mL)	4,8	6*	7,2*	8,4*	9,6*	10,8**	12**

* 2 ampolas. ** 3 ampolas.

Sedação contínua

Propofol 10 mg/mL (ampola 20 mL)

- Sem diluição (prescrever puro)
- Dose usual: 10-200 μg/kg/min
- Sugestão: iniciar 5 mL/h e reavaliar

Taxa de infusão (mL/h) de propofol por peso para sedação contínua							
Peso (kg)	40	50	60	70	80	90	100
10 μg/kg/min	2,4	3	3,6	4,2	4,8	5,4	6
25 μg/kg/min	6	7,5	9	10,5	12	13,5	15
50 μg/kg/min	12	15	18	21	24	27	30
100 μg/kg/min	24	30	36	42	48	54	60
150 μg/kg/min	36	45	54	63	72	81	90
200 μg/kg/min	48	60	72	84	96	108	120

Midazolam 50 mg/mL (ampola 10 mL)

- Diluir: 3 ampolas em SF ou SG 5% 120 mL (volume final: 150 mL)
- Concentração final: 1 mg/mL
- Dose usual: 0,05-0,4 mg/kg/h
- Sugestão: 5 mL/h e reavaliar

Taxa de infusão (mL/h) de midazolam por peso para sedação contínua							
Peso (kg)	40	50	60	70	80	90	100
0,05 mg/kg/h	2	2,5	3	3,5	4	4,5	5
0,08 mg/kg/h	3,2	4	4,8	5,6	6,4	7,2	8
0,1 mg/kg/h	4	5	6	7	8	9	10
0,2 mg/kg/h	8	10	12	14	16	18	20
0,3 mg/kg/h	12	15	18	21	24	27	30
0,4 mg/kg/h	16	20	24	28	32	36	40

Dexmedetomedina 100 μg/mL (ampola 2 mL)

- Diluir: 2 ampolas em SF 96 mL (volume final: 100 mL)
- Concentração final: 4 μg/mL
- Dose usual: 0,2 μg/kg/h a 1,4 μg/kg/h

Taxa de infusão (mL/h) de dexmedetomedina por peso para sedação contínua							
Peso (kg)	40	50	60	70	80	90	100
0,2 μg/kg/h	2	2,5	3	3,5	4	4,5	5
0,4 μg/kg/h	4	5	6	7	8	9	10
0,6 μg/kg/h	6	7,5	9	10,5	12	13,5	15
0,8 μg/kg/h	8	10	12	14	16	18	20
1,0 μg/kg/h	10	12,5	15	17,5	20	22,5	25
1,2 μg/kg/h	12	15	18	21	24	27	30
1,4 μg/kg/h	14	17,5	21	24,5	28	31,5	35

Quetamina 50 mg/mL (ampola 2 mL)

- Diluir 1 ampola + SF 98 mL ou SG 5% (volume final: 100 mL)
- Concentração final: 1 mg/mL
- Dose usual: 0,05 mg/kg/h a 0,4 mg/kg/h

Taxa de infusão (mL/h) de quetamina por peso para sedação contínua							
Peso (kg)	40	50	60	70	80	90	100
0,05 mg/kg/h	2	2,5	3	3,5	4	4,5	5
0,08 mg/kg/h	3,2	4	4,8	5,6	6,4	7,2	8
0,1 mg/kg/h	4	5	6	7	8	9	10
0,2 mg/kg/h	8	10	12	14	16	18	20
0,3 mg/kg/h	12	15	18	21	24	27	30
0,4 mg/kg/h	16	20	24	28	32	36	40

Fentanil 50 μg/mL (ampola 10 mL)

- Sem diluição (prescrever puro)
- Dose usual: 0,02-0,07 μg/kg/min

Taxa de infusão (mL/h) de fentanil por peso para sedação contínua							
Peso (kg)	40	50	60	70	80	90	100
0,02 μg/kg/min	1	1,2	1,4	1,7	1,9	2,2	2,4
0,03 μg/kg/min	1,4	1,8	2,2	2,5	2,9	3,2	3,6
0,04 μg/kg/min	1,9	2,4	2,9	3,4	3,8	4,3	4,8
0,05 μg/kg/min	2,4	3	3,6	4,2	4,8	5,4	6
0,06 μg/kg/min	2,9	3,6	4,3	5	5,8	6,5	7,2
0,07 μg/kg/min	3,4	4,2	5	5,9	6,7	7,6	8,4

Rocurônio 10 mg/mL (ampola 5 mL)

- Sem diluição (prescrever puro)
- Dose usual: 8-12 μg/kg/min

Taxa de infusão (mL/h) de rocurônio por peso para bloqueio neuromuscular							
Peso (kg)	40	50	60	70	80	90	100
8 μg/kg/min	1,9	2,4	2,9	3,4	3,8	4,3	4,8
9 μg/kg/min	2,2	2,7	3,2	3,8	4,3	4,9	5,4
10 μg/kg/min	2,4	3,0	3,6	4,2	4,8	5,4	6,0
11 μg/kg/min	2,6	3,3	4,0	4,6	5,3	5,9	6,6
12 μg/kg/min	2,9	3,6	4,3	5,0	5,8	6,5	7,2

Cisatracúrio 2 mg/mL (ampola 5 mL)

- Diluir 10 ampolas + SF 50 mL (volume final: 100 mL)
- Concentração final: 1 mg/mL
- Dose usual: 3 μg/kg/min

Bolus (mL) e taxa de infusão (mL/h) de cisatracúrio por peso para bloqueio neuromuscular							
Peso (kg)	40	50	60	70	80	90	100
3 μg/kg/min	6	7,5	9	10,5	12	13,5	15

Drogas vasoativas

Noradrenalina 4 mg/mL (ampola 4 mL)

- Diluir 4 ampolas + SG 5% 234 mL (volume final: 250 mL)
- Concentração final: 64 μg/mL
- Dose usual: 0,02-2 μg/kg/min

Taxa de infusão (mL/h) de noradrenalina							
Peso (kg)	40	50	60	70	80	90	100
0,02 μg/kg/min	0,8	0,9	1,1	1,3	1,5	1,7	1,9
0,05 μg/kg/min	1,9	2,3	2,8	3,3	3,8	4,2	4,7
0,1 μg/kg/min	3,8	4,7	5,6	6,6	7,5	8,4	9,4
0,25 μg/kg/min	9,4	11,7	14,1	16,4	18,8	21,1	23,4
0,5 μg/kg/min	18,8	23,4	28,1	32,8	37,5	42,2	46,9
1,0 μg/kg/min	37,5	46,9	56,3	65,6	75,0	84,4	93,8

Dobutamina 12,5 mg/mL (ampola 20 mL)

- Diluir 4 ampolas + SF 170 mL (volume final: 250 mL)
- Concentração final: 4 mg/mL
- Dose usual: 2-20 μg/kg/min

Taxa de infusão (mL/h) de dobutamina							
Peso (kg)	40	50	60	70	80	90	100
2 μg/kg/min	1,2	1,5	1,8	2,1	2,4	2,7	3
6 μg/kg/min	3,6	4,5	5,4	6,3	7,2	8,1	9
8 μg/kg/min	4,8	6	7,2	8,4	9,6	10,8	12
12 μg/kg/min	7,2	9	10,8	12,6	14,4	16,2	18
16 μg/kg/min	8,4	10,5	12,6	14,7	16,8	18,9	21
20 μg/kg/min	12	15	18	21	24	27	30

Adrenalina 1 mg/mL (ampola 1 mL)

- Diluir 6 ampolas + SF 94 mL
- Concentração final: 60 μg/min
- Dose usual: 1-20 μg/min (1-20 mL/h)

Vasopressina 20 U/mL (ampola 1 mL)

- Diluir 1 ampola + SF 99 mL (volume final: 100 mL)
- Concentração final: 0,2 U/mL
- Dose usual: 0,01-0,04 U/min (3-12 mL/h)

Nitroprussiato de sódio 25 mg/mL (ampola 2 mL)

- Diluir 1 ampola + SG 5% 248 mL (volume final: 250 mL)
- Concentração final: 200 μg/mL
- Dose usual: 0,5-10 μg/kg/min

Taxa de infusão (mL/h) de nitroprussiato de sódio							
Peso (kg)	40	50	60	70	80	90	100
0,5 μg/kg/min	6	7,5	9	10,5	12	13,5	15
0,75 μg/kg/min	9	11,25	13,5	15,75	18	20,25	22,5
1 μg/kg/min	12	15	18	21	24	27	30
2,5 μg/kg/min*	30	37,5	45	52,5	60	67,5	75
5 μg/kg/min*	60	75	90	105	120	135	150
10 μg/kg/min*	120	150	180	210	240	270	300

* Nestas doses dobrar ou quadruplicar a concentração final. Para encontrar a taxa de infusão nestes casos basta dividir pela metade ou por quatro, respectivamente.

Nitroglicerina 5 mg/mL (ampola 10 mL)

- Diluir 1 ampola + SG 5% 200 mL (volume final: 250 mL)
- Concentração final: 200 μg/mL
- Dose: 0,5-10 μg/kg/min

Taxa de infusão (mL/h) de nitroglicerina							
Peso (kg)	40	50	60	70	80	90	100
0,5 μg/kg/min	6	7,5	9	10,5	12	13,5	15
0,75 μg/kg/min	9	11,25	13,5	15,75	18	20,25	22,5
1 μg/kg/min	12	15	18	21	24	27	30
2,5 μg/kg/min*	30	37,5	45	52,5	60	67,5	75
5 μg/kg/min*	60	75	90	105	120	135	150
10 μg/kg/min*	120	150	180	210	240	270	300

* Nestas doses dobrar ou quadruplicar a concentração final. Para encontrar a taxa de infusão nesses casos basta dividir pela metade ou por quatro, respectivamente.

Milrinone 1 mg/mL (ampola 20 mL)

- Diluir 20 mg + SF 80 mL (volume final: 100 mL)
- Concentração final: 200 μg/mL
- Dose usual: 0,375-0,75 μg/kg/min

Taxa de infusão (mL/h) de nitroglicerina							
Peso (kg)	40	50	60	70	80	90	100
0,5 μg/kg/min	6	7,5	9	10,5	12	13,5	15
0,75 μg/kg/min	9	11,25	13,5	15,75	18	20,25	22,5
1 μg/kg/min	12	15	18	21	24	27	30
2,5 μg/kg/min*	30	37,5	45	52,5	60	67,5	75
5 μg/kg/min*	60	75	90	105	120	135	150
10 μg/kg/min*	120	150	180	210	240	270	300

PROFILAXIA DA RAIVA HUMANA

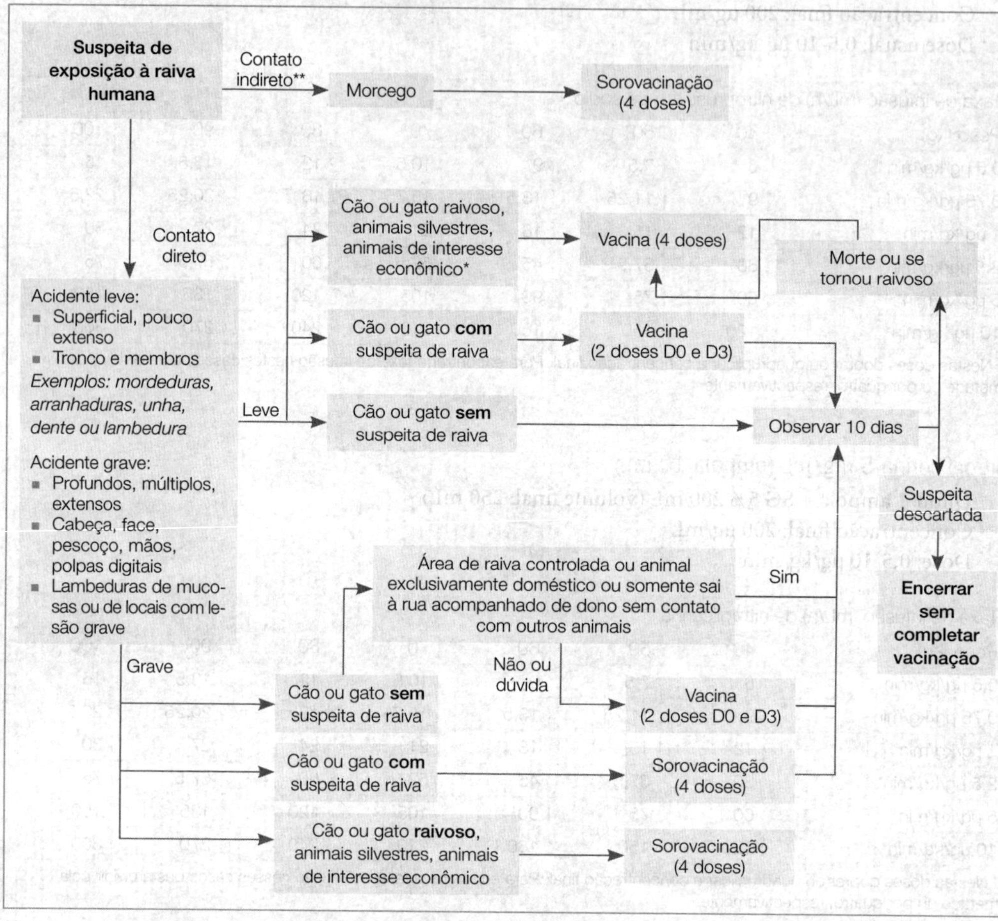

* Animais de interesse econômico: bovinos, bubalinos, equídeos, caprinos, ovinos, suíno e outros.
** Contato indireto: através de fômites ou secreção de animais suspeitos.
Vacinação em 4 doses é feita nos dias D0, D3, D7, D14. A nota informativa n. 26-SEI/2017-CGPNI/DEVIT/SVS/MS mudou a vacinação de 5 para 4 doses de vacina.

REPOSIÇÕES DE ELETRÓLITOS

Distúrbio	Definição	Tratamento	Apresentação farmacológica
Hipocalemia	$[K^+] < 3,5$ mEq/L	■ Reposição de potássio: garantida em perdas renais ou gastrointestinais de potássio; considerar em hipocalemia por redistribuição (extracelular → intracelular) se complicações graves presentes ou iminentes ■ Hipocalemia leve (K^+ 3-3,4 mEq/L), sem perdas urinárias: reposição VO 10-20 mEq 2-4 x ao dia (20-80 mEq/dia) ■ Hipocalemia moderada ($K^+ < 3$ mEq/L) ou grave ($K^+ < 2,5$ mEq/L) ou sintomática (arritmia, fraqueza muscular, rabdomiólise): reposição VO 40 mEq 3-4 x ao dia + reposição EV 20 mEq em 2-3 horas ■ Cuidados na reposição EV: – Velocidade de reposição 10-20 mEq/hora (até 40 mEq/hora se hipocalemia ameaçadora à vida) – Concentração de 20-60 mEq/L, diluídos em SF para reposição em veia periférica – Utilizar bomba de infusão para evitar administrações inadvertidamente rápidas – Dor e flebite podem ocorrer em velocidades acima de 10 mEq/hora, sobretudo 20 mEq/hora. Reduzir a concentração e a velocidade de infusão	■ Endovenosa: – KCl 10%: 1 ampola (10 mL) = 13,4 mEq de K^+ – KCl 19,1%: 1 ampola (10 mL) = 25 mEq de K^+ ■ Oral: – Xarope KCl 6%: 15 mL = 12 mEq – KCl cápsula 600 mg: 8 mEq/cápsula
Hipocalcemia	$[Ca_{Total}] < 8,5$ mg/dL (2,2 mmol/L) $[Ca_{iônico}] < 4,5$ mg/dL	■ Hipocalcemia sintomática grave ou aguda ($Ca_{Total} <$ 7-7,5 mg/dL)*: – Objetivo: interrupção dos sintomas e $Ca_{Total} >$ 7-7,5 mg/dL – Gluconato de cálcio 10% 1 a 2 g (10-20 mL) diluído em 50-100 mg de SG 5%; infusão 10-20 min – Opção: cloreto de cálcio 10% 8 mL + SG 5% 100 mL; atentar para o risco de necrose tecidual no caso de extravasamento; preferência por acesso venoso central – Considerar em pacientes com hipocalcemia persistente: infusão contínua de 0,5-1,5 mg $Ca_{elementar}$/kg/h por 6-12 horas – Sugestão: gluconato de cálcio 10% 110 mL + SG 5% ou SF 890 mL (1 mg $Ca_{elementar}$/mL); iniciar a 50 mL/h ■ Hipocalcemia sintomática leve (parestesias) ou leve ($Ca_{Total} > 7,5$ mg/dL) ou crônica – 1.500-2.000 mg de $Ca_{elementar}$/dia, divididos em 2-3 doses, na forma de carbonato ou citrato de cálcio**	■ Gluconato de cálcio 10%: 9 mg de $Ca_{elementar}$/mL ■ Cloreto de cálcio 10%: 27 mg de $Ca_{elementar}$/mL ■ Carbonato de cálcio 1.250 mg (comprimido): 500 mg de $Ca_{elementar}$

(continua)

Distúrbio	Definição	Tratamento	Apresentação farmacológica
Hipofosfatemia	$[PO_4]$ < 2,5 mg/dL (0,8 mmol/L) $[PO_4]$ < 1 mg/dL (0,32 mmol/L) – hipofosfatemia grave $[PO_4]$ 1-2,0 mg/dL (0,3-0,64 mmol/L) – hipofosfatemia moderada	■ Considerar reposição endovenosa em casos sintomáticos ou se hipofosfatemia grave ■ Infusão máxima de 7,5 mmol/hora; monitorizar PO_4 a cada 6 horas caso reposição parenteral ■ Modificar reposição para VO quando PO_4 > 1,5 mg/dL (0,48 mmol/L) – Hipofosfatemia grave em paciente crítico ou sintomático: reposição IV de 0,25-0,5 mmol/kg em 8-12 horas (máximo de 80 mmol) – Hipofosfatemia moderada em pacientes em ventilação mecânica: reposição IV de 0,08-0,24 mmol/kg em 6 horas (máximo de 30 mmol) – Hipofosfatemia moderada em pacientes em ventilação espontânea: reposição oral – 30-80 mmol/dia divididos em 2-3 doses (1.000 mg/dia de PO_4 elementar)	■ Formulação EV: – Fosfato de sódio 93 mg/mL: 3 mmol PO_4/mL e 4 mEq Na/mL – Fosfato de potássio 93 mg/mL: 3 mmol PO_4/mL e 4,4 mEq K/mL ■ Formulação VO: – Fosfato de sódio comprimido – 250 mg de PO_4 elementar (8 mmol)
Hipomagnesemia	$[Mg^{2+}]$ < 2 mg/dL Hipomagnesemia moderada: 1-1,5 mg/dL Hipomagnesemia grave: < 1 mg/dL; < 0,4 mmol/L; < 0,8 mEq/L	■ Hipomagnesemia sintomática grave (tetania, arritmias, convulsões) – Instabilidade hemodinâmica/arritmias: sulfato de magnésio 10% 1-2 g (10-20 mL) em 2-5 min ■ Hipomagnesemia grave (< 1 mg/dL): sulfato de magnésio 10% 1-2 g (10-20 mL), diluídos em 50-100 mL SG 5%, infusão em 5-60 min – Considerar manutenção de $MgSO_4$ 10% 4-8 g (32-64 mEq [16-32 mmol]) em 12-25 horas, diluídos em 250-500 mL de SF; objetivo de manter $[Mg^{2+}]$ > 1 mg/dL – Reduzir dose em 50% em pacientes com DRC com ClCr < 30 mL/min/1,73 m^2 ■ Assintomático ou sintomas leves: – Reposição VO possível, porém com variadas formulações, baixa biodisponibilidade, pouco disponível nos serviços e mal tolerada (sintomas gastrointestinais). Doses de 240-1.000 mg (20-80 mEq [10-40 mmol]) de $Mg^{2+}_{elementar}$ divididas em 2-3 tomadas ■ Reposição endovenosa de pacientes internados estáveis: – $[Mg^{2+}]$ < 1 mg/dL (0,4 mmol/L ou 0,8 mEq/L): $MgSO_4$ 4-8 g em 12-24 horas – $[Mg^{2+}]$ 1-1,5 mg/dL (0,4-0,6 mmol/L ou 0,8-1,2 mEq/L): $MgSO_4$ 2-4 g em 4-12 horas – $[Mg^{2+}]$ 1,6-1,9 mg/dL (0,7-0,8 mmol/L ou 1,4-1,6 mEq/L): $MgSO_4$ 1-2 g em 1-2 horas	■ Conversões de $MgSO_4$: – 1 mmol = 2 mEq = 24 mg de $Mg^{2+}_{elementar}$ = 240 mg de $MgSO_4$ – $MgSO_4$ 10% 1 g = 10 mL (8 mEq [4 mmol]) ■ Formulações VO: – Cloreto de magnésio de liberação prolongada (64-71,5 mg de $Mg^{2+}_{elementar}$): 4-8 cápsulas/dia – Óxido de magnésio 800-1.600 mg (20-40 mmol [40-80 mEq])/dia

* Não se justifica a prescrição de cálcio intravenoso como forma inicial de reposição em pacientes com doença renal crônica com hipocalcemia assintomática (busca-se correção da hiperfosfatemia e da hipovitaminose D).
** Atentar para a necessidade de reposição de vitamina D àqueles com hipovitaminose ou hipoparatireoidismo.
ClCr: *clearance* de creatinina; DRC: doença renal crônica.

RECOMENDAÇÕES PARA PROFILAXIA DE HEPATITE B

Recomendações para profilaxia de hepatite B após exposição ocupacional a material biológico da Secretaria de Estado da Saúde de São Paulo/Coordenadoria de Controle de Doenças/Centro de Vigilância Epidemiológica "Professor Alexandre Vranjac"/Programa Estadual de Hepatites Virais

Paciente fonte / Profissional de saúde exposto	**Com HBSAG positivo ou com HBSAG desconhecido e com risco** (São considerados pacientes com risco: os politransfundidos, cirróticos, em hemodiálise, HIV-positivo, usuários de drogas, contatos domiciliares e sexuais de portadores do VHB, história prévia de doença sexualmente transmissível, provenientes de áreas geográficas de alta endemicidade para hepatite B, de instituições de atendimento a pacientes com deficiência mental e do sistema prisional)	**Com HBSAG desconhecido e sem risco**	**Com HBSAG negativo**
Não vacinado	**Iniciar esquema vacinal** [A vacinação contra hepatite B compreende a administração de 3 doses de vacina com intervalo de 0, 1 e 6 meses. Considerar a(s) dose(s) anterior(es) válida(s) independentemente do tempo decorrido]. Realizar anti-HBs quantitativo de 30 a 60 dias após o término do esquema vacinal. e **Administrar 1 dose de imunoglobulina humana contra hepatite B (HBIG)** o mais precocemente possível, até 7 dias após o acidente. Dose de 0,06 mL/kg administrada por via intramuscular (IM). Solicitar a HBIG nos Centros de Referência para Imunobiológicos Especiais (CRIE).	**Iniciar esquema vacinal** [A vacinação contra hepatite B compreende a administração de 3 doses de vacina com intervalo de 0, 1 e 6 meses. Considerar a(s) dose(s) anterior(es) válida(s) independentemente do tempo decorrido]. Realizar anti-HBs quantitativo de 30 a 60 dias após o término do esquema vacinal.	**Iniciar esquema vacinal** [A vacinação contra hepatite B compreende a administração de 3 doses de vacina com intervalo de 0, 1 e 6 meses. Considerar a(s) dose(s) anterior(es) válida(s) independentemente do tempo decorrido]. Realizar anti-HBs quantitativo de 30 a 60 dias após o término do esquema vacinal.

(continua)

Recomendações para profilaxia de hepatite B após exposição ocupacional a material biológico da Secretaria de Estado da Saúde de São Paulo/Coordenadoria de Controle de Doenças/Centro de Vigilância Epidemiológica "Professor Alexandre Vranjac"/Programa Estadual de Hepatites Virais *(continuação)*

Com esquema de vacinação incompleto	**Completar esquema vacinal** [A vacinação contra hepatite B compreende a administração de 3 doses de vacina com intervalo de 0, 1 e 6 meses. Considerar a(s) dose(s) anterior(es) válida(s) independentemente do tempo decorrido]. **Realizar anti-HBs quantitativo** de 30 a 60 dias após o término do esquema vacinal. e **Administrar 1 dose de imunoglobulina humana contra hepatite B (HBIG)** o mais precocemente possível, até 7 dias após o acidente. Dose de 0,06 mL/kg administrada por via intramuscular (IM). Solicitar a HBIG nos Centros de Referência para Imunobiológicos Especiais (CRIE).	**Completar esquema vacinal** [A vacinação contra hepatite B compreende a administração de 3 doses de vacina com intervalo de 0, 1 e 6 meses. Considerar a(s) dose(s) anterior(es) válida(s) independentemente do tempo decorrido]. **Realizar anti-HBs quantitativo** de 30 a 60 dias após o término do esquema vacinal.	**Completar esquema vacinal** [A vacinação contra hepatite B compreende a administração de 3 doses de vacina com intervalo de 0, 1 e 6 meses. Considerar a(s) dose(s) anterior(es) válida(s) independentemente do tempo decorrido]. **Realizar anti-HBs quantitativo** de 30 a 60 dias após o término do esquema vacinal.
Previamente vacinado, com resposta vacinal conhecida e adequada (anti-HBs ≥ 10 UI/mL)	**Nenhuma medida específica**	**Nenhuma medida específica**	**Nenhuma medida específica**
Previamente vacinado, sem resposta vacinal adequada (anti-HBs < 10 UI/mL), após 1º esquema vacinal (3 doses)	**Administrar 1 dose de HBIG e repetir esquema vacinal** (2º esquema) (Administrar novamente 3 doses de vacina contra hepatite B com intervalo de 0, 1 e 6 meses). **Realizar anti-HBs quantitativo** de 30 a 60 dias após o término do esquema vacinal.	**Repetir esquema vacinal** (2º esquema) (Administrar novamente 3 doses de vacina contra hepatite B com intervalo de 0, 1 e 6 meses). **Realizar anti-HBs quantitativo** de 30 a 60 dias após o término do esquema vacinal.	**Repetir esquema vacinal** (2º esquema) (Administrar novamente 3 doses de vacina contra hepatite B com intervalo de 0, 1 e 6 meses). **Realizar anti-HBs quantitativo** de 30 a 60 dias após o término do esquema vacinal.
Previamente vacinado, sem resposta vacinal adequada (anti-HBs < 10 UI/mL), após 2º esquema vacinal (6 doses)	**Administrar 2 doses de HBIG** (Com intervalo de 1 mês entre as doses)	**Administrar 2 doses de HBIG** (Com intervalo de 1 mês entre as doses)	**Nenhuma medida específica**

(continua)

Recomendações para profilaxia de hepatite B após exposição ocupacional a material biológico da Secretaria de Estado da Saúde de São Paulo/Coordenadoria de Controle de Doenças/Centro de Vigilância Epidemiológica "Professor Alexandre Vranjac"/Programa Estadual de Hepatites Virais *(continuação)*

Previamente vacinado, com resposta vacinal desconhecida	**Realizar anti-HBs quantitativo com garantia de resultado no máximo até o 7º dia após o acidente:** ▪ Se resposta vacinal adequada (anti-HBs ≥ 10 UI/mL), **nenhuma medida específica**; ▪ Se resposta vacinal inadequada (anti-HBs < 10 UI/mL), **administrar 1 dose de HBIG e repetir o esquema de vacinação** (2º esquema) **contra hepatite B**.	**Realizar anti-HBs quantitativo:** ▪ Se resposta vacinal adequada (anti-HBs ≥ 10 UI/mL), **nenhuma medida específica**; ▪ Se resposta vacinal inadequada (anti-HBs < 10 UI/mL), **repetir o esquema de vacinação** (2º esquema) **contra hepatite B**. **Realizar anti-HBs quantitativo** de 30 a 60 dias após o término do esquema vacinal.	**Realizar anti-HBs quantitativo:** ▪ Se resposta vacinal adequada (anti-HBs ≥ 10 UI/mL), **nenhuma medida específica**; ▪ Se resposta vacinal inadequada (anti-HBs < 10 UI/mL), **repetir o esquema de vacinação** (2º esquema) contra hepatite B. **Realizar anti-HBs quantitativo** de 30 a 60 dias após o término do esquema vacinal.
Com infecção prévia pelo VHB	**Nenhuma medida específica**	**Nenhuma medida específica**	**Nenhuma medida específica**

Fonte: adaptado do Manual dos Centros de Referência para Imunológicos Especiais/Ministério da Saúde – 2006.
Obs.: no profissional previamente vacinado, sem resposta vacinal adequada e que tenha desenvolvido alegria grave a vacina contra hepatite B, administrar 2 doses de HBIG.

PROFILAXIA DO TÉTANO

História de vacinação contra tétano	Ferimento limpo ou superficial		Outros tipos de ferimento	
	Vacina	SAT ou IGHAT*	Vacina	SAT ou IGHAT*
Incerta ou menos de 3 doses	Sim	Não	Sim	Sim
3 doses ou mais; última dose há menos de 5 anos	Não	Não	Não	Não
3 doses ou mais; última dose entre 5 e 10 anos	Não	Não	Sim	Não
3 doses ou mais; última dose há mais de 10 anos	Sim	Não	Sim	Não

Fonte: Funasa, jun. 2001.
IGHAT: imunoglobulina humana antitetânica; SAT: soro antitetânico.
* 5.000 unidades de SAT via IM após realização do teste de sensibilidade; aos alérgicos ao SAT, indicar imunoglobulina humana dose única de 250 unidades.

CONTEÚDO COMPLEMENTAR

Utilize o QR code abaixo para acessar um texto sobre Manejo do potencial doador (voucher: emergencia16).

Seção I

Abordagem inicial do paciente grave

1 O paciente grave na sala de emergência

Rodrigo Antonio Brandão Neto
Júlio César Garcia de Alencar
Heraldo Possolo de Souza
Lucas Oliveira Marino
Gustavo Biz Martins

PONTOS IMPORTANTES

- A abordagem inicial do paciente grave deve ser feita de maneira competente, preferencialmente de forma rápida e sistematizada.
- As escalas de triagem reduzem o tempo para o primeiro atendimento de pacientes graves no departamento de emergência (DE).
- O paciente grave no DE geralmente apresenta síndrome clínica relacionada a disfunções isoladas ou combinadas da via aérea, respiração ou ventilação, hemodinâmica ou consciência.
- O paciente encaminhado à sala de emergência deve ser sistematicamente avaliado quanto a responsividade, pulso, respiração, sinais de choque e alterações neurológicas agudas.
- No exame físico, sinais de gravidade devem ser diagnosticados e resolvidos, como estridor, dispneia, hipoxemia, bradi ou taquiarritmias, tempo de enchimento capilar aumentado, cianose de extremidades ou déficit neurológico agudo.

INTRODUÇÃO

Médicos emergencistas devem desenvolver e aperfeiçoar a competência de reconhecer o paciente grave ou com potencial de gravidade de forma rápida, sistemática e precisa. O objetivo inicial é realizar um diagnóstico sindrômico e iniciar o tratamento efetivo o mais precocemente possível.

O paciente grave no DE geralmente apresenta síndrome clínica relacionada a disfunções isoladas ou combinadas da via aérea, respiração ou ventilação, hemodinâmica ou consciência (Figura 5). Assim, quando o paciente é encaminhado para a sala de emergência, esses sistemas devem ser avaliados sistematicamente.

ESCALAS DE TRIAGEM

Os departamentos de emergência no Brasil costumam apresentar oferta de serviços assistenciais inferior à demanda de pacientes, acarretamento impacto negativo direto ao cuidado. O atraso no primeiro atendimento pode piorar o prognóstico imediato de pacientes graves. Para minimizar esse efeito, os serviços de saúde devem utilizar escalas de triagem com metodologias eficazes.

A Portaria n. 2048/2002 do Ministério da Saúde define que a triagem classificatória de risco deve ser realizada por profissional de saúde de nível superior, mediante treinamento específico e utilização de protocolos preestabelecidos, e tem por objetivo avaliar o grau de urgência das queixas dos pacientes, colocando-os em ordem de prioridade para o atendimento.

A triagem pode ser realizada através da queixa principal do paciente ou de acordo com os seus sinais vitais, não existindo um consenso na literatura de qual estratégia tem maior benefício. O *American College of Emergency Physicians* (ACEP) e a *Emergency Nurse Association* (ENA) recomendam a classificação de pacientes em 5 níveis de gravi-

▷ TABELA 1

Sistema de triagem		MTS	ESI	CTAS
Objetivo		Avaliação rápida do paciente e definição de prioridade baseada na clínica	Priorização de pacientes graves para cuidados e recursos adequados	Fornecer atendimento a pacientes em momento oportuno
Tempo recomendado para o atendimento médico Laranja: ≤ 10 minutos Amarelo: ≤ 60 minutos Verde: ≤ 120 minutos Azul: ≤ 240 minutos		Vermelho: imediato	1: imediato	1: imediato
		2: ≤ 15 minutos	2: ≤ 15 minutos	
		3: não definido	3: ≤ 30 minutos	
		4: não definido	4: ≤ 60 minutos	
		5: não definido	5: ≤ 120 minutos	
Discriminantes	Clínico	Sim	Não	Sim
	Sinais vitais	Sim	Sim	Sim
	Escala de dor	Sim	Sim	Sim (visual)
Versão pediátrica		Algoritmos específicos	Sinais vitais específicos	Versão separada

CTAS: *Canadian Triage and Acuity Scale*; ESI: *Emergency Severity Index*; MTS: *Manchester Triage Scale*.

dade, como o *Emergency Severity Index* (ESI), o *Manchester Triage Scale* (MTS) e a *Canadian Triage and Acuity Scale* (CTAS).

O MTS parece ser acurado em predizer gravidade de pacientes com síndrome coronariana aguda, mas é uma ferramenta pouco útil para predizer gravidade em pacientes com tromboembolismo pulmonar ou sépticos, quando classifica, por exemplo, como prioritários (vermelho ou laranja) apenas 60% dos pacientes com sepse e disfunção hemodinâmica.

Em relação a desfechos no DE, a evidência da literatura é relativamente pobre. Estudos sugerem que o MTS e o ESI são acurados (sensibilidade acima de 90%) em predizer mortalidade no DE de acordo com a classificação de risco do paciente.

Uma estratégia para melhorar a performance das escalas de triagem é a incorporação de dados adicionais, como sinais de alerta no exame físico que, caso estejam alterados, modificariam a classificação. Estudos sugerem que o uso do *National Early Warning Score* (NEWS) pode aumentar a acurácia e a sensibilidade das escalas, além de poder ser utilizado como fator prognóstico isolado em subgrupo de pacientes, como idosos admitidos por insuficiência respiratória.

ABORDAGEM INICIAL NA SALA DE EMERGÊNCIA

A abordagem inicial do paciente grave na sala de emergência deve ser iniciada pela avaliação da responsividade e do pulso do paciente. Caso não responda e não tenha pulso é necessário iniciar manobras de reanimação cardiopulmonar. Se o paciente responde ou tem pulso, iniciaremos a Monitorização, Suplementação de Oxigênio e Acesso Venoso (MOV) e a avaliação sistemática do paciente grave, didaticamente representada pelo mnemônico ABCDE.

O MOV e o MOVED

Todos os pacientes encaminhados ao DE são elegíveis para monitorização multiparamétrica, oxigenioterapia suplementar e acesso venoso periférico.

A monitorização multiparamétrica é geralmente realizada com pressão arterial (PA), oximetria de pulso, temperatura e cardioscopia. Embora seja uma prática pouco validada na literatura, em nosso serviço adicionamos a mensuração de glicemia capilar ao famoso mnemônico, além da realização de eletrocardiograma em pacientes com queixa de dor torácica ou equivalentes anginosos, como dispneia ou dispepsia.

Monitorização

A monitorização idealmente deve ser realizada em um monitor portátil multiparamétrico, com as seguintes avaliações:

- Pressão arterial não invasiva: é uma medida dinâmica de avaliação da adaptação do paciente ao estresse da patologia emergencial, e serve como um preditor de eventos adversos no DE. Os métodos mais comuns de mensuração de pressão arterial não invasiva são auscultatório (manual) e oscilométrico (monitores). Os métodos oscilométricos demonstram boa acurácia na mensuração da pressão arterial média (PAM) em relação ao padrão-ouro, que é a monitorização invasiva da pressão arterial.

- Oximetria de pulso: a oximetria de pulso mede a porcentagem de hemoglobina arterial que está no estado de oxi-hemoglobina. Ele reflete uma porcentagem que relaciona a quantidade de oxigênio que a hemoglobina está carregando com o máximo que se pode transportar; isso é comumente conhecido como a saturação de oxigênio ($SatO_2$). Além da $SatO_2$ em tempo real, a oximetria de pulso avalia a eficácia das intervenções relacionadas à oxigenação do paciente. A oximetria de pulso tem várias limitações clínicas importantes, entre elas:
  - Artefato de movimentação e perda de sinal.
  - Estados de baixa perfusão, com componente pulsátil baixo e erros de mensuração.
  - Incapacidade de distinção entre hemoglobina normal e condições como metemoglobina (MetHb) e carboxi-hemoglobina (COHb).
- Temperatura: a temperatura axilar é a mais utilizada em nosso meio, e nos ajuda a reconhecer quadros inflamatórios, como infecções, e hipo ou hipertermias ameaçadoras à vida.
- Cardioscopia: é representada pelo traçado eletrocardiográfico, habitualmente na derivação DII, e pela frequência cardíaca.
- Glicemia capilar: apesar de a glicemia não ser um dos parâmetros de monitores, sugerimos sua inclusão como parte essencial dessa etapa, uma vez que os níveis glicêmicos podem guiar nosso raciocínio clínico e terapêutica. No caso de uma hiperglicemia podemos pensar em causas metabólicas e evitar uma intubação catastrófica em um paciente com cetoacidose diabética. E podemos facilmente resolver um rebaixamento do nível de consciência por hipoglicemia com 4 ampolas de glicose 50%.
- Outros parâmetros que podem ser avaliados pelo monitor multiparamétrico, mas que não estão incluídos na abordagem inicial do paciente grave, são:
  - Pressão arterial invasiva: indicada em pacientes com instabilidade hemodinâmica persistente ou recorrente; na monitorização de doenças ou de tratamentos com metas de pressão arterial estabelecida (hipertensão intracraniana, síndrome neurovascular, dissecção de aorta, choque séptico etc.); na necessidade de coleta de sangue arterial frequente (por exemplo, em pacientes intubados); ou quando se suspeitar de imprecisões do método oscilométrico não invasivo (por exemplo, obesidade ou arritmias).
  - Capnografia.
  - Frequência respiratória: mensuração pouco confiável em monitores.

Oxigenioterapia suplementar

No DE, oxigenioterapia suplementar é frequentemente administrada para o tratamento inicial de hipoxemia.

Paciente vítimas de trauma devem receber oxigenioterapia suplementar inicial com máscara facial com reservatório ou máscara não reinalante (MNR) a 15 L/min no atendimento inicial, sendo também a primeira escolha em pacientes admitidos com $SatO_2 < 85\%$. Pacientes com $SatO_2 > 85\%$ devem ter conduta individualizada (Tabela 2).

A ventilação não invasiva (VNI) tem benefícios demonstrados nas seguintes indicações:

- Exacerbação de doença pulmonar obstrutiva crônica (DPOC) com acidose respiratória ($PaCO_2 > 45$ mmHg ou pH < 7,3).
- Edema pulmonar cardiogênico.
- Insuficiência respiratória aguda hipoxêmica em pacientes imunossuprimidos.
- Extubação de alto risco (idade > 65 anos; insuficiência cardíaca congestiva [ICC]; DPOC, APACHE II > 12).

Considerar ventilação invasiva em pacientes com alteração de nível de consciência ou falha na terapia com oxigênio suplementar ou com VNI.

Estudos clínicos demonstram que a formação de espécies reativas de oxigênio associadas a hiperóxia causam vasoconstrição coronariana e sistêmica, resultando em piores desfechos para o paciente. Além disso, idealmente, a causa da hipoxemia deve ser diagnosticada e tratada com urgência. Assim,

▷ **TABELA 2** Suplementação de oxigênio

Dispositivo	FiO_2	Principais indicações
Cateter nasal de O_2	Cada L/min aumenta em 3 a 4% a FiO_2 Ex.: 3 L/min, FiO_2 de 30 a 34% Uso de baixos fluxos, máximo: 5 L/min	Casos menos graves Qualquer IRpA sem *shunt* como mecanismo predominante
Máscara facial de Venturi	Mistura ar-oxigênio FiO_2 definida (24 a 50%) Uso de altos fluxos	Necessidade de precisão de titulação de FiO_2 Exacerbação de DPOC ou IRpA mista
Máscara facial de aerossol	Combinações variáveis de O_2 e fluxos moderados	Qualquer IRpA hipoxêmica não refratária a O_2
Máscara facial com reservatório	Alta concentração (90 a 100%) de O_2 e altos fluxos	IRpA hipoxêmica com predomínio de *shunt* (SDRA, pneumonia grave)

DPOC: doença pulmonar obstrutiva crônica; IRpA: insuficiência respiratória aguda; SDRA: síndrome do desconforto respiratório agudo.

oxigênio deve ser prescrito para alcançar uma $SatO_2$ de 90-98% para a maioria dos pacientes com doença aguda ou $SatO_2$ de 88-92% para pacientes com risco de insuficiência respiratória hipercápnica (como pacientes portadores de doença pulmonar obstrutiva crônica).

Veia (acesso periférico)

A punção venosa idealmente deve estabelecer dois acessos calibrosos (18G ou maior). Devido a dificuldades individuais (obesidade, hipovolemia etc.), muitas vezes essa conduta é inviável. O uso do ultrassom *point-of-care* para guiar a punção de veias ou dispositivos intraósseos são ferramentas indispensáveis no DE.

ABCDE

O paciente grave deve ser atendido por uma equipe multiprofissional, guiada por um líder competente, que irá avaliar e intervir simultaneamente e de forma integrada. Didaticamente, este capítulo não se aterá às intervenções imediatas, uma vez que cada uma delas depende do diagnóstico sindrômico do paciente, e serão mais bem abordadas ao longo deste livro.

A - *Airway* (via aérea)

Avaliação da via aérea:

- Checar perviedade da via aérea:
  - Há obstrução visível da via aérea?
  - Há sinais e sintomas que levantem a suspeita de obstrução de via aérea, como hipersalivação, estridor laríngeo, guincho ou disfonia (*hot potato voice* ou sinal de batata quente na boca)?
- Checar capacidade de proteção de via aérea:
  - Nível de consciência.
  - Capacidade de deglutir e eficácia da tosse.

B - *Breathing* (ventilação)

Devem ser pesquisados sinais ou sintomas de insuficiência respiratória (Tabela 3):

- Dispneia ou taquipneia (atentar que bradipneia é um sinal tardio e representa maior gravidade).
- Hipoxemia.
- Movimentos paradoxais da caixa torácica podem indicar obstrução de vias aéreas ou instabilidade da caixa torácica.
- Movimentos unilaterais da caixa torácica podem indicar pneumotórax, derrame pleural ou atelectasia.
- Ausculta anormal (sibilos, estertores etc.) e lembrar que sibilos sugerem broncoespasmo.
- Percussão com hipertimpanismo ou macicez.
- O uso do ultrassom *point-of-care* pode sugerir etiologias para um paciente admitido com insuficiência respiratória.

Uma das grandes síndromes do paciente grave é a insuficiência respiratória (IRpA), que pode ser dividida em dois subtipos, hipoxêmica ou hipercápnica. O diagnóstico é gasométrico, mas existem características clínicas que nos permitem predizer o subtipo e instituir intervenções antes do resultado do exame.

- Tipo 1: hipoxêmica ($PaO_2 \leq 60$ mmHg):
  - Há falência primária na oxigenação, e geralmente se desenvolve em condições em que a ventilação está inicialmente preservada.

▷ **TABELA 3** Parâmetros que podem ser utilizados para avaliar pacientes com desconforto ou insuficiência respiratória

Parâmetro	Particularidades
$SatO_2$	Proporção de hemácias cuja hemoglobina está ligada a O_2 Medida pela oximetria de pulso ou gasometria arterial Limiar de normalidade pouco claro: $SatO_2$ > 92-95% (DPOC → 88-92%)
PaO_2	O_2 dissolvido no plasma: medido pela gasometria arterial Limiar de normalidade também pouco claro → PaO_2 > 80 mmHg
Gradiente alvéolo-arterial de O_2 (gradiente A-a)	Diferença entre O_2 alveolar (PAO_2) e arterial (PaO_2) Valor normal esperado = 4 + idade/4 ou 2,5 + (0,21 × idade) Exige FiO_2 (fração inspirada de O_2) conhecida para o seu cálculo Em ar ambiente, na pressão atmosférica de São Paulo, o valor encontrado é 130 – (PaO_2 + $PaCO_2$)
PaO_2/FiO_2	Habitualmente utilizada em pacientes em ventilação mecânica Valor normal entre 300-500 mmHg; < 200 mmHg sugere grave hipoxemia

DPOC: doença pulmonar obstrutiva crônica.

- É decorrente de alteração na relação ventilação/perfusão (V/Q) – efeito *shunt* ou espaço morto – ou na difusão dos gases pela membrana alveolocapilar.
- Gasometria arterial: hipoxemia deve estar presente, inicialmente sem hipercapnia. A $PaCO_2$ pode estar baixa na tentativa, pois pode acontecer hiperventilação na tentativa de compensar a hipoxemia.

■ Tipo 2: hipercápnica ($PaCO_2 \geq 45$ mmHg):

- Hipercapnia é definida como $PaCO_2 \geq 45$ mmHg.
- A pressão parcial de CO_2 é diretamente proporcional à sua produção (VCO_2) e inversamente proporcional à ventilação alveolar (eliminação de CO_2). A ventilação alveolar é dependente da ventilação minuto e da relação entre espaço morto e volume corrente. Aumento do espaço morto e redução da ventilação minuto são causas comuns de hipercapnia; já aumento da produção de CO_2 raramente resulta em hipercapnia importante devido aos mecanismos de compensação.

C – Circulação

A avaliação inicial da circulação inclui exame clínico dirigido e monitorização dos parâmetros mais importantes (palidez cutânea, presença de pulso periférico, tempo de enchimento capilar [TEC], frequência cardíaca [FC], pressão arterial [PA], eletrocardiograma [ECG] e oximetria).

A história é colhida durante o exame físico, e é importante para identificar a causa das alterações circulatórias, por exemplo, sepse ou infarto agudo do miocárdio. No exame físico, alguns sinais específicos devem ser observados, pois podem indicar gravidade maior do caso:

- Bradicardia importante (< 35 bpm).
- Pulso filiforme.
- Tempo de enchimento capilar > 4 s.
- Pele: fria e úmida, com vasoconstrição e cianose.
- Débito urinário < 0,5 mL/kg/h.
- Estado mental alterado.

Em pacientes com quadro de choque hemorrágico, o controle do sangramento é prioritário.

D – *Disability* (neurológico)

Nesse momento, deve-se realizar um exame neurológico sistematizado, com intuito diagnóstico, terapêutico e prognóstico. Avalia-se inicialmente a consciência, que é definida como a percepção de si e do meio. As alterações de consciência são divididas em:

- Alterações de conteúdo: estados confusionais agudos, demências etc.
- Alterações de nível: agitação, sonolência, coma etc.

Na avaliação inicial de pacientes alertas e responsivos, deve-se realizar anamnese e exame físico. Já em pacientes irresponsivos, deve-se checar pulso e, se presente, realizar a medida de glicemia capilar e a correção de possível hipoglicemia como primeiras medidas obrigatórias.

O rebaixamento do nível de consciência é sintoma de uma gama diversa de etiologias. No estado de coma, o paciente não pode ser despertado, sendo completamente inconsciente e insensível aos estímulos externos. Pacientes em coma por definição são incapazes de relatar suas histórias, tornando necessária uma rápida coleta de informações com familiares, equipe pré-hospitalar ou testemunhas.

Escalas

Escala de coma de Glasgow

A escala de coma de Glasgow (ECG), apesar de ser amplamente utilizada, possui fatores limitantes que devem ser considerados durante a aplicação:

- Déficits prévios do paciente, como afasia.
- Deficiências prévias, como motora ou surdez.

Atentar ainda que o principal indicador de gravidade nessa escala é a pontuação na resposta motora e deve-se pontuar o valor máximo obtido pelo paciente. Por fim, a ECG não deve ser utilizada como parâmetro isolado para indicar via aérea avançada (Tabela 4, Figura 2).

Recentemente foi proposta a inclusão da avaliação pupilar na ECG, retirando pontos do escore final conforme resposta pupilar:

- Resposta pupilar inexistente: nenhuma pupila reage à luz (retira 2 pontos).
- Resposta pupilar parcial: apenas uma pupila reage à luz (retira 1 ponto).
- Resposta pupilar total: ambas as pupilas reagem à luz (não retira pontos).

Essa atualização da ECG está validada para pacientes com trauma, mas ainda carece de validação em pacientes clínicos.

▷ **TABELA 4** Escala de coma de Glasgow

Resposta ocular		
Critério	**Classificação**	**Pontos**
Olhos abertos previamente à estimulação	Espontânea	4
Abertura ocular após ordem em voz normal ou em voz alta	Ao som	3
Abertura ocular após estimulação na extremidade dos dedos (aumentando a intensidade por 10 s)	À pressão	2
Ausência de abertura ocular, sem fatores de interferência	Ausente	1
Olhos fechados devido a fator local	Não testável	NT
Resposta verbal		
Critério	**Classificação**	**Pontos**
Resposta adequada relativamente ao nome, local e data	Orientada	5
Resposta não orientada, mas comunicação coerente	Confusa	4
Palavras isoladas, inteligíveis	Palavras	3
Apenas gemidos ou ruídos ininteligíveis	Sons	2
Ausência de resposta audível, sem fatores de interferência	Ausente	1
Fator que interfere com a comunicação	Não testável	NT
Resposta motora		
Critério	**Classificação**	**Pontos**
Cumprimento de ordens com duas ações	Às ordens	6
Elevação da mão acima da clavícula, ao estímulo na cabeça ou pescoço	Localizadora	5
Flexão rápida do membro superior no nível do cotovelo, padrão predominante não anormal	Flexão normal (ver Figura 1)	4
Flexão do membro superior no nível do cotovelo, padrão predominante claramente anormal	Flexão anormal	3
Extensão do membro superior no nível do cotovelo	Extensão	2
Ausência de movimentos dos membros superiores ou inferiores, sem fatores de interferência	Ausente	1
Fator que limita resposta motora	Não testável	NT

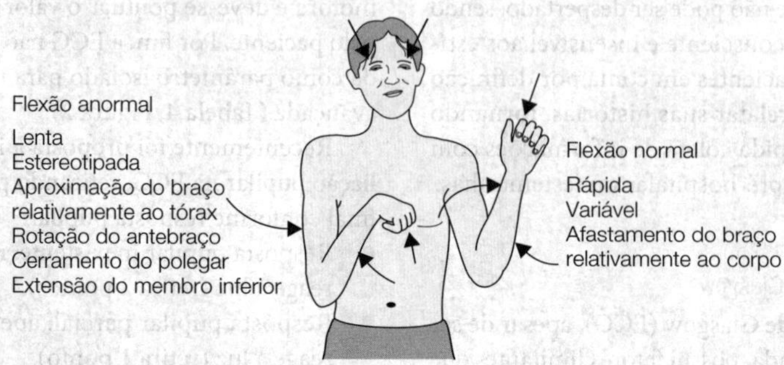

▷ **FIGURA 1** Diferença de padrão de resposta motora entre flexão normal (pontua 4 pontos) e flexão anormal (pontua 3 pontos).

Escala de agitação e sedação de Richmond

A escala de agitação e sedação de Richmond (RASS) é amplamente utilizada para avaliar a agitação e sedação de pacientes, e é uma ferramenta para guiar a dosagem de sedativos (Tabela 5).

Behavioral Pain Scale

A BPS é uma escala que pode ser utilizada para avaliar a dor de pacientes incapazes de se comunicar, como intubados (Tabela 6).

Resposta motora

A presença de sinais motores focais, geralmente assimétricos, sugere patologia estrutural do sistema nervoso central com raras exceções. Pode-se avaliar a resposta motora com:

- Observação de movimentação espontânea do paciente.
- Observação dos movimentos apresentados pelo paciente ao estímulo doloroso (leito ungueal, região supraorbitária e esterno, por exemplo).
- Pesquisa de reflexos com atenção à sua presença, simetria e se existem sinais patológicos como o sinal de Babinski.
- Pesquisa do tônus muscular pela movimentação passiva, com atenção a hipertonia, hipotonia e paratonia.

▷ **TABELA 5** Escala de agitação e sedação de Richmond

Pontuação	Classificação	Descrição
4	Combativo	Combativo, violento, risco para a equipe
3	Muito agitado	Conduta agressiva, puxa ou remove tubos ou cateteres, agressivo verbalmente
2	Agitado	Movimentos despropositados frequentes, briga com o ventilador
1	Inquieto	Intranquilo, ansioso, sem movimentos vigorosos ou agressivos
0	Alerta e calmo	Alerta, calmo
–1	Sonolento	Adormecido, facilmente despertável, mantém contato visual por mais de 10 segundos
–2	Sedação leve	Despertar precoce ao estímulo verbal, mantém contato visual por menos de 10 segundos
–3	Sedação moderada	Movimentos e abertura ocular ao estímulo verbal, mas sem contato visual
–4	Sedação intensa	Sem resposta ao estímulo verbal, mas apresenta movimentos ou abertura ocular ao toque (estímulo físico)
–5	Não desperta	Sem resposta a estímulo verbal ou físico

Adaptada de Ely E, Truman B, Shintani A, et al. Monitoring sedation status over time in ICU patients: Reliability and validity of the Richmond agitation-sedation scale (RASS). JAMA. 2003;289(22):2983-91.

▷ **TABELA 6** *Behavioral Pain Scale*

Item	Descrição	Pontuação
Expressão facial	Relaxada	1
	Parcialmente contraída (p. ex., abaixamento palpebral)	2
	Completamente contraída (olhos fechados)	3
	Contorção facial	4
Movimento dos membros superiores	Sem movimento	1
	Movimentação parcial	2
	Movimentação completa com flexão dos dedos	3
	Permanentemente contraídos	4
Conforto com o ventilador mecânico	Tolerante	1
	Tosse, mas tolerante à ventilação mecânica a maior parte do tempo	2
	Brigando com o ventilador	3
	Sem controle da ventilação	4

Assim, caracterizam-se alguns padrões motores localizatórios em:

- Hemiparesia dimidiada com comprometimento facial ipsilateral: sugere lesão acima da ponte contralateral.
- Decorticação: sugere lesão ou disfunção supratentorial extensa.
- Descerebração: sugere lesão ou disfunção de tronco cerebral.
- Ausência de resposta motora: sugere lesão periférica, pontina ou bulbar.

Avaliação de pupilas, fundo de olho e ultrassonografia de bainha do nervo óptico

Alterações pupilares podem sugerir a etiologia da alteração do nível de consciência:

- Pupilas puntiformes (< 2 mm): intoxicação por opioide ou lesão pontina.
- Pupilas médio-fixas (4-6 mm) que não respondem à luz: lesão de mesencéfalo.
- Pupilas midriáticas (> 8 mm): intoxicação por anfetaminas ou cocaína ou acometimento do nervo oculomotor.
- Pupila fixa unilateral: lesão do terceiro nervo craniano (oculomotor).

A fundoscopia pode revelar achados diagnósticos, como papiledema, em pacientes com hipertensão intracraniana. Apesar de ser um exame importante, infelizmente não é um exame rotineiramente realizado no DE, tanto por falta de material quanto de treinamento do medico emergencista.

O ultrassom *point-of-care* (POCUS) permite identificar hipertensão intracraniana. O diâmetro do nervo óptico maior do que 5 mm é um bom indicador de aumento da pressão intracraniana (PIC) (Figura 2).

Padrão respiratório

As seguintes anormalidades de padrão respiratório podem ser úteis (Figura 3):

- Respiração de Cheyne-Stokes: pode ocorrer em muitas patologias, como insuficiência cardíaca, e não costuma ser útil no diagnóstico diferencial da etiologia de estados de coma.

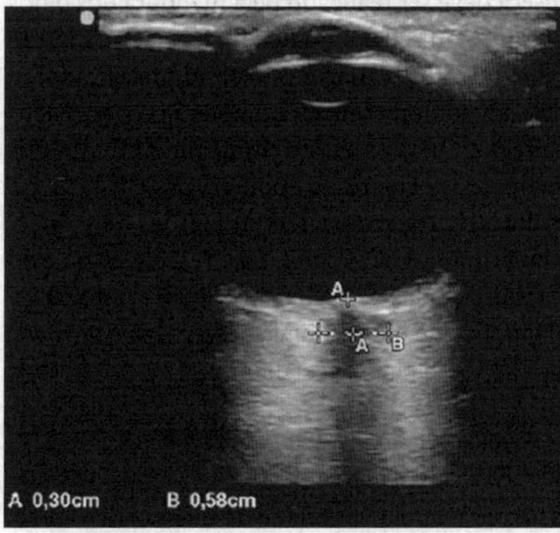

▷ **FIGURA 2** Mensuração da bainha de nervo óptico em paciente com hipertensão intracraniana.

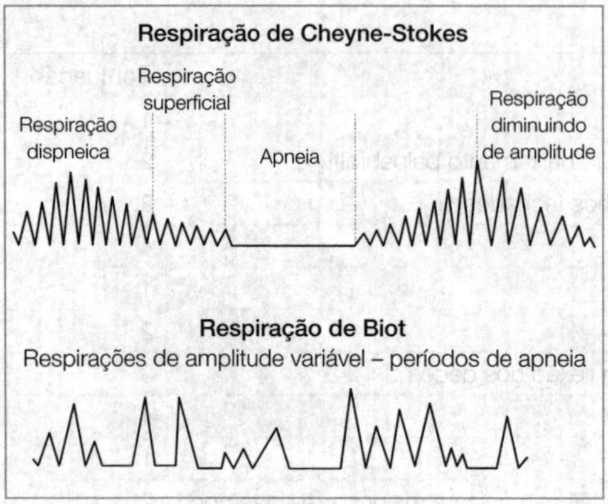

▷ **FIGURA 3** Padrão respiratório.

- Respiração atáxica (respiração de Biot): padrão anormal de respiração caracterizada por grupos de inspirações seguidas de períodos regulares ou irregulares ou apneia e indica lesão em regiões inferiores, como o bulbo.
- Hiperventilação neurogênica central: padrão anormal de respiração profunda e rápida de pelo menos 25 respirações por minuto e indica uma lesão na ponte ou no mesencéfalo.

Avaliação de pares cranianos

Alterações de pares cranianos podem estar associadas às alterações do nível de consciência, e a avaliação da motricidade ocular extrínseca faz parte dessa avaliação.

Nos pacientes em coma, excluída lesão em coluna cervical, o exame da motricidade ocular extrínseca deve ser realizado pela manobra dos olhos de boneca ou reflexo oculocefálico (Figura 4). Se os movimentos oculares estiverem preservados, a transição pontomesencefálica estará provavelmente íntegra. Quando existe comprometimento dos movimentos oculares, a etiologia provável é lesão estrutural infratentorial, como lesões de tronco, sejam primárias ou secundárias. Se a alteração é do olhar horizontal, possivelmente a lesão é pontina. Se a alteração é do olhar conjugado vertical, é provável que a lesão seja mesencefálica.

Investigação etiológica e diferenciação de encefalopatia focal e difusa

Existe uma ampla variedade de diagnósticos diferenciais que podem cursar com alteração do nível de consciência. Em cerca de dois terços dos casos, a etiologia é tóxico-metabólica-infecciosa, causando uma encefalopatia difusa.

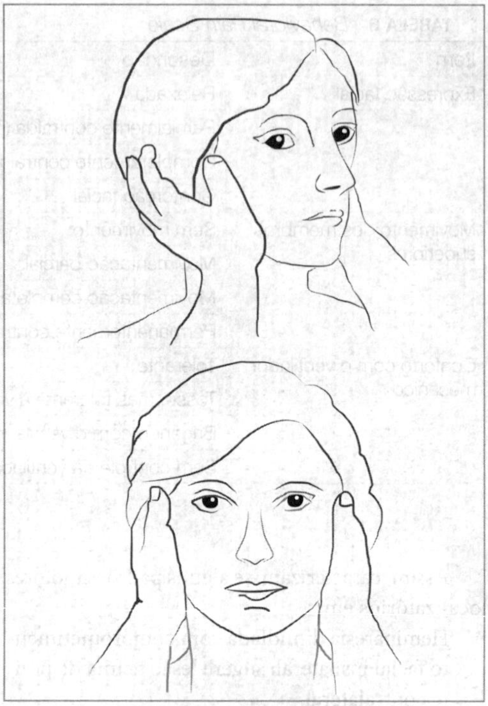

▷ **FIGURA 4** Reflexo oculocefálico.

Pacientes com rebaixamento do nível de consciência e dados sugestivos de lesões focais (p. ex., hemiplegia, disartria ou anisocoria) devem sempre ser submetidos a exame de imagem intracraniano. Com exceção de casos de hipoglicemia, intoxicação, convulsão e uremia (*stroke mimic*), o achado de encefalopatia focal quase sempre se relaciona a causas estruturais.

A tomografia computadorizada (TC) de crânio sem contraste deve ser realizada em todos os casos em que a etiologia do rebaixamento do nível de consciência não é rapidamente identificada por anamnese e exame físico. Em caso de dúvida diagnóstica, a ressonância magnética (RM) de crânio pode ser realizada. Alguns exemplos de achados de imagem nestes pacientes incluem:

- Hemorragia subaracnóidea: hemorragia nos espaços liquóricos (cisternas, convexidade). TC tem sensibilidade de 98% quando realizada em até 12 horas após o início dos sintomas.

- Hematoma subdural: imagem em forma de foice ou crescente.
- Hematoma extradural: imagem biconvexa.
- Acidente vascular cerebral (AVC) isquêmico: a primeira alteração observada é a perda de diferenciação entre substância cinzenta e branca.
- Tumores cerebrais: lesão hipodensa, geralmente cercada por edema (devido à quebra da barreira hematoencefálica).
- Hidrocefalia: dilatação dos ventrículos.

Está indicada a realização de punção liquórica (LCR) nos casos em que o diagnóstico não se esclarece com o exame de imagem ou inicialmente em pacientes com suspeita de infecção do sistema nervoso central (SNC). Além de fornecer a medida da pressão intracraniana, a análise do LCR auxilia no diagnóstico de doenças inflamatórias, infecciosas, vasculares (como hemorragia subaracnóidea [HSA]) e neoplásicas do SNC. Em geral, a TC precede a punção do LCR devido ao risco de herniação cerebral com a punção. Por isso, deve-se atentar para a existência de sinais radiológicos de hipertensão intracraniana grave.

A Tabela 7 cita os principais exames laboratoriais indicados na avaliação de pacientes com alteração do nível de consciência.

Na Tabela 8 é resumido o diagnóstico diferencial em pacientes com rebaixamento do nível de consciência.

E - *Exposure* (exposição)

Por fim, na avaliação do paciente grave no DE, deve-se considerar despir o paciente e buscar ativamente por lesões, controlar a temperatura e afastar corpos estranhos que justifiquem alergias ou intoxicações.

MANEJO DO PACIENTE GRAVE NA SALA DE EMERGÊNCIA

O manejo terapêutico deve ser realizado paralelamente à avaliação diagnóstica do paciente.

A abordagem deve priorizar as vias aéreas, a respiração e a circulação (do inglês, ABC: *Airway*, *Breath*, *Circulation*).

Se houver história ou suspeita de trauma, a coluna vertebral deve ser imobilizada.

A intubação deve ser considerada em pacientes que estão inconscientes a ponto de não se conseguir proteger a via aérea, mantê-la pérvia (por queda de língua, por exemplo) ou que têm respiração ineficaz ou hipoxemia.

▷ **TABELA 7** Exames complementares em alteração do nível de consciência

Glicemia capilar (primeira medida)
Ureia, creatinina e eletrólitos (principalmente sódio, cálcio e magnésio)
Transaminases hepáticas, bilirrubinas, coagulograma (principalmente o INR) e enzimas canaliculares
Exames toxicológicos
Eletrocardiograma (ECG)
Radiografia do tórax: *screening* infeccioso com hemograma, radiografia de tórax e urina 1
Gasometria arterial, eventualmente com mensuração do monóxido de carbono
Considerar a avaliação de função tireoidiana e adrenal

INR: razão normatizada internacional.

▷ **TABELA 8** Diagnóstico diferencial da alteração do nível de consciência

1. Alterações metabólicas: Hipoglicemia Hiperglicemia Hiponatremia Hipernatremia Hipercalcemia Insuficiência adrenal Hipotireoidismo Hipercapnia Uremia Sepse Encefalopatia hepática	2. Alterações neurológicas: Acidente vascular cerebral Hemorragia cerebral Tumor cerebral Linfoma cerebral Metástases cerebrais Abscesso cerebral Edema cerebral Hidrocefalia Trauma craniano
3. Alterações cerebrais difusas: Convulsão Álcool *Overdose* de drogas Intoxicação Hipotermia Síndrome neuroléptica maligna Infecção do sistema nervoso central Síndrome serotoninérgica	4. Causas psiquiátricas

Uma das primeiras medidas específicas em pacientes com alteração do nível de consciência é checar a glicemia capilar. Quando não for possível aferi-la rapidamente pode-se empiricamente realizar um *bolus* endovenoso de 15 g de glicose hipertônica (glicose 50% 3 ampolas IV agora). Em pacientes etilistas ou gravemente desnutridos, o

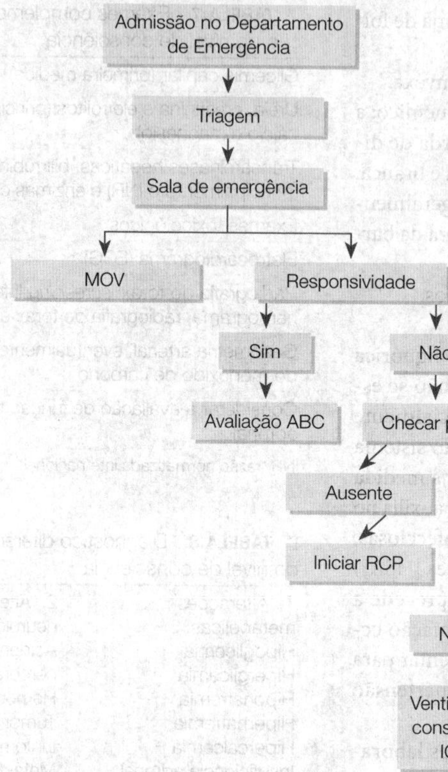

▷ FIGURA 5

bolus de glicose deve ser precedido por reposição de tiamina 100 mg IV para evitar encefalopatia de Wernicke (caracterizada por confusão mental, ataxia e alterações de motricidade ocular, choque e coma).

Se houver suspeita de hipertensão intracraniana, o paciente deve ser colocado em decúbito dorsal horizontal (DDH) com cabeceira elevada a 30°. Enquanto a avaliação ABC é realizada, deve-se obter acesso intravenoso (IV), oximetria para monitorar a saturação de oxigênio e iniciar a oxigenoterapia se indicado. A hipotensão deve ser inicialmente tratada com ressuscitação volêmica, com a consideração de uso de suporte vasopressor ou inotrópico precoces.

O tratamento específico depende da etiologia do rebaixamento do nível de consciência (RNC) subjacente. Nos casos em que houver suspeita clínica de toxicidade podem ser utilizados antídotos específicos.

LITERATURA RECOMENDADA

1. Cooksley T, Holland M. The management of coma. Medicine. 2016. http://dx.doi.org/10.1016/j.mpmed.2016.12.001.
2. Edlow JA, Rabinstein A, Traub SJ, Wijdicks EF. Diagnosis of reversible causes of coma. Lancet. 2014;384:2064.
3. Hinson JS, Martinez DA, Cabral S, George K, Whalen M, Hansoti B, et al. Triage performance in emergency medicine: A systematic review. Annals of Emergency Medicine. 2018.
4. Kleinman ME, et al. Adult Basic Life Support and Cardiopulmonary Resuscitation Quality: 2015 American Heart Association guidelines update for cardiopulmonary resuscitation and emergency cardiovascular care. Circulation. 2015 Nov 3;132(18 Suppl 2):S414-35.
5. Link MS, et al. Adult Advanced Cardiovascular Life Support: 2015 American Heart Association guidelines update for cardiopulmonary resuscitation and emergency cardiovascular care. Circulation. 2015 Nov 3;132(18 Suppl 2):S444-64.
6. Soar J, Nolan JP. Airway management in cardiopulmonary resuscitation. Curr Opin Crit Care. 2013 Jun;19(3):181-7.
7. Vincent JL, Ince C, Bakker J. Circulatory shock – an update: a tribute to Professor Max Harry Weil. Crit Care. 2012;16:239.
8. Weil MH, Shubin H. Proposed reclassification of shock states with special reference to distributive defects. Adv Exp Med Biol. 1971;23:13-23.

2 Via aérea

Júlio César Garcia de Alencar
Eric Sabatini Regueira
Diego Amoroso
Pedro Perez Barbieri
Rodrigo Passarella Muniz
Gustavo Biz Martins
Danilo Dias De Francesco
Lucas Oliveira Marino

PONTOS IMPORTANTES

- A necessidade de intubação é avaliada por critérios objetivos e subjetivos.
- A pesquisa de preditores de via aérea difícil deve ser feita em todos os pacientes durante a preparação para intubação.
- Sequência rápida de intubação (SRI) é definida como pré-oxigenação e otimização hemodinâmica do paciente, seguida por administração de sedativo e bloqueador neuromuscular para induzir inconsciência e paralisia muscular para intubação orotraqueal.
- Em caso de falha da intubação, medidas como uso de *bougie*, videolaringoscópio, dispositivo extraglótico ou cricotireoidostomia são necessárias.

INTRODUÇÃO

O manejo da via aérea no departamento de emergência (DE) vai muito além da escolha das melhores drogas sedativas para SRI ou mesmo da passagem e do posicionamento do tubo na traqueia do paciente.

A transição demográfica, o maior número de pacientes convivendo com doenças crônicas e a escassez de recursos durante a pandemia de COVID-19 trouxeram a necessidade e a urgência de se discutir e entender o contexto clínico e as preferências do paciente, especificamente como a intubação pode afetar o quadro clínico, o prognóstico e a experiência de cuidado. Por isso, é ideal que a equipe multiprofissional e, sobretudo, o próprio paciente ou um representante façam parte da indicação de intubação.

Além de discutir a decisão de intubação, o médico emergencista deve dominar a abertura e o posicionamento da via aérea, a ventilação e a oxigenação, o manejo dos dispositivos que irão beneficiar o paciente e os cuidados peri-intubação. Todos esses tópicos serão discutidos ao longo deste capítulo.

AVALIAÇÃO DA NECESSIDADE DE INTUBAÇÃO

Quatro perguntas são fundamentais na decisão de intubar de um paciente:

1. O paciente consegue proteger a via aérea?

Pacientes sem reflexos de proteção da via aérea têm maior risco de aspiração, e maior dificuldade na manutenção de ventilação adequada.

A fonação clara e desimpedida é boa evidência do controle adequado da musculatura da via aérea. A habilidade de deglutição espontânea é outro bom indicador da proteção da via aérea, e pode ser testada oferecendo 10 mL de água filtrada para o paciente.

Piora neurológica, com rebaixamento do nível de consciência e produção de roncos é um sinal indicativo, embora tardio, de incapacidade de proteger via aérea.

Por outro lado, o reflexo de vômito, além de não ser comprovadamente útil na avaliação de proteção, pode induzir ao vômito e à aspiração no paciente que não tem controle da musculatura de via aérea superior, portanto o seu uso não é indicado para esta avaliação.

Além disso, a observação de secreções acumuladas na orofaringe também indica dificuldade de proteção da via aérea superior.

2. Há falha de ventilação ou de oxigenação?

Pacientes que, apesar de protegerem a via aérea, não conseguem ventilar adequadamente, ou seja, não conseguem efetuar uma boa troca gasosa também podem ter indicação de intubação. Esse é o caso de pacientes com doenças obstrutivas de vias aéreas (como angioedema), doenças neuromusculares (como *miastenia gravis*) ou doenças que afetem a troca gasosa no parênquima pulmonar (COVID-19, síndrome da angústia respiratória aguda [SARA], doença pulmonar obstrutiva crônica [DPOC], asma ou doenças intersticiais pulmonares, por exemplo).

Os principais indicadores de falha ventilatória são estridor, dispneia, batimento de asa nasal ou de fúrcula e respiração superficial. Em pacientes que apresentaram taquipneia, o desenvolvimento de eupneia ou bradipneia, no contexto de piora da doença, pode indicar fadiga respiratória e atraso da intubação. Essa situação é descrita sobretudo em pacientes com asma grave.

Não se deve aguardar a alteração de exames laboratoriais como acidose respiratória ou hipoxemia no contexto de doença aguda, já que tais alterações também são indicativas de atraso na intubação.

3. Qual a evolução clínica esperada do paciente?

A avaliação de possível agravamento das condições da via aérea do paciente, mesmo que não imediata, deve ser levada em conta na decisão de intubação.

Em pacientes com quadro de choque circulatório, ou doenças mais específicas como lesão expansiva cervical ou doença neurológica grave, a deterioração da anatomia ou a perda da proteção da via aérea, respectivamente, indicam intubação precoce com objetivo de evitar situações potencialmente perigosas ao paciente.

No caso de pacientes com anafilaxia ou com queimaduras de face, a intubação precoce também é indicada em razão da rápida alteração da anatomia glótica.

4. Quais os próximos passos no manejo do paciente?

Os próximos passos a serem tomados no manejo do paciente também devem ser levados em conta na intubação.

Pacientes graves que serão transportados podem se beneficiar de intubação precoce em cenário controlado objetivando a minimização dos riscos de piora clínica durante o transporte.

Pacientes que necessitem de sedação profunda ou grandes doses de analgésicos para controle da doença de base necessitam de intubação como meio de manter a perviedade da via aérea.

Por fim, ressaltamos que é preferível ser mais prudente e realizar uma intubação que talvez não fosse necessária do que perceber retrospectivamente que o paciente foi posto em risco por um atraso na indicação de intubação.

PREDITORES DE VIA AÉREA DIFÍCIL

A avaliação de todos os preditores de dificuldade deve ser sistematicamente realizada em todos os pacientes que terão a via aérea manipulada.

O uso do ultrassom *point-of-care* (POCUS) e a marcação anatômica da membrana cricotireoide previamente ao procedimento de intubação é fundamental para facilitar o procedimento que pode vir a ser necessário durante um momento de estresse (Figura 1).

Quatro avaliações devem ser realizadas:

1. Laringoscopia difícil (mnemônico LEMON) (Figura 2)

- L: *Look externally*: avaliação subjetiva de potenciais dificuldades a serem encontradas du-

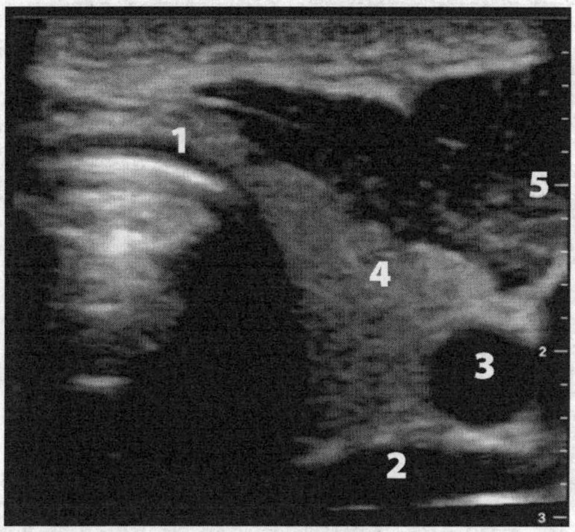

▷ **FIGURA 1** Correlação das estruturas cervicais. 1: Traqueia; 2: esôfago; 3: carótida; 4: tireoide; 5: esternocleidomastóideo.

rante a laringoscopia, como alterações anatômicas, sangramento, obesidade etc.

- E: *Evaluate*: avaliação 3-3-2. Abertura oral idealmente deve ser maior ou igual a 3 dedos, distância mento-hioide de 3 dedos, distância hi-tireoide de 2 dedos – levando em conta o tamanho do dedo do paciente e não do examinador (Figura 3).
- M: Mallampati: diz respeito à relação entre abertura oral, tamanho da língua do paciente e tamanho da orofaringe. Dividido em 4 categorias, sendo III e IV mais relacionadas a falhas de intubação (Figura 4). Embora clássica, o uso dessa avaliação é controverso no DE.
- O: *Obstruction*: a obstrução pode ser visualizada ou indicada por sinais como: voz abafada, estridor, dispneia, salivação excessiva.
- N: *Neck mobility*: diz respeito à possibilidade de mobilização cervical. Pacientes com restrição extrínseca (colar cervical) ou intrínseca (doenças reumatológicas, por exemplo) apresentam maior dificuldade à laringoscopia direta.

Ventilação bolsa-válvula-máscara difícil (mnemônico ROMAN)

- R: *Restriction/Radiation*: radioterapia cervical recente ou doenças que aumentem a resistência ou reduzam a complacência pulmonar, por exemplo: asma, DPOC, pneumonia ou SARA.
- O: *Obstruction/Obesity*: índice de massa corporal (IMC) > 26, abscessos, tumores, laringoespasmo, angioedema.
- M: *Mask seal*, Mallampati, *Male*: sondas oro ou nasogástricas, barba, sexo masculino, Mallampati III ou IV. O uso de filme adesivo transparente, como os utilizados como fixadores de acessos venosos, sobre a barba pode melhorar parcialmente a dificuldade.

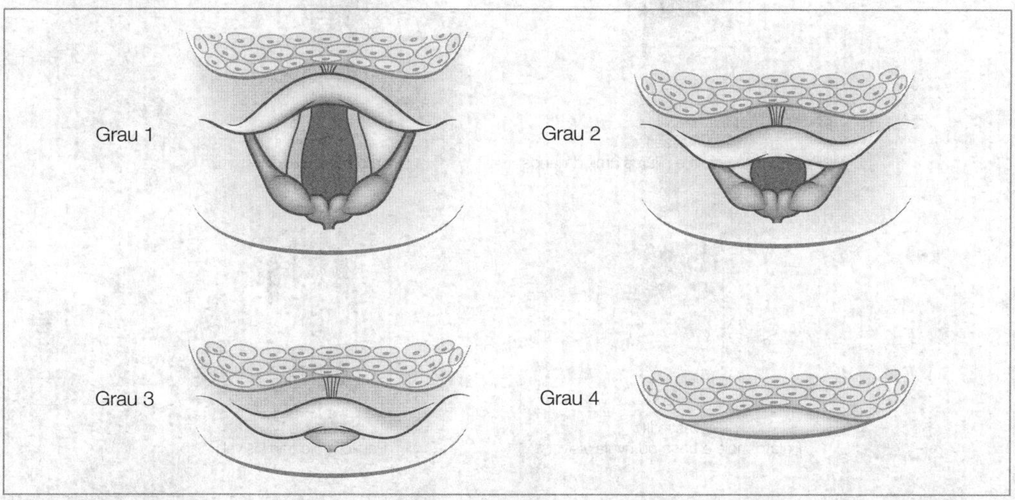

▷ **FIGURA 2** Classificação de Cormack-Lehane. 1: cordas vocais completamente visíveis; 2. apenas aritenoides visíveis; 3. apenas epiglote visível; e 4. epiglote não visível. As visualizações de grau 3 e grau 4 estão altamente relacionadas com intubação difícil ou falha de intubação.

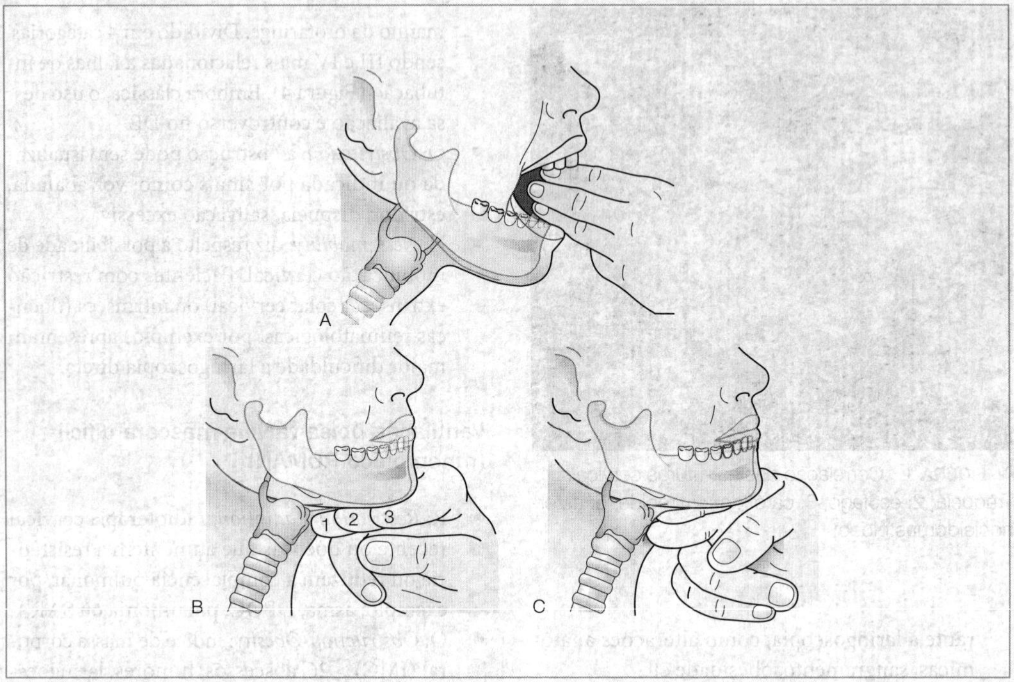

▷ **FIGURA 3** Avaliação 3-3-2 do algoritmo LEMON.

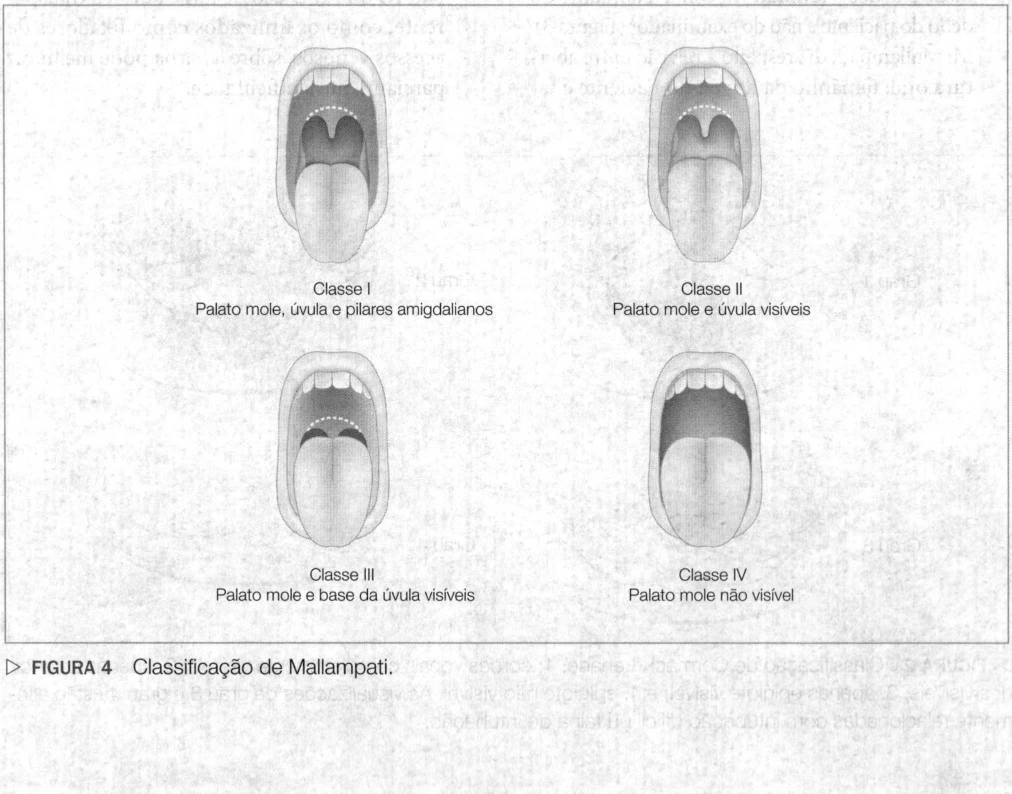

▷ **FIGURA 4** Classificação de Mallampati.

- A: *Age*: idade maior que 55 anos.
- N: *No teeth*: ausência de dentes dificulta o selo adequado da máscara. Pode ser remediada com o posicionamento de um rolo de gaze entre as gengivas com o objetivo de suprir a falta da dentição.

3. Dificuldade de posicionamento e uso difícil de dispositivo supraglótico (mnemônico RODS)

- R: *Restriction*: equivalente à restrição citada no mnemônico ROMAN. Restrição de abertura oral e de mobilidade cervical também está relacionada com maior dificuldade de ventilação e posicionamento.
- O: *Obstruction/Obesity*: no caso de pacientes obesos pode haver dificuldade em obter um selo adequado da máscara com os tecidos adjacentes. Quando há obstrução da via aérea, o selo da máscara com a via aérea pode não ser suficiente para gerar pressão que seja capaz de superar a resistência.
- D: *Distorted airway*: alterações na anatomia da via aérea podem fazer com que não haja selo adequado da máscara, impedindo a ventilação.
- S: *Short thyromental distance*: o posicionamento da língua em pacientes com distância tireomentoniana ou mento-hioide curta pode dificultar a inserção do dispositivo supraglótico.

4. Cricotireoidostomia difícil (mnemônico SMART)

- S: *Surgery*: alteração de anatomia ou tecido fibrótico de cirurgias prévias podem dificultar a localização anatômica correta e o procedimento em si. Manipulação recente também dificulta o procedimento em decorrência do edema e/ou sangramento local.
- M: *Mass*: tumores sólidos, bócio, hematomas e abscessos cervicais dificultam a identificação correta dos marcos anatômicos necessários para o procedimento.
- A: *Anatomy*: pescoço curto ou excesso de tecido subcutâneo podem dificultar a localização anatômica. Enfisema subcutâneo ou infecção local também dificultam o acesso cervical.
- R: *Radiation*: radiação local pode dificultar o procedimento em decorrência da aderência dos planos e fibrose locais.
- T: *Tumor*: tumores cervicais ou da via aérea podem complicar o procedimento tanto pela alteração anatômica quanto por sangramento durante o procedimento.

5. Via aérea difícil fisiológica

Embora não existam preditores perfeitos, a via aérea anatomicamente difícil é bem estudada. Igualmente importante, a via aérea fisiologicamente difícil é pouco discutida. O mnemônico CRASH auxilia a avaliação e o manejo da via aérea fisiologicamente difícil.

- C: *Consumption increase* (aumento do consumo): pacientes com sepse, SARA, tireotoxicose, gestantes e crianças têm consumo periférico de oxigênio aumentado, o que resulta em rápida dessaturação no período de apneia. Tratamento: otimização de pré-oxigenação, uso de oxigenação apnéica, ajuste de débito cardíaco.
- R: *Right ventricular failure* (insuficiência ventricular direita – IVD): pacientes com IVD, como embolia pulmonar, por exemplo. Tratamento: otimização da pré-oxigenação, vasodilatadores pulmonares inalatórios, escolha de medicações sedativas menos cardiodepressoras, uso precoce de vasopressores.
- A: *Acidosis* (acidose metabólica): intubação e ventilação mecânica podem levar a perda da alcalose respiratória compensatória em pacientes com acidose metabólica (cetoacidose metabólica, choque e sepse). Além disso, 60 segundos de apneia levam a queda de pH em 0,15 e aumento de $PaCO_2$ em 12,5 mmHg. Tratamento: corrigir acidose metabólica previamente quando possível, se possível, minimizar o tempo de apneia, considerar intubação acordado, manter volume minuto aumentado.
- S. *Saturation* (saturação): pacientes hipoxêmicos, principalmente hipoxemia refratária. Tratamento: otimizar pré-oxigenação (uso de VNI, CNAF), considerar intubação acordado.
- H. *Hipotension* (hipotensão): otimizar hemodinâmica com reposição volêmica ou uso de vasopressores.

SEQUÊNCIA RÁPIDA DE INTUBAÇÃO

Sequência rápida de intubação (SRI) é o método de escolha para a maior parte das intubações no departamento de emergência. Tal método consiste em utilizar concomitantemente medicação sedativa e bloqueador neuromuscular no paciente devidamente pré-oxigenado e com hemodinâmica otimizada.

Quando utilizada corretamente, a SRI tem taxa de sucesso de 99% e aproximadamente 12% de taxa de complicações (dentes quebrados, intubação pulmonar seletiva, vazamento de balonete, intubação esofágica, aspiração, pneumotórax e parada cardiorrespiratória [PCR]). Tais taxas são melhores do que as dos demais métodos de manejo da via aérea de emergência.

A sequência rápida de intubação depende de 7 passos fundamentais para o seu sucesso, que são:

1. Preparação

As medicações escolhidas para o procedimento devem ser aspiradas e identificadas; recomenda-se também que as medicações escolhidas para sedação pós-procedimento sejam preparadas.

O paciente deverá estar conectado a um monitor com, no mínimo, cardioscopia, oximetria, pressão arterial e capnografia em forma de onda.

Acesso venoso fixado e funcionante também é necessário, preferencialmente dois, para o caso de falha inadvertida de um dos acessos ou necessidade de infusão de fluidos ou drogas vasoativas.

Laringoscópio, preferencialmente videolaringoscópio, deve estar disponível à beira do leito, testado quanto ao seu funcionamento e de tamanho ideal.

Há dois tipos principais de lâminas de laringoscópio direto: curva (Macintosh) e reta (Miller). Diferentemente do conceito vastamente difundido de que lâmina curva deve ser utilizada para adultos e a lâmina reta para crianças, há um racional mais adequado para a escolha do material:

- A lâmina curva é projetada para minimizar o estímulo da epiglote posterior, que é inervada pelo nervo laríngeo superior. Sua ponta se encaixa no recesso na parte posterior da língua (valécula) e eleva a epiglote indiretamente, mas efetivamente, pressionando o ligamento hioepiglótico (Figura 5).
- A lâmina reta é projetada para ser inserida abaixo da epiglote e depois levantá-la diretamente, expondo a abertura glótica. Seu design pode oferecer vantagens em circunstâncias específicas, como quando a glote é profunda ou anterior, os incisivos superiores são proeminentes ou quando a epiglote é longa e flexível, como em crianças.

Tubo endotraqueal do tamanho desejado e 0,5 mm menor também devem estar à mão e idealmente com balonetes testados (ver "Escolha do tubo" adiante).

Caso opte-se por utilizar fio-guia, o mesmo deverá ficar proximal ao olho de Murphy (abertura lateral do tubo) e ser reto em todo o seu trajeto com uma curvatura anterior menor que 35° proximal ao balonete; tal conformação evita que o tubo obstrua o campo de visão durante a passagem.

Equipamentos para via aérea de resgate também devem estar facilmente à disposição.

2. Pré-oxigenação

Deve-se fornecer oxigênio com a maior concentração disponível ao paciente, por no mínimo 3 minutos, antes da sedação, com objetivo de fazê-lo saturar o máximo possível, possibilitando maior tempo de apneia durante a tentativa de intubação.

Existem duas formas preconizadas de pré-oxigenação:

- Bolsa-válvula-máscara com reservatório (AMBU) ligada a fluxômetro com fluxo de oxigênio a 15 litros por minuto: a máscara deve estar bem acoplada ao rosto do paciente, sem vazamentos. A bolsa não deve ser pressionada e o movimento inspiratório deve vir do paciente.
- Máscara não reinalante com reservatório ligada a fluxômetro com fluxo de oxigênio completamente aberto (aproximadamente 40 L – *flush rate*): a máscara utilizada para pré-oxigenação deve ser mantida no lugar, com vedação adequada, até que se esteja pronto para proceder com a laringoscopia.

Ambas são igualmente eficazes, porém há maior facilidade com o uso de máscara não reinalante uma vez que não há necessidade de segurar a máscara contra o rosto do paciente, liberando a equipe para continuar o preparo do procedimento. No paciente saudável, oxigenação equivalente pode ser obtida com 8 respirações utilizando toda a capacidade vital (máximo de expiração e máximo de inspiração).

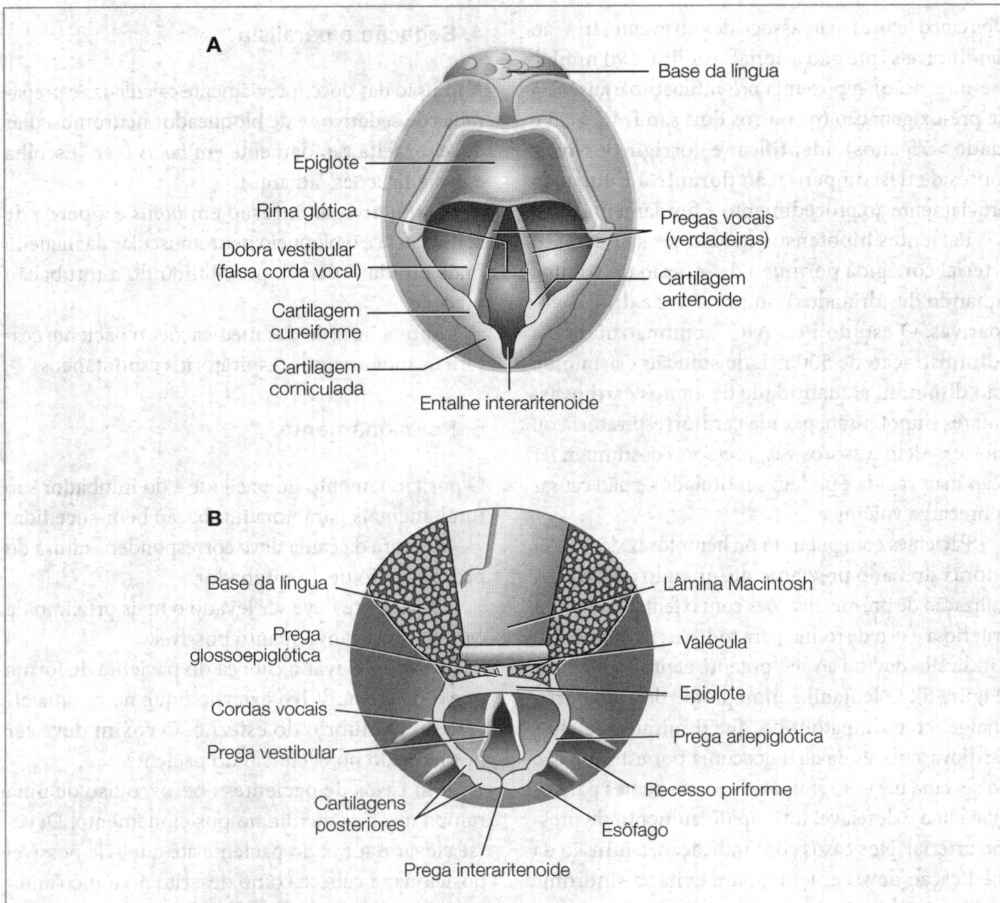

▷ **FIGURA 5** (A) Anatomia da via aérea. (B) Local de encaixe da lâmina de Macintosh.

Os pacientes devem ser pré-oxigenados, sempre que possível, semissentados ou sentados, com inclinação de 30-45º (ou o mais próximo possível).

Na SRI, classicamente o paciente não deve ser ventilado com AMBU na pré-oxigenação (a recepção de oxigênio deve ser passiva). O estudo PreVent questionou essa recomendação, e demonstrou que pacientes ventilados com AMBU tinham menor taxa de hipoxemia peri-intubação. Ressalte-se que esse foi um estudo realizado em Unidade de Terapia Intensiva (UTI) e não no DE, por isso mantemos a recomendação de não ventilar pacientes submetidos a SRI, considerando que geralmente não conseguimos determinar a última refeição, e há potencial danoso de insuflação gástrica e broncoaspiração com essa manobra.

A colocação adicional de cânula nasal (preferencialmente de alto fluxo – CNAF) com o maior fluxo tolerável pelo paciente durante o período de pré-oxigenação e manutenção após a indução aumenta o tempo de apneia sem hipoxemia (oxigenação apneica).

Caso não seja possível obter saturação adequada com os métodos citados, pode-se lançar mão de ventilação não invasiva, com fornecimento de oxigênio a 100% como tentativa de otimizar o paciente previamente à tentativa de intubação.

3. Pré-intubação (otimização)

Parada cardiorrespiratória é uma complicação de até 2% de todas as intubações em pacientes críticos.

Dos cinco fatores mais associados ao evento, três são modificáveis (pressão arterial sistólica < 90 mmHg pré-intubação), hipoxemia pré-intubação e ausência de pré-oxigenação (os outros dois são IMC > 25 e idade > 75 anos). Identificar e corrigir possíveis fontes de descompensação durante a intubação previamente ao procedimento é fundamental.

Pacientes hipotensos devem ter sua pressão arterial corrigida por meio de infusão de volume (quando desidratados) ou por uso de drogas vasoativas. O estudo PrePARE demonstrou que a administração de 500 mL de solução cristaloide não diminuiu a quantidade de efeitos cardiovasculares (hipotensão, parada cardiorrespiratória ou morte). Além disso, os vasopressores costumam ter ação mais rápida e podem ser titulados e não causar sobrecarga volêmica.

Pacientes com pneumo ou hemotórax devem ter o tórax drenado previamente, quando possível. A utilização de pré-medicações com o fentanil deve ser criteriosa e uso de rotina para todos os pacientes não é indicado devido ao seu potente efeito hipotensor (Figura 6). O fentanil é um opioide de ação curta, analgésico e simpatolítico, que diminui os efeitos cardiovasculares da laringoscopia por estimulação do sistema nervoso simpático em pacientes para os quais não é desejável um rápido aumento da pressão arterial. Nos casos com indicação, a infusão da medicação deve ser lenta, para evitar a síndrome do tórax rígido, e feita, no mínimo, 3 a 5 minutos antes da sedação. A dose é de 3 microgramas por quilo (geralmente 1-3 mL no paciente adulto). Está indicado sobretudo em pacientes com sangramento intracraniano ativo, hipertensão intracraniana ou com dissecção aórtica e que se apresentem em crise hipertensiva previamente à intubação.

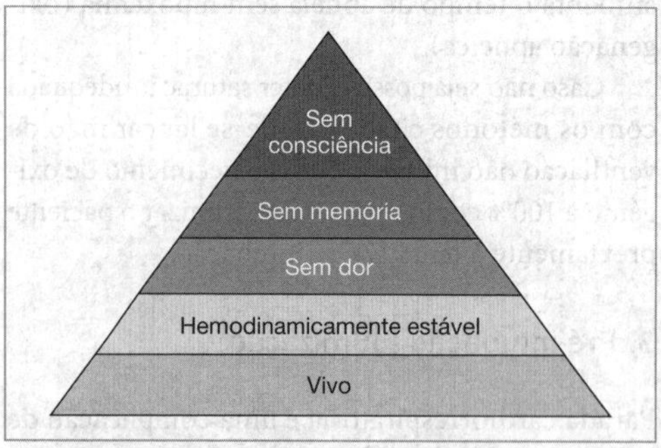

▷ **FIGURA 6** Pirâmide de Nickson e os objetivos de intubação do paciente crítico.

4. Sedação e paralisia

A infusão das doses previamente calculadas e preparadas de sedativos e de bloqueador neuromuscular deve ser feita rapidamente em *bolus* (ver "Escolha das medicações" adiante).

O objetivo da infusão em *bolus* é a perda de consciência e o bloqueio neuromuscular da maneira mais rápida possível, possibilitando a intubação precoce.

Após a infusão das medicações o paciente cessará os movimentos respiratórios espontâneos.

5. Posicionamento

O posicionamento do paciente e do intubador são fundamentais para uma intubação bem-sucedida.

A altura da cama deve corresponder à altura do processo xifoide do intubador.

O paciente deve ser levado o mais próximo da cabeceira da cama quanto possível.

Deve-se elevar a cabeça do paciente de forma que o meato auditivo externo fique na mesma altura do manúbrio do esterno. O coxim deve ser posicionado no occípicio do paciente.

Em casos de pacientes obesos, o uso de uma rampa torácica auxilia no posicionamento. Deve-se elevar o tórax do paciente até que seja possível posicionar a cabeça como descrito no tópico anterior; para tal, são colocados lençóis dispostos em formato de rampa desde a cintura escapular até o occipício (Figura 7).

6. Passagem e posicionamento do tubo

Após o início da flacidez da musculatura facial deve-se proceder com a laringoscopia. Na introdução do laringoscópio, inicialmente é realizada a epigloscopia: a abertura da boca com inserção cuidadosa do laringoscópio pelo lado direito, rebatendo a língua para a esquerda até a visualização da epiglote. A epiglote é a referência que sinaliza a abertura laríngea e as cordas vocais (Figura 5).

Se estiver utilizando a lâmina de Macintosh deverá prosseguir a ponta da lâmina do laringoscópio até atingir a porção terminal da epiglote, a valécula, de forma a pressionar cuidadosamente o ligamento hioepiglótico que será fundamental no levantamento da epiglote, possibilitando a visualização da abertura laríngea. Deve-se tomar cuidado

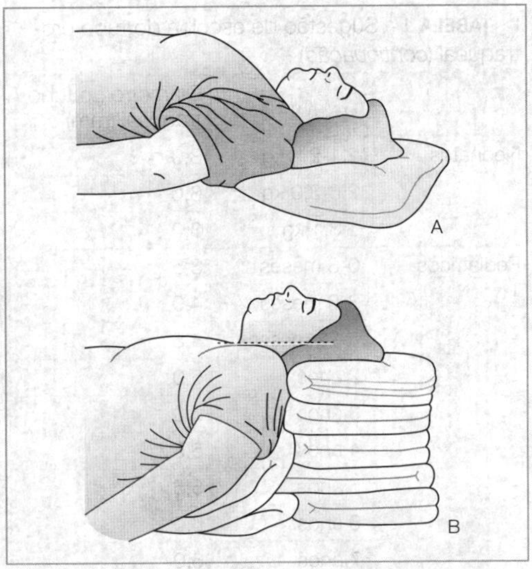

▷ **FIGURA 7** Posicionamento em rampa de pacientes obesos.

para não pinçar a epiglote com a lâmina curva, o que pode acarretar lesão. O laringoscópio deve ser tracionado anteriormente e para cima e não se deve realizar movimento de alavanca.

A laringoscopia é o momento ideal para a realização de manobras de otimização de visualização. Dentre as manobras, podemos realizar tração de rima labial, elevação da cabeça do paciente com a mão direita, manipulação externa bimanual da laringe e hiperextensão da cabeça.

O uso da pressão cricoide (manobra de Sellick) pode ocasionar obstrução da via aérea e dificultar a intubação. Estudos demonstram que profissionais devidamente treinados quanto à posição e a pressão a ser realizada não retêm o conhecimento adquirido por mais de três meses, por isso não aconselhamos o uso rotineiro.

O uso da manobra *Backward, Upward, Rightward Pressure* (BURP) é controverso.

Com base nos limitados estudos sobre o tema, o melhor ajuste à visualização da via aérea é a laringoscopia bimanual, na qual o intubador ajusta dinamicamente a posição laringotraqueal, e o mantém com auxílio de um assistente (Figura 8).

O tubo deve ser introduzido até que as pregas vocais fiquem na altura da marca preta proximal ao balonete (tubos com uma marca) ou entre as marcas pretas proximais ao balonete (tubos com duas marcas).

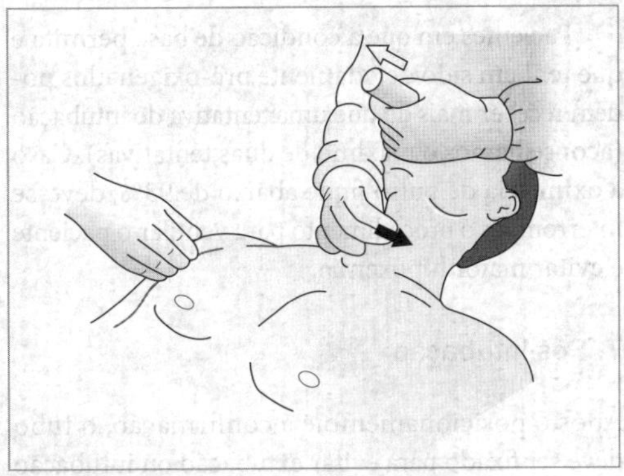

▷ **FIGURA 8** Laringoscopia bimanual.

A confirmação do posicionamento com a medida de CO_2 expirado é obrigatória. Pode-se utilizar dispositivo colorimétrico como método confirmatório, porém o uso de capnografia com forma de onda é o padrão-ouro. A ultrassonografia transtraqueal tem despontado como uma ferramenta de confirmação de intubação (Figura 9).

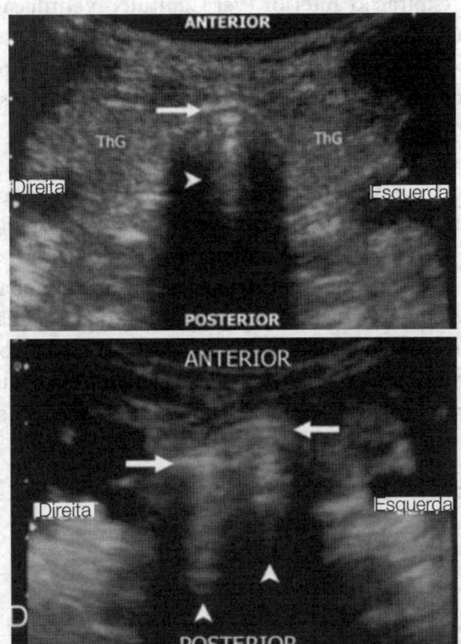

▷ **FIGURA 9** Uso do ultrassom transtraqueal para confirmação de intubação orotraqueal. Na primeira imagem há apenas uma interface ar-mucosa (seta branca) indicando que o tubo está na traqueia. Na segunda imagem há duas interfaces ar-mucosa (setas brancas) indicando que o tubo está no esôfago.

Pacientes em que a condição de base permita e que tenham sido devidamente pré-oxigenados podem receber mais do que uma tentativa de intubação (aconselhamos o máximo de duas tentativas). Caso a oximetria de pulso fique abaixo de 93%, deve-se interromper o procedimento para ventilar o paciente e evitar maior hipoxemia.

7. Pós-intubação

Após o posicionamento e a confirmação, o tubo deve ser fixado para evitar extubação ou intubação seletiva acidental.

O paciente deve ser conectado ao ventilador mecânico com ajustes personalizados ao seu tamanho e patologia.

Na configuração do ventilador deve-se optar por um volume corrente de cerca de 6 mL/kg de peso ideal, aferido de acordo com o sexo e altura do paciente. A pressão de platô não deve ultrapassar 30 cmH_2O. As curvas de pressão e volume devem ser analisadas para confirmar que não há auto-PEEP, ou seja, início da inspiração antes do término completo da expiração anterior (ver Capítulo "Ventilação mecânica na emergência").

Deve-se permanecer ao lado do paciente nos momentos que seguem o procedimento, pois instabilidade hemodinâmica pode ocorrer e requer correção precoce.

Deve-se obter uma radiografia de tórax para confirmar o posicionamento do tubo (2-4 cm acima da carina) e avaliar o parênquima pulmonar.

Sugere-se ainda iniciar analgesia após a intubação em razão da manipulação recente da via aérea. O uso de bloqueadores neuromusculares e sedativos deve ser avaliado individualmente levando em conta a patologia do paciente e seu *status* pós-intubação.

ESCOLHA DO TUBO

▷ **TABELA 1** Sugestão de escolha do tubo orotraqueal

		Diâmetro do tubo traqueal (mm)
Neonatos	0,7-1,0 kg	2,5
	1,1-1,5 kg	2,5
	1,6-2,0 kg	3,0

(continua)

▷ **TABELA 1** Sugestão de escolha do tubo orotraqueal (*continuação*)

		Diâmetro do tubo traqueal (mm)
Neonatos	2,1-2,5 kg	3,0
	2,6-3,0 kg	3,0
	≥ 3,1 kg	3,0
Pediátricos	0-3 meses	3,5
	3-6 meses	4,0
	6-12 meses	4,5
	2 anos	5,0
	3 anos	5,0
	4 anos	5,5
	5 anos	5,5
	6 anos	6,0
	7 anos	6,0
	8 anos	6,5
	9 anos	6,5
	10 anos	7,0
	11 anos	7,0
	12 anos	7,5
Adultos	Mulher	7,5-8,0
	Homem	8,0-9,0

ESCOLHA DE MEDICAÇÕES

Sedativos

A dose das medicações deve ser calculada com base no peso corporal ideal (PCI) do paciente. Uma ressalva é feita com o etomidato, em que a dose em pacientes obesos deve ser calculada de acordo com o peso corporal magro (PCM); assim, para cada 1 kg de sobrepeso, deve-se acrescentar 0,3 kg ao valor do PCI. Por exemplo, um paciente masculino de 170 cm e 90 kg tem PCI de 66 kg e PCM de 73,2 kg.

Em pacientes idosos, a dose a ser utilizada deve ser reduzida em 30 a 50% com relação à dose descrita para adultos previamente hígidos.

Etomidato

▷ **TABELA 2** Dose de etomidato para sedação para intubação (adulto e pediátrico)

Dose habitual de indução	Início de ação	Tempo de ação
0,3 mg/kg (EV)	15-45 segundos	3-12 minutos

É uma medicação sem efeitos cardiovasculares significativos, rápido início de ação e meia-vida curta, tornando-a ideal para o uso no departamento de emergência.

Mesmo considerado cardioestável, algumas referências sugerem a redução da dose para 0,1-0,15 mg/kg em pacientes hemodinamicamente instáveis.

Há efeito redutor do fluxo sanguíneo cerebral, associado a redução equivalente do consumo de oxigênio pelo cérebro, consequentemente há uma redução transitória da pressão intracraniana (PIC). Considerando que haverá estabilidade na pressão arterial, seu efeito é de manutenção da pressão de perfusão cerebral (PPC).

Há comprovação de supressão adrenal transitória com o uso de etomidato, porém a relevância clínica no uso de uma dose única é incerta e provavelmente pouco significativa. Não é recomendado o uso de corticosteroides para remediar a supressão adrenal.

Uso na gravidez: classe C.

Quetamina

▷ **TABELA 3** Dose de quetamina para sedação para intubação (adulto e pediátrico)

Dose habitual de indução	Início de ação	Tempo de ação
1-2 mg/kg (EV) 5-10 mg/kg (IM)	45-60 segundos (EV) 3-4 minutos (IM)	10-20 minutos (EV) 12-25 minutos (IM)

A quetamina tem efeito hemodinâmico equivalente ao do etomidato, embora também haja recomendação de alguns autores de redução da dose para 0,5-0,75 mg/kg em pacientes hemodinamicamente instáveis.

Há efeito broncodilatador, fazendo-a a medicação de escolha para uso no caso de broncoespasmo. Seu efeito pouco muda a PPC.

Durante o período de recuperação da sedação pode haver alucinações, agitação e confusão. Tais efeitos são pouco significativos no contexto da intubação no departamento de emergência.

Quando utilizada na sequência prolongada de intubação deve ser administrada ao longo de 60 segundos para evitar depressão respiratória. É a única das medicações utilizadas na indução para intubação que não inibe o *drive* respiratório quando utilizada na dose preconizada.

Uso na gravidez: classe não definida.

Propofol

▷ **TABELA 4** Propofol

Adulto		
Dose habitual de indução	Início de ação	Tempo de ação
1,5-2 mg/kg (EV)	15-45 segundos	5-10 minutos
Pediátrico		
Dose habitual de indução	Início de ação (adulto)	Tempo de ação (adulto)
2,5 mg/kg (EV)	< 50 segundos	3-10 minutos

Tem efeitos vasodilatadores e cardiodepressores, resultando em redução da pressão arterial.

A redução da pressão arterial se expressa no sistema nervoso central com uma redução da PPC.

Há um discreto efeito broncodilatador, porém não tão intenso quanto a quetamina,

Não há contraindicação quanto ao uso de propofol naqueles alérgicos a ovo.

Uso na gravidez: classe B, medicação de escolha nas pacientes grávidas.

Midazolam

▷ **TABELA 5** Dose de midazolam para sedação para intubação (adulto)

Dose habitual de indução	Início de ação	Tempo de ação
0,3 mg/kg	60-90 segundos	15-30 minutos

Essa medicação não é adequada para o uso em procedimentos de emergência e seu uso deve ser restrito apenas ao caso de indisponibilidade das outras medicações citadas devido ao longo tempo de início de ação.

Apresenta efeito hipotensor moderado quando utilizado sozinho e intenso quando utilizado em conjunto com opioides (como o fentanil, por exemplo).

Quando utilizado em conjunto com opioides causa redução significativa da PPC pela hipotensão causada e pelo aumento da PIC em razão da laringoscopia.

Uso na gravidez: classe D.

Bloqueadores neuromusculares

O uso de bloqueadores neuromusculares é fundamental para otimizar a qualidade da laringoscopia, melhorar a visualização laríngea e aumentar o sucesso na primeira tentativa de intubação. Como já mencionado previamente, o uso de bloqueador neuromuscular concomitantemente ao uso de hipnóticos é o critério definidor da sequência rápida de intubação.

A dose deve ser calculada com base no peso corpóreo total (PCT) do paciente.

Não há evidência de superioridade entre as drogas apresentadas.

Succinilcolina

▷ **TABELA 6** Dose de succinilcolina para bloqueio neuromuscular

Adulto		
Dose habitual de bloqueio	Início de ação	Tempo de ação
1,5 mg/kg (EV) 4 mg/kg, máx. 150 mg (IM)	45 segundos (EV) 120-180 segundos (IM)	6-10 minutos (EV) 10-30 minutos (IM)
Pediátrico		
Dose habitual de bloqueio	Início de ação	Tempo de ação
2 mg/kg (EV) 4 mg/kg, máx. 150 mg (IM)	30-55 segundos (EV) 120-180 segundos (IM)	< 4-6 minutos (EV) < 10-30 minutos (IM)

Sob circunstâncias normais, a succinilcolina aumenta em até 0,5 mEq/L o potássio sérico do paciente. No entanto, em algumas circunstâncias, o potássio sérico pode aumentar em até 5-10 mEq/L em poucos minutos e induzir arritmias cardíacas. A succinilcolina está contraindicada nas seguintes situações:

- Hipertermia maligna (HM): pacientes com história familiar ou pessoal de hipertermia maligna. Manifestações da HM são: hipotensão, acidose lática, hipercalemia e rigidez muscular.
- Miopatias: miopatias congênitas, como as distrofias musculares.
- Lesão ou desnervação muscular aguda: pacientes com causas para rabdomiólise, como queimaduras extensas, lesões por esmagamento; acidente vascular cerebral (AVC) ou doenças neuromusculares transitórias (p. ex., Guillain-Barré) não devem receber succinilcolina a partir do terceiro dia após o início da lesão pelo risco de hipercalemia. O risco de hipercalemia é maior entre o sétimo e o décimo dias.
- Doenças neuromusculares progressivas: pacientes com doenças neurodegenerativas com afecção motora, como esclerose lateral amiotrófica.
- Hipercalemia: doença renal crônica ou hipercalemia isoladamente não são contraindicações absolutas ao uso de succinilcolina.

Gravidez: classe C.

Rocurônio

▷ **TABELA 7** Dose de rocurônio para bloqueio neuromuscular

Adulto		
Dose habitual de bloqueio no DE	Início de ação	Tempo de ação
1,2 mg/kg	60 segundos	40-60 minutos
Pediátrico		
Dose habitual de bloqueio no DE	Início de ação	Tempo de ação
0,6 mg/kg	48-60 segundos	26-41 minutos

É a droga de escolha para intubações em centro cirúrgico pela possibilidade de reversão do seu efeito com sugammadex em casos de falha da intubação.

Tem como principais indicações ao seu uso as contraindicações ao uso de succinilcolina.

Gravidez: classe C.

Sedação pós-intubação

Fentanil

▷ **TABELA 8** Dose de fentanil para sedação contínua (250 μg/5mL) (*off-label*)

Diluição	Dose habitual (adulto)
1.000 μg + 80 mL SF (10 μg/mL)	25-200 μg/h ou 0,7-10 μg/kg/h

Uso na gravidez: classe C.

Propofol

▷ **TABELA 9** Dose de propofol para sedação contínua (10 mg/mL)

Diluição	Dose habitual (adulto)
Sem diluição	5-50 μg/kg/min (evitar ultrapassar 4 mg/kg/hora)

Quetamina

▷ **TABELA 10** Dose de quetamina para sedação contínua (50 mg/mL)

Diluição	Dose habitual (adulto)
100 mg + 98 mL SF (1 mg/mL)	0,05-0,5 mg/kg/h

Midazolam

▷ **TABELA 11** Dose de midazolam para sedação contínua (5 mg/mL)

Diluição	Dose habitual (adulto)	Dose habitual (pediátrico)
150 mg + 120 mL SF (1 mg/mL)	0,01-0,1 mg/kg/h	< 32 semanas: iniciar em 0,03 mg/kg/h > 32 semanas: iniciar em 0,06 mg/kg/h

Dexmedetomedina

▷ **TABELA 12** Dose de dexmedetomedina para sedação contínua (100 µg/mL)

Diluição	Dose habitual (adulto)
400 µg + 96 mL SF (4 µg/mL)	0,2-1,5 µg/kg/h

Uso na gravidez: classe C.

Bloqueador neuromuscular em infusão contínua

O bloqueio neuromuscular não deve ser utilizado em todos os pacientes após a intubação, seu uso deve ser baseado em avaliação clínica seriada do paciente e fundamentada na patologia de base do paciente.

Rocurônio

▷ **TABELA 13** Dose de rocurônio para bloqueio neuromuscular contínuo (10 mg/mL)

Diluição	Dose habitual (adulto e pediátrico)
500 mg + 200 mL SF (2 mg/mL)	Iniciar em 0,6 mg/kg após primeiros sinais de recuperação da dose de intubação, seguido por infusão contínua em 0,48-0,72 mg/kg/h

Cisatracúrio

▷ **TABELA 14** Dose de cisatracúrio para bloqueio neuromuscular contínuo (2 mg/mL)

Diluição	Dose habitual (adulto e pediátrico)
100 mg + 50 mL SF (1 mg/mL)	*Bolus* de 0,1-0,2 mg/kg Manutenção em 0,06-0,18 mg/kg/h após evidência de bloqueio neuromuscular

Uso na gravidez: classe C.

SEQUÊNCIA PROLONGADA DE INTUBAÇÃO

Sequência lenta ou prolongada de intubação (SPI) consiste no uso de um sedativo previamente à pré-oxigenação com o intuito de otimizar a pré-oxigenação antes do ato da laringoscopia.

Indicação

A SPI está indicada em pacientes com controle da via aérea e *drive* respiratório, porém com dificuldade de pré-oxigenação por agitação.

Além disso, a SPI é vantajosa por evitar a distensão gástrica secundária à ventilação com dispositivo bolsa-válvula-máscara em pacientes hipoxêmicos mesmo após pré-oxigenação clássica.

Passo a passo

Assim como na SRI, deve-se preparar todo o material necessário antes do início do procedimento. Em situações em que o paciente esteja muito agitado e hipoxêmico, pode-se realizar o sedativo concomitantemente ao preparo do restante do material.

A posição ideal do paciente é decúbito horizontal com a cabeceira elevada a 30°.

Em casos de trauma, quando não se pode mobilizar a coluna vertebral do doente, realiza-se a posição de Trendelenburg reversa na mesma angulação.

Por se tratar de um procedimento ainda pouco usual, deve-se ter o cuidado de orientar toda a equipe multidisciplinar sobre o que esperar em relação aos passos a serem tomados objetivando minimizar erros de comunicação que possam agregar morbidade ao paciente.

A droga de escolha é a quetamina, por conta das suas propriedades dissociativas, em dose de **1 mg/kg**. Dose adicional de 0,5 mg/kg pode ser feita, caso o estado dissociativo desejado não seja alcançado. A infusão deve ser feita ao longo de 60 segundos para que não ocorra apneia temporária.

Como alternativa à quetamina, pode-se utilizar a dexmedetomedina com infusão de 1 μg/kg durante 10 minutos.

Após a sedação do paciente instala-se uma máscara não reinalante em *flush rate* ou máscara de ventilação não invasiva (VNI). Uma opção válida é o uso do dispositivo bolsa-válvula-máscara ajustado hermeticamente na face do paciente com o uso de duas mãos.

Quando o método de escolha for a VNI, pode-se usar um gerador de fluxo com máscara de CPAP, mas sempre que disponível, deve-se usar o ventilador mecânico com os seguintes ajustes iniciais:

- Modo espontâneo.
- FiO_2 100%.
- PEEP 5-15 cmH_2O.

Após o paciente alcançar SpO_2 > 95%, mantém-se a pré-oxigenação por cerca de 3 minutos, para saturar os tecidos com O_2.

A partir deste ponto deve-se prosseguir com os passos habituais da SRI, com o paciente devidamente pré-oxigenado. É sugerida a manutenção de oxigenação apneica durante o procedimento.

Mesmo se houver melhora da hipoxemia não se recomenda postergar a intubação após eventual melhora com a pré-oxigenação auxiliada pela sedação pelo risco de insuficiência respiratória não assistida e necessidade de IOT em condições não ideais.

INTUBAÇÃO DO PACIENTE COM COVID-19

A pandemia de COVID-19 trouxe novos desafios tanto para os sistemas de saúde quanto para o cuidado dos pacientes. Entre eles, esses pacientes, via de regra, têm preditores para via aérea difícil fisiológica. Além disso, existe o risco de aerossolização do vírus durante o procedimento, e os métodos de proteção devem ser eficientes para garantir a segurança da equipe.

No departamento de emergência do HCFMUSP, a taxa de sucesso de intubação de pacientes COVID-19 em primeira tentativa é de 82%, equiparável à taxa de sucesso no procedimento realizado por anestesiologistas na China. Alguns dos aspectos do nosso protocolo são:

- Equipamentos de proteção individual com proteção para aerossóis: avental descartável, luvas, máscaras N95, *face shield* e óculos.
- SRI como principal método de intubação.
- Pré-oxigenação durante cinco minutos com máscara não reinalante em *flush rate* ou BVM com fluxo de O_2 de 1 5L/min acoplado à face. VNI com filtro HEPA caso o paciente se mantenha com $SatO_2$ < 93% durante a pré-oxigenação.
- Confirmação da posição do tubo com capnografia em forma de onda.

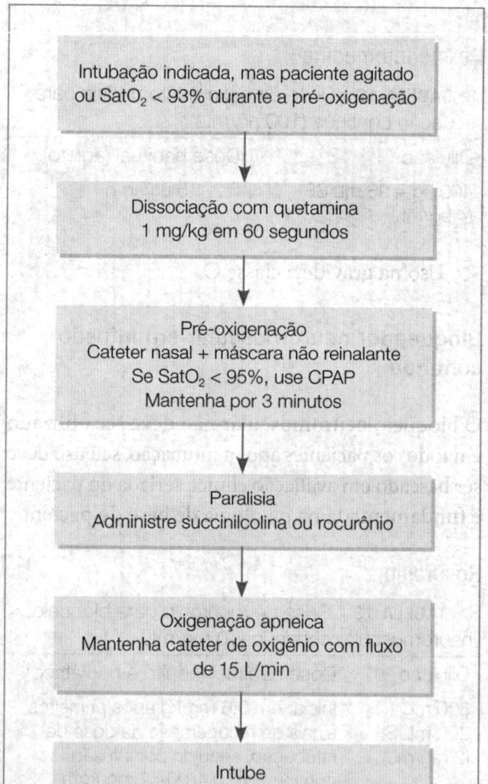

▷ **FIGURA 10** Sequência prolongada de intubação. CPAP: pressão positiva contínua em vias aéreas; $SatO_2$: saturação de oxigênio.

FALHA DE VIA AÉREA

Falha de via aérea ocorre quando há falha na estratégia planejada para estabelecer a via aérea e se exige tomada de decisão imediata sobre a técnica de resgate adequada à situação. É definida por ao menos uma das seguintes situações:

1. Falha em manter saturação de oxigênio acima de 93% durante ou após tentar a laringoscopia.
2. Falha em três tentativas de intubação orotraqueal.

A falha na obtenção da via aérea pode se apresentar de duas maneiras diferentes:

1. Não intuba, porém ventila. Há tempo para reavaliar a técnica utilizada e modificá-la para nova tentativa.
2. Não intuba e não ventila. É a apresentação mais grave. Deve-se tomar conduta imediata para obter a via aérea avançada pelo risco de danos permanentes ou óbito relacionado à hipoxemia.

No caso de falha em assegurar uma via aérea avançada deve-se chamar por ajuda imediatamente. Ajuda pode ser uma outra pessoa para auxiliar o procedimento ou material extra.

No caso de não intuba e não ventila, pode-se tentar o uso de um dispositivo extraglótico (máscara laríngea, por exemplo) simultaneamente ao preparo do material de cricotireoidostomia, que idealmente já deve estar disponível à beira do leito. Reiteramos que o dispositivo extraglótico é um material de resgate (ponte) até o acesso a via aérea definitiva. Caso não seja possível ventilar com dispositivo extraglótico deve-se proceder imediatamente com a cricotireoidostomia.

Cricotireoidostomia cirúrgica

O médico emergencista deve ter treinamento adequado em via aérea cirúrgica.

A técnica classicamente descrita utiliza materiais não regularmente disponíveis nas emergências brasileiras, como dilatador de Trousseau e gancho traqueal. No caso de falta do dilatador e disponibilidade do gancho traqueal pode-se fazer o procedimento com incisão laterolateral simultaneamente da pele e da membrana cricotireoide. Posiciona-se o gancho na posição cefálica da incisão e a traciona. Após tracionar, o tubo de cricotireoidostomia ou tubo endotraqueal de diâmetro interno 6 mm é passado pela incisão, obtendo acesso à via aérea.

Nos casos em que não há material específico para via aérea cirúrgica, pode-se fazer incisão laterolateral na pele e na membrana cricotireoide, posicionar um *bougie* na incisão feita, retirar a lâmina da incisão e deslizar tubo endotraqueal de diâmetro 6 mm pelo *bougie* (Figuras 11 e 12).

Em todos os procedimentos de cricotireoidostomia cirúrgica deve-se ter o controle da traqueia em todos os momentos, sempre com algum instrumento segurando-a em posição com relação à incisão.

A cricotireoidostomia cirúrgica é contraindicada em crianças menores do que 10 anos.

Cricotiroidostomia por técnica de Seldinger

Equivalente à técnica de Seldinger para acesso venoso profundo, tornando-a a técnica de escolha para aqueles sem familiaridade com a técnica cirúrgica. Necessita de material específico para ser realizada.

Cricotiroidostomia por punção

Sem restrição etária. Utiliza-se dispositivo de cateter sobre agulha 14G (por exemplo, Jelco ou Abocath) para puncionar a membrana cricotireóidea.

Pode-se adaptar o conector de bolsa-válvula-máscara de um tubo endotraqueal 3.0 ao cateter e ventilar com bolsa-válvula-máscara ou ventilar por ventilação de jato (pouco disponível no Brasil).

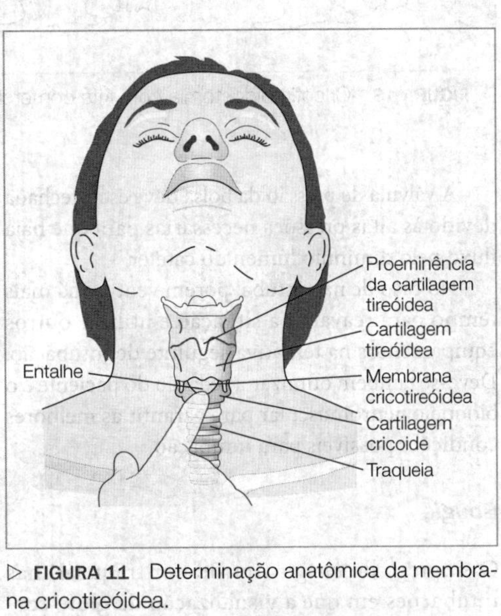

▷ **FIGURA 11** Determinação anatômica da membrana cricotireóidea.

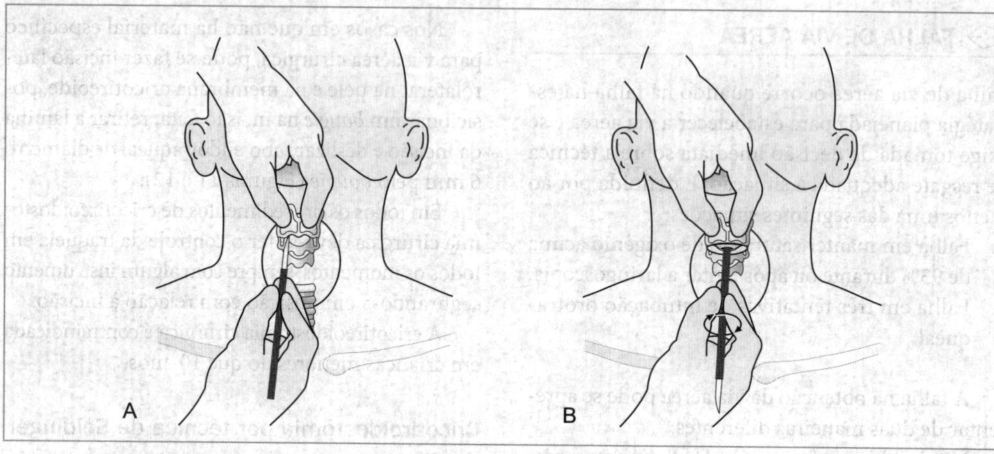

▷ **FIGURA 12** Realização de cricotireoidostomia cirúrgica.

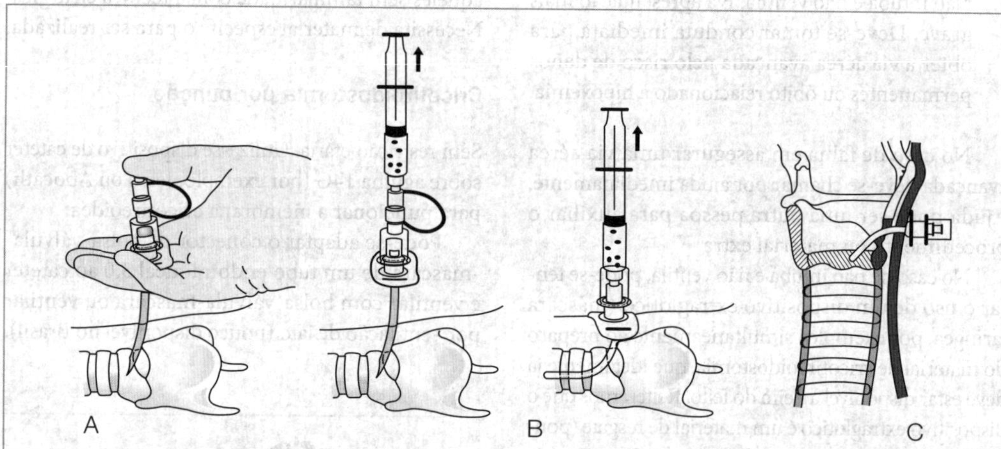

▷ **FIGURA 13** Cricotireoidostomia com kits comerciais. A seringa deve aspirar apenas ar.

A válvula de pressão da bolsa deve estar fechada devido às altas pressões necessárias para que haja fluxo pelo diminuto lúmen do cateter.

No caso de não intuba, porém ventila, há mais tempo para reavaliar a situação e utilizar outros equipamentos na tentativa seguinte de intubação. Deve-se também otimizar a sedação do paciente e o bloqueio neuromuscular para garantir as melhores condições possíveis para intubação.

Bougie

O emprego do *bougie* (introdutor traqueal) nas intubações em que a visualização da glote corresponde à classificação de Cormack-Lehane 3 aumenta em até 30% as taxas de sucesso (Figura 14). Driver et al. (2018) demonstraram que o uso do *bougie* comparado com fio-guia aumentou a taxa de intubação em primeira tentativa (98% *vs.* 87%) em estudo unicêntrico. Dado não demonstrado em estudo multicêntrico e atualmente questionável na literatura.

Confirma-se o posicionamento ideal do *bougie* pela sensação tátil dos anéis traqueais à passagem ou pela parada de progressão após introdução de aproximadamente ⅔ do dispositivo. Na falta de ambos os indicadores de posicionamento, deve-se inferir que o introdutor não está posicionado na traqueia.

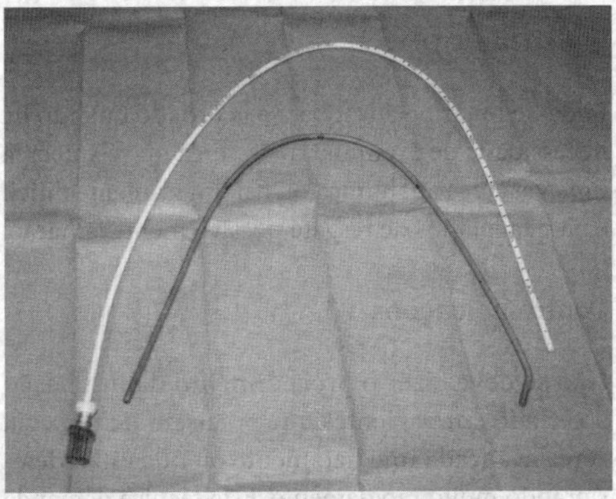

▷ **FIGURA 14** Sonda trocadora (acima) e Bougie (abaixo). Observe a angulação do Bougie para auxílio na intubação. A sonda trocadora deve ser utilizada apenas para troca de tubos endotraqueais e não como auxílio para a intubação.

Ocasionalmente pode haver dificuldade na progressão do tubo endotraqueal após passagem do *bougie* e recomenda-se retrair o tubo em 1 cm, girá-lo 90° em sentido anti-horário e então continuar a progressão.

Laringoscopia indireta

Laringoscopia indireta consiste no uso de dispositivos ópticos para facilitar a visualização da glote. O principal equipamento utilizado para laringoscopia indireta é o Airtraq, de uso individual e descartável. Ele está disponível em vários tamanhos e é alimentado por baterias AAA. Há uma canaleta lateral que auxilia no posicionamento correto do tubo quando a glote é visualizada.

Videolaringoscopia

É o uso de equipamentos de vídeo acoplados a uma lâmina de laringoscopia. É o método de laringoscopia de escolha no DE, estando relacionado a menores taxas de intubação esofágica e maiores taxas de sucesso na primeira tentativa de intubação. Há vários fabricantes e equipamentos disponíveis no mercado. No Brasil, a Anvisa autoriza a venda de *Glidescope*, *C-MAC*, *King Vision* e *McGRATH*.

Todos possuem lâminas Macintosh disponíveis para uso, exceto o King Vision. Com a lâmina Macintosh é possível fazer tanto laringoscopia direta quanto por vídeo, sendo ideal para o ensino da técnica de laringoscopia direta. Todos possuem lâminas hiperanguladas. Não há evidência de benefício no uso de lâminas hiperanguladas e seu uso é de escolha do intubador, de acordo com sua experiência e familiaridade com o método. Acredita-se que pode haver um benefício em usar lâminas hiperanguladas em pacientes obesos ou com restrição de mobilidade cervical, como vítimas de trauma.

Fibroscopia

Pouco disponível por ser mais cara do que os outros métodos e por requerer treinamento não habitualmente fornecido nas faculdades e programas de residência.

É útil por facilitar a visualização da glote e servir como guia ao tubo endotraqueal.

Máscara laríngea intubadora

Uso equivalente à máscara laríngea convencional, porém permite a passagem de tubo endotraqueal pelo seu interior para intubação sem visualização direta. Dois modelos são liberados pela Anvisa para venda no mercado nacional, *Fastrach* e *Cookgas AirQ*. Ao optar por intubar o paciente utilizando a máscara laríngea deve-se segurar o apoio de metal da máscara e fazer o movimento de elevação equivalente ao movimento da laringoscopia, a seguir esvazia-se o balonete da máscara e se passa o tubo endotraqueal (Figuras 15 e 16).

Tubo retroglótico

É utilizado para intubação às cegas, possui dois balonetes e habitualmente duas vias de ventilação (distal e entre os balonetes). Três modelos são disponíveis no Brasil, *Combitube*, *Rusch EasyTube* e

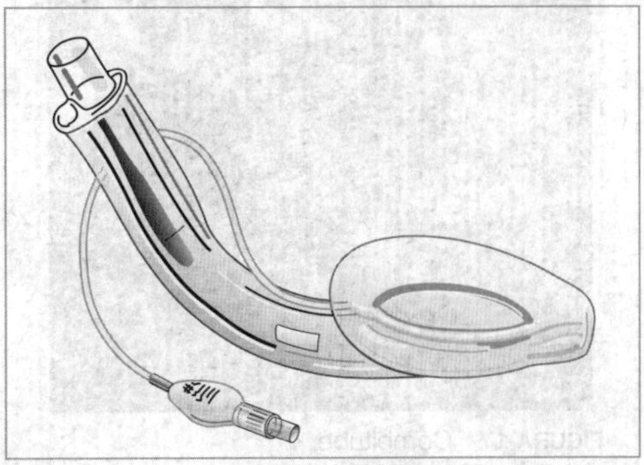

▷ **FIGURA 15** Máscara laríngea convencional.

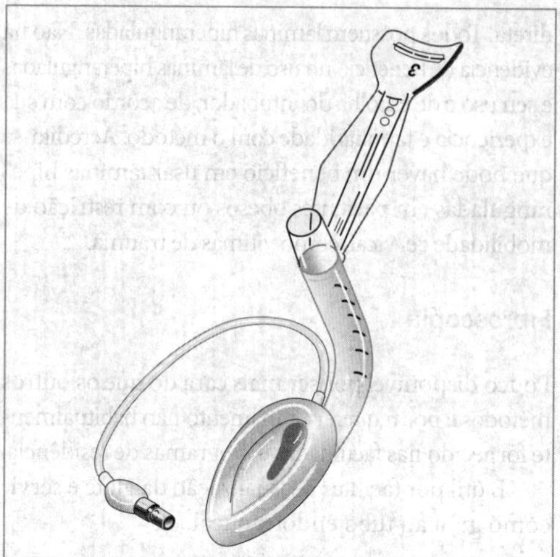

▷ FIGURA 16 Máscara laríngea intubadora.

King LT. Seu desenho é ideal para que seja possível ventilar o paciente mesmo sem introdução direta do tubo na traqueia (Figura 17).

INTUBAÇÃO ACORDADO

Intubação acordado é realizada quando se usa anestesia tópica e pouca ou nenhuma sedação, mantendo o paciente com *drive* respiratório preservado durante todo o procedimento.

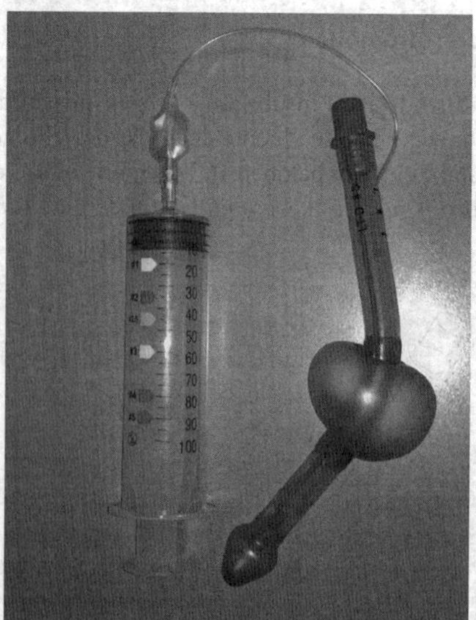

▷ FIGURA 17 Combitube.

Indicação

Pode-se optar pela intubação acordado quando há necessidade de examinar a via aérea ou se antecipa uma via aérea anatômica ou fisiologicamente difícil e na qual planos de resgate possivelmente falharão.

Contraindicações

Não se deve fazer o procedimento da intubação acordado em pacientes que precisem de uma via aérea avançada imediatamente ou que estão deteriorando muito rapidamente. Esta técnica demanda tempo para ser realizada com segurança.

Passo a passo

Preparo

- Como em todos os manuseios da via aérea, deve-se preparar todos os materiais necessários antes do procedimento, e deixar à mão os materiais para via aérea de resgate.
- Deve-se melhorar as condições para a absorção do anestésico local: glicopirrolato 0,005 mg/kg intravenoso, 10-20 minutos antes da intubação, é a medicação de escolha para redução de secreções.
- Deve-se então calcular a dose máxima de lidocaína para o paciente. A dose máxima de lidocaína intravenosa é entre 3-5 mg/kg (o uso tópico tem biodisponibilidade menor que o uso intravenoso).

Nebulização

- Nebulização de 5 mL de lidocaína 2% (equivale a 100 mg de lidocaína – deve-se adequar a dose ao paciente) para anestesia da cavidade oral, nasal e hipofaringe.

Intubação orotraqueal

O paciente deverá gargarejar e bochechar, porém não engolir, 4 mL de lidocaína 2%.

Com a língua exteriorizada aplicam-se 5-10 jatos de lidocaína a 10% na base da língua, úvula e restante da orofaringe, estendendo o máximo possível à laringe.

Ainda com a língua exteriorizada aplicam-se 1 a 2 gramas de lidocaína gel 2% (1 grama equivale a 4 cm × 0,5 cm do gel) com um abaixador de língua na base da língua do paciente, auxiliando na anestesia da hipofaringe.

Para a anestesia de traqueia e da laringe pode-se injetar 3-4 mL de lidocaína a 2% através de punção da membrana cricotireoide.

Procede-se com a técnica adequada de laringoscopia e intubação.

A dose aqui descrita de lidocaína é de 300 mg; deve-se adequar a dose ao paciente.

Sedação

- Pode-se realizar sedação para procedimento, caso necessário. O uso de quetamina, em alíquotas de 25-50 mg até a sedação desejada, é o recomendado.

CHECKLIST DE VIA AÉREA

Os 7 Ps da intubação

▷ **TABELA 15** Os 7 passos da sequência rápida de intubação (SRI)

1. Preparação
▪ Preparo de medicação
▪ Monitor com cardioscopia, oximetria, pressão arterial e capnografia em forma de onda disponíveis
▪ Acesso venoso fixado e testado, preferencialmente dois
▪ Laringoscópio, preferencialmente videolaringoscópio, testado
▪ Tubo endotraqueal do tamanho desejado e 0,5 mm menor com balonetes testados
▪ Fio-guia reto em todo o seu trajeto com uma curvatura anterior menor que 35°, proximal ao balonete (opcional)
▪ Equipamentos para via aérea de resgate
2. Pré-oxigenação
▪ Não ventilar paciente, exceto se saturação de O_2 < 93%
▪ Oxigênio com a maior concentração possível por no mínimo 3 minutos antes da indução hipnótica
▪ Inclinação do paciente de 30-45°
▪ Bolsa-válvula-máscara, com reservatório, ligada a fluxômetro de oxigênio a 15 L por minuto ou máscara não reinalante com fluxômetro de oxigênio completamente aberto
▪ Manter máscara até a laringoscopia
3. Otimização Pré-intubação
▪ Correção da pressão arterial com uso de vasopressor, se necessário
▪ Uso de fentanila: deve ser criterioso e não é indicado rotineiramente pelo seu efeito hipotensor. Pode ser usada em casos de sangramento intracraniano ativo ou dissecção aórtica e que estejam em crise hipertensiva. Infusão lenta (infusão rápida é associada com hipertonia muscular) em 3 a 5 minutos antes da indução de hipnose. Dose de 3 μg/kg
▪ Lidocaína pode ser considerada em pacientes com hipertensão intracraniana ou exacerbação de asma 3 minutos antes da indução hipnótica na dose de 1,5 mg/kg IV
4. Indução da hipnose e Paralisia
▪ Infusão rápida de hipnótico e de bloqueador neuromuscular, em *bolus*
▪ Não ventilar com bolsa-válvula-máscara os pacientes com saturação de oxigênio maior ou igual a 93%
5. Posicionamento
▪ A altura da cama deve corresponder à altura do processo xifoide do intubador
▪ O paciente deve ser levado o mais próximo da cabeceira da cama quanto possível
▪ O meato auditivo externo deve ficar na mesma altura do manúbrio do esterno. Coxim deve ser posicionado no occipito
▪ Em pacientes obesos, o uso de uma rampa torácica auxilia no posicionamento: lençóis dispostos em formato de rampa desde a cintura escapular até o occipício auxiliam no posicionamento

(continua)

▷ **TABELA 15** Os 7 passos da sequência rápida de intubação (SRI) (*continuação*)

6. Posicionamento do tubo
▪ Após o início da flacidez da musculatura facial, deve-se proceder com a intubação
▪ A confirmação do posicionamento com a medida de CO_2 expirado é obrigatória, capnografia com forma de onda é o padrão-ouro
▪ Os pacientes podem receber tentativas de intubação (recomendamos o máximo de 3) antes que a saturação de oxigênio fique abaixo de 93% e seja necessário ventilar com bolsa-válvula-máscara
▪ O uso da pressão cricóidea (manobra de Sellick) é contraindicado e a manobra BURP é controversa
▪ O melhor ajuste à visualização é a laringoscopia bimanual. Ao contrário da pressão cricóidea e do BURP, ambos realizados por um assistente, a laringoscopia bimanual é realizada pelo médico operador da intubação, que faz a manipulação da cartilagem tireoidiana com visualização direta da via aérea. Depois que a via aérea é otimizada, a cartilagem tireoidiana é mantida na mesma posição por um assistente, o que liberta a mão direita do operador para colocar o tubo traqueal
7. Pós-intubação
▪ O tubo deve ser fixado para evitar extubação ou intubação seletiva acidental
▪ O paciente deve ser conectado ao ventilador mecânico com ajustes personalizados ao seu tamanho e patologia
▪ Instabilidade hemodinâmica pode ocorrer após a intubação e requer correção precoce
▪ Obter radiografia de tórax para confirmar o posicionamento do tubo e avaliar o parênquima pulmonar
▪ O uso de bloqueadores neuromusculares e sedativos deve ser avaliado individualmente

Materiais e medicações para intubação

▷ **TABELA 16** *Checklist* de via aérea de emergência

Checklist
– Revisar saturação, PA, pH; há como melhorar os parâmetros antes da intubação? – Posicionamento: elevação da cabeça e tórax (linha ouvido-manúbrio), altura da maca – Pré-ox.: CN O_2 + máscara não reinalante (fluxo no máximo) ou bolsa-valva-máscara 15 L/min, vedada; considerar VNI – Oxigenação apneica: CN O_2 (fluxo no máximo), patência da via aérea – $ETCO_2$ na bolsa-valva-máscara + válvula de PEEP – Considerar SNG/SOG – Aspiração (equipamento preparado e testado)
– Cânula de Guedel (à beira do leito) – Laringoscópio (checar luz e posicionado à beira do leito) – Videolaringoscópio (ligado e posicionado à beira do leito) – Tubo/guia: *cuff* testado, guia em bastão de hóquei (reto até o *cuff*, 30° após) – Bougie (à beira do leito) – Máscara laríngea (à beira do leito) – Bisturi e tubo 6 para via aérea cirúrgica (à beira do leito) – Medicações: intubação; sedativo/paralítico; pós-intubação; sedação/analgesia

Medicação	Dose	Dose habitual (~ 70 kg)
Sedação – intubação		
Etomidato	0,3 mg/kg EV	20 mg EV
Quetamina (infusão em 1 min)	1-2 mg/kg EV 5-10 mg/kg IM	100-150 mg EV 350-700 mg IM
Propofol	1,5-2 mg/kg EV	100-140 mg EV
Paralíticos – intubação		
Succinilcolina	1,5 mg/kg EV 4 mg/kg IM	100 mg EV 150 mg IM (dose máx.)
Rocurônio	1,0 mg/kg EV	70 mg EV
Sedação – pós-intubação		**Diluição**
Propofol (10 mg/mL)	5-50 µg/kg/min	–
Quetamina (50 mg/mL)	0,05-0,5 mg/kg/min	100 mg + 98 mL SF
Midazolam (5 mg/mL)	0,05-0,4 mg/kg/min	150 mg + 120 mL SF
Analgesia – pós-intubação		**Diluição**
Fentanil (50 µg/mL)	10-50 µg/h	1.000 µg + 80 mL SF
Paralítico – pós-intubação		**Diluição**
Cisatracúrio	0,18 mg/kg (início) 0,06-0,12 mg/kg/min	100 mg + 50 mL SF

Revisão rápida do procedimento

▷ **TABELA 17** *Checklist* de via aérea de emergência

Indicação para intubação:
▪ Falha na proteção da via aérea
▪ Falha de oxigenação/ventilação
▪ Evolução clínica esperada
– Deterioração, transporte, procedimento, falha de via aérea iminente
Avaliação de via aérea difícil:
▪ LEMON: (laringoscopia difícil): *Look externally, Evaluate* 3-3-2, *Mallampati, Obstrution/Obesity, Neck mobility*
▪ ROMAN (ventilação difícil): *Radiation/Restrition, Obstrution/Obesity, Mask seal/Mallampati/Male, Age, No teeth*
▪ SMART: (cricotireoidostomia difícil): *Surgery, MASS, Anatomy/Access, Radiation, Tumor*
HOP mata!
▪ Hemodinâmica: otimizar PA pré-intubação (vasopressor)
▪ Oxigenação: otimizar antes da intubação (Sat > 92% pré-intubação)
▪ pH: evitar intubação em acidose extrema (risco de morte sem o *drive* respiratório), se necessário → intubar rápido com melhor intubador e frequência respiratória alta
Adrenalina em *bolus*:
Adrenalina 1 mg + 99 mL SF
Dose: 0,5-2,0 mL EV a cada 1-5 minutos
Pré-oxigenação
Máscara não reinalante com fluxômetro completamente aberto ou bolsa-valva-máscara com 15 mL/min ou VNI
Posição: orstotástica é melhor, considerar rampa
Considerar VNI, especialmente em hipóxia
Considerar sequência prolongada de intubação (SPI)
Sequência prolongada de intubação (SPI)
Sedação para pré-oxigenação em paciente combativo ou agitado
Quetamina 1-2 mg/kg EV (infundir em 1 minuto)
Pré-oxigenação com não reinalante, bolsa-valva-máscara (apenas acoplado, sem ventilar – paciente mantém *drive*), VNI
Paralisar e intubar
Intubação acordado
Pacientes com respiração espontânea, porém iminente necessidade de intubação
Pré-tratamento com atropina oral ou 0,001 mg/kg EV ou glicopirolato 0,005 mg/kg EV
Nebulização de lidocaína 2% 5 mL
Aplicação de lidocaína gel na base da língua com abaixador de língua
Pré-oxigenar e posicionar
Intubação e indução
Falhas (DOPES)
Deslocamento: avaliar capnografia em forma de onda
Obstrução: dobra do tubo, mordedura
Pneumotórax: avaliar deslizamento pleural com US, raio de tórax
Equipamento: desconectar do ventilador, ambuzar
Sobreposição: avaliar ventilador, curvas, valores e configuração

PA: pressão arterial; Sat: saturação; US: ultrassom; VNI: ventilação não invasiva.

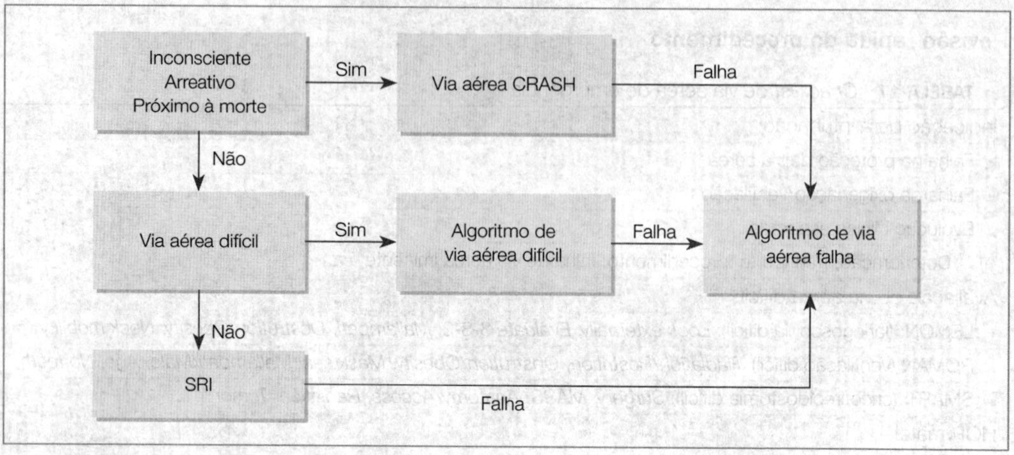

▷ **FIGURA 18**

SRI: sequência rápida de intubação.

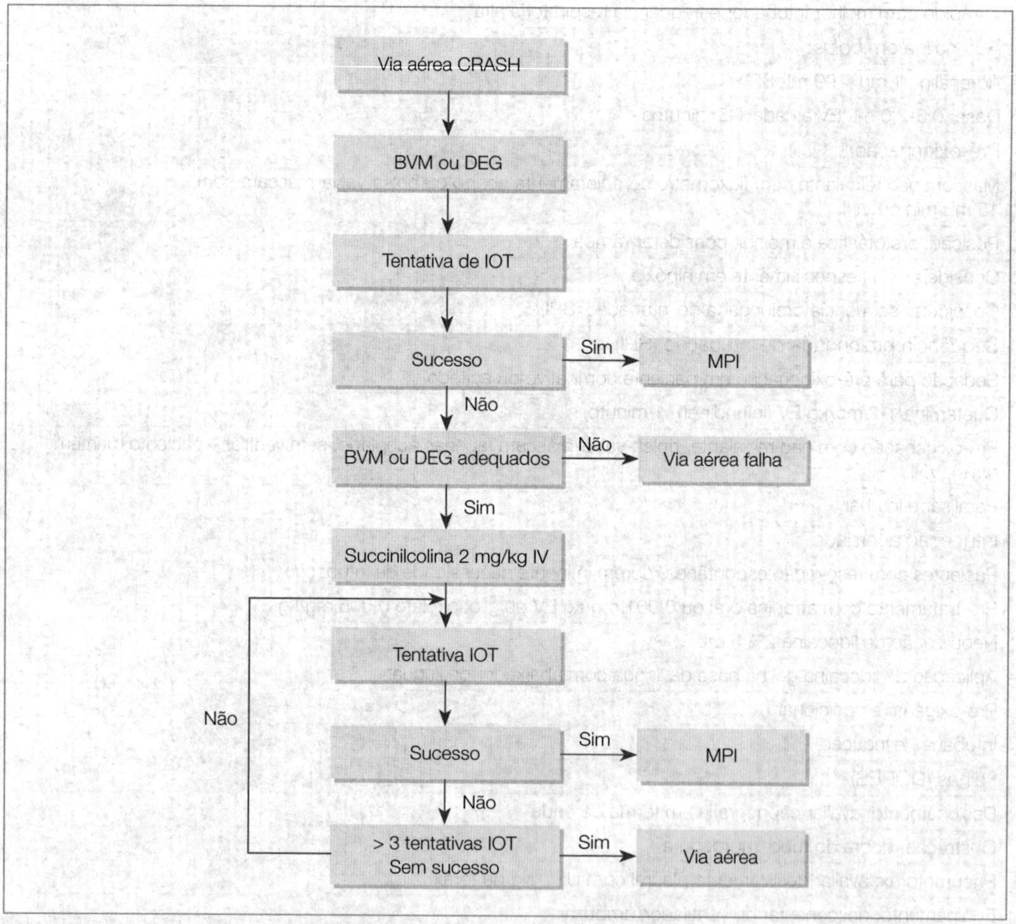

▷ **FIGURA 19** Via aérea CRASH.

BVM: ventilação bolsa-válvula-máscara; DEG: dispositivo extraglótico; IOT: intubação orotraqueal; IV: intravenoso; MPI: manejo pós-intubação.

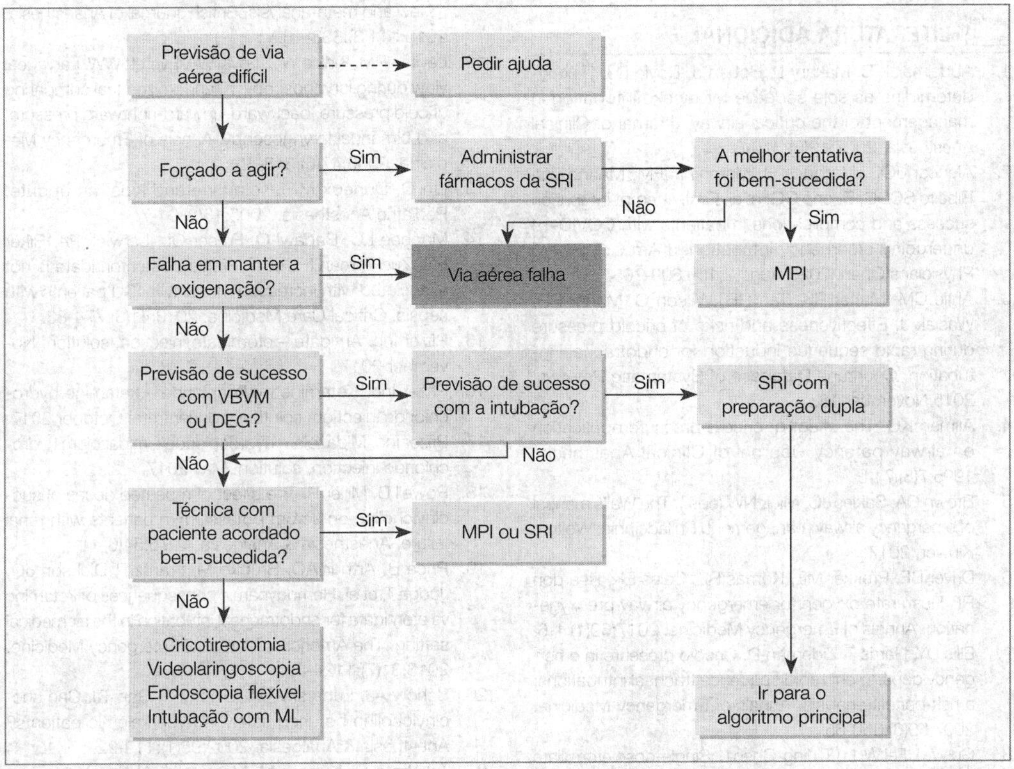

▷ **FIGURA 20** Via aérea difícil.
DEG: dispositivo extraglótico; ML: máscara laríngea; MPI: manejo pós-intubação; SRI: sequência rápida de intubação; VBVM: Ventilação bolsa-válvula-máscara.

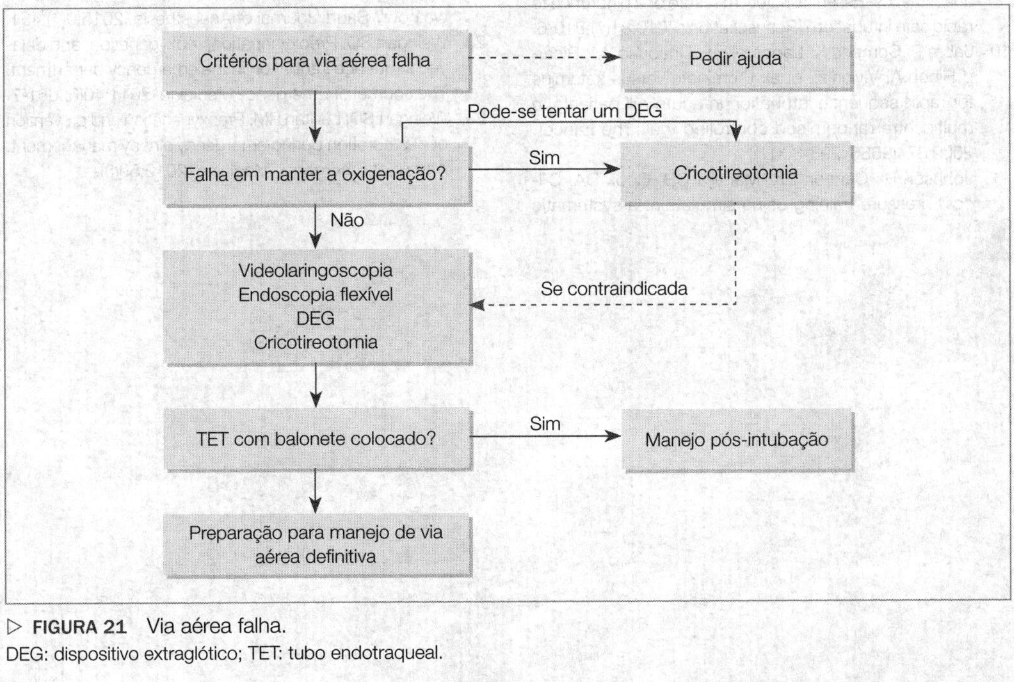

▷ **FIGURA 21** Via aérea falha.
DEG: dispositivo extraglótico; TET: tubo endotraqueal.

LITERATURA ADICIONAL

1. Abdelmalak B, Makary L, Hoban J, Doyle DJ. Dexmedetomidine as sole sedative for awake intubation in management of the critical airway. Journal of Clinical Anesthesia. 2007;19(5):370-3.
2. Alencar JCG, Marques B, Marchini JFM, Marino LO, Ribeiro SCDC, Bueno CG, et al. First-attempt intubation success and complications in patients with COVID-19 undergoing emergency intubation. J Am Coll Emerg Physicians Open. 2020 Aug 12;1(5):699-705.
3. Algie CM, Mahar RK, Tan HB, Wilson G, Mahar PD, Wasiak J. Effectiveness and risks of cricoid pressure during rapid sequence induction for endotracheal intubation. Cochrane Database of Systematic Reviews. 2015 November 18.
4. Allman KG. The effect of cricoid pressure application on airway patency. Journal of Clinical Anesthesia. 1995;7(8):714.
5. Brown CA, Sakles JC, Mick NW (eds.). The Walls manual of emergency airway management. Philadelphia: Wolters Kluwer; 2017.
6. Driver BE, Prekker ME, Kornas RL, Cales EK, Reardon RF. Flush rate oxygen for emergency airway preoxygenation. Annals of Emergency Medicine. 2017;69(1):1-6.
7. Ellis DY, Harris T, Zideman D. Cricoid pressure in emergency department rapid sequence tracheal intubations: a risk-benefit analysis. Annals of Emergency Medicine. 2007;50(6):653-65.
8. Gu W-J, Fei W, Lu T, Jing-Chen L. Single-dose etomidate does not increase mortality in patients with sepsis. Chest. 2015;147(2):335-46.
9. Harris T, Ellis DY, Foster L, Lockey D. Cricoid pressure and laryngeal manipulation in 402 pre-hospital emergency anaesthetics: Essential safety measure or a hindrance to rapid safe intubation? Resuscitation. 2010;81(7):810-6.
10. Jabre P, Combes X, Lapostolle F, Dhaouadi M, Ricard-Hibon A, Vivien B, et al. Etomidate versus ketamine for rapid sequence intubation in acutely ill patients: a multicentre randomised controlled trial. The Lancet. 2009;374(9686):293-300.
11. Johnson RI, Cannon EK, Mantilla CB, Cook DA. Cricoid pressure training using simulation: a systematic review and meta-analysis. British Journal of Anaesthesia. 2013;111(3):338-46.
12. Levitan RM, Kinkle WC, Levin WJ, Everett WW. Laryngeal view during laryngoscopy: a randomized trial comparing cricoid pressure, backward-upward-rightward pressure, and bimanual laryngoscopy. Annals of Emergency Medicine. 2006;47(6):548-55.
13. Lin C, Durieux ME. Ketamine and kids: an update. Pediatric Anesthesia. 2005;15(2):91-7.
14. Mcphee LC, Badawi O, Fraser GL, Lerwick PA, Riker PR, Zuckerman IH, et al. Single-dose etomidate is not associated with increased mortality in ICU patients with sepsis. Critical Care Medicine. 2013;41(3):774-83.
15. Pfizer Inc. Amidate – etomidate injection, solution. November 2017.
16. Pfizer Inc. Ketamine hydrochloride – ketamine hydrochloride injection, solution, concentrate. October 2017.
17. Pfizer Inc. Midazolam hydrochloride – midazolam hydrochloride injection, solution. May 2017.
18. Powell D, Miller R. The effect of repeated doses of succinylcholine on serum potassium in patients with renal failure. Anesthesia & Analgesia. 1975;54(6).
19. Price B, Arthur AO, Brunko M, Frantz P, Dickson JO, Judge T, et al. Hemodynamic consequences of ketamine vs etomidate for endotracheal intubation in the air medical setting. The American Journal of Emergency Medicine. 2013;31(7):1124-32.
20. Schow AJ, Lubarsky DA, Olson RP, Gan TJ. Can succinylcholine be used safely in hyperkalemic patients? Anesthesia & Analgesia. 2002;95(1):119-22.
21. Takahata O, Kubota M, Mamiya K, Akama Y, Nozaka T, Matsumoto H, Ogawa H. The efficacy of the "BURP" maneuver during a difficult laryngoscopy. Survey of Anesthesiology. 1998;42(1):48.
22. Tobias J. Etomidate in pediatric anesthesiology: Where are we now? Saudi Journal of Anaesthesia. 2015;9(4):451.
23. Weingart SD. Preoxygenation, reoxygenation, and delayed sequence intubation in the emergency department. The Journal of Emergency Medicine. 2011;40(6):661-7.
24. Weingart SD, Levitan RM. Preoxygenation and prevention of desaturation during emergency airway management. Annals of Emergency Medicine. 2012;59(3).

3 Suporte básico de vida no adulto

Júlio César Garcia de Alencar
Braian Valério Cassiano de Castro
Eduardo Messias Hirano Padrão
Ian Ward Abdalla Maia
Klícia Duarte Amorim
Heraldo Possolo de Souza

PONTOS IMPORTANTES

- A parada cardiorrespiratória (PCR) é definida como a cessação súbita da função mecânica cardíaca com consequente colapso hemodinâmico.
- A chance de sobreviver a uma PCR depende do rápido reconhecimento e do início imediato de manobras adequadas de ressuscitação cardiopulmonar.
- As compressões torácicas e a desfibrilação continuam sendo os componentes mais importantes da ressuscitação cardiopulmonar (RCP). O rápido início das compressões torácicas de alta qualidade é a intervenção mais importante para se obter retorno da circulação espontânea (RCE) e recuperação neurológica.
- Treinamento da equipe e conhecimento do equipamento são essenciais para que a RCP seja realizada de maneira adequada.

INTRODUÇÃO

Parada cardiorrespiratória (PCR) é definida como a cessação súbita da função mecânica cardíaca com consequente colapso hemodinâmico.

- Utilizamos o termo "parada cardiorrespiratória" para aqueles eventos que foram rapidamente detectados, enquanto ainda há possibilidade de retorno da circulação espontânea por meio de ressuscitação cardiopulmonar (RCP).
- Os casos que evoluem para óbito ou aqueles em que a ressuscitação cardiopulmonar não for executada devem ser chamados de morte súbita cardiovascular.

A PCR ocorre concomitantemente ou logo após o aparecimento de sintomas e é sempre uma situação de emergência médica. As chances de sobrevivência dependem do rápido reconhecimento e do início imediato de manobras adequadas de RCP.

Apesar do desenvolvimento e da difusão de protocolos estruturados de RCP nos últimos 50 anos, as taxas de sobrevivência continuam baixas.

Este capítulo discutirá a epidemiologia, o diagnóstico e o manejo inicial de um paciente em PCR. Manobras avançadas de suporte cardiovascular e respiratório serão discutidas no capítulo seguinte.

EPIDEMIOLOGIA

Anualmente cerca de 8 milhões de pessoas são vítimas de PCR no mundo, metade delas com menos de 65 anos. Cerca de 70% das PCR são extra-hospitalares e 80% apresentam fibrilação ventricular (FV) ou taquicardia ventricular sem pulso (TVsp).

Por outro lado, a maioria das PCR intra-hospitalares se apresenta como atividade elétrica sem pulso (AESP) ou assistolia.

A principal etiologia da PCR é o infarto agudo do miocárdio (IAM), mas outras etiologias, como as emergências neurológicas, perfazem em torno de 16% das paradas cardiorrespiratórias extra-hospitalares.

As estatísticas sobre parada cardiorrespiratória são bastante variáveis entre países e mesmo entre regiões de um mesmo país. Na América do Norte, aproximadamente 300.000 pacientes são vítimas de PCR extra-hospitalar (PCR-ExH) anualmente, enquanto na Europa esse número é por volta de 275.000.

Apesar dos esforços visando ao atendimento básico de vida pelo leigo, apenas 45% iniciam RCP, e o desfibrilador externo automático é ligado em apenas 1% dos casos domiciliares e 8% dos casos em ambientes públicos.

Um estudo brasileiro realizado em Porto Alegre entre janeiro e outubro de 2008 contabilizou 593 casos de PCR não traumática com 260 tentativas de ressuscitação, números parecidos aos dos outros países. Se extrapolarmos os dados desse estudo para todo o Brasil, podemos estimar que ocorrem aproximadamente 220 mil PCR ao ano, sendo 180 mil em ambiente extra-hospitalar.

Em relação à sobrevida, os números são ainda mais díspares. Considerando-se que o prognóstico de um paciente após uma ressuscitação bem-sucedida depende em grande parte da condição do sistema nervoso central (SNC) e que a preservação da função do SNC depende de um rápido reconhecimento e adequada RCP, fica claro que onde a "corrente de sobrevivência" é mais eficaz, o número de pacientes que se recuperam é maior, podendo a ressuscitação cardiopulmonar imediata duplicar ou triplicar as chances de sobrevivência a uma FV. Se a FV permanecer sem atendimento por 15 minutos, ela deteriora para assistolia. Cada minuto de um ritmo chocável sem desfibrilação diminui em 10% a chance de sobrevivência, de modo que após 12 minutos essa chance varia de 0 a 5%, por isso a importância do reconhecimento e tratamento precoce do ritmo chocável.

A sobrevida média de pacientes adultos com PCR-ExH é, de acordo com uma grande metanálise global, de aproximadamente 7%. É importante ressaltar que esses números vêm aumentando, principalmente devido à conscientização da comunidade e ao treinamento de leigos e equipes médicas. Ainda nos Estados Unidos, a taxa de sobrevivência até a chegada ao hospital de pacientes atendidos na rua subiu de 14,3% em 2006 para 20,8% em 2012. Contudo, a mortalidade da PCR-ExH permanece alta, sendo que apenas 25% dos pacientes alcançam retorno da circulação espontânea (RCE) e menos de 10% a alta hospitalar. Se o serviço médico de emergência for prontamente ativado, chegar no local da vítima em 5 minutos e entregar precocemente o choque, a taxa de sobrevivência máxima esperada para esse paciente é de 30%.

Quando são avaliadas somente as PCR intra-hospitalares, os números são diferentes, com uma taxa de retorno da circulação espontânea variando em torno de 50%, e isso é atribuído à maior vigilância e, consequentemente, maior rapidez com que medidas de ressuscitação são realizadas. Em adultos jovens internados (18 a 64 anos de idade) foram identificadas 236.069 PCR entre 2007 e 2012 nos Estados Unidos. Nessa amostra, 30,4% sobreviveram até a alta hospitalar, sendo que sexo feminino e ritmo chocável foram fatores associados com melhor prognóstico. Felizmente, dos pacientes que sobrevivem à alta hospitalar, independentemente da apresentação inicial, 78% evoluem com boa função neurológica.

DIAGNÓSTICO

Para o correto diagnóstico da PCR, devemos verificar se a vítima se encontra com:

1. Ausência de resposta:
   - Após chamado e toque vigoroso nos dois ombros.
2. Ausência de pulso central:
   - Checar pulso carotídeo ou femoral.
   - Se houver dúvida ou o pulso não for detectado em até 10 segundos, a RCP deverá ser iniciada.

Identificado o paciente em PCR, é preciso iniciar o atendimento rápido e eficaz por meio do suporte básico de vida (BLS) que será descrito posteriormente neste capítulo.

Caso a vítima se encontre com pulso presente, mas respiração normal, apenas aguarde o serviço médico de emergência.

Se a vítima se encontrar com pulso presente e respiração ausente ou irregular, realize 1 ventilação de resgate a cada 6 segundos, cheque pulso a cada 2 minutos, administre naloxone se suspeita de intoxicação por opioides e aguarde o serviço médico de emergência (SME).

Diagnosticada a PCR, chame ajuda e providencie a instalação de um monitor para obter o ritmo cardíaco, seja de maneira automática (desfibrilador externo automático – DEA) ou não. O objetivo é identificar ritmos que possam ser chocáveis.

Os ritmos que podem ser encontrados nos pacientes em PCR estão mostrados na Figura 1.

Causas de parada cardiorrespiratória

A determinação da causa da parada cardiorrespiratória no atendimento inicial é difícil, e muitas vezes informações sobre idade, anamnese, comorbidades e medicações não estão disponíveis (Tabela 1).

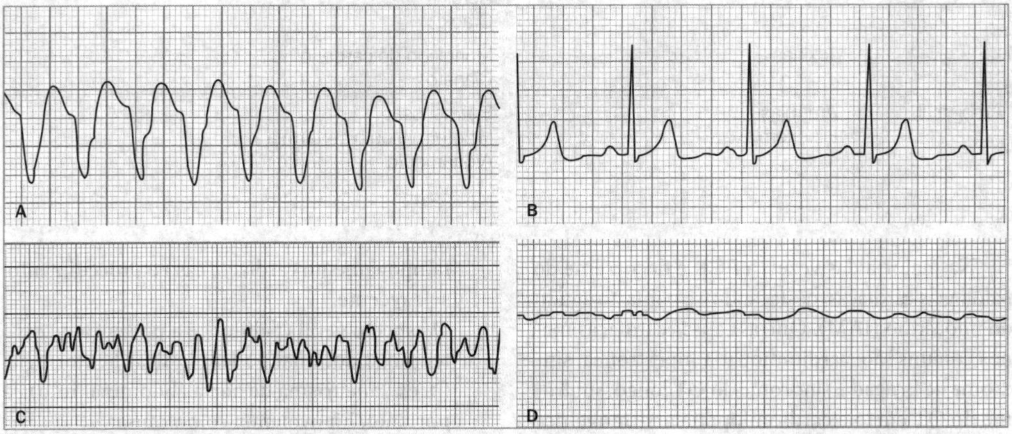

▷ **FIGURA 1** Ritmos cardíacos encontrados em pacientes em parada cardiorrespiratória (PCR). (A) Taquicardia ventricular – sem pulso. (B) Atividade elétrica sem pulso. (C) Fibrilação ventricular. (D) Assistolia.

▷ **TABELA 1** Causas não traumáticas de parada cardiorrespiratória

Causa geral	Causa específica	Patologia/agente
Cardíaca	Infarto agudo do miocárdio Cardiomiopatia hipertrófica Disfunção valvar	Doença arterial coronariana Anormalidades estruturais cardíacas
Respiratória	Hipoventilação	Disfunção do sistema nervoso central Doença neuromuscular Tóxicos Encefalopatia metabólica
	Obstrução de via aérea superior	Disfunção do sistema nervoso central Corpo estranho Infecção de via aérea superior Neoplasia
	Disfunção pulmonar	Asma/doença pulmonar obstrutiva crônica (DPOC) Edema agudo pulmonar Tromboembolismo pulmonar Pneumonia
Circulatória	Obstrução mecânica	Pneumotórax hipertensivo Tamponamento cardíaco Tromboembolismo pulmonar
	Hipovolemia	Hemorragia
	Tônus vascular	Sepse Neurogênico

(continua)

▷ **TABELA 1** Causas não traumáticas de parada cardiorrespiratória *(continuação)*

Causa geral	Causa específica	Patologia/agente
Metabólica	Anormalidades eletrolíticas	Hipo/hipercalemia Hipo/hipermagnesemia Hipocalcemia
Tóxicos	Medicações	Antiarrítmico Betabloqueador Bloqueadores de canal de cálcio Antidepressivo tricíclico
	Drogas recreativas	Cocaína Heroína Crack
	Toxinas	Monóxido de carbono Cianeto
Ambiental	Arritmias Hipoxemia	Eletrocussão Hipotermia ou hipertermia Afogamento

Na maioria das vezes, a PCR é decorrente de patologias cardíacas, destacando-se o infarto agudo do miocárdio (IAM). Outras causas cardíacas menos comuns são: cardiomiopatia hipertrófica; síndrome de Brugada; síndrome do QT longo; síndrome do QT curto e cardiomiopatia arritmogênica do ventrículo direito.

A causa metabólica mais comum de PCR é a hipercalemia, frequentemente observada em pacientes com insuficiência renal. A progressão da hipercalemia geralmente cursa com ritmo em AESP, mas pode resultar em qualquer ritmo de PCR.

A eletrocussão também pode levar a PCR por arritimias ou hipóxia. Corrente elétrica alternada entre 100 mA e 1 A geralmente leva à parada por FV, ao passo que uma corrente elétrica acima de 10 A pode levar à assistolia.

Hipotermia e afogamento são causas de PCR que podem se manifestar em qualquer ritmo de parada e seu manejo envolve medidas invasivas de aquecimento e ressuscitação prolongada.

O exame físico constitui uma importante ferramenta na avaliação dos pacientes em PCR. Por meio dele é possível determinar possíveis etiologias e instaurar terapias específicas visando ao tratamento das causas reversíveis. É importante ficar atento a:

- Pacientes portadores de doença renal crônica, que pode sugerir hipercalemia ou acidose como causas da parada.
- Em pacientes com cicatriz de esternotomia de provável revascularização cardíaca deve-se considerar a possibilidade de coronariopatia ou tamponamento cardíaco, caso o procedimento seja recente.
- O aspecto geral (palidez) e a presença de distensão abdominal podem indicar hemorragia (p. ex., aneurisma de aorta abdominal roto) e, portanto, hipovolemia como causa.
- Distensão jugular pode indicar tromboembolismo pulmonar, tamponamento cardíaco ou pneumotórax hipertensivo.
- Via aérea com secreções pode indicar obstrução de via aérea superior e hipóxia como causa da PCR.
- Marcas de aplicações com agulha na pele podem indicar uso de drogas ou pacientes em uso de insulina.
- Queimaduras de região distal de membros indicam eletrocussão.

Vale ressaltar que o exame físico fornece pouca evidência em relação à duração da PCR, já que:

- Pupilas dilatam após 1 minuto de PCR, mas podem se tornar mióticas após o início da RCP.
- A temperatura não é um preditor confiável do tempo de PCR, já que não diminui significativamente durante as primeiras horas.
- O livedo reticular e o *rigor mortis* se desenvolvem após horas de PCR.

Exames laboratoriais

Amostras intermitentes de sangue venoso ou arterial para gasometria ou análise bioquímica são de uso limitado durante a PCR.

Eletrólitos podem ser coletados para descartar causas reversíveis de PCR como a hipercalemia; contudo, se houver a suspeita clínica, a terapia deve ser iniciada de forma empírica.

Outros exames laboratoriais devem ser feitos para confirmar o diagnóstico após uma ressuscitação bem-sucedida.

CORRENTE DE SOBREVIVÊNCIA

A AHA criou o termo "corrente da sobrevivência" para resumir as principais atitudes diante da PCR (Figuras 2 e 3).

TRATAMENTO

Suporte básico de vida

O suporte básico de vida (BLS) contém o alicerce de conhecimentos necessários para salvar vidas após uma PCR e deve ser disseminado entre médicos e leigos.

Os aspectos fundamentais do BLS em adultos incluem (Figuras 2 e 3):

1. Reconhecimento imediato de parada cardiorrespiratória.
2. Ativação imediata do sistema de resposta a emergências.
3. RCP precoce e de alta qualidade.
4. Desfibrilação rápida.
5. Manuseio básico de vias aéreas.

Segurança da cena

Antes de avaliar a vítima e iniciar qualquer atendimento, é imprescindível garantir a segurança da cena.

A segurança do profissional e de sua equipe sobrepuja a necessidade de atendimento de qualquer paciente.

Chamar ajuda

Um passo muitas vezes negligenciado no protocolo do BLS é "chamar ajuda". É um procedimento muito importante e deve ser sempre frisado, principalmente com prestadores leigos.

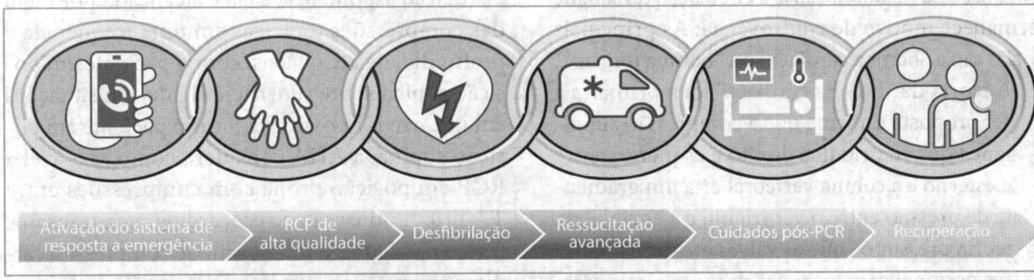

▷ **FIGURA 2** Corrente de sobrevivência em PCR extra-hospitalar.
PCR: parada cardiorrespiratória; RCP: ressuscitação cardiopulmonar. Adaptada de Merchant RM, et al. Part 1: Executive summary: 2020 American Heart Association Guidelines for Cardiopulmonary Resuscitation and Emergency Cardiovascular Care. Circulation. 2020;142(16):337-57.

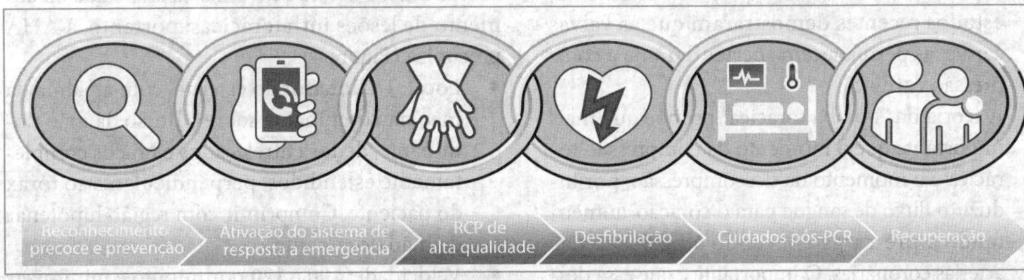

▷ **FIGURA 3** Corrente de sobrevivência em PCR intra-hospitalar.
PCR: parada cardiorrespiratória; PCR-InH: PCR intra-hospitalar; RCP: ressuscitação cardiopulmonar. Adaptada de Merchant RM, et al. Part 1: Executive summary: 2020 American Heart Association Guidelines for Cardiopulmonary Resuscitation and Emergency Cardiovascular Care. Circulation. 2020;142(16):337-57.

Caso a vítima não responda após chamado vigoroso, acione o serviço médico de emergência:

- Disque 192 – Serviço de Atendimento Móvel de Urgência (SAMU).
- Disque 193 – Corpo de Bombeiros.

Checagem de pulso

A checagem de pulso (carotídeo ou femoral) deve ser realizada em até 10 segundos, tanto no atendimento inicial para diagnóstico, como após 2 minutos ou 5 ciclos se houver ritmo no monitor capaz de gerar pulso.

Compressões torácicas

Raciocínio teórico

Um dos principais preditores de sucesso na RCP é a correta execução de compressões torácicas externas, principal responsável pela circulação sanguínea em pacientes nessa situação. Compressão cardíaca externa foi descrita pela primeira vez na década de 1960 e, embora seja fundamental a aplicação rítmica de força ao peito da vítima, o exato mecanismo pelo qual essa manobra causa a circulação do sangue permanece motivo de controvérsia. As principais teorias são a "bomba cardíaca" e a "bomba torácica".

- A teoria da "bomba cardíaca" foi a primeira a ser proposta e afirma que a compressão simultânea dos ventrículos direito e esquerdo entre o esterno e a coluna vertebral cria um gradiente de pressão entre o ventrículo e a aorta. Essa teoria pressupõe que as valvas atrioventriculares permaneçam fechadas durante a compressão. Dessa maneira, seria criado um gradiente arterial-venoso periférico, resultando em fluxo sanguíneo adiante, com o ventrículo se enchendo durante a descompressão. No entanto, estudos recentes demostraram que as valvas cardíacas permanecem abertas durante a compressão cardíaca.
- A teoria da "bomba torácica" propõe que mais importante que o momento da compressão torácica é o momento da descompressão, por induzir o fluxo de sangue para o coração, aumentando a pré-carga e levando à perfusão das artérias coronárias. O importante é que essa descompressão ocorra de maneira completa.

A teoria da "bomba torácica" explica melhor a perfusão do sistema nervoso central durante a RCP, pois há evidências sugerindo que a perfusão cerebral ocorre tanto na sístole (compressão) quanto na diástole, quando o retorno da caixa torácica à sua posição original é total (descompressão). É importante notar que o fluxo na carótida comum durante as compressões torácicas executadas de maneira adequada é de aproximadamente 300 mL/min e é inversamente proporcional ao tempo entre o evento e o início da RCP. Retardo em reconhecer a PCR e RCP inadequada podem levar a sequelas neurológicas catastróficas naqueles pacientes que retornam à circulação espontânea.

Técnica da compressão torácica

O rápido início das compressões torácicas de alta qualidade é a intervenção mais importante para se obter retorno da circulação espontânea (RCE) e recuperação neurológica. É por esse motivo que a AHA reorganizou a sequência "ABC" para "CAB".

A pressão de perfusão coronariana (PPC) é um dos principais fatores para alcançar o retorno da circulação espontânea, e ela é alcançada por meio das compressões torácicas em uma frequência e profundidade adequadas, com o paciente em posição supina sobre superfície rígida; em situações em que não for possível colocar o paciente em posição supina, a AHA considera como razoável a RCP em posição prona com compressões entre T7-T10. A utilização do ecocardiograma transesofágico para guiar o local exato de compressão cardíaca externa é associado a melhores desfechos em pacientes em PCR.

Compressões acima de 120/min aumentam a chance de aprofundamento torácico inadequado, e profundidade acima de 6 cm está associada ao aumento de lesões intratorácicas; portanto, a AHA preconiza (Figura 4):

- Local: 1/2 inferior do esterno, com a palma da mão não dominante sobre o dorso da mão dominante, dedos entrelaçados e braços completamente estendidos, perpendiculares ao tórax do paciente. Comprimir com região hipotenar da mão dominante.
- Velocidade: 100 a 120 por minuto e minimizar as interrupções entre as compressões.

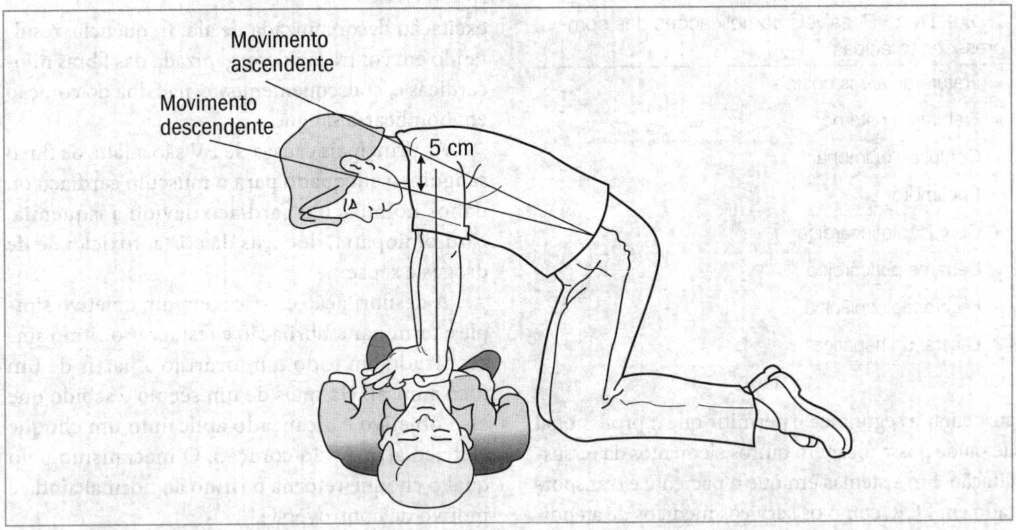

▷ **FIGURA 4** Posicionamento correto para execução de compressões torácicas durante ressuscitação cardiopulmonar (RCP) em paciente em posição supina no solo.
Adaptada de Gonzalez MM, Timerman S, Gianotto-Oliveira R, Polastri TF, Canesin MF, Schimidt A, et al. I Diretriz de Ressuscitação Cardiopulmonar e Cuidados Cardiovasculares de Emergência da Sociedade Brasileira de Cardiologia. Arq Bras Cardiol [Internet]. 2013 Aug [cited 2018 Jan 15]; 101(2 Suppl. 3):1-22.

- Profundidade: deprimir o tórax entre 5 e 6 cm.
- Não se apoiar no tórax do paciente, permitindo a expansão torácica após cada compressão.

Contudo, por mais perfeita que seja a compressão, ela vai gerar no máximo um terço do débito cardíaco fisiológico, que é o necessário para perfusão adequada de coração, rins e cérebro.

Além disso, mesmo pequenas interrupções nas compressões torácicas durante a RCP podem reduzir o fluxo sanguíneo e a perfusão orgânica; portanto, as checagens de pulso, de ritmo e a desfibrilação devem ser realizadas o mais brevemente possível.

- Uma vez interrompidas as compressões, leva-se em torno de 1 minuto de RCP de alta qualidade para restabelecer a pressão de perfusão coronariana e tecidual prévia à interrupção.
- Uma maneira de se otimizar e minimizar as interrupções (embora sem apoio no *guideline* da AHA) é manter as compressões durante a recarga do desfibrilador, pausando as compressões apenas no momento do choque.
- Na ausência de uma via aérea avançada, devem ser realizadas 30 compressões para cada 2 ventilações. Entretanto, para profissionais do SME a AHA fez uma atualização em 2017 que considera razoável o profissional realizar ventilações assíncronas com as compressões, na proporção de 1 ventilação a cada 6 segundos, mesmo sem uma via aérea avançada. Essa recomendação é baseada num ensaio clínico randomizado publicado no *New England Journal of Medicine*, com mais de 23.000 pacientes comparando as duas intervenções. Não houve diferença de desfecho.
- Após estabelecimento de uma via aérea avançada, obrigatoriamente as compressões torácicas devem ser realizadas continuamente e simultaneamente às ventilações, que devem ser feitas a cada 6 segundos.

A Tabela 2 lista algumas das complicações possíveis relacionadas às compressões torácicas, que podem ocorrer mesmo quando o procedimento é executado de maneira adequada.

Dispositivos de compressão mecânica

Dispositivos de compressão mecânica não se mostraram superiores em relação às compressões manuais como observado no estudo PARAMEDIC-1, publicado no Lancet, com mais de 4.400 pacientes. Como seu resultado foi neutro, seu uso de rotina não é recomendado. Contudo, em algumas situações, como a escassez de profissionais ou ambientes estreitos de difícil acesso e transporte, esses dispositivos podem

▷ **TABELA 2** Possíveis complicações das compressões torácicas

▪ Fratura de arcos costais
▪ Fratura do esterno
▪ Contusão pulmonar
▪ Pneumotórax
▪ Contusão miocárdica
▪ Derrame pericárdico
▪ Laceração esplênica
▪ Laceração hepática

aumentar a segurança e permitir que o profissional de saúde possa focar em outros elementos da ressuscitação. Em sistemas em que o paciente é transportado em PCR, como os serviços médicos de atendimento pré-hospitalar, os dispositivos de compressão mecânica têm se mostrado mais seguros e capazes de manter melhor qualidade de compressão torácica.

As indicações formais ao uso de dispositivos de compressão mecânica são:

- Pouca disponibilidade de profissionais.
- RCP associada a hipotermia.
- RCP prolongada.
- RCP durante transporte.
- RCP na sala de angiografia.
- RCP durante preparo para RCP extracorpórea (ECPR).

Dispositivos de *feedback*

Os dispositivos de *feedback* informam aos profissionais envolvidos na RCP sobre a qualidade da massagem efetuada. As informações são mostradas em tempo real por meio de sinais visuais ou sonoros nos monitores utilizados para acompanhar a RCP.

- Alguns estudos têm mostrado maior regularidade da frequência e mais adequada profundidade das compressões por meio desses dispositivos de *feedback*.
- De acordo com o *guideline* da AHA publicado em 2020, apesar da ausência de benefício claro, o uso de feedback audiovisual é plausível dentro de um pacote de cuidados ao paciente em PCR.

Desfibrilação

Raciocínio teórico

Na fibrilação ventricular (FV), a contração coordenada do miocárdio ventricular é substituída por excitação desorganizada de alta frequência, resultando em contração desorganizada das fibras miocárdicas e, consequentemente, na falha do coração em bombear o sangue.

As principais causas de FV são a falta de fluxo sanguíneo adequado para o músculo cardíaco ou danos no músculo cardíaco devido a isquemia, cardiomiopatia, doenças da aorta, toxicidade de drogas e sepse.

A desfibrilação elétrica tem um objetivo simples: terminar a fibrilação e restaurar o ritmo sincronizado em todo o miocárdio a partir de um foco sinusal. Há mais de um século é sabido que esse objetivo é alcançado aplicando um choque elétrico através do coração. O mecanismo pelo qual o choque retorna o ritmo ao normal ainda é motivo de controvérsia.

- As teorias clássicas sugerem que um campo elétrico produzido por um choque é capaz de estimular todo o miocárdio, incluindo regiões em vários estados de repolarização e refratariedade. Dessa maneira, ocorreria uma despolarização homogênea interrompendo os padrões de fibrilação e redefinindo a condução elétrica no tecido. Essa teoria foi posteriormente expandida quando se demonstrou que a desfibrilação poderia ocorrer sem que todo o miocárdio fosse afetado. Assim, se uma determinada região acima do que se chamava de massa crítica fosse despolarizada e retomasse a sincronização, todo o coração retornaria ao ritmo normal.
- Posteriormente desenvolveu-se uma teoria alternativa baseada nos mecanismos que induzem a arritmia. Em modelos experimentais, a aplicação de um choque ao tecido durante o período vulnerável de repolarização pode induzir FV. Nesse modelo, observou-se que havia um limite superior na força de choque capaz de induzir uma arritmia. Acredita-se, por esses motivos, que para ser bem-sucedido, um choque deve ser capaz de impedir a progressão das frentes de ativação e alcançar um gradiente de potencial suficiente em todo o miocárdio, de modo a não permitir os fenômenos de reentrada que causam a arritmia.

Técnica

No atendimento pré-hospitalar, a desfibrilação é realizada por desfibrilador externo automático (DEA), que é de fácil utilização, podendo ser aplicado por socorristas leigos. O DEA analisa o ritmo automaticamente e indica se o choque é necessário sem a necessidade de interpretação de ritmo pelo operador.

No ambiente intra-hospitalar, os desfibriladores manuais ou semiautomáticos podem ser monofásicos ou bifásicos (Tabela 3). Nestes últimos, a energia necessária para se desfibrilar com sucesso é menor, diminuindo a chance de disfunção miocárdica pós-choque.

▷ **TABELA 3** Energia necessária para desfibrilar de acordo com o aparelho

Aparelho	Energia
Monofásico	360J
Bifásico	120 a 200 J (dependendo do fabricante)
Desconhecido	Carga máxima

No início da ressuscitação de um paciente em PCR, o ritmo deve ser checado e, na presença de ritmo chocável (FV ou TVsp), a desfibrilação deve ser realizada o mais precocemente possível (compressões torácicas devem ser mantidas até o DEA ser instalado e estar pronto para o choque).

O ritmo de atividade elétrica sem pulso (AESP) pode ser observado após uma desfibrilação bem-sucedida; assim, mesmo se um ritmo organizado se apresentar no monitor, é necessária manutenção da RCP por mais um ciclo.

Posicionamento das pás

- Posição anteroapical (Figura 5): uma pá é colocada em ápice cardíaco, e a outra pá em região infraclavicular direita. É a posição de escolha para pacientes em posição supina.
- Posição anteroposterior: uma pá adesiva é colocada em região paraesternal esquerda e a outra pá é colocada em região infraescapular esquerda. É a posição sugerida em pacientes em posição prona.
- Posição posteroapical: uma pá adesiva é colocada em região precordial e a outra pá é colocada em região infraescapular esquerda.

Precauções

Sempre verifique se não há ninguém em contato com o paciente no momento do choque, pois a corrente usada para a desfibrilação pode induzir a fibrilação ventricular em outro individuo.

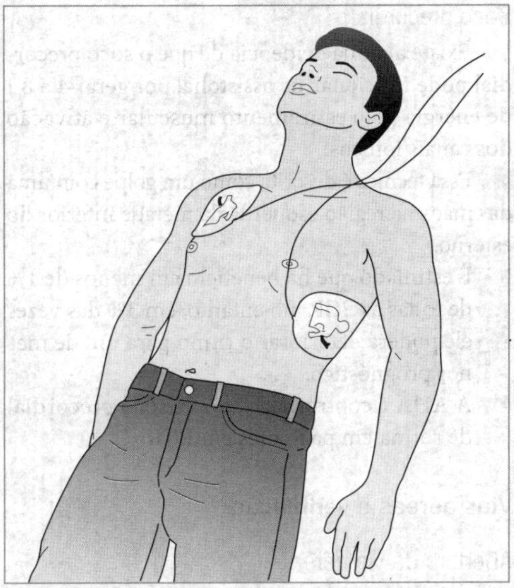

▷ **FIGURA 5** Posição anteroapical para colocação das pás de desfibrilação.
Adaptada de American Heart Association – Advanced Cardiovascular Life Support (ACLS) – Provider.

Se o paciente estiver molhado, é preciso secá-lo antes de realizar o choque, e o paciente nunca deve ser desfibrilado em superfície condutora de eletricidade.

Recomenda-se sempre interromper a ventilação, o fornecimento de oxigênio e retirar todos os objetos metálicos e *patchs* de medicações do paciente para prevenir possíveis queimaduras e incêndios.

Em pacientes com grande quantidade de pelos é necessário realizar uma rápida tricotomia para garantir adequado contato entre as pás e a pele.

Por fim, para uma adequada desfibrilação é preciso garantir que o gel condutor de uma pá se mantenha a mais de 5 cm de distância da outra pá, e em pacientes com marca-passo manter pelo menos 12,5 cm de distância entre as pás e o dispositivo.

A Tabela 4 lista as possíveis complicações da desfibrilação.

▷ **TABELA 4** Possíveis complicações da desfibrilação

▪ Queimadura de pele
▪ Choque inadvertido a outrem
▪ Lesão miocárdica

Soco precordial

Existe alguma evidência de que o soco precordial pode funcionar na assistolia, por gerar 4 a 8 J de energia pelo estiramento muscular e ativação dos canais iônicos.

Essa técnica é descrita como um golpe com uma das mãos na região esquerda da metade inferior do esterno.

- É estimado que há benefício em menos de 1% de todas as PCR; no entanto, em 3% das vezes ele poderá deteriorar o ritmo para um de menor prognóstico.
- A AHA é contrária ao uso de soco precordial de rotina em pacientes em PCR.

Vias aéreas e ventilação

Abertura da via aérea

Ao avaliar a via aérea de um paciente em parada respiratória é necessário realizar primeiramente manobras que possam abrir a via aérea de maneira adequada.

Se houver história de trauma, é recomendado que se realize a manobra *jaw thrust* (elevação da mandíbula), pois permite a abertura da via aérea mantendo a cervical estável em posição neutra. A manobra consiste em elevar a mandíbula para a frente pelo ângulo da mandíbula (Figura 6A). Por outro lado, se não houver história de trauma, pode ser realizada a manobra *head tilt-chin lift*, que consiste na elevação do queixo e extensão da cabeça (Figura 6B). O simples ato de abrir a via aérea já pode ser suficiente para o retorno da respiração espontânea.

Obstrução de via aérea por corpo estranho (OVACE)

Em pacientes em parada respiratória ou com tosse ineficaz, a avaliação da cavidade oral pode identificar a presença de secreções ou de corpo estranho.

Em pacientes alertas e conscientes, as seguintes ações devem ser seguidas e rapidamente escalonadas de acordo com a condição clínica:

- Tapas nas costas.
- Compressões abdominais.
- Extração manual de corpos estranhos visíveis.
- Não realizar varredura às cegas com o dedo na boca do paciente.
- Profissionais de saúde devidamente qualificados podem utilizar uma pinça Magill para retirar um corpo estranho não visível.

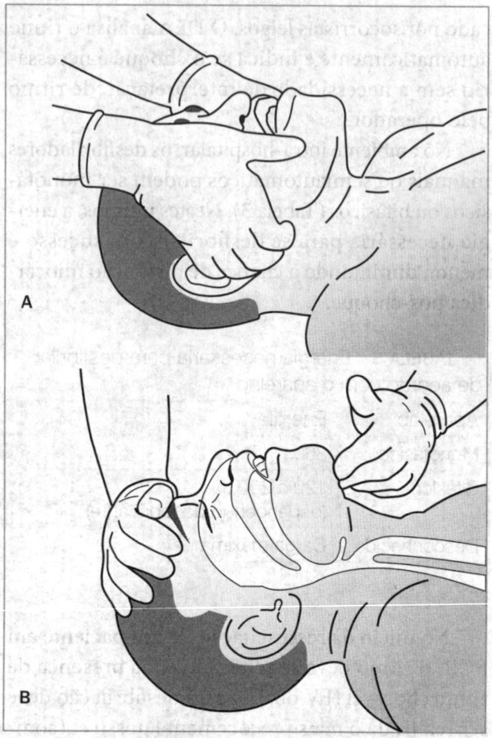

▷ **FIGURA 6** Manobras para (A) abertura das vias aéreas em pacientes traumatizados ("*jaw thrust*") ou (B) não vítimas de trauma ("*head tilt-chin lift*").
Adaptada de The American Heart Association in collaboration with the International Liaison Committee on Resuscitation. Part 3: adult basic life support. In: Guidelines 2000 for Cardiopulmonary Resuscitation and Emergency Cardiovascular Care. Circulation. 2000;102(suppl 8):I-77–I-85.

- Não recomendamos o uso rotineiro de dispositivos de desobstrução das vias aéreas baseados em aspiração.

Em pacientes com OVACE inconscientes, sugerimos que compressões torácicas sejam iniciadas imediatamente.

Técnicas de ventilação

Durante a RCP, de forma síncrona (em paciente sem via aérea avançada) devem ser entregues 2 ventilações (por 1 segundo cada) a cada 30 compressões, com volume de 500-600 mL (6-7 mL/kg) e maior FiO_2 possível. De forma assíncrona (em paciente com via aérea avançada ou em RCP realizada por times de alta performance), devem ser entregues 1 ventilação (por 1 segundo) a cada 6 segundos com volume de 500 mL (cerca de 1/3 do volume do AMBU) e maior FiO_2 possível.

Ventilação boca a boca/boca a máscara

Deve ser realizada somente por profissionais treinados, capazes e dispostos a ofertar a manobra. Caso contrário, estão autorizados a realizar apenas compressões torácicas. Para realizar a manobra:

- Colocar-se lateralmente a vítima.
- Abrir a via aérea com a manobra de *head tilt-chin lift* (se ausência de suspeita de trauma cervical).
- Ocluir a cavidade nasal com o polegar e o indicador em um movimento de pinça para prevenir escape de ar.
- Após inspiração profunda, colocar os lábios sobre os lábios da vítima selando qualquer escape de ar e expirar vagarosamente.
- Retirar os lábios da vítima e permitir a expiração passiva do paciente.

Dispositivos de proteção facial podem ser utilizados conforme demonstrado na Figura 7. Diferentemente da ventilação mencionada, é necessário se colocar atrás do paciente e selar a máscara englobando nariz e boca. Com o indicador e o polegar forma-se um C sob a máscara, e com o restante dos dedos abaixo da mandíbula forma-se um E, acoplando a máscara no rosto.

Ventilação por bolsa-válvula-máscara (BVM)

A bolsa-válvula-máscara permite uma melhor ventilação e oxigenação da vítima, já que existe a possibilidade de ofertar oxigênio por fonte externa. Para realizar a manobra:

- Colocar-se atrás da vítima.
- Com o indicador e o polegar forma-se um C sob a máscara, e com o restante dos dedos abaixo da mandíbula forma-se um E, acoplando a máscara ao rosto.
- Pressionar a bolsa vagarosamente e permitir o retorno passivo à posição neutra inicial.

Além da técnica do C e E, existe a técnica conhecida como "*the 2 thumbs down*" ou ventilação com a região tenar, que consiste em usar a região tenar das mãos para pressionar a máscara, sobrando 4 dedos para manejo da mandíbula (Figura 8). Como utiliza as duas mãos, deve sempre ser realizada quando há dois socorristas disponíveis para via aérea.

- Estudos realizados em educação médica com manequins demonstram que a técnica com a região tenar é superior ao C e E quando utilizada

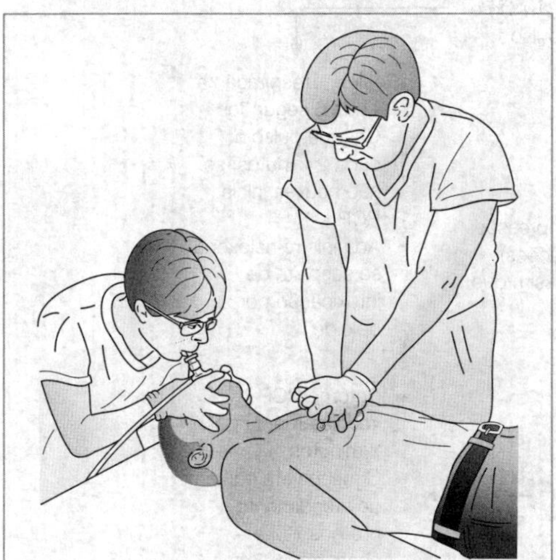

▷ **FIGURA 7** Ventilação boca a máscara com o uso de dispositivo de proteção facial.
Adaptada de The American Heart Association in collaboration with the International Liaison Committee on Resuscitation. Part 3: adult basic life support. In: Guidelines 2000 for Cardiopulmonary Resuscitation and Emergency Cardiovascular Care. Circulation. 2000;102(suppl 8):I-77–I-85.

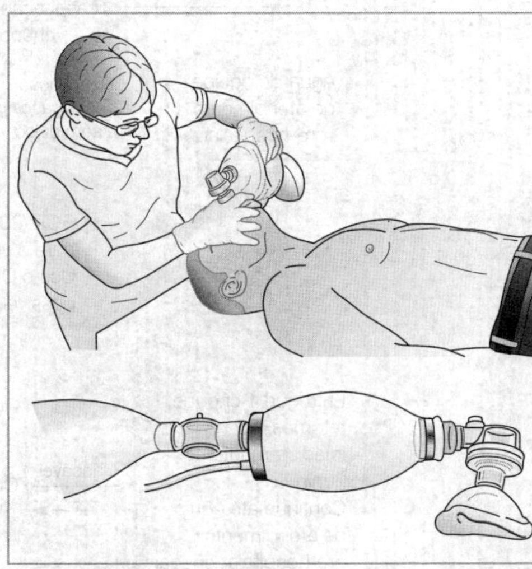

▷ **FIGURA 8** Ventilação através de bolsa-válvula-máscara (BVM).
Adaptada de The American Heart Association in collaboration with the International Liaison Committee on Resuscitation. Part 3: adult basic life support. In: Guidelines 2000 for Cardiopulmonary Resuscitation and Emergency Cardiovascular Care. Circulation. 2000;102(suppl 8):I-77–I-85.

por profissionais de saúde com pouca experiência em PCR. Para médicos experientes os estudos não mostraram diferença entre as técnicas.

- Para médicos experientes, os estudos não mostraram diferença entre as técnicas.
- Uma vantagem que a técnica com a região tenar permite é não só a realização do *chin lift*, mas também do *jaw thrust* enquanto se realiza a ventilação.

Ventilação mecânica

O *guideline* interino da AHA para pacientes com suspeita ou confirmação de COVID-19 autoriza que, em caso de PCR em pacientes já intubados, a ventilação mecânica com filtro HEPA pode ser mantida, mesmo durante as desfibrilações, com os seguintes ajustes do ventilador:

- Fração inspirada de oxigênio (FiO_2) 100%.

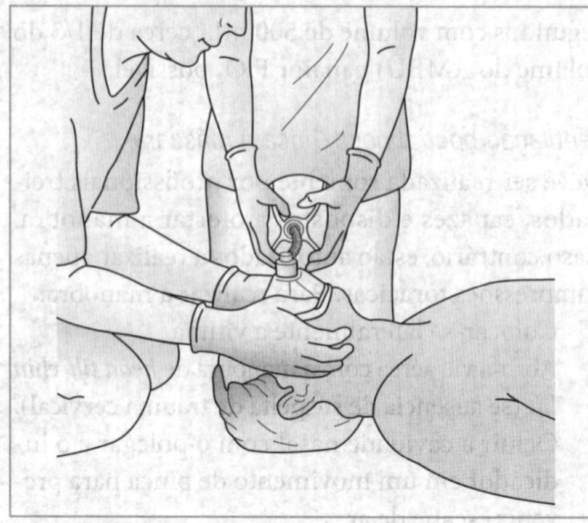

▷ **FIGURA 9** Ventilação com bolsa-máscara com duas pessoas, com técnica de duas mãos para atingir uma boa vedação. Observe o posicionamento da cabeça do paciente e o uso da manobra de pressão da mandíbula.

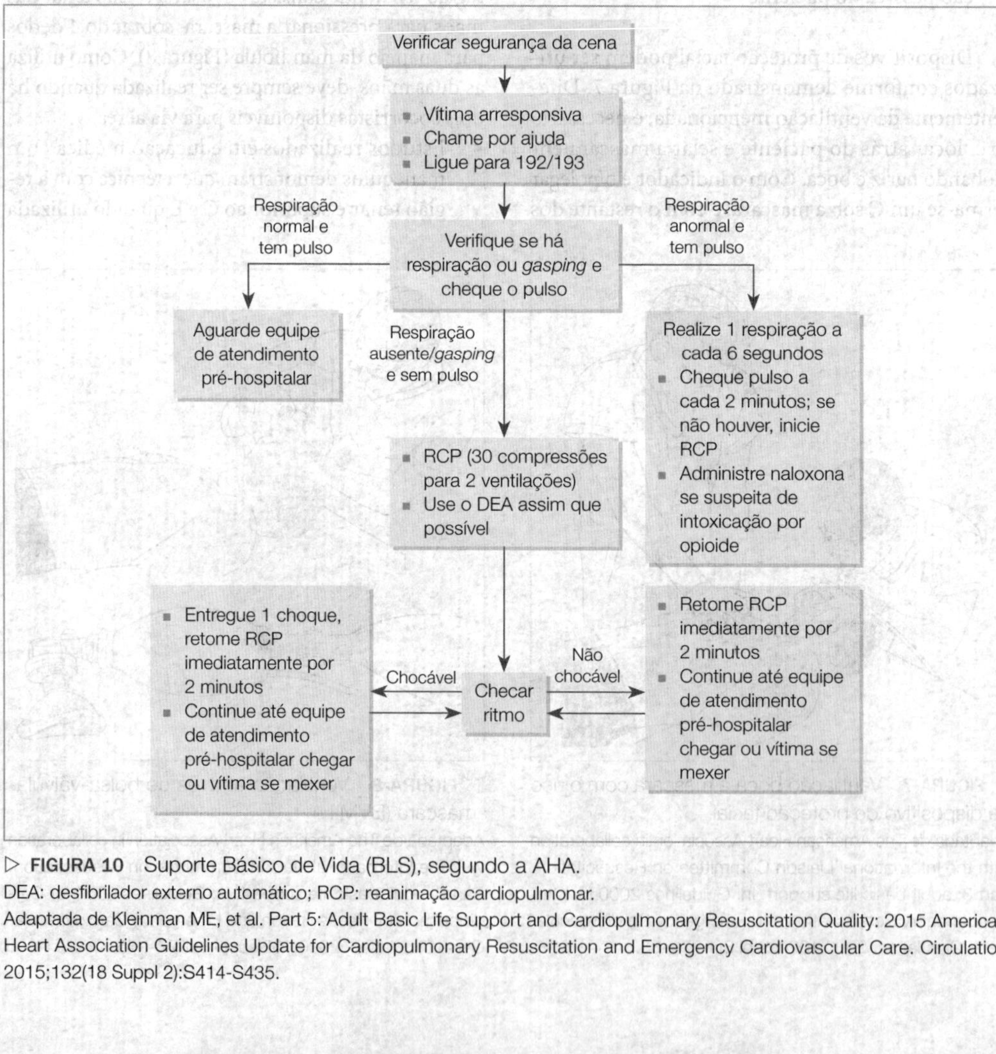

▷ **FIGURA 10** Suporte Básico de Vida (BLS), segundo a AHA.
DEA: desfibrilador externo automático; RCP: reanimação cardiopulmonar.
Adaptada de Kleinman ME, et al. Part 5: Adult Basic Life Support and Cardiopulmonary Resuscitation Quality: 2015 American Heart Association Guidelines Update for Cardiopulmonary Resuscitation and Emergency Cardiovascular Care. Circulation 2015;132(18 Suppl 2):S414-S435.

- Ventilação em modo pressão ou volume controlado com volume corrente de 4-6 mL/kg.
- Desligar o *trigger*, para evitar que as compressões torácicas desencadeiem ciclos respiratórios.
- Frequência respiratória para 10 respirações por minuto.
- Desligar os alarmes e limites do ventilador.
- Individualizar a necessidade de uso de PEEP.
- Fixar tubos e ventilador para evitar extubação acidental.

LITERATURA RECOMENDADA

1. Berdowski J, Berg RA, Tijssen JG, Koster RW. Global incidences of out-of-hospital cardiac arrest and survival rates: Systematic review of 67 prospective studies. Resuscitation. 2010 Nov;81(11):1479-87.
2. Berg KM, et al. Adult Advanced Life Support: 2020 International Consensus on Cardiopulmonary Resuscitation and Emergency Cardiovascular Care Science With Treatment Recommendations. Circulation. 2020;142:92-139
3. Brooks SC, et al. Part 6: Alternative techniques and ancillary devices for cardiopulmonary resuscitation: 2015 American Heart Association Guidelines Update for Cardiopulmonary Resuscitation and Emergency Cardiovascular Care. Circulation. 2015;132(18 Suppl. 2):S436-S443.
4. Cheskes S, ROC investigators. The association between AHA CPR quality guideline compliance and clinical outcomes from out-of-hospital cardiac arrest. Resuscitation. 2017 Jul;116:39-45.
5. Georgiou M, Papathanassoglou E, Xanthos T. Systematic review of the mechanisms driving effective blood flow during adult CPR. Resuscitation. 2014 Nov;85(11):1586-93.
6. Girotra S, van Diepen S, Nallamothu BK, Carrel M, Vellano K, et al. (2016). Regional variation in out-of-hospital cardiac arrest survival in the United States. Circulation. 2016;133(22):2159-68.
7. Gutbrod SR, Efimov IR. Two centuries of resuscitation. J Am Coll Cardiol. 2013 Dec 3;62:2110-1.
8. Jentzer JC, Clements CM, Wright RS, et al. Improving survival from cardiac arrest: a review of contemporary practice and challenges. Ann Emerg Med. 2016;68(6):678-89.
9. Kleinman ME, et al. Part 5: Adult Basic Life Support and Cardiopulmonary Resuscitation Quality: 2015 American Heart Association Guidelines Update for Cardiopulmonary Resuscitation and Emergency Cardiovascular Care. Circulation. 2015;132(18 Suppl. 2):S414-S435.
10. Mozaffarian D, et al., American Heart Association Statistics Committee and Stroke Statistics Subcommittee. Heart disease and stroke statistics – 2015 update: a report from the American Heart Association. Circulation. 2015;131:e29-e322.
11. Olasveengen TM, et al. Adult Basic Life Support: 2020 International Consensus on Cardiopulmonary Resuscitation and Emergency Cardiovascular Care Science with Treatment Recommendations. 2020;142:41-91.
12. Stevenson L, et al. Compression-only CPR or standard CPR in out-of-hospital cardiac arrest. N Engl J Med. 2010;363:434-42.
13. Weisfeldt ML, Becker LB. Resuscitation after cardiac arrest – a 3-phase time-sensitive model. JAMA. 2002;288(23):3035-8.

4 Suporte avançado de vida

Júlio César Garcia de Alencar
Braian Valério Cassiano de Castro
Ian Ward Abdalla Maia
Eduardo Messias Hirano Padrão
Klícia Duarte Amorim
Heraldo Possolo de Souza

PONTOS IMPORTANTES

- Suporte básico de vida, suporte avançado de vida e cuidados pós-parada são uma divisão didática, utilizada para descrever um conjunto de conhecimentos, habilidades e atitudes que são aplicados ora sequencialmente, ora simultaneamente durante o tratamento de pacientes em parada cardiorrespiratória (PCR).
- O suporte avançado de vida envolve: 1. ressuscitação cardiopulmonar (RCP) de alta qualidade; 2. desfibrilação; 3. suplementação de oxigênio e dispositivos de via aérea avançada; 4. acesso venoso ou intraósseo; 5. administração de drogas; 6. dispositivos de compressão mecânica; e 7. dispositivos de oxigenação por membrana extracorpórea.
- A evidência do real benefício do que consideramos suporte avançado de vida é pequena, já que preponderantemente o desfecho do paciente é determinado pelo tempo de PCR não assistida, RCP de alta qualidade, desfibrilação precoce e cuidados pós-parada cardíaca.

INTRODUÇÃO

É necessário esclarecer que suporte básico de vida, suporte avançado de vida e cuidados pós-parada são uma divisão didática, utilizada para descrever um conjunto de conhecimentos, habilidades e atitudes que são aplicados ora sequencialmente, ora simultaneamente durante o tratamento de pacientes em parada cardiorrespiratória (PCR). Assim, a separação nominal é apenas uma maneira sistematizada de ensino de competências, uma vez que, na prática clínica, há sobreposição entre elas à medida que cada estágio do cuidado progride para o próximo.

O suporte avançado de vida envolve:

1. Reanimação cardiopulmonar (RCP) de alta qualidade.
2. Desfibrilação.
3. Suplementação de oxigênio e dispositivos de via aérea avançada.
4. Acesso venoso ou intraósseo e drogas.
5. Dispositivos de compressão mecânica.
6. Dispositivos de oxigenação por membrana extracorpórea.

A evidência do real benefício do que conhecemos como suporte avançado de vida é pequena. Das 250 recomendações da mais importante diretriz de reanimação cardiopulmonar, o *Advanced Cardiac Life Support* (ACLS), publicado pela American Heart Association (AHA), apenas duas têm alto nível de evidência (recomendação A) baseadas em mais de 2 ensaios clínicos randomizados de alta qualidade, enquanto 123 recomendações são baseadas em opinião de especialistas. Nesse contexto, deve-se ter em mente que o desfecho do paciente é determinado sobretudo pelo tempo de PCR não assistida, RCP de alta qualidade, desfibrilação precoce e cuidados pós-parada cardíaca.

FISIOPATOLOGIA

Existem três fases distintas na PCR: fase elétrica, fase hemodinâmica e fase metabólica.

- **Fase elétrica**: período inicial da PCR, com duração aproximada de 4 a 5 minutos, geralmente em ritmo de fibrilação ventricular (FV). Desfibrilação imediata e RCP de alta qualidade são necessárias para otimizar a sobrevivência nessa fase.
- **Fase hemodinâmica**: período de 4 a 10 minutos após PCR. Essa fase representa a depleção dos substratos, como o oxigênio, para um adequado metabolismo celular. Desfibrilação e RCP de alta qualidade ainda são medidas críticas nesses pacientes.
- **Fase metabólica**: período que sucede 10 minutos de PCR, e é representado por acidose metabólica e disfunção celular grave. Ao tratamento de pacientes nessa fase já podem ser adicionados cuidados pós-PCR, como a hipotermia terapêutica. Se nesta fase não ocorrer o retorno da circulação espontânea (RCE), as chances de sobrevivência caem drasticamente.

DIAGNÓSTICO

Irresponsividade e **ausência de pulsos centrais** determinam o diagnóstico de PCR, que deve ser realizado no suporte básico de vida (Capítulo 3, "Suporte básico de vida em adultos").

A identificação imediata do ritmo cardíaco durante a PCR tem implicações terapêuticas e prognósticas.

Fibrilação ventricular e taquicardia ventricular sem pulso

Os ritmos passíveis de desfibrilação são: fibrilação ventricular (FV) e taquicardia ventricular sem pulso (TVsp). Ambos são tratados da mesma maneira na PCR, pois frequentemente são gerados pelos mesmos mecanismos e respondem à mesma terapêutica. Nessa situação, a pedra angular do tratamento é a desfibrilação precoce. Todavia, a RCP de alta qualidade é necessária até a disponibilidade do desfibrilador carregado para administração do choque.

Além disso, a administração de drogas vasopressoras e antiarrítmicas é necessária em caso de refratariedade às medidas iniciais.

A FV representa a principal causa de morte súbita e de PCR não traumática no atendimento pré-hospitalar, e é causada principalmente por isquemia miocárdica. Ela é caracterizada na eletrocardiografia por um tremulado grosseiro da linha de base onde não se identificam complexos QRS. Importante notar que a fibrilação ventricular pode se apresentar de maneira evidente (FV grossa) ou discreta (FV fina), e ambas são passíveis de choque (Figura 1).

Na taquicardia ventricular sem pulso o ritmo cardíaco é comandado por um foco ectópico localizado no ventrículo, gerando um traçado eletrocardiográfico com o QRS alargado (Figura 2). Quando esse ritmo não é capaz de gerar débito cardíaco suficiente para produzir pulso central, está instaurado o ritmo de TVsp e o paciente estará em PCR.

Atividade elétrica sem pulso (AESP)

A atividade elétrica sem pulso (AESP) é definida pela ausência de pulso palpável na vigência de atividade elétrica cardíaca organizada, e abrange numerosas causas (Tabela 1).

Esse ritmo pode ser a causa inicial da PCR ou pode ser decorrente dos esforços de ressuscitação de uma PCR prolongada, especificamente após uma desfibrilação.

A AESP pode ser dividida em dois grupos: "pseudo-AESP" e AESP verdadeira.

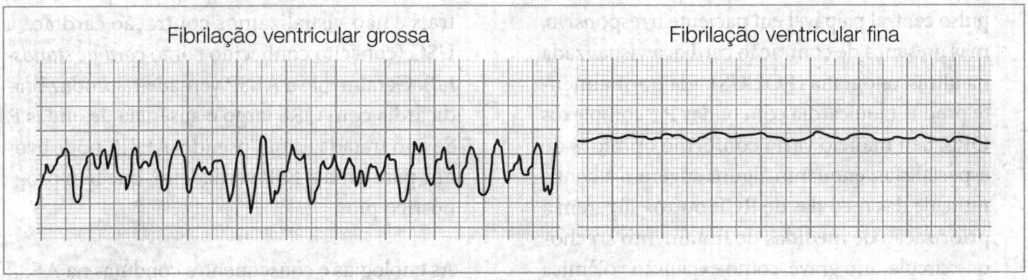

▷ **FIGURA 1** Ritmos de fibrilação ventricular. (A) Grossa e (B) fina.

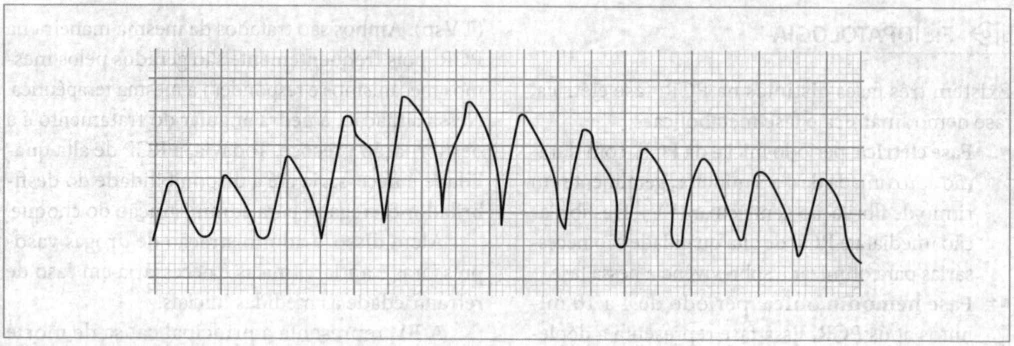

▷ **FIGURA 2** Ritmo de taquicardia ventricular.

▷ **TABELA 1** Causas e condutas especificas em pacientes em atividade elétrica sem pulso

5 Hs	Conduta	5 Ts	Conduta
Hipo/ hipercalemia	Hipocalemia: KCl 19,1% (25 mEq/10 mL) 8 mL em 3 min, seguido por 4 mL a cada 5-10 min Hipercalemia: 1. Estabilização de membrana: gluconato de cálcio 10% 30 mL ou cloreto de cálcio 10% 10 mL em *bolus* 2. Diminuição do potássio: glicose 50% 20 mL + insulina regular 5 U; bicarbonato de sódio 8,4% 50 mL em 5 minutos	Tóxicos	Antagonista específico Considerar prolongar RCP (tóxicos podem sofrer depuração e paciente ter RCE)
Hipóxia	Oferecer suporte ventilatório adequado com oxigênio a 100%	Tamponamento cardíaco	Pericardiocentese
Hipovolemia	Perda de fluidos corporais: reposição volêmica com cristaloides Hemorragia: transfusão de hemocomponentes	Trombose coronariana (IAM)	Intervenção coronariana percutânea (angioplastia coronariana) Trombólise (benefício questionável)
Hipotermia	Cobertores/mantas térmicas; SF aquecido; considerar irrigação peritoneal e pleural com SF aquecido; considerar ECMO como primeira escolha, se disponível	Tromboembolismo pulmonar	Trombólise com alteplase 0,6 mg/kg (máx. 50 mg) em 15 minutos Considerar prolongar RCP se realização de trombólise
H^+ (acidose)	RCP de alta qualidade; bicarbonato de sódio 8,4% 50 mL em 5 minutos	Tensão pulmonar (pneumotórax)	Punção de alívio e posterior drenagem de tórax

ECMO: membrana de oxigenação extracorpórea; IAM: infarto agudo do miocárdio; RCE: retorno a circulação espontânea; RCP: ressuscitação cardiopulmonar.

- A "pseudo-AESP" é caracterizada por ausência de pulso central palpável em paciente irresponsivo, mas presença de contração cardíaca visualizada na ultrassonografia (POCUS). Ela normalmente produz taquicardia com ondas P e complexos QRS. Seu manejo varia conforme opiniões de especialistas: enquanto alguns sugerem a continuidade das medidas de RCP, outros sugerem a priorização de medidas de tratamento ao choque circulatório grave, como expansão volêmica e administração de vasopressores e inotrópicos.
- Na AESP verdadeira não palpamos pulsos centrais e não visualizamos contração cardíaca à USG (conceito conhecido como *cardiac standstill*). Geralmente a AESP verdadeira produz bradicardia com QRS largo e ausência de ondas P. Se não tratada, uma "pseudo-AESP" pode evoluir para uma AESP verdadeira, que tem prognóstico pior.

As etiologias e consequentes condutas na AESP podem mudar dependendo do complexo QRS visualizado no monitor (Tabela 2). Ressaltamos que essa abordagem é uma generalização didática, atualmente questionável e não definitiva para facilitar o raciocínio rápido no momento da PCR.

▷ **TABELA 2** Avaliação do ritmo AESP com base na manifestação eletrocardiográfica

QRS estreito (alteração mecânica)	QRS largo (alteração metabólica)
▪ Tamponamento cardíaco	▪ Hipercalemia
▪ Tromboembolismo pulmonar	▪ Intoxicação por bloqueador de canal de sódio
▪ Pneumotórax hipertensivo	▪ IAM (falha de bomba) – parede anterior
▪ Hiperinsuflação mecânica	▪ Acidose metabólica
▪ IAM (ruptura miocárdica) – parede inferior	▪ Hipotermia

IAM: infarto agudo do miocárdio.

- AESP com complexo QRS estreito: sugere causas mecânicas, e alguns estudos sugerem expansão volêmica como medida inicial, seguida de avaliação ultrassonográfica para descarte ou confirmação de etiologias, como tromboembolismo pulmonar (TEP), tamponamento cardíaco, pneumotórax hipertensivo e hipovolemia.
- AESP com complexo QRS largo: sugere causas metabólicas (p. ex., hipercalemia, acidose, hipotermia e intoxicação por bloqueador de canal de sódio). Nesses casos, se a suspeita de hipercalemia for alta, é recomendada a administração de cloreto de cálcio ou gluconato de cálcio (ver Tabela 1). A evidência é limitada, mas parte-se do princípio de que a administração pode estabilizar a membrana do miocárdio e reverter a arritmia. Embora não haja recomendação formal pela AHA, pode-se considerar a administração de bicarbonato de sódio e solução de glicose e insulina.

O ultrassom *point-of-care* (POCUS) pode ser utilizado na propedêutica da etiologia da AESP desde que não atrapalhe as medidas convencionais de RCP, principalmente as compressões torácicas. O *Cardiac Arrest Sonographic Assessment* (CASA) é um protocolo criado para avaliar, com alto rendimento, as causas de PCR reversíveis em pacientes em AESP. Consiste em três avaliações, realizadas em menos de 10 segundos sequencialmente no momento da checagem de pulso (Figura 4). É recomendado que o tempo seja contado em voz alta, para que não exceda o tempo máximo estipulado. As imagens adquiridas devem ser gravadas para revisão e análise enquanto o ciclo de RCP ocorre.

- A primeira avaliação visa à identificação de tamponamento cardíaco (p. ex., derrame pericárdico com colapso diastólico do ventrículo direito).
- A segunda avaliação visa identificar tromboembolismo pulmonar (ventrículo direito aumentado de tamanho, maior do que o ventrículo esquerdo).
- A terceira avaliação visa identificar a presença ou ausência de atividade mecânica cardíaca (*cardiac standstill*). A AESP verdadeira implica em pior prognóstico, com alta hospitalar inferior a 1%.

Como medidas adjuvantes a essas avaliações, pode-se investigar concomitantemente, na região anterior do tórax, a presença de pneumotórax hipertensivo e, se houver suspeita, aneurisma de aorta abdominal roto pelo FAST (“*Focused Assessment with Sonography for Trauma*”).

Assistolia

Assistolia representa a completa ausência da atividade elétrica miocárdica. Geralmente reflete o estágio final de uma PCR não tratada ou refratária.

O primeiro passo ao se deparar com um paciente em assistolia é confirmar a ausência de qualquer ritmo, pois existe a possibilidade de existir um ritmo organizado ou FV fina que se apresenta em uma determinada derivação como assistolia (caso o vetor resultante do ritmo seja perpendicular ao vetor resultante da derivação). Assim, deve-se inicialmente seguir o “protocolo da linha reta” que consiste em:

- Checar cabos e conexões.
- Aumentar o ganho.
- Mudar a derivação.

Após essa checagem inicial e confirmada a assistolia, o protocolo segue com RCP de alta qualidade e drogas, porém o prognóstico geralmente é reservado.

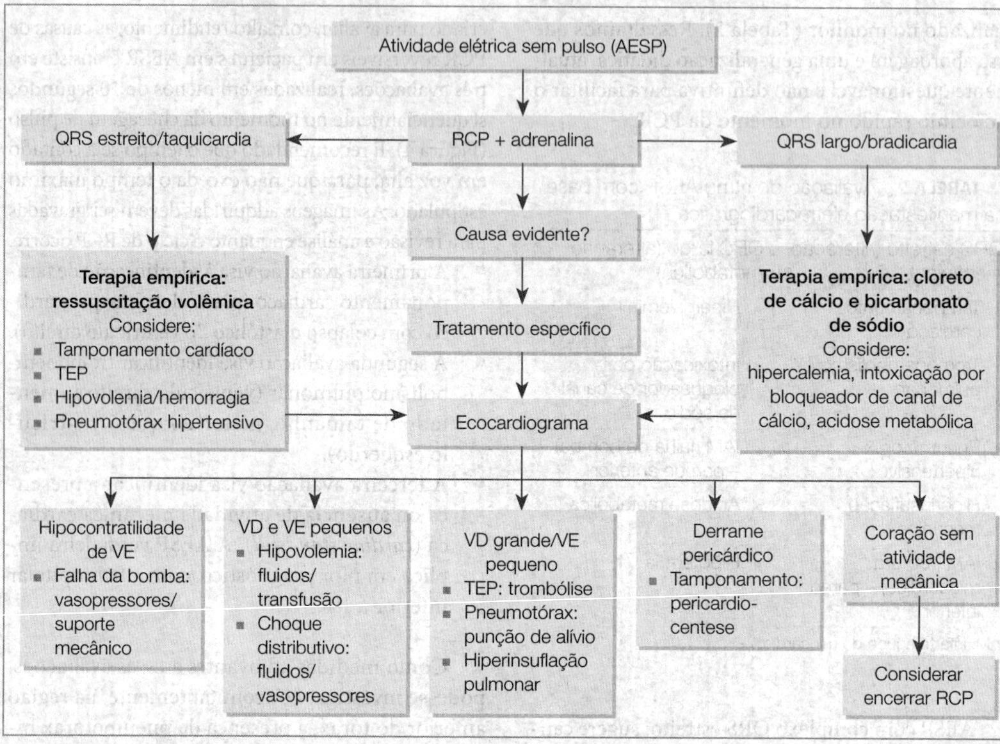

▷ **FIGURA 3** Algoritmo sugerido para o atendimento a pacientes em atividade elétrica sem pulso. Considerar adaptações de acordo com a epidemiologia do serviço.

RCP: ressuscitação cardiopulmonar; TEP: tromboembolismo pulmonar; VD: ventrículo direito; VE: ventrículo esquerdo.

Fonte: Adaptada de Littmann L, et al. A simplified and structured teaching tool for the evaluation and management of pulseless electrical activity. Med Princ Pract 2014;23:1-6.

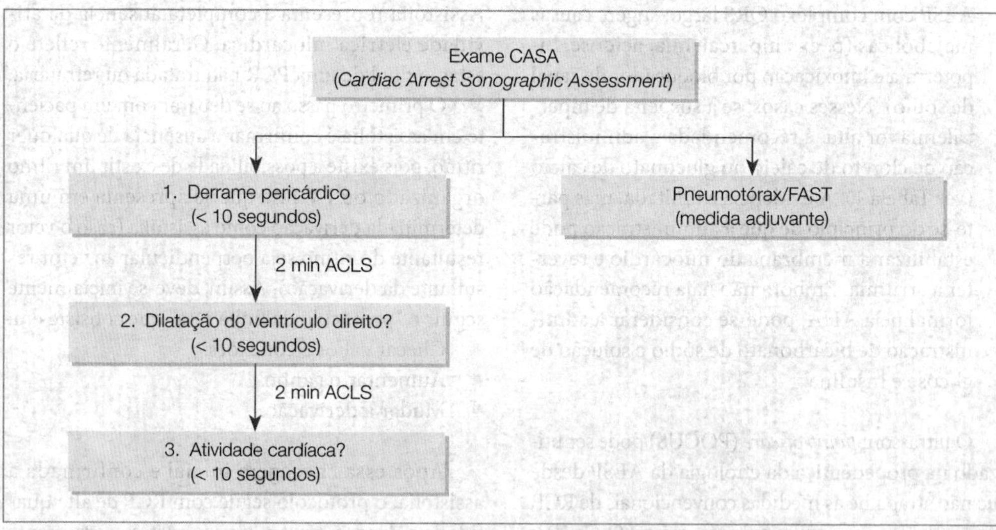

▷ **FIGURA 4** Protocolo CASA para exame ultrassonográfico durante RCP.

Adaptada de Gardner KF, Clattenburg EJ, Wroe P, et al. The Cardiac Arrest Sonographic Assessment (CASA) exam – a standardized approach to the use of ultrasound in PEA. Am J Emerg Med. 2018 Apr;36(4):729-31.

TRATAMENTO

Recomendamos a leitura do Capítulo 3 ("Suporte básico de vida no adulto") antes de prosseguir. Reiteramos que antes do início das manobras de Suporte Avançado de Vida, o Suporte Básico de Vida já deve ter sido implementado.

Disposição da equipe

No departamento de emergência, o atendimento à PCR deve ser realizado por uma equipe de alta performance, que conheça o protocolo de atendimento institucional e os equipamentos disponíveis, liderada por um médico emergencista capaz de realizar comunicação efetiva e monitorizar a eficácia das intervenções terapêuticas (Figura 5).

Via aérea avançada

À luz das melhores evidências, o estabelecimento de uma via aérea avançada não deve ser a prioridade na fase inicial do atendimento de uma PCR. Existe apenas uma indicação absoluta para obtenção de via aérea avançada na PCR: ventilação ineficiente com dispositivo bolsa-válvula-máscara.

- Dados de literatura mostram que em torno de 25% das interrupções nas compressões torácicas são devidas à colocação de uma via aérea avançada.
- Múltiplos estudos sugerem pior desfecho neurológico e menor chance de sobrevida nos pacientes submetidos à colocação de uma via aérea avançada durante a PCR no ambiente pré-hospitalar.
- Um estudo de coorte observacional com 108.079 pacientes vítimas de PCR intra-hospitalar (PCR-InH) em 668 hospitais norte-americanos concluiu que a intubação orotraqueal (IOT) nos primeiros 15 minutos da PCR estava associada a maior mortalidade e pior desfecho neurológico.
- O estudo AIRWAYS-2, o maior ensaio clínico comparando intubação orotraqueal com máscara laríngea, não mostrou diferença de mortalidade nem de desfechos neurológicos entre os dois métodos.

Se houver indicação de intubação, deve ser realizada sem a interrupção das compressões torácicas. Para a confirmação do correto posicionamento da cânula endotraqueal, o padrão-ouro permanece sendo a capnografia quantitativa contínua em forma de onda.

Os dispositivos supraglóticos continuam sendo uma alternativa benéfica à intubação, pois minimizam as interrupções nas compressões, por serem de fácil e rápida colocação (ver Capítulo 2, "Via Aérea").

Após estabelecimento de uma via aérea avançada, as compressões torácicas devem ser realizadas ininterruptamente, e as ventilações entregues por 1 segundo, com 1/3 do volume do AMBU, ligado à fonte de oxigênio a 15 L/min, a cada 6 segundos.

Adjuntos da via aérea

Embora não se tenha estudado o uso específico dos dispositivos orofaríngeo e nasofaríngeo na PCR,

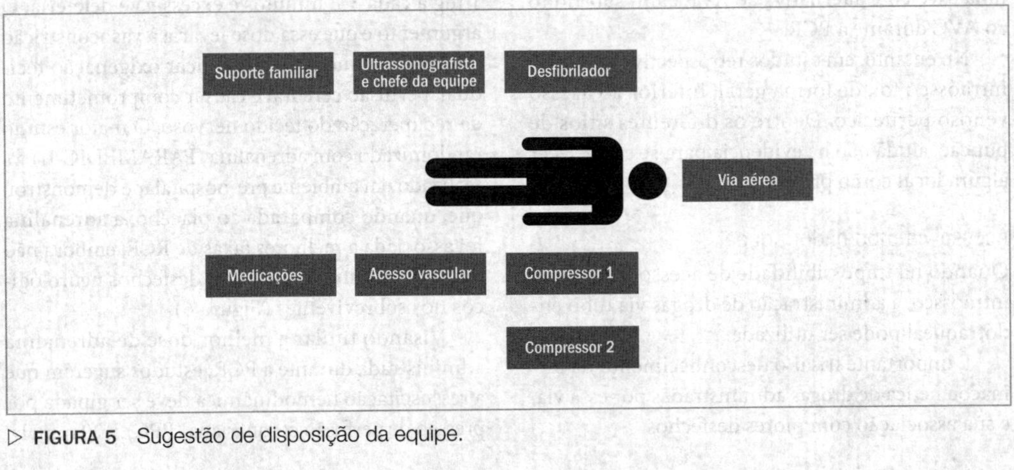

▷ **FIGURA 5** Sugestão de disposição da equipe.

acredita-se que seu uso seja benéfico por facilitar a ventilação com bolsa-válvula-máscara.

Via de administração de drogas

Acesso venoso periférico (AVP)

A aquisição de um acesso venoso é necessária à medida que as correções de possíveis causas reversíveis dependem de medicações ou volume.

O acesso venoso periférico é a primeira escolha como via de administração de medicações, pois é mais estudado e acessível. Além disso, a biodisponibilidade das drogas por via endovenosa é conhecida.

Entretanto, a obtenção de um acesso venoso periférico para a administração de medicações não mostrou melhorar desfecho em PCR extra-hospitalar (PCR-ExH), provavelmente devido às interrupções da RCP, ausência de eficácia das medicações ou ambos.

Após a infusão da medicação pelo AVP, deve-se realizar *flush* com 20 mL de solução cristaloide e sempre elevar o membro.

Acesso venoso central (AVC)

A passagem de um acesso venoso central demanda tempo e, devido à largura do cateter, não é possível a administração rápida de grandes volumes. Assim, não recomendamos sua passagem de rotina em PCR.

Caso seja necessário, opte pelo sítio femoral por sua localização longe da zona de compressão e com baixa taxa de complicações graves.

Acesso intraósseo

A disponibilidade de kits de acesso intraósseo para rápida infusão de volume e vasopressores se tornou uma excelente alternativa ao AVP e um substituto ao AVC durante a PCR.

No entanto, em estudos retrospectivos o acesso intraósseo foi, de forma geral, inferior ao acesso venoso periférico. Dentre os diferentes sítios de punção, ainda não há evidência para se estabelecer algum local como preferencial.

Acesso via tubo endotraqueal

Quando há impossibilidade de acesso venoso ou intraósseo, a administração de drogas via tubo endotraqueal pode ser utilizada.

É importante frisar o desconhecimento da farmacocinética de drogas administradas por essa via, e sua associação com piores desfechos.

Medicações

Adrenalina

Adrenalina (ou epinefrina) é um hormônio simpaticomimético com ação em receptores alfa e beta-adrenérgicos.

- Nos receptores alfa, atua causando vasoconstrição da musculatura lisa vascular periférica, o que aumenta tanto a perfusão coronariana quanto a cerebral.
- Por sua ação em receptores beta-1 espera-se um aumento do débito cardíaco por melhora da contração cardíaca, porém seu uso em excesso aumenta a demanda por oxigênio, podendo causar injúria miocárdica.
- Muitos estudos observacionais tentaram identificar qual o melhor momento para a administração da epinefrina, tanto na PCR-InH quanto na PCR-ExH, tanto em ritmos chocáveis quanto em ritmos não chocáveis:
  - Em ritmos não chocáveis (AESP e assistolia), independentemente do ambiente intra ou extra-hospitalar, a administração precoce está associada ao aumento da chance de retorno à circulação espontânea (RCE).
  - Em ritmos chocáveis (FV e TVsp), entretanto, o nível de evidência é menor, e os estudos apresentaram resultados conflitantes.

A dose de adrenalina recomendada pela AHA é de 1 mg, endovenoso, a cada 3 a 5 minutos. Em ritmos não chocáveis deve ser iniciada assim que possível, enquanto em ritmos chocáveis é utilizada após segundo choque sem RCE.

Alguns especialistas acreditam que a dose de 1 mg a cada 3-5 minutos é excessiva e deletéria. O argumento é que essa dose levaria à vasoconstrição sistêmica, o que pode prejudicar oxigenação tecidual, perfusão cerebral e causar comprometimento da recuperação do tecido nervoso. O maior estudo randomizado com adrenalina (PARAMEDIC-II) foi realizado em ambiente pré-hospitalar e demonstrou que, quando comparada ao placebo, a adrenalina foi associada a melhores taxas de RCE, embora não tenha demonstrado melhores desfechos neurológicos nos sobreviventes (Figura 6).

Visando titular a melhor dose de adrenalina administrada durante a PCR, estudos sugerem que a ressuscitação hemodinâmica deve ser guiada por pressão de perfusão coronariana (PPC) > 20 mmHg,

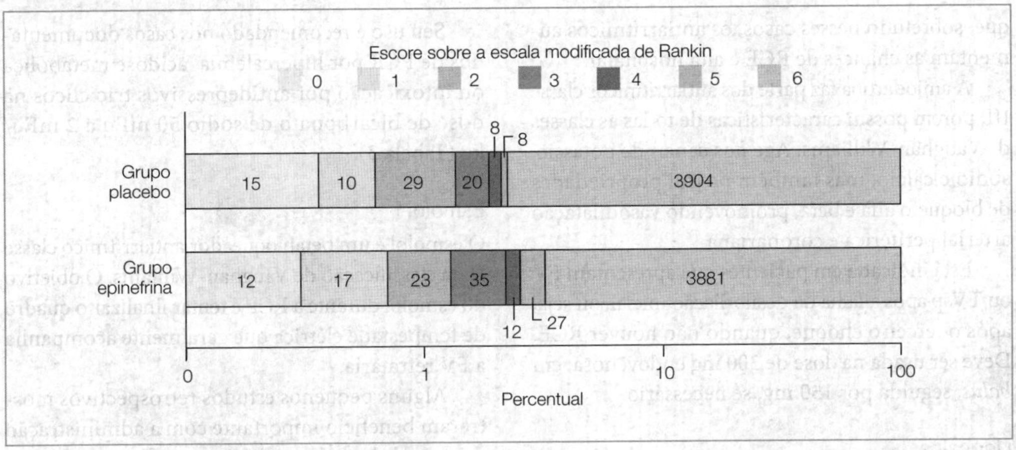

▷ **FIGURA 6** Uso da adrenalina em parada cardiorrespiratória extra-hospitalar. A escala de Rankin mede desfecho neurológico com pontuação 0 (sem sintomas neurológicos) a 6 (morte).

apresentando melhores desfechos em oxigenação e perfusão tecidual. No entanto, a monitorização da PPC ainda não é viável na prática clínica, e por isso não é recomendada de rotina.

Vasopressina

A vasopressina é um hormônio neuroléptico não adrenérgico que age nos receptores V1 das células da musculatura lisa, causando vasoconstrição periférica, coronariana e renal, aumentando a perfusão orgânica sem os efeitos beta-adrenérgicos da adrenalina.

A vasopressina havia sido incluída em diretrizes anteriores da AHA como alternativa à primeira ou à segunda dose de adrenalina. No entanto, em sua última diretriz, a AHA já não recomenda a droga em substituição ou associação à adrenalina, justificada pelo maior custo da vasopressina associado à ausência de benefício em taxas de RCE e alta hospitalar quando comparada à adrenalina. Em 2021, foi publicado no *JAMA* um estudo multicêntrico que demonstrou que o uso de vasopressina (20 U) combinado a metilprednisolona (40 mg) aumentou a taxa de RCE em pacientes em PCR intra-hospitalar. A combinação de vasopressina com metilprednisolona foi administrada após a primeira infusão de adrenalina, e repetida por até quatro vezes, sempre imediatamente após a infusão da adrenalina.

Corticosteroides

Os níveis de cortisol são baixos durante e após a PCR. A resposta do organismo à PCR envolve aumento de citocinas, liberação de endotoxinas, coagulopatia e insuficiência adrenal, que contribuem para o choque pós-RCP.

Dois estudos prévios ao citado anteriormente já mostraram benefício na associação de epinefrina-corticoide-vasopressina (ECV) quando comparada a placebo ou ao uso de epinefrina isolada.

- A dose utilizada nesses estudos foi de 20 U de vasopressina e 1 mg de epinefrina a cada ciclo por 5 ciclos, sendo administrada apenas epinefrina nos demais ciclos. Associadas a 40 mg de metilprednisolona no primeiro ciclo.
- Quatro horas após a RCE, em pacientes que se mantinham em choque, uma dose de 300 mg de hidrocortisona/dia era administrada por 7 dias, sendo que, em pacientes com suspeita de infarto agudo do miocárdio, a duração foi reduzida para 3 dias ou menos.

Desse modo, não existem dados suficientes para recomendar ou não o uso de corticosteroides na PCR-InH. Por outro lado, o uso de corticosteroides na PCR-ExH não está indicado.

Amiodarona

O objetivo da administração de antiarrítmicos não é reverter farmacologicamente uma arritmia, mas auxiliar a desfibrilação a restaurar um ritmo perfusional organizado. Assim, não há indicação para o uso de antiarrítmicos em ritmos não chocáveis (assistolia ou AESP), sendo reservado o seu uso para os ritmos de FV e TVsp. Evidências demonstram que, sobretudo nesses casos, os antiarrítmicos aumentam as chances de RCE e alta hospitalar.

A amiodarona faz parte dos antiarrítmicos classe III, porém possui características de todas as classes de Vaughan-Williams. Age nos canais de potássio, sódio e cálcio, mas também possui propriedades de bloqueio alfa e beta, promovendo vasodilatação arterial periférica e coronariana.

Está indicada em pacientes que apresentam FV ou TVsp após a falha da desfibrilação inicial, ou seja, após o terceiro choque, quando não houver RCE. Deve ser usada na dose de 300 mg endovenosa, em *bolus*, seguida por 150 mg, se necessário.

Lidocaína

A lidocaína é um antiarrítmico classe I que bloqueia os canais de sódio e aumenta o limiar de despolarização da membrana do miocárdio.

Em um estudo randomizado, a lidocaína se mostrou menos eficaz do que a amiodarona em atingir RCE em pacientes em PCR-ExH. Contudo, quando o desfecho considerado foi a sobrevivência até a alta hospitalar, o benefício foi idêntico.

- Dose: 1 a 1,5 mg/kg EV na primeira dose ou aproximadamente 3 a 5 mL de lidocaína 20% EV em um paciente de 70 kg. A segunda dose é de 0,5 a 0,75 mg/kg.

Em sua última diretriz, a AHA recomenda igualmente lidocaína ou amiodarona como antiarrítmicos utilizados em RCP. Devido ao estudo canadense ALPS, que mostrou uma tendência de melhores desfechos com a amiodarona, o nosso serviço utiliza amiodarona como primeira escolha.

Sulfato de magnésio

Magnésio é um cofator de inúmeras reações enzimáticas, mas também tem ação vasodilatadora e antiarrítmica, por regular o transporte de sódio, potássio e cálcio entre membranas celulares.

Nos casos de TVsp polimórfica, principalmente se houver aumento do intervalo QT, pode-se considerar, além da desfibrilação imediata, a administração de sulfato de magnésio 1-2 g IV em *bolus*.

Bicarbonato de sódio

Nenhuma evidência de alta qualidade suporta o uso de rotina de bicarbonato de sódio, além de estar associado a efeitos adversos como distúrbio acidobásico, distúrbio eletrolítico, alteração de função cardíaca e metabolismo celular.

Seu uso é recomendado nos casos documentados de PCR por hipercalemia, acidose metabólica ou intoxicação por antidepressivos tricíclicos na dose de bicarbonato de sódio 50 mEq a 2 mEq/kg (Tabela 3).

Esmolol

O esmolol é um betabloqueador antiarrítmico classe II da classificação de Vaughan-Williams. O objetivo do esmolol durante a RCP é tentar finalizar o quadro de tempestade elétrica que geralmente acompanha a FV refratária.

Alguns pequenos estudos retrospectivos mostraram benefício importante com a administração de esmolol na dose de 500 mcg/kg de ataque, seguido de 100 mcg/kg/minuto em pacientes com FV refratária: após 3 desfibrilações, 1 dose de 1 mg de adrenalina e 1 dose de 300 mg de amiodarona.

Durante a PCR, o aumento dos níveis de catecolaminas endógenas somado à administração de adrenalina entre os ciclos de RCP diminuem o limiar para FV. Isso ocorre pela ativação em excesso de receptores adrenérgicos alfa-1, levando a vasoconstrição e diminuição da perfusão coronariana.

Na última diretriz da AHA não há menção ao uso de esmolol na PCR. No entanto, acreditamos que em pacientes com TVsp/FV refratária, o uso de esmolol deve ser considerado.

A Tabela 3 lista as principais drogas utilizadas durante a RCP, suas dosagens e níveis de evidência para seu uso.

Monitorização

É razoável usar parâmetros fisiológicos (capnografia quantitativa em forma de onda, pressão arterial diastólica, saturação venosa central) para monitorizar e otimizar a qualidade da RCP, para guiar a terapia vasopressora e para detectar RCE.

Dióxido de carbono ao final da expiração ($ETCO_2$)

O dióxido de carbono ao final da expiração é um parâmetro que indica de maneira confiável o débito cardíaco durante a PCR, o que o torna a melhor maneira de monitorizar as compressões torácicas. Além disso, o $ETCO_2$ tem boa correlação com a PPC e a perfusão cerebral.

▷ **TABELA 3** Medicações utilizadas durante a parada cardiorrespiratória (PCR)

Medicações	Classe	Dose	Ritmo	Causa de PCR	Desfecho	Evidência
Adrenalina	Catecolamina	1 mg IV ou IO a cada 3 a 5 minutos após 2º choque (se AESP/assistolia, iniciar o mais precocemente possível)	Todos	Todas	Aumenta chance de retorno da circulação espontânea (RCE)	IB
Amiodarona	Antiarrítmico Classe III	Primeira dose: 300 mg IV ou IO após 3º choque Segunda dose: 150 mg IV ou IO após 5º choque	FV/TV sem pulso	Todas	Aumenta chance de RCE e alta hospitalar pós-PCR-ExH	IIB
Lidocaína	Antiarrítmico Classe I	1-1,5 mg/kg IV	FV/TV sem pulso	Todas	Aumenta taxa de alta hospitalar pós-PCR-ExH	IIB (alternativa a amiodarona)
Magnésio	Antiarrítmico	Dose inicial: 1-2 g IV em *bolus* Manutenção: 0,5 a 2 g/h	*Torsade de pointes*	Hipomagnesemia/ aumento do intervalo QT	Aumenta chance de RCE (controverso)	III
Esmolol	Antiarrítmico Classe II	Dose inicial: 500 mcg/kg Manutenção: até 100 mcg/kg/min	FV refratária a 3 choques, após 1 mg de adrenalina e 300 mg de amiodarona	Todas	Pode aumentar chances de RCE	Não atribuído
Bicarbonato de sódio 8,4%	Antídoto	Dose inicial: 1-2 mEq/kg IV Dose adicional: metade da dose a cada 5-15 minutos	Todos	Intoxicação por tricíclicos Hipercalemia Acidose metabólica grave (previamente conhecida)	Aumenta chance de RCE	IIA – intoxicação por tricíclicos IIB – hipercalemia Desconhecido – acidose metabólica grave
Gluconato de cálcio 10%	–	30 mL IV a cada 2-5 minutos	Todos	Hipercalemia	Aumenta chance de RCE	IC – hipercalemia
KCl 19,1%	-	Dose inicial: 8 mL em 3 min Manutenção: 4 mL a cada 5-10 min se PCR mantida	Todos	Hipocalemia	Aumenta chance de RCE	III
Alteplase	Trombolítico	Alteplase: 0,6 mg/kg (máx. 50 mg) IV em 15 minutos	Todos	TEP (suspeita alta ou confirmado)	Aumenta chance de RCE	IIA – TEP confirmado IIB – suspeita de TEP

(continua)

▷ **TABELA 3** Medicações utilizadas durante a parada cardiorrespiratória (PCR) (*continuação*)

Medicações	Classe	Dose	Ritmo	Causa de PCR	Desfecho	Evidência
Emulsão lipídica	Antídoto	1,5 mL/kg IV em 1 min seguido uma infusão de 0,25mL/kg/min por 30-60 minutos	Todos	Intoxicação por anestésico local	Aumenta chance de RCE	IIB
Glicose + insulina	–	Solução de 20 g de glicose 50% + 5 U insulina regular IV em *bolus*	Todos	Hipercalemia	Aumenta chance de RCE	IIB – hipercalemia

AESP: atividade elétrica sem pulso; FV/TV: fibrilação ventricular/taquicardia ventricular; PCR ExH: parada cardiorrespiratória extra-hospitalar; TEP: tromboembolismo pulmonar.

Capnografia acima de 10 mmHg é almejada, pois traduz compressões torácicas adequadas. Valores abaixo desse limiar devem atentar o emergencista sobre a necessidade de melhorar a frequência ou a profundidade das compressões, além de permitir o completo retorno torácico.

Apesar de não haver nenhuma evidência sólida que endosse um valor específico de $ETCO_2$ para RCE, valores acima de 20 mmHg são mais associados ao retorno da circulação espontânea, enquanto valores menores do que 10 mmHg têm relação com pior prognóstico.

Vale a pena frisar que a medida de $ETCO_2$ é realizada com ventilação invasiva. Não há estudos que demonstrem que a medida de $ETCO_2$ fora desse contexto esteja associada com acurácia.

O padrão-ouro para verificar o correto posicionamento do tubo após tentativa de intubação orotraqueal também é a capnografia. A Figura 7, painel A, mostra um traçado típico da capnografia durante a RCP, após correta IOT, enquanto o painel B mostra a monitorização da $ETCO_2$ durante a RCP e após o retorno da circulação espontânea.

Pressão de perfusão coronariana (PPC)

No departamento de emergência, a monitorização da pressão de perfusão coronariana é raramente factível durante uma RCP, pois depende da passa-

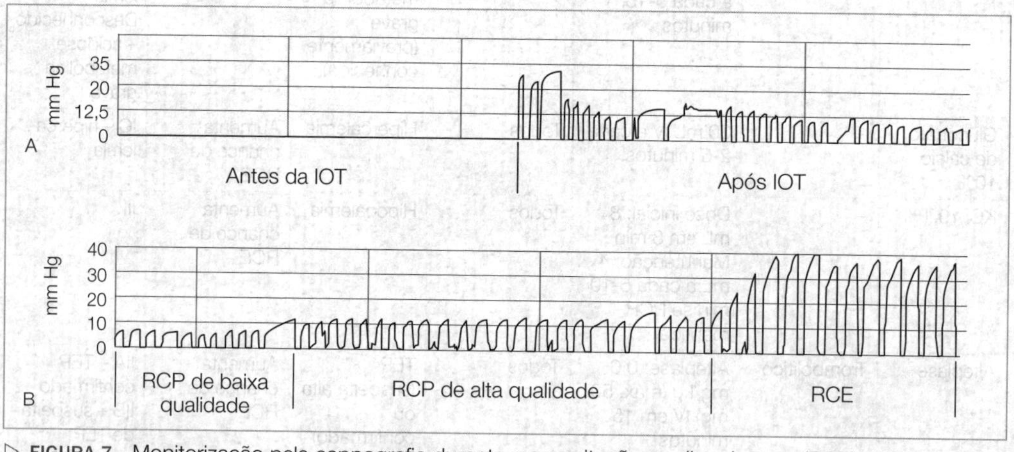

▷ **FIGURA 7** Monitorização pela capnografia durante ressuscitação cardiopulmonar (RCP). (A) Traçado do capnógrafo mostrando que a IOT foi correta e que a curva de $ETCO_2$ é corretamente exibida. (B) Mostrando a $ETCO_2$ durante a RCP (baixa e alta qualidade) e após o RCE.

$ETCO_2$: dióxido de carbono ao final da expiração; IOT: intubação orotraqueal. Adaptada de Vanden Hoek TL, Morrison LJ, Shuster M, et al. Part 12: cardiac arrest in special situations: 2010 American Heart Association guidelines for cardiopulmonary resuscitation and emergency cardiovascular care. Circulation 2010;122(18 Suppl. 3):S829-61.

gem de um cateter de pressão arterial invasiva e um cateter venoso central que possam fornecer leituras simultâneas. A literatura indica que uma adequada PPC deve ter no mínimo 15 mmHg e idealmente 20 mmHg para se atingir RCE.

Pressão arterial diastólica (PAD)

Na presença de uma equipe qualificada, existe a possibilidade de se canular uma artéria femoral durante a PCR, especialmente se guiado por ultrassom, com objetivo de monitoração da pressão arterial diastólica e titular os esforços da ressuscitação.

A monitorização apenas com o cateter de pressão arterial invasiva pode ser útil, pois valores mínimos de pressão arterial diastólica acima de 30 mmHg possuem boa correlação com adequado fluxo sanguíneo, no entanto, é um parâmetro menos confiável do que a PPC.

Estudos recentes demonstram que é possível titular esforços de ressuscitação após atingir uma PAD adequada, como por exemplo suspender doses subsequentes de adrenalina.

Ressuscitação cardiopulmonar extracorpórea (ECPR)

A oxigenação por membrana extracorpórea (ECMO) aplicada à parada cardiorrespiratória é chamada de ECPR (*Extracorporeal Cardiopulmonary Resuscitation*), e vem se tornando cada vez mais frequente no departamento de emergência.

A ECPR age como ponte, mantendo a perfusão orgânica, enquanto o médico emergencista garante tempo hábil para resolução da causa da PCR. Estudos observacionais reportaram uma sobrevida a curto prazo de 27 a 36% nos pacientes em PCR refratária que foram submetidos a essa terapêutica.

A ECPR deve ser considerada precocemente na PCR, pois a probabilidade de sobrevida com boa recuperação neurológica declina significativamente após 15-20 minutos de RCP. A AHA considera a sua utilização em pacientes seletos, em que a etiologia provável é potencialmente reversível durante um período de tempo limitado de suporte mecânico cardiorrespiratório.

Depois de iniciada a ECPR os pacientes tipicamente levam de 2 a 5 dias para serem desmamados do suporte extracorpóreo. Complicações comuns incluem: coagulopatia; hemorragia; isquemia de membro; lesão vascular; terapia de substituição renal e acidente vascular cerebral.

A diretriz da AHA de 2020 considera que não existe evidência para recomendar de rotina a ECPR, mas que esta pode ser considerada com uma equipe treinada no procedimento em indicações como as sumarizadas na Tabela 4 (Figura 8).

▷ **TABELA 4** Indicações da ECPR (*Extracorporeal Cardiopulmonary Resuscitation*)

▪ PCR de causa reversível presumida
▪ Ritmo inicial chocável ou ritmo inicial não chocável de causa conhecida
▪ PCR testemunhada com início de RCP de alta qualidade
▪ PCR < 15-20 minutos ou RCE transitória com PCR recorrente
▪ Ausência de comorbidades limitantes de vida (p. ex., câncer terminal)

PCR: parada cardiorrespiratória; RCE: retorno à circulação espontânea; RCP: ressuscitação cardiopulmonar.

Finalização dos esforços

A decisão de finalizar os esforços de ressuscitação é complexa. Apesar de haver escores que nos ajudam nessa decisão, ela deve ser individualizada e baseada no julgamento clínico.

É preciso considerar, mesmo em pacientes com prognóstico sombrio, a decisão de continuar os esforços pela possibilidade de preservação e coleta dos órgãos para transplante.

PCR extra-hospitalar

Existe apenas uma regra válida para determinar o fim da ressuscitação em adultos vítimas de PCR-ExH. Ela se chama *"ALS-TOR rule"* e consiste em 4 variáveis que predizem mortalidade em até 30 dias após o evento:

- Não houve RCE durante atendimento extra-hospitalar.
- Ritmo não chocável no ambiente extra-hospitalar.
- PCR não testemunhada.
- RCP por mais de 15 minutos.

A literatura atual considera que há futilidade de tratamento quando a chance de sobrevivência é menor do que 1%. Caso o paciente tenha as 4 variáveis, sua chance de sobrevivência é de 0,13%.

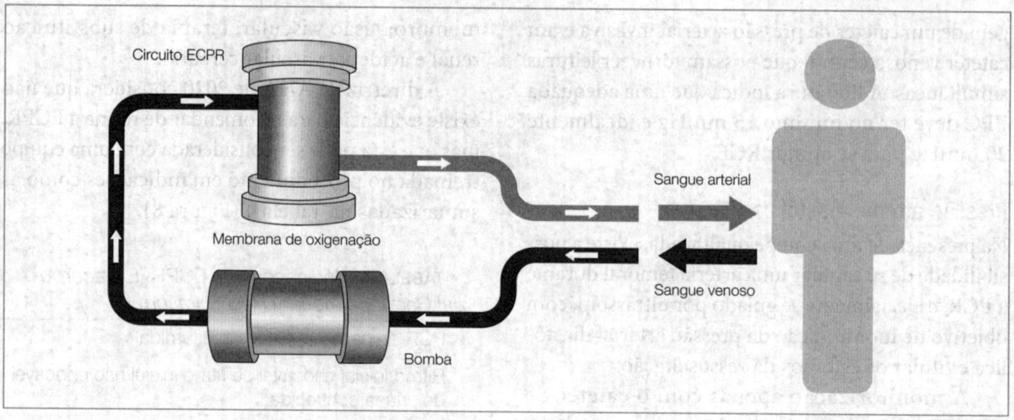

▷ **FIGURA 8** Aparelho de ressuscitação cardiopulmonar extracorpórea (ECPR).

Além disso, outro elemento que pode ser considerado para cessar a ressuscitação é o número de choques entregues. Há evidências na literatura que mostram uma associação independente entre a quantidade de vezes em que foi realizada a desfibrilação e a sobrevivência em 30 dias. Acima de 10 choques a chance de sobrevivência em 30 dias é de cerca de 5%.

SITUAÇÕES ESPECIAIS

Gestação

A PCR em gestantes é um evento raro, com incidência estimada em 1:30.000 gestantes, e sua principal causa é o trauma. Dentre eventos clínicos e obstétricos podemos citar: insuficiência cardíaca, embolia amniótica, sepse, TEP, pré-eclâmpsia e eclâmpsia.

Existem poucos estudos de boa qualidade referentes à PCR na gestante, assim, as recomendações da AHA são baseadas em princípios fisiológicos e estudos observacionais.

- Uma das grandes diferenças da reanimação cardiopulmonar na gestação é o posicionamento. Pesquisas demonstram que gestantes com mais de 20 semanas de gestação podem ter uma redução de até 30% no débito cardíaco pela compressão aortocaval pelo útero gravídico. Dessa forma, torna-se de extrema importância o posicionamento correto da gestante em decúbito lateral esquerdo ou o deslocamento lateral para a esquerda do útero, aumentando o débito cardíaco e chance de RCE. É preferível o deslocamento manual do útero para esquerda ao posicionamento da gestante em decúbito lateral esquerdo, pois se evidenciou que em decúbito lateral aumenta-se a chance de compressões torácicas inadequadas.
- Após 4 minutos de RCP sem RCE em gestantes com 23 semanas de gestação ou mais, preconiza-se a cesárea *perimortem*, pois essa medida viabiliza melhores chances de RCE à mãe (aumento do retorno venoso) e melhores chances de sobrevivência ao feto (Ver Capítulo "Emergências obstétricas"). Na prática, a cesárea *perimortem* é indicada independentemente da viabilidade do feto e deve ser realizada enquanto a RCP acontece. Normalmente, após a cesárea *perimortem* a RCE ocorre imediatamente. Em uma revisão de literatura de 2005, foram identificados 38 relatos de casos do procedimento entre 1985 e 2004. Em 30 deles, o feto sobreviveu, e em 20 gestantes em que foi identificada uma causa reversível, 12 tiveram RCE. É importante frisar que durante os 4 minutos de RCP, se houver ritmo chocável, a desfibrilação está indicada.
- Não existe uma recomendação formal ou evidência que sustente o melhor tempo ou o tempo máximo em que é possível realizar a cesárea *perimortem* com bom desfecho para a mãe e para o feto, no entanto, existem relatos de caso de sobrevivência materna após esse procedimento em até 15 minutos de PCR e de sobrevivência do feto em até 30 minutos de PCR.

Tromboembolismo pulmonar

Em torno de 5 a 13% das causas inexplicáveis de PCR são decorrentes de TEP. Em pacientes com TEP

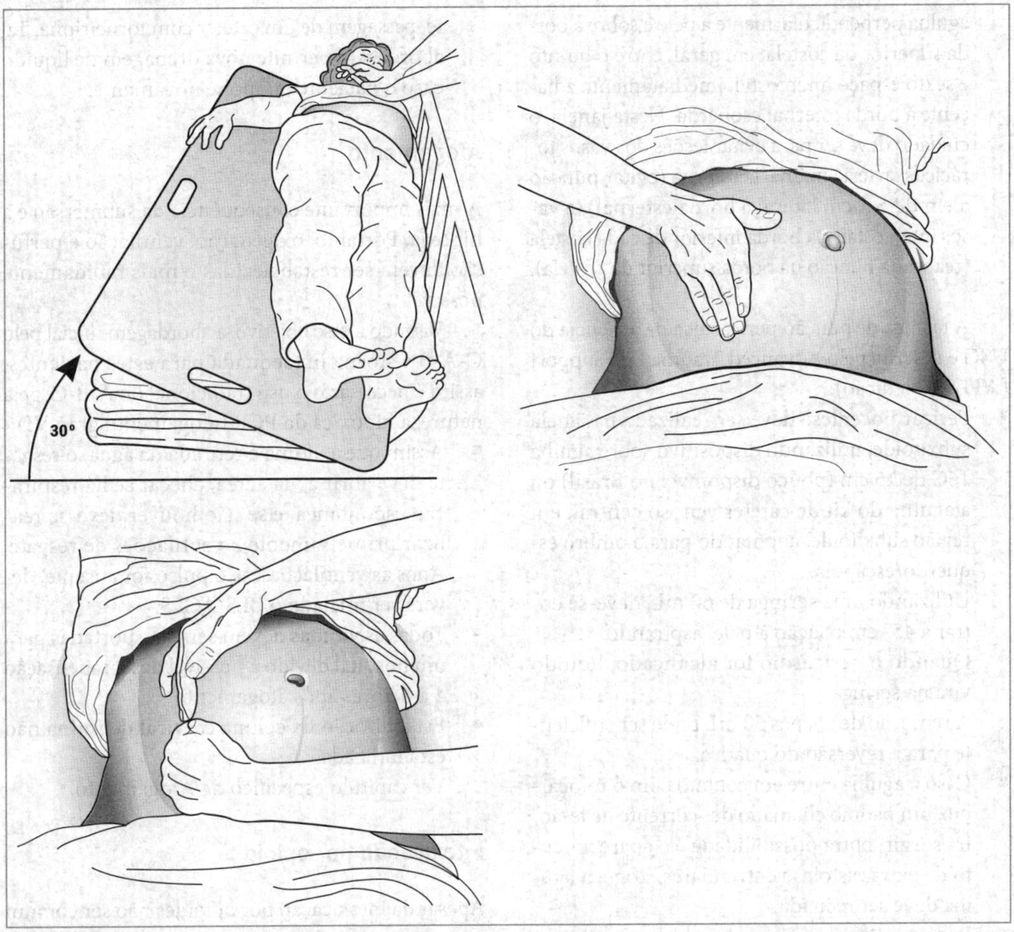

▷ **FIGURA 9** Manobras para mobilização do útero durante ressuscitação cardiopulmonar (RCP) em pacientes gestantes.

Adaptada de Van den Hoek TL, et al.: Part 12: cardiac arrest in special situations: 2010 American Heart Association Guidelines for Cardiopulmonary Resuscitation and Emergency Cardiovascular Care. Circulation. 2010;122(Suppl 3):S829-S861.

confirmado, trombólise, embolectomia cirúrgica e embolectomia mecânica são opções de tratamento de emergência. No caso de suspeita de TEP como causa da PCR, trombólise pode ser considerada, no entanto, não existe evidência suficiente para recomendar embolectomia mecânica ou cirúrgica para casos suspeitos.

Caso a trombólise seja realizada, a Sociedade Europeia de Cardiologia recomenda a dose de protocolo acelerado: 0,6 mg/kg (máx. 50 mg) em 15 minutos; além disso, os esforços de RCP devem ser mantidos por 60 a 90 minutos.

Tamponamento cardíaco

O tamponamento cardíaco é um evento ameaçador à vida. O aumento da quantidade de fluidos no espaço pericárdico e consequentemente da pressão pericárdica diminui o enchimento atrial e ventricular, diminui o volume sistólico e o débito cardíaco, e pode levar a choque e a PCR.

Pericardiocentese guiada por ultrassonografia (USG) é segura e eficaz em aliviar o tamponamento.

- Quando guiada por USG, a punção paraesternal é a abordagem mais utilizada. Deve-se inserir a agulha perpendicularmente à pele e sobre a borda superior da costela, em geral, entre o quinto e sexto espaço intercostal, imediatamente adjacente à borda esternal esquerda. Nesta janela, o cuidado deve ser para evitar lesões dos vasos torácicos: artéria mamária interna (evitar punção além de > 1 cm lateral à borda esternal), e vasos intercostais na borda inferior de cada costela (realizar a punção na borda superior da costela).

A técnica de punção pericárdica na ausência do USG é descrita pelo Advanced Trauma Life Support (ATLS 10ª edição):

- Pericardiocentese deve ser realizada na janela subxifoide, utilizando dispositivo sobre agulha 16G de 15 cm (pouco disponível no Brasil) ou a agulha do kit de cateter venoso central, em região subxifoide, apontando para o ombro esquerdo/escápula.
- Utilizando uma seringa de 60 mL, deve-se entrar a 45° em relação à pele, aspirando.
- Quando o pericárdio for alcançado, líquido virá na seringa.
- A remoção de apenas 50 mL pode ser suficiente para a reversão do quadro.
- Caso a agulha entre em contato com o miocárdio, um padrão chamado de "corrente de lesão" irá surgir; outra possibilidade é o aparecimento de extrassístoles ventriculares. Logo, a agulha deve ser recuada.
- Pode-se utilizar a técnica de Seldinger, com passagem de fio-guia pela agulha e, posteriormente, passagem de um cateter com torneirinha. Tal abordagem permite nova drenagem de líquido caso o paciente tampone novamente.

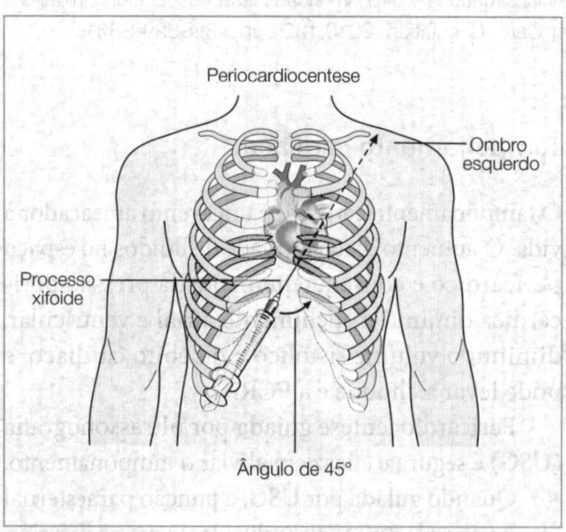

▷ FIGURA 10

Afogamento

A mais importante consequência da submersão é a hipóxia. Portanto, oxigenação, ventilação e perfusão devem ser restabelecidas o mais rapidamente possível.

Visando a esse objetivo, a abordagem inicial pelo C-A-B se torna inadequada para estes pacientes, assim é necessário o uso tradicional do A-B-C, pela natureza hipóxica da PCR (afogamento grau VI).

- Assim que a vítima é retirada da água, o resgate deve abrir a via aérea, checar se há respiração espontânea, e se não houver deve-se realizar primeiramente 2 ventilações de resgate. Após as ventilações, se o pulso for ausente, deverá ser iniciado o BLS/ACLS.
- Todas as vítimas devem ser transportadas para um hospital devido a possível descompensação 4 a 6 horas após afogamento.
- Estabilização da coluna cervical de rotina não está indicada.

Ver capítulo específico de Afogamento.

Intoxicação por opioides

Apesar da intoxicação por opioides não ser comum no contexto brasileiro, o Brasil é o maior consumidor de opioides da América Latina. Essa intoxicação está associada a depressão respiratória e do sistema nervoso central que pode progredir para PCR. A maioria das mortes envolve a coingestão de outras drogas ou medicações e comorbidades psiquiátricas.

É recomendada a administração intranasal (IN), intravenosa (IV) ou intramuscular (IM) de naloxone em pacientes em PCR com suspeita ou diagnóstico definido de intoxicação por opioides. A dose sugerida do naloxone depende da gravidade do quadro apresentado. Em casos de apneia, a dose recomendada é 2 mg por via endovenosa. Caso haja resposta inicial, a dose pode ser repetida a cada 3 minutos até de dose total de 10 mg. A duração do efeito varia conforme a dose tóxica de opioide.

Os serviços médicos de emergência não devem atrasar o transporte no pré-hospitalar enquanto se aguarda o efeito do naloxone.

Intoxicação por anestésicos locais

Uma revisão sistemática de relatos de caso mostrou que a maioria dos pacientes em PCR devido a intoxicação por anestésico local respondeu bem à terapia com emulsão lipídica intravenosa.

A AHA ressalta como razoável o uso de emulsão lipídica em PCR por bupivacaína ou por outras drogas refratárias às medidas de ressuscitação cardiopulmonar padrão.

PCR durante intervenção coronariana percutânea (ICP)

No contexto de pacientes de alto risco cardiovascular que se apresentam com choque cardiogênico, indica-se o uso de dispositivos de compressão mecânica.

Desde o *guideline* da AHA de 2015 para PCR durante intervenção coronariana percutânea, coloca-se como opção viável o uso da ECPR por se tratar de uma condição potencialmente reversível.

Pneumotórax hipertensivo

O pneumotórax hipertensivo como causa de PCR é um evento raro, conforme já descrito. No entanto, sua identificação precoce e tratamento são essenciais, visto que é uma causa facilmente reversível.

A abordagem inicial do pneumotórax hipertensivo deve ser realizada com a punção de alívio e seguida por drenagem do tórax.

Recentemente, na décima edição do ATLS, o local de punção foi modificado do 2º espaço intercostal (EIC) na linha hemiclavicular para o 5º EIC na linha axilar anterior. Deve-se utilizar um jelco 14G acoplado a uma seringa de 10 mL com 3 mL de solução fisiológica. Ao puncionar a pleura, o ar será aspirado e borbulhará o líquido. Deve-se proceder com remoção da seringa, mantendo o jelco no local. O restante do ar sairá aliviando o pneumotórax. Em seguida, deve-se proceder com passagem de um dreno torácico.

Fenômeno de Lázaro

Esse fenômeno se refere ao retorno tardio e não assistido da circulação espontânea.

A ocorrência dessa entidade é rara, com incidência aproximada de 0,6%, e é esperado que essa condição ocorra em até 10 minutos após a finalização dos esforços de ressuscitação.

Apesar da infrequência do fenômeno de Lázaro, é razoável informar aos familiares da possibilidade de tal ocorrência, para que se evite situações constrangedoras e inusitadas.

Em 2017, um estudo de coorte prospectivo avaliou 2.102 pacientes em PCR-ExH, sendo documentados 5 casos de fenômeno de Lázaro. Todos eles foram a óbito apesar do RCE.

PCR em pacientes COVID-19

Embora a incidência de PCR intra ou extra-hospitalar por COVID-19 não esteja clara, dados iniciais sugerem que aproximadamente 12-20% dos pacientes sintomáticos necessitarão de internação hospitalar. Desses, 3-6% necessitarão de leitos de UTI por condições ameaçadoras à vida, como insuficiência respiratória ou choque. Além disso, séries de casos chinesas sugerem que a taxa de mortalidade da doença é de 2-4%.

Insuficiência respiratória hipoxêmica secundária a síndrome de desconforto respiratória agudo (SDRA) é uma causa importante de morbidade em pacientes com COVID-19, que se não tratada adequadamente, poderá levar o paciente a PCR. Fenômenos embólicos (TEP), síndrome coronariana aguda, arritmias ventriculares e choque séptico também são complicações relativamente comuns entre pacientes críticos e predispõem à PCR.

Recomendações de atendimento:

- Reduzir a exposição da equipe: a equipe deve utilizar equipamentos de proteção individual e ser limitada ao número de pessoas necessárias ao atendimento, inclusive com o uso de dispositivos de compressão mecânica, se disponíveis.
- Minimizar a aerossolização do vírus com intubação precoce do paciente e evitar desconexões do ventilador. Dispositivos de via aérea avançada (tubo laríngeo ou máscara laríngea) devem ser utilizados caso não se obtenha IOT em primeira tentativa (Tabela 5).

Não há mudança de recomendação para acesso venoso, infusão de drogas ou desfibrilação em pacientes COVID-19.

▷ **TABELA 5** Ajustes de ventilação mecânica em RCP de pacientes com COVID-19

Modo	Volume controlado ou pressão controlado
Volume corrente	4-6 mL/kg peso ideal
Fração inspirada de oxigênio	100%
Frequência respiratória	10 irpm
PEEP	Zero
Sensibilidade	Maior possível/desligar *trigger*
Alarmes	Desligados
Sistema de aspiração	Fechado
Adicional	Uso de filtro HEPA

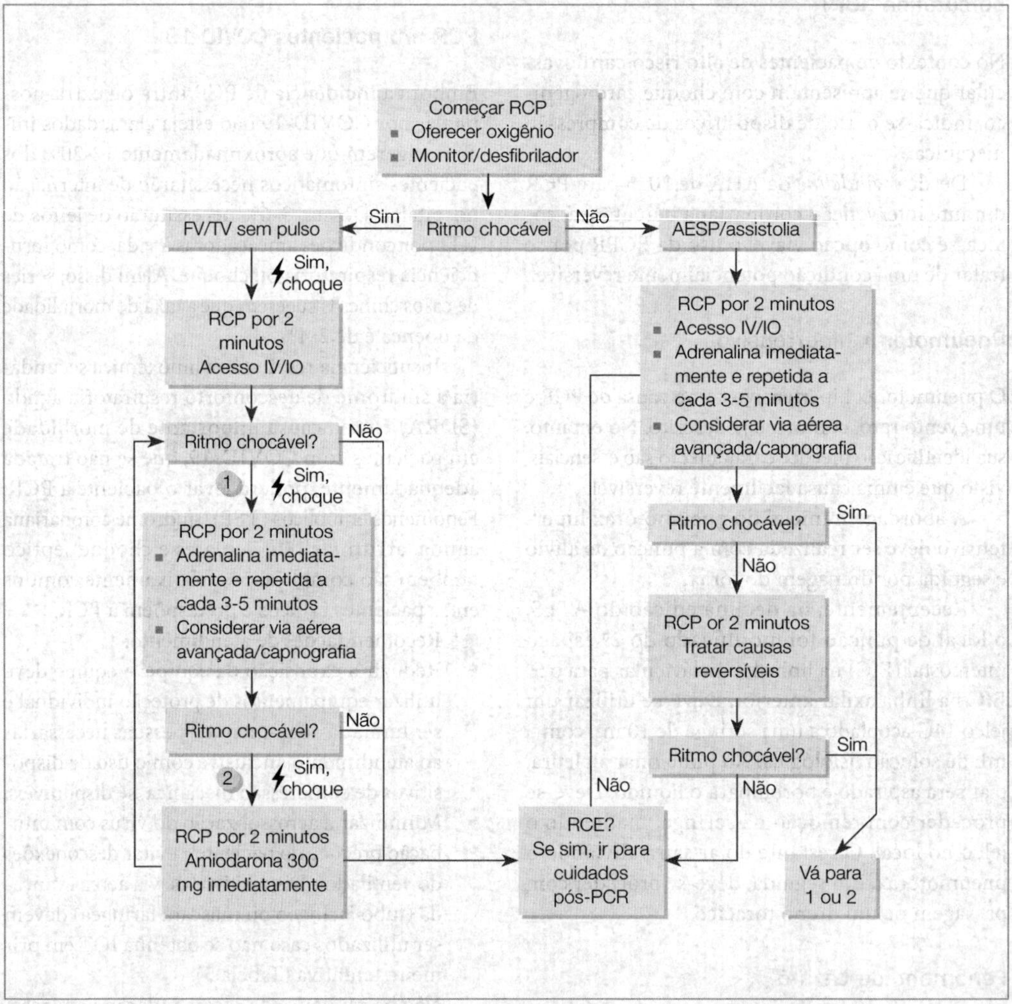

▷ **FIGURA 11** Suporte Avançado de Vida (ACLS), segundo a AHA.

AESP: atividade elétrica sem pulso; FV: fibrilação ventricular; RCE: retorno da circulação espontânea; RCP: reanimação cardiopulmonar; TV: taquicardia ventricular.

Adaptada de Link MS, et al.: Part 7: adult advanced cardiovascular life support: 2015 American Heart Association Guidelines Update for Cardiopulmonary Resuscitation and Emergency Cardiovascular Care. Circulation. 2015;132(Suppl 2):S444-S464.

LITERATURA RECOMENDADA

1. Andersen LW, et al. Association between tracheal intubation during adult in-hospital cardiac arrest and survival. JAMA. 2017 Feb 7;317(5):494-506.
2. Berg KM, et al. Adult Advanced Life Support: 2020 International Consensus on Cardiopulmonary Resuscitation and Emergency Cardiovascular Care Science With Treatment Recommendations. Circulation. 2020;142:92-139.
3. Bhanji F, Donoghue AJ, Wolff MS, Flores GE, Halamek LP, Berman JM, et al. Part 14: Education: 2015 American Heart Association guidelines update for cardiopulmonary resuscitation and emergency cardiovascular care. Circulation. 2015;132(suppl 2):S561-S573.
4. Gardner KF, Clattenburg EJ, Wroe P, et al. The Cardiac Arrest Sonographic Assessment (CASA) exam – a standardized approach to the use of ultrasound in PEA Am J Emerg Med. 2018 Apr;36(4):729-31.
5. Glover BM, Brown SP, Morrison L, et al; Resuscitation Outcomes Consortium Investigators. Wide variability in drug use in out-of-hospital cardiac arrest: a report from the Resuscitation Outcomes Consortium. Resuscitation. 2012;83:1324-30.
6. Goto Y, Maeda T, Goto YN. Termination-of-resuscitation rule for emergency department physicians treating out-of-hospital cardiac arrest patients: an observational cohort study. Crit Care. 2013;17(5):R235.
7. Lavonas EJ, et al. Part 10: Special Circunstances of Resuscitation: 2015 American Heart Association Guidelines Update for Cardiopulmonary Resuscitation and Emergency Cardiovascular Care. Circulation. 2015;132(18 Suppl 2):S501-S518.
8. Link MS, et al: Part 7: adult advanced cardiovascular life support: 2015 American Heart Association Guidelines Update for Cardiopulmonary Resuscitation and Emergency Cardiovascular Care. Circulation. 2015;132(Suppl 2):S444-S464.
9. Littmann L, et al. A simplified and structured teaching tool for the evaluation and management of pulseless electrical activity. Med Princ Pract. 2014;23:1-6.
10. McLeod SL, et al. Comparative effectiveness of antiarrhythmics for out-of-hospital cardiac arrest: A systematic review and network meta-analysis. Resuscitation. 2017;121:90-7.
11. Mentzelopoulos SD, et al. Vasopressin for cardiac arrest: Meta-analysis of ran – domized controlled trials. Resuscitation. 2012;83:32-9.
12. Myerburg RJ, Halperin H, Egan DA, et al. Pulseless electric activity: definition, causes, mechanisms, management, and research priorities for the next decade: report from a National Heart, Lung, and Blood Institute workshop. Circulation. 2013;128:2532-41.
13. Olasveengen TM, et al. Adult Basic Life Support: 2020 International Consensus on Cardiopulmonary Resuscitation and Emergency Cardiovascular Care Science With Treatment Recommendations. Circulation. 2020;142:41-91.
14. Panchal AR, et al. 2019 American Heart Association Focused Update on Advanced Cardiovascular Life Support: Use of Advanced Airways, Vasopressors, and Extracorporeal Cardiopulmonary Resuscitation During Cardiac Arrest. Circulation, 2019;140:e881-894.

5 Cuidados pós-parada cardiorrespiratória

Lucas Oliveira Marino
Braian Valério Cassiano de Castro
Klícia Duarte Amorim
Stéfany Franhan Barbosa de Souza

PONTOS IMPORTANTES

- A identificação da causa da parada cardiorrespiratória (PCR) e seu adequado tratamento são medidas fundamentais para otimizar o prognóstico pós-parada cardiorrespiratória.
- Eventos cardíacos primários são as principais causas de morte súbita extra-hospitalar.
- A estabilização hemodinâmica com manejo individualizado sobre os componentes cardiogênico e distributivo do choque previne lesões secundárias.
- A estratégia ventilatória visa manter normoxemia e normocapnia.
- Lesão neurológica é a principal causa de óbito em pacientes vítimas de PCR extra-hospitalar.
- Febre nas primeiras 48 horas pós-PCR é um fator independente de mortalidade e desfechos neurológicos desfavoráveis.
- O controle ativo de temperatura é indicado a todos os pacientes arresponsivos pós-PCR e reduz a mortalidade e o risco de sequelas neurológicas graves.

INTRODUÇÃO

Parada cardiorrespiratória (PCR) resulta em mais de 500.000 óbitos por ano somente na América do Norte. Entretanto, avanços na ressuscitação cardiopulmonar e nos cuidados pós-parada cardiorrespiratória resultaram em melhores desfechos em determinadas coortes de pacientes. Dentre esses avanços destacam-se a hipotermia terapêutica e o controle ativo de temperatura.

O manejo pós-PCR é complexo e foca em várias condições delicadas simultaneamente, como:

- Determinação da causa da PCR e seu correto tratamento.
- Minimização da lesão cerebral.
- Manejo da disfunção cardiovascular.
- Manejo de problemas consequentes à lesão induzida por isquemia-reperfusão.

Imediatamente após a o retorno à circulação espontânea, o paciente pode desenvolver diversas complicações relacionadas às suas comorbidades clínicas e à isquemia sustentada durante o colapso cardiovascular.

O manejo hemodinâmico do choque que comumente sucede o retorno à circulação espontânea é complexo e apresenta uma série de processos fisiopatológicos envolvidos que em conjunto acarretam o que se chama de síndrome pós-parada cardiorrespiratória. A disfunção cardíaca secundária é atribuída a uma combinação de estresse oxidativo, trombose de microcirculação, sobrecarga adrenérgica, liberação de citocinas e lesão miocárdica isquemia-reperfusão. Esta última, obviamente não restrita ao músculo cardíaco, pode precipitar vasodilatação sistêmica, que associada à resposta inflamatória gera lesão endotelial, trombose microvascular, insuficiência adrenal, contribuindo com mecanismos de choque distributivo.

O reconhecimento adequado, rápido e à beira do leito das características hemodinâmicas do choque após a PCR é fundamental para o adequado manejo individualizado; portanto, apresenta relevância prognóstica e terapêutica.

Outros objetivos adicionais no manejo pós-PCR incluem a adequação da oxigenação e da ventilação, bem como a correção de anormalidades hidroeletrolíticas e controle de temperatura para minimizar a lesão cerebral.

Identificar a etiologia da PCR e iniciar tratamentos direcionados devem ser ações concomitantes aos esforços da ressuscitação com o intuito de se evitar a recorrência e otimizar os desfechos.

DETERMINAÇÃO DA CAUSA E DA EXTENSÃO DA LESÃO PÓS-PCR

História e exame físico

Na maioria dos casos de PCR a etiologia é determinante para o tratamento. A história inicial é fundamental para iniciar a investigação. A equipe assistencial não deve tardar a coletar informações de qualquer pessoa que tenha testemunhado o evento (familiares, amigos, atendimento pré-hospitalar etc.). Conjuntamente, o exame clínico focado e métodos diagnósticos auxiliares contribuem na identificação de possíveis causas ou fatores que ameaçam a vida do paciente. Em geral, as doenças cardiovasculares são as principais causas de morte súbita, apesar de a gama de diagnósticos diferenciais ser ampla.

A avaliação clínica inicial não foge do ABC (vias aéreas, respiração e circulação) clássico do manejo de qualquer paciente criticamente enfermo. Atenção preliminar deve ser dada à patência e segurança das vias aéreas. Uma cânula orotraqueal mal posicionada, por exemplo, pode culminar na recorrência da PCR por hipóxia. Uma vez que a via aérea esteja garantida, a ventilação precisa ser avaliada com pormenores. Em seguida, avalia-se a hemodinâmica, por meio de sinais vitais como frequência cardíaca e pressão arterial, assim como parâmetros sugestivos de má perfusão (cianose periférica, pele mosqueada, enchimento capilar lentificado) a fim de evitar lesão tecidual secundária à hipoperfusão sistêmica. Vale salientar que se espera taquicardia reflexa após retorno à circulação espontânea. O achado de bradicardia é sugestivo de causas cardíacas, hipóxia, anormalidades metabólicas ou intoxicações.

Exame neurológico

Um exame neurológico básico visa ao auxílio na determinação da causa básica da PCR, assim como a eventual necessidade de intervenções subsidiárias (p. ex., controle ativo de temperatura àqueles sem movimentação espontânea ou que não respondem a comandos).

O exame inicial é útil inclusive para estimar alguma informação prognóstica que será refinada ao longo da evolução nas próximas horas e dias. Os reflexos de tronco invariavelmente necessitam de avaliação e incluem fotomotor, consensual corneopalpebral, oculocefálico, *drive* respiratório e tosse. A escala de coma de Glasgow também faz parte da avaliação inicial, com especial cuidado à resposta motora, que apresenta correlação com os desfechos neurológicos. A avaliação completa do paciente comatoso é descrita detalhadamente no Capítulo "Coma e rebaixamento do nível de consciência". Achados neurológicos assimétricos são sugestivos de lesões intracranianas.

Diagnóstico complementar

Nem sempre a história clínica e o exame físico são suficientes para determinar a causa da PCR. Por isso, exames subsidiários, tais como eletrocardiograma, métodos de imagem e provas laboratoriais, podem ser necessários.

Eletrocardiograma

Eventos cardíacos primários são as causas mais comuns de PCR. A obtenção de um eletrocardiograma de 12 derivações é obrigatória após retorno à circulação espontânea com a maior brevidade possível.

Supradesnivelamento do segmento ST ou bloqueio de ramo esquerdo novo indicam terapia de reperfusão emergencial. Outro foco de atenção deve ser direcionado a anormalidades de condução, do eixo elétrico, da onda T, que podem gerar pistas diagnósticas. Por exemplo, um desvio de eixo elétrico para a direita pode sugerir embolia pulmonar como etiologia da PCR.

Em PCR extra-hospitalar, doença coronariana avançada é frequente mesmo na ausência de infarto agudo do miocárdio (IAM) com supradesnivelamento de ST, principalmente naqueles pacientes que se apresentam com fibrilação ou taquicardia ventriculares. Dessa forma, a cineangiocoronariografia de emergência deve ser considerada também nos casos sem supra-ST, porém com história sugestiva (fatores de risco cardiovasculares, história de dor torácica ou dispneia ao esforço) ou com ritmo chocável na apresentação da PCR.

Quando há pouco substrato clínico e eletrocardiográfico para se atribuir a síndrome coronariana aguda (SCA) como causa da PCR, convém a realização do ecocardiograma à beira do leito. Espera-se hipocontratilidade difusa na síndrome pós-PCR. Logo, o achado de alteração contrátil segmentar é sugestivo de SCA e deve ser encaminhado ao cateterismo.

Métodos de imagem

Radiografia de tórax é útil para avaliar condições pleuropulmonares associadas à PCR e para confirmar o posicionamento da cânula orotraqueal. Ressalta-se que um discernimento crítico deve ser dado à relação de causa e efeito entre alterações no raio X de tórax e a PCR. Edema pulmonar ou achados compatíveis com aspiração podem ser consequentes e não ter nenhuma correlação etiológica com a PCR. Por outro lado, pneumotórax ou anormalidades mediastinais compatíveis com dissecção de aorta torácica podem ser supreendentemente flagrados sem suspeição prévia.

A ultrassonografia *point-of-care* é uma ferramenta válida na complementação diagnóstica pós-PCR. Tamponamento cardíaco, pneumotórax, achados indiretos de embolias maciças pulmonares ou intracardíacas, bem como choque hemorrágico são causas de PCR com achados característicos ao método.

Além disso, 4% dos pacientes vítimas de PCR podem apresentar hemorragia intracraniana como causa do evento. Dessa forma, recomenda-se a solicitação de tomografia de crânio sem contraste em pacientes comatosos pós-PCR, na qual também se pode detectar edema cerebral precoce.

Outros exames podem ser solicitados em circunstâncias clínicas específicas. Por exemplo, a angiotomografia de tórax ou eventualmente o Doppler venoso de membros inferiores devem ser solicitados na suspeita de embolia pulmonar. Em casos de irritação peritoneal, politrauma ou hiperlactatemia marcante considera-se a realização de tomografia de abdome.

Exames laboratoriais

Após retorno à circulação espontânea, sugere-se a realização dos seguintes exames, tanto com intuito de definição etiológica quanto para avaliação da extensão de lesão tecidual induzida pela PCR.

- Gasometria arterial: a avaliação do equilíbrio acidobásico e das metas da ventilação mecânica é fundamental no contexto pós-PCR. Recomenda-se a coleta de gasometrias frequentes, idealmente em intervalos não maiores que 6 horas, principalmente nos pacientes em controle ativo de temperatura. É comum a necessidade de cateterização arterial pela elevada frequência de coleta de gasometrias, assim como pela necessidade de monitorização devido ao suporte farmacológico hemodinâmico.
- Eletrólitos: sódio, potássio, cloro, magnésio e bicarbonato também merecem monitorização. Variações rápidas nos níveis séricos de potássio podem sobrevir consequentes à isquemia tecidual, acidose e administração de catecolaminas. Tanto hipo como hipercalemia são condições arritmogênicas e precisam ser imediatamente tratadas.
- Hemograma e coagulograma: anemia importante sugere hemorragia como um fator ao menos contribuidor para o mecanismo da PCR. Leucocitose entre 10.000 e 20.000 é comum, secundária a demarginação de leucócitos e inflamação sistêmica. Valores superiores suscitam investigação adicional. É frequente a necessidade de procedimentos invasivos, como cateterização venosa central e arterial nestes pacientes, assim é preciso realizar avaliação das hemostasias primária e secundária (plaquetometria, TP/INR, rTTPA).
- Troponina: recomenda-se dosar troponina a cada 8 a 12 horas nas primeiras 24 horas após o retorno da circulação espontânea para detectar lesão miocárdica. Níveis séricos inicialmente elevados, potencialmente secundários à própria PCR, às compressões torácicas ou à eventual desfibrilação, devem ser seguidos até que haja clara evidência de queda. Elevações nas condições supracitadas são discretas (troponina I 0-5 ng/mL). Logo, níveis maiores ou ascendentes levam à suspeita de SCA.

- Lactato: há correlação entre os valores iniciais de lactato e seu *clearance* com a mortalidade. Hiperlactatemia acima de 15 mmol/L pode ser esperada pós-PCR, porém níveis acima sugerem síndrome comportamental abdominal ou muscular. Recomenda-se monitorização a cada 6 horas durante a hipotermia terapêutica e reaquecimento.
- Estudos toxicológicos específicos: pacientes com história de uso de drogas, com síndromes toxicológicas ou suspeita clínica de intoxicação exógena podem ser investigados para substâncias tóxicas gerais.
- Função renal e hepática: a isquemia tecidual leva a alteração da função renal e hepática, que por sua vez interfere na metabolização de drogas utilizadas posteriormente ou na decisão da utilização de exames contrastados (nefropatia induzida por contraste).

A Tabela 1 resume os exames a serem solicitados nesses pacientes.

▷ **TABELA 1** Exames

Exame	Indicação	Interpretação e utilidade
Eletrocardiograma	Universal	IAM, cardiomiopatias e arritmias são as principais causas de PCR Obtenção o mais breve possível → avaliar supra-ST e BRE novo, que suscitam intervenção imediata Sinais de sobrecarga de câmaras, anormalidades nos intervalos de condução, do eixo elétrico ou da onda T são pistas para diagnóstico etiológico
Gasometria arterial com lactato	Universal	Coleta seriada de 6/6 h → avaliar necessidade de cateter arterial Titular uma FiO_2 mínima necessária para atingir uma $SatO_2$ em torno de 94% Evitar hipocapnia, hipercapnia e hiperóxia A queda do lactato em medidas seriadas está associada a menor mortalidade
Eletrólitos	Universal	Seriar de 6/6 h, enquanto houver necessidade de controle de temperatura ou período de reaquecimento Flutuações do potássio sérico são frequentes em razão de isquemia, acidose e de administração de catecolaminas Atenção: hipocalemia é frequentemente acompanhada de hipomagnesemia
Troponina	Universal	Medida a cada 8 ou 12 h nas primeiras 24 h PCR, desfibrilação e compressões torácicas podem elevá-la discretamente (troponina I 0-5 ng/mL) Níveis maiores ou ascendentes sugerem SCA
Hemograma	Universal	Anemia grave sugere que eventual hemorragia ao menos contribuiu para a PCR Leucocitose entre 10-20 mil é comum → demarginação de leucócitos e inflamação; elevações extremas suscitam investigação etiológica
Função renal e hepática, coagulograma	Universal	Rim e fígado são comumente afetados pela isquemia tecidual → a detecção de alterações é relevante no ajuste de doses de medicações e no manejo das alterações metabólicas consequentes Procedimentos invasivos são usuais → avaliar coagulograma é recomendável
Exame toxicológico	Individualizada	Considerar história de ingestão de drogas, síndromes toxicológicas ou suspeita clínica específica
TC de crânio	Individualizada	Pacientes com alteração de exame neurológico, com história sugestiva de lesão neurológica aguda ou que permanecem inconscientes após RCE Detecta precocemente edema cerebral ou hemorragia intracraniana pós-PCR
Raio X de tórax	Universal	Confirmar posicionamento de cânula orotraqueal e CVC Avaliar condições pleuropulmonares e mediastinais (alargamento → ângio-TC de aorta) Edema pulmonar ou evidência de aspiração são frequentes e geralmente consequência, e não causa

(continua)

▷ **TABELA 1** Exames *(continuação)*

Exame	Indicação	Interpretação e utilidade
USG *point-of-care* (POC)	Universal	Exame inócuo e útil na identificação de causas possíveis da PCR → tamponamento, pneumotórax, hemorragias (eFAST), sinais indiretos de TEP Avaliação da função cardíaca global
Ecocardiograma	Individualizada, após USG POC Universal caso USG POC indisponível	Dúvida diagnóstica quanto a SCA ou alterações eletrocardiográficas suscitam uma avaliação pormenorizada com ecocardiograma transtorácico Hipocinesia global é esperada na síndrome pós-PCR → alteração segmentar sugere SCA

BRE: bloqueio de ramo esquerdo; CVC: cateter venoso central; IAM: infarto agudo do miocárdio; PCR: parada cardiorrespiratória; RCE: retorno da circulação espontânea; SCA: síndrome coronariana aguda; TC: tomografia computadorizada; TEP: tromboembolismo pulmonar; USG: ultrassonografia.

MANEJO DO SISTEMA RESPIRATÓRIO

A primeira intervenção é assegurar a via aérea. Caso no manejo da PCR tenha-se utilizado um dispositivo temporário de resgate, como a máscara laríngea, deve-se garantir uma via aérea definitiva com presteza. Detalhes sobre o manejo da via aérea são descritos no Capítulo "Via aérea".

Pacientes com retorno à circulação espontânea estão em vigência de hipóxia e acidose, que devem ser revertidas com prioridade. Porém, não devemos submeter o paciente a hiperóxia ou hiperventilação, devido aos seus efeitos deletérios.

A resposta fisiológica cerebrovascular à $PaCO_2$ se mantém no contexto pós-PCR. Assim, uma vez que a hiperventilação acarreta vasoconstrição cerebral, busca-se ajustar a ventilação para manter a $PaCO_2$ entre 35 e 45 mmHg. Manter normocapnia está associado a menor mortalidade e melhor *status* de performance após a alta, quando comparada a hipo ou hipercapnia. Conquanto haja sentido fisiológico, não é sabido se níveis elevados de $PaCO_2$ ocasionam vasodilatação e edema cerebrais.

Deve-se evitar a hipóxia no pós-PCR, porém deve-se evitar também a hiperóxia ($PaO_2 > 300$ mmHg), uma vez que esta também se associa a maior mortalidade hospitalar. Sugere-se titular a fração inspirada de O_2 (FiO_2) ao mínimo possível para se manter a saturação periférica de oxigênio maior que 94% e a PaO_2 próxima de 100 mmHg.

Durante a hipotermia terapêutica, quando a temperatura central é 33°C, a $PaCO_2$ real pode ser 6 a 7 mmHg menor que a relatada pelo gasômetro. Não há evidências concretas, contudo, de que a ventilação deve ser guiada pelos valores corrigidos. Sugere-se visar a uma $PaCO_2$ discretamente maior com o intuito de se evitar hiperventilação iatrogênica. Análise semelhante se faz para a oxigenação, de que os níveis de PaO_2 reportados pela máquina podem ser superestimados. Quando a temperatura central for 33°C, portanto, manter a PaO_2 entre 100 e 120 mmHg é aconselhável.

Os alvos da ventilação mecânica são resumidos na Tabela 2.

MANEJO HEMODINÂMICO

A instabilidade hemodinâmica pós-PCR é comum e pode fazer com que o paciente necessite de drogas vasoativas em doses variadas. A noradrenalina ainda é a droga preferencial para se iniciar o manejo hemodinâmico na maior parte dos casos. Porém, deve-se respeitar as particularidades e diferentes etiologias da PCR para adequar a escolha da droga a cada paciente.

Em pacientes sépticos, não há diferença de mortalidade entre dopamina e noradrenalina, muito embora o risco de arritmias cardíacas com a primeira seja maior. Dessa forma, recomenda-se noradrenalina como vasopressor de escolha no cuidado pós-PCR, sem haver evidência, contudo, que respal-

▷ **TABELA 2** Alvos da ventilação mecânica nos cuidados pós-parada cardiorrespiratória

$PaCO_2$	Aproximadamente 35-45 mmHg
$EtCO_2$	Aproximadamente 30-40 mmHg
$SatO_2$	Mínima FiO_2 necessária para obter > 94%
PaO_2	Visar 100 mmHg; se hipotermia terapêutica, 100-120 mmHg

de a superioridade de um vasopressor em detrimento de outro.

Ao se determinarem os alvos pressóricos, atenta-se para a eventual contrariedade entre as demandas metabólicas de um cérebro isquêmico e a sobrecarga pelo aumento da resistência vascular sistêmica a um coração descompensado. Estudos com tomografia de emissão de pósitrons em pacientes pós-PCR evidenciam que níveis adequados de pressão arterial média (PAM) se associam a maior compatibilidade entre perfusão regional cerebral e a atividade metabólica. Por outro lado, os mecanismos de autorregulação do fluxo sanguíneo cerebral são comprometidos no *status* pós-PCR e a perfusão cerebral declina sobremaneira em níveis de PAM menores que 80 a 100 mmHg. Episódios de hipotensão são causa de lesão secundária adicional ao insulto inicial da PCR, de modo que alvos de PAM acima de 65 mmHg para reverter o quadro de choque e, quando possível, de 80 a 100 mmHg a fim de se otimizar a perfusão cerebral podem ser considerados.

Outros alvos de perfusão apontados em alguns estudos são a diurese maior que 0,5 mL/kg/h e pressão venosa central (PVC) entre 8 e 12 mmHg. Esta última tem sido abandonada como ferramenta de monitorização hemodinâmica devido à sua baixa acurácia na predição de fluidorresponsividade e vem sendo substituída por outros parâmetros dinâmicos, pormenorizados no Capítulo "Choque". Com o intuito de restauração volêmica, soluções cristaloides (solução fisiológica e Ringer lactato) podem ser utilizadas. O Ringer lactato pode evitar acidose hiperclorêmica iatrogênica em pacientes que requerem grandes volumes para ressuscitação.

Na suspeita de choque cardiogênico (p. ex., em pacientes com hipocinesia ao ecocardiograma à beira do leito ou saturação venosa central de O_2 persistentemente baixa a despeito de PAM e hemoglobina otimizadas), o suporte inotrópico pode ser necessário. Opções adequadas são dobutamina (2 a 20 µg/kg/min) e milrinone (dose de ataque 50 µg/kg em 10 min e infusão contínua de 0,375 a 0,75 µg/kg/min). A refratariedade do choque cardiogênico às medidas farmacológicas requer suporte ventricular extracorpóreo, como balão de contrapulsação aórtica e oxigenação por membrana extracorpórea (ECMO) venoarterial.

Drogas antiarrítmicas são reservadas ao paciente com arritmias instáveis recorrentes ou persistentes. Não há nenhum dado que valide sua prescrição de rotina ou profilática após retorno à circulação espontânea, mesmo quando tenham sido utilizadas durante as manobras de ressuscitação. A correção da causa da arritmia (distúrbio hidroeletrolítico, isquemia miocárdica, intoxicação exógena) é a melhor abordagem.

A solicitação de cineangiocoronariografia de emergência é alvo de frequente dúvida após PCR. Em pacientes com suspeita de causa cardiovascular para a PCR, lesão coronariana com necessidade de tratamento emergencial é reportada na maioria dos pacientes com supra-ST e em aproximadamente 50% daqueles sem supra-ST.

São recomendações da American Heart Association (AHA):

- Solicitar coronariografia emergencial no caso de PCR extra-hospitalar ou suspeita de causa cardiovascular caso haja supra-ST no ECG (AHA classe I; nível B);
- Considerar coronariografia emergencial em casos específicos (instabilidade elétrica ou hemodinâmica) de pacientes comatosos após PCR extra-hospitalar com suspeita de causa cardíaca, porém sem supra-ST no ECG (AHA classe IIa; nível B);
- Em pacientes sem supra-ST no ECG, considerar solicitar coronariografia no cenário pós-PCR seguindo as indicações habituais dos *guidelines* para síndrome coronariana aguda sem supra-ST (ver capítulo específico) (AHA classe IIa; nível C).

Em 2021 foi publicado um ensaio clínico randomizado no *New England Journal of Medicine* (*TOMAHAWQ Trial*) que incluiu 554 adultos com retorno à circulação espontânea pós-PCR extra-hospitalar de possível causa cardíaca sem supra-ST no ECG. Esses pacientes foram randomizados para coronariografia imediata vs. cuidado crítico padrão com coronariografia postergada ou indicada seletivamente. O exame foi solicitado em 95,5% vs. 62,2% dos pacientes, respectivamente; com mediana de tempo após a PCR de 2,9 vs. 46,9 horas, respectivamente. O estudo não evidenciou diferença de mortalidade em 30 dias, de incidência de déficit neurológico grave ou de lesão renal aguda com necessidade de diálise.

Alguns serviços optam por indicar cateterismo cardíaco de emergência a todos os pacientes com PCR extra-hospitalar em ritmo chocável, independente dos achados eletrocardiográficos, devido à

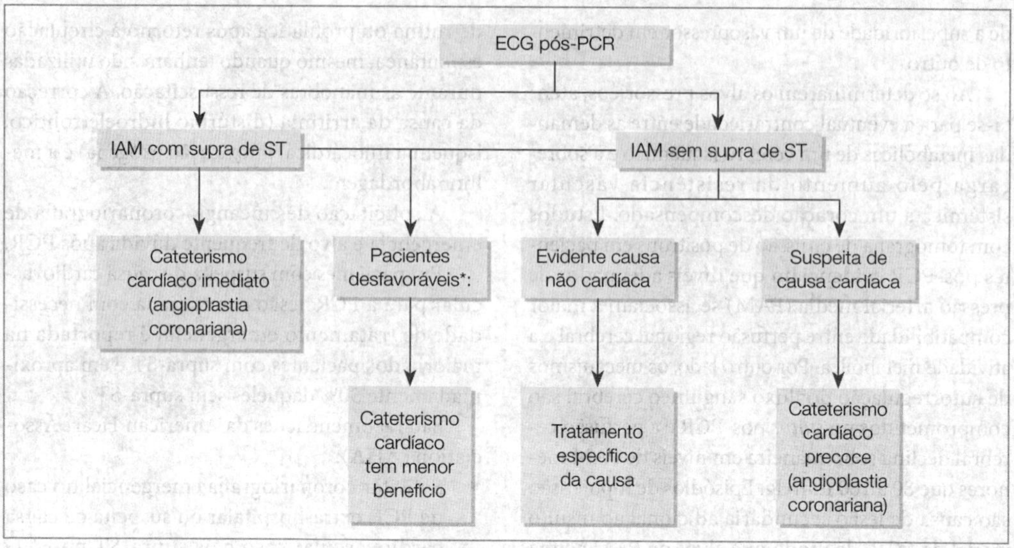

▷ **FIGURA 1** Indicação de cineangiocoronariografia pós-PCR em paciente comatoso.
* Encontrado parado; ritmo inicial não fibrilação ventricular; período sem compressões cardíacas; > 30 minutos para retorno à circulação espontânea; pH < 7,2; lactato > 7; idade > 85 anos; insuficiência renal em fase terminal..
ECG: eletrocardiograma; IAM: infarto agudo do miocárdio; PCR: parada cardiorrespiratória.

elevada prevalência de doença coronariana nesse grupo. Uma metanálise publicada em 2016 com 11 estudos retrospectivos identificou que até 30% dos pacientes pós-PCR sem supradesnivelamento do ST no ECG apresentaram oclusão coronariana aguda independentemente do ritmo na apresentação.

CONTROLE ATIVO DE TEMPERATURA

Lesão neurológica é a principal causa de óbito em pacientes vítimas de PCR extra-hospitalar e convictamente é um dos grandes fatores contribuidores nos casos de PCR hospitalar. Indubitavelmente, deve-se evitar a hipertermia após a PCR. A falência no controle da temperatura central correlaciona-se com maior incidência de febre e piores desfechos neurológicos. O risco de morte aumenta com cada grau acima de 37°C nas primeiras 48 horas pós-PCR. O aparecimento tardio de febre não evidencia os mesmos efeitos prognósticos.

A hipotermia terapêutica (temperatura central entre 32 e 34°C) e o controle ativo de temperatura (objetivo de temperatura central menor que 36°C) são potencialmente benéficos por minimizarem a lesão cerebral em todos os pacientes pós-PCR, independentemente da arritmia na apresentação e do local onde ocorreu (extra ou intra-hospitalar). Os *guidelines* de 2020 do ACLS recomendam tal manejo a todos os pacientes não responsivos após PCR.

De modo geral, existe uma estrita necessidade de controle ativo da temperatura central, com alvo entre 32 e 36°C, a fim de se otimizar a sobrevida e a evolução neurológica. Indica-se universalmente a todo paciente após retorno a circulação espontânea que não obedeça a comandos ou não apresente movimentação intencional. As únicas contraindicações formais ao controle ativo de temperatura remetem ao prévio estabelecimento de diretivas avançadas com o intuito de cuidados paliativos e a ausência de condição estrutural para se instituir essa estratégia, a depender do ambiente assistencial. Atente-se para o fato de que hipotermia terapêutica, ou seja, alvo de temperatura entre 32 e 34°C, difere do controle ativo de temperatura. A indução de hipotermia é contraindicada no caso de sangramento ativo em sítios não compressíveis e está associada a aumento de risco hemorrágico em pacientes hemodinamicamente instáveis ou submetidos a trombólise química, muito embora não haja contraindicação absoluta nessas duas últimas circunstâncias.

O controle ativo de temperatura se inicia assim que possível e deve ser mantido por no mínimo 24 a 48 horas. Frisa-se que não há evidências suficientes para recomendar um alvo de temperatura em detrimento de outro. Entretanto, é importante que cada serviço delimite a sua própria estratégia ou até individualize o cuidado conforme o perfil do paciente. Por exemplo, alvos de temperatura mais audaciosos podem ser indicados àqueles pacientes com maior risco de evolução neurológica desfavorável, como coma profundo após PCR, padrões epilépticos no eletroencefalograma ou edema cerebral à tomografia.

É comum o achado de hipotermia leve (próxima dos 35°C) imediatamente após a PCR pela mistura do sangue proveniente da periferia, mais frio, com aquele destinado à perfusão central, mais quente. Esse fato não deve desencorajar a instituição de medidas para controle ativo de temperatura, muito pelo contrário, apenas é um indicativo de que muitas vezes medidas pouco invasivas são suficientes para se atingir o alvo de temperatura.

Não há superioridade documentada de medidas de resfriamento externo ou intravasculares; portanto, a equipe assistente multiprofissional deve utilizar aquelas prontamente disponíveis com as quais está previamente habituada.

Em 2021, foi publicado um ensaio clínico randomizado no *New England Journal of Medicine* (TTM2) que incluiu 1.900 vítimas de PCR extra-hospitalar, comatosas pós-retorno à circulação espontânea, randomizadas para hipotermia (33°C) vs. normotermia (< 37,5°C) por 40 horas. O estudo concluiu que a hipotermia terapêutica não se associou a menor risco de óbito ou melhor funcionalidade em seguimento de 6 meses. Esses resultados são reprodutíveis em todos os subgrupos analisados (sexo, idade, tempo para retorno a circulação espontânea, ritmo inicial da PCR e choque na admissão). Vale ressaltar que o grupo hipotermia apresentou maior incidência de arritmias com instabilidade hemodinâmica (24% vs. 17%; p < 0,001; NNH 7).

A administração de um litro de solução fisiológica a 4°C em 15 minutos com auxílio de bolsa pressurizada é capaz de rapidamente reduzir a temperatura central em 1°C. Cuidado redobrado deve ser adotado em pacientes com insuficiência cardíaca ou renal, pois essa medida se associa a congestão pulmonar e maior necessidade de diuréticos. É possível que nesses pacientes medidas de resfriamento externo (bolsas de gelo, cobertores resfriados) ou dispositivos intravasculares, quando disponíveis, sejam mais seguras. Essas estratégias são capazes de resfriar a taxas de 0,5 a 1°C por hora.

Uma importante causa de falência em se atingir o alvo de temperatura é a ocorrência de calafrios, frequentemente discretos, quase imperceptíveis. Nesse ínterim, a sedação é medida fundamental para sua supressão. A titulação das doses do sedativo não deve seguir as escalas clássicas, mas sim busca-se suprimir os calafrios. Posologias elevadas, portanto, são muitas vezes necessárias, assim como, eventualmente, a associação de bloqueio neuromuscular. Propofol e midazolam são opções adequadas, conquanto este último apresente maior acumulação e o metabolismo e a excreção reduzidos pela hipotermia. Salienta-se que, a despeito da elevada eficácia do bloqueio neuromuscular na supressão de calafrios, é recomendável a monitorização eletroencefalográfica contínua pela possibilidade de se mascararem crises convulsivas.

A temperatura central é próxima da cerebral. Portanto, durante todo o processo é obrigatória sua monitorização contínua, em ordem de preferência e acurácia, por cateteres venosos centrais, termômetros esofágicos, vesicais ou retais. As mensurações timpânicas e axilares são pouco correlatas à temperatura central durante a hipotermia e não podem ser utilizadas.

Diferentemente do resfriamento, o reaquecimento deve ser lento e progressivo, em taxas não maiores que 0,5°C/hora. Em razão da baixa disponibilidade de dispositivos automatizados para reaquecimento, o processo manual é o mais empregado. Não há evidências disponíveis para orientar concretamente a maneira de realizá-lo e, obviamente, peculiaridades existem conforme o método escolhido para o resfriamento. Uma orientação razoável de especialistas envolve, no caso de cobertores térmicos, elevar a temperatura ajustada em 0,5°C a cada 3 horas até se atingir a normotermia. As compressas frias podem ser retiradas paulatinamente enquanto se observa a velocidade de reaquecimento. Taxas rápidas se associam a eventos adversos, tais como edema cerebral, convulsões e distúrbios hidroeletrolíticos (hipercalemia).

Embora o principal evento adverso associado à hipotermia terapêutica seja o aumento do risco de sangramento, alguns dados apontam para a mesma incidência de eventos hemorrágicos em pacientes pós-PCR hipotérmicos e normotérmicos.

De qualquer forma, na ocorrência de sangramentos maiores, é mandatório o reaquecimento até 36°C. A hipotermia também está associada à disfunção leucocitária. Um aumento de incidência de infecções é frequentemente relatado em diversos trabalhos na utilização de hipotermia por mais de 24 horas, porém não houve associação com maior mortalidade. Não se observou diferença no que concerne à frequência de infecções ao se comparar alvos de 33°C e 36°C. A Tabela 3 resume os principais eventos adversos e efeitos fisiológicos da hipotermia.

MANUTENÇÃO DO CUIDADO CRÍTICO

O cuidado crítico relativo a parâmetros de monitorização, profilaxias e reabilitação segue os preceitos básicos. Portanto, manter cabeceira elevada ao mínimo de 30°, profilaxias de tromboembolismo venoso e de úlcera de estresse, fisioterapias motora e respiratória permanecem com as mesmas indicações.

É essencial o controle dos níveis glicêmicos, uma vez que hiperglicemia se associa a piores desfechos em pacientes pós-PCR. Orienta-se manter a glicemia entre 140 e 180 mg/dL. A hipoglicemia também se associa a eventos diversos; logo, não se recomenda controle intensivo de glicemia

▷ **TABELA 3** Eventos adversos e efeitos fisiológicos da hipotermia terapêutica (HT) e seus respectivos manejos

Evento adverso	Manejo
Bradicardia	Autolimitada; não requer intervenção se estabilidade hemodinâmica
Prolongamento do intervalo QT	Interromper a HT
Coagulopatia e disfunção plaquetária	Se sangramento maior, interromper a HT e promover reaquecimento até 36°C
"Diurese fria": hipovolemia, hipocalemia, hipomagnesemia, hipofosfatemia	Se distúrbios hidroeletrolíticos graves e refratários à reposição, interromper a HT Obs.: monitorizar eletrólitos de 4/4 h na HT
Hipercalemia (durante reaquecimento)	Medidas translocacionais
Hiperglicemia	Insulinoterapia Obs.: atentar para risco de hipoglicemia no reaquecimento

(alvos entre 70 e 108 mg/dL), devido ao aumento de sua incidência.

Uma peculiaridade do paciente com lesão cerebral hipóxico-isquêmica é a frequência elevada de eventos epilépticos, muitos dos quais são não convulsivos e requerem, pois, diagnóstico eletroencefalográfico. Uma vez que não há robustas evidências que indiquem a monitorização eletroencefalográfica contínua, a realização de eletroencefalograma diário e sempre que haja suspeita de estado de mal não convulsivo é uma estratégia minimamente razoável. Não há indicação de profilaxia primária de crise epiléptica. De fato, não há ensaios clínicos que comparem diferentes abordagens com drogas anticrises especificamente em paciente pós-PCR; assim, o manejo geral não difere daquele descrito em detalhes no Capítulo "Abordagem do estado de mal epiléptico".

PROGNÓSTICO PÓS-PARADA CARDIORRESPIRATÓRIA

As circunstâncias da ressuscitação cardiopulmonar afetam o prognóstico pós-PCR tanto em termos de sobrevida quanto de qualidade de vida. Em um estudo sobre PCR extra-hospitalar publicado em 1997, 44% dos pacientes sobreviveram inicialmente, 30% estavam vivos após 24 horas, 13% em um mês e apenas 6% após 6 meses. Com o advento e a evolução da hipotermia terapêutica sobretudo após os anos 2000, seguiu-se uma fase com menores morbidade neurológica e mortalidade consequentes à encefalopatia hipóxico-isquêmica.

Condições como idade acima de 70 anos, doença cerebrovascular, doença renal crônica e insuficiência cardíaca prévias à admissão e febre nas primeiras 48 horas pós-PCR são associadas a pior prognóstico. Em contrapartida, PCR testemunhada e ritmos chocáveis na apresentação associam-se a melhores desfechos.

Várias séries de casos e revisões sistemáticas tiveram como objetivo avaliar variáveis clínicas preditoras de desfechos após insulto cerebral anóxico. Escala de coma de Glasgow menor ou igual a 4 nas primeiras 48 horas, ausência de reflexos corneopalpebral e pupilares em 24 horas ou ausência de resposta motora em 24 ou 72 horas são alguns exemplos de associações com mau prognóstico. No que concerne à eventual suspensão de suporte avançado de vida, dois critérios clínicos foram revistos e considerados capazes de colaborar com a decisão, dada a especificidade de 100% para predição de desfechos desfavoráveis: ausência de reflexos corneanos e pupilares e resposta motora ausente ou em extensão, ambos no terceiro dia.

Vale salientar que algumas condições impactam a acurácia dessa avaliação e merecem ser lembradas: uso de sedativos e bloqueadores neuromusculares; desequilíbrios metabólicos importantes como injúria renal aguda, insuficiência hepática e choque; e hipotermia terapêutica.

O *status* epiléptico mioclônico, caracterizado por mioclonias bilaterais sincrônicas em face, extremidades e musculatura axial, frequentemente acompanhadas de abertura ocular e desvio do olhar, é associado a mau prognóstico mesmo em pacientes com preservação de reflexos de tronco e de alguma resposta motora. O desafio assistencial é diferenciá-lo de condições como convulsões tônico-clônicas generalizadas e mioclonias multifocais, que não apresentam de longe capacidade de predição prognóstica semelhante. Evidências questionam, entretanto, a acurácia isolada do *status* mioclônico em discernir entre suspensão ou manutenção de suporte e, por sua vez, recomendam que esse dado, para tanto, seja analisado contextualizado a outras variáveis clínicas e complementares.

Diante da dificuldade de se prognosticar utilizando somente avaliações clínicas, diversos testes auxiliares são complementares com o intuito de agregar nas definições assistenciais precoces.

Potencial evocado somatossensorial

Representa a resposta elétrica média no sistema nervoso central após estimulação somatossensorial. A ausência de componente N20 na primeira semana (em geral entre 24 e 72 horas) no nervo mediano apresenta boas razões de verossimilhança para predizer evolução não melhor que estado vegetativo persistente.

Embora o teste apresente elevada especificidade, a sensibilidade é limitada. Dessa forma, a presença de respostas N20 não significa boa evolução e, nessa circunstância, o teste deve ser repetido posteriormente, pois elas podem desaparecer. A hipotermia terapêutica sabidamente reduz as velocidades de condução e altera a capacidade de predição do potencial evocado.

De todos os testes auxiliares disponíveis, a ausência de potenciais evocados bilateralmente após 24 a 72 horas é a ferramenta mais útil para uso clínico.

Eletroencefalograma

O valor do eletroencefalograma (EEG) para avaliação prognóstica é pouco claro. Limitações à sua utilização remetem a diferentes sistemas de classificação e intervalos de gravação, subjetividade na interpretação e interferência de drogas sedativas e distúrbios metabólicos na validação dos resultados.

Diversos padrões considerados malignos fora do período de hipotermia são associados a mau prognóstico. Supressão completa, surtossupressão, complexos periódicos generalizados, padrão de baixa voltagem (< 10 uV), crises epilépticas intermitentes ou contínuas, não reação a estímulo e padrão alfa-theta são os principais exemplos.

Neuroimagem

A tomografia computadorizada de crânio costuma ser normal imediatamente após a PCR, porém é frequente o achado de edema cerebral no terceiro dia em pacientes com pior prognóstico neurológico.

A ressonância magnética com coeficiente de difusão aparente apresenta maior acurácia de predição. O número de estudos com neuroimagem funcional, a exemplo de tomografia com emissão de pósitrons (PET) e RM, tem crescido, porém sua adequada interpretação com o intuito de prognosticar lesão hipóxico-isquêmica ainda necessita de maiores investigações.

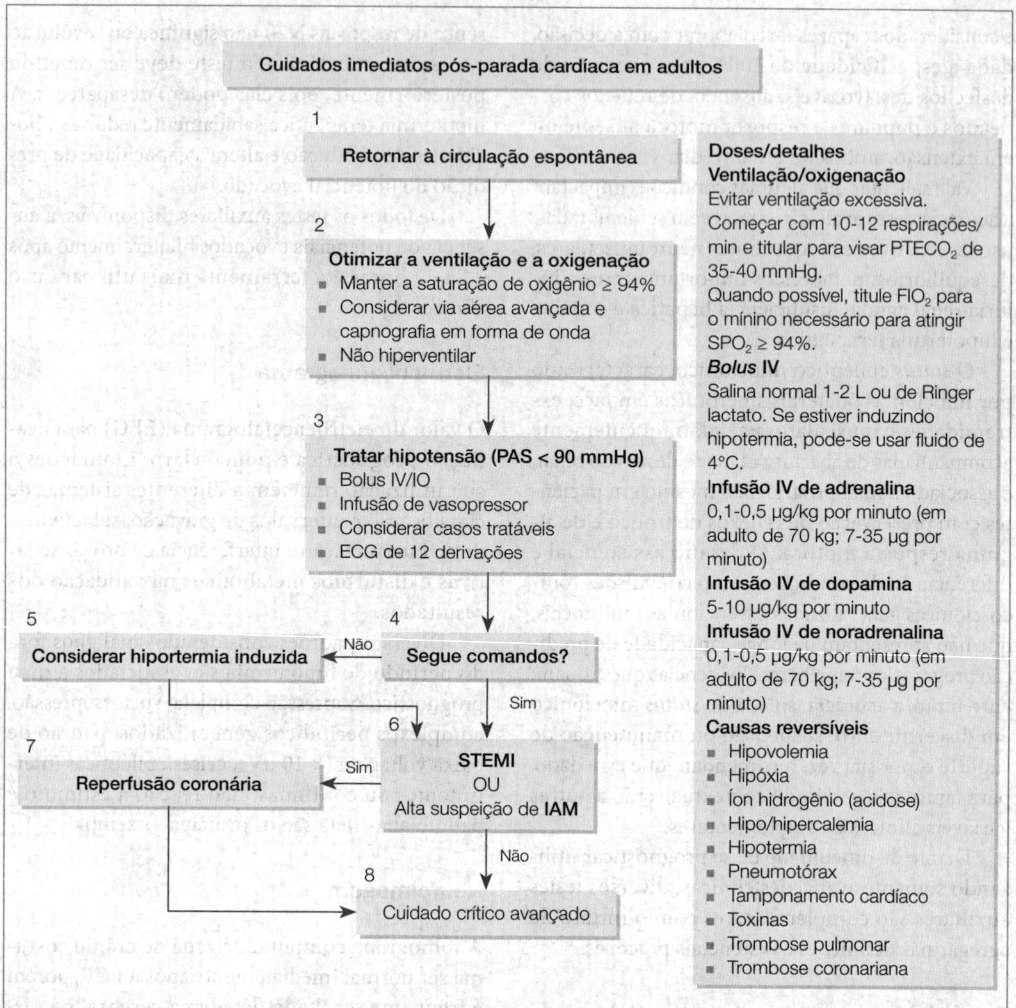

▷ **FIGURA 2** Manejo recomendado do paciente pós-parada cardiorrespiratória.

LITERATURA RECOMENDADA

1. Amorim E, Rittenberger JC, Baldwin ME, et al. Malignant EEG patterns in cardiac arrest patients treated with targeted temperature management who survive to hospital discharge. Resuscitation. 2015;90:127.
2. Anderson RJ, Jinadasa SP, Hsu L, et al. Shock subtypes by left ventricular ejection fraction following out-of-hospital cardiac arrest. Critical Care. 2018;22:162.
3. Arrich J, Holzer M, Havel C, et al. Hypothermia for neuroprotection in adults after cardiopulmonary resuscitation. Cochrane Database Syst Rev. 2016;2:CD004128.
4. Bellomo R, Bailey M, Eastwood GM, et al. Arterial hyperoxia and in-hospital mortality after resuscitation from cardiac arrest. Crit Care. 2011;15:R90.
5. Bray JE, Stub D, Bloom JE, et al. Changing target temperature from 33°C to 36°C in the ICU management of out-of-hospital cardiac arrest: A before and after study. Resuscitation. 2017;113:39.
6. Callaway CW, Soar J, Aibiki M, et al. Part 4: Advanced Life Support: 2015 International Consensus on Cardiopulmonary Resuscitation and Emergency Cardiovascular Care Science With Treatment Recommendations. Circulation. 2015;132:S84.
7. Camuglia AC, Randhawa VK, Lavi S, Walters DL. Cardiac catheterization is associated with superior outcomes for survivors of out of hospital cardiac arrest: review and meta-analysis. Resuscitation. 2014;85:1533.
8. Chan PS, Berg RA, Tang Y, et al. Association between therapeutic hypothermia and survival after in-hospital cardiac arrest. JAMA. 2016;316:1375.
9. Cronberg T, Lilja G, Horn J, et al. Neurologic function and health-related quality of life in patients following tar-

geted temperature management at 33°C vs. 36°C after out-of-hospital cardiac arrest: a randomized clinical trial. JAMA Neurol. 2015;72:634.
10. Dankiewicz J, Cronberg T, Lilja G, et al. Hypothermia versus normothermia after out-of-hospital cardiac arrest. N Engl J Med. 2021 Jun 17;384(24):2283-94.
11. Desch S, Freund A, Akin I, et al. Angiography after out-of-hospital cardiac arrest without ST-segment elevation. N Engl J Med. 2021 Dec 30;385(27):2544-53.
12. Donnino MW, Andersen LW, Berg KM, et al. Temperature management after cardiac arrest: an advisory statement by the Advanced Life Support Task Force of the International Liaison Committee on Resuscitation and the American Heart Association Emergency Cardiovascular Care Committee and the Council on Cardiopulmonary, Critical Care, Perioperative and Resuscitation. Circulation 2015;132:2448.
13. Donnino MW, Miller J, Goyal N, et al. Effective lactate clearance is associated with improved outcome in post-cardiac arrest patients. Resuscitation. 2007;75:229.
14. Dumas F, Cariou A, Manzo-Silberman S, et al. Immediate percutaneous coronary intervention is associated with better survival after out-of-hospital cardiac arrest: insights from the PROCAT (Parisian Region Out of hospital Cardiac ArresT) registry. Circ Cardiovasc Interv. 2010;3:200.
15. Grossestreuer AV, Gaieski DF, Donnino MW, et al. Magnitude of temperature elevation is associated with neurologic and survival outcomes in resuscitated cardiac arrest patients with post-rewarming pyrexia. J Crit Care. 2017;38:78.
16. Huynh N, Kloke J, Gu C, et al. The effect of hypothermia "dose" on vasopressor requirements and outcome after cardiac arrest. Resuscitation. 2013;84:189.
17. Lascarrou JB et al. Target temperature management for cardiac arrest with non-shockable rhytm. N Eng J Med 2019;381:2327-37.
18. Lemkes JS, et al. Coronary angiography after cardiac arrest without ST-segment elevation. N Engl J Med. 2019;380:1397-407.
19. Lybeck A, Friberg H, Aneman A, et al. Prognostic significance of clinical seizures after cardiac arrest and target temperature management. Resuscitation. 2017;114:146.
20. McKenzie N, Williams TA, Tohira H, et al. A systematic review and meta-analysis of the association between arterial carbon dioxide tension and outcomes after cardiac arrest. Resuscitation. 2017;111:116.
21. Merchant RM, Topjian AA, Panchal AR, et al. Part 1: Executive Summary: 2020 American Heart Association Guidelines for Cardiopulmonary Resuscitation and Emergency Cardiovascular Care. Circulation 2020;142:S337.
22. Millin MG, Comer AC, Nable JV, et al. Patients without ST elevation after return of spontaneous circulation may benefit from emergent percutaneous intervention: A systematic review and meta-analysis. Resuscitation. 2016;108:54.
23. NICE-SUGAR Study Investigators, Finfer S, Chittock DR, et al. Intensive versus conventional glucose control in critically ill patients. N Engl J Med. 2009;360:1283.
24. Nielsen N, Sunde K, Hovdenes J, et al. Adverse events and their relation to mortality in out-of-hospital cardiac arrest patients treated with therapeutic hypothermia. Crit Care Med. 2011;39:57.
25. Nielsen N, Wetterslev J, Cronberg T, et al. Targeted temperature management at 33°C versus 36°C after cardiac arrest. N Engl J Med. 2013;369:2197.
26. Panchal AR, Bartos JA, Cabañas JG, et al. Part 3: Adult Basic and Advanced Life Support: 2020 American Heart Association Guidelines for Cardiopulmonary Resuscitation and Emergency Cardiovascular Care. Circulation 2020;142:S366.
27. Redfors B, Råmunddal T, Angerås O, et al. Angiographic findings and survival in patients undergoing coronary angiography due to sudden cardiac arrest in western Sweden. Resuscitation. 2015;90:13.
28. Rittenberger JC, Popescu A, Brenner RP, et al. Frequency and timing of nonconvulsive status epilepticus in comatose post-cardiac arrest subjects treated with hypothermia. Neurocrit Care. 2012;16:114.
29. Rittenberger JC. Post-cardiac arrest management in adults. UpToDate, 2022. Disponível em http://www.uptodate.com. Acesso em: 05 mar. 2022.
30. Scales DC, Cheskes S, Verbeek PR, et al. Prehospital cooling to improve successful targeted temperature management after cardiac arrest: A randomized controlled trial. Resuscitation. 2017;121:187.
31. Schenone AL, Cohen A, Patarroyo G, et al. Therapeutic hypothermia after cardiac arrest: A systematic review/meta-analysis exploring the impact of expanded criteria and targeted temperature. Resuscitation. 2016;108:102.
32. Soar J, Maconochie I, Wyckoff MH, Olasveengen TM, Singletary EM, et al. 2019 International Consensus on Cardiopulmonary Resuscitation and Emergency Cardiovascular Care Science With Treatment Recommendations: Summary From the Basic Life Support; Advanced Life Support; Pediatric Life Support; Neonatal Life Support; Education, Implementation, and Teams; and First Aid Task Forces. 2019.
33. Sociedade Brasileira de Cardiologia, Atualização da Diretriz de Ressuscitação Cardiopulmonar e Cuidados Cardiovasculares de Emergência da Sociedade Brasileira de Cardiologia – 2019 Arq Bras Cardiol. 2019;113(3):449-663.
34. Stockmann H, Krannich A, Schroeder T, Storm C. Therapeutic temperature management after cardiac arrest and the risk of bleeding: systematic review and meta-analysis. Resuscitation. 2014;85:1494.
35. Weinhouse GL. Hypoxic-ischemic brain injury in adults. UpToDate, 2022. Disponível em: http://www.uptodate.com. Acesso em: 05 mar. 2022.
36. Writing Group Members, Mozaffarian D, Benjamin EJ, et al. Heart disease and stroke statistics-2016 update: a report from the American Heart Association. Circulation. 2016;133:e38.

6 Parada cardiorrespiratória na criança

Tânia M. Shimoda Sakano
Maria Beatriz M. Perondi

PONTOS IMPORTANTES

- Insuficiencia respiratória é a principal causa de parada cardiorrespiratória (PCR) pediátrica.
- Iniciar prontamente o suporte básico de vida (SBV) de alta qualidade através dos seguintes componentes: frequência e profundidade de compressão torácica adequadas, permitir o retorno completo do tórax, evitar a hiperinsuflação pulmonar e minimizar as interrupções das compressões.
- É papel do médico emergencista identificar as peculiaridades do SBV pediátrico (palpação do pulso técnica de compressão); conhecer a dose pediátrica e o preparo da adrenalina por via endovenosa e intraóssea; instituir o suporte avançado de vida pediátrico apropriado e considerar as causas reversíveis da PCR; aplicar os cuidados pós-PCR e a reabilitação para maximizar o prognóstico neurológico favorável.

INTRODUÇÃO

A ressuscitação cardiopulmonar (RCP) envolve um conjunto de medidas que incluem suporte circulatório e ventilatório, ou seja, compressão torácica e ventilação. A PCR pediátrica apresenta epidemiologia e etiologia distinta da PCR em adultos e geralmente resulta de uma piora respiratória ou cardiocirculatória progressiva. Os ritmos cardíacos mais frequentes em Pediatria que indicam RCP são a bradicardia com sinais de hipoperfusão, assistolia e atividade elétrica sem pulso (AESP). As arritmias ventriculares ocorrem em menos 10% das vítimas pediátricas em PCR extra-hospitalar.

No cenário extra-hospitalar, a sobrevida da PCR pediátrica a alta hospitalar chega a 11,4% e varia conforme a faixa etária (17,1% adolescentes, 13,2% crianças, 4,9% lactentes). Já a PCR pediátrica intra-hospitalar apresenta sobrevida de até 41,1%. Apesar da grande dificuldade para avaliação do prognóstico neurológico (grande variabilidade de faixa etária, diferenças na métricas e momento de avaliação), os sobreviventes parecem apresentar um prognóstico favorável em 47% dos casos.

O prognóstico da PCR pediátrica é multifatorial, sendo a ocorrência em ambiente hospitalar, a detecção de ritmos iniciais chocáveis [fibrilação ventricular (FV) ou taquicardia ventricular (TV)] e início precoce do SBV alguns dos fatores associados a melhor prognóstico da PCR.

A cadeia de sobrevivência pediátrica da AHA (American Heart Association) foi subdividida em intra-hospitalar e extra-hospitalar, sendo constituída por seis elos. O SBV em Pediatria é representado pelos três elos iniciais que correspondem à prevenção da PCR pediátrica, o SBV precoce e o acionamento do serviço médico de emergência concomitante (extra-hospitalar) ou do time de resposta rápida, se disponível (intra-hospitalar) (Figura 1). Já o suporte avançado de vida (SAV) em Pediatria inclui a manutenção do SBV associada a avaliação do ritmo cardíaco, desfibrilação, obtenção de acesso vascular, tratamento medicamentoso e manejo de via aérea avançada. Os cuidados pós-PCR permitem a manutenção de perfusão e viabilidade de órgãos vitais e prevenção de novas lesões, seguida pela fase de reabilitação do paciente.

As diretrizes de RCP são revisadas pelo ILCOR *(Internacional Liaison Comitee on Resuscitation)*, constituído pelos principais comitês de ressuscitação do mundo, com o objetivo de promover um fórum de discussões de aspectos relevantes da ressuscitação cardiopulmonar, disseminar o treinamento e estimular a pesquisa em áreas controversas ou onde há escassa evidência. Este capítulo abordará a ciência da ressuscitação cardiopulmonar com base no ILCOR 2020.

SUPORTE BÁSICO DE VIDA

O SBV em pediatria inclui avaliações sequenciais e habilidades motoras que terão como objetivo prover a adequada circulação e ventilação na criança em PCR. No ambiente intra-hospitalar, a presença de vários socorristas permite definir as funções de cada membro da equipe.

A sequência de atendimento recomendada pelas Diretrizes de RCP AHA desde 2010 e reforçada em 2020 inclui o mnemônico CAB (C: compressão torácica, A: abertura de via aérea, B: boa respiração). O SBV em Pediatria define algumas faixas etárias: lactentes menores de 1 ano, crianças maiores de 1 ano até antes dos sinais de puberdade, e adolescentes (diretrizes RCP de adultos) identificados pela presença de broto mamário em meninas e pelos axilares em meninos. Deste modo, discutiremos a RCP realizada em lactentes e crianças.

A sequência de atendimento da PCR pediátrica inclui:

1. Assegurar a segurança do socorrista e da vítima.
2. Checar o nível de consciência.

Caso o paciente não responda, chamar por ajuda e acionar o time de resposta rápida (equipe desti-

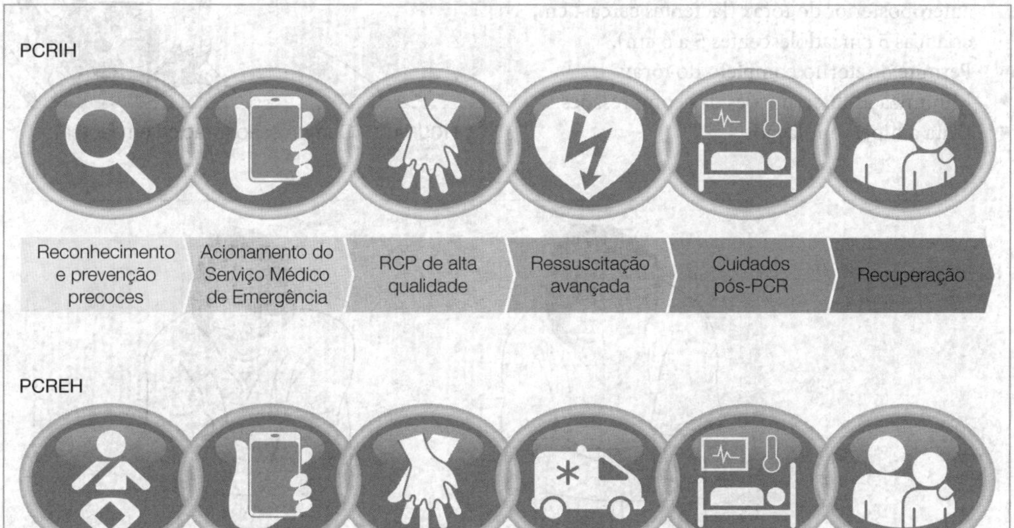
PCRIH
Reconhecimento e prevenção precoces
Acionamento do Serviço Médico de Emergência
RCP de alta qualidade
Ressuscitação avançada
Cuidados pós-PCR
Recuperação
PCREH
Prevenção
Acionamento do Serviço Médico de Emergência
RCP de alta qualidade
Ressuscitação avançada
Cuidados pós-PCR
Recuperação

▷ **FIGURA 1** Cadeia de sobrevivência pediátrica da American Heart Association (AHA). PRC: parada cardiorrespiratória; PCREH: parada cardiorrespiratória extra-hospitalar; PCRIH: parada cardiorrespiratória intra-hospitalar; RCP: ressuscitação cardiopulmonar.

nada ao atendimento de emergências no hospital), se disponível. No extra-hospitalar, caso o socorrista esteja sozinho, a ativação pode ser feita via telefone celular através do viva-voz. Solicite que alguém traga o desfibrilador externo automático (DEA), se disponível no local.

3. Verificar a respiração e pulso central de modo simultâneo.

A checagem de pulso central não deve levar mais que 10 segundos (em lactentes, checar o pulso braquial, e em crianças e adolescentes, o carotídeo ou femoral). A palpação do pulso não é confiável, assim na dúvida de sua presença, iniciar imediatamente as compressões torácicas. Assim, para vítima inconsciente, em apneia ou *gasping* e sem pulso central, estará indicada a RCP.

4. Iniciar RCP seguindo a sequência C-A-B.

O SBV de alta qualidade apresentam as seguintes características:

- Frequência das compressões entre 100 e 120 por minuto.
- Profundidade de compressões 1/3 do diâmetro anteroposterior do tórax (lactentes cerca 4 cm, crianças 5 cm, adolescentes 5 a 6 cm).
- Permite o retorno completo do tórax.
- Minimiza as interrupções das compressões.
- Evita a hiperventilação.

A técnica de compressão torácica recomendada em lactentes, caso o socorrista esteja sozinho, é realizada com dois dedos no terço inferior do esterno abaixo da linha intermamilar. Quando 2 socorristas estiverem presentes, a técnica de 2 polegares apoiados no terço inferior do esterno, evitando a região do apêndice xifoide e mãos envolvendo o tórax, é preferível (Figura 2). Já em crianças, a compressão é realizada no terço inferior do tórax, com uma ou duas mãos (Figura 3). Caso o socorrista não atinja a profundidade de compressão desejada (1/3 do diâmetro anteroposterior) com a técnica convencional, é razoável o uso da técnica com 1 mão.

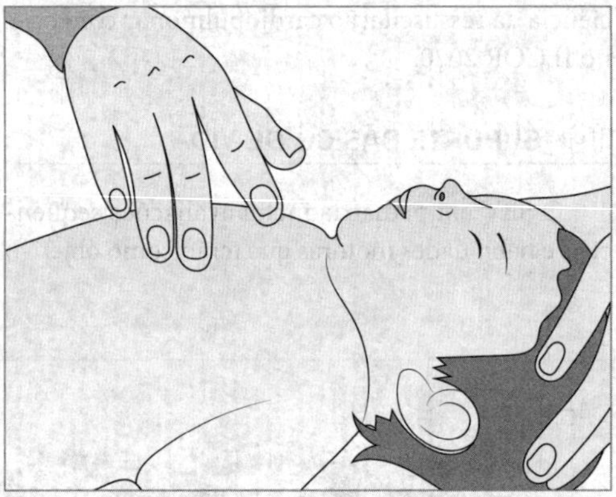

▷ **FIGURA 2** Compressão torácica em lactentes.

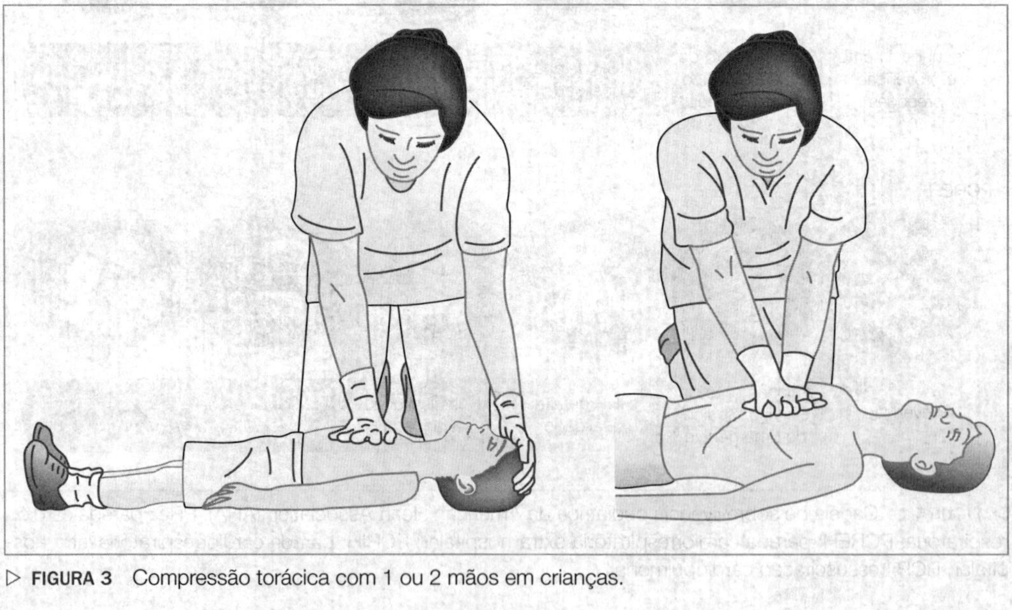

▷ **FIGURA 3** Compressão torácica com 1 ou 2 mãos em crianças.

Após as compressões torácicas, é fundamental permitir o retorno completo do tórax, pois neste período ocorrem o retorno venoso e a perfusão coronariana. Dispositivos de *feedback* de RCP que monitoram os parâmetros de qualidade RCP são desejáveis, pois permitem em tempo real avaliar a frequência, profundidade de compressão e retorno do tórax. O rodízio de funções a cada 2 minutos é recomendado para minimizar a fadiga do socorrista.

5. Abertura de via aérea e ventilação.

A abertura de via aérea é obtida a partir da inclinação da cabeça e elevação do queixo em pacientes sem história de trauma fornecendo 2 ventilações com bolsa valva-máscara que permitam uma leve expansão torácica. Em casos de trauma, a elevação da mandíbula estará indicada.

6. Coordenar compressões torácicas e ventilação.

Na presença de 1 socorrista, é recomendada a relação compressão/ventilação 30:2, independentemente da faixa etária. Por outro lado, com a presença de 2 ou mais socorristas no atendimento de crianças e lactentes, é recomendada a relação compressão/ventilação de 15:2. O rodízio de funções a cada 2 minutos é recomendado para todas as idades. Cuidado para minimizar as interrupções das compressões, pois diminuem a efetividade do SBV (Tabela 1).

Durante a RCP devemos considerar a causa da PCR no momento da ressuscitação. Assim, em casos de colapso súbito (atletas, crianças portadoras de cardiopatias), a possibilidade de um ritmo chocável como causa da PCR é maior. Deste modo, nesta situação peculiar, a desfibrilação precoce estará indicada.

A RCP ideal para crianças deve incluir compressões e ventilações, pois a causa respiratória é a principal em PCR pediátrica. Entretanto, a RCP só com as mãos é efetiva nas PCR de etiologia cardíaca. Deste modo, se não for possível ventilar o paciente, deve-se considerar a RCP somente com as mãos nas PCR em lactentes e crianças.

7. Desfibrilação.

Em casos de colapso súbito, a fibrilação ventricular (FV) ou taquicardia ventricular (TV) sem pulso são mais frequentes, sendo fundamentais a RCP imediata e choque precoce, pois somente a desfibrilação precoce permite a sua reversão.

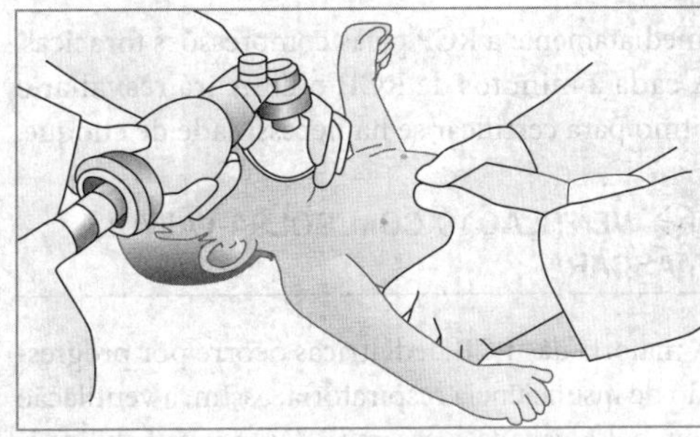

▷ **FIGURA 4** Técnica de compressão com polegares e mãos envolvendo tórax (2 socorristas).

Os DEA são seguros e permitem a identificação de ritmos chocáveis, sendo indicado o seu uso em crianças, excluindo-se o período neonatal. O posicionamento convencional das pás é anterolateral, ou seja, infraclavicular direita e abaixo do mamilo esquerdo (Figura 5). Caso as pás se toquem ou sejam grandes para o paciente, o posicionamento anteroposterior é recomendado. O DEA fornece uma desfibrilação fixa aproximada de 250 J. O uso de pás pediátricas com atenuadores de carga é recomendado em crianças menores 8 anos, quando disponíveis.

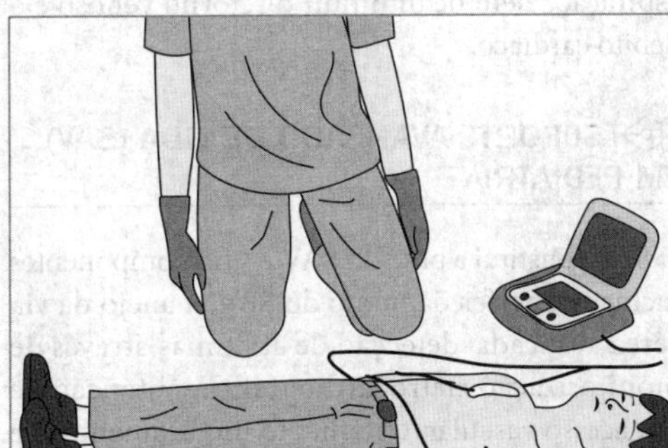

▷ **FIGURA 5** Posicionamento das pás do desfibrilador externo automático (DEA).

Deste modo, em crianças menores de 8 anos está indicado o uso do DEA com pás pediátricas. Na indisponibilidade da pá pediátrica, o DEA com pá de adulto pode ser utilizado em menores de 8 anos, exceto no período neonatal. Após o choque, reiniciar imediatamente a RCP pelas compressões torácicas. A cada 2 minutos de RCP, o DEA irá reavaliar o ritmo para certificar se há necessidade de choque.

VENTILAÇÃO COM BOLSA-VÁLVULA-MÁSCARA

A maioria das PCR pediátricas ocorre por progressão de insuficiência respiratória, assim, a ventilação com bolsa-válvula-máscara (BVM) é uma habilidade fundamental e complexa. Envolve desde a seleção de máscara e bolsa de tamanhos adequados, abertura da via aérea, vedação da máscara com a face e ventilação efetiva que permita uma leve expansão do tórax, durante 1 segundo. Caso não ocorra expansão do tórax, realizar novamente a abertura da via aérea e vedação da máscara para tornar efetiva a ventilação.

A bolsa-valva autoinflável de 450-500 mL é adequada para ventilar lactentes e crianças menores. Em crianças maiores e adolescentes a de 1.000 mL é necessária para efetiva expansão torácica. Para oferecer altas concentrações de oxigênio de 60 a 95% durante a RCP, conecte o oxigênio ao reservatório da bolsa autoinflável para manter o fluxo de oxigênio de 10 a 15 L/minuto para bolsa pediátrica e 15 L/minuto para bolsa de adulto. A hiperventilação deve ser evitada, pois aumenta o risco de barotrauma, aspiração, além de diminuir o retorno venoso e o débito cardíaco.

SUPORTE AVANÇADO DE VIDA (SAV) EM PEDIATRIA

O SBV constitui a base do SAV e seus componentes incluem: aperfeiçoamento do SBV, manejo da via aérea avançada, detecção de arritmias através de monitorização eletrocardiográfica, obtenção de um acesso vascular, tratamento medicamentoso e desfibrilação imediata se houver indicação, além de considerar as possíveis causas da PCR.

Suporte ventilatório

O suporte ventilatório deve incluir a permeabilização da via aérea, oferta de oxigênio e ventilação adequada. A via aérea orofaríngea está indicada quando as manobras de abertura da via aérea falharam.

Após a abertura da via aérea, iniciar a ventilação com bolsa-valva-máscara, idealmente realizada com 2 socorristas treinados. Em PCR extra-hospitalar, a ventilação através de bolsa-valva-máscara é satisfatória, pois apresentou desfecho semelhante aos casos com uso da via aérea avançada. A via aérea avançada através da intubação orotraqueal, preferencialmente com tubo com *cuff* (fórmula: idade/4 + 3,5), deve ser obtida com atenção para minimizar as interrupções das compressões. A pressão cricoide não é recomendada de rotina, pois pode impedir o sucesso da intubação. Já a máscara laríngea pode ser uma alternativa para garantir a via aérea avançada na PCR.

Com a inserção da via aérea avançada, o uso de capnografia ou CO_2 expirado ($EtCO_2$) é fortemente recomendado durante a PCR, pois permite a avaliação da qualidade de compressão torácica durante a RCP e reconhece o retorno da circulação espontânea (RCE), ou seja, o reaparecimento do pulso. O RCE pode ser identificado através de elevações abruptas e sustentadas de $EtCO_2$ com valores próximos ao normal (Figura 6).

Após a obtenção da via aérea avançada, não há necessidade de coordenar as compressões com as ventilações. Deste modo, um socorrista realiza as compressões de alta qualidade sem interrupções (100 a 120/minuto) e o outro realiza 1 ventilação a cada 2 a 3 segundos através do tubo traqueal (30 ventilações/minuto em lactentes e 25 ventilações/minuto em crianças). A cada 2 minutos de RCP, fazer rodízio das funções e checar o ritmo rapidamente para avaliar a necessidade de indicar o choque.

Principais drogas usadas na ressuscitação

Adrenalina

Em todos os ritmos da PCR, ou seja, nos casos de assistolia, AESP, FV e TV sem pulso, a adrenalina pode ser indicada pelo efeito alfa-adrenérgico, pois aumenta a pressão diastólica da aorta, permitindo melhora da perfusão coronariana. Quando associada às compressões torácicas, aumenta a oferta de oxigênio, promove melhora da contratilidade miocárdica, estimula a contração espontânea e aumenta o sucesso da desfibrilação.

A adrenalina deve ser administrada o mais precocemente possível nos ritmos não chocáveis (assistolia e AESP), idealmente até 5 minutos da PCR, pois o retardo pode estar associado a menor RCE, menor sobrevida em 24 h e à alta hospitalar com bom prognóstico neurológico.

▷ **TABELA 1** Resumo dos componentes de ressuscitação cardiorrespiratória (RCP) de alta qualidade para provedores de suporte básico de vida.

Componente	Criança (1 ano até antes da puberdade)	Lactentes (< 1 ano, exclui recém-nascidos)
Segurança do local	Checar segurança do socorrista e da vítima	
Reconhecimento	Não responsivo Sem respiração ou *gasping* Sem pulso, tempo máximo 10 segundos (checagem de respiração e pulso simultânea < 10 seg)	
	Criança: pulso carotídeo ou femoral	Lactente: pulso braquial
Ativação do Serviço de Emergência	Colapso presenciado Colapso não presenciado	
Frequência Compressão Ventilação da via aérea avançada	Mínimo 100/min e máximo 120/min 1 ventilação a cada 2 a 3 segundos (20-30 ventilações/min)	
Profundidade da compressão	1/3 diâmetro anteroposterior Cerca de 5 cm	1/3 diâmetro anteroposterior Cerca de 4 cm
Sequência	C-A-B	
Técnica de compressão torácica	2 mãos ou 1 mão no 1/3 inferior do esterno	1 socorrista: 2 dedos no centro do tórax logo abaixo da linha mamilar ou polegares no 1/3 inferior do esterno e mãos envolvendo o tórax 2 ou mais socorristas: polegares no 1/3 inferior do esterno e mãos envolvendo o tórax
Retorno do tórax	Permitir retorno completo do tórax após cada compressão	
Minimizar as interrupções	Limitar interrupção das compressões em < 10 segundos	
Abertura de via aérea	Inclinação da cabeça e elevação do queixo (sem trauma)	
Relação compressão/ ventilação	30:2 – 1 socorrista 15:2 – 2 socorristas	
Desfibrilação	Assim que disponível, minimizar interrupções. Reiniciar RCP pelas compressões logo após o choque. DEA pode ser usado em < 1 ano na ausência de desfibrilador manual	

DEA: desfibrilador automático; RCP: ressuscitação pulmonar.
Adaptada dos Destaques da American Heart Association 2020. Atualização das Diretrizes RCP e ACE (atendimento cardiovascular de emergência)

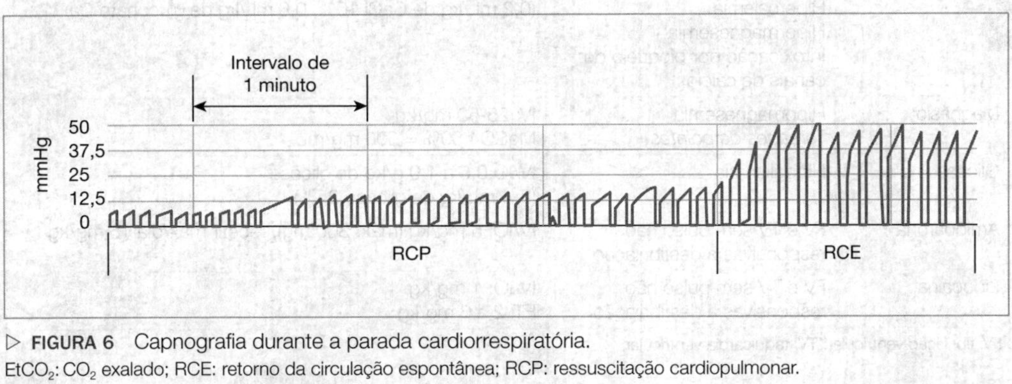

▷ **FIGURA 6** Capnografia durante a parada cardiorrespiratória.

$EtCO_2$: CO_2 exalado; RCE: retorno da circulação espontânea; RCP: ressuscitação cardiopulmonar.

A dose recomendada de adrenalina é de 0,01 mg/kg (0,1 mL/kg solução 1:10.000) via intravenosa e intraóssea ou, na ausência de acesso vascular, 0,1 mg/kg (0,1 mL/kg da solução 1:1.000) por via traqueal. As doses subsequentes são recomendadas a cada 3 a 5 minutos. A via endotraqueal somente deve ser considerada na impossibilidade do acesso vascular, pois sua absorção é imprevisível (Tabela 2).

Cálcio

Indicado no tratamento de hipocalcemia documentada, hipercalemia, hipermagnesemia e intoxicação por bloqueadores de canal de cálcio. A dose recomendada é de 5-7 mg/kg de cálcio elementar. Cloreto de cálcio 10% é a preparação de escolha por ter melhor biodisponibilidade que gluconato de cálcio. Dar preferência à infusão por via central devido ao risco de esclerose e infiltração (Tabela 2).

Magnésio

Indicado no tratamento de hipomagnesemia documentada e na TV *torsades de pointes* (taquicardia ventricular polimórfica com QT longo) (Tabela 2).

Glicose

Devido aos depósitos reduzidos e às elevadas necessidades de glicose, as crianças podem desenvolver hipoglicemia. Assim, a glicose precisa ser monitorada durante a PCR e a hipoglicemia deve ser tratada prontamente com glicose a 25% na dose de 2 a 4 mL/kg (0,5 a 1,0 g/kg de glicose) (Tabela 2).

Bicarbonato de sódio

A administração de bicarbonato de sódio não está indicada de rotina na PCR. O seu uso pode ser considerado na PCR prolongada e no choque associado à acidose metabólica grave documentada. É também recomendado para tratamento de pacientes com hipercalemia sintomática, hipermagnesemia, intoxicação por antidepressivos tricíclicos ou bloqueadores de canais de cálcio. A dose inicial é de 1 mEq/kg (1 mL/kg da solução 8,4%) por via intravenosa ou intraóssea (Tabela 2).

A administração excessiva do bicarbonato piora a oxigenação tecidual, além de causar hipocalemia, hipocalcemia, prejuízo da função cardíaca, hipernatremia e hiperosmolaridade. O bicarbonato leva à

▷ **TABELA 2** Medicações usadas na parada cardiorrespiratória (PCR) pediátrica

Medicação	Indicação	Dose preconizada
Adrenalina	PCR	IV/IO: 0,01 mg/kg, 0,1 mL/kg (1:10.000) ET: 0,1 mL/kg (1:1.000) Repetir a cada 3-5 min Preparo 1:10.000 (1 ampola diluir em 9 mL de solução fisiológica ou água destilada)
Bicarbonato de sódio	Acidose metabólica PCR prolongada	IV/IO: 1 mEq/kg/dose NaCO3 8,4%: 1 mL = 1 mEq
Cálcio	Hipocalcemia Hipercalemia Hipermagnesemia Intoxicação por bloqueio de canais de cálcio	IV/IO: 5 a 7 mg/kg de Ca (0,2 mL/kg de CaCl 10%, 0,6 mL/kg de gluconato Ca)
Magnésio	Hipomagnesemia *Torsades de pointes*	IV: 25-50 mg/kg MgSO4 50% = 500 mg/mL
Glicose	Hipoglicemia	IV/IO:0,5 a 1,0 g/kg de glicose (2-4 mL/kg de glicose 25%)
Amiodarona	FV e TV sem pulso não responsivas à desfibrilação	IV/IO: 5 mg/kg (máx. 300 mg), repetir máx/dia 15 mg/kg
Lidocaína	FV e TV sem pulso não responsivas à desfibrilação	IV/IO: 1 mg/kg ET: 2 a 3 mg/kg

FV: fibrilação ventricular; TV: taquicardia ventricular.

precipitação do cálcio e inativação de catecolaminas, assim deve-se evitar a mistura dessas soluções.

RESSUSCITAÇÃO CARDIOPULMONAR DE ACORDO COM O RITMO CARDÍACO

A maioria das crianças em PCR apresenta assistolia ou AESP. Somente cerca 10% das PCR pediátricas ocorrem em ritmo chocável (FV ou TV sem pulso) e estão associadas a um desfecho favorável.

A meta do tratamento da PCR é a obtenção do RCE através do SBV de alta qualidade, monitorização cardíaca e desfibrilação precoce nos ritmos chocáveis, ventilação e oxigenação apropriadas, rápida administração de adrenalina na assistolia e AESP. Outro aspecto essencial durante a RCP é buscar ativamente as prováveis causas reversíveis de PCR. Recomenda-se o uso dos Hs e Ts (Tabela 3).

▷ **TABELA 3** Causas reversíveis

Hipovolemia	**T**ensão no tórax
Hipóxia	**T**amponamento cardíaco
Hidrogênio	**T**óxicos
Hipoglicemia	**T**romboembolismo pulmonar
Hipo/hiper K	**T**rombo na coronária
Hipotermia	

Ritmos não chocáveis: assistolia e atividade elétrica sem pulso

A assistolia e a AESP são os ritmos mais comuns na PCR pediátrica. A AESP corresponde a uma atividade elétrica organizada, caracterizada em geral por um ritmo lento, QRS alargado e sem pulso. A prioridade na abordagem dos ritmos não chocáveis deve ser o rápido início da RCP de alta qualidade, obtenção de acesso vascular para administração precoce de adrenalina, idealmente até 5 minutos e repetida a cada 3 a 5 minutos (Figura 7).

Ritmos chocáveis: fibrilação ventricular e taquicardia ventricular sem pulso

A desfibrilação precoce é o tratamento definitivo da FV e TV sem pulso e apresenta sobrevida de 17% a 20%. As pás dos desfibriladores manuais podem ter 2 tamanhos: adulto (indicado para maiores 1 ano ou 10 kg) e infantil (indicado para menores de 1 ano). A interface com uso do gel condutor permite a condução da energia elétrica. O posicionamento convencional das pás corresponde à posição anterolateral, ou seja, uma pá na região intraclavicular direita e a outra lateral ao mamilo esquerdo, não permitindo que as pás se toquem. Caso as pás estejam próximas, indica-se a posição anteroposterior das pás.

A dose inicial de desfibrilação recomendada é de 2 J/kg, se refratário à dose inicial está indicada a dose de 4 J/kg e as doses subsequentes de 4 a 10 J/kg. Após o primeiro choque (2 J/kg), reiniciar imediatamente as compressões de alta qualidade e obter acesso vascular antes da administração de medicações. Após 2 minutos do primeiro choque, alternar socorristas; caso o ritmo chocável persista, indicar nova desfibrilação com carga de 4 J/kg seguida pela administração de adrenalina 1:10.000 por via endovenosa ou intraóssea durante as compressões, podendo ser repetida a cada 3 a 5 minutos (Figura 7).

Checar o ritmo após 2 minutos do segundo choque (4 J/kg), alternar socorristas, se ritmo chocável, selecionar a carga 4 a 10 J/kg ou a dose máxima indicada para adultos (120 a 200 J para o desfibrilador bifásico e 360 J monofásico) e preparar para administrar um antiarrítmico como a amiodarona ou lidocaína.

Durante o atendimento, caso seja observado um ritmo não chocável sem pulso, prosseguir através do algoritmo de assistolia e AESP (Figura 7). Se for observado um ritmo organizado ou uma elevação abrupta dos valores de capnografia, checar o pulso, pois pode indicar RCE.

CUIDADOS PÓS-RESSUSCITAÇÃO

Os objetivos nesta fase são a manutenção da perfusão dos órgãos vitais e a prevenção de nova PCR e lesões secundárias. Deste modo, identificar as causas e adequar o tratamento é essencial. A terapêutica deve incluir normoxemia (saturação de oxigênio 94 a 99%), evitando a hipoxemia, $PaCO_2$ apropriado à condição de base, ajustar fluidos e vasopressores/inotrópicos para manter pressão sistólica acima do percentil 5 para idade, corrigir hipoglicemia e tratar agressivamente a hipertermia. Em crianças que permanecem comatosas após PCR pré-hospitalar ou hospitalar, o uso de normotermia (36 a 37,5°C) ou hipotermia leve (32 a 34°C) demonstrou resultados semelhantes e a hipertemia foi associada a pior prognóstico neurológico (Tabela 4).

▷ **TABELA 4** Lista de verificação dos componentes dos cuidados pós-parada cardiorrespiratória (PCR)

Componentes dos cuidados pós-PCR	Verificar
Oxigenação e ventilação	
Meça a oxigenação e tenha como meta a normoxemia entre 94% e 99% (ou a saturação de oxigênio normal/adequada da criança).	☐
Meça e tenha como meta uma $PaCO_2$ adequada para o quadro subjacente do paciente e limite a exposição à hipocapnia ou hipercapnia grave.	☐
Monitorização hemodinâmica	
Defina metas hemodinâmicas específicas durante os cuidados pós-PCR e revise diariamente.	☐
Monitore com telemetria cardíaca.	☐
Monitore a pressão arterial.	☐
Monitore o lactato sérico, o débito urinário e a saturação de oxigênio venoso central para ajudar a orientar os tratamentos.	☐
Uso *bolus* de fluidos parenterais com ou sem inotrópicos ou vasopressores para manter uma pressão arterial sistólica maior que o quinto percentil para idade e sexo.	☐
Controle direcionado da temperatura	
Meça e monitore continuamente a temperatura central.	☐
Evite e trate a febre imediatamente depois da PCR e durante o reaquecimento.	☐
Se o paciente estiver comatoso, aplique o controle direcionado de temperatura (32°C a 34°C) seguido por 36°C a 37,5°C ou apenas controle direcionado de temperatura (36°C a 37,5°C).	☐
Evite os calafrios.	☐
Monitore a pressão arterial e trate a hipotensão durante o reaquecimento.	☐
Neuromonitoramento	
Se o paciente tiver encefalopatia e os recursos estiverem disponíveis, monitore com eletroencefalograma contínuo.	☐
Trate as convulsões.	☐
Considere exames de imagens do cérebro logo no início para diagnosticar as causas tratáveis da PCR.	☐
Eletrólitos e glicose	
Meça a glicemia e evite a hipoglicemia.	☐
Mantenha os eletrólitos nas faixas normais para evitar possíveis arritmias potencialmente fatais.	☐
Sedação	
Trate com sedativos e ansiolíticos.	☐
Prognóstico	
Sempre considere várias modalidades (clínicas e outras) em vez de um único fator preditivo.	☐
Lembre-se de que as avaliações podem ser modificadas por controle direcionado de temperatura ou por hipotermia induzida.	☐
Considere eletroencefalograma em conjunto com outros fatores no período de 7 dias depois da PCR.	☐
Considere exames de imagens neurológicas, como ressonância magnética, durante os primeiros 7 dias.	☐

Pacientes que permanecem comatosos após RCE devem ter monitorização através do eletroencefalograma, assim que disponível, pois a crise epiléptica é frequente no período pós-anóxia, ocasionando aumento da demanda metabólica cerebral, além do potencial de amplificar a lesão secundária (Tabela 4).

REABILITAÇÃO

O período de reabilitação foi acrescido à cadeia de sobrevivência AHA 2020, pois muitos necessitam de uma abordagem multiprofissional. É recomendado o seguimento neurológico destes pacientes sobreviventes no período mínimo de 1 ano, pois pode haver melhora da função neurológica ou aparecimento de nova morbidade.

TÉRMINO DA RESSUSCITAÇÃO

Não há até o momento preditores que possam guiar e orientar o momento do término da RCP em crianças. Alguns indicadores como tempo de PCR, idade, local da PCR (extra-hospitalar ou hospitalar), ritmo inicial, número de doses de adrenalina, PCR presenciada podem estar associados ao prognóstico da PCR.

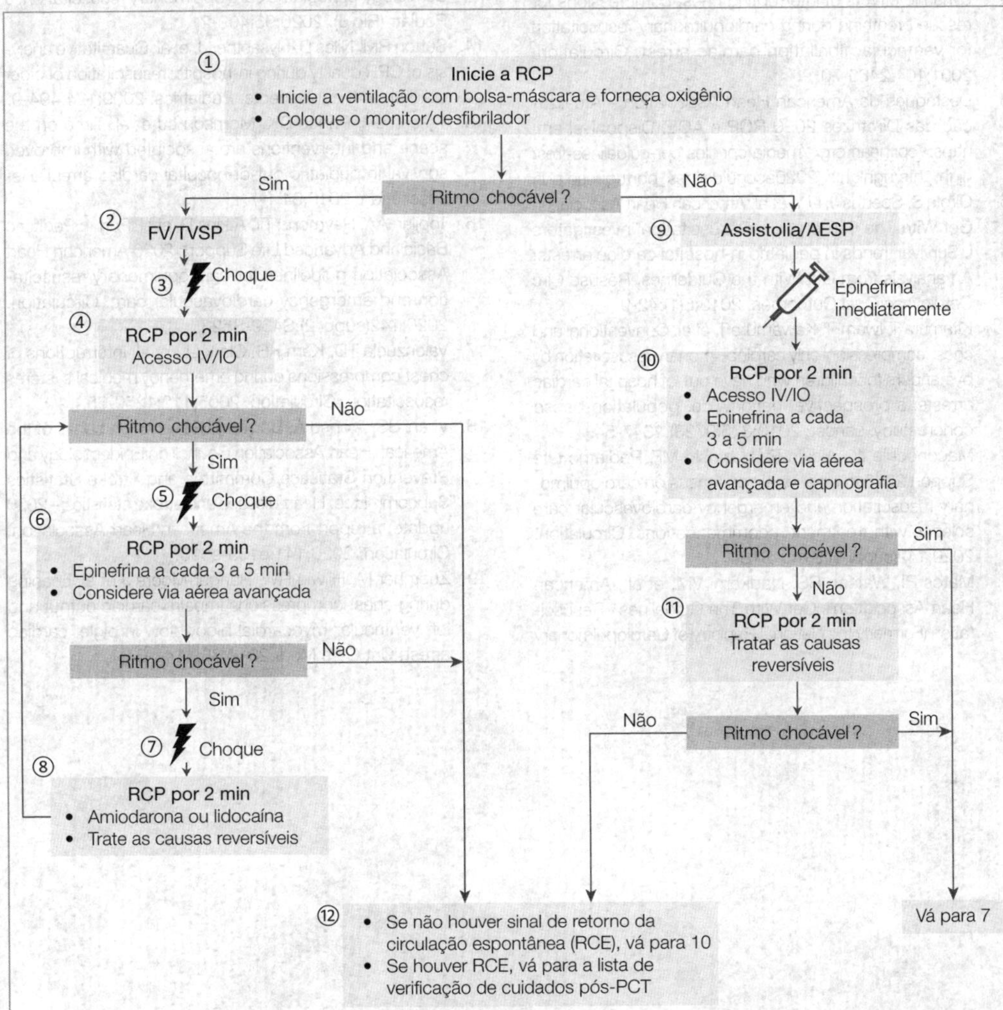

▷ **FIGURA 7** Algoritmo de parada cardiorrespiratória (PCR) em Pediatria.

AESP: atividade elétrica sem pulso; FV/TVSP: fibrilação ventricular/taquicardia ventricular sem pulso; IO: intubação orotraqueal; IV: intravenoso; RCP: ressuscitação pulmonar.

LITERATURA RECOMENDADA

1. Andersen LW, Berg KM, Saidon BZ, et al.; American Heart Association Get With The Guidelines – Resuscitation Investigators. Time to epinephrine after pediatric in-hospital cardiac arrest. JAMA. 2015;314(8):802-10.
2. Atkins DL, Everson-Stewart S, Sears GK, et al. Epidemiology and outcomes from out-of-hospital cardiac arrest in children: the Resuscitation Outcomes Consortium Epistry-Cardiac Arrest. Circulation. 2009;119:1484-91.
3. Aufderheide TP, Pirrallo RG, Yannopoulos D, et al. Incomplete chest wall decompression: a clinical evaluation of CPR performance by EMS personnel and assessment of alternative manual chest compression-decompression techniques. Resuscitation. 2005;64:353-62.
4. Berg RA, Sanders AB, Kern KB, et al. Adverse hemodynamic effects of interrupting chest compressions for rescue breathing during cardiopulmonary resuscitation for ventricular fibrillation cardiac arrest. Circulation. 2001;104:2465-70.
5. Destaques da American Heart Association – Atualização das Diretrizes 2020 RCP e ACE. Disponível em: https://cpr.heart.org/-/media/cpr-files/cpr-guidelines-files/highlights/hghlghts_2020eccguidelines_portuguese.pdf.
6. Girota S, Spertus J, Li Y, et al. American Heart Association Get With The Guidelines – Resuscitation Investigators I. Survival trends in pediatric in-hospital cardiac arrests: An analysis from Get With the Guidelines. Resusc Circ Cardiovasc Qual Outcomes. 2013;6(1):42-9.
7. Kitamura T, Iwami T, Kawamura T, et al. Conventional and chest-compression-only cardiopulmonary resuscitation by bystanders for children who have out-of hospital cardiac arrests: a prospective, nationwide, population-based cohort study. Lancet. 2010;375(9723):1347-54.
8. Maconochie IK, Aickin R, Hazinski MF. Pediatric Life Support 2020 international consensus on cardiopulmonary resuscitation and emergency cardiovascular care science with treatment recommendations. Circulation. 2020;142(suppl 1):S140-S184.
9. Matos RI, Watson RS, Nadkarni VM, et al.; American Heart Association's Get With The Guidelines –Resuscitation (Formerly the National Registry of Cardiopulmonary Resuscitation) Investigators. Duration of cardiopulmonary resuscitation and illness category impact survival and neurologic outcomes for in-hospital pediatric cardiac arrests. Circulation. 2013;127:442-51.
10. Meaney PA, Nadkarni VM, Cook EF, et al. American Heart Association National Registry of Cardiopulmonary Resuscitation Investigators. Higher survival rates among younger patients after pediatric intensive care unit cardiac arrests. Pediatrics. 2006;118:2424-33.
11. Moler FW, Silvestein FS, Dean JM. Therapeutic hypothermia after in hospital cardiac arrest. NEJM. 2017;376:318-29.
12. Peska E, Kelly AM, Kerr D, Green D. One-handed versus two-handed chest compressions in paediatric cardio-pulmonary resuscitation. Resuscitation. 2006;71:65-9.
13. Shimoda-Sakano TM, Schvartsman C, Reis AG. Epidemiology of pediatric cardiopulmonary resuscitation. J Pediatr (Rio J). 2020;96:409-21.
14. Sutton RM, Niles D, Nysaether J, et al. Quantitative analysis of CPR quality during in-hospital resuscitation of older children and adolescents. Pediatrics. 2009;124:494-9.
15. Tijssen JA, Prince DK, Morrison LJ et al. Time on the scene and interventions are associated with improved survival in pediatric out-of-hospital cardiac arrest. Resuscitation. 2015;94:1-7.
16. Topjian AA, Raymond TT, Atkins D, et al. Part 4: Pediatric Basic and Advanced Life Support: 2020 American Heart Association guidelines for cardiopulmonary resuscitation and emergency cardiovascular care. Circulation. 2020;142(suppl 2):S469-S523.
17. Valenzuela TD, Kern KB, Clark LL, et al. Interruptions of chest compressions during emergency medical systems resuscitation. Circulation. 2005;112:1259-65.
18. Virani SS, Alonso A, Benjamin EJ, et al. on behalf of the American Heart Association Council on Epidemiology and Prevention Statistics Committee and Stroke Statistics Subcommittee. Heart disease and stroke statistics – 2020 update: a report from the American Heart Association. Circulation. 2020;141:e139-e596.
19. Zuercher M, Hilwig RW, Ranger-Moore J et al. Leaning during chest compressions impairs cardiac output and left ventricular myocardial blood flow in piglet cardiac arrest. Crit Care Med. 2010;38:1141-6.

7 Insuficiência respiratória aguda

Lucas Oliveira Marino
Victor Van Vaisberg
Eduardo Alher João
Rodrigo Costa Bonardi

PONTOS IMPORTANTES

- O distúrbio ventilação-perfusão é o principal mecanismo fisiopatológico da hipoxemia.
- O grande determinante do conteúdo arterial de oxigênio é a saturação de oxigênio.
- A gasometria arterial é o exame determinante para a classificação da insuficiência respiratória aguda (IRespA) em hipoxêmica ou hipercápnica.
- A hipoxemia frequentemente se apresenta com manifestações neurológicas inespecíficas, como agitação e sonolência.
- Oferecer O_2 suplementar é necessário para estabilização de pacientes hipoxêmicos, porém o tratamento da causa básica da insuficiência respiratória aguda é fundamental.
- A ultrassonografia *point of care* é um método acurado para o esclarecimento etiológico.
- A ventilação não invasiva é uma medida de suporte especialmente benéfica em doença pulmonar obstrutiva crônica (DPOC) exacerbada e edema agudo de pulmão, porém não deve protelar a intubação orotraqueal quando indicada.
- Especial atenção deve ser dada em se evitar altos fluxos de oxigênio em pacientes hipercápnicos, sobretudo DPOC moderada a grave.

INTRODUÇÃO E DEFINIÇÕES

A insuficiência respiratória aguda (IRespA) é uma síndrome definida pela incapacidade do organismo em realizar as trocas gasosas de forma adequada, de instalação aguda, decorrente da disfunção em um ou mais componentes do sistema respiratório (parede torácica – pleura e diafragma, vias aéreas, alvéolos, circulação pulmonar, sistema nervoso central e periférico).

As trocas gasosas são reguladas pelos pulmões, que possuem como finalidade ofertar oxigênio ao sangue e consequentemente aos tecidos, e remover o CO_2 produzido por meio do metabolismo celular.

O oxigênio é transportado no sangue de duas formas – uma pequena quantia dissolvida no plasma (devido a sua baixa solubilidade), e a segunda e mais importante: ligado à molécula de hemoglobina. Em condições normais, grande parte da hemoglobina está saturada com oxigênio, sendo essa concentração demonstrada pela saturação de O_2 ($SatO_2$), visto que os níveis de hemoglobina são constantes.

A curva de dissociação da hemoglobina demonstra a relação entre a $SatO_2$ e a pressão parcial arterial de O_2 (PaO_2). O formato curvilinear evidencia dois aspectos peculiares protetores contra a hipóxia tecidual. A região superior em platô demonstra que reduções significativas na PaO_2 ainda são compatíveis com uma $SatO_2$ próxima da normalidade. A porção de queda íngreme da curva mostra que, a despeito da rápida dessaturação, a PaO_2 se mantém relativamente preservada. Essa observação aponta para a continuidade de oferta tissular de O_2 mesmo na vigência de níveis reduzidos de $SatO_2$. A capacidade da hemoglobina de carrear O_2 é regulada por diversos fatores metabólicos que regulam a eficiência da oxigenação tecidual e da captação de O_2 nos pulmões. A curva é desviada para a direita (efeito Bohr) em situações de aumento de temperatura, aumento da pressão parcial de CO_2 ou de H^+ (redução de pH) ou aumento de 2,3-difosfoglicerato, o que facilita a liberação de O_2 aos tecidos.

O oxigênio inspirado é transferido dos alvéolos pulmonares para a corrente sanguínea nos capilares pulmonares. Na circunstância de diminuição da pressão parcial de O_2 na corrente sanguínea (PaO_2), os quimiorreceptores localizados no seio carotídeo irão estimular a ventilação para aumentar a disponibilidade de oxigênio nos pulmões e consequentemente na corrente sanguínea. Ademais, em áreas com diminuição da PO_2 alveolar, ocorrerá vasoconstrição para desviar o sangue para áreas mais ventiladas – processo conhecido como vasoconstrição hipóxica.

A capacidade de fornecer oxigênio aos tecidos é sintetizada pela fórmula $DO_2 = CaO_2 \times Q$, sendo o CaO_2 o conteúdo arterial de oxigênio (função principalmente da hemoglobina e de sua saturação por oxigênio) e Q o débito cardíaco. Logo, anemias profundas reduzem a oferta de O_2 ao limitarem o CaO_2 (dependente da hemoglobina, da $SatO_2$ e da PaO_2). A diminuição da capacidade de transporte de oxigênio estimula as células peritubulares renais a produzirem eritropoietina, hormônio que determina o aumento da massa eritrocitária – porém, esse processo leva de dias a semanas para ser completo.

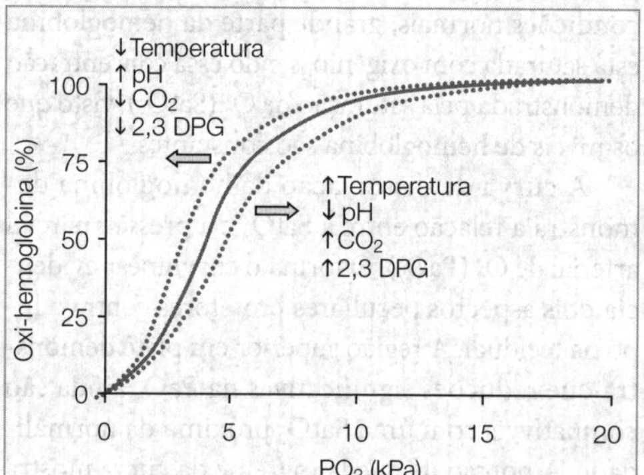

▷ **FIGURA 1** Curva de saturação da hemoglobina.

Os mecanismos de hipoxemia serão descritos no decorrer deste capítulo.

O CO_2 é produto do metabolismo celular. Sua eliminação se dá por meio do transporte pela corrente sanguínea até os capilares alveolares e exalação pelos pulmões. Também há excreção renal, onde o CO_2 e água formam o ácido carbônico (H_2CO_3), que se dissocia em H^+ e HCO_3^-. O CO_2 é altamente solúvel no sangue, sendo carreado principalmente de três formas: bicarbonato (70-85%), dissolvido (5-10%) e ligado à hemoglobina (10-20%). Uma vez que o seu transporte não é limitado por uma molécula carreadora, diferentemente do oxigênio, sua concentração não é expressada na forma de saturação. Dada a proporcionalidade linear entre pressão parcial de CO_2 ($PaCO_2$) e seu conteúdo corporal, conforme ilustrado na Figura 2, resume-se o transporte de CO_2 à $PaCO_2$, com níveis finamente regulados de normalidade entre 35 e 45 mmHg.

A elevação da $PaCO_2$ estimula a ventilação, o que aumenta sua eliminação pelos pulmões (Figura 3). Em algumas situações, a exemplo de pacientes com DPOC, esse mecanismo é menos eficaz. Conforme pormenorizado a seguir, situações de prejuízo à ventilação alveolar acarretam hipercapnia. A exalação adequada do CO_2 é essencial para manutenção do pH plasmático em níveis adequados – alterações agudas/crônicas da $PaCO_2$ ativam mecanismos de compensação.

EPIDEMIOLOGIA

Segundo estudos realizados no fim da década de 1990 em unidades de terapia intensiva na Europa

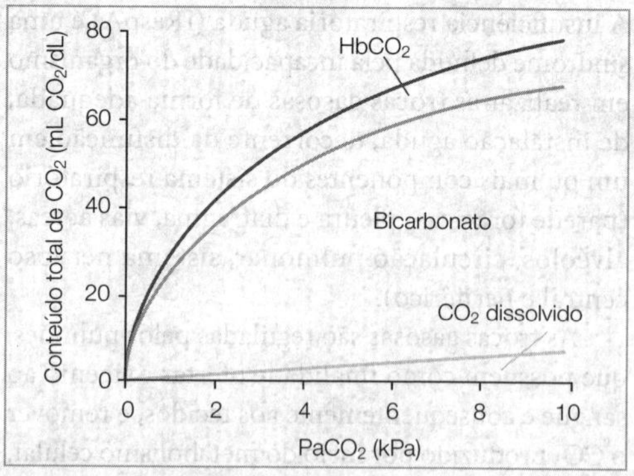

▷ **FIGURA 2** Relação linear entre $PaCO_2$ e conteúdo de CO_2.

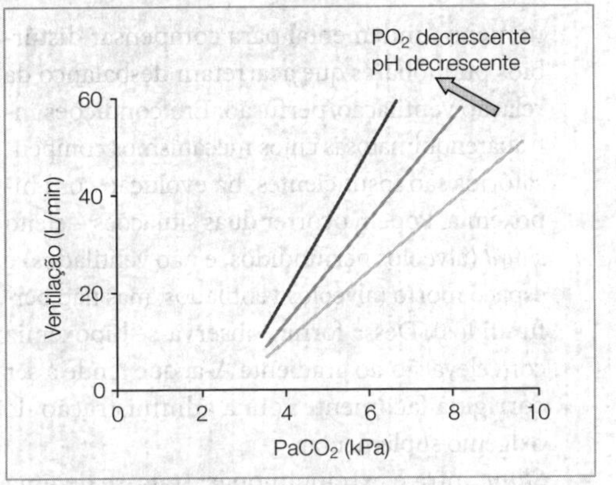

▷ **FIGURA 3** Efeito da $PaCO_2$ na ventilação e interação com acidose e hipoxemia.

sobre IRespA, a incidência constatada na Suécia, Dinamarca e Islândia foi de 77,6 a cada 100.000 pessoas e, na Alemanha, de 88,6 a cada 100.000. As taxas de mortalidade em 90 dias eram de aproximadamente 40%.

Nos Estados Unidos, o número de hospitalizações em virtude de IRespA aumentou de 1.007.549 em 2001 para 1.917.910 em 2009. Durante o mesmo período, observou-se uma diminuição da mortalidade, de 27,6% para 20,6%. As taxas de ventilação mecânica (não invasiva ou invasiva) mantiveram-se estáveis nesse período de 9 anos. No entanto, o uso da ventilação não invasiva aumentou de 4% para 10%.

No Brasil, um estudo realizado em 12 UTIs do Hospital das Clínicas da FMUSP em 2011 revelou que dos 1.732 pacientes avaliados, 57% apresentaram IRespA. Dos 889 pacientes que foram admitidos sem IRespA, 141 (16%) desenvolveram essa síndrome na UTI. Os fatores de riscos independentes para o desenvolvimento de IRespA foram idade maior que 64 anos, período de tempo prolongado entre admissão hospitalar e transferência para UTI, cirurgia não programada ou outra condição clínica grave. Dos 984 pacientes que apresentaram IRespA, 475 (48%) evoluíram a óbito na UTI. Da análise, os fatores prognósticos independentes de evolução para óbito foram idade superior a 64 anos, tempo entre admissão hospitalar e transferência para UTI superior a 4 dias, instalação de IRespA já no ambiente da UTI, maior gravidade da doença da admissão na UTI (SAPS superior a 26) e histórico de neoplasia hematológica e SIDA.

AVALIAÇÃO DA OXIGENAÇÃO

Os principais mecanismos utilizados para a avaliação de oxigenação em pacientes críticos são listados a seguir.

Saturação de oxigênio ($SatO_2$)

A $SatO_2$ avalia a proporção de hemoglobina à qual há O_2 ligado. Pode ser mensurada tanto não invasivamente por oximetria de pulso (método mais comum), como invasivamente, por coleta de gasometria arterial.

Os valores considerados normais não são bem estabelecidos, assim como os limiares fidedignos para hipóxia tecidual. Porém, considera-se normal o valor de $SatO_2 > 95\%$ em repouso. Em pacientes com doenças pulmonares crônicas, como por exemplo DPOC avançada, o limiar pode ser menor ($SatO_2$ 88-92%).

Pressão parcial arterial de oxigênio (PaO_2)

A PaO_2 reflete a concentração de oxigênio dissolvido no plasma. É mensurada pela gasometria arterial. Os valores para normalidade também não são bem estabelecidos, porém admite-se $PaO_2 > 80$ mmHg como normal.

Gradiente alvéolo-arterial de oxigênio [G (A-a)]

O gradiente alvéolo-arterial é definido pela diferença entre a concentração de oxigênio alveolar (PAO_2) e a concentração de oxigênio arterial (PaO_2 – descrita antes).

$$G\ (A\text{-}a) = PAO_2 - PaO_2$$

A PAO_2 é calculada através da fórmula (equação do gás alveolar):

$$PAO_2 = (FiO_2 \times [Patm - P_{H2O}]) - (PaCO_2 \div R)$$

Considerando o paciente em ar ambiente (FiO_2 21%), pressão atmosférica no nível do mar de 1 atm (760 mmHg), condições normais de temperatura (P_{H2O} = 47 mmHg) e R = 0,8 (constante que representa o quociente respiratório ou relação entre produção de CO_2 e consumo de O_2), podemos simplificar a fórmula para:

$$G\ (A\text{-}a) = 150 - (PaCO_2 \times 1{,}25) - PaO_2$$

O G (A-a) se eleva com a idade, e pode ser estimado pela equação:

$$G\ (A\text{-}a)\ esperado = 2{,}5 + 0{,}21 \times idade\ em\ anos$$

Os valores exatos do G (A-a) podem variar conforme a fonte de suplementação de oxigênio, sendo que nesses casos valores em ar ambiente, ventilação mecânica e uso de máscara não reinalante (FiO_2 100%) são mais fidedignos. Em geral, assumimos que o G (A-a) é normal quando < 10 mmHg.

O gradiente alvéolo-arterial pode auxiliar na diferenciação da hipoxemia decorrente de hipoventilação alveolar difusa ou alterações de trocas gasosas por condições pulmonares intrínsecas. Valores normais de G (A-a) na vigência de hipoxemia sugerem hipoventilação alveolar – por exemplo, uso de sedativos/opioides, doenças neuromusculares. Já valores superiores ao esperado sugerem alterações no processo de oxigenação, como efeito *shunt*, distúrbio V/Q e alterações na barreira de troca.

PaO_2/FiO_2

A relação PaO_2/FiO_2 é geralmente utilizada durante a ventilação mecânica invasiva e não invasiva. Sua aplicabilidade em situações em que a via aérea não está pressurizada é incerta. Os valores entre 300-500 mmHg são considerados normais. Desta forma, consideramos que o paciente apresenta algum distúrbio da troca gasosa no caso de valores < 300 mmHg; valores abaixo de 200 mmHg indicam hipoxemia grave.

CLASSIFICAÇÃO

Insuficiência respiratória tipo 1 ou hipoxêmica (PaO_2 < 60 mmHg)

Em geral, surge devido à incapacidade do organismo em oxigenar o sangue. Os dois principais mecanismos fisiopatológicos de hipoxemia em pacientes na UTI e na sala de emergência são distúrbio V/Q e *shunt* intrapulmonar.

- Distúrbio ventilação/perfusão (V/Q): em condições fisiológicas, a relação V/Q é heterogênea no parênquima pulmonar. A ventilação e a perfusão são maiores nas bases do que nos ápices pulmonares. A vasoconstrição hipóxica é um fenômeno fundamental para compensar distúrbios pulmonares que acarretam desbalanço da relação ventilação/perfusão. Em condições intraparenquimatosas cujos mecanismos compensatórios são insuficientes, há evolução com hipoxemia. Podem ocorrer duas situações – efeito *shunt* (alvéolos perfundidos, e não ventilados) e espaço morto (alvéolos ventilados, mas não perfundidos). Dessa forma, observa-se hipoxemia com elevação do gradiente A-a, que tende a ser corrigida facilmente com a administração de oxigênio suplementar.
- *Shunt* intra e extrapulmonar: trata-se de uma forma extrema de distúrbio ventilação/perfusão. No caso do *shunt* intrapulmonar, há um distúrbio grave da troca gasosa no qual o sangue perfunde o pulmão, porém não é oxigenado, uma vez que os alvéolos estão colapsados ou preenchidos por fluido ou material inflamatório. Fisiologicamente, o sangue proveniente das artérias pulmonares atinge o átrio esquerdo pelas veias pulmonares sem ser minimamente oxigenado, por isso a denominação *shunt* (desvio). A síndrome do desconforto respiratório agudo (SDRA) é o protótipo do *shunt* intrapulmonar direita-esquerda.

Uma das formas de diferenciar as condições supracitadas é a administração de oxigênio em alto fluxo (100%). No distúrbio V/Q há correção da hipoxemia. Já no *shunt*, a taxa de correção da hipoxemia é menor, frequentemente ausente.

Outros mecanismos menos frequentes que podem cursar com hipoxemia são:

- Difusão de gases prejudicada por espessamento da membrana alvéolo-capilar: em repouso e em condições pulmonares fisiológicas, as concentrações de O_2 alveolar e capilar se equilibram no primeiro terço da extensão da área de hematose (considerando-se isoladamente uma unidade alveolar). Quando há espessamento da membrana, por exemplo na fibrose pulmonar, esse equilíbrio será mais tardio na superfície de troca e, em condições de esforço ou alto débito cardíaco, insuficiente. O resultado, caso muitas unidades alvéolo-capilares estejam envolvidas, é o aumento do G (A-a) e consequente hipoxemia induzida por esforço ou até em repouso em circunstâncias de extenso acometimento parenquimatoso.
- Hipoventilação alveolar: é uma causa de IRespA do tipo 2 que também pode cursar com hipoxe-

mia. Em geral, ocasionada por situações que levem a diminuição da ventilação ou expansibilidade da caixa torácica, como intoxicações por depressores do sistema nervoso central e redução da complacência da caixa torácica (cifoescoliose, queimadura elétrica torácica circunferencial, aumento do volume abdominal). Ganha importância clínica à medida que a população mundial se torna mais obesa, e aumenta a incidência da síndrome da hipoventilação alveolar associada à obesidade. Nessas ocasiões, o gradiente A-a é normal.

- Baixa pressão inspirada de oxigênio (PiO_2): ocorre em altas altitudes em condições fisiológicas. Vale ressaltar que em elevadas altitudes a fração de O_2 no ar atmosférico continua em 21%. Porém, uma vez que o ar é rarefeito, a pressão parcial de O_2 se reduz. Também pode ocorrer devido à diminuição ou interrupção de fornecimento de O_2 ao paciente – p. ex., término de O_2 no cilindro, desconexão do circuito de O_2 etc.

Vale lembrar que em pacientes com doença pulmonar crônica, a PaO_2 basal pode encontrar-se abaixo de 60 mmHg. Nesses pacientes, habitualmente se considera IRespA quando a PaO_2 se encontra 10% abaixo do valor basal.

IRespA tipo 2 ou hipercápnica ($PaCO_2$ > 50 mmHg e PaO_2 < 60 mmHg)

A hipercapnia é definida como uma elevação na pressão parcial de CO_2 ($PaCO_2$). Os níveis de CO_2 arterial são diretamente proporcionais à taxa de produção de CO_2 tecidual (VCO_2), e inversamente proporcionais à taxa de eliminação do CO_2 pelos alvéolos (ventilação alveolar).

A ventilação alveolar (Va) é definida pelo volume minuto expirado proveniente de áreas pulmonares perfundidas. Sendo assim, é determinada pelo volume minuto expirado (Ve) e a razão entre o espaço morto (Vd) e o volume corrente (Vt).

$$PaCO_2 = (k) \times VCO_{2/[VE}(1 - V_{D/VT})]$$

Dessa forma, a elevação da $PaCO_2$ pode resultar tanto do aumento da produção em situações de alta demanda metabólica (p. ex., sepse, grandes queimados, febre) como da diminuição da excreção de CO_2 (Figura 5 e Tabela 1).

Salienta-se que o espaço morto é definido por áreas pulmonares que não realizam trocas gasosas, por serem ventiladas, mas não perfundidas. O espaço morto pode ser compreendido por:

- Anatômico: região localizada entre as vias aéreas superiores e os bronquíolos terminais, na qual o O_2 e o CO_2 não podem ser trocados.

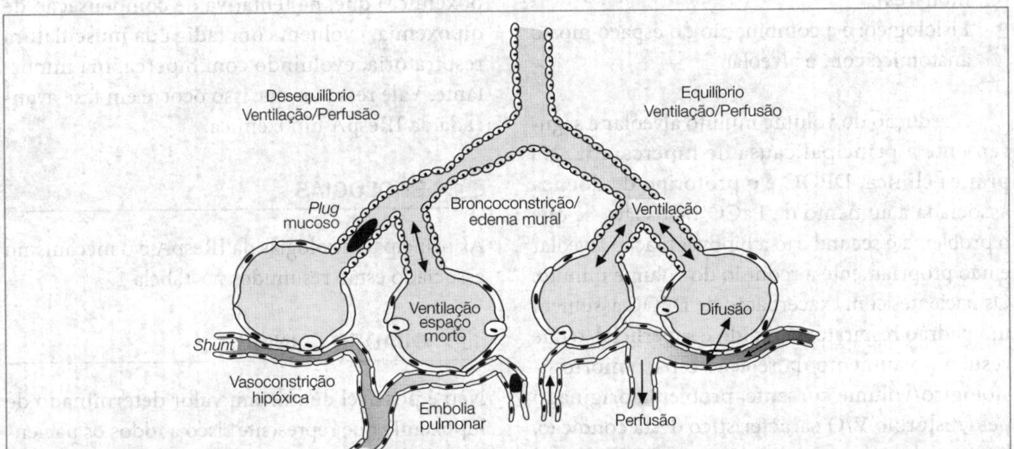

▷ **FIGURA 4** Representação esquemática da ventilação, difusão, perfusão e o mecanismo regulatório vasoconstrição hipóxica. Todas as formas de insuficiência respiratória aguda decorrem da falha de um ou mais destes processos e culminam em distúrbio V/Q ou nos seus extremos *shunt* ou espaço morto.

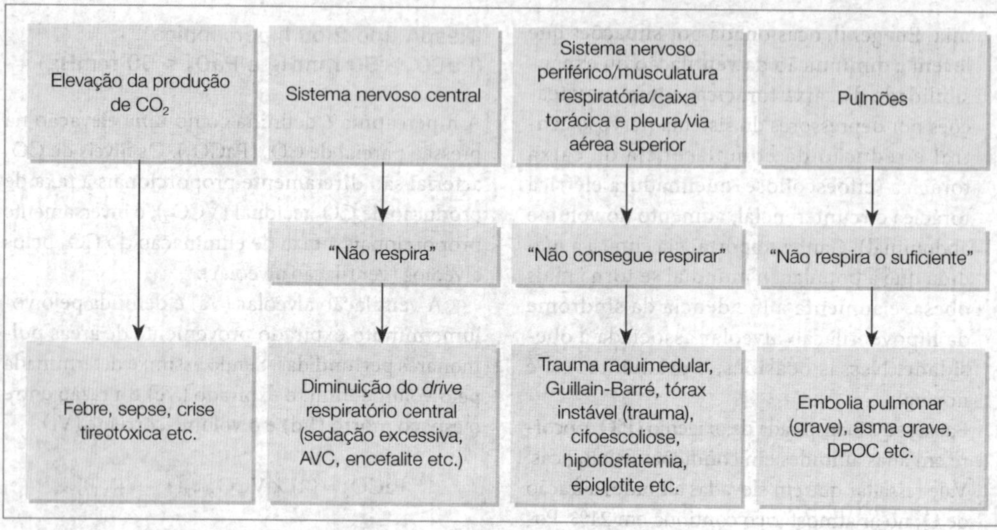

▷ **FIGURA 5** Etiologias e mecanismo de hipercapnia.
AVC: acidente vascular cerebral; DPOC: doença pulmonar obstrutiva crônica.

- Alveolar: o espaço morto alveolar reflete áreas alveolares que são ventiladas, porém possuem sua perfusão diminuída ou ausente. Desta forma, o espaço morto alveolar é o inverso do *shunt* (áreas não ventiladas, porém perfundidas). O aumento do espaço morto alveolar é o principal mecanismo de hipercapnia em pacientes com doenças pulmonares (DPOC, fibrose intersticial, vasculites pulmonares).
- Fisiológico: é a combinação do espaço morto anatômico com o alveolar.

A redução do volume minuto alveolar é seguramente a principal causa de hipercapnia. Na prática clínica, DPOC é o protótipo de doença associada a aumento da $PaCO_2$. Observa-se que o problema é secundário a hipoventilação alveolar e não propriamente a redução do volume minuto. Os pacientes com exacerbação de DPOC assumem um padrão respiratório rápido e superficial, o que resulta no aumento da relação espaço morto fisiológico/volume corrente, problema originado pelo distúrbio V/Q característico desta condição. Assim, há aumento geral na ventilação minuto, porém redução na ventilação alveolar (hipoventilação relativa).

Do contrário, a redução do volume minuto é observada na depressão do centro respiratório medular secundário a drogas, obstrução de grandes vias aéreas, restrição aos pulmões ou à caixa torácica, fraqueza de musculatura respiratória, trauma craniano, hemorragia intracraniana.

Mista

Ocorre associação entre os dois tipos. Um exemplo são casos de pacientes com IRespA tipo I (hipoxêmica) que, na tentativa de compensação de hipoxemia, evoluem com fadiga da musculatura respiratória, evoluindo com hipercapnia importante. Vale ressaltar que isso ocorre em fase avançada da IRespA hipoxêmica.

ETIOLOGIAS

As principais etiologias da IRespA e o mecanismo associado estão resumidos na Tabela 1.

QUADRO CLÍNICO

Não é possível definir um valor determinado de hipoxemia que represente risco a todos os pacientes. Alguns com doença pulmonar crônica são previamente habituados a saturações tão baixas quanto 80%, embora outros já apresentem alterações clínicas quando discretamente hipoxêmicos. Alterações neurológicas são esperadas quando a PaO_2

▷ **TABELA 1** Etiologias da insuficiência respiratória aguda

Hipoxêmica (tipo 1)
▪ Infecções (bactérias, vírus, fungos)
▪ Edema agudo de pulmão cardiogênico (elevação da pressão hidrostática)
▪ Edema agudo de pulmão não cardiogênico
▪ Lesão pulmonar/SDRA
▪ Embolia pulmonar
▪ Atelectasia
▪ Fibrose pulmonar/intersticiopatias
▪ Hemoptise
▪ Neoplasias
▪ Traumáticas: contusão pulmonar
Hipercápnica (tipo 2)
▪ Asma
▪ Doença pulmonar obstrutiva crônica (DPOC)
▪ Medicações depressoras do SNC: opioides, barbitúricos, benzodiazepínicos
▪ Doenças neuromusculares: Guillain-Barré, *miastenia gravis*, distrofia muscular, esclerose lateral amiotrófica
▪ Transtornos do SNC: neoplasias, infecções, trauma, AVC, elevação da pressão intracraniana
▪ Metabólicos: hipoglicemia, hipercalcemia, hipernatremia, hiponatremia
▪ Síndrome hipoventilação da obesidade
Mista
▪ Deformidades da caixa torácica (p. ex., cifoescoliose) com infecção pulmonar
▪ Exacerbação DPOC/asma grave
▪ Politrauma (traumatismo cranioencefálico + trauma torácico)
▪ IRespA evoluindo com fadiga muscular
▪ Intoxicação por droga depressora do SNC e broncoaspiração
Outras
▪ Obstrução/lesão de vias aéreas superiores
– Infecções – laringites/epiglotite
– Trauma
▪ Distúrbios tórax/pleura/pele
– Esclerodermia
– Pneumotórax/derrame pleural
– Queimadura elétrica torácica circunferencial
▪ Choque
– Hipovolêmico
– Hemorrágico

AVC: acidente vascular cerebral; DPOC: doença pulmonar obstrutiva crônica; IRespA: insuficiência respiratória aguda; SDRA: síndrome do desconforto respiratório agudo; SNC: sistema nervoso central.

cai rapidamente a níveis menores que 45 mmHg ($SatO_2$ aproximada de 80%), com possível perda de consciência abaixo de 30 mmHg.

Nos pacientes com insuficiência respiratória aguda, a taquipneia é a alteração no exame físico mais frequente (FR > 20 ipm), principalmente naqueles com IRespA hipoxêmica. Além disso, observam-se sinais de uso de musculatura acessória, como batimento de asa de nariz, tiragem intercostal, retração de fúrcula e, em casos mais graves, respiração paradoxal (fadiga da musculatura diafragmática); *gasping* não é considerado um padrão com incursões respiratórias adequadas e o paciente deverá ser manejado como parada respiratória. A despeito dessas considerações, é frequente que muitos pacientes hipoxêmicos apresentem-se ao departamento de emergência apenas com sintomas inespecíficos, como agitação ou confusão, sem desconforto respiratório evidente. Autores demonstraram que alterações de frequência cardíaca, frequência respiratória e pressão arterial não são indicadores fidedignos de hipoxemia em níveis tão baixos de $SatO_2$ quanto 70%. Sugere-se, pois, que essas alterações de sinais vitais possam ser secundárias à condição causadora da IRespA do que propriamente à hipoxemia.

Outro achado que pode ocorrer é a cianose. A cianose central ocorre quando os níveis séricos de desoxi-hemoglobina são superiores a 4 g/dL – é um sinal tardio de hipoxemia. Em pacientes com anemia, a cianose pode ocorrer de forma ainda mais tardia. Uma gama variada de achados clínicos é dependente da gravidade da hipóxia tecidual e suas respectivas disfunções orgânicas, da acidose respiratória (quando presente) e da causa primária da condição.

A insuficiência respiratória hipercápnica (do tipo 2) pode se apresentar de forma mais sutil. A taquipneia frequentemente é menos proeminente, caso presente. Vale ressaltar que se a causa da hipercapnia é depressão respiratória por acometimento central ou por drogas depressoras do SNC, o paciente invariavelmente estará eupneico ou bradipneico, nunca taquipneico. Os sinais precoces podem ser sutis e incluem agitação, fala indistinta, asterixis (*flapping*) e diminuição do nível de consciência. As manifestações variam conforme a gravidade e a rapidez de instalação – conforme descrito na Tabela 2.

▷ **TABELA 2** Manifestações clínicas da hipercapnia

Gravidade e instalação	Manifestações
Leve a moderada ou de instalação lenta	Ansiedade, cefaleia, sonolência, dispneia leve
Instalação rápida	*Delirium*, paranoia, rebaixamento do nível de consciência, confusão, coma
Grave	Mioclonia, asterix, convulsão, papiledema

Vale ressaltar que indivíduos normais geralmente não apresentam rebaixamento do nível de consciência com níveis de $PaCO_2$ < 75-80 mmHg; enquanto pacientes com hipercapnia crônica não costumam apresentar sintomas com níveis de $PaCO_2$ < 90-100 mmHg.

Outros sinais podem ser observados na hipercapnia, como sibilância (sugerindo broncoespasmo – asma ou DPOC), crepitações (sugerindo preenchimento alveolar – consolidações ou edema agudo de pulmão) ou ainda diminuição do murmúrio vesicular (sugerindo pneumotórax, derrames pleurais).

EXAMES COMPLEMENTARES

Gasometria arterial

A gasometria arterial é essencial na avaliação do paciente com IRespA. Conforme descrito, a gasometria arterial permite classificar a IRespA em tipo 1 e tipo 2, além de poder avaliar a gravidade da hipoxemia. Devemos ressaltar que nos pacientes que de fato necessitem de O_2 suplementar não é recomendável interrompê-lo para a coleta da gasometria arterial em ar ambiente. Relação PaO_2/FiO_2 < 200 mmHg denota hipoxemia grave.

A gasometria arterial ainda auxilia a distinguir se a IRespA tipo 2 é aguda, crônica ou crônica agudizada. Na acidose respiratória crônica compensada, a $PaCO_2$ está acima do limite (45 mmHg), porém o pH é normal ou próximo ao normal (pH 7,33-7,35) – secundária compensação renal. Nesses pacientes, a compensação renal ao distúrbio crônico fica evidente pela elevação de valores séricos de bicarbonato, que é uma marca da retenção crônica de CO_2. Já em pacientes com acidose respiratória aguda ou crônica agudizada, a $PaCO_2$ está acima do limite (45 mmHg), acompanhada por acidemia (pH < 7,35). Em pacientes com acidose respiratória crônica agudizada, o pH é inferior ao predito.

▷ **TABELA 3** Distinção entre hipercapnia aguda e crônica

Tempo de instalação	Gasometria arterial
Aguda ou crônica agudizada	$PaCO_2$ > 45 mmHg e pH < 7,35*
Crônica	$PaCO_2$ > 45 mmHg e pH próximo do limite inferior da normalidade (7,33-7,35)

* Nos casos crônicos agudizados, o pH é superior ao predito.

A gasometria arterial permite realizar o cálculo do G (A-a). Em pacientes com $PaCO_2$ elevada (> 45 mmHg) e um gradiente A-a dentro da normalidade, há alta suspeição de hipoventilação global. Naqueles com G (A-a) alto e $PaCO_2$ elevada, sugere-se a presença de doença pulmonar intrínseca que possa contribuir para a IRespA.

Eletrocardiograma

O eletrocardiograma é fundamental na avaliação do paciente crítico. Pode auxiliar na averiguação de doenças cardiológicas – sinais que sugiram cardiopatia podem estar presentes em pacientes com edema agudo de pulmão cardiogênico, síndrome coronariana aguda; sinais de isquemia ou infarto levando a insuficiência respiratória – p. ex., choque cardiogênico; sinais indiretos que podem auxiliar no diagnóstico etiológico da IRespA – como padrão S1Q3T3, bloqueio de ramo direito em pacientes com suspeita de tromboembolismo pulmonar; taquicardia atrial multifocal em pacientes com DPOC etc.

Raio X de tórax

O raio X de tórax auxilia na identificação etiológica. Devido à sua praticidade e disponibilidade, pode ser realizado no leito na sala de emergência, assim que se tenha garantido a estabilização inicial.

As alterações no raio X de tórax podem demonstrar a causa (infiltrados bilaterais, consolidações, sinais de bronquiectasias, contusão pulmonar), assim como possíveis complicações associadas (pneumotórax, derrame pleural, hemotórax).

D-dímero

Em pacientes com suspeita de embolia pulmonar de baixo risco (escore Wells modificado ≤ 4), o D-dímero pode auxiliar na exclusão de embolia pulmonar como etiologia da insuficiência respiratória. Além disso, pode auxiliar no diagnóstico diferencial de dores torácicas que podem vir associadas a quadros de insuficiência respiratória. Em pacientes com suspeita de dissecção aguda de aorta, com ADD-RS (*Aortic Dissection Detection Risk Score*) ≤ 1 e com D-dímero < 500 ng/mL, podemos excluir dissecção de aorta como etiologia. Contudo, em pacientes que fogem dos contextos acima para qual o exame foi validado tendo em vista seu valor preditivo negativo, o D-dímero perde sua importância na investigação de causa IRespA.

Tomografia (TC) de tórax

A TC de tórax pode apresentar sinais que auxiliem na identificação da etiologia da IRespA, assim como edema agudo de pulmão, doença pulmonar crônica (intersticiopatia, DPOC, bronquiectasias), pneumotórax etc. Salienta-se que a estabilidade clínica deve ser levada em consideração para eventual transporte à sala de tomografia.

Em pacientes com alta probabilidade pré-teste para tromboembolismo pulmonar (TEP), ou baixa probabilidade pré-teste que tenham D-Dímero > 500 ng/mL (ver capítulo específico), a angiotomografia de tórax pode evidenciar falhas de enchimento da artéria pulmonar e seus ramos, diagnosticando ou excluindo TEP.

Cintilografia ventilação/perfusão

A cintilografia V/Q pode auxiliar no diagnóstico de TEP em pacientes que não possam utilizar contraste devido à disfunção renal ou alergia.

Capnografia

A capnografia mensura o CO_2 expirado ($EtCO_2$). Fisiologicamente, o $EtCO_2$ é um pouco mais baixo

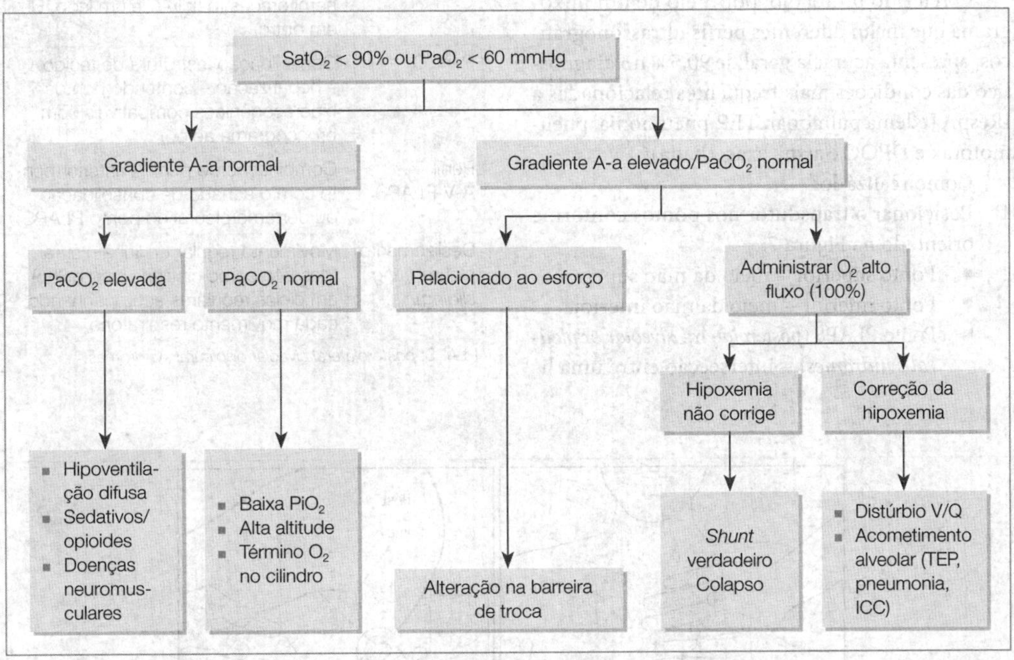

▷ **FIGURA 6** Investigação dos mecanimos causadores de insuficiência respiratória aguda.
DPOC: doença pulmonar obstrutiva crônica; ICC: insuficiência cardíaca congestiva; TEP: tromboembolismo pulmonar.

que a $PaCO_2$ arterial (até 6 mmHg) devido ao espaço morto fisiológico. É intuitivo perceber que um alargamento no gradiente entre $PaCO_2$ e $EtCO_2$ é resultado de aumento no espaço morto. Em geral, essa monitorização é utilizada em pacientes submetidos a intubação orotraqueal. A capnografia é a melhor ferramenta para se confirmar posicionamento de cânula orotraqueal na via aérea e se excluir intubação esofágica. Em pacientes em parada cardiorrespiratória, auxilia na avaliação da eficácia das compressões torácicas e retorno à circulação espontânea (ver capítulo específico).

Ultrassonografia de tórax

A ultrassonografia pulmonar tem ganhado papel de destaque na avaliação inicial do paciente com IRespA.

Com o intuito de se reduzir o tempo necessário para o diagnóstico etiológico, utiliza-se o protocolo BLUE (*Bedside Lung Ultrasound in Emergency*), uma ferramenta rápida, com duração de execução estimada menor que 3 minutos, a ser realizada logo após o exame clínico.

O referido protocolo, por meio de um fluxograma que inclui diferentes perfis ultrassonográficos, apresenta acurácia geral de 90,5% no diagnóstico das condições mais frequentes relacionadas à IRespA (edema pulmonar, TEP, pneumonia, pneumotórax e DPOC e asma exacerbada).

Como realizá-lo?

1. Posicionar o transdutor nos pontos conforme orientado na Figura 7:
   - Ponto superior – meio da mão superior.
   - Ponto inferior – meio da mão inferior.
   - Ponto PLAPS (*posterolateral alveolar or pleural syndromes*) – intersecção entre uma linha horizontal no nível do ponto inferior e uma linha vertical na linha axilar posterior.
2. Após a avaliação de cada ponto, seguir o fluxograma baseado nos perfis ultrassonográficos encontrados (Tabela 4).

▷ **TABELA 4** Perfis ultrassonográficos

Perfil A	Predomínio de linhas A (semicírculos hiperecogênicos imóveis que aparecem em intervalos regulares no mesmo sentido da linha pleural), associado a sinal do deslizamento pleural. Acontecem no parênquima com aeração normal, sendo as linhas A a reverberação da linha pleural
Perfil A'	Perfil A, porém sem sinal do deslizamento
Perfil B	Predomínio de linhas B (artefatos verticais hiperecogênicos que se movem em sincronia com o ciclo respiratório, pelo menos três por espaço intercostal) associado a sinal do deslizamento
Perfil B'	Perfil B, porém sem sinal do deslizamento
Perfil A/B	Achados assimétricos entre os hemitóraces (perfil A de um lado, B em outro)
Perfil C	Consolidação (estrutura de tecido – hepatização – contendo pontos hiperecogênicos compatíveis com broncograma aéreo)
Perfil A-V-PLAPS	Combinação do perfil A anteriormente com o achado de consolidação ou derrame pleural no ponto PLAPS
Deslizamento pleural (*lung sliding*)	Movimento regular da linha pleural (descrito como cintilância ou brilho) em ciclos regulares acompanhando cada movimento respiratório

PLAPS: *posterolateral alveolar or pleural syndromes*.

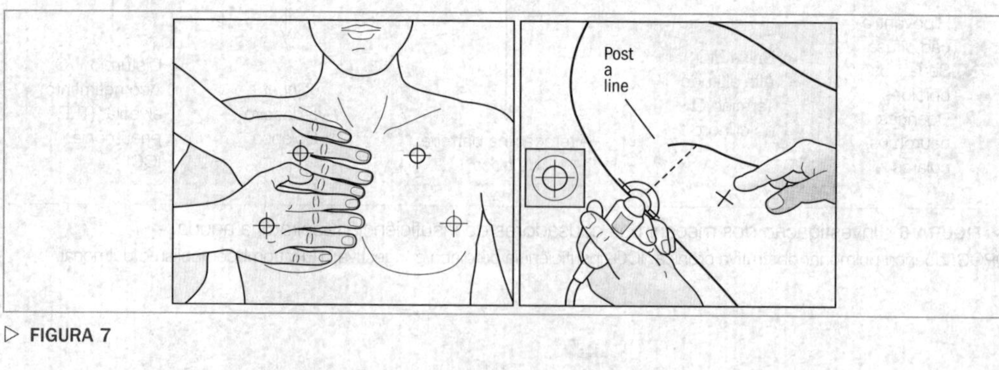

▷ **FIGURA 7**

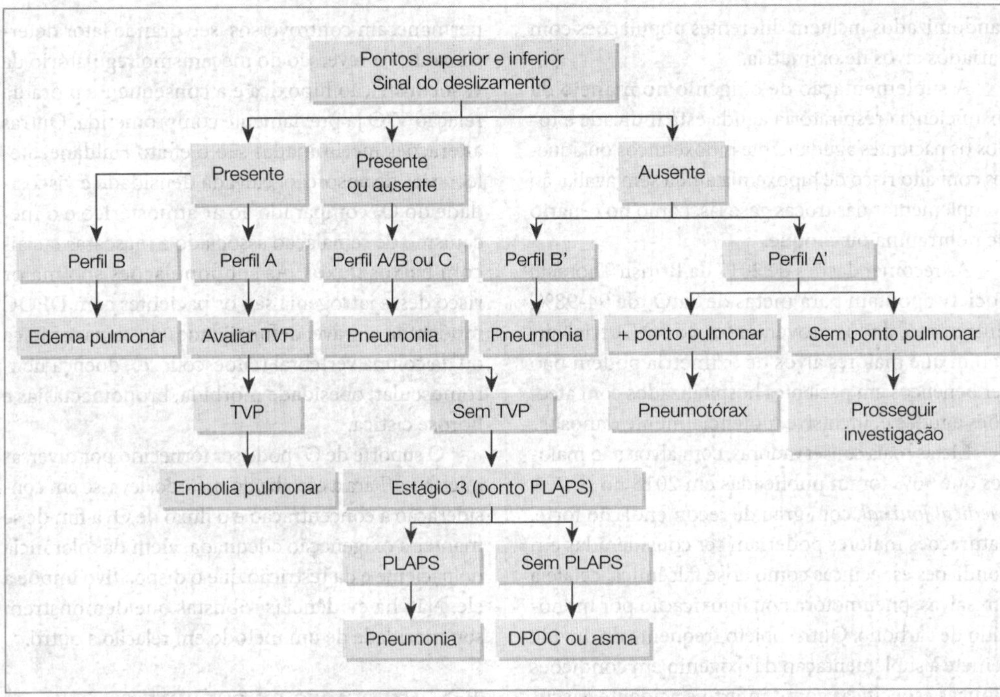

▷ **FIGURA 8** DPOC: doença pulmonar obstrutiva crônica; TVP: trombose venosa profunda.

TRATAMENTO

O tratamento da insuficiência respiratória visa à manutenção fisiológica do sistema respiratório, ou seja, prover oxigenação suficiente aos tecidos e a remoção do CO_2 de forma adequada, até que a causa básica que levou à IRespA seja controlada. Assim, a definição do fator etiológico é de suma importância, visto que as medidas de suporte auxiliam como ponte até o tratamento definitivo.

De forma sistemática, o ABCDE (*Airway/Breathing/Circulation/Disability/Exposure*) é a primeira etapa na avaliação do paciente com insuficiência respiratória aguda.

- *Airway* (vias aéreas): assegurar que a via aérea está pérvia é o primeiro passo. Caso a avaliação inicial demonstre via aérea obstruída, devemos desobstruí-la para permitir a ventilação de forma adequada. Em casos de obstrução alta, a laringoscopia ou broncoscopia podem ser necessárias para a remoção do corpo estranho. Em pacientes com obstruções glóticas ou infraglóticas, a realização de cricotireoidostomia ou traqueostomia de emergência pode ser necessária.

Nos pacientes que apresentem via aérea pérvia, a avaliação da respiração será o próximo passo:

- *Breathing* (respiração): os pacientes que apresentam via aérea pérvia, porém sem respiração espontânea e/ou com rápida deterioração clínica, comprometimento orgânico e/ou ausência de reflexo faríngeo/proteção de via aérea, devem ser prontamente submetidos a intubação orotraqueal.

Naqueles que apresentam vias aéreas pérvias e possuem respiração espontânea, a suplementação de oxigênio em pacientes hipoxêmicos objetivando correção da oxigenação de forma adequada até a intervenção na causa básica será a próxima etapa do tratamento. A oxigenação pode ser reavaliada acuradamente por meio da oximetria de pulso e da gasometria arterial.

Metas de oxigenação

As evidências a respeito do benefício vs. risco de metas liberais vs. conservadoras de oxigenação são conflitantes, uma vez que os ensaios clínicos randomizados incluem diferentes populações com variados alvos de oximetria.

A suplementação de oxigênio no manejo da insuficiência respiratória aguda está indicada a todos os pacientes agudamente hipoxêmicos ou àqueles com alto risco de hipoxemia ainda sem avaliação complementar das trocas gasosas, como no cenário de politrauma ou choque.

As recomendações de 2017 da British Thoracic Society apontam para metas de $SatO_2$ de 94-98%. Entretanto, dados provenientes do *IOTA* trial sugerem que maiores alvos de oximetria podem não ser benéficos em pacientes hospitalizados com afecções agudas e, inclusive, potencialmente danosos.

Metas mais conservadoras, com alvos não maiores que 96% foram publicadas em 2018 no *British Medical Journal*, com grau de recomendação forte. Saturações maiores poderiam ser consideradas em condições específicas como crise falcêmica, cefaleia em salvas, pneumotórax ou intoxicação por monóxido de carbono. Outro objeto frequente de dúvida remete à suplementação de oxigênio em condições clínicas específicas como infarto e acidente vascular encefálico, porém raramente associadas à hipoxemia na sua apresentação. A publicação do BMJ de 2018 orienta a não se ofertar O_2 caso $SatO_2 \geq$ 93% (grau de recomendação forte) e sugere não fazê-lo se $SatO_2$ 90-92% em ar ambiente (grau de recomendação fraca).

Em geral, recomenda-se oxigênio suplementar em fluxos mínimos necessários para se manter $SatO_2$ entre 90-94% na maioria dos pacientes.

Caso a $SatO_2$ seja maior que 94%, não há indicação de suplementação de O_2. Em uma metanálise publicada em 2018 no *Lancet* (IOTA), foram analisados 25 estudos clínicos randomizados, comparando estratégia liberal de uso de O_2 (saturação média 94-99%) e conservadora (até 94%) em um total de 16.000 pacientes. O grupo submetido a estratégia liberal apresentou maior mortalidade intra-hospitalar (risco relativo 1,21), em 30 dias (RR 1.14), sem melhora em outros desfechos.

Já em pacientes em risco de hipercapnia, a saturação de O_2 alvo é de 88-92%, pois há risco de depressão respiratória secundária a elevações agudas na PaO_2. Classicamente, essa alteração foi associada à supressão do *drive* hipóxico, porém entende-se que ela é responsável por uma pequena contribuição na hipercapnia induzida por hiperoxia. Embora os mecanismos fisiológicos dessa condição permaneçam controversos, seu grande fator determinante é a reversão do mecanismo regulatório da vasoconstrição hipóxica e a consequente piora da relação V/Q já previamente comprometida. Outras alterações incriminadas são o efeito Haldane, atelectasias de absorção, elevada densidade e viscosidade do O_2 comparado ao ar atmosférico e o mecanismo de reinalação associado a máscaras faciais com baixos fluxos. As subpopulações sob maior risco dessa iatrogenia são os pacientes com DPOC moderada a grave, deformidades da caixa torácica ou da coluna vertebral (cifoescoliose), doença neuromuscular, obesidade mórbida, bronquiectasias e fibrose cística.

O suporte de O_2 pode ser fornecido por diversas interfaces. Para a escolha do método, leva-se em consideração a concentração e o fluxo de O_2 a fim de se manter a oxigenação adequada, além da tolerância do paciente e da restrição que o dispositivo impõe a ele. Não há evidências robustas que demonstrem superioridade de um método em relação a outro.

INTERFACES DE SUPORTE O_2

- Cateter nasal de O_2 (CN O_2): utiliza baixos fluxos e baixa concentração de O_2. Utiliza fluxos de 0,5-5 L/min, sendo que aumentos de 1 L/min tendem a elevar a FiO_2 em 3 a 4% – p. ex., 3 L/min FiO_2 de 30 a 34%. A elevação do fluxo acima desses limites não eleva significativamente a FiO_2 e potencialmente traz desconforto ao paciente e risco de lesão à mucosa por se tratar de um fluxo de oxigênio não aquecido e não umidificado. O CN O_2 é utilizado para casos sem necessidade de altos fluxos de oxigênio, como IRespA sem *shunt* ou para pacientes com doenças pulmonares crônicas que necessitem de baixa FiO_2.
- Máscara de Venturi: pode fornecer concentrações variáveis e tituláveis de O_2. Utilizam-se fluxos de O_2 moderados. Além disso, proporciona mistura entre o O_2 e o ar ambiente, propiciando níveis precisos de FiO_2 – de 24 a 50% de FiO_2. As máscaras de Venturi possuem indicação na suplementação de O_2 quando se necessita titular de forma adequada a FiO_2.
- Máscara facial com reservatório: pode propiciar alto fluxo e alta concentração de O_2 (FiO_2 90-100%). Devido à capacidade de fornecer alta concentração de O_2 sem mistura do oxigênio

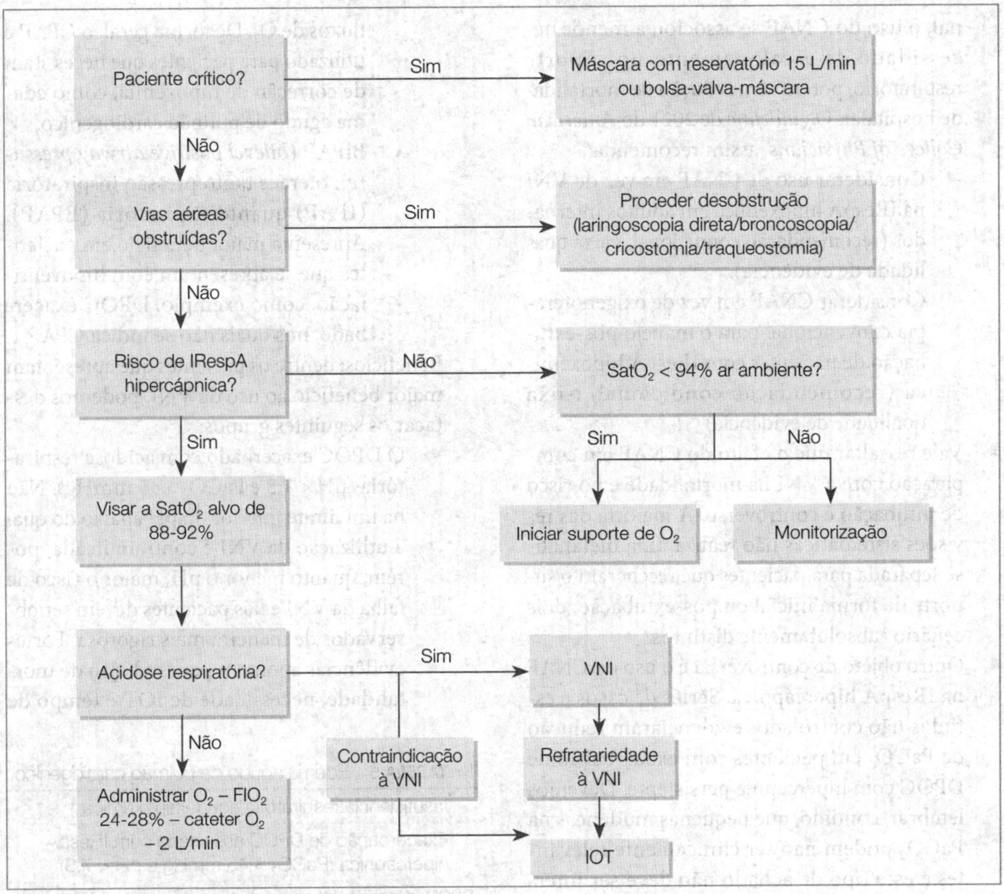

▷ **FIGURA 9** Manejo da insuficiência respiratória.
IOT: intubação orotraqueal; IRespA: insuficiência respiratória aguda; VNI: ventilação não invasiva.

inspirado e do ar expirado através de um sistema de válvulas tem como principais indicações IRespA hipoxêmicas graves (SDRA, pneumonia grave).

- Dispositivo bolsa-máscara-válvula: propicia alto fluxo e alta concentração de O_2. O fluxo de oxigênio deve ser utilizado em *flush rate* (esfera metálica do fluxômetro no máximo). Além de propiciar alta concentração de O_2, em casos de parada respiratória, pode ser utilizado para prover ventilações.
- Cateter nasal de alto fluxo: permite o fornecimento de O_2 aquecido e umidificado através de dispositivos especiais. Em adultos, permite a administração de fluxos até 60 L/min, gerando uma pequena pressão positiva nas vias aéreas superiores; a FiO_2 ofertada pode ser regulada conforme a titulação de O_2. Pode apresentar melhor tolerância e conforto pelos pacientes em comparação com dispositivos de VNI. O primeiro grande estudo randomizado, multicêntrico, publicado em 2015 no *New England Journal of Medicine*, incluiu 310 pacientes com IRespA hipoxêmica e comparou cânula nasal de alto fluxo × VNI × suporte convencional de O_2 – não houve diferença estatística na taxa de intubação (desfecho primário), porém demonstrou-se menor mortalidade após 90 dias nos pacientes do grupo de O_2 de alto fluxo. Uma revisão sistemática da Cochrane publicada em 2021 incluiu 31 ensaios clínicos randomizados e 5.136 adultos em risco de ou com IRespA na UTI. O fluxo utilizado no CNAF variou de 20-60 L/min. Comparada a estratégia convencio-

nal, o uso do CNAF se associou a menor necessidade de escalonamento no suporte respiratório, porém sem redução de mortalidade hospitalar. O *guideline* de 2021 do *American College of Physicians* assim recomenda:

- Considerar uso de CNAF em vez de VNI na IRespA hipoxêmica em adultos internados (recomendação condicional, baixa qualidade de evidência).
- Considerar CNAF em vez de oxigenoterapia convencional para o manejo pós-extubação de pacientes com IRespA hipoxêmica (recomendação condicional, baixa qualidade de evidência).

- Vale ressaltar que o efeito do CNAF em comparação com a VNI na mortalidade e no risco de intubação é controverso. A maioria das revisões sistemáticas não realiza uma metanálise separada para pacientes que receberam o suporte de forma inicial ou pós-extubação, dois cenários absolutamente distintos.
- Outro objeto de controvérsia é o uso do CNAF na IRespA hipercápnica. Séries de casos e estudos não controlados evidenciaram redução da $PaCO_2$ em pacientes com exacerbação de DPOC com hipercapnia persistente. Devemos lembrar, contudo, que pequenas mudanças na $PaCO_2$ podem não ser clinicamente relevantes e este tipo de achado não deve ser interpretado como um suporte ao uso do CNAF na maioria das condições que resultam em hipercapnia, cujo manejo mais adequado se dá com a VNI.
- Ventilação não invasiva (VNI): refere-se à ventilação com pressão positiva mediada por uma interface (nasal, oronasal, máscara facial e capacete).
  - Indicações: é uma ferramenta adequada nas condições descritas na Tabela 5, obviamente na ausência de indicação de intubação orotraqueal imediata e de contraindicações à sua instituição.
  - Modos:
    - CPAP (*continuous airway pressure*): oferece pressão positiva contínua nas vias aéreas, ou seja, o paciente respira espontaneamente e a ventilação oferece uma pressão contínua durante todo o ciclo respiratório. Apresenta capacidade de oferecer alta concentração de O_2 e altos fluxos de O_2. De forma geral, o CPAP é utilizado para pacientes que necessitam de correção de hipoxemia, como edema agudo de pulmão cardiogênico.
    - BiPAP (*bilevel positive airway pressure*): oferece tanto pressão inspiratória (IPAP) quanto expiratória (EPAP). Apresenta maior benefício em pacientes que se apresentam com hipoventilação, como exemplo, DPOC exacerbado, nos quais não se indica CPAP.
- Benefícios: dentre os pacientes que apresentam maior benefício ao uso da VNI, podemos destacar os seguintes grupos:
  - O DPOC exacerbado com acidose respiratória (pH < 7,3 e $PaCO_2$ > 45 mmHg). Não há um limite inferior do pH abaixo do qual a utilização da VNI é contraindicada; porém, quanto menor o pH, maior o risco de falha da VNI e tais pacientes devem ser observados de maneira mais rigorosa. Fortes evidências apontam para redução de mortalidade, necessidade de IOT e tempo de

TABELA 5 Edema agudo de pulmão cardiogênico

▪ Insuficiência respiratória aguda hipoxêmica
▪ Exacerbação de DPOC associada com IRespA hipercápnica ($PaCO_2$ > 45 mmHg e pH < 7,3)

DPOC: doença pulmonar obstrutiva crônica; IRespA: insuficiência respiratória aguda.

TABELA 6 Contraindicações

▪ Qualquer condição que indique intubação orotraqueal imediata
▪ Incapacidade de cooperar, proteger vias aéreas ou manejar secreções
▪ Rebaixamento do nível de consciência (GCS < 10) – considerar *trial* em paciente com encefalopatia hipercápnica*
▪ Cirurgia facial ou neurológica, trauma ou deformidade facial
▪ Obstrução de via aérea superior
▪ Instabilidade hemodinâmica ou arritmia cardíaca instável
▪ Hemorragia digestiva alta

* Nestes pacientes, pode-se realizar tentativa de VNI (BiPAP). Monitorização e reavaliação constantes são estritamente necessárias. A melhora da encefalopatia costuma surgir entre 1-2 horas, e pacientes que piorem seu *status* inicial ou simplesmente não melhorem devem ser prontamente intubados. BiPAP: *bilevel positive airway pressure*; GSC: escala de coma de Glasgow; VNI: ventilação não invasiva.

internação. Em pacientes com DPOC exacerbado e ausência de acidose, a VNI não apresenta benefícios tão claros.

- Edema agudo de pulmão cardiogênico. Há boa evidência que suporte o uso de VNI (CPAP e BiPAP), com menor necessidade de IOT e otimização dos parâmetros ventilatórios, muito embora o benefício em termos de mortalidade permaneça alvo de controvérsia.
- Pacientes imunossuprimidos em IRespA tipo 1. Neste grupo, estudos sugerem que a utilização de VNI em pacientes com IRespA leve a moderada é potencialmente benéfica, pois a incidência de pneumonia associada à ventilação e outras infecções nosocomiais após IOT é elevada. A evidência deste achado, contudo, é alvo de controvérsias. Um ensaio clínico multicêntrico randomizado publicado em 2016, com 374 pacientes imunossuprimidos, não demonstrou benefícios da utilização da VNI precocemente.
- COVID-19. Existem recomendações que favorecem o uso de VNI em pacientes com necessidade progressiva de suporte de oxigênio e disfunção respiratória. Os dados que amparam essa recomendação são controversos, mas advêm de estudos randomizados-controlados. Observou-se menor progressão para IOT em pacientes que foram submetidos à VNI, porém sem benefício claro de sobrevida. Um possível viés envolvido nesses estudos é o momento para intubação na COVID-19, cujo gatilho se tornou progressivamente mais alto ao longo da pandemia de COVID-19.
- Prevenção de falência respiratória pós-extubação em pacientes de alto risco. Pacientes considerados de alto risco são aqueles com mais de 65 anos, com APACHE II > 12 no dia da extubação, insuficiência cardíaca ou doença pulmonar crônica.

- Complicações: a VNI é uma estratégia segura. As complicações decorrentes da ventilação com pressão positiva (barotrauma, pneumotórax, instabilidade hemodinâmica) são mais frequentes nos pacientes que são submetidos à ventilação invasiva. As demais complicações estão relacionadas à utilização da máscara apertada, como lesões de pele, irritação ocular, dor nos seios da face; além destas, distensão gástrica pode ocorrer caso sejam utilizadas pressões inspiratórias mais elevadas.
- Instalando VNI: ao escolher a VNI como suporte ventilatório, deve-se assegurar que o paciente se inclui no grupo beneficiado por esse tratamento, que não apresenta contraindicações e que não houve piora clínica que indique intubação imediata. Após a escolha do método, orienta-se adequadamente o paciente, caso não haja confusão mental ou alterações neurológicas. Em seguida, escolhe-se a interface que melhor se adapta a ele. Devemos iniciar com baixas pressões para a melhor tolerância e menor assincronia; pressão inicial inspiratória de 8-12 cmH_2O e expiratória de 3-5 cmH_2O são mais bem toleradas.

A elevação da pressão inspiratória (10-20 cmH_2O) deve levar em consideração a tolerância do paciente, alívio da sensação de dispneia, diminuição da frequência respiratória e análise do volume corrente, assim como a sincronia entre paciente e ventilador. Atentar para os parâmetros de ventilação protetora. É fisiologicamente coerente que a ventilação não invasiva também se associe a lesão induzida por ventilação, assim como a forma invasiva de suporte, embora o tema seja muito menos estudado.

Recomenda-se ajustar a FiO_2 para se obter a oxigenação necessária – em geral $SatO_2 > 90\%$ (absoluto cuidado em pacientes com doença pulmonar crônica).

A reavaliação deve ser constante. Observar o padrão respiratório e o nível de consciência, monitorizar a oximetria de pulso e coletar de gasometria arterial de controle (1-2 horas após início da VNI ou conforme julgamento clínico) é absolutamente recomendável. Em pacientes com acidose respiratória, a melhora do pH e da $PaCO_2$ são fortes pressupostos de sucesso da VNI.

No caso de piora do quadro respiratório, instabilidade hemodinâmica, rebaixamento do nível de consciência, agitação, inabilidade de proteger vias aéreas, dessaturação ou piora gasométrica, interpreta-se como falência do uso da VNI e procede-se, pois, a intubação imediatamente.

Em resumo, os *guidelines* de 2017 da European Respiratory Society/American Thoracic Society (ERSATS) para uso de VNI na IRespA assim orientam:

- Exacerbação de DPOC:
  - VNI não é sugerida em pacientes hipercápnicos sem acidemia (recomendação condicional, baixa qualidade de evidência).
  - Recomenda-se a utilização de BiPAP:
    - Em pacientes com IRespA associada a acidose respiratória aguda ou crônica agudizada (recomendação forte; alta qualidade de evidência).
    - Como um *trial* em pacientes em que se considera a IOT, a menos que haja deterioração imediata (recomendação forte; moderada qualidade de evidência).
  - BiPAP deve ser considerado se acidose respiratória aguda (pH $\leq$ 7,35, $PaCO_2 \geq$ 45 mmHg e FR > 20-24 ipm).
  - Não há um limite mínimo de pH para o qual a VNI seria inapropriada.
- Edema pulmonar cardiogênico:
  - Recomenda-se uso de BiPAP ou CPAP (recomendação forte; moderada qualidade de evidência).
  - Considerar BiPAP ou CPAP no atendimento pré-hospitalar (recomendação condicional, baixa qualidade de evidência).
- Em imunossuprimidos, considerar VNI precocemente (recomendação condicional, moderada qualidade de evidência).
- Em pacientes dispneicos em condição de terminalidade, considerar ofertar VNI para paliação (recomendação condicional, moderada qualidade de evidência).
- No cenário pós-extubação, considerar VNI para prevenir falência nos pacientes de alto risco (recomendação condicional, baixa qualidade de evidência).
- Não são feitas recomedações específicas, devido à ausência de evidências, para uso de VNI em crise asmática e em pandemias virais.

LITERATURA RECOMENDADA

1. Barrot L, Asfar P, Mauny F, et al. Liberal or conservative oxygen therapy for acute respiratory distress syndrome. N Engl J Med. 2020 Mar 12;382(11):999-1008.
2. Beasley R, McNaughton A, Robinson G. New look at the oxyhaemoglobin dissociation curve. Lancet. 2006;367:1124-6.
3. Bouhemad B, Zhang M, Lu Q, Rouby JJ. Clinical review: Bedside lung ultrasound in critical care practice. Crit Care. 2007;11(1):205.
4. Broaddus VC, et al. Murray and Nadel's textbook of respiratory medicine. 6. ed. Canada: Saunders; 2015. p. 1740-60.
5. Burri E, Potocki M, Drexler B, et al. Value of arterial blood gas analysis in patients with acute dyspnea: an observational study. Crit Care. 2011;15:R145.
6. Chu DK, Kim LH, Young PJ, et al. Mortality and morbidity in acutely ill adults treated with liberal versus conservative oxygen therapy (IOTA): a systematic review and meta-analysis. Lancet. Apr 2018;391.
7. Cutaia M, Rounds S. Hypoxic pulmonary vasoconstriction. Physiologic significance, mechanism, and clinical relevance. Chest. 1990;97:706-18.
8. Davidson AC, Banham S, Elliott M, et al. BTS/ICS guideline for the ventilatory management of acute hypercapnic respiratory failure in adults. Thorax. 2016;71(Suppl 2):ii1.
9. Feller-Kopman DJ. The evaluation, diagnosis, and treatment of the adult patient with acute hypercapnic respiratory failure. In: Post TW (ed.). UpToDate. Waltham, MA: UpToDate Inc. http://www.uptodate.com. Acesso em 12 mar 2022.
10. Frat JP, Ragot S, Girault C, et al. Effect of non-invasive oxygenation strategies in immunocompromised patients with severe acute respiratory failure: post-hoc analysis of a randomized trial. Lancet Respir Med. 2016;4:646-52.
11. Frat JP, Thille AW, Mercat A, et al. High-flow oxygen through nasal cannula in acute hypoxemic respiratory failure. N Engl J Med. 2015;372:2185-96.
12. Lemiale V, Mokart D, Resche-Rigon M, et al.; Group de Recherche em Réanimation Respiratoire du patient d'Onco-Hématologie (GRRR-OH). Effect of noninvasive ventilation vs oxygen therapy on mortality among immunocompromised patients with acute respiratory failure: a randomized clinical trial. JAMA. 2015;314:1711-9.
13. Levin KP, Hanusa BH, Rotondi A, et al. Arterial blood gas and pulse oximetry in initial management of patients with community-acquired pneumonia. J Gen Intern Med. 2001;16:590-8.
14. Lewandowski K, Metz J, Deutschmann C, et al. Incidence, severity, and mortality of acute respiratory failure in Berlin, Germany. Am J Respir Crit Care Med. 1995;151:1121-5.
15. Lichtenstein DA, Mezière GA. Relevance of lung ultrasound in the diagnosis of acute respiratory failure: the BLUE protocol. Chest. 2008;134:117-25.
16. Luhr OR, Antonsen K, Karlsson M, et al; the ARF Study Group. Incidence and mortality after acute respiratory failure and acute respiratory distress syndrome in Sweden, Denmark, and Iceland. Am J Respir Crit Care Med. 1999;159:1849-61.
17. O'Driscoll BR, Howard LS, Earis J, et al. BTS guideline for oxygen use in adults in healthcare and emergency settings. Thorax. 2017;72:ii1.
18. Siemieniuk RAC, Chu DK, Kim LHY, et al. Oxygen therapy for acutely ill medical patients: a clinical practice guideline. BMJ. 2018;363:k4169.
19. Smith GB, Prytherch DR, Watson D, et al. S(p)O(2) values in acute medical admissions breathing air – implications

for the British Thoracic Society guideline for emergency oxygen use in adult patients? Resuscitation. 2012;83:1201-5.

20. Stefan MS, Shieh MS, Pekow PS, et al. Epidemiology and outcomes of acute respiratory failure in the United States, 2001 to 2009: a national survey. J Hosp Med. 2013;8:76-82.
21. Stratton SJ, Roberts CM, Miller K. BMJ – Best Practice – Acute Respiratory Failure. Last Updated Dec. 2017.
22. Theodore AC. Oxygenation and mechanisms od hypoxemia. In: Post TW (ed.). UpToDate. Waltham, MA: UpToDate Inc. http://www.uptodate.com. Acesso em 12 mar 2022.
23. Thrush DN, Downs JB, Hodges M, et al. Does significant arterial hypoxemia alter vital signs? J Clin Anesth. 1997;9:355-7.
24. Woller SC, Stevens SM, Adams DM, et al. Assessment of the safety and efficiency of using na age-adjusted D-dimer threshold to exclude suspected pulmonary embolism. Chest. 2014;146:1444-51.
25. Oczkowski S, Ergan B, Bos L., et al. ERS Clinical Practice Guidelines: High-flow nasal cannula in acute respiratory failure. Eur Respir J. 2021 Oct 28;2101574.
26. Lewis SR, Baker PE, Parker R, et al. High-flow nasal cannulae for respiratory support in adult intensive care patients. Cochrane Database Syst Rev. 2021 Mar 4;3(3):CD010172.
27. Qaseem A, Etxeandia-Ikobalzete I, Fitterman N, et al. Appropriate use of high-flow nasal oxygen in hospitalized patients for initial or postextubation management of acute respiratory failure: A clinical guideline from the American College of Physicians. Ann Intern Med. 2021 Jul;174(7):977-84.
28. Pisani L, Betti S, Biglia C, et al. Effects of high-flow nasal cannula in patients with persistent hypercapnia after an acute COPD exacerbation: a prospective pilot study. BMC Pulm Med. 2020 Jan 13;20(1):12.
29. Rochwerg B, Brochard L, Elliot MW, et al. Official ERS/ATS clinical practice guidelines: noninvasive ventilation for acute respiratory failure. Eur Respir J. 2017 Aug 31;50(2):1602426.
30. Grasselli G, Zangrillo A, Zanella A, et al. Baseline characteristics and outcomes of 1591 patients Infected With SARS-CoV-2 admitted to ICUs of the Lombardy region, Italy. JAMA. 2020;323:1574.
31. Anesi GL, Jablonski J, Harhay MO, et al. Characteristics, outcomes, and trends of patients with COVID-19-related critical illness at a learning health system in the United States. Ann Intern Med. 2021;174:613.

8 Ventilação mecânica na emergência

Lucas Oliveira Marino
Patrick Aureo Lacerda de Almeida Pinto
Vinicius Galdini Garcia

PONTOS IMPORTANTES

- Insuficiência respiratória aguda (IRespA) é a principal indicação de ventilação mecânica no departamento de emergência (DE).
- Não há critérios uniformes que determinem a necessidade de ventilação mecânica invasiva. Ela é considerada quando há inabilidade de oxigenação adequada a despeito de O_2 suplementar, respiração espontânea inadequada mesmo com suporte não invasivo ou incapacidade de proteção de vias aéreas.
- Dois modos ventilatórios principais são utilizados: ventilação controlada a volume e controlada a pressão. Não há superioridade de um em detrimento de outro.
- Há forte recomendação para utilização de ventilação mecânica protetora em pacientes com síndrome do desconforto respiratório agudo. Manter volume corrente 4-8 mL/kg de peso predito e pressão de platô < 30 cmH_2O.
- A estratégia ventilatória em pacientes obstruídos graves envolve primariamente minimizar a hiperinsuflação dinâmica.
- Em pacientes com doença obstrutiva grave, a estratégia de hipercapnia permissiva (objetivo de pH acima de 7,2-7,25) pode ser necessária para evitar elevadas pressões de vias aéreas.
- Administração liberal de oxigênio (alvos de $SatO_2$ entre 97% e 100%) pode aumentar a mortalidade de pacientes agudamente críticos em comparação a estratégias conservadoras.
- Recomenda-se acesso diário à possibilidade de teste de respiração espontânea para o desmame precoce da ventilação mecânica. Se teste bem-sucedido por mais de 30 min e predição de proteção de via aérea, tosse eficaz, capacidade de manipulação de secreção e perviedade de vias aéreas, realizar extubação.

INTRODUÇÃO

Muitas vezes no departamento de emergência (DE) nos deparamos com pacientes com necessidade de suporte ventilatório mecânico. A insuficiência respiratória aguda (IRespA), que pode decorrer da falência em ventilar ou em oxigenar, é a principal indicação de ventilação mecânica (VM). Fisiopatologicamente, resume-se essa condição sindrômica e as consequentes indicações de VM da seguinte forma:

- IRespA hipoxêmica (PaO_2 < 60 mmHg) associada a esforço respiratório sem melhora após aporte adequado de O_2 (cateter nasal, máscara de Venturi, máscara não reinalante e ventilação não invasiva quando indicada). Caracteriza-se por baixa relação PaO_2/FiO_2 (P:F) e necessidade de pressão positiva para otimizá-la. Os principais mecanismos fisiopatológicos da hipoxemia remetem ao distúrbio ventilação-perfusão (V/Q), à redução da pressão alveolar de O_2, ao espessamento na barreira de troca e à hipoventilação alveolar. O tratamento de suporte, pois, envolve aumentar a fração inspirada de O_2 (FiO_2), as pressões de vias aéreas e o recrutamento de segmentos pulmonares com a aplicação de pressão expiratória positiva (PEEP).

- Hipercápnica ($PaCO_2$ > 55 mmHg em pacientes não retentores crônicos), em especial quando associada a falência ventilatória e/ou carbonarcose. Em retentores crônicos, os níveis de $PaCO_2$ não são acuradamente discriminantes, mas alguns autores apontam para o diagnóstico quando os níveis de $PaCO_2$ aumentam em 10 mmHg em relação aos valores basais. A retenção de CO_2 é decorrente da hipoventilação alveolar e/ou do aumento do trabalho respiratório até o limite da fadiga muscular. O manejo envolve a manutenção da ventilação alveolar ($ventilação_{alveolar} = ventilação_{minuto} - ventilação_{espaço\ morto}$; sendo a $ventilação_{minuto}$ o produto do volume corrente pela frequência respiratória).

A VM é realizada por métodos não invasivos e, naqueles que não conseguem se manter adequadamente ou que não se beneficiam desse suporte, invasivos. Não há critérios uniformes na literatura que impõem a necessidade de intubação orotraqueal e instituição da VM invasiva. Essa complexa decisão envolve um montante de variáveis que precisam ser interpretadas em conjunto:

- O julgamento clínico é primordial.
- Incapacidade de manutenção de adequada oxigenação (frequentemente considerada $SatO_2$ > 90%), a despeito de O_2 suplementar.
- Ventilação espontânea inadequada e/ou intenso trabalho respiratório (objetivamente associado a taquipneia), a despeito de suporte ventilatório não invasivo.
- Incapacidade de proteção de vias aéreas usualmente, todavia não exclusivamente, associada a rebaixamento do nível de consciência (escala de coma de Glasgow ≤ 8).

Duas classificações básicas principais da VM invasiva, esquematizadas na Figura 1, são distinguidas conforme os parâmetros de início do ciclo respiratório e da transição entre a inspiração e a expiração:

- Ventilação controlada a volume (VCV): as ventilações são iniciadas (*trigger*) pelo paciente ou

▷ **TABELA 1** Contraindicações ao uso de ventilação mecânica não invasiva (VNI)

▪ Indicação de intubação orotraqueal ou VM invasiva
▪ Parada cardiorrespiratória
▪ Impossibilidade de proteção das vias aéreas
▪ Secreção abundante com risco de aspiração
▪ Agitação importante ou recusa do paciente
▪ Rebaixamento do nível de consciência (exceto em paciente com DPOC e hipercapnia)
▪ Falência orgânica não respiratória (encefalopatias, arritmias malignas, hemorragia digestiva alta ou instabilidade hemodinâmica)
▪ Trauma ou deformidade facial
▪ Neurocirurgia ou cirurgia facial recente
▪ Obstrução de via aérea
▪ Anastomose esofágica recente (evitar pressurização acima de 20 cmH_2O)

DPOC: doença pulmonar obstrutiva crônica; VM: ventilação mecânica.

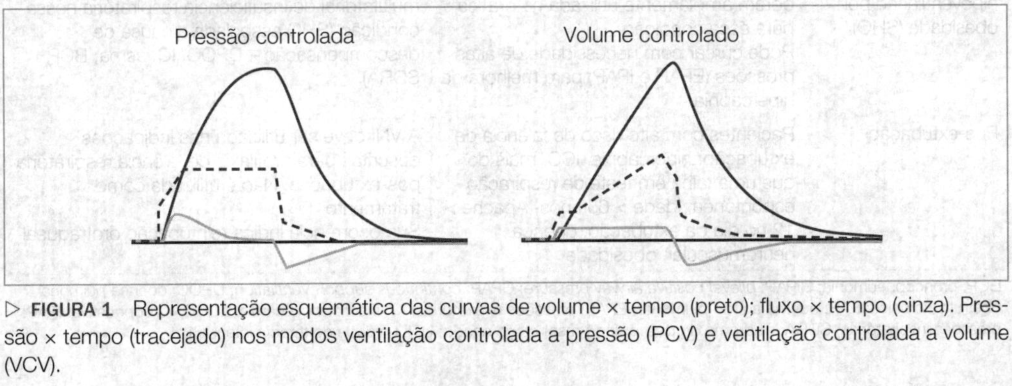

▷ **FIGURA 1** Representação esquemática das curvas de volume × tempo (preto); fluxo × tempo (cinza). Pressão × tempo (tracejado) nos modos ventilação controlada a pressão (PCV) e ventilação controlada a volume (VCV).

▷ **TABELA 2** Uso clínico da ventilação mecânica não invasiva (VNI) na sala de emergência

Indicação	Benefícios	Observação
DPOC exacerbada	Utilizar sempre BiPAP Considerada terapia de primeira linha Relacionada com: ▪ Diminuição da necessidade de intubação orotraqueal ▪ Menor tempo de internação hospitalar e em UTI ▪ Menor mortalidade	Pode ser utilizada em pacientes com rebaixamento do nível de consciência associado a hipercapnia, porém seu uso precisa ser monitorado com frequência e a intubação orotraqueal não deve ser protelada quando há indicação formal
EAP cardiogênico	Pode ser utilizada tanto como CPAP e BiPAP Relacionada com: ▪ Diminuição da necessidade de intubação orotraqueal ▪ Potencial redução de mortalidade	Benefício fisiológico importante, principalmente por diminuição da pré-carga do ventrículo direito e melhora da contratilidade do ventrículo esquerdo secundária à diminuição da pressão transmural ventricular
Pneumonia	Sem evidência de benefício	Seu uso pode ser considerado em situações especiais O paciente precisa ser monitorado com frequência e a intubação orotraqueal não deve ser protelada quando há indicação
Asma	Seu uso é pautado em poucas evidências Relacionada com: ▪ Melhora dos parâmetros ventilatórios ▪ Diminuição da necessidade de intubação orotraqueal	O uso da VNI não deve impossibilitar a terapia inalatória, visto que essa é a primeira linha de tratamento
SDRA	Seu uso não é recomendado em sala de emergência pela evolução clínica com piora nos primeiros dias e gravidade da condição	Pode ser tentado em situações de baixa gravidade Seu uso precisa ser monitorado com frequência e a intubação orotraqueal não deve ser protelada quando há indicação
Insuficiência respiratória hipoxêmica em imunossuprimidos	Discussão na literatura sobre seus benefícios. Estudos recentes mostraram que o uso de VNI pode estar relacionado a piores desfechos, questionando seu real benefício na prática clínica	Os riscos e benefícios da VNI nessa condição devem ser ponderados individualmente Seu uso precisa ser monitorado com frequência e a intubação orotraqueal não deve ser protelada quando há indicação
Doenças neuromusculares	Poucas evidências para seu uso em quadros agudos, como síndrome de Guillain-Barré ou *miastenia gravis* Melhora da qualidade de vida em quadros crônicos	Pacientes podem apresentar quadros bulbares, com perda da capacidade de proteção das vias aéreas e aumento do risco de aspiração Seu uso precisa ser monitorado com frequência e a intubação orotraqueal não deve ser protelada quando há indicação
Síndrome da hipoventilação por obesidade (SHO)	Poucas evidências sobre seu uso, porém amplamente utilizada na prática para essa condição Pode cursar com necessidade de altas pressões (EPAP e IPAP) para melhora da hipercapnia	Provável benefício em vista do quadro multifatorial de insuficiência respiratória nessa condição (SHO associada a causa de descompensação – DPOC, IC, asma, BCP, SDRA)
Pós-extubação	Pacientes com alto risco de falência de extubação: hipercapnia, ICC, mais do que uma falha em teste de respiração espontânea, idade > 65 anos, Apache > 12 no dia da extubação, doença neuromuscular, obesidade	A VNI deve ser utilizada nas indicações descritas para profilaxia de falência respiratória pós-extubação. Não é utilizada como tratamento Sua ocorrência indica reintubação orotraqueal

BCP: broncopneumonia; BiPAP: *bilevel positive airway pressure*; CPAP: *continuous support ventilation*; DPOC: doença pulmonar obstrutiva crônica; EAP: edema agudo pulmonar; EPAP: pressões expiratórias; IC: insuficiência cardíaca; ICC: IC congestiva; IPAP: pressões inspiratórias; SDRA: síndrome do desconforto respiratório agudo; UTI: unidade de terapia intensiva.

pelo ventilador, limitadas pelo fluxo e cicladas pelo volume, que se mantém constante.

- Ventilação controlada a pressão (PCV): as ventilações são iniciadas pelo paciente ou pelo ventilador, limitadas pela pressão, cicladas pelo tempo ou pelo fluxo, de modo que a pressão se mantém constante.

VENTILAÇÃO MECÂNICA NÃO INVASIVA (VNI)

A ventilação mecânica não invasiva (VNI) consiste no uso de pressão expiratória final contínua (CPAP) ou dois níveis de pressão (BiPAP) nas vias aéreas por meio de uma interface não invasiva. Seu uso pode diminuir taxas de intubação e tempo de internação no pronto-socorro e na unidade de terapia intensiva (UTI), porém, quando utilizada de maneira incorreta, pode acarretar prejuízos ao paciente, incluindo aumento de mortalidade.

Os equipamentos utilizados envolvem a interface escolhida (máscara facial total, nasal, oronasal, *helmet*) e o ventilador (ventiladores não invasivos, ventiladores convencionais de suporte invasivo, dispositivos portáteis para *homecare*).

Os modos de ventilação não invasiva mais frequentemente utilizados são:

- CPAP (*continuous support ventilation*): oferta uma pressão constante ao longo de todo o ciclo respiratório (inspiração e expiração). Utilizado, a princípio, para correção de hipoxemia. Obviamente, não pode ser usado com pacientes sem adequada respiração espontânea nem como suporte àqueles sem *drive* ventilatório.
- BiPAP (*bilevel positive airway pressure*): trata-se de uma combinação de pressão de suporte e uma pressão positiva contínua nas vias aéreas. As pressões inspiratórias (IPAP) e expiratórias (EPAP) são devidamente ajustadas no aparelho. É um modo adequado para oferecer suporte inspiratório e manter a pressão positiva nas vias aéreas.

Uma sugestão de configurações iniciais da VNI para pacientes com IRespA hipercápnica seria iniciar com EPAP baixas, por exemplo, de 3 cmH_2O (caso suspeita da SHO, considerar início com pressões maiores). As IPAP também devem ser iniciadas com cautela (3-5 cmH_2O) e gradualmente elevadas com o intuito de se otimizar a tolerância do paciente até se atingir adequados volumes correntes. Recomenda-se assegurar uma frequência respiratória de back up, assim como, no caso de DPOC, uma relação I:E (1:2 e 1:3) e tempo inspiratório (0,8-1,2 s) permissivos para o adequado esvaziamento do pulmão.

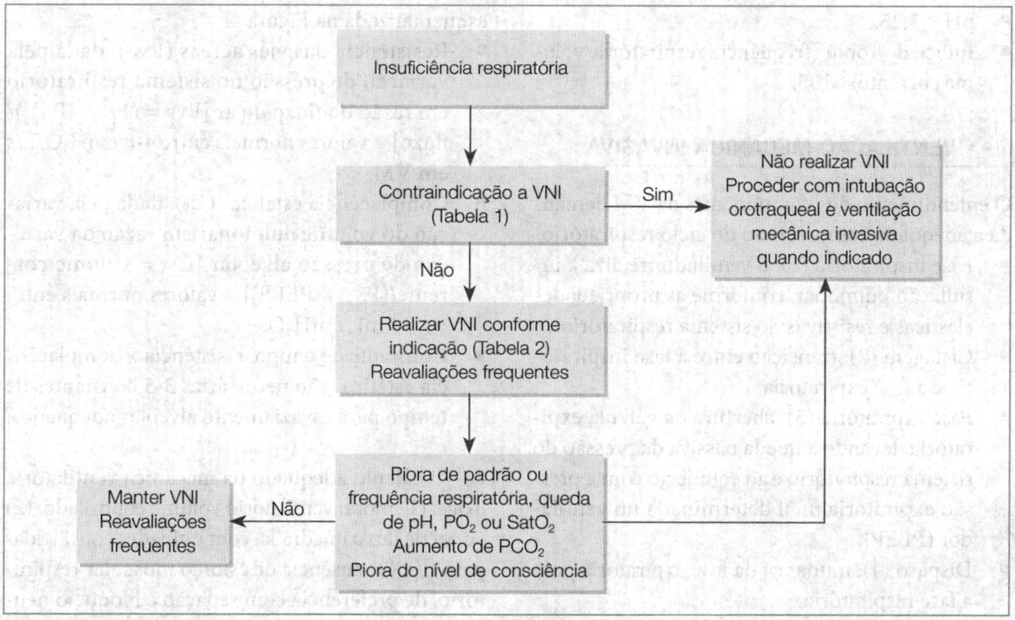

▷ **FIGURA 2** Ventilação não invasiva (VNI).

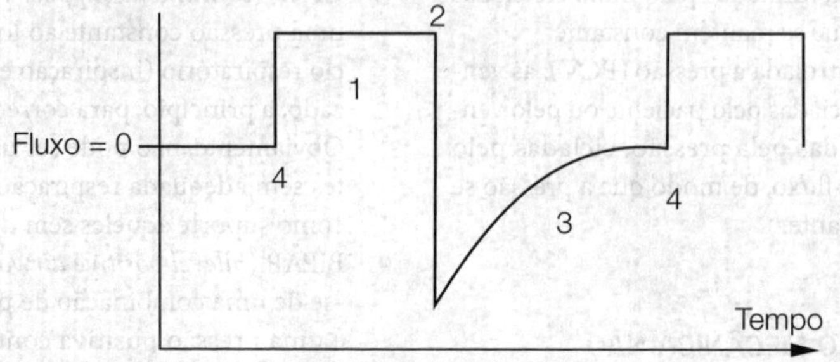

▷ **FIGURA 3** Curva de fluxo no modo ventilação controlada a volume (VCV).

Todo paciente em VNI deve ser monitorizado clinicamente com frequência. A $SatO_2$ deve ser medida com constância (alvos entre 88-92%), e a $PaCO_2$ e o pH arteriais, acompanhados de maneira intermitente.

Alguns fatores predizem falência do suporte não invasivo. Ressalta-se, porém, que não devem ser encarados como contraindicações ao uso de VNI, e sim como marcadores de gravidade, exigindo, assim, uma monitorização mais próxima e avaliações frequentes quanto à necessidade de intubação orotraqueal:

- Apache II > 29.
- Escala de coma de Glasgow < 11.
- Frequência respiratória > 30 ipm.
- pH < 7,25.
- Índice de Tobin (frequência respiratória/volume corrente) >105.

VENTILAÇÃO MECÂNICA INVASIVA

O entendimento dos componentes da VM demanda a adequada compreensão do ciclo respiratório.

- Fase inspiratória (1): o ventilador realiza a insuflação pulmonar, conforme as propriedades elásticas e resistivas do sistema respiratório.
- Ciclagem (2): transição entre a fase inspiratória e a fase expiratória.
- Fase expiratória (3): abertura da válvula expiratória, levando à queda passiva da pressão do sistema respiratório e ao equilíbrio com a pressão expiratória final determinada no ventilador (PEEP).
- Disparo (4): mudança da fase expiratória para a fase inspiratória.

Os componentes da VM incluem as seguintes variáveis:

- Variável de controle: trata-se do objetivo ventilatório, definida por volume ou pressão.
- Variável de trigger: fator que inicia a inspiração, como alteração na pressão/fluxo ou um tempo definido.
- Variável limite: valor máximo durante a inspiração, fluxo em VCV e pressão em PCV.
- Variável de ciclagem: fator que encerra a inspiração.

Outro conceito básico fundamental para a individualização do ajuste dos parâmetros do ventilador mecânico remete à mecânica ventilatória, esquematizada na Figura 4:

- Resistência das vias aéreas (Rva): dada pela variação de pressão no sistema respiratório em razão do fluxo do ar [$Rva = (P_{pico} - P_{platô})$/fluxo] – valores normais entre 4-8 $cmH_2O/L/s$ em VM.
- Complacência estática (Cst): dada pela variação do volume pulmonar em razão da variação de pressão alveolar [Cst = volume corrente/($P_{platô}$ – PEEP)] – valores normais entre 50-80 mL/cmH_2O.
- Constante de tempo: resistência × complacência estática (são necessárias 3-5 constantes de tempo para esvaziamento alveolar adequado).

O cálculo adequado da mecânica ventilatória exige: (1) modo ventilatório volume controlado; (2) curva de fluxo quadrada, com unidades convertidas para L/s; (3) ausência de esforço muscular respiratório, de preferência com sedação e bloqueio neu-

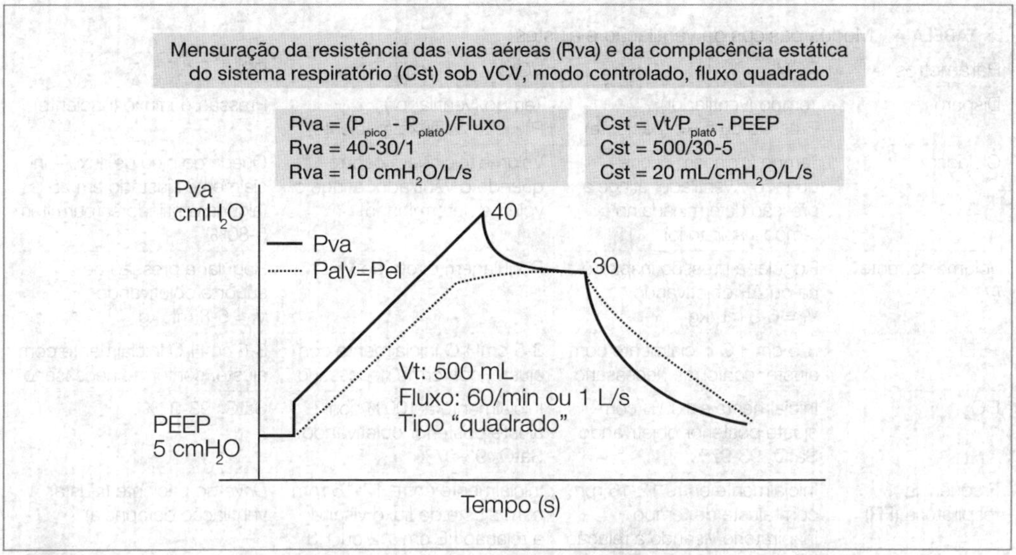

▷ **FIGURA 4** Cálculo da mecânica ventilatória. Cst: complacência estática; Pel: pressão elástica; Ppico: pressão de pico; Pplatô: pressão de platô; Pva: pressão das vias aéreas; Rva: resistência das vias aéreas; Vt: volume corrente (*tidal volume*).

romuscular; (4) pausa inspiratória de 2-3 s (sem vazamento no sistema).

MODOS VENTILATÓRIOS BÁSICOS

- Assisto-controlados:
  - Pressão (PCV): melhor controle das pressões de pico e de platô (o volume corrente é consequência da mecânica ventilatória e dos ajustes das pressões).
  - Volume (VCV): melhor controle do volume corrente (pressões são consequência da mecânica ventilatória e do volume corrente).
- Espontâneos:
  - Pressão de suporte (PSV): o paciente necessita ter *drive* respiratório (iniciar precocemente, sempre que possível).

ALVO DE OXIGENAÇÃO

Uma revisão sistemática de 2018 publicada no *Lancet* evidenciou que terapia liberal com O_2 pode aumentar a mortalidade em pacientes críticos se comparada a uma estratégia conservadora. Ela incluiu 25 ensaios clínicos randomizados com total de 16.037 pacientes com idade média de 64 anos internados por qualquer doença aguda. A média de *follow-up* dos *trials* foi de 3 meses. A definição de estratégia liberal e conservadora, assim como os motivos da internação (sepse, acidente vascular cerebral [AVC], trauma, infarto, parada cardiorrespiratória [PCR], cirurgia de emergência) variava entre os estudos, o que trouxe grande heterogeneidade clínica à revisão. A despeito de uma mediana de $SatO_2$ igual nas duas terapias (96%), a mediana de FiO_2 na estratégia liberal foi de 52%, enquanto na conservadora foi de 0,21%. Observaram-se maior mortalidade intra-hospitalar (RR 1,21; IC 1,03-1,43) e mortalidade em 30 dias (RR 1,14; IC 1,01-1,29) no grupo com terapia liberal de O_2.

▷ **TABELA 3** Causas de diminuição de complacência estática e aumento de resistência

Diminuição de complacência	Aumento de resistência
▪ Edema agudo de pulmão ▪ Síndrome da angústia respiratória aguda (SARA) ▪ Pneumonia ▪ Atelectasia ▪ Derrame pleural ▪ Pneumotórax ▪ Intubação seletiva ▪ Fibrose pulmonar ▪ Resistência da caixa torácica ▪ Aumento de pressão intra-abdominal	▪ Asma ▪ Doença pulmonar obstrutiva crônica (DPOC) ▪ Secreção nas vias aéreas ▪ Cânula orotraqueal fina ▪ Acotovelamento da cânula orotraqueal ▪ Obstrução extrínseca das vias aéreas (abscesso, neoplasia)

▷ **TABELA 4** Modos básicos de ventilação e ajustes

Parâmetros	PCV	VCV	PSV
Disparo	Tempo (ventilador) Pressão ou fluxo (paciente)	Tempo (ventilador) Pressão ou fluxo (paciente)	Pressão ou fluxo (paciente)
Ciclagem	Tempo (ciclagem ocorre quando o ventilador atinge a pressão determinada no tempo inspiratório)	Volume (ciclagem ocorre quando o ventilador atinge o volume determinado)	Queda do pico de fluxo – inicialmente ajustado em 25% (alguns ventiladores permitem 5-80%)
Volume corrente (V_t)	Regular a pressão inspiratória ou ΔP objetivando V_t = 6-8 mL/kg	Regulagem direta do Vt	Regular a pressão de suporte objetivando V_t = 6-8 mL/kg
PEEP	3-5 cmH_2O inicialmente com ajuste, conforme necessário	3-5 cmH_2O inicialmente com ajuste, conforme necessário	3-5 cmH_2O inicialmente com ajuste, conforme necessário
FiO_2	Inicialmente a 100% com ajuste posterior objetivando $SatO_2$ 93-97%	Inicialmente a 100% com ajuste posterior objetivando $SatO_2$ 93-97%	$SatO_2$ 93-97%
Frequência respiratória (FR)	Inicialmente entre 12-16 rpm com ajuste de tempo inspiratório visando à relação I:E em 1:2 ou 1:3	Inicialmente entre 12-16 rpm com ajuste de fluxo visando à relação I:E em 1:2 ou 1:3	*Drive* do paciente (ajustar ventilação de apneia)
Parâmetros específicos dos modos ventilatórios	Tempo inspiratório – 0,8-1,2 s visando à relação I:E em 1:2 ou 1:3, a depender da FR	Fluxo – 30-60 L/min visando à relação I:E em 1:2 ou 1:3, a depender da FR	Velocidade do fluxo inspiratório (rampa, *rise time* ou *slope*)
Aquecimento e umidificação	Utilizar métodos passivos, optar por métodos ativos quando o paciente apresentar secreção espessa	Utilizar métodos passivos, optar por métodos ativos quando o paciente apresentar secreção espessa	Utilizar métodos passivos, optar por métodos ativos quando o paciente apresentar secreção espessa
Alarmes	Regulação individualizada	Regulação individualizada	Regulação individualizada

PCV: ventilação controlada a pressão; PEEP: pressão expiratória positiva; PSV: pressão de suporte; VCV: ventilação controlada a volume.

Sabe-se que a administração conservadora de O_2 com alvo de $SatO_2$ 94-98% pode reduzir a mortalidade e complicações em pacientes admitidos na unidade de terapia intensiva, se comparada a alvos de 97-100%. Um ensaio clínico publicado em 2016 (OXYGEN-ICU), com interrupção precoce por problemas de recrutamento, randomizou 480 pacientes admitidos na unidade de terapia intensiva com expectativa de permanecerem por mais de 72 h para duas estratégias de oferta de O_2 suplementar: (1) conservadora, na qual se utilizava a menor FiO_2 possível para manter PaO_2 entre 70-100 mmHg ou $SatO_2$ entre 94-98%; (2) convencional FiO_2 40% (100% durante a intubação, aspiração de vias aéreas ou transporte), com PaO_2 permissiva até 150 mmHg ou $SatO_2$ 97-100%. A análise *post-hoc* evidenciou, no grupo conservador, menor mortalidade intra-hospitalar (24,2% vs. 33,9%; p = 0,03, NNT 11) e maior mediana de horas livres de VM (72 h vs. 48 h; p = 0,02).

Publicado em 2020, um ensaio clínico (LOCO2) incluiu 205 adultos com SDRA (síndrome do desconforto respiratório agudo) em VM invasiva, randomizados para metas conservadoras (PaO_2 55-70 mmHg; $SatO_2$ 88-92%) vs. liberais (PaO_2 90-105 mmHg; $SatO_2 \geq 96\%$) de oxigenação. Surpreendentemente, o estudo foi interrompido precocemente por regra de futilidade e aumento do risco de evento adverso com a intervenção. A estratégia conservadora não reduziu a mortalidade em 28 dias e aumentou a mortalidade em 90 dias (p < 0,05; NNH 7).

Mais recentemente, em 2021, foi publicado no *New England Journal of Medicine* o HOT-ICU *trial*. Trata-se de um ensaio clínico com quase 3.000 pacientes (58,5% sob VM invasiva) com IRespA hipoxêmica randomizados para duas estratégias de oxigenação: PaO_2 60 mmHg vs. 90 mmHg. O manejo conservador (PaO_2 60 mmHg) não reduziu a mortalidade em 90 dias comparado ao alvo liberal (PaO_2 90 mmHg).

Como notado, as evidências quanto a metas liberais e conservadoras de oxigenação são conflitantes, sobretudo pela inclusão de diferentes perfis de pacientes e variados alvos de $SatO_2/PaO_2$ nos ensaios clínicos. O estudo LOCO2, por exemplo, incluiu apenas pacientes com SDRA em VM invasiva e associou maior mortalidade em 90 dias à estratégia conservadora ($SatO_2$ 88-92%), supostamente por exposição a episódios ocultos de hipoxemia. Resultados provenientes de outros trabalhos, como o OXYGEN-ICU e HOT-ICU, são discrepantes, porém a população de inclusão é mista, com diferentes perfis de pacientes admitidos na UTI, poucos com SDRA e eventualmente maiores alvos de $SatO_2$ no grupo de estratégia conservadora. A comparação pragmática entre esses trabalhos, portanto, é difícil.

A título de resumo prático, entendemos que as recomendações do *British Medical Journal* para oxigenoterapia em pacientes críticos publicadas em 2018 seguem pragmáticas e adequadas para aplicação à beira-leito:

- Recomendada $SatO_2$ alvo ≤ 96% (grau de recomendação forte).
- Em geral, use a mínima quantidade de oxigênio para:
  - Alvo $SatO_2$ 90-94% é razoável para a maioria dos pacientes.
  - Alvo $SatO_2$ 88-92% para aqueles sob risco de insuficiência respiratória hipercápnica.

Outro dado relevante remete ao potencial aumento de mortalidade ao se manter FiO_2 de 100% nas primeiras 24 h. O estudo HYPERS2S randomizou 442 adultos com choque séptico em VM com base na estratégia ventilatória nas primeiras 24 h e, posteriormente, com manutenção em normóxia: FiO_2 100% vs. $SatO_2$-alvo de 88-95%. Não foram observadas diferenças na mortalidade em 28 dias (43% vs. 35%; RR 1,27; IC 0,94-1,72) ou em 90 dias (48% vs. 41%). Quanto a qualquer evento adverso sério, observou-se maior incidência no grupo com FiO_2 100% (85% vs. 76%; p = 0,02, NNH 11). Ressalta-se que esse trabalho apresentava previsão inicial de inclusão de 800 pacientes e foi interrompido precocemente pelo comitê de monitorização por conta do excessivo risco das intervenções estudadas na análise interina (estudou-se concomitantemente a reposição de salina hipertônica a 3% nas primeiras 72 h).

ASSINCRONIAS

As assincronias são associadas a aumento do trabalho respiratório e prolongamento da VM.

VM na insuficiência respiratória hipercápnica

Existem algumas nuances na VM de pacientes obstruídos graves (asma e DPOC) que devem ser levadas em consideração.

A British Thoracic Society/Intensive Care Society (BTS/ICS) desenvolveu um *guideline* específico para o manejo ventilatório desse perfil de paciente e inclui algumas recomendações que merecem o devido destaque, a seguir resumidas:

- Minimizar a hiperinsuflação dinâmica durante a ventilação controlada com o prolongamento do tempo expiratório (I:E ≥ 1:3) e baixa frequência respiratória (10-15 ipm); níveis de sedação mais profunda podem ser necessários.
- Em pacientes com obstrução grave ao fluxo aéreo, a estratégia de hipercapnia permissiva (pH entre 7,2-7,25) é adequada para se evitar elevadas pressões e consequente VILI (*ventilator induced lung injury*).
- Nesses pacientes, principalmente em DPOC exacerbada, convêm alvos de $SatO_2$ conservadores entre 88-92%.
- Recomenda-se iniciar ventilações espontâneas assim que possível, porém a hipercapnia crônica e a fraqueza de musculatura respiratória podem requerer VM controlada por mais tempo, eventualmente até que a resistência das vias aéreas seja reduzida.

Em asma exacerbada, sugere-se primeiramente tratar a hiperinsuflação dinâmica e, em segundo plano, as anormalidades nas trocas gasosas. Para tanto, requer-se frequente monitorização da PEEP intrínseca. Sugerem-se V_t = 6-8 mL/kg, FR = 8-12 ipm (individualizado pela mecânica ventilatória), volume minuto = 8-10 L/min, relação I:E 1:3-1:4, fluxo inspiratório elevado (níveis tão altos quanto 100 L/min, desde que $P_{platô} < 30$ cmH_2O no intuito de se minimizar o risco de barotrauma), PEEP extrínseca = 5-10 cmH_2O. A hipercapnia costuma ser bem tolerada, mesmo em níveis que atinjam até 100 mmHg de $PaCO_2$, desde que o pH seja > 7,2.

▷ **TABELA 5** Identificação e resolução das principais assincronias

Assincronias de disparo	Assincronias de fluxo	Assincronias de ciclagem
Disparo ineficaz: ▪ Identificação: clinicamente e nas curvas do ventilador, o paciente realiza o esforço inspiratório, porém o ciclo ventilatório não é fornecido pelo ventilador ▪ Resolução: diminuição da sensibilidade do disparo (I) ▪ Cuidados: evitar autodisparo e identificação de fatores de confusão, principalmente auto-PEEP	Fluxo insuficiente: ▪ Identificação: ocorre frequentemente no modo VCV, quando fluxo fornecido pelo ventilador é menor que a demanda do paciente, e este apresenta sinais de desconforto inspiratório (uso de musculatura acessória) ▪ Resolução: – Corrigir febre, dor, ansiedade e acidose – Aumentar o fluxo em VCV – Trocar modo ventilatório para PCV ou PSV	Ciclagem prematura: ▪ Identificação: interrupção precoce do fluxo inspiratório, podendo apresentar clinicamente dupla ciclagem; pode ser visualizada concavidade em direção à linha de base na curva de fluxo durante a fase expiratória ▪ Resolução: – VCV: reduzir o fluxo e/ou aumentar V_t – PCV: aumentar o tempo inspiratório e/ou a pressão – PSV: aumentar a pressão ou reduzir a % do pico de fluxo inspiratório utilizado para ciclagem (semelhante ao duplo disparo)
Duplo disparo: ▪ Identificação: clinicamente e nas curvas do ventilador, o paciente realiza dois ciclos consecutivos ▪ Resolução: – VCV: aumentar o fluxo e/ou V_t – PCV: aumentar o tempo inspiratório e/ou a pressão – PSV: aumentar a pressão ou reduzir a % do pico de fluxo inspiratório utilizado para ciclagem		
Autodisparo: ▪ Identificação: FR maior que a ajustada no ventilador com ciclos ventilatórios não precedidos pelo esforço inspiratório do paciente ▪ Resolução: – Retirar condensado no circuito – Correção de vazamentos – Aumentar a sensibilidade do disparo (*trigger*)	Fluxo excessivo: ▪ Identificação: – VCV: pico de pressão precoce – PCV ou PSV: pressão ultrapassa o limite ajustado ▪ Resolução: – VCV: reduzir o fluxo – PCV ou PSV: diminuição da velocidade do fluxo inspiratório (rampa, *rise time* ou *slope*)	Ciclagem tardia: ▪ Identificação: observado prolongamento do tempo inspiratório ▪ Resolução: – VCV: aumentar o fluxo e diminuir o V_t em caso de valor excessivo – PCV: diminuir o tempo inspiratório – PSV: aumentar a % do pico de fluxo inspiratório utilizado para ciclagem

FR: frequência respiratória; PCV: ventilação controlada a pressão; PEEP: pressão expiratória positiva; PSV: pressão de suporte; VCV: ventilação controlada a volume; Vt: volume corrente.

▷ **TABELA 6** Ajuste do ventilador no paciente obstruído grave

Parâmetros	PCV	VCV
Volume corrente (V_t)	V_t = 6 mL/kg, inicialmente	V_t = 6 mL/kg, inicialmente
PEEP	3-5 cmH_2O, inicialmente, podendo ser regulado a 85% do valor da auto-PEEP, se necessário	3-5 cmH_2O, inicialmente, podendo ser regulado a 85% do valor da auto-PEEP, se necessário
FiO_2	Inicialmente a 100%, com ajuste posterior objetivando $SatO_2$ > 92%	Inicialmente a 100%, com ajuste posterior objetivando $SatO_2$ > 92%
Frequência respiratória (FR)	Inicialmente entre 8 e 12 rpm com ajuste de tempo inspiratório visando relação I:E ≥ 1:3	Inicialmente entre 8-12 rpm, com ajuste de tempo inspiratório visando à relação I:E ≥ 1:3
Parâmetros específicos dos modos ventilatórios	Tempo inspiratório normalmente ≤ 1 segundo visando relação I:E > 1:3 a depender da FR	Fluxo normalmente ≥ 60 L/min, visando à relação I:E > 1:3, a depender da FR
Alarmes	Evitar $P_{platô}$ > 30 cmH_2O Evitar P_{pico} > 45 cmH_2O	Evitar $P_{platô}$ > 30 cmH_2O Evitar P_{pico} > 45 cmH_2O

PCV: ventilação controlada a pressão; PEEP: pressão expiratória positiva; VCV: ventilação controlada a volume.

Quanto a DPOC é exacerbada, a estratégia é semelhante. A VM foca na correção da hipoxemia, ao passo que evita a hiperinsuflação e permite o adequado tempo para a resolução da condição respiratória. Visa-se V_t = 5-7 mL/kg e $P_{platô}$ < 30 cmH_2O. Sobremaneira nesse grupo, alvos de $SatO_2$ entre 88-92% estão associados a menor ou, ao menos, mesma mortalidade quando uma estratégia liberal com alvo entre 97-100% é utilizada. A estratégia de hipercapnia permissiva foca na prevenção da hiperinsuflação pulmonar, mais importante que a própria normalização da ventilação alveolar. Níveis crônicos de $PaCO_2$ entre 75-100 mmHg são tipicamente bem tolerados caso se evitem quedas substanciais na $SatO_2$.

A hiperinsuflação dinâmica resulta em auto-PEEP, retenção de CO_2 e instabilidade hemodinâmica por conta do aumento da pressão pleural. Durante a fase expiratória, a curva de fluxo não toca a linha de base antes de um novo disparo do ventilador. Pode-se realizar uma pausa expiratória no ventilador e verificar que a PEEP aferida pelo equipamento é maior que a PEEP regulada (extrínseca). Como estratégias adicionais, recomenda-se realizar a intubação com cânulas mais calibrosas sempre que possível, a diminuição do espaço morto não fisiológico e o aumento do tempo expiratório.

Observações:

- Não é necessário o ajuste do valor de CO_2 da gasometria arterial para valores fisiológicos. Pode-se tolerar hipercapnia se o pH estiver em valores aceitáveis.
- Em caso de rápida deterioração clínica e hemodinâmica, deve ser excluída a hipótese de pneumotórax hipertensivo secundário a barotrauma.

SÍNDROME DO DESCONFORTO RESPIRATÓRIO AGUDO (SDRA)

A VM sabidamente pode contribuir para a lesão pulmonar. Portanto, almeja-se adequar a troca gasosa, e não propriamente normalizá-la, mantendo-se sempre o norte de minimizar a lesão induzida pela VM.

A VM protetora no paciente com SDRA é uma das pedras fundamentais de seu tratamento, com o objetivo de permitir a recuperação adequada do pulmão e a prevenção de lesão pulmonar induzida por ventilação (VILI). A VM na SDRA pode exigir sedação profunda ou mesmo bloqueio muscular, caso a sedoanalgesia isoladamente não seja suficiente para garantir a sincronia ventilatória e parâmetros seguros de VM.

Pelos critérios de Berlim, a classificação de SDRA se dá pela relação PaO_2/FiO_2, com PEEP ≥ 5 cmH_2O:

- Leve: 201-300.
- Moderada: 101-200.
- Grave: ≤ 100.

Nas primeiras 48-72 h de VM, recomenda-se o uso de modos controlados (PCV e VCV).

As recomendações da American Thoracic Society/European Society of Intensive Care Medicine/Society of Critical Care Medicine (ATS/ESICM/SCCM) de 2017 para VM em SDRA assim orientam:

- Limitar o volume corrente (4-8 mL/kg de peso corporal predito) e as IPAP ($P_{platô}$ < 30 cmH_2O).
- Evitar o uso de ventilação oscilatória de alta frequência em pacientes com SDRA moderada ou grave.
- Utilizar a posição prona por mais de 12 h em SDRA grave.
- Considerar manobras de recrutamento alveolar.

Otimização da VM:

- Diminuição do espaço morto não fisiológico.
- Pacientes inicialmente com relação PO_2/FiO_2 < 150 apresentam benefícios em bloqueio neuromuscular para otimização da ventilação protetora durante 48 h.

A titulação da PEEP, segundo as mesmas recomendações recentes do ATS/ESICM/SCCM, deve utilizar os valores elevados no caso de SDRA moderada ou grave, conforme exposto nas Tabelas 6 e 7. Essa estratégia se justifica por algumas evidências apontarem o potencial de redução de mortalidade com a utilização de PEEP mais elevada em pacientes com SDRA moderada/grave.

Uma revisão sistemática da Cochrane publicada em 2013 incluiu 7 ensaios clínicos randomizados que compararam níveis altos vs. baixos de PEEP em 2.565 pacientes em VM com SDRA. Destaca-se a heterogeneidade clínica dos estudos, que se diferenciaram em alvos de $P_{platô}$, idades dos subgrupos e relações P:F. O grupo com PEEP alta apresentou redução da mortalidade na unidade de terapia intensiva (RR 0,67; IC 0,48-0,95). Porém, esse decrés-

▷ **TABELA 7** Ajuste do ventilador no paciente com SDRA

Parâmetros	PCV	VCV
Volume corrente (V_t)	**Leve:** V_t = 6 mL/kg **Moderada/grave:** V_t = 3-6 mL/kg	**Leve** V_t = 6 mL/kg **Moderada/grave:** V_t = 3-6 mL/kg
PEEP	**Leve:** Conforme tabela de PEEP baixo × FiO_2 **Moderada/grave:** Conforme tabela de PEEP alto × FiO_2	**Leve** Conforme tabela de PEEP baixo × FiO_2 **Moderada/grave:** Conforme tabela de PEEP alto × FiO_2
FiO_2	Inicialmente a 100%, com ajuste posterior objetivando $SatO_2$ > 92%	Inicialmente a 100%, com ajuste posterior objetivando $SatO_2$ > 92%
Frequência respiratória (FR)	Inicialmente a 20 rpm Podem ser necessários valores entre 35-45 rpm em casos mais graves (atentar a auto-PEEP)	Inicialmente a 20 rpm Podem ser necessários valores entre 35-45 rpm em casos mais graves (atentar a auto-PEEP)
Parâmetros específicos dos modos ventilatórios	Tempo inspiratório normalmente ≤ 1 visando à relação I:E que permita o esvaziamento pulmonar (normalmente ≥ 1:2)	Fluxo normalmente entre 45-60 L/min visando à relação I:E que permita o esvaziamento pulmonar (normalmente ≥ 1:2)
Alarmes/ observações	Manter $P_{platô}$ ≤ 30 cmH_2O Evitar $P_{platô}$ – PEEP ("*driving pressure*") > 15 cmH_2O	Manter $P_{platô}$ ≤ 30 cmH_2O Evitar $P_{platô}$ – PEEP ("*driving pressure*") > 15 cmH_2O

PCV: ventilação controlada a pressão; PEEP: pressão expiratória positiva; VCV: ventilação controlada a volume.

▷ **TABELA 8** Pressão expiratória positiva (PEEP) baixa × fração inspirada de O_2 (FiO_2)

FiO_2	0,3	0,4	0,4	0,5	0,5	0,6	0,7	0,7	0,7	0,8	0,9	0,9	0,9	1,0
PEEP	5	5	8	8	10	10	10	12	14	14	14	16	18	18↔24

▷ **TABELA 9** Pressão expiratória positiva (PEEP) alta × fração inspirada de O_2 (FiO_2)

Tabela do estudo ALVEOLI										
FiO_2	0,3	0,3	0,4	0,4	0,5	0,5	0,5↔0,8	0,8	0,9	1,0
PEEP	12	14	14	16	16	18	20	22	22	22↔24
Tabela do estudo LOVS										
FiO_2	0,3	0,4	0,5	0,6	0,7	0,8	0,9	1,0		
PEEP	5↔10	10↔18	18↔20	20	20	20↔22	22	22↔24		

cimo não foi estatisticamente significante em termos de mortalidade hospitalar (RR 0,9; IC 0,81-1,01) ou em 28 dias (RR 0,83; IC 0,67-1,01).

Salientam-se dois estudos nessa revisão: o estudo LOVS incluiu 983 pacientes em VM com SDRA, e randomizou da seguinte forma:

- V_t baixo com PEEP alta (*open lung approach*): modo PCV, V_t de 6 mL/kg (4-8 mL/kg), com estratégia de PEEP alta com objetivo de manter $P_{platô}$ < 40 cmH_2O.
- V_t baixo com PEEP baixa (*control strategy ventilation*): modo VCV, V_t de 6 ml/kg (4-8 mL/kg), com estratégia de PEEP para $P_{platô}$ ≤ 30 cmH_2O. A comparação das estratégias *open lung approach vs. control strategy ventilation* resultou, respectivamente, em: mortalidade intra-hospitalar 36,4% vs. 40,4% (sem diferença); mortalidade em 28 dias 28,4% vs. 32,3% (sem diferença); hipoxemia refratária 4,6% vs. 10,2% (p = 0,01, NNT 18); necessidade de estratégias de resgate 7,8% vs. 12% (p = 0,05, NNT 24). Vale ressaltar que as diferenças nos alvos de $P_{platô}$ é uma variável confundidora para a interpretação da mortalidade de cada grupo.

O estudo ALVEOLI, por sua vez, randomizou 549 pacientes com SDRA para estratégia de PEEP elevada (média de 13,2 cmH_2O) e PEEP baixa (média de 8,3 cmH_2O) e utilizou, para tanto, uma combinação de PEEP e FiO_2 para cada grupo, mantendo alvos de V_t em 6 mL/kg e $P_{platô} \leq 30$ cmH_2O. As estratégias PEEP alta vs. PEEP baixa não evidenciaram diferença estatisticamente significante em relação à mortalidade intra-hospitalar (25,1% vs. 27,5%); dias livres de VM; respiração sem assistência no dia 28; taxas de barotrauma. Ressalta-se, entretanto, que a idade média no grupo com PEEP elevada era significativamente maior e a relação P:F, significativamente menor, o que traz viés de seleção ao estudo.

Observações:

- Não é necessário o ajuste do valor de CO_2 da gasometria arterial para valores fisiológicos (hipercapnia permissiva), podendo-se tolerar valores mais altos de PCO_2 se o pH estiver em valores aceitáveis.

VENTILAÇÃO EM POSIÇÃO PRONA

A posição prona é uma estratégia adjuvante com alguns benefícios fisiológicos: otimização do recrutamento alveolar em áreas dorsais; redução do *shunt* pulmonar; melhora da mecânica respiratória; maior drenagem de secreções; melhora na distribuição das forças mecânicas lesivas.

Deve ser considerada em pacientes com manutenção de relação $PaO_2/FiO_2 \leq 150$ após 12-24 h de ventilação protetora adequada. Quando instituída, em caso de melhora de relação PaO_2/FiO_2, deve-se manter o paciente na posição por pelo menos 16 h (recomenda-se realizar manobra somente caso a equipe assistencial esteja familiarizada com o procedimento). Trata-se de recomendação forte dos *guidelines* da ATS/ESICM/SCCM de 2017 por seu potencial de redução de mortalidade em pacientes com SDRA grave.

MANOBRAS DE RECRUTAMENTO ALVEOLAR

Consistem no aumento transitório da pressão transpulmonar com o intuito de recrutar áreas colapsadas e reduzir atelectasias. O consenso da ATS/ESICM/SCCM se posiciona a respeito do tema como recomendação condicional com baixa a moderada confiança de evidência.

O estudo ART, publicado em 2017, randomizou 1.010 pacientes com SDRA moderada a grave com menos de 72 h de evolução para duas estratégias de manejo da PEEP, mantendo-se V_t = 4-6 mL/kg e $P_{platô} \leq 30$ cmH_2O:

- Recrutamento alveolar com titulação da PEEP, chegando-se a níveis até 45 cmH_2O na manobra incremental (aumento progressivo da PEEP em alguns minutos verificando resposta da complacência ou oxigenação) e titulando-se, na manobra decremental (diminui a PEEP progressivamente em alguns minutos, como 2 cmH_2O a cada 5 ciclos respiratórios, por exemplo), até 2 cmH_2O acima da PEEP associada à melhor complacência do sistema respiratório. Após estabilidade na relação P:F por mais de 24 h, a PEEP era decrescida em 2 cmH_2O a cada 8 h.
- Estratégia de PEEP baixa e FiO_2 para otimizar a oxigenação, mantendo-se $P_{platô} \leq 30$ cmH_2O e V_t = 4-6 mL/kg, conforme protocolo ARDSNet.

A comparação entre ambas as estratégias resultou, respectivamente, em: mortalidade em 28 dias de 55,3% vs. 49,3% (p = 0,041); mortalidade em 6 meses de 65,3% vs. 59,9% (p = 0,04); necessidade de início ou aumento de vasopressores após 1 h de 34,8% vs. 28,3% (p = 0,03); barotrauma dentro de 7 dias de 5,6% vs. 1,6% (p = 0,001); pneumotórax de 3,2% vs. 1,2% (p = 0,03).

Dessa forma, o estudo ART trouxe um potencial dano da estratégia de recrutamento e titulação de PEEP a fim de se otimizar a complacência do sistema respiratório em comparação ao protocolo de PEEP baixa proposto pelo grupo ARDSNet em pacientes com SDRA moderada a grave. Definitivamente, mais ensaios clínicos randomizados tão robustos quanto são necessários para conclusões sobre o tema.

ÓXIDO NÍTRICO (NO) INALATÓRIO

O NO é um vasodilatador natural que, quando administrado por via inalatória, dilata de maneira seletiva a vasculatura pulmonar. Seu início de ação é rápido e a duração de seu efeito é efêmera, por conta de sua curta meia-vida (15-30 s). Sua administração é feita por sistemas pressurizados em mistura com O_2, cujas concentrações são adequadamente reguladas por válvulas.

Sua indicação se respalda em pacientes com hipertensão pulmonar grave agudamente hipoxêmicos ou hemodinamicamente instáveis, porém, por limitadas evidências, acaba sendo utilizado como terapia de resgate no contexto de hipoxemia refratária.

O NO inalatório também é raras vezes utilizado em pacientes com hipoxemia grave ou instabilidade hemodinâmica sem alteração primária da circulação pulmonar. O racional envolve a melhora da relação ventilação/perfusão com a vasodilatação de áreas adequadamente ventiladas e a redução da fração de *shunt*. Em pacientes com SDRA, o NO inalatório demonstrou melhora de parâmetros de oxigenação sem, contudo, otimizar a sobrevida.

ECMO VENOVENOSA

ECMO (*extracorporeal membrane oxygenation*) é utilizada com o intuito de suporte hemodinâmico e/ou respiratório em casos refratários à terapia convencional, com a qual se retira o sangue pelo sistema venoso, oxigena-o artificialmente e o retorna por uma via venosa (ECMO venovenosa [VV]) ou arterial (ECMO venoarterial [VA]). A ECMO-VV é utilizada unicamente para suporte respiratório, enquanto a ECMO-VA, para suporte cardíaco associado ou não ao respiratório. A sobrevida reportada em adultos com indicação respiratória primária é de 56%, conforme os registros da Extracorporeal Life Support Organization.

O estudo Eolia, publicado em 2018, randomizou 249 pacientes com SDRA grave (relação PaO_2:FiO_2 < 50 mmHg por mais de 3 h; relação P:F < 80 por mais de 6 h; ou pH < 7,25 associado a $PaCO_2$ > 60 mmHg por mais de 6 h) para receberem precocemente (primeiros 7 dias de VM) ECMO-VV ou estratégia tradicional (VM protetora, prona, ECMO-VV de resgate). O recrutamento foi precocemente interrompido pelo grupo de monitorização por conta de uma regra preestabelecida de futilidade. A análise dos dados obtidos evidenciou uma mortalidade em 60 dias de 35% no grupo de intervenção vs. 46% (RR 0,76; IC 0,55-1,04). Os resultados são criticáveis pela interrupção precoce do trabalho, pelo alto percentual (28%) de pacientes mais graves com os quais foi feito *crossover* do grupo convencional para instituição de ECMO de resgate e pela elevada utilização de terapias associadas à melhora de sobrevida e/ou de oxigenação (prona, vasodilatadores pulmonares e bloqueio neuromuscular) no grupo de controle. Muitos autores, a despeito dos resultados supracitados, argumentam que pacientes com SDRA que falham ao tratamento convencional devem ser manejados com ECMO-VV precocemente, e não com terapia de resgate.

SEDAÇÃO DURANTE A VM

As diversas sociedades de medicina intensiva se posicionam contra a utilização de sedação profunda, a menos que haja indicação específica, uma vez que o abuso de sedativos claramente prolonga a duração da VM. Há recomendação, inclusive, para tentativas diárias de redução na dose ou mesmo interrupção de sedativos na ausência de contraindicações.

Interrupções diárias na infusão de sedativos potencialmente estão associadas à redução de mortalidade e de outros eventos adversos (tempo para extubação e alta hospitalar) em pacientes submetidos à VM por mais de 72 h. A comparação de protocolos de sedação com o cuidado usual não protocolar resultou, em favor do primeiro, em menor mortalidade, menor risco de traqueostomia, menor tempo de internação em unidade de terapia intensiva e hospitalar.

Algumas evidências apontam para desfechos favoráveis no que concerne à redução da duração da VM e da internação na unidade de terapia intensiva ao se utilizar dexmedetomidina em comparação aos sedativos tradicionais. Uma revisão da Cochrane que incluiu 6 ensaios clínicos randomizados e 1.624 pacientes críticos com necessidade de VM por mais de 24 h comparou alfa-2-agonistas (clonidina e dexmedetomidina) com sedativos tradicionais (midazolam, propofol, lorazepam) e apontou redução do tempo de VM e da internação na unidade de terapia intensiva, porém maior incidência de bradicardia. O estudo DESIRE, contudo, não encontrou diferença em pacientes sépticos no que tange à mortalidade em 28 dias, dias livres de VM, mediana de internação na unidade de terapia intensiva e bradicardia. Um ensaio clínico cujo desfecho primário foi o tempo em sedação leve (RASS −2 a +1) até a extubação incluiu 375 pacientes e comparou dexmedetomidina com midazolam. Em favor do alfa-2-agonista, houve menor incidência de delirium (54% vs. 76,6%) e menor mediana de tempo para extubação (3,7 dias vs. 5,6 dias). Não se observou diferença no percentual de tempo em sedação leve, duração da estada na unidade de terapia intensiva e na incidência de bradicardia com necessidade de intervenção.

COMPLICAÇÕES

Os eventos adversos associados à VM aumentam a mortalidade, a duração da VM e da internação na unidade de terapia intensiva e a necessidade de uso de antimicrobianos. Destacam-se pneumonia, congestão pulmonar e sistêmica, atelectasia e SDRA. A Tabela 10 resume a prevalência combinada de diversos eventos clínicos.

Em 2013, com base em uma coorte retrospectiva de mais de 20 mil pacientes em VM, o Centers of Disease Control and Prevention (CDC) modificou seus critérios, que antes se limitavam à pneumonia associada à VM (PAV), e desenvolveu um algoritmo para a análise dos eventos adversos associados à VM. Foram detectadas 1.141 condições associadas à VM (12,4/1.000 ventiladores-dias), das quais 431 foram infecções associadas à VM

▷ **TABELA 10** Eventos adversos associados a ventilação mecânica

Eventos adversos	Prevalência
Pneumonia ou aspiração	36%
Edema pulmonar, derrame pleural ou insuficiência cardíaca	28%
Atelectasia	14%
Síndrome do desconforto respiratório agudo (SDRA)	9%
Sepse ou infecção extrapulmonar	3,8%
Distensão abdominal ou síndrome compartimental	3,5%
Evento neurológico agudo	2,9%
Embolia pulmonar	1,2%
Pneumotórax	1,2%
Rolha de secreção	0,3%
Outras complicações	2,6%

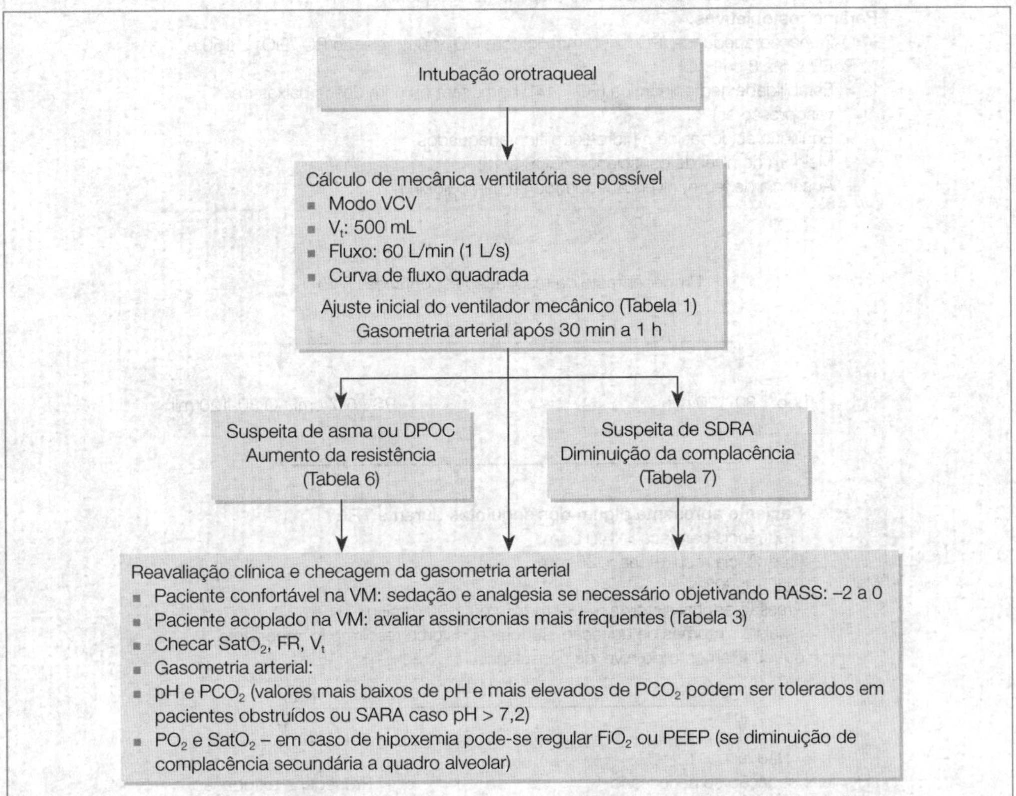

▷ **FIGURA 5** Avaliação do paciente após intubação e ajuste inicial do ventilador.

DPOC: doença pulmonar obstrutiva crônica; FR: frequência respiratória; PEEP: pressão expiratória positiva; RASS: *Richmond agitation-sedation scale*; SARA: síndrome da angústia respiratória aguda; SDRA: síndrome do desconforto respiratório agudo; VCV: ventilação controlada a volume; VM: ventilação mecânica; V_t: volume corrente.

(4,7/1.000 ventiladores-dias). Ressalta-se que qualquer condição associada à VM se associou a mortalidade hospitalar, maior tempo necessário para extubação e para alta hospitalar.

A prevalência de PAV varia de 10% a 20%, com níveis globais médios de 15,6%. Na América Latina, observou-se uma prevalência de 13,8%. Uma coorte europeia realizada em 27 unidades de terapia intensiva incluiu 1.735 pacientes acima de 45 anos em VM por mais de 48 h e concluiu que não havia associação entre as diversas faixas etárias e a incidência de PAV, mas detectou-se associação entre idade e o risco de óbito (OR 2,1 para 65-75 anos; OR 2,3 para > 75 anos).

A sinusite relacionada à VM é outra condição clínica frequente, que acomete 27% dos pacientes em VM por mais de 48 h. Define-se por opacificação ou nível hidroaéreo em método de imagem associado a febre ou hipotermia, leucocitose ou leucopenia e secreção sinusal purulenta. A inci-

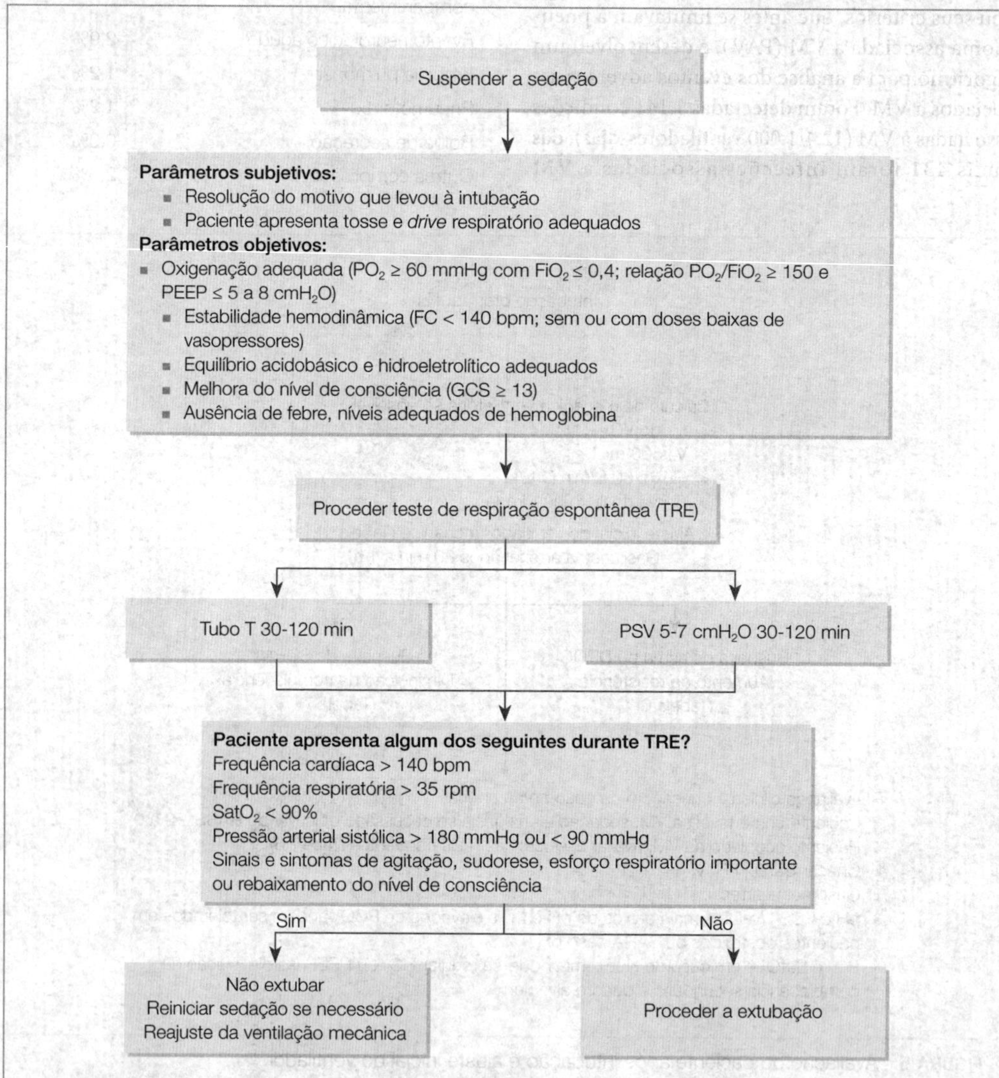

▷ **FIGURA 6** Avaliação e desmame de ventilação mecânica.
FC: frequência cardíaca; GCS: escala de coma de Glasgow; PEEP: pressão expiratória positiva.

dência de sinusite associada à VM em pacientes críticos com febre de origem indeterminada atinge 25%. Trata-se de condição clínica relevante, pois se associa a PAV (OR 3,66; IC 1,81-7,37) e infecção de corrente sanguínea (OR 6,85; IC 2,14-21,92).

Todos os pacientes ventilados mecanicamente estão sob risco de VILI. Mostra-se como uma lesão pulmonar aguda de apresentação inespecífica (edema pulmonar, SDRA, pneumotórax, pneumomediastino, disfunção orgânica múltipla). Os mecanismos principais dessa condição são:

- Barotrauma: induzido por elevadas pressões transpulmonares.
- Volutrauma: causado por sobredistensão alveolar, intimamente relacionado ao barotrauma.
- Atelectrauma: resultado de tensão de cisalhamento (*shear stress*) decorrente da abertura e colapso cíclicos de espaços alveolares recrutáveis.
- Biotrauma: estímulos proinflamatórios induzidos localmente pela VM que se associam, em última instância, a lesão local e extrapulmonar, inclusive disfunção multissistêmica.

A disfagia pós-extubação é uma condição também frequente (relatos variam de 3-62%) e associada a aumento de mortalidade em 28 dias e 90 dias em pacientes admitidos na unidade de terapia intensiva em VM. De fato, VM por 7 dias ou mais é fator de risco para disfagia moderada a grave pós-extubação e, consequentemente, maior permanência hospitalar e riscos de pneumonia nosocomial, reintubação e óbito. Uma coorte retrospectiva com 909 pacientes demonstrou que idade (OR 2,12 para cada 10 incrementos de 10 anos) e duração da intubação (OR 1,93 para cada 12 h de incremento) eram fatores de risco independentes para disfagia pós-extubação. Uma avaliação simplificada de rastreio à beira do leito por enfermeiro ou médico pode ser realizada caso o paciente esteja alerta, consiga sentar-se e não tenha fatores de risco para disfagia (VM prolongada, múltiplas intubações). O paciente é orientado a ingerir 90 mL de água. O teste é considerado falho quando ele não consegue ingerir toda a quantidade sem interrupções, apresenta tosse até 1 min após a ingestão ou vocalização úmida, borbulhante ou rouca. Nessas condições, a avaliação fonoaudiológica é indicada. Caso contrário, progride-se à dieta oral.

DESMAME E RETIRADA DO PACIENTE DA VENTILAÇÃO MECÂNICA

Deve ser preconizada a retirada do paciente da VM o mais rápido possível quando clinicamente viável.

Em geral, esse processo é realizado no ambiente de terapia intensiva, porém pode ser feito na emergência em vigência de avaliação criteriosa das indicações e da passagem do paciente pelo teste de respiração espontânea (TRE).

LITERATURA RECOMENDADA

1. Acute Respiratory Distress Syndrome Network, Brower RG, Matthay MA, Morris A, Schoenfeld D, Thompson BT, Wheeler A. Ventilation with lower tidal volumes as compared with traditional tidal volumes for acute lung injury and the acute respiratory distress syndrome. N Engl J Med. 2000;342(18):1301-8.
2. Agrafiotis M, Vardakas KZ, Gkegkes ID, et al. Ventilator--associated sinusitis in adults: systematic review and meta-analysis. Respir Med. 2012 Aug;106(8):1082-95.
3. American Thoracic Society/European Respiratory Society (ATS/ERS). Official clinical practice guidelines: noninvasive ventilation for acute respiratory failure. Eur Respir J. 2017 Aug;50(2)
4. American Thoracic Society/European Society of Intensive Care Medicine/Society of Critical Care Medicine (ATS/ESICM/SCCM). 2017 guideline on mechanical ventilation in adults with acute respiratory distress syndrome. Am J Respir Crit Care Med 2017 May 1;195(9):1253.
5. Asfar P, Schortgen F, Boisramé-Helms J, et al. Hyperoxia and hypertonic saline in patients with septic shock (HYPERS2S): a two-by-two factorial, multicentre, randomised, clinical trial. Lancet Respir Med. 2017 Mar;5(3):180-90
6. Barrot L, Asfar P. Mauny F, et al. Liberal or conservative oxygen therapy for acute respiratory distress syndrome. N Engl J Med. 2020 Mar 12;382(11):999-1008.
7. Berg KM, Clardy P, Donnino MW. Noninvasive ventilation for acute respiratory failure: a review of the literature and current guidelines. Intern Emerg Med. 2012;7(6):539-45.
8. Bloomfield R, Noble DW, Sudlow A. Prone position for acute respiratory failure in adults. Cochrane Database Syst Rev. 2015 Nov 13;(11):CD008095.
9. British Thoracic Society/Intensive Care Society (BTS/ICS) guideline on ventilatory management of acute hypercapnic respiratory failure in adults. Thorax 2016 Apr;71 Suppl 2:ii1.
10. Brower RG, Lanken PN, MacIntyre N, et al. Higher versus lower positive end-expiratory pressures in patients with the acute respiratory distress syndrome. N Engl J Med. 2004 Jul 22;351(4):327-36.
11. Burry L, Rose L, McCullagh IJ. Daily sedation interruption versus no daily sedation interruption for critically ill adult patients requiring invasive mechanical ventilation. Cochrane Database Syst Rev. 2014 Jul 9;(7):CD009176.

12. Carvalho CRR, Toufen Junior C, Franca SA. Ventilação mecânica: princípios, análise gráfica e modalidades ventilatórias. Jornal Brasileiro de Pneumologia. 2007;33:54-70.
13. Cavalcanti AB, Suzumura ÉA, Laranjeira LN, et al., Writing Group for the Alveolar Recruitment for Acute Respiratory Distress Syndrome Trial (ART) Investigators. Effect of lung recruitment and titrated positive end-expiratory pressure (PEEP) vs. low PEEP on mortality in patients with acute respiratory distress syndrome: a randomized clinical trial. JAMA. 2017 Oct 10;318(14):1335-45.
14. Centers for Disease Control and Prevention (CDC). Guideline on ventilator-associated events. CDC 2014 January.
15. Chu DK, Kim LH, Young PJ, et al. Mortality and morbidity in acutely ill adults treated with liberal versus conservative oxygen therapy (IOTA): a systematic review and meta-analysis. Lancet. 2018 Apr 28;391(10131):1693-705.
16. Combes A, Hajage D, Capellier G, et al. Extracorporeal membrane oxygenation for severe acute respiratory distress syndrome. N Engl J Med. 2018;378:1965.
17. Doyle A, Joshi M, Frank P, Craven T, Moondi P, Young P. A change in humidification system can eliminate endotracheal tube occlusion. J Crit Care. 2011;26(6):637.e1-4.
18. Fraser GL, Devlin JW, Worby CP. Benzodiazepine versus nonbenzodiazepine-based sedation for mechanically ventilated, critically ill adults: a systematic review and meta-analysis of randomized trials. Crit Care Med. 2013 Sep;41(9 Suppl 1):S30-8.
19. Girardis M, Busani S, Damiani E, et al. Effect of conservative vs conventional oxygen therapy on mortality among patients in an intensive care unit: The Oxygen-ICU Randomized Clinical Trial. JAMA. 2016 Oct 18;316(15):1583-9.
20. Guerin C, Reignier J, Richard JC, Beuret P, Gacouin A, Boulain T, et al. Prone positioning in severe acute respiratory distress syndrome. N Engl J Med. 2013;368(23):2159-68.
21. Huan YT, Singh, J. Basic modes of mechanical ventilation. In: Papadakos P, Lachmann B, eds. Mechanical ventilation: clinical applications and pathophysiology. Philadelphia: Saunders Elsevier; 2007. p. 247-55.
22. Kawazoe Y, Miyamoto K, Morimoto T. Effect of dexmedetomidine on mortality and ventilator-free days in patients requiring mechanical ventilation with sepsis: a randomized clinical trial. JAMA. 2017 Apr 4;317(13):1321-8.
23. Klompas M, Li L, Kleinman K, Szumita PM, Massaro AF. Associations between ventilator bundle components and outcomes. JAMA Intern Med. 2016 Sep 1;176(9):1277-83.
24. Klompas M. Potential strategies to prevent ventilator-associated events. Am J Respir Crit Care Med. 2015 Dec 15;192(12):1420-30.
25. Kollef MH, Chastre J, Fagon JY, et al. Global prospective epidemiologic and surveillance study of ventilator-associated pneumonia due to Pseudomonas aeruginosa. Crit Care Med. 2014 Oct;42(10):2178-87.
26. Macht M, White SD, Moss M. Swallowing dysfunction after critical illness. Chest. 2014 Dec;146(6):1681-9.
27. MacIntyre NR, Cook DJ, Ely EW, Jr., Epstein SK, Fink JB, Heffner JE, et al. Evidence-based guidelines for weaning and discontinuing ventilatory support: a collective task force facilitated by the American College of Chest Physicians; the American Association for Respiratory Care; and the American College of Critical Care Medicine. Chest. 2001;120(6 Suppl):375s-95s.
28. Magill SS, Klompas M, Balk R, et al. Developing a new, national approach to surveillance for ventilator-associated events. Crit Care Med. 2013 Nov;41(11):2467-75.
29. Meade MO, Cook DJ, Guyatt GH, Slutsky AS, Arabi YM, Cooper DJ, et al. Ventilation strategy using low tidal volumes, recruitment maneuvers, and high positive end--expiratory pressure for acute lung injury and acute respiratory distress syndrome: a randomized controlled trial. JAMA. 2008;299(6):637-45.
30. Minhas MA, Velasquez AG, Kaul A, et al. Effect of protocolized sedation on clinical outcomes in mechanically ventilated intensive care unit patients: a systematic review and meta-analysis of randomized controlled trials. Mayo Clin Proc. 2015 May;90(5):613-23.
31. Panwar R, Hardie M, Bellomo R, et al. Conservative versus liberal oxygenation targets for mechanically ventilated patients. a pilot multicenter randomized controlled trial. Am J Respir Crit Care Med. 2016 Jan 1;193(1):43-51.
32. Papazian L, Forel JM, Gacouin A, Penot-Ragon C, Perrin G, Loundou A, et al. Neuromuscular blockers in early acute respiratory distress syndrome. N Engl J Med. 2010;363(12):1107-16.
33. Peek GJ, Mugford M, Tiruvoipati R, et al. Efficacy and economic assessment of conventional ventilatory support versus extracorporeal membrane oxygenation for severe adult respiratory failure (CESAR): a multicentre randomised controlled trial. Lancet. 2009; 374:1351.
34. Piraino T. 2016 Year in review: noninvasive ventilation. Respir Care. 2017;62(5):623-8.
35. Roussos C, Koutsoukou A. Respiratory failure. Eur Respir J Suppl. 2003 Nov;47:3s-14s.
36. Schefold JC, Berger D, Zurcher P, et al. Dysphagia in Mechanically Ventilated ICU Patients (DYnAMICS): a prospective observational trial. Crit Care Med. 2017 Dec;45(12):2061-9.
37. Schorring OL, Klitgaard TL, Perner A, et al. Lower or higher oxygenation targets for acute hypoxemic respiratory failure. N Engl J Med. 2021 Apr 8;384(14):1301-11.
38. Siemieniuk RAC, Chu DK, Kim LH, et al. Oxygen therapy for acutely ill medical patients: a clinical practice guideline. BMJ. 2018 Oct 24;363:k4169.
39. Slutsky AS, Ranieri VM. Ventilator-induced lung injury. N Engl J Med. 2013 Nov 28;369(22):2126-36.
40. Taccone P, Pesenti A, Latini R, et al. Prone positioning in patients with moderate and severe acute respiratory distress syndrome: a randomized controlled trial. JAMA. 2009 Nov 11;302(18):1977-84.
41. Tobin, MJ. Advances in mechanical ventilation. N Engl J Med. 2001 Jun 28;344(26):1986.

9 Choque

Júlio César Garcia de Alencar
Vinicius Machado Correia
Leonardo Antonio Coimbra Moreira
Thiago Areas Lisboa Netto

PONTOS IMPORTANTES

- Choque é a expressão clínica da hipoperfusão tecidual. É causado pela incapacidade do sistema circulatório de suprir as demandas celulares de oxigênio, por oferta inadequada e/ou por demanda tecidual aumentada de oxigênio.
- Choque é uma síndrome clínica e o seu diagnóstico pode ser feito a partir de critérios clínicos, hemodinâmicos e laboratoriais.
- Choque é uma emergência, e é imprescindível que o médico diagnostique e inicie o plano terapêutico imediatamente à apresentação do paciente, enquanto identifica a etiologia e define a terapia definitiva para revertê-lo, com o objetivo de prevenir a síndrome de disfunção de múltiplos órgãos e sistemas (SDMOS) e a morte.

INTRODUÇÃO E DEFINIÇÕES

Choque é a expressão clínica da hipóxia celular, tecidual e orgânica. É causado pela incapacidade do sistema circulatório de suprir as demandas celulares de oxigênio, por oferta inadequada de oxigênio (DO_2) e/ou por demanda tecidual aumentada de oxigênio (VO_2).

Choque é uma emergência médica potencialmente ameaçadora à vida. Os efeitos da hipóxia tecidual são inicialmente reversíveis, mas rapidamente podem se tornar irreversíveis, resultando em falência orgânica, síndrome de disfunção de múltiplos órgãos e sistemas (SDMOS) e morte.

O diagnóstico sindrômico de choque implica não só no tratamento imediato da hipóxia tecidual, mas também na imediata investigação etiológica.

Quatro mecanismos de choque são descritos: distributivo, cardiogênico, hipovolêmico e obstrutivo. Existem muitas etiologias dentro de cada mecanismo, que serão discutidas ao longo deste capítulo. Os mecanismos de choque não são exclusivos, e muitos pacientes com insuficiência circulatória apresentam mais de um mecanismo associado.

O choque é particularmente comum em unidades de terapia intensiva (UTI), afetando cerca de um terço dos pacientes internados nesse ambiente. Choque séptico, uma forma de choque distributivo, é a forma mais comum de choque em pacientes internados em UTI. Em um estudo que comparou dopamina com noradrenalina no tratamento do choque em 1.600 pacientes em terapia intensiva, o choque séptico ocorreu em 62% dos casos, choque cardiogênico em 16%, choque hipovolêmico em 16%, outros tipos de choque distributivo em 4% (neurogênico e anafilático, p. ex.) e choque obstrutivo em 2% (Figura 1).

No departamento de emergência (DE), pequenos estudos demonstram que o choque hipovolêmico é o mecanismo mais comum de choque. Em um estudo para avaliar o benefício da monitorização de capnografia no DE, dos 103 pacientes avaliados, 36% apresentavam choque hipovolêmico, 33% choque séptico, 29% choque cardiogênico e 2% outras formas de choque (Figura 1).

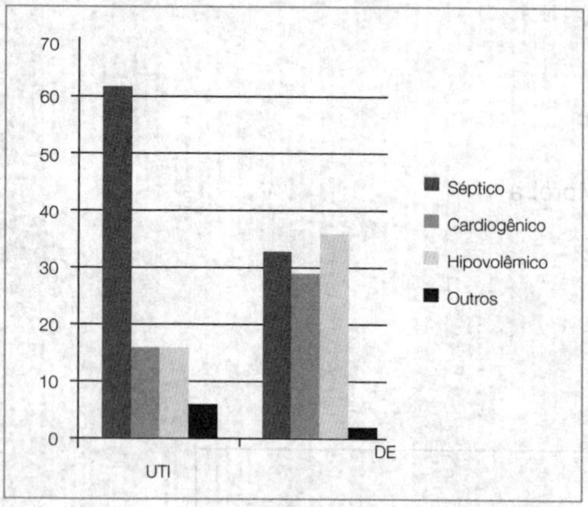

▷ **FIGURA 1** Epidemiologia do choque na UTI e no departamento de emergência.

FISIOPATOLOGIA

O processo de utilização do oxigênio tecidual envolve os seguintes passos:

1. Difusão do oxigênio dos pulmões ao sangue.
2. Ligação do oxigênio à hemoglobina.
3. Transporte de oxigênio pelo débito cardíaco para periferia.
4. Difusão de oxigênio para a mitocôndria.

Passo 1: difusão do O_2 dos pulmões ao sangue

O oxigênio (O_2) atmosférico entra nos pulmões a partir da pressão negativa gerada pela inspiração. Posteriormente, o O_2 alveolar se difunde para o sangue capilar pulmonar. A quantidade de O_2 que é transferida para o sangue depende da relação ventilação-perfusão e da concentração de oxigênio inspirado (FiO_2). Outros fatores importantes são a membrana alvéolo-capilar, a concentração de hemoglobina no sangue e sua afinidade pelo O_2.

Passo 2: ligação do O_2 à hemoglobina

É importante salientar que aproximadamente 98% do O_2 é ligado à hemoglobina e 2% é dissolvido no plasma. O principal carreador do O_2 é a hemoglobina, que é um complexo proteico composto por quatro cadeias polipeptídicas (na maioria das vezes, duas cadeias alfa e duas beta), cada uma ligada a um grupo heme por ligações não covalentes. Cada grupo heme possui um anel porfirínico ligado a um átomo de ferro em estado reduzido (ferroso ou Fe^{2+}), ao qual o O_2 se liga. Assim, cada molécula de hemoglobina consegue carregar quatro moléculas de oxigênio (Figura 2).

A afinidade da hemoglobina pelo O_2 aumenta na medida em que o complexo com a hemoglobina se satura. Essa habilidade da hemoglobina de alterar sua afinidade pelo O_2 a torna um carregador ideal. Nos capilares pulmonares, a ligação do oxigênio à hemoglobina é facilitada, enquanto nos capilares periféricos, a dissociação do O_2 é promovida. Algumas situações aumentam ou diminuem a afinidade da hemoglobina pelo oxigênio e influenciam esse processo (Figura 3).

Passo 3: transporte de oxigênio pelo débito cardíaco para periferia

O transporte de O_2 aos tecidos depende da quantidade presente no sangue e do débito cardíaco. O

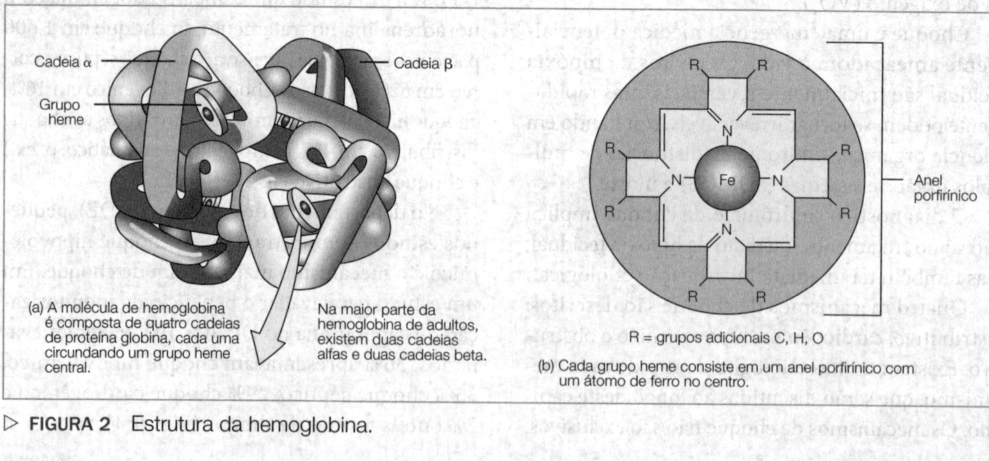

▷ **FIGURA 2** Estrutura da hemoglobina.

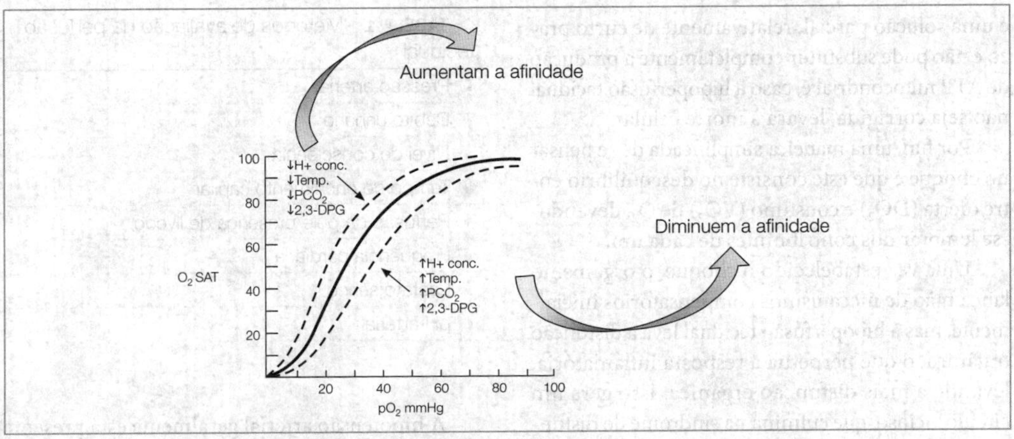

▷ **FIGURA 3** Curva de dissociação da hemoglobina.

conteúdo de oxigênio no sangue (em mL de O_2/dL de sangue) pode ser expresso, então, pela seguinte fórmula:

Conteúdo arterial de oxigênio =
= (1,39 × Hb × Sat artO_2) + 0,0031 × PaO_2
(normal 16-22 mL/dL)

Conteúdo venoso de oxigênio =
= (1,39 × Hb × Sat venO_2) + 0,0031 × PvO_2
(normal 12-17 mL/dL)

Assim, os dois principais componentes do conteúdo de O_2 no sangue são a quantidade de hemoglobina e sua saturação, já que o O_2 dissolvido no plasma representa uma ínfima parcela do conteúdo total. Já o transporte de oxigênio aos tecidos depende do débito cardíaco (DC) do paciente. Portanto, a oferta de O_2 (DO_2) é dada pela seguinte fórmula:

Oferta de oxigênio (mL O_2/min) =
= CaO_2 × DC × 10 (normal 700-1.400 mL/min)

Fica evidente a importância do débito cardíaco para o transporte de O_2 para os tecidos. Quedas agudas da saturação ou anemias agudas podem ser compensadas por imediato aumento do débito cardíaco.

Passo 4: difusão de oxigênio para a mitocôndria

O O_2 posteriormente é transferido do sangue para a mitocôndria por um simples princípio de difusão, mas também por mecanismos de controle da microcirculação local que controlam o fluxo total, tempo de trânsito e recrutamento capilar. Fatores autonômicos neurais e metabólicos regulam os esfíncteres arteriolares de tal forma a aumentar a densidade capilar. Órgãos com pouca reserva capilar apresentam-se em desvantagem durante a hipóxia. Uma vez que o O_2 chega à mitocôndria, ele deve funcionar como receptor final de elétrons provenientes do metabolismo aeróbico. Mesmo após entrar na mitocôndria, diversos mecanismos em determinadas patologias promovem a má utilização do oxigênio no metabolismo, levando a uma utilização glicolítica anaeróbica da glicose e hiperlactatemia para geração de ATP, apesar da presença de O_2.

O consumo de oxigênio (VO_2) é definido pela equação de Fick:

Consumo de oxigênio (mL O_2/min) = (CaO_2 –
– CvO_2) × DC × 10 (normal 180-280 mL/min)

A taxa de extração de O_2 pelos tecidos descreve a habilidade da periferia em remover o O_2 do sangue:

Taxa de extração de oxigênio = VO_2/DO_2 ou =
= (Sat arterial O_2 – Sat venosa O_2) / Sat arterial O_2
(normal 20-25%)

Com diminuições graduais da oferta, o consumo permanece constante devido a um aumento da extração periférica. Porém, diminuições progressivas podem superar a capacidade de adaptação da microcirculação e a produção aeróbica de ATP cai abaixo da necessidade metabólica. A partir desse ponto, também chamado de DO_2 crítico, a produção anaeróbica de ATP é iniciada. Entretanto, essa é uma solução parcial, relativamente de curto prazo e não pode substituir completamente a produção de ATP mitocondrial e, caso a hipoperfusão tecidual não seja corrigida, levará à morte celular.

Por fim, uma maneira simplificada de se pensar no choque é que este consiste no desequilíbrio entre oferta (DO_2) e consumo (VO_2) de O_2, devendo-se lembrar dos contribuintes de cada um.

Uma vez estabelecido o choque, o organismo lança mão de mecanismos compensatórios inicialmente, mas a hipoperfusão tecidual leva à disfunção orgânica, o que perpetua a resposta inflamatória, levando a mais disfunção orgânica. Isso gera um círculo vicioso, que culmina na síndrome de disfunções de múltiplos órgãos e sistemas (SDMOS), condição caracterizada pelo acúmulo de duas ou mais disfunções orgânicas, sem considerar a disfunção inicial. Quando estabelecida, a SDMOS apresenta alta morbimortalidade, sendo difícil de ser revertida. Dessa maneira, devemos identificar e tratar precocemente o paciente em choque (Figura 4).

DIAGNÓSTICO

Critérios clínicos

O choque deve ser suspeitado em pacientes com sinais de hipoperfusão tecidual (Tabela 1).

▷ **TABELA 1** Métodos de avaliação da perfusão tecidual

▪ Pressão arterial
▪ Débito urinário
▪ Nível de consciência
▪ Tempo de enchimento capilar
▪ Perfusão da pele/presença de livedo
▪ Frequência cardíaca
▪ Lactato sérico
▪ pH arterial

A hipotensão arterial geralmente está presente no choque, mas pode estar ausente, especialmente em pacientes portadores de hipertensão arterial sistêmica. Em adultos com quadro de choque, a pressão arterial sistólica tipicamente é menor que 90 mmHg ou a pressão arterial média é menor que 70 mmHg, com taquicardia associada.

A combinação de tempo de enchimento capilar > 2 segundos, livedo e diminuição da temperatura da pele pode predizer baixo índice cardíaco e, em última análise, choque com especificidade de 98%. Outros estudos mostraram que o tempo de enchimento capilar > 3 segundos é associado com piora de perfusão tecidual (*motting*) e pior prognóstico.

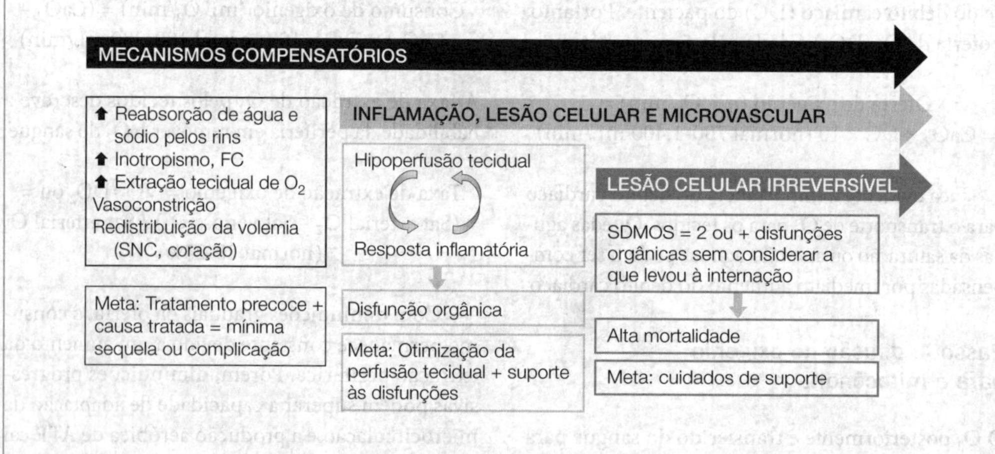

▷ **FIGURA 4** Fases do choque.
FC: frequência cardíaca; SDMO: síndrome de disfunções de múltiplos órgãos; SNC: sistema nervoso central.

A área de livedo reticular ao redor do joelho está diretamente relacionada à mortalidade, sendo um marcador importante de hipoperfusão tecidual no exame físico (Figura 5).

Existem três janelas de perfusão tecidual, que identificam os danos que o choque causou no organismo (Figura 6):

- Pele: pele fria e úmida, cianose, palidez, livedo, tempo de enchimento capilar prolongado.
- Rim: débito urinário < 0,5 mL/kg/h.
- Sistema nervoso central: estado mental alterado, que inclui torpor, desorientação e confusão.

Vale ressaltar a importância da análise de outras disfunções orgânicas não avaliadas pelas três janelas descritas, visto que refletem também as consequências do choque no organismo. A avaliação por sistemas facilita a identificação das disfunções:

- Respiratório: dispneia, uso de musculatura respiratória acessória.
- Cardiovascular: hipotensão, taquicardia, hiperlactatemia.
- Hepática: encefalopatia, aumento de bilirrubinas.
- Hematológica: sangramentos, petéquias, alargamento de RNI.

Critérios laboratoriais

A hiperlactatemia está tipicamente presente, indicando metabolismo anormal de oxigênio celular. O nível normal de lactato no sangue é de aproximadamente 1 mmol/L (ou 9 mg/dL), e o nível é aumentado (> 2 mmol/L ou >18 mg/dL) no choque.

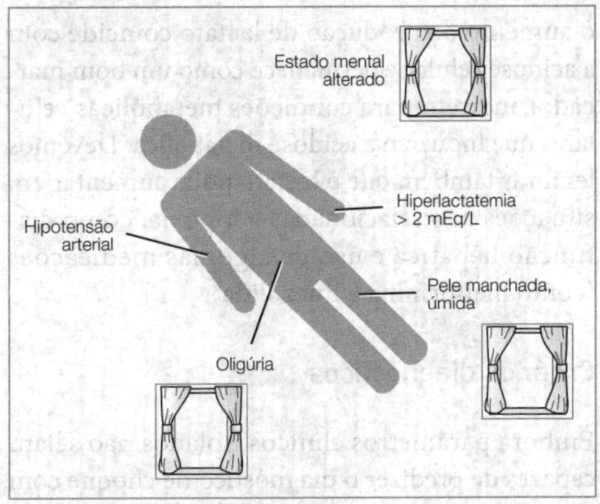

▷ FIGURA 6 Janelas de perfusão.

O lactato durante décadas foi considerado exclusivamente o produto final da degradação parcial da glicose por mecanismo anaeróbico devido à hipóxia mitocondrial. No entanto, pesquisadores têm proposto que a produção de lactato retarda, e não causa a acidose. Assim, a acidose seria causada por reações que não são a produção de lactato. Por exemplo, toda vez que o ATP é dividido em ADP e fosfato, um próton (H^+) é liberado. Quando a demanda de ATP é atendida pela respiração mitocondrial, não há acúmulo de prótons na célula, pois os prótons são usados pela mitocôndria. Em condições de hipóxia, o ATP que é fornecido a partir de fontes não mitocondriais aumenta a liberação de prótons e causa a acidose. A produção de lactato aumenta nessas condições celulares para evitar o acúmulo de piruvato e fornecer o NAD^+ necessário para a glicólise. Assim,

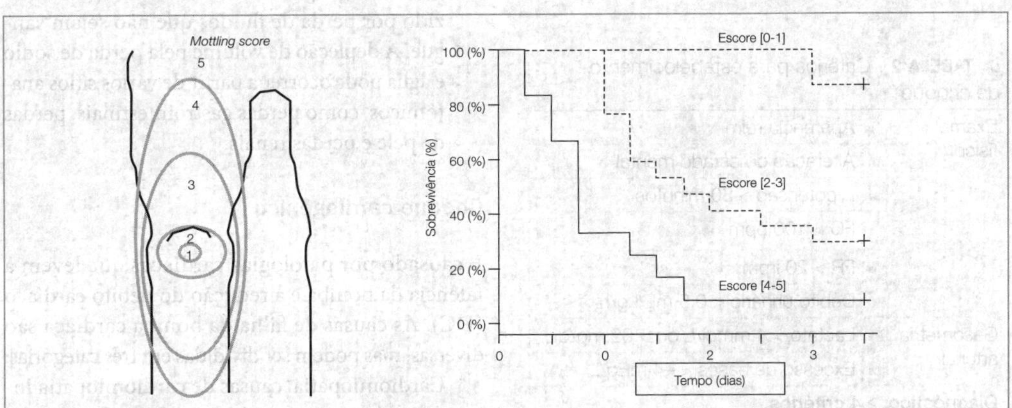

▷ FIGURA 5 *Mottling score.*

o aumento da produção de lactato coincide com a acidose celular e permanece como um bom marcador indireto para condições metabólicas celulares que induzem a acidose metabólica. Devemos lembrar também que o lactato pode aumentar em situações não relacionadas à hipóxia, como disfunção hepática e uso de algumas medicações (como metformina e linezolida).

Critérios diagnósticos

Embora parâmetros clínicos isolados não sejam capazes de predizer o diagnóstico de choque com precisão, a combinação do exame clínico com parâmetros hemodinâmicos e laboratoriais aumenta a acurácia do diagnóstico.

Não há consenso entre os critérios clínicos para o diagnóstico de choque. Uma proposta de critério clínico para o estabelecimento de choque está descrita na Tabela 2. A presença de quatro ou mais critérios define choque.

A ultrassonografia *point-of-care*

O diagnóstico de choque e de sua etiologia pode ser refinado com a avaliação pelo ultrassom *point-of-care*, que inclui a avaliação de derrame pericárdico, a medição do tamanho e da função dos ventrículos esquerdo e direito, a avaliação da variação respiratória da veia cava inferior, o cálculo da integral da velocidade aórtica pela via de saída do ventrículo esquerdo, o exame abdominal e torácico com avaliação da aorta e de pneumotórax.

▷ **TABELA 2** Critérios para estabelecimento de choque

Exame físico	▪ Aparência ruim
	▪ Alteração do estado mental
	▪ Hipotensão > 30 minutos
	▪ FC > 100 bpm
	▪ FR > 20 irpm
	▪ Débito urinário < 0,5 mL/kg/h
Gasometria arterial	▪ Lactato > 4 mmol/L ou > 32 mg/dL
	▪ Excesso de bases < –4 mEq/L
Diagnóstico: ≥ 4 critérios	

FC: frequência cardíaca; FR: frequência respiratória.

No departamento de emergência, o uso do protocolo RUSH fornece uma abordagem sequencial da etiologia do choque (Tabela 3) (Figura 7).

MECANISMOS DE CHOQUE

Existem quatro mecanismos clássicos de choque (Tabela 4) (Figura 8).

Os três primeiros mecanismos, representados na Tabela 3, são caracterizados por baixo débito cardíaco e, portanto, por transporte inadequado de oxigênio. No mecanismo distributivo existe diminuição da resistência vascular sistêmica e alteração da extração de oxigênio; nesses casos, o débito cardíaco costuma ser inicialmente alto, embora possa reduzir como resultado de depressão miocárdica associada. Os perfis hemodinâmicos, medidos na cateterização da artéria pulmonar, nos auxiliam a entender as diferenças fisiopatológicas entre cada tipo de choque, no entanto, esse procedimento é invasivo, e raramente utilizado (Tabela 5).

Choque hipovolêmico

Acontece pela redução do volume intravascular (pré-carga reduzida) que, por sua vez, reduz o DC. O choque hipovolêmico pode ser dividido em duas categorias: hemorrágico e não hemorrágico.

- Hemorrágico: existem várias causas de choque hemorrágico, sendo o mais comum o trauma, seguido por hemorragia varicosa e úlcera péptica. Causas menos comuns incluem hemorragia perioperatória, aneurisma aórtico abdominal roto e iatrogênico.
- Não hemorrágico: volume intravascular reduzido por perda de fluidos que não sejam sangue. A depleção de volume pela perda de sódio e água pode ocorrer a partir de vários sítios anatômicos, como perdas gastrointestinais, perdas de pele e perdas renais.

Choque cardiogênico

É causado por patologias cardíacas que levem à falência da bomba e à redução do débito cardíaco (DC). As causas de falha da bomba cardíaca são diversas, mas podem ser divididas em três categorias:

- Cardiomiopatia: causas de cardiomiopatia induzindo choque incluem infarto do miocárdio envolvendo mais de 40% do miocárdio do

▷ **TABELA 3** Protocolo RUSH

Avaliação	Janela	Achados
Tamponamento pericárdico	Paraesternal eixo longo	Líquido pericárdico Colapso do AD na diástole (sensível) Colapso do VD na diástole (específico)
Ventrículo direito	Apical	Dilatação aguda de VD sugere TEP ou IAM de VD Redução da mobilidade de parede livre de VD poupando ápice (sinal de McConell) sugere TEP
Ventrículo esquerdo	Paraesternal eixo longo	Diferença < 30% no tamanho do VE entre sístole e diástole indica função gravemente reduzida. Sugere IAM, insuficiência cardíaca ou cardiomiopatia por sepse Diferença > 90% no tamanho do VE entre sístole e diástole indica função hiperdinâmica. Sugere hipovolemia ou sepse
Veia cava inferior	Subcostal	Diâmetro da VCI < 1,5 cm com colapso inspiratório sugere responsividade a volume (utilidade controversa)
FAST	Quadrante superior direito Quadrante superior esquerdo Suprapúbico	Líquido livre pode sugerir ascite maciça, rotura de vísceras, sangramento intra-abdominal, aneurisma de aorta abdominal, gravidez ectópica
Tórax	Interface diafragma-pulmonar	Hemotórax
Aorta	Subcostal Suprarrenal Infrarrenal Bifurcação ilíaca	Diâmetro da aorta > 5 cm em qualquer uma das janelas sugere o diagnóstico de aneurisma de aorta abdominal roto
Pneumotórax	3º espaço intercostal anterior bilateral	Ausência de deslizamento pleural (*lung sliding*). Sinal da estratosfera no modo M

AD: átrio direito; IAM: infarto agudo do miocárdio; TEP: tromboembolismo pulmonar; VCI: veia cava inferior; VD: ventrículo direito; VE: ventrículo esquerdo.

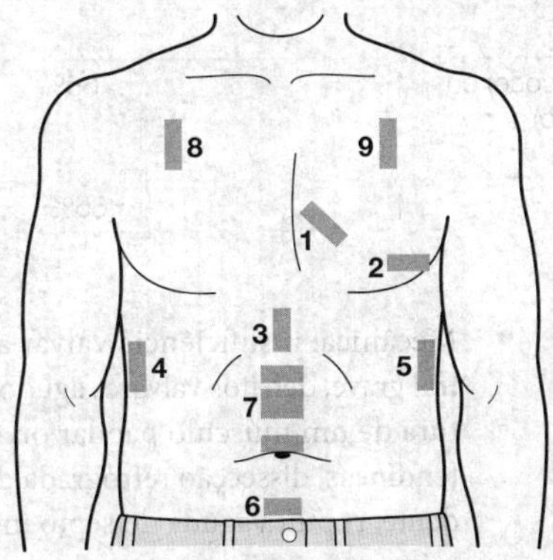

Protocolo RUSH

1. Paraesternal eixo longo
2. Apical
3. Veia cava inferior
4. Quadrante superior direito com hemotórax
5. Quadrante superior esquerdo com hemotórax
6. Suprapúbico
7. Janelas aórticas
8. Visão de pneumotórax
9. Visão de pneumotórax

▷ **FIGURA 7** Janelas do protocolo RUSH.
Fonte: adaptada de https://emcrit.org/rush-exam/.

▷ **TABELA 4** Mecanismos de choque, fisiopatologia e exemplos

Hipovolêmico	Redução do volume intravascular P. ex.: hemorragia ou perda de fluidos (diarreia, necrólise epidérmica tóxica, diurese osmótica)
Cardiogênico	Redução do débito cardíaco por falha da bomba cardíaca P. ex.: infarto agudo do miocárdio, cardiomiopatia em estágio final, doença cardíaca valvular avançada, miocardite ou arritmias cardíacas
Obstrutivo	Redução do débito cardíaco por causas extracardíacas, geralmente associada a falência de ventrículo direito P. ex.: embolia pulmonar, tamponamento cardíaco ou pneumotórax
Distributivo	Vasodilatação sistêmica P. ex.: sepse, anafilaxia, crise adrenal aguda, pancreatite

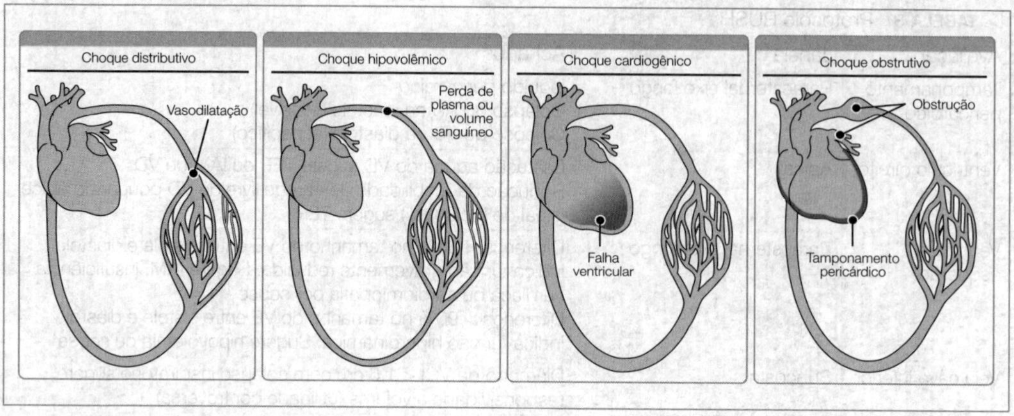

▷ **FIGURA 8** Mecanismos de choque.

▷ **TABELA 5** Perfis hemodinâmicos dos mecanismos de choque

Variável fisiológica	Pré-carga	Bomba	Pós-carga	Perfusão tecidual
Variável clínica	Pressão oclusão artéria pulmonar	Débito cardíaco	Resistência vascular sistêmica	Saturação venosa mista de oxigênio
Hipovolêmico	↔ (precoce) ou ↓ (tardio)	↔ (precoce) ou ↓ (tardio)	↑	> 65% (precoce) ou < 65% (tardia)
Cardiogênico	↑	↓	↑	< 65%
Distributivo	↔ (precoce) ou ↓ (tardio)	↑ (precoce) ou ↓ (tardio)	↓	> 65%
Obstrutivo				
Tromboembolismo pulmonar, hipertensão pulmonar, pneumotórax	↔ (precoce) ou ↓ (tardio)	↔ (precoce) ou ↓ (tardio)	↑	> 65%
Tamponamento pericárdico	↑	↓	↑	<65%

ventrículo esquerdo, infarto do miocárdio de qualquer tamanho se for acompanhado por isquemia extensa e grave devido a doença coronariana multiarterial, infarto agudo do ventrículo direito, exacerbação da insuficiência cardíaca em pacientes com cardiomiopatia dilatada grave subjacente, miocárdio atordoado após parada cardíaca, isquemia prolongada ou circulação extracorpórea, depressão miocárdica por choque séptico ou neurogênico avançado e miocardite.

- Arrítmica: tanto as taquiarritmias atriais e ventriculares quanto as bradiarritmias podem induzir hipotensão. Quando o DC é gravemente comprometido por distúrbios significativos do ritmo (p. ex., taquicardia ventricular sustentada, bloqueio atrioventricular total), os pacientes podem apresentar choque cardiogênico.
- Mecânica: insuficiência valvar aórtica ou mitral grave, defeitos valvares agudos, como a ruptura de um músculo papilar ou de cordoalhas tendíneas, dissecção retrógrada da aorta ascendente, ruptura aguda do septo interventricular, mixomas atriais e ruptura do aneurisma da parede livre ventricular são causas de choque cardiogênico.

Choque distributivo

É caracterizado por vasodilatação periférica grave com queda da resistência vascular sistêmica.

- Choque séptico: a sepse é definida como resposta desregulada do hospedeiro à infecção, resultando em disfunção orgânica com risco de morte. Choque séptico é sepse com necessidade de terapia vasopressora e presença de níveis elevados de lactato (> 2 mmol/L ou > 18 mg/dL), apesar da ressuscitação volêmica adequada. É o tipo mais comum de choque distributivo e tem mortalidade estimada em 30 a 50%.

- Choque neurogênico: ocorre geralmente em vítimas de traumatismo cranioencefálico grave e lesão da medula espinhal, sobretudo se esta for acima de T6, levando à interrupção das vias autonômicas, com diminuição da resistência vascular e alteração do tônus vagal.
- Choque anafilático: a anafilaxia está associada a mecanismos imunológicos (IgE mediado – alimento, inseto, látex – ou não IgE mediado – omalizumab, infliximab) e não imunológicos (exercício, frio, radiocontraste), todos levando à degranulação de mastócitos e/ou basófilos. Pode acometer diversos sistemas (cardiovascular, respiratório, pele, trato gastrointestinal e sistema nervoso central), no entanto, o choque e a obstrução de via aérea são as principais causas de morte.
- Choque por cianeto e por monóxido de carbono: choque por disfunção mitocondrial. No primeiro caso, o paciente possui O_2, mas não consegue utilizá-lo por bloqueio da fosforilação oxidativa pelo cianeto. No segundo caso, além desse mecanismo, o monóxido de carbono tem muita afinidade pela hemoglobina, dificultando sua ligação ao oxigênio.
- Choque por etiologias endocrinológicas: crise addisoniana (insuficiência adrenal devido à deficiência mineralocorticoide) e coma mixedematoso podem estar associados à hipotensão e a estados de choque. Em estados de deficiência mineralocorticoide, a vasodilatação pode ocorrer devido ao tônus vascular alterado e à hipovolemia mediada pela deficiência de aldosterona. Os doentes com tireotoxicose podem desenvolver insuficiência cardíaca de alto débito e, com a progressão da doença, esses pacientes podem desenvolver disfunção sistólica do ventrículo esquerdo ou taquiarritmias, levando à hipotensão.

Choque obstrutivo

É causado principalmente por causas extracardíacas que culminam em insuficiência cardíaca. As causas de choque obstrutivo podem ser divididas em duas categorias:

- Vascular pulmonar: a maioria dos casos de choque obstrutivo é devido a insuficiência ventricular direita decorrente de tromboembolismo pulmonar hemodinamicamente significativo (TEP) ou hipertensão pulmonar grave (HP). Nesses casos, o ventrículo direito falha, porque é incapaz de gerar pressão suficiente para superar a alta resistência vascular pulmonar. Se o paciente não apresenta disfunção de VD, o choque não pode ser explicado pelo TEP e outras causas devem ser pesquisadas. Em pacientes com hipertensão pulmonar preexistente e disfunção do VD, isquemia, sobrecarga de volume ou hipoxemia devem ser evitadas, pois esses insultos podem resultar em disfunção ventricular direita crônica agudizada, resultando em colapso cardiovascular.
- Mecânica: apresentação clínica similar ao choque hipovolêmico, pois o distúrbio fisiológico primário é uma diminuição da pré-carga, em vez da falha da bomba (p. ex., redução do retorno venoso ao átrio direito ou enchimento inadequado do ventrículo direito). Causas mecânicas de obstrução de choque incluem: pneumotórax hipertensivo, pericardite constritiva e cardiomiopatia restritiva.

O mecanismo e a etiologia do choque podem ser claros a partir da anamnese e do exame físico. Por exemplo, choque após trauma provavelmente será hipovolêmico, mas choque cardiogênico, choque obstrutivo ou mesmo choque distributivo também podem ocorrer, sozinhos ou em combinação, causados por condições como tamponamento cardíaco ou lesão da medula espinal. Assim, ressalta-se que a maioria dos pacientes com choque frequentemente tem uma combinação de mecanismos. A seguir, apresentamos um algoritmo adaptado que auxilia no diagnóstico diferencial do tipo predominante de choque (Figura 9).

TRATAMENTO

Os suportes hemodinâmico e ventilatório precoce e adequado de pacientes em choque são essenciais para evitar piora clínica, SDMOS e morte. O tratamento do choque deve ser iniciado enquanto se investiga a etiologia que, uma vez identificada, deve ser corrigida rapidamente, por exemplo: controle de sangramento para hemorragia, intervenção coronariana percutânea para síndrome coronariana aguda, trombolítico ou embolectomia para TEP e

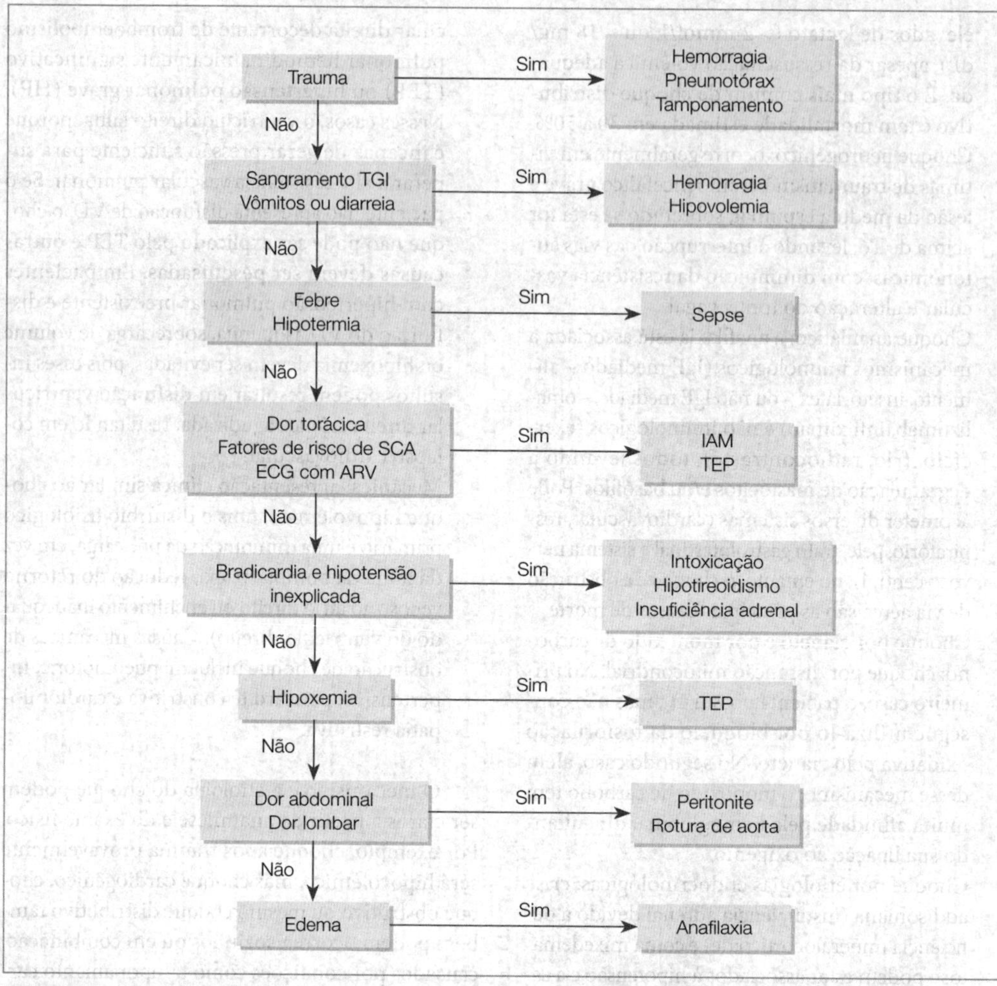

▷ **FIGURA 9** Algoritmo diagnóstico do tipo de choque.
ARV: alterações da repolarização ventricular; ECG: eletrocardiograma; IAM: infarto agudo do miocárdio; SCA: síndrome coronariana aguda; TEP: tromboembolismo pulmonar; TGI: trato gastrointestinal.

administração de antibióticos e controle de foco infeccioso para sepse.

O atendimento do paciente em choque deve ser realizado em sala de emergência, e, a menos que o choque seja rapidamente revertido, um cateter arterial deve ser inserido para monitorar a pressão arterial invasiva, além de um cateter venoso central para drogas vasoativas. É importante salientar que, se houver indicação de iniciar drogas vasoconstritoras, estas podem ser iniciadas em um acesso venoso periférico calibroso, até que se obtenha um cateter venoso central com segurança. Cardenas-Garcia et al. (2015) demonstraram segurança em administrar drogas vasoativas em cateter venoso periférico calibroso durante várias horas (49 ± 22 horas). Vale lembrar também que drogas vasoativas sem ação vasoconstritora como dobutamina, nitroglicerina e nitroprussiato de sódio não necessitam de acesso venoso central.

Para entendermos a abordagem geral do choque, devemos nos lembrar de quais são os principais componentes do DO_2 (oferta de O_2) e do VO_2 (consumo de O_2), como descrito na seção de fisiopatologia. Para todo tipo de choque, devemos racionar no sentido de otimização da relação $DO_2 \times VO_2$, como representado na Figura 10.

Seguindo a Figura 10, a seguir iremos descrever o passo a passo do manejo do choque.

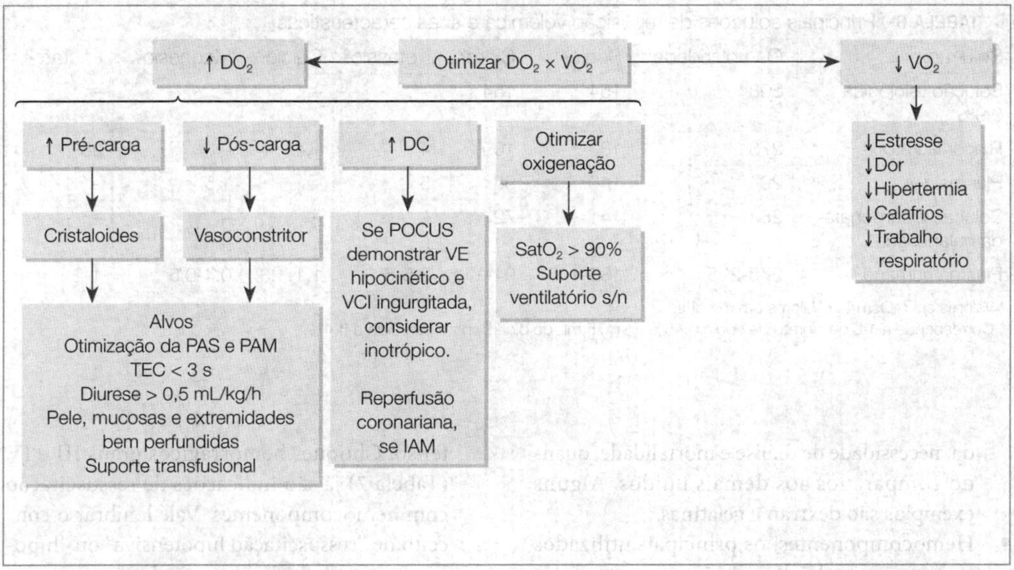

▷ **FIGURA 10** Manejo geral do choque.

DC: débito cardíaco; DO_2: oferta de O_2; Hb: hemoglobina; IAM: infarto agudo do miocárdio; PAM: pressão arterial média; PAS: pressão arterial sistêmica; $SatO_2$: saturação de O_2; TEC: tempo de enchimento capilar; POCUS: ultrassom *point-of-care;* VCI: veia cava inferior; VE: ventrículo esquerdo; VO_2: consumo de O_2.

Otimização da pré-carga

A ressuscitação volêmica pode melhorar o fluxo sanguíneo microvascular e aumentar o débito cardíaco, sendo uma parte essencial do tratamento da maioria dos tipos de choque.

Primeiramente, vamos conhecer os diferentes tipos de fluidos de ressuscitação:

- Cristaloides: há dois tipos básicos de cristaloides – a solução salina clássica (solução fisiológica) e as soluções balanceadas (Ringer lactato, PlasmaLyte). Para ressuscitações volêmicas de até 2 L, as soluções balanceadas falharam em mostrar superioridade em relação à solução salina clássica. Entretanto, para ressuscitações volêmicas agressivas (> 2 L), é plausível dar preferência para soluções balanceadas, porém com baixo nível de evidência. De maneira geral, devemos considerar a quantidade de volume a ser administrada, eletrólitos e função renal do paciente e os principais efeitos adversos de cada solução, a fim de escolher a melhor opção para cada caso. A Tabela 6 resume os principais cristaloides, com suas respectivas composições.
- Coloides: o racional de administrar coloides parte do conceito de que apenas 1/4 do volume de cristaloides administrado permanece no intravascular, ao passo que ocorre menor extravasamento extravascular no caso dos coloides, resultando em uma expansão volêmica mais rápida. Apesar desse benefício teórico, vários ensaios clínicos randomizados e metanálises falharam em demonstrar superioridade dos coloides em relação aos cristaloides.
- Albumina: não há superioridade da expansão volêmica com albumina em relação aos cristaloides, vale ressaltar que a albumina deve ser evitada no contexto de trauma cranioencefálico (TCE), pois culminou em maior mortalidade, quando comparada aos cristaloides. Pacientes cirróticos, que possuem hipoalbuminemia, redução do volume intravascular e sobrecarga volêmica total (distribuída pelo terceiro espaço e leito esplâncnico), talvez se beneficiem de ressuscitação volêmica com albumina a 20 a 25%, porém não há evidências robustas que comprovem essa conduta.
- Amidos ("*starches*"): devem ser evitados, pois levam a maior incidência de injúria renal agu-

▷ **TABELA 6** Principais soluções de reposição volêmica e suas características

Solução	Osmolaridade[1]	Sódio[2]	Cloro[2]	Potássio[2]	Cálcio[2]	Magnésio[2]	Lactato[2]
Solução fisiológica 0,9%	308	154	154	–	–	–	–
Ringer lactato	273	130	109	4	1,4	–	28
PlasmaLyte	294	140	98	5	–	1,5	–
Solução bicarbonatada balanceada*	283	141	72	–	–	–	–
Plasma humano	275-295	135-145	94-111	3,5-5	1,1-1,3	0,4-0,5	1-2

[1] Valores em mOsm/L. [2] Valores em mmol/L.
* Corresponde a 1 L de cloreto de sódio 0,45% com 75 mL de bicarbonato de sódio a 8,4%.

da, necessidade de diálise e mortalidade, quando comparados aos demais fluidos. Alguns exemplos são dextran e gelatinas.

- Hemocomponentes: os principais utilizados no tratamento do choque são concentrado de hemácias, concentrado de plaquetas, aférese de plaquetas (corresponde a seis concentrados de plaquetas de um único doador), plasma fresco congelado (contém todos os fatores de coagulação e todas as proteínas do plasma) e crioprecipitado (contém os fatores VIII, XIII, fibrinogênio e vWF).

Em seguida, devemos definir qual é o tipo e a quantidade de solução que devem ser utilizados em cada tipo de choque. Para isso, devemos pensar qual o tipo de fluido deficitário em cada situação e, para facilitar, vamos dividir os pacientes em dois grupos:

- Choque hemorrágico: a maioria dos conceitos nesse grupo de pacientes é extrapolada do trauma, pois é o grupo de choque hemorrágico mais comum e o mais estudado. Aqui o paciente está perdendo predominantemente sangue, portanto, deve ser ressuscitado com sangue. A administração de cristaloides pode levar a coagulopatia por diluição dos fatores de coagulação, além de hipotermia. Porém, como os hemocomponentes não são rapidamente disponíveis, pode-se iniciar a reposição volêmica com cristaloides, até que os hemocomponentes cheguem à sala de emergência. O ATLS (10ª edição) recomenda a administração de 1 L de cristaloide inicialmente, seguida de hemocomponentes, caso o paciente mantenha-se hipotenso. Choques hemorrágicos graus III e IV (Tabela 7) já são indicações de ressuscitação com hemocomponentes. Vale lembrar o conceito de "ressuscitação hipotensiva" ou "hipotensão permissiva", em que se almeja uma pressão arterial sistêmica (PAS) > 80-90 mmHg até que haja o controle do foco de sangramento. Para isso, evita-se uma ressuscitação volêmica agressiva, que poderia levar a coagulopatia por diluição de fatores de coagulação e a destruição de coágulos que já estejam tamponando algum foco de sangramento. No entanto, esse conceito não é aplicado para TCE grave, visto que a hipotensão pode piorar a perfusão cerebral. Nesse caso, objetiva-se uma pressão arterial média (PAM) ≥ 80 mmHg. Nos pacientes com choque hemorrágico grave, devemos acionar o protocolo de transfusão maciça, em que administramos ácido tranexâmico em até 3 h do trauma, além de concentrado de hemácias, plaquetas e plasma fresco congelado na proporção de 1:1:1. Há diversos escores para acionamento do protocolo de transfusão maciça (*ABC score*, *Shock index*, entre outros) e cada instituição adota um algoritmo próprio. Após iniciado o protocolo, o ideal é guiar as seguintes transfusões pelo tromboelastograma, que não está disponível na maioria dos hospitais no Brasil.
- Choque não hemorrágico: aqui o paciente apresenta déficit no conteúdo intravascular, porém sem perdas sanguíneas. Nesse cenário, não devemos ressuscitar o paciente com hemocomponentes, mas priorizar os cristaloides. De maneira geral, não há diferenças entre cristaloides e co-

▷ **TABELA 7** Classificação e reposição volêmica em choque hipovolêmico

Parâmetro	Classe I	Classe II (leve)	Classe III (moderada)	Classe IV (grave)
Perda de sangue aproximada	< 15%	15-30%	31-40%	> 40%
Frequência cardíaca	↔	↔/↑	↑	↑/↓↓
Pressão sanguínea	↔	↔	↔/↑	↓
Frequência respiratória	↔	↔	↔/↑	↑
Débito urinário	↔	↔	↓	↓↓
Escore da escala de coma de Glasgow	↔	↔	↓	↓
Déficit de base	0 a –2 mEq/L	–2 a –6 mEq/L	–6 a –10 mEq/L	–10 mEq ou menos
Necessidade de produtos sanguíneos	Monitorização contínua	Possível	Sim	Protocolo de transfusão massiva

* O excesso de base é a quantidade de base (HCO_3^-, em mEq/L) que está acima ou abaixo da amplitude normal no corpo. Um número negativo é chamado de déficit de base e indica acidose metabólica.
Dados adaptados de: Mutcshler A, Nienaber U, Brockamp T, et al. A critical reappraisal of the classification of hypovolaemic shock: does it really reflect clinical reality? Ressuscitation. 2013;84:309-13.

loides, mas acabamos preferindo os cristaloides, devido ao menor custo. Além disso, não há diferenças entre a solução salina clássica e as soluções balanceadas. A exceção a esta regra é o choque séptico, no qual o Ringer lactato se mostrou superior à solução fisiológica, como demonstrado pelo estudo SMART 2018. A quantidade de cristaloide preconizada na sepse, por exemplo, é de 30 mL/kg nas primeiras 3 horas. No entanto, esse valor não deve ser seguido ao pé da letra, mas, sim, servir como um guia. O ideal é administrar pequenas alíquotas (250-500 mL) de cristaloides EV em *bolus*, a cada 10 minutos, reavaliando o paciente à beira do leito (pressão arterial, tempo de enchimento capilar, diurese, ausculta pulmonar), o que guiará a administração de novas alíquotas. Por fim, após a administração de volume, devemos avaliar se o paciente responderá a novas alíquotas de volume. Há vários testes descritos (Tabela 8), que avaliam a responsividade a volume, e cada um possui sua particularidade. A maioria só pode ser avaliada se o paciente estiver intubado e com condições ótimas de ventilação e sedação. Para pacientes em ventilação espontânea, embora de difícil aplicabilidade clínica, o teste de melhor acurácia é a ele-

▷ **TABELA 8** Métodos para prever a responsividade a volume

Método	Variação esperada	Principais limitações
Variação da pressão de pulso/ volume sistólico	12%	Não pode ser usado em caso de respiração espontânea, arritmias cardíacas, baixo volume de corrente/complacência pulmonar
Variações de diâmetro da veia cava inferior	12%	Não pode ser usado em caso de respiração espontânea, baixo volume de corrente e complacência pulmonar
Variações de diâmetro da veia cava superior	36%	Requer Doppler transesofágico Não pode ser usado em caso de respiração espontânea, baixo volume de corrente e complacência pulmonar
Variação do débito cardíaco com elevação passiva de pernas	10%	Requer uma mensuração direta do débito cardíaco
Variação do débito cardíaco com desafio do "minifluido" (100 mL)	6%	Requer uma mensuração direta do débito cardíaco
Variação do débito cardíaco com desafio de fluido "convencional" (500 mL)	15%	Requer uma mensuração direta do débito cardíaco Induz sobrecarga de fluidos se repetido

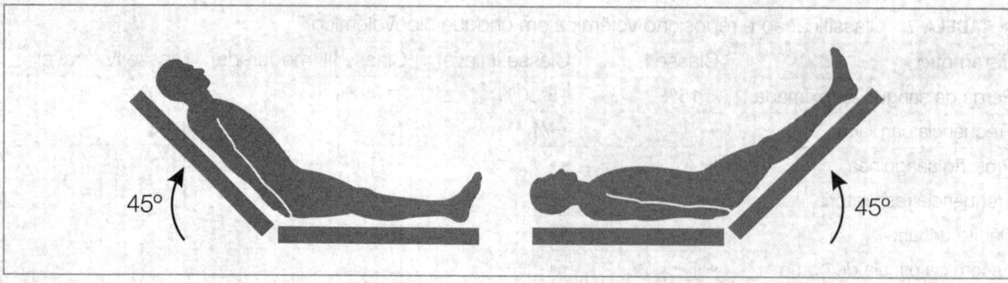

▷ **FIGURA 11** Manobra de elevação passiva das pernas. Se variação do débito cardíaco > 10% = responsividade a volume.

vação passiva de pernas, representada na Figura 11, mas deve-se saber calcular o débito cardíaco pelo POCUS ou dispor de um monitor de débito cardíaco. O desafio volêmico pode ser repetido conforme a necessidade, se o paciente apresentar resposta, mas, caso contrário, deve ser interrompido rapidamente, a fim de evitar sobrecarga de volume, que em alguns estudos tem sido associada com pior prognóstico.

Otimização da pós-carga

Em pacientes com hipotensão persistente após ressuscitação volêmica, a administração de vasopressores é indicada. Porém, a tendência é iniciar as drogas vasoativas mais precocemente, enquanto a ressuscitação volêmica está em andamento (Tabela 9), ou seja, o início de vasopressores não exclui a necessidade adicional de volume. O CENSER Trial, estudo que analisou a infusão precoce de noradrenalina junto aos primeiros bolus de cristaloides, concluiu que os pacientes do grupo que recebeu droga vasoativa precocemente tiveram o choque controlado em menor tempo, além de melhor diurese e menores níveis de lactato sérico. Em seguida, devemos providenciar uma pressão arterial invasiva para monitorização da pressão arterial média e um cateter venoso central para administração de drogas vasoconstritoras.

Norepinefrina é o vasopressor de primeira escolha nos quadros de choque, exceto no anafilático, em que a epinefrina é superior. A administração geralmente resulta em um aumento clinicamente significativo na PAM, com pouca alteração na frequência cardíaca ou no débito cardíaco. A dopamina e a norepinefrina, em um estudo randomizado, tiveram efeitos semelhantes na sobrevida em pacientes com choque, mas a dopamina foi mais associada a arritmias e eventos cardiovasculares e, no

▷ **TABELA 9** Drogas vasopressoras

Droga	Dose	Diluição	Ação/comentários
Norepinefrina	0,1-2 mcg/kg/min 2-100 mcg/min	1 amp = 4 mg/4 mL 4 amp + 234 mL SG5% (60 mcg/mL)	▪ Ação sobre alfa-1 e beta-1 ▪ 1ª escolha para o choque séptico ▪ EA: taquiarritmia
Epinefrina	1-20 mcg/min	1 amp = 1 mg/1 mL 6 amp + SF 94 mL (60 mcg/mL)	▪ Ação em receptores adrenérgicos ▪ 1ª escolha no choque anafilático ▪ Pode ser útil se bradicardia + hipotensão ou no choque refratário ▪ EA: arritmia, redução do fluxo esplâncnico, aumento do lactato
Vasopressina	0,01-0,04 UI/min (3 a 12 mL/h)	1 amp = 20 UI/1 mL 1 amp + SF 100 mL	▪ Atua em receptores V1 ▪ 1ª escolha no choque séptico refratário a nora ▪ EA: bradicardia, isquemia de órgãos e extremidades
Dopamina	5-20 mcg/kg/min	1 amp = 50 mg/10 mL 5 amp + SF 200 mL (1 mg/mL)	▪ Atua em receptores dopa (< 5), beta (5-10) e alfa (> 10) ▪ Pode ser útil se bradicardia + hipotensão ▪ EA: arritmia

EA: evento adverso.

subgrupo de pacientes com choque cardiogênico, foi associada com aumento de mortalidade. Por esse motivo, a norepinefrina é considerada a droga preferencial para choque indiferenciado.

A dopamina atua em diferentes receptores adrenérgicos, a depender da sua dose. Quando menor que 5 mcg/kg/min, possui efeito em receptores dopa; quando a dose está entre 5 e 10 mcg/kg/min, possui efeito beta predominante; quando maior que 10 mcg/kg/min, predomina o efeito alfa. Como possui muitos efeitos adversos, sobretudo arritmias, é pouco usada hoje em dia, sendo reservada para situações de bradiarritmias instáveis, como uma ponte para o marca-passo transvenoso. Vale lembrar que, nesta situação, podemos utilizar também a epinefrina ou o marca-passo transcutâneo.

A epinefrina, que é um agente mais potente, tem efeitos predominantemente β-adrenérgicos em doses baixas (propriedade inotrópica), com efeitos α-adrenérgicos (vasoconstritor) tornando-se clinicamente significativos em doses mais elevadas. É a primeira escolha na anafilaxia, mas não costuma ser utilizada nos outros tipos de choque, tendo espaço apenas em choques refratários, devendo ser evitada no choque cardiogênico, pois está associada a mais arritmias, hipoperfusão esplâncnica e hiperlactatemia. Em pré-hospitalar, o *push dose* de adrenalina (0,5-2 mL a cada 5 minutos de adrenalina 1 amp + 99 mL de SF 0,9%) tem sido utilizado como resgate hemodinâmico em pacientes com quadro de choque, como terapia de ponte até o tratamento definitivo. Essa prática ainda necessita de validação para indicação definitiva.

A vasopressina atua em receptores V1, diferente dos sítios de ação da norepinefrina, dopamina e epinefrina. Sobretudo em pacientes com choques distributivos, pode haver uma deficiência de vasopressina, e sua administração em doses baixas pode resultar em aumentos substanciais na pressão arterial. Sugerimos o uso de vasopressina como segunda droga em pacientes com quadro de choque séptico, já em uso de noradrenalina, que mantêm hipotensão arterial e que não apresentam depressão miocárdica importante associada. No estudo VASST, os pesquisadores demonstraram que a adição de uma dose baixa de vasopressina à norepinefrina no tratamento de pacientes com choque séptico foi segura e pode ter sido associada com um benefício de sobrevida para pacientes com formas não graves de choque e nos pacientes que receberam glicocorticoides. Não pode ser utilizada em doses superiores a 0,04 UI por minuto e só deve ser administrada em pacientes com um débito cardíaco normal ou elevado.

Outra maneira de otimizar a pós-carga é reduzi-la no contexto de choque cardiogênico, pois isso facilita o funcionamento da bomba cardíaca, que se encontra debilitada. Mas, para utilizarmos os vasodilatores endovenosos nesse contexto, precisamos de uma pressão arterial minimamente segura, em geral uma PAS acima de 90 mmHg. A nitroglicerina (Tridil®) leva à vasodilatação mediada por GMP cíclico, sobretudo do leito venoso, mas também do leito coronariano. Por isso, é a droga de escolha no contexto de isquemia miocárdica e na insuficiência cardíaca descompensada. O nitroprussiato de sódio (Nipride®) leva à vasodilatação mediada pelo óxido nítrico, sendo potente nos leitos arterial e venoso, porém sem causar aumento da perfusão coronariana, o que pode causar o fenômeno de "roubo" de fluxo de coronária, não sendo a primeira escolha nos casos de insuficiência cardíaca descompensada de etiologia isquêmica. Além disso, deve ser evitado em gestantes devido ao risco de intoxicação do feto por cianeto. Por outro

▷ **TABELA 10** Drogas vasodilatadoras

Droga	Dose	Diluição	Ação/comentários
Nitroprussiato de sódio	0,5-10 mcg/kg/min	1 amp = 50 mg/ 2 mL 1 amp + SG 5% 248 mL (200 mcg/mL)	▪ Efeito mediado pelo NO ▪ Vasodilatador arterial e venoso ▪ Indicado na IC descompensada e emergência hipertensiva ▪ EA: intoxicação por CN, TGI, dissociação ▪ CI: gestação, insuficiência renal e hepática (cautela)
Nitroglicerina	0,5-10 mcg/kg/min	1 amp = 50 mg/10 mL 1 amp + SG 5% 240 mL (200 mcg/mL)	▪ Vasodilatação mediada por GMPc ▪ Venodilatador, pouco arteriodilatador, aumenta a perfusão coronariana ▪ Indicado na IC descompensada, SCA e gestantes ▪ EA: taquifilaxia, cefaleia, rubor, TGI

CI: contraindicação; EA: evento adverso.

lado, o nitroprussiato de sódio é mais potente hipotensor do que a nitroglicerina, sendo preferido na maioria das emergências hipertensivas.

O suporte mecânico com contrapulsão de balão intra-aórtico (BIA) pode reduzir a pós-carga ventricular esquerda e aumentar o fluxo sanguíneo coronariano. No entanto, seu uso rotineiro em choque cardiogênico não é recomendado atualmente. A membrana extracorpórea de oxigenação venoarterial (ECMO) pode ser usada como medida de exceção em pacientes com choque cardiogênico grave, como ponte para transplante cardíaco.

Otimização do débito cardíaco

Dobutamina é o agente inotrópico mais utilizado para o aumento do débito cardíaco, apresentando efeitos em receptores beta-1 e beta-2-adrenérgicos. Uma dose inicial de apenas 2 mg por kg por minuto pode aumentar substancialmente o débito cardíaco. Doses maiores que 20 mcg/kg/min geralmente oferecem pouco benefício adicional. A dobutamina tem efeitos limitados sobre a pressão arterial, embora possa causar hipotensão quando iniciada, devido ao efeito beta-2, sobretudo em pacientes hipovolêmicos. Entretanto, para pacientes com disfunção miocárdica importante, a pressão tende a aumentar, devido ao aumento do inotropismo. Vale ressaltar que em pacientes com pressão arterial sistólica < 80 mmHg, deve-se ter cautela em utilizar a dobutamina sem vasopressor associado. Outra precaução é a precipitação de taquiarritmias com doses crescentes desse inotrópico. Existem outros inotrópicos menos disponíveis, como levosimendana e milrinone, mas que fogem do escopo deste capítulo.

Otimização da oxigenação

A administração de O_2 suplementar deve ser iniciada precocemente, para aumentar o fornecimento de oxigênio aos tecidos e prevenir hipertensão pulmonar.

A oximetria de pulso pode não ser confiável, devido à vasoconstrição periférica e, portanto, a gasometria arterial é fundamental.

Pacientes com dispneia grave, hipoxemia, acidemia grave e persistente ou com rebaixamento do nível de consciência são elegíveis para ventilação mecânica invasiva.

A ventilação não invasiva, em vez de intubação endotraqueal, tem uma limitada utilidade no tratamento de choque, porque a sua falha pode resultar rapidamente em insuficiência respiratória e parada cardíaca.

A ventilação mecânica invasiva tem as vantagens adicionais de redução da demanda de O_2 dos músculos respiratórios (já escasso pelo estado de hipoperfusão tecidual) e diminuição da pós-carga ventricular esquerda. Uma queda abrupta na pressão arterial após a intubação orotraqueal e o início de ventilação mecânica invasiva podem ocorrer, devido à pressurização do tórax (redução do retorno venoso), sobretudo em pacientes hipovolêmicos. Ademais, o uso de indutores para a intubação, em especial o midazolam e o propofol, potencializa esse efeito. Por isso, antes de intubar, devemos otimizar a hemodinâmica do paciente, para evitar piora da pressão arterial e da perfusão periférica após a intubação orotraqueal. Ainda no sentido de evitar hipotensão, o ideal é utilizar sequência rápida de intubação com etomidato ou quetamina EV, associados a um bloqueador neuromuscular, como succinilcolina ou rocurônio EV. Um detalhe relevante é que a dose dos indutores no paciente chocado deve ser reduzida, pois pode piorar o choque, e a dose dos bloqueadores deve ser aumentada, já que o paciente está hipoperfundido, necessitando de doses maiores para um bloqueio efetivo. Portanto, as doses sugeridas (baseadas no peso ideal do paciente) seriam: etomidato 0,2 mg/kg, quetamina 1-1,5 mg/

▷ **TABELA 11** Inotrópicos

Droga	Dose	Diluição	Ação/comentários
Dobutamina	2-20 µg/kg/min	1 amp = 250 mg/ 20 mL 4 amp + SF 170 mL (4 mg/mL)	▪ Atua em receptores beta-1 e beta-2 ▪ Indicada no choque cardiogênico ou no choque séptico com disfunção miocárdica, mesmo com otimização volêmica e PAM > 65 mmHg ▪ EA: hipotensão e arritmia

EA: evento adverso.

kg (não usar doses superiores a esta no paciente chocado), propofol 0,5-0,75 mg/kg, succinilcolina 2 mg/kg, rocurônio 2 mg/kg EV. Alguns autores têm receio de usar etomidato em pacientes com choque devido à possibilidade de levar a insuficiência adrenal, mas parece não haver esse risco com uma única dose para indução de sequência rápida.

Suporte transfusional

De maneira geral, recomenda-se manter um alvo de hemoglobina (Hb) acima de 7 g/dL, sendo indicada transfusão de concentrados de hemácias se estiver abaixo desse nível. Para cardiopatas o alvo passa a ser Hb acima de 8 a 8,5 g/dL.

É importante salientar que no choque hemorrágico, como já discutido neste capítulo, realizamos a ressuscitação volêmica com concentrados de hemácias, se o paciente estiver hipotenso, independentemente dos níveis de Hb. Ademais, se tiver indicação de acionamento do protocolo de transfusão maciça, outros hemocomponentes são indicados, como concentrados de plaquetas e plasma fresco congelado.

Redução do VO_2

Outro ponto importante é a redução do consumo periférico de oxigênio. Para isso, devemos nos atentar para alguns detalhes:

- Evitar hipertermia (antitérmicos, se necessário).
- Controlar a dor (analgésicos, se necessário).
- Reduzir a ansiedade (ansiolíticos, se necessário).
- Reduzir o trabalho respiratório (ventilação mecânica, quando indicada, e esta deve ser bem ajustada, evitando assincronias).

Tratamento etiológico específico

Ao encontrar a etiologia do choque, devemos tratá-la prontamente. Segue um resumo das principais etiologias na Tabela 12.

TABELA 12 Tratamento específico do choque

Tipo do choque	Tratamento específico
1. Hipovolêmico	
▪ Hemorrágico	Controle do foco de sangramento
▪ Não hemorrágico	Controle da diarreia, da cetoacidose diabética etc.
2. Distributivo	
▪ Séptico	Antibiótico e controle do foco de infecção
▪ Adrenal	Corticoide
▪ Anafilático	Epinefrina e afastamento do alérgeno
▪ Neurogênico	Suporte e estabilização cervical
3. Cardiogênico	
▪ Isquemia	Angioplastia
▪ Arritmia	Antiarrítmico
▪ Valvopatia	Cirurgia
4. Obstrutivo	
▪ TEP	Anticoagulação e trombólise
▪ Tamponamento cardíaco	Pericardiocentese
▪ Pneumotórax hipertensivo	Toracocentese de alívio e drenagem de tórax

TEP: tromboembolismo pulmonar.

Alvos do tratamento

O principal objetivo da ressuscitação não deve ser apenas restaurar a pressão sanguínea, mas também fornecer condições para um metabolismo celular adequado, para o qual a correção da hipotensão arterial é um pré-requisito. Restaurar uma pressão arterial sistêmica média de 65 a 70 mmHg é um bom objetivo inicial, mas o nível deve ser ajustado para restabelecer a perfusão tecidual, avaliada com base no estado mental, na aparência da pele e diurese, ou seja, pelas três janelas de perfusão que comentamos anteriormente. Vale salientar que uma pressão arterial menor do que 65 a 70 mmHg pode ser aceitável em um paciente com sangramento agudo sem grandes problemas neurológicos, com o fim de limitar a perda de sangue e coagulopatia associada, até que o sangramento seja controlado.

A monitorização da pressão venosa central e da saturação central de oxigênio já não são mais recomendadas para uso rotineiro no departamento de emergência, devido à baixa acurácia, quando comparados aos demais parâmetros clínicos apontados.

O valor da medida do lactato em série do tratamento do choque é bem demonstrado. Embora as mudanças na mensuração de lactato sejam mais lentas do que mudanças na pressão arterial sistêmica ou no débito cardíaco, o nível do lactato sanguíneo deveria diminuir ao longo de um período de horas com terapia eficaz. Portanto, o *clearance* de lactato é uma ferramenta que pode ser somada às demais apresentadas para avaliar a resposta do paciente ao tratamento do choque.

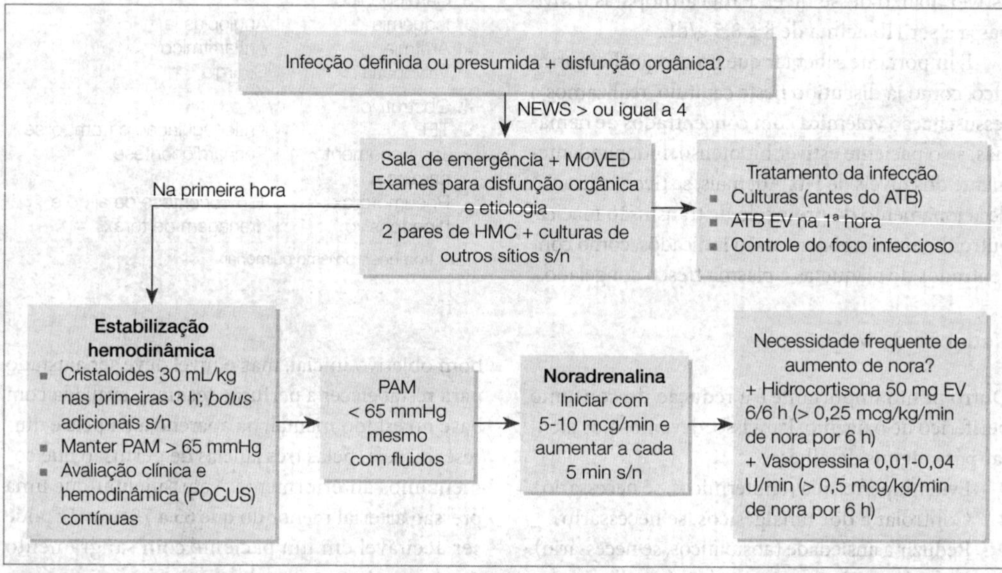

▷ **FIGURA 12** Choque séptico.

ATB: antibiótico; EV: endovenoso; HMC: hemocultura; MOVED: monitor, oxigênio, veia, exames/ECG e dextro; nora: noradrenalina; PAM: pressão arterial média; s/n: se necessário; POCUS: ultrassom *point-of-care*.

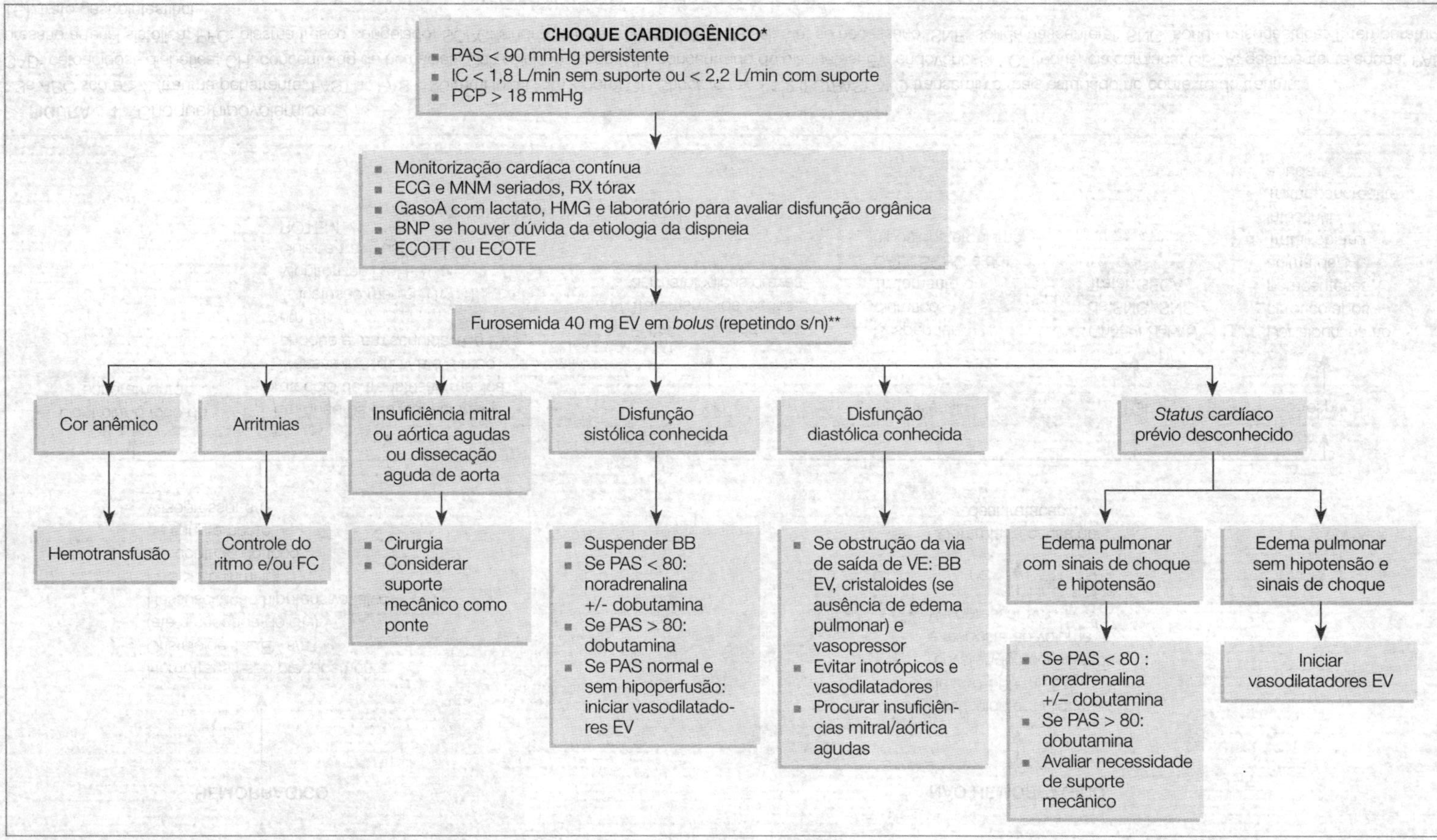

▷ **FIGURA 13** Choque cardiogênico.

* Esses são os critérios diagnósticos hemodinâmicos, que definem o choque cardiogênico, mas na prática o paciente chega com sinais de hipoperfusão sistêmica, hipotensão arterial e congestão pulmonar. ** Em pacientes que utilizam furosemida em casa, usar o dobro da dose crônica.

BB: betabloqueador; BIA: balão intra-aórtico; BNP: peptídeo natriurético cerebral; ECG: eletrocardiograma; ECOTE: ecocardiograma transesofágico; ECOTT: ecocardiograma transtorácico; FC: frequência cardíaca; GasoA: gasometria arterial; IC: índice cardíaco; HMG: hemograma; MNM: marcadores de necrose miocárdica; PAS: pressão arterial sistólica; PCP: pressão capilar pulmonar; RX: raio X; VE: ventrículo esquerdo.

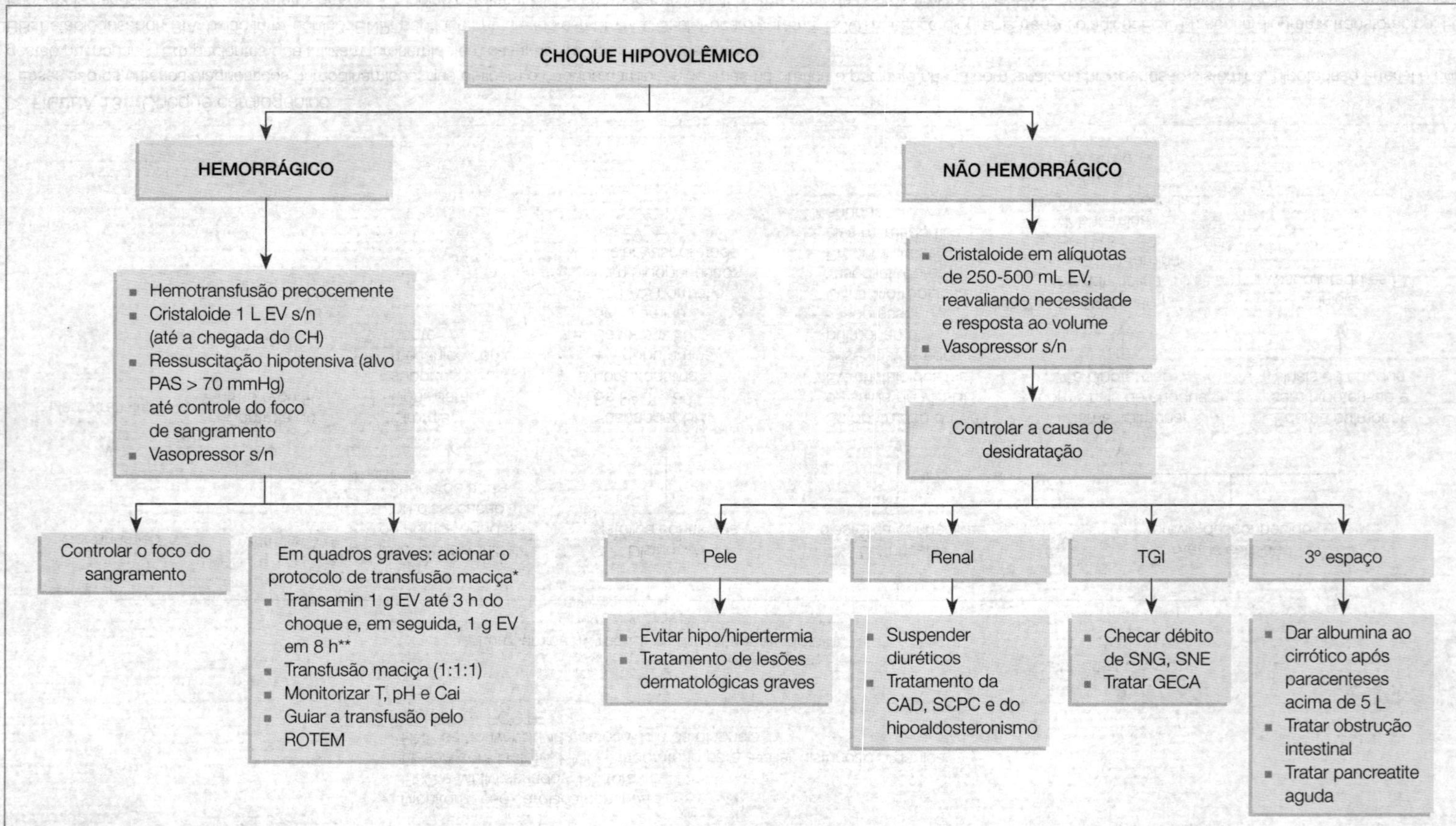

▷ **FIGURA 14** Choque hipovolêmico.

* Se *ABC score* ≥ 2 (trauma penetrante, FAST +, PAS < 90 mmHg, FC > 12 bpm) OU *Shock index* ≥ 1,2 (FC/PAS). ** O transamin é mais estudado no contexto de trauma.

CAD: cetoacidose diabética; CH: concentrado de hemácias; Cai: cálcio ionizado; CP: concentrado de plaquetas; EV: endovenoso; FC: frequência cardíaca; GECA: gastroenterite aguda; PAS: pressão arterial sistólica; PFC: plasma fresco congelado; SCPC: síndrome cerebral perdedora de sal; s/n: se necessário; SNE: sonda nasoenteral; SNG: sonda nasogástrica; T: temperatura; TGI: trato gastrointestinal.

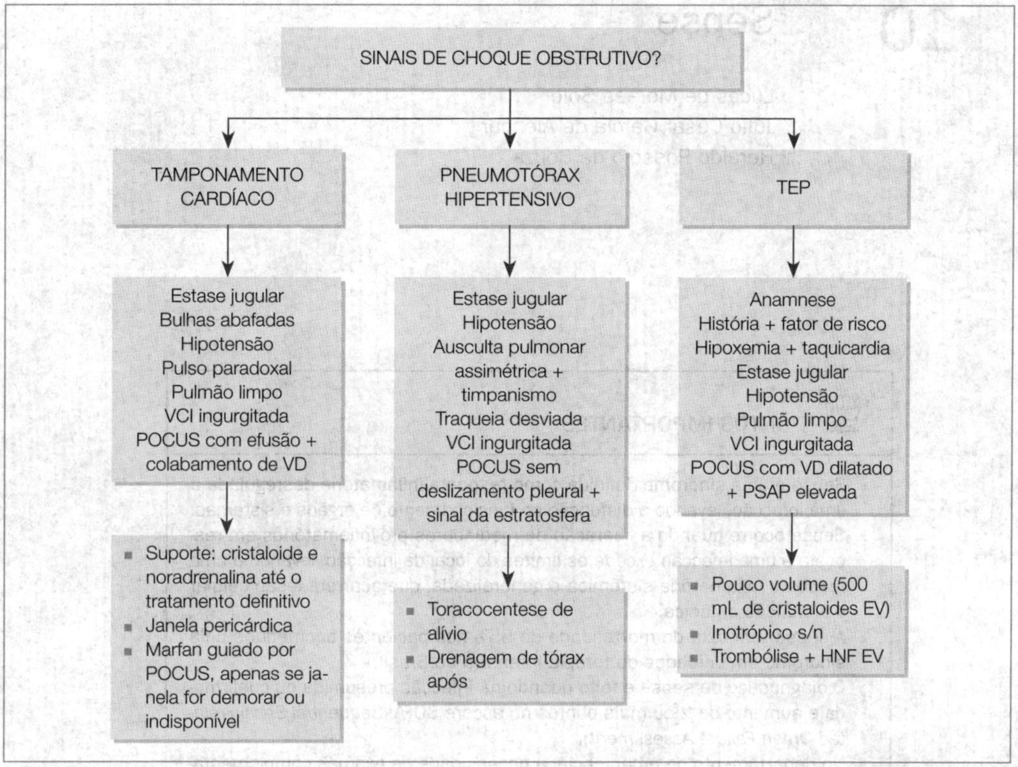

▷ **FIGURA 15** Choque obstrutivo.

EV: endovenoso; HNF: heparina não fracionada; PSAP: pressão sistólica de artéria pulmonar; s/n: se necessário; TEP: tromboembolismo pulmonar; VCI: veia cava inferior; VD: ventrículo direito; POCUS: ultrassom *point of care*.

LITERATURA RECOMENDADA

1. Ait-Oufella H, et al. Intensive Care Medicine. 2011;37:801-7.
2. Brown III CA, Sakles JC, Mick NW. Manual de Walls para o manejo de via aérea na Emergência. 5. ed. São Paulo: Artmed; 2019.
3. Cardenas-Garcia J, Schaub KF, Belchikov YG, Narasimhan M, Koenig SJ, Mayo PH. Peripheral administration of VM. J Hosp Med. 2015;9;581-5.
4. Cavallaro F, Sandroni C, Marano C, et al. Diagnostic accuracy of passive leg raising for prediction of fluid responsiveness in adults: systematic review and meta-analysis of clinical studies. Intensive Care Med. 2010;36:1475-83.
5. De Backer D, Biston P, Devriendt J, Madl C, Chochrad D, Aldecoa C, et al., SOAP II Investigators. Comparison of dopamine and norepinephrine in the treatment of shock. N Engl J Med. 2010;362(9):779.
6. Grissom CK, Morris AH, Lanken PN, et al. Association of physical examination with pulmonary artery catheter parameters in acute lung injury. Crit Care Med. 2009;37:2720-6.
7. Kheng CP, Rahman NH. The use of end-tidal carbon dioxide monitoring in patients with hypotension in the emergency department. Int J Emerg Med. 2012;5(1):31.
8. Marx J, Hockberger R, Walls R. In: Rosen's emergency medicine, concepts and clinical practice. 9.ed. Philadelphia, PA: Elsevier; 2018.
9. Myburgh JA, Mythen MG. Resuscitation fluids. N Engl J Med. 2013;369:1243-51.
10. Vincent JL, et al. Clinical review: Circulatory shock – an update: a tribute to Professor Max Harry Weil. Critical Care. 2012,16:239.
11. Weil MH, Shubin H. Proposed reclassification of shock states with special reference to distributive defects. Adv Exp Med Biol. 1971;23:13-23.

10 Sepse

Lucas de Moraes Soler
Júlio César Garcia de Alencar
Heraldo Possolo de Souza

PONTOS IMPORTANTES

- Sepse é uma síndrome definida como resposta inflamatória desregulada a uma infecção, levando a disfunção no funcionamento de órgãos e sistemas.
- Sepse ocorre quando a liberação de mediadores pró-inflamatórios em resposta a uma infecção excede os limites do local da infecção, levando a uma resposta inflamatória sistêmica e generalizada, que acarreta lesão celular e disfunção orgânica.
- A sepse tem taxa de mortalidade de 55% nos pacientes acometidos pela síndrome em unidades de terapia intensiva no Brasil.
- O diagnóstico de sepse é feito quando há infecção presumida ou confirmada e aumento de 2 ou mais pontos no escore SOFA (*Sequential Sepsis-related Organ Failure Assessment*).
- No departamento de emergência, a necessidade de exames complementares para o estabelecimento do diagnóstico, associado ao benefício de tratamento precoce, torna necessária a instituição de ferramentas utilizando parâmetros clínicos para o rastreio de pacientes com sepse.
- O tratamento da sepse deve ser realizado em duas frentes: tratamento da infecção e terapia de suporte às disfunções orgânicas.
- A antibioticoterapia deve ser iniciada precocemente, idealmente na primeira hora após a identificação da sepse, e direcionada para o foco suspeito da infecção.

INTRODUÇÃO E DEFINIÇÕES

Sepse é uma síndrome clínica caracterizada por alterações biológicas, fisiológicas e bioquímicas no hospedeiro, culminando em disfunção no funcionamento de órgãos e sistemas, secundária à resposta inflamatória desregulada a uma infecção.

Diferentemente do antigo conceito de infecção generalizada, entende-se atualmente que o foco da infecção pode estar localizado em apenas um órgão, como o pulmão; no entanto, é a resposta do organismo para combater o agente infeccioso que provoca uma resposta inflamatória sistêmica descontrolada, não regulada e autossustentável responsável pela lesão celular e disfunções orgânicas atribuídas à sepse. Aceita-se ainda que a sepse faz parte de um *continuum* de gravidade, que se inicia na infecção não complicada, perpassa a sepse, o choque séptico e culmina na síndrome de disfunção de múltiplos órgãos (SDMOS) e morte.

Os critérios diagnósticos de sepse têm evoluído com o passar dos anos:

- Bone et al. (1992) definiram sepse como resposta inflamatória sistêmica (Tabela 1) causada por infecção.
- Singer et al. (2016), com o Sepse 3.0, definiram sepse como a presença de infecção suspeita ou confirmada associada com elevação aguda no

▷ **TABELA 1** Critérios de resposta inflamatória sistêmica

Critérios	Valor
Temperatura	> 38 ou < 36°C
Frequência cardíaca	> 90 bpm
Frequência respiratória	> 20 irpm (ou $PaCO_2$ < 32 mmHg)
Leucócitos	> 12.000, < 4.000 ou > 10% de formas jovens

A definição de resposta inflamatória sistêmica exigia a presença de 2 ou mais dos critérios acima.

escore SOFA (Tabela 2) de 2 pontos ou mais (assume-se escore 0 em pacientes sem disfunção orgânica preexistente conhecida).

A incidência de sepse nas unidades de terapia intensiva (UTIs) do Brasil é de 36 por 1.000 pacientes/dia com mortalidade de cerca de 55% dos acometidos. A sepse é uma das principais causas de mortalidade hospitalar tardia no país, superando infarto agudo do miocárdio e câncer. Em amostra de seis hospitais universitários norte-americanos, entre 2017 e 2018, a mortalidade de sepse foi de 53%, sendo a principal causa imediata de morte na população estudada (35% dos pacientes).

Fatores de risco para pior evolução incluem extremos de idade, doenças imunossupressoras, câncer, medicamentos imunossupressores, diabetes, abuso de álcool, cateteres venosos ou outras condições que envolvam integridade cutânea.

A incidência de sepse está aumentando no mundo. As possíveis razões para esse aumento provavelmente incluem:

- Maior número de pacientes convivendo com imunossupressão (pacientes transplantados, em programas de quimioterapia, ou convivendo com o HIV/AIDS).
- Desenvolvimento de microrganismos multirresistentes.
- Aumento da expectativa de vida da população (pacientes com mais de 65 anos representam 60 a 85% dos casos).

O impacto da sepse se estende para além da internação: a síndrome é associada com declínio cognitivo e funcional novos e persistentes em idosos, redução da capacidade dos sobreviventes de viverem sozinhos e aumento do risco de doenças psiquiátricas em sobreviventes e seus familiares.

ETIOLOGIA E FISIOPATOLOGIA

A causa mais comum de sepse é pneumonia. Estima-se que até 48% dos pacientes internados com diagnóstico de pneumonia evoluem com sepse. Além do pulmão (que representa 63,5% dos casos de sepse), outros focos são: abdome (19,6%), corrente sanguí-

▷ **TABELA 2** Escore SOFA

Sistema	Escore				
	0	1	2	3	4
Respiratório PaO_2/FiO_2 mmHg	≥ 400	< 400	< 300	< 200	< 100
Hematológico Plaquetas/uL	≥ 150.000	< 150.000	< 100.000	< 50.000	< 20.000
Hepático Bilirrubinas mg/dL	< 1,2	1,2-1,9	2,0-5,9	6,0-11,9	> 12
Cardiovascular µg/kg/min	PAM ≥ 70	PAM < 70	Dopamina < 5 ou dobutamina	Dopamina 5,1-15 ou noradrenalina ou adrenalina ≤ 0,1	Dopamina > 15 ou noradrenalina ou adrenalina > 0,1
Sistema nervoso central Escala de coma de Glasgow	15	13-14	10-12	6-9	< 6
Renal Creatinina mg/dL Débito urinário mL/dia	< 1,2	1,2-1,9	2,0-3,4	3,5-4,9 < 500	> 5,0 < 200

FiO_2: fração inspiratória de oxigênio; PAM: pressão arterial média; PaO_2: pressão arterial de oxigênio.

nea (15,1%), trato urinário (14,3%), pele (6,6%), relacionados ao uso de cateter (4,7%) e sistema nervoso central (2,9%). A porcentagem total de casos é maior que cem por cento, tendo em vista que muitos pacientes apresentam mais de um sítio de infecção.

A sepse pode ter origem na comunidade, no ambiente hospitalar (nosocomial) ou associada a cuidados de saúde. Cerca de 80% dos casos de sepse são da comunidade.

O estudo SOAP (*Sepsis Occurrence In Acutely Ill Patients*) relatou uma prevalência quase igual de infecções bacterianas Gram-positivas e Gram-negativas nos pacientes com sepse. Os microrganismos mais frequentemente identificados são: *Staphylococcus aureus, Pseudomonas e Escherichia coli.*

A Tabela 3 apresenta as principais etiologias de sepse e suas manifestações.

Infecção acontece quando um microrganismo patogênico invade um local estéril do corpo do hospedeiro. A resposta do hospedeiro à infecção é iniciada quando as células imunes inatas, particularmente os macrófagos, reconhecem e se ligam aos componentes microbianos, iniciando uma série de etapas que resultam na fagocitose e morte do invasor e fagocitose de detritos do tecido lesionado. Esse processo produz e libera uma gama de citocinas pró-inflamatórias pelos macrófagos, levando ao recrutamento de células inflamatórias adicionais. Essa resposta é altamente regulada por um equilíbrio de mediadores pró-inflamatórios e anti-inflamatórios. A resposta local do hospedeiro é geralmente suficiente para resolver o processo infeccioso. O resultado final é a reparação e a cicatrização dos tecidos.

A sepse ocorre quando a liberação de mediadores pró-inflamatórios em resposta a uma infecção excede os limites do ambiente local, levando a uma resposta generalizada. A causa da generalização é provavelmente multifatorial, envolve o agente infeccioso e o hospedeiro, e pode incluir:

- O efeito direto dos microrganismos invasores ou de seus produtos tóxicos, por exemplo, componentes da parede celular bacteriana (endotoxina, peptideoglicano e ácido lipoteicoico), toxinas bacterianas (enterotoxina estafilocócica B, exotoxina A de *Pseudomonas* e proteína M de estreptococos hemolíticos do grupo A).
- A liberação de grande quantidade de mediadores pró-inflamatórios, que incluem o fator de necrose tumoral alfa (TNFalfa) e interleucina-1 (IL-1).
- A ativação do sistema complemento.
- Suscetibilidade genética individual ao desenvolvimento de sepse.

Sepse, portanto, pode ser definida como uma inflamação intravascular descontrolada, não regulada e autossustentável que pode levar a lesão celular. Lesão celular é o mecanismo precursor da disfunção orgânica na sepse. Os mecanismos propostos para explicar a lesão celular incluem:

- Isquemia tecidual: oxigênio insuficiente para suprir as demandas metabólicas de um tecido inflamado.
- Lesão citopática: lesão celular direta, principalmente secundária a disfunção mitocondrial por mediadores pró-inflamatórios e aumento de indução de apoptose.

Os mediadores inflamatórios na sepse também estão implicados no desenvolvimento de coagulação intravascular disseminada, caracterizada por microtromboses e hemorragias, complicadores do processo inflamatório (Figura 1).

▷ **TABELA 3** Etiologias de sepse e manifestações clínicas

Infecção de vias aéreas superiores Odinofagia, hiperemia faríngea com exsudato purulento, linfadenomegalia	Tosse com expectoração purulenta, dor torácica ventilatório-dependente (pleurítica) e crepitação localizada
Pneumonia	Tosse, dispneia, expectoração purulenta
Infecção de trato gastrointestinal	Dor abdominal, diarreia, presença de sangue e pus nas fezes, distensão abdominal, vômitos
Infecção de cateteres e dispositivos	Tunelite, saída de secreção purulenta ostial
Infecção de trato urinário	Disúria, urgência miccional, dor suprapúbica, dor em flancos
Infecção de pele e partes moles	Hiperemia e dor local, saída de secreção purulenta, linfadenomegalia
Infecção de articulações	Hiperemia e dor local, bloqueio articular
Infecção de sítio cirúrgico	Hiperemia de ferida operatória, saída de secreção purulenta
Meningite	Sinais de irritação meníngea

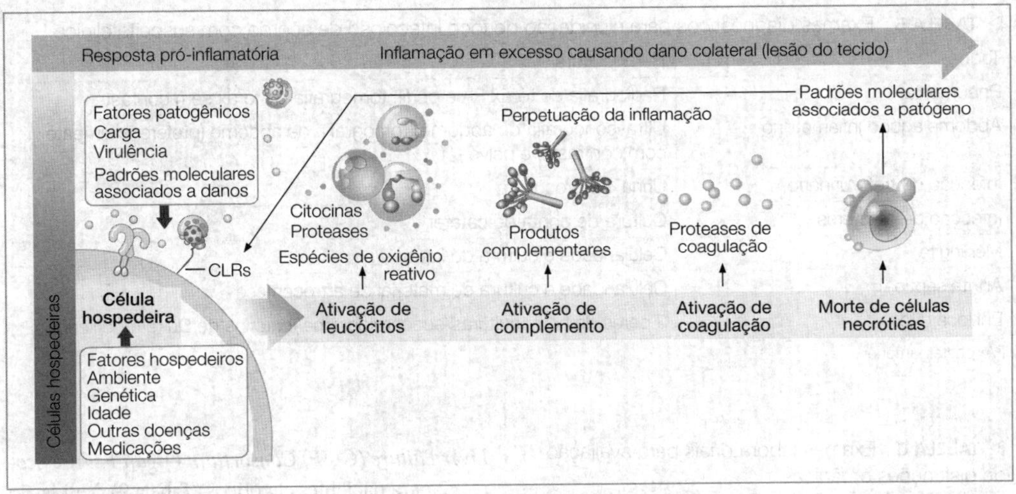

▷ **FIGURA 1**

ACHADOS CLÍNICOS

O paciente séptico pode se apresentar no departamento de emergência (DE) com sinais e sintomas relacionados à infecção (Tabela 3), à resposta inflamatória sistêmica (Tabela 1) ou à disfunção ou falência orgânica (Tabela 2).

Ao exame físico, pode se encontrar febre, taquicardia e taquipneia. Hipotensão, diminuição do tempo de enchimento capilar, livedo ou cianose podem indicar choque (Tabela 4).

Choque séptico, definido como disfunção hemodinâmica e metabólica associada a sepse, deve ser identificado precocemente e tratado de forma agressiva, pela mortalidade atribuída ao processo.

Sinais de disfunção orgânica (insuficiência respiratória, renal e hepática), assim como o choque, são indicativos de maior gravidade.

▷ **TABELA 4** Sinais de choque

▪ Pele fria, pálida e pegajosa
▪ Aumento do tempo de enchimento capilar
▪ Livedo
▪ Cianose de extremidades
▪ Estado mental alterado
▪ Redução do débito urinário
▪ Hipotensão arterial

Achados adicionais como estado mental alterado (rebaixamento ou agitação) e íleo metabólico também podem estar presentes.

Em alguns pacientes, tais achados podem ser modificados por doenças ou medicações preexistentes, por exemplo, pacientes idosos e usuários de betabloqueadores podem não exibir taquicardia. Por outro lado, pacientes mais jovens frequentemente desenvolvem taquicardia grave e prolongada e não se tornam hipotensos até que ocorra descompensação grave, muitas vezes repentina. Pacientes com hipertensão crônica podem desenvolver hipoperfusão crítica com uma pressão arterial mais elevada do que pacientes previamente saudáveis.

EXAMES COMPLEMENTARES

Da mesma forma que a anamnese e o exame físico, os achados laboratoriais são pouco específicos, e geralmente estão associados à etiologia da sepse, resposta inflamatória sistêmica ou disfunção orgânica. Por outro lado, os exames laboratoriais e radiológicos são importantes para determinar o foco infeccioso (Tabela 5) e para diagnóstico da síndrome de sepse a partir da comprovação de disfunção orgânica (Tabela 6).

A solicitação de exames deve ser realizada de maneira racional e orientada pela suspeição clínica.

▷ **TABELA 5** Exames diagnósticos para elucidação de foco infeccioso de acordo com suspeita clínica

Todos	Hemocultura
Pneumonia	Radiografia de tórax PA e perfil, tomografia de tórax sem contaste
Abdome agudo inflamatório	Ultrassonografia de abdome, tomografia de abdome (preferencialmente com contraste) e pelve
Infecção de trato urinário	Urina 1 e urocultura
Infecção de cateteres	Cultura de ponta de cateter
Meningite	Celularidade e cultura do liquor
Artrite séptica	Celularidade e cultura de material de artrocentese
Endocardite	3 pares de hemoculturas/ecocardiograma (critérios de Duke modificados)

PA: posteroanterior.

▷ **TABELA 6** Exames laboratoriais para avaliação de disfunções orgânicas

Respiratória	Gasometria arterial
Hepática	Bilirrubinas total e frações
Renal	Creatinina
Hematológica	Contagem de plaquetas
Metabólica	Lactato

Dois pares de hemoculturas (meios de cultura para anaeróbio e aeróbio) colhidos de dois sítios diferentes devem ser solicitados para todos os pacientes com suspeita de sepse, preferencialmente antes da administração de antibióticos (a positividade de hemoculturas colhidas após a administração de antibióticos cai de 31 para 19%), desde que não haja atraso nessa administração.

A ultrassonografia *point-of-care* (USPOC) tem ganhado importância na sepse, pois pode indicar o diagnóstico etiológico (pneumonia, pielonefrite, apendicite etc.), presença de complicações (disfunção miocárdica) e orientar o tratamento (reposição volêmica).

DIAGNÓSTICO

O diagnóstico de sepse é feito quando há aumento de 2 ou mais pontos no escore SOFA, *Sequential Sepsis-related Organ Failure Assessment* (Tabelas 2 e 7).

Critérios diagnósticos de sepse para populações específicas estão sendo propostos, como o Sepse Escore em Obstetrícia ≥ 6 (Tabela 8) e o *Chronic Liver Failure (CLIF) Consortium Organ Failure Score* ≥ 2 para pacientes cirróticos (Tabela 9). Validação adicional desses escores é necessária antes que possam ser utilizados rotineiramente.

Devido ao benefício do tratamento precoce na sepse, ferramentas têm sido estudadas para triagem de pacientes com tal condição no departamento de emergência, por exemplo:

- SIRS (Tabela 1) ≥ 2 pontos: apresenta alta sensibilidade, mas baixa especificidade para o diagnóstico de sepse no DE.
- qSOFA (Tabela 10) ≥ 2: apresenta baixa sensibilidade, mas alta especificidade para o diagnóstico de sepse. Pela baixa sensibilidade, esse critério não é recomendado para a triagem de sepse no DE.
- NEWS (Tabela 11) ≥ 4: apresenta melhor acurária para sepse no DE (AUC 0,91) com sensibilidade comparável à do SIRS e especificidade comparável à do qSOFA. O escore NEWS é utilizado atualmente no departamento de emergência do HC-FMUSP para a triagem de pacientes com suspeita de sepse.

▷ **TABELA 7** Critérios diagnósticos na sepse

Sepse	Infecção suspeita ou confirmada + aumento ≥ 2 pontos no SOFA
Choque séptico	Necessidade de vasopressor para PAM ≥ 65 mmHg + lactato > 2 mmol/L (18 mg/dL) na ausência de hipovolemia

PAM: pressão arterial média; SOFA: *Sequential Sepsis-related Organ Failure Assessment*.

▷ **TABELA 8** Sepse Escore em Obstetrícia

Variável	Valor anormal alto				Normal	Valor anormal baixo			
Escore	+4	+3	+2	+1	0	+1	+2	+3	+4
Temperatura (°C)	> 40,9	39-40,9		38,5-38,9	36-38,4	34-35,9	32-33,9	30-31,9	< 30
Pressão arterial sistólica (mmHg)					> 90		70-90		< 70
Frequência cardíaca (bpm)	> 179	150-179	130-149	120-129	≤ 119				
Frequência respiratória (irpm/min)	> 49	35-49		25-34	12-24	10-11	6-9		≤ 5
$SatO_2$ (%)					≥ 92	90-91		85-89	< 85
Leucócitos (/uL)	> 39,9		25-39,9	17-24,9	5,7-16,9	3-5,6	1-2,9		< 1
Formas jovens de neutrófilos (%)			≥ 10		< 10				
Lactato (mmol/L)			≥ 4		< 4				

▷ **TABELA 9** CLIF Score

	1	2	3
Bilirrubina	< 6	6-12	> 12
Creatinina	< 2,0	2,5-3,5	> 3,5 ou diálise
Encefalopatia (West-Haven)	0	1-2	3-4
INR	< 2,0	2,0-2,5	> 2,5
Pressão arterial média	> 70	< 70	Aminas
P/F ou Sat/FiO_2	> 300 ou 358	200-300 ou 214-357	< 200 ou < 214

▷ **TABELA 10** qSOFA

Sistema	Escore
Frequência respiratória ≥ 22/min	1
Alteração do nível de consciência	1
Pressão arterial sistólica ≤ 100 mmHg	1

▷ **TABELA 11** Escore NEWS

Parâmetro fisiológico	3	2	1	0	1	2	3
FR	≤ 8		9-11	12-20		21-24	≥ 25
Saturação O_2	≤ 91	93-93	94-95	≥ 96			
O_2 suplementar		Sim		Não			
Temperatura	≤ 35,0		35,1-36,0	36,1-38,0	38,1-39,0	≥ 39,1	
PA sistólica	≤ 90	91-100	101-110	111-219			≥ 220
FC	≤ 40		41-50	51-90	91-110	111-130	≥ 131
Nível de consciência				A			V, D ou I

A: alerta; FC: frequência cardíaca; FR: frequência respiratória; PA: pressão arterial; V, D, I: reage a estímulo verbal, doloroso ou irresponsivo.

TRATAMENTO

Os objetivos do cuidado inicial do paciente com quadro séptico estão descritos na Tabela 12.

▷ **TABELA 12** Objetivos de cuidado do paciente séptico

▪ Estabilização do paciente crítico
▪ Identificação de pacientes com sepse possível
▪ Diagnóstico precoce da sepse
▪ Coleta de culturas
▪ Antibioticoterapia precoce e adequada
▪ Suporte às disfunções orgânicas
▪ Transferência para unidade de internação ou unidade de terapia intensiva

Estabilização do paciente crítico

A avaliação inicial e a estabilização imediata do paciente crítico são prioridades no atendimento ao paciente séptico.

Embora a literatura seja escassa, recomendamos suplementação de oxigênio com alvo de SatO2 ≥ 94%. Intubação orotraqueal e ventilação mecânica invasiva devem ser consideradas em pacientes com rebaixamento de nível de consciência incapazes de proteger via aérea, em pacientes com hipoxemia refratária a suplementação não invasiva de oxigênio e em pacientes com esforço ventilatório.

Acesso venoso periférico deve ser estabelecido imediatamente após a apresentação do paciente séptico no departamento de emergência. A inserção de um cateter venoso central (CVC) não deve atrasar a infusão de volume, antibioticoterapia e drogas vasoativas quando necessário, que podem ser iniciados em acesso periférico, embora a maioria dos pacientes com quadro de choque séptico necessite de CVC durante sua internação.

Antimicrobianos

Recomendamos que a antibioticoterapia seja iniciada precocemente no paciente com sepse, preferencialmente em até 1 h da apresentação do paciente no DE. No entanto, o benefício da administração precoce de antibióticos em pacientes com sepse é controverso e tem sido alvo de estudo nos últimos anos.

- O estudo PHANTASi (Lancet, 2018) randomizou 2.698 pacientes para receber ou não antibioticoterapia no serviço pré-hospitalar e não demonstrou benefício em mortalidade.
- Seymour et al. (2017) avaliaram retrospectivamente 49.331 pacientes em 149 hospitais e concluíram que o atraso na administração de antibióticos estava relacionado ao aumento da mortalidade (Figura 2).
- Liu et al. (2017) analisaram 35.000 pacientes e demonstraram aumento da mortalidade absoluta associada ao atraso na administração de antibióticos de 0,3% por hora para sepse e 1,8% por hora para choque séptico, com o aumento progressivo de mortalidade relacionado com o tempo de atraso na infusão.

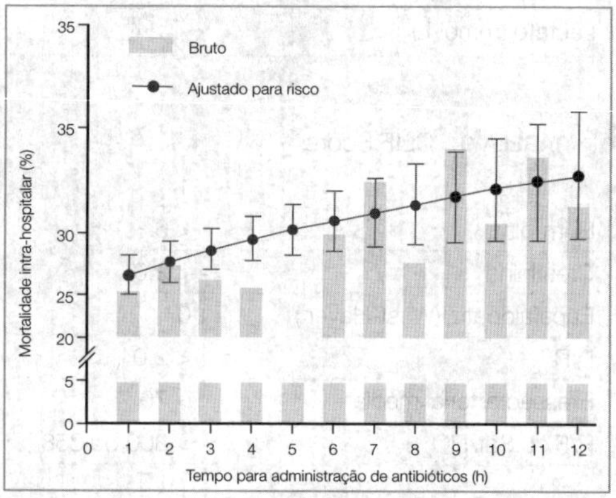

▷ **FIGURA 2** Relação entre tempo de administração de antibiótico e mortalidade intra-hospitalar.

Já o benefício da antibioticoterapia precoce no choque séptico está consolidado na literatura desde o estudo de Kumar et al. (2006), que concluiu que há diminuição da chance de sobrevivência do paciente na ordem de 7,6% a cada hora de atraso no antibiótico.

A escolha dos antimicrobianos, embora empírica, pode ser complexa e deve ser personalizada para o paciente (Tabela 13).

Sugere-se que a antibioticoterapia seja direcionada para o foco suspeito de infecção. Há recomendação de que a escolha inicial seja por droga ou associação de amplo espectro. Considerando os agentes mais comumente causadores de sepse, são: *Staphylococcus aureus*, *Escherichia coli*, *Pseudomo-*

▷ **TABELA 13** Fatores que influenciam na escolha de antimicrobianos

▪ Foco de infecção
▪ Uso prévio de antibióticos
▪ Internação recente ou uso de serviços de saúde
▪ Comorbidades e imunodepressão
▪ Dispositivos invasivos
▪ Padrões de resistência locais

nas aeruginosa, Klebsiella pneumoniae e *Streptococcus pneumoniae* (Tabela 14).

Ressaltamos a diferença entre antibióticos de amplo espectro (como a ceftriaxona) e antibióticos indicados para bactérias com perfis específicos de resistência (p. ex., meropenem ou polimixina).

O espectro de antibióticos deve sempre ser reduzido quando os patógenos tiverem sido isolados e as sensibilidades estabelecidas.

A administração rotineira de terapia antifúngica empírica não é justificada em pacientes não neutropênicos. Os principais fatores de risco para infecção fúngica são cirurgia recente, nutrição parenteral, tratamento antimicrobiano ou hospitalização prolongados, quimioterapia, transplante, insuficiência renal ou hepática crônica, diabetes, dispositivos vasculares, choque séptico ou colonização prévia por *Candida* spp. Mesmo nesse perfil de pacientes, o uso de antifúngicos empíricos não direcionados por culturas não parece reduzir mortalidade. Em pacientes neutropênicos ou com forte suspeita de *Candida* ou de *Aspergillus*, equinocandinas (para *Candida*) ou voriconazol (para *Aspergillus*) são medicações de escolha.

Ressuscitação volêmica

Em pacientes sépticos com sinais de má perfusão (Tabela 4) é recomendada a reposição volêmica inicial com 30 mL/kg de peso de solução cristaloide (solução fisiológica ou ringer lactato, por exemplo) iniciada em até 1 h da apresentação do paciente e terminada nas primeiras três horas.

Essa abordagem é baseada nos estudos ProCESS (2014), ARISE (2014) e ProMISE (2015), que não demonstraram diferença na mortalidade de pacientes quando foram administrados volumes de 2-3 litros em comparação com volumes maiores do que 3-5 litros nas primeiras 3 horas.

A ressuscitação volêmica deve ser administrada em *bolus*, em infusão rápida, por exemplo, 500 mL aberto. Idealmente, a responsividade do paciente à terapia fluida deveria ser avaliada antes de cada infusão. Assumimos como fluidorrespondedor o paciente que apresenta aumento de 15% do débito cardíaco (medido ao ecocardiograma, p. ex.) com a manobra de elevação passiva das pernas (Figura 3).

Na impossibilidade de avaliação de fluidorresponsividade, devido à dificuldade na realização de tal manobra, sugerimos que a resposta clínico-he-

▷ **TABELA 14** Antibióticos de escolha em pacientes sépticos com infecção de comunidade

Foco da infecção	Microrganismo suspeito	Esquema sugerido	Duração
Pneumonia adquirida na comunidade	*Streptococcus pneumoniae*, atípicos	Ceftriaxona 2 g IV 1x/dia + azitromicina 500 mg IV 1x/dia	5-7 dias . Novos estudos têm demonstrado eficácia com apenas 3-5 dias de tratamento
Abdome agudo inflamatório	*E. coli*, enterobactérias	Piperacilina + tazobactam 4,5 g IV dose de ataque; após 4 h da primeira dose, 3,375 mg 8/8 h Regime alternativo: ceftriaxone 2 g IV 1x/dia + metronidazol 1 g dose de ataque e após 1 g IV 12/12 h	Avaliar necessidade de intervenção cirúrgica
Infecção de trato urinário	*E. coli, K. pneumoniae*	Ciprofloxacino 500 mg IV 12/12 h	5-7 dias
Meningite	*N. meningitidis, S. pneumoniae*	Ceftriaxona 2 g IV 12/12 h +/– ampicilina 2 g IV 4/4 h	7-14 dias
Fasceíte necrotizante	Polimicrobiana	Meropenem 2 g IV 12/12 h + vancomicina 1 g IV 12/12 h	Avaliar necessidade de intervenção cirúrgica
Infecção de cateter de diálise	*S. aureus, P. aeruginosa*	Ceftazidima 2 g IV + vancomicina 1 g IV após sessão de hemodiálise	7-21 dias a depender da etiologia e do quadro clínico (infecção do orifício de saída/tunelite)

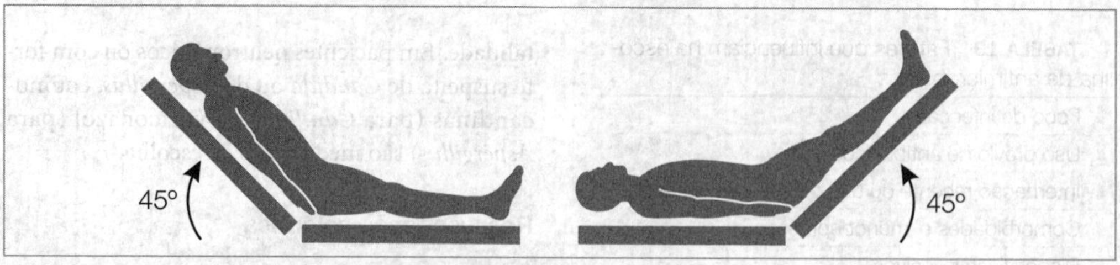

▷ **FIGURA 3** Manobra de elevação passiva das pernas.

modinâmica e a presença ou ausência de congestão pulmonar sejam avaliadas antes e após cada *bolus*.

Embora o lactato não seja um marcador direto de perfusão tecidual, ele tem sido repetidamente descrito como um marcador substituto de desfechos adversos. Assim, quando maior do que 2 mmol/L (> 18 mg/dL) na admissão do paciente, sugerimos uma segunda dosagem 2-4 h após o início da ressuscitação volêmica, como avaliador de medidas já implantadas e indicador prognóstico.

Evidências de estudos randomizados e metanálises não demonstraram diferença convincente em relação a mortalidade, disfunção orgânica ou tempo de internação hospitalar e em UTI entre pacientes que usaram soluções de albumina ou soluções cristaloides no tratamento de sepse ou choque séptico. Pela custo-efetividade, sugerimos soluções cristaloides como primeira escolha.

Entre as soluções cristaloides, há um crescente interesse no uso das soluções cristaloides balanceadas, como o ringer lactato, e algumas evidências sugerem que uma estratégia de ressuscitação restritiva ao cloreto está associada à redução da incidência tanto de injúria renal aguda quanto da necessidade de terapia renal substitutiva, embora ainda precisemos de mais estudos antes de abandonar o uso de solução fisiológica no DE. Ressaltamos que o ringer lactato, de forma geral, não aumenta o lactato sérico do paciente.

Soluções de amido aumentaram a mortalidade e a necessidade de terapia substitutiva renal em pacientes com choque séptico em comparação com cristaloides e devem ser evitadas.

Embora controversa, a infusão de bicarbonato de sódio em pacientes com acidose láctica não é isenta de riscos, e só deve ser realizada em pacientes com acidose metabólica grave (pH < 7,1 e BIC < 7 mEq/L). Sugerimos que seja feita com bicarbonato de sódio 8,4% em *bolus* de 1-2 mEq/kg peso corporal, diluído em solução glicosada (SG 5% 850 mL + $NaHCO_3$ 8,4% 150 mL). Eletrólitos (principalmente cálcio iônico) e nova gasometria devem ser solicitados após 30-60 minutos da infusão.

Drogas vasoativas

O alvo de pressão arterial média (PAM) em pacientes em choque séptico é de 65 mmHg; se necessário, drogas vasoativas estão indicadas. Pacientes hipertensos crônicos possivelmente se beneficiam de manter PAM entre 80-85 mmHg.

A droga vasopressora preferencial é a noradrenalina. A Tabela 15 apresenta as principais drogas vasoativas no choque séptico.

▷ **TABELA 15** Drogas vasoativas no choque séptico

Noradrenalina	Dose: 0,05-2 μg/kg/min
	Diluição sugerida: bitartarato de norepinefrina (1 ampola = 4 mg/4 mL) ou hemitartarato de norepinefrina (1 ampola = 8 mg/4 mL) 4 ampolas + 234 mL SF ou SG 5% – 1 mL/h corresponde a aproximadamente 1 μg/min
Adrenalina	Dose: 1-20 μg/min
	Diluição sugerida: adrenalina (1 ampola = 1 mg/1mL) 6 ampolas + 94 mL SF – 1 mL/h corresponde a aproximadamente 1 μg/min
Vasopressina	Dose: 0,01-0,04 U/min
	Diluição sugerida: vasopressina (1 ampola: 20 U/1 mL) + 100 mL SF – vazão 3-12 mL/h
Dobutamina	Dose: 2-20 μg/kg/min
	Diluição sugerida: dobutamina (1 ampola = 250 mg/20 mL) 4 ampolas + 170 mL SF – 1 mL/h corresponde a aproximadamente 1 μg/kg/min em paciente de 60 kg

A instituição de noradrenalina precoce, assim que diagnosticada a síndrome de choque, ainda durante a ressuscitação volêmica, demonstrou controle mais rápido do choque no estudo CENSER (2019).

- Garcia et al. (2015), em estudo com 734 pacientes, demonstraram segurança em utilizar noradrenalina em acesso venoso periférico, em extremidade superior, com acesso 18-20G. Ressaltamos a necessidade de validação dessa prática para os departamentos de emergência brasileiros.

A adição de uma segunda ou terceira droga à norepinefrina pode ser necessária (p. ex., epinefrina, dobutamina ou vasopressina), com dados controversos para auxiliar na seleção do agente. Embora as principais diretrizes sugiram vasopressina (até 0,04 unidade/minuto para reduzir a dose de norepinefrina), a prática varia consideravelmente.

Nguyen (2017) comparou retrospectivamente 234 pacientes com choque séptico; entre os vários agentes vasopressores adicionados à norepinefrina (dobutamina, dopamina, fenilefrina e vasopressina), o suporte inotrópico com dobutamina foi associado a uma menor mortalidade. Nesse estudo, o risco relativo de mortalidade foi 55,8% menor em pacientes que receberam dobutamina *versus* vasopressina, $P < 0,01$.

Suporte adicional

O uso de corticosteroides em pacientes com choque séptico permanece controverso e não há dados convincentes para indicar ou contraindicar o uso rotineiro.

- O estudo ADRENAL (NJEM, 2018) randomizou 3.800 pacientes que estavam em ventilação mecânica ou em uso de vasopressores por pelo menos 4 horas para receber placebo ou hidrocortisona 200 mg/dia por 7 dias. A hidrocortisona levou a resolução mais rápida do choque (3 vs. 4 dias), mas não melhorou a mortalidade em 28 ou 90 dias.
- O estudo APROCCHSS (NJEM, 2018) randomizou 1.241 pacientes em uso de vasopressores randomizados para receber placebo ou hidrocortisona (50 mg EV 6/6 h) mais fludrocortisona (50 µg/dia via sonda nasogástrica) durante 7 dias. Foi observada redução de mortalidade no grupo hidrocortisona/fludrocortisona aos 90 dias (43 vs. 49%), 180 dias (47 vs. 53%), alta da UTI (35% vs. 41%) e alta hospitalar (39% vs. 45%).

Transfusões de hemácias devem ser reservadas para pacientes com nível de hemoglobina ≤ 7 g/dL. As exceções incluem choque hemorrágico concomitante ou isquemia miocárdica ativa, que têm indicações específicas de hemotransfusão.

Caso seja necessário realizar intubação traqueal em paciente em choque séptico, evitar drogas cardiodepressoras ou hipotensoras como o midazolam, o fentanil e o propofol para indução em sequência rápida. Quetamina e etomidato são boas opções. Existe preocupação com etomidato e disfunção adrenal em pacientes críticos. No entanto, não existem evidências que demonstrem que dose única de etomidato cause insuficiência adrenal clinicamente significativa.

Em pacientes em ventilação mecânica, considera-se ventilação protetora.

Em pacientes com injúria renal induzida pela sepse, o início do suporte renal agudo (SRA) deve ser discutido com o nefrologista.

- Payen et al. (2009) randomizaram 76 pacientes sépticos e demonstraram que diálise ultraprecoce (primeiras 24 h da admissão) vs. manejo conservador não apresentou benefício e foi associada a aumento do escore SOFA. O estudo foi interrompido na análise interina.
- Gaudry et al. (2016) randomizaram 620 pacientes, sendo 80% sépticos, para diálise precoce (em até 6 h após IRA AKIN 3) vs. diálise tardia (indicada apenas um dos seguintes: K > 6 mmol/L ou K > 5,5 mmol/L após medidas clínicas, pH < 7,15 em contexto de acidose metabólica, BUN > 112 mg/dL, edema agudo de pulmão ou anúria > 72 h). Esse estudo também não demonstrou benefício de diálise precoce.

Se SRA estiver indicado, Sun et al. (2014) demonstraram que pacientes submetidos a terapias contínuas apresentaram melhores taxas de recuperação renal. Além disso, terapias contínuas apresentam maior adequação e facilidade de manejo volêmico em pacientes com instabilidade hemodinâmica.

O controle glicêmico deve manter glicemia sérica < 180 mg/dL, se necessário com insulina de ação rápida, o que é compatível com as recomendações do estudo NICE-SUGAR (NJEM, 2009).

Profilaxia de tromboembolismo venoso (TEV) em pacientes com mobilidade reduzida com enoxaparina 40 mg SC 1x/dia ou heparina 5.000 U SC 3x/dia.

Profilaxia de úlcera gástrica, embora recomendada pela Campanha de Sobrevivência a Sepse, tem seu uso cada vez mais desencorajado em pacientes sépticos. Sasabuchi et al. (2016) demonstraram que o uso de profilaxia de úlcera de estresse em 15.651 pacientes sépticos em UTI não reduziu sangramentos de trato gastrointestinal com indicação de terapia endoscópica, ao passo que aumentou a incidência de pneumonia hospitalar. Assim, não recomendamos a prescrição de profilaxia de úlcera gástrica somente pela sepse.

Em pacientes que evoluem com síndrome de disfunção de múltiplos órgãos e refratariedade ao tratamento, deve ser feita a reavaliação de hipótese diagnóstica e plano terapêutico, além de se discutir terminalidade e cuidados paliativos.

SEGUIMENTO

A unidade de internação preferível para pacientes sépticos varia de acordo com as características individuais.

Pacientes com choque séptico ou em insuficiência respiratória com necessidade de vasopressores ou de ventilação mecânica necessitam de internação em UTI. Já pacientes sem choque e que respondem rapidamente à antibioticoterapia podem ser transferidos com segurança para leito de internação.

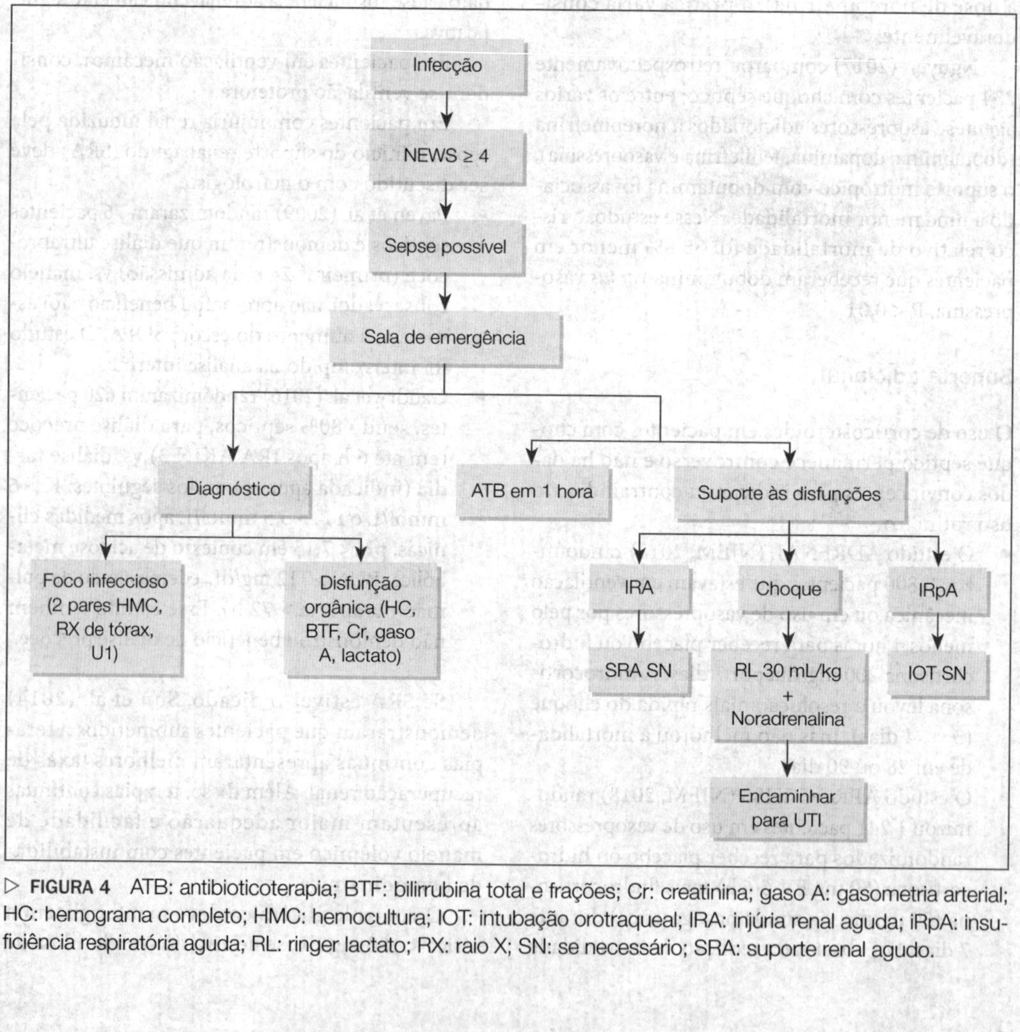

▷ **FIGURA 4** ATB: antibioticoterapia; BTF: bilirrubina total e frações; Cr: creatinina; gaso A: gasometria arterial; HC: hemograma completo; HMC: hemocultura; IOT: intubação orotraqueal; IRA: injúria renal aguda; iRpA: insuficiência respiratória aguda; RL: ringer lactato; RX: raio X; SN: se necessário; SRA: suporte renal agudo.

Pacientes limítrofes devem ter avaliação cuidadosa e o limiar para escolha de UTI deve ser baixo.

Valley et al. (2015) compararam pacientes maiores de 65 anos internados por pneumonia em leitos de UTI ou não UTI. Quando ajustados para a gravidade, a admissão em UTI foi associada com menor mortalidade em 30 dias (14,8% vs. 20,5%) sem diferenças significativas nos gastos intra-hospitalares.

LITERATURA RECOMENDADA

1. Albright CM, Has P, Rouse DJ, Hughes BL. Internal validation of the sepsis in obstetrics score to identify risk of morbidity from sepsis in pregnancy. Obstet Gynecol. 2017;130:747.
2. Andrews B, Semler MW, Muchemwa L, et al. Effect of an early resuscitation protocol on in-hospital mortality among adults with sepsis and hypotension: a randomized clinical trial. JAMA. 2017;318:1233.
3. Angus DC, Barnato AE, Bell D, et al. A systematic review and meta-analysis of early goal-directed therapy for septic shock: the ARISE, ProCESS and ProMISe Investigators. Intensive Care Med. 2015;41:1549.
4. Annane D, Renault A, Brun-Buisson C, et al. Hydrocortisone plus fludrocortisone for adults with septic shock. N Engl J Med. 2018;378:809.
5. ARISE Investigators, ANZICS Clinical Trials Group, Peake SL, et al. Goal-directed resuscitation for patients with early septic shock. N Engl J Med. 2014;371:1496.
6. Cecconi M, Evans L, Levy M, Rhode A. Sepsis and septic shock. Lancet. 2018 published online. 21 june 2018. S0140-6736(18):30696-2.
7. Haydar S, Spanier M, Weems P, et al. Comparison of QSOFA score and SIRS criteria as screening mechanisms for emergency department sepsis. Am J Emerg Med. 2017;35:1730.
8. Liu VX, Fielding-Singh V, Greene JD, et al. The timing of early antibiotics and hospital mortality in sepsis. Am J Respir Crit Care Med. 2017;196:856.
9. Mouncey PR, Osborn TM, Power GS, et al. Trial of early, goal-directed resuscitation for septic shock. N Engl J Med. 2015;372:1301.
10. Nguyen HB, Lu S, Possagnoli I, Stokes P. Comparative effectiveness of second vasoactive agents in septic shock refractory to norepinephrine. J Intensive Care Med. 2017;32:451.
11. PRISM Investigators. Early, goal-directed therapy for septic shock – a patient-level meta-analysis. N Engl J Med. 2017.
12. ProCESS Investigators, Yealy DM, Kellum JA, et al. A randomized trial of protocol-based care for early septic shock. N Engl J Med. 2014;370:1683.
13. Singer M, Deutschman CS, Seymour CW, et al. The Third International Consensus Definitions for Sepsis and Septic Shock (Sepsis-3). JAMA. 2016;315:801.
14. Valley TS, Sjoding MW, Ryan AM, et al. Association of intensive care unit admission with mortality among older patients with pneumonia. JAMA. 2015;314:1272.
15. Venkatesh B, Finfer S, Cohen J, et al. Adjunctive glucocorticoid therapy in patients with septic shock. N Engl J Med. 2018;378:797.
16. Vincent JL, Moreno R, Takala J, et al. The SOFA (Sepsis-related Organ Failure Assessment) score to describe organ dysfunction/failure. On behalf of the Working Group on Sepsis-Related Problems of the European Society of Intensive Care Medicine. Intensive Care Med. 1996;22:707.

11 Coma e rebaixamento do nível de consciência

Marcelo Calderaro
Adalberto Studart Neto
Getúlio Daré Rabello (*in memoriam*)
Rodrigo Antonio Brandão Neto

PONTOS IMPORTANTES

- Coma é causado por desordens que acometem o sistema reticular ativado no tronco cerebral ou que afetam ambos os hemisférios cerebrais.
- As principais etiologias de rebaixamento do nível de consciência são ocasionadas por doenças ou síndromes clínicas. Dessa forma, anamnese detalhada, exame físico cuidadoso (que inclui exame neurológico básico) e muitas vezes exames complementares básicos conseguem elucidar a causa do coma.
- As encefalopatias difusas geralmente são causadas por doenças clínicas.
- Por sua vez, as encefalopatias focais (quer supra, quer infratentoriais) geralmente são causadas por doenças intracranianas. Vale lembrar que exceções existem dos dois lados.
- As causas mais frequentes de coma no departamento de emergência são reversíveis, mas podem se tornar irreversíveis se não reconhecidas e tratadas de forma ágil e correta.
- Na abordagem inicial do paciente em coma, deve-se lembrar de que o ABCD primário e o secundário são prioritários. Rápida estabilização das funções vitais deve ser seguida de busca e tratamento das causas reversíveis.
- Não se deve esquecer-se da glicemia capilar (dextro) em todos os pacientes comatosos, tão logo eles deem entrada no departamento de emergência.
- Deve-se sempre atentar ao risco de precipitação de uma encefalopatia de Wernicke em pacientes com potencial deficiência de tiamina (etilistas crônicos, indivíduos que se encontram em situação pós-cirurgia bariátrica, portadores de doenças gástricas, indivíduos com vômitos incoercíveis e indivíduos com transtornos alimentares como anorexia nervosa).
- Se não houver uma causa imediatamente reversível para o coma (p. ex., hipoglicemia), proceder à intubação orotraqueal precocemente.
- Após a estabilização inicial e uma sumária avaliação neurológica, o médico que assiste o paciente com alteração de estado de consciência deve estar apto a reconhecer as situações de lesão difusa ou multifocal do sistema nervoso central (SNC) e a presença de encefalopatias focais, quer por lesões supratentoriais, quer por lesões infratentoriais.
- Lesões supratentoriais, embora possam comprometer o nível e o conteúdo de consciência, excepcionalmente levam a coma. Exceção a essa regra são pacientes com lesões com caráter hipertensivo e que gerem herniações (hérnia transtentorial central, lateral ou uncal e hérnia subfalcina). Lesões infratentoriais podem comprometer a consciência por ação direta sobre a formação reticular ativadora ascendente (FRAA) ou por compressão extrínseca às vias de consciência.

INTRODUÇÃO

Define-se consciência como um perfeito conhecimento de si próprio e do ambiente. Estados alterados de consciência são comuns na prática clínica e têm uma grande quantidade de etiologias, sendo, portanto, um diagnóstico sindrômico e não etiológico. No entanto, independentemente da etiologia, a presença de alteração de consciência é sempre indicativa de gravidade, pois traduz uma falência dos mecanismos de manutenção da consciência.

Inconsciência ou coma é um estado de ausência de perfeito conhecimento de si próprio e do meio ambiente, resultante de uma diversidade de etiologias e patologias. O paciente é completamente inconsciente e indiferente a estímulos externos, com exceção das respostas motoras, como abertura dos olhos.

ETIOLOGIA E FISIOPATOLOGIA

Dois componentes da consciência devem ser analisados:

- O nível (relacionado ao grau de alerta do indivíduo): depende de projeções para todo o córtex oriundas da formação reticular ativadora ascendente (FRAA), situada na porção posterior da transição pontomesencefálica (Figura 1).
- O conteúdo: relaciona-se basicamente à função do córtex cerebral, as chamadas funções nervosas superiores, sendo afetado por lesões restritas a essas estruturas.

Utilizando-se a tenda do cerebelo como um divisor anatômico, podem-se encontrar alterações de consciência em:

- Coma de causa estrutural (ou encefalopatias focais):
  - Infratentoriais, que acometem diretamente a FRAA (Figura 2A).
  - Supratentoriais (Figura 2B).
- Coma por encefalopatias difusas e/ou multifocais (Figura 3).

Uma observação importante: as encefalopatias difusas geralmente são causadas por doenças clínicas, como transtornos metabólicos e intoxicações agudas. Já nas encefalopatias focais (quer supra, quer infratentoriais), uma doença intracraniana é encontrada na maior parte das vezes. Exceções existem dos dois lados. Meningites, múltiplas metástases cerebrais, hemorragia subaracnóidea e hipertensão intracraniana podem levar a um quadro de encefalopatias difusas, ao passo que hipoglicemia e encefalopatias hepática e urêmica podem apresentar-se com sinais localizatórios, simulando uma encefalopatia focal (Tabela 1).

As situações neurológicas em que são observadas alterações dos estados de consciência são:

- Alterações de nível de consciência:
  - Coma.
  - Estado vegetativo persistente.
  - Estado mínimo de consciência.
  - Estados confusionais agudos.
  - Morte encefálica.
- Falsas alterações de nível de consciência:
  - Retirada psíquica.
  - Estado deseferentado ou *locked-in syndrome*.
  - Catatonia.

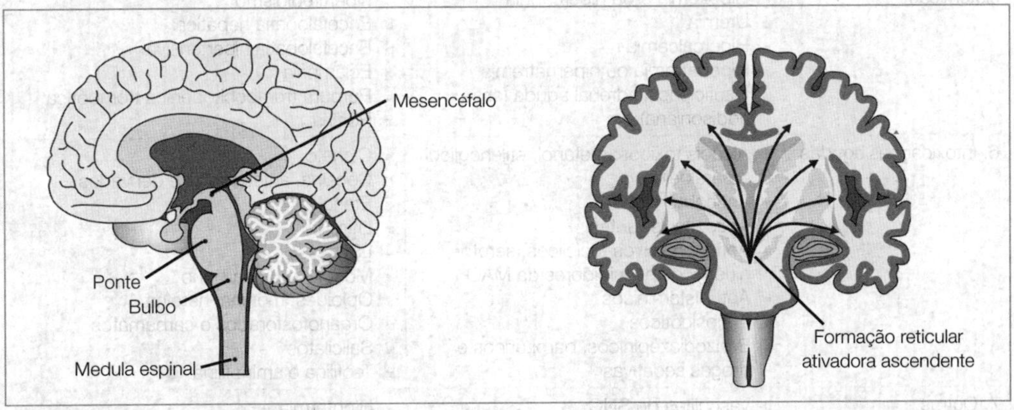

▷ **FIGURA 1** Bases anatômicas da vigília.

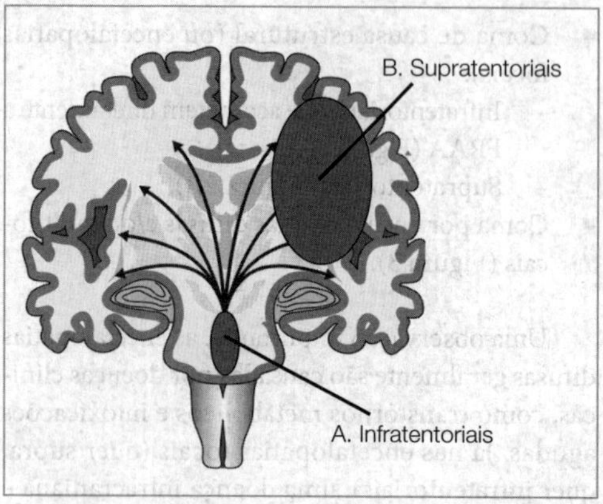

▷ **FIGURA 2** Lesões focais. Exemplos: tumores, hemorragia intraparenquimatosa, hematoma subdural ou epidural e abscesso cerebral, entre outros.

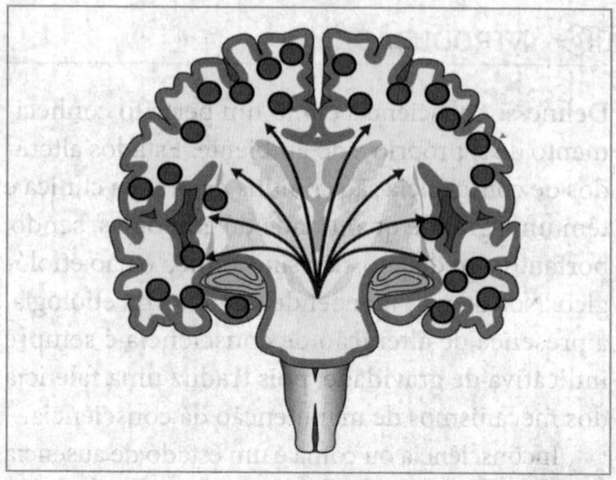

▷ **FIGURA 3** Lesão difusa ou multifocal. Exemplos: hipoglicemia, hipoxemia, hiponatremia, uremia, intoxicação aguda, hemorragia subaracnóidea, meningite e estado epiléptico, entre outros.

▷ **TABELA 1** Causas de rebaixamento do nível de consciência e coma

Grupos ou condições	Etiologias	
1. Trauma cranioencefálico	▪ Lesão penetrante ▪ Contusão cerebral e/ou hemorragia intracerebral e/ou hemorragia subaracnóidea	▪ Hematoma epidural e/ou hematoma subdural ▪ Lesão axonal difusa com edema cerebral
2. Vasculares ou estruturais	▪ AVC isquêmico: de tronco, cerebelo ou hemisférico ▪ AVC hemorrágico: de tronco, cerebelo ou supratentorial extenso ▪ Hemorragia subaracnóidea ▪ Hematoma subdural ou epidural espontâneo (sem trauma conhecido)	▪ Hidrocefalia aguda ▪ Trombose de seio venoso cerebral (trombose venosa central) ▪ Tumores supratentoriais com desvio de linha média ▪ Tumores de fossa posterior
3. Infecções	▪ Sepse e choque séptico ▪ Meningites ▪ Encefalites ▪ Abscessos cerebrais ou empiema	▪ Malária cerebral ▪ Infecções com acometimento de tronco cerebral ▪ Trombose séptica de seio venoso cerebral
4. Epiléptica	▪ Estado epiléptico clássico (convulsivo)	▪ Estado epiléptico não convulsivo
5. Metabólicas, endócrinas ou sistêmicas	▪ Choque de qualquer etiologia ▪ Hipoglicemia ou hiperglicemia ▪ Hipoxemia e/ou hipercapnia ▪ Uremia ▪ Hipercalcemia ▪ Hiponatremia ou hipernatremia ▪ Insuficiência adrenal aguda (crise addisoniana)	▪ Apoplexia hipofisária ▪ Formas graves de hipotireoidismo ou hipertireoidismo ▪ Encefalopatia hepática ▪ Encefalopatia hipertensiva ▪ Eclâmpsia ▪ Púrpura trombocitopênica trombótica ▪ Porfiria
6. Intoxicações agudas	▪ Álcoois tóxicos: metanol, etilenoglicol e paraldeído ▪ Anticolinérgicos ▪ Anticonvulsivantes ▪ Antidepressivos tricíclicos, serotoninérgicos ou inibidores da MAO ▪ Anti-histamínicos ▪ Antipsicóticos ▪ Benzodiazepínicos, barbitúricos e drogas sedativas	▪ Cianeto ▪ Cocaína, anfetaminas e derivados ▪ Etanol ▪ Lítio ▪ LSD ▪ Monóxido de carbono ▪ Opioides: morfina, heroína ▪ Organofosforados e carbamatos ▪ Salicilatos ▪ Teofilina e aminofilina
7. Outras	▪ Vasculites do SNC ▪ Encefalomielite disseminada aguda	▪ Hipotermia ▪ Síndromes hipertérmicas

AVC: acidente vascular cerebral; LSD: dietilamida do ácido lisérgico; MAO: monoamina oxidase; SNC: sistema nervoso central.

ACHADOS CLÍNICOS

Exame inicial

Sinais de trauma

A inspeção do crânio pode mostrar sinais de fratura da base de crânio, que podem incluir:

- Equimose periorbital.
- Edema e descoloramento da mastoide atrás da orelha.
- Hemotímpano.
- Perda de liquor cefalorraquidiano pelo nariz (rinorreia) ou ouvido (otorreia). A rinorreia causada por perda de liquor pode ser confirmada pela presença de β-2 transferrina (ausente nas outras causas de rinorreia, como, por exemplo, na rinite alérgica).
- A palpação do crânio pode mostrar tecidos edemaciados ou mesmo depressão do crânio por fraturas.

Pressão arterial

Pode estar normal, baixa ou alta (p. ex., acidente vascular cerebral hemorrágico). Às vezes, pode haver dúvida se uma pressão arterial (PA) elevada é a causa (encefalopatia hipertensiva) ou consequência do coma (hipertensão intracraniana). Na encefalopatia hipertensiva, habitualmente, o paciente tem hipertensão de longa data e frequentemente se apresenta com valores pressóricos acima de 250 × 150 mmHg. Entretanto, nos casos de evolução mais aguda (p. ex., na lesão renal aguda, eclâmpsia etc.), os valores pressóricos não costumam ser tão altos, dificultando a diferenciação. Níveis elevados de PA são sugestivos de causa neurológica do rebaixamento do nível de consciência.

Temperatura

O paciente comatoso pode apresentar temperatura normal, baixa ou alta.

- Coma com hipotermia: pode ocorrer nas intoxicações agudas (etanol, drogas sedativas, hipoglicemia, encefalopatia hepática e mixedema).
- Coma com hipertermia: infecções, estado epiléptico, hipertermia maligna, intermação (*heat stroke*), hemorragia pontina, lesões hipotalâmicas e intoxicações agudas (p. ex., anticolinérgicos).

Exame neurológico

Após a estabilização clínica do paciente (Tabela 2), deve-se fazer uma avaliação neurológica com a finalidade de checar em qual subgrupo clínico descrito ele se enquadra, pois esse é o primeiro passo para estabelecer um diagnóstico etiológico. O exame neurológico do paciente com alteração de consciência deve ser rápido e objetivo, levando a respostas imediatas quan-

▷ **TABELA 2** Estabilização inicial do paciente com rebaixamento agudo do nível de consciência

▪ ABCD primário e secundário são prioritários; garantir a patência das vias aéreas, oxigenação adequada e estabilidade hemodinâmica é fundamental
▪ Realizar a glicemia imediatamente: 100 mL IV de G50% se hipoglicemia + tiamina IV (300 mg), se indicada
▪ Administração de tiamina mesmo se normoglicêmico, nas seguintes situações: etilistas crônicos, desnutridos, indivíduos com dieta parenteral, indivíduos pós-cirurgia bariátrica, portadores de doenças gástricas, indivíduos com vômitos incoercíveis (incluindo hiperêmese gravídica), indivíduos com transtornos alimentares como anorexia nervosa
▪ MOV: monitorização (PA não invasiva, oxímetro, cardioscópio), oxigênio e acesso venoso com coleta de exames laboratoriais; realizar exames POC na sala de emergência
▪ Considere administrar naloxona (opioide) ou flumazenil (benzodiazepínico), se indício de intoxicação
▪ IOT de rápida sequência se não houver uma causa reversível para o coma (p. ex., hipoglicemia, intoxicação por opioide ou benzodiazepínico, estado pós-ictal etc.)
▪ Iniciar medidas clínicas imediatamente se achados de hipertensão intracraniana (anisocoria, papiledema e ultrassom POC com nervo óptico > 5 mm etc.)
▪ Se história compatível com meningite, prescrever corticoide e antibióticos imediatamente (não esperar pela TC ou punção lombar)
▪ Se trauma ou achados clínicos sugestivos de doença vascular ou estrutural, realizar TC imediatamente após a estabilização clínica (p. ex., intubação, volume etc.)
▪ Se crises epilépticas precedendo o rebaixamento do nível de consciência ou presença de movimentos involuntários (mesmo que sutis), suspeitar de estado de mal não convulsivo e considerar a prescrição de fenitoína endovenosa

G: glicose; IOT: intubação orotraqueal; PA: pressão arterial; POC: *point-of-care*; TC: tomografia computadorizada.

to à necessidade ou não de investigação e quanto à conduta a ser tomada (Figura 8). Para fins práticos, esse exame neurológico pode ser dividido em:

1. Nível de consciência.
2. Pupilas e fundo de olho.
3. Motricidade ocular extrínseca.
4. Padrão respiratório.
5. Padrão motor.
6. Escala FOUR (*Full Outline of UnResponsiveness Score*).

Nível de consciência

A situação que caracteristicamente traduz uma falência dos mecanismos de manutenção da consciência é o coma. Essa situação pode ser definida como o estado em que o indivíduo não demonstra conhecimento de si próprio e do ambiente, com ausência ou extrema diminuição do alerta comportamental (nível de consciência), permanecendo não responsivo aos estímulos internos e externos e com os olhos fechados. Sua causa é lesão ou disfunção da FRAA, do córtex cerebral difusamente ou de ambos.

Nota-se que, embora lesões isoladas focais supratentoriais possam comprometer o nível de consciência, elas são insuficientes para levar ao coma, a menos que levem à compressão de estruturas no hemisfério contralateral ou no compartimento infratentorial, como ocorre, respectivamente, nas hérnias subfalcinas e transtentoriais.

Também é importante ressaltar que o estado de coma pressupõe olhos fechados, pois, quando se recupera a abertura ocular e a vigília sem recuperar a perceptividade, caracteriza-se o chamado estado vegetativo persistente.

Escala de coma de Glasgow

Classicamente, avalia-se a consciência através da aplicação da escala de coma de Glasgow. Essa escala avalia três parâmetros de resposta: abertura ocular, resposta verbal e resposta motora (Tabela 3).

Algumas observações são importantes:

- A escala de Glasgow mede uma resposta (uma eferência) a um estímulo e é uma evidência indireta da consciência. Situações que comprometem a resposta motora podem gerar escores falsamente baixos na escala. Isso pode ocorrer em pacientes que tenham recebido bloqueadores neuromusculares, que tenham doenças neuromusculares ou que estejam em uma situação

▷ **TABELA 3** Escala de coma de Glasgow*

Parâmetro	Resposta observada	Escore
Abertura ocular	Abertura espontânea	4
	Estímulos verbais	3
	Estímulos dolorosos	2
	Ausente	1
Melhor resposta verbal	Orientado	5
	Confuso	4
	Palavras inapropriadas	3
	Sons ininteligíveis	2
	Ausente	1
Melhor resposta motora	Obedece a comandos verbais	6
	Localiza estímulos	5
	Retirada inespecífica	4
	Padrão flexor	3
	Padrão extensor	2
	Ausente	1

ECG-P: o escore ECG-P ainda utiliza reação pupilar:

- Sem resposta pupilar bilateral à luz (retirar 2 pontos).
- Resposta pupilar unilateral (retirar 1 ponto).
- Resposta pupilar normal (manter pontuação).

* Escore total: 3 a 15.

conhecida como síndrome do cativeiro, estado deseferentado ou *locked-in syndrome*. Pacientes com lesão da porção ventral da ponte, geralmente aguda, podem ficar em dramática situação na qual não se movimentam, por lesão de fibras motoras provenientes do córtex (também não movimentando lábios e língua, pelo acometimento das fibras que se dirigem aos núcleos de nervos cranianos), porém permanecem conscientes, já que a porção dorsal da ponte, onde se situa a FRAA, permanece íntegra. Eles apresentam também déficit dos movimentos horizontais do olhar, apenas conseguindo elevar e abaixar os olhos. A comunicação com esses pacientes é possível, estabelecendo-se um código de letras pelo movimento dos olhos.

- A escala foi elaborada inicialmente para a avaliação aguda de pacientes com trauma de crânio, tendo validação científica para gravidade e prognóstico para esse fim. Em virtude da facilidade de sua utilização, é comumente aplicada em diversas outras situações, como acidente vascular cerebral (AVC). Deve-se entender, porém, que se privilegia nessa escala a resposta verbal como parâmetro de consciência. Isso pode ser problemático em indivíduos com lesões agudas que acometam a linguagem, que podem obter escore falsamente baixo, sem estar com rebaixamento do nível de consciência propriamente dito.
- Por definição, o coma pressupõe paciente com olhos fechados. Existe uma situação, contudo, em que o paciente está absolutamente inconsciente e tem olhos abertos. Isso pode ocorrer por lesões pontinas extensas que levam à disfunção da FRAA (portanto, rebaixamento de consciência) e também por lesão dos núcleos do nervo facial, resultando em olhos abertos e ausência de mímica de face e de piscamento. Os olhos, portanto, ficam abertos por uma incapacidade anatômica de fechá-los. A pontuação na escala de coma de Glasgow nessa situação estará falsamente alta (em razão de pontos obtidos com a abertura ocular).
- A congruência interexaminador na escala de coma de Glasgow é de cerca de 70 a 80%. Isso se deve basicamente a problemas na pontuação da melhor resposta motora. Faz-se grande confusão entre a resposta de retirada inespecífica (quatro pontos na escala) e as de hipertonia patológica em decorticação (três pontos) e descerebração (dois pontos).
- Foi proposta uma modificação da escala de coma de Glasgow, incluindo o exame das pupilas (ECG-P), pois alterações pupilares são indicativas de gravidade em coma de causa estrutural. Calcula-se a pontuação da ECG-P subtraindo-se o escore de reatividade pupilar (ERP) da escala de Glasgow (ECG-P = ECG – ERP). As pontuações do escore de reatividade pupilar são: 2 (quando ambas as pupilas são arreativas), 1 (no caso de apenas uma pupila reativa) ou 0 (se as duas pupilas são reativas). Assim, escore total da ECG-P pode variar de 1 a 15. O uso do ECG-P em um estudo em pacientes com trauma demonstrou estratificar melhor pacientes com escores baixos no ECG.

Pupilas e fundo de olho

O fundo de olho pode mostrar evidências de doenças clínicas, como diabetes e hipertensão; podemos ter inferências da pressão intracraniana, além de doenças oftalmológicas que possam sugerir a etiologia da alteração de consciência, como achados compatíveis com retinite por citomegalovírus.

Algumas dicas são importantes na avaliação dos diversos tipos patológicos de pupilas:

- Via simpática: o primeiro neurônio da via simpática se origina no hipotálamo (diencéfalo) e se dirige caudalmente passando por todo o tronco encefálico (mesencéfalo, ponte e bulbo), avançando pela medula cervical e fazendo a primeira sinapse da via na coluna intermédia lateral da medula cervicotorácica. De lá parte o segundo neurônio, que forma o plexo simpático paravertebral e faz sinapse no gânglio cervical superior. O terceiro neurônio da via envolve a carótida, com quem retorna para dentro do crânio e parte em direção à órbita com o primeiro ramo do nervo trigêmeo.
- Anatomia do reflexo fotomotor: o estímulo visual é captado pelo II nervo (óptico) e conduzido ao córtex occipital. Algumas fibras, contudo, não fazem sinapse no corpo geniculado lateral (primeira sinapse da via visual) e seguem em direção ao mesencéfalo, onde fazem sinapse nos chamados núcleos pré-tectais, localizados na altura dos colículos superiores no tecto mesencefálico. Desses núcleos partem in-

terneurônios que ipsi e contralateralmente vão fazer sinapse no núcleo parassimpático do nervo oculomotor, o chamado núcleo de Edinger-Westphal. O cruzamento da linha média realizado pelos axônios desses interneurônios para alcançar o núcleo de Edinger-Westphal contralateral forma a comissura posterior, que é o substrato anatômico para termos reação pupilar de miose contralateral ao olho estimulado pela luz (reflexo fotomotor consensual). Do núcleo de Edinger-Westphal partem fibras que compõem o III nervo craniano junto com as fibras envolvidas na motricidade ocular extrínseca. As fibras parassimpáticas atingem então os gânglios ciliares, de onde partem fibras em direção à pupila. Assim, o chamado reflexo fotomotor tem uma via aferente (II nervo craniano), uma integração (mesencefálica) e uma via eferente (III nervo craniano). A integridade desse reflexo denota integridade das estruturas anatômicas que o compõem. É importante lembrar que, em uma análise do III nervo craniano, as fibras parassimpáticas são mais externas e, portanto, mais suscetíveis à compressão extrínseca que as fibras da motricidade ocular extrínseca, que, nessa situação, costumam ser afetadas posteriormente.

Na semiologia das pupilas, observa-se o diâmetro das pupilas (medindo-o em milímetros) e verifica-se sua simetria ou assimetria (iso e anisocoria), assim como os reflexos fotomotor direto e consensual. Como as vias simpática e parassimpática têm um longo trajeto através do sistema nervoso central (SNC) e periférico (SNP), no coma, em que há disfunções em vários pontos, pode-se verificar o aparecimento de diversos tipos de pupilas, que têm forte significado localizatório. Outro reflexo que pode ser testado é o reflexo cilioespinal, que consiste em provocar uma miose em resposta a um estímulo doloroso na face ou no pescoço. A aferência é o nervo trigêmeo ou uma raiz cervical, o centro de integração é no bulbo dorsolateral e a eferência são as fibras simpáticas descendentes. A resposta esperada é uma dilatação pupilar de 1 a 2 mm bilateralmente, sendo útil para se avaliar a integridade da porção inferior do tronco quando há acometimento do mesencéfalo. Um dado importante é que o reflexo fotomotor é extremamente resistente aos insultos metabólicos e difusos ao SNC. A alteração das pupilas é forte indício de lesão estrutural. Fazem exceção algumas situações:

- Intoxicação por atropina: pupilas dilatadas e sem reflexo fotomotor.
- Intoxicação por opiáceos: pupilas intensamente mióticas com reflexo fotomotor presente.
- Intoxicação barbitúrica grave: pupilas fixas.
- Hipotermia: pode transcorrer com pupilas fixas.
- Encefalopatia anóxica: pupilas midriáticas e fixas.

Assim, dependendo do nível anatômico da lesão que está levando ao rebaixamento do nível de consciência, podemos encontrar diferentes tipos de pupilas. Nas encefalopatias difusas ou multifocais, as pupilas em geral são normais, salvo as exceções discriminadas anteriormente. Lesões acometendo o diencéfalo ou a ponte comprometem a via simpática preservando a parassimpática (que se integra no mesencéfalo) e, portanto, levam à miose com reflexo fotomotor preservado. Lesões mesencefálicas comprometem tanto o sistema nervoso simpático quanto o parassimpático, e geralmente levam a pupilas médias e fixas.

Principais tipos de pupila

1. Pupilas mióticas com reflexo fotomotor presente: esse tipo de pupila é encontrado em duas situações:
   - Encefalopatia metabólica.
   - Disfunção diencefálica bilateral, na qual hipofunção simpática leva a predomínio parassimpático.

   É impossível, pelo exame das pupilas, diferenciar as duas situações, necessitando-se análises complementares para tanto. Nas encefalopatias metabólicas, até em estágios profundos do coma, são mantidas as reações pupilares, o que não ocorre nos danos estruturais ao SNC. Esse tipo de pupila pode ocorrer também no idoso e no sono normal.
2. Pupila da síndrome de Claude-Bernard-Horner: existe anisocoria à custa de miose ipsilateral à lesão da via simpática (em qualquer ponto, desde hipotálamo até medula cervical baixa e mesmo perifericamente). O reflexo fotomotor é preservado. Deve ser observado que algumas pessoas podem ter constitucionalmente anisocoria.
3. Pupilas médias e fixas: são pupilas de 4-5 mm de diâmetro, com reflexo fotomotor compro-

metido. Ocorrem em lesões da porção ventral do mesencéfalo, comprometendo tanto o simpático como o parassimpático. Costuma ser o padrão pupilar observado em pacientes com morte encefálica.

4. Pupila tectal: são pupilas levemente dilatadas (5-6 mm de diâmetro), com reflexo fotomotor negativo, porém apresentando flutuações em seu diâmetro (*hippus*) e dilatando-se na pesquisa do reflexo cilioespinal (dilatação das pupilas aos estímulos dolorosos). Esse padrão pupilar ocorre em lesões da região do tecto mesencefálico.
5. Pupilas pontinas: são pupilas extremamente mióticas, que retêm o reflexo fotomotor (embora possa haver necessidade de lente de aumento para sua observação). Esse tipo é encontrado quando há lesões na ponte (geralmente hemorragia pontina).
6. Pupila uncal ou do III nervo craniano (oculomotor): pupila extremamente midriática com reflexo fotomotor negativo (Figura 5). É chamada uncal, pois geralmente ocorre na herniação transtentorial lateral, quando o uncus do lobo temporal, insinuando-se entre a tenda do cerebelo e o mesencéfalo, encontra como primeira estrutura o nervo oculomotor. Pupilas dilatadas bilateralmente indicam herniação bilateral ou encefalopatia anóxica.

Outra situação importante é o aneurisma da artéria comunicante posterior. Pacientes com quadro clínico compatível com hemorragia subaracnóidea e paralisia do III nervo craniano, com comprometimento de sua porção parassimpática, geralmente apresentam aneurismas dessa artéria. Isso ocorre em razão da proximidade anatômica entre as duas estruturas.

O achado de anisocoria, com reflexo fotomotor negativo, na ausência de alteração motora contralateral ou transtorno de consciência, deve ter como diagnóstico diferencial a possibilidade do uso de midriático ou doença ocular, como uveíte ou trauma oftalmológico.

Os principais tipos de pupila estão resumidos na Figura 4.

Motricidade ocular extrínseca (MOE)

Os nervos cranianos envolvidos na motricidade ocular são o III, o IV e o VI (Figura 6). Será abordada aqui em mais detalhes a motricidade ocular extrínseca horizontal, realizada pelos nervos III (oculomotor) e VI (abducente). Os núcleos do III

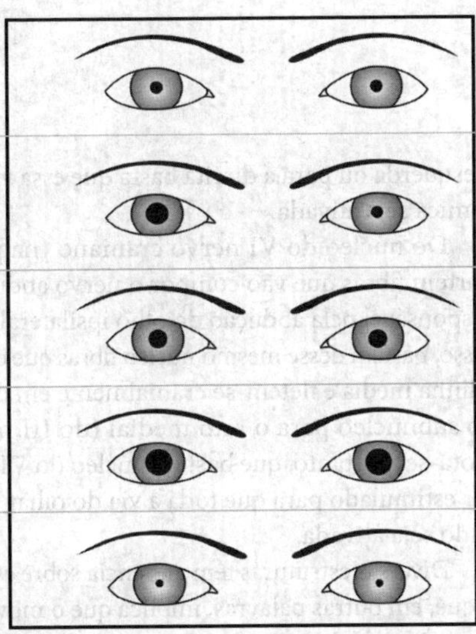

	RFM	Tipo de pupila
1	RFM positivo bilateralmente	Pupila diencefálica Pupila metabólica
2	RFM positivo bilateralmente	Horner
3	RFM negativo bilateralmente	Pupila mesencefálica
4	RFM negativo bilateralmente (Hippus)	Pupila tectal
5	RFM positivo bilateralmente	Pupila pontina

▷ **FIGURA 4** Principais tipos de pupila encontrados no paciente em coma.
RFM: reflexo fotomotor.

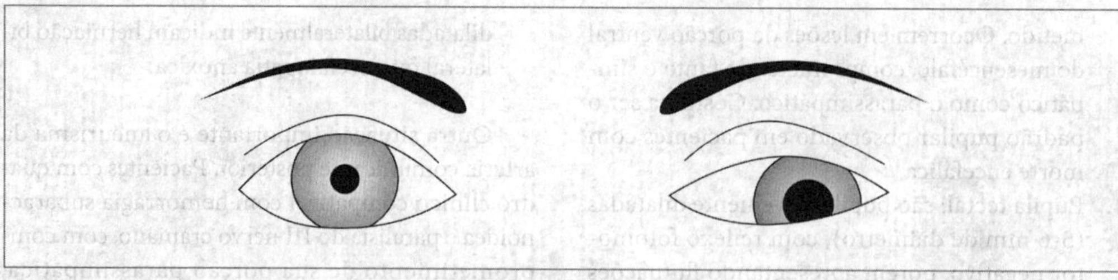

▷ **FIGURA 5** Pupila uncal ou do III nervo craniano.

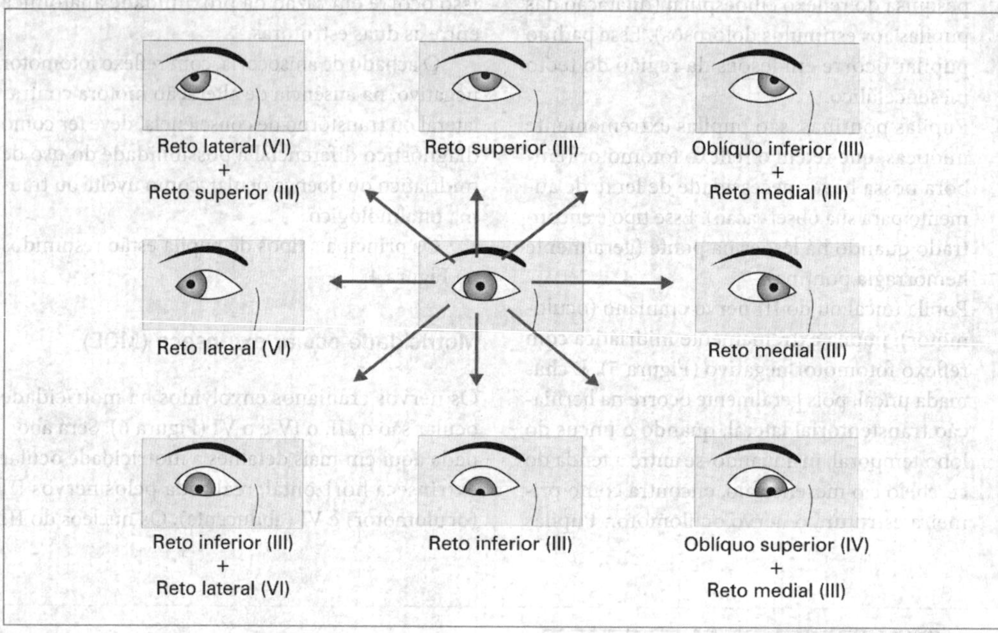

▷ **FIGURA 6** Movimentação ocular extrínseca.

e VI nervos cranianos estão localizados respectivamente no mesencéfalo e na ponte e são integrados por fibras do chamado fascículo longitudinal medial. A análise adequada da motricidade ocular extrínseca horizontal é fundamental em casos de alteração do estado de consciência, pois, como sua integração se dá no mesmo sítio anatômico em que se localiza a FRAA, inferências na integridade dessa estrutura podem ser feitas. Pode-se mesmo propor um diagnóstico diferencial da alteração de consciência com base nos achados de motricidade ocular.

A "maquinaria anatômica" necessária para a realização do movimento conjugado horizontal dos olhos está toda presente no tronco encefálico, integrando ponte e mesencéfalo. Assim, para ser realizado um movimento conjugado dos olhos para a esquerda ou para a direita basta que essa via anatômica seja ativada.

Do núcleo do VI nervo craniano (na ponte) partem fibras que vão compor o nervo abducente, responsável pela abdução do olho ipsilateral. Além disso, partem desse mesmo núcleo fibras que cruzam a linha média e fletem-se cranialmente em direção ao subnúcleo para o reto medial (do III nervo). Nota-se, portanto, que basta o núcleo do VI nervo ser estimulado para que toda a via do olhar conjugado seja ativada.

Diversas estruturas têm aferência sobre essa via, o que, em outras palavras, implica que o movimento horizontal dos olhos pode ser obtido de diversas maneiras, gerando diferentes tipos de movimento que podem ser experimentados.

Existem duas formas de realizar o movimento conjugado horizontal dos olhos de forma voluntária. A primeira é seguir um objeto em movimento sem mover a cabeça. Nessa situação, a ordem para o movimento parte do córtex parieto-occipital, gerando o chamado movimento de seguimento. A segunda forma é gerar voluntariamente um movimento ocular para o lado, independente de qualquer estímulo visual. Esse movimento é chamado de sacada (ou movimento sacádico) e se origina no córtex pré-frontal (área 8 de Brodmann). Nesse caso, a ordem que parte da área 8 de Brodmann passa pelo centro do olhar conjugado horizontal, situado junto ao núcleo do VI nervo, chamado de FRPP (formação reticular paramediana pontina). Para gerar uma sacada para a esquerda, a FRPP desse lado é estimulada pela área 8 de Brodmann direita.

Nota-se, assim, que lesões que comprometam a via até o FRPP (inclusive) geram desvios conjugados do olhar horizontal, ao passo que lesões desse ponto em diante (vias intratronco ou nervos cranianos) geram olhar desconjugado.

Existem duas síndromes relacionadas à lesão associada da via piramidal (e, portanto, hemiparesia contralateral à lesão) e desvios conjugados do olhar horizontal:

- Lesão do FRPP + trato piramidal contíguo: a lesão do FRPP de um lado causa desvio do olhar para o lado oposto da lesão e a lesão piramidal leva à hemiparesia contralateral. Essa é a chamada síndrome de Foville inferior (p. ex., hemiparesia direita com desvio do olhar conjugado para a direita). A presença desses achados ao exame indica encefalopatia focal infratentorial por lesão pontina.
- Lesão da área 8 de Brodmann + trato piramidal contíguo: mais comum que a lesão anterior. Há lesão associada da área 8 de Brodmann (desvio do olhar para o lado da lesão) e lesão piramidal contígua com hemiparesia contralateral (p. ex., hemiparesia direita com desvio do olhar conjugado para a esquerda). Essa síndrome ocorre em lesões focais supratentoriais, geralmente extensas, e é chamada de síndrome de Foville superior.

Pacientes com alteração do estado de consciência não colaborarão, contudo, para a realização desses movimentos voluntários. Devem, então, ser utilizados movimentos reflexos dos olhos.

A análise da MOE é feita em cinco etapas:

1. Observação de movimentos oculares espontâneos, desvios conjugados do olhar ou desalinhamentos oculares.
2. Manobra oculocefálica: classicamente, é denominada manobra dos olhos de boneca, mas se trata de um termo por vezes impreciso e confundidor; por isso, desaconselhamos seu uso. Para executá-la, realizam-se bruscos movimentos da cabeça para o lado direito e esquerdo e posteriormente no sentido de flexão e extensão da cabeça sobre o tronco. Em razão das conexões existentes entre receptores proprioceptivos cervicais e labirínticos e os núcleos do III e VI nervos cranianos, os olhos realizam movimentos em igual direção e velocidade, porém em sentido contrário ao movimento da cabeça. Quando alterados, sugerem lesão do tronco cerebral. Quando existir suspeita de lesão de coluna cervical (notadamente nos traumas), essa manobra não deve ser feita, devido ao risco do agravamento de eventual lesão medular associada.
3. Manobra oculovestibular (provas calóricas): água gelada (50 a 100 mL) é injetada no conduto auditivo externo de um lado e repetido do outro lado após 5 minutos. No indivíduo em coma, com vias intratronco intactas, isso provoca desvio dos olhos para o lado estimulado. Lembrar que:
   - A manobra oculovestibular deve ser realizada após otoscopia (para excluir lesão timpânica).
   - O paciente deve ser colocado com a cabeça 30° acima da horizontal.
   - Água gelada inibe o labirinto do lado onde foi injetada. Se o sujeito estiver vigil, observa-se um nistagmo com a fase rápida na direção contrária à qual se injetou a água gelada. Caso o indivíduo esteja em coma, não teremos um nistagmo, e sim o desvio tônico e conjugado do olhar ipsilateral à orelha "inibida".
   - Água quente estimula o labirinto do lado da injeção. As respostas são opostas à água gelada. Estímulo com água gelada em ambos os ouvidos provoca desvio dos olhos para baixo.
   - Estímulo com água quente (44°) em ambos os ouvidos provoca desvio dos olhos para cima.

4. Reflexo corneopalpebral: produz-se um estímulo na córnea; como resposta, há fechamento dos olhos e desvio deles para cima (fenômeno de Bell). Esse reflexo permite que se analise nervo trigêmeo (via aferente), nervo facial (via eferente) e área tectal, que controla os movimentos verticais do olhar.
5. Observação das pálpebras: a pálpebra, em geral, está fechada nos pacientes em coma; como dito anteriormente, coma com olhos abertos sugere lesão aguda de ponte, frequentemente de natureza vascular. A presença de déficit de fechamento de pálpebras pode sugerir lesão do VII nervo craniano. Já a semiptose palpebral sugere lesão simpática e a ptose completa, lesão do III nervo.

Resumidamente, as seguintes possibilidades de resposta da motricidade ocular podem ser encontradas (independentemente de como seja feita a pesquisa):

- Resposta conjugada tônica: integridade de ponte e mesencéfalo.
- Resposta desconjugada (abdução presente e adução ausente): lesão do fascículo longitudinal medial ou III nervo.
- Resposta desconjugada (abdução ausente e adução presente): lesão do nervo abducente.
- Resposta negativa: lesão grave de vias dentro do tronco.
- Resposta horizontal normal e vertical patológica: lesão mesodiencefálica.
- Resposta vertical normal e horizontal patológica: integridade mesencefálica e lesão pontina.

De acordo com a MOE, podem-se delinear dois tipos de coma:

- Movimentos oculares preservados: comprovados por motricidade espontânea e manobra oculovestibular ou oculocefálica. Sugerem integridade da transição pontomesencefálica (região anatomicamente relacionada à motricidade ocular extrínseca). Está presente em lesões focais supratentoriais ou em lesões difusas ou multifocais.
- Movimentos oculares comprometidos: sugerem lesões estruturais infratentoriais (lesões de tronco, sejam primárias ou secundárias), que destroem áreas de controle da MOE, ou causas tóxicas (drogas hipnótico-sedativas, curare, succinilcolina, anestesia geral, difenilhidantoína, primidona). A explicação para o fato de a intoxicação por drogas hipnótico-sedativas alterar, às vezes precocemente, as vias responsáveis pela MOE dentro do tronco é que essas drogas deprimem intensamente essas vias polissinápticas.

Padrão respiratório

Inúmeros fatores, como acidose, doenças pulmonares ou mesmo ansiedade podem influenciar no padrão respiratório sem que se tenha uma lesão neurológica propriamente dita. Assim, na maior parte das vezes, esse é um parâmetro pouco útil na avaliação de coma. Entretanto, consiste em uma etapa fundamental da estabilização clínica do paciente.

Padrão motor

A via motora se estende do giro pré-central até a porção baixa do tronco (bulbo), onde decussa para o lado oposto para atingir a medula cervical. Essa via é frequentemente afetada em lesões estruturais do sistema nervoso central. Por isso, a presença de sinais motores focais sugere doença estrutural, com raras exceções (hipoglicemia, encefalopatia hepática, encefalopatia urêmica). A avaliação do padrão motor deve ser sistematizada:

1. Observação da movimentação espontânea do paciente.
2. Pesquisa de reflexos: atenção à simetria, analisando a presença de sinais patológicos como sinal de Babinski e reflexo patológico de preensão palmar (*grasp*).
3. Pesquisa do tono muscular: pela movimentação e balanço passivos, com atenção a hipertonia, hipotonia e paratonia (nesse caso, observamos uma resistência à movimentação passiva, que lembra hipertonia plástica, porém cuja semiologia lembra mais resistência voluntária, e que desaparece ao movimentar-se lentamente o membro).
4. Observação dos movimentos apresentados pelo paciente à estimulação dolorosa (leito ungueal, região supraorbitária, osso esterno).

Podemos assim observar vários padrões de comportamento motor, que sugerem níveis diferentes de lesão:

- Hemiparesia com comprometimento facial: sugere envolvimento hemisférico contralateral.
- Hemiparesia com comprometimento facial e paratonia: sugere envolvimento hemisférico contralateral com herniação central incipiente ou afecção frontal predominante.
- Sinergismo postural flexor (decorticação): consiste em uma postura em que ocorre adução, flexão do cotovelo, do punho e dos dedos no membro superior, e hiperextensão, flexão plantar e rotação interna do membro inferior. Esse padrão de resposta motora sugere disfunção em nível supratentorial.
- Sinergismo postural extensor (descerebração): consiste em postura em que ocorre adução, extensão e hiperpronação do membro superior; e extensão e flexão plantar do membro inferior, muitas vezes com opistótono e fechamento de mandíbula. Pode ocorrer com lesões na altura do tronco encefálico alto.
- Resposta extensora anormal no membro superior com flacidez ou resposta flexora fraca no membro inferior: esse padrão de resposta sugere lesão em nível de tegmento pontino.
- Flacidez e ausência de resposta: sugere lesão periférica associada, ou lesão pontina baixa e bulbar.

Escala FOUR (*Full Outline of UnResponsiveness Score*)

A escala de Glasgow foi concebida para avaliar pacientes com lesão cerebral traumática, mas é usada mundialmente em pacientes com todas as formas de coma. Ela perde o valor discriminativo em pacientes intubados e naqueles com pontuação muito baixa na escala, além de não avaliar adequadamente a função do tronco cerebral.

Por esse motivo, uma nova escala denominada FOUR (*Full Outline of UnResponsiveness Score*) foi desenvolvida. O número de trabalhos publicados com ela é crescente, sendo extensamente validada em vários cenários, como em departamentos de emergência, unidades de terapia intensiva e serviços de neurologia e neurocirurgia (Figura 7).

A escala FOUR tem uma excelente concordância entre observadores e, comparada à escala de Glasgow, tem melhor valor preditivo em pacientes intubados e naqueles com pontuação baixa.

É importante ressaltar que, para ambas as escalas, é fundamental e mais útil descrever os resultados para cada elemento que as compõe, e não apenas o valor total da soma dos pontos.

EXAMES COMPLEMENTARES

Assim que um paciente com alteração de nível de consciência chega ao DE, deve-se imediatamente realizar uma glicemia capilar (dextro): se houver hipoglicemia, administrar imediatamente 100 mL, IV, de glicose a 50% concomitantemente à tiamina (300 mg IV), se indicada.

De uma forma simplificada, os exames complementares são divididos em:

1. Exames para causas tóxicas, metabólicas, infecciosas ou sistêmicas: nesse caso, dependerão muito do contexto clínico e dos achados do exame físico. Um perfil básico inclui: hemograma, eletrólitos (inclusive cálcio), gasometria arterial (Tabela 4), função renal, função e enzimas

▷ **TABELA 4** Gasometria arterial e etiologias do coma

Achados de gasometria	Principais etiologias
Alcalose respiratória	▪ Encefalopatia hepática ▪ Intoxicação por salicilato ▪ Hiperventilação central
Acidose respiratória	▪ Intoxicação aguda por drogas depressoras do SNC, como benzodiazepínicos, barbitúricos ou opioides ▪ Doença pulmonar obstrutiva crônica avançada ▪ Compressão de tronco cerebral com hipoventilação
Acidose metabólica	▪ Cetoacidose diabética ▪ Uremia ▪ Acidose lática de qualquer causa, inclusive por cianeto e encefalopatia de Wernicke ▪ Choque séptico ▪ Intoxicação aguda: metanol, etilenoglicol, paraldeído, salicilato e isoniazida

SNC: sistema nervoso central.

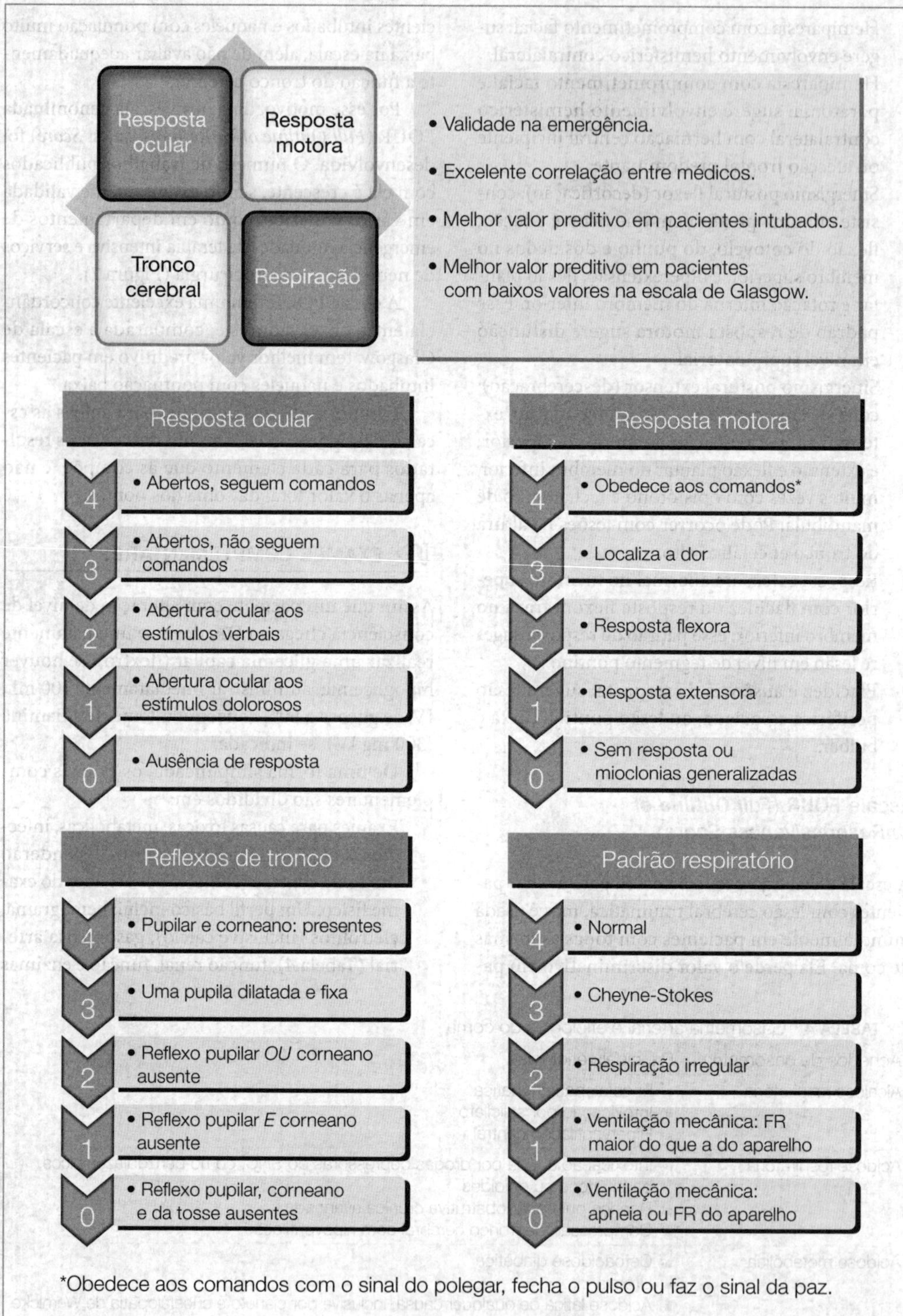

▷ **FIGURA 7** Escala FOUR (*Full Outline of UnResponsiveness Score*).
FR: frequência respiratória.

hepáticas, glicemia, coagulograma, exame de urina e eletrocardiografia. Poderão ser necessários: hemoculturas, exames toxicológicos, dosagem de anticonvulsivantes em epilépticos, dosagem de hormônios tireoidianos, hormônios adrenais etc.

2. Exames para investigação de causa primariamente neurológica: na maior parte das vezes, não são as doenças primárias do SNC as responsáveis pela alteração de consciência; é possível, portanto, que em grande parte dos casos não seja necessária uma investigação neurológica extensa. Entretanto, é preciso considerar algumas diretrizes (Figura 8):

– Pacientes com alterações neurológicas focais devem ser submetidos a exame de imagem intracraniano, geralmente tomografia (TC) e, eventualmente, ressonância. Em

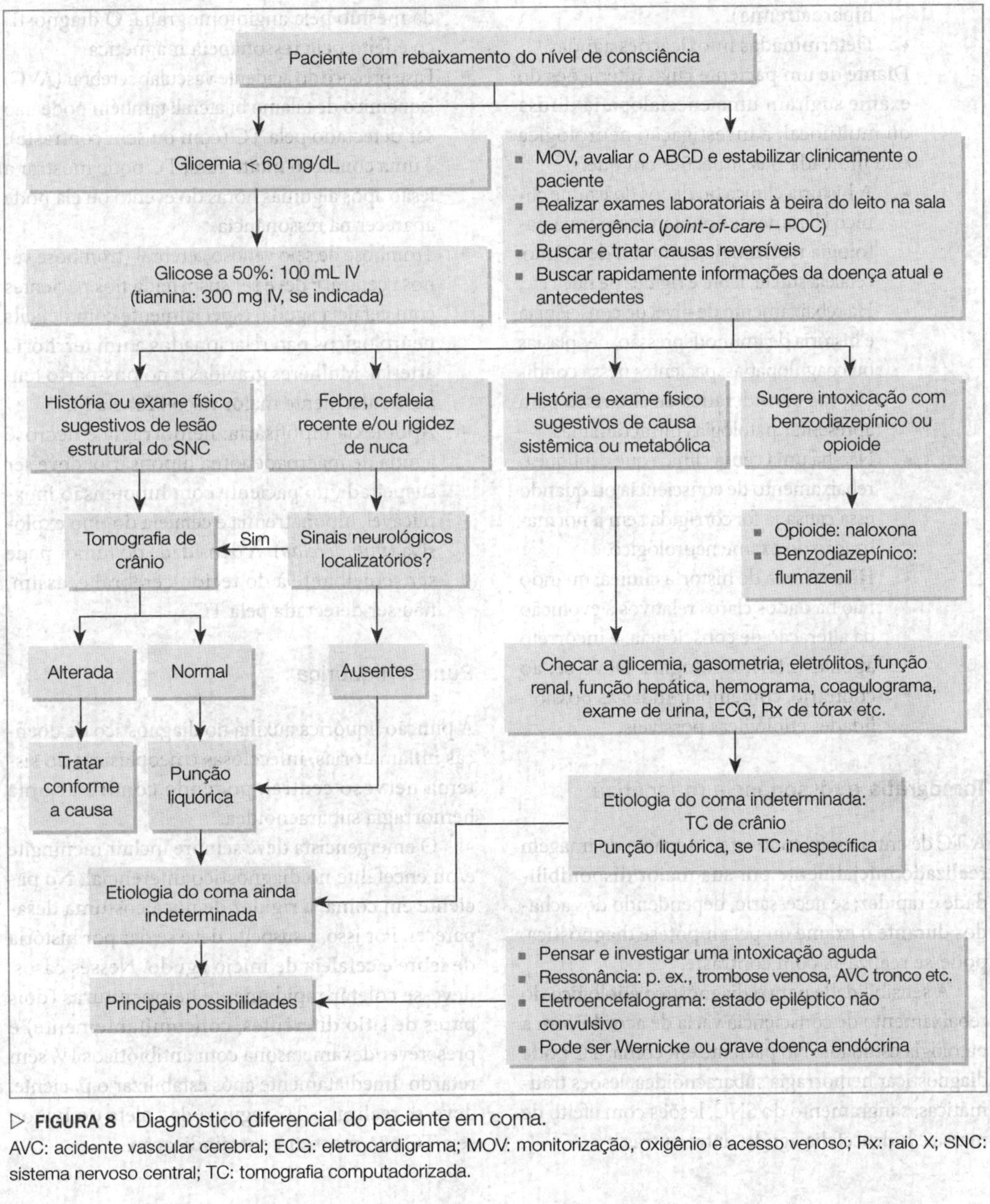

▷ **FIGURA 8** Diagnóstico diferencial do paciente em coma.

AVC: acidente vascular cerebral; ECG: eletrocardigrama; MOV: monitorização, oxigênio e acesso venoso; Rx: raio X; SNC: sistema nervoso central; TC: tomografia computadorizada.

geral, déficits focais se relacionam com causas estruturais, justificando a investigação. Todavia, exames de imagem são normais na presença de achados localizatórios em algumas condições clínicas, como:

- Encefalopatias hepática, urêmica ou hipertensiva.
- Grave hipoxemia.
- Alterações acentuadas de glicemia (hipo ou hiperglicemia) ou de sódio (hipo ou hipernatremia).
- Determinadas intoxicações agudas.

– Diante de um paciente cujas alterações do exame sugiram uma encefalopatia difusa ou multifocal, a investigação neurológica está indicada nas situações em que:

- A história clínica ou dados do exame clínico claramente apontam para uma patologia neurológica: trauma de crânio, cefaleia súbita, febre e rigidez de nuca etc.
- Há rebaixamento de nível de consciência e história de imunodepressão, neoplasias ou coagulopatias; pacientes nessa condição são considerados de alto risco para apresentar patologias intracranianas.
- Não há uma causa clínica que explique o rebaixamento de consciência ou quando essa causa já foi corrigida sem a normalização do exame neurológico.
- Há ausência de história clínica: quando não há dados claros relativos à evolução da alteração de consciência, é incorreto apenas inferir etiologias. Deve-se, ao contrário, contemplar todas as possibilidades etiológicas possíveis.

Tomografia e ressonância magnética

A TC de crânio sem contraste é o exame de imagem realizado inicialmente por sua maior disponibilidade e rapidez; se necessário, dependendo dos achados durante o exame ou pela hipótese diagnóstica, pode-se realizá-la com contraste.

A sensibilidade para o diagnóstico etiológico do rebaixamento de consciência varia de acordo com a patologia estudada. No paciente em coma, TC pode diagnosticar hemorragia subaracnóidea, lesões traumáticas, sangramento do SNC, lesões com efeito de massa e hidrocefalia aguda, entre outras.

TC multidetector pode não demonstrar algumas causas tratáveis de coma. As principais condições são:

- Oclusão de artéria basilar: há alterações marcantes de comprometimento de tronco ao exame neurológico; o diagnóstico é feito por imagem vascular: angiografia por tomografia multidetector ou por ressonância magnética.
- Lesão de ponte: cursa com achados de lesão de tronco ao exame físico e pode não ser detectada mesmo pela angiotomografia. O diagnóstico é feito pela ressonância magnética.
- Fase precoce do acidente vascular cerebral (AVC) isquêmico de tálamo bilateral: também pode não ser detectado pela TC (com ou sem contraste); é uma condição muito rara; TC pode mostrar a lesão após algumas horas do evento ou ela pode aparecer na ressonância.
- Trombose de seio venoso cerebral (trombose venosa central): deve ser suspeitada nos pacientes com cefaleia aguda, especialmente com déficits neurológicos não relacionados a um território arterial. Mulheres grávidas e no pós-parto têm particularmente maior risco (Tabela 5).
- Apoplexia hipofisária: hemorragia e necrose aguda de macroadenoma hipofisário; deve ser suspeitada no paciente com hipotensão inexplicável, hiponatremia e cefaleia do tipo explosiva (*thunderclap*). A densidade do tumor pode ser semelhante à do tecido cerebral e, assim, não ser detectada pela TC.

Punção liquórica

A punção liquórica auxilia no diagnóstico de doenças inflamatórias, infecciosas e neoplásicas do sistema nervoso central, podendo confirmar uma hemorragia subaracnóidea.

O emergencista deve sempre incluir meningite e/ou encefalite no diagnóstico diferencial. No paciente em coma, a rigidez de nuca costuma desaparecer. Por isso, a suspeita deve se dar por história de febre e cefaleia de início agudo. Nesses casos, deve-se coletar rapidamente hemoculturas (dois pares de sítio diferentes, concomitantemente) e prescrever dexametasona com antibióticos IV, sem retardo. Imediatamente após estabilizar o paciente, deve-se realizar a TC seguida da coleta do liquor, se a TC não mostrar contraindicação.

▷ **TABELA 5** Coma relacionado a trombose de seio venoso cerebral e apoplexia hipofisária

Variáveis	Trombose de seio venoso cerebral	Apoplexia hipofisária
Causa ou mecanismo	▪ Trombose e obstrução venosa de seios venosos cerebrais	▪ Necrose e hemorragia súbita de macroadenoma hipofisário não funcionante
Precipitantes ou fatores de risco	▪ Grávidas ou pós-parto ▪ Uso de contraceptivos hormonais ▪ Trombofilias ▪ Doenças autoimunes ▪ Câncer ▪ Trauma	▪ Hipotensão de qualquer causa ▪ Procedimentos cirúrgicos ▪ Cetoacidose ▪ Bromocriptina ▪ Radioterapia
Pistas clínicas antes do coma	▪ Cefaleia de início recente: difusa, progressiva e intensa ▪ Déficits focais: déficits motores sem correlação com território arterial, diplopia, alterações visuais ▪ Crises epilépticas ▪ Achados de hipertensão intracraniana	▪ Cefaleia intensa, do tipo explosiva (*thunderclap*) ▪ Hipotensão súbita e inexplicável e hiponatremia resultante da deficiência de glicocorticoides ▪ Sintomas visuais pela compressão do quiasma óptico
Diagnóstico	▪ Angiografia com fase venosa por TC ou ressonância	▪ Ressonância é o método de escolha: evidencia hemorragia hipofisária, compressão do diencéfalo e quiasma óptico

TC: tomografia computadorizada.

Eletroencefalograma de urgência

O eletroencefalograma deve ser realizado se um diagnóstico não foi encontrado com os exames de imagem e liquor; pode ser indicado mais precocemente se houver suspeita de estado epiléptico não convulsivo. Há três padrões gerais do eletroencefalograma em pacientes com alterações de estado de consciência:

- Alentecimento difuso da atividade elétrica cerebral, com ou sem ondas trifásicas: esse padrão é inespecífico e indica um sofrimento cortical difuso, frequentemente encontrado em doenças metabólicas ou outras de acometimento difuso (meningites, pós-crise epiléptica etc.).
- Presença de estado epiléptico eletrográfico: esse padrão fecha o diagnóstico de estado epiléptico não convulsivo em pacientes com alteração de estado de consciência a esclarecer.
- Eletroencefalograma normal: esse resultado em paciente com alteração de estado de consciência descarta alteração orgânica do SNC.

Outros padrões podem estar presentes e devem ser discutidos com o especialista analisando-se o contexto clínico. Em particular, os autores julgam necessário ressaltar a importância do achado de atividade periódica ao eletroencefalograma, que pode sugerir algumas etiologias, como meningoencefalite herpética, AVC e encefalopatia anóxica.

Com relação a pacientes epilépticos, é comum haver alteração de nível de consciência após um estado epiléptico clássico (convulsivo). Existem algumas possibilidades etiológicas nesses casos e os exames complementares descritos anteriormente podem ajudar a diferenciá-las. São elas:

- Encontra-se estado pós-ictal.
- Houve dano permanente ao córtex em consequência do estado epiléptico.
- Houve lesão estrutural secundária à crise (p. ex., trauma de crânio).
- Paciente está em estado epiléptico não convulsivo.
- A mesma etiologia explica o estado epiléptico e o rebaixamento de nível de consciência (p. ex., meningoencefalite e hemorragia subaracnóidea).
- O rebaixamento deve-se aos medicamentos utilizados para tratar o estado epiléptico.

DIAGNÓSTICO DIFERENCIAL

Quanto ao diagnóstico diferencial, devem-se levar em conta as condições descritas a seguir.

1. Pacientes que não têm alteração do nível de consciência:
   - Síndromes de heminegligência.
   - Afasia de Wernicke: situação particularmente difícil, pois uma avaliação pouco acurada mostra um paciente com discurso fluente, embora desconexo, que não entende o que

lhe é dito. No entanto, geralmente a atenção é preservada, o que pode ser evidenciado pela preservação do contato visual e esforço em tentar estabelecer uma comunicação.

2. Epilepsia: em pós-convulsivos ou em crises parciais complexas.
3. Depressão grave e transtornos psiquiátricos.
4. Estado vegetativo persistente: há comprometimento da percepção, com relativa ou total preservação da reatividade. É um estado de vigília, sem percepção do ambiente. Mais recentemente, alguns autores julgaram o termo "estado vegetativo" inapropriado e propuseram usar a expressão "síndrome de vigília não responsiva" (do inglês, *unresponsive wakefulness syndrome*). Os olhos do paciente ficam abertos e podem se fechar sob ameaça, mas não ficam orientados a um estímulo, embora possam, às vezes, simular seguimento. Com relação à parte motora, postura descerebrada pode dar lugar a respostas flexoras, porém lentas e distônicas. Um intenso reflexo de preensão (*grasp*) costuma aparecer, assim como mastigação e deglutição. Embora a maioria dos pacientes não vocalize, sons ininteligíveis (nunca com significado) podem ser obtidos por estímulos dolorosos. Não existem achados laboratoriais, eletroencefalográficos ou radiológicos para definir essa síndrome. O diagnóstico é clínico. Os aspectos patológicos são variados e não existe perfeita correlação clinicopatológica.
5. Estado mínimo de consciência: comprometimento crônico e grave da consciência, mas com algumas evidências comportamentais mínimas e bem definidas de autoconsciência ou de uma consciência do ambiente. Pode ser considerada uma situação intermediária entre o estado vegetativo e o de plena consciência. O diagnóstico é estabelecido a partir de evidências comportamentais de percepção e/ou linguagem, seja por respostas verbais ou por respostas motoras não reflexas direcionadas a estímulos. Entretanto, essas respostas são tipicamente inconsistentes e flutuantes. Nas últimas décadas, estudos com ressonância magnética funcional (RMf), medicina nuclear ou eletroencefalograma têm demonstrado que pacientes diagnosticados clinicamente como em estado vegetativo apresentam evidência de alguma resposta cognitiva imperceptível ao examinador, o que torna as definições de estado vegetativo e de estado mínimo de consciência algo cada vez mais desafiador. Um mnemônico utilizado frequentemente para avaliação de pacientes com alteração do nível de consciência é o chamado AEIOU-TIPS, que está resumido na Tabela 6.

▷ **TABELA 6** Causas mais comuns de rebaixamento do nível de consciência em adulto (AEIOU-TIPS)

A	Álcool/acidose
E	Epilepsia/encefalopatia/eletrólitos/endócrino
I	Infecção (sepse, meningite)
O	*Overdose* (álcool, medicação)/opioides
U	Uremia
T	Trauma/toxicidade
I	Insulina (diabetes)
P	Psicose
S	*Stroke* (AVCi ou AVCh)

AVCh: acidente vascular cerebral hemorrágico; AVCi: acidente vascular cerebral isquêmico.

A Tabela 7 apresenta os achados e o tratamento de diferentes causas de alteração do nível de consciência.

Devemos lembrar que o manejo do coma é um processo tempo-dependente. A abordagem clínica de um paciente inconsciente deve ser estruturada. É necessário que o clínico se desvie da abordagem sequencial tradicional de história, exame, investigação e manejo. Na abordagem desses pacientes, todos os componentes podem e devem prosseguir em paralelo por meio de uma abordagem multidisciplinar.

MORTE ENCEFÁLICA

Para finalizar, independentemente da etiologia que esteja levando ao comprometimento da consciência, o estado neurológico pode deteriorar para uma situação de irreversibilidade e ausência de funções encefálicas, o que caracteriza a morte encefálica (ME). O Conselho Federal de Medicina (CFM) publicou a primeira resolução brasileira normatizando o diagnóstico de ME em 1997, sendo atualizada em 2017. Por determinação legal, deve-se seguir rigorosamente todos os critérios, mesmo que haja diferenças em relação às diretrizes internacionais (há países que, por exemplo, dispensam o exame complementar). O conceito de ME deve se basear em quatro princípios fundamentais:

▷ **TABELA 7** Causas de rebaixamento do nível de consciência e seus achados

Causa	Achados	Tratamento	Comentários
Hipoglicemia	Diaforese, bomba de insulina	Glicose 50% 40 mL EV	
Hiperglicemia (CAD, HHO)	Taquipneia, náusea, vômitos, dor abdominal, desidratação	Cristaloides EV, insulina	
Sepse	Critérios SIRS/qSOFA, sinais de hipoperfusão, *delirium*	Cristaloides EV, antibiótico dirigido, controle do foco	
Hiponatremia	Confusão de piora progressiva, cefaleia, anorexia, crise convulsiva	Restrição de água livre, solução salina hipertônica se houver convulsão	Efeito colateral de diversas medicações
Hipercalcemia	Letargia, poliúria, LRA, constipação	Cristaloides EV	Suspeitar de malignidade. É causa de diabetes insípido nefrogênico
Uremia	Náusea, vômitos, anorexia, fadiga, hálito amoníaco	Tratar hipercalemia, hemodiálise	Procurar alterações de hipercalemia no ECG
Encefalopatia hepática	*Flapping*, ascite, hálito hepático, outros sinais de hepatopatia	Lactulose, considerar *clister* via retal	Deve-se excluir sepse, sangramento gastrointestinal, PBE
Crise tireotóxica	Febre, taquicardia, sudorese, diarreia	Cristaloides EV, considerar betabloqueador e propiltiouracil	
Coma mixedematoso	Lentidão psicomotora, ganho ponderal, edema, depressão, constipação	Hidrocortisona 100 mg EV, levotiroxina	
Encefalopatia de Wernicke	Paralisia do III ou VI par craniano, ataxia, neuropatia periférica	Reposição de tiamina	Encontrada em alcoólatras ou desnutrição grave
Hipoglicemiantes	Pacientes mais idosos com piora da função renal; *overdose* intencional	Glicose 50% 40 mL EV	
Opioides	Bradipneia, miose	Naloxona 0,4 mg EV	
Monóxido de carbono	História de incêndio em lugar fechado, cefaleia, confusão, náuseas	Oxigênio a 100%, considerar câmara hiperbárica	
Sedativos	Álcool, benzodiazepínicos	Suporte	
Anticolinérgicos	Hipertermia, midríase, retenção urinária	Raramente usa-se piridostigmina	
Betabloqueadores	Bradicardia, hipotensão, hipoglicemia, convulsão	Glucagon 5 mg EV, atropina 0,5 mg EV, considerar marca-passo e adrenalina	
Síndrome neuroléptica maligna	Hipertermia, rigidez muscular, *delirium*, instabilidade autonômica	Cristaloides EV, benzodiazepínicos, resfriamento	Se grave, considerar bloqueio neuromuscular
Síndrome serotoninérgica	Hipertensão, taquicardia, hiper-reflexia, rigidez muscular, tremor, náuseas, diarreia	Cristaloides EV, conferir CK, benzodiazepínicos	
Hemorragia	Cefaleia, hipertensão, início súbito, déficits neurológicos	TC sem contraste, reverter anticoagulação (se estava em uso)	Comunicar rapidamente a neurocirurgia
Isquemia cortical	Déficits focais	TC sem contraste para excluir hemorragia, consultar neurologia, considerar trombólise	Sempre conferir as contraindicações à trombólise
Isquemia cerebelar	Vertigem súbita, náusea, ataxia, disartria	Considerar trombólise	

- Reconhecimento de uma causa conhecida e irreversível do coma.
- Demonstração de um coma aperceptivo com ausência de reflexos do tronco encefálico.
- Evidência de falência do centro respiratório a ser constatada por meio do teste da apneia.
- Ausência de perfusão sanguínea e de atividade elétrica ou metabólica encefálica a serem constatadas por meio de exames complementares.

Diante de tal situação, é importante compreender que não está em pauta a discussão do prognóstico do paciente, mas sim os aspectos éticos, morais e legais decorrentes da constatação da morte encefálica naquele momento. Uma discussão mais apropriada sobre morte encefálica será realizada no capítulo específico sobre o tema.

LITERATURA RECOMENDADA

1. Aminoff MJ, et al. Coma. Clinical neurology. 9. ed. New York: McGraw-Hill; 2015. p. 46-64.
2. Berger JR. Stupor and coma. In: Bradley's neurology in clinical practice. 7. ed. Philadelphia: Elsevier; 2016. p. 34-50.
3. Bernat JL, Wijdicks EFM. Coma, vegetative state, and brain death. In: Goldman's Cecil medicine. 25. ed. Philadelphia: Elsevier; 2016. p. 2410-4.
4. Brennan PM, Murray GD, Teasdale GM. Simplifying the use of prognostic information in traumatic brain injury. Part 1: The GCS-Pupils score: an extended index of clinical severity. J Neurourg. 2018 Jun;128(6):1612-20.
5. Edlow JA, et al. Diagnosis of reversible causes of coma. Lancet. 2014;384:2064-76.
6. Forsberg S, et al. Metabolic vs structural coma in the ED – an observational study. Am J Emerg Med. 2012;30:1986-90.
7. Fosberg S, et al. Prognosis in patients presenting with non-traumatic coma. J Emerg Med. 2012;42(3):249-53.
8. Huff JS. Altered mental status and coma. In: Tintinalli's emergency medicine. 8. ed. New York: McGraw-Hill; 2016:
9. Kramer AA, et al. A multicenter prospective study of interobserver agreement using the Full Outline of Unresponsiveness score coma scale in the intensive care unit. Crit Care Med. 2012;40:2671-6.
10. Posner JB, et al. Plum and Posner' diagnosis of stupor and coma. 4. ed. Oxford: Oxford University Press; 2007. p. 1-385.
11. Rana AQ, Morren JA. Coma. In: Neurological emergencies in clinical practice. 1. ed. London: Springer; 2013. p. 1-15.
12. Reith FCM, et al. The reliability of the Glasgow coma scale: a systematic review. Intensive Care Med. 2016:42:3-15.
13. Resolução CFM n. 2.173/2017. Publicado no D.O.U. de 15 de dezembro de 2017, Seção I, p. 274-6.
14. Ropper AH. Coma. In: Harrison's principles of internal medicine. 19. ed. New York: McGraw-Hill; 2015. p. 1771-7.
15. Seder DB, et al. Emergency neurological life support: airway, ventilation, and sedation. Neurocrit Care. 2015;23:S5-S22.
16. Teasdale G, et al. The Glasgow Coma Scale at 40 years: standing the test of time. Lancet Neurol. 2014;13:844-54.
17. Wijdicks EFM, et al. Comparison of the Full Outline of UnResponsiveness score and the Glasgow coma scale in predicting mortality in critically ill patients. Crit Care Med. 2015;43(2):439-44.
18. Wijdicks EFM. Determining brain death. Continuum (Minneap Minn) 2015;21(5):1411-24.
19. Wijdicks EFM. In: Wijdicks' the comatose patient. 2. ed. Oxford: Oxford University Press; 2014. p. 1-784.
20. Young GB. Stupor and coma in adults. In: Post TW (ed.). UpToDate. Waltham, MA: UpToDate Inc. http://www.uptodate.com. Disponível em: www.uptodate.com. Acesso 03 março 2022.

12 Anafilaxia e outras alergias

Rodrigo Antonio Brandão Neto
Julio Flávio Meirelles Marchini

PONTOS IMPORTANTES

- A anafilaxia é uma condição que pode se apresentar de forma rápida, grave e dramática, com choque, broncoespasmo e obstrução de via aérea.
- Os agentes desencadeantes principais são medicações e alimentos.
- Após contato com o agente, a anafilaxia pode evoluir para evento fatal em 5 minutos após medicação EV.
- O tratamento, que é a injeção intramuscular de adrenalina, deve ser instituído prontamente.
- Dentre outros, são preditores de anafilaxia grave: atraso na administração da adrenalina, uso de betabloqueadores e inibidores de enzima conversora de angiotensina, anti-inflamatórios e doença cardiovascular.
- Esses casos graves de anafilaxia vão responder mal ao tratamento, sendo necessárias doses adicionais de adrenalina e até adrenalina endovenosa contínua.
- A anafilaxia pode se apresentar de forma bifásica.
  - Em uma metanálise, 5% dos casos tiveram reação bifásica – em especial aqueles com hipotensão na apresentação e aqueles em que não se identificou o agente desencadeante.
  - A reação bifásica pode ocorrer de 18 a 72 horas depois da exposição, mas na maioria das vezes ocorre em 8 horas.

DEFINIÇÕES E CLASSIFICAÇÃO

A anafilaxia é uma reação potencialmente fatal de hipersensibilidade sistêmica grave, que pode cursar com hipotensão grave ou comprometimento das vias aéreas. É uma reação em cascata causada pela liberação de mediadores de mastócitos e basófilos de uma forma dependente de IgE.

A anafilaxia pode ocorrer por reação a diferentes agentes, sendo os mais comuns alimentos e medicamentos. Em crianças, os alimentos são as maiores causas de procura de serviços de emergência por reações alérgicas ou anafiláticas. Ainda nas crianças, o risco de alergia ao látex é maior naquelas submetidas a múltiplas cirurgias ou com espinha bífida. Sabe-se ainda que pode ocorrer alergia cruzada entre látex e outros alérgenos, como abacate, banana e figo. As mulheres jovens também são especialmente afetadas por anafilaxia a alimentos, e homens idosos apresentam pior evolução após alergias ocorridas por picadas de inseto.

A definição mais utilizada de anafilaxia foi proposta pela Organização Mundial da Saúde em 2019. Anafilaxia é uma reação de hipersensibilidade sistêmica grave e ameaçadora à vida caracterizada por início rápido com acometimento de via aérea, respiração ou circulatório e geralmente (porém nem sempre) está associada a mudanças de pele e mucosa. Atenção, pois os critérios de anafilaxia mudaram (veja na Tabela 1). As reações da anafilaxia são desencadeadas quase sempre por reações mediadas pela IgE (alternativamente, alguns alérgenos podem agir ativando diretamente mastócitos), após exposição a um antígeno em indivíduos previamente sensibilizados;

▷ **TABELA 1** Anafilaxia tem alta probabilidade quando um dos dois critérios abaixo é preenchido

Critério 1
▪ Início agudo de doença (minutos a horas) com envolvimento simultâneo da pele, mucosa, ou ambos (por exemplo: urticária, prurido, *flushing*, edema de lábios, língua ou úvula) e pelo menos um dos seguintes:
\- Comprometimento respiratório: dispneia, broncoespasmo, estridor PFE reduzido ou hipoxemia
\- Hipotensão ou sintomas de disfunção de órgão-alvo (hipotonia, síncope, incontinência)
\- Sintomas gastrointestinais graves (por exemplo: dor abdominal em cólica grave, vômitos incoercíveis), especialmente após exposição a alérgenos que não são alimentos
Critério 2
▪ Hipotensão arterial ou broncoespasmo ou acometimento de laringe após exposição a alérgeno conhecido ou altamente provável para aquele paciente (minutos a horas) mesmo na ausência de envolvimento de pele típico
\- Crianças: pressão baixa de acordo com a idade ou queda de 30% da sistólica
\- Adultos: sistólica abaixo de 90 mmHg ou queda de 30% do basal do paciente

PFE: pico de fluxo expiratório.

porém, hoje o termo inclui também as reações causadas por outros mecanismos ou com associação a outros mecanismos. O choque anafilático, por sua vez, é definido como reação anafilática em que ocorre uma insuficiente entrega de oxigênio para os tecidos, resultando em colapso cardiovascular e fluxo sanguíneo insuficiente. Já a reação anafilactoide descreve as respostas que são clinicamente indistinguíveis da anafilaxia, que não são IgE-mediadas e que não necessitam de uma exposição sensibilizadora.

A via final na reação anafilática ou anafilactoide é a mesma e, como vimos, o termo anafilaxia é agora utilizado para se referir a ambas, envolvendo ou não reação com IgE. O contraste radiológico é um agente que provoca a reação anafilactoide. A hipersensibilidade é uma resposta imune inadequada a antígenos geralmente inofensivos, enquanto anafilaxia representa a forma mais dramática e grave da reação de hipersensibilidade imediata.

EPIDEMIOLOGIA

A incidência e a prevalência da anafilaxia são difíceis de determinar devido à importante subnotificação que ocorre nesses casos. A incidência estimada é de 4-50 ocorrências a cada 100.000 habitantes ao ano e a prevalência é de 0,05% a 2%, sendo causa responsável por 1 a cada 2.300 atendimentos nos serviços de emergência do Reino Unido e 1 a cada 250 internações nos Estados Unidos. Estima-se ainda que seja responsável por cerca de 1.000-1.500 mortes ao ano apenas nos Estados Unidos. Esses números seriam responsáveis por cerca de 1% dos atendimentos em departamentos de emergência (DE). O risco estimado de apresentar uma reação anafilática durante a vida varia de 1,6% até 5,1%. A prevalência de reações alérgicas menos graves no DE é muito maior, mas os dados são raramente relatados. Acredita-se, no entanto, que as reações de anafilaxia parecem estar apresentando uma incidência maior, em particular na população jovem. Infelizmente, em 50% dos pacientes que procuram o DE, o diagnóstico não é realizado e em 80% não é realizado o tratamento apropriado.

Idade, ocupação, raça, sexo e fatores geográficos não parecem aumentar o risco de anafilaxia. A maioria dos estudos indica que indivíduos atópicos não apresentam maior risco de desenvolvê-la com picadas de insetos ou reações a drogas em relação aos indivíduos não atópicos. Os únicos fatores conhecidos que aumentam o risco de desenvolver anafilaxia são atopia e episódio prévio de anafilaxia.

A taxa de recorrência de anafilaxia é de 40 a 60% para picadas de insetos, de 20 a 40% para os agentes de radiocontraste e de 10 a 20% para o uso de penicilina. As causas mais comuns de anafilaxias graves são uso de antibióticos, picadas de insetos e alimentos. A alergia a alimentos é a maior causa de anafilaxia. Entre os antibióticos, os betalactâmicos como a penicilina causam 400 a 800 mortes nos Estados Unidos anualmente, com uma reação alérgica sistêmica que ocorre em 1 a cada 10.000 exposições. A picada pela *Hymenoptera* constitui a segunda causa mais comum de anafilaxia atualmente, com 2 a 3% dos adultos com reações significativas às picadas de inseto comparados a 1% das crianças. Na população pediátrica, a alergia alimentar é a maior causa da condição.

ETIOLOGIA E FISIOPATOLOGIA

O mecanismo básico subjacente às reações alérgicas é a degranulação de mastócitos e liberação de mediadores por basófilos. A reação pode ocorrer com dois mecanismos predominantes, uma reação dependente de IgE e outra independente de IgE (anafilactoide). O mecanismo mediado por IgE é também definido como mecanismo de hipersensibilidade tipo I; nesse caso, o alérgeno se liga ao segmento F_{ab} da IgE e este ativa e libera proteinoquinases presentes em basófilos e mastócitos e, por consequência, leva à liberação de mediadores pré-formados estocados nos grânulos citoplasmáticos daquelas células, que incluem histamina e triptase, entre outros mediadores. A histamina liga-se aos receptores H_1 e H_2. Os receptores H_2 têm efeitos vasodilatadores e de aumento da permeabilidade capilar. Os receptores H_1, por sua vez, têm efeitos vasoconstritores e broncoconstritores.

A triptase tem muitos efeitos, como ativação da via do complemento e da cascata de coagulação, quimiotaxia e produção de mediadores pró-inflamatórios, resultando em manifestações clínicas como edema e distúrbios hemorrágicos. Os leucotrienos, prostaglandinas e PAF induzem broncoconstrição, vasodilatação, permeabilidade capilar e regulação da resposta inflamatória. Outros elementos envolvidos incluem o óxido nítrico e a cascata de coagulação.

O mecanismo independente da IgE é, por sua vez, ativado por IgG ou por complemento. O mecanismo é pouco entendido e pode ser causado por atividade física, álcool e anafilaxia associada ao uso de opioides, entre outras causas.

As principais etiologias da anafilaxia incluem uso de drogas, consumo de determinados alimentos e picadas de insetos, conforme apresentado na Tabela 2. Existem fatores que se predispõem ao desenvolvimento de reação anafilática, que são, por sua vez, resumidos na Tabela 3.

▷ **TABELA 2** Principais fatores etiológicos de anafilaxia

Alimentos e aditivos (33-34%)	Marisco, soja, nozes, trigo, leite, ovos, salicilatos, sementes, sulfitos
Drogas (13-20%)	Antibióticos betalactâmicos, sulfametoxazol-trimetoprima, vancomicina, ácido acetilsalicílico, anti-inflamatórios não esteroidais
Picadas de insetos *Hymenoptera* (14%)	–
Exercício (7%)	–
Imunoterapia (3%)	–
Látex (< 1%)	–
Nenhuma causa identificada (19-37%)	–

▷ **TABELA 3** Fatores predisponentes de anafilaxia

- Episódio prévio de anafilaxia
- Atopia

A anafilaxia idiopática, que representa 19 a 37% dos casos, é um diagnóstico de exclusão, definido quando nenhum agente causador pode ser identificado. Os pacientes sofrem recorrentes ataques, sem fatores precipitantes identificados após extensa avaliação. Eles, muitas vezes, para manter a remissão dos ataques, precisam de tratamento prolongado com glicocorticoides em dias alternados.

Os pacientes apresentam um curso bifásico variável em estudos, desde menos de 1% até 20% dos casos. Uma metanálise encontrou curso bifásico em 5% dos casos. O curso bifásico pode ocorrer em até 72 horas do aparecimento, mas na maioria dos casos ocorre em até 8 horas.

ACHADOS CLÍNICOS

As manifestações têm um tempo de início variável. O tempo entre o contato alérgeno e a morte pode variar de 5 minutos após injeção de droga, 10-15 minutos após picada de inseto e até 35 minutos em anafilaxia secundária a alimentos. A maioria dos pacientes que desenvolvem manifestações graves apresenta essas manifestações em até 60 minutos da exposição, com mais da metade das mortes por anafilaxia ocorrendo com 60 minutos da exposição. A rapidez com que os sintomas ocorrem se associa com sua gravidade e, em alguns casos, as manifestações só aparecem após um intervalo de horas desde a exposição. O quadro clínico pode seguir um curso unifásico ou bifásico; neste segundo caso, os sintomas desaparecem ou apresentam melhora parcial, para retornarem em média 1 a 8 horas depois. Este período pode se estender até 24 horas. Em cerca de 75 a 80% dos casos, o quadro segue um padrão unifásico. Em séries recentes, apenas 4 a 5% dos pacientes desenvolvem sintomas considerados significativos na segunda fase. O pico da segunda fase costuma ocorrer de 8 a 11 horas após a exposição, mas um estudo relata casos ocorrendo até 72 horas após a exposição. Existem mais dois padrões incomuns de apresentação de anafilaxia: (i) apenas a fase tardia e (ii) apresentação protraída. Felizmente, ambas são incomuns. A apresentação apenas com fase tardia está presente em relatos de casos. A apresentação protraída são aqueles pacientes em que os sintomas não se resolvem completamente ou satisfatoriamente e os pacientes necessitam de infusão contínua de adrenalina, intubação orotraqueal ou ambos. Esses pacientes, quase invariavelmente, apresentam sintomas cutâneos. Pacientes com quadro mais grave na apresentação apresentam um risco maior de curso bifásico da anafilaxia. Outros fatores associados a ocorrência da segunda fase estão na Tabela 4.

As manifestações podem envolver sistema respiratório, cardiovascular, gastrointestinal e neurológico, sendo o mais comum o envolvimento cutâneo, que ocorre em 85 a 90% dos casos. Os sintomas cutâneos e de mucosa incluem prurido, rubor, edema dos lábios e língua, eritema urticariforme. As manifestações cutâneas estão particularmente ausentes em reações anafiláticas, que ocorrem durante ato cirúrgico.

Os sintomas respiratórios, após os cutâneos, são os mais comuns e incluem sintomas de vias aéreas superiores como coriza, espirros, prurido nasal e, em suas formas graves, estridor, disfonia e rouquidão, mas também envolvem vias aéreas inferiores com sintomas como dispneia, sibilos e outros achados de broncoespasmo e hipoxemia. Cerca de 45 a 60% dos óbitos por reações alérgicas são secundários a complicações respiratórias.

As complicações cardiovasculares ocorrem pela anafilaxia, ou como complicação de seu tratamento. Síncope e tonturas são relativamente comuns, bem como arritmias e bradicardia paradoxal. O uso da atropina pode reverter a bradicardia, mas não têm efeito na hipotensão.

O choque anafilático inicialmente se manifesta por taquicardia hipercinética e diminuição da resistência vascular sistêmica e, posteriormente, devido a aumento da permeabilidade capilar, com hipovolemia e evolução para padrão hipocinético.

Sintomas gastrointestinais ocorrem em 30 a 45% dos casos e também podem ser proeminentes, incluindo náuseas, vômitos, diarreia e dor abdominal, usualmente na forma de cólica. A Tabela 5 contém os principais sintomas da anafilaxia e sua prevalência, enquanto a Tabela 6 apresenta sinais de alarme.

▷ **TABELA 4** Fatores associados à segunda fase da anafilaxia

▪ Gravidade dos sintomas iniciais
▪ Demora do tratamento inicial
▪ Demora para melhora após tratamento
▪ Ingestão do alérgeno
▪ Alergia por imunoterapia no asmático

▷ **TABELA 5** Manifestações clínicas da anafilaxia

Pele, mucosa e tecido subcutâneo (80-90%)	Urticária
	Angioedema
	Rubor facial
	Prurido – periorbitário, lábios, língua, palato, ouvido externo, genitália, palmas e plantas
	Rash morbiliforme
Respiratório (70%)	Rinorreia, congestão, espirros
	Estridor
	Disfonia
	Dispneia
	Aperto torácico
	Broncoespasmo
	Cianose
Cardiovascular (45%)	Dor torácica
	Taquicardia
	Bradicardia
	Hipotensão
	Disritmia
	Parada cardíaca
Gastrointestinal (45%)	Dor abdominal
	Náusea e vômito
	Diarreia
Sistema nervoso central (15%)	Sensação de morte iminente
	Alteração de nível de consciência
	Tontura
	Confusão
	Cefaleia

▷ **TABELA 6** Sinais de alarme em pacientes com anafilaxia

▪ Rápida progressão de sintomas
▪ Estridor e dificuldade respiratória
▪ Tórax silente
▪ Hipotensão ou choque
▪ Necessidade de droga vasoativa
▪ Arritmias malignas
▪ Náuseas ou vômitos persistentes

EXAMES COMPLEMENTARES

O diagnóstico de anafilaxia é clínico, utilizando os critérios diagnósticos já citados (vide Tabela 1). Em quadros de menor gravidade, o diagnóstico pode ser difícil, principalmente quando as principais manifestações são cutâneas, mas uma boa história e exame físico costumam ser suficientes para o diagnóstico. Durante os episódios de anafilaxia, os valores séricos de triptase e histamina ficam elevados, assim, essas dosagens podem ser úteis em quadros duvidosos; as triptases elevam-se particularmente nas alergias alimentares. Nesse caso, as amostras devem ser coletadas durante o episódio agudo.

A triptase sérica, por exemplo, deve ser coletada em períodos de 15 minutos a 3 horas a partir da instalação do episódio e no máximo em até 6 horas do início dos sintomas. A coleta pode ser soro ou plasma e a amostra deve ser colocada no gelo assim que possível, e até congelada se a análise for realizada em outro local. Valores normais, no entanto, não descartam anafilaxia. Anafilaxia induzida por picadas de inseto ou medicações e em episódios que evoluem com hipotensão pode ter triptase significativamente alterada. A histamina plasmática, por sua vez, apresenta metabolismo rápido, assim, o tempo ideal de coleta é de 5 a 60 minutos da instalação do episódio. Outras investigações podem ser realizadas envolvendo a pesquisa *in vitro* de IgE específica, testes cutâneos ou de provocação, mas são de muito pouca utilidade no DE.

Exames diagnósticos podem ser necessários para descartar diagnósticos diferenciais, como dosagem de amílase em pacientes com dor abdominal, e para avaliar complicações do episódio de anafilaxia, como disfunção renal após quadro de choque posterior ao episódio.

▷ **TABELA 7** Fatores de risco para reação anafilática grave

▪ Asma
▪ Medicamentos: betabloqueadores, inibidores da enzima conversora de angiotensina (ECA), anti-inflamatórios não esteroidais, sedativos
▪ Doenças respiratórias crônicas
▪ Infecção respiratória aguda
▪ Doenças cardiovasculares associadas
▪ Mastocitose
▪ Doenças clonais que envolvam mastócitos
▪ Cofatores: álcool, estresse emocional, febre, exercício
▪ Atraso de administração de adrenalina

DIAGNÓSTICO DIFERENCIAL

O diagnóstico diferencial da anafilaxia é extenso e depende dos sistemas envolvidos no quadro anafilático. O diagnóstico diferencial das manifestações cutâneas, como a urticária e o angioedema, inclui síndrome carcinoide, reação à vancomicina e reações transfusionais, entre outras condições. Os pacientes que evoluem com quadro de colapso hemodinâmico têm como diagnóstico diferencial outras causas de choque, como choque séptico, hipovolêmico ou cardiogênico.

As manifestações asmatiformes apresentam no seu diagnóstico diferencial a própria asma, aspiração de corpo estranho, embolia pulmonar e síndrome da angústia respiratória aguda (SARA). A mastocitose sistêmica e a leucemia de células mastoides também podem apresentar manifestações similares e são necessariamente diagnósticos diferenciais. A Tabela 8 contém os principais diagnósticos diferenciais da anafilaxia.

▷ **TABELA 8** Diagnóstico diferencial da anafilaxia

Dilemas comuns que podem levar a erro diagnóstico:
▪ Asma aguda
▪ Síncope
▪ Ansiedade
▪ Urticária aguda generalizada
▪ Aspiração de corpo estranho
▪ Acometimento cardiovascular (infarto agudo do miocárdio, tromboembolismo pulmonar)
▪ Acometimento neurológico (convulsão, acidente cerebrovascular)
Situações que podem levar a erro diagnóstico:
▪ Durante diálise
▪ Durante cirurgia
▪ Paciente sedado
▪ Durante parto
▪ Portador de asma
▪ Primeiro episódio
▪ Distúrbios psiquiátricos
Síndrome pós-prandial
▪ Intoxicação alimentar
▪ Escombroide (envenenamento por histamina de peixe mal armazenado)
▪ Síndrome de alergia a pólen-comida
▪ Glutamato monossódico
▪ Sulfitos

(continua)

▷ **TABELA 8** Diagnóstico diferencial da anafilaxia (*continuação*)

Histamina endógena
■ Mastocitose/alterações clonais de mastócitos
■ Leucemia basofílica
■ Síndrome *flushing*
■ Perimenopausa
■ Síndrome carcinoide
■ Epilepsia autonômica
■ Carcinoma medular de tireoide
Doença não orgânica
■ Síndrome de disfunção das cordas vocais
■ Hiperventilação
■ Episódio psicossomático
Choque
■ Hipovolêmico
■ Cardiogênico
■ Distributivo
■ Séptico
Outro
■ Angioedema não alérgico
■ Angioedema hereditário (tipos I, II e III)
■ Angioedema associado a iECA
■ Síndrome de *leak* capilar
■ Síndrome do homem vermelho (vancomicina)
■ Feocromocitoma (resposta paradoxal)

TRATAMENTO

O aspecto crucial do manejo de pacientes com anafilaxia é o pronto reconhecimento e o início da terapia apropriada, de forma a diminuir ou impedir as complicações associadas, uma vez que o tempo de evolução pode ser rápido e a condição pode se tornar irreversível se houver demora nas medidas. O primeiro passo na abordagem é evitar o fator precipitante, por exemplo, interrompendo a infusão da medicação que iniciou o quadro anafilático. Não há benefício do uso de carvão ativado. O paciente deve ser rapidamente monitorado e colocado em posição supina, com elevação de membros inferiores, e um acesso endovenoso calibroso deve ser prontamente obtido (jelco 14 ou 16). Em gestantes, a posição preferencial é o decúbito lateral esquerdo. Deve-se ainda estabelecer oximetria de pulso com fornecimento de oxigênio suplementar em altos fluxos, de 8-10 litros, até a verificação da oximetria; o fornecimento deve ser mantido se saturação de oxigênio cair abaixo de 90-92%. A pressão arterial (não invasiva) deve ser monitorizada. O preparo para manejar as vias aéreas é fundamental, de modo a estar pronto para realização de intubação orotraqueal. Deve-se lembrar de que, até que se prove contrário, a via aérea de um paciente com anafilaxia deve ser considerada difícil e o limiar para realizar a intubação orotraqueal é relativamente baixo. O atraso na obtenção de uma via aérea definitiva nesses pacientes pode ser associado a uma tentativa posterior e emergencial, em situação muito desfavorável.

O elemento mais importante do tratamento da anafilaxia é a adrenalina. O uso de adrenalina na suspeita do quadro deve ser realizado imediatamente, de preferência, no ambiente pré-hospitalar. A rota intramuscular em estudos se mostrou superior à via subcutânea, já que implica menor risco de eventos adversos, como arritmias, em comparação com o uso da medicação endovenosa. Estudos mostram que, principalmente na população pediátrica, a adrenalina é subutilizada e, quando é administrada, dá-se por via subcutânea, que tem menor eficácia. Alguns médicos consideram que o paciente pode não ter um quadro grave o bastante para ser utilizada a adrenalina e utilizam alternativamente medicações anti-histamínicas ou glicocorticoides, que apresentam pouco ou nenhum benefício no manejo. Quanto aos eventos adversos, a maioria está relacionada à via de administração. Um estudo com 301 pacientes encontrou eventos adversos em 30% dos pacientes com anafilaxia tratados com adrenalina endovenosa comparado a apenas 3% dos pacientes que receberam adrenalina intramuscular. A aplicação deve idealmente ser realizada na região do músculo vasto lateral; dessa forma, têm-se picos maiores e mais rápidos da concentração da adrenalina. As doses recomendadas são as seguintes: 0,5 mg em adultos e em crianças com mais de 12 anos; 0,3 mg em crianças de 6 a 12 anos; e 0,01 mg/kg em crianças menores de 6 anos. A medicação pode ser repetida duas vezes se necessário, com intervalos de 5 a 15 min.

A adrenalina intravenosa pode ser necessária no caso de choque refratário, com doses de 50-200 μg em *bolus* de adrenalina, em solução 1:10.000, titulada de acordo com a gravidade. Caso iniciada a infusão intravenosa, a dose inicial em adultos é de 1-10 μg/minuto, com dose titulada conforme a resposta clínica; esses pacientes devem estar sempre com monitorização hemodinâmica e idealmente com mensuração, assim que possível, de pressão arterial invasiva. A via subcutânea pode ser restrita aos casos mais leves, mas seu uso não é recomendado.

Em pacientes com hipotensão, a reposição volêmica é necessária, inicialmente com 20 mL/kg em crianças, com reposição adaptada conforme parâmetros hemodinâmicos e diurese. Em adultos, 1 a 2 litros de salina fisiológica ou ringer lactato devem ser utilizados inicialmente, tendo sido já registrada necessidade de até 7 litros em alguns pacientes. Em pacientes com hipotensão refratária, é recomendada a associação de outras drogas vasopressoras com a adrenalina, podendo ser utilizada dopamina com dose inicial de 5 a 15 µg/kg/minuto, noradrenalina 0,05 a 0,5 µg/kg/minuto, fenilefrina 1-5 µg/kg/minuto ou vasopressina 0,01-0,4 unidade por minuto. Pacientes com anafilaxia refratária à adrenalina IM podem se beneficiar com infusão de adrenalina em dose de 2 µg/min. Neste caso, dilui-se adrenalina 1 mg (1 mL da solução 1:1.000) em 1.000 mL de salina fisiológica e inicia-se em 2 mL/min ou 120 mL/hora.

▷ **TABELA 9** Tratamento resumido da anafilaxia

1.	Retirar fator precipitante (alérgeno)
2.	Monitorização
3.	O_2 até $SatO_2$ > 92%
4.	Usar baixo limiar para indicação de via aérea definitiva
5.	Adrenalina IM 0,5 mg, podendo ser repetida a cada 5 minutos de acordo com a resposta
6.	Se hipotensão, reposição volêmica, 1-2 litros de solução cristaloide em 1 hora
7.	Se não houver resposta à adrenalina IM: Adrenalina EV: *Bolus:* 0,1 mg
8.	Manutenção: adrenalina colocando adrenalina 1 mg em 500 mL de solução fisiológica em uma infusão inicial de 0,5 a 2 mL/min, titulando-se a dose conforme o efeito
9.	Considerar associação de vasopressores se choque refratário
10.	Corticoide (apenas em pacientes com histórico de asma, broncoespasmo bem definido ou choque refratário): metilprednisolona 1-2 mg/kg em crianças, até dose máxima de 125 mg, ou hidrocortisona 200 a 300 mg por via intravenosa (5 a 10 mg/kg em crianças até dose máxima de 300 mg). Na alta (pacientes com manifestações cutâneas persistentes), manter prednisona 40 mg por 3 a 5 dias
11.	Considerar: difenidramina 25 a 50 mg IV; ranitidina 50 mg IV
12.	Se broncoespasmo: usar broncodilatadores como fenoterol 100-250 µg IN e ipratrópio 250-500 µg IN
13.	Se broncoespasmo grave: sulfato de magnésio 2 g EV durante 20 a 30 minutos em adultos e 25 a 50 mg/kg em crianças
14.	Se paciente faz uso de betabloqueadores, considerar o uso de glucagon 1 mg IV a cada 5 minutos, até que se resolva a hipotensão, seguido por uma infusão de 5 a 15 µg/min

Em pacientes com broncoespasmo, recomenda-se o uso de broncodilatadores com beta-agonistas, como albuterol em dose de 2,5 mg (10 gotas) ou fenoterol, diluídos em 3 a 5 mL de solução fisiológica em nebulização, dose que pode ser repetida até 3 vezes na primeira hora de tratamento. Juntamente ao agente beta-agonista, pode ser associado o brometo de ipatrópio, em dose de 20 a 40 gotas na nebulização. Existem descrições de uso bem-sucedido de sulfato de magnésio em pacientes com anafilaxia e broncoespasmo, em dose de 1 a 2 g EV diluídos em 100 mL de salina fisiológica, infundidos em 20 a 30 minutos. A dose do sulfato de magnésio em crianças é de 25 a 50 mg/kg.

As medidas de segunda linha no manejo desses pacientes incluem outras medicações como corticosteroides e anti-histamínicos, mas seu benefício é questionável. Os efeitos dos agentes anti-histamínicos são principalmente em manifestações cutâneas como as urticárias e em vias aéreas superiores, com melhora dos sintomas de coriza, mas sem nenhum efeito na hipotensão ou na obstrução de vias aéreas. A sua principal indicação é se houver quadro urticariforme associado. As diretrizes de 2020 de anafilaxia recomendam contra o uso de anti-histamínicos e corticosteroides para prevenir manifestações bifásicas de anafilaxia. Os corticoides e anti-histamínicos são indicados para pacientes com história de asma, broncoespasmo bem definido, prevenir anafilaxia em pacientes realizando imunoterapia ou em choque refratário.

A via parenteral é preferida em quadros emergenciais, sendo a difenidramina o anti-histamínico mais utilizado, em dose de 25-50 mg endovenosa, que é infundida em período de 5 minutos, podendo ser repetida até 400 mg EV; em crianças, a dose é de 1 mg/kg até dose máxima de 50 mg. Os agentes anti-histamínicos anti-H_2 também podem ser utilizados, mas não têm nenhuma ação sobre as obstruções de vias aéreas superiores ou choque, agindo principalmente sobre as manifestações cutâneas, em particular no que diz respeito a sintomas urticariformes.

Os glicocorticoides são indicados principalmente para controle do broncoespasmo, pois sua ação só começa após 4 a 6 horas. As doses recomendadas são de 1 mg/kg de metilprednisolona ou 200 mg de hidrocortisona, ou ainda 40 mg de metilprednisolona. Na alta (pacientes com manifestações cutâneas persistentes), manter prednisona 40 mg por 3 a 5 dias. Uma metanálise da Cochrane não conseguiu tirar conclusões definitivas sobre o uso dos corticosteroides em pacientes com anafilaxia.

Os pacientes em uso de betabloqueadores podem ser pouco responsivos a adrenalina e, nesses casos, o glucagon, que age via adenilciclase, pode ser uma boa opção devido a seus efeitos inotrópicos e cronotrópicos. A dose recomendada é de 1 a 5 mg EV, que é administrada em 5 minutos e pode ser repetida a cada 5 minutos. Caso a hipotensão persista, pode ser utilizada em infusão contínua, de 5 a 15 μg/minuto, com dose titulada conforme seu efeito.

Em pacientes com anafilaxia refratária, existem descrições do uso de azul de metileno em dose única de 1 a 2 mg/kg em 20 a 60 minutos, mas a medicação não deve ser utilizada se o paciente apresentar hipertensão pulmonar ou lesão pulmonar aguda. Ainda em pacientes com anafilaxia refratária, existe também a descrição do uso da oxigenação por membrana extracorpórea.

PARADA CARDÍACA SECUNDÁRIA À ANAFILAXIA

A anafilaxia pode evoluir para parada cardíaca por insuficiência respiratória por edema de via aérea ou por hipotensão grave. Nesses pacientes, atenção especial deve ser dada à manutenção da patência das vias aéreas. Recomenda-se intubação precoce. Caso tenha ocorrido edema de glote, pode ser necessária a realização de cricotireoidostomia. Novamente, a adrenalina é o elemento mais importante do atendimento. A primeira dose é IM e repetir se necessário. Na sequência, continuar com a adrenalina EV e infusão de cristaloide. O volume recomendado é de 4 a 8 L. Monitorização da pressão arterial invasiva deve ser considerada. Não há papel de corticoide ou anti-histamínico na parada cardíaca. Prepare-se para reanimações prolongadas em pacientes jovens e previamente saudáveis. Ao alcançar a circulação espontânea, começar infusão contínua de adrenalina 1 μg/min e depois titulado conforme a pressão arterial. Se já não tiver feito, obtenha monitorização arterial invasiva.

PREVENÇÃO

Os pacientes devem ser educados para reconhecer sintomas de recorrência e para a utilização correta de adrenalina por caneta autoinjetora Epipen®. Também devem ser aconselhados a evitar os alérgenos, se conhecidos, e instruídos pelo médico emergencista e principalmente pelo médico primário com um plano de ação caso apresentem recorrência ou novos episódios de anafilaxia. É recomendado também que esses pacientes portem cartões avisando sobre a condição e fatores alérgenos conhecidos.

CRITÉRIOS DE INTERNAÇÃO, ALTA E INTERNAÇÃO EM UNIDADE DE TERAPIA INTENSIVA

Apenas 1 a 4% dos pacientes com anafilaxia, se corretamente tratados, necessitam de internação hospitalar. Todos os pacientes que receberem adrenalina necessitam de um período de observação de pelo menos 4 horas após a resolução dos sintomas; caso permaneçam esse período sem sintomas, podem receber alta hospitalar com orientações, sem maiores riscos. Pacientes sem necessidade de uso de adrenalina podem receber alta em 1 hora após resolução dos sintomas. Alguns protocolos de observação mantêm o paciente por até 8 horas no DE, mas não parece haver maiores benefícios e segurança que o protocolo de 4 horas de observação. Essa observação prolongada, entretanto, deve ser considerada em pacientes com história de reação tardia, história prévia de outros episódios graves de anafilaxia ou em uso de betabloqueadores. Pacientes com anafilaxia instável refratária devem ser admitidos em UTI. As diretrizes de 2020 sugerem que um período de observação maior (6-8 horas) é indicado em pacientes com apresentação inicial mais grave (necessidade de mais de 1 dose de adrenalina), pois gravidade na apresentação inicial é associada com risco de evolução bifásica.

URTICÁRIA E ANGIOEDEMA

A urticária consiste de placas eritematosas pruriginosas, de tamanhos variados que geralmente são descritas como "fugazes". O angioedema, por sua vez, é a manifestação clínica de síndrome alérgica

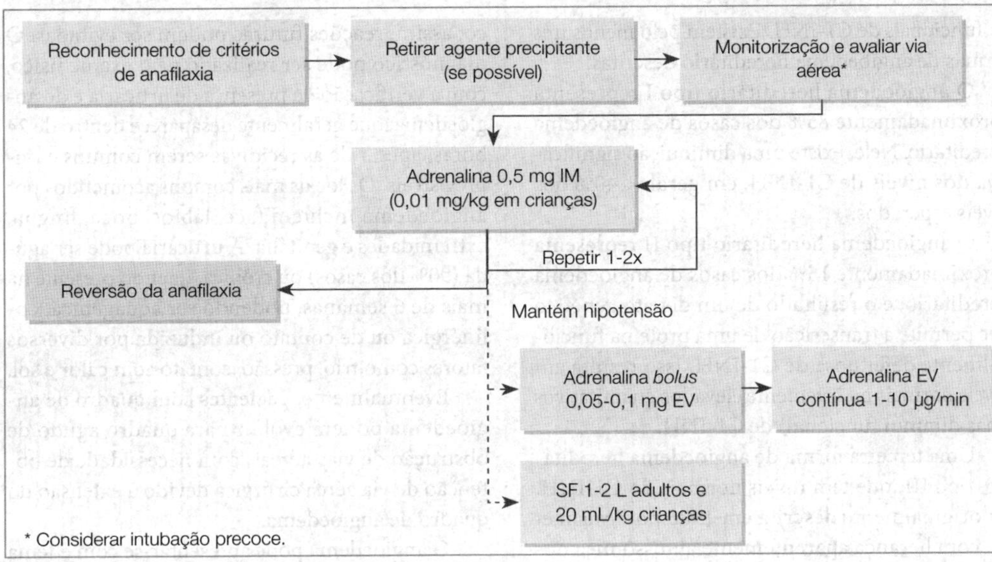

▷ **FIGURA 1** Manejo da anafilaxia.

com edema localizado da camada de pele ou submucosa do trato gastrointestinal ou respiratório, que resulta de extravasamento de líquidos para os tecidos intersticiais. Em geral, a urticária e o angioedema são vistos isoladamente sem outros achados alérgicos e sem progressão para anafilaxia.

Angioedema não é considerado uma doença; em vez disso, é uma manifestação de uma variedade de processos patológicos. Esses processos têm como resultado final ou a degranulação dos mastócitos ou a formação de cininas. A incidência de angioedema é pouco conhecida, mas em pacientes que tomam inibidores de enzima conversora de angiotensina (ECA), a incidência é de 0,1% a 0,7%. A prevalência de várias formas de angioedema hereditário é estimada entre 1 em 10.000 e 1 em 50.000.

Classificação

O angioedema pode ser classificado em cinco tipos conforme sua fisiopatologia:

- Hereditário.
- Adquirido.
- Imunológicos/alérgico inibidor da ECA-induzida.
- Fisicamente induzido.
- Idiopático.

Para ocorrer angioedema, diferentes mediadores devem ser ativados; entre eles se destacam as bradicininas. A bradicinina é um peptídeo vasoativo que é formado como um produto final do sistema calicreína-quinina. A bradicinina é o mediador principal da maioria das formas não alérgicas de angioedema. Nesse sistema, o fator XII ativa a cascata de coagulação a partir de pré-calicreína convertendo a calicreína e resultando na depleção de componentes como C4. A calicreína, por sua vez, forma o complexo cininogênio-bradicinina. A bradicinina ativa as células endoteliais e leva um aumento da permeabilidade vascular, vasodilatação e subsequente formação de edema.

O inibidor da C1 esterase (C1-INH) é uma α_2-globulina glicoproteína fracamente ligada à C1. O C1-INH inibe a função de C1r e C1s da via clássica do complemento. Esse inibidor também desempenha um papel importante na inibição de outros componentes, como calicreína, fator XIa e XIIa, entre outros.

A histamina, por sua vez, pode agir em quatro receptores, dos quais os receptores H_1 e H_2 estão envolvidos na formação do angioedema.

Etiologia

O angioedema hereditário é uma forma genética de angioedema, frequentemente associado a uma deficiência em qualquer um dos níveis quantitativos ou funcionais de C1-INH. Existem pelo menos três formas de angioedema hereditário descritas.

O angioedema hereditário tipo I representa aproximadamente 85% dos casos de angioedema hereditário. Nele, existe uma diminuição significativa dos níveis de C1-INH, em geral, < 40% dos níveis esperados.

O angioedema hereditário tipo II representa aproximadamente 15% dos casos de angioedema hereditário; é o resultado de um defeito genético que permite a transcrição de uma proteína funcionalmente defeituosa de C1-INH. Isso resulta em níveis normais ou levemente elevados quantitativos (mas diminui funcional) de C1-INH.

Uma terceira forma de angioedema hereditário, tipo III, que tem níveis normais do C1-INH, foi originalmente descrita em 1986 por Warin et al., com herança aparentemente autossômica dominante.

O angioedema hereditário e o angioedema secundário ao uso de IECA são secundários à ação de bradicininas. Caracteristicamente, pacientes com essas formas de angioedema não apresentam urticária, ao contrário do angioedema que ocorre pela ação de mastócitos, o qual cursa com urticária.

O angioedema adquirido refere-se à deficiência de C1-INH, que não é secundária a um defeito genético, não devendo ser confundido com angioedema adquirido devido a outros mecanismos, como angioedema induzido por drogas. Ocorre principalmente em idosos e é associado a doenças linfoproliferativas. Sua incidência é rara.

Outra forma de angioedema é o angioedema fisicamente induzido, que pode ocorrer por um diferente número de causas, incluindo extremos de temperatura, atividade física intensa, vibração e radiação ultravioleta. A fisiopatologia não é clara, mas pode ser o resultado de um número de processos, incluindo a degranulação dos mastócitos com a liberação de histamina.

O angioedema idiopático é diagnosticado após uma investigação abrangente de fatores conhecidos em um paciente que tenha tido 3 ou mais ataques dentro de um período de 6 a 12 meses.

Achados clínicos

Para o diagnóstico de urticária e angioedema, deve-se primeiramente obter uma história detalhada, de modo a identificar um possível agente etiológico; assim, reações futuras podem ser evitadas. O diagnóstico pode ser realizado pelo exame físico, com a verificação da presença de urticária e do angioedema, que geralmente desaparece dentro de 24 horas, apesar de as recidivas serem comuns e imprevisíveis. Os locais mais comuns acometidos por angioedema incluem face, lábios, boca, língua, extremidades e genitália. A urticária pode ser aguda (90% dos casos) ou crônica, quando presente há mais de 6 semanas, podendo ser aquagênica, colinérgica ou de contato ou induzida por diversos fatores como frio, pressão, contato com calor e sol.

Eventualmente, pacientes com quadro de angioedema podem evoluir para quadro agudo de obstrução de vias aéreas, com necessidade de obtenção de via aérea cirúrgica devido à extensão do quadro de angioedema.

O angioedema pode apresentar-se com edema na submucosa do trato gastrointestinal. Isso pode levar a dor abdominal, distensão, ascite, diarreia e sinais de obstrução intestinal. Edema gastrointestinal pode levar a mudanças de fluidos, resultando em hipotensão, tontura e síncope. O quadro de dor abdominal pode imitar o abdome agudo e levar à exploração cirúrgica desnecessária. Os pacientes podem ainda evoluir para quadros que preenchem os critérios diagnósticos de anafilaxia.

Quase todos os pacientes com angioedema hereditário têm sintomas prodrômicos antes do início do edema. Os sintomas mais citados incluem fadiga e erupção cutânea. A erupção é frequentemente caracterizada como uma erupção serpiginosa, devido à vasodilatação dos capilares superficiais. É uma doença autossômica dominante, com uma alteração característica da via do complemento e baixos níveis de CDl esterase, além de níveis elevados de inibidor de CDI esterase ou inibidor disfuncional. Acomete o trato respiratório superior e o trato gastrointestinal, com duração de horas ou de 1 a 2 dias. Trauma pode precipitar uma reação.

Diagnóstico diferencial

O diagnóstico diferencial inclui outras causas de edema localizado, que podem incluir as seguintes situações:

- Urticária.
- Anafilaxia.
- Edema hidrostático.
- Edema oncótico.

- Síndrome de Muckle-Wells.
- Síndrome Gleich (angioedema episódico associado a eosinofilia).
- Síndrome de Ascher (edema episódico das pálpebras e lábios, associado a um bócio).
- Síndrome de Melkersson-Rosenthal.
- Dermatite.
- Celulite.
- Doenças obstrutivas venosas (síndrome da veia cava superior, trombose venosa profunda).
- Filariose.

Tratamento

No manejo pré-hospitalar do angioedema, o foco deve ser a manutenção da permeabilidade das vias aéreas. Se houver preocupação com o comprometimento dessas vias, considerar a obtenção de uma via aérea definitiva. Dispositivos como a máscara laríngea não são eficazes em casos de edema de laringe. Entre os pacientes que requereram a intervenção das vias aéreas, a necessidade de cricotomia ou traqueostomia variou de 0% a mais de 50%. Os pacientes com sintomas de angioedema localizados na cabeça ou no pescoço exigem oxigenação e monitorização cardíaca, com suplementação de oxigênio como indicado. Angioedema, quando acompanhado de sinais de anafilaxia, é tratado com adrenalina. Se broncoespasmo estiver presente, o paciente pode beneficiar-se de um agonista β_2 nebulizado, como o albuterol.

Deve-se verificar na história do paciente:

- História prévia de ataques semelhantes.
- História familiar de angioedema.
- Outras histórias médicas.
- Medicamentos atuais em uso.

O exame físico de um paciente com angioedema inclui um exame cuidadoso das vias aéreas, com especial atenção para qualquer evidência de edema. Características que têm sido associadas à necessidade de via aérea definitiva incluem mudança de voz, rouquidão, estridor e dispneia. Os sons respiratórios devem ser cuidadosamente auscultados para determinar se há movimento suficiente de ar, e a presença de ruídos adventícios, como estridor, sibilos ou estertores, deve ser verificada.

Os pacientes com urticária isolada usualmente podem ser tratados apenas com medidas sintomáticas, visando retirar o agente agressor. Anti-histamínicos com ou sem corticosteroides são geralmente suficientes. Compressas frias podem servir como calmantes para áreas afetadas. Os pacientes com sintomas graves devem ser referenciados para especialistas em imunoalergia.

Pacientes com angioedema e alteração de vias aéreas têm indicação de uso de adrenalina, com os mesmos princípios utilizados para pacientes com anafilaxia. A via preferida de administração de epinefrina é intramuscular (IM), na região anterolateral do terço médio da coxa.

Os anti-histamínicos são considerados agentes de segunda linha no tratamento do angioedema devido ao início de ação relativamente lento em comparação com o da adrenalina. Eles nunca devem ser usados como o único agente se manifestações anafiláticas estiverem associadas. Os antagonistas H_1 mais antigos, como difenidramina, têm uma longa história de uso em reações alérgicas. Adultos recebem uma dose de 25 a 50 mg por via intravenosa. A dose pediátrica é de 1 mg/kg IV (até 50 mg). Quando administrado por sintomas alérgicos leves associados a angioedema, a via oral pode ser considerada. Os antagonistas H_1 de segunda geração (p. ex., loratadina e fexofenadina) também podem ser usados.

A adição de um bloqueador de H_2 pode ser benéfica, pois cerca de 15% dos receptores de histamina cutâneos são do tipo H_2. Um pequeno estudo não mostrou melhora no prurido com a adição de cimetidina à difenidramina. No entanto, os investigadores foram capazes de mostrar que, para urticária, a cimetidina isolada ou em combinação com difenidramina foi superior à difenidramina.

Os pacientes que procuram o DE com angioedema devem receber um bloqueador H_1, com forte recomendação para também receber um bloqueador de H_2. Nos casos em que a etiologia de angioedema não estiver clara, é razoável dar a eles esses medicamentos, pois eles têm um perfil favorável no que diz respeito a efeitos colaterais. A escolha de anti-H_2 deve ser com base na disponibilidade, já que não há nenhuma evidência para apoiar a utilização de um tipo sobre o outro.

Os glicocorticoides são outro agente de segunda linha e muitas vezes são utilizados na abordagem inicial. Os pacientes com edema moderado a grave, disfagia ou desconforto respiratório deverão ser admitidos para observação rigorosa. Pacientes com leve edema e nenhuma evidência de obstrução das vias aéreas podem ser observados e receber alta se o edema diminuir.

Em pacientes com angioedema hereditário, além das medidas habituais, outras opções incluem o uso de plasma fresco congelado, que contém o inibidor de C1, embora também contenha substratos como quiminogênios, que poderiam piorar a expressão clínica de angioedema. Em ataques agudos, a dose habitual é de 2 unidades (10 a 15 mL/kg). Para a profilaxia anterior a procedimentos cirúrgicos planejados em pacientes com angioedema hereditário, a dose habitual é de 2 unidades administradas 1 hora antes do procedimento.

O concentrado de C1-INH purificado tem a vantagem de não conter substratos indesejados; o início de ação é de cerca de 30 minutos. Em um pequeno estudo de seis pacientes, com uma formulação de C1-INH, o Cinryze foi administrado em uma dose de 1.000 unidades de uma vez ou duas vezes por semana, como profilaxia contra ataques de angioedema hereditário durante a gravidez. O número de ataques e atendimentos foi reduzido em mais de 85%. A dose é de 1.000 unidades por via intravenosa a cada 3 ou 4 dias.

A opção mais utilizada para o tratamento do angioedema hereditário em nosso meio é o icatibanto, que é um peptídeo sintético similar à bradicinina. Ele funciona como um inibidor específico para o receptor B_2 da bradicinina. Tem 96% de biodisponibilidade para administração subcutânea e não é degradado pelas enzimas que metabolizam bradicininas. Seu uso em angioedemas causados pelos inibidores da ECA também tem sido descrito em relatos e séries de casos. A dose é de 30 mg SC e pode ser repetida a cada 6 horas (máximo três injeções).

OUTRAS REAÇÕES ALÉRGICAS

Alergia alimentar

É caracterizada por reações a proteínas alimentares IgE-mediadas e raramente por aditivos. Os agentes mais comuns incluem derivados lácteos, ovos, nozes e mariscos. Deve-se tentar obter do paciente história alimentar detalhada das últimas 24 horas, pois raramente ocorre após esse período. Manifesta-se principalmente por edema e prurido dos lábios, boca e faringe; cólicas abdominais; náuseas, vômitos e diarreia; angioedema e urticária e até mesmo anafilaxia. Nas reações leves, o manejo é realizado apenas com medidas de suporte e anti-histamínicos e, nas reações graves com anafilaxia, o manejo se dá com as medidas já recomendadas previamente neste capítulo para essa situação.

Picadas de insetos *Hymenoptera*

Os insetos *Hymenoptera* incluem três famílias: *Apidae* (abelhas), *Formicidae* (formigas) e *Vespidae* (vespas). Os venenos são únicos, mas com componentes semelhantes, por isso, há casos de reatividade cruzada. As manifestações incluem dor localizada, prurido, edema e vermelhidão. Além disso, podem se assemelhar a celulite e o tratamento com antibióticos pode ser indicado inadequadamente. Reações podem ser exageradas, com ou sem manifestações sistêmicas (sensibilização prévia). As reações sistêmicas variam desde leve angioedema até anafilaxia.

O manejo das reações leves locais pode ser realizado com aplicação de gelo e anti-histamínicos orais. Reações mais generalizadas ou reações locais na cabeça e no pescoço podem se beneficiar de curto curso de corticosteroides. Já as reações graves devem ser manejadas como anafilaxia grave.

Alergia medicamentosa

Reações adversas a drogas são comuns, mas verdadeiras reações de hipersensibilidade representam menos de 10% dos casos. A penicilina é a droga mais frequentemente implicada em reações alérgicas verdadeiras e representa cerca de 90% de todas as reações alérgicas a drogas. As reações são semelhantes às reações de doença de imunocomplexos ou do soro; são muito comuns sulfametoxazol-trimetropim e certas cefalosporinas. A reação pode durar várias semanas e as manifestações incluem mal-estar generalizado, febre, artralgias, artrite, prurido, urticária e erupções. Reações citotóxicas, como anemia hemolítica autoimune induzida por penicilina, também podem ocorrer. Reações graves, como as observadas na síndrome de Stevens-Johnson, e necrólise epidérmica tóxica também são possíveis. Da mesma forma, também podem ocorrer complicações pulmonares, incluindo broncoespasmo e obstrução das vias aéreas.

LITERATURA RECOMENDADA

1. Bisschopp MB, et al. Anaphylaxis. Current Opinion Critical Care. 2012;18:308-17.
2. Caballero T, Baeza ML, Cabañas R, et al. Consensus statement on the diagnosis, management, and treatment of angioedema mediated by bradykinin. Part II. Treatment, follow-up, and special situations. J Investig Allergol Clin Immunol. 2011;21:422.
3. Caballero T, Baeza ML, Cabañas R, et al. Consensus statement on the diagnosis, management, and treatment of angioedema mediated by bradykinin. Part I. Classification, epidemiology, pathophysiology, genetics, clinical symptoms, and diagnosis. J Investig Allergol Clin Immunol. 2011;21:333.
4. Campbell RL, Kelso JM. Anaphylaxis: Acute diagnosis. In: Post TW (ed.). UpToDate. Waltham, MA: UpToDate Inc. http://www.uptodate.com. Acesso em 17/02/2020.
5. Campbell RL, Kelso JM. Anaphylaxis: Emergency treatment. In: Post TW (ed.). UpToDate. Waltham, MA: UpToDate Inc. http://www.uptodate.com. Acesso em 18/08/2021
6. Campbell RL, Li JT, Nicklas RA, et al. Emergency department diagnosis and treatment of anaphylaxis: a practice parameter. Ann Allergy Asthma Immunol. 2014;113:599.
7. Cardona V, Ansotegui IJ, Ebisawa M, El-Gamal Y, Rivas MF, Fineman S, et al. World Allergy Organization Anaphylaxis Guidance 2020. World Allergy Organization Journal. 2020;13:100472.
8. Lieberman PL. Anaphylaxis. In: Adkinson NF Jr, Bochner BS, Busse WW, et al. (eds.). Middleton's allergy: Principles and practice. 7. ed. St. Louis; 2009. p. 1027.
9. Muraro A, Roberts G, Worm M, Bilo MB, Brockow K, Fernandez Rivas M, et al. Anaphylaxis: guidelines from the European Academy of Allergy and Clinical Immunology. Allergy. 2014;69(8):1026-45.
10. Sampson HA, Muñoz-Furlong A, Campbell RL, et al. Second symposium on the definition and management of anaphylaxis: summary report – Second National Institute of Allergy and Infectious Disease/Food Allergy and Anaphylaxis Network symposium. J Allergy Clin Immunol. 2006;117:391.
11. Sánchez-Borges M, Asero R, Ansotegui IJ, et al. Diagnosis and treatment of urticaria and angioedema: a worldwide perspective. World Allergy Organ J. 2012;5:125.
12. Shaker MS, et al. Anaphylaxis – a 2020 practice parameter update, systematic review, and Grading of Recommendations, Assessment, Development and Evaluation (GRADE) analysis. J Aleerg Clin Immun. 2020;145(4).
13. Simons KJ, Simons FE. Epinephrine and its use in anaphylaxia: current issues. Curr Opin Allergy Clin Immunol. 2010.
14. Wilkerson RG. Angioedema in the emergency department: An evidence-based review. EM Practice. 2012;14(11).

13 *Delirium*

Júlio César Garcia de Alencar
Millena Gomes Pinheiro Costa
Saionara Maria Nunes Nascimento
Carine Carrijo de Faria
Heraldo Possolo de Souza

PONTOS IMPORTANTES

- *Delirium* é uma síndrome clínica caracterizada por alterações agudas e flutuantes da consciência, principalmente da atenção.
- É uma condição comum em paciente idosos atendidos no departamento de emergência, e associa-se a um aumento da mortalidade.
- A etiologia do *delirium* está principalmente relacionada a quadros infecciosos, e alguns fatores precipitantes incluem idade (acima de 70 anos), sexo masculino, alterações metabólicas, medicações e pós-operatório.
- *Delirium* é subdiagnosticado, e deve ser considerado se o paciente apresentar alteração aguda e flutuante da consciência. O rastreio do *delirium* pode ser realizado utilizando o CAM, ferramenta validada e importante no departamento de emergência.
- O diagnóstico é clínico, mas é importante considerar diferenciais como doenças psiquiátricas ou neurológicas (principalmente demência). Exames complementares podem servir para descartar outros diagnósticos ou identificar o fator causador.
- O manejo do *delirium* se inicia com o tratamento do fator precipitante. Terapias não farmacológicas devem ser consideradas antes do manejo com drogas.
- O uso de medicações deve ser limitado aos pacientes com *delirium* hiperativo e que apresentam agitação psicomotora grave com risco de auto e heteroagressividade.

INTRODUÇÃO E DEFINIÇÕES

Delirium é uma síndrome clínica caracterizada por alteração aguda da consciencia com um caráter flutuante. A alteração cognitiva angular do *delirium* é a desatenção, habitualmente acompanhada por desorientação, desorganização do pensamento e por vezes quadros alucinatórios e delusionais. Comprometimento do nível de consciência evidenciado por sonolência e torpor é comum, entretanto estados de hipervigilância e agitação são mais comuns (até 80% dos casos diagnosticados).

Em 98% dos casos, o *delirium* é uma manifestação neuropsiquiátrica de um insulto orgânico subjacente, sendo quadros infecciosos os mais comuns; porém, é possível que fatores ambientais como isolamento e restrição física também sejam os responsáveis pela sua precipitação. *Delirium* acomete principalmente indivíduos que já possuem comprometimento da reserva cognitiva, sendo o diagnóstico prévio de demência o fator de risco mais comum, acompanhado por fatores como idade acima de 70 anos e polifarmácia.

O *delirium* é uma condição presente em 10-30% dos pacientes idosos atendidos no departamento de emergência, e estima-se que até 60% dos casos não sejam diagnosticados. A presença de *delirium* se correlaciona de modo consistente com aumento da morbimortalidade nas populações não cirúrgicas. Um estudo no departamento de emergência mostrou aumento de 72% da mortalidade em 6 meses quando comparados idosos admitidos com e sem *delirium*.

Pacientes idosos que apresentam *delirium* tem 2,5 vezes mais gastos em saúde quando comparados àqueles que não apresentam. Calcula-se que sejam gastos entre 50 e 160 milhões de dólares anualmente nos Estados Unidos com cuidados relacionados ao *delirium*.

ETIOLOGIA E FISIOPATOLOGIA

A etiologia do *delirium* está principalmente relacionada a quadros infecciosos, dos quais a pneumonia e a infecção do trato urinário são os principais desencadeantes. Podemos dividir os fatores de risco para *delirium* em fatores predisponentes (Tabela 1) e fatores precipitantes (Tabela 2).

A identificação dos fatores precipitantes é essencial, uma vez que a investigação e o tratamento devem ser direcionados a eles. É importante reconhecer os fatores predisponentes para compreender o risco de *delirium* de cada paciente e realizar diagnóstico diferencial adequado com suas condições de base e limitações funcionais prévias.

A fisiopatologia do *delirium* é complexa, multifatorial e pouco compreendida. Algumas teorias foram desenvolvidas, entretanto nenhuma delas isoladamente é capaz de esgotar a multiplicidade causal e de manifestações do estado confusional agudo.

▷ **TABELA 1** Fatores predisponentes para quadros de *delirium*

▪ Idade > 70 anos
▪ Diagnóstico prévio de demência
▪ Perda prévia de funcionalidade
▪ Imobilidade
▪ Múltiplas comorbidades
▪ Polifarmácia
▪ Déficits sensoriais (auditivo, visual)
▪ Acidente vascular cerebral (AVC) prévio
▪ Depressão
▪ Etilismo
▪ Episódio prévio de *delirium*

▷ **TABELA 2** Fatores que podem precipitar episódios de *delirium*

Infecções	Infecção do trato urinário, pneumonia, infecção do sistema nervoso central, infecção de pele e partes moles ou abdominais
Distúrbios metabólicos	Distúrbios hidroeletrolíticos, disglicemias, hipoxemia, distúrbios tireoidianos, encefalopatia hepática, uremia
Neurológico	AVC, crise convulsiva, TCE, encefalopatia hipertensiva
Cardiovascular	IAM, IC, arritmias
Medicações/ intoxicações	Psicotrópicos, suspensão abrupta de medicamentos, introdução de novos medicamentos, intoxicação crônica por medicamentos de uso regular, intoxicação ou abstinência a álcool e a drogas de abuso
Outros	Contenção física, dispositivos invasivos (sonda vesical, sonda nasoenteral), privação de sono, mudança de ambiente

AVC: acidente vascular cerebral; IAM: infarto agudo do miocárdio; IC: insuficiência cardíaca; TCE: traumatismo cranioencefálico.

Postula-se que no estado de *delirium* invariavelmente há acometimento do sistema ativador reticular ascendente e comprometimento global da função cerebral cortical. Estudos de neuroimagem e eletrofisiologia mostraram acometimento de estruturas subcorticais, notadamente nos lobos frontais. Acredita-se ainda que neurotransmissores desempenhem um papel importante nestes pacientes, com maior destaque para a acetilcolina. Por fim, a presença de uma resposta inflamatória sistêmica desencadeada pela causa precipitante do *delirium*, levando ao aumento da quantidade circulante de citocinas e ativação endotelial, parece atuar sobre o fluxo sanguíneo cerebral e sobre a atividade neuronal.

ACHADOS CLÍNICOS

O *delirium* é uma condição de diagnóstico clínico que requer alto índice de suspeição e rastreio, uma vez que apenas cerca de 12 a 35% dos episódios de *delirium* são clinicamente reconhecidos.

Como já descrito, o quadro clínico do *delirium* envolve alteração qualitativa e quantitativa da consciência, com caráter flutuante ao longo do dia. Assim, devemos pensar em *delirium* quando um paciente apresentar evolução aguda e flutuante das seguintes alterações:

- Alteração na atenção.
- Desorientação e confusão.
- Alteração do nível de consciência (sonolência, torpor).
- Alterações comportamentais.
- Mudança no ciclo sono-vigília.
- Distúrbios da percepção (delírio, alucinação, ilusão, delusão).
- Comprometimento da funcionalidade.

Entretanto, sugerimos que o *delirium* seja uma condição ativamente pesquisada, principalmente naqueles pacientes com fatores predisponentes. É importante ainda realizar reavaliações constantes destes pacientes, uma vez que, devido ao caráter flutuante dessa condição, o diagnóstico pode não ser realizado em uma primeira avaliação.

O diagnóstico de *delirium* é realizado utilizando-se os critérios do DSM-5 (Tabela 3).

▷ **TABELA 3** Critérios diagnósticos para *delirium* (DSM-5)

▪ Distúrbio de atenção (reduzida capacidade de direcionar, focar, manter e desviar a atenção) e consciência
▪ O distúrbio se desenvolve ao longo de um curto período de tempo (geralmente horas a dias), representa uma mudança ao habitual do paciente e tende a flutuar durante o decorrer do dia
▪ Um distúrbio adicional na cognição (déficit de memória, desorientação, linguagem, habilidade visuoespacial ou percepção)
▪ As alterações não são mais bem explicadas por um transtorno neurocognitivo preexistente, em evolução ou já estabelecido, e não ocorrem no contexto de um nível neurológico gravemente reduzido, como coma
▪ Há evidências a partir da história, do exame físico ou de achados laboratoriais de que o distúrbio é causado por uma condição médica, intoxicação ou retirada de substância, ou efeito colateral de medicamentos

Fonte: 5ª edição do *Manual diagnóstico e estatístico* feito pela Associação Americana de Psiquiatria (DSM-5).

O rastreamento de *delirium* pode ser realizado por médicos e por enfermeiros, utilizando o sCAM – *Short Confusion Assesmente Method* (Tabela 4), ferramenta validada em português para aplicação no departamento de emergência, com sensibilidade de 94% e especificidade de 89%.

▷ **TABELA 4** Escala de avaliação de *delirium* sCAM – *Short Confusion Assessment Method*

1. Início agudo e curso flutuante	Informação pode ser obtida de familiares ou da equipe de enfermagem. ▪ Há evidência de mudança aguda no estado mental basal do paciente (dias a semanas)? ▪ Alteração comportamental variou ao longo do dia? Isto é, apareceu e desapareceu ou mudou de intensidade?
2. Desatenção	Evidenciada por: ▪ O paciente teve dificuldade em focar a atenção, por exemplo, sendo facilmente distraído ou tendo dificuldade em acompanhar o que estava sendo dito ▪ > 2 erros em executar: aperto de mão ao ouvir a letra A na frase: S-A-V-E-A-H-A-A-R-T
3. Pensamento desorganizado	Evidenciado por: ▪ O paciente apresenta pensamento desorganizado ou incoerente, como conversação irrelevante ou inadequada, fluxo de ideias ilógico ou mudança imprevisível de assunto?
4. Alteração do nível de consciência	Evidenciado por qualquer resposta diferente de "normal – alerta" ou RASS diferente de 0: ▪ Como você classificaria o nível de consciência deste paciente? Normal – Alerta Hiperalerta – Vigilante Sonolento, facilmente despertável – Letárgico Dificilmente despertável – Torporoso Irresponsivo – Comatoso

O diagnóstico de *delirium* requer a presença dos itens 1 e 2 mais 3 ou 4.

Após o rastreamento positivo, é importante classificar o episodio nas formas existentes para guiar aspectos específicos do manejo. Os episódios de *delirium* podem se apresentar de três formas:

- *Delirium* hipoativo: o paciente apresenta letargia, está apático e pouco reativo a estímulos externos.
- *Delirium* hiperativo: caracteriza-se por hiperatividade, labilidade emocional, agitação, pode incluir recusa do tratamento pelo paciente.

- *Delirium* misto: consiste em uma alternância entre os dois primeiros; o paciente pode se mostrar com nível de reatividade normal, mas com alteração de atenção ou flutuação do nível de consciência.

EXAMES COMPLEMENTARES

O diagnóstico de *delirium* é essencialmente clínico; até o momento não foram identificados marcadores séricos diagnósticos para essa síndrome. O objetivo dos exames subsidiários é identificar a causa precipitante e afastar ou confirmar diagnósticos diferenciais. Todo paciente admitido com alteração neurológica deve ser submetido ao ABC do paciente grave (Capítulo "Abordagem inicial do paciente grave não traumatizado") e a mensuração de glicemia capilar e de oximetria de pulso.

Naqueles pacientes que apresentam história e exame físico sugestivos de alguma patologia, os exames solicitados devem ser direcionados para a doença em suspeita.

É importante estar atento à presença de sinais e sintomas que indiquem acometimento neurológico com sinais localizatórios a fim de indicar exame de imagem (tomografia de crânio) precocemente.

Na ausência de suspeição clínica da doença subjacente, deve ser realizado rastreio infeccioso e metabólico:

- Hemograma, hemocultura, gasometria arterial, creatinina, ureia.
- Eletrólitos: sódio, cálcio, magnésio e fósforo.
- Urina 1, urocultura.
- Raio X de tórax.
- Eletrocardiograma.
- Estudo toxicológico deve ser realizado em pacientes em uso de drogas com considerável potencial tóxico (benzodiazepínicos, antipsicóticos, lítio, digoxina).
- Avaliação de função hepática, tireoidiana e adrenal pode ser útil.

Naqueles pacientes em que a causa precipitante do *delirium* não for identificada com o rastreio inicial, deve-se progredir a investigação com tomografia de crânio.

A realização de eletroencefalograma pode ser útil principalmente na suspeita de estado de mal epiléptico não convulsivo.

A punção lombar é útil naqueles pacientes com suspeita de meningismo e encefalite, entretanto,

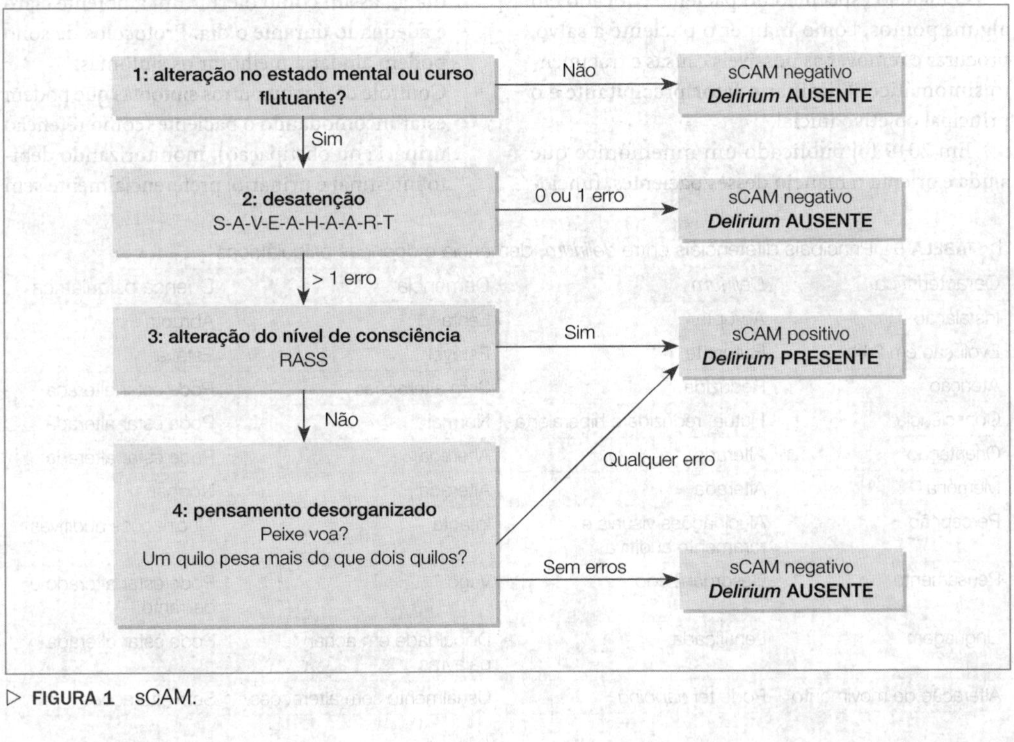

▷ **FIGURA 1** sCAM.

mesmo nos pacientes sem sinais localizatórios, deve ser realizada quando nenhuma outra causa for identificada.

Pacientes com *delirium* que não tiverem o fator precipitante identificado devem ser mantidos em observação para avaliação do curso clínico.

DIAGNÓSTICO DIFERENCIAL

Pacientes com suspeita de *delirium* podem ter como diagnósticos possíveis também doenças psiquiátricas e demência. Ao contrário do quadro agudo do *delirium*, os outros diferenciais apresentam processos insidiosos que se prologam por meses ou anos.

Os critérios que diferenciam esses três diagnósticos são descritos na Tabela 5, de acordo com os critérios do DSM-5.

TRATAMENTO

Em pacientes idosos que chegam ao departamento de emergência confusos ou com outras alterações de consciência, é importante a verificação dos sinais vitais e a mensuração imediata da glicemia, assim como oferecer suporte circulatório e respiratório conforme necessidade.

O manejo específico do paciente é focado em alguns pontos, como manter o paciente a salvo, procurar e remover as possíveis causas e tratamento sintomático. Eliminar o fator precipitante é o principal objetivo inicial.

Em 2019 foi publicado um mnemônico que ajuda e orienta o manejo desses pacientes, funcionando como uma ferramenta para guiar o manejo do *delirium*. Ele funciona com a sigla ADEPT:

- *Assess:* avaliar o paciente através de história clínica completa e exame físico.
- *Diagnose:* rastrear o *delirium* em qualquer paciente idoso agitado ou confuso, pesquisar outro distúrbio neurocognitivo.
- *Evaluate:* avaliação focada na queixa de agitação/confusão.
- *Prevent:* levantar fatores para prevenção do *delirium*.
- *Treat:* tratamento não farmacológico e medicamentoso.

Dentro do tratamento não farmacológico os fatores ambientais ganham importância ao melhorar a orientação e reduzir a provação do sensório. Isso inclui:

- Promover uma comunicação clara com o paciente, evitando linguagem médica e repetindo sempre que necessário o dia e local.
- Disponibilizar relógios, calendários, uso de óculos e aparelhos auditivos.
- Visitas e envolvimento de familiares para reorientação e conforto.
- Ambiente calmo e escuro à noite com o uso de protetores de ouvido, ajudando o ciclo circadiano, assim como ofertar um ambiente claro e adequado durante o dia. Protocolos de sono podem ajudar a melhorar os sintomas.
- Controle de dor ou outros sintomas que podem estar incomodando o paciente (como retenção urinária ou obstipação), monitorizando débito intestinal e urinário, preferencialmente sem

▷ **TABELA 5** Principais diferenciais entre *delirium*, demência e doenças psiquiátricas

Característica	*Delirium*	Demência	Doença psiquiátrica
Instalação	Abrupta	Lenta	Abrupta
Evolução em 24 h	Flutuante	Estável	Estável
Atenção	Reduzida	Sem alterações	Pode estar alterada
Consciência	Flutua: reduzida a hiperalerta	Normal	Pode estar alterada
Orientação	Alterada	Alterada	Pode estar alterada
Memória	Alterada	Alterada	Normal
Percepção	Alucinações visuais e raramente auditivas	Intacta	Alucinações auditivas
Pensamento	Desorganizado	Vago	Pode estar alterado e delirante
Linguagem	Lentificada	Dificuldade em achar palavras	Pode estar alterada
Alteração de movimento	Pode ter *flapping*	Usualmente sem alterações	Sem alterações

o uso de sonda vesical de demora ou outros dispositivos invasivos (excetuando-se retenção urinária aguda), e disponibilizar dieta laxativa ou até mesmo uso de laxantes.

- Estimular a deambulação quando esta não indicar perigo ao paciente.
- Evitar a contenção física e, se e quando indicada, deve ser descontinuada o mais precocemente possível.

Uma análise cuidadosa deve ser feita em relação aos riscos e benefícios de se usar uma terapia medicamentosa. O tratamento farmacológico deve ser limitado a pacientes muito agitados, principalmente quando existe o risco para si e para terceiros, ou em pacientes com sintomas psicóticos e delirantes. Muitas drogas têm potencial de causar ou piorar os sintomas de *delirium*. Duas classes de medicação são as mais discutidas dentro do tema: antipsicóticos e benzodiazepínicos.

Para o uso de antipsicóticos não existe evidência de que essa medicação reduza a incidência, gravidade, mortalidade ou duração e necessidade de cuidados hospitalares do *delirium*. O seu uso estaria embasado no controle do sintoma de agitação no *delirium* hiperativo, mas mesmo com esse objetivo, o alvo do tratamento não é a sedação; apenas uma dose seria suficiente para diminuir esse sintoma.

O haloperidol mantem-se como a droga mais utilizada, mesmo não existindo estudos que comprovem sua superioridade. A dose inicial de 1 a 2 mg pode ser suficiente, com possíveis doses adicionais a cada 30 a 60 minutos até o efeito desejado. olanzapina e risperidona também são opções a serem consideradas.

Independentemente da escolha, para pacientes idosos existe uma máxima que podemos seguir: "*start low, go slow*". Comece com doses menores que as calculadas para adultos jovens e observe a condição clínica do paciente, aumentando aos poucos quando possível e sempre revendo possíveis efeitos colaterais.

Benzodiazepínicos são particularmente escolhidos quando o *delirium* tem provável causa na abstinência alcoólica ou no uso dos próprios benzodiazepíncos. Como segunda opção, ainda são indicados em pacientes que não responderam a outras formas de tratamento da agitação. A preferência é para drogas com início de ação e duração pequenos como o lorazepam.

A Tabela 6 apresenta as medicações e intervenções que podem ser utilizadas de acordo com seu risco.

▷ **TABELA 6** Intervenções que podem ser utilizadas no manejo do *delirium*

Categoria de risco da intervenção	Detalhes
Baixo risco – para todos os pacientes	Tratar condições coexistentes, reintroduzir medicações de uso contínuo se possível Tratamento não farmacológico da agitação
Médio risco – agitação moderada ou para pacientes com risco para si ou para terceiros	*Step* 1 – medicações por via oral: preferência por medicamentos que o paciente já utiliza. Opções: ▪ Risperidona ≤ 1 mg ▪ Quetiapina 25-50 mg ▪ Haloperidol 1-2 mg – atenção a reações extrapiramidais *Step* 2 – medicações intramusculares ou intravenosas: ▪ Olanzapina 2,5-5 mg IM ▪ Haloperidol 0,5-1 mg IM
Alto risco	Evitar benzodiazepínicos, pois podem causar sedação profunda, excetuando-se pacientes em uso contínuo dessa classe. Opção: dexmedetomedina (Precedex) 100 mcg/mL (ampola 2 mL) ▪ Diluir 400 mcg (2 amp) + SF 0,9% 96 mL: 4 mcg/mL ▪ Dose usual: 0,2-1,4 mcg/kg/h ▪ Paciente 70 kg: 4-24 mL/h
Evitar	Difenidramida – possui propriedades sedativas e anticolinérgicas

Uma vez identificada e tratada a causa precipitante e o paciente estando com a agitação controlada, a alta hospitalar pode ser considerada, mesmo que o paciente ainda não tenha voltado ao seu estado de consciência basal.

As indicações de UTI são dependentes do fator precipitante, como sepse, distúrbio hidroeletrolítico grave ou pós-operatório de grandes cirurgias.

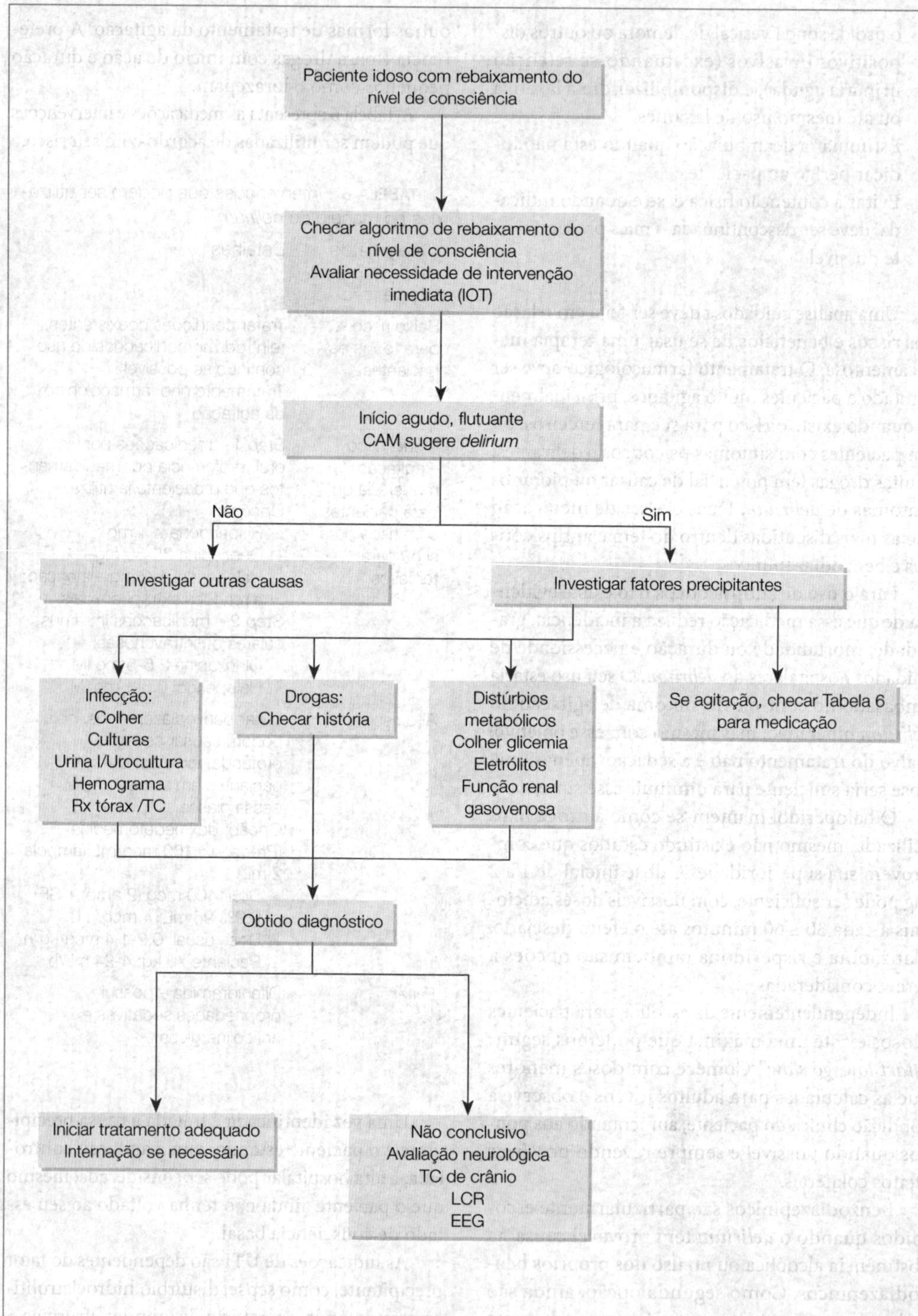

▷ **FIGURA 2** Avaliação do idoso com alteração de nível de consciência no departamento de emergência. EEG: eletroencefalograma; IOT: intubação orotraqueal; LCR: líquido cefalorraquidiano; TC: tomografia de crânio.

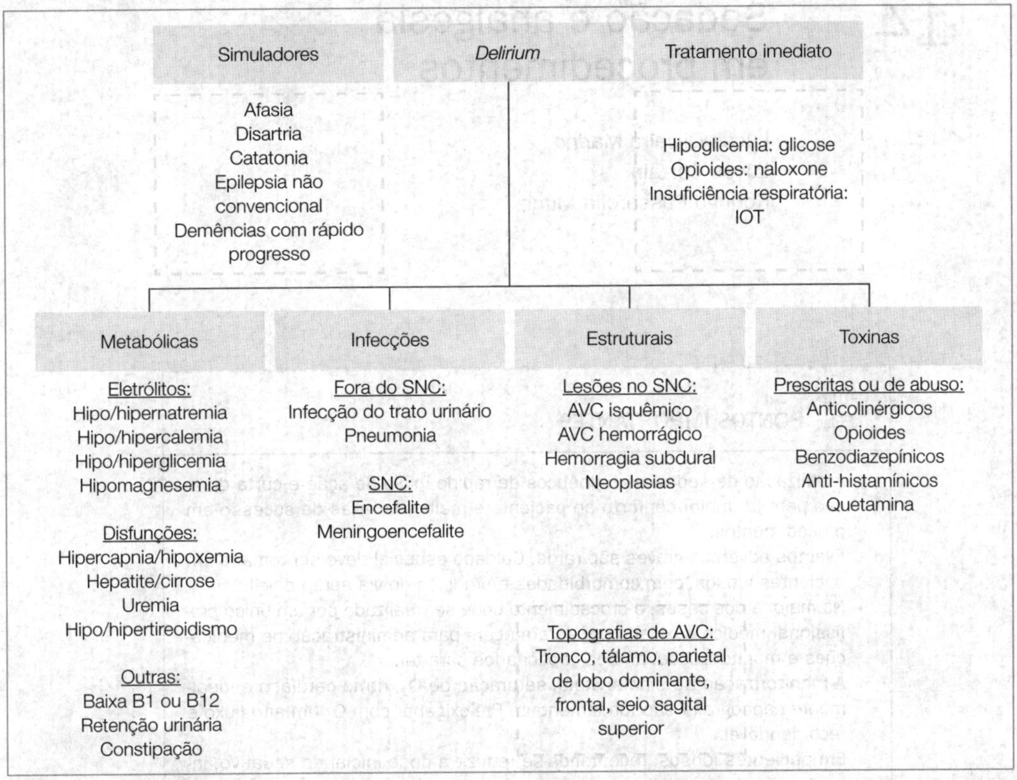

▷ **FIGURA 3** Abordagem resumida do paciente com *delirium* no departamento de emergência.
AVC: acidente vascular cerebral; IOT: intubação orotraqueal; SNC: sistema nervoso central.

LITERATURA RECOMENDADA

1. Burns A, et al. *Delirium*. J Neurol Neurosurg Psychiatry. 2004;75:362-7.
2. Eagles D. *Delirium* in older emergency department patients. CJEM. 2018;20(6):811-2.
3. Ely EW, Shintani A, et.al. *Delirium* as a predictor of mortality in mechanically ventilated patients in the intensive care unit. JAMA. 2004;291(14):1753-62.
4. Francis J. *Delirium* and acute confusional states: prevention, tratment and prognosis. In: Post TW. UpToDate. Waltham, MA: UpToDate inc 2021. Acesso em: 22 jan. 2021.
5. Inouye SK. *Delirium* in elderly people. Lancet. 2014;383(9920):911-22.
6. Maldonado JR. Neuropathogenesis of *delirium*: review of current etiologic theories and common pathways. Am J Geriatr Psychiatry. 2013;21(12):1190-222.
7. Marx JA. Rosen's emergency medicine. Concepts and clinical practice. 9. Ed. St. Louis: Mosby; 2018.
8. Oh ES, et al. *Delirium* in older people. JAMA. 2017;318(12):1161-74.
9. Shenvi C et al. Managing *delirium* and agitation in the older people emergency department patient: the ADEPT tool. Annals of Emergency Medicine. 2019.
10. Wiltox J, Eurelings LS, et. al. *Delirium* in elderly patients and the risk of postdischarge mortality, institutionalization, and dementia: a meta-analysis. JAMA, 2010;304(4):443-51.
11. Wong N. Managing *delirium* in the emergency department: Tools for targeting underlying etiology. Emergency Medicine Practive. 2015;17(10).

14 Sedação e analgesia em procedimentos

Lucas Oliveira Marino
Lucas Certain
Rodrigo Passarella Muniz

PONTOS IMPORTANTES

- A utilização de sedativos hipnóticos de rápido início de ação e curta duração permite maior conforto ao paciente e melhores taxas de sucesso em procedimentos.
- Eventos adversos graves são raros. Cuidado especial deve ser tomado em pacientes idosos, com comorbidades e predição de via aérea difícil.
- Na maioria dos casos, o procedimento pode ser realizado por um único profissional médico auxiliado por enfermagem para administração de medicações e monitorização, ambos capacitados para tal.
- A monitorização de sinais vitais, saturação de O_2, ritmo cardíaco e idealmente capnografia são fundamentais. Pré-oxigenar com O_2 em alto fluxo é recomendável.
- Em pacientes idosos, recomenda-se reduzir a dose inicial do sedativo, infundir mais lentamente e aumentar o intervalo da repetição de *bolus*.
- Propofol, etomidato, midazolam e quetamina são opções frequentemente utilizadas, eficazes e seguras.
- O propofol apresenta excelentes taxas de sucesso, mas possui potencial de hipotensão devido a depressão miocárdica, principalmente em pacientes com múltiplas comorbidades ou previamente instáveis hemodinamicamente.
- O etomidato não possui efeitos na hemodinâmica, porém se associa frequentemente a mioclonias (20-40% dos casos), raramente intensas.
- A quetamina é um sedativo dissociativo, que promove analgesia, amnésia e preserva os reflexos protetores das vias aéreas e a respiração espontânea. Reações neuropsiquiátricas emergentes são os eventos adversos mais comuns.
- O midazolam é uma droga mais comumente utilizada com intuito de ansiólise e menos frequentemente com o alvo de sedação profunda.
- A alta hospitalar só pode ser considerada caso o paciente retorne às suas condições basais cognitivas e neuromusculares. Um período mínimo de observação de 30 minutos após a última dose de sedativo é necessário.

INTRODUÇÃO E DEFINIÇÕES

O manejo de pacientes em condições hiperagudas frequentemente exige a realização de procedimentos, alguns invariavelmente associados a dor, desconforto e ansiedade. A sedação minimiza essas adversidades e potencialmente facilita a sua exceção, limita a duração e aumenta a taxa de sucesso.

A sedação envolve o uso de drogas com atividades analgésica e sedativa de curta ação. A despeito das vantagens supracitadas, necessita-se, em contrapartida, de cuidadosa atenção à monitorização do paciente durante o procedimento pelo risco de eventos adversos aos fármacos relacionados.

O grande desafio é fazer com que as experiências dos pacientes sejam o menos traumáticas possíveis, porém ainda seguras, não esquecendo da necessidade de otimizar o sucesso do procedimento proposto. Essa situação ganha proporções mais intrigantes quando se destaca a diversidade das reações interindividuais às diferentes intervenções.

O termo tradicionalmente utilizado "sedação consciente" tornou-se conceitualmente inapropriado, uma vez que a sedação eficaz habitualmente compromete a consciência. Entende-se, pois, que a sedação é um processo contínuo de difícil divisão útil em estágios clínicos categorizados na prática diária (mínima, moderada, profunda).

Conhecidas as limitações da categorização clínica dos níveis de sedação, a compreensão desse estadiamento mostra-se útil ao expor o comprometimento progressivo das funções orgânicas e, portanto, externar os potenciais riscos com os quais o médico assistente deve estar apto a lidar. A Tabela 1 resume os níveis de sedação.

TABELA 1 Alterações do nível de consciência

Espectro	Características clínicas
Analgesia	Alívio de dor sem sedação intencional A alteração do nível de consciência pode sobrevir como evento adverso das drogas utilizadas
Sedação mínima	Permanece a resposta a comandos verbais Potencial alteração de coordenação e cognição, sem comprometimento ventilatório ou cardiovascular Usada para facilitar pequenos procedimentos
Analgesia e sedação moderada	O paciente mantém olhos fechados, porém responde a comandos verbais, por vezes somente após estímulo tátil concomitante Não há comprometimento cardiovascular ou da proteção de via aérea ou cardiovascular
Analgesia e sedação profunda	Depressão do nível de consciência com resposta apenas a estímulos verbais vigorosos e/ou dolorosos Intervenção para assegurar a proteção de via aérea e ventilação pode ser necessária; comprometimento cardiovascular é infrequente É mandatório manter monitorização contínua e o comprometimento cardiovascular é infrequente
Anestesia geral	Ausência de resposta a estímulos, mesmo dolorosos, e sem reflexos de proteção de via aérea Necessita de suporte ventilatório e pode ter comprometimento cardiovascular, a depender do perfil das drogas utilizadas
Dissociação	Estado de catalepsia: analgesia profunda e amnésia sem suprimir a proteção da via aérea, a respiração espontânea e a estabilidade cardiopulmonar A droga mais utilizada para esse fim é a quetamina

INDICAÇÕES, CONTRAINDICAÇÕES E PRECAUÇÕES

A sedação e a analgesia devem ser consideradas em qualquer procedimento associado a dor, desconforto e ansiedade que limitem a sua execução, tais como cardioversão elétrica, endoscopia digestiva, broncoscopia, drenagem de abscessos e punção lombar. Ressalta-se que não há indicações absolutas para sua utilização.

À semelhança das indicações, não há contraindicações absolutas descritas. Muito valiosa, entretanto, é a avaliação de risco de eventos adversos ou complicações. Pacientes com idade avançada, com muitas comorbidades ou com via aérea difícil presumida merecem uma reconsideração quanto ao risco-benefício da utilização da sedação em relação ao procedimento proposto.

Não há uma idade estabelecida acima da qual não se recomenda a sedação. No entanto, as taxas de complicações são progressivamente maiores conforme se avançam as faixas etárias. Por exemplo, doses reduzidas de sedativo-hipnóticos são necessárias para se atingir o alvo de sedação em pacientes acima de 55 anos, provavelmente secundárias a maiores picos séricos do que propriamente a mudanças pronunciadas relacionadas à idade na farmacocinética ou na sensibilidade cerebral. Um grande estudo conduzido no departamento de emergência (DE) identificou que a idade média de pacientes submetidos à sedação com propofol que apresentaram complicações respiratórias (dessaturação e necessidade de ventilação mecânica) foi 11 anos maior do que a dos pacientes que não apresentaram complicações. Quanto a eventos adversos hemodinâmicos, o efeito hipotensor do propofol se provou mais pronunciado em idades avançadas mesmo com picos séricos similares. Em suma, iniciar com doses menores de sedativos, velocidades de administração mais lentas e repetição menos frequente de *bolus* intermitentes são estratégias aconselháveis em pacientes idosos.

As condições clínicas de base também são associadas a maior incidência de eventos adversos. A utilização (não obrigatória, ressalta-se) da escala de *status* físico da American Society of Anesthesiologists (ASA) é apropriada, uma vez que graduações de condições clínicas mais graves que as menores (ASA III ou IV) correlacionam-se a maior taxa de complicações cardiorrespiratórias que aquelas mais saudáveis. As comorbidades mais associadas a esses eventos desfavoráveis são insuficiência cardíaca, doença pulmonar obstrutiva crônica, doenças neuromusculares e anemia. Acrescenta-se que pacientes com depleção de volume intravascular (desidratação, hemorragia, perda para o terceiro espaço), circunstância clínica frequente no departamento de emergência, estão sob maior risco de hipotensão relacionada aos sedativos e, portanto, recomenda-se fortemente a otimização da volemia antes do procedimento (isso não significa hiper-hidratar). O sistema de classificação da Sociedade Americana de Anestesiologistas é apresentado na Tabela 2.

As evidências que apoiam a necessidade do jejum para procedimentos são insuficientes. Ao se administrar sedação para procedimentos, médicos emergencistas devem pesar diversos fatores: probabilidade de aspiração conforme os riscos individuais, tempo decorrido da última alimentação e o tipo de dieta ingerida, urgência do procedimento, duração e profundidade-alvo da sedação.

A aspiração de grandes volumes gástricos está associada a complicações respiratórias potencialmente graves, mas felizmente é um evento raro nas descrições de sedação e analgesia para procedimentos no DE. Eis um dilema de difícil resolução: pacientes que necessitam de procedimentos de emergência frequentemente apresentam-se com estômago cheio, porém a abordagem não pode ser postergada. Os *guidelines* da ASA para reduzir o risco de aspiração advêm da opinião de especialistas e de evidências da anestesia geral. Sua reprodutibilidade no DE, pois, possui valor questionável: os critérios de jejum da ASA recomendados para anestesia geral raramente são preenchidos nesse cenário; os procedimentos na emergência não são postergáveis; evidências de que jejum reduz o risco de aspiração são limitadas; via aérea definitiva não necessariamente é protetora para aspiração pulmonar e ainda a própria manipulação da via aérea para se proceder a intubação aumenta o risco de aspiração.

Bell et al. seguiram 400 pacientes submetidos a sedação para procedimento com propofol. Os autores identificaram que 70,5% não obedeciam aos critérios de jejum estabelecidos para ASA e esse grupo não apresentou taxas maiores de complicações (vômitos ou necessidade de intervenção respiratória). O desfecho combinado de eventos respiratórios

▷ **TABELA 2** Classificação de *status* físico da American Society of Anesthesiologists (ASA)

Classificação	Definição	Exemplos (não limitados a)
ASA I	Paciente sadio	Saudável, não tabagista
ASA II	Doença sistêmica leve	Doenças leves sem limitação funcional: tabagista ativo, uso social de álcool, gravidez, obesidade, DM/HAS controladas
ASA III	Doença sistêmica grave	Limitação funcional; uma ou mais doenças moderadas a graves. DM ou HAS mal controlados, obesidade mórbida, DPOC, ICC, DRC dialítica, IAM há mais 3 meses
ASA IV	Doença sistêmica grave, que representa ameaça constante à vida	IAM há menos de 3 meses, ICC com fração de ejeção gravemente reduzida, sepse
ASA V	Paciente moribundo, que não se espera que sobreviva sem a cirurgia	Aneurisma de aorta abdominal/torácica roto, sangramento intracraniano com efeito de massa, disfunção de múltiplos órgãos e sistemas
ASA VI	Paciente com morte encefálica, candidato à doação de órgãos	
E	Acrescentar a letra E a qualquer classe para cirurgia de emergência	

DM: *diabetes mellitus*; DPOC: doença pulmonar obstrutiva crônica; DRC: doença renal crônica; HAS: hipertensão arterial sistêmica; IAM: infarto agudo do miocárdio; ICC: insuficiência cardíaca congestiva.

adversos, definido por apneia transitória, redução da saturação de O_2 abaixo de 95%, frequência respiratória menor que 12 ipm, elevação no CO_2 expirado ($EtCO_2$) maior que 10 mmHg, vômitos e aspiração incidiu em 22,5% daqueles que não preenchiam os critérios de jejum e 19,5% daqueles que preenchiam. Não houve nenhum episódio de aspiração, necessidade de intubação, de máscara laríngea, ou de admissão hospitalar não planejada relacionada à sedação, e apenas dois episódios de vômitos foram relatados.

O American College of Emergency Physicians (ACEP) orienta que alimentação recente não contraindica nem posterga a sedação e analgesia para o procedimento. Ratifica, ainda, a ausência de evidência de que o jejum, independentemente da duração, implicou redução do risco de vômito e aspiração. Reconhece, contudo, a necessidade de estudos que identifiquem uma população de alto risco com potenciais benefícios de algum tempo de jejum.

Diante das restritas evidências específicas sobre o tema, alguns autores consideram razoável postergar procedimentos não emergenciais em pacientes com estômago cheio e que apresentam via aérea difícil predita ou alto risco de broncoaspiração; e evitar sedação profunda, uma vez que a sedação leve preserva os reflexos de proteção das vias aéreas.

CONSIDERAÇÕES QUANTO À PREPARAÇÃO E À MONITORIZAÇÃO

Requisitos de pessoal

A equipe deve incluir ao menos dois indivíduos: um enfermeiro dedicado a monitorização (capaz de detectar eventos como hipotensão, hipoventilação, hipóxia e arritmias) e um médico emergencista responsável pela execução do procedimento e, obviamente, preparado para lidar com as eventuais complicações cardiorrespiratórias da sedação. Controvérsias existem a respeito da necessidade de mais um médico capacitado voltado especificamente para a monitorização. De fato, muitas séries desenvolvidas no DE designam um indivíduo dedicado exclusivamente a esse fim, partindo-se da premissa de que o aprofundamento excessivo e rápido do nível de sedação pode acarretar complicações potencialmente evitáveis não percebidas pelo médico concentrado na execução do procedimento.

É importante que a instituição assegure que todos os profissionais responsáveis por sedação moderada a profunda sejam capazes de escolher apropriadamente os agentes farmacológicos, de monitorizar o paciente a fim de se diagnosticarem precocemente as complicações e de, em seguida, manejá-las adequadamente. Apesar de ser razoável que alguns pacientes mais complexos necessitem de dois médicos envolvidos no procedimento, não há evidências que sustentem essa razoabilidade.

Em uma descrição de 1.028 procedimentos sob sedação no DE, aqueles realizados por um único médico que simultaneamente supervisionava a sedação e fazia o procedimento apresentaram incidência de eventos adversos semelhante quando comparados aos com dois profissionais.

Equipamentos

Todo o equipamento necessário para o manejo de vias aéreas deve estar prontamente disponível à beira do leito. O equipamento necessário inclui aspiradores (aspiração de vômito e secreções orais), dispositivos de via aérea (bolsa-valva máscara, dispositivos orais e nasais) e equipamentos para proceder com a intubação orotraqueal.

Obviamente, os medicamentos necessários para ressuscitação cardiopulmonar conforme protocolos do ACLS são obrigatórios, assim como agentes reversores (naloxone e flumazenil). Materiais especificamente destinados à monitorização são pormenorizados a seguir.

Pré-oxigenação e monitorização

A resposta do paciente às drogas utilizadas deve ser constantemente reavaliada, inclusive o padrão respiratório, estabilidade hemodinâmica, nível de consciência e reação à dor. As escalas classicamente utilizadas em pacientes sob sedação contínua na unidade de terapia intensiva (Ramsey e RASS – *Richmond Agitation Sedation Scale*) não foram estudadas nesse contexto.

A suplementação de oxigênio durante o procedimento é habitualmente recomendada com o intuito de se manter as reservas de oxigênio e prevenir a hipoxemia induzida pela hipoventilação. Entretanto, a evidência do benefício é controversa.

Um ensaio clínico duplo-cego randomizou 117 pacientes para receber O_2 a 100% ou ar comprimido por máscara não reinalante a 15 L/min por 5 minutos antes de sedação com propofol para o procedimento. Foi observada menor incidência de hipóxia ($SatO_2$ < 93%) no grupo com pré-oxigenação (19% *vs.* 41%), enquanto a ocorrência de depressão respiratória ($EtCO_2$ > 50 mmHg ou elevação > 10% do basal) não diferiu entre os grupos. A relevância clínica desse achado é alvo de questionamento.

Uma revisão sistemática publicada em 2020 incluiu 17 estudos (8 dos quais são ensaios clínicos randomizados) que compararam cateter nasal de alto fluxo (CNAF) vs. oxigenoterapia convencional (máscara facial ou cateter nasal) em procedimentos sob sedação sem intubação (broncoscopia, endoscopia digestiva e colonoscopia). O uso de CNAF se associou a menor risco de dessaturação (< 90%) periprocedimento e a maior $SatO_2$ mínima.

A capnografia permite a monitorização contínua dos níveis de CO_2 exalado, além de demonstrar graficamente a sua curva. Dessa forma, ao menos em teoria, auxilia no diagnóstico precoce da hipoventilação, uma vantagem naqueles casos em que se monitoriza exclusivamente a $SatO_2$. O $EtCO_2$ é o maior valor do CO_2 medido no final de cada expiração. Com o intuito de se reduzir eventos respiratórios adversos graves, comumente se recomenda o uso rotineiro da capnografia em sedação e analgesia para procedimentos. Waugh et al. publicaram uma revisão sistemática que incluiu 5 estudos, três dos quais no DE, e relataram melhora da performance diagnóstica com o auxílio da capnografia. Nessa metanálise, a detecção de depressão respiratória com auxílio da capnografia foi 17,6 vezes (IC 95% 2,5-122) mais provável que com a monitorização padrão. Limitações concernentes à variabilidade de definições para hipóxia, depressão respiratória e resultados do capnógrafo devem ser levadas em consideração, ressalvando a intensa heterogeneidade dos estudos incluídos. Assim, o uso rotineiro da capnografia aparentemente reduz a incidência de hipóxia e de eventos respiratórios; porém, embora intuitivo, não há evidências que apontem a redução de eventos adversos graves e fazem-se necessários mais ensaios clínicos randomizados sobre o tema. Alguns estudos observacionais sugerem que a suplementação de O_2 em baixos fluxos não previne hipoxemia e atrasa a detecção da depressão respiratória quando o $EtCO_2$ não é monitorizado, uma vez que a $SatO_2$ cai após um período prolongado de hipoventilação. Portanto, recomenda-se a suplementação de O_2 em altos fluxos.

MEDICAÇÕES

Nos últimos anos, cresceram as evidências sobre o uso de sedativos em analgésicos para procedimentos no DE, com destaque para quetamina, midazolam, fentanil, propofol e etomidato.

Medicações com curta duração de efeito resultam em períodos limitados de rebaixamento do nível de consciência e, por conseguinte, menor risco de eventos adversos. Outra vantagem remete ao menor período de monitorização intensiva, o que alivia o profissional médico e enfermeiro habitualmente sobrecarregados no contexto de emergência.

A Tabela 3 resume os aspectos fundamentais dos fármacos utilizados.

TABELA 3 Resumo dos fármacos utilizados para sedação e analgesia em procedimentos

Fármaco	Apresentação	Dose inicial	Início de ação	Duração	Doses adicionais	Infusão
Propofol	10 mg/mL (1%) 20 mg/mL (2%)	0,5-1 mg/kg	Aproximadamente 40 segundos	6 minutos	0,5 mg/kg a cada 3-5 minutos	Lenta
Etomidato	20 mg/10 mL	0,1-0,15 mg/kg	Imediato	5-15 minutos	0,1-0,15 mg/kg a cada 5-15 minutos	30-60 segundos
Midazolam	15 mg/3 mL 50 mg/10 mL	0,1-0,2 mg/kg	2-5 minutos	30-60 minutos	0,1-0,2 mg/kg a cada 2-5 minutos	1-2 minutos
Quetamina	500 mg/10 mL	1-2 mg/kg	Imediato	10-20 minutos	0,25-0,5 mg/kg a cada 5-10 minutos	1-2 minutos
Fentanil	500 μg/10 mL	0,5-1 μg/kg	2-3 minutos	30-60 minutos	0,5-1 μg/kg a cada 2 minutos	Lenta

Propofol

Diversos estudos asseguram o propofol como uma droga segura e eficaz para procedimentos no DE, testada em uma população amostral que ultrapassa 26.000 pacientes.

É um derivado fenólico lipofílico que ultrapassa a barreira hematoencefálica rapidamente, com efeito sedativo amnésico sem atividade analgésica iniciado dentro de 40 segundos da infusão e com duração aproximada de 6 minutos. A amnésia dura em média 15,7 minutos em adultos que recebem 1 mg/kg seguido de *bolus* de 0,5 mg/kg até a sedação adequada. A relevância clínica da dor durante o procedimento e a capacidade de recordação dessa sensação é pouco clara. Somente 10 a 12% dos pacientes relatam dor, porém vieses da pré-medicação com opioides limitam a confiabilidade desse baixo percentual. Adiciona-se que a combinação com analgésicos narcóticos pode aumentar as taxas de desfechos desfavoráveis.

Eventos adversos associados ao seu uso no DE incluem: sedação inadequada, hipoxemia, depressão respiratória, obstrução de via aérea, apneia, parada respiratória, instabilidade hemodinâmica, náuseas e vômitos, dor à infusão, admissão não planejada e sedação profunda. De fato, não são específicos ao propofol, mas a qualquer forma de sedação moderada a profunda, na qual sua incidência usualmente não ultrapassa 5%. A necessidade de ventilação com bolsa-valva-máscara é descrita em 3% a 9,4% dos pacientes. Não há relatos de intubação orotraqueal causada por depressão respiratória induzida por propofol. Hipotensão transitória relacionada a depressão miocárdica é uma resposta esperada, porém mais pronunciada em pacientes hipovolêmicos. Miner et al. relataram redução na pressão arterial média em aproximadamente 17% dos casos com comorbidades significativas, enquanto Burton et al. observaram um decréscimo maior que 20% em 3,5% dos 792 pacientes avaliados no DE. Dor à infusão varia de 2 a 20% das sedações realizadas no DE. Algumas medidas minimizam esse sintoma, como: preferência por infusão na fossa antecubital em vez de em veias das mãos; pré-tratamento com lidocaína intravenosa 0,5 mg/kg associado a um torniquete de borracha posicionado 30 a 120 segundos antes da administração do propofol; pré-tratamento com opioides ou quetamina. Ressalta-se, como mencionado anteriormente, que a pré-medicação com fentanil aumenta a incidência de complicações respiratórias, e a melhor dose para prover analgesia com mínimo risco respiratório não foi definitivamente estabelecida. Sugere-se não administrar posologia superior a 0,5 μg/kg.

Um ensaio clínico randomizado não cegado incluiu 146 pacientes que realizaram procedimentos dolorosos no DE. Aqueles com dor antes do procedimento foram medicados com morfina ao menos 20 minutos previamente ao início. Foi testada a pré-medicação com alfentanil 10 μg/kg, que não resultou em diferença na experiência de dor durante ou na memória do procedimento. Os autores observaram, ainda, um aumento na proporção de pacientes que necessitaram de estímulo para induzir a respiração e julgaram, pois, que a suplementação de opioide não foi benéfica. Uma alternativa segura é a utilização de doses subdissociativas (0,3 mg/kg) de quetamina, por conferirem analgesia e menor risco de depressão respiratória.

Recomenda-se a infusão intravenosa lenta inicial de 0,5 a 1 mg/kg, seguida de *bolus* adicionais de 0,5 mg/kg a cada 3 a 5 minutos conforme necessário até que o nível de sedação desejado seja atingido. A farmacocinética não muda em disfunções renais e hepáticas. O próprio fabricante recomenda uma redução de 20% na dose em idosos e infusão ainda mais lenta, em 3 a 5 minutos.

Salienta-se que a emulsão lipídica do propofol possui lecitina de ovo e óleo de soja na sua lista de excipientes. Contraindica-se a administração dessa medicação a alérgicos a essas substâncias.

Etomidato

É um sedativo derivado imidazólico sem propriedades analgésicas com atividade em receptores GABA. À semelhança do propofol, estudos apontam que a pré-medicação com fentanil aumenta o risco de depressão respiratória. Dessa forma, caso se opte pela associação com opioide, sugerem-se doses menores de fentanil (máximo de 0,5 μg/kg). As estratégias para se minimizar dor à infusão não diferem das descritas para propofol.

Diversos ensaios clínicos e estudos observacionais apoiam a utilização de etomidato como uma alternativa segura, sem complicações maiores, e eficaz. Porém, taxas de sucesso no procedimento são menores comparadas ao propofol e à quetamina.

Recomenda-se a administração intravenosa de 0,1 a 0,15 mg/kg em 30 a 60 segundos, com repetição de *bolus* de 0,05 mg/kg a cada 3 a 5 minutos, caso necessário. O efeito se inicia quase imediatamente, dura de 5 a 15 minutos, e pode ser mais profundo e prolongado em pacientes idosos ou com disfunções renal e hepática.

Reações adversas descritas são mioclonia, depressão respiratória, supressão adrenal, náuseas e vômitos. Especial atenção é dada à mioclonia, supostamente secundária à desinibição subcortical, relatada em 20 a 40% dos pacientes que receberam etomidato para sedação em procedimentos no DE. Trata-se de reação potencialmente dose-dependente cuja intensidade, embora rara, pode até limitar a realização do procedimento. Mioclonias graves são conduzidas com midazolam 1 a 2 mg IV a cada 60 segundos até cessarem. Sua prevenção apresenta evidências fracas. Para tanto, alguns trabalhos sugerem coadministração de midazolam, pré-medicação com sulfato de magnésio ou pré-tratamento inicial com doses baixas de etomidato.

Diversos estudos demonstram que doses únicas de etomidato acarretam depressão transitória dos níveis de cortisol sérico por até 24 horas. Entretanto, os níveis habitualmente permanecem dentro da faixa de normalidade e não se encontra relevância clínica desses achados. Não há ensaios clínicos que investigaram a corticossupressão por etomidato especificamente em sedação para procedimentos.

Uma revisão sistemática constatou uma incidência de aproximadamente 10% de depressão respiratória, definida como queda na $SatO_2$ a níveis menores que 90% ou apneia. Nenhum evento adverso grave foi relatado e resolveu-se rapidamente sem intervenções maiores.

Midazolam

Trata-se do benzodiazepínico mais utilizado para sedação e analgesia em procedimentos. Assim como o propofol, por ser lipofílico, ultrapassa a barreira hematoencefálica rapidamente. Possui ação ansiolítica e, portanto, é frequentemente utilizado quando se deseja mínima sedação e não para alvos mais profundos pela evidente superioridade dos agentes supracitados, com duração de efeito mais curta.

A dose necessária para se atingir adequada sedação varia conforme diversos fatores interindividuais, como altura, idade, tolerância e comorbidades. Recomenda-se a administração intravenosa em 1 a 2 minutos de 0,1 mg/kg. Repetições da mesma dose podem ser realizadas a cada 2 a 5 minutos, conforme necessário. A duração da ação é prolongada, de 30 a 60 min; por isso, sua indicação se baseia mais na ansiólise do que propriamente na sedação, circunstância em que 1 a 2 mg são frequentemente adequados.

Doses repetidas acumulam-se no tecido adiposo, o que prolonga o efeito sedativo. Pacientes obesos, idosos, com disfunções renal e hepática estão sob maior risco, situações em que se indicam doses menores e maiores intervalos de administração.

O evento adverso de maior risco é a depressão respiratória, tão maior quanto maiores forem as doses ou utilização concomitante de outros sedativos ou opioides. Em circunstâncias nas quais drogas com duração de efeito mais curta (propofol, etomidato) estão indisponíveis, a associação de midazolam e fentanil pode ser uma alternativa para sedação e analgesia. Nessa circunstância, sugere-se reduzir a dose inicial pelo maior risco de eventos adversos cardiorrespiratórios.

Depressões respiratórias prolongadas ou intensas podem indicar a necessidade de reversão com flumazenil. A dose inicial recomendada é de 0,2 mg IV em 15 segundos. Caso o desejado nível de consciência não seja obtido, repete-se a infusão de 0,2 mg a cada minuto, no máximo de quatro doses, com máximo acumulado de 1 mg. Recomenda-se não utilizar flumazenil em pacientes usuários crônicos de benzodiazepínicos, sob risco de se precipitar síndrome de abstinência e crises convulsivas.

Quetamina

É um derivado da fenciclidina com o efeito peculiar de sedação dissociativa, ou seja, produz um estado de transe. É uma droga única, capaz de prover sedação, analgesia, amnésia e, mesmo assim, preservar os reflexos de proteção das vias aéreas e a respiração espontânea.

Administram-se 1 a 2 mg/kg, IV, em 1 a 2 minutos. A duração do efeito é de 10 a 20 minutos. Doses adicionais de 0,25 a 0,5 mg/kg a cada 5 a 10 minutos podem ser utilizadas. O início da ação é rápido (30-40 segundos), porém o tempo de recuperação pode demorar até 60 minutos devido à meia-vida prolongada. A administração intramuscular também é possível, porém o efeito dissociativo demanda doses maiores (3-4 mg/kg).

É uma droga muito segura e eficaz, inclusive em ambientes remotos com más condições de monitorização, conforme assegura uma revisão sistemática que incluiu mais de 70.000 pacientes.

A reação adversa mais frequente, que acomete até 20% dos indivíduos, são manifestações neuropsiquiátricas (desorientação, alucinações). Podem ser prevenidas com a pré-medicação lenta com 0,05 mg/kg de midazolam (2 a 4 mg) antes da sua infusão, droga também utilizada no tratamento. Um ensaio clínico randomizado publicado em 2019 com 185 adultos submetidos a sedação para procedimento no DE comparou a pré-medicação com midazolam (0,05 mg/kg IV) vs. haloperidol (5 mg IV), evidenciando redução similar das agitações induzidas por quetamina, porém menor tempo de recuperação em favor do midazolam (35 min vs. 50 min). Apneia pode ocorrer quando a administração da droga é feita rápida demais, não respeitando o tempo de 1 a 2 minutos. Outro evento adverso razoavelmente frequente (aproximadamente 4% dos casos) são náuseas e vômitos, potencialmente evitados com ondansetrona. Laringoespasmo é um evento de maior risco em pacientes com anormalidades das vias aéreas superiores; recomenda-se evitar o acúmulo de secreções na orofaringe posterior e estímulos intensos de sucção da região. Eventos cardiorrespiratórios maiores são raros; hipertensão e taquicardia são discretas e transitórias. Há relatos de aumento da pressão intracraniana e intraocular, além de sialorreia. Pelas reações emergentes neuropsiquiátricas, recomenda-se evitar a droga em pacientes esquizofrênicos devido ao risco de exacerbação de quadros psicóticos.

Quetamina e propofol ("ketofol")

A associação foi concebida com o intuito de associar os benefícios de ambas as drogas e permitir que doses menores, com consequente redução do risco de eventos adversos, sejam utilizadas.

Os melhores ensaios clínicos randomizados sobre o tema, entretanto, falharam em demonstrar benefícios do ketofol sobre a utilização isolada de propofol ou quetamina.

Um ensaio clínico randomizado, duplo-cego, multicêntrico randomizado com 573 pacientes comparou ketofol com propofol quando ocorre evento respiratório adverso com necessidade de intervenção (dessaturação, apneia e hipoventilação), sem diferenciação entre os grupos (5% vs. 3%, IC 95%-2-5%). Houve maior incidência de hipotensão no grupo propofol e de *delirium* no ketofol. Uma revisão sistemática com 18 *trials* advertiu que o ketofol se associa a menor incidência de depressão respiratória com necessidade de intervenção e de hipotensão e bradicardia que a utilização isolada de propofol, muito embora a relevância clínica dessas adversidades seja questionada.

O ketofol possui início de ação em aproximadamente 1 a 3 minutos e duração de ação entre 10 e 15 minutos. Misturam-se ambas as drogas em proporção 1:1, na mesma seringa, com dose de 0,5 a 0,75 mg/kg de cada uma das drogas, IV, em 1 a 2 min. Considerar novo *bolus* de propofol caso necessário (o propofol possui duração de efeito bem menor que a quetamina).

Opioides

Os agentes de curta duração de ação são o fentanil, alfentanil e remifentanil e podem ser utilizados isoladamente ou em associação aos sedativos.

O fentanil é a droga mais amplamente disponível no DE. É um opioide sintético com efeito analgésico 75 a 125 vezes maior que o da morfina, rápido início de ação (2 a 3 minutos) e duração de efeito estimada em 30 a 60 minutos. Administra-se lentamente, em doses de 0,5 a 1 µg/kg a cada 2 minutos até o nível de sedação e analgesia desejado. A dose máxima usualmente recomendada é até 5 µg/kg ou 250 µg. O principal evento adverso associado é a depressão respiratória, principalmente quando utilizado conjuntamente aos sedativos. Hipotensão é rara.

Pacientes idosos ou com disfunções hepática ou renal estão sob maior risco de efeitos pronunciados e prolongados. A depressão respiratória pode ser revertida com naloxone, na dose inicial 0,02 a 0,2 mg, intravenosa.

CRITÉRIOS DE ALTA

As evidências que orientam os critérios de alta após sedação e analgesia em procedimentos são limitadas. Sugere-se ser segura quando o paciente retorna às suas condições basais cognitivas e neuromusculares.

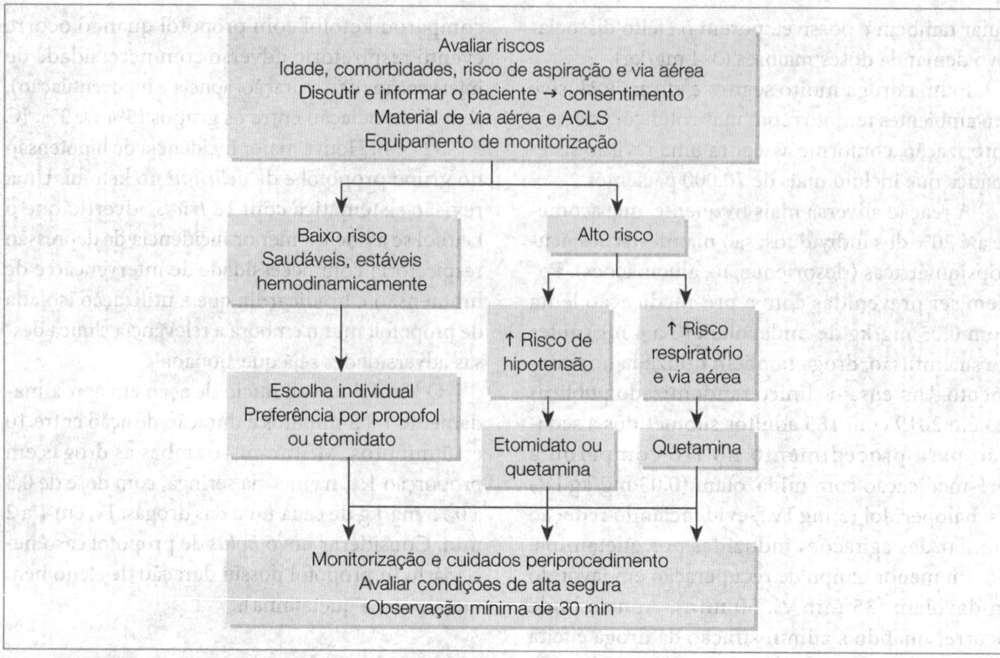

▷ **FIGURA 1** Manejo da sedação e analgesia em procedimentos.
ACLS: suporte avançado de vida cardíaco.

Respeitam-se alguns critérios para a segurança da alta hospitalar:

- Procedimento de baixo risco que dispense monitorização adicional.
- Sintomas (dor, tontura, náuseas) controlados.
- Sinais vitais e função cardiorrespiratória estáveis.
- Condições mínimas de autocuidado sem assistência.
- Algum responsável de confiança que supervisione o paciente no domicílio por algumas horas.
- Período mínimo de observação de 30 min após última dose de sedativo, sem intercorrências, desde que não tenham sido administrados agentes reversores.

LITERATURA RECOMENDADA

1. Absalom A, Pledger D, Kong A. Adrenocortical function in critically ill patients 24 h after a single dose of etomidate. Anaesthesia. 1999;54:861-7.
2. Akhlaghi N, Payandemehr P, Yaseri M, et al. Premedication with midazolam or haloperidol to prevent recovery agitation in adults undergoing procedural sedation with ketamine: A randomized double-blind clinical trial. Ann Emerg Med. 2019 May;73(5):462-9.
3. American Society of Anesthesiologists Task Force on Sedation and Analgesia by Non-Anesthesiologists. Practice guidelines for sedation and analgesia by non-anesthesiologists. Anesthesiology. 2002;96:1004.
4. Bell A, Treston G, McNabb C, et al. Profiling adverse respiratory events and vomiting when using propofol for emergency department procedural sedation. Emerg Med Australas. 2007;19:405-10.
5. Brown TB, Lovato LM, Parker D. Procedural sedation in the acute care setting. Am Fam Physician. 2005;71:85.
6. Burton JH, Harrah JD, Germann CA, et al. Does end-tidal carbon dioxide monitoring detect respiratory events prior to current sedation monitoring practices? Acad Emerg Med. 2006;13:500-4.
7. Burton JH, Miner JR, Shipley ER, et al. Propofol for emergency department procedural sedation and analgesia: a tale of three centers. Acad Emerg Med. 2006:13:24-30.
8. Burton JH, Vinson DR, Drummond K, et al. Electrical cardioversion of emergency department patients with atrial fibrillation. Ann Emerg Med. 2004;44:20-30.
9. Deitch K, Chudnofsky CR, Dominici P. The utility of supplemental oxygen during emergency department procedural sedation with propofol: a randomized controlled trial. Ann Emerg Med. 2008;52:1-8.
10. Falk J, Zed PJ. Etomidate for procedural sedation in the emergency department. Ann Pharmacother. 2004;38:1272.

11. Ferguson I, Bell A, Treston G, et al. Propofol or ketofol for procedural sedation and analgesia in emergency medicine – The POKER Study: A randomized double-blind clinical trial. Ann Emerg Med. 2016;68:574.
12. Frank RL. Procedural sedation in adults outside the operating room. UpToDate, 2022. Disponível em: https://www.uptodate.com. Acesso em: 06 Mar 2022.
13. Godwin SA, Burton JH, Gerardo CJ, et al. Clinical policy: procedural sedation and analgesia in the emergency department. Ann Emerg Med. 2014;63:247.
14. Green SM. Fasting is a consideration – not a necessity – for emergency department procedural sedation and analgesia. Ann Emerg Med. 2003;42:647.
15. Green SM, Roback MG, Kennedy RM, Krauss B. Clinical practice guideline for emergency department ketamine dissociative sedation: 2011 update. Ann Emerg Med. 2011;57:449.
16. Green SM, Roback MG, Miner JR, et al. Fasting and emergency department procedural sedation and analgesia: a consensus-based clinical practice advisory. Ann Emerg Med. 2007;49:454.
17. Guler A, Satilmis T, Akinci SB, et al. Magnesium sulfate pretreatment reduces myoclonus after etomidate. Anesth Analg. 2005;101:705.
18. Hogan K, Sacchetti A, Aman L, Opiela D. The safety of single-physician procedural sedation in the emergency department. Emerg Med J. 2006;23:922.
19. Hüter L, Schreiber T, Gugel M, Schwarzkopf K. Low-dose intravenous midazolam reduces etomidate-induced myoclonus: a prospective, randomized study in patients undergoing elective cardioversion. Anesth Analg. 2007;105:1298.
20. Jalili M, Bahreini M, Doosti-Irani A, et al. Ketamine-propofol combination (ketofol) vs propofol for procedural sedation and analgesia: systematic review and meta-analysis. Am J Emerg Med. 2016;34:558.
21. Jalota L, Kalira V, George E, et al. Prevention of pain on injection of propofol: systematic review and meta-analysis. BMJ. 2011;342:d1110.
22. Miner JR, Burton JH. Clinical practice advisory: Emergency department procedural sedation with propofol. Ann Emerg Med. 2007;50:182.
23. Miner JR, Danahy M, Moch A, Biros M. Randomized clinical trial of etomidate versus propofol for procedural sedation in the emergency department. Ann Emerg Med. 2007;49:15.
24. Miner JR, Gray RO, Stephens D, Biros MH. Randomized clinical trial of propofol with and without alfentanil for deep procedural sedation in the emergency department. Acad Emerg Med. 2009;16:825.
25. Miner JR, Heegaard W, Plummer D. End-tidal carbon dioxide monitoring during procedural sedation. Acad Emerg Med. 2002;9:275-80.
26. Miner JR, Moore JC, Austad EJ, et al. Randomized, double-blinded, clinical trial of propofol, 1:1 propofol/ketamine, and 4:1 propofol/ketamine for deep procedural sedation in the emergency department. Ann Emerg Med. 2015;65:479.
27. Newstead B, Bradburn S, Appelboam A, et al. Propofol for adult procedural sedation in a UK emergency department: safety profile in 1008 cases. Br J Anaesth. 2013;111:651.
28. Newton A, Fitton L. Intravenous ketamine for adult procedural sedation in the emergency department: a prospective cohort study. Emerg Med J. 2008;25:498-501.
29. Sacchetti A, Senula G, Strickland J, et al. Procedural sedation in the community emergency department: initial results of the ProSCED registry. Acad Emerg Med. 2007;14:41-6.
30. Spence EA, Rajaleelan W, Wong J, et al. The effectiveness of high-flow nasal oxygen during the intraoperative period: A systematic review and meta-analysis. Anesth Analg. 2020 Oct;131(4):1102-10.
31. Schnider TW, Minto CF, Shaferet SL, et al. The influence of age on propofol pharmacodynamics. Anesthesiology. 1999;90:1502-16.
32. Strayer RJ, Nelson LS. Adverse events associated with ketamine for procedural sedation in adults. Am J Emerg Med. 2008;26:985.
33. Waugh JB, Epps CA, Khodneva YA. Capnography enhances surveillance of respiratory events during procedural sedation: a meta-analysis. J Clin Anesth. 2011;23:189-96.

15 Manejo da dor e anestesia regional

Naiana Oriá Soares Kerbage
Layana Vieira Nobre
Danilo Dias De Francesco
José Victor Gomes Costa
Julio Flávio Meirelles Marchini
Júlio César Garcia de Alencar

PONTOS IMPORTANTES

- Dor é a principal queixa clínica de pacientes que procuram o departamento de emergência.
- A dor deve ser valorizada e tratada de forma rápida e eficaz enquanto sua etiologia é investigada.
- A dor deve ser tratada de acordo com a experiência do paciente, e não de acordo com o que o médico emergencista julgue compatível com a etiologia.
- Existe baixa correlação entre sinais não verbais, como taquicardia, taquipneia e expressão facial e os escores de dor dos pacientes, devendo-se reservar esta avaliação subjetiva apenas para pacientes que não conseguem se comunicar verbalmente.
- No tratamento da dor aguda, a escolha do fármaco deve levar em conta a intensidade da dor, disponibilidade de medicações, tempo para o início de ação e perfil de efeitos colaterais.

INTRODUÇÃO E DEFINIÇÕES

A Associação Internacional para o Estudo da Dor (IASP) define *dor* como uma experiência sensitiva e emocional desagradável, associada ou relacionada a lesão real ou potencial dos tecidos.

A dor é um sintoma subjetivo e, portanto, interpretada de forma muito pessoal por cada paciente. Além disso, o limiar de tolerância a dor é multifatorial e envolve, entre outros fatores, herança genética e doenças crônico-degenerativas, como diabetes e Alzheimer.

Dor é a principal queixa clínica de pacientes que procuram o departamento de emergência (DE), e é responsável por até 80% das queixas principais desse perfil de doentes nos Estados Unidos. Além de gerar estresse físico e emocional, a dor é razão de fardo econômico para a sociedade.

Apesar de ser queixa comum e necessitar de rápida intervenção, o subtratamento da dor no DE persiste. A falta de ferramentas objetivas para medir a intensidade, a pouca informação sobre segurança e efeitos colaterais de medicações, além do receio de causar dependência química, representam barreiras ao tratamento adequado deste sintoma tão importante. No DE, a dor deve ser tratada de forma rápida e eficaz enquanto, de forma concomitante, investiga-se sua causa. Este capítulo tratará do diagnóstico sindrômico e dos aspectos gerais do tratamento da dor no departamento de emergência.

ETIOLOGIA E FISIOPATOLOGIA

A dor pode ser considerada sintoma, manifestação de doença ou constituir um quadro clínico mais complexo.

A etiologia e a fisiopatologia da dor dependem do seu estímulo desencadeante. A dor pode ser classificada pelo estímulo que a provoca, podendo ser nociceptiva, neuropática ou central.

Dor nociceptiva

Os estímulos nocivos são identificados por receptores periféricos (nociceptores, fibras C, terminações nervosas livres e fibras A-delta) e estimulam a liberação de neurotransmissores no nível do corno dorsal da medula espinal. Esses neurônios integram estímulos aferentes de diversos nociceptores e encaminham nova mensagem ao encéfalo (p. ex., hipotálamo, sistema límbico), onde os estímulos serão interpretados e a sensação subjetiva da dor é então produzida (Figura 1). Pode ser dividida em dor somática e dor visceral:

- Dor somática (dor nas articulações, ossos, músculos e outros tecidos moles): a dor somática geralmente é localizada, incômoda, "em pancada", pulsátil ou em aperto.
- Dor visceral: os nociceptores nas vísceras transmitem a sensação de plenitude ou de pressão mal localizada. A dor visceral pode

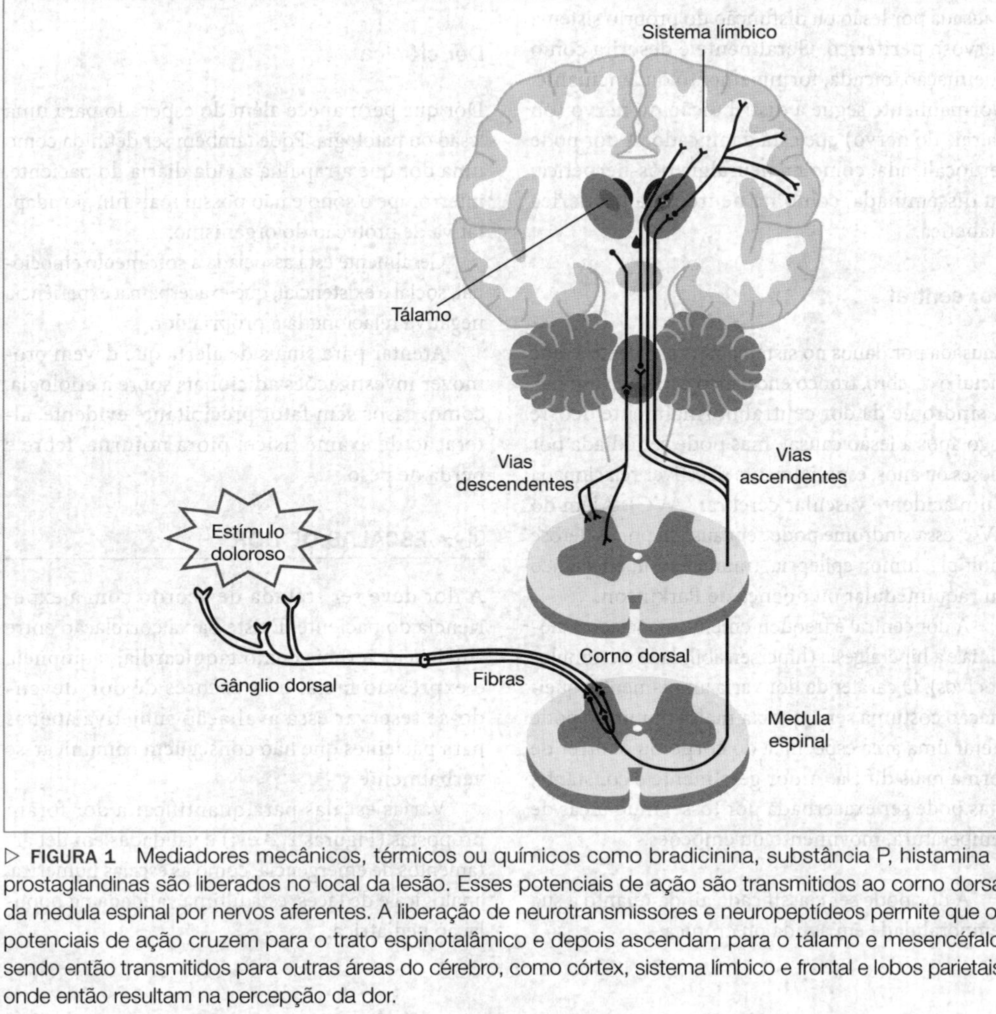

▷ **FIGURA 1** Mediadores mecânicos, térmicos ou químicos como bradicinina, substância P, histamina e prostaglandinas são liberados no local da lesão. Esses potenciais de ação são transmitidos ao corno dorsal da medula espinal por nervos aferentes. A liberação de neurotransmissores e neuropeptídeos permite que os potenciais de ação cruzem para o trato espinotalâmico e depois ascendam para o tálamo e mesencéfalo, sendo então transmitidos para outras áreas do cérebro, como córtex, sistema límbico e frontal e lobos parietais, onde então resultam na percepção da dor.

ser sentida pelo paciente como uma dor somática, que é o fenômeno de dor referida no qual ocorre convergência de estímulos viscerais e somático para um destino final comum. Especificamente no caso da dor do infarto agudo miocárdico, por exemplo, O estímulo das fibras cardíacas espinhais faz sinapse com neurônios da via espinotalâmica, fazendo convergência com sinais nociceptivos de dor muscular profunda do ombro e braço. O estímulo das fibras vagais através do núcleo do trato solitário também converge com estímulos nociceptivos levando a dor muscular profunda cervical.

Dor neuropática

Causada por lesão ou disfunção do próprio sistema nervoso periférico. Geralmente é descrita como queimação, picada, formigamento ou lancinante. Normalmente segue a distribuição do nervo (ou da raiz do nervo) que está danificado. A dor pode ser localizada, como na neuralgia pós-herpética, ou disseminada, como na neuropatia periférica diabética.

Dor central

Causada por danos no sistema nervoso central, que inclui o cérebro, tronco encefálico e medula espinal. A síndrome da dor central normalmente ocorre logo após a lesão causal, mas pode ser adiada por meses ou anos, especialmente se estiver relacionada a um acidente vascular cerebral (AVC). Além do AVC, essa síndrome pode ser causada por esclerose múltipla, tumor, epilepsia, trauma cranioencefálico ou raquimedular ou doença de Parkinson.

A dor central é frequentemente associada a alodinia e a hiperalgesia (hipersensibilidade a estímulos nocivos). O caráter da dor varia amplamente (queimação costuma ser a queixa mais comum) e pode afetar uma área específica do corpo ou ocorrer de forma mais difusa. A dor geralmente é constante, mas pode ser exacerbada por tosse, mudanças de temperatura, movimento ou emoções.

A dor pode ser classificada ainda quanto à sua temporalidade em aguda ou crônica.

Dor aguda

Definida como uma experiência complexa, desagradável, com componentes cognitivos e emocionais e que ocorre em resposta a uma lesão de tecidos.

Dor aguda é tipicamente de início súbito e de duração limitada, e possui claro fator precipitante (exemplos: laceração, queimadura superficial, otite média etc.).

É causada pela ativação de neurônios sensitivos especializados, os nociceptores, presentes em todos os tecidos moles, como músculos e pele, e nos órgãos internos. Os nociceptores são ativados por leucotrienos, bradicininas, serotonina, histamina ou tromboxano.

A resolução da dor aguda geralmente acontece com o tratamento do fator precipitante.

Dor crônica

Dor que permanece além do esperado para uma lesão ou patologia. Pode também ser definida como uma dor que atrapalha a vida diária do paciente, interrompe o sono e não possui mais função adaptativa de proteção do organismo.

Geralmente está associada a sofrimento emocional, social e existencial, que exacerbam a experiência negativa relacionada à própria dor.

Atentar para sinais de alerta que devem promover investigações adicionais sobre a etiologia, como: casos sem fator precipitante evidente, alteração de exame físico, piora noturna, febre e perda de peso.

ESCALAS DE DOR

A dor deve ser tratada de acordo com a experiência do paciente. Existe baixa correlação entre sinais não verbais como taquicardia, taquipneia e expressão facial e os escores de dor, devendo-se reservar essa avaliação subjetiva apenas para pacientes que não conseguem comunicar-se verbalmente.

Várias escalas para quantificar a dor foram propostas (Figuras 2, 3 e 4) e validadas em departamentos de emergência, como as escalas numérica, analógica e de faces, esta última validada na população pediátrica.

- O uso de escalas de dor, embora útil para pesquisas e documentação em prontuários, nem sempre reflete uma melhora em analgesia, pois a dor é dinâmica e uma única medida pode não refletir o estado real do paciente.
- Há críticas em relação à arbitrariedade na escolha do que seria uma dor aceitável.
- O American College of Emergency Physicians (ACEP) recomenda a utilização de escalas de dor, de funcionalidade (ou perda dela) e *status* geral do paciente como forma de avaliação ampla.
- Não existe uma comparação linear entre as diversas escalas de dor.

Existem escalas de dor validadas para populações específicas, como o PAINAD para pacientes portadores de demência e o BPS e o CPOT para pacientes críticos (Figura 5, Tabelas 1 e 2).

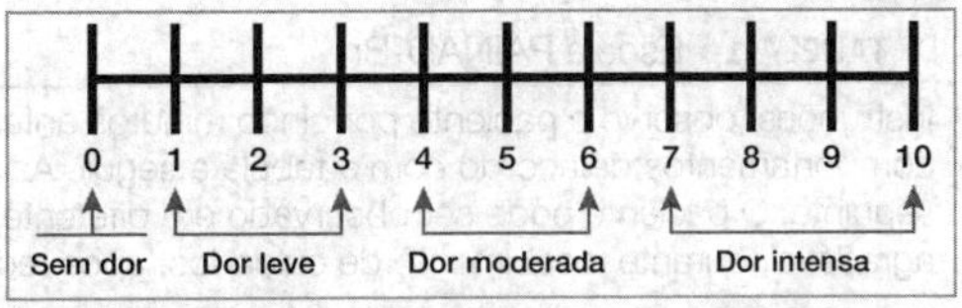

▷ **FIGURA 2** Escala numérica de dor.

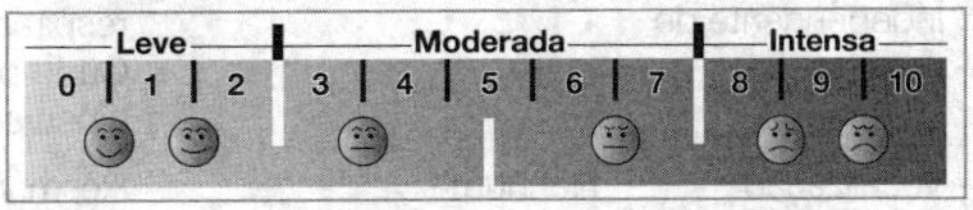

▷ **FIGURA 3** Escala analógica da dor.

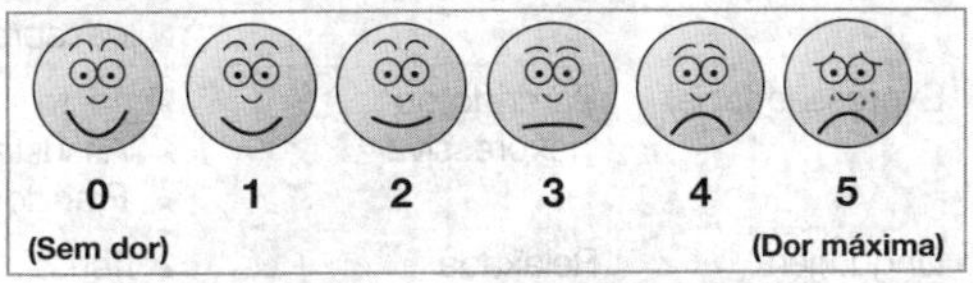

▷ **FIGURA 4** Escala de dor de Wong-Baker (pacientes pediátricos).

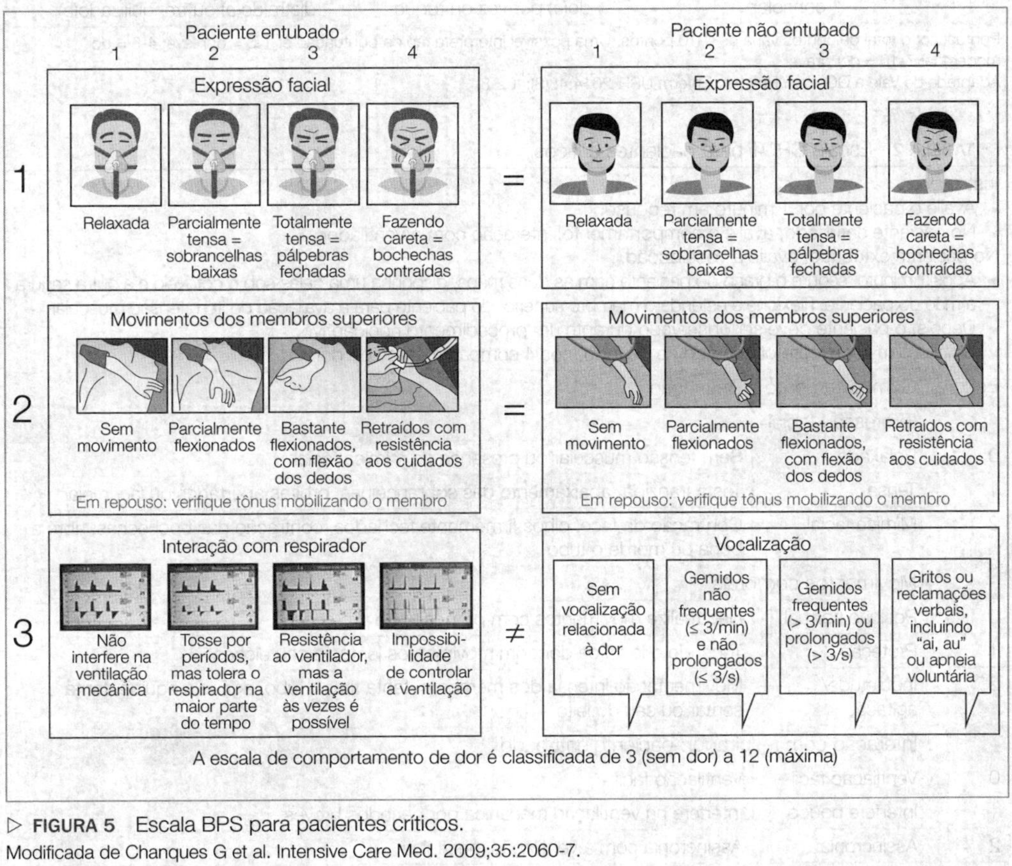

▷ **FIGURA 5** Escala BPS para pacientes críticos.
Modificada de Chanques G et al. Intensive Care Med. 2009;35:2060-7.

▷ **TABELA 1** Escala PAINAD-Br

Instruções: observe o paciente por cinco minutos antes de pontuar os comportamentos dele ou dela. Pontue os comportamentos de acordo com a tabela a seguir. As definições de cada item são fornecidas na página seguinte. O paciente pode ser observado em diferentes condições (p. ex., em repouso, durante uma atividade agradável, durante recebimento de cuidados, após receber medicação para dor).

Comportamento	0	1	2
Respiração Independente de vocalização	Normal	▪ Dificuldade ocasional para respirar ▪ Curto período de hiperventilação	▪ Respiração ruidosa e com dificuldades ▪ Longo período de hiperventilação ▪ Respiração de Cheyne-Stokes
Vocalização negativa	Nenhuma	▪ Resmungos ou gemidos ocasionais ▪ Fala baixa ou em baixo tom, de conteúdo desaprovador ou negativo	▪ Chamados perturbadores repetitivos ▪ Resmungos ou gemidos altos ▪ Choro
Expressão facial	Sorrindo ou inexpressiva	▪ Triste ▪ Assustada ▪ Franzida	▪ Careta
Linguagem corporal	Relaxada	▪ Tensa ▪ Andar angustiado/aflito de um lado para o outro ▪ Inquietação	▪ Rígida ▪ Punhos cerrados ▪ Joelhos encolhidos ▪ Puxar ou empurrar para longe ▪ Comportamento agressivo
Consolabilidade	Sem necessidade de consolar	▪ Distraído(a) ou tranquiliza-do(a) por voz ou toque	▪ Incapaz de ser consolado(a), distraído(a) ou tranquilizado(a)

Pontuação: o total de pontos varia de 0-10 pontos. Uma possível interpretação da pontuação é: 1-3 = dor leve; 4-6 = dor moderada; 7-10 = dor grave.
Adaptada de Valera GG et al. Rev Esc Enferm USP. 2014;48(3):462-8.

▷ **TABELA 2** Escala CPOT para pacientes críticos

Instruções:
- Avalie o paciente por 1 minuto em repouso.
- No paciente entubado, avalie o comportamento: interação com o ventilador.

No paciente extubado, avalie a vocalização.
- Após 1 minuto, segure o braço do paciente com as duas mãos, disponha uma delas sob o cotovelo e a outra segura a mão do paciente. Flexione e estenda o membro superior do paciente para a avaliação do item tensão muscular.
- Depois, o paciente deve ser observado durante um procedimento nociceptivo.
- Atribua o maior escore observado no período, nos 4 compartimentos de dor.

Escore	Comportamento	Descrição
	Expressão facial	
0	Relaxada	Sem tensão muscular ou presença de mímica facial
1	Tensa	Testa franzida, abaixamento das sobrancelhas, órbitas apertadas ou lacrimejar
2	Mímica facial	Contração da face, olhos firmemente fechados, contração das bochechas, abre a boca ou morde o tubo
	Movimentos corporais	
0	Posição normal	Não realiza movimentos com propósito de proteção
1	Proteção	Tocando o local da dor com movimentos lentos e cautelosos
2	Inquietude/ agitação	Movimentação intensa dos membros, tenta tirar o tubo, agride a equipe, tenta sentar ou sair do leito
	Interação com respirador: paciente entubado	
0	Ventilação fácil	Ventilação fácil
1	Interfere pouco	Interfere na ventilação mecânica por períodos breves
2	Assincronia	Assincronia com a ventilação mecânica

(continua)

▷ **TABELA 2** Escala CPOT para pacientes críticos *(continuação)*

Ou	Vocalização: paciente extubado	
0	Tom normal	Fala em tom normal ou não emite qualquer som
1	Suspira ou geme	Suspira, geme
2	Chora, grita	Grita, chora aos soluços, clama por ajuda
	Tensão muscular	
0	Relaxado	Sem resistência aos movimentos
1	Tenso rígido	Resistência aos movimentos
2	Muito tenso	Forte resistência aos movimentos ou incapacidade de completá-los

Adaptada de: Klein C. Estímulo padrão para avaliação e validação das escalas Behavioral Pain Scale e Critical-care Pain Observation Tool para uso no Brasil. Tese (Doutorado em Medicina). Porto Alegre: Universidade Federal do Rio Grande do Sul, Programa de Pós-graduação em Medicina: Ciências Médicas, 2016.

TRATAMENTO

Em pacientes com queixa de dor aguda, o fator precipitante deve ser identificado e tratado adequadamente. Anamnese e exame físico são capazes de identificar corretamente 85% diagnósticos etiológicos de dor, e a solicitação de exames complementares deve ser individualizada.

A dor aguda em si também deve ser tratada precocemente, pois o estímulo nociceptivo repetido potencializa a resposta das vias de dor, amplificando-a tanto em intensidade quanto em difusão de sua localização.

No tratamento da dor aguda, a escolha do fármaco deve levar em conta a intensidade da dor, disponibilidade de medicações, tempo para início da ação, além do perfil de efeitos colaterais. Existe uma escala analgésica difundida pela OMS para guiar a escolha de medicações de acordo com a intensidade da dor. Não é, portanto, boa prática iniciar analgesia apenas com anti-inflamatório não esteroidal (AINE) ou analgésico simples como o paracetamol em pacientes com dor grave. Esse tipo de terapia em escalonamento deve ser evitado. Seguindo a escala analgésica proposta pela OMS (Figura 6):

- A dor leve é tratada com analgésicos não opioides, como paracetamol, dipirona, anti-inflamatório não esteroidal (AINE), salicilatos ou agentes tópicos (lidocaína, AINE tópico).
- Para dor moderada, é adicionado um opioide fraco, como a codeína ou o tramadol.
- Para dor intensa, são utilizados opioides fortes como a morfina, oxicodona ou fentanil.

É importante identificar fatores na anamnese que podem interferir no tratamento de dor. Por exemplo, antecedente de úlcera péptica ou doença renal crônica que podem contraindicar AINEs. Sempre perguntar sobre medicações que paciente já usou em casa.

Recentemente, tem ganhado espaço uma abordagem multimodal de analgesia, com o intuito de combinar múltiplas medicações em doses menores do que as habituais, reduzindo os efeitos colaterais e necessidade de opioides. O protocolo CERTA (*channel-enzyme-receptor targeted analgesia*) aborda o tratamento da dor baseando-se nos mecanismos de sinalização, ao contrário da tradicional abordagem baseada em sistemas.

Em 2018, a American Academy of Emergency Medicine (AAEM) publicou um guia de recomendações para manejo de dor no DE, dos quais se destacam alguns pontos:

- O emergencista deve demonstrar empatia, reconhecendo a sensação de dor como uma experiência pessoal.
- O manejo da dor deve ser centrado no paciente e deve ser abordada, preferencialmente, com medidas farmacológicas e não farmacológicas.
- O alvo terapêutico não deve ser apenas o controle do sintoma, mas a restauração funcional (i.e.: paciente com dor em membro inferior pós-trauma voltar a deambular sem dor).
- Decisão compartilhada com o paciente, sempre explicando qual o curso esperado, quais as medidas para controle de sintomas e quais os riscos da medicação utilizada.

Classe farmacológica

AINEs

Os AINEs agem por meio do bloqueio das enzimas COX-1 e COX-2, culminando na inibição da produ-

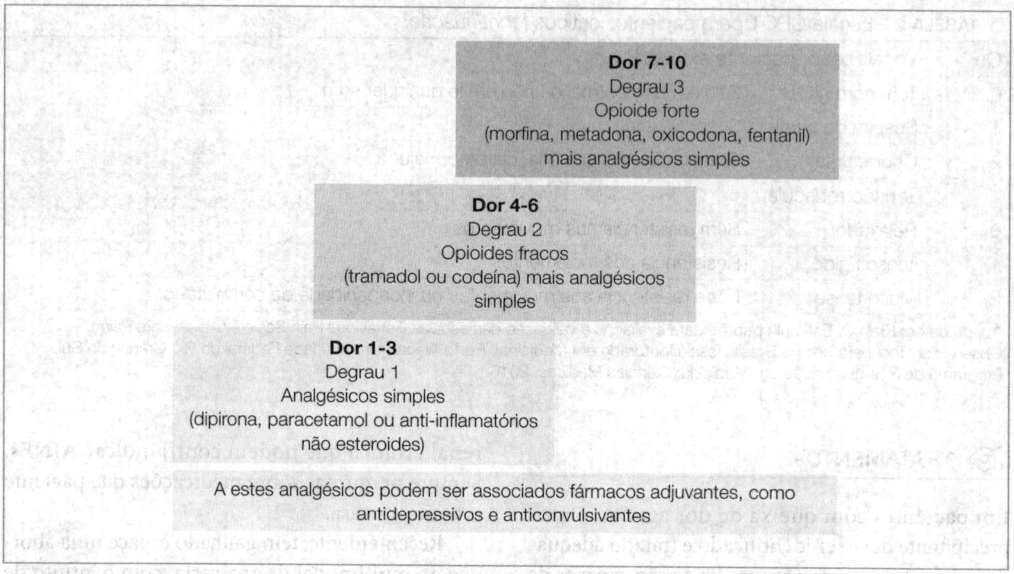

▷ **FIGURA 6** Escala de analgesia da Organização Mundial da Saúde (OMS).

▷ **TABELA 3** Analgesia baseada em mecanismos – abordagem CERTA

Classe de medicação	Medicação
Inibidores COX-1 e 2	Anti-inflamatório não esteroidal (AINE): ibuprofeno, diclofenaco
Agonistas receptores TRPV1	Capsaicina, acetaminofeno
Bloqueadores de canais de sódio	Lidocaína, bupivacaína
Antagonistas dopaminérgicos	Metoclopramida, haloperidol
Antagonistas do glutamato/NMDA	Quetamina
Agonista receptor GABA	Propofol
Agonista receptor serotonina 5HT-1	Sumatriptano
Bloqueadores de canais de cálcio (subunidade alfa-2-delta)	Pregabalina e gabapentina
Agonistas receptores mu	Morfina e demais opioides
Agonistas receptores alfa-2	Dexmetomedina, clonidina

ção de prostaglandinas envolvidas na fisiopatologia da dor. Os AINEs representam uma família de diversos componentes com diferentes ações de bloqueio.

O uso de AINEs é comum e eficaz em situações como cefaleia, dor musculoesquelética, trauma e cólica renal.

Seus efeitos colaterais variam desde aumento do risco de sangramento gastrointestinal (inibição preferencial COX-1) a aumento do risco cardiovascular (inibição preferencial da COX-2). O aumento do risco cardiovascular levou à proibição de alguns inibidores COX-2 no Brasil. Portanto, os AINEs devem ser evitados em pacientes com histórico de doença ulcerosa péptica, hemorragia gastrointestinal ativa, pacientes idosos e com disfunção renal. Evitar ainda seu uso em hepatopatas, visto que o fluxo renal nesses pacientes é dependente das prostaglandinas, com risco de o paciente evoluir com síndrome hepatorrenal.

Dipirona

A dipirona é um derivado pirazolônico não narcótico com efeitos analgésico, antipirético e espasmolítico. É uma pró-droga cuja metabolização gera a formação de vários metabólitos, entre os quais há dois com propriedades analgésicas: 4-metil-aminoantipirina (4-MAA) e o -amino-antipirina (4-AA). Possivelmente inibe a COX-1, COX-2 ou ambas, e apresenta outros mecanismos alternativos, como: inibição de síntese de prostaglandinas preferencialmente no sistema nervoso central, dessensibilizacão dos nociceptores periféricos envolvendo atividade via óxido nítrico-GMPc no nociceptor e, mais recentemente, a proposta de que a dipirona inibiria uma outra isoforma da ciclo-oxigenase, a COX-3.

Os efeitos analgésico e antipirético podem ser esperados em 30 a 60 minutos após a administração e geralmente duram cerca de 4 horas.

A dipirona é superior ao placebo no tratamento de dor pós-operatória, dor pós-episiotomia, cefaleia tensional e migrânea.

Em uma metanálise publicada em 2017, a dipirona não apresentou mais efeitos adversos quando comparada a placebo, acetaminofeno ou AINEs.

Opioides

Os opioides representam o ápice da escala analgésica tradicional e são pilares da fisiopatologia da dor na abordagem CERTA. Essa classe de fármacos age em receptores opioides (*mu*, *kappa* e *delta*), resultando na inibição da propagação do estímulo doloroso. A principal limitação do uso dos opioides deve-se aos seus efeitos colaterais, tanto centrais como periféricos, além de desenvolvimento de tolerância e adição. Dentre os opioides, a codeína não oferece analgesia superior a AINEs no departamento de emergência, não sendo boa escolha de analgesia neste setor.

Tramadol

O tramadol é uma mistura racêmica de dois enantiômeros, um que se liga de forma fraca aos receptores opioides *mu* para produzir analgesia, e outro que inibe a recaptação de serotonina e noradrenalina na fenda sináptica (da mesma forma que inibidores duais utilizados para tratamento de quadros depressivos).

Estudos mostraram que o tramadol é inferior à combinação de paracetamol e hidrocodona para dor musculoesquelética e não superior a diclofenaco e morfina para dor em membros. O uso de tramadol em concomitância com outros inibidores da recaptação de serotonina pode ocasionar síndrome serotoninérgica. Devido aos seus efeitos monoaminérgicos, o tramadol também pode levar a episódios convulsivos.

Devido à sua necessidade de metabolismo hepático, ação dual errática e não superioridade a AINE em dor musculoesquelética, alguns autores não recomendam seu uso no DE.

Morfina

A morfina é o padrão-ouro entre as medicações opioides. Age diretamente nos receptores *mu*, promovendo boa analgesia. Sua dose inicial de 0,1 mg/kg pode ser não adequada em algumas subpopulações de pacientes, como os pacientes com crise álgica na anemia falciforme que provavelmente

▷ **TABELA 4** Analgésicos não opioides

Medicação	Dose habitual	Dose máxima diária	Dose pediátrica
Paracetamol	750 mg a cada 4-6 h VO	4.000 mg	10-15 mg/kg a cada 4-6 h
Dipirona	500-1.000 mg a cada 6 h VO 1.000-2.500 mg a cada 6 h IV	4.000 mg 5.000 mg	
Aspirina	500 mg a cada 6 h VO	4.000 mg	
Indometacina	20 mg a cada 6-8 h	200 mg	
Diclofenaco	50 mg a cada 8 h VO 75 mg 1 x/dia IM	400 mg VO 150 mg IM	
Ibuprofeno	200-800 mg a cada 6-8 h VO 400-800 mg a cada 6 h IV	3.200 mg VO 3.200 mg IV	10 mg/kg a cada 6-8 h
Cetoprofeno	50-100 mg a cada 6-8 h VO	300 mg	
Cetorolaco	10 mg a cada 4-6 h VO	40 mg	
Naproxeno	500 mg de ataque e 250 mg a cada 6-8 h VO	1.250 mg no primeiro dia e 1.000 mg após	10-20 mg/kg/dia divididos em 2 a 3 vezes

▷ **TABELA 5** Analgésicos opioides

Classificação	Drogas	Doses diárias (mg); intervalos (h); dose máxima	Via(s) de administração
Fracos	Codeína (Codein®)	VO: comprimidos de 30 mg; intervalo de 4-6 h; dose máxima de 360 mg/d	VO
	Tramadol (Tramal®, Sylador®)	VO: comprimidos de 50 ou 100 mg; cápsulas de liberação prolongada: 100 mg; intervalos de 4-6 h ou 12 h se formulação de liberação prolongada; dose máxima de 400 mg/d EV: 50 mg/mL em ampola de 1 mL; 100 mg/2 mL em ampolas de 2 mL; intervalos de 4-6 h; dose máxima de 400 mg/d	VO, EV, IM
Fortes	Fentanila (Fentanil® EV e Durogesic® transdérmico)	EV: ampola com 0,05 mg/mL. Dose inicial: 25-100 µg (0,5 a 2 mL) ou 1 a 2 µg/kg. Dose de manutenção: 50 a 500 µg/h em infusão contínua TD: 2,5/5/7,5/10/25/50 µg. Substituir a cada 3 dias	EV, TD
	Morfina (Dimorf®)	VO: comprimidos 10 ou 30 mg; capsulas de liberação prolongada: 30, 60 ou 100 mg; intervalos de 4-6 h ou 12 h se formulação de liberação prolongada EV: ampolas de 2 mg/mL em ampola de 2 mL; 10 mg/mL em ampola de 1 mL. Dose inicial: 0,05 a 0,1 mg/kg (diluir uma ampola de 10 mg para 10 mL e fazer 2,5 a 5 mL). Dose de manutenção (infusão contínua): 0,8-10 mg/h	VO, EV, SC
	Oxicodona (Oxycontin®)	VO: liberação prolongada de 10, 20 ou 40 mg; intervalo de 12 h; dose máxima de 80 mg/d (doses maiores podem ser usadas em pacientes com tolerância)	VO

necessitarão de doses maiores. A morfina age em 5-15 min após administração EV, com duração de efeito aproximada de 3-6 horas. Uma preocupação é a liberação histamínica, e prurido é uma queixa comum dos pacientes. Náuseas são comuns, mas não se recomenda de rotina pré-tratamento com antieméticos.

Fentanil

O fentanil é uma medicação 100 vezes mais potente do que a morfina (1 mg de morfina equivale a 10 µg de fentanil). Tem como vantagem sua ação direta sem necessidade de metabolização. Pode ser utilizado de forma endovenosa em quadros agudos (neste caso, tem a vantagem de ação rápida em 1-2 minutos após a administração e duração aproximada de 30 minutos, além de não promover a liberação de histamina, cursando com maior estabilidade hemodinâmica e sem prurido, quando comparado à morfina. O fentanil de forma transdérmica é utilizado para controle de dores crônicas, essa é uma formulação não adequada para uso no DE, visto seu início de ação ser demorado e efeito prolongado.

Corticoides

Os corticoides representam uma classe farmacológica de medicações com amplas aplicações na prática clínica devido ao seu potente efeito anti-inflamatório. Essas medicações agem de forma intracelular no fator de transcrição NF-κB, inibindo a produção de substâncias pró-inflamatórias. Para quadros de dor aguda no DE, corticoides já foram avaliados contra placebo em diversas situações:

- Dor lombar: o uso de dexametasona EV está relacionado a redução mais rápida do nível de dor no DE, mas sem diferença quando comparado com placebo em nível de dor em 5 dias e em 6 semanas.
- Odinofagia: dose única de corticoide em pacientes adultos e pediátricos via oral ou intramuscular está relacionada com melhor controle álgico em 24-48 h, com NNT de 3, independentemente do uso de AINEs ou antibióticos concomitantes, sem redução de reinternação ou complicações.
- Crise aguda de gota: melhora dos escores de dor.
- Migrânea: metanálises mostraram redução da recorrência de cefaleia em 72 h nos pacientes

que fizeram uso de dexametasona (doses diversas entre os estudos).

Quetamina

A quetamina é uma medicação que vem ganhando atenção nos últimos anos devido aos seus efeitos sedativos e analgésicos (Tabela 6).

▷ **TABELA 6** Usos da quetamina no departamento de emergência

▪ Analgesia para procedimentos. Exemplo: redução de luxações
▪ Falha de outras terapias analgésicas
▪ Analgesia em paciente com dor aguda e alto risco de evento adverso por opioide
▪ Analgesia em pacientes com instabilidade hemodinâmica

A quetamina é um fármaco antagonista não competitivo do receptor de N-metil-D-aspartato (NMDA), que está envolvido na potencialização do estímulo doloroso, podendo levar a quadros de hiperalgesia ou sensibilização central, duas condições associadas à dificuldade do controle álgico em usuários crônicos de opioides. Além disso, a quetamina possui efeito agonista direto nos receptores opioide delta e, de forma indireta, aumenta a ação dos opioides nos receptores *mu* (a quetamina potencializa a fosforilação e transdução de sinal intracelular, sendo necessária uma menor dose de opioides para um mesmo efeito analgésico).

- A ligação e o bloqueio do receptor NMDA são longos, contribuindo para seu efeito analgésico prolongado.
- Por agir na modulação dos receptores de NMDA, também age retardando a dessensibilização aos opioides, combatendo a sensibilização central e favorecendo uma ressensibilização dos receptores de opioides, todas ações que podem ser benéficas em usuários crônicos de opioides com tolerância, hiperalgesia ou sensibilização central.
- Para analgesia, usam-se doses menores (0,15-0,30 mg/kg EV) do que as de indução em sequência rápida de intubação, visando obter o máximo efeito analgésico da medicação, enquanto minimiza os efeitos colaterais, principalmente o estado dissociativo. Recomenda-se não exceder a dose de 0,35 mg/kg para ataque e não ultrapassar 1 mg/kg/hora para controle álgico, visto que o aumento da dose acarreta maior taxa de efeitos adversos sem potencializar efeitos analgésicos.

Uma preocupação com o uso da quetamina é a ocorrência de estado dissociativo: o paciente permanece com proteção da via aérea, mas "desconectado" do ambiente, e pode apresentar alteração no humor e na percepção de imagens, delírio, ilusões e sonhos vívidos. Em revisão recente, a presença de sonhos vívidos e alucinações (*emergence phenomenum*) ocorreu em pequeno número de pacientes quando administrada dose analgésica. Ainda assim, por sua possibilidade de ocorrência, os pacientes devem ser orientados quanto ao possível efeito colateral. Alguns autores recomendam a combinação com midazolam ou haloperidol para evitar o *emergence phenomenum* quando realizada sedação para procedimentos com a quetamina.

Os estudos com quetamina são diversos, com trabalhos utilizando apenas doses em *bolus*, infusão contínua ou combinação dos dois. Alguns estudos mostraram uma menor taxa de efeitos adversos quando a quetamina foi administrada em infusão lenta (> 15 min) quando comparada com *bolus*, por menor taxa de dissociação e menor sedação em 5 minutos, sem diferença na redução do escore de dor em 15 minutos.

▷ **TABELA 7** Contraindicações da quetamina

Absolutas	▪ Hipersensibilidade à droga ▪ Porfiria ▪ Esquizofrenia
Relativas	▪ Moderada a grave hipertensão ▪ Insuficiência cardíaca grave ▪ Intoxicação alcoólica aguda ▪ Gravidez

Lidocaína

A lidocaína é um anestésico local do grupo aminoamida que, como outras drogas dessa classe, age interrompendo o início e a transmissão do impulso nervoso nos axônios através do bloqueio dos canais de sódio voltagem-dependentes, e é metabolizada no fígado por enzimas hepáticas.

Lidocaína 2% (20 mg/mL) na dose de 0,5 a 2,5 mg/kg em 20 minutos pode ser utilizada com segurança para o tratamento de dor visceral e dor central, com aplicações em cólica renal refratária a opioides, enxaqueca, doenças terminais, neuralgia pós-herpética e dores neuropáticas. A infusão deve ser titulada e ajustada conforme a resposta clínica do paciente. Uma dose alta e por tempo prolongado pode causar sonolência.

A sensibilidade à lidocaína, uma complicação perigosa, mas extremamente rara, pode estar associada a dispneia e aumento da incidência de doenças cardíacas e arritmias. As complicações mais frequentemente relatadas incluem parestesia periorbital, tontura e disartria, e são devidas ao acúmulo de lidocaína. Efeitos colaterais menos frequentes, como taquicardia, reações alérgicas, boca seca, insônia, tremor e gosto metálico são ocasionalmente relatadas. Os efeitos colaterais da lidocaína intravenosa são previsíveis, fornecendo uma ampla margem de segurança. Devido à meia-vida curta, seus sintomas de toxicidade são transitórios e rapidamente reversíveis.

Abordagem direcionada ao mecanismo da dor

Dor nociceptiva somática

Algumas opções de medicações para uso no DE são analgésicos simples (dipirona e paracetamol), anti-inflamatórios e opioides.

Manuais internacionais de dor colocam o paracetamol como primeira escolha como analgésico simples para pacientes com dor leve a moderada e em combinação com AINEs para dores fortes como uma opção aos opioides.

Dor nociceptiva visceral

Existem poucos estudos para este tipo de dor. A combinação de medicações parece ser melhor do que medicações isoladas.

- Especificamente para trato gastrointestinal, AINEs e opioides não são boas opções.
- Em casos de obstrução intestinal inoperável, octreotide 0,3 mg SC 1 x ao dia parece ser a melhor opção.

O mais importante neste tipo de dor é sempre identificar e tratar a etiologia.

Dor neuropática

O tratamento da dor neuropática é complexo. Muitos pacientes apresentam dor crônica e procuram o DE por exacerbação do quadro, enquanto outros irão apresentar quadro agudo, como radiculopatia por compressão discal.

- A base do tratamento destes pacientes é o uso do paracetamol e AINEs, embora seu uso tenha benefício duvidoso na literatura quando comparado com placebo.
- O uso de curso pequeno de corticoide (ex., prednisona 40 mg por 5 dias) pode ser considerado, mas sem grandes evidências.
- O uso de opioides deve ser realizado se o paciente for refratário ao tratamento inicial.

Na dor neuropática aguda deve-se fazer uso de estratégias não farmacológicas, como procura de posição antálgica para o paciente (liberando o nervo de compressão), microagulhamento e fisioterapia.

- Evidências para o uso de antidepressivos tricíclicos e antipsicóticos como clorpromazina e haloperidol existem, mas são pequenas.

A migrânea (enxaqueca) merece uma abordagem diferenciada, conforme especificado no capítulo sobre cefaleias.

- Pacientes com dor leve a moderada podem ser manejados com dipirona e AINE.
- Pacientes com dor grave podem fazer uso de antagonistas dopaminérgicos, como a metoclopramida, seguida de AINE e sumatriptano, antes da opção de opioides.
- Um pequeno estudo randomizado, terminado precocemente, avaliou o benefício do bloqueio do gânglio occipital maior com bupivacaína, bilateralmente, com redução da dor em 30 minutos, mas não em 1 hora e 48 h.

Medicações adjuvantes, como relaxantes musculares, podem ser utilizadas, embora seu uso em dor neuropática também seja contestado. As doses são: ciclobenzaprina 10-40 mg/d (divididos em três vezes ao dia), carisoprodol 350 mg 3 x/d, baclofeno 5 mg/d (máximo 30 mg três vezes ao dia) e metocarbamol 1.500 mg 4x/d.

Outras intervenções adjuntas que podem e devem ser consideradas no DE: bloqueio regional, fisioterapia analgésica, estímulo elétrico transcutâneo (TENS) e ultrassom, além do uso de capsaicina em pacientes com neuropatia diabética.

Dor crônica

Em pacientes com queixa de dor crônica, a intervenção deve ser individualizada.

Os pacientes devem ser educados sobre os mecanismos fisiopatológicos da dor, a importância de um plano de tratamento multimodal e as expectativas realísticas de melhora, com a ênfase no ganho funcional.

Medicamentos podem ser parte do plano de tratamento, mas deve-se tomar cuidado para evitar situações nas quais são excessivamente enfatizados ou se tornam a única estratégia de gerenciamento da dor.

As doenças crônicas (neuropatias periféricas, diabéticas) e as doenças oncológicas possuem incidência crescente na população mundial e tornaram-se causas de dores crônicas, com necessidade de manejo farmacológico complexo e despontando como fontes de prescrição de opioides.

O uso crônico de medicações para dor provoca aparecimento de efeitos colaterais crônicos, como:

- O uso crônico de anti-inflamatórios eleva o risco cardiovascular.
- O uso de determinados opioides pode levar à dependência.

Terapias não farmacológicas podem ter um papel fundamental para melhora de qualidade de vida do paciente.

Exacerbação aguda em usuários de opioides

O tratamento do quadro de dor de pacientes usuários crônicos de opioides é bastante desafiador. O uso crônico de opioides é atualmente definido como uso contínuo por período superior a 90 dias.

Uma situação comum na prática clínica e cada mais relevante são os usuários crônicos de opioides por doenças oncológicas. Estes pacientes frequentemente apresentam-se no departamento de emergência por exacerbação aguda da queixa de dor, sendo necessário que o emergencista trate este sintoma de forma rápida.

O aparecimento de dor em usuário crônico de opioide pode se dar por:

1. Interação medicamentosa com redução da eficácia dos opioides.
2. Nova patologia (que sempre deve ser pesquisada).
3. Progressão/exacerbação da doença de base.
4. Tolerância.

Os objetivos do tratamento de crise aguda em usuários crônicos de opioide devem ser:

1. Controle da dor.
2. Evitar abstinência.
3. Evitar piorar sintomas de adição.

A prescrição de medicações nestes casos torna-se diferente dos não usuários de opioides:

1. Calcular a dose total de morfina que o paciente faz uso (se uso de outros opioides, como oxicodona ou fentanil transdermico, utilizar tabela de equivalência analgésica), considerando dosagem basal e de resgate. Exemplo: paciente de 80 anos com neoplasia de próstata metastática, comparece ao DE com dor óssea 8 em 10. Faz uso de morfina 30 mg via oral de 4/4 horas e 10 mg via oral de resgate 3 vezes ao dia: dose total diária: $30 \times 6 + 10 \times 3 = 210$ mg.
2. Transformamos a dose de morfina VO para morfina EV (equivalência VO:EV → 1:3). Exemplo: 210 mg de morfina VO = 70 mg de morfina EV.
3. Prescrever 10-20% da dose total em *bolus* (*dose de ataque*) a cada 20-30 minutos, podendo aumentar a dose subsequente em 50% a cada hora até o controle álgico adequado. Exemplo: morfina dose de ataque: 7-14 mg → paciente mantém dor intensa → 10 mg de morfina EV após 30 minutos → dor intensa → 10 mg de morfina EV após 30 minutos → dor intensa → 15 mg morfina EV → controle álgico adequado.
4. Após controle álgico adequado: manter a dose de opioide de uso crônico do paciente e prescrever dose de resgate de 10-20% do uso total de morfina do dia anterior. Exemplo: após controle álgico adequado deste paciente, podemos manter morfina 30 mg de 4/4 h (dose prévia) e prescrever morfina 10-20 mg EV de 2/2 ou 3/3 ou 4/4 h conforme necessidade.

Tratamento não farmacológico da dor

Devido ao crescente número de casos de abuso de opioides, a Food and Drugs Association (FDA, órgão americano equivalente a ANVISA no Brasil) lançou recomendação sobre uso preferencial de terapia não opioide para manejo de dor crônica, com avaliação caso a caso quanto aos riscos e benefícios do uso de opioides. Essa recomendação, no entanto, não engloba os casos de dor aguda em paciente com dor crônica que procuram o DE, mas revigorou o interesse e a realização de estudos sobre terapias não farmacológicas como ferramentas para melhor controle álgico, visto o bom resultado das terapias multimodais em pacientes ambulatoriais, preconizando-se o entendimento da complexa interação fisiológica-psicológica-social do fenômeno da dor.

A maioria dos estudos sobre terapias não farmacológicas tem baixa evidência científica, com pequeno número de pacientes, além de resultados conflitantes. Um interesse especial em acupuntura no DE veio estabelecendo-se nos últimos anos; no entanto, grande parte dos estudos também sofre de pequeno número de pacientes, além de falta de comparação com grupos com procedimento placebo (*sham)*.

Além da acupuntura, outras modalidades de terapia não farmacológicas, como terapias holísticas, meditação, *mindfulness*, yoga e tai-chi-chuan também vêm sendo estudadas. Uma recente metanálise avaliou diversos estudos com prescrição de terapias complementares, algumas iniciadas ainda no DE e continuadas em regime ambulatorial com placebo para controle de dor aguda com resultado favorecendo a terapia não farmacológica. Apesar desta metanálise positiva, os estudos individuais sofrem de problemas metodológicos como pequeno número de pacientes, não possibilidade de comparação de escalas de dor diferentes e tempo de avaliação.

Desta forma, o uso de terapia não farmacológica para tratamento da dor no DE pode ser sugerido principalmente para dores osteomusculares, sendo a acupuntura a modalidade mais estudada, mas evidências de baixa qualidade, com modestas melhorias em comparação com a terapia convencional. A duração ótima do tratamento para essas intervenções é desconhecida.

ANESTESIA REGIONAL

A anestesia regional consiste na realização de bloqueios de nervos periféricos com anestésicos locais e fornece analgesia de alta qualidade em uma região específica sem efeitos colaterais sistêmicos significativos. Estudos evidenciaram que a anestesia regional, quando comparada às terapias analgésicas sistêmicas em pacientes com trauma, está associada à diminuição do tempo de permanência no DE, a menor interferência nas avaliações neurológicas e a menor custo. Sua utilização tem sido estudada em cenários como fratura de quadril e de costela, por exemplo.

A realização das técnicas de anestesia regional pelo médico emergencista, após treinamento adequado, pode otimizar o manejo inicial da dor dos pacientes no DE de forma segura e eficaz. Além disso, uso do ultrassom para a realização dos bloqueios de nervos é uma ferramenta adicional que pode facilitar a realização da técnica, aumentando a taxa de sucesso, além de minimizar complicações. Durante a realização dos bloqueios recomenda-se o monitoramento com oximetria de pulso, eletrocardiografia e pressão arterial não invasiva, além de acesso intravenoso puncionado e testado.

As possíveis complicações relacionadas aos bloqueios de nervos incluem o risco de infecção e hematoma local, de lesão de nervo periférico e de toxicidade pelos anestésicos locais (LAST). Infecção local é uma preocupação importante, principalmente ao utilizar cateter perineural na população de trauma, que já é de risco para ocorrência de sepse. Para minimizar o risco de infecção, sugere-se realizar a antissepsia da pele com clorexidina alcoólica 0,5% onde será realizado o bloqueio na técnica de injeção única. No caso da técnica de inserção de um cateter perineural para realizar analgesia contínua, deve-se adotar precauções assépticas rígidas que incluem o uso pelo operador de roupa cirúrgica, touca, máscara e luvas estéreis, além do preparo do local onde o cateter será inserido com antissepsia da pele com clorexidina alcoólica 0,5% e uso de campos cirúrgicos estéreis. Recomenda-se realizar profilaxia antibiótica intravenosa antes do procedimento em alguns casos, como no bloqueio do nervo femoral, nos quais o cateter será colocado em local com maior risco de infecção. Além disso, minimizar o tempo de uso do cateter e o número de trocas do curativo pode desempenhar papel na redução do risco de infecção.

Para minimizar as lesões de nervos periféricos, sugere-se evitar o trauma mecânico direto do nervo pela agulha, evitar injeção intraneural (que pode ser identificada pela alta resistência durante a injeção) e limitar o número de punções e de injeções. Além disso, existem algumas evidências na literatura de que a utilização combinada do ultrassom, da agulha estimuladora de nervo e da monitorização da pressão de injeção na agulha podem conferir segurança adicional durante a realização de anestesia regional.

O risco de lesão nervosa não é diferente entre a técnica de injeção única e a de infusão contínua com colocação de cateter perineural.

A toxicidade por anestésicos locais é uma importante causa de morbidade e mortalidade na prática de anestesia regional. Portanto, a monitorização durante a aplicação de anestésicos locais e a intervenção imediata aos primeiros sinais de toxicidade são as medidas mais importantes para o sucesso do tratamento. Para minimizar o risco de toxicidade por anestésicos locais, sugere-se evitar a injeção intravascular (aspirar antes de injetar periodicamente), respeitar os limites de dose tóxica que já são preestabelecidos para cada anestésico local e calcular a dose total máxima para cada paciente (Tabela 8). No caso de utilização da técnica de infusão contínua, deve-se ter cuidado adicional em relação aos limites seguros de doses de anestésicos locais, utilizando-se preferencialmente soluções com baixas concentrações para minimizar os riscos.

▷ **TABELA 8**

Anestésico local	Dose única máxima recomendada (mg)	Dose máxima recomendada em 24 horas (mg)
Lidocaína sem adrenalina	300	–
Lidocaína com adrenalina	500	–
Bupivacaína sem adrenalina	175	400
Bupivacaína com adrenalina	225	400
Ropivacaína	250	800

Fonte: Stoelting, 3ª edição.

As técnicas de injeção única com bupivacaína ou ropivacaína fornecem analgesia com duração que pode durar de 16 a 24 horas. A técnica de bloqueio com cateter perineural com infusão contínua pode prolongar significativamente a duração da analgesia, podendo ser utilizada em casos específicos como pacientes com lesões complexas que necessitam de abordagens cirúrgicas repetidas e pacientes com fratura de quadril que estão aguardando a abordagem cirúrgica definitiva. Na técnica com uso de cateter perineural, a administração do anestésico local pode ser feita por meio de injeção manual de *bolus* de solução de anestésico local ou por meio de uma infusão contínua de solução de anestésico local programada por bombas.

Para realização dos bloqueios de nervos os seguintes equipamentos devem estar disponíveis:

- Aparelho de ultrassom e transdutor linear de alta frequência e/ou transdutor curvo de baixa frequência.
- Estimulador de nervos periféricos.
- Agulha estimuladora de número A100mm ou A50mm.
- Solução para realização de antissepsia.
- Seringas e agulhas descartáveis.
- Solução de anestésico local.
- Campos e luvas estéreis (no caso de bloqueio de infusão contínua).
- Kit cateter de nervo periférico (no caso de bloqueio de infusão contínua).
- Dispositivos de infusão contínua tipo bombas (no caso de bloqueios de infusão contínua).

Para a colocação de cateter perineural guiada por ultrassom, sugere-se seguir as orientações:

- Infiltrar a pele com anestésico local.
- Avançar a agulha até que as contrações desejadas sejam obtidas com o uso do neuroestimulador ou a ponta da agulha seja vista no ultrassom na posição desejada.
- Após aspiração negativa, injetar 5 mL de anestésico local de ação curta (lidocaína 1% com adrenalina 1:200.000) para distender o espaço e facilitar a inserção do cateter.
- Observar a distância da pele até a ponta da agulha e inserir o cateter até que haja 3 cm além da ponta da agulha. A posição da ponta do cateter pode ser confirmada no ultrassom com a injeção de pequenas doses de anestésico local.
- Após confirmação da colocação do cateter, deve ser fixado na pele e/ou tunelizado (a tunelização previne deslocamento do cateter e minimiza risco de infecção).
- Recomenda-se que o paciente seja devidamente monitorado para iniciar a infusão de anestésico ou infundir *bolus* de anestésico local pelo cateter.
- Após encaminhamento do paciente para enfermaria ou unidade intensiva, os sinais vitais devem ser monitorados em intervalos regulares conforme a rotina local.
- O cateter é mantido enquanto estiver fornecendo benefício analgésico e deve ser removido se houver sinais de infecção local, vazamento de anestésico local ou a pedido do paciente.

Fratura de quadril

A intensidade da dor em uma fratura de quadril pode ser moderada a intensa, e está associada a aumento do risco de *delirium*, que é um fator de risco independente para morte e demência após fratura. A dor mal controlada também pode levar a eventos cardiovasculares, alterações neurológicas, metabólicas e endócrinas.

O manejo desses pacientes deve objetivar a analgesia eficaz, uma vez que a abordagem cirúrgica da fratura de quadril pode não ocorrer imediatamente. O manejo da dor deve ser individualizado, e o objetivo deve ser minimizar a intensidade da dor e otimizar a mobilidade do paciente (se sentar e se mover na cama) enquanto aguarda a cirurgia, ao mesmo tempo em que se minimizam os possíveis efeitos colaterais e complicações de medicações.

O plano analgésico ideal nesse cenário objetiva otimizar a mobilidade, reduzir o consumo de opioides e prevenir *delirium*, e geralmente inclui um procedimento de anestesia regional.

Bloqueio do nervo femoral

O bloqueio do nervo femoral resulta em anestesia da parte anterior e medial da coxa até o joelho e de parte da articulação do quadril. A realização dessa técnica de analgesia regional, na admissão ao hospital, beneficia os pacientes, proporcionando conforto e minimizando os efeitos colaterais do uso de opioides.

Técnica do bloqueio do nervo femoral:

- Transdutor: linear de alta frequência (10-15 MHz).
- Agulha estimuladora de número A100mm.
- Posicionar o paciente em decúbito dorsal com leve rotação externa do membro a ser bloqueado.
- Realizar antissepsia da pele.
- Posicionar o transdutor transversalmente na região inguinal, sobre o pulso da artéria femoral.
- Identificar as estruturas sonoanatômicas: o nervo femoral (estrutura triangular hiperecoica) imediatamente lateral à artéria femoral (estrutura hipoecoica arredondada e pulsátil), acima do músculo ilíaco, dentro da fáscia ilíaca (linha hiperecogênica) e abaixo da fáscia lata (linha hiperecogênica).

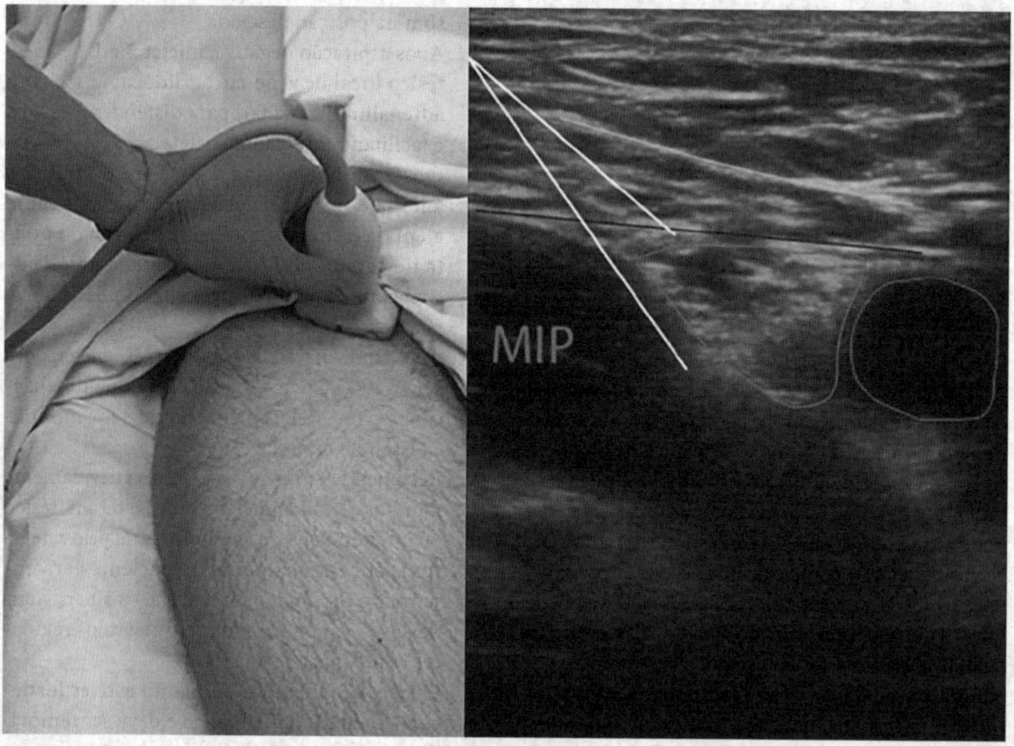

▷ FIGURA 7 Nervo femoral (área demarcada à esquerda) lateral à artéria femoral (área circular demarcada à direita). MIP: músculos iliopsoas.

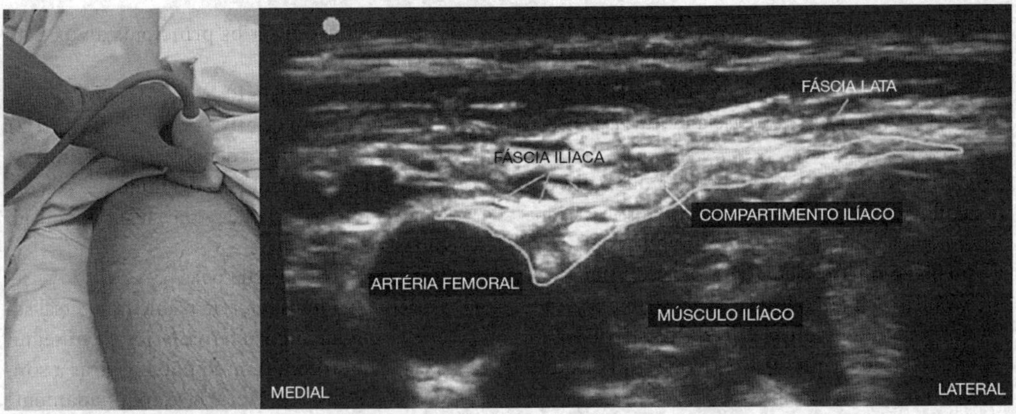

▷ **FIGURA 8** Fáscia ilíaca.

- Infiltrar a pele.
- Introduzir a agulha usando uma abordagem no plano, sentido de lateral para medial, em direção ao nervo femoral.
- Recomenda-se o uso do neuroestimulador ligado, inicialmente com intensidade de 1 mA, tempo de estimulação de 0,1 ms e frequência de 2 Hz para identificar as respostas motoras relacionadas ao músculo quadríceps.
- Confirmar a localização correta da ponta da agulha; após aspiração negativa, a solução fisiológica é injetada em incrementos de 1 mL adjacente ao nervo femoral.
- Técnica de injeção única: realizar uma injeção única com um **volume de 15-20 mL** de solução de **bupivacaína 0,25%** ou de **ropivacaína 0,2%** ao redor do nervo femoral.
- Técnica de infusão contínua: após a confirmação da localização correta da ponta do cateter, realiza-se a injeção de um ***bolus* inicial** de **20 mL de ropivacaína 0,2%** ou **bupivacaína 0,25%.** Em seguida, inicia-se o regime de infusão contínua sugerido para um paciente adulto, que é a solução de **bupivacaína 0,125-0,25%** ou **ropivacaína 0,1-0,2%** a uma taxa de infusão de **5-10 mL/h** que deve ser continuada durante todo o período pré-operatório até o momento da cirurgia.

Bloqueio da fáscia ilíaca

O bloqueio da fáscia ilíaca é considerado uma alternativa ao bloqueio do nervo femoral, onde o anestésico local é depositado sob a fáscia do músculo ilíaco e se espalha por baixo da fáscia em direção medial e lateral para bloquear o nervo femoral e o cutâneo femoral lateral (e possivelmente o nervo obturador) com uma injeção única. Apresenta as vantagens de ser tecnicamente simples, não depender de estimulação nervosa e possuir bom perfil de segurança com pouca chance de punção de um vaso ou nervo. Estudos sugerem que esse bloqueio reduz os escores de dor e a necessidade de opioides em pacientes com fratura de quadril. Comparada ao bloqueio do nervo femoral, a fáscia ilíaca pode não fornecer o mesmo grau de alívio da dor, devido à colocação imprecisa do anestésico local que depende da distribuição de um grande volume para eficácia. O uso do ultrassom e da abordagem suprainguinal do compartimento da fáscia ilíaca mostrou aumentar a eficácia da técnica. Apesar de menor incidência de bloqueio motor, quando comparada à técnica de bloqueio do nervo femoral, não se pode garantir a ausência de bloqueio motor com a utilização dessa técnica; portanto, deve-se atentar sobre os riscos de queda.

Técnica do bloqueio da fáscia ilíaca:

- Transdutor: linear de alta frequência (10-15 MHz).
- Posicionar o paciente em decúbito dorsal com leve rotação externa do membro a ser bloqueado.
- Realizar antissepsia da pele.
- Posicionar o transdutor transversalmente 1 cm abaixo da pega inguinal, lateral ao pulso da artéria femoral.
- Identificar as estruturas sonoanatômicas: fáscia ilíaca (linha hiperecogênica) superficial ao músculo iliopsoas (hipoecoico), músculo sartório lateralmente e nervo femoral medialmente.

- Infiltrar a pele.
- Introduzir a agulha usando uma abordagem no plano, sentido de lateral para medial, até a ponta da agulha ficar sob a fáscia ilíaca e acima do músculo iliopsoas.
- Confirmar a localização correta da ponta da agulha; após aspiração negativa, a solução fisiológica é injetada em incrementos de 1 mL no plano interfascial abaixo da fáscia ilíaca.
- Técnica de injeção única: realizar uma injeção única com um **volume de 20-40 mL** de solução de **bupivacaína 0,25%** ou de **ropivacaína 0,2%** no plano interfascial.
- Técnica de infusão contínua: após a confirmação da localização correta da ponta do cateter, realiza-se a injeção de um ***bolus* inicial** de **20 mL de ropivacaína 0,2%** ou **bupivacaína 0,25%.** Em seguida, inicia-se o regime de infusão contínua sugerido para um paciente adulto: solução de **bupivacaína 0,125-0,25%** ou **ropivacaína 0,1-0,2%** a uma taxa de infusão de **5-10 mL/h** que deve ser continuada durante todo o período pré-operatório até o momento da cirurgia.

Bloqueio PENG (*Pericapsular Nerve Group*)

O bloqueio PENG (grupo de nervos pericapsulares) é um bloqueio recentemente descrito que fornece alívio da dor dinâmica após fratura do colo do fêmur e tem possível analgesia superior aos demais bloqueios descritos para quadril, sem causar fraqueza motora. A distribuição do bloqueio sensorial depende da disseminação do anestésico local e da anatomia individual do paciente. Em geral, esse bloqueio confere anestesia à maioria das fibras nociceptivas da cápsula da articulação do quadril que saem do plexo lombar, além de prevenir ou diminuir o espasmo pós-operatório do músculo ilíaco.

No cenário de fratura de quadril, o PENG pode proporcionar analgesia superior quando comparado às populares técnicas analgésicas regionais (bloqueio do nervo femoral; bloqueio da fáscia ilíaca), devido aos elevados índices de falha do bloqueio do nervo obturador nessas abordagens a despeito de elevados volumes de anestésico local. Isso se justifica pelo fato de a cápsula anterior do quadril, seção da articulação com inervação mais rica, ser inervada pelo nervo obturador, nervo obturador acessório e nervo femoral. Dessa forma, esses nervos devem ser os principais alvos para analgesia do quadril.

Técnica do bloqueio PENG:

- Transdutor curvo de baixa frequência (2-5 MHz).
- Agulha estimuladora de número A100mm.
- Posicionar o paciente em decúbito dorsal com a perna totalmente estendida e ligeiramente girada externamente.
- Realizar antissepsia da pele.
- Posicionar o transdutor no plano transversal sobre a espinha ilíaca anteroinferior e, em seguida, alinhado com o ramo púbico, girar a sonda no sentido anti-horário aproximadamente 45°. Deslizar o transdutor cranialmente até que a espinha ilíaca anteroinferior e a iminência iliopúbica sejam visualizadas (borda pélvica).
- Identificar as estruturas sonoanatômicas: superfície hiperecoica da incisura iliopsoas e tendão hiperecoico do psoas, entre a espinha ilíaca anteroinferior e a eminência iliopúbica. Identifica-se também o músculo iliopsoas hipoecoico e a artéria e o nervo femoral superficiais ao músculo iliopsoas.
- Infiltrar a pele.
- Introduzir a agulha usando uma abordagem no plano de lateral para medial, através do músculo iliopsoas em direção ao plano entre o tendão do músculo psoas e o osso.
- Confirmar a localização correta da ponta da agulha; após aspiração negativa, a solução fisiológica é injetada em incrementos de 1 mL, observando-se a propagação adequada ao longo do plano fascial abaixo do músculo ilíaco.
- Técnica de injeção única: realizar uma injeção única com um **volume de 20 mL** de solução de **bupivacaína 0,5%** ou **ropivacaína 0,5-0,75%** no plano interfascial.
- Técnica de infusão contínua: após a confirmação da localização correta da ponta do cateter, realiza-se a injeção de um ***bolus* inicial** de **20 mL de ropivacaína 0,5%** ou **bupivacaína 0,5%.** Em seguida, inicia-se o regime de infusão contínua sugerido para um paciente adulto: solução de **ropivacaína 0,2%** a uma taxa de infusão de **5 mL/h** que deve ser continuada durante todo o período pré-operatório até o momento da cirurgia, quando o cateter deve ser retirado, tendo em vista sua localização próxima ao sítio cirúrgico.

Fraturas de costelas

Fraturas de costelas são comuns em pacientes politraumatizados e requerem analgesia eficaz para prevenir complicações respiratórias. As fraturas de costelas são a lesão mais comum associada ao trauma torácico, e o número de fraturas de costelas está diretamente relacionado à mortalidade.

A dor significativa associada à fratura de costelas pode limitar a capacidade do paciente de respirar adequadamente e realizar fisioterapia. A limitação para realizar movimentos inspiratórios profundos promove atelectasia, distúrbios de ventilação e perfusão pulmonar e hipoxemia, aumentando o risco de pneumonia e insuficiência respiratória.

O manejo desses pacientes deve objetivar a analgesia eficaz, uma vez que a abordagem cirúrgica não é realizada na maioria dos casos.

O plano analgésico nesse cenário tem o objetivo de otimizar a função respiratória, reduzir o consumo de opioides e prevenir disfunção cognitiva, e geralmente inclui um procedimento de anestesia regional.

Bloqueio de nervos intercostais

O espaço intercostal (EIC) é o espaço entre duas costelas adjacentes da caixa torácica. Cada espaço intercostal inclui: músculos intercostais, nervos intercostais (intercostais externos, internos e interno íntimo) e vasos intercostais, e profundamente está a pleura parietal. O feixe neurovascular é encontrado entre o músculo intercostal interno e o interno íntimo, próximo à margem inferior da costela superior em um espaço intercostal. Na linha axilar posterior, os nervos intercostais se dividem em ramos principais e colaterais; portanto, para garantir o bloqueio sensorial completo, é importante anestesiar os nervos intercostais na linha axilar posterior. Os bloqueios intercostais devem ser realizados dois dermátomos acima e dois dermátomos abaixo do nível do local onde se deseja a analgesia. Proporcionam uma analgesia da pele e musculatura do tórax com boa eficácia inicial, mas apresentam uma duração limitada de até 12 horas e a necessidade de repetir o procedimento. A adição de epinefrina ao anestésico local aumenta a duração do bloqueio e pode retardar a absorção sistêmica, aumentando a dose máxima permitida de anestésico local. O risco de pneumotórax é aditivo para cada nível a ser realizado. Por ser em um sítio vascular, esse bloqueio favorece a absorção mais rápida de anestésico local, implicando em níveis sanguíneos mais altos quando comparado aos outros tipos de bloqueios; portanto, é aconselhável deixar uma margem de segurança entre as doses administradas e as doses máximas recomendadas. Está indicado nos pacientes com uma ou duas fraturas de costela.

▷ **TABELA 9** Tratamento farmacológico de dor neuropática e dor crônica

Medicação	Dose inicial	Dose máxima	Titulação	Efeitos colaterais
Carbamazepina	100 mg 2 x/d	1.200 mg	Aumentar 200 mg a cada 3-7 dias	Agranulocitose, fadiga, nistagmo
Gabapentina	300 mg	600 mg três vezes ao dia	Aumentar 300 mg a cada dia	Convulsões, fadiga
Pregabalina	75 mg 2 x/d	300 mg duas vezes ao dia	Aumentar a cada 7 dias	Insuficiência cardíaca, cefaleia, ataxia
Amitriptilina	10-25 mg	150 mg/d	Aumentar 10-25 mg a cada 5-7 dias	Prolongamento QT, hipotensão, hipertensão, constipação, retenção urinária
Nortriptilina	10-25 mg	150 mg/d	Aumentar 10-25 mg a cada 5-7 dias	Prolongamento QT, hipotensão, hipertensão, constipação, retenção urinária
Duloxetina	60 mg/d	120 mg/d	Aumentar 60 mg em 7 dias	Mania, ideação suicida, disfunção hepática
Venlafaxina	37,5-75 mg/d	225 mg/d	Aumentar 75 mg em 7 dias	Insônia, tontura, sonolência, sudorese, náusea
Tramadol	50 mg 4 x/d	400 mg	–	Convulsões, depressão respiratória, tontura, diarreia, constipação

Técnica do bloqueio de nervo intercostal:

- Transdutor: linear de alta frequência (10-15 MHz).
- Agulha estimuladora de número A50mm.
- Posicionar o paciente sentado ou em decúbito ventral ou alternativamente colocar o paciente em decúbito lateral com o lado a ser bloqueado para cima.
- Realizar antissepsia da pele.
- Posicionar o transdutor inicialmente no ângulo inferior da escápula, que corresponde ao 7º EIC em orientação oblíqua, mas de forma que o transdutor forme um ângulo reto com as duas costelas palpáveis (a obliquidade da posição do transdutor muda de acordo com o nível de bloqueio). Deve-se realizar uma varredura do EIC de posterior para lateral até o limite da linha axilar posterior e escanear o transdutor até o EIC desejado para realizar o bloqueio.
- Identificar as estruturas sonoanatômicas: na maioria dos casos, não é possível visualizar nervos intercostais nos ângulos lateral a costal. Os músculos intercostais, costelas (sombras acústicas) e pleura (linha hiperecogênica móvel) são marcos importantes que são facilmente reconhecidos, levando aos nervos intercostais. Os vasos dentro do feixe neurovascular localizado na margem inferior da costela superior podem ser visíveis com o Doppler colorido (*Power*) entre o músculo intercostal interno e o músculo intercostal interno íntimo.
- Infiltrar a pele.
- Introduzir a agulha usando uma abordagem no plano caudal para cranial, penetrando os músculos intercostais externos e internos. Sugere-se hidrodissecar repetidamente durante o avanço da agulha no plano do tecido antes de atingir o músculo intercostal interno, pois isso facilitará a visualização da ponta da agulha.
- Confirmar a localização correta da ponta da agulha; após aspiração negativa, a solução fisiológica é injetada em incrementos de 1 mL, observando-se a propagação linear do anestésico dentro do músculo intercostal interno e superficial à pleura parietal, visualizando-se a depressão da pleura parietal durante a injeção.
- Técnica de injeção única: realizar uma injeção única com um **volume de 2-5 mL** de solução de **bupivacaína 0,25-0,5% com adrenalina 1:200.000, lidocaína 1-2% com adrenalina 1:200.000** ou **ropivacaína 0,5%** em cada nível a ser bloqueado.

INDICAÇÃO DE INTERNAÇÃO E SEGUIMENTO

A prescrição adequada de analgesia após a alta é importante para evitar retorno da dor e idas desnecessárias ao DE.

Pacientes com dor aguda devem receber analgesia correta enquanto se espera a resolução do diagnostico etiológico.

Pacientes com dor crônica devem receber a prescrição de um plano de tratamento multimodal.

Não há evidências para apoiar a eficácia dos opioides no tratamento da dor crônica não oncológica. A prescrição de opioides deve ser realizada após a avaliação criteriosa de parâmetros como diagnostico, intratabilidade da dor, risco de intoxicação e eficácia esperada.

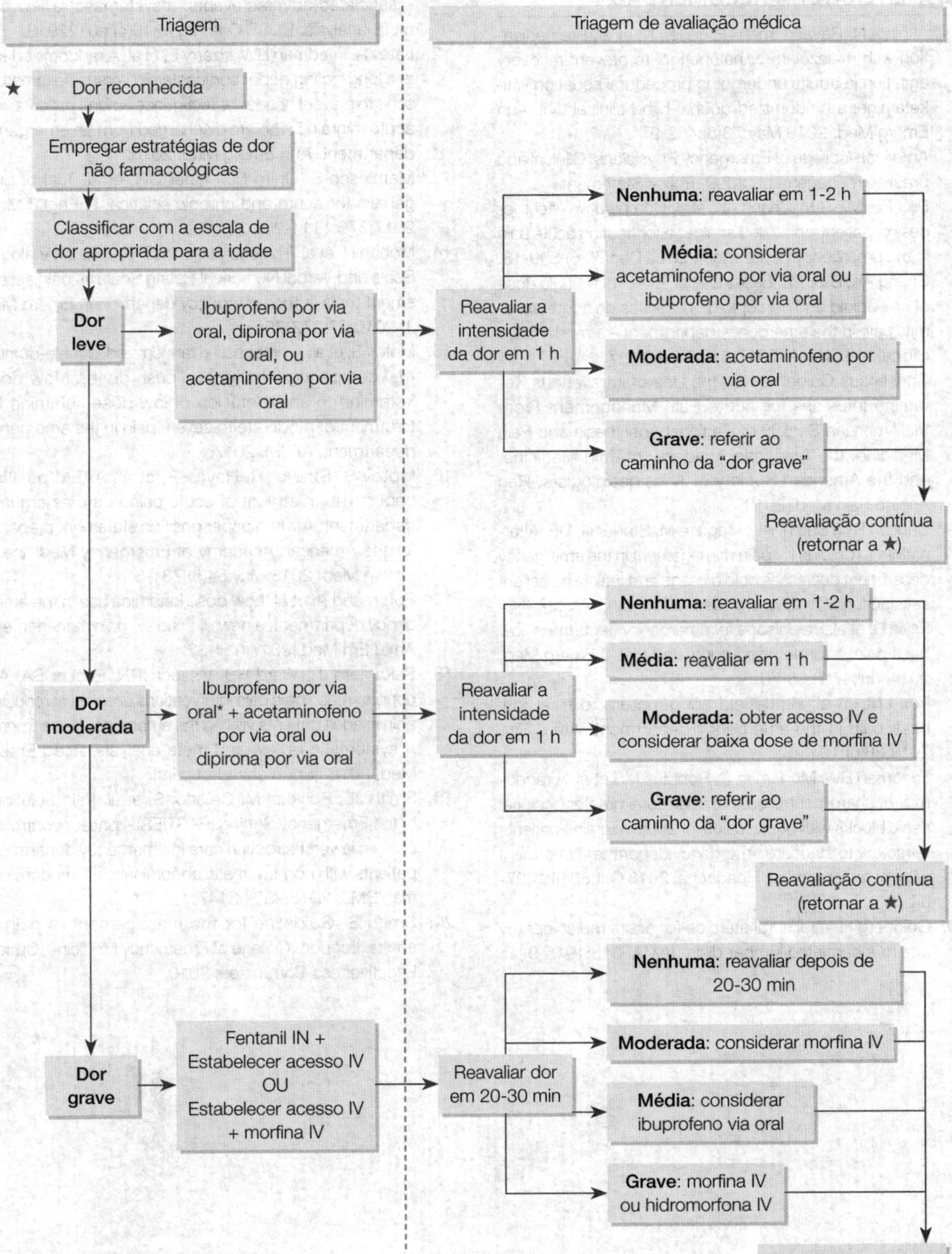

* As contraindicações para AINEs incluem idade < 6 meses, sangramento gastrointestinal e reações prévias de hipersensibilidade, lesão renal aguda e fraturas.
Se incapaz de obter acesso IV, pode-se tentar morfina IM ou morfina SC.

▷ **FIGURA 9** Analgésicos propostos para uso no departamento de emergência.
IM: intramuscular; IN: intranasal; IV: intravenoso; SC: subcutâneo.
Adaptada de Bailey B, Trottier ED. Managing pediatric pain in the emergency department. Paediatric Drugs. 2016;18(4):287-301.

LITERATURA RECOMENDADA

1. Akhlagi N, Payandemehr P, Yaseri M et al. Premedication with midazolam or haloperidol to prevent recovery agitation in adults undergoing procedural sedation with ketamine: a randomized double-blind clinical trial. Ann Emerg Med. 2019 May;73(5):462-9.
2. American College of Emergency Physicians. Clinical and practice management. 2009. Policy Statement.
3. Bijur PE, Mills AM, Chang AK, et al. Comparative effectiveness of patient-controlled analgesia for treating acute pain in the emergency department. 2017 Dec;70(6):809-18.
4. Chang AK, Bijur PE, Esses D et al. Effect of a single dose of oral opioid and non opioid analgesics on acute extremity pain in the emergency department – a randomized clinical trial. JAMA. 2017;318(17):1661-7.
5. Consensus Guidelines on the Use of Intravenous Ketamine Infusions for Acute Pain Management From the American Society of Regional Anesthesia and Pain Medicine, the American Academy of Pain Medicine, and the American Society of Anesthesiologists. Reg Anesth Pain Med. 2018.
6. Duncan RW, Smith, KL, Maguire M, Stader III, DE. Alternatives to opioids for pain management in the emergency department decreases opioid usage and maintains patient satisfaction. Am J Emerg Med. 2019 Jan;37(1):38-44.
7. Eskin B, et al. Prednisone for emergency department low back pain: a randomized controlled trial. J Emerg Med. 2014, Jul;47(1):65-70.
8. Fox LM, et al. Battlefield acupuncture to treat low back pain in the emergency department. Am J Em. 2018;36(6):1045-8.
9. Friedman BW, Mohamed S, Robbins MS et al. A randomized, sham-controlled trial of bilateral greater occipital nerve blocks with bupivacaine for acute migraine patients refractory to standard emergency department treatment with metoclopramide. Headache. 2018 Oct;58(9):1427-34.
10. Goldberg H, et al. Oral steroids for acute radiculopathy due to a herniated lumbar disk. JAMA. 313:1915-9.
11. Kotter T, da Costa BR, Fasller M, et al. Metamizole--associated adverse events: a systematic review and meta-analysis. PLOS One. 2015;10(4):e0122918.
12. Latev A, Friedman BW, Irizarry E, et al. A randomized trial of a long-acting depot corticosteroid versus dexamethasone to prevent headache recurrence among patients with acute migraine who are discharged from an emergency department. Ann Emerg Med. 2018.
13. Mathieson S, Chiro M, Maher CG, et al. Trial of pregabalin for acute and chronic sciatica. N Engl J Med. 2017;376:1111-20.
14. Mohan H, et al. The end of the line? The Visual Analogue Scale and Verbal Numerical Rating Scale as pain assessment tools in the emergency department. Emerg Med J. 2010;27:372-75.
15. Motov S, et al. A prospective randomized, double-dummy trial comparing intravenous push dose of low dose ketamine to short infusion of low dose ketamine for treatment of moderate to severe pain in the emergency department. AEJM. 2017.
16. Motov S, Strayer R, Hayes B, et al. AAEM position paper: The treatment of acute pain in the emergency department: A white paper position statement prepared for the American Academy of Emergency Medicine. J Emerg Med. 2018 May;54(5):731-6.
17. Pourmand A, et al. Low dose ketamine use in the emergency department, a new direction in pain management. Am J Em Med .2017;914-32.
18. Sakamoto JT, Ward HB, Vissoci JRN, Eucker SA. Are nonpharmacologic pain interventions effective at reducing pain in adult patients visiting the emergency department? A systematic review and meta-analysis. Acad Emerg Med. 2018. [Epub ahead of print]
19. Smith JE, Rockket M, Creanor S, et al. Pain Solutions In the Emergency Setting (PASTIES) – patient controlled analgesia versus routine care in emergency department patients with non-traumatic abdominal pain: randomised trial. BMJ. 2015;350:h3147.
20. Smith S. Guideline for the management of pain in adults. London: College of Emergency Medicine, Clinical Effectiveness Committee; 2010.

16 Manejo inicial do paciente idoso no departamento de emergência

Flávia Barros de Azevedo

PONTOS IMPORTANTES

- Comparados com adultos jovens, os idosos utilizam o departamento de emergência com maior frequência, necessitam de uma quantidade maior de recursos e apresentam maior probabilidade de desfechos adversos por serem mais suscetíveis a complicações secundárias e a iatrogenias.
- Doenças comuns podem ocasionar sintomas diferentes daqueles observados em adultos jovens. O conhecimento básico das alterações fisiológicas do envelhecimento é fundamental para a formulação de diagnósticos e para o planejamento terapêutico.
- Os padrões de normalidade e de gravidade utilizados nos exames diagnósticos para adultos jovens podem não ser aplicáveis aos idosos.
- O comprometimento cognitivo e o *delirium* apresentam alta prevalência e são subdiagnosticados.
- O planejamento de continuidade da atenção à saúde é fundamental para os desfechos clínicos e evita retornos desnecessários ao departamento de emergência.
- As questões sociais têm papel importante no planejamento de cuidados e devem ser consideradas nas tomadas de decisões.

INTRODUÇÃO E DEFINIÇÕES

A proporção de indivíduos com 60 anos ou mais de idade aumentou de 5,61% em 2004 para 9,80% em 2017. Dados publicados pela Organização Mundial da Saúde no ano de 2017 projetam que essa população irá triplicar até o ano de 2050: o número de idosos atingirá 2 bilhões, e constituirão mais de 30% da população mundial. No Brasil, segundo dados do IBGE de 2017, há 30 milhões de pessoas acima dos 60 anos.

Comparados aos adultos jovens, em geral, os pacientes idosos revelam os seguintes padrões:

1. Necessitam de atendimento emergencial com maior frequência.
2. Permanecem por mais tempo nas unidades de emergência.
3. Necessitam de uma quantidade maior de recursos de exames complementares, medicamentos e procedimentos.
4. Têm o dobro de chances de reinternações pelas mesmas condições.
5. Apresentam até dez vezes mais chances de internação pelo departamento de emergência (DE) quando se considera aqueles acima de 85 anos de idade.

O atendimento dessa população exige uma avaliação ampla, considerando o potencial impacto do histórico do paciente sobre a afecção aguda que o levou à emergência.

Assim, sempre que possível, deve ser realizada a avaliação geriátrica ampla (AGA), definida como um processo multidisciplinar de diagnóstico que identifica limitações médicas, psicossociais e funcionais de uma pessoa idosa frágil com o objetivo de desenvolver um plano coordenado para maximizar a saúde geral e o envelhecimento. O cuidado de saúde de um idoso se estende para além do tratamento médico tradicional da doença, e requer avaliação de vários problemas, incluindo componentes físicos, cognitivos, afetivos, sociais, financeiros, ambientais e espirituais. A AGA se baseia na premissa de que uma avaliação sistemática de idosos frágeis por uma equipe de profissionais de saúde pode identificar uma variedade de problemas tratáveis e levar a melhores resultados.

ENVELHECIMENTO E CONSEQUÊNCIAS CLÍNICAS NA EMERGÊNCIA

O processo normal de envelhecimento, denominado senescência, é importante por influenciar a epidemiologia, a apresentação de doenças, a interpretação dos exames complementares e a terapêutica. A Tabela 1 resume as alterações fisiológicas típicas do envelhecimento e suas consequências clínicas mais comuns.

APRESENTAÇÃO DO PACIENTE IDOSO NO DEPARTAMENTO DE EMERGÊNCIA

Pacientes idosos frequentemente se apresentam no departamento de emergência (DE) com queixas e problemas inespecíficos, incluindo algumas síndromes geriátricas que compõem as "grandes gigantes da geriatria": imobilidade, queda, incontinência, demência, depressão, iatrogenia, *delirium* etc. No atendimento de emergência, é importante que o clínico as identifique e inicie de imediato o tratamento medicamentoso ou não.

O diagnóstico diferencial do idoso no DE, além de amplo, deve ser elaborado precocemente, identificando-se inicialmente as condições que possam requerer cuidados mais críticos. Tal necessidade se explica porque, mesmo quando parecem estáveis na avaliação inicial, os idosos apresentam maior probabilidade de estar agudamente enfermos do que jovens com o mesmo quadro clínico. Além disso, idosos que sofrem de um quadro clínico grave tendem a deteriorar mais rapidamente do que jovens.

É sempre conveniente identificar, com o auxílio de acompanhantes, se o paciente idoso apresentou mudança de seu estado geral ou funcional à medida que o quadro em análise se instalou, pois situações clínicas de maior gravidade associam-se com piora funcional.

Além de quadros clínicos inespecíficos, é comum que idosos procurem o DE com apresentações atípicas de doenças comuns. Isso pode resultar de inúmeros fatores (como medicações betabloqueadoras, uso de polifarmácia e comorbidades associadas) e não somente da senescência. Diante de quadros inespecíficos ou atípicos, a interação entre múltiplas comorbidades e diversos fatores desencadeantes deve ser considerada.

As infecções são um motivo frequente de visita à emergência por idosos e constituem excelente exemplo de apresentação atípica de doença comum. Episódios de bacteremia são mais comuns em idosos do que em jovens, porém muitos sinais, sintomas e achados clínicos que utilizamos para a sua identificação podem estar ausentes nos idosos também por alteração da reserva funcional do sistema imune. Além disso, a falta da resposta febril em idosos tende a retardar o diagnóstico infeccioso, aumentando sua morbidade. Indicadores comuns de infecção em idosos variam entre piora do estado funcional, confusão mental aguda (incluindo *delirium*), fraqueza e quedas. Diante da instalação abrupta de quaisquer dessas situações, a etiologia infecciosa deve sempre ser investigada.

É de suma importância reconhecer que idosos que se apresentam com febre possuem infecções em até 90% dos casos – e a maior parte delas de etiologia bacteriana.

O exame físico do idoso pode variar desde óbvios achados infecciosos, passando por alterações pouco específicas, como uma leve hipotensão, taquipneia e hipotermia (que, no entanto, reforçam a suspeita infecciosa) até praticamente nenhum achado clínico.

TRIAGEM E AVALIAÇÃO INICIAL

Caso não haja uma emergência, como *delirium*, trauma, hipotensão sintomática etc., os pacientes idosos devem ser prontamente avaliados pelo serviço de triagem.

A triagem compreende as mesmas etapas de avaliação do paciente adulto jovem, acrescida da busca ativa dos seguintes fatores de piora:

▷ **TABELA 1** Alterações fisiológicas do envelhecimento e consequências clínicas

Alterações cardiovasculares	Consequências clínicas
▪ Diminuição da complacência ventricular ▪ Diminuição da resposta cronotrópica e inotrópica ao estímulo simpático ▪ Aumento da espessura e enrijecimento das paredes arteriais	▪ Maior prevalência de disfunção diastólica ▪ Maior risco de hipotensão ortostática ▪ Diminuição da capacidade de elevação do débito cardíaco
Alterações gastrintestinais	**Consequências clínicas**
▪ Lentificação e alterações de sincronia na fase inicial da deglutição ▪ Diminuição do fluxo sanguíneo hepático ▪ Diminuição da motilidade intestinal	▪ Maior risco de disfagia ▪ Diminuição da metabolização hepática de medicamentos ▪ Tendência a obstipação
Alterações respiratórias	**Consequências clínicas**
▪ Diminuição da complacência pulmonar e maior rigidez da caixa torácica ▪ Diminuição do *clearance* mucociliar ▪ Menor sensibilidade à hipóxia e à hipercapnia	▪ Necessidade de maior esforço inspiratório e expiratório ▪ Aumento de risco de infecções respiratórias ▪ Diminuição da percepção de dispneia
Alterações renais	**Consequências clínicas**
▪ Diminuição da taxa de filtração glomerular ▪ Diminuição da função tubular e perda da capacidade de concentração e diluição da urina	▪ Necessidade de correção de dose para algumas drogas ▪ Maior risco de desidratação, sobrecarga de volume e distúrbios hidroeletrolíticos
Alterações neurológicas e sensoriais	**Consequências clínicas**
▪ Perda neuronal, especialmente em áreas pré-frontais e do hipocampo ▪ Diminuição das sinapses dendríticas e da plasticidade sináptica ▪ Opacificação do cristalino e degeneração de fotorreceptores ▪ Perda de células sensoriais da cóclea	▪ Aumento do tempo de reação, dificuldade em tarefas que exigem atenção dividida e declínio da memória episódica ▪ Diminuição da acuidade visual, da sensibilidade a contrastes e aumento do intervalo para adaptação à luminosidade ▪ Perda de audição para frequências médias e altas, especialmente na discriminação da fala
Alterações hematológicas	**Consequências clínicas**
▪ Diminuição da celularidade e da função medular	▪ Maior risco de anemia, trombocitopenia e neutropenia sob condições de estresse
Alterações imunológicas	**Consequências clínicas**
▪ Diminuição da capacidade proliferativa e da função de linfócitos e neutrófilos	▪ Maior risco de infecções, inclusive sem leucocitose e sem febre
Alterações musculoesqueléticas	**Consequências clínicas**
▪ Perda de massa muscular, redução da densidade óssea e diminuição da capacidade regenerativa da cartilagem articular	▪ Maior risco para dor articular, distúrbios de marcha, quedas e fraturas

- Mudanças recentes no estado funcional de base.
- Mudanças recentes na medicação.
- Potencial agudização de doenças crônicas.
- *Delirium*.

A triagem deve separar aqueles pacientes que não apresentam nenhuma piora do seu quadro crônico (e que talvez busquem a emergência por insatisfação com a própria doença ou com a sua condução) daqueles que realmente apresentam piora aguda de sua condição crônica. Nestes, finalmente, deve ser sempre investigado se há não aderência terapêutica, importante motivo de descompensação.

Finalmente, na triagem do paciente idoso, além do nível de consciência e da orientação temporoespacial, pode ser necessário utilizar algum parâmetro de avaliação cognitiva. Isso porque portadores de algum déficit cognitivo podem fornecer informações errôneas, dificultando o diagnóstico.

Em um paciente idoso com critérios de gravidade na triagem, considere realizar imediatamente os seguintes parâmetros:

- Avaliação da oxigenação (oximetria de pulso).
- Glicemia capilar.
- Estabilidade hemodinâmica (pressão arterial, frequência cardíaca e perfusão periférica).
- Eletrocardiograma.
- Coleta de exames (gasometria e eletrólitos, para identificar imediatamente desequilíbrios acidobásicos e hidroeletrolíticos).

MUDANÇAS DE ESTADO FUNCIONAL E NA MEDICAÇÃO

Mudanças agudas de estado funcional podem ser a única alteração do quadro clínico. A partir disso, a história e o exame físico detalhado levarão às hipóteses que orientarão para a correta investigação do caso.

A avaliação de funcionalidade pode ser realizada por instrumentos práticos e ativos, como as escalas ABVDs e AIVDs (Tabela 2). Ainda em relação ao estado funcional, convém mencionar que idosos com mau estado funcional prévio ao evento que os leva à emergência e aqueles com grande perda funcional causada pela afecção aguda apresentam maior probabilidade de desfecho desfavorável.

▷ **TABELA 2** Atividades de vida diária para avaliação de funcionalidade

Atividades básicas de vida diária (ABVDs)	Atividades instrumentais de vida diária (AIVDs)
▪ Tomar banho ▪ Vestir-se ▪ Ir ao banheiro, cuidar das eliminações fisiológicas e fazer a higiene ▪ Transferência (deitar, levantar-se e sentar) ▪ Controle esfincteriano urinário e fecal ▪ Alimentar-se	▪ Utilizar o telefone ▪ Realizar as compras necessárias ▪ Organizar, preparar e servir refeições ▪ Realizar tarefas domésticas ▪ Lavar a sua própria roupa ▪ Utilizar transporte público ou táxi ▪ Tomar a medicação com doses e horários corretos ▪ Lidar com dinheiro

Tanto mudanças quanto introdução de medicações ao idoso perpassam as seguintes situações de risco: polifarmácia (risco de interações medicamentosas e fármaco-nutrientes), reação adversa à medicação (inclusive descompensações de doenças crônicas) e abstinência medicamentosa. Logo, devem sempre ser apontadas e questionadas pelo médico emergencista.

AGUDIZAÇÃO DE DOENÇAS CRÔNICAS

Doenças crônicas são comuns nos pacientes idosos, e os pacientes frequentemente apresentarão queixas ligadas a elas.

Em relação ao *delirium*, deve-se estar atento que não somente este é mais frequente em portadores de síndromes demenciais, como a doença de Alzheimer, como tornam a percepção de *delirium* mais difícil, lembrando que o *delirium* tipo hipoativo é o de maior morbidade (Tabela 3).

▷ **TABELA 3** CAM – *Confusion Assessment Method*

1. Início agudo e flutuação no curso
2. Desatenção
3. Pensamento desorganizado
4. Alteração do nível de consciência
O diagnóstico de *delirium* se impõe quando os itens 1 e 2 estiverem presentes acrescidos dos itens 3 e/ou 4

Se por um lado portadores de alterações leves, como comprometimento cognitivo leve – de difícil detecção na emergência –, podem deixar de fornecer informações importantes acerca de seu quadro, por outro lado, mesmo em portadores de déficits cognitivos moderados ou graves, há alguns sintomas que somente poderão ser identificados pelo relato do paciente. Em suma, deve-se ter alto índice de suspeita para identificar as alterações cognitivas, utilizar como informantes familiares ou cuidadores sempre que possível, mas não deixar de buscar informações diretamente com o paciente sempre que seja possível algum grau de comunicação.

TRANSIÇÕES: INTERNAÇÃO OU ALTA HOSPITALAR

Em idosos há correlação entre internação hospitalar não planejada e maiores riscos de infecção hospitalar, declínio funcional, *delirium* e eventos adversos ligados à investigação ou ao tratamento. O planejamento de alta e de cuidados pós-hospitalares deve começar desde a avaliação inicial do idoso no departamento de emergência.

No planejamento é fundamental que o fluxo adequado de informações entre cada ponto de cuidado esteja assegurado, prevenindo erros de conduta e duplicidade de exames e procedimentos.

No momento da alta hospitalar (quer ocorra a partir de uma unidade de internação, quer diretamente do pronto-socorro), as necessidades de seguimento do paciente precisam ser consideradas, e o paciente e os familiares devem ser orientados e encaminhados seja para uma unidade de apoio, seja para reabilitação.

Idosos que recebem alta em estado funcional pobre tendem a retornar precocemente ao DE e a reinternar. Esses pacientes se beneficiam de consulta precoce com um médico geriatra.

QUANDO NÃO INVESTIGAR

Nem sempre o uso de todos os meios diagnósticos e terapêuticos à disposição é a melhor abordagem para o paciente idoso. Para cada decisão terapêutica a tomar é fundamental considerar suas consequências e quais passos decisórios futuros serão ou não tomados.

Assim, um ponto importante a considerar é: em pacientes cujo estado funcional prévio é muito ruim, em que múltiplas comorbidades graves se associam e há fragilidade avançada, pode ser útil ponderar o real benefício de se investigar um sintoma novo.

Nesses pacientes, uma abordagem paliativa exclusiva pode ser mais benéfica do que uma conduta médica mais tradicional, voltada à investigação e à abordagem incisiva de etiologias. Nesse sentido, a ciência da vontade do paciente, o conhecimento acerca da existência de diretivas antecipadas de vontade ou a discussão com os parentes mais próximos ou os tutores legais poderão ser de grande auxílio decisório.

Finalmente, a visita ao DE pode ser uma boa ocasião para aproximar o paciente e sua família da equipe de cuidados paliativos.

FARMACOLOGIA E REAÇÃO ADVERSA MEDICAMENTOSA

Idosos provenientes da comunidade usam em média três a quatro medicamentos diariamente, média que sobe para sete a oito medicamentos em idosos internados em instituições de longa permanência. Assim, é sempre importante revisar o regime terapêutico prévio e identificar drogas e interações que possam estar relacionadas à apresentação clínica.

A polifarmácia, normalmente conceituada como o uso de quatro ou mais fármacos de uso diário, é reconhecidamente um fator de risco para reações adversas a drogas, interações medicamentosas e para a cascata de prescrições (quando, para um evento adverso erroneamente identificado como um sintoma de doença, prescreve-se um novo medicamento que pode levar a novos efeitos adversos e ao aumento progressivo de medicamentos em uso). Vale notar que a maior parte das internações por efeitos adversos ocorre não por medicações inapropriadas, mas com medicações comumente utilizadas, como antiagregantes e anticoagulantes, hipoglicemiantes orais e insulina.

No envelhecimento normal, a composição corporal altera-se significativamente, com aumento do percentual de tecido adiposo e diminuição do percentual da água corpórea total. Assim, o volume de distribuição e a meia-vida de drogas lipossolúveis aumentam (a meia-vida do diazepam, por exemplo, aumenta de 24 para até 90 horas em idosos). Ao contrário, as drogas hidrossolúveis terão menor volume de distribuição e maior nível sérico, com queda da meia-vida, levando, por exemplo, ao potencial de intoxicação digitálica mesmo na dose preconizada para um adulto jovem.

Idosos são sujeitos a alta incidência de reações adversas medicamentosas (RAM), explicada em parte pela maior prevalência de polifarmácia nessa população, mas também por modificações decorrentes do processo de senescência.

Reconhecendo essa complexidade farmacológica, a Associação Americana de Geriatria (AGS) atualiza com frequência os "critérios de Beers" para a farmacoterapia do idoso. A última revisão é de 2015 e pode ser encontrada *on-line*. Os critérios incluem mais de 50 medicamentos designados em uma das três categorias: aqueles que devem ser sempre evitados (p. ex., barbitúricos, clorpropamida); aqueles que são potencialmente inapropriados em idosos com condições de saúde ou síndromes particulares; e aqueles que devem ser usados com cautela.

GRANDES SÍNDROMES GERIÁTRICAS

Existe um grupo de condições notoriamente mais prevalentes e importantes na população geriátrica: fragilidade, *delirium*, quedas, distúrbios do sono, tontura, síncope, úlceras de pressão e incontinência urinária.

As síndromes geriátricas não abordadas em outros capítulos deste livro e que possuem relevância maior no contexto da emergência serão abordadas a seguir.

Fragilidade

Fragilidade é uma síndrome clínica caracterizada por aumento da vulnerabilidade e pela diminuição da capacidade em manter a homeostase, com acentuada diminuição da reserva funcional em múltiplos sistemas, podendo manifestar-se independentemente da presença de doenças nos idosos.

Idosos frágeis apresentam pior prognóstico, tendem a recuperar-se sem retornar a seu estado funcional prévio, além de apresentar maior risco de quedas e reações adversas a drogas e maior probabilidade de readmissão na emergência, sendo, portanto, importante identificá-los.

Dentre os diferentes critérios de identificação do idoso frágil, os critérios do *Study of Osteoporotic Fractures* (*SOF index*) parecem mais apropriados às situações de emergência (Tabela 4).

▷ **TABELA 4** *SOF index* para detecção de fragilidade

Critérios SOF
▪ Perda de peso correspondente a pelo menos 5% nos últimos 2 anos
▪ Incapacidade de levantar e sentar 5 vezes em seguida da cadeira sem auxílio das mãos
▪ Relato de sentir-se "sem energia" quando questionado(a) ativamente
A presença de ao menos dois dos três critérios identifica o portador de fragilidade.

Há uma outra ferramenta para avaliar a fragilidade que leva apenas alguns minutos para ser executada e pode ser incorporada na emergência na abordagem do paciente idoso: a escala FRAIL. O mnemônico "FRAIL" é útil para lembrar as questões relacionadas na Tabela 5.

▷ **TABELA 5** FRAIL: ferramenta para detecção de fragilidade

▪ *Fatigue* ("Você está cansado?")
▪ Resistência ("Você consegue subir um lance de escadas?")
▪ Ambulação ("Você consegue andar um quarteirão?")
▪ *Ilnesses* (presença de mais do que 5 doenças crônicas)
▪ *Loss* (perda de peso maior do que 5%)
A presença de "sim" para três critérios ou mais indica fragilidade A presença de "sim" para uma ou duas perguntas indica pré-fragilidade

Quedas

No Brasil, 29% dos idosos caem ao menos uma vez ao ano e 13% caem de forma recorrente. Cerca de 5 a 10% das quedas em idosos residentes na comunidade têm como consequências lesões graves como fratura e traumatismo craniano, aumentando o risco de dependência funcional e morte. Metade dos idosos hospitalizados por fratura de quadril não recupera a mobilidade prévia ao evento e 20% falecem em um ano.

No atendimento inicial ao idoso que sofreu uma queda é importante explorar atentamente a possibilidade de doenças agudas, como quadros infecciosos e acidente vascular cerebral (AVC), dado que a queda pode funcionar como evento sentinela para essas condições. A queda, no entanto, pode ser apenas a manifestação de um declínio inespecífico no estado geral de saúde ou, por exclusão, um evento casual.

Maus-tratos

Até 5% dos idosos sofrem abusos físico, verbal, psicológico, financeiro ou negligência. Idosos vítimas de maus-tratos apresentam risco três vezes maior de morte e de institucionalização. Em uma revisão sistemática de abuso de idosos a partir de 2015, a prevalência nas Américas do Norte e do Sul foi relatada como variando de 10% em idosos cognitivamente intactos a 47% em idosos com demência.

Os maus-tratos ao idoso constituem um importante desafio clínico, pois compreendem diagnósticos diferenciais de várias situações (p. ex., desnutrição por condições crônicas ou acesso pobre a alimentos, depressão ou desespero, lesões acidentais ou provocadas), bem como podem ser causa de exacerbação de condições clínicas até então compensadas.

Os maus-tratos a idosos podem ter um impacto grave no idoso vulnerável que tem reservas sociais, financeiras e funcionais precárias. As consequências para a saúde incluem múltiplas hospitalizações, não adesão terapêutica, viver na miséria, úlceras por pressão, doenças psiquiátricas e médicas não tratadas e quedas. Um incidente de exploração financeira pode fazer com que a vítima idosa perca a independência e o apoio necessário para viver, e essas perdas podem resultar em morbidade e talvez até em morte.

Vários fatores foram associados ao aumento da vulnerabilidade ao abuso. As maiores taxas de abuso de idosos são em mulheres e em pessoas com 80 anos de idade ou mais. O agressor em 90% dos casos é um membro da família (geralmente cônjuge ou filho adulto).

Na emergência cabe ao médico não apenas identificar o idoso vítima de maus-tratos, mas também aqueles com risco futuro, agindo com cuidado para não levantar suspeitas infundadas, contando sempre com o apoio do serviço social. Há alguns sinais físicos que devem ser alertados: achados cutâneos (escoriações, lacerações e contusões); fraturas; desnutrição; desidratação; e úlceras por pressão.

O abuso de indivíduos mais velhos está associado a depressão, comprometimento cognitivo, perda da capacidade funcional e aumento da mortalidade.

ESCORES PARA IDENTIFICAR IDOSOS DE RISCO NO DEPARTAMENTO DE EMERGÊNCIA

Alguns instrumentos foram propostos para identificar idosos de risco no DE. O mais utilizado destes é o escore *Identifications of Senior at Risk* (ISAR), que é uma ferramenta com 6 perguntas:

- Antes da doença que lhe trouxe ao DE, você precisava de ajuda frequentemente?
- Desde que você foi acometido pela doença que lhe trouxe no DE, você tem precisado de ajuda com maior frequência?
- Você foi hospitalizado por 1 ou mais noites nos últimos 6 meses?
- Você não tem uma boa visão?
- Você tem problemas de memória?
- Você usa mais de três medicações de uso diário?

Dois ou mais itens indicam um idoso em risco. Esse instrumento, apesar de ser o mais estudado em DE, tem performance apenas moderada e não deve ser utilizado isoladamente para identificar idosos em risco no DE. A Figura 1 sugere como identificar e medidas a serem realizadas para idosos em risco no DE.

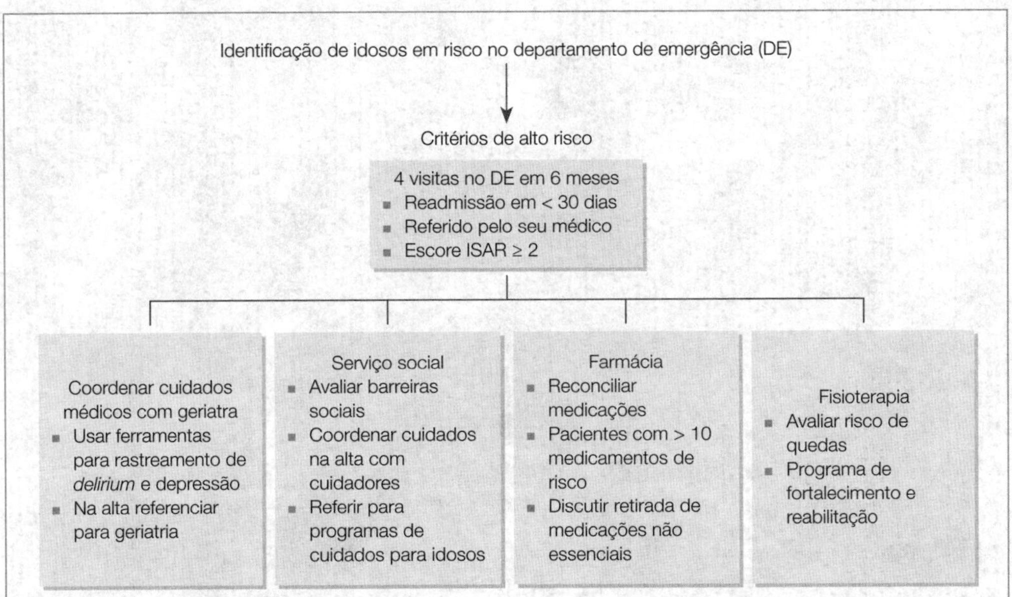

▷ **FIGURA 1** Identificação e manejo de idosos em risco no departamento de emergência (DE).
ISAR: *Identification of Senior At Risk* – ver o texto para explicação desse escore.

LITERATURA RECOMENDADA

1. American Geriatrics Society 2015 Beers Criteria Update Expert Panel. American Geriatrics Society 2015 updated Beers Criteria for potentially inappropriate medication use in older adults. J Am Geriatr Soc. 2015 Oct 8;1532-5415.
2. Halter J, et al. Hazzard's geriatric medicine & gerontology. 6. ed. McGraw-Hill Professional; 2009.
3. Hwang U, Richardson LD, Harris B, Morrison RS. The quality of emergency department pain care for older adult patients. Journal of the American Geriatrics Society. 2010;58(11):2122-8.
4. Hwang U, Shah MN, Han JH, Carpenter CR, Siu AL, Adams JG. Transforming emergency care for older adults. Health affairs (Project Hope). 2013;32(12):2116-21.
5. Inouye SK, Westendorp RGJ, Saczynski JS. Delirium in elderly people. Lancet. 2014;383(9920):911-22.
6. Iqbal J, Denvir M, Gunn J. Frailty assessment in elderly people. The Lancet. 2013; 381(9882):1985-6.
7. Lao JL, et al. Systematic review of the identification of Seniors at Risk (ISAR) tool for predicition of adverse outcomes in the elderly patients in the emergency department. Int J Clin Exp. 2015;8(4):4778-86.
8. Tinetti ME, Kumar C. The patient who falls: "it's always a trade-off." JAMA. 2010;303(3):258-66.

17 Agitação psicomotora

Júlio César Garcia de Alencar
Heraldo Possolo de Souza
Rodrigo Antonio Brandão Neto
Eduardo Mariani Pires de Campos

PONTOS IMPORTANTES

- Agitação não é um diagnóstico etiológico, é a apresentação sintomática de patologia clínica, psiquiátrica, toxicológica ou traumática.
- O objetivo inicial do atendimento ao paciente agitado é a segurança do próprio paciente e da equipe assistencial.
- Os cinco passos do atendimento ao paciente agitado devem ser: 1. categorização da agitação; 2. tratamento não farmacológico; 3. contenção física (quando indicada); 4. contenção química (quando indicada); e 5. diagnóstico e tratamento dirigido da etiologia da agitação.
- A contenção mecânica, quando necessária, deve ser utilizada pelo menor tempo possível e apenas como ponte até a contenção química.

INTRODUÇÃO E DEFINIÇÕES

A agitação psicomotora é caracterizada por um estado de excitação mental e atividade motora aumentada. Como os episódios de agitação são frequentemente erráticos e, muitas vezes, precedem um comportamento violento, o objetivo do atendimento do paciente agitado é a segurança do próprio paciente e da equipe assistencial.

Diferentemente do modelo clássico de atendimento baseado em anamnese, exame físico, diagnóstico etiológico e tratamento, o atendimento ao paciente agitado deve se iniciar na rápida avaliação e tratamento do sintoma de agitação seguidos pela propedêutica acadêmica.

Os cinco passos do atendimento ao paciente agitado devem ser:

1. Categorização da agitação.
2. Tratamento não farmacológico do paciente.
3. Contenção física (quando indicada).
4. Contenção química (quando indicada).
5. Diagnóstico e tratamento da etiologia da agitação.

ETIOLOGIA E FISIOPATOLOGIA

Quatro grupos principais de doenças devem ser considerados como diagnósticos etiológicos do quadro de agitação psicomotora (Tabela 1).

A fisiopatologia da agitação psicomotora é dependente do diagnóstico etiológico. Por exemplo, deficiências de substrato energético neuronal (hipoglicemia, hipoxemia), disfunção de neurotransmissores (esquizofrenia), presença ou suspensão

▷ **TABELA 1** Grupos principais de doenças que devem ser considerados diagnósticos etiológicos do quadro de agitação psicomotora

Grupo	Exemplos
Clínico	*Delirium*
	Epilepsia e pós-ictal
	Distúrbios metabólicos (hipoxemia, hipo ou hiperglicemia, uremia, insuficiência hepática etc.)
	Distúrbios hormonais (hipertireoidismo)
	Infecção (meningite, encefalite, sepse)
Psiquiátrico	Transtorno afetivo bipolar
	Esquizofrenia e transtornos psicóticos
	Síndromes fóbico-ansiosas
	Transtornos da personalidade (*borderline*, antissocial)
	Transtornos dissociativos
Toxicológico	Síndrome de abstinência
	Intoxicação por substâncias psicoativas (álcool, cocaína, heroína etc.)
Traumático	Traumatismo cranioencefálico (TCE)

de uma droga ou toxina do sistema nervoso central (intoxicação e abstinência, respectivamente) ou disfunção circulatória (sepse).

ACHADOS CLÍNICOS

É importante verificar rapidamente se há uma situação de emergência (p. ex., hipoxemia, choque, hipoglicemia) ou se o paciente está ameaçando a própria segurança ou a segurança da equipe. Portanto, a história clínica deve ser realizada juntamente com o exame físico e psíquico, bem como com algum tipo de intervenção física ou medicamentosa, se imperativa.

A categorização da agitação do paciente deve ser realizada em leve, moderada e grave.

- Pacientes com agitação leve são capazes de conversar e estão colaborativos com a proposta terapêutica.
- Pacientes com agitação moderada são disruptivos, mas sem perigo iminente de auto ou heteroagressividade.
- Pacientes com agitação grave estão combativos.

Pacientes leve ou moderadamente agitados, podem ser atendidos em consultório, e o médico deve caracterizar da forma mais completa possível o comportamento de agitação, obtendo as seguintes informações:

- Início e duração do quadro de agitação.
- Episódio inédito, repetido ou estereotipado.
- Características da agitação (ansiedade, inquietação, agitação verbal, estado confusional).
- Doenças e tratamentos clínicos atuais ou preexistentes.
- Presença de febre ou outros sintomas clínicos.
- Doenças e tratamentos psiquiátricos atuais ou preexistentes.
- Eventos estressores recentes (perda de entes queridos, cirurgias, doenças).
- Uso de substâncias psicoativas (álcool, drogas, medicamentos).
- História de traumatismo cranioencefálico (TCE).

EXAMES COMPLEMENTARES

Imediatamente após o estabelecimento da segurança do paciente e da equipe, o diagnóstico etiológico da agitação deve ser realizado.

É necessário sempre considerar que a agitação pode ter origem em uma doença clínica. Geralmente, nesses casos, a agitação se inicia de forma súbita, com alterações repentinas do estado de humor (irritabilidade ou agressividade), confusão mental com rebaixamento do nível de consciência, desorientação temporoespacial e distúrbio de memória.

Exames complementares devem ser realizados sempre que se considerar a agitação decorrente de uma doença orgânica (Tabela 2).

▷ **TABELA 2** Exames sugeridos para investigação de agitação de etiologia orgânica

Glicemia
Eletrólitos (sódio, cálcio, fósforo, magnésio)
Rastreio infeccioso (hemograma, urina 1, radiografia de tórax, liquor, hemocultura)
Função renal
Função hepática
Função tireoidiana
Infecções sexualmente transmissíveis (HIV, sífilis)
Eletrocardiograma
Eletroencefalograma
Rastreio para drogas no sangue e na urina
Neuroimagem (tomografia computadorizada de crânio)

Para pacientes com agitação psicomotora de etiologia não claramente identificável na avaliação inicial, o diagnóstico etiológico deve ser organizado em passos a serem realizados no primeiro minuto, em minutos e na primeira hora.

- Primeiro minuto: os 4 Hs emergenciais da agitação devem ser pesquisados: hipóxia, hipoglicemia, hipertermia e hipovolemia.
- Primeiros minutos: gasometria arterial com eletrólitos (pesquisa de acidose e hipercalemia).
- Primeira hora: considerar realização de tomografia computadorizada de crânio, rastreio de infecção, insuficiência hepática, renal e tireotoxicose.

TRATAMENTO

Pacientes leve ou moderadamente agitados podem ser atendidos em consultório, já pacientes gravemente agitados devem ser atendidos em sala de emergência.

O tratamento não farmacológico da agitação está indicado para todos os pacientes agitados. O paciente deve ser encaminhado para uma sala quieta, mantendo-o confortável, sem objetos que possam ser utilizados como arma, e com o médico sentado mais próximo à porta de saída. A comunicação deve ser sistemática. Sugerimos a utilização do mnemônico SAVE:

- Suporte e atenção: apresente-se como o profissional de saúde que organizará o cuidado.
- Validação: valide os sentimentos do paciente.
- Emoção: nomeie e racionalize as emoções do paciente.

A contenção mecânica está indicada para pacientes gravemente agitados como medida inicial, ou para pacientes moderadamente agitados após falência do tratamento não farmacológico; deve ser utilizada pelo menor tempo possível e apenas como ponte até a contenção química.

O paciente deve ser imobilizado por um grupo de no mínimo cinco pessoas, uma para cada membro, com pegada proximal nas articulações coxofemoral e glenoumeral, e uma para conter a cabeça.

Após imobilizado, o paciente deve ser mantido em posição supina, com cabeceira elevada a 30º, contenção nos quatro membros e oxigênio suplementar por máscara facial.

Todos os pacientes com contenção mecânica devem ter sistematicamente monitorizados quanto a nível de consciência, sinais vitais, condições de pele e circulação nos locais e membros contidos.

As principais complicações da contenção mecânica são distúrbios hidroeletrolíticos, rabdomiólise, arritmias e asfixia.

Para realização de contenção química, a via oral é sempre preferível.

O Food and Drug Administration (órgão norte-americano equiparável à Anvisa no Brasil) recomenda a medição do intervalo QT antes do uso de antipsicóticos, o que costuma ser impraticável no departamento de emergência. A título de informação, o intervalo QT é considerado prolongado quando é ≥ 450 milissegundos em homens e 460 milissegundos em mulheres. O prolongamento do intervalo QTc induzido pela medicação é considerado altamente significativo se ≥ 500 milissegundos.*

A Tabela 3 demonstra as medicações de escolha para contenção química de pacientes com agitação psicomotora de causa desconhecida.

Em pacientes com agitação psicomotora moderada a grave sem etiologia definida, midazolam 5 mg IM é superior a antipsicóticos no controle da agitação nos primeiros 15 minutos de atendimento,

* QTc = QT + 0,00175 × (FC – 60), sendo QT: o intervalo entre o início do complexo QRS e o final da onda T; FC: frequência cardíaca em batimentos por minuto; QTc: intervalo QT corrigido pela fórmula de Hodges.

▷ **TABELA 3** Medicações para agitação

Nível de agitação	Medicação de escolha	2ª linha
Leve	Lorazepam 1-2 mg VO	Antipsicóticos orais
Moderada	Midazolam 2-5 mg IM	Haloperidol 5-10 mg IM
Grave	Quetamina 5 mg/kg IM	Midazolam 10 mg IM Haloperidol 10 mg IM

IM: intramuscular; VO: via oral.

embora quase metade dos pacientes necessite de doses adicionais de medicação para manter o bom controle do quadro.

A combinação haloperidol 5-10 mg IM + prometazina 25-50 mg IM é superior ao haloperidol 5-10 mg IM, com tranquilização mais rápida do paciente e menor perfil de efeitos colaterais (principalmente distonia aguda). A combinação de haloperidol e midazolam deve ser evitada.

Antipsicóticos atípicos, como ziprazidona e olazanpina, são capazes de controlar a agitação psicomotora em 15 minutos, no mínimo tão bem quanto o haloperidol, com melhor perfil de efeitos colaterais (menor associação com acatisia, distonia e discinesia tardia), embora ainda mantenham o risco de prolongamento do intervalo QT e morte súbita.

Em pacientes com sintoma de agitação por síndrome de abstinência, benzodiazepínicos são a medicação de escolha.

Em pacientes com intoxicação alcoólica aguda, benzodiazepínicos podem ser utilizados, mas o risco de depressão respiratória deve ser ponderado. Quando monitorização de nível de consciência e cardíaca não é possível, prefere-se o uso de haloperidol. Atentar que o haloperidol é associado com o aumento do risco de convulsão.

Pacientes agitados com antecedente de doenças psiquiátricas, como esquizofrenia ou transtorno bipolar, devem ser medicados com antipsicóticos.

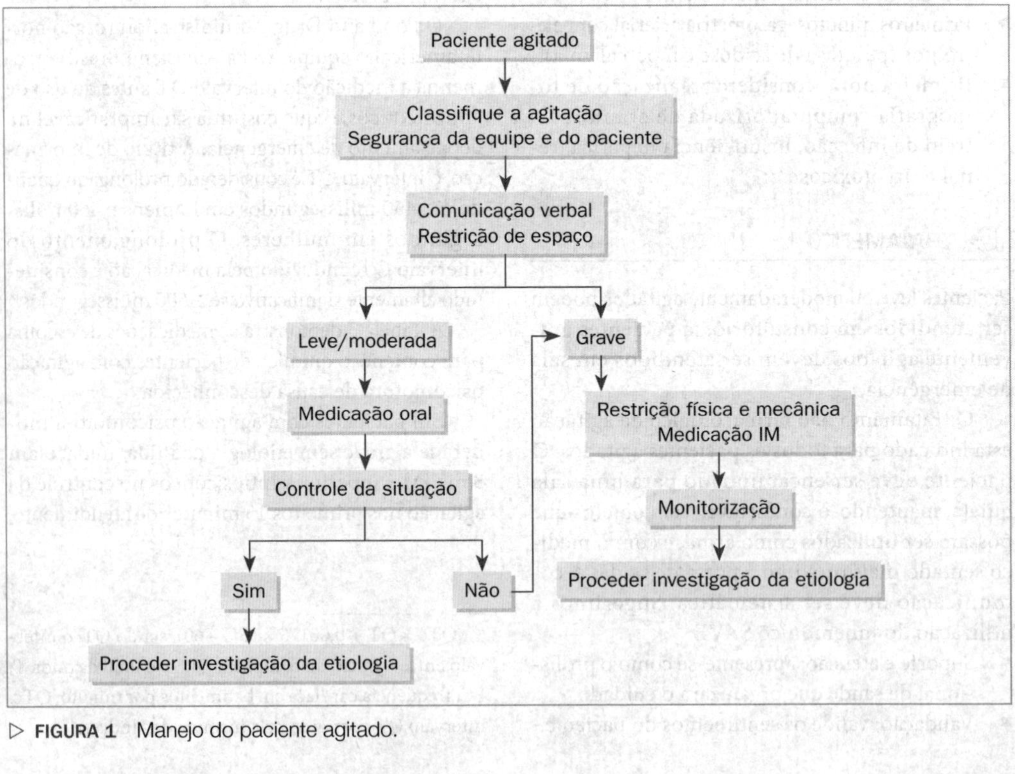

▷ **FIGURA 1** Manejo do paciente agitado.

Em pacientes idosos, benzodiazepínicos devem ser evitados, e preferência deve ser dada a antipsicóticos atípicos em baixas doses.

SEGUIMENTO

Pacientes considerados gravemente agitados, com risco de autoagressão ou incapazes de cuidar de si mesmos normalmente requerem avaliação psiquiátrica emergencial e possível tratamento psiquiátrico hospitalar. Também devem ser internados pacientes com agitação de início recente ou com piora dos sintomas psicóticos subjacentes por possível causa orgânica.

LITERATURA RECOMENDADA

1. Annas GJ. The last resort – the use of physical restraints in medical emergencies. N Engl J Med. 1999;341(18):1408-12.
2. Currier GW, Chou JC, Feifel D, et al. Acute treatment of psychotic agitation: a randomized comparison of oral treatment with risperidone and lorazepam versus intramuscular treatment with haloperidol and lorazepam. J Clin Psychiatry. 2004;65(3):386-94.
3. Gonin P, Beysard N, Yersin B, et al. Excited delirium: a systematic review. Acad Emerg Med. 2018;25(5):552-65.
4. Isbister GK, Calver LA, Downes MA, et al. Ketamine as rescue treatment for difficult-to-sedate severe acute behavioral disturbance in the emergency department. Ann Emerg Med. 2016;67(5):581-7.
5. Isenberg DL, Jacobs D. Prehospital Agitation and Sedation Trial (PhAST): a randomized control trial of intramuscular haloperidol versus intramuscular midazolam for the sedation of the agitated or violent patient in the prehospital environment. Prehosp Disaster Med. 2015;30(5):491-5.
6. Nobay F, Simon BC, Levitt MA, et al. A prospective, double-blind, randomized trial of midazolam versus haloperidol versus lorazepam in the chemical restraint of violent and severely agitated patients. Acad Emerg Med. 2004;11(7):744-9.
7. Riddell J, Tran A, Bengiamin R, et al. Ketamine as a first-line treatment for severely agitated emergency department patients. Am J Emerg Med. 2017;35(7):1000-4.

18 Comunicação no departamento de emergência

Hassan Rahhal
Sabrina Corrêa da Costa Ribeiro

PONTOS IMPORTANTES

- A boa e efetiva comunicação é uma competência importante a ser aperfeiçoada e aplicada para melhorar os cuidados com o paciente e a relação profissional.
- Muitos pacientes admitidos à emergência não estão em condição clínica ou neurológica para tomar decisões complexas em relação ao tratamento. Porém, mesmo nessas situações, pode ser possível apreender o que é importante no cuidado do paciente e o que ele tem como prioridade.
- Exercer uma comunicação efetiva com a equipe multiprofissional, compartilhando as decisões acerca do planejamento terapêutico do paciente e atribuindo um espaço oficial de diálogo entre as equipes, pode auxiliar. A passagem de casos de uma equipe de plantão à outra é fundamental para a segurança do paciente e o adequado manejo dos pacientes. Deve ser feita de forma clara e precisa. A mesma ferramenta pode ser usada para passagem de caso do aluno, residente ou estagiário para o médico assistente.
- O departamento de emergência é um ambiente que apresenta vários desafios. Muitas vezes não há um local adequado para conferência familiar, as decisões precisam ser tomadas rapidamente e frequentemente esse é o primeiro contato do profissional com a família. O protocolo SPIKES tem sido utilizado por muitas instituições como padrão para comunicação de más notícias.

INTRODUÇÃO

Comunicação é uma competência que pode ser estudada e aperfeiçoada com o devido treinamento. Nas faculdades de Medicina e nos programas de residência, nota-se uma preocupação crescente com o desenvolvimento dessa competência no médico.

O departamento de emergência (DE) possui algumas particularidades, como uma demanda crescente pelo serviço, trabalho compartilhado entre vários profissionais da mesma e de outra área da saúde, alto nível de incerteza associada à particularidade do paciente que procura o serviço, alta demanda com pouco tempo livre e pouco tempo para se estabelecer uma relação profunda com o paciente e seus acompanhantes. Nesse contexto, a boa e efetiva comunicação é uma competência importante a ser aperfeiçoada e aplicada para melhorar os cuidados com o paciente e a relação profissional.

Didaticamente, separaremos aqui a comunicação geral estabelecida no DE e a comunicação de más notícias.

COMUNICAÇÃO GERAL

Aprimorar as habilidades de comunicação entre profissionais é um dos objetivos para melhorar a segurança e a experiência do paciente durante seu atendimento ou internação.

Após um estudo para analisar eventos adversos ocorridos em DE na Espanha, 10 recomendações foram elaboradas pela Sociedade Espanhola de Medicina de Urgência e Emergência, e 4 delas envolvem diretamente comunicação: solicitar ajuda quando há dúvida; transmitir de forma clara e por escrito as informações do paciente nas trocas de turno; reconhecer erros, notificar incidentes e colaborar para melhorar os processos; explicar ao paciente de forma clara a conduta proposta, esclarecendo dúvidas e apontando alternativas.

Uma comunicação efetiva inclui:

1. Escuta ativa das demandas, dúvidas, medos e angústias do paciente e seus acompanhantes ou do outro profissional de saúde.
2. Evitar interrupções no discurso da outra pessoa.
3. Validar os sentimentos e argumentos da outra pessoa.
4. Utilização de uma linguagem não verbal apropriada (ao se sentar, ao cumprimentar, ao ouvir).
5. Manutenção da calma e de um tom de voz adequado nas situações difíceis.
6. Demonstração de respeito pelas opiniões expressas, ainda que discordantes das suas próprias.
7. Construção de frases claras, objetivas.
8. Estabelecimento de "alças fechadas" entre profissionais (confirmação da execução de uma determinada ação que foi solicitada ou da compreensão da mensagem transmitida).
9. Buscar um consenso e evitar enfrentamentos, saber quando ceder.
10. Confortar a outra pessoa que está lidando com uma situação difícil.
11. Lidar com as incertezas em grupo para fortalecer a equipe de trabalho.

De forma geral, existem pontos cruciais que envolvem comunicação ao longo do trajeto de um paciente em um DE, os quais abordaremos a seguir. Esses momentos são oportunidades para a ocorrência de conflitos e, por isso, devem ser estudados e otimizados.

Triagem

Existem vários protocolos estabelecidos para triagem do paciente de acordo com sua gravidade clínica. O intuito é identificar aqueles que precisam ter um fluxo mais rápido dentro do DE para que eventos associados a maior risco de morte possam ser rapidamente abordados.

Apesar disso, pacientes podem não compreender os critérios estabelecidos e discordar da sua categorização na triagem ao julgar que o seu agravo é um problema sério. Uma alternativa para lidar com essa adversidade é explicar ao paciente os motivos pelos quais ele foi categorizado de uma determinada maneira. Isso pode ser feito diretamente durante o atendimento da triagem, mas também com recursos informativos, como cartazes e vídeos.

Avaliação do paciente pelo profissional de saúde

Nesse momento, ocorre a interação principal: anamnese, exame clínico, solicitação e realização de exames complementares etc. É comum que o paciente e sua família informem diversos detalhes de suas histórias, algumas vezes não imprescindíveis ao atendimento, e o emergencista costuma então interromper e direcionar o paciente. É importante valorizar aquele momento de discurso do paciente e da sua família, evitando interrupções. Uma estratégia que pode auxiliar é explicar ao paciente que você deverá algumas vezes direcionar a história contada porque existem outras atribuições a serem cumpridas.

Outro ponto identificado aqui é que frequentemente o paciente não recorda de seus diagnósticos previamente estabelecidos, medicações prescritas ou intercorrências médicas. Isso pode afetar o raciocínio clínico do médico que o atende. Uma maneira de lidar com essa situação é por meio de um prontuário eletrônico integrado, preferencialmente entre as diversas unidades de saúde. Isso também pode auxiliar o profissional que faz a triagem do paciente.

Interação com demais profissionais de saúde

Por fim, a interação entre os profissionais de saúde também é um ponto importante para melhorar os cuidados com o paciente. Enfermeiros, fisioterapeutas, médicos e outros profissionais de saúde possuem diferentes competências e atribuições cotidianamente, mas é da responsabilidade do médico a decisão do plano terapêutico do paciente. Caso a proposta de uma outra equipe profissional não seja aquela estabelecida, pode haver um conflito. Por exemplo, uma pessoa com dor pode ser avaliada como alguém dependente de opioide simulando o quadro, mas uma outra equipe pode julgar que há substrato para o quadro e que ele deve ser valorizado.

Exercer uma comunicação efetiva com a equipe multiprofissional, compartilhando as decisões acerca do planejamento terapêutico do paciente e atribuindo um espaço oficial de diálogo entre as equipes, pode auxiliar nessa etapa.

Transição do cuidado

Transição de cuidado é a passagem de caso ("*handoff*") nas trocas de plantão, visitas médicas e para outros setores do hospital.

A interação entre o profissional que sairá da unidade e estava cuidando do paciente e aquele que chega à unidade e vai cuidar do paciente é um momento ímpar para que o cuidado do paciente possa ter uma adequada progressão, mesmo com a saída do primeiro. Da mesma forma, a transição do cuidado do paciente ao ser transferido de serviço (de um leito de emergência para um leito de enfermaria) é uma etapa essencial para que se compreenda aquilo que já foi feito e aquilo que se planeja.

O *handoff* do cuidado do paciente é alvo de pesquisas frequentes, sendo indicado como uma das habilidades a se aprimorar para melhorar a segurança do paciente. Várias publicações sobre o assunto indicam que um *handoff* organizado auxilia na redução de erros associados à assistência, como aqueles relacionados com: história e exame clínico, diagnóstico incorreto/atrasado/omitido, terapêutica instituída.

Reconhecer o *handoff* como um ponto importante para a comunicação entre as equipes médicas e valorizar o potencial das falhas nesse processo, que podem prejudicar a assistência ao paciente, são os primeiros passos para readequação na forma como isso é feito. Com o intuito de melhorar o processo, podemos utilizar ferramentas já validadas na literatura, como o SBAR e o IPASS. Essas ferramentas parecem óbvias, mas não é infrequente a passagem de plantão que não prioriza a situação do paciente. Usando as letras da ferramenta SBAR, seria como se as pessoas fizessem a técnica BSAR. A ordem invertida resulta em uma lista de antecedentes muitas vezes longa e sem o contexto da situação em que o paciente está. Quando finalmente chega-se na situação atual do paciente, o foco da passagem de caso se dispersou, prejudicando a comunicação.

SBAR

SBAR foi desenvolvido originalmente para uso militar em submarinos nucleares. Posteriormente foi recomendado pela Organização Mundial da Saúde para aumentar a segurança de paciente.

- *Situation* (Situação): nome, idade, onde está o paciente e outras características da identificação que podem ser importantes; qual é a condição clínica que se apresenta no momento; pode-se incluir aqui nesse passo (ou no *Assessment*) a urgência de se reavaliar o paciente e o grau de medidas invasivas planejadas.
- *Background* (Antecedentes): características relevantes do passado médico do paciente; pontos relevantes da história que o levaram à condição atual.
- *Assessment* (Avaliação): o que já foi diagnosticado ou aventado até o momento e aquilo que está pendente.
- *Recommendation* (Recomendação): as sugestões de conduta; reforçar as possíveis pendências e as dúvidas pertinentes ao caso.

A pessoa que recebe as informações deve estabelecer uma comunicação em "alça fechada", ou seja, confirmar aquilo que entendeu e perguntar sobre aquilo que não entendeu. Isso garante que a mensagem transmitida foi recebida.

Exemplo de aplicação do SBAR na passagem de plantão:

- Quem sai do plantão: "(*Situation*) Senhor M, homem de 55 anos de idade. Procurou o nosso serviço por uma dor torácica súbita, e está dessaturando. Ele está agora na sala de emergência, é um paciente potencialmente grave e precisa ser monitorado de perto. Não conversamos com ele ou sua família sobre medidas invasivas. (*Background*) Ele é hipertenso, obeso. Tem uma insuficiência cardíaca por miocardite com padrão compatível em ressonância e sem lesões coronarianas em cateterismo. (*Assessment*) Deu entrada com uma dor torácica em aperto, retroesternal, com duração de 4 horas, apresentava PA de 124 × 90 mmHg, FC de 104 bpm, FR de 18 irpm e SpO_2 de 90%, sem turgência jugular, refluxo abdominojugular ou edema de membros inferiores. A nossa principal hipótese é de embolia pulmonar e solicitamos uma angiotomografia de tórax. Também aguardamos marcadores de necrose miocárdica para estabelecer um diferencial, mas a duração e um cateterismo prévio sem lesões reduzem a probabilidade desse diagnóstico. (*Recommendation*) Fica para o plantão checar os resultados dos exames e encaminhar o paciente à tomografia. Como é paciente grave, acreditamos que deva ser visto prioritariamente no plantão."

- Quem recebe o plantão: "OK. Então, M é um homem com 55 anos de idade, potencialmente grave, com suspeita de embolia de pulmão sem repercussão hemodinâmica e sem insuficiência respiratória. Preciso encaminhar o paciente à tomografia, checar os resultados de exames séricos e discutir com ele sobre medidas invasivas."

I-PASS

O I-PASS foi descrito em artigo do *NEJM* em 2014. Nesse artigo, em 10.740 admissões de pacientes, a taxa de erro caiu 23% com a nova técnica de comunicação.

O mnemônico I-PASS consiste em:

- I: Instabilidade – começar com gravidade do paciente e estabilidade; pode incluir diretivas se for relevante.
- P: Passagem – resumir a razão de admissão, eventos levando à admissão, eventos hospitalares. Incluir nesse item planos globais e não itens específicos.
- A: Ação – itens importantes a serem realizados no próximo plantão.
- S: Situação e planos de contigência – saber da contribuição de outras especialidades e da equipe multidisciplinar. Instruções específicas de como enfrentar problemas antecipados. Inclui tipicamente construções do tipo "SE" e "ENTÃO".
- S: Síntese – a equipe que recebe o plantão sintetiza a passagem reforçando a passagem da informação. Vai variar em duração de acordo com a gravidade do quadro, mas não deve ser uma repetição de tudo. É uma oportunidade de corrigir algum erro de entendimento.

O PACIENTE GRAVE

Frequentemente, um paciente chega ao DE em uma condição crítica de insuficiência respiratória, choque, rebaixamento do nível de consciência. Nesses contextos, o tempo disponível para o diálogo precisa ser abreviado para que o atendimento possa ser realizado mais imediatamente. Por outro lado, um paciente que já conhece seu diagnóstico e prognóstico reservado pode procurar o DE para receber atendimento e o emergencista pode estar atribulado e necessitar estabelecer inicialmente uma conversa mais breve e objetiva.

O ACEP (American College of Emergency Physicians) sugere uma abordagem inicial de 5 minutos, aplicável aos pacientes que procuram o DE (Tabela 1).

Para ilustrar essa abordagem, usamos como exemplo o caso da Sra. C, 68 anos, portadora de fibrose pulmonar, que procura o DE com piora da dispneia, febre, dor pleurítica e tosse com expectoração purulenta.

▷ **TABELA 1** Abordagem de 5 minutos ACEP para pacientes críticos

Minutos 1-2	Avaliar compreensão do paciente em relação à doença de base e o quadro agudo atual. Se disponíveis, reforçar diretivas avançadas ou conversas sobre objetivos de cuidado previamente documentados. Adquirir conhecimento sobre os valores e prioridades do paciente (para tentar estabelecer prioridades de intervenção de acordo com o prognóstico).
Minutos 3-4	Discutir opções de tratamento usando linguagem apropriada. Centralizar a discussão sempre que possível, priorizando os desejos e valores dos pacientes (sobre os da família). Recomendar um curso de ação, evitando se omitir quando o prognóstico é sombrio.
Minuto 5	Fazer um resumo e planejar os próximos passos. Introduzir outros recursos disponíveis no departamento de emergência que podem ser úteis (local de observação, serviço social, psicologia, apoio espiritual).

Exemplos de frases que podem ser utilizadas nesta abordagem breve de objetivos de cuidado:

- Para que eu possa entender melhor o que está acontecendo, a senhora poderia me falar o que já foi conversado anteriormente sobre sua doença e o que está acontecendo hoje?
- Qual é a sua expectativa ao nos procurar hoje? [Melhora do sintoma? Prolongar sobrevida? Melhorar funcionalidade?]
- O que devemos saber para cuidar melhor da senhora?
- Em caso de piora, já houve algum tipo de discussão sobre o que seria mais importante no seu cuidado?
- Há algum tipo de medida ou tratamento ao qual a senhora não gostaria de ser submetida?

Imaginemos que nossa paciente responde que sabe ter uma doença grave e progressiva. Ela já esteve internada 3 vezes este ano, uma vez em unidade de terapia intensiva e foi submetida a uma intubação orotraqueal. A lembrança desse período é de angústia e desconforto e ela não gostaria de passar por essa experiência novamente. No entanto, se fosse possível, gostaria de ter mais tempo junto da família e sentir menos dor e falta de ar.

Prosseguindo, podemos discutir opções de tratamento, traçar um plano e avaliar se ele é compatível com a expectativa da paciente:

- Pelo que entendi, a senhora gostaria de receber tratamentos que a façam respirar melhor e diminuam a dor, mesmo que tenha de permanecer internada para isso.
- Nosso diagnóstico atual é de uma pneumonia agravando sua doença pulmonar crônica. Nossa recomendação é interná-la, iniciar antibióticos, corticoides, medicações para tratar a dor e falta de ar.
- Nosso objetivo é que a senhora respire melhor, a dor seja controlada e a senhora possa ir para casa.
- Sabendo que não há tratamento definitivo para sua doença pulmonar e que esta é sua vontade, em caso de piora a despeito do tratamento, não indicaremos transferência para UTI, intubação ou outras medidas invasivas. Faremos todas as medidas necessárias para que a senhora fique confortável, sem dor ou falta de ar e próxima da família.

Posteriormente essa discussão deve ser documentada em prontuário, nomeando os familiares presentes, relatando o objetivo de cuidado e o plano definido, incluindo a recomendação das medidas que devem ou não ser instituídas.

COMUNICAÇÃO DE MÁS NOTÍCIAS

Muitas vezes durante a avaliação e investigação, o emergencista descobre diagnósticos inesperados de doenças graves e ameaçadoras à vida. Outras vezes, o paciente já traz o diagnóstico de outro serviço, mas relata não ter conhecimento da gravidade ou do prognóstico.

Estabelecer um vínculo durante o contato breve na emergência e comunicar más notícias de forma empática é um desafio, mesmo para os médicos mais experientes. O DE é um ambiente que apresenta vários desafios. Muitas vezes não há um local adequado para conferência familiar, as decisões precisam ser tomadas rapidamente e frequentemente este é o primeiro contato do profissional com a família.

Sugerimos que seja utilizado um protocolo estruturado para a comunicação. O protocolo SPIKES tem sido utilizado por muitas instituições como padrão para comunicação de más notícias:

- *Set up:* procurar ambiente tranquilo (idealmente onde todos possam sentar e fazer contato visual), com privacidade e sem interrupções. Alinhar com a equipe as informações e os objetivos da conferência, bem como quem participará (entre membros da equipe, família e o próprio paciente). Uma vez reunidos, certificar-se de que todos se apresentem por nome e grau de parentesco com o paciente/função na equipe. Preparar-se para o encontro, rever o caso, estudar suas dúvidas.
- *Perception:* através de perguntas abertas, avalie como o paciente/familiar percebe a situação clínica atual, quais são suas expectativas e demandas. Sempre ouça antes de falar e respeite as pausas e silêncios.
- *Invitation:* pergunte o que o paciente/familiar deseja saber a respeito do quadro atual e em que grau de detalhe. Em alguns casos, o paciente pode escolher não saber a informação (por exemplo, um diagnóstico de câncer). Devemos respeitar o pedido do paciente e isso deve ser registrado no prontuário. Em outros casos não há como não falar (morte, por exemplo – vide seção a seguir).
- *Knowledge:* compartilhe a informação de forma progressiva e cuidadosa, checando o entendi-

mento a cada etapa. Nesta fase devem ser abordados diagnóstico, prognóstico, definição de objetivo de cuidado e planejamento terapêutico. Nem sempre o paciente/familiar desejará saber todos os detalhes de uma só vez, respeite isso e fique atento às perguntas feitas e à linguagem não verbal, que podem direcionar a conversa.

- *Emotions:* acolha as emoções manifestadas. Pratique a escuta ativa e coloque-se à disposição.
- *Strategy and Summary:* repasse brevemente as informações compartilhadas e o plano terapêutico definido na reunião, checando o entendimento. Alinhe as expectativas em relação ao plano proposto. Esclareça eventuais dúvidas e estabeleça um prazo para reavaliação em relação à resposta ao tratamento proposto. Deixe claro que o plano atual pode ser revisado e modificado se necessário.

Outra técnica de comunição de más notícias é a pergunte-fale-pergunte (*ask-tell-ask*). Em algumas situações caímos em um padrão em que falamos sem saber o que o paciente ou familiar está entendendo – é o padrão fale-fale-fale. No modelo pergunte-fale-pergunte, buscamos sempre entender o que o paciente já sabe, o que está entendendo e o que quer saber. Podemos começar perguntando o que o paciente está sabendo da situação. A resposta do paciente vai direcionar a sua resposta, as palavras que você vai usar (mais ou menos jargão) e o que o paciente quer saber. Após a sua passagem de informações, você pergunta novamente ao paciente o que ele entendeu e se você conseguiu se comunicar adequadamente. Esse ciclo continua então até que todas as informações importantes tenham sido passadas.

Uma das situações mais extremas de comunicação de más notícias é contar aos familiares que seu ente querido morreu. A situação é ainda mais complexa quando o óbito é súbito ou inesperado, situação relativamente frequente no DE. Algumas sugestões importantes para essa particularidade:

- Tenha um espaço com privacidade, lenços de papel, água e se possível telefone.
- O ideal é que haja um psicólogo, assistente social, capelão ou outro profissional que possa dar suporte e estar presente durante a notificação; geralmente o assistente social é esse profissional, que ainda irá prover as informações sobre os trâmites legais necessários.
- Certifique-se de que o corpo estará preparado para que os familiares o vejam, se assim o desejarem.
- Revise as informações disponíveis, esteja pronto para esclarecer dúvidas.

AVALIAÇÃO DA CAPACIDADE DE DECISÃO

A autonomia do paciente é um importante preceito a ser respeitado. Para que o paciente possa exercer sua autonomia e decidir por um ou outro tratamento/intervenção, devemos avaliar algumas características importantes que foram sintetizadas no mnemônico CURVES, publicado em 2010.

- *Choose/Communicate:* o paciente é capaz de fazer e comunicar uma escolha.
- *Understand:* o paciente compreende os riscos e benefícios associados a cada alternativa; é importante que após uma explicação sobre riscos e benefícios você solicite ao paciente que ele repita com as próprias palavras o que entendeu (só assim é possível avaliar se o que foi explicado é a mesma coisa que foi compreendida).
- *Reason:* o paciente expressa uma decisão embasada em argumentos lógicos/racionais para sua decisão.
- *Value*: a escolha do paciente é coerente com seus valores pessoais; isso pode ser diferente dos valores da equipe médica.
- *Emergency:* não se trata de uma situação de risco iminente à vida ou perda definitiva de um membro ou de uma função, momentos nos quais a capacidade decisória imediata pode estar prejudicada.
- *Surrogate:* as decisões estão respaldadas pela família, que apoiará o paciente na sua decisão.

Importante: em que situações eu posso indicar um tratamento ou uma intervenção sem consentimento?

Para realizar uma intervenção invasiva sem consentimento informado, TODOS os seguintes critérios devem ser preenchidos e posteriormente documentados em prontuário:

- O paciente não apresenta capacidade de tomar decisões no momento.
- Trata-se de uma emergência real, com possibilidade de morte ou perda definitiva de um membro ou função.

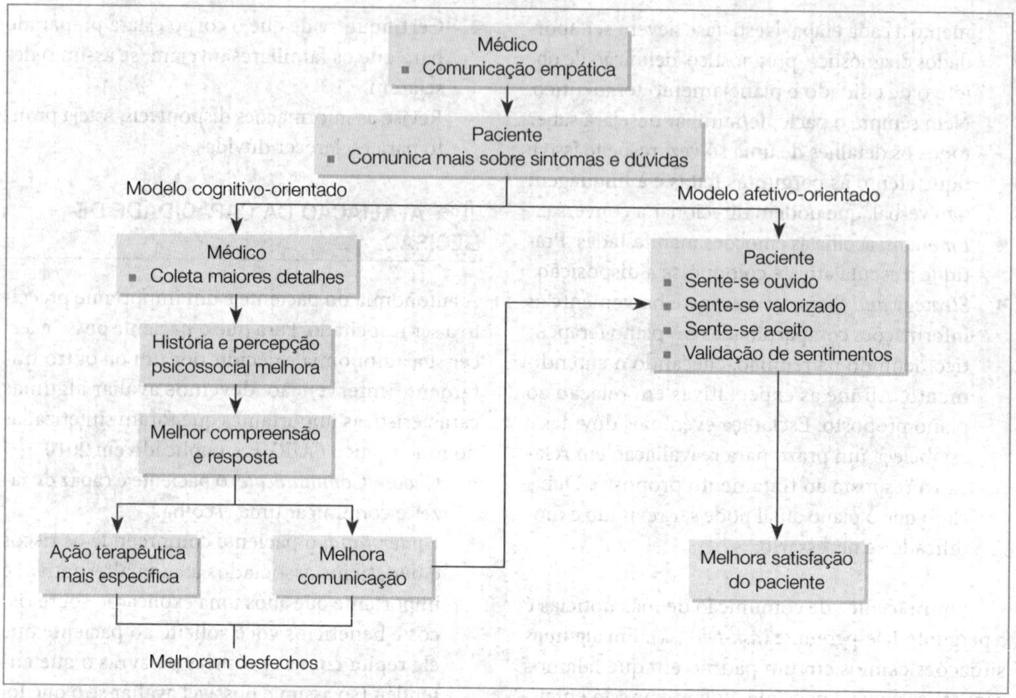

▷ **FIGURA 1** Modelo de comunicação no departamento de emergência.

- Não existe uma documentação de diretivas antecipadas de vontade e não há um familiar responsável que possa ser consultado a respeito da decisão.

Muitos pacientes admitidos à emergência não estão em condição clínica ou neurológica para tomar decisões complexas em relação ao tratamento. Porém, mesmo nessas situações, pode ser possível apreender o que é importante no cuidado do paciente e o que ele tem como prioridade.

LITERATURA RECOMENDADA

1. Baile WF, Buckman R, Lenzi R, Glober G, Beale L, Kudelka AP. Spikes: a six step protocol for delivering bad news: Application to the patient with cancer. The Oncologist. 2000;5(4):302-11.
2. Cheung DS, Kelly JJ, Beach C, Berkeley RP, Bitterman RA, Broida RI, et al. Improving handoffs in the emergency department. Ann Emerg Med. 2010.
3. Chow GV, Czarny MJ, Hughes MT, Carrese JA. CURVES – a mnemonic for determining decision-making capacity and providing emergency treatment in the acute setting. Chest. 2010;137:421-7.
4. Desandre PL, Quest TE. Palliative aspects of Emergency Care. Oxford: Oxford University Press; 2013.
5. Pantilat S, Anderson W, Gonzáles M, Widera E. Hospital-based palliative medicine. A practical, evidence-based approach. New Jersey: Wiley Blackwell; 2015.
6. Ramlakhan S, Qayyum H, Burke D, Brown R. The safety of emergency medicine. Emerg Med J. 2016.
7. Ribeiro SCC, Inhaia C. "Cuidado Paliativo na Emergência". Pallicast [Podcast audio], ANCP. 07/02/2020. Disponível em: https://paliativo.org.br/9episodio-pallicast-cuidado-paliativo-emergencia/.
8. Smith C, Buzalko R, Anderson N, Michalski J, Warchol J, Ducey S, et al. Evaluation of a novel handoff communication strategy for patients admitted from the emergency department. West J Emerg Med. 2018.
9. Starmer AJ, Sectish TC, Simon DW, Keohane C, McSweeney ME, Chung EY, et al. Rates of medical errors and preventable adverse events among hospitalized children following implementation of a resident handoff bundle. JAMA. 2013.
10. Starmer AJ, Spector ND, Srivastava R, West DC, Rosenbluth G, Allen AD, et al. Changes in medical errors after implementation of a handoff program. N Engl J Med. 2014;371:1803-12.
11. Tomas T, et al. EVADUR: eventos adversos ligados a la asistencia en los servicios de urgencias de hospitales espanoles. Disponível em: https://www.researchgate.net/publication/260042238.
12. Velasco IT, Brandão-Neto RA, Souza HP, Marino LO, Marchini JFM. Manual de medicina de emergência. Barueri: Manole; 2018.

Seção II

Sinais e sintomas no departamento de emergência

19 Febre e síndromes hipertérmicas no paciente adulto

Rodrigo Antonio Brandão Neto

PONTOS IMPORTANTES

- Febre é uma das queixas mais comuns no departamento de emergência (DE), principalmente na população pediátrica.
- Pacientes adultos jovens com febre geralmente têm doença autolimitada benigna.
- Na avaliação de pacientes com febre no DE deve-se procurar achados de gravidade que incluem: alteração do estado mental, desconforto respiratório, saturação de oxigênio < 92%, frequência respiratória > 25 irpm, pressão arterial sistólica < 90 mmHg ou queda de pressão arterial sistólica dos níveis habituais > 30 mmHg, frequência cardíaca > 120 bpm fora da circunstância de febre ou com frequência cardíaca desproporcional à febre, temperatura > 41°C, idade > 65 anos, lesão renal aguda, paciente com neoplasia ativa ou em quimioterapia recente, pacientes transplantados ou utilizando altas doses de glicocorticoides.

INTRODUÇÃO E DEFINIÇÕES

Febre é uma das queixas mais comuns no departamento de emergência (DE), correspondendo a 15% dos atendimentos nos pacientes idosos e a 5% dos atendimentos em adultos. É a queixa mais comum em pacientes pediátricos, representando até a 30% dos motivos de procura ao DE. A maioria dos casos é relacionada a doenças infecciosas, mas podem estar associados a outras síndromes inflamatórias, neoplásicas, autoimunes etc.

A mortalidade e a morbidade de pacientes com febre no DE são variáveis. Pacientes adultos jovens com febre geralmente têm doença autolimitada benigna, com menos de 1% de mortalidade. O desafio nesse grupo é identificar condições infrequentes, como meningites ou infecções associadas à sepse, que apresentam alta mortalidade. Extrapolando os dados de pacientes com febre de origem indeterminada, que são usualmente ambulatoriais, o prognóstico de pacientes com febre sem diagnóstico evidente em exames iniciais e sem sinais de infecção grave é bom, com a maioria dos pacientes apresentando resolução espontânea da febre ou aparecimento de pistas que permitem o diagnóstico etiológico. Raramente os pacientes apresentam desfecho desfavorável sem realizar o diagnóstico da causa da febre (< 5% dos casos).

Pacientes com mais de 65 anos ou com doença crônica que apresentam febre no DE representam um grupo com maior risco de doença grave. Algumas características dessa população:

- Cerca de 70% a 90% são hospitalizados.
- 7% a 9% morrem dentro de um mês após a admissão.
- Infecção é a causa mais comum de febre nesses pacientes, e a maioria das infecções é bacteriana.

- Trato respiratório, trato urinário, pele e tecidos moles são alvos de mais de 80% dessas infecções.

Taxas relativas de mortalidade e morbidade para infecção na população geriátrica são 5 a 10 vezes maiores em infecções do trato urinário e é 15 a 20 vezes maior o risco de apendicite. Mesmo doenças virais que geralmente não são fatais, como a gripe, podem ser letais em adultos idosos, de modo que esses pacientes necessitam de uma investigação laboratorial maior.

Deve-se ainda lembrar de causas não infecciosas para febre no DE, incluindo síndromes hipertérmicas como o *heat stroke*, síndrome serotoninérgica e síndrome neuroléptica maligna, entre outras.

ETIOLOGIA E FISIOPATOLOGIA

A temperatura corporal normalmente varia dentro de uma faixa estreita coordenada pelo núcleo pré-óptico do hipotálamo. Essa faixa é geralmente de 36,0 a 37,8°C (96,8°-100,0°F). Há um ritmo circadiano dentro desse intervalo, com temperaturas mais baixas pela manhã e altas temperaturas no final da tarde.

O Centro de Controle e Prevenção de Doenças nos Estados Unidos define a febre como uma temperatura central superior a 37,8°C na ausência de medicação para redução da temperatura. Outros autores usam um valor de 38,0°C para definir febre. No entanto, existe uma concordância quase universal de que uma temperatura corporal central de 38,3°C representa febre.

A febre é distinta da hipertermia. A hipertermia é uma elevação da temperatura relacionada à incapacidade do corpo de dissipar o calor. A maioria dos casos com temperaturas acima de 41,0°C é resultado de hipertermia, mas a doença febril por infecção ou doença inflamatória também deve ser considerada no diagnóstico diferencial.

No hipotálamo anterior, os neurônios avaliam diretamente a temperatura sanguínea. A temperatura é subsequentemente controlada por uma combinação de alterações vasomotoras, tremores, mudanças na produção de calor metabólico e mudanças comportamentais.

A febre pode ser produzida por substâncias endógenas e exógenas chamadas pirógenos. Os pirógenos endógenos incluem uma variedade de citocinas liberadas por leucócitos em resposta a processos infecciosos, inflamatórios e neoplásicos. Os pirógenos exógenos incluem muitos produtos bacterianos, virais e toxinas. Toxinas induzem febre, estimulando as células do sistema imunológico a liberar pirógenos endógenos. Essas citocinas, como a interleucina-1 (IL-1), a IL-6, o fator de necrose tumoral e o interferon, migram para o hipotálamo e induzem a produção de prostaglandina E2 (PGE2). A PGE2 eleva o ponto de ajuste da faixa de temperatura devido a seus efeitos como vasoconstrição periférica, aumento da produção de calor metabólico, tremores e mudanças comportamentais que conservam o calor. A febre é mantida desde que os níveis de pirógenos endógenos e PGE2 sejam altos. Há também uma variedade de outras vias humorais e neurais que modulam essa resposta básica. Inibidores da ciclo-oxigenase, como a aspirina, diminuem a febre ao bloquear a produção de PGE2. Idade, desnutrição, imunossupressão e doença crônica também podem atenuar a resposta febril.

Elevações moderadas da temperatura corporal podem auxiliar as defesas do hospedeiro, aumentando a quimiotaxia, diminuindo a reposta microbiológica e melhorando a função linfocitária. Temperaturas elevadas inibem diretamente o crescimento de certas bactérias e vírus.

A febre causa aumento da demanda metabólica, incluindo aumento do consumo de oxigênio, quebra de proteínas e gliconeogênese. Em idosos com reserva corporal menor isso pode ser problemático; de qualquer forma, os pacientes idosos têm menor capacidade de apresentar febre em resposta aos processos infecciosos. As principais etiologias de febre no DE são apresentadas na Tabela 1.

ABORDAGEM DIAGNÓSTICA

Existem inúmeras possibilidades diagnósticas para o paciente com febre no DE. A maioria das causas graves é infecciosa. Ameaça imediata à vida é decorrente de choque descompensado (geralmente séptico), insuficiência respiratória (relacionada a choque ou a pneumonia) ou infecção do sistema nervoso central (meningite).

A primeira grande decisão no DE é verificar a estabilidade clínica do paciente. Pacientes com sinais e sintomas ameaçadores à vida, incluindo alterações significativas no estado mental, dificuldade respiratória e instabilidade cardiovascular, podem ne-

▷ **TABELA 1** Causas de febre no departamento de emergência

Causas infecciosas	Causas não infecciosas
▪ Pneumonia ▪ Peritonite ▪ Meningite ▪ Sepse ou choque séptico ▪ Meningococemia ▪ Abscesso peritonsilar, abscesso retrofaríngeo, epiglotite ▪ Apendicite, colecistite, diverticulite, abscesso intra-abdominal ▪ Encefalite, abscesso cerebral ▪ Otite média, sinusite, faringite, bronquite ▪ Influenza ▪ Tuberculose ▪ Colite ou enterite ▪ Endocardite, pericardite ▪ Pielonefrite ▪ Abscesso tubo-ovariano ▪ Doença inflamatória pélvica ▪ Cistite ▪ Epididimite, prostatite ▪ Celulite, úlcera de decúbito infeccionada, abscesso de tecidos	▪ Infarto agudo do miocárdio ▪ Embolia pulmonar ▪ Infarto ou hemorragia intracraniana ▪ Trombose de seio cavernoso ▪ Crises de feocromocitoma ▪ Vasculites ▪ Síndrome neuroléptica maligna ▪ Crise tireotóxica ▪ Insuficiência adrenal ▪ Reação transfusional ▪ Insuficiência cardíaca ▪ Desidratação ▪ *Heat stroke* ▪ Anemia falciforme em crise ▪ Rejeição de transplante ▪ Pancreatite ▪ Trombose venosa profunda ▪ Gota ▪ Doença inflamatória intestinal ▪ Sarcoidose ▪ Síndrome serotoninérgica

cessitar de tratamento rápido e agressivo. O manejo imediato das vias aéreas, monitorização cardíaca e respiratória, acesso intravenoso, ressuscitação volêmica, oxigênio suplementar e suporte respiratório são frequentemente necessários, apesar de informações incompletas sobre a causa da febre.

Temperaturas sustentadas acima de 41,0°C são raras, mas podem ser prejudiciais ao tecido neural e requerem resfriamento rápido (por exemplo, nebulização, ventiladores, cobertores de resfriamento). No paciente mais jovem e saudável com febre, ameaças imediatas à vida, como choque séptico ou tóxico, meningite, meningococcemia e peritonite devem ser consideradas e tratadas empiricamente. Desta forma, é importante encontrar marcadores de gravidade nesses pacientes. Esses marcadores incluem alteração do estado mental, desconforto respiratório e instabilidade hemodinâmica. Os pacientes com critérios para a presença de síndrome da resposta inflamatória sistêmica também necessitam de maior atenção no DE. Os principais marcadores de gravidade em pacientes com febre no DE são apresentados na Tabela 2, a Tabela 3 indica os sinais de síndrome de resposta inflamatória sistêmica e a Tabela 4 o escore *Quick Sofa*, que pode ser rapidamente utilizado no DE para identificar pacientes potencialmente graves. Deve-se lembrar que esses escores não servem para o diagnóstico de infecção, mas podem ajudar a avaliar o potencial de gravidade em pacientes com febre no DE. No Capítulo "Sepse", uma discussão maior sobre esses escores é realizada.

▷ **TABELA 2** Marcadores de gravidade em pacientes com febre no departamento de emergência

Marcadores
▪ Alteração do estado mental
▪ Desconforto respiratório
▪ $SaO_2 < 92\%$
▪ Frequência respiratória > 25 irpm
▪ Pressão arterial sistólica < 90 mmHg ou queda de pressão arterial sistólica dos níveis habituais > 30 mmHg
▪ Frequência cardíaca (FC) > 120 bpm fora da circunstância de febre ou FC desproporcional à febre
▪ Temperatura > 41°C
▪ Idade > 65 anos (necessita de exames laboratoriais, não indica isoladamente necessidade de internação hospitalar)
▪ Lesão renal aguda associada (aumento do nível de creatinina > 0,3 mg/dL em 48 h ou maior do que 50% dos níveis basais de até 30 dias atrás)
▪ Paciente com neoplasia ativa ou em quimioterapia recente
▪ Pacientes imunossuprimidos, como aqueles com neoplasias hematológicas, transplantados renais ou utilizando altas doses de glicocorticoides

▷ **TABELA 3** Critérios SIRS (síndrome de resposta inflamatória sistêmica)

Temperatura	< 36°C ou > 38°C
Frequência respiratória	> 20/min ou PaCO < 32 mmHg
Frequência cardíaca	> 90 bpm
Leucócitos	< 4.000 ou > 12.000 ou > 10% bastões
Presença de 2 ou mais critérios indica SIRS.	

▷ **TABELA 4** qSOFA

Sistema	Escore
Frequência respiratória ≥ 22/min	1
Alteração do nível de consciência	1
Pressão arterial sistólica ≤ 100 mmHg	1
A presença de 2 ou mais critérios indica quadros potencialmente graves no departamento de emergência.	

A abordagem diagnóstica da febre no DE tem alguns passos que são discutidos a seguir.

Confirmação do diagnóstico de febre

O método ideal de mensuração de temperatura é motivo de debate. Opções incluem:

- Temperatura corpórea central por sensor de um cateter de artéria pulmonar, considerada mais precisa, mas custo-eficaz e associada a eventos adversos.
- Temperatura retal ou por meio de um cateter de Foley com termômetros de bexiga é prática e precisa.
- Temperaturas timpânicas utilizadas em crianças, mas pouco confiáveis.
- Temperaturas orais podem ser alteradas transitoriamente pela ingestão recente de líquidos quentes ou frios, tabagismo ou hiperventilação e costumam ser 0,5°C superiores à temperatura axilar.
- Metanálise de 2015 demonstrou que as temperaturas oral ou axilar são inadequadas para tomada de decisões clínicas, com sensibilidade de apenas 64% para o diagnóstico de febre, embora a especificidade tenha sido acima de 95%, com variações entre 0,7 a 1°C em relação à temperatura central ou via retal.

No DE utilizamos a temperatura oral ou axilar. Caso o paciente se encontre febril ou hipotérmico não é necessário repetir a mensuração de temperatura, mas em pacientes com quadros sépticos ou extremamente sugestivos de infecção e em que a medida de temperatura pode influenciar o manejo, recomendamos o uso de mensuração de temperatura retal ou com cateter de Foley.

História e exame físico

São dados importantes:

- História de viagens ou uso recente de medicamentos. Viagens recentes podem estar associadas a diagnósticos como malária, doenças tropicais e gastroenterites.
- Febre é inconsistentemente associada a taquicardia e taquipneia. A frequência cardíaca pode aumentar aproximadamente 10 batimentos/minuto para cada aumento de 0,5°C de temperatura.
- Bradicardia relativa pode ser causada por medicamentos como os betabloqueadores, mas também pode sugerir infecção fúngica, febre tifoide, brucelose, febre amarela ou leptospirose. A bradicardia absoluta pode ocorrer com febre reumática, doença de Lyme, miocardite viral e endocardite.
- Frequência respiratória aumenta de 2 a 4 respirações/min/°C. Taquipneia significativa pode ser causada por infecção respiratória ou acidose relacionada ao choque.

No exame físico temos:

- Exame de cabeça e pescoço concentrando-se em focos tratáveis de infecção, como otite média, sinusite, faringite, abscesso peritonsilar, abscesso retrofaríngeo e infecções dentárias.
- Pescoço: procurar linfadenopatia, massas ou patologia tireoidiana (bócio ou tireoidite).
- Rigidez ou dor na flexão do pescoço e nuca devem ser verificadas para procurar meningismo. Os sinais meníngeos podem ser sutis em muitos pacientes, particularmente no paciente muito jovem ou debilitado, mesmo se houver meningite.
- Pulmões: procurar estertores, atritos pleurais ou macicez à percussão. Estertores ou roncos localizados podem ser pistas sutis para a presença de pneumonia. A presença concomitante de doença pulmonar obstrutiva crônica ou insuficiência cardíaca, confusão mental e desconforto respiratório pode indicar diagnóstico de pneumonia em adultos mais idosos.

- Coração: procurar atrito pericárdico ou novos sopros.
- Exame abdominal: pode ser ilusoriamente benigno em pacientes idosos, pacientes com diabetes ou em uso de drogas imunossupressoras ou corticosteroides. Procurar hipersensibilidade e peritonismo.
- Exame retal: não deve ser realizado em todos os pacientes, mas se houver dados de história ou de outros achados sugestivos, procurar evidências de enterite, abscesso perirretal ou prostatite.
- Exame de genitália externa: pode revelar evidências de abscesso de Bartholin, corrimento uretral ou vaginal ou evidência de epididimite ou orquite. Em mulheres, os sintomas de dor no baixo ventre, corrimento vaginal e dispareunia sugerem a necessidade de um exame pélvico para avaliar a doença inflamatória pélvica ou o abscesso tubo-ovariano.
- Pele e extremidades: avaliar a presença de erupções cutâneas, petéquias, inflamação das articulações ou evidência de infecção dos tecidos moles. Na ausência de trauma, a hipersensibilidade em ossos longos ou na coluna pode ser evidência de osteomielite ou processos neoplásicos. Procurar em pacientes idosos e ou acamados a presença de úlceras de pressão ou úlceras de decúbito.

A Tabela 5 resume os achados clínicos e o potencial diagnóstico em pacientes com febre no DE.

EXAMES COMPLEMENTARES

Os exames complementares são dependentes dos achados de história e exame físico. Em pacientes em que a história e o exame físico não sugerem um diagnóstico específico e em que se considera que o

▷ **TABELA 5** Achados diagnósticos em pacientes com febre no departamento de emergência

Achado	Diagnóstico possível
Sopro cardíaco, teleangiectasias ungueais, vasculite, manchas de Roth	Endocardite
Presença de cateter venoso central	Infecção de corrente sanguínea ou pelo cateter
Tosse, mialgias e dispneia	Pneumonia
Diarreia e vômitos	Gastroenterites, doença inflamatória intestinal
Cefaleia e vômitos, meningismo	Meningites
Dor pélvica e corrimento vaginal	Doença inflamatória pélvica
Disúria e dor no flanco	Pielonefrite
Eritema e edema	Celulite, erisipela, trombose venosa profunda
Dor em regiões de seios nasais	Sinusite
Espirros, coriza, dor de garganta	Rinossinusite, Influenza
Dor cervical, aumento de tireoide, taquicardia	Tireoidite
Viagem para regiões tropicais	Malária
Dor temporal, nódulos e redução de pulso em artéria temporal	Arterite temporal
Dor retal, flutuação local	Abscesso anorretal
Esplenomegalia	Endocardite, linfomas, leucoses, leishmaniose visceral, mononucleose
Dor de garganta, linfonodomegalia cervical	Faringite, tonsilite
Dor torácica	Miocardite, pericardite, embolia pulmonar
Poliartrite	Artrite reumatoide, lúpus eritematoso sistêmico
Monoartrite	Artrite séptica, artrite gonocócica, gota
Taquicardia, arritmias, ansiedade, diarreia	Crise tireotóxica, feocromocitoma
Crise hipertensiva	Crise tireotóxica, feocromocitoma
Dissociação pulso/temperatura	Febre amarela, dengue, febre tifoide

risco evolutivo é significativo, como pacientes idosos ou toxemiados, são indicados exames conforme a história clínica e os dois exames complementares de maior utilidade são a urina do tipo 1 e a radiografia de tórax. As radiografias de tórax são frequentemente úteis no diagnóstico de infecção pulmonar, mas podem ser difíceis de interpretar no paciente com doença pulmonar obstrutiva crônica concomitante, insuficiência cardíaca, desidratação ou outra doença pulmonar crônica. A urinálise é altamente precisa para detectar infecções do trato urinário, especialmente em homens.

O leucograma é indicado em todos os pacientes com queda do estado geral ou com sinais de instabilidade, embora a sensibilidade e a especificidade não sejam suficientes para ter valor discriminatório em estimar o risco do paciente. A contagem de leucócitos elevada (> 20.000 céls./mm^3) pode indicar incorretamente infecção grave quando não é o caso ou pode ser normal na presença de infecção com risco à vida. As provas inflamatórias, como a velocidade de hemossedimentação, também apresentam sensibilidade irregular e especificidade ruim. Em relação a outros exames no DE:

- Culturas: resultados não influenciam a avaliação no DE e o tratamento. Em pacientes idosos ou cronicamente doentes com febre aguda de origem desconhecida, hemoculturas e uroculturas são úteis. Um paciente considerado doente o suficiente para coleta de hemoculturas no DE geralmente requer hospitalização e cobertura antibiótica empírica.
- Avaliação do líquido cefalorraquidiano: considerar em caso de alterações do estado mental evidentes, cefaleia, meningismo ou outros sintomas neurológicos. Em crianças com menos de 30 dias pode ser considerada em febre na ausência de sinais e sintomas específicos.
- TSH e T4 livre: colher se suspeita de tempestade tireoidiana.
- Gasometria arterial ou venosa: ajuda a identificar pacientes com doença grave que necessitam de tratamento imediato.
- Radiografia de abdome: raramente útil.
- Tomografia computadorizada (TC) abdominal: útil se houver suspeita de apendicite, diverticulite, colecistite, obstrução intestinal, perfuração de vísceras ou abscesso intra-abdominal.
- Ultrassonografia de abdome: pode ser útil no paciente com colecistite.
- TC de crânio: pode ser indicada antes da punção lombar em pacientes febris com achados neurológicos focais ou uma fonte embólica suspeita, como endocardite, para excluir lesões em massa, como um tumor ou abscesso cerebral. Em caso de suspeita de meningite, a TC ou a punção lombar não devem retardar a administração de antibióticos.

Em pacientes em que a avaliação inicial e exames complementares específicos não são capazes de realizar um diagnóstico etiológico, o prosseguimento da investigação depende do risco do paciente. Pacientes considerados de maior risco podem ter indicação de internação hospitalar, e outros pacientes podem ser avaliados ambulatorialmente. A Figura 1 resume a abordagem desses pacientes. Alguns grupos merecem discussão específica.

Febre associada à assistência à saúde

A febre nosocomial ou associada à assistência à saúde tem causas que incluem febre medicamentosa, complicações pós-operatórias como abscessos ocultos, tromboflebite séptica, embolia pulmonar recorrente, infarto do miocárdio, câncer, transfusão sanguínea e colite por *Clostridium difficile*.

A febre é comum em unidades de terapia intensiva (UTI), frequentemente tem origem não infecciosa e tem um prognóstico favorável. A febre prolongada, no entanto, está associada a pior prognóstico. A sinusite associada à assistência à saúde ocorre como uma complicação da ventilação mecânica decorrente do posicionamento do paciente e do uso de tubos endotraqueais, gástricos e de alimentação, é comum e deve ser sempre considerada em pacientes internados ou com internação recente em UTI. Em pacientes com acidente vascular cerebral (AVC) recente, a febre é geralmente o resultado de uma infecção, mais comumente uma infecção do trato urinário relacionada à sondagem vesical.

Febre em pacientes imunodeprimidos

Existem diferentes formas de imunossupressão:

- Neutropenia: condição perigosa principalmente se aguda ou associada à quimioterapia e < 500 neutrófilos/mm^3. Episódios de febre são comuns em pacientes com neutropenia. Muitos desses episódios são de curta duração, respon-

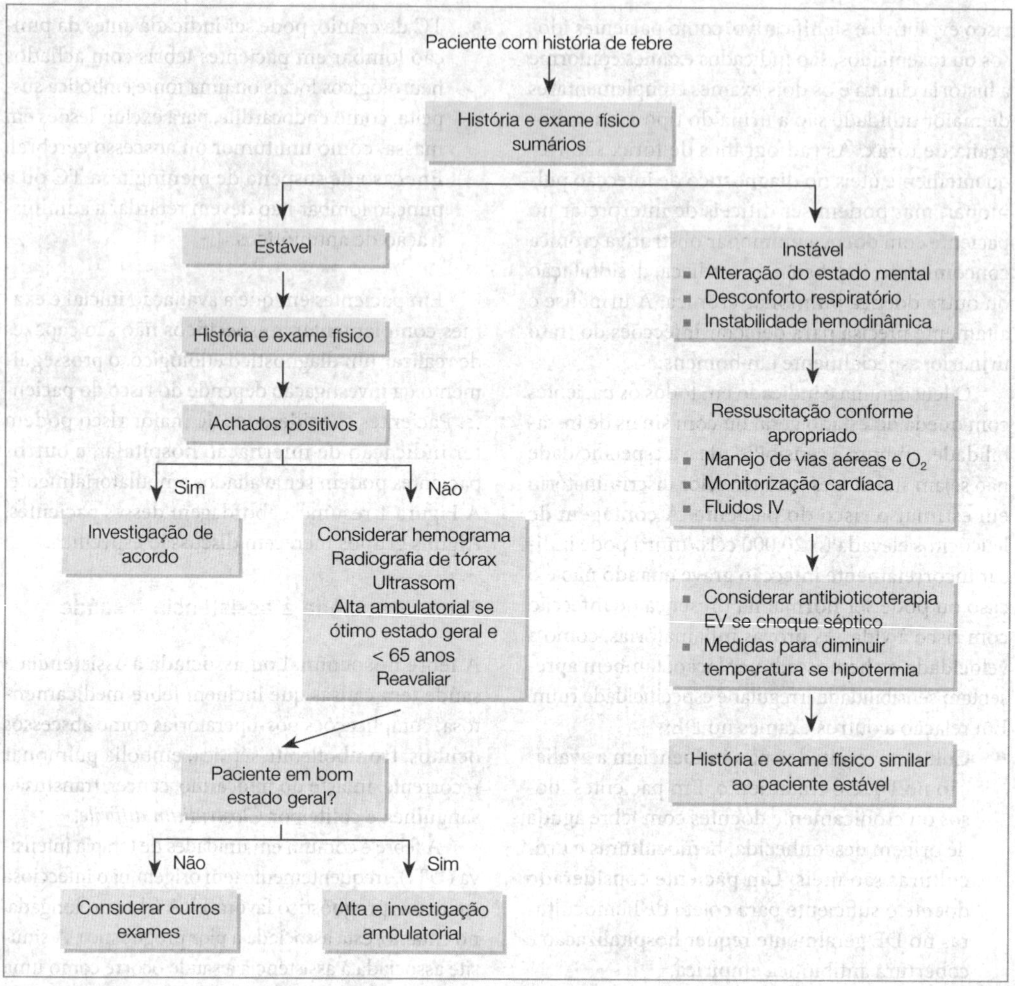

▷ **FIGURA 1** Manejo de pacientes com febre no departamento de emergência.

dem rapidamente ao tratamento, outros são manifestações de infecções rapidamente fatais. Como a bacteremia e a sepse são causas frequentes, os antibióticos empíricos de amplo espectro devem ser administrados imediatamente, sem esperar pelos resultados das culturas, quando a febre se desenvolve em pacientes neutropênicos. Apenas 35% dos episódios prolongados de neutropenia febril (geralmente definidos como febre > 7 dias após o início da terapia antimicrobiana empírica associada a uma investigação negativa e neutropenia com duração > 7 dias) respondem a antibioticoterapia de amplo espectro. Embora os médicos presumam que se a febre não responder prontamente à terapia antibacteriana a infecção fúngica deve ser suspeitada, outras causas têm a mesma probabilidade de serem identificadas. Felizmente, a febre costuma desaparecer com a melhora da neutropenia.

- HIV: as causas de febre nestes pacientes são usualmente dependentes do grau de imunossupressão associada, em particular o número de linfócitos CD4. Cerca de 80% dos casos são causados por infecções, 8% por malignidades e 9% ficam sem diagnóstico definitivo.
- Pacientes com transplante de órgãos sólidos ou em altas doses de glicocorticoides: deve-se pre-

sumir infecção potencialmente grave até prova em contrário e exames complementares e culturas são sempre indicados. A melhora da profilaxia de infecções virais tornou o citomegalovírus uma causa menos comum de febre nestes pacientes. Outras causas virais incluem o vírus Ebstein-Barr, adenovírus, herpes-vírus 6, parvovírus B19 ou herpes-vírus 8. As etiologias infecciosas são dependentes do tempo pós-transplante (ver capítulo sobre pacientes transplantados).

- Pacientes retornando de viagens internacionais ou de viagens regionais devem levar à consideração de diagnósticos comuns no local onde o paciente estava. Assim, malária, leptospirose e outros diagnósticos vão ser considerados dependendo do local da viagem. Pacientes com febre e diarreia frequentemente têm infecções por espécies de E. coli diferentes do país de origem.

Pacientes com hiperpirexia

A hiperpirexia é definida por temperatura acima de 41°C. Pode ser associada com lesões neuronais e as temperaturas precisam ser abaixadas prontamente. O diagnóstico diferencial nesses casos não é muito extenso. A Tabela 6 apresenta as principais causas de hiperpirexia.

▷ **TABELA 6** Causas de hiperpirexia

▪ Sepse
▪ *Heat stroke*
▪ Síndrome neuroléptica maligna
▪ Hipertermia maligna
▪ Síndrome serotoninérgica
▪ Hemorragia intracraniana
▪ Crise tireotóxica
▪ Síndrome anticolinérgica
▪ Síndrome simpaticomimética (uso de anfetaminas, cocaína)

SÍNDROMES HIPERTÉRMICAS

As síndromes hipertérmicas principais serão comentadas a seguir. Devem ser consideradas sempre no diagnóstico diferencial de febre no DE, principalmente se os pacientes apresentam hiperpirexia.

Heat stroke

As emergências associadas ao calor excessivo representam um contínuo de distúrbios causados pelo calor, que culminam no denominado *heat stroke* (HS) ou, em uma tradução grosseira, "golpe de calor" ou "acidente vascular pelo calor excessivo".

A maioria das emergências relacionadas ao calor excessivo podem ser evitadas com o senso comum, educação pública e prevenção.

A temperatura corporal é mantida em um equilíbrio relativamente fino baseado na quantidade de energia recebida pelo calor e na dissipação do mesmo. Conforme a temperatura aumenta, o núcleo pré-optico no hipotálamo anterior estimula as fibras aferentes do sistema nervoso parassimpático a produzir sudorese e vasodilatação cutânea. O principal mecanismo de dissipação do calor é a evaporação, mas esse mecanismo se torna ineficiente para impedir aumentos da temperatura corporal se a umidade do ar for superior a 75%. Acima da temperatura de 42°C, altera-se a fosforilação oxidativa e a função de várias atividades enzimáticas pode ser interrompida.

O HS é definido com disfunções neurológicas associadas a temperaturas > 40°C, em uma situação em que a capacidade de dissipação do calor se encontra prejudicada. Afeta principalmente pacientes com mais de 70 anos de idade. Trata-se de uma emergência com risco à vida com alta mortalidade, sendo fatal se não for tratada. Pacientes jovens podem também apresentar HS, mas nesse caso usualmente associado a exercício físico extenuante em ambiente de alta temperatura.

As características cardinais do HS são:

- Hipertermia > 40°C.
- Estado mental alterado.

Os pacientes apresentam ainda taquicardia, taquipneia e pressão de pulso aumentada. Os pacientes podem referir sensação de fraqueza, astenia, letargia e náuseas. As manifestações neurológicas incluem alteração do estado mental, fala arrastada, ataxia, vertigens, irritabilidade, agitação, alterações de coordenação podendo evoluir para convulsões e coma; praticamente qualquer alteração neurológica pode estar presente no HS. As convulsões são bastante comuns, especialmente durante o resfriamento. A lesão neurológica ocorre em função da temperatura máxima alcançada e da duração da exposição à temperatura aumentada. Os pacientes podem apresentar ainda edema pulmonar, arritmias e isquemia miocárdica.

A maioria dos pacientes apresenta-se com pele seca, mas a ausência de suor não é considerada diagnóstica porque o suor está presente em cerca de metade dos pacientes com HS em algumas séries.

Fatores de risco incluem:

- Desidratação.
- Obesidade.
- Condicionamento físico ruim.
- Viajantes.
- Isolamento social.
- Uso de álcool e medicações.
- Comorbidades associadas, como insuficiência cardíaca.

Os objetivos do tratamento são resfriamento imediato e suporte. Pode-se colocar toalhas ou lenços molhados sobre o corpo do paciente ou gelo. Em caso de hipotensão presente, deve-se realizar reposição volêmica com solução salina fisiológica (1 a 2 L). Deve-se tentar com a reposição volêmica restabelecer o fluxo urinário.

Atualmente são recomendados apenas os métodos físicos de resfriamento, e não existem evidências para apoiar uma abordagem particular em relação a outra. Opções incluem:

- Imergir o paciente em água fria. A desvantagem é tornar difícil a monitorização. Pode-se ainda aplicar cubos de gelo nas axilas, pescoço e virilhas e pode-se massagear grupos musculares para aumentar a vasodilatação local.
- Lavado peritoneal ou infusão por dreno torácico de salina fria são métodos invasivos e podem ser associados a complicações.
- O método inicial de preferência da maioria dos autores é por evaporação, removendo-se a roupa do paciente e pulverizando água gelada (~15°C) na maior parte da superfície corporal do paciente. Utilizar um ventilador sobre o paciente facilita a evaporação.
- Se a temperatura da pele for reduzida abaixo de 30°C, o tremor resultará em mais produção de calor e a vasoconstrição periférica prejudicará a evaporação.
- Quando os métodos de evaporação ou imersão não são suficientes, o resfriamento invasivo pode ser considerado. O método mais rápido é a circulação extracorpórea, embora a falta de disponibilidade e os problemas logísticos sejam grandes desvantagens. Lavagem gástrica com água fria, lavagem vesical com água fria e lavagem retal com água fria são outras medidas, mas exigem cooperação do paciente e têm eficácia questionável.

Na prática clínica, o procedimento de resfriamento físico ideal é aquele que permite acesso fácil ao paciente, está prontamente disponível, é bem tolerado pelo paciente e é efetivo. O objetivo é reduzir a temperatura central para aproximadamente 39°C e evitar hipotermia. Se o método de resfriamento inicial utilizado não reduzir a temperatura rapidamente, deve-se tentar outro método.

O paciente pode apresentar tremores associados ou agitação e pode ser medicado com benzodiazepínicos de ação curta como o lorazepam 1 a 2 mg EV, que também pode ser usado no caso de convulsões. Caso não ocorra resposta, a próxima opção seria o uso das fenotiazinas como a clorpromazina em dose de 25 a 50 mg EV. As fenotiazinas podem diminuir o limiar da convulsão e causar hipotensão, e suas propriedades anticolinérgicas prejudicam a transpiração e são contraindicadas caso haja suspeita de síndrome neuroléptica maligna.

Antipiréticos como paracetamol, dipirona e aspirina são ineficazes e usualmente não indicados para tratamento do HS.

Síndrome serotoninérgica

A síndrome serotoninérgica (SS) é uma condição ameaçadora à vida associada a aumento da atividade de serotonina no sistema nervosos central (SNC). A descrição clássica é com a tríade de sintomas cognitivos, autonômicos e neuromusculares.

A grande maioria dos casos de SS ocorre em pacientes que tomam drogas serotoninérgicas em dosagens terapêuticas, mas aproximadamente 10% dos casos se desenvolvem após uma *overdose* de medicação serotoninérgica, sendo particularmente associada com o uso concomitante de duas ou mais drogas com ação serotoninérgica. A SS geralmente ocorre dentro de 2 a 24 horas após uma dose de um agonista da serotonina.

A gravidade da SS é variável, ocorrendo desde casos leves até casos graves e potencialmente letais. Os sinais e sintomas mais comumente relatados associados à síndrome serotoninérgica são estado mental alterado, hipertermia e aumento do tônus muscular. As alterações de estado mental incluem ansiedade, *delirium* e agitação, com os pacientes sendo facilmente estimuláveis. As manifestações autonômicas incluem taquicardia, diaforese, hipertermia, hipertensão, vômitos, diarreia e mucosas secas.

A mioclonia é comum na síndrome serotoninérgica, sendo importante no diagnóstico diferencial porque a mioclonia é raramente vista em outras condições que apresentam manifestações semelhantes às da SS. Outras manifestações neuromusculares incluem tremores, hiper-reflexia e sinal de Babinsky bilateral. A rigidez muscular, quando presente, é especialmente proeminente nas extremidades inferiores e pode causar ataxia. As mioclonias oculares são comuns nesses pacientes com movimentos oculares lentos, contínuos e horizontais. Os pacientes podem ainda apresentar dilatação pupilar. Rigidez muscular unilateral e achados neurológicos focais não são esperados. Convulsões são sempre generalizadas e geralmente de curta duração.

A hipertermia é geralmente moderada, mas temperaturas > 41°C foram relatadas e são marcador de mau prognóstico. A hipertensão é duas vezes mais comum que a hipotensão e está associada a um prognóstico mais favorável. Não existem testes laboratoriais confirmatórios para a síndrome serotoninérgica. Portanto, o diagnóstico da síndrome serotoninérgica baseia-se em dados clínicos.

Para o diagnóstico de SS foram propostos os seguintes critérios:

- Uso de droga serotoninérgica (obrigatório) e mais um dos seguintes:
  - Clônus espontâneo.
  - Clônus induzido com agitação ou diaforese.
  - Clônus ocular com agitação ou diaforese.
  - Tremor e hiper-reflexia.
  - Temperatura > 38°C com hipertonia e clônus ocular ou clônus induzido.

As medidas de manejo incluem:

- Descontinuação do uso de todas as medicações serotoninérgicas.
- Monitorização cardiopulmonar e suporte de oxigênio com alvo de $SatO_2$ > 92%.
- Acesso venoso periférico e ressuscitação volêmica se necessário.
- Pacientes com hipertermia devem receber medidas externas de resfriamento para hipertermia. Os pacientes muito hipertérmicos com temperaturas > 41°C em geral necessitam de intubação endotraqueal e sedação.
- Benzodiazepínicos indicados para diminuir agitação e promover o relaxamento muscular. Lorazepam 2 a 4 mg EV ou 5 a 10 mg de diazepam EV.
- Deve-se evitar o uso de butirofenonas como droperidol e haloperidol.
- Caso refratário ao tratamento com benzodiazepínicos, pode ser considerado o uso de antagonistas da ação serotoninérgica, sendo a cipro-heptadina a medicação de escolha. Dose inicial de 8 a 12 mg, com doses repetidas de 2 mg a cada 2 horas até a melhora clínica ser observada. A terapia com cipro-heptadina deve ser descontinuada se não for observada resposta após a administração de 32 mg durante as primeiras 24 horas.
- Clorpromazina (antagonista dos receptores $5\text{-}HT_{2A}$) pode ser usada em casos refratários.
- Pacientes com disautonomia podem alternar episódios de hipertensão grave com hipotensão. Assim, são indicados anti-hipertensivos EV de ação curta (nitroprussiato ou esmolol). Em caso de hipotensão, utilizar vasopressores EV de ação direta (norepinefrina, epinefrina ou fenilefrina) se não houver melhora com a ressuscitação volêmica.

Aproximadamente 25% dos pacientes necessitam de intubação endotraqueal e suporte ventilatório. A maioria dos pacientes apresenta melhora dramática dentro de 24 horas após o início dos sintomas.

Hipertermia maligna

Trata-se de uma síndrome hereditária caracterizada por rigidez muscular, aumento de temperatura e acidose metabólica. É relacionada a exposição a anestésicos inalatórios e relaxantes musculares despolarizantes. A síndrome tem alta mortalidade se não reconhecida precocemente (80-90%), mas apresenta bom prognóstico se tratada precocemente, com mortalidade de 5%. Ocorre aproximadamente 1 episódio a cada 14.000 anestesias em crianças e 1 episódio a cada 50.000 anestesias em adultos, mas é difícil saber exatamente sua incidência por conta da não identificação de casos leves.

Os pacientes suscetíveis apresentam alterações genéticas dos receptores de músculos esqueléticos, sendo que em 40 a 50% dos casos a herança é autossômica dominante. Os agentes desencadeantes agem no reticulo sarcoplasmático, aumentando a concentração de cálcio no mioplasma, levando à contração muscular mantida.

Os pacientes apresentam hipercapnia, taquicardia sinusal e rigidez muscular e em particular de masseter. A rigidez muscular, apesar de característica, não é o sinal mais consistente e usualmente tem aparecimento tardio; até 30% dos pacientes não apresentam rigidez muscular. As manifestações podem ser leves, mas em até 10% dos casos podem ser fulminantes.

Os pacientes apresentam estado hipermetabólico com aumento do consumo de O_2 e produção de gás carbônico; assim, o aumento da $PaCO_2$ é um dos sinais a serem observados nestes casos. Aumento inexplicado da $ETCO_2$ é o sinal mais sensível e especifico para o diagnóstico. São descritas arritmias ventriculares, por vezes polimórficas, e também arritmias supraventriculares. A hipertermia, por sua vez, é o resultado das alterações metabólicas e tende a ser tardia. A temperatura máxima é variável, mas pode chegar a 45°C.

Acidose metabólica ocorre por conta do aumento da produção de ácido lático; também acidose respiratória pelo aumento da $PaCO_2$ pode ocorrer; assim, temos uma acidose mista. Os pacientes podem apresentar hipoxemia de início abrupto, inicialmente por descarga adrenérgica e deslocamento do potássio. A hiperfosfatemia ocorre por destruição celular. A lesão muscular leva a aumento da creatinofosfoquinase (CPK) e mioglobina, podendo levar a mioglobinúria. Os pacientes podem evoluir com rabdomiólise e disfunção renal aguda. Os pacientes podem apresentar coagulação intravascular disseminada e evoluir para óbito por conta de arritmias, distúrbios hidroeletrolíticos, hipóxia ou disfunção cardíaca.

Caso os pacientes apresentem rigidez muscular, arritmias, taquipneia, febre e instabilidade pressórica durante cirurgia, deve-se:

- Interromper o uso do anestésico e iniciar hiperventilação a 100%.
- Em suspeita de acidose, colher gasometria e infundir bicarbonato.
- Dantrolene é derivado da hidantoína, sendo a droga de escolha, pois impede a contração muscular dependente de cálcio. *Bolus* de 2-3 mg kg EV e depois 1 mg/kg conforme necessidade, com dose de até 10 mg/kg, embora existam relatos de uso de doses maiores que 20 mg/kg. A medicação tem interação com bloqueadores dos canais de cálcio causando hipercalemia, sendo o uso do verapamil uma contraindicação ao uso do dantrolene.
- O objetivo é o controle de $ETCO_2$, temperatura, frequência cardíaca e rigidez muscular.
- Controlar a hipercapnia, se necessário com aumento da ventilação por minuto.
- Em caso de hipertermia, realizar medidas para esfriamento como aplicação de gelo em regiões de alto fluxo sanguíneo como pescoço, axilas e região inguinal. Pode-se ainda tentar a irrigação da cavidade cirúrgica com soluções geladas ou infusões intravenosas de líquidos gelados e eventualmente lavagem retal e gástrica com solução fisiológica gelada.
- Tratar hipercalemia agressivamente.

Síndrome neuroléptica maligna

Síndrome descrita em pacientes em uso de agentes neurolépticos, caracterizada por um complexo de rigidez extrapiramidal, hipertermia, alteração de nível de consciência e aumento de enzimas musculares que ocorre como reação aguda ou subaguda do uso de neurolépticos. Os primeiros relatos da síndrome citavam mortalidade maior que 70%, mas recentemente diminuiu para valores entre 10 e 20%. Sua incidência aproximada é de 0,02-0,03% dos pacientes em uso de neurolépticos.

Na maioria dos casos, os sintomas ocorrem após 2 semanas de uso das medicações antipsicóticas, podendo ocorrer com pequenas doses das medicações. A tétrade de sintomas da síndrome é constituída por:

- Febre.
- Rigidez muscular.
- Alterações do estado mental.
- Instabilidade autonômica.

Cada um desses sintomas ocorre em 97 a 100% dos pacientes. Alteração do estado mental é o sintoma inicial em 82% dos casos; os pacientes podem apresentar estupor e coma. A rigidez muscular é generalizada e é muitas vezes extrema. Tremores e rigidez muscular em "roda dentada" ocorrem em mais de 60% dos casos. Os pacientes também podem ter sialorreia, disartria e disfagia.

A hipertermia com temperaturas acima de 38°C ocorre em quase 90% dos casos e são superiores a 40°C em cerca de 40% dos casos. Os sintomas de instabilidade autonômica incluem taquicardia (88%), pressão arterial elevada ou lábil (61-77%), taquipneia (73%) e eventualmente arritmias.

Aumento da CPK e leucocitose com desvio à esquerda ocorre em 50% dos casos. A CPK é tipicamente mais do que 1.000 UI/L e pode ser tão elevada como 100.000 UI/L. Níveis superiores a 1.000 UI/L são mais específicos para o diagnóstico.

Alguns pacientes podem apresentar manifestações atípicas, com sintomas de rigidez muscular leves ou até ausentes. Raros pacientes não apresentam febre. Deve-se considerar o diagnóstico em todos os pacientes em uso de neurolépticos com manifestações de alteração de consciência. O manejo é realizado com os seguintes passos:

- Descontinuar o agente causador, assim como se possível outros agentes psicotrópicos que podem influenciar o aparecimento da síndrome.
- Controle da febre e reposição volêmica, em particular nos pacientes com rabdomiólise.
- Terapia específica com o uso de dantrolene, que é um relaxante muscular de ação direta. A dose usual é de 50 mg EV conforme a necessidade, sendo que a dose máxima é de 10 mg/kg ao dia.
- Outra opção é a bromocriptina, que tem a vantagem teórica de bloquear receptores dopaminérgicos no sistema nervoso central. Dose de 2,5 a 10 mg 3 vezes ao dia, com dose máxima de 10 mg a cada 6 horas; o seu uso é recomendado por 10 dias e após o controle é realizada redução gradual da medicação.
- Os benzodiazepínicos, como o lorazepam 1-2 mg IM ou EV a cada 4 ou 6 horas, podem ser usados associados a dantrolene ou bromocriptina.
- Amantadina em dose de 100-200 mg duas vezes ao dia pode ser considerada em casos não responsivos.

MANEJO, INDICAÇÃO DE INTERNAÇÃO HOSPITALAR, TERAPIA INTENSIVA E SEGUIMENTO

As infecções bacterianas localizadas muitas vezes podem ser tratadas com antibióticos orais em ambulatório. Pacientes relativamente jovens e saudáveis com doença viral sistêmica também podem ser tratados em nível ambulatorial.

Os pacientes com sinais e sintomas de sepse requerem avaliação e tratamento. A escolha dos antibióticos baseia-se na provável causa da febre, bem como nas condições concomitantes, como neutropenia absoluta e doença renal terminal.

Temperaturas acima de 41,0°C podem resultar em danos ao tecido neural e exigem tratamento rápido e vigoroso com medidas antipiréticas e resfriamento externo. Não há evidências de um desfecho melhor pelo uso rotineiro de terapia antipirética, como o paracetamol.

Pacientes com evidência de insuficiência respiratória por choque ou pneumonia necessitam de suporte ventilatório. Pacientes com sinais vitais instáveis ou com risco à vida necessitam de admissão em uma UTI se não puderem ser adequadamente estabilizados no departamento de emergência antes da admissão.

A indicação de seguimento depende do diagnóstico etiológico.

LITERATURA RECOMENDADA

1. Birmes P, Coppin D, Schmitt L, Lauque D. Serotonin syndrome: a brief review. CMAJ. 2003;168:1439.
2. Blum FC, Biros MH. Fever in the adult patient. In: Rosen's emergency medicine, concepts and clinical practice. 9.ed. Philadelphia, PA: Elsevier; 2018.
3. Bouchama A, Knochel JP. Heat stroke. N Engl J Med. 2002;346:1978.
4. Boyer EW, Shannon M. The serotonin syndrome. N Engl J Med. 2005; 352:1112.
5. Caroff SN, Mann SC. Neuroleptic malignant syndrome. Med Clin North Am. 1993;77:185.
6. De Wit S et al. Evaluation of fever in the emergency department. Am J Emergency Medicine. 2017:1755-8.
7. Denborough M. Malignant hyperthermia. Lancet. 1998;352:1131.
8. Haidar G, Singh N. Fever of unknow origin. N Eng J Med. 2022;386:463-77.
9. Litman RS. Malignant hyperthermia. Clinical diagnosis and management of acute crisis. Disponível em www.uptodate.com. 2022. Acesso em: 4 abr 2022.
10. LoVecchio F. Heat emergencies. In: Tintinalli's emergency medicine: a comprehensive study guide. 8.ed. McGraw-Hill; 2016.
11. Meehan TJ. Aproach to the poisoned patient. In: Rosen's emergency medicine, concepts and clinical practice. 9.ed. Philadelphia, PA: Elsevier; 2018.
12. Platt M, Price TG. Heat illness. In: Rosen's emergency medicine, concepts and clinical practice. 9.ed. Philadelphia, PA: Elsevier; 2018.
13. Sucholeiki R. Heatstroke. Semin Neurol 2005;25:307.
14. Wijidikis EFM. Neuroleptic malignant syndrome. Disponível em www.uptodate.com. 4 abr 2022.
15. Wright WF et al. Fever of unknow origin. In: Mandell principles and practice of infectious diseases. Elsevier; 2015.

20 Hipotermia acidental

Rodrigo Antonio Brandão Neto
Eduardo Padula
Pedro Perez Barbieri
Lucas Oliveira Marino

PONTOS IMPORTANTES

- Hipotermia é definida como uma temperatura corpórea central inferior a 35°C. Embora mais comumente vista em climas frios, pode desenvolver-se sem a exposição a condições ambientais extremas.
- Para o diagnóstico correto de hipotermia, a temperatura aferida deve ser central, isto é, retal ou esofágica.
- A exposição a condições ambientais frias pode levar à hipotermia, mesmo em indivíduos saudáveis, especialmente em condições de vento e chuva.
- As causas metabólicas da hipotermia, não relacionadas à exposição ao frio, incluem vários distúrbios endócrinos, que têm em comum uma diminuição da taxa metabólica basal, como hipotireoidismo, insuficiência adrenal e hipopituitarismo. A hipoglicemia também pode levar a hipotermia.
- A sepse é uma causa importante de hipotermia.
- Na fase inicial de excitação (hipotermia leve), a frequência cardíaca, o débito cardíaco e a pressão arterial aumentam. A hipotermia provoca alterações eletrocardiográficas características e pode induzir arritmias com risco de vida.
- A onda de Osborn ou onda J ocorre na fase de excitação. Conforme piora a hipotermia, as arritmias cardíacas aparecem.
- O sistema nervoso central é bastante afetado pela hipotermia, com depressão progressiva da consciência com a diminuição da temperatura.
- O tratamento inclui tanto medidas de suporte gerais quanto técnicas específicas de reaquecimento. Inicialmente, o paciente hipotérmico deve ser colocado em ambiente aquecido (temperatura ambiente de 28°C), roupas molhadas ou frias devem ser retiradas e o paciente coberto com cobertores. A partir daí, inicia-se o reaquecimento, seja passivo ou ativo.
- O reaquecimento passivo permite que os pacientes reaqueçam por conta própria, usando o calor produzido pelo metabolismo endógeno e é a modalidade de escolha em hipotermia leve e método suplementar para tratamento de hipotermias moderadas e graves.
- Em casos de hipotermia grave, o reaquecimento ativo é indicado. O reaquecimento externo ativo é frequentemente muito eficaz em elevar a temperatura do corpo e indicado para pacientes com hipotermia moderada.
- Imersão em água quente proporciona reaquecimento rápido, mas torna a reanimação, a monitorização e o acompanhamento difíceis.
- O reaquecimento interno deve ser realizado em pacientes refratários às outras medidas. Algumas técnicas de reaquecimento interno são invasivas e podem estar indisponíveis ou ser difíceis de realizar. Assim, recomenda-se iniciar o reaquecimento com técnicas menos invasivas como uso de fluidos aquecidos e progredir para técnicas mais invasivas, como lavagem pleural com fluido aquecido.

INTRODUÇÃO E DEFINIÇÕES

Hipotermia é definida como uma temperatura corpórea central inferior a 35°C. Embora mais comumente vista em climas frios, pode desenvolver-se sem a exposição a condições ambientais extremas. Hipotermia não é incomum em regiões temperadas e já foram descritos casos até dentro de casa durante o verão. Uma classificação baseada apenas em temperatura define a gravidade da hipotermia:

- Estresse pelo frio: calafrios com temperatura entre 35 e 37°C.
- Hipotermia leve: 32 a 35°C.
- Hipotermia moderada: 28 a 32°C.
- Hipotermia grave: temperatura menor que 28°C.

Uma classificação muito utilizada é da Comission of Mountain Emergency Medicine, que será comentada com maiores detalhes na Tabela 3.

Nos Estados Unidos, uma média de 700 pessoas morrem de hipotermia a cada ano; no Brasil a hipotermia é bem mais rara, mas não existem dados oficiais. Os indivíduos nos extremos de idade e aqueles com alteração do nível de consciência são particularmente suscetíveis ao desenvolvimento de hipotermia. Os idosos, por perderem a sua capacidade de sentir frio e/ou perda de massa muscular necessária para tremores, e neonatos, por causa de sua grande relação superfície/volume são grupos etários que podem, facilmente, desenvolver hipotermia. Ambos os grupos têm uma capacidade limitada para aumentar a produção de calor e para conservar o calor do corpo.

FISIOLOGIA DA HOMEOSTASIA DA TEMPERATURA

A temperatura do corpo reflete o equilíbrio entre a produção e a perda de calor. A queda da temperatura pode ocorrer como resultado da perda de calor por condução, convecção, radiação ou evaporação.

- Condução: Transferência de calor por contato direto com um corpo em uma temperatura menor, por exemplo, a partir de um corpo quente ao ambiente frio. Assim, uma vez que a condutividade térmica da água é aproximadamente 30 vezes maior do que o ar, o corpo perde calor mais rapidamente quando imerso em água, produzindo um rápido declínio da temperatura corporal.
- Convecção: Transferência de calor por movimento real do material aquecido, por exemplo, quando o vento ou corrente de água perturba a camada de ar ou água quente em torno do corpo. A perda de calor por convecção aumenta acentuadamente em condições de vento ou água corrente.
- Radiação: Perda para o meio ambiente e por evaporação da água.

Opondo-se à perda de calor do corpo, existem os mecanismos de conservação de calor, que são geralmente controlados pelo hipotálamo.

O principal mecanismo de conservação de calor são as respostas comportamentais, como a procura de ambiente aquecido e utilização de roupas adequadas. Além disso, a diminuição da perda de calor ocorre por vasoconstrição periférica e o ganho de calor é conseguido por tremores e por termogênese, ou seja, um aumento na taxa metabólica provocada pelo aumento da produção das glândulas tireoide e glândulas suprarrenais.

Qualquer alteração de algum desses mecanismos pode levar à hipotermia, como uma disfunção hipotalâmica que pode causar uma perda da capacidade de homeostase da temperatura ou alteração do nível de consciência que impeça o indivíduo de procurar aquecimento.

ETIOLOGIA

A hipotermia "acidental" pode ser dividida em causadas por exposição ao frio e sem exposição ao frio.

A exposição a condições ambientais frias pode levar à hipotermia, mesmo em indivíduos saudáveis, especialmente em condições de vento e chuva. Roupas inadequadas e exaustão física contribuem para a perda de calor do corpo. A elevada condutividade térmica da água leva a um rápido desenvolvimento de hipotermia durante a imersão. A taxa de perda de calor é determinada pela temperatura da água; e a imersão em água mais fria, de 16 a 21°C, pode causar hipotermia grave.

As causas metabólicas da hipotermia, não relacionadas à exposição ao frio, incluem distúrbios endócrinos com uma diminuição da taxa metabólica basal, como hipotireoidismo, insuficiência adrenal e hipopituitarismo. A hipoglicemia também pode levar a hipotermia; o mecanismo provável é a disfunção hipotalâmica secundária a glicopenia.

Outras causas de hipotermia sem exposição ao frio estão relacionadas à disfunção hipotalâmica e do sistema nervoso central, como traumatismo craniano, tumor e acidente vascular cerebral. A doença de Wernicke pode envolver o hipotálamo e causar diminuição da temperatura corpórea; esta é uma causa rara, mas importante de hipotermia porque é potencialmente reversível com a administração de tiamina parenteral.

Nos Estados Unidos, a maioria dos pacientes hipotérmicos está intoxicada com etanol ou outras drogas. O etanol é um vasodilatador; e, por conta de seus efeitos anestésicos e depressores do SNC, pacientes alcoolizados podem não sentir o frio nem responder a ele de forma adequada. Outros fármacos sedativos-hipnóticos e vasodilatadores também podem estar implicados no desenvolvimento de hipotermia, da mesma forma que a insulina e outros agentes hipoglicêmicos.

A sepse pode alterar o ponto de ajuste da temperatura do hipotálamo e é uma causa conhecida de hipotermia. Temperatura corporal subnormal é um fator de mau prognóstico em pacientes com bacteremia.

Queimaduras significativas ou dermatites esfoliativas graves podem impedir a vasoconstrição cutânea e aumentar a perda de água por via transcutânea, o que predispõe à hipotermia.

A hipotermia pode também se desenvolver em qualquer pessoa com uma doença incapacitante aguda. Assim, pacientes com as graves infecções, cetoacidose diabética, lesões de imobilização, e várias outras condições podem ter a termorregulação prejudicada, incluindo alterações nas respostas comportamentais.

A hipotermia pode também ser induzida por reposição volêmica ou de derivados de sangue com fluido à temperatura ambiente. Este é um risco particular em pacientes submetidos à reposição maciça de volume, como pacientes politraumatizados.

Estudos revelaram que a hipotermia está associada a aumento de mortalidade em casos de trauma quando a temperatura do paciente está abaixo de 32°C. Os fatores de risco incluem a gravidade da lesão, roupas molhadas, baixa temperatura da unidade de transporte, uso de anestesia e cirurgia prolongada. Felizmente foi demonstrado que os distúrbios associados à coagulação se resolvem completamente com o aquecimento agressivo. O uso precoce de cobertores aquecidos e a remoção de roupas molhadas na fase pré-hospitalar, seguidos de um reaquecimento agressivo na chegada ao hospital, podem melhorar o prognóstico desses pacientes.

FISIOPATOLOGIA

A resposta dos vários sistemas orgânicos às variações de temperatura ambiente varia muito individualmente. Quando se encontra com temperatura corporal entre 32 e 35°C (hipotermia leve), o paciente apresenta uma fase de excitação (responsivo); e ajustes fisiológicos tentam reter (vasoconstrição periférica) e gerar (tremores) calor.

Quando a temperatura cai abaixo de 32°C a excitação geral, dá lugar à fase de desaceleração (adinâmica), em que há uma desaceleração progressiva das funções corporais e metabolismo, causando uma diminuição na utilização de oxigênio e produção de CO_2. Os tremores cessam quando a temperatura do corpo cai abaixo de 30 a 32°C, e com isso ocorre a remoção de uma grande fonte de produção de calor.

Na fase inicial de excitação, a frequência cardíaca, débito cardíaco e pressão arterial aumentam. Com a diminuição da temperatura, todos esses parâmetros diminuem. Débito cardíaco e a pressão arterial podem ser marcadamente deprimidos pelos efeitos inotrópicos e cronotrópicos negativos da hipotermia e ainda mais deprimidos se existe hipovolemia concomitante. A hipotermia provoca alterações eletrocardiográficas características e pode induzir arritmias com risco de vida. A onda de Osborn (ou onda J) pode aparecer e representa um desvio lento, positivo no final do complexo QRS, característico, mas não patognomônico, da hipotermia.

O risco de desenvolvimento de arritmias aumenta à medida que diminui a temperatura, principalmente abaixo de 30°C. Embora arritmias possam ocorrer a qualquer momento, a sequência típica é uma progressão de bradicardia sinusal para fibrilação atrial com resposta ventricular lenta, em seguida para fibrilação ventricular e, finalmente, para assistolia. O miocárdio hipotérmico é extremamente irritável, e a fibrilação ventricular pode ser induzida por uma variedade de manipulações e intervenções que estimulam o coração, incluindo a manipulação física do paciente.

Efeitos pulmonares da hipotermia incluem taquipneia inicial, seguida por uma diminuição progressiva na frequência respiratória e do volume corrente. Pode aparecer aumento da secreção brônquica, concomitante a uma diminuição dos reflexos de tosse e vômito, o que torna a pneumonia aspirativa uma complicação comum.

Muita atenção tem sido dada para a aferição gasométrica no paciente hipotérmico. Uma vez que o analisador de gases no sangue aquece o sangue a 37°C para realizar a medição, aumenta-se a pressão parcial do gás dissolvido, e a máquina irá reportar uma PO_2 e PCO_2 maior e um pH mais baixo do que os valores reais na temperatura corporal do paciente. Fatores de correção e nomogramas estão disponíveis para determinar os valores reais no corpo do paciente; no entanto, os valores normais ou ideais em hipotermia não são conhecidos. A $PaCO_2$ muitas vezes é baixa, secundária ao metabolismo deprimido e diminuição da produção de CO_2, e hiperventilação iatrogênica pode levar a alcalose respiratória acentuada.

A hipotermia provoca um deslocamento para a esquerda da curva de dissociação da oxi-hemoglobina, prejudicando a liberação de oxigênio para os tecidos. Os pacientes podem ter reservas mínimas de oxigênio, apesar de exigências de oxigênio diminuídas, necessitando de administração de oxigênio suplementar.

O sistema nervoso central apresenta uma depressão progressiva da consciência com a diminuição da temperatura. Incoordenação leve é seguida por confusão, letargia e coma. Essas alterações estão associadas com uma diminuição do fluxo sanguíneo cerebral. Uma diminuição das necessidades de oxigênio cerebrais pode proteger o cérebro contra os danos causados pela anóxia.

Durante a hipotermia os rins perdem a função de concentração renal, aumentando a diurese e levando a perdas de volume significativas. Por causa desse defeito de concentração, o fluxo urinário não é um indicador confiável do volume intravascular e estado circulatório. Além disso, o paciente hipotérmico está propenso a rabdomiólise, e insuficiência renal aguda pode ocorrer devido a mioglobinúria e hipoperfusão renal. O volume intravascular também é perdido por conta de uma mudança de plasma para o espaço extravascular.

A combinação de hemoconcentração, induzida pelo frio, hiperviscosidade e má circulação, pode levar a trombose intravascular e embolização. A coagulação intravascular disseminada (CIVD) pode ocorrer devido à liberação de tromboplastina tecidual, especialmente quando a circulação é restabelecida durante o reaquecimento. A função plaquetária e as reações enzimáticas da cascata da coagulação, em pacientes hipotérmicos, são inibidas e os pacientes se tornam propensos a hemorragias. A coagulopatia pode ser clinicamente evidente, mas não detectável com os testes de coagulação de rotina, que são executados a 37°C.

A função endócrina é relativamente preservada. Os níveis de cortisol plasmático e de hormônio tireoidiano geralmente são normais ou elevados, a menos que o paciente tenha insuficiência adrenal ou hipotireoidismo preexistente. Os níveis de glicose podem ser normais, baixos ou elevados. Embora a hiperglicemia seja comum, devido à diminuição da liberação de insulina, bem como a diminuição da utilização de glicose, hipoglicemia pode ocorrer em um percentual significativo de pacientes.

Distúrbios acidobásicos são comuns em hipotermia, mas não seguem nenhum padrão uniforme. Acidose grave pode ocorrer, tanto respiratória devido à depressão respiratória grave, quanto metabólica, resultante da produção aumentada de ácido láctico a partir da má perfusão tecidual. Alcalose pode resultar da produção diminuída de CO_2 com baixas taxas metabólicas, ou iatrogênica, causada por hiperventilação ou administração de bicarbonato de sódio.

As principais etiologias secundárias da hipotermia estão resumidas na Tabela 1.

▷ **TABELA 1** Etiologias secundárias da hipotermia acidental

Alteração da termorregulação:
1. Alterações do sistema nervoso central
▪ Anorexia nervosa
▪ Acidente vascular cerebral
▪ Trauma do sistema nervoso central
▪ Disfunção hipotalâmica
▪ Doença de Parkinson
▪ Efeitos farmacológico de drogas
▪ Hemorragia subaracnóidea
▪ Toxinas
2. Alterações periféricas
▪ Transecção da medula espinhal
▪ Diminuição da produção de calor
▪ Neuropatias graves
3. Alterações endócrinas
▪ Cetoacidose alcoólica ou diabética
▪ Insuficiência adrenal
▪ Hipopituitarismo
▪ Acidose láctica
4. Falta de substrato energético
▪ Esforço físico intenso
▪ Hipoglicemia
▪ Desnutrição
5. Alterações neuromusculares
▪ Inatividade pela idade

(continua)

▷ **TABELA 1** Etiologias secundárias da hipotermia acidental *(continuação)*

Maior perda de calor:
▪ Queimaduras
▪ Eritrodermias exfoliativas
▪ Medicamentos e toxinas
▪ Parto de emergência
▪ Infusões de líquidos gelados
▪ Doença neoplásica avançada
▪ Doença cardiopulmonar
▪ Infecção grave (bacteriana, viral, parasitária)
▪ Politrauma
▪ Choque

Adaptada de Brown, 2012.

ACHADOS CLÍNICOS E DIAGNÓSTICO

O diagnóstico de hipotermia muitas vezes não é óbvio, especialmente em pacientes sem exposição a ambientes frios. Os termômetros clínicos padrão não registram temperaturas inferiores a 34°C, de forma que termômetros específicos são necessários. Vale lembrar que para o diagnóstico correto de hipotermia, a temperatura aferida deve ser central, isto é, retal ou esofágica, não sendo adequada a medida axilar.

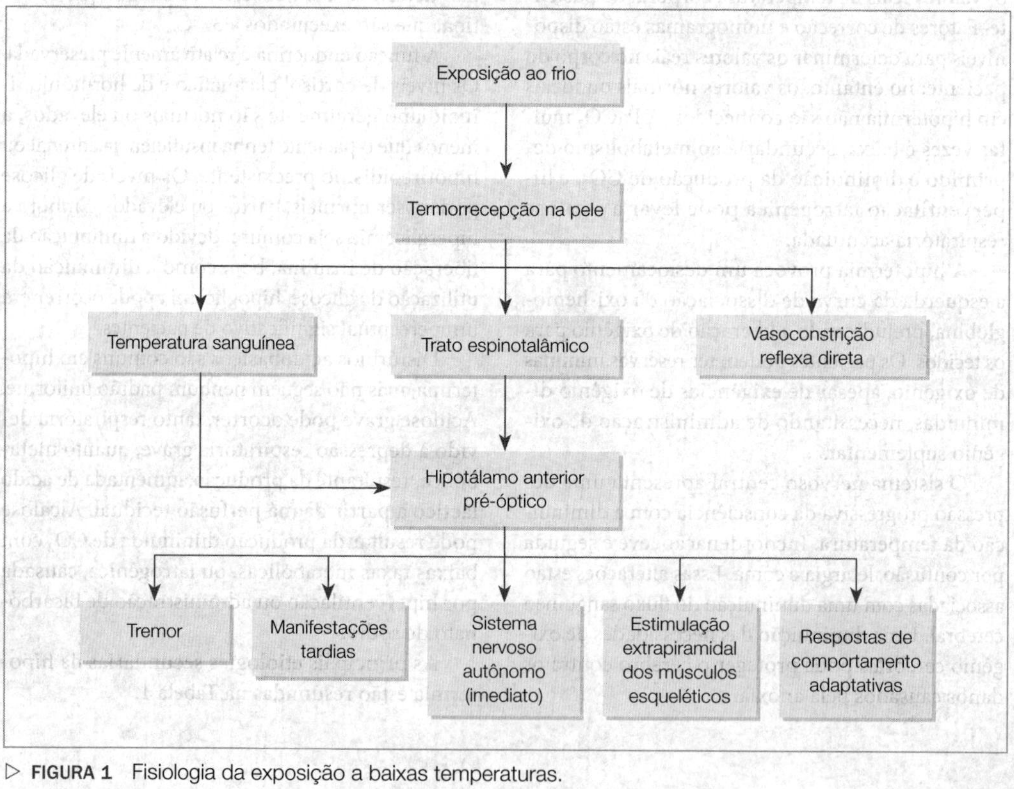

▷ **FIGURA 1** Fisiologia da exposição a baixas temperaturas.

▷ **TABELA 2** Manifestações clínicas da hipotermia

	Hipotermia leve	Hipotermia moderada	Hipotermia profunda
Sistema circulatório	35-32°C	32-28°C	< 28°C
	Taquicardia	Bradicardia	Bradicardia
	↑ DC, ↑ PA	↓ DC e ↓ PA	↓ DC e ↓ PA
	↑ Intervalos PR e QT	Onda de Osborn	Arritmias
	Arritmias (< 33°C)	Arritmias	Assistolia
Sistema respiratório	Taquipneia	Bradipneia	Apneia (< 24°C)
	↑ ventilação minuto	↓ ventilação minuto	Edema pulmonar
	Alcalose respiratória	Acidose respiratória	
		Abolição de reflexos de defesa	
Sistema nervoso	Ataxia, apatia	Alucinações, estupor	↓ atividade elétrica e do fluxo sanguíneo cerebral
	Amnésia, disartria	Perda de consciência	
	↓ metabolismo cerebral	↓ reflexo e dilatação das pupilas	Abolição dos reflexos
			Coma
Sistema urinário	Poliúria	Poliúria	Oligúria
	Distúrbios eletrolíticos	Distúrbios eletrolíticos	Distúrbios eletrolíticos
		Acidose metabólica	
		↓ Filtração glomerular	
Sistema digestivo: obstrução intestinal, pancreatite, úlcera estomacal, disfunção hepática			
Sistema hematológico	↑ valores de hematócrito (2% para cada 1°C)		
	Distúrbios da coagulação		
Metabolismo	↑ consumo de O_2	↓ consumo de O_2	↓ consumo de O_2
	↑ catecolaminas	↓ metabolismo	↓ metabolismo
	↑ liberação/uso de insulina	Inibição dos tremores musculares	
	Hiperglicemia		
	Espasmos musculares		

Pacientes com hipotermia leve podem apresentar taquipneia, taquicardia, hiperventilação, calafrios e eventualmente ataxia, disartria, alteração de julgamento e diurese induzida pelo frio.

Pacientes com hipotermia leve podem ter diminuição de frequência cardíaca, débito cardíaco, hipoventilação, depressão do sistema nervoso central, hiporreflexia, diminuição da diurese e nesta fase desaparecem os calafrios. Os pacientes podem apresentar arritmias como fibrilação atrial e bradicardia juncional, entre outras.

Com a piora da hipotermia, o reflexo pupilar luminoso é deprimido e as pupilas se tornam dilatadas se temperatura menor que 29°C.

Pacientes com hipotermia grave podem apresentar edema pulmonar, oligúria, arreflexia, coma, hipotensão, bradicardia significativa, arritmias ventriculares, incluindo fibrilação ventricular e assistolia. Perda de reflexos corneanos e oculocefálicos ocorrem com temperatura menor que 28°C.

Pacientes hipotérmicos podem desenvolver complicações que devem ser procuradas ativamente, como acidose láctica, rabdomiólise, discrasias sanguíneas e infecções; e exames para avaliar essas condições são necessários. Além disso, infecções ou traumas subjacentes também devem ser buscados por meio de exames de imagem.

EXAMES COMPLEMENTARES

Os exames inciais devem incluir glicemia, gasometria venosa, hemograma completo, Na, K, ureia, creatinina, cálcio, lipase sérica e estudos de coagulação. Os pacientes podem apresentar disfunção renal pela rabdomiólise e lesão renal pode ocorrer com aquecimento. Todos os pacientes devem realizar eletrocardiograma.

Um nível sérico de etanol e um exame toxicológico na urina podem ser úteis com base na história ou quando um nível deprimido de consciência é inconsistente com o grau de hipotermia. Estudos da função tireoidiana, marcadores cardíacos e níveis séricos de cortisol também podem ser indicados conforme a circunstância clínica.

CLASSIFICAÇÃO

Os pacientes com hipotermia acidental podem ser classificados conforme a gravidade da hipotermia, como resumido na Tabela 3.

TRATAMENTO

O tratamento inclui tanto medidas de suporte gerais quanto técnicas específicas de reaquecimento. Inicialmente monitorização adequada e acesso venoso calibroso devem ser obtidos o mais rapidamente possível. Manipula-se o paciente sempre suavemente, para não precipitar arritmias e fibrilação ventricular no miocárdio hipotérmico. A lógica do atendimento inicial segue o ABCDE usual.

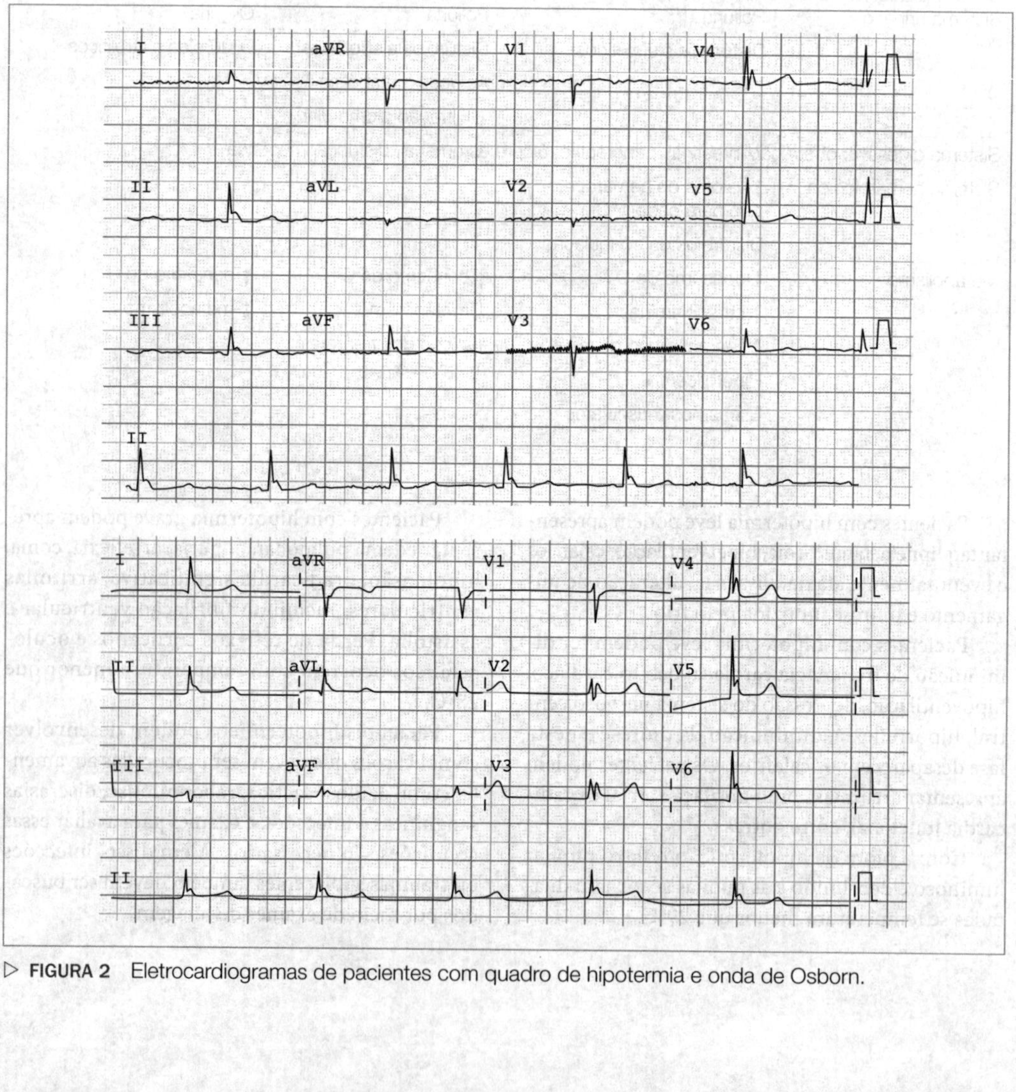

▷ **FIGURA 2** Eletrocardiogramas de pacientes com quadro de hipotermia e onda de Osborn.

▷ **TABELA 3** Classificação da hipotermia

	T. central	Manifestações clínicas
HT 1 (leve)	35-32ºC	Consciente com tremores
HT 2 (moderada)	< 32-28ºC	Rebaixamento de consciência, pode não estar tremendo
HT 3 (grave)	< 28ºC	Inconsciente com SSVV presentes
HT 4 (grave)	Variável	Aparentemente morto, ausência de SSVV

Oxigênio e fluidos intravenosos devem ser aquecidos, e os pacientes devem ter acompanhamento constante de sua temperatura central, ritmo cardíaco e saturação de oxigênio. A oximetria de pulso é normalmente precisa em pacientes hipotérmicos, embora dados não confiáveis podem ser obtidos em pacientes com vasoconstrição significativa ou com débito cardíaco muito baixo. Em pacientes hipotensos, a primeira medida é o uso de soluções salinas aquecidas (40 a 42°C) seguidas por drogas vasopressoras.

No paciente hipotérmico pode ser difícil detectar pulso; e o início intempestivo de compressões cardíacas pode precipitar fibrilação ventricular. A maioria dos autores recomenda contra iniciar compressões torácicas em pacientes que apresentem ritmo organizado no ECG ou contrações cardíacas no ecocardiograma à beira do leito. Para evitar compressões torácicas inadequadas, o paciente que está sem monitorização ou em um ritmo não compatível com parada cardíaca deve ser cuidadosamente examinado para a atividade respiratória e pulsos. Se não houver respiração perceptível, a ventilação deve ser iniciada. Em seguida, de 30 a 60 segundos devem ser utilizados para tentar identificar o pulso. Se não forem detectados pulsos e ECG sem ritmo organizado como discutido, deve-se iniciar a ressuscitação cardíaca com compressões cardíacas. Pacientes com temperatura entre 20 e 28°C podem alternar períodos de 5 minutos de ressuscitação com períodos de até 5 minutos sem ressuscitação, enquanto se realiza o aquecimento.

Em geral, as indicações para intubação endotraqueal são as mesmas que no paciente normotérmico. O procedimento de intubação, por sua vez, parece ter risco mínimo de desenvolvimento de arritmias. O procedimento pode se tornar necessário em caso de rebaixamento significativo do nível de consciência e broncorreia importante. Deve-se tomar cuidado ao passar cateteres venosos centrais devido à irritabilidade cardíaca, ainda assim podem ser úteis para monitorização em pacientes hipotensos; neste caso recomenda-se utilizar cateteres via femoral, pois apresentam menor risco de induzir arritmias.

Embora arritmias no paciente hipotérmico possam representar uma ameaça imediata à vida, a maioria das alterações do ritmo não necessitam de terapia e revertem espontaneamente com o reaquecimento. Além disso, a ação de drogas antiarrítmicas e inotrópicas é imprevisível na hipotermia, e o coração hipotérmico é relativamente resistente a atropina, estimulação e cardioversão. A fibrilação ventricular pode ser refratária ao tratamento até que o paciente seja reaquecido. Em pacientes sem resposta após três choques só deve ser novamente tentada a desfibrilação quando a temperatura atingir, pelo menos, 30°C.

As diretrizes do Conselho Europeu de Reanimação recomendam uma abordagem modificada ao suporte avançado de vida, consistindo em até três desfibrilações, com adrenalina adiada até que a temperatura central seja superior a 30°C (86°F) e com o intervalo entre as doses dobradas até a temperatura do núcleo ser superior a 35°C.

Estudos mostram um efeito depressivo da adrenalina na função cardíaca quando usado em doses que aumentam o débito cardíaco durante a normotermia. Também a noradrenalina e a isoprenalina não tiveram efeitos cardíacos positivos durante a hipotermia, sendo então a dopamina a droga mais promissora para apoiar a função cardíaca durante o reaquecimento. Os dados e informações desses estudos suportam a noção predominante de não usar medicamentos adrenérgicos em temperaturas abaixo de 30°C.

O suporte extracorpóreo à vida (ECLS) revolucionou o tratamento da parada cardíaca hipotérmica, com taxas de sobrevida aproximando-se de 100% em alguns casos. Entre os pacientes tratados com ECMO ou circulação extracorpórea, a taxa de sobrevida sem comprometimento neurológico é de 47 a 63%. Para pacientes com hipotermia do estágio HT IV que não são tratados com ECMO ou circulação extracorpórea (dados limitados disponíveis), mas é provável que a taxa de sobrevivência seja inferior a 37%.

O apoio à ECMO resultou em melhores resultados, em comparação com a circulação extracorpórea tradicional, provavelmente devido à alta incidência de insuficiência pulmonar grave após o reaquecimento, que pode ser tratada com mais eficiência com a ECMO.

Para pacientes com hipotermia e instabilidade cardíaca ou parada cardíaca, a ECMO pode ser o melhor tratamento atualmente disponível e é preferível à circulação extracorpórea. O transporte antecipado para uma instalação com as capacidades necessárias e a seleção de uma técnica de reaquecimento apropriada têm o potencial de diminuir as complicações e melhorar a sobrevivência. Análises de registros de hipotermia e estudos prospectivos são necessários para melhorar as estratégias de tratamento.

Pacientes hipotérmicos com fatores de risco para parada cardíaca iminente (temperatura < 28°C, arritmia ventricular, pressão arterial sistólica < 90 mmHg) e aqueles que já interromperam devem ser transferidos diretamente para um centro de ECLS.

Pacientes com parada cardíaca devem receber ressuscitação cardiopulmonar contínua (RCP) durante a transferência, exceto se temperatura entre 20 e 28°C, em que se pode alternar períodos sem ressuscitação. Se for necessário transporte prolongado ou terreno difícil, a RCP mecânica pode ser útil. A RCP atrasada ou intermitente pode ser apropriada na parada hipotérmica quando a RCP contínua é impossível. A Tabela 4 resume o tratamento da hipotermia conforme a sua gravidade. Os esforços de ressuscitação podem ter que continuar por várias horas até atingir temperatura central entre 32 e 35°C. Portanto, não se recomenda encerrar a ressuscitação cardiopulmonar até que o paciente atinja essas temperaturas.

Cuidados modernos pós-ressuscitação (vide hipotermia terapêutica no capítulo de cuidados pós-parada cardíaca) devem ser implementados após uma parada hipotérmica.

Muitos pacientes hipotérmicos são alcoólatras com depleção de tiamina, e a doença de Wernicke pode causar hipotermia, por isso os pacientes devem receber 50 mg de tiamina intravenosa. Entre 50 e 100 mL de glicose a 50% devem ser administrados, exceto se glicemia capilar normal ou aumentada.

A administração de antibióticos, corticosteroides e hormônio tireoidiano deve ser individualizada. Infecções graves, muitas vezes ocultas, podem precipitar ou complicar hipotermia; assim, infecção deve ser ativamente procurada nesses pacientes. Antibioticoterapia empírica é apropriada quando uma causa infecciosa específica não é identificada. Corticoterapia de rotina, geralmente, não é indicada, mas hidrocortisona 100 mg endovenosa deve ser dada ao paciente com uma história de insuficiência adrenal prévia ao episódio de hipotermia, bem como em pacientes com coma mixedematoso.

▷ **TABELA 4** Manejo da hipotermia

Hipotermia	Reaquecimento
Grau 1	Passivo com ambiente aquecido, cobertores e roupas, bebidas quentes, movimentação ativa
Graus 2 e 3	Ativo com ambiente, nebulização e cobertores aquecidos, fluidos aquecidos parenterais
Grau 4	ECMO, circulação extracorpórea, irrigação aquecida de cavidade torácica na indisponibilidade deles

Hipotermia e hipotireoidismo têm características clínicas semelhantes. A maioria dos pacientes com coma mixedematoso é hipotérmico, mas apenas uma pequena minoria dos pacientes hipotérmicos é hipotireóideo; os níveis de hormônio da tireoide são frequentemente normais ou elevados na hipotermia. Tiroxina em grandes doses é necessária para pacientes em coma mixedematoso, mas podem causar arritmias ou isquemia cardíaca em outros pacientes hipotérmicos. Portanto, reposição hormonal da tireoide é indicada apenas em pacientes com uma história conhecida de hipotireoidismo, uma cicatriz de tireoidectomia, ou outra evidência clínica forte de coma mixedematoso, lembrando de repor corticoesteroides primeiro se suspeita de insuficiência adrenal concomitante.

TÉCNICAS DE REAQUECIMENTO

Muitas modalidades estão disponíveis para o reaquecimento; a escolha do método é uma questão controversa. Não existem estudos prospectivos, controlados, que comparem métodos de reaquecimento em seres humanos, e cada método tem vantagens e desvantagens.

Inicialmente, o paciente hipotérmico deve ser colocado em ambiente aquecido (temperatura ambiente de 28ºC), roupas molhadas ou frias devem ser retiradas, se for o caso, e o paciente coberto com cobertores. A partir daí, inicia-se o reaquecimento propriamente dito, seja passivo ou ativo.

Reaquecimento passivo permite que os pacientes se reaqueçam por conta própria, usando o calor produzido pelo metabolismo endógeno, sendo a modalidade de escolha em hipotermia leve e método suplementar para tratamento de hipotermias moderadas e graves. Os pacientes devem ter mecanismos de termorregulação intactos e ser capazes de produzir calor para o reaquecimento passivo ser bem-sucedido.

Assim como os pacientes muitas vezes tornam-se hipotérmicos durante um período de horas a dias, o reaquecimento passivo é, também, fisiologicamente lento, evitando variações bruscas de estado cardiovascular e as complicações associadas com o reaquecimento ativo.

Os pacientes com hipotermia leve, que ainda estão na fase de "excitação", em geral, melhoram espontaneamente, desde que os mecanismos de produção de calor endógenos sejam funcionais. Além disso, a temperaturas superiores a 30°C, a incidência de arritmias é baixa, e reaquecimento rápido raramente é necessário.

Em casos de hipotermia grave ou hipotermia secundária a uma doença subjacente, o reaquecimento ativo é o mais indicado. Além disso, como a temperatura sobe lentamente com o reaquecimento passivo, este também não é apropriado para pacientes com comprometimento cardiovascular.

O reaquecimento externo ativo (aplicação de calor exógeno na superfície do corpo) é frequentemente muito eficaz em elevar a temperatura do corpo e indicado para pacientes com hipotermia moderada. Imersão em água quente proporciona reaquecimento rápido, mas torna a reanimação, monitorização e acompanhamento difíceis e, portanto, não é prático para o uso no Departamento de Emergência.

Em geral são utilizados cobertores, associados com fonte de calor ionizante ou alguma forma outra de calor aplicada diretamente sobre a superfície corporal do paciente. O reaquecimento com ar quente através de fendas em plástico ou de cobertores parece ser um método promissor e tem tido sucesso moderado em pacientes gravemente hipotérmicos.

O reaquecimento externo tem desvantagens. Pode ser ineficaz em pacientes com má perfusão periférica, especialmente em pacientes com parada cardíaca, com o reaquecimento externo ativo sendo indicado se temperatura central menor que 32°C. A aplicação de calor externo pode provocar vasodilatação periférica, levando a hipovolemia relativa. O clareamento do ácido láctico a partir de tecidos periféricos com o reaquecimento pode levar a acidose, e um aumento em demandas metabólicas periféricas antes de o coração hipotérmico poder proporcionar perfusão tecidual adequada, com hipóxia tecidual e acidose secundárias.

Um fato a ser lembrado é que a temperatura pode continuar a declinar após o reaquecimento começar, devido à recirculação de sangue em temperatura diminuída. A incidência, significado clínico e magnitude dessa queda não são claros.

O reaquecimento interno tem várias vantagens teóricas e deve ser realizado em pacientes refratários às outras medidas e a indicação clássica do reaquecimento interno ativo é temperatura central menor que 28°C. Os órgãos internos, incluindo o coração são preferencialmente reaquecidos, diminuindo a irritabilidade do miocárdio e retornando a função cardíaca. Vasodilatação periférica é evitada, diminuindo a incidência e a magnitude do choque e acidose por reaquecimento. No entanto, algumas técnicas de reaquecimento internos são invasivas e podem estar indisponíveis ou difíceis de se realizar. Assim se recomenda iniciar o reaquecimento com técnicas menos invasivas como uso de fluidos aquecidos e progredir para técnicas mais invasivas como lavagem pleural com fluido aquecido.

O reaquecimento por inalação é uma das possibilidades de reaquecimento ativo e consiste na administração de ar aquecido e umidificado ou oxigênio por máscara ou tubo endotraqueal. Por si só, ele fornece um ganho de calor pequeno, mas também minimiza a perda de calor dos pulmões, que podem representar até 30% do total de calor metabólico corporal produzido. Um aquecedor é interposto no tubo do ventilador ou máscara facial, e a tubulação deve ser coberta com material para evitar a perda de calor. A temperatura do gás fornecido à máscara facial ou tubo endotraqueal deve medir cerca de 40°C.

Fluidos intravenosos e sangue também devem ser aquecidos até 40°C antes da administração, especialmente em pacientes que recebem muito volume na reanimação. Aquecedores de fluido permitem a temperatura de líquidos infundidos a serem controlados com precisão.

O reaquecimento por inalação e a administração de fluidos aquecidos devem ser utilizado em todos os pacientes com hipotermia grave, pois são técnicas simples e sem complicações, enquanto a temperatura é controlada. No entanto, deve-se monitorizar a temperatura com cuidado, pois, se utilizados fluidos ou inalação acima de 50°C (122°F), queimaduras das vias aéreas e hemólise intravascular podem ocorrer.

A lavagem do trato gastrointestinal (colônica ou por outra via) com solução fisiológica aquecida é tecnicamente simples, e os pacientes podem ser lavados com grandes volumes de fluido quente em um curto período de tempo. No entanto, o paciente com alteração do nível de consciência podem desenvolver aspiração pulmonar se lavado com uma via aérea desprotegida.

De uma maneira semelhante à lavagem do trato gastrointestinal, a bexiga pode ser lavada com solução salina aquecida usando uma sonda vesical própria.

A lavagem peritoneal faz reaquecimento relativamente rápido. É amplamente disponível, pode ser instituído rapidamente e com pouca dificuldade técnica, e tem-se mostrado eficaz em estudos com animais e aplicações em seres humanos. Solução de diálise sem potássio é aquecida a 40° a 45°C, instilada no peritônio e, em seguida, removida. A utilização de dois cateteres (um para a instilação de fluido e um para a remoção) pode aumentar a taxa de reaquecimento.

Lavado pleural por meio de toracostomia forneceu reaquecimento eficaz em estudos em animais e em relatos de casos. A lavagem da cavidade torácica esquerda proporciona fluido aquecido em estreita proximidade com o coração, potencialmente permitindo o aquecimento cardíaco rápido. Dois tubos de drenagem pleural (para entrada e saída) são empregados. Se essa técnica for escolhida, deve-se tomar cuidado para monitorar a infusão de fluido líquido porque o aumento da pressão intratorácica pode causar um hidrotórax hipertensivo. O risco de precipitar arritmias durante a drenagem torácica é desconhecido.

Reaquecimento interno rápido também pode ser obtido por circulação extracorpórea. A circulação extracorpórea consiste em uma derivação arteriovenosa em que o sangue é encaminhado para um dispositivo de aquecimento e, em seguida, retorna ao paciente. Pacientes profundamente hipotérmicos podem ser reaquecidos em um período de tempo muito curto com esses métodos. Equipamentos especializados e pessoal treinado são necessários; no entanto, a falta de disponibilidade imediata, muitas vezes, impede a utilização dessas técnicas. Em alguns pacientes que utilizam essas técnicas, a heparinização necessária para algumas técnicas extracorpóreas pode causar complicações em pacientes hipotérmicos com trauma.

Finalmente, a irrigação mediastinal, via toracotomia aberta, tem sido utilizada com sucesso em um pequeno número de pacientes, embora seja possível que esses pacientes poderiam ter sido ressuscitado, usando técnicas menos invasivas. A Tabela 5 elenca as indicações das técnicas de reaquecimento.

Na abordagem inicial do paciente hipotérmico, o mais importante é avaliar o estado cardiovascular do paciente e, em seguida, levar em consideração a temperatura de apresentação.

Alguns autores acham que os pacientes com um ritmo cardíaco estável (incluindo bradicardia sinusal ou fibrilação atrial) e sinais vitais estáveis não precisam de reaquecimento rápido, mesmo se a temperatura for muito baixa. Eles recomendam reaquecimento passivo e modalidades de reaquecimento não invasivas nesse cenário (p. ex., o reaquecimento de ar forçado, oxigênio quente e úmido, e fluidos intravenosos quentes).

Outros argumentam que os pacientes profundamente hipotérmicos, mesmo que estáveis, estão em risco de desenvolver arritmias potencialmente fatais. Nesse caso se recomenda reaquecimento rápido até que a temperatura atinja 30° a 32°C para minimizar o período de tempo durante o qual podem desenvolver arritmias e, a partir dessa temperatura, iniciar reaquecimento passivo.

▷ **TABELA 5** Indicações de modalidades de reaquecimento conforme a temperatura

Hipotermia	Reaquecimento
Grau 1	Passivo com ambiente aquecido, cobertores e roupas, bebidas quentes, movimentação ativa
Graus 2 e 3	Ativo com ambiente, nebulização e cobertores aquecidos, fluidos aquecidos parenterais
Grau 4	ECMO, circulação extracorpórea, irrigação aquecida de cavidade torácica na indisponibilidade deles

Os pacientes com insuficiência ou instabilidade cardiovascular, incluindo hipotensão persistente e arritmias com risco de vida, necessitam sempre de reaquecimento rápido.

PACIENTES SOTERRADOS NA NEVE

Em nosso país não é uma situação esperada, mas pode ocorrer com quem trabalha em áreas remotas. Dois estudos suíços mostratam que entre vítimas de deslizamento de neve totalmente enterradas, 52,4% tiveram evolução para óbito 52,4%, em comparação com apenas 4,2% daquelas que foram enterradas apenas parcialmente. A causa primária de morte foi relatada como asfixia (65%), asfixia combinada com hipotermia (25%) e trauma (10%).

A curva de sobrevida das avalanches mostrou que 91% estavam vivos após 18 minutos. Então a taxa de sobrevivência caiu acentuadamente, chegando a 34% após 35 minutos, também chamada de "fase de asfixia". Após 35 minutos, as possibilidades de sobrevida diminuem rapidamente. Entre os sobreviventes dessa fase, percebeu-se que vias aéreas livres e acesso a uma bolsa de ar que permitisse ventilação e oxigenação adequadas foi associado com sobrevida aumentada. Durante essa chamada fase de oportunidade, os pacientes corriam o risco de desenvolver hipoxia, hipercapnia e hipotermia, mais tarde denominada "síndrome do triplo-H". Sobrevivência após soterramento > 35 minutos não é viável, a menos que as vias aéreas estejam livres e exista uma bolsa de ar. A temperatura deve ser avaliada ao iniciar o atendimento, devendo ser medida no esôfago se possível. Quanto ao manejo, sumariamente é recomendado:

- Em pacientes soterrados < 60 min, com temperatura > 30°C), na ausência de parada cardíaca hipotérmica se realiza o tratamento habitual.
- Em pacientes soterrados > 60 min (< 30°C) com vias aéreas livres, deve-se esperar parada cardíaca hipotérmica, iniciar resgate cardiovascular avançado em hospitais onde é possível o aquecimento invasivo (suporte extracorpóreo à vida – ECLS). Na parada cardíaca e no tempo sob neve > 60 min (ou temperatura central < 30°C), o aquecimento invasivo deve ser considerado se o paciente tiver vias aéreas livres, nível de potássio < 8 mEq/L e ausência de lesões fatais.
- Pacientes com parada cardíaca soterrados > 60 min e temperatura < 30°C), com sinais de obstrução de vias aéreas e assistolia de ECG: são considerados óbitos por asfixia e não há indicação de ressuscitação cardiopulmonar.

Deve-se lembrar que pacientes vítimas de deslizamento de neve são traumatizados até prova em contrário e devem ser abordados como tais.

INDICAÇÕES DE INTERNAÇÃO, TERAPIA INTENSIVA E SEGUIMENTO

Os pacientes com hipotermia leve acidental causada exclusivamente pela exposição ambiental poderão receber alta após o reaquecimento no Departamento de Emergência desde que assintomáticos e com a condição de retornarem para um ambiente aquecido.

A maioria dos outros pacientes hipotérmicos necessita de internação hospitalar, tanto para o manejo da hipotermia como para a avaliação e manejo de doenças de base. Pacientes instáveis e com alteração do nível de consciência devem ser manejados em UTI.

Morte em hipotermia deve ser definida como um fracasso para reviver o paciente com reaquecimento; a menos que haja fortes indícios de que o paciente não é viável, esforços de ressuscitação devem ser continuados até que a temperatura central seja de, pelo menos, 30° a 32°C.

PROGNÓSTICO

Muitos pacientes hipotérmicos podem ter infecções graves ou outras doenças que ameaçam a vida. Os pacientes com hipotermia sem complicações têm uma taxa de mortalidade relativamente baixa; pacientes com doenças associadas significativas têm um prognóstico muito pior em termos de resultado final.

O processo da doença subjacente é muito mais importante do que a temperatura inicial ou o método de reaquecimento escolhido. Portanto, a avaliação e o tratamento desses pacientes devem incluir uma pesquisa para doenças associadas, bem como o tratamento da própria hipotermia.

Se asfixia (p. ex., quase afogamento) precede o desenvolvimento de hipotermia, o prognóstico

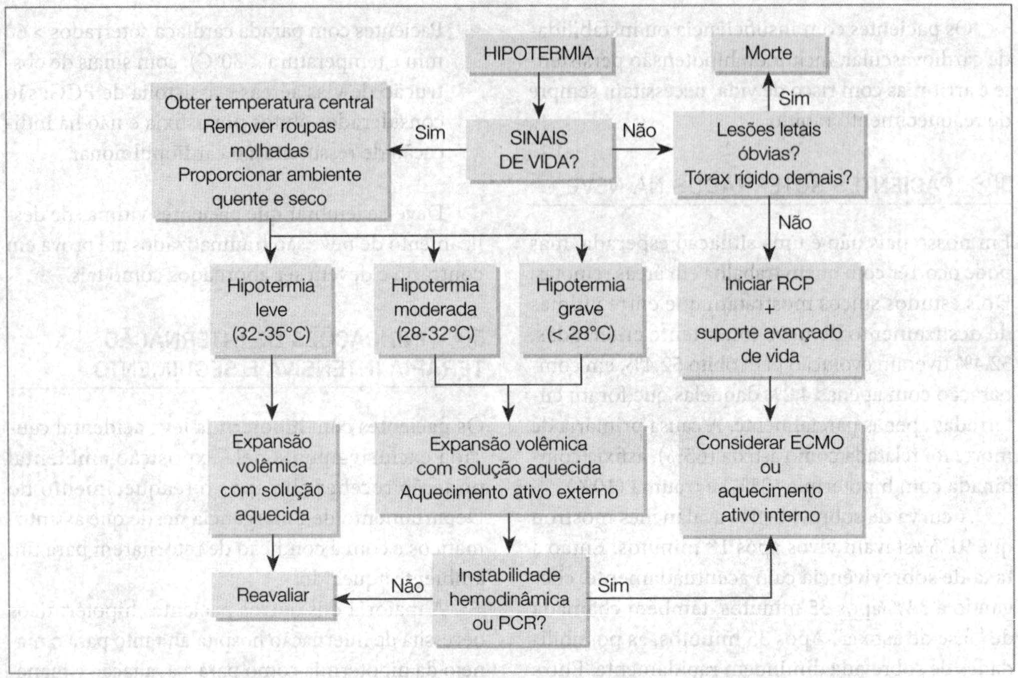

▷ **FIGURA 3** Manejo da hipotermia.
ECMO: oxigenação por membrana extracorpórea; PCR: parada cardiorrespiratória; RCP: ressuscitação cardiopulmonar.

é muito ruim. Se asfixia não ocorreu, o efeito protetor da hipotermia pode ter uma influência importante no prognóstico. Necessidades de oxigênio diminuídas podem proteger o cérebro e outros órgãos contra danos anóxicos e isquêmicos. Isso significa que os critérios habituais, indicando a morte ou a irreversibilidade da doença, não são válidos no paciente hipotérmico, que podem até sobreviver após parada cardíaca prolongada, sem sequelas neurológicas.

Pacientes hipotérmicos podem se recuperar completamente após a apresentação em um estado de apneia rígida com pupilas fixas e dilatadas. Recuperação de pacientes nesse estado tem sido documentada com temperaturas centrais tão baixas como 14°C e com parada cardíaca por até 6,5 horas.

LITERATURA RECOMENDADA

1. Brown D. Hypothermia. In: Tintinalli Emergency Medicine. 2016.
2. Brown DJ, Brugger H, Boyd J, Paal P. Accidental hypothermia. New Eng J Medicine. 2012;1930-8.
3. Danzl DF. Accidental hypothermia. In: Marx J, et al. Rosen's Emergency Medicine: concepts and clinical practice. Elsevier, Philadelphia, 6. ed. 2006. p. 2236-53.
4. Headdon WG, Wilson PM, Dalton HR. The management of accidental hypothermia. BMJ. 2009;338:b2085.
5. Mulcahy AR, Watts MR. Accidental hypothermia: An evidence-based approach. Emergency Medicine Practice EBMedicine.net 2009; 11:1. Disponível em: http://www.cmua.nl/content/SEHLiteratuur/SEH%20literatuurbestanden/Accidental%20Hypothermia%200109.pdf. Acesso em: 9 mar. 2020.
6. Zaffren K, Danzl DF. Accidental hypothermia. In: Rosen's Emergency Medicine. 2018.

21 Abordagem inicial do paciente com dispneia

Rodrigo Antonio Brandão Neto
Sabrina Corrêa da Costa Ribeiro
Heraldo Possolo de Souza

PONTOS IMPORTANTES

- Dispneia é uma sensação subjetiva de desconforto respiratório.
- Os mecanismos fisiopatológicos são multifatoriais e, ao contrário do que se acredita, a hipoxemia isoladamente é um fraco estímulo para a sensação de dispneia.
- Dispneia pode ser a manifestação inicial de isquemia miocárdica, embolia pulmonar ou representar um sintoma crônico de doenças, como doença pulmonar obstrutiva crônica (DPOC) ou pneumopatias.
- Em 85% dos casos, a dispneia crônica é causada por asma, DPOC, doença pulmonar intersticial ou disfunção miocárdica.
- O uso de escalas com parâmetros objetivos, como a da MRC, é indicado para a avaliação de pacientes.
- Os sintomas são dependentes da causa secundária da dispneia, e em mais de 50% dos pacientes o diagnóstico pode ser sugerido apenas com anamnese.
- Quando anamnese e exame físico não conseguem ser suficientes para realizar uma hipótese sólida, os exames complementares podem auxiliar o diagnóstico.
- Os exames iniciais incluem: ECG, radiografia de tórax, hemograma, perfil metabólico, espirometria e oximetria de pulso.
- O tratamento inclui oxigênio suplementar, suporte hemodinâmico e correção da causa de base.
- O uso de opioides está indicado em pacientes com dispneia e doença terminal, particularmente em pacientes com dor.

INTRODUÇÃO E DEFINIÇÕES

Dispneia pode afetar até 50% dos pacientes no departamento de emergência (DE), e em mais de 3% dos casos é a queixa principal dos pacientes.

A literatura médica apresenta muitas definições para o tema. A American Thoracic Society (ATS) define dispneia como sensação subjetiva de desconforto respiratório que consiste em sensações qualitativamente distintas e que variam em intensidade. A sensação, como já mencionado, é subjetiva e por esse motivo pode ser percebida de diferentes maneiras, como sensação de aperto no peito, sufocamento, falta de ar ou incapacidade de encher o pulmão de ar.

A proporção de pacientes que procuram o médico devido à dispneia aumenta com a idade, com pico de incidência entre os 55 e os 69 anos de idade. A dispneia é considerada crônica quando a queixa tem mais de um mês de duração. Apesar de o termo ser usado constantemente, dispneia aguda não tem uma definição precisa na literatura médica.

Vários questionários para a avaliação da dispneia foram criados, e o objetivo deles é facilitar a avaliação diagnóstica e classificar sua intensidade. A classificação do órgão britânico MRC (*Medical Resear-*

ch Council) (Tabela 1) parece ser a mais adequada para a avaliação dessa intensidade. A ATS também utiliza essa classificação para graduar a dispneia.

Outra escala bastante utilizada para avaliar a dispneia é a de Borg, que classifica dispneia da seguinte forma:

- 0: dispneia ausente.
- 1-3: dispneia leve.
- 4-6: dispneia moderada.
- 7-9: dispneia moderadamente intensa.
- 10: dispneia intensa.

O problema da classificação é que ela não é objetiva. Por esse motivo, sugerimos o uso da classificação da MRC.

ETIOLOGIA E FISIOPATOLOGIA

A sensação de dispneia pode ocorrer por demanda excessiva de ventilação ou por distúrbio ventilatório. A origem parece estar relacionada com a ativação dos sistemas sensórios envolvidos com a respiração, com o processamento dessa informação pelos centros nervosos superiores e com influência de outros fatores que incluem alterações comportamentais e cognitivas.

O sistema respiratório funciona para satisfazer as demandas metabólicas do organismo. Vários mecanismos estão envolvidos no ato de respirar, e a alteração de qualquer um desses mecanismos pode estar associada com o desenvolvimento de dispneia. Esses mecanismos incluem o centro respiratório, quimio e mecanorreceptores, diafragma e músculo esquelético.

▷ **TABELA 1** Classificação MRC da dispneia (*Medical Research Council*)

Grau de dispneia	Esforço físico
0	Dispneia em esforços extremos como correr e subir escadas íngremes
1	Dispneia ao andar depressa ou em subidas leves
2	Dispneia ao caminhar normalmente
3	Dispneia ao caminhar menos de 100 metros
4	Dispneia para atividades habituais como tomar banho ou trocar de roupa

Um quadro de dispneia aguda (duração de minutos a horas), com sinais de desconforto respiratório como aumento da frequência respiratória SaO_2 < 93% em ar ambiente, tem um número limitado de causas graves prováveis que necessitem de pronto diagnóstico e de tratamento. Essas causas estão apontadas na Tabela 2.

ACHADOS CLÍNICOS

As manifestações são dependentes da causa secundária da dispneia, e em mais da metade dos pacientes o diagnóstico pode ser realizado apenas com base na história clínica. Um dos focos da avaliação inicial é identificar os pacientes com possibilidade de insuficiência respiratória ou parada respiratória iminente (Tabela 3).

Ortopneia é uma forma de dispneia que apresenta piora com o decúbito, aparece minutos após deitar, ocorre quase sempre com o paciente ainda acordado e, apesar de sugestiva de insuficiência cardíaca (IC), não é específica para o diagnóstico. A dispneia paroxística noturna ocorre costumeiramente horas após o paciente deitar-se, tardiamente na evolução do paciente com cardiopatia, e é relativamente específica para o diagnóstico de IC. A trepopneia é a sensação de dispneia que ocorre ao deitar em decúbito lateral, mas que não aparece ao deitar-se no decúbito lateral contralateral. Ocorre devido à alteração na relação ventilação/perfusão no pulmão acometido. Exemplos de doenças associadas são derrame pleural unilateral e doença parenquimatosa unilateral. A platipneia, por sua vez, é a sensação de dispneia que aparece ao se sentar e melhora ao deitar, e ocorre em pacientes com *shunts* causados por doenças cardíacas congênitas, embora seja também descrita em associação com *shunts* intrapulmonares como na doença de Osler-Weber-Rendu (teleangiectasia hereditária) ou na cirrose hepática. Comentaremos a seguir as características clínicas das várias condições às quais a dispneia é associada.

- Acometimento de vias aéreas superiores: pode ocorrer por corpos estranhos, angioedema, anafilaxia, trauma e infecções. Nesse caso, os pacientes apresentam com frequência estridor e ausculta similar a sibilos localizados em região de vias aéreas superiores. Em pacientes com angioedema são comuns lesões eritematosas na pele, mas em geral não são pruriginosas.
- Asma: é caracterizada por tríade clínica composta por sensação de dispneia, opressão torácica e si-

▷ **TABELA 2** Causas de dispneia aguda

Sistema cardiovascular	Sistema respiratório	Outras causas
Infarto agudo do miocárdio	Broncoespasmo	Hipoventilação por doença neuromuscular
Edema agudo pulmonar e congestão por insuficiência cardíaca	Embolia pulmonar	Intoxicações
Arritmias cardíacas	Pneumonia	Trauma com múltiplas fraturas de arcos costais
Tamponamento cardíaco	Obstrução de via aérea superior – aspiração, anafilaxia	Ruptura diafragmática
Valvopatias	Síndrome do desconforto respiratório agudo	Acidose metabólica
Miocardites	Derrame pleural	Choque por sepse ou outras etiologias
Emergências hipertensivas	Doença pulmonar intersticial em exacerbação	Perfuração de vísceras
Síndrome aórtica aguda	Neoplasias pulmonares	Anemia aguda

▷ **TABELA 3** Achados que indicam necessidade de avaliação imediata do departamento de emergência

▪ Frequência respiratória acima de 30 incursões por minuto
▪ Saturação de oxigênio < 90%
▪ Instabilidade hemodinâmica
▪ Uso de musculatura acessória, fala entrecortada, estridor, murmúrio vesicular assimétrico, estertores difusos
▪ Cianose e sudorese
▪ Agitação psicomotora e alteração do estado mental

bilância, sendo pelo menos um desses sintomas relatado em 90% dos pacientes. Tosse é outro sintoma particularmente comum, acompanhando o quadro dos pacientes. O estudo de Hollerman demonstrou que os achados de sibilância, roncos e uso de musculatura acessória foram os mais específicos para o diagnóstico. Deve-se acrescentar que nenhum achado isolado de exame físico combina especificidade e sensibilidade apropriadas para o diagnóstico, mas a combinação de achados de história e exame físico consegue fazer o diagnóstico na maioria dos casos.

- A infecção por COVID-19 pode levar a tosse, dispneia, febre e hipoxemia. Seu principal achado de imagem é vidro fosco periférico em TC de tórax e linhas B na ultrassonografia pulmonar. O capítulo sobre infecção por COVID-19 discute com maiores detalhes o diagnóstico e manejo destes pacientes.
- Doença pulmonar obstrutiva crônica (DPOC): os achados cardinais para o diagnóstico são a presença de tosse crônica produtiva, dispneia ao esforço e progressiva, além de exposição aos fatores de risco. A presença de sibilos em exame físico aumenta em 8 a 15 vezes a possibilidade do diagnóstico. Outros achados úteis para o diagnóstico são a presença de hiper-ressonância, tórax em barril e retenção de CO_2 na gasometria.
- Insuficiência cardíaca (IC): dispneia ao esforço usualmente é o primeiro sintoma de IC, mas a presença de dispneia paroxística noturna é mais específica. A presença de galope com B3, ictus globoso e distensão venosa jugular aumenta a chance do diagnóstico. A presença de qualquer um desses achados deixa a probabilidade do diagnóstico em 80% e a presença dos três

▷ **TABELA 4** Achados sugestivos de disfunção cardíaca

▪ Taquicardia
▪ Hipotensão sistólica
▪ Estase jugular
▪ Refluxo hepatojugular
▪ Estertores crepitantes bibasais
▪ Presença de B3
▪ Edema de membros inferiores
▪ Radiografia com cardiomegalia ou sugestiva de congestão pulmonar

achados virtualmente diagnostica IC. A Tabela 4 apresenta os principais achados na IC.

- Doença intersticial pulmonar: dispneia ao esforço está presente na maioria dos pacientes, mas o achado é inespecífico. O achado diagnóstico de maior utilidade é a presença de estertores inspiratórios que ocorre em mais de 80% dos pacientes. A presença de baqueteamento digital ocorre em 25 a 50% dos pacientes.
- Dispneia psicogênica: a maioria dos pacientes descreve a dispneia como sensação de sufocamento. Os pacientes muitas vezes descrevem sintomas semelhantes aos de obstrução de vias aéreas superiores; presença de parestesias e sensação de bolo na garganta também são comumente associadas.
- Embolia pulmonar (EP): a dispneia costuma ser súbita, e sintomas como taquicardia e dor torácica podem acompanhar. Existem alguns critérios clínicos definidores da probabilidade diagnóstica de EP, dos quais os mais utilizados são os critérios de Wells (Tabela 5). Os pacientes geralmente têm fatores de risco, e dispneia ao repouso e taquicardia são os achados mais comuns. Em pacientes com história recente (< 4 semanas) de cirurgia, terapia com estrógeno ou outros fatores de risco para trombose venosa profunda (TVP), o diagnóstico deve sempre ser considerado.

▷ **TABELA 5** Escore de Wells para probabilidade de tromboembolismo pulmonar

Achados clínicos	Pontos
Sintomas clínicos de doença tromboembólica	3
Outro diagnóstico menos provável que TEP	3
FC > 100/bpm	1,5
Imobilização ou cirurgia nas últimas 4 semanas	1,5
TEP ou TVP prévios	1,5
Hemoptise	1,5
Neoplasia maligna	1,5
▪ Probabilidade baixa: < 2 pontos. ▪ Probabilidade intermediária: 2-6 pontos. ▪ Probabilidade alta: > 6 pontos.	

FC: frequência cardíaca; TEP: tromboembolismo pulmonar; TVP: trombose venosa profunda.

- Doenças neuromusculares: as doenças mais associadas com o sintoma incluem esclerose múltipla, síndrome de Guillain-Barré e *miastenia gravis*. A dispneia nesses casos ocorre por hipoventilação, e é comum ocorrer aumento de CO_2 evidenciado em gasometria arterial.
- Angioedema: pode causar edema significativo de lábios, línguas, faringe e eventualmente laringe, com aparecimento e progressão em poucas horas. Pode ser acompanhado por lesões cutâneas.

Alguns achados clínicos sugerem diagnósticos específicos. Por exemplo, a presença de febre torna pneumonia a causa mais provável, mas miocardite, pericardite e embolia séptica também podem apresentar-se com febre. Dor torácica que antecede a dispneia sugere diagnóstico de isquemia coronariana ou embolia pulmonar. Quando associada a sibilos, a dispneia pode se dever a broncoespasmo, e causas potenciais incluem asma e disfunção cardíaca crônica. Pneumotórax espontâneo é usualmente associado a dor torácica e ocorre em pacientes altos e magros ou em pacientes portadores de doença pulmonar subjacente.

O exame físico deve incluir a avaliação de cabeça e pescoço, tórax, coração e extremidades inferiores. A ausculta respiratória silente unilateral sugere a possibilidade de pneumotórax, derrame pleural extenso ou crise muito grave de asma. A Tabela 6 cita as características clínicas das principais causas de dispneia. O quadro clínico de outras doenças associadas à dispneia não será comentado nesta seção.

EXAMES COMPLEMENTARES E DIAGNÓSTICO

O primeiro passo na investigação diagnóstica de pacientes com dispneia é determinar o órgão primariamente envolvido, tarefa que pode ser difícil se considerarmos que em até um terço dos pacientes a causa da dispneia é multifatorial.

Em cerca de 80% dos pacientes a história e o exame físico são suficientes para realizar o diagnóstico. No entanto, conforme a suspeita diagnóstica realizada, os exames de triagem podem auxiliar. A radiografia de tórax é um exame que será utilizado na maioria dos casos. Seus achados serão dependentes da etiologia da dispneia e, se alterada, a mensuração da oximetria de pulso e a gasometria arterial são obrigatórias.

▷ **TABELA 6** Achados clínicos de doenças associadas à dispneia

Condição	História	Achados clínicos	Exames
Embolia pulmonar	Diaforese e dispneia aos esforços, antecedente de malignidade e outros fatores de risco para TVP	Taquicardia, taquipneia, pode ter febre baixa	Aumento do gradiente alvéolo-arterial; ECG: taquicardia sinusal + alteração de repolarização; USG: com TVP; D-dímero aumentado; cintilografia V/Q ou ângio-TC positivas
Pneumonia	Febre, tosse e dor pleurítica	Febre, crepitações e diminuição de sons pulmonares	RX obrigatório; culturas como apropriado; gasometria se ocorrer hipóxia
Pneumotórax	Início abrupto, dor torácica, ocorre após trauma ou em pacientes magros do sexo masculino	Estase jugular, redução de sons pulmonares, traqueia desviada e colapso cardiovascular	RX: mostra pneumotórax, eventualmente fraturas e hemotórax; TC: em casos de diagnóstico difícil
DPOC/asma	Piora com infecções respiratórias, história prévia de ataques ou tabagismo, diaforese e sensação de perda de fôlego	Uso de musculatura acessória, cianose	RX em casos de DPOC modifica a conduta em 20-25% dos casos; *peak-flow* em asma; gasometria arterial em pacientes graves
Neoplasia	Perda de peso, tabagismo ou outras exposições ocupacionais, disfagia às vezes associada	Hemoptise	RX ou TC: massa, adenopatia, atelectasia focal
Congestão	Aparecimento gradual, dor torácica, antecedente de IC, fator precipitante	Ortopneia, distensão jugular, presença de B3 ou B4, estase jugular	RX: cardiomegalia, linhas B de Kerley, derrame pleural; BNP aumentado; ECG com disfunção; EEG: avaliar isquemia

BNP: peptídeo natriurético do tipo B; DPOC: doença pulmonar obstrutiva crônica; ECG: eletrocardiograma; EEG: eletroencefalograma; IC: insuficiência cardíaca; RX: radiografia de tórax; TC: tomografia computadorizada; TVP: trombose venosa profunda; USG: ultrassonografia.

Outros exames podem ser realizados para diagnóstico de dispneia aguda, como marcadores de isquemia aguda como troponina. Comentaremos a seguir o uso de exames para avaliação de dispneia e sua utilidade (Figura 1).

Os exames de primeira linha incluem ECG, radiografia de tórax, espirometria, oximetria de pulso, hemograma e perfil metabólico. Atualmente, o BNP é considerado exame de primeira linha em alguns centros com disponibilidade do método.

1. ECG: pode revelar arritmias cardíacas, distúrbios de condução, hipertrofia ventricular, alterações isquêmicas e doença pericárdica.
2. Radiografia de tórax: pode revelar alterações pulmonares, de parede torácica e cardíacas.
3. Hemograma e perfil metabólico: anemia pode ser causa de dispneia e policitemia pode ocorrer em pacientes com DPOC. Acidose respiratória pode ocorrer em DPOC e em doenças neuromusculares, assim como acidose metabólica pode ocorrer em uremia, cetoacidose diabética e IC com baixo débito.
4. Espirometria: pode fazer diagnóstico de doença obstrutiva ou doença intersticial. Pode ser utilizado o *peak flow* na indisponibilidade.
5. Oximetria de pulso: importante para avaliação da gravidade dos doentes e, se anormal, pode ser útil a realização de gasometria arterial.
6. A ultrassonografia à beira do leito ou POCUS (*point-of-care ultrassonography*) pode ser útil nestes pacientes. Protocolos de avaliação de pacientes com dispneia são discutidos com maiores detalhes no capítulo de ultrassonografia pulmonar, mas são sumarizados na Figura 2. O ultrassom pulmonar pode verificar a presença de linhas B indicando infiltrado intersticial, consolidação, sinais de pneumotórax. O POCUS pode ainda fazer avaliação da função cardíaca e volemia, sendo assim um instrumento muito mais útil que as radiografias de tórax para avaliação dos pacientes com dispneia no departamento de emergência.

- Exames de segunda linha: caso necessário, devem ser feitos exames de segunda linha como prova de função pulmonar completa, ecocardiograma, peptídeo natriurético cerebral, gasometria arterial, tomografia computadorizada de tórax de alta resolução, Holter e estudos cintilográficos.

A prova de função pulmonar com mensuração da difusão de CO_2 é útil para doenças intersticiais e pulmonares parenquimatosas, sendo um parâmetro que altera em alguns casos precocemente. Estudos de cintilografia de ventilação e perfusão pulmonar podem ser úteis para avaliar embolia pulmonar crônica e cintilografia miocárdica para doenças isquêmicas.

A tomografia de tórax de alta resolução demonstra alterações pulmonares que às vezes não são aparentes em radiografia torácica. Outros exames, como Holter, podem identificar arritmias e episódios isquêmicos.

Os exames podem ser solicitados de acordo com a hipótese diagnóstica:

1. Asma: o diagnóstico de asma é realizado principalmente por meio de dados clínicos, sobretudo em pacientes com dispneia aguda. O uso de espirometria ou *peak flow* em unidades de emergência é de extrema importância, tanto diagnóstica quanto prognóstica.
2. DPOC: o diagnóstico de DPOC é baseado na demonstração de obstrução de fluxo e, embora possa ser realizado de maneira confiável com base em dados clínicos, é definido pela relação VEF1/CVF < 0,70 ou VEF1 < 80% do predito. Em unidades de emergência, a prova de função pulmonar não tem papel definido.
3. Doenças intersticiais pulmonares: os pacientes apresentam padrão restritivo em prova de função pulmonar, e exames de imagem como radiografia e tomografia de tórax com cortes finos apresentam diversos padrões de infiltrados intersticiais.
4. Doenças vasculares pulmonares: hipertensão pulmonar primária e doença tromboembólica pulmonar são causas de dispneia crônica. Ecocardiograma, cintilografia de ventilação/perfusão e tomografia helicoidal podem ajudar no diagnóstico.
5. Insuficiência cardíaca: a radiografia de tórax pode ser útil no diagnóstico da IC. Os pacientes podem apresentar congestão pulmonar e cardiomegalia. A presença de índice cardiotorácico maior que 0,5 é sensível para o diagnóstico, mas quando é maior que 0,6 a especificidade diagnóstica é maior. O eletrocardiograma (ECG) é quase que invariavelmente alterado e, caso seja normal, outros diagnósticos devem ser considerados. O ultrassom à beira do leito é decisivo na avaliação destes pacientes no departamento de emergência, podendo mostrar diminuição da contratilidade cardíaca e sinais de congestão pulmonar.

Em pacientes com dispneia aguda no departamento de emergência, o uso de marcadores hormonais tem demonstrado utilidade para a avaliação. A concentração de peptídeo atrial natriurético e peptídeo natriurético do tipo B (BNP) aumenta em formas mais avançadas ou crônicas de IC, e o uso em particular do BNP foi estudado para diferenciar quadros cardíacos de pulmonares em unidades de emergência. Valores de BNP maiores do que 100 pg/mL apresentam sensibilidade, especificidade e valor preditivo, respectivamente, de 90%, 76% e 83%. Quanto maiores os valores de BNP, maior é a probabilidade do diagnóstico de IC; quando maiores que 400 pg/mL, têm grande valor preditivo positivo, e se menores que 100 pg/mL, têm valor preditivo negativo.

Pacientes cujo diagnóstico não é realizado apesar desses exames podem necessitar de avaliação conforme os achados dos exames anteriores. Esses exames incluem cateterismo cardíaco e broncoscopia, entre outros.

TRATAMENTO

Todos os pacientes com dispneia devem ser encaminhados para a sala de emergência e receber as medidas iniciais de atendimento ao paciente grave, incluindo oxigênio suplementar ou intubação orotraqueal, se necessário. A Figura 1 resume essa abordagem.

Na primeira avaliação, alguns achados sugerem parada respiratória iminente, como rebaixamento do nível de consciência, inabilidade de manter o esforço respiratório e cianose.

Pacientes com insuficiência respiratória necessitarão de suporte ventilatório. Em pacientes sem contraindicação, a ventilação não invasiva é preferida em pacientes com exacerbação de DPOC,

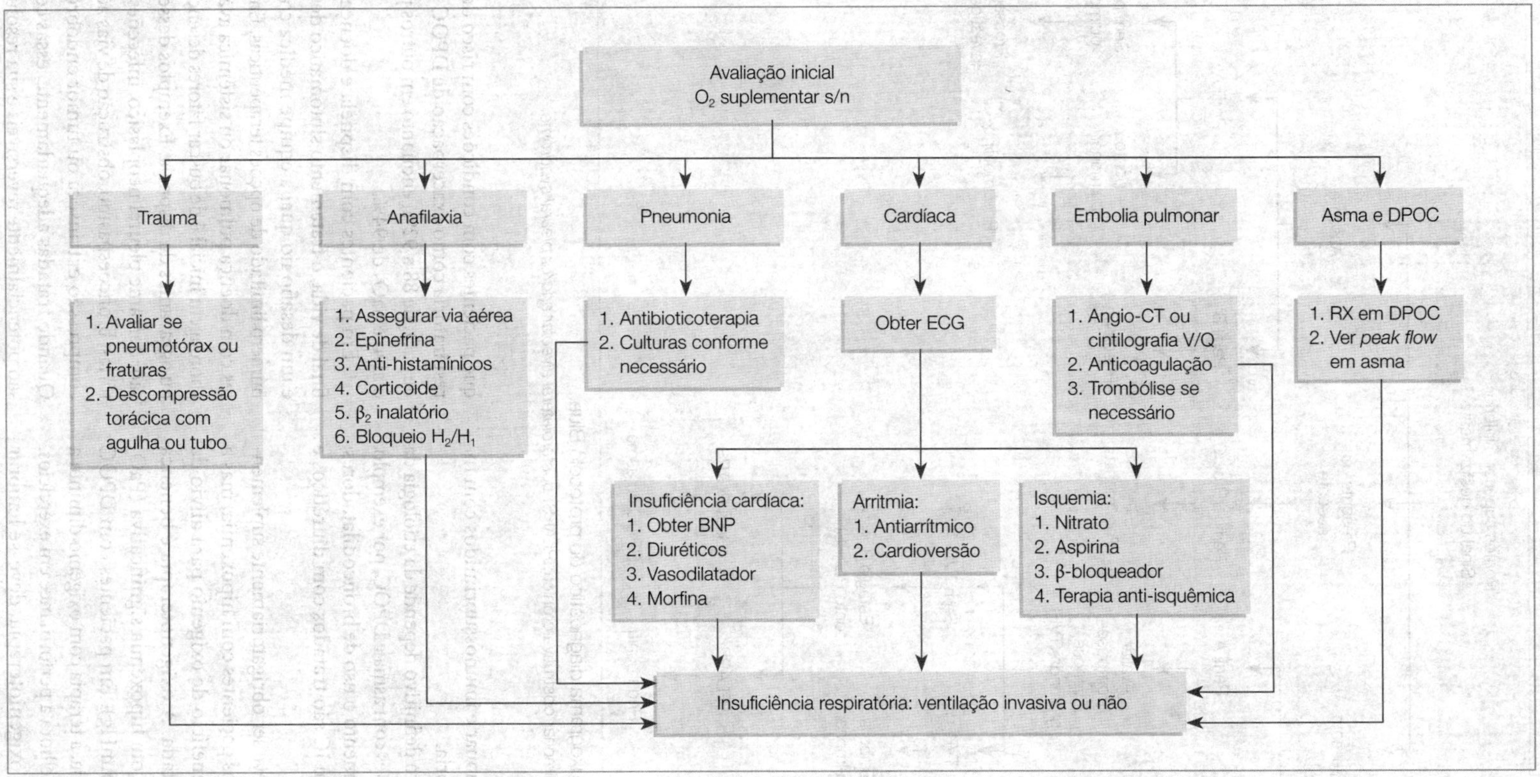

▷ **FIGURA 1** Avaliação do paciente com dispneia.
BNP: peptídeo natriurético do tipo B; DPOC: doença pulmonar obstrutiva crônica; ECG: eletrocardiograma; RX: radiografia de tórax; TC: tomografia computadorizada.

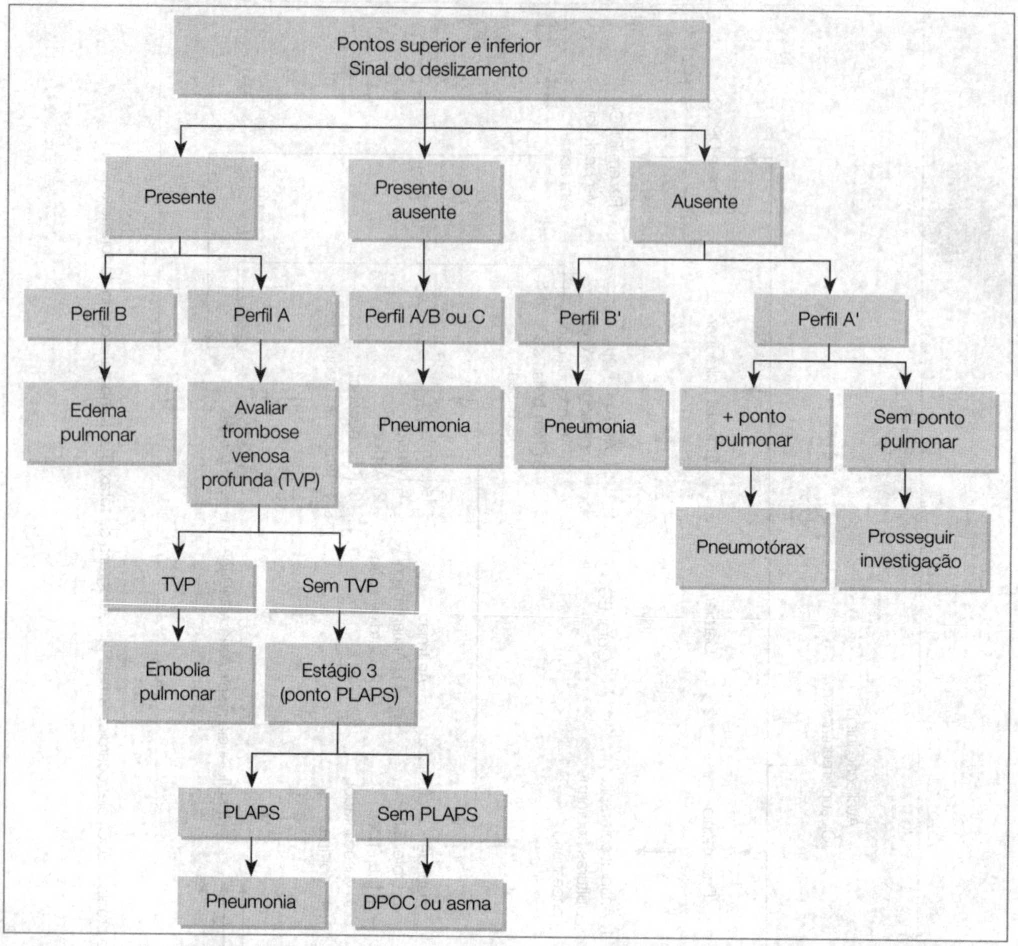

▷ **FIGURA 2** Fluxograma diagnóstico do protocolo Blue.
DPOC: doença pulmonar obstrutiva crônica; PLAPS: *posterolateral alveolar and/or pleural syndrome*.

congestão pulmonar e imunossuprimidos com infecção respiratória.

O tratamento definitivo depende da etiologia da dispneia. Pacientes com asma e DPOC, por exemplo, têm como tratamento o uso de broncodilatadores; já pacientes com IC são tratados com diuréticos e vasodilatadores.

Oxigênio deve ser obrigatoriamente suplementado em todos os pacientes com hipoxemia, mas a evidência de benefício de oxigênio para alívio da dispneia é limitada. A oxigenoterapia é benéfica para pacientes com hipoxemia significativa (PaO_2 menor que 55 mmHg). Em pacientes com DPOC grave e hipoxemia, a terapia com oxigênio diminui a mortalidade e melhora a performance em exercícios. Ao se indicar a oxigenioterapia, deve-se lembrar que pacientes com condições com risco de acidose respiratória como exacerbação de DPOC têm alvo de SaO_2 de 88 a 92%, enquanto em outros pacientes o alvo é SaO_2 de 94%.

Em pacientes com dispneia e doença em fase final de vida, o tratamento sintomático de dispneia é um desafio no qual a equipe médica conta com número limitado de opções terapêuticas. Em pacientes com doença pulmonar ou sistêmica avançada, a abordagem inicial é de buscar fatores desencadeantes ou agravantes da dispneia. Exemplos desses fatores são: derrame pleural neoplásico, infecções respiratórias, broncoespasmo, obstrução de vias aéreas por compressão extrínseca ou tumor endobrônquico. Quando tratadas adequadamente, essas condições são potencialmente reversíveis e sua resolução leva a melhora da sintomatologia e do *status* funcional do paciente. Quando não existe possibilidade terapêutica para a doença de base ou houve falência de tratamento, o manejo paliativo da dispneia está indicado. Assim como ocorre no tratamento de dor, as primeiras medidas para alívio da dispneia devem ser tomadas ainda durante o período de avaliação. Opioides, benzodiazepínicos e oxigenoterapia podem ser usados. Sintomas como dor e dispneia devem ser manejados com as doses de opioides necessárias, mesmo que o alívio sintomático resulte em rebaixamento do nível de consciência. No entanto, o paciente deve participar dessa decisão sempre que for possível, pois pode preferir a preservação da consciência em seus últimos momentos, inclusive às custas de controle apenas parcial dos sintomas.

INDICAÇÕES DE INTERNAÇÃO, TERAPIA INTENSIVA E SEGUIMENTO

Todos os pacientes com prejuízo de trocas gasosas independentemente da causa têm indicação de internação hospitalar. Casos suspeitos de embolia pulmonar até que o diagnóstico definitivo seja realizado e intoxicação por cianeto também devem ser internados.

Os pacientes com insuficiência respiratória com necessidade de suporte ventilatório, instabilidade hemodinâmica ou outra condição ameaçadora à vida devem ser internados em UTI.

Pacientes com dispneia devem ser seguidos ambulatorialmente até que o diagnóstico seja realizado e, caso já exista um diagnóstico, o seguimento depende da etiologia.

LITERATURA RECOMENDADA

1. Ahmed A, Graber MA. Evaluation of the adult with dyspneia in the emergency department. Disponível em: www.uptodate.com, UpToDate®, 2022. Acesso em: 01 março 2022.
2. De Denus S, Pharand C, Williamson DR. Brain natriuretic peptide in the management of heart failure: the versatile neurohormone. Chest. 2004;125:652.
3. Hallnbeck J. Palliative care in the final days of life "they were expecting it at any time". JAMA. 2005;293(18):226571.
4. Harrison A, Amundson S. Evaluation and management of the acutely dyspneic patient: the role of biomarkers. American Journal of Emergency Medicine. 2005;23:3718.
5. Jennings AL, Davies AN, Higgins JPT, et al. A systematic review of the use of opioids in the management of dyspnea. Orax. 2002;57;93944.
6. Karnani NG, Reiseld GM, Wilson GR. Evaluation of chronic dyspnea. Am Fam Physic. 2005;71:152937.
7. Mueller C, Scholer A, LauleKilian K, et al. Use of Btype natriuretic peptide in the evaluation and management of acute dyspnea. N Engl J Med. 2004;350:647.
8. Nadler PL, Gonzales R. Commom symptoms. In: Current Diagnosis and Treatment. 2016.
9. Parshall MB, Schwartzstein RM, Adams L, et al. An official American Thoracic Society statement: update on the mechanisms, assessment, and management of dyspnea. Am J Respir Crit Care Med. 2012;185:435.
10. Schwartzstein RM. Approach to the patient with dyspnea. Disponível em: www.uptodate.com, UpToDate®, 2022. Acesso em: 01 março 2022.

22 Dor torácica

Julio Flávio Meirelles Marchini
Rodrigo Antonio Brandão Neto

PONTOS IMPORTANTES

- Minimize a queixa de dor torácica sob seu risco e responsabilidade. Pode sinalizar uma doença aguda e grave.
- A dor torácica pode irradiar e/ou se apresentar da cabeça até o abdome.
- Sintomas de equivalentes anginosos devem ter no seu diagnóstico diferencial a síndrome coronariana aguda e devem ser manejados como tal até satisfatoriamente excluída.
- Equivalentes anginosos são mais comuns em idosos e mulheres.
- São equivalentes anginosos: dor epigástrica, dispepsia, dispneia, náuseas e vômitos, sudorese, hipotensão e síncope.
- As doenças ameaçadoras à vida que se apresentam com dor torácica são: (1) as síndromes aórticas; (2) a síndrome coronariana aguda; (3) o tromboembolismo pulmonar; (4) o tamponamento cardíaco; (5) o pneumotórax hipertensivo; e (6) a rotura esofágica (mediastinite).
- Os casos de alto risco não são os mais prevalentes, porém a identificação e o manejo alteram o curso da doença.
- Atentar para não focar em uma possibilidade diagnóstica, esquecendo-se do diagnóstico diferencial. Descartar uma causa não significa necessariamente que o paciente pode ter alta.
- O uso dos escores de risco e protocolos diagnósticos acelerados ajuda a identificar os pacientes que podem ter alta precoce com segurança.
- O diagnóstico de causa psicogênica é sempre de exclusão.

INTRODUÇÃO

A dor torácica é um dos maiores desafios para o emergencista e uma das mais importantes causas de procura ao departamento de emergência (DE), com 8 milhões de atendimentos ao ano e entre 5 e 10% das consultas no DE, com 50 a 70% dos pacientes necessitando permanecer em unidades de dor torácica. Na maioria das vezes a dor torácica está associada a condições de baixo risco, mas na minoria dos casos em que se trata de alto risco, o risco de morbidade e mortalidade é alto.

Considerando apenas a síndrome coronariana aguda (SCA), temos falhas diagnósticas em até 4% dos casos nos Estados Unidos. A mortalidade precoce dessa coorte chega a 25% e, quando sobrevivem, apresentam mais sequelas do que aqueles que não tiveram falha diagnóstica. A busca de reparação judicial após erros diagnósticos ainda é uma realidade pouco comum em nosso país, mas provavelmente deve aumentar. Dessa forma, existe uma atitude bastante defensiva diante da suspeita de síndrome coronariana aguda, indicando internação para quase todos os pacientes, independentemente do risco. O resultado é o uso ou a indicação de recursos hospitalares para pacientes de baixo risco. Isso aumenta o custo, o uso de recursos e as internações sem gerar benefício para o paciente.

Além da síndrome coronariana aguda, a dor torácica pode representar outros quadros ameaçadores à vida. São as síndromes aórticas, a embolia pulmonar, o pneumotórax hipertensivo, o tamponamento pericárdico e a rotura esofágica. O foco no departamento de emergência deve ser a avaliação precoce dessas possibilidades e de outros diagnósticos que podem necessitar de internação.

EPIDEMIOLOGIA

Doenças do aparelho circulatório têm importância cada vez mais maior no Brasil. Segundo levantamento do DATASUS em 2019, doenças do aparelho circulatório foram a principal causa de morte, representando 27% dos óbitos. Foram registrados 364.132 óbitos por ano, sendo que entre as doenças do aparelho circulatório a principal causa registrada é a doença isquêmica, com 32,3% dos óbitos deste segmento (117.549 óbitos na média por ano). Na faixa etária dos 40 a 49 anos de idade, as doenças do aparelho circulatório são a segunda principal causa de morte na média por ano (a principal causa são as causas externas). Acima desta faixa etária as doenças cardiovasculares são isoladamente a principal causa de óbito. Os dados de mortalidade não incluem a pandemia de COVID-19, mas os dados de internações são mais recentes. Entre 11.067.443 internações realizadas nos últimos 12 meses no SIH/SUS, 962.542 são por causas do aparelho circulatório (verificado de dezembro de 2020 a novembro de 2021). Trata-se da quarta causa de internações no SUS, estando atrás de causas externas, internações obstétricas e internações por COVID-19.

Não existem dados nacionais sobre o número de atendimentos por dor torácica no DE. Estudos locais mostram que a dor torácica é uma das principais queixas de procura ao DE, representando de 4,7 a 6,2% dos atendimentos.

ABORDAGEM INICIAL

Atendimento do paciente instável

A dor torácica pode ser o sintoma cardinal de um paciente instável. Os pacientes devem ser atendidos na sala de emergência e monitorizados com a chamada abordagem MOV:

- Iniciar **M**onitorização cardíaca.
- **O**xigênio se saturação de $O_2 < 90\%$.
- Obter acesso **V**enoso periférico.

A avaliação desses pacientes deve seguir a recomendada no Capítulo 1, "Abordagem inicial do paciente grave". Deve-se focar no nível de consciência do paciente e em seus sinais vitais e prosseguir com a sistematização do ABCDE. A utilização dessa abordagem traz os benefícios de uma unificação da conduta da equipe e um sistema para não deixar de lado algum passo importante (como um *check-list*).

O exame físico e o ultrassom à beira do leito ajudam no diagnóstico. No caso de identificação de pneumotórax hipertensivo e tamponamento cardíaco, estes devem ser prontamente tratados (veja a seguir).

Se for identificada uma dissecção de aorta, os antiagregantes e anticoagulantes estão contraindicados. O manejo clínico é feito por meio de controle da frequência cardíaca e da pressão arterial. Deve-se buscar a avaliação de cirurgia cardíaca ou vascular, dependendo do local da dissecção.

No caso da síndrome coronariana aguda, devem ser feitos esforços para estabilização do paciente com o objetivo de levá-lo à intervenção coronariana. Deve-se buscar reunir evidências de que o quadro é isquêmico e sua instabilidade é decorrente da isquemia. A instabilidade hemodinâmica é indicação de cateterismo coronariano em até 2 horas, **mesmo** em infarto agudo do miocárdio sem supradesnivelamento do segmento ST. A dúvida que a instabilidade seja secundária ao quadro isquêmico é contraindicação a cateterismo de urgência.

Caso o paciente evolua para parada cardíaca, a melhor evidência disponível é o estudo TROICA de 2008, com 1.000 pacientes com parada cardíaca extra-hospitalar, que demonstrou o seguinte:

- Randomizados para recebimento de tenecteplase vs. placebo durante a reanimação.
- Desfecho primário de sobrevida em 30 dias foi similar nos grupos tenecteplase e placebo (14,7 vs. 17%, p = 0,36).
- Limitações: estudo extra-hospitalar e incerteza do diagnóstico isquêmico.

No caso da embolia pulmonar, a recomendação é de se realizar a trombólise durante a parada cardíaca. O estudo observacional PEAPETT, com 23 pacientes em parada cardíaca, encontrou 20 pacientes vivos após 22 ± 3 meses de seguimento. A dose recomendada é de 50 mg de alteplase, seguida de 60 a 90 minutos de massagem cardíaca antes de encerrar esforços.

▷ **TABELA 1** Diagnóstico diferencial de dor torácica

Sistema	Patologia	Comentários
Cardiovascular	Dissecção de aorta*	Dor intensa, lancinante, irradiação para dorso, pulsos assimétricos, sinais neurológicos focais
	Tromboembolismo pulmonar*	Dor súbita, pleurítica, TVP
	Hipertensão pulmonar	Desequilíbrio demanda/oferta de O_2, compressão coronária pela artéria pulmonar
Pulmonar	Pneumonia	Dor na projeção do lobo envolvido
	Traqueobronquite	Queimação em linha média
	Pneumotórax espontâneo	Dor súbita + dispneia
	Pneumotórax hipertensivo*	Associado a trauma ou procedimento
	Pleurite	Infecciosa, inflamatória
	Asma	Exacerbação
Gastrointestinal	Síndrome péptica	Epigastralgia, associação com alimentação, cafeína
	Úlcera péptica perfurada*	Peritonismo
	Refluxo gastroesofágico	Dor retroesternal, associação com alimentação e com decúbito
	Espasmo esofágico	Melhora com nitrato
	Mallory-Weiss	Vômitos, hematêmese, melena, dor abdominal
	Rotura esofágica*	Dor retroesternal lancinante, enfisema subcutâneo, alcoolismo, vômitos
	Colecistite	Sinal de Murphy
	Pancreatite	Dor em faixa
Cardíaco	Pericardite	Alterações de ECG, posição antálgica, atrito pericárdico
	Miocardite	História recente de IVAS/GECA, insuficiência cardíaca
	Emergência hipertensiva	Monitorização da pressão arterial
	Espasmo coronariano	Melhora com nitrato, visualização do vasoespasmo no cateterismo coronariano
	Takotsubo	Ecocardiograma
	Taquiarritmia	Palpitações, *frogging*. Buscar no ECG
	Tamponamento cardíaco*	Tríade de Beck: abafamento de bulhas cardíacas, hipotensão e estase jugular. Dispneia, fadiga, desconforto torácico, edema, choque cardiogênico
	Anemia	Desequilíbrio consumo/oferta; IAM tipo 2
	Estenose aórtica	Sopro típico, idoso
	Síndrome coronariana aguda*	Alterações típicas de ECG, sudorese, náuseas/vômitos, associação com esforço, irradiação da dor
Pele e músculo esquelético	Costocondrite	Dor reprodutível à palpação
	Neuralgia intercostal	Pós-procedimento
	Herpes-zóster	Alterações típicas em pele
	Fratura de costela	Dor localizada, crepitação na palpação
	Doença discal cervical	Dor na movimentação de coluna cervical
Psicogênica	Somatização/conversão	Diagnósticos de exclusão
	Síndrome do pânico	
	Ansiedade	

*Diagnósticos ameaçadores à vida em curto tempo.
ECG: eletrocardiograma; IAM: infarto agudo do miocárdio; IVAS/GECA: infecção de vias aéreas superiores/gastroenterocolite aguda; TVP: trombose venosa profunda.

Avaliação do paciente estável ou estabilizado

A dor torácica é um sintoma de diferentes doenças que podem levar a desfecho adverso grave em minutos, horas ou dias. A avaliação deve ser sequencialmente focada em cada um desses grupos de doenças, confirmando ou excluindo o diagnóstico. A Tabela 1 apresenta o diagnóstico diferencial de dor torácica com destaque para as etiologias ameaçadoras à vida. São passos nessa abordagem:

- Anamnese e exame físico dirigidos para causas de maior risco.
- Avaliar características da dor, se intensidade desproporcional ao quadro, irradiação, tempo de instalação (súbito ou não), sintomas associados, associação com esforço, sintomas associados como náuseas e vômitos, antecedentes e fatores de risco.
- Exame físico com inspeção local, avaliar simetria de pulsos, medir a pressão arterial nos quatro membros, ausculta pulmonar e cardíaca, testar dor à palpação e pesquisa de sinais focais neurológicos.
- Eletrocardiograma (ECG) em todos os pacientes com dor torácica ou suspeita de equivalente anginoso em até 2 minutos de sua entrada no DE. Esse exame deve ser visto por um médico e avaliado em até 10 minutos de sua entrada*. Os demais exames indicados estão na Tabela 2.

Os diagnósticos ameaçadores à vida devem ser confirmados ou afastados. Devido à extensão do tópico, a síndrome coronariana aguda será discutida na seção a seguir.

Para as síndromes aórticas está recomendado o escore ADD-RS (detecção de dissecção de aorta) em associação com dímero-D. O escore é mais bem explicado no capítulo sobre síndromes aórticas. Em pacientes com escore negativo ou no máximo com um ponto e que têm dímero-D negativo, o diagnóstico pode ser descartado com segurança. A taxa de falso-negativo é de 0,3%. Se síndrome aórtica for a principal suspeita, não se deve iniciar antiagregação ou anticoagulação. Mais informações são encontradas na seção a seguir e no Capítulo "Síndromes aórticas agudas".

A embolia pulmonar deve ser suspeitada e deve-se aplicar um dos vários escores de risco existentes, como Wells ou Geneva**. Nos casos de baixo risco, a regra PERC permite ainda identificar pacientes que não precisam sequer de quantificação do dímero-D para descarte do diagnóstico. Na média e alta probabilidade da embolia pulmonar, a anticoagulação já está indicada (mesmo sem confirmação diagnóstica). Mais informações na seção seguinte e no Capítulo "Tromboembolismo pulmonar".

Os demais diagnósticos ameaçadores à vida são mais raros, mas devem ser aventados. A rotura esofágica tem incidência de 3 para 1.000.000 e nem sempre está associada a alcoolismo ou tem a presença de vômitos. A presença de enfisema e ar no mediastino pode ser o fator que ajuda no diagnóstico.

A presença do ultrassom na sala de emergência pode contribuir com vários diagnósticos nas emergências. Especificamente para tamponamento cardíaco, é fundamental. A clássica tríade de Beck, composta por hipotensão, turgência jugular e hipofonese de bulhas, está presente em 10 a 40% dos casos. A simples presença de derrame pericárdico não define o tamponamento. Em paciente chocado, com turgência jugular, o tamponamento cardíaco deve ser suspeitado. Os pacientes podem ter derrames pericárdicos até volumosos se o acúmulo de líquido for gradual (p. ex., no hipotireoidismo). No ecocardiograma, se possível, pode-se estabelecer a presença de tamponamento quando há colabamento diastólico do átrio direito e em casos mais graves do ventrículo direito também. Deve-se proceder imediatamente com a punção de Marfan. Ver Capítulo "Pericardite aguda e tamponamento cardíaco" para mais detalhes.

Ultrassom, radiografia e exame físico (enfisema subcutâneo, ausculta pulmonar) podem sugerir a presença de pneumotórax. O pneumotórax espon-

* Uma estratégia alternativa foi publicada no periódico *Academic Emergency Medicine* em janeiro de 2017, mostrando que de 855 ECGs triados por interpretação de computador, apenas um teve mudança de conduta. Portanto, esse é um método que pode ser considerado.

** O escore de Wells inclui um critério subjetivo – avaliar se tromboembolismo pulmonar é a principal suspeita diagnóstico. No início da carreira médica, esse critério é difícil de responder. Para evitar essa dificuldade, sugerimos usar o escore de Geneva, que não tem critérios subjetivos.

▷ **TABELA 2** Exames iniciais na dor torácica

Exame	Comentário
ECG	Principal exame para avaliação de isquemia coronariana. Tem papel também na sobrecarga de ventrículo direito – encontrado no tromboembolismo pulmonar. Baixa voltagem com taquicardia pode sugerir tamponamento cardíaco
Radiografia de tórax	Mostra pneumotórax, pneumonia, alargamento de mediastino
US à beira do leito	Mostra disfunção de ventrículo esquerdo e alteração de mobilidade segmentar, dilatação de ventrículo direito, pneumotórax, pneumonia, derrame pericárdico, sinais diretos e indiretos de síndrome aórtica e sinais de tamponamento
Dímero-D	Veja texto – exame no fluxo de avaliação de TEP e síndrome aórtica
Troponina	Marcador de necrose de cardiomiócito
Hemoglobina	Sangramento, anemia com IAM tipo 2
Hemograma/PCR/procalcitonina	Avaliação de infecção
Tomografia de tórax	Pneumonia, pneumotórax
Angiotomografia de artéria pulmonar	Pesquisa de embolia pulmonar
Angiotomografia de coronárias	Estratificação não invasiva, em geral bem indicada para risco intermediário/baixo
Angiotomografia de aorta	Avaliação de dissecção de aorta
Ecocardiograma	Avaliação de função sistólica, de mobilidade segmentar, suspeita de patologia pericárdica e dissecção de aorta
Enzimas canaliculares	Colecistite, coledocopatia
Enzimas pancreáticas	Pancreatite
Endoscopia digestiva alta	Rotura esofágica

ECG: eletrocardiograma; IAM: infarto agudo do miocárdio; PCR: proteína C-reativa; TEP: tromboembolismo pulmonar; US: ultrassom.

tâneo que se torna hipertensivo é raro. Em geral, o pneumotórax hipertensivo está associado a trauma ou em alguns casos a procedimentos como intubação orotraqueal ou cateterização venosa central. O quadro clínico é composto por taquicardia, hipotensão, enfisema subcutâneo, turgência jugular e hipóxia, evolução para choque e parada cardíaca. A conduta é a descompressão imediata com tubo e, se não estiver disponível, descompressão com agulha. Ver Capítulo "Pneumotórax não traumático".

ABORDAGEM PARA DIAGNÓSTICOS ESPECÍFICOS

Síndromes aórticas agudas

O sintoma principal da dissecção de aorta é a dor torácica. Normalmente a dor irradia para a região posterior e o abdome, tem início súbito, grande intensidade, sendo máxima desde o seu início, caráter lancinante ou em pontada e é frequentemente descrita como "sensação de rasgão" com irradiação para a região dorsal. Além disso, o paciente apresenta PA elevada. Um achado comum no exame físico é a assimetria de pulsos e PA entre os membros (diferença maior que 20 mmHg na PAS), sendo de extrema importância a palpação dos pulsos e aferição da PA nos quatro membros em pacientes com dor torácica no DE.

Os sintomas secundários da dissecção aórtica resultam de oclusões dos ramos arteriais e incluem acidente vascular cerebral, infarto agudo do miocárdio ou isquemia do membro. Os fatores de risco incluem sexo masculino, idade superior a 50 anos, hipertensão mal controlada, uso de cocaína ou anfetamina, valva aórtica bicúspide ou troca valvar aórtica prévia, doenças do tecido conjuntivo (síndrome de Marfan e síndrome de Ehlers-Danlos) e gestação.

Os achados de exame físico têm baixa sensibilidade e especificidade para seu diagnóstico. Um déficit de pulso unilateral das artérias carótidas, radiais ou femorais é sugestivo de dissecção aórtica (razão de probabilidade 5,7). Os déficits neurológicos focais são raros, ocorrendo em apenas 17% dos pacientes com dissecção aórtica, mas a combinação de dor torácica e déficit neurológico focal aumenta muito a probabilidade de dissecção

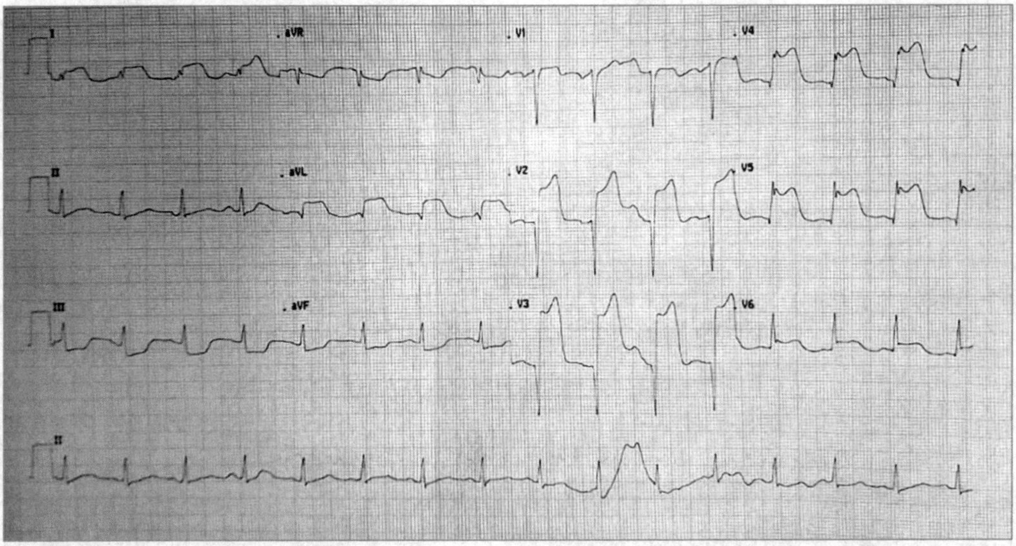

▷ **FIGURA 1** Infarto agudo do miocárdio com supradesnivelamento de segmento ST anterior extenso. Observa-se que se trata de ritmo sinusal e há zona elétrica inativa anterosseptal que pode indicar já tempo de evolução maior desde o início do infarto.

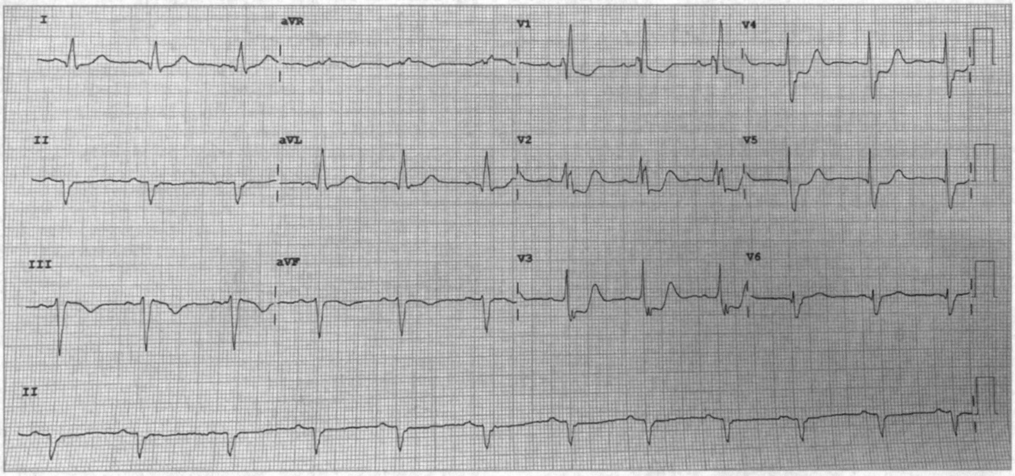

▷ **FIGURA 2** Eletrocardiograma com ritmo sinusal, bloqueio de ramo direito, sobrecarga de ventrículo direito, e infradesnivelamento de segmento ST de V2 a V5. Esta última alteração é compatível com um quadro isquêmico. O cateterismo deste paciente mostrou um padrão obstrutivo triarterial.

aórtica. Enquanto uma radiografia de tórax completamente normal diminui a probabilidade de a dissecção aórtica estar presente, ela não exclui a dissecção. O dímero-D pode ser usado no contexto do escore de risco ADD-RS. Com valor baixo desse escore de risco, ou seja, 0 a 1, pode-se solicitar um dímero-D e com o resultado negativo há bastante segurança em descartar o diagnóstico. Se o escore de risco for 2 a 3, não é possível utilizar o dímero-D e deve-se ir diretamente para exames de imagem.

As alterações no ECG são comuns entre os pacientes com dissecção aórtica, com até 40% a 50% apresentando com alterações do segmento ST ou da onda T. A troponina habitualmente não está elevada, exceto quando a dissecção compromete a saída das coronárias e sua elevação está associada ao aumento da mortalidade.

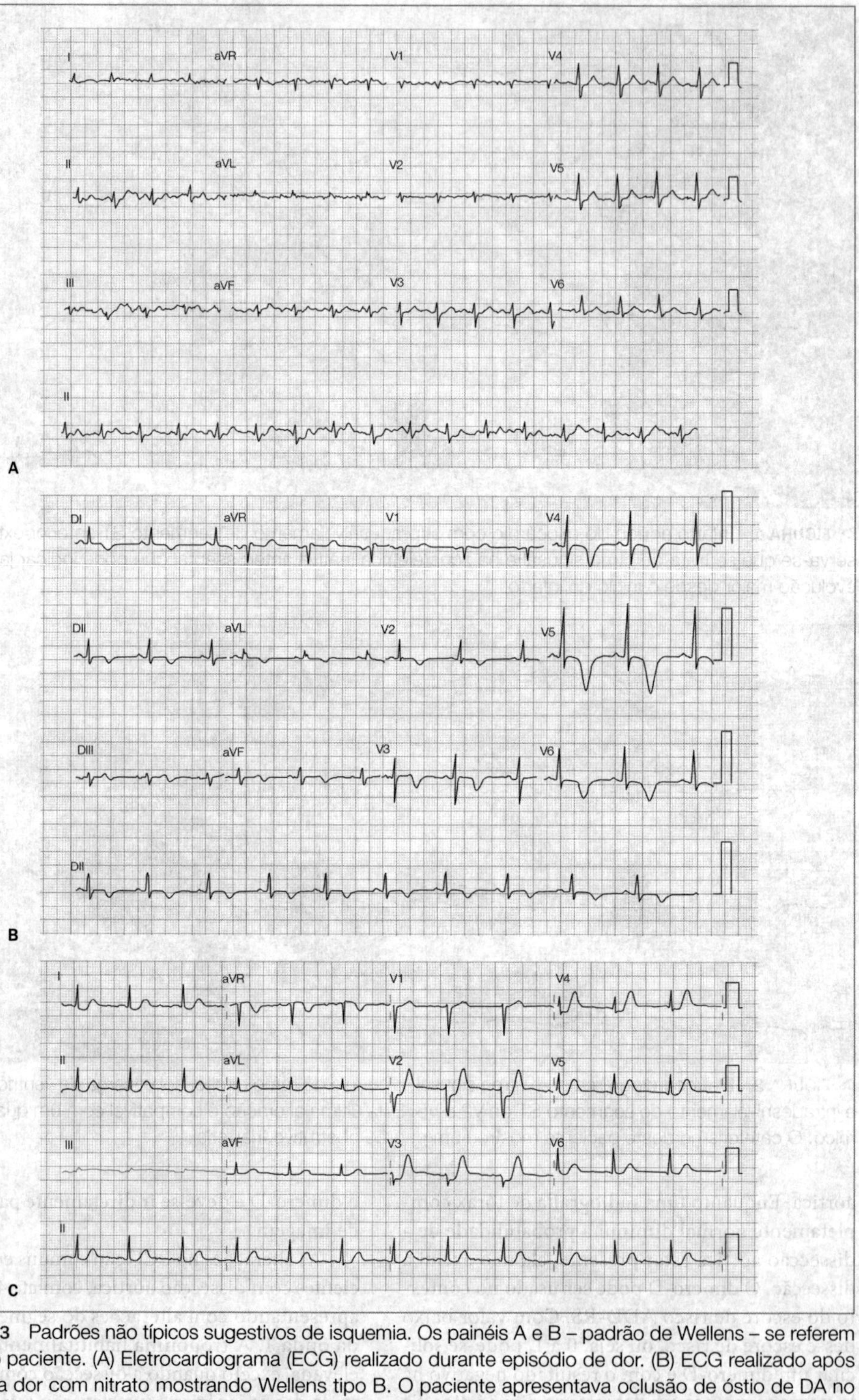

▷ **FIGURA 3** Padrões não típicos sugestivos de isquemia. Os painéis A e B – padrão de Wellens – se referem ao mesmo paciente. (A) Eletrocardiograma (ECG) realizado durante episódio de dor. (B) ECG realizado após melhora da dor com nitrato mostrando Wellens tipo B. O paciente apresentava oclusão de óstio de DA no cateterismo coronariano. (C) Padrão de De Winter: infradesnivelamento do segmento ST nas derivações precordiais, segmento ST retificado ou ascendente e onda T alta, larga e simétrica. Esse padrão sugere lesão crítica proximal de artéria descendente anterior.

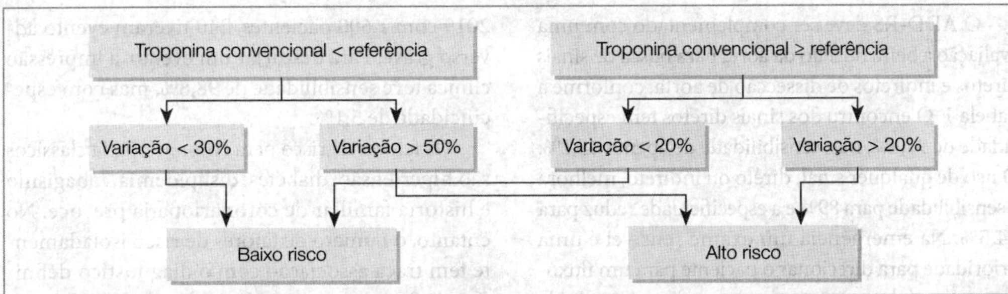

▷ **FIGURA 4** Fluxograma para estratificação de síndrome coronariana aguda (SCA) usando troponina convencional. A variação se refere à relação entre a segunda dosagem de troponina de 3 horas e a dosagem inicial.

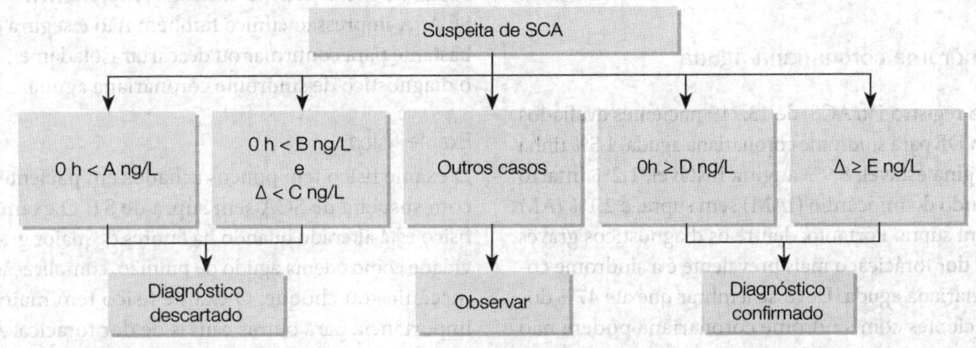

Algoritmo 0/1 h	A	B	C	D	E
Troponina T – Elecsys; Roche	< 5	< 12	< 3	≥ 52	≥ 5
Troponina I – Architect; Abbott	< 4	< 5	< 2	≥ 64	≥ 6
Troponina I – Centaur; Siemens	< 3	< 6	< 3	≥ 120	≥ 12
Troponina I – Access; Beckman Coulter	< 4	< 5	< 4	≥ 50	≥ 15
Troponina I – Clarity; Singulex	< 1	< 2	< 1	≥ 30	≥ 6
Troponina I – Vitros; Clinical Diagnostitcs	< 1	< 2	< 1	≥ 40	≥ 4
Troponina I – Pathfast; LSI Medience	< 3	< 4	< 3	≥ 90	≥ 20
Troponina I – TriageTrue; Quidel	< 4	< 5	< 3	≥ 60	≥ 8
Algoritmo 0/2 h	**A**	**B**	**C**	**D**	**E**
Troponina T – Elecsys; Roche	< 5	< 14	< 4	≥ 52	≥ 10
Troponina I – Architect; Abbott	< 4	< 6	< 2	≥ 64	≥ 15
Troponina I – Centaur; Siemens	< 3	< 8	< 7	≥ 120	≥ 20
Troponina I – Access; Beckman Coulter	< 4	< 5	< 5	≥ 50	≥ 20
Troponina I – Clarity; Singulex	< 1	IND	IND	≥ 30	IND
Troponina I – Vitros; Clinical Diagnostitcs	< 1	IND	IND	≥ 40	IND
Troponina I – Pathfast; LSI Medience	< 3	IND	IND	≥ 90	IND
Troponina I – TriageTrue; Quidel	< 4	IND	IND	≥ 60	IND

▷ **FIGURA 5** Fluxograma para estratificação de síndrome coronariana aguda (SCA) usando troponina de alta sensibilidade. A variação se refere à diferença entre a segunda dosagem de troponina de 1 hora (ou 2 horas dependendo do algoritmo usado) e a dosagem inicial. IND: indeterminado até o momento da publicação deste livro.

O ADD-RS deve ser complementado com uma avaliação à beira do leito da aorta para busca de sinais diretos e indiretos de dissecção de aorta, conforme a Tabela 1. O encontro dos sinais diretos tem especificidade de 97,4%, mas sensibilidade de apenas 45,2%. O uso de qualquer sinal, direto ou indireto, melhora a sensibilidade para 89% e a especificidade reduz para 74,5%. Na emergência um exame sensível é uma prioridade para direcionar o paciente para um fluxograma de síndrome aórtica, mesmo que seja excluída depois. Nesse fluxograma conseguimos evitar o risco de prescrever antiagregantes e anticoagulantes até descartarmos o diagnóstico de SAA (ver Capítulo "Síndromes aórticas agudas" para mais informações).

Síndrome coronariana aguda

No registro i*trACS, de 13.719 pacientes avaliados em DE para síndrome coronariana aguda, 1,5% tinha angina estável, 8,9% angina instável, 1,2% infarto agudo do miocárdio (IAM) sem supra, e 2,1% IAM com supra. Portanto, dentre os diagnósticos graves da dor torácica, o mais prevalente é a síndrome coronariana aguda. Deve-se lembrar que até 47% dos pacientes com síndrome coronariana podem não apresentar dor torácica, e sim os chamados sintomas equivalentes anginosos, como dispneia e síncope.

História

A síndrome coronariana aguda (SCA) constitui um espectro de diagnósticos de menor a maior risco, iniciando na angina estável, progredindo por angina instável e IAM sem supradesnivelamento de segmento ST até o IAM com supradesnivelamento do segmento ST. A dor torácica é descrita como tendo duração de 10 a 20 minutos, com localização retroesternal ou precordial, com irradiação para ombro e face medial do braço esquerdo. Porém, essa dor classificada como típica ocorre em 50% dos casos.

Aumenta a probabilidade de ser uma SCA a presença dos seguintes sintomas:

- Irradiação para um ou ambos os ombros: mesmo que seja só o direito.
- História de náuseas e vômitos.
- Sudorese: especialmente quando observada pelo enfermeiro da triagem ou médico.
- Associação da dor com esforço.

A impressão clínica, ou *Gestalt*, guarda alguma correlação com o diagnóstico final. Em estudo de 2019 com 1.600 pacientes, 240 tiveram evento adverso grave. Para descartar um evento, a impressão clínica teve sensibilidade de 98,8%, mas com especificidade de 5,1%.

Os fatores de risco para coronariopatia clássicos são hipertensão, diabetes, dislipidemia, tabagismo e história familiar de coronariopatia precoce. No entanto, o número de fatores de risco isoladamente tem fraca associação com o diagnóstico definitivo de SCA, então sua valorização deve ser feita no contexto das demais características, inclusive a impressão clínica.

Nenhuma combinação de sinais e sintomas é capaz de confirmar ou excluir completamente a SCA. A impressão clínica também não é segura o bastante para confirmar ou descartar isoladamente o diagnóstico de síndrome coronariana aguda.

Exame físico

O exame físico tem poucos achados em pacientes com suspeita de SCA sem supra de ST. O exame físico está alterado quando há fatores de maior gravidade como edema agudo de pulmão, complicação mecânica ou choque. O exame físico tem maior importância para outras causas de dor torácica. A ausculta cardíaca pode revelar um sopro sistólico devido à insuficiência mitral isquêmica, que está associada a mau prognóstico. Raramente, um sopro sistólico pode indicar uma complicação mecânica, como ruptura do músculo papilar ou comunicação interventricular, de um IAM subagudo e possivelmente não detectado. Sinais de insuficiência cardíaca ou instabilidade hemodinâmica ou elétrica exigem diagnóstico e tratamento imediatos.

Eletrocardiograma

O eletrocardiograma fornece pistas para alterações isquêmicas que sugerem infarto oclusivo ou não oclusivo. A principal alteração que sugere infarto oclusivo é o supradesnivelamento de segmento ST. O segmento ST é o trecho do ECG entre o complexo QRS e a onda T. O ponto J é a deflexão que encerra o complexo QRS e inicia o segmento ST. O desvio de segmento ST é realizado no ponto J em relação à linha de base. A linha de base deve ser o segmento entre o final da onda T e a onda P seguinte. O segmento PR não deve ser usado como linha de base pois pode se encontrar alterado como na pericardite. A definição de infarto agudo do miocárdio com supradesnivelamento é a seguinte:

- Elevação de 1 mm do ponto J em duas derivações contíguas. São derivações contíguas DII, DIII e aVF (parede inferior); V1, V2, V3, V4, V5 e V6 sequencialmente (parede anterior) e DI e aVL (parede lateral alta). A Figura 1 mostra um exemplo típico.
- Nas derivações V2 e V3 são exceção, pois são necessários 1,5 mm em mulheres, 2 mm em homens acima de 40 anos e 2,5 mm em homens abaixo de 40 anos. Se as derivações de V7 a V9 forem utilizadas, 0,5 mm é suficiente.
- Outros padrões que sugerem infarto oclusivo são: De Winter (vide Figura 3) e os critérios de modificados de Sgarbossa na presença de bloqueio de ramo esquerdo.*

No infarto sem supra (não oclusivo) ou angina instável, a isquemia leve pode se manifestar como ondas T altas e apiculadas e é conhecida como isquemia subendocárdica. A alteração é indistinguível de hipercalemia moderada. A evolução da isquemia leva a ondas T negativas e simétricas, com o termo isquemia subepicárdica. Essa alteração é bastante inespecífica, mas a alteração dinâmica apoia a etiologia isquêmica. Finalmente, o grau maior de isquemia leva a infradesnivelamento de segmento ST – lesão subendocárdica. Veja na Figura 2 uma alteração típica desse achado. Diagnóstico diferencial de isquemia é a sobrecarga ventricular esquerda e com o uso de digitálico.

O eletrocardiograma pode mostrar sinais isquêmicos como alteração do segmento ST e onda T, bloqueio atrioventricular, alterações dinâmicas entre ECGs e alguns padrões específicos de ECG isquêmicos como Wellens e De Winter (Figuras 3A e B: padrão de Wellens; Figura 3C: padrão de De Winter).

O padrão de Wellens é um padrão de reperfusão. Durante o episódio de dor, o ECG estará possivelmente normal. Ao repetir o ECG após a resolução da dor é que aparece o padrão de Wellens. Acontecem dois tipos. No tipo A são encontradas ondas T bifásicas iniciando-se com a fase positiva. No tipo B as ondas T são negativas, profundas e simétricas (Figura 3). O significado é de uma lesão grave de artéria descendente anterior, mas não necessariamente aguda.

Pacientes com ECG completamente normal ainda têm uma possibilidade de 2% de apresentarem uma SCA. Já aqueles pacientes com alterações inespecíficas têm uma possibilidade de 9% de apresentarem uma SCA.

Biomarcadores de isquemia cardíaca

Os principais marcadores cardíacos de necrose são as troponinas I e T. No entanto, com os exames atuais de troponina encontra-se um valor de 2 a 6 ng/L de troponina T em pessoas normais. Após a necrose de cardiomiócito, começa a haver alteração do valor de troponina em 2 a 3 horas. O consenso europeu de síndrome coronariana aguda sem supra de ST de 2020 recomenda que uma dosagem de troponina seja feita com 3 horas do início do sintoma caso o paciente se apresente muito precocemente no pronto-socorro. Os valores de troponina atingem o máximo após 24 a 48 horas do infarto e voltam a valores basais após 5 a 14 dias.

A troponina identifica o infarto agudo do miocárdio quando existe uma curva com elevação e queda de seu valor. No caso de locais que dispõem apenas da troponina convencional, a dosagem deve ser feita na chegada do paciente e após 3 e eventualmente 6 horas. A Figura 4 mostra a interpretação do resultado. O Quadro 1 inclui dois exemplos de casos de dor torácica usando a troponina convencional. Caso o serviço disponha de troponina de alta sensibilidade, o fluxo pode ser realizado com dosagem de troponina na chegada do paciente e após 1 hora (delta troponina com uma hora), conforme mostrado na Figura 5. Em estudo de agosto de 2018 com 4.368 pacientes, o algoritmo de delta troponina com 1 hora mostrou valor preditivo negativo de 99,8%. O resultado é mantido em novo estudo de setembro de 2019 com 3.378 pacientes. O mesmo algoritmo encontrou valor preditivo negativo de 99,6%. A Tabela 3 mostra diagnóstico diferencial de troponinas elevadas. Reforçamos que existem indicações de cateterismo imediato mesmo sem colher sangue para dosar troponina (será discutido no Capítulo "Síndrome coronariana aguda sem supradesnivelamento do segmento ST").

A interpretação da troponina deve ser feita sabendo que angina instável não provoca morte de cardiomiócitos e, portanto, não altera o resultado de troponina. Por isso recomendamos a combina-

* Em 2020 foi publicado um algoritmo de Barcelona. No entanto, existe uma seletividade na inclusão do estudo que não se aplica à população que chega ao departamento de emergência. Desta forma, entendemos que até realização de nova validação, o algortimo não é aplicável.

▷ **TABELA 3** Sinais diretos e indiretos de síndrome aórtica aguda detectáveis com ultrassom à beira do leito

	Síndrome aórtica aguda		
Sinais diretos	Segmento de íntima separando dois lúmens aórticos (*intimal flap*)	Hematoma intramural (circular ou crescêntico) com pelo menos 5 mm de espessura de parede	Úlcera aórtica penetrante (cratera com elevações e borda irregular)
Sinais indiretos	Dilatação de aorta (diâmetro ≥ 4 cm)	Derrame pericárdico ou tamponamento	Insuficiência aórtica com Doppler colorido

▷ **QUADRO 1** Exemplos de interpretação de dosagens de troponina convencional

Paciente A
▪ 3 horas de dor
▪ Troponina entrada: 0,06 ng/mL
▪ Troponina após 3 horas: 0,73 ng/mL (aumento > 20%)
▪ Referência de troponina: 0,04 ng/mL
▪ Interpretação: nesse caso, houve uma variação maior que 20%: paciente de alto risco para evento coronariano
Paciente B
▪ 1 hora de dor
▪ Troponina entrada: 0,035 ng/mL
▪ Troponina após 3 horas: 0,025 ng/mL (variação < 30%)
▪ Referência de troponina: 0,041 ng/mL
▪ Interpretação: nesse caso, houve uma variação menor que 30%: paciente de baixo risco para evento coronariano

ção de um protocolo diagnóstico acelerado (próxima seção) com a dosagem de troponina. Condições como insuficiência renal, insuficiência cardíaca, sepse, miocardite e até mesmo a idade (Tabela 4) podem provocar aumento de troponina. Não há números diferentes que servem como critério com evidência para ser usado nessas situações. No entanto, grandes variações de delta aumentam a probabilidade de que o diagnóstico tenha como causa uma obstrução coronariana.

PROTOCOLOS DIAGNÓSTICOS ACELERADOS

Alguns escores de risco foram criados e validados em outros países, permitindo a identificação de

▷ **TABELA 4** Outras causas de elevação de troponina

Causa	Comentário
Insuficiência renal aguda	Eliminação renal prejudicada (troponina T se eleva mais que troponina I)
Trauma cardíaco direto	Dano ao miocárdio
Esforço físico extenuante	Distensão de ventrículos, liberação de troponina solúvel
Insuficiência cardíaca	Distensão de ventrículos e lesão celular
Edema pulmonar agudo	Distensão de ventrículo direito
Hemorragia subaracnóidea	Descarga adrenérgica/ isquemia relativa
Acidente vascular cerebral isquêmico	Descarga adrenérgica/ isquemia relativa
Dissecção de aorta	Dissecção de coronária
Tromboembolismo pulmonar	Isquemia relativa
Doença pulmonar obstrutiva crônica	Isquemia relativa
Paciente crítico	Desequilíbrio entre demanda e oferta de oxigênio; toxicidade por citocina/endotoxina
Institucionalizado/idoso frágil	Aterosclerose difusa/ isquemia relativa
Pericardite aguda	Lesão direta de miócitos
Miocardite	Lesão direta de miócitos
Taquicardia	Isquemia relativa
Taquicardia supraventricular	Isquemia relativa
Taquicardia ventricular	Isquemia relativa
Fibrilação atrial com alta resposta ventricular	Isquemia relativa

(continua)

▷ **TABELA 4** Outras causas de elevação de troponina *(continuação)*

Causa	Comentário
Múltiplas tentativas de cardioversão/desfibrilação (uma única não é associada com elevação significativa de troponina)	Dano miocárdico direto
Anticorpos heterófilos	Falso-positivo
Fator reumatoide	Falso-positivo
Pós-intervenção coronariana percutânea	Oclusão de ramo lateral, dissecção de coronária, isquemia transitória, microembolismo
Quimioterapia	Toxicidade direta em miócitos
Cardiopatias infiltrativas (amiloidose)	Compressão de miócitos
Rabdomiólise	Reatividade cruzada entre isoformas musculares de troponina com a cardíaca

pacientes de baixo risco nos quais o diagnóstico de síndrome coronariana aguda pode ser descartado. Todos apresentam bom desempenho e identificam uma população que pode ter alta com segurança, apresentando taxa de eventos adversos muito baixa em 30 dias.

T-MACS

O escore de risco T-MACS (*Troponin only – Manchester Acute Coronary Syndrome*) estratifica os pacientes com suspeita de SCA em quatro grupos de risco com base em critérios clínicos, eletrocardiográficos e com um exame laboratorial, a troponina de alta sensibilidade (Roche). No grupo de validação do estudo que descreveu o escore, pacientes de muito baixo risco (40,4% dos pacientes) tiveram IAM nos primeiros 30 dias em 0,3% dos casos. Já nos grupos intermediários avaliados como de baixo (26,2% dos pacientes) e moderado risco (28,6% dos pacientes), evoluíram com IAM 3,7 e 22,2% em 30 dias. Pacientes de alto risco (4,7% dos pacientes) evoluíram com IAM em 91,3% dos casos. O benefício maior do escore T-MACS se mostra, portanto, nos grupos de alto risco e de risco muito baixo (45,1% do total de pacientes) que puderam ter uma definição rápida de conduta. O T-MACS pode ser calculado por aplicativo ou no *site* mdcalc.com (http://bit.ly/T-MACS). O risco abaixo de 2% é considerado muito baixo.

Heart

O escore Heart foi desenvolvido com características clínicas escolhidas por plausibilidade biológica e fáceis de lembrar, sendo um ótimo instrumento para estratificação de risco. Em um artigo, os pacientes foram randomizados para estratificação pelo escore Heart em comparação à avaliação convencional:

- Grupo escore Heart: 39,7% dos pacientes tiveram alta precoce.
- Grupo convencional: 18,4% dos pacientes tiveram alta precoce.
- Nenhum dos pacientes que tiveram alta precoce evoluíram com evento adverso grave até 30 dias após o evento inicial, tornando ideal para o DE. Vide a Tabela 4 para cálculo do escore Heart. Ele é considerado de baixo risco quando a pontuação varia de 0 a 3 pontos*.

EDACS

O escore EDACS (*Emergency Department Assessment of Chest pain Score*) foi desenvolvido com características clínicas identificadas em pacientes com suspeita de SCA com eletrocardiograma e marcadores cardíacos normais. Em coortes de derivação e validação, esse escore identificou 42,2 e 51,3% como grupo de baixo risco, respectivamente. Desses pacientes, 0,3% e 0 pacientes evoluíram para EAG em 30 dias, respectivamente (ver Tabela 5 para cálculo). O EDACS é considerado de baixo risco quando soma abaixo de 15 pontos.

TIMI NSTEMI

Como o nome diz, o escore TIMI NSTEMI foi descrito para estratificar o risco de pacientes com diagnóstico já definido de IAM sem supradesnivelamento de segmento ST. Esse escore utiliza variáveis

---

* Alguns estudos consideram apenas 0 a 2 pontos, mas a taxa de eventos com Heart em 3 pontos é pouco diferente do grupo de 0 a 2.

▷ **TABELA 5** Escores de risco utilizados na síndrome coronariana aguda (SCA). Baixo risco é definido no escore TIMI-NSTEMI como 0 ou 1 ponto, no escore Heart como 0 a 3 pontos, e no EDACS abaixo de 15 pontos

Escore TIMI-NSTEMI		
Fator		Pontos
65 anos de idade ou mais		1
Pelo menos 3 fatores de risco para DAC		1
Estenose coronariana de pelo menos 50% conhecida		1
Recorrência da dor nas últimas 24 horas		1
Uso de aspirina nos últimos 7 dias		1
Desvio de segmento ST na apresentação		1
Elevação de marcadores cardíacos		1
Escore Heart		
Fator	Característica	Pontos
História	Altamente suspeita de SCA	2
	Moderadamente suspeita de SCA	1
	Baixa suspeita de SCA	0
ECG	Depressão do segmento ST	2
	Alteração de repolarização inespecífica	1
	Normal	0
Idade (*Age*)	≥ 65 anos	2
	45-65 anos	1
	< 45 anos	0
Fatores de risco	≥ 3 fatores de risco ou história de aterosclerose	2
	1 ou 2 fatores de risco	1
	Nenhum fator de risco	0
Troponina	≥ 2 vezes o limite da normalidade	2
	1-2 vezes o limite da normalidade	1
	≤ ao limite da normalidade	0
Escore EDACS		
Fator		Pontos
Idade	≥ 18 e < 45	2
	≥ 46 e < 51	4
	≥ 51 e < 56	6
	≥ 56 e < 61	8
	≥ 61 e < 66	10
	≥ 66 e < 71	12
	≥ 71 e < 76	14
	≥ 76 e < 81	16
	≥ 81 e < 86	18
	≥ 86	20
Sexo	Masculino	6
Coronariopatia conhecida ou ≥ 3 fatores de risco		4
Sintomas	Sudorese	3
	Irradiação para ombro ou braço	5
	Pior da dor com inspiração	–4
	Dor reprodutível à palpação	–6

DAC: doença arteral coronariana; ECG: eletrocardiograma.

clínicas, alterações eletrocardiográficas e dosagem de marcadores de necrose cardíaca. Um escore TIMI de zero na presença de ECG não isquêmico e valores de troponina I de alta sensibilidade menores que 26,2 ng/L identificou 38,6 a 41,5% dos pacientes de baixo risco nos estudos ADAPT e APACE, respectivamente. Desses pacientes, 0,8 e 0,6% evoluíram para evento adverso grave, respectivamente (ver Tabela 5 para cálculo). TIMI NSTEMI é considerado de baixo risco para síndrome coronariana aguda quando totaliza no máximo 0 ou 1 ponto.

Por um lado, o descarte precoce do diagnóstico de SCA é razoável para pacientes com baixo risco em escores clínicos (TIMI 0 ou 1, EDACS abaixo de 15 pontos, T-MACS abaixo de 2% ou Heart entre 0 e 3) e baixo risco na curva de troponina.* Por outro lado, pacientes de alto risco devem ser internados para estratificação invasiva.

Os demais pacientes que são de risco intermediário devem ser observados por mais tempo no DE, seriando eletrocardiograma, troponina e observando sintomas. Pacientes em observação prolongada sem curva de troponina, sem alteração de ECG e sem recorrência de sintomas podem ter descartado o diagnóstico de SCA. Alternativamente, esse grupo de pacientes pode ser submetido a estratificação não invasiva.

ESTRATIFICAÇÃO NÃO INVASIVA PARA SUSPEITA DE SCA

Teste de esforço

Exame atualmente pouco utilizado no DE, mas viável. Estudos prévios em pacientes com dor torácica de baixo risco (5% de incidência de DAC), submetidos a teste ergométrico após marcadores seriados negativos e 9 horas de monitorização eletrocardiográfica no DE, mostraram que o teste de estresse teve um valor preditivo negativo de 98,7%, o diagnóstico de SCA ou evento cardíaco em 30 dias. A seleção adequada do paciente é vital. As diretrizes atuais sobre o teste de exercício afirmam que esse teste pode ser realizado quando os pacientes estão livres de sintomas isquêmicos ativos ou de insuficiência cardíaca por um período mínimo de 8 a 12 horas. A taxa de diagnóstico de DAC ou evento cardíaco no prazo de 30 dias foi de 29% para o grupo de estresse positivo, 13% para o grupo de não diagnósticos e 0,3% para o grupo de estresse negativo. O exame obviamente não deve ser realizado em pacientes que tiveram dor em repouso ou na fase aguda do IAM.

Cintilografia miocárdica

Pode ser útil na detecção de SCA e no risco de eventos cardíacos em pacientes no DE com dor torácica atípica, ECG não diagnósticos e risco baixo a moderado de IAM. Vários estudos encontraram uma incidência relativamente alta de eventos cardíacos, presença de IAM e necessidade de revascularização em pacientes com exame nuclear positivo. A probabilidade de um evento cardíaco é dez vezes maior em pacientes com exames anormais do que em pacientes com um exame normal. A incidência de eventos cardíacos com um exame normal é menor que 1% para o período de 30 dias após o estudo do índice. A cintilografia miocárdica, se disponível, pode reduzir o número de pacientes admitidos no pronto-socorro com dor torácica que, em última análise, são determinados a não ter SCA, sem reduzir internações apropriadas para pacientes com SCA.

Angiotomografia de coronárias

Deve-se tomar as precauções necessárias para um exame com infusão de contraste. O exame é mais bem indicado em pacientes com risco baixo a intermediário. A presença de calcificação coronariana importante e de *stents* compromete a interpretação do exame, pois não é possível estudar o lúmen da coronária. Além disso, para melhor qualidade do exame a frequência cardíaca do paciente deve estar em torno de 60 bpm. O paciente deve receber metoprolol 25 a 50 mg via oral para atingir essa frequência cardíaca (verifique as contraindicações).

Após consideração de todas as causas graves sem identificação diagnóstica, deve-se avaliar ainda outras causas alternativas (Tabela 1) com indicação de internação. Por exemplo, quadros inflamatórios de vesícula biliar e pâncreas podem simular uma sín-

* Existe uma ressalva da aplicação desses protocolos de alta precoce de síndrome coronariana aguda. Os pacientes tinham recomendação de procurar seu cardiologista precocemente após a alta do DE, conduta que terá muitas barreiras no serviço público no Brasil.

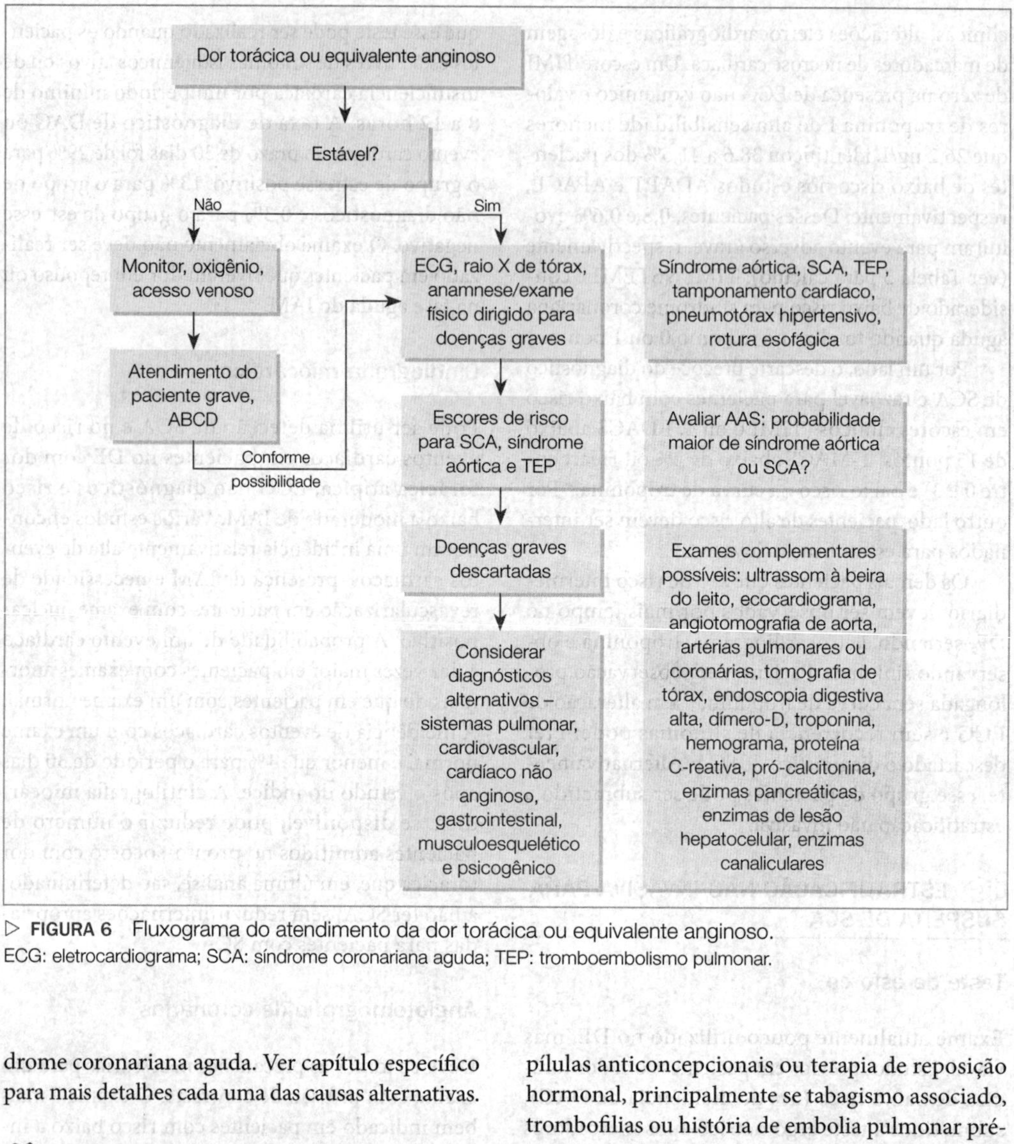

▷ **FIGURA 6** Fluxograma do atendimento da dor torácica ou equivalente anginoso.
ECG: eletrocardiograma; SCA: síndrome coronariana aguda; TEP: tromboembolismo pulmonar.

drome coronariana aguda. Ver capítulo específico para mais detalhes cada uma das causas alternativas.

TROMBOEMBOLISMO PULMONAR

Os sintomas de embolia pulmonar incluem dor torácica súbita (pode piorar com inspiração, chamada pleurítica), dispneia, hipoxemia, síncope ou choque. Pode haver tosse associada ou hemoptise. Os pacientes com embolia pulmonar podem apresentar febre e edema ou dor nas pernas, e alguns pacientes relatam dor na parede torácica. Achados comuns no exame físico incluem taquipneia, taquicardia e hipoxemia. Fatores de risco de embolia pulmonar incluem cirurgia recente, trauma, imobilidade prolongada, câncer ativo, estrógenos de pílulas anticoncepcionais ou terapia de reposição hormonal, principalmente se tabagismo associado, trombofilias ou história de embolia pulmonar prévia ou trombose.

Os critérios para descartar o tromboembolismo pulmonar excluem o embolismo pulmonar em pacientes com baixa probabilidade pré-teste sem testes diagnósticos adicionais. Um exame de dímero-D normal, em um paciente hemodinamicamente estável de risco baixo a intermediário, torna a embolia pulmonar muito improvável. Dímero-D não deve ser solicitado em pacientes com alto risco. Em pacientes com tromboembolismo pulmonar, BNP e troponina cardíaca elevada indicam disfunção ventricular e identificam pacientes com alto risco de morte e complicações.

As radiografias de tórax geralmente são normais, mas em casos raros podem mostrar sinais de infarto pulmonar. A angiotomografia de artéria pulmonar é usualmente o exame de escolha. No tromboembolismo pulmonar em geral, os achados eletrocardiográficos são inespecíficos, sendo o achado mais comum a taquicardia sinusal. No entanto, nos casos de tromboembolismo pulmonar com repercussão no ventrículo direito, achados compatíveis com sobrecarga de ventrículo direito são mais comuns. Maiores detalhes e o fluxograma de atendimento podem ser verificados no Capítulo "Tromboembolismo pulmonar".

PERICARDITE AGUDA

O sintoma mais comum da pericardite aguda é dor torácica, que ocorre em mais de 90% dos casos, sendo em geral aguda, intensa e constante, com localização subesternal. A dor pode irradiar para o dorso, pescoço ou ombros; piora deitado e por inspiração; e alivia sentando-se e inclinando-se para a frente. A irradiação da dor para o membro superior esquerdo não é incomum, mas o local mais característico é irradiação para região do trapézio, o que é um sintoma altamente específico para a pericardite. Algumas características merecem destaque:

- Dor aliviada com a inclinação do corpo para a frente e agravada pela posição de decúbito.
- Os pacientes podem apresentar associadamente dispneia, febre ou taquicardia desproporcional à temperatura corporal; também são descritos soluços nesses pacientes.
- O exame físico em pacientes com complicações pode ser normal, mas o atrito pericárdico está presente frequentemente na borda esternal inferior esquerda e é mais bem auscultado com a inclinação do paciente para a frente. O atrito é dinâmico e pode desaparecer e reaparecer.
- As bulhas cardíacas podem ser abafadas.
- Em até 15% dos casos os pacientes podem apresentar complicações; nesses casos, podemos ter:
  - Pulso arterial paradoxal (diminuição > 10 mmHg na pressão arterial sistólica durante a inspiração).
  - Sinal de Kussmaul (distensão da veia do pescoço na inspiração).
  - Distensão venosa jugular.

Os achados clássicos do ECG são elevação difusa do segmento ST com infradesnivelamento do intervalo PR. Veja o Capítulo "Pericardite aguda e tamponamento cardíaco".

PNEUMONIA

A pneumonia pode causar dor torácica geralmente descrita como aguda, pleurítica e associada com febre, tosse, produção de expectoração e, possivelmente, hipoxemia. A ausculta pode revelar sons respiratórios diminuídos, estertores crepitantes ou sons respiratórios brônquicos nas áreas de consolidação afetadas. Uma radiografia de tórax geralmente confirma o diagnóstico. O US à beira do leito pulmonar pode mostrar consolidação pulmonar e broncograma ultrassonográfico, que são sinais de pneumonia. Ver Capítulo "Ultrassonografia de tórax".

PNEUMOTÓRAX ESPONTÂNEO

Os principais sintomas do pneumotórax espontâneo são dor torácica pleurítica de início súbito, aguda e com dispneia. Os fatores de risco para pneumotórax espontâneo incluem tabagismo e doenças pulmonares crônicas, como asma e doença pulmonar obstrutiva crônica. Aproximadamente 1 a 3% dos pacientes com pneumotórax espontâneo evoluem para pneumotórax hipertensivo. A ausculta pode revelar sons respiratórios diminuídos e hiper-ressonância à percussão no lado ipsilateral. A taquicardia sinusal é o achado mais comum no exame físico e enfisema subcutâneo pode estar presente. Outros achados clássicos ao exame físico, como murmúrio vesicular diminuído, hipertimpanismo à percussão e ausência de frêmito toracovocal são dependentes da extensão do pneumotórax e não costumam estar presentes em pneumotórax pequeno. No pneumotórax traumático, o valor preditivo positivo da ausência de murmúrio vesicular ipsilateral é de 86 a 97% para o diagnóstico. Deve-se lembrar que os achados do exame físico de um pneumotórax simples são inconstantes e não podem ser usados para excluir a presença, com o diagnóstico feito por radiografia de tórax.

PATOLOGIAS ESOFÁGICAS E GASTRODUODENAIS

Os pacientes com ruptura esofágica apresentam uma história de dor torácica subesternal de início súbito e acentuada após um forte vômito. Os pacientes com ruptura esofágica geralmente têm taquicardia, febre, dispneia ou diaforese. O exame físico pode revelar crepitação no pescoço ou no tórax por enfisema subcutâneo. A radiografia de tórax pode demonstrar um derrame pleural (mais comum à esquerda do que direita), pneumotórax, pneumomediastino, pneumoperitônio ou ar subcutâneo, embora a radiografia normal não possa excluir a ruptura esofágica.

O espasmo esofágico é frequentemente associado à doença do refluxo e é caracterizado por um início súbito de dor torácica subesternal apertada. A dor é frequentemente precipitada pelo consumo de líquidos quentes ou frios ou um grande bolo alimentar e pode ser aliviada por nitratos.

Os pacientes com quadros dispépticos, seja de etiologia esofágica ou gastroduodenal, apresentam dor epigástrica ou retroesternal, em geral em queimação, podendo ser associada com náuseas, vômitos, regurgitação alimentar com alívio com uso de antiácidos ou bloqueadores de bomba de prótons ou de receptores histamínicos H2 e podem piorar com o decúbito. A úlcera péptica é classicamente descrita como uma dor pós-prandial na região epigástrica. Os pacientes geralmente descrevem o despertar do sono pelo desconforto. A dor da úlcera duodenal pode ser aliviada após a ingestão de alimentos, enquanto a dor da úlcera gástrica é frequentemente exacerbada pela ingestão de alimentos. Infelizmente, distúrbios gastrointestinais muitas vezes não podem ser diferenciados de forma confiável da síndrome coronariana aguda apenas por história e exame físico.

A pancreatite aguda e a doença biliar geralmente se apresentam com o quadrante superior direito ou dor e sensibilidade epigástrica imitando quadro de angina de parede inferior. Podem ser investigadas com exames laboratoriais e de imagem (ver capítulos específicos).

PATOLOGIAS SUPERFICIAIS

A dor musculoesquelética da parede torácica é caracterizada por dor aguda, altamente localizada e relacionada com a posição. A dor usualmente é completamente reprodutível por palpação leve a moderada ou por movimentos específicos e pode ser aumentada por inspiração ou tosse. No entanto, a sensibilidade da parede torácica também é relatada por alguns pacientes com síndrome coronariana aguda e embolia pulmonar. A costocondrite (síndrome de Tietze) é uma inflamação das cartilagens costais ou suas articulações esternais e causa dor torácica que costuma ser aguda e frequentemente aumenta com as inspirações. O herpes-zóster que acomete dermátomos precordiais pode simular a dor torácica. O exame da pele é importante para fazer esse diagnóstico diferencial, mas em alguns casos pode não ajudar. A dor pré-erupção pode preceder as lesões cutâneas em vários dias, dificultando o diagnóstico. Raramente não há aparecimento de lesões de pele no quadro conhecido como *zoster sine herpete*. Nesses casos, pode ajudar na elucidação a presença de disestesia, prurido e delimitação dos sintomas em dermátomo.

DOR PSICOGÊNICA

As causas psicogênicas de dor torácica incluem o transtorno de pânico, que é caracterizado por períodos recorrentes e inesperados de sensação de medo ou desconforto intenso com pelo menos quatro dos seguintes sintomas: dor torácica, dispneia, palpitações, diaforese, náusea, tremores, asfixia, tontura, medo de perder o controle ou morte, parestesia, calafrios ou ondas de calor. Em um estudo, 25% dos pacientes no DE com dor torácica preencheram os critérios diagnósticos para transtorno de pânico. Por outro lado, 9% dos pacientes identificados como tendo transtorno de pânico foram diagnosticados com síndrome coronariana aguda na alta hospitalar. Isso significa que o transtorno de pânico é, na melhor das hipóteses, um diagnóstico de exclusão ou um diagnóstico que pode frequentemente ser associado com síndrome coronariana aguda. Deve-se ter cuidado em realizar o diagnóstico de transtorno de pânico em um paciente com dor torácica no DE até uma melhor estratificação de risco, em geral com exames complementares.

LITERATURA RECOMENDADA

1. Amsterdam EA, Wenger NK, Brindis RG, Casey DE, Ganiats TG, Holmes DR, et al. 2014 AHA/ACC guideline for the management of patients with non-ST-elevation acute coronary syndromes. Journal of the American College of Cardiology. Dec 2014;64(24):e139-e228.
2. Body R, Carlton E, Sperrin M, et al. Troponin-only Manchester Acute Coronary Syndromes (T-MACS) decision aid: single biomarker re-derivation and external validation

in three cohorts Emerg Med J. Published Online First: 26 August 2016.

3. Chew DP, Lambrakis K, Blyth A, Seshadri A, Edmonds MJR, Briffa T, et al. A randomized trial of a 1-hour troponin T protocol in suspected acute coronary syndromes: The Rapid Assessment of Possible ACS In the Emergency Department with High Sensitivity Troponin T (RAPID-TnT) Study. Circulation. 2019;140:1543-56.
4. Collet JP, Thiele H, Barbato E, Barthélémy O, Bauersachs J, Bhatt DL, et al., ESC Scientific Document Group, 2020 ESC Guidelines for the management of acute coronary syndromes in patients presenting without persistent ST-segment elevation: The Task Force for the management of acute coronary syndromes in patients presenting without persistent ST-segment elevation of the European Society of Cardiology (ESC), European Heart Journal, ehaa575. Disponível em: https://doi.org/10.1093/eurheartj/ehaa575.
5. Korff S, Katus HA, Giannitsis E. Differential diagnosis of elevated troponins. Heart. 2006 Jul;92(7):987-93.
6. Kumar A, Cannon CP. Acute coronary syndromes: diagnosis and management, Part I. Mayo Clin Proc. 2009 Oct;84(10):917-38.
7. Mahler S. Chest pain. In: Tintinalli's emergency medicine: a comprehensive study guide. 8.ed. McGraw-Hill; 2016.
8. Nazerian P, Mueller C, Vanni S, Soeiro AM, Leidel BA, Cerini G, et al. Integration of transthoracic focused cardiac ultrasound in the diagnostic algorithm for suspected acute aortic syndromes. Eur Heart J. 2019 Jun 21;40(24):1952-60.
9. Oliver G, Reynard C, Morris N, Body R. Can emergency physician gestalt "rule in" or "rule out" acute coronary syndrome: validation in a multicenter prospective diagnostic cohort study. Acad Em Med. 2019;00:1-7.
10. Twerenbold R, Neumann JT, Sorensen NA, Ojeda F, Karakas M, Boeddinghaus J, et al. Prospective validation of the 0/1-h algorithm for early diagnosis of myocardial infarction. JACC. 2018;72(6):620-32.

23 Perda transitória da consciência

Rodrigo Antonio Brandão Neto
Julio Flávio Meirelles Marchini
Fernando Salvetti Valente
Hassan Rahhal
Guilherme de Abreu Pereira

PONTOS IMPORTANTES

- Abordar a perda transitória da consciência com esta nomenclatura mais ampla reduz a possibilidade de fechamento precoce de caracterizar o episódio como síncope. No entanto, a síncope é sua etiologia mais comum, portanto alvo de maior atenção neste capítulo.
- A síncope é definida como uma perda transitória da consciência e do tônus postural com recuperação rápida e espontânea sem intervenção médica.
- Para ocorrer a síncope são usualmente necessários cerca de 10 segundos de interrupção completa do fluxo sanguíneo ou de entrega de nutrientes tanto para córtex cerebral quanto para o sistema de ativação reticular do tronco encefálico ou uma redução da perfusão cerebral em 35% a 50%.
- As perdas transitórias da consciência podem ser divididas em traumáticas e não traumáticas.
- As principais causas de síncope identificadas no Framingham Heart Study incluíram síncope vasovagal, causas cardíacas e hipotensão ortostática.
- A perda transitória da consciência deve ser caracterizada por anamnese detalhada e exame físico que permitam identificar a síncope e seus diferenciais, sem necessidade de exames complementares. Deve-se obter um eletrocardiograma de 12 derivações em todos os pacientes para explorar etiologias, no entanto outros exames dependem das circunstâncias clínicas do paciente.
- O tratamento deve ser orientado pelo diagnóstico. Condições como síncope vasovagal raramente necessitam iniciar tratamento específico no departamento de emergência. Por outro lado, síncopes de causa cardíaca precisam realizar seu tratamento antes da alta hospitalar.

INTRODUÇÃO E DEFINIÇÕES

A perda transitória da consciência deve ser nomeada como tal para estimular sua avaliação de maneira criteriosa, permitindo o diagnóstico diferencial entre síncope e não síncope. A síncope é definida como uma perda transitória da consciência e do tônus postural com recuperação rápida e espontânea sem intervenção médica. O seu mecanismo presumível é uma diminuição da perfusão cerebral em ambos os córtex cerebrais ou no sistema reticular ativador ascendente.

A síncope representa cerca de 1% a 3% das visitas ao departamento de emergência (DE) por ano e 2 a 6% das internações hospitalares nos EUA, geralmente sendo um evento autolimitado. No estudo Framingham Heart Study, 7.814 pacientes foram seguidos por 17 anos e 10,5% relataram perda transitória da consciência em algum momento do seguimento.

Episódio de síncope no ano anterior é o melhor preditor de recorrência. A pré-síncope é um episódio semelhante à síncope, mas em que não ocorre perda de consciência.

CLASSIFICAÇÃO E ETIOLOGIAS

As perdas de consciência transitórias podem ser divididas primeiramente em traumáticas e não traumáticas (ver Figura 1). O trauma craniano com concussão cerebral muitas vezes leva a perda de consciência.

As etiologias da perda transitória da consciência não associadas a trauma são diversas. Suas principais causas identificadas no *Framingham Heart Study* incluíram síncope vasovagal, causas cardíacas e hipotensão ortostática. As principais causas de perda de consciência e suas características são resumidas nas Tabelas 1 e 2.

A prevalência das diferentes causas de síncope é variável de acordo com a faixa etária do paciente. Em pacientes com menos de 40 anos de idade, causas cardiovasculares representam cerca de 1% dos casos de síncope, enquanto no grupo com > 75 anos de idade chegam a 16%. Na maioria dos estudos, dentre os indivíduos com síncope de mecanismo inicialmente não esclarecido, mesmo com uma avaliação extensa do paciente, a causa permanece desconhecida em cerca de 40% dos indivíduos, embora alguns estudos usando métodos mais acurados chegam a diagnóstico etiológico presumido em mais de 70% dos casos.

O diagnóstico etiológico é importante, pois cada classificação de diagnóstico comporta risco prognóstico. No estudo de Framingham, a síncope cardíaca duplicou o risco de morte, a perda transitória da consciência de etiologia neurológica aumentou o risco de morte em 50%, e a síncope da causa desconhecida aumentou o risco de morte em 30%, em comparação com a coorte populacional geral do estudo. Os indivíduos com síncope neuromediada por reflexo ou vasovagal não apresentam risco aumentado de morte em comparação com a população geral.

FISIOPATOLOGIA

Todas as etiologias de síncope têm um mesmo caminho final, que é a disfunção transitória de ambos os hemisférios cerebrais ou de tronco cerebral. A diminuição de fluxo pode ser regional (vasoconstrição) ou sistêmica (hipotensão). Para ocorrer a síncope, geralmente são necessários cerca de 10 segundos de interrupção completa do fluxo sanguíneo ou de entrega de nutrientes tanto para o córtex cerebral quanto para o sistema ascendente de ativação reticular do tronco encefálico ou uma redução da perfusão cerebral em 35% a 50%. Apesar desse limiar de 10 segundos para ocorrência da síncope, já foi demonstrado que interrupção de fluxo cerebral tão curta como 6 segundos pode estar associada a perda transitória de consciência, já estudos utilizando *tilt-test* mostram que quedas maiores que 60 mmHg de pressão arterial sistólica também podem ser associadas a síncope. Causas dessa queda de pressão arterial incluem diminuição da resistência vascular periférica, como pode acontecer em disfunções autonômicas que representam as chamadas síncopes vasodepressoras, ou por di-

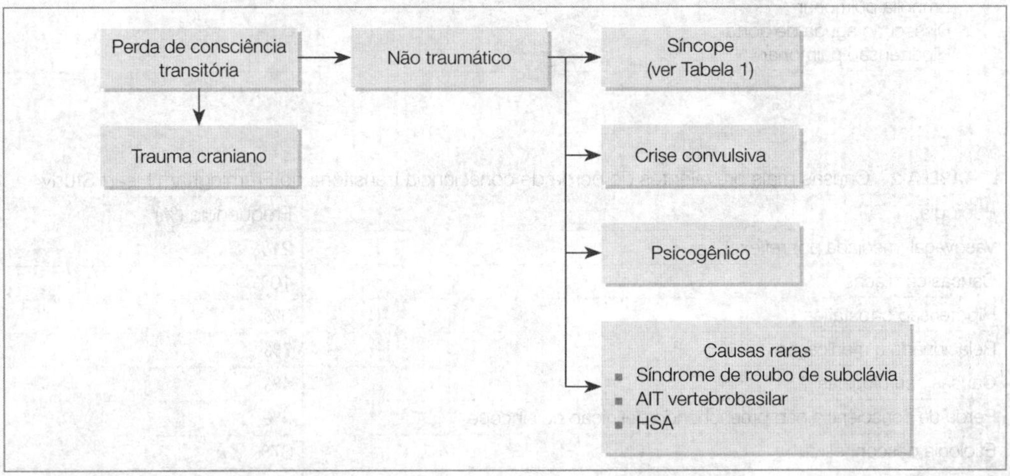

▷ **FIGURA 1** Perda transitória de consciência. Ver Tabela 1 para tipos de síncope. AIT: acidente isquêmico transitório; HSA: hemorragia subaracnóidea.

▷ **TABELA 1** Classificação da síncope

Síncope reflexa (neuromediada) ▪ Vasovagal: – Vasovagal ortostática: em pé, mas pode ocorrer sentado – Emocional: medo, dor (somática ou visceral), instrumentação, fobia ▪ Situacional – Micção – Gastrointestinal (deglutir, defecar) – Tosse, espirro – Pós-exercício – Outros (rir, tocar instrumento de metal – por exemplo: trompa ou trompete) ▪ Síndrome do seio carotídeo ▪ Formas não clássicas (sem pródromo e/ou sem gatilho aparente e/ou apresentação atípica)
Síncope ortostática ▪ Induzida por medicações – Vasodilatador, antiprostático, diurético, antidepressivos ▪ Hipovolemia – Hemorragia, diarreia, vômito etc. ▪ Disfunção autonômica primária – Falha autonômica pura, atrofia de múltiplos sistemas, doença de Parkinson, demência de corpúsculos de Lewy ▪ Disfunção autonômica secundária – Diabetes, amiloidose, lesão coluna medular, neuropatia autonômica autoimune, neuropatia autonômica paraneoplásica, insuficiência renal
Síncope cardíaca ▪ Bradicardia: – Doença do nó sinusal: inclui síndrome taquicardia/bradicardia – Doença do sistema de condução atrioventricular ▪ Taquicardia: – Supraventricular – Ventricular ▪ Estrutural – Estenose aórtica grave – Troca valvar – Isquemia miocárdica – Cardiomiopatia hipertrófica – Massa cardíaca (mixoma, tumor etc.) – Doença pericárdica – Tamponamento – Anomalia congênita de coronária – Disfunção de prótese valvar – Embolia pulmonar – Dissecção aguda de aorta – Hipertensão pulmonar

▷ **TABELA 2** Causas mais prevalentes de perda de consciência transitória no Framingham Heart Study

Etiologia	Frequência (%)
Vasovagal (mediada por reflexo)	21%
Causas cardíacas	10%
Hipotensão ortostática	9%
Relacionada à medicação	7%
Causas neurológicas	4%
Perda de consciência não preenchendo definição de síncope	9%
Etiologia desconhecida	37%
Outras etiologias	3%

minuição de frequência cardíaca como nas síncopes denominadas cardioinibitórias e ainda as síncopes mistas apresentando componentes tanto vasodepressores como cardioinibitórios.

Dependendo da etiologia da síncope, podemos ter diferentes mecanismos fisiopatológicos, que incluem:

- Síncopes reflexas ou neuralmente mediadas: podem estar participando vias simpaticomiméticas ou parassimpáticas com vasodilatação ou bradicardia como resposta a diferentes estímulos ou gatilhos. A síncope vasovagal pode ser desencadeada por emoção ou ortostatismo. Dentro desse mecanismo pode ainda haver as síncopes situacionais, que podem ocorrer por esses reflexos associados a situações como micção, tosse, atividade física ou defecção.
- Síncope por hipersensibilidade do seio carotídeo: ocorre por manipulação mecânica dos seios carotídeos. Em última análise, também tem um mecanismo de mediação neural.
- Síncope por hipotensão ortostática: ao contrário das síncopes neuralmente mediadas, a atividade eferente simpática é cronicamente prejudicada, de modo que a vasoconstrição é deficiente, ocorrendo diminuição de pressão arterial com a posição ortostática.
- Síncope por causas cardíacas: pode ocorrer por múltiplos mecanismos, o principal deles arritmias, com comprometimento hemodinâmico e diminuição da perfusão cerebral. As doenças estruturais cardíacas, como estenose aórtica grave, também podem cursar com síncope devido à incapacidade do coração de aumentar seu débito cardíaco em situações específicas.

ACHADOS CLÍNICOS

As manifestações são dependentes da etiologia da perda transitória da consciência. A história e o exame físico devem ser detalhados, incluindo as circunstâncias que precederam a perda de consciência e relato de quem estava com o paciente. A primeira pergunta é se realmente ocorreu perda de consciência. Em seguida, é muito relevante entender detalhadamente o que o paciente estava fazendo, em qual posição estava, há quanto tempo estava, como estava o ambiente (cheio, quente, apertado), se tinha necessidade de urinar, dor ou medo, o que sentiu antes e após a PTC. Apenas a descrição bem detalhada do evento permitirá identificar se há chance de uma etiologia grave e quais exames serão necessários. Não há outra forma de se estabelecer a investigação e não há papel para aplicação de escores sem a ótima execução desse passo inicial. Os antecedentes devem ser questionados: cardiopatias, procurando pistas de etiologias e descartando situações com maior risco de evolução desfavorável. É importante perguntar sobre uso de álcool ou outras substâncias. Deve-se documentar qualquer histórico prévio de síncope, pois os pacientes com mais de cinco episódios de síncope em 1 ano têm maior probabilidade de ter síncope vasovagal ou um diagnóstico psiquiátrico do que a arritmia como causa.

Os pacientes que tentam agressivamente perder peso podem ter distúrbios eletrolíticos ou podem tomar medicamentos do tipo anfetaminas que predispõem a arritmias. A história familiar é importante em relação à história de síndrome do QT prolongado, arritmias, morte cardíaca súbita ou outros riscos cardíacos.

A evidência de trauma sem lesões defensivas nas mãos ou nos joelhos torna provável a ocorrência de um evento súbito como uma arritmia, mas os pacientes com síncope não cardíaca, especialmente os mais idosos ou aqueles com reflexos mais lentos, também são propensos a sofrer traumatismo facial e craniano significativo.

Síncope que ocorre com paciente em posição sentada ou deitada sugere, por sua vez, o diagnóstico de síncope cardíaca. Síncope associada com atividade física é um evento de alto risco, usualmente associado com arritmias malignas ou isquemia e é uma indicação de investigação com exames complementares em caso de tempo prolongado de observação. Atenção especial deve ser reservada aos pacientes que se apresentam após acidentes automotivos que envolvem um único automóvel, especialmente se os pacientes são idosos.

A Tabela 3 apresenta características para diferenciar síncope de outras causas de perda de consciência. A Tabela 4 resume os principais dados e achados que ajudam a determinar a etiologia da síncope.

Deve-se definir as circunstâncias e as características da perda transitória de consciência: atividade que precedeu, situação, recorrência, pródromos, relação com refeições e atividade física, período de recuperação, movimentos mioclônicos ou tônico-clônicos e liberação esfincteriana. O re-

▷ **TABELA 3** Diferenciação entre síncope e outros acometimentos

Diagnóstico	Diferenciação
Convulsão	Gatilhos raros; aura epiléptica (*déjà vu*; cheiro estranho); 60% com mioclonia; mioclonia é sincrônica, simétrica, hemilateral, início junto com perda de consciência, automatismos; mordida em lateral de língua; duração pode ser de minutos; déficit de memória; incontinência é comum; olhos quase sempre abertos durante perda de consciência; fadiga e sono comum após
Pseudossíncope psicogênica	Perda de consciência por minutos a horas; alta frequência, várias vezes ao dia
Cataplexia	Queda com paralisia flácida e sem responsividade, mas sem amnésia
HSA	Perda de consciência progressiva, cefaleia, sinais focais
AIT vertebrobasilar	Sinais e sintomas focais, geralmente sem perda de consciência
AIT carotídeo	Profundos sinais e sintomas neurológicos
Síndrome de roubo da subclávia	Sinais focais
Alteração metabólica	Duração longa; redução ao invés de perda de consciência
Intoxicação	Duração longa; redução ao invés de perda de consciência
Parada cardíaca	Perda de consciência sem recuperação
Coma	Duração longa

AIT: ataque isquêmico transitório; HSA: hemorragia subaracnóidea.

▷ **TABELA 4** Achados sugestivos de convulsão em pacientes com suspeita de síncope

- Pródromo com característica de aura e não de síncope neurocardiogênica
- Episódio abrupto associado com lesão de sistema nervoso central
- Presença de fase tônica seguida de movimentos clônicos ou rítmicos
- Mordedura de língua
- Perda de controle esfincteriano
- Desvio de cabeça e postura pouco usual durante o episódio
- Tempo prolongado de confusão pós-evento (pós-ictal)

lato de testemunha, se possível, é importante para saber a duração do episódio (< 5s sugere cardíaco e > 5s sugere vasovagal). Pela ubiquidade dos celulares, um vídeo pode ser elucidativo se estiver disponível. Comorbidades e medicações são importantes principalmente no idoso. No exame físico deve-se medir a pressão arterial em decúbito dorsal e novamente após 3 minutos de posição ortostática. É consistente com hipotensão ortostática quando há uma queda da pressão arterial sistólica (PAS) ≥ 20 mmHg ou PAS abaixo de 90 mmHg associado com sintomas.

A síncope vasovagal é geralmente associada com pródromo de tonturas, sensação de calor, visão em túnel, sensação de fraqueza nas pernas, com ou sem náuseas, palidez e/ou sudorese. Ela pode ocorrer após a exposição a uma visão, som ou cheiro inesperado ou desagradável, sensações de ansiedade ou medo, dor significativa e sofrimento emocional. Também pode ocorrer em associação com a postura prolongada ou em um lugar lotado ou quente. Outra forma neurogênica de síncope são as síncopes situacionais, que ocorrem durante ou imediatamente após tosse, micção, defecação ou deglutição, por reflexos causados por essas situações de maneira recorrente.

A hipersensibilidade do seio carotídeo é uma variante das síncopes neurogênicas, caracterizada por bradicardia ou hipotensão. O corpo carotídeo, localizado na bifurcação carotídea, contém receptores sensíveis à pressão (barorreceptores). A estimulação de um corpo carotídeo anormalmente sensível por pressão externa pode levar a duas respostas autonômicas. A resposta vagal anormal mais comum nesses casos leva a bradicardia e assistolia > 3 segundos. Menos comumente, há uma resposta vasodepressora, levando a uma diminuição da pressão arterial de > 50 mmHg sem uma alteração significativa na frequência cardíaca. Em um terceiro cenário pode ocorrer uma resposta mista vasodepressora e bradicárdica. A hipersensibilidade ao seio carotídeo é mais comum em homens, idosos e em pacientes com doença cardíaca isquêmica, hipertensão e certas malignidades de cabeça e pescoço. Embora alguns pacientes possam demonstrar uma resposta de seio carotídeo hipersensível em testes provocativos, a menos que essa resposta reproduza a síncope ou a recorrência dos sintomas prodrômicos, e a menos que esteja associada a um evento incitante, como barbear ou virar a cabeça, não pode ser definitivamente diagnosticada como a causa da síncope. Deve-se considerar o diagnóstico de hipersensibilidade do seio carotídeo em pacientes idosos com síncope recorrente e avaliações cardíacas negativas (leia mais sobre a massagem do seio carotídeo a seguir no capítulo).

A síncope por hipotensão ortostática ocorre quando a hipotensão postural é associada à síncope ou pré-síncope. Quando uma pessoa assume uma postura vertical, a gravidade desloca o sangue para a parte inferior do corpo e o débito cardíaco diminui. Essa mudança de posição ativa o sistema nervoso autônomo e aumenta o tônus simpático, além de diminuir o tônus parassimpático, aumentando a frequência cardíaca e a resistência vascular periférica, o débito cardíaco e a pressão arterial. Se a resposta autonômica é insuficiente ou não é rápida o bastante, ocorre diminuição da perfusão cerebral e síncope. O início do sintoma é geralmente dentro dos primeiros 3 minutos após assumir a postura ereta, mas pode ser atrasada em alguns pacientes. As causas da síncope ortostática incluem desidratação, hipovolemia e queda de tônus vascular como uso de vasodilatadores. A hipotensão ortostática é definida por uma queda de 20 mmHg na pressão arterial sistólica e 10 mmHg da pressão arterial diastólica após 3 minutos de posição ortostática ou taquicardia reflexa com aumento da frequência cardíaca em > 20 bpm. Muitas causas graves de síncope podem estar associadas a mudanças ortostáticas; portanto, deve-se considerar outros diagnósticos potencialmente sérios, sobretudo em idosos, antes de se considerar o diagnóstico de síncope associada a posição ortostática, sendo este um diagnóstico de exclusão.

Os transtornos psiquiátricos são encontrados em uma porcentagem pequena de pacientes com síncope, de até 40% daqueles com síncope sugestiva de causa vasovagal e até 62% daqueles com síncope inexplicada. Em um estudo, os diagnósticos psiquiátricos mais frequentes associados à síncope foram transtorno de ansiedade generalizada e transtorno depressivo maior. A hiperventilação tem sido usada como uma manobra provocativa no diagnóstico do transtorno de pânico e doenças cardiovasculares, distúrbios de ansiedade generalizados e podem levar à hipocapnia, vasoconstrição cerebral e síncope. Uma causa psiquiátrica para síncope deve ser sempre um diagnóstico de exclusão.

As causas neurológicas de perda transitória da consciência são raras. Pacientes com perda de consciência com déficits neurológicos persistentes ou estado mental alterado, via de regra, não possuem síncope e sim algum acometimento neurológico. A isquemia do tronco encefálico, a doença aterosclerótica vertebrobasilar ou a enxaqueca da artéria basilar podem causar uma diminuição do fluxo sanguíneo para a formação de ativação reticular, levando a episódios bruscos e breves de perda de consciência. A perda de consciência geralmente é precedida por outros sinais ou sintomas, como diplopia, vertigem, déficits neurológicos focais ou náuseas. A síndrome do roubo da subclávia é uma causa rara de isquemia do tronco encefálico. Caracteriza-se por um estreitamento anormal da artéria subclávia proximal à origem da artéria vertebral, de modo que com o exercício do braço ipsilateral o sangue é recrutado para os músculos do braço por aumento de fluxo através da vasodilatação, reduzindo o fluxo para o sistema vertebrobasilar. Anatomicamente, o estreitamento é mais comum à esquerda. O exame físico pode identificar a diminuição do volume de pulso e a diminuição da pressão arterial no braço afetado.

A hemorragia subaracnóidea pode se apresentar como perda de consciência, mas geralmente é acompanhada por outros sintomas, principalmente cefaleia, mas também déficits neurológicos focais ou estado mental persistentemente alterado.

A convulsão é o principal diagnóstico diferencial que pode ser confundido com a síncope. Os movimentos tônico-clônicos podem estar presentes em ambas as entidades. No entanto, a confusão (estado pós-ictal) com duração de vários minutos, mordedura da língua, incontinência ou uma aura epiléptica sugerem o diagnóstico de convulsão. A Tabela 4 cita os principais achados sugestivos de convulsão no diagnóstico diferencial com síncope.

Os medicamentos podem contribuir para a síncope por uma variedade de meios, mas o mais comum é a ortostase. Os betabloqueadores ou os bloqueadores dos canais de cálcio podem levar a uma resposta da frequência cardíaca atenuada após o paciente assumir postura ereta. Os diuréticos podem produzir depleção de volume, e alguns medicamentos têm propriedades pró-arritmogênicas.

Hemorragias com grande perda de sangue podem cursar com hipovolemia e causar síncope. São associadas a trauma, sangramento gastrointestinal e ruptura de aneurisma de aorta torácica. Representam uma das causas não cardíacas de síncope com alto risco de evento adversos como óbito.

Distúrbios metabólicos como hipoglicemia ou hipóxia são causas relativamente infrequentes de síncope. Outras causas de síncope raras incluem arterite de Takayasu, mastocitose sistêmica e síndrome carcinoide.

A síncope associada a doenças cardiovasculares apresenta maior risco de eventos adversos, devido à sua associação com morte súbita. Os pacientes com síncope de etiologia cardíaca documentada têm uma taxa de mortalidade de 6 meses superior a 10%, sendo necessária uma avaliação completa. Os pacientes com doença cardíaca não diagnosticada aparentemente saudáveis são o grupo mais desafiador. As causas da síncope cardíaca são divididas em duas categorias, que são a doença cardíaca estrutural e arritmias.

A síncope pode ocorrer se a doença estrutural cardíaca limita a capacidade do coração de aumentar o débito cardíaco para atender à demanda metabólica. Exemplos de doença cardíaca estrutural associada à síncope incluem estenose aórtica grave, cardiomiopatia obstrutiva hipertrófica, embolia pulmonar e infarto do miocárdio. A estenose aórtica é uma importante causa cardíaca estrutural da síncope nos pacientes idosos. Os sintomas clássicos da estenose aórtica incluem dor torácica, dispneia ao esforço e síncope. A miocardiopatia obstrutiva hipertrófica é caracterizada por um ventrículo esquerdo rígido, disfunção diastólica e obstrução dinâmica da via de saída do ventrículo esquerdo. É a causa mais comum de morte súbita cardíaca em adultos jovens, mas pode ser reconhecida pela primeira vez em pacientes com mais de 60 anos de idade. Embolia pulmonar maciça pode causar síncope devido à obstrução do leito vascular pulmonar e redução do débito cardíaco, mas síncope associada com tromboembolismo pulmonar ocorre raramente e quase sempre em grandes episódios tromboembólicos. O tromboembolismo pulmonar como causa de síncope deve ser suspeitado principalmente no contexto de paciente com síncope associada a dispneia, sobretudo se ele apresentar queda da saturação de oxigênio.

Infarto agudo do miocárdio pode causar síncope se a discinesia miocárdica reduzir o débito cardíaco, mas também associada apenas a isquemia envolvendo áreas extensas ou ocorrendo em paciente com disfunção ventricular significativa prévia. Outro mecanismo é o substrato arritmogênico da fibrose cardíaca após infarto miocárdico gerando taquicardia ventricular/fibrilação ventricular que se resolvem transitoriamente, mas

▷ **TABELA 5** Principais causas cardiovasculares de síncope

▪ Miocardiopatias
▪ Estenose aórtica grave
▪ Estenose tricúspide
▪ Estenose mitral
▪ Cardiomiopatia por hipertensão pulmonar
▪ Doença cardíaca congênita
▪ Mixoma
▪ Doença pericárdica
▪ Dissecção aórtica
▪ Embolia pulmonar
▪ Isquemia miocárdica
▪ Infarto do miocárdio
▪ Taquiarritmias – TV ou TSV acelerada – TV polimórfica – QT longo ou QT curto
▪ Bradiarritmias – Bradicardia < 40 bpm ou pausa sinusal > 3 s. – Mobitz II e BAVT – Síndrome taqui-bradi – Disfunção de CDI ou marca-passo
▪ Síndrome do QT curto ou longo
▪ Doença de Stokes-Adams
▪ Doença do nó sinusal
▪ Bloqueio cardíaco de segundo ou terceiro graus
▪ Mau funcionamento de marca-passo
▪ Taquicardia ventricular
▪ *Torsades de pointes*
▪ Taquicardia supraventricular
▪ Fibrilação ou *flutter* atrial

BAVT: bloqueio atrioventricular; CDI: cardioversor desfibrilador implantável; TSV: taquicardia supraventricular; TV: taquicardia ventricular.

não sem antes hipoperfundir o tecido cerebral levando a uma síncope.

Embora as bradicardias e as taquiarritmias possam levar à hipoperfusão cerebral transitória, não existe uma frequência cardíaca absoluta que produza previsivelmente síncope. Os sintomas dependem da capacidade do sistema nervoso autônomo para compensar a diminuição do débito cardíaco e a presença ou não de doença cerebrovascular subjacente. Distúrbios hidroeletrolíticos como hipomagnesemia (p. ex., *torsades de pointes*) ou hipocalemia aumentam a predisposição para arritmias cardíacas. As arritmias podem ocasionalmente ocorrer em corações estruturalmente normais, como nos distúrbios familiares da síndrome de Brugada, síndromes de QT longo ou curto e a taquicardia ventricular polimórfica associada a catecolaminas. A síncope associada a arritmias é geralmente súbita e não associada a sintomas prodrômicos.

AVALIAÇÃO INICIAL E EXAMES COMPLEMENTARES

A maioria das causas e dos episódios de perda transitória da consciência é associada a doenças benignas e, como já discutido, frequentemente não é realizado o diagnóstico etiológico. O objetivo da avaliação no DE é identificar aqueles pacientes em risco de morbidade imediata e futura ou morte súbita. Para pacientes sem diagnóstico específico evidente pelos achados iniciais de história e exame físico é necessária uma estratificação de risco baseada em uma história cuidadosa, exame físico completo e eletrocardiograma (ECG), com testes adicionais conforme necessidade.

O diagnóstico de síncope é clínico, com uma avaliação cuidadosa da apresentação e uso selecionado de testes de diagnóstico. Deve-se obter um ECG de 12 derivações em todos os pacientes. Mesmo que o ECG leve a um diagnóstico em apenas alguns pacientes, é um teste simples e não invasivo e é importante para a estratificação de risco.

O ECG deve ser avaliado em relação à evidência de doença cardiopulmonar prévia, isquemia aguda ou novas alterações de ECG, arritmia, bloqueios cardíacos e intervalo QTc prolongado ou curto. Um ECG com ritmo normal e sem alterações morfológicas é associado com risco significativamente menor de ocorrência de eventos adversos. O ECG é muito importante, mas só consegue fazer diagnóstico em 2 a 9% dos casos, sendo que em pacientes com menos de 40 anos esse número é ainda bem menor. A Tabela 6 resume os principais achados eletrocardiográficos de risco para síncope por causa cardiovascular.

Alguns sintomas associados à síncope devem suscitar preocupação com a realização de um diagnóstico etiológico imediato. Esses sintomas incluem dor torácica (infarto agudo do miocárdio, dissecção aórtica, embolia pulmonar, estenose aórtica), palpitações (arritmia), dispneia (embolia pulmonar, insuficiência cardíaca) e anormalidades em ECG (vide Tabela 6); são 3,5 vezes mais propensos a estarem associados com a morbidade que os ECG que não possuem esses achados. Os ritmos não sinusais são 2,5 vezes mais propensos a estarem associados a eventos adversos do que nos pacientes com ritmos sinusais.

Os exames complementares são solicitados conforme a história e o exame físico. Por exemplo, um paciente com sintomas ortostáticos e hipocorado ou com relato de sangue nas fezes precisa de um hemograma completo para avaliar a possibilidade de anemia. Uma mulher em idade reprodutiva deve realizar teste de gravidez na urina e deve-se considerar a chance de anemia ferropriva por perdas menstruais

▷ **TABELA 6** Achados eletrocardiográficos sugestivos de síncope por causa cardiovascular

▪ Taquicardia ventricular não sustentada
▪ Bloqueios bifasciculares (bloqueio de ramo esquerdo ou direito combinado com bloqueio fascicular) ou outras anormalidades de condução ventricular com QRS ≥ 12 ms
▪ Bradicardia sinusal < 50 bpm ou bloqueio sinoatrial em pacientes sem uso de medicações que diminuam frequência cardíaca são considerados inapropriados para situação clínica
▪ Complexo QRS com pré-excitação
▪ Intervalo QTc prolongado ou curto
▪ Padrão de Brugada (supra de ST descendente com padrão de bloqueio de ramo direito de V1-V3)
▪ Displasia arritmogênica de ventrículo direito: – Onda épsilon de V1 a V3 – Grandes ondas T negativas de V1 a V3 – Extrassístoles com morfologia de bloqueio de ramo esquerdo – Potenciais ventriculares tardios sugestivos de displasia arritmogênica de ventrículo direito – Taquicardia ventricular do tipo via de saída de ventrículo direito

anormais ou não. Os eletrólitos raramente determinam a causa da síncope, mas alterações de sódio e potássio podem sugerir o diagnóstico de abuso de diurético ou de insuficiência adrenal. A glicemia também pode estar alterada na insuficiência adrenal, e hipoglicemia raramente pode ser causa de perda transitória de consciência. São recomendadas as dosagens de eletrólitos em pacientes com síncope que se apresentem criticamente doentes.

Os níveis de peptídeo natriurético do tipo B parecem ser preditivos para aqueles em risco de morbidade, além de indicar o diagnóstico de insuficiência cardíaca. Um estudo sugere que um nível > 300 pg/mL de peptídeo natriurético cerebral indica risco de novos eventos, mas não está claro se acrescenta elementos para o diagnóstico além da história de insuficiência cardíaca ou doença estrutural cardíaca. A dosagem de troponinas pode ser útil no contexto de doença coronariana, mas pode estar alterada por causas não cardíacas. A prolactina sérica pode estar aumentada em casos de convulsões e ajudar no diagnóstico diferencial, mas não é recomendada de rotina. Radiografia de tórax pode ser considerada no contexto de pacientes com insuficiência cardíaca (IC) ou que apresentem sintomas específicos de etiologias que pudessem eventualmente serem avaliados por radiografia de tórax, mas não é recomendada de rotina.

A massagem carotídea é usada para diagnosticar a hipersensibilidade dos seios carotídeos no paciente com história sugestiva do diagnóstico. A massagem carotídea pode ser feita no DE com o paciente deitado em maca, com acesso venoso periférico puncionado e monitorização eletrocardiográfica contínua e de pressão arterial. Cada corpo carotídeo pode ser massageado separadamente por 5 a 10 segundos. O teste é considerado positivo se os sintomas forem reproduzidos na presença de assistolia > 3 segundos ou uma diminuição da pressão arterial sistólica > 50 mmHg. O procedimento é contraindicado em pacientes com estenose carotídea conhecida, se houver história de acidente vascular cerebral ou acidente isquêmico transitório recente (< 3 meses), ou se houver história de taquicardia ventricular ou fibrilação. Existe um risco raro de eventos cerebrovasculares.

O ecocardiograma é pouco disponível em DE, mas pode ser útil em avaliar cardiopatias estruturais, valvopatias e efusão pericárdica, tem valor maior em pacientes com história de doença cardíaca ou achados anormais em eletrocardiograma, ou em pacientes com múltiplos fatores de risco, não sendo indicado em outras situações. O exame é usualmente pouco útil, mas em pacientes com síncope de etiologia inexplicada, com história de doença cardíaca e um ECG anormal o ecocardiograma pode ajudar no diagnóstico em 27% dos pacientes. Em pacientes com disfunção ventricular esquerda ao ecocardiograma e síncope o risco de morte súbita cardíaca ou arritmias malignas é de 10% ao ano.

Avaliação com teste de esforço é útil em pacientes com queixa de síncope ou pré-síncope associada ao esforço. Na suspeita de cardiomiopatia arritmogênica do ventrículo direito ou doença infiltrativa, como sarcoidose, a ressonância magnética é útil, mas pouco disponível no DE.

Uma manobra de hiperventilação (respirações profundas a uma velocidade de 20 a 30 por minuto durante 2 a 3 minutos) pode ser muito útil no paciente jovem com síncope não diagnosticada e suspeita de doença psiquiátrica. A recorrência de sintomas prodrômicos ou síncope se correlaciona significativamente com causas psiquiátricas de síncope.

A tomografia computadorizada de crânio tem baixo rendimento diagnóstico, exceto em pacientes com história ou exame físico com trauma ou uma causa neurológica para perda de consciência e só deve ser realizada nessas circunstâncias.

Reforçando, a TC de crânio não deve ser pedida em pacientes com síncope, a sua indicação deve ser por algum outro motivo. Em pacientes selecionados adequadamente, a angiotomografia computadorizada de tórax faz o diagnóstico de embolia pulmonar (EP). A prevalência de EP em pacientes com síncope chegou a 3,8% em um estudo.

O eletroencefalograma não é recomendado de rotina, mas pode ser benéfico em pacientes com suspeita de convulsão como diagnóstico diferencial.

Os pacientes com síncope vasovagal, ortostática e relacionada à medicação não apresentam risco aumentado de morbidade ou mortalidade cardiovascular e não precisam de admissão hospitalar, desde que os distúrbios pertinentes sejam corrigidos. A investigação com tilt-test pode fazer diagnóstico definitivo nesses pacientes, mas não apresenta indicação no DE. Pacientes de alto risco têm indicação de monitorização cardíaca contínua. A presença de achados com frequência cardíaca < 30 bpm, pausa sinusal > 2 segundos, BAV Mobitz II ou avançado ou total, taquicardia ventricular e múltiplas extrassístoles ventriculares sugere a possibilidade de arritmia como causa da síncope. Monitorização cardíaca contínua é indicada em pacientes de alto risco, mas mesmo o Holter de 72 horas pode perder episódios malignos de arritmia que posteriormente ocorrem.

Os testes eletrofisiológicos são normalmente reservados para pacientes com arritmia documentada, pré-excitação ou doença cardíaca subjacente e raramente são necessários no DE. O teste envolve estimulação elétrica invasiva e monitoração cardíaca para descobrir possíveis anormalidades de condução que predisponham a taquiarritmias (tanto ventriculares quanto supraventriculares) ou bradiarritmias.

ESTRATIFICAÇÃO DE RISCO

Os pacientes precisam ser avaliados em relação ao risco de eventos adversos. Vários estudos avaliaram a estratificação de risco para identificar pacientes com risco de morbidade e mortalidade em curto prazo de 1 ano. Martin et al. realizaram estudos de derivação e validação em coortes de pacientes consecutivos com síncope para identificar preditores de arritmia e morte em 1 ano. Fatores de risco importantes nesse estudo incluíram história de arritmia, ECG anormal, história de insuficiência cardíaca e idade > 45 anos. A Tabela 7 resume diferentes características que em estudos foram associadas com aumento ou diminuição de probabilidade de síncope de etiologia cardíaca.

Uma forma de avaliar o risco é a chamada regra de San Francisco, que foi validada em 1.418 pacientes consecutivos com sensibilidade de 98% com especificidade de 56% para eventos graves em 1 ano, e pode ser utilizada para rastreamento de pacientes de risco no DE, com risco existindo se pelo menos 1 dos fatores estiver presente. A regra de San Francisco é especificada na Tabela 8.

Um grupo de estudo italiano desenvolveu uma pontuação de risco, denominada Osservatorio Epidemiologico sulla syncope nel Lazio (OESIL), baseada em preditores de óbito em 1 ano, que incluem:

- ECG anormal (ver Figura 2).
- História de doença cardiovascular (incluindo insuficiência cardíaca).
- Idade > 65 anos.
- Síncope sem pródromo.

Pacientes com 2 ou mais pontos apresentaram risco aumentado de morte por doença cardiovascular e merecem uma investigação mais aprofundada.

Sarasin et al. desenvolveram um escore de previsão para a arritmia subsequente em pacientes com síncope inexplicada após uma avaliação padrão no DE. Eles encontraram como variáveis de risco eletrocardiograma anormal, história de insuficiência cardíaca congestiva e idade > 65 anos. Em nosso serviço, recomendamos o uso da regra de San Francisco e o OESIL como formas de estratificar os pacientes de síncope com maiores riscos de eventos adversos.

TABELA 7 Risco de causa cardíaca de síncope

Alto risco	Baixo risco
▪ Idade > 60 anos ▪ Sexo masculino ▪ História de doença cardíaca isquêmica, estrutural; arritmia prévia ou redução de fração de ejeção ▪ Pródromo breve como palpitações ou ausência de pródromo ▪ Síncope associada a esforço físico ▪ Síncope deitado ▪ Poucos episódios de síncope ▪ Exame físico cardíaco anormal ▪ História familiar de morte súbita ▪ História de cardiopatia congênita ▪ Novo desconforto torácico, dispneia, dor abdominal ou cefaleia ▪ Síncope durante exerção ou em pé ▪ Palpitação súbita imediatamente seguida por síncope ▪ Cardiopatia estrutural grave ou isquêmica (insuficiência cardíaca, baixa fração de ejeção de ventrículo esquerdo ou infarto agudo do miocárdio prévio)	▪ Ausência de conhecimento de cardiopatia ▪ Gatilhos situacionais: tosse, riso, micção, defecação ou deglutição ▪ Episódios de síncope apenas em pé ou durante mudança postural de deitado ou sentado para em pé, rotação de cabeça ▪ Gatilhos específicos: desidratação, dor, estímulo estressante ou ambiente médico ▪ Episódios recorrentes com características similares ▪ Eletrocardiograma normal ▪ Exame físico normal

▷ **TABELA 8** Regra de síncope San Francisco e escore de risco de síncope canadense

SFSR (*San Franscisco Syncope Rule*)
▪ História de insuficiência cardíaca
▪ Eletrocardiograma anormal: ritmo diferente do sinusal, atrasos de condução ou novas mudanças tão mínimas quanto bloqueio atrioventricular de primeiro grau ou quaisquer alterações morfológicas no complexo QRS ou segmento ST que não puderam ser comprovadas por traçados anteriores
▪ Hematócrito < 30%
▪ Dispneia
▪ Pressão arterial sistólica < 90 mmHg
CSRS (*Canadian Syncope Risk Score*)
▪ Predisposição a sintomas vasovagais –1 ponto
▪ História de cardiopatia +1 ponto
▪ PAS < 90 ou > 180 mmHg +2 pontos
▪ Troponina elevada (além do percentil 99%) +2 pontos
▪ Eixo QRS < –30 ou > 1.000 +1 ponto
▪ Duração QRS > 130 ms +1 ponto
▪ Intervalo QT corrigido > 480 ms +2 pontos
▪ Síncope vasovagal –2 pontos
▪ Síncope cardíaca +2 pontos

MANEJO E TRATAMENTO

O tratamento deve ser orientado pelo diagnóstico. Condições como síncope vasovagal raramente exigem início de tratamento específico no DE. Por outro lado, síncopes de causa cardíaca precisam de tratamento antes da alta hospitalar.

A síncope vasovagal é o diagnóstico mais comum de síncope. Todos os pacientes com diagnóstico presumido de síncope vasovagal devem receber informações sobre o bom prognóstico e como evitar gatilhos e a possibilidade de repetição dos eventos. Nos pacientes com pródromo mais prolongado, manobras de contrapressão são úteis. No caso de hipotensão ortostática, o paciente deve ser orientado a se manter bem hidratado e usar manobras de contrapressão.

Os pacientes com arritmias com risco à vida podem ser tratados com marca-passo ou desfibriladores implantáveis automáticos, como indicado. Para pacientes com causas suspeitas de medicação, deve-se retirar a medicação suspeita.

Com a exceção de pacientes com risco à vida (p. ex., acidente vascular cerebral, dissecção aórtica), a avaliação hospitalar é centrada na identificação da subjacente doença cardíaca. Embora os pacientes admitidos sejam submetidos a um monitoramento eletrocardiográfico contínuo, a utilidade da admissão e do monitoramento é questionada. A arritmia como causa de síncope é confirmada no paciente com sintomas recorrentes durante uma arritmia monitorada e excluída no paciente com sintomas recorrentes e ritmo sinusal.

Os pacientes encaminhados para a avaliação da síncope ambulatorial devem ser de baixo risco. A alta com acompanhamento pode incluir Holter ou monitor ambulatorial de eventos, sendo útil para identificar arritmias. O uso prolongado de gravadores implantáveis tem um rendimento diagnóstico > 50% em pacientes com síncope recorrente. Testes de inclinação também são sugeridos para pacientes com síncope recorrente e inexplicável, mas são realizados fora do DE. Esse teste foi projetado para identificar a síncope mediada por reflexos, movendo rapidamente o paciente de uma posição supina na mesa de inclinação para uma posição vertical de 60° por 45 minutos. Um desfecho final positivo é alcançado se a síncope, a hipotensão ou os sintomas típicos do paciente forem reproduzidos. O teste repetido com isoproterenol ou nitroglicerina sublingual é realizado se a avaliação inicial for negativa.

A síncope mediada por reflexo recorrente resistente a terapias conservadoras pode ser tratada com medicações e raramente com marca-passo cardíaco. O encaminhamento psiquiátrico é recomendado para pacientes jovens sem doença cardíaca subjacente que tenham síncopes frequentes. A ansiedade generalizada e transtornos depressivos são os diagnósticos mais comumente realizados.

Os pacientes com um segmento QT prolongado não explicado por eletrólitos alterados e por medicações que alargam o intervalo QT podem ser encaminhados para testes genéticos ambulatoriais para o gene LQTS e podem ter indicação de cardiodesfibrilador implantável.

A síncope no idoso é muitas vezes multifatorial, e a causa costuma ser difícil de estabelecer, particularmente no DE. Os fatores de risco cardiovasculares parecem ser melhores preditores que a própria idade. Hipotensão pós-prandial é mais comum nos idosos.

Os pacientes devem ser orientados no caso de mais de um episódio de síncope a sempre realizar continuação da investigação ambulatorial. Mais do

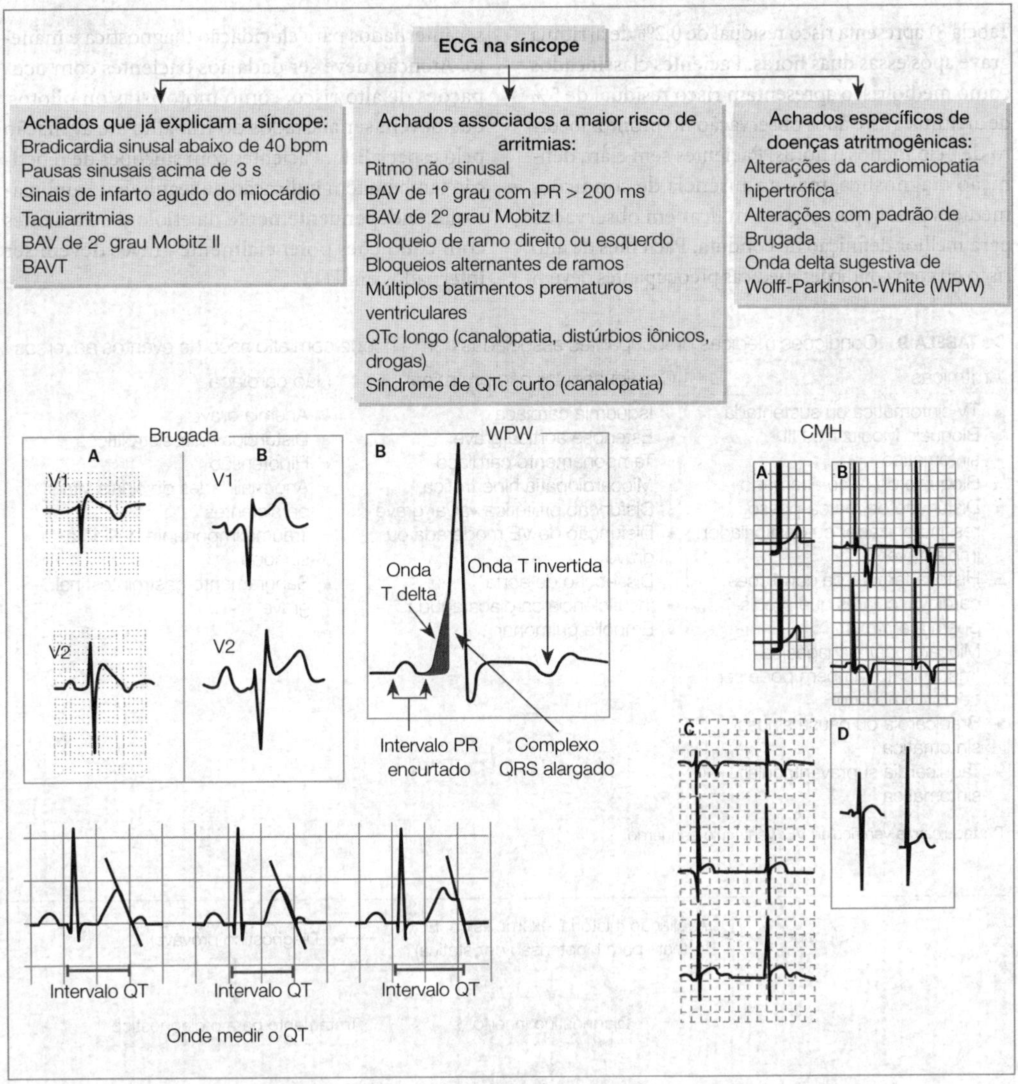

▷ **FIGURA 2** Eletrocardiograma (ECG) na síncope.
BAV: bloqueio atrioventricular; BAVT: BAV total; WPW: Wolff-Parkinson-White; CMH: cardiomiopatia hipertrófica.

que a realização do diagnóstico etiológico, essa avaliação visa descartar causas de alto risco de síncope. O algoritmo de investigação da síncope sumariza a abordagem sugerida desses pacientes no DE.

INDICAÇÕES DE INTERNAÇÃO, TERAPIA INTENSIVA E SEGUIMENTO

Em seguimento de 398 pacientes por uma média de 2 anos, morte por qualquer causa ocorreu em 9,2% de todos os pacientes. No entanto, entre aqueles sem cardiopatia e com eletrocardiograma normal houve apenas 6 mortes. Pacientes com diagnóstico de uma causa de síncope de alto risco devem ser internados (p. ex., cardíaca, embolia pulmonar, hipertensão pulmonar, insuficiência vertebrobasilar) (Figura 3). Os pacientes com diagnóstico presumido de síncope neuromediada sem fatores de alto risco na ausência de condições médicas preocupantes (Tabela 9) podem ter alta. A observação em pronto-socorro de pacientes classificados como baixo risco por pelo menos 2 horas (pela escore de risco canadense –

Tabela 8) apresenta risco residual de 0,2% de arritmia grave após essas duas horas. Pacientes classificados como médio risco apresentam risco residual de 5% de arritmia grave após observação no pronto-socorro de pelo menos 6 horas. Pacientes sem clara definição diagnóstica, mas na ausência de condições médicas preocupantes podem ficar em observação para melhor definição de conduta. Pacientes de alto risco ou com condições médicas preocupantes devem ser internados para elucidação diagnóstica e manejo. Atenção deve ser dada aos pacientes com ocupações de alto risco, como motoristas ou pilotos, que devem ser afastados do trabalho até avaliação pelo especialista. Pacientes com síncopes de repetição também têm indicação de seguimento ambulatorial, independentemente da etiologia. Pacientes com condições potencialmente graves devem ser internados em UTI.

▷ **TABELA 9** Condições médicas preocupantes associadas com síncope com alto risco de eventos adversos

Arrítmicas	Cardiovascular não arrítmica	Não cardíaca
▪ TV sintomática ou sustentada ▪ Bloqueio Mobitz II ou III sintomático ▪ Bloqueio de ramo alternado ▪ Disfunção de marca-passo, ressincronizador ou desfibrilador implantável ▪ História familiar de condições cardiovasculares que predispõem a arritmia ▪ Miocardiopatia chagásica (mecanismo também pode ser cerebroembólico) ▪ Bradicardia ou pausa sinusal sintomática ▪ Taquicardia supraventricular sintomática	▪ Isquemia cardíaca ▪ Estenose aórtica grave ▪ Tamponamento cardíaco ▪ Miocardiopatia hipertrófica ▪ Disfunção protética valvar grave ▪ Disfunção de VE moderada ou grave ▪ Dissecção de aorta ▪ Insuficiência cardíaca aguda ▪ Embolia pulmonar	▪ Anemia grave ▪ Distúrbios hidroeletrolíticos ▪ Hipotensão ▪ Anormalidades de sinais vitais persistentes ▪ Trauma importante devido à síncope ▪ Sangramento gastrointestinal grave

TV: taquicardia ventricular; VE: ventrículo esquerdo.

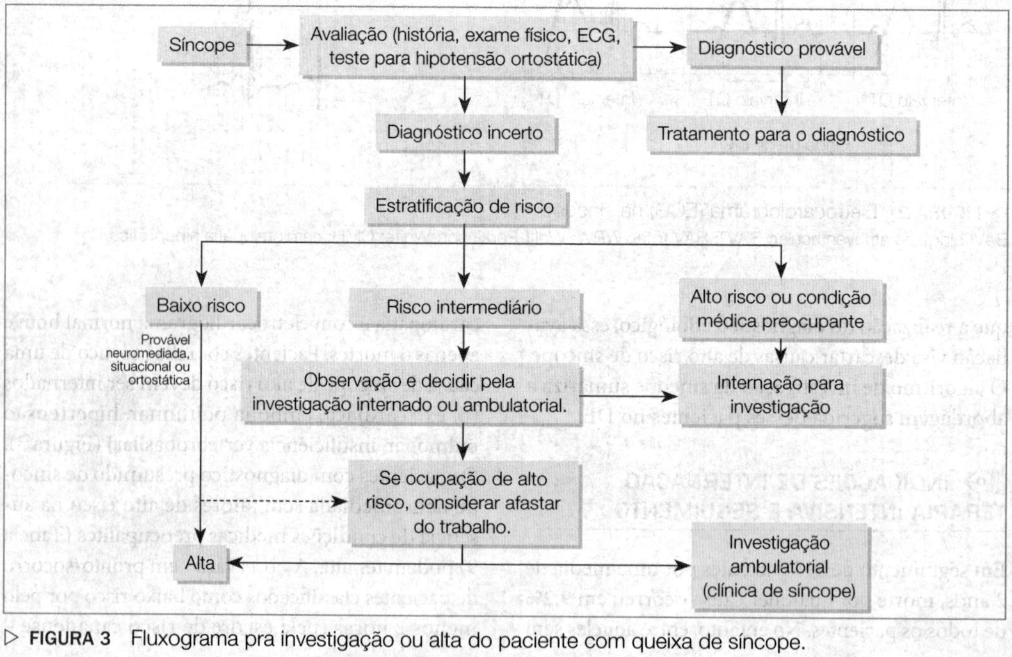

▷ **FIGURA 3** Fluxograma pra investigação ou alta do paciente com queixa de síncope.

LITERATURA RECOMENDADA

1. Ammirati F, Colivicchi F, Santini M. Diagnosing syncope in clinical practice. Implementation of a simplified diagnostic algorithm in a multicentre prospective trial – the OESIL 2 study (Osservatorio Epidemiologico della Sincope nel Lazio). Eur Heart J. 2000;21(11):935-40.
2. Brignole M, Hamdan MH. New concepts in the assessment of syncope. J Am Coll Cardiol. 2012;59(18):1583-91.
3. Brignole M, Moya A, Lange FJ, Deharo JC, Elliott PM, Fanciulli A et al. 2018 ESC Guidelines for the diagnosis and management of syncope. Eur Heart J. 2018;39:1883-948.
4. Costantino G, Sun BC, Barbic F, et al. Syncope clinical management in the emergency department: a consensus from the first international workshop on syncope risk stratification in the emergency department. Eur Heart J. 2016;37:1493.
5. Lorenzo RA. Syncope. In: Walls RM, Hockberger RS, Gausche-Hill M, et al. Rosen's emergency medicine. Philadelphia: Elsevier; 2018.
6. Moya A, Sutton R, Ammirati F, et al. Guidelines for the diagnosis and management of syncope. Eur Heart J. 2009;30(21):2631-71.
7. Peeters SY, et al. Syncope: Risk stratification and clinical decision making. Emergency Medicine Practice. 2014:16(4).
8. Prandoni P, Lensing AW, Prins MH, Ciammaichella M, Perlati M, Mumoli N, et al. Prevalence of pulmonary embolism among patients hospitalized for syncope. N Engl Medicine. 2016;375(16):1524-31.
9. Quinn J. Syncope. In: Tintinalli JE. Tintinalli emergency medicine. McGraw-Hill; 2016.
10. Saccilotto RT, Nickel CH, Bucher HC, et al. San Francisco Syncope Rule to predict short-term serious outcomes: a systematic review. CMAJ. 2011; 183(15):E1116-E1126.
11. Sarasin FP, Louis-Simonet M, Carballo D, et al. Prevalence of orthostatic hypotension among patients presenting with syncope in the ED. Am J Emerg Med. 2002;20(6):497-501.
12. Shen WK, Sheldon RS, Benditt DG, Cohen MI, Forman DE, Goldberger ZD, et al. 2017 ACC/AHA/HRS guideline for the evaluation and management of patients with syncope: a report of the American College of Cardiology/American Heart Association Task Force on Clinical Practice Guidelines and the Heart Rhythm Society. Circulation. 2017;136(5):e60-e122.
13. Sun BC, Costantino G, Barbic F, et al. Priorities for emergency department syncope research. Ann Emerg Med. 2014;64:649.
14. Ungar A, Del Rosso A, Giada F, Bartoletti A, Furlan R, Quartieri F, et al. Early and late outcome of treated patients referred for syncope to emergency department: the EGSYS 2 follow-up study. Eur Heart J. 2010;31(16):2021-6.
15. Thiruganasambandamoorthy V, Rowe BH, Sivilotti MLA, McRae AD, Arcot K, Nemnom MJ, et al. Duration of electrocardiographic monitoring of emergency department patients With syncope. Circulation. 2019 Mar 12;139(11):1396-406.

24 Náuseas e vômitos

Rodrigo Antonio Brandão Neto
Júlio César Garcia de Alencar
Heraldo Possolo de Souza
Stéfany Franhan Barbosa de Souza

PONTOS IMPORTANTES

- Náuseas e vômitos são sintomas frequentes que diminuem a qualidade de vida dos pacientes e apresentam complicações com potencial de grande morbidade.
- Existem várias causas de náuseas e vômitos. Em pacientes com quadros agudos, principalmente se houver diarreia concomitante, a causa mais comum são as gastroenterites.
- Pacientes em quimioterapia apresentam vômitos que podem ser antecipatórios, agudos ou tardios. O manejo de vômitos pós-quimioterapia muitas vezes exige o uso de múltiplas medicações agindo em diferentes vias fisiopatológicas.
- A solicitação de exames complementares é dependente da anamnese e do exame físico.
- As medicações mais utilizadas para pacientes com vômitos agudos, principalmente se de difícil controle, são os antagonistas $5HT_3$.
- A decisão inicial mais importante é se há necessidade de hidratação parenteral e posteriormente se é necessária internação hospitalar.

INTRODUÇÃO E DEFINIÇÕES

Náusea é definida como sensação subjetiva da necessidade de vomitar, geralmente percebida na garganta ou no epigástrio. Vômito é a ejeção de conteúdo gastrointestinal pela boca. É importante diferenciar vômito de regurgitação, nesta última, ocorre retorno de conteúdo gástrico pela boca sem esforço do paciente.

Os vômitos geralmente são precedidos por náuseas. Vômitos não precedidos por náuseas, conhecidos como "vômitos em jato", são classicamente, associados à hipertensão intracraniana, embora possam ocorrer em outras patologias.

Esses sintomas podem ocasionar impacto socioeconômico significativo. Os pacientes que apresentam náuseas e vômitos após quimioterapia apresentam diminuição significativa de sua qualidade de vida. Vômitos associados à gestação aumentam a restrição de atividades e o absenteísmo.

Náuseas e vômitos são sintomas frequentes no departamento de emergência (DE), estão associados a inúmeras doenças e podem apresentar complicações associadas que serão discutidas ao longo deste capítulo.

ETIOLOGIA E FISIOPATOLOGIA

O ato de vomitar resulta da interação de componentes neurais, humorais, musculares e gastrointestinais. Os mecanismos que levam à náusea são menos conhecidos.

O centro do vômito no sistema nervoso central (SNC) recebe aferências de quatro fontes:

- Fibras aferentes vagais e esplâncnicas originadas do trato gastrointestinal (receptores $5HT_3$). Essas fibras são estimuladas por distensão da mucosa de vias biliares e gastrointestinais, por irritantes gástricos (como salicilatos e enterotoxina estafilocócica), e por irritantes peritoneais (i. e., abdome agudo inflamatório).

- Sistema vestibular (receptores histamínicos H1 e receptores muscarínicos colinérgicos M1). Acredita-se que essas fibras sejam estimuladas por movimento e por infecções.
- Zona postrema da medula (quimiorreceptores em contato com sangue e liquor). Essa área é estimulada por agentes quimioterápicos, drogas, toxinas, uremia, acidose, hipóxia e radioterapia.
- Outros receptores do SNC estão associados ao aparecimento de vômitos relacionados com odores e experiências emocionais, como os vômitos que ocorrem como antecipação a quimioterapia.

O ato de vomitar é resultante de uma série de ações que ocorrem após o estímulo aferente, com a contração de músculos abdominais, diafragmáticos e respiratórios contra a glote fechada. Dessa forma, ocorre pressão intra-abdominal positiva, que força o conteúdo gástrico para o esôfago. A Tabela 1 cita as principais causas de náuseas e vômitos.

▷ **TABELA 1** Principais etiologias de náuseas e vômitos

1. Associadas a medicações	Quimioterápicos
	Analgésicos e anti-inflamatórios
	Antibióticos
	Digoxina
	Sulfassalazina
	Teofilina
	Opioides
	Vômitos pós-radioterapia
	Uso abusivo de álcool
2. Alterações peritoneais e intestinais	Obstrução mecânica
	Alteração funcional gastrointestinal (p. ex., gastroparesia, dispepsia)
	Inflamação peritoneal
	Úlcera péptica
	Pancreatite
	Colecistite
	Isquemia mesentérica

(continua)

▷ **TABELA 1** Principais etiologias de náuseas e vômitos *(continuação)*

3. Causas infecciosas	Gastroenterites
	Outros quadros infecciosos com toxemia
4. Causas de sistema nervoso central	Enxaqueca
	Hipertensão intracraniana (p. ex., hemorragia, isquemia, tumor, hidrocefalia)
	Pós-convulsão
	Doenças psiquiátricas
	Doenças vestibulares
5. Causas endócrinas e metabólicas	Insuficiência adrenal
	Hipertireoidismo
	Hipo e hiperparatireoidismo
	Uremia
	Porfiria
6. Vômitos pós-cirurgia	
7. Vômitos cíclicos	
8. Infarto agudo do miocárdio	

Náuseas e vômitos são uma das mais comuns reações adversas a medicações, tendendo a ocorrer precocemente com o seu uso. Por exemplo, ocorrem vômitos em 40 a 70% dos pacientes em uso de opioides. Medicações como anti-inflamatórios não hormonais e antibióticos macrolídeos também são particularmente associadas a náuseas e vômitos e os provocam por meio das vias aferentes vagais e esplâncnicas, enquanto digoxina, opioides e agonistas dopaminérgicos agem na zona postrema da medula.

Agentes quimioterápicos são associados a náuseas e vômitos, que podem ser agudos quando ocorrem nas primeiras 24 horas da quimioterapia, tardios quando ocorrem após esse período, ou antecipatórios quando ocorrem por fatores psicogênicos antes da quimioterapia.

Radioterapia de abdome superior pode causar alterações estruturais e funcionais do trato gastrointestinal e evoluir com vômitos em até 80% dos pacientes.

Entre as causas infecciosas de náuseas e vômitos, a gastroenterite aguda é a mais frequente. Vômitos são particularmente frequentes antes dos 3 e após os 20 anos de idade, e são mais comuns nos quadros virais em comparação com os bacterianos.

Hepatites virais frequentemente também evoluem com vômitos. Outras infecções fora do trato gastrointestinal que evoluem com vômitos são otites médias e meningites.

Obstrução gástrica ou intestinal leva a náuseas importantes, que podem ter alívio sintomático com o vômito.

Alterações de motilidade intestinal, como a pseudo-obstrução intestinal e a gastroparesia, modificam a habilidade do trato gastrointestinal em esvaziar-se e produzem náuseas. Pacientes com *diabetes mellitus* podem evoluir com neuropatia autonômica e apresentar gastroparesia. Outras condições comumente associadas com gastroparesia são amiloidose e doenças do colágeno, das quais a mais frequente associada é a esclerodermia.

Doenças funcionais, como a dispepsia não ulcerosa, também apresentam náuseas com frequência.

Doenças inflamatórias como colecistite, apendicite ou pancreatite podem ativar vias aferentes em peritônio e causar vômitos. A cólica biliar, mesmo sem colecistite, pode cursar com náuseas através da distensão da via biliar.

O aumento da pressão intracraniana está associado com vômitos, e estudos experimentais mostram efeito máximo quando a pressão ultrapassa 80 mmHg.

Respostas emocionais a odores, gostos ou memórias podem induzir vômitos. A êmese psicogênica parece ocorrer com maior frequência em mulheres com transtornos ansiosos e depressão.

Alterações vestibulares, como a neurite vestibular e a doença de Ménière, apresentam náuseas e vômitos associados com vertigem de padrão periférico, com ativação autonômica extensa e palidez, diaforese e salivação.

Uremia, cetoacidose diabética e hipercalcemia ativam a área postrema da medula e ocasionam vômitos. Doenças tireoidianas e hiperparatireoidismo também alteram a atividade motora gastrointestinal e causam vômitos. A insuficiência adrenal pode evoluir com vômitos em até 75% dos pacientes.

Cerca de 20 a 40% dos pacientes em pós-operatório apresentam episódios de vômitos (NVPO), que ocorrem mais frequentemente em crianças e mulheres não tabagistas, que usaram opioides no intra ou no pós-operatório e com histórico prévio de NVPO.

O vômito cíclico é uma condição caracterizada por episódios breves de vômito intratável intercalando com períodos assintomáticos; ocorre principalmente em crianças com idade de 5 anos e sua fisiopatologia inclui fatores psicológicos e atópicos.

Infarto agudo do miocárdio, principalmente de parede posterior com irritação do diafragma, é causa importante de vômitos.

A congestão gástrica e hepática, presente em pacientes com insuficiência cardíaca, por exemplo, evolui com náuseas e vômitos com certa frequência.

Náuseas acometem a maioria das gestantes no primeiro trimestre, e 50 a 70% podem evoluir com vômitos. Embora tradicionalmente descrita como de ocorrência no período da manhã, apenas a minoria das pacientes apresenta o sintoma restrito ao período matutino. Os vômitos da gestação quase que invariavelmente ocorrem até a nona semana, e náuseas e vômitos que se instalam após esse período têm indicação de investigação de diagnóstico alternativo.

Hiperêmese gravídica é uma condição grave caracterizada por náuseas e vômitos causados pela gestação, e que levam à perda de peso de pelo menos 5% comparado ao peso pré-gestacional, com ou sem desidratação ou distúrbios hidroeletrolíticos associados.

Náuseas e vômitos são queixas prevalentes em crianças que utilizam o DE. As etiologias e o respectivo tratamento devem ser correlacionados com a idade do paciente:

- Neonatos e lactentes: causas relacionadas à dieta, como refluxo, intolerância alimentar a proteínas e alergia ao leite de vaca; volvo; atresia e estenoses do sistema digestivo; gastroenterites; enterocolite necrotizante; doenças inatas do metabolismo e doença de Hirschsprung.
- Pré-escolares: gastroenterites, alergias e intolerâncias alimentares, otite média aguda, obstruções intestinais, infecção do trato urinário, intoxicações, abuso medicamentoso.
- Escolares: gastroenterites, faringites estreptocócicas, asma, corpo estranho, dispepsia, úlcera péptica, vômitos cíclicos, hipertensão intracraniana, otite média aguda, cetoacidose diabética, obstrução intestinal, doença renal, pancreatite, crise adrenal, abuso medicamentoso.
- Adolescentes: gastroenterites, vômitos pós-tosse, dispepsia, faringite estreptocócica, gestação, bulimia, abuso de drogas, tentativa de suicídio, apendicite, hipertensão intracraniana, doenças metabólicas, ruminação, cetoacidose diabética e abuso sexual.

ACHADOS CLÍNICOS E DIAGNÓSTICO DIFERENCIAL

Os vômitos agudos, entre 24 e 48 horas de evolução, são, na maioria das vezes, causados por quadros infecciosos, tóxico-metabólicos ou medicações.

Algumas características dos vômitos podem facilitar o diagnóstico:

- Vômito de alimentos não digeridos pode ocorrer em divertículo de Zenker ou acalasia.
- Vômito de alimentos parcialmente digeridos várias horas após a alimentação ocorre em gastroparesia e obstrução gástrica.
- Vômitos inodoros são associados com condições com acloridria gástrica.
- Vômitos de característica biliosa ocorrem quando o piloro se encontra pérvio, e patologias intestinais como a obstrução intestinal em jejuno são provavelmente a causa.
- Vômitos de aspecto fecaloide são característicos de obstrução intestinal.
- Vômitos com sangue ou "em borra de café" ocorrem em sangramentos do trato digestivo alto, como gastrite hemorrágica, doença ulcerosa péptica e ruptura de varizes esofágicas, embora neste último grupo de pacientes a apresentação comum seja de hematêmese.

Vômitos que ocorrem logo após a ingestão alimentar sugerem obstrução gástrica por doença ulcerosa ou malignidade. Gastroparesia também pode evoluir com vômitos que ocorrem em até 5 minutos após a refeição, mas geralmente ocorrem pelo menos uma hora após a ingesta. Em pacientes com bulimia nervosa, os vômitos também podem ocorrer durante ou logo após a refeição. Vômitos associados a doenças inflamatórias, como colecistite e pancreatite, ocorrem na primeira hora pós-prandial. Idade do paciente, duração do quadro, sintomas associados e comorbidades ajudam a diferenciar essas condições.

Vômitos matutinos sugerem gestação, uremia, enxaqueca e também ocorrem no etilista crônico e na hipertensão intracraniana.

Os achados clínicos de cada paciente são dependentes da etiologia causadora:

- Vômitos associados a diarreia, mialgia e febre são sugestivos de quadros infecciosos, principalmente gastroenterites virais.
- Vômitos associados a rigidez de parede intestinal e descompressão brusca dolorosa de abdome são sugestivas de condições inflamatórias.
- Quadros obstrutivos intestinais tendem a apresentar dor abdominal precedendo os vômitos, distensão abdominal e presença de ruídos hidroaéreos metálicos e aumentados.
- Ausência de ruídos hidroaéreos indica a presença de íleo paralitico, que ocorre em pós-operatório e em condições metabólicas.
- Vômitos cuja etiologia seja patologia do SN são associados a cefaleia, vertigem, náuseas, rigidez de nuca e achados neurológicos focais.
- Pacientes com doenças malignas podem apresentar perda ponderal importante e adenomegalias.
- Doenças como esclerodermia ou Addison apresentam esclerodactilia e hipotensão postural, respectivamente.

Em gestantes, a avaliação da gravidade de náuseas e vômitos pode ser realizada com o *Motherisk Pregnancy-Unique Quantification of Emesis and Nausea (PUQE-24) scoring index* (Tabela 2).

TABELA 2 *Motherisk PUQE-24 scoring system*

Nas últimas 24 horas, por quanto tempo você se sentiu nauseada ou com mal-estar estomacal?	Nenhuma 1 ponto	1 hora ou menos 2 pontos	2-3 horas 3 pontos	4-6 horas 4 pontos	Mais de 6 horas 5 pontos
Nas últimas 24 horas, quantas vezes você vomitou?	Não vomitei 1 ponto	1-2 vezes 2 pontos	3-4 vezes 3 pontos	5-6 vezes 4 pontos	7 ou mais vezes 5 pontos
Nas última 24 horas, quantas vezes você teve náuseas sem vômitos?	Nenhuma 1 ponto	1-2 vezes 2 pontos	3-4 vezes 3 pontos	5-6 vezes 4 pontos	7 ou mais vezes 5 pontos

Leve: 0- 6 pontos; moderado: 7-12 pontos; grave: > 12 pontos.

Na criança deve-se investigar ativamente as características, a periodicidade e os fatores associados, como febre, presença de sangue, diarreia, cefaleia, otalgia ou quaisquer outros sintomas. Deve-se excluir sinais de gravidade, como vômitos prolongados (> 12 horas em neonatos, > 24 horas em crianças menores de 2 anos e > 48 horas nas demais idades) ou em jatos; perda de peso e sinais de desidratação, hipotensão, sinais de obstrução intestinal, cetoacidose diabética, crise adrenal, intoxicação ou aumento da pressão intracraniana e alterações de consciência, bem como a possibilidade de trauma.

O exame físico deve incluir sinais vitais completos, incluindo peso e altura da criança; inspeção em busca de estigmas de trauma; sinais de obstrução intestinal, como distensão abdominal, peristaltismo visível, ausência ou aumento e características dos ruídos hidroaéreos, focos dolorosos específicos e visceromegalias; sinais de alterações neurológicas, como nível de consciência, convulsões, déficits motores focais, nistagmo, abaulamento de fontanela e ataxia. Examinar genitais em busca de ambiguidade pode apontar causas adrenais e o achado de hipertrofia de parótidas pode sugerir bulimia.

Dentre as complicações dos vômitos, a depleção volêmica é a mais frequente, e é importante identificá-la e tratá-la na avaliação inicial. Alcalose metabólica também pode ocorrer e é corrigida com reposição volêmica apropriada.

A síndrome de Boerhaave é uma complicação rara, representa ruptura esofágica secundária a vômitos incoercíveis, e necessita de tratamento cirúrgico.

Outra complicação rara é o aparecimento de sangramento nos vômitos, que pode ocorrer por fissuras na junção gastresofágica, como na síndrome de Mallory-Weiss, e, bem menos frequente, pode ocorrer sangramento por laceração esplênica ou hepática.

EXAMES COMPLEMENTARES

A solicitação de exames complementares é dependente dos achados de história e exame físico e servem tanto para elucidar a etiologia das náuseas e vômitos quanto para verificar as consequências deles, como a desidratação (Figura 1).

Exames laboratoriais incluem hemograma, B-HCG, enzimas pancreáticas, troponina, urina 1, nível sérico de drogas e eletrólitos.

Embora pouco específico e de utilidade questionável, o hemograma pode ajudar a descartar anemia resultante de inflamação ou perda crônica de sangue, leucocitose, que ocorre condições inflamatórias, ou leucopenia, que ocorre em condições virais.

Na hiperêmese gravídica, quadros classificados como leves e moderados geralmente não exigem investigação adicional, porém em quadros graves deve-se excluir complicações. Os exames laboratoriais iniciais devem incluir coleta de eletrólitos (incluindo cloro e magnésio), ureia e creatinina, TGO, TGP, albumina, bilirrubina total e frações, TSH e T4 livre e ultrassonografia gestacional (transvaginal ou abdominal, a depender do tempo de gestação) para excluir causas materno-fetais e doença trofoblástica.

A avaliação estrutural do aparelho digestivo é indicada quando história, exame físico e exames complementares iniciais não sugeriram o diagnóstico. Desta forma, todos os pacientes com quadro de náuseas e vômitos sem etiologia presumível após avaliação inicial têm indicação de realização de endoscopia digestiva alta e pode diagnosticar quadros de doença ulcerosa péptica e gastroparesia.

A radiografia simples de abdome pode servir como exame inicial, e se demonstrar níveis líquidos e ausência de ar no cólon sugere obstrução de intestino delgado. Já a distensão luminal difusa e a ausência de ruídos hidroaéreos são indicativas de íleo paralitico. A presença de ar subdiafragmático sugere perfuração visceral.

A colonoscopia e a radiografia com enema opaco também podem ajudar na suspeita de obstrução colônica.

A utilidade de alguns exames diagnósticos para essa condição é citada na Tabela 3.

TRATAMENTO

No departamento de emergência, a primeira decisão a ser tomada é a necessidade ou não de reposição volêmica intravenosa. A alteração de turgor da pele e a hipotensão postural indicam perda de mais de 10% da volemia e são indicativas de reposição endovenosa, preferencialmente com solução cristaloide.

A reposição de potássio só deve ser realizada se houver débito urinário adequado e hipocalemia. Pacientes com obstrução gastrointestinal ou íleo paralítico com distensão gástrica podem se beneficiar do uso de sonda nasogástrica.

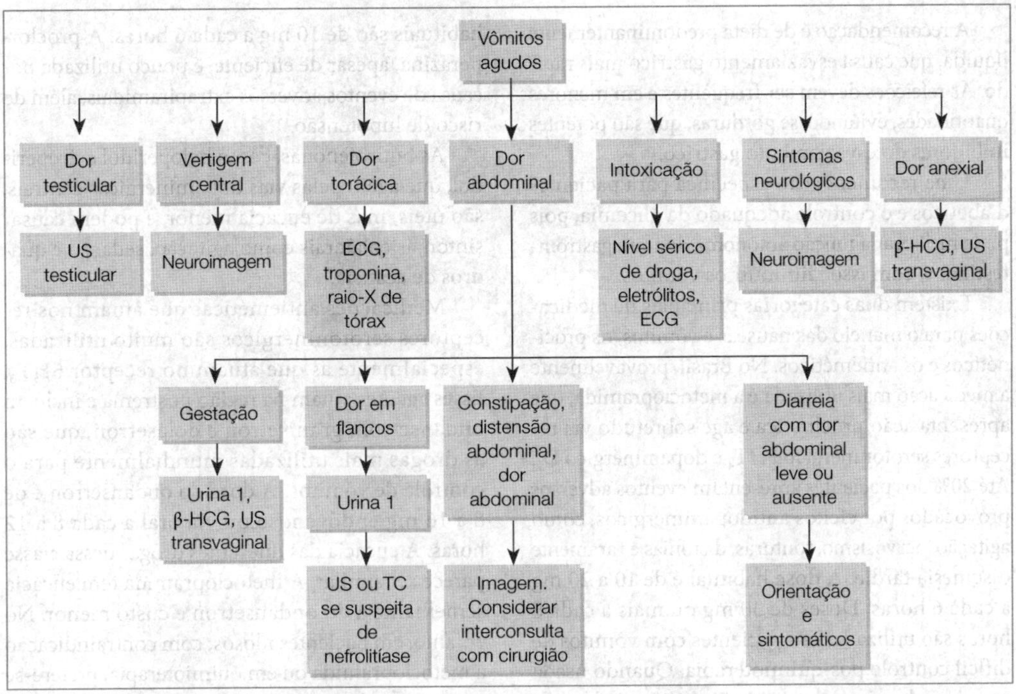

▷ **FIGURA 1** Etiologias de vômitos agudos.

▷ **TABELA 3** Exames complementares

Exame	Indicação e achados
Hemograma completo	Indicado na suspeita de condições inflamatórias. Podem ocorrer leucopenia em infecções virais, leucocitose em infecções bacterianas e anemia por perdas ou por inflamação crônica
β-HCG	Em mulheres com suspeita de gestação
Eletrólitos e função renal	Em pacientes com suspeita de desidratação secundária ou uremia
VHS e proteína C-reativa	Marcadores inflamatórios para casos com sinais de gravidade (raramente indicados)
Enzimas hepáticas	Em suspeita de hepatite
Gasometria venosa	Em casos de gravidade, pode ocorrer acidose metabólica se hipoperfusão tecidual ou alcalose metabólica pela desidratação
Amilase e lipase	Em suspeita de pancreatite
Radiografia de abdome em 3 posições	Baixo custo, pode apresentar sinais de obstrução intestinal e perfuração visceral
Endoscopia digestiva alta	Em suspeita de lesões de mucosa esofágica e gastroduodenal. Indicada para pacientes com hemorragia digestiva ou com suspeita de obstrução do trato digestivo superior
Tomografia de abdome	Em suspeita de obstrução intestinal ou acometimento inflamatório de vísceras, como pancreatite
Exames radiográficos contrastados	Em suspeita de obstrução. Enteroclisma é útil para obstrução de intestino delgado, enema opaco para avaliar os cólons e o esofagogastroduodenograma para alterações de motilidade gástrica
Tomografia de crânio	Em suspeita de hipertensão intracraniana. Pode mostrar lesões estruturais de SNC
Liquor	Em suspeita de meningites

HCG: gonadotrofina coriônica humana; SNC: sistema nervoso central; VHS: velocidade de hemossedimentação.

A recomendação é de dieta predominantemente líquida, que causa esvaziamento gástrico mais rápido. As refeições devem ser frequentes e em menores quantidades, evitando-se gorduras, que são potentes inibidoras do esvaziamento gástrico.

Uma recomendação específica para pacientes diabéticos é o controle adequado da glicemia, pois pode melhorar a função autônoma do trato gastrointestinal e, com isso, diminuir os vômitos.

Existem duas categorias principais de medicações para o manejo das náuseas e vômitos, os procinéticos e os antieméticos. No Brasil, provavelmente a medicação mais utilizada é a metoclopramida, que apresenta ação procinética e age sobretudo via receptores serotoninérgico $5HT_4$ e dopaminérgico D_2. Até 20% dos pacientes apresentam eventos adversos provocados por efeitos antidopaminérgicos, como agitação, nervosismo, tonturas, distonias e raramente discinesia tardia. A dose habitual é de 10 a 20 mg a cada 6 horas. Doses de 30 mg ou mais a cada 6 horas são utilizadas em pacientes com vômitos de difícil controle pós-quimioterapia. Quando usada por via endovenosa, a medicação deve ser infundida lentamente, em período maior do que 15 minutos, para evitar eventos adversos.

Outras medicações procinéticas incluem a domperidona e a bromoprida. A eficácia das drogas para quadros de gastroparesia é comparável à da metoclopramida e a dose habitual de ambas é de 10 mg 3 a 4 vezes ao dia.

O uso de macrolídeos, como a eritromicina, apesar de pouco disponível no Brasil, tem sido descrito como útil para pacientes com gastroparesia, pois agem em receptores de motilidade no trato gastrointestinal. A dose endovenosa é de 3 mg/kg a cada 8 horas, seguida de dose oral de 250 mg a cada 8 horas.

As medicações antieméticas agem no SNC por meio de receptores muscarínicos, colinérgicos, histamínicos, dopaminérgicos e serotoninérgicos.

Em pacientes com distúrbios vestibulares, difenidramina e meclizina são úteis, embora possam ser usadas em outras circunstâncias, como uremia ou gastroenterites. A dose de difenidramina é de 10 a 50 mg EV a cada 6 horas em dose máxima de 300 mg ao dia, ou por via oral, de 50 a 100 mg a cada 6 a 8 horas.

As fenotiazinas também podem ser usadas para tratamento de vômitos. Esses agentes incluem clorpromazina, proclorferazina e prometazina. As doses habituais são de 10 mg a cada 6 horas. A proclorperazina, apesar de eficiente, é pouco utilizada por causa de eventos adversos extrapiramidais, além do risco de hipotensão.

As butirofenonas, como haloperidol e droperidol, que agem pelas vias dopaminérgicas centrais, são úteis, mas de eficácia menor, e podem causar sintomas colaterais como agitação, sedação e quadros de acatisia.

Medicações antieméticas que atuam nos receptores serotoninérgicos são muito utilizadas, especialmente as que atuam no receptor $5HT_3$. Esses agentes atuam na região postrema e incluem ondansetron, granisetron e dolasetron, que são as drogas mais utilizadas mundialmente para o controle de vômitos. A dose do ondansetron é de 8 a 16 mg endovenoso ou via oral a cada 8 a 12 horas. A eficácia das diferentes drogas dessa classe parece ser similar. A metoclopramida tem eficácia semelhante à do ondansetron e custo menor. No entanto, em pacientes idosos, com contraindicação a metoclopramida ou em quimioterapia, prefere-se o uso do ondasentron.

O uso de sedativos como benzodiazepínicos é descrito com sucesso para pacientes em que as náuseas e vômitos tenham componente psicológico, e o uso de corticosteroides, em particular a dexametasona, é adotado para vômitos em pacientes em quimioterapia, principalmente em combinação com outras medicações. A dose de dexametasona é de 10 a 20 mg ao dia.

Em pacientes com quadros funcionais, o uso de pequenas doses de antidepressivos pode ser útil.

A escopolamina antagoniza vias muscarínicas vestibulares, com relatos de melhora em vômitos associados ao movimento.

Acupuntura no ponto P6 no punho apresenta resposta sintomática demonstrada em vômitos em pós-operatório.

Inalação de álcool isopropílico tem se mostrado um tratamento promissor para redução de vômitos no departamento de emergência. Estudos recentes demonstram menor necessidade de prescrição de antieméticos quando comparado a placebo (RR 0,30) e até superioridade em relação a ondansetron.

- Modo de usar: lenço umedecido a 1 a 2 cm das narinas, e orienta-se o paciente a realizar inalações nasais profundas até sentir alívio da náusea.

A Tabela 4 sugere antieméticos de escolha para as diferentes situações clínicas.

Vômitos associados com gastroparesia

As medicações procinéticas são as drogas de escolha nesses pacientes, em particular metoclopramida e domperidona. Os macrolídeos, em particular a eritromicina, podem ser utilizados. Em geral, o uso desses agentes é limitado a exacerbações agudas.

Pacientes com vômitos intratáveis podem receber tratamento cirúrgico com *bypass* ou ressecção gástrica ou endoscópica, que têm resultados frustrantes, mas podem ser utilizados. Outras opções são a estimulação gástrica elétrica e a gastrostomia.

Vômitos associados com quimioterapia

Esses pacientes geralmente são tratados com múltiplas medicações. Em pacientes com quimioterapia altamente emetogênica, como nos esquemas que associam cisplatina, ondansetron é a medicação de escolha. Pacientes em uso de esquemas menos emetogênicos costumam responder melhor à metoclopramida. Recentemente, foi estudado o palonosetron, que pode ser mais eficaz do que os outros de sua classe.

O uso de dexametasona aumenta o efeito antiemético das medicações que agem em receptores $5HT_3$.

Recentemente, os inibidores da neurocinina têm sido recomendados como primeira linha de tratamento para pacientes oncológicos. Essas medicações, que incluem o aprepitant e o fosaprepitant, ainda são pouco disponíveis em nosso país.

O uso dos benzodiazepínicos, principalmente em pacientes com vômitos antecipatórios com quimioterapia, é benéfico. A literatura cita preferencialmente o lorazepam endovenoso. Um estudo recente demonstrou eficácia da olanzapina para profilaxia de vômitos associados a quimioterapia.

Vômitos na gestação

O tratamento inicial para casos leves e moderados é feito com mudanças dietéticas, com prescrição de refeições pequenas e mais frequentes, sem alimentos gordurosos e associada a suplementação vitamínica, em especial vitaminas do complexo B, como piridoxina. A primeira escolha nessas pacientes costumam ser medicações com ação anti-histamínica, como difenidramina, dimenidrato e meclizina.

▷ **TABELA 4** Tratamento de náuseas e vômitos

Etiologia	Mecanismo	Principais mediadores	Tratamento sugerido
Constipação, pseudo-obstrução intestinal, íleo paralítico	Distensão da parede intestinal	Receptores de dopamina D2 no trato gastrointestinal	Antieméticos antidopaminérgicos (metoclopramida, haloperidol)
Radiação, quimioterapia, infecção, invasão direta de tumores	Insulto da parede intestinal	Receptores de serotonina $5HT_3$ no trato gastrointestinal	Antagonistas serotoninérgicos (ondansetron)
Drogas, toxinas bacterianas	–	Receptores D_2, $5HT_3$, neurocinina tipo 1 na zona do *trigger*	Antieméticos antidopaminérgicos e antagonistas serotoninérgicos
Cinetose, labirintite	Desordens do labirinto e movimento	Receptores de histamina H_1 e muscarínicos no sistema vestibular	Anti-histamínicos (difenidramina) e anticolinérgicos (escopolamina, prometazina)
Transtorno de ansiedade generalizada	–	Desconhecido	Benzodiazepínicos
Aumento da pressão intracraniana	–	Desconhecido	Glicocorticoides
Gestação	–	Desconhecido	Anti-histamínicos (difenidramina)

Outras medicações com eficácia demonstrada são fenotiazinas e corticoides. Medicações procinéticas e drogas que agem em receptores $5HT_3$ também podem ser utilizadas com eficácia. O ondansetron em particular parece seguro.

Casos graves podem exigir, além do controle da náusea e dos vômitos, correção volêmica intravenosa, correção de distúrbios hidroeletrolíticos, devendo ser considerada nutrição enteral por sonda ou até mesmo parenteral quando houve falência de manter a paciente hidratada e nutrida. As opções de tratamento são:

- Piridoxina VO: 10-25 mg 3-4 x/dia.
- Anti-histamínicos:
  - Dimenidrinato VO: 25-50 mg 3 x/dia (máx. 100 mg/dia).
  - Difenidramina VO: 25-50 mg 3 x/dia (máx. 150 mg/dia).
  - Meclizina VO: 25-100 mg/dia em doses divididas conforme necessário.
- Antagonistas dopaminérgicos:
  - Metoclopramida VO: 10 mg 3 x/dia (máx. 30 mg/dia).
  - Clorpromazina VO: 10-25 mg 3 x/dia (máx. 75 mg/dia).
- Antagonistas serotoninérgicos:
  - Ondansetron VO: 4-8 mg 3 x/dia (máx. 24 mg/dia) ou EV: 4-16 mg 3 x/dia (máx. 24 mg/dia).
- Corticosteroides:
  - Prednisolona VO: 40-50 mg/dia. Reduza a dose a cada 3 dias.
  - Metilprednisolona EV: 16 mg 3 x/dia por 48-72 h.
  - Hidrocortisona EV: 100 mg 12/12 h.

Vômitos no pós-operatório

Tanto os antagonistas do receptor $5HT_3$ quanto o droperidol têm benefício demonstrado na literatura, e a combinação dessas medicações parece ser superior ao uso delas isolado. Corticosteroide e clonidina também têm benefício demonstrado.

A dose recomendada de ondansetron para profilaxia de vômitos nesses pacientes é de 8 mg 1 a 2 horas antes dos procedimentos cirúrgicos e de 4 mg durante a anestesia. A dexametasona com uso 20 minutos antes do término da cirurgia demonstrou benefício em diminuir vômitos no pós-operatório.

Vômitos na criança

O tratamento da criança no DE deve ser focado na etiologia específica que gerou as náuseas e os vômitos e na correção das complicações de acordo com cada nível de gravidade. Atenção especial deve ser dada à hidratação do paciente, por via oral ou endovenosa, conforme a indicação; correção dos distúrbios eletrolíticos e metabólicos; controle de perdas e sintomáticos enquanto paciente aguarda o efeito do tratamento definitivo, que algumas vezes pode ser cirúrgico.

Para o controle dos episódios de náuseas e vômitos pode-se utilizar diferentes classes de medicações:

- Ondansetron VO:
  - 2-11 anos: 4 mg 3 x/dia.
  - > 12 anos: 8 mg 3 x/dia.
- Ondasentron EV:
  - 0,15 mg-0,3 mg/kg/dose diluído em SF para concentração de 0,08 mg/mL em 15 minutos.
- Dimenidrinato + piridoxina VO:
  - 2-6 anos:1 gota/kg 4 x/dia (máx. 60 gotas/dia).
  - 6-12 anos: 1 gota/kg 4 x/dia (máx. 120 gotas/dia).
  - > 12anos: 1 gota/kg 4-6 x/dia (máx. 320 gotas /dia).
- Metoclopramida EV:
  - 0,1-0,2 mg/kg.

Outras etiologias específicas

Outras situações também têm tratamento específico, como o uso de tricíclicos para vômitos associados com depressão, e o uso de terapia antienxaquecosa com os triptanos.

INDICAÇÕES DE INTERNAÇÃO, TERAPIA INTENSIVA E SEGUIMENTO

Pacientes com incapacidade de ingerir líquidos por via oral, com doenças crônicas debilitantes, como insuficiência cardíaca, refratariedade dos vômitos ao tratamento farmacológico e desidratação grave, hipotensão e distúrbios hidroeletrolíticos têm indicação de hospitalização.

Pacientes com etiologias potencialmente graves, como infarto agudo do miocárdio, também apresentam indicação de internação.

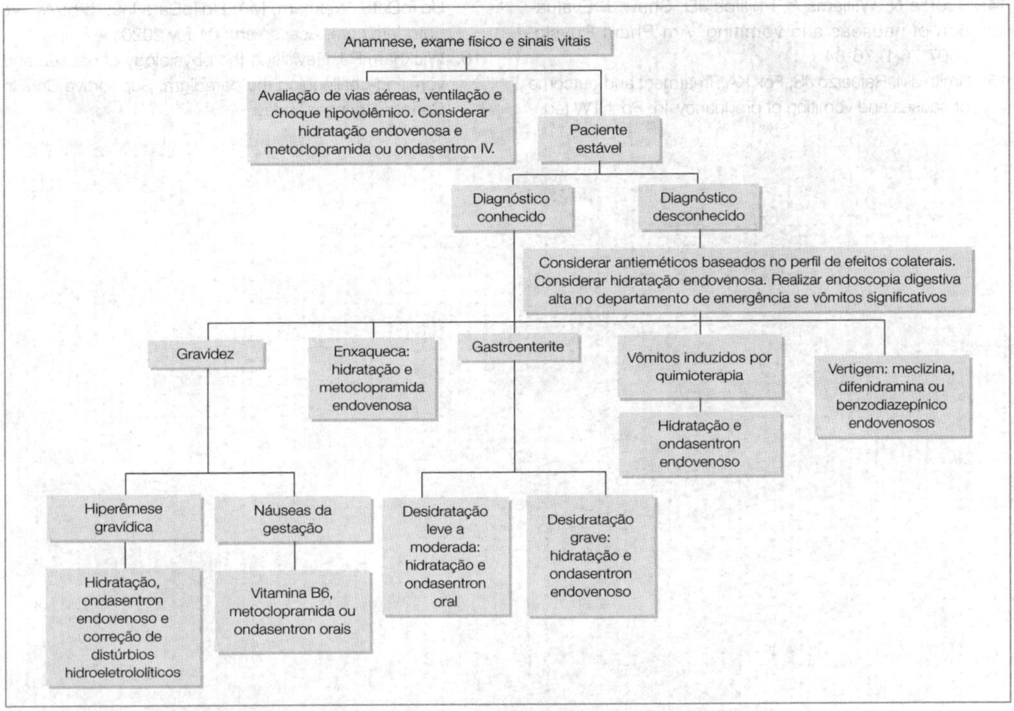

▷ **FIGURA 2** Avaliação inicial do paciente com náuseas e vômitos.

Raramente são necessários recursos de terapia intensiva, exceto em caso de etiologias potencialmente graves. A necessidade de seguimento é relacionada à doença de base.

LITERATURA RECOMENDADA

1. April MD, et al. Aromatheraphy versus oral ondansetron for antiemetic theraphy among adult emergency department patients. Ann Emerg Medicine. 2018;72(2):184-193.
2. Camilleri M. Treatment of gastroparesis. In: Post TW (ed.). UpToDate. Waltham, MA: UpToDate Inc. http://www.uptodate.com. Acesso em: 15 fev 2022.
3. Collis E, Mather H. Nausea and vomiting in palliative care. BMJ. 2015;351:h6249.
4. Egerton-Warburton D, Meek R, Mee MJ, Braitberg G. Antiemetic use for nausea and vomiting in adult emergency department patients: randomized controlled trial comparing ondansetron, metoclopramide, and placebo. Ann Emerg Med. 2014;64(5):526-32.
5. Gan Tong J, et al. Forth Consensus Guidelines for Management of Postoperative Nausea and Vomiting. International Anestethesia Research Society. 2020;131(2).
6. Hesketh PJ. Prevention and treatment of chemotherapy-induced nausea and vomiting. In: Post TW (ed.). UpTo-Date. Waltham, MA: UpToDate Inc. http://www.uptodate.com. Acesso em: 15 fev 2022.
7. Hines S, et al. Aromatheraphy for treatment of postoperative nausea and vomiting. Cochrane Database System Review. 2012.
8. Longstreth G. Approach to the adult patient with nausea and vomiting. In: Post TW (ed.). UpToDate. Waltham, MA: UpToDate Inc. http://www.uptodate.com. Acesso em: 15 fev 2022.
9. Lowe SA, Armstrong G, Bowyer L, Grzeskowiak L, Marnoch CA, Hobinson H. SOMANZ position paper on the management of nausea and vomiting in pregnancy and hyperemesis gravidarum. Aust N Z J Obstet Gynaecol. 2019;1-10.
10. Mayhall EA, Gray R, Lopes V, Matteson KA. Comparison of antiemetics for nausea and vomiting of pregnancy in an emergency department setting. Am J Emerg Med. 2015;33(7):882-6.
11. Navari RM, Aapro M. Antiemetic prophylaxis for chemotherapy-induced nausea and vomiting. N Engl J Med. 2016;374(14):1356-67.
12. Navari RM, Qin R, Ruddy KJ, Liu H, Powell SF, Bajaj M, et al. Olanzapine for the prevention of chemotherapy-induced nausea and vomiting. N Engl J Med. 2016;375:134-42.
13. Quigley EM, Hasler WL, Parkman HP. AGA technical review on nausea and vomiting. Gastroenterology. 2001;120(1):263-86.

14. Scorza N, Williams A, Phillips JD, Shaw J. Evaluation of nauseas and vomiting. Am Pham Physic. 2007;76(1):76-84.
15. Smith JM, Refuerzo JS, Fox KA. Treatment and outcome of nausea and vomiting of pregnancy. In: Post TW (ed.). UpToDate. Waltham, MA: UpToDate Inc. http://www.uptodate.com. Acesso em: 01 fev 2020.
16. Wickham RJ. Revisiting the physiology of nausea and vomiting-challenging the paradigm. Supportive Care in Cancer. Springer-Verlag.

25 Hemoptise

Rodrigo Antonio Brandão Neto
Victor Paro da Cunha
Alfredo Nicodemos da Cruz Santana

PONTOS IMPORTANTES

- Hemoptise é a expectoração de sangue originário dos pulmões ou da árvore traqueobrônquica.
- Hemoptise maciça (5% dos casos) é a expectoração de sangue que excede 100 a 600 mL em 24 horas ou que evolui com instabilidade hemodinâmica.
- As principais causas de hemoptise são doenças pulmonares inflamatórias, tuberculose e neoplasia pulmonar.
- Também pode ser causada por alterações da circulação pulmonar. Embora as artérias brônquicas sejam responsáveis por apenas 1 a 2% da circulação arterial pulmonar, geralmente são suas afecções, como bronquiectasias crônicas, que aumentam a pressão arterial brônquica, que são responsáveis por hemoptise.
- Deve-se diferenciar sangramento de trato gastrointestinal de hemoptise. Pacientes com sangramento gastrointestinal usualmente apresentam melena, náuseas e dor abdominal. Quando o sangramento é de origem em vias aéreas ou em pulmão, costuma ter coloração avermelhada brilhante. A inspeção das cavidades oral e nasal também é importante para descartar outras origens de sangramento.
- A radiografia de tórax é o primeiro exame indicado e pode estar normal em 15 a 30% dos pacientes.
- Broncoscopia deve ser realizada precocemente para aumentar as chances de localizar o sangramento.
- Em pacientes em que a broncoscopia não foi diagnóstica ou não foi resolutiva, o próximo passo é a realização da arteriografia.
- A prioridade inicial no manejo deve ser a proteção das vias aéreas, ventilação e estabilização hemodinâmica.
- Em pacientes com hipoxemia ou instabilidade clínica, é recomendado realizar intubação orotraqueal, se possível com cânula de grosso calibre.
- Em pacientes com traqueobronquites, o tratamento com antibióticos ou corticosteroides pode ser o suficiente para resolução dos sintomas.
- Pacientes com sangramento incontrolável devem ser submetidos a tratamento cirúrgico: lobectomia ou pneumectomia.

INTRODUÇÃO E DEFINIÇÕES

Hemoptise é a expectoração de sangue originário dos pulmões ou da árvore traqueobrônquica. A maioria dos casos de hemoptise no departamento de emergência (DE) é de pequena monta, também chamados de escarros hemoptoicos, principalmente associados a infecções respiratórias ou bronquiectasias infectadas. A hemoptise também pode ser uma complicação iatrogênica de procedimentos broncoscópicos em até 2 a 10% dos casos, sobretudo em biópsias via broncoscopia.

Hemoptise é definida como maciça (1 a 5% dos casos) quando a expectoração de sangue excede 100 a 600 mL em 24 horas ou quando o paciente evolui com instabilidade hemodinâmica ou insuficiência respiratória; embora seja difícil quantificar a quantidade de sangue, a maioria dos autores refere pelo menos 150 mL de sangramento ou 100 mL/hora para definir hemoptise maciça. Como na prática a quantificação do sangramento pode ser difícil, valorizar critérios de gravidade clínica é sempre importante, mesmo que o volume de sangue perdido seja incerto.

As hemoptises não maciças também precisam de avaliação rápida, já que hemoptises acima de 150 mL em 24 horas podem cursar com risco de obstrução de vias aéreas, sendo maior o risco de ressangramento importante nesses pacientes. Nesses casos é frequentemente necessária a indicação de internação hospitalar. A hemoptise leve, por sua vez, é definida como uma hemoptise de pequeno volume sem comorbidade pulmonar significativa.

ETIOLOGIA E FISIOPATOLOGIA

Os pulmões apresentam dupla circulação arterial. As artérias pulmonares representam cerca de 99% do suprimento sanguíneo dos pulmões, saem do ventrículo direito, irrigam o parênquima pulmonar em um circuito de pressão diminuída e raramente são a causa da hemoptise. As artérias brônquicas originam-se das artérias intercalares e transportam sangue sob um regime de alta pressão sistêmica para as vias aéreas, hilo pulmonar e pleura visceral. Apesar de a circulação brônquica representar apenas de 1 a 2% do abastecimento sanguíneo pulmonar, alterações de sua circulação são uma causa frequente de hemoptise. A pressão na circulação brônquica pode aumentar drasticamente sob as condições de inflamação crônica, como nas bronquiectasias, principalmente se houver infecção associada.

As hemoptises leves tipicamente originam-se de capilares traqueobrônquicos que sofrem ruptura por tosse vigorosa em infecções leves. A hemoptise maciça, por sua vez, origina-se em geral de rupturas de artérias brônquicas ou pulmonares. Assim, quase todas as hemoptises têm em comum o fato de se originarem de ruptura de capilares ou de vasos traqueobrônquicos, de vias aéreas de menor calibre ou de parênquima pulmonar, com modelos de injúria que podem envolver inflamação aguda ou crônica.

As causas de hemoptise podem ser classificadas anatomicamente, com a hemoptise podendo ser originária das vias aéreas, como acontece na doença pulmonar obstrutiva crônica (DPOC), no carcinoma pulmonar ou nas bronquiectasias. Pode originar-se da vasculatura pulmonar, como na insuficiência cardíaca, estenose mitral, embolia pulmonar, hipertensão pulmonar e malformações arteriovenosas. Pode ocorrer ainda devido a alterações do parênquima pulmonar, como acontece nas pneumonias, inalação de crack ou outras substâncias ou na granulomatose com poliangeíte (antiga granulomatose de Wegener).

A hemorragia alveolar difusa é outra etiologia possível de hemoptise, que ocorre secundariamente à lesão de pequenos vasos causada por distúrbios hematológicos ou autoimunes e raramente causados por warfarina e é manifestada por infiltrados alveolares na radiografia torácica. Uma revisão mais extensa sobre a hemorragia alveolar pode ser encontrada no capítulo específico.

Tanto no ambiente ambulatorial quanto no DE a maioria dos casos de hemoptise é secundária à infecção, como em bronquiectasias agudas, pneumonia e tuberculose. Outras causas relevantes de hemoptise no DE são doenças pulmonares inflamatórias e neoplasia pulmonar.

Em pacientes com doença pulmonar obstrutiva crônica (DPOC), as traqueobronquites são a principal causa de hemoptise e geralmente se manifestam com escarro com laivos de sangue, embora ocasionalmente os pacientes tenham episódios de hemoptise pura.

Abscessos e infecções pulmonares com necrose também foram causas importantes de hemoptise, principalmente até a década de 1960, quando o reconhecimento mais precoce e o tratamento antibiótico adequado melhoraram o prognóstico desses pacientes.

As neoplasias pulmonares têm a incidência aumentada com a idade e podem, em 7 a 10% dos casos, cursar com hemoptise como primeira manifestação. Tumores centrais são os mais frequentemente associados com hemoptise maciça. Neoplasias benignas, como o tumor carcinoide brônquico, também podem ser causa de hemoptise, pois são lesões hipervascularizadas.

A tuberculose pode cursar com hemoptise por lesão inflamatória de bronquíolos, por formação de aneurisma de Rasmussen, que ocorre dentro das cavitações, e por sequelas pulmonares, como bronquiectasias. Os pacientes com tuberculose podem ainda ter complicações associadas, como infecções fúngicas (Figura 1).

Hemoptise também pode ser causada por alterações da circulação pulmonar, embora representem menos de 10% dos casos. Hipertensão pulmonar, apesar de causar muita morbidade, é raramente causa de hemoptise. Pacientes com estenose mitral, por exemplo, durante episódios de congestão pulmonar, podem cursar com episódios de hemoptise pelo sangramento de varizes brônquicas.

As hemoptises associadas ao tromboembolismo pulmonar (TEP) costumam ser infrequentes, de pequena monta, e em geral correspondem a episódios menores de TEP. Uso de anticoagulantes ou coagulopatia grave em uma doença aguda são fatores precipitantes de hemoptise, além de ser fatores contribuintes de piora clínica. A presença de plaquetopenia também é uma causa potencial de agravamento de hemoptise.

Causas traumáticas incluem injúrias por desaceleração, trauma penetrante do tórax e procedimentos endobrônquicos são uma causa potencial importante de hemoptise. O uso de cateter de Swan-Ganz pode cursar com ruptura de artéria pulmonar, complicação rara, mas associada a mortalidade de 50 a 70%.

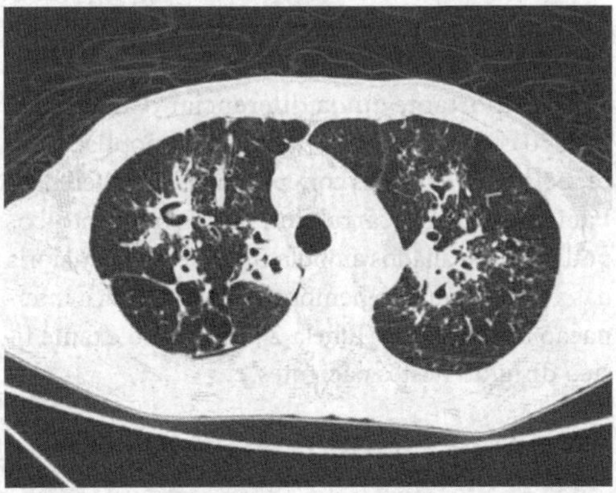

▷ **FIGURA 1** Paciente de 50 anos de idade em tratamento de tuberculose pulmonar. Há 2 dias com episódio de tosse com laivos de sangue e um episódio de hemoptise de cerca de 150 a 200 mL de sangue. A tomografia de tórax mostra imagem compatível com bola fúngica associada com aspergilose confirmada em exames posteriores.

Uma causa rara de hemoptise é a presença de tecido ectópico de endométrio no pulmão, que pode cursar com episódios mensais de hemoptise associados a menstruação.

Alterações congênitas como teleangiectasia hemorrágica hereditária (THH) pulmonar são também causa de hemoptise. A lesão de Dieulafoy é um vaso aberrante submucoso que classicamente se encontra no trato gastrointestinal, mas pode aparecer nas vias aéreas e causar hemoptise.

A maioria dos casos de hemoptise que não apresentam causa evidente na tomografia (TC) de tórax se resolvem em até 6 meses mesmo sem tratamento, com exceção dos pacientes com alto risco para câncer de pulmão, como tabagistas de mais de 40 maços/ano. A causa da hemoptise não é identificada em cerca de 30% dos casos. A Tabela 1 representa as principais causas de hemoptise.

ACHADOS CLÍNICOS

Os achados clínicos dependem fundamentalmente da etiologia da hemoptise.

Na avaliação, o primeiro passo é determinar se o sangramento realmente tem origem nas vias aéreas. Epidemiologicamente, a epistaxe é a causa mais frequente de exteriorização de sangue pela boca, seguido de hemorragia digestiva alta (HDA) e hemoptise sendo menos frequente. Epistaxe costuma ser identificada de maneira fácil, já que o próprio paciente costuma notificar que houve exteriorização de sangue também pelo nariz, porém em casos de epistaxe posterior é possível que o sangue se exteriorize apenas pela boca; nesses casos, uma rinoscopia anterior e uma avaliação cuidadosa da nasofaringe podem ser suficientes para determinar o diagnóstico; em caso de dúvida, nasofibroscopia pode ser necessária.

A diferenciação com hemorragia digestiva é feita com anamnese cuidadosa associada a exame minucioso de cavidade oral e da nasofaringe; apresentação com melena é relativamente mais infrequente nos pacientes com hemoptise do que nos pacientes com HDA, já que na primeira é incomum o paciente deglutir o sangue, sendo isso frequente na segunda. A mensuração do pH do sangue exteriorizado, que será ácido na HDA, também pode ajudar nessa diferenciação. Quando a hemorragia digestiva é abrupta e ativa, o processo de acidificação não ocorre e a diferenciação se torna mais com-

▷ **TABELA 1** Causas de hemoptise

Doenças das vias aéreas	Doenças hematológicas
▪ Traqueobronquite	▪ Coagulopatias
▪ Bronquiectasia	▪ Coagulação intravascular disseminada (CIVD)
▪ Neoplasia	▪ Plaquetopenias e disfunção plaquetária
▪ Trauma	**Doenças cardíacas**
▪ Corpo estranho	▪ Estenose mitral e outras valvopatias
Doenças do parênquima pulmonar	▪ Doenças cardíacas congênitas
▪ Tuberculose	▪ Endocardite
▪ Pneumonias e abscesso pulmonar	**Outras doenças**
▪ Infecção fúngica	▪ Drogas: crack
▪ Neoplasias	▪ Fístulas traqueobrônquicas
Doenças vasculares	▪ Pós-procedimento
▪ Tromboembolismo pulmonar	▪ Hemoptise catamenial (tecido de endométrio em pulmão)
▪ Malformações arteriovenosas	▪ Infecções hidatiformes
▪ Aneurisma de aorta	
▪ Hipertensão pulmonar	
▪ Vasculites (granulomatose com poliangeíte, lúpus, síndrome de Goodpasture)	

plicada. Deve-se lembrar ainda que os pacientes com sangramento gastrointestinal usualmente apresentam náuseas, dor abdominal e fatores de risco, como uso abusivo de anti-inflamatórios não esteroidais (AINEs) ou cirrose hepática. A presença de purulência ou líquido espumoso são achados sugestivos de hemoptise, assim como história de tabagismo, neoplasia pulmonar, tuberculose pulmonar e doença pulmonar obstrutiva crônica (DPOC).

Em pacientes com traqueobronquites ou bronquiectasias infectadas, sintomas como febre, tosse, dor torácica e expectoração devem estar presentes.

A presença de teleangiectasias sugere a possibilidade de fístulas arteriovenosas como etiologia da hemoptise, como ocorre na síndrome de Rendu-Osler-Weber. Presença de sopro mitral, principalmente se em "ruflar diastólico", e hiperfonese de segunda bulha cardíaca sugerem o diagnóstico de estenose mitral. Sopros pulmonares como o sopro tubário são sugestivos do diagnóstico de tuberculose; já sinais e sintomas de trombose venosa devem ser procurados na suspeita de embolia pulmonar. Na suspeita de TEP, escores diagnósticos como o de Wells podem ser utilizados para otimizar essa investigação, como pode ser visto no capítulo de embolia pulmonar.

Pacientes com vasculite pulmonar ou endocardite podem apresentar alterações cutâneas como *rash* e hematomas. A presença de baqueteamento digital é sugestiva de hipoxemias crônicas, como neoplasia de pulmão e cardiopatias congênitas. A presença de equimoses, petéquias e hematomas é sugestiva de coagulopatias e plaquetopenias.

A anamnese e o exame físico dirigido infelizmente só conseguem realizar o diagnóstico etiológico em menos de 50% dos casos.

É importante ainda diferenciar o achado de escarro com laivos hemópticos de hemoptise franca, pois são patologias com prognósticos diferentes. Pacientes com escarro com laivos hemoptoicos podem ser avaliados ambulatorialmente na maioria das vezes, enquanto hemoptise franca indica internação hospitalar. A Tabela 2 sumariza o exame físico dirigido nestes pacientes.

EXAMES COMPLEMENTARES

A radiografia de tórax é o primeiro exame indicado na avaliação de pacientes com hemoptise; embora possa estar normal em 15 a 30% dos casos, pode fazer o diagnóstico da causa da hemoptise em até 50% dos pacientes. O exame é particularmente útil

▷ **TABELA 2** Exame físico dirigido em pacientes com hemoptise

▪ O paciente apresenta dificuldade respiratória (taquipneico, cianótico, incapaz de falar frases completas, usando músculos acessórios da respiração)?
▪ Existem telangiectasias nos lábios, língua ou mucosa bucal (teleangiectasia hereditária)?
▪ Há sangue na parte anterior do nariz?
▪ O paciente apresenta baqueteamento digital (câncer de pulmão)?
▪ Existe uma erupção cutânea que pode indicar vasculite, lúpus eritematoso sistêmico (LES), embolia gordurosa ou endocardite infecciosa?
▪ Existem hematomas sugestivos de coagulopatia ou plaquetopenia?
▪ Existem hemorragias conjuntivais ou hemorragias sob as unhas que sugiram endocardite ou vasculite?
▪ Há alguma anormalidade no exame torácico (sibilos, ruídos adventícios ou sopro)?
▪ Existe sopro torácico audível que aumenta com a inspiração (malformação arteriovenosa pulmonar)?
▪ Presença de B2 hiperfonética ou sopros de regurgitação tricúspide ou insuficiência pulmonar?
▪ Existe um sopro cardíaco que pode sinalizar congestão vascular pulmonar (estenose mitral, regurgitação mitral) ou endocardite?
▪ O paciente apresenta edema periférico assimétrico ou empastamento na panturrilha que indiquem trombose venosa profunda?
▪ O paciente apresenta edema periférico, derrame articular ou aumento de temperatura periarticular?

em pacientes com massas pulmonares, pois sugere o pulmão como responsável pela hemoptise. A sensibilidade do exame pode aumentar para até 80% em pacientes com hemoptise maciça.

Atualmente, com a ultrassonografia *point-of-care* (USG POC) realizada pelo médico emergencista, a radiografia pode ser substituída, embora a USG POC seja menos validada nessa circunstância clínica.

A TC de tórax tem sensibilidade maior e deve ser realizada em casos de dúvida diagnóstica. Nos pacientes com maior risco de neoplasia, como tabagistas e pacientes com antecedentes de neoplasias, o exame é obrigatório. A angiotomografia de tórax tem performance comparável à da angiografia pulmonar no diagnóstico etiológico da hemoptise, com a vantagem de ser menos invasiva e mais rapidamente disponível. A angiografia pulmonar, por outro lado, permite intervenção terapêutica.

O hemograma completo e a dosagem do tempo de protrombina (TAP) são sugeridos pela maioria dos autores na avaliação inicial de pacientes com hemoptise.

A avaliação de escarro é importante em particular em pacientes com suspeita de tuberculose e bronquiectasias com infecções de repetição. Outros exames laboratoriais incluem urina 1, eletrólitos, função renal, função hepática e gasometria arterial.

Para pacientes em que não foi possível realizar o diagnóstico com esses exames, o próximo exame indicado é a broncoscopia flexível, que pode revelar carcinoma brônquico em até 5% dos casos. O ideal é que a broncoscopia seja realizada precocemente para aumentar as chances de localizar o sangramento. Assim, em pacientes com hemoptise maciça ou significativa, não é necessário realizar exames de imagem como a tomografia antes da realização da broncoscopia. O exame tem ainda a vantagem terapêutica.

Em pacientes em que a broncoscopia não foi diagnóstica ou resolutiva, o próximo passo é a realização da arteriografia. A preferência inicial é a realização da arteriografia brônquica, pois mais de 90% das hemoptises são associadas à alteração dessa circulação, e permite, se necessário, a embolização da artéria brônquica.

Outros exames laboratoriais dependem da hipótese diagnóstica mais provável. Assim, autoanticorpos contra ANCA-c podem ser considerados em pacientes com suspeita de granulomatose com poliangeíte, ou ecocardiograma em pacientes com suspeita de estenose mitral. Os principais exames complementares em pacientes com hemoptise estão apresentados na Tabela 4.

DIAGNÓSTICO DIFERENCIAL

Como já discutido, é necessário determinar se o sangramento é de vias aéreas inferiores ou se tem origem gastrointestinal, de nariz ou da cavidade oral.

No DE é particularmente importante descartar diagnósticos potencialmente graves como os explicitados na Tabela 5.

TRATAMENTO

O tratamento depende da gravidade da hemoptise e da causa adjacente.

▷ **TABELA 3** Achados de anamnese e de exame físico na hemoptise

História clínica	Exame físico
▪ Doença pulmonar, cardíaca ou renal prévias	▪ Presença de telangiectasias (Rendu-Osler-Weber)
▪ Tabagismo	▪ Manchas de Roth, nódulos de Osler (endocardite)
▪ Sintomas pulmonares ou infecciosos	▪ Hematomas (coagulopatias)
▪ Antecedente familiar de hemoptise ou de aneurisma	▪ *Rash* cutâneo (vasculite, LES, endocardite infecciosa, embolia gordurosa)
▪ Viagem recente	▪ Baqueteamento digital (neoplasia, cirrose, pneumopatias crônicas)
▪ Exposição ocupacional (p. ex., asbesto)	▪ Murmúrios pulmonares que aumentam com a inspiração (fístulas ou malformação arteriovenosa)
▪ Uso de aspirina ou anticoagulantes	▪ B2 hiperfonética, sopro tricúspide ou pulmonar (hipertensão pulmonar)
▪ Doença de vias aéreas altas	▪ Sopros cardíacos (cardiopatias congênitas, endocardite, estenose mitral)
▪ Alterações do trato digestivo	▪ Edema assimétrico de membros inferiores, sinais de TVP (TEP)
▪ História de perda de peso (neoplasia, tuberculose pulmonar)	▪ Sinais de emagrecimento, dentes em mau estado (tuberculose, abscesso pulmonar)

LES: lúpus eritematoso sistêmico; TEP: tromboembolismo pulmonar; TVP: trombose venosa profunda.

▷ **TABELA 4** Principais exames complementares em pacientes com hemoptise

Exames laboratoriais	Exames de imagem	Exames localizatórios e terapêuticos
▪ Hemograma completo	▪ Radiografia de tórax	▪ Broncoscopia
▪ Gasometria arterial	▪ Ultrassonografia de tórax	▪ Arteriografia pulmonar
▪ Função renal e eletrólitos	▪ Tomografia de tórax de alta resolução	
▪ INR e outros exames de coagulação	▪ Ecocardiograma	
▪ Albumina e função hepática		
▪ Tipagem sanguínea		

INR: razão normatizada internacional.

▷ **TABELA 5** Diagnósticos potencialmente graves em pacientes com hemoptise que devem ser descartados no departamento de emergência

Diagnósticos de extrema gravidade	Diagnósticos de potencial gravidade
▪ Coagulopatia grave, como coagulação intravascular disseminada (CIVD) ▪ Fístula traqueal ▪ Fístula aortobrônquica ▪ Hemoptise pós-procedimento ▪ Tromboembolismo pulmonar ▪ Vasculites pulmonares	▪ Trauma ▪ Bronquiectasias extensas ▪ Pneumonia ▪ Abscesso ou infecção fúngica ▪ Discrasia sanguínea por uso de anticoagulantes ▪ Endocardites

Os pacientes com hemoptise leve devem ser tranquilizados em relação à sua condição e na maioria dos casos o tratamento da causa adjacente é suficiente para a resolução dos sintomas.

Em pacientes com traqueobronquite, o tratamento com antibióticos com ou sem corticosteroides pode ser suficiente para resolução dos sintomas. Medicações para suprimir tosse, como a codeína (dose: codeína 30 mg 6/6 h), devem ser utilizadas com cuidado, pois é necessário que o paciente mantenha a capacidade de expelir o sangue das vias aéreas.

Um estudo testou o uso de ácido tranexâmico por via inalatória em pacientes com hemoptise não maciça com resultados significativos, em especial redução do risco de ressangramento. Os regimes utilizados normalmente são de 500 mg via inalatória de 8 em 8 h por 5 dias, sendo importante a investigação concomitante da etiologia do sangramento para que profilaxias mais definitivas sejam estabelecidas, diminuindo assim o risco de ressangramento.

Nos pacientes com hemoptise ameaçadora à vida, a prioridade é a terapia de suporte, ou seja, manter a via aérea pérvia e protegida, a função respiratória preservada e a estabilidade hemodinâmica. Em pacientes com hemoptise o manejo de via aérea pode ser complexo, mesmo na ausência de preditores de via aérea de risco; na presença de hemoptise, o paciente deve ser considerado como uma via aérea potencialmente difícil.

As indicações de manejo definitivo são as mesmas da terapia padrão; em especial, pacientes com perda de patência de via aérea devido a sangramento com oclusão da coluna de ar podem ser submetidos a aspiração, conforme o nível de consciência. Porém, a intubação orotraqueal (IOT) pode ser necessária para garantir a via aérea; tubos traqueais com diâmetros maiores tendem a ser de escolha, já que permitem maior hemostasia da via aérea e menor risco de obstrução. Os pacientes com desconforto respiratório ou instabilidade hemodinâmica importante também são candidatos ao manuseio avançado de via aérea. Entre as drogas indicadas para indução, drogas cardioestáveis, como ketamina ou etomidato, costumam ser a escolha pelo risco elevado de instabilidade hemodinâmica desses pacientes. Se possível, indica-se que a IOT seja feita primariamente por broncoscopia, levando em consideração a perspectiva terapêutica que a broncoscopia pode apresentar nesses casos. Caso não seja possível estabelecer a via aérea, planos adicionais devem ser instituídos. Aspiração pode ser necessária para permitir a visualização da via aérea. Em casos de elevada vazão de sangramento, intubação a quatro mãos pode ser indicada, em que um manipulador irá realizar a laringoscopia e aspirar a via aérea continuamente enquanto um segundo manipulador realizará a passagem do tubo endotraqueal. Caso ocorra falha após tentativas de IOT, o uso de dispositivos supraglóticos está indicado, em especial dispositivos retroglóticos que possivelmente possuem uma maior capacidade hemostática.

Em pacientes com insuficiência respiratória, algumas medidas podem ser tomadas para auxiliar o processo ventilatório; na presença de hemoptise pode ocorrer redução da área de troca gasosa efetiva, assim como uma alteração no padrão de complacência pulmonar. Para reduzir esse efeito, a técnica do "*bleeding lung down*" pode ser estabelecida, em que o paciente deve ser colocado em decúbito lateral sob o pulmão potencialmente sangrante, algo que pode ser determinado por meio do exame físico, da ultrassonografia ou de uma radiografia simples de tórax pela presença de achados que sugiram assimetria. Dessa forma, o pulmão sadio ficará menos exposto ao sangramento, reduzindo seu efeito deletério.

Se o desconforto respiratório se mantiver, uma segunda medida clínica que pode ser estabelecida é a intubação seletiva de brônquio fonte; o princípio é o mesmo. O brônquio fonte do pulmão sadio é seletivado por meio de um tubo orotraqueal com seu *cuff* insuflado, que agirá como uma barreira para impedir o extravasamento de sangue. A técnica de seletivação costuma ser simples quando o brônquio fonte direito é o alvo, já que apenas a progressão do tubo costuma alcançá-lo. Porém, quando o pulmão sadio é o esquerdo, dificuldade pode ocorrer. Em ambiente de anestesia, tubos próprios para seletivação esquerda e direita são bem estabelecidos. Contudo, no departamento de emergência esses dispositivos são pouco disponíveis. A técnica de intubação seletiva às cegas à esquerda – em que o tubo orotraqueal após a passagem pelas cordas vocais é rodado em cerca de 90 graus e aí então introduzido – pode não ser eficaz e tem um risco de lesionar a via aérea e piorar o quadro do paciente. Se possível, intubação seletiva deve ser feita, guiada por broncoscopia para facilitar o procedimento, deixando-o mais seguro e mais eficaz.

O manejo do estado de choque nesses pacientes segue os mesmos princípios da terapia padrão para choques hemorrágicos, como expansão volêmica parcimoniosa, transfusão de hemocomponentes conforme necessidade e coagulopatias, hipotensão permissiva e especialmente importante é a terapia específica direcionada a parar o sangramento.

A broncoscopia, nesses casos, pode ao mesmo tempo avaliar a presença do sangramento, guiar IOT, realizar medidas tópicas locais para estancar o sangramento, como adrenalina; em casos refratários ou em que o local específico de sangramento

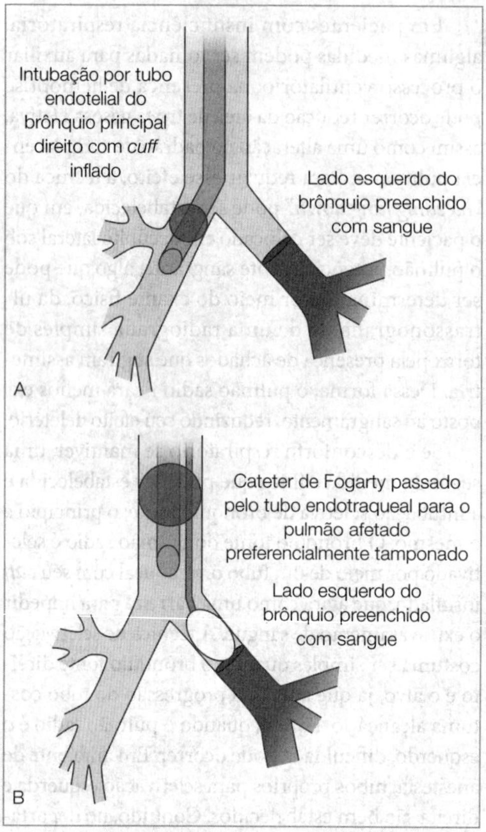

▷ **FIGURA 2** Técnicas de controle de sangramento pulmonar com cateter.

não pode ser identificado, o uso de tamponamento com balão pode ser realizado. Nesse caso, um dispositivo específico é introduzido no brônquio fonte do pulmão sangrando e seu *cuff* é insuflado até induzir atelectasia do pulmão inteiro. Dessa forma, o ponto de sangramento é comprimido indiretamente e o sangramento tende a parar.

Em casos refratários à terapia por meio de broncoscopia, angiografia pode ser realizada, sendo por meio desta identificada a circulação responsável pelo sangramento, seja o sistema pulmonar ou o sistema brônquico, e a artéria associada é ocluída por meio de embolização direta. A intervenção é efetiva inicialmente em 85% dos casos; embora uma nova hemorragia possa ocorrer em 20% dos pacientes em 1 ano de seguimento, a artéria espinal anterior surge na artéria brônquica em até 5% dos casos, podendo ocorrer paraplegia se for canulada e lesionada inadvertidamente. Em casos refratários ou em certas etiologias, procedimentos cirúrgicos como lobectomias ou pneumectomias podem ser indicados para remover a fonte de sangramento e garantir a estabilidade hemodinâmica do paciente.

A Tabela 6 demonstra o tratamento da hemoptise ameaçadora à vida. As Figuras 3 e 4 demonstram as medidas clínicas mais significativas a serem tomadas em pacientes com hemoptises não ameaçadoras e ameaçadoras à vida, respectivamente.

▷ **TABELA 6** Tratamento resumido da hemoptise maciça

1. Monitorização, acesso venoso e oxigênio suplementar se necessário
2. Posicionar o paciente: se o sangramento for à direita, colocar paciente em decúbito lateral direito; se for à esquerda, em decúbito lateral esquerdo
3. Assegurar via aérea patente, se necessário, com intubação orotraqueal seletiva com cânula de duplo lúmen
4. Em pacientes hipotensos ou mal perfundidos, realizar ressuscitação volêmica e introduzir drogas vasopressoras, se necessário
5. Definir sítio de sangramento com exames complementares
6. Controlar o sangramento, se coagulopatia presente, corrigir com derivados de sangue, como plasma fresco congelado ou concentrado de plaquetas
7. Broncoscopia deve ser realizada para identificar e interromper o sangramento. É possível pela broncoscopia fazer procedimentos como tamponamento por balão, lavagem com salina gelada, vasoconstritores tópicos ou embolização com *laser*
8. Em casos sem sucesso com broncoscopia, considerar arteriografia pulmonar com embolização
9. Cirurgia pulmonar deve ser considerada em casos refratários

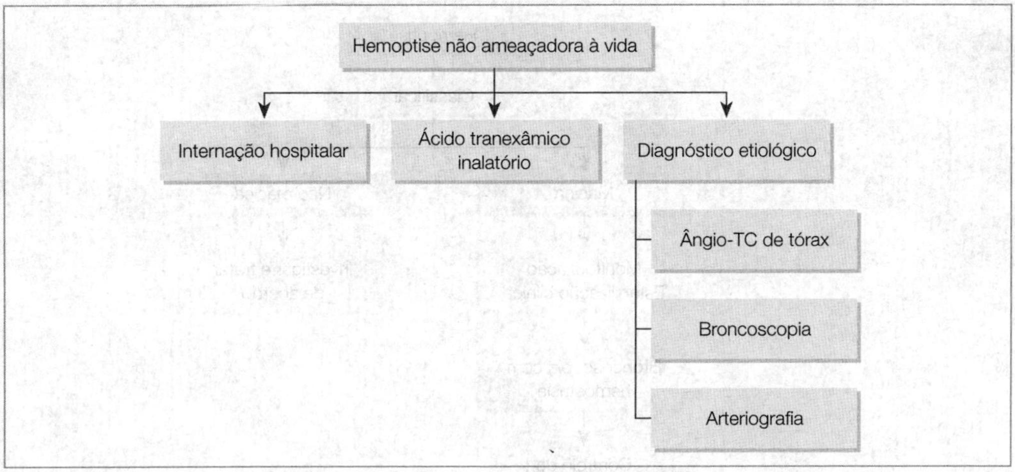

▷ **FIGURA 3** Hemoptise não ameaçadora à vida.
TC: tomografia computadorizada.

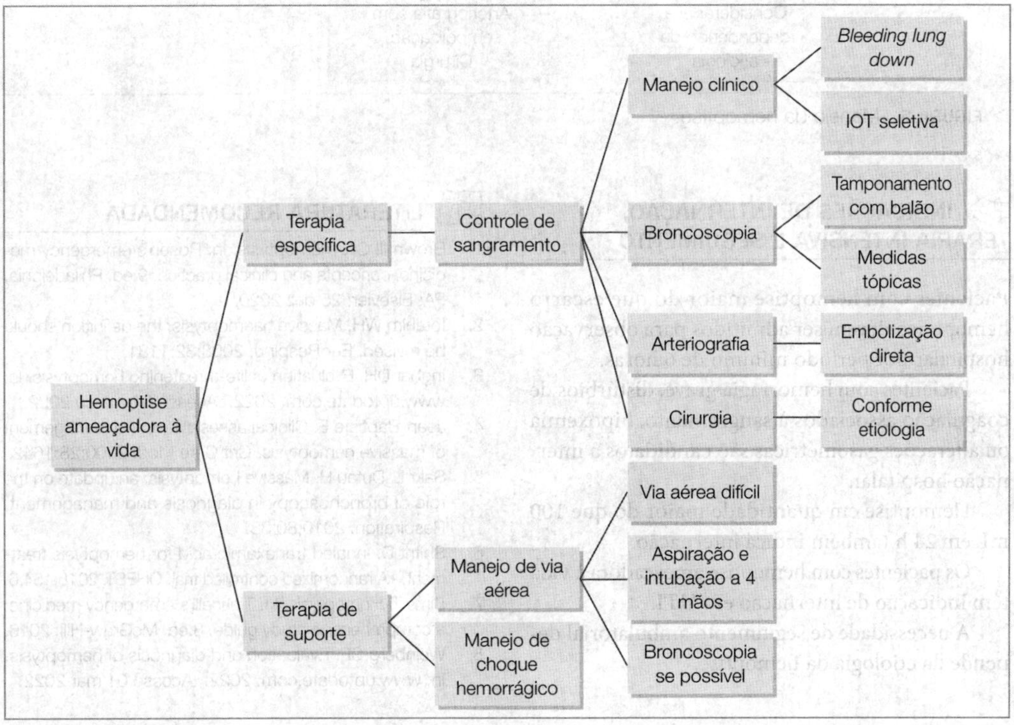

▷ **FIGURA 4** Hemoptise ameaçadora à vida.
IOT: intubação orotraqueal.

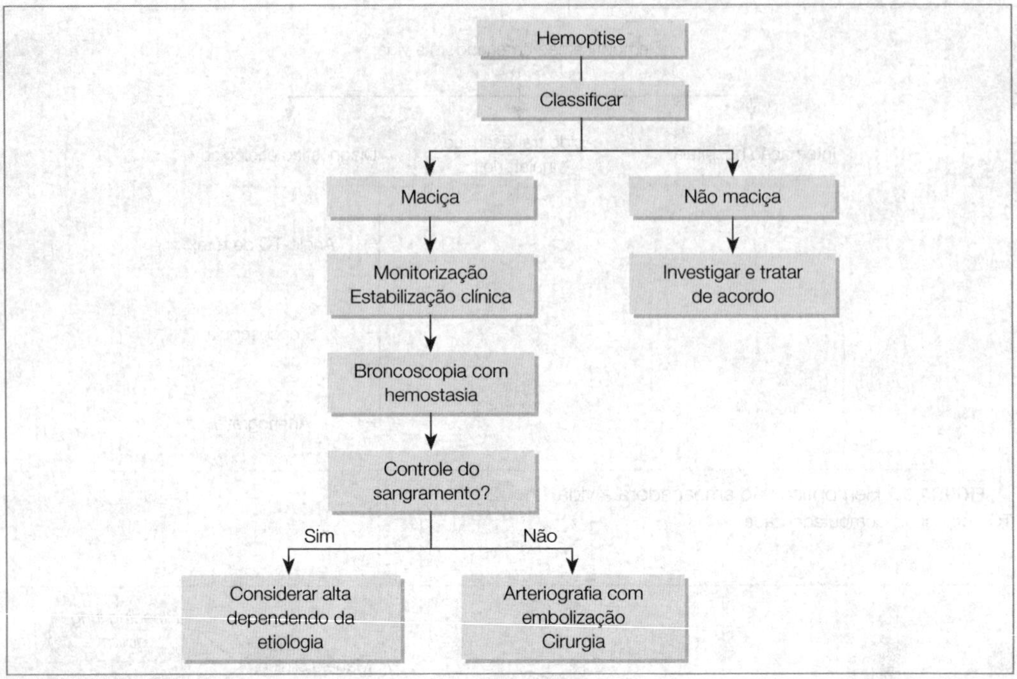

▷ **FIGURA 5** Manejo da hemoptise.

INDICAÇÕES DE INTERNAÇÃO, TERAPIA INTENSIVA E SEGUIMENTO

Pacientes com hemoptise maior do que escarro hemoptoico devem ser admitidos para observação hospitalar por período mínimo de 6 horas.

Pacientes com hemorragia grave, distúrbios de coagulação associados à sangramento, hipoxemia ou alterações gasométricas são candidatos à internação hospitalar.

Hemoptise em quantidade maior do que 100 mL em 24 h também indica internação.

Os pacientes com hemoptise ameaçadora à vida têm indicação de internação em UTI.

A necessidade de seguimento ambulatorial depende da etiologia da hemoptise.

LITERATURA RECOMENDADA

1. Brown III CA. Hemoptysis. In: Rosen's emergency medicine, concepts and clinical practice. 9.ed. Philadelphia, PA: Elsevier; 25 dez 2020.
2. Ibrahim WH. Massive haemoptysis: the definition should be revised. Eur Respir J. 2008;32:1131.
3. Ingbar DH. Evaluation of life-threatening hemoptysis. In: www.uptodate.com. 2022. Acesso 01 março 2022.
4. Jean-Baptiste E. Clinical assessment and management of massive hemoptysis. Crit Care Med. 2000;28:1642.
5. Sakr L, Dutau H. Massive hemoptysis: an update on the role of bronchoscopy in diagnosis and management. Respiration. 2010;80:38.
6. Shitrit D. Inhaled tranexamic acid for hemoptysis treatment – A randomized controlled trial. CHEST. 2018;154:6.
7. Sims T. Hemoptysis. In: Tintinalli's emergency medicine: a comprehensive study guide. 8.ed. McGraw-Hill; 2016.
8. Weinberg SE. Evaluation and diagnosis of hemoptysis. In: www.uptodate.com. 2022. Acesso 01 mar 2022.

26 Diarreia aguda

Rodrigo Antonio Brandão Neto
Carine Carrijo de Faria

PONTOS IMPORTANTES

- Diarreia aguda é definida por aumento do número de evacuações ou diminuição da consistência de fezes, sendo necessário um mínimo de três evacuações diárias.
- A duração do quadro é usualmente de 2 a 4 dias e deve ser menor que 2 semanas; pacientes com diarreia por períodos maiores apresentam diarreia persistente, já períodos maiores que 4 a 8 semanas definem diarreia crônica.
- Em 90% dos casos a diarreia aguda apresenta uma causa infecciosa e a ingestão de água e alimentos contaminados com microrganismos patogênicos é a principal forma de aquisição da doença.
- Quadros virais ocasionam náuseas e vômitos proeminentes e que, usualmente, aparecem antes da diarreia.
- Em pacientes com hipovolemia e com desidratação importante, considerar coleta de sódio, potássio e função renal.
- Em pacientes com suspeita de diarreia inflamatória, o hemograma e provas inflamatórias como proteína C-reativa (apenas em pacientes graves) podem ser úteis.
- Exames de fezes incluem pesquisa de leucócitos fecais e coprocultura. Lactoferrina fecal e sangue oculto nas fezes são marcadores de diarreia inflamatória, mas pouco utilizados na prática.
- A maioria dos casos é autolimitada, sendo recomendada apenas hidratação oral.
- Antibióticos devem ser considerados em pacientes imunossuprimidos, com instabilidade hemodinâmica ou sinais de sepse e diarreia inflamatória. A ciprofloxacina em dose oral de 500 mg 12/12 horas ou 200 mg EV 12/12 horas ou cefalosporinas como cefuroxima 250 a 500 mg 12/12 horas ou ceftriaxone 2 g EV 1 vez ao dia são opções. O tempo recomendado de antibioticoterapia é de até 5 dias na maioria dos casos.

INTRODUÇÃO E DEFINIÇÕES

Diarreia aguda é definida por aumento do número de evacuações ou diminuição da consistência de fezes, sendo necessário um mínimo de três evacuações diárias segundo a definição da Organização Mundial da Saúde ou um claro aumento em relação ao número usual de evacuações de um determinado paciente.

Algumas definições de diarreia utilizam o peso das fezes, considerando o volume fecal maior que 200 a 250 g ao dia como compatível com quadro de diarreia, mas esta definição é pouco útil na prática.

Os pacientes que procuram o departamento de emergência com queixa de diarreia quase que invariavelmente referem alteração da consistência das fezes, não mostrando muita atenção à queixa quando ocorre o aumento de evacuações isoladamente.

O espectro da diarreia aguda inclui:

- Diarreia aguda: até 7 dias de sintomas.
- Diarreia prolongada: entre 7 e 13 dias.

Pacientes com diarreia por períodos maiores que 2 semanas apresentam a chamada diarreia persistente; já períodos maiores que 4 a 8 semanas definem diarreia crônica.

Nos Estados Unidos ocorrem cerca de 500.000 hospitalizações ao ano e até 5.000 mortes relacionadas ao diagnóstico de diarreia.

Em 90% dos casos a diarreia aguda apresenta uma causa infecciosa e a ingestão de água e alimentos contaminados com microrganismos patogênicos é a principal fonte de transmissão da doença. No caso de diarreia aguda não infecciosa, é notável a ausência de sintomas constitucionais.

Mais de 80% dos casos são autolimitados, porém as diarreias agudas infecciosas ainda representam uma das cinco principais causas de mortalidade mundial, principalmente considerando os casos que ocorrem em países de poucos recursos.

ETIOLOGIA E FISIOPATOLOGIA

As diarreias agudas têm múltiplos mecanismos e etiologias. Em cerca de 90% dos casos, a etiologia é infecciosa. Entre as causas não infecciosas, destacam-se o uso de medicações com substâncias osmóticas e síndromes de má absorção (raramente causam diarreia aguda). Deve-se lembrar ainda das doenças inflamatórias intestinais, que usualmente cursam com diarreia crônica, mas podem ter apresentação aguda. A Tabela 1 cita as principais etiologias da diarreia aguda.

As diarreias associadas a toxinas ocorrem por aumento da secreção da mucosa intestinal, estimulada pelos produtos bacterianos. A diarreia nesses casos costuma ser precoce, podendo ocorrer poucos minutos após a ingestão. Assim, a instalação abrupta de quadro diarreico, de minutos até 6 horas após a ingesta suspeita, sugere toxinas pré-formadas como causa mais provável, sendo *S. aureus* e *Bacillus cereus* as etiologias mais comuns.

Entre as causas virais, após a instituição da vacinação para o rotavírus, os norovírus passaram a ser a principal causa de diarreia, podendo cursar com quadro hiperagudo de vômitos, com diarreia aparecendo horas depois, o que ajuda a diferenciar das diarreias mediadas por toxinas.

As diarreias que ocorrem entre 8 e 16 horas após a ingestão alimentar sugerem quadros virais ou por *Clostridium perfringens* e os quadros que aparecem em tempo maior sugerem infecções virais e principalmente bacterianas.

Uma evolução com sintomas sistêmicos incluindo rigidez de nuca é sugestiva de listeriose, lembrando que gestantes que fizeram consumo de leite não pasteurizado apresentam possibilidade 20 vezes maior de desenvolver infecção por listeria.

Além da divisão por agente etiológico, as diarreias podem ainda ser divididas conforme características e local anatomicamente provável.

De acordo com as características:

- **Diarreia inflamatória:** caracterizada por evacuações frequentes, usualmente de menor volume, com presença de produtos patógenos nas fezes, como muco, pus ou sangue. Febre é frequente, com temperaturas em torno de 38,5°C, toxemia, dor abdominal intensa e tenesmo. As fezes apresentam uma grande quantidade de leucócitos e de sangue quando avaliadas em exame coprológico. As causas mais frequentes são bactérias enteroinvasivas.

▷ **TABELA 1** Principais etiologias de diarreias agudas

Causas não infecciosas	Vírus	Bactérias	Toxinas
▪ Medicações ou uso de outras substâncias osmóticas ▪ Substâncias contendo magnésio ▪ Síndrome de má absorção ▪ Medicações que causam diarreia por outros meios (principalmente antibióticos como clavulonato)	▪ Calicivírus, entre eles os norovírus (antes denominados Norwalk) ▪ Rotavírus ▪ Adenovírus ▪ Astrovírus	▪ *Vibrio cholera* ▪ *Escherichia coli* ▪ *Shigella* ▪ *Salmonella* ▪ *Campylobacter* ▪ *Yersinia enterocolitica* ▪ *Clostridium perfringens* ▪ *Klebsiella oxytoca*	▪ Estafilococos ▪ *Clostridium* ▪ *Bacillus cereus* ▪ *E. coli*

- **Diarreia não inflamatória:** fezes em grande volume e aquosas, usualmente se produtos patógenos; pode ter febre baixa. Causada principalmente por infecções virais.

De acordo com a localização:

- **Alta:** proveniente do intestino delgado; os episódios diarreicos são mais volumosos. Causa síndrome disabsortiva associada com esteatorreia. Cursa com diarreia não inflamatória.
- **Baixa:** evacuações em pouca quantidade, frequentes, associadas a tenesmo e urgência fecal. Associada principalmente a colites, quase sempre inflamatórias.

ACHADOS CLÍNICOS

Quadros virais em seu estágio inicial são associados a náuseas e vômitos proeminentes antes do aparecimento de diarreia. Outro sintoma frequente nesses pacientes é epigastralgia. O agente etiológico mais importante de gastroenterite infecciosa viral são os norovírus, anteriormente denominados vírus Norwalk. As infecções por esse agente são mais frequentes no inverno, com transmissão via alimentar e pessoa-pessoa e taxa de ataque alta acima de 50%. Em geral, os pacientes apresentam resolução completa dos sintomas em 3 dias. Os norovírus costumam acometer crianças com mais de 4 anos de idade e adultos jovens.

Os rotavírus são outra causa de diarreia por vírus, podendo causar quadro semelhante ao dos norovírus, mas por vezes mais proeminente. Tipicamente se disseminam em meses de inverno e em crianças de 4 meses a 4 anos de idade. A maioria dos adultos infectados é assintomática ou pouco sintomática e sintomas dispépticos associados são frequentes.

Os pacientes devem ser avaliados em relação às medicações que fazem uso, doenças associadas e se possível deve-se avaliar se familiares ou colegas de trabalho também apresentam sintomas similares. Pode-se verificar a história alimentar recente do paciente para poder identificar potencial fonte de contaminação (alimentos mal cozidos, restaurantes com pior higiene).

No exame físico deve-se procurar sinais de sepse, hipotensão ou desidratação e a propedêutica abdominal pode mostrar se existe defesa abdominal sugestiva de peritonismo.

A presença de febre, tenesmo e sangue nas fezes caracteriza uma diarreia inflamatória e aumenta a preocupação com o paciente, levando a consideração de terapia antibiótica. Algumas causas de diarreia com sangue podem piorar sua evolução com antibiótico; o exemplo clássico é a *Escherichia coli* êntero-hemorrágica, que cursa com diarreia sanguinolenta, mas geralmente sem febre e sobretudo sem tenesmo (dor à evacuação). Outra característica desse tipo de diarreia é a ausência de leucócitos fecais. Quando, nesses pacientes, se faz uso de antibióticos ou agentes que diminuem a motilidade, como a loperamida, observa-se aumento da chance de complicações, como a púrpura trombocitopênica trombótica e síndrome hemolítico-urêmica.

Outra possibilidade diagnóstica é a de diarreia associada ao uso de antibióticos, que pode evoluir ou não com enterocolite. Os principais antibióticos descritos como causadores desse tipo de diarreia são a clindamicina, cefalosporinas e amoxacilina/clavulanato. Quando não é causada pelo *Clostridium difficile*, costuma ser um quadro leve e autolimitado, ocorrendo durante ou imediatamente após o curso de antibioticoterapia. Nesses pacientes o uso de probióticos poderia ter algum benefício, embora ainda sem evidência para podermos fazer uma recomendação formal.

Colite pseudomembranosa, causada por *Clostridium difficile*, constitui a principal causa de colite infecciosa em pacientes hospitalizados, mas apenas 10 a 20% dos casos de diarreia associada a antibióticos. A transmissão dessa infecção nosocomial ocorre por meio das mãos de funcionários ou entre os próprios pacientes. A doença só ocorre após a administração de antibióticos, que levam à redução da flora intestinal normal, possibilitando a proliferação do *C. difficile*. Estes passam a produzir toxinas citopáticas que, quando em quantidade suficiente, causam a denominada colite pseudomembranosa. Em geral ocorre precocemente após o uso de antibióticos, mas é descrita até 6 meses após seu uso. A diarreia pode ser aquosa ou sanguinolenta e costuma vir acompanhada de dores abdominais e febre. Leucócitos e eritrócitos nas fezes são positivos.

Outra causa de diarreia que merece comentários adicionais é a cólera, causada pelo *Vibrio cholerae*, que dificilmente ocorre fora de regiões epidêmicas em países subdesenvolvidos. A diarreia é causada por uma enterotoxina que ativa a adenilatociclase intestinal, que aumenta a produção de AMP-cíclico. A cólera pode causar uma diarreia explosiva e fatal, que permanece mesmo após parada de ingestão alimentar com perda de volume de 1 L por hora, podendo evoluir com morte em 3 horas. O uso de antibióticos, como ciprofloxacina por 2 a 3 dias, e a hidratação melhoram o prognóstico dos pacientes com sobrevida na maioria dos casos.

A giardíase em geral aparece com quadro crônico, mas ocasionalmente pode apresentar-se como quadro agudo ou subagudo. A quase totalidade dos casos é transmitida por água contaminada. Sintomas como perda de peso e dor abdominal são frequentes, mas febre é incomum e a diarreia não costuma ser inflamatória. O diagnóstico pode ser feito por exame protoparasitológico de fezes ou sorologia; e metronidazol 500 mg EV a cada 8 horas por 5 a 7 dias é o tratamento de escolha. A amebíase pode também cursar com diarreia persistente e frequentemente associada a diarreia sanguinolenta; complicações raras da amebíase incluem abscessos hepáticos e outras metástases a distância da infecção amebiana.

As manifestações são dependentes da etiologia específica da diarreia. A Tabela 2 cita os achados clínicos nas diferentes etiologias de diarreia aguda. A Tabela 3 associa os principais achados com etiologias potenciais de diarreia.

▷ **TABELA 2** Principais causas de diarreia e manifestações clínicas

Norovírus
▪ Apresentação aguda com vômitos ▪ Mais frequente no inverno ▪ Transmissão via alimentar e pessoa-pessoa ▪ Período de incubação: 1-2 dias ▪ Alta taxa de ataque: 50% ▪ Usualmente resolução completa em até 3 dias ▪ Sem testes específicos para o diagnóstico
Toxina por *S. aureus*
▪ Apresentação inicial com vômitos e dor abdominal em cólica ▪ Febre costuma ser baixa ▪ Recuperação em 12-48 horas ▪ Período de incubação do *S. aureus*: 1-6 horas ▪ Fonte em geral: dieta rica em proteínas
Rotavírus
▪ Semelhante ao norovírus em suas manifestações ▪ Epigastralgia é frequente ▪ Diarreia não inflamatória e autolimitada por 2-3 dias ▪ Pode ter febre baixa ▪ Quadro de intolerância a lactose transitória frequente após gastroenterite por rotavírus

(continua)

▷ **TABELA 2** Principais causas de diarreia e manifestações clínicas *(continuação)*

Salmonelose
▪ Curso subagudo, febre por 1-2 dias, diarreia por 5-7 dias ▪ Pode evoluir com diarreia inflamatória ▪ Febre eventualmente alta ▪ Transmissão por ovos e quase todos os tipos de alimento, além de transmissão interpessoal ▪ Pode cursar com bacteremia e febre tifoide
Campylobacter jejunii
▪ Incidência de 12,7 casos/100.000 pessoas ao ano ▪ Sintomas constitucionais precedem o aparecimento de diarreia ▪ Diarreia sanguinolenta inicia 2-3 dias depois da diarreia aquosa ▪ Complicações: artrite reativa, síndrome de Guillain-Barré ▪ Bactéria permanece por 4-5 semanas nas fezes e pode ocorrer reinfecção
Shigelose
▪ Quadro semelhante ao do *Campylobacter* ▪ Tenesmo frequente durante a evolução ▪ Pacientes gravemente enfermos apresentam probabilidade maior de shigelose ▪ Dor abdominal frequente ▪ Leucocitose na maioria dos casos ▪ Altamente infecciosa ▪ Cultura é o padrão-ouro para o diagnóstico ▪ Tratamento: ciprofloxacina
***E. coli* enterotoxigênica**
▪ Período de incubação rápido de 12-24 horas, compatível com toxinas ▪ Diarreia secretória devido a toxinas que estimulam guanilciclase e adenilciclase com perda de cloro ▪ Diarreia aquosa, não inflamatória e em grande volume ▪ Importante causa de diarreia de viajantes ▪ Sem indicação de antibióticos de rotina
***E. coli* O 157: êntero-hemorrágica**
▪ Diarreia com dor abdominal, principalmente em quadrante inferior direito ▪ Diarreia sanguinolenta é comum ▪ Náuseas, vômitos e febre incomuns ▪ 1,3 caso/100.000 pessoas ao ano ▪ Principalmente em crianças ▪ 5% dos casos evoluem com púrpura trombocitopênica trombótica (PTT) ▪ 4 subtipos ▪ Tratamento antibiótico controverso, potencial de aumentar casos de PTT
***E. coli* O 104:H4**
▪ Descoberta recente, associado a 3.222 casos na Alemanha com 39 mortes ▪ 25% evoluíram com síndrome hemolítico-urêmica ▪ PI: em média 8 dias ▪ Diarreia sanguinolenta na maioria dos casos ▪ Vômitos frequentes em crianças

(continua)

▷ **TABELA 2** Principais causas de diarreia e manifestações clínicas *(continuação)*

Yersinia enterocolitica ▪ Período de incubação de 1 a 2 dias ▪ Diarreia inflamatória com leucócitos fecais positivos, associada com adenopatia e ileíte, pode mimetizar apendicite ▪ Dor abdominal pode ser persistente ▪ Tratamento de escolha: Bactrim® ou quinolonas
Clostridium difficile ▪ 10-20% dos casos de diarreia associada a antibióticos ▪ Pode ocorrer 6 meses após o uso de antibióticos ▪ Causada por toxinas: pode evoluir com diarreia intensa ▪ Pesquisa de toxina para diagnóstico ▪ Sintomas persistentes são indicação de sigmoidoscopia ▪ Recidiva em 20-25% dos casos ▪ Descontinuar antibióticos ▪ Metronidazol VO ou vancomicina VO (preferência na maioria dos casos por vancomicina) ▪ Evitar antidiarreicos
Giardia lamblia ▪ Pode apresentar-se com quadro crônico ou agudo ▪ A maioria dos casos se dá por ingestão de água contaminada ▪ Diarreia, perda de peso, dor abdominal são manifestações frequentes ▪ Febre é incomum ▪ PPF e sorologia para diagnóstico ▪ Tratamento com metronidazol via oral

▷ **TABELA 3** Achados clínicos e potenciais etiologias de diarreia

Achado clínico	Etiologias potenciais
Diarreia persistente ou crônica	*Cryptosporidium*, *Giardia*, *Cyclospora cayertanensis*, *Entamoeba hystolytica*
Presença de sangue nas fezes	*E. coli* produtora shiga toxina (ECTS ou STEC), *Shygella*, *Salmonella*, *Campylobacter*, *Entamoeba hystolytica*, *non cholera Vibrio species*, *Yersinia*
Febre	Pode ocorrer em diarreias infecciosas, mas mesmo quadros virais podem cursar com febre. Pacientes toxemiados e com altas temperaturas podem ter infecção por bactérias invasivas ou *E. histolytica*

(continua)

▷ **TABELA 3** Achados clínicos e potenciais etiologias de diarreia *(continuação)*

Achado clínico	Etiologias potenciais
Dor abdominal	*Salmonella*, *Shigella*, *Campylobacter*, *Yersinia*, *Clostridium difficile*
Dor abdominal intensa com fezes sanguinolentas	STEC, *Salmonella*, *Shigella*, *Campylobacter*, *Yersinia*
Dor abdominal persistente e febre	*Y. enterocolitica*
Náuseas e vômitos há < 24 horas	Toxina *S. aureus*, toxina *Bacillus cereus*
Diarreia e dor abdominal em cólica por 1 a 2 dias	*Clostridium perfringens* ou *B. cereus*
Vômitos e diarreia não sanguinolenta com duração de 2 ou 3 dias ou menos	Norovírus (febre de baixo grau presente em 40% dos pacientes)
Diarreia crônica aquosa	Síndrome do intestino irritável
Eritema nodoso	*Yersinia*, *Campylobacter*, *Shigella*, *Salmonella*
Síndrome de Guillain-Barré	*Campylobacter*
Glomerulonefrite	*Shigella*, *Campylobacter*, *Yersinia*
Síndrome hemolítico-urêmica	STEC, *Shigella dysenteriae*
Nefropatia por IgA	*Campylobacter*
Artrite reativa	*Salmonella*, *Shigella*, *Campylobacter*, *Yersinia*
Síndrome de intestino irritável após diarreia infecciosa	*Campylobacter*, *Salmonella*, *Shigella*, STEC, *Giardia*
Perfuração intestinal	*Salmonella* incluindo *typhi*, *Shigella*, *Yersinia*, *E. histolytica*
Aortite e osteomielite	*Salmonella*, *Yersinia*

O tempo de instalação de diarreia pode sugerir a etiologia:

- Em até 6 horas: toxina pré-formada *S. aureus* e *Bacillus cereus*.
- 8-16 horas: vírus e *Clostridium perfringens*.
- Mais de 16 horas: infecções virais e bacterianas.

EXAMES COMPLEMENTARES

A maioria dos pacientes não tem necessidade de exames complementares. Pacientes com comorbidades, toxemiados, mais de 6 evacuações líquidas em menos de 24 horas, com hipotensão ou hipovolemia, diarreia inflamatória importante, com comorbidades significativas como doença cardiovascular e imunodeprimidos têm indicação da realização de exames complementares que incluem:

- Hemograma, eletrólitos e função renal. Pode-se considerar proteína C-reativa (apenas em pacientes graves).
- Hemoculturas em crianças com menos de 3 meses de idade.
- Considerar exames de espécimes das fezes.

Exames de fezes incluem leucócitos fecais, que são frequentemente positivos em pacientes com diarreia inflamatória. A presença de leucócitos fecais sugere agentes etiológicos como *Shigella*, *Campylobacter* e *E. coli* enteroinvasiva. Lactoferrina fecal, calprotectina fecal e sangue oculto nas fezes são marcadores de diarreia inflamatória. Esses exames são pouco utilizados na prática e não recomendados de rotina.

A coprocultura e eventualmente hemoculturas são necessárias para o diagnóstico etiológico dos quadros diarreicos e são indicadas em imunodeprimidos, pacientes com quadro de hipotensão e toxemia ou que não responderem a antibioticoterapia empírica. Pacientes com diarreia com presença de sangue ou muco com dor abdominal significativa também têm indicação de coprocultura com atenção particular para *Salmonella*, *Shigella*, *Campylobacter*, *Yersinia* e *E. coli* enteroinvasiva.

Deve-se considerar exame protoparasitológico de fezes em diarreia persistente (> 7 dias), diarreia intensa em homossexuais, surtos comunitários por fonte de água e diarreia sanguinolenta com pesquisa de leucócitos fecais negativa.

Em pacientes com mais de 2 anos de idade e uso de antibiótico recente ou com diarreia associada aos cuidados de saúde, deve ser considerado o diagnóstico de toxina por *Clostridium difficile*. O diagnóstico definitivo é feito pela pesquisa das toxinas A e B do *Clostridium* nas fezes. A pesquisa pelo ELISA tem uma sensibilidade de 92% e especificidade de quase 100%; deve-se acrescentar que apenas fezes diarreicas têm indicação de ser testadas. As culturas não devem ser utilizadas para diagnóstico, pois podem detectar *Clostridium* sem toxina funcional.

Outros exames são dependentes de características específicas da apresentação. A Tabela 4 cita as indicações de investigação etiológica nas diarreias infecciosas agudas.

Deve-se considerar a realização de procedimentos endoscópicos quando:

- Diferenciar doença inflamatória intestinal de doença infecciosa.
- Diagnóstico de colite pseudomembranosa.
- Pacientes imunocomprometidos com risco de infecção oportunista.
- Suspeita de colite isquêmica.

TABELA 4 Indicações de investigação etiológica da diarreia aguda

▪ Diarreia aquosa profusa com sinais de hipovolemia
▪ Presença de produtos patógenos e mais de 6 episódios de fezes
▪ Temperatura > 38,5°C
▪ Dor abdominal intensa
▪ Uso recente de antibióticos ou hospitalização recente
▪ Idosos ou imunocomprometidos
▪ Sinais sistêmicos de doença

DIAGNÓSTICO DIFERENCIAL

Diversas patologias podem cursar com quadro diarreico associado, sem que esta seja a manifestação principal. Entre essas condições incluem-se doença celíaca, doença diverticular e angina mesentérica, entre outras condições.

O diagnóstico diferencial entre as diferentes causas de diarreia aguda já foi discutido na seção sobre achados clínicos e etiologia.

TRATAMENTO

O tratamento é principalmente de suporte, com a desidratação representando a causa de 50% das mortes. Assim, a hidratação é muito importante no manejo desses pacientes.

A terapia de reidratação oral é a escolha, sendo eficaz em mais de 90% dos casos, com a hidratação parenteral sendo reservada para casos com hipotensão, taquicardia e desidratação grave.

A hidratação parenteral indicada em pacientes hipotensos e taquicárdicos é feita com soluções isotônicas, em volume de 15 a 20 mL/kg e repetida se necessário.

O tratamento sintomático de vômitos pode ser realizado com metoclopramida ou ondansetrona EV ou por via oral. A dor abdominal associada pode ser medicada com sintomáticos como hiosciamina/dipirona.

É importante também sempre descartar patologias cirúrgicas na avaliação desses pacientes.

Quanto ao tratamento sintomático da diarreia, a loperamida é um medicamento seguro e pode ser usado em dose inicial de 4 mg VO (2 cps) e repetido 1 cp a cada evacuação, com dose máxima de 16 mg ao dia. Não se deve utilizar a medicação em diarreia inflamatória e pode aumentar possibilidade de ocorrer PTT.

O uso de probióticos como *Saccharomyces boulardii* em dose de 200 mg VO a cada 12 horas não tem benefício comprovado na literatura.

O uso de inibidores da encefalinase como o racecadotril (50 mg a cada 8 horas) também não tem benefício e não é recomendado.

Após quadros de diarreia aguda, podem ocorrer casos transitórios de deficiência de lactase, particularmente na população asiática, em que a deficiência parcial ou total da lactase é frequente. No entanto, mesmo na população caucasiana, em que sua deficiência é mais rara, é descrita em 25% dos adultos e pode ser piorada pela diarreia.

Em geral, a deficiência de lactase apresenta-se como sintoma crônico, mas sempre após diarreia aguda recomenda-se evitar laticínios, com reintrodução destes após 2 semanas.

O uso de antibióticos nesses pacientes é um tópico de controvérsia.

As diretrizes norte-americanas de diarreia infecciosa aguda não recomendam o uso de antibióticos em pacientes imunocompetentes que aguardam resultados de exames para procura da etiologia da diarreia, exceto em:

- Crianças com < 3 meses de idade com alta probabilidade de etiologia bacteriana.
- Pacientes com diarreia de característica inflamatória com febre alta e probabilidade de diagnóstico de *Shigella*.
- Pacientes retornando de viagens internacionais com temperatura > 38,5°C e sinais de sepse.

Os antibióticos também devem ser considerados em pacientes imunossuprimidos com diarreia de características inflamatórias. O esquema empírico para a maioria dos pacientes com diarreia infecciosa aguda pode incluir uma das seguintes alternativas:

- Ciprofloxacina em dose oral de 500 mg 12/12 horas ou EV 200 mg 12/12 horas.
- Cefalosporinas como cefuroxima 250-500 mg 12/12 horas ou ceftriaxone 2 g EV 1 vez ao dia.
- Azitromicina 500 mg 1 vez ao dia por 3 dias ou dose única de 1 g ao dia.

O tempo recomendado de antibioticoterapia é de até 5 dias na maioria dos casos.

A colite por *Clostridium difficile* é tratada conforme sua classificação:

- Colite leve: diarreia leve (3 a 5 movimentos intestinais com fezes não formadas ou líquidos ao dia), estado afebril, leve desconforto abdominal ou sensibilidade e sem anormalidades laboratoriais notáveis. Caso o quadro diarreico seja prolongado, podem eventualmente ocorrer desidratação e alterações eletrolíticas. O tratamento tem as seguintes medidas:
  - Retirar antibióticos.
  - Hidratação conforme necessidade.
  - Metronidazol (500 mg três vezes por dia) por via oral por 10 dias ou monitorização em regime ambulatorial sem a administração de antibióticos. As diretrizes da IDSA preferem o uso da vancomicina, exceto em locais com dificuldade para formular vancomicina oral. Repetir o uso do metronidazol é associado com neurotoxicidade e deve ser evitado.
  - Vancomicina 125 mg por via oral 6/6 horas por 10 dias é uma opção e pode ser utilizada na falta de melhora com o metronidazol ou opcionalmente como primeira escolha.
- Colite moderada: paciente com diarreia moderada usualmente não sanguinolenta (> 5 evacuações ao dia), dor abdominal moderada, desconforto ou hipersensibilidade, náusea com vômitos ocasionais e desidratação. O tratamento recomendado é:
  - Interrupção de antibióticos desnecessários.
  - Hidratação conforme indicação clínica.
  - Vancomicina 125 mg por via oral 6/6 horas por 10 a 14 dias, com o metronidazol

por via oral (500 mg três vezes por dia) sendo uma opção.

- Colite grave: apresenta as seguintes características: leucocitose > 15.000 céls./mm^3; aumento do nível de creatinina sérica ≥ 1,5 vez; temperatura > 38,5°C; albumina < 2,5 g/dL. O tratamento recomendado é:
  - Internação hospitalar.
  - Hidratação conforme indicação clínica.
  - Vancomicina oral ou via nasogástrica (500 mg quatro vezes por dia) com ou sem metronidazol por via intravenosa (500 mg três vezes por dia), ou fidaxomicina oral (200 mg duas vezes por dia durante 10 dias) em vez de vancomicina se o risco de recorrência for elevado. A maioria dos autores não recomenda o uso de metronidazol endovenoso associado.
- Colite complicada ou fulminante: presença de megacólon tóxico, peritonite, desconforto respiratório e instabilidade hemodinâmica. O tratamento recomendado é:
  - Internação hospitalar.
  - Hidratação conforme indicação clínica.
  - Antibióticos como indicado para infecção grave, mas com metronidazol indicado na maioria dos casos.
  - Avaliação cirúrgica para discutir necessidade de colectomia subtotal ou ileostomia com lavagem colônica com vancomicina.
  - Considerar transplante de microbiota fecal ou antibióticos adicionais.

Em pacientes com colite recorrente, considera-se o uso de fidaxomicina por via oral 200 mg duas vezes ao dia por 10 dias.

Os pacientes com doença inflamatória intestinal também têm seu tratamento determinado pela gravidade da doença. A Tabela 5 classifica a gravidade da retocolite ulcerativa, que mais frequentemente tem apresentação com diarreia aguda no departamento de emergência. Deve-se lembrar ao suspeitar das doenças inflamatórias intestinais das manifestações extraintestinais como a colangite esclerosante primária ou o pioderma gangrenoso.

Em pacientes com doença leve, o tratamento pode ser ambulatorial com mesalasina e em pacientes sem resposta com glicocorticoides. Em pacientes com exacerbação grave é indicada internação hospitalar e iniciar corticosteroides intravenosos como metilprednisolona 40 mg EV a cada 12 horas e considerar antibióticos como ciprofloxacina e metronidazol associados. Em pacientes sem resposta, terapia de resgate com infliximab, ciclosporina e tacrolimus são alternativas. Em pacientes sem resposta aos corticosteroides, a necessidade de colectomia para retocolite ulcerativa ultrapassa 80% dos casos. Deve-se lembrar que esses pacientes têm alto risco de infecção pelo *Clostridium difficile*.

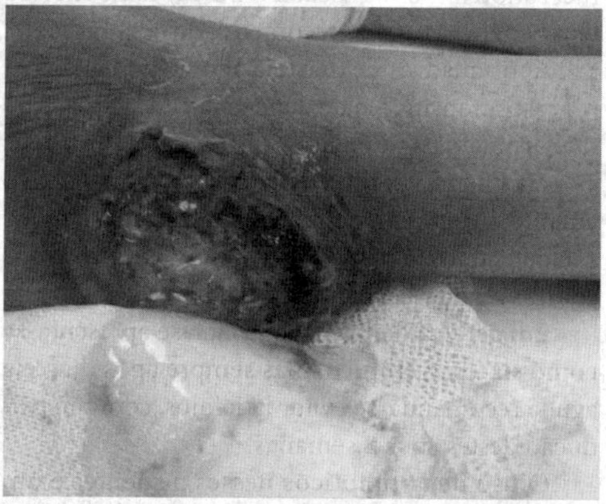

▷ **FIGURA 1** Pioderma gangrenoso em paciente com retocolite ulcerativa em atividade.

▷ **TABELA 5** Classificação da exacerbação de retocolite ulcerativa

	Leve	Moderada	Grave
Número de evacuações/dia	≤ 4	5	≥ 6
Sangue vivo nas fezes	±	+	+ +
Temperatura	Normal	Valores intermediários	Temperatura média noturna ≥ 37,5°C ou ≥ 37,8°C em 2 dias dentro de 4 dias
Pulso	Normal	Intermediário	> 90 bpm
Hemoglobina (g/dL)	> 10,5	Intermediária	≤ 10,5
Velocidade de hemossedimentação (mm/1 hora)	≤ 30	Intermediária	> 30

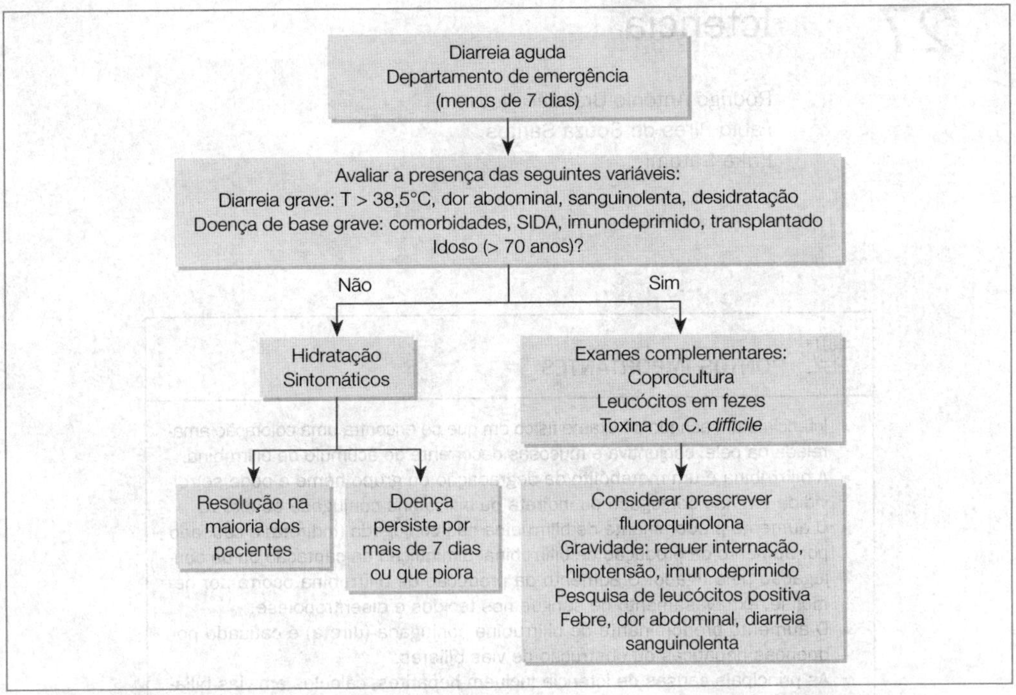

▷ **FIGURA 2** Diarreia aguda.

INDICAÇÕES DE INTERNAÇÃO, TERAPIA INTENSIVA E SEGUIMENTO

Os pacientes com sintomas sépticos e disfunção renal têm indicação de internação hospitalar, que pode também ser considerada em pacientes imunossuprimidos.

Os pacientes raramente necessitam de recursos de terapia intensiva. A maioria das causas de diarreia aguda são autolimitadas e não têm necessidade de seguimento ambulatorial.

LITERATURA RECOMENDADA

1. Guerrant RL, Van Gilder T, Steiner TS, et al. Practice guidelines for the management of infectious diarrhea. Clin Infect Dis. 2001;32:331.
2. La Roque RL, Harris JB. Aproach to the acute diarrhea in resource rich settings in www.uptodate.com. 2022. Acesso em: 21 fev 2022.
3. Leffler DA, Lamont JT. Clostridium difficile infection. N Engl J Medicine. 2015;372;1539-48.
4. McDonald LC, et al. Clinical practice guidelines for Clostridium difficile infection in adults. Clinical Infectious Diseases. 2018;66(7):e1-e48.
5. Mowat C, Cole A, Windsor A, et al. Guidelines for the management of inflammatory bowel disease in adults. Gut. 2011;60:571.
6. Musher DM, Musher BL. Contagious acute gastrointestinal infections. N Engl J Med. 2004;351:2417.
7. Ordas I, et al. Ulcerative colitis. Lancet. 2012;380:1606-19.
8. Riddle MS, DuPont HL, Connor BA. ACG Clinical Guideline: diagnosis, treatment, and prevention of acute diarrheal infections in adults. Am J Gastroenterol. 2016;111:602.
9. Sartelli M, et al. 2019 update of the WSES guidelines for the management of Clostridium difficile infection in surgical patients. World J Emergency Surgery. 2019;14:8.
10. Shane AL, Mody RK, Crump JA, et al. 2017 Infectious Diseases Society of America Clinical Practice Guidelines for the Diagnosis and Management of Infectious Diarrhea. Clin Infect Dis. 2017;65:e45.
11. Thielman NM, Guerrant RL. Clinical practice. Acute infectious diarrhea. N Engl J Med. 2004;350:38.

27 Icterícia

Rodrigo Antonio Brandão Neto
Fabio Pires de Souza Santos
Erika Satomi

PONTOS IMPORTANTES

- Icterícia é um achado de exame físico em que se encontra uma coloração amarelada da pele, conjuntiva e mucosas decorrente do acúmulo de bilirrubina.
- A bilirrubina é um metabólito da degradação do grupo heme e pode ser dividida em não conjugada ou indireta ou bilirrubina conjugada ou direta.
- O aumento predominante de bilirrubina não conjugada (indireta) é causado por aumento da produção de bilirrubina, diminuição da captação ou da conjugação pelo fígado. O aumento da produção de bilirrubina ocorre por hemólise, extravasamento de sangue nos tecidos e diseritropoiese.
- O aumento predominante de bilirrubina conjugada (direta) é causado por doenças hepáticas ou obstrução de vias biliares.
- As principais causas de icterícia incluem hepatites, cálculos em vias biliares, câncer de pâncreas, colangite esclerosante primária, cirrose biliar primária e, em áreas endêmicas, leptospirose, febre tifoide e malária.
- Deve-se no departamento de emergência procurar sinais de gravidade como hipotensão, alteração do nível de consciência, febre, dor abdominal, sangramentos e insuficiência respiratória.

INTRODUÇÃO E DEFINIÇÕES

A icterícia é um achado de exame físico em que se encontra uma coloração amarelada da pele, conjuntiva e mucosas decorrente do acúmulo de bilirrubina.

A bilirrubina é um metabólito da degradação do grupo heme e pode ser dividida em não conjugada ou indireta ou bilirrubina conjugada ou direta.

Apesar de icterícia e hiperbilirrubinemia serem termos que muitos consideram sinônimos, a icterícia só é detectável clinicamente em níveis de bilirrubina acima de 2 a 3 mg/dL, ou seja, níveis pelo menos 2 a 3 vezes superiores aos limites da normalidade.

Na presença de doenças hepáticas e obstrução de vias biliares esperamos aumento da bilirrubina direta, enquanto nas alterações de metabolismo, exceto em algumas alterações de conjugação, o predomínio é de bilirrubina indireta. Algumas doenças cursam tanto com aumento de bilirrubina conjugada como não conjugada (p. ex., anemia falciforme).

Na maioria dos casos, a avaliação não é urgente, mas pode representar uma emergência médica em algumas situações, como hemólise maciça (sepse, infecção por *Clostridium* e malária), colangite e hepatite fulminante.

ETIOLOGIA E FISIOPATOLOGIA

A bilirrubina é um produto da degradação do heme, que é encontrado na hemoglobina (responsável por 90% da produção do heme) e em outras proteínas, como mioglobina, citocromos, catalase e peroxidase.

Existem duas principais enzimas que degradam o grupo heme e levam a formação de bilirrubina não conjugada: heme-oxigenase e biliverdina-redutase (Figura 1).

A bilirrubina não conjugada circula ligada a albumina no plasma, o que impede o seu clareamento pelo rim. É então transportada para os sinusoides hepáticos, onde o complexo albumina-bilirrubina é desfeito, e a bilirrubina é capturada pelo

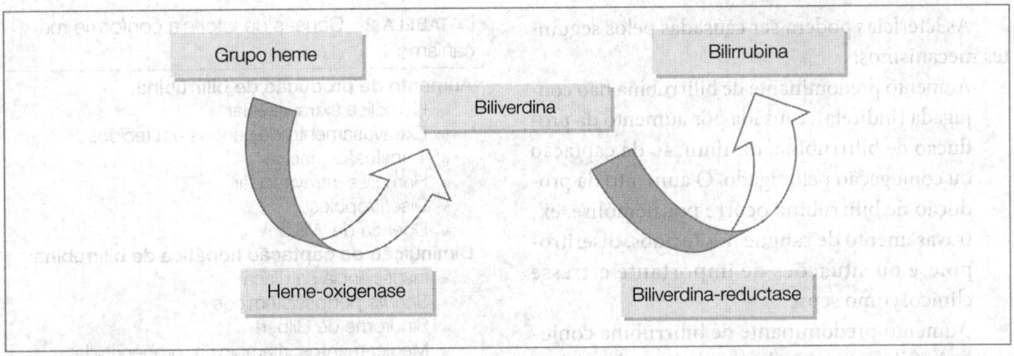

▷ **FIGURA 1** Metabolismo e síntese da bilirrubina.

hepatócito por meio de difusão passiva (sem gasto energético e com possibilidade de ser bidirecional). Como a bilirrubina não conjugada é insolúvel na água e neurotóxica, a conversão para uma forma hidrossolúvel é essencial para excreção pelo fígado. Essa conversão é realizada por meio da conjugação da bilirrubina com o ácido glucurônico. Uma vez formada a bilirrubina direta ou conjugada, a sua excreção é através dos canalículos biliares por meio de transporte ativo. A bilirrubina excretada na bile (98% dela conjugada) é degradada no cólon, transformando-se em urobilinogênio e estercobilinogênio. Uma pequena quantidade de urobilinogênio é absorvida, passa pela recirculação êntero-hepática e é excretada pelos rins. As Figuras 1 e 2 abordam o metabolismo da bilirrubina.

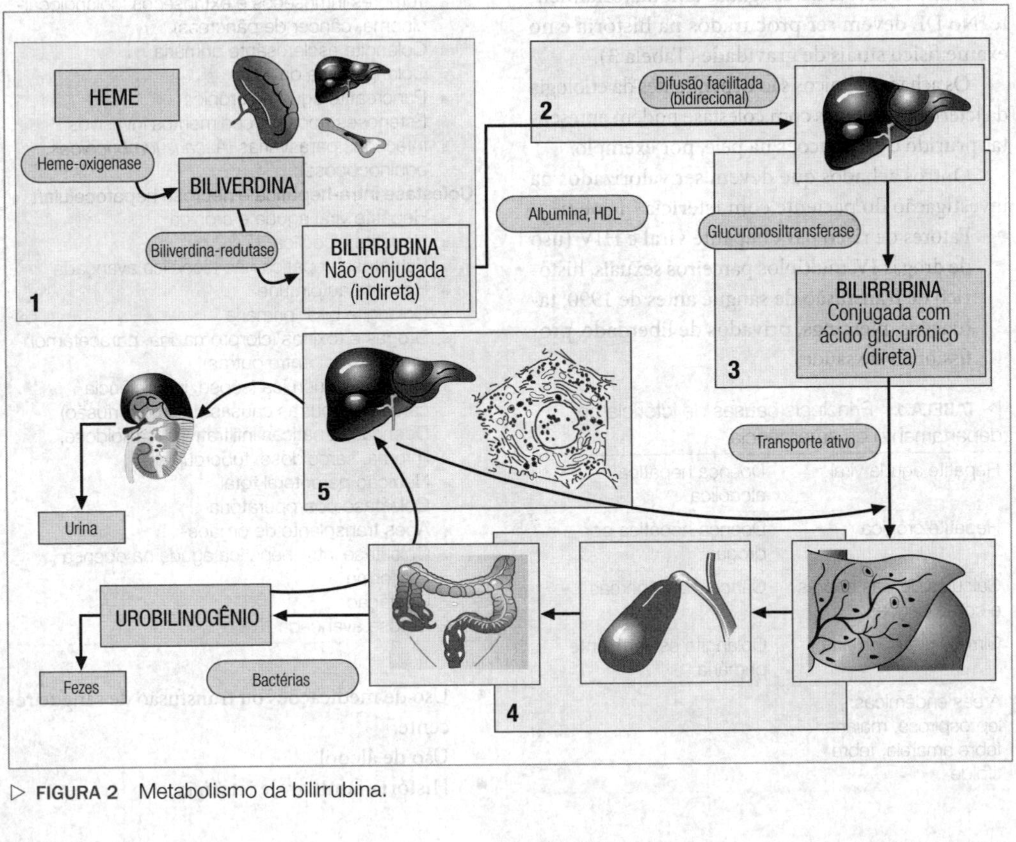

▷ **FIGURA 2** Metabolismo da bilirrubina.

As icterícias podem ser causadas pelos seguintes mecanismos:

- Aumento predominante de bilirrubina não conjugada (indireta): causada por aumento da produção de bilirrubina, diminuição da captação ou conjugação pelo fígado. O aumento da produção de bilirrubina ocorre por hemólise, extravasamento de sangue nos tecidos, diseritropoiese ou situações de importante estresse clínico, como sepse.
- Aumento predominante de bilirrubina conjugada (direta): causada por doenças hepáticas ou obstrução de vias biliares.

O diagnóstico diferencial do paciente com icterícia é vasto, mas a maior parte dos casos é causada por um número limitado de etiologias. A Tabela 1 cita as principais causas de icterícia que representam mais de 95% dos diagnósticos nesses pacientes.

ACHADOS CLÍNICOS

A maioria dos pacientes apresenta etiologias benignas, que podem ser investigadas ambulatorialmente. No DE devem ser procurados na história e no exame físico sinais de gravidade (Tabela 3).

Os achados clínicos são dependentes da etiologia da icterícia; pacientes com colestase podem apresentar prurido e escoriações na pele, por exemplo.

Outros achados que devem ser valorizados na investigação do paciente com icterícia incluem:

- Fatores de risco para hepatite viral e HIV (uso de drogas IV, múltiplos parceiros sexuais, histórico de transfusão de sangue antes de 1990, tatuagens, piercings, privados de liberdade, profissionais de saúde).

▷ **TABELA 1** Principais causas de icterícia no departamento de emergência

Hepatite aguda viral	Doença hepática alcoólica
Hepatite crônica	Doença hepática por drogas
Cálculos de vias biliares e complicações	Câncer de pâncreas
Cirrose biliar primária	Colangite esclerosante primária
Áreas endêmicas: leptospirose, malária, febre amarela, febre tifoide	

▷ **TABELA 2** Causas de icterícia conforme mecanismo

Aumento de produção de bilirrubina: ▪ Hemólise extravascular ▪ Extravasamento de sangue em tecidos ▪ Transfusão maciça ▪ Hemólise intravascular ▪ Diseritropoiese ▪ Doença de Wilson
Diminuição da captação hepática de bilirrubina: ▪ Insuficiência cardíaca ▪ *Shunts* portossistêmicos ▪ Síndrome de Gilbert ▪ Medicamentos: rifampicina, probenecida...
Alteração de conjugação da bilirrubina: ▪ Síndrome de Crigler-Najjar tipos I e II ▪ Síndrome de Gilbert ▪ Hiperbilirrubinemia neonatal ▪ Hipertireoidismo ▪ Etinilestradiol ▪ Hepatite crônica ▪ Medicamentos: indinavir, atazanavir ▪ Cirrose avançada
Defeito no transporte canalicular ou de receptação de bilirrubina conjugada: ▪ Síndrome de Dubin-Johnson ▪ Síndrome de Rotor
Colestase extra-hepática: ▪ Coledocolitíase ▪ Tumores intrínsecos e extrínsecos (colangiocarcinoma, câncer de pâncreas) ▪ Colangite esclerosante primária ▪ Colangiopatia da Aids ▪ Pancreatite aguda e crônica ▪ Estenoses após procedimentos invasivos ▪ Infecções parasitárias (*Ascaris lumbricoides*, equinococose)
Colestase intra-hepática e necrose hepatocelular: ▪ Hepatite viral aguda e crônica ▪ Hepatite alcoólica ▪ Esteatose hepática não alcoólica avançada ▪ Hepatite autoimune ▪ Colangite biliar primária ▪ Drogas e toxinas (clorpromazina, paracetamol, metotrexato, entre outras) ▪ Hepatite isquêmica (sepse, insuficiência cardíaca e outras causas de hipoperfusão) ▪ Doenças hepáticas infiltrativas (amiloidose, linfoma, sarcoidose, tuberculose) ▪ Nutrição parenteral total ▪ Colestase pós-operatória ▪ Após transplante de órgãos ▪ Colestase intra-hepática aguda na doença falciforme ▪ Gestação ▪ Cirrose avançada

- Uso de medicações ou transfusão de sangue recente.
- Uso de álcool.
- História familiar de icterícia.

▷ **TABELA 3** Sinais de gravidade das icterícias

▪ Hipotensão
▪ Alteração do nível de consciência e sinais de encefalopatia hepática
▪ Febre e dor abdominal
▪ Sangramento (epistaxe, gengivorragia, hematêmese, hemoptise etc.)
▪ Insuficiência respiratória

- Antecedente de doença hepática e vias biliares.
- História de doenças hemolíticas.
- Cirurgia prévia.
- Gestação (síndrome HELLP).
- Sintomas sugestivos de neoplasia (anemia, perda ponderal, caquexia).
- Febre e dor abdominal.
- Presença de acolia fecal e colúria.
- Mialgias (leptospirose, febre amarela).
- Ascite (sugere hepatopatia como causa).
- Hepatomegalia ou esplenomegalia.
- Sinais de hipertensão portal.
- Sinais de hepatopatia crônica (teleangiectasias, ginecomastia, eritema palmar).
- Sinais de ingesta alcoólica (aumento de parótidas, contratura de Dupuytren).
- Sinais de doenças específicas (anel de Kayser-Fleischer da doença de Wilson, pigmentação da pele na hemocromatose, sinais de insuficiência cardíaca etc.).

EXAMES COMPLEMENTARES E ABORDAGEM DIAGNÓSTICA

Em primeiro lugar, para determinar se o paciente tem icterícia, é necessário dosar as bilirrubinas séricas. A dosagem pode confirmar que a coloração amarelada da pele é por hiperbilirrubinemia e, portanto, trata-se de icterícia. A dosagem pode determinar o predomínio de bilirrubinas diretas (conjugadas) ou indiretas (não conjugadas), o que interfere nos exames complementares solicitados e na investigação etiológica.

Alguns exames iniciais são indicados em todos os pacientes e incluem:

- Bilirrubina total e frações > bilirrubina indireta (BI) e bilirrubina direta (BD).
- Enzimas hepáticas celulares: TGO (AST) e TGP (ALT).
- Enzimas canaliculares: fosfatase alcalina (FA) e Gama-GT (GGT).
- Hemograma completo.
- Coagulograma: TP e TTPA.

Exames adicionais são dependentes de que tipo de bilirrubina está aumentado e potencial suspeita diagnóstica. Em pacientes com aumento de bilirrubina indireta, a primeira hipótese diagnóstica é que esteja ocorrendo hemólise (Tabela 4).

Outros mecanismos de aumento de bilirrubina indireta, além da hemólise, devem ser considerados e incluem:

- Diminuição da captação da bilirrubina: ocorre em pacientes com *shunts* portossistêmicos, medicações e na síndrome de Gilbert.
- Defeitos de conjugação da bilirrubina: podem ser adquiridos ou hereditários. Entre as causas adquiridas, temos doença de Wilson, hipertireoidismo, hepatite crônica persistente e síndrome de Lucy-Driscoll. Entre as causas hereditárias, pode-se citar a síndrome de Crigler-Najjar e a síndrome de Gilbert.
- Pacientes com hiperbilirrubinemia direta apresentam dois potenciais mecanismos de aparecimento, que são:
  - Obstrução de vias biliares: ocorre principalmente devido a cálculos na árvore biliar, neoplasias pancreáticas ou biliares, colangiopatia associada ao HIV e parasitoses, principalmente a ascaridíase. Caracteristicamente esses pacientes apresentam au-

▷ **TABELA 4** Exames solicitados na suspeita de hemólise

Hemograma completo	Avaliar a presença de anemia e plaquetopenia, lembrar que a plaquetopenia pode estar associada a doenças como a púrpura trombocitopênica trombótica
Reticulócitos	Quando aumentados, sugerem a presença de hemólise
LDH	Aumento sugere hemólise
Haptoglobina	Diminuição sugere hemólise
Esquizócitos	A presença demonstra hemólise intravascular (malária, microangiopatias trombóticas etc.)
Teste de Coombs	Positivo na anemia hemolítica autoimune

mento predominante de enzimas canaliculares, com fosfatase alcalina usualmente > 2 vezes os valores das transaminases.

- Lesão hepatocelular: as principais causas são hepatites virais, hepatites medicamentosas, esteatose hepática não alcoólica, cirrose biliar primária, doenças infiltrativas hepáticas e reação enxerto-hospedeiro. Esses pacientes caracteristicamente apresentam aumento das enzimas hepatocelulares. As transaminases, como a ALT, cursam com níveis > 2 vezes os valores da fosfatase alcalina. As Tabelas 5 e 6 sumarizam os exames que devem ser solicitados em pacientes com suspeita de obstrução de vias biliares e com lesão hepatocelular.

DIAGNÓSTICO DIFERENCIAL

Em pacientes com coloração amarelada da pele é preciso confirmar icterícia. Outras condições podem cursar com cor amarelada da pele, como hiperbetacarotenemia e hipotireoidismo.

▷ **TABELA 5** Exames solicitados na suspeita de lesão hepatocelular

▪ Transaminases
▪ LDH
▪ Função renal
▪ Tempo de protrombina, fator V e albumina: Indicativos de gravidade de doença hepática

As principais etiologias de icterícia já foram citadas, mas algumas patologias merecem comentários adicionais.

▷ **TABELA 7** Causa de grandes elevações de transaminases e icterícia

- Hepatite isquêmica
- Hepatite por drogas
- Hepatite virais A e E
- Hepatite autoimune
- Febre amarela
- Leptospirose (raro, icterícia usualmente mais importante que necrose hepatocelular)
- Malária
- Sepse

▷ **TABELA 8** Causas de colestase (fosfatase alcalina > 2 vezes o valor das transaminases)

- Coledocolitíase
- Adenocarcinoma de pâncreas
- Colangiocarcinoma
- Linfoma
- Metástases hepáticas
- Colangite esclerosante primária
- Colangiopatia do HIV
- Cirrose biliar primária
- Esteatose pós-procedimento
- Síndrome pós-colecistectomia
- Ascaridíases de vias biliares e outras parasitoses
- Colecistitite com obstrução de ducto biliar (síndrome de Mirizzi)
- Pancreatite edematosa com obstrução extrínseca de vias biliares
- Colangite autoimune
- Doenças hepáticas infiltrativas ou granulomatosas como sarcoidose e tuberculose

▷ **TABELA 6** Exames sugeridos para suspeita de obstrução biliar

Fosfatase alcalina e gama-GT	Costumeiramente aumentados, marcadores de colestase
Ultrassonografia de vias biliares	Sensibilidade para detectar dilatação e obstrução biliar de 55 a 90%, sensibilidade é maior conforme o nível de bilirrubinas e o maior tempo de sintomas Exame barato e não invasivo
Colangiopancreatografia retrógrada endoscópica (CPRE)	Permite visualização direta da árvore biliar e do ducto pancreático Exame de escolha na suspeita de coledocolitíase Superior à USG e à TC para visualizar compressão extrínseca das vias biliares Pode realizar intervenção terapêutica (papilotomia, extração de cálculos) Usualmente realizada após a ultrassonografia demonstrar dilatação das vias biliares ou se persistir a suspeita diagnóstica de obstrução de vias biliares em paciente com ultrassonografia normal Mortalidade associada ao procedimento de 0,2%, com 3% dos pacientes evoluindo com complicações como sangramento, colangite e pancreatite
Tomografia de abdome	Maior utilidade para avaliar lesões ocupadoras de espaço, como neoplasias e doenças hepáticas infiltrativas

Febre amarela

Os vetores da febre amarela são os mosquitos *Aedes aegypti* e *Haemagogus*. O agente causal é um vírus hepatotrópico da família *Flaviviridae*, que leva o mesmo nome da doença.

A febre amarela é uma doença grave, com muitos casos de evolução letal geralmente em 7 a 11 dias. Os pacientes evoluem com hepatite fulminante e coagulopatia grave com lesão renal aguda, coma e manifestações hemorrágicas. Os pacientes podem ter desde infecções assintomáticas ou pouco sintomáticas até quadros fulminantes com a tríade clássica de icterícia, albuminúria e hemorragias.

O quadro clínico inicial é de cefaleia intensa, febre alta, vômitos e hemorragia conjuntival, 3 a 6 dias após a infecção. Esse quadro apresenta duração rápida de horas a alguns dias. A doença é bifásica, com curto período de remissão e piora progressiva da icterícia, confusão mental e crises convulsivas. Inicialmente os pacientes apresentam taquicardia, mas por volta do segundo dia de doença pode ocorrer dissociação entre pulso e temperatura, com bradicardia relativa (sinal de Faget).

O diagnóstico virológico é o padrão-ouro, e pode ser feito por meio dos seguintes métodos: isolamento do vírus da febre amarela ou detecção de antígenos ou nucleídeos virais.

O tratamento é apenas de suporte, sem medicações específicas contra a doença. As medidas profiláticas incluem o controle do vetor e a vacinação para viajantes para áreas de risco.

Malária

Principal doença parasitária no mundo. No Brasil, acomete principalmente estados da região Norte e Centro-Oeste, sendo transmitida por fêmeas de mosquitos do gênero Anopheles. O antecedente epidemiológico é muito importante: o paciente está ou esteve em uma área endêmica até há 1 ou 2 meses. O período de incubação é de 9 a 14 dias para o *Plasmodium falciparum*, 12 a 17 dias para o *P. vivax*, de 18 a 40 dias para o *P. malariae* e 16 a 18 dias para o *P. ovale*. O *Plasmodium falciparum* é causador da "terçã maligna", *P. vivax* é causador da "terçã benigna", *P. malariae* está em extinção no Brasil e o *P. ovale* existe apenas na África.

O quadro clínico inclui sintomas prodrômicos por cerca de 3 dias antes da febre típica. Geralmente há uma sensação de mal-estar, apatia, sonolência alternada com agitação ou inquietação, anorexia, cefaleia, náusea e vômitos. Pode haver febre baixa nessa fase. Depois surgem os paroxismos de febre, que podem ser típicos ou não. O paroxismo febril ocorre com periodicidade própria da espécie (72 horas para o *P. falciparum* e *P. malariae* e 48 horas para os demais), mas nos primeiros dias de sintomas essa periodicidade não ocorre.

No paroxismo típico, subitamente aparece sensação de frio, sudorese e intenso mal-estar, dor de cabeça e mialgia generalizada. A tríade malárica típica é febre, calafrio e cefaleia. Durante a febre pode haver artralgia, náusea, vômitos e diarreia, tonturas, tosse, dispneia, dor abdominal, mialgias, palidez, icterícia, hipoglicemia e anemia grave. A crise dura um tempo variável e melhora com uma crise de sudorese profusa e cessação progressiva do mal-estar. Entre as crises o paciente sente uma certa fadiga, mas o estado geral é mantido.

Os pacientes com malária por *Plasmodium falciparum* podem desenvolver complicações, que incluem: injuria renal aguda e necrose tubular aguda; síndrome da angústia respiratória aguda (SARA); coagulação intravascular disseminada e malária cerebral: complicação grave caracterizada por coma ou rebaixamento dos níveis de consciência (pelo edema cerebral). Outros sintomas da malária cerebral incluem: cefaleia, náusea, vômitos, tremores, estrabismo, confusão, delírio, disartria, paresias, hemiparesias, alterações de comportamento, cegueira, convulsões, uremia e hipoglicemia. No edema cerebral da malária, a administração de corticoides é contraindicada, pois prolonga o coma.

O diagnóstico da malária se baseia no achado do parasita na circulação periférica, que pode ser obtido por esfregaços ou por gota espessa, com a sensibilidade do primeiro sendo superior. Achados laboratoriais incluem:

- Anemia normocítica normocrômica e progressiva.
- Leucopenia com linfocitose e monocitose.
- Plaquetopenia que melhora rapidamente com o tratamento.
- Aumento discreto de transaminases: predomínio do aumento de bilirrubina indireta, embora a malária também possa levar a lesão hepatocelular.
- Hipoglicemia e acidose lática nas formas mais graves. A Tabela 9 define os critérios para malária grave.

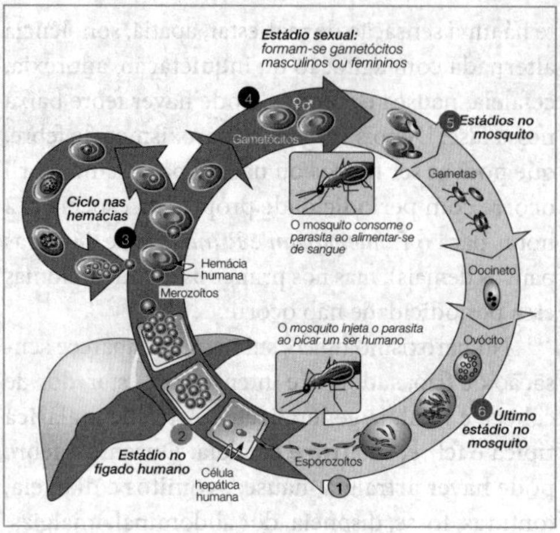

▷ **FIGURA 3** Ciclo de vida do parasita da malária.

▷ **TABELA 9** Critérios para malária grave

Malária cerebral	Escore de coma de Glasgow < 11, com parasitemia por *P. falciparum* excluídas outras causas de encefalopatia
Anemia grave	Hb < 5 g/dL ou Ht < 15% em presença de parasitemia >10.000/mL
Desconforto respiratório	Edema pulmonar ou SDRA
Insuficiência renal	Débito urinário menor que 400 mL em 24 horas ou creatinina > 3 mg/dL
Hipoglicemia	Glicemia < 40 mg/dL
Colapso circulatório	Pressão arterial sistólica < 70 mmHg
Alterações de coagulação	Sangramento espontâneo ou evidências de CIVD
Outros	Parasitemia > 2% em indivíduos não imunizados

O tratamento é realizado com agentes antimaláricos e medidas de suporte. O *Plasmodium falciparum* em suas formas mais graves deve ser tratado com artesunato.

Febre tifoide

Doença invasiva, septicêmica, causada pela *Salmonella typhi*. O organismo classicamente responsável pela síndrome da febre entérica é a *S. typhi* entérica (anteriormente *S. typhi*). Outros sorotipos de Salmonella, particularmente S. entérica sorotipo *paratyphi* A, B, ou C podem provocar uma síndrome semelhante.

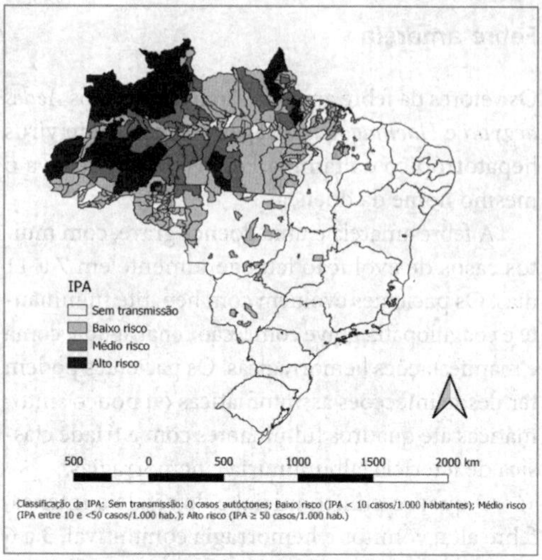

▷ **FIGURA 4** Mapa do Brasil destacando as áreas de risco para malária pelos diferentes níveis de incidência parasitária anual.
Fonte: SINEP/SVS/MSn, atualizado em 2018.

O início dos sintomas ocorre de 5 a 21 dias (em média 12 dias) após a ingestão do microrganismo via alimentos ou água contaminados.

O quadro clínico é usualmente de 4 semanas. A maioria dos pacientes com febre tifoide apresenta-se com dor abdominal, febre, calafrios e outros sintomas sistêmicos como mialgia, cefaleia, astenia e mal-estar. Na primeira semana de doença, os pacientes apresentam quadro de febre com piora progressiva e pode ocorrer bacteremia. Hepatomegalia é frequente e esplenomegalia ocorre em 70% dos casos, adenomegalia é menos frequente. No período prodrômico, ocorre febre ascendente e contínua, mialgia, cefaleia, astenia e mal-estar. A roséola tífica é um exantema de tronco raro e pode aparecer no período prodrômico da doença. Nas semanas 1 a 3 o paciente se estabiliza, mas permanece com febre alta mantida e bradicardia relativa (sinal de Faget). Há alteração do hábito intestinal (obstipação nos adultos e diarreia nas crianças), posteriormente pacientes obstipados apresentam diarreia profusa e esverdeada. Geralmente há melhora progressiva na quarta semana.

O diagnóstico pode ser realizado com coleta de hemocultura (sensibilidade 75%), coprocultura (pode ser colhida da 2ª à 5ª semana) e mielocultura (exame com sensibilidade de 90%). Os exames sorológicos são de utilidade clínica limitada. O diagnóstico de febre tifoide é muitas vezes baseado em manifestações clínicas isoladamente.

Os pacientes podem apresentar complicações significativas incluindo enterorragia (3-10% dos casos) e perfuração intestinal (3% dos casos), que classicamente ocorre na quarta semana.

O tratamento é realizado com hidratação venosa e antibioticoterapia; opções para tratamento incluem:

- Ciprofloxacina (500 mg duas vezes por dia) ou ofloxacina (400 mg duas vezes por dia), quer por via oral ou parenteral durante 7 a 10 dias. As fluoroquinolonas não devem ser usadas como um tratamento de primeira linha para a febre tifoide em pacientes do sul da Ásia ou outras regiões com altas taxas de resistência.
- Ceftriaxona 2 g uma vez por dia ou cefixima 20 mg/kg por dia por via oral em duas doses divididas durante 7 a 14 dias.
- Azitromicina 1 g por via oral uma vez, seguida de 500 mg uma vez ao dia durante 5 a 7 dias, ou de 1 g por via oral uma vez ao dia durante 5 dias).
- Cloranfenicol 2 a 3 g por dia por via oral em quatro doses divididas durante 14 dias. Era a medicação de escolha, mas hoje pouco disponível.

Anemias microangiopáticas (síndrome hemolítico-urêmica e púrpura trombocitopênica trombótica)

Púrpura trombocitopênica trombótica (PTT) e síndrome hemolítica urêmica (SHU) são causas de anemia hemolítica microangiopática. A SHU é mais frequente em crianças e PTT é mais frequente em adultos, além de estar mais associada com alterações neurológicas.

Entre as causas podemos citar a forma idiopática, em que a deficiência da ADAMTS 13 é frequente. Outras causas incluem pós-diarreia sanguinolenta (*Escherichia coli* O157:H7), drogas (ticlopidina, clopidogrel, quinino), pós-transplante alogênico de medula óssea e gestação.

O tratamento tem como esteio a plasmaférese. A Tabela 10 apresenta as características das microangiopatias trombóticas.

Colangite

A colangite é causada por obstrução e estase biliar secundárias a cálculo ou estreitamento, evoluindo com infecção bacteriana ascendente. A tríade de Charcot, caracterizada por dor em quadrante superior direito, febre e icterícia está presente em 50 a 75% dos casos. A Pêntade de Reynold é composta pela tríade de Charcot associada a hipotensão e confusão mental e indica quadros de maior gravidade.

Microbiologia: Gram-negativos entéricos (*E. coli*, *Klebsiella* sp., *Enterobacter* e Enterococos) e anaeróbios.

Achados laboratoriais incluem leucocitose e aumento de fosfatase alcalina e Gama-GT. Transaminases têm aumento discreto, sempre menor do que enzimas colestáticas, com predominância de AST, as provas inflamatórias como proteína C-reativa estão aumentadas. Outras características incluem:

- USG de abdome é diagnóstico em 90% dos casos.
- CPRE é um exame diagnóstico definitivo e garante intervenção terapêutica. A abordagem cirúrgica preferencial é a drenagem biliar com esfincterotomia por CPRE.

O diagnóstico de colangite deve ser suspeitado se o paciente apresentar pelo menos um dos seguintes:

- Febre ou calafrios.
- Evidência laboratorial de aumento de provas inflamatórias, leucocitose significativa (> 15.000 leucócitos/mm^3) ou leucopenia (< 4.000 leucócitos/mm^3).

E os dois seguintes:

- Evidência de colestase.
- Imagem com dilatação de vias biliares

A antibioticoterapia inicial deve ser feita com:

- Metronidazol 500 mg IV 8/8 h ou clindamicina 600 mg EV 6/6 h + ceftriaxone 2 g IV 1x/dia ou ciprofloxacino 400 mg IV 12/12 h.
- Ampicilina/sulbactam 3 g EV 6/6 h.
- Piperacilina/tazobactam 4,5 g EV 6/6 h.

Todos os pacientes devem ser submetidos a drenagem de vias bilares idealmente com esfincteroscopia endoscópica com ou sem colocação de *stent* de vias biliares. Caso ainda assim não ocorra, a descompressão das vias biliares é recomendada; pode ser realizada colangiografia percutânea trans-

▷ **TABELA 10** Características das microangiopatias trombóticas

Categoria	Causa	Fatores de risco	Achados clínicos	Tratamento	Evolução
PTT idiopática	Deficiência grave da ADAMTS 13 na maioria dos casos. Outras causas são inflamatórias e gestação	Raça negra, mulheres, obesidade	Até 70% têm alterações neurológicas. Febre e insuficiência renal raras	Plasmaférese necessária e recomendado uso de glicocorticoides	80% de resposta. Se deficiência de ADAMTS 13 grave 50% têm recorrência
Gestação	Gestação por si só causa aumento do risco de deficiência ADAMTS 13	Último trimestre de gestação ou pós-parto	Semelhante a eclâmpsia e síndrome HELLP	Plasmaférese necessária e recomendado uso de glicocorticoides	Pode ocorrer recidiva, mas em geral gestações seguintes sem eventos
Doenças autoimunes	LES, esclerodermia ou síndrome de anticorpos antifosfolípides	Mulheres e adultos jovens e de meia-idade	Manifestações da doença primária associadas usualmente com insuficiência renal	Terapia imunossupressora obrigatória e aconselhável a plasmaférese	Curso crônico com alta mortalidade
Diarreia sanguinolentas	Shiga – toxina da *E. coli* O157: H7	Mulheres e etnia caucasiana	Em criança semelhante a síndrome hemolítico-urêmica. Em adultos há alterações neurológicas graves	Em crianças o tratamento é de suporte, deve fazer plasmaférese em adultos, não se aconselha o uso de imunossupressores	Mortalidade de 45% em adultos e 12% em crianças. Recidivas incomuns
Toxicidade por drogas aguda	Quinino é maior causa, também ticlopidina, clopidogrel e outros	Idade avançada, caucasianos e mulheres	Com quinino instalação abrupta com disfunção renal, febre, diarreia, alterações hepáticas e neutropenia	Plasmaférese recomendada, não necessita de imunossupressão	Com quinino 15%, sendo comum insuficiência renal crônica. Recidivas apenas se nova exposição
Toxicidade crônica por drogas	Quimioterapia para câncer, em particular mitomicina e gemcitabina	Dose e duração da terapia	Início insidioso e progressivo, mesmo depois da interrupção da medicação. Insuficiência renal é comum	Retirar medicação, benefício da plasmaférese duvidoso	Mortalidade alta devido a condição de base, disfunção renal crônica comum
Transplante de medula	Principalmente no transplante alogênico, causa desconhecida	Procedimentos de alto risco (doença ativa, doença do enxerto contra hospedeiro...)	Usualmente a microangiopatia é restrita aos rins	Benefício duvidoso com a plasmaférese	Mortalidade alta devido a múltiplas complicações

-hepática. A descompressão cirúrgica deve ser reservada apenas para caso com falhas com os outros procedimentos, pois é associada a alta morbidade e mortalidade.

Outras causas

Outras causas importantes incluem leptospirose, hepatites e insuficiência hepática fulminante; elas são discutidas nos seus capítulos específicos.

TRATAMENTO

O tratamento da icterícia é específico para cada etiologia. A icterícia é frequentemente associada a colestase e algumas medidas para colestase podem ser realizadas:

- Prurido: Colestiramina em dose de 4 g 3 vezes ao dia ou colestipol em dose de 5 g 3 vezes ao dia diluídos em água ou suco é eficiente em melhorar o prurido, mas, em geral, leva-se de 4 a 5 dias para melhora significativa do prurido. Uma outra opção é o uso de anti-histamínicos. Como o prurido é mediado por receptores opioides, pode-se encontrar benefício com o uso de naloxona 0,2 mcg/kg/minuto ou naltrexona 50 mg por dia por via oral.
- Deficiências vitamínicas: Pacientes que evoluem com esteatorreia têm maior possibilidade de apresentar deficiências de vitaminas A, D, E e K; assim, pode ser necessária a reposição, que é individualizada a cada caso.
- Osteoporose e osteomalácia: As diretrizes ainda recomendam uso de carbonato de cálcio 1.000-1.500 mg de cálcio diariamente e 1.000 unidades ao dia de vitamina D, também é recomendado o uso de alendronato 70 mg por semana, em pacientes osteopênicos.

INDICAÇÕES DE TRATAMENTO, TERAPIA INTENSIVA E SEGUIMENTO

A maior parte dos pacientes pode realizar seguimento ambulatorial.

Pacientes com sinais de gravidade, como já comentado, têm indicação de internação hospitalar.

A necessidade de UTI pode ocorrer em etiologias como microangiopatias trombóticas ou se complicações graves como choque séptico ocorrerem.

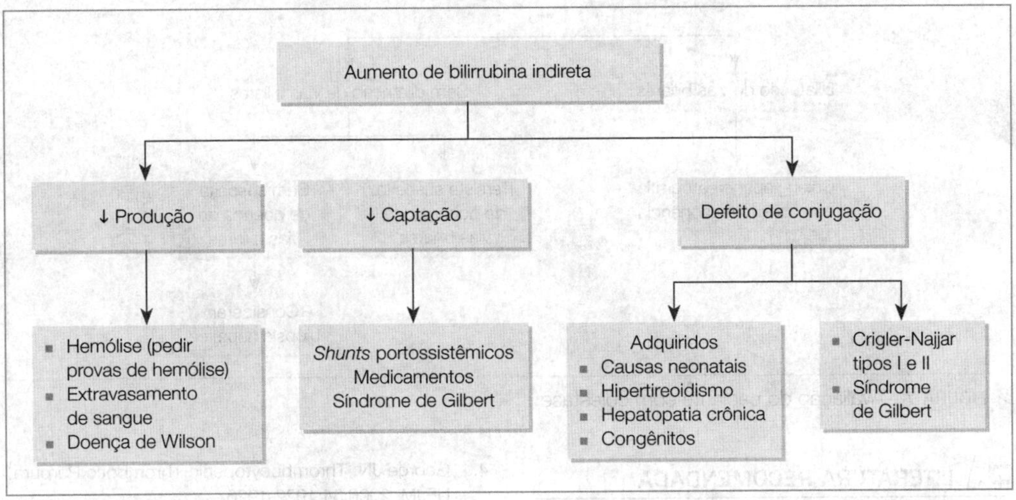

▷ FIGURA 5

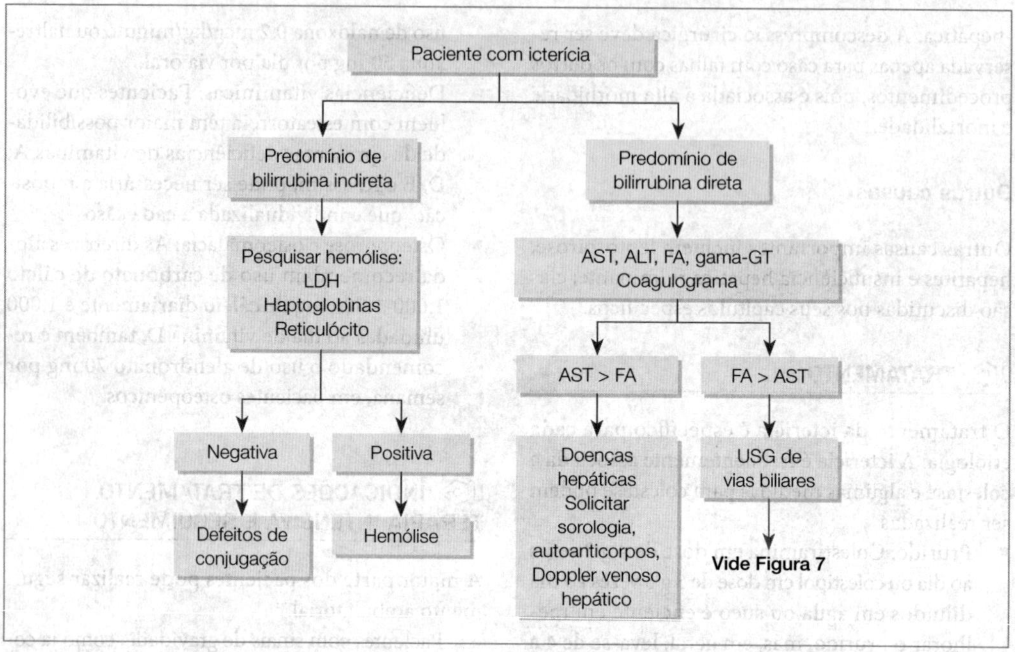

▷ **FIGURA 6** Algoritmo para avaliação de paciente com icterícia.
ALT: Alanina transaminase; AST: Aspartato transaminase; FA: fosfatase alcalina; LDH: desidrogenase lática; Gama-GT: gama-glutamiltransferase; USG: ultrassonografia.

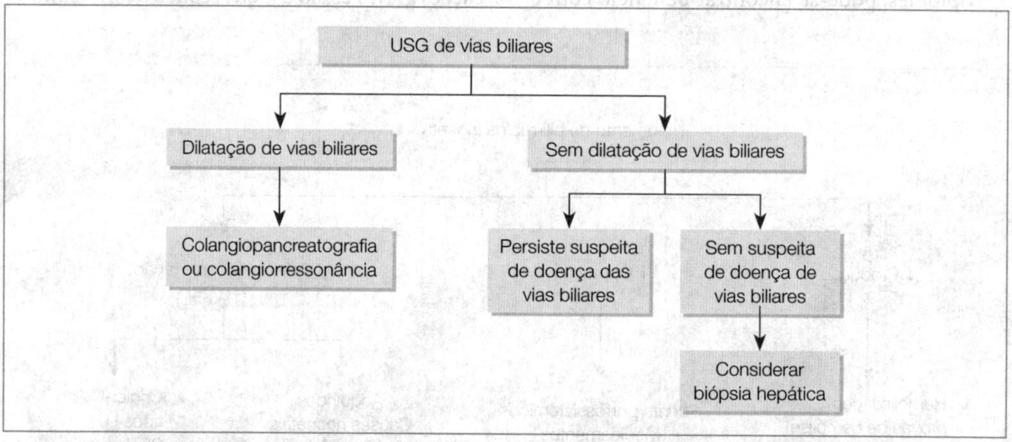

▷ **FIGURA 7** Avaliação do paciente com colestase.

LITERATURA RECOMENDADA

1. Afdhal NH. Acute cholangitis: Clinical manifestation, diagnosis and management. www.uptodate.com. 2022. Acesso em: 01 março 2022.
2. Burroughs A, Dagher L. Acute jaundice. Clin Med JRCPL. 2001 Aug;1(4):285-9.
3. Chowdury NR, Chowdury JR. Diagnostic approach to the adult with jaundice and hyperbilirubinemia. In: www.uptodate. 2022. Acesso em: 01 março 2022.
4. George JN. Thrombocytopenic Thrombotic Purpura. NEJM. 2006;54:1922-1926.
5. Lidofski S. Jaundice in Sleisenger and Fordtran Gastrointestinal and Liver Disease. 2016.
6. Parry CM, Hien TT, Dougan G, et al. Typhoid fever. N Engl J Med. 2002;347:1770.
7. Roche SP, Kobos R. Jaundice in the Adult Patient: Am Fam Physician. 2004;69:299-304.
8. Wain J, et al. Typhoid fever. The Lancet. 2015;385:1136-1145.

28 Dor abdominal

Rodrigo Antonio Brandão Neto
Rodrigo Passarella Muniz
Fernando Salvetti Valente
Helio Bergantini Neto

PONTOS IMPORTANTES

- Dor abdominal pode ter múltiplas etiologias, representando um desafio diagnóstico, sendo importante no departamento de emergência (DE) descartar causas potencialmente graves.
- História detalhada e exame físico são etapas decisivas no manejo no DE, já os exames complementares têm papel limitado e sua indicação é dependente da avaliação inicial do paciente.
- A localização da dor pode ajudar no diagnóstico; diferentes causas dependem da sua localização.
- A hipótese de gravidez ectópica deve sempre ser aventada em mulheres em idade fértil.
- O quadro clínico é frequentemente inespecífico, mesmo em condições potencialmente graves, principalmente em idosos, usuários de corticoides, pacientes com Aids e em uso de imunossupressores.
- A ultrassonografia costuma ser o exame de imagem de escolha após a radiografia de abdome, principalmente em doenças do andar superior do abdome e renais. A tomografia é melhor para diversas etiologias, mas devido ao seu alto custo é reservada para situações específicas.
- Em pacientes com dor intensa no serviço de emergência, deve-se avaliar sinais vitais e estabilidade clínica com monitorização contínua, caso necessário.
- Em pacientes com dor abdominal, tratamento sintomático é indicado com opções incluindo analgésicos, antiespasmódicos e opioides como morfina. Não se deve deixar o paciente com dor, com o propósito de não mascarar possíveis sintomas.
- O tratamento específico é dependente da etiologia da dor abdominal.

INTRODUÇÃO

A dor abdominal é uma das principais causas de visitas ao departamento de emergência (DE) nos Estados Unidos. É responsável por 11,1 milhões (7,9%) do total de 141,4 milhões de visitas anuais ao DE.

A dor abdominal tem diagnóstico difícil por conta de apresentações variadas, grande número de diferenciais, variabilidade do quadro clínico de acordo com gênero e idade etc. A etiologia pode variar desde causas benignas e autolimitadas até doenças potencialmente de risco à vida.

Os pacientes idosos apresentam maior probabilidade de um diagnóstico ameaçador à vida, com condições como apendicite aguda, diverticulite, ruptura de aneurisma de aorta abdominal e isquemia mesentérica.

Os pacientes imunodeprimidos, em particular, merecem atenção especial, pois podem apresentar manifestações atípicas, sutis e altamente variáveis, com achados inespecíficos e que podem confundir o diagnóstico.

Em mulheres, o diagnóstico diferencial é ainda mais amplo e inclui condições que envolvem o trato reprodutivo e órgãos pélvicos e doenças associadas à gestação.

A abordagem inicial do paciente com dor abdominal na sala de emergência visa diagnosticar ou descartar aquelas que podem ser um abdome agudo, isto é, causas potencialmente graves, nas quais o quadro de dor necessita de definição diagnóstica e conduta imediatas.

ETIOLOGIA E FISIOPATOLOGIA

A maior parte das etiologias de dor abdominal envolve patologias dos tratos gastrointestinais e genitourinários. As diferentes patologias são percebidas por meio de três mecanismos distintos, que dividem as etiologias de dor abdominal:

1. Dor visceral: relacionada com inervação de fibras aferentes de órgãos intra-abdominais, tanto de vísceras ocas como a cápsula de órgãos sólidos. Esse tipo de dor tem fraca correlação localizatória e pode ocorrer por distensão de órgãos por gás e fluidos ou distensão da cápsula de órgãos por edema, sangue, massa ou abscesso. A aorta e os rins, estruturas retroperitoneais, podem causar dor na região dorsal. Em relação à localização da dor, sabe-se que a dor visceral é geralmente percebida na linha média porque os impulsos aferentes de órgãos viscerais são mal localizados. Os nociceptores viscerais podem ser estimulados por distensão, estiramento, contração vigorosa e isquemia. Já a dor relacionada ao acometimento de estruturas retroperitoneais, o estômago, pâncreas, fígado, vias biliares e duodeno proximal, é tipicamente localizada na região epigástrica. O resto do intestino delgado e o terço proximal do cólon, incluindo o apêndice, são estruturas do intestino médio, e a dor visceral associada a esses órgãos é percebida na região periumbilical. Estruturas como a bexiga e os dois terços distais do cólon, bem como os órgãos pélvicos genitourinários, geralmente causam dor na região suprapúbica. Com a extensão da doença além do órgão acometido, a localização inespecífica inicial pode se tornar mais fidedigna por envolvimento somático, como iremos discutir a seguir. Exemplo típico é a dor da apendicite aguda, inicialmente na região periumbilical e depois na região da fossa ilíaca direita.
2. Dor somática: ocorre pela irritação do peritônio parietal. A dor costuma ser de forte intensidade e a dor à descompressão brusca costuma estar presente.
3. Dor referida: resulta da sensação de dor diferente de seu local de origem, como a dor em ombros por irritação diafragmática ou patologias intratorácicas simulando dor abdominal.

As principais etiologias de dor abdominal são descritas conforme sua localização na Tabela 1.

AVALIAÇÃO

Ao avaliar pacientes com dor abdominal no DE, deve-se enfatizar a importância de uma história completa, pois esta é, geralmente, a forma de realizar o diagnóstico preciso.

Antecedentes de cirurgias e comorbidades devem ser questionados e podem ser relevantes para o diagnóstico. São dados relevantes:

- Piora ou melhora da dor com posição e fatores provocadores.
- Tipo da dor.
- Se a dor é aguda ou crônica.
- Região da dor e sua radiação.
- Gravidade da dor.
- Fatores temporais e modo de início, progressão e episódios anteriores.

Os emergencistas devem procurar distinguir a dor mal localizada, ou seja, a dor visceral, em comparação com a dor somática caracteristicamente aguda, sendo localizada pela irritação do peritônio parietal ou outras estruturas somaticamente inervadas. A dor somática é transmitida através dos nervos da coluna vertebral a partir do peritônio ou estruturas parietais da parede abdominal.

Estímulos nocivos para o peritônio parietal podem ser inflamatórios ou de natureza química (p. ex., sangue, líquido peritoneal infectado e conteúdo gástrico). A dor é claramente aguda, quando teve início há poucos dias, com piora em um dia ou algumas horas, mas infelizmente ainda não foi bem estabelecido um limiar de tempo para definir uma dor abdominal como aguda ou crônica. Dores

▷ **TABELA 1** Principais etiologias de dor abdominal conforme localização

Dor difusa	Quadrante superior direito	Quadrante superior esquerdo	Quadrante inferior direito	Quadrante inferior esquerdo
▪ Peritonite ▪ Pancreatite ▪ Crise álgica por anemia falciforme ▪ Cetoacidose diabética ▪ Isquemia mesentérica ▪ Gastroenterite ▪ Aneurisma ou dissecção de aorta ▪ Doença inflamatória intestinal ▪ Intestino irritável ▪ Obstrução intestinal ▪ Intolerância a lactose ▪ Insuficiência adrenal ▪ Porfiria intermitente aguda	▪ Cólica biliar ▪ Colecistite ▪ Colangite ▪ Abscesso hepático ▪ Síndrome dispéptica ▪ Abscesso hepático ▪ Congestão hepática ▪ Peri-hepatites ▪ Trombose hepática ▪ Apendicite retrocecal ▪ Embolia pulmonar ▪ Pneumonia ▪ Pancreatite ▪ Refluxo gastroesofágico	▪ Síndromes dispépticas ▪ Pancreatite ▪ Refluxo gastroesofágico ▪ Esplenomegalia ou abscesso esplênico ▪ Isquemia miocárdica ▪ Miocardites e pericardites ▪ Pneumonia	▪ Apendicite ▪ Divertículo de Meckel ▪ Diverticulite cecal ▪ Aneurisma de aorta ▪ Gestação ectópica ▪ Cistos ovarianos ou torção de ovário ▪ Endometriose ▪ Cálculos ureterais ▪ Abscesso de psoas ▪ Adenite mesentérica ▪ Hérnia estrangulada ▪ Pielonefrite	▪ Diverticulite ▪ Patologias ovarianas ▪ Hérnia estrangulada ▪ Gestação ectópica ▪ Doença pélvica inflamatória ▪ Cálculos ureterais ▪ Abscesso de psoas ▪ Pielonefrite

▷ **TABELA 2** Resumo das principais etiologias de dor abdominal

Condição clínica	Epidemiologia	Quadro clínico	Exames adjuvantes pertinentes	Complicações	Tratamento
Apendicite aguda	▪ Adultos jovens ▪ Principalmente homens	Dor periumbilical que migra à fossa ilíaca direita Febre Hiporexia Náuseas e vômitos Sinal de Blumberg Defesa abdominal Peritonite	Hemograma completo Eletrólitos TC de abdome com contraste US de abdome	Peritonite Abscesso Perfuração Sepse	Antibioticoterapia Suporte Apendicectomia
Colelitíase	▪ Meia-idade ▪ Principalmente mulheres ▪ Obesidade ▪ Uso de anticoncepcionais	Dor em hipocôndrio direito, intermitente, após refeições	Hemograma completo Enzimas hepáticas e canaliculares US abdominal	Colecistite aguda Coledocolitíase Colangite aguda Pancreatite aguda	Colecistectomia eletiva
Colecistite aguda	▪ Meia-idade ▪ Principalmente mulheres ▪ Obesidade ▪ Uso de anticoncepcionais	Dor em hipocôndrio direito, contínua Febre Náuseas e vômitos Sinal de Murphy Plastrão palpável	Hemograma completo Eletrólitos Enzimas hepáticas e canaliculares US abdominal	Peritonite Perfuração Sepse, choque Abscesso Fístulas Síndrome de Mirizzi	Antibioticoterapia e suporte Colecistectomia/ colecistostomia

(continua)

▷ **TABELA 2** Resumo das principais etiologias de dor abdominal (*continuação*)

Condição clínica	Epidemiologia	Quadro clínico	Exames adjuvantes pertinentes	Complicações	Tratamento
Colangite aguda	▪ Meia-idade ▪ Principalmente mulheres	Dor em hipocôndrio direito, contínua Febre Náuseas e vômitos Icterícia Hipotensão Confusão mental	Hemograma completo Eletrólitos Enzimas hepáticas e canaliculares US abdominal Colangio-RM CPRE	Sepse	Antibioticoterapia Desobstrução de emergência Colecistectomia
Pancreatite aguda	▪ Meia-idade ▪ Principalmente homens ▪ História de cálculo biliar, uso de álcool, dislipidemias, envenenamento, uso de medicações e hormônios, acidentes com animais peçonhentos, trauma, procedimentos endoscópicos	Dor epigástrica em faixa com irradiação dorsal Febre Náuseas e vômitos Sinal de Grey-Turner, sinal de Cullen	Hemograma completo Enzimas pancreáticas Enzimas canaliculares e hepáticas US abdominal (avaliar etiologia)	Complicações locais (coleção fluida aguda, pseudocisto, necrose, abscesso) Complicações sistêmicas (sepse, SARA, disfunção orgânica)	Suporte Jejum (dieta quando possível) Avaliação de complicações
Diverticulite aguda	▪ Idosos	Dor em quadrante inferior esquerdo Febre Sintomas urinários	Hemograma completo Proteína C-reativa TC de abdome US de abdome	Sepse Perfuração/ peritonite Abscesso Fístula	Suporte Antibioticoterapia Drenagem guiada Cirurgia
Cólica ureteral	▪ Meia-idade ▪ Principalmente homens ▪ História prévia de cálculo renal	Dor importante em região de flanco, com irradiação para a virilha Náuseas e vômitos Hematúria	Urina 1 Urocultura Hemograma completo Eletrólitos Função renal TC de abdome e pelve US de rins e vias urinárias	Pielonefrite obstrutiva Sepse	Suporte Avaliar desobstrução de emergência
Cistite aguda	▪ Mulheres ▪ Principalmente jovens	Dor em região suprapúbica Disúria Noctúria Polaciúria	Urina 1 Urocultura Hemograma completo Eletrólitos Função renal	Pielonefrite	Antibioticoterapia

(*continua*)

▷ **TABELA 2** Resumo das principais etiologias de dor abdominal (*continuação*)

Condição clínica	Epidemiologia	Quadro clínico	Exames adjuvantes pertinentes	Complicações	Tratamento
Pielonefrite aguda	▪ Mulheres ▪ Principalmente jovens	Dor em região lombar Febre Sinal de Giordano + Sintomas de cistite	Urina 1 Urocultura Hemograma completo Eletrólitos Função renal US de rins e vias urinárias TC de abdome e pelve	Sepse Choque Abscesso	Antibioticoterapia Avaliar desobstrução
Gastroenterocolite aguda	▪ Qualquer idade ▪ Suspeita de intoxicação alimentar ▪ Suspeita de parasitose	Dor abdominal em cólica Diarreia Náuseas e vômitos Febre	Hemograma completo Eletrólitos Cultura de fezes	Desidratação Sepse	Hidratação Suporte Avaliar antibioticoterapia
Parasitoses intestinais	▪ Crianças ▪ Condições sanitárias precárias	Dor abdominal em cólica Diarreia Náuseas e vômitos Sintomas respiratórios Sinais e sintomas cutâneos	Hemograma completo Eletrólitos Sorologias Testes fecais Cultura de fezes RX de tórax US de abdome TC de abdome	Desidratação Desnutrição Anemia Abscessos Obstruções Perfurações Sepse	Hidratação Suporte Antiparasitários
Gastrite aguda	▪ Qualquer idade	Dor em queimação em região epigástrica, associada à ingestão alimentar Distensão abdominal	Endoscopia digestiva alta (busca por *Helicobacter pylori*)	Doença do refluxo gastroesofágico Doença ulcerosa péptica Perfuração	Antiácidos Tratamento do *Helicobacter pylori*
Colite	▪ Idosos ▪ Uso prévio de antibióticos ▪ Internação hospitalar	Dor em cólica Diarreia aquosa Febre Distensão abdominal Rigidez abdominal	Hemograma completo Eletrólitos Cultura de fezes Pesquisa de toxinas (*Clostridium difficile*) TC de abdome	Perfuração Sepse	Antibioticoterapia
Doenças inflamatórias intestinais	▪ História familiar ▪ Homens jovens	Dor em cólica Diarreia aquosa ou sanguinolenta Sintomas extraintestinais	Hemograma completo Eletrólitos Proteína C-reativa Marcadores específicos (ASCA, ANCA...) TC de abdome Colonoscopia	Manifestações extraintestinais Infecção, sepse, choque Obstrução Perfuração Estenoses Megacólon Câncer	Imunossupressores Agentes biológicos Corticosteroides Cirurgia

(*continua*)

▷ **TABELA 2** Resumo das principais etiologias de dor abdominal (*continuação*)

Condição clínica	Epidemiologia	Quadro clínico	Exames adjuvantes pertinentes	Complicações	Tratamento
Abscesso hepático	▪ Jovens ▪ Principalmente homens ▪ Diabéticos ▪ História de doenças hepáticas, biliares ou transplante	Dor em hipocôndrio direito Náuseas e vômitos Febre	Hemograma completo Coagulograma Eletrólitos Enzimas hepáticas e canaliculares Cultura do material US abdominal TC abdominal	Sepse Choque	Antibioticoterapia Drenagem Cirurgia
Hepatite aguda	▪ Uso de álcool ▪ Doença metabólica ▪ Uso de drogas injetáveis ▪ História de sexo sem proteção ▪ Epidemiologia para arboviroses ▪ Condições precárias de higiene ▪ Uso de medicamentos	Dor em hipocôndrio direito Náuseas e vômitos Febre Anorexia Icterícia	Hemograma completo Coagulograma Eletrólitos Enzimas hepáticas e canaliculares Sorologias US de abdome TC de abdome	Sepse Choque Cirrose	Suporte Avaliar corticoterapia Avaliar transplante Tratar causa
Doença ulcerosa péptica	▪ Idade avançada ▪ Principalmente mulheres ▪ Presença de *Helicobacter pylori* ▪ Tabagismo ▪ Uso de anti-inflamatórios	Dor epigástrica importante após alimentação Náuseas e vômitos	Pesquisa de sangue oculto nas fezes Endoscopia digestiva alta	Perfuração Sangramento	Tratamento das complicações (sangramento, perfuração) Erradicação do *Helicobacter pylori* Uso de IBPs Interrupção do tabagismo e interrupção do uso de anti-inflamatórios
Perfuração visceral	▪ Idade avançada ▪ História de doença ulcerosa péptica	Dor epigástrica intensa e súbita Distensão abdominal Náuseas e vômitos Febre Sinal de Jobert Defesa abdominal/abdome em tábua/peritonite Sinais de choque	Hemograma completo Eletrólitos Gasometria RX de abdome agudo TC de abdome	Sepse, choque	Cirurgia

(*continua*)

▷ **TABELA 2** Resumo das principais etiologias de dor abdominal (*continuação*)

Condição clínica	Epidemiologia	Quadro clínico	Exames adjuvantes pertinentes	Complicações	Tratamento
Hérnias da parede abdominal	▪ Idade avançada ▪ Principalmente homens ▪ Obesidade ▪ Tabagismo ▪ DPOC ▪ Doenças do colágeno	Dor que piora ao esforço Abaulamento Dor súbita, náuseas e vômitos, irredutibilidade (encarceramento) Toxemia, flogose e obstrução intestinal (estrangulamento)	Hemograma completo Eletrólitos Gasometria US de parede abdominal TC de abdome	Encarcera-mento Estrangula-mento Obstrução intestinal Isquemia intestinal	Cirurgia
Obstrução intestinal	▪ Qualquer idade ▪ História de cirurgia prévia ▪ Perda ponderal	Dor abdominal em cólica Distensão abdominal Parada ou diminuição da eliminação de flatos e fezes Náuseas e vômitos Peristalse de luta Taquicardia Hipertimpanismo abdominal Toque retal sem fezes na ampola retal	Hemograma completo Eletrólitos Gasometria com lactato RX de abdome agudo TC de abdome	Estrangula-mento Isquemia Perfuração	Suporte Avaliar cirurgia de emergên-cia
Isquemia mesentérica	▪ Idosos ▪ Principalmente homens ▪ Doença aterosclerótica ▪ Arritmia ▪ Cardiopatias	Dor abdominal intensa e despropor-cional ao exame físico Náuseas e vômitos Diarreia Taquicardia e arritmia Discrepância entre temperatura retal e temperatura axilar	Hemograma completo Eletrólitos Gasometria com lactato Lipase e amilase CPK Angio-TC Angio-RM Angiografia	Necrose intestinal Perfuração Sepse	Cirurgia de emergência Tratamento endovascular Anticoagula-ção
Aneurisma roto de aorta	▪ Idosos ▪ Principalmente homens ▪ Hipertensão ▪ Doença aterosclerótica ▪ Tabagismo	Dor intensa súbita com irradiação para o dorso Sopro abdominal Massa abdominal palpável Discordância entre pulsos Síncope Choque, taquicardia, hipotensão	Hemograma completo Eletrólitos Gasometria com lactato US abdominal Angio-TC Arteriografia	Choque Isquemia dos membros	Cirurgia Tratamento endovascular
Gravidez ectópica rota	▪ Mulheres em idade fértil ▪ História prévia de gravidez ectópica rota ou DIPa ▪ Uso de DIU	Dor súbita e intensa Amenorreia Taquicardia e hipotensão Massa anexial Rigidez Sangue vaginal	Hemograma completo Eletrólitos Gasometria com lactato B-HCG Testes gestacionais US transvaginal	Choque Sepse	Cirurgia Tratamento conservador

(continua)

▷ **TABELA 2** Resumo das principais etiologias de dor abdominal (*continuação*)

Condição clínica	Epidemiologia	Quadro clínico	Exames adjuvantes pertinentes	Complicações	Tratamento
Descolamento prematuro de placenta	▪ Gestantes ▪ Segunda metade da gestação ▪ Trauma	Dor súbita e intensa em região uterina Hipertonia uterina Sofrimento fetal Sangramento escuro	Hemograma completo Coagulograma Eletrólitos	Óbito fetal Choque CIVD	Suporte Amniotomia Resolução do parto
Rotura uterina	▪ Gestantes ▪ Segunda metade da gestação ▪ Trauma	Dor intensa em região uterina que cessa Distensão uterina Sangramento vaginal	Hemograma completo Eletrólitos	Óbito fetal Óbito materno Choque	Cirurgia
Aborto	▪ Gestantes ▪ Primeira metade da gestação	Dor abdominal baixa Gestação recente ou suspeita Sangramento vaginal Sinais e sintomas de toxemia Taquicardia e hipotensão	Hemograma completo Eletrólitos Testes gestacionais US transvaginal	Choque	Tratamento conservador Vacuoaspira-ção Curetagem
Cisto de ovário roto	▪ Mulheres jovens	Dor abdominal súbita e intensa unilateral em região pélvica ou fossa ilíaca Após intercurso sexual Taquicardia e hipotensão	Hemograma completo Eletrólitos Testes gestacionais US transvaginal	Choque	Cirurgia
Torção anexial	▪ Mulheres jovens	Dor abdominal súbita e intensa unilateral em região pélvica ou fossa ilíaca Náuseas e vômitos Massa anexial palpável	Hemograma completo Eletrólitos Testes gestacionais US transvaginal	Choque Isquemia e necrose	Cirurgia
Endometriose	▪ Mulheres em idade reprodutiva	Dor pélvica associada à menstruação Dispareunia Infertilidade Sintomas urinários	US transvaginal	Endometrio-mas Infertilidade Obstrução intestinal	Tratamento clínico – sintomáti-cos, anticoncep-cionais Ressecção cirúrgica
Doença inflamatória pélvica aguda (DIPa)	▪ Mulheres jovens ▪ História de relação sexual sem proteção	Dor abdominal baixa Febre Náuseas e vômitos Corrimento vaginal Dor à mobilização do colo uterino Dor à palpação de anexos Defesa abdominal	Hemograma completo Eletrólitos *Swabs* vaginais para gonorreia e clamídia Testes gestacionais US transvaginal	Abscesso tubo-ovariano Gestação ectópica Sepse	Antibioticote-rapia Drenagem

(*continua*)

▷ **TABELA 2** Resumo das principais etiologias de dor abdominal (*continuação*)

Condição clínica	Epidemiologia	Quadro clínico	Exames adjuvantes pertinentes	Complicações	Tratamento
Trauma	▪ História de trauma ▪ Jovens ▪ Principalmente homens	Dor abdominal Sinais e sintomas de injúria traumática	Hemograma completo Eletrólitos Gasometria com lactato E-FAST TC de abdome Videolaparoscopia	Choque Peritonite	Cirurgia Tratamento conservador

ANCA: anticorpos anticitoplasma dos neutrófilos; ASCA: anticorpos anti-Saccharomyces cerevisiae; B-HCG: gonadotrofina coriônica humana; CIVD: coagulação intravascular disseminada; CPK: creatinofosfoquinase; CPRE: colangiopancreatografia retrógrada endoscópica; DIPa: doença inflamatória pélvica; E-FAST: *extended focused assessment with sonography for trauma*; DIU: dispositivo intrauterino; DPOC: doença pulmonar obstrutiva crônica; IBPs: inibidores de bomba de prótons; RM: ressonância magnética; RX: raio X; SARA: síndrome da angústia respiratória aguda; TC: tomografia computadorizada; US: ultrassom.

▷ **TABELA 3** Etiologias de dor abdominal

Sistêmicas	Cetoacidose diabética
	Anemia falciforme
	Lúpus eritematoso sistêmico
	Porfiria
	Uremia
Torácicas	Infarto
	Pericardite/miocardite
	Pneumonia
	Embolia pulmonar
	Dissecção aguda de aorta
Toxicológicas	Intoxicação por ferro/chumbo
	Acidentes por animais peçonhentos
Infecciosas	Febre tifoide
	Arboviroses
	Mononucleose
	Faringoamigdalite
Parede abdominal	Espasmo muscular/hematoma
	Herpes-zóster
Genitourinárias	Torção testicular

claramente agudas devem levar à preocupação imediata sobre uma potencial catástrofe intra-abdominal, como isquemia mesentérica, aneurisma roto de aorta abdominal ou dissecção aórtica.

Outros diagnósticos de dor aguda que devem ser considerados incluem úlcera perfurada, volvo e torção intestinal, mas essas condições podem ocorrer eventualmente sem um início agudo. Por exemplo, apenas 47% dos pacientes idosos com úlcera perfurada tiveram início agudo de dor.

Dor de grande intensidade deve aumentar a preocupação com a gravidade da causa subjacente. No entanto, as descrições de dor de menor intensidade não podem excluir doença grave, especialmente em pacientes idosos. A dor referida pode ter padrões previsíveis conforme as vias neurais. O sinal de Kehr é um exemplo clássico, onde irritação diafragmática, geralmente a partir de sangue intraperitoneal livre, faz com que o paciente apresente dor no ombro e é particularmente associado com colecistite e abscessos diafragmáticos. Processos inflamatórios contíguos ao diafragma também podem causar dor referida no ombro.

Alguns padrões de dor podem sugerir o diagnóstico:

- Doença biliar: cursa geralmente com dor não paroxística, com duração invariavelmente maior que 1 hora, com uma média de duração de 5 a 16 horas.
- Obstrução do intestino delgado: usualmente intermitente, em cólica, com progressão para dor mais constante quando ocorre distensão intestinal.

Os fatores de piora da dor são também importantes:

- Pacientes com peritonite tendem a ficar quietos e referem aumento da dor com movimentação brusca.
- Pacientes com dor em andar superior de abdome, principalmente se com características pleuríticas, podem sinalizar uma patologia torácica, em particular isquemia coronariana.
- Relação alimentar: úlcera péptica tem dor exacerbada (gástrica) ou aliviada (duodenal) pela alimentação; já a piora da dor com ingestão alimentar pode ocorrer na isquemia mesentérica e cálculos biliares, neste último caso sendo frequente a associação com alimentos gordurosos.

A avaliação deve ainda considerar os tratamentos que o paciente eventualmente faça e a resposta a eles, como uso de antiácidos com alívio da dor, o que poderia sugerir uma síndrome dispéptica.

Episódios recorrentes, usualmente, apontam para uma causa não cirúrgica de dor, com as exceções de isquemia mesentérica (angina intestinal), cálculos biliares ou obstrução intestinal parcial. Em pacientes com apendicite, a maioria dos médicos espera que o paciente relate anorexia. No entanto, esse sintoma é pouco sensível, estando presente em apenas 68% dos pacientes com apendicite. A anorexia pode ocorrer em apenas 20 a 44% em pacientes idosos com apendicite.

Os vômitos, por sua vez, podem ocorrer em quase qualquer doença abdominal, sendo frequentes em pacientes com obstrução do intestino delgado, a menos que a obstrução seja parcial ou o paciente esteja procurando serviço médico no início do quadro. Na obstrução do intestino delgado, os vômitos costumam ser biliosos e com a progressão da doença eles se tornam fecaloides.

A diarreia, por sua vez, frequentemente acompanha doenças benignas, mas a sua presença por si só não é suficiente para descartar doença grave, sendo a diarreia frequente na isquemia mesentérica, usualmente associada a sangue.

Doenças do aparelho genitourinário podem apresentar dor abdominal; por outro lado, processos inflamatórios contíguos ao trato genitourinário, como apendicite, podem resultar em leucocitúria e disúria. Nos homens, a torção testicular pode se apresentar como dor abdominal, náuseas e vômitos.

Muitas condições médicas não diretamente relacionadas à cavidade abdominal podem causar dor abdominal aguda, incluindo cetoacidose diabética, hipercalcemia, porfiria, doença de Addison, crise falciforme, uremia, intoxicação por chumbo, intoxicação por metanol e angioedema hereditário. Outras causas metabólicas menos comuns de dor abdominal aguda incluem uremia, intoxicação por chumbo, intoxicação por metanol, angioedema hereditário e porfiria.

No caso da cetoacidose diabética, com hidratação e insulinoterapia a dor abdominal apresenta melhora importante.

Ao exame físico deve ser sempre observado o aspecto geral do paciente, e pacientes aparentemente doentes apresentam maior probabilidade de etiologias de dor abdominal potencialmente graves. Anormalidades de sinais vitais devem alertar o clínico quanto a uma causa séria da dor abdominal. A presença de taquicardia e hipotensão pode indicar desidratação, perda de sangue, aneurisma, sepse e perdas de volume para o terceiro espaço (p. ex., pancreatite).

Embora febre sugira uma causa infecciosa, pode estar ausente em mais de 30% dos pacientes com apendicite e na maioria das pessoas com colecistite.

A inspeção do abdome pode demonstrar pistas diagnósticas, incluindo cicatrizes cirúrgicas, e alterações de pele, incluindo sinais de herpes-zóster, doença hepática e hemorragia.

O sinal de Grey-Turner, por exemplo, consiste em equimoses em flanco sugerindo uma fonte retroperitoneal de sangramento. Já a presença de equimoses azuladas em região umbilical caracteriza o sinal de Cullen, que sugere sangramento intraperitoneal.

A ausculta tem benefício limitado, embora possa revelar sons agudos em obstrução do intestino delgado ou o silêncio no íleo paralítico. Sopros são descritos em dissecção de aorta ou estenose renal.

A palpação é a parte do exame mais reveladora na dor abdominal. A hipersensibilidade localizada é geralmente um guia confiável para a causa subjacente da dor, porém a hipersensibilidade generalizada pode ser um desafio diagnóstico maior. Deve-se considerar apendicite em qualquer paciente com dor em quadrante inferior direito do abdome. A dor associada a massa pulsátil e expansiva é a principal característica de um aneurisma da aorta abdominal. Os pulsos femorais podem ser assimétricos na dissecção aórtica. A inspeção e a palpação do paciente em posição ortostática podem revelar a presença de hérnias não detectadas na posição supina. A pesquisa de peritonismo é realizada com depressão suave da parede abdominal durante cerca de 15 a 30 segundos, com liberação repentina. O paciente é solicitado a referir se a dor foi maior com pressão ou com a descompressão abdominal. Apesar das limitações, o teste foi um dos mais úteis em uma metanálise de artigos que analisam o diagnóstico de apendicite em crianças. A sensibilidade para a presença de peritonite é de cerca de 80%; no entanto, a sua especificidade é de apenas 40 a 50%. A utilização de testes indiretos, como o ato de tossir, tem uma sensibilidade semelhante, mas com uma especificidade de 79%.

A presença de defesa abdominal é definida como aumento do tônus muscular da parede abdominal e só tem valor se representa um reflexo involuntário, pois a defesa abdominal voluntária pode ocorrer em qualquer paciente ansioso com o exame abdominal. A rigidez da parede abdominal é um exemplo extremo de defesa abdominal, mas é frequentemente ausente em idosos com peritonite.

O toque retal tem valor limitado, podendo ser útil na detecção de isquemia intestinal e intussuscepção, sendo formalmente indicado na suspeita de hemorragia digestiva, mas não é recomendado em crianças, sendo de maior utilidade em pacientes com mais de 50 anos de idade.

O sinal de Murphy é descrito como a interrupção da inspiração na colecistite quando o examinador palpa com seus dedos abaixo da margem costal direita anterior do paciente. A sensibilidade é de 65% para o diagnóstico de colecistite. O sinal do psoas é avaliado com o paciente em decúbito dorsal levantando a coxa contra a resistência lateral; aumento da dor sugere irritação do músculo psoas por um processo inflamatório contíguo ao músculo. Quando positivo na direita, este é um sinal clássico sugestivo de apendicite. Outras condições inflamatórias envolvendo o retroperitônio, incluindo pielonefrite, pancreatite e abscesso do psoas, também podem provocar esse sinal. O sinal de Rovsing é um teste clássico utilizado no diagnóstico de apendicite. O examinador aplica pressão no quadrante inferior esquerdo, afastada da área habitual de dor apendicular. O teste é positivo se o paciente relata dor no quadrante inferior direito. A sensibilidade do sinal de Rovsing é baixa, sendo de 15 a 35%, mas tem alta especificidade 85 a 95% para o diagnóstico de apendicite.

O teste de dor à palpação da parede abdominal (sinal de Carnett), quando positivo, diminui a probabilidade de peritonite e localiza a origem da dor na parede abdominal com sensibilidade de 78% e especificidade de 88%. Para realizar o teste, palpa-se a região do abdome em que a dor é mais intensa, com pressão suficiente para gerar dor moderada. Pede-se, então, que o paciente desencoste a cabeça e parte do tronco da cama. Caso a dor aumente ou mantenha-se igual, o teste é considerado positivo. Se a origem da dor for intraperitoneal, a musculatura tensionada protegerá a região e a dor diminuirá, sendo o teste, então, negativo.

Na avaliação dos pacientes com dor abdominal no serviço de emergência, a maior dificuldade é descartar causas potencialmente graves. Os principais sinais de alarme para causas potencialmente graves de dor abdominal no DE são citados na Tabela 4.

EXAMES COMPLEMENTARES

Os exames complementares, especialmente os exames laboratoriais, não substituem a história e o exame físico na avaliação de pacientes com dor abdominal e apresentam limitações significativas em sua utilidade, não conseguindo descartar diagnósticos potencialmente graves se o paciente tem uma alta probabilidade diagnóstica antes da realização do exame.

A presença de leucocitose com desvio à esquerda pode sugerir abdome agudo inflamatório, mas o leucograma pode ser normal, mesmo em quadros potencialmente graves como a apendicite. O hemograma pode ainda revelar perdas ocultas de sangue.

Eletrólitos e função renal têm valor maior para avaliação global do paciente e glicemia aumentada indica a possibilidade de cetoacidose diabética.

Alterações urinárias podem sugerir o diagnóstico de pielonefrite, mas leucocitúria pode ocorrer em 20 a 30% dos pacientes com apendicite e diverticulite.

Aumentos de amilase e lipase podem indicar o diagnóstico de pancreatite se associados com história clínica compatível com o diagnóstico.

Lactato arterial e DHL, além da amilase, podem aumentar na isquemia mesentérica. O lactato tem sensibilidade em torno de 86% nessa situação.

O ECG e enzimas cardíacas, por sua vez, devem ser solicitados em pacientes com dor em andar superior de abdome em que se considere a isquemia coronariana um diagnóstico diferencial.

Mulheres em idade fértil necessariamente têm como hipóteses diagnósticas a gestação ectópica e outras complicações obstétricas. Assim, deve-se sempre realizar testes de gravidez nessas pacientes, lembrando ainda que estes podem ser úteis para evitar exames de imagem em fase inicial de gestação com seus efeitos teratogênicos potenciais. A Tabela 5 aponta as principais alterações em exames laboratoriais em pacientes com dor abdominal no DE.

A radiografia simples de abdome pode ser útil em perfuração de vísceras, quando aparece pneumoperitônio e na suspeita de obstrução intestinal. O exame infelizmente tem limitações e não detecta pneumoperitônio em 40% das úlceras perfuradas. Outros achados potencialmente úteis da radiografia de abdome são as calcificações em aorta e níveis hidroaéreos no intestino em pacientes com suspei-

TABELA 4 Sinais de alarme em pacientes com dor abdominal aguda

Sinais de alarme	Justificativa
Sinais de má perfusão periférica ou instabilidade hemodinâmica	Instabilidade hemodinâmica, aumenta a probabilidade de diagnósticos graves com isquemia mesentérica e dissecção de aorta
Febre	Aumenta probabilidade de abdome agudo inflamatório
Início súbito de intensidade máxima desde o início	Aumenta probabilidade de patologias graves
Idade acima de 65 anos	Sintomas frustros, vagos, apresentações atípicas e tardias e manutenção de sinais vitais inalterados inicialmente
Imunossupressão	Sintomas frustros, vagos, apresentações atípicas e tardias
Etilismo	Aumenta o risco de pancreatite, hepatite, cirrose
Doença cardiovascular	Pode indicar comprometimento arterial, em artérias mesentéricas ou aneurisma de aorta
Cirurgia abdominal recente	Risco de perfuração ou obstrução
Início da gravidez	Risco de gravidez ectópica
Vômitos associados	Risco de patologias como colecistite, obstrução intestinal, gestação ectópica etc.
Sinais de irritação peritoneal (DB +)	Associados a abdome agudo inflamatório ou por outras causas

ta de obstrução intestinal. O exame também é útil em detectar corpos estranhos radiopacos.

A ultrassonografia de abdome é particularmente útil em pacientes com doenças do andar superior do abdome e renais. O exame é acessível de forma rápida, com baixo custo, é praticamente inócuo e há a possibilidade de seriar para análise evolutiva. Em geral, é o primeiro exame de escolha na avaliação de pacientes com dor abdominal, particularmente em pacientes com suspeita de patologias de via biliar ou ginecológicas. O exame pode ainda avaliar pâncreas, rins e vias urinárias, bexiga urinária, apêndice, dimensões aórticas e presença de líquido livre intracavitário. É limitado por ser operador-dependente.

Em relação à suspeita de pneumoperitônio, a avaliação pode ser complementada com ultrassom à beira do leito. Com o paciente em posição supina ou em decúbito lateral esquerdo, se houver ar livre no peritônio, espera-se que ele se interponha entre o fígado e a parede abdominal. Ao utilizarmos o ultrassom para examinar o hipocôndrio direito, poderemos ver um realce da linha peritoneal (EPSS – *enhanced peritoneal stripe sign*), além de artefatos de reverberação, similares às linhas A que vemos no pulmão com padrão normal de aeração. A Figura 1 mostra um exemplo desses achados.

A tomografia computadorizada (TC) de abdome é frequentemente utilizada na avaliação do paciente com dor abdominal, com alta sensibilidade e especificidade para a maioria dos diagnósticos, mas apresenta limitações no diagnóstico diferencial da dor abdominal nos serviços de emergência. O exame tem excelente acurácia para vários diagnósticos, como litíase renal, apendicite, dissecção de aorta e diverticulite, entre outras condições. Pode ser realizado sem ou com contraste endovenoso (EV), via oral (VO) e/ou via retal (VR) a depender da indicação e do protocolo da instituição. A angiotomografia (com necessidade de contraste EV) pode ainda avaliar pacientes com trombose mesentérica.

Em relação aos efeitos adversos, esses exames expõem os pacientes à radiação e podem aumentar custos e tempo de permanência do paciente no DE. O uso do contraste pode estar associado à reação alérgica e/ou insuficiência renal aguda, devendo ser usado com cautela se Cr > 1,5 e/ou TFG < 60. TC sem contraste: método de escolha para urolitíase.

São características do exame contrastado:

- Contraste endovenoso: permite melhor visualização da mucosa intestinal, órgãos sólidos e estruturas vasculares. Identifica local de obs-

▷ **TABELA 5** Exames laboratoriais em pacientes com dor abdominal aguda

Exame laboratorial	Suspeita diagnóstica
Lipase e amilase	Pancreatite (lipase preferível à amilase)
BHCG	Gestação, prenhez ectópica, mola hidatiforme
Hemoglobina (Hb)	Hb alterada na hemorragia digestiva e sangramento intracavitário (normal na fase inicial)
Leucograma	Pode estar elevado em patologias inflamatórias e infecciosas. Valor normal não exclui essas condições!
Plaquetas	Podem estar diminuídas no sangramento agudo
Excesso de base (gasometria)	Pode estar diminuído em fase precoce de sangramento agudo relacionado a má perfusão
Coagulograma	Coagulopatia, hepatopatia, hemorragia digestiva
Marcadores de função e lesão hepática	Hepatites, colecistite, colangite
Glicemia	Cetoacidose diabética, estado hiperosmolar hiperglicêmico, pancreatite
Lactato	Isquemia mesentérica
Urina 1	ITU, nefrolitíase
ECG	SCA

BHCG: gonadotrofina coriônica humana; ECG: eletrocardiograma; ITU: infecção do trato urinário; SCA: síndrome coronariana aguda.

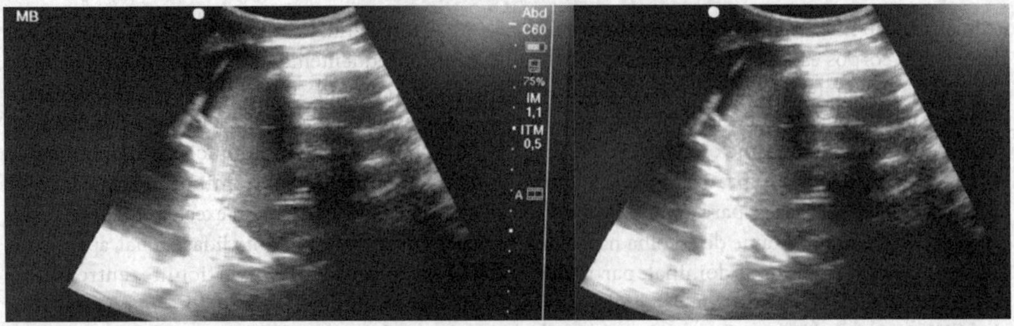

▷ **FIGURA 1** Realce da linha peritoneal e artefatos de reverberação ao ultrassom do hipocôndrio direito à beira do leito, realizado com o paciente em decúbito lateral esquerdo. Este achado sugere presença de pneumoperitôneo.

trução intestinal. Exame de escolha para síndrome aórtica ou isquemia mesentérica.

- Contraste oral: útil na suspeita de abscesso, perfuração intestinal, doença inflamatória intestinal e fístula.
- Contraste via retal: auxilia na identificação de obstrução intestinal distal.

DIAGNÓSTICO DIFERENCIAL

A maior dificuldade da abordagem do paciente com dor abdominal é a grande variedade de possíveis diagnósticos, alguns deles podendo estar sobrepostos. Além disso, nem sempre uma determinada patologia se manifesta de acordo com o usual. Não há achado com acurácia para, de forma isolada, definir um diagnóstico específico. Sendo assim, mais de 40% dos pacientes permanecem sem diagnóstico específico apesar da investigação inicial.

A Tabela 6 fornece os diagnósticos diferenciais mais comuns no DE e seu quadro clínico.

TRATAMENTO

O objetivo da avaliação no DE é descartar quadros emergenciais.

Pacientes instáveis devem ser monitorizados, estabilizados hemodinamicamente, recebendo avaliação adequada de vias aéreas e oxigenação, além de receber dois acessos venosos calibrosos e coleta de exames conforme a história clínica.

O médico emergencista não deve hesitar em administrar medicação analgésica adequada ao paciente com dor abdominal aguda e é um erro relativamente comum adiar o uso de analgésicos por receio de "mascarar patologias potencialmente graves". O uso de analgésicos narcóticos, incluindo morfina, não prejudica o diagnóstico nem interfere com o tratamento do paciente. Em pacientes com dor refratária, o uso de morfina em doses de 0,05 mg/kg a cada 20 minutos até controle da dor é uma boa opção. A medicação deve ser utilizada com cuidado em pacientes com náuseas e vômitos, pois esses sintomas podem piorar. Em pacientes com quadros de litíase urinária, as medicações com a melhor resposta são os anti-inflamatórios, com o uso de opioides em casos de dor refratária. Analgesia com opioides, controlada pelo próprio paciente, foi eficiente em estudos; e um estudo mostrou benefício com quetamina em paciente com dor abdominal refratária.

O tratamento específico depende da etiologia da dor abdominal. Todos os pacientes com suspeita de sepse abdominal ou peritonite devem receber antibioticoterapia precocemente, com cobertura, necessariamente, para Gram-negativos e anaeróbios. Cobertura adicional deve ser avaliada de acordo com o caso e a suspeita diagnóstica.

▷ **TABELA 6** Principais causas de dor abdominal na sala de emergência

Causa	Epidemiologia	Etiologia	Quadro clínico	Exame físico
Diverticulite	Idosos; homens > mulheres; recorrente	Divertículo pode inflamar, infeccionar, obstruir, sangrar e perfurar	Hemorragia digestiva; dor em quadrante inferior esquerdo; alteração em hábito evacuatório	Dor em quadrante inferior esquerdo, sangramento retal
Cólica nefrética	30-40 anos; maioria homens; história familiar positiva	Antecedente familiar; infecção por *Proteus*; ácido úrico; acidose tubular renal	Dor aguda em flanco irradiada para fossa ilíaca e genitália; náuseas e vômitos	Dor à percussão lombar alta. Exame abdominal benigno
Doença das vias biliares	35-60 anos; predomínio em mulheres	Cólica biliar; colecistite; colangite	Dor pós-alimentar em HCD; irradiação para região infraescapular direita; vômitos	Colecistite e colangite: febre, Murphy positivo, icterícia (mais comum na colangite)
Apendicite	Adolescente e adulto jovem; menos comum nos extremos etários	Fecalito gerando obstrução, edema, isquemia, infecção e perfuração	Dor periumbilical migrando para FID em até 12 horas; vômitos e anorexia. Apresentação tardia, risco de perfuração	Febre; dor e DB+ em FID
Pancreatite	Adultos, predomínio em homens	Cálculo biliar, etilismo, hipertrigliceridemia, hipercalcemia, pós-CPRE	Dor epigástrica com irradiação em faixa para o dorso; náuseas e vômitos	Defesa abdominal e DB incomuns; equimose periumbilical e em flancos
Hemorragia digestiva maciça	40-70 anos	Úlcera péptica; gastrite; varizes gastroesofágicas	Hematêmese, hematoquezia, melena	Alterações hemodinâmicas; exame abdominal inocente
Perfuração intestinal	Idade avançada	Úlcera péptica; doença diverticular; colecistite e apendicite complicadas	Dor epigástrica; vômitos; febre tardia; peritonite; sepse; choque	Taquicardia; defesa abdominal difusa e DB+ difusamente; RHA diminuídos
Obstrução intestinal	Comum nos extremos etários	Cirurgia abdominal prévia; neoplasia; hérnias; volvo	Distensão abdominal; desidratação	Dor à palpação difusa; distensão abdominal; abdome hipertimpânico
Isquemia mesentérica	Idosos	Doença cardíaca emboligênica; trauma; coagulopatia	Dor intensa e difusa, pode ser pós-prandial (angina mesentérica); vômitos e diarreia	Exame físico desproporcional à qualidade da dor; pode haver sangramento retal
Gestação ectópica rota	Mulher em idade fértil	Idade avançada; DIP; DIU; tratamento para infertilidade; gestação ectópica prévia	Dor aguda de forte intensidade em FI; peritonite; choque	Choque; peritonite; dor à palpação de anexo e à mobilização cervical
Síndrome aórtica aguda	Idade avançada; predomínio em homens	Aterosclerose; doença do tecido conjuntivo; genética	Dor abrupta, lancinante; acompanhada possivelmente de síncope e/ou choque	Assimetria de PA e pulsos; dor lancinante com irradiação para dorso; choque

CPRE: colangiopancreatografia retrógrada endoscópica; DB: descompressão brusca; DIP: doença inflamatória pélvica; DIU: dispositivo intrauterino; FI: fossa ilíaca; FID: fossa ilíaca direita; HCD: hipocôndrio direito; RHA: ruídos hidroaéreos.

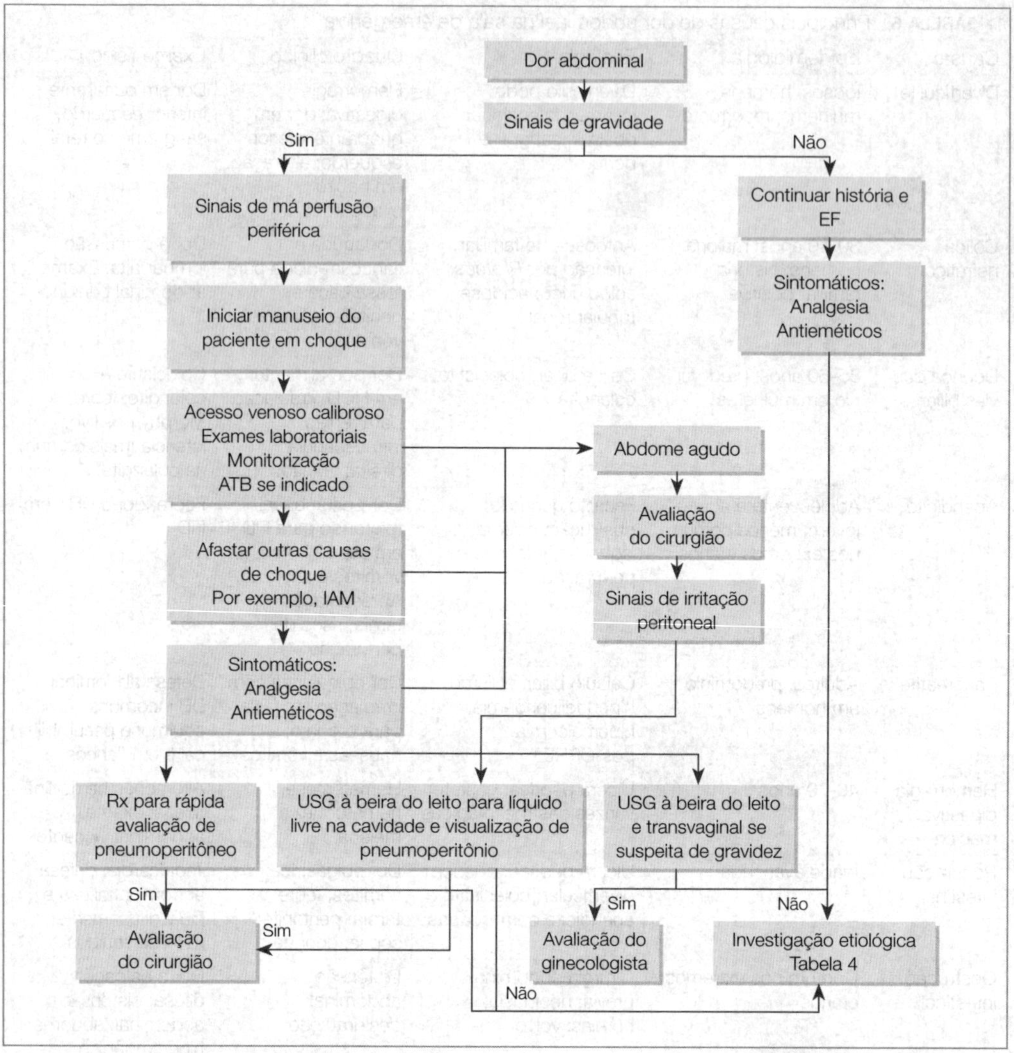

▷ **FIGURA 2** Fluxograma de avaliação da dor abdominal. ATB: antibioticoterapia; EF: exame físico; IAM: infarto agudo do miocárdio; USG: ultrassonografia.

LITERATURA RECOMENDADA

1. Cartwright SL, Knudson MP. Diagnostic imaging of acute abdominal pain in adults. American Family Physician. 2015;91(7):452-9.
2. Falch C, et al. Treatment of acute abdominal pain in the emergency room: A systematic review of the literature. European Journal of Pain. 2014;18:902-13.
3. Gans SL, et al. Guideline for the diagnostic pathway in patients with acute abdominal pain. Digestive Surgery. 2015;32(1):23-31.
4. Jacob R, Shavit I. Emergency department pain management of acute abdominal pain and acute appendicitis in children. The Israel Medical Association Journal: IMAJ. 2016;18(11):689-91.
5. Macaluso CR, et al. Evaluation and management of acute abdominal pain in the emergency department. Int J Gen Med. 2012;789-97.
6. Makrauer FL, Greenberger NJ. Acute abdominal pain: basic principles & current challenges. In: Current diagnosis and treatment – Gastroenterology, hepatology and endoscopy. 3. ed. New York: McGraw-Hill; 2016. p. 1-13.
7. Masnery DA, O'Brien MC. Acute abdominal pain. Tintinalli emergency medicine. 2020.
8. Nazerian P, et al. Accuracy of abdominal ultrasound for the diagnosis of pneumoperitoneum in patients with acute abdominal pain: a pilot study. Crit Ultrasound J. 2015;7:15.
9. O'Brien MC. Acute abdominal pain. In: Tintinalli's emergency medicine. 8. ed. New York: McGraw-Hill; 2016. p. 481-9.

10. Schifeling CH, Williams DA. Appropriate use of imaging for acute abdominal pain. JAMA Internal Medicine. 2017;177(12):1853-54.
11. Smith KA. Abdominal pain. In: Rosen's emergency medicine – concepts and clinical practice. Elsevier Health Sciences; 2017. P.213-23.
12. Sweetser S. Abdominal wall pain: a common clinical problem. Mayo Clin Proc. 2019;94(2):347-55.
13. Tham TCK. Approach to acute abdominal pain. In: Gastrointestinal emergencies. 3. ed. John Wiley & Sons; 2016. p. 19-25.

29 Cefaleia

Marcio Nattan Portes Souza

PONTOS IMPORTANTES

- Cefaleia é um sintoma frequente em avaliações de emergência, sendo a principal queixa em 4,5% dos atendimentos no Brasil.
- Apesar de pouco reconhecimento social do impacto da doença, estudos evidenciam que é a terceira causa mais comum de incapacidade em pessoas com menos de 50 anos.
- Pode ser manifestação de uma doença primária ou sintoma de doenças secundárias de gravidade variável.
- Os pontos mais importantes na avaliação de emergência são: as características da dor, a maneira de instalação e o exame neurológico.
- A intensidade da dor, isoladamente, é um mal preditor de gravidade.
- Os primeiros passos na avaliação do paciente são: garantir estabilidade clínica e verificar a presença de sinais de alarme com a história e o exame físico, que indicam a necessidade de exames complementares. Em seguida, iniciar o tratamento sintomático adequado e tratamento etiológico para causas secundárias. Por fim, é fundamental orientar pacientes sobre o seguimento após a alta nos casos de cefaleia primária recorrente.
- Pacientes com cefaleias primárias bem estabelecidas e sem sinais de alarme não necessitam de investigação com exames complementares na urgência, ainda que apresentem dor intensa.
- A cefaleia tensional é a etiologia primária mais prevalente no mundo, mas no contexto do atendimento de emergência a migrânea é a mais comum.
- No tratamento da crise de migrânea, adequada hidratação é um passo importante e por vezes negligenciado.
- Existem diversas drogas disponíveis para o controle de sintomas, sendo em geral preferível o uso da via parenteral. As principais opções são: analgésicos comuns, anti-inflamatórios não hormonais, triptanos, bloqueadores dopaminérgicos e anticonvulsivantes.
- Para crises intensas ou prolongadas pode-se associar o corticoide, visando reduzir recidiva precoce. O bloqueio de nervos do segmento cefálico, especialmente os nervos occipital maior e menor, pode ser um tratamento adjuvante eficaz. Alguns centros utilizam oxigenoterapia normobárica para migrânea, apesar da carência de evidências bem estabelecidas na literatura.
- O tratamento sintomático deve fazer parte das primeiras medidas no atendimento de urgência. A melhora da dor pode ser um passo importante para se conseguir uma melhor história clínica, que indique adequadamente a necessidade de investigação complementar.
- Pacientes com crises frequentes ou incapacitantes, múltiplas visitas ao pronto atendimento, ou comprometimento evidente da qualidade de vida devem ser referenciados para acompanhamento ambulatorial especializado, e uma terapia profilática deve ser considerada.

INTRODUÇÃO E DEFINIÇÕES

O termo cefaleia pode ser aplicado para descrição do sintoma de dor que acomete o segmento cefálico. Por outro lado, o termo define um grupo heterogêneo de doenças que cursam com dor recorrente. A queixa de cefaleia é uma das causas mais comuns de procura ao pronto atendimento, e pode se originar de doenças graves, potencialmente letais, ou doenças crônicas sem risco de letalidade, mas com importante impacto sobre a qualidade de vida dos pacientes. Por isso, é fundamental reconhecer as principais síndromes que cursam com cefaleia e conhecer as principais linhas de tratamento agudo no pronto atendimento.

De maneira didática, pode-se separar as cefaleias em dois grupos: cefaleias primárias e secundárias. As cefaleias primárias são doenças em que a dor não é gerada por uma lesão tecidual da cabeça, mas por uma disfunção do complexo sistema de modulação sensitiva, que cursa com ativação do sintoma de maneira recorrente. A forma mais comum no pronto atendimento é a enxaqueca (ou migrânea), e na população geral a cefaleia tipo tensão. As cefaleias trigêmino-autonômicas, apesar de menos frequentes, se manifestam com dores muito intensas e incapacitantes, e devem ser prontamente reconhecidas e tratadas.

As cefaleias secundárias se dão quando alguma patologia detectável gera a dor entre seus sintomas. Trata-se de um grupo de doenças com diferente gravidade. A forma mais comum em pronto atendimento é a cefaleia por infecção das vias aéreas superiores (IVAS). A cefaleia é uma manifestação comum em pacientes com infecção pelo SARS-CoV-2 e está frequentemente associada a hiposmia nesses casos. Algumas doenças potencialmente letais podem ter a cefaleia como primeiro ou único sintoma, como a hemorragia subaracnóidea (HSA) por rompimento aneurismático, ou a trombose venosa cerebral (TVC). A história clínica e o exame físico são fundamentais para levantar a suspeita de cefaleias secundárias, que devem ser prontamente investigadas conforme a etiologia provável.

EPIDEMIOLOGIA

Além de muito comum na população geral, a cefaleia é o quarto motivo mais frequente de consultas em pronto atendimento. Estudos brasileiros apontam a cefaleia como motivo para a busca do atendimento em contexto de emergências em cerca de 4,5% das consultas. As causas primárias são as mais comuns. A prevalência anual da enxaqueca é estimada em 15,8% no Brasil, acometendo 22% das mulheres e 9% dos homens e o pico de incidência acontece entre 30 e 40 anos. Além de comuns, as cefaleias crônicas podem ser extremamente incapacitantes e tal impacto é pouco reconhecido pela sociedade. O principal estudo epidemiológico que avalia incapacidade gerada por diversas doenças ao redor do mundo aponta para a enxaqueca como a terceira principal causa de anos vividos com incapacidade entre as doenças mais comuns conhecidas.

ETIOLOGIA E FISIOPATOGENIA

As cefaleias primárias mais comuns são a enxaqueca, a cefaleia tipo tensão e as cefaleias trigêmino-autonômicas (cuja forma mais comum é a cefaleia em salvas). Outras formas mais raras são a cefaleia hípnica, cefaleia primária relacionada a esforço ou atividade sexual.

Entre as cefaleias secundárias não traumáticas, as mais importantes no contexto do pronto atendimento são a hemorragia subaracnóidea (HSA), a hemorragia intraparenquimatosa cerebral (HIP), o acidente vascular cerebral isquêmico (AVCi), a dissecção de artérias cerebrais e cervicais, a trombose venosa cerebral (TVC), a síndrome da vasoconstrição arterial reversível (SVAR), as síndromes de hipotensão e hipertensão liquórica, e a cefaleia secundária a infecções das vias aéreas superiores.

A fisiopatologia das cefaleias secundárias envolve o acometimento de estruturas extracranianas (pele, couro cabeludo, musculatura, ossos, dentes, ouvido, nervos periféricos e ramos de nervos cranianos) e intracranianas (meninge, vasos arteriais e venosos, complexo trigeminal e nervos sensitivos cranianos e de raízes altas). A dor pode ser causada por tração, tensão, dilatação ou inflamação de estruturas sensíveis. O cérebro não possui terminações dolorosas e é insensível à dor.

O entendimento da fisiopatologia da enxaqueca vem se modificando nas últimas décadas. A teoria vascular deu lugar à ideia de uma disfunção multicêntrica da modulação sensitiva, com papel importante do hipotálamo, do tálamo, do córtex occipital, de centros da matriz reguladora de dor e do sistema trigêmino-cervical.

A gênese das cefaleias trigêmino-autonômicas atualmente é implicada em disfunções hipotalâmicas, e recentemente vem sendo proposta a teoria de uma disfunção do sistema circadiano como parte da fisiopatologia.

AVALIAÇÃO INICIAL

O primeiro passo no atendimento do paciente com cefaleia é a avaliação dos sinais vitais e a garantia da estabilidade clínica. Segue-se então com uma anamnese direcionada à verificação de sinais de alarme (Tabela 1) e um exame neurológico direcionado. Com esses dados iniciais deve-se estabelecer a necessidade de exames complementares para investigação etiológica. O tratamento sintomático deve ser instaurado simultaneamente à investigação, e guiado pela intensidade da dor e pelos outros sintomas associados. Algumas cefaleias primárias podem ser reconhecidas pela história, e devem ser tratadas de acordo com a etiologia suspeita – como a crise de enxaqueca ou a cefaleia em salvas.

▷ **TABELA 1** Sinais de alarme

Padrão	Mudança evidente no padrão de uma cefaleia preexistente, cefaleia em piora progressiva ou refratária ao tratamento
Início	Súbito, pico de intensidade em segundos (*thunderclap*), primeiro episódio de cefaleia intensa
Sistêmicos	Febre, toxemia, *rash* cutâneo, rigidez nucal, emagrecimento, doenças reumatológicas, imunossupressão, neoplasia
Idade	Início após os 40 anos
Neurológicos	Déficit focal, papiledema, rebaixamento do nível de consciência, convulsão

Entre os sinais de alarme, é importante destacar a importância do padrão de instalação da cefaleia. A intensidade da dor e a resposta ao tratamento sintomático são maus preditores de causas secundárias. Frequentemente a enxaqueca se apresenta com episódios de dor muito intensos e incapacitantes, e por vezes não responde ao tratamento inicial. Por outro lado, cefaleias secundárias como a dissecção arterial cervical ou a hemorragia subaracnóidea podem apresentar-se com cefaleia de intensidade moderada, e responder com melhora inicial ao uso de analgésicos comuns. Nesses casos é fundamental estabelecer a forma de instalação da dor. Cefaleias de forte intensidade e que atingem o seu pico em poucos segundos são consideradas cefaleias em trovoadas, ou *thunderclap*, e até prova em contrário devem ser consideradas como cefaleias secundárias. Outro fator importante é a história prévia de crises semelhantes. Pacientes avaliados no pico de uma crise de cefaleia primária de forte intensidade tendem a considerar aquele evento como o mais intenso da vida. Após a analgesia inicial deve-se verificar a existência de uma cefaleia recorrente, por vezes negligenciada pelo próprio paciente. Além da intensidade da dor, deve-se averiguar se há outras características que sejam diferentes dos episódios prévios. Uma vez estabelecida uma mudança de padrão em relação a uma cefaleia habitual do paciente, a investigação complementar se torna necessária.

EXAME CLÍNICO

No exame geral avalia-se o nível de consciência, os sinais vitais, a presença de toxemia e de lesões de pele. Ao exame neurológico verifica-se o estado cognitivo (orientação, presença de agitação, desatenção ou sonolência), sinais focais com ênfase na avaliação dos pares cranianos e sinais meníngeos. Deve-se destacar a fundamental importância da avaliação do fundo de olho na avaliação inicial. Um estudo com pacientes que se apresentaram ao serviço de emergência com queixa principal de cefaleia evidenciou alterações à oftalmoscopia direta não midriática em 8,5% dos pacientes. A presença de alterações ao exame mostrou-se importante preditor de alterações ao exame de imagem (41%) e internação hospitalar (21%). Os principais achados patológicos são papiledema, palidez de papilas e hemorragia retiniana.

INVESTIGAÇÃO COMPLEMENTAR

A necessidade de investigação da cefaleia no pronto atendimento com exames complementares é determinada pela presença de sinais de alarme, que devem ser identificados na história e no exame clínico.

Na história, os principais elementos são: mudança no padrão da crise, cefaleia de forte intensidade e início súbito, infecção concomitante, dor desencadeada por exercício físico ou atividade sexual, início após os 40 anos e imunossupressão prévia.

No exame físico os principais achados de risco são: alteração do nível de consciência, sinais de toxemia, meningismo, sinais neurológicos focais e fundo de olho alterado, especialmente com papiledema.

O primeiro exame a ser solicitado é a tomografia de crânio sem contraste. Na suspeita de infecção (meningite ou meningoencefalite), a punção lombar para análise do liquor deve ser realizada caso não haja uma contraindicação, como hipertensão intracraniana por lesão com efeito expansivo. Na suspeita de hemorragia subaracnóidea, quando a tomografia de crânio não é diagnóstica, recomenda-se seguir com o exame do liquor, que tem maior especificidade cerca de 12 horas após o início da dor. Quando a suspeita é de trombose venosa cerebral, a venografia por tomografia ou ressonância magnética está indicada. O estudo de vasos arteriais deve ser realizado na suspeita de dissecção arterial cervical, aneurisma cerebral e síndrome da vasoconstrição arterial reversível, e também pode ser feito por tomografia ou ressonância magnética. Pacientes idosos com quadro suspeito de arterite de células gigantes devem ter dosado o VHS e, caso alterado, devem ser submetidos à biópsia da artéria temporal.

CEFALEIAS SECUNDÁRIAS

Hemorragia subaracnóidea (HSA)

Condição potencialmente grave, a hemorragia subaracnóidea se apresenta com cefaleia súbita e de forte intensidade em cerca de 97% dos pacientes. A principal causa é a ruptura de um aneurisma cerebral. A investigação inicial se dá com uma tomografia de crânio sem contraste, que apresenta sensibilidade para detectar sangramento intracra-

▷ **TABELA 2** Relação entre sinais de alarme e seus respectivos diagnósticos diferenciais e investigações complementares

Sinal de alarme	Principais diagnósticos diferenciais	Investigação complementar
Início súbito (pico em segundos a minutos)	HSA, aneurisma, HIP, TVC, dissecção	Neuroimagem Estudo de vasos cranianos e cervicais Punção lombar (após neuroimagem)
Piora progressiva	HSD, hipertensão intracraniana (neoplasia)	Neuroimagem
Início após os 50 anos	Arterite de células gigantes, neoplasias, glaucoma	VHS Neuroimagem
Sintomas sistêmicos associados (febre, emagrecimento)	Meningite, encefalite, doenças autoimunes, neoplasia	Neuroimagem Punção lombar Hemograma e exames séricos Provas inflamatórias e autoimunes
Alteração neurológica focal ou do nível de consciência	HSA, AVCH, dissecção, infecção, neoplasia	Neuroimagem Considerar estudo de vasos cranianos e cervicais Punção lombar (após neuroimagem)
Papiledema	Lesão expansiva, hipertensão benigna, meningite	Neuroimagem Punção lombar (após neuroimagem)
Comorbidades: HIV e neoplasia	Infecções oportunistas, metástase	Neuroimagem Punção lombar
Gestação e puerpério	Trombose venosa central, dissecção arterial	Neuroimagem Estudo de vasos cranianos e cervicais
Deflagrada por esforço ou manobra de Valsalva	Hemorragia subaracnóidea, vasoconstrição arterial reversível	Neuroimagem Estudo de vasos cranianos e cervicais Considerar punção lombar
História de traumatismo craniano	Hematoma subdural, hemorragia subaracnóidea, dissecção arterial	Neuroimagem Estudo de vasos cranianos e cervicais

AVCH: acidente vascular cerebral hemorrágico; HIP: hemorragia intraparenquimatosa; HSA: hemorragia subaracnóidea; HSD: hematoma subdural; TVC: trombose venosa central.

niano de 98% nas primeiras 12 horas do início do sintoma. Pacientes com suspeita clínica e tomografia de crânio devem realizar punção liquórica para excluir a presença de sangramento não detectável pelo exame de imagem. A sensibilidade do exame do liquor nas primeiras horas do sangramento se aproxima de 100%, mas um acidente de punção pode gerar resultado falso-positivo. Parâmetros importantes para diferenciar esses casos são a xantocromia à espectroscopia após centrifugação, que fica mais evidente após 12 horas do sangramento.

Pacientes com achado de sangramento meníngeo nesse contexto devem ser submetidos a exame de imagem para estudo de vasos, como angiotomografia, angiorressonância ou arteriografia digital. O tratamento deve ser realizado conforme a etiologia, e em geral os pacientes devem ser admitidos em unidades de terapia intensiva para monitorização contínua, com especial atenção quanto a sinais de hipertensão intracraniana e crise convulsiva. Devem também ser avaliados por equipe de neurocirurgia e/ou radiologia intervencionista para programação do tratamento definitivo conforme topografia e evolução clínica do paciente.

Dissecção arterial

Causa comum de acidentes vasculares cerebrais em jovens, a dissecção arterial espontânea tem como apresentação clínica mais comum a dor cervical ou craniana. A evolução da dor pode ser gradual ou súbita (em *thunderclap*). Na dissecção carotídea a dor geralmente é cervical, retro-orbitária e frontal, e a síndrome de Horner pode estar presente, geralmente parcial, com semiptose e miose e sem o componente de anidrose. Na dissecção vertebral a dor é comumente cervical posterior, com irradiação para região occipital e temporal. É mais comum em mulheres e pode estar relacionada a história de traumas de baixo impacto, manipulação quiropráxica da coluna cervical e posturas viciosas em hiperextensão do pescoço. O diagnóstico é feito por meio de exames de imagem com estudos direcionados para vasos arteriais cervicais e intracranianos, com angiotomografia ou angiorressonância. A ressonância de crânio está indicada para avaliar presença de focos isquêmicos, que podem ser oligossintomáticos. Avanço recente, um estudo sobre parede de vaso por ressonância magnética de alta resolução vem permitindo melhor definição das lesões arteriais. Pacientes que se manifestam com sinais de isquemia cerebral aguda não têm contraindicação ao tratamento padrão do AVC, e devem ser submetidos a trombólise quando elegíveis. O tratamento da dissecção pode ser realizado com antiagregação plaquetária ou anticoagulação, não havendo consenso na literatura quanto à escolha.

Trombose venosa cerebral

A trombose venosa cerebral é uma condição potencialmente grave que em até 89% dos pacientes se manifesta com a cefaleia como o principal sintoma, e por vezes pode ser o único. A instalação é geralmente gradual e progressiva no período de dias, mas apresentação súbita em *thunderclap* é possível, e não é rara. Outra forma de apresentação frequente é com fenótipo da enxaqueca, associada a foto e fonofobia, náusea e vômitos, razão pela qual é importante um alto índice de suspeição em pacientes com fatores de risco (como trombofilias, gestação e puerpério). Até 40% dos pacientes evoluem com um episódio de crise convulsiva. Outros sintomas neurológicos potencialmente presentes são relacionados a hipertensão intracraniana (piora ao deitar-se e com manobra de Valsalva) e a encefalopatia (quadro confusional, desorientação, apatia). Na avaliação clínica inicial é fundamental a realização do fundo de olho, que pode revelar papiledema e apontar para uma patologia secundária diante de uma apresentação com características aparentemente primárias. Investigação com exame de imagem deve ser realizada para todos os pacientes com suspeita clínica. Os exames de escolha para casos suspeitos de trombose venosa cerebral são a ressonância magnética de crânio com venografia, mas na indisponibilidade do exame, pode ser substituído pela associação de TC de crânio com venografia de crânio por TC com sensibilidade e especificidade estimadas em 85 e 91%. O tratamento é feito com anticoagulação, e pacientes com o diagnóstico confirmado devem receber o tratamento inicial em unidade de terapia intensiva.

Síndrome da vasoconstrição cerebral reversível

Grupo de condições que cursa com estreitamento e dilatação multifocais de artérias cerebrais, com comportamento reversível, que tipicamente se manifesta com cefaleia em trovoada (*thunderclap*) e menos frequentemente com sinais focais, edema cerebral difuso, crise convulsiva e AVCi. Para confirmação, deve-se realizar o exame de liquor, que por definição deve ser normal ou pouco alterado (tipicamente proteína não maior que 70 mg/dL e celularidade inferior a 20 céls./mm^3, com glicose normal e sem evidência de hemorragia subaracnóidea). Estudo arterial evidencia dilatações e estreitamentos segmentares das artérias cerebrais, mas o primeiro exame pode ser normal em até 55% dos casos, sendo por vezes necessário repetir o exame em 4 semanas. As alterações arteriais se revertem espontaneamente em até 12 semanas. Os fatores de risco mais comuns são: parto e puerpério, inibidores de recaptação de serotonina, triptanos, pseudoefedrina, ergotamina e drogas de abuso como maconha, cocaína, anfetaminas e ecstasy. O tratamento é de suporte, direcionado ao controle arterial, e tratamento das complicações, não havendo medida específica com evidência na literatura.

Hipotensão liquórica espontânea

O padrão mais típico de apresentação da hipotensão liquórica espontânea é uma cefaleia com piora em ortostase e melhora em decúbito, mas também pode se apresentar com piora ao final do dia, sem relação tão clara com a ortostase, especialmente após 10 semanas do início. Pacientes com história recente de punção lombar não necessitam de exames para investigação diagnóstica. Os demais casos são suspeitos de hipotensão liquórica espontânea e devem ser investigados. O primeiro exame diagnóstico é a ressonância magnética que evidencia sinais indiretos de hipotensão liquórica: realce paquimeníngeo difuso, coleções subdurais, posição baixa de estruturas encefálicas, alargamento hipofisário e ingurgitamento dos plexos venosos epidurais. Em casos cuja principal suspeita é a HLE, a punção lombar diagnóstica deve ser evitada. Entretanto, em casos de investigação de uma cefaleia secundária com a punção lombar, pressão de abertura inferior a 6 cmH_2O deve sugerir o diagnóstico. O conteúdo do liquor pode apresentar quimiocitologia normal ou com discreta pleocitose linfomonocitária e aumento da proteinorraquia. A ressonância magnética de medula pode evidenciar sinais indiretos de fístula liquórica espontânea e mesmo coleções, que contudo não têm valor localizatório da fístula. Para a identificação de pontos de fístula liquórica, os exames mais indicados são a mielotomografia dinâmica e a mielografia digital por subtração. A topografia mais comum de fístula é a transição cérvico-torácica. Ao contrário de pacientes com cefaleia pós-punção lombar, a maioria dos pacientes com HLE não responde bem a medidas conservadoras como repouso e cafeína. Atualmente, *blood-patch* é considerado o tratamento de escolha, e pode ser realizado empiricamente, ou seja, sem a localização precisa do ponto de fístula. Em pacientes cuja resposta ao *blood-patch* empírico é inadequada, recomenda-se seguir com o *blood-patch* guiado por um exame invasivo capaz de apontar o ponto preciso de fístula. Casos refratários podem ser secundários a lesões como osteófitos, ou a fístula venoliquórica. Nesses casos, múltiplos *blood-patches* podem ser necessários, e eventualmente a correção é cirúrgica.

Hipertensão intracraniana

Diversas patologias podem cursar com hipertensão intracraniana. Entre elas, a principal causa é o pseudotumor *cerebri*, mais comum em mulheres jovens e com obesidade. Outras causas são neoplasia primária ou metastática de sistema nervoso central, hematoma subdural, hemorragia intraparenquimatosa (especialmente em regiões próximas ao aqueduto cerebral) e trombose venosa cerebral.

A cefaleia da hipertensão intracraniana comumente apresenta padrão de piora da intensidade progressiva ao longo de dias a semanas, com intensificação na posição supina, e pode-se notar piora pela manhã e melhora ao se levantar. No pseudotumor *cerebri* outros sintomas comuns são dorsalgia, *tinnitus* pulsátil, turvação visual transitória e perda de campo visual. A cefaleia relacionada à neoplasia na vasta maioria dos casos é acompanhada de déficits neurológicos focais ou crises epilépticas sintomáticas. Hematoma subdural é mais comum em idosos com história de queda ou outros traumas. A hemorragia intraparenquimatosa é um evento agudo que geralmente cursa com déficit neurológico e pode também cursar com crise epiléptica e rebaixamento do nível de consciência. A trombose venosa cerebral pode se manifestar com cefaleia isolada, mas geralmente se apresenta com outros sintomas neurológicos como crise epiléptica sintomática.

O exame neurológico pode evidenciar alterações do nível de consciência (especialmente nos quadros agudos), déficits focais progressivos, por vezes discretos e não notados pelos pacientes (nos casos de neoplasia intracraniana) e papiledema, sendo a avaliação do fundo de olho obrigatória na suspeita clínica de hipertensão intracraniana. Diplopia horizontal pode estar presente secundária à hipertensão intracraniana, não necessariamente um sinal focal.

Cefaleia com progressão de piora há meses ou anos também deve ser investigada, mas na ausência de alterações neurológicas ao exame raramente está relacionada a causas expansivas, sendo comumente progressão de cefaleia primária não tratada.

A investigação deve ser iniciada com um exame de neuroimagem, preferencialmente a tomografia craniana pela rapidez e agilidade em excluir alterações agudas mais graves (como hemorragia intraparenquimatosa ou sinais de hidrocefalia aguda). A ressonância magnética de crânio é um exame mais detalhado e pode ser fundamental nos casos em que a tomografia não auxilia no diagnóstico. Uma vez excluídas lesões com efeito de massa, deve-se realizar a punção lombar com o paciente em decúbito lateral para aferição da pressão de abertura. Níveis superiores a 250 mmH_2O indicam hipertensão intracraniana. Por fim, deve-se concluir a investigação com estudo venoso cerebral por angiotomografia ou angiorressonância, para excluir a hipótese de trombose venosa cerebral.

Pacientes com sinais clínicos de hipertensão intracraniana (papiledema ou diplopia secundária a paresia do VI par), sem lesões estruturais (com confirmação por ressonância magnética), que apresentam o exame do liquor com aumento da pressão de abertura e sem alterações quimiocitológicas, têm o diagnóstico de pseudotumor *cerebri*. Nesses casos, deve-se proceder a avaliação do campo visual. Pacientes com comprometimento do campo visual devem receber medidas para controle da pressão intracraniana. A principal alternativa é a acetazolamida, com dose inicial de 250-500 mg e dose máxima de 4 g. Em casos refratários ou em pacientes com pseudotumor fulminante (deterioração grave da visão em dias a semanas), indica-se tratamento invasivo com derivação ventrículo-peritoneal. Nos últimos anos, um outro procedimento que vem se demonstrando efetivo e com boa segurança para pacientes selecionados é o *stent* de seio venoso, em casos de estenose do transverso associada a gradiente tran-estenose. Para controle transitório da pressão sobre o nervo óptico e preservação da visão pode-se utilizar a fenestração do nervo óptico. Por fim, o controle da doença se dá com a perda ponderal. Estudo recente demonstrou que a cirurgia bariátrica é efetiva para o controle da pressão intracraniana em pacientes com pseudotumor *cerebri* e IMC > 35.

▷ **TABELA 3** Critérios diagnósticos de cefaleia tipo tensão episódica, segundo a Classificação Internacional das Cefaleias – 3ª edição (2018) – ICHD-3

Critérios
A. Ao menos 10 episódios de cefaleia ocorrendo em < 1 dia/mês em média (< 12 dias/ano) e preenchendo os critérios B-D
B. Duração de 30 minutos a sete dias
C. Ao menos duas das quatro seguintes características: 1. Localização bilateral 2. Qualidade em pressão ou aperto (não pulsátil) 3. Intensidade fraca ou moderada 4. Não agravada por atividade física rotineira como caminhar ou subir escadas
D. Ambos os seguintes: 1. Ausência de náusea ou vômitos 2. Fotofobia ou fonofobia (apenas uma delas pode estar presente)
E. Não mais bem explicada por outro diagnóstico da ICHD-3

CEFALEIAS PRIMÁRIAS

Cefaleia tipo tensão

A apresentação clínica mais comum é de cefaleia de leve a moderada intensidade, bilateral ou holocraniana, não pulsátil, sem outros sintomas associados. Pode eventualmente ser acompanhada de foto ou fonofobia. Raramente cursa com náusea e outro aspecto que diferencia das crises típicas de enxaqueca é que não costuma piorar com esforços nem limitar as atividades usuais dos pacientes. É incomum que o paciente procure o pronto atendimento por cefaleia tipo tensão, sendo sempre importante investigar diferenciais como enxaqueca crônica, que pode cursar com perda das características fenotípicas das crises. O tratamento do episódio agudo é feito com analgésicos comuns (dipirona, paracetamol) ou anti-inflamatórios não hormonais (cetoprofeno, ibuprofeno, nimesulida).

Enxaqueca

Cefaleia primária mais comum no pronto atendimento. A apresentação clínica mais comum é de dor unilateral, pulsátil, de moderada a forte intensidade, associada a foto e/ou fonofobia, náusea e/ou vômitos e piora com esforço. Frequentemente algumas dessas características podem estar ausentes, especialmente em pacientes com enxaqueca crônica. Tipicamente, a duração é de 4 a 72 horas e crises mais prolongadas são chamadas de estado enxaquecoso (ou estado migranoso). A investigação complementar deve ser realizada quando são identificados sinais de alarme, como mudança no padrão das crises ou alterações ao exame neurológico. Pacientes com história bem definida e exame neurológico normal não necessitam de exames complementares para investigação. Os critérios diagnósticos da enxaqueca sem aura e com aura são apresentados nas Tabelas 4 e 5, respectivamente.

▷ **TABELA 4** Critérios diagnósticos de enxaqueca sem aura, segundo a Classificação Internacional das Cefaleias – 3ª edição (2018) – ICHD-3

A. Ao menos cinco crises preenchendo os critérios de B a D
B. Crises de enxaqueca durando 4-72 horas (sem tratamento ou com tratamento ineficaz)
C. A enxaqueca possui ao menos duas das seguintes características: 1. Localização unilateral 2. Caráter pulsátil 3. Intensidade da dor moderada ou forte 4. Exacerbada por ou levando o indivíduo a evitar atividades físicas rotineiras (por exemplo: caminhar ou subir escadas)
D. Durante a enxaqueca, ao menos um dos seguintes: 1. Náusea e/ou vômito 2. Fotofobia e fonofobia
E. Não mais bem explicada por outro diagnóstico da ICHD-3

▷ **TABELA 5** Critérios diagnósticos de enxaqueca com aura, segundo a Classificação Internacional das Cefaleias – 3ª edição (2018) – ICHD-3

A. Ao menos duas crises preenchendo os critérios de B a D
B. Um ou mais dos seguintes sintomas de aura plenamente reversíveis: 1. Visual 2. Sensorial 3. Fala e/ou linguagem 4. Motor 5. Tronco cerebral 6. Retiniano
C. Ao menos três das seis seguintes características: 1. Ao menos um sintoma de aura alastra-se gradualmente por ≥ 5 minutos 2. Dois ou mais sintomas de aura ocorrem em sucessão 3. Cada sintoma de aura individual dura 5-60 minutos 4. Ao menos um sintoma de aura é unilateral 5. Ao menos um sintoma de aura é positivo 6. A aura é acompanhada, ou seguida dentro de 60 minutos, por cefaleia
D. Não mais bem explicada por outro diagnóstico da ICHD-3

As principais classes de drogas para o tratamento da crise aguda são os triptanos, os anti-inflamatórios não hormonais, os analgésicos comuns e os bloqueadores dopaminérgicos. Opções de segunda linha são bloqueio de nervo, corticosteroides, anticonvulsivantes e sulfato de magnésio. Um passo fundamental no tratamento da crise de enxaqueca é a hidratação adequada. Além da perda de líquidos por vômitos, a enxaqueca cursa com gastroparesia e redução da ingesta geral de alimentos e líquidos, devendo-se sempre considerar expansão volêmica caso não haja contraindicações. Pacientes refratários ao tratamento inicial no pronto atendimento podem ser considerados para admissão intra-hospitalar para controle de crises. Pacientes que apresentam alodínia nos pontos de emergência dos nervos grandes-occipitais podem responder bem ao bloqueio anestésico com lidocaína como tratamento adjuvante.

Para o tratamento preventivo da enxaqueca as principais opções são betabloqueadores, candesartana, topiramato, ácido valproico, amitriptilina, venlafaxina, toxina botulínica (para enxaqueca crônica) e anticorpos monoclonais antagonistas do

CGRP (ligante ou receptor). O tratamento preventivo é indicado para todos os pacientes que apresentam crises recorrentes incapacitantes, ou que apresentam mais de três dias de dor por mês por mais de três meses.

Tratamento agudo de enxaqueca

O objetivo do tratamento de crise aguda da enxaqueca no pronto atendimento é estabelecer rápido alívio da dor, com mínimo efeito colateral e redução do risco de recidiva. Após o controle, os pacientes devem ser orientados quanto ao acompanhamento pós-alta.

Sempre que possível, o tratamento deve ser realizado em ambiente calmo e com pouca luminosidade.

Passo importante e por vezes negligenciado no tratamento da crise de enxaqueca é o estabelecimento de hidratação adequada. Existem diversos mecanismos relacionados com a crise da enxaqueca que podem promover um estado de desidratação, entre eles a gastroparesia, os vômitos de repetição e a poliúria por vezes observada no período prodrômico. Os benefícios de uma hidratação adequada são consensuais na literatura.

O tratamento medicamentoso deve ser estabelecido de preferência por via parenteral, ou com spray nasal no caso dos triptanos. As classes de medicações disponíveis, além dos triptanos (medicações específicas para o tratamento da crise aguda da enxaqueca, contraindicados na presença de doença arterial prévia ou hipertensão sistêmica mal controlada), são os analgésicos comuns (dipirona e paracetamol), os anti-inflamatórios não hormonais (cetoprofeno, diclofenaco, ibuprofeno, naproxeno, cetorolaco), os bloqueadores dopaminérgicos (metoclopramida, clorpromazina), os anticonvulsivantes (valproato de sódio) e em segunda linha o sulfato de magnésio.

Pacientes com náusea ou vômitos se beneficiam do uso de bloqueadores dopaminérgicos, dimenidrato ou ondansetrona.

O corticoide pode ser utilizado para pacientes com história de recidiva precoce ou crise prolongada. A formulação mais estudada é a dexametasona, 8 a 12 mg IV.

O tratamento adjuvante com bloqueio anestésico dos nervos occipital maior e menor, uni ou bilateralmente, realizado com lidocaína 2%, é uma alternativa considerada eficaz, mas que ainda carece de estudos prospectivos controlados.

Alguns trabalhos avaliaram a eficácia do uso de oxigênio normobárico em alto fluxo para crise de enxaqueca no pronto atendimento, mas não obtiveram sucesso na apresentação de evidência de benefício do tratamento.

Se houver melhora completa da dor após a primeira medida iniciada, deve-se liberar o paciente para seguimento ambulatorial.

Se houver piora ou não houver melhora com a primeira medida, deve-se associar outra classe de droga (p. ex., se o paciente não apresenta melhora com analgésico ou anti-inflamatório não hormonal, associa-se bloqueador dopaminérgico e/ou triptanos parenteral). Nesses casos deve-se também considerar a necessidade de investigação de patologias secundárias sobrepostas e a possibilidade de internação para controle de crises refratárias.

▷ **TABELA 6** Tratamento agudo da enxaqueca

Crise leve a moderada
Analgésicos comuns: ▪ Dipirona 500-2.000 mg IV ou VO ▪ Paracetamol 500-750 mg VO
Crise moderada a intensa
Anti-inflamatórios não hormonais: ▪ Cetoprofeno 100 mg IV ou IM ▪ Diclofenaco 75 mg IM ▪ Cetorolaco 30-60 mg IV ou 30 mg IM ▪ Naproxeno 500 mg VO Triptanos: Sumatriptano: ▪ 6 a 12 mg VS ▪ 50 a 200 mg VO ▪ 10 a 20 mg spray nasal ▪ A dose inicial pode ser repetida após 2 horas ▪ Zolmitriptano 2,5 a 5 mg VO ▪ Rizatriptano 5 a 10 mg VO ▪ Naratriptano 2,5 a 5 mg VO Antieméticos e antagonistas dopaminérgicos: ▪ Dimenidrato 30 mg ▪ Metoclopramida 10 mg VO, IV* ou IM ▪ Clorpromazina 10 a 25 mg IV** ou VO ▪ Prometazina 25 mg IM ▪ Haloperidol 2,5 a 5 mg, IM ou IV**
Tratamento de segunda linha: ▪ Valproato de sódio 1.000 mg IV ▪ Sulfato de magnésio 2.000 mg IV (mais eficaz na enxaqueca com aura)
Prevenção de recorrência: ▪ Dexametasona 4-12 mg IV

* Administração IV deve ser lenta pelo risco de reações extrapiramidais agudas.

** Paciente deve ser monitorizado durante a administração IV pelo risco de prolongamento do intervalo QT.

Orientação após alta

Pacientes com enxaqueca têm crises recorrentes e por vezes frequentam o pronto atendimento para obter alívio adequado. Frequentemente desconhecem o diagnóstico e o prognóstico da doença (especialmente o aumento do risco de cronificação com o aumento da frequência de crises e o abuso de analgésicos). O atendimento na emergência acaba sendo o único contato com um médico para muitas dessas pessoas que, de resto, não apresentam outras comorbidades. Por isso, é fundamental que após o controle da crise de enxaqueca o emergencista oriente quanto ao tratamento de recidivas após a alta, identifique aqueles pacientes sob maior risco de cronificação e os encaminhe para acompanhamento especializado e tratamento profilático.

Cefaleia em salvas

Entre as cefaleias trigêmino-autonômicas, a cefaleia em salvas é a mais frequente. Predomina na população do sexo masculino e tem pico de incidência entre a terceira e a quinta décadas. A apresentação clínica é de cefaleia de forte intensidade, unilateral, acometendo região periorbitária e temporal, acompanhada de sintomas autonômicos ipsilaterais (hiperemia conjuntival, lacrimejamento e ptose, congestão nasal unilateral e rubor facial) e sensação de agitação ou inquietação durante a crise. A duração de cada episódio é curta (entre 15 e 180 minutos) e os surtos duram entre 1 e 3 meses na forma episódica, com frequência de um episódio a cada 2 dias até oito por dia. A Tabela 7 demonstra os critérios diagnósticos da cefaleia em salvas.

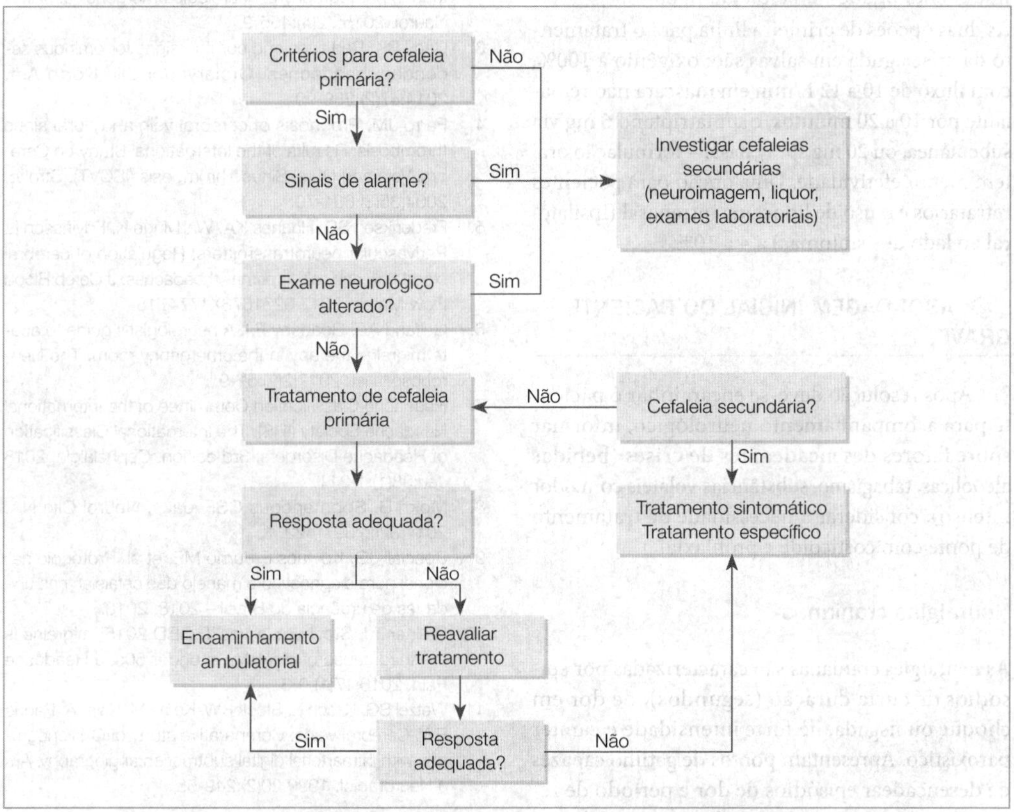

▷ **FIGURA 1** Avaliação inicial do paciente com cefaleia.

▷ **TABELA 7** Critérios diagnósticos de cefaleia em salvas, segundo a Classificação Internacional das Cefaleias – 3ª edição (2018) – ICHD-3

A. Ao menos cinco crises preenchendo os critérios B-D
B. Dor forte ou muito forte unilateral, orbital, supraorbital e/ou temporal, durando 15-180 minutos (quando não tratada)
C. Um dos ou ambos os seguintes: 1. Ao menos um dos seguintes sintomas ou sinais, ipsilaterais à cefaleia: A. Injeção conjuntival e/ou lacrimejamento B. Congestão nasal e/ou rinorreia C. Edema palpebral D. Sudorese frontal e facial E. Miose e/ou ptose 2. Sensação de inquietude e agitação
D. Ocorrendo com uma frequência entre uma a cada dois dias e oito por dia
E. Não mais bem explicada por outro diagnóstico da ICHD-3

Tratamento agudo da cefaleia em salvas

As duas opções de primeira linha para o tratamento da crise aguda em salvas são: oxigênio a 100%, com fluxo de 10 a 12 L/min em máscara não reinalante por 10 a 20 minutos, e sumatriptano 6 mg via subcutânea, ou 20 mg spray nasal – formulação oral tem menor efetividade. Uma opção para pacientes refratários é o uso de lidocaína intranasal (ipsilateral ao lado dos sintomas) a 4 a 10%.

ABORDAGEM INICIAL DO PACIENTE GRAVE

Após resolução deve-se encaminhar o paciente para acompanhamento neurológico, informar sobre fatores desencadeantes de crises (bebidas alcoólicas, tabagismo, substâncias voláteis com odor intenso), considerar a necessidade de tratamento de ponte com corticoide e profilaxia.

Neuralgias cranianas

As neuralgias cranianas são caracterizadas por episódios de curta duração (segundos), de dor em choque ou fisgada, de forte intensidade e caráter paroxístico. Apresentam pontos de gatilho capazes de desencadear episódios de dor e período de refratariedade. Quadros de neuralgia craniana devem sempre ser investigados para causas secundárias com exame de imagem e estudo de vasos cranianos. As etiologias comuns são compressão por alça vascular, neuroma do acústico, meningeoma, aneurisma sacular e esclerose múltipla. Casos em que a investigação não aponta causa secundária são considerados como neuralgias essenciais.

A neuralgia craniana mais comum é a do trigêmeo, que geralmente acomete o território de V3 e/ou V2, raramente sendo bilateral ou acometendo V1.

O tratamento de primeira linha é realizado com carbamazepina. Outras drogas consideradas efetivas são a oxcarbazepina, a fenitoína, o baclofeno e a lamotrigina. Em casos refratários deve-se encaminhar para avaliação cirúrgica.

LITERATURA RECOMENDADA

1. ACR. ACR headache appropriateness criteria. JACR. 2013:1-11.
2. Bruce BB, Biousse V, Newman NJ. Nonmydriatic ocular fundus photography in neurologic emergencies. JAMA Neurol. 2015;72(4):455-9.
3. Cady RK. Red flags and comfort signs for ominous secondary headaches. Otolaryngol Clin North Am. 2014;47(2):289-99.
4. Ferro JM. Prognosis of cerebral vein and dural sinus thrombosis: Results of the International Study on Cerebral Vein and Dural Sinus Thrombosis (ISCVT). Stroke. 2004;35(3):664-70.
5. Frederiksen SD, Haanes KA, Warfvinge K, Edvinsson L. Perivascular neurotransmitters: Regulation of cerebral blood flow and role in primary headaches. J Cereb Blood Flow Metab. 2017:0271678X1774718.
6. Gelfand AA, Goadsby PJ. A neurologist's guide to acute migraine therapy in the emergency room. The Neurohospitalist. 2012;2(2):51-9.
7. Headache Classification Committee of the International Headache Society (IHS). The International Classification of Headache Disorders, 3rd edition. Cephalalgia. 2018 Jan;38(1):1-211.
8. Mokri B. Spontaneous CSF leaks. Neurol Clin NA. 2014;32(2):397-422.
9. Speciali JG, Kowacs F, Jurno ME, et al. Protocolo nacional para diagnóstico e manejo das cefaleias nas unidades de urgência do Brasil – 2018. 2018.
10. Steiner TJ, Stovner LJ, Vos T. GBD 2015: migraine is the third cause of disability in under 50s. J Headache Pain. 2016;17(1):0-3.
11. Wetzel SG, Kirsch E, Stock KW, Kolbe M, Kaim A, Radue EW. Cerebral veins: Comparative study of CT venography with intraarterial digital subtraction angiography. Am J Neuroradiol. 1999;20(2):249-55.

30 Ascite

Rodrigo Antonio Brandão Neto
Hassan Rahhal
Fernando Salvetti Valente

PONTOS IMPORTANTES

- Ascite é definida como acúmulo patológico de líquido na cavidade peritoneal.
- Todos os pacientes com ascite no exame físico sem diagnóstico etiológico devem ser submetidos à paracentese diagnóstica.
- Os exames diagnósticos séricos e do líquido ascítico devem ser solicitados de acordo com as hipóteses diagnosticas, embora contagem de células no líquido ascítico com diferencial, cultura e concentração de albumina sempre devam ser solicitados.
- Um dos passos mais importantes na avaliação de uma ascite é a realização do gradiente de albumina soro-ascite (GASA).
- As etiologias da ascite podem ser divididas em relacionadas à hipertensão portal (GASA aumentado) e em não relacionadas à hipertensão portal (GASA diminuído). As causas de ascite devem ser investigadas em uma sequência objetiva e custo-efetiva.
- Pacientes cirróticos com novos sintomas sistêmicos ou abdominais devem ser avaliados para a hipótese diagnóstica de peritonite bacteriana espontânea (PBE).
- O tratamento da ascite depende da etiologia e em cirróticos inclui diuréticos e paracentese, que podem ser necessários em pacientes com ascite refratária.

INTRODUÇÃO E DEFINIÇÕES

Ascite é definida como acúmulo patológico de líquido na cavidade peritoneal. A origem do termo vem do grego *askites*, que significa saco ou bolsa.

Pode ocorrer por múltiplas causas, incluindo neoplasia maligna; no entanto, a relação entre cirrose e ascite é extremamente importante. Cirrose hepática é responsável por 85% das ascites, e ascite está presente em 30% dos pacientes cirróticos no diagnóstico, ocorrendo em 58% dos restantes nos próximos 10 anos ou 5 a 10% de incidência ao ano. A presença de ascite em pacientes cirróticos é associada com mortalidade de 15% em 1 ano e 44% em 5 anos.

O diagnóstico de ascite tem sido complicado recentemente pela epidemia de obesidade no mundo, e a sensibilidade do exame físico para detecção de ascite é relativamente baixa, variando entre 50 e 94%, com especificidade de 30 a 80%.

ETIOLOGIA E FISIOPATOLOGIA

A cirrose hepática, como já pontuado, é a principal causa de ascite. Outras causas de ascite são resumidas na Tabela 1.

▷ **TABELA 1** Principais causas de ascite

Etiologia	Frequência
Cirrose hepática	81-85%
Neoplasias malignas	10%
Insuficiência cardíaca	3-5%
Tuberculose	1,6-5%
Diálise	1%
Doença pancreática	1%
Outras causas	2%

O aparecimento de ascite no paciente cirrótico é o evento final de uma série de alterações anatômicas, fisiológicas e bioquímicas. A presença de hipertensão portal é uma condição essencial para aparecimento da ascite. Pressão portal maior do que 12 mmHg é necessária para que ocorra retenção de líquido, e a reversão da hipertensão portal pode levar ao desaparecimento da ascite.

A partir do aparecimento da hipertensão portal, mudanças importantes na circulação esplâncnica ocorrem, como a abertura de colaterais portossistêmicos que servem de *shunts* nessa circulação. Além disso, ocorre aumento da circulação de mediadores inflamatórios e produtos de origem bacteriana. Essas alterações são secundárias a um supercrescimento bacteriano intraluminal, aumento da permeabilidade capilar e translocação bacteriana. A presença de *shunts* portossistêmicos, associada à diminuição da capacidade hepática de metabolização desses mediadores, leva a um processo de vasodilatação esplâncnica, e ocorre o que chamamos de circulação hiperdinâmica do paciente cirrótico, com aumento de débito cardíaco, diminuição da resistência vascular periférica e da pressão arterial. Haverá, então, diminuição do volume circulante efetivo com consequente ativação de barorreceptores e sistemas vasoativos, com aumento da produção de norepinefrina, endotelina, prostaglandinas, vasoconstritores e ativação do sistema renina-angiotensina e produção de ADH, que diminuirão a perfusão renal, causarão retenção líquida e aparecimento da síndrome hepatorrenal e ascite.

Classicamente duas teorias foram criadas para explicar o aparecimento da ascite nesses pacientes, *underfilling* e *overflow*. Na teoria do *underfilling*, a pressão portal aumentada levaria ao extravasamento de fluido, e a hipovolemia resultante levaria a ativação do sistema renina-angiotensina-aldosterona, responsável por retenção de sódio e água, aumento do volume plasmático e da pressão portal. A teoria do *overflow* propõe que o evento primário seja a retenção de sódio e água, expansão plasmática e aumento da pressão portal com extravasamento líquido. As duas teorias parecem contribuir para o aparecimento da cirrose em diferentes momentos, mas o mecanismo fisiopatológico mais aceito é a combinação de ambas associadas à vasodilatação generalizada que ocorre nesses pacientes. Há evidências mais recentes de que o volume circulante efetivo nesses pacientes se encontra diminuído, e há ativação do sistema renina-angiotensina-aldosterona. Além disso, em estágios mais avançados, o aumento da secreção do hormônio antidiurético parece apresentar papel preponderante para o acúmulo de líquido na cavidade abdominal. Novas teorias para o aparecimento da cirrose precisaram, necessariamente, incluir esses fatores.

MANIFESTAÇÕES CLÍNICAS

A principal queixa do paciente geralmente está relacionada ao aumento do volume abdominal.

A abordagem inicial é descartar outras causas para o sintoma, principalmente distensão gasosa das alças intestinais ou massas intra-abdominais. A epidemia mundial de obesidade cria uma dificuldade diagnóstica nesses pacientes, com o panículo adiposo sendo ocasionalmente confundido com ascite. A distensão abdominal causada pela ascite é na maioria das vezes indolor, exceto em caso de inflamação associada ou grande volume de ascite. Podem ocorrer desconforto respiratório e dispneia por compressão pulmonar pelo líquido ascítico. Saciedade precoce também é um dos sintomas relatados. Os pacientes podem ter edema periférico e, caso apresentem peritonite bacteriana espontânea (PBE), podem ocorrer febre ou confusão mental.

O exame físico é parte essencial no diagnóstico, com a capacidade de detectar volumes a partir de 1.500 mL coletados na cavidade. A manobra mais sensível para essa detecção é a macicez móvel. Em pacientes sem macicez móvel e com distensão abdominal, a chance de ascite estar presente é de apenas 10%. A sensibilidade do exame físico e a sua especificidade variam de 50 a 94% e 29 a 82% respectivamente. O diagnóstico pode ser realizado em ascites de menor volume com a ultrassonografia, que pode detectar a partir de 100 mL de volume.

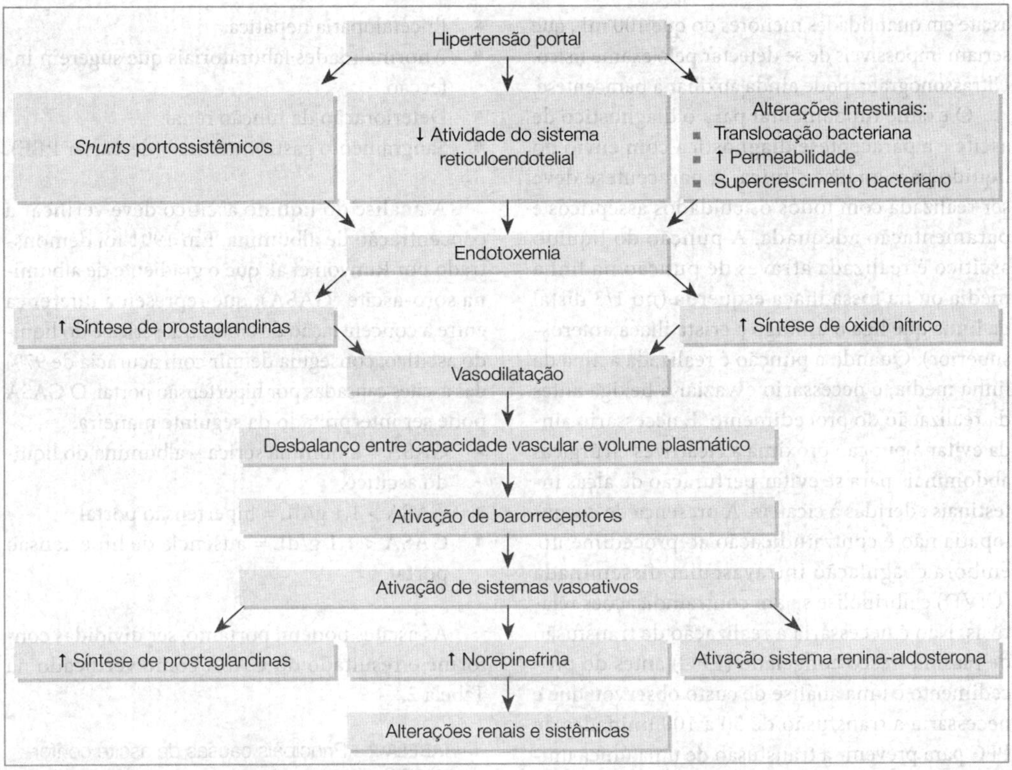

▷ **FIGURA 1** Fisiopatologia da ascite em pacientes cirróticos.

Uma vez definido que o paciente apresenta ascite, deve-se pensar no diagnóstico diferencial das possíveis etiologias, com diferentes achados em diferentes patologias. Assim, vale pesquisar:

- Fatores de risco para doença hepática, que incluem: consumo de álcool (risco aumentado de cirrose com consumo de álcool > 80 g/dia em homens e 20 g/dia em mulheres em 10 anos) ou situações de risco aumentado de contaminação por vírus da hepatite (uso de drogas injetáveis, práticas sexuais de risco etc.).
- Avaliar antecedente de tuberculose, realização de diálise, doenças associadas como lúpus eritematoso sistêmico (LES) e esclerodermia, que podem estar associadas a hepatite autoimune ou cirrose biliar primária, insuficiência cardíaca, neoplasias, doença pancreática, obesidade, diabetes, doenças sexuais transmissíveis.
- Exame físico: deve-se procurar achados sugestivos de doença cardíaca como estase jugular, edema periférico e B3; estigmas de doença hepática como telangectasias e hipertrofia de parótidas; achados sugestivos de doença neoplásica como nódulos supraclaviculares (alto risco de neoplasia), abdome escavado, nódulos em parede abdominal ou nódulo periumbilical (nódulo *sister Mary-Joseph*) também são importantes.

A ascite pode ainda ser graduada conforme seu tamanho:

- Grau 1: ascite pequena, detectada apenas por exame de imagem.
- Grau 2: ascite moderada, com distensão discreta do abdome.
- Grau 3: grande ascite com importante distensão abdominal.

EXAMES COMPLEMENTARES

Os exames complementares servem para confirmar a presença de ascite.

Exames de imagem como ultrassonografia e tomografia computadorizada de abdome detectam ascite em quantidades menores do que 100 mL, que seriam impossíveis de se detectar pelo exame físico. Ultrassonografia pode ainda auxiliar a paracentese.

O exame fundamental para o diagnóstico de ascite é a paracentese diagnóstica com envio do líquido para análise clínica. A paracentese deve ser realizada com todos os cuidados assépticos e paramentação adequada. A punção do líquido ascítico é realizada através de punção na linha média ou na fossa ilíaca esquerda (no 1/3 distal da linha que liga o umbigo à crista ilíaca anterossuperior). Quando a punção é realizada acima da linha média, é necessário esvaziar a bexiga antes da realização do procedimento. É necessário ainda evitar a punção próxima a cicatrizes cirúrgicas abdominais para se evitar perfuração de alças intestinais aderidas à cicatriz. A presença de coagulopatia não é contraindicação ao procedimento, embora coagulação intravascular disseminada (CIVD) e fibrinólise sejam contraindicações relativas. Não é necessária a realização de transfusão de plasma fresco congelado (PFC) antes do procedimento e uma análise de custo observou que é necessária a transfusão de 50 a 100 unidades de PFC para prevenir a transfusão de uma única unidade de concentrado de hemácias. Hematoma de parede abdominal ocorre em cerca de 1% dos pacientes, e complicações mais graves como hemoperitônio ou perfuração de parede intestinal ocorrem somente em cerca de 0,1%, mesmo em pacientes com importantes alterações no coagulograma. Em particular, em pacientes com peritonite bacteriana espontânea (PBE), um atraso na realização da paracentese implica um aumento da mortalidade de até 3,3% por hora. Contraindicações à paracentese são:

- Paciente não cooperativo.
- Infecção de parede abdominal.
- Gestação.
- Coagulopatia grave (CIVD e aumento da fibrinólise).
- Distensão grave de alças intestinais.

A punção do líquido ascítico tem indicação formal em todos os pacientes com ascite de etiologia indefinida. Outras indicações estabelecidas pela literatura incluem:

- Na admissão hospitalar.
- Condições clínicas suspeitas de infecção, dor abdominal ou febre.
- Encefalopatia hepática.
- Anormalidades laboratoriais que sugerem infecção.
- Deterioração da função renal.
- Sangramento gastrointestinal (descartar PBE).

A análise do líquido ascítico deve verificar a concentração de albumina. Em 1991 foi demonstrado por Runyon et al. que o gradiente de albumina soro-ascite (GASA), que representa diferença entre a concentração de albumina sérica e do líquido ascítico, conseguia definir com acurácia de 97% das ascites causadas por hipertensão portal. O GASA pode ser interpretado da seguinte maneira:

- GASA = albumina sérica – albumina do líquido ascítico.
- GASA > 1,1 g/dL = hipertensão portal.
- GASA < 1,1 g/dL = ausência de hipertensão portal.

As ascites podem, portanto, ser divididas conforme o resultado do GASA como verificado na Tabela 2.

▷ **TABELA 2** Principais causas de ascite conforme GASA

Ascite com GASA aumentado	Ascite com GASA diminuído
▪ Cirrose	▪ Carcinomatose peritoneal
▪ Hepatite alcoólica	▪ Tuberculose peritoneal
▪ Cirrose cardíaca	▪ Ascite pancreática
▪ Ascites mistas	▪ Obstrução ou infarto intestinal
▪ Metástases hepáticas maciças	▪ Ascite biliar
▪ Insuficiência hepática fulminante	▪ Síndrome nefrótica
▪ Budd-Chiari	▪ Vazamento linfático pós-operatório
▪ Trombose de veia porta	▪ Serosite em doenças inflamatórias
▪ Mixedema	
▪ Síndrome de obstrução sinusoidal	
▪ Fígado esteatótico da gravidez	

Em pacientes com ascite mista, com componentes tanto de hipertensão portal como de exsudativo, o GASA costuma corresponder à hipertensão portal; exceto em pacientes com albumina sérica < 1,5-2,0 g/dL, em que pode ocorrer falso-negativo para hipertensão portal.

A contagem de proteínas totais do líquido ascítico também pode ser mensurada.

É muito importante a contagem total de células e seu diferencial, pois contagens acima de 250 células polimorfonucleares são diagnósticas de PBE.

O líquido ascítico também deve ser submetido a realização de cultura, idealmente em frascos de hemocultura. Esse procedimento aumenta a taxa de detecção de crescimento bacteriano para 80%. Em nossa experiência institucional, mesmo com o uso rotineiro de frascos de hemocultura, 40% das ascites neutrocíticas apresentam cultura negativa.

Outros testes que podem ser utilizados em pacientes com ascite com GASA aumentado incluem LDH, glicose e fosfatase alcalina, e podem ajudar inclusive na diferenciação entre peritonite bacteriana espontânea e peritonite secundária (vide Capítulo "Peritonite bacteriana espontânea").

Os exames do líquido ascítico também podem avaliar outras etiologias de ascite com GASA diminuído:

- Amilase: pode ser útil, quando a relação da amilase do líquido ascítico sobre o sérico > 0,4 ou > 6, que sugerem, respectivamente, perfuração intestinal com peritonite secundária e ascite pancreática.
- Bilirrubina: aumento da bilirrubina no líquido ascítico sugere perfuração biliar.
- Adenosina deaminase: valores > 40 U/L sugerem o diagnóstico de tuberculose com sensibilidade próxima a 100% (especificidade de 92%); em pacientes com cirrose, a sensibilidade cai para aproximadamente 60%. Outros exames úteis na tuberculose peritoneal incluem:
  - Pesquisa de micobactérias: sensibilidade de 0-2%.
  - Cultura: cultura de 1 L do líquido tem sensibilidade de 62-83%.
  - Laparoscopia: sensibilidade próxima de 100%.

A citologia oncótica é outro exame importante e será positiva em quase 100% dos casos de carcinomatose peritoneal. Entretanto, um terço dos casos de ascite por câncer não terá carcinomatose, e nestes a citologia é quase sempre negativa. Dessa forma, a sensibilidade global da citologia para ascite por neoplasia maligna será de 58 a 75%. A laparoscopia com biópsia é o método de escolha para diagnóstico de tuberculose peritoneal e carcinomatose peritoneal com sensibilidade próxima de 100%.

Além dos exames do líquido ascítico, a coleta de hemograma completo, função renal, função hepática, INR, proteínas totais e frações é indicada.

Os principais exames indicados na investigação da ascite são resumidos na Tabela 3.

▷ **TABELA 3** Principais exames complementares em pacientes com ascite no departamento de emergência

Exames aplicados a todos os pacientes
▪ Albumina no líquido ascítico
▪ Contagem total de células com diferencial
▪ Exames conforme suspeita clínica
▪ Proteínas totais e frações no líquido ascítico (LA)
▪ Cultura do LA
▪ Glicose no LA
▪ DHL no LA
▪ Triglicérides no LA
▪ Amilase no LA
▪ Bilirrubinas no LA
▪ Citologia oncológica no LA
▪ Fosfatase alcalina no LA
▪ CEA no LA

DIAGNÓSTICO DIFERENCIAL

O diagnóstico diferencial da ascite envolve um diverso grupo de patologias, que podem ser diferenciadas, como já comentado, pelo GASA. Iremos comentar algumas das condições que podem cursar com ascite além da cirrose hepática.

Tuberculose peritoneal

A tuberculose peritoneal (TP) pode ocorrer por diversos mecanismos, incluindo disseminação hematogênica de bacilos de um sítio pulmonar primário ou por ruptura de focos na cavidade peritoneal, resultando na formação de focos de necrose caseosa limitados por fibrose em locais que aderem às alças intestinais. Pode ainda ocorrer por lesões em órgãos adjacentes, como intestino ou tubas uterinas e finalmente por contaminação direta do peritônio em pacientes com insuficiência renal crônica em diálise peritoneal.

A TP pode cursar com dor abdominal e febre, e o líquido ascítico tem em geral de 500 a 2.000 céls./mm^3 com predomínio linfocítico. As manifestações clínicas e laboratoriais esperadas na TP são resumidas na Tabela 4. A doença tem um curso subagudo, e cerca de 70% dos pacientes apresentam os sintomas por mais de 4 meses antes do diagnóstico ser realizado. A ascite é o sinal clínico mais comum, ocorrendo em 93% dos pacientes, dor abdominal ocorre em 73% dos casos e febre ocorre em 58%. Outros sintomas incluem sudorese noturna e distensão abdominal, que ocorrem em pouco menos da metade dos casos. Diarreia também é descrita em até 40% dos pacientes. Outros achados incluem hepatomegalia e esplenomegalia. O GASA na tuberculose é quase sempre < 1,1, exceto em pacientes com hipertensão portal associada. O diagnóstico microscópico por BAAR, devido à natureza paucibacilar da TP, tem sensibilidade inferior a 10%. O isolamento do bacilo na cultura do líquido ascítico tem uma sensibilidade maior, mas requer um mínimo de 10 a 50 mL de ascite, com amostra ultracentrifugada e, em seguida, cultivada em meio Lowenstein-Jensen. Esse método tem sensibilidade de cerca de 35%. A cultura demora de 15 a 45 dias para ter resultado mesmo com uso de sistemas como o BACTEC. O aumento da adenosina deaminase (ADA) em valores > 40 U/L tem sensibilidade de 96 a 100%, especificidade de 98%, valor preditivo positivo de 95% e valor preditivo negativo de 97 a 98% para o diagnóstico de TP.

A reação de amplificação de genes por PCR é um teste rápido para isolar o bacilo entre 24 a 48 horas, mas é pouco utilizada na prática clínica.

▷ **TABELA 4** Achados mais frequentes da tuberculose peritoneal

Achado clínico	Frequência
Ascite	35-100% (na maioria dos estudos, ascite em mais de 90% dos casos. A ascite é ausente na fase fibroadesiva da doença)
Dor abdominal	49-84%
Febre	50-90%
Distensão abdominal	52-73%

(continua)

▷ **TABELA 4** Achados mais frequentes da tuberculose peritoneal (*continuação*)

Achado clínico	Frequência
Perda de peso	40-90%
Diarreia	Até 30%
Constipação	7-30%
Astenia e anorexia	> 80%
Anemia	50-80%
Cicatriz TB radiográfica	33%
Defesa abdominal	31%
Massa abdominal à palpação	12%
Hepatomegalia	2-8%
Esplenomegalia	2-4,5%

As biópsias cirúrgicas ou laparoscópicas permanecem sendo o meio mais efetivo para confirmar o diagnóstico de TP. Essas biópsias são realizadas por laparotomia ou idealmente por laparoscopia. As taxas de sensibilidade e especificidade são de 93 e 98%, respectivamente.

Peritonite associada a diálise peritoneal

A peritonite associada a diálise peritoneal ainda é uma entidade relativamente comum; ocorre em até 45% dos pacientes nos primeiros 6 meses do início da terapia, e pode ocorrer durante as trocas de banhos de diálise ou por infecções cutâneas associadas.

Em geral, é associada a microrganismos Gram-positivos, mas a porcentagem de agentes Gram-negativos tem aumentado.

Os pacientes geralmente apresentam quadro de dor abdominal ou febre. Os achados clínicos esperados são resumidos na Tabela 5. A Tabela 6 resume os germes mais frequentes associados à ascite relacionados à diálise peritoneal.

O diagnóstico é realizado quando a contagem de leucócitos for > 100 céls./mm^3 com mais de 50% de neutrófilos (em 85% dos casos > 500 neutrófilos/mm^3) ou pesquisa direta de Gram ou cultura positivas.

Recentemente tem sido descrita ascite associada a hemodiálise, que parece ocorrer por sobrecarga de volume e alterações de balanço hídrico durante a diálise. O prognóstico desses pacientes é ruim e o manejo é com diuréticos, semelhante ao caso de pacientes com ascite por cirrose.

▷ **TABELA 5** Achados clínicos na peritonite por diálise peritoneal

Achado clínico	Frequência
Dor abdominal	60-90%
Febre	25-53%
Náuseas e vômitos	30-50%
Diarreia	10%
Dialisado turvo	84-95%
Hipotensão	18%

▷ **TABELA 6** Microbiologia da peritonite associada a diálise peritoneal

Microrganismos	Frequência
Gram-positivos:	60-75%
▪ *Staphylococcus epidermidis*	30-40%
▪ *Staphylococcus aureus*	15-20%
▪ *Streptococcus* sp.	5-15%
▪ Gram-negativos	15-30%
▪ *E. coli*	5-10%
▪ *Klebsiella*	5%
▪ *Pseudomonas* sp.	5%
▪ *Enterobater* sp.	5%
▪ Outros Gram-negativos	5%
Cultura negativa	5-10%
Polimicrobiana	5%
Fungos	< 2%
Outros microrganismos	5-10%

Ascite associada a malignidade

A ascite neoplásica pode ocorrer por múltiplos mecanismos. Entre eles, podemos citar:

- Carcinomatose peritoneal: 53%.
- Metástases hepáticas com hipertensão portal: 13%.
- Metástases hepáticas com carcinomatose: 13%.
- Carcinoma hepatocelular e cirrose: 13%.
- Ascite quilosa: 7%.
- Budd-Chiari secundário a oclusão por malignidade: raro.

As ascites neoplásicas geralmente têm > 500 céls./mm^3 com predomínio de células linfomononucleares e o seu principal diagnóstico diferencial é a tuberculose peritoneal. Cerca de 95% dos pacientes apresentam GASA ≥ 1,1 e conteúdo de proteínas totais do líquido ascítico > 2,5 g/dL. A glicemia sérica e do líquido ascítico tem resultados semelhantes, mas o LDH do líquido ascítico é geralmente maior que o sérico. O diagnóstico pode ser realizado pela citologia do líquido ascítico, que tem sensibilidade de 60 a 75%, mas o diagnóstico definitivo é realizado pela laparoscopia com biópsia com sensibilidade próxima a 100%.

Ascite quilosa

A ascite quilosa é relativamente rara, sendo definida por concentrações de triglicérides > 200 mg/dL. Pode ocorrer por obstrução dos ductos linfáticos secundários a doença maligna, exsudação de linfa de vasos retroperitoneais através de fístula ou obstrução do ducto torácico por trauma com fístula linfoperitoneal. As etiologias da ascite quilosa incluem:

- Cirrose: 0,5 a 1% das cirroses cursam com ascite quilosa.
- Malignidade: linfoma representa de 30-50% dos casos.
- Alterações congênitas.
- Doenças inflamatórias (principalmente filariose).
- Pós-radioterapia.
- Pós-trauma.
- Insuficiência cardíaca.
- Síndrome nefrótica.
- Linfangioleiomiomatose.

Ascite hemorrágica

Definida por uma contagem de hemácias > 50.000/mm^3. Pode ocorrer em até 5% dos pacientes com cirrose e 20% dos pacientes com neoplasia maligna e em 10% dos casos de carcinomatose peritoneal. As causas incluem:

- Cirrose.
- Malignidade.
- Cisto ovariano roto.
- Tuberculose.
- Parasitoses.
- Insuficiência cardíaca.
- Doenças inflamatórias.
- Trauma.
- Diálise peritoneal.

Ascite pancreática

Representa o acúmulo de líquido pancreático na cavidade peritoneal. Tipicamente cursa com níveis de amilase > 1.000 U/L e a relação amilase do líquido ascítico/amilase sérica costuma ser próxima a 6.

Ascite na insuficiência cardíaca

Costuma cursar com GASA ≥ 1,1, mas, ao contrário da cirrose, a concentração de proteínas do líquido ascítico usualmente é > 2,5 g/dL. A dosagem de peptídeo natriurético cerebral (BNP) tanto sérico como no líquido ascítico está geralmente aumentada, e um estudo de nossa instituição demonstrou a utilidade do BNP sérico para o diagnóstico diferencial com a ascite por cirrose hepática.

Ascite pela síndrome de Budd-Chiari

Outra situação que cursa com GASA ≥ 1,1, mas apresenta concentração de proteínas do líquido ascítico > 2,5 g/dL. O diagnóstico pode ser confirmado pela realização de Doppler de artérias supra-hepáticas.

Os pacientes frequentemente têm associação com trombofilias, como a mutação do fator V de Leyden ou condições como hemoglobinúria paroxística noturna. O tratamento da ascite, além da coagulação, segue os mesmos princípios do tratamento da ascite nos pacientes com cirrose hepática.

TRATAMENTO

O tratamento depende da etiologia da ascite. Em pacientes com ascite por cirrose hepática, recomenda-se a interrupção imediata do consumo de álcool e dieta hipossódica (consumo diário de sódio deve ser menor do que 2 g/dia). A quantidade de líquidos ingeridos não precisa ser reduzida (a restrição de água livre só é indicada com hiponatremia significativa com valores de sódio sérico abaixo de 120 mEq/L). O repouso deve ser reservado aos pacientes com ascite refratária.

O tratamento deve ser iniciado com diuréticos. A internação do paciente e a monitorização do sódio urinário podem facilitar o manejo inicial. O uso de diuréticos deve ser parcimonioso e deve ser evitado caso haja piora da função renal. O objetivo é manter uma perda de 0,5 a 1 L por dia, que pode ser monitorizada com a pesagem diária do paciente.

Os diuréticos poupadores do potássio, antagonistas da aldosterona, são a escolha inicial quando se decide por monoterapia em dose inicial de 100 mg que pode ser aumentada até 400 mg ao dia. O uso associado de diuréticos de alça, como a furosemida, é indicado pela maior parte da literatura e é conduta padrão em nosso serviço. A recomendação no caso da combinação de diuréticos de alça com espironolactona é de usar na proporção de 40 mg de furosemida combinados com 100 mg de espironolactona, com dose máxima de 160 mg de furosemida e 400 mg da espironolactona, que pode ser dividida em duas tomadas diárias. Quando não há resposta a diuréticos, a ascite pode ser considerada refratária. Os critérios para essa definição são os seguintes:

- Falha em perder com dose máxima de diuréticos mais de 300 g ao dia.
- Falha em excretar mais que 78 mmol de sódio por dia com uso de diuréticos.
- Azotemia (piora da função renal).
- Hipercalemia.
- Aparecimento de outras complicações do uso de diuréticos, como encefalopatia hepática.

Menos de 5% dos pacientes têm critérios de ascite refratária, e nestes, outras modalidades terapêuticas podem ser necessárias.

A paracentese de alívio está indicada em pacientes com desconforto significativo pela ascite. A reposição de albumina é indicada quando se retira mais do que 5 L de líquido ascítico (reposição de 8-10 g de albumina por litro retirado, incluindo os 5 L iniciais). Paracenteses com retirada de menos de 5 L de volume não indicam necessariamente a reposição de albumina, mas as diretrizes de 2018 sugerem que nesses casos seja realizada reposição com expansores plasmáticos como Dextra-70 ou mesmo salina fisiológica, com a albumina como opção.

A descompressão portal com TIPS é uma alternativa para os casos que não respondem ao tratamento clínico. Tem resposta satisfatória em mais de 80% dos casos, embora esteja associada a complicações, como encefalopatia hepática.

Um dispositivo criado recentemente é a alfapump, que conecta o líquido ascítico com a bexiga, eliminando-o pela urina. Infelizmente, o dispositivo é associado com lesão renal aguda em > 80% dos pacientes e não deve ser utilizado.

O tratamento cirúrgico para a ascite, com as derivações peritônio-venosas, ainda pode ser utilizado, mas está caindo em desuso pelas altas taxas de complicações como infecção e obstrução dos cateteres em longo prazo.

O tratamento definitivo para as ascites refratárias é o transplante hepático.

O transplante é contraindicado se o paciente não estiver abstinente ao álcool e só pode ser realizado com indicações específicas e conforme a disponibilidade. A Tabela 7 apresenta o tratamento da cirrose em pacientes com cirrose hepática.

O tratamento da tuberculose peritoneal é semelhante ao da tuberculose em outros sítios, com duração de 6 a 9 meses com esquema quádruplo.

▷ **TABELA 7** Tratamento da ascite associada a cirrose hepática

▪ Abstinência absoluta de álcool
▪ Educação: consumo diário menor que 88 mEq de sódio
▪ Restrição de água apenas quando hiponatremia
▪ Restrição proteica apenas quando encefalopatia refratária
▪ Diureticoterapia combinada
▪ Dose máxima:160 mg de furosemida e 400 mg de espironolactona
▪ Paracentese de repetição
▪ TIPS e derivação
▪ Transplante hepático

A ascite associada a infecção de cateter de diálise peritoneal tem como opções para o tratamento:

- Cefazolina ou outra cefalosporina de primeira geração se baixa incidência de cepas meticilino-resistentes ou vancomicina se alta taxa de cepas meticilino-resistentes.
- Cobertura Gram-negativos com cefalosporina de terceira geração ou aminoglicosídeo.
- Tratamento preferencialmente intraperitoneal por 10 a 21 dias, com medicação intravenosa obrigatória em casos de choque séptico.

INDICAÇÕES DE INTERNAÇÃO, TERAPIA INTENSIVA E SEGUIMENTO

Os pacientes com ascite por cirrose hepática com complicações como PBE ou síndrome hepatorrenal têm indicação de internação hospitalar.

A peritonite associada a diálise peritoneal também usualmente tem seu tratamento iniciado no ambiente hospitalar. Em outras condições, a inter-

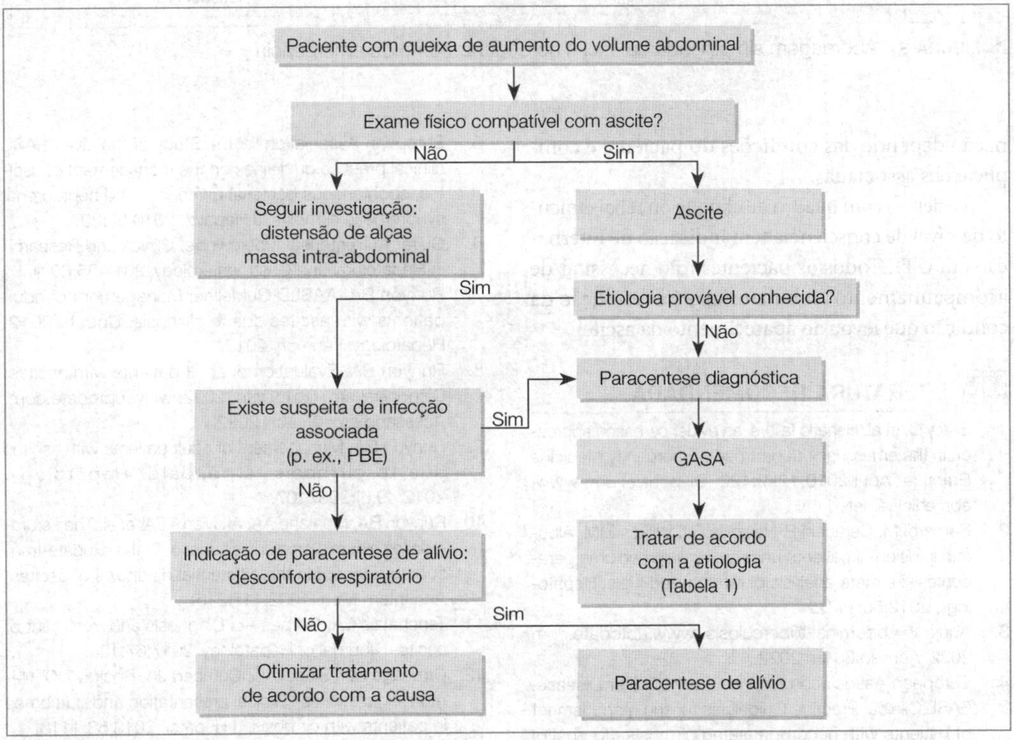

▷ **FIGURA 2** GASA: gradiente de albumina soro-ascite; PBE: peritonite bacteriana espontânea.

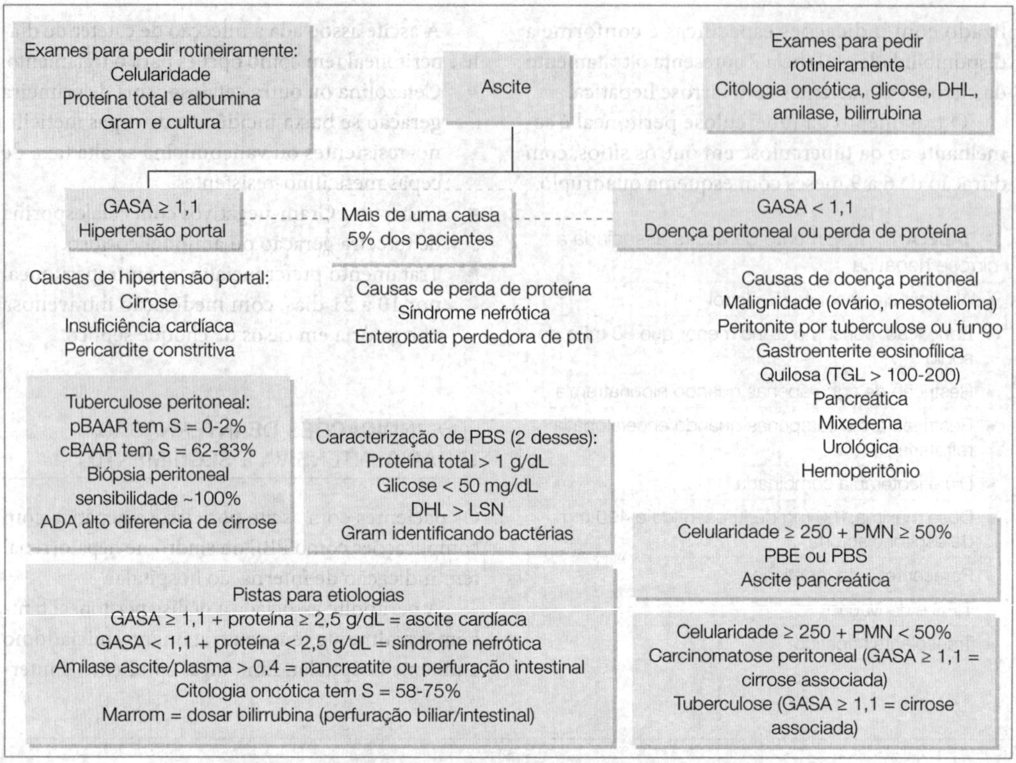

▷ **FIGURA 3** Abordagem simplificada da ascite no departamento de emergência.

nação depende das condições do paciente e complicações associadas.

Pacientes com quadro de choque ou rebaixamento de nível de consciência têm indicação de internação em UTI. Todos os pacientes irão necessitar de acompanhamento ambulatorial até a resolução da condição que levou ao aparecimento da ascite.

LITERATURA RECOMENDADA

1. Bailey C, et al. Hepatic failure: an evidence-based approach in the emergency department. Emergency Medicine Practice. April 2010;12(4):122. Disponível em: www.ebmedicine.net.
2. Bernardi M, Caraceni P, Navickis RJ, Wilkes MM. Albumin infusion in patients undergoing large-volume paracentesis: a meta-analysis of randomized trials. Hepatology. 2012;55:1172.
3. Ahuja V. Abdominal tuberculosis. www.uptodate.com 2022. Acesso 30 jan 2022.
4. European Association for the Study of Liver Disease. EASL Clinical Practice Guidelines for the management of patients with decompensated cirrhosis. Journal of Hepatology 2018. Online.
5. European Association for the Study of the Liver. EASL clinical practice guidelines on the management of ascites, spontaneous bacterial peritonitis, and hepatorenal syndrome in cirrhosis. J Hepatol. 2010;53:397.
6. Guirat A. Peritoneal tuberculosis. Clinics and Research in Hepatology and Gastroenterology. 2011;35:60-9.
7. Runyon BA. AASLD Guideline: Management of adult patients with ascites due to cirrhosis: Update 2012. Hepatology. February 2013.
8. Runyon BA. Evaluation of adult patients with ascites. Disponível em: UpToDate, 2022, www.uptodate.com. Acessado em: 05 abril 2022.
9. Runyon BA. Management of adult patients with ascites due to cirrhosis: an update. Hepatology. 2012;49(6):2087107.
10. Runyon BA, Montano AA, Akriviadis EA, et al. The serum-ascites albumin gradient is superior to the exudate-transudate concept in the differential diagnosis of ascites. Ann Intern Med. 1992;117:215.
11. Tsochatzis EA, Gerbes AL. Diagnosis and treatment of ascites. Journal of Hepatology. 2017;67:184.
12. Urrunaga NH, Singal AG, Cuthbert JA, Rockey DC. Hemorrhagic ascites. Clinical presentation and outcomes in patients with cirrhosis. J Hepatol. 2013;58:1113.

31 Lombalgia

Rodrigo Antonio Brandão Neto

PONTOS IMPORTANTES

- A maioria das lombalgias agudas deve-se a afecções musculares paravertebrais, como as síndromes miofasciais.
- A lombalgia pode ser classificada em dor localizada, irradiada ou referida.
- A lombalgia pode ainda ser dividida em causas mecânicas, sistêmicas ou neurálgicas. As doenças sistêmicas inflamatórias podem ter dor com piora ao repouso, enquanto causas mecânicas pioram com atividade física.
- Geralmente, a lombalgia é autolimitada e não necessita de avaliação adicional. A investigação complementar deve ser realizada em pacientes com sinais de alarme ou sem melhora após 4 a 6 semanas.
- O exame de velocidade de hemossedimentação (VHS) é bastante sensível para doenças inflamatórias e neoplásicas, e pode servir como um bom teste de rastreamento.
- A ressonância magnética é o exame com melhor performance diagnóstica, mas frequentemente está alterada mesmo em pacientes assintomáticos e deve ser indicada apenas em casos selecionados.
- Anti-inflamatórios não hormonais e analgésicos comuns são as drogas iniciais para alívio da dor; os opioides são a segunda linha de tratamento e podem ser considerados para uso inicial em pacientes com dor intensa ou refratária.
- Pacientes com suspeita de síndrome de compressão medular exigem conduta com intervenção emergencial imediata.

INTRODUÇÃO E DEFINIÇÕES

Depois da cefaleia, a lombalgia é a causa mais comum de dor relatada na literatura. Representa um dos principais motivos de procura ao departamento de emergência (DE), representando cerca de 5% das consultas, sendo a segunda maior causa de absenteísmo nos Estados Unidos, e cerca de 1% dos pacientes acometidos apresentam comprometimento definitivo da capacidade laboral.

A lombalgia é definida como dor, sensação de tensão muscular ou rigidez que ocorre abaixo da margem costal, mas acima da região glútea. É definida como aguda se sua duração for inferior a 12 semanas.

Alguns autores subdividem a lombalgia em aguda (duração de até 4 semanas), subaguda (período de até 12 semanas) e crônica (se a duração for maior que esse período). Existe discordância entre diretrizes em relação ao tempo para considerar o diagnóstico de lombalgia aguda variando de 4 semanas, 6 semanas e até mesmo 12 semanas. Pode ser acompanhada ou não de dor em membros inferiores, denominada ciatalgia.

Cerca de 70 a 80% dos adultos apresentam essa queixa durante a vida, cujas estatísticas variam entre 15 e 53% de incidência da queixa em 1 ano, dependendo da população estudada. A incidência de ciatalgia associada é bem menor, com cerca de

5% ou menos da população apresentando o sintoma. Apesar de diretrizes que recomendam evitar exames de imagem em pacientes com lombalgia, estima-se que 30% dos pacientes em DE recebem exames de imagem para avaliar quadros de lombalgia aguda.

O diagnóstico anatomopatológico preciso não pode ser realizado em cerca de 85% dos pacientes com queixas agudas e 60% dos pacientes com queixa crônica. A associação de sintomas com resultados de exames de imagem é extremamente pobre.

A queixa é mais prevalente na população adulta a partir dos 35 anos de idade e fatores de risco para o aparecimento são: aumento de idade, esforço físico principalmente se envolve levantamento de peso, necessidade de se abaixar e postura estática por longos períodos durante o trabalho, fatores psicossociais que incluem depressão e insatisfação com o trabalho, obesidade ou índice de massa corpórea aumentado, tabagismo, escoliose grave, abuso de drogas e concomitância de cefaleia.

Cerca de 4% dos pacientes com a queixa de lombalgia em atendimento primário apresentam fraturas de compressão, e cerca de 1% apresentam tumores. Outras causas importantes de risco no departamento de emergência (DE) incluem processos infecciosos como infecções espinhais; contudo, são menos comuns. Estudos indicam que apenas 1% dos pacientes avaliados por lombalgia aguda no DE apresentam etiologias potencialmente graves de lombalgia.

ETIOLOGIA E FISIOPATOLOGIA

Algumas considerações anatômicas devem ser realizadas antes de se discutir a fisiopatologia da lombalgia. A coluna lombar caracteristicamente apresenta capacidade de suportar cargas significativas e tem mobilidade em múltiplos planos. Suas vértebras, com exceção do atlas e áxis, apresentam anatomia semelhante, compostas por corpo, dois pedículos, duas lâminas, quatro facetas articulares e processo espinhoso. Entre cada par de vértebras existem duas aberturas, uma delas o forame, por onde passam o nervo espinhal, vasos radiculares e nervos sinovertebrais.

O canal espinhal, por sua vez, é formado posterolateralmente pelo ligamento flavo e lâmina, anterolateralmente pelos pedículos, e anteriormente pela superfície posterior dos corpos vertebrais e discos intervertebrais.

Os discos intervertebrais têm a função de suportar a coluna vertebral, mantendo a elasticidade necessária para permitir mobilidade à coluna. Cada disco é composto do ânulo fibroso, que é constituído de anel de colágenos, cercando um núcleo pulposo gelatinoso. Injúria crônica e aumento de idade substituem o colágeno elástico por tecido fibroso, o que torna o disco por volta da quinta década de vida mais predisposto a fissuras e deterioração e, evolutivamente, a herniações.

Os ligamentos vertebrais mantêm conjunta a estrutura da coluna e juntamente com os músculos paravertebrais limitam a mobilidade da coluna.

Os músculos paravertebrais são os responsáveis pela manutenção da posição ereta da coluna e são os principais responsáveis pelo aparecimento de lombalgia aguda, embora não sejam causa comum de lombalgia crônica.

As facetas articulares, por sua vez, são estruturas semelhantes às articulações sinoviais, e, como estas, são suscetíveis a degeneração com alargamento e se associam com espessamento do ligamento flavo, podendo evoluir com estenose do canal medular.

A dor lombar pode ser subdividida em três tipos: localizada, irradiada e referida.

A lombalgia localizada é mediada primariamente pelo ramo posterior do nervo espinhal e nervos sinovertebrais. Os pacientes com dor lombar aguda, mais frequentemente os que apresentam aumento de tensão nos músculos paraespinhais relacionado à atividade física como levantar pesos, podem sofrer de avulsão dos ligamentos tendíneos desses músculos em relação a estruturas ósseas.

Alguns aspectos na apresentação são importantes de serem comentados, pois podem ser indicativos de etiologias de maior gravidade. Os pacientes com lesão medular têm quadro inicial de paralisia flácida e achados geralmente bilaterais. Após algumas semanas, o paciente passa a apresentar quadro de espasticidade. Já em lesões do neurônio motor inferior ocorre paralisia flácida com perda de reflexos. Com o passar do tempo ocorre uma denervação progressiva com aparecimento de fasciculações e atrofia.

A dor irradiada ou radicular é mediada pelos nervos espinhais, por processos com compressão, inflamação ou combinação de ambos. Processos que podem levar a esse tipo de dor incluem hernia-

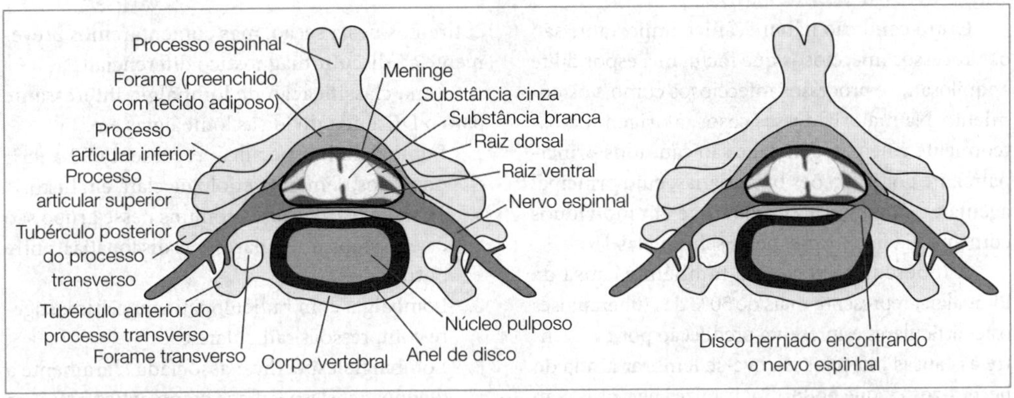

▷ **FIGURA 1** Anatomia da coluna lombar em corte coronal, anatomia normal e compressão de nervo espinhal por disco herniado.

ção discal, degeneração e inflamação das facetas articulares e espondilose.

A dor referida lombar comumente é causada por processos que acometem vísceras, e múltiplos processos que atingem abdome e retroperitônio podem estar envolvidos.

A lombalgia pode ainda ser dividida em suas diferentes etiologias em causas mecânicas, sistêmicas, neuralgia e a já comentada dor referida.

Dentre as causas mecânicas, as mais comuns envolvem estruturas musculares por trauma direto ou esforços dessa musculatura, com sobrecarga e desenvolvimento da chamada síndrome miofascial e as lesões de estiramento. Os músculos geralmente envolvidos incluem o quadrado lombar, iliopsoas, iliocostal, longo e espinhal e, caso estiver associada ciatalgia, pode haver envolvimento do glúteo mínimo, glúteo médio, glúteo máximo e tensor da fáscia lata.

As etiologias mecânicas também envolvem patologias degenerativas discais e articulares. Em condições normais, o disco intervertebral não é suscetível à dor, exceto se condições degenerativas ocorrerem por invasão, compressão e irritação de estruturas contíguas por transmissão de pressão ou extrusão do disco degenerado. Em pacientes idosos, a causa mais comum de lombalgia é a osteoartrose de coluna lombar e em agudizações pode ocorrer ciatalgia associada.

Outra alteração degenerativa que evolui com lombalgia é a espondilose, que representa o desgaste das articulações intervertebrais, em particular das articulações interfacetárias, que são semelhantes às articulações sinoviais, apesar de processo inflamatório associado. O termo espondilose é mais apropriado que artrite. Representa um processo natural degenerativo e por volta de 80 anos de idade 100% dos indivíduos evoluem com algum grau de espondilose e aos 50 anos 60% das mulheres e 80% dos homens apresentam osteófitos na radiografia, mas a presença de espondilose em exames de imagem tem pobre correlação com sintomas de dor lombar.

A espondilólise, por sua vez, refere-se à fratura da parte interarticular da articulação intervertebral, que é fator predisponente do deslizamento do corpo vertebral para a frente da vértebra inferior em processo denominado espondilolistese, que pode ser graduado de I a IV, conforme a porcentagem de deslocamento vertebral.

Também as fraturas vertebrais secundárias a traumas ou patológicas associadas a tumores são causas importantes de lombalgia.

Herniação discal lombar representa o deslizamento do núcleo pulposo do disco intervertebral ao submeter esse disco a sobrecargas de pressão e é frequentemente associada a ciatalgia.

O estreitamento do canal medular pode ocorrer por causas degenerativas, neoplásicas, metabólicas ou cicatriciais e acontece principalmente no nível de L3-L4, onde já ocorre um estreitamento natural.

Doenças sistêmicas são também importante causa de lombalgia. As neoplasias, por exemplo, podem levar a expansão periosteal e eventualmente associam-se com fraturas. As neoplasias que mais comumente atingem a coluna lombar incluem pulmão, mama, próstata, ovário e mieloma múltiplo.

Outra condição não mecânica importante são os processos infecciosos que incluem a espondilite anquilosante e processos infecciosos como a osteomielite. Na maioria desses casos, a origem da osteomielite é hematogênica, e são causados principalmente por infecções bacterianas, cujo principal agente é o *Staphylococcus aureus*, e em indivíduos com anemia falciforme, pelas salmonelas.

A tuberculose vertebral também é causa de lombalgia, representa mais de 50% das tuberculoses osteoarticulares e apresenta predileção por L1. Dentre as causas infecciosas deve-se lembrar ainda do herpes-zóster, que pode atingir raízes nervosas com dor usualmente limitada a metâmero isolado e com lesões dermatológicas características associadas.

A sífilis terciária pode levar a lesões gomosas em vértebra e a colapso vertebral. Abscesso epidural e discites podem ocorrer por manipulação prévia de coluna e apresentam espasmo paravertebral intenso. Outras causas raras de lombalgia incluem doença de Lyme e HIV.

As doenças sistêmicas que evoluem com lombalgia incluem ainda doenças inflamatórias, como sarcoidose e vasculites, e doenças endocrinológicas, como neuropatia diabética, acromegalia, osteoporose e doença de Paget.

Outro grupo de causas de lombalgia que deve ser mencionado é o das espondiloartropatias inflamatórias, que incluem a espondilite anquilosante, doença de Reiter e psoríase. O predomínio desse grupo de doenças ocorre em pacientes do sexo masculino e apresentam características inflamatórias, piorando com repouso. A artrite reativa (ou doença de Reiter) apresenta artrite de grandes articulações e a artrite psoriática, além de quadro cutâneo, pode apresentar artrite de pequenas articulações, extremamente semelhante à artrite reumatoide. Esta, por sua vez, é rara causa de lombalgia.

Quadros de dor lombar referida devem ser incluídos no diagnóstico diferencial e incluem úlcera péptica perfurada que usualmente inicia-se em epigástrio e irradia-se para o dorso e apresenta náuseas e vômitos associados. A pancreatite aguda, por sua vez, apresenta dor abdominal em faixa e irradiação dorsal, caracteristicamente melhorando com a flexão anterior do dorso.

A lombalgia ainda apresenta outros diagnósticos diferenciais, como a litíase urinária, dissecção de aorta e pielonefrites, entre outros que não discutiremos nesta seção, mas comentaremos brevemente ao discutir diagnóstico diferencial.

Uma classificação de lombalgia interessante para o DE ainda divide as lombalgias em:

1. Lombalgia inespecífica: representa 90 a 95% dos casos, sem uma etiologia clara em história e exame físico; causas comuns nesse grupo são os espasmos musculares e as discopatias, entre outras.
2. Lombalgia com radiculopatia ou ciática: sugere compressões radiculares.
3. Lombalgia específica: associada claramente a diagnósticos específicos como cólica nefrética e aneurisma de aorta abdominal.

A Tabela 1 descreve as principais etiologias de lombalgia aguda.

ACHADOS CLÍNICOS

Os achados de história e de exame físico são dependentes da etiologia da lombalgia, e é importante caracterizar a dor para ajudar a diferenciar entre as diversas etiologias.

O início agudo frequentemente é associado com herniação discal. Os casos lentamente progressivos são associados com maior frequência a alterações degenerativas e tumores de crescimento lento.

A localização da dor é outro achado importante e quando aparece em regiões paraespinhais sugere fortemente causa musculoesquelética, porém, se o paciente apresenta irradiação para um ou ambos os membros inferiores, a possibilidade de radiculopatia se torna importante.

A duração da dor mecânica é de poucos dias, embora eventualmente possa persistir por algumas semanas. Por outro lado, pacientes com radiculopatias apresentam resolução gradual lenta de 6 a 8 semanas, e em alguns casos não apresentam remissão completa. A radiculopatia caracteristicamente inicia-se no período matutino, exceto se associada a trauma ou radiculopatia lombar.

A lombalgia pode ainda apresentar piora com tosse, espirros e certas posições. A piora noturna sugere metástases para coluna vertebral. A dor em lombalgias associadas a neoplasias costuma ser constante e sem componente cinético claro, embora possa piorar ao se carregar peso.

Alguns achados de história indicam necessidade de realização de exames específicos e maior

▷ **TABELA 1** Principais etiologias de lombalgia aguda

Etiologias	Pistas diagnósticas
Espasmo e contusão muscular	Evento desencadeador presente
Protrusão discal aguda	Evento desencadeador presente
Estenose espinhal	Evento desencadeador presente
Fraturas vertebrais	Evento desencadeador presente
Estenose espinhal	Evento desencadeador presente, claudicação
Metástase óssea vertebral	História de neoplasia
Mieloma múltiplo	Hipercalcemia, anemia e disfunção renal
Osteomielite, discite	Bacteremia, febre, uso de drogas injetáveis
Espondilite anquilosante	Sexo masculino, jovem, HLA B27 positivo
Espondilite psoriática	Psoríase
Abscesso epidural	Bacteremia, febre
Cólica nefrética	Dor em cólica, hematúria, náuseas e diaforese
Pancreatite	História de etilismo ou cálculos biliares
Úlcera péptica perfurada	Dor abdominal, descompressão positiva, pneumoperitôneo, história de dispepsia
Aneurisma de aorta	Idade, fatores de risco, náuseas, hipertensão, doença vascular periférica
Hematoma espinhal ou retroperitoneal	Anticoagulação, coagulopatia, queda de hematócrito
Pielonefrite	Piúria, febre, disúria
Prostatite	Piúria, próstata com hipersensibilidade
Endometriose	Dor associada com menstruação e recorrente
Herpes-zóster	*Rash* cutâneo

presteza para o diagnóstico. Esses achados incluem evidência de febre, emagrecimento, alteração esfincteriana, alterações neurológicas, idade maior do que 50 anos na apresentação, antecedentes de neoplasias, infecção crônica e trauma precedendo o quadro. Esses achados também são denominados sinais de alerta e na presença destes, conforme comentado, devem ser solicitados exames subsidiários dependentes da patologia suspeita. A Tabela 2 especifica os principais sinais de alarme e as suspeitas diagnósticas a eles associadas.

O exame físico desses pacientes inclui a verificação de temperatura e exame ectoscópico da pele, procurando alterações cutâneas sugestivas de psoríase, vesículas que sugiram zóster, manchas café com leite que aparecem na neurofibromatose e marcas de uso de drogas endovenosas, frequentemente associadas a abscessos de vértebra ou osteomielite.

O exame do abdome deve procurar massa palpável abdominal sugestiva de aneurisma de aorta, assim como a presença de sopro abdominal. Diâmetro da aorta abdominal maior do que 3 cm é considerado aneurismático, é raro em pacientes com menos de 60 anos de idade e sua taxa de ruptura aumenta com o tamanho, sendo de 3 a 15% ao ano com aneurismas entre 5 e 5,9 cm. O aneurisma da aorta abdominal pode se tornar sintomático por trombose, embolização distal ou ruptura. A ruptura contida pode causar dor abdominal, lombalgia ou mesmo dor inguinal e pode ser associada com náuseas, sudorese ou sintomas de síncope.

O diagnóstico deve ser considerado em idosos com lombalgia e uma avaliação rápida do tamanho da aorta pode ser feita à beira do leito por ultrassonografia. Existe risco nesses pacientes de evoluírem com hemoperitônio e exsanguinação.

A lombalgia é extremamente afetada por fatores biopsicossociais (p. ex., a lombalgia tem uma relação laboral), mas essa relação é muito maior com relacionamento e ambiente no trabalho do que com o tipo de atividade física realizada no trabalho; assim, alguns fatores foram determinados para identificar esses fatores modificadores que são especificados na Tabela 3.

A inspeção da coluna pode revelar deformidades ou cisto pilonidal, e a percussão dolorosa da

▷ **TABELA 2** Sinais de alarme na lombalgia aguda

Sinais de alarme	Possíveis causas
Idade < 20 anos ou > 50 anos	Infecções, câncer, doença vascular
História de neoplasia	Doença metastática
Perda de peso	Neoplasia ou infecção crônica
Ausência de melhora com repouso	Neoplasias
Febre persistente e sudorese noturna	Abscesso epidural, osteomielite inclusive por tuberculose
Imunodeprimidos e usuários de drogas injetáveis	Abscesso epidural, metástase para coluna lombar, osteomielite, discite
Infecção bacteriana recorrente ou bacteremia	Metástase infecciosa para coluna ou estruturas paravertebrais
História de aneurisma de aorta	Ruptura retroperitoneal
Déficit neurológico motor	Compressão medular
Retenção urinária, incontinência fecal ou anestesia em sela	Síndrome da cauda equina

▷ **TABELA 3** Fatores psicossociais modificadores de lombalgia

▪ Crença de que a dor e a atividade física são prejudiciais
▪ Preferências de tratamento que não condizem com a melhor prática médica
▪ Ausência ou baixo suporte social

coluna pode ocorrer em pacientes com infecção e doença metastática.

Os pacientes devem ser submetidos à avaliação neurológica, verificando equilíbrio e marcha, procurando posturas antálgicas sugestivas de síndromes específicas e presença de fraqueza, que pode ocorrer em radiculopatias e compressão medular. A pesquisa de força motora, sensibilidade e reflexos também pode sugerir o diagnóstico.

Algumas manobras de exame físico são importantes, por exemplo: a elevação de membros com o paciente deitado pode apresentar dor lombar que irradia para membro inferior com elevação entre 30 e 70°. Quando isso ocorre, diz-se que o paciente apresenta sinal de Lasègue positivo. A positividade desse teste está associada com acometimento radicular por hérnia discal. Se a dor se apresenta contralateral, a elevação do membro sugere herniação central do disco. A sensibilidade do achado para herniação discal é maior que 90%, mas o achado tem baixa especificidade.

A piora da dor com a manobra de Valsalva, por sua vez, é sugestiva de radiculopatia lombar, e deve ser pesquisada a presença de sacroileíte e outras alterações, como a diminuição da extensibilidade e flexibilidade da coluna que possam sugerir a presença de espondiloartropatias.

As radiculopatias são uma das mais importantes síndromes clínicas que evoluem com lombalgia. A mais comum dessas radiculopatias é a que envolve L5 e em segundo lugar a S1. As duas combinadas compreendem cerca de 90% dos casos. Deve-se ter cuidado, pois grande parte dos pacientes que apresentam dor lombar e achado de herniação discal não tem esta como a causa de sua dor e grande número de assintomáticos apresenta herniação discal.

As funções motoras e sensoriais das diferentes vértebras e sua manifestação são especificadas a seguir:

- L1: associada a dor em região inguinal, fraqueza de flexão do quadril, diminuição de sensação em região inguinal e pode afetar reflexo cremastérico.
- L2: a dor pode aparecer em região inguinal e anterior da coxa, alterações sensitivas em região anterior da coxa, fraqueza muscular para flexão e adução do quadril (músculo iliopsoas envolvido) e podem alterar-se os reflexos cremastéricos e adutor da coxa.
- L3: dor em região anterior da coxa e joelho, alterações sensitivas em região anteromedial distal de coxa incluindo joelho, alteração de força muscular para extensão do joelho e flexão e

adução do quadril (músculo quadríceps), com alteração de reflexo patelar e adutor da coxa.

- L4: dor em região anterior de coxa e parte medial da perna, alterações sensitivas em perna medial, alteração de força muscular para extensão do joelho e flexão e adução do quadril (músculo tibial anterior) e pode ocorrer alteração do reflexo patelar.
- L5: dor em região posterolateral de coxa, lateral de perna e medial de pé, com alterações sensitivas em região lateral da perna, dorsal de pé e em primeiro artelho do pé, diminuição de força muscular para dorsiflexão de pé e artelhos, flexão de joelho e extensão de quadril (músculo extensor longo do hálux), sem alteração de reflexos.
- S1: região posterior de coxa e perna e lateral de pé, alterações sensitivas posterolateral de perna e lateral de pé, com diminuição de força muscular para flexão plantar de pé e artelhos, flexão de joelho e extensão do quadril (músculo tríceps sural), além de alteração de reflexo aquileu.

A síndrome da cauda equina é uma complicação da lesão medular, que envolve as raízes nervosas que fornecem função motora e sensorial para as extremidades inferiores, períneo e bexiga. A cauda equina anatomicamente envolve as raízes nervosas de L2 a S5. As lesões envolvendo a cauda equina podem causar paralisia permanente, o que torna a necessidade de sua identificação uma emergência. As causas mais comuns da síndrome incluem discos herniados, mas também pode ser causada por tumores, estenose espinhal, abscessos e hematoma. Os pacientes apresentam-se com quadro de dor lombar, fraqueza de membros inferiores, anestesia em sela e alterações de sensação e função da bexiga. Em pacientes com esses sintomas é importante mensurar o resíduo urinário pós-miccional, com colocação de sonda vesical. Caso este seja superior a 300 mL, invariavelmente significa alteração de função de bexiga e resíduos maiores do que 100 mL são suspeitos. Na suspeita diagnóstica é necessária a realização de exame de imagem para confirmar o diagnóstico.

A estenose do canal medular pode ter como causas diferentes patologias como a espondilose e frequentemente é assintomática; apresenta-se como radiculopatia. Caracteristicamente tem evolução progressiva, mas pode ocorrer de forma aguda em casos em que outras alterações superpostas, como herniação discal, ocorrem. A estenose do canal medular central apresenta-se com frequência como pseudoclaudicação intermitente, com importante dor e parestesia ao andar ou se manter ereto. Esses sintomas são caracteristicamente aliviados pelo ato de sentar ou flexionar o tronco quando em pé. Esse fator e a presença de pulsos periféricos distais ajudam a distinguir de quadros vasculares.

Fraturas vertebrais compressivas são problema comum, ocorrem principalmente em idosos, sendo secundárias principalmente a osteoporose ou menos comumente a neoplasias metastáticas. Em pacientes com osteoporose, a presença de trauma precipitante ocorre em 10 a 15% dos casos, mas na maioria dos pacientes não existe fator precipitante.

A dor pode ser aguda eventualmente, mas com maior frequência ocorre de forma subaguda e é usualmente localizada na vértebra fraturada.

A espondilose e a espondilolistese são frequentemente assintomáticas por vários anos e são achados comuns em população de idosos, ocorrendo em mais de 55% dos pacientes acima de 60 anos de idade. Pacientes com espondilolistese assintomática por vários anos podem começar a manifestar dor após trauma e frequentemente esta irradia-se para extremidades inferiores.

Quadros infecciosos incluem o abscesso epidural, que apesar de raro é uma hipótese que deve ser sempre considerada, principalmente na faixa etária entre 60 e 70 anos de idade. Os fatores de risco para seu aparecimento incluem *diabetes mellitus*, alcoolismo, AIDS e outras causas de imunossupressão, neoplasias, uso de drogas intravenosas, trauma e pós-operatório de cirurgia da coluna vertebral. Cerca de 20% dos pacientes não têm fatores predisponentes. O organismo mais comumente isolado é o *Staphylococcus aureus*. Abscessos epidurais posteriores tendem a ser associados a metástases de infecção em foco a distância; já as infecções epidurais anteriores estão geralmente relacionadas a osteomielite ou espondilodiscite. Os achados diagnósticos são geralmente inespecíficos e incluem febre, dor nas costas e mal-estar. Podem ocorrer hipersensibilidade focal e leucocitose. A ressonância magnética e, na sua falta, a tomografia computadorizada são os exames diagnósticos de escolha.

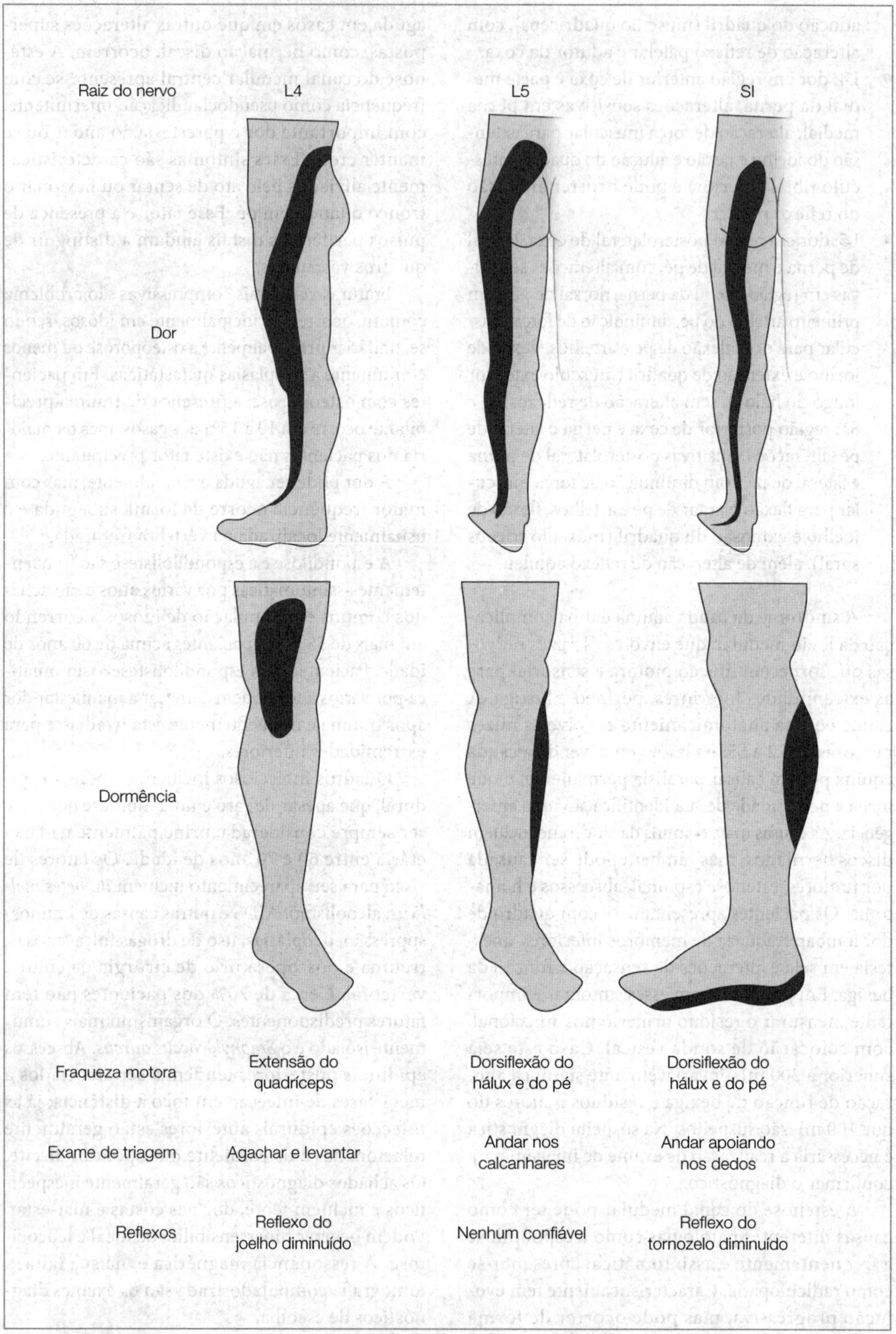

▷ **FIGURA 2** Localização de sintomas em compressão de raízes nervosas.

EXAMES COMPLEMENTARES

A indicação de exames complementares nesses pacientes é assunto de alguma controvérsia, mas devido ao caráter autolimitado da maioria dos casos somente há indicação de solicitação na presença de sinais de alarme ou após observação e tratamento clínico por 4 semanas. As diferentes diretrizes consideram que exames de imagem só devem ser realizados se:

- Apenas suspeita de patologia com potencial de gravidade.
- Tiver potencial de modificar o manejo.
- Dor persistente e sem melhora após longo período.

Os sinais de alarme já foram comentados e, embora controversa e de relação custo-benefício pobre, a maioria dos médicos sugere a realização de radiografia de coluna lombossacral em incidência anteroposterior, lateral e anteroposterior. Se existe suspeita de espondiloartropatias deve ser realizada radiografia de articulações sacroilíacas, que apresenta desempenho superior e é exame inicial para esse diagnóstico.

As radiografias permitem avaliar o alinhamento de coluna vertebral, tamanho, estrutura e forma de corpos vertebrais e possíveis lesões ósseas.

Alguns achados são característicos, como o aumento do diâmetro vertebral em tumores benignos, a chamada coluna em bambu e vértebras em moldura que aparecem nas espondiloartropatias; erosão vertebral que ocorre nos aneurismas de aorta, diminuição de espaços intervertebrais, diminuição de altura de vértebra e deslocamento de vértebras em fraturas vertebrais.

Deve-se salientar que osteófitos, espondilose e espondilolistese são comuns em pacientes assintomáticos, principalmente acima de 40 anos de idade e deve-se ter cautela ao atribuir a essas alterações a causa da lombalgia. Em tomografia computadorizada até 40% dos pacientes assintomáticos e cerca de 50% dos acima de 40 anos de idade apresentam algum tipo de alteração.

A ressonância magnética é considerada o método diagnóstico com maior poder de avaliar esses pacientes, principalmente se a suspeita é de lesão de partes moles e para a avaliação de medula e raízes espinhais, mas a tomografia computadorizada é útil para avaliar lesões ósseas, fraturas, espondilolistese e lesões do arco neural. A mielografia tem sensibilidade moderada para avaliar hérnias discais e estenose medular, mas foi substituída para esse fim pela ressonância magnética.

Consideramos que pacientes com sinais de alarme ou evolução insatisfatória após 4 a 6 semanas devem ser avaliados com radiografia inicialmente e se esta não for diagnóstica, outro método de imagem, preferencialmente a ressonância magnética, deve ser realizado. Em particular para avaliação do paciente com suspeita de compressão medular, a radiografia não deve ser o único método diagnóstico utilizado, devendo ser complementada por tomografia ou ressonância magnética (Figura 3).

O hemograma pode apresentar anemia em condições inflamatórias e neoplásicas e leucocitose em processos infecciosos. A presença de hemácias em *roleaux* sugere o diagnóstico de mieloma múltiplo, e a eletroforese de proteínas séricas pode acrescentar informações adicionais para o diagnóstico, com aparecimento de picos monoclonais no mieloma múltiplo e aumento de proteínas de fase ativa.

A cintilografia óssea pode ser útil para diagnóstico de fraturas vertebrais e compressão medular, entre outras afecções; em particular para suspeita de osteomielite, a cintilografia com gálio e pirofosfato de tecnécio tem sensibilidade superior a 95%. Outros exames eventualmente úteis para a avaliação desses pacientes incluem a eletroneuromiografia na suspeita de neuropatia periférica e radiculopatias.

A velocidade de hemossedimentação (VHS) se maior que 40 mm e com alta sensibilidade diagnóstica para processos inflamatórios, infecciosos e neoplásicos e investigação adicional deve ser realizada para esses processos. Pacientes com lombalgia e VHS baixo têm pequena probabilidade de possuir uma dessas condições e pode, portanto, servir como exame de rastreamento para condições de lombalgia de maior gravidade e a necessidade de sua investigação. A proteína C-reativa é menos estudada nessa situação e não é indicada de rotina. Pacientes com metástases ósseas ou mieloma múltiplo podem ter hipercalcemia.

Em pacientes com suspeita de aneurisma de aorta abdominal, a ultrassonografia de abdome é um exame com bom desempenho diagnóstico; em suspeita de pielonefrite, o exame de urina pode ser de grande utilidade. A Tabela 4 resume os principais exames complementares em pacientes com lombalgia.

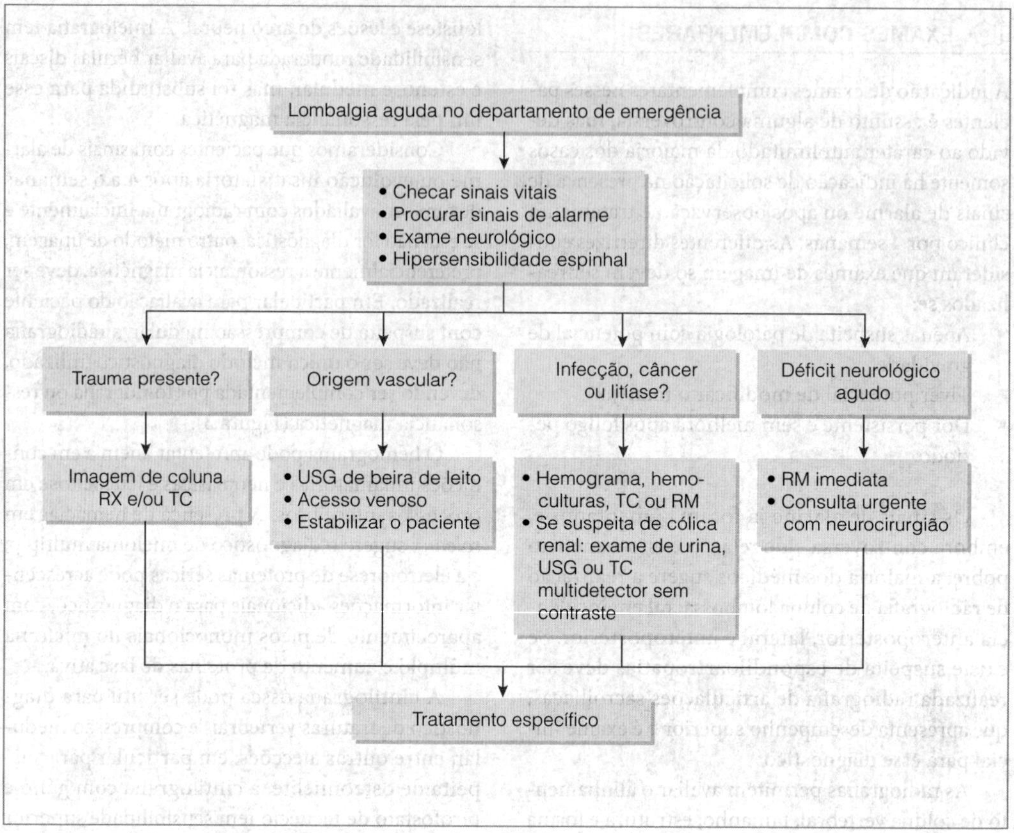

▷ **FIGURA 3** Manuseio do paciente com lombalgia na emergência.

▷ **TABELA 4** Exames complementares na lombalgia

Exame	Características
Radiografia de coluna	Fácil e altamente disponível, baixa sensibilidade
Velocidade de hemossedimentação (VHS)	Altamente sensível para doenças infecciosas e neoplásicas, bom teste para rastreamento
Cintilografia óssea	Os exames com gálio e pirofosfato de tecnécio são particularmente úteis para patologias inflamatórias da coluna lombar, com sensibilidade de 95% para osteomielite vertebral
Hemograma	Pode mostrar alterações sugestivas de mieloftise (hemácias e leucócitos em formas jovens) e mieloma (hemácias "em rouleaux")
Tomografia de coluna lombar	Excelente para herniações discais. Exame muito sensível que encontra alterações frequentes em pacientes assintomáticos
Ressonância magnética de coluna lombar	Exame com melhor performance diagnóstica, principalmente para lesões em partes moles. Exame caro e que também encontra alterações em pacientes assintomáticos. Indicar na emergência apenas em casos com boa probabilidade de diagnóstico de doenças secundárias ou com sinais de alarme
Eletroneuromiografia	Pode avaliar denervação de grupos musculares com radiculopatia
Ultrassonografia de abdome	Avaliação de diagnósticos diferenciais, como aneurisma de aorta e cólica nefrética

DIAGNÓSTICO DIFERENCIAL

Um diagnóstico diferencial que merece ser considerado é o de hematoma epidural espinhal, que raramente pode ser espontâneo ou pode ser relacionado com trauma, pós-operatório de cirurgia da coluna vertebral, anticoagulação ou trombólise, punção lombar, anestesia epidural e malformações vasculares. Os pacientes apresentam quadro de dor lombar na maioria das vezes associado a queixas neurológicas secundárias a compressão vertebral.

Quadros de lombalgia lateralizada com dor em cólica, associados frequentemente com hematúria, sugerem litíase urinária e devem ser investigados com exames de imagem se ocorrer alguma dúvida diagnóstica. A radiografia tem sensibilidade de cerca de 70% para cálculos de cálcio, mas em outras situações é preferível realizar ultrassonografia de vias urinárias ou tomografia por sua melhor performance e possibilidade de avaliar dilatação pielocalicial; quadros de pielonefrite apresentam dor lombar com febre e frequentemente com sinal de Giordani positivo.

Aneurismas de aorta apresentam dor com irradiação para dorso, com frequência assimetria de pulsos e devem ser avaliados com exames complementares como tomografia helicoidal ou ressonância magnética. São raros em pacientes com menos de 60 anos de idade.

TRATAMENTO

O tratamento é obviamente dependente da condição causadora da lombalgia. Procuraremos nos ater, portanto, ao tratamento da lombalgia aguda funcional e das principais patologias emergenciais em departamento de emergência que envolvam o sistema musculoesquelético (Figuras 3 e 4). A maioria dos autores preferem, antes de iniciar analgesia para os pacientes, tentar medidas não farmacológicas como calor local.

Os analgésicos apresentam papel central no tratamento desses pacientes e os não opioides são o tratamento de primeira escolha. Alguns autores consideram que a preferência deve ser dada primeiramente a analgésicos comuns e posteriormente a anti-inflamatórios não hormonais, porém não existe evidência definitiva de literatura que mostre maior eficácia destes em comparação ao paracetamol, por exemplo. O uso de analgésicos a longo prazo deve ser evitado.

Em caso de resistência da dor, podem ser utilizadas medicações opioides a princípio, com uso de medicações de menor potência como tramadol e codeína e, se necessário, opioides de maior potência como oxicodona e morfina. Alguns estudos mostram que mais de 60% dos pacientes que procuram o DE com lombalgia aguda recebem medicações opioides. Esta é uma conduta que não deve ser generalizada, recomendando essas medicações apenas para pacientes com benefício potencial. As Tabelas 5 e 6 citam os anti-inflamatórios e opioides mais comuns e suas doses habituais. Em pacientes sem melhora, a associação de relaxantes musculares pode beneficiar alguns pacientes.

Outras modalidades demonstraram eficácia para tratamento da lombalgia aguda, como a eletroacupuntura, e técnicas ultrassonográficas apresentaram eficácia demonstrada em alguns estudos. Dessa forma, algumas, mas não todas as diretrizes de cuidado primário, recomendam a acupuntura para lombalgia, mas sem papel no DE.

Relaxantes musculares também apresentam melhora de mobilidade e dor em comparação com placebo e podem ser usados; embora normalmente sejam associados com anti-inflamatórios não hormonais, são apenas terapia adjuvante e não devem ser prescritos isoladamente.

O uso de terapias térmicas, técnicas de estimulação elétrica transcutânea e colchicina não apresenta evidência da literatura para seu uso de rotina. O repouso absoluto aumenta a disabilidade e existe evidência da literatura para recomendar ao paciente que se mantenha ativo com diminuição de dor, disabilidade e absenteísmo. Essas terapias, assim como exercícios físicos, são importantes considerações no manejo desses pacientes, mas são de âmbito ambulatorial e não serão comentadas neste capítulo.

Tratamento cirúrgico de rotina para herniação discal deve ser evitado, mas bons candidatos a procedimentos cirúrgicos são os pacientes com dor irradiada para membros inferiores e outros sintomas sugestivos de radiculopatia. O tratamento é obviamente dependente da etiologia e algumas considerações merecem ser descritas.

Pacientes com hematoma espinhal epidural espontâneo, em uso de anticoagulação ou coagulopatia, necessitam de reversão imediata dela.

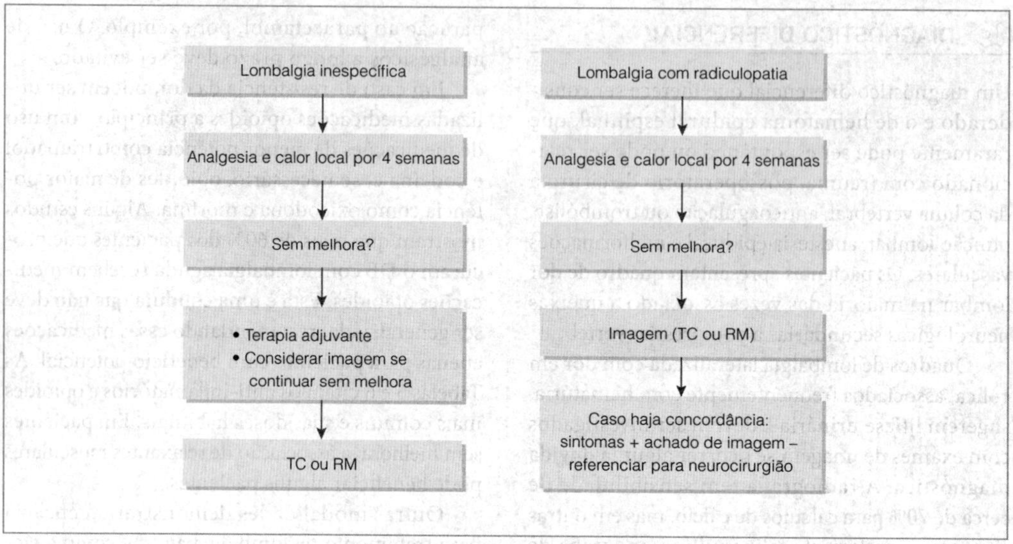

▷ **FIGURA 4** Manuseio da lombalgia aguda. TC: tomografia computadorizada; RM: ressonância magnética.

▷ **TABELA 5** Anti-inflamatórios não hormonais (AINH) mais comuns

AINH	Dose habitual
Ácido acetilsalicílico	4-6 g/24 h, 4 a 6 vezes/dia
Cetoprofeno	100-200 mg, 2 vezes/dia
Diclofenaco	50 mg, 3 vezes/dia
Ibuprofeno	600-800 mg, 3 vezes/dia
Meloxican	7,5-15 mg/dia, 1 vez/dia
Naproxeno	500 mg, 2 vezes/dia
Sulindac	150-200 mg, 2 vezes/dia

▷ **TABELA 6** Opioides mais comuns

Drogas	Doses diárias (mg); intervalos (h)
Codeína	30-60 mg, VO, 6/6 a 4/4 h
Tramadol	50-100 mg, VO ou EV, 6/6 h; liberação prolongada: 100-200 mg, VO, 12/12 h
Fentanil	Adesivos transdérmicos: 2,5/5/7,5/10 mg. Substituir o adesivo a cada 2 ou 3 dias
Morfina VO	10-30 mg, 4/4 h; liberação prolongada: 30-60 mg, 2 a 3 vezes/dia
Morfina IV	0,1 mg/kg (ampola de 1 mL/10 mg; diluir para 10 mL); doses adicionais de 2 a 3 mg a cada 5-15 min, até efeito desejado
Oxicodona	10-40 mg, VO, 12/12 h

Já pacientes com abscesso epidural têm indicação de antibioticoterapia apropriada e prolongada e na maioria dos casos de descompressão cirúrgica.

Pacientes com suspeita de compressão medular apresentam quadro emergencial com necessidade de intervenção imediata, pois podem apresentar dano neurológico irreversível. A intervenção apropriada em pacientes com quadros agudos de lombalgia previne a cronificação destes e suas consequências, como quadros depressivos. As modalidades terapêuticas incluem o uso imediato de corticosteroides e usualmente dexametasona em dose de 24 a 40 mg ao dia, radioterapia e cirurgia. Esse assunto será discutido com maior profundidade no capítulo específico.

SISTEMATIZAÇÃO DE CONDUTAS NO DEPARTAMENTO DE EMERGÊNCIA

Algumas propostas para sistematização do atendimento no DE foram feitas, como a da Agency of Clinical Inovation (ACI) da Austrália. Nessa sistematização, temos os seguintes passos:

1. Avaliação com história e exame físico.
2. Estratificação de risco da lombalgia: usar sinais de alarme das Tabelas 2 e 3.
3. Educação paciente: orientação em relação a riscos, medidas preventivas.
4. Orientar e estimular a realizar atividade física.
5. Iniciar tratamento com analgésicos simples.
6. Usar outras medicações de forma criteriosa.
7. Encaminhar para terapia cognitivo-comportamental.
8. Apenas realizar exames de imagem se suspeita de patologias potencialmente graves.
9. Predeterminar horários para revisão dos pacientes.
10. Referenciar para especialistas quando houver indicação.

INDICAÇÕES DE INTERNAÇÃO HOSPITALAR, TERAPIA INTENSIVA E SEGUIMENTO

Para pacientes com possibilidade de diagnóstico de condições graves, como dissecção de aorta, deve ser considerada internação hospitalar.

Controle inadequado de dor, compressão medular e sintomas neurológicos significativos também são indicação de internação hospitalar.

Quadros de compressão medular e sintomas neurológicos graves podem indicar internação em UTI. O seguimento ambulatorial depende da etiologia da lombalgia.

LITERATURA RECOMENDADA

1. Atlas SJ, Deyo RA. Evaluation and management of acute low back pain in the primary care setting. J Gen Int Med. 2001;16:120-31.
2. Borczuk P. An evidence-based approach to evaluation and treatment of acute low back pain in the emergency medicine department. Emerg Med Pract. 2013;15(7):1-23.
3. Chou R. Evidence based medicine and the challenge of low back pain where are we now? Pain Practice. 2005;5(3):153-78.
4. Delito A, et al. Low back pain: Clinical practice guidelines. Journal of Orthop Sports Phys Ther. 2012;42(4):A1-A57.
5. Devereaux MW. Low back pain. Prim Care Clin Off Pratic. 2004;31:33-51.
6. Indahl A. Low back pain: diagnosis, treatment and prognosis. Scand J Rheum. 2004;33:119-29.
7. Iria SM, Brito CMM. Lombalgia. Semiologia médica. 2001. São Paulo: Sarvier; 2001.
8. Knight CL , Deyo RA, Staiger TO, Wipf JE. Treatment of acute back pain. Disponível em: www.uptodate.com, UpToDate®, 2022. Acesso em: 01 março 2022.
9. Machado GC, et al. Implementation of an evidence-based model of care for low back pain in emergency departments: protocol for the Sidney Health Partner Emergency Department (Shapped) trial. BMJ. 2018;8e019052.
10. Oliveira CB, et al. Clinical practice guidelines for the management of non-specific low back pain in primary care: an updated overview. European Spine Journal. 2018;27:2791-803.
11. Pearing N, et al. Management of acute musculoskeletal pain. Journal of Rheumathology. 2005;8:5-15.
12. Qaseem A, et al. Clinical guidelines committee of the American College of Physicians. Noninvasive treatments for acute, subacute, chronic low back pain: a clinical practice guidelines from the American College of Physicians. Ann Int Med. 2017;166(7):514-30.
13. Ropper AH, Zafonte RD. Sciatica. N Engl J Med. 2015;372:1240-8.
14. Spearing N, et al. Management of acute musculoskeletal pain. Journal of Rheumathology. 2005;8:5-15.
15. Tucker M, Koes B. Acute low back pain. Disponível em: www.clinicalevidence.com. 2016.

Seção III

Emergências cardiovasculares

32 Síndrome coronariana aguda sem supradesnivelamento do segmento ST

Júlio César Garcia de Alencar
Julio Flávio Meirelles Marchini

PONTOS IMPORTANTES

- Síndrome coronariana aguda (SCA) sem supradesnivelamento do segmento ST inclui angina instável e infarto agudo do miocárdio sem supra.
- A classificação de infarto agudo do miocárdio (IAM) inclui cinco tipos de IAM.
- O risco de angina instável/IAM sem supra pode ser estimado com os escores GRACE e TIMI-NSTEMI.
- O IAM tipo 2 ocorre pelo desequilíbrio entre oferta coronariana e demanda do músculo cardíaco devido a alguma condição subjacente. Deve-se tratar a condição subjacente.
- Existe uma falsa dicotomia entre "IAM com supra" e os demais tipos de infarto. Em alguns casos de SCA sem supra também existe indicação para cateterismo de emergência para pacientes de muito alto risco (em até 2 horas) e de alto risco (em até 24 horas).
- Reserva-se a estratégia conservadora para os pacientes de baixo risco ou naqueles em que existe dúvida quanto à natureza dos sintomas.
- Na suspeita do quadro, sempre considerar oferecer ácido acetilsalicílico (AAS) ao paciente. Só está contraindicado na alergia verdadeira ao AAS e quando houver suspeita de síndrome aórtica.
- O tratamento pode envolver a reperfusão do território obstruído, a antigregação e melhora da relação entre consumo e demanda de oxigênio no miocárdio.
- Na indicação de dupla antiagregação deve-se avaliar o risco de sangramento do paciente. O prasugrel é indicado em detrimento das outras opções, exceto em casos de alto risco de sangramento.
- O infarto miocárdico sem obstrução coronariana (MINOCA – *myocardial infarction in the absence of obstructive coronary artery disease*) ocorre quando o evento preenche critérios de IAM, mas não há obstrução coronariana grave ou condição subjacente (caso em que seria um IAM tipo 2).
- Este capítulo é uma divisão didática da síndrome coronariana aguda. A avaliação inicial da dor torácica e como identificar pacientes de risco que devem ficar internados estão no Capítulo "Dor torácica". Neste capítulo discutiremos o diagnóstico da SCA sem supra e o manejo dessa condição.

INTRODUÇÃO

O diagnóstico da síndrome coronariana aguda (SCA) sem supradesnivelamento do segmento ST pode ser um desafio para o médico emergencista pela variabilidade de sintomas apresentados pelos pacientes, que vão desde dor de pequena intensidade e livre de sintomas associados, até franco choque cardiogênico.

No registro de dor torácica i*trACS com 15.442 pacientes que se apresentaram ao departamento de emergência (DE), foram encontrados 1.396 pacientes

(9,0%) com infarto agudo do miocárdio (IAM) sem supradesnivelamento de segmento ST.

No registro CRUSADE com 180.842 pacientes com IAM sem supra, a média de idade é de 69 anos, com 40% dos pacientes sendo mulheres. Fatores de risco estavam presentes em:

- Hipertensão: 73% dos pacientes.
- Diabetes: 33% dos pacientes.
- Dislipidemia: 50% dos pacientes.
- História prévia de infarto: 30% dos pacientes.
- Insuficiência cardíaca: 18% dos pacientes.
- Revascularização miocárdica cirúrgica: 20% dos pacientes.
- Revascularização percutânea: 20% dos pacientes.

ETIOLOGIA E FISIOPATOLOGIA

Existem três mecanismos de instabilização de placa levando à síndrome coronariana aguda: ruptura de placa, erosão de placa e exposição de nódulo calcificado. Enquanto no infarto agudo transmural o principal mecanismo é a ruptura de placa, no infarto agudo do miocárdio sem supradesnivelamento de ST o principal mecanismo fisiopatológico é a erosão de placa aterosclerótica com 48% dos casos em um levantamento, seguido de ruptura de placa com 32% dos casos e nódulo calcificado com os 20% restantes. A ruptura ou erosão da placa aterosclerótica expõe uma superfície trombogênica e libera o núcleo necrótico que contém micropartículas protrombóticas. Em se tratando de IAM sem supra ocorre uma desvitalização tecidual não transmural. As razões de evolução para IAM sem supra são diversas, como por exemplo suboclusão da artéria coronária ou a presença de colaterais. No caso da angina instável existe desequilíbrio entre oferta e demanda ocasionando sintomas, mas não o suficiente para levar a necrose de cardiomiócitos.

Alterações de tensão de cisalhamento causada por tortuosidade arterial, estenoses e bifurcações provoca mudança de expressão em células endoteliais de proteínas inflamatórias, dentre as quais o receptor *Toll-like* 2 (TLR2). A ativação desse receptor predispõe a descamação endotelial, diminui a capacidade de reparo da camada endotelial e ainda pode promover apoptose. Neutrófilos formam armadilhas extracelulares (*Neutrophil extracellular traps* – NETs) – compostas de cromatina descondensada, histona, antimicrobianos e outras proteínas. Além de seu papel na imunidade inata, os NETs têm papel na erosão de placas e promovem trombose por ativação plaquetária, ligando-se a fatores da coagulação e fator de von Willebrand. Células endoteliais ativadas induzem a formação de NETs e reciprocamente NETs induzem a disfunção endotelial. TLR2 interagem com NETs influenciando citocinas, como produção de IL-17. Tudo isso em conjunto promove inflamação local, perda do endotélio (por ruptura ou erosão) e formação de trombo, comprometendo ainda mais a luz de um segmento coronariano que em geral já possui uma placa aterosclerótica. O resultado final é o comprometimento de irrigação de um território do músculo cardíaco – infarto agudo do miocárdio com necrose de cardiomiócitos.

A prescrição de terapias para redução de LDL reduz de forma importante os eventos agudos causados por ruptura de placa, sem afetar, no entanto, os eventos agudos causados por erosão de placa.

FATORES DE RISCO

Os fatores de risco cardiovasculares incluem hipertensão arterial sistêmica, diabetes melito, dislipidemia, história familiar e tabagismo, mas não há uma correlação bem definida de sua importância na evolução clínica de pacientes admitidos com SCA. Em alguns estudos há, inclusive, observações paradoxais indicativas de melhor evolução entre os tabagistas. Por um lado, estudos demonstram que a presença de três ou mais desses fatores em conjunto constitui marcador independente de pior prognóstico nas síndromes coronarianas agudas. Por outro lado, o uso *exclusivo* de fatores de risco para identificar pacientes com SCA dentre todos que se apresentam com dor torácica não é útil. Um estudo com 800 pacientes mostra que não há associação isoladamente de número de fatores de risco e diagnóstico de IAM (não confundir a associação dos fatores de risco cardiovasculares com o quadro crônico de aterosclerose e o quadro agudo do infarto). A Tabela 1 resume esses fatores de risco. Os fatores de risco devem ser compreendidos à luz do quadro clínico do paciente.

DIAGNÓSTICO E CLASSIFICAÇÃO

A angina instável é definida por pelo menos uma das seguintes características:

▷ **TABELA 1** Fatores de risco para doença coronariana aterosclerótica

▪ Idade (homens > 55 e mulheres > 65 anos)
▪ Tabagismo
▪ Dislipidemias: triglicérides ≥ 150 mg/dL
▪ LDL colesterol > 100 mg/dL; HDL 40 mg/dL
▪ Diabetes melito
▪ História familiar prematura de doença cardiovascular: homens < 55 anos e mulheres < 65 anos
▪ Hipertensão arterial sistêmica

1. Ocorre em repouso (ou mínimo esforço), com duração em geral de 20 minutos (se não for interrompida por nitrato ou outro analgésico).
2. Ser grave e descrita como dor franca.
3. Ocorre em *crescendo* (dor com cada vez menos esforço, dor que é cada vez pior, que passou a acordar o paciente).

A dor torácica é o principal sintoma de isquemia, mas a *isquemia* pode se apresentar apenas como **equivalente anginoso**: dor epigástrica, dispepsia, dispneia, náuseas e vômitos, sudorese, hipotensão e síncope. Pacientes idosos (> 75 anos de idade), mulheres e portadores de diabetes, doença renal crônica ou demência se apresentam mais comumente com equivalentes anginosos.

A Tabela 2 apresenta os tipos de IAM, enquanto o Quadro 1 contém os critérios necessários para o diagnóstico de IAM e cada tipo de 1 a 5. O tipo 1 é relacionado a obstruções aterotrombóticas agudas e o tipo 2 ao desequilíbrio entre a oferta e demanda de oxigênio. O tipo 3 é a definição de quadro clínico e ECG compatível com IAM, mas em que não foi possível coleta de exames por falecimento do paciente. Os tipos 4a e 5 são IAM relacionados a angioplastia e revascularização miocárdica cirúrgica, respectivamente. Finalmente, o tipo 4b é o IAM relacionado à trombose de *stent*. Além desses tipos é possível haver IAM com curva enzimática, mas nenhuma lesão coronariana obstrutiva, que é o MINOCA e está explicado no Quadro 2. Finalmente, outra possibilidade é o desenvolvimento de angina vasoespástica em que geralmente não há elevação de troponina e o manejo é com bloqueador de canal de cálcio (ver Quadro 3).

▷ **TABELA 2** Tipos de infarto agudo do miocárdio

Tipo 1: infarto miocárdico espontâneo
Infarto espontâneo relacionado a ruptura, ulceração, fissura, erosão, dissecção ou exposição de nódulo calcificado de placa aterosclerótica de uma ou mais artérias coronárias, levando a diminuição do fluxo sanguíneo miocárdico ou êmbolo plaquetário distal com consequente necrose miocárdica
Tipo 2: infarto miocárdico secundário a desequilíbrio isquêmico
Lesão e necrose miocárdica quando uma condição que não a DAC contribui para um desequilíbrio entre a oferta do oxigênio miocárdico e/ou demanda ▪ Predomínio de redução de oferta: – Espasmo coronariano – Embolia coronariana – Disfunção coronariana endotelial – Dissecção coronariana espontânea – Hipotensão grave – Anemia grave – Hipóxia grave – Bradiarritmia ▪ Predomínio de aumento de demanda: – Taquiarritmia – Hipertensão grave
Tipo 3: infarto miocárdico resultante em morte com biomarcadores indisponíveis
Morte cardíaca com sintomas sugestivos de isquemia miocárdica e alterações isquêmicas presumivelmente novas no ECG (incluindo BRE), mas a morte ocorreu antes da coleta de amostras sanguíneas, antes de detectar aumento/queda de biomarcador ou simplesmente não foram coletados
Tipo 4a: infarto miocárdico relacionado a intervenção coronariana percutânea
Infarto miocárdico associado com intervenção coronariana percutânea (ICP)
Tipo 4b: infarto miocárdico relacionado a trombose de *stent*
Infarto miocárdico definido pelos mesmos critérios do tipo 1, adicionando o achado de trombose de *stent* detectado por angiografia coronariana ou autópsia
Tipo 5: infarto miocárdico relacionado a cirurgia de revascularização miocárdica
Infarto miocárdico associado com cirurgia de revascularização miocárdica (CRVM)

BRE: bloqueio de ramo esquerdo; DAC: doença aterosclerótica coronariana; ECG: eletrocardiograma.

▷ **QUADRO 1** Quarta definição universal de infarto agudo do miocárdio (IAM) e critérios diagnósticos dos diferentes tipos de IAM

(1) Elevação e/ou queda de troponina cardíaca, com pelo menos um valor de troponina acima do percentil 99% do limite superior da normalidade e um dos abaixo: ▪ Sintomas de isquemia miocárdica aguda ▪ Alterações isquêmicas eletrocardiográficas ▪ Desenvolvimento de ondas Q patológicas ▪ Evidência em exame de imagem de perda nova de miocárdio viável ou nova alteração de mobilidade segmentar em padrão consistente com etiologia isquêmica ▪ Identificação de trombo coronariano por angiografia ou por autópsia
(2) Elevação e/ou queda de troponina cardíaca, com pelo menos um valor de troponina acima do percentil 99% do limite superior da normalidade e evidência de desequilíbrio entre oferta de oxigênio miocárdico e demanda não relacionados a trombose coronariana e um dos abaixo: ▪ Sintomas de isquemia miocárdica aguda ▪ Alterações isquêmicas eletrocardiográficas ▪ Desenvolvimento de ondas Q patológicas ▪ Evidência em exame de imagem de perda nova de miocárdio viável ou nova alteração de mobilidade segmentar em padrão consistente com etiologia isquêmica
(3) Morte cardíaca com sintomas sugestivos de isquemia miocárdica acompanhada por alterações isquêmicas presumivelmente novas ou fibrilação ventricular e sem possibilidade de coleta de sangue para marcadores, ou cujo infarto é detectado na autópsia
(4a) IAM relacionado à ICP é definido como elevação de troponina cardíaca acima de 5x o valor do percentil 99% do limite superior da normalidade quando o valor basal é normal ou elevação de troponina > 20% e valor absoluto acima de 5x do valor do percentil 99%, quando o valor basal da troponina já é acima do percentil 99% do limite superior da normalidade e a curva prévia de troponina era estável ou até em queda (≤ 20% de variação). Além disso, um dos fatores a seguir: ▪ Alterações isquêmicas eletrocardiográficas ▪ Desenvolvimento de ondas Q patológicas ▪ Evidência em exame de imagem de perda nova de miocárdio viável ou nova alteração de mobilidade segmentar em padrão consistente com etiologia isquêmica ▪ Achados angiográficos compatíveis com complicação que limita fluxo coronariano
(4b) IAM relacionado a ICP associada a trombo. Mesmos critérios do tipo 1, adicionando identificação de trombo intrastent por angiografia ou na necrópsia
(5) IAM relacionado à cirurgia de revascularização miocárdica é definido como elevação de troponina cardíaca acima de 10x o valor do percentil 99% do limite superior da normalidade quando o valor basal é normal ou elevação de 20% e valor absoluto acima de 10x do valor do percentil 99%, quando o valor basal da troponina já é acima do percentil 99% do limite superior da normalidade e a curva prévia de troponina era estável ou até em queda (≤ 20% de variação). Além disso, um dos fatores a seguir: ▪ Desenvolvimento de ondas Q patológicas ▪ Evidência em exame de imagem de perda nova de miocárdio viável ou nova alteração de mobilidade segmentar em padrão consistente com etiologia isquêmica ▪ Achados angiográficos compatíveis com nova oclusão de enxerto ou coronária nativa

ICP: intervenção coronária percutânea.

▷ **QUADRO 2** IAM sem obstrução coronariana (MINOCA).

- IAM sem obstrução coronariana (conhecido como MINOCA – *myocardial infarction in the absence of obstructive coronary artery disease*) é uma entidade clínica presente em 5-6% dos casos de infarto.
- Em geral se apresenta com pouca expressão eletrocardiográfica e pouca elevação de troponina, mas pode até ter supradesnivelamento de segmento ST.
- O critério diagnóstico é um IAM que preenche (A) a quarta definição universal de IAM (ver Quadro 1), (B) ausência de obstrução coronariana na angiografia (estenose de ≥ 50% em vasos principais e/ou FFR > 0,8); (C) ausência de critério de IAM tipo 2.
- Existem diversos mecanismos propostos para MINOCA, como: ruptura de placa com trombose transitória, vasoespasmo coronariano, disfunção microvascular, dissecção coronariana.
- O manejo não está estabelecido.
- Em estudo observacional retrospectivo de 9.138 pacientes, o uso de estatinas, i-ECA foi associado a menor taxa de eventos após diagnóstico de MINOCA.

(continua)

▷ **QUADRO 2** IAM sem obstrução coronariana (MINOCA). (*continuação*)

- Recomenda-se monitorização para arritmias graves, uso de dupla antiagregação, estatinas, i-ECA, betabloqueadores e redução de fatores de risco.
- Se espasmo coronariano for diagnóstico, o paciente pode receber bloqueador de canal de cálcio.
- O prognóstico do MINOCA é melhor do que o do IAM tradicional.
- A investigação do MINOCA continua após a angiografia com ressonância magnética para investigar miocardite, Takotsubo e miocardiopatia.

IAM: infarto agudo do miocárdio; i-ECA: inibidor de enzima conversora de angiotensina.; FFR: fração de reserva de fluxo coronariano.

▷ **QUADRO 3** Angina vasoespástica

- A angina vasoespástica é definida por 3 critérios:
  1. Angina que responde a nitrato. Episódio espontâneo e um dos seguintes: angina com início em repouso (preferencialmente à noite ou cedo), variação diurna em tolerância a exercício (em geral reduzida de manhã), hiperventilação pode precipitar um episódio, bloqueadores de canal de cálcio podem aliviar um episódio, mas betabloqueadores, não
  2. Alterações de ECG transitórias. Episódio espontâneo e um dos seguintes em duas derivações: supra ST ≥ 1 mm, infra ST ≥ 1 mm ou novas ondas U negativas
  3. Espasmo coronariano: oclusão total ou subtotal (pelo menos 90%) transitória com alterações de ECG em episódio espontâneo ou provocado por acetilcolina, *ergot* ou hiperventilação
- São fatores de risco tabagismo, resistência à insulina e herança familiar. O quadro é desencadeado por mudança de atividade autonômica, efedrina ou similares (cocaína, álcool, butano, sumatriptano, anfetaminas), intervenção coronariana, botulismo, deficiência de magnésio
- Pode se apresentar com padrão de episódios recorrentes. A dor é indistinguível da angina clássica, exceto pelo contexto. Episódios ocorrem em geral em repouso, preferencialmente à noite ou cedo
- No departamento de emergência, em muitos casos, não será possível diferenciar de angina instável e será necessária uma estratificação invasiva para determinar o diagnóstico. As alterações de ECG da SCA não se resolvem geralmente com nitrato ou bloqueador de canal de cálcio. Em pacientes com aterosclerose coronariana e angina vasoespástica, pode ocorrer IAM. Existe associação de angina vasoespástica com arritmias, inclusive arritmias malignas
- Diagnósticos diferenciais incluem IAM com supra, pericardite aguda, síndrome de Takotsubo, repolarização precoce, angina microvascular (síndrome X) e espasmo esofageano
- Tratamento de primeira linha é com bloqueador de canal de cálcio – previne vasoconstrição e promove vasodilatação. Nitratos também são efetivos. Deve-se repor magnésio se houver deficiência. Não oferecer betabloqueadores não seletivos (como o propranolol), pois exacerbam o vasoespasmo. Evitar triptanos
  - Diltiazem: 240-360 mg/d
  - Anlodipina: 5-10 mg/d
  - Nifedipina: 30-90 mg/d
  - Dinitrato: 5 mg
  - Mononitrato: 10-40 mg
  - Propatilnitrato: 15-30 mg

IAM tipo 2

O diagnóstico de IAM tipo 2 em comparação aos demais é fundamental, pois seu tratamento envolve principalmente melhorar a oferta e diminuir a demanda. Na maioria dos casos talvez não seja necessário coronariografia. Ainda assim, 5 a 60% dos casos são submetidos ao exame. Aterosclerose é comum nesses pacientes, sendo que 60% têm pelo menos 50% de obstrução em dois vasos.

Em geral, os IAM tipo 2 são menores e com menor alteração eletrocardiográfica. Pacientes com IAM tipo 2 têm menos dor torácica e mais frequentemente têm dispneia e outros equivalentes. Mulheres se apresentam mais como IAM do tipo 2. Os mecanismos para desequilíbrio entre oferta e demanda podem incluir alteração direta do fluxo coronariano, mas a maioria é desencadeada por etiologias não coronarianas. Quanto mais aterosclerose presente inicialmente, mais suscetível é cada território a desequilíbrio. Muitas vezes, as condições clínicas contribuem com redução de oferta e aumenta de demanda, como: sepse, insuficiência cardíaca, fibrilação atrial de alta resposta ventricular, taquicardia supraventricular prolongada, emergência hipertensiva.

Pacientes com IAM tipo 2 podem até ter elevação de segmento ST (1 a 24% dos casos) e outras alterações isquêmicas que estão presentes com menor prevalência. Por definição, todo IAM tem elevação de troponina, mas os picos e a taxa de ascensão e de redução do IAM tipo 2 são menores. No entanto, não há um valor corte que discrimine os tipos. De fato, existe um espectro contínuo entre os dois tipos de IAM. A diferenciação principal depreende-se do quadro clínico do paciente. No tipo 1 existe uma instabilização aguda da aterosclerose e no tipo 2 existem condições associadas que alteram o equilíbrio entre oferta e demanda de oxigênio.

O prognóstico do IAM tipo 2 é similar ou pior que o IAM tipo 1 pela presença de mais doentes críticos e de mais comorbidades nos pacientes com IAM tipo 2. O diagnóstico de IAM em pacientes críticos é desafiador. A maioria das elevações de troponina provavelmente é por lesão miocárdica. Em grande parte, estão sedados e intubados e não podem relatar seus sintomas. Na recuperação podem ser reavaliados pela elucidação diagnóstica.

Estratificação de risco

A avaliação quantitativa do risco de morte por meio de pontuação é superior à avaliação clínica isolada. Os escores GRACE e TIMI NSTEMI foram criados para avaliação de gravidade em casos de IAM sem supradesnivelamento de segmento ST. A calculadora GRACE fornece uma estratificação de risco precisa tanto na admissão quanto na alta do paciente. A calculadora de risco GRACE 2.0 está disponível em http://www.gracescore.org/. As variáveis utilizadas no cálculo do risco GRACE 2.0 incluem idade, pressão arterial sistólica, frequência cardíaca, creatinina sérica, Killip na admissão (Tabela 3), parada cardíaca na admissão, biomarcadores cardíacos elevados e alteração de ST. Se o Killip ou os valores de creatinina sérica não estiverem disponíveis, uma pontuação modificada pode ser calculada pela adição de insuficiência renal e uso de diuréticos, respectivamente.

A pontuação de risco TIMI utiliza sete variáveis, sendo que cada variável soma um ponto (Tabela 4). As variáveis incluem (http://www.timi.org/index.php?page=calculators):

- Idade ≥ 65 anos.
- Três ou mais fatores de risco de doença aterosclerótica coronariana (DAC).
- DAC conhecida.
- Uso de AAS nos últimos 7 dias.
- Angina grave (dois ou mais episódios dentro de 24 h).
- Alteração de ST ≥ 0,5 mm.
- Marcador cardíaco positivo.

O escore é simples de usar, mas sua precisão discriminativa é inferior à da pontuação de risco GRACE.

▷ **TABELA 3** Classificação Killip de pacientes com infarto agudo de miocárdio

Classificação	Parâmetros	Risco de óbito (%)
I	Sem sinais de insuficiência cardíaca	2-3
II	Estertores em bases, presença de B3	8-10
III	Edema agudo de pulmão	20-25
IV	Choque cardiogênico	45-70

▷ **TABELA 4** Escore TIMI-NSTEMI

Fator	Pontos
65 anos de idade ou mais	1
Pelo menos 3 fatores de risco para DAC	1
Estenose coronariana de pelo menos 50% conhecida	1
Recorrência da dor nas últimas 24 horas	1
Uso de ácido acetilsalicílico nos últimos 7 dias	1
Desvio de segmento ST na apresentação	1
Elevação de marcadores cardíacos	1

DAC: doença aterosclerótica coronariana.

No Capítulo "Dor torácica" foi discutido o descarte precoce do diagnóstico de síndrome coronariana aguda em pacientes de muito baixo risco. Em pacientes com risco baixo ou intermediário, exames não invasivos podem excluir o diagnóstico como um teste de estresse (preferencialmente com imagem) ou a angiotomografia de coronárias.

Os pacientes com confirmação de IAM devem ser internados e submetidos a estratificação coronariana invasiva. Pacientes são considerados de baixo risco para desenvolver arritmias cardíacas desde que não apresentem nenhum dos seguintes critérios:

- Instabilidade hemodinâmica.
- Arritmia na apresentação.
- Fração de ejeção do ventrículo esquerdo < 40%.
- Reperfusão incompleta.

- Estenose coronariana crítica de vasos principais ou complicações relacionadas à revascularização percutânea.

Pacientes com baixo risco para o desenvolvimento de arritmias cardíacas requerem monitorização do ritmo cardíaco ≤ 24 h ou até a revascularização coronariana (o que ocorrer primeiro) em uma unidade de cuidados intermediários ou unidade coronariana. Indivíduos com alto risco de arritmia cardíaca necessitam de monitorização do ritmo por > 24 h em uma unidade de cuidados intensivos.

Risco de sangramento

O tratamento das síndromes das coronarianas envolve medicações antitrombóticas. Por isso, uma avaliação do risco de sangramento é fundamental e impacta na escolha dos antitrombóticos e no tempo que serão prescritos. Para estimar o risco de sangramento podem ser usados os escores de risco CRUSADE (https://www.mdcalc.com/crusade-score-post-mi-bleeding-risk), ACUITY e PRECISE-DAPT (http://www.precisedaptscore.com).

▷ **TABELA 5** Decisão do momento da estratégia invasiva

Risco muito alto (< 2 h)	
Instabilidade hemodinâmica	Choque cardiogênico
Dor torácica recorrente ou refratária	Arritmias ameaçadoras à vida
Complicações mecânicas do IAM	Insuficiência cardíaca aguda claramente relacionada ao IAM
Elevação de segmento ST em aVR (com ou sem elevação de segmento ST em V1) E infradesnivelamento de segmento ST de 1 mm ou mais em 6 derivações	
Risco alto (< 24 horas)	
Curva de troponina compatível com IAM	Alterações dinâmicas de onda T ou de segmento ST
GRACE > 140	
Parada cardíaca ressuscitada sem elevação de segmento ST ou choque cardiogênico	
Risco baixo (estratégia conservadora)	
Ausência das características de risco acima.	

IAM: infarto agudo do miocárdio.

Outra alternativa recomendada pelo consenso europeu de SCA sem supra é o escore ARC-HBR (Tabela 6).

No departamento de emergência, o impacto de identificar alto risco de sangramento é na escolha do segundo antiagregante. Em geral, deve-se preferir o clopidogrel. Pacientes sem fibrilação atrial e com risco de sangramento alto ou muito alto devem usar clopidogrel como segundo antiagregante. Em pacientes com fibrilação atrial e sem prótese valvar mecânica a recomendação é terapia tripla incluindo anticoagulante oral direto (por exemplo: apixabana 5 mg 2x/d, dabigratrana 110 ou 150 mg 2x/d, edoxabana 60 mg/d, ou rivaroxabana 15 ou 20 mg/d). O segundo antiagregante escolhido deve ser preferencialmente clopidogrel, em pacientes com risco maior de sangramento. A terapia tripla deverá ser mantida por pelo menos uma semana, dependendo do risco de sangramento. Finalmente, em pacientes com prótese valvar mecânica a anticoagulação com warfarina é obrigatória. Nesse caso, a anticoagulação incial é com terapia tripla (AAS + warfarina + clopidogrel).

O manejo da antiagregação após esse período inicial não faz parte do escopo deste livro.

TRATAMENTO

Inicialmente as medidas são as mesmas e foram detalhadas no Capítulo "Dor torácica". Resumidamente, todos os pacientes com suspeita de SCA sem supra de ST devem ser atendidos em sala de emergência ou unidade coronariana. Devem ser submetidos ao MOVE:

1. Monitorização não invasiva continua (no mínimo com pressão arterial, frequência cardíaca e cardioscopia).
2. Oxigênio suplementar se saturação periférica de oxigênio < 90% ou se desconforto respiratório.
3. Acesso venoso periférico garantido para coleta de exames e infusão de medicações.
4. ECG de 12 derivações que deve ser interpretado por um médico em até 10 minutos da admissão do paciente.

Terapia farmacológica: antiagregação e anticoagulação

- Ácido acetilsalicílico (AAS) 150-300 mg (recomendação 300 mg) VO na admissão, seguido por 100 mg VO 1x/dia é indicado em todos os

▷ **TABELA 6** Critérios maiores e menores de alto risco de sangramento (ARC-HBR)

Maiores	Menores
Uso por longo termo antecipado de anticoagulante oral	Idade ≥ 75 anos
Insuficiência renal grave (TFGe < 30 mL/min)	Insuficiência renal moderada (TFGe entre 30-59 mL/min)
Hemoglobina < 11 g/dL	Hemoglobina 11-12,9 g/dL (homem) e 11-11,9 g/dL (mulher)
Sangramento espontâneo necessitando internação e/ou transfusão nos últimos 6 meses (ou qualquer momento se recorrente)	Sangramento espontâneo recorrente necessitando internação e/ou transfusão nos últimos 12 meses desde que não atenda o critério maior
Trombocitopenia moderada ou grave (contagem de plaquetas < 100 x 10^9/L)	Uso crônico de medicações anti-inflamatórias não esteroidais ou corticoide
Diátese hemorrágica crônica	Acidente vascular cerebral isquêmico a qualquer momento que não atenda o critério maior
Cirrose hepática com hipertensão portal	
Malignidade ativa (excluindo câncer de pele não melanoma) nos últimos 12 meses*	
Hemorragia intracraniana espontânea prévia (a qualquer momento)	
Hemorragia intracraniana traumática nos últimos 12 meses	
Presença de malformação arteriovenosa cerebral	
Acidente vascular cerebral isquêmico nos últimos 6 meses (NIHSS > 5)	
Trauma grave ou cirurgia importante nos últimos 30 dias	
Cirurgia importante inadiável	

O escore é positivo se houver um critério maior ou dois menores. NIHSS: *National Institutes of Health Stroke Scale*; TFGe: taxa de filtração glomerular estimada.
* Malignidade ativa é definida como diagnóstico dentro de 12 meses e necessidade de tratamento contínuo (incluindo cirurgia, quimioterapia ou radioterapia).

pacientes com suspeita de SCA; desde que não haja suspeita de uma síndrome aórtica significativa. O ácido acetilsalicílico inibe irreversivelmente a atividade da ciclo-oxigenase (COX-1), reprime a produção de tromboxano A2 e interage negativamente na agregação plaquetária.

- Segundo antiagregante: esta é uma mudança importante da última recomendação. Os estudos ACCOAST, SWEDEHEART, ATLANTIC, SCAAR e o ISAR-REACT 5 não mostraram benefício isquêmico do pré-tratamento seja com prasugrel, ticagrelor ou clopidogrel e ainda alguns desses estudos mostraram malefício por aumento de probabilidade de sangramento. O pré-tratamento se refere à estratégia de medicar o paciente antes do tratamento invasivo – cineangiocoronariografia com vistas à angioplastia. Por um lado, isso significa que não há indicação de oferecer um segundo antiagregante em pacientes que irão realizar uma estratégia invasiva. O segundo antiagregante deve ser feito após conhecer a anatomia coronariana, no momento da decisão de realizar a angioplastia. Por outro lado, sabemos que em muitos locais não há acesso a um serviço de hemodinâmica. Neste caso é indicação classe IIb, nível de evidência C o uso do segundo antiagregante desde que o paciente não tenha um alto risco de sangramento.

Quanto à escolha do antiagregante, ambos ticagrelor e prasugrel, se demonstraram superiores ao clopidogrel nas SCA e finalmente no estudo ISAR-REACT 5 o prasugrel se mostrou superior ao ticagrelor. Seguem comentários sobre o uso de cada um.

1. Prasugrel: 60 mg VO na admissão, seguido por 10 mg VO 1x/dia. Inibidor irreversível do re-

ceptor $P2Y_{12}$, contraindicado em maiores de 75 anos, com peso corporal menor 60 kg, ou com história de AVC ou AIT. Quando comparado ao clopidogrel no estudo TRITON-TIMI 38 apresentou menos desfechos graves. Apresenta início de ação rápido (30 minutos-4 horas).

2. Ticagrelor: 180 mg VO na admissão, seguido por 90 mg VO 2 x/dia. É um inibidor do receptor $P2Y_{12}$ oral, de ligação reversível, que reduz a agregação plaquetária. Tem início de ação mais rápido (30 minutos-2 horas). Quando comparado ao clopidogrel no estudo PLATO apresentou menos desfechos graves. Apresentou maior taxa de sangramento em geral, mas não houve diferença em sangramentos fatais. Efeitos adversos incluem dispneia (sem broncoespasmo), aumento da frequência de pausas ventriculares assintomáticas e aumento do ácido úrico.
3. Clopidogrel: 300-600 mg na admissão, seguido por 75 mg VO 1x/dia. Apresenta tempo de início de ação demorado (2-6 horas), resultados inferiores ao ticagrelor e ao prasugrel nos estudos TIMI-TRITON e PLATO, é metabolizado de forma variável pelo citocromo p450, apresentando variabilidade farmacodinâmica e farmacocinética individual.

- Anticoagulação: indicada para todos os pacientes com diagnóstico de SCA de risco intermediário ou alto para inibir a geração e a atividade da trombina, reduzindo os eventos relacionados ao trombo. A troca de anticoagulantes é desencorajada. Opções incluem:
  1. Heparina não fracionada: 60-70 U/kg (máximo 5.000 U) EV, seguido por infusão de 12-15 U/kg/h ajustável para manter TTPA entre 1,5-2,5x o controle.
  2. Enoxaparina: 1 mg/kg SC 2x/dia. Pacientes com ClCr 15-29 devem receber 1 mg/kg SC 1x/dia. Pacientes > 75 anos devem receber 0,75 mg/kg SC 2x/dia. Não recomendada para ClCr < 15. O monitoramento da atividade anti-Xa não é necessário, exceto nos pacientes em que ClCr 15-29 ou peso corpóreo > 100 kg. Em pacientes tratados com enoxaparina, não é recomendada dose adicional durante o cateterismo se a última injeção foi administrada há menos de 8 h, enquanto dose adicional de 0,3 mg/kg IV *bolus* é recomendada se a última dose foi ≥ 8 h antes da PCI.
  3. Fondaparinux: 2,5 mg SC 1x/dia. Não recomendado para ClCr < 20. Se o paciente for para cateterismo coronariano, será necessário um segundo anticoagulante, pois o fondaparinux isolado não inibe a formação de trombos junto aos cateteres. O seu benefício é como alternativa à heparina em pacientes com trombocitopenia induzida por heparina.
  4. Bivalirudina: trata-se de um inibidor direto da trombina utilizado por via endovenosa e ainda não disponível no Brasil. Apresenta resultados semelhantes aos da enoxaparina nos estudos e redução na incidência de sangramentos graves; de qualquer forma, indisponível no país.
  5. Hirudina e argatroban: são moléculas inibidoras diretas de trombina. Não estão disponíveis no Brasil. O seu benefício é como alternativa à heparina em pacientes com trombocitopenia induzida por heparina.
  6. Abciximab e agrastat: são inibidores potentes plaquetários agindo na via final de ativação, o receptor da glicoproteína IIB-IIIA. A indicação de seu uso caiu após a dupla antiagregação plaquetária e atualmente a indicação é restrita à visibilização de trombos na coronariografia.

Terapia anti-isquêmica

O objetivo da terapia anti-isquêmica farmacológica é diminuir a demanda miocárdica de oxigênio (diminuindo a frequência cardíaca, a pressão arterial, a pré-carga e a contratilidade miocárdica) ou aumentar o suprimento de oxigênio no miocárdio (por administração de oxigênio ou através de vasodilatação coronariana). Se mesmo com o tratamento o paciente se mantiver com dor torácica intensa, é recomendada uma angiografia coronariana em duas horas independentemente dos achados do ECG e dos níveis de troponina (trata-se de uma das recomendações emergenciais no SCA sem supra, Tabela 5).

Em pacientes cujos sintomas isquêmicos não são aliviados por nitratos e betabloqueadores, a administração de morfina 2-3 mg IV é razoável enquanto se espera pela angiografia coronariana, com a ressalva de que a morfina pode retardar a absorção intestinal das medicações.

- Nitratos: inicialmente, a dor torácica deve ser aliviada com uso de nitrato sublingual. Pode ser usado o dinitrato de isossorbida 5 mg. Se não houver resposta satisfatória, a medicação pode ser repetida a cada 5 minutos por mais duas vezes. Os nitratos intravenosos (nitroglicerina 25 mg/5 mL 10 mL + SG 240 mL, correr EV BIC dose inicial de 5-10 mcg/min ou 1,5-3 mL/h) são indicados se não houver resposta ao tratamento com nitrato sublingual. Sob uma monitoração cuidadosa da pressão arterial, a dose deve ser titulada para cima até que os sintomas sejam aliviados e em pacientes hipertensos até a pressão arterial ser normalizada, a menos que surjam efeitos secundários (principalmente dor de cabeça ou hipotensão). Além do controle de sintomas, não há indicação para o tratamento com nitrato. Contraindicações: ingestão recente de um inibidor de fosfodiesterase tipo 5 (ou seja, dentro de 24 h para sildenafil ou vardenafil e 48 h para tadalafil), devido ao risco de hipotensão grave. Outra contraindicação é o infarto de ventrículo direito (constatado por supra ST em V3R e V4R).
- Betabloqueadores: os betabloqueadores inibem competitivamente os efeitos miocárdicos das catecolaminas circulantes reduzindo a frequência cardíaca, a pressão arterial e a contratilidade miocárdica, diminuindo o consumo de oxigênio no miocárdio. A FC alvo é de aproximadamente 60 bpm. Não devem ser utilizados em pacientes com contraindicações aos betabloqueadores (PR > 240 ms, bloqueios atrioventriculares complexos e broncoespasmo), ou em pacientes com risco de desenvolver choque cardiogênico (ou seja, sinais de insuficiência cardíaca e de baixo débito, idade > 70 anos, frequência cardíaca > 110 bpm ou < 60 bpm, pressão arterial sistólica < 120 mmHg) ou ainda em pacientes com sintomas possivelmente relacionados ao vasoespasmo coronariano ou ao uso de cocaína, pois podem favorecer o espasmo, deixando a vasoconstrição mediada por efeito alfa sem oposição pela vasodilatação mediada por beta. Doses de betabloqueadores usuais são:
  - Metoprolol 5 mg EV a cada 5 minutos (máximo de 3 doses).
  - Metoprolol 25-100 mg VO 1x/dia.
  - Propranolol 10-80 mg VO 2-3x/dia.
- Bloqueadores dos canais de cálcio: esse grupo de fármacos com ação anti-isquêmica diminui o influxo de cálcio através da membrana celular, reduzindo a contratilidade miocárdica e o tônus vascular, a velocidade de condução atrioventricular (AV) e a atividade do nó sinusal. Os efeitos benéficos nas síndromes coronarianas se devem a uma combinação das suas ações, diminuindo o consumo miocárdico de oxigênio, a pós-carga, a contratilidade e a FC, além de aumentarem a oferta de oxigênio ao miocárdio, pela vasodilatação coronária que promovem. A vasodilatação coronariana originada é semelhante e independe do agente usado. Para controlar os sintomas, os antagonistas do cálcio são tão eficientes quanto os betabloqueadores, entretanto não reduzem a incidência de angina refratária, infarto ou óbito; ao contrário, parecem acentuar a incidência dessas complicações. As doses recomendadas são:
  - Verapamil 80 a 120 mg três vezes ao dia.
  - Diltiazem 60 mg três a quatro vezes ao dia.

Na angina instável, o diltiazem tem sido o bloqueador de cálcio mais utilizado.

Cateterismo cardíaco

A angiografia coronariana invasiva tem papel central no manejo de pacientes com SCA. Tem como objetivos:

1. Confirmar o diagnóstico de SCA relacionado à DAC (ou descartar origem coronariana de dor torácica) e, como consequência, orientar o tratamento e evitar exposição desnecessária a agentes antitrombóticos.
2. Identificar a lesão culpada.
3. Avaliar a anatomia coronariana e estabelecer a indicação de revascularização coronariana por *stent* ou cirurgia de revascularização do miocárdio.
4. Identificar outras causas para dor, como fístula coronariana ou vasoespasmo.

O momento da angiografia depende do quadro clínico do paciente e de suas características (Tabela 5).

Outras medicações

- Estatinas: recomenda-se iniciar terapia com estatina de alta intensidade (exemplo: atorvastatina 40 mg VO 1x/dia) na admissão em todos os pacientes com SCA.
- Inibidores da enzima conversora de angiotensiona (IECA). Os IECA (exemplo: enalapril 5-20 mg VO 2x/dia) são recomendados em pacientes com disfunção sistólica ou insuficiência cardíaca, hipertensão ou diabetes. Os bloqueadores do receptor de angiotensina são indicados em pacientes que são intolerantes (por tosse ou angioedema) aos IECA.
- Antagonista da aldosterona (exemplo: espironolactona 25 mg VO 1x/dia): recomendado em pacientes com disfunção sistólica (fração de ejeção do ventrículo esquerdo ≤ 40%) e insuficiência cardíaca ou diabetes após SCA.
- Bloqueador de bomba de prótons (exemplo: pantoprazol 40 mg VO 1x/dia) é indicado em pacientes com dupla antiagregação plaquetária com risco de sangramento digestivo: história de úlcera gástrica ou sangramento do trato gastrointestinal, uso de anticoagulantes, uso crônico de anti-inflamatórios não esteroidais ou corticoide ou 2 dos seguintes: ≥ 65 anos, dispepsia, doença do refluxo gastroesofágico, infecção por *Helicobacter pylori* ou uso de álcool.
- Os principais objetivos da reabilitação cardíaca, incluindo aconselhamento sobre atividade física, dieta, cessação do tabagismo, controle de peso e metas para controle de lipídeos e pressão arterial devem ser indicados no relatório de alta do paciente.

A Tabela 7 resume as medicações indicadas na síndrome coronariana aguda.

▷ **TABELA 7** Medicações indicadas na síndrome coronariana aguda sem supra ST

Antiagregante	AAS 300 mg VO dose de ataque, seguida por AAS 100 mg VO ao dia

(continua)

▷ **TABELA 7** Medicações indicadas na síndrome coronariana aguda sem supra ST (*continuação*)

Inibidor do receptor de ADP (no momento da realização da angioplastia, ou antes no PS quando não haverá estratégia invasiva precoce)	Prasugrel 60 mg VO dose de ataque, seguida por 10 mg ao dia (5 mg ao dia para pacientes com mais de 75 anos ou peso menor que 60 kg)
	Ticagrelor 180 mg VO dose de ataque, seguida de 90 mg a cada 12 horas
	Clopidogrel 300-600 mg VO dose de ataque seguida de 75 mg ao dia (usar clopidogrel apenas se prasugrel ou ticagrelor indisponíveis, não tolerados ou contraindicados)
Anticoagulação	Heparina não fracionada: 60 U/kg em *bolus* EV seguida de 12 U/kg/h (suficiente para manter TTPA entre 1,5-2,5). Diluição sugerida: 25.000 U de heparina em 500 mL de SG 5%
	Enoxaparina 1 mg/kg SC a cada 12 horas (0,75 mg/kg a cada 12 horas se mais de 75 anos. 1 mg/kg 1x/dia se *clearance* de creatinina < 30)
	Fondaparinux: 2,5 mg SC ao dia
Vasodilatador	Dinitrato de isossorbida: 5 mg SL a cada 5 minutos (máximo 15 mg)
	Nitroglicerina: dose inicial de 5-10 µg/min e aumento de infusão conforme necessidade para controle de dor. Diluição sugerida: 1 ampola (50 mg/10 mL) em 240 mL de SG 5%
Betabloqueador	Metoprolol 25-100 mg VO ao dia
Hipolipemiantes	Atorvastatina 40 mg ao dia

AAS: ácido acetilsalicílico.

SCA NO CONTEXTO DA PARADA CARDÍACA

Parada cardíaca extra-hospitalar sem elevação do ST no ECG precisa ter conduta individualizada: enquanto os sobreviventes conscientes devem ser submetidos a angiografia coronariana imediata, os sobreviventes

comatosos devem ter uma avaliação mais cuidadosa junto à cardiologia e medicina intensiva. A Tabela 8 traz fatores do paciente e ressuscitação que identificam fatores desfavoráveis à estratificação invasiva. Quando indicada, a angiografia deve ser realizada precocemente (< 24 horas) para definição de anatomia coronariana e função de ventrículo esquerdo, se existe lesão culpada que pode ser tratada e promover suporte mecânico ao VE em casos de choque cardiogênico. O estudo COACT da Holanda com 538 pacientes mostrou que, nessa população de pacientes, o grupo submetido a angiografia em até 5 dias não foi superior ao grupo com angiografia realizada em 2 horas, talvez mostrando que o benefício da intervenção pode ser avaliado conforme a evolução do paciente antes de sua indicação. É importante saber que nesse estudo o tempo da parada cardíaca até início de suporte básico de vida foi em média de 2 minutos, o que pode não ser reprodutível em outros países e interfere na generalização dos resultados.

▷ **TABELA 8** Pacientes com benefício questionável para estratificação invasiva após parada cardíaca

▪ Paciente encontrado em parada cardíaca.
▪ Ritmo inicial não fibrilação ventricular (FV)
▪ Período sem compressões
▪ Mais de 30 minutos para retorno à circulação espontânea
▪ Angiografia durante compressões
▪ pH < 7,2
▪ Lactato > 7
▪ Idade > 85 anos
▪ Insuficiência renal terminal
▪ Parada por causas não cardíacas

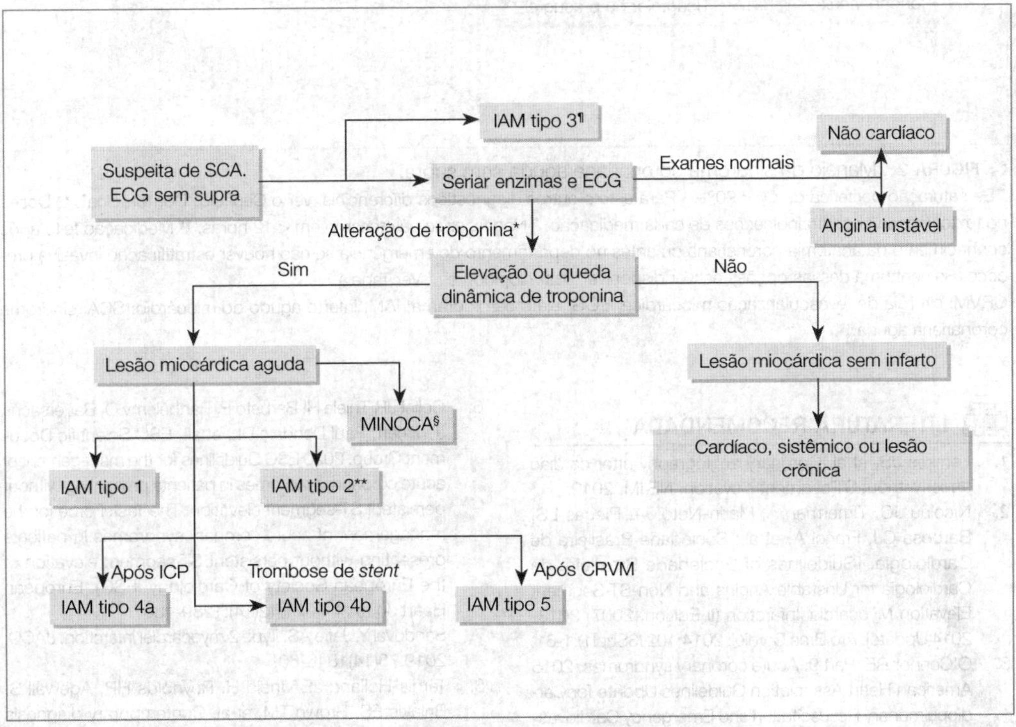

▷ **FIGURA 1** Diagnóstico do infarto agudo do miocárdio sem supra. ¶ Morte cardíaca com quadro sugestivo de isquemia miocárdica e alterações em ECG, mas sem tempo hábil para coleta de enzimas. * Elevação acima do percentil 99% de referência. ** Exemplos: espasmo coronariano, disfunção endotelial, dissecção coronariana, taquiarritmia, hipertensão grave, hipóxia grave, anemia grave, hipotensão grave. § IAM sem obstrução coronariana: ver Quadro 1. ICP: intervenção coronária percutânea.

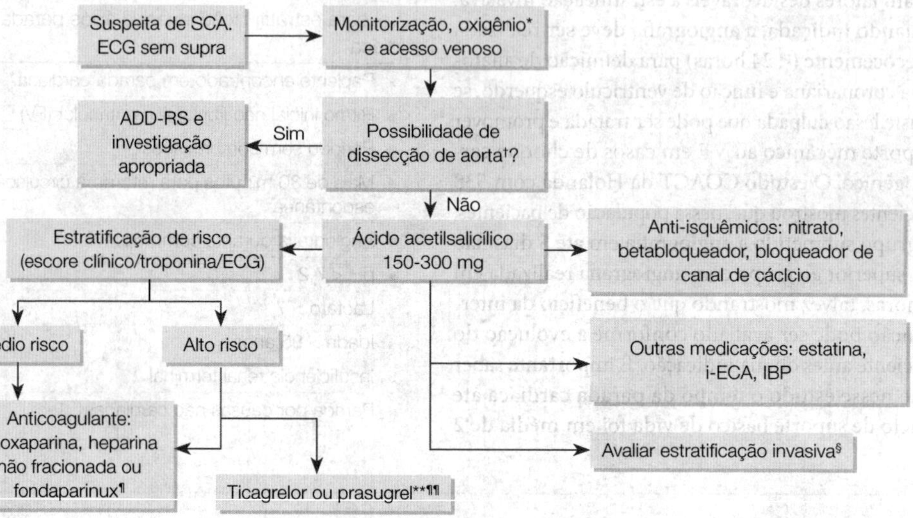

▷ **FIGURA 2** Manejo da síndrome coronariana aguda sem supra.

* Se saturação periférica de O_2 < 90%. † Para este e outros diagnósticos diferenciais, ver o Capítulo "Dor torácica". ** Doses no texto. Observar contraindicações de cada medicação. ¶ Não fazer se cateterismo em < 12 horas. ¶¶ Medicação feita após conhecimento da anatomia coronariana ou antes no departamento de emergência se não houver estratificação invasiva precoce. Se nenhuma dessas opções estiver disponível, usar clopidogrel. § Ver Tabela 7.

CRVM: cirurgia de revascularização miocárdica; ECG: eletrocardiograma; IAM: infarto agudo do miocárdio; SCA: síndrome coronariana aguda.

LITERATURA RECOMENDADA

1. Lemkes JS, et al. Coronary angiography after cardiac arrest without ST-segment elevation. NEJM. 2019.
2. Nicolau JC, Timerman A, Marin-Neto JA, Piegas LS, Barbosa CJ, Franci A, et al.; Sociedade Brasileira de Cardiologia. [Guidelines of Sociedade Brasileira de Cardiologia for Unstable Angina and Non-ST-Segment Elevation Myocardial Infarction (II Edition, 2007) 2013-2014 Update]. Arq Bras Cardiol. 2014;102 (3Supl1):1-61.
3. O'Connor RE. Part 9: Acute coronary syndromes: 2015 American Heart Association Guidelines Update for Cardiopulmonary Resuscitation and Emergency Cardiovascular Care. Circulation. 2015;132(16 Suppl 1):S146-76.
4. Quillard T, Franck G, Mawson T, Folco E, Libby P. Mechanisms of erosion of atherosclerotic plaques. Curr Opin Lipidol. 2017 Oct;28(5):434-41.
5. Rab T, et al. A treatment algorithm for emergent invasive cardiac procedures in the resuscitated comatose patient. JACC. 2015.
6. Collet JP, Thiele H, Barbato E, Barthélémy O, Bauersachs J, Bhatt, Paul Dendale DL, et al., ESC Scientific Document Group. 2020 ESC Guidelines for the management of acute coronary syndromes in patients presenting without persistent ST-segment elevation: The Task Force for the management of acute coronary syndromes in patients presenting without persistent ST-segment elevation of the European Society of Cardiology (ESC). European Heart Journal. 2021;42(14):1289-1367.
7. Sandoval Y, Jaffe AS. Type 2 myocardial infarction. JACC. 2019;73(14)1846-60.
8. Tamis-Holland JE, Jneid H, Reynolds HR, Agewall S, Brilakis ES, Brown TM, et al. Contemporary diagnosis and management of patients with myocardial infarction in the absence of obstructive coronary artery disease. 2019;139:e891-908.
9. Thygesen K, Alpert JS, Jaffe AS, Chaitman BR, Bax JJ, Morrow DA, et al. Fourth universal definition of myocardial infarction (2018). 2018,25285.

33 Infarto agudo do miocárdio com supradesnivelamento do segmento ST

Julio Flávio Meirelles Marchini

PONTOS IMPORTANTES

- O melhor tratamento do infarto agudo do miocárdio (IAM) pressupõe a inserção de cada centro em uma rede coordenada de emergência.
- O IAM com supradesnivelamento do segmento ST (IAMCST) deve ser identificado em até 10 minutos de entrada do paciente no serviço.
- O padrão eletrocardiográfico do IAMCST pode parecer simples, mas existem exceções e contextos para interpretação.
  - As derivações V2 e V3 habitualmente têm algum grau de elevação, por isso os critérios são diferentes.
  - A sobrecarga de ventrículo esquerdo amplia os desvios de segmento ST, sem significar isquemia.
  - A fibrose miocárdica (perda de músculo viável) pode se apresentar como um supra de ST persistente.
- A abordagem do IAM com supra de ST não depende de dosagem de enzima e deve-se iniciar a partir da identificação do padrão eletrocardiográfico no contexto clínico compatível.
- A angioplastia primária é superior ao tratamento fibrinolítico.
- A abordagem envolve antiagregação, oferta de oxigênio se for o caso, controle da dor e estatina.
- Se optado por fibrinolítico, atentar para dose correta, monitoração durante e após a infusão e identificar se houve ou não reperfusão depois.
- Mesmo quando há critério de reperfusão o paciente deve ser encaminhado para estratificação invasiva (nesse caso em até 24 horas).
- Quando o paciente busca tardiamente atendimento ou apresenta um infarto extenso pode haver evolução para complicações mecânicas graves e dramáticas.
  - Ruptura de septo, ruptura de parede livre, insuficiência mitral, fibrose extensa e pseudoaneurisma.

INTRODUÇÃO

O infarto agudo do miocárdio com supradesnivelamento do segmento ST (IAMCST) é diagnosticado por manifestações clínicas compatíveis associadas a evidência de necrose miocárdica usando modalidades laboratoriais, eletrocardiográficas ou de imagem. A morbidade e a mortalidade do IAM fazem com que os médicos emergencistas trabalhem com um tempo limitado para tomada de conduta e as mesmas alteram de maneira importante o curso da doença. O diagnóstico rápido de IAM é essencial em todo paciente que se apresenta com dor torácica ou equivalente anginoso no pronto-socorro.

Um eletrocardiograma deveria ser realizado em até dois minutos da chegada do paciente e deve

ser analisado em até 10 minutos para identificação de supradesnivelamento de segmento ST.

O registro i*trACS incluiu qualquer paciente que procurou o departamento de emergência (DE) em 8 centros americanos e em Singapura entre junho de 1999 e agosto de 2001 para o qual foi solicitado um eletrocardiograma. No estudo, 15.442 pacientes procuraram o DE com 291 pacientes (1,9%) com IAMCST ou 17,2% das síndromes coronarianas agudas. Em um registro tcheco com 3.142 pacientes (CZECH-1 e CZECH-2) que só incluiu pacientes com síndrome coronariana aguda, a porcentagem de pacientes com IAMCST foi de 23,4%. Em outro registro francês com 2.176 pacientes com IAM, 1.476 tinham IAMCST (67,8%). Em comparação a pacientes com IAM sem supra ST (IAMSST), os pacientes com IAMCST eram mais jovens, se apresentaram mais precocemente, tinham menos antecedentes patológicos (angina prévia, IAM prévio, insuficiência cardíaca, angioplastia, revascularização cirúrgica, fibrilação atrial, AVC e doença arterial periférica). No exame físico, os pacientes com IAMCST eram levemente mais hipotensos e se apresentavam mais frequentemente com classificação Killip I. Diabetes e dislipidemia eram menos prevalentes em pacientes com IAMCST, mas o tabagismo era mais prevalente.

A mortalidade hospitalar do IAMCST é similar à do IAMSST, mas a mortalidade em um ano tem uma tendência de ser menor em comparação a pacientes com IAMSST. Os preditores de mortalidade incluem dislipidemia não tratada com estatina, idade, diabetes e hipotensão.

Sugerimos ao leitor que, antes de ler este capítulo, leia o capítulo de dor torácica, que discute a avaliação inicial e como identificar pacientes de risco que devem ficar internados. Neste capítulo discutimos a abordagem do paciente com IAMCST.

REDES DE TRATAMENTO PARA IAM

O tratamento do IAM não ocorre apenas diante do paciente, mas também muito antes, com a estruturação da rede de tratamento. Não só o IAMCST tem indicação emergencial de estratificação invasiva, mas também o IAMSST com instabilidade hemodinâmica, instabilidade elétrica, dor incoercível, insuficiência mitral aguda e padrão de supra de aVR (ver Capítulo "Síndrome coronariana aguda sem supradesnivelamento do segmento ST").

O gerente de cada unidade de emergência deve buscar a sua inserção em uma rede de atendimento com unidades periféricas próximas aos pacientes, unidades centrais com serviços de hemodinâmica e cardiologia intervencionista (SHCI), e centrais de regulação. Devem ser seguidos critérios para transferência de pacientes e prever diferenças de tempo de transporte de acordo com a hora do dia e fazer planos diferentes para as diferentes contingências, seja o transporte para um SHCI diferente ou a administração de trombolítico.

O serviço de transporte ou atendimento pré-hospitalar deve pleitear ou coordenar com a central de regulação o transporte de pacientes com IAM diretamente para hospitais com SHCI, evitando hospitais que não dispõem deste serviço.

O hospital com SHCI deve se organizar para receber esses pacientes diretamente no laboratório de hemodinâmica sem necessidade de passar pelo departamento de emergência.

É responsabilidade de cada médico no serviço cobrar essa coordenação do seu gerente médico e responsabilidade de cada gerente definir a rede de atendimento do IAM e inserção de seu serviço.

Tão importante quanto a criação da rede e a estrutura para medir a qualidade do atendimento através de protocolos gerenciados é a avaliação periódica dos dados, por exemplo, em reuniões mensais. Essa avaliação gerenciada pode controlar o tempo porta-balão dos pacientes; identificar gargalos e dificuldades; propor melhorias e cobrar resultados.

FISIOPATOLOGIA

Existem três mecanismos de desestabilização de placa. O mecanismo mais comum no IAMCST é a ruptura de placa aterosclerótica (70% dos casos), seguida de fenômeno erosivo (25% dos casos) e por último nódulo calcificado com 5%. Outros mecanismos de IAM sem aterosclerose estão resumidos na Tabela 1.

A ruptura de placa ocorre como um desequilíbrio nas forças agindo sobre a capa aterosclerótica. A capa é formada por colágeno de células musculares lisas presentes. A diminuição de produção de colágeno e o aumento de catabolismo por metaloproteinases de matriz enfraquecem a estrutura. Macrófagos produzem metaloproteinases e catepsinas que quebram colágeno e elastina, respectivamente. As placas com capa fibrótica fina, poucas células musculares lisas,

▷ **TABELA 1** Infarto agudo do miocárdio (IAM) sem aterosclerose coronariana

Doença coronariana não aterosclerótica
▪ Arterite
– Luética (sífilis)
– Takayasu
– Lúpus eritematoso sistêmico
▪ Trauma
– Laceração
– Lesão por radiação
▪ Doenças metabólicas ou de proliferação de íntima
– Mucopolissacaridose (doença de Hurler)
– Homocistinúria
– Doença de Fabry
– Amiloidose
▪ Estreitamento luminal por outros mecanismos
– Prinzmetal (espasmo coronariano)
– Espasmo rebote após suspensão de nitroglicerina
– Dissecção de aorta
– Dissecção de coronária
– Compressão de coronária (p. ex., aumento de artéria pulmonar, trajeto intrarterial)
Embolia coronariana
▪ Endocardite infecciosa
▪ Trombose de prótese valvar
▪ Prolapso de válvula mitral
▪ Trombo de câmaras esquerdas ou veias pulmonares
▪ Embolia paradoxal
▪ Fibroelastoma papilar de válvula aórtica
▪ Trombo de cateter intracardíaco ou fio-guia
Anomalia coronariana
▪ Origem anômala de coronária esquerda de artéria pulmonar
▪ Origem anômala de coronária esquerda de seio de valsalva anterior
▪ Fístulas arteriovenosa ou arteriocameral
▪ Aneurisma coronariano
Desequilíbrio oferta-demanda
▪ Doença valvar aórtica
▪ Monóxido de carbono
▪ Tireotoxicose
▪ Hipotensão prolongada
Hematológico
▪ Policitemia vera
▪ Trombocitose
▪ Coagulação intravascular disseminada (CIVD)
▪ Púrpura trombocitopênica trombótica
Outros
▪ Uso de cocaína
▪ Contusão miocárdica
▪ IAM com artérias coronárias normais
▪ Complicação de cateterização coronariana

com acúmulo de macrófagos e lago lipídico são mais vulneráveis. Os macrófagos produzem micropartículas trombóticas que se acumulam no interior das placas, em especial nos núcleos necróticos. Quando há rompimento da placa esse material é liberado subitamente, potencializando a trombose local. A formação do trombo luminal depende da exposição das superfícies trombóticas, liberação de fatores pró-trombóticos e atividade de sistemas de coagulação. A oclusão coronariana completa se expressa como supradesnivelamento do segmento ST no ECG.

Caso não ocorra tratamento em tempo hábil e o paciente sobreviva à fase inicial, o segmento afetado será marcado pelo surgimento da onda Q. O fator mais importante para aparecimento da onda Q é a extensão do IAM e não o segmento ST. A presença de circulação colateral coronariana importante pode proteger o território afetado.

Com duas a três horas de oclusão coronariana podem ser detectadas áreas necróticas no tecido suprido pela artéria coronária correspondente. A isquemia persistente leva a necrose de coagulação na região central do IAM. Em minutos podem ser observadas alterações na microscopia eletrônica: relaxamento de miofibrilas, distensão mitocondrial e consumo de glicogênio. Em horas ocorrem alteração de membranas celulares dos cardiomiócitos e aparecimento de densidades amorfas mitocondriais. Na microscopia podem ser observados edema, hemorragia focal, início do infiltrado neutrofílico e da necrose de coagulação. Na sequência, há palidez tecidual, perda de núcleos celulares, estriações e infiltrado neutrofílico. Ocorre então completa desintegração de miofibras, com sua fagocitose por macrófagos. Finalmente, há aparecimento de tecido de granulação, neovascularização e reação fibrovascular.

Os desfechos adversos graves ocorrem pela disfunção sistólica grave com choque cardiogênico e arritmias fatais. A presença de altos níveis de catecolaminas é associada a arritmias graves muitas vezes fatais. As arritmias também contribuem com a isquemia, aumentando o consumo de O_2.

Quanto mais precoce a reperfusão, melhor e maior a recuperação da área sob risco. Com menos de 20 minutos, a recuperação é completa. A partir de duas a quatro horas, ocorre recuperação parcial com disfunção contrátil temporária – condição conhecida como "*stunning*". Com o passar das horas sem tratamento, o infarto se completa com perda permanente da função contrátil e maior risco de complicações mecânicas.

ELETROCARDIOGRAFIA

Supradesnivelamento de segmento ST

Habitualmente, o coração é irrigado pelas coronárias direita e esquerda, sendo que esta última é dividida em artérias circunflexa e descendente anterior que irrigam:

- Artéria descendente anterior: irriga a parede anterior, septal e ápice do ventrículo esquerdo que se expressa no eletrocardiograma (ECG) sequencialmente nas derivações de V1 a V6.
- Artéria coronária circunflexa: irriga a parede lateral do ventrículo esquerdo e eventualmente a parede posterior que se expressa no ECG nas derivações DI e aVL.
- Artéria coronária direita: irriga a parede inferior e eventualmente a parede posterior – no ECG: DII, DIII e aVF (ver Figura 1).
  - Em homens esse padrão corresponde à obstrução da coronária direita em 95% dos casos.
  - Em mulheres esse número cai para 85%.

O segmento ST é o trecho do ECG entre o complexo QRS e a onda T. O ponto J é a deflexão que encerra o complexo QRS e inicia o segmento ST. O desvio do nível do segmento ST deve ser medido em relação à linha de base: o segmento PR. Em alguns casos deve-se ter atenção com o segmento PR, pois este pode estar desviado, causando falsa impressão de alteração do segmento ST. A isquemia atrial, o infarto atrial e a pericardite podem provocar um infradesnivelamento de segmento PR. Na suspeita de um desses casos, compare o segmento PR com o segmento TP para tentar definir a melhor linha de base.

A definição de IAM com supradesnivelamento do segmento ST é a elevação em 1 mm do ponto J em duas derivações contíguas. Nas derivações V2 e V3 o critério de IAMCST é de 1,5 mm de elevação em mulheres, enquanto em homens acima de 40 anos são necessários 2,0 mm de elevação e em homens mais jovens que 40 anos são necessários 2,5 mm.

Em alguns casos deve-se considerar o eletrocardiograma cuidadosamente. Existem padrões que correspondem a oclusão coronariana e necessitam de reperfusão que não preenchem o critério clássico. O Quadro 1 apresenta uma fórmula derivada de 314 pacientes (143 com oclusão coronariana e 171 com variantes da normalidade). Essa fórmula tem uma sensibilidade de 83,3% e uma especificidade de 87,7% para oclusões coronarianas.

▷ **QUADRO 1** Fórmula para IAM sutil

Em casos sutis, ou em que há dúvida, pode-se utilizar uma fórmula com parâmetros facilmente obtidos do ECG para uma acurácia excelente para o diagnóstico de IAMCST. O ponto de corte para diagnóstico de IAM é 18,2 ou maior. Esse ponto de corte tem uma sensibilidade de 83,3% e especificidade de 87,7% para diagnóstico de IAMCST.

$$0{,}05 \times QTc - 0{,}151 \times QRS_{V2} - 0{,}268 \times R_{V4} + 1{,}062 \times supraST_{V3(60ms)} \geq 18{,}2$$

QTc: valor QT corrigido pela fórmula de Bazett; QRS_{V2}: valor de amplitude completa do QRS da derivação V2; R_{V4}: valor da amplitude da onda R da derivação V4; $supraST_{V3(60ms)}$: supradesnivelamento do segmento ST 60 ms após o ponto J na derivação V3.

A fórmula também pode ser encontrada em aplicativo e no site do Dr. Steven Smith (http://hqmeded-ecg.blogspot.com/p/rules-equations.html). A calculadora pode ser acessada também neste site: https://www.mdcalc.com/subtle-anterior-stemi-calculator-4-variable. Essa fórmula não pode ser usada se houver qualquer uma das características abaixo:

- Bloqueio de ramo.
- Inversão de onda T de V2 a V6.
- Distorção de QRS terminal em V2 e V3 – ausência de ondas S e J nestas derivações.
- Presença de segmento ST com convexidade para cima.
- Infradesnivelamento > 1 mm de segmento ST em DII, DIII e aVF.
- Infradesnivelamento de segmento ST de V2 a V6.
- Ondas Q patológicas de V2 a V4.

ECG: eletrocardiograma; IAM: infarto agudo do miocárdio; IAMCST: IAM com supradesnivelamento do segmento ST.

Nas derivações V7, V8 e V9 só é necessário 0,5 mm (parede posterior). Habitualmente essas derivações não são realizadas (ver Figura 2). Você deve pesquisar as derivações posteriores quando houver infradesnivelamento de segmento ST de V1 a V3 ou V4, com ondas T positivas.

Existem situações clínicas e padrões eletrocardiográficos sutis em que não é possível identificar claramente o supradesnivelamento de segmento ST, mas que merecem terapia equivalente. Em alguns casos, o IAM de parede inferior se apresenta com supradesnivelamento sutil, podendo até não corresponder ao limiar mínimo de 1 mm exigido em consenso para o diagnóstico, ou então apresentar apenas ondas T hiperagudas.

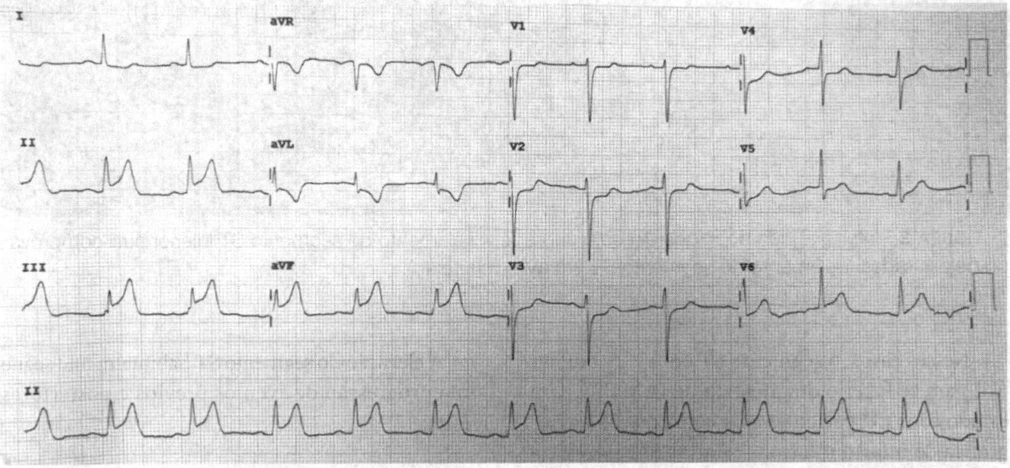

▷ **FIGURA 1** Eletrocardiograma mostrando um infarto agudo do miocárdio com supradesnivelamento inferior.

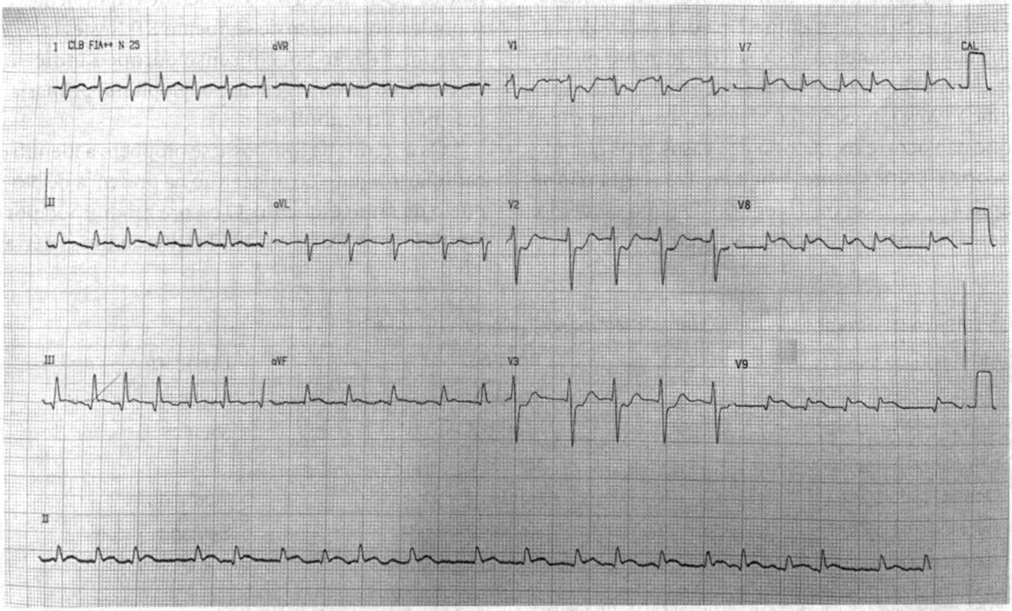

▷ **FIGURA 2** Eletrocardiograma mostrando ritmo de fibrilação atrial com resposta ventricular aumentada e infarto agudo do miocárdio com supradesnivelamento posterior.

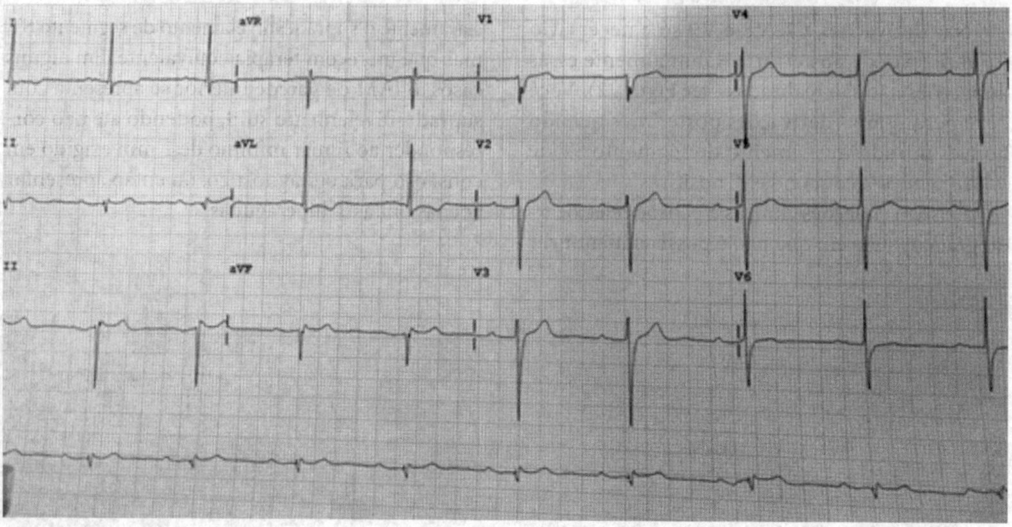

▷ **FIGURA 3** Infarto agudo do miocárdio com supradesnivelamento de segmento ST inferior sutil comprovado pelo infradesnivelamento do segmento ST em aVL (veja texto).

Nesses casos, o segmento ST em aVL pode ser útil para se fazer o diagnóstico de IAMCST. Um estudo com 154 pacientes com confirmação angiográfica de infarto inferior – sendo 88% coronária direita; 11% circunflexa; 1% artéria descendente anterior distal e 1% ramo marginal esquerdo –, 100% dos pacientes tinham algum grau de infradesnivelamento de segmento ST na derivação aVL. O infradesnivelamento pode ser tão mínimo quanto 0,25 mm (Figura 3). Trata-se de sinal muito específico (96%), mas pouco sensível. Isso quer dizer que não ocorre na maioria dos casos, mas quando ocorre é praticamente definitivo. Essa regra **não se aplica** a pacientes com bloqueio de ramo esquerdo. Esses padrões são descritos a seguir.

A elevação do segmento ST habitualmente segue uma progressão de eventos prévios e posteriores (Tabela 2).

Outros padrões equivalentes a IAMCST

Outros ECGs devem ser considerados equivalentes a supradesnivelamento de segmento ST. Nestes casos, a recomendação em consenso europeu indica o cateterismo de emergência e angioplastia primária, mas **não a trombólise.**

Os critérios de Sgarbossa se propõem a identificar infarto agudo do miocárdio na presença de bloqueio de ramo esquerdo. O escore modificado por Smith foi publicado em 2012 e alterou um critério

▷ **TABELA 2** Progressão de mudanças eletrocardiográficas no IAMCST*

Mudança no ECG	Tempo	Duração
Prolongamento de QT	Minutos	Minutos
Ondas T hiperagudas	Minutos	Minutos
Elevação do segmento ST	Minutos	Horas
Onda Q patológica	Horas	Indefinido
Inversões de onda T	Horas	Semanas/meses

* Modificada de: Mattu A, Tabas J, Brady W. Electrocardiography in Emergency, Acute, and Critical Care. 2. ed. American College of Emergency Physicians; 2019.
ECG: eletrocardiograma; IAMCST: infarto agudo do miocárdio com supradesnivelamento do segmento ST.

para ser proporcional à amplitude do QRS (Quadro 2). Esse estudo com 129 pacientes demonstrou uma melhora de sensibilidade de 52% para 100% e reduz a especificidade apenas de 98% de 86%. Na regra modificada, só é necessário um critério em uma única derivação para ser considerado positivo.

▷ **QUADRO 2** Critérios modificados de Sgarbossa

- Elevação de segmento ST em pelo menos 1 mm em derivação com QRS predominante positivo.
- Depressão de segmento ST em pelo menos 1 mm em derivação com QRS predominante negativo nas derivações V1 a V3.
- Discordância entre segmento ST e complexo QRS acima de 30%. O segmento ST deve ter desvio mínimo de 1 mm. O cálculo é a razão entre o desvio do segmento ST (seja positivo ou negativo) e o tamanho da onda S no caso de QRS predominantemente negativo ou tamanho da onda R no caso de QRS predominantemente positivo.

* Os critérios de Sgarbossa também podem ser usados em pacientes com ritmo de marca-passo. Nesse caso a especificidade é boa, mas a sensibilidade é desconhecida.

Já no padrão de De Winter, o significado sempre é uma lesão aguda crítica de descendente anterior (ver Capítulo "Dor torácica"). Esse padrão se apresenta como depressão do ponto J maior ou igual a 1 mm de V1 a V6, com segmento ST de padrão ascendente e ainda ondas T positivas, largas, altas e simétricas.

Diagnóstico diferencial eletrocardiográfico

Certas condições comuns podem provocar o aparecimento de supradesnivelamento do segmento ST, mas que não são infarto agudo do miocárdio, conforme as Tabelas 3 e 4.

Em vista do curto tempo para o diagnóstico, a diferenciação é complexa. Na dúvida, deve-se conduzir o caso como IAM e não descartar o diagnóstico de IAM. Seguem algumas recomendações para diferenciação. A presença de infradesnivelamento de segmento ST em qualquer derivação com exceção de V1 e aVR concomitante com a presença de supra é bastante específica para IAM.

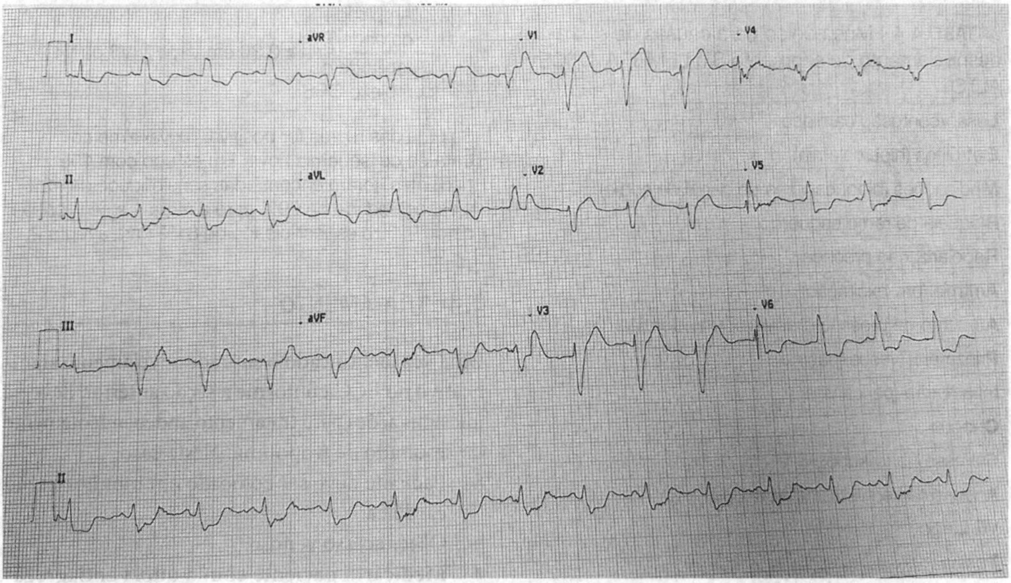

▷ **FIGURA 4** Infarto agudo do miocárdio em paciente com bloqueio de ramo esquerdo demonstrando discordância excessiva da relação ST/S em V5 e V6. É necessária uma discordância maior que 30% para preencher o critério de Sgarbossa. A derivação V5 tem um QRS predominantemente positivo com fase positiva de 5,5 mm. O infradesnivelamento de segmento ST é de 3 mm. Portanto, a relação ST/S é de -54,5%. A derivação V6 tem um QRS predominantemente positivo com fase positiva de 8 mm. O infradesnivelamento de segmento ST é de 3,5 mm. Portanto, a relação ST/S é de -43,8%. Deve chamar a atenção o infradesnivelamento de segmento ST concordante com o QRS nas derivações DII e aVF que aumenta a probabilidade de lesão oclusiva. Em cateterismo coronariano foi demonstrado que o paciente apresentava uma lesão oclusiva de tronco de coronária esquerda (tratava-se de uma trombose subaguda de *stent* prévio) da qual veio a falecer no décimo-segundo dia pós-IAM.

▷ **TABELA 3** Diagnóstico diferencial de supradesnivelamento de segmento ST

■ Vasoespasmo
■ Repolarização precoce
■ Miocardite/pericardite
– Infradesnivelamento de PR
– Supradesnivelamento difuso de ST (em geral)
■ Aneurisma ventricular
– Infarto antigo
■ Sobrecarga de ventrículo esquerdo (alta voltagem)
■ Bloqueio de ramo esquerdo
■ Ritmo de marca-passo
■ Hipercalemia
■ Síndrome de Brugada (ou similares)
■ Hipotermia
■ Pós-cardioversão (*stunning*)
■ Takotsubo
■ Anormalidades intracranianas
■ Sinal do *Spiked helmet*
■ Hipercalcemia

▷ **TABELA 4** Mnemônico para causas de supradesnivelamento de segmento ST: LEMBRA APICE ALTO.

Lesão/contusão cardíaca
Eletrólitos (hipercalemia)
Medicações (bloqueadores de canal de sódio)
Bloqueio de ramo esquerdo
Repolarização precoce
Arritmia (pré-excitação)
Aumento de pressão craniana ou abdominal
Prinzmetal (vasoespasmo)
Inflamação (pericardite)
Choque
Estresse (Takotsubo)
Aneurisma ventricular (IAM antigo)
VE **L**argo
Toxina
Osborn (hipotermia)

IAM: infarto agudo do miocárdio; VE: ventrículo esquerdo.

A elevação da difusão de segmento ST usualmente não é isquêmica, mas em alguns casos a irrigação miocárdica pode ter uma coronária única ou preponderante (artéria descendente anterior do tipo III). Uma isquemia nesse tipo de artéria leva à presença de supradesnivelamento de ST difuso e isso pode ser erroneamente interpretado como pericardite. Pacientes com aneurisma ventricular (presença de ondas Q) podem ter supradesnivelamento de segmento ST persistente. Para diferenciar de um novo episódio isquêmico pode-se usar uma das regras do Quadro 3. Para isso, pelo menos um dos complexos QRS de V1 a V4 deve ser uma onda QS. Para esta fórmula, o QRS é medido em toda sua amplitude do pico da onda mais alta até o nadir da onda mais baixa.

▷ **QUADRO 3** Diferenciação entre novo infarto agudo do miocárdio com supradesnivelamento de segmento ST e supradesnivelamento de segmento ST persistente aneurismático

Regra 1 $$\frac{\text{Soma das amplitudes das ondas T em V1 + V2 + V3 + V4}}{\text{Soma das amplitudes do complexo QRS em V1 + V2 + V3 + V4}} > 0{,}22$$
Regra 2 $$\frac{\text{Amplitude da onda T}}{\text{Amplitude do complexo QRS}} \geq 0{,}36 \text{ em V1, V2, V3 ou V4}$$
Se uma das regras for positiva, provavelmente trata-se de isquemia nova. Em estudo com 155 pacientes, foram encontradas sensibilidade de 92% e especificidade de 69% para a regra 1 e sensibilidade de 92% e especificidade de 81% para a regra 2.

TRATAMENTO

Uma vez identificado o supradesnivelamento significativo no ECG conforme a seção anterior, deve-se iniciar as ações para tratamento, independentemente do resultado de troponina. Neste caso:

- Paciente deve ser colocado em monitorização cardíaca.
- Obter acesso venoso.
- Medicar o paciente com a dupla antiagregação plaquetária.
- Avaliar a necessidade de oxigênio suplementar se saturação < 90%.
- Controle da dor deve ser obtido com nitrato, morfina e betabloqueador. A morfina não deve ser usada de rotina.

A Figura 5 resume o manejo do IAMCST.

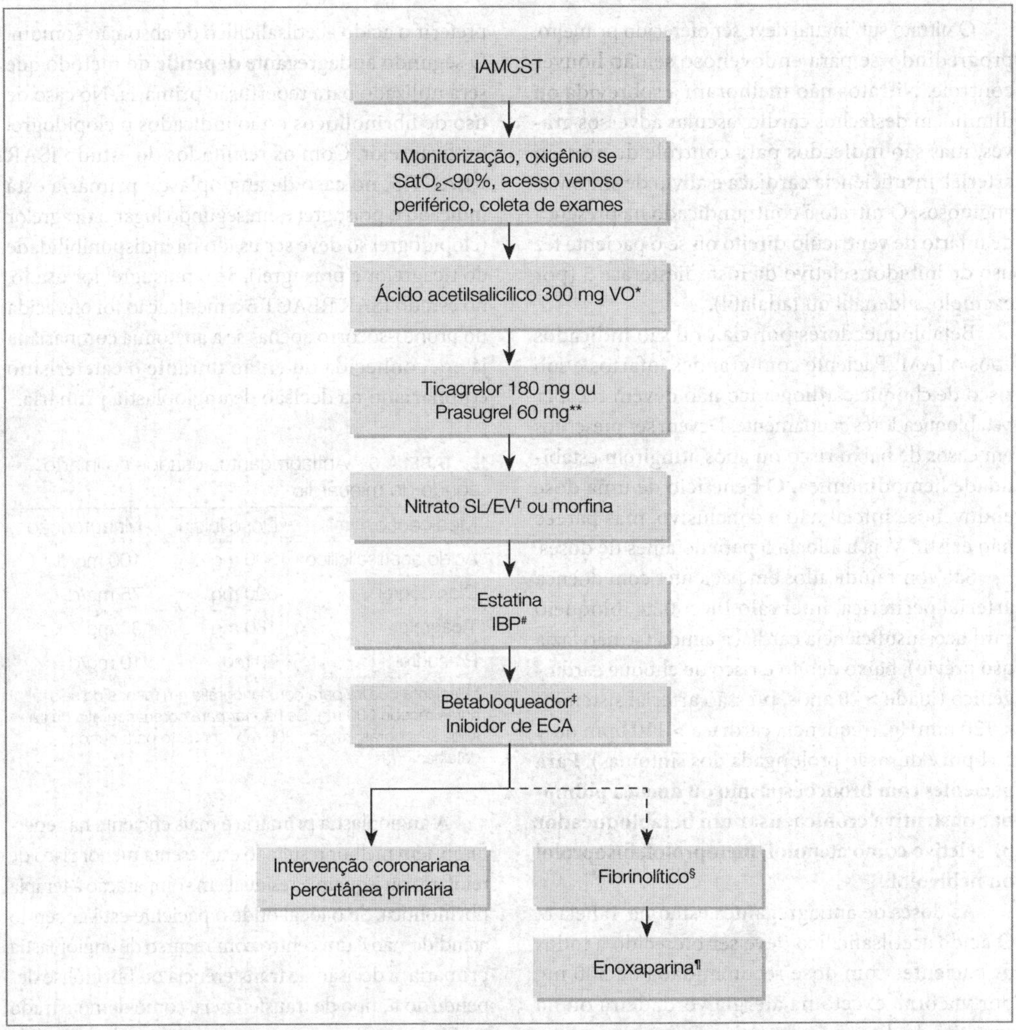

▷ **FIGURA 5** Manejo do infarto agudo do miocárdio com supradesnivelamento do segmento ST.

IAMCST: infarto agudo do miocárdio com supradesnivelamento do segmento ST; ECA: enzima conversora de angiotensina II; IBP: inibidor de bomba de prótons.

* Não fazer se alergia verdadeira. Se paciente faz uso contínuo e aderente, dose pode ser 100 mg.

** Se o tratamento for com fibrinolítico, a indicação é de ticagrelor ou clopidogrel. O prasugrel está contraindicado em pacientes acima de 75 anos, peso abaixo de 60 kg ou com AVC prévio. Se o tratamento for percutâneo e não houver ticagrelor ou prasugrel disponível, fazer clopidogrel 600 mg VO.

† Não usar se infarto de VD ou uso de inibidores de fosfodiesterase.

‡ Em casos de baixo risco ou quando paciente estiver estável hemodinamicamente. Contraindicação a betabloqueador: intervalo PR > 0,24 s, BAV de 2º ou 3º grau, DPOC grave, asma. Doença vascular periférica grave e DM são contraindicações relativas. Fator de risco para choque cardiogênico: idade > 70 anos, FC < 60 bpm ou FC > 110 bpm, PAS < 120 mmHg, disfunção grave de VE, hipoperfusão periférica. Contraindicação a inibidor da ECA: PAS < 90 mmHg, estenose renal bilateral, alergia prévia, insuficiência renal não dialítica.

\# Estatina: atorvastatina 40 mg VO ou rosuvastatina 20 mg VO. Inibidor da bomba de prótons: evitar omeprazol quando o antiagregante utilizado for clopidogrel.

§ O tratamento com fibrinolítico é uma segunda opção em locais sem disponibilidade de serviço de hemodinâmica com tempo porta-agulha menor que 120 minutos. Contraindicações absolutas: qualquer sangramento intracraniano, AVC isquêmico nos últimos 3 meses, neoplasia ou lesão vascular de sistema nervoso central, trauma craniano ou rosto nos últimos 3 meses, sangramento ativo, dissecção aguda de aorta.

¶ Não indicado se o fibrinolítico utilizado foi estreptoquinase. Enoxaparina 30 mg EV (se paciente com menos de 75 anos de idade) seguido de 1 mg/kg SC a cada 12 horas.

O nitrato sublingual deve ser oferecido primeiro, progredindo-se para endovenoso se não houver controle. Nitratos não melhoram a sobrevida ou diminuem desfechos cardiovascular adversos graves, mas são indicados para controle de pressão arterial, insuficiência cardíaca e alívio de sintomas anginosos. O nitrato é contraindicado na presença de infarto de ventrículo direito ou se o paciente fez uso de inibidor seletivo da fosfodiesterase 5 (por exemplo, sildenafil ou tadalafil).

Betabloqueadores por via oral são indicados após o IAM. Paciente com grandes infartos e sob risco de choque cardiogênico não devem receber betabloqueadores agudamente. Devem ser prescritos em casos de baixo risco ou após atingirem estabilidade hemodinâmica. O benefício de uma dose endovenosa inicial não é conclusivo, mas parece não existir. Veja a Tabela 5 para detalhes de doses.

São contraindicados em pacientes com doença arterial periférica, intervalo PR > 0,24, bloqueio cardíaco, insuficiência cardíaca aguda (se não fazia uso prévio), baixo débito e risco de choque cardiogênico (idade > 70 anos, pressão arterial sistêmica < 120 mmHg, frequência cardíaca > 110 bpm ou < 60 bpm e duração prolongada dos sintomas). **Para pacientes com broncoespasmo ou doença pulmonar obstrutiva crônica, usar um betabloqueador β1 seletivo como atenolol, metoprolol, bisoprolol ou nebivolol.**

As doses de antiagregantes estão na Tabela 6. O ácido acetilsalicílico deve ser oferecido a todos os pacientes com dose recomendada de 300 mg por via oral, exceto na alergia verdadeira ou na suspeita de dissecção de aorta. O ácido acetilsalicílico tamponado **não deve** ser usado. Deve-se preferir o ácido acetilsalicílico de absorção comum. O segundo antiagregante **depende** do método que será utilizado para reperfusão primária. No caso de uso de fibrinolíticos estão indicados o clopidogrel ou ticagrelor. Com os resultados do estudo ISAR REACT 5, no caso da angioplastia primária está indicado o prasugrel e em segundo lugar o ticagrelor (clopidogrel só deve ser usado na indisponibilidade do ticagrelor e prasugrel). Se o prasugrel for usado, no estudo ISAR REACT 5 a medicação foi oferecida no pronto-socorro apenas se a anatomia coronariana já era conhecida ou então durante o cateterismo coronariano na decisão de angioplastia primária.

▷ **TABELA 6** Antiagregantes usados no infarto agudo do miocárdio

Medicação	Dose inicial	Manutenção
Ácido acetilsalicílico	300 mg	100 mg/d
Clopidogrel	600 mg*	75 mg/d
Ticagrelor	180 mg	90 mg 2 x/d
Prasugrel	60 mg	10 mg/d

* Paciente que irá para coronariografia em menos de seis horas recebe 600 mg. Se não for para coronariografia ou irá após seis horas, recebe 300 mg. Ler texto para outros detalhes.

A angioplastia primária é mais eficiente na reperfusão, tem melhor resultado e apresenta menor risco de reinfarto ou isquemia residual em comparação à terapia fibrinolítica. Se o local onde o paciente estiver sendo atendido não é um centro com recurso de angioplastia primária, a decisão de transferência ou fibrinólise depende do tempo de transferência, como demonstrado na Figura 6. Se o tempo entre a porta do primeiro serviço de saúde até o momento do balão no centro

▷ **TABELA 5** Posologia e apresentação dos betabloqueadores

Droga	Nome comercial®	Apresentação	Posologia**
Propranolol	Inderal	10, 40 e 80 mg	20-320 mg (2-3 x/dia)
Atenolol	Atenol	25, 50 e 100 mg	25-200 mg (1-2 x/dia)
Metoprolol VO	Seloken, Lopressor, Selozok*	100 mg (25, 50 e 100 mg)	50-200 mg (1-2 x/dia)
Metoprolol EV	Seloken	5 mg	5 mg a cada 5 min, total 15 mg
Bisoprolol	Concor	1,25/2,5/5/10 mg	2,5-10 mg (1 x/dia)
Carvedilol	Coreg, Divelol, Cardilol, Dilatrend	3,125/6,25/12,5/25 mg	12,5-100 mg (2 x/dia)
Pindolol	Visken	5 e 10 mg	5-60 mg (2 x/dia)

* Seloken® e Lopressor® – tartarato de metoprolol (comprimidos de 100 mg); Seloken Duriles® – comprimidos de 200 mg; Selozok® – succinato de metoprolol (comprimidos de 25, 50 e 100 mg).
** Dose diária (número de tomadas diárias).

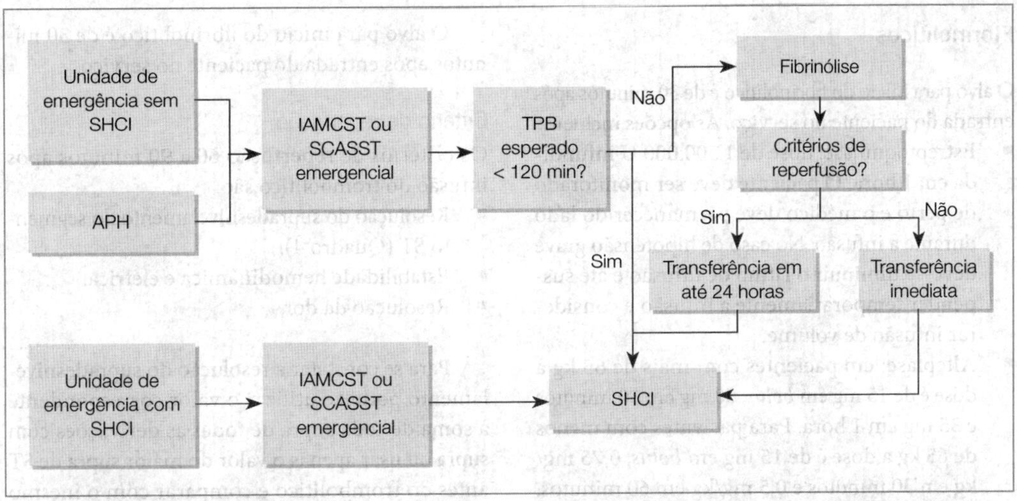

▷ **FIGURA 6** Algoritmo para decisão de transferência para serviço de hemodinâmica e cardiologia intervencionista (SHCI).

APH: atendimento pré-hospitalar; IAMCST: infarto agudo do miocárdio com supradesnivelamento do segmento ST; SCASST: síndrome coronariana aguda sem supradesnivelamento do segmento ST; TPB: tempo porta-balão.

com hemodinâmica for menor que 120 minutos, está indicada a transferência. Caso contrário, a estratégia fibrinolítica local está indicada se não houver contraindicação – Tabela 7. Após o fibrinolítico o paciente deve ser submetido a cineangiocoronariografia em até 24 horas. O fibrinolítico tem resultados comparáveis aos da angioplastia quando o paciente se apresenta com menos de 2 a 3 horas do início dos sintomas, apresenta risco de morte leve a moderado (TIMI-STEMI de 0 a 4), quando há grande área de miocárdio sob risco, ausência de onda Q e ausência de dúvida do diagnóstico.

▷ **TABELA 7** Contraindicações aos fibrinolíticos

Contraindicações absolutas	Contraindicações relativas
▪ Qualquer sangramento intracraniano prévio	▪ História de AVC isquêmico > 3 meses ou doenças intracranianas não listadas nas contraindicações absolutas
▪ AVC isquêmico nos últimos 3 meses (exceto se nas últimas 4,5 horas)	▪ Gravidez
▪ Neoplasia no sistema nervoso central ou lesão vascular	▪ Uso atual de antagonistas da vitamina K: quanto maior o INR, maior o risco de sangramento
▪ Trauma significante na cabeça ou rosto nos últimos 3 meses	▪ Sangramento interno recente < 2 a 4 semanas
▪ Sangramento ativo ou diátese hemorrágica (exceto menstruação)	▪ Ressuscitação cardiopulmonar traumática e prolongada ou cirurgia de grande porte < 3 semanas
▪ Dissecção aguda de aorta	▪ Hipertensão arterial não controlada (pressão arterial sistólica > 180 mmHg ou diastólica > 100 mmHg)
	▪ História de hipertensão arterial crônica importante e não controlada
	▪ Úlcera péptica ativa
	▪ Exposição prévia a estreptoquinase (somente para estreptoquinase)

AVC: acidente vascular cerebral.

Fibrinolíticos

O alvo para início do fibrinolítico é de 30 minutos após entrada do paciente no serviço. As opções incluem:

- Estreptoquinase: dose de 1.500.000 U infundida em 1 hora. O paciente deve ser monitorado de perto e o médico deve permanecer do lado durante a infusão. No caso de hipotensão grave deve-se diminuir o ritmo de infusão e até suspender temporariamente a infusão e considerar infusão de volume.
- Alteplase: em pacientes com mais de 65 kg a dose é de 15 mg em *bolus*, 50 mg em 30 minutos e 35 mg em 1 hora. Para pacientes com menos de 65 kg a dose é de 15 mg em *bolus*, 0,75 mg/kg em 30 minutos e 0,5 mg/kg em 60 minutos.
- Tenecteplase: dose total em *bolus* de acordo com o peso e a idade. Para pacientes com menos de 60 kg a dose é de 30 mg. Para pacientes entre 60 e 70 kg a dose é de 35 mg. Para pacientes entre 70 e 80 kg a dose é de 40 mg. Para pacientes entre 80 e 90 kg a dose é de 45 mg. Finalmente, para pacientes acima de 90 kg a dose é de 50 mg. Pacientes com mais de 75 anos devem receber a metade da dose.

No caso de reperfusão por fibrinolítico, está indicado o clopidogrel como segundo antiagregante. Após a fibrinólise podem ser usado tanto o clopidogrel quanto o ticagrelor. O estudo TREAT publicado em março de 2018 com 3.799 pacientes realizado no HCor, em São Paulo, randomizou grupos após a fibrinólise para usar o clopidogrel ou ticagrelor em pacientes submetidos a terapia fibrinolítica e mostrou que o ticagrelor não foi inferior ao clopidogrel. Ocorreu sangramento importante em 0,73% dos pacientes no grupo ticagrelor comparado a 0,69% no grupo clopidogrel. Eventos adversos graves ocorreram em 4,0% no grupo ticagrelor comparado a 4,3% no grupo clopidogrel.

A enoxaparina (ou heparina não fracionada) não deve ser realizada nas primeiras 24 horas nos pacientes que receberam estreptoquinase, mas nos pacientes que receberam alteplase, *bolus* de 30 mg da enoxaparina deve ser feito de forma endovenosa nos pacientes com menos de 75 anos seguido de 1 mg/kg 15 minutos após e a cada 12 horas. Os pacientes com mais de 75 anos não devem receber o *bolus* EV e a dose é de 0,75 mg/kg a cada 12 horas. Nos pacientes com *clearance* de creatinina entre 15-30 mL/min/1,73 m^2 a dose é de 1 mg/kg a cada 24 horas.

O alvo para início do fibrinolítico é de 30 minutos após entrada do paciente no serviço.

Critério de reperfusão

Os critérios de reperfusão 60 a 90 minutos após infusão do trombolítico são:

- Resolução do supradesnivelamento do segmento ST (Quadro 4).
- Estabilidade hemodinâmica e elétrica.
- Resolução da dor.

Para se constatar a resolução do supradesnivelamento pode-se utilizar o valor correspondente à soma de cada supra de todas as derivações com supra ou usar apenas o valor do maior supra de ST antes do trombolítico e comparar com o mesmo após a trombólise. É considerada sucesso a redução em pelo menos 50% deste valor.

▷ **QUADRO 4** Cálculo de critério de reperfusão para resolução de supradesnivelamento do segmento ST

Por exemplo, suponha que haja supra de 4 mm em V3, 3 mm em V2 e 2 mm em V1 no eletrocardiograma antes do trombolítico. A soma corresponde a 8 mm. 90 minutos após o trombolítico, o eletrocardiograma (ECG) mostra nenhum supra em V1, 1 mm em V2 e 1 mm em V3. A soma dos supras no ECG após trombólise é de 2 mm, que é menor que 50% do valor inicial de 8 mm. Portanto, constata-se esse critério de reperfusão.

Nos casos de falha de reperfusão, seja por não resolução do supra, piora da isquemia ou por instabilidade hemodinâmica e elétrica, a angioplastia de resgate está indicada assim que possível. Angioplastia primária também pode ser indicada nos casos de isquemia recorrente ou evidência de reoclusão após fibrinólise com sucesso.

Nos casos de reperfusão com sucesso a angiografia coronariana está indicada em 2 a 24 horas após a trombólise.

Angioplastia primária

No caso de angioplastia primária, está indicado preferencialmente o prasugrel ao conhecer-se a anatomia coronariana*. O ticagrelor é outra opção,

* O prasugrel está contraindicado em pacientes com AVC prévio, acima de 75 anos ou peso abaixo de 60 kg.

assim como o clopidogrel. Ainda na angioplastia primária, a heparina não fracionada ou de baixo peso molecular não deve ser realizada antes da punção do acesso arterial pelo hemodinamicista.

Para pacientes que se apresentam com mais de 12 horas do início do quadro a indicação de angioplastia primária é classe I se o paciente ainda estiver com sintomas compatíveis de isquemia, apresentar instabilidade hemodinâmica ou elétrica. Se o paciente estiver assintomático e se apresentar após 12 horas, mas até 48 horas, a indicação de angioplastia primária é classe IIa. Após 48 horas, no paciente assintomático a angioplastia primária é contraindicada.

Na estratégia da angioplastia primária, deve ser tratada apenas a coronária relacionada ao infarto (exceto nos pacientes chocados, quando recomenda-se considerar o tratamento de todas as lesões graves). O implante de endopróteses farmacológicas (*stent*) é recomendado em detrimento da endoprotése metálica. O acesso radial é recomendado em detrimento do acesso femoral quando o operador é experiente no acesso radial.

Inibidores de glicoproteína IIb/IIIa poderão ser indicados na sala de cateterismo em casos de trombose intracoronariana importante.

Tratamento adjuvante

Inibidor da enzima conversora de angiotensina está indicado assim que possível para pacientes com redução de fração de ejeção, hipertensos e diabéticos. Se não houver contraindicação deve-se prescrever um betabloqueador. Estatina em dose alta deve ser iniciada o mais precocemente possível. Para diminuir o risco de sangramento o paciente deve receber um protetor gástrico. É importante manter o tratamento do diabetes, estimular cessar o tabagismo e programar a reabilitação.

Choque cardiogênico

A classificação de Killip estratifica o risco de óbito em pacientes com diferentes graus de congestão pulmonar desde estertores discretos até o choque cardiogênico (Tabela 8). O choque cardiogênico ocorre em 6-7% dos IAM. Deve-se considerar a revascularização não apenas da lesão-alvo, mas completa dessas pacientes.

Nos pacientes chocados, a angioplastia primária deve ser considerada até 48 horas do início do quadro. Muitas vezes é necessário balão intra-aórtico (BIA) ou outro suporte mecânico para o ventrículo esquerdo. A evidência para o uso do BIA é melhor no paciente que recebeu fibrinolítico do que naquele que foi submetido a angioplastia primária. Atualmente, a recomendação é classe IIa para o consenso americano e classe IIb para o consenso europeu. No caso do consenso europeu a indicação não é para todo choque cardiogênico, mas apenas nos pacientes com complicações mecânicas (ver próxima seção) e como uma ponte para cirurgia.

▷ **TABELA 8** Classificação de Killip

Parâmetros	Classe	Risco de óbito (%)
Sem sinais de IC	I	2-3
IC discreta (estertores em bases e B3)	II	8-10
Edema agudo de pulmão	III	20-25
Choque cardiogênico	IV	45-70

IC: insuficiência cardíaca; B3: terceira bulha.

Complicações mecânicas

Em casos em que a reperfusão é tardia ou sem sucesso ou o paciente se apresenta tardiamente, a possibilidade de complicações mecânicas é maior. A Tabela 9 apresenta as complicações mecânicas possíveis. Complicações mecânicas são raras, mas são dramáticas. A sobrevida é ruim e o manejo envolve identificação pronta da complicação e cirurgia cardíaca, muitas vezes de emergência.

A apresentação das complicações precoces é bimodal,com a maioria das complicações ocorrendo nas primeiras 24 horas e o restante na primeira semana. Sopro novo com característica contínua (em maquinaria) é uma pista. Com a suspeita, solicitada ecocardiografia de emergência para confirmação diagnóstica. Pacientes com complicações mecânicas podem desenvolver choque cardiogênico rapidamente; portanto, se houver indício de instabilidade hemodinâmica, considerar a colocação de BIA. No colapso circulatório, se estiver disponível, a oxigenação por membrana extracorpórea pode ser uma opção.

A identificação de complicação mecânica indica internação em UTI e avaliação da cirurgia cardíaca.

▷ **TABELA 9** Complicações mecânicas após o infarto agudo do miocárdio

	Precoces		Tardias		
	Ruptura de septo interventricular	Ruptura de parede livre	Insuficiência mitral	Fibrose extensa	Pseudoaneurisma (ruptura contida)
Incidência	1-2%	2-6%	1-2%	1%	0,2-0,3% após IAM
Tempo	3-5 dias	3-6 dias	3-5 dias	5-90 dias	7-30 dias
Exame físico	Sopro (90%)	TJ, AESP	Sopro (50%)	Compatível com IC	Sopro (95%)
Frêmito	Comum	Não	Raro	Não	Não
Eco	*Shunt*	Derrame pericárdico	Insuficiência mitral	Redução de FE. Aneurisma de VE	Assemelha-se a aneurisma com colo mais fino mais comum em parede posterior e lateral
Swan-ganz	Aumento de oxigenação	Equalização de pressões diastólicas	Onda c-v no capilar pulmonar	Elevação de PD2VE e pressão capilar	Pode estar normal

AESP: atividade elétrica sem pulso; FE: fração de ejeção; IAM: infarto agudo do miocárdio; IC: insuficiência cardíaca; PD2VE: pressão diastólica final de ventrículo esquerdo; TJ: turgência jugular; VE: ventrículo esquerdo.

O prognóstico com terapia medicamentosa isolada é muito ruim; mas a cirurgia cardíaca de emergência também tem alta mortalidade. Se as condições clínicas permitirem cirurgia tardia, os resultados cirúrgicos são melhores.

LITERATURA RECOMENDADA

1. Ibanez B, James S, Agewall S, Antunes MJ, Bucciarelli-Ducci C, Bueno H, et al. 2017 ESC Guidelines for the management of acute myocardial infarction in patients presenting with ST-segment elevation: The Task Force for the management of acute myocardial infarction in patients presenting with ST-segment elevation of the European Society of Cardiology (ESC). European Heart Journal. 2018;39(2):119-77.
2. Kezerashvili A, Marzo K, De Leon J. Beta blocker use after acute myocardial infarction in the patient with normal systolic function: When is it "Ok" to discontinue?. Curr Cardiol Rev. 2012;8:77-84.
3. O'Gara PT, Kushner FG, Ascheim DD, Casey DE, Chung MN, Lemos JA, et al. 2013 ACCF/AHA guideline for the management of ST-elevation myocardial infarction. A report of the American College of Cardiology Foundation/American Heart Association Task Force on Practice Guidelines. Circulation. 2013;127:1-64.
4. Piegas LS, Timerman A, Feitosa GS, Nicolau JC, Mattos LAP, Andrade MD, et al. V Diretriz da Sociedade Brasileira de Cardiologia sobre tratamento do infarto agudo do miocárdio com supradesnível do segmento ST. Arq Bras Cardiol. 2015;105(2):1-105.
5. Schüpke S, Neumann FJ, Menichelli M, et al. Ticagrelor or prasugrel in patients with acute coronary syndromes. N Engl J Med. 2019;381(16):1524-34.
6. Smith SW, Dodd KW, Henry TD, Dvorak DM, Pearce LA. Diagnosis of ST elevation myocardial infarction in the presence of left bundle branch block using the ST elevation to S-wave ratio in a modified Sgarbossa rule. Annals of Emergency Medicine.2012;60:766-76.
7. Wong GC, Welsford M, Ainsworth C, Abuzeid W, Fordyce CB, Greene J, et al. and members of the Secondary P. 2019 Canadian Cardiovascular Society/Canadian Association of Interventional Cardiology guidelines on the acute management of ST-elevation myocardial infarction: Focused update on regionalization and reperfusion. Can J Cardiol. 2019;35:107-32.

34 Fibrilação atrial

Julio Flávio Meirelles Marchini
Rodrigo Antonio Brandão Neto

PONTOS IMPORTANTES

- A fibrilação atrial (FA) é a arritmia mais comum no departamento de emergência. Muitas vezes é secundária à causa que motivou a vinda do paciente, mas quase sempre gera necessidade de exames e medidas terapêuticas dirigidos à arritmia.
- A contribuição da sístole atrial à fração de ejeção em condições normais não é tão importante, mas no paciente com insuficiência cardíaca, sua perda pode provocar insuficiência cardíaca.
- Sinais e sintomas de alarme incluem sintomas graves como instabilidade hemodinâmica, isquemia ou evidência de pré-excitação.
- A FA tem associação com hipertensão arterial, doença valvar, insuficiência cardíaca, miocardiopatia hipertrófica, cardiopatia congênita, tromboembolismo venoso. Pode ainda ser associada com cirurgia cardíaca, infecção, infarto agudo do miocárdio (IAM), álcool, tireotoxicose, pericardite, embolia pulmonar, uso de álcool ou outra patologia pulmonar aguda.
- O diagnóstico eletrocardiográfico tem dois sinais principais: complexos QRS espaçados de forma irregularmente irregular (intervalos aleatórios) e a ausência de onda p.
- Cardioversão de emergência deve ser feita na isquemia coronariana, descompensação de insuficiência cardíaca com edema agudo de pulmão ou hipoperfusão tecidual.
- Opções para controle da frequência cardíaca incluem betabloqueadores e bloqueadores de canais de cálcio. Em pacientes com disfunção cardíaca grave, considerar amiodarona e digoxina.
- Opções para controle de ritmo devem avaliar se o paciente tem instabilidade ou disfunção cardíaca. Se houver instabilidade, a opção é a cardioversão elétrica. Se doença estrutural cardíaca, consideramos o uso de amiodarona. Em pacientes sem doença estrutural, a propafenona por via oral é uma ótima opção.
- Decisões sobre a anticoagulação se baseiam no tempo de instalação da FA (menor ou maior que 48 horas) e em escores de risco como o CHADS-VASc.

INTRODUÇÃO E DEFINIÇÕES

A fibrilação atrial (FA) é o distúrbio do ritmo cardíaco sustentado mais comum, além de ser a arritmia mais presente no departamento de emergência (DE). A FA é definida como uma ativação elétrica do tecido atrial desordenado. Esse ritmo é caracterizado por ativação e ausência de ondas p e intervalos RR irregularmente irregulares*. A FA é chamada de

* Este último critério depende de condução atrioventricular preservada. Em pacientes com bloqueio atrioventricular total, os intervalos serão regulares e bradicárdicos.

clínica ou sintomática quando persiste por pelo menos 30 segundos ou a duração completa de uma folha de ECG acompanhada de sintomas. Pacientes assintomáticos podem apresentar episódios de alta frequência atrial ou FA subclínica. Esses episódios são constatados por dispositivos implantados ou outros monitores (por exemplo – *smart watch*). Esses episódios devem ser confirmados através da análise do eletrocardiograma. Não há evidência sobre o manejo da FA subclínica e por enquanto pode-se tentar extrapolar da FA clínica. No entanto, a procura por esses episódios deve aumentar nos próximos anos a partir da disponibilidade de dispositivos em larga escala que os detectam. Cada situação deve ser avaliada caso a caso, incluindo cálculo do risco por CHA_2DS_2-VASc para se determinar a conduta.

Devido ao envelhecimento da população e uma melhor sobrevida de distúrbios como o infarto agudo do miocárdio, prediz-se que a prevalência da FA irá aumentar. O risco para o desenvolvimento de FA durante a vida é de cerca de 25% em homens e mulheres com 40 anos ou mais. A presença de FA aumenta de forma independente o risco de mortalidade e morbidade por AVC (AVC) e tromboembolismo, insuficiência cardíaca congestiva e redução da qualidade de vida, com alto custo para o tratamento e manejo.

No Reino Unido, o estudo SAFE mostrou uma prevalência de FA de 0,7 a 2% em pacientes com 65 anos ou mais, com um aumento da prevalência em homens e naqueles com 75 anos ou mais. Dados norte-americanos mostram prevalência de 1% de FA em adultos, com 70% dos casos ocorrendo em idosos com ECG detectando a arritmia em 3% dos pacientes assintomáticos acima de 75 anos de idade.

A FA está presente em 3-6% das internações médicas agudas. Nesses pacientes as comorbidades mais comuns no DE são a doença arterial coronariana e a insuficiência cardíaca congestiva, enquanto em pacientes ambulatoriais a hipertensão arterial é mais comum.

Muitos pacientes são assintomáticos (FA silenciosa) e uma apresentação com uma complicação associada com FA (por exemplo, AVC) pode ser a primeira manifestação da arritmia. Mesmo em pacientes com AVC agudo, monitorização eletrocardiográfica detecta a arritmia em 5% dos casos.

Outra apresentação é como descompensação de insuficiência cardíaca. A contribuição da sístole atrial ao débito cardíaco em condições normais não é muito significativa, mas no paciente com disfunção de ventrículo esquerdo (VE), a perda do débito atrial pode ser o suficiente para descompensar a insuficiência cardíaca.

Em alguns casos a FA pode ser responsável pela instabilidade hemodinâmica. Sinais e sintomas de alarme incluem sintomas graves como alta frequência cardíaca, hipotensão, isquemia, edema agudo de pulmão ou evidência de pré-excitação.

ETIOLOGIA, FISIOPATOLOGIA E FATORES DE RISCO

A FA geralmente coexiste com fatores de risco cardiovasculares, que, por sua vez, aumentam o risco de complicações associadas com a arritmia (Figura 1). Fatores predisponentes comuns para FA incluem fatores não cardiovasculares como infecção, apneia obstrutiva do sono, cirurgia e doença aguda e fatores de risco cardiovasculares como sexo masculino, idade, obesidade, hipertensão, insuficiência cardíaca congestiva, doença cardíaca valvar, *diabetes mellitus*, e doença vascular. Os dados do estudo *Atherosclerosis Risk in Communities* (ARIC) mostraram que 5% dos novos casos de FA podem ser atribuídos a fatores de risco cardiovasculares comuns, incluindo hipertensão, obesidade, *diabetes mellitus* e tabagismo.

Embora os mecanismos precisos que contribuem para o desenvolvimento da FA não sejam claros, vários fatores são prováveis, incluindo ativação do sistema renina-angiotensina-aldosterona, a carga hemodinâmica e mudanças estruturais nos átrios, gatilhos focais iniciando FA paroxística e fibrose atrial por reentrada atrial persistente. O distúrbio também pode ser desencadeado pela ativação atrial rápida associada a outras taquicardias supraventriculares, como taquicardia atrial ou *flutter* atrial,

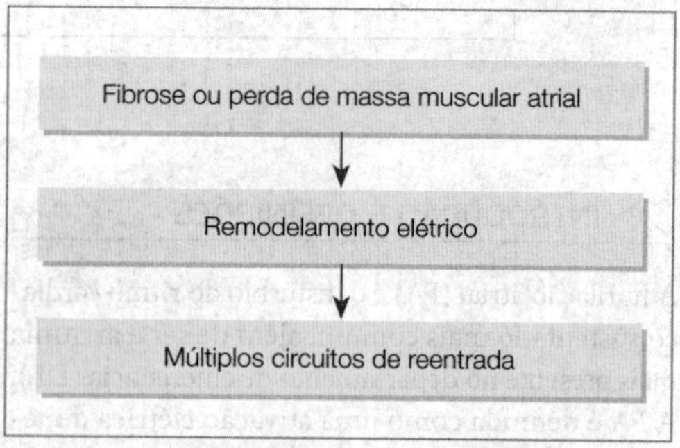

▷ **FIGURA 1** Fisiopatologia da fibrilação atrial.

taquicardia de reentrada nodal atrioventricular, ou síndrome de Wolff-Parkinson-White. A manutenção da FA tende a perpetuar este ritmo ("FA gera FA").

O estudo de Framingham desenvolveu um escore de risco para o desenvolvimento de FA, que incorporou a presença de idade, sexo, índice de massa corporal, pressão arterial sistólica, o tratamento para a hipertensão, o intervalo PR, sopro cardíaco clinicamente significativo, e insuficiência cardíaca congestiva. Infelizmente este escore é complexo e difícil de utilizar à beira do leito. A incorporação adicional de medidas ecocardiográficas melhorou discretamente a capacidade preditiva deste escore de risco. Fatores genéticos também são importantes para o desenvolvimento da arritmia.

O consumo de álcool excessivo ("*binge drinking*") em uma única ocasião pode desencadear um episódio de FA ("*holiday heart syndrome*"). Já em relação ao consumo de cafeína, mesmo em altas doses, existem poucas evidências de associação com FA. A Tabela 1 resume as condições associadas ao aumento do risco de FA.

▷ **TABELA 1** Condições clínicas associadas com fibrilação atrial

Condição	Risco associado
Predisposição genética	Depende da variante genética, ancestrais europeus de maior risco
Idade	Pacientes com mais de 70 anos com risco 7,4 vezes maior que pacientes entre 50 e 59 anos de idade
Hipertensão	Aumenta risco em 1,4 vez
Insuficiência cardíaca	Aumento de risco em 1,5 a 5,5 vezes
Valvopatia	Aumento de risco em 2 a 3,5 vezes
Síndrome coronariana aguda	Aumenta risco em 1,5 vez
Doença tireoidiana	Hipertireoidismo aumenta risco em 1,4 a 1,5 vez. Pequeno aumento de risco no hipotireoidismo
Obesidade	Aumenta risco em 1,4 vez
Diabetes mellitus	Aumento de risco em 1,3 vez
DPOC	Se VEF1 < 60%, risco aumenta em 2,5 vezes
Etilismo	Bebedores pesados com risco 1,4 vez maior

(continua)

▷ **TABELA 1** Condições clínicas associadas com fibrilação atrial (*continuação*)

Condição	Risco associado
Atividade física vigorosa	Se atividade física vigorosa com frequência, o risco aumenta em 1,2 vez. Se atividade física menor, risco neutro
Apneia obstrutiva do sono	Aumento do risco em 2,2 vezes
Aumento de átrio esquerdo	Aumento de risco em 1,39 a cada 5 mm de aumento
Tabagismo	Aumento de risco em 2 vez em tabagistas importantes
Insuficiência renal crônica	Aumento de risco em 3,5 vezes se estádio 4 ou 5

DPOC: doença pulmonar obstrutiva crônica.

CLASSIFICAÇÃO

A FA pode ser dividida conforme seus padrões ou tipo clínico. Clinicamente a FA pode ser associada a valvopatia ou não, relacionada a cirurgia cardiotorácica e associada ou não a doença estrutural cardíaca. A Tabela 2 resume os padrões de FA.

ACHADOS CLÍNICOS

Em até 90% dos episódios de FA os pacientes podem não apresentar nenhum sintoma. O principal sintoma são as palpitações taquicárdicas. Pode ocorrer uma grande variedade de outros sintomas, incluindo dispneia, fadiga, tontura, angina ou sintomas de descompensação de insuficiência cardíaca (IC). A FA aguda pode ser associada com instabilidade hemodinâmica se a resposta ventricular for muito rápida; os pacientes podem apresentar-se com quadro de síncope ou pré-síncope.

Os sintomas podem ser relacionados aos fatores precipitantes. Assim, pacientes com FA podem ter sintomas exacerbados por um quadro infeccioso como sepse, precipitando uma resposta ventricular rápida e sintomas de hipotensão e colapso cardiovascular. Nestas circunstâncias o tratamento adequado é o manejo das situações precipitantes e não o controle de ritmo ou frequência da FA.

ESTRATIFICAÇÃO DE RISCO

O novo consenso europeu sobre FA propõe uma estratificação de risco da FA conforme quatro domí-

▷ **TABELA 2** Padrões de fibrilação atrial (FA)

Padrão	Definição
FA em primeiro diagnóstico	FA diagnosticada pela primeira vez, independentemente da presença ou gravidade de sintomas prévios
FA paroxística	Geralmente se resolve espontaneamente em 48 horas. Alguns episódios podem durar até 7 dias. Pode ou não ser recorrente
FA persistente	Duração sustentada maior que 7 dias, incluindo episódios interrompidos por cardioversão elétrica ou química
FA persistente crônica	FA por período > 1 ano, ou FA em que foi decidido por estratégia de controle de ritmo
FA permanente	Decisão do paciente ou de seu médico de não tentar mais controle de ritmo. Implica uma atitude terapêutica mais do que um atributo fisiopatológico da FA

nios, que são risco de trombose cerebral, gravidade dos sintomas, fardo da FA e gravidade do substrato.

O risco de trombose cerebral é avaliado pelo escore CHA_2DS_2-VASc (Tabela 4). A gravidade de sintomas pode ser avaliada por questionários de qualidade de vida e variam desde assintomático até gravemente sintomático e comprometedor de função. O fardo de FA é classificado pelo padrão de FA (Tabela 2) e tempo persistindo em FA. A gravidade do substrato é avaliada pela presença de comorbidades e de imagem atrial. O átrio pode se remodelar em consequência da FA com dilatação, mudança de geometria e fibrose.

EXAMES COMPLEMENTARES

Para o diagnóstico de FA é absolutamente necessário o eletrocardiograma (ECG). Outros exames são apresentados na sequência e listados na Tabela 3.

Eletrocardiograma (ECG)

A Figura 2 mostra exemplo de FA. A linha de base da FA pode apresentar ondas f, que são pequenos potenciais elétricos gerados aleatoriamente pelos átrios. Essas ondas f podem ser muito finas e indistinguíveis de uma linha reta, ou podem ser grosseiras, simulando ondas de *flutter* atrial ou de taquicardia paroxística atrial. A diferença é que na FA as ondas são de formato aleatório sem enlace entre a onda f e o disparo do complexo QRS. No *flutter* e na taquicardia paroxística atrial, a atividade elétrica atrial é regular e existe uma relação AV fixa que pode conduzir 2:1, ou 3:2, ou 3:1, etc. ou ainda de forma variável, mas não aleatória.

Na FA persistente, a presença da doença é normalmente evidente em um ECG de 12 derivações. O holter pode ser usado em pacientes com FA paroxística, mas um gravador de ciclo de eventos automático pode ser necessário em pacientes com paroxismos infrequentes. Um eletrocardiograma de 12 derivações também pode indicar a presença de pré-excitação na síndrome de Wolff-Parkinson-White (um intervalo PR curto ou onda delta) – Figura 3.

Outros exames

A FA comumente é associada com muitas outras comorbidades cardíacas e não cardíacas, exclusão de outros fatores relevantes e dependentes de história clínica e procura de doenças associadas, como doenças da tireoide (TSH, T4 livre), doença cardíaca estrutural (por exemplo, com a ecocardiografia) e patologia intratorácica (por exemplo, por radiografia) é importante. Assim, na avaliação inicial são importantes:

- História e exame físico incluindo tempo e quando apareceu a FA, duração, gravidade, presença de sintomas, fatores precipitantes e doenças associadas. É importante determinar o tempo de instalação da FA, principalmente se em < 48 horas, pois essa relação temporal é associada com mudanças no manejo.
- Ecocardiograma: pode avaliar tamanho do átrio esquerdo, função ventricular, presença de trombos. Pode verificar ainda presença de valvopatias, na ausência de trombos intracavitários pode-se considerar a cardioversão elétrica. Para avaliação de trombos cardíacos idealmente deve-se realizar ecocardiograma transesofágico. O exame não é obrigatório na sala de emergência e pode ser realizado ambulatorialmente.
- Radiografia de tórax: avaliar presença de edema pulmonar, infecção pulmonar associada e outros achados.
- Hemograma: pode avaliar a presença de anemia e infecção, que são potenciais fatores precipitantes.
- Função tireoidiana: dosagem de TSH. Indicada principalmente em pacientes com sinais ou sin-

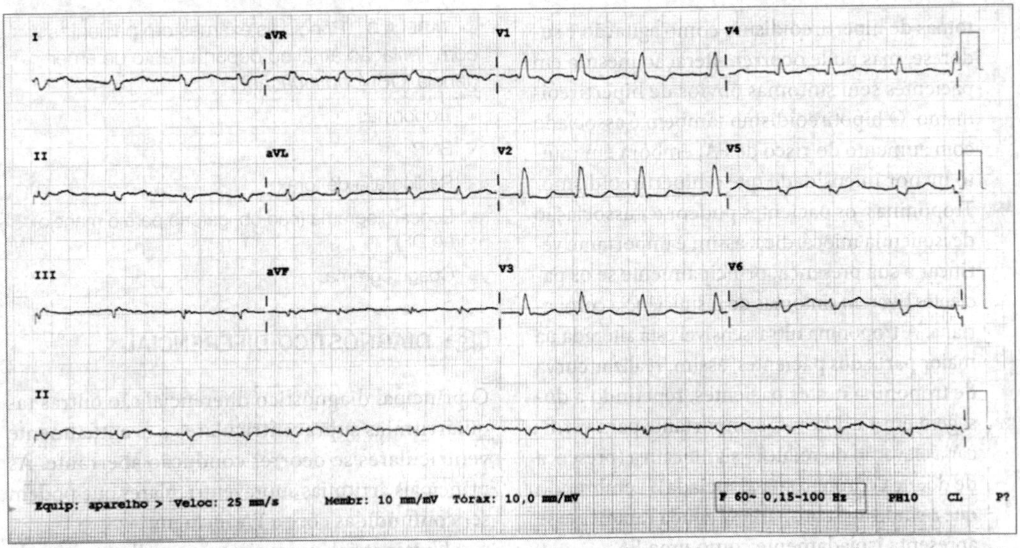

▷ **FIGURA 2** Exemplo de fibrilação atrial. Não há atividade elétrica compatível com ativação atrial visível. Os complexos QRS estão distribuídos aleatoriamente, com intervalos menores ou maiores ao acaso. A frequência cardíaca é de 95 bpm. Neste ECG também pode ser visibilizado bloqueio de ramo direito (complexo QRS de 160 ms com morfologia de rsR' em V1 e morfologia de rS em V6), sobrecarga de ventrículo direito (SVD) (R > S em V1, desvio de eixo extremo) e baixa voltagem que pode ser sinal de doença infiltrativa cardíaca ou presença de interferência com o sinal como derrame pericárdico/pleural, obesidade ou ar (doença pulmonar obstrutiva crônica – DPOC). Um desses diagnósticos pode inclusive explicar por que a amplitude do complexo QRS em V1 não é maior que 15 mm, conforme esperado na SVD.

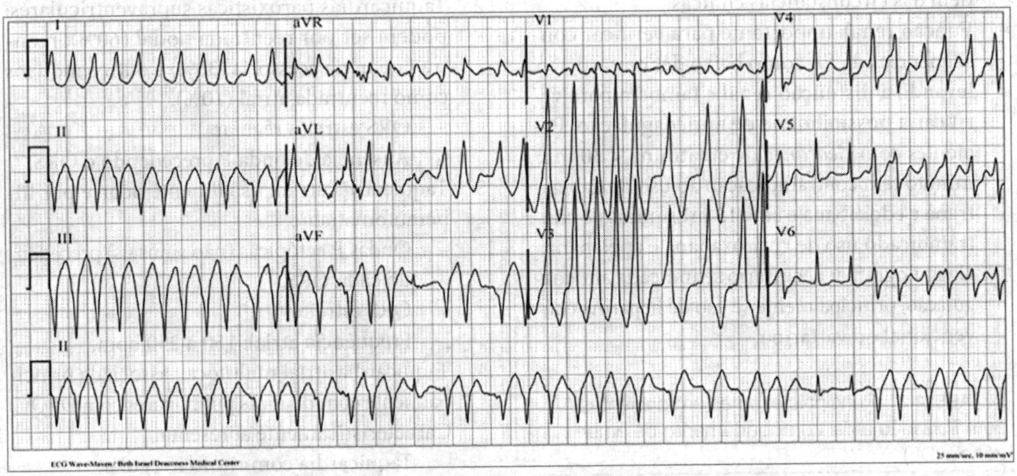

▷ **FIGURA 3** Fibrilação atrial em associação a síndrome de Wolff-Parkinson-White. Pode-se verificar que o paciente apresenta R-R irregular com períodos de resposta ventricular rápida e QRS alargado e aberrante.

tomas de hipertireoidismo como agitação e sudorese, mas pode ocorrer alteração mesmo em pacientes sem sintomas óbvios de hipertireoidismo. O hipotireoidismo também é associado com aumento do risco de FA, embora em muito menor intensidade que o hipertireoidismo.

- Troponinas: os pacientes podem ter associação de isquemia miocárdica, assim é importante verificar a sua presença, principalmente se os pacientes tiverem sintomas de insuficiência coronariana. A troponina ultrassensível está alterada na maior parte dos pacientes; assim, realizar curva de troponina nestes pacientes, repetindo a dosagem em 1 a 3 horas, é importante para verificar a elevação ou redução significativa (presença de doença coronariana associada). Lembrando que a síndrome coronariana aguda raramente se apresenta isoladamente como uma FA.
- BNP: indicada se os pacientes apresentam sintomas de IC, tem implicação prognóstica.
- Eletrólitos: no departamento de emergência é importante verificar alterações eletrolíticas, pois alterações eletrolíticas, particularmente alterações de potássio, podem predispor ao aparecimento de arritmias, em particular a FA. Assim, a dosagem de sódio e potássio é obrigatória, outros eletrólitos como cálcio e magnésio dependem das circunstâncias clínicas.
- Função renal: importante para verificar consequências da FA como baixo débito cardíaco, levando a disfunção renal e também para verificar a possibilidade de anticoagulação. Pacientes com *clearance* de creatinina < 30 mL/minuto têm contraindicação ao uso de dabigatrana e edoxabana e se < 15 mL/minuto é contraindicado uso de rivaroxabana e apixabana.
- Coagulograma: necessário se indicada anticoagulação, principalmente se uso de heparina convencional ou varfarina.

▷ **TABELA 3** Principais exames em pacientes com fibrilação atrial no departamento de emergência (DE)

▪ Eletrocardiograma (ECG)
▪ Hemograma
▪ TSH
▪ Ureia e creatinina
▪ Sódio, potássio, cálcio e magnésio
▪ Troponinas
▪ BNP
▪ Radiografia de tórax
▪ Ecocardiograma (não obrigatório para o manejo no DE)
▪ Coagulograma

DIAGNÓSTICO DIFERENCIAL

O principal diagnóstico diferencial são outras taquiarritmias supraventriculares e eventualmente ventriculares se ocorrer condução aberrante. As principais arritmias supraventriculares que podem ser confundidas com a FA incluem:

1. *Flutter* atrial: mecanismos semelhantes aos da FA, cursa com ondas F (de *flutter* atrial) de aspecto serrilhado e condução AV 2:1 ou maior ou, em alguns casos, variável.
   - Frequência atrial: 250 a 350 bpm,
   - Via de regra, RR constante (exceto nos casos de condução atrioventricular variável).
   - É importante salientar que *flutter* atrial carrega risco embólico semelhante ao da FA e deve ser manejada da maneira similar.
2. Taquicardias paroxísticas supraventriculares: podem ser por reentrada nodal (60%), reentrada por via acessória (30%) e outros motivos como reentrada atrial (10%).
   - QRS estreito regular.
   - Ausência de onda P precedendo o QRS.
3. Taquicardia atrial: usualmente ocorre por hiperautomatismo.
   - Ondas P ectópicas (não sinusais) precedendo cada QRS.
   - QRS estreito.
   - Frequência atrial: 150 a 250 bpm.
4. Taquicardia atrial multifocal: associada principalmente com doenças pulmonares com DPOC. Caracteristicamente apresenta:
   - Taquicardia com ritmo irregular.
   - Ondas P com morfologias diferentes.
5. Taquicardia juncional: ocorre principalmente por hiperautomatismo.
   - QRS estreito ou com a mesma morfologia.
   - Intervalo RR constante.
   - Ondas P dissociadas ou após o QRS (P retrógrada).

MANEJO

O manejo do paciente no departamento de emergência inclui predominantemente estratégias para diminuir risco de AVC e controle de sintomas. O manejo da FA também inclui otimização cardiovascular e de comorbidades, a qual o emergencista deve conhecer e encorajar o paciente a realizar, mas em geral não faz parte do cuidado emergencial. A diretriz europeia de 2020 sugere o mnemônico ABC para o manejo da FA:

A. Anticoagulação para prevenção de AVC.
B. Melhor (*better*) controle de sintomas.
C. Controle de fatores de risco.

Prevenção de acidente vascular cerebral

Uma das mais importantes decisões no paciente com FA é a prevenção de AVC. A presença de FA é um fator de risco independente para AVC e o AVC em associação com FA tem maior mortalidade e morbidade, com maiores déficits neurológicos, maior tempo de internação e menores taxas de retorno para casa. Embora a FA aumente o risco de AVC em cinco vezes, esse risco não é homogêneo e muda cumulativamente com a presença de outros fatores de risco para AVC. A principal opção para prevenção de AVC associado a FA são os anticoagulantes.

Estas drogas podem ser divididas em duas grandes categorias, que são os inibidores diretos de trombina orais e inibidores de fator Xa via oral. Os inibidores do fator Xa têm as letras xa compondo o nome do princípio ativo (rivaroXAbana).

O inibidor direto da trombina, dabigatrana, em dose de 150 mg foi melhor do que a varfarina para a redução de AVC, com uma taxa semelhante de hemorragia grave em um estudo, enquanto a dose menor com 110 mg de dabigatran não foi inferior à varfarina para a eficácia, com significativamente menos sangramentos intracranianos. A hemorragia intracraniana ou extracraniana aumentou significativamente com dabigatran comparado com a terapia antiplaquetária.

Em pacientes que foram considerados impróprios para o uso de varfarina, o estudo AVERROES comparou o inibidor do fator Xa apixaban oral com ácido acetilsalicílico em dose de 81-325 mg. Esse ensaio foi interrompido precocemente porque o apixaban foi superior a ácido acetilsalicílico para a prevenção do AVC, e as taxas de sangramento importantes (e hemorragia intracraniana) não diferiram significativamente entre apixaban e aspirina. Além disso, ácido acetilsalicílico foi pior tolerado que o apixaban.

No estudo ROCKET-AF, o inibidor do fator Xa rivaroxabana não foi inferior à varfarina para a eficácia na redução de AVC e embolia sistêmica, mas não alcançou superioridade estatística. As taxas de hemorragia grave não diferiram significativamente entre os grupos, mas rivaroxabana foi associada a menos eventos de hemorragia cerebral. No estudo Aristóteles, por sua vez, o fator Xa inibidor apixaban oral foi superior à varfarina para a eficácia na redução de AVC e embolia sistêmica (impulsionado por uma redução substancial do AVC hemorrágico, embora a taxa de AVC isquêmico tenha sido similar à da varfarina). Além disso, houve uma redução significativa de 11% na mortalidade por qualquer causa.

Em um estudo prospectivo randomizado, ENGAGE-TIMI 48, a edoxabana foi não inferior em comparação a varfarina quanto à prevenção de embolia cerebral e sistêmica (1,5% vs. 1,2% $p < 0{,}001$ para não inferioridade) e apresentou menor taxa de sangramento e de morte cardiovascular (3,4% vs. 2,8% $p < 0{,}001$).

São contraindicações absolutas a anticoagulantes orais:

- Sangramento ativo grave.
- Plaquetopenia (< 50.000 plaquetas/μL).
- Anemia grave em investigação.
- Sangramento de alto risco recente (por exemplo: sangramento intracraniano).

É importante separar duas populações que foram estudadas com FA. No primeiro grupo temos os pacientes com estenose mitral moderada ou grave ou aqueles com prótese valvar mecânica. Esses pacientes têm indicação de anticoagulação com varfarina (Figura 4).

No segundo grupo temos os demais pacientes que incluem todas as outras doenças valvares (leves, por exemplo). Esse segundo grupo deve ser estratificado com CHA_2DS_2-VASc (Tabela 4).

▷ **TABELA 4** Escore CHA_2DS_2-VASc

Letra	Descrição	Pontuação
C	Insuficiência cardíaca	1
H	Hipertensão	1
A_2	Idade ≥ 75 anos	2

(continua)

▷ **TABELA 4** Escore CHA_2DS_2-VASc *(continuação)*

D	Diabetes	1
S_2	AVC ou AIT prévio	2
V	Doença vascular coronariana ou periférica	1
A	Idade 65-74 anos	1
Sc	Sexo feminino	1

AIT: ataque isquêmico transitório; AVC: acidente vascular cerebral.

A Figura 4 apresenta o fluxograma para decisão de anticoagulação.

O risco anual de AVC (Tabela 5) em que o benefício da anticoagulação supera o risco do sangramento é considerado de 1,7% ao ano para varfarina e 0,9% ao ano para os anticoagulantes orais. Pode-se considerar um limiar mais baixo para varfarina se houver boa expectativa de manter uma faixa terapêutica adequada (veja seção a seguir).

Os pacientes de baixo risco que não se beneficiam de anticoagulação são pacientes masculinos com escore CHA_2DS_2-VASc de 0 ou femininos com escore CHA_2DS_2-VASc de 1. O sexo feminino não é um fator de risco sozinho – de forma que escore 1 em mulheres é equivalente a escore 0 em homens. Mas, sexo feminino em conjunto com outros fatores, determina um maior risco.

Portanto, um escore CHA_2DS_2-VASc maior ou igual a 1 em homens ou maior ou igual a 2 em mulheres indica anticoagulação. Quando a anticoagulação está indicada, deve-se avaliar o risco de sangramento. O escore HAS-BLED tem a melhor evidência de predizer o risco (Tabela 6). No manejo no pronto-socorro o importante é que o risco elevado de sangramento – ou seja, HAS-BLED de 3 ou maior – não contraindica a anticoagulação. Porém, nessas situações deve haver foco nos fatores de risco de sangramento modificáveis, retornos mais frequentes, além de estratégias diferentes em pacien-

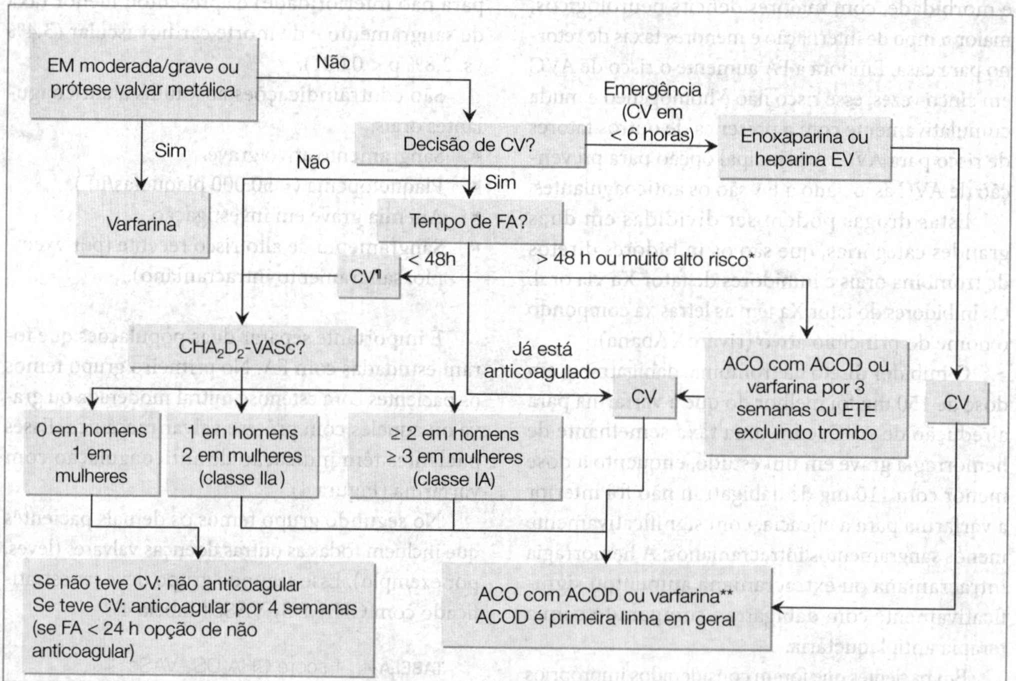

▷ **FIGURA 4** Decisão sobre anticoagulação na fibrilação atrial.

* Doença reumática, disfunção grave de VE, tromboembolismo prévio, diabetes, insuficiência cardíaca.

** Anticoagular por 4 semanas após CV ou indefinidamente em caso de FA permanente (reavaliar periodicamente se risco maior que benefício).

¶: Fazer ACOD ou uma dose de enoxaparina ou heparina EV 6 horas antes da CV.

ACO: anticoagulação oral; ACOD: anticoagulante oral direto; CV: cardioversão; FA: fibrilação atrial; VE: ventrículo esquerdo.

▷ **TABELA 5** Risco anual de acidente vascular cerebral isquêmico (AVCi) de acordo com o escore CHA_2DS_2-VASc

Escore CHA_2DS_2-VASc	Risco de AVCi por FA	Risco de AVCi por *flutter* atrial
0	0,2%-0,75%	0,5%
1	0,6%-1,2%	0,5%
2	2,2%	1,0%
3	3,2%	1,4%
4	3,8%-4,8%	2,3%
> 5	5,4%-12,2%	4,0%

▷ **TABELA 6** Escore HAS-BLED

H: hipertensão sem controle ou pressão arterial sistólica ≥ 160
A: alteração de função renal ou hepática anormal: creatinina > 2,6 ou diálise ou cirrose e bilirrubinas ou transaminases aumentadas significativamente
S: acidente vascular cerebral (AVC) prévio
B: antecedentes ou predisposição a sangramento
L: INR lábil
E: idosos > 65 anos
D: uso de drogas ou álcool

tes com necessidade de angioplastia coronariana. Outros itens de estratégia para diminuir o risco de sangramento incluem:

- Não fazer uso de anti-inflamatórios não esteroidais.
- Não fazer uso de antiplaquetários se possível.
- Escolher dose correta da medicação e se for varfarina assegurar que esteja na faixa terapêutica.

São opções para prevenção de AVC por FA os antagonistas de vitamina K e os anticoagulantes orais diretos. A Tabela 8 resume estas medicações e outras medicações importantes para o tratamento da FA no DE. O antagonista de vitamina K, a varfarina é a principal medicação usada mundialmente. A dificuldade é manter o paciente na faixa terapêutica, o que depende de coletas de sangue regulares para checagem do tempo de protrombina. Pacientes que conseguem manter-se em faixa terapêutica mais de 70% do tempo terão boa efetividade e segurança. O escore SAMe-TT_2R_2 prediz pacientes que não ficarão em faixa terapêutica (Tabela 7).

Todas os novos anticoagulantes orais estudados são não inferiores à varfarina e possuem risco de

▷ **TABELA 7** Escore SAMe-TT2R2 para predizer boa resposta terapêutica ao manejo da fibrilação atrial com varfarina. Total de 2 ou mais prediz má resposta à varfarina

Característica	Pontuação
Sexo feminino	1
Idade < 60 anos	1
2 comorbidades ou mais (hipertensão, diabetes, doença aterosclerótica coronariana, doença arterial periférica, insuficiência cardíaca, acidente vascular cerebral prévio, doença pulmonar, doença hepática, doença renal)	1
Medicações que interagem (por exemplo: amiodarona)	1
Tabagismo	2
Não caucasiano	2

sangramento grave menor. Dessa forma, se não houver contraindicação, são recomendados no lugar da varfarina. Se a anticoagulação for realizada com antagonista da vitamina K – varfarina –, o alvo de INR é entre 2 e 3. O exame deve ser semanal no início, depois mensal quando o INR estiver estável.

Com o uso dos novos anticoagulantes orais não há necessidade de controlar o efeito sobre o fator Xa. No entanto, deve-se controlar a função renal de acordo com características do paciente, ou seja, pacientes jovens podem ter controles infrequentes, enquanto que pacientes idosos poderão necessitar de controles trimestrais ou até mensais. Veja a Tabela 8 para valores de função renal que contraindicam cada medicação.

Atenção: a edoxabana possui uma contraindicação para casos de FA não valvar quando a função renal está muito boa (melhor que 95 mL/min). O estudo ENGAGE AF-TIMI 48 mostrou aumento de AVC isquêmico em pacientes com função renal normal em comparação com varfarina. Nesses casos deve-se preferir outro anticoagulante. Há evidência para não usar ácido acetilsalicílico e clopidogrel na prevenção de AVC na FA.

Anticoagulação no contexto da cardioversão

O escore serve para tomar a decisão tanto no âmbito ambulatorial como no departamento de emergência (DE). Novamente, pacientes com estenose mitral moderada ou grave ou prótese valvar mecânica devem ser anticoagulados com varfarina. Nos outros

▷ **TABELA 8** Medicações mais utilizadas no manejo da fibrilação atrial (anticoagulantes, controle de frequência e ritmo)

Medicação	Dose	Efeito	Efeitos adversos
Propafenona	450 mg < 70 kg 600 mg ≥ 70 kg	Cardioversão	Taquicardia ou fibrilação ventricular, assistolia e *torsade des pointes*
Magnésio	1-2 g	Estabilização de ritmo	Hipotensão, vasodilatação, parada respiratória
Varfarina	Inicialmente 2,5-5 mg/d, depois seguido por controle de INR	Anticoagulação	Hemorragia
Dabigatrana	150 mg 2x/d (110 mg 2x/d se risco de sangramento)	Anticoagulação	Hemorragia Usar dose baixa (110 mg 2x/d) se idade ≥ 80 anos, uso concomitante de verapamil ou aumento de risco de sangramento
Rivaroxabana	20 mg 1x/d	Anticoagulação	Hemorragia Se *clearance* entre 15 e 50 mL/min, usar dose de 15 mg ao dia Contraindicada se *clearance* < 15 mL/min ou paciente em diálise
Apixabana	5 mg 2 x/d ou 2,5 mg 2 x/d se risco de sangramento (2 dos seguintes: idade > 80 anos, creatinina > 1,5 mg/dL e peso < 60 kg)	Anticoagulação	Hemorragia Se dois dos três: ▪ creatinina ≥ 1,5 mg/dL ou dialítico ▪ paciente ≥ 80 anos de idade ▪ peso ≤ 60 kg Usar 2,5 mg 2x/d. Apixabana é escolha razoável em pacientes com insuficiência renal grave que não toleram varfarina
Edoxabana	60 mg/d	Anticoagulação	Hemorragia ▪ Se *clearance* entre 15-50 ml/min, peso ≤ 60kg ou uso de droneadora, ciclosporina, eritromicina ou cetoconazole, usar dose de 30 mg ao dia ▪ Pacientes com mais de 80 anos com risco de sangramento* podem fazer uso de 15 mg (estudo ELDERCARE-AF) Contraindicada se *clearance* < 15 mL/min Atenção: Edoxabana tem efetividade reduzida para FA em pacientes com *clearance* de creatinina melhor que 95 mL/min e não deve ser escolhida nesses casos
Esmolol	0,5 mg/kg em 1 minuto de ataque e 50-200 µg/kg/min de manutenção Diluição sugerida: esmolol 2.500 mg/10ml 10 mL + SF 240 mL (concentração 10 mg/mL)	Diminuição de FC	Hipotensão e choque
Metoprolol	5 mg EV em *bolus*, repetir a cada 5 minutos até 4 doses	Diminuição de FC	Hipotensão e choque. Contraindicado na IC aguda e broncoespasmo grave
Verapamil	0,075-0,15 mg/kg em 2 minutos e dose de manutenção de 5 mg/h	Diminuição de FC	Hipotensão, redução de débito cardíaco e choque. Contraindicado em insuficiência cardíaca de fração de ejeção reduzida

(continua)

▷ **TABELA 8** Medicações mais utilizadas no manejo da fibrilação atrial (anticoagulantes, controle de frequência e ritmo) (*continuação*)

Medicação	Dose	Efeito	Efeitos adversos
Diltiazem	0,25 mg/kg em 2 minutos e dose da manutenção de 5-15 mg/h Diluição sugerida: dlltiazem 50 mg/ frasco 100 mg + SG 5% 100 mL (concentração 1 mg/mL)	Diminuição de FC	Hipotensão, redução de débito cardíaco e choque. Contraindicado em insuficiência cardíaca de fração de ejeção reduzida
Digoxina	*Bolus* EV de 0,25-0,5 mg até 1 mg	Inotrópico, diminuição de FC	Intoxicação digitálica com bradiarritmias, taquiarritmias
Amiodarona	*Bolus* EV de 150 mg em 10 minutos, manutenção de 0,5-1 mg/min Dose sugerida: amiodarona 150 mg/3 mL 18mL + SG 5% 232 mL (concentração 3,6 mg/mL)	Cardioversão, diminuição de FC	Hipotensão, alargamento de intervalo QTc, instabilidade elétrica. Evitar se o paciente apresenta doença tireoidiana

* Risco de sangramento foi definido com um dos seguintes: *clearance* de creatinina entre 15 e 30; sangramento crítico prévio; baixo peso corporal (< 45 kg); uso contínuo de anti-inflamatório não esteroidal; uso de um antiagregante.
FC: frequência cardíaca; IC: insuficiência cardíaca.

casos, considerar o tempo da arritmia. Se FA ≥ 48 horas, recomenda-se pelo menos três semanas de anticoagulação após cardioversão ou ecocardiografia transesofágica para assegurar ausência de trombos atriais**. Se FA < 48 horas, avalia-se o risco usando o escore CHA_2DS_2-VASc.

Um escore CHA_2DS_2-VASc maior ou igual a 1 em homens ou maior ou igual a 2 em mulheres indica anticoagulação por pelo menos quatro semanas após a cardioversão.

- CHA_2DS_2-VASc de 0: anticoagular com heparina (durante a conversão), sem necessidade de anticoagulação subsequente.

Anticoagulação em pacientes com doença aterosclerótica coronariana

A incidência de FA em pacientes com síndrome de coronariana aguda varia de 10 a 21%, portanto a necessidade de tratar a combinação dessas duas patologias é frequente. Após tratamento percutâneo de síndrome coronariana aguda com implante de *stent* em paciente com alto risco de embolia cerebral (CHA_2DS_2-VASc ≥ 1 em homens, CHA_2DS_2-VASc ≥ 2 em mulheres) são opções terapêuticas igualmente recomendadas:

- Tripla terapia com AAS, clopidogrel e anticoagulante oral.
- Dupla terapia com varfarina e clopidogrel (ou ticagrelor).
- Dupla terapia com rivaroxabana 15 mg/d e clopidogrel.
- Dupla terapia com dabigatrana 150 mg 2 x/d e clopidogrel.
- Dupla terapia com apixaban e inibidor $P2Y_{12}$.

As opções com dupla terapia são razoáveis para reduzir o risco de sangramento em comparação com a tripla terapia. O estudo AUGUSTUS randomizou 4.614 pacientes duplamente para receber varfarina *vs.* apixabana e AAS *vs.* placebo. O uso de apixabana sem AAS foi a estratégia com menor incidência sangramento ao mesmo tempo com incidência similar e até menor de eventos embólicos e morte ou hospitalização.

Pacientes com baixo risco de AVC (CHA_2DS_2-VASc de 0 [em homens] ou 1 [em mulheres]) não devem ser anticoagulados – usarão apenas AAS e inibidor de receptor $P2Y_{12}$. Deve-se lembrar que o risco do paciente não é estanque e com o passar do tempo, quando o risco se elevar, considerar nova opção terapêutica.

Sangramentos com anticoagulantes

Em pacientes com sangramento em uso de antagonistas da vitamina K as opções variam desde retirar a medicação até o INR ficar < 2,0, suplemen-

** As 48 horas foram definidas em consenso de 1995 e estão sendo questionadas. Em um estudo finlandês com 5.116 pacientes, o risco de evento tromboembólico foi 3 vezes mais alto entre 12 e 48 horas de fibrilação atrial comparado com casos com menos de 12 horas (0,3% *vs.* 1,1%).

tar vitamina K e suplementar diretamente os fatores de coagulação com o complexo protrombínico. Para recomendações específicas ver o capítulo sobre distúrbios da hemostasia. Em pacientes com outros anticoagulantes recomenda-se retirar a medicação por pelo menos 1 dia em sangramentos leves. Pode-se realizar tratamento específico com transfusão ou antídoto específico. Pacientes com sangramento intracraniano só podem retornar o uso da terapia anticoagulante em 4 a 8 semanas após a avaliação dos riscos. A dabigatrana possui um antagonista específico – a idarucizumab – que pode ser usado em pacientes com sangramento importante.

CONTROLE DE SINTOMAS

Controle de frequência

O controle da frequência cardíaca é fundamental para aliviar sintomas relacionados à FA e está sempre indicado. Um estudo comparou alvo de controle de FC rígido de 90 bpm comparado a um objetivo leniente com 110 bpm. Não houve diferenças de desfechos entre os dois grupos, assim o alvo de 110 bpm é o utilizado. Frequências mais baixas são indicadas apenas se o paciente permanecer sintomático. No pronto-socorro tão importante quanto a escolha da medicação para controle de frequência cardíaca é a identificação de causas provocando a taquicardia – por exemplo: anemia, desidratação, infecção, sepse, hipoxemia, tireotoxicose, dor e febre. O tratamento dessas causas contribui com a controle da frequência cardíaca.

Não existe evidência da melhor medicação. As considerações para a escolha de longo prazo de agentes bloqueadores do nó atrioventricular para controle da frequência ventricular devem incluir estilo de vida e das comorbidades do paciente. Particularmente importante é saber se o paciente apresenta disfunção ventricular esquerda associada. Os betabloqueadores, assim como os bloqueadores dos canais de cálcio não diidropiridínicos, são escolhas de primeira linha. O esmolol é opção interessante, pois tem meia-vida muito curta, e se a hemodinâmica do paciente responder adversamente basta suspender a infusão. Os bloqueadores de canal de cálcio não são recomendados em pacientes com fração de ejeção abaixo de 40%.

Em pacientes sem reposta adequada mantendo a taquicardia pode-se considerar o uso associado de digoxina, mas usualmente se reserva o uso para pacientes com disfunção cardíaca. Não tem ação adequada quando a taquicardia é secundária a estímulo simpático.

Em pacientes críticos, com instabilidade hemodinâmica ou com disfunção de ventrículo esquerdo a opção que existe é a amiodarona endovenosa, embora exista o risco de conversão para o ritmo sinusal.

Na FA com pré-excitação (síndrome de Wolff-Parkinson-White) **não usar** digoxina, betabloqueadores e bloqueadores de canal de cálcio. A Figura 3 mostra um exemplo da FA pré-excitada. Essas medicações bloqueiam mais a condução pelo nó AV do que pelo feixe acessório, trazendo o risco de condução de frequência muito alta pelo feixe acessório e evolução para fibrilação ventricular. Se isso ocorrer, deve-se proceder imediatamente com a desfibrilação cardíaca.

Em pacientes com insuficiência cardíaca estável e fração de ejeção diminuída, os betabloqueadores devem ser a terapêutica de primeira linha. A Figura 5 mostra a abordagem de controle de frequência cardíaca sumarizada.

Controle de ritmo

Indicação

O controle de ritmo se refere à restauração do ritmo sinusal. O benefício desda modalidade terapêutica parece ser óbvio: pacientes com ritmo sinusal mantido não terão necessidade de controlar a frequência cardíaca ou de anticoagular. A progressão da FA está associada a perda de qualidade de vida. Quanto mais tempo em FA, mais difícil a reversão e mais refratária ao tratamento. No entanto, estudos randomizados não mostraram diferença nas taxas de mortalidade cardiovascular e AVC entre a estratégia de controle de ritmo *versus* apenas controle de frequência em pacientes com FA. Muitos pacientes apresentam altas taxas de recorrências de fibrilação atrial e o fardo do tratamento para manter em ritmo sinusal pode ser pior do que controlar a frequência e anticoagular o paciente. Cada paciente deve ser avaliado caso a caso para consideração de indicação de controle de ritmo. Em pacientes com primeiro episódio de FA deve-se considerar pelo menos uma vez a conversão para ritmo sinusal, exceto em pacientes muito idosos e assintomáticos, ou aqueles com múltiplas comorbidades.

A Tabela 9 mostra condições clínicas que favorecem e desfavorecem a probabilidade de sucesso

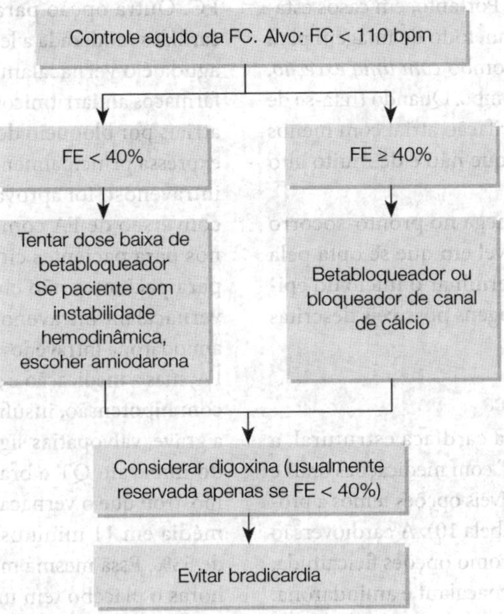

▷ **FIGURA 5** Controle agudo da FC na FA.
FA: fibrilação atrial; FC: frequência cardíaca; FE: fração de ejeção.

de cardioversão e manutenção de ritmo sinusal após cardioversão.

Nos casos em que a FA é secundária a condições clínicas como anemia, desidratação, infecção, febre ou dor, sempre deve-se tratar a causa primária.

Cardioversão

A cardioversão de emergência é indicada na presença de instabilidade clínica definida por presença de isquemia coronariana secundária a FA, descompensação de insuficiência cardíaca com edema agudo de pulmão ou hipoperfusão tecidual. A cardioversão elétrica é preferida nesse caso por ser mais efetiva e resultar em restauração imediata do ritmo sinusal.

Em pacientes estáveis, a decisão depende do quadro clínico específico, da expectativa e valores do paciente e do médico emergencista. Pacientes querem conhecer suas opções e opinar sobre as possibilidades de manejo. Para isso, devem conhecer os riscos de acordo com os diferentes tratamentos. A cardioversão farmacológica é opção nesses casos. Tem a vantagem de não necessitar de sedação, mas é menos efetiva e demanda mais tempo. A cardioversão é **contraindicada** na presença de trombo de

▷ **TABELA 9** Condições que favorecem e desfavorecem a probabilidade de sucesso de cardioversão ou de manutenção de ritmo sinusal após cardioversão

Favorecem
▪ Jovens
▪ Primeiro episódio de fibrilação atrial (FA)
▪ Taquicardiomiopatia
▪ Volume indexado de átrio esquerdo normal ou no máximo de aumento moderado
▪ Sem remodelamento atrial ou no máximo moderado
▪ Nenhuma ou poucas comorbidades e doença cardíaca
▪ Dificuldade de controle de frequência
▪ Doença aguda causando fibrilação atrial (FA)
▪ Escolha do paciente
Desfavorecem
▪ FA há mais de um ano
▪ Aumento importante de átrio esquerdo (diâmetro > 6 cm ou volume indexado > 48 mL/m^2)
▪ Recorrência de FA apesar de doses adequadas de antiarrítmico e cardioversão recente
▪ Condições subjacentes não resolvidas (tireotoxicose, pericardite, pneumonia ou doença valvar mitral)

átrio esquerdo conhecido. Portanto, em casos estáveis, **sempre** deve-se usar método de imagem para pesquisar a presença de trombo *com uma exceção*. É provável que não haja trombo. Quando trata-se de um episódio agudo de fibrilação atrial com menos de 48 horas em paciente que não é de muito alto risco (ver Figura 4).

Quando o paciente chega no pronto-socorro com fibrilação atrial estável em que se opta pela cardioversão, deve-se determinar o início do episódio. Existem três abordagens possíveis descritas na Tabela 10.

Cardioversão farmacológica

Em pacientes sem doença cardíaca estrutural, a estratégia "*pill in the pocket*" com medicações orais é uma boa opção. Entre possíveis opções temos a propafenona e o flecainide (Tabela 10). A cardioversão química endovenosa tem como opções fleicainida, ibutilide, propafenona, vernacalant e amiodarona. Não temos todas essas opções por via endovenosa, mas suas doses estão resumidas na Tabela 10.

Em pacientes com disfunção cardíaca significativa, a amiodarona é a medicação de escolha em doses similares às utilizadas para controle da FC. Outra opção para pacientes com disfunção cardíaca moderada a leve ou síndrome coronariana aguda é o vernacalant, que é uma nova classe de fármacos antiarrítmicos com propriedades seletivas atriais por bloqueio de corrente de potássio que é expressa principalmente nos átrios. O vernacalant intravenoso foi aprovado na Europa para rápida conversão de FA com duração de 3 dias ou menos para pacientes cirúrgicos e 7 dias ou menos para pacientes não cirúrgicos. Em um estudo o vernacalant intravenoso foi mais eficaz do que a amiodarona intravenosa para a rápida conversão de FA, mas a medicação é contraindicada em pacientes com hipotensão, insuficiência cardíaca moderada a grave, valvopatias significativas, prolongamento do intervalo QT e bradicardia. Uma metanálise mostrou que o vernacalant leva a cardioversão em média em 11 minutos com uma taxa de sucesso de 53%. Essa mesma metanálise mostra que em 24 horas o placebo tem uma taxa de sucesso de 30% com tempo médio de 565, o flecainide (EV) 72% com tempo médio de 52 minutos, a amiodarona (EV) 77% com tempo médio de 600 minutos e a propafenona (VO) 89% com tempo médio de 279 minutos.

▷ **TABELA 10** Abordagens possíveis do momento de cardioversão de pacientes que chegam no pronto-socorro

Abordagem	Descrição	Indicado para
Cardioversão precoce	O paciente é submetido a cardioversão logo após iniciar a anticoagulação	▪ Pacientes com início de fibrilação atrial (FA) há menos de 12 horas sem episódios prévios de tromboembolismo ▪ Pacientes com início de FA de 12-48 h com CHA_2DS_2-VASc ≤ 1 (homens) ou ≤ 2 (mulheres)
Cardioversão estagiada	O paciente inicia a anticoagulação e fica monitorizado até cardioversão espontânea. A espera máxima é de 48 horas do início do episódio. Muitos pacientes apresentam cardioversão espontânea. Quando esse tempo acaba e o paciente não teve cardioversão espontânea, só então é submetido a cardioversão	▪ Pacientes com início de FA há menos de 12 horas sem episódios prévios de tromboembolismo ▪ Pacientes com início de FA de menos de 24 horas com CHA2DS_2-VASc ≤ 1 (homens) ou ≤ 2 (mulheres)
Cardioversão eletiva	A cardioversão será realizada após 3 semanas de anticoagulação OU realização de ecocardiografia transesofágica que exclui trombo em átrio esquerdo	▪ Pacientes que desconhecem a duração da FA ▪ Início de FA de mais de 48 horas ▪ Pacientes com início de FA de 12-48 h com CHA_2DS_2-VASc ≥ 2 (homens) ou ≥ 3 (mulheres) ▪ FA associada a tromboembolismo prévio, estenose mitral moderada ou grave ou prótese valvar metálica

Cardioversão elétrica

A cardioversão elétrica sincronizada direta é um modo rápido e efetivo de converter o ritmo de FA para ritmo sinusal. O procedimento pode ser realizado com segurança com sedação usualmente com midazolam ou propofol. O uso de cardioversores bifásicos é mais eficaz que os cardioversores monofásicos. O uso prévio de outros antiarrítmicos antes da cardioversão elétrica aumenta a chance de sucesso da cardioversão elétrica. Pode-se considerar *bolus* de magnésio (1-2 g) antes de cardioversão, com alguns estudos demonstrando aumento da taxa de sucesso na cardioversão com essa estratégia. Deve-se lembrar que:

- Quanto mais tempo em ritmo de FA, maior a chance de falha da cardioversão ou de recorrência.
- O risco de embolização sistêmica é baixo quando a duração da FA é menor que 48 horas e sem cardiopatia estrutural.
- Nos casos de FA com mais de 48 horas ou indeterminados pode-se aguardar período de anticoagulação de 3 semanas ou excluir a presença de trombo com ecocardiografia transesofágica.
- Aparelho bifásico: recomendação de energia de choques sucessiva de 120 J → 200 J → 200 J.
- Aparelho monofásico: 200 J → 300 J → 360 J.
- Outros detalhes sobre a realização do procedimento de cardioversão elétrica podem ser verificados no Capítulo "Taquiarritmias".

Recorrência de FA pós cardioversão

São fatores de risco para recorrência da FA após cardioversão elétrica:

- Idade.
- Sexo feminino.
- Cardioversão prévia.
- DPOC.
- Insuficiência renal.
- Cardiopatia estrutural.
- Átrio esquerdo aumentado.
- Insuficiência cardíaca.

Acrescentamos ainda a esta lista pacientes com afecções agudas como sepse, isquemia, edema agudo de pulmão. O estímulo para fibrilação atrial de alta resposta continua presente e o paciente pode recorrer. Caso isso aconteça, mesmo que tenha sido considerado uma emergência, é necessário tentar otimizar as condições clínicas do paciente. Deve-se considerar se o paciente necessita de volume, transfusão de sangue, controle de temperatura, controle

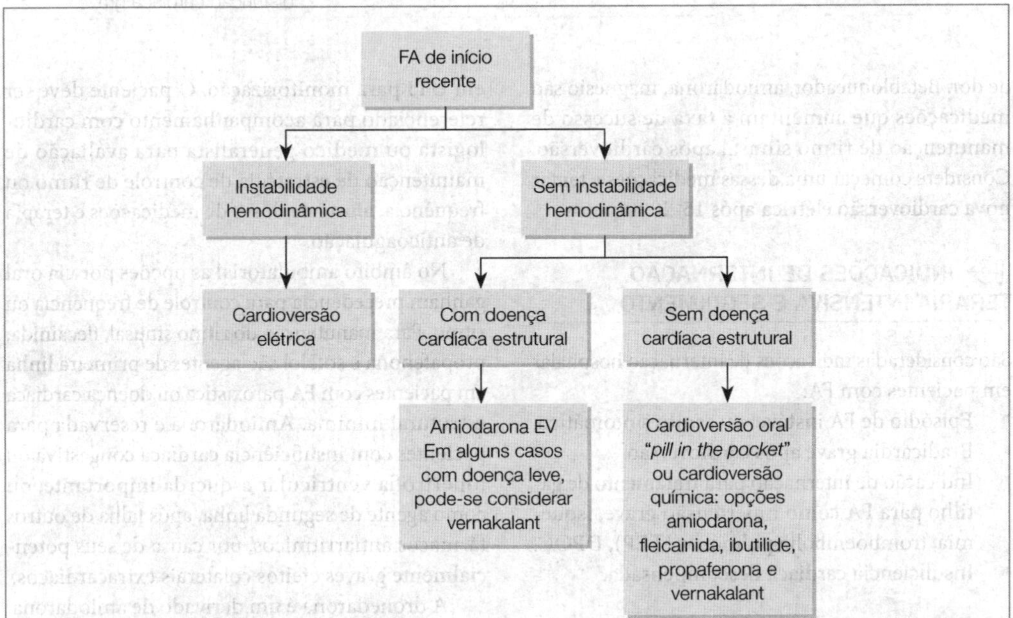

▷ **FIGURA 6** Reversão de ritmo na fibrilação atrial (FA).

▷ **TABELA 11** Medicações antiarrítmicas para cardioversão farmacológica

Medicação	Dose inicial	Dose adicional para cardioversão	Eventos adversos
Amiodarona	5-7 mg/kg em 1-2 h ou dose de ataque 150 mg EV em 10 minutos	0,5 a 1 mg/min (máximo 1,2 g por 24 h)	Flebite, hipotensão, bradicardia, tireoidite. Demora para reverter FA (8 a 12 horas ou vários dias). Usar apenas se não houver opção em pacientes com hipertireoidismo pelo risco de tireotoxicose
Fleicainida (EV)	1,5-2 mg/kg em 10 min	–	Hipotensão, aumento do intervalo QT. Contraindicada se doença estrutural cardíaca
Flecainida (VO)	200-300 mg	100-150 mg 2 x/d ou 200 mg liberação lenta	
Propafenona (EV)	1,5-2 mg/kg em 10 min	–	Hipotensão e alargamento do QRS. Contraindicada se doença cardíaca estrutural. Por causa dos efeitos pró-arrítmicos, no primeiro uso manter sob monitorização por pelo menos 6 horas. Pode provocar taquicardia ventricular, fibrilação ventricular, assistolia e *torsade des pointes*
Propafenona (VO)	450 mg (< 70 kg) ou 600 mg (≥ 70 kg)	150-300 mg a cada 8 horas 225-325 mg a cada 12 horas (liberação lenta)	
Ibutilide	1 mg em 10 minutos 0,01 mg/kg se peso corporal < 60 kg	Após 10-20 minutos pode-se repetir 1 mg em 10 minutos	Aumento do intervalo QT, induz taquicardia polimórfica. Contraindicado em doença estrutural cardíaca
Vernacalant	3 mg/kg em 10 min	Após 10-15 minutos realizar 2 mg/kg em 10 minutos	Hipotensão, arritmias cardíacas. Evitar se estenose aórtica ou disfunção cardíaca grave

de dor. Betabloqueador, amiodarona, magnésio são medicações que aumentam a taxa de sucesso de manutenção de ritmo sinusal após cardioversão. Considere começar uma dessas medicações e tentar nova cardioversão elétrica após 15-20 minutos.

INDICAÇÕES DE INTERNAÇÃO, TERAPIA INTENSIVA E SEGUIMENTO

São consideradas indicações de internação hospitalar em pacientes com FA:

- Episódio de FA instável ou muito sintomático.
- Bradicardia grave após cardioversão.
- Indicação de internação para tratamento de gatilho para FA como hipertensão grave, isquemia, tromboembolia pulmonar (TEP), DPOC.
- Insuficiência cardíaca descompensada.

Os pacientes com IC grave ou com outras comorbidades sérias podem necessitar de internação em UTI para monitorização. O paciente deve ser referenciado para acompanhamento com cardiologista ou médico generalista para avaliação de manutenção de estratégia de controle de ritmo ou frequência, ajuste de doses de medicações e terapia de anticoagulação.

No âmbito ambulatorial as opções por via oral ganham precedência para controle de frequência ou ritmo. Para manutenção do ritmo sinusal, flecainida, propafenona e sotalol são agentes de primeira linha em pacientes com FA paroxística ou doença cardíaca estrutural mínima. Amiodarona é reservada para pacientes com insuficiência cardíaca congestiva ou hipertrofia ventricular esquerda importante, ou como agente de segunda linha, após falha de outros fármacos antiarrítmicos, por causa de seus potencialmente graves efeitos colaterais extracardíacos.

A dronedarona é um derivado de amiodarona. Em um estudo, a dronedarona reduziu a frequência do desfecho combinado de hospitalização e morte cardiovascular em 24% e em uma análise secundária também reduziu o risco de AVC em pacientes com FA não permanente com outros fatores de risco cardiovasculares (idade > 70 anos, hipertensão, diabetes, acidente vascular cerebrovascular anterior, diâmetro atrial ≥ 50 mm ou fração de ejeção < 40%). Em uma metanálise a dronedarona foi menos eficaz do que a amiodarona na manutenção do ritmo sinusal, mas teve efeitos colaterais de curto e médio prazo mais favoráveis. A redução da resposta ventricular durante a recorrência de FA e o efeito da redução da pressão arterial da dronedarona podem ter contribuído para a melhora dos resultados clínicos. No entanto, em pacientes com IC descompensada ou IC classe funcional III-IV, a dronedarona foi associada com aumento de mortalidade. Um outro estudo mostrou que em pacientes com FA permanente a dronedarona foi associada a aumento do risco de morte, AVC e insuficiência cardíaca em pacientes. Portanto, a dronedarona deve ser evitada em pacientes com FA permanente; a medicação não deve ainda ser prescrita a doentes com disfunção renal grave (*clearance* de creatinina < 30 mg/mL).

Em pacientes com FA que não respondem ou são intolerantes a drogas que bloqueiem o nó atrioventricular para controle da frequência ventricular, a ablação nodal atrioventricular com implante de marca-passo definitivo melhora os sintomas e qualidade de vida. Após a ablação nodal atrioventricular, a estimulação biventricular pode ser preferível à estimulação ventricular direita, especialmente em doentes com insuficiência cardíaca sistólica, para evitar a deterioração de função. Entretanto, a terapia de ressincronização cardíaca pode prevenir a progressão da FA em pacientes selecionados com IC.

LITERATURA RECOMENDADA

1. American College of Cardiology Foundation, American Heart Association, European Society of Cardiology, et al. Management of patients with atrial fibrillation (compilation of 2006 ACCF/AHA/ESC and 2011 ACCF/AHA/HRS recommendations): a report of the American College of Cardiology/American Heart Association Task Force on practice guidelines. Circulation. 2013;127:1916.
2. Heilbron B, Klein GJ, Talajic M, Guerra PG. Management of atrial fibrillation in the emergency department and following acute myocardial infarction. Can J Cardiol. 2005;21(Suppl B):61B-66B.
3. Hindricks G, Potpara T, Dagres N, Arbelo E, Bax JJ, Blomström-Lundqvist C, et al., ESC Scientific Document Group. 2020 ESC Guidelines for the diagnosis and management of atrial fibrillation developed in collaboration with the European Association for Cardio-Thoracic Surgery (EACTS): The Task Force for the diagnosis and management of atrial fibrillation of the European Society of Cardiology (ESC) Developed with the special contribution of the European Heart Rhythm Association (EHRA) of the ESC. European Heart Journal. 2020;ehaa612.
4. January CT, Wann LS, Calkins H, Chen LY, Cigarroa JE, Cleveland JC Jr, et al. 2019 AHA/ACC/HRS focused update of the 2014 AHA/ACC/HRS guideline for the management of patients with atrial fibrillation: a report of the American College of Cardiology/American Heart Association Task Force on Clinical Practice Guidelines and the Heart Rhythm Society. Circulation. 2019;139.
5. Klein HK, Trappe HJ. Cardioversion in non-valvular atrial fibrillation. Dtsch Arztebl Int. 2015;112:856-62.
6. Lin Y, Chen Y, Chen T, et al. Comparison of clinical outcomes among patients with atrial fibrillation or atrial flutter stratified by CHA2DS2-VASc score. JAMA Netw Open. 2018;1(4):e180941.
7. Lip GYH, et al. Atrial fibrilation. The Lancet. 2012.
8. Lopes RD, Heizer G, Aronson R, Vora AN, Massaro T, Mehran R. et al. Antithrombotic therapy after acute coronary syndrome or PCI in atrial fibrillation 2019 antithrombotic therapy after acute coronary syndrome or PCI in atrial fibrillation. NEJM 10.1056/NEJMoa1817083.
9. Magalhaes LP, et al. Executive Summary of the II Brazilian Guidelines for Atrial Fibrillation. Arq Bras Cardiol. 2016;107:501-8.
10. Nuotio I, Hartikainen JEK, Grönberg T, Biancari F, Airaksinen KEJ. Time to cardioversion for acute atrial fibrillation and thromboembolic complications. JAMA. 2014;312(6):647.
11. Okumura K, Akao M, Yoshida T, et al. Low-dose edoxaban in very elderly patients with atrial fibrillation. N Engl J Med. 2020;383:1735-45.
12. Pritchett EL. Management of atrial fibrillation. N Engl J Med. 1992;326:1264.
13. Svennberg E, et al. Mass screening for untreated atrial fibrillation: The STROKESTOP Study. Circulation. 2015;131:2176-84.
14. The Task Force in Practice Guidelines. 2014 AHA/ACC/HRS. Guideline for the management of patients with atrial fibrillation. JACC. 2014;64(21):e1-e76.
15. Tsiachris D, Doundoulakis I, Pagkalidou E, Kordalis A, Deftereos S, Gatzoulis KA et al. Pharmacologic cardioversion in patients with paroxysmal atrial fibrillation: A network meta-analysis. Cardiovasc Drugs Ther. 2021 Apr;35(2):293-308.

35 Taquiarritmias

Geovane Wiebelling
Thiago Vicente Pereira
Julio Flávio Meirelles Marchini

PONTOS IMPORTANTES

- As taquiarritmias são alterações comumente encontradas no departamento de emergência.
- Muitas vezes os episódios são fugazes e o paciente chega ao pronto-socorro em ritmo sinusal. Para alguns tipos de arritmia, existem algumas pistas sobre a taquiarritmia no eletrocardiograma de repouso.
- A classificação mais simples divide as taquiarritmias em QRS de complexo estreito (QRS < 120 ms) e QRS de complexo largo. Em geral, as de complexo estreito são taquicardias supraventriculares e as de complexo largo são ventriculares.
- Manobras vagais e medicações que inibem a condução do nó AV são o primeiro passo no manejo de taquicardias supraventriculares.
- As taquiarritmias supraventriculares em geral não são causa de instabilidade hemodinâmica, mas nos casos em que forem, o tratamento é a cardioversão elétrica.
- O manejo preferencial nas taquicardias ventriculares é a cardioversão elétrica.
- Sempre se deve suspeitar de taquicardia ventricular se houver qualquer história prévia de cardiopatia. Na emergência sempre é preferível tratar dessa forma do que fazer os critérios de diferenciação entre taquicardia ventricular e supraventricular.
- Pensa-se em causas tóxico-metabólicas diante de taquicardias de QRS muito largo (> 200 ms).

INTRODUÇÃO E DEFINIÇÕES

As taquicardias são alterações do ritmo cardíaco caracterizadas por frequência cardíaca (FC) acima de 100 bpm. Seu reconhecimento precoce e a compreensão dos fatores desencadeantes são de extrema importância no departamento de emergência (DE), uma vez que as condutas a serem tomadas pelo emergencista podem variar bastante.

FISIOPATOLOGIA

O mecanismo envolvido na taquiarritmia ajuda a entender o diagnóstico e na escolha do tratamento. Os principais mecanismos de taquiarritmia são o automatismo aumentado e os circuitos de reentrada, mas existem também as arritmias por atividade deflagrada.

1. Automatismo: um conjunto de células do miocárdio despolariza com limiar menor em relação às demais células. A despolarização ocorre em frequência aumentada, de forma a assumir o controle do ritmo cardíaco. Alterações estruturais do tecido miocárdico, autonômicas, distúrbios hidroeletrolíticos e medicamentos podem facilitar esse mecanismo. Essas arritmias são frequentemente precipitadas por estimulação adrenérgica, tendem a acelerar até

a frequência cardíaca máxima e não são precipitadas por contrações prematuras. Possuem variabilidade a cada batimento e tendem a desacelerar gradualmente. Exemplos de arritmias causadas por aumento de automatismo: taquicardia atrial focal e taquicardia juncional.

2. Reentrada: nesse caso, há duas vias de condução do estímulo elétrico, uma via de condução rápida e uma via de condução lenta. A via rápida possui um período refratário mais prolongado, enquanto a via lenta conta como característica um período refratário curto. Em condições normais, o estímulo elétrico será conduzido pela via rápida, em detrimento da lenta. O mecanismo de reentrada mais comum se inicia com um estímulo precoce, como uma extrassístole. Nesse momento, a via rápida estará em período refratário e o estímulo será conduzido pela via que sobra, a lenta. Durante o período que o estímulo percorre a via lenta, a via rápida não estará mais refratária. A via rápida é estimulada (só que em sentido retrógrado). O circuito se completa quando a via lenta é reestimulada, criando assim um ciclo repetitivo de despolarização celular (Figura 1). As arritmias por reentrada são frequentemente precipitadas por contrações prematuras e iniciam-se na sua frequência cardíaca máxima. Além disso, não há variação de frequência entre os batimentos (RR regular) e cessam abruptamente, sem desaceleração. São exemplos de arritmias por reentrada: *flutter* atrial, taquicardia por reentrada nodal e taquicardia por reentrada atrioventricular. A resposta dessas arritmias às medicações depende do local do circuito de reentrada. Se o nó atrioventricular está envolvido, o circuito de reentrada pode ser extinto com medidas que diminuem a condução atrioventricular, como manobras vagais e adenosina. Se o nó atrioventricular não está envolvido, como no *flutter* atrial, o ritmo não irá se alterar quando a condução AV é bloqueada, apesar de diminuir a frequência ventricular.

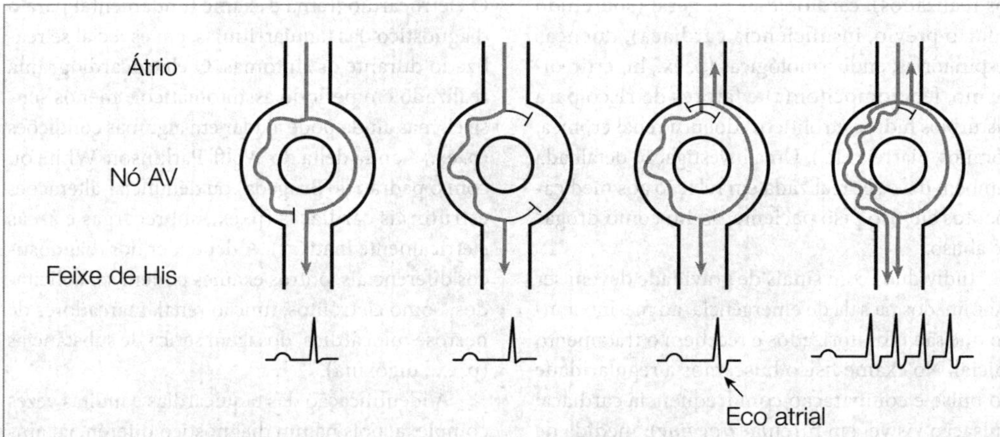

▷ **FIGURA 1** Exemplo de mecanismo de reentrada no nó atrioventricular (AV) que possui tecido com característica de via rápida (caminho da direita) e de via lenta (caminho da esquerda). Da esquerda para a direita, no primeiro diagrama observa-se um estímulo atrial que atua em ambas as vias com o estímulo rápido atingindo o feixe de His, enquanto o feixe lento encontra tecido refratário. No segundo diagrama, a via rápida encontra-se refratária e o estímulo percorre a via lenta até o feixe de His. Nesse caso, a via lenta não encontra a via rápida fora do período refratário, impedindo o início da taquiarritmia. O terceiro diagrama é semelhante ao segundo, mas o estímulo na via lenta, além de estimular o feixe de His, também encontra a via rápida fora do período refratário, conseguindo estimulá-lo de maneira retrógrada. Isso provoca uma onda p (eco atrial), um estímulo do tecido atrial vindo do nó AV (da via rápida). A onda p, nesse caso, é negativa em DII, DIII e aVF. A taquiarritmia ainda é impedida nesse caso, pois a via rápida não encontra a via lenta fora do período refratário. O último diagrama é semelhante ao terceiro, exceto que a via rápida, ao ser estimulada retrogradamente, encontra a via lenta fora do período refratário e a taquiarritmia se inicia.

3. Atividade deflagrada: ocorre quando o potencial de ação pode deflagrar despolarizações anormais adicionais. Arritmias ventriculares associadas a QT longo, como *torsades de pointes* e arritmias associadas a digoxina, são causadas por esse mecanismo.

QUADRO CLÍNICO E AVALIAÇÃO INICIAL

Os pacientes com taquiarritmias podem procurar o DE por diversos sintomas, não sendo possível, apenas pelo quadro clínico, identificar a arritmia presente. Entre as principais manifestações estão mal-estar inespecífico, dor torácica, dispneia, palpitações, alterações do nível de consciência e hipotensão. Deve-se caracterizar as palpitações: duração, início, percepção e entrada e saída do episódio.

Na anamnese devemos interrogar ativamente sobre dispneia, síncope, precordialgia ou tontura, assim como episódios de confusão mental. Nos antecedentes patológicos, deve-se incluir perguntas sobre histórico de arritmias (quais tipos e tratamentos realizados), cardiopatias no geral (sobretudo infarto prévio, insuficiência cardíaca), doenças respiratórias, endocrinológicas (p. ex., hipertireoidismo, feocromocitoma) e fatores de risco para distúrbios hidroeletrolíticos (doença renal crônica, vômitos, diarreia etc.). Uma investigação detalhada também deve ser realizada em relação aos medicamentos em uso pelo paciente, assim como drogas de abuso.

Indivíduos com sinais de gravidade devem ser examinados na sala de emergência, ao mesmo tempo que são monitorizados e recebem o tratamento inicial. No exame físico buscamos a regularidade do pulso e comparação com frequência cardíaca; pulsação visível em fúrcula (*frogging*); medida de pressão arterial em ambos os membros, e/ou em decúbito dorsal e posição ortostática. Na ausculta cardíaca, avaliar presença de B3 ou B4, atrito pericárdico ou abafamento de bulhas. Por fim, atentar para edema assimétrico de membros inferiores e sinais de hipertireoidismo.

Sinais e sintomas de instabilidade podem indicar tratamento imediato com cardioversão ou desfibrilação elétrica. São critérios de instabilidade:

1. Hipotensão, choque.
2. Rebaixamento do nível de consciência.
3. Dor precordial.
4. Dispneia (insuficiência cardíaca/edema agudo de pulmão).

Vale lembrar que essas condições clínicas podem **não** ser secundárias à taquiarritmia. Exemplo disso é o paciente com choque séptico que também apresenta uma taquicardia supraventricular. Provavelmente, tratar essa taquicardia não vai ajudar o paciente, enquanto que o tratamento da sepse deve resolver ou diminuir a taquicardia. Para fazer a diferenciação, a frequência cardíaca e a idade do paciente podem ajudar. Um parâmetro subjetivo que pode ser usado é a equação de Karvonen. Essa equação prediz a frequência cardíaca máxima do paciente como: 220 – idade. Então compara-se a frequência cardíaca do paciente com esse resultado. Se a frequência cardíaca do paciente ultrapassa a máxima predita pela equação ou está próxima, é possível que a clínica do paciente seja secundária à taquiarritmia em si.

EXAMES COMPLEMENTARES

O eletrocardiograma é exame fundamental para o diagnóstico das taquiarritmias, em especial se realizado durante os sintomas. O eletrocardiograma realizado em período assintomático é menos sensível, mas ainda pode ajudar em algumas condições (p. ex., a onda delta do Wolff-Parkinson-White ou com o padrão de Brugada) ou denunciar alterações estruturais cardíacas (p. ex., sobrecargas e áreas eletricamente inativas). A depender dos diagnósticos diferenciais, outros exames podem ser solicitados, como eletrólitos, função renal, marcadores de necrose miocárdica, dosagem sérica de substâncias (p. ex., digoxina).

A identificação das taquicardias é muitas vezes complexa, pois há um diagnóstico diferencial amplo e cada causa tem suas próprias características e manejos diferentes. Para alguns casos de arritmias incomuns ou raras apenas citaremos as possibilidades, pois a diferenciação não é o foco.

Portanto, uma abordagem sistematizada pode facilitar a identificação das principais taquiarritmias (Figura 2).

Diante de uma taquicardia, fazemos três perguntas:

1. O QRS é estreito ou largo?
2. O ritmo é regular ou irregular?
3. Existe onda P? Se existe, qual a relação com QRS?

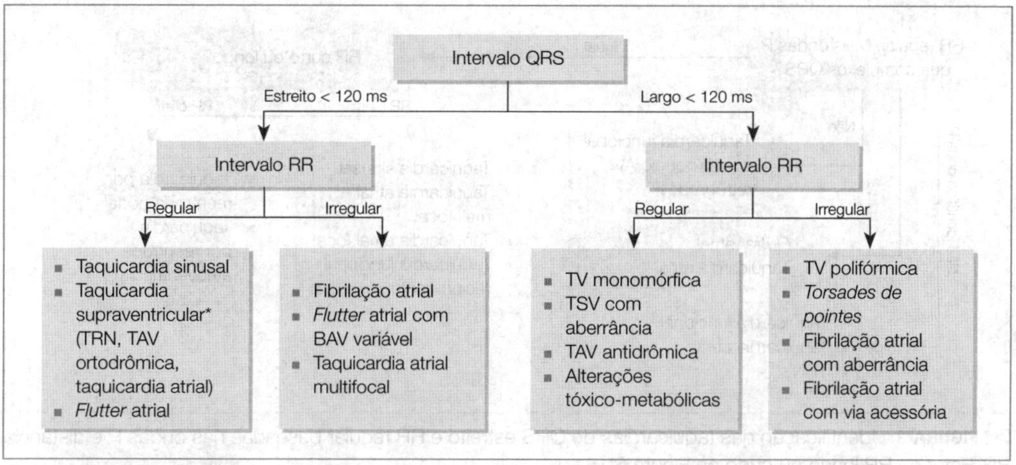

▷ **FIGURA 2** Identificação das taquicardias. Para mais detalhes, ver Figura 3 e texto.
BAV: bloqueio atrioventricular; TAV: taquicardia por reentrada atrioventricular; TRN: taquicardia por reentrada nodal; TSV: taquicardia supraventricular; TV: taquicardia ventricular.

QRS ESTREITO

As taquicardias de QRS estreito são ritmos cardíacos com frequência cardíaca (FC) maior que 100 bpm e duração do QRS menor que 120 ms. O QRS estreito indica que a condução entre o átrio e o ventrículo ocorre pelo nó atrioventricular (AV). Todas as taquicardias de QRS estreito são taquicardias supraventriculares (TSV)*. As taquicardias de QRS estreito podem ser divididas em RR regular e RR irregular.

RR regular

Diante de uma taquicardia de QRS estreito e RR regular, devemos buscar pelas ondas P. As melhores derivações para encontrá-las são DII e V1, porém devemos analisar todas as derivações.

É necessário identificar as ondas P e comparar o número de ondas P com o número de complexos QRS (Figura 3). Podemos ter situações com mais ondas P que complexos QRS ou o mesmo número de onda P para cada complexo QRS. Raramente podemos ainda ter menos ondas P do que complexos QRS.

Ondas P não identificáveis

Quando as ondas P não são identificáveis, podemos tentar algumas possibilidades: uma é usar as derivações de Lewis e Gallop, a outra é uso de adenosina. Com o bloqueio temporário do nó AV induzido pela adenosina, poderá haver reversão da arritmia, ou nos casos em que não há reversão da arritmia o bloqueio de condução para o ventrículo permite discernir as ondas P e fazer o diagnóstico da taquiarritmia.

Na derivação de Lewis posicionamos o cabo do eletrocardiograma (ECG) correspondente ao braço direito na borda esternal direita do segundo espaço intercostal e o eletrodo do braço esquerdo na borda esternal direita do quarto espaço intercostal. Veja na Figura 4 o posicionamento. Na derivação de Gallop posicionamos o cabo do ECG correspondente ao braço direito na borda esternal direita do segundo espaço intercostal e o eletrodo do braço esquerdo na borda esternal esquerda do quarto espaço intercostal. A calibração deve ser ajustada para 1 mV = 20 mm e observamos o traçado em DI.

A lista a seguir mostra os diagnósticos possíveis com RR regular e ondas P não identificáveis.

1. Taquicardia juncional.
2. Taquicardia atrial.
3. Taquicardia por reentrada nodal.

*Existe uma exceção. A taquicardia fascicular é uma taquicardia ventricular reentrante. Trata-se de uma taquicardia monomórfica com QRS de duração entre 100 e 140 ms, ou seja, em parte do seu espectro é uma taquicardia de QRS estreito. Para diferenciar, o intervalo do início da onda R ao nadir da onda S é de 60 a 80 ms e o padrão é semelhante ao de bloqueio de ramo direito. Outro aspecto que diferencia é a dissociação atrioventricular, que fecha o diagnóstico.

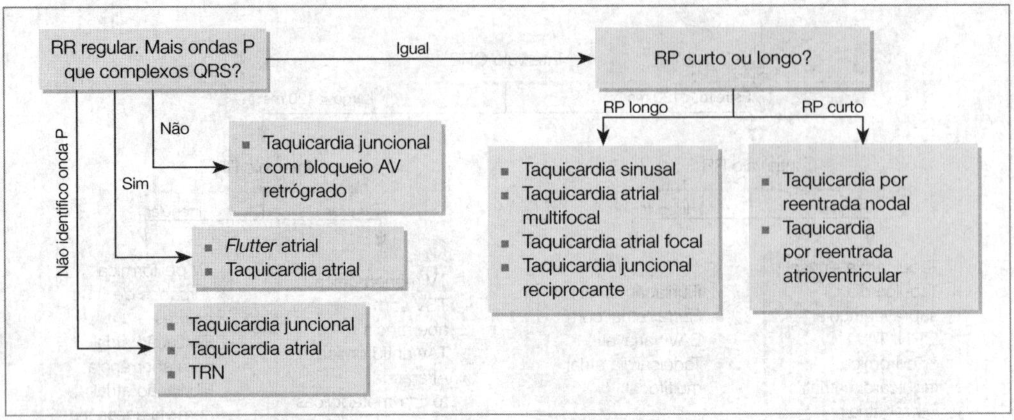

▷ **FIGURA 3** Identificação das taquicardias de QRS estreito e RR regular baseadas nas ondas P e distância RP. Entenda RP longo ou curto na Figura 5.
AV: atrioventricular; TRN: taquicardia por reentrada nodal.

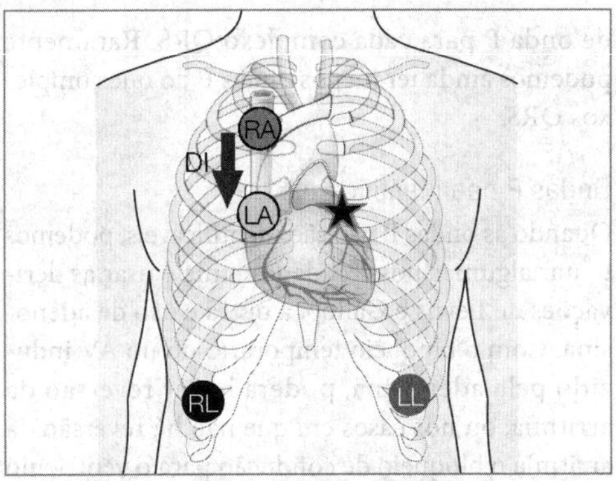

▷ **FIGURA 4** Derivações de Lewis e Gallop. Lewis: a derivação do braço direito é colocada no segundo espaço intercostal na borda esternal direita (posição RA) e a derivação do braço esquerdo é colocada no quarto espaço intercostal na borda esternal direita (posição LA). Gallop: a derivação do braço direito é colocada no segundo espaço intercostal na borda esternal direita (posição RA) e a derivação do braço esquerdo é colocada no quarto espaço intercostal na borda esternal esquerda (posição da estrela).
LA: braço esquerdo; LL: perna esquerda; RA: braço direito; RL: perna direita; estrela: braço esquerdo da derivação Gallop.

Ondas P > complexos QRS

Nos casos em que há mais ativações do átrio do que complexos QRS, temos duas possibilidades.

1. *Flutter* atrial.
2. Taquicardia atrial.

Relação 1:1 de ondas P e complexos QRS

Quando temos a relação 1:1 de ondas P e complexos QRS precisamos olhar a distância entre cada onda P e o complexo QRS seguinte e o que precede. Por exemplo, no ritmo sinusal temos uma distância entre a onda P e o complexo QRS seguinte curto (distância PR) e uma distância longa do complexo que precede (distância RP). Por convenção, chamamos de RP longo. Quando a distância entre a onda P e o complexo QRS que precede é curta por convenção, chamamos de RP curto (Figura 5). Seguem as possibilidades diagnósticas de acordo com a duração do período RP.

RP longo

1. Taquicardia sinusal.
2. Taquicardia por reentrada nodal atípica.
3. Taquicardia juncional reciprocante (Coumel).
4. Taquicardia atrial.

RP curto

1. Taquicardia por reentrada nodal típica.

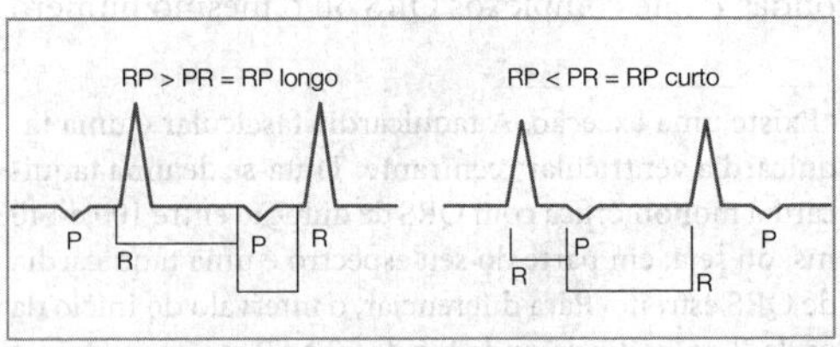

▷ **FIGURA 5** Classificação de taquiarritmias usando a relação da onda P com o complexo QRS que precede.

2. Taquicardia por reentrada atrioventricular ortodrômica.
3. Taquicardia atrial com bloqueio atrioventricular de primeiro grau.
4. Taquicardia originária do seio coronariano ou juncional.

RR irregular

Finalmente, quando o intervalo RR é irregular, as possibilidades diagnósticas são as seguintes:

1. Fibrilação atrial.
2. *Flutter* atrial de condução AV variável.
3. Taquicardia atrial.

QRS LARGO

As taquicardias de QRS largo são ritmos cardíacos com FC maior que 100 bpm e duração do QRS maior que 120 ms. Na maioria das vezes são ritmos ventriculares e frequentemente geram instabilidade hemodinâmica. No entanto, nem toda taquicardia de QRS largo é ventricular. Se houver condução por feixe acessório, bloqueios de ramo preexistentes ou induzidos pela taquicardia, uma taquicardia supraventricular pode se apresentar com QRS largo. Devemos ter cuidado diante do paciente estável para identificar corretamente a taquiarritmia e realizar a conduta adequada para cada caso.

Em casos com potencial gravidade do quadro, é sensato considerar que toda taquicardia regular com QRS largo é uma taquicardia ventricular.

A estabilidade clínica não diferencia entre TV e TSV com aberrância. Foram propostos diversos algoritmos para essa diferenciação; no entanto, têm utilidade limitada no pronto-socorro. A última diretriz de suporte avançado de vida cardiovascular (ACLS) não recomenda seu uso no departamento de emergência. Caso o paciente tenha um ECG de base com bloqueio de ramo e a taquicardia tenha exatamente a mesma morfologia, trata-se de taquicardia supraventricular. Nos outros casos, a abordagem deve ser como taquicardia ventricular.

Os fatores seguintes aumentam a probabilidade de ser TV:

- Cardiomiopatias. Por exemplo: cardiomiopatia isquêmica, hipertensiva, chagásica etc.
- Dissociação atrioventricular (P e QRS em frequências distintas, sem relação entre si) e batimentos de fusão (complexos QRS híbridos resultantes da fusão entre um batimento sinusal e ventricular) no ECG.
- Critério de Pava: intervalo de tempo entre o início do QRS e a primeira mudança de polaridade em DII > 50 ms.
- Presença de bloqueio atrioventricular de primeiro grau em ECG prévio.
- Presença de bloqueio de ramo em ECG prévio e morfologia diferente no ECG da taquiarritmia.

As taquicardias com QRS largo também podem ser divididas entre RR regular e irregular.

RR regular:

1. Taquicardia ventricular.
2. Taquicardia supraventricular com condução aberrante.
3. Taquicardia por reentrada atrioventricular antidrômica.
4. Alterações tóxico-metabólicas.

RR irregular:

1. Taquicardia ventricular polimórfica.
2. *Torsades de pointes.*
3. Fibrilação atrial pré-excitada.
4. Fibrilação atrial com aberrância.

TAQUICARDIAS ESPECÍFICAS E MANEJO

Taquicardia sinusal

Ao identificar ondas P precedendo cada complexo QRS, se a onda P tiver orientação normal (eixo entre 0 e 90°) fazemos o diagnóstico de uma taquicardia sinusal; caso contrário, de uma taquicardia atrial.

É a arritmia cardíaca mais comum e pode ser causada por: hipoxemia, anemia, febre, hipertireoidismo, hipovolemia, choque, tromboembolismo pulmonar, ansiedade, atividade física, medicamentos, abstinência. No ECG é caracterizada pela presença de ondas P precedendo cada QRS, positivas em DI, DII, DIII, aVF e negativa em aVR (Figura 6).

Se o ritmo for por volta de 150 bpm, deve-se lembrar que é possível que se trate de *flutter* atrial.

- Fisiopatologia: hiperautomatismo do nó sinusal, sem necessariamente representar uma condição patológica. Na maioria das vezes a taquicardia é apropriada para uma condição clínica do paciente (hemorragia ou febre, p. ex.), e raramente uma taquicardia não apropriada.

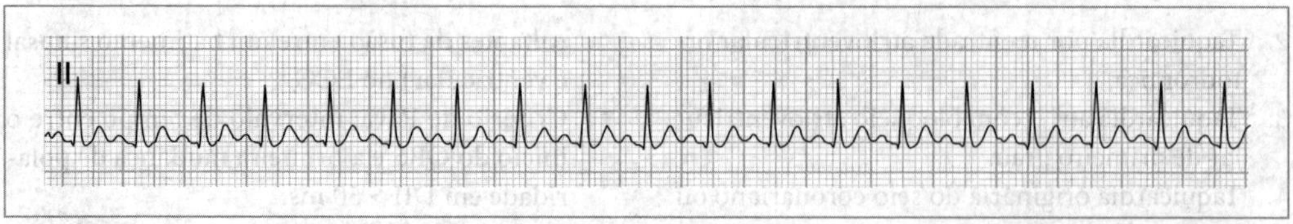

▷ **FIGURA 6** Taquicardia sinusal. Características do eletrocardiograma: 1) frequência cardíaca > 100 bpm; 2) onda P presente e com orientação normal (eixo da onda P entre 0 e 90); 3) intervalo PR normal (< 200 ms) e sempre igual (enlace AV mantido); 4) QRS em geral estreito; 5) RR regular; 5) RP longo.

Na maioria das vezes, a taquicardia é apropriada para a condição clínica do paciente e não necessita de tratamento específico. Deve-se procurar e tratar a causa de base.

Devemos suspeitar de *flutter* atrial sempre que a FC estiver em torno de 130 a 170 bpm, pois a frequência atrial do *flutter* tem 300 bpm e a condução mais comum do *flutter* é de 2:1, gerando frequências ventriculares próximas a 150 bpm. Também devemos procurar por ondas F em todas as derivações.

Taquicardia por reentrada nodal típica e atípica

A taquicardia por reentrada nodal (TRN) é uma taquicardia supraventricular e é a causa mais comum de palpitações em pacientes sem alterações cardíacas estruturais. A TRN é tipicamente paroxística e pode ocorrer espontaneamente ou pode ser provocada por exercícios físicos, ingestão de café, chá ou álcool. É mais comum em mulheres, contando com aproximadamente 75%, e geralmente bem tolerada.

Sua fisiopatologia envolve um circuito de reentrada formado dentro do nó AV com via anterógrada lenta e retrógrada rápida. Em sua forma típica, no ECG observamos: FC entre 150 e 250 bpm; ausência de onda P precedendo o QRS; QRS em geral estreito e RR regular; e pode haver presença de onda pseudo-s em DII/DIII e onda pseudo-r' em V1, ou "infra de segmento ST" nas derivações inferiores (DII, DIII e aVF) – trata-se de onda P retrógrada (Figura 7). Além disso, são comuns alterações do segmento ST com infradesnivelamento difuso e supra em aVR, em geral sem correlação clínica e que se resolvem após reversão ao ritmo sinusal.

A forma atípica envolve o circuito invertido no nó AV, com via anterógrada rápida e retrógrada

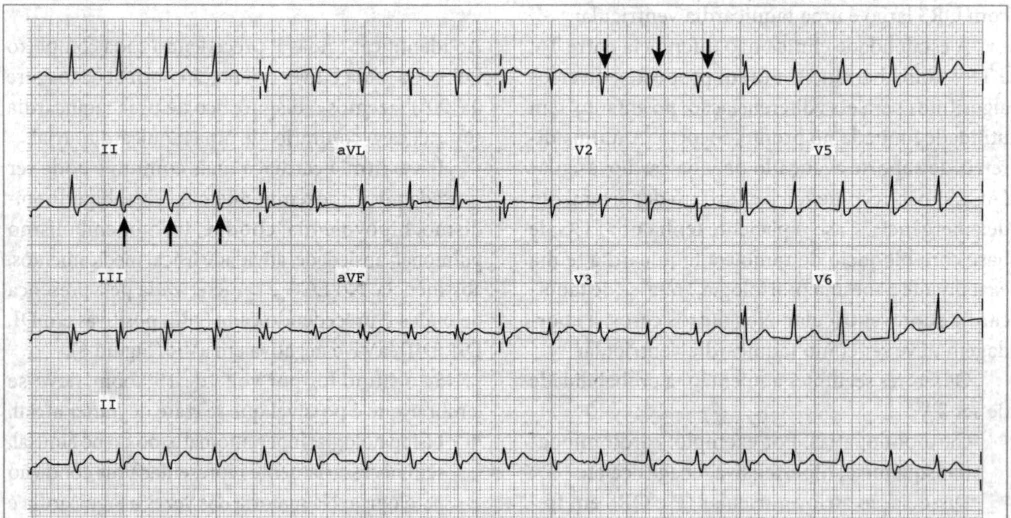

▷ **FIGURA 7** Taquicardia por reentrada nodal típica. Setas indicam ondas P retrógradas (pseudo-s em DII e pseudo-r' em V1).

lenta ou então ambas lentas. A maior diferença é que o RP é longo.

Em pacientes com doença arterial coronariana pode ser acompanhada de dor torácica anginosa. Além disso, os pacientes podem apresentar dispneia, ansiedade e ocasionalmente poliúria, secundária à liberação de peptídeo natriurético atrial.

Tratamento

Na presença de uma TRN estável, podemos utilizar inicialmente manobras vagais para o diagnóstico e o tratamento (Tabela 1).

Caso não haja reversão para o ritmo sinusal por meio das estratégias não farmacológicas (manobras vagais), pode-se fazer uso da adenosina, um fármaco que age no nó atrioventricular interrompendo a condução do impulso elétrico proveniente dos átrios.

Devem ser administrados 6 mg da droga diluídos em 10-20 mL de solução fisiológica, em *bolus* rápido, uma vez que sua meia-vida é muito curta (segundos).

A dose pode ser repetida até duas vezes, caso não haja sucesso (com 12 e 18 mg).

Também é fundamental explicar ao paciente antes da infusão que essa medicação causa um desconforto importante (alguns pacientes descrevem uma sensação de morte iminente). No caso de pacientes jovens (ou daqueles que sabidamente não têm cardiopatia estrutural) com TRN, uma excelente alternativa ao tratamento, em vez da adenosina, são os bloqueadores de canal de cálcio administrados de maneira endovenosa (diltiazem e verapamil), pois revertem a reentrada sem o desconforto provocado pela adenosina. Essas medicações não estão disponíveis no Brasil há alguns anos.

Na medida em que a adenosina bloqueia a condução atrioventricular, podemos observar a alteração da linha de base durante a infusão do fármaco por meio de um eletrocardiograma contínuo, evidenciando o distúrbio elétrico por trás da taquicardia supraventricular (p. ex., fibrilação atrial, *flutter* etc.).

Assim como nas manobras vagais, reversão para ritmo sinusal também sugere TRN e TAV como distúrbios de base (mecanismo de reentrada através do nó AV).

Não havendo reversão da taquiarritmia supraventricular com essas estratégias, assumimos que se trata de mecanismo por automatismo ou então reentrada que não envolve o nó AV (p. ex., fibrilação atrial, *flutter* etc.), sendo indicado controle da FC com drogas específicas (Tabela 2).

Disposição: pacientes com TRN revertida e assintomáticos podem receber alta hospitalar com acompanhamento ambulatorial sem necessidade de exames complementares.

Fibrilação e *flutter* atrial

A fibrilação atrial (FA) é a arritmia sustentada mais comum no departamento de emergência e é caracterizada por hiperautomatismo de veias pulmonares, gerando impulsos mais precocemente que o nó sinoatrial. No ECG observamos ausência de ondas P; presença de ondas irregulares, denominadas ondas *f*; QRS estreito; e RR irregular (Figura 8).

O *flutter* atrial é uma arritmia supraventricular causada por um circuito de macrorreentrada no átrio direito.

O ECG é caracterizado por taquicardia de QRS estreito, com ondas F, em "dente de serra", mais bem vistas em DII, DIII e aVF; frequência das ondas F

▷ **TABELA 1** Técnicas das manobras vagais

Compressão dos seios carotídeos	Comprimir continuamente uma das carótidas, na região do ângulo da mandíbula, por pelo menos 10 s. Deve-se auscultar a artéria antes do procedimento e, se houver presença de sopro, a manobra é contraindicada pelo risco de instabilizar uma placa aterosclerótica
Manobra de Valsalva	Solicitar que o paciente faça contração abdominal sustentada, assoprando uma seringa vazia de 20 mL, tentando movimentar o êmbolo. Alternativamente, o médico pode fazer uma leve compressão abdominal com sua mão e pedir para o paciente empurrar a mão para cima
Manobra de Valsalva modificada	Solicitar que o paciente faça a manobra de Valsalva mencionada por 15 s, mas sentado a 45°. Depois abaixa-se a cabeceira para 0°, elevando os membros do indivíduo passivamente a 45° por mais 15 s. A taxa de sucesso dessa manobra, relatada no estudo REVERT, é maior: 43%

▷ **TABELA 2** Principais antiarrítmicos usados no manejo das taquicardias supraventriculares

Fármaco	Modo de administração	Efeitos colaterais	Observações
Metoprolol (betabloqueador)	5 mg, EV, lentamente (repetir, se necessário, até a dose máxima de 15 mg)	Bradicardia, hipotensão, broncoespasmo, descompensação da insuficiência cardíaca	Tomar cuidado com pacientes hemodinamicamente limítrofes, com IC sistólica e portadores de asma e DPOC
Diltiazem (bloqueador de canal de cálcio)	15-20 mg (0,15 mg/kg), EV, diluídos em SF, em 15 min Pode-se repetir dose de 20-25 mg (0,35 mg/kg), se necessário	Bradicardia, hipotensão e descompensação da insuficiência cardíaca	Tomar cuidado com pacientes com cardiopatia estrutural e hemodinamicamente limítrofes
Verapamil (bloqueador de canal de cálcio)	2,5-5 mg, EV, em 3 min Pode-se repetir, se necessário, dose de 5-10 mg após 30 min	Bradicardia, hipotensão e descompensação da IC (maior risco quando comparado ao diltiazem)	É contraindicado em pacientes com cardiopatia estrutural e possui interação com diversos fármacos
Deslanosídeo (digitálico)	0,4 mg, EV, em *bolus* Repetir, se necessário, após 15 min	Bradicardia, bloqueios atrioventriculares e náuseas	Tomar cuidado com pacientes que usam cronicamente digitálicos (risco de intoxicação)
Amiodarona (antiarrítmico classe III*)	150 mg diluídos em 100 mL de SG 5%, EV, em 10 min Dependendo da arritmia, pode ser necessária dose de manutenção (360 mg em 6 h + 540 mg em 18 h)	Bradicardia, hipotensão, bloqueios atrioventriculares, prolongamento do intervalo QT e flebite	É a droga de escolha em pacientes com cardiopatia estrutural Evitar usar em pacientes com doença do nó sinusal, bloqueios AV, hepatopatias, doenças pulmonares agudas Se houver uso concomitante de varfarina, reduzir sua dose em 50% Também interage com vários outros fármacos
Magnésio	2 g EV em 10 min Manutenção: 1-4 g/h	Hipotensão e *flushing* (principalmente se feito rapidamente)	Evitar usar em pacientes com doença renal, por se acumular no organismo

* Classificação de Vaughan-Williams.
AV: atrioventricular; DPOC: doença pulmonar obstrutiva crônica; IC: insuficiência cardíaca.

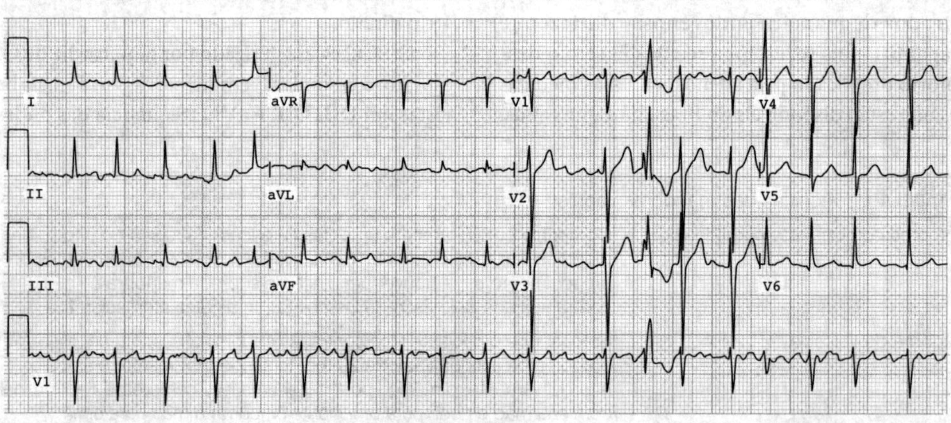

▷ **FIGURA 8** Fibrilação atrial.

250-350 bpm; frequência ventricular mais comum de 150 bpm com condução atrioventricular 2:1, mas podem existir outros padrões de condução ou até condução atrioventricular variável; e ausência de período isoelétrico entre ondas F, em razão da atividade atrial contínua (Figura 9).

Ambos, a fibrilação atrial e o *flutter* atrial, por serem muito frequentes no DE, são abordados em capítulo específico.

Taquicardia atrial

A taquicardia atrial é causada por um hiperautomatismo de um foco atrial. Não há mecanismo de reentrada.

No ECG será encontrada uma taquicardia (FC > 100 bpm); o eixo da onda p costuma ser anormal, com QRS estreito. O intervalo habitualmente é RR regular com RP longo e uma característica que diferencia do *flutter* é a presença de linha isoelétrica entre ondas P.

Taquicardia atrial multifocal

A taquicardia atrial multifocal (TAM) é um ritmo atrial irregular secundário a múltiplos focos ectópicos de automatismo dos átrios. Associada a doença pulmonar em 60 a 85% dos casos, geralmente quadros de exacerbação de doença pulmonar obstrutiva crônica (DPOC), mas também em distúrbios eletrolíticos como hipomagnesemia ou uso de aminofilina ou teofilina.

No ECG observamos FC >100 bpm, ritmo irregular com ondas P de pelo menos três morfologias diferentes com intervalos PR irregulares (Figura 10).

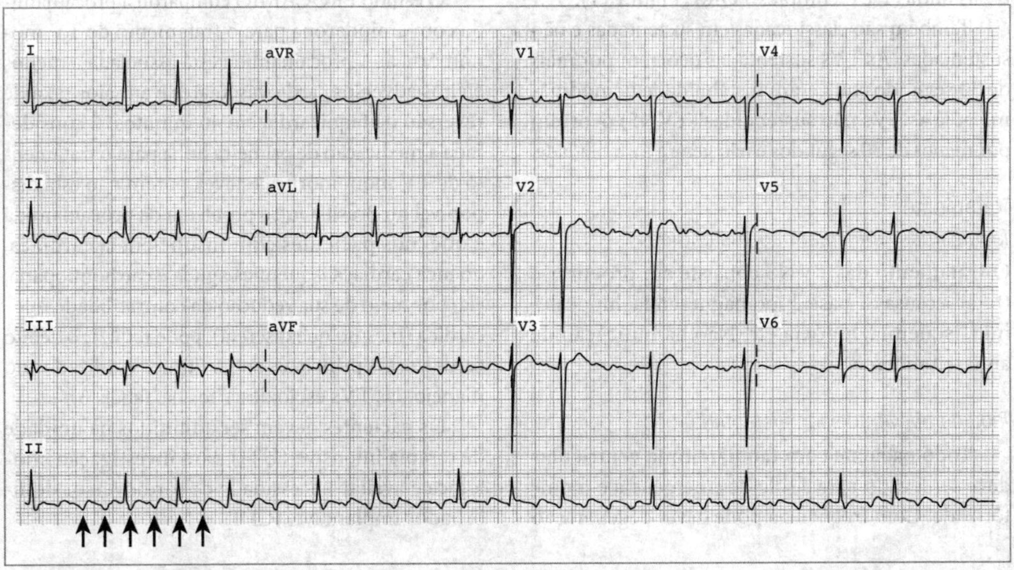

▷ **FIGURA 9** *Flutter* atrial com condução atrioventricular variável. Setas indicam ondas F, com frequência ~300 bpm.

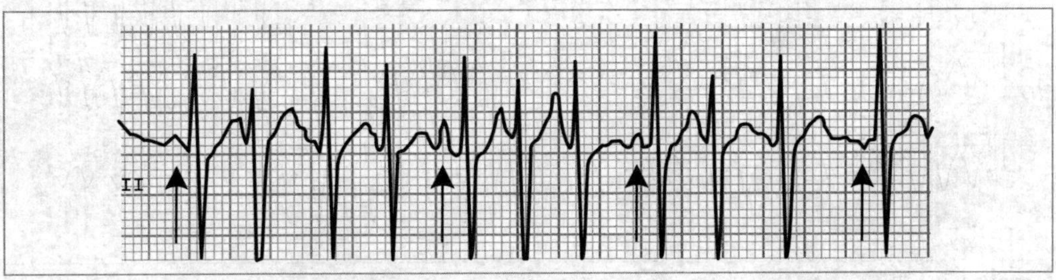

▷ **FIGURA 10** Taquicardia atrial multifocal. Setas apontam quatro tipos de ondas P diferentes.

O tratamento deve ser dirigido à causa de base, com correção da hipoxemia e eletrólitos. A frequência ventricular pode ser controlada com bloqueadores do canal de cálcio, como verapamil e diltiazem ou amiodarona.

Taquicardia ventricular

São muito menos frequentes que as taquicardias supraventriculares, no entanto, representam maior gravidade. Comumente estão associadas a cardiomiopatias (isquêmica, dilatada, hipertrófica, doença de Chagas, estenose aórtica etc.) e representam uma complicação importante do infarto agudo do miocárdio (IAM). Podem ser classificadas em monomórficas ou polimórficas. As TVs monomórficas, em geral, possuem FC > 130 bpm, QRS alargado e regular, com a mesma morfologia, dissociação entre as ondas P e o complexo QRS (Figura 11).

Também são classificadas em sustentadas e não sustentadas. As TVs sustentadas ocorrem por mais de 30 segundos ou geram instabilidade hemodinâmica. Já as TVs não sustentadas (TVNS) ocorrem por menos de 30 segundos e não geram instabilidade.

Tratamento

Taquicardia ventricular não sustentada

O tratamento das TVNS consiste em procurar e tratar a causa de base: hipomagnesemia, hipocalemia, isquemia, hipóxia etc. Não há indicação de antiarrítmicos.

Taquicardia ventricular sustentada

Todo paciente com taquiarritmia ventricular deve ser levado para a sala de emergência e monitorizado. Com frequência pode haver degeneração para um ritmo de parada cardiorrespiratória, como fibrilação ventricular.

Nas taquicardias ventriculares monomórficas instáveis e com pulso devemos realizar cardioversão elétrica sincronizada a princípio com 100 J, podendo-se aumentar a carga progressivamente.

Para os pacientes estáveis, a cardioversão elétrica é a opção mais segura. Pacientes que possuem cardiopatia estrutural com fração de ejeção reduzida podem não tolerar o uso das drogas antiarrítmicas e evoluir com instabilidade hemodinâmica (Figura 12).

Caso se opte pelo manejo farmacológico, pode-se utilizar inicialmente a adenosina, uma vez que cerca de 15% são TSV. Entretanto, em caso de reversão, deve-se ter muito cuidado ao rotular como TSV, uma vez que aproximadamente 10% das TVs revertem com adenosina.

O estudo PROCAMIO comparou a procainamida com amiodarona para o tratamento de TV monomórfica. A procainamida está associada a menos efeitos adversos cardiovasculares e a maior taxa de reversão da taquicardia em 40 minutos. É considerada a medicação de primeira linha para o tratamento de TV monomórfica estável, porém não está disponível no Brasil. Outro problema da procainamida é que, nos pacientes com insuficiência cardíaca, doença cardíaca isquêmica aguda e cardiomiopatia, ela, por meio de sua redução da contratilidade miocárdica (mesmo que discreta), pode reduzir o débito cardíaco. Os principais antiarrítmicos utilizados no manejo das TVs estão descritos na Tabela 3.

Os pacientes devem ser admitidos na unidade de terapia intensiva (UTI) para investigação etiológica e avaliar necessidade de cardioversor desfibrilador implantável (CDI).

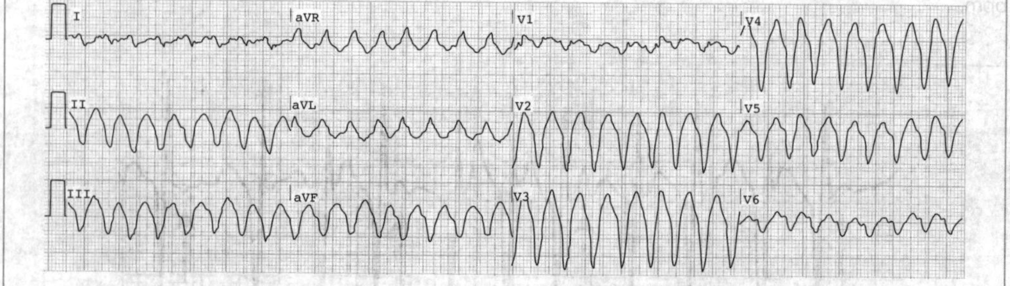

▷ **FIGURA 11** Taquicardia ventricular monomórfica.

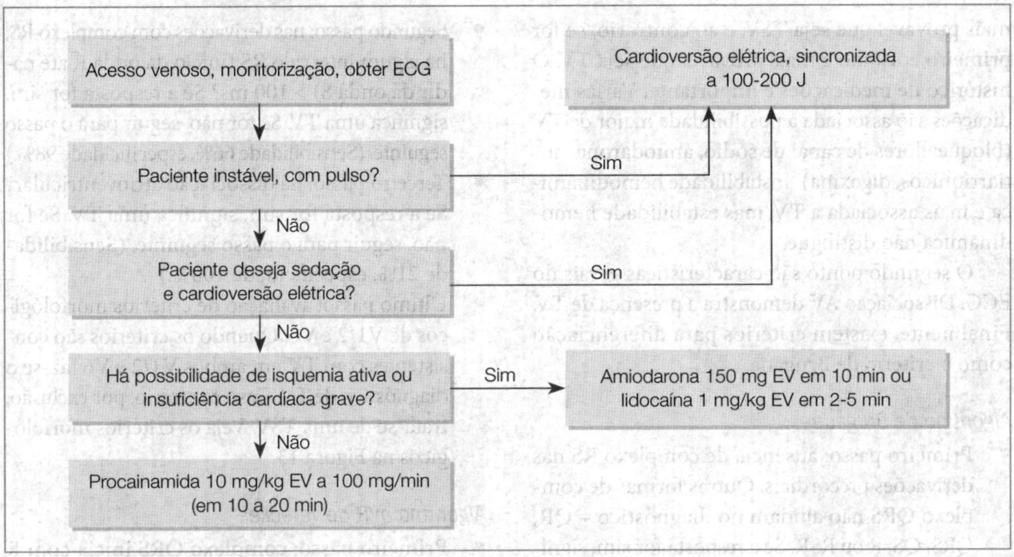

▷ **FIGURA 12** Tratamento das taquicardias ventriculares.

▷ **TABELA 3** Principais antiarrítmicos usados no manejo das taquicardias ventriculares

Fármaco	Modo de administração	Efeitos colaterais	Observações
Amiodarona (antiarrítmico classe III)	150 mg diluídos em 100 mL de SG 5%, EV, em 10 min Manutenção: 1 mg/min por 6 h e 0,5 mg/min por 18 h	Bradicardia, hipotensão, bloqueios AV, prolongamento do intervalo QT e flebite	É a droga de escolha no caso de pacientes com cardiopatia estrutural. Evitar usar em pacientes com doença do nó sinusal, bloqueios AV, hepatopatias, doenças pulmonares agudas. Se houver uso concomitante de varfarina, reduzir sua dose em 50%. Também interage com vários outros fármacos e possui meia-vida longa
Lidocaína	1 mg/kg, EV, em 2-5 min	Hipotensão, depressão respiratória, agitação psicomotora, convulsões, neuropatia	Apresenta baixa taxa de reversão (20-30%) Evitar usar em pacientes com hepatopatias Idosos são mais suscetíveis a complicações
Procainamida	10 mg/kg EV a 100 mg/min (em 10 a 20 min)	Disritmia, hipotensão sintomática, prolongação QRS > 50%, aceleração da taquicardia	É a droga de escolha em pacientes sem cardiopatia estrutural. Possui maior taxa de reversão em curto prazo

AV: atrioventriculares; SG: solução glicosada.

Diferenciação de taquicardia ventricular e supraventricular

O reconhecimento etiológico do tipo de taquicardia traz consequências para o tratamento a longo prazo. Não é fundamental a sua realização no pronto-socorro, muito menos de forma emergencial. No entanto, como a realidade dos nossos departamentos de emergência é que em muitos casos os pacientes permanecem internados no pronto-socorro de forma semelhante a uma enfermaria ou unidade intensiva, neste trecho apresentamos os algoritmos para diferenciação de taquicardia ventricular e supraventricular.

Primeiro ponto a se considerar é a história clínica do paciente, exame físico e antecedentes. Pacientes com história de cardiopatia, doença cardíaca estrutural, miocardiopatia isquêmica, miocardiopatia chagásica (para nomear algumas, mas se aplica a todas as miocardiopatias) carregam um valor preditivo positivo maior que 95% para taquicardia ventricular. Maior idade é associada a TV. Em caso de recorrência de mais de 3 anos é mais provável que seja TSV, e ao contrário, se for primeiro episódio é mais provável que seja TV. O histórico de medicações é importante. Várias medicações são associada a possibilidade maior de TV (bloqueadores de canal de sódio, amiodarona, antiarrítmicos, digoxina). Instabilidade hemodinâmica é mais associada a TV, mas estabilidade hemodinâmica não distingue.

O segundo ponto são características gerais do ECG. Dissociação AV demonstra a presença de TV. Finalmente, existem critérios para diferenciação como o critério de Brugada.

Algoritmo de Brugada

- Primeiro passo: ausência de complexo RS nas derivações precordiais. Outras formas de complexo QRS não ajudam no diagnóstico – QR, QRS, QS, R ou RSR. Se a resposta for sim, significa uma TV. Se for não, seguir para o passo seguinte. (Sensibilidade 21%, especificidade 100%.)
- Segundo passo: nas derivações com complexo RS, há algum intervalo RS (início da onda R até nadir da onda S) > 100 ms? Se a resposta for sim, significa uma TV. Se for não, seguir para o passo seguinte. (Sensibilidade 66%, especificidade 98%.)
- Terceiro passo: há dissociação atrioventricular? Se a resposta for sim, significa uma TV. Se for não, seguir para o passo seguinte. (Sensibilidade 21%, especificidade 100%.)
- Último passo: avaliação de critérios morfológicos de V1/2 e V6. Quando os critérios são consistentes com TV em ambos V1/2 e V6 faz-se o diagnóstico de TV. Caso contrário, por exclusão, trata-se de uma TSV. Veja os critérios morfológicos na Figura 13.

Algoritmo aVR de Vereckei

- Primeiro passo: complexo QRS inicia com R em aVR? Caso afirmativo, trata-se de uma TV. Caso contrário, seguir para o passo seguinte.

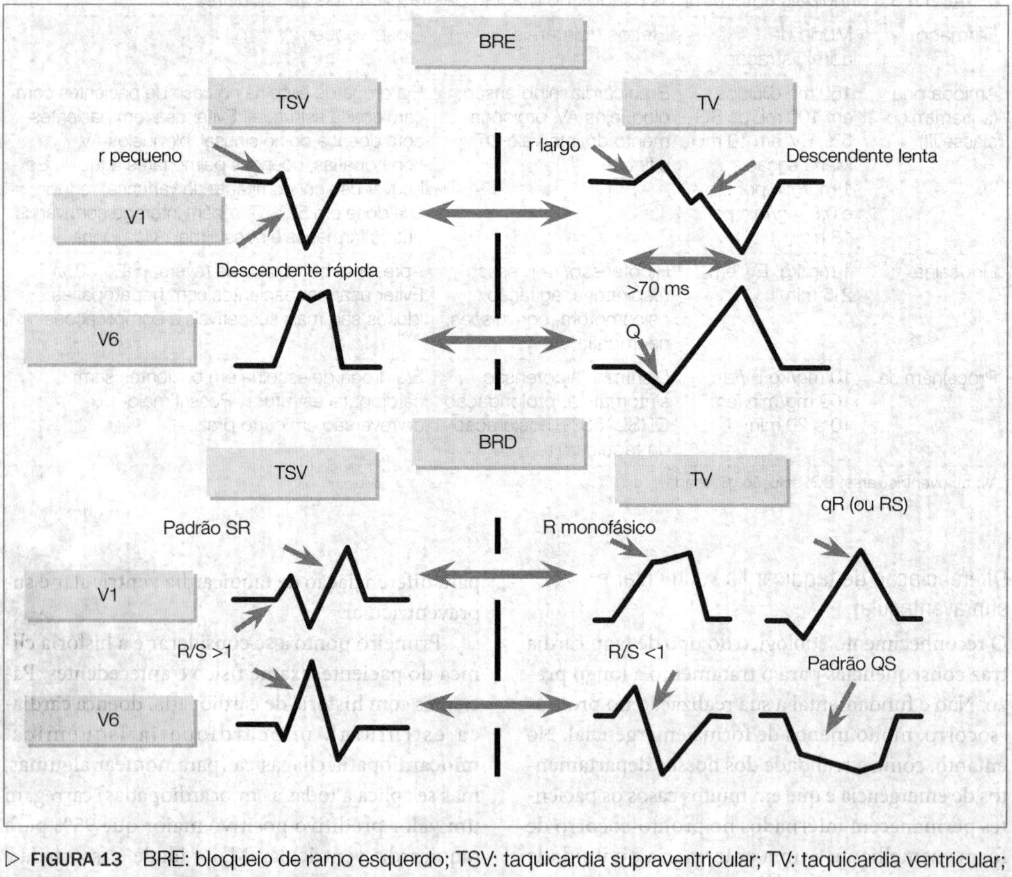

▷ **FIGURA 13** BRE: bloqueio de ramo esquerdo; TSV: taquicardia supraventricular; TV: taquicardia ventricular; BRD: bloqueio de ramo direito

- Segundo passo: a onda r ou q inicial tem duração maior que 40 ms? Caso afirmativo, trata-se de uma TV. Caso contrário, seguir para o passo seguinte.
- Terceiro passo: presença de entalhe no braço descendente de uma onda negativa em um QRS que é predominantemente negativo.
- Quarto passo: Vi/Vt ≤ 1. Para esse passo mede-se quantos milivolts o ECG mudou nos primeiros 40 ms do QRS (Vi) e nos últimos 40 ms do QRS (Vt). Se a relação for menor ou igual a 1, significa uma TV. Caso contrário, trata-se de uma TSV.

ALTERAÇÕES TÓXICO-METABÓLICAS

- Hipercalemia: muitas vezes se apresenta como uma taquicardia de QRS largo. Ao aumentar os níveis séricos de potássio, as ondas P desaparecem, deixando apenas complexos QRS largos. Em geral, apresentam frequências cardíacas menores que 120 a 130 e complexos QRS muito alargados, frequentemente maiores que 200 ms. Também podem apresentar desvio do eixo do QRS para a direita (Figura 14).
- Intoxicação por bloqueadores de canal de sódio (antidepressivos tricíclicos): apresentam-se como bloqueio de canal de sódio no ECG e taquicardia sinusal por bloqueio muscarínico (M1). Na derivação DII o QRS é maior que 100 ms. Em aVR a onda R' é maior que 3 mm com relação R/S > 0,7. Nas derivações DI e avL há S empastado e profundo. Outros sinais do ECG são prolongamento do intervalo PR e QTc. Além disso, clinicamente o paciente terá rebaixamento de nível de consciência (até coma), convulsões, hipotensão e síndrome anticolinérgica. O paciente deve ser monitorizado e avaliado para proteção de via aérea. Quando alterações eletrocardiográficas são constatadas na suspeita de intoxicação por tricíclico, deve-se administrar bicarbonato de sódio 100 mEq (1 a 2 mEq/kg), que pode ser repetido após 5 minutos até melhora da pressão arterial e estreitamento dos complexos QRS. Amiodarona está contraindicada.

Cuidado: ambas as situações não estão descritas no ACLS e devem ser lembradas, uma vez que o manejo farmacológico usual em pacientes estáveis com amiodarona ou lidocaína aumenta a inibição dos canais de sódio e pode resultar em assistolia!

TV POLIMÓRFICA

A TV polimórfica é uma arritmia ventricular em que há vários estímulos elétricos de diferentes focos ventriculares, resultando em complexos QRS com duração, amplitude, eixos e morfologias diferentes (Figura 15). É classificada em TV polimórfica com QT normal ou com QT longo.

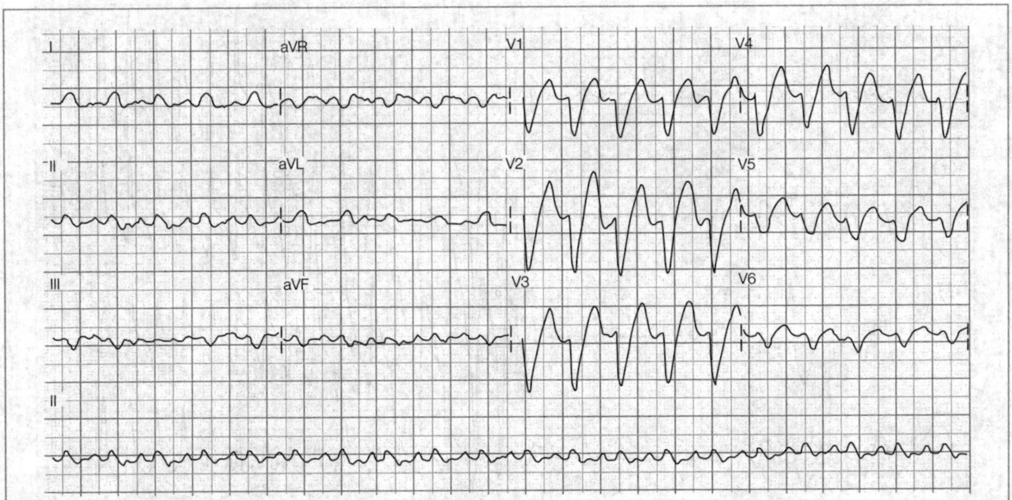

▷ **FIGURA 14** Hipercalemia. Observar os complexos QRS extremamente largos (> 200 ms) e frequência cardíaca em torno de 110 bpm (relativamente baixa para ser taquicardia ventricular).

A principal causa de TV polimórfica com QT normal é secundária à isquemia aguda; o paciente frequentemente se apresenta com dor anginosa e alterações isquêmicas no ECG. Quando associada ao intervalo QT longo é chamada de *torsades de pointes* (ver a seguir).

Tratamento

O tratamento da TV polimórfica é semelhante ao da TV monomórfica.

O tratamento de primeira linha é a desfibrilação. Mesmo havendo pulso, a cardioversão não é recomendada, pois em virtude das alterações da morfologia típica dos complexos QRS o algoritmo do desfibrilador pode não reconhecer o momento de administrar o choque. Correção de distúrbios eletrolíticos, especialmente hipocalemia e hipomagnesemia. Prevenção de episódios seguintes com amiodarona ou lidocaína. Betabloqueadores, como o esmolol ou metoprolol, também podem ser utilizados como segunda linha.

Se a causa for isquêmica, iniciar medidas para síndrome coronariana aguda.

Torsades de pointes

Torsades de pointes (TdP) significa "torção das pontas" e é definida como associação entre TV polimórfica e QT longo. Geralmente ocorre quando QT corrigido > 500 ms. Possui a característica de alternância da polaridade e da amplitude dos QRSs, formando um traçado em fusos, como se as pontas do ECG fossem torcidas. A TdP inicia-se quando uma contração ventricular prematura atinge a onda T (fenômeno "R sobre T") (Figura 16).

Geralmente dura poucos segundos, mas pode gerar instabilidade hemodinâmica e degenerar a fibrilação ventricular.

Causas:

- Adquiridas: eletrólitos (hipomagnesemia, hipocalemia e hipocalcemia) e medicamentos (Tabela 4).

▷ **TABELA 4** Medicamentos que prolongam o intervalo QT

Antiarrítmicos: 1. Quinidina, procainamida, amiodarona
Psicotrópicos: 1. Haloperidol, droperidol, clorpromazina 2. Citalopram, escitalopram 3. Antidepressivos tricíclicos
Antibióticos: 1. Macrolídeos (por exemplo: azitromicina) 2. Quinolonas 3. Fluconazol, itraconazol, voriconazol
Outros: 1. Metadona 2. Cocaína, loperamida 3. Ondansetrona 4. Hidroxicloroquina

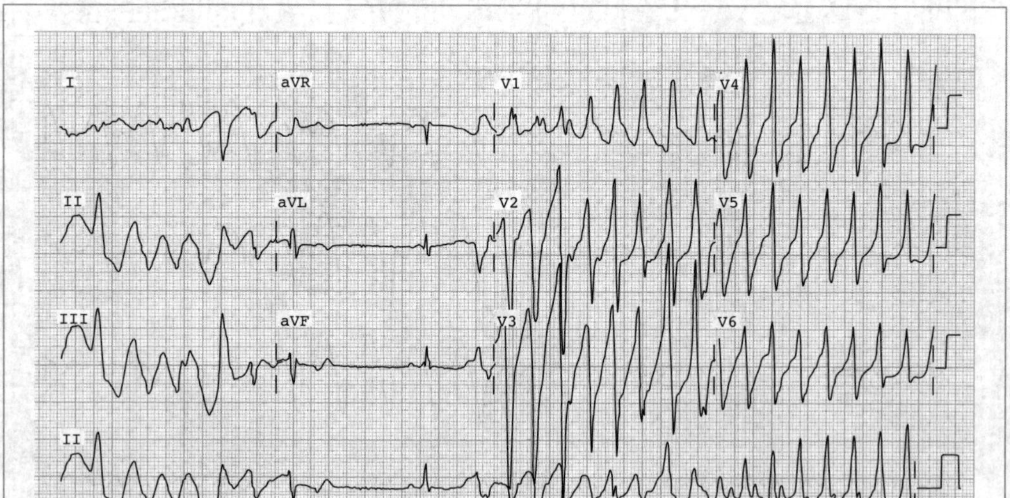

▷ **FIGURA 15** Taquicardia ventricular polimórfica.

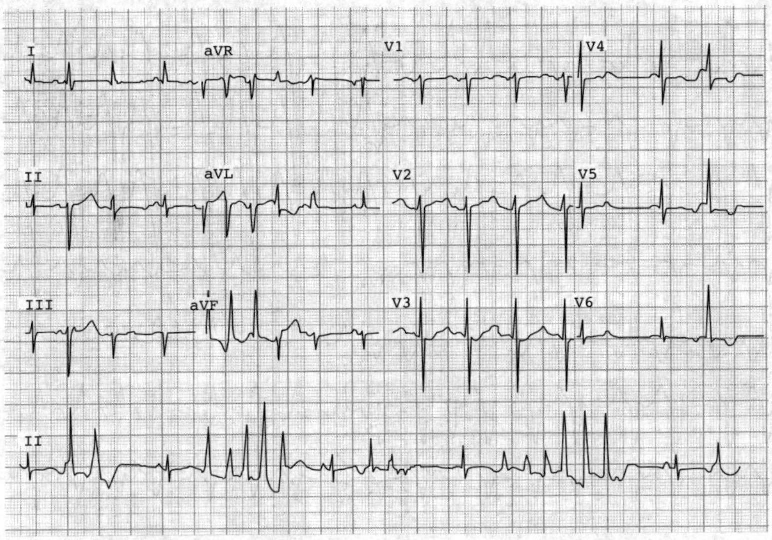

▷ **FIGURA 16** QT longo associado a taquicardia ventricular polimórfica não sustentada.

- Congênita: síndrome do QT longo congênita (rara).

Tratamento

A maioria das TdP são autolimitadas. Se não reverter espontaneamente, a conduta é desfibrilação com 200 J se instável. A cardioversão elétrica pode não funcionar, pois o algoritmo do desfibrilador pode não reconhecer o complexo QRS. Após reversão, seja elétrica ou espontânea, existe grande chance de recorrer e o tratamento é focado em prevenir a recorrência.

Todos os pacientes com TdP devem receber magnésio, mesmo que a dosagem de magnésio esteja normal. O magnésio (Mg) é rapidamente excretado na urina. Portanto, deve-se fazer dose de ataque seguida de manutenção, para manter os níveis séricos elevados com alvo de 3,5 a 5 mg/dL até a retirada do agente causador. A dosagem de Mg deve ser feita a cada 6 horas. Se Mg > 7 mg/dL, parar a infusão. Se Mg entre 5 e 7, reduzir infusão pela metade. A infusão não deve ser utilizada em pacientes com doença renal crônica e taxa de filtração glomerular < 30 mL/min.

- Ataque: sulfato de magnésio 10% 2 g IV em 10 min.
- Manutenção: sulfato de magnésio 10% 1-4 g/hora.

Se o paciente se mantiver refratário às medidas, a opção é aumentar a FC para diminuir o intervalo QT. Pode ser utilizada infusão de medicamentos cronotrópicos como adrenalina ou dobutamina; ou então cronotropismo elétrico com marca-passo transcutâneo ou transvenoso. O alvo de FC é 100 a 110 bpm.

Potássio:tratar agressivamente hipocalemia, com alvo de K sérico de 4,5 mEq/L.

FIBRILAÇÃO ATRIAL COM ABERRÂNCIA

A fibrilação atrial, quando associada à aberrância de condução, apresenta complexos QRS com morfologia constante e característica de bloqueio de ramo direito ou esquerdo (Figura 17).

Não deve ser confundida com fibrilação atrial associada a via acessória. O manejo é igual ao da fibrilação atrial sem aberrância.

TAQUICARDIAS POR REENTRADA ATRIOVENTRICULAR (VIA ACESSÓRIA)

No coração normal, o impulso elétrico atrial chega aos ventrículos após passar pelo nó atrioventricular e sofrer um retardo fisiológico, permitindo assim

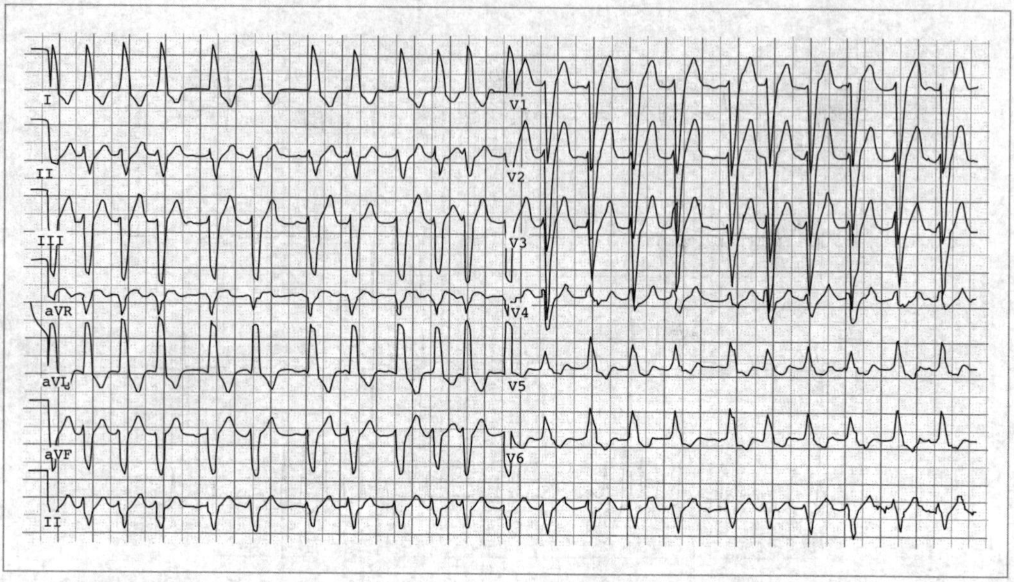

▷ **FIGURA 17** Fibrilação atrial com bloqueio de ramo esquerdo.

que a contração ventricular suceda a contração atrial. A via acessória é uma via de condução extranodal que liga o miocárdio do átrio ao ventrículo através de um sulco ou ranhura atrioventricular, permitindo uma pré-excitação ventricular.

A síndrome de Wolff-Parkinson-White (WPW) é definida como a combinação entre presença de via acessória e episódios de taquiarritmias. Está associada a um pequeno risco de morte súbita.

No eletrocardiograma em ritmo sinusal, observamos três alterações principais (Figura 18):

1. PR curto (< 120 ms).
2. QRS alargado (> 110 ms) com empastamento na porção inicial (onda delta), que corresponde à fusão entre a ativação inicial causada pela passagem do impulso elétrico pela via acessória e a ativação final**.
3. Alterações secundárias do ST-T opostas à polaridade da onda delta.

As taquicardias são facilitadas pela formação de um circuito de reentrada envolvendo a via acessória. São chamadas taquicardias por reentrada atrioventricular (TAV) e são divididas entre ortodrômicas e antidrômicas, baseadas na direção da reentrada e morfologia do ECG (Figura 19).

Outro mecanismo é a ativação direta ventricular pela via acessória, vista em fibrilação atrial ou *flutter* atrial associada a WPW.

TAV ORTODRÔMICA

Na TAV ortodrômica, o estímulo desce dos átrios para os ventrículos pelo nó atrioventricular e pelo sistema His-Purkinje, retornando para os átrios por meio da via acessória de maneira retrógrada. No eletrocardiograma observamos uma taquicardia de QRS estreito e RR regular, já que a despolarização ventricular se dá por meio das fibras de condução especializadas (condução rápida), podendo, ainda, ser observada uma onda P retrógrada que corresponde à ativação tardia dos átrios pela via acessória. A onda delta desaparece durante essa taquicardia. O diagnóstico muitas vezes é retrospectivo com a identificação do padrão do WPW no ECG após a reversão da arritmia.

TAV ANTIDRÔMICA

Na TAV antidrômica, a despolarização ventricular ocorre pela via acessória, com condução ventricular lenta e, portanto, com QRS alargado, indistinguível da TV monomórfica. A alça de reentrada se com-

** Existe uma outra síndrome com PR curto e QRS normal (ausência de onda delta). É a síndrome Lown-Ganong-Levine.

pleta de maneira retrógrada pelo NAV. É muito menos comum, ocorrendo em aproximadamente 5% dos pacientes com WPW. O manejo inicial é igual ao da TV monomórfica e o diagnóstico também é feito retrospectivamente após observar o padrão pós-cardioversão.

FIBRILAÇÃO ATRIAL E *FLUTTER* NO WPW

A fibrilação atrial e o *flutter* atrial podem ocorrer em até 20% dos pacientes com WPW. A via acessória permite a condução direta do estímulo aos ventrículos, gerando frequências cardíacas extremamente altas que podem degenerar a TV ou FV. No ECG, observamos os seguintes achados: taquicardia irregular; QRS alargado e com morfologia alternante; FC extremamente elevada > 250-300 bpm (Figura 20).

O tratamento mais seguro é cardioversão elétrica sincronizada com 200 J, independentemente da estabilidade hemodinâmica.

Drogas que inibem o nó AV são contraindicadas, uma vez que aumentam a condução pela via acessória e podem resultar em FV. Dentre elas: betabloqueadores, bloqueadores do canal de cálcio, adenosina, digitálicos e amiodarona. A única droga que pode ser usada é a procainamida, pois inibe o feixe acessório. No entanto, é indisponível no Brasil.

Pacientes com WPW devem ser admitidos e encaminhados para ablação do feixe acessório.

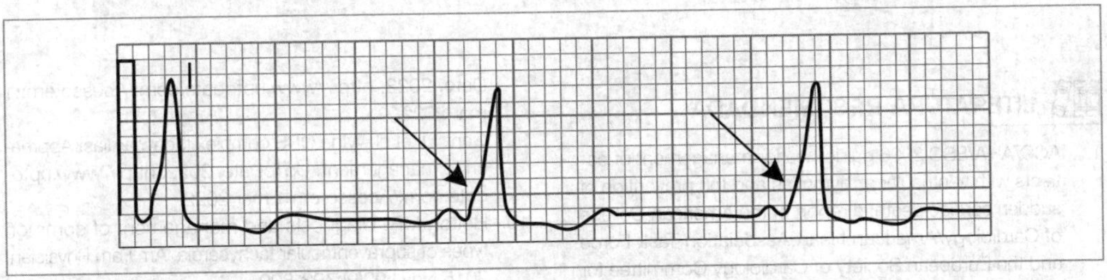

▷ **FIGURA 18** Wolff-Parkinson-White. A seta identifica a onda delta.

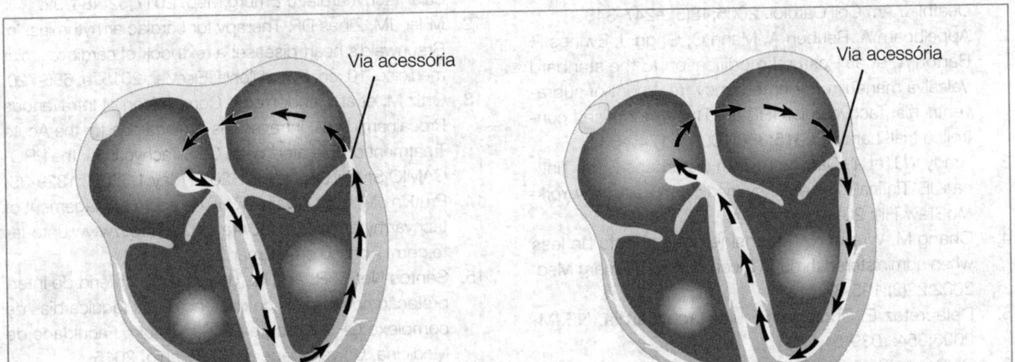

▷ **FIGURA 19** Mecanismos de taquicardia de reentrada atrioventricular. Nestas duas situações, a onda delta não aparece no ECG.

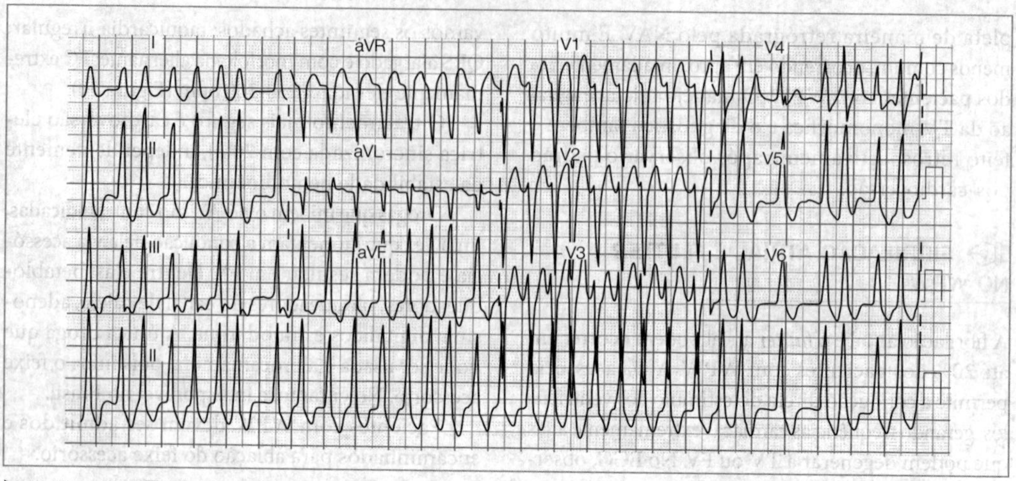

▷ **FIGURA 20** Fibrilação atrial com WPW.

LITERATURA RECOMENDADA

1. ACC/AHA/ESC 2006 guidelines for management of patients with ventricular arrhythmias and the prevention of sudden cardiac death: a report of the American College of Cardiology/American Heart Association Task Force and the European Society of Cardiology Committee for Practice Guidelines (Writing Committee to Develop Guidelines for Management of Patients With Ventricular Arrhythmias and the Prevention of Sudden Cardiac Death). J Am Coll Cardiol. 2006;48(5):e247-346.
2. Appelboam A, Reuben A, Mann C, Gagg J, Ewings P, Barton A, et al. Postural modification to the standard Valsalva maneuvre for emergency treatment of supraventricular tachycardias (REVERT): a randomised controlled trial. Lancet. 2015;386(10005):1747-53.
3. Brady WJ, et al. Cardiac rhythm disturbances. In: Tintinalli JE. Tintinalli's emergency medicine. 8. ed. New York: McGraw-Hill; 2016. p. 112-34.
4. Chang M, Wrenn K. Adenosine dose should be less when administered through a central line. J Emerg Med. 2002;22(2):195-8.
5. Delacrétaz E. Supraventricular tachycardia. NEJM. 2006;354:1039-51.
6. De Souza IS, et al. Antidysrhythmic drug therapy for the termination of stable, monomorphic ventricular tachycardia: a systematic review. Emerg Med J. 2015;32:161-7.
7. Eckardt L, Breithardt G, Kirchhof P. Approach to wide complex tachycardias in patients without structural heart disease. Heart. 2006;92:704-11.
8. Ganz LI, et al. Clinical manifestations, diagnosis, and evaluation of narrow QRS complex tachycardias. UpToDate. 2022. http://www.uptodate.com. Acesso em: 1 mar 2022.
9. Ganz LI, et al. Wide QRS complex tachycardias: Approach to management. UpToDate. 2022. http://www.uptodate.com. Acesso em 1 mar 2022.
10. Helton MR. Diagnosis and management of common types of supraventricular tachycardia. Am Fam Physician. 2015 Nov l;92(9):793-800.
11. Long B, Koyfman A. Best clinical practice: emergency medicine management of stable monomorphic ventricular tachycardia. J Emerg Med. 2017;52:484-92.
12. Miller JM, Zipes DP. Therapy for cardiac arrhythmias. In: Braunwald's heart disease: a textbook of cardiovascular medicine. 10. ed. Philadelphia: Elsevier; 2015. p. 685-720.
13. Ortiz M, et al. Randomized Comparison of Intravenous Procainamide vs. Intravenous Amiodarone for the Acute Treatment of Tolerated Wide QRS Tachycardia: the PROCAMIO Study. Eur Heart J. 2017 May 1;38(17):1329-35.
14. Prutkin JM, et al. Overview of the acute management of tachyarrhythmias. UpToDate. 2022. http://www.uptodate.com. Acesso em: 1 mar 2022.
15. Santos Neto FR. Análise de um novo critério de interpretação no diagnóstico diferencial das taquicardias de complexo QRS largo [tese]. São Paulo: Faculdade de Medicina, Universidade de São Paulo; 2015.
16. Scheuermeyer FX, et al. Emergency department patients with atrial fibrillation or flutter and an acute underlying medical illness may not benefit from attempts to control rate or rhythm. Ann Emerg Med. 2015;65:511-22.
17. Soeiro AM, Leal TCAT, Accorsi TAD, Gualandro DM, Oliveira Junior M, Kalil Filho R. Taquicardias supraventriculares. In: Soeiro AM, et al. Manual da residência em Cardiologia. Barueri: Manole; 2016. v. 1. p. 555-72.

36 Bradicardias

Marcela Santana Devido
Julio Flávio Meirelles Marchini

PONTOS IMPORTANTES

- O eletrocardiograma (ECG) é o exame de eleição inicial para o diagnóstico de bradicardias.
- Condição comumente encontrada no departamento de emergência e que pode resultar em instabilidade hemodinâmica, necessitando de rápido diagnóstico e intervenção.
- O paciente pode apresentar-se à emergência com queixa de confusão mental, síncope, tontura, dor torácica ou dispneia.
- A bradicardia tem maior prevalência em idosos.
- Não necessariamente têm significado patológico.
- Bradicardias de etiologia supra-hissiana podem não necessitar de conduta emergencial, ao contrário das etiologias infra-hissianas.
- Raramente é a queixa do paciente que procura a emergência, mas sim o resultado de uma condição clínica subjacente e muitas vezes merece investigação complementar.

INTRODUÇÃO E DEFINIÇÕES

As bradicardias ou bradiarritmias caracterizam-se por frequência cardíaca (FC) baixa. Pode ser considerada absoluta quando menor do que 60 bpm ou relativa quando o paciente apresenta necessidade de débito cardíaco aumentado e frequência cardíaca inapropriada à sua condição clínica (p. ex., em torno de 60 bpm no choque séptico ou hipovolemia).

A bradicardia pode ser considerada normal em pessoas jovens com bom condicionamento físico. Atletas comumente apresentam frequência cardíaca abaixo de 50 bpm sem repercussão hemodinâmica. Também pode ser considerada normal em algumas situações de tônus vagal excessivo, como no pós-prandial de refeições copiosas, durante o sono, durante a passagem de sonda nasogástrica ou durante situações de estresse (por exemplo, coleta de sangue em alguns indivíduos). A bradicardia é considerada patológica apenas quando há sintomas secundários a repercussões hemodinâmicas na condição do paciente.

ETIOLOGIA, FISIOPATOLOGIA E FATORES DE RISCO

Todos os miócitos têm alguma capacidade de despolarização espontânea, conhecida por automatismo. Há, no entanto, um grupo de células do coração diferenciadas nas quais o automatismo é maior, conhecido por sistema de condução, que é constituído pelo nó sinoatrial (NSA) e nó atrioventricular (NAV) e sistema His-Purkinje (SHP). O NSA localiza-se no teto do átrio direito, próximo à desembocadura da veia cava superior e é o local onde as células cardíacas dispõem de maior automatismo. Em condições normais, o impulso elétrico é originado no NSA, que envia o impulso ao átrio esquerdo através de células denominadas feixes de Bachman. A despolarização segue então por células específicas até o NAV e então ao SHP, que se divide em ramos direito e esquerdo. Quanto mais próxima do NSA, maior o automatismo de determinada célula cardíaca e maior a frequência cardíaca que esta será capaz de gerar.

Quando uma região alta do sistema de condução é acometida, incapaz de desempenhar sua função, a tendência é que a região imediatamente abaixo assume o comando. Assim, quanto mais distante o acometimento estiver do NSA, mais acentuada será a bradicardia. A depender da localização da lesão o bloqueio poderá ser classificado como supra-hissiano (alto) ou infra-hissiano (baixo).

CLASSIFICAÇÃO

Bradicardia sinusal

Nessa situação, o ritmo cardíaco é considerado normal, apenas a FC é mais baixa.

O impulso cardíaco é gerado no NSA e, portanto, há onda P, a qual terá orientação de +30° a +90°, positiva em DI, DII, DIII e aVF. A cada onda P procede-se um complexo QRS.

Normalmente a bradicardia sinusal não tem significado patológico quando encontrada em jovens com bom condicionamento físico. Pode também ser vista em outras situações de aumento do tônus vagal como passagem de sonda nasogástrica (SNG), coleta de sangue, após refeições copiosas, bexigoma, vômitos, compressão do seio carotídeo ou situações nas quais há hipertensão intracraniana associada (trauma, tumores, sangramentos, meningites, acidentes vasculares isquêmicos).

A bradicardia sinusal pode ser consequência do uso de determinadas drogas como betabloqueadores, bloqueadores de canais de cálcio, lítio, antiarrítmicos, clonidina e digoxina.

Doença do nó sinusal

A bradicardia é considerada patológica (doença do nó sinusal) quando causa repercussões hemodinâmicas, ou seja, quando a baixa frequência cardíaca impede um aumento necessário do débito cardíaco.

Quando presente em idosos, deve chamar a atenção para a possibilidade de doença do nó sinusal (DNS). A DNS normalmente é de etiologia degenerativa e decorrente do comprometimento estrutural do NSA, cujas células sofrem substituição por tecido fibroso e/ou gorduroso. É mais prevalente em mulheres acima dos 60 anos de idade, mas também pode ocorrer esporadicamente em jovens (forma idiopática). Pode ser acompanhada de pausas maiores do que 3 s e bloqueio sinoatrial ou alternância com períodos de taquiarritmias supraventriculares (síndrome bradi-taqui). O tratamento costuma ser o implante de marca-passo definitivo.

A ausência inesperada de uma onda p no ECG deve levantar a suspeita de bloqueio sinoatrial. Nessa situação há atividade do nó sinusal normal, mas esta não consegue atingir o miocárdio atrial. De forma semelhante aos bloqueios atrioventriculares, os bloqueios sinoatriais podem ser classificados em três tipos:

Bloqueio sinoatrial

- 1º grau: há retardo do estímulo sinusal no tecido atrial, mas ele progride (só detectável no estudo eletrofisiológico).
- 2º grau:
  - Tipo I (Wenckebach sinoatrial): encurtamento gradual do intervalo PP antes da pausa sinusal (só detectável no estudo eletrofisiológico).
  - Tipo II: pausas sinusais súbitas são precedidas por intervalos PP regulares. As falhas são o dobro (ou outros múltiplos) do intervalo PP precedente e é a única BSA de que pode se suspeitar no eletrocardiograma de superfície.
- 3º grau: bloqueio total da passagem dos estímulos do nó sinusal para o miocárdio atrial. É indistinguível da pausa sinusal (só detectável no estudo eletrofisiológico).

Bradicardia atrial

A bradicardia atrial é semelhante à bradicardia sinusal, mas a orientação da onda P é diferente da sinusal. Normalmente o ritmo atrial ectópico localiza-se próximo do NSA e a diferenciação para uma bradicardia sinusal exige atenção.

Bradicardia juncional

Na bradicardia juncional não há visualização de onda P precedendo o QRS ou, se ela ocorre, está localizada retrogradamente. Esse ritmo é originado quando as células do NAV são as de maior automatismo e assumem o ritmo diante de uma disfunção do NSA.

Bloqueios atrioventriculares

Nos bloqueios atrioventriculares (BAV), a falha de condução ocorre na transição entre átrios e ventrí-

▷ **TABELA 1** Bloqueios cardíacos**

Bloqueio	Características eletrocardiográficas
Bloqueios atrioventriculares	
Primeiro grau	Intervalo PR maior que 200 ms
Segundo grau Mobitz I	Ondas P bloqueadas Aumento do intervalo PR progressivo* Intervalo PR antes da onda P bloqueada é mais prolongado que intervalo PR após a onda P bloqueada
Segundo grau Mobitz II	Intervalo PR constante Ondas P bloqueadas aleatoriamente
Bloqueio 2:1	A cada duas ondas P, uma é bloqueada. Não é possível ver progressão de intervalo PR e, portanto, não há como diferenciar entre Mobitz I ou II
Bloqueio de alto grau	A cada três ou mais ondas P, apenas uma conduz
Bloqueio total ou de terceiro grau	Não há condução do ritmo atrial para ventrículos. Estabilidade depende de foco infranodal assumir o comando
Bloqueios sinoatriais	
Segundo grau	Os bloqueios de primeiro e terceiro grau não são detectáveis no eletrocardiograma de superfície. No caso de segundo grau, pode ser identificado por uma pausa sinusal que é exatamente o dobro do intervalo PP prévio (ou exatamente outros múltiplos do intervalo PP prévio)

* O aumento do intervalo PR progressivo não é linear. Em alguns batimentos, o intervalo pode ficar igual.
** Modificado de: Mattu A, Tabas J, Brady W. Electrocardiography in emergency, acute, and critical care. 2. ed. Dallas: American College of Emergency Physicians; 2019.

culos. Essa falha pode ser contínua ou intermitente. A relação entre as ondas P (resultantes da despolarização atrial) e o complexo QRS (resultante da despolarização ventricular) é o que determina a classificação do bloqueio.

Podem ser classificados em três tipos:

- 1º grau: presença de intervalo PR superior a 200 ms. Ocorre um atraso na condução do NAV, mas sem repercussão patológica.
- 2º grau:
  - Mobitz I: há um aumento progressivo do intervalo PR até que uma onda P não é conduzida por QRS (fenômeno de Weckebach). É um bloqueio "alto" e sua ocorrência não gera repercussões hemodinâmicas. O aumento progressivo do intervalo PR não é uniforme batimento a batimento. De maneira prática, o Mobitz 1 tem intervalo PR que precede a onda P bloqueada maior que o intervalo PR posterior ao bloqueio.
  - Mobitz II: ocorre uma súbita interrupção da condução atrioventricular, a qual não é precedida pelo aumento progressivo do intervalo PR. É considerado um bloqueio "baixo" e pode evoluir para o bloqueio atrioventricular total. É necessário buscar causas reversíveis associadas (isquemia, distúrbio eletrolítico ou uso de medicação cronotrópica negativa).
- 3º grau: também conhecido por bloqueio atrioventricular total (BAVT), caracteriza-se pela completa dissociação entre a onda P e o QRS. O ritmo de escape ventricular costuma ser em menor frequência do que a frequência das ondas Ps. Os intervalos P-P e R-R são regulares, mas podem ser diferentes e são dessincronizados.
- Quanto mais próximo do NAV for o escape ventricular, maior a FC e mais estreito o QRS. Já quando o escape ventricular provém do SHP, a FC será abaixo de 40 bpm e o QRS > 120 ms.
  - O BAVT pode ser congênito, secundário à isquemia, doença valvar, complicação de pós-operatório de cirurgia cardíaca, secundário a miocardiopatias ou doenças neurodegenerativas.
  - Pode haver BAVT mesmo quando não há despolarização atrial (p. ex., na fibrilação atrial). Nesse caso, haverá linha de base isoelétrica (sem ondas P) ou com ondas f de fibrilação atrial e complexos QRS regulares e bradicárdicos (FA com BAVT é um rimo regular).

- A dissociação atrioventricular é diagnóstico diferencial de BAVT. Nessa condição, os átrios e ventrículos atuam independentemente um do outro. Ocorre quando o nó AV ou local mais baixo no sistema de condução assume frequência maior que do NSA. Quando o ritmo atrial é maior que o ritmo ventricular, trata-se de BAVT, e quando o ritmo atrial é inferior ao ritmo ventricular pode-se tratar de dissociação atrioventricular.

ACHADOS CLÍNICOS

A bradicardia desencadeará sintomas normalmente quando a FC estiver abaixo de 50 bpm. O paciente pode apresentar-se ao pronto-socorro com queixa de confusão mental, síncope, pré-síncope, fraqueza inespecífica, dispneia ou dor torácica.

A história clínica direcionada é importante e o uso de medicações deve ser detalhado. Também é importante questionar condições clínicas subjacentes como disfunção renal ou intervenção cardíaca prévia.

A bradicardia também pode não ser a causa nem a consequência da procura do paciente ao serviço de saúde, sendo incidentalmente diagnosticada ao exame físico.

Em todas as circunstâncias faz-se necessário exame físico cuidadoso, o qual deve incluir palpação de pulsos, medida da pressão arterial, avaliação da perfusão periférica, ausculta cardíaca e exame neurológico sumário.

EXAMES COMPLEMENTARES

Na emergência, certamente o ECG de 12 derivações é o exame de maior valia. Rápido, de baixa complexidade e acessível, permite a rápida identificação de um BAV avançado e possibilita o início de seu tratamento.

Já as bradicardias estáveis encaminhadas para avaliação cardiológica ambulatorial podem requerer

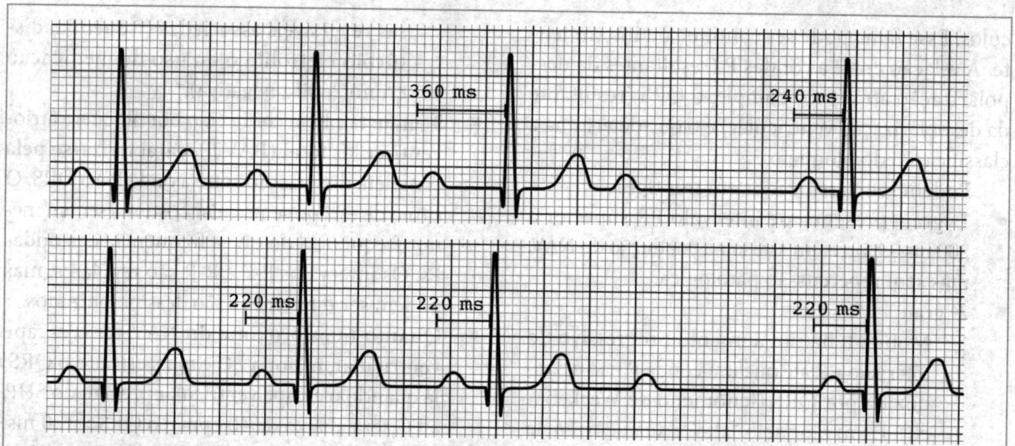

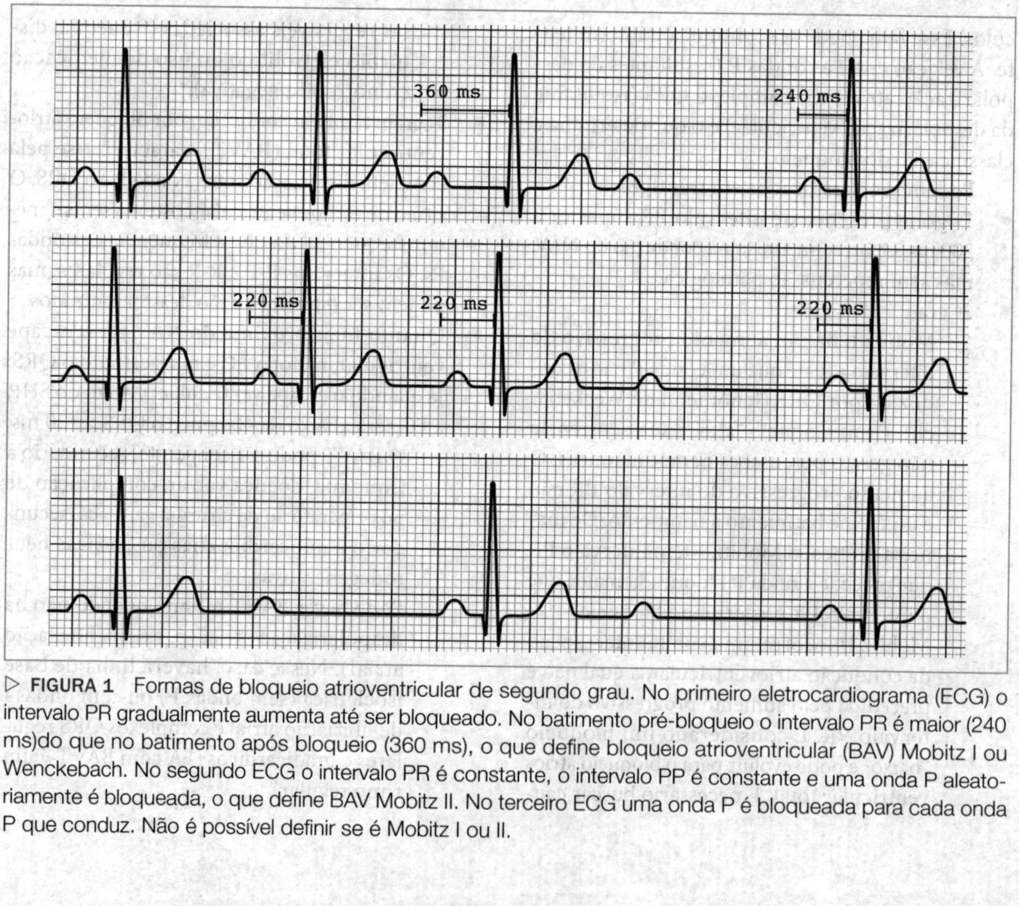

▷ **FIGURA 1** Formas de bloqueio atrioventricular de segundo grau. No primeiro eletrocardiograma (ECG) o intervalo PR gradualmente aumenta até ser bloqueado. No batimento pré-bloqueio o intervalo PR é maior (240 ms)do que no batimento após bloqueio (360 ms), o que define bloqueio atrioventricular (BAV) Mobitz I ou Wenckebach. No segundo ECG o intervalo PR é constante, o intervalo PP é constante e uma onda P aleatoriamente é bloqueada, o que define BAV Mobitz II. No terceiro ECG uma onda P é bloqueada para cada onda P que conduz. Não é possível definir se é Mobitz I ou II.

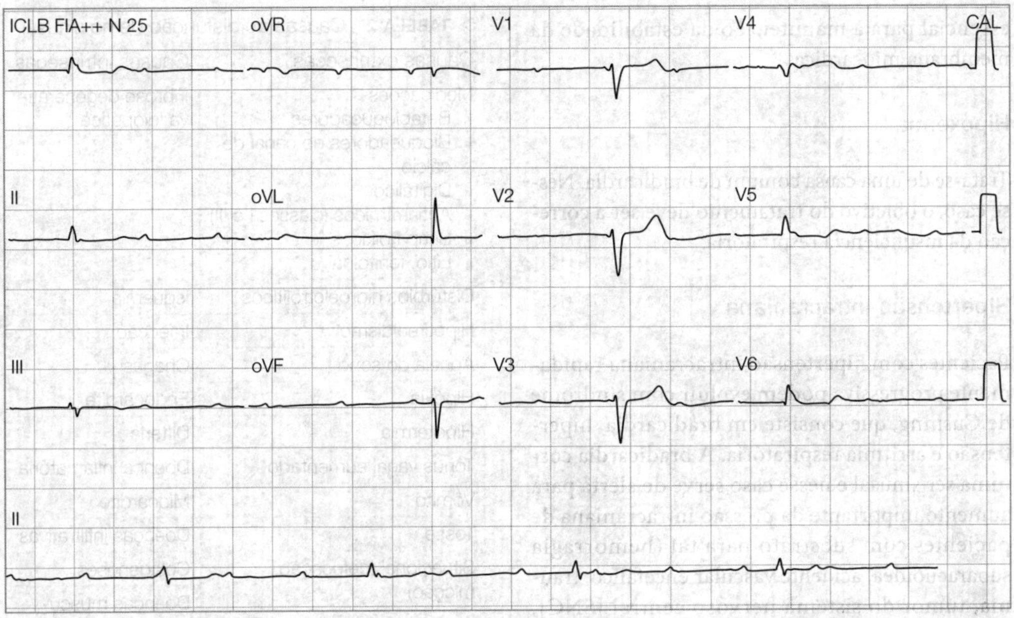

▷ **FIGURA 2** Bloqueio atrioventricular total. Observam-se ondas P com intervalos PP constantes, mas sem enlace AV (não há relação entre a onda P e os complexos QRS, o que define o bloqueio atrioventricular total).

avaliação complementar através de outros exames como Holter, monitor de eventos, teste de ergométrico, *tilt-test* e até mesmo estudo eletrofisiológico.

Na emergência, além da realização do ECG, outros exames podem também ser necessários de acordo com o quadro clínico do paciente: eletrólitos, hemoglobina/hematócrito, função renal, gasometria, troponina, função tireoidiana, ecocardiograma e dosagem de antiarrítmicos, conforme a suspeita clínica.

O exame físico, a história clínica e os exames complementares devem ser direcionados para a identificação da etiologia da bradicardia e, após estabilização hemodinâmica do paciente, direcionar o seu tratamento.

DIAGNÓSTICO DIFERENCIAL

Bradicardia do atleta

Atletas com bom condicionamento físico podem apresentar bradicardia. A bradicardia mais comum nesse grupo é a bradicardia sinusal, mas arritmia sinusal, marca-passo atrial mutável, pausas sinusais, BAV de 1º grau e até BAV de 2º grau são descritos em maior frequência nesse grupo de pessoas. Deve-se partir para a investigação de diagnósticos diferenciais e investigação detalhada apenas quando há presença de sintomas associados (p. ex., síncope, pré-síncopes e tonturas).

Medicamentos

Diversos medicamentos podem causar bradicardias:

- Betabloqueadores.
- Bloqueadores de canais de cálcio (diltiazem, verapamil).
- Digoxina.
- Antiarrítmicos (amiodarona, propafenona, procainamida).
- Antidepressivos tricíclicos.
- Lítio.

Distúrbios eletrolíticos

A bradicardia pode ser consequência de distúrbios eletrolíticos. Hipercalemia e hipercalcemia quando acentuadas podem levar a esse quadro. Nesses casos, além da correção do distúrbio hidroeletrolítico de base, aconselha-se também a correção de eventual hipomagnesemia associada, pois se trata de um íon essencial para a manutenção da estabilidade da membrana miocárdica.

Hipoxemia

Trata-se de uma causa comum de bradicardia. Nesse caso, o objetivo do tratamento deve ser a correção da insuficiência respiratória.

Hipertensão intracraniana

Pacientes com hipertensão intracraniana rapidamente progressiva podem evoluir com síndrome de Cushing, que consiste em bradicardia, hipertensão e arritmia respiratória. A bradicardia costuma ser sinusal e nesse caso serve de alerta para aumento importante da pressão intracraniana de pacientes com substrato para tal (hemorragia subaracnóidea, acidente vascular encefálico, trauma, tumor do sistema nervoso central [SNC], meningite etc.).

Reflexo vagal

Situações que cursam com aumento do tônus vagal podem associar-se com bradicardia, por exemplo no pós-prandial de refeições copiosas, durante o sono, durante a passagem de sonda nasogástrica, vômitos, tosse intensa ou em situações consideradas estressantes para o indivíduo. Pode estar associado ou não à ocorrência de síncope vaso-vagal.

Compressão extrínseca do seio carotídeo em alguns indivíduos com hipersensibilidade do seio carotídeo (HSC), acidental ou provocada, também pode associar-se à ocorrência de bradicardia. A HSC ocorre predominantemente em indivíduos com mais de 50 anos de idade.

Isquemia miocárdica

O infarto de parede inferior com acometimento de coronária direita pode gerar bradicardia por isquemia do sistema de condução, situação revertida espontaneamente em até 90% dos casos em até 15 dias após o evento. Também pode estar presente nos infartos de parede anterior extensa, mas nesse caso ocorre devido ao acometimento miocárdico extenso.

▷ **TABELA 2** Causas de disfunção de nó sinusal

Causas extrínsecas	Causas intrínsecas
Medicações ▪ Betabloqueadores ▪ Bloqueadores de canal de cálcio ▪ Digitálico ▪ Antiarrítmicos (classes I e III) ▪ Simpatolíticos ▪ Lítio, fenitoína	Fibrose degenerativa idiopática
Distúrbios hidroeletrolíticos	Isquemia
Hipotireoidismo	Infecção
Apneia do sono	Chagas
Hipóxia	Endocardite
Hipotermia	Difteria
Tônus vagal aumentado	Doença inflamatória
Vômito	Miocardite
Tosse	Doenças infiltrativas
Situacional (defecação, micção)	Colagenoses
	Doenças musculoesqueléticas
	Cirurgia cardiotorácica
	Troca valvar
	Doença cardíaca congênita

▷ **TABELA 3** Diagnóstico diferencial dos bloqueios atrioventriculares

▪ Idiopático
▪ Degenerativo
▪ Doenças infiltrativas: amiloidose, sarcoidose
▪ Isquemia: isquemia do NSA, reflexo de Bezold-Jarisch
▪ Medicações: betabloqueadores, bloqueadores de canais de cálcio, digoxina, antiarrítmicos, antidepressívos tricíclicos, lítio
▪ Infecções: doença de Chagas, endocardite infecciosa com abscesso perivalvar
▪ Trauma: cirurgia cardíaca, ablação em estudo eletrofisiológico, pós-colocação de valva aórtica via transcateter
▪ Doenças neuromusculares
▪ Congênitas: BAVT congênito, transposição das grandes artérias, isomerismo atrial esquerdo
▪ Condicionamento físico
▪ Condições de aumento do tônus vagal
▪ Dissociação atrioventricular

BAVT: bloqueio atrioventricular total; NSA: nó sinoatrial.

Outra causa de bradicardia associada à isquemia miocárdica é o aumento transitório do tônus vagal, denominado reflexo de Bezold-Jarisch, que também pode estar associado a hipotensão transitória.

Lesão mecânica do sistema de condução

Em caso de lesão mecânica das fibras do NSA e NAV, assume o ritmo mais baixo e não raro a consequência é o BAVT. Pode ocorrer após cirurgias cardíacas, implante de valva aórtica transcateter (do tipo autoexpansíveis), ablação em estudo eletrofisiológico ou endocardite infecciosa com formação de abscesso perivalvar.

Doenças degenerativas do sistema de condução

Acometem principalmente idosos, normalmente mulheres acima dos 65 anos, e constituem-se na fibrose e/ou substituição por células gordurosas de parte dos miócitos do sistema de condução. Essa condição geralmente evolui com doença do nó sinusal e o tratamento definitivo será o implante de marca-passo cardíaco.

TRATAMENTO

Bradicardias estáveis

Quando a bradicardia não gera repercussões hemodinâmicas e não há necessidade de aumento imediato da FC, é preciso avaliar se o bloqueio é avançado ou não. BAV de 2º grau Mobitz II e BAVT necessitam de internação hospitalar em ambiente com monitorização cardíaca e avaliação do cardiologista. A passagem de marca-passo transvenoso deve ser considerada para pacientes com frequência de escape ventricular < 30bpm e QRS > 120 ms e naqueles com sintomas secundários à bradicardia.

Nessa situação, a atropina pode ser utilizada não com o intuito de estabilização hemodinâmica do paciente, mas com o propósito de elucidação diagnóstica da capacidade de resposta cronotrópica do paciente. Nesse teste aplica-se atropina na dose de 0,04 mg/kg em *bolus* (não se ultrapassando a dose máxima de 2 mg). Devemos fazer o teste com monitorização eletrocardiográfica concomitante. O teste é positivo quando há reversão da bradicardia, mesmo que não duradoura, e indica efeito supranodal e nodal, possivelmente medicamentoso. Se as bradicardias forem infranodais (BAV de segundo grau tipo II, total ou avançado), mesmo que o quadro seja estável no momento, podem degenerar. Deve haver um balizamento de cada situação que inclui características do paciente (idade e comorbidades), possibilidade técnica de realização da passagem de marca-passo transvenoso, risco do paciente (ritmos mais bradicárdicos, limitação do débito cardíaco pela frequência cardíaca) e possibilidade de transporte para centro/leito com mais recursos. Dependendo de cada situação, pode-se escolher pela colocação de um marca-passo transvenoso preventivo ou aguardar a transferência.

Bradicardias instáveis

Nessa situação, deve-se assegurar que o ritmo do paciente seja a causa da instabilidade. A abordagem inicial deve ser a estabilização do paciente, com suporte de via aérea e ventilação, além de oxigênio suplementar se necessário, monitorização e avaliação de sinais vitais (pressão arterial, frequência cardíaca, saturação periférica de O_2), além do estabelecimento de acesso venoso central. A avaliação do nível de consciência deve ser constante. Assim que possível, deve-se ser obtido o ECG de 12 derivações para melhor avaliação do ritmo cardíaco. Exames gerais devem ser coletados e outros de acordo com a história clínica (marcadores de necrose miocárdica, eletrólitos, função renal, gasometria arterial, hemograma, perfil toxicológico, função tireoidiana, dosagem de digoxina etc.).

O manejo é resumido na Figura 3. A instabilidade é definida como rebaixamento de nível de consciência, angina, hipotensão, síncope ou sinais de choque. Caso algum desses sinais esteja presente, deve providenciar-se o marca-passo transcutâneo (MCP TC) (ou droga em bomba de infusão contínua que poderá ser adrenalina ou dopamina) e, enquanto isso, deve-se administrar dose de atropina intravenosa. Logo após a instalação do marca-passo transcutâneo, deve-se providenciar a passagem do marca-passo transvenoso (MCP TV).

Atropina

É a primeira droga a ser administrada nos quadros instáveis e deve ser feita na dose de 0,5 mg IV, repetida a cada 3 a 5 minutos até que se atinja a dose total de 3 mg. Importante lembrar que quadros de BAV avançado em geral não respondem à atropina.

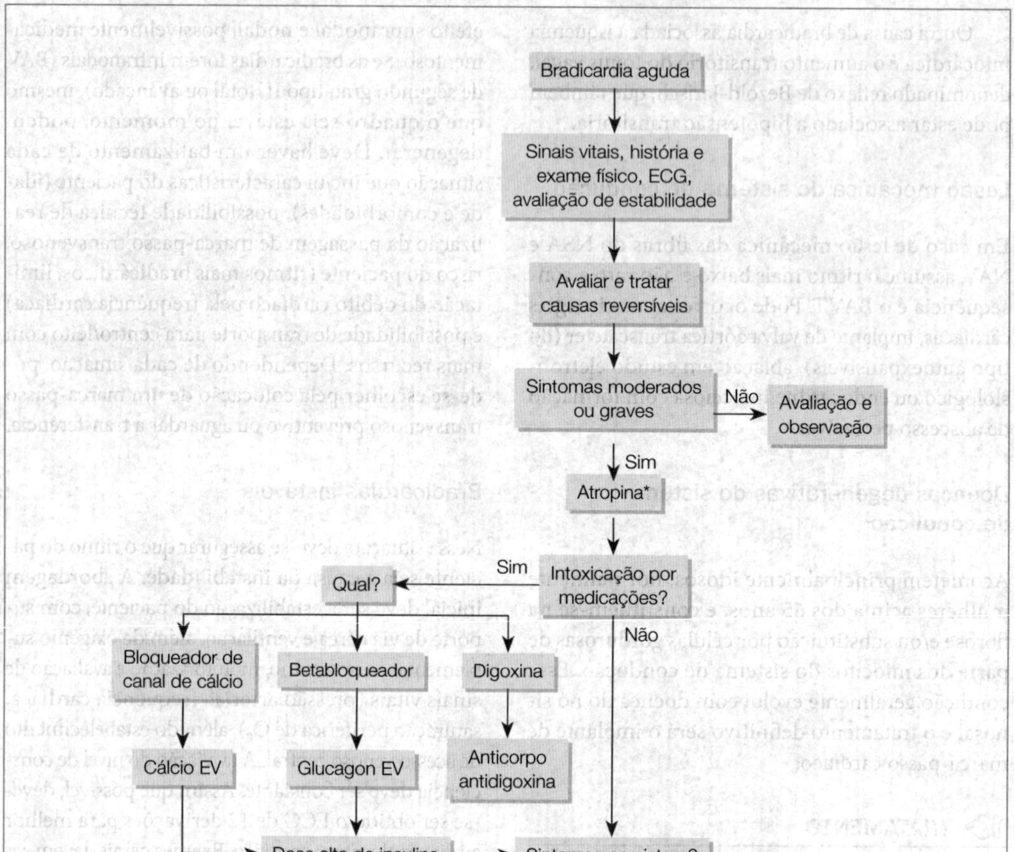

▷ **FIGURA 3** Bradicardia aguda.

Modiificada de: 2018 Bradycardia Guideline. Kusumoto et al. JACC. 2019;74(7):e51-156.

* Atropina não deve ser usada em pacientes transplantados. Em pacientes com intoxicação por medicação e sintomas graves, o preparo para marca-passo deve ser simultâneo ao tratamento farmacológico. AV: atrioventricular; ECG: eletrocardiograma; EV: endovenoso; IAM: infarto agudo do miocárdio.

Cálcio

Na suspeita de intoxicação por bloqueador de canal de cálcio, o cálcio EV é indicado. Opções são: (1) gluconato de cálcio 10% 3 a 6 g a cada 10-20 minutos ou infusão contínua de 0,6-1,2 mg/kg/h; (2) cloreto de cálcio 1-2 g a cada 10-20 minutos ou infusão contínua de 0,2-0,4 mg/kg/h.

Glucagon

Na suspeita de intoxicação por betabloqueador, o glucagon EV é indicado. A dose é de 3-10 mg EV com infusão de 3-5 mg/h.

Anticorpo antidigoxina

Na suspeita de intoxicação por digitálico, indica-se o fragmento de anticorpo antidigoxina. A dosagem é de acordo com a digoxinemia ou quantidade ingerida. Uma ampola neutraliza 0,5 mg de diogxina. Deve ser administrado em pelo menos 30 minutos e pode ser repetido.

Aminofilina

Pacientes com infarto agudo do miocárdio que não estão instáveis ou têm sintomas graves com bloqueio atrioventricular de segundo ou terceiro grau têm indicação de aminofilina. A dose é de 250 mg EV em bolus.

Insulina em alta dose

Bolus de 1 U/kg seguido de infusão de 0,5 U/kg/h. Importante infundir glicose e potássio.

Adrenalina

Tem ação nos receptores alfa e beta-adrenérgicos e assim tem potência superior à dopamina para elevar a FC. Deve ser usada na dose de 2 a 10 μg/min.

Dopamina

Aumenta a frequência cardíaca graças à sua ação agonista em receptores β1-adrenérgico. Deve ser usada na dose de 2 a 20 μg/kg/min.

Marca-passo temporário

Ver Capítulo "Marca-passo e dispositivos implantáveis no departamento de emergência".

LITERATURA RECOMENDADA

1. Bonow RO, Mann DL, Zipes DP, Libby P. Braunwald's heart disease. A textbook of cardiovascular medicine. 10. ed. São Paulo: Elsevier; 2015.
2. Filho RK, Fuster V, Albuquerque CP. Medicina cardiovascular: reduzindo o impacto das doenças. São Paulo: Atheneu; 2016.
3. Suporte avançado de vida cardiovascular – Manual do profissional, American Heart Association, Guidelines. 2015 CPR & ECC.

37 Insuficiência cardíaca aguda

Rodrigo Antonio Brandão Neto
Julio Flávio Meirelles Marchini
Júlio César Garcia de Alencar

PONTOS IMPORTANTES

- A insuficiência cardíaca (IC) é uma síndrome clínica causada por anormalidades cardíacas estruturais ou funcionais associadas a elevação de peptídeos natriuréticos ou evidência de congestão cardiogênica pulmonar ou sistêmica.
- Os pacientes apresentam sintomas de congestão ou baixo débito.
- Escores como o de Framingham ou de Boston sistematizam o diagnóstico e são usados em geral em protocolos de pesquisa.
- A IC aguda é definida como o aparecimento de IC com sintomas agudos em pacientes sem diagnóstico prévio (20% dos casos) ou a descompensação dos sintomas em pacientes com IC conhecida (80% dos casos).
- A IC pode ser classificada de acordo com a função sistólica cardíaca em IC com fração de ejeção (FE) preservada (≥ 50% de FE), levemente reduzida (40-49% de FE) ou diminuída (< 40% de FE).
- As etiologias da IC são diversas e incluem doenças que afetam o miocárdio, pericárdio, endocárdio, válvulas cardíacas e metabolismo.
- A grande maioria das descompensações de IC ocorre por falta de aderência ao tratamento farmacológico ou às medidas dietéticas ou por falta de acesso ao tratamento correto.
- Outras causas de descompensação são evolução da cardiopatia de base, por infecções.
- As medidas terapêuticas iniciais são determinadas pela pressão arterial média e pelo perfil hemodinâmico do paciente.
- O perfil hemodinâmico é determinado por dois fatores: perfusão (quente ou frio) e volemia (úmido ou seco).
- O uso de diuréticos e vasodilatadores é a medida terapêutica mais frequentemente utilizada no tratamento. Outras medidas como ventilação não invasiva e uso de drogas vasoativas também podem ser necessárias.
- Pacientes com choque cardiogênico podem ter benefício com o uso de inotrópicos, vasopressores, com preferência para norepinefrina, e intervenções como revascularização miocárdica.

INTRODUÇÃO

Insuficiência cardíaca (IC) é uma síndrome clínica definida como alteração funcional ou estrutural cardíaca associada a elevação de peptídeos natriuréticos ou evidência de congestão cardiogênica pulmonar ou sistêmica.

As alterações hemodinâmicas comumente encontradas na IC envolvem resposta inadequada do débito cardíaco e elevação das pressões pulmonar e venosa sistêmica.

A IC aguda é definida como aparecimento de IC com sintomas agudos em pacientes sem diagnóstico prévio, ou a descompensação aguda dos sintomas em pacientes com IC conhecida. Assim, a IC agudamente descompensada (ICAD) pode se apresentar de quatro formas:

1. IC crônica agudizada.
2. Edema pulmonar agudo.
3. IC direita isolada.
4. Choque cardiogênico..

Dos pacientes, 80% já apresentam diagnóstico de disfunção cardíaca prévia e apenas 20% dos pacientes que se apresentam no departamento de emergência (DE) recebem diagnóstico novo de IC.

A ICAD é uma condição com potencial de ser ameaçadora à vida, e diagnóstico precoce e terapêutica assertiva são necessários para os melhores desfechos clínicos.

ETIOLOGIA, FISIOPATOLOGIA E FATORES PRECIPITANTES

A IC é a via final comum da maioria das doenças que acometem o coração, sendo um dos mais importantes desafios clínicos atuais na área da saúde. As etiologias da IC são diversas e incluem doenças que afetam o miocárdio, pericárdio, endocárdio, válvulas cardíacas e metabolismo.

Trata-se de um problema epidêmico em progressão. No Brasil, a principal etiologia da IC é a cardiopatia isquêmica crônica associada à hipertensão arterial (vide Figura 1). Em determinadas regiões do país ainda é prevalente a IC associada à doença de Chagas, à cardiopatia valvular reumática crônica e raramente à endomiocardiofibrose. A IC é responsável por cerca de 200.000 internações hospitalares ao ano e é a causa de mais de 20.000 óbitos anuais.

Por um lado, na maioria das formas de IC, a redução do débito cardíaco é responsável pela inapropriada perfusão tecidual (IC com débito cardíaco reduzido). De início, esse comprometimento do débito cardíaco se manifesta durante o esforço, e com a progressão da doença evolui até ser observado em repouso.

Por outro lado, existem condições nas quais o débito cardíaco poderá ser normal ou até elevado, como em condições de pós-carga diminuída ou hipermetabolismo, porém inadequado à demanda metabólica tecidual, caracterizando a IC com débito cardíaco elevado (IC de alto débito).

A maioria dos pacientes apresentam IC de fração de ejeção reduzida (ICFER) e apenas 30% dos pacientes apresentam IC de fração de ejeção preservada (ICFEP). Tipicamente, na ICFEP há um baixo débito cardíaco resultado de um ventrículo espessado e rígido, com tempo de relaxamento reduzido e com uma cavidade ventricular pequena. O VE com disfunção diastólica oferece maior resistência ao enchimento e aumento das pressões

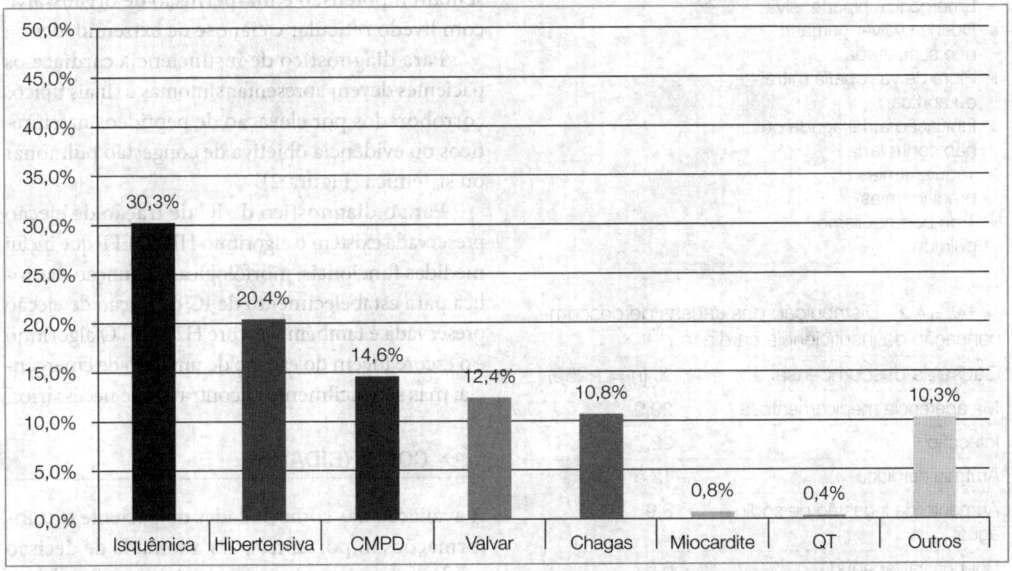

▷ **FIGURA 1** Prevalência das etiologias de insuficiência cardíaca no registro brasileiro Breathe. CMPD: cardiomiopatia dilatada; QT: secundária a quimioterápicos.

diastólicas que é transmitido retrogradamente para circulação sistêmica e pulmonar.

O primeiro passo no manejo dos pacientes com IC aguda é determinar a etiologia e o motivo da descompensação. Os principais fatores de descompensação de IC são citados na Tabela 1. A Tabela 2 tem a distribuição das causas de descompensação de IC na população brasileira.

▷ **TABELA 1** Fatores de descompensação da insuficiência cardíaca

Fatores relacionados ao tratamento e ao paciente	Fatores sistêmicos não cardiovasculares
▪ Não aderência ao tratamento farmacológico ▪ Falta de acesso às medicações ▪ Abuso de sal e água ▪ Consumo de álcool, abuso de drogas, tabagismo ▪ Medicamentos (por exemplo: anti-inflamatórios, corticoides, inotrópicos negativos e quimioterápicos cardiotóxicos)	▪ Sepse, infecção ou febre ▪ Aumento de tônus simpaticomimético ▪ Exacerbação de doença pulmonar obstrutiva crônica ▪ Cirurgia e complicações perioperatórias ▪ Anemia grave ▪ Diabetes descompensado ▪ Disfunção tireoidiana ▪ Distúrbios hidroeletrolíticos ▪ Anormalidades relacionadas à gravidez ▪ Lesão cerebrovascular
Fatores cardiovasculares ▪ Evolução da doença de base ▪ Isquemia miocárdica com ou sem complicação mecânica ▪ Miocardites e pericardites ▪ Emergência hipertensiva ▪ Doença valvar primária não suspeitada ▪ Piora de valvopatia mitral ou aórtica ▪ Fibrilação atrial aguda ou não controlada ▪ Taquiarritmias ou bradiarritmias ▪ Tromboembolismo pulmonar	

▷ **TABELA 2** Distribuição das causas de descompensação da insuficiência cardíaca

Causa da descompensação	% (n = 1.250)
Má aderência medicamentosa	29,9
Infecção	22,7
Arritmia cardíaca	12,5
Aumento da ingestão de sódio e água*	8,9
Doença valvar aguda	6,6
Embolia pulmonar	0,4

(continua)

▷ **TABELA 2** Distribuição das causas de descompensação da insuficiência cardíaca *(continuação)*

Causa da descompensação	% (n = 1.250)
Outros	32,4

* Total com informação completa: 1.242 pacientes.

A maioria das descompensações de IC ocorre por falta de aderência ao tratamento farmacológico ou às medidas dietéticas (correspondente a 38,8%).

ACHADOS CLÍNICOS

Os pacientes com ICAD geralmente apresentam-se com alguma combinação de sintomas como dispneia, fadiga, sobrecarga de volume, hipotensão e disfunção de órgãos-alvo. A ortopneia e a dispneia paroxística noturna são os achados mais específicos para diagnóstico de ICAD.

Ao exame físico, estertores crepitantes são frequentes, e se ocupam todos os campos pulmonares sugerem congestão significativa; os pacientes podem apresentar sibilância devido a edema peribronquiolar simulando asma. A presença de B3 ou B4 (ritmo de galope) é sinal pouco sensível, mas é bastante específico para descompensação de IC. Sinais de edema periférico como edema de membros inferiores e estase venosa jugular também podem estar presentes. Em casos extremos, os pacientes apresentam hipotensão e má-perfusão de órgãos-alvo com livedo reticular e cianose de extremidades.

Para diagnóstico de insuficiência cardíaca os pacientes devem apresentar sintomas e sinais típicos corroborados por elevação de peptídeos natriuréticos ou evidência objetiva de congestão pulmonar ou sistêmica (Figura 2).

Para o diagnóstico de IC de fração de ejeção preservada existem o algoritmo HFA-PEFF que inclui medidas funcionais, morfológicas da função diastólica para estabelecimento de IC de fração de ejeção preservada e também o escore H2FPEF. O algoritmo e o escore fogem do escopo de um livro de emergência, mas são facilmente encontráveis se necessário.

COMORBIDADES

A avaliação das comorbidades do paciente traz informações importantes para a tomada de decisão no departamento de emergência. Fragilidade em especial é uma comorbidade comum nos idosos. Fragilidade é associada com status e reserva fun-

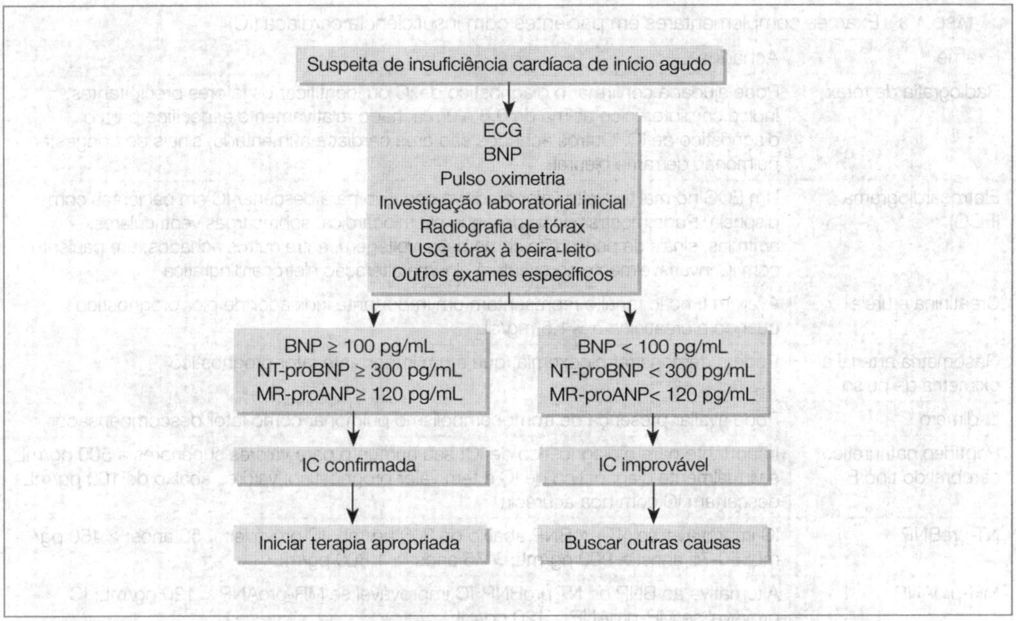

▷ **FIGURA 2** Diagnóstico do paciente com suspeita de insuficiência cardíaca de início agudo.
BNP: peptídeo natriurético do tipo B; ECG: eletrocardiograma; IC: insuficiência cardíaca; USG: ultrassonografia.

cional reduzidos, pior resposta às medidas terapêuticas e prognóstico reservado. Outras comorbidades importantes na insuficiência cardíaca:

- Cardiovascular: coronariopatia, fibrilação atrial, acidente vascular cerebral (AVC), doença vascular periférica, doença valvar, hipertensão.
- Sistêmica: *diabetes mellitus* (DM), insuficiência renal, insuficiência hepática, doença pulmonar obstrutiva crônica (DPOC), infecção, apneia do sono, deficiência de ferro, doenças reumatológicas, amiloidose, câncer, tireoide.
- Condições gerais: obesidades, desnutrição, fragilidade.
- Psicossocial: demência, depressão, abuso de substância, tabagismo, etilismo, suporte inadequado social e não aderência.

EXAMES COMPLEMENTARES

Alguns exames laboratoriais e de imagem são necessários e incluem eletrocardiograma (ECG), radiografia de tórax e exames laboratoriais como função renal, eletrólitos, hemograma completo, urina 1. A Tabela 3 resume os principais exames indicados para pacientes com IC. O fluxograma na Figura 2 sugere uma abordagem diagnóstica.

Os exames séricos de maior valor para o diagnóstico de IC são o peptídeo natriurético cerebral (BNP) e o N-terminal pro-BNP (NT-pro-BNP), que podem ser interpretados da seguinte forma:

- BNP < 100 ou NT-pro-BNP < 400 pg/mL tornam o diagnóstico de IC improvável, praticamente excluindo o diagnóstico.
- BNP > 400 pg/mL ou NT-pro-BNP > 2.000 pg/mL tornam o diagnóstico provável.

Alternativamente, podem-se usar limites baseados em idade para o NT-pro-BNP. O diagnóstico de IC é provável em pacientes com menos de 50 anos quando o NT-pro-BNP é maior que 450 pg/mL, em pacientes entre 50 e 75 anos quando o NT-pro-BNP é maior que 900 pg/mL e em pacientes com mais de 75 anos quando o NT-pro-BNP é maior que 1.800 pg/mL.

Valores intermediários necessitam de interpretação criteriosa ou de exames adicionais para o diagnóstico de IC.

Outros exames devem ser considerados conforme achados de história e exame físico. Por exemplo, pacientes com febre devem colher exames para identificar um potencial foco infeccioso.

▷ TABELA 3 Exames complementares em pacientes com insuficiência cardíaca (IC)

Exame	Achados
Radiografia de tórax	Pode ajudar a confirmar o diagnóstico de IC ou identificar os fatores precipitantes. Índice cardiotorácico acima de 0,6 é um achado relativamente específico para o diagnóstico de IC. Outros achados são área cardíaca aumentada, sinais de congestão pulmonar, derrame pleural
Eletrocardiograma (ECG)	Um ECG normal tem alto valor preditivo negativo para descartar IC em pacientes com dispneia. Pode mostrar sinais de isquemia miocárdica, sobrecargas ventriculares, arritmias, sinais de pericardite como baixa voltagem, entre outros achados; um paciente com IC invariavelmente apresentará alguma alteração eletrocardiográfica
Creatinina e ureia	Avaliam função renal e representam um importante indicador de pior prognóstico quando a creatinina é > 1,5 mg/dL
Gasometria arterial e oximetria de pulso	Podem demonstrar hipoxemia, que é um importante fator prognóstico
D-dímero	Pode avaliar presença de tromboembolismo pulmonar como fator descompensador
Peptídeo natriurético cerebral do tipo B	Importante para o diagnóstico de IC; seu aumento para valores superiores a 500 pg/mL é virtualmente diagnóstico de IC e tem valor prognóstico; valores abaixo de 100 pg/mL descartam IC com boa acurácia
NT-proBNP	IC improvável se NT-proBNP abaixo de 300 pg/mL. IC provável: < 50 anos: ≥ 450 pg/mL; 50-75 anos: ≥ 900 pg/mL; > 75 anos: ≥ 1.800 pg/mL
MR-proANP	Alternativa ao BNP ou NT-proBNP. IC improvável se MR-proANP < 120 pg/mL; IC provável se MR-proANP ≥ 120 pg/mL
Troponina	Marcador de lesão miocárdica, pode indicar isquemia miocárdica como fator descompensador da IC
Sódio	Hiponatremia é um importante fator prognóstico na IC
Potássio	Hipercalemia pode ser associada a piora da função renal ou complicação do uso de medicações para IC como os inibidores da enzima conversora de angiotensina (ECA) ou antagonistas da aldosterona. Hipocalemia pode ser complicação do uso de diuréticos de alça
Ecocardiograma	Mensura função sistólica e pode demonstrar acinesia de paredes específicas, ajudando no diagnóstico da causa de descompensação. Sua indicação é importante em pacientes com instabilidade hemodinâmica
Hemograma completo	Pode demonstrar anemia, que ocorre na IC crônica, e disfunção renal associada. Pode mostrar leucocitose, que é indicativo de infecção associada
Proteína C-reativa ou pró-calcitonina	Podem ajudar a identificar infecção associada como fator precipitante. Não devem ser dosadas de rotina
INR	Principalmente em pacientes em anticoagulação por fibrilação atrial. Pacientes com congestão venosa hepática podem ainda evoluir com disfunção de síntese hepática com aumento de INR
Aminotransferases	Podem aumentar em pacientes com hepatite congestiva grave
Albumina	Diminuição dos níveis de albumina é fator de pior prognóstico
Cineangiocoronariografia	Pode ajudar a determinar a etiologia da IC. Só deve ser considerada no departamento de emergência se isquemia cardíaca é o fator precipitante da descompensação
Urina 1	Pode demonstrar achados sugestivos de infecção urinária como causa de descompensação. Pode ainda apresentar outros achados, como proteinúria, que podem indicar doença renal associada
Cateter de Swan-Ganz	Pode ajudar no manejo para verificar volemia e débito cardíaco do paciente. Os estudos não demonstraram benefício com seu uso e não deve ser indicado de rotina

CONTEÚDO COMPLEMENTAR

Utilize o QR code abaixo para acessar vídeos de ultrassonografia e ecocardiografia (voucher: emergencia16).

ESTRATIFICAÇÃO PROGNÓSTICA

A IC é uma condição associada com alta morbidade e mortalidade; assim, o uso de escores de risco pode auxiliar na predição da evolução de pacientes com IC. A Tabela 4 apresenta preditores de risco imediato, intermediário em 30 dias e de baixo risco.

Uma outra estratégia eficaz para determinar prognóstico destes pacientes utiliza apenas três variáveis que são ureia > 90 mg/dL, pressão arterial sistólica < 115 e creatinina > 2,7 mg/dL. Os pacientes com alterações em ureia e PAS têm mortalidade próxima a 15%, já pacientes com os 3 achados apresentam mortalidade na internação maior que 20%.

Outros achados prognósticos incluem níveis de hemoglobina, e o seu aumento em pacientes com o tratamento diurético apresenta melhor prognóstico. A mensuração seriada com queda dos níveis de BNP também é associada com melhor prognóstico.

▷ **TABELA 4** Preditores de risco na insuficiência cardíaca (IC) aguda

Risco imediato (gravidade aguda)
▪ Hipóxia, hipoperfusão/choque, insuficiência respiratória, anúria, condição aguda ou em piora aguda (sepse, AVC, síndrome coronariana aguda, arritmia com repercussão hemodinâmica)
Risco intermediário (preditores de eventos em 30 dias)
▪ Nova IC
▪ Baixa PA sem choque ou hipoperfusão
▪ Taquicardia
▪ Insuficiência renal
▪ Hiponatremia
▪ Troponina cardíaca elevada
▪ Grau de elevação de BNP
▪ Disfunção hepática
Risco baixo
▪ PA e FC normais
▪ Resposta rápida ao diurético endovenoso inicial com diurese e alívio dos sintomas
▪ Resolução rápida dos sintomas no DE
▪ Funções hepática e renal normais sem declínio recente
▪ BNP e troponina normais

AVC: acidente vascular cerebral; BNP: peptídeo natriurético tipo B; DE: departamento de emergência; FC: frequência cardíaca; PA: pressão arterial.

DIAGNÓSTICO DIFERENCIAL

O diagnóstico diferencial dos pacientes com ICAD é amplo por ser o mesmo dos pacientes com dispneia. Inclui exacerbação de doença pulmonar obstrutiva crônica (DPOC) ou de asma, processos infecciosos pulmonares e tromboembolismo pulmonar. No entanto, pacientes com doenças pulmonares costumam apresentar hipoxemia mais grave, e hipóxia em pacientes com ICAD sem outras comorbidades só ocorre em pacientes com congestão pulmonar significativa.

A maioria dos diagnósticos diferenciais de ICAD também pode ser fator precipitante. A Tabela 7 cita os principais diagnósticos diferenciais em pacientes com ICAD.

TRATAMENTO

A abordagem inicial de pacientes com ICAD depende do grau e do tipo de descompensação da IC e da pressão arterial inicial do paciente. Podemos classificar os pacientes que chegam ao DE em quatro subgrupos distintos de acordo com o grau de congestão e com o grau de perfusão tecidual:

- Perfil A: sem congestão em repouso e sem sinais de má-perfusão tecidual (quente e seco).
- Perfil B: congestão em repouso e sem sinais de má-perfusão tecidual (quente e úmido).
- Perfil C: congestão em repouso e sinais de má-perfusão tecidual (frio e úmido).
- Perfil L: sem congestão em repouso e má-perfusão tecidual (frio e seco).

A ICAD é uma condição com potencial de ser ameaçadora à vida. Seu diagnóstico precoce e intervenções são necessários e devem ser realizados rapidamente.

▷ **TABELA 5** Escore prognóstico em insuficiência cardíaca (IC) aguda

Variável	Pontuação para mortalidade em 1 mês	Pontuação para mortalidade em 1 ano
Idade	+1 ponto por ano de idade	+1 ponto por ano de idade
PAS < 90 mmHg	–30	–20
PAS entre 90-99 mmHg	–35	–25
PAS entre 100-119 mmHg	–40	–30
PAS entre 120-139 mmHg	–45	–35
PAS entre 140-159 mmHg	–50	–40
PAS entre 160-179 mmHg	–55	–45
PAS ≥ 180 mmHg	–60	–50
Frequência respiratória (irpm)	1 ponto por incursão resp/min	1 ponto por incursão resp/min
Ureia (BUN) mg/dL (máximo 60 mg/dL)	Somar valor BUN (máximo 60)	Somar valor BUN (máximo 60)
Na < 136 mEq/L	+10	+10
Hb < 10 g/dL	+0	+10
Antecedente de neoplasia maligna	+15	+15
Antecedente de doença cerebral vascular	+10	+10
Doença respiratória crônica	+10	+10
Demência	+20	+15
Cirrose hepática	+25	+35

BUN: nitrogênio ureico sanguíneo; HB: hemoglobina; Na: sódio; PAS: pressão arterial sistêmica. Para converter o valor da ureia (em mg/dL) em BUN usa-se: ureia dividida por 2,1428.

▷ **TABELA 6** Mortalidade conforme escore de risco

Classificação de risco	Escore	Mortalidade em 30 dias	Mortalidade em 1 ano
Muito baixo risco	≤ 60	0,4-0,6%	2,7-7,8%
Baixo risco	61-90	3,4-4,2%	12,9-14,4%
Intermediário risco	91-120	12,2-13,7%	30,2-32,5%
Alto risco	121-150	26,0-32,7%	55,5-59,3%
Muito alto risco	≥ 150	50,0-59,0%	74,7-78,8%

▷ **TABELA 7** Diagnóstico diferencial de insuficiência cardíaca aguda descompensada

Condição	Características diferenciais
Exacerbação de DPOC	Tosse produtiva, usualmente cursa com hipercapnia
Exacerbação de asma	Tosse, sibilância e sensação de sufocamento
Tromboembolismo pulmonar	Início abrupto com dor torácica e dispneia. Suspeita de TVP
Pneumonia	Febre, leucocitose, mialgia, dor pleurítica
Pneumotórax	Dor torácica, tórax silente, timpanismo a percussão, desvio da traqueia
Dissecção de aorta	Dor torácica súbita, diferença de pressão entre os dois membros
Pericardite ou tamponamento pericárdico	Edema periférico, distensão jugular, bulhas abafadas, complexos QRS em ECG de baixa voltagem

DPOC: doença pulmonar obstrutiva crônica; ECG: eletrocardiograma; TVP: trombose venosa profunda.

Os objetivos iniciais são estabilização hemodinâmica, melhora da oxigenação e da ventilação e resolução ou alívio dos sintomas. Deve-se tentar encontrar fatores descompensadores da IC e o tratamento específico deve ser realizado, conforme resumido na Tabela 8.

▷ **TABELA 8** Fatores precipitantes e manejo específico na insuficiência cardíaca agudamente descompensada

Fator precipitante	Manejo
Síndrome coronariana aguda (SCA)	Pacientes de alto risco para SCA, usualmente com indicação de estratificação de risco invasiva com cineangiocoronariografia
Emergências hipertensivas	Redução de pelo menos 25% dos níveis pressóricos nas primeiras horas, com redução cautelosa posterior. São indicados nitroprussiato ou eventualmente nitroglicerina endovenosa associada com diuréticos se paciente congesto
Taquiarritmias	Manejo conforme recomendações de diretrizes; sugere-se cardioversão elétrica se houver instabilidade clínica
Complicações mecânicas de síndrome coronariana aguda	Tratamento de acordo com a complicação, seja cirurgia ou outra intervenção. Na suspeita deste tipo de complicação, a realização de ecocardiograma imediatamente é mandatória
Tromboembolismo pulmonar (TEP)	Caso o paciente apresente disfunção cardíaca aguda secundária ao TEP, deve-se considerar a realização de trombólise

Os pacientes devem inicialmente ser monitorizados, com verificação de pressão arterial em pé e sentado, peso corporal, saturação de oxigênio e eletrocardiograma.

Estratégias iniciais de tratamento incluem aumento da diurese, oxigenação e ventilação, vasodilatação e inotropismo, conforme necessidade.

Além do perfil hemodinâmico, a pressão arterial média dirige o atendimento inicial do paciente. Cerca de 90% dos pacientes são hipertensos ou normotensos na admissão no DE; por outro lado, cerca de 9% dos pacientes chegam hipotensos e 1% dos pacientes se encontram em franco choque cardiogênico ou misto. A Tabela 9 resume o tratamento de pacientes com ICAD e as medidas dependem do perfil de cada paciente.

Um número significativo de pacientes que procuram o DE por descompensação de IC apresenta-se com piora da congestão, mas mantém pressão arterial e perfusão adequada e nem sempre apresenta dispneia em repouso. São pacientes em que ajustes de medicação com diuréticos intravenosos e inibidores da enzima conversora de angiotensina por via oral podem ser suficientes para estabilização e controle dos sintomas e podem receber alta após um período curto de observação.

O uso de oxigênio não é indicado em pacientes não hipoxêmicos, pois causa vasoconstrição e diminuição do débito cardíaco. Em pacientes hipoxêmicos a oxigenoterapia é indicada, mas hiperóxia deve ser evitada. Alguns autores citam um alvo de $SaO_2 > 95\%$, mas existe pouca evidência de benefício de valores de $SaO_2 > 90\%$ e recomendamos alvo de SaO_2 de 90% para indicação de oxigenioterapia. O oxigênio pode ser fornecido conforme necessário para a saturação-alvo, com cânula de O_2 nasal, máscara de Venturi, máscara com válvula e reservatório, ventilação não invasiva ou, quando necessário, intubação orotraqueal.

Uso de ventilação não invasiva como CPAP ou em dois níveis, é uma opção de tratamento associada com diminuição de mortalidade em pacientes com ICAD e insuficiência respiratória. Contraindicações para ventilação não invasiva são rebaixamento do nível de consciência, secreção excessiva, tosse ineficaz (incapacidade de proteger via aérea), agitação, cirurgia recente de esôfago ou de vias aéreas superiores.

Nos perfis B e C pode ser necessário reduzir ou até suspender betabloqueadores, a ivabradina e vasodilatadores usados ambulatorialmente (inibidor de enzima conversora de angiotensina, bloqueador de receptor de angiotensina ou ainda inibidor de neprisilina). Para pacientes que já estão usando um betabloqueador, o manejo depende da gravidade da descompensação da IC e do perfil hemodinâmico. Em pacientes com descompensação grave com importante sobrecarga de volume e/ou necessitando de suporte inotrópico, deve-se suspender os betabloqueadores. Para pacientes com descompensação ou hipotensão moderada, pode-se optar por diminuir a dose ou suspender o betabloqueador. Em pacientes com descompensação leve sem hipotensão ou evidência de hipoperfusão, pode-se continuar o uso do betabloqueador conforme tolerado. Estudos como o OPTIMIZE-HF mostraram que a

▷ TABELA 9 Proposta terapêutica de acordo com apresentação

Perfil do paciente	Tratamento recomendado
Perfil A: quente e seco (sem congestão e boa perfusão periférica)	▪ A maioria dos pacientes não tem necessidade de internação, e deve-se titular medicações de insuficiência cardíaca e considerar diagnósticos diferenciais ▪ Conhecendo-se o(s) fator(es) desencadeante(s) da IC, o tratamento específico destes fatores deve ser realizado ▪ Correção de distúrbios hidroeletrolíticos deve ser feita, uma vez que predispõem a arritmias ▪ Digoxina indicada em pacientes com IC com fibrilação atrial com resposta ventricular rápida (> 150 bpm). Dose: 0,25 a 0,5 mg EV em pacientes sem uso prévio. Idosos ou insuficiência renal: 0,0625 a 0,125 mg ▪ Se o paciente tem dispneia ou outros sintomas, buscar causa que não insuficiência cardíaca para explicá-los
Perfil B: quente e congesto (congestão com boa perfusão periférica)	▪ Os diuréticos são indicados em todos os pacientes devido à congestão. Diuréticos de alça: melhoram a congestão e a dispneia e têm ação venodilatadora imediata. Furosemida: dose de 20-40 mg se nunca usou diurético ou 2,5 x a dose habitual. Máximo 240 mg/dia. Pode ser associada a diurético tiazídico e espironolactona se houver resposta insatisfatória ▪ Os vasodilatadores parenterais diminuem a pré e a pós-carga e podem ser utilizados de acordo com a pressão arterial com administração oral (IECA, BRA ou hidralazina e isossorbida) ou parenteral e incluem: nitroglicerina (10 µg/min – 200 µg/min), de uso preferencial na isquemia miocárdica, e nitroprussiato (0,3 µg/kg/min – 10 µg/kg/min) ▪ Inibidores da enzima conversora da angiotensina (iECA) como captopril ou lisinopril ou bloqueadores dos receptores da angiotensina
Perfil C: frio e congesto (congestão com alteração da perfusão periférica)	▪ Taxa de óbito ou transplante cardíaco deste perfil hemodinâmico é o dobro do perfil B. ▪ Sugere-se retirar IECAs e betabloqueadores, particularmente em pacientes com hipotensão sintomática ▪ Diuréticos de alça estão indicados (vide acima no perfil B) ▪ Casos sem hipotensão grave podem se beneficiar de vasodilatadores parenterais ▪ Se choque cardiogênico ou sinais de hipoperfusão tecidual, como oligúria, alterações da consciência, extremidades frias e mal perfundidas, deve-se considerar o uso de inotrópico ▪ Inotrópicos parenterais como a dobutamina e o milrinone podem ser úteis temporariamente em pacientes com síndrome de baixo débito e disfunção grave de VE. Mantêm a perfusão de órgãos até a terapia definitiva (que pode ser, por exemplo, a revascularização coronariana, valvoplastia, suporte mecânico circulatório, ou transplante cardíaco). São associados a taquiarritmias, hipotensão, isquemia e até aumento da mortalidade em longo prazo; assim, usar pelo menor período necessário ▪ Se normotenso ou hipertenso: vasodilatadores intravenosos – nitroglicerina/nitroprussiato ▪ Se choque cardiogênico com hipotensão: vasopressor – noradrenalina 0,2-1,0 µg/kg/min ▪ Levosimendan pode ser considerado, embora haja pouca evidência de benefício ▪ Iniciar monitorização de pressão arterial invasiva: pressão arterial média alvo de 65 mmHg ▪ Ultrafiltração por hemodiálise – pode ser necessária para reduzir volemia em casos de oligoanúria
Perfil L: frio e seco (sem congestão, mas com alteração de perfusão periférica)	▪ Subgrupo pequeno de pacientes. A maioria encontra-se hipovolêmica (abuso de diurético) ▪ Reposição volêmica em geral é o suficiente para tratamento ▪ Casos em que não haja melhora, com sinais de baixo débito: inotrópicos conforme necessidade

BRA: bloqueador do receptor de angiotensina; IC: insuficiência cardíaca; IECA: inibidor da enzima conversora de angiotensina; PS: pronto-socorro.

suspensão da terapia com betabloqueadores foi associada ao aumento da mortalidade, em comparação com a continuação dessa terapia, embora não tenha sido possível determinar uma relação causal.

Os diuréticos são uma parte importante do tratamento da ICAD, e a classe de medicação mais prescrita nestes pacientes. A dose ideal de terapia diurética permanece controversa. O estudo DOSE, em 2011, estudou estratégia de infusão contínua com altas e com baixas doses contra uso de bolus intermitentes. Considerou-se dose alta aquela com aumento de 2,5 vezes na dose habitual de diuréticos dos pacientes. Esse estudo não mostrou diferença significativa nos desfechos, mas os pacientes no braço do estudo utilizando dose alta de diurético apresentaram maior perda de peso e uma discreta melhora na dispneia. A dosagem continua a ser uma questão de preferência pessoal, mas sugerimos a dose inicial endovenosa pelo menos igual ou até 2,5 vezes maior do que a dose oral (20 mg de furosemida endovenosa corresponde a 40 mg de furosemida via oral).

Na descompensação aguda, a absorção de medicações via oral estará prejudicada por congestão do trato gastrointestinal. Por esse motivo, a dosagem de diuréticos de alça deve ser feita de forma endovenosa.

A dose de diurético após o início do tratamento deve depois ser ajustada para a menor dose possível que tenha efeito clínico (vide doses na Tabela 9).

A furosemida endovenosa é o diurético de escolha nos pacientes com ICAD. Provoca venodilatação 15 minutos após sua administração, diminuindo a pré-carga tanto do ventrículo direito quanto do ventrículo esquerdo. Também induz diurese aproximadamente 30 minutos após a administração, com pico em 1 a 2 horas. Como tem meia-vida de 6 horas, deve ser administrada pelo menos duas vezes ao dia. Pode levar a melhora da congestão, mas com aumento da resistência vascular periférica, o que torna obrigatória a associação com outras medicações como vasodilatadores e eventualmente agentes inotrópicos.

Deve-se avaliar a resposta ao diurético. Isso pode ser feito checando-se o sódio urinário 2 horas após dose de diurético ou o débito urinário em 6 horas. A resposta adequada é débito urinário maior ou igual a 100-150 mL/h ou sódio urinário maior ou igual a 50-70 mEq/L. Caso a resposta esteja adequada, a dose EV de diurético pode ser mantida a cada 12 horas. Caso contrário, pode-se dobrar a dose de diurético. A dose máxima de furosemida é de 400-600 mg, mas para pacientes com insuficiência renal grave pode chegar a 1.000 mg. Após dobrar uma vez o diurético, caso a resposta continue inadequada, pode-se associar tiazídicos ou a acetazolamida. O diurético deve ser mantido até descongestão completa. A transição para via oral pode ser feita quando o paciente estiver em uma condição clínica estável e houver alívio da congestão.

As gliflozinas vêm se consolidando como mais uma arma importante no tratamento da insuficiência cardíaca. São inibidores do cotransportador de sódio-glicose (SGLT2). Foram estudadas no estudo EMPULSE (530 pacientes) independente de IC de fração de ejeção preservada ou não e independente do paciente ter diabetes ou não. Foram oferecidas assim que houvesse compensação do paciente (que poderia ocorrer em 24 horas até 5 dias da internação). O composto de morte, reinternações e qualidade de vida mostrou claro benefício do uso da empagliflozina.

Os vasodilatadores intravenosos são a segunda classe de medicação mais utilizada em pacientes com ICAD apesar de pouca evidência sobre seu benefício. Essas medicações melhoram a congestão pulmonar de forma aguda através de venodilatação. Reduzem as pressões de enchimento de ventrículo esquerdo (pré-carga), mas também a tensão de parede do VE e seu consumo de oxigênio. Reduzem também o tônus arterial, diminuindo assim a pós-carga. Essas medicações são particularmente úteis na ICAD associada com altos níveis pressóricos, mas devem ser utilizadas com extrema cautela se a pressão arterial sistólica for menor do que 90 mmHg, devendo haver titulação cuidadosa para evitar quedas de nível pressórico significativas. Essa classe de medicação deve ser utilizada com cuidado em pacientes com estenose mitral ou aórtica.

Entre os vasodilatadores parenterais, podemos citar a nitroglicerina, que melhora os sintomas de ICAD, especialmente em pacientes com insuficiência coronariana aguda concomitante. Diminui a congestão pulmonar e melhora a perfusão coronariana. A melhora é resultante principalmente da redução da pré-carga por efeito venodilatador; também reduz a pós-carga e tem efeitos diretos sobre a circulação coronariana. A dose inicial de nitroglicerina intravenosa é de 5 µg/min, podendo ser titulada a cada 3 a 5 minutos até a resposta desejada. O nitroprussiato de sódio é utilizado principalmente em pacientes com elevados níveis pressóricos e sem isquemia coronariana aguda. Nitratos endovenosos não devem ser oferecidos em pacientes com pressão sistólica abaixo de 110 mmHg ou com estenose mitral ou aórtica grave.

O uso de inotrópicos deve ser reservado para pacientes com importante redução do débito cardíaco com comprometimento significativo da perfusão de órgãos vitais, principalmente em pacientes que apresentam hipotensão arterial, excluindo o mecanismo hipovolêmico. A dobutamina é a medicação inotrópica positiva mais utilizada, é um agonista do receptores β_1 e β_2. Alguns dados de estudos randomizados controlados sugerem que a medicação aumenta a mortalidade em longo prazo, assim deve ser utilizada apenas quando indicada. O milrinone intravenoso é uma outra opção de inotrópico; é um inibidor da fosfodiesterase, associado a mais hipotensão, arritmias e inclusive piora desfechos como mortalidade e reinternação, de forma que deve ser evitado, especialmente em pacientes com miocardiopatia isquêmica. Uma outra opção terapêutica é o levosimendan, que age sensibilizando a troponina C ao cálcio, melhorando o efeito do cálcio sobre os miofilamentos durante a sístole, e consequentemente a contratilidade, com baixo gasto de energia. Também causa vasodilatação através da abertura de canais de potássio. Devido a essas ações inotrópicas e vasodilatadoras, o levosimendan aumenta o débito cardíaco sem aumentar o consumo miocárdico de oxigênio. Estudos iniciais, embora promissores, foram seguidos de estudos que não mostraram benefício com a medicação, que devido ao seu alto custo e impossibilidade de ser usada em pacientes com disfunção renal, tem sido pouco utilizada para tratamento da IC. Metanálise da Cochrane sobre vasodilatadores e inotrópicos em choque cardiogênico demonstrou que apenas o levosimendan foi associado a melhores desfechos em curto prazo. Deve-se lembrar que todos os pacientes que receberem inotrópicos precisam receber monitorização eletrocardiográfica contínua.

Pacientes com hipotensão significativa têm necessidade do uso de drogas vasopressoras, com a preferência do uso de noradrenalina, pois têm melhores desfechos em pacientes com choque cardiogênico. A indicação usual é em pacientes com PAS < 75 mmHg. A Tabela 10 resume as medicações inotrópicas e vasopressoras.

O nesiritide intravenoso (peptídeo natriurético cerebral recombinante) foi testado como opção terapêutica, mas não foi associada com melhora na taxa de morte e reinternação. Não recomendamos seu uso.

Os opioides podem ajudar a aliviar a sensação de dispneia e ansiedade, mas não são indicados de rotina nestes pacientes. A morfina diminui a pré-carga e, em menor grau, a pós-carga e a frequência cardíaca, diminui ainda a sensação de dispneia e a ativação do sistema nervoso simpático. A dose usual de morfina é de 2 a 5 mg IV a cada 5 a 30 minutos. É utilizada em pacientes com edema agudo de pulmão quase que exclusivamente.

A digoxina é uma medicação indicada principalmente para pacientes com IC com fibrilação atrial com resposta ventricular rápida (> 110 bpm), podendo ser utilizada em dose de 0,25 a 0,5 mg EV em pacientes sem uso prévio. A dose de 0,0625 a 0,125 mg é adequada em pacientes idosos ou com disfunção renal.

Os antagonistas do receptor da vasopressina são uma classe de medicamentos que produzem aquarese seletiva e, assim, podem melhorar a hiponatremia associada a ICAD. O estudo EVEREST com tolvaptano avaliou mais de 4.000 pacientes com insuficiência cardíaca em um estudo randomizado, duplo-cego, controlado. No seguimento, não houve nenhum benefício de mortalidade ou reinternação para os pacientes tratados com o tolvaptano. A maioria dos pacientes do estudo, no entanto, teve insuficiência cardíaca sem hiponatremia, que seria uma indicação melhor para a medicação. Hiponatremia crônica em associação com disfunção cardíaca pode ser uma fonte significativa de morbidade. Os sintomas podem incluir instabilidade da marcha, propensão para quedas, confusão mental crônica e aumento da sobrecarga em cuidadores.

Um problema potencial que deve ser resolvido em pacientes com ICAD são as arritmias cardíacas, que podem ser causa de descompensação. A fibri-

▷ TABELA 10 Medicações inotrópicas na insuficiência cardíaca aguda descompensada

Medicação	*Bolus*	Taxa de infusão
Dobutamina	Não	2-20 µg/kg/min
Dopamina	Não	3-5 µg/kg/min (dose beta) > 5 µg/kg/min (dose alfa)
Milrinone	25-75 µg/kg em 10 a 20 minutos	0,375-0,75 µg/kg/min
Levosimendan	12 µg/kg em 10 minutos (opcional)	0,1 µg/kg/min, que pode ser diminuída para 0,05 ou aumentada para dose de 0,2 µg/kg/min
Noradrenalina	Não	0,2-1,0 µg/kg/min

lação atrial (FA) é a arritmia mais frequente neste contexto, podendo ser causada pela ICAD devido ao aumento da pressão atrial esquerda ou ser causa de descompensação de IC em pacientes com resposta ventricular rápida. É difícil determinar se a FA é a causa ou consequência da ICAD. Uma história confiável de palpitações que precedem claramente a descompensação sugere, mas não demonstra, que a FA é fator precipitante de ICAD. O tratamento da FA depende de estar ou não associada a instabilidade hemodinâmica significativa e se é ou não o fator precipitante da ICAD.

O controle da frequência cardíaca é geralmente a estratégia inicial preferida, pois a taxa de recorrência é alta. Em pacientes em que a estratégia de controle de frequência cardíaca é utilizada, os efeitos inotrópicos negativos dos betabloqueadores e dos bloqueadores dos canais de cálcio não di-hidropirídinicos podem ser deletérios em pacientes com disfunção sistólica. Por essa razão, quando utilizadas, as formulações intravenosas de ação curta de tais drogas (p. ex., esmolol ou diltiazem) são as mais frequentemente usadas. Além disso, a digoxina também é potencialmente útil nesses pacientes, embora seu uso tenha se tornado infrequente. A amiodarona é outra opção para controle de frequência cardíaca, o risco de reversão para ritmo sinusal é algo a se considerar, mas é a medicação de escolha para pacientes com doenças estruturais cardíacas.

A estratégia de controle de ritmo, embora menos utilizada, pode ser considerada nas seguintes situações:

- Se a FA estiver associada a hipotensão ou evidência de choque cardiogênico.
- Se a FA é causa de edema agudo de pulmão.
- Se FA associada a isquemia cardíaca.

É mandatória a correção de distúrbios hidroeletrolíticos nesses pacientes, principalmente a correção de níveis séricos de potássio e magnésio. A avaliação e a correção de hipoxemia, infecção, isquemia e hipertireoidismo também devem ser realizadas.

A anticoagulação deve ser iniciada antes da cardioversão, se possível para diminuição do risco de eventos tromboembólicos.

As taquicardias ventriculares em pacientes com ICAD têm alta letalidade, sendo necessárias cardioversão elétrica ou desfibrilação imediata. Se a arritmia se repete após a reversão, a terapia antiarrítmica, particularmente com a amiodarona, é indicada.

Medicações potencialmente ou sabidamente prejudiciais à insuficiência cardíaca devem ser evitadas ou suspensas se possível: a maioria dos antiarrítmicos, bloqueadores de canal de cálcio (exceção: anlodipina), anti-inflamatórios não esteroidais, inibidores específicos COX-2 e tiazolidinedionas (pioglitazona e rosiglitazona).

A Figura 3 resume o manejo da IC.

TRAJETÓRIA CLÍNICA NO DEPARTAMENTO DE EMERGÊNCIA

Pacientes podem apresentar três trajetórias clínicas no DE ou em sua internação inicial. No primeiro caso, apresentam melhora dos sintomas após terapia inicial, por exemplo, melhora da congestão, estáveis hemodinamicamente e sem complicações. Esses pacientes devem realizar a transição para terapia oral, otimizar a terapia domiciliar de insuficiência cardíaca, receber orientação sobre a causa da descompensação e sobre comorbidades e reforçar medidas educativas sobre insuficiência cardíaca em geral.

No segundo caso, os pacientes podem ter melhora inicial, mas sem atingir alvo satisfatório. As ações a serem consideradas são: doses mais altas de diurético, associar segunda classe de diurético (Tabela 11); vasodilatador EV; revisar mudanças terapêuticas recentes, reavaliar co-

▷ TABELA 11 Dosagem de diurético

Classe	Droga	Dose (dose máxima)
Diurético de alça	Furosemida	40-160 mg EV 1-4x ao dia (240 mg/dia) ou 5-20 mg/hora EV (40 mg/hora)
	Bumetanida	0,5-4 mg EV 1-2x ao dia (10 mg/dia) ou 0,5-2 mg/hora EV (4 mg/hora)
Tiazídico	Clorotiazida	250-500 mg VO 1-2x ao dia (1.000 mg/dia)
	Hidroclorotiazida	25-100 mg VO 1-2x ao dia (200 mg/dia)
	Clortalidona	50-100 mg VO 1x ao dia (200 mg/dia)

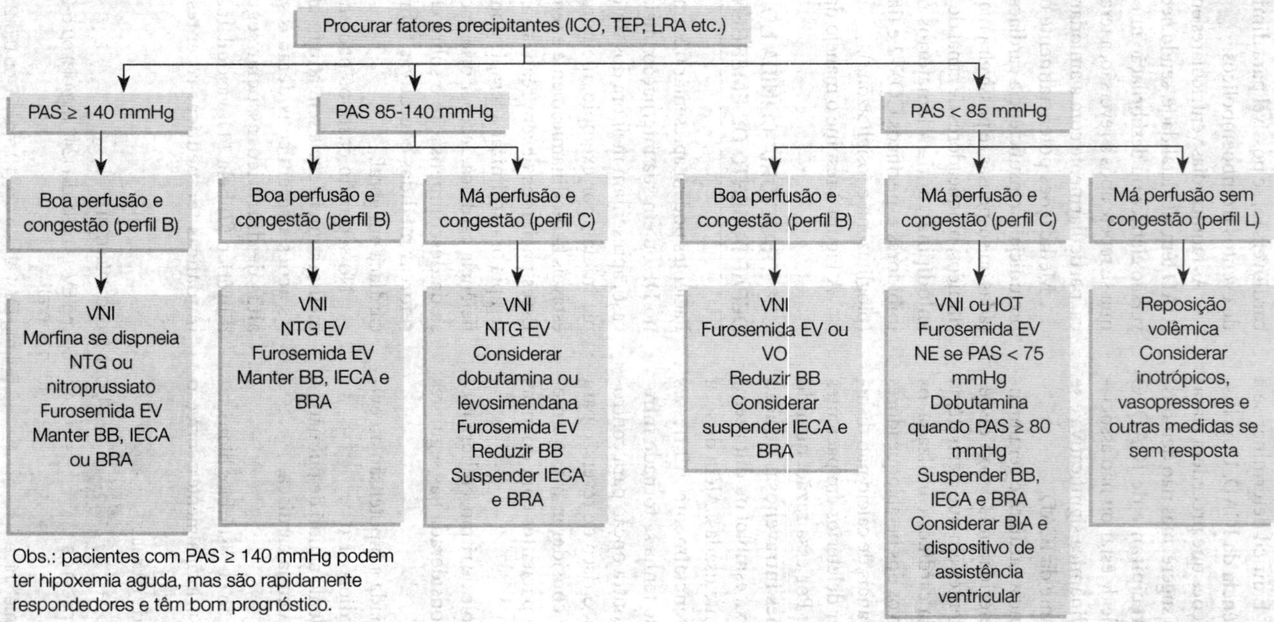

▷ **FIGURA 3** Insuficiência cardíaca aguda descompensada.

BB: betabloqueador; BIA: balão intra-aórtico; BRA: bloqueadores de receptor de angiotensina; EV: endovenoso; ICO: insuficiência coronariana; IECA: inibidor de ECA; IOT: intubação orotraqueal; LRA: lesão renal aguda; NE: norepinefrina; NTG: nitroglicerina; PAS: pressão arterial sistólica; TEP: tromboembolismo pulmonar; VNI: ventilação não invasiva.

morbidades; reavaliar diagnósticos diferenciais; interconsulta cardiológica; rever objetivos; considerar cuidados paliativos.

No terceiro caso, os pacientes não melhoram ou até apresentam piora do quadro clínico. As ações a serem consideradas são: doses mais altas de diurético, associar segunda classe de diurético (Tabela 9); monitorização invasiva; cateterismo de câmaras direitas; iniciar inotrópico ou vasopressor; instalar dispositivo de assistência ventricular; considerar transplante cardíaco; reavaliar comorbidades; reavaliar diagnósticos diferenciais; interconsulta cardiológica ou insuficiência cardíaca avançada; considerar cuidados paliativos.

CHOQUE CARDIOGÊNICO

Alguns pacientes podem evoluir com um estado de perfusão tecidual inadequado em decorrência de disfunção cardíaca, principalmente após infarto agudo do miocárdio, podendo ainda ocorrer após miocardites e valvopatias. Trata-se de uma situação associada com alta mortalidade (50-80%).

O diagnóstico de choque circulatório pode ser feito à beira do leito pela observação de hipotensão, associada a sinais de hipoperfusão tecidual como oligúria, alterações da consciência, extremidades frias e mal perfundidas muitas vezes com presença de livedo. Nesses pacientes deve-se documentar a disfunção miocárdica e excluir hipovolemia. Do ponto de vista hemodinâmico, os achados incluem hipotensão (PA sistólica < 90 mmHg por pelo menos 30 minutos) e um índice cardíaco reduzido (< 2,2 L/min/m^2) e pressão capilar pulmonar elevada (> 15 mmHg).

Estes pacientes, quando apresentam associado infarto agudo do miocárdio com complicações mecânicas, se beneficiam principalmente de uma estratégia invasiva, utilizando vasopressores, balão de contrapulsão intra-aórtico, dispositivos de assistência ventricular, ventilação mecânica e revascularização precoce, que reduzem a mortalidade.

Em pacientes com choque cardiogênico, a avaliação da volemia deve ser realizada, e em caso de hipovolemia presente, deve-se realizar a administração cuidadosa em alíquotas de 250 mL de solução isotônica de volume ao paciente, a menos que haja edema pulmonar importante. Acesso venoso central e acesso arterial devem ser obtidos de rotina. Oxigenação e proteção de vias aéreas, cateterização vesical, oximetria de pulso e monitorização eletrocardiográfica são medidas iniciais adicionais.

Correção de distúrbios hidroeletrolíticos deve ser feita, uma vez que predispõe a arritmias. Analgesia com morfina (ou fentanil, se PA sistólica muito comprometida) reduz dor e ansiedade e o consumo de oxigênio.

Arritmias e BAVT apresentam grande efeito sobre o débito cardíaco e devem ser imediatamente corrigidos com cardioversão elétrica, antiarrítmicos ou marca-passo.

Em pacientes com hipoperfusão e volume intravascular adequado está indicado o uso de inotrópicos.

Metanálise da Cochrane que comparou inotrópicos e vasodilatores em pacientes com choque cardiogênico demonstrou que o uso do levosimendam resulta em melhora discreta na mortalidade de pacientes em curto prazo. Nenhuma outra medicação demonstrou benefício.

Embasada em um racional fisiopatológico e consagrada pelo uso, a dobutamina é um agonista beta utilizado em pacientes em choque cardiogênico. Tem como efeitos colaterais a exacerbação de hipotensão e indução de taquiarritmias. A dopamina pode ser utilizada em pacientes com PAS < 80 mmHg, mas estudos demonstram que pode aumentar a mortalidade e complicações em pacientes com choque cardiogênico. Explicações para esse achado incluem taquicardia e aumento da resistência vascular periférica; assim, se houver essa hipotensão, está indicado iniciar um vasopressor antes do inotrópico. A noradrenalina provavelmente é o melhor vasopressor, por induzir menos taquicardia. A adrenalina, embora apresente efeito agonista α e β_2, demonstrou aumento de mortalidade quando utilizada em pacientes com choque cardiogênico e o seu uso deve ser desencorajado. Outra opção importante para o choque circulatório é o suporte mecânico – vide seção a seguir.

A despeito de todas as intervenções farmacológicas e cirúrgicas, a mortalidade do choque cardiogênico é elevada.

SUPORTE CIRCULATÓRIO MECÂNICO

Suporte mecânico de curto prazo pode ser considerado como uma ponte para recuperação em pacientes com causa potencialmente reversível (miocardite periparto) ou tratável cirurgicamente (ruptura de septo interventricular). Outra estratégia de tratamento é a ponte para decisão, onde uma piora fulminante do paciente não permite estabelecer em tempo hábil qual a estratégia final de tratamento. Opções são balão intra-aórtico, impella e dispositivo de assistência ao ventrículo esquerdo e ECMO. A escala Intermacs classifica o estado hemodinâmico do paciente e o tempo para intervenção (Tabela 12). A indicação de suporte circulatório é preferencialmente nos pacientes Intermacs 1 e 2. Paciente Intermacs 3 com altas doses de inotrópicos também podem ser considerados candidatos.

TERAPIA A LONGO PRAZO

A abordagem para o manejo a longo prazo da insuficiência cardíaca descompensada se inicia no final da internação por uma descompensação aguda. Para os pacientes que apresentam fração de ejeção reduzida (ICFER) existem várias medicações com comprovação em trabalhos científicos, enquanto que para os pacientes IC com fração de ejeção preservada (ICFEP), as gliflozinas são a primeira medicação que mostraram melhora de desfecho composto que incluiu mortalidade. É fundamental o início de terapias modificadores do curso da doença antes da alta para assegurar comprometimento com o tratamento.

Os princípios gerais para o manejo da ICFEP são o tratamento com gliflozinas, o controle da hipertensão sistólica e diastólica, controle da frequência cardíaca (principalmente em pacientes com fibrilação atrial), controle da congestão pulmonar e edema periférico com indução de diurese e tratamento de condições associadas como isquemia miocárdica.

Em pacientes com ICFER hemodinamicamente estáveis durante um episódio de ICAD, a terapia para IC crônica pode ser continuada com monitoramento cuidadoso. Após a compensação aguda pode-se iniciar as medicações recomendadas para IC como as gliflozinas (após compensação do quadro inicial), os inibidores da enzima conversora da angiotensina (IECA) ou bloqueadores dos receptores da angiotensina (BRA), usualmente em 24 a 48 horas da apresentação e tituladas conforme necessário e os níveis pressóricos permitirem. A terapia diurética é continuada conforme necessário.

▷ **TABELA 12** Classificação de Interagency Registry for the Mechanically Assisted Circulatory Support (Intermacs)

Perfil	Descrição	Estado hemodinâmico	Tempo para intervenção
1	Choque cardiogênico grave	Hipotensão persistente, apesar do uso de inotrópicos e/ou assistência circulatória mecânica temporária, associada à disfunção orgânica	Horas
2	Declínio progressivo, apesar do uso de inotrópico	Declínio da função renal e hepática, estado nutricional e lactatemia, a despeito do uso de agentes inotrópicos em doses otimizadas	Dias
3	Estável, às custas de inotrópicos	Estabilidade clínica em vigência de terapia inotrópica, mas com histórico de falência do desmame	Semanas a meses
4	Internações frequentes	Sinais de retenção hídrica, sintomas ao repouso e passagens frequentes no departamento de emergência	Semanas a meses
5	Em casa, intolerante aos esforços	Limitação marcante para atividades, mas confortável ao repouso, a despeito de retenção hídrica	Urgência variável, dependente do estado nutricional e do grau de disfunção orgânica
6	Limitação aos esforços	Limitação moderada aos esforços e ausência de sinais de hipervolemia	Urgência variável, dependente do estado nutricional e do grau de disfunção orgânica
7	NYHA III	Estabilidade hemodinâmica e ausência de hipervolemia	Sem indicação

NYHA: New York Heart Association.

A terapia farmacológica crônica para IC pode reduzir a morbidade e mortalidade para pacientes, com medicações como IECA ou BRA, ou os inibidores combinados do receptor da neprilisina e da angiotensina (INRA) como o sacubitril-valsartan, gliflozinas, betabloqueadores e antagonistas do receptor mineralocorticoide como a espironolactona ou o eplerenone.

Uma vez que o paciente esteja estável, as terapias baseadas em evidências para IC crônica são cuidadosamente iniciadas ou reiniciadas e tituladas. As gliflozinas devem ser utilizadas em pacientes independentemente de serem ou não diabéticos. A evidência para o uso em pacientes com fração de ejeção reduzida é melhor do que pacientes com fração de ejeção preservada, mas há estudos mostrando melhora em ambos os casos. Em pacientes que já estão fazendo uso de um inibidor da ECA, BRA ou INRA, a manutenção do tratamento ambulatorial pode ser tentada, mas a dose deve ser reduzida ou o medicamento interrompido se houver hipotensão, piora da função renal ou hipercalemia. Para pacientes que ainda não estão tomando um inibidor da ECA, BRA ou INRA estas medicações podem ser introduzidas no DE após estabilização do paciente e idealmente em todos antes da alta hospitalar.

Os betabloqueadores reduzem a mortalidade no manejo de longo prazo de pacientes com ICFER, mas devem ser usados com cautela em pacientes agudamente descompensados devido ao potencial de piorar a ICAD. Em pacientes que não estão utilizando um betabloqueador pode-se considerar iniciar os mesmos em baixas doses após iniciar os IECA ou BRA, muitas vezes já em regime ambulatorial.

Pacientes em uso de antagonistas dos mineralocorticoides como a espironolactona em geral podem continuar o uso da medicação durante um episódio de ICAD, com monitoramento da pressão arterial, função renal e eletrólitos, caso contrário essas medicações podem ser consideradas em regime ambulatorial.

A ivabradina é um inibidor do nó sinusal, com indicação para tratamento de pacientes com IC com frequência cardíaca maior do que 70 bpm. A ivabradina leva a redução de hospitalização por descompensação da IC, mas não tem um papel definido em pacientes com ICAD.

O estudo PIONEER-HF mostrou que o uso de 200 mg de sacubitril-valsartana foi superior a enalapril para redução de NT-proBNP nas semanas seguintes, mas não foram demonstradas outras diferenças. O uso de liraglutida não levou a melhora de qualquer desfecho.

INDICAÇÕES DE INTERNAÇÃO HOSPITALAR, UTI E ALTA HOSPITALAR

Não é toda IC descompensada que necessita de internação hospitalar, mas 80% das internações por IC originam-se no departamento de emergência. A principal razão de internação é para tratamento de congestão e em frequências menores para insuficiência respiratória, choque cardiogênico, taquicardia ventricular incessantes ou necessidade de terapia urgente. Alguns pacientes com razão de descompensação óbvia como um lapso no uso de diurético podem ser tratados no DE com alta após sem necessidade de internação. Poucos parâmetros são definidos para esta indicação, mas diferentes diretrizes sugerem as seguintes indicações para internação hospitalar:

1. Pacientes com insuficiência cardíaca moderada ou grave e primodiagnóstico ou primodescompensação.
2. Pacientes com ICC recorrente complicada por eventos ou situações clínicas agudas graves (p. ex., IAM recente, edema agudo de pulmão, hipotensão, TEP, arritmias sintomáticas etc.).
3. Dispneia ao repouso com congestão significativa.
4. Piora da função renal.
5. Alterações hidroeletrolíticas potencialmente graves, como níveis de potássio maiores que 7 mEq/L ou com expressão eletrocardiográfica.
6. Arritmias cardíacas, alterações hemodinâmicas significativas ou pós-PCR ou arritmia ventricular maligna.
7. Síndrome coronariana aguda associada.
8. Síncope associada.
9. Intoxicação digitálica.
10. Hipoxemia.
11. Tempestade elétrica.
12. Indicações relativas: informação limitada sobre a doença, regime de tratamento domiciliar inadequado, aderência comprometida ao tratamento

São critérios para internação em UTI:

1. Necessidade de intubação.
2. Sinais ou sintomas de hipoperfusão.
3. $SatO_2$ < 90% apesar de O_2 suplementar.
4. Uso de musculatura acessória ou FR > 25 irpm.
5. FC < 40 bpm ou > 130 bpm.
6. PAS < 90 mmHg.

Os critérios de alta para os pacientes com insuficiência cardíaca sugeridos são:

1. Fator de exacerbação controlado ou com intervenção para controle em andamento.
2. Melhora do estado volêmico.
3. Iniciada a transição de diuréticos endovenosos para oral.
4. Orientação adequada de paciente e familiar.
5. Orientação e intervenção para interrupção do tabagismo.
6. Adequação de medicações orais.
7. Idealmente, consulta de seguimento em 1 a 2 semanas.

Em paciente com múltiplas internações por ICAD devem ser observados:

1. Regime oral com diuréticos por 24 horas – isto evita falha de alta com nova procura do pronto-socorro.
2. Sem uso de vasodilatadores e inotrópicos endovenosos por 24 horas.
3. Capacidade de deambulação verificada.
4. Plano para seguimento após alta, idealmente com consulta pessoal ou por telefone em 72 horas.

LITERATURA RECOMENDADA

1. Adams KF Jr, Fonarow GC, Emerman CL, et al. Characteristics and outcomes of patients hospitalized for heart failure in the United States: rationale, design, and preliminary observations from the first 100,000 cases in the Acute Decompensated Heart Failure National Registry (ADHERE). Am Heart J. 2005;149:209.
2. Bozkurt B, Coats AJ, Tsutsui H, Abdelhamid M, Adamopoulos S, Albert N, et al. Universal definition and classification of heart failure: A report of the Heart Failure Society of America, Heart Failure Association of the European Society of Cardiology, Japanese Heart Failure Society and Writing Committee of the Universal Definition of Heart Failure. J Card Fail. 2021 Mar 1:S1071-9164(21)00050-6.
3. Colucci WS. Treatment of acute decompensated heart failure: Specific therapies. In: Post TW (ed.). UpToDate. Waltham, MA: UpToDate Inc. http://www.uptodate.com. Acesso em: 27 Jan 2022.
4. Colucci WS. Treatment of acute decompensated heart failure: General considerations. In: Post TW (ed.). UpToDate. Waltham, MA: UpToDate Inc. http://www.uptodate.com. Acesso em: 27 Jan 2022.
5. Dickstein K, Cohen-Solal A, Filippatos G, et al. ESC Guidelines for the diagnosis and treatment of acute and chronic heart failure 2008: the Task Force for the Diagnosis and Treatment of Acute and Chronic Heart Failure 2008 of the European Society of Cardiology. Developed in collaboration with the Heart Failure Association of the ESC (HFA) and endorsed by the European Society of Intensive Care Medicine (ESICM). Eur Heart J. 2008;29:2388.
6. Fonarow GC, Adams KF Jr, Abraham WT, Yancy CW, Boscardin WJ, for the ADHERE Scientific Advisory Committee, Study Group, and Investigators. Risk stratification for in-hospital mortality in acutely decompensated heart failure: classification and regression tree analysis. JAMA. 2005;293:572-80.
7. Mebazaa A, Yilmaz MB, Levy P, et al. Recommendations on pre-hospital & early hospital management of acute heart failure: a consensus paper from the Heart Failure Association of the European Society of Cardiology, the European Society of Emergency Medicine and the Society of Academic Emergency Medicine. Eur J Heart Fail. 2015;17:544.
8. Marcondes-Braga FG, Moura LAZ, Issa VS, Vieira JL, Rohde LE, Simões MV, et al. Atualização de Tópicos Emergentes da Diretriz de Insuficiência Cardíaca – 2021. Arq Bras Cardiol. 2021.
9. Margulies KB, Hernandez AF, Redfield MM, et al. Effects of liraglutide on clinical stability among patients with advanced heart failure and reduced ejection fraction: A randomized clinical trial. JAMA. 2016;316(5):500-8.19. Velazquez EJ, Morrow DA, DeVore AD, Duffy CI, Ambrosy AP, McCague K, Rocha R, Braunwald E; PIONEER-HF Investigators. Angiotensin-neprilysin inhibition in acute decompensated heart failure. N Engl J Med. 2019 Feb 7;380(6):539-48.
10. McDonagh TA, Metra M, Adamo M, Gardner RS, Baumbach A, Böhm M, et al., ESC Scientific Document Group. 2021 ESC Guidelines for the diagnosis and treatment of acute and chronic heart failure: Developed by the Task Force for the diagnosis and treatment of acute and chronic heart failure of the European Society of Cardiology (ESC) with the special contribution of the Heart Failure Association (HFA) of the ESC. European Heart Journal. 2021.
11. Meyer TE. Aproach to diagnosis and evaluation of acute descompensated heart failure in adults. In: Post TW (ed.). UpToDate. Waltham, MA: UpToDate Inc. http://www.uptodate.com. Acesso em: 05 jan 2021.
12. Montera MW. Summary of the II Brazilian Guideline Update in Acute Heart Failure. 2009/2011.
13. Moreira MH, et al. Sumário de Atualização da II Diretriz Brasileira de Insuficiência Cardíaca Aguda 2009/2011. Sociedade Brasileira de Cardiologia.
14. Pauly DF. Managing acute decompensated heart failure. Cardiol Clin. 2014;32:145-9.

15. Ponikowski P, Voors AA, Anker SD, et al. 2016 ESC Guidelines for the diagnosis and treatment of acute and chronic heart failure: The Task Force for the diagnosis and treatment of acute and chronic heart failure of the European Society of Cardiology (ESC). Developed with the special contribution of the Heart Failure Association (HFA) of the ESC. Eur J Heart Fail. 2016;18:891.
16. Renier W, Winckelmann KH, Verbakel JY, et al. Signs and symptoms in adult patients with acute dyspnea: a systematic review and meta-analysis. Eur J Emerg Med. 2018;25:3.
17. Reyentovich A. Clinical manifestations and diagnosis of cardiogenic shock in acute myocardial infarction. In: Post TW (ed.). UpToDate. Waltham, MA: UpToDate Inc. http://www.uptodate.com. Acesso em: 27 Jan 2022.
18. Reyentovich A. Prognosis and treatment of cardiogenic shock complicating acute myocardial infarction. In: Post TW (ed.). UpToDate. Waltham, MA: UpToDate Inc. http://www.uptodate.com. Acesso em: 05 Jan 2021.
19. Reynolds HR, Hochman JS. Cardiogenic shock: current concepts and improving outcomes. Circulation. 2008;117:686.
20. Writing Committee Members, Yancy CW, Jessup M, et al. 2013 ACCF/AHA guideline for the management of heart failure: a report of the American College of Cardiology Foundation/American Heart Association Task Force on practice guidelines. Circulation. 2013;128:e240.
21. Yancy CW, Jessup M, Bozkurt B, et al. 2013 ACCF/AHA guideline for the management of heart failure: a report of the American College of Cardiology Foundation/American Heart Association Task Force on Practice Guidelines. J Am Coll Cardiol. 2013;62:e147.

38 Emergências hipertensivas

Caio Godoy Rodrigues
Julio Flávio Meirelles Marchini
Rodrigo Antonio Brandão Neto

PONTOS IMPORTANTES

- As crises hipertensivas representam 3 a 25% dos atendimentos no departamento de emergência (DE).
- As urgências hipertensivas (UH) são situações clínicas sintomáticas em que há elevação acentuada da pressão arterial (PA), definida arbitrariamente como pressão arterial diastólica (PAD) ≥ 120 mmHg, sem lesão de órgão-alvo (LOA) aguda.
- As emergências hipertensivas (EH) são situações clínicas sintomáticas em que há elevação acentuada da PA, com LOA aguda e progressiva.
- Queixas de dor, estresse psicológico agudo e síndrome de pânico associados à PA elevada não caracterizam UH ou EH e sim uma pseudocrise hipertensiva. Pacientes nessa condição devem ser tratados com repouso, analgésicos ou tranquilizantes.
- Exames laboratoriais incluem hemograma, função renal, eletrólitos, urina 1 e marcadores de hemólise. Outros exames são dependentes da situação clínica.
- A maioria das UH não necessita de intervenção medicamentosa no DE, mas sim reorientação e encaminhamento ambulatorial precoce.
- A encefalopatia hipertensiva é a LOA clássica das EH. Deve-se ter cuidado na velocidade de redução, limitando-se a 10 a 20% na primeira hora de tratamento e mais 10 a 15% nas próximas 23 horas.

INTRODUÇÃO E DEFINIÇÕES

Hipertensão arterial sistêmica (HAS) é uma doença comum no Brasil, tendo prevalência de 32,5% em adultos. A maioria desses pacientes não conhece o diagnóstico ou, mesmo conhecendo, não trata adequadamente. Por exemplo, apenas 1 em cada 3 hipertensos norte-americanos apresenta controle pressórico adequado. A doença aumenta sua prevalência com a idade, sendo que mais de 50% dos adultos acima de 60 anos de idade apresentam HAS.

A elevação da pressão arterial (PA) é uma queixa comum no departamento de emergência (DE), correspondendo a 3-25% dos atendimentos e englobando desde mau controle ambulatorial até, muito menos frequentemente, as emergências hipertensivas.

Os termos "urgências hipertensivas" (UH) e "emergências hipertensivas" (EH) surgiram em 1993 a partir do V Joint National Committee on Detection Evaluation and Treatment of High Blood Pressure, como proposta de classificação funcional das crises hipertensivas. Consideramos UH quando há elevação acentuada da PA sintomática, sem lesão aguda ou disfunção iminente de órgão-alvo. Em contraste, as EH tipicamente têm elevação acentuada da PA (PA sistólica [PAS] > 180 mmHg e PA diastólica [PAD] > 120 mmHg), com lesão aguda ou piora de lesão crônica de órgão-alvo (Tabela 1). Algumas diretrizes utilizam o ponto de corte de 110 mmHg de PAD para definir UH ou EH.

▷ **TABELA 1** Lesões de órgão-alvo

Emergência hipertensiva	Achados mais comuns	Tratamento	Drogas de escolha para controle de PA
Encefalopatia hipertensiva	Confusão, letargia, alterações visuais, crises convulsivas, alteração no exame de fundo de olho, rebaixamento do nível de consciência	Suporte clínico, controle da PA, tratamento das convulsões	Nitroprussiato, labetalol
Acidente vascular encefálico	Déficit neurológico novo, alterações do nível de consciência	Trombólise, trombectomia mecânica, controle de PA (hemorrágico, HSA)	Nitroprussiato
Edema agudo de pulmão	Dispneia, expectoração rósea, ansiedade, sudorese, taquipneia, estertores no exame físico	Ventilação mecânica não invasiva, diuréticos, controle de PA, controle de fator desencadeante	Nitroglicerina, nitroprussiato
Síndrome coronariana aguda	Dor torácica, alterações de ECG	Intervenção coronariana percutânea ou trombólise	Esmolol, labetalol, nitroglicerina, metoprolol
Dissecção aguda de aorta	Dor torácica intensa de início súbito, sudorese, palidez, síncope, assimetria de PA e de pulso, novo sopro aórtico	Controle rápido da PA com alvo de PAS ≤ 120 mmHg e FC ≤ 60 bpm ou menor valor tolerável e analgesia	Esmolol, labetalol, metoprolol, nitroprussiato
Insuficiência renal aguda	Diminuição do débito urinário, hematúria, edema, dispneia (congestão pulmonar)	Tratamento da congestão e distúrbios eletrolíticos, diálise, se necessário	Hidralazina, betabloqueadores em geral
Crise adrenérgica	Ansiedade, dor torácica, midríase fotorreagente, hipertermia	Alfabloqueadores, betabloqueadores (só usar após bloqueio alfa adequado), bloqueadores de canal de cálcio e bloqueadores do sistema renina-angiotensina	Em crises associadas a intoxicação por simpaticomiméticos, o uso de benzodiazepínicos é em geral suficiente para tratar a hipertensão.
Eclâmpsia/ pré-eclâmpsia	Proteinúria, alterações visuais, crises convulsivas	Sulfato de magnésio, controle de PA	Hidralazina, labetalol
Papiledema agudo	Progressão para encefalopatia hipertensiva	Suporte, controle pressórico. Pode ser feito com medicações via oral	Nitroprussiato. Pode-se usar medicações orais como clonidina 0,2 mg ou inibidores da ECA
Interrupção abrupta de clonidina ou outros bloqueadores simpáticos	Taquicardia, sudorese, sintomas adrenérgicos	Benzodiazepínicos, evitar betabloqueadores	Clonidina, doxasozin, bloqueadores dos canais de cálcio e, se níveis muito elevados, nitroprussiato Fentolamina seria alternativa, se disponível
Uso de cocaína, anfetamina, inibidores da monoamina oxidase	Taquicardia, sudorese, sintomas adrenérgicos	Controle pressórico, evitar betabloqueadores	Clonidina, doxasozin, bloqueadores dos canais de cálcio e, se níveis muito elevados, nitroprussiato Fentolamina seria alternativa, se disponível
Hipertensão perioperatória	Pode ser assintomática ou decorrente de complicações do procedimento cirúrgico Raramente caracteriza uma EH	Tratamento da dor e outras complicações	Várias, incluindo bloqueadores de canais de cálcio. Raramente são necessários agentes parenterais

(continua)

▷ **TABELA 1** Lesões de órgão-alvo *(continuação)*

Emergência hipertensiva	Achados mais comuns	Tratamento	Drogas de escolha para controle de PA
Crise de feocromocitoma	Taquicardia, sudorese, sintomas adrenérgicos	Se hipotensão, reposição volêmica. Evitar betabloqueadores	Clonidina, doxasozin, bloqueadores dos canais de cálcio e, se níveis muito elevados, nitroprussiato Fentolamina seria alternativa, se disponível

ECA: enzima conversora da angiotensina; ECG: eletrocardiograma; EH: emergências hipertensivas; FC: frequência cardíaca; HSA: hemorragia subaracnóidea; PA: pressão arterial; PAS: PA sistólica.

O conceito de UH é controverso, não sendo citado nas diretrizes europeias de HAS. Por um lado, a minoria dos pacientes que se apresentam no DE com níveis pressóricos > 180/120 mmHg necessita de algum tipo de intervenção médica imediata, com o risco de eventos cardiovasculares em curto prazo não muito diferente dos hipertensos crônicos controlados ambulatorialmente. Por outro lado, alguns pacientes podem apresentar emergências hipertensivas com valores pressóricos < 180/120 mmHg.

No Brasil, crises hipertensivas compreendem 0,4-0,6% dos atendimentos no DE, correspondendo a 1,7% das emergências clínicas. As mais comuns são edema agudo de pulmão e acidente vascular encefálico. As crises hipertensivas podem ocorrer em pacientes com e sem diagnóstico prévio de HAS, sendo mais comuns em homens, em pacientes mal aderentes, obesos e com doença renal crônica. Além disso, há maior incidência com o aumento da idade.

ETIOLOGIA E FISIOPATOLOGIA

A fisiopatologia da crise hipertensiva ainda não está bem elucidada. O início abrupto sugere um mecanismo de gatilho, possivelmente relacionado a vasoconstritores séricos, sobreposto a hipertensão preexistente. A elevação abrupta da PA provoca estresse mecânico vascular e lesão do endotélio. Estes, por sua vez, iniciam ativação inflamatória celular, aumento da permeabilidade vascular e ativação da cascata de coagulação e deposição de fibrina, levando à isquemia tecidual. Esse processo libera mediadores inflamatórios e substâncias vasoativas e ativa o sistema renina-angiotensina-aldosterona, resultando em vasoconstrição, que perpetua o processo de elevação pressórica. Entre as substâncias vasoativas, ocorre liberação de vasopressina, provocando natriurese e podendo resultar em hipovolemia, ampliando, então, a resposta vasoconstritora. A vasoconstrição inicial também pode ser provocada por excesso de sódio e por excesso de catecolaminas (como em uma crise adrenérgica por feocromocitoma). Pacientes com EH apresentam uma falha nos mecanismos autorregulatórios e a resposta ao aumento abrupto da pressão arterial ocorre através da vasoconstrição arteriolar e arterial, que mantém a pressão de perfusão tecidual constante e protege os órgãos-alvo desse aumento pressórico. Esses pacientes apresentam oclusão vascular e microtromboses evidentes, principalmente em exame de fundo de olho, e necrose fibrinoide em arteríolas.

Pacientes com EH apresentam com maior frequência HAS secundária se comparados a outros pacientes hipertensos. Causas comuns de HAS secundária incluem hipertensão renovascular, doença renal crônica, hiperaldosteronismo primário e feocromocitoma.

ACHADOS CLÍNICOS

Os pacientes com uma emergência hipertensiva devem ter sua pressão arterial aferida nos dois braços e eventualmente nos quatro membros, de preferência em um ambiente calmo e repetidas vezes, até a estabilização (no mínimo três medidas). Deve-se prontamente coletar informações sobre a PA usual do paciente e sobre situações que possam desencadear o seu aumento (ansiedade, dor, sal, comorbidades, uso de fármacos anti-hipertensivos – dosagem e adesão) ou que possam aumentar a PA (anti-inflamatórios, corticoides, simpaticomiméticos, álcool). O uso de drogas ilícitas é um fator de risco para crises hipertensivas, devendo ser questionado ativamente, principalmente no tocante ao uso de drogas adrenérgicas como a cocaína.

No exame neurológico, devem-se buscar alterações do nível de consciência, como agitação e sonolência, déficit de força ou sensibilidade e rigidez de nuca, que pode ser um indicativo de hemorragia subaracnóidea. Deve-se também testar os reflexos em mulheres grávidas ou no puerpério, sendo a hiper-reflexia um dos sinais de eclâmpsia. A assimetria de pulso ou de PA, assim como um novo sopro aórtico e abdominal, pode indicar uma dissecção de aorta. Sinais de congestão pulmonar, dispneia e tosse com expectoração rósea podem ser indicativos de edema pulmonar.

Na avaliação inicial do paciente com pressão arterial elevada, o mais importante é excluir lesão aguda, contínua e de órgão-alvo, o que indicaria um diagnóstico de emergência hipertensiva em vez de hipertensão assintomática grave. O exame de fundo de olho ou a ultrassonografia de nervo óptico (Tabela 3) é essencial nessa avaliação. Pode-se, pela fundoscopia, utilizar a classificação de Keith-Wagener-Barker de retinopatia hipertensiva:

- Grau 0 – normal.
- Grau 1 – estreitamento arterial mínimo.
- Grau 2 – estreitamento arterial óbvio com irregularidades focais.
- Grau 3 – estreitamento arterial com hemorragias retinianas e/ou exsudato.
- Grau 4 – grau 3 acrescido de papiledema.

Os achados de retinopatia hipertensiva aguda incluem transudatos periarteriolares, lesões epiteliais pigmentares da retina, edema do disco óptico e macular, exsudatos algodonosos (lesões brancas macias que consistem em axônios isquêmicos edemaciados causados por oclusão de pequenos vasos) e exsudatos duros (depósitos lipídicos retinianos). Quando identificadas, tais anormalidades fundoscópicas são consideradas diagnósticas; no entanto, podem estar ausentes em mais de 30% dos pacientes, com uma emergência hipertensiva clinicamente evidente. As lesões da retinopatia aguda são distintas das alterações mais crônicas, que incluem estreitamento arterial, fio de cobre ou prata das arteríolas, estreitamento arteriovenoso e hemorragias retinianas. Desafios técnicos e falta de experiência provavelmente contribuem para a fundoscopia ser relativamente pouco realizada no DE. A fotografia digital não midriática do fundo de olho pode ajudar a superar esses problemas e mostrou-se promissora como adjuvante para detectar alterações crônicas e agudas associadas à retinopatia hipertensiva no DE. Outra opção é o ultrassom à beira do leito de bainha de nervo ótico (ver a seguir).

Os sinais e sintomas específicos de cada emergência hipertensiva serão discutidos adiante. A Tabela 2 inclui situações que devem ser procuradas na história de pacientes com suspeita de EH ou UH e os exames físicos.

Uma revisão retrospectiva de registros de um DE de pacientes adultos descobriu que as emergências hipertensivas representavam menos de 1% de todas as visitas que ocorriam durante um único ano. Dessas emergências hipertensivas, a eclâmpsia foi pouco frequente (2%), enquanto o infarto cerebral (39%) e o edema agudo de pulmão (25%) foram as mais comuns.

EXAMES COMPLEMENTARES

Os exames complementares devem ser solicitados de acordo com a suspeita diagnóstica. No caso de UH, a solicitação de exames complementares não é geralmente indicada, pois aumentam desnecessariamente os custos e o tempo de permanência do paciente no hospital, sem alterar a conduta.

▷ **TABELA 2** Achados que sugerem emergências hipertensivas (EH) ou urgências hipertensivas (UH)

▪ Sintomas neurológicos generalizados, como agitação, delírio, estupor, convulsões ou distúrbios visuais
▪ Traumatismo craniano agudo
▪ Sintomas neurológicos focais, que podem ser causados por um acidente vascular cerebral isquêmico ou hemorrágico
▪ Hemorragias retinianas agudas, exsudatos ou papiledema na fundoscopia direta
▪ Náuseas e vômitos, que podem ser um sinal de aumento da pressão intracraniana
▪ Desconforto torácico (isquemia miocárdica ou dissecção da aorta)
▪ Dor aguda dorsal (dissecção da aorta)
▪ Dispneia
▪ Gestação (pré-eclâmpsia ou eclâmpsia)
▪ Moscas volantes, edema de membros inferiores, proteinúria
▪ Uso de drogas que podem produzir um estado hiperadrenérgico, como cocaína, anfetaminas, fenciclidina ou inibidores da monoamina oxidase, ou descontinuação recente de clonidina ou outros agentes simpatolíticos

▷ **TABELA 3** Passos para realização de ultrassonografia (US) *point of care* para avaliação de hipertensão intracraniana

1. Colocar curativo Tegaderm® ou similar sobre o olho fechado. Esse passo não é estritamente necessário, mas evita desconforto do paciente. É preciso ter cuidado para não deixar ar entre o curativo e o olho, pois prejudica a imagem de US
2. Aplicar gel em bastante quantidade sobre as pálpebras fechadas. Deve ser o suficiente para que o transdutor não encoste ao olho
3. Usar transdutor linear (10 MHz) para fazer as medidas
4. O nervo óptico é uma estrutura cilíndrica hipoecoica posterior ao globo ocular
5. Medir o diâmetro da bainha do nervo ótico 3 mm distal ao globo ocular. Considera-se aumentado quando o diâmetro da bainha do nervo ótico ultrapassa 5-6 mm (Figura 1)

São indicados, na suspeita de EH, os seguintes exames:

- Hemograma completo.
- Ureia e creatinina para avaliação da função renal.
- Eletrólitos e um exame de sedimento urinário para avaliar proteinúria, leucocitúria e hematúria.
- Marcadores de hemólise: bilirrubina, haptoglobina, LDH, pesquisa de esquizócitos (pacientes com hipertensão maligna-acelerada podem ter hemólise intravascular ou microangiopática).

Outros exames são indicados para condições específicas associadas:

- Suspeita de síndrome coronariana aguda: solicitar marcadores de necrose miocárdica.
- Edema agudo de pulmão: solicitar BNP ou nT--pro-BNP.
- Dissecção de aorta: considerar realizar dosagem do D-dímero.

Os exames de imagem são úteis e devem ser direcionados para a suspeita diagnóstica:

- Eletrocardiograma: deve ser solicitado em paciente com dor torácica e suspeita de edema agudo de pulmão; pode apresentar alterações do segmento ST ou sinais de sobrecarga ventricular.
- Radiografia de tórax: deve ser solicitada em paciente com dor torácica e suspeita de edema agudo de pulmão; o alargamento de mediastino pode ser indicativo de dissecção aguda de aorta. Também pode mostrar sinais de congestão pulmonar.
- Tomografia computadorizada (TC) ou ressonância magnética (RM) de crânio: deve ser solicitada em paciente com sintomas neurológicos e suspeita de acidente vascular encefálico (AVE); pode ser normal em AVE isquêmico ou indicar sangue em AVE hemorrágico e hemorragia subaracnóidea. Também pode mostrar edema cerebral difuso na encefalopatia hipertensiva.
- Angiotomografia de aorta: é o padrão-ouro para diagnóstico de dissecção aguda de aorta.
- US *point of care*: faz o diagnóstico de hipertensão intracraniana (Tabela 3), pode visualizar dissecção de aorta e possibilita avaliação da função cardíaca e de congestão pulmonar.
- Ecocardiografia transesofágica: exame alternativo à tomografia na investigação de dissecção de aorta.

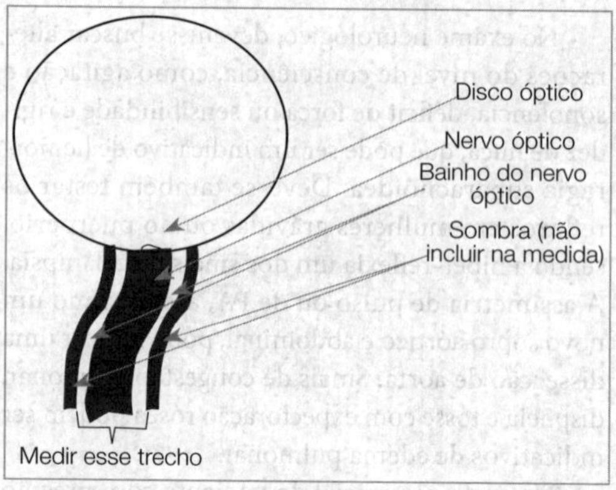

▷ **FIGURA 1** Consenso para medida da bainha do nervo óptico na ultrassonografia à beira-leito.

Marcadores mais novos de disfunção renal, incluindo cistatina C, lipocalina associada a gelatinase de neutrófilos e molécula de lesão renal-1, também podem ser considerados, mas sua disponibilidade na maioria dos centros médicos é limitada e eles não são indicados para uma avaliação no DE.

A Tabela 4 resume a avaliação dos pacientes com crises hipertensivas.

DIAGNÓSTICO DIFERENCIAL

O principal diagnóstico diferencial das crises hipertensivas são as chamadas pseudocrises hipertensivas, em que pacientes apresentam achados de níveis pressóricos elevados associados a queixas de dor torácica atípica, estresse psicológico agudo e síndrome de pânico, que possivelmente são a etiologia da elevação de níveis pressóricos. Pacientes com pseudocrise hipertensiva devem ser tratados com repouso, analgésicos ou tranquilizantes e não com agentes anti-hipertensivos.

TRATAMENTO

Urgências hipertensivas

Quando são excluídas lesões de órgãos-alvo, trata-se de uma UH. Inicialmente, deve-se checar se o paciente tem acompanhamento médico e verificar sua adesão ao tratamento. Na maioria dos pacientes, não é necessário controle da PA no pronto-socorro. Pelo contrário, uma terapia anti-hipertensiva rápida e agressiva pode levar à isquemia cerebral ou miocárdica ou à injúria renal aguda, caso os níveis pressóricos caiam abaixo do limite da autorregulação da perfusão desses órgãos.

Um estudo retrospectivo com 59.535 pacientes realizado por Patel et al. não mostrou diferença, em 6 meses, em eventos cardiovasculares e controle pressórico em pacientes com urgências hipertensivas que receberam medicações no DE ou foram dispensados. Em pacientes com diagnóstico prévio e tratamento de hipertensão, devem-se retomar as medicações de uso ambulatorial e reforçar a importância da adesão a medicamentos e dietética, além de, se necessário, aumentar a dose das medicações ou adicionar uma nova classe. Em pacientes sem diagnóstico prévio, pode-se iniciar o tratamento no DE, devendo-se encaminhá-los para o acompanhamento ambulatorial.

Em algumas situações, recomendamos reduzir a PA dos pacientes em UH em horas. Pacientes com alto risco de eventos cardiovasculares iminentes, como aqueles com doenças da aorta ou aneurismas cerebrais, beneficiam-se de um controle de PA em horas. Nessa situação, devem-se utilizar medicamentos por via oral e com meia-vida curta. Entre as opções estão captopril (6,25-12,5 mg), clonidina (0,2 mg) e hidralazina (12,5-25 mg). O objetivo é a redução de 20 a 30 mmHg na pressão sistólica em algumas horas. Uma alternativa é o uso de medicações de efeito prolongado, como a anlodipina ou a clortalidona, com avaliação ambulatorial em 1 ou 2 dias.

Todos os pacientes em UH devem ter retorno precoce, de modo que suas medicações possam ser ajustadas com um objetivo de PA menor que 160 × 100 mmHg. Além disso, devem ser encaminhados para acompanhamento ambulatorial ou reavaliação ambulatorial precoce. Cabe ressaltar que colocar os pacientes em uma sala silenciosa e calma, o que nem sempre é possível, pode levar a uma queda da PAS de 10 a 20 mmHg.

▷ **TABELA 4** Investigação de lesões de órgãos-alvo nas emergências hipertensivas

Sistema cardiovascular
▪ Clínica: dor ou desconforto no tórax, abdome ou dorso, dispneia, fadiga e tosse
▪ Exame físico: frequência cardíaca, ritmo, alteração de pulso, galope, sopros cardíacos, vasculares e estase jugular, além de congestão pulmonar, abdominal e periférica
▪ Exames complementares: ECG, monitorização eletrocardiográfica, saturação de O_2, radiografia de tórax, ecocardiograma, marcadores de necrose miocárdica, hemograma com plaquetas, LDH e angiotomografia
Sistema nervoso
▪ Clínica: tontura, cefaleia, alteração de visão, audição ou fala, nível de consciência ou coma, agitação, delírio ou confusão, déficits focais, rigidez de nuca, convulsão
▪ Exames complementares: tomografia, ressonância e punção lombar
▪ Fundoscopia: papiledema, hemorragias, exsudatos, alterações nos vasos (como espasmos), cruzamentos arteriovenosos patológicos, espessamento na parede arterial e aspecto em fio de prata ou cobre
▪ US de nervo ótico: investigação de hipertensão intracraniana
Sistema renal e geniturinário
▪ Clínica: alterações no volume ou na frequência miccional ou no aspecto da urina, hematúria, edema, desidratação, massas e sopros abdominais
▪ Exames complementares: urina I, creatininemia, ureia sérica, sódio, potássio, cloro e gasometria

ECG: eletrocardiograma; LDH: lactato desidrogenase; US: ultrassonografia.

Emergências hipertensivas

As emergências hipertensivas são divididas conforme o órgão-alvo atingido e serão abordadas posteriormente. A encefalopatia hipertensiva é a lesão de órgão-alvo característica das EH e será discutida com maior destaque.

A HAS acelerada-maligna é uma condição que evolui frequentemente para EH. Ela é definida por alterações retinianas de graus 3 e 4 da classificação de Keith-Wagener. Anteriormente à classificação, era entendida como independente da HAS acelerada, representando as alterações de fundo de olho de grau 3, enquanto a HAS maligna representava as alterações de fundo de olho de grau 4. Atualmente, porém, como as duas situações têm prognósticos semelhantes, são caracterizadas juntas. O termo HAS maligna era utilizado devido ao prognóstico dos pacientes nessa condição que costumava ser muito ruim, similar ao de neoplasias malignas; porém, com a melhora do tratamento anti-hipertensivo, o prognóstico melhorou sensivelmente. Em pacientes não tratados, a mortalidade pode chegar até 50% em 1 ano e é associada a hipertensão secundária em mais de 50% dos casos na população caucasiana. Na população negra, é mais comum e frequentemente associada a HAS essencial. As manifestações clínicas incluem:

- Cefaleia: 85% dos casos.
- Borramento visual: 55% dos casos.
- Noctúria: 38% dos casos.
- Astenia: 30% dos casos.
- Alteração da função renal: 30-50% dos casos.

O manejo é dependente da presença de sintomas neurológicos. Se o paciente apresenta sintomas neurológicos ou alteração da função renal, deve ser tratado de forma semelhante àqueles com encefalopatia hipertensiva. Caso não apresente sintomas neurológicos, pode ser manejado com medicações por via oral. As opções incluem:

- Clonidina 0,2 mg, podendo ser repetida.
- Inibidores da ECA, como captopril 25 mg ou enalapril 10 mg.

O uso da nifedipina, especialmente sublingual, é contraindicado nessa situação, pois reduz rapidamente a pressão arterial, podendo desencadear um acidente vascular encefálico, entre outros eventos adversos. Quando se considera início de terapia oral no departamento de emergência, opções incluem bloqueadores dos canais de cálcio, inibidores da ECA, tiazídicos, betabloqueadores e inibidores da angiotensina II. No estudo ACCOMPLISH a combinação de bloqueadores dos canais de cálcio e inibidores da ECA é uma boa opção. A Figura 2 resume uma possível abordagem nesses pacientes.

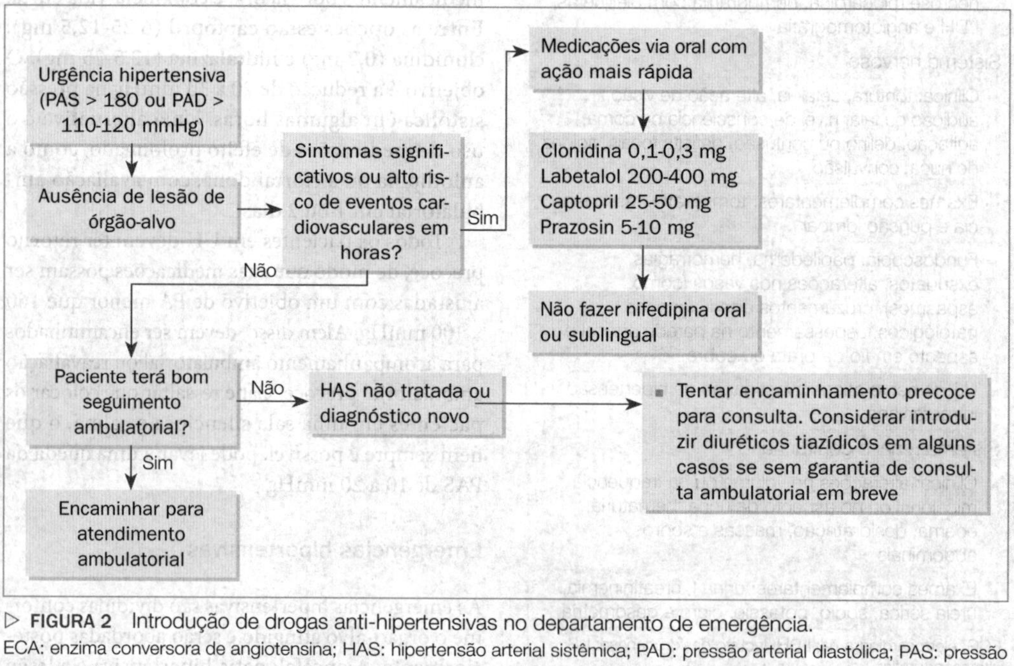

▷ **FIGURA 2** Introdução de drogas anti-hipertensivas no departamento de emergência.
ECA: enzima conversora de angiotensina; HAS: hipertensão arterial sistêmica; PAD: pressão arterial diastólica; PAS: pressão arterial sistêmica.

O manejo de cada EH será detalhado a seguir. A Tabela 5 resume as principais medicações utilizadas para as EH e a Tabela 6 contém os alvos pressóricos para cada condição.

ENCEFALOPATIA HIPERTENSIVA

Encefalopatia hipertensiva é o termo utilizado quando temos sinais e sintomas de edema cerebral devido a aumento súbito ou elevações súbitas da PA. É um diagnóstico de exclusão, sendo feito após descarte de outras disfunções do sistema nervoso central. O que marca essa condição é a melhora importante do quadro após a redução de 10 a 15% da pressão arterial média (PAM).

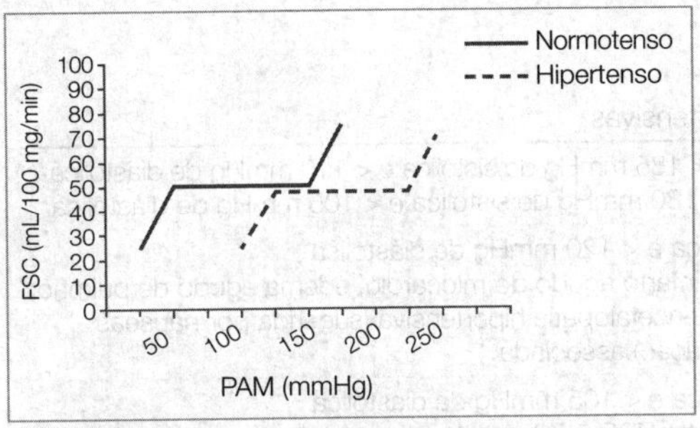

▷ **FIGURA 3** Autorregulação.
FSC: fluxo sanguíneo cerebral; PAM: pressão arterial média.
Fonte: adaptada de Ruland S, Alyagari V. Cerebral autoregulation and blood pressure lowering. Hypertension. 2007;49:977-8.

Fisiopatologia

O cérebro tem um mecanismo de autorregulação para garantir uma pressão de perfusão cerebral (PPC) adequada. Com elevações leves a moderadas na PA, o mecanismo autorregulador leva a uma vasoconstrição arterial e arteriolar para manter uma PPC adequada. Em um paciente normotenso, esse mecanismo pode chegar ao seu limite com moderadas a grandes elevações da PA, enquanto em pacientes hipertensos mal controlados, o mecanismo está adaptado a regimes de altas pressões, necessitando de elevações maiores na PA para chegar ao limiar.

Quando a PA ultrapassa o limiar do mecanismo descrito, temos lesão endotelial, que leva a vasodilatação e a extravasamento de plasma, consequentemente resultando em edema cerebral. Por ser um mecanismo que ocorre em toda circulação do encéfalo, temos um edema cerebral difuso, o que é responsável pelos sinais e sintomas descritos a seguir.

Sinais, sintomas e diagnóstico

Os sinais e sintomas são decorrentes do edema cerebral descrito no tópico anterior. O quadro é marcado por sinais e sintomas neurológicos associados à elevação da PA. O paciente pode apresentar cefaleia, náuseas, vômitos, confusão mental, convulsões, letargia e coma. Além disso, pode apresentar também alterações visuais inespecíficas, como es-

▷ **TABELA 5** Medicações nas emergências hipertensivas

Medicação	Diluição	Dose	Classe	Contraindicação
Nitroprussiato de sódio	1 ampola (50 mg/2 mL) em 248 mL de SG 5%, protegido da luz (diluição final: 200 µg/mL)	0,25-10 µg/kg/min Obs.: deve ser realizada em equipo protegido da luz	Nitrato	Infarto agudo do miocárdio, gestante
Nitroglicerina	50 mg (10 mL da solução 5 mg/mL) em 240 mL de SG 5% ou SF (diluição final: 0,2 mg/mL)	5-100 µg/min	Nitrato	
Labetalol	–	*Bolus* de 20 mg, seguido de 20-80 mg a cada 10 min, com dose total de 300 mg	Alfa e betabloqueador	Asma, DPOC, insuficiência cardíaca, bradicardia, uso de cocaína

(Continua)

▷ **TABELA 5** Medicações nas emergências hipertensivas (*Continuação*)

Medicação	Diluição	Dose	Classe	Contraindicação
Esmolol	2.500 mg (10 mL da solução 250 mg/mL) em 240 mL de SG 5%, RL ou SF (diluição final: 10 mg/mL)	Dose de ataque de 0,5-1 µg/kg em 1 minuto seguida de manutenção de 50-200 µg/kg/min	Betabloqueador cardiosseletivo	Insuficiência cardíaca, uso de cocaína
Metoprolol	–	*Bolus* de 5 mg a 1-2 mg/min, podendo haver repetição a cada 5 min, com dose máxima de 20 mg	Betabloqueador beta-1 seletivo	Insuficiência cardíaca, uso de cocaína
Hidralazina	–	*Bolus* de 10-20 mg – ação em 10-20 minutos	Vasodilatador arteriolar direto	
Nimodipino	–	60 mg de 4 em 4 horas	Bloqueador de canal de cálcio	
Nicardipina	–	20-40 mg 3 vezes/dia	Bloqueador de canal de cálcio	

DPOC: doença pulmonar obstrutiva crônica; RL: solução de ringer lactato; SF: solução fisiológica; SG 5%: solução de glicose a 5%.

▷ **TABELA 6** Metas pressóricas nas emergências hipertensivas

AVCi – candidatos a terapia fibrinolítica	Antes do trombolítico: < 185 mmHg de sistólica e < 110 mmHg de diastólica Após o trombolítico: < 180 mmHg de sistólica e < 105 mmHg de diastólica
AVCi – não candidatos a terapia fibrinolítica	< 220 mmHg de sistólica e < 120 mmHg de diastólica Exceção a casos com infarto agudo do miocárdio, edema agudo de pulmão, dissecção de aorta ou encefalopatia hipertensiva (sugerida por náuseas, vômitos, cefaleia e agitação) associada.
AVCh	< 180 mmHg de sistólica e < 105 mmHg de diastólica Se PIC disponível, manter PPC > 70 mmHg < 140 × 90 mmHg, se < 6 horas do início dos sintomas
HSA	PAS < 160 mmHg
Dissecção de aorta	< 120 mmHg de sistólica e 60 mmHg de pressão arterial média
Crise de feocromocitoma	PAS < 140 mmHg na primeira hora
Pré-eclâmpsia grave ou eclâmpsia	PAS < 140 mmHg na primeira hora
Infarto agudo do miocárdio e angina instável	140 mmHg de sistólica e 90 mmHg de diastólica
Nos demais casos, reduzir a pressão arterial sistólica em 20-25% de minutos a uma hora. Nas próximas 2 a 6 horas, reduzir para 160 mmHg de sistólica e 100 mmHg de diastólica. Nas próximas 24 a 48 horas, reduzir para níveis normais.	

AVCh: acidente vascular cerebral hemorrágico; AVCi: acidente vascular cerebral isquêmico; HSA: hemorragia subaracnóidea; PAS: pressão arterial sistêmica; PIC: pressão intracraniana; PPC: pressão de perfusão cerebral.

cotomas visuais e borramento da visão. Ao exame físico, são encontradas alterações do nível de consciência. O exame de fundo de olho auxilia no diagnóstico, podendo demonstrar papiledema (Figura 4), um sinal indireto de hipertensão intracraniana, hemorragia retiniana e exsudatos.

O diagnóstico é de exclusão, ou seja, outras causas de alterações neurológicas devem ser descartadas. Apesar de o quadro comumente não apresentar sinais focais, devem-se realizar exames de imagem para desconsiderar acidente vascular encefálico. Os exames de imagem do sistema nervoso central podem apresentar achados indiretos, como edema cerebral difuso e edema da substância branca na região parieto-occipital, mais bem visualizado em ressonância magnética, cujo achado é indicativo de encefalopatia

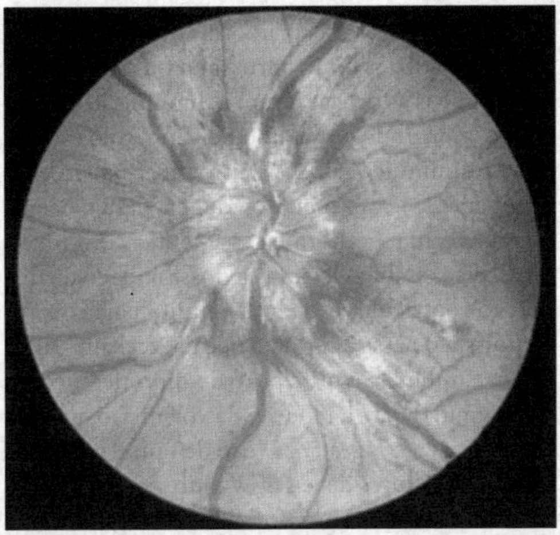

▷ **FIGURA 4** Papiledema visto por fundoscopia.

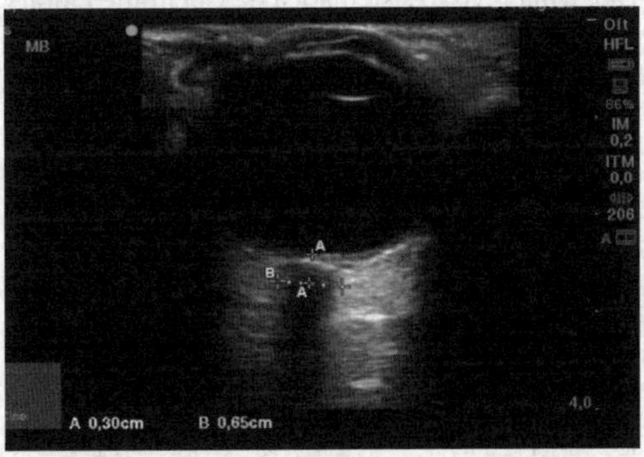

▷ **FIGURA 5** Ultrassom de nervo óptico em paciente com emergência hipertensiva. A linha pontilhada marca o diâmetro mensurado do nervo óptico de 6,5 mm. Valores superiores a 5 mm se correlacionam com a presença de hipertensão intracraniana.

hipertensiva. Além disso, devem-se descartar causas metabólicas e infecciosas para as alterações neurológicas, seja por história e exame físico, seja por exames complementares. Uma das características da encefalopatia hipertensiva é a rápida melhora do quadro com a redução da PA.

Tratamento

O objetivo do tratamento é a redução de 10 a 15% da PAM na primeira hora, tendo o cuidado de reduzir no máximo 25% nas primeiras 24 horas. Para atingir esse objetivo, pode-se fazer uso de nitroprussiato de sódio endovenoso em infusão contínua (dose e diluição descritas na Tabela 5), um potente vasodilatador arterial e venoso, ou de labetalol, um bloqueador alfa e beta-adrenérgico. A preferência deve ser o uso de medicações endovenosas devido à facilidade de titulação da medicação e o controle da PA. O nitroprussiato apresenta meia-vida de 3-5 minutos, sendo que o efeito da diminuição ou do aumento da dose é visto em no máximo 5 minutos após a alteração, o que permite um controle rígido da PA. Após a melhora do quadro e controle da PA, deve-se trocar a terapia de endovenosa para via oral, podendo-se fazer uso de inibidores da enzima conversora de angiotensina, como o captopril, ou bloqueadores de canal de cálcio, como o anlodipino.

Em caso de crises convulsivas, o manejo habitual deve ser feito com benzodiazepínicos para abortá-las; em caso de crises recorrentes, deve-se optar pela fenitoína (mais detalhes no capítulo "Abordagem da primeira crise epiléptica").

ACIDENTE VASCULAR ENCEFÁLICO

Esse tema será abordado nos Capítulos "Abordagem do paciente com acidente vascular cerebral isquêmico agudo", "Hemorragia subaracnóidea" e "Hemorragias intracranianas parenquimatosas".

Vale ressaltar que, entre os acidentes vasculares encefálicos, o acidente vascular cerebral isquêmico, hemorrágico e a hemorragia subaracnóidea têm alvo de PA diferente, baseado nas diferentes fisiopatologias (Tabela 4). Para controle de PA nesses casos, não há contraindicação de nenhuma das drogas descritas neste capítulo, porém, como um controle rigoroso da pressão é necessário, dá-se preferência para o nitroprussiato devido a seu rápido tempo de ação e meia-vida curta – seu efeito hipotensor diminui cerca de 3-5 minutos após a redução da dose.

A nicardipina e o labetalol são usualmente considerados drogas de escolha nestes pacientes, embora no estudo INTERACT 2 as medicações mais utilizadas foram nitroprussiato e alfabloqueadores.

EDEMA AGUDO DE PULMÃO HIPERTENSIVO

Edema agudo de pulmão (EAP) hipertensivo é caracterizado por congestão pulmonar, hipertensão e insuficiência respiratória aguda. Cerca de um terço dos pacientes com EAP tem função ventricular esquerda preservada. Ver também o capítulo de insuficiência cardíaca.

Fisiopatologia

A hipertensão leva a um aumento da pós-carga do ventrículo esquerdo, que, em um coração com a função diastólica ou sistólica alterada, leva a uma insuficiência cardíaca com retenção de líquido na circulação pulmonar. Além disso, a sobrecarga de volume pode piorar esse quadro, assim como a isquemia miocárdica e doenças valvares. A hipertensão pode ser a causa do EAP e também pode ser um fator que exacerba a congestão pulmonar. Por exemplo, em uma sobrecarga de volume com congestão pulmonar, a hipertensão pode ser uma resposta compensatória que leva a um aumento da resistência vascular periférica (e aumento da pós-carga), perpetuando a congestão pulmonar. O marco do EAP hipertensivo é a alta pós-carga.

Sinais, sintomas e diagnóstico

Os sintomas mais comuns são dispneia, intolerância aos esforços, ortopneia, dispneia paroxística noturna, tosse e fadiga. Ao exame, o paciente pode se apresentar em insuficiência respiratória aguda, necessitando de tratamento imediato, estertores crepitantes em todos os campos pulmonares, taquipneia e hipertensão. Podemos identificar também ritmo de galope, com a presença de B3 ou B4.

Uma radiografia de tórax pode confirmar a presença de congestão pulmonar. Além disso, a utilização de ultrassom *point of care* pode auxiliar no diagnóstico, demonstrando linhas B difusas que representam a congestão pulmonar. Um eletrocardiograma deve ser obtido, pois a isquemia miocárdica pode ser a causa do EAP. A dosagem de BNP pode auxiliar no diagnóstico.

A presença de congestão pulmonar em todos os campos pulmonares e hipertensão estabelece o diagnóstico de EAP hipertensivo. O diagnóstico é clínico, não se devendo aguardar exames de imagem para iniciar o tratamento. Em casos de dúvida diagnóstica, os exames de imagem como radiografia de tórax e US *point of care* servem como auxílio.

Tratamento

O marco do EAP hipertensivo é o aumento da pós-carga cardíaca devido à hipertensão e à congestão pulmonar. Deve-se tratar a PA com o objetivo de reduzi-la em 25% nas primeiras horas. Para isso, podemos utilizar o nitroprussiato ou a nitroglicerina – ambas as drogas levam à diminuição da pós-carga, reduzindo o trabalho do ventrículo esquerdo, e à diminuição da PA (nitroglicerina em altas doses apenas) com maior evidência para o uso de nitroglicerina, embora em pacientes com níveis pressóricos muito elevados a possibilidade de disfunção ventricular esquerda é muito baixa e o nitroprussiato passa a ser uma opção excelente. Além disso, é indicada a utilização de diurético de alça (furosemida) para a redução da volemia, o que leva à melhora da congestão. O uso de hidralazina e de betabloqueadores deve ser evitado.

Em pacientes em insuficiência respiratória, o uso de ventilação não invasiva (VNI) é benéfico, com redução de mortalidade e de necessidade de intubação. Uma revisão sistemática da Cochrane Library de 2013 demonstrou um NNT (número necessário para tratar) de 14 e um risco relativo de 0,66 na mortalidade hospitalar, além de um NNT de 8 e risco relativo de 0,55 de necessidade de intubação orotraqueal em pacientes com EAP cardiogênico tratados com VNI e tratamento médico habitual, se comparados com aqueles com tratamento médico habitual apenas. Esse estudo não demonstrou aumento da incidência de infarto agudo do miocárdio com o uso da VNI. A VNI diminui o retorno venoso devido à pressão positiva intratorácica, reduzindo a pré-carga e otimizando a contratilidade cardíaca. Além disso, também diminui a quantidade de líquido nos alvéolos. Na literatura, não foi demonstrada a superioridade de nenhuma modalidade de VNI sobre a outra (CPAP – *continuous positive airway pressure* – *bilevel positive airway pressure*), porém, para os efeitos citados, apenas o CPAP é suficiente.

SÍNDROME CORONARIANA AGUDA

Esse tema será abordado com mais detalhes nos Capítulos “Dor torácica” e “Síndrome coronariana aguda sem supradesnivelamento do segmento ST”.

Uma droga comumente usada em pacientes com síndrome coronariana aguda é a nitroglicerina, que promove vasodilatação das coronárias, levando a um aumento de fluxo do miocárdio e ajudando no controle da dor. É bastante utilizada em pacientes com angina refratária, sendo titulada até o controle da dor ou até a ocorrência de hipotensão. Além disso, possui efeito venodilatador, reduzindo a pré-

-carga, o que auxilia no manejo da congestão pulmonar e na diminuição do consumo de oxigênio no miocárdio. Deve ser utilizada com cautela em infartos de ventrículo direito.

Os betabloqueadores endovenosos, como esmolol, labetalol e metoprolol, podem ser utilizados desde que não haja evidência de insuficiência cardíaca, congestão pulmonar ou baixo débito. Os betabloqueadores diminuem o consumo de oxigênio pelo miocárdio, também auxiliando no controle da angina.

Deve-se evitar o uso de hidralazina devido à taquicardia reflexa que acontece com o uso desse medicamento, o que pode levar ao aumento de consumo de oxigênio do miocárdio e à piora da isquemia. O uso de nitroprussiato também deve ser evitado, pois há o risco de "roubo de fluxo coronário", que é o fenômeno que ocorre quando a coronária com lesão obstrutiva já se encontra em dilatação máxima e qualquer estímulo vasodilatador ocorrerá na coronária normal. Como, na coronária normal, a resistência ao fluxo será menor, haverá tendência de o fluxo sanguíneo aumentar relativamente na coronária normal em detrimento da coronária doente, levando a aumento da isquemia e de morte.

DISSECÇÃO AGUDA DE AORTA

Esse tema será abordado com mais detalhes no Capítulo "Síndromes aórticas agudas". Ressaltamos, neste capítulo, apenas algumas considerações sobre o tratamento.

O tratamento inicial da dissecção aguda de aorta (DAA) consiste em analgesia e diminuição do estresse na parede da aorta através do controle da PA e da frequência cardíaca (FC). Isso diminui a tendência de propagação da dissecção.

A analgesia é realizada com opioides até o controle da dor, levando a uma diminuição do estímulo adrenérgico causado pela dor. Deve-se obter o controle de FC e PA o mais rápido possível, tendo como alvo uma FC abaixo de 60 batimentos por minuto, se tolerado, e a PAS mais baixa tolerada, avaliada pela diurese e sintomas, geralmente entre 100 e 120 mmHg. Inicialmente, para o controle da FC, usam-se betabloqueadores endovenosos como esmolol, metoprolol e labetalol. Vale ressaltar que a via é obrigatoriamente endovenosa para se conseguir um efeito rápido das medicações. Como alternativa, para pacientes com intolerância a betabloqueadores, podem-se utilizar bloqueadores de canal de cálcio, como o diltiazem e o verapamil.

Se após atingir o alvo de FC, a PA permanecer elevada, deve-se utilizar o nitroprussiato de sódio, que é um potente hipotensor e apresenta um efeito rápido para atingir a PA-alvo. Vale ressaltar que se deve utilizar o nitroprussiato somente após o uso de betabloqueadores, pois a vasodilatação induzida por esse fármaco leva a uma ativação reflexa do sistema simpático, aumentando a contratilidade cardíaca e consequentemente a pressão na parede da aorta no local da dissecção.

O tratamento da DAA Stanford A é cirúrgico, devendo ser realizado o mais rápido possível. Essas lesões apresentam mortalidade de 1-2% por hora, atingindo 50% nas primeiras 48 horas. A mortalidade da DAA Stanford B é de 30% com tratamento clínico como abordagem inicial. A DAA Stanford B não tem indicação cirúrgica de urgência exceto se houver isquemia de órgãos ou membros, progressão da dissecção a despeito do tratamento clínico, sinais de ruptura iminente, dor ou hipertensão refratária.

INSUFICIÊNCIA RENAL AGUDA

Hipertensão não controlada pode levar à lesão aguda dos rins na forma de nefroesclerose hipertensiva aguda. É caracterizada por hematúria e elevação na creatinina. Os achados histopatológicos mais comuns são a necrose fibrinoide de arteríolas, que pode levar à isquemia glomerular, e a ativação do sistema renina-angiotensina, que piora a hipertensão.

Em pacientes nessa condição, o controle agressivo da PA leva à piora da função renal devido à diminuição da perfusão renal. Isso ocorre porque a autorregulação do fluxo renal está ajustada a altos níveis de pressão. O controle da PA em longo prazo pode reverter a lesão renal e melhorar sua função.

No caso de crise renal esclerodérmica, que ocorre em pacientes com esclerodermia sistêmica, o uso de inibidores da enzima conversora de angiotensina, como captopril e enalapril, é a primeira escolha de tratamento.

CRISE ADRENÉRGICA

A crise adrenérgica é caracterizada por uma ativação excessiva do sistema adrenérgico, levando à taquicardia, hipertensão e outros sintomas adrenérgicos. Pode ser causada pelo uso de cocaína, anfetaminas e inibidores da MAO, pela interrupção do uso de clonidina e outros agentes simpatomiméticos, por feocromocitoma e disfunções autonômicas, como na síndrome de Guillain-Barré e em lesões na medula espinal.

Fisiopatologia

A ativação do sistema adrenérgico leva ao aumento da resistência vascular periférica devido à vasoconstrição e a um aumento da frequência cardíaca. Esses dois efeitos podem gerar elevação grave da PA, levando à lesão de órgão-alvo.

FEOCROMOCITOMA

Feocromocitoma é um tumor neuroendócrino produtor de catecolaminas. Suas manifestações mais comuns são hipertensão, palpitações e sudorese.

Cefaleia ocorre em cerca de 80-90% dos casos, costuma ser bitemporal ou holocraniana, sem fonofobia e fotofobia. Sudorese é relatada em 60-70% dos casos, e palidez é mencionada em aproximadamente 27% dos casos. Taquicardia tem frequência superior a 70% na maioria das séries. Alguns pacientes são assintomáticos no diagnóstico, com este sendo realizado pelo rastreamento de neoplasias familiares ou achado de massa em região adrenal.

O diagnóstico é realizado com dosagem de catecolaminas e metanefrinas plasmáticas e urinárias, com valores mais de 5 vezes aumentados definindo o diagnóstico.

A elevação da PA pela descarga adrenérgica pode levar às síndromes descritas neste capítulo; pacientes nessas condições devem ter o mesmo manejo de um paciente sem feocromocitoma. A peculiaridade que temos nesse caso é a possibilidade de um duplo bloqueio adrenérgico, com um alfabloqueador (fenoxibenzamina, doxazosina, prazosina) e um betabloqueador (propranolol) em pacientes com programação cirúrgica de retirada do tumor.

INTERRUPÇÃO DE CLONIDINA

A interrupção do uso de clonidina pode levar a efeito rebote com sintomas semelhantes aos do feocromocitoma. O retorno do uso da medicação normalmente leva à melhora dos sintomas.

USO DE COCAÍNA

Vale ressaltar a contraindicação do uso de betabloqueadores nesse caso, pois o uso pode levar a uma maior ativação alfa-adrenérgica, com piora da hipertensão e consequente piora da lesão de órgão-alvo.

DISFUNÇÃO AUTONÔMICA

A disfunção do sistema nervoso autonômico, que pode ocorrer em situações como síndrome de Guillain-Barré, lesão de medula espinal e síndrome de atrofia multissistêmica, pode estar relacionada a emergências hipertensivas. Deve-se dar preferência para o uso de medicações de meia-vida curta, como o nitroprussiato e o labetalol, pois a disfunção autonômica pode levar a variações importantes da PA.

ECLÂMPSIA/PRÉ-ECLÂMPSIA

Pré-eclâmpsia é a ocorrência de hipertensão e proteinúria ou lesão de órgão-alvo em gestantes com mais de 20 semanas; já a eclâmpsia é a ocorrência de convulsão em gestantes com pré-eclâmpsia, sem causa ou condição neurológica predisponente. Pré-eclâmpsia com características graves é definida como PA > 160 × 110 mmHg ou PA > 140 × 90 mmHg, com alteração do nível de consciência, cefaleia intensa, alterações visuais ou lesões de órgão-alvo (anormalidade hepática, trombocitopenia, anormalidade renal ou edema agudo de pulmão).

A pré-eclâmpsia grave e a eclâmpsia são consideradas emergências hipertensivas, devendo receber tratamento rápido e agressivo. Se possível, deve ser realizado o parto com urgência. O manejo da PA pode ser realizado com labetalol ou hidralazina. Labetalol – dose inicial é de 20 mg EV em 2 minutos. Pode repetir dose de 40 mg EV após 10 minutos se não houver controle e outra dose de 80 mg após 20 minutos se não houver controle. A dose máxima cumulativa é de 300 mg EV. Outra opção é infusão continua com 1-2 mg/min. Hidralazina: dose inicial é de 5 mg EV em 1 a 2 minutos. Avaliar a cada 20 minutos. Repetir 5-10 mg se a PA acima do nível desejado. Dose máxima cumulativa é de 30 mg. Vale ressaltar que o controle da PA não previne a ocorrência de eclâmpsia. Para a profilaxia de crises convulsivas ou tratamento de eclâmpsia, deve-se realizar a administração de sulfato de magnésio endovenoso, na dose de 6 g de solução a 10%

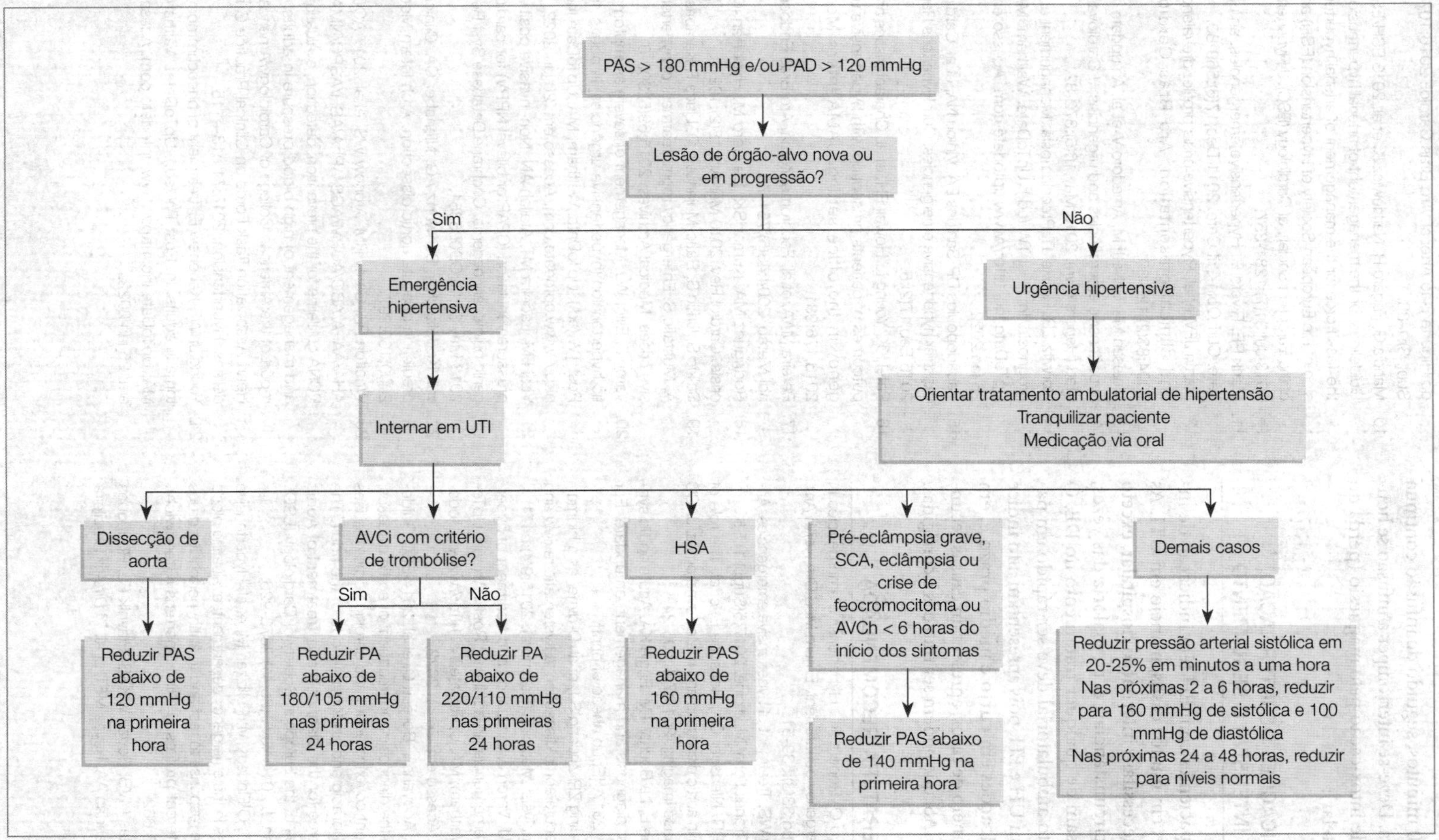

▷ **FIGURA 6** Manejo de pacientes com pressão elevada no pronto-socorro.
AVCi: acidente vascular cerebral isquêmico; AVCh: acidente vascular cerebral hemorrágico; HSA: hemorragia subaracnóidea; PAD: pressão arterial diastólica; PAS: pressão arterial sistólica; UTI: unidade de terapia intensiva.

em 15 a 20 minutos, seguido de infusão contínua de 2 g/hora. Deve-se interromper a infusão se houver sinal de intoxicação pelo magnésio (perda do reflexo patelar).

INDICAÇÕES DE INTERNAÇÃO, TERAPIA INTENSIVA E SEGUIMENTO

Todos os pacientes com EH têm indicação de internação e, em muitos casos, manejo em UTI. As UH não necessitam internação hospitalar, exceto em raras circunstâncias, e, na maioria das vezes, não precisam de qualquer tratamento no DE. O seguimento ambulatorial deve ser rápido em pacientes com UH e EH, pois apresentam alto índice de complicações em curto e médio prazo e, em grande número de casos, apresentam causas secundárias de HAS, que podem ser tratadas e corrigidas.

LITERATURA RECOMENDADA

1. Adebayo O, Rogers RL. Hypertensive emergencies in the emergency department. Emerg Med Clin North Am. 2015 Aug;33(3):539-51.
2. Aronow WS. Treatment of hypertensive emergencies. Annals of Translational Medicine. 2017;5(Suppl 1):S5.
3. Baliga RR, Nienaber CA, Bossone E, et al. The role of imaging in aortic dissection and related syndromes. JACC Cardiovasc Imaging. 2014;7(4):406-24.
4. Bossone E, La Bounty TM, Eagle KA. Acute aortic syndromes: diagnosis and management, an update. Eur Heart J. 2017. [Epub ahead of print].
5. Cui JS, Jing ZP, Zhuang SJ, et al. D-dimer as a biomarker for acute aortic dissection: a systematic review and meta-analysis. Medicine (Baltimore). 2015;9(4):e471.
6. Elliot WJ, Varon J. Evaluation and treatment of hypertensive emergencies in adults. In: Post TW (ed.). UpToDate. Waltham, MA: UpToDate Inc. http://www.uptodate.com. Acesso em: 26 jan 2022.
7. Erbel R, Aboyans V, Boileau C, et al. 2014 ESC Guidelines on the diagnosis and treatment of aortic diseases: Document covering acute and chronic aortic diseases of the thoracic and abdominal aorta of the adult. The Task Force for the Diagnosis and Treatment of Aortic Diseases of the European Society of Cardiology (ESC). Eur Heart J. 2014 Nov 1;35(41):2873-926.
8. Grassi D, O'Flaherty M, Pellizzari M, et al. Hypertensive urgencies in the emergency department: evaluating blood pressure response to rest and to antihypertensive drugs with different profiles. J Clin Hypertens (Greenwich). 2008;10:662.
9. Malachias MVB, Souza WKSB, Plavnik FL, Rodrigues CIS, Brandão AA, Neves MFT, et al. 7ª Diretriz Brasileira de Hipertensão Arterial. Arq Bras Cardiol. 2016;107(3 Supl. 3):1-83.
10. Mancia G, Fagard R, Narkiewicz K, et al. 2013 ESH/ESC Guidelines for the management of arterial hypertension: the Task Force for the management of arterial hypertension of the European Society of Hypertension (ESH) and of the European Society of Cardiology (ESC). J Hypertens. 2013 Jul;31(7):1281-357.
11. Marik PE, Rivera R. Hypertensive emergencies: an update. Curr Opin Crit Care. 2011 Dec;17(6):569-80.
12. Martin JFV, et al. Hypertensive crisis profile: prevalence and clinical presentation. Arq Bras Cardiol. 2004;83(2):125-30.
13. Muiesan ML, Salvetti M, Amadoro V, et al. An update on hypertensive emergencies and urgencies. J Cardiovasc Med (Hagerstown). 2015 May;16(5):372-82.
14. Norwitz ER, Repke JT. Preeclâmpsia: Management and prognosis. In: Post TW (ed.). UpToDate. Waltham, MA: UpToDate Inc. http://www.uptodate.com. Acesso em: 26 jan 2022.
15. Papadopoulos DP, Sanidas EA, Viniou NA, et al. Cardiovascular hypertensive emergencies. Curr Hypertens Rep. 2015 Feb;17(2):5.
16. Patel KK, Young L, Howell EH, et al. Characteristics and outcomes of patients presenting with hypertensive urgency in the office setting. JAMA Intern Med. 2016;176:981.
17. Pereira MAA, et al. Feocromocitoma. Arq Bras Endocrinol Metab. 2004;48(5):751-75.
18. Rodriguez MA, Kumar SK, De Caro M. Hypertensive crisis. Cardiol Rev. 2010 Mar-Apr;18(2):102-7.
19. Salkic S, Brkic S, Batic-Mujanovic O, Ljuca F, Karabasic A, Mustafic S. Emergency room treatment of hypertensive crises. Medical Archives. 2015;69(5):302-6.
20. Varon J, Elliot WJ. Management of severe asymptomatic hypertension (hypertensive urgencies) in adults. In: Post TW (ed.). UpToDate. Waltham, MA: UpToDate Inc. http://www.uptodate.com. Acesso em: 26 jan 2022.
21. Vital FM, Ladeira MT, Atallah AN. Non-invasive positive pressure ventilation (CPAP or bilevel NPPV) for cardiogenic pulmonary oedema. Cochrane Database Syst Rev. 2013 May 31;(5):CD005351.
22. von Kodolitsch Y, Schwartz AG, Nienaber CA. Clinical prediction of acute aortic dissection. Arch Intern Med. 2000;160:2977.
23. Whelton PK, Carey RM, Aronow WS, et al. 2017 ACC/AHA/AAPA/ABC/ACPM/AGS/APhA/ASH/ASPC/NMA/PCNA guideline for the prevention, detection, evaluation, and management of high blood pressure in adults: a report of the American College of Cardiology/American Heart Association Task Force on Clinical Practice Guidelines. Hypertension. 2018;71:e13-e115.
24. Young Jr WF, Kebebew E. Treatment of pheochromocytoma in adults. In: Post TW (ed.). UpToDate. Waltham, MA: UpToDate Inc. http://www.uptodate.com. Acesso em: 26 jan 2022.

39 Síndromes aórticas agudas

Rodrigo Antonio Brandão Neto
Julio Flávio Meirelles Marchini

PONTOS IMPORTANTES

- Trata-se de um conjunto de condições raras, mas com evolução rápida e fatal e que se apresentam com características clínicas semelhantes que incluem: hematoma intramural, úlcera aterosclerótica penetrante, trauma de aorta com laceração e dissecção de aorta (DA).
- Os fatores de risco incluem: hipertensão arterial crônica, tabagismo, trauma torácico (em especial de alta energia com desaceleração importante) e doenças aórticas (coarctação de aorta, Marfan, Ehlers-Danlos, vasculite aórtica), entre outras condições.
- A suspeita diagnóstica é realizada pela presença de fatores de risco associada com sintomas característicos como dor torácica, diaforese e outras alterações.
- Angiotomografia é o exame ideal para avaliação, inclusive para planejamento cirúrgico, mas em pacientes instáveis o ecocardiograma transesofágico é possível.
- A presença de lesões na aorta ascendente (Stanford tipo A) tem mortalidade de 1-2% por hora, atingindo 50% nas primeiras 48 horas.
- DA ascendente tem indicação cirúrgica de emergência.
- Deve-se controlar agressivamente a frequência cardíaca com betabloqueadores e, para controle pressórico, se necessário, são utilizados vasodilatadores como o nitroprussiato de sódio.
- As dissecções Stanford tipo B (aorta descendente) têm indicação cirúrgica se: isquemia de órgãos ou membros, progressão da dissecção, sinais de ruptura iminente, dor refratária e hipertensão refratária.

INTRODUÇÃO E DEFINIÇÕES

As síndromes aórticas agudas englobam um conjunto de condições raras, mas com evolução rápida e fatal e que se apresentam com características clínicas semelhantes. Essas características são a presença de hematoma intramural, úlcera aterosclerótica penetrante, trauma de aorta com laceração e dissecção de aorta (DA).

A DA é uma lesão de clivagem da camada média da aorta criada seja por uma coluna de sangue dissecante, seja por rompimento da íntima atingindo a média, seja por rompimento do *vasa vasorum*. O termo "aneurisma dissecante aórtico" foi incorretamente aplicado a essa entidade em 1826 por Rene Laënnec. Hoje, o termo DA é preferido para diferenciar do aneurisma aórtico porque a aorta afetada é raramente aneurismática. Apesar dos avanços em seu manejo, a taxa de mortalidade intra-hospitalar de pacientes com DA permanece entre 25 e 30%.

A DA é três vezes mais comum nos homens do que nas mulheres, embora as mulheres tenham maior probabilidade de apresentar o diagnóstico tardiamente e apresentem um prognóstico pior. A incidência de DA aumenta com a idade. A incidência exata e a prevalência da DA são difíceis de determinar por causa da subnotificação dessa condição. A incidência estimada é de 2,6 a 3,5 casos a cada 100.000 pessoas ao ano com mortalidade de 1 a 2/100.000 habitantes/ano.

FATORES DE RISCO

A hipertensão é o fator de risco mais comum associado à DA e é encontrada em mais de 70% dos pacientes. Uma história de cirurgia cardíaca está presente em 18% dos pacientes e a valva aórtica bicúspide em 14% de todos os pacientes com DA, ocorrendo principalmente em dissecções proximais. A aterosclerose é frequente nesses pacientes, até pela faixa etária média ser maior que 60 anos, que é frequentemente acometida. Pacientes com DA podem ter história familiar positiva de doenças aórticas.

Pacientes com síndrome de Turner apresentam risco > 6% de desenvolver DA durante a vida. A DA é incomum antes dos 40 anos, exceto em associação com cardiopatia congênita, doença do tecido conjuntivo ou vasculites inflamatórias. Cerca de 44% dos pacientes com síndrome de Marfan podem desenvolver dissecção aórtica. As vasculites inflamatórias associadas à doença da aorta torácica incluem arterite de Takayasu, arterite de células gigantes, doença de Behçet e sífilis. A DA aguda também pode ocorrer com o uso de estimulantes, esforço físico principalmente na forma de levantamento de peso, cirurgia cardíaca ou a inserção intra-aórtica da bomba de balão.

▷ **TABELA 1** Fatores de risco para desenvolver dissecção de aorta

▪ Hipertensão arterial crônica
▪ Tabagismo
▪ Trauma torácico (em especial de alta energia com desaceleração importante) – No trauma, o local mais comum de lesão é o istmo aórtico, seguido pela aorta ascendente
▪ Doenças aórticas (coartação de aorta, Marfan, Ehlers-Danlos, vasculite aórtica)
▪ História familiar de doença aórtica
▪ Aneurisma torácico conhecido
▪ Cirurgia aórtica prévia
▪ Uso de cocaína, crack ou anfetaminas

O traumatismo torácico contuso com mecanismo de desaceleração de alta velocidade geralmente causa ruptura aórtica traumática, que é uma entidade distintamente diferente da DA. A Tabela 1 resume os principais fatores de risco para desenvolver DA.

FISIOPATOLOGIA

Com cada contração, o coração simultaneamente torce e balança de lado a lado, resultando em flexão da aorta ascendente e aorta descendente. Com uma média de 70 batimentos cardíacos/min, essa sequência ocorre cerca de 37 milhões de vezes ao ano, causando um estresse repetitivo na aorta.

A parede aórtica tem três camadas distintas: íntima, média e adventícia. A camada média é composta de tecido elástico e músculo liso, que dão às propriedades da aorta sua distensibilidade e integridade. A dissecção ocorre por meio de uma degeneração da camada média, exposta ao estresse e que pode por diferentes motivos ter maior fragilidade e propensão a cursar com lesão e dissecção.

A degeneração da camada média pode ocorrer com o envelhecimento normal. A hipertensão acelera o progresso da degeneração mediana. Embora inicialmente acreditava-se que esse processo não era inflamatório, evidências mais recentes sugerem infiltração de células inflamatórias na degeneração medial.

As forças hidrodinâmicas repetitivas produzidas pela ejeção do sangue na aorta com cada ciclo cardíaco contribuem para o enfraquecimento da camada íntima aórtica e para a degeneração medial. Essas forças hidrodinâmicas afetam principalmente a aorta ascendente. A hipertensão prolongada intensifica essas forças e resulta em um aumento na degeneração medial. Uma válvula bicúspide pode interromper o fluxo laminar e reorientar o fluxo de sangue para a parede aórtica, produzindo lesão local. Nas síndromes de Marfan e Ehlers-Danlos, as forças hidrodinâmicas normais atuam sobre uma camada média aórtica enfraquecida. Como resultado da degeneração da camada média e da flexão repetida da aorta, o estresse hidrodinâmico rompe a camada íntima da aorta e uma coluna de sangue ganha acesso, causando dissecção. A dissecção pode progredir anterógrada ou retrogradamente.

Alternativamente, essas forças provocam a ruptura da *vasa vasorum* da aorta, que causa hemorragia na camada média aórtica. Os hematomas intramurais representam até 30% das síndromes aórticas agudas. A profundidade de penetração na camada média e a distância e direção da dissecção são pelo menos parcialmente determinadas pelo grau de degeneração da camada média da aorta. Forma-se ainda um hematoma de dissecção que pode migrar de forma anterógrada ou retrógrada, ou ambas, formando um chamado lúmen falso, podendo romper no verdadeiro lúmen da aorta ou através da camada adventícia no saco pericárdico ou cavidade pleural. Como a parede externa da aorta que contém o hematoma é delgada, é muito mais provável que a ruptura ocorra para o exterior. Os fatores mais importantes que favorecem a contínua dissecção da aorta são o grau de elevação da pressão sanguínea e a inclinação da onda de pulso (padrão dP/dt).

Outro mecanismo de dissecção é a ulceração da aterosclerose aórtica. Ocorre em pacientes com extensa aterosclerose e é comumente localizada na aorta torácica descendente. A ulceração pode levar à formação de hematoma na camada média da aorta, fenômeno provavelmente predisposto em pacientes cuja camada média já iniciou processo degenerativo, conforme descrito.

As complicações da DA, além da própria ruptura, incluem a dissecção de ramos da aorta, ocasionando isquemia cerebral, coronariana, renal, mesentérica, espinhal ou de membros. Além disso, o lúmen falso pode comprimir ou obstruir a luz verdadeira e isso se traduz nos achados clínicos discutidos na próxima seção.

ACHADOS CLÍNICOS

A suspeita de DA é realizada na presença de paciente com fatores de risco e sintomas e exame físico característicos. Embora possa ocorrer em qualquer momento do dia, a DA é mais frequente nas primeiras horas da manhã. A dor é o sintoma mais comum, afetando mais de 90% dos pacientes, sendo a instalação abrupta em 85% dos casos, podendo ocorrer na região do tórax ou no dorso. Existem relatos de DA completamente sem dor. A maioria dos casos de dissecção da aorta indolor é de natureza crônica e ocorre em pacientes idosos. Na maioria dos casos a dor é excruciante, ocorre abruptamente, é mais grave no início e geralmente descrita como afiada, mais frequentemente como sensação de rasgão. A localização da dor pode ajudar a assinalar a dissecção com a dor torácica anterior sendo associada à dor ascendente da aorta, do pescoço e do maxilar com arco aórtico, dor na área interescapular com a aorta torácica descendente e dor na região lombar ou abdome com envolvimento abaixo do diafragma. A migração da dor consistente com a propagação da dissecção sugere DA, mas ocorre em apenas 17% dos casos.

A dor é frequentemente acompanhada de outros sintomas, como diaforese, náuseas, vômitos, tonturas e sudorese. O aparecimento de síncope como manifestação inicial da DA ocorre em aproximadamente 9% dos casos e pode ser a única apresentação em alguns pacientes. Geralmente, é preditiva de dissecção no pericárdio, causando tamponamento pericárdico, mas pode ocorrer por interrupção transitória do fluxo sanguíneo para a vasculatura cerebral. Outras causas de síncope na DA são hipovolemia, tônus vagal excessivo e anormalidades da condução cardíaca. Os pacientes com DA e síncope apresentam maior mortalidade. Os sintomas neurológicos, como fraqueza focal ou alteração no estado mental, ocorrem em até 17% dos casos.

Hipertensão grave refratária à terapia médica pode ocorrer se a dissecção envolver as artérias renais com liberação de renina. Se a hipotensão estiver presente, a dissecção progrediu para o pericárdio, com tamponamento pericárdico resultante, ou hipovolemia ocorreu por ruptura através da camada adventícia. Pseudo-hipotensão, condição em que a pressão arterial nos braços é baixa ou impossível de se perceber e a pressão arterial central é normal ou alta, pode estar presente. Isso resulta da interrupção do fluxo sanguíneo para as artérias subclávias.

A regurgitação aórtica ocorre em até 32% dos pacientes e é mais comum com a dissecção do tipo A. O sopro de insuficiência aórtica pode estar presente e a insuficiência cardíaca pode se desenvolver. O paciente com DA presumida deve ser examinado cuidadosamente para achados que sugerem hemorragia no pericárdio ou tamponamento, como distensão venosa jugular, sons cardíacos abafados, taquicardia e hipotensão. Quando a integridade de um dos ramos da aorta está comprometida, ocorrem achados isquêmicos.

A ultrassonografia à beira do leito pode visualizar a aorta em seu trecho proximal, junto à válvula aórtica e na crossa. O trecho proximal pode ser visto na janela paraesternal longa e quatro câmaras, enquanto a crossa pode ser vista em parte na janela da fúrcula, eventualmente pode ser visto *flap* na aorta. São sinais ultrassonográficos diretos de DA a presença de um *flap* intimal separando dois lumens aórticos, a presença de um hematoma aórtica intramural e a presença de uma úlcera aórtica penetrante. São sinais ultrassonográficos indiretos de DA a dilatação de aorta torácica (maior ou igual a 4 cm), derrame pericárdico ou tamponamento e insuficiência aórtica no doppler colorido. Quando apenas os sinais diretos são considerados, a sensibilidade para DA tipo A é de 52,9% e a especificidade é de 94,8%. Quando sinais diretos e indiretos são considerados, a sensibilidade para DA tipo A é de 96,5% e a especificidade é de 70,2%. De maneira prática, se você tem um paciente com ADD-RS de 0 ou 1 e não encontra qualquer sinal direto ou indireto de DA no ultrassom à beira do leito, a probabilidade de DA tipo A é menor que 2%. Outro uso prático é que se você encontra um sinal direito no ultrassom à beira do leito, mesmo que o ADD-RS seja 0 ou 1 você não deve colher o dímero D, mas deve sim ir direto para angiotomografia de aorta ou outra imagem avançada.

Os déficits de pulso e as discrepâncias na pressão arterial entre os membros podem ser úteis, se presentes, mas têm uma sensibilidade de apenas cerca de 20-30%. A diferença de pressão sistólica maior ou igual a 20 mmHg em cada membro superior define discrepância de pulsos. Normalmente, estes estão presentes nas extremidades superiores e resultam do envolvimento de uma ou ambas as artérias subclávias. A obstrução de uma ou ambas as artérias ilíacas ou artérias femorais superficiais pode produzir déficits de pulso nas extremidades inferiores.

Síncope é descrita em 5 a 10% dos pacientes e hipotensão ocorre por ruptura da aorta ou evolução da dissecção. Achados neurológicos podem ocorrer dependendo do sítio de interrupção do fluxo sanguíneo, com 2 a 3% dos pacientes evoluindo com paraplegia. Em até 3% dos casos, uma dissecção proximal pode ocorrer no óstio de uma artéria coronária, usualmente a artéria coronária direita, e causar infarto agudo do miocárdio (IAM), geralmente inferior a posterior. A extensão distal das dissecções aórticas no abdome pode causar isquemia mesentérica, insuficiência renal, déficit de pulso femoral e isquemia das extremidades inferiores. A Tabela 2 aborda a frequência dos achados clínicos em pacientes com DA.

ESCORE DE RISCO

Com os antecedentes, a história e o exame físico é possível aplicar o escore de risco para detecção de dissecção de aorta (ADD-RS) – Tabela 3 e Figura 1. Em 2018, o estudo ADvISED incluiu múltiplos centros europeus e o pronto-socorro do InCor-HCFMUSP com 1.850 pacientes. Nesse estudo, os pacientes ADD-RS de 0 ou 1 e dímero-

▷ **TABELA 2** Prevalência de sintomas e sinais e alterações de radiografia torácica e eletrocardiografia do registro internacional de dissecção de aorta

Categoria	Disseção tipo A	Dissecção tipo B
Dor torácica ou nas costas	87,5%	88,7%
Dor intensa	87,5%	88,7%
Dor de início abrupto	83,3%	85,4%
Dor migratória	13,7%	16,8%
Déficit neurológico focal	17,2%	7%
Hipotensão, choque, tamponamento	32,6%	5%
Hipertensão no início	27,6%	64,6%
Déficit de pulso	35,9%	26,3%
Insuficiência aórtica	51,8%	13,6%
Dor abdominal	24,9%	41,1%
Alargamento mediastinal na radiografia torácica	53,7%	42,6%
Sobrecarga de VE no ECG	20,9%	27,3%
Isquemia/infarto no ECG	21,9%	10,1%

ECG: eletrocardiograma; VE: ventrículo esquerdo.

▷ **TABELA 3** Escore de risco para detecção de dissecção de aorta (ADD-RS)

Antecedentes	Características da história	Exame físico
Síndrome de Marfan	História abrupta de dor	Déficit de pulso ou diferencial de pressão sistólica
História familiar de doença aórtica	Dor intensa torácica, dorsal ou abdominal	Déficit neurológico na presença de dor
Cirurgia ou manipulação aórtica	Dor lancinante, rasgante	Novo sopro de insuficiência aórtica na presença de dor
Aneurisma de aorta torácico conhecido		Hipotensão
Doença aórtica valvar		Choque
Um ponto para cada coluna.		
Conforme o fluxograma da Figura 1, caso o paciente tenha 0 ou 1 ponto, indica-se solicitar o dímero-D. Se o dímero-D vier < 500 ng/mL FEU* não é necessário continuar a investigação de síndrome aórtica. Se o dímero-D vier ≥ 500 ng/mL FEU está indicado solicitar a angiotomografia de aorta torácica**. Caso o paciente tenha 2 ou 3 pontos, está indicado solicitar diretamente a angiotomografia de aorta torácica**.		

* Unidades equivalentes de fibrinogênio.
** Também são exames aceitáveis a ecocardiografia transesofágica e a angiorressonância aórtica.

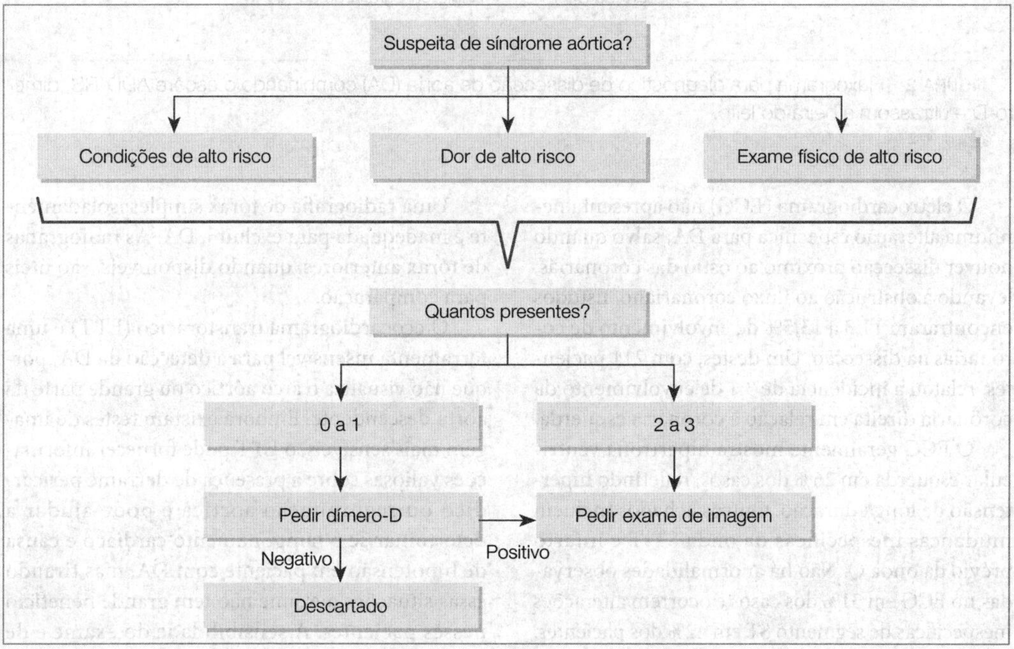

▷ **FIGURA 1** *Aortic Dissection Detection Risk Score*. Ver Tabela 3 para detalhes.

-D negativo foram classificados como de baixo risco. Trata-se da metade dos pacientes avaliados. Eles foram liberados do pronto-socorro sem exame de imagem. A taxa de falha dessa estratégia foi de apenas 0,3%. A Figura 2 apresenta sugestão de inclusão do US à beira do leito com avaliação de sinais diretos e indiretos no fluxograma da investigação de suspeita de DA.

EXAMES COMPLEMENTARES

Os principais exames utilizados são o dímero-D e exame de imagem conforme o escore de risco já descrito.

Apesar da pouca utilidade dos exames laboratoriais, é recomendado solicitar dosagem de hemograma completo, troponina, creatinina, AST, ALT, lactato, gasometria e dímero-D.

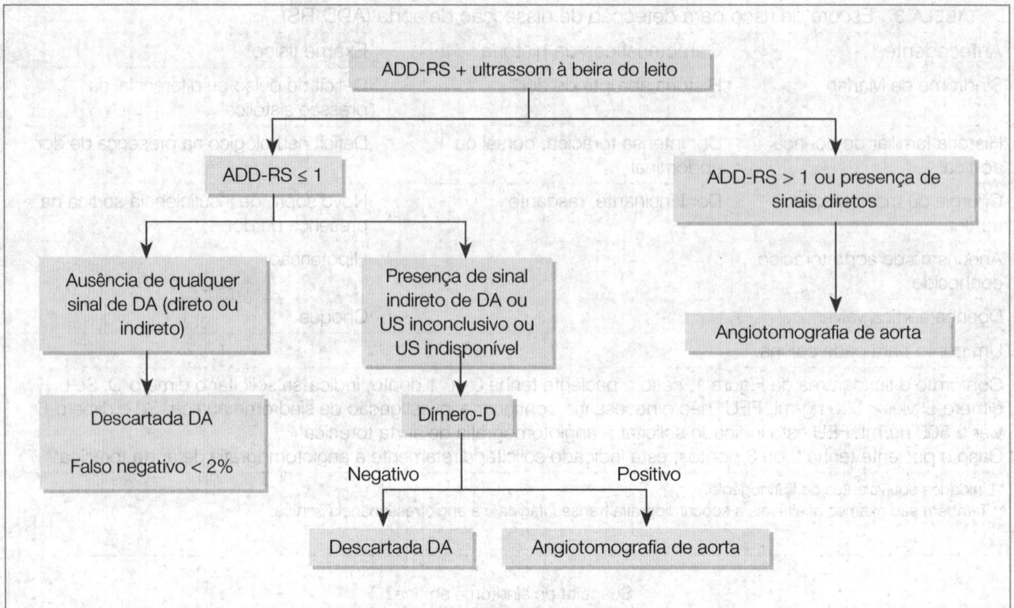

▷ **FIGURA 2** Fluxograma para diagnóstico de dissecção de aorta (DA) combinando o escore ADD-RS, dímero-D e ultrassom à beira do leito.

O eletrocardiograma (ECG) não apresenta nenhuma alteração específica para DA, salvo quando houver dissecção próximo ao óstio das coronárias, levando à obstrução ao fluxo coronariano. Estudos encontraram 11,3 a 13,5% de envolvimento de coronárias na dissecção. Um destes, com 211 pacientes, relatou a incidência de 3:1 de envolvimento da coronária direita em relação à coronária esquerda.

O ECG geralmente mostra hipertrofia ventricular esquerda em 26% dos casos, refletindo hipertensão de longa duração. Outros achados incluem mudanças inespecíficas da onda ST-T e infarto prévio da onda Q. Não há anormalidades observadas no ECG em 31% dos casos e ocorrem alterações inespecíficas de segmento ST em 42% dos pacientes.

Os estudos radiográficos de tórax de rotina são anormais em 80 a 90% dos pacientes, mas as anormalidades são inespecíficas e raramente diagnosticadas. O alargamento mediastinal está presente em apenas metade dos casos e derrame pleural está presente em 19% dos casos. Outras alterações na radiografia de tórax incluem:

- Contorno aórtico anormal.
- Dupla curva aórtica.
- Derrame pleural.
- Desvio de traqueia.

Uma radiografia de tórax simples isoladamente é inadequada para excluir a DA. As radiografias de tórax anteriores, quando disponíveis, são úteis para comparação.

O ecocardiograma transtorácico (ETT) é uma ferramenta insensível para a detecção da DA, porque não visualiza o arco aórtico ou grande parte da aorta descendente. Embora existam testes de imagem mais sensíveis, o ETT pode fornecer informações valiosas sobre a presença de derrame pericárdico ou regurgitação aórtica e pode ajudar a determinar se o tamponamento cardíaco é causa de hipotensão em paciente com DA, mas tirando essas situações o exame não tem grande benefício nesses pacientes. A sensibilidade do exame é de 78% na dissecção do tipo A e 31-55% no tipo B.

O ecocardiograma transesofágico (ETE) pode ser realizado rapidamente no leito do paciente com sedação ou anestesia leve e não requer injeção de radiação ou agente de contraste. A visualização da aorta ascendente distal e do arco proximal pode ser difícil devido à interposição da traqueia cheia de ar e do brônquio fonte esquerdo, mas a avaliação desse chamado ponto cego pode ser auxiliada por sondas de biplano e multiplaneamento. A precisão diagnóstica do ETE depende da experiência e disponibili-

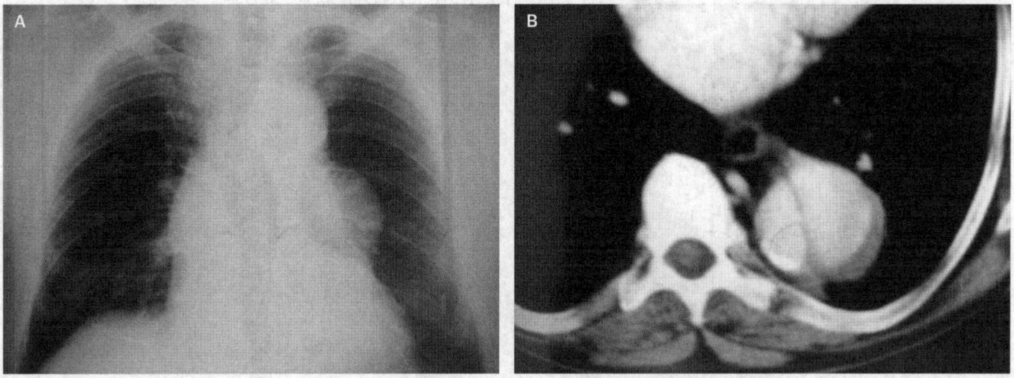

▷ **FIGURA 3** (A) Radiografia de tórax de paciente com 63 anos com dor torácica e alargamento de mediastino. (B) Tomografia de tórax do mesmo paciente com linha na aorta que mostra a presença de dois lúmens no vaso, indicando a presença de dissecção aguda de aorta.

dade do ecocardiógrafo. É o método de diagnóstico primário em muitas instituições para detectar DA e é o procedimento de escolha em pacientes instáveis que não podem deixar a área de ressuscitação ou a sala de cirurgia. A sensibilidade varia entre 97 e 99%, mas a especificidade varia entre 63 e 96%; o exame é muito dependente do operador.

A angiotomografia de aorta (TC) é o teste de diagnóstico de escolha na maioria das instituições, com sensibilidade de 85 a 95% e especificidade de 87 a 100%. Os achados sugestivos de DA incluem dilatação da aorta, identificação de uma aba intimal e clara demonstração dos lúmens falso e verdadeiro. Alternativamente, a tomografia computadorizada multidetectora (TCMD) de sessenta e quatro canais (ou mais) pode ser usada em protocolo de triagem tripla para síndrome coronariana aguda, embolia pulmonar e DA. No entanto, uma metanálise de 2013 e um estudo com mais de 1.000 pacientes em 2016 demonstraram que a triagem tripla resulta em maior dose de radiação ionizante e maiores volumes de material de contraste iodado sem claro benefício na identificação de DA e embolia pulmonar.

A ressonância magnética (RM) é uma opção atraente para a detecção de DA em pacientes estáveis em quem o diagnóstico é incerto, porém pouco disponível na maioria dos departamentos de emergência. Sensibilidade e especificidade são excelentes, sendo de 95 e 100%, respectivamente. A RM demonstra o local da lesão inicial em 85% dos casos, ajuda a avaliar a extensão da dissecção, presença de insuficiência aórtica e velocidades de fluxo diferencial nos lúmens verdadeiros e falsos e nos ramos laterais aórticos sem material de contraste ou radiação ionizante e não é invasiva. O exame, assim como a angiotomografia, permite mapa completo e detalhado de toda a aorta, além de fornecer dados sobre insuficiência aórtica. Sua disponibilidade, no entanto, é limitada e difícil de realizar em pacientes instáveis.

A taxa de mortalidade em pacientes com DA do tipo A de Stanford é superior a 1%/hora; assim, após o início da DA, uma decisão sobre o estudo de diagnóstico deve ser realizada o mais rápido possível. Em pacientes com insuficiência renal ou alergia ao contraste, ou aqueles considerados muito instáveis para serem submetidos a tomografia computadorizada, a alternativa é o ETE. Se o paciente tiver um eco transtorácico diagnóstico (isto é, positivo), o diagnóstico é estabelecido, mas estudos confirmatórios adicionais podem ser ou não ser necessários, dependendo da preferência. Um ETT negativo não exclui a dissecção, e a imagem adicional é sempre indicada.

A aortografia, por sua vez, é um exame raramente indicado, não sendo mais considerado o padrão-ouro para o diagnóstico. O exame em geral só é sugerido quando existir indicação de avaliação concomitante de coronárias.

CLASSIFICAÇÃO

A classificação anatômica é importante para o diagnóstico e a terapia. A classificação de Stanford é o

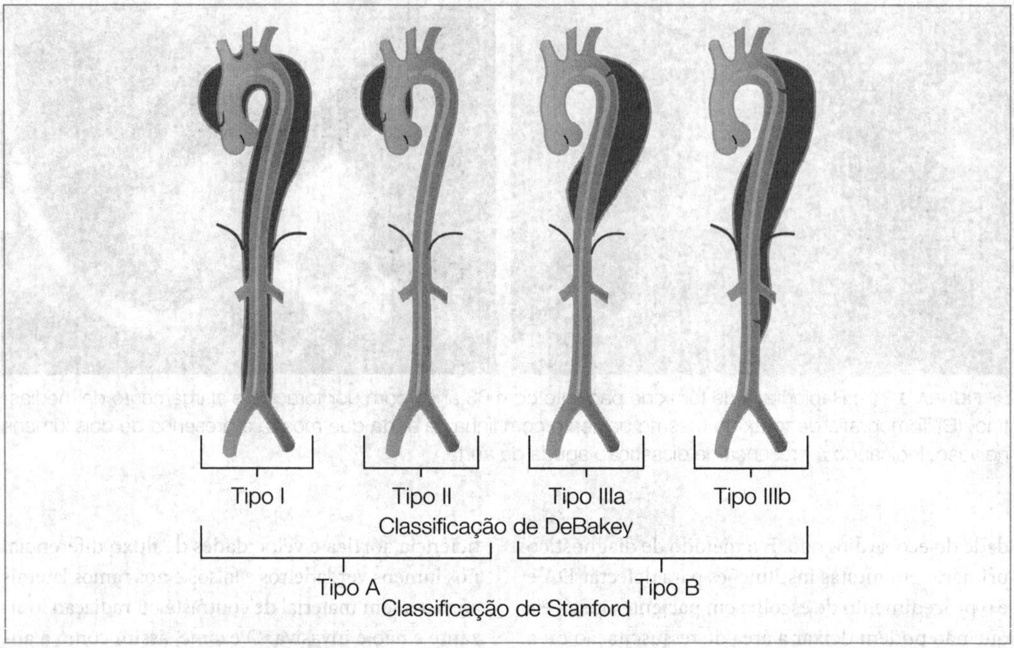

▷ **FIGURA 4** Classificações de DeBakey e de Stanford.

sistema mais comum e é baseada na localização anatômica da dissecção. As dissecções do tipo A envolvem necessariamente a aorta ascendente e representam aproximadamente 62% de todas as dissecções. As dissecções do tipo B envolvem a aorta descendente e representam 38% das dissecções. Os pacientes tendem a ser mais idosos, tabagistas com doença pulmonar crônica e, mais frequentemente, têm aterosclerose e hipertensão generalizadas em comparação com pacientes com dissecção proximal da aorta.

A dissecção é aguda se tem menos de 2 semanas de duração, subaguda entre 2 e 6 semanas de duração e crônica se presente por mais de 6 semanas. A abordagem das demais síndromes aórticas (hemorragia intramural e úlcera aórtica penetrante) tem recomendações de manejo similares. A ulceração focal sem dissecção ocorre geralmente na aorta distal descendente. A progressão das úlceras penetrantes resulta em aumento progressivo da aorta, com formação de aneurisma sacular e fusiforme.

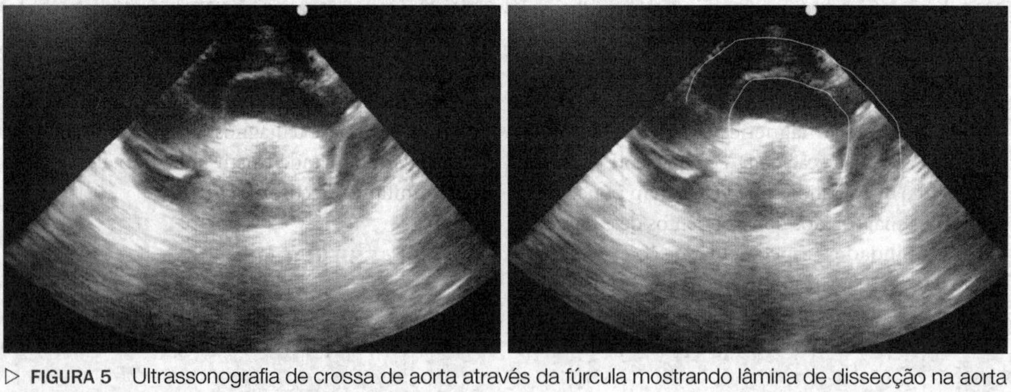

▷ **FIGURA 5** Ultrassonografia de crossa de aorta através da fúrcula mostrando lâmina de dissecção na aorta descendente.

Os pacientes podem ter um hematoma intramural e uma úlcera aterosclerótica penetrante.

Classificação da DA

Classificação de Stanford:

- A: envolve aorta ascendente.
- B: envolve aorta descendente.

Classificação de DeBakey:

- I: envolvimento extenso da aorta.
- II: envolvimento da aorta ascendente isoladamente.
- III: envolvimento da aorta descendente.

A. Envolve a aorta torácica descendente distal à subclávia esquerda e proximal à artéria celíaca.
B. Envolve a aorta torácica descendente distal à artéria subclávia esquerda sem envolvimento de aorta ascendente.

As lesões exclusivamente da crossa sem envolver a aorta ascendente não têm nomenclatura claramente definida na classificação de Stanford. O consenso cirúrgico americano de 2020 classifica em tipos A e B conforme o local inicial de rompimento da aorta. Se for aorta ascendente trata-se de DA tipo A. Se o rompimento de entrada se localizar além do tronco braquicefálico trata-se de DA tipo B (mesmo que haja extensão proximal). Já o consenso cirúrgico europeu de 2018 classifica as DA que se iniciam ou se estendem para aorta proximal como A, as que se iniciam além da subclávia esquerda como B, enquanto as que se originam na crossa ou têm extensão máxima na aorta distal ao tronco braquicefálico como não-A-não-B.

DIAGNÓSTICO DIFERENCIAL

O diagnóstico diferencial para o paciente com sintomas sugestivos de DA é extenso. Os sinais e sintomas associados à DA variam e dependem da extensão do envolvimento da aorta e do vaso derivado. Outras suspeitas diagnósticas iniciais incluem isquemia miocárdica, acidente vascular cerebral, insuficiência cardíaca ou embolia pulmonar. Várias síndromes clínicas são particularmente sugestivas de DA, com dor que é de início súbito, dor migratória, dor torácica com déficits neurológicos concomitantes ou síncope e dor torácica com déficit de pulso. Embora a dor torácica seja o sintoma mais comum de DA, é também a queixa de apresentação mais comum de pelo menos três outras entidades clínicas mais graves e mais comuns, como infarto agudo do miocárdio (IAM) agudo, embolia pulmonar e pericardite. Um eletrocardiograma (ECG) pode ser útil na exclusão de IAM, embora a DA e o IAM possam coexistir como resultado do procedimento de dissecção retrógrada ao óstio de uma artéria coronária e causar infarto. Nos casos em que a DA é excluída, a TC pode revelar outras anormalidades que explicam a apresentação de um paciente (p. ex., embolia pulmonar). Uma DA pode envolver a artéria carótida e apresentar-se como um quadro de isquemia cerebral. O diagnóstico de DA deve ser considerado em qualquer paciente com novo diagnóstico de derrame pericárdico, tamponamento pericárdico ou insuficiência aórtica.

TRATAMENTO

O tratamento precoce na DA é fundamental e deve ser iniciado antes da confirmação do diagnóstico, enquanto os testes de diagnóstico estão sendo realizados. Os opioides devem ser administrados em doses adequadas para controlar a dor e diminuir o tônus simpático. Pacientes com DA são tipicamente hipertensos. Os dois objetivos do manejo médico são reduzir a pressão arterial e diminuir a taxa de aumento do pulso arterial (dP/dt) para atenuar as forças de cisalhamento. São alvos do tratamento:

- Pressão arterial sistólica de 100 a 120 mmHg.
- Frequência cardíaca < 60 batimentos/minuto.

A presença de lesões na aorta ascendente (classificadas como Stanford tipo A) tem mortalidade de 1 a 2% por hora, atingindo 50% nas primeiras 48 horas.

O risco é maior ainda quando há extravasamento de sangue para o espaço pericárdico (tamponamento cardíaco), envolvimento de coronárias, artérias carótidas, vertebrais ou envolvimento da valva aórtica.

Os bloqueadores β-adrenérgicos são a pedra angular do tratamento clínico da DA, além de opioides para analgesia. Como os vasodilatadores, como o nitroprussiato de sódio ou o fenoldopam, aumentam a frequência cardíaca e também aumentam a dP/dt, requerem o uso concomitante de um betabloqueador.

O tratamento inicial recomendado é com betabloqueadores e analgesia opioide, como a morfina ou fentanil. Em relação ao betabloqueio:

- Esmolol: betabloqueador com ação ultracurta, bolus inicial de 500 μg/kg, seguido de uma infusão de 50 a 200 μg/kg/min. Embora o esmolol seja frequentemente utilizado na DA, um agente adicional é tipicamente necessário para aumentar os efeitos anti-hipertensivos.

O nitroprussiato de sódio é um agente bastante utilizado, mas requer o uso concomitante de um betabloqueador para atenuar a taquicardia reflexa e é comparativamente trabalhoso para preparar e administrar. A infusão inicial é de 0,5 a 3 μg/kg/min; a infusão é ajustada para alcançar os mesmos objetivos hemodinâmicos descritos anteriormente. A nitroglicerina intravenosa (IV) é frequentemente utilizada inicialmente em pacientes com dor torácica hipertensiva e DA possível ou incerta. A nitroglicerina é um dilatador arterial menos efetivo que o nitroprussiato, sendo menos utilizada em comparação com o nitroprussiato de sódio. Como o nitroprussiato, a nitroglicerina deve ser acompanhada por um betabloqueador. A nicardipina pode ser usada como agente de segunda linha em situações em que os betabloqueadores não sejam bem tolerados.

Os pacientes que apresentam hipotensão secundária à ruptura aórtica ou tamponamento pericárdico devem ser ressuscitados com fluidos EV e transportados rapidamente para a sala de cirurgia. A pressão arterial deve ser medida em todos os quatro membros, se necessário, para garantir que não se trate de uma pseudo-hipotensão causada por uma aba de camada íntima que obstrua a extremidade em que a pressão arterial é medida. Em pacientes com hipotensão significativa, um diagnóstico importante que deve ser descartado de imediato é a ruptura para o pericárdio, provocando tamponamento cardíaco. A melhor forma é a ultrassonografia à beira do leito. Caso se confirme o tamponamento cardíaco, deve-se proceder com a pericardiocentese de alívio; pode-se, elevar a pressão arterial enquanto se aguarda a cirurgia definitiva (ver Capítulo "Pericardite e tamponamento cardíaco").

As DA agudas de tipo Stanford A requerem tratamento cirúrgico imediato. O segmento aórtico que contém a laceração íntima original é ressecado sempre que possível, com a reposição do enxerto da aorta ascendente para redirecionar o sangue para o verdadeiro lúmen. Se a insuficiência aórtica estiver presente, pode ser corrigida através da correção ou substituição da válvula aórtica. Pacientes com dissecções de tipo A têm uma taxa de mortalidade intra-hospitalar de 27% quando tratados cirurgicamente, comparados a 56% quando tratados apenas clinicamente.

A indicação de cirurgia de emergência para o tipo B é algum dos itens da seguinte lista:

- Isquemia de órgãos ou membros.
- Progressão da dissecção.
- Sinais de ruptura iminente.
- Dor refratária.
- Hipertensão refratária.

Nas DA do tipo B sem complicações e sem as indicações acima, a mortalidade em 2 anos é de 88,9 ± 3,7%. Um estudo de 2009 comparou de forma randomizada o tratamento clínico com cirurgia endovascular em 140 pacientes que não tinham isquemia de órgãos ou membros ou outros sinais de complicação da dissecção. Não houve diferença de sobrevivência mesmo após dois anos, mostrando que não há benefício incremental no tratamento cirúrgico nesses casos.

INDICAÇÕES DE INTERNAÇÃO, TERAPIA INTENSIVA E SEGUIMENTO

Todos os pacientes com síndromes aórticas agudas têm indicação de internação e inicialmente em ambiente de UTI. Nos casos que foram abordados, os pacientes devem ser seguidos para controle de pressão arterial e demais fatores de risco. Nos casos que não foram abordados (DA tipo B sem indicação cirúrgica de emergência), os pacientes devem ser seguidos para controle de pressão arterial e monitorização de momento de indicar cirurgia.

LITERATURA RECOMENDADA

1. Baliga RR, Nienaber CA, Bossone E, Oh JK, Isselbacher EM, Sechtem U, et al. The role of imaging in aortic dissection and related syndromes. JACC Cardiovasc Imaging. 2014;7(4):406-24.
2. Black JH, Manning WJ. Clinical features and diagnosis of acute aortic dissection. In: www.uptodate.com 2022. Acesso 27 jan 2022.
3. Black JH, Manning WJ. Management of acute aortic dissection. In: www.uptodate.com. 2022. Acesso 27 jan 2022.

4. Bossone E, LaBounty TM, Eagle KA. Acute aortic syndromes: diagnosis and management, an update. Eur Heart J. 2017.
5. Cui JS, Jing ZP, Zhuang SJ, Qi SH, Li L, Zhou JW, et al. D-dimer as a biomarker for acute aortic dissection: a systematic review and meta-analysis. Medicine (Baltimore). 2015;94(4):e471.
6. Erbel R, Aboyans V, Boileau C, et al. Corrigendum to: 2014 ESC Guidelines on the diagnosis and treatment of aortic diseases. Eur Heart J. 2015;36:2779.
7. Hiratzka LF, Bakris GL, Beckman JA, et al. 2010 ACCF/AHA/AATS/ACR/ASA/SCA/SCAI/SIR/STS/SVM guidelines for the diagnosis and management of patients with Thoracic Aortic Disease: a report of the American College of Cardiology Foundation/American Heart Association Task Force on Practice Guidelines, American Association for Thoracic Surgery, American College of Radiology, American Stroke Association, Society of Cardiovascular Anesthesiologists, Society for Cardiovascular Angiography and Interventions, Society of Interventional Radiology, Society of Thoracic Surgeons, and Society for Vascular Medicine. Circulation. 2010;121:e266.
8. Johnson RA, Prince LA. Aortic dissection and related syndromes. In: Tintinalli JE. Tintinalli emergency medicine. McGraw Hill; 2016.
9. Woo KM, Schneider JI. High-risk chief complaints I: chest pain – the big three. Emerg Med Clin North Am. 2009;27(4):685-712, x.
10. Lombardi JV, Hughes GC, Appoo JJ, Bavaria JE, Beck AW, Cambria RP, et al. Society for Vascular Surgery (SVS) and Society of Thoracic Surgeons (STS) Reporting standards for type B aortic dissections. Ann Thorac Surg. 2020 Mar;109(3):959-81.
11. Czerny M, Schmidli J, Adler S, van den Berg JC, Bertoglio L, Carrel T, et al. Editor's choice – Current options and recommendations for the treatment of thoracic aortic pathologies involving the aortic arch: An expert consensus document of the European Association for Cardio-Thoracic Surgery (EACTS) & the European Society for Vascular Surgery (ESVS). Eur J Vasc Endovasc Surg. 2019 Feb;57(2):165-98.
12. Nazerian P, Mueller C, Vanni S, Soeiro AM, Leidel BA, Cerini G, et al. Integration of transthoracic focused cardiac ultrasound in the diagnostic algorithm for suspected acute aortic syndromes. Eur Heart J. 2019 Jun 21;40(24):1952-60.

40 Pericardite aguda, derrame pericárdico e tamponamento cardíaco

Pedro Henrique Rodrigues Santana
Victor Paro da Cunha
Julio Flávio Meirelles Marchini
Rodrigo Antonio Brandão Neto
Fernando Salvetti Valente
Carla Andrade Petrini

PONTOS IMPORTANTES

- A pericardite aguda é definida como sintomas e/ou sinais resultantes de inflamação do pericárdio, com duração de não mais do que 1 a 2 semanas, podendo ocorrer em uma variedade de doenças, mas a maioria dos casos é considerada idiopática.
- A pericardite tem como principais manifestações dor torácica aguda, atrito pericárdico, alterações eletrocardiográficas e efusões pericárdicas.
- O ECG pode apresentar supradesnivelamento de segmento ST e complexos de baixas voltagens.
- Pacientes com tamponamento cardíaco apresentam-se com hipotensão, distensão venosa, bulhas abafadas e pulso paradoxal.
- O tratamento de escolha para pericardites agudas é com anti-inflamatórios não esteroidais e colchicina. A colchicina é associada com diminuição da recorrência de pericardite.
- O tamponamento cardíaco é tratado com pericardiocentese. Em pacientes com pericardite constritiva o tratamento é a pericardiectomia.

INTRODUÇÃO E DEFINIÇÕES

O pericárdio é um saco fibroelástico composto de dois grandes folhetos firmemente aderidos, o fibroso e o seroso. O pericárdio fibroso é a camada mais externa, ligada ao tendão central do diafragma. Já o pericárdio seroso recobre duplamente o mediastino formando duas camadas, a parietal e a visceral. A camada parietal do pericárdio seroso é aderida ao pericárdio fibroso e a camada visceral (ou epicárdio) é aderida ao tecido miocárdico. O espaço entre as duas camadas do pericárdio seroso é a cavidade pericárdica e normalmente contém de 15 a 50 mL de fluido seroso ultrafiltrado plasmático. A camada mais externa do conjunto é o tecido adiposo extrapericárdico, o qual localiza-se no ângulo entre o pericárdio e diafragma. O pericárdio também é aderido ao esterno e à pleura mediastinal, exceto onde é separado deste último pelas fibras vasomotoras e sensitivas do nervo frênico.

O pericárdio serve como uma barreira para infecções cardíacas. É inervado por mecanorreceptores, quimiorreceptores e receptores que participam de reflexos como o de Bezold-Jarisch e, por causa dessa inervação, seu acometimento geralmente associa-se com dor significativa.

O pericárdio pode ser acometido por uma ampla variedade de doenças, sendo a mais comum a pericardite aguda. A incidência de pericardite aguda é relatada variando entre 3,3 e 27,7 casos por 100.000 pessoas/ano. Na autópsia, a frequência é de aproximadamente 1% dos casos. A pericardite é relativamente comum no departamento de emergência, representando até 5% dos pacientes com dor torácica não cardíaca.

ETIOLOGIA E FISIOPATOLOGIA

A etiologia da pericardite aguda pode ser separada em dois grandes grupos, as causas infecciosas e as causas não infecciosas. Em países em desenvolvimento a tuberculose pode ser responsável por 70% dos casos de pericardite, com letalidade significativa. Já em algumas séries de países desenvolvidos, até 80% dos casos ficam sem diagnóstico etiológico definido e são denominados como idiopáticos. O termo idiopático é utilizado para descrever os casos de pericardite aguda para os quais nenhuma causa específica foi encontrada em exames diagnósticos de rotina, mas presume-se que a maioria tenha etiologia seja viral. Com a pandemia do COVID-19, alguns casos foram relatados de pericardite como sintoma isolado de COVID-19. Ainda são necessários mais estudos para elucidar melhor a relação do vírus com o sistema cardiovascular, porém uma série com 63.822 pacientes com COVID-19 na Espanha teve uma prevalência de pericardite de 0,71%.

Outras etiologias incluem ainda pericardite bacteriana, a qual apresenta sinais e sintomas similares aos da pericardite aguda, mas esses pacientes estão geralmente em estado grave. Pericardites ocorrendo 24 a 72 horas após infarto do miocárdio transmural e a pericardite tardia em infartos do miocárdio, que representam a chamada síndrome de Dressler, costumavam ser comuns. No entanto, sua incidência diminuiu durante a era da reperfusão coronariana e hoje são raras. As principais etiologias de pericardite são resumidas na Tabela 1.

TABELA 1 Principais causas de pericardite aguda

Infecciosas
▪ Viral (mais comum): *Echovirus*, *Coxsackie*, adenovírus, citomegalovírus, mononucleose, HIV, SARS-CoV-2...
▪ Bacterianas: pneumococo, meningococo, *S. aureus*, *Mycoplasma*, *Coxiella*, *Borrelia*...
▪ Micobactérias: tuberculose, *Micobacterium avium*
▪ Fungos (raro): coccidioidomicose, histoplasmose
▪ Parasitárias (raro): equinococo e toxoplasma
Autoimunes ou doenças inflamatórias
▪ Doenças autoimunes do tecido conectivo (LES, artrite reumatoide, esclerodermia, síndrome de Sjögren, doença mista do tecido conectivo...)
▪ Vasculites sistêmicas (granulomatose eosinofílica com poliangeíte, granulomatose alérgica, síndrome de Behçet, doença de Horton e doença de Takayasu)
▪ Induzida por medicações (hidralazina, procainamida, isoniazida...)
▪ Sarcoidose (raramente quadro agudo)
▪ Doenças autoinflamatórias (febre familiar do Mediterrâneo, síndrome periódica associada a receptor de fator de necrose tumoral)
▪ Pós-cardiotomia
Associadas a complicações de infarto do miocárdio
▪ Pericardite pós-infarto agudo do miocárdio
▪ Síndrome de Dressler
▪ Doenças malignas ou outras doenças sistêmicas
▪ Neoplasias (carcinoma de mama, pulmão – raramente quadro de efusão aguda)
▪ Neoplasias primárias de pericárdio (mesotelioma, fibrossarcoma – raramente quadro de efusão aguda)
▪ Trauma
▪ Hipotireoidismo (efusão usualmente crônica e adaptada)
▪ Quilopericárdio
▪ Uremia, mixedema e anorexia nervosa
▪ Amiloidose (raramente efusão aguda)
Traumática e iatrogênica
▪ Precoce: lesão direta (ferimento perfurante, perfuração esofágica); lesão indireta (radiação, ferimento contuso)
▪ Tardio: síndrome de lesão pericárdica, pós-traumática (incluindo trauma iatrogênico: intervenção coronariana, implante de válvula percutânea, passagem de cabo de marca-passo, terapia eletrofisiológica)

LES: lúpus eritematoso sistêmico.

ACHADOS CLÍNICOS

O sintoma mais comum é dor torácica, que ocorre em mais de 90% dos casos. A dor pericárdica normalmente tem um início rápido, em geral localiza-se em região subesternal, mas pode ser centrada no hemitórax esquerdo e pode ser intensa. A dor tem característica aguda, de facada e pleurítica. A irradiação da dor para membro superior esquerdo não é incomum, mas o mais característico é irradiação para a região do trapézio, o que é um sintoma altamente específico para a pericardite. A dor na pericardite aguda é aliviada com a inclinação do corpo para a frente e agravada pela posição de decúbito. Os pacientes podem apresentar ainda dispneia, febre ou taquicardia desproporcional à temperatura corporal. Também são descritos soluços nesses pacientes (ativação do nervo frênico).

Exceto em pacientes com complicações, o único achado físico anormal é o atrito causado pelo contato entre as camadas inflamadas do pericárdio, que está presente em um terço dos pacientes. A presença desse sinal é dinâmica, desaparecendo e recorrendo. O atrito pericárdico está geralmente na borda esternal inferior esquerda e é mais bem auscultado com a inclinação do paciente para a frente. O atrito é trifásico e seus três componentes ocorrem na sístole atrial, na sístole ventricular e no enchimento diastólico rápido do ventrículo. Entre os pacientes com atrito, 50% apresentam trifásico, 30% bifásico e 20% unifásico. Para diferenciar do atrito pleural basta solicitar ao paciente que faça uma apneia que resultará na ausência do atrito pleural e continuação do atrito pericárdico. As bulhas cardíacas desses pacientes podem estar abafadas.

Na avaliação com ultrassom à beira do leito, 60% dos pacientes terão um derrame pericárdico – na maior parte das vezes discreto.

É importante avaliar o histórico médico para pistas de outros diagnósticos causais específicos. História de câncer ou uma doença autoimune, febre alta com calafrios, erupção cutânea e perda de peso são frequentemente pistas para doenças específicas que podem causar pericardite. Uma pequena percentagem dos casos de pericardite é complicada e em 15% dos casos ocorre associação com miocardite. Neste caso, os pacientes podem apresentar elevação de troponina e disfunção ventricular esquerda.

EXAMES COMPLEMENTARES

Inicialmente, recomendamos a obtenção dos seguintes exames em pacientes com suspeita de pericardite: ECG, hemograma, radiografia do tórax, troponina I, proteína C-reativa (PCR) e um ecocardiograma. Em mulheres jovens, pesquisa de lúpus eritematoso sistêmico (LES) é razoável, mas baixos títulos de anticorpos antinucleares (FAN) são comuns em pacientes com pericardite idiopática e seu significado é incerto.

O hemograma pode apresentar leucocitose e linfocitose discretas. Em pacientes com leucocitoses maiores e com anemia, deve ser considerada a possibilidade de outros diagnósticos, como LES. Em pacientes com miocardite associada, pode haver disfunção ventricular esquerda e aumento de troponina.

A PCR ultrassensível é elevada em cerca de 75 a 80% dos pacientes com pericardite aguda. Os valores normais geralmente ocorrem em pacientes avaliados muito precocemente ou naqueles que receberam terapia anti-inflamatória. Na maioria dos casos, a PCR se normaliza em 1 semana; e em quase todos os casos, 4 semanas após a avaliação inicial. Desta forma, determinações seriadas de PCR podem ser úteis para monitorar a atividade da doença.

O ECG tem uma apresentação típica em 60% dos pacientes (mais comum em pacientes jovens e do sexo masculino em associação com miocardite). Observa-se elevação difusa do segmento ST na maioria das derivações. Não há imagem "em espelho" de infradesnivelamento com exceção do segmento ST em aVR e V1. Há também infradesnivelamento de segmento PR (com correspondente supradesnivelamento do segmento PR em aVR). A onda T é apiculada com leve aumento de amplitude. Deve-se lembrar de usar o segmento TP como linha de base. Pode haver aumento da duração do intervalo QRS (nos casos de miocardite associada). Conforme a evolução, o ECG apresenta os seguintes achados nas próximas semanas e meses:

- Estágio I: elevação difusa do segmento ST.
- Estágio II (após 2 semanas): normalização de segmentos ST e PR; achatamento da onda T.
- Estágio III (dura semanas): inversão de onda T difusa.
- Estágio IV (dura meses): normalização da onda T.

Se houver dúvida no eletrocardiograma entre repolarização precoce e pericardite, pode-se calcular a relação do supradesnivelamento do segmento ST com a altura da onda T em V6. Se a relação for menor que 0,24, sugere-se repolarização precoce. Se for 0,25 ou maior, sugere-se pericardite. Outro indicativo de repolarização precoce no ECG é a presença de entalhe no ponto J visto de V2 a V4. É conhecido como padrão "*fish hook*" ou então onda J. A pericardite não tem a onda J.

Normalmente, o segmento ST é côncavo para cima e assemelha-se à corrente de lesão de isquemia transmural. No entanto, a distinção entre pericardite aguda e isquemia pode ser difícil. Avalia-se a distinção olhando o número de derivações com supradesnivelamento e a presença de infradesnivelamento em espelho. Na pericardite há maior número de derivações com supradesnivelamento de segmento ST e não existe alteração em espelho. No infarto agudo do miocárdio o supradesnivelamento é restrito à anatomia da coronária que foi ocluída e comumente existe alteração em espelho (infradesnivelamento na parede oposta). Logicamente existem exceções: por um lado, os infartos podem ser muito extensos, levando a supradesnivelamento de muitas derivações (pacientes que têm infarto de coronária única, por exemplo), e por outro lado, raramente existem pericardite focais que alteram apenas poucas derivações. A pericardite/miocardite focal provoca elevação do segmento ST em menor número de derivações, tornando assim mais difícil a distinção. Em geral, o ECG volta ao normal após um período de dias ou semanas (estágio II). Essas mudanças podem persistir por semanas ou até meses, mas não têm significado patológico. Em pacientes observados tardiamente após o início dos sintomas, as mudanças podem ser indistinguíveis da isquemia miocárdica. A radiografia de tórax pode ser realizada para avaliar diagnósticos diferenciais como pneumotórax ou pleurite. Ocasionalmente, pequenos infiltrados pulmonares ou derrames pleurais estão presentes, presumivelmente causados por infecções virais.

O ecocardiograma é indicado para verificar a presença de derrame e/ou espessamento pericárdico e avaliar a função cardíaca na suspeita de miocardite associada. Deve-se lembrar que esse exame se apresenta frequentemente normal nos casos de pericardite aguda, não excluindo o diagnóstico. A ressonância magnética (RM) do miocárdio pode ser útil na detecção de espessamento pericárdico.

DIAGNÓSTICO

Para o diagnóstico de pericardite aguda é necessária a presença de pelo menos dois critérios clínicos dos quatro a seguir:

- Dor torácica (tipicamente aguda, pleurítica e que melhora ao sentar e inclinar para a frente).
- Atrito pericárdico.
- Alterações eletrocardiográficas típicas.
- Presença de derrame pericárdico novo ou piora de derrame prévio.

A elevação de PCR ou constatação de inflamação pericárdica em imagem (tomografia com contraste ou ressonância com contraste) apoia o diagnóstico. Indicações para pericardiocentese são: tamponamento, derrame sintomático e grande sem resposta ao tratamento clínico, suspeita de etiologia bacteriana ou neoplásica. Em geral, a maioria das pericardites agudas não tem indicação desse exame.

DIAGNÓSTICO DIFERENCIAL

O diagnóstico diferencial da dor torácica é extenso. Diagnósticos mais facilmente confundidos com pericardite incluem pneumonia com pleurite, embolia pulmonar/infarto, osteocondrite e doença do refluxo gastroesofágico. A pericardite aguda costuma ser distinguida da isquemia miocárdica, mas em alguns casos não é fácil a distinção e a angiografia coronariana de emergência é necessária. Outras possibilidades diagnósticas incluem o tromboembolismo pulmonar, a dissecção de aorta e outros processos torácicos e abdominais.

A pericardite bacteriana ocorre frequentemente em conjunto com pneumonia grave. Pericardite tuberculosa pode se desenvolver com ou sem doença pulmonar associada. Lesões de massa e aumento dos gânglios linfáticos são sugestivos de doença neoplásica. Em mulheres ou em pacientes com manifestações sugestivas de doença autoimune, o diagnóstico diferencial com lúpus eritematoso sistêmico (LES) é obrigatório. A Tabela 2 resume o diagnóstico diferencial da pericardite aguda.

TRATAMENTO

A maior parte dos casos de pericardite aguda (80-90%) é autolimitada. O manejo inicial deve ser focado na triagem para causas específicas que alterem seu manejo, detecção de derrame significativo com risco de tamponamento cardíaco, alívio dos sintomas e adequado tratamento de uma causa específica se for o caso. As indicações de investigação de causas específicas podem ser achadas na Figura 1.

No modelo de triagem proposto pela European Society of Cardiology, pelo menos 1 preditor de gravidade já é suficiente para identificação de um caso de alto risco. Critérios maiores foram validados por análise multivariada e critérios menores foram baseados em opinião de especialistas e revisões de literatura. Casos com risco moderado são definidos como sem preditores de gravidade, porém com resposta incompleta ou não responsivos ao tratamento com anti-inflamatórios não esteroidais (AINES). Casos de baixo risco incluem aqueles sem preditores de gravidade e com boa resposta a AINES.

▷ **TABELA 2** Diagnóstico diferencial da pericardite aguda

Doença	Frequência	Tamponamento cardíaco	Pericardite constritiva	Mortalidade sem tratamento
Pericardite viral	50-60%	Principal causa de tamponamento atraumática, mas proporcionalmente o evento é incomum	40% das pericardites constritivas são infecções virais, mas em proporção ao número de pericardites virais é uma complicação rara	< 10%
Pericardite bacteriana	1-3%	Complicação frequente e de rápida evolução	3-6% das pericardites constritivas. Complicação frequente	100%
Tuberculose	10-25%	Complicação frequente, terceira maior causa atraumática de tamponamento	3-6% das pericardites constritivas. Complicação frequente	> 80%
Hipotireoidismo	2-5%	Causa rara	Rara	Raramente causa de morte
LES e outras doenças autoimunes	5-10%	Causa rara	3-7% das causas de pericardite constritiva, relativamente frequente	Dependente da etiologia
Uremia	3-5%	10% dos casos de tamponamento, relativamente infrequente	Ocorre em < 10% dos pacientes	Mortalidade aumentada, mas raramente é a causa de morte, indicação de diálise
Neoplásica	10-15%	Frequente, paciente de alto risco para tamponamento cardíaco, representa até 40% dos casos	Relativamente infrequente	100%
Pós-IAM	1-3%	Causa infrequente	11-30% das pericardites constritivas, complicação relativamente rara	Raramente

IAM: infarto agudo do miocárdio; LES: lúpus eritematoso sistêmico.

Se os dados laboratoriais sugerem o diagnóstico clínico de pericardite idiopática, o tratamento sintomático com AINES deve ser iniciado. Um estudo clínico randomizado controlado que avaliou o benefício dos AINES encontrou benefício no uso de ibuprofeno em comparação ao placebo (90,2% vs. 62,5% p = 0,003 para resolução da pericardite). O ibuprofeno (600 a 800 mg por via oral, três vezes ao dia), por exemplo, tem um perfil de segurança ótimo e pode ser uma boa opção. O ácido acetilsalicílico (AAS), de 2 a 4 g por dia em doses divididas, é uma alternativa e muitas vezes preferível em pacientes que teriam indicação de AAS para outras indicações. Em ambos os casos, a proteção gástrica pode ser fornecida. Muitos pacientes têm respostas dramáticas com a primeira dose de AINES. Pacientes com resposta plena após 10 a 14 dias não precisam de tratamento adicional.

Estudos verificaram que a colchicina é eficaz na prevenção da recorrência ou no tratamento da pericardite que não respondeu bem inicialmente a AINES. Existe evidência significativa, incluindo ensaios clínicos randomizados, para apoiar a sua utilização como parte da terapia inicial para pericardite idiopática aguda. Assim, em todos os casos de pericardite aguda está indicada a associação entre AINES e colchicina. A droga tem um efeito anti-inflamatório e é administrada uma dose de 0,5 mg duas vezes por dia em doentes com peso superior a 70 kg e 0,5 mg diário em pacientes com menos de 70 kg, com a redução da dose em pacientes com comprometimento da função renal. Essas doses são, geralmente, muito bem toleradas, embora efeitos

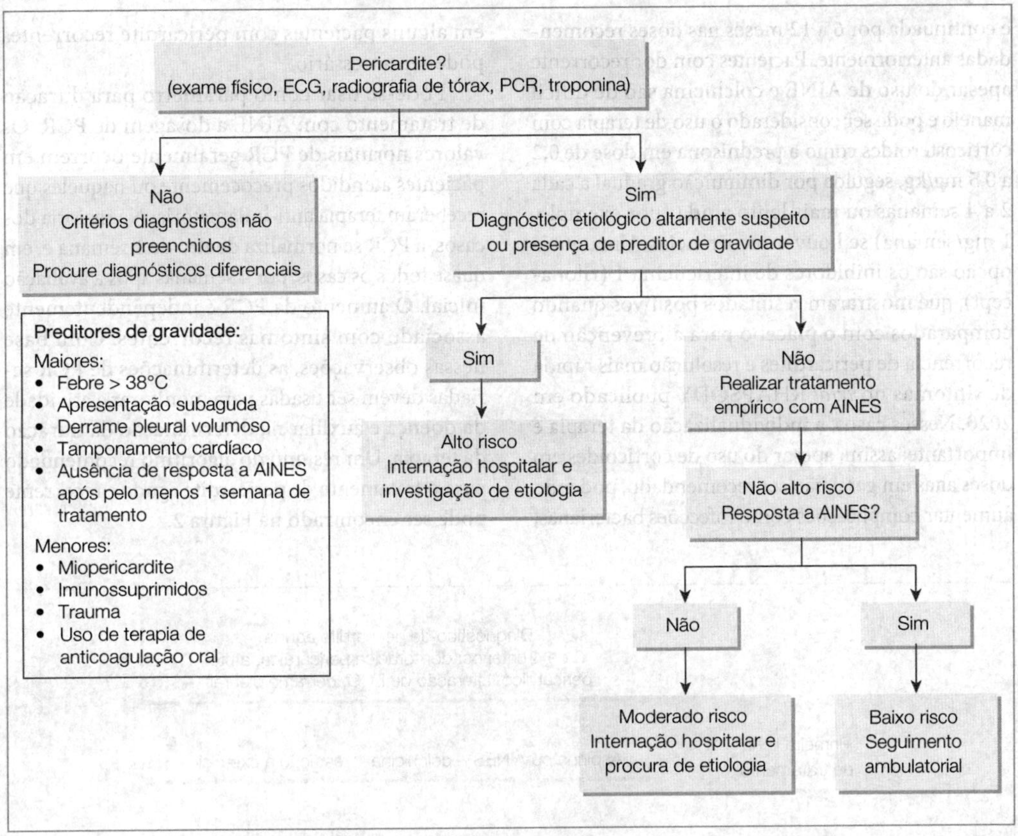

▷ **FIGURA 1** Diagnóstico e estratificação de risco de pericardite.

AINES: anti-inflamatórios não esteroidais; ECG: eletrocardiograma; PCR: proteína C-reativa.

secundários gastrointestinais resultem na suspensão do medicamento em até 10% dos pacientes. As doses do tratamento farmacológico podem ser encontradas na Tabela 3.

Nos pacientes que respondem lentamente à combinação de um AINE e colchicina, os analgésicos narcóticos podem ser usados para melhorar a dor. Como a prevenção de recorrências é importante, recomendamos 3 meses de terapia com colchicina após um episódio inicial de pericardite. Em pacientes em que a colchicina por algum motivo não tiver sido iniciada, deve ser iniciada na recorrência

▷ **TABELA 3** Medicações na pericardite aguda

Medicação	Dose usual	Duração	Descontinuamento da medicação
Ácido acetilsalicílico	750 a 1.000 mg a cada 8 horas	1 a 2 semanas	Diminuir 250 a 500 mg a cada 1 a 2 semanas
Ibuprofeno	600 mg a cada 8 horas	1 a 2 semanas	Diminuir 200 a 400 mg a cada 1 a 2 semanas
Indometacina	50 mg a cada 8 horas	1 a 2 semanas	Diminuir 25 mg a cada 1 a 2 semanas
Prednisona	0,2 a 0,5 mg/kg por dia	2 a 6 semanas	Diminuir 50% da dose por semana
Colchicina	0,5 mg 1 vez ao dia (se < 70 kg) ou 0,5 mg a cada 12 horas (se > 70 kg)	3 meses	Redução gradual não obrigatória, pode eventualmente fazer reduzindo a dose para uma vez ao dia e depois uma dose em dias alternados

e continuada por 6 a 12 meses nas doses recomendadas anteriormente. Pacientes com dor recorrente apesar do uso de AINE e colchicina são de difícil manejo e pode ser considerado o uso de terapia com corticosteroides como a prednisona em dose de 0,2 a 0,5 mg/kg, seguida por diminuição gradual a cada 2 a 4 semanas ou mais lento ainda (por exemplo, 1 mg/semana) se houver recorrências. Uma outra opção são os inibidores de interleucina 1 (rilonacept), que mostraram resultados positivos quando comparados com o placebo para a prevenção de recorrência de pericardites e resolução mais rápida de sintomas no *trial* RHAPSODY publicado em 2020. Nesses casos, a individualização da terapia é importante; assim, apesar do uso de corticoides em doses altas em geral não ser recomendado, podendo aumentar complicações como infecções bacterianas, em alguns pacientes com pericardite recorrentes pode ser necessário.

Pode-se usar como parâmetro para duração de tratamento com AINE a dosagem de PCR. Os valores normais de PCR geralmente ocorrem em pacientes atendidos precocemente ou naqueles que receberam terapia anti-inflamatória. Na maioria dos casos, a PCR se normaliza dentro de 1 semana e, em quase todos os casos, por 4 semanas após a avaliação inicial. O aumento da PCR é independentemente associado com sintomas recorrentes. Com base nessas observações, as determinações de PCR seriadas devem ser usadas para monitorar a atividade da doença e auxiliar na determinação da duração da terapia. Um resumo do algoritmo recomendado para o tratamento de pericardite aguda e recorrente pode ser encontrado na Figura 2.

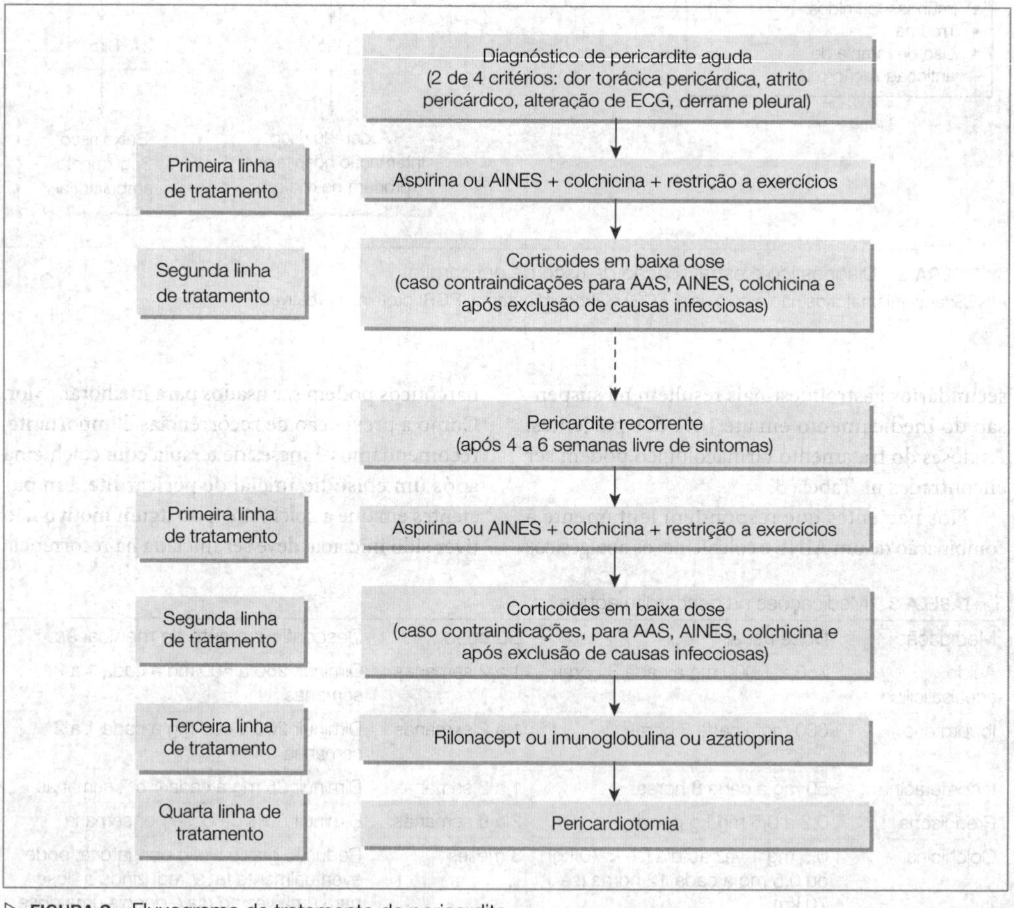

▷ **FIGURA 2** Fluxograma de tratamento da pericardite.
AAS: ácido acetilsalicílico; AINES: anti-inflamatórios não esteroidais; ECG: eletrocardiograma.

TAMPONAMENTO CARDÍACO

Fisiopatologia do tamponamento

O pericárdio tem efeito mecânico restritivo sobre o volume cardíaco. A relação pressão-volume do espaço pericárdico é relativamente limitada e tem um volume relativamente pequeno de reserva. Quando excedida, a pressão dentro do saco passa a operar sobre a superfície do coração, podendo prejudicar suas funções e impedir o esvaziamento cardíaco. Quando as câmaras cardíacas se dilatam rapidamente, o efeito de restrição do pericárdio e sua contribuição para a interação diastólica tornam-se importantes, resultando em um quadro hemodinâmico que pode evoluir para tamponamento cardíaco ou pericardite constritiva.

A porção inicial da curva volume-pressão pericárdica é plana, de modo que aumentos de volume relativamente grandes resultam em mudanças comparativamente pequenas na pressão intrapericárdica. A curva torna-se mais pronunciada à medida que o pericárdio parietal atinge os limites de sua distensibilidade. Se o fluido continua a se acumular, a pressão intrapericárdica eleva-se a um nível maior que o das pressões normais de enchimento das câmaras cardíacas direitas. Quando isso ocorre, o enchimento ventricular é restrito e ocorre o tamponamento cardíaco. A curva de pressão de volume pericárdica depende de a efusão ser aguda ou crônica, como podemos notar na Figura 3.

Normalmente, durante a inspiração espontânea, com aumento da pressão negativa intratorácica, há diminuição da pressão venosa. Mas um aumento da pressão venosa sistêmica durante a inspiração (sinal de Kussmaul) pode ser observado em pacientes com derrame pericárdico significativo com tamponamento cardíaco. Qualquer causa de derrame pericárdico pode ocasionar tamponamento cardíaco, inclusive por simples sangramento para o pericárdio. Não é o volume de derrame pericárdico que provoca o tamponamento, e sim a velocidade de instalação do derrame. Portanto, a simples presença de derrame pericárdico não é específica de nenhum diagnóstico específico. As Tabelas 4 e 5 resumem as principais causas de tamponamento cardíaco e sua frequência.

A pericardite constritiva, por sua vez, resulta de lesão pericárdica e inflamação, causando espessamento fibroso das camadas do pericárdio, o que impede o preenchimento diastólico passivo das câmaras cardíacas. Na pericardite constritiva, o pericárdio se torna inelástico e não permite o enchimento cardíaco adequado; em geral, o processo inflamatório é subagudo ou crônico. Os pacientes com pericardite constritiva geralmente não apresentam derrame pericárdico significativo, mas em alguns casos apresentam derrame de maior volume. Nesse caso, o termo correto é pericardite efusivo-constritiva. A diferença entre a pericardite constritiva e a efusivo-constritiva é que após a pericardiectomia na pericardite efusivo-constritiva a pressão atrial permanece aumentada.

As principais causas de pericardite constritiva são

- Idiopática ou viral: 42-61%.
- Pós-operatório de cirurgia cardíaca: 11-37%.
- Radioterapia: 2-31%, principalmente após doença de Hodgkin ou câncer de mama.

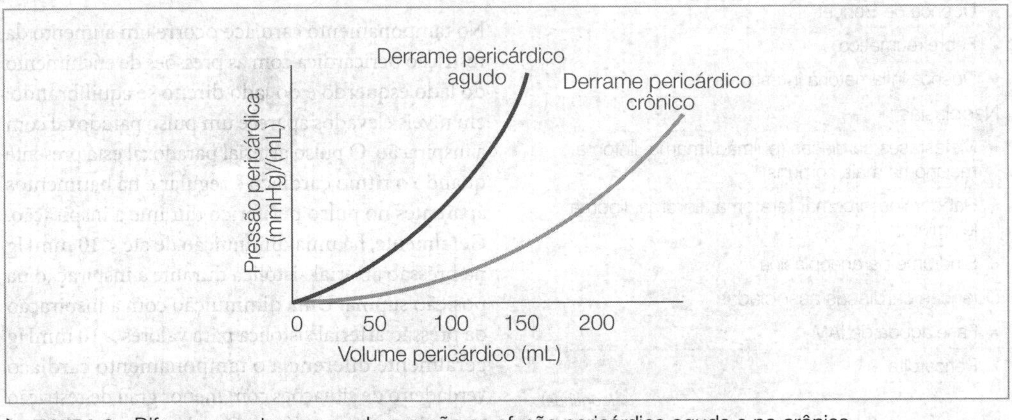

▷ **FIGURA 3** Diferenças entre curvas de pressão na efusão pericárdica aguda e na crônica.

- Doença do tecido conectivo: 3-7%.
- Pós-infecciosa: 3-15%, causada principalmente por tuberculose ou pericardite purulenta.
- Outras causas: 1-10% (incluindo trauma, malignidade, medicamentosa, abestose, sarcoidose, pericardite urêmica).

▷ **TABELA 4** Principais causas de tamponamento cardíaco

Idiopático
▪ Representa 15% dos casos
▪ Infeccioso
▪ Viral (Coxsackie vírus, ecovírus, adenovírus, Epstein-Barr, citomegalovírus, influenza, vírus da varicela, rubéola, HIV, hepatite B, parvovírus B19, vírus da caxumba)
▪ Tuberculose
▪ Bactérias (*N. gonorrahae*, *N. meningitidis*, *Chlamydia psittaci* ou *C. trachomatis*, *Legionella*, *Salmonella*, *Borrelia burgdorferi*, *Mycoplasma*, *Actinomyces*, *Nocardia*, *Tropheryma whippelii*, *Treponema*, *Rickettsia*)
▪ Fungos (*Histoplasma*, *Aspergillus*, *Blastomyces*, *Coccidioides*, *Candida*)
▪ Parasitas: equinococose, amebíase, toxoplasmose
▪ Endocardite infecciosa com abscesso de anel de válvula
Autoimune e causas inflamatórias não infecciosas
▪ LES, artrite reumatoide, esclerodermia, síndrome de Sjogren, doença mista do tecido conectivo
▪ Febre familiar do Mediterrâneo
▪ Pós-IAM (síndrome de Dressler)
▪ Granulomatose com poliangeíte
▪ Poliarterite nodosa
▪ Sarcoidose
▪ Doença de Behçet
▪ Febre reumática
▪ Doença inflamatória intestinal
Neoplasias
▪ Metástases cardíacas (pulmão, mama, linfoma e melanoma mais comuns)
▪ Rabdomiossarcoma, teratoma, fibroma, lipoma, leiomioma
▪ Síndrome paraneoplásica
Doenças cardíacas associadas
▪ Fase aguda de IAM
▪ Pericardite

(continua)

▷ **TABELA 4** Principais causas de tamponamento cardíaco (*continuação*)

Idiopático
▪ Miocardite
▪ Dissecção de aorta
Trauma
▪ Penetrante
▪ Contuso
▪ Iatrogênico (passagem de marca-passo…)
Causas metabólicas
▪ Hipotireoidismo
▪ Uremia
▪ Síndrome de hiperestimulação ovariana
Medicamentos
▪ Procainamida, metisergida, hidralazina, trombolíticos, fenitoína, penicilina
Radiação (raro)

IAM: infarto agudo do miocárdio; LES: lúpus eritematoso sistêmico.

▷ **TABELA 5** Principais causas não traumáticas de tamponamento cardíaco conforme frequência

▪ Malignidade metastática: 40%
▪ Pericardite idiopática aguda: 15%
▪ Uremia: 10%
▪ Pericardite bacteriana ou tuberculosa: 10%
▪ Pericardite idiopática crônica: 10%
▪ Hemorragia (anticoagulante): 5%
▪ Outros (lúpus eritematoso sistêmico, pós-radioterapia, mixedema etc.): 10%

ACHADOS NO TAMPONAMENTO CARDÍACO E PERICARDITE CONSTRITIVA

No tamponamento cardíaco ocorre um aumento da restrição pericárdica com as pressões de enchimento do lado esquerdo e do lado direito se equilibrando; em níveis elevados aparece um pulso paradoxal com a inspiração. O pulso arterial paradoxal está presente quando o ritmo cardíaco é regular e há batimentos aparentes no pulso periférico durante a inspiração. Geralmente, há uma diminuição de até < 10 mmHg na pressão arterial sistólica durante a inspiração na posição supina. Uma diminuição com a inspiração da pressão arterial sistólica para valores > 10 mmHg geralmente diferencia o tamponamento cardíaco verdadeiro de situações com menor grau de restrição ao enchimento cardíaco. O pulso paradoxal não é diagnóstico de tamponamento cardíaco e pode ser observado em outros processos cardiopulmonares, como hipertensão pulmonar secundária a embolia pulmonar e eventualmente em pacientes com pericardite aguda significativa sem tamponamento cardíaco. No tamponamento cardíaco, as veias do pescoço podem estar distendidas com o esperado descenso "y" ausente. A ausculta cardíaca pode revelar bulhas abafadas. Os estertores pulmonares geralmente estão ausentes, e pode haver sensibilidade no quadrante superior direito devido à congestão venosa hepática.

Um sangramento agudo pode em pouco tempo e com pequena quantidade de fluido causar tamponamento cardíaco. Por outro lado, efusões pericárdicas crônicas podem só levar ao tamponamento cardíaco quando grandes quantidades de fluido se acumulam no pericárdio.

Os sintomas da pericardite constritiva geralmente se desenvolvem de forma gradativa e podem imitar os sintomas da insuficiência cardíaca (IC) e da miocardiopatia restritiva. Sinais e sintomas comuns incluem dispneia aos esforços, edema periférico, hepatomegalia e ascite. Os pacientes apresentam aumento significativo da pressão venosa jugular e o exame das veias do pescoço com o paciente em um decúbito de 45° revela frequentemente uma distensão venosa jugular e uma rápida descida em "y" do pulso venoso cervical. O sinal de Kussmaul (distensão jugular durante inspiração) é frequente na pericardite constritiva, mas é raro na IC. Um pulso paradoxal é incomum, ocorrendo apenas em 20% dos pacientes com pericardite constritiva, mas sua ausência não exclui a pericardite constritiva.

A famosa tríade de Beck – turgência jugular, hipofonese de bulhas e hipotensão – pode estar presente em apenas 10 a 40% dos pacientes com tamponamento.

EXAMES NO TAMPONAMENTO

No tamponamento cardíaco, o ECG tipicamente demonstra taquicardia sinusal, baixa voltagem e alternância elétrica. Esta última é a variação do QRS batimento a batimento, tão sutil quanto um milímetro ou até trocando a direção do QRS. É um sinal específico, mas pouco sensível de tamponamento cardíaco. A avaliação do derrame pericárdico com o ultrassom à beira do leito pode trazer muitas informações. A simples presença de um derrame pericárdico não significa tamponamento. O colabamento do átrio direito na diástole é o sinal mais precoce de tamponamento (Figura 4). O colabamento diastólico do ventrículo direito tem especificidade de cerca de 75 a 90%. Quando não há colabamento das câmaras direitas, isso corresponde a valor preditivo negativo de 90% para tamponamento. A veia cava inferior com diâmetro maior que 2,1 cm e variação respiratória menor que 50% tem sensibilidade de cerca de 95 a 97% para tamponamento, mas pouca especificidade.

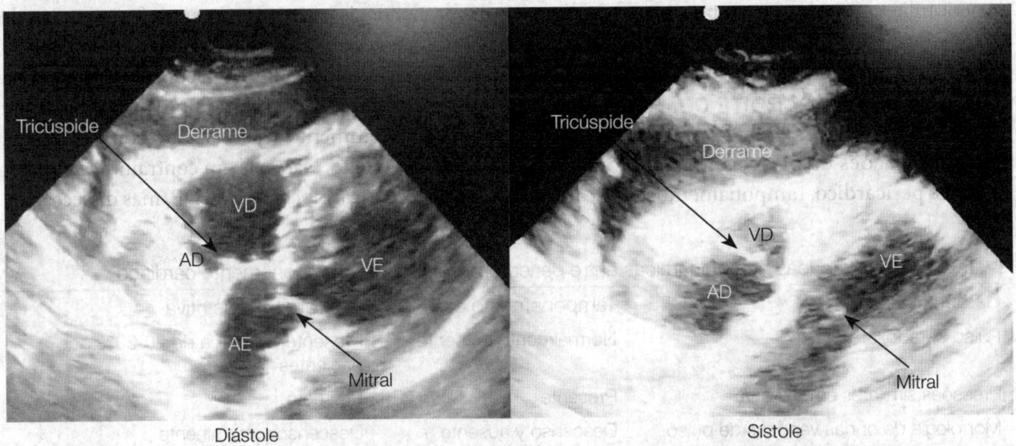

▷ **FIGURA 4** Sinal ecocardiográfico de tamponamento cardíaco. Observa-se paciente com derrame pericárdico importante e colabamento do átrio direito na diástole.
AD: átrio direito; AE: átrio esquerdo; VD: ventrículo direito; VE: ventrículo esquerdo.

CONTEÚDO COMPLEMENTAR

Utilize o QR code abaixo para acessar vídeos com ultrassons de derrames pericárdicos (voucher: emergencia16).

Na pericardite constritiva, o ECG pode demonstrar complexos QRS de baixa voltagem, ocorrendo em 27% dos pacientes; e ondas T invertidas e taquicardia sinusal são frequentes. Já fibrilação atrial ocorre em 22% dos pacientes, mas não há sinais diagnósticos específicos no ECG para o diagnóstico de pericardite constritiva. A radiografia torácica pode revelar calcificações pericárdicas. O ecocardiograma demonstra calcificações pericárdicas em 40% dos pacientes, além do espessamento pericárdico e movimento de septo ventricular anormal. O cateterismo cardíaco pode ser diagnóstico na pericardite constritiva, demonstrando aumento da pressão atrial direita. O paciente apresenta significativos descensos "x" e "y" da pressão venosa, o que em contraste não ocorre em pacientes com tamponamento cardíaco. Um descenso abrupto da pressão diastólica seguido por um platô (o "sinal da raiz quadrada") do traçado de pressão do ventrículo direito é característico da doença. Ocorre ainda aumento na pressão diastólica final do ventrículo direito. A Tabela 6 resume as diferenças entre os achados hemodinâmicos da pericardite constritiva e o tamponamento cardíaco.

MANEJO DO TAMPONAMENTO CARDÍACO E PERICARDITE CONSTRITIVA

As complicações da pericardite aguda incluem derrame pericárdico, tamponamento e pericardite constritiva. O tamponamento cardíaco ocorre em 2% dos pacientes com trauma penetrante de tórax, 10% dos pacientes com derrame pleural neoplásicos e é comum na pericardite urêmica.

Os pacientes com instabilidade hemodinâmica podem receber expansão volêmica com solução salina em volume de 500 a 1.000 mL, aumentando o volume intravascular, facilitando o enchimento cardíaco direito e aumentando o débito cardíaco e a pressão arterial. No entanto, esta é uma medida temporária, assim como o uso de inotrópicos e vasopressores. A medida definitiva para melhora do tamponamento cardíaco é a pericardiocentese, que ainda pode fazer um diagnóstico específico. Se houver instabilidade hemodinâmica, a pericardiocentese de emergência é indicada no DE, embora idealmente deva ser realizada no laboratório de cateterismo cardíaco por meio de orientação ecocardiográfica para evitar perfuração cardíaca e laceração de artéria coronária.

A Sociedade Europeia de Cardiologia para o Diagnóstico e Manejo da Doença Pericárdica tem diretrizes baseadas em evidências sobre a pericardiocentese que referem o seguinte:

A pericardiocentese é um procedimento vital no tamponamento cardíaco (nível de evidência B, indicação classe I) e é indicada em derrames > 20 mm na ecocardiografia, e em derrames menores pode ser indicada para fins diagnósticos (análise de líquido e tecido pericárdico, pericardioscopia e biópsia epicárdica/pericárdica; nível de evidência B, indicação da classe IIa). As diretrizes ainda recomendam que os profissionais usem o USG *point-of-care* em vez de punção às cegas e a abordagem guiada pelo ECG. O uso de pericardiocentese guiada por ecocardiograma reduz a radiação associada à fluoroscopia e permite que o procedimento seja realizado com segurança na beira do leito. Não existem contraindicações absolutas à pericardiocentese de DE, mas dissecção de

TABELA 6 Diferenças hemodinâmicas entre pericardite constritiva e tamponamento cardíaco

Características	Tamponamento cardíaco	Pericardite constritiva
Pulso paradoxal	Normalmente presente	Presente em cerca de 20-30% dos pacientes
Pressões similares em VD e VE	Presente	Presente
Morfologia de ondas venosas de pulso	Descenso y ausente	Descenso y prominente
Mudanças inspiratórias de pressão venosa	Diminuída ou normal	Aumentada ou normal (sinal de Kusmaull)
Sinal da "raiz quadrada"	Ausente	Presente

VD: ventrículo direito; VE: ventrículo esquerdo.

aorta e ruptura miocárdica são condições de risco e o paciente deve ser submetido à cirurgia logo após a pericardiocentese. Outras contraindicações relativas incluem coagulopatia não corrigida, terapia anticoagulante, trombocitopenia e pequenos derrames pericárdicos loculados posteriores.

A pericardiocentese inicia-se com o posicionamento do paciente idealmente com cabeceira elevada a aproximadamente 30 a 45°, mas em parada cardíaca ou pacientes muito instáveis, essa posição pode não ser viável. Portanto, o procedimento é frequentemente realizado com o paciente em posição supina. Se for necessário deve-se realizar sedação para o paciente. A Tabela 7 resume os equipamentos potencialmente necessários para a pericardiocentese.

▷ **TABELA 7** Equipamentos para pericardiocentese

▪ Antisséptico (por exemplo, iodopovidona ou clorexedine)
▪ Luvas e aventais estéreis
▪ Agulha de 20 a 25 para anestesia local
▪ Anestésico local (lidocaína a 1% a 2%)
▪ Fio-guia flexível (se utilizar a técnica de Seldinger)
▪ Dilatador (se utilizar a técnica de Seldinger)
▪ Campo estéril
▪ Agulha introdutora de 7 cm e calibre 18 (espinhal)
▪ Seringas (10, 20 e 60 mL)
▪ Gaze
▪ Cateter de drenagem número 6 a 8 (pode ser *pigtail* ou cateter venoso central)
▪ Tubos coletores
▪ Monitor cardíaco

O procedimento deve ser realizado com paramentação adequada e com campos estéreis. Imediatamente antes do procedimento, administra-se lidocaína 1% a 2% por via subcutânea e ao longo do plano de inserção da agulha. Aspira-se durante a infiltração para evitar a injeção de lidocaína diretamente nas estruturas vasculares. Os pacientes devem permanecer em monitorização cardíaca e com oximetria de pulso e fornecer oxigênio suplementar. São os passos do procedimento guiado por ultrassonografia:

1. Uso de precauções universais.
2. Organizar os materiais necessários.
3. Posicionar o paciente (cabeceira a 30 a 45° se possível).
4. Identificar o ponto máximo de derrame com US (ou seja, mais próximo ao transdutor/pele e onde o acúmulo de fluido é máximo). As lesões pericárdicas são áreas escuras ou anecoicas que envolvem o coração. Normalmente, o pericárdio pode ser visto sobrejacente ao derrame. Além disso, o movimento paradoxal da parede ventricular direita com colapso durante a diástole é observado no tamponamento.
5. Escolher o local de punção e a trajetória da agulha: a trajetória deve ser escolhida para coincidir com o plano do feixe do USG. Identificar estruturas anatômicas entre a pele e o espaço pericárdico que estejam dentro do caminho esperado da agulha. Para a maioria dos pacientes, a melhor abordagem é a punção na parede torácica esquerda no quinto espaço intercostal esquerdo, seja paraesternal esquerda, que é 1 cm na lateral esquerda do esterno para evitar a artéria mamária interna esquerda, ou a abordagem apical que é realizada pelo menos 5 cm lateralmente à abordagem paraesternal esquerda. Ainda pode ser utilizada a abordagem paraesternal direita no quinto espaço intercostal direito. Deve-se nas abordagens paraesternais introduzir a agulha sobre a margem superior da costela para evitar atingir o feixe neurovascular na margem inferior de cada costela. Abordagem paraesternal esquerda: a agulha é inserida perpendicularmente. Ver Figura 5. Abordagem subxifoide: realizada 1 cm abaixo do apêndice xifoide.
6. Preparação estéril: preparar o local da punção com antisséptico. Usar na área circundante toalhas estéreis ou campos cirúrgicos.
7. Anestesia local: injetar 1% a 2% de lidocaína com uma agulha de calibre 25 no local selecionado antes do procedimento, evitando a entrada na cavidade torácica. Aspirar antes da injeção para evitar a injeção de anestésico nas estruturas vasculares.
8. Preparação do USG: usando o transdutor cardíaco, posicionar uma cobertura estéril sobre o transdutor (pode ser uma luva estéril) após colocar o gel na ponta da sonda. Colocar gel esterilizado sobre o local de entrada planejado. Usando a mão não dominante, segurar o transdutor do USG no plano da inserção planejada da agulha.
9. Inserção da agulha pericárdica: sob orientação direta do USG, inserir a agulha no local prede-

terminado em um ângulo de aproximadamente 45° em relação à pele no transdutor. Deve-se realizar esta entrada aspirando lentamente a seringa e com a visualização pelo USG. Após a entrada no saco pericárdico, deve ser obtido um retorno de sangue, fluido seroso, pus e assim por diante. O sangue coagulado pode impedir a aspiração. O sangue pode coagular dentro da agulha ou pode ter coagulado dentro do espaço pericárdico. Muitas vezes, o sangue coagulado dentro do espaço pericárdico pode ser identificado no USG como material ecogênico. Se suspeita de obstrução da agulha, pode-se tentar lavar a agulha com 1 a 2 mL de salina fisiológica. Se a aspiração for muito fácil, suspeitar de punção ventricular. Para diminuir complicações da inserção da agulha, não redirecionar a agulha dentro do pericárdio durante a aspiração. Isso pode reduzir o número de ocorrências de lacerações de artérias coronárias inadvertidas ou a penetração no pericárdio. Caso ocorra aspiração de líquido sanguinolento, a avaliação com bolhas ajuda a descartar a punção intraventricular. Devem ser rapidamente reinjetados 3-5 mL da solução aspirada e caso ocorra a agitação do conteúdo intrapericárdico, a punção deve ser considerada como bem-sucedida, sendo segura a colocação do cateter para drenagem contínua do líquido pericárdico.

10. Coletar o líquido: o fluido pode ser coletado para testes de diagnóstico para avaliar concentração de proteína ou albumina, contagem de células, Gram e culturas. A Tabela 8 resume o diagnóstico diferencial do líquido pericárdico.
11. Remoção do cateter: uma vez que o fluido adequado tenha sido retirado do espaço pericárdico e o equilíbrio hemodinâmico tenha retornado, o cateter pode ser removido. Alternativamente, o cateter pode ser removido uma vez que a drenagem tenha diminuído para < 25-30 mL em 24 horas. Além disso, o acompanhamento ecocardiográfico deve confirmar a resolução do derrame.

A técnica de Seldinger para a pericardiocentese é a preferida da maioria dos autores; nesta técnica, um fio-guia flexível é introduzido através do cateter. O cateter é então removido. Em seguida, uma pequena incisão é feita no local de entrada da agulha. Um dilatador é introduzido sobre o fio-guia e depois removido. Um cateter *pigtail* é então introduzido sobre o fio-guia. O fio-guia é então removido.

Uma outra técnica é a abordagem subxifoide às cegas, que começa com preparação e anestesia semelhantes. O ponto de inserção da agulha começa diretamente abaixo (1 cm) ou adjacente ao processo xifoide. Uma agulha de calibre 18 é inserida em um ângulo de 45° em relação à pele do paciente, e a ponta da agulha é direcionada para o ombro esquerdo ou direito; uma vez ultrapassada a cartilagem xifoide, a trajetória da agulha é modificada para 15 a 30°. Alguns autores defendem o uso do ombro direito como alvo, pois essa direção é paralela à parede ventricular, reduzindo teoricamente a chance de lesão miocárdica. Em qualquer abordagem, a agulha é direcionada para o coração com aspiração contínua da seringa até o retorno do líquido pericárdico. A profundidade da agulha em geral é de até 7 cm, mas em pacientes obesos pode ser necessária uma agulha de até 12 cm.

A técnica com monitorização por ECG usa o monitor com cardioscópio contínuo para detectar padrões de lesão miocárdica para localizar a agulha. A abordagem é semelhante à abordagem cega na orientação. Conecta-se o fio do monitor V1 à agulha. Observa-se o monitor enquanto introduz a agulha até ocorrer elevação do segmento ST no monitor, o que indica que a ponta da agulha entrou em contato com o miocárdio. Retirar a agulha ligeiramente e aspirar. Essa técnica raramente é usada atualmente devido à complexidade na configuração e a segurança maior com o uso do USG.

As Figuras 5, 6 e 7 resumem os locais de punção para pericardiocentese e as técnicas paraesternal esquerda e subxifoide de punção do líquido pericárdico.

Na pericardite constritiva, o tratamento de escolha é a pericardiectomia. Alguns pacientes com pericardite constritiva apresentam melhora sem cirurgia. Nos pacientes com melhora clínica sem cirurgia foram descritos tratamentos como anti-inflamatórios não esteroidais, corticosteroides e quimioterapia, entre outros tratamentos dependendo da etiologia da constrição. Em pacientes com prognóstico ruim deve-se repensar a necessidade de um procedimento invasivo como a pericardiectomia.

Uma situação específica com que nos deparamos com certa frequência no DE é o diagnóstico incidental de pacientes assintomáticos ou pelo menos estáveis hemodinamicamente pela ecocar-

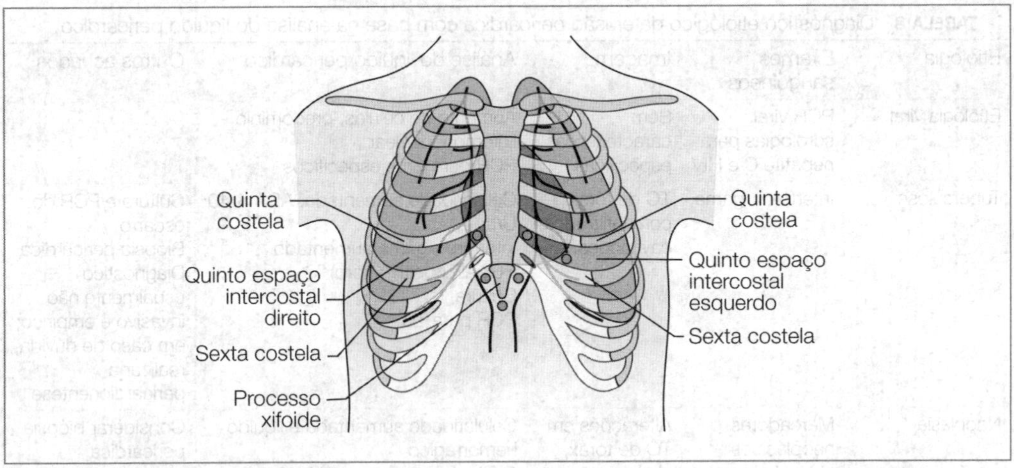

▷ **FIGURA 5** Locais para realização de paracentese.

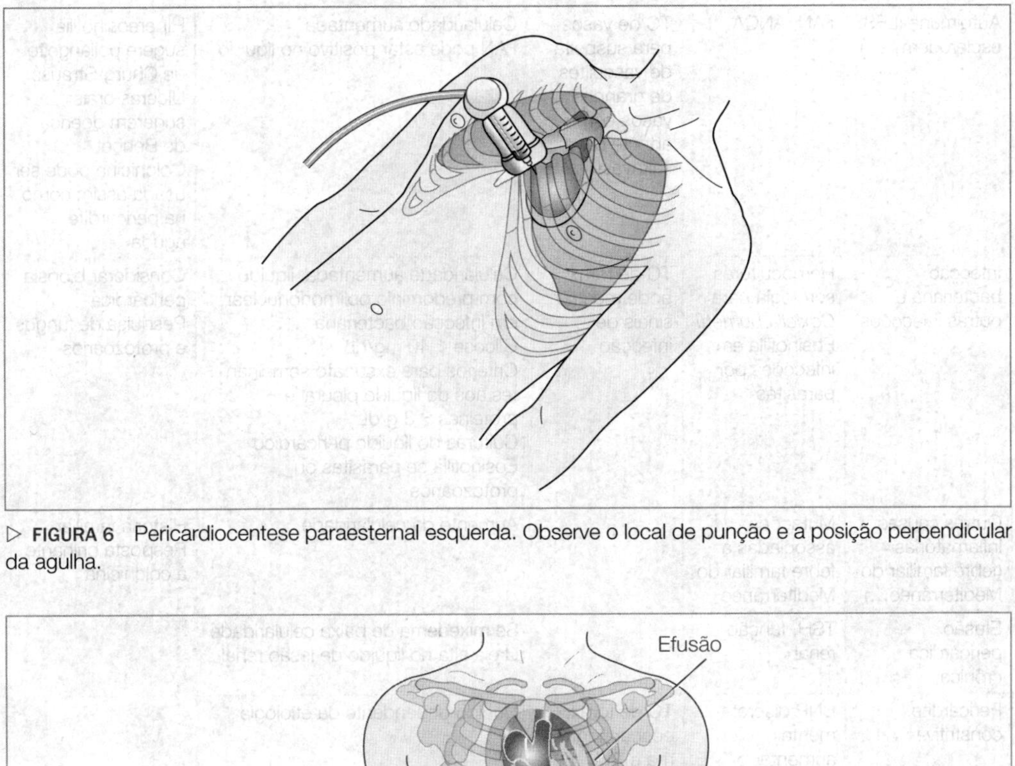

▷ **FIGURA 6** Pericardiocentese paraesternal esquerda. Observe o local de punção e a posição perpendicular da agulha.

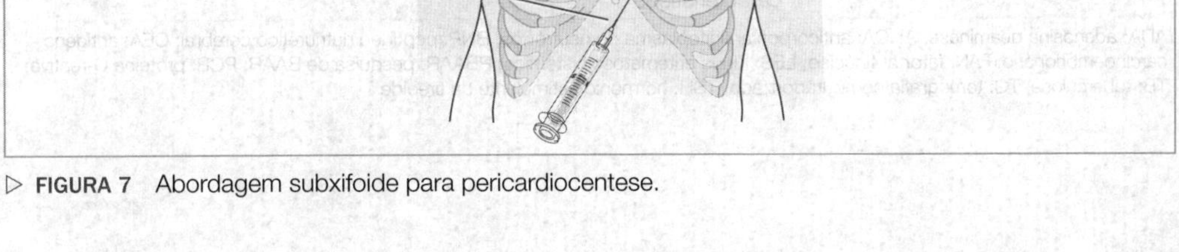

▷ **FIGURA 7** Abordagem subxifoide para pericardiocentese.

▷ **TABELA 8** Diagnóstico etiológico da efusão pericárdica com base na análise do líquido pericárdico

Etiologia	Exames sanguíneos	Imagem	Análise do líquido pericárdico	Outros achados
Etiologia viral	PCR viral, sorologias para hepatite C e HIV	Sem características específicas	Aumento de células, predomínio linfomononuclear PCR para vírus específicos	
Tuberculose	Interferon-gama	TC de tórax com infiltrados, cavitações...	Celularidade aumentada, ADA > 40 U/L Interferon-gama aumentado PBAAR positivo (raro) Cultura PCR para TB	Cultura e PCR do escarro Biópsia pericárdica Diagnóstico usualmente não invasivo e empírico; em caso de dúvida, realizar a pericardiocentese
Neoplasia	Marcadores neoplásicos alterados	Alterações em TC de tórax, abdome (depende da etiologia)	Celularidade aumentada e líquido hemorrágico Citologia oncótica positiva Marcadores tumorais como CEA aumentados	Considerar biópsia pericárdica
Autoimune (LES, esclerodermia...)	FAN, ANCA	TC de vasos para suspeita de vasculites de grandes vasos como arterite de Takayasu	Celularidade aumentada FAN pode estar positivo no líquido	Hipereosinofilia sugere poliangeíte de Churg-Strauss Úlceras orais sugerem doença de Behçet Colchicina pode ser usada assim como na pericardite aguda
Infecção bacteriana e outras infecções	Hemoculturas, sorologia para *Coxiella burnetti* Eosinofilia em infecções por parasitas	TC de tórax pode mostrar sinais de infecção	Celularidade aumentada, líquido com predomínio polimorfonuclear em infecção bacteriana Glicose < 40 mg/dL Critérios para exsudato semelhantes aos do líquido pleural e proteínas > 3 g/dL Culturas do líquido pericárdico Eosinofilia se parasitas ou protozoários	Considerar biópsia pericárdica Pesquisa de fungos e protozoários
Outras causas inflamatórias (febre familiar do Mediterrâneo...)	Mutações associadas à febre familiar do Mediterrâneo		Aumento da celularidade	História familiar Resposta brilhante à colchicina
Efusão pericárdica crônica	TSH, função renal		Se mixedema de baixa celularidade Ureia alta no líquido de lesão renal	
Pericardite constritiva	BNP discretamente aumentado	TC de tórax, ecocardiograma e RM cardíaca com achados característicos	Líquido dependente da etiologia	

ADA: adenosina deaminase; ANCA: anticorpos anticitoplasma de neutrófilos; BNP: peptídeo natriurético cerebral; CEA: antígeno carcinoembrionário; FAN: fator antinúcleo; LES: lúpus eritematoso sistêmico; PBAAR: pesquisa de BAAR; PCR: proteína C-reativa; TB: tuberculose; TC: tomografia computadorizada; TSH: hormônio estimulante da tireoide.

diografia, em que os sinais ultrassonográficos de tamponamento estão presentes, porém um quadro clínico de choque obstrutivo não foi bem estabelecido; mesmo assim, é frequente a necessidade de conduta ativa, já que qualquer novo evento pode desestabilizar a fisiologia cardíaca, levando a um quadro sintomático. Em pacientes estáveis, quando existe a indicação de pericardiocentese (suspeita de pericardite bacteriana, por exemplo), esta deve ser feita em um ambiente seguro e uma técnica mais direcionada podem ser utilizados, como a janela pericárdica ou a punção guiada por radioscopia no laboratório de hemodinâmica conforme a disponibilidade de cada serviço.

Em algumas situações específicas, o manejo do DP apresenta certos pormenores. A seguir são descritas três situações específicas de DP em que isso ocorre.

DERRAME PERICÁRDICO ASSOCIADO A NEOPLASIAS

Neoplasias são causas frequentes de derrame pericárdico, estando presentes em até 25% dos casos de DP e em até 10% dos pacientes sabidamente portadores de neoplasia, algum grau de DP, mesmo que assintomático, costuma surgir. Quatro são os principais mecanismos para o mesmo:

- Congestão linfática devido a acometimento neoplásico de linfonodos torácicos e abdominais.
- Acometimento secundário da parede pericárdica pela doença levando a uma produção exacerbada e patológica de líquido pericárdico, sendo mais frequente na neoplasia de pulmão, mama, hematológica e melanoma.
- Pacientes com hipoalbuminemia, por distúrbios da pressão oncótica sanguínea, também podem evoluir com derrames cavitários, incluindo o pericárdio.
- Pacientes submetidos a radioterapia e quimioterapia também podem evoluir com presença de derrame secundário a essas modalidades terapêuticas.

O diagnóstico desses pacientes costuma ser feito a partir dos mesmos critérios clínicos habituais; em casos graves como pacientes neoplásicos em choque hemodinâmico, tamponamento cardíaco deve sempre ser levantado como possível causa, e a ultrassonografia *point-of-care* é importante para que o diagnóstico seja feito mais rapidamente. Em casos mais leves, a presença de dor torácica nova, assim como piora da dispneia de base ou surgimento da mesma devem levar à hipótese de um possível novo derrame pericárdico, e em pacientes com acúmulo lento de líquido, sintomas inespecíficos como fadiga ou fraqueza difusa podem ser as únicas manifestações.

O manejo do DP em pacientes neoplásicos segue de maneira semelhante ao realizado em pacientes com outras etiologias, porém alguns pontos específicos devem ser levantados, como o fato de que o acometimento pericárdico por uma doença neoplásica normalmente caracteriza uma doença avançada, sendo necessário que as metas terapêuticas se adaptem à situação, garantindo que as condutas realizadas sejam proporcionais à perspectiva terapêutica da doença de base. Em pacientes instáveis hemodinamicamente devido à presença de tamponamento cardíaco, a pericardiocentese de alívio é o tratamento de escolha, seguindo os mesmos passos já descritos anteriormente. Em pacientes estáveis com derrames pericárdicos moderados a importantes ou com sinais ecocardiográficos de tamponamento cardíaco, a conduta deve ser mais conservadora, com pericardiocentese diagnóstica e de alívio realizadas em um ambiente mais controlado. A pesquisa de células neoplásicas no líquido, assim como biópsias do pericárdico, pode ser importante para estadiamento da doença de base. Nesses pacientes costuma ser necessária também a obtenção de exames de imagem do tórax, como tomografia computadorizada com contraste, já que o acometimento direto de tumores sobre o coração e os pulmões pode modificar o plano terapêutico e cirúrgico naquele momento. Por fim, esses pacientes podem evoluir com DP de repetição, sendo frequente a indicação do uso de quimioterapia intracavitária, assim como radioterapia e terapia esclerosante para evitar a formação de novos derrames, conforme indicação de especialistas.

DERRAME PERICÁRDICO E TAMPONAMENTO CARDÍACO NO PACIENTE TRAUMATIZADO

A presença de DP em pacientes traumatizados costuma ser um sinal de alarme, já que mecanismos importantes de trauma costumam estar envolvidos, frequentemente causando lesões graves como a ruptura miocárdica ou de aorta ascendente secundária a trauma contuso de tórax, ou em casos de trauma penetrante na zona de Ziedler, em que o acometimento direto das câmaras cardíacas leva a uma comunicação com o pericárdico e, se o mesmo estiver íntegro, leva ao rápido acúmulo de líquido, sendo frequente a apresentação no DE com um quadro de choque hemodinâmico. Entre os métodos de trauma penetrante, as armas brancas costumam estar mais envolvidas com o risco de tamponamento, já que as armas de fogo normalmente também levam a ruptura do pericárdico e hemotórax maciço associado, o que comumente leva o paciente ao óbito ainda na cena.

Sintomas clínicos de dispneia e choque em pacientes traumatizados devem levar à avaliação da presença de derrame pericárdico, assim como a presença de turgência jugular nesse contexto, porém a ausência da mesma não exclui o diagnóstico, levando em consideração o fato de que muitos dos pacientes politraumatizados apresentam lesões hemorrágicas concomitantes, o que pode ocasionar uma redução do volume circulante e, portanto, menor pressão venosa jugular.

O diagnóstico costuma ser feito por meio da ultrassonografia à beira do leito, em que a avaliação da presença de derrame pericárdico, assim como os sinais de tamponamento cardíaco devem sempre ser avaliados, fazendo parte do protocolo FAST com POCUS. Em contexto de trauma, a presença de derrame pericárdico, mesmo na ausência de hipotensão ou de sinais de tamponamento, deve sempre levantar a hipótese de trauma cardíaco, com ruptura de miocárdio ou trauma penetrante. As alterações de ECG são normalmente pouco específicas e não costumam estar associadas ao tamponamento de rápida progressão, típico dos casos de trauma. O principal diagnóstico diferencial é a presença de pneumotórax hipertensivo, já que ambos podem evoluir com o mesmo aspecto clínico, devido à baixa incidência do tamponamento. Em situações de dúvida ou caso o POCUS não esteja disponível, toracostomia de alívio deve ser feita; na ausência de melhora, tamponamento cardíaco deve sempre ser considerado.

Em pacientes instáveis a pericardiocentese de alívio pode ser indicada, especialmente guiada por ultrassonografia, porém no contexto de trauma é frequente que o tamponamento se forme novamente caso medidas mais definitivas não sejam tomadas, assim a prioridade é um transporte seguro ao centro cirúrgico, onde o procedimento pode ser realizado, mas caso o procedimento falhe ou o paciente deteriore rapidamente, toracotomia de reanimação na sala de emergência deve ser indicada, especialmente se o mecanismo de trauma inicial for penetrante no tórax ou se parada cardiorrespiratória ocorrer em um paciente admitido ao hospital com algum sinal de vida, lembrando sempre que para a realização da toracotomia alguns critérios devem ser contemplados, como a presença de uma equipe de trauma treinada em realizar o procedimento, assim como um centro cirúrgico e materiais necessários disponíveis para que o manejo definitivo estabelecido.

A toracotomia de emergência é realizada da seguinte maneira:

1. Incisão anterolateral esquerda no 4º ou 5º EIC; na suspeita de lesões à direita a incisão deve ser estendida até o 4º ou 5º EIC direito, produzindo a chamada incisão em *clamshell*.
2. Incisão em *clamshell* (concha): a incisão deve cortar todo o tecido muscular intercostal, permitindo a visualização da cavidade, e um afastador de Finochietto deve ser utilizado para separar as costelas.
3. O pulmão pode ser deslocado gentilmente do campo, permitindo a avaliação do saco pericárdico e dos vasos da base; nesse momento, lesões graves como traumas penetrantes de pericárdio, assim como lesões aos vasos da base, podem ser manejados.
4. Aspiração sob visualização direta do líquido pericárdico pode ser feita, como também a compressão digital direta de lesões, ou tamponamento por meio de sondas de Foley.

Todas essas medidas são realizadas em caráter transitório apenas para permitir estabilidade e transferência ao ambiente de centro cirúrgico para manejo definitivo da complicação; além disso, a toracotomia de emergência também permite a massagem cardíaca interna e a desfibrilação direta do coração, ambas com pouca evidência de real benefício em relação à terapia padrão. Em pacientes com lesões hemorrágicas abdominais ou pélvicas concomitantes, o clampeamento da aorta torácica descendente, especialmente se lesões abdominais ou pélvicas estiverem presentes, também pode ser efetivo em parar o sangramento, estabilizando o paciente até que o tratamento cirúrgico definitivo possa ser alcançado.

DERRAME PERICÁRDICO SECUNDÁRIO A DISSECÇÃO AGUDA DE AORTA

A dissecção aguda de aorta (DAA) é uma complicação vascular aguda grave relacionada à presença de hipertensão arterial importante e descompensada, sendo esse o estado hemodinâmico em que a maioria dos pacientes se apresenta ao DE, como descrito no capítulo específico. O uso de medicações anti-hipertensivas e betabloqueadores que diminuem a frequência cardíaca é a base da terapia de suporte a esses pacientes, já que atuam diretamente no mecanismo de piora. Em pacientes com dissecção aguda da aorta a apresentação ou evolução para um estado de hipotensão arterial e choque hemodinâmico é um marcador de gravidade. Complicações da doença incluem:

- Ruptura aórtica contida.
- IAM por dissecção de coronárias, com ou sem distúrbios de condução.
- Insuficiência aórtica por acometimento direto da porção valvar da aorta.
- Choque secundário a isquemia mesentérica.
- Derrame pericárdico com tamponamento cardíaco.

O derrame pericárdico costuma surgir em pacientes com quadros não compensados de DAA com dois mecanismos principais envolvidos:

1. Exsudação de líquido pelo falso lúmen.
2. Progressão da dissecção acometendo as camadas do pericárdico, levando à formação de um hematoma dentro do saco pericárdico e um acúmulo mais rápido e de maior volume de líquido.

O tamponamento cardíaco ocorre em cerca de 8 a 10% dos pacientes com DAA tipo A de Stanford, e é isoladamente um marcador de alta mortalidade nesses pacientes.

O diagnóstico dessa complicação pode ser realizado de maneira rápida e eficaz a partir do ecocardiograma à beira do leito, sendo indicada a realização dessa avaliação em todos os pacientes com diagnóstico de DAA evoluindo com hipotensão arterial, além de permitir o diagnóstico do derrame pericárdico. O ecocardiograma também é capaz de determinar se o paciente evoluiu ou não com sinais de tamponamento cardíaco, auxiliando no diagnóstico diferencial das diversas causas de hipotensão nesses pacientes.

O manejo do tamponamento cardíaco em pacientes com DAA costuma ser difícil, já que devido à instalação súbita do derrame os pacientes evoluem rapidamente para tamponamento cardíaco com instabilidade hemodinâmica. O manejo inicial pode ser feito por meio de expansão volêmica, assim como drogas vasopressoras e inotrópicas positivas, porém alvos menores de PA devem ser almejados. O aumento excessivo da PA pode estar associado à progressão da dissecção, sendo, portanto, indicada a correção cirúrgica imediata da lesão em todos os pacientes com DAA evoluindo com tamponamento cardíaco.

Se mesmo com o uso de medicações vasopressoras o paciente não alcançar estabilidade clínica ou evoluir para PCR, está indicada a descompressão por meio de pericardiocentese de alívio. Alguns estudos clínicos demonstraram que a pericardiocentese pode levar a novos sangramentos, aumento pressórico importante e propagação da DAA, portanto sua indicação deve ser cuidadosa, ponderando os riscos e os benefícios.

Com o intuito de reduzir o risco de propagação da lesão, um método específico de pericardiocentese foi descrito, a chamada drenagem pericárdica controlada. Esse procedimento é guiado por ultrassonografia. De acordo com o ponto de maior acúmulo do DP, uma agulha é inserida até alcançar o espaço pericárdico, nos pontos já descritos nesse capítulo; em seguida, por meio da técnica de Seldinger, um cateter *pigtail* 8F associado a um mecanismo de aspiração é inserido, sendo então aspiradas alíquotas de 5-10 mL de sangue até que seja alcançado um alvo pressórico de 80-90 mmHg de PAS. Caso o paciente apresente novo episódio de hipotensão arterial sintomática, novas alíquotas de 5-10 mL são aspiradas, até que estabilidade hemodinâmica seja alcançada e o paciente consiga ser transportado ao centro cirúrgico para tratamento definitivo. O intuito desse procedimento é tratar o choque obstrutivo retornando a perfusão tecidual, porém, ao mesmo tempo, impedindo que um aumento pressórico súbito ocorra levando à propagação da dissecção. Os estudos envolvendo esse procedimento são pequenos devido à raridade dessa complicação, porém apresentam resultados significativos, com 100% dos pacientes alcançando estabilidade ao ponto de serem submetidos ao reparo cirúrgico definitivo, com 17% de mortalidade hospitalar associada.

INDICAÇÕES DE INTERNAÇÃO, TERAPIA INTENSIVA E SEGUIMENTO

Pacientes com efusões pericárdicas pequenas que respondem bem à terapia inicial não precisam ser internados; já pacientes com efusões pericárdicas maiores ou com suspeita de etiologias diferentes da pericardite idiopática ou viral devem ser hospitalizados para observação adicional. Testes de diagnóstico e tratamento são indicados conforme necessário. Pacientes com tamponamento cardíaco têm indicação formal de internação em UTI.

Na maior série de casos de pericardite aguda, uma causa específica foi identificada em 17% dos pacientes com pericardite aguda. E após uma média de 31 meses de seguimento, tamponamento ocorreu em 3,1% dos pacientes e pericardite constritiva em 1,5% dos casos. A maioria das complicações ocorreu em pacientes com etiologias identificadas de efusão pericárdica, e 15% a 30% dos pacientes com pericardite aguda idiopática que respondem satisfatoriamente ao tratamento sofrem uma recidiva. Mulheres e pacientes que inicialmente não foram tratados com AINE têm maior risco. A biópsia pericárdica para procurar uma etiologia específica é raramente indicada porque é pouco provável que o diagnóstico seja determinado ou que a informação obtida altere o manejo. A maioria dos pacientes deve receber colchicina e fazer seguimento para retirada dela.

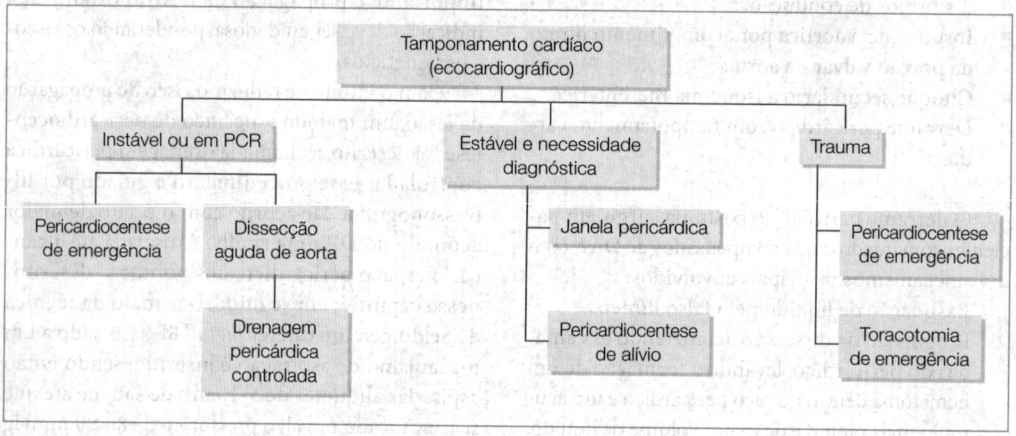

▷ **FIGURA 8** Manejo do paciente com tamponamento cardíaco ecocardiográfico.
PCR: parada cardiorrespiratória.

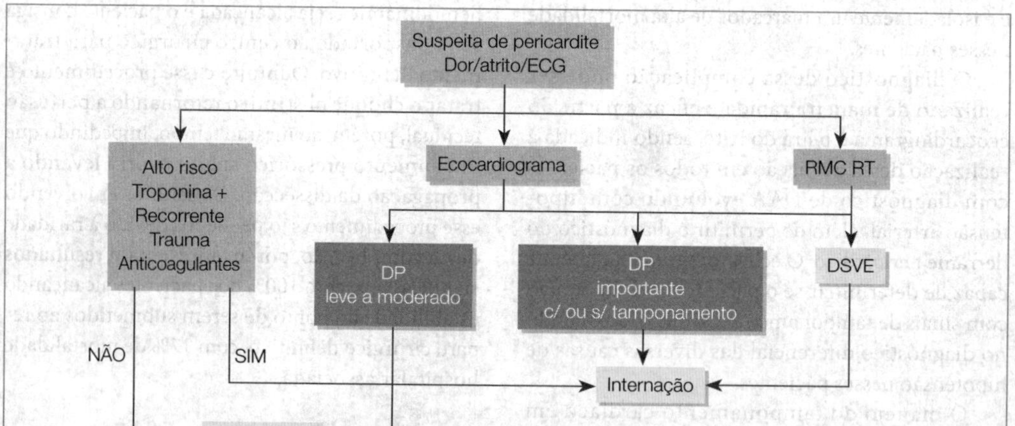

▷ **FIGURA 9** Manejo do paciente com possível pericardite.
DP: derrame pericárdico; DSVE: disfunção sistólica do ventrículo esquerdo; ECG: eletrocardiograma; RMC RT: ressonância magnética de realce tardio.

LITERATURA RECOMENDADA

1. Adler Y, Charron P, Imazio M, et al. 2015 ESC Guidelines for the diagnosis and management of pericardial diseases: The Task Force for the Diagnosis and Management of Pericardial Diseases of the European Society of Cardiology (ESC)Endorsed by: The European Association for Cardio-Thoracic Surgery (EACTS). Eur Heart J. 2015;36:2921.
2. Bastian A, Meissner A, Lins M, et al. Pericardiocentesis: differential aspects of a common procedure. Intensive Care Med. 2000;26:572.
3. Ellis H. The clinical anatomy of pericardiocentesis. Br J Hosp Med (Lond). 2010;71:M100.
4. Fitch MT, Nicks BA, Pariyadath M, et al. Videos in clinical medicine. Emergency pericardiocentesis. N Engl J Med. 2012;366:e17.
5. Heffner AC. Emergency pericardiocentesis. In: Post TW (ed.). UpToDate. Waltham, MA; 2020. Acesso em 27/11/2020.
6. Hoit BD. Cardiac tamponade. In: Post TW (ed.). UpToDate. Waltham, MA; 2022. Acesso em 04 abr 2022.
7. Hoit BD. Constrictive pericarditis. In: Post TW (ed.). UpToDate. Waltham, MA; 2022. Acesso em 04 abr 2022.
8. Imazio M, Gaita F, LeWinter M. Evaluation and treatment of pericarditis; A systemic review. JAMA. 2015;314(14)1498-506.
9. Jouriles NJ. Pericardial and myocardial diseases. In: Rosen's Emergency Medicine. 2018.
10. Klein AL, Abbara S, Agler DA, et al. American Society of Echocardiography clinical recommendations for multimodality cardiovascular imaging of patients with pericardial disease: endorsed by the Society for Cardiovascular Magnetic Resonance and Society of Cardiovascular Computed Tomography. J Am Soc Echocardiogr. 2013;26:965.
11. Klein AL, Imazio M, Cremer P, Brucato A, Abbate A, Fang F, et al.; RHAPSODY Investigators. Phase 3 trial of interleukin-1 trap rilonacept in recurrent pericarditis. N Engl J Med. 2020 Nov 16. Epub ahead of print. pmid: 33200890.
12. Lefebvre C, O'Neill JC, Cline DM. Procedures in Atlas of cardiovascular emergencies. 2015.
13. LeWinter MM, Hopkins WE. Pericardial diseases. In: Brauwauld's heart disease. 10.ed. 2014.
14. Little WC, Freeman GL. Pericardial disease. Circulation. 2006;113:1622.
15. Ma OJ, Mateer JR, et al. Additional ultrasound-guided procedures. Ma and Mateer's Emergency Ultrasound. 2015.
16. Montera MW, Mesquita ET, Colafranceschi AS, Oliveira Junior AM, Rabischoffsky A, Ianni BM, et al. Sociedade Brasileira de Cardiologia. I Diretriz Brasileira de Miocardites e Pericardites. Arq Bras Cardiol. 2013;100(4 supl. 1):1-36.
17. Solomon CG. Acute pericarditis. N Engl J Med. 2014;371:2410-6.
18. Spodick DH. Acute cardiac tamponade. N Engl J Med. 2003;349:684.
19. Synovits CK, Brown EJ. Pericardiocentesis. In: Tintinalli emergency medicine. 2016.

41 Miocardite aguda

Rodrigo Antonio Brandão Neto
Julio Flávio Meirelles Marchini
Carla Andrade Petrini

PONTOS IMPORTANTES

- A maioria dos casos é associada à infecção viral.
- Frequentemente ocorrem após infecção de vias aéreas superiores ou gastroenterite.
- A miocardite pode se apresentar de forma assintomática ou sindromicamente como uma síndrome coronariana aguda, insuficiência cardíaca ou síncope.
- O diagnóstico é realizado pela combinação da apresentação do paciente e de exames não invasivos.
- O eletrocardiograma possui achados inespecíficos, sendo o mais comum a taquicardia sinusal.
- O tratamento é dirigido à síndrome.
- A biópsia endomiocárdica é indicada em pacientes com evolução desfavorável. A biópsia bem indicada define o tratamento específico.

INTRODUÇÃO

A miocardite se refere a qualquer processo inflamatório envolvendo o miocárdio. Esse processo causa alterações histológicas e consequentemente alterações estruturais e funcionais no coração, que podem levar a comprometimento da função contrátil, rigidez das câmaras cardíacas ou alterações no sistema de condução. Esses processos podem ter diferentes etiologias, mas as infecções virais são a causa mais importante. Até a década de 1990 os enterovírus, em particular o Coxsackie, eram sua principal etiologia, porém novos estudos demonstram que adenovírus, parvovírus B19, vírus da hepatite C e herpes vírus 6 são etiologias também importantes.

Registros mostram que de 0,5% a 4% dos casos de insuficiência cardíaca são causados por miocardite e até 12% dos casos de morte súbita cardíaca também são associados a ela. Esse número chega a 20% considerando morte súbita apenas em adultos jovens.

CLASSIFICAÇÃO

As miocardites podem ser classificadas por vários critérios, incluindo manifestações clínicas, alterações histológicas e evolução do quadro. Essas características e a diferença entre as apresentações proporcionam informações que podem mudar o manejo e o prognóstico destes pacientes. As Tabelas 1 e 2 apresentam as classificações da miocardite.

ETIOLOGIAS E FISIOPATOLOGIA

A principal etiologia das miocardites são as infecções virais, podendo ser causadas por mecanismos autoimunes, infecções bacterianas, protozoários, helmintos ou ainda ocorrer por etiologias não infecciosas como medicações.

Os pacientes na fase aguda apresentam doença febril leve, seguida de uma prolongada fase latente assintomática com duração de 10 a 30 anos. Durante

▷ **TABELA 1** Classificação clínica da miocardite

Classificação	Características
Forma assintomática	Sem manifestações típicas, diagnosticada principalmente em pacientes com quadro compatível com infecção de vias aéreas superiores
Miocardite aguda	Pode cursar com 4 síndromes clínicas: síndrome de insuficiência cardíaca aguda, síndrome associada a dor torácica, síndrome associada a pré-síncope ou síncope, ou miopericardite
Miocardite aguda fulminante	Variante da miocardite aguda, cursa com quadro de choque cardiogênico de rápida instalação
Miocardite ativa crônica	Início incerto dos sintomas, frequentes recidivas
Miocardite ativa persistente	Quadro similar ao de miocardite crônica, mas com persistência da inflamação na histologia

▷ **TABELA 2** Classificação histológica das miocardites

▪ Eosinofílica
▪ Células gigantes
▪ Granulomatosa
▪ Linfocítica

essa fase assintomática, o envolvimento cardíaco subclínico pode ser identificado por arritmias detectadas no Holter e ecocardiograma com disfunção sistólica e diastólica do ventrículo esquerdo, por sua vez aneurismas ventriculares, disfunção sistólica biventricular e disfunção autonômica cardíaca.

A miocardite em pacientes com SIDA pode evoluir com cardiomiopatia dilatada crônica e está associada a pior prognóstico. A cardiomiopatia nesses pacientes pode ocorrer por cardiotoxicidade induzida pela glicoproteína viral, infecções oportunistas, resposta autoimune, toxicidade cardíaca relacionada com medicações e de ciências nutricionais.

As causas não infecciosas de miocardite são relativamente incomuns, mas a artrite reumatoide é associada com o aparecimento de miocardite em até 30% dos pacientes em algumas séries antigas. A miocardite eosinofílica pode ser causada por várias etiologias, como doenças sistêmicas como a síndrome hipereosinofílica, Churg-Strauss, ou associada a medicações. As drogas mais associadas à miocardite por hipersensibilidade incluem clozapina, sulfas e metildopa. A Tabela 3 resume as principais causas de miocardites.

▷ **TABELA 3** Principais etiologias de miocardites agudas

Etiologia	Agentes
Infecciosa	
Vírus	Enterovírus (p. ex., Coxsackie B), eritrovírus (p. ex., parvovírus B19), adenovírus, poliovírus, citomegalovírus, rubéola, HIV, SARS-CoV-2, vírus da caxumba, vírus da febre amarela, coxsachie e herpes-vírus
Bactérias	*Corynebacterium, Staphylococcus,* tuberculose, *Streptococcus, Mycoplasma, Pneumococcus, Meningococcus, Gonococcus, Salmonella, Haemophilus, Brucella*
Espiroqueta	Leptospira, *Borrelia*
Protozoários	Babesiose, toxoplasmose, entamebíase, leishmaniose e principalmente doença de chagas (*Trypanosoma cruzi*)
Helmintos	Equinococos, teníase, triquinose
Fungos	*Aspergillus, Actinomyces, Blastomyces, Candida, Coccidioides, Cryptococcus, Histoplasma, Mucormycosis, Nocardia, Sporothrix*
Riquétsias	*Coxiella, Ricketsia*
Miocardite imunomediada	
Alérgenos	Toxoide tetânico, vacinas, doença do soro, penicilina, cefaclor, colchicina, furosemida, isoniazida, lidocaína, tetraciclina, sulfonamida, fenitoína, fenilbutazona, metildopa, diuréticos tiazídicos, amitriptilina
Aloantígenos	Rejeição de transplante cardíaco
Autoantígenos	Miocardite linfocítica infecção-negativa, miocardite de células gigantes infecção-negativa, associada a doenças autoimunes: lúpus, artrite reumatoide, síndrome de Churg-Strauss, doença de Kawasaki, doença inflamatória intestinal, escleroderma, polimiosite, *miastenia gravis*, diabetes melito insulino-requerente, tireotoxicose, sarcoidose, granulomatose de Wegener, doença reumática

(continua)

▷ **TABELA 3** Principais etiologias de miocardites agudas (*continuação*)

Etiologia	Agentes
Miocardite tóxica	
Drogas	Anfetaminas, antraciclinas, cocaína, ciclofosfamida, etanol, fluorucail, lítio, catecolaminas, hemetina, interleucina 2, trastuzumabe, clozapina, nivolumabe e ipilimumabe
Metais pesados	Cobre, ferro, chumbo
Miscelânea	Acidente peçonhento (escorpião, serpente, aranha, abelha); monóxido de carbono, inalante, fósforo, arsênico e azida de sódio
Hormônios	Feocromocitoma, beribéri
Agentes físicos	Radiação, choque elétrico

A miocardite é o resultado da interação de um agente externo com o sistema imunológico do hospedeiro. A princípio temos a associação da predisposição genética do paciente com uma infecção viral nova ou a reativação de um patógeno latente. O vírus pode proliferar-se nos tecidos do hospedeiro suscetível e finalmente penetra em cardiomiócitos através de receptores específicos para sua replicação viral. Ocorre então resposta humoral e celular do hospedeiro, sendo um importante determinante da evolução do paciente. Essa resposta consiste em macrófagos e linfócitos T CD4 e CD8. Nos hospedeiros predispostos à cardiomiopatia, o agente infeccioso persiste, levando a inflamação miocárdica por até semanas. A miocardite é caracterizada histologicamente por um infiltrado celular inflamatório (linfocítico, eosinofílico, grandes células ou granulomatoso) associado a degeneração ou necrose de cardiomiócitos ("critério de Dallas"). A necrose de cardiomiócitos supostamente leva a antígenos previamente não expostos ao sistema imune, propiciando ou exacerbando uma resposta autoimune. A resposta inflamatória persistente leva à remodelação cardíaca e ao desenvolvimento de cardiomiopatia.

ACHADOS CLÍNICOS

A miocardite pode cursar com um complexo variável de sinais e sintomas relativamente inespecíficos. Os pacientes podem apresentar-se desde com formas oligossintomáticas ou subclínicas até sintomas como cansaço, dor torácica, insuficiência cardíaca, choque cardiogênico, arritmias e morte súbita. A dor torácica associada a miocardite pode se assemelhar à dor anginosa das síndromes coronarianas agudas e pode ser acompanhada de elevação de segmento ST, o que pode dificultar o diagnóstico. O espectro de achados clínicos se encontra na Tabela 4.

Forma assintomática

Os pacientes, neste caso, não apresentam manifestações típicas como dispneia, mas podem ter manifestações inespecíficas consideradas subclínicas. Na maioria das vezes é diagnosticada como um achado incidental. Os pacientes apresentam achados sugestivos como doença viral recente na maioria das vezes com sintomas de trato respiratório superior e um dos seguintes achados:

- Aumento de troponina.
- Alterações eletrocardiográficas sugestivas de lesão miocárdica aguda.
- Alteração de função cardíaca documentada em ecocardiograma ou ressonância magnética cardíaca.

Deve-se lembrar que antes de atribuir estas alterações a miocardite é necessário descartar outros diagnósticos.

Miocardite aguda

Pode se apresentar na forma de quatro diferentes síndromes clínicas, que são a síndrome de insuficiência cardíaca aguda, síndrome associada a dor torácica, síndrome associada a pré-síncope ou síncope ou miopericardite.

A miocardite é considerada definitiva se tivermos achado histopatológico obtido por biópsia endomiocárdica, que só é indicado em algumas situações clínicas (Tabela 9). Deve-se ainda considerar que a miocardite aguda, apesar de causa incomum, pode ser fator precipitante de piora de uma cardiomiopatia crônica.

Os pacientes com miocardite aguda podem se manifestar com dois subtipos de manifestação chamados miocardite aguda e miocardite fulminante, como podemos observar na Tabela 1.

Miocardite ativa crônica

O aparecimento e o início dos sintomas não costumam ser claros, os pacientes apresentam episódios de recidiva documentada histologicamente e as manifestações de disfunção ventricular ocorrem com as alterações inflamatórias do coração.

Miocardite ativa persistente

As manifestações histológicas são mantidas constantes, ao contrário da miocardite ativa crônica; a instalação, entretanto, é similar, os pacientes apresentam com frequência dor torácica e palpitações, mas muitas vezes sem disfunção ventricular.

APRESENTAÇÕES CLÍNICAS

A miocardite aguda pode cursar com um complexo variável de sinais e sintomas relativamente inespecíficos (Tabela 5). Os pacientes podem apresentar desde formas oligossintomáticas ou subclínicas até sintomas como cansaço, dor torácica, insuficiência cardíaca, choque cardiogênico, arritmias e morte súbita. A dor torácica associada à miocardite pode se assemelhar à dor anginosa das síndromes coronarianas agudas e pode ser acompanhada de elevação de segmento ST, o que confunde o diagnóstico com síndrome coronariana. Os pacientes podem se apresentar com diferentes síndromes clínicas, que são descritas a seguir.

Semelhante à síndrome coronariana aguda

O paciente se queixa de dor torácica aguda, que pode ser indistinguível de síndrome coronariana aguda. Essa apresentação é particularmente associada ao parvovírus B19. Refere em geral infecção respiratória ou gastrointestinal de uma a quatro semanas precedendo o quadro. Os sintomas são graves e recorrentes. Não há qualquer coronariopatia obstrutiva constatada. No ECG o paciente apresenta mudança de segmento ST com supra ou infradesnivelamento de segmento ST e inversão de onda T. Em geral essas mudanças não seguem derivações contíguas associadas a perfusão coronariana. Independentemente, pode ou não ter comprometimento de ventrículo esquerdo (VE) ou ventrículo direito (VD) e pode ou não ter elevação de troponina.

Insuficiência cardíaca aguda

Trata-se de manifestação clássica da miocardite aguda. Uma revisão de 1.230 casos de cardiomiopatia dilatada sem etiologia encontrou que miocardite aguda representaria cerca de 9% destes casos. O primeiro sintoma que chama a atenção costuma ser a fadiga ao realizar esforços ou exercícios; posteriormente aparece dispneia, muitas vezes acompanhada de dispneia paroxística noturna e ortopneia. Chama atenção a instalação de IC ocorrer após infecção viral de vias aéreas superiores ou gastrointestinal. O exame físico pode revelar B3 ou B4 e sinais de insuficiência cardíaca direita ou esquerda como distensão jugular, edema periférico e crepitações, entre outros. Alguns pacientes podem apresentar quadro dramático de insuficiência cardíaca aguda e choque cardiogênico.

Os exames de imagem como o ecocardiograma ou a ressonância magnética cardíaca demonstram dilatação ventricular e disfunção sistólica miocárdica; o aumento da espessura da parede do ventrículo esquerdo na miocardite fulminante é secundário a inflamação ativa e pode regredir após algumas semanas. O risco de morte ou a necessidade de transplante cardíaco são dependentes do comprometimento hemodinâmico, que é identificado pela avaliação da função ventricular esquerda e direita. A forma fulminante ocorre mais em crianças do que em adultos, mas, em crianças, a recuperação da função é mais rápida. Os pacientes podem desenvolver quadro grave com necessidade de inotrópicos endovenosos ou suporte mecânico cardíaco, mas a recuperação costuma ser completa nos sobreviventes da fase aguda. Pacientes que apresentam taquicardia ventricular sustentada ou sintomática, bloqueio cardíaco de alto grau ou insuficiência cardíaca refratária têm prognóstico pior; nesses casos, a biópsia endomiocárdica pode estabelecer um diagnóstico específico e influenciar o prognóstico. Em pacientes que apresentam na biópsia fibrose miocárdica sem inflamação considerável, o prognóstico é significativamente pior.

Miopericardite

A manifestação principal neste caso é dor torácica, podendo ser similar a um quadro de síndrome coronariana aguda, pois pacientes com inflamação pericárdica associada podem apresentar dor torácica similar à da doença coronariana, mas com coronárias normais; alguns pacientes com miocardite podem ainda apresentar vasoespasmo coronariano associado, o que dificulta o diagnóstico.

O prognóstico a curto prazo é muito bom, mas pode ocorrer comprometimento ventricular que implica algum aumento do risco de complicações. Uma minoria dos pacientes desenvolve miopericardite persistente ou recorrente; estes pacientes podem apresentar boa resposta a colchicina ou anti-inflamatórios não esteroidais (AINEs). A dor torácica associada à miocardite pode similar à dor de uma síndrome coronariana, levando à realização de exames invasivos, sem apresentar outros sintomas característicos de pericardite. Esta é uma outra forma de manifestação que pode ocorrer nestes pacientes.

▷ **TABELA 4** Classificação clínico-patológica das miocardites

▪ Assintomática ou subclínica
▪ Fulminante
▪ Aguda (a fulminante e a aguda fazem parte do espectro da miocardite aguda usual)
▪ Crônica ativa
▪ Crônica persistente

▷ **TABELA 5** Classificação clínica das miocardites (obs.: pacientes podem apresentar mais de uma forma)

▪ Síndrome clínica
▪ Insuficiência cardíaca
▪ Síncope
▪ Dor torácica mimetizando síndrome coronariana
▪ Miopericardite

Síndrome associada a pré-síncope ou síncope

Nestes casos, a apresentação inicial é na forma de quadro de síncope e pré-síncope, que podem ocorrer nesses pacientes por taquiarritmias e principalmente por alterações do sistema de condução como bloqueios cardíacos, embora o achado eletrocardiográfico mais frequente nas miocardites seja a taquicardia sinusal. Essas alterações sugerem causas específicas de miocardite como doença de Lyme e doença de Chagas, que estão associadas com bloqueio cardíaco, arritmias ventriculares e miocardite crônica.

A difteria, quando acomete o miocárdio, é associada com bradiarritmias e bloqueio cardíaco. Em pacientes com arritmias ventriculares ou bloqueios e cardiomiopatia crônica a sarcoidose deve ser considerada como diagnóstico diferencial.

DIAGNÓSTICO

O diagnóstico deve ser suspeitado em pacientes com as seguintes apresentações clínicas:

- Quando as manifestações de quadros infecciosos, sejam virais, bacterianos ou parasitários, incluírem a piora ou o aparecimento de sintomas cardíacos.
- Quando quadros virais agudos forem acompanhados de taquicardia desproporcional à febre aferida.
- Quando doenças infecciosas apresentam evidência de pericardite.
- Quando paciente jovem apresenta manifestações compatíveis com síndrome coronariana aguda, principalmente se a cineangiocoronariografia é normal.
- Aparecimento de sintomas de insuficiência cardíaca com *rash* e eosinofilia após utilização de medicamento ou vacina.

A proposta da Sociedade Europeia de Cardiologia para critério diagnóstico de miocardite envolve pelo menos um critério clínico e pelo menos um critério de exame complementar ou dois critérios de exame complementar se o paciente for assintomático (Tabela 7) na ausência de: (1) doença coronariana aterosclerótica acima de 50%; (2) condição cardiovascular preexistente (p. ex., doença valvar, cardiopatia congênita, hipertireoidismo etc.). Veja a Figura 1.

Fenômenos auxiliares que aumentam a suspeita de miocardite são: febre > 38°C nos últimos 30 dias com ou sem evidência de infecção respiratória ou gastrointestinal, período periparto, miocardite prévia, asma, doença autoimune extracardíaca ou contato com agentes tóxicos e finalmente história de miocardiopatia dilatada familiar e miocardite.

Veja a Tabela 6 para listagem completa de exames complementares de interesse na miocardite. Marcadores inflamatórios como PCR e VHS também estão aumentados. As alterações eletrocardiográficas incluem taquicardia sinusal, alterações do segmento ST e da onda T e ocasionalmente bloqueios atrioventriculares ou de ramos. O alargamento de QRS e ondas Q por sua vez estão associados com pior prognóstico. Troponinas são extremamente sensíveis para lesão de cardiomiócito, mas não são específicas e quando normais não excluem miocardite.

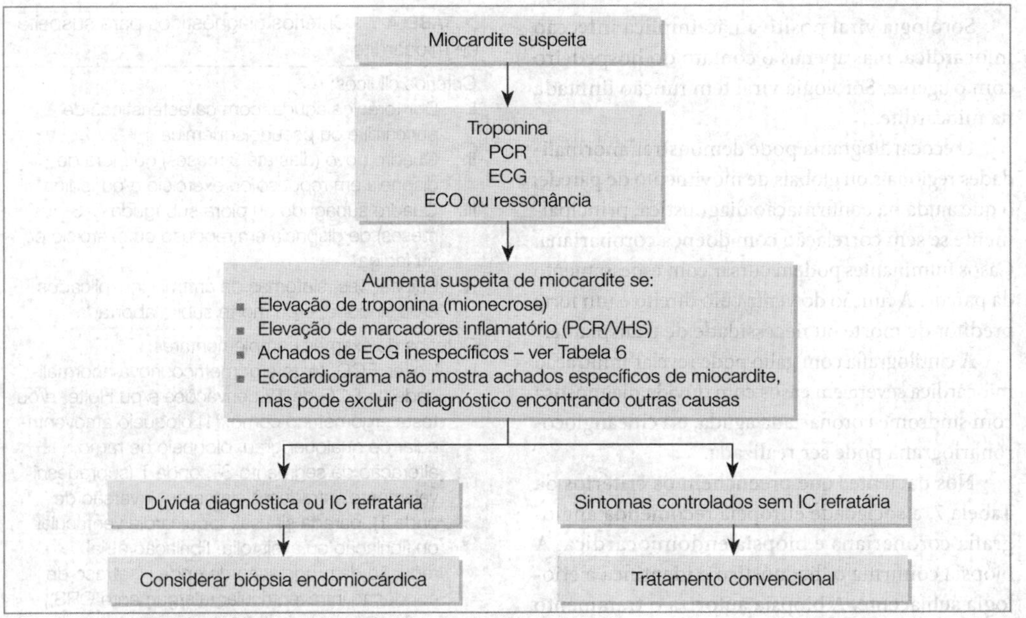

▷ **FIGURA 1** Fluxograma para avaliação de miocardites.
ECG: eletrocardiograma; ECO: ecocardiograma; IC: insuficiência cardíaca; PCR: proteína C-reativa.

▷ **TABELA 6** Principais exames complementares na miocardite

Exames	Indicação
Eletrocardiograma (ECG)	Em todos os pacientes, ajuda a diferenciar de síndrome coronariana e verifica achados de alto risco. Alterações esperadas: ■ Taquicardia sinusal ■ Alterações de repolarização ventricular ■ Infra ou supradesnivelamento do segmento ST de forma localizada ou difusa ■ Bloqueios atrioventriculares ou de ramos ■ Alargamento de QRS e ondas Q – associado com pior prognóstico ■ Associação com achados de pericardite (ver acima)
Troponinas e CK-MB	Indicam lesão de cardiomiócito ou mionecrose
Marcadores inflamatórios (PCR, VHS)	Aumentados
Ecocardiograma	Ajuda no diagnóstico diferencial e confirma a presença de disfunção cardíaca. Os achados são inespecíficos e incluem: ■ Dilatação de câmaras cardíacas ■ Anormalidades regionais ou globais da mobilidade de paredes ■ Trombos intracavitários ■ Disfunção de VD (incomum e indica pior prognóstico) ■ Derrame pericárdico (sugere miopericardite) ■ Pode-se fazer diagnóstico diferencial com patologias como Takotsubo, IAM e doenças valvares agudas ■ Não encontrar achados de isquemia ou infarto
Ressonância magnética com gadolínio	Faz o diagnóstico não invasivo usando os critérios de Lake Louise. Tem ótima correlação com a biópsia em pacientes livres de coronariopatia
PCR para agentes específicos	Raramente recomendado, não utilizado no DE
Biópsia endomiocárdica	Define o diagnóstico e guia o tratamento. Indicado em todos os pacientes com diagnóstico clínico de miocardite

DE: departamento de emergência; IAM: infarto agudo do miocárdio; PCR: proteína C-reativa; VD: ventrículo direito; VHS: velocidade de hemossedimentação.

Sorologia viral positiva não implica infecção miocárdica, mas apenas o contato do hospedeiro com o agente. Sorologia viral tem função limitada na miocardite.

O ecocardiograma pode demonstrar anormalidades regionais ou globais de movimento de parede, o que ajuda na confirmação diagnóstica, principalmente se sem correlação com doença coronariana. Casos fulminantes podem cursar com espessamento da parede. A função do ventrículo direito é um forte preditor de morte ou necessidade de transplante.

A cintilografia com gálio pode revelar infiltração miocárdica severa em casos com dúvida diagnóstica com síndrome coronariana aguda, e a cineangiocoronariografia pode ser realizada.

Nos pacientes que preenchem os critérios da Tabela 7, a sociedade europeia recomenda angiografia coronariana e biópsia endomiocárdica. A biópsia confirma o diagnóstico e identifica a etiologia subjacente. A biópsia autoriza o tratamento seguro com imunossupressão e antiviral. A biópsia deve ser realizada no início do curso do quadro.

A principal investigação recomendada para pacientes relativamente estáveis (classe funcional NYHA I até III) com miocardiopatia aguda dilatada inexplicada é a ressonância magnética (RM). Nos casos instáveis, classe funcional IV ou bloqueio atrioventricular, há falência em responder a terapia médica por duas semanas.

A RM identifica hiperemia inflamatória, edema miocárdico, dano a miócitos, necrose e cicatriz. A RM mostra a anatomia do VE incluindo tamanho e geometria do ventrículo, alteração de mobilidade segmentar ou global e ainda derrame pericárdico. As alterações detectadas pela RM podem ser efêmeras e o exame tem maior valor se feito em tempo hábil. O diagnóstico por ressonância é feito pelos critérios de Lake Louise mostrados na Tabela 8.

Anormalidades regionais ou globais de movimento de parede em ecocardiograma ajudam na confirmação diagnóstica, principalmente se sem correlação com doença coronariana.

Nos casos fulminantes, pode haver espessamento da parede, devido a edema e aumento da esfericidade ventricular. A função do ventrículo direito é um forte preditor de morte ou necessidade de transplante. Na apresentação fulminante, pacientes com biópsia demonstrando infiltrado linfocítico ou eosinofílico têm mortalidade de 21-26% em 60 dias e em 3 anos de 40%. No caso de miocardite por célula gigante, a mortalidade é de 60% em 60 dias e em 3 anos de 80%.

▷ **TABELA 7** Critérios diagnósticos para suspeita de miocardite

Critérios clínicos:
I. Dor torácica aguda, com características de pericardite ou pseudoisquêmica
II. Quadro novo (dias até 3 meses) ou piora de dispneia em repouso ou exercício e/ou fadiga*
III. Quadro subagudo ou piora subaguda (> 3 meses) de dispneia em repouso ou exercício e/ou fadiga*
IV. Palpitações, sintomas de arritmia inexplicados e/ou síncope, e/ou morte súbita abortada
Critérios de exames complementares:
I. Holter, ECG, teste ergométrico: nova anormalidade no ECG de 12 derivações e/ou Holter e/ou teste ergométrico como: (1) bloqueio atrioventricular de qualquer grau, bloqueio de ramo, alteração de segmento ST, onda T (supradesnivelamento, infradesnivelamento, inversão de onda T), parada sinusal, taquicardia ventricular ou fibrilação ou assistolia, fibrilação atrial, redução da progressão de onda R, atraso de condução intraventricular (alargamento QRS), ondas Q anormais, baixa voltagem, extrassístoles frequentes, taquicardia supraventricular
II. Marcadores de miocardiocitólise: elevação de troponina I/T
III. Anormalidades estruturais/funcionais em imagem cardíaca (eco/angio/RM): nova ou inexplicada alteração funcional de estrutura de VE e/ou VD (incluindo achados incidentais em pacientes aparentemente assintomáticos) – alteração de mobilidade segmentar, anormalidade global sistólica ou diastólica, com ou sem dilatação de ventrículo, com ou sem aumento de espessura de paredes, com ou sem derrame pericárdico, com ou sem trombos intracavitários
IV. Caracterização tecidual por RM: edema e/ou contrastação tardia por gadolínio com padrão de miocardite

* Com ou sem sinais de insuficiência cardíaca esquerda e/ou direita. ECG: eletrocardiograma; RM: ressonância magnética; VD: ventrículo direito; VE: ventrículo esquerdo.

O uso de PCR ou imuno-histoquímica para pesquisar patógenos específicos tem valor prático questionável e em geral não é recomendado. Outros exames possivelmente úteis incluem cintilografia com gálio, que pode revelar infiltração miocárdica severa; também podem ser realizadas cintilografias específicas para miosina cardíaca, que revelam necrose miocárdica e cineangiocoronariografia em casos em que permanecem dúvidas diagnósticas.

▷ **TABELA 8** Critérios de Lake Louise para diagnóstico de miocardite aguda por ressonância magnética

▪ Evidência de edema miocárdico com aumento de intensidade de sinal em imagens T2
▪ Sinal precoce de gadolínio sugestivo de hiperemia e permeabilidade capilar com aumento da razão de intensidade de sinal das imagens T1 de miocárdio e músculo esquelético
▪ Sinal tardio de gadolínio definido como uma lesão focal com distribuição não isquêmica (muitas vezes multifocal). A lesão isquêmica inicia o acometimento pelo endocárdio e segue distribuição de coronárias
O diagnóstico é feito com a presença de dois ou três critérios. Se apenas um critério ou nenhum estiver presente, mas a suspeita for elevada e o exame foi realizado logo após o início dos sintomas, uma nova RM deve ser repetida duas a três semanas após o exame inicial.

RM: ressonância magnética.

A biópsia endomiocárdica leva ao diagnóstico definitivo, mas na prática clínica a indicação é limitada a casos em que o manejo pode ser modificado pelo procedimento.

Em crianças, devido ao maior número de casos com evolução fulminante e potencial de rápida recuperação, a indicação de biópsia passa a ser mais liberal.

Na biópsia, para definir a presença de miocardite, são utilizadas principalmente a imuno-histoquímica e a análise de genoma viral. Os critérios de Dallas guardam pouca correlação com prognóstico e têm menor utilidade. Os critérios de Dallas aparentam ser úteis apenas na miocardite de células gigantes – uma forma rara e rapidamente progressiva de miocardite. Miocardite ativa é definida pela presença de infiltrado inflamatório com necrose ou degeneração de miócitos adjacentes, sem características de dano isquêmico. Os infiltrados são usualmente mononucleares, mas podem ser neutrofílicos e ocasionalmente eosinofílicos.

A presença de inflamação sem vírus tem como opções terapêuticas em potencial terapias imunossupressoras específicas (por exemplo, corticoides, azatioprina), e eventualmente necessitam também de suporte mecânico circulatório. A presença de inflamação com vírus específico tem como opções terapêuticas em potencial tratamento específico do vírus (por exemplo, ganciclovir para HHV6); interferon beta para adenovírus e enterovírus; imunoglobulinas e imunossupressão em casos graves.

▷ **TABELA 9** Indicações de biópsia endomiocárdica

Biópsia recomendada	Pacientes com IC fulminante inexplicada – nova IC no máximo em duas semanas associada com comprometimento hemodinâmico
	Nova IC inexplicada com duas semanas a três meses de história associada a dilatação de VE e novas arritmias ventriculares, bloqueio AV Mobitz II ou BAVT e falha de resposta medicamentosa em cuidado otimizado por uma a duas semanas
Biópsia sugerida	IC de mais de três meses de duração associada com novas arritmias ventriculares, bloqueio AV de segundo e terceiro grau e falha de resposta medicamentosa em cuidado otimizado por uma a duas semanas
	IC associada com miocardiopatia dilatada com reação alérgica suspeita ou eosinofilia ou ambos
	Outros cenários clínicos específicos quando outra avaliação é inconclusiva e o diagnóstico pode impactar o tratamento ou prognóstico (suspeitas: sarcoidose, miocardite de grandes células, miocardite granulomatosa)

AV: atrioventricular; BAVT: bloqueio atrioventricular total; IC: insuficiência cardíaca.

Pacientes sem inflamação demonstrada na biópsia não têm indicação dessas opções terapêuticas.

DIAGNÓSTICO DIFERENCIAL

O diagnóstico diferencial envolve todas as condições que podem cursar com disfunção cardíaca aguda, como a síndrome de Takotsubo e doença coronariana aguda, entre outras. A apresentação inicial pode ainda ser na forma de taquiarritmias ou bloqueios cardíacos com as causas dessas arritmias entrando necessariamente no diagnóstico diferencial.

PROGNÓSTICO

A maior parte dos pacientes com miocardite aguda se recuperam com resolução da inflamação miocárdica sem tratamento específico. Em 50% dos casos há resolução do quadro em 2 a 4 semanas. Um quarto dos pacientes evolui com disfunção cardíaca persistente, sendo que uma parte evolui muito grave com morte, morte súbita ou miocardiopatia dilatada terminal com indicação de transplante. Uma parte dos pacientes ainda tem uma evolução catastrófica – miocardite fulminante. Existe resposta nesses quadros se terapia agressiva for iniciada precocemente na fase fulminante. Para os que sobrevivem à doença fulminante, a recuperação do VE é mais provável do que na miocardite aguda não fulminante.

O prognóstico varia conforme o tipo histológico é mais adverso. O pior prognóstico é na miocardite de células gigantes, que é modificado pelo tratamento imunossupresor. Marcadores séricos como ligante Fas solúvel (FasL) e IL-10 podem ser úteis na miocardite aguda grave. Concentrações de FasL estão associadas a presença de miocardite aguda (predominantemente linfocítica) e mais altas nos pacientes que morreram durante a internação. Nível alto de Il-10 sérico é preditivo de choque cardiogênico e morte e na miocardite.

Miocardite linfocítica

Na miocardite linfocítica a sobrevivência livre de transplante foi relatada de 56% em 5 anos – comparável à população de miocardiopatia dilatada sem miocardite. São fatores de pior prognóstico: gravidade da disfunção de VE, disfunção biventricular, apresentação com síncope, bloqueio de ramo, FE < 40%, desenvolvimento de hipertensão pulmonar.

Miocardite de células gigantes

Miocardite de células gigantes tem o pior prognóstico dos tipos histológicos, mas felizmente é rara. O curso clínico da doença é evolução rápida para disfunção de VE grave e arritmias ventriculares frequentes. A taxa de morte ou transplante cardíaco em um estudo foi de 89% com média livre de sintomas de 5,5 meses (adultos ou crianças). O uso de agentes imunossupressores melhora a sobrevida – em um estudo com 32 pacientes, a sobrevida livre de transplante em paciente com terapia imunossupressora foi de 69% em 1 ano, 58% em 2 anos e 52% em 5 anos. Pode recorrer em 25% dos pacientes mesmo após o transplante.

Miocardite eosinofílica

Pode-se apresentar com morte súbita ou IC rapidamente progressiva. O prognóstico é ruim na fase aguda. O prognóstico depende da etiologia. Etiologias são identificadas em 2 terços dos casos. Miocardite por hipersensibilidade é a etiologia mais comum e é associado ao pior prognóstico (sobrevida livre de transplante de 54% em 4 meses). Granulomatose eosinofílica com poliangeíte (previamente conhecida como síndrome de Churg-Strauss), a síndrome hipereosinofílica complicada e pacientes com etiologia indefinida têm sobrevida superior a 75% em 4 meses. Nos pacientes com pesquisa virológica negativa e etiologia provavelmente autoimune, tratamento precoce com corticoides mostrou resultados favoráveis.

Miocardite granulomatosa (sarcoidose)

A sarcoidose cardíaca é doença multissistêmica envolvendo pulmão em 90% dos casos. Em um levantamento com 351 casos, a sobrevida livre de transplante com 4 anos foi de 80%. Fatores que pioram o prognóstico foram disfunção de ventrículo esquerdo, valores altos de troponina (troponina acima de 50 ng/L) e BNP (BNP > 849 ng/L ou NT-proBNP > 938 ng/L) na apresentação.

MANEJO CLÍNICO

O tratamento deve ser dirigido à apresentação clínica.

Paciente instável

O manejo deve seguir o tratamento para insuficiência cardíaca. Nos casos agudos e fulminantes com choque cardiogênico deve-se considerar apoio com oxigenação por membrana extracorpórea (ECMO), por isso os pacientes devem ser encaminhados a centros com esse recurso. Transplante cardíaco não é indicado na fase aguda, pois pode haver reversão do quadro.

Paciente estável com insuficiência cardíaca

O tratamento da miocardite que leva a sintomas de insuficiência cardíaca é principalmente de suporte, diuréticos é similar a outras causas de insuficiência cardíaca. Algumas recomendações podem ser realizadas:

- Inibidores da ECA (ou antagonistas de receptor de angiotensina) e betabloqueadores e espironolactona estão indicados precocemente.

Inibidor da neprisilina ou glifosinas ainda não têm evidência para uso em miocardite.

- Na miocardite é contraindicado o uso de anti-inflamatórios.
- Atividade física deve ser restrita durante a fase aguda da miocardite e atividade física extenuante deve ser restrita por 3 a 6 meses.
- Terapia antiarrítmica não deve ser iniciada para extrassístoles atriais ou ventriculares assintomáticas.
- Taquicardias supraventriculares podem deteriorar rapidamente o quadro clínico destes pacientes, de forma que se deve objetivar reversão precoce destas arritmias.
- Taquicardias ventriculares (TV) não sustentadas têm indicação de iniciar terapia antiarrítmica e casos de TV sustentada são indicação de cardioversão imediata. As principais opções de antiarrítmicos incluem amiodarona e dofetilide e em casos de pacientes sem choque ou classe funcional melhor que IV, considerar betabloqueadores e bloqueadores de canal de cálcio.
- Pacientes fora da fase aguda da miocardite e arritmias com risco de morte ou ainda disfunção grave de VE persistente têm indicação de implantar desfibrilador.
- Pacientes com fibrilação atrial paroxística ou permanente, trombo intracavitário ou tromboembolismo prévio têm indicação de anticoagulação. Pacientes com trombo de ventrículo também devem anticoagular por 3 a 6 meses.
- Oxigênio é indicado em pacientes agudamente doentes, pois hipóxia pode prejudicar estes pacientes. Deve-se lembrar que a hiperóxia também pode levar a complicações.
- Restrição a álcool. A restrição ao álcool é fundamental. Existe um grau de reversibilidade importante de miocardiopatia alcoólica.
- Considerar dispositivos de assistência ao ventrículo esquerdo ou transplante se evolução com IC persistente e refratária.

Terapias específicas

Em pacientes com infecção por herpes comprovada, pode-se usar aciclovir ou valaciclovir. Estudo de fase II com 143 pacientes mostrou benefício para o uso de interferon-beta, podendo ser opção para enterovírus, adenovírus ou parvovírus B19 com melhora de classe funcional NYHA, qualidade de vida sem comprometimento de segurança ou aparecimento de efeitos colaterais. Nas miocardites linfocíticas ou de células gigantes e autoimunes (infecção negativa) houve resposta à terapia imunossupressora, mas não na miocardite de etiologia desconhecida.

Em pacientes com doença de Kawasaki, a imunoglobulina intravenosa pode ser efetiva. Seu uso teoricamente poderia ser benéfico em miocardites virais, mas não existem ainda evidências de qualquer benefício e, portanto, não é recomendado. Em crianças, o uso de terapia imunossupressora é mais liberal.

Possível miocardite aguda subclínica

O prognóstico a curto prazo é bom, mas as consequências a longo prazo são pouco conhecidas. Se a função ventricular é normal, uma abordagem terapêutica razoável é reavaliar clinicamente o paciente após 1-2 semanas para garantir que as concentrações de troponina estão se normalizando e não ocorre piora dos sintomas ou complicações como arritmias. O uso de inibidores da ECA ou betabloqueadores como recomendados para IC deve ser iniciado conforme a indicação clínica, mas não existem evidências claras de benefício nestes casos de seu uso antes de aparecimento de manifestações clínicas, como o que parece ocorrer em outras etiologias de insuficiência cardíaca.

Miocardite aguda provável

Tratamento para provável miocardite aguda varia de acordo com o cenário clínico apresentando. Em pacientes com miocardite aguda e insuficiência cardíaca, medidas de suporte para IC devem ser iniciadas. A terapia antiviral teve benefício em modelos experimentais, mas sem utilidade na prática clínica habitual. Não há evidência de terapia em pacientes não selecionados com imunossupressores.

Miocardite definitiva viral

O uso de imunossupressores não é recomendado na etiologia viral. Existem evidências de estudo com ribavirina ou interferon alfa em modelos animais, mas não se sabe a aplicabilidade em humanos. Há estudos preliminares com interferon beta não publicados com redução de carga viral e melhora de qualidade de vida e classe funcional de New York.

Miocardiopatia crônica

Até 40% dos pacientes podem não responder ao tratamento habitual de suporte e evoluir com deterioração progressiva. A chamada miocardiopatia sarcoide pode responder ao uso de corticosteroides e alguns estudos sugerem benefício com ciclosporina, prednisona ou azatioprina, mas não podem ser recomendados neste momento.

Em pacientes com biópsias negativas para adenovírus, enterovírus, HSV, influenza e CMV e sintomas há mais de 6 meses e fração de ejeção reduzida houve resposta benéfica ao uso de prednisona e azatioprina combinada em comparação a prednisona sozinha.

Miocardites específicas

Pacientes com miocardite de células gigantes devem receber tratamento imunossupressor (prednisona e azatioprina). Esses pacientes têm enorme benefício em comparação a pacientes não tratados. Na miocardite eosinofílica que é vírus negativo e com etiologia provável autoimune, o corticoide tem indicação precoce e deve ser mantido por 6 meses (concorre com aumento de fração de ejeção de até 15 a 20%). Na miocardite por sarcoidose, com presença de manifestação clínica cardíaca associada a inflamação miocárdica ativa, existe indicação de imunossupressor.

Miocardite de etiologia não identificada

Tratamento imunossupressor em pacientes sem identificação de etiologia não demonstrou benefício.

Miopericardite

A colchicina com uma dose inicial de 1-2 mg, seguida pela redução diária da dose em até 3 meses, pode melhorar a dor torácica, assim como AINEs, que devem ser usados com cuidado e se possível restritos a pacientes com função renal normal. O tratamento no caso é dirigido principalmente para o controle de sintomas.

Síncope por arritmias ventriculares ou bloqueio cardíaco

Estes pacientes devem ser internados para monitorização eletrocardiográfica e definição prognóstica. Pode ser necessária a implantação de desfibriladores cardíacos e avaliação da necessidade de transplante cardíaco.

LITERATURA RECOMENDADA

1. Caforio AL, Pankuweit S, Arbustini E, Basso C, Gimeno-Blanes J, Felix SB, et al.; European Society of Cardiology Working Group on Myocardial and Pericardial Diseases. Current state of knowledge on aetiology, diagnosis, management, and therapy of myocarditis: a position statement of the European Society of Cardiology Working Group on Myocardial and Pericardial Diseases. Eur Heart J. 2013 Sep;34(33):2636-48, 2648a-2648d.
2. Cooper Jr LT. Clinical manifestations and diagnosis of myocarditis in adults. In: Post TW (ed.). UpToDate. Waltham, MA: UpToDate Inc. http://www.uptodate.com. Acesso em 14/02/2022.
3. Frustaci A, Russo MA, Chimenti C. Randomized study on the efficacy of immunosuppressive therapy in patients with virus-negative inflammatory cardiomyopathy: the TIMIC study. European Heart Journal. 2009;30(16): 1995-2002.
4. LeWinter MM, Hopkins WE. Pericardial diseases. In: Mann DL, Zipes DP, Libby P, Bonow RO, Braunwald E. Brauwauld's heart disease. 10. ed. Philadelphia: Elsevier Saunders; 2014.
5. Mason JW, O'Connell JB, Herskowitz A, Rose NR, McManus BM, Billingham ME, Moon TE. A clinical trial of immunosuppressive therapy for myocarditis. The Myocarditis Treatment Trial Investigators. N Engl J Med. 1995 Aug 3;333(5):269-75.
6. Montera MW, Mesquita ET, Colafranceschi AS, Oliveira Junior AM, Rabischoffsky A, Ianni BM, et al. Sociedade Brasileira de Cardiologia. I Diretriz Brasileira de Miocardites e Pericardites. Arq Bras Cardiol. 2013;100(4 supl.1):1-36.
7. Sagar S, Liu PP, Cooper Jr LT. Myocarditis. Lancet. 2012;379:738-47.
8. Schultheiss HP, Piper C, Sowade O, Waagstein F, Kapp JF, Wegscheider K, et al. Betaferon in chronic viral cardiomyopathy (BICC) trial: Effects of interferon-β treatment in patients with chronic viral cardiomyopathy. Clin Res Cardiol. 2016 Sep;105(9):763-73.
9. Solomon CG. Acute pericarditis. N Engl J Med. 2014; 371:2410-6.
10. Tschöpe C, Cooper LT, Torre-Amione G, Linthout SV. Management of myocarditis-related cardiomyopathy in adults. Circ Res. 2019;124:1568-83.
11. Brambati M, Matassini MV, Adler ED, Klingel K, Camici P, Ammiratir E. Eosinophilic myocarditis. JACC. 2010;70(19):2363-75.
12. Nordenswan HK, Lehtonen J, Ekström K, Räisänen-Sokolowski A, Mäyränpää MI, Vihinen T, et al. Manifestations and outcome of cardiac sarcoidosis and idiopathic giant cell myocarditis by 25-year nationwide cohorts. Journal of the American Heart Association. 2021;10:e019415.

42 Endocardite infecciosa

Rodrigo Antonio Brandão Neto
Julio Flávio Meirelles Marchini
Adriano da Silva Machado
William Fischer

PONTOS IMPORTANTES

- Endocardite é uma condição de difícil diagnóstico em que se deve ter um limiar baixo para a sua consideração.
- Os principais exames complementares são a hemocultura e o ecocardiograma.
- Deve-se sempre coletar dois pares de hemoculturas. Cerca de 90% das hemoculturas terão resultados positivos.
- A antibioticoterapia deve ser adequada às circunstâncias clínicas, como presença de válvula prostética ou nativa, e tem duração usual de 4 a 6 semanas.

INTRODUÇÃO E DEFINIÇÕES

Endocardite infecciosa (EI) é uma doença rara do endocárdio, descrita há mais de 350 anos e com uma alta taxa de mortalidade. Costumeiramente acomete estruturas valvares tanto nativas quanto prostéticas, e atualmente até novos dispositivos de assistência ventriculares.

A doença pode ser classificada em:

- Aguda: apresenta-se com toxicidade significativa e evolui em dias e até 6 semanas. É tipicamente causada pelo *Staphylococcus aureus*.
- Subaguda: evolui ao longo de 6 semanas a 3 meses com grau discreto de toxicidade. Pode ser causada por *Streptococcus viridans*, enterococos, estafilococos coagulase-negativos e cocobacilos Gram-negativos.

EPIDEMIOLOGIA E FATORES PREDISPONENTES

A EI tem apresentado uma mudança de epidemiologia em relação ao século passado. Casos subagudos e crônicos têm sido cada vez mais raros, e os agudos têm passado a ser mais prevalentes. Com o avanço dos cuidados de pacientes com cardiopatias congênitas, aumento de trocas valvares e implantação de dispositivos de assistência ventricular, vemos um salto de 7 para 15 casos a cada 100.000 habitantes nos países desenvolvidos, principalmente em homens com média de 67 anos. Além disso, a internação em países subdesenvolvidos tem aumentado também, às custas de pacientes jovens, principalmente pelo aumento do uso de drogas injetáveis. Febre reumática continua sendo um fator de risco importante nesses países. Homens são mais afetados do que mulheres na proporção de 1,8/1; atualmente, cerca de 50% dos casos ocorrem em pacientes sem história conhecida de doença valvar.

Dentre os casos de válvulas nativas, os de câmaras esquerdas são consideravelmente as mais comuns, principalmente de válvula mitral, seguidas da aórtica. Os de câmaras direitas são mais incomuns, sendo o acometimento de tricúspide o mais importante. Detalhe interessante é que EI multivalvar é mais prevalente do que pulmonar isoladamente.

A mortalidade intra-hospitalar de pacientes continua sendo alta, variando entre 15 e 22%, e em 5 anos é de aproximadamente 40%. Fatores de risco para óbito incluem idade mais elevada, infecção por *S. aureus, S.* coagulase-negativo, cardiopatia reumática ou congênita, eventos embólicos associados a endocardites e acometimento de válvula prostética. Atualmente até um terço dos casos das EI é associado aos cuidados de saúde.

Atualmente, o prolapso de valva mitral é o fator predisponente mais comum de EI de valva nativa nos países desenvolvidos. A prevalência de prolapso é de 3% na população geral. O prolapso de valva mitral é significativo quando existe insuficiência valvar ou espessamento dos folhetos da valva mitral. Nos países em desenvolvimento, como o Brasil, a doença reumática permanece como a condição subjacente mais comum nos casos de EI.

Hemodiálise crônica, *diabetes mellitus* e HIV são condições em que a EI é frequentemente associada com uso de drogas intravenosas ou cateteres intravenosos de longa permanência, com o agente mais frequentemente envolvido sendo o *Staphylococcus aureus*.

De 55% a 75% dos doentes com EI de valva nativa têm fatores de risco cardíacos e/ou clínicos.

Cardíacos:

- Válvula prostética.
- Febre reumática.
- Marca-passo.
- Degeneração valvar.
- Válvula aórtica bicúspide.
- Doenças congênitas.
- Prolapso mitral.

Clínicos:

- Idade elevada > 60 anos.
- *Diabetes mellitus.*
- Procedimento dentário.
- Cirurgia recente.
- Insuficiência cardíaca congestiva.
- Doença renal crônica (dialítica e não dialítica).
- Cateter venoso central.
- Hipertensão.
- Procedimento gastrointestinal.
- Uso de drogas intravenosas.

Atualmente, alterações estruturais (prolapso mitral, válvula aórtica bicúspide, degenerativas) são os fatores predisponentes mais comuns de EI de valva nativa nos países desenvolvidos. Nos países em desenvolvimento, como o Brasil, a doença reumática permanece como a condição subjacente mais comum nos casos de EI.

Endocardite em próteses valvares representa de 7% a 25% dos casos de EI nos países desenvolvidos. As próteses mecânicas apresentam maior risco de infecção nos primeiros três meses após a cirurgia, e o risco de infecção em próteses biológicas se iguala ao das mecânicas em cinco anos. Os casos verificados no primeiro ano da cirurgia são chamados de EI de valva protética precoces e são adquiridos no hospital. Os que ocorrem após doze meses da cirurgia são chamados de EI de valva protética tardios e são adquiridos na comunidade. Endocardite nosocomial tem aumentado muito sua incidência, podendo representar em algumas séries até um terço dos casos atendidos em hospitais terciários. Os fatores de risco são:

- Uso de cateteres intravenosos.
- Procedimentos gastrointestinais.
- Procedimentos genitourinários.
- Infecção de ferida cirúrgica.

Os germes que mais frequentemente causam endocardite infecciosa estão descritos na Tabela 1, embora virtualmente qualquer microrganismo possa causar EI. Nas últimas décadas, tem havido uma mudança no espectro de microrganismos causadores da doença:

- EI por *Streptococcus viridans* sofreu uma redução de 35% ao longo dos anos.
- EI por *S. aureus* aumentou em 50%.

Atualmente o *S. aureus* é a causa mais frequente de EI, ultrapassando o *S. viridans*. Essa predominância se deve principalmente pelo aumento dos casos nosocomiais, fato que explica também as altas taxas de mortalidade mantidas durante os anos. *S. aureus* e estreptocos combinados ainda representam cerca de 80% dos casos de endocardite. Cerca de 10% dos casos cursam com hemoculturas negativas, o que pode muitas vezes significar o uso prévio de antibióticos ou infecção por microrganismos atípicos como *Bartonella, Brucella, Coxiella burnetii* (o agente causador da febre Q), bactérias do grupo HACEK [*Haemophilus* spp., *Aggregatibacter* spp. (previamente conhecido como *Actinobacillus*), *Cardiobacterium* spp., *Eikenella corrodens* e *Kingella* spp.].

▷ **TABELA 1** Microbiologia da endocardite infecciosa (EI) em diferentes situações clínicas

Microrganismo	EI em valva nativa domiciliar	EI em valva nativa nosocomial	EI em valva nativa associada a cuidados da saúde	EI em usuários de drogas injetáveis	EI em valva prostética precoce	EI em valva prostética tardia
S. aureus	21%	45%	42%	68%	34%	19%
S. coagulase--negativos	6%	12%	15%	3%	28%	20%
Enterococcus spp.	10%	14%	16%	5%	10%	13%
Streptococcus viridans	26%	10%	6%	10%	1%	11%
Streptococcus gallolyticus (antigo *S. bovis*)	10%	3%	3%	1%	1%	7%
HACEK	3%	0%	0%	0%	0%	2%
Fungos	0%	2%	2%	1%	6%	3%
Outros	13%	7%	10%	7%	6%	15%
Hemoculturas negativas	11%	7%	6%	5%	14%	10%

Pseudomonas aeruginosa, bacilos Gram-negativos e espécies de *Candida* são causas incomuns de EI de valva nativa, mas são importantes agentes em usuários de drogas. Estafilococos coagulase-negativos são agentes importantes na EI de valva protética e nosocomial. EI causada por enterococos é associada com manipulação de trato geniturinário. *Streptococcus gallolyticus* (previamente conhecido como *S. bovis*) é associado com malignidade do trato gastrointestinal e pólipos colônicos e ocorre mais frequentemente nos idosos.

Em relação a dados nacionais, temos poucos estudos divulgando dados essenciais para o entendimento da população brasileira. Além disso, a maneira como são divulgados dificulta a análise conjunta. Mesmo assim, realizando uma busca no PubMed encontramos 4 artigos, com um total de 481 pacientes avaliados, sendo 70% de válvulas nativas, 22% de válvulas protéticas e cerca de 8% de dispositivos implantáveis; 11% do total utilizava drogas injetáveis e, apesar de sabermos que grande parte deve ter alguma cicatriz reumática, não temos esse dado concreto.

PATOGÊNESE

O endotélio valvular normal é naturalmente resistente à colonização por bactérias. A lesão inicial endotelial é seguida por aderência de plaquetas e fibrinas e posteriormente ocorre a colonização do endotélio danificado por bactérias circulantes com propriedades de adesão específicas e, posteriormente, ocorre a formação de vegetações. O dano endotelial pode resultar de lesões ocorridas por conta de fluxo sanguíneo turbulento ou pode ser provocado por lesões abrasivas por eletrodos intracardíacos, cateteres ou por injeções intravenosas repetidas com partículas sólidas em usuários de drogas intravenosas. A inflamação crônica, como na doença reumática, nas doenças cardíacas e lesões valvares degenerativas, é um fator predisponente importante para ocorrência de endocardite infecciosa.

Diferentes etiologias causam manifestações específicas. A infecção por *S. aureus*, por exemplo, apresenta uma associação com eventos embólicos que chega a 40‰, já as infecções por *Pseudomonas*, por sua vez, estão associadas com maior frequência com aneurismas micóticos e nestes com maior risco de ruptura e com panoftalmite e com um curso de evolução bem mais lento que a infecção pelo *S. aureus*.

ACHADOS CLÍNICOS

A endocardite infecciosa tem uma apresentação clínica muito variada, podendo mimetizar doenças estruturais e inflamatórias virtualmente em todos os órgãos, o que dificulta o diagnóstico. Os achados mais típicos são uma inflamação sistêmica (febre, cansaço, calafrios, inapetência) associada a alterações cardíacas, como sopros e insuficiências valvares. Com a diminuição de quadros subagudos, manifestações como nódulos de Osler e manchas de Janeway se tornaram mais raras.

O intervalo entre a bacteremia e o início dos sintomas é menor que duas semanas em mais de 80% dos doentes com EI de valva nativa. Já nos casos de prótese valvar o período de incubação pode ser mais prolongado (até cinco meses). Complicações cerebrais são as complicações extracardíacas mais frequentes e graves. Vegetações que são grandes e móveis, ou na posição mitral e aquelas causadas por *Staphylococcus aureus*, são associadas com um risco aumentado de embolia cerebral sintomática. Na endocardite aguda o paciente se apresenta com mal-estar geral importante e toxemiado. Já nos casos de endocardite subaguda os sintomas são fadiga ou então inespecíficos e é importante levantar a suspeita.

Os sinais e sintomas mais frequentes são sumarizados na Tabela 2 e incluem:

- Febre: ocorre em mais de 80% dos pacientes, mas pode estar ausente em doentes idosos, com IC, IRC, comorbidade grave e infecção por estafilococos coagulase-negativos; usualmente associada com calafrios.
- Sopros cardíacos: podem não ser audíveis em doentes com endocardite de valva tricúspide. Sopros novos ou mudança de sopros prévios são relativamente incomuns na EI subaguda e mais prevalentes na EI aguda e de valva protética.
- Esplenomegalia: mais comum na EI subaguda de duração mais prolongada. Usualmente é dolorosa.
- Manifestações periféricas hemorrágicas: petéquias, hemorragias subungueais, manchas de Roth (representam hemorragias ovaladas retinianas).
- Manifestações periféricas inflamatórias: nódulos de Osler (nódulos dolorosos violáceos na porção terminal das falanges), manchas de Janeway (máculas em regiões tenares e hipotenares).
- Manifestações musculoesqueléticas: artralgias, mialgias e artrite.
- Manifestações neurológicas: aneurismas micóticos associados a sangramentos, AVCs embólicos.
- Manifestações renais: glomerulonefrites e insuficiência renal associada à sepse.

Os pacientes com endocardites em eletrodos de marca-passos podem ter como única manifestação febre em um terço dos casos. Complicações incluem pericardite e mediastinite e os pacientes apresentam manifestações de endocardite de câmaras direitas, incluindo pneumonia e embolização séptica.

▷ **TABELA 2** Achados clínicos na endocardite infecciosa

Fenômeno	Prevalência
Febre	80-90%
Calafrios e sudorese	40-75%
Anorexia, fraqueza e perda de peso	25-50%
Mialgias e artralgias	15-30%
Dor lombar	7-15%
Sopro cardíaco	80-85%
Novo sopro ou piora de sopro existente	10-40%
Embolia arterial	20-50%
Esplenomegalia	15-50%
Baqueteamento digital	10-20%
Manifestações neurológicas	20-40%
Petéquias	10-40%
Manifestações periféricas (nódulos de Osler, manchas de Roth, manchas de Janeway, hemorragias subungueais)	2-15%

EXAMES COMPLEMENTARES E DIAGNÓSTICO

Exames gerais

Hemograma, eletrólitos, função renal, VHS, exames de coagulação, urina tipo I, eletrocardiograma e radiografia de tórax devem ser solicitados em todos os pacientes com suspeita de endocardite. As alterações mais frequentes são:

- Velocidade de hemossedimentação aumentada: > 90%.
- Anemia: 70%-90% (principalmente na endocardite subaguda).
- Leucocitose: 20%-30%.
- Hematúria: 30%-50%.
- Fator reumatoide: 50%.
- Complexos imunes circulantes: 65%-100%.
- Consumo do complemento: 5%-40%.

Deve-se ainda realizar a coleta de ureia e creatinina para avaliar a função renal, considerando que os pacientes devem usar antibióticos que muitas vezes precisam de ajuste em sua dose conforme a função renal.

Exames laboratoriais diagnósticos

No mínimo dois pares de hemoculturas devem ser coletados, independentemente da temperatura do paciente, com intervalo de no mínimo uma hora entre cada um. Cada par de hemocultura consiste de um frasco aeróbico e um frasco anaeróbico, com 10 mL de sangue venoso em cada um. Em pacientes que tenham usado antibiótico, deve-se aguardar três ou mais dias e colher as hemoculturas (se as condições clínicas do paciente permitirem). Avisar ao laboratório sobre a possibilidade de germes de crescimento lento: quando as hemoculturas permanecem negativas após 48 a 72 horas, deve-se comunicar ao laboratório sobre a suspeita de endocardite, para que se façam esforços para recuperar microrganismos de crescimento lento como os do grupo HACEK. Nesses casos, pode-se prolongar o período de incubação, fazer culturas em meios enriquecidos e realizar testes sorológicos.

Conforme epidemiologia local deve-se considerar coletar sorologia para *Coxiella burnetti*, *Bartonella* spp., *Aspergillus* spp., *Mycoplasma pneumoniae*, *Brucella* spp., *Legionella pneumophila* e PCR para *Tropheryma whipplei*, *Bartonella* spp. e fungos (*Candida* spp., *Aspergillus* spp.).

Ecocardiografia

A ecocardiografia é a peça-chave na avaliação de imagem do paciente com suspeita de EI. O exame pode ser feito tanto transtorácico (ETT) como transesofágico (ETE). Todos os pacientes com suspeita clínica deveriam passar por uma avaliação de ETT, apesar de baixa sensibilidade comparada aos exames mais complexos. A ecocardiografia transesofágica tem maior sensibilidade e especificidade global, principalmente para avaliação de válvulas prostéticas. Nos casos com resultados negativos inicialmente ao ETT, mas em que a suspeita de endocardite permanece, deve-se repetir o ecocardiograma transesofágico; também é recomendado seriar o exame para avaliação de tamanho da vegetação e resposta à terapia, se houver suspeita de uma nova complicação e quando completar a antibioticoterapia. Os ecocardiogramas torácicos e transesofágico combinados mostram vegetações em 90% dos casos, insuficiência valvar em 60%, abscesso paravalvar em 20% dos casos e, raramente, deiscência da prótese, pseudoaneurismas e fístulas. Em pacientes com endocardite com bacteremia e menos de 5 dias de febre é possível que o exame seja negativo. Nesse caso, deve-se repetir o exame após 5 dias do início dos sintomas. Para pacientes com valva nativa, a recomendação atual da Sociedade de Cardiologia Europeia é realizar um ecocardiograma transtorácico (ETT) em pacientes com suspeita de endocardite e valva nativa. Caso o ETT seja positivo para endocardite, deve-se avaliá-lo no contexto clínico. Entretanto, nas seguintes situações o ecocardiograma transesofágico (ETE) deve ser solicitado:

- ETT não consegue imagem de boa qualidade.
- Alta suspeita clínica de endocardite e ETT normal.

No caso de um ETT negativo (com boa qualidade da imagem) e de um paciente que não tenha alta suspeita clínica de endocardite, deve-se buscar diagnósticos diferenciais (Figura 1). Caso o paciente tenha valva protética ou dispositivo intracardíaco na suspeita de endocardite, deve-se pedir diretamente o ETE. Na investigação de bacteremia por *S. aureus* sem foco conhecido é razoável pedir diretamente o ETE. Caso seja negativo, mas EI ainda seja a principal hipótese, repetimos o ETE em cinco a sete dias.

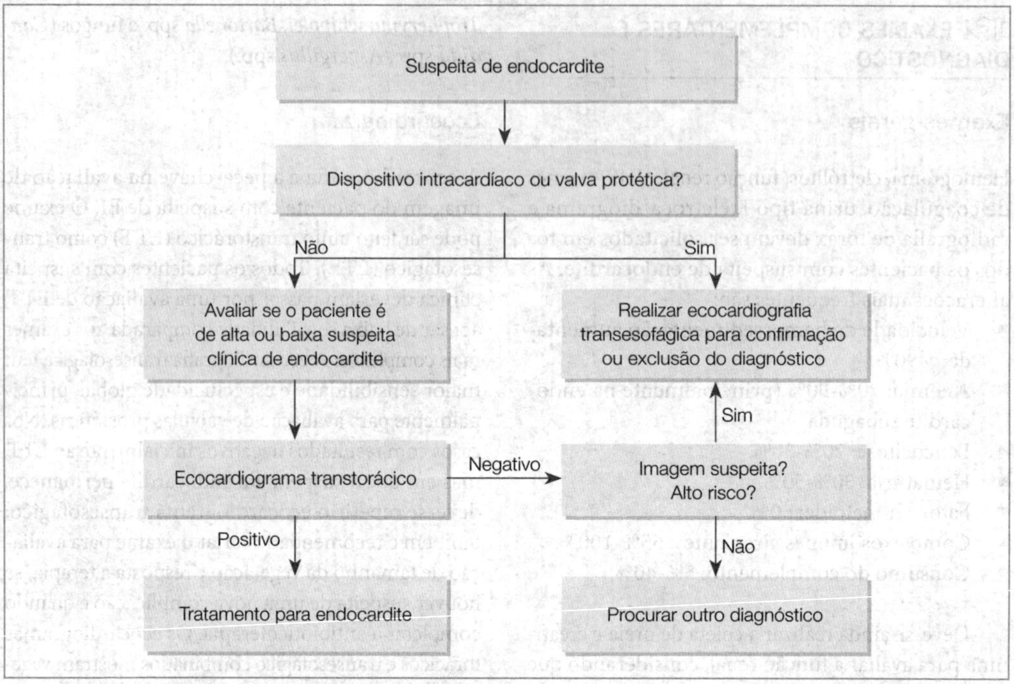

▷ **FIGURA 1** Fluxograma para diagnóstico de endocardite.

O objetivo é detectar uma vegetação (que era por demais pequena) que evoluiu. Um segundo ETE negativo torna EI muito improvável.

Uma nova opção que tem surgindo é o ecocardiograma 3D. Com sua reconstrução de imagem, conseguimos avaliar de forma mais precisa massas irregulares, o que implicaria diretamente no tratamento, já que tratamentos cirúrgicos têm como indicação pontos de corte no tamanho da vegetação.

Outros exames de imagem

Outros exames, como a tomografia *multislice* e a ressonância magnética, podem detectar abscessos e pseudoaneurismas melhor que o ETE e podem ser incorporados às estratégias diagnósticas, inclusive nos critérios diagnósticos (Tabela 3). A tomografia cardíaca é possivelmente superior que o ETE para avaliação da anatomia paravalvar e complicações. A cintilografia com FDG/PET ou SPECT/CT com aumento de captação em área prostética foram incorporados nos critérios diagnósticos pela Sociedade Europeia de Cardiologia.

Exames de imagem de rastreio de cérebro, tórax, coluna e vísceras podem ser diagnósticos e mudar o manejo. Existe alta incidência de complicações subclínicas como embolismo, hemorragia ou abscesso. Ressonância magnética cerebral detecta anormalidade em 80% dos pacientes e mudou o diagnóstico de endocardite infecciosa de possível para provável em 26% dos pacientes.

Diagnóstico

O diagnóstico de endocardite é realizado por meio de critérios que incorporam achados de exame físico e achados laboratoriais e de exames de imagem. Os critérios de Duke se mostraram bastante acurados para o diagnóstico de EI e estão sumarizados na Tabela 3. No entanto, esses critérios têm sensibilidade menor para paciente com endocardite de prótese ou infecção de dispositivo intracardíaco.

TRATAMENTO

O manejo da endocardite exige avaliação multidisciplinar e consiste em antibioticoterapia e abordagem cirúrgica em casos selecionados. Assim que possível deve-se solicitar avaliação multidisciplinar incluindo cardiologistas, cirurgiões torácicos, infectologistas

▷ **TABELA 3** Critérios de Duke para diagnóstico de endocardite infecciosa (EI)

Critérios maiores
1. Critério microbiológico: ▪ Isolamento dos agentes típicos de EI em duas hemoculturas distintas: – *Staphylococcus aureus* – *Streptococcus* do grupo *viridans* – *Streptococcus gallolyticus* (anteriormente classificado como *S. bovis*) – Grupo HACEK – Bacteremia por enterococo adquirido na comunidade (na ausência de foco primário) ▪ Hemoculturas persistentemente positivas: – Microrganismo compatível com EI isolado em duas amostras coletadas com mais de 12 horas de intervalo – Microrganismo que em geral é contaminante da pele: confirmação em três ou a maior parte de ≥ 4 hemoculturas (com um intervalo mínimo de 1 hora da primeira para a última amostra) ▪ Única cultura ou sorologia positiva (IgG > 1:800) para *Coxiella burnetii*
2. Evidência de envolvimento endocárdico: ▪ Ecocardiografia positiva para EI: – Vegetação (massa oscilante intracardíaca relacionada a válvula ou estruturas de apoio, no trajeto de jatos regurgitantes, relacionados a material implantado, ou na ausência de outra explicação alternativa anatômica) OU – Abscesso OU – Nova deiscência parcial de prótese valvar ▪ Novo sopro valvar (aumento ou mudança de sopro preexistente não conta como critério)
Critérios menores
1. Predisposição (uso de drogas injetáveis ou cardiopatia compatível – valvopatia com insuficiência importante ou turbulência de fluxo sanguíneo ou prótese valvar)
2. Febre ≥ 38°C
3. Fenômenos vasculares (embolia arterial importante, infarto pulmonar séptico, aneurisma micótico, hemorragia intracraniana, hemorragia conjuntival, lesões de Janeway)
4. Fenômenos imunológicos (presença de fator reumatoide, glomerulonefrite, nódulo de Osler ou manchas de Roth)
5. Hemocultura positiva que não preenche critérios maiores ou evidência sorológica de infecção ativa (exclui-se hemocultura única positiva para estafilococo coagulase-negativo ou para microrganismo que raramente cause endocardite)
6. Outros critérios: esplenomegalia, proteína C-reativa > 100 mg/dL e baqueteamento digital de início recente
O item 6 dos critérios menores foi acrescentado para o diagnóstico de EI pelo grupo do Hospital St. Thomas. Para o diagnóstico de EI são necessários 2 critérios maiores ou 1 maior e 3 menores ou 5 critérios menores.

e eventualmente nefrologistas e neurologistas. A introdução de um time multidisciplinar formal com avaliação em 12 horas dos casos levou a uma redução de mortalidade intra-hospitalar (28 *vs.* 13%, p = 0,02) e mortalidade em 3 anos (34% *vs.* 16%, p = 0,0007).

O tratamento das causas mais comuns de endocardite infecciosa está resumido nas Tabelas 4 a 11. A resposta ao tratamento antibiótico na EI é única entre as infecções bacterianas. Embora os microrganismos tenham uma grande suscetibilidade aos antibióticos *in vitro*, a erradicação completa leva várias semanas e recidivas não são incomuns. Isso se deve ao fato de que a infecção ocorre em um local em que os mecanismos de defesa do hospedeiro têm dificuldade em atuar. Além disso, as colônias de bactérias são envoltas por uma rede de fibrina onde podem se multiplicar livremente sem interferência dos macrófagos. Outro fator responsável por esse fenômeno é a grande densidade de bactérias nas vegetações, o que permite que vivam em um estado de baixa atividade metabólica e lenta divisão celular. Em geral, a melhora da febre ocorre em cinco a sete dias. Deve-se colher hemoculturas diariamente, até que se tornem estéreis. Após isso, colher novamente se houver recrudescência do quadro. Se o doente evoluir bem, colher nova hemocultura em quatro a seis semanas da terapia. O tempo para tornar estéreis as culturas varia com o germe:

- Dois dias: germes sensíveis à penicilina.
- Três a cinco dias: estafilococo tratado com betalactâmico.

- Sete a nove dias: estafilococo tratado com vancomicina.
- Febre com duração de mais de sete dias, com antibiótico correto e otimizado: o paciente deve ser avaliado para complicações da EI.

Certos princípios gerais constituem a base das recomendações atuais para o tratamento da endocardite infecciosa. Antibióticos endovenosos, pela importância da atividade antibacteriana sustentada e tratamento prolongado, são recomendados. Entretanto, essas premissas vêm de estudos antigos, quando o tratamento endovenoso com penicilina era necessário e sua administração oral tinha baixa biodisponibilidade. Antibióticos bacteriostáticos são ineficazes, pois têm sido associados a recidivas ou falha em controlar a infecção. As combinações de antibióticos produzem um efeito bactericida rápido e algumas, como a combinação de penicilina e aminoglicosídeo, possuem efeito sinérgico contra a maior parte dos *Streptococcus viridans* e enterococos. Apesar de novos estudos demonstrarem que a utilização de aminoglicosídeos traz mais efeitos colaterais, sem o real benefício de melhora de mortalidade, ainda há a sua recomendação por parte das grandes sociedades de cardiologia. A escolha do antibiótico deve ser baseada nos testes de suscetibilidade antimicrobiana, e o tratamento deve ser monitorado clinicamente e com determinação de nível sérico de antibióticos quando indicado (especialmente vancomicina e aminoglicosídeos).

O uso de anticoagulantes em doentes com endocardite de valva nativa não está indicado. Nos casos de endocardite de valva protética, a anticoagulação pode ser mantida dentro de níveis terapêuticos desde que o doente não apresente fenômenos de embolia séptica maiores. Caso o paciente apresente embolia para o sistema nervoso central é razoável interromper a anticoagulação temporariamente.

O tratamento antimicrobiano empírico é justificado apenas nos casos de EI aguda evoluindo com piora. Nos casos que se apresentam com instabilidade hemodinâmica necessitando de intervenção cirúrgica de emergência a antibioticoterapia empírica também é justificada. O tratamento empírico pode melhorar o prognóstico do doente e deve ser iniciado logo após coleta das hemoculturas. Já nos doentes hemodinamicamente estáveis com suspeita de endocardite subaguda, o tratamento empírico não diminui as complicações precoces e pode obscurecer o diagnóstico etiológico da endocardite por comprometer o resultado das hemoculturas colhidas posteriormente. Nesses pacientes é prudente retardar o tratamento até que sejam obtidos os resultados das culturas. Caso as culturas sejam negativas, outras poderão ser colhidas sem interferência de antibióticos.

Para endocardite infecciosa de válvula nativa causada por microrganismos habituais, a duração do antibiótico varia de 2 semanas (para endocardite descomplicada causada por estreptococos sensíveis à penicilina tratada com um betalactâmico combinado com um aminoglicosídeo) a 6 semanas (para endocardite infecciosa por enterococos). Para endocardite infecciosa envolvendo uma válvula protética, a duração da antibioticoterapia é normalmente de seis semanas, e os regimes são basicamente os mesmos que aqueles para infecciosa nativa da válvula, com a notável exceção dos estafilococos, para os quais o regime deveria incluir tanto rifampicina como gentamicina.

O tratamento da EI em sistema de *home care* deve ser apenas considerado em doentes aderentes ao tratamento que tenham hemoculturas estéreis, já estejam afebris e sem achados clínicos ou ecocardiográficos que sugiram uma complicação iminente.

Uma opção que tem sido demonstrada nos últimos anos é o início da terapia endovenosa e a transição para medicação oral. Tal conduta foi estabelecida apenas para EI de câmaras esquerdas associadas a microrganismos como enterococos e estafilococos e estáveis clinicamente, mas ainda não é contemplada nos *guidelines*.

O tratamento cirúrgico combinado ao tratamento clínico pode reduzir a mortalidade entre os doentes com insuficiência cardíaca (IC), doença invasiva perivalvular ou infecção descontrolada apesar do tratamento antibiótico. IC é a principal indicação para cirurgia na endocardite infecciosa, além de indicada no segundo episódio de embolização ou no primeiro episódio se houver grandes vegetações residuais. É apropriado também para a EI causada por alguns tipos de microrganismos, como *Pseudomonas aeruginosa, Brucella* spp., *Coxiella burnetti, Candida* e possivelmente enterococos que não possuam esquema sinergístico bactericida.

A Tabela 12 resume as indicações cirúrgicas. O tempo ideal para a cirurgia depende das complicações observadas e o risco de instabilidade hemodinâmica. Em alguns doentes deve-se investigar infecção metastática antes da cirurgia de troca valvar, pelo risco de recaída da infecção na valva protética.

Pacientes com EI de valva protética são comumente indicados para intervenção cirúrgica, exceção feita aos casos de EI de início tardio (mais de doze meses da colocação da prótese), infecção por *S. viridans*, HACEK ou enterococos sem extensão perivalvular da infecção. Aqueles com infecção da prótese por *S. aureus* apresentam maior sobrevida com o tratamento combinando antimicrobiano e cirurgia.

No mundo real, muitos pacientes com indicação cirúrgica não são operados (25% em um registro). Razões alegadas incluem: instabilidade hemodinâmica, prognóstico ruim, AVC, sepse e opção do cirurgião. O uso de escore de risco cirúrgico de endocardite infecciosa pode ajudar a tirar a subjetividade desta decisão. O momento da cirurgia também é motivo de contenda. Quanto maior o tempo de espera e duração da antibioticoterapia, melhor a estabilidade hemodinâmica, mas maior a destruição valvar e mais complicações perivalvares. Um estudo randomizado com pacientes com poucas comorbidades encontrou redução de desfecho composto no grupo de cirurgia precoce.

Terapia empírica

1. Se o paciente se encontra em estado grave, é prudente iniciar antibiótico antes dos resultados das culturas (disfunção de múltiplos órgãos, disfunção valvular grave, complicações como abscessos perivalvulares, distúrbios da condução, eventos embólicos, outros).
   Endocardite aguda:
   - Válvula nativa: vancomicina + gentamicina (com ou sem ceftriaxone):
     - Vancomicina: 15 mg/kg IV de 12/12 horas (máximo de 1 g de 12/12 horas), durante quatro a seis semanas (deve monitorizar os níveis séricos).
     - Gentamicina: 1 mg/kg/dose de 8/8 horas, durante duas semanas.
   - Válvula protética precoce: vancomicina + cefepime + gentamicina:
     - Vancomicina: 15 mg/kg IV de 12/12 horas (máximo de 1 g de 12/12 horas), durante quatro a seis semanas (deve monitorizar os níveis séricos).
     - Cefepime 2 g IV 12/12 horas ou 8/8 horas (se infecção muito grave).
     - Gentamicina: 1 mg/kg/dose de 8/8 horas, durante duas semanas.
   - Válvula protética tardia: vancomicina + ceftriaxona + gentamicina:
     - Vancomicina: 15 mg/kg IV de 12/12 horas (máximo de 1 g de 12/12 horas), durante quatro a seis semanas (deve monitorizar os níveis séricos).
     - Ceftriaxona: 1 g IV 12/12 horas.
     - Gentamicina: 1 mg/kg/dose de 8/8 horas, durante duas semanas.

   Se estafilococo: acrescente rifampicina: 300 a 450 mg via oral de 8/8 horas, durante seis semanas.
2. Há vegetação no ecocardiograma, o paciente tem um quadro infeccioso estável e as várias hemoculturas colhidas são negativas (endocardite subaguda):
   - Válvula nativa: ceftriaxone + gentamicina:
     - Ceftriaxone: 2 g IV, 1 x/dia, durante quatro a seis semanas.
     - Gentamicina: 1 mg/kg/dose de 8/8 horas, durante duas semanas.
   - Válvula protética: ceftriaxone + gentamicina + vancomicina:
     - Ceftriaxone: 2 g IV, 1 x/dia, durante quatro a seis semanas.
     - Gentamicina: 1 mg/kg/dose de 8/8 horas, durante duas semanas.
     - Vancomicina: 15 mg/kg IV de 12/12 horas (máximo de 1 g de 12/12 horas), durante quatro a seis semanas (deve monitorizar os níveis séricos).

COMPLICAÇÕES

Cardíacas

As complicações cardíacas associadas à EI aumentam sua morbidade e mortalidade, e algumas delas são indicativas de tratamento cirúrgico. Insuficiência cardíaca (IC) em geral ocorre por dano valvular pela infecção, principalmente em valva aórtica, mas também pode ocorrer nos raros casos de infarto agudo do miocárdio causado por embolização de fragmentos das vegetações. IC causada por destruição valvular é a principal razão para intervenção cirúrgica. Infecções perivalvulares acometem até 15% das EI com valva nativa e até 60% das EI com valva protética. A valva mais acometida é a aórtica. Deve-se suspeitar de infecção perivalvular quando:

▷ **TABELA 4** Terapia empírica para endocardite infecciosa

Princípio importante:
Vários pares de hemoculturas devem ser colhidos antes da prescrição do antibiótico
Há duas possibilidades principais de terapia empírica: 1º O paciente se encontra grave e é prudente iniciar antibioticoterapia 2º Há vegetação no ecocardiograma, o paciente tem um quadro infeccioso estável e as várias hemoculturas colhidas são negativas

▷ **TABELA 5** Tratamento de endocardite infecciosa: *S. viridans*, *S. bovis* e outros estreptococos sensíveis à penicilina (MIC < 0,1 µg/mL)

Variáveis	Antibiótico(s) e dose(s)	Duração
Função renal normal e idade < 65 anos	Penicilina: 2 a 3 milhões U, IV de 4/4 h	4 semanas
Função renal alterada ou idade > 65 anos ou alergia à penicilina	Ceftriaxone: 2 g IV 1 x/dia	4 semanas
Alergia a penicilinas e cefalosporinas	Vancomicina: 15 mg/kg/dose IV de 12/12 h (máximo de 2 g/dia)	4 semanas
Válvula prostética	Penicilina: 3 milhões U, IV de 4/4 h + gentamicina: 1 mg/kg/dose IV de 8/8 h	6 semanas 2 semanas
Tratamento curto	Penicilina: 2 a 3 milhões U, IV de 4/4 h	2 semanas
Alternativa	Gentamicina: 1 mg/kg IV de 8/8 h OU netimicina: 4 a 5 mg/kg, IV 1 x/dia	2 semanas

▷ **TABELA 6** Tratamento da endocardite infecciosa: *S. viridans*, *S. bovis* e outros estreptococos moderadamente resistentes à penicilina (MIC 0,1 a 1 µg/mL)

Variáveis	Antibiótico(s) e dose(s)	Duração
1ª escolha	Penicilina: 4 milhões U, IV de 4/4 h + gentamicina: 1 mg/kg/dose IV de 8/8 h	4 a 6 semanas 2 semanas
Alternativa	Ceftriaxone: 2 g IV, 1 x/dia + gentamicina: 1 mg/kg/dose IV de 8/8 h	4 a 6 semanas 2 semanas
Alergia a penicilinas e cefalosporinas	Vancomicina: 15 mg/kg/dose IV de 12/12 h (máximo de 2 g/dia)	4 semanas

▷ **TABELA 7** Tratamento da endocardite infecciosa: *S. viridans*, *S. bovis* e outros estreptococos resistentes à penicilina (MIC 0,1-1 µg/mL)*

Variáveis	Antibiótico(s) e dose(s)	Duração
MIC penicilina < 8 µg/mL** e MIC gentamicina < 500 µg/mL	Penicilina: 4 milhões U, IV de 4/4 h + Gentamicina: 1 mg/kg/dose IV de 8/8 h	4 semanas 2 semanas
Alergia a penicilina e MIC gentamicina < 500 µg/mL	Vancomicina: 15 mg/kg/dose IV de 12/12 h (máximo de 2 g/dia) Gentamicina: 1 mg/kg/dose IV de 8/8 h	6 semanas 2 semanas
MIC penicilina > 8 µg/mL	Vancomicina: 15 mg/kg/dose IV de 12/12 h (máximo de 2 g/dia) + Gentamicina: 1 mg/kg/dose IV de 8/8 h	6 semanas 2 semanas
Outras cepas	Consultar infectologista	

* Consulta ao infectologista; se ocorrer falha terapêutica, considere troca precoce de válvula.
** Em pacientes com MIC penicilina < 0,125 µg/mL, considerar uso isolado de penicilina.

▷ **TABELA 8** Tratamento da endocardite infecciosa: enterococo

Variáveis	Antibiótico(s) e dose(s)	Duração
1ª escolha	Penicilina: 3-4 milhões U, IV de 4/4 h + Gentamicina: 1 mg/kg/dose de 8/8 h	4 a 6 semanas 4 a 6 semanas
Alternativa	Ampicilina: 2 g IV de 4/4 h + Gentamicina: 1 mg/kg/dose IV de 8/8 h	4 a 6 semanas 4 a 6 semanas
Alergia a penicilinas e cefalosporinas	Vancomicina: 15 mg/kg/dose IV de 12/12 h (máximo de 2 g/dia) + Gentamicina: 1 mg/kg/dose IV de 8/8 h	4 a 6 semanas 4 a 6 semanas

▷ **TABELA 9** Tratamento da endocardite infecciosa: estafilococo em válvula nativa

Variáveis	Antibiótico(s) e dose(s)	Duração
Sensível à oxacilina	Oxacilina: 2 g IV de 4/4 h	4 a 6 semanas*
Alergia a penicilinas ou germe resistente à oxacilina	Vancomicina: 15 mg/kg/dose IV de 12/12 h Daptomicina 6 mg/kg EV/dia	6 semanas

* No caso de usuários de drogas injetáveis, pode ser por tempo mais curto.

▷ **TABELA 10** Tratamento da endocardite infecciosa: estafilococo em válvula prostética

Variáveis	Antibiótico(s) e dose(s)	Duração
Sensível à oxacilina	Oxacilina: 2 g IV de 4/4 h + gentamicina: 1 mg/kg/dose de 8/8 h + rifamicina: 300 mg VO de 8/8 h	6 a 8 semanas 2 semanas 6 a 8 semanas
Alergia a penicilinas ou germe resistente à oxacilina	Vancomicina: 15 mg/kg/dose IV de 12/12 h (máximo de 2 g/dia) + Gentamicina: 1 mg/kg/dose IV de 8/8 h + Rifamicina: 300 mg VO de 8/8 h	6 semanas 2 semanas 6 semanas

▷ **TABELA 11** Tratamento da endocardite infecciosa: organismos do grupo HACEK

Variáveis	Antibiótico(s) e dose(s)	Duração
1ª escolha	Ceftriaxone: 2 g IV 1 x/dia	4 semanas
Alternativa	Ampicilina: 2 g IV de 4/4 h + gentamicina: 1 mg/kg/dose IV de 8/8 h	4 semanas 4 semanas

▷ **TABELA 12** Indicações para cirurgia em pacientes com endocardite

Indicação	Classe	Nível
Emergência (em 24 horas)		
Endocardite aórtica ou mitral com insuficiência grave, obstrução ou fístula causando EAP ou choque cardiogênico	I	B
Urgente (1-2 dias)		
Endocardite aórtica ou mitral com insuficiência grave, obstrução ou fístula causando insuficiência cardíaca ou sinais ecocardiográficos de tolerância hemodinâmica ruim	I	B
Infecção local não controlada (abscesso, pseudoaneurisma, fístula e vegetação aumentando)	I	B
Culturas positivas apesar de antibiótico correto e controle de embolia séptica	I	B
Vegetações aórtica ou mitral > 1 cm e pelo menos 1 evento embólico apesar de antibioticoterapia adequada	IIa	B

(continua)

▷ **TABELA 12** Indicações para cirurgia em pacientes com endocardite (*continuação*)

Urgente (1-2 dias)	Classe	Nível
Vegetação aórtica ou mitral > 1 cm associada a estenose valvar ou insuficiência valvar, e baixo risco operatório	I	B
Infecção de cabo ou loja de marca-passo	I	C
Vegetação aórtica ou mitral maior que 3 cm	IIa	C
Eletivo		
Infecção por fungo ou organismo multirresistente	I	B
Endocardite de prótese causada por estafilococos ou organismo HACEK	IIa	C
Dispositivo intracardíaco na presença de fungo, *S. aureus* ou em paciente que vai realizar cirurgia valvar por outra razão	IIa	C

EAP: edema agudo de pulmão.

▷ **TABELA 13** Esquemas profiláticos para procedimentos dentários, orais, respiratórios ou esofágicos em adultos

Condição	Antibiótico	Posologia
Profilaxia em geral	Amoxicilina	2 g via oral 1 h antes do procedimento
Doente incapaz de utilizar medicação VO	Ampicilina OU ceftriaxone	2 g IM ou EV 30 minutos antes do procedimento 1 g IM ou EV
Alergia à penicilina† (opções)	Clindamicina Cefalexina† Azitromicina* Claritromicina*	600 mg via oral 1 h antes do procedimento 2 g via oral 1 h antes do procedimento 500 mg via oral 1 h antes do procedimento 500 mg via oral 1 h antes do procedimento
Alergia à penicilina e incapacidade de utilizar medicação via oral	Clindamicina Cefazolina†	600 mg EV 30 minutos antes do procedimento 1 g IM ou EV 30 minutos antes do procedimento

† Cefalosporinas não devem ser usadas em indivíduos com reação de hipersensibilidade do tipo imediata (urticária, angioedema ou anafilaxia) a penicilinas.
* Opções de segunda linha.

- O paciente persiste com febre inexplicada; ou
- O paciente desenvolve novo distúrbio de condução; ou
- No aparecimento de pericardite.

Nesta última circunstância, é mandatório o eco transesofágico (ETE), que tem sensibilidade de mais de 90% para o diagnóstico. Esses pacientes são de alto risco, podem evoluir com bloqueio avançado, fístulas e instabilidade da prótese. Considerar precocemente intervenção cirúrgica.

Outras complicações cardiológicas são: abscessos do miocárdio (que podem levar a bloqueios de ramo, fasciculares e atrioventriculares), pericardite e hemopericárdio (por ruptura de aneurisma micótico de seio de Valsalva).

Neurológicas

Ocorrem em até 15 a 30% dos doentes com EI, principalmente nos quadros causados por *S. aureus*. Doentes com déficits motores, febre e doença valvar subjacente devem ter a EI como possível diagnóstico diferencial. A frequência dos fenômenos embólicos diminui drasticamente com a introdução do tratamento antibiótico. O risco de AVC é maior no diagnóstico e diminui rapidamente com instituição de antibioticoterapia.

Os aneurismas micóticos são causados por embolização séptica dos *vasavasorum* arteriais e ocorrem principalmente nas ramificações arteriais. O quadro clínico é variável. Alguns podem se apresentar com cefaleia premonitória, enquanto para outros a manifestação inicial é o sangramento em SNC. TC de crânio é bastante sensível para detecção de sangue no liquor e a angiorressonância pode mostrar os aneurismas ainda não rotos ou em crescimento. Entretanto, o exame de escolha para detectar aneurismas micóticos é a angiografia cerebral.

AVC é um fator de risco independente para óbito pós-operatório em paciente com endocardite infecciosa. Por um lado, dados observacionais em pacientes sem dano neurológico extenso ou hemorragia intracraniana aparentam mostrar que o risco da cirurgia na primeira semana não é maior do que tardiamente. Por outro lado, pacientes com evento hemorrágico devem esperar quatro semanas para cirurgia.

Complicações embólicas e abscesso esplênico

Embolização sistêmica é a complicação mais frequente da EI e geralmente envolve baço, fígado, rins, artérias ilíacas e mesentéricas. Abscesso esplênico pode ser causa de febre prolongada e causar irritação diafragmática. TC e ressonância de abdome são os exames de escolha para o diagnóstico de lesões esplênicas.

Febre persistente

A febre associada com a EI frequentemente se resolve em cinco a sete dias após o início do tratamento antimicrobiano e desaparece em 90% dos doentes até o 14º dia de tratamento. As causas de febre persistente são bastante variáveis e incluem:

- Abscessos perivalvulares.
- Abscesso miocárdico.
- Infecção metastática: abscesso esplênico, renal, SNC, músculos, articulações etc.
- Hipersensibilidade a drogas.
- Infecções nosocomiais (urinária, relacionada ao cateter, flebite, pneumonia).

Complicações renais e reumatológicas

Doença renal é descrita em até 30% dos pacientes com endocardite e é associada com piora prognóstica. A doença renal pode ocorrer por:

- Glomerulonefrite por vasculite ou imunocomplexos.
- Infarto renal.
- Alterações hemodinâmicas.
- Toxicidade pelos antibióticos.
- Procedimentos com contraste.

A maioria dessas complicações é reversível com o tratamento, embora alguns pacientes necessitem de diálise.

Artrite periférica é descrita em 19% dos pacientes, e espondilodiscite em 3 a 15% dos casos, sendo mais frequente na infecção por estreptococos. Nesses casos, pode ser necessário prolongar a antibioticoterapia. Artralgias ocorrem em 10% e mialgias em 12 a 15% dos pacientes.

PROFILAXIA

Endocardite geralmente ocorre em indivíduos com lesões cardíacas estruturais que desenvolvem bacteremia por organismos propensos a causar endocardite. Bacteremia pode ocorrer espontaneamente durante atividades cotidianas, como escovar os dentes, ou pode ser complicação de uma infecção focal (infecção urinária, pneumonia ou celulite), e o risco cumulativo dessas atividades diárias é maior que o de procedimentos de alto risco.

Os consensos da American Heart Association e da European Society of Cardiology, publicados respectivamente em 2007 e 2009, restringiram significativamente as indicações de profilaxia. Esta passou a ser restrita aos pacientes com alto risco de desenvolver endocardite, em procedimentos de alto risco.

Os procedimentos para os quais existe indicação incluem manipulação gengival ou região apical em dentes ou com perfuração de mucosa. A profilaxia não é mais indicada em outros procedimentos dentários, gastrointestinais ou urológicos. São consideradas indicações de profilaxia:

- Classe IIA: considerar profilaxia em pacientes de alto risco que serão submetidos a procedimentos dentários que envolvam manipulação gengival ou da região periapical ou com perfuração de mucosa oral em paciente de alto risco.

  São considerados de alto risco:

- Pacientes com valva cardíaca prostética ou material prostético usado para reparo de valva.
- Pacientes com antecedente de endocardite infecciosa prévia.

- Pacientes com cardiopatia congênita cianogênica não submetidos a reparo cirúrgico.
- Pacientes com cardiopatia congênita reparada com material prostético.
- Pacientes submetidos a transplante cardíaco com regurgitação valvar devido a anormalidade valvar estrutural.

Portanto, nessas novas recomendações podemos perceber que não existem mais indicações classe I para profilaxia de endocardite. Os regimes recomendados estão resumidos na Tabela 13. A profilaxia pode ainda ser considerada em pacientes de alto risco que serão submetidos a biópsia ou incisão de mucosa respiratória, não sendo recomendada em pacientes submetidos a broncoscopia. A antibioticoterapia sugerida é a mesma que para procedimentos dentários. Caso haja suspeita de infecção por *S. aureus*, considerar penicilina ou cefalosporina com atividade contra *S. aureus* ou vancomicina em dose única. Em carreadores nasais de *S. aureus*, considerar o tratamento antibiótico antes de cirurgia cardíaca, e sendo esses pacientes portadores de quadro infeccioso, devem ser tratados antes de cirurgias cardíacas eletivas.

CONSIDERAÇÕES ESPECIAIS

- Pacientes que já estão em uso de antibiótico por outros motivos: como pode haver a colonização das mucosas por microrganismos resistentes, a AHA recomenda a troca da classe antibiótica ou a espera por nove a quatorze dias para o restabelecimento da flora normal.
- Procedimentos em tecidos infectados: incisão e drenagem de tecidos infectados causam bacteremia. Em pacientes com alto risco de endocardite é prudente administrar antibiótico profilático, e este deve ser direcionado para o patógeno mais provável. Para celulite, osteomielite e artrite séptica, uma penicilina antiestafilocócica, cefalosporina de primeira geração ou clindamicina são boas opções. Para aqueles com infecção sabidamente por estafilococos resistentes a oxacilina, a vancomicina é a droga de escolha.
- Pacientes que recebem anticoagulantes: não utilizar medicações IM.
- Pacientes que serão submetidos a cirurgia cardíaca: a condição dentária desses doentes deve ser avaliada e o tratamento indicado deve ser feito antes da cirurgia, sempre que possível. Pacientes que têm condições cardíacas que predispõem a EI ou que irão realizar troca valvar ou colocação de materiais intracardíacos têm indicação de profilaxia. Inúmeros organismos podem causar EI nessas condições e nenhum antibiótico é capaz de cobrir todas as opções; dessa forma, a profilaxia deve ser voltada especialmente para estafilococos e deve ser de curta duração.
- No Reino Unido, a profilaxia antibiótica contra endocardite infecciosa já não é recomendada em nenhuma circunstância. Até o momento, os estudos não indicam nenhum aumento significativo na incidência de endocardite infecciosa devido a *S. viridans*, desde as revisões das diretrizes restringindo a profilaxia antibiótica.

Dispositivos cardíacos implantáveis

Os dispositivos cardíacos têm ganhado cada vez mais espaço nos últimos anos, tanto de assistência ventricular quanto marca-passos, CDIs e ressincronizadores. Entretanto, o número de complicações associadas também vem aumentando, entre elas a endocardite. Por serem novas tecnologias, ainda não há grandes estudos e consensos bem definidos sobre qual a melhor maneira de conduzir uma possível infecção, sendo muito baseada em opiniões de especialistas.

Podemos classificar a infecção de duas maneiras, a primeira sendo infecção relacionada ao dispositivo, acometendo o sítio de implantação e os próprios geradores. A segunda, quando a infecção acaba se alastrando e acometendo o endocárdio e até os folhetos valvares.

Usualmente o processo infeccioso se dá de forma ascendente, ou seja, do sítio de implantação para o dispositivo e então para o endocárdio, entretanto bacteremias secundárias a outras causas também podem levar à infecção. Não há uma regra sobre qual a porção mais acometida do coração, podemos identificar vegetações em qualquer válvula e até mesmo no próprio dispositivo.

A suspeita de endocardite ou infecção relacionada ao dispositivo deve ser sempre alta. Ainda temos poucos dados sobre essa entidade, mas sabemos que um dos sinais mais frequentes é a febre e alterações de provas inflamatórias, ou seja, algo bem inespecífico. A análise do local de implantação é extremamente importante, já que é o local de maior prevalência de infecção. Assim como quadros de EI, as culturas e exames de imagem são os pilares para o diagnóstico. Utilizamos o ecocardiograma transesofágico preferencialmente, visto sua maior sensibilidade e especificidade, mas uma avaliação combinada com o transtorácico seria a melhor estratégia. Caso não se consiga avaliar vegetações, devido a artefatos nas imagens, há a possibilidade de realizar um ecocardiograma intracardíaco, entretanto trata-se de tecnologia não muito difundida ainda. Outra estratégia seria o FDG-PET/CT.

Os microrganismos variam de estudo para estudo. Uma revisão sistemática grande publicada na revista norte-americana de cirurgia cardíaca avaliou principalmente os dispositivos de assistência ventricular. Houve uma maior prevalência de *Pseudomonas*, seguido de *S. epidermidis* e enterococo. Não há ainda um consenso de qual a melhor estratégia de antibiótico. O que recomendamos é que seja discutida com a CCIH do hospital e avaliado o perfil de resistência após a positivação, mas, da mesma maneira, um curso prolongado de 4 a 6 semanas é indicado.

O tratamento ideal é a associação do antibiótico com a cirurgia de retirada do dispositivo, visto que há queda importante de mortalidade com essa estratégia. Podemos abordar de maneira percutânea, sendo a forma mais indicada. Caso a retirada seja considerada difícil ou impossível, a cirurgia aberta é uma opção. A reintrodução do dispositivo irá depender de vários fatores e deve ser discutida com especialistas.

INDICAÇÕES DE INTERNAÇÃO HOSPITALAR, TERAPIA INTENSIVA E SEGUIMENTO

Praticamente todos os pacientes com EI têm indicação de internação hospitalar. Pacientes com IC aguda e complicações embólicas graves devem ser internados em UTI. Os pacientes devem realizar ecocoardiograma ao final do tratamento e idealmente devem fazer seguimento a longo prazo com cardiologista após alta hospitalar para avaliar possibilidade de recidivas e sequelas cardíacas.

LITERATURA RECOMENDADA

1. Cahill TJ, Baddour LM, Habib G, Hoen B, Salaun E, Pettersson GB, et al. Challenges in infective endocarditis. J Am Coll Cardiol. 2017;69(3):325-44.
2. Cahill TJ, Prendergast BD. Infective endocarditis. Lancet. 2016;387(10021):882-93.
3. Chirillo F, Scotton P, Rocco F, Rigoli R, Borsatto F, Pedrocco A, et al. Impact of a multidisciplinary management strategy on the outcome of patients with native valve infective endocarditis. The American Journal of Cardiology. 2013;112(8):1171-6.
4. Chu VH, Park LP, Athan E, Delahaye F, Freiberger T, Lamas C, et al. Association between surgical indications, operative risk, and clinical outcome in infective endocarditis: a prospective study from the International Collaboration on Endocarditis. Circulation. 2015;131(2):131-40.
5. Francischetto O, Silva LA, Senna KM, et al. Healthcare-associated infective endocarditis: a case series in a referral hospital from 2006 to 2011. Arq Bras Cardiol. 2014;103(4):292-8.
6. Habib G, Hoen B, Tornos P, Thuny F, Prendergast B, Vilacosta I, et al. Guidelines on the prevention, diagnosis, and treatment of infective endocarditis (new version 2009): the Task Force on the Prevention, Diagnosis, and Treatment of Infective Endocarditis of the European Society of Cardiology (ESC). Endorsed by the European Society of Clinical Microbiology and Infectious Diseases (ESCMID) and the International Society of Chemotherapy (ISC) for Infection and Cancer. Eur Heart J. 2009;30(19):2369-413.
7. Habib G, Lancellotti P, Antunes MJ, Bongiorni MG, Casalta JP, Del Zotti F, et al. 2015 ESC Guidelines for the management of infective endocarditis: The Task Force for the Management of Infective Endocarditis of the European Society of Cardiology (ESC). Endorsed by: European Association for Cardio-Thoracic Surgery (EACTS), the European Association of Nuclear Medicine (EANM). Eur Heart J. 2015;36(44):3075-128.
8. Heffernan AJ, Sime FB, Sun J, Lipman J, Kumar A, Andrews K, et al. β-lactam antibiotic versus combined β-lactam antibiotics and single daily dosing regimens of aminoglycosides for treating serious infections: A meta-analysis. International Journal of Antimicrobial Agents. 2020;55(3):105839.
9. Hubers SA, DeSimone DC, Gersh BJ, Anavekar NS. Infective endocarditis: A contemporary review. Mayo Clinic Proceedings. 2020.
10. Iung B, Duval X. Infective endocarditis: innovations in the management of an old disease. Nat Rev Cardiol. 2019;16:623-35.
11. Iversen K. Partial oral versus intravenous antibiotic treatment of endocarditis. N Engl J Med. 2019;380:415-24.
12. Júnior ER, et al. A study of infectious endocarditis in Ribeirão Preto, SP-Brazil. Analysis of cases occurring between 1992 and 1997. Arquivos Brasileiros de Cardiologia. 2000;74(3):217-31.
13. Kang DH, Kim YJ, Kim SH, Sun BJ, Kim DH, Yun SC, et al. Early surgery versus conventional treatment for infective endocarditis. The New England Journal of Medicine. 2012;366(26):2466-73.
14. Lamas CC, Eykyn SJ. Suggested modifications to the Duke criteria for the clinical diagnosis of native valve and prosthetic valve endocarditis: analysis of 118 pathologically proven cases. Clin Infect Dis. 1997;25(3):713-9.

15. Lebeaux D, Fernández-Hidalgo N, Pilmis B, Tattevin P, Mainardi J-L. Aminoglycosides for infective endocarditis: time to say goodbye? Clinical Microbiology and Infection. 2019.
16. Murdoch DR, Corey GR, Hoen B, Miro JM, Fowler VG, Jr., Bayer AS, et al. Clinical presentation, etiology, and outcome of infective endocarditis in the 21st century: the International Collaboration on Endocarditis-Prospective Cohort Study. Arch Intern Med. 2009;169(5):463-73.
17. Nakatani S, Ohara T, Ashihara K, Izumi C, Iwanaga S, Eishi K, et al.; Japanese Circulation Society Joint Working Group. JCS 2017 guideline on prevention and treatment of infective endocarditis. Circ J. 2019 Jul 25;83(8):1767-809.
18. Nishimura RA, Otto CM, Bonow RO, Carabello BA, Erwin JP, 3rd, Fleisher LA, et al. 2017 AHA/ACC Focused Update of the 2014 AHA/ACC guideline for the management of patients with valvular heart disease: A report of the American College of Cardiology/American Heart Association Task Force on Clinical Practice Guidelines. Circulation. 2017;135(25):e1159-e95.
19. Nishimura RA, Otto CM, Bonow RO, Carabello BA, Erwin JP, 3rd, Guyton RA, et al. 2014 AHA/ACC Guideline for the management of patients with valvular heart disease: a report of the American College of Cardiology/American Heart Association Task Force on Practice Guidelines. Circulation. 2014;129(23):e521-643.
20. Nunes MCP, Gelape CL, Ferrari TCA. Profile of infective endocarditis at a tertiary care center in Brazil during a seven-year period: prognostic factors and in-hospital outcome, International Journal of Infectious Diseases. 2010;14(5):e394-e398.
21. Olmos C, Vilacosta I, López J, et al. Short-course antibiotic regimen compared to conventional antibiotic treatment for gram-positive cocci infective endocarditis: randomized clinical trial (SATIE). BMC Infect Dis. 2020;20(1):417.
22. Patel S, Rizvi SSA, Choi JH, et al. Management and outcomes of left ventricular assist device-associated endocarditis: a systematic review. Ann Cardiothorac Surg. 2019;8(6):600-9.
23. Schauer SG, Pfaff JA, Cuenca PJ. Emergency department management of acute infective endocarditis. Emerg Med Pract. 2014;16(11):1-17; quiz -8.
24. Sexton DJ. Antimicrobial prophylaxis for bacterial endocarditis. In: Post TW, editor. UpToDate. Waltham, MA: UpToDate Inc.; 2022. Acesso 03 mar 2022.
25. Sexton DJ. Antimicrobial therapy of native valve endocarditis. In: Post TW, editor. UpToDate. Waltham, MA: UpToDate Inc.; 2022. Acesso 03 mar 2022.
26. Sexton DJ. Clinical manifestations and diagnosis of endocarditis. In: Post TW, editor. UpToDate. Waltham, MA: UpToDate Inc.; 2022. Acesso 03 mar 2022.
27. Tagliari AP, Steckert GV, da Silveira LMV, Kochi AN, Wender OCB. Infective endocarditis profile, prognostic factors and in-hospital mortality: 6-year trends from a tertiary university center in South America. J Card Surg. 2020;35:1905-11.
28. Tinica G, Tarus A, Enache M, Artene B, Rotaru I, Bacusca A, et al. Infective endocarditis after TAVI: a meta-analysis and systematic review of epidemiology, risk factors and clinical consequences. Reviews in Cardiovascular Medicine. 2020;21(2):263-74.
29. Vahabi A, Gül F, Garakhanova S, Sipahi H, Sipahi OR. Pooled analysis of 1270 infective endocarditis cases in Turkey. J Infect Dev Ctries. 2019;13:93-100.
30. Wilson W, Taubert KA, Gewitz M, Lockhart PB, Baddour LM, Levison M, et al. Prevention of infective endocarditis: guidelines from the American Heart Association: a guideline from the American Heart Association Rheumatic Fever, Endocarditis, and Kawasaki Disease Committee, Council on Cardiovascular Disease in the Young, and the Council on Clinical Cardiology, Council on Cardiovascular Surgery and Anesthesia, and the Quality of Care and Outcomes Research Interdisciplinary Working Group. Circulation. 2007;116(15):1736-54.

43 Trombose venosa profunda

Rodrigo Antonio Brandão Neto

PONTOS IMPORTANTES

- A trombose venosa profunda (TVP) e o tromboembolismo pulmonar (TEP) fazem parte do espectro da mesma doença, o tromboembolismo venoso.
- A TVP pode ser dividida em distal ou proximal, e o prognóstico da TVP proximal é pior. No entanto, de forma geral, o prognóstico da trombose venosa profunda tratada é excelente, com probabilidade de embolia pulmonar fatal menor do que 0,5% e não fatal menor do que 3,8%.
- Entre os principais fatores de risco para TVP incluem-se: neoplasia, idade, imobilização, cirurgia recente e acidente vascular prévio.
- O diagnóstico clínico de TVP é auxiliado por escores de probabilidade diagnóstica, como o escore de Wells.
- O D-dímero pode auxiliar a afastar o diagnóstico de TVP em pacientes com baixa probabilidade clínica.
- A ultrassonografia com compressão venosa é o exame de escolha para o diagnóstico de TVP.
- O tratamento de escolha para a TVP é realizado com heparina de baixo peso molecular, idealmente uma vez ao dia. O fondaparinux é uma opção para pacientes alérgicos à heparina ou para plaquetopenia induzida pela heparina, embora neste último caso os inibidores diretos da trombina sejam a melhor opção.
- Os anticoagulantes orais devem ser iniciados concomitantemente à heparina. Além dos antagonistas da vitamina K como a varfarina, opções recentes incluem a dabigatrana e a rivaroxabana.
- Os trombolíticos têm indicação limitada, mas podem ser considerados em casos com *flegmasia cerúlea dolens* e tromboses extensas muito sintomáticas para evitar síndrome pós-trombótica.

INTRODUÇÃO E DEFINIÇÕES

A trombose venosa profunda (TVP) e o tromboembolismo pulmonar (TEP) fazem parte do espectro da mesma doença, o tromboembolismo venoso (TEV).

Em um terço dos pacientes, a apresentação inicial é na forma de TEP e em dois terços na forma de TVP. O prognóstico da TVP tratada é excelente, com probabilidade de TEP fatal de 0,4% e TEP não fatal de 3,8%.

A TVP ocorre principalmente em membros inferiores, e nesse caso pode ser dividida em duas categorias:

- TVP distal: acomete vasos distais as veias poplíteas.
- TVP proximal: acomete veias poplíteas, femoral ou ilíacas.

A TVP proximal apresenta maior importância devido ao risco aumentado de TEP quando comparada à TVP distal.

A idade é o maior fator de risco para trombose, que é rara em pacientes jovens (1/100.000 pacientes/ano). Já a incidência de TVP em adultos com mais de 45 anos é de aproximadamente 1,92/1.000 pacientes/ano. Mais da metade dos episódios ocorre com algum fator secundário, que incluem: neoplasia (48%), internação hospitalar (52%), procedimento cirúrgico (42%) e trauma (6%).

O estudo MEDENOX avaliou o risco para TVP em pacientes não cirúrgicos e encontrou os seguintes fatores de risco associados: doença infecciosa aguda, idade maior do que 75 anos, neoplasia maligna e episódio prévio de doença tromboembólica.

Episódios de TVP podem ocorrer em até 50% dos procedimentos cirúrgicos na ausência de profilaxia. Os procedimentos cirúrgicos de maior risco são neurocirurgias e cirurgias ortopédicas, principalmente cirurgias de quadril e de joelho. Apesar da profilaxia, 1 a 3% dos pacientes com cirurgias de quadril e joelho vão apresentar trombose. Internação hospitalar, por sua vez, aumenta em 8 vezes o risco de TVP, e antecedente de TVP prévia é associado com aumento de seis vezes no risco de recorrência do evento.

Outros fatores incluem imobilização, viagens aéreas prolongadas (duração do que 6 horas), neoplasia maligna, uso de anticoncepcionais orais ou terapia de reposição hormonal, gestação e puerpério, presença de trombofilias, insuficiência cardíaca ou respiratória e acidente vascular cerebral.

As diretrizes brasileiras de TVP, por sua vez, consideram como fatores de risco: história prévia de trombose venosa profunda e/ou embolia pulmonar; câncer; paralisia, paresia, ou imobilização recente do membro inferior; confinamento recente no leito por mais de 3 dias ou grande cirurgia nas últimas 4 semanas. As Tabelas 1 e 2 apresentam os principais fatores de risco de TVP.

As diretrizes do ACCP consideram que os episódios de TEV podem ser:

- TEV provocado por fator de risco maior transitório (presente há menos de 3 meses).
- TEV provocado por fator de risco menor transitório (presente há menos de 2 meses).
- TEV provocado por fator de risco persistente.
- TEV não provocado (sem associação com fator de risco).

▷ **TABELA 1** Fatores de risco para TVP

Fatores hereditários	Fatores adquiridos
Deficiência de antitrombina	Imobilidade
Deficiência de proteína C ou proteína S	Idade avançada
Resistência a ativação da proteína C com ou sem fator V de Leyden	Cateter venoso central (TVP de membro superior)
Mutação do gene de protrombina	Condição médica aguda (principalmente infecção)
Disfibrinigenemia	Grandes cirurgias
Deficiência de plasminogênio	Trauma
	Uso de heparina
Fatores de associação provável	Uso de anticoncepcionais ou reposição hormonal
Aumento de lipoproteína a: ■ Baixos níveis de inibidor de fator tecidual ■ Níveis aumentados de homocisteína ■ Níveis aumentados de fibrinogênio ■ Níveis aumentados de inibidor de fibrinólise mediado por trombina	Policitemia vera
	Gestação e puerpério imediato
	Síndrome anticorpo antifosfolípides
	Trauma medular
	Quimioterapia
	Obesidade
	Imobilizações
	Neoplasia maligna

▷ **TABELA 2** Fatores de risco para trombose venosa profunda

1. Fatores de risco temporários (fatores de risco que se resolvem após terem provocado tromboembolismo venoso)
Fatores de risco maiores:
■ Cirurgia com anestesia geral > 30 min
■ Admissão em leito hospitalar por > 3 dias com uma doença aguda com restrição de mobilidade
■ Cirurgia cesariana
Fatores de risco menores:
■ Cirurgia com anestesia geral < 30 min
■ Admissão ao hospital < 3 dias com doença aguda
■ Terapia com estrogênio
■ Gravidez e puerpério
■ Admissão em leito hospitalar > 3 dias com uma doença aguda sem restrição de mobilidade
■ Lesão na perna associada a diminuição da mobilidade por > 3 dias

(continua)

▷ **TABELA 2** Fatores de risco para trombose venosa profunda *(continuação)*

2. Fatores de risco permanentes
▪ Neoplasia maligna ativa
▪ Doença inflamatória intestinal
▪ Doenças autoimunes
▪ Infecções crônicas
▪ Imobilidade crônica (por exemplo, lesão da medula espinal)

ACHADOS CLÍNICOS

O diagnóstico deve ser suspeitado em qualquer paciente com dor ou edema em membros inferiores, principalmente se unilateral e assimétrico. O edema é geralmente depressível na TVP. Quando a diferença de diâmetro entre as duas panturrilhas é maior do que 3 cm, a probabilidade de TVP aumenta significativamente (a mensuração deve ser realizada 10 cm abaixo da protuberância distal).

A presença de fatores precipitantes potenciais deve ser questionada; em mulheres, por exemplo, o uso de anticoncepcionais orais, terapia de reposição hormonal e antecedentes obstétricos (devido à possibilidade de síndrome de anticorpos antifosfolípides).

A dor à palpação da musculatura da panturrilha é sugestiva, mas não patognomônica. Eventualmente a dor pode se estender para a região da coxa ou se localizar ao longo da distribuição do sistema venoso profundo. Achados como eritema, calor local e sinal de Homans (dor à dorsiflexão do pé) têm pouco valor diagnóstico. A dilatação de veias superficiais não varicosas também pode ocorrer em pacientes com TVP.

O número de pacientes que têm apresentação clínica compatível com TVP nos serviços de emergência é elevado, mas apenas um em cada cinco pacientes tem confirmação do diagnóstico. Uma meta-análise demonstrou que o único achado de valor preditivo para diagnóstico de TVP foi a diferença de diâmetro entre os dois membros na região das panturrilhas. Como os achados clínicos isoladamente apresentam desempenho insatisfatório para o diagnóstico de TVP, o uso de critérios específicos são um grande auxílio. Dentre esses critérios, o de Wells para TVP (Tabela 3) é o de melhor validação. Em pacientes com TVP distal seu desempenho pode não ser apropriado, e em grupos específicos de populações, como usuários de drogas injetáveis, o instrumento carece de validação.

▷ **TABELA 3** Critérios de Wells para TVP

Achado clínico	Pontuação
Neoplasia ativa	1
Paresia ou imobilização de extremidades	1
Restrito ao leito por mais de 3 dias ou grande cirurgia há menos de 4 semanas	1
Hipersensibilidade em trajeto venoso	1
Edema assimétrico de todo membro inferior	1
Diâmetro na região das panturrilhas 3 cm maior em um membro quando comparado ao outro	1
Edema depressível confinado ao membro sintomático	1
Veias superficiais colaterais (não varicosas)	1
Diagnóstico alternativo mais provável	−2

0 ponto: baixa probabilidade.
1-2 pontos: probabilidade intermediária.
3 ou mais pontos: alta probabilidade.

Cerca de 10% dos pacientes com TVP apresentam trombose de membros superiores. O aparecimento de TVP de membros superiores está particularmente associado com presença de cateteres ou marca-passo transvenoso. Comparativamente à TVP de membros inferiores, esses pacientes apresentam menor risco de desenvolvimento TEP e de recorrência de TVP. Os sintomas incluem desconforto, parestesia, dor e fraqueza no membro afetado. Edema local e aparecimento de colaterais venosas são achados diagnósticos. O edema de membros superiores apresenta número bem reduzido de diagnósticos diferenciais; portanto, esses têm maior probabilidade de TVP. Ainda existe indicação de anticoagular esses pacientes.

A mais temível complicação da TVP é a *flegmasia cerulea dolens*, que ocorre em tromboses ileofemorais extensas e apresenta grande morbimortalidade. Sinais e sintomas sugestivos de seu diagnóstico incluem dor intensa, edema significativo, cianose, gangrena venosa, e pode evoluir com síndrome compartimental e comprometimento arterial, frequentemente acompanhado de colapso hemodinâmico e choque. Essa condição deve ser prontamente reconhecida, devido ao alto risco de perda do membro e morte. Outras complicações incluem TEP fatal e não fatal, que são incomuns com o tratamento. Durante o tratamento é possível ocorrer sangramentos e plaquetopenia induzida pelo uso da heparina.

EXAMES COMPLEMENTARES

D-dímeros

Os D-dímeros são produzidos quando a enzima plasmina inicia o processo de degradação de um coágulo de fibrina. Apresentam alta sensibilidade e baixa especificidade para o diagnóstico de TVP. Uma metanálise demonstrou que a incidência de TVP em 3 meses em pacientes com probabilidade baixa a moderada associada com D-dímero negativo é de 0,4%. Existem diferentes métodos para mensuração dos D-dímeros:

- Aglutinação pelo látex: realizado à beira do leito, com sensibilidade inadequada para uso nas emergências.
- SimpliRED: realizado à beiro do leito, é um teste de aglutinação qualitativo com hemácias. Resultado negativo em paciente com baixa probabilidade pré-teste tem alto valor preditivo negativo para excluir TVP.
- ELISA: teste recomendado para uso no departamento de emergência com alto valor preditivo negativo. Apresenta sensibilidade > 95% e especificidade de 35-45%.
- Deve-se acrescentar que, devido à baixa especificidade dos D-dímeros, seu uso exclusivo não é capaz de diagnosticar TVP, e outros exames são necessários para a confirmação do diagnóstico. Situações em que a especificidade do D-dímero é muito baixa (até menor que 10%) raramente são úteis: pacientes internados, pós-operatório, idosos (> 75 anos), evento trombótico ou sangramento recentes. Deve-se lembrar que o D-dímero pode estar aumentado em outras situações que não TVP (Tabela 4).

▷ **TABELA 4** Causas de elevação dos níveis de D-dímero

Hematomas subcutâneos	Neoplasias
Feridas cirúrgicas	Isquemia coronariana
Necrose cutânea	Insuficiência renal
Queimaduras	Insuficiência hepática
Efusões pleurais	Eclâmpsia
Ascite	Cirurgia

Os valores de D-dímero aumentam com a idade, e um estudo demonstrou melhor performance do exame com *cutoffs* adaptados ao invés do usual corte de 500 µg/mL. Assim, o valor normal do D-dímero em pacientes acima de 50 anos deve ser: idade em anos × 10 µg/mL. Valores abaixo destes descartam TVP em pacientes com baixa probabilidade clínica.

USG Doppler

A ultrassonografia com Doppler é o exame não invasivo de escolha para o diagnóstico de TVP. Deve ser realizada em todos os pacientes com alta probabilidade clínica do diagnóstico e em pacientes com baixa ou moderada probabilidade associada ao D-dímero positivo. A sensibilidade é de 94% para TVP proximal, 63% para TVP distal e especificidade de 94%. O principal critério ultrassonográfico para diagnóstico de TVP é o teste de compressão. Nesse caso, com o transdutor vascular se localizam as veias femorais comum, superficial e poplítea e realiza-se leve compressão venosa. Se houver compressão completa se exclui TVP, caso não haja compressão o exame é considerado positivo para presença de trombo. Estudos prospectivos demonstram que a sensibilidade e a especificidade para ausência de compres-

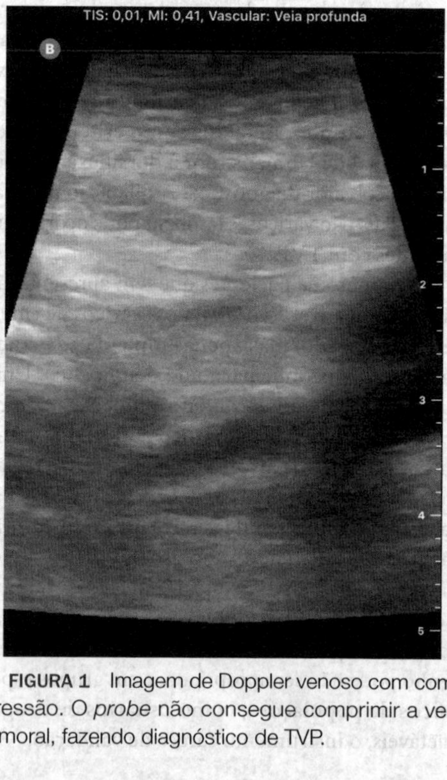

▷ **FIGURA 1** Imagem de Doppler venoso com compressão. O *probe* não consegue comprimir a veia femoral, fazendo diagnóstico de TVP.

sibilidade ao Doppler são superiores a 95% em pacientes com TVP proximal. Deve-se acrescentar que 1 a 2% dos pacientes com Doppler negativo tem trombose distal que em 5 a 8 dias podem se estender para a região proximal. Assim, em pacientes em que a suspeita persiste, é recomendado repetir o Doppler em 1 semana, indicar flebografia (raramente necessária) ou angiorressonância venosa.

CONTEÚDO COMPLEMENTAR

Utilize o QR code abaixo para acessar um vídeo de ultrassom de paciente com trombose venosa profunda (voucher: emergencia 16).

Pletismografia

A pletismografia é um exame não invasivo, em que o paciente deve permanecer deitado enquanto um *cuff* é insulflado e após desinsulflado rapidam ente. A alteração da impedância nos próximos 3 segundos pode mensurar se existe obstrução ao fluxo venoso. A sensibilidade e a especificidade para TVP proximal é acima de 90% e pode substituir o Doppler.

Angiorressonância venosa

A acurácia é comparável com a venografia; e em certas situações, como fratura de acetábulo, pode ser superior, com sensibilidade de 100% e especificidade de 96%. O exame implica maiores custos, mas pode ser substituto da ultrassonografia com Doppler venoso.

Angiotomografia venosa

O uso ainda é considerado experimental, mas alguns estudos sugerem performance similar ao Doppler.

Venografia

Trata-se de uma técnica invasiva e limitada a casos selecionados. É considerada o exame padrão ouro para o diagnóstico de TVP. Em um estudo com 160 pacientes com venografia negativa, apenas 1,3% desenvolveram TVP em um período de 6 meses. Apesar desses resultados, não deve ser realizada como exame inicial para o diagnóstico devido ao desconforto e à dificuldade técnica.

Abordagem sugerida

Todos os pacientes devem realizar uma estimativa de probabilidade de TVP na avaliação inicial.

- Probabilidade baixa ou moderada: Realizar D-dímero de alta sensibilidade. Se negativo, encerrar investigação. Se positivo, realizar ultrassonografia com Doppler. Em pacientes portadores de condições prévias que elevem D-dímero (Tabela 4), procede-se com a ultrassonografia sem dosar D-dímero.
- Probabilidade alta: Realizar ultrassonografia com Doppler.
- A Figura 2 resume a abordagem diagnóstica em pacientes com TVP.

Rastreamento de trombofilias

É recomendado o rastreamento de trombofilias e o referenciamento de pacientes para o especialista nas seguintes situações:

- TVP idiopática em pacientes com menos de 50 anos de idade.
- História familiar de TVP (parentes de primeiro grau).
- Mulheres com história familiar de TVP nas seguintes situações: gestantes ou que pretendem engravidar, antes do início do uso de anticoncepcional oral ou antes do início de terapia de reposição hormonal.
- TVP recorrente.
- TVP em locais inusitados como veias portais, mesentéricas e hepáticas.
- Complicações com varfarina, como necrose cutânea sugestiva de deficiência de proteína C ou de proteína S.

A maioria das trombofilias só pode ser investigada meses após o episódio agudo. Os exames subsidiários da investigação não serão discutidos neste capítulo.

DIAGNÓSTICO DIFERENCIAL

Apenas a minoria dos pacientes investigados para TVP em membros inferiores confirmam o diagnós-

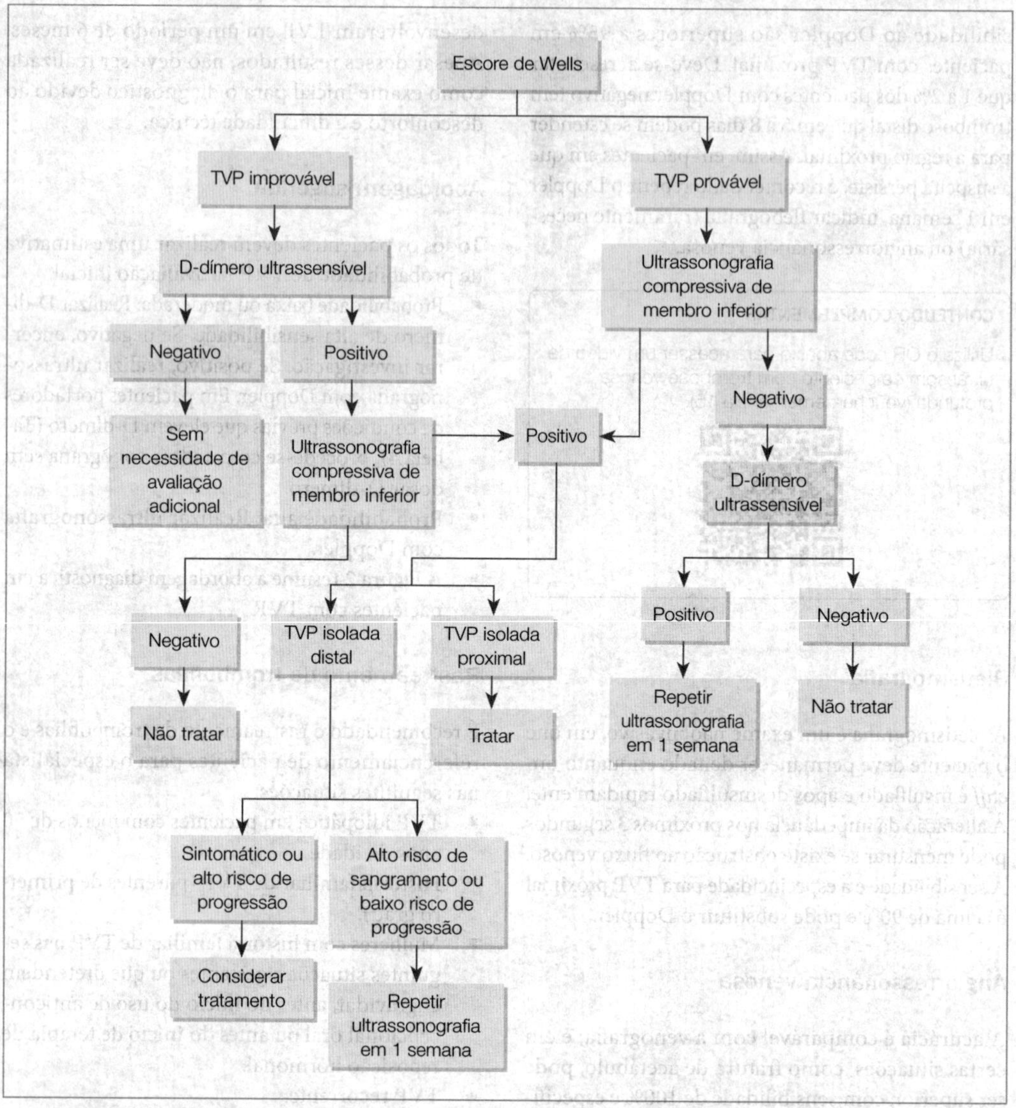

▷ **FIGURA 2** Abordagem diagnóstica em pacientes com trombose venosa profunda (TVP).

tico. A Tabela 5 cita os principais diagnósticos diferenciais de TVP de membros inferiores.

TRATAMENTO

Os objetivos do tratamento são prevenir a extensão do trombo, prevenir a ocorrência de TEP e impedir a recorrência da TVP. A maioria dos casos pode ser tratada seguramente em ambiente ambulatorial, como recomendado pelas recomendações de 2020 da American Society of Hematology (ASH), com estudos mostrando risco 36% menor de evolução para TEP em pacientes tratados ambulatorialmente, desde que respeitadas as seguintes condições:

- Paciente estável com sinais vitais normais.
- Ausência de alto risco de sangramento.
- Ausência de insuficiência renal grave.
- Capacidade de administrar a medicação e possibilidade de monitorização posterior.

O American College of Chest Physicians (ACCP) recomenda que, em caso de forte suspeita

▷ **TABELA 5** Principais diagnósticos diferenciais de trombose venosa profunda de membros inferiores

Diagnóstico	Porcentagem encontrada	Características	Considerações
Insuficiência venosa periférica	7%	Secundária a hipertensão venosa periférica por refluxo ou por obesidade	Diagnóstico clínico e ultrassonográfico de sinais de insuficiência venosa periférica
Tromboflebite superficial	5-10%	Cordão varicoso hipersensível e doloroso, às vezes com hiperemia	Raramente associada a TVP
Espasmo muscular após trauma local	40%	Dor associada a mobilização sugestiva de problema ortopédico, história de trauma em membro inferior	Considerar exames radiológicos apropriados para condições ortopédicas
Paresia de membro com edema local	9%	História de paresia ou plegia de membro	Complicação comum, na maioria dos casos sem TVP associada
Cisto de Baker	5%	Dor frequentemente localizada em região poplítea de membro inferior	Diagnosticável por ultrassonografia
Celulite	3%	Eritema e calor local	Tratamento com antibiótico
Linfedema	7%	Edema crônico e não agudo na maioria dos casos, edema principalmente em dedos e distal	Pode ser unilateral ou bilateral

TVP: trombose venosa profunda.

clínica de TVP, a anticoagulação deve ser iniciada enquanto se aguarda a confirmação diagnóstica, mas a evidência para essa conduta é pobre. As diretrizes de 2021 do ACCP recomendam que para TVP distal sem sintomas significativos o paciente seja acompanhado com ultrassons seriados (uma vez por semana) por 2 semanas sem anticoagulação desde que não ocorra extensão do trombo. Caso o paciente apresente sintomas significativos, a anticoagulação é recomendada, assim como para o paciente que apresente extensão do trombo nos exames seriados. A anticoagulação pode ser dividida em duas fases, descritas a seguir.

Fase inicial (primeiros 10 dias)

As opções para o tratamento anticoagulante inicial incluem heparina de baixo peso molecular, heparina não fracionada, fondaparinaux subcutâneo e inibidores do fator Xa por via oral, como a rivaroxabana e a apixabana. A dabigatrana não é recomendada como terapia inicial isolada por falta de evidência na literatura. A varfarina também não pode ser utilizada como anticoagulação inicial isoladamente devido ao atraso de seu efeito anticoagulante. Recomendamos o uso da heparina de baixo peso molecular devido à facilidade de aplicação e de monitorização, além de melhores resultados quando comparada à heparina convencional. As diretrizes da ASH recomendam preferir os anticoagulantes orais comparados aos antagonistas da vitamina K, pois são associados a diminuição do risco de recorrência com menor risco de sangramento maior. As diretrizes da ASH não recomendam um específico anticoagulante oral direto em relação a outro, pois não existe evidência de superioridade de uma medicação em relação a outra.

- Heparina de baixo peso molecular (HBPM) associada a varfarina: uso por pelo menos 5 dias de HBPM, com início da varfarina oral conjuntamente no primeiro dia. Descontinua-se a HBPM após INR entre 2 e 3 por 2 dias consecutivos.
- HBPM associada a dabigatrana: uso por 5 a 10 dias de HBPM.
- Monoterapia com rivaroxabana ou apixabana: opção validada pela literatura. Vantagem de não utilizar medicações parenterais.

Medicações orais:

- Varfarina sódica (antagonista da vitamina K): dose inicial de 5 mg via oral em jejum uma vez ao dia. A dose deve ser ajustada para manter o INR entre 2,0 e 3,0.
- Dabigatrana (inibidor direto da trombina): dose de 150 mg via oral de 12/12 horas. Apresenta perfil de segurança e eficácia similar a varfarina com a vantagem de não necessitar de coleta de sangue para monitorização de INR.

- Rivaroxabana (inibidor do fator Xa): dose inicial de 15 mg 2 vezes ao dia por 3 semanas e depois dose de 20 mg 1 vez ao dia.

Medicações parenterais:

- Heparina não fracionada (HNF): a resposta anticoagulante da heparina não fracionada apresenta grandes variações entre pacientes; por esse motivo, a resposta deve ser monitorizada pelo TTPA. As recomendações para tratamento hospitalar das diretrizes brasileiras sugerem: dose de ataque de 80 UI/kg endovenosa (alternativa: dose única de 5.000 U), seguida por infusão contínua com dose inicial de 18 UI/kg/h e ajuste da dose pelo TTPA com objetivo de atingir valores de relação de 1,5-2,5. Deve-se verificar o número de plaquetas no terceiro e no quinto dia devido ao risco de plaquetopenia autoimune pela heparina. O TTPA deve ser verificado inicialmente a cada 6 horas e depois diariamente. A heparina não fracionada é a primeira escolha para o paciente em diálise ou com doença renal crônica avançada (ClCr < 15 mL/min).
- Heparina não fracionada "concentrada": um estudo canadense com 708 pacientes demonstrou não inferioridade de HNF subcutânea em relação a HBPM. O protocolo para o tratamento é: HNF 25.000 U/mL, dose inicial: 333 U/kg peso SC seguida por manutenção de 250 U/kg peso SC 12/12 h. Não há necessidade de controle de coagulograma. A incidência de plaquetopenia, sangramento ou recorrência de TVP e TEP foi semelhante. Vale ressaltar que o estudo excluiu pacientes com creatinina > 2,3 mg/dL.
- Heparina de baixo peso molecular: atua como inibidor do fator Xa. As doses são:
  - Enoxaparina SC 1 mg/kg 2 vezes ao dia ou 1,5 mg/kg de peso uma vez ao dia.
  - Dalteparina 200 UI/kg de peso uma vez ao dia (medicação mais validada em pacientes com neoplasia).
  - Nadroparina 171 UI/kg de peso uma vez ao dia (evitar em pacientes com > 100 kg).
  - Tinzaparina 175 UI/kg de peso uma vez ao dia (evitar em pacientes com > 70 anos de idade).

A prescrição de 12/12 horas de enoxaparina aumenta uma injeção ao dia e não apresentou maior eficácia em estudos comparativos. Por outro lado, a validação da HBPM 2 vezes ao dia é maior que o uso 1,5 mg/kg 1 vez ao dia. Deve-se lembrar que a segurança da HBPM se aplica a indivíduos com função renal normal e peso entre 40 e 120 kg (considerar alternativas em pacientes fora dessa faixa de peso). A medicação pode ser prescrita em disfunção renal, mas, nesse caso, a monitorização com dosagem sérica de heparina ou com inibição antifator-Xa é obrigatória. Deve-se acrescentar ainda que em TVP secundária a neoplasia a HBPM é uma melhor opção a longo prazo do que os anticoagulantes orais.

- Fondaparinaux: é um pentassacarídeo sintético com ação inibidora direta do fator Xa, também usado por via subcutânea, uma vez ao dia e sem necessidade de monitorização, embora não deva ser utilizado em pacientes com *clearance* de creatinina menor do que 30 mL/min. É uma medicação relativamente nova, segura, prática, mas de alto custo e pouco disponível no Brasil. Trata-se de uma boa opção para pacientes alérgicos à ou com plaquetopenia induzida por heparina, embora a melhor opção nessa última situação seja os inibidores diretos da trombina. As doses são: peso menor que 50 kg: 5 mg SC 1x/dia; peso 50-100 kg: 7,5 mg SC 1x/dia; peso maior que 100 kg: 10 mg SC 1x/dia.
- Inibidores da trombina: a lepirudina e a bivalirudina são inibidores diretos da trombina. São opções para pacientes que desenvolveram plaquetopenia induzida pela heparina. Apenas a bivalirudina está sendo produzida comercialmente e a sua dose é de 0,15 mg/kg/hora monitorizada com TTPA entre 1,5 a 2,5 vezes o controle. Doses de 0,14 mg/kg/hora são indicadas em disfunção hepática e de 0,03-0,05 mg/kg/hora se disfunção hepática e renal combinadas.

Em pacientes com neoplasia maligna, a anticoagulação inicial pode ser realizada com HBPM, heparina não fracionada, fondaparinaux e rivaroxaban. A HBPM é preferencial em relação à heparina não fracionada nesses pacientes. As diretrizes de 2021 do ACCP recomendam o uso de apixaban, edoxaban ou rivaroxaban em comparação com a HBPM. Em pacientes com neoplasia luminal de trato gastrointestinal se prefere o apixaban e a HBPM devido ao menor risco de sangramento.

Segunda fase (10 dias a 3 ou mais meses)

As opções incluem medicações por via oral, como os antagonistas da vitamina K (varfarina), os inibidores diretos do fator Xa (rivaroxabana, apixabana ou endoxabana) e os inibidores da trombina (dabigatrana). Opções por via subcutânea incluem a HBPM e o fondaparinaux. Idealmente devem ser utilizados os inibidores diretos do fator Xa e os inibidores da trombina, mas infelizmente a varfarina ainda é a medicação mais utilizada; as diretrizes do ACCP de 2021 recomendam os inibidores diretos do fator Xa. Em pacientes com neoplasias malignas, a HBPM, endoxaban e rivaroxaban são medicações de escolha. Em pacientes com síndrome de anticorpos antifosfolípides, existe a preferência pelo uso dos antagonistas da vitamina K em comparação com os anticoagulantes orais diretos após o período de anticoagulação parenteral. A Tabela 6 apresenta as medicações utilizadas por via oral para tratamento da TVP.

Tempo de tratamento

O tempo recomendado de tratamento com anticoagulação é o seguinte:

- Para pacientes com TVP causada por cirurgia ou fator de risco transitório, o tempo recomendado de tratamento é de 3 meses.
- Para pacientes sem fator precipitante de TVP, o tempo mínimo de tratamento é de 3 meses. As diretrizes do ACCP recomendam 3 meses para pacientes com alto risco de sangramento e considera-se terapia por tempo estendido caso o paciente apresente TEV não provocado por fatores de risco. As diretrizes da ASH recomendam 3 a 6 meses de tratamento sem especificar risco de sangramento. As diretrizes da ACCP recomendam uso de aspirina após a interrupção da anticoagulação em pacientes com TEV não provocado. O uso de D-dímero, ultrassonografia para detectar trombose residual ou escalas prognósticos não é recomendado pelas diretrizes da ASH para definir tempo de anticoagulação.
- Para pacientes com episódio recorrente de TEV, é recomendada anticoagulação por período estendido em casos de risco baixo e moderado de sangramento e 3 meses em caso de alto risco.
- Para pacientes com neoplasia maligna ativa, o período recomendado de tratamento é de pelo menos 6 meses, podendo ser estendida em pacientes com neoplasia maligna ativa, independentemente do risco de sangramento. As diretrizes da ASH recomendam terapia anticoagulante indefinidamente para estes pacientes.

▷ **TABELA 6** Anticoagulação oral na trombose venosa profunda

Medicamento	Comentários
Varfarina	Maior disponibilidade e menor custo Dose: 5 mg VO em jejum 1x/dia Iniciar junto com a heparina ou o fondaparinux; suspender o anticoagulante parenteral quando INR entre 2 e 3 dois dias consecutivos
Dabigatrana	Alternativa à varfarina, com a vantagem de não necessitar de ajuste de dose com exames de sangue Dose: 150 mg VO de 12/12 horas Reduzir a dose para a metade se *clearance* de creatinina entre 15 e 30 mL/min; contraindicado se < 15 mL/min Iniciar após um mínimo de 5 a 7 dias de heparina ou fondaparinux Metanálise de dezembro de 2013 mostra uma redução de 30% na incidência de sangramento comparada com a varfarina
Edoxabana	Alternativa à varfarina, com a vantagem de não necessitar de ajuste de dose com exames de sangue Dose: 60 mg VO 1x/dia Reduzir a dose para a metade se *clearance* de creatinina entre 30 e 50 mL/min; contraindicado se < 30 mL/min Iniciar após um mínimo de 5 a 7 dias de heparina ou fondaparinux
Rivaroxabana	Pode ser usado como monoterapia, sem a necessidade de anticoagulantes parenterais Não necessita de ajuste de dose com exames de sangue Dose: 15 mg VO 12/12 horas por 3 semanas; após, a dose é de 20 mg VO 1x/dia Não indicar se *clearance* de creatinina < 30 mL/min Menor incidência de sangramento grave
Apixabana	Pode ser usado como monoterapia, sem a necessidade de anticoagulantes parenterais Não necessita de ajuste de dose com exames de sangue Dose: 10 mg VO 12/12 horas por 7 dias; após, a dose é de 5 mg VO 12/12 horas Não indicar se *clearance* de creatinina < 25 mL/min ou creatinina sérica acima de 2,5 mg/dL Menor incidência de sangramento grave

▷ **TABELA 7** Fatores de risco para sangramento

Idade > 65 anos	Diabetes
Idade > 75 anos (2 pontos)	Anemia
Sangramento prévio	Terapia antiplaquetária
Câncer	Controle de anticoagulação ruim
Câncer metastático (2 pontos)	Comorbidades e perda de capacidade funcional
Insuficiência renal	Cirurgia recente
Insuficiência hepática	Quedas frequentes
Plaquetopenia	Abuso de álcool
AVC prévio	Uso de anti-inflamatórios não esteroidais

Baixo risco: 0 fator.
Moderado risco: 1 fator de risco.
Alto risco: 2 ou mais fatores.

- Em pacientes com TVP distal e poucos sintomas, pode-se seriar imagens por 2 semanas e, caso não ocorra extensão da TVP, não iniciar anticoagulação. Em caso de sintomas graves ou fatores de risco para extensão, deve-se iniciar a anticoagulação.

Medidas adjuvantes

- Meias elásticas: são recomendadas por alguns autores e diretrizes após 1 mês do episódio agudo ou precocemente quando o paciente reinicia a deambulação. Devem ser mantidas por 6 meses após o episódio inicial. O benefício é redução de síndrome pós-trombótica. A meia, para ser útil, deve ter compressão graduada (30 a 40 mmHg) e deve ser ajustada ao tamanho do membro do inferior do doente. As diretrizes da ASH não recomendam seu uso rotineiro.
- Filtros de veia cava – indicado em situações específicas:
  1. Paciente com episódio recorrente de tromboembolismo venoso apesar da anticoagulação adequada.
  2. Pacientes com trombose venosa profunda proximal nos quais é contraindicado o uso de anticoagulantes.
  3. Como adjuvante a anticoagulação em pacientes com neoplasia maligna.
- Trombolíticos sistêmicos: o uso de trombolíticos sistêmicos não é recomendado para o tratamento da trombose venosa profunda, pois a maioria dos pacientes tem uma evolução favorável sem complicações. A diretriz brasileira de TVP sugere que a trombólise pode ser uma opção para *flegmasia alba* e *cerúlea dolens*, porém com indicação individualizada; também a diretriz de 2021 do ACCP considera que em TVP com risco de perda de membro, como com flegmasia cerúlea dolens, pode haver benefício da trombólise. Outra possível indicação seria TVP proximal ileofemural extensa muito sintomática, com objetivo de diminuir a síndrome pós-trombótica, mas esse benefício deve ser pesado em comparação com o maior risco de sangramento. A trombectomia é outra opção para esses casos, mas é pouco utilizada. Não se recomenda terapia trombolítica para pacientes com TVP de membros superiores. As diretrizes da ASH não recomendam o uso de trombolíticos para TVP não complicada em pacientes com TVP extensa em que se considera o uso de trombolíticos; a recomendação é a preferência do uso de trombolíticos por cateter direto ao invés do uso de trombolíticos sistêmicos, devido ao maior risco de sangramentos com a trombólise sistêmica. Em pacientes com TEP a preferência é por trombólise sistêmica.
- Pacientes com recorrência de TVP apesar de terapia anticoagulante: Caso em uso de dabigatrana, endoxabana, apixabana ou antagonistas da vitamina K, sugere-se temporariamente trocar a medicação para HBPM. Caso em uso de HBPM, sugere-se aumentar a dose de um quarto a um terço.

INDICAÇÕES DE INTERNAÇÃO HOSPITALAR, TERAPIA INTENSIVA E SEGUIMENTO

- A maioria dos pacientes com TVP pode ser tratada ambulatorialmente.
- Pacientes com condições graves, como *flegmasia cerúlea dolens*, isquemia significativa de membro e complicações como rabdomiólise têm indicação de UTI.
- Os pacientes com TVP necessitam de anticoagulação prolongada e necessariamente seguimento ambulatorial.

LITERATURA RECOMENDADA

1. Agnelli G, et al. Apixaban for extended treatment of venous thromboembolism. N Engl J Med. 2013;368:699-708.
2. EINSTEIN Investigators, Bauersachs R, Berkowitz SD, et al. Oral rivaroxaban for symptomatic venous thromboembolism. N Engl J Med. 2010;363:2499.
3. EINSTEIN-PE Investigators, Büller HR, Prins MH, et al. Oral rivaroxaban for the treatment of symptomatic pulmonary embolism. N Engl J Med. 2012;366:1287.
4. Goodacre S. In the clinic. Deep venous thrombosis. Ann Intern Med. 2008;149:ITC3.
5. Greer IA. Pregnancy complicated by venous thrombosis. N Engl J Med. 2015;373:540-7.
6. Kearon C, Akl EA, Comerota AJ, et al. Antithrombotic therapy for VTE disease: Antithrombotic Therapy and Prevention of Thrombosis, 9. Ed. American College of Chest Physicians Evidence-Based Clinical Practice Guidelines. Chest 2012;141:e419S.
7. Kearon C, Bauer KA. Clinical presentantion and diagnosis of the non-pregnant adult with suspected deep vein thrombosis of the lower extremity. Disponível em: www.uptodate.com. 2022. Acesso 06 jan 2022.
8. Key NS, et al. Venous thromboembolism prophylaxis and treatment in patients with cancer: ASCO Clinical Practice Guidelines update. J Clin Oncol. 2019;37.
9. Kucher N. Deep vein thrombosis of the upper extremities. N Engl J Med. 2011;364:861-9.
10. Kyrle PA, Rosendaal FR, Eichinger S. Risk assessment for recurrent venous thrombosis. Lancet. 2010;376:2032.
11. Linkins LA, Dans AL, Moores LK, et al. Treatment and prevention of heparin-induced thrombocytopenia: Antithrombotic Therapy and Prevention of Thrombosis, 9. ed. American College of Chest Physicians Evidence-Based Clinical Practice Guidelines. Chest. 2012;141:e495S.
12. Lip GYH, Russell RD. Overview of the treatment of lower extremity deep vein thrombosis. Disponível em: www.uptodate.com. 2022. Acesso em: 06 jan 2022.
13. Liu D, et al. Diagnosis and management of ileofemoral deep vein thrombosis: clinical practice guideline. CMAJ. 2015;187(17).
14. Ortel TL, et al. American Society of Hematology 2020 guidelines for management of venous thromboembolism: treatment of deep vein thrombosis and pulmonary embolism. Blood Advances. 2020;4:19. Published 13 october 2020.
15. Rosa A, Cipollone L, Bertazzoni G. Venous thrombosis in emergency department: diagnosis, treatment, and disposition. Eur Rev Med Pharmacol Sci. 2012 Mar;16(Suppl 1):48-56.
16. Schulman S, Kearon C, Kakkar AK, et al. Dabigatran versus warfarin in the treatment of acute venous thromboembolism. N Engl J Med. 2009;361:2342.
17. Siragusa S, Caramazza D, Malato A. How should we determine length of anticoagulation after proximal deep vein thrombosis of the lower limbs? Br J Haematol. 2009;144:832.
18. Snow V, Qaseem A, Barry P, et al. Management of venous thromboembolism: a clinical practice guideline from the American College of Physicians and the American Academy of Family Physicians. Ann Fam Med. 2007;5:74.
19. Sociedade Brasileira de Angiologia e Cirurgia Vascular. Normas de Orientação Clínica para a Prevenção, o Diagnóstico e o Tratamento da Trombose Venosa Profunda. J Vasc Br. 2005;4(3)Supl. 3.
20. Spandorfer J, Galanis T. In the clinic. Deep venous thrombosis. Annals of Internal Medicine. 2015;149:ITC3.
21. Stevens SM, et al. Antithrombotic therapy for VTE disease: Second update of the Chest Guideline and expert panel report. Chest. 2021;60(6):2247-59.
22. Vene RV, Coyne CJ. Management of cancer-associated venous thromboembolism in the emergency department. Ann Emerg Med. 2017;69(6):768-776.
23. Watson HG, et al. Guideline on aspects of cancer-related venous thrombosis. British J Haematol. 2015;170:640-8.
24. Wells PS, et al. Treatment of venous thromboembolism. JAMA. 2014;311(7):717-28.

44 Oclusão arterial aguda

Fernanda Denadai Benatti
Nicole Inforsato
Victor Paro da Cunha
Lucas Oliveira Marino

PONTOS IMPORTANTES

- A oclusão arterial aguda (OAA) apresenta como sintomas dor, palidez, diminuição da temperatura do membro, perda de força e da sensibilidade e ausência de pulso no membro de início recente (< 2 semanas); dor é a queixa mais frequente.
- As principais etiologias são a trombose arterial e a embolia arterial.
- Trombose arterial ocorre nos pacientes com doença arterial oclusiva periférica (DAOP) prévia, com antecedente de claudicação intermitente e alterações tróficas crônicas no membro.
- Deve-se pensar em embolia arterial nos pacientes com valvopatia ou arritmias. Esses pacientes costumam apresentar quadros isquêmicos mais graves e o membro contralateral apresenta todos os pulsos.
- A classificação de Rutherford relaciona quadro clínico e viabilidade do membro, e norteia o tratamento cirúrgico.
- Trombose venosa profunda (TVP) flegmasia *cerulea dolens* e flegmasia *alba dolens* são os principais diagnósticos diferenciais.
- O tratamento inicial inclui analgesia, anticoagulação plena e aquecimento do membro.
- Deve-se solicitar precocemente avaliação por um cirurgião vascular.
- O tratamento cirúrgico deve ser individualizado para cada caso, de acordo com etiologia, localização da oclusão, tempo de duração da isquemia e viabilidade do membro.
- Todo paciente com diagnóstico de OAA deve ter seu pós-operatório realizado em UTI, devido ao alto risco de insuficiência renal e de complicações cardiovasculares.

INTRODUÇÃO

Oclusão arterial aguda (OAA) é uma emergência vascular caracterizada pela súbita oclusão de uma artéria de qualquer calibre culminando na perda de irrigação e isquemia do segmento corporal correspondente. Clinicamente, é definida como a presença de hipoperfusão grave de um membro, de início agudo (< 2 semanas). Com uma incidência significativa (1,5 caso para 10.000 habitantes nos Estados Unidos), trata-se de uma afecção grave que tem como desfechos prováveis altas taxas de perda de membro (10 a 15%) e de mortalidade (10 a 25%), quando não manejada adequadamente.

FISIOPATOLOGIA E ETIOLOGIA

Com a obstrução ao fluxo arterial, ocorre isquemia celular e aumento do metabolismo anaeróbico. Há diminuição na produção de ATP e queda do pH intracelular, o que leva ao influxo de cálcio e desencadeamento de mecanismos de morte celular. Há também edema tecidual decorrente do aumento da permeabilidade capilar, acarretando aumento da pressão hidrostática tecidual e consequentemente diminuição do efluxo venoso, dificultando ainda mais o influxo arterial. A reperfusão gera dano adicional, com produção de espécies reativas de oxigênio e de nitrogênio e ativação das cascatas inflamatória e de coagulação. Ocorrem, então, incremento do edema tecidual, piora da perfusão e reforço dos mecanismos de morte celular.

Classicamente, a OAA tem como principais etiologias a embolia arterial e a trombose arterial *in situ*. Com a redução da prevalência da doença valvar reumática, o aumento da expectativa de vida e da incidência da doença aterosclerótica, houve uma mudança significativa com relação à etiologia e ao perfil do paciente acometido. Antigamente, o principal mecanismo era a embolia arterial que acometia tipicamente pacientes em torno da quinta década de vida. Hoje, a trombose arterial e as oclusões de enxertos e de angioplastias são significativamente mais frequentes. Além disso, a população acometida encontra-se em torno da sétima década de vida e apresenta múltiplas comorbidades (hipertensão arterial sistêmica, diabetes, dislipidemia, doença cerebrovascular, doença coronariana, insuficiência renal, doença pulmonar obstrutiva), o que torna o quadro geral ainda mais grave.

O mecanismo trombótico da OAA faz parte do espectro da doença arterial oclusiva periférica (DAOP). É caracterizado pela formação de uma placa aterosclerótica que evoluiu para a oclusão completa do vaso, levando à isquemia aguda do território correspondente. Este paciente geralmente tem histórico de claudicação intermitente e alterações cutâneas sugestivas de obstrução arterial crônica (úlceras, ausência de pulso no membro contralateral, atrofia muscular, pele hiperpigmentada e rarefação de pelos). A isquemia, nestes casos, costuma apresentar evolução mais lenta devido à presença de vasos colaterais já previamente desenvolvidos em decorrência da isquemia crônica.

O mecanismo embólico da OAA ocorre principalmente em pacientes sem doença vascular periférica prévia. Caracteriza-se pela migração de um êmbolo cardíaco (cerca de 70% dos casos) ou de um trombo formado na parede de um aneurisma, até um vaso de menor calibre, com impactação em bifurcações vasculares, sendo a bifurcação da artéria femoral comum a mais comumente acometida. O quadro clínico habitualmente é dramático, com surgimento de sinais de isquemia grave precoce. O membro contralateral classicamente apresenta todos os pulsos e não tem alterações tróficas. Condições que cursam com vasoconstrição ou vasoespasmo causam doença arterial não oclusiva, como a doença de Raynaud ou choque. No caso do choque, a reversão do mesmo tende a melhorar o quadro isquêmico e no fenômeno de Raynaud temos isquemia digital, mas os pulsos proximais são usualmente mantidos.

São outras etiologias raras: síndrome de encarceramento de artéria poplítea, doença cística adventicial, arterites, síndrome do desfiladeiro cérvico-torácico, vasoespasmo (ergotismo/cocaína).

QUADRO CLÍNICO

As manifestações de isquemia súbita de um membro são, em inglês, representadas pelos seis "Ps":

- *Pain* (dor).
- *Parlor* (palidez).
- *Pulselessness* (ausência de pulso).
- *Poiquilotermia* (redução da temperatura).
- *Paresthesia* (parestesia).
- *Paralisys* (paralisia, redução da força muscular).

Dor é o achado mais comum e costuma ser a queixa principal do paciente. Habitualmente é uma dor importante de início súbito ou de piora recente (< 2 semanas), em câibra ou em queimação, mantida ao repouso e que melhora com o membro pendente. Pacientes com OAA de origem embólica costumam relatar uma dor súbita, nunca antes sentida. Pacientes com história de claudicação intermitente prévia relatam mudança do padrão da dor, constante ou com pouca melhora ao repouso.

Alterações cutâneas também são precoces na OAA. Primeiramente a pele da área desprovida de vascularização se apresenta pálida em comparação ao membro contralateral. Progressivamente, a palidez dá lugar à cianose não fixa (desaparece à digitopressão) e posteriormente cianose fixa. Em casos graves e avançados, nota-se o surgimento de bolhas (flictenas) e necrose. No paciente com DAOP, as alterações agudas se sobrepõem aos sinais clínicos de isquemia crônica já descritos anteriormente.

Ausência de pulsos palpáveis é o marco da doença arterial. Paciente com DAOP pode apresentar alteração nos pulsos arteriais previamente ao evento oclusivo agudo, dificultando o diagnóstico da OAA, porém uma mudança súbita no padrão dos

▷ **TABELA 1** Principais causas e aspectos clínicos correlatos

Mecanismo	Condições associadas	Considerações clínicas e epidemiológicas
Trombose arterial	▪ Placa aterosclerótica ▪ Doença arterial oclusiva periférica (DAOP)	▪ Fatores de risco cardiovasculares ▪ Acometimento bilateral (↓ de pulsos, atrofia muscular, ↓ pilificação, hiperpigmentação) ▪ História de claudicação intermitente; úlcera de extremidade; circulação colateral à arteriografia ▪ Manifestações menos dramáticas devido à circulação colateral
Embolização arterial	▪ Êmbolos cardíacos (70%) ▪ FA; IAM; ICC; estenose mitral; endocardite ▪ Êmbolos de aneurismas ou placas ateroscleróticas (20%) ▪ Embolia paradoxal (2-4%) ▪ Embolização tumoral (< 1%)	▪ Doença cardíaca estrutural ▪ Pulsos contralaterais presentes ▪ Ausência de circulação colateral ▪ Embolização típica para regiões de estreitamento (placas ateroscleróticas ou bifurcações – femoral, ilíaca, poplítea, braquial) ▪ Pacientes com embolia paradoxal são tipicamente mais novos, com baixa evidência de cardiopatia estrutural ou doença vascular
Ateroembolismo por colesterol	▪ Iatrogênico (70%): angiografia, cirurgia cardiovascular, anticoagulação ▪ Espontâneo	▪ Cianose fixa e dolorosa de um ou mais pododáctilos (síndrome do dedo azul) ▪ Membro quente e pulsos distais presentes ▪ Pode apresentar AVC, IRA e hemorragia digestiva associados, além de febre e taquicardia
Hipercoagulabilidade	▪ Trombofilias	▪ Habitualmente manifesta-se na circulação venosa ▪ SAAF, malignidades, hiper-homocisteinemia, trombocitopenia induzida por heparina são condições que aumentam o risco de trombose arterial
Aneurisma	▪ Trombose aguda de aneurisma	▪ Principalmente associada a aneurismas de artéria poplítea ▪ Membro contralateral pode ter pulso poplíteo hiperpulsátil ▪ Sinais de embolização distal são frequentes ▪ Complicações isquêmicas em outros aneurismas periféricos são menos comuns
Lesão vascular	▪ Iatrogênica ▪ Complicações de procedimentos cardíacos e vasculares periféricos ▪ Trauma vascular fechado ou penetrante ▪ Lesão vascular direta ▪ Dissecção arterial traumática com trombose ou tromboembolismo	▪ Incidência de complicações vasculares pós-cateterismo cardíaco de 1,5-9% (hematoma, fístula, pseudoaneurisma, oclusão arterial, ateroembolismo) ▪ História de trauma contuso em membros, trauma penetrante em trajeto de vasos ou luxações de articulações (p. ex., deslocamento posterior do joelho)
Formação de falso lúmen com ausência de irrigação de áreas distais	▪ Dissecção de aorta ou artérias periféricas (p. ex., isolada de ilíaca)	▪ HAS e outros fatores de risco cardiovasculares ▪ Dor lancinante, assimetria de pulso e pressões, sinais de isquemia

AVC: acidente vascular cerebral; DAOP: doença arterial oclusiva periférica; FA: fibrilação atrial; HAS: hipertensão arterial sistêmica; IAM: infarto agudo do miocárdio; ICC: insuficiência cardíaca congestiva; IRA: injúria renal aguda; SAAF: síndrome do anticorpo antifosfolipídeo.

pulsos, se este já era conhecido pelo médico, é um achado importante. Em pacientes sem doença prévia conhecida, a ausência súbita de pulsação em uma artéria deve sempre levar a suspeita para uma OAA de etiologia embólica.

Tipicamente, o membro acometido se torna mais frio comparado ao membro contralateral e a área de isquemia mais relevante também se torna mais fria que sítios anatômicos mais proximais.

Alterações na sensibilidade cutânea e na força motora do membro são causadas pela neuropatia isquêmica e tendem a surgir em uma ordem cronológica. O achado mais precoce é a queixa de hipoestesia no membro. Progressivamente, ocorrem perda de sensibilidade superficial em áreas mais proximais, perda de sensibilidade vibratória, discriminativa, proprioceptiva e fraqueza muscular. Por fim, em estágios mais avançados, ocorre o surgimento de paralisia completa, com ou sem rigidez, além de anestesia profunda e global acometendo toda a região vascularizada pelo vaso ocluído.

EXAMES COMPLEMENTARES

Exames laboratoriais que devem ser solicitados incluem hemograma, coagulograma, marcadores de morte celular (CPK, mioglobina) e avaliação do estado metabólico (ureia, creatinina, eletrólitos, transaminase glutâmico-oxalacética [TGO], transaminase glutâmico-pirúvica [TGP], gasometria venosa e lactato).

Para a avaliação da presença de fontes embólicas, o eletrocardiograma (ECG) deve sempre ser solicitado. Marcadores de necrose do miocárdio podem ser pedidos, caso exista suspeita de síndrome coronariana aguda como etiologia da fonte embólica. Ecocardiograma transtorácico ou transesofágico devem ser considerados caso haja suspeita de endocardite ou estenose de valva mitral.

É importante ressaltar que um cirurgião vascular deve sempre ser consultado em casos suspeitos de OAA, de preferência antes da solicitação de exames de imagem.

A ultrassonografia (USG) com Doppler colorido é um exame de imagem não invasivo, de baixo custo e amplamente disponível. Deve ser sempre realizada, porém necessita de um profissional capacitado e com experiência para que os resultados obtidos sejam confiáveis. Além disso, apresenta limitação para avaliação dos segmentos infrapatelares e de artérias com placas calcificadas que impedem a penetração do feixe do USG.

É importante ressaltar que a realização de imagem complementar com angiotomografia ou angiografia deve ficar a critério da equipe de cirurgia vascular, que julgará a gravidade do caso e o momento oportuno para a intervenção. Pacientes com membro imediatamente ameaçado devem ser conduzidos precocemente ao ambiente cirúrgico e avaliados com angiografia. Pacientes com membros viáveis ou marginalmente ameaçados podem ser submetidos a angiotomografia para complementação diagnóstica e planejamento cirúrgico.

A tomografia computadorizada com contraste é um exame que tem como vantagens sua larga disponibilidade no departamento de emergência, facilidade de execução e a possibilidade de recebimento rápido de seus resultados. Ela é capaz de avaliar a anatomia tanto arterial quanto venosa do membro, especialmente em vasos de maior calibre. É o exame de escolha para avaliação da anatomia aórtica, porém é uma modalidade de exame complementar que não possibilita terapêutica e necessita de infusão de contraste.

A arteriografia é o exame padrão-ouro para casos de OAA, já que é capaz de avaliar toda a anatomia da rede vascular e de determinar com precisão o local exato da oclusão vascular e sua causa. Permite o uso associado de técnicas endovasculares para revascularização do membro (fibrinólise intra-arterial, trombectomia mecânica ou aspirativa, angioplastia com balão ou *stent*). Em pacientes com diagnóstico de insuficiência renal ou com outros

▷ **TABELA 2** Classificação de Rutherford para isquemias agudas – quadro clínico e viabilidade do membro

Categoria	Prognóstico	Alteração sensitiva	Alteração motora	Doppler arterial	Doppler venoso
I – viável	Sem lesão ameaçadora	Ausente	Ausente	Audível	Audível
IIa – ameaçado marginalmente	Viável se tratado rapidamente	Mínima, acometendo apenas os dedos ou ausente	Ausente	Inaudível	Audível
IIb – imediatamente ameaçado	Viável se tratado imediatamente	Acometendo mais do que os dedos, associada ou não a dor no repouso	Pequena ou moderada	Inaudível	Audível
III – inviável	Dano irreversível	Anestesia profunda	Paralisia com ou sem rigor	Inaudível	Inaudível

fatores de risco para injúria renal, pode ser realizada substituindo contraste iodado por CO_2.

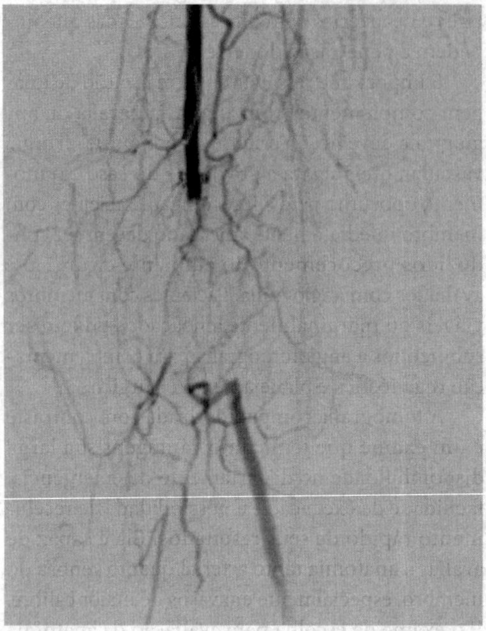

▷ **FIGURA 1** Artéria femoral superficial com oclusão trombótica e presença de colaterais.

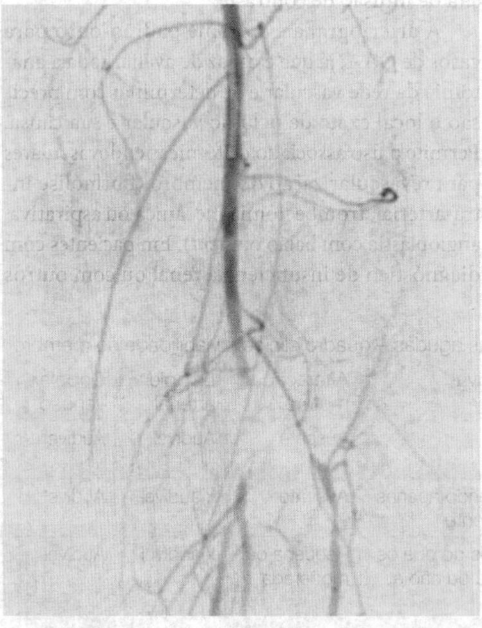

▷ **FIGURA 2** Embolia para artéria poplítea com envolvimento de bifurcação arterial.

DIAGNÓSTICO DIFERENCIAL

O principal diagnóstico diferencial são as tromboses venosas agudas complicadas (*flegmasia cerulea dolens* e *flegmasia alba dolens*), nas quais há isquemia decorrente do edema e da obstrução do refluxo venoso, o que leva ao aumento significativo da resistência vascular periférica e isquemia secundária. Clinicamente, é possível fazer a diferenciação pelo edema intenso do membro acometido, achado que não é habitual nos casos de oclusão arterial aguda. O diagnóstico é confirmado através da ultrassonografia com Doppler colorido que mostra presença de trombose venosa, geralmente extensa, e fluxo arterial lentificado. Outros diagnósticos diferenciais são os distúrbios neurológicos e a insuficiência cardíaca.

A infecção por COVID-19 é associada a risco aumentado de trombose venosa profunda e eventualmente casos de trombose arterial, embora a evidência de anticoagulação diferenciada nestes pacientes ainda seja controversa. Os pacientes ainda podem apresentar uma variedade de alterações cutâneas, incluindo alterações eritematosas e violáceas em dígitos que podem confundir-se com doença arterial e são denominadas "*COVID toes*" e se assemelham à perniose.

TRATAMENTO

O tratamento de suporte, como em todo paciente grave, deve priorizar o controle dos processos patológicos que ameaçam de forma mais rápida a vida do paciente, incluindo oxigenação e manutenção de via aérea, estabilização hemodinâmica, correção de distúrbios hidroeletrolíticos e suporte às funções orgânicas comprometidas.

No paciente com OAA, a prioridade inicial é o controle da dor induzida pela isquemia de membro. O paciente se beneficia do uso de medicações analgésicas simples, como dipirona ou paracetamol, porém é frequente a necessidade de uso de opioides. Evitar o uso de anti-inflamatórios é sempre uma medida importante em pacientes com fatores de risco para injúria renal aguda. A dor isquêmica tem componente neuropático, logo anticonvulsivantes (gabapentina, pregabalina) e antidepressivos tricíclicos (amitriptilina e nortriptilina) podem ser utilizados.

A aspirina está indicada para todos os pacientes com DAOP por retardar a formação de trombos plaquetários sobre as placas de aterosclerose, reduzindo o risco de progressão da DAOP. Além disso, múltiplos estudos randomizados já comprovaram que o uso de ácido acetilsalicílico (AAS) em paciente com doença arterial reduz o risco de infarto agudo do miocárdio (IAM) e acidente vascular encefálico (AVE). Em casos de OAA em paciente com DAOP prévia, está indicada a prescrição de AAS no regime de 80 até 325 mg/dia.

O uso de estatinas também deve ser considerado em todos os pacientes que apresentarem história clínica de DAOP, já que elas foram relacionadas à redução da taxa de amputação quando comparadas ao placebo.

Deve-se manter o membro aquecido com enfaixamento frouxo de algodão e ataduras (aquecimento passivo), evitando troca de calor com o ambiente externo, o que auxilia no controle da dor e previne dano tecidual adicional. Nunca se deve realizar aquecimento do membro com compressas quentes ou aquecedores térmicos, uma vez que o membro acometido apresenta déficit de sensibilidade e maior propensão a queimaduras.

Poucos estudos controlados e randomizados foram realizados para determinar o real papel do uso da anticoagulação plena no pré-operatório de pacientes com OAA, porém é consenso utilizar heparina não fracionada ou heparina de baixo peso molecular em dose plena, assim que confirmado o diagnóstico, com a finalidade de reduzir a propagação do trombo intra-arterial. Pacientes com OAA embólica também apresentam benefício do uso de anticoagulação, considerando a redução do risco de novos eventos embólicos.

O tratamento definitivo será determinado pela equipe cirúrgica, levando em consideração inúmeros fatores, como a etiologia da OAA, tempo de duração, quadro clínico, viabilidade do membro, disponibilidade de modalidades de tratamento no serviço, disponibilidade de veia autóloga.

O uso de terapia trombolítica sistêmica em paciente com OAA já foi testado inúmeras vezes com resultados divergentes na literatura; trabalhos randomizados e controlados comprovaram o benefício dessas medicações como forma de revascularização no paciente com OAA, porém com baixo índice de sucesso (40%) e alto risco de sangramento.

A embolectomia cirúrgica (com cateter de Fogarty®) restabelece rapidamente o fluxo sanguíneo através da retirada mecânica dos trombos. Apresenta resultados melhores nos quadros embólicos de localização proximal (aortoilíaco e femoral).

▷ **TABELA 3** Resumo da terapêutica de suporte clínico

Medicação	Prescrição	Cuidados
Dipirona	1-2 g EV 4/4 h ou 6/6 h	Avaliar alergia
Morfina	0,1 mg/kg EV: repetir 0,05 mg/kg de 15/15 min até controle da dor. Manter dose de 4/4 h	Checar sinais de intoxicação por opioides
Quetamina	01-0,3 mg/h EV em 10 min: manutenção em 0,1 mg/kg/h	Evitar dose dissociativa (> 1,5 mg/kg) e observar eventos adversos (alucinações, náuseas, vômitos, *drive* ventilatório)
Gabapentina	300 mg 1x/dia VO: progredir de 300 mg/dia até 1.200 mg 3x/dia	Interação com fármacos psicotrópicos: risco de rebaixamento do nível de consciência
Amitriptilina	0,1 mg/kg VO 1x/dia, à noite, com aumentos a cada 2 semanas, até dose máxima de 150 mg/dia	Risco de cardiotoxicidade e rebaixamento do nível de consciência
AAS	Ataque de 300 mg VO + manutenção de 100 mg 1x/dia	Alergia e doença ulcerosa péptica
HNF	80 UI/kg IV em *bolus* + 18 UI/kg/h, com correção conforme TTPA	Perfil de anticoagulação pouco previsível
Clexane	1 mg/kg/dose SC de 12/12 h	Cuidado em pacientes com ClCr < 30 mL/min: monitorização com anti-Xa

AAS: ácido acetilsalicílico; ClCr: *clearance* de creatinina; HNF: heparina não fracionada; TTPA: tempo de tromboplastina parcial ativada.

A revascularização com *bypass* pode ser utilizada, principalmente nos casos de trombose arterial e DAOP disseminada com lesões extensas. Podem ser utilizados enxertos autólogos (veias safena magna, safena parva, cefálica, basílica ou artéria femoral superficial) ou mesmo próteses de dácron ou PTFE.

A abordagem endovascular permite a utilização de múltiplas técnicas combinadas, tais como trombectomia aspirativa (sistemas AngiojetTM Boston Scientific, Indigo® Penumbra), trombectomia mecânica (ROTAREX®S Straub Medical), trombólise intra-arterial transcateter, além das angioplastias com balão e angioplastias com *stents* revestidos ou não revestidos (*bare stents*).

Todos os dias, novas técnicas e novos materiais são apresentados ao cirurgião vascular. Atualmente, em regiões onde a abordagem cirúrgica aberta é desafiadora, tais como artérias distais dos membros inferiores e artérias viscerais, a cirurgia endovascular permitiu resultados mais satisfatórios, tanto com relação ao sucesso técnico como também com redução de morbimortalidade.

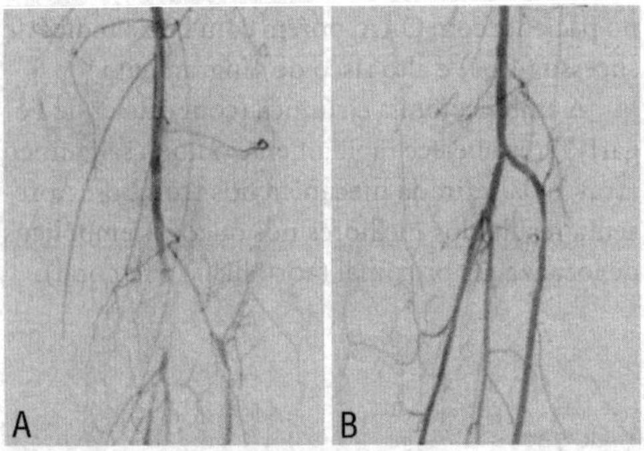

▷ **FIGURA 3** (A) Oclusão embólica na artéria poplítea. (B) Angiografia pós-24 horas de infusão contínua de alteplase, com recanalização completa.

Diante de tantas possibilidades de intervenções, é importante ressaltar que a disponibilidade e o domínio técnico pela equipe cirúrgica são fatores importantes no momento da escolha do tipo de abordagem. Vale ressaltar que as diferentes modalidades são complementares e que, quando utilizadas com as indicações corretas, permitem maior sucesso terapêutico diante do desafio que representa a revascularização do membro com isquemia crítica.

Imediatamente após a revascularização do membro, ocorrem queda da pressão arterial, acidose metabólica e hipercalemia, o que frequentemente leva a arritmias cardíacas e instabilidade hemodinâmica no intraoperatório. Tal fato é mais comum nos casos de embolia arterial em territórios proximais e isquemias de longa duração.

Amputação primária está indicada nos casos em que o membro encontra-se inviável e quando o paciente encontra-se instável hemodinamicamente ao ponto de não tolerar uma piora na hemodinâmica decorrente da reperfusão.

Todos os pacientes submetidos a revascularização após um evento de isquemia aguda devem ser conduzidos à UTI no pós-operatório. Pacientes com doença oclusiva arterial periférica apresentam múltiplas comorbidades, como doença coronariana, doença pulmonar obstrutiva crônica (DPOC), insuficiência renal crônica, dislipidemia e diabetes, e portanto alto risco de complicações cardiovasculares no pós-operatório. Existe ainda risco de injúria renal aguda em decorrência da rabdomiólise e do uso de contraste iodado por via endovenosa e intra-arterial.

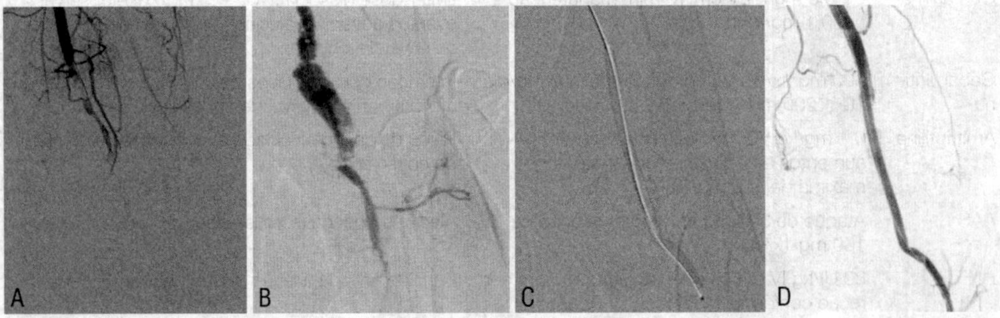

▷ **FIGURA 4** Aneurisma de artéria poplítea trombosado corrigido através da combinação de técnicas. (A) Angiografia com oclusão da artéria poplítea. (B) Imagem após infusão de alteplase, com recanalização, porém evidenciada dilatação aneurismática da artéria poplítea. (C) Liberação de *stent* revestido. (D) Angiografia de controle.

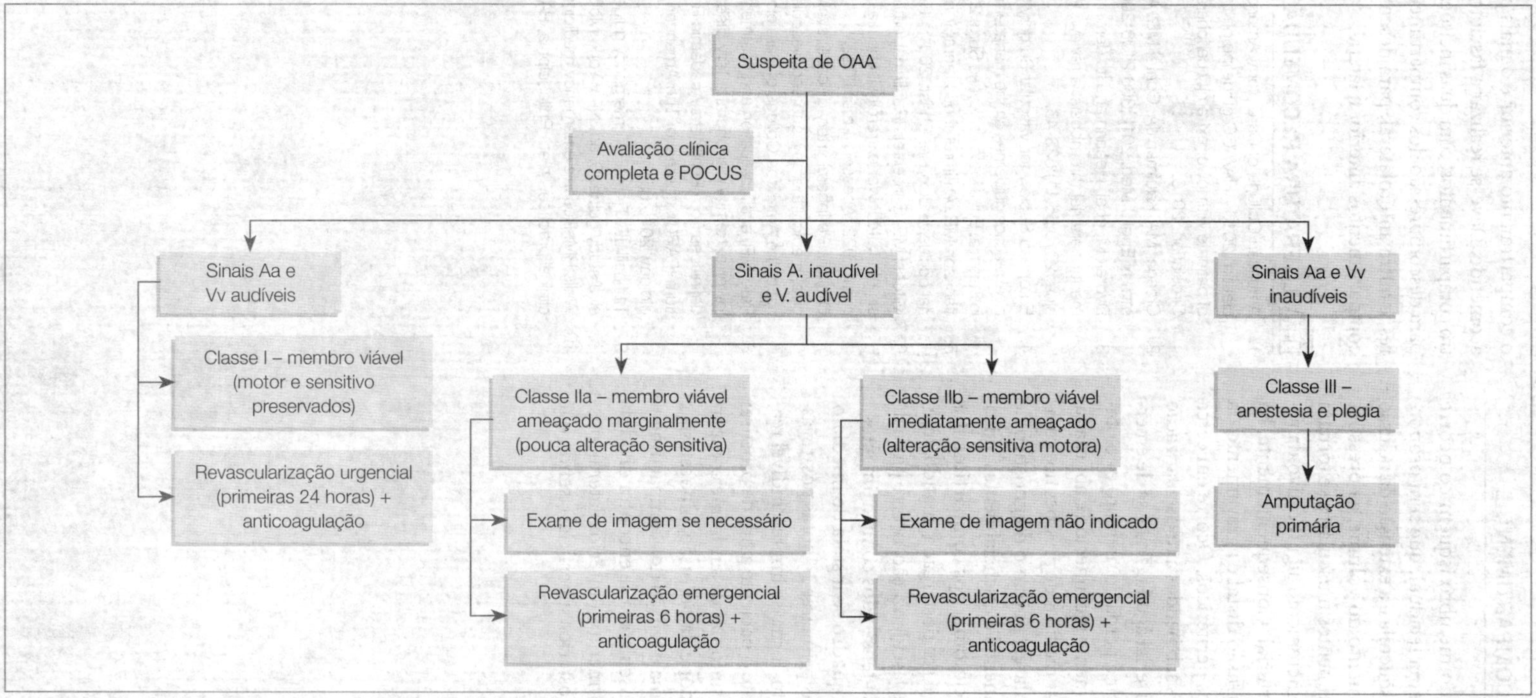

▷ **FIGURA 5** Tratamento definitivo de acordo com os critérios de Rutherford.

A.: arterial; Aa: arteriais; OAA: oclusão arterial aguda; POCUS: *point-of-care ultrassound*; V.: venoso; Vv: venosos.

SÍNDROME COMPARTIMENTAL

Após a reperfusão do membro isquêmico ocorre frequentemente edema tecidual, que será proporcional ao tempo de isquemia e à extensão da oclusão arterial. Com o aumento do volume, as pressões dentro dos compartimentos musculares se tornam altas, o que leva ao incremento significativo da resistência ao fluxo arterial. Consequentemente, há deterioração da perfusão distal e agravamento da isquemia dos nervos periféricos. Ocorre em cerca de 30% dos pacientes submetidos a revascularização após uma oclusão arterial aguda. Trata-se de emergência que pode levar à perda do membro e ao óbito se não for prontamente reconhecida e abordada.

É possível realizar medidas de pressões nos compartimentos musculares, porém o diagnóstico de síndrome compartimental é essencialmente clínico. A realização de fasciotomia dos compartimentos musculares não deve ser postergada quando, imediatamente após a revascularização, ocorre piora do edema e aumento da tensão dos compartimentos.

Nem sempre o quadro se instala de imediato, podendo ocorrer nas primeiras 24 horas pós-revascularização; portanto, torna-se imprescindível reavaliar frequentemente o paciente a fim de procurar ativamente sinais e sintomas de síndrome compartimental (piora da dor e da perfusão, hipoestesia e perda de força, edema e tensão dos compartimentos). Na perna, a musculatura se encontra dividida em quatro compartimentos (anterior, lateral, posterior profundo e posterior superficial), sendo que o compartimento anterior é o mais precocemente acometido. Deve-se realizar a fasciotomia dos quatro compartimentos, com duas incisões, uma medial para descompressão dos compartimentos posteriores, e outra anterolateral, para descompressão dos compartimentos anterior e lateral.

LITERATURA RECOMENDADA

1. American College of Cardiology/American Heart Association. 2016 AHA/ACC guideline on the management of patients with lower extremity peripheral artery disease. Circulation. 2016.
2. Creager MA, Kaufman JA, Conte, MS. Acute limb ischemia. N Engl J Med. 2012;366:2198-206.
3. Dvorak M, et al. Heparin and its derivatives in the treatment of arterial thrombosis: a review. Veterinarni Medicina. 2010;55(11):523-46.
4. European Society for Vascular Surgery (ESVS) 2020 clinical practice guidelines on the management of acute limb ischaemia. Eur J Vasc Endovasc Surg. 2020;59:173-218.
5. Jackson MR. Antithrombotic therapy in peripheral arterial occlusive disease. Chest. 2001;119:283S-299S.
6. Mitchel ME, Carpenter JP. Clinical features and diagnosis of acute lower extremity ischemia. www.uptodate.com. 2022. Acesso 14 mar 2022.
7. Olin JW. Peripheral artery disease: evolving role of exercise, medical therapy, and endovascular options. Journal of the American College of Cardiology. 2016;67:11.
8. Patel MR, et al. Evaluation and treatment of patients with lower extremity peripheral artery disease, consensus definitions from Peripheral Academic Research Consortium (PARC). Journal of The American College of Cardiology. 2015;65(9).
9. Tintinalli JE. Tintinalli's emergency guide: A comprehensive study guide. 6. ed. New York: McGraw-Hill; 2016.
10. Walls RM. Rosen's emergency medicine, concepts and clinical practice. 9. ed. Philadelphia, PA: Elsevier; 2018.

Seção IV

Emergências respiratórias

45 Asma

Rodrigo Antonio Brandão Neto

PONTOS IMPORTANTES

- Asma é uma doença inflamatória crônica e intermitente das vias aéreas, caracterizada por exacerbações de dispneia, tosse, sibilos, obstrução variável ao fluxo aéreo e hiper-responsividade das vias aéreas. Em geral, é reversível, mas pode ser grave e fatal.
- Exacerbações de asma são caracterizadas por piora progressiva dos sintomas, principalmente dispneia, opressão torácica e sibilância, além das variações usuais. Exigem uma mudança de tratamento, e frequentemente há necessidade de visita ao departamento de emergência.
- Infecções virais são responsáveis por cerca de 80% das exacerbações, e rinovírus, vírus influenza e vírus sincicial respiratório são os agentes mais frequentes.
- Sibilância é um fator preditor de obstrução de vias aéreas, mas sua ausência, principalmente se tórax silente, é sugestiva de insuficiência respiratória aguda.
- Alteração de estado mental, com confusão ou sonolência, bradicardia, incapacidade de fala e tórax silente indicam parada cardíaca iminente, e intubação orotraqueal (IOT) deve ser procedida de imediato.
- Avaliação com prova de função pulmonar ou *peak-flow* é fundamental no departamento de emergência.
- Radiografia de tórax não é rotineiramente indicada para os pacientes com exacerbação aguda de asma.
- Beta-2-agonista inalatório é o esteio do tratamento da exacerbação e deve ser acrescido de anticolinérgicos em casos moderados e graves.
- Glicocorticoides devem ser utilizados em praticamente todas as exacerbações agudas de asma por 5 a 7 dias. Já as metilxantinas não apresentam benefício.
- Sulfato de magnésio deve ser considerado em exacerbações graves.
- O objetivo da suplementação de oxigênio é manter a saturação maior do que 92%. Em crianças e em gestantes o alvo é saturação acima de 95%.
- A IOT, uma vez indicada, deve ser realizada prontamente. Quetamina é o sedativo de escolha.
- Modo de ventilação controlado, com baixos volumes correntes, frequência respiratória entre 6-12 irpm e tempo inspiratório curto ajudam a diminuir a hiperinsuflação pulmonar, mesmo à custa de aumentos aceitáveis da $PaCO_2$.

INTRODUÇÃO E DEFINIÇÕES

Asma é uma doença inflamatória crônica e intermitente das vias aéreas, caracterizada por exacerbações de dispneia, tosse, sibilos, obstrução variável ao fluxo aéreo e hiper-responsividade das vias aéreas. Normalmente é reversível, mas pode ser grave e fatal.

Exacerbações de asma são episódios de piora dos sintomas de forma progressiva ou de forma abrupta que podem necessitar de tratamento no departamento de emergência (DE) ou de mudança no tratamento domiciliar.

Asma é uma das doenças mais comuns em países desenvolvidos e tem uma prevalência mundial de 7-10%. No Brasil, estima-se uma prevalência de 4,5 a 8,5%, com cerca de 20 milhões de asmáticos no país. No ano de 2017 foram registradas mais de 92.000 internações hospitalares por asma no DATASUS. O número de mortes pela doença em 2017 foi de 2.081 mortes, um número elevado para uma causa de morte evitável.

ETIOLOGIA E FISIOPATOLOGIA

A fisiopatologia da asma é complexa e envolve diversos mecanismos, sendo o mais importante a inflamação das vias aéreas. Classicamente, a asma é uma doença causada por uma resposta Th2 exagerada, mediada principalmente por IgE. Exposição a alérgenos, poeira, agentes químicos, infecções virais e fatores não identificados podem precipitar inflamação da submucosa, com hiper-reatividade da musculatura lisa das vias aéreas. Os níveis séricos de IgE são frequentemente aumentados em pacientes asmáticos, sugerindo uma ativação crônica da imunidade humoral.

Em pacientes com asma grave resistente ao tratamento com corticosteroides e principalmente nos casos de exacerbação aguda grave de asma há aumento de neutrófilos no tecido das vias aéreas.

Os pacientes asmáticos apresentam dois padrões de resposta aos aeroalérgenos, que são uma resposta precoce e outra tardia. A resposta precoce tem início imediato e se resolve em 1-2 horas. Em 50% dos pacientes, a resposta imediata é seguida da resposta tardia, 3-12 horas após a primeira, com hiper-responsividade e inflamação das vias aéreas. O mecanismo das duas respostas envolve a ativação dos mastócitos induzida pelo alérgeno, mediada por IgE e linfócitos T, resultando em contração da musculatura lisa, aumento da permeabilidade vascular e acúmulo de eosinófilos e mastócitos.

O processo inflamatório crônico pode, a longo prazo, levar a remodelamento das vias aéreas com fibrose e hipertrofia de musculatura lisa. Da mesma forma, alterações estruturais nas vias aéreas de indivíduos asmáticos contribuem para o desenvolvimento e a progressão da doença. Em casos graves, a obstrução das vias respiratórias por hipertrofia de células mucoides é comum.

Outro mecanismo envolvido na crise asmática está relacionado à inervação autonômica das vias aéreas. Dados experimentais sugerem que a ativação de células inflamatórias e a liberação de mediadores inflamatórios, como leucotrienos e bradicininas, alteram o limiar de despolarização de neurônios dos brônquios e bronquíolos, o que pode causar aumento da irritabilidade das vias aéreas. O termo "inflamação neurogênica" é usado para descrever as respostas inflamatórias causadas pelas citocinas que ativam receptores neurais (adrenérgicos, colinérgicos etc.). A neurocinina A e a substância P são alguns destes mediadores.

O fator precipitante mais comum de exacerbação aguda de asma é a infecção viral, responsável por cerca de 80% dos casos. As infecções virais podem causar reação inflamatória prolongada nas vias aéreas com necessidade de uso de corticosteroide por período maior que 1 semana.

A exposição a aeroalérgenos e mudanças climáticas também são fatores precipitantes de exacerbação aguda de asma e podem desencadear uma crise asmática em apenas algumas horas. Infecções bacterianas (*Mycoplasma pneumoniae*, *Chlamydophila pneumoniae* etc.), uso de algumas medicações (em particular o ácido acetilsalicílico e betabloqueadores), estresse emocional e exercício físico também são causas bem descritas de exarcerbação aguda de asma. Os principais fatores precipitantes de crises de asma são apresentados na Tabela 1.

▷ **TABELA 1** Fatores precipitantes de exacerbações aguda de asma

▪ Infecções virais
▪ Infecções bacterianas
▪ Sinusopatia
▪ Exposição a aeroalérgenos
▪ Alergia alimentar
▪ Poluição ambiental
▪ Exercício físico
▪ Medicações
▪ Estresse emocional
▪ Refluxo gastroesofágico

ACHADOS CLÍNICOS

Asma é caracterizada pela tríade clínica composta por dispneia, opressão torácica e sibilância, sendo pelo menos um desses sintomas relatado em 90% dos pacientes. Dispneia é descrita como a sensação de incapacidade de conseguir fazer com que o ar entre nas vias aéreas. Tosse é outro sintoma comum que acompanha o quadro clínico.

Durante a avaliação do paciente com exacerbação aguda de asma deve-se realizar anamnese e exame físico direcionados. A história deve focar em gravidade dos sintomas, velocidade de aparecimento, possíveis fatores precipitantes, história de anafilaxia e especial atenção aos fatores associados com risco de evolução desfavorável (Tabela 2).

O exame físico é de grande importância na avaliação das exacerbações de asma. A presença de sinais clássicos de obstrução, como sibilância, é um bom preditor de obstrução, mas sua ausência pode ser enganadora. Tórax com ausculta sem ruídos adventícios e ausculta do murmúrio vesicular diminuída pode, por exemplo, ser preditor de insuficiência respiratória, ocasionada por grave obstrução ao fluxo aéreo ou por pneumotórax hipertensivo. O exame físico na exacerbação é importante não só para o diagnóstico (Tabela 3), mas também para avaliação da gravidade do episódio (Tabela 4). A retração do músculo esternocleidomastóideo, por exemplo, parece ocorrer apenas em crises de asma muito graves, apresentando correlação com valores de pico de fluxo < 40 L/min (o que corresponderia a 8-10% do valor predito) e VEF1 < 1 L. Taquipneia (FR > 30 irm) e taquicardia (FC > 120 bpm) também são indicativos de doença grave. Alteração de nível de consciência, como confusão ou rebaixamento, e tórax silente são indicações de intubação orotraqueal imediata, sem tempo de espera da eficácia de outras medidas, como a terapia inalatória. O exame físico deve procurar ainda sinais de complicações como pneumotórax, anafilaxia e pneumomediastino.

Resumidamente devemos na avaliação de todos os pacientes com exacerbação aguda de asma:

- Realizar história e exame físico dirigidos e rápidos.
- Tentar estimar gravidade dos sintomas, limitação em atividades.
- Avaliar se existem sintomas de anafilaxia.
- Verificar se existe a presença de fatores preditores de exacerbação aguda grave (Tabela 2).
- Verificar medicações em uso.
- Avaliar sinais vitais, nível de consciência, presença de cianose, capacidade de falar, esforço respiratório.
- Verificar se existe a presença de condições complicadoras como pneumonia, atelectasia e pneumotórax, entre outras.

EXAMES COMPLEMENTARES

O diagnóstico de exacerbação aguda de asma é iminentemente clínico e os exames complementares ajudam principalmente na avaliação de gravidade, complicações e fatores precipitantes.

- Saturação arterial de oxigênio: deve ser verificada em todos os pacientes e, se menor do que 90%, orienta a prescrição de oxigenioterapia suplementar.
- Prova de função pulmonar ou aferição do pico de fluxo (*peak-flow*): indicada para todos os pacientes com exacerbação aguda de asma no DE. Os pacientes são reavaliados constantemente com *peak-flow* (idealmente a cada hora) para verificar necessidade de modificação no plano terapêutico ou possibilidade de alta hospitalar.

TABELA 2 Fatores preditores de exacerbação aguda grave

História de intubação ou de necessidade de UTI (mais importante preditor de evolução desfavorável)
História de exacerbação grave, cujo aparecimento é súbito
Paciente com má percepção dos sintomas (apresenta poucos sintomas apesar de ter um grave broncoespasmo)
Rápida piora clínica
Alergia alimentar
História de doença psiquiátrica e problemas psicossociais
Uso de mais de 2 frascos de beta-2-agonista/mês
Acompanhamento ambulatorial inadequado
Presença de comorbidades (cardiovasculares ou DPOC)
Hospitalização no último ano
Três ou mais visitas ao pronto-socorro em período inferior a 1 ano

DPOC: doença pulmonar obstrutiva crônica; UTI: unidade de terapia intensiva.

▷ **TABELA 3** Achados de anamnese e exame físico preditores de exacerbação aguda de asma

Achados clínicos	LR+	LR–	Sensibilidade	Especificidade
Sibilância	36	0,85	15%	99,6%
Roncos	5,9	0,95	8%	99%
Uso da musculatura acessória	–	0,70	24%	100%
Pulso paradoxal > 15 mmHg	3,7	0,62	45%	88%
Hiper-ressonância	4,8	0,73	32%	94%
Tempo de expiração forçada				
> 9 s	4,8	–	–	–
6-9 s	2,7	–	–	–
< 6 s	0,45	–	–	–

LR+: *likelyhood ratio* positivo, ou multiplicador de chances do diagnóstico de achado positivo; LR–: *likelyhood* negativo, ou multiplicador de chances do diagnóstico de achado negativo.

▷ **TABELA 4** Classificação de gravidade das exacerbações agudas de asma

	Leve	Moderada	Grave	Iminência de PCR
Dispneia	Na atividade física	Ao falar	Em repouso	Em repouso
Capacidade de fala	Sentenças	Frases	Palavras	Incapaz de falar
Posição corporal	Capaz de deitar	Prefere ficar sentado	Incapaz de deitar	Incapaz de deitar
Frequência respiratória	Aumentada	Aumentada	> 30 irpm	> 30 irpm
Musculatura acessória	Geralmente não usa	Comumente usa	Uso da musculatura acessória	Respiração paradoxal
Ausculta	Sibilos expiratórios moderados	Sibilos expiratórios difusos	Sibilos inspiratórios e expiratórios	Tórax silente
Frequência cardíaca	< 100 bpm	100-120 bpm	> 120 bpm	Bradicardia relativa
Pulso paradoxal	< 10 mmHg	10-25 mmHg	> 25 mmHg	
Estado mental	Normal ou agitado	Agitado	Agitado	Confuso ou sonolento
VEF1 ou *peak-flow*	> 80%	60-80%	< 60%	< 60%
SaO_2	> 95%	91-95%	< 90%	< 90%
PaO_2	Normal	> 60 mmHg	< 60 mmHg	< 60 mmHg
$PaCO_2$	< 45 mmHg	< 45 mmHg	> 45 mmHg	> 45 mmHg

PCR: parada cardiorrespiratória.

- Radiografia de tórax: não é rotineiramente indicada, pois raramente modifica a terapêutica e só deve ser solicitada se houver indicação clínica (suspeita de pneumonia, pneumotórax, derrame pleural etc.), em pacientes com necessidade de internação e pacientes sem melhora esperada com o tratamento.
- Gasometria arterial: indicada para todos os pacientes com desconforto respiratório importante, VEF1 ou pico de fluxo expiratório (PFE) < 50% do predito. Os pacientes que apresentam $PaCO_2$ > 45 mmHg são candidatos a internação em UTI.
- Hemograma: indicado para pacientes febris com expectoração purulenta.
- Eletrólitos: indicados para pacientes com necessidade de internação.
- Eletrocardiograma: indicado para pacientes com antecedente de doença cardíaca, doença pulmonar obstrutiva crônica (DPOC) ou idade maior do que 50 anos. O exame pode demonstrar pa-

drão de sobrecarga ventricular direita, muitas vezes reversível com o tratamento da asma.

A indicação de realização de outros exames é dependente das condições associadas e características individuais de cada caso.

DIAGNÓSTICO DIFERENCIAL

Alguns diagnósticos diferenciais devem ser considerados nos pacientes com exacerbação aguda de asma, incluindo:

- Obstrução de vias aéreas superiores: pode ser causada por tumores, edema de laringe etc. Os pacientes podem apresentar estridor na ausculta, mas usualmente não têm sibilos difusos. Pode-se confirmar o diagnóstico com a laringoscopia indireta ou broncoscopia.
- Disfunção de pregas vocais: há disfunção de pregas vocais durante a inspiração e a expiração, produzindo episódios de obstrução parcial de vias aéreas. O diagnóstico é confirmado pela visualização direta das pregas vocais com movimento paradoxal durante um episódio agudo.
- Doença endobrônquica: pode se manifestar com paroxismos de tosse, dispneia e sibilos localizados em um hemitórax. As causas são: tumor, estenose ou corpo estranho.
- Insuficiência cardíaca descompensada: pode causar sibilos bilaterais. Entretanto, na insuficiência cardíaca costumam estar presentes ritmo de galope por B3, crepitações, escarro sanguinolento etc.
- Pneumonia eosinofílica: pode cursar com sintomas asmatiformes, mas apresenta infiltrados pulmonares.
- Vasculites sistêmicas: especialmente a granulomatose eosinofílica com poliangeíte.
- Tumor carcinoide, embolia pulmonar ou DPOC: podem se manifestar com sibilos recorrentes.
- Outros: pneumonias relacionadas a agentes químicos ou exposição a drogas (colinérgicas ou inseticidas).

TRATAMENTO

Oxigênio suplementar

Oxigênio suplementar deve ser ofertado somente para pacientes hipoxêmicos, com alvo de saturação maior do que 92%. Em crianças e em gestantes o objetivo é saturação arterial periférica de oxigênio acima de 95%. Em geral, 1-3 L de fluxo são suficientes, e é recomendado utilizar o menor fluxo possível para atingir o alvo. Não é necessário oxigênio em pacientes com saturação de oxigênio adequada e sem desconforto respiratório.

Agonistas beta-2-adrenérgicos

Os agonistas beta-2-adrenérgicos inalatórios de curta ação são a pedra fundamental no tratamento de pacientes com exacerbação aguda de asma e devem ser administrados imediatamente à apresentação.

O uso de uma bombinha com dose calibrada com um espaçador é tão eficaz quanto a utilização de um nebulizador pressurizado em estudos randomizados, mas é difícil garantir a técnica adequada em pacientes com desconforto respiratório, por isso a maioria das diretrizes recomenda o uso de nebulizadores para pacientes com exacerbações graves.

A dose nas exacerbações deve ser maior do que a utilizada rotineiramente para pioras que ocorrem em geral durante o dia em pacientes asmáticos. A administração pode ser repetida até três vezes dentro da primeira hora após a apresentação; posteriormente, as doses devem ser espaçadas com um período mínimo entre inalações de 1 hora. Quatro a oito *puffs* de salbutamol podem ser administrados a cada 20 minutos e depois a cada 1 a 4 horas, conforme necessário. Quando nebulizador for utilizado, a dose usual é de 10-20 gotas (2,5 a 5 mg) de fenoterol ou albuterol diluídos em 3-5 mL de solução fisiológica. Albuterol ou salbutamol podem ser fornecidos por meio de um nebulizador, quer de forma intermitente, quer continuamente. Uma metanálise de seis ensaios randomizados não demonstrou diferenças entre a administração intermitente e a contínua. O fenoterol em comparação com o albuterol é associado a maior número de complicações; sendo assim, a preferência é pelo uso do segundo. O levalbuterol, derivado do albuterol, demonstrou ser tão eficaz quanto o precursor com metade da dose, mas estudos randomizados realizados no DE não têm demonstrado vantagem clínica consistente.

Os beta-2-agonistas parenterais não apresentam benefícios adicionais e são associados a complicações como acidose lática, hipocalemia importante e taquiarritmias. A terapia parenteral deve ser considerada apenas em pacientes em que houve falha da terapia inalatória, que estão impossibilitados de seu uso ou que estejam na iminência de parada cardiorrespiratória (PCR). A terbutalina pode ser usada via SC ou IM em dose de 250 a 500 μg até de 4 em 4 horas. A dose inicial intravenosa é de 25 μg/minuto. Ela pode ser aumentada em 5 a 10 μg/minuto de 10 em 10 minutos. A dose de beta-2-agonista intravenoso não é padronizada, devendo ser titulada para cada paciente conforme resposta terapêutica.

Os beta-2-adrenérgicos de longa ação como o salmeterol não foram estudados para o tratamento de exacerbações, apesar de alguns estudos com o formoterol não recomendarem seu uso de rotina para o manejo no DE.

Anticolinérgicos

A combinação de anticolinérgicos com os beta-2-agonistas apresentou resultados positivos e negativos em diferentes estudos clínicos. Entretanto, uma metanálise demonstrou que, comparando salbutamol *versus* salbutamol + ipratrópio, a adição do anticolinérgico reduziu significativamente a taxa de admissão hospitalar. Deve-se pontuar que a combinação de anticolinérgicos com beta-agonistas adrenérgicos é recomendada em todas as inalações e em pacientes com exacerbação aguda grave de asma, definida por VEF1 < 60%, e está associada à diminuição de internação hospitalar.

Os anticolinérgicos recomendados para o uso na emergência são o brometo de ipratrópio, brometo de tiotrópio e brometo de oxitrópio. Por conta da disponibilidade e do baixo custo recomendamos o uso do brometo de ipratrópio.

A dose ideal de brometo de ipratrópio é controversa, mas a dose de 500 μg parece obter dilatação brônquica máxima. Assim, recomendamos a adição de brometo de ipratrópio ao beta-2-agonista, em dose de 40 gotas (500 μg) repetida em todas as inalações oferecidas ao paciente. Em aerossol, a dose usual é de 2 a 3 *puffs* (400 a 600 μg) com intervalo de 3 a 8 horas.

Corticosteroides

Os corticosteroides sistêmicos estão indicados na maioria dos pacientes com exacerbações que precisam de tratamento no DE. A exceção é o paciente que tem uma resposta rápida à terapia inicial com um beta-2-adrenérgico inalatório.

Vários estudos randomizados atestaram a eficácia dos glicocorticoides na exacerbação aguda de asma; no entanto, a dose ótima ainda é um tópico controverso. As doses recomendadas são:

- Prednisona: a dose inicial é de 40 a 80 mg ao dia em dose única ou dividida em duas. Em nosso serviço recomendamos doses menores que 60 mg ao dia. Estudos no DE não demonstraram vantagem significativa de doses maiores do que 100 mg por dia ou equivalente de prednisona. A medicação tem absorção rápida e segura por via oral, e seu uso é em geral preferido em relação ao corticosteroide parenteral. Em pacientes com diarreia, vômitos, má-absorção gastrointestinal ou exacerbação muito grave pode ser considerado o uso da via endovenosa.
- Metilprednisolona: dose de 20 a 60 mg a cada 6/6 h ou 12/12 h. Tem melhor penetração pulmonar e menor efeito mineralocorticoide; assim, preferimos seu uso em relação a outros corticosteroides parenterais. Em geral, o uso de glicocorticoide endovenoso não deve ultrapassar 3 dias.
- Hidrocortisona: dose inicial de 200 a 300 mg EV ao dia seguida por 100 mg EV a cada 8/8 h ou 6/6 h.

Todos os pacientes na alta hospitalar devem receber corticosteroide por via oral por 5 a 7 dias, pois o processo inflamatório que causa a exacerbação aguda de asma tem geralmente essa duração, e a retirada do corticoide é associada com piora dos sintomas. Não é necessário desmame de glicocorticoide em pacientes que o utilizaram por períodos menores do que 3 semanas.

Os corticosteroides inalatórios têm pouca evidência de benefício no DE. Dobrar a dose habitual de corticoide inalatório não melhorou desfechos na exacerbação, embora quadruplicar a dose teve benefício clínico adicional ao corticoide sistêmico em um estudo. No momento da alta, a prescrição de corticoides inalatórios para uso a longo prazo é benéfica, pois os corticoides inalatórios estão indicados para todos os pacientes com asma ambulatorialmente independente da gravidade. Em um estudo randomizado, controlado, com 1.006 pacientes consecutivos com asma aguda tratados em um DE do

Canadá demonstrou-se que a prescrição de alta com budesonida inalatória por 21 dias foi associada com uma redução de 48% na taxa de recidiva de asma em 21 dias e com melhora da qualidade de vida com relação à doença em questionários de sintomas.

Corticosteroides intramusculares de longa duração como a betametasona podem ser considerados em pacientes com histórico de má-aderência.

Metilxantinas

Embora as metilxantinas tenham sido muito utilizadas na exacerbação aguda de asma no DE, hoje é claro que seu uso aumenta o risco de eventos adversos sem melhorar desfechos. Alguns autores recomendam que, caso não ocorra uma melhora satisfatória com o tratamento convencional, a aminofilina poderia ter papel benéfico, embora essa conduta não esteja baseada em evidências sólidas.

Um estudo com crianças sugere efeito adicional em asma quase fatal, e diminuição de internação em crianças com exacerbação aguda de asma, sem resposta satisfatória após 4 horas de tratamento no DE. As doses utilizadas para o tratamento são as seguintes:

- Aminofilina: 240 mg endovenoso diluído em 100-250 mL de solução fisiológica e usada em infusão contínua a cada 8 h. Ou dose de ataque de 6 mg/kg em 30 minutos e depois de 0,5 mg/kg/hora.

Não recomendamos o uso de aminofilina ou teofilina para manejo da asma em nosso DE.

Sulfato de magnésio

Duas revisões sistemáticas demonstraram efeito benéfico de sulfato de magnésio no subgrupo de asmáticos graves, com diminuição de necessidade de internação (NNT 8). Os pacientes que se beneficiam de sulfato de magnésio são aqueles com:

- VEF1 < 30%.
- Falha em responder à terapêutica inicial.
- VEF1 < 60% sem melhora após 1ª hora de tratamento.

A dose recomendada é de 1,2-2,0 g diluídos em solução fisiológica de 100-500 mL endovenosa com infusão em 20 minutos.

O uso de sulfato de magnésio em nebulização substituindo solução salina fisiológica parece ser benéfico.

Heliox

O heliox é uma mistura de hélio e oxigênio, geralmente na proporção de 79% e 21%, respectivamente. Tem menor densidade do que o ar atmosférico e teoricamente reduz a resistência ao fluxo, o trabalho da respiração e pode melhorar a entrega de medicamentos em aerossol.

No entanto, o seu papel no manejo da exacerbação aguda de asma não é claro. Uma metanálise da Cochrane com 544 pacientes concluiu que o heliox pode ser benéfico em pacientes com obstrução grave ao fluxo aéreo que não apresentaram resposta ao tratamento inicial. Mesmo assim, a maioria dos autores não recomenda, e não utilizamos o heliox para manejo da exacerbação aguda de asma em nosso DE.

Epinefrina

Epinefrina apresenta efeito broncodilatador discretamente superior ao dos broncodilatadores inalatórios, mas à custa de aumento significativo de efeitos colaterais. É recomendado o uso apenas em pacientes com anafilaxia concomitante. Dose inicial de 0,3 mg em solução 1:1.000.

Antagonistas dos leucotrienos

A administração de inibidores dos leucotrienos por via oral resulta em aumento do VEF1 dentro de 1 a 2 horas. O zafirlukaste 160 mg demonstrou redução do tempo de tratamento no DE. Um segundo estudo randomizado, controlado, com montelucaste mostrou melhora significativa do FEV1 em 60 minutos, mas não reduziu a taxa de hospitalização. No momento o seu uso ainda não é rotineiramente indicado no DE.

Antibióticos e outras medidas

Os antibióticos não devem ser utilizados rotineiramente, devendo ser reservados para pacientes nos quais infecção bacteriana (p. ex., pneumonia ou sinusite) esteja associada. Da mesma forma, nem a hidratação agressiva nem a administração de agentes mucolíticos são recomendadas para exacerbações agudas.

A fisioterapia respiratória não tem benefício na exacerbação aguda de asma.

Ventilação mecânica invasiva

Pacientes admitidos com sinais de parada cardiorrespiratória (PCR) iminente (Tabela 4) devem ser submetidos a IOT imediata.

Os pacientes devem ser monitorizados e pré-oxigenados antes do procedimento. Idealmente, utiliza-se sequência rápida (SRI), reservando-se a sequência estendida de intubação para pacientes agitados e com $SatO_2 < 92\%$. Deve-se evitar hiperventilação pelo risco de pneumotórax, pneumomediastino ou barotrauma. A quetamina, devido a suas propriedades broncodilatadoras, é a medicação sedativa de escolha, associada ao bloqueador neuromuscular, como a succinilcolina. O tubo orotraqueal deve ter o maior diâmetro possível. O vecurônio é o bloqueador neuromuscular de escolha para manutenção (se houver necessidade).

A ventilação invasiva deve utilizar o modo de ventilação controlada, com baixos volumes correntes, frequência respiratória entre 6-12 incursões respiratórias por minuto e tempo inspiratório curto, para diminuir a hiperinsuflação pulmonar, mesmo à custa de aumentos moderados da $PaCO_2$. A FiO_2 deve ser ajustada para manter $SatO_2 > 90\%$. Aspiração frequente das secreções é um cuidado muitas vezes necessário.

A ventilação não invasiva em asma ainda precisa de estudos prospectivos para validação de uso. Considerando os resultados em doença pulmonar obstrutiva crônica, é provável que o uso seja benéfico também em crises agudas de asma.

INDICAÇÕES DE INTERNAÇÃO, TERAPIA INTENSIVA E SEGUIMENTO

Após o tratamento no DE por 1 a 3 horas, os pacientes que têm resposta ruim ou incompleta usualmente têm indicação de internação hospitalar. Devem ser internados pacientes com:

- VEF1 ou *peak-flow* < 25% na admissão.
- VEF1 ou *peak-flow* < 40% após várias horas de tratamento.
- Incapacidade de deambular sem dispneia.
- Paciente com resposta incompleta ao tratamento com história prévia de asma quase fatal (Tabela 2).

Os pacientes que têm VEF1 ou *peak-flow* > 60% podem receber alta.

Os pacientes com VEF1 ou *peak-flow* entre 40 e 60% devem ser avaliados individualmente, considerando clínica, fatores de risco individual e capacidade de seguimento ambulatorial. Idealmente a decisão da admissão de um paciente deve ser realizada dentro de 4 horas após a apresentação no DE.

Medidas importantes para alta hospitalar são apresentadas na Tabela 5, e as indicações de internação em UTI estão na Tabela 6.

A necessidade de tratamento no DE, muitas vezes, reflete a terapia de manutenção inadequada, e insuficiente conhecimento de como lidar com a piora do controle da asma. Assim, esta é uma oportunidade única para educar os pacientes sobre os medicamentos, técnica de inalação e as etapas que podem reduzir a exposição aos desencadeantes para assegurar que não ocorram recidivas. Os pacientes devem ter um plano de ação e instruções em caso de piora clínica. Uma consulta de acompanhamento deve ser agendada com o médico do paciente ou com um especialista em asma de 1 a 4 semanas após a alta. As diretrizes recomendam que os pacientes sejam incentivados a contatar seu médico dentro de 3 a 5 dias após a alta, quando o risco de recidiva é maior.

TABELA 5 Medidas na alta hospitalar

■ Prescrever corticoterapia oral por pelo menos 5 a 7 dias
■ Educar o paciente em relação ao uso correto de inalador, bombinhas e do tratamento com broncodilatadores
■ Introduzir corticosteroides inalatórios
■ Intervir em fatores de risco
■ Agendar consulta de seguimento em 5 a 7 dias

TABELA 6 Indicações de internação em UTI

■ Paciente que continua a piorar, mesmo com o tratamento
■ Sintomas intensos, piorando ou paciente evolui com sonolência, confusão ou tórax silencioso
■ VEF1 ou *peak-flow* < 30%
■ $PaCO_2 > 45$ mmHg, $pO_2 < 60$ mmHg

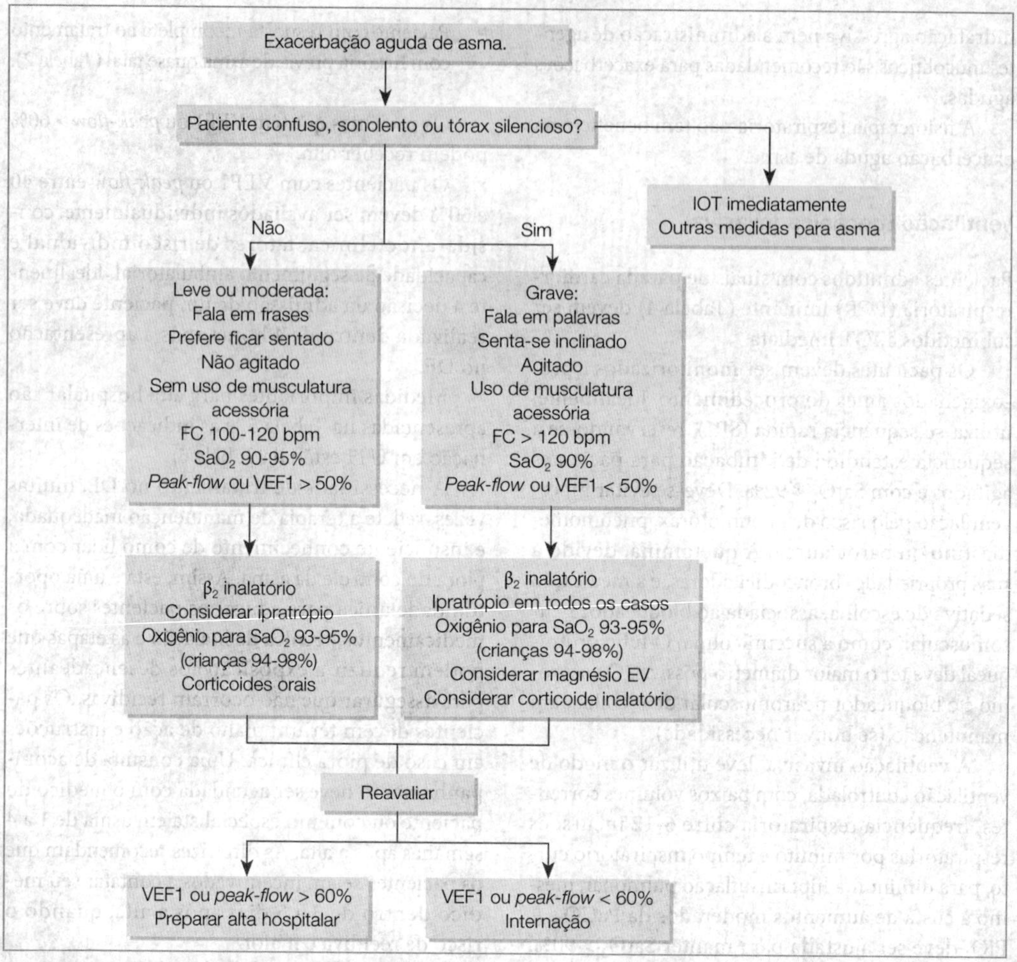

▷ **FIGURA 1** Exacerbação aguda de asma.
FC: frequência cardíaca; IOT: intubação orotraqueal.

LITERATURA RECOMENDADA

1. British Thoracic Society, Scottish Intercollegiate Guidelines Network. British guideline on the management of asthma. Thorax. 2014;69(Suppl 1):1.
2. Diretrizes da Sociedade Brasileira de Pneumologia para o manejo da asma. Jornal Brasileiro de Pneumologia; abril 2012.
3. Fanta CH. Acute exacerbation of asthma in adults: Emergency department and inpatient management. In www.uptodate.com 2022 Acesso em: 25 jan 2022.
4. Global Initiative for Asthma (GINA). Global Burden of Asthma Report. Disponível em: www.ginasthma.org. Acesso em: 25 jan 2022.
5. Goodacre S, Bradburn M, Cohen J, et al. Prediction of unsuccessful treatment in patients with severe acute asthma. Emerg Med J. 2014;31:e40.
6. Lalloo UG, Ainslie GM, Abdool-Gaar MS, Awotedu AA, Feldman C, Greenblatt M, et al. Guideline for the management of acute asthma in adults: 2013 update. S Afr Med J. 2012;103(3):189-98.
7. Lazarus LC. Emergency treatment of asthma. 2010;363:755-64.
8. Le Conte P, Terzi N, Mortamet G et al. Management of severe asthma exacerbation: guidelines from the Société Française de Médecine d'Urgence, the Société de Réanimation de Langue Française and the French Group for Pediatric Intensive Care and Emergencies. Ann Intensive Care. 2019;9:115.
9. Martinez FD, Vercelli D. Asthma. Lancet. 2013;382:1360-72.
10. McKeever T, Mortimer K, Wilson A, et al. Quadrupling inhaled glucocorticoid dose to abort asthma exacerbations. N Engl J Med. 2018;378:902.
11. National Asthma Education and Prevention Program. Expert Panel Report III: Guidelines for the diagnosis and management of asthma. Bethesda, MD: National Heart, Lung, and Blood Institute; 2007.

46 Doença pulmonar obstrutiva crônica

Rodrigo Antonio Brandão Neto

PONTOS IMPORTANTES

- Exacerbações agudas da doença pulmonar obstrutiva crônica (DPOC) são frequentes em departamentos de emergência (DE) e apresentam taxas de mortalidade hospitalar de 10% e de re-hospitalização em 6 meses de 50%.
- Exacerbação aguda de DPOC é caracterizada pelos sintomas cardinais: piora da dispneia, aumento e/ou alteração da qualidade da expectoração.
- Radiografia de tórax está indicada em todos os pacientes, porque frequentemente modifica o planejamento terapêutico.
- O esteio do tratamento das exacerbações agudas de DPOC são os beta-2-agonistas e os anticolinérgicos.
- Corticosteroides sistêmicos são indicados em todos os pacientes.
- Oxigênio suplementar deve ser administrado em baixo fluxo (geralmente, 1 a 3 L/minuto) com objetivo de manter a saturação de oxigênio entre 88% e 92%.
- Antibioticoterapia deve ser prescrita para exacerbações com pelo menos dois sintomas cardinais.
- Ventilação não invasiva deve ser iniciada precocemente em pacientes com necessidade de oxigenoterapia, pois diminui a mortalidade em exacerbações graves.

INTRODUÇÃO E DEFINIÇÕES

A doença pulmonar obstrutiva crônica (DPOC) é caracterizada por uma obstrução fixa da via aérea causada por enfisema, bronquite crônica ou ambos. É um problema clínico comum e crescente. Funcionalmente é caracterizada por redução no volume expiratório forçado de primeiro segundo (VEF1) < 80% do predito após uso de broncodilatador ou uma relação do VEF1 sobre a capacidade vital forçada (CVF) < 70%. Os pacientes podem ser classificados em relação à DPOC de acordo com a classificação GOLD, que utiliza critérios espirométricos e está representada na Tabela 1.

▷ **TABELA 1** Classificação GOLD para doença pulmonar obstrutiva crônica (DPOC)

GOLD	Espirometria
GOLD I: leve	VEF1/CVF < 70% e VEF1 ≥ 80%
GOLD II: moderado	VEF1/CVF < 70% e VEF1 ≥ 50% e < 80%
GOLD III: grave	VEF1/CVF < 70% e VEF1 ≥ 30% e < 50%
GOLD IV: muito grave	VEF1/CVF < 70% VEF1 < 30%

CVF: capacidade vital forçada; VEF1: volume expiratório forçado de primeiro segundo.

A definição de DPOC depende da exclusão de outras doenças que causam obstrução de vias aéreas, como fibrose cística e bronquiectasias.

A associação com tabagismo representa mais de 80% dos casos de DPOC, mas a inalação de poeiras ambientais e fatores genéticos, como a deficiência de α-1 antitripsina, também estão associados.

A exacerbação aguda de DPOC é definida pela *Global Initiative of Obstructive Lung Disease* (GOLD) como "um evento agudo caracterizado por um agravamento dos sintomas respiratórios do paciente que está além das variações normais do dia a dia e que leva a uma mudança na medicação". Isso geralmente inclui uma mudança aguda em um ou mais dos seguintes sintomas cardinais:

1. Aumento de dispneia.
2. A produção de expectoração aumenta em volume.
3. Há mudança nas características do escarro.

EPIDEMIOLOGIA

DPOC é a terceira maior causa de morte no mundo (5 milhões de mortes anuais ou 6% do total), com 90% das mortes ocorrendo em países com menor desenvolvimento. Nos Estados Unidos, DPOC é responsável por mais de 16 milhões de visitas a consultórios médicos e 500.000 hospitalizações anuais, sendo a terceira causa de morte, e é a única entre as dez primeiras cuja taxa de mortalidade está aumentando. Estima-se ainda que o custo anual com um paciente portador de DPOC seja de 6.000 dólares/anuais nos Estados Unidos.

Pelo menos 7 milhões de brasileiros são portadores de DPOC, com prevalência entre tabagistas de longa data de aproximadamente 15%. A doença é responsável por 107 mil internações e mais de 35 mil mortes ao ano. Segundo dados do DATASUS, o número de internações de pacientes com DPOC apresenta redução maior do que 50% nos últimos 10 anos, o que pode estar associado com redução da prevalência de tabagismo, melhora do cuidado ambulatorial ou subnotificações.

As exacerbações agudas de DPOC representam cerca de dois terços do custo financeiro total direto com doença. Os pacientes com DPOC apresentam exacerbações regulares, em média, 2 a 3 vezes ao ano. Os pacientes tabagistas ativos têm exacerbações mais frequentes do que os não tabagistas; assim, parar de fumar pode reduzir em até um terço os episódios de exacerbações. A taxa de mortalidade intra-hospitalar da exacerbação de DPOC que cursa com acidose e hipercapnia é de cerca de 11%, com taxas de mortalidade em 6 meses e um ano de 33% e 43%, respectivamente. Aqueles que sobreviveram à primeira hospitalização apresentam uma taxa de 50% de reinternação em 6 meses após a alta.

ETIOLOGIA E FISIOPATOLOGIA

DPOC apresenta classicamente dois polos de doença, que apresentam definições clínicas e anatomopatológicas diferentes:

- Bronquite crônica: tosse produtiva por mais de 3 meses por 2 anos consecutivos sem outra explicação aceitável.
- Enfisema pulmonar: destruição da parede dos espaços aéreos distais ao bronquíolo terminal. Vários processos fisiopatológicos pulmonares podem cursar com enfisema, mas na DPOC o enfisema ocorre sem fibrose significativa.

Os processos não são excludentes e, em geral, coexistem no mesmo paciente.

A inalação de fumaça de cigarro, de fumaça ambiental ou de outras partículas nocivas pode causar destruição do parênquima pulmonar (enfisema), a partir de inflamação crônica, diminuição das vias de reparo, fibrose de pequenas vias aéreas e represamento e limitação progressivos do fluxo aéreo.

A marca do processo fisiopatológico da DPOC é a alteração que ocorre na resposta inflamatória pulmonar. Inalação de partículas pode levar a um processo de estresse oxidativo e aumento de proteases. Existe evidência de aumento da concentração das metaloproteinases em amostras de lavado broncoalveolar de pacientes com DPOC. Também existe evidência robusta de que o desbalanço entre as proteases, que fagocitam o tecido conectivo pulmonar, e antiproteases, que contrabalançam esse efeito, acarreta a destruição da elastina, que é um importante componente do parênquima pulmonar. A deficiência de produção de inibidores endógenos das metaloproteinases também representa papel importante no processo.

Fatores genéticos influenciam o aparecimento de DPOC, e o principal deles é a deficiência de alfa-1-antitripsina. Os pacientes com essa deficiência podem apresentar enfisema precoce, embora a maioria dos homozigotos não apresente doença clínica.

Os processos fisiopatológicos da DPOC causam alterações estruturais e funcionais que incluem:

- Diminuição significativa do VEF1, com alteração da relação VEF1/CVF.
- Aumento do volume residual e da capacidade residual funcional.
- Aumento da capacidade pulmonar total e redução da capacidade vital.
- Limitação da capacidade de esforço.
- Hiperinsuflação pulmonar levando a disfunção diafragmática com retificação de cúpula visível na radiografia de tórax.
- Hipersecreção mucosa por processo inflamatório brônquico.
- Anormalidades de trocas gasosas por hipoventilação com hipoxemia e hipercapnia.
- Vasoconstrição pulmonar secundária a hipóxia e tardiamente hipertensão pulmonar secundária.

FATORES PRECIPITANTES E DE RISCO PARA EXACERBAÇÃO

Exacerbação aguda de DPOC é definida como piora dos sintomas da doença, caracterizada por três sintomas cardinais: piora da dispneia, aumento de expectoração ou alteração da característica do escarro (escarro se torna purulento).

Cerca de 70% das exacerbações são causadas por processos infecciosos bacterianos ou virais e os outros 30% são causados por fatores como poluentes ambientais, broncoespasmo, tromboembolismo pulmonar (TEP) etc. A Tabela 2 expõe as principais causas de exacerbação aguda de DPOC.

Classicamente, as traqueobronquites agudas respondem pela maioria das exacerbações em pacientes com DPOC. Infecções são responsáveis por cerca de 70% das exacerbações. As infecções virais e bacterianas cursam com a maioria das exacerbações, embora as bactérias atípicas sejam uma causa relativamente incomum. Em estudos que procuraram ativamente a etiologia microbiana da exacerbação, as principais bactérias encontradas foram *Streptococcus pneumoniae* (15-30%), *Haemophilus influenzae* (14-30%) e *Moraxella catarrhalis* (2-7%). *Pseudomonas aeruginosa* apareceu em pacientes com bronquiectasias e uso crônico de corticosteroides. Agentes atípicos como *Mycoplasma pneumoniae* e *Chlamydia pneumoniae* estão presentes em menos de 4% dos pacientes. Existe controvérsia na literatura sobre se a etiologia bacteriana ou viral predomina nas exacerbações agudas. Sabe-se que a aquisição de novas cepas de pneumococo, hemófilos ou *Moraxella* pode estar associada a maior chance de exacerbação da DPOC. Entretanto, parte das exacerbações se deve a infecções virais (até 50% dos pacientes) ou fatores ambientais (poluição e alterações de temperatura).

Estudos recentes têm destacado a importância do TEP como fator precipitante. Uma metanálise de cinco estudos observacionais verificou que em 550 pacientes com exacerbação da DPOC a prevalência de TEP foi de 20%. A prevalência foi ainda maior (25%) em pacientes hospitalizados; assim, sugerimos a investigação de TEP em pacientes sem causa clara de exacerbação.

Fatores de risco para exacerbação aguda de DPOC incluem:

- Doença do refluxo gastroesofágico (DRGE): no estudo ECLIPSE, a presença de sintomas de DRGE foi associada a aumento de 6,5 vezes no risco de exacerbações. Em um estudo observacional, no entanto, com 638 pacientes com DPOC estável, a terapia com inibidores da bomba de prótons não diminuiu o risco de exacerbações graves.
- Hipertensão pulmonar secundária: no estudo ECLIPSE, uma relação de artéria pulmonar/aorta > 1 na tomografia de tórax foi um fator de risco independente para futura exacerbação grave.

O risco para exacerbações pode ser avaliado por meio da classificação ABCD criada em 2011 e atualizada em 2017. Na classificação ABCD são utilizados o número de exacerbações nos últimos 12 meses e classificação de GOLD. No escore GOLD 2017, a classificação espirométrica é substituída por um escore de sintomas: o CAT (http://www.cate-

▷ **TABELA 2** Fatores precipitantes de exacerbação de doença pulmonar obstrutiva crônica (DPOC)

Fatores intrapulmonares	Fatores extrapulmonares
▪ Bronquite aguda ▪ Pneumonia ▪ Broncoespasmo ▪ Edema pulmonar ▪ Tromboembolismo pulmonar ▪ Hipertensão pulmonar	▪ Diminuição do *drive* ventilatório ▪ Diminuição da força muscular respiratória ▪ Aumento da demanda metabólica ▪ Diminuição da tensão atmosférica de oxigênio ▪ Arritmia cardíaca ▪ Isquemia miocárdica

sonline.org/english/index_Portugal.htm) ou o escore mMRC, que é demonstrado na Tabela 3.

Uma história de nenhuma ou uma exacerbação sugere um baixo risco futuro de exacerbações, enquanto duas ou mais sugerem um alto risco futuro. Essa estratificação divide o paciente em:

- Baixo risco: GOLD 1 ou 2 (limitação leve a moderada do fluxo aéreo) e/ou 0 a 1 exacerbação por ano sem hospitalização prévia devido a uma exacerbação. No caso do GOLD 2017, substitui a classificação GOLD por escore de sintomas CAT < 10 ou mMRC de 0-1.
- Alto risco: GOLD 3 ou 4 (limitação do fluxo aéreo grave ou muito grave) e/ou ≥ 2 exacerbações por ano ou ≥ 1 hospitalização devido a uma exacerbação. No escore GOLD 2017, substitui-se a classificação GOLD por escore CAT > 10 e mMRC ≥ 2.

Basta um dos critérios de alto risco para classificar o paciente como de alto risco. A performance do escore usando a classificação espirométrica GOLD ou o escore de sintomas mMRC ou CAT é similar.

▷ **TABELA 3** Escore mMRC

Graduação	Sintoma
0	Dispneia apenas com exercício intenso
1	Dispneia ao andar rápido ou em subidas
2	Precisa interromper caminhada ou caminha mais devagar que outras pessoas da mesma idade
3	Precisa parar muitas vezes por falta de ar. Em menos de 100 m precisa interromper caminhada
4	Dispneia ao se vestir ou tomar banho

CLASSIFICAÇÃO DAS EXACERBAÇÕES

O GOLD 2018 propôs uma classificação para exacerbações conforme tratamento necessário:

- Exacerbação leve: tratada apenas com broncodilatadores de curta duração.
- Exacerbação moderada: tratada com broncodilatadores de curta duração e antibióticos e/ou glicocorticoides.
- Exacerbação grave: necessidade de hospitalização ou paciente com insuficiência respiratória.

Outra classificação utilizada para as exacerbações agudas de DPOC refere-se à presença dos sintomas cardinais (Tabela 4).

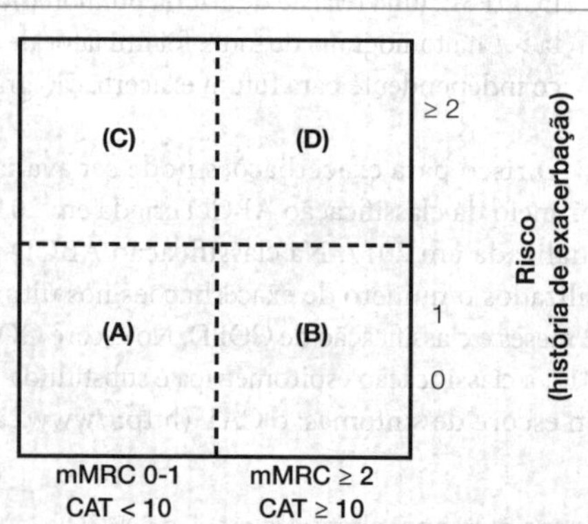

▷ **FIGURA 1** Classificação da doença pulmonar obstrutiva crônica (DPOC) de acordo com o Documento GOLD, 2018.

Fonte: adaptada de Global Strategy for the Diagnosis Management, and Prevention of Chronic Obstructive Pulmonary Disease (GOLD) 2019.

ACHADOS CLÍNICOS

As manifestações clínicas das exacerbações de DPOC variam desde tosse produtiva, leve aumento da dispneia até insuficiência respiratória devido a acidose respiratória aguda ou hipoxemia.

Os principais sintomas são dispneia, tosse e achados compatíveis com broncoespasmo, como sibilos, roncos e uso de musculatura acessória. Exacerbações graves podem cursar com cianose e hipoxemia.

O exame físico geralmente inclui sibilância, taquipneia e comprometimento respiratório, como dificuldade de falar devido a esforço respiratório, uso de musculatura acessória e movimentos torácicos ou abdominais paradoxais (assincronia entre tórax e abdome durante a respiração). Os pacientes podem apresentar sinais de hipertensão pulmonar, como edema periférico, P2 hiperfonética, estase

▷ **TABELA 4** Classificação das exacerbações agudas de DPOC

Classificação	Definição
Leve	Uma manifestação cardinal
Moderada	Duas manifestações cardinais
Grave	Três manifestações cardinais

jugular, sinal de Kussmaul (aumento da turgência jugular durante a inspiração), pulso paradoxal (queda superior a 10 mmHg da pressão arterial sistólica durante a inspiração) e hepatomegalia, indicativos de *cor pulmonale*.

Alteração do estado mental pode refletir hipercapnia ou hipoxemia. Atenção também deve ser dada aos achados físicos que possam sugerir comorbidades ou diagnóstico alternativo, como febre, hipotensão, crepitações finas bibasais e edema periférico. O baqueteamento digital, embora possa estar associado a DPOC e a hipoxemia, pode sugerir a presença de *shunt* ou de neoplasia pulmonar.

Histórias prévias de exacerbações devem ser questionadas, verificando o número, o uso de glicocorticoides sistêmicos e se as exacerbações requereram hospitalização ou suporte ventilatório (Tabelas 5, 6 e 7).

▷ **TABELA 5** Anamnese na doença pulmonar obstrutiva crônica (DPOC)

Gravidade da obstrução	Características da expectoração
Duração dos sintomas	Dor torácica
Número de exacerbações prévias	Sintomas constitucionais
Comorbidades	Tratamento atual

EXAMES COMPLEMENTARES

Em pacientes com exacerbação leve (sem dispneia ao repouso, sem desconforto respiratório, com capacidade preservada de realizar atividades da vida diária), que não necessitam de tratamento no DE, a consulta pode ser limitada à avaliação clínica, saturação de oxigênio com oximetria de pulso e radiografia de tórax.

Em todos os outros pacientes, recomendam-se os seguintes exames:

- Radiografia de tórax: recomendada em todos os pacientes avaliados no DE, pois revela anormalidades que cursam com mudança no planejamento terapêutico em cerca de 20% dos casos. Achados típicos de DPOC incluem diafragma direito abaixo da sétima costela, aumento do espaço retroesternal e diâmetro cardíaco < 11,5 cm. Achados que sugiram fator precipitante incluem consolidações pneumônicas e pneumotórax.
- Hemograma completo: indicado em todos os pacientes com indicação de internação. Pode apresentar policitemia, e leucocitose pode ocorrer em pacientes infectados.
- Eletrólitos e função renal: devem ser colhidos em todos os pacientes com indicação de internação. Pode ocorrer hipocalemia como efeito adverso do uso repetido de broncodilatadores.

▷ **TABELA 6** Achados clínicos e probabilidade diagnóstica de exacerbação aguda de doença pulmonar obstrutiva crônica (DPOC)

Achados	Sensibilidade	Especificidade	LR+	LR–
Tabagismo	92%	49%	1,8	0,16
> 70 maços/ano	40%	95%	8,0	0,63
História de sibilância	51%	84%	3,8	0,66
Expectoração	20%	95%	4,0	0,84
Sibilos	15%	99,6%	36	0,85
Roncos	8%	99%	5,9	0,95
↓ Murmúrio vesicular	29-82%	63-96%	3,2	0,5
Dispneia aos esforços	27%	88%	2,2	0,83

LR+: *likelihood ratio* positivo ou aumento da probabilidade do diagnóstico; LR–: *likelihood ratio* negativo ou diminuição da probabilidade do diagnóstico.

▷ **TABELA 7** Achados que sugerem gravidade em exacerbações agudas de doença pulmonar obstrutiva crônica (DPOC)

Uso de musculatura acessória	Instabilidade hemodinâmica
Movimentos paradoxais da parede torácica	Sinais de insuficiência cardíaca direita
Aparecimento ou piora de cianose	Alterações sensoriais
Presença de edema periférico	Acidose respiratória

- ECG: deve ser realizado em todos os pacientes com dor torácica, taquicardia ou bradicardia. Achados sugestivos de hipertensão pulmonar como onda p *pulmonale* e desvio do eixo QRS para a direita podem ser encontrados. Taquicardias, em particular a taquicardia atrial multifocal, são comuns em pacientes com exacerbação aguda de DPOC.
- TC de tórax: deve ser realizada em pacientes com dúvidas diagnósticas ou em que se contemple a possibilidade de TEP.
- Troponinas: considerar em pacientes com taquicardia ou isquemia miocárdica potencial.
- Gasometria arterial: indicada em todos os pacientes com indicação de internação hospitalar ou se houver suspeita de acidose respiratória aguda ou crônica agudizada ou se for previsto suporte ventilatório:
  - $PaO_2 < 60$ mmHg e/ou $PaCO_2 > 50$ mmHg: insuficiência respiratória.
  - $PaO_2 < 50$ mmHg; $PaCO_2 > 70$ mmHg e pH < 7,3: episódio grave.
- Glicemia: solicitar em todos os pacientes em que se considere internação hospitalar.
- Peptídeo natriurético cerebral plasmático (BNP) e D-dímero: avaliação de pacientes em que se considera o diagnóstico diferencial de insuficiência cardíaca ou de TEP. A suspeita deve existir em pacientes com achados como crepitação na ausculta torácica, edema periférico, achados radiológicos sugestivos de congestão vascular, derrame pleural ou fatores de risco para tromboembolismo. O D-dímero não costuma ser útil em pacientes com DPOC.

A prova de função pulmonar, apesar de seu papel na classificação ambulatorial da DPOC, não tem papel no manejo das exacerbações e não deve ser realizada. Estudos observacionais de pacientes no DE sugeriram que um volume expiratório forçado no primeiro segundo (VEF1) inferior a 40% do valor previsto tem sensibilidade de 96% para predizer exacerbação aguda de DPOC ou para necessidade de hospitalização, mas não modifica o manejo desses pacientes no DE. A dosagem de alfa-1 antitripsina pode ser considerada em pacientes com enfisema pulmonar e menos de 50 anos ou não tabagistas, mas seu papel no DE é limitado.

Em pacientes com indicação de internação hospitalar e com provável exacerbação causada por infecção respiratória, a bacterioscopia com coloração Gram e a cultura do escarro podem ser úteis. A cultura de escarro também é útil em pacientes com forte suspeita de infecção bacteriana, mas que não respondem à antibioticoterapia inicial.

O uso de marcadores inflamatórios como proteína C-reativa e pró-calcitonina tem sido estudado para identificar infecções bacterianas em pacientes com exacerbações agudas de DPOC que não precisariam do uso de antibióticos. Um estudo mostrou que não houve benefícios de antibióticos em pacientes com pró-calcitonina < 0,2 ug/L e outro estudo mostrou que o uso da proteína C-reativa diminuiu o uso de antibióticos, mas não melhorou desfechos. O uso de marcadores inflamatórios para descontinuar antibióticos não é recomendado de rotina.

Embora não seja necessária na maioria dos pacientes, a avaliação de possível infecção por vírus respiratório, incluindo Influenza, pode ser útil em pacientes selecionados, como os que estão hospitalizados e aqueles com uma apresentação clínica sugestiva de síndrome gripal. Painéis diagnósticos de PCR, que podem detectar múltiplos vírus respiratórios (p. ex., influenza, adenovírus, vírus parainfluenza, vírus sincicial respiratório, metapneumovírus humano, coronavírus e rinovírus) podem ser utilizados, embora as indicações para seu uso nas exacerbações da DPOC não sejam claras.

DIAGNÓSTICO DIFERENCIAL

Os pacientes com DPOC que se apresentam no DE com piora da dispneia devem ser avaliados quanto a possíveis diagnósticos alternativos, como insuficiência cardíaca, TEP, pneumonia e pneumotórax.

A importância de considerar esses diagnósticos alternativos foi ilustrada em um estudo de autópsia de 43 pacientes com DPOC que morreram dentro de 24 horas após a internação por uma exacerbação da DPOC. As principais causas de morte foram:

- Insuficiência cardíaca: 37%.
- Pneumonia: 28%.
- TEP: 21%.
- DPOC: 14%.

Patologias que cursam com dispneia associada a broncoespasmo são também diagnósticos diferenciais potenciais. A Tabela 8 cita alguns desses potenciais diagnósticos.

▷ **TABELA 8** Diagnósticos diferenciais da exacerbação de doença pulmonar obstrutiva crônica (DPOC)

Diagnóstico	Características que diferenciam da exacerbação de DPOC
Asma	Mais comum em pacientes jovens Componente reversível Associação com doenças alérgicas e eosinofilia frequente Raramente cursa com hipercapnia (exceto exacerbações muito graves) Alguns pacientes sem distinção clara entre asma e DPOC (síndrome de *overlap*)
Tromboembolismo pulmonar (TEP)	Geralmente associado com dor torácica Costuma cursar com alcalose respiratória e não há retenção de CO_2 Raramente cursa com broncoespasmo
Insuficiência cardíaca	Cursa com crepitações pulmonares ao exame e congestão em radiografia de tórax BNP aumentado Sem aumento de CO_2 e sem distúrbio obstrutivo em prova de função pulmonar
Bronquiectasias	Baqueteamento digital em alguns poucos casos (5 a 10%) Escarro purulento e em maior quantidade Crepitações frequentes Hemoptise frequente, eventualmente maciça Exames de imagem com dilatação brônquica
Granulomatose eosinofílica com poliangiite (Churg-Strauss)	Costuma apresentar infiltrado pulmonar migratório Eosinofilia periférica Quadro de broncoespasmo significativo
Tuberculose	Pode ocorrer em qualquer idade Infiltrado pulmonar associado Diagnóstico por pesquisa de BAAR
Pneumopatias intersticiais	Costumam cursar com infiltrado em vidro fosco ou fibrose pulmonar Distúrbio predominantemente restritivo Usualmente sem hipercapnia
Hipoventilação da obesidade	Sem enfisema pulmonar associado Não costuma cursar com broncoespasmo
Bronquiolite obliterativa	Pacientes jovens Sem associação com tabagismo Muitos pacientes com história de artrite reumatoide ou exposição à fumaça Áreas hipodensas na fase de expiração da TC Pode ocorrer após transplante pulmonar
Panbronquiolite difusa	Acomete principalmente pacientes asiáticos Maioria dos pacientes é do sexo masculino e não tabagista Sinusite crônica em quase todos os pacientes Opacidades centrilobulares e hiperinsuflação

BAAR: bacilos álcool-ácido-resistentes; BNP: peptídeo natriurético cerebral plasmático; TC: tomografia computadorizada.

TRATAMENTO

Os principais componentes do tratamento das exacerbações agudas de DPOC incluem a reversão da limitação ao fluxo aéreo com broncodilatadores inalatórios de curta ação e glicocorticoides sistêmicos, tratamento de infecções, oxigenação adequada e suporte ventilatório, se necessário.

Os pacientes precisam ser monitorizados com oximetria e submetidos a avaliação da ausculta, frequência e esforço respiratório. A gasometria arterial é realizada para procurar acidose respiratória e confirmar a precisão da saturação de oxigênio de pulso.

Oxigenoterapia

A administração de oxigênio suplementar deve objetivar atingir saturação de oxigênio ($SatO_2$) de 88 a 92% ou pressão arterial de oxigênio (PaO_2) de 60 a 65 mmHg, geralmente com cateter nasal em fluxo de 1 a 3 L/min.

A cânula nasal pode fornecer taxas de fluxo de até 6 L/min com FiO_2 de aproximadamente 40%, com aumento de cerca de 3% na FiO_2 a cada litro por minuto pela cânula. As máscaras Venturi são o meio preferido de fornecimento de oxigênio porque permitem uma fração distribuída precisa de oxigênio inspirado (FiO_2). As máscaras Venturi podem fornecer uma FiO_2 de 24, 28, 31, 35, 40 ou 50% de forma relativamente precisa. Quando uma FiO_2 maior é necessária, máscaras faciais simples podem fornecer uma FiO_2 de até 55% usando taxas de fluxo de 6 a 10 L por minuto. As máscaras com reservatório, válvulas unidirecionais e vedação de face hermética podem fornecer uma concentração inspirada de oxigênio de até 90%, mas são usualmente desnecessárias e podem ser associadas à hipercapnia significativa.

Em dois pequenos estudos randomizados, a titulação de oxigênio suplementar para $SatO_2$ 88 a 92% resultou em menor mortalidade em comparação com oxigênio de alto fluxo. Assim, recomenda-se o menor fluxo de oxigênio possível para manter a saturação no nível desejado.

A $SatO_2$ 88-92% deve ser assegurada, mesmo que leve à hipercapnia aguda. A hipercapnia é geralmente bem tolerada em pacientes com $PaCO_2$ cronicamente elevado. No entanto, a ventilação mecânica invasiva pode ser necessária se a hipercapnia estiver associada a estado mental deprimido, acidemia profunda ou arritmias cardíacas. Pacientes com hipercapnia significativa com O_2 suplementar insuficiente para manter SaO_2 entre 88 e 92% provavelmente necessitam de ventilação não invasiva.

Broncodilatadores

Representam o esteio do tratamento da exacerbação aguda de DPOC. Os agentes agonistas beta-adrenérgicos inalatórios (p. ex., albuterol, fenoterol e terbutalina) e os anticolinérgicos (incluindo brometo de ipratrópio) podem melhorar o fluxo de ar durante as exacerbações da DPOC.

As medicações beta-2-agonistas podem ser utilizadas com bombinhas com dosímetro e espaçador ou nebulizador. Os estudos comparativos mostram broncodilatação equivalente com as duas estratégias. Como as bombinhas custam menos do que os nebulizadores, mas são frequentemente ineficazes durante o desconforto respiratório, é razoável iniciar a terapia com nebulizadores e depois mudar para as bombas com espaçador.

A administração de um broncodilatador pode aumentar o VEF1 e a capacidade vital forçada (CVF) em 15 a 29% dos pacientes por um período de 60 a 120 minutos. Os agonistas beta-adrenérgicos são equivalentes aos agentes anticolinérgicos em estudos. Particularmente em casos graves, a associação de beta-agonistas adrenérgicos e anticolinérgicos é recomendada. As doses usuais são:

- Beta-agonistas inalatórios: salbutamol ou fenoterol: 10 gotas (2,5 mg) diluídas em 3 a 5 mL de solução fisiológica; realizar três inalações a cada 15-20 minutos ou mesmo contínuas. Após as primeiras três inalações, espaçar as inalações em 1/1 hora ou mais, aumentando o tempo de intervalo conforme a melhora do paciente. O uso de salbutamol (4 *puffs*) em bomba com espaçador é uma alternativa aceitável.
- Anticolinérgicos: 20-40 (250 a 500 mcg) gotas em cada inalação com β2-agonistas. Tendência a usar dose máxima. Alternativamente, dois a quatro jatos (18 mcg por jato) podem ser administrados por dosímetro com um espaçador a cada 4 horas, conforme necessidade.

Beta-2-agonistas em nebulização contínua não demonstraram vantagem em DPOC. Pacientes com DPOC grave apresentam risco de hipercapnia com a administração de oxigênio suplementar, por isso foi levantada preocupação sobre o risco de hipercapnia durante os tratamentos broncodilatadores que são administrados usando nebulizadores movidos a oxigênio. As diretrizes da British Thoracic Society sugerem o uso de nebulização com broncodilatador e ar comprimido ao invés de oxigênio, ou a limitação das nebulizações com oxigênio a 6 minutos, mas não existem evidências de que nebulização com oxigênio piore a hipercapnia.

O uso de agonistas beta-adrenérgicos de curta ação injetáveis, como a terbutalina ou a epinefrina, apresenta um alto risco de efeitos adversos inotrópicos e cronotrópicos, como arritmias ou isquemia miocárdica; assim, não são indicados para o tratamento de exacerbações de DPOC.

Glicocorticoides

Os glicocorticoides sistêmicos aceleram a melhora do fluxo aéreo, trocas gasosas e sintomas, diminuem tempo de internação hospitalar e reduzem a taxa de falha do tratamento. Em um estudo com 29.271 pacientes hospitalizados randomizados para receber um ciclo de 3 dias de metilprednisolona intravenosa (125 mg a cada 6 horas) ou placebo, os pacientes randomizados para o grupo metilprednisolona após 3 dias passaram a receber prednisona diminuída progressivamente ao longo de 15 dias ou 8 semanas. Os pacientes que receberam corticosteroides tiveram melhora do VEF1, diminuição do tempo de internação hospitalar e menos falha de tratamento. Os resultados não foram melhores com um curso de 8 semanas de corticosteroides do que com um curso de 15 dias. Em uma metanálise de nove estudos (n = 917), os glicocorticoides sistêmicos reduziram o risco de falha do tratamento em mais de 50% em comparação com placebo.

Doses menores de glicocorticoides parecem ser igualmente eficazes. Em um estudo de coorte com 17.239 pacientes internados em uma unidade de terapia intensiva (UTI) com exacerbação de DPOC, uma dose de metilprednisolona de 240 mg/dia ou menor, comparada com dose 240 mg/dia ou maior, não foi associada com benefício em mortalidade, mas foi relacionada com tempo de internação ligeiramente menor.

Os glicocorticoides orais são rapidamente absorvidos (com níveis séricos máximos alcançados em uma hora após a ingestão) com ótima biodisponibilidade e parecem igualmente eficazes comparados com os glicocorticoides intravenosos no tratamento da maioria das exacerbações da DPOC. Em uma revisão sistemática, os glicocorticoides parenterais foram comparados com os glicocorticoides orais e não foram observadas diferenças significativas entre os dois grupos. Os glicocorticoides intravenosos são tipicamente administrados a pacientes que apresentam exacerbação grave, que não responderam a glicocorticoides orais, que não conseguem tomar medicação oral, ou que podem ter absorção deficiente devido à diminuição da perfusão esplâncnica (p. ex., pacientes em choque).

A dose ideal de glicocorticoides sistêmicos para tratar uma exacerbação da DPOC não foi completamente determinada. A dose de prednisona que sugerimos é de 40 mg por via oral (VO) ou uso endovenoso de metilprednisolona EV 20-60 mg a cada 6 horas em casos graves nas primeiras 72 horas.

As diretrizes sugerem que os glicocorticoides (prednisona 30 a 40 mg/dia) sejam administrados por 5 dias, enquanto as diretrizes da European Respiratory Society/American Thoracic Society sugerem um curso de terapia de até 14 dias de duração. O estudo REDUCE randomizou 314 pacientes com exacerbações da DPOC, dos quais 289 necessitaram de hospitalização, para receber 40 mg diários de prednisona por 5 ou 14 dias. Nenhuma diferença foi observada entre os dois grupos. Uma revisão sistemática concluiu que um curso de 5 dias de glicocorticoides orais é provavelmente comparável a um curso de 14 dias ou mais. A terapia com glicocorticoides pode ser descontinuada se o paciente apresentar melhora clínica. Alternativamente, a dose é reduzida ao longo de mais 7 dias. A redução gradual somente devido a preocupações com a supressão adrenal não é necessária se a duração da terapia for inferior a 3 semanas. O corticoide inalatório não apresenta papel definido na exacerbação aguda, embora possa ser associado como medicação de manutenção.

Antibióticos

Duas metanálises de 11 ensaios randomizados e controlados com placebo de antibióticos para exacerbações agudas de DPOC apoiam seu uso quando existe escarro purulento. No melhor estudo sobre o uso de antibióticos nas exacerbações de DPOC, os sintomas desapareceram em 21 dias em 68% dos pacientes que receberam antibióticos em comparação com 55% dos que receberam placebo.

Os antibióticos parecem ser úteis em pacientes com exacerbações graves com pelo menos dois sintomas cardinais. Em um estudo randomizado envolvendo 173 pacientes que foram designados para um ciclo de doxiciclina, sulfametoxazol-trimetoprima ou amoxicilina por 10 dias, os pacientes com exacerbações mais graves (presença de pelo menos dois dos três critérios cardinais: piora da dispneia, secreção purulenta e aumento do volume de expectoração) apresentaram benefício com o tratamento com antibióticos, o que não ocorreu com as exacerbações leves.

Em pacientes com necessidade de suporte ventilatório invasivo ou não, o tratamento com ofloxacina teve os seguintes benefícios:

- Mortalidade 4% vs. 17%.
- Tempo de ventilação mecânica 6,4 vs. 10,6 dias.
- Número necessário de tratar (NNT) de 8 pacientes para evitar 1 morte. Assim, antibióticos estão indicados em pacientes com necessidade de suporte ventilatório.

A coloração Gram do escarro não é útil no manejo desses pacientes e a cultura da expectoração tem sido reservada para pacientes sem resposta à terapia empírica inicial. Para terapia inicial, recomendamos:

- Pacientes sem fatores de risco para *Pseudomonas*, com VEF1 > 50%, sem história prévia de exacerbações: podem ser tratados apenas com

amoxacilina, amoxacilina-clavulonato, cefalosporinas de segunda geração ou quinolonas.
- Pacientes com risco de infecção por *Pseudomonas* (uso de glicocorticoides, doença pulmonar estrutural, uso de antibiótico recente, VEF1 < 30%, colonização crônica por *Pseudomonas*) devem receber necessariamente quinolonas respiratórias ou combinação de antibióticos.

A duração do tratamento com antibióticos é de 5 a 10 dias.

A terapêutica antiviral é recomendada para pacientes com evidência clínica e laboratorial de infecção por Influenza que necessitem de hospitalização por uma exacerbação de DPOC. Devido ao risco de broncoconstrição aguda com inalação de zanamivir, o oseltamivir é preferível, a menos que os padrões locais de resistência sugiram uma probabilidade de influenza resistente ao oseltamivir.

Ventilação não invasiva

A ventilação não invasiva (VNI) é associada a diminuição de mortalidade e diminuição de intubação orotraqueal. Os parâmetros iniciais podem ser:
- Iniciar em modo espontâneo.
- Pressão inspiratória inicial de 8 a 12 cmH_2O e uma pressão expiratória de 3 a 5 cmH_2O.

A pressão inspiratória é gradualmente aumentada conforme necessário para alcançar alívio da dispneia e boa sincronia entre paciente e ventilador. Em seis dos sete estudos randomizados e controlados de ventilação com pressão positiva sem intubação, os pacientes que receberam esse tipo de terapia tiveram desfechos melhores do que aqueles que não receberam. Os benefícios incluem menores taxas de intubação, menores taxas de mortalidade hospitalar, melhora sintomática e diminuição de tempo de internação hospitalar. As indicações de VNI são apresentadas na Tabela 9.

▷ **TABELA 9** Indicações de ventilação não invasiva (VNI) na exacerbação aguda de doença pulmonar obstrutiva crônica (DPOC)

▪ Hipoxemia refratária à suplementação de oxigênio
▪ Dispneia moderada a grave com uso de musculatura acessória sem melhora com as medidas iniciais
▪ Acidose respiratória pH < 7,35 e $PaCO_2$ > 60 mmHg

Ventilação invasiva

Pacientes com alteração do nível de consciência, bradicardia ou iminência de parada cardiorrespiratória devem ser imediatamente submetidos a intubação orotraqueal (IOT) e ventilação invasiva. Pacientes com evolução desfavorável também devem ser considerados para IOT. Antes de iniciar o suporte ventilatório, é importante revisar se existem diretrizes antecipadas de suporte de vida e garantir que o suporte ventilatório seja consistente com as metas de cuidado do paciente, não indicando medidas invasivas em pacientes que prefiram cuidados paliativos exclusivos. A Tabela 10 expõe as indicações de ventilação invasiva.

Os parâmetros iniciais da ventilação invasiva nesses pacientes são apresentados na Tabela 11.

Outras medidas

São medidas importantes para esses pacientes:
- Monitorar o balanço hídrico em pacientes internados.

▷ **TABELA 10** Indicações de ventilação invasiva em exacerbações de doença pulmonar obstrutiva crônica (DPOC)

▪ Falência da VNI ou ela é contraindicada
▪ Pós-PCR
▪ Rebaixamento do nível de consciência
▪ Períodos de pausa respiratória com rebaixamento do nível de consciência
▪ Persistente inabilidade para remover secreções respiratórias ou aspiração
▪ Instabilidade hemodinâmica grave sem resposta a cristaloide e droga vasopressora
▪ Graves arritmias ventriculares

PCR: parada cardiorrespiratória; VNI: ventilação não invasiva.

▷ **TABELA 11** Sugestão de ajuste ventilatório inicial

Ajuste ventilatório inicial em exacerbação aguda de doença pulmonar obstrutiva crônica (DPOC)	
FiO_2: suficiente para $SatO_2$ 90-94% e PaO_2 60-72 mmHg	VC: 5-6 mL/kg
Pressão de pico < 45 cmH_2O e pressão de platô < 30 cmH_2O	FR: 8-12 irpm
PEEP inicial de 3-5 cmH_2O	I/E: 3/1

- Considerar uso de profilaxia de TEV.
- Tratar condições associadas.
- Introduzir, na alta hospitalar, beta-2-agonistas de longa duração para os pacientes com indicação.
- Suporte nutricional.
- Avaliação para cuidados paliativos: dada a alta taxa de mortalidade de 1 ano após a hospitalização por uma exacerbação da DPOC, pode ser apropriado considerar encaminhamento para cuidados paliativos durante ou após a hospitalização para uma exacerbação da DPOC.
- Orientação e medidas para interrupção do tabagismo.

Medidas sem benefício comprovado incluem:

- Metilxantinas: aminofilina e teofilina são consideradas terapia de segunda linha para exacerbações de DPOC. Estudos clínicos randomizados com aminofilina endovenosa falharam em mostrar eficácia além daquela induzida pela terapia com broncodilatador e glicocorticoides inalatórios. Além da falta de eficácia, as metilxantinas causaram significativamente mais náuseas e vômitos do que o placebo e causaram tremores, palpitações e arritmias mais frequentes. Em um estudo, pacientes tratados com aminofilina no DE tiveram uma taxa de hospitalização 70% menor do que o grupo controle, mas ocorreu neste e em outros estudos aumento significativo de eventos adversos. Por isso, não recomendamos seu uso no DE.
  - Agentes mucoativos: um estudo com 50 pacientes com exacerbação de DPOC randomizados para receber N-acetilcisteína (600 mg, duas vezes ao dia) ou placebo por 7 dias não demonstrou diferença entre os dois grupos.
  - Nebulização com magnésio: não demonstrou efeito sobre FEV1 quando adicionado a nebulização com salbutamol nebulizado (albuterol) em pacientes com exacerbação de DPOC.
  - Fisioterapia respiratória: não mostrou benefício em exacerbações agudas de DPOC. Técnicas mecânicas para aumentar a expectoração, como tosse dirigida, fisioterapia respiratória com percussão e vibração, respiração com pressão positiva intermitente e drenagem postural, não demonstraram ser benéficas na DPOC e podem provocar broncoconstrição.

▷ **TABELA 12** Indicações de internação hospitalar em exacerbações agudas de doença pulmonar obstrutiva crônica (DPOC)

Sintomas graves	Condições associadas potencialmente sérias
Insuficiência respiratória	Sinais novos como cianose e edema periférico
Insuficiente suporte no lar	Falha de resposta ao tratamento inicial

▷ **TABELA 13** Indicações de internação em UTI

Dispneia grave com pouca resposta ao tratamento	Hipoxemia com $PaO_2 < 40$ mmHg ou acidose respiratória importante com pH < 7,25
Instabilidade hemodinâmica	
Alterações do estado mental	Necessidade de ventilação invasiva

INDICAÇÕES DE INTERNAÇÃO HOSPITALAR, TERAPIA INTENSIVA E SEGUIMENTO

As Tabelas 12 e 13 sumarizam as indicações de internação hospitalar e de UTI nos pacientes com exacerbação aguda de DPOC.

Critérios para alta hospitalar incluem:

- Capacidade de realizar inalação com intervalo igual ou maior do que 4/4 horas.
- Capacidade de andar, comer e dormir sem dispneia significativa.
- Estabilidade clínica por no mínimo 12 a 24 horas (sintomas e oximetria).
- Comorbidades, se presentes, estáveis e controladas.
- Compreensão da prescrição e capacidade de segui-la.
- Suporte social e domiciliar adequados.

Em pacientes que receberem alta hospitalar, deve-se garantir acesso a medicação, explicar a técnica de uso dos broncodilatadores e garantir o seguimento ambulatorial; são medidas necessárias para diminuir recorrências e complicações pós-alta hospitalar.

Para pacientes que necessitaram de hospitalização, uma consulta de acompanhamento ambulatorial deve ser agendada para 4 a 8 semanas após a alta hospitalar. A espirometria deve ser realizada após a administração de um broncodilatador, e a necessidade do pa-

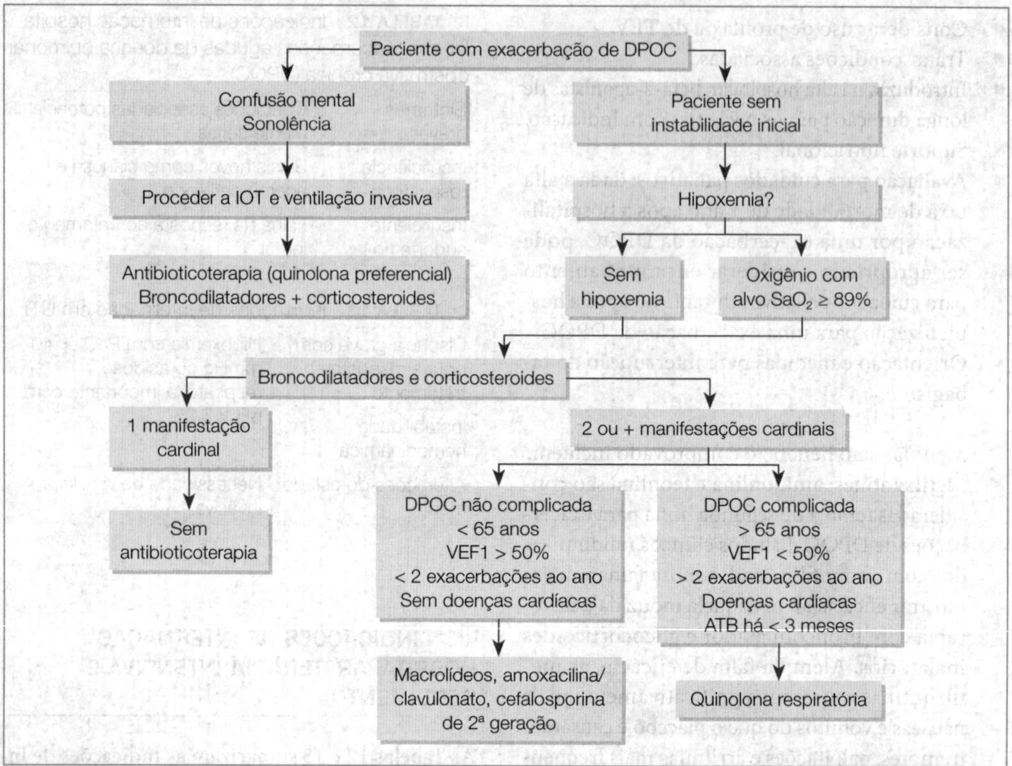

▷ **FIGURA 2** Fluxograma de atendimento de DPOC e necessidade de antibioticoterapia. ATB: antibioticoterapia; DPOC: doença pulmonar obstrutiva crônica; IOT: intubação orotraqueal.

ciente de oxigênio suplementar, tanto em repouso quanto durante a atividade, deve ser reavaliada.

A terapia com broncodilatador deve ser continuada a longo prazo, com a adição de um corticosteroide inalatório reservado para pacientes nos quais a obstrução do fluxo de ar tenha sido demonstrada como reversível (p. ex., aqueles que têm um aumento de pelo menos 12% e 200 mL no VEF1 após o uso de broncodilatador) e pacientes com exacerbações frequentes.

Vacinação contra pneumococo e influenza deve ser indicada.

LITERATURA RECOMENDADA

1. Aaron SD, Vandemheen KL, Dicknson G, et al. Outpatient oral prednisone after emergency treatment of chronic obstructive pulmonary disease. NEJM. 2003;348(26):261825.
2. Bremmer DN, et al. Acute exacerbation of chronic pulmonary disease with a low procalcitonin concentration: Impact of antibiotic therapy. Clin Infec Dis. 2019;68(5):725-30.
3. Sethi S, Murphy TF. Management of infection in exacerbation in chronic obstrutive pulmonary disease. www.uptodate.com 2022. Acesso 22 março 2022.
4. Butler CC, et al. C-reactive protein testing to guide antibiotic prescribing for COPD exacerbations. N Engl J Med. 2019;381:111-20.
5. Global Strategy for the Diagnosis, Management and Prevention of COPD, Global Initiative for Chronic Obstructive Lung Disease (GOLD) 2022. Disponível em: http://www.goldcopd.org. Acesso 22 março 2022.
6. Leuppi JD, Schuetz P, Bingisser R, et al. Short-term vs conventional glucocorticoid therapy in acute exacerbations of chronic obstructive pulmonary disease: the REDUCE randomized clinical trial. JAMA. 2013;309:2223.
7. Littner MR. In the clinic: chronic obstructive pulmonary disease. Annals of Internal Medicine. 5 April 2011.
8. Rochester CL, Martinello RA. Acute exacerbation of COPD. Best Practice. BMJ. Acesso em: 16 nov. 2020.
9. Sethi S, Evans N, Grant BJB, Murphy TF. New strains of bacteria and exacerbations of chronic obstructive pulmonary disease. NEJM. 2002;347(7):46571.
10. Stoller JK. COPD: Exacerbations. Disponível em: www.uptodate.com, UpToDate®. 2022. Acesso em: 22 março 2022.

11. Stoller JK. Management of exacerbation of chronic obstructive pulmonary disease. Disponível em: www.uptodate.com, UpToDate®. 2022. Acesso em: 05 abril 2022.
12. Suau SJ, DeBlieux PM. Management of acute exacerbation of asthma and chronic obstructive pulmonary disease in the emergency department. Emerg Med Clin North Am. 2016;34(1):1537.
13. Vollenweider DJ, et al. Antibiotics for exacerbations of chronic obstructive pulmonary disease. Cochrane Library. 2012;Issue 12.
14. Wedzicha JA, Ers Co-Chair, Miravitlles M, Hurst JR, et al. Management of COPD exacerbations: a European Respiratory Society/American Thoracic Society guideline. Eur Respir J. 2017;49.
15. Wenzel RP, Fowler AA 3rd, Edmond MB. Antibiotic prevention of acute exacerbations of COPD. N Engl J Med. 2012;367(4):3407.

47 Pneumonia adquirida na comunidade (PAC)

Rodrigo Antonio Brandão Neto
Patrick Aureo Lacerda de Almeida Pinto
Lucas Oliveira Marino

PONTOS IMPORTANTES

- A pneumonia é definida como infecção do trato respiratório inferior por um ou mais patógenos, que é adquirida fora do contexto hospitalar.
- Terceira causa de morte no mundo (mais comum causa de morte por doença infecciosa, cerca de 3,5 milhões de mortes no mundo/ano).
- Responsável por > 10% das internações hospitalares no Brasil (> 1 milhão de internações hospitalares/ano).
- Cerca de 50% dos pacientes ficam sem diagnóstico etiológico, mas os principais agentes são o pneumococo, *H. influenzae*, *Moraxella catarrhalis* e agentes atípicos como *Mycoplasma pneumoniae* e *Chlamydia pneumoniae*, além dos vírus.
- Febre persistente, frequência respiratória > 25 cpm, presença de expectoração, frequência cardíaca > 100 bpm, estertores, diminuição dos sons respiratórios, mialgia e sudorese noturna são achados que aumentam a probabilidade do diagnóstico de PAC.
- A radiografia de tórax é indicada em todos os pacientes com suspeita de PAC.
- Devem ser utilizadas ferramentas como PSI e CURB-65 para ajudar na decisão de internação hospitalar. Outras ferramentas como as variáveis IDSA/ATS e o escore SMART-COP são úteis para decidir a necessidade de internação em UTI.
- Exames complementares devem ser realizados tanto para avaliar gravidade e complicações como para tentar elucidar a etiologia em pacientes com PAC internados.
- A terapia antibiótica em pacientes ambulatoriais idealmente é realizada com amoxacilina ou macrolídeo (maior número de casos de falha terapêutica com amoxacilina). Em pacientes internados na maioria das vezes é utilizada terapia dupla com um agente betalactâmico e outro agente como macrolídeo.
- Em populações especiais a terapia antibiótica deve ser individualizada.
- O uso de glicocorticoides pode ser considerado em PAC grave com choque refratário.

INTRODUÇÃO E DEFINIÇÕES

Pneumonia é reconhecida como uma das principais causas de morte no mundo, e desde o século XIX vem sendo estudada exaustivamente, sendo uma das principais responsáveis pelo desenvolvimento da antibioticoterapia e da microbiologia atual. Apesar do desenvolvimento de técnicas de microbiologia molecular e antibióticos modernos, a pneumonia continua sendo a doença infecciosa que mais mata no mundo, tanto na fase aguda quanto a longo prazo. As mortes, na fase tardia, ocorrem às custas de aumento de eventos cardiovasculares, tal desfecho ainda não foi muito bem estudado e pode ser alvo de novas pesquisas.

A pneumonia é definida como aparecimento agudo de sintomas e sinais de infecção do trato respiratório inferior, sem outra causa óbvia, e que esteja associada a infiltrado pulmonar novo no exame de imagem. Esse quadro deve estar presente em pessoas que não estão ou não foram hospitalizadas recentemente, para que seja classificado como pneumonia adquirida na comunidade (PAC). A morbimortalidade, envolvida nesse processo infeccioso, gera elevados custos aos sistemas de saúde. Estima-se que na Europa gasta-se em torno de € 10 bilhões por ano, levando-se em consideração tanto os gastos hospitalares quanto dias perdidos de trabalho.

A mortalidade da pneumonia varia entre 4 e 18%, sendo associada a idade, comorbidades e apresentação clínica. Estima-se que, no Brasil, cerca de 10 a 13% das internações hospitalares sejam por pneumonia, o que equivale a aproximadamente 1 milhão de internações por ano. No primeiro semestre de 2019, por exemplo, foram mais de 417.000 internações. O estudo *EPIC* publicado em 2015, com pacientes internados por pneumonia nos Estados Unidos, mostra uma incidência na população geral de 24,8 casos a cada 10.000 habitantes, e à medida que se aumenta a faixa etária a quantidade de internações também aumenta, sendo 63 casos por 10.000 habitantes em pessoas de 65 a 79 anos, e 164,3 casos por 10.000 nas pessoas acima de 80 ano. No Brasil, entre 2015 e 2017, tivemos aproximadamente 200.000 óbitos por pneumonia, com média de 66.500 óbitos ao ano, sendo 80% deles em pacientes idosos, representando a maior causa por doença respiratória.

Diversos fatores de risco estão associados a pneumonia, em 2013 foi publicada uma revisão sistemática sobre epidemiologia na Europa. Entre os fatores de risco não modificáveis, temos idade e sexo masculino, com relação aos hábitos de vida merecem destaque alcoolismo (> 40 g/álcool/dia) e tabagismo tanto atual quanto prévio; como comorbidades, a doença pulmonar obstrutiva crônica (DPOC) desponta com o principal fator seguido por asma, insuficiência cardíaca, diabetes mellitus, demência e AVC prévio.

Outras condições foram observadas nessa revisão, tais como morar em casa com mais de 10 pessoas, contato frequente com crianças e índice de massa corporal (IMC) abaixo de 20. O uso de inibidor de bomba de prótons tem sido estudado recentemente como fator de risco para pneumonia, porém os resultados são inconsistentes, necessitando de ensaios clínicos controlados para esse fim. Como fator protetor, podemos citar visitas frequentes ao dentista, ter sobrepeso e consumir álcool em quantidades leves a moderadas (< 40 g/álcool/dia).

ETIOLOGIA E FISIOPATOLOGIA

Em indivíduos saudáveis, existe colonização da orofaringe e nasofaringe por diversos microrganismos. Microaspiração de pequenas quantidades de secreção contaminada pode levar a infecção das vias aéreas inferiores. Como fatores protetores temos os reflexos glóticos, a presença de proteínas do complemento e imunoglobulinas, secreção de peptídeos com ação antimicrobiana e inibição de adesão bacteriana ao trato respiratório.

A flora endógena da nasofaringe compete com os patógenos por nutrientes, exercendo efeitos protetores. O uso de antibioticoterapia de amplo espectro pode modificar a flora e predispor a infecções. As interações entre a virulência do patógeno, a quantidade de inóculo e a resposta inata e adaptativa do sistema imune vão determinar o desenvolvimento da pneumonia.

Na era pré-antibiótica, o *Streptococcus pneumoniae* era a causa de 95% das pneumonias identificadas, e apesar de ainda ser uma das principais bactérias causadoras, a frequência com a qual ela é encontrada vem diminuindo vertiginosamente, grande parte devido às campanhas vacinais, mas também pela redução do tabagismo, principalmente nos Estados Unidos, sendo responsável por 10 a 15% das pneumonias atualmente. Na Europa, onde as taxas de tabagismo continuam altas e as campanhas de vacinação antipneumocócica não são universais, o pneumococo continua em altas proporções.

Um estudo retrospectivo publicado em 2013 no *New England Journal of Medicine* mostrou que após implementação, nos Estados Unidos, da campanha vacinal para pneumococo em crianças, nos anos 2000, a quantidade de internações por pneumonia por todas as causas diminuiu, tanto nas crianças vacinadas, quanto nas não vacinadas, como também na população adulta não vacinada. Esse fato demonstra o efeito protetor da vacina na população.

Com o advento das técnicas de biologia molecular, a quantidade de vírus respiratórios isolados vem aumentando. No estudo *EPIC*, os vírus foram isolados em 27% dos pacientes, enquanto bactérias em somente 14% dos casos. As possíveis razões para a baixa detecção de patógenos são a dificuldade em coletar espécimes do trato respiratório inferior, o uso de antibióticos prévios, baixa sensibilidade dos testes disponíveis e possivelmente uma proporção importante de causas não infecciosas (p. ex., pneumonite aspirativa). Nesse estudo o *Rhinovírus* foi implicado como o principal agente causador de pneumonia, seguido por *Influenza virus* e o *Streptococcus pneumoniae*.

Outros agentes podem ser implicados como causadores de PAC, entre eles *Haemophilus influenzae, Moraxella catarrhalis, Pseudomonas aeruginosa* e outros bacilos Gram-negativos. Pacientes com bronquiectasias, usuários de corticosteroides e DPOC avançados, estão em risco aumentado para infecção por *P. aeruginosa* e outros bacilos Gram-negativos. As técnicas de detecção de patógenos variam de acordo com os estudos, o que faz variar de forma significativa a proporção de bactérias atípicas isoladas, tais como *Mycoplasma pneumoniae, Chlamydophila pneumoniae* e *Legionella* spp. A reação em cadeia de polimerase (PCR) em tempo real ou painel múltiplo é uma promessa, que pode nos ajudar a esclarecer melhor essa epidemiologia. Em algumas séries os agentes atípicos chegaram a 40% dos agentes causadores de pneumonia.

Pacientes portadores de pneumonia que estiveram hospitalizados por 2 ou mais dias nos últimos 3 meses, provenientes de asilos ou de casas de saúde, aqueles que receberam antibióticos por via endovenosa, quimioterapia ou tratamento de escaras no último mês ou que estejam em tratamento em clínicas de diálise constituem um grupo especial. Eles representam um grupo em que muitos autores referem pneumonia adquirida em hospital ou pneumonia associada aos cuidados de saúde. Iremos comentar sobre esses pacientes mais adiante.

Em surtos de influenza, o vírus da gripe em circulação pode tornar-se a principal causa de PAC com hospitalização. Um estudo publicado do Hospital das Clínicas da Universidade de São Paulo durante a pandemia de influenza H1N1 de 2009 encontrou o p-H1N1 2009 como responsável por cerca de 50% dos casos de pneumonia no serviço de emergência. Na pandemia de COVID-19 a grande maioria dos quadros pneumônicos é causada por este agente, o que reforça a necessidade de procurar agentes virais em pandemias. As pneumonias por influenza e outros vírus frequentemente têm infecções bacterianas associadas. Outros vírus que devem ser lembrados como potencial etiologia de pneumonias incluem o vírus sincicial respiratório, parainfluenza vírus, metapneumovirus humano, adenovírus, coronavírus e rinovírus. Outros vírus que causam PAC incluem um tipo de coronavírus associado a quadros graves pneumônicos no Oriente Médio o MERS-CoV, e a gripe aviária, que é um vírus influenza A (H7N9), que recentemente surgiu na China. A Tabela 1 apresenta os principais agentes etiológicos das PAC.

▷ **TABELA 1** Etiologias da pneumonia adquirida em comunidade

Vírus respiratórios	Bactérias típicas	Bactérias atípicas
Rinovírus Influenza Metapneumovírus	Pneumococo *Hemophilus influnzae*	*Mycoplasma pneumoniae* *Chlamydia pneumoniae* *Legionella pneumophila*

QUADRO CLÍNICO E DIAGNÓSTICO

O diagnóstico de pneumonia pode ser mais difícil do que parece. Classicamente o quadro clínico é descrito como um quadro agudo com febre, dor torácica, expectoração sanguinolenta e sinais de sepse, com esse quadro sendo associado historicamente a pneumonia pneumocócica. Apesar disso, mais frequentemente o diagnóstico é realizado em pacientes com tosse e sintomas respiratórios persistentes. Tosse ocorre em mais de 80% dos pacientes, expectoração amarelada em 50% dos casos e sensação de dispneia subjetiva ocorre em 50 a 70% dos casos. Os seguintes achados diagnósticos são associados com aumento da probabilidade do diagnóstico de pneumonia:

- Febre persistente.
- Frequência respiratória > 25.
- Presença de estertores na ausculta respiratória.
- Frequência cardíaca > 100 bpm.
- Diminuição dos sons respiratórios.
- Mialgia.
- Sudorese noturna.

Um exame físico compatível com consolidação pulmonar como crepitações, diminuição de murmúrio vesicular, sopro tubário (raro) e presença de leucocitose no hemograma, associado a infiltrado pulmonar novo no exame de imagem confirma o diagnóstico em pacientes com quadro clínico compatível. Confusão mental e dor torácica pleurítica também podem estar presentes. A apresentação da pneumonia pode não ser evidente em algumas populações, sendo que especialmente os idosos podem ter uma apresentação clínica atípica sem tosse, sem expectoração, com contagem normal de leucócitos e aproximadamente 30% deles podem estar afebris na apresentação.

Infiltrado pulmonar novo pode ser difícil de ser identificado em pacientes com doenças pulmonares prévias ou pacientes obesos, e quando está presente é possível que seja de causa não infecciosa (p. ex., congestão pulmonar). Um estudo publicado no *Journal of Infection* em 2013 demonstrou que 17% dos pacientes que estavam internados por pneumonia na realidade tinham outro diagnóstico.

Em pacientes sem comorbidades cardiopulmonares e jovens, o quadro clínico pode ser de fácil identificação, mas na população idosa a doença pode se apresentar como declínio cognitivo, fraqueza, perda de funcionalidade ou alteração do nível de consciência, o que pode reduzir a suspeição e acabar atrasando o diagnóstico e o tratamento.

Em pacientes com concomitância de coriza, dor de garganta, febre alta e infiltrado bilateral leva a se pensar na possibilidade de associação com quadro viral, principalmente influenza A p-H1N1.

No momento de pandemia no final do ano de 2020, a grande maioria dos quadros pneumônicos são causados pela infecção por COVID-19. Neste momento de pandemia em pacientes com infiltrado bilateral sem consolidação e sinais de sepse, o diagnóstico presumido de COVID-19 pode ser realizado. Uma discussão maior sobre as características clínicas e manejo da infecção por COVID-19 pode ser verificada no capítulo específico.

O infiltrado na radiografia de tórax pode ser sutil e de difícil identificação, sendo que estudos revelam que um radiologista experiente pode não identificar infiltrado em 15% das vezes e dois radiologistas experientes podem discordar do achado em 10% das radiografias analisadas. Nos casos em que há suspeita de pneumonia apesar da não identificação na radiografia de tórax, recomenda-se lançar mão da tomografia computadorizada ou até mesmo ultrassonografia de tórax, principalmente nos casos graves, complicados ou em imunossuprimidos.

A ultrassonografia de tórax vem despontando como uma ferramenta de grande valia no departamento de emergência (DE). O que antigamente parecia impossível de ser realizado, hoje em dia se mostra como método bem validado, com alta sensibilidade e especificidade, como demonstrado por uma meta-análise publicada no CHEST em 2017. Existem limitações inerentes ao método, tais como a curva de aprendizado necessária para a realização do exame e o fato de o método ser operador-dependente.

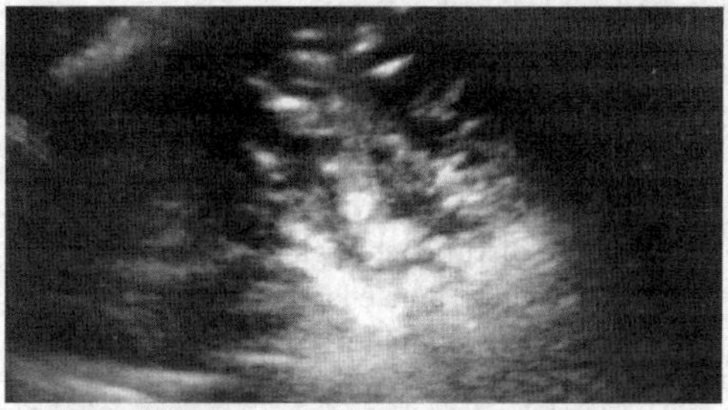

▷ **FIGURA 1** Imagem de consolidação em ultrassonografia em pulmão em paciente com tosse, febre e queda do estado geral.

EXAMES COMPLEMENTARES E AVALIAÇÃO DE GRAVIDADE

A radiografia de tórax é indicada em todos os pacientes, pois além de ajudar no diagnóstico o exame serve para verificar a presença de complicações como derrame pleural e doença multilobar. O Consenso Britânico recomenda não solicitar radiografia em pacientes com história e exame físico sugestivos em unidades básicas de saúde, mas outras sociedades mundiais, inclusive o Consenso Brasileiro, consenso da American Thoracic Society (ATS) e da Infectious Disease Society of America (IDSA) recomendam a realização de radiografia de tórax em todos os pacientes com suspeita de pneumonia. A especificidade da radiografia de tórax é superior a 90%, mas a sensibilidade não é tão alta. A TC de tórax tem sensibilidade superior a 95%. Uma alternativa é a realização de ultrassonografia, que apresenta alta sensibilidade, sendo uma excelente alternativa diagnóstica.

Em pacientes em que se contempla a internação hospitalar, exames laboratoriais são indicados e incluem hemograma, ureia, creatinina, sódio, potássio e glicemia. A presença de fatores modificadores da doença hepatopatia, DPOC, entre outros, também é indicação da realização de exames complementares. A verificação de saturação de oxigênio é indicada em todos os pacientes, e se desconforto respiratório estiver presente, gasometria arterial deve ser colhida. Outros exames são realizados conforme a circunstância clínica, incluindo provas inflamatórias, como PCR. Em casos graves, solicitar exames para avaliação de disfunções orgânicas como função hepática, coagulograma e lactato arterial.

Em pacientes em que o manejo inicial é ambulatorial não é recomendada a realização de pesquisa de etiologia da pneumonia. Nos pacientes que necessitam de internação, a pesquisa da etiologia da pneumonia pode ser feita com exames como Gram e cultura do escarro, hemoculturas, ensaios para a legionella e pesquisa de antígenos urinários, e ensaios de PCR para *Mycoplasma pneumoniae*, *Chlamydia pneumoniae* e vírus respiratórios podem ser úteis. A procalcitonina pode ser utilizada para decidir introduzir ou descontinuar antibióticos. Iremos comentar sobre cada um desses exames a seguir:

Gram e cultura do escarro

O escarro pode fornecer informações imediatas sobre possíveis organismos causadores. Resultados do Gram de coloração e cultura de escarro são positivos em mais de 80% dos casos de pneumonia pneumocócica. Quando uma amostra de boa qualidade (> 10 células inflamatórias por célula epitelial) é obtida dentro de 6 a 12 horas após o início de antibióticos é possível adequar terapia antibiótica a etiologia da pneumonia. Caso o paciente não apresente escarro ou este seja em pequena quantidade, pode-se tentar induzir escarro com nebulização de solução salina hipertônica. As diretrizes de 2019 da American Thoracic Society (ATS) e Infectious Disease Society of America (IDSA) recomendam obter Gram e cultura de escarro antes do tratamento antibiótico nas seguintes circunstâncias:

- Pneumonia considerada grave principalmente se paciente intubado.
- Caso considerado tratamento empírico para agentes meticilino-resistentes (MRSA) ou *P. aeruginosa.*
- Infecção prévia por agentes MRSA ou *P. aeruginosa.*
- Hospitalização ou uso de antibióticos nos últimos 90 dias.

O resultado do exame de escarro nessa situação permite adaptar ou descalonar a terapia antibiótica empírica.

Hemoculturas

As hemoculturas são positivas em cerca de 9% dos pacientes com pneumonia internados. Em casos de pneumonia pneumocócica são positivas em 10 a 25% dos pacientes, mas são positivas em menor número de casos de pneumonia causadas por *H. influenzae* ou *P. aeruginosa* e apenas raramente em casos provocados pela *Moraxella catarrhalis*. Em pneumonias causadas por *S.aureus* adquirido por via hematogênica, as hemoculturas são quase sempre positivas, mas elas são positivas em apenas cerca de 25% dos casos em que a inalação ou aspiração é responsável pela PAC por *S. aureus*. As coletas de cultura, seja de escarro ou sangue, devem ser realizadas preferencialmente antes do início da antibioticoterapia; caso a cultura seja colhida após início da antibioticoterapia, existe uma redução de 50% na capacidade de detecção do exame.

As diretrizes de 2019 da American Thoracic Society (ATS) e Infectious Disease Society of America (IDSA) não recomendam a coleta de hemoculturas de rotina em pacientes internados. Os seguintes pacientes têm indicação de coleta de hemocultura segundo as diretrizes:

- Pneumonia considerada grave.
- Caso considerado tratamento empírico para agentes meticilino-resistentes (MRSA) ou *P. aeruginosa.*
- Infecção prévia por agentes MRSA ou *P. aeruginosa.*
- Hospitalização ou uso de antibióticos nos últimos 90 dias.

Pesquisa de antígeno urinário para *Legionella* e pneumococo

A pesquisa de antígeno urinário para *Legionella* é positiva em cerca de 74% dos pacientes com pneumonia causada por *Legionella pneumophila* com sensibilidade aumentada em casos mais graves. Considerando a baixa prevalência do agente e o pouco impacto que sua detecção tem do ponto de vista clínico, a pesquisa não é recomendada de rotina em pacientes internados por PAC. O antígeno para pneumococo também é um exame de baixo impacto que é considerado em pacientes com pneumonia grave, leucopenia e asplenia.

As diretrizes de 2019 da American Thoracic Society (ATS) e Infectious Disease Society of America

(IDSA) consideram realizar a pesquisa de antígenos urinários quando:

- Pacientes com dados epidemiológicos bastante sugestivos de infecção por *Legionella* como viagens recentes ou exposição a água contaminada, ainda assim evidência de baixa qualidade (*Legionella*).
- Pacientes com pneumonia grave, também evidência de baixa qualidade (ambos antígenos).

Em nosso serviço consideramos pesquisar antígenos urinários em pacientes em UTI ou com falha terapêutica.

Dosagem de procalcitonina

Uma dosagem de procalcitonina sérica < 0,1 ng/L foi associada em estudos à infecção viral, enquanto valores > 0,25 ng/L apresentam forte correlação com pneumonia bacteriana. Um estudo de 2017 com 1.735 pacientes não mostrou nenhum limiar seguro de procalcitonina para diferenciar pneumonia bacteriana e viral. Uma meta-análise de 2019 com 2.408 pacientes também demonstrou que o exame não consegue diferenciar as duas situações de forma confiável com sensibilidade e especificidade do exame de 55% e 76%, respectivamente. Em nosso serviço não realizamos a dosagem de procalcitonina em pacientes com PAC, o que é consistente com as diretrizes ATS/IDSA de 2019.

Pesquisa para influenza e outras pesquisas virais

Em épocas de alta prevalência de infecção por influenza ou quadro sugestivo, é sugerido que se realize a pesquisa para esse vírus (p. ex., *swab* nasofaríngeo).

O PCR é uma técnica extremamente sensível e específica para a identificação de patógenos respiratórios, especialmente vírus, com base na PCR, um vírus respiratório pode ser identificado em 20 a 40% dos adultos hospitalizados por PAC. No entanto, a interpretação de um teste positivo pode ser difícil, uma vez que vírus podem ser causa primária de pneumonia ou predispor a pneumonia bacteriana. Assim, os resultados positivos na PCR não excluem a possibilidade de que a pneumonia bacteriana está presente.

Outros exames

No Brasil, deve ser dada atenção especial à possibilidade de infecção pelo Mycobacterium tuberculosis, sendo de extrema relevância a coleta de baciloscopias seriadas na presença de cavitação pulmonar ou quadro clínico sugestivo. A presença de derrame pleural associado ao processo pneumônico é mandatória a punção torácica diagnóstica para exclusão de derrame complicado e pesquisa microbiológica com bacterioscopia e cultura (mais detalhes no capítulo sobre derrame pleural). A Tabela 2 mostra a

▷ **TABELA 2** Exames indicados para investigação etiológica de PAC no protocolo de atendimento do HC-FMUSP

Indicações	Hemocultura	Cultura de escarro	Pesquisa de antígeno para *Legionella* e pneumococo na urina	Lavado broncoalveolar ou aspirado traqueal	Outros exames
Paciente em UTI	Sim	Sim	Sim	Sim	Aspirado se realizada intubação orotraqueal
Falha com antibiótico ambulatorial	Sim	Sim	Sim	Sim	
Infiltrados cavitários	Sim	Sim	Não	Não	Pesquisa de BAAR
Leucopenia	Sim, em pacientes internados	Considerar em pacientes internados	Não	Considerar em pneumonia grave	

(continua)

▷ **TABELA 2** Exames indicados para investigação etiológica de PAC no protocolo de atendimento do HC-FMUSP (*continuação*)

Indicações	Hemocultura	Cultura de escarro	Pesquisa de antígeno para *Legionella* e pneumococo na urina	Lavado broncoalveolar ou aspirado traqueal	Outros exames
Etilismo	Sim, em pacientes internados	Não	Sim, caso pneumonia grave	Sim, caso pneumonia grave	
Doença hepática grave	Sim, em pacientes internados	Considerar em pacientes internados	Sim, caso pneumonia grave	Sim, caso pneumonia grave	
DPOC ou pneumopatia estrutural	Sim, em pacientes internados	Sim, em pacientes internados	Não	Não	
Derrame pleural	Sim, em pacientes internados	Sim	Não	Não	Toracocentese
Asplenia	Sim, em pacientes internados	Sim, em pacientes internados	Sim, em pacientes internados	Sim, caso pneumonia grave	

indicação de exames para definir a etiologia de quadros de pneumonia baseado nas diretrizes brasileiras e da American Thoracic Society sobre PAC, mesmo com esses exames cerca de 50% dos pacientes com PAC ficam sem etiologia definida.

ESTRATIFICAÇÃO DE RISCO

Um dos pontos-chave no manejo da pneumonia adquirida na comunidade é o uso de ferramentas para avaliação de gravidade. Tais ferramentas predizem a probabilidade de o paciente evoluir para óbito nos próximos 30 dias, ajudar na tomada de decisão com relação a onde aquele paciente vai ser tratado (internação vs. ambulatorial), como também de certa forma orienta a antibioticoterapia, como será discutido adiante (Figura 2). Cerca de 40 a 60% dos pacientes com pneumonia são internados e uma grande parte dessas internações são desnecessárias; e o uso

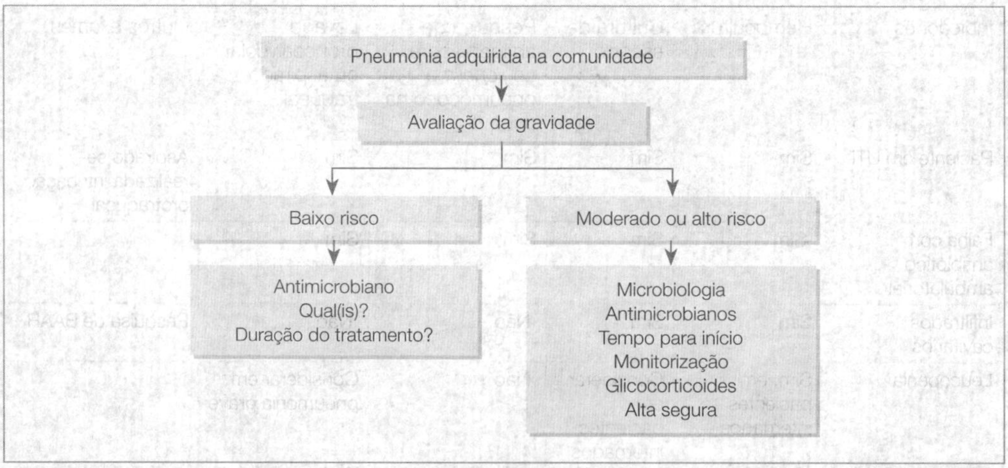

▷ **FIGURA 2** Avaliação dos pacientes com PAC conforme a gravidade.

dessas ferramentas pode ser útil na tomada de decisão sobre internação.

No ano de 1999, foi publicado no JAMA um estudo observacional prospectivo multicêntrico, envolvendo 2.287 pacientes que foram internados ou receberam alta com diagnóstico de pneumonia entre 1991 e 1994. Nesse trabalho foram avaliados fatores demográficos, comorbidades, alterações laboratoriais e de exame físico que poderiam se correlacionar com maior mortalidade, dando origem ao *Pneumonia Severity Index* (PSI/PORT), que nada mais é do que um escore preditor de gravidade em PAC.

▷ **TABELA 3** *Pneumonia Severity Index* (PSI)

Fatores demográficos	
1. Idade do homem	n. anos
2. Idade da mulher	n. anos – 10
3. Residente em casa de repouso	n. anos + 10
Comorbidades	
4. Câncer	+ 30
5. Doença hepática	+ 20
6. Insuficiência cardíaca congestiva	+ 10
7. Doença cerebrovascular	+ 10
8. Insuficiência renal	+ 10
Exame físico	
9. Estado mental alterado	+ 20
10. Frequência respiratória > 30/minuto	+ 20
11. PA sistólica < 90 mmHg	+ 20
12. Temperatura < 35 °C ou > 40 °C	+ 15
13. Pulso > 125/minuto	+ 10
Laboratório e radiografia	
14. pH < 7,35	+ 30
15. Ureia > 30 mg/dL	+ 20
16. Sódio < 130 mEq/dL	+ 20
17. Glicemia > 250 mg/dL	+ 10
18. Hematócrito < 30%	+ 10
19. P_aO_2 < 60 mmHg ou saturação O_2 < 90%	+ 10
20. Derrame pleural	+ 10

Em 2003 foram publicados na revista *Thorax* dados provenientes de três coortes de pacientes com PAC realizadas no Reino Unido, Nova Zelândia e Holanda, tendo sido encontradas cinco variáveis que se correlacionavam com a mortalidade em 30 dias, com uma sensibilidade de 77% e especificidade de 69%. Sendo elas confusão mental, ureia, frequência respiratória, pressão arterial e idade acima de 65 anos. Tais critérios são mais conhecidos como CURB-65, que é uma ferramenta útil na detecção de casos graves. Sugere-se que os pacientes que pontuem 0 (mortalidade de 0,7%) ou 1 (mortalidade de 2,1%) podem ser conduzidos ambulatorialmente, ao passo que ≥ 2 (mortalidade de 9,2%) em regime de internação. Para aqueles que pontuarem 3 (mortalidade de 14,5%) ou mais, deve-se considerar utilizar leito de terapia intensiva, em especial para 4 (mortalidade de 40%) ou 5 (pequeno número de pacientes no estudo original). Um estudo avaliou uma versão simplificada do CURB-65, o CRB-65, no qual se exclui a ureia para a avaliação final. Nesse caso, o paciente que não pontua (mortalidade de 1,2%) é candidato a tratamento ambulatorial; para aquele que pontua 1 ou 2 (mortalidade de 8,15%) avalia-se a internação hospitalar; e aquele com 3 ou 4 pontos (mortalidade de 31%) necessita de hospitalização urgente. Outra variante do escore é o escore CURB que não utiliza a idade como variável. O escore CURB-65 é sumarizado na Tabela 5, e cada variável equivale a 1 ponto. A decisão entre os diferentes escores é principalmente do médico assistente do paciente. Um estudo prospectivo norte-americano com 3.181 pacientes comparou o PSI com o CURB-65 e CURB, evidenciando maior poder discriminatório em termos de mortalidade em 30 dias do primeiro, com acurácia discretamente melhor. A decisão de internar o paciente deve levar em consideração, além desses escores, o julgamento clínico do médico.

▷ **TABELA 4** Classificação dos pacientes pelo escore PSI

Escala de risco	Pontos	Mortalidade
PORT I	Ausência de preditores	0,1-0,4%
PORT II	< 71	0,6-0,7%
PORT III	71-90	0,9-2,8%
PORT IV	91-130	8,2-9,3%
PORT V	> 130	27,0-31,1%

▷ **TABELA 5** Escore CURB-65

- Confusão mental
- Ureia > 43 mg/dL
- Frequência respiratória > 30 ipm
- Pressão arterial sistólica < 90 mmHg ou diastólica ≤ 60 mmHg
- Idade ≥ 65 anos

No pronto-socorro do HC-FMUSP damos preferência ao uso da ferramenta PORT/PSI, devido ao grau elevado de comorbidades da nossa população, tendo em vista que o CURB 65 não leva em consideração as doenças de base do paciente. A nossa prática é condizente com as diretrizes de 2019 da ATS/IDSA, que recomenda uso combinado de julgamento clínico e de escores preditores com preferência para o PSI.

Tanto o PSI quanto o CURB foram idealizados e desenvolvidos para avaliarem o risco de o paciente vir a óbito em 30 dias, porém ambas as ferramentas falham na capacidade de predizer quais pacientes irão evoluir com necessidade de suporte hemodinâmico ou respiratório intensivo. Para isso existem mais algumas ferramentas validadas para avaliação da necessidade de internação em UTI, uma delas desenvolvida pela Sociedade Americana de Doenças Infecciosas (IDSA), publicada em sua diretriz no ano de 2007, que contempla fatores de risco maiores e menores, sendo necessário 1 critério maior ou 3 menores para que o paciente tenha indicação de cuidado intensivo. Uma meta-análise mostrou sensibilidade de 84% e especificidade de 78% em predizer admissão em terapia instensiva.

▷ **TABELA 6** Indicações de UTI – IDSA/ATS

Critérios maiores
Choque séptico com necessidade de vasopressores
Necessidade de ventilação mecânica invasiva
Critérios menores
Frequência respiratória ≥ 30 ipm
Relação PaO_2/FiO_2 ≤ 250
Infiltrados multilobares
Confusão/desorientação
Ureia ≥ 43 mg/dL
Leucopenia (leucograma < 4.000 células/mm³)
Trombocitopenia (plaquetometria < 1.000.000/mm³)
Hipotermia (temperatura central < 36°C)
Hipotensão que requer ressuscitação volêmica agressiva

Obs.: são necessários 1 critério maior ou 2 menores. ATS: American Thoracic Society; IDSA: Infectious Diseases Society of America; UTI: unidade de terapia intensiva.

O segundo método foi proveniente de um estudo australiano publicado em 2008, na Clinical In-

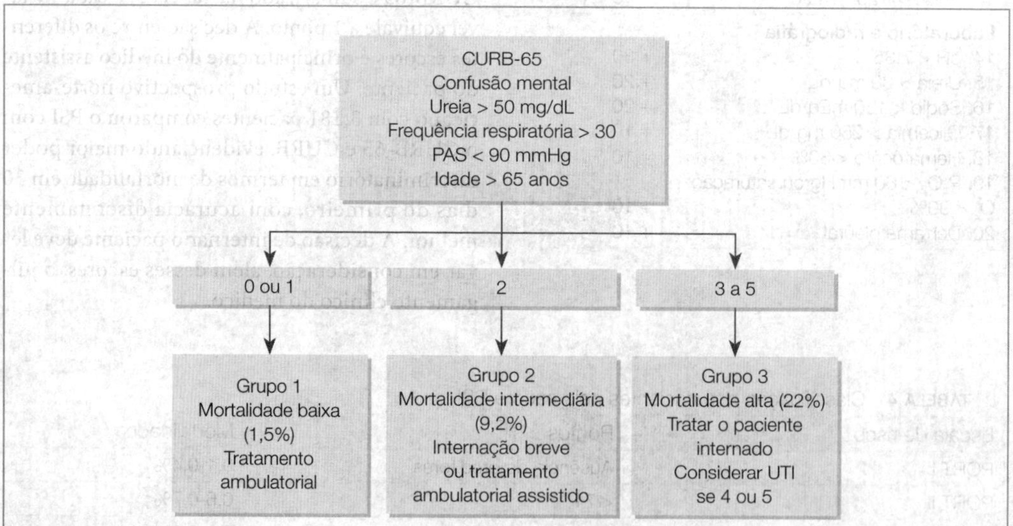

▷ **FIGURA 3** CURB-65.
PAS: pressão arterial sistólica; UTI: unidade de terapia intensiva.

fectious Diseases, chamado de SMART-COP, que apresenta oito variáveis clínicas e laboratoriais, pontuando de 0 a 11 pontos. Nesse estudo a presença de 3 ou mais pontos conseguiu predizer 92% dos pacientes que necessitariam de suporte respiratório intensivo ou vasopressor. Essa ferramenta foi posteriormente validada em cinco bases de dados, englobando cerca de 7.500 pacientes e vem sendo cada dia mais utilizada na prática clínica diária. Um estudo mostrou sensibilidade de 79% e especificidade de 64% com a ferramenta SMART-COP.

▷ **TABELA 7** Escore SMART-COP

Critérios	Pontuação
PAS < 90 mmHg	2
PO_2 < 60 mmHg	2
pH < 7,35	2
Infiltrados multilobares	1
Albumina < 3,5 g/dL	1
FR > 30 irm	1
FC > 124 bpm	1
Confusão mental	1

FC: frequência cardíaca; FR: frequência respiratória; PAS: pressão arterial sistólica.

Um outro escore validado para ajudar a decisão é o escore REA-ICU, que é sumarizado nas Tabelas 8 e 9. O critério estratifica os pacientes em quatro grupos, com risco de admissão em UTI variando de 0,7-31%, e evidencia área abaixo da curva ROC (*Receiver Operating Characteristics*) de 0,81. Outros escores como o CURXO são muito parecidos com os escores já discutidos e não serão comentados.

▷ **TABELA 8** Escore REA-ICU

Características	*Odds ratio*	Pontos
Sexo masculino	1,47	1
Uma ou mais comorbidades	1,57	1
Frequência respiratória ≥ 30 ipm	1,70	1
Leucograma < 3.000/mm³ ou ≥ 20.000/mm³	1,71	1
Frequência cardíaca ≥ 125 bpm	1,73	1
Idade > 80 anos	1,76	1
Infiltrados multilobares ou derrame pleural	2,19	2
$SatO_2$ < 90% ou PaO_2 < 60 mmHg	2,35	2
pH arterial < 7,35	2,49	2
BUN ≥ 11 mmol/L	2,56	2
Sódio < 130 mEq/L	2,88	3

▷ **TABELA 9** Classificação REA-ICU

Classificação	Pontuação	Risco de UTI ≤ 3 dias
I	≤ 3	1,3
II	4-6	7,1
III	7-8	12,2
IV	≥ 9	32,4

Em nossa instituição os escores utilizados para decisão de internar ou não o paciente em UTI são os escores IDSA/ATS e o escore SMART-COP. As diretrizes de 2019 sugerem o uso de ferramentas para estratificar os pacientes para ir para a UTI e propõem o uso dos critérios IDSA, mas consideram o SMART-COP uma boa alternativa.

DIAGNÓSTICOS DIFERENCIAIS

Em pacientes com infiltrados que sugerem pneumonia é sempre importante considerar outros diagnósticos alternativos e eventualmente em pacientes com diagnóstico inicial de pneumonia acabam persistindo por semanas após o fim do tratamento antibiótico com a imagem e nesse caso outros diagnósticos devem ser considerados. Uma dúvida importante é sobre a necessidade de repetir a radiografia de tórax para avaliar a resolução da pneumonia e entre 1,3 e 4% dos pacientes recuperando-se de PAC apresentam diagnóstico de neoplasia pulmonar maligna, mas esses pacientes apresentam persistência dos sintomas após a antibioticoterapia. As diretrizes ATS/IDSA de 2019 sugerem não realizar radiografia de rotina de seguimento para pacientes que apresentam melhora após 5 a 7 dias de antibioticoterapia, considerando realizar o exame apenas em pacientes com a persistência dos sintomas. A Tabela 10 sumariza os principais diagnósticos diferenciais da PAC.

▷ **TABELA 10** Diagnósticos diferenciais da PAC

1. Radiografia de tórax anormal
▪ Insuficiência cardíaca com síndrome viral associada
▪ Pneumonite por aspiração
▪ Infarto pulmonar por tromboembolismo
▪ Exacerbação aguda de fibrose pulmonar
▪ Exacerbação aguda de bronquiectasias
▪ Pneumonia eosinofílica aguda
▪ Pneumonite de hipersensibilidade
▪ Vasculite pulmonar
▪ Lesão pulmonar induzida por cocaína ("pulmão de crack")
▪ Pneumonia organizada criptogênica (antes BOOP)
▪ Neoplasias
2. Radiografia de tórax normal
▪ Exacerbação aguda de DPOC
▪ Gripe
▪ Bronquite aguda
▪ Pertussis
▪ Asma com síndrome viral associada

TRATAMENTO

O manejo da pneumonia se baseia no diagnóstico correto, pesquisa microbiológica eficaz, avaliação de gravidade, decisão do local de internação, antibioticoterapia empírica e outras medidas adjuvantes, monitorização da resposta terapêutica e critérios para alta segura. Com esses fatores em mente e sistematizados, é possível dar o melhor cuidado possível para esses pacientes com morbimortalidade tão elevada.

Nos tempos atuais de pandemia deve-se considerar em pacientes com infiltrado bilateral sem consolidação ou sepse o diagnóstico de COVID-19. Nestes casos não é necessário iniciar o tratamento antibiótico. Maiores detalhes sobre o manejo de COVID-19 no capítulo específico.

De forma prática e sistemática, ao se deparar com um paciente com suspeita de pneumonia, deve-se ter em mente algumas variáveis a serem levadas em consideração na tomada de decisão. A primeira seria a idade do paciente. Caso ele tenha menos de 50 anos, deve-se interrogar por doenças prévias, tais como insuficiência cardíaca, hepática ou renal, doença pulmonar obstrutiva crônica (DPOC), sequela de doenças neurológicas ou histórica de neoplasia recente ou em tratamento.

Caso o paciente não apresente nenhuma das comorbidades já citadas, deve-se procurar sinais de alarme na apresentação clínica da doença, que são confusão mental, hipotensão, temperatura muito alta ou muito baixa, taquicardia, taquipneia, hipoxemia na oximetria de pulso ou infiltrado difuso na radiografia de tórax. A partir do momento em que você não identifica os fatores já citados, o paciente é automaticamente classificado como de baixo risco e não necessita de exames complementares.

A conduta para pacientes de baixo risco e sem fatores modificadores de risco para resistência bacteriana é ambulatorial, desde que o paciente tenha plenas condições socioeconômicas de seguir o tratamento indicado e acesso fácil ao sistema de saúde para eventuais retornos. Nesses casos se recomenda o uso de monoterapia com amoxicilina ou macrolídeo (azitromicina ou claritromicina), por 5 a 7 dias. As diretrizes ATS/IDSA consideram ainda o uso da doxiciclina, mas a alta resistência do pneumococo a esse agente em nosso meio torna a doxiciclina uma opção pior. Assim são recomendados:

- Amoxacilina 1.000 mg 8/8 horas.
- Doxiciclina 100 mg 12/12 horas (opção não preferencial).
- Azitromicina 500 mg no primeiro dia e depois 250 mg 1 vez ao dia.
- Claritromicina liberação prolongada 1.000 mg uma vez ao dia ou 500 mg 12/12 horas.

Não há necessidade de pesquisa microbiológica de rotina, como também deve-se orientar quanto ao retorno ao serviço de saúde, caso piora dos sintomas ou se não houver melhora. O uso de amoxacilina é associado com maior número de pacientes com falha terapêutica em alguns estudos.

A prescrição de quinolona respiratória (levofloxacino ou moxifloxacino) nesse grupo de pacientes não é recomendada e deve ser desencorajada, por conta da indução de resistência bacteriana e do maior perfil de efeitos colaterais. No Brasil, essa recomendação ganha mais importância em razão da alta prevalência de infecção por *M. tuberculosis*, em que o uso de quinolona respiratória pode negativar a pesquisa do bacilo, como também induzir perfis de resistência de difícil tratamento na micobactéria. O uso de quinolonas em pacientes ambulatoriais pode ser considerado em pacientes com fatores modificadores da doença como hepatopatia grave, DPOC entre outras situações.

Pacientes com mais de 50 anos ou que apresentem comorbidades que aumentam o risco de desfechos desfavoráveis ou apresentem sinais de alarme de doença necessitam de exames complementares a fim de calcular a gravidade do paciente, como o escore PSI e as ferramentas de avaliação de necessidade de internação em terapia intensiva.

Se após coleta dos exames laboratoriais o paciente for classificado como PORT II, ele pode ser conduzido da mesma forma que os pacientes de baixo risco, ou seja, tratamento ambulatorial com monoterapia. Por outro lado, se o paciente for classificado como PORT III, IV ou V, deve-se considerar internação hospitalar mesmo que seja por um curto período (24 a 48 h), como recomendado para os pacientes PORT III. O Algoritmo 3 sumariza essa abordagem e é baseado nas diretrizes brasileiras e internacionais de pacientes com PAC.

As diretrizes ATS/IDSA de 2019 sugerem que o subgrupo de pacientes ambulatoriais que apresentam fatores modificadores que aumentam probabilidade de resistência bacteriana necessitariam de terapia combinada antibiótica ou monoterapia com quinolonas. Os fatores modificadores são os seguintes:

- Doença pulmonar crônica.
- Insuficiência cardíaca.
- Doença hepática crônica.
- Doença renal.
- Etilismo.
- Neoplasia maligna.
- Asplenia.

Nesses pacientes as diretrizes ATS/IDSA recomendam:

A. Terapia combinada:

- Amoxacilina/clavulonato 500 mg 8/8 horas ou 875 mg 12/12 horas ou cefalosporina de segunda geração como cefuroxima 500 mg 12/12 horas combinada com:
- Macrolídeos como azitromicina 500 mg no primeiro dia e depois 250 mg dia ou claritromicina 1.000 mg dia.

B. Monoterapia:

- Quinolona respiratória como levofloxacina 750 mg ao dia, moxifloxacina 400 mg ao dia ou gemifloxacina 320 mg ao dia.

As quinolonas respiratórias em monoterapia apresentam boa cobertura tanto para os germes típicos quanto atípicos.

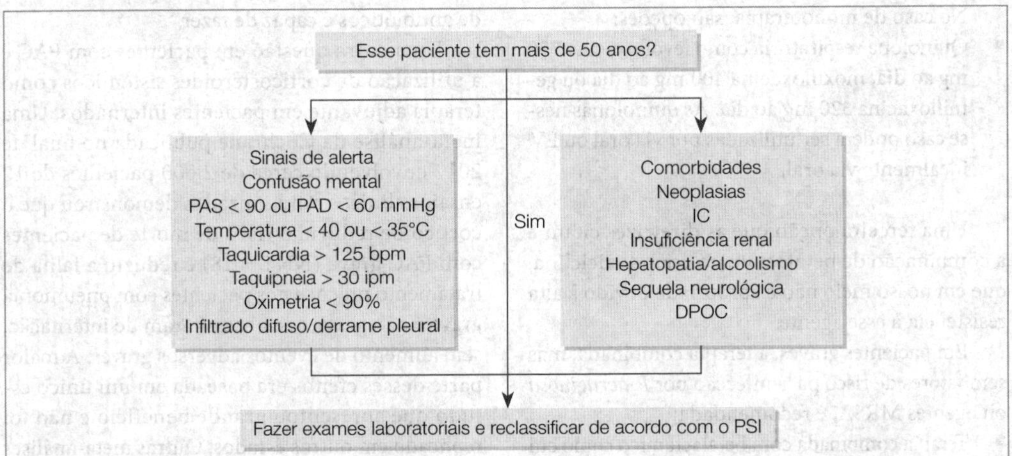

▷ **FIGURA 4** Manejo da pneumonia adquirida na comunidade.

DPOC: doença pulmonar obstrutiva crônica; IC: insuficiência cardíaca; PAD: pressão arterial diastólica; PAS: pressão arterial sistólica; PSI: *Pneumonia Severity Index*.

Em pacientes internados, o intervalo recomendado para o início da antibioticoterapia é de 4 horas, porém se o paciente apresenta instabilidade hemodinâmica ou franca insuficiência respiratória deve ser priorizada a antibioticoterapia precoce.

Apesar de o intervalo de 4 horas ser recomendado pela diretriz britânica e utilizado como critério de qualidade hospitalar, uma meta-análise de estudos observacionais em pacientes estáveis clinicamente, publicada no *Annals of Emergency Medicine* em 2008, não mostrou diferença de mortalidade com o início de antibioticoterapia precoce; por outro lado, a pressão para o início rápido da antibioticoterapia se associou a dificuldade no diagnóstico e maior prevalência de efeitos colaterais.

Em pacientes internados a pneumonia não considerada grave pode ser tratada com terapia dupla ou monoterapia. No caso de terapia combinada, temos:

- Betalactâmico ceftriaxone 1-2 g ao dia EV, cefotaxime 2 g a cada 8 horas EV ou ampicilina/sulabactam 1,5 a 3 g EV a cada 6 horas COMBINADO COM
- Macrolídeo como azitromicina 500 mg no primeiro dia e depois 250 mg dia ou claritromicina 1.000 mg dia. Os macrolídeos nesse caso podem ser utilizados por via oral ou EV, idealmente via oral.

No caso de monoterapia, são opções:

- Quinolona respiratória como levofloxacina 750 mg ao dia, moxifloxacina 400 mg ao dia ou gemifloxacina 320 mg ao dia. As quinolonas nesse caso podem ser utilizadas por via oral ou EV, idealmente via oral.

Uma terceira opção que as diretrizes citam é a combinação de betalactâmico com doxiciclina, que em nosso meio não é apropriada devido à alta resistência a esse agente.

Em pacientes graves, a terapia combinada, mas sem fatores de risco para infecção por *P. aeruginosa* ou agentes MRSA, é recomendada:

- Terapia combinada com betalactâmico como em pacientes sem pneumonia grave e macrolídeos. As doses são similares às já citadas.
- Terapia combinada com betalactâmico como em pacientes sem pneumonia grave e quinolonas respiratórias. As doses são similares às já citadas.

Nos últimos anos vários estudos têm sido realizados a fim de identificar o papel da associação dos macrolídeos no tratamento da pneumonia. O estudo de não inferioridade CAP-START publicado no NEJM 2015 comparou três estratégias de tratamento, betalactâmico em monoterapia, betalactâmico mais macrolídeo ou fluoroquinolona em 2.283 pacientes internados com pneumonia não grave, e o betalactâmico em monoterapia se mostrou não inferior, ou seja, foi igualmente eficaz. Por outro lado, outro ensaio clínico de não inferioridade publicado no JAMA comparou monoterapia com a associação com macrolídeo em pacientes com pneumonia grave e não conseguiu provar a não inferioridade da monoterapia, pois os pacientes do grupo da monoterapia demoraram mais para apresentar estabilidade clínica.

Em 2017, foi publicada na revista *Infectious Diseases* uma meta-análise de 5 ensaios clínicos randomizados em pacientes com pneumonia que necessitaram internação hospitalar, a fim de responder a dúvida sobre o real benefício dos macrolídeos na terapia da pneumonia. A conclusão foi que a terapia combinada reduziu as chances de falha terapêutica em comparação com a monoterapia com betalactâmico, o que corrobora com as diretrizes atuais. Outro fator aventado nos possíveis benefícios da terapia combinada com macrolídeo seria a imunomodulação pulmonar que essa classe de antibióticos é capaz de fazer.

Uma outra questão em pacientes com PAC é a utilização de corticosteroides sistêmicos como terapia adjuvante em pacientes internados. Uma meta-análise da Cochrane publicada no final de 2017 envolvendo cerca de 2.000 pacientes de 12 ensaios clínicos randomizados demonstrou que o corticoide reduziu o risco de morte de pacientes com PAC grave (NNT = 18) e reduziu a falha de tratamento precoce nos pacientes com pneumonia grave e não grave que necessitaram de internação, sem aumento de eventos adversos graves. A maior parte desses efeitos era baseada em um único estudo que apresentou grande benefício e não foi replicado em outros estudos. Outras meta-análises falharam em demonstrar benefício. As diretrizes ATS/IDSA 2019 recomendam contra o uso de corticoesteroides em pneumonia grave, com exceção de pacientes em choque refratário. A dose de corticoesteroides não está bem estabelecida, porém se recomenda prednisona 40 mg por dia por 5 dias para pacientes com via oral patente ou metilprednisolona 0,5 mg/kg de 12 em 12 horas.

Algumas populações especiais merecem comentários adicionais:

Pneumonias associadas aos cuidados de saúde

Existem algumas populações que merecem tratamento diferenciado no contexto da pneumonia, grande parte devido a comorbidades e exposições de risco prévias.

Em 2005 foi introduzido um novo conceito para pneumonia adquirida na comunidade que foi a pneumonia associada a cuidados de saúde. Isso surgiu do fato de que essa população tinha altos índices de mortalidade quando comparados com os pacientes que não tinham contato com serviços de saúde. Esses pacientes são os que moram em casa de repouso ou instituições de longa permanência, foram internados ou usaram antibióticos nos últimos 90 dias, que fazem tratamento ambulatorial de escaras, utilizam *homecare* ou fazem tratamento domiciliar endovenoso, hemodiálise, são nutridos via sonda nasoenteral ou gastrostomia. Via de regra são pacientes em contato frequente com o sistema de saúde. Os critérios que definem os pacientes com pneumonias associadas aos cuidados de saúde são sumarizados na Tabela 11.

▷ **TABELA 11** Critérios para pneumonia associada aos cuidados de saúde

- Hospitalização por ≥ 2 dias durante os 90 dias anteriores
- Residência num lar de idosos ou instalações de cuidados estendidos
- O uso a longo prazo da terapia endovenosa em casa, incluindo antibióticos
- Hemodiálise durante os últimos 30 dias
- Início de tratamento de feridas
- Membro da família com patógeno multirresistente
- Doença imunossupressora ou terapia imunossupressora
- Uso de antibióticos durante os 90 dias anteriores
- Incapacidade de deambulação e alimentação por tubo ou uso de agentes supressores de ácido gástrico

A recomendação de diretrizes antigas era que esse grupo de pacientes recebesse antibioticoterapia empírica baseada na cobertura para germes hospitalares, porém os estudos que tentaram verificar o benefício da estratégia de ampla cobertura para pacientes com pneumonia associada a cuidados de saúde falharam em demonstrar melhores desfechos e, pelo contrário, a maioria deles demonstrou aumento de mortalidade.

A recomendação das diretrizes ATS/IDSA é de abandonar o termo pneumonia associada aos cuidados de saúde e não fazer cobertura empírica antipseudomonas ou contra agentes MRSA de rotina, exceto em pacientes com pneumonia grave e com fatores de risco idealmente validados localmente para pacientes com risco de infecção por esse germe. Riscos para infecção por *Pseudomonas aeruginosa* tradicionais incluem:

- Uso de antibióticos endovenosos no último mês.
- Internação por mais de 48 h na última semana.
- Doença estrutural pulmonar (p. ex., bronquiectasia).
- Neutropenia grave.

Se o paciente apresentar algum desses fatores de risco deve-se prescrever um betalactâmico que tenha ação antipseudomonas como:

- Piperacilina/Tazobactan 4,5 g EV 6/6 horas.
- Cefepime 2 g EV 8/8 horas.
- Ceftazidime 2 g EV 8/8 horas.
- Meropenem 2 g EV 8/8 horas.
- Imipenem 500 mg EV 6/6 horas.

Os carbapenêmicos só devem ser utilizados se o perfil de resistência local assim indicar, não podendo ainda esquecer da cobertura para germes atípicos, que continua sendo indicada nesse grupo de pacientes.

Pacientes com risco de agentes meticilino-resistentes

Os dados disponíveis sugerem que a incidência de patógenos multirresistentes geralmente não é significativamente aumentada se três ou mais fatores de risco para pneumonias associadas aos cuidados de saúde não são presentes. No entanto, os agentes meticilino-resistentes (MRSA) podem ser uma exceção. A presença de um fator de risco específico de MRSA (infecção prévia por MRSA ou colonização, hemodiálise a longo prazo, ou insuficiência cardíaca) e outro fator de risco específico para pneumonia pode justificar cobertura para agentes MRSA, embora esta não seja uma conduta de rotina em nosso pronto-socorro, exceto em pacientes muitos graves. A Tabela 12 cita os pacientes com risco de agentes MRSA.

▷ **TABELA 12** Características clínicas sugestivas PAC com MRSA

- Infiltrado cavitários ou necrose
- Presença de cateter venoso central
- Aumentando rapidamente derrame pleural
- Hemoptise pura
- Influenza concomitante
- Neutropenia
- Exantema eritematoso
- Pústulas na pele
- Paciente jovem, previamente saudável
- Pneumonia grave durante os meses de verão

No caso de pacientes com fatores de risco localmente validados para agentes MRSA, as opções incluem:

- Vancomicina 15 mg/kg EV 12/12 horas com dose ajustada pela vancocinemia.
- Linezolida 600 mg EV 12/12 horas.

▷ **TABELA 13** Escolha de antibióticos em grupos de risco.

Grupos de risco	Antibióticos
Baixo risco, hígidos e sem uso de ATB nos últimos 3 meses	Amoxicilina 500 mg 8/8 h Azitromicina 500 mg 1 x/d*
Baixo risco com comorbidades ou uso de ATB nos últimos 3 meses	Amoxicilina 1 g 8/8 h + azitromicina 500 mg 1 x/d Levofloxacino 500 mg 1 x/d
Risco intermediário	Amoxicilina 1 g 8/8 h + azitromicina 500 mg 1 x/d Levofloxacino 500 mg 1 x/d
Alto risco	Ceftriaxona 1 g 12/12 h + azitromicina 500 mg 1 x/d Levofloxacino 500 mg 1 x/d
Risco de *Pseudomonas*	Ceftazidima 2 g 8/8 h + levofloxacino 750 mg 1 x/d ou azitromicina 500 mg 1 x/d Cefepime 2 g 8/8 h + levofloxacino 750 mg 1 x/d ou azitromicina 500 mg 1 x/d Piperacilina/tazobactam 4,5 g 6/6 h + levofloxacino 750 mg 1 x/d ou azitromicina 500 mg 1 x/d Meropenem 1 g 8/8 h+ levofloxacino 750 mg 1 x/d ou azitromicina 500 mg 1 x/d

* Azitromicina pode ser substituída por claritromicina 500 mg VO/EV 12/12 h. ATB: antibioticoterapia.

Em pacientes com risco para infecção por agentes anaeróbios, não é recomendada a inclusão de rotina de cobertura anaeróbia com clindamicina ou metronidazol, exceto em pacientes com abscesso pulmonar ou empiema.

Em pacientes com suspeita de infecção por influenza é recomendado introduzir oseltamivir 75 mg VO 12/12 horas por 5 dias ou outra opção de agente antiviral; deve-se acrescentar que mesmo em pacientes em que se acredita que a pneumonia é primariamente viral deve-se realizar terapia antibiótica empírica associada.

DURAÇÃO DO TRATAMENTO

Existem pouco estudos para validar tempo de tratamento para pneumonias menor que 5 dias; assim, este é o tempo mínimo recomendado de tratamento. Idealmente medidas objetivas de melhora do paciente com desaparecimento de febre e capacidade de receber medicações por via oral podem ser utilizadas para guiar o tempo de tratamento. Esses parâmetros serão comentados adiante ao discutirmos a monitorização da resposta terapêutica. Em pacientes ambulatoriais, tratamento por 5 a 7 dias é suficiente na maioria dos casos e o mesmo é sugerido para pacientes internados sem pneumonia grave. No caso de pneumonias graves um tempo de 7 dias de tratamento é recomendado em diretrizes, podendo ser prolongado se a resposta não for apropriada. Tempo prolongado de tratamento é recomendado nas seguintes situações:

1. Infecção complicada por meningite, endocardite, abscesso ou empiema ou infecções ósseas ou de partes moles associadas.
2. Agentes menos comuns como *Burkholderia pseudomallei* ou *Mycobaterium tuberculosis*.

MONITORIZAÇÃO DA RESPOSTA TERAPÊUTICA E CRITÉRIOS PARA ALTA SEGURA

A monitorização da resposta terapêutica pode ser realizada tanto com critérios clínicos quanto com biomarcadores. Ultimamente a procalcitonina vem sendo amplamente discutida nesse contexto. Os sinais clínicos a serem avaliados durante a internação por pneumonia são os sinais vitais, oximetria de pulso, status mental e capacidade de se alimentar sem ajuda. Na Tabela 14 estão designados os critérios clínicos de resposta terapêutica.

▷ **TABELA 14** Critérios clínicos de resposta terapêutica na PAC

Critérios
Temperatura < 37,5 ºC
Frequência respiratória < 24 ipm
Frequência cardíaca < 100 bpm
Pressão sistólica ≥ 90 mmHg
$SatO_2 \geq 90\%$
Retorno ao *status* mental de base
Capacidade de se alimentar sem assistência

A proteína C-reativa é um reagente de fase aguda que quando usado da forma correta consegue nos ajudar na monitorização da resposta terapêutica. A recomendação é de que ela seja solicitada na entrada do paciente e esse valor seja usado como valor basal e após 48 a 72 h seja solicitada novamente. Deve-se comparar esses dois valores e, se houver queda dos níveis séricos, a evidência é de que o paciente esteja respondendo à antibioticoterapia. A procalcitonina (PCT) tem o mesmo fim e parece ser mais específica para infecções da via aérea inferior. A particularidade é que a PCT pode ser usada como critério para suspensão da antibioticoterapia, caso reduza a níveis menores que 0,5 mcg/L ou 80% do valor máximo. Em serviços com tempo de tratamento de PAC maiores que o habitual, a utilização de protocolo utilizando a procalcitonina para decidir descontinuação de antibiótica é recomendada.

Caso o paciente apresente sinais de melhora clínica e seja capaz de ingerir por via oral, recomenda-se trocar a antibioticoterapia da via endovenosa para via oral o quanto antes. Nesse momento deve-se realizar a avaliação global dos sinais vitais, necessidade de oxigenioterapia, ausência de exacerbação de doenças de base (p. ex., asma, ICC, DPOC) e caso o paciente esteja com sinais vitais estáveis, retorno ao status basal mental, doenças de base compensadas, saturação > 90% em ar ambiente, deve-se considerar a alta hospitalar, sem necessidade de observação após a troca de ATB da via IV para VO.

Outro ponto importante no momento da alta é explicar para o paciente sobre a história natural da pneumonia e o que pode acontecer nos próximos dias a meses. Deve-se esclarecer para o paciente e familiares que os sintomas vão melhorar gradativamente e que dependem da gravidade inicial do quadro, como também deve-se orientar o retorno ao serviço de saúde caso haja piora ou retorno dos sintomas. Abaixo estão explicitados os pontos que devem ser abordados com relação à resolução dos sintomas:

- 1 semana: febre deve ter resolvido
- 4 semanas: dor torácica e escarro devem ter reduzido
- 6 semanas: tosse e dispneia devem ter melhorado
- 3 meses: a maioria dos sintomas deve estar resolvida, porém fadiga pode se manter
- 6 meses: a maioria das pessoas deve voltar ao *status* basal

MANEJO DA FALHA TERAPÊUTICA

Existem divergências quanto às definições de falha terapêutica. De modo geral, se não há melhora ou há retorno dos sintomas que fizeram o paciente procurar o serviço de saúde pode ser considerado como falha terapêutica. Nesse momento, deve-se realizar nova história clínica detalhada, procurando por fatores que possam estar associados a falha terapêutica, como também investigar a possibilidade de o diagnóstico de pneumonia estar errado, o que é muito comum. Deve-se ter em mente que a antibioticoterapia não deve ser alterada nas primeiras 72 horas de internação, a não ser que exista um diagnóstico microbiológico alternativo (após resultado de culturas).

A tomografia de tórax está indicada nos casos de falha terapêutica para melhor caracterização da lesão pulmonar, pesquisa de complicações (derrame pleural ou abscesso pulmonar), diagnósticos diferenciais ou doenças pulmonares associadas (neoplasia, congestão, embolia pulmonar, doenças inflamatórias como vasculite, entre outras...). Nesse momento também é mandatória a pesquisa de infecção pelo HIV e caso exista epidemiologia sugestiva, a coleta de baciloscopias seriadas. Outro exame de extrema relevância nesse contexto, principalmente em pacientes imunossuprimidos, é a endoscopia respiratória com lavado broncoalveolar.

A Figura 5 apresenta a recomendação da Sociedade Brasileira de Pneumologia para casos de pneumonia com resposta terapêutica inadequada.

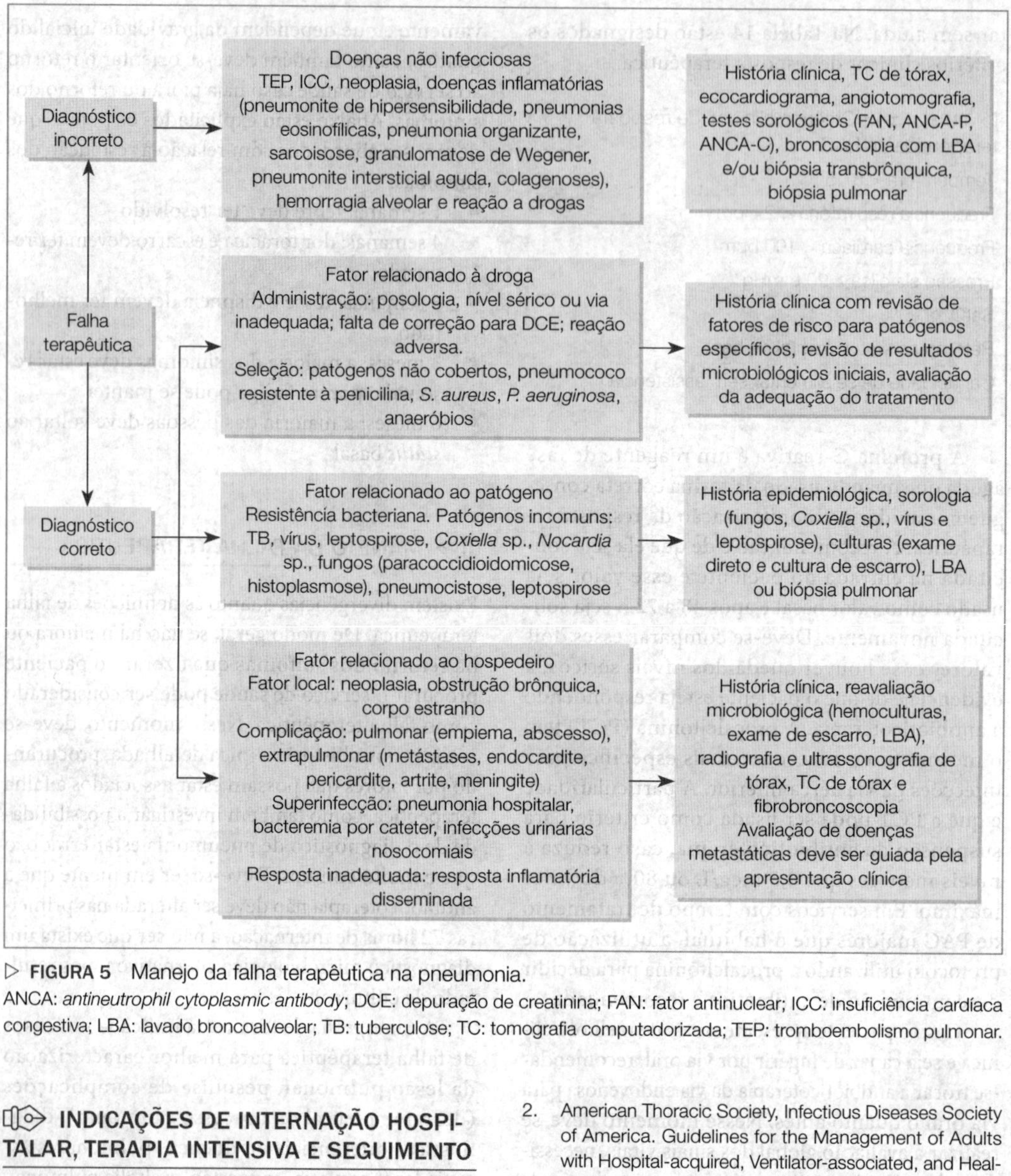

▷ **FIGURA 5** Manejo da falha terapêutica na pneumonia.

ANCA: *antineutrophil cytoplasmic antibody*; DCE: depuração de creatinina; FAN: fator antinuclear; ICC: insuficiência cardíaca congestiva; LBA: lavado broncoalveolar; TB: tuberculose; TC: tomografia computadorizada; TEP: tromboembolismo pulmonar.

INDICAÇÕES DE INTERNAÇÃO HOSPITALAR, TERAPIA INTENSIVA E SEGUIMENTO

As indicações de internação hospitalar e de recursos de terapia intensiva já foram discutidas durante o capítulo. Em pacientes idosos ou de risco, deve-se considerar a vacinação para pneumococos e influenza.

LITERATURA RECOMENDADA

1. ACR Appropriateness Criteria® acute respiratory illness in immunocompetent patients. – National Guideline Clearinghouse. https://www.guideline.gov/summaries/summary/47676? Accessed May 23, 2018.
2. American Thoracic Society, Infectious Diseases Society of America. Guidelines for the Management of Adults with Hospital-acquired, Ventilator-associated, and Healthcare-associated Pneumonia. Am J Respir Crit Care Med. 2005;171(4):388-416. doi:10.1164/rccm.200405-644ST.
3. Attridge RT, Frei CR, Restrepo MI, et al. Guideline-concordant therapy and outcomes in healthcare-associated pneumonia. Eur Respir J. 2011;38(4):878-887. doi:10.1183/09031936.00141110.
4. Briel M, Spoorenberg SMC, Snijders D, Torres A, Fernandez-Serrano S, Meduri GU, et al.; Ovidius Study Group; Capisce Study Group; STEP Study Group. Corticosteroids in patients hospitalized with community-acquired pneumonia: systematic review and individual patient data metaanalysis. Clin Infect Dis. 2018;66:346-354.

5. Carratalà J, Garcia-Vidal C, Ortega L, et al. Effect of a 3-step critical pathway to reduce duration of intravenous antibiotic therapy and length of stay in community-acquired pneumonia: A randomized controlled trial. Arch Intern Med. 2012;172(12):922-928. doi:10.1001/archinternmed.2012.1690.
6. Charles PGP, Wolfe R, Whitby M, et al. SMART-COP: A Tool for Predicting the Need for Intensive Respiratory or Vasopressor Support in Community-Acquired Pneumonia. Clin Infect Dis. 2008;47(3):375-384. doi:10.1086/589754.
7. de Amorim Corrêa R, Luiz Cavalcanti Lundgren F, Luiz Pereira-Silva J, et al. Diretrizes brasileiras para pneumonia adquirida na comunidade em adultos imunocompetentes – 2009* Brazilian guidelines for community-acquired pneumonia in immunocompetent adults. J Bras Pneumol. 2009;35(6):574-601. http://www.jornaldepneumologia.com.br/PDF/2009_35_6_11_portugues.pdf. Accessed September 13, 2017.
8. Eljaaly K, Alshehri S, Aljabri A, et al. Clinical failure with and without empiric atypical bacteria coverage in hospitalized adults with community-acquired pneumonia: A systematic review and meta-analysis. BMC Infect Dis. 2017;17(1):1-7. doi:10.1186/s12879-017-2495-5.
9. Fine MJ, Stone RA, Singer DE, et al. Processes and Outcomes of Care for Patients With Community-Acquired Pneumonia. Arch Intern Med. 1999;159(9):970. doi:10.1001/archinte.159.9.970.
10. Garin N, Genné D, Carballo S, et al. ß-Lactam Monotherapy vs ß-Lactam–Macrolide Combination Treatment in Moderately Severe Community-Acquired Pneumonia. JAMA Intern Med. 2014;174(12):1894. doi:10.1001/jamainternmed.2014.4887.
11. Griffin MR, Zhu Y, Moore MR, Whitney CG, Grijalva CG. U.S. Hospitalizations for Pneumonia after a Decade of Pneumococcal Vaccination. N Engl J Med. 2013;369(2):155-163. doi:10.1056/NEJMoa1209165.
12. Jain S, Self WH, Wunderink RG, et al. Community-Acquired Pneumonia Requiring Hospitalization among U.S. Adults. N Engl J Med. 2015;373(5):415-427. doi:10.1056/NEJMoa1500245.
13. Hill AT. Management of community acquired pneumonia in imunocompromised patients. Chest. 2020:1802-3.
14. JOHNSTONE J, NERENBERG K, LOEB M. Meta-analysis: proton pump inhibitor use and the risk of community-acquired pneumonia. Aliment Pharmacol Ther. 2010;31(11):1165-1177. doi:10.1111/j.1365-2036.2010.04284.x.
15. Kamat IS, Ramachandran V, Eswaran H, Abers MS, Musher DM. Low procalcitonin, community acquired pneumonia, and antibiotic therapy. Lancet Infect Dis. 2018;18:496-497.
16. Kaziani K, Sotiriou A, Dimopoulos G. Duration of pneumonia therapy and the role of biomarkers. Curr Opin Infect Dis. 2017;30(2):221-225. doi:10.1097/QCO.0000000000000351.
17. Kett DH, Cano E, Quartin AA, et al. Implementation of guidelines for management of possible multidrug-resistant pneumonia in intensive care: an observational, multicentre cohort study. Lancet Infect Dis. 2011;11(3):181-189. doi:10.1016/S1473-3099(10)70314-5.
18. Le Bel J, Hausfater P, Chenevier-Gobeaux C, et al. Diagnostic accuracy of C-reactive protein and procalcitonin in suspected community-acquired pneumonia adults visiting emergency department and having a systematic thoracic CT scan. Crit Care. 2015;19(1):366. doi:10.1186/s13054-015-1083-6.
19. Levy MM, Evans LE, Rhodes A. The Surviving Sepsis Campaign Bundle: 2018 update. Intensive Care Med. doi:10.1007/s00134-018-5085-0.
20. Lim WS, van der Eerden MM, Laing R, et al. Defining community acquired pneumonia severity on presentation to hospital: an international derivation and validation study. Thorax. 2003;58(5):377-382. http://www.ncbi.nlm.nih.gov/pubmed/12728155. Accessed May 24, 2018.
21. Llamas-Álvarez AM, Tenza-Lozano EM, Latour-Pérez J. Accuracy of Lung Ultrasonography in the Diagnosis of Pneumonia in Adults. Chest. 2017;151(2):374-382. doi:10.1016/j.chest.2016.10.039.
22. Longo DL, Musher DM, Thorner AR, Debakey ME. Community-Acquired Pneumonia. N Engl J Med. 2014;17371(23):1619-1628. doi:10.1056/NEJMra1312885.
23. Metlay JP, et al. Diagnosis and Treatment of Adults with Community-acquired Pneumonia An Official Clinical Practice Guideline of the American Thoracic Society and Infectious Diseases Society of America. Am J Respir Crit Care Med. 2019;200(Iss 7):e45-e67.
24. (UK) NCGC. Pneumonia. National Institute for Health and Care Excellence (UK); 2014. http://www.ncbi.nlm.nih.gov/pubmed/25520986. Accessed May 24, 2018.
25. Postma DF, van Werkhoven CH, van Elden LJR, et al. Antibiotic Treatment Strategies for Community-Acquired Pneumonia in Adults. N Engl J Med. 2015;372(14):1312-1323. doi:10.1056/NEJMoa1406330.
26. Prina E, Ranzani OT, Torres A. Community-acquired pneumonia. Lancet. 2015;386(9998):1097-1108. doi:10.1016/S0140-6736(15)60733-4.
27. Roughead EE, Ramsay EN, Pratt NL, Ryan P, Gilbert AL. Proton-pump inhibitors and the risk of antibiotic use and hospitalisation for pneumonia. Med J Aust. 2009;190(3):114-116. http://www.ncbi.nlm.nih.gov/pubmed/19203305. Accessed September 12, 2017.
28. Seagraves T, Gottlieb M. Are Corticosteroids Beneficial in the Treatment of Community-Acquired Pneumonia? Ann Emerg Med. 2018. doi:10.1016/j.annemergmed.2018.05.001.
29. Stern A, Skalsky K, Avni T, Carrara E, Leibovici L, Paul M. Corticosteroids for pneumonia. Cochrane Database Syst Rev. December 2017. doi:10.1002/14651858.CD007720.pub3.
30. Torres A, Peetermans WE, Viegi G, Blasi F. Risk factors for community-acquired pneumonia in adults in Europe: a literature review. Thorax. 2013;68(11):1057-1065. doi:10.1136/thoraxjnl-2013-204282.
31. WHO – The top 10 causes of death. WHO. 2017. http://www.who.int/mediacentre/factsheets/fs310/en/. Accessed September 11, 2017.
32. Wunderink RG, Waterer GW. Community-Acquired Pneumonia. N Engl J Med. 2014;370(6):543-551. doi:10.1056/NEJMcp1214869.

33. Wunderink RG, Waterer GW. Community-Acquired Pneumonia. Solomon CG, ed. N Engl J Med. 2014;370(6):543-551. doi:10.1056/NEJMcp1214869.
34. Yu KT, Wyer PC. Evidence Behind the 4-Hour Rule for Initiation of Antibiotic Therapy in Community-Acquired Pneumonia. Ann Emerg Med. 2008;51(5):651-662.e2. doi:10.1016/j.annemergmed.2007.10.022.
35. Correa RA, Costa AN, et al. Recomendações para o manejo da pneumonia adquirida na comunidade 2018. J Brasil Pneumol. 2018;44(5):405-24.

48 Pneumonites e pneumonias por aspiração e abscesso pulmonar

Rodrigo Antonio Brandão Neto
Patrick Aureo Lacerda de Almeida Pinto
Lucas Oliveira Marino
Alfredo Nicodemos da Cruz Santana

PONTOS IMPORTANTES

- As síndromes aspirativas pulmonares incluem a pneumonite por aspiração, a pneumonia por aspiração e o abscesso pulmonar.
- A pneumonite aspirativa (síndrome de Mendelson) é uma lesão química decorrente da aspiração do conteúdo gástrico (ácido), promovendo uma lesão da mucosa traqueal/brônquica e do parênquima pulmonar, e não necessariamente associada a infecções bacterianas.
- As pneumonias aspirativas geralmente acometem pacientes com doença neurológica ou com alteração do nível de consciência ou da deglutição e se associam com sinais/sintomas sugestivos de infecção.
- A radiografia de tórax é o primeiro exame indicado, com a tomografia de tórax sendo realizada em casos duvidosos e se houver abscesso pulmonar associado para delimitação da lesão.
- Na pneumonite química não é necessário uso de antibióticos; o tratamento é de suporte e aspiração da via aérea se a aspiração foi presenciada.
- Em pacientes sem abscesso pulmonar ou periodontite ou expectoração pútrida e pneumonia por aspiração, o tratamento pode dispensar cobertura anaeróbica.
- Na suspeita de infecção por anaeróbios, a combinação de clindamicina e ceftriaxona é de escolha e o tratamento é realizado por 7 a 14 dias.
- O tratamento de abscessos pulmonares é realizado por 14 a 28 dias com a terapia antibiótica isolada, tendo sucesso em 80% dos casos.
- Indicações de cirurgia em abscesso pulmonar incluem hemoptise significativa, falha no tratamento clínico e abscessos > 5 a 6 cm.

INTRODUÇÃO E DEFINIÇÕES

A pneumonia (BCP) aspirativa refere-se a um processo infeccioso resultante de entrada anormal de fluido, partículas ou secreção endógena nas vias aéreas inferiores. Isso geralmente decorre de alterações nos mecanismos de defesa (fechamento da glote, deglutição, reflexo de tosse, *clearance* mucociliar, refluxo gastroesofágico, sonda nasogástrica, endoscopia/broncoscopia, extubação recente) e/ou de aspiração de grande quantidade de bactérias (rebaixamento do nível de consciência).

A aspiração também pode gerar outras síndromes pulmonares. Essas síndromes incluem a pneumonite química aspirativa, a pneumonia por aspiração e o abscesso pulmonar. A pneumonite aspirativa (síndrome de Mendelson) é uma lesão química decorrente da acidez gástrica, causando lesão do epitélio da mucosa traqueal brônquica e parênquima pulmonar; em sua descrição original, todos os pacientes se recuperaram em 5 dias sem antimicrobianos apesar de manifestações iniciais graves. Apresenta grande variabilidade na apresentação, desde infiltrados pulmonares assintomáticos até síndrome do desconforto respiratório agudo. Majoritariamente, caracteriza-se por rápida melhora clínica e radiológica em 1 a 2 dias. Inicialmente é estéril, mas pode evoluir com infecção bacteriana.

A pneumonia lipoídica é uma rara síndrome associada à aspiração de conteúdo gorduroso (p. ex., óleo mineral), com estudos recentes mostrando associação com uso de cigarros eletrônicos e vaping. Pode ainda ocorrer obstrução de vias aéreas, causando asfixia. Os abscessos pulmonares são uma outra complicação das aspirações pulmonares, evoluindo com lesão necrótica do parênquima pulmonar, manifestados radiologicamente como nódulo/massa pulmonar com ou sem nível líquido evidente na radiografia de tórax.

A incidência exata de pneumonia e pneumonite por aspiração é difícil de quantificar. Um estudo transversal que incluiu quase 2.000 pacientes evidenciou que aspiração pode ser a etiologia de até 10% dos casos de pneumonia adquirida na comunidade internados e até 30% daqueles provenientes de instituições de longa permanência. A verdadeira incidência da pneumonia por aspiração pode ser maior, devido à observação de que aproximadamente 50% dos adultos normais e 70% dos idosos apresentam aspiração durante o sono.

Outra população com alto risco de pneumonia por aspiração é o paciente em estado crítico e com antecedente de doença do refluxo gastroesofágico, pois a posição de decúbito dorsal prolongado, gastroparesia, intubação endotraqueal, suporte ventilatório e sondas nasogástrica ou orogástrica predispõem à aspiração.

Pneumonite por aspiração é geralmente associada a um nível deprimido de consciência que permite a regurgitação de conteúdos gástricos e inibe os reflexos das vias aéreas superiores de proteção e prevenção da aspiração.

O paciente usualmente é jovem, tem um estado mental alterado devido ao uso de drogas recreacionais ou terapêuticas e regurgita um volume significativo do conteúdo gástrico.

FATORES DE RISCO PARA ASPIRAÇÃO E FISIOPATOLOGIA

Aspiração de pequenas quantidades de secreções da orofaringe é normal em indivíduos saudáveis durante o sono, mas ainda assim é o principal mecanismo patogênico da maior das pneumonias. Presumidamente, não ocorrerá infecção no caso de pequeno inóculo de microrganismos virulentos provenientes de uma flora faríngea normal, reflexos de tosse e transporte ciliar preservados e sistema imune intacto. A aspiração de grande quantidade de secreções colonizadas e conteúdo de trato gastrointestinal alto são a condição fundamental para ocorrência da pneumonia aspirativa.

A colonização da orofaringe com bactérias patogênicas ou condições que prejudicam a deglutição facilitam a ocorrência de aspiração. Fatores que alteram a flora de vias aéreas superiores (p. ex., um evento inflamatório) podem levar a lesões epiteliais e endoteliais, alterando a homeostase bacteriana e aumentando a suscetibilidade à infecção. Nas pneumonias bacterianas pode ocorrer uma rápida mudança de uma flora microbiana diversificada para a dominância de uma única espécie como *Streptococcus pneumoniae* ou *Pseudomonas aeruginosa*.

A incidência de aspiração é maior em pacientes com demência ou acidente vascular cerebral, e o risco de infecção é agravado pela má higiene bucal, levando a colonização da orofaringe, pela colocação de sonda nasogástrica e pelo uso de sedativos e drogas neurolépticas. Embora muitos desses pacientes tenham evidência de aspiração com disfagia ou vômitos ou tosse enquanto comem, até um terço dos pacientes apresentam aspiração silenciosa, sem evidências de tosse ou vômito.

A aspiração tem um impacto significativo na morbimortalidade em pacientes em instalações de cuidados de longo prazo. A Tabela 1 demonstra os principais fatores de risco para aspiração.

O desenvolvimento de pneumonia por aspiração depende do volume e do pH do conteúdo aspirado. O consenso geral é que a aspiração de conteúdo gástrico com pH < 2,5 e volume de 0,3 a 0,4 mL/kg (20 a 30 mL em adultos) é necessária para desenvolver a pneumonite química. Deve-se lembrar que em pacientes internados em UTI o uso de antiácidos e bloqueadores H2 aumenta o risco de colonização bacteriana e pneumonia por aspiração. A lesão produzida pela aspiração de ácido é iniciada por um efeito corrosivo direto seguido por uma resposta inflamatória que atinge seu pico em 4 a 6 h. Muitos dos sintomas de aspiração são explicados pela resposta inflamatória ao material infeccioso ou irritante. Citocinas pró-inflamatórias aumentam a permeabilidade capilar e levam à presença de fluido e células inflamatórias na área de irritação. Essas reações podem se manifestar clinicamente como tosse, dor torácica pleurítica, febre e achados radiológicos. Em pacientes críticos, outros fatores de risco incluem gastroparesia, posição supina prolongada e sedação. A videofluoroscopia da deglutição pode predizer o risco de desenvolvimento de pneumonia aspirativa.

A aspiração de material sólido ou muito viscoso, bloqueando as vias aéreas, pode resultar em asfixia.

O potencial para aspirar bactérias patogênicas é aumentado em pacientes com doença periodontal, com colonização crônica das vias aéreas superiores e com condições como obstrução intestinal.

Em pacientes com abscesso pulmonar, os patógenos mais frequentemente isolados são anaeróbios, *S. aureus* e *Klebsiella pneumoniae*. Já em pacientes imunocomprometidos, a *Nocardia* pode causar abscesso pulmonar.

ACHADOS CLÍNICOS

O achado cardinal para o diagnóstico das síndromes aspirativas é a presença de pneumonia ou pneumonite associada a um fator precipitante importante, como rebaixamento do nível de consciência ou alteração da deglutição. Episódio presenciado de aspiração ajuda significativamente no diagnóstico. Um evento testemunhado de macroaspiração sugere o diagnóstico.

Os sintomas são extremamente variáveis, desde tosse seca e leve dispneia até quadro agudo de insuficiência respiratória ou choque séptico. A maioria dos pacientes tem um quadro arrastado (1-2 semanas) de tosse e febre por vezes vespertina com piora progressiva do estado geral. Pacientes com pneumonite química aguda apresentam súbito aparecimento de dispneia, hipoxemia, taquicardia e sibilos difusos.

Os pacientes frequentemente apresentam complicações pleurais como derrame pleural e empiema. Assim, achados como diminuição do murmúrio vesicular e egofonia aumentam a suspeita. Na presença de derrame pleural, é obrigatória a realização de toracocentese diagnóstica.

As manifestações variam com o tipo de síndrome aspirativa, conforme será abordado a seguir.

Pneumonia aspirativa e pneumonite aspirativa

A pneumonia aspirativa é a infecção do parênquima pulmonar por bactérias patogênicas devido à

▷ **TABELA 1** Principais fatores de risco para pneumonias aspirativas e abscesso pulmonar

Fatores de risco
▪ Uso de álcool e drogas ilícitas
▪ Overdose de drogas terapêuticas
▪ Uso de drogas sedativas e antipsicóticas
▪ Sedação
▪ Anestesia geral
▪ Doenças neurológicas agudas, especialmente com o envolvimento do tronco cerebral com disfagia
▪ Traumatismo craniano
▪ Doenças neurológicas crônicas com comprometimento de consciência, principalmente a demência
▪ Funções glóticas prejudicadas
▪ Intubação emergencial
▪ Doença periodontal e má higiene oral
▪ Refluxo gastroesofágico
▪ Dismotilidade esofágica ou obstrução
▪ Sondas nasogástrica e orogástrica
▪ Fístula traqueobrônquica
▪ Idade avançada
▪ Debilidade crônica
▪ Contraturas com extensão do pescoço
▪ Uso de bloqueadores H_2, inibidores da bomba de prótons (aumento da colonização gástrica ou esofágica)

aspiração de grande quantidade de conteúdo gástrico e/ou orofaríngeo. Ocorre, geralmente, quando as funções imunes e mecânicas do pulmão são prejudicadas ou há grande quantidade de bactérias inoculadas. A pneumonite aspirativa é por sua vez a lesão química induzida pela aspiração de conteúdo ácido do trato gastrointestinal. A pneumonite aspirativa tem como características:

- Processo inflamatório agudo, com infiltrado pulmonar.
- Inicialmente estéril.
- Infecção, quando presente, geralmente é polimicrobiana e corresponde à flora orofaríngea:
  - Adquirida na comunidade: *S. pneumoniae*, *H. influenzae*, enterobactérias e anaeróbios. Em estudos recentes, os anaeróbios se tornaram menos frequentes que os outros agentes.
  - Os anaeróbios costumam ser isolados em processos mais arrastados (abscesso pulmonar, empiema) e possuem papel incerto no quadro agudo. Representam tipicamente a flora faríngea: *Prevotella*, *Peptostreptococcus*, *Bacteroides* e *Fusobacterium*.
  - Adquirida no hospital: *S. aureus*, germes MDR, especialmente bacilos Gram-negativos (*Enterobacteriaceae*).

O quadro clínico das pneumonias e pneumonites aspirativas pode ser similar ao de outras formas de pneumonia, porém com curso mais indolente.

Abscesso pulmonar

É definido como uma coleção circunscrita, que resulta da necrose do parênquima pulmonar induzida por uma infecção bacteriana, sendo o abscesso pulmonar a evolução clínica da pneumonia necrotizante. Representa a principal complicação da pneumonia aspirativa e se tornou bem menos comum após o início da era antibiótica. Outros mecanismos de surgimento de abscesso pulmonar são:

- Embolia séptica por endocardite de válvulas direitas.
- Disseminação hematogênica de tromboflebite séptica.
- Nesses casos geralmente são múltiplos e envolvem áreas não contíguas do pulmão.
- Disseminação de trombloflebite séptica da veia jugular. A infecção se inicia na faringe, envolvendo espaços na região cervical até a veia jugular interna. Complicações dessa disseminação incluem embolia séptica pulmonar devido a bacteremia por *Fusobacterium necrophorum*; este processo é conhecido como síndrome de Lemierre.
- Pode-se desenvolver a partir de microrganismos aeróbios e anaeróbios (mais comumente).
- A Tabela 2 resume os principais microrganismos encontrados em pacientes com abscesso pulmonar.

Deve-se lembrar que as infecções por agentes anaeróbios costumam ser polimicrobianas e aquelas por aeróbios são monomicrobianas.

O quadro clínico costuma ser arrastado, com perda de peso, sudorese noturna, tosse com expectoração purulenta de odor fétido e hemoptise. No exame físico pode haver baqueteamento digital, febre, dentes em mau estado de higiene, e na ausculta pode haver sopro cavernoso. O quadro pode ser mais agudo nas pneumonias necrotizantes causadas por *K. pneumoniae* e *S. aureus*, com febre alta, leucocitose, com extensão precoce para o espaço pleural. A expectoração com vômica matinal era um achado classicamente descrito, mas raro nos dias atuais. A Tabela 3 apresenta os principais achados clínicos nas diferentes síndromes aspirativas.

▷ **TABELA 2** Agentes microbianos associados com abscesso pulmonar

Bactérias anaeróbias	*Peptostreptococcus*, *Prevotella*, *Bacteroides*, *Fusobacterium*
Bactérias aeróbias	*Streptococcus milleri*, *Streptococcus* do grupo A, *S. aureus*, *K. pneumoniae*, *E. coli*, *Pseudomonas aeruginosa*
Micobactérias	Principalmente *M. tuberculosis*
Parasitas	*Entamoeba histolytica*, *Paragonimus westermani*
Fungos	*Aspergillus*, *Blastomyces*, *Histoplasma*
Nocardia	Principalmente em imunossuprimidos

▷ **TABELA 3** Achados clínicos das principais síndromes aspirativas

Pneumonite aspirativa	Pacientes jovens com rebaixamento do nível de consciência Episódio presenciado de aspiração Quadro clínico variável, desde sintomas respiratórios leves até insuficiência respiratória e óbito Usualmente sem febre ou sinal de infecção bacteriana
Pneumonia aspirativa	Pacientes idosos, com doença neurológica ou institucionalizados Febre, tosse, expectoração, dispneia, crepitação ao exame físico
Abscesso pulmonar	Etilistas com dentes em mau estado de conservação Sintomas subagudos de febre, perda de peso, tosse produtiva por semanas Halitose e expectoração pútrida

EXAMES COMPLEMENTARES

A radiografia de tórax anterior (PA) e perfil é o exame inicial na avaliação desses pacientes. As alterações radiológicas geralmente acometem as regiões gravidade-dependentes no momento da aspiração:

- Posição supina: segmentos posteriores dos lobos superiores e segmentos superiores dos lobos inferiores.
- Posição ortostática: segmentos posteriores dos lobos inferiores.

A radiografia de tórax tem importância também como preditor de desfecho, pois abscessos > 5 cm têm maior chance de falência da terapia antibiótica. Os infiltrados costumam ser heterogêneos e não focais e apenas 15 a 25% evoluem com pneumonia lobar. Deve-se lembrar que a radiografia de tórax pode ser normal nas primeiras 24 a 72 horas de um evento de macroaspiração.

A tomografia de tórax é indicada em casos duvidosos e pode caracterizar melhor os abscessos pulmonares e suas complicações.

Os exames laboratoriais indicados são semelhantes aos de pacientes com pneumonias e incluem hemograma completo, glicemia, ureia, creatinina, sódio e potássio. A gasometria arterial é indicada em pacientes com dispneia e provas inflamatórias podem ser úteis, principalmente em pacientes sépticos. Em pacientes com indicação de internação é indicada a coleta de hemoculturas e em pacientes intubados a realização de broncoscopia com lavado broncoalveolar é útil. Particularmente em pacientes em que existe dúvida entre pneumonite química ou pneumonia bacteriana secundária, um lavado broncoalveolar (LBA) ou escovado brônquico negativos autorizam a interrupção da antibioticoterapia. Cultura aeróbia de escarro deve ser solicitada em pacientes que não fizeram LBA e a presença de numerosos neutrófilos e flora mista sugere pneumonia aspirativa. Infelizmente, a cultura anaeróbia do escarro é invariavelmente contaminada por flora oral e não é válida para diagnóstico microbiológico, a não ser que seja coletada por aspirado transtraqueal, punção transtorácica ou do líquido pleural. A Tabela 4 apresenta os principais exames complementares indicados em pacientes com síndromes aspirativas pulmonares.

O uso de marcadores inflamatórios como a procalcitonina e a proteína C-reativa é similar às recomendações para pneumonia. Um estudo envolvendo 65 pacientes intubados com fatores de risco para aspiração e um novo infiltrado pulmonar correlacionou culturas quantitativas de lavado broncoalveolar com os níveis séricos de procalcitonina. A mensuração dos níveis de procalcitonina nos dias 1 e 3 não distinguiu infecção bacteriana nesses pacientes.

DIAGNÓSTICO

O diagnóstico de pneumonias aspirativas pode ser realizado com certeza quando o paciente apresenta risco presumido ou aspiração documentada associados a:

- Hipoxemia nova, febre, taquipneia ou leucocitose.
- Infiltrado pulmonar em regiões pulmonares gravidade-dependentes (raio X ou tomografia [TC]).
- Segmento posterior de lobos superiores e segmentos superiores de lobos inferiores (depende da posição em que ocorreu a aspiração).

O diagnóstico de abscesso pulmonar pode ser realizado a partir dos achados clínicos característicos associados a:

▷ **TABELA 4** Exames complementares na avaliação das principais síndromes aspirativas

Qualquer caso sintomático	Radiografia de tórax anterior e em perfil
Evolução prolongada (sem resposta clínica após 2 semanas de antibiótico ou piora do quadro clínico e radiológico na vigência de tratamento)	Pesquisa e culturas de agentes etiológicos no escarro (considerar micobactérias) Considerar tomografia de tórax Considerar broncoscopia
Insuficiência respiratória grave Necessidade de ventilação mecânica, choque séptico, $PAO_2/FiO_2 < 250$, envolvimento de mais de um lobo, pressão arterial sistólica < 90 mmHg, pressão arterial diastólica < 60 mmHg	Função renal, hepática, hemograma, gasometria arterial Hemoculturas Considerar broncoscopia com coleta de amostra de trato respiratório Considerar tomografia de tórax

- Presença de cavidade no exame de imagem (radiografia ou TC), com paredes espessadas e nível hidroaéreo, podendo ou não existir infiltrado pulmonar ao redor da lesão.
- A tomografia é mais acurada na identificação de pequenos abscessos, diferenciação entre empiema e abscesso (⅓ dos abscessos estão associados a empiema) e identificação de neoplasia.
- A American Thoracic Society recomenda TC nos casos de pneumonia não responsiva a antibióticos, a fim de identificar complicações e definir melhor as lesões anatômicas associadas.
- Assim como na pneumonia aspirativa, o diagnóstico microbiológico é difícil, devido à contaminação por germes da flora oral. Dessa forma, a cobertura para anaeróbios deve ser realizada de forma empírica.
- Hemoculturas são raramente positivas em pacientes com abscesso pulmonar.
- No Brasil, a pesquisa e a cultura para *M. tuberculosis* estão sempre indicadas nesses casos.

DIAGNÓSTICO DIFERENCIAL

As pneumonites aspirativas e as pneumonias por aspiração entram no diagnóstico diferencial de quadros com infiltrados pulmonares com tuberculose, histoplasmose, sarcoidose, embolia pulmonar e pneumonias. O diagnóstico diferencial abrange:

- Pneumonite química.
- Pneumonia adquirida na comunidade.
- Pneumonia associada a ventilação mecânica e pneumonia hospitalar.
- Fibrose pulmonar.
- Obstrução de via aérea.

O abscesso pulmonar, por sua vez, manifesta-se frequentemente como lesões cavitadas; diagnósticos diferenciais dessas lesões cavitadas pulmonares incluem os seguintes diagnósticos diferenciais:

- Empiema.
- Embolia séptica.
- Neoplasias (primária de pulmão, tumor metastático, linfoma não Hodgkin).
- Infarto pulmonar (secundário a embolia pulmonar).
- Pneumonia necrotizante (sem formação de abscesso pulmonar).
- Tuberculose (TB), nocardiose, actinomicose, infecção fúngica e parasitária.

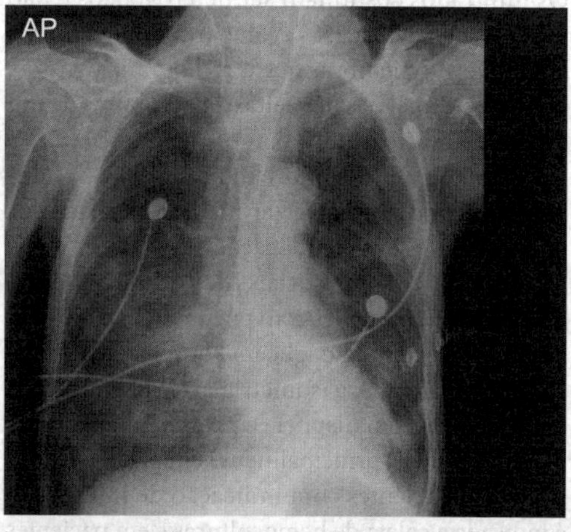

▷ **FIGURA 1** Paciente com 76 anos de idade, do sexo masculino. Internado há 4 dias com acidente vascular cerebral isquêmico (AVCi), apresentou episódio importante de aspiração alimentar. Imagem em 12 horas mostrando infiltrado causado por pneumonite química (síndrome de Mendelson).

- Vasculites:
  - Granulomatose com poliangeíte.
  - Acometimento pulmonar da artrite reumatoide.
  - Bronquiectasias.
  - Bolha pulmonar, *blebs* e cistos.
  - Trauma.

A Tabela 5 apresenta os diagnósticos diferenciais em pacientes com síndromes aspirativas.

TRATAMENTO

Infelizmente, a evidência científica é relativamente pobre para guiar a antibioticoterapia ideal. Presenciada a macroaspiração, deve-se assegurar a proteção da via aérea e aspirar imediatamente o conteúdo da orofaringe. Intubação orotraqueal e suporte ventilatório podem ser necessários. Não se recomenda cobertura antimicrobiana empírica e profilática inicial. O uso de corticoides é controverso.

Em pacientes com desenvolvimento de infiltrado radiológico novo após 48 a 72 horas do evento é possível haver infecção bacteriana associada. Nesse caso, orienta-se coletar cultura de secreção traqueal, se possível, e considerar antibioticoterapia.

Deve-se ter em mente que a melhor evidência para cobertura empírica de anaeróbios é restrita aos casos em que há abscesso pulmonar/pneumonia necrotizante ou fatores de risco significativos para

▷ **TABELA 5** Diagnósticos diferenciais das síndromes pulmonares aspirativas

Pneumonite aspirativa	▪ Pneumonia aspirativa (presença de sinais sugestivos de infecção como leucocitose, febre, tosse produtiva, relativamente tardia com relação ao evento de aspiração até 48 horas) ▪ Embolia pulmonar: quadro agudo de dispneia em geral com hipoxemia e fator de risco para trombose, como neoplasia ou uso de anticoncepcional ▪ Tuberculose: quadro subagudo de infecção, quadro consumptivo presente, imagem radiológica de predomínio apical ▪ Carcinomas pulmonares: principalmente bronquioloalveolar que se manifesta como infiltrado alveolar eventualmente multifocal com crescimento lento ▪ Congestão pulmonar de origem cardíaca: outros sinais de IC associados: edema de membros inferiores, estase jugular, aumento de área cardíaca, ECG alterado ▪ Bronquiectasias com exacerbação infecciosa: quadro de supuração exuberante, com episódios de infecção pulmonar de repetição ▪ Sarcoidose: sintomas pulmonares pouco exuberantes, eventualmente associados a linfonodomegalias mediastinais e hilares ▪ Pneumonia organizante criptogênica (BOOP ou COP): doença inflamatória pulmonar de várias etiologias, caracterizando-se por infiltrados pulmonares migratórios ▪ Pneumonia de hipersensibilidade (PH): quadro agudo associado com exposição a antígenos inalatórios notadamente como mofo, fezes de aves ▪ Granulomatose de Wegener: vasculite pulmonar associada com ANCA-c cursa com infiltrado pulmonar, hemorragia alveolar e queda de Hb, Ht)
Pneumonia aspirativa	▪ Pneumonite aspirativa (infiltrado alveolar agudo sem estigmas infecciosos, com relação temporal muito próxima ao evento de aspiração) ▪ Demais diagnósticos acima
Abscesso pulmonar	▪ Tuberculose: apresentação com cavitação de predomínio em lobos superiores ▪ Carcinoma pulmonar: principalmente os subtipos escamoso e grande, com células que podem evoluir com escavação. Sem achados infecciosos ▪ Embolia pulmonar com áreas de infarto e necrose ▪ Lesões endobrônquicas: variadas etiologias, sendo as mais comuns os corpos estranhos (na infância), estenoses brônquicas primárias ou secundárias e tumores endobrônquicos como o tumor carcinoide ▪ Bronquiectasias ▪ Endocardite com embolia séptica: múltiplos abscessos pulmonares seguindo eixo vascular ▪ Empiema: diagnóstico diferencial com abscessos periféricos com acometimento pleural ▪ Granulomatose com poliangeíte ou granulomatose de Wegener que pode cursar com nódulos escavados

BOOP: bronquiolite obliterante com pneumonia em organização; ECG: eletrocardiograma; Hb: hemoglobina; Ht: hematócrito; IC: insuficiência cardíaca.

infecção anaeróbia. O tratamento com ceftriaxona com macrolídeo pode ser utilizado se não existirem fatores indicadores de anaeróbio ou abscesso pulmonar. Estudos comparando esquemas antibióticos com ampiclina-sulbactam, clindamicina ou carbapenêmicos tiveram desfechos similares. Por outro lado, em pacientes com abscesso pulmonar ou pneumonia necrotizante os estudos mostram superioridade da clindamicina, e o metronidazol, como monoterapia, não é uma alternativa adequada, com falha de tratamento em aproximadamente 50% dos pacientes.

Fatores de risco para agentes anaeróbios incluem pacientes com periodontite, abscesso pulmonar e expectoração pútrida. A presença de fatores de risco para anaeróbios, contudo, autoriza o tratamento. Na escolha da antibioticoterapia, considera-se a síndrome aspirativa clássica (fatores de risco para aspiração + infiltrado pulmonar sugestivo), associada a fatores de risco para infecção por anaeróbios:

- Etilistas e/ou drogaditos.
- Dentes em mau estado de conservação e/ou gengivite.
- Distúrbios da motilidade esofágica.
- Escarro com odor pútrido.
- Pneumonia necrotizante/abscesso pulmonar.

A Tabela 6 apresenta os principais antibióticos utilizados nesses pacientes.

Se não houver fator de risco para anaeróbios, sugere-se cobrir germes aeróbios com quinolona respiratória ou betalactâmico estável a betalactamase:

- Levofloxacino 500 mg 1x/dia.
- Ceftriaxona 1 g 12/12 h.

Se desejar realizar cobertura tanto para anaeróbios quanto para pneumonia adquirida na comunidade, deve-se prescrever um desses esquemas:

- Levofloxacino + clindamicina ou metronidazol.
- Moxifloxacino 400 mg 1x/dia em monoterapia → pode apresentar eficácia semelhante à de ampicilina-sulbactam; possui atividade *in vitro* contra anaeróbios, apesar de ainda não ter sido extensamente estudado em pneumonia aspirativa.

O tempo de tratamento necessário vai de 7 a 10 dias, a depender da evolução clínica.

Em pacientes com abscesso pulmonar, o tratamento se baseia na cobertura empírica de germes anaeróbios estritos e *Streptococcus* microaerófilos; são opções:

- Clindamicina 600 mg IV 8/8 h seguida de 150 a 300 mg VO 6/6 h (terapia de escolha).
- Ampicilina-sulbactam 3 g IV 6/6 h ou amoxicilina-clavulanato 500/125 mg VO 8/8 h.
- Penicilina + metronidazol.
- Quinolona com atividade contra anaeróbios (moxifloxacino).

A duração da terapia é controversa e pode ser baseada tanto no tempo quanto na resposta clínico/radiológica:

- Pode ser realizada por 3 a 8 semanas; e/ou
- Manter antibioticoterapia até apresentar radiografia limpa ou lesão pequena e estável.

A terapia EV pode ser trocada para VO assim que o paciente apresentar sinais vitais estáveis, associada a retorno ao *status* mental basal e via oral patente. O tratamento antibiótico isoladamente tem taxa de sucesso de 80% no tratamento do abscesso pulmonar. O tempo de tratamento recomendado é 5 a 7 dias, mas em pacientes com abscesso pulmonar o tempo deve ser prolongado e drenagem pode ser necessária.

▷ **TABELA 6** Antibioticoterapia sugerida para síndromes aspirativas pulmonares

Pneumonia aspirativa bacteriana	
Comunidade	Betalactâmico com inibidor de betalactamase: Amoxicilina-clavulanato 500/125 8/8 h Ampicilina-sulbactam 1,5 g (1 g ampicilina/0,5 g sulbactam) – 3 g (2 g ampicilina/1 g sulbactam) IV 6/6 h Clindamicina 600 mg 8/8 h IV/VO → alérgicos a penicilina Ceftriaxona 2 g/dia ± metronidazol 500 mg 8/8 h
Hospitalar	Piperacilina-tazobactam 4,5 g IV 6/6 h Meropenem 1 g IV 8/8 h Ertapenem 1 g IV 1 vez ao dia Cefepime 1-2 g 8/8 h + metronidazol 500 mg 8/8h ou clindamicina 600 mg 8/8 IV (lembrar que metronidazol possui maior número de falhas de tratamento)

A drenagem percutânea ou endoscópica ou abordagem cirúrgica são indicadas no caso de falha terapêutica e alguns relatos de casos descrevem uso de terapia fibrinolítica intracavitária como medida adjuvante para o tratamento de abscessos pulmonares. As principais causas de falha terapêutica são:

- Abscesso > 8 cm.
- Infecção por germes resistentes.
- Neoplasia obstrutiva.
- Hemoptise maciça.

PREVENÇÃO

Em pacientes com aspiração presenciada ou em risco de aspiração, deve-se realizar:

- Controle e proteção de via aérea.
- Sucção orofaríngea imediata.
- Não é recomendada antibioticoterapia empírica na fase aguda, embora alguns estudos sugiram pequeno benefício.
- Considerar a introdução de antibióticos se o paciente não apresentar melhora do quadro após 48-72 h.
- Clorexidina oral em pacientes de alto risco de aspiração.
- Cuidados orais com escovação e remoção de dentes em má conservação.
- Alimentação em posição semirrecumbente.
- Avaliação da deglutição após acidente vascular cerebral e após extubação por ventilação mecânica.

Em pacientes intubados, tentar minimizar o uso de sedativos ou bloqueadores neuromusculares (reduzem o reflexo de tosse), manter o decúbito em 30 a 45° e realizar adequada higienização oral.

COMPLICAÇÕES

As complicações mais associadas a pneumonia aspirativa incluem:

- Derrame parapneumônico complicado e empiema pleural.
- Abscesso pulmonar.
- Fístula broncopleural.

INDICAÇÕES DE INTERNAÇÃO, TERAPIA INTENSIVA E SEGUIMENTO

Pacientes com grande aspiração para pulmão devem permanecer em observação pelo menos algumas horas no hospital. Pacientes com abscesso pulmonar têm indicação formal de internação hospitalar, só podendo ser considerada a alta quando for realizada a transição para terapia antibiótica oral.

Casos com insuficiência respiratória e choque séptico necessitam de recursos de UTI. Os pacientes necessitam muitas vezes de antibioticoterapia a longo prazo e apresentam complicações frequentes; assim, seguimento ambulatorial é necessário.

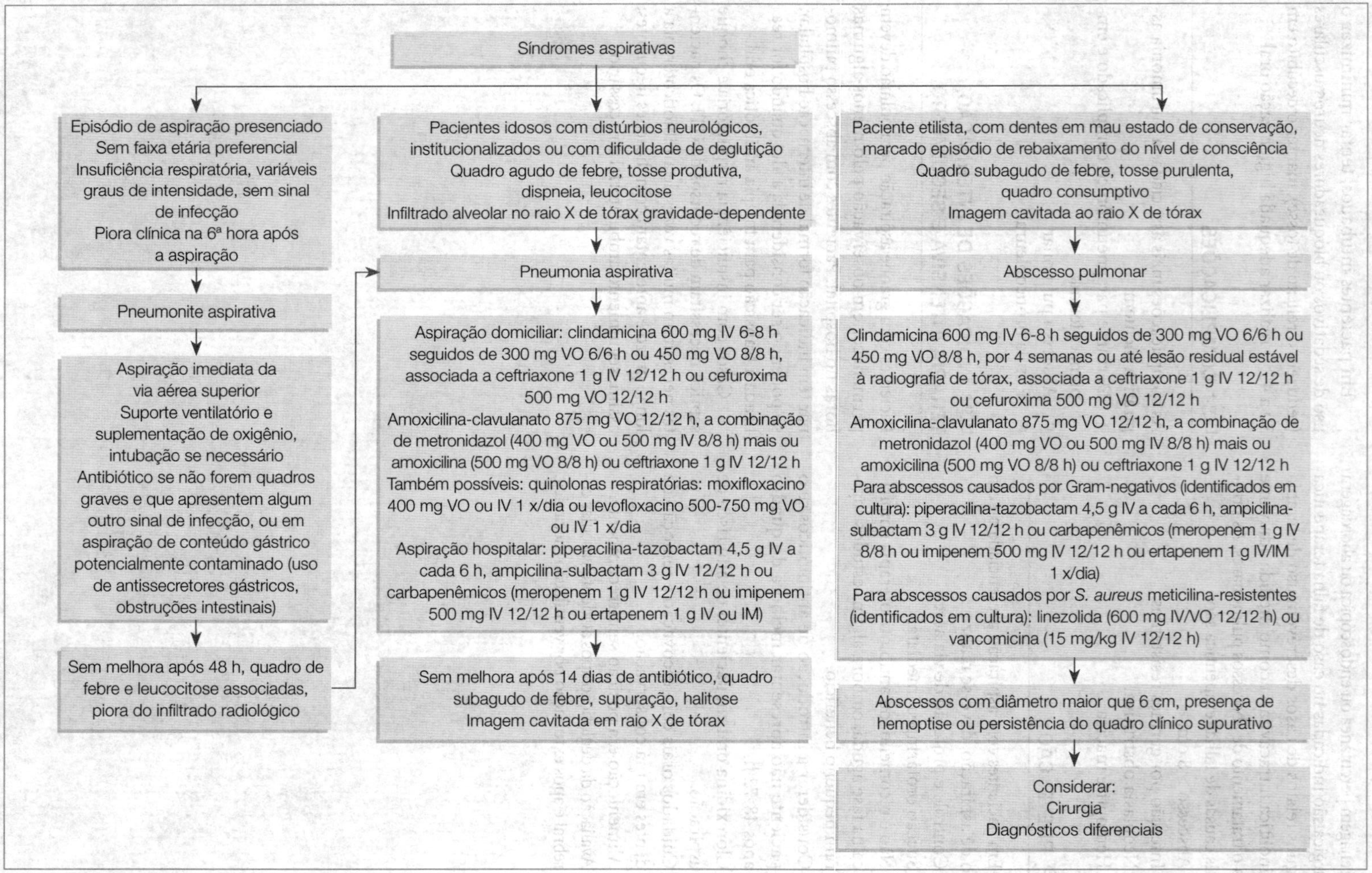

▷ **FIGURA 2** Síndromes aspirativas – resumo.

LITERATURA RECOMENDADA

1. Bartlett JG. Anaerobic bacterial infection of the lung. Anaerobe. 2012;18:235.
2. Klompas M. Aspiration pneumonia in adults. UpToDate, 2020. Disponível em: <http://www.uptodate.com>. Acesso em: 25 jan 2022.
3. Bartlett JG. How important are anaerobic bacteria in aspiration pneumonia: when should they be treated and what is optimal therapy. Infect Dis Clin North Am. 2013;27:149.
4. Klompas M. Lung Abscess in adults. UpToDate, 2020. Disponível em: <http://www.uptodate.com>. Acesso em: 25 jan 2022.
5. Desai H, Agrawal A. Pulmonary emergencies: pneumonia, acute respiratory distress syndrome, lung abscess, and empyema. Med Clin North Am. 2012 Nov;96(6):1127-48.
6. DiBardino DM, Wunderink RG. Aspiration pneumonia: a review of modern trends. J Crit Care. 2015 Feb;30(1):40-8.
7. Hu X, Lee JS, Pianosi PT, Ryu JH. Aspiration-related pulmonary syndromes. Chest. 2015 Mar;147(3):815-23.
8. Kikawada M, Iwamoto T, Takasaki M. Aspiration and infection in the elderly. Epidemiology, diagnosis and management. Drugs Aging. 2005;22:115-30.
9. Mandell LA, Niedermann MS. Aspiration pneumonia. N Engl J Med. 2019;380:651-63.
10. Marik PE. Aspiration pneumonitis and aspiration pneumonia. N Engl J Med. 2001;344:665.
11. Mody L. Editorial commentary: Preventing aspiration pneumonia in high-risk nursing home residents: role of chlorhexidine-based oral care questioned again. Clin Infect Dis. 2015;60:858.
12. Reza Shariatzadeh M1, Huang JQ, Marrie TJ. Differences in the features of aspiration pneumonia according to site of acquisition: community or continuing care facility. J Am Geriatr Soc. 2006 Feb;54(2):296-302.
13. Snydman DR, Jacobus NV, McDermott LA, et al. Lessons learned from the anaerobe survey: historical perspective and review of the most recent data (2005-2007). Clin Infect Dis. 2010;50(Suppl. 1):S26.
14. Takayanagi N, Kagiyama N, Ishiguro T, et al. Etiology and outcome of community-acquired lung abscess. Respiration. 2010;80:98.
15. Taylor JK, et al. Risk factors for aspiration in community acquired pneumonia. Am J Med. 2013;126:995.
16. Wunderink RG, Niederman MS, Kollef MH, et al. Linezolid in methicillin-resistant Staphylococcus aureus nosocomial pneumonia: a randomized, controlled study. Clin Infect Dis. 2012;54:621.
17. Wunderink RG, Waterer GW: Community-acquired pneumonia. N Engl J Med. 2014;370:543-51.

49 Hemorragia alveolar difusa

Alfredo Nicodemos da Cruz Santana
Rodrigo Antonio Brandão Neto
Natalia Correa Vieira de Melo

PONTOS IMPORTANTES

- A hemorragia alveolar difusa (HAD) apresenta alta morbimortalidade, principalmente quando associada à insuficiência renal.
- O quadro clínico da HAD baseia-se em queda da hemoglobina, nova alteração radiológica e piora da saturação (ou da relação PaO_2/FiO_2).
- A ausência de hemoptise não descarta a hipótese de HAD.
- Na abordagem inicial, deve-se priorizar as estabilizações hemodinâmica e respiratória.
- A investigação da causa da HAD deve ser realizada com exames radiológicos (tomografia de tórax, se possível), exames de sangue e broncoscopia.
- É essencial o tratamento da causa específica da HAD (coagulopatia, congestão pulmonar, reação medicamentosa ou drogas ilícitas, infecção, colagenose ou vasculite).

INTRODUÇÃO E DEFINIÇÕES

As síndromes pulmonares hemorrágicas são uma grave emergência pneumológica. Elas são representadas basicamente pela hemoptise e pela hemorragia alveolar difusa (HAD). A primeira deriva de sangramento da artéria brônquica (e raramente da artéria pulmonar); já a HAD caracteriza-se pela ruptura da membrana alvéolo-capilar com lesão de pequenos vasos da circulação pulmonar (arteríolas, capilares ou vênulas), que geralmente acometem difusamente o pulmão. Na HAD, o capilar se rompe, extravasando o sangue para o interstício e/ou para o espaço alveolar.

Hemoptise é a manifestação cardinal da HAD, mas pode estar ausente mesmo em casos graves, que podem se apresentar com dispneia e insuficiência respiratória no departamento de emergência.

ETIOLOGIA E FISIOPATOLOGIA

O mecanismo fisiopatológico básico das várias causas de HAD é a lesão da microcirculação alveolar. Tal lesão pode ocorrer:

- Associada a uma capilarite, com infiltração neutrofílica da parede dos vasos (como granulomatose com poliangeíte ou capilarite pulmonar isolada); essa infiltração em geral leva a um processo de necrose das estruturas envolvidas.
- Sem a presença de capilarite, com preservação da arquitetura alveolar (como hemossiderose pulmonar idiopática, coagulopatias, estenose mitral, doença veno-oclusiva e inalação de substâncias tóxicas).
- Secundariamente a um dano alveolar difuso (síndrome do desconforto respiratório agudo [SDRA], lúpus eritematoso sistêmico [LES],

inalação de cocaína, secundário ao transplante de medula e à radiação).

Dessa forma, nos casos de HAD submetidos à biópsia pulmonar, os achados histológicos podem restringir as hipóteses diagnósticas e orientar a terapêutica a ser instituída.

As capilarites pulmonares, por exemplo, representam a forma mais frequentemente encontrada de hemorragia alveolar e cursam com infiltrado neutrofílico no septo alveolar, edema endotelial e necrose fibrinoide, com ruptura da membrana basal dos capilares alveolares e extravasamento de sangue para seu interior.

Outro grupo de etiologias de HAD são as patologias que cursam com a preservação da arquitetura pulmonar. O sangramento ocorre devido ao aumento da pressão hidrostática na microvasculatura e ao aumento da permeabilidade vascular da barreira alvéolo-capilar – nesses casos, os sangramentos costumam ser mais brandos. Exemplos desse grupo incluem estenose aórtica, distúrbios de coagulação, drogas, coagulação intravascular disseminada (CIVD), infecções, LES, inalação de substâncias tóxicas e hemossiderose pulmonar.

Um terceiro grupo de patologias é o das doenças que cursam com dano alveolar difuso. Nesses casos a biópsia demonstra edema intersticial e alveolar, congestão capilar, microtrombos e membrana hialina. Etiologias incluem infecções com SDRA, transplante de medula óssea, inalação de substâncias como a cocaína, lesões actínicas e drogas citotóxicas.

Medicações como amiodarona, nitrofurantoína e propiltiouracil também podem ser associadas com HAD. Em uma revisão de 34 casos de HAD, foi verificado que 88% deles correspondiam a capilarites; granulomatose com poliangeíte representou 32% dos casos, e Goodpasture, hemossiderose idiopática e doenças do colágeno combinadas representaram 13% dos pacientes. A Tabela 1 resume as principais causas de HA de acordo com seus possíveis mecanismos fisiopatológicos.

ACHADOS CLÍNICOS

A instalação do quadro é usualmente abrupta, e o principal achado clínico relacionado à HAD é a

▷ **TABELA 1** Principais etiologias de hemorragia alveolar conforme mecanismo fisiopatológico

Capilarite	Hemorragia sem lesão estrutural	Dano alveolar difuso	Outros
▪ Crioglobulinemia ▪ Púrpura de Henoch-Schönlein ▪ Doença de Behçet ▪ Poliangeíte microscópica ▪ Granulomatose com poliangeíte ▪ LES ▪ Polimiosite ▪ Síndrome do anticorpo antifosfolípide ▪ Artrite reumatoide ▪ Síndrome do anticorpo antimembrana basal glomerular ▪ Esclerodermia ▪ Terapia anti-TNF-α ▪ Propiltiouracil ▪ Ácido retinoico ▪ Leptospirose ▪ Retocolite ulcerativa ▪ Transplante de medula óssea ▪ Rejeição aguda de transplante pulmonar	▪ Estenose mitral ▪ Síndrome do anticorpo antimembrana basal glomerular ▪ LES ▪ Plaquetopenia ▪ Anticoagulante ▪ Hemossiderose pulmonar ▪ Leucemia pró-mielocítica	▪ SDRA ▪ Infecções oportunistas difusas (p. ex., pneumocistose) ▪ Pneumonias bilaterais ▪ LES ▪ Drogas inalatórias (p. ex., cocaína) ▪ Amiodarona ▪ Nitrofurantoína ▪ Pneumonia em organização criptogênica ▪ Pneumonia intersticial aguda ▪ Drogas citotóxicas ▪ Pneumonite actínica	▪ Linfangioleiomiomatose ▪ Doença veno-oclusiva pulmonar ▪ Angiossarcoma ▪ Esclerose tuberosa ▪ Metástases pulmonares (p. ex., tumor renal) ▪ Coriossarcoma

LES: lúpus eritematoso sistêmico; SDRA: síndrome do desconforto respiratório agudo; TNF: fator de necrose tumoral.

hemoptise. Entretanto, sua presença não é obrigatória, estando ausente em quase um terço dos casos. Quando a hemoptise é muito volumosa (> 500 mL/dia), aponta contra HAD e a favor de lesões endobrônquicas, lesões inflamatórias ou infecciosas focais. É muito importante diferenciar a hemoptise (sangue com muco, pus ou bolhas de ar) da hematêmese (sangue com alimentos, sangue digerido) e da epistaxe (avaliação otorrinolaringológica, na presença de suspeita). A dispneia está presente em 25-100% dos casos, e a hemoptise, apesar de ser a manifestação cardinal da HA, pode estar ausente em 25-33% dos casos.

Outros achados clínicos estão presentes na Tabela 2, e os achados esperados nas diferentes etiologias de hemorragia alveolar estão sumarizados na Tabela 3.

A SDRA e a congestão pulmonar podem inicialmente se confundir com hemorragia alveolar, assim, é preciso excluir essas situações antes do diagnóstico de HAD. Os pacientes submetidos ao transplante de medula óssea podem evoluir tanto com hemorragia alveolar quanto com SDRA.

Na história clínica e no exame físico ainda é fundamental a pesquisa de sinais/sintomas sugestivos de vasculite ou de doença reumatológica (Figura 1). Não se deve esquecer de investigar o uso de medicamentos ou drogas ilícitas.

EXAMES COMPLEMENTARES

Em uma abordagem no departamento de emergência (DE), o primeiro exame complementar a ser realizado é a radiografia de tórax. Ela revela o infiltrado alvéolo-intersticial em 80 a 100% dos pacientes, geralmente bilateral e peri-hilar; mas pode ser unilateral ou até lobar. Já a presença de derrame pleural associado à HAD é rara, devendo-se lembrar de insuficiência cardíaca ou LES. Entretanto, tais achados radiológicos são bastante inespecíficos, tornando a diferenciação com congestão pulmonar e infecção bastante difícil.

A realização de tomografia computadorizada (TC) de tórax com cortes finos pode ajudar a diferenciar as possíveis causas de HAD (Figuras 2 e 3).

▷ **TABELA 2** Principais achados na hemorragia alveolar

Achado	Frequência
Dispneia	25-100%
Hemoptise	67-100%
Tosse	50-80%
Dor torácica	20-30%
Febre	25-100%
Hipoxemia	20-50%

▷ **TABELA 3** Achados diagnósticos e possível etiologia da hemorragia alveolar

Achado diagnóstico	Etiologia
Tabagismo, anasarca, hematúria ou proteinúria	Síndrome pulmão-rim (síndrome do anticorpo antimembrana basal glomerular)
Dor torácica, palpitações, fibrilação atrial, sinais de congestão pulmonar ou edema periférico	Valvopatia mitral
Febre, icterícia, antecedente epidemiológico positivo	Leptospirose
Uso de varfarina	Coagulopatia pelo uso de antagonista da vitamina K
Sinais de vasculite, plaquetopenia, história de artralgias	LES, síndrome do anticorpo antifosfolípide
Uso de cocaína ou outras drogas ou medicações	Dano alveolar difuso por pneumonite tóxica ou crise adrenérgica no caso de cocaína
Sinusopatia, cavitações em imagem, otite crônica, perfuração de septo	Granulomatose com poliangeíte
Hemoculturas positivas e febre persistente	Endocardite infecciosa
Uveíte, úlceras orais e genitais	Síndrome de Behçet
Alergia a leite da vaca	Doença celíaca ou hemossiderose pulmonar
Alteração de urina 1, proteinúria, insuficiência renal	Granulomatose com poliangeíte, síndrome anticorpo antimembrana basal glomerular, LES, poliangeíte microscópica
Neuropatia periférica	Vasculites, LES
Lesões cutâneas	Vasculites, LES, poliangeíte microscópica

LES: lúpus eritematoso sistêmico.

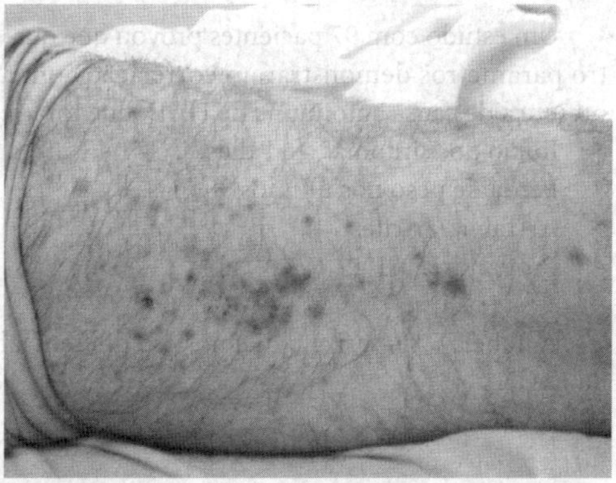

▷ **FIGURA 1** Paciente com lesões cutâneas sugestivas de vasculite.

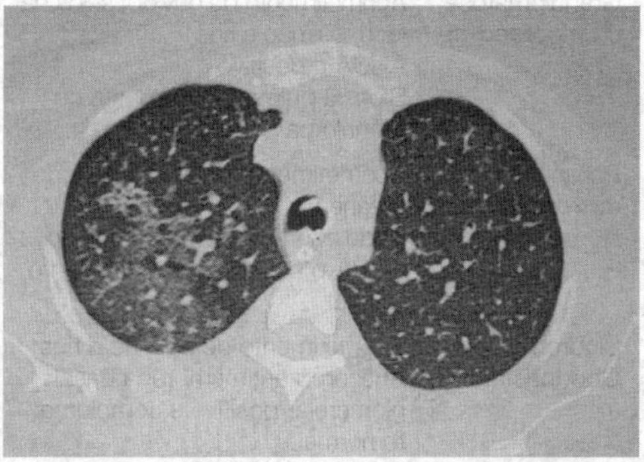

▷ **FIGURA 2** Tomografia de alta resolução de tórax mostrando áreas de vidro fosco (especialmente à direita) em um paciente intubado por hemorragia alveolar.

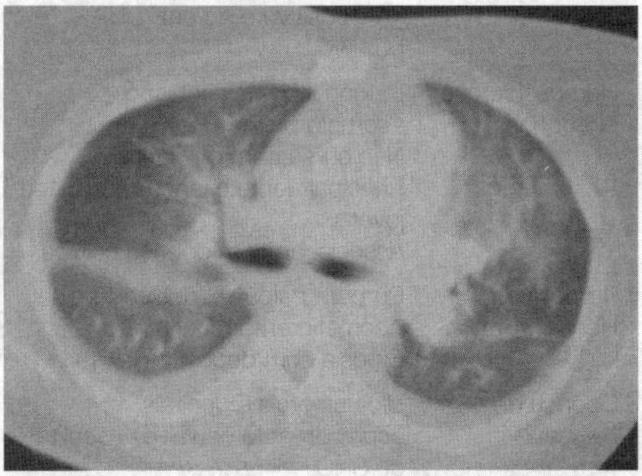

▷ **FIGURA 3** Tomografia de tórax evidenciando áreas bilaterais de vidro fosco com derrame pleural (intrafissural e bilateral) em um paciente com hemorragia alveolar secundária à insuficiência cardíaca.

A presença de queda de mais de 1 g/dL de hemoglobina é quase obrigatória. A HAD acontece quando se tem os três critérios: queda de hemoglobina, infiltrado pulmonar novo e piora da saturação (ou da relação PaO_2/FiO_2). Contudo, vale ressaltar que a síndrome de ativação macrofágica (ou síndrome hemofagocítica) pode causar os três critérios, e não é considerada HAD. Além disso, mais uma vez, não é obrigatória a presença de hemoptise na HAD. Outra alteração quase que obrigatória para o diagnóstico de HAD é a presença de importantes alterações relacionadas com a troca gasosa na gasometria.

A confirmação diagnóstica pode ser feita por meio de broncoscopia com lavado broncoalveolar (LBA) ou da medida de difusão de monóxido de carbono (DLCO) e principalmente com biópsia demonstrando a presença de hemácias, fibrina e macrófagos preenchidos com hemossiderina nos espaços alveolares. A alta afinidade da hemoglobina pelo monóxido de carbono ocasiona um aumento na DLCO (tipicamente maior que 130% do valor predito) nas primeiras 48 horas após o episódio de sangramento, no entanto, pacientes muito dispneicos ou intubados não conseguem realizar esse exame. Dessa forma, o LBA torna-se o exame-padrão para confirmar a suspeita de HAD, especialmente nos casos suspeitos sem hemoptise. Caracteristicamente, o LBA da HAD apresenta uma quantidade maior de sangue, à medida que vai se instilando solução fisiológica, e o broncoscopista pode observar sangramento proveniente de vários segmentos pulmonares. Na ausência de sangramento ativo, a pesquisa positiva de macrófagos com hemossiderina no LBA também sugere o diagnóstico. Além disso, também serve para descartar causas infecciosas (Tabela 4) ou outras causas de sangramento.

O uso do ecocardiograma nos casos de HAD é limitado. Esse exame só é realizado em casos suspeitos de congestão pulmonar ou de endocardite. Outros exames complementares são dependentes de anamnese e exame físico e servem para investigação diagnóstica de pacientes com HA. A Tabela 4 sumariza os exames a serem solicitados.

O diagnóstico de hemorragia alveolar depende da presença de três critérios diagnósticos, que são:

- Infiltrado pulmonar novo.
- Queda de hemoglobina.
- Piora da saturação de oxigênio ou hipoxemia.

DIAGNÓSTICO DIFERENCIAL

Como visto anteriormente, o diagnóstico diferencial para HAD é bastante amplo. Pode ser desde uma infecção até uma manifestação de uma vasculite sistêmica (Tabela 5). De qualquer forma, alguns achados sugerem etiologias específicas:

- Uso de medicações: certas medicações como amiodarona, nitrofurantoína e propiltiouracil são associadas com HAD.
- Transplante de medula óssea: aumenta a chance de síndrome de desconforto respiratório com HAD.
- Uveíte: associada com vasculites pulmonares.
- Pacientes com doença celíaca podem ter em sua evolução hemossiderose pulmonar; assim, alguns autores recomendam a dosagem de anticorpos antitransglutaminase e antiendomísio para investigação.

▷ **TABELA 4** Exames complementares para pacientes com hemorragia alveolar

Hemograma
Coagulograma
AST, ALT, bilirrubinas, gama-GT
Ureia, creatinina, sódio, potássio
Urina 1
ANCA
FAN
Anticorpo antimembrana basal glomerular
Sorologia para HIV
Pesquisa/cultura de bactérias, micobactérias, fungos e *P. carinii* no LBA
PCR para *P. carinii*, CMV, HSV, vírus sincicial, parvovírus
Antigenemia para CMV e criptococo em imunodeprimidos
Sorologia para herpes em imunodeprimidos
Pesquisa de galactomanas em imunodeprimidos
Sorologia para leptospirose e hantavirose na suspeita clínica
Sorologia para criptococo, histoplasmose e paracoco na suspeita clínica
Anticorpos antitransglutamidase e antiendomísio

ALT: alanina aminotransferase; ANCA: anticorpos antineutrófilos; AST: aspartato aminotransferase; CMV: citomegalovírus; FAN: fator antinuclear; HSV: herpes-vírus simples; LBA: lavado broncoalveolar; PCR: proteína C-reativa.

Um estudo com 97 pacientes provou que quatro parâmetros demonstraram correlação com a presença de causa autoimune de HAD, que foram:

- Início dos sintomas > 11 dias.
- Perda de peso nos últimos 30 dias.
- Artralgia/artrite.
- Proteinúria > 1 g.

A Tabela 5 sumariza o diagnóstico diferencial da HAD.

▷ **TABELA 5** Principais causas de hemorragia alveolar e características clínicas

Patologia	Características clínicas
Granulomatose com poliangeíte	Acometimento de ouvido, seios da face, pulmão e rins ANCA-c positivo Biópsia pulmonar: capilarite ou granuloma
Poliangeíte microscópica	Acometimento renal, pulmonar e cutâneo Pode acometer nervos periféricos ANCA-p positivo e complemento normal
Síndrome de Goodpasture	Acometimento de pulmão e rins Anticorpo antimembrana basal glomerular positivo e complemento normal Biópsia do pulmão se houver anticorpo antimembrana basal glomerular negativo
Lúpus eritematoso sistêmico	Acometimento de múltiplos sistemas incluindo pele, pulmões, rins, SNC, hematológico Complemento baixo FAN positivo e Ac anti-DNA positivo
Hemossiderose pulmonar	Diagnóstico de exclusão, só acomete pulmão Não cursa com capilarite Principalmente crianças e adultos jovens Associação com doença celíaca
Púrpura de Henoch-Schönlein	Púrpura palpável, dor abdominal Acometimento renal é raro Biópsia com depósito de IgA
Doença de Behçet	Úlceras orais e genitais, acometimento ocular e vasculite de SNC Vasculite e aneurisma de artéria pulmonar

Ac: anticorpo; ANCA: anticorpos antineutrófilos; FAN: fator antinúcleo; SNC: sistema nervoso central.

TRATAMENTO

No manejo agudo no departamento de emergência (DE), são essenciais o suporte respiratório e o hemodinâmico. A hipoxemia deve ser imediatamente corrigida com oferta de oxigênio (por máscara, CPAP ou BIPAP). Nos casos refratários, deve-se realizar intubação orotraqueal, ajustando a ventilação mecânica com volume corrente baixo (5 mL/kg) e PEEP alto (de forma similar à SDRA).

No caso de instabilidade hemodinâmica, a monitoração com saturação venosa central e/ou cateter de artéria pulmonar deve ser instituída. Outro importante ponto é a monitorização seriada da hemoglobina.

Após a estabilização do quadro hemodinâmico e respiratório, deve-se buscar e tratar a causa que desencadeou a HAD. Dessa forma, deve-se coletar os exames básicos, bem como um lavado broncoalveolar com pesquisa de etiologias infecciosas. Na suspeita e/ou confirmação de infecção, deve ser iniciada terapêutica específica. Alguns autores ainda sugerem a introdução de antibioticoterapia empírica até o resultado dos exames colhidos para avaliar a presença de infecção. Caso o paciente apresente distúrbios da coagulação associados, estes devem ser investigados e corrigidos, assim como transfundir hemácias, se a hemoglobina for menor que 7 g/dL.

Nos casos de doenças autoimunes e nas biópsias pulmonares com capilarite evidente, deve-se iniciar pulso de metilprednisolona (500 a 1.000 mg EV por dia) durante três a cinco dias consecutivos. Outras modalidades terapêuticas também podem ser utilizadas, a depender da causa da hemorragia alveolar:

- Em pacientes com LES, ciclofosfamida em pulsos mensais (750 mg/m^2) deve ser realizada.
- Em pacientes com granulomatose com poliangeíte, a ciclofosfamida por via oral em dose de 2-3 mg/kg e a plasmaferese são opções terapêuticas.
- Na síndrome do anticorpo antimembrana basal glomerular, o tratamento com plasmaférese diária por 2 semanas deve ser iniciado.
- Na hemossiderose pulmonar, a corticoterapia pode ser útil.
- Em pacientes com HAD refratária, a circulação extracorpórea pode ser utilizada. Outras opções são o uso de gamaglobolina e plasmaférese.
- Em pacientes com história de coagulopatias ou uso de anticoagulantes, o tratamento da HA é a descontinuação da medicação e correção da coagulopatia com as medidas necessárias, que podem incluir vitamina K, plasma fresco congelado, complexo protrombínico e uso de antifibrinolíticos conforme a indicação clínica.
- Na suspeita de infecção deve-se realizar antibioticoterapia de amplo espectro.

Novas opções terapêuticas têm sido tentadas nesses pacientes, incluindo o uso de fator VII recombinante por via endovenosa ou por broncoscopia, ou o uso de ácido transnexâmico, mas essas opções não podem ser recomendações de rotina no momento. A Tabela 6 sumariza o tratamento de pacientes com HAD.

TABELA 6 Tratamento da hemorragia alveolar (HA)

1 – Suporte ventilatório e hemodinâmico, usar PEEP alto em pacientes entubados
2 – Correção de coagulopatias e, se Hb < 7 g/dL, transfusão de concentrado de hemácias
3 – Descartar e tratar infecções
4 – Corticoterapia, idealmente com pulsoterapia com metilprednisolona 500-1.000 mg EV por 3 a 5 dias, se indicado
5 – Plasmaférese, se indicado
6 – Ciclofosfamida, se indicado
7 – Outras modalidades de tratamento dependentes da etiologia específica da HA
8 – Circulação extracorpórea em casos refratários

INDICAÇÕES DE INTERNAÇÃO, TERAPIA INTENSIVA E SEGUIMENTO

Os pacientes com hemorragia alveolar quase que invariavelmente têm indicação de internação hospitalar. Casos de hemorragia difusa com necessidade de suporte ventilatório têm indicações de UTI. O seguimento ambulatorial depende da etiologia da HAD.

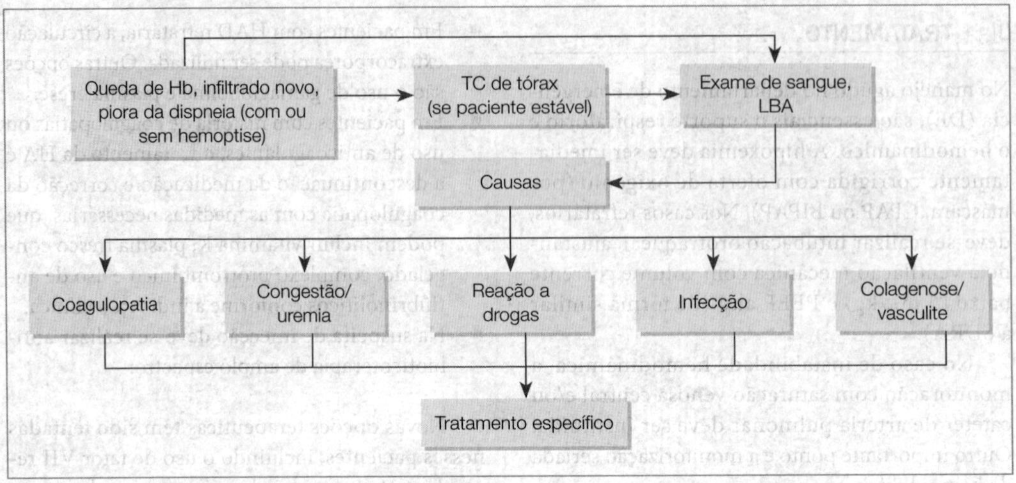

▷ **FIGURA 4** Abordagem da hemorragia alveolar difusa.
Hb: hemoglobina; TC: tomografia computadorizada; LBA: lavado broncoalveolar.

LITERATURA RECOMENDADA

1. Collard HR, King TE Jr, Schwarz MI. Diffuse alveolar hemorrhage and rare infiltrative disorders of the lung. In: Broaddus VC, Mason RJ, Ernst JD, et al. (eds.). Murray & Nadel's textbook of respiratory medicine. 6. ed. New York: Elsevier; 2015. p. 1207.
2. Lara AR, Frankel SK, Schwarz MI. Diffuse alveolar hemorrhage. In: Schwarz MI, King TE Jr (eds.). Interstitial lung disease. 5. ed. Shelton, CT: People's Medical Publishing House; 2011. p. 805.
3. Lichtenberger JP 3rd, Digumarthy SR, Abbott GF, et al. Diffuse pulmonary hemorrhage: clues to the diagnosis. Curr Probl Diagn Radiol. 2014;43:128.
4. Danoff SK, Hallowell R. The diffuse alveolar hemorraghe syndromes. In: Post TW (ed.). UpToDate. Waltham, MA: UpToDate Inc. http://www.uptodate.com 2022. Acesso 01 março 2022.

50 Derrame pleural

Patrick Aureo Lacerda de Almeida Pinto
Rodrigo Antonio Brandão Neto
Heraldo Possolo de Souza
Sabrina Corrêa da Costa Ribeiro
Hassan Rahhal
Fernando Salvetti Valente

PONTOS IMPORTANTES

- Em pacientes com derrame pleural com mais de 10 mm de espessura no departamento de emergência (DE) está indicada a punção diagnóstica, exceto em casos com etiologia óbvia como derrame pleural bilateral em pacientes com congestão sistêmica e pulmonar com insuficiência cardíaca conhecida.
- A determinação do local de punção pode ser realizada pela propedêutica, mas idealmente é realizada por meio de ultrassonografia, que é associada a menores complicações no procedimento.
- O primeiro passo diante de um derrame pleural é diferenciar um transudato de um exsudato. Nesse caso, os critérios de Light são o melhor diferenciador, embora o gradiente albumina sérico-pleural ou o uso do colesterol pleural também sejam alternativas diagnósticas.
- A insuficiência cardíaca é a principal causa dos transudatos, mas a síndrome nefrótica, hipoalbuminemia e até mesmo embolia pulmonar são outras possibilidades diagnósticas.
- A tuberculose deve sempre ser suspeitada em pacientes com líquido com predomínio linfocítico e pobre em células mesoteliais.
- A dosagem da adenosina deaminase (ADA) apresenta alta sensibilidade para o diagnóstico de tuberculose.
- Os derrames parapneumônicos complicados necessitam de drenagem torácica.

INTRODUÇÃO E DEFINIÇÕES

O espaço entre a pleura visceral, que recobre os pulmões, e a pleura parietal, que recobre a parede torácica, o mediastino e o diafragma, é reconhecido como espaço pleural. Em humanos, não há conexão anatômica entre as cavidades pleurais. A pleura visceral recebe seu suprimento sanguíneo da circulação brônquica e a pleura parietal recebe seu suprimento sanguíneo das artérias intercostais. Em condições normais, existe uma fina lâmina líquida com 5 a 10 mL de líquido seroso, que ajuda na lubrificação e facilita o movimento do pulmão durante a inspiração e expiração. Os linfáticos subpleurais são o principal responsável pela remoção do líquido pleural da cavidade. Em condições patológicas, existe excesso de produção ou insuficiente remoção desse líquido, gerando acúmulo dele, o que é definido como derrame pleural.

Estima-se que cerca de 1,5 milhão de pessoas desenvolvam derrame pleural anualmente nos Estados Unidos. A principal causa é a insuficiência cardíaca (IC), contando com 500.000 casos por ano, seguida pela pneumonia com incidência estimada em 300.000 casos e pelo derrame pleural neoplásico, que conta com 200.000 casos (Tabela 1). Nos países em desenvolvimento, inclusive o Brasil, a tuberculose é uma das principais causas, devendo sempre ser suspeitada, uma vez que o derrame pleural é sua manifestação extrapulmonar mais comum.

Estima-se que entre 20 e 40% dos pacientes internados por pneumonia apresentam derrame pleural associado. Nos pacientes com mais de 50 anos, as causas neoplásicas superam os derrames parapneumônicos. Cirrose, embolia pulmonar, doença viral e cirurgia de revascularização miocárdica também são causas comuns de derrame.

▷ **TABELA 1** Epidemiologia do derrame pleural nos Estados Unidos

Etiologia	Número de casos/ano
Insuficiência cardíaca	500.000
Pneumonia bacteriana	300.000
Neoplasias	200.000
Pulmão (30%)	60.000
Mama (25%)	50.000
Linfoma (20%)	40.000
Embolia pulmonar	150.000
Infecções de etiologia viral	100.000
Pós-cirurgia de revascularização do miocárdio	60.000
Cirrose com ascite	50.000
Doenças do trato gastrointestinal	25.000
Doenças vasculares do tecido conjuntivo	6.000
Tuberculose	2.500
Exposição a asbestos	2.000
Mesotelioma	1.500

Adaptada de Light, 2002.

ETIOLOGIA E FISIOPATOLOGIA

Quando pulmões normais são removidos da caixa torácica, o volume de gás em seu interior se reduz devido à sua retração elástica. A parede torácica, pelo contrário, quando aberta e em contato com a pressão atmosférica, no final da expiração (isto é, volume residual funcional), tende a expandir. Esse balanço entre as forças de retração pulmonar e expansão torácica mantém a pressão dentro do espaço pleural negativa (–3 a –5 cmH_2O).

A função fisiológica do espaço pleural em humanos não está muito bem estabelecida. A teoria mais aceita é a de que a pleura serve como uma membrana elástica serosa, que permite as mudanças do formato do pulmão durante o ciclo respiratório, bem como previne o colabamento alveolar ao fim da expiração graças à pressão negativa mantida no espaço pleural. No entanto, a presença desse espaço virtual entre os folhetos pleurais parece não ser absolutamente necessária à respiração, uma vez que os seres humanos vivem normalmente após cirurgia para obliteração do espaço pleural (pleurodese), com o benefício do alívio da dispneia induzida por um derrame pleural ou pneumotórax prévio.

Os folhetos pleurais são cobertos por células mesoteliais que são metabolicamente ativas e produzem diversas substâncias, tais como ácido hialurônico, óxido nítrico e fator de crescimento tecidual β (TGF β). Estima-se que aproximadamente 0,26 mL/kg de peso de líquido pleural esteja presente em cada cavidade pleural. Esse fluido é tanto produzido quanto reabsorvido na pleura parietal e depende do balanço entre as pressões, hidrostáticas e oncóticas, dos fluxos sanguíneos sistêmico, pulmonar e pleural. Os vasos linfáticos, que estão conectados à pleura parietal, são os responsáveis pela reabsorção do líquido pleural e o fluxo nesses vasos pode aumentar em até 20 vezes para suprir uma demanda aumentada de formação de líquido pleural. Logo, derrame pleural clinicamente significativo só vai se desenvolver se a produção de fluidos superar a capacidade de drenagem dos vasos linfáticos, devido à alta produção, baixa reabsorção ou combinação dos dois fatores.

Um derrame pode ser exsudativo ou transudativo. Derrame exsudativo ocorre quando fatores locais estão alterados, como inflamação do pulmão ou da pleura, que causa extravasamento capilar de líquido para o espaço pleural e/ou nos casos em que ocorre redução da drenagem linfática como em doenças proliferativas (p. ex., neoplasia) ou inflamatórias (p. ex., pneumonia). Derrames transudativos, por outro lado, ocorrem geralmente por fatores sistêmicos como aumento da pressão hidrostática (p. ex., insuficiência cardíaca), redução da pressão oncótica (p. ex., hipoproteinemia), aumento da pressão negativa intrapleural (p. ex., atelectasia) ou movimento do líquido ascítico através do diafragma (p. ex., hidrotórax hepático). A Tabela 2 resume as causas de derrame pleural segundo a fisiopatologia.

▷ **TABELA 2** Etiologias de acordo com mecanismo de derrame pleural

Mecanismos	Exemplos
Aumento da produção de líquido pleural	
Aumento de líquido intersticial no pulmão	Insuficiência cardíaca, pneumonia, embolia pulmonar
Aumento da permeabilidade do capilar pleural	Câncer, tuberculose. Doenças inflamatórias acometendo a pleura
Aumento da pressão do capilar pleural	Insuficiência cardíaca, hipertensão pulmonar, síndrome da compressão da veia cava superior (SVCS)
Redução da pressão intrapleural	Atelectasia, encarceramento pulmonar
Redução da pressão oncótica sérica	Hipoalbuminemia
Aumento do fluido peritoneal	Cirrose, diálise peritoneal, síndrome de Meigs
Ruptura do ducto torácico	Quilotórax
Ruptura de vasos intratorácicos	Hemotórax
Redução da reabsorção do líquido pleural	
Obstrução da drenagem linfática	Neoplasias locais ou metastáticas, linfoma
Aumento da pressão intravascular sistêmica	Insuficiência cardíaca, SVCS

IDENTIFICAÇÃO DO DERRAME PLEURAL

O derrame pleural pode ser suspeitado durante a história clínica do paciente ou durante o exame físico. O paciente com derrame pleural pode se queixar de dispneia, tosse seca, dor pleurítica ou trepopneia, que é uma forma de dispneia que se alivia quando o paciente deita do lado do derrame.

Os sintomas dependem do tamanho da coleção, porém pacientes com doenças pulmonares (p. ex., doença pulmonar obstrutiva crônica [DPOC], linfangite carcinomatosa ou embolia pulmonar) podem ter sintomas com derrames pequenos a moderados.

Durante o exame físico, a suspeita de derrame pleural pode advir de alterações como redução ou abolição do murmúrio vesicular, macicez à percussão (sinal mais associado), frêmito toracovocal reduzido. Porém, esses achados dependem basicamente do tamanho do derrame, sendo encontrados em coleções maiores que 300 mL.

Achados adicionais como tosse, febre, ortopneia e artralgia concomitantes podem ser úteis na formulação das hipóteses etiológicas do derrame e reduzir o leque de diagnósticos diferenciais. História de viagem recente, ocupação atual e prévia, medicações em uso, cirurgias recentes (p. ex., revascularização miocárdica), neoplasia, lugar de residência e exposição prévia a asbesto devem ser interrogados. No exame físico, outras pistas diagnósticas são turgência jugular, edema periférico, edema assimétrico de membros inferiores, estigmas de hepatopatia (p. ex., rarefação de pelos, eritema palmar, ginecomastia, circulação colateral...), deformidades articulares ou sinais de sinovite. Tais achados podem ajudar no diagnóstico etiológico do derrame.

A radiografia de tórax é comumente o primeiro exame a ser solicitado na suspeita do derrame pleural e na maioria das vezes é suficiente para identificar o derrame. Na posição ortostática (PA e perfil), o líquido tende a se acumular na porção inferior, causando uma imagem homogênea que oblitera o seio costofrênico ou altera sua angulação. Esse achado radiológico ocorre com derrames > 200 mL. A radiografia em decúbito lateral com raios horizontais é mais sensível e pode demonstrar coleção pleural de até 50 mL. Na incidência anteroposterior (no leito), derrames grandes a moderados aparecem como uma opacificação homogênea do campo pulmonar, com vasculatura ainda visível.

A radiografia também pode ajudar no diagnóstico etiológico do derrame. Existem três padrões de derrame que podem ser úteis no diagnóstico etiológico: bilateral, unilateral maciço e loculado.

Derrames bilaterais sugerem insuficiência cardíaca (mais comum), geralmente associada a outros sinais como cefalização ou redistribuição da trama vascular, edema intersticial ou alveolar e aumento da silhueta cardíaca. Na ausência de cardiomegalia, o diagnóstico diferencial deve incluir neoplasia, pleurite lúpica ou pericardite constritiva.

Loculações sugerem inflamação pleural e podem estar associadas a empiema, tuberculose ou hemotórax.

Derrames gigantes estão mais comumente associados à malignidade (60%), seguidos por derrame parapneumônico (20%) e menos comumente hidrotórax hepático e tuberculose.

O papel da ultrassonografia (USG) de tórax tem sido cada vez mais bem estabelecido na abordagem do derrame pleural. Quando comparada a outros métodos de imagem (radiografia e tomografia), a USG tem melhor capacidade de quantificar o volume de líquido pleural, melhor caracterização de septações pleurais, melhor diferenciação entre líquido pleural, espessamento pleural e consolidação pulmonar, como também consegue distinguir entre exsudatos e derrames malignos.

O principal diferencial da USG é o fato de seu uso estar associado a menos complicações durante a toracocentese, biópsia ou drenagem pleural e apresenta maiores taxas de sucesso dos procedimentos, principalmente quando os derrames são pequenos e loculados.

▷ **TABELA 3** Diagnóstico segundo sinais e sintomas

Diagnóstico etiológico	Sintomas e sinais associados ao derrame pleural
Insuficiência cardíaca	Hipoxemia, edema periférico, congestão pulmonar, B3, ortopneia
Cirrose hepática	Ascite, veias abdominais distendidas, eritema palmar, ginecomastia
Síndrome nefrótica	Anasarca, proteinúria
Pneumonia	Febre, calafrios, tosse com expectoração, infiltrado pulmonar
Tuberculose	Febre vespertina, sudorese noturna, perda de peso
Neoplasias	História de neoplasia (pulmão em homens, mama em mulheres), hemoptise, adenomegalia, hepatoesplenomegalia
Embolia pulmonar	Dispneia, dor torácica pleurítica, edema de membro inferior assimétrico, imobilização
Mesotelioma	Massa pleural, história de exposição a asbesto
Viral	Febre, tosse, mialgia, *rash*, fadiga
Pericardite	Dor torácica em pontada (alivia com inclinação anterior do tórax), ECG compatível, derrame pericárdico no USG, turgência jugular
Estenose de veia pulmonar	Ablação prévia para fibrilação atrial, cateterismo recente (se associa a hipertensão pulmonar)

(continua)

▷ **TABELA 3** Diagnóstico segundo sinais e sintomas *(continuação)*

Diagnóstico etiológico	Sintomas e sinais associados ao derrame pleural
Síndrome da veia cava superior	Edema facial ou pletora, edema de membros superiores bilateral
Perfuração esofágica	Dor torácica ou abdominal, febre, neoplasia esofágica ou DRGE, endoscopia recente
Pancreatite	Dor abdominal, vômitos incoercíveis, náusea, anorexia, elevação de enzimas pancreáticas
Endometriose	Infertilidade, dor pélvica, dismenorreia
Síndrome de Meigs	História de tumor de ovário, cursa com ascite frequentemente, exsudato de baixa celularidade à direita em 70% dos casos
Hiperestimulação ovariana	Dor abdominal, vigência de tratamento para infertilidade
Urinotórax	Procedimento urológico recente, obstrução do trato urinário
Quilotórax	Massa no tórax, trauma, presença de lipídeos no líquido pleural
Pseudoquilotórax	Doença reumatológica, história de tuberculose ou doença pleural, lipídeos no líquido pleural
Artrite reumatoide	Dores articulares com edema articular
Síndrome das unhas amarelas	Bronquiectasias, linfedema, unhas amarelas
Nocardiose	Pode cursar com nódulos pulmonares e infiltrados reticulares, sendo mais frequente com imunossupressão, em particular HIV. Acometimento de SNC é comum, assim como estruturas contíguas ao pulmão
Reação medicamentosa	Líquido pleural usualmente com eosinofilia, pode cursar associada com síndrome DRESS. Pacientes podem ainda apresentar infiltrado intersticial e espessamento pleural. Descrita com múltiplas medicações como minoxidil, nitrofurantoína, ciclofosfamida, amiodarona, clorpromazina, dantrolene, bromocriptina, hidralazina, metisergida, entre outras

Adaptada e ampliada de Saguil, 2014.
DRGE: doença do refluxo gastroesofágico; ECG: eletrocardiograma; SNC: sistema nervoso central; USG: ultrassonografia.

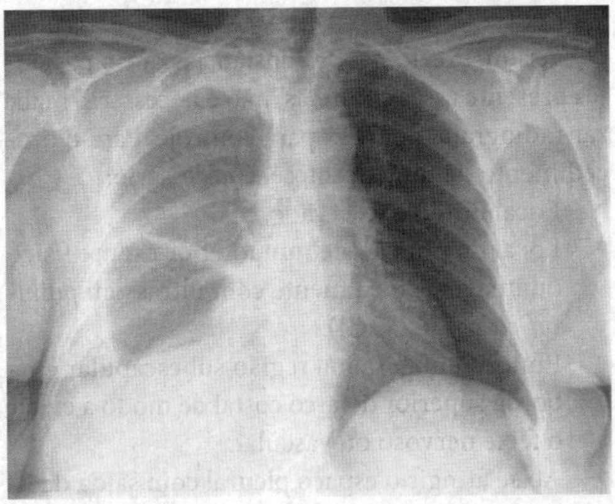

▷ **FIGURA 1** Derrame pleural à direita.

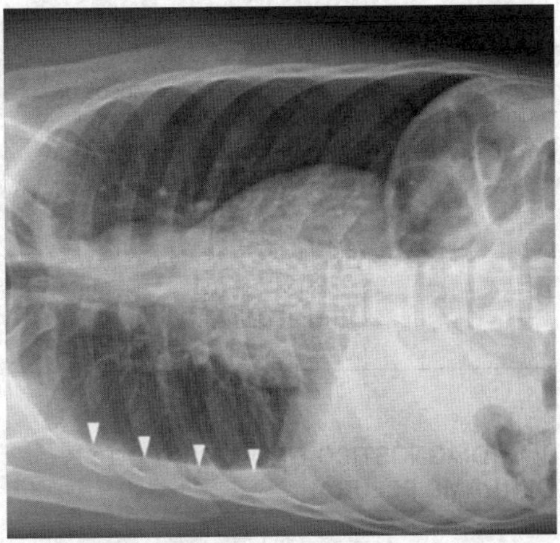

▷ **FIGURA 2** Derrame pleural avaliado na posição de Laurel.

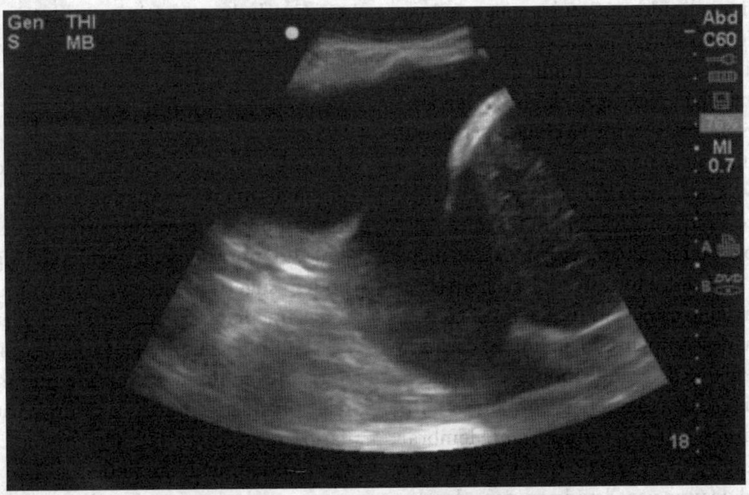

▷ **FIGURA 3** Ultrassonografia com evidência de derrame pleural, facilitando a punção diagnóstica.

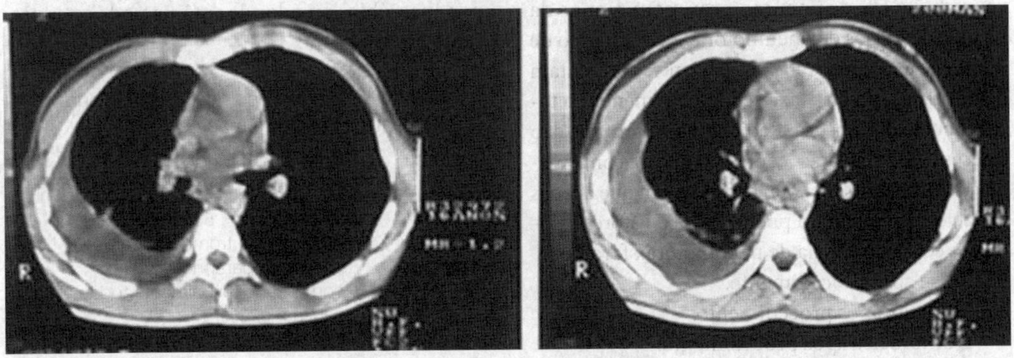

▷ **FIGURA 4** Tomografia de tórax com derrame pleural à direita.

CONTEÚDO COMPLEMENTAR

Utilize o QR code abaixo para acessar vídeos de ultrassonografia de derrames pleurais (voucher: emergencia16).

DIAGNÓSTICO ETIOLÓGICO DO DERRAME PLEURAL

Toracocentese

A toracocentese está indicada em qualquer derrame pleural novo, inexplicado, que tenha mais que 1 cm na radiografia em decúbito lateral. As únicas situações em que se está autorizado a prescindir da toracocentese são: quando há evidências claras de derrame associado à insuficiência cardíaca congestiva, derrames parapneumônicos pequenos ou secundários à cirurgia de revascularização miocárdica. Entretanto, se houver febre, dor pleurítica, tamanhos muito discrepantes ou o derrame não regredir após tratamento inicial, está indicada a toracocentese diagnóstica.

Caso o paciente esteja em franca insuficiência respiratória ou descompensado da função cardíaca e tenha um derrame de grande monta, está indicada a toracocentese de emergência com ou sem introdução de dreno tubular. É importante lembrar que não se deve retirar mais do que 1.500 mL de líquido pleural de uma vez, devido ao risco de edema pulmonar de reexpansão.

A taxa de complicações da toracocentese é baixa, com 2 a 6% de pneumotórax, com menos da metade dos casos de pneumotórax necessitando de intervenção, e apenas 1% dos pacientes apresentam hemotórax, com essa taxa sendo bem menor na toracocentese diagnóstica. Radiografia de controle não é necessária após toracocentese, o que foi confirmado em um estudo com 506 pacientes em que apenas 4% deles apresentaram pneumotórax. Fatores associados com ocorrência de pneumotórax foram:

- Tosse após procedimento.
- Dispneia após procedimento.
- Dor torácica após procedimento.
- Saída de ar na seringa de punção.
- Ausculta pulmonar com murmúrio vesicular abolido.

Assim, exceto nas circunstâncias que o paciente apresente esses sintomas, não é necessário realizar radiografia de tórax para controle. Para o procedimento de toracocentese, é necessário:

- Local limpo e reservado.
- Local da punção delimitado por exame físico ou imagem (idealmente com ultrassom *point-of-care* [US POC]).
- Punção em geral na região subescapular e na borda superior do arco costal de modo a evitar o feixe nervoso ou vascular.
- Ao se atingir o espaço pleural com saída de líquido, deve-se retirar a agulha e introduzir o jelco com retirada posterior do mandril.
- Uso de vácuo não parece aumentar morbidade.
- Cuidado ao retirar volumes maiores que 1.500 mL.

Aspecto do líquido pleural

A aparência macroscópica do líquido pleural deve ser analisada no momento da coleta do líquido. O fluido pode se apresentar seroso, serossanguinolento, hemorrágico ou purulento. Alguns aspectos podem sugerir a etiologia do derrame e gerar condutas imediatas (p. ex., empiema pleural).

Líquido sanguinolento é comumente visto em derrames malignos, embolia pulmonar, trauma, relacionado a asbesto, pós-cirurgia cardíaca, secundário à tuberculose ou parapneumônico complicado.

Fluido purulento pode ser visto no empiema, mas também pode mimetizar a aparência leitosa dos derrames lipídicos (p. ex., quilotórax). Além disso, um odor fétido pode ser sentido nas infecções por anaeróbios ou odor de amônia pode estar presente no urinotórax.

TABELA 4 Diagnóstico do derrame pleural dependente do aspecto macroscópico

Aspecto	Suspeita diagnóstica
Sanguinolento	Hematócrito > 50%: hemotórax Hematócrito < 50%: neoplasia, tuberculose, tromboembolismo pulmonar, parapneumônico complicado (usualmente todas essas causas < 20%) Hematócrito < 1%: não significativo

(continua)

▷ **TABELA 4** Diagnóstico do derrame pleural dependente do aspecto macroscópico *(continuação)*

Aspecto	Suspeita diagnóstica
Turvo	Empiema ou quilotórax. A centrifugação consegue diferenciar as duas causas: se o líquido sobrenadante é límpido, sugere empiema e indica drenagem de urgência
Marrom	Abscesso amebiano
Preto	Infecção por *Aspergillus*, melanoma
Restos alimentares	Ruptura esofágica
Odor pútrido	Empiema
Esverdeado	Fístula biliar
Leitoso	Quilotórax ou pseudoquilotórax

Transudato vs. exsudato

Após a análise macroscópica do aspecto do líquido, o próximo passo é distinguir os pacientes que têm causas inflamatórias de derrame (i. e., exsudato) daqueles que têm causas não inflamatórias (i. e., transudato).

O uso dos critérios de Light, para diferenciação entre transudato e exsudato, foi inicialmente descrito em 1972 e permanece como o método padrão até os dias de hoje. De acordo com os critérios de Light, o paciente apresenta um derrame pleural inflamatório (i. e., exsudativo), quando ele apresentar um desses critérios:

- Razão entre a proteína do líquido pleural e a proteína sérica > 0,5.
- Razão entre a desidrogenase lática (DHL) do líquido pleural e o DHL sérico > 0,6.
- DHL do líquido pleural > 200 UI (ou > 2/3 do limite superior da normalidade do DHL sérico).

Os critérios de Light, apesar de representarem o padrão para definição de exsudato e transudato, podem caracterizar erroneamente essa divisão em até 25% dos casos. Quando a dosagem de proteína ou o DHL sérico não estiverem disponíveis para comparação, uma proteína do líquido pleural > 3 g/dL ou a dosagem de colesterol do líquido pleural > 45 mg/dL apresentam performance similar aos critérios de Light em quatro estudos. Um outro estudo mostrou que a dosagem de colesterol do líquido pleural > 43 mg/dL apresentou sensibilidade de 75% e especificidade de 80% para o diagnóstico de exsudato. Ao se utilizar ponto de corte do colesterol do líquido pleural > 60 mg/dL, a sensibilidade cai para 54%, mas a especificidade se torna 92%. A relação do colesterol pleural/sérico < 0,3 (sensibilidade 89%; especificidade 81%) também pode ser utilizada para essa diferenciação entre transudato e exsudato.

Outra forma de determinar se um líquido é um exsudato ou transudato é o gradiente de albumina sérico-pleural, que será discutido adiante. A Tabela 5 lista os critérios de Light para diagnóstico do derrame pleural e a Tabela 6 lista os diagnósticos possíveis nos casos de transudato ou exsudato.

▷ **TABELA 5** Critérios de Light para definição de exsudato ou transudato

Critério	Transudato	Exsudato
Relação proteína pleural/sérica	< 0,5	> 0,5 (proteína pleural > 3 g/dL pode ser suficiente)
Relação DHL pleural/sérico	< 0,6	> 0,6
DHL do líquido pleural	< 2/3 o limite superior do DHL sérico	≥ 2/3 o limite superior do DHL sérico (DHL pleural > 300 pode ser usado)

DIFERENCIANDO TRANSUDATO DE EXSUDATO NA INSUFICIÊNCIA CARDÍACA

Apesar de os critérios de Light identificarem a maioria dos exsudatos, cerca de 25% dos transudatos são classificados erroneamente como exsudato, sobretudo nos pacientes com insuficiência cardíaca (IC) que receberam terapia diurética. Em pacientes com suspeita de IC, uma proteína sérica 3,1 g maior do que a proteína do líquido pleural ou uma albumina sérica 1,2 g maior do que o fluido pleural (gradiente albumina sérico-ascítico) podem ser usadas para identificar transudatos que foram erroneamente classificados como exsudato pelos critérios de Light. De forma semelhante, a dosagem no líquido pleural do peptídeo natriurético do tipo B (NT-proBNP) maior que 1.500 pg/mL foi validada como forma de identificar derrames secundários à insuficiência cardíaca congestiva. Por outro lado, os níveis séricos de NT-proBNP são quase idênticos aos do líquido pleural, então as recomendações atuais sugerem o uso do NT-proBNP sérico associado ao julgamento clínico, para a identificação de transudatos em pacientes com IC em uso de diureticoterapia.

▷ **TABELA 6** Etiologia de derrame pleural segundo a origem transudato vs. exsudato

Transudato
Insuficiência cardíaca congestiva
Cirrose
Síndrome nefrótica
Glomerulonefrite
Diálise peritoneal
Hipoalbuminemia (albumina sérica < 1,5 mg/dL)
Atelectasia
Síndrome da veia cava superior
Encarceramento pulmonar
Sarcoidose
Mixedema
Fístula cerebroespinal ou *shunt* ventriculoperitoneal
Urinotórax
Hipertensão arterial pulmonar
Embolia pulmonar
Doença do pericárdio
Migração extravascular de cateter venoso central
Exsudato
Infeccioso: bacteriano, viral, tuberculose, fungo, parasitas
Neoplásico: doença metastática (p. ex., câncer de pulmão, câncer de mama, linfoma, mieloma, câncer de ovário, câncer de pâncreas, colangiocarcinoma), mesotelioma, linfoma primário de pleura
Derrame paraneoplásico: pleurite reativa a neoplasia pulmonar, obstrução brônquica ou atelectasia, pleurite secundária à radioterapia
Reativo: pleurite reativa devido à pneumonia (parapneumônico não complicado)
Embolia pulmonar
Doença abdominal: pancreatite, colecistite, abscesso de baço ou hepático, perfuração esofágica
Doença cardíaca ou pericárdica, incluindo infarto do miocárdio (após *bypass* coronariano, cirurgia cardíaca ou procedimentos de ablação miocárdica), estenose de veias pulmonares
Ginecológico: hiperestimulação ovariana, síndrome de Meigs, endometriose, complicações pós-parto
Doenças do colágeno: artrite reumatoide, lúpus, síndrome de Sjögren, febre do Mediterrâneo, granulomatose eosinofílica, granulomatose com poliangeíte

(continua)

▷ **TABELA 6** Etiologia de derrame pleural segundo a origem transudato vs. exsudato *(continuação)*

Exsudato
Medicações: nitrofurantoína, dantrolene, metisergida, dasatinib, amiodarona, metotrexato, clozapina, fenitoína, betabloqueadores, derivados do Ergot
Hemotórax
Quilotórax (mais comum após trauma ou pacientes com linfoma)
Sarcoidose (linfocítico, usualmente associado a sarcoidose pulmonar)
Linfoma linfoblástico
Relacionadas a colesterol (comumente visto em tuberculose, derrame reumatoide, qualquer derrame crônico)
Miscelânea: derrame benigno relacionada a asbesto, síndrome das unhas amarelas, uremia, afogamento, amiloidose, choque elétrico, derrame iatrogênico, síndrome do extravasamento capilar, hematopoiese extramedular

PREPARAÇÃO DAS AMOSTRAS E EXAMES A SEREM SOLICITADOS

Para análise laboratorial, recomenda-se a retirada de 50 a 60 mL de líquido pleural. Deve-se separar em tubos estéreis, para bioquímica (5 mL), microbiologia (20 mL) e citologia (10 a 25 mL).

Para a mensuração do pH é necessário evitar contato do fluido com o meio externo; e para realização de culturas deve-se inocular o líquido nos balões de hemocultura à beira do leito. Os exames laboratoriais a serem solicitados vão depender da suspeita clínica inicial. Além do DHL e proteínas para aplicação dos critérios de Light, comumente se solicita contagem celular e diferencial, pH e glicose. Se existe suspeita de infecção, bacterioscopia e cultura devem ser realizadas. Se há indícios de neoplasia, deve-se solicitar citologia oncótica. Testes adicionais comumente solicitados são amilase, colesterol, triglicerídeos, ADA, baciloscopia (BAAR) e cultura para *M. tuberculosis*.

CELULARIDADE E DIFERENCIAL

A contagem celular e diferencial com predomínio de neutrófilos (> 50%) sugere processo agudo, enquanto o predomínio de linfócitos (> 50%) indica que o processo é crônico.

Alguns diagnósticos diferenciais podem ser suspeitados na presença de neutrofilia, tais como derrame parapneumônico, doenças abdominais, pancreatite, embolia pulmonar, neoplasia (20% dos casos) ou tuberculose em fase aguda (10% dos casos). Alguns estudos sugerem que a presença aumentada de neutrófilos pode estar associada a pleurite por medicamentos, granulomatose eosinofílica, relacionada a asbestos, linfoma, infarto pulmonar, doença fúngica (coccidioidomicose, criptococose, histoplasmose) ou infecção parasitária.

Quando os linfócitos e macrófagos predominam, embolia pulmonar, neoplasia (80% dos casos) e tuberculose (90% dos casos) são os diagnósticos mais comuns. Caso haja maior predomínio linfocítico (> 80% de linfócitos), tuberculose, linfoma, artrite reumatoide ou sarcoidose passam a ser os diagnósticos mais prováveis.

Contagens de células superiores a 50.000 células/mm^3 ocorrem principalmente em derrame pleural parapneumônico complicado, com a maioria dos exsudatos apresentando > 10.000 células/mm^3, embora exsudatos crônicos frequentemente apresentem < 5.000 células/mm^3.

A eosinofilia (> 10%) pode estar presente quando existe ar ou sangue no espaço pleural, porém é inespecífica, pois também pode ocorrer na paragonimíase, uso de medicamentos como nitrofurantoína, síndrome de Churg-Strauss, asbestose e punções pleurais de repetição. Valores de eosinófilos > 10% são virtualmente excludentes do diagnóstico de tuberculose (TB).

GLICOSE E PH PLEURAL

A glicose consumida (< 60 mg/dL) e o pH pleural baixo (< 7,20) geralmente ocorrem juntos, principalmente nos derrames parapneumônicos. Essas alterações são resultado da produção de ácidos e metabolismo de células e bactérias no espaço pleural (ocorrem também em neoplasia, tuberculose, artrite reumatoide e pleurite lúpica).

A acidose do líquido pleural nos dá informações prognósticas importantes. Por exemplo, em um contexto de derrame parapneumônico, um pH do líquido pleural < 7,2 sugere que a drenagem do líquido pleural é necessária para resolução do processo infeccioso. Se houver pus na coleta, esse líquido não deve ser enviado para medição do pH por dois motivos: a drenagem já está indicada devido ao aspecto do líquido e o pus pode entupir a máquina de gasometria. Em um contexto de derrame neoplásico, um pH < 7,3 está associado a neoplasia mais avançada, menor expectativa de vida, maior taxa de positividade da citologia oncótica e menor taxa de sucesso da pleurodese.

O pH < 7,2 está associado a outras patologias:

- Tuberculose pleural.
- Ruptura de esôfago (conteúdo ácido de estômago em pleura).
- Artrite reumatoide e lúpus eritematoso sistêmico.
- Neoplasias malignas.
- Acidemia.
- Paragonomíase.
- Hemotórax.
- Urinotórax (pH < 6,0 da urina).

CITOLOGIA ONCÓTICA

A citologia oncótica do líquido pleural é uma maneira conveniente e relativamente eficiente de estabelecer um diagnóstico oncológico, chegando a 60 a 75% de rendimento da amostra. Alguns tipos de câncer têm menor positividade, como os sarcomas e linfomas (25%), carcinomas epidermoides (20%) e mesoteliomas (10%). As causas mais comuns de derrame pleural maligno são carcinomas de pulmão, mama e o linfoma. O prognóstico é reservado, com sobrevida média de 4 a 7 meses.

A carga tumoral e a experiência do citopatologista também podem influenciar na positividade do teste. A imunocitoquímica pode ser usada e nos ajuda na distinção entre células mesoteliais benignas e malignas, entre mesoteliomas e adenocarcinomas, e consegue sugerir a neoplasia primária em derrames pleurais metastáticos. A positividade da biópsia pleural não cirúrgica é de cerca de 45 a 60%, portanto menor que a da citologia pleural, mas a combinação de citologia oncótica com a biópsia pleural ultrapassa 75% de sensibilidade; e a biópsia cirúrgica tem sensibilidade > 90%.

EXAMES PARA DIAGNÓSTICO DE TUBERCULOSE PLEURAL

Adenosina deaminase (ADA) no líquido pleural deve ser solicitada na suspeita de tuberculose. ADA > 35 U/L em pacientes com exsudato linfocitário é virtualmente diagnóstico de tuberculose pleural (sensibilidade 93%, especificidade 90% [81 a 94%, conforme o estudo]). Outros autores utilizam um ponto de corte > 40 U/L (sensibilidade de 91 a 100%).

Outras condições podem causar aumento de ADA pleural, tais como empiema, derrame parapneumônico complicado (usualmente também com neutrofilia, o que exclui TB pleural) e linfoma (usualmente níveis maiores que na TB). Nos casos em que a ADA se mostra maior que 250 U/L, empiema e linfoma passam a ser mais comuns.

A positividade da baciloscopia direta do líquido pleural é muito baixa, sendo menor que 5% na maioria das séries. A positividade da cultura em meio de Löwestein-Jensen varia de 10 a 35% para o líquido pleural e de 39 a 65% em pacientes submetidos à biópsia pleural. Quando os meios líquidos de cultura para *M. tuberculosis* (BACTEC ou MODS) são utilizados, a positividade do teste é maior, como também eles positivam mais rapidamente.

O interferon-gama, quando aumentado, também sugere o diagnóstico de TB pleural. Utilizando um ponto de corte de 140 pg/mL, a sensibilidade pode variar de 86 a 97%, enquanto a especificidade mostra sempre valores acima de 90%.

Uma metanálise demonstrou que, devido ao custo, a dosagem da ADA apresenta melhor relação custo-benefício para o diagnóstico de tuberculose pleural. As reações de PCR para *M. tuberculosis* apresentam sensibilidade extremamente variável entre 20 e 90%, com média de 70%. Os testes de amplificação de ácido nucleico aprovados para uso em escarro não são aprovados para uso com líquido pleural. Alguns laboratórios realizam o exame no líquido pleural, mas as características do teste devem ser revisadas com o laboratório antes do envio de uma amostra clínica. Em uma metanálise incluindo 18 estudos, a sensibilidade e a especificidade do ensaio Xpert MTB/RIF, em comparação com a cultura no líquido pleural, foram de 46 e 99%, respectivamente. Entre os pacientes infectados pelo HIV seria razoável prever que a maior carga microbiana no líquido pleural provavelmente esteja associada a uma maior sensibilidade do teste, mas estudos mostram alta especificidade e sensibilidade ainda relativamente baixa.

A biópsia pleural fechada tem sensibilidade de cerca de 60%. Recomenda-se a coleta de dois a três fragmentos para a realização do exame anatomopatológico e mais um para a realização da cultura. A videotoracoscopia com biópsia apresenta, por sua vez, sensibilidade de 95% para o diagnóstico de TB pleural.

Outros exames para diagnóstico da TB pleural incluem a lisozima, que é uma enzima bacteriolítica decorrente principalmente da decomposição dos leucócitos. Níveis elevados dessa enzima são encontrados no líquido pleural por tuberculose e nos empiemas. O valor da relação líquido pleural/sangue acima de 1,0 pode ser utilizado no diagnóstico diferencial com exsudatos de outras etiologias. Aumentos significativos (acima de 50 U/I), excluindo empiema, apresentam alta probabilidade de tuberculose.

OUTROS TESTES A SEREM SOLICITADOS NO LÍQUIDO PLEURAL

Bacterioscopia e cultura do líquido pleural só devem ser solicitadas na suspeita de infecção. As culturas têm rendimento de aproximadamente 22% em pacientes com derrame parapneumônico não purulento e de 70% em pacientes com empiema. Resultados negativos podem ser explicados pelo uso prévio de antibióticos ou processamento inadequado das amostras. *Streptococcus pneumoniae, S. viridan e S. milleri* são os patógenos mais comumente isolados de amostras de infecções adquiridas na comunidade, enquanto *S. aureus* (principalmente MRSA), *Enterococcus* e enterobactérias são mais comuns em infecções hospitalares.

Quando o hematócrito do líquido pleural é maior que 50% do hematócrito do sangue periférico, o diagnóstico é de hemotórax. A solicitação do hematócrito no líquido pleural não é absolutamente necessária, pois existe uma forma de se estimar o hematócrito do líquido pleural usando a contagem de hemácias desse líquido. A recomendação é dividir a contagem de células por 100.000. Por exemplo, se a contagem do líquido pleural for 3.000.000/mcL de hemácias, o hematócrito será 30%.

Um aumento na amilase do fluido pleural, definido como um valor maior que o limite superior da normalidade da amilase sérica (100-300 U/L), ocorre em neoplasia (mais comum), ruptura esofágica e doença pancreática. Nos dois primeiros exemplos, o subtipo salivar da amilase é responsável pelo aumento, ao passo que o subtipo pancreático aumenta em doenças pancreáticas agudas ou crônicas; elevações importantes podem ocorrer em casos de fístula pancreático-pleural.

Os triglicérides podem ser dosados no líquido pleural se existir suspeita de extravasamento linfático. Valores maiores que 110 mg/dL falam a favor de quilotórax, enquanto menores que 50 mg/dL praticamente excluem esse diagnóstico; valores no intervalo de

50 e 110 devem ser testados para a presença de quilomícrons, que confirma o diagnóstico de quilotórax.

Como já foi comentado, o rendimento dos testes disponíveis para tuberculose como BAAR e cultura são baixos, porém recentemente testes de amplificação de DNA têm sido desenvolvidos com esse intuito. Testes como o Xpert MTB/RIF detectam rapidamente as sequências de nucleotídeo do *M. tuberculosis* e ainda detectam perfis de resistência a rifampicina, com elevada especificidade, porém ainda deixando a desejar na sensibilidade, que varia bastante nos estudos de validação.

▷ **TABELA 7** Alterações laboratoriais vs. diagnóstico etiológico do exsudato

Diagnóstico	Alteração laboratorial do líquido pleural
Neoplasia	Citologia positiva
Empiema	Pus ou cultura positiva
Tuberculose	BAAR, cultura positiva ou ADA > 35
Doenças pancreáticas	Amilase aumentada. Pancreatite aguda pode ter aumento de polimorfonucleares
Quilotórax	Triglicérides > 110 mg/dL, quilomícrons + Se triglicérides < 55 mg/dL, excluído o diagnóstico Em pacientes com valores de triglicérides, fazer análise de lipoproteínas
Pleurite lúpica	Anti-DNAds em altos títulos Céls. LE no líquido pleural (pouco utilizado e menos acurado)
Pleurite reumatoide	Fator reumatoide > 1:320 ou > sérico
Infecção parasitária	Pode ter eosinofilia. Coloração específica positiva, detecção de fungos ou parasitas
Urinotórax	Relação creatinina LP/sérica maior que 1,0 fortemente sugestiva do diagnóstico Usualmente causada por nefropatia obstrutiva
Embolia pulmonar	Citologia usualmente linfocítica, mas no TEP agudo pode aumentar polimorfonucleares pH > 7,3 Glicose > 60 mg/dL 20% dos casos são transudatos e 80% exsudatos Pode ser hemorrágico (não hemotórax, com hematócrito entre 1 e 20%) Em alguns poucos casos pode ter eosinofilia
Paragonomíase e outras doenças parasitárias	Doença parasitária com infiltrados e nódulos pulmonares extensos Líquido eosinofílico, glicose < 40 mg/dL e pH frequentemente < 7,1 Diagnóstico por sorologia ou pesquisa dos ovos Outras causas parasitárias incluem amebíase e equinococose. Na amebíase os pacientes podem ter como complicação empiema amebiano e expectoração com material necrótico. A sorologia para amebíase é positiva em 90% dos casos

(continua)

▷ TABELA 7 Alterações laboratoriais vs. diagnóstico etiológico do exsudato (*continuação*)

DERRAME PLEURAL SEM DIAGNÓSTICO

Caso não seja possível confirmar o diagnóstico da causa do derrame pleural após a realização de história clínica minuciosa, exames de imagem (incluindo tomografia com contraste, que está indicada nos casos de difícil diagnóstico devido à sua alta acurácia em identificar lesões associadas: neoplasia, embolia pulmonar, infiltrado pulmonar...) e análise do líquido pleural, pode-se lançar mão de três estratégias: a observação, broncoscopia ou biópsia de pleura. A Figura 5 traz um fluxograma que descreve os passos para abordagem diagnóstica de paciente com derrame pleural.

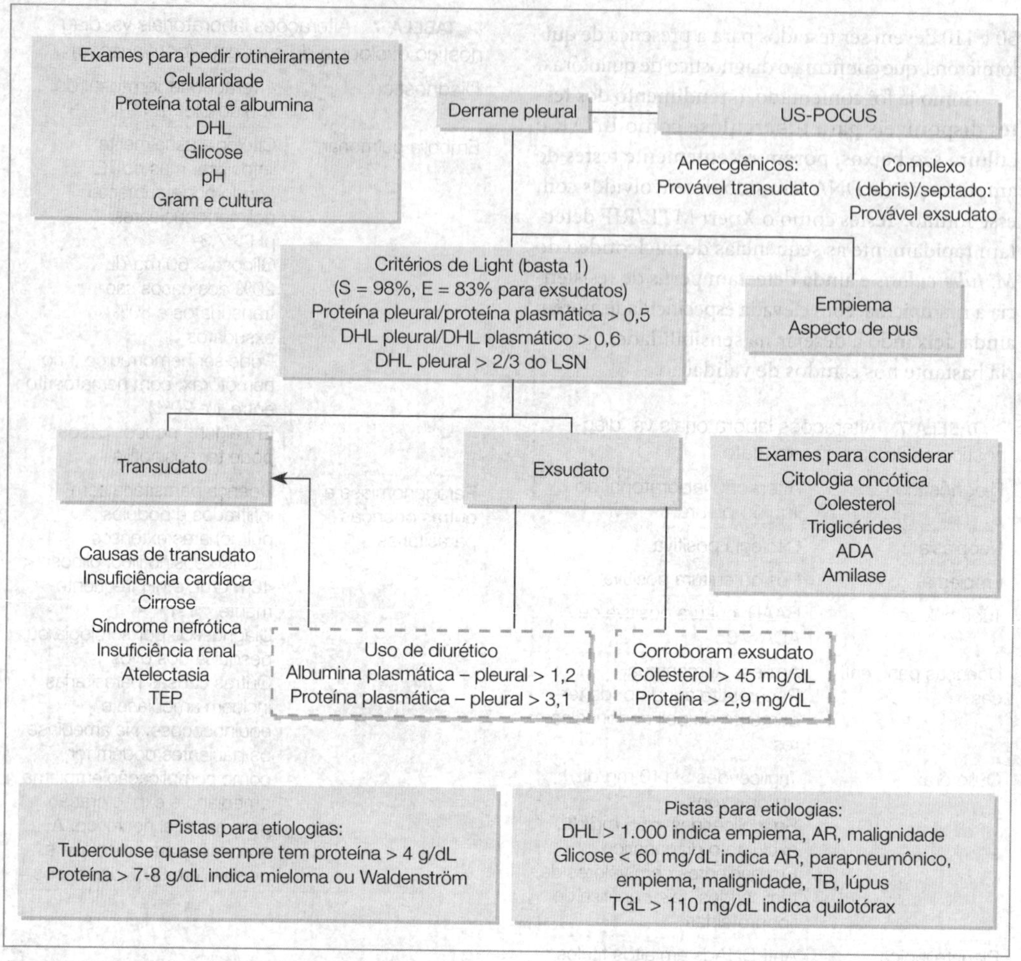

▷ **FIGURA 5** Diagnóstico do derrame pleural.

ABORDAGEM DO DERRAME PLEURAL PARAPNEUMÔNICO

O derrame exsudativo que se associa a um episódio de pneumonia é definido como derrame parapneumônico, sendo a principal causa de derrame pleural inflamatório. Quando há indícios de infecção do líquido pleural, o derrame passa a ser chamado de parapneumônico complicado, e caso o aspecto macroscópico seja purulento, define-se como empiema. Em ambos os casos, a drenagem torácica é procedimento mandatório.

Apesar dos avanços no tratamento da pneumonia, a mortalidade dos pacientes que desenvolvem derrame pleural continua muito alta, quando comparada aos pacientes que têm pneumonia, mas não apresentam derrame associado. Além do mais, atrasos na identificação e drenagem dos derrames complicados estão associados a mortalidade ainda maior.

Aproximadamente 20% das pneumonias adquiridas na comunidade desenvolvem derrame pleural identificável pela radiografia de tórax, e desses, 30% vão evoluir com derrame complicado ou empiema. Os sintomas clássicos de empiema, tais como febre mantida, tosse com expectoração e dor torácica, muitas vezes não estão presentes nos idosos, que mais comumente se apresentam com fadiga, anemia e ausência de melhora do quadro de base. Devido a esse quadro oligossintomático, ocorre atraso na identificação do derrame pleural em pacientes idosos com pneumonia, o que está associado a altas taxas de falha de terapias não cirúrgicas para o empiema.

Logo, é crucial considerar a presença de derrame complicado em pacientes idosos com pneumonia.

O grande desafio na abordagem do derrame parapneumônico é identificar os derrames não purulentos daqueles que necessitam de drenagem torácica. A presença de qualquer um dos critérios listados a seguir é muito sugestiva de que a antibioticoterapia isolada não vai ser suficiente para resolução do quadro, sendo mandatória a introdução de dreno intercostal. É importante enfatizar que é preferível realizar drenagem torácica em uma situação em que exista dúvida sobre o benefício do procedimento do que deixar de drenar um tórax de um paciente com derrame complicado, pois a mortalidade desses pacientes com esse foco infeccioso fechado é alta. Apesar de não ser uma estratégia validada em ensaios clínicos randomizados, a maioria dos autores recomendam que ao invés de realizar a retirada de somente 60 mL para diagnóstico, deva-se realizar o esvaziamento daquele derrame, com potencial benefício terapêutico (não ultrapassando os 1.500 mL já comentados).

A antibioticoterapia deve ser guiada para *Streptococcus* sp. e germes anaeróbios. Caso o paciente esteja em uso de terapia dupla para pneumonia com betalactâmico e macrolídeo e com o diagnóstico de derrame complicado, deve-se suspender a cobertura para germes atípicos e introduzir a cobertura para germes anaeróbios. Por outro lado, se o paciente tiver derrame parapneumônico sem critérios de infecção, a terapia empírica para pneumonia de comunidade deve ser continuada. A antibioticoterapia pode ser ajustada após resultado de culturas do líquido pleural.

Assim que houver estabilidade clínica, retorno ao *status* mental basal e possibilidade de ingerir por via oral, deve ser realizada a transição da antibioticoterapia para via oral.

O uso de fibrinolíticos como t-PA junto com a DNase é uma abordagem possível em pacientes com derrame pleural parapneumônico loculado. Outra questão nestes pacientes é o tamanho do dreno a ser utilizado; estudos recentes falharam em demonstrar benefício com drenos maiores, apesar da maioria dos autores preferir drenos maiores em pacientes com múltiplas loculações. Assim, drenos tamanhos 10 a 14 devem ser suficientes, exceto em pacientes com múltiplas loculações, em que drenos até tamanho 28 podem ser utilizados.

Os pacientes devem sempre receber terapia nutricional e profilaxia para TEV, salvo contraindicações. A Tabela 9 resume a classificação clássica do derrame pleural parapneumônico de Light e a Tabela 10 sugere a antibioticoterapia para esses pacientes.

Um diagnóstico diferencial do empiema e derrame pleural parapneumônico é uma complicação da TB pleural, o denominado empiema tuberculoso, que é uma forma de derrame pleural decorrente da ruptura, para o espaço pleural, de uma lesão pulmonar ricamente habitada por bacilos, representando uma infecção ativa com a contaminação pleural por material caseoso. Os pacientes apresentam líquido purulento, que pode estar associado a infecção bacteriana secundária, principalmente se houver fístula broncopleural. Pneumotórax pode ocorrer como complicação de fístulas ou ruptura de cavidades por TB no espaço pleural. O diagnóstico deve ser realizado por meio da pesquisa e/ou cultura de bacilos álcool-ácido resistentes, cultura para bactérias e/ou biópsia de pleura. A ADA pode estar elevada, acima de 40 U/L, não podendo, entretanto, ser utilizada como critério diagnóstico diferencial, pois se encontra aumentada no derrame pleural parapneumônico complicado. A citologia demonstra grande número de neutrófilos, a glicose é baixa, o nível de desidrogenase lática é elevado e o pH é inferior a 7,2. Diferentemente do que ocorre na TB pleural habitual, o rendimento da pesquisa de bacilos álcool-ácido resistentes e da cultura para TB no empiema tuberculoso é alto, servindo de parâmetro para monitoramento da efetividade do tratamento enquanto houver líquido. É necessário realizar drenagem pleural em sistema fechado. Posteriormen-

▷ **TABELA 8** Indicações de drenagem torácica

▪ Derrame pleural ocupando mais que ½ do hemitórax na radiografia e refratariedade à toracocentese
▪ Derrame loculado visto pela tomografia, ultrassom ou radiografia
▪ Aspiração de pus (empiema)
▪ pH do líquido pleural < 7,2
▪ Glicose do líquido pleural < 60 mg/dL
▪ Identificação de microrganismos na bacterioscopia ou cultura do líquido pleural
▪ Ausência de melhora clínica com antibioticoterapia isolada

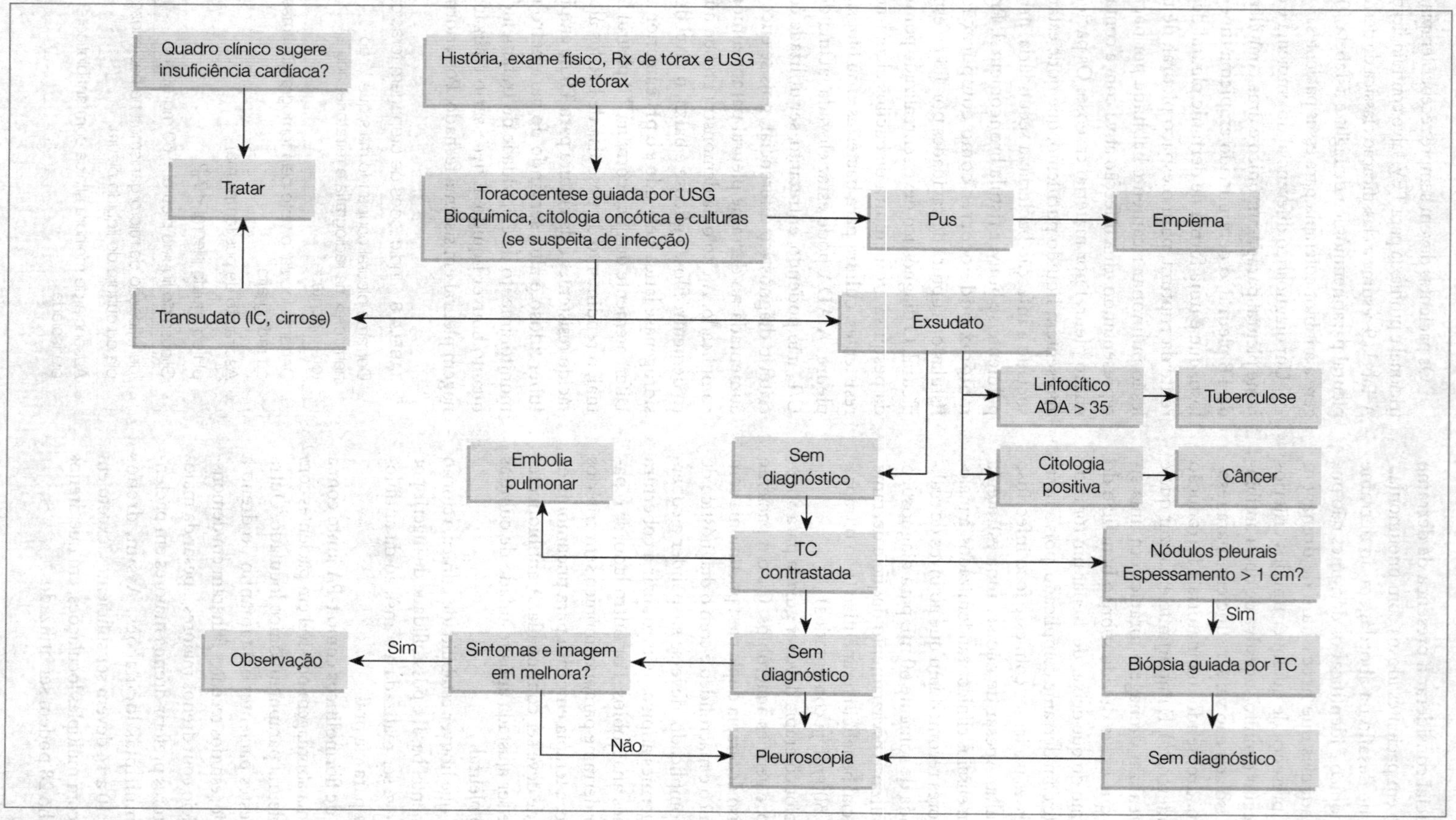

▷ **FIGURA 6** Abordagem simplificada do paciente com derrame pleural.

ADA: adenosina deaminase; IC: insuficiência cardíaca; Rx: raio X; TC: tomografia computadorizada; USG: ultrassonografia.

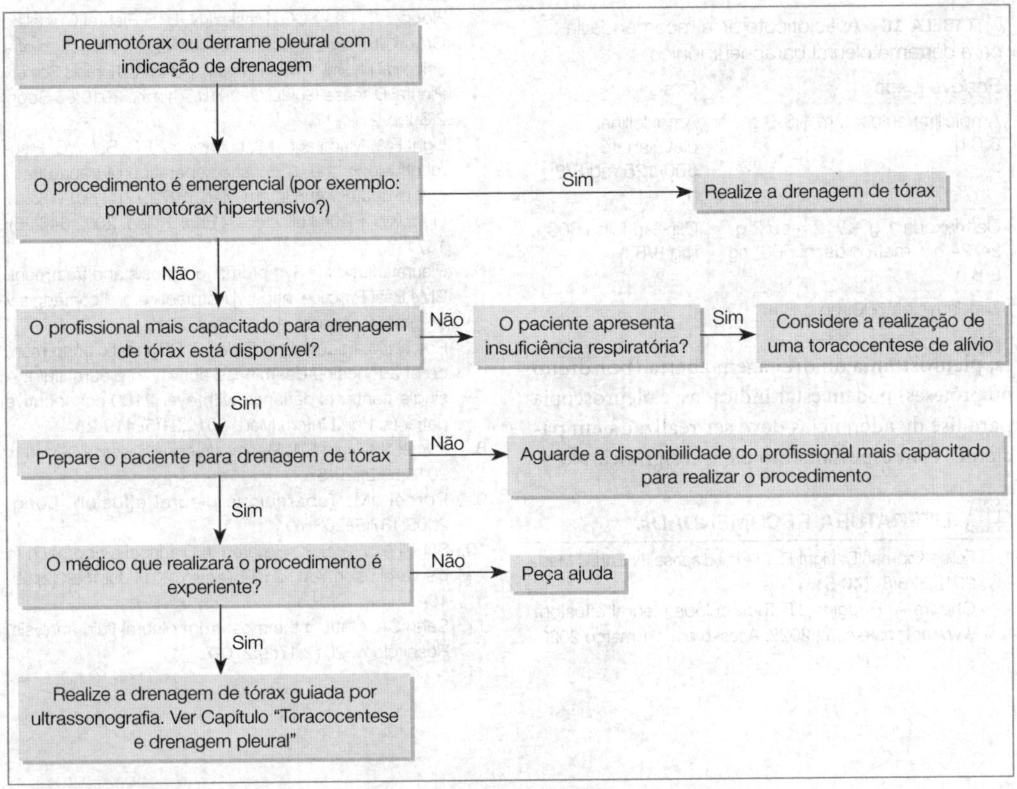

▷ **FIGURA 7** Indicação de toracocentese ou drenagem de tórax.

▷ **TABELA 9** Classificação do derrame pleural parapneumônico

Classe	Características	Tratamento
I	Pequeno e não puncionável, < 10 mm, raio X em decúbito lateral	Tratar pneumonia, não puncionar
II Parapneumônico não complicado	> 10 mm espessura, pH > 7,2, glicose > 40 mg/dL e DHL do líquido < 1.000 u/L. Gram ausente e cultura negativa	Tratar pneumonia Repetir punção, caso paciente sem melhora
III Líquido limítrofe	pH entre 7,0 e 7,2; LP > 40 mg/dL e DHL > 1.000 u/L, Gram ausente e cultura negativa	Toracocentese esvaziadora. Se sem melhora, drenagem torácica com tubo fino
IV Parapneumônico complicado	pH < 7,0 ou glicose LP < 40 mg/dL ou Gram ou cultura positivos	Drenagem torácica
V Parapneumônico complicado com loculação	Semelhante ao IV com loculações	Drenagem torácica com injeção de trombolítico no dreno ou videotoracoscopia para tirar loculações
VI Empiema	Líquido francamente purulento	Drenagem torácica com trombolítico ou não e videotoracoscopia precoce
VII Empiema loculado	Líquido purulento com loculações	Drenagem torácica Videotoracoscopia para tirar loculações Se evolução ruim, considerar toracotomia com decorticação

▷ **TABELA 10** Antibioticoterapia recomendada para derrame pleural parapneumônico

Endovenosos	Orais
Ampicilina/sulbactam 1,5-3 g 6/6 h	Amoxicilina/ clavulanato 500/125 mg 8/8 h
Ceftriaxona 1 g 12/12 h ou 2 g 24/24 h + metronidazol 500 mg 8/8 h	Clindamicina 600 mg 8/8 h
Clindamicina 600 mg 8/8 h	

te, pleurostomia ou drenagem aberta (por dreno ou próteses) podem estar indicadas; e pleuroscopia para lise de aderências deve ser realizada em pacientes com espessamento pleural significativo.

LITERATURA RECOMENDADA

1. Feller-Kopman D, Light R. Pleural disease. N Engl J Med. 2018;378(8):740-51.
2. Chopra A, Huggins JT. Tuberculous pleural effusion. www.uptodate.com. 2022. Acesso em: 01 março 2022.
3. Hooper C, Lee YCG, Maskell N, BTS Pleural Guideline Group JL, Rigo P, Radermecker MF. Investigation of a unilateral pleural effusion in adults: British Thoracic Society Pleural Disease Guideline 2010. Thorax. 2010;65 Suppl 2(Suppl 2):ii4-17.
4. Light RW, Macgregor MI, Luchsinger PC, Ball WC. Pleural effusions: the diagnostic separation of transudates and exudates. Ann Intern Med. 1972;77(4):507-13.
5. Light RW. Pleural effusion. N Engl J Med. 2002;346(25): 1971-7.
6. Pleural effusion – Symptoms, diagnosis and treatment. BMJ Best Practice. https://bestpractice.bmj.com/topics/en-gb/287. Acesso em: 21 out. 2019.
7. Porcel JM, Esquerda A, Bielsa S. Diagnostic performance of adenosine deaminase activity in pleural fluid: A single-center experience with over 2100 consecutive patients. Eur J Intern Med. 2010;21(5):419-23.
8. Porcel JM, Light RW. Pleural effusions. Disease-a-Month. 2013;59(2):29-57.
9. Porcel JM. Tuberculous pleural effusion. Lung. 2009;187(5):263-70.
10. Saguil A, Wyrick K, Hallgren J. Diagnostic approach to pleural effusion. Am Fam Physician. 2014 Jul 15;90(2):99-104.
11. Sahn SA. Getting the most from pleural fluid analysis. Respirology. 2012;17(2):270-7.

51 Tromboembolismo pulmonar

Rodrigo Antonio Brandão Neto
Júlio César Garcia de Alencar
Julio Flávio Meirelles Marchini
Vinícius Zofoli de Oliveira
Júlio César Leite Fortes
Rafael Faria Pisciolaro

PONTOS IMPORTANTES

- A trombose venosa profunda (TVP) e o tromboembolismo pulmonar (TEP) fazem parte do espectro da mesma doença, que é o tromboembolismo venoso (TEV).
- A gravidade dos casos de TEP é dependente de sua apresentação hemodinâmica. Pacientes hemodinamicamente instáveis têm taxa de letalidade de até 45%. Pacientes com TEP, hemodinamicamente estáveis, com menos de 50 anos e sem outras comorbidades, têm taxa de letalidade < 1%.
- A tríade clássica do TEP (dispneia, dor torácica pleurítica e hemoptise) ocorre na minoria dos casos. A dispneia é o sintoma mais frequentemente descrito, relatado em 50-80% dos casos.
- A primeira medida em pacientes com suspeita de TEP é assegurar o suporte hemodinâmico e respiratório, conforme situação clínica do paciente na apresentação.
- A conduta diante da suspeita de TEP segue uma ordem lógica: 1°: avaliar probabilidade pré-teste (ou clínica) de TEP com escores de Wells ou Genebra; 2°: escolher o teste diagnóstico apropriado conforme essa probabilidade; 3°: após diagnóstico, estratificar o risco de morte do paciente com o escore PESI, imagem (ecocardiograma e/ou angiotomografia de tórax) e biomarcadores (troponina e NT-proBNP); 4°: tratamento conforme a categoria de risco do paciente.

INTRODUÇÃO E DEFINIÇÕES

A trombose venosa profunda (TVP) e o tromboembolismo pulmonar (TEP) fazem parte do espectro da mesma doença, que é o tromboembolismo venoso (TEV).

TEP é a terceira maior causa de doença cardiovascular no mundo, com 75 a 269 casos para cada 100.000 habitantes. É mais comum em homens com mais de 70 anos de idade, em quem a incidência pode chegar a 700 casos a cada 100.000 habitantes/ano.

Nos Estados Unidos estimam-se 600.000 a 900.000 episódios de TEP por ano. No Brasil os dados são escassos e provavelmente subnotificados. O DATASUS registrou 6.840 óbitos por embolia pulmonar no ano de 2018, sendo 34% deles em pacientes com 80 anos ou mais. Acredita-se que esse número seja muito maior, tendo em vista que é uma patologia de difícil diagnóstico clínico, pois pode se apresentar desde como achado de exame em paciente assintomático até como parada cardiorrespiratória.

A gravidade dos casos de TEP é dependente de sua apresentação hemodinâmica. Pacientes hemodinamicamente instáveis representam 4 a 5% dos casos, mas têm taxa de letalidade de até 45%. Pacientes com TEP, hemodinamicamente estáveis, com menos de 50 anos e sem outras comorbidades têm taxa de letalidade < 1%.

ETIOLOGIA E FISIOPATOLOGIA

A embolia pulmonar é definida como a obstrução da artéria pulmonar ou seus ramos pela impactação de um ou mais êmbolos. Neste capítulo trataremos do tromboembolismo pulmonar, que usaremos como sinônimo de embolia pulmonar por coágulo sanguíneo, mas relembramos que existem embolias de outras causas, como aérea, gordurosa, tumoral e, mais raramente, de outros materiais como o metacrilato.

TEP ocorre devido à presença de algum dos elementos descritos na tríade de Virchow, que inclui lesão endotelial, estase sanguínea e hipercoagulabilidade.

Os episódios de TEV eram classificados como provocados ou não provocados, porém o último *guideline* da ESC de 2019 não realiza mais essa distinção, visto que não há benefício em usá-la para escolha da estratégia de anticoagulação. A maioria dos TEP ocorre por fatores precipitantes temporários, como cirurgia ou imobilidade temporária de um membro, ou por fator precipitante persistente, como uma neoplasia maligna. Outros precipitantes incluem doenças ou condições que impedem o fluxo sanguíneo venoso, infecção, doença crônica, uso de estrogênio e gravidez ou fase puerperal inicial.

Os principais sítios de origem do TEP são as veias pélvicas, poplíteas, femorais comum e femorais superficial. Cerca de 30 a 40% dos pacientes com TVP apresentam TEP concomitante, mesmo em pacientes sem sintomas de embolia. Por outro lado, apenas 30% dos pacientes com TEP apresentam TVP, embora esse número seja próximo a 70% em pacientes hospitalizados.

Os principais fatores de risco para TEP são citados na Tabela 1 e comentados na Tabela 2. O capítulo de trombose venosa profunda também discute os fatores de risco para TEV.

A correlação entre o grau de obstrução vascular pulmonar inicial e a evolução clínica do TEP é ruim, mas pacientes sem doença cardíaca ou pulmonar prévia geralmente começam a apresentar sintomas com obstrução de 20% da vasculatura pulmonar. Com maior carga de coágulos e consequente obstrução, a pressão arterial pulmonar e a resistência vascular pulmonar aumentam, levando a dilatação ventricular direita, redução da pré-carga para o ventrículo esquerdo e lesão miocárdica, causando a liberação de troponina e peptídeo natriurético tipo B. A dilatação ou lesão do ventrículo direito, evidenciada na TC de tórax ou no ecocardiograma, ou sugerida pela elevação da troponina ou do peptídeo natriurético tipo B, in-

TABELA 1 Fatores de risco para tromboembolismo pulmonar

Risco alto – *odds ratio* > 10
▪ Antecedente de trombose venosa
▪ Infarto agudo do miocárdio até 3 meses
▪ Artroplastia do quadril ou joelho
▪ Fratura de membros inferiores
▪ Lesão medular
▪ Politrauma
▪ Internação recente (3 meses) por insuficiência cardíaca ou fibrilação atrial
Risco intermediário – *odds ratio* 2-9
▪ Insuficiência cardíaca descompensada
▪ Artroscopia de joelho
▪ Acidente vascular encefálico com sequela motora significativa
▪ Insuficiência respiratória aguda
▪ Infecções (especificamente infecção urinária, pneumonia e HIV)
▪ Cateter venoso central
▪ Neoplasias (risco maior se metástases)
▪ Quimioterapia
▪ Parto e puerpério
▪ Uso de anticoncepcionais orais
▪ Uso de eritropoietina
▪ Doenças autoimunes
▪ Trombofilias
▪ Trombose venosa superficial
▪ Hemotransfusão
▪ Doença inflamatória intestinal
Risco baixo – *odds ratio* < 2
▪ Idade avançada
▪ Hipertensão arterial sistêmica
▪ Viagem prolongada ou outro fator de imobilidade (> 6 horas sentado)
▪ Obesidade
▪ *Diabetes mellitus*
▪ Gravidez
▪ Cirurgia laparoscópica
▪ Veias varicosas
▪ Repouso no leito por mais de 3 dias

▷ **TABELA 2** Fatores de risco para TEV

Fator	Comentário
Imobilidade	Risco aumenta dependendo da articulação imobilizada, como segue: cotovelo (mínimo), ombro, tornozelo, joelho e quadril (a maioria). Imobilização de dois membros ou de todo o corpo implica maior risco
Obesidade	Risco com IMC > 35 kg/m^2
Idade	Risco aumenta a partir dos 50 anos com aumento progressivamente maior até os 80 anos
Cirurgias recentes	Risco aumenta em cirurgia longa, aberta e sem tromboprofilaxia. Cirurgias de maior risco incluem cirurgia abdominal por neoplasia, cirurgia de substituição de articulação e cirurgia em sistema nervoso central em pacientes com déficits neurológicos
Neoplasias malignas	Risco varia conforme fatores do hospedeiro, estágio e tipo do tumor. Quanto mais indiferenciado o tipo celular e maior a carga tumoral (especialmente metástase a distância), maior é o risco. Neoplasias malignas de maior risco incluem adenocarcinoma, glioblastoma, melanoma, linfoma e mieloma múltiplo, em seguida, câncer de pâncreas, estômago, ovário e células renais. O risco de TEV é mais alto durante a fase de indução da quimioterapia ou com o uso de eritropoietina
Tabagismo	Não é um fator de risco independente, mas aumenta risco em pacientes com neoplasia maligna, obesidade ou uso de anticoncepcional oral
Gestação	Risco aumenta discretamente
Repouso no leito	Risco aumenta quando > 3 dias
Doenças clínicas significativas	Condições como pneumonia ou sepse com necessidade de internação aumentam o risco em 2 a 9 vezes. Doenças inflamatórias não infecciosas como doença inflamatória intestinal, lúpus e síndrome nefrótica aumentam o risco
Trombofilias hereditárias	Risco dependente do tipo de trombofilia, mas o aumento de risco varia entre 2 e 9 vezes
Viagens aéreas	Risco aumenta se > 6 a 8 horas
Uso de anticoncepcionais orais com estrogênio	O período de maior risco é nos primeiros meses
Cateter venoso central	Associados com 50% dos TEV em membro superior
Insuficiência respiratória aguda	Principalmente se intubação orotraqueal
Insuficiência cardíaca	Risco correlacionado com grau de disfunção sistólica. Costuma ser mais associada com risco de evolução desfavorável do que com a ocorrência de TEP

dica insuficiência cardíaca direita e aumento do risco de choque circulatório e de morte; o aumento de troponina é associado com aumento de risco de morte de 5,2 a 5,9 vezes.

Os dois principais mecanismos de morte por TEP são a oclusão abrupta da artéria pulmonar e o efeito isquêmico no sistema de condução de His-Purkinje. A insuficiência respiratória no TEP é predominantemente decorrente de distúrbios hemodinâmicos: enquanto alguns alvéolos são pouco perfundidos devido à obstrução vascular, outras áreas do pulmão sofrem com o sobrefluxo sanguíneo. Os dois mecanismos geram distúrbios ventilação/perfusão, principal responsável pela hipoxemia. Outros causadores de hipoxemia, porém em menor grau, são hemorragia alveolar e infarto pulmonar gerados por embolia distal.

Anatomicamente, o TEP "em sela" ou "a cavaleiro" indica um trombo alojado na bifurcação da artéria pulmonar, implicando maior incidência de instabilidade hemodinâmica e mortalidade. Se o trombo se alojar em ramos cada vez mais distantes da artéria pulmonar, o TEP será classificado como lobar, segmentar ou subsegmentar, de acordo com a localização anatômica. Isso terá implicação no tratamento e no prognóstico do paciente.

Já de acordo com a classificação hemodinâmica, os pacientes podem se apresentar instáveis ou estáveis hemodinamicamente. Há três condições que definem um TEP instável ou também chamado de *maciço*: parada cardiorrespiratória; choque obstrutivo, definido como pressão arterial sistólica (PAS) menor do que 90 mmHg ou necessidade de inotrópicos para manter PAS acima de 90 mmHg e sinais de hipoper-

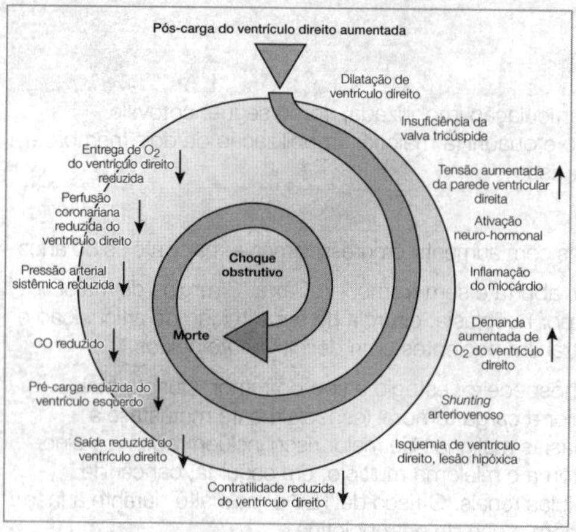

▷ **FIGURA 1** A "espiral da morte" na fisiopatologia do TEP.

fusão (rebaixamento do nível de consciência, oligúria, aumento do tempo de enchimento capilar, pele fria e aumento de lactato sérico); hipotensão persistente com PAS menor do que 90 mmHg ou queda da PAS em mais de 40 mmHg do basal, por um tempo maior do que 15 minutos, desde que a instabilidade não seja justificada por outro fator (como sepse, por exemplo). O paciente estável hemodinamicamente é aquele que não preenche os critérios de instabilidade. Nota-se que nesse grupo há uma heterogeneidade na gravidade da doença e nos sintomas, que compreende desde pacientes assintomáticos até pacientes com pressão arterial limítrofe e disfunção de ventrículo direito, também classificados com TEP submaciço. Esses conceitos são muito importantes para definir a investigação diagnóstica, o tratamento e o prognóstico do paciente.

ACHADOS CLÍNICOS

Os achados clínicos são extremamente variáveis, com pacientes se apresentando desde pouco sintomáticos até hemodinamicamente instáveis. Pacientes com embolizações semelhantes podem ter apresentações clínicas drasticamente diferentes por diversos fatores, como os citados na Tabela 3.

A tríade clássica do TEP (dispneia, dor torácica pleurítica e hemoptise) ocorre na minoria dos casos. A dispneia é o sintoma mais frequentemente descrito, relatado em 80% dos casos, mas com dispneia em repouso ocorrendo em apenas 50% dos pacientes. O segundo sintoma mais comum é a dor torácica, embora até metade dos pacientes diagnosticados com TEP não apresentem essa queixa, que usualmente tem caráter pleurítico (quando o trombo é periférico, próximo a pleura, por inflamação dessa região) ou subesternal, simulando uma síndrome coronariana aguda (por sobrecarga agu-da e/ou isquemia do ventrículo direito). O infarto pulmonar nos segmentos basais do pulmão pode se manifestar como dor referida no ombro ou dor que pode ser similar a cólica ureteral.

Além dos sintomas comuns de dor torácica e de dispneia, cerca de 1 a 2% dos pacientes apresentam sintomas neurológicos, como convulsão ou confusão mental, e outros 17% podem apresentar síncope. Como cerca de 20% das pessoas têm forame oval patente, o TEP que aumenta as pressões do coração direito pode levar ao fluxo de material trombótico direita-esquerda nos átrios, e embolização para circulação cerebral, produzindo sintomas semelhantes ao AVC.

No exame físico, achados de trombose venosa profunda como edema assimétrico de membros inferiores devem ser pesquisados. Achados sugestivos de hipertensão pulmonar como B2 hiperfonética e sopro em foco tricúspide também podem estar presentes. Sinais vitais anormais, como taquicardia, taquipneia, pulso fino, baixa saturação de oxigênio na oximetria e, às vezes, febre baixa sugerem estresse cardiorrespiratório agudo. Infelizmente o TEP não altera os sinais vitais de forma previsível e cerca da metade dos pacientes com TEP comprovado têm frequência cardíaca < 100 batimentos/min no momento do diagnóstico, e por volta de um terço têm sinais vitais anormais que se normalizam ainda no DE.

A presença de instabilidade hemodinâmica deve ser detectada precocemente e define o subgrupo de maior mortalidade.

Por volta de 10% dos pacientes com EP apresentam temperatura > 38°C e < 2% dos pacientes com EP têm temperatura > 39,0°C. A maioria dos pacientes com TEP têm pulmões limpos na ausculta. Sibilos ou estertores bilaterais tornam possível um diagnóstico alternativo de broncoespasmo ou de pneumonia, mas não excluem TEP (Tabela 4). O infarto pulmonar pode produzir estertores sobre o segmento pulmonar afetado.

Uma das principais formas de apresentação de TEP é a de dispneia não explicada por achados de ausculta, alterações no ECG ou radiografia de tórax.

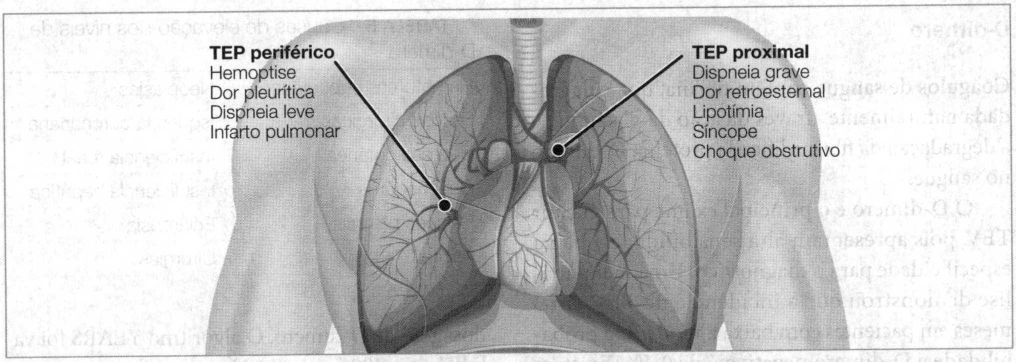

▷ **FIGURA 2** *Continuum* das manifestações clínicas do TEP conforme local de obstrução da circulação pulmonar.

Fonte: arquivo pessoal do Dr. Vinicius Zofoli.

▷ **TABELA 3** Fatores modificadores da apresentação e evolução de pacientes com TEP

Fator	Comentário
Doença cardiopulmonar	Pode piorar evolução ou obscurecer os sintomas. Pacientes podem referir dispneia pior do que a usual
Disfunção cognitiva	Exigem uma coleta de anamnese mais pormenorizada. Até 20% dos pacientes com TEP no DE podem ter quadro demencial
Tamanho do coágulo e local da obstrução	Correlação com sintomas respiratórios por maior ou menor defeito de ventilação/perfusão. O local do trombo pode influenciar a percepção e o local da dor
Pacientes jovens e sem comorbidade	Usualmente apresentam menos sintomas

▷ **TABELA 4** Sinais e sintomas em pacientes com tromboembolismo pulmonar confirmado na chegada ao departamento de emergência

Sinal/sintoma	Prevalência
Dispneia em repouso	50,1%
Dor torácica pleurítica	39,4%
Dispneia aos esforços	27%
Edema assimétrico de MMII	23,5%
Esforço respiratório	16,4%
Tosse seca	22,9%
Dor torácica	15,2%
Tontura	12,2%
Diaforese	11,7%
Dor abdominal	10,7%
Estertores	8,4%
Febre	9,7%
Sudorese	7,1%
Hemoptise	7,6%
Dor unilateral de membro inferior	5,9%
Síncope	5,5%
Alteração do nível de consciência	4,8%
Angina	3,9%

EXAMES COMPLEMENTARES E DIAGNÓSTICO

Oximetria de pulso e gasometria arterial

A oximetria de pulso e a gasometria arterial devem ser colhidas para avaliação dos pacientes com suspeita de TEP. A oximetria de pulso média é menor em pacientes com TEP do que em pacientes sem TEP (93 ± 2% vs. 95 ± 3%), embora até 40% dos pacientes com TEP tenham saturação de oxigênio ($SatO_2$) normal. Da mesma forma, a pressão parcial média de oxigênio no sangue arterial (PaO_2) é menor (73 ± 19 mmHg vs. 80 ± 21 mmHg), e o gradiente alvéolo-arterial é aumentado em pacientes com TEP embora possa ser normal em 20% dos casos. A pressão arterial parcial de dióxido de carbono ($PaCO_2$) é geralmente baixa, refletindo um aumento de 20 a 50% na ventilação minuto (clinicamente o paciente apresenta dispneia ou taquipneia) para compensar a perda de eficiência pulmonar secundária ao aumento do espaço morto. Os pacientes apresentam gasometria normal em cerca de 20-30% dos casos.

D-dímero

Coágulos de sangue contêm fibrina, que é degradada naturalmente através da ação da plasmina, e a degradação da fibrina libera a proteína D-dímero no sangue.

O D-dímero é o principal exame para excluir TEV, pois apresentam alta sensibilidade e baixa especificidade para o diagnóstico. Uma meta-análise demonstrou que a incidência de TEV em 3 meses em pacientes com baixa a moderada probabilidade e D-dímero negativo é de 0,4%. Existem diferentes métodos para mensuração do D-dímero, como aglutinação pelo látex e SimpliRED (resultado negativo em paciente com baixa probabilidade pré-teste tem alto valor preditivo negativo para excluir TEV) e ELISA.

ELISA é a metodologia de teste recomendada para uso no departamento de emergência, e pode ser usada para excluir TEP em pacientes com probabilidade pré-teste baixa ou intermediária. Deve-se acrescentar que a baixa especificidade do D-dímero não permite seu uso exclusivo para o diagnóstico de TEV, tornando necessária a realização de outros exames para a confirmação do diagnóstico.

Situações em que a especificidade do D-dímero é muito baixa (até menor do que 10%), e, portanto, raramente o exame é útil são: pacientes internados, pós-operatório, idosos (> 80 anos) e evento trombótico ou sangramento recente. A Tabela 5 cita causas de elevação do D-dímero.

▷ **TABELA 5** Causas de elevação dos níveis de D-dímero

Hematomas subcutâneos	Neoplasias
Feridas cirúrgicas	Isquemia coronariana
Necrose cutânea	Insuficiência renal
Queimaduras	Insuficiência hepática
Efusões pleurais	Eclâmpsia
Ascite	Cirurgias

Os valores de D-dímero aumentam com a idade, e um estudo demonstrou melhor performance do exame com *cutoffs* adaptados para idade ao invés do usual corte de 500 µg/mL. Assim, o valor normal do D-dímero em pacientes acima de 50 anos é: idade em anos × 10 µg/mL.

O algoritmo YEARS, publicado no The Lancet 2017 e citado pela Diretriz da ESC de 2019, permite excluir TEP com D-dimero menor do que 1.000 µg/mL em pacientes sem nenhum dos seguintes achados:

1. Sinais clínicos de TVP.
2. Hemoptise.
3. TEP não é a principal hipótese diagnóstica.

Esse algoritmo reduz em 19% a necessidade de realização de tomografia (reduzindo exposição a radiação), mas requer que todos os pacientes realizem dosagem de D-dímero. O algoritmo YEARS foi validado em 498 gestantes. Nesse estudo apenas uma paciente em que foi utilizado o algoritmo desenvolveu trombose venosa profunda 3 meses após a avaliação.

Um artigo de 2019 publicado no *New England Journal of Medicine* combinou o uso de D-dímero e probabilidade pré-teste para descartar o diagnóstico de tromboembolismo pulmonar. Nesse estudo tivemos:

- Valores de D-dímero < 1.000 ng/mL com baixa probabilidade pré-teste e valores de D-dímero < 500 ng/ mL em pacientes com moderada probabilidade pré-teste descartavam o diagnóstico de TEP.

Eletrocardiograma

Deve ser realizado em todos os pacientes com suspeita de TEP, embora os achados sejam, em geral, inespecíficos.

Os achados mais comuns do ECG são taquicardia e inversão de onda T em V1 (cada um presente em 38% dos casos) e alterações de segmento ST em V1 a V4.

No entanto, se forem analisados apenas os pacientes que evoluíram com colapso hemodinâmico ou morte, a razão de risco para os achados de ECG está apresentada na Tabela 6 e Figura 3. Podem ainda estar presentes bloqueio incompleto do ramo direito e o achado clássico, mas incomum, de S1-Q-3-T3, em 10 a 15% dos pacientes. Deve-se ressaltar que esses achados significam elevação de pressões em câmaras direitas e não TEP. Em alguns casos, essas alterações podem ser crônicas e não ter relação com o quadro agudo do paciente.

Radiografia de tórax

Pacientes com TEP podem ter radiografia de tórax com uma ou mais anormalidades, incluindo cardiomegalia, atelectasia basal e infiltrado ou der-

▷ **TABELA 6** Razão de risco (*odds ratio*) para componentes de ECG para predizer colapso hemodinâmico e óbito em pacientes com diagnóstico de tromboembolismo pulmonar

Achado do ECG	Razão de risco (IC 95%)
FC > 100 bpm	4,46 (1,68-11,84)
S1	1,76 (1,09-2,85)
Q3	0,98 (0,5-1,93)
T3	1,68 (0,44-6,52)
S1Q3T3	2,06 (1,23-3,45)
Bloqueio de ramo direito incompleto	1,05 (0,46-2,42)
Bloqueio de ramo direito completo	2,67 (1,81-3,95)
Inversão onda T V1-V4	1,69 (0,83-3,43)
Inversão onda T V1	2,63 (1,47-4,73)
Inversão onda T V2	6,94 (2,41-19,96)
Inversão onda T V3	7,07 (1,13-44,22)
Supradesnivelamento de ST em aVR	5,24 (3,98-6,91)
Fibrilação atrial	1,75 (1,15-2,66)

IC: intervalo de confiança; FC: frequência cardíaca.
Prolongamento do intervalo QTc não foi testado nesse estudo, mas outros estudos mostram associação de aumento de QTC com sobrecarga de ventrículo direito.

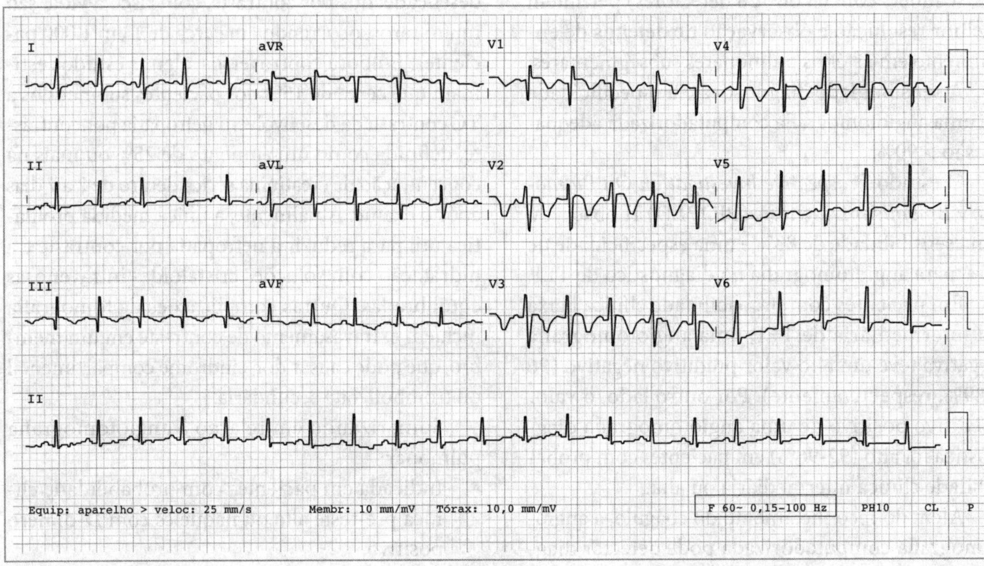

▷ **FIGURA 3** Paciente com TEP e eletrocardiograma com sinais de sobrecarga de ventrículo direito: S1Q3T3, bloqueio de ramo direito incompleto, inversão de onda T de V1 a V4 e intervalo QTc prolongado.

rame pleural. Todos os achados são inespecíficos. Em < 5% dos pacientes existe uma área em forma de cunha de oligoemia pulmonar (sinal de Westermark, geralmente significa obstrução completa da artéria lobar) ou opacificação periférica em formato de cúpula (corcova de Hampton indica infarto pulmonar). Os pacientes podem apresentar ainda o chamado sinal de Fleichner, que consiste na artéria pulmonar central distendida. Achados na radiografia de tórax são resumidos na Tabela 7.

▷ **TABELA 7** Alterações encontradas na radiografia torácica em pacientes com tromboembolismo pulmonar

Achados	Frequência
Normal	40,1%
Sinal de Westermark	0,4%
Corcova de Hampton	0,8%
Atelectasia	16,9%
Infiltrado pulmonar	13,5%
Derrame pleural	16,2%
Elevação diafragmática	2,5%
Cardiomegalia	11,9%

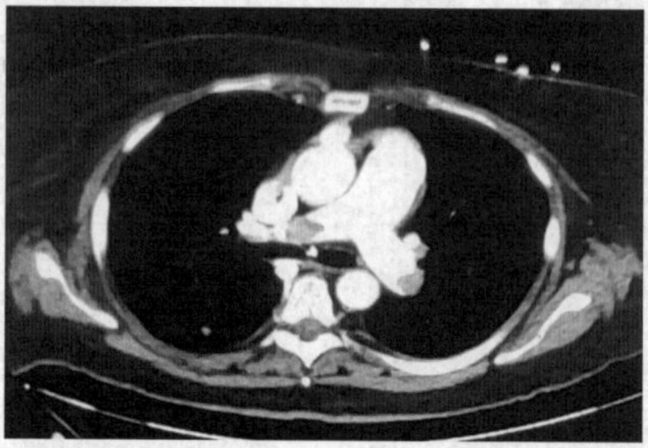

▷ **FIGURA 4** Presença de falha de enchimento por contraste em ambas as artérias pulmonares, caracterizando TEP proximal. Note a presença de hipertensão pulmonar sugerida pelo calibre da artéria pulmonar maior que o da aorta. A paciente da imagem veio ao óbito. Fonte: cortesia do dr. Dante Raglione – arquivo pessoal.

Angiotomografia de tórax

A angiotomografia computadorizada é a modalidade de imagem mais comum para o diagnóstico de TEP, capaz de identificar um coágulo como um defeito de enchimento das artérias pulmonares com contraste. Equipamentos com mais detectores (p. ex., scanners com 64 ou 128 detectores) permitem melhor resolução e observação de defeitos de enchimento em artérias pulmonares subsegmentares.

A sensibilidade diagnóstica e a especificidade de uma angiotomografia computadorizada adequada são > 90%.

O estudo *Prospective Investigation On Pulmonary Embolism Diagnosis* (PIOPED) II observou uma sensibilidade de 83% e uma especificidade de 96% para angiotomografia no diagnóstico de TEP.

Em pacientes com probabilidade clínica baixa ou intermediária de TEP, uma angiotomografia negativa teve um alto valor preditivo negativo (96 e 89%, respectivamente). Por outro lado, o valor preditivo positivo de uma angiotomografia diagnóstica foi alto (92-96%) em pacientes com probabilidade clínica intermediária ou alta.

Além do reconhecimento do coágulo, a angiotomografia computadorizada pode detectar diagnósticos alternativos, como pneumonia (presente em 8% a 22% dos casos).

A concordância interobservador na identificação de defeitos de preenchimento segmentar ou maior é alta, mas a concordância para coágulos subsegmentares não tem a mesma performance.

Cerca de 10% das tomografias são inadequadas devido a artefatos de movimento secundários ou opacificação ruim da artéria pulmonar, que é comum em obesos. Na maioria dos centros, o paciente deve ter um acesso intravenoso periférico (calibre 20 ou maior) e o cateter central idealmente não deve ser usado para injeção. Anafilaxia ou edema pulmonar desencadeados por contraste, com risco à vida, são muito raros, ocorrendo em cerca de 1 em 1.000 pacientes. Embora controversos, alguns estudos estimam que cerca de 15% dos pacientes submetidos à TC contrastada desenvolvem nefropatia por contraste, definida como um aumento de 25% ou mais na concentração de creatinina sérica dentro de 2 a 7 dias após o exame. Atualmente, a única medida profilática útil para reduzir a nefropatia por contraste é a hidratação com soluções cristaloides intravenosas equilibradas. Outras complicações da tomografia incluem extravasamento de contraste em um membro, que pode causar dor, síndrome compartimental ou tromboflebite secundária.

Sumarizando em relação à angiotomografia pulmonar:

- Indicada em pacientes com probabilidade clínica pré-teste alta ou naqueles com D-dímero positivo.
- Permite avaliar diagnósticos diferenciais.
- É um exame seguro e não invasivo.
- Contribui para a estratificação de risco em pacientes com TEP.

Cintilografia pulmonar de ventilação e perfusão (V/Q)

A cintilografia V/Q pode identificar um defeito de perfusão em locais em que a ventilação é normal.

Uma cintilografia V/Q homogênea em todo o pulmão na porção de perfusão tem quase 100% de sensibilidade para excluir TEP, independentemente da porção de ventilação. Uma cintilografia V/Q com dois ou mais defeitos centrais em forma de cunha na fase de perfusão com ventilação normal nessas regiões indica probabilidade > 80% de TEP. Todos os outros achados cintilográficos não são diagnósticos isoladamente.

Atualmente o exame serve sobretudo como uma alternativa para pacientes que não podem receber contraste iodado ou se submeter a radiação como em gestantes, anafilaxia com contraste EV ou doença renal crônica. Em pacientes com radiografia normal é aceitável fazer apenas a cintilografia de perfusão se houver dificuldades para realizar a cintilografia de ventilação.

Ecocardiograma

O TEP agudo pode causar sobrecarga e insuficiência de ventrículo direito (VD), que podem ser detectadas pela ecocardiografia.

Não existe um parâmetro ecocardiográfico individual que diagnostique TEP agudo. Um VD com ápice relativamente hipercinético em relação à parede livre (sinal de McConnell) é sugestivo de TEP. No entanto, esse achado está presente em apenas 12 a 20% dos pacientes. Além disso, sinais de sobrecarga de VD (encontrado em 25% dos pacientes) podem estar presentes em pacientes com outras patologias, como hipertensão pulmonar crônica ou DPOC, sem tromboembolismo pulmonar associado (assim como no ECG).

O exame ecocardiográfico não é obrigatório como parte da investigação diagnóstica de rotina em pacientes hemodinamicamente estáveis com suspeita de TEP, embora possa ser útil no diagnóstico diferencial de dispneia aguda.

Isso contrasta com a suspeita de TEP de alto risco, em que a ausência de sinais ecocardiográficos de sobrecarga ou disfunção do VD praticamente exclui o TEP como causa da instabilidade hemodinâmica. Por outro lado, em um paciente hemodinamicamente instável com alta probabilidade clínica de TEP, sinais inequívocos de sobrecarga do VD, especialmente com achados ecocardiográficos mais específicos, como o sinal de McConnell ou trombos do coração direito, justificam o tratamento de reperfusão de emergência em caso de inviabilidade da realização de angiotomografia imediata e nenhuma outra causa óbvia para sobrecarga de VD.

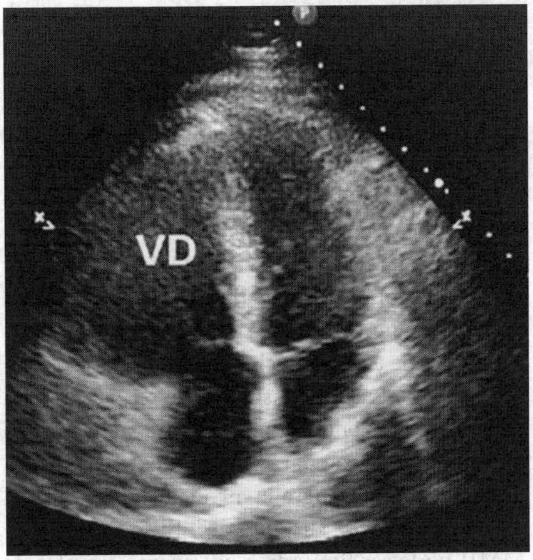

▷ **FIGURA 5** Dilatação importante de ventrículo direito (VD) em ecocardiograma na janela apical 4 câmaras.

Por fim, a maior utilidade do ECOTT é na estratificação do TEP (discutida a seguir).

Arteriografia pulmonar

O exame era considerado o padrão-ouro para o diagnóstico de TEP; no entanto, vem perdendo espaço para a angiotomografia de artérias pulmonares. Atualmente é mais utilizado para guiar terapêuticas invasivas como embolectomia. Deve-se acrescentar que toda a lógica de passos no diagnóstico do TEP tenta racionalizar a investigação de modo a não ser necessária a arteriografia. O diagnóstico de TEP agudo é baseado na evidência direta de um trombo em duas projeções, seja como defeito de enchimento ou como amputação de um ramo arterial pulmonar. Esse teste requer a colocação de um cateter na artéria pulmonar, geralmente através da veia femoral, seguida da injeção de 150 a 300 mL de material de contraste. O exame é pouco disponível, caro e invasivo.

Ultrassonografia de membros inferiores (Doppler/POCUS)

Em pacientes internados, a maior parte dos casos de TEP se origina de TVP em membro inferior. O *ultrassom point-of-care* (POCUS) de membros inferiores tem uma sensibilidade > 90% e uma especificidade de aproximadamente 95% para TVP sintomática proximal, porém é positivo apenas em 30-50% dos pacientes com TEP. Encontrar uma TVP proximal em pacientes com suspeita de TEP é considerado suficiente para justificar o tratamento com anticoagulante sem testes adicionais. No entanto, os pacientes nos quais TEP é indiretamente confirmada pela presença de TVP proximal devem ser submetidos à avaliação de risco para a gravidade e morte precoce.

O exame é disponível, barato e pode ser realizado à beira do leito. É usualmente reservado para pacientes com contraindicações para realizar a angiotomografia e/ou para complementar a cintilografia ou angiotomografia inconclusivas.

No cenário de suspeita de TEP, o POCUS de MMII pode ser limitado a um exame simples de quatro pontos (virilha e fossa poplítea bilaterais). O único critério diagnóstico validado para TVP é a compressibilidade incompleta da veia, que indica a presença de um coágulo.

Em pacientes admitidos no departamento de emergência com instabilidade hemodinâmica e suspeita de TEP, uma combinação de POCUS de MMII e cardíaco pode aumentar ainda mais a especificidade. Por outro lado, nesses pacientes um ecocardiograma sem sinais de disfunção do VD e um POCUS de MMII normal podem excluir TEP com um alto valor preditivo negativo.

Outros exames

Outros exames indicados em pacientes com TEP incluem função renal, coagulograma, eletrólitos e solicitações conforme indicação clínica.

Exames para estratificar pacientes com TEP incluem: troponina, peptídeo natriurético tipo B (BNP) e ecocardiograma.

As concentrações plasmáticas elevadas de troponina na admissão podem estar associadas a um pior prognóstico na fase aguda do TEP. Estudos recentes mostraram que concentrações elevadas de troponina foram associadas a um risco aumentado de mortalidade, tanto em pacientes estáveis quanto instáveis.

A sobrecarga do VD devido ao TEP agudo está associada ao aumento do estiramento do miocárdio, que leva à liberação de BNP e NT-proBNP. Assim, os níveis plasmáticos de peptídeos natriuréticos refletem a gravidade da disfunção do VD e o comprometimento hemodinâmico no TEP agudo. Baixos níveis de BNP ou NT-proBNP são capazes de excluir um desfecho clínico precoce desfavorável, com alta sensibilidade e um elevado valor preditivo negativo.

ABORDAGEM DIAGNÓSTICA

Em pacientes que são avaliados para possível TEP, o diagnóstico é confirmado em apenas 10% dos casos. Quando os médicos têm maior grau de certeza, eles estão corretos em apenas 17 a 25% dos pacientes. Como resultado, a abordagem diagnóstica do TEP requer estratégias que minimizem falhas diagnósticas sem expor pacientes a riscos de realização de exames desnecessários.

Em todos os pacientes com suspeita diagnóstica de TEP, o primeiro passo é determinar qual é a probabilidade clínica pré-teste de o paciente apresentar realmente TEP. Ferramentas para essa investigação foram criadas com escores de risco sistematizados para avaliação de pacientes, como o escore de Wells (Tabela 8). Existe também o escore de Geneva (Tabela 9), cuja vantagem é ser mais objetivo que o escore de Wells. Os pacientes classificados como de baixo risco apresentam uma probabilidade de 10 a 12% de apresentar TEP, moderado risco de 30% e alto risco de 65%.

Em pacientes de baixo risco, pode-se aplicar o escore PERC (Tabela 10) para descartar a suspeita de tromboembolismo pulmonar e encerrar a investigação. O desempenho do escore PERC foi determinado em pacientes que não tinham tromboembolismo pulmonar e naqueles em que a própria investigação traz mais danos que o conhecimento do diagnóstico. A diretriz europeia de 2019 sobre TEP cita o escore PERC, mas considera ainda que seu uso não pode ser generalizado.

As Figuras 6 e 7 indicam os próximos passos de acordo com a probabilidade pré-teste. Na suspeita de tromboembolismo pulmonar em pacientes com probabilidade pré-teste alta, a primeira dose de anticoagulação deve ser realizada antes da confirmação diagnóstica, enquanto se esperam os resultados dos exames.

- Pacientes de alto risco devem ser encaminhados diretamente para um exame confirmatório. Angiotomografia computadorizada de tórax é o exame mais utilizado. Cintilografia V/Q é uma opção em pacientes grávidas ou em pacientes com insuficiência renal ou com histórico de reação adversa prévia ao material de contraste.

▷ **TABELA 8** Probabilidade pré-teste conforme os escore de Wells

Wells	Original	Simplificado
Característica	Pontuação	Pontuação
Antecedente de tromboembolismo pulmonar ou trombose venosa profunda	1,5	1
Frequência cardíaca > 100 bpm	1,5	1
Cirurgia ou imobilização nas últimas 4 semanas	1,5	1
Hemoptise	1	1
Neoplasia ativa	1	1
Sinais de trombose venosa profunda	3	1
Tromboembolismo pulmonar é o principal diagnóstico	3	1
Probabilidade clínica original		
Baixa		0-1
Intermediária		2-6
Alta		≥ 7
Probabilidade clínica simplificada		
Tromboembolismo pulmonar improvável		0-4
Tromboembolismo pulmonar provável		≥ 5

▷ **TABELA 9** Escore de Geneva para avaliação de TEP

Geneva	Regra original	Regra simplificada
Característica		
Antecedente de tromboembolismo pulmonar ou trombose venosa profunda	3	1
Frequência cardíaca: 75-94 bpm > 94 bpm	3 5	1 2
Cirurgia ou fratura no último mês	2	1
Hemoptise	2	1
Neoplasia ativa	2	1
Dor unilateral de membro inferior	3	1
Edema unilateral ou dor à palpação de trajeto venoso	4	1
Idade > 65 anos	1	1
Probabilidade clínica		
Escore de 3 níveis		
▪ Baixo	0-3	0-1
▪ Intermediário	4-10	2-4
▪ Alto	≥ 11	≥ 5
Escore de 2 níveis		
▪ TEP improvável	0-5	0-2
▪ TEP provável	≥ 6	≥ 3

▷ **TABELA 10** Escore PERC *(Pulmonary Embolism Rule-Out Criteria)*

▪ Idade ≥ 50 anos?
▪ Hemoptise?
▪ Frequência cardíaca ≥ 100?
▪ $SatO_2$ em ar ambiente < 95%?
▪ Edema unilateral de membro inferior?
▪ Cirurgia ou trauma há menos de 4 semanas, com necessidade de anestesia geral?
▪ Antecedente de tromboembolismo pulmonar ou TVP?
▪ Uso de estrogênio?

Quando a resposta for negativa para todos os fatores, a suspeita de tromboembolismo pulmonar pode ser considerada descartada, com a probabilidade diagnóstica < 2%.

- Paciente de risco moderado devem ser submetidos ao D-dimero na metodologia ELISA (vide cortes acima). Quando testes dessa metodologia não estiverem disponíveis, encaminhar os pacientes para exames confirmatórios.
- Pacientes de baixo risco devem ser submetidos aos critérios PERC. Pacientes sem nenhum critério PERC têm TEP potencialmente excluído. Para pacientes de baixo risco e com a presença de um dos critérios PERC, o próximo exame recomendado é a dosagem do D-dímero. Se o exame vier negativo não é recomendado continuar com a investigação. Em pacientes baixo risco com critérios PERC e D-dímero positivos é recomendado continuar a investigação.

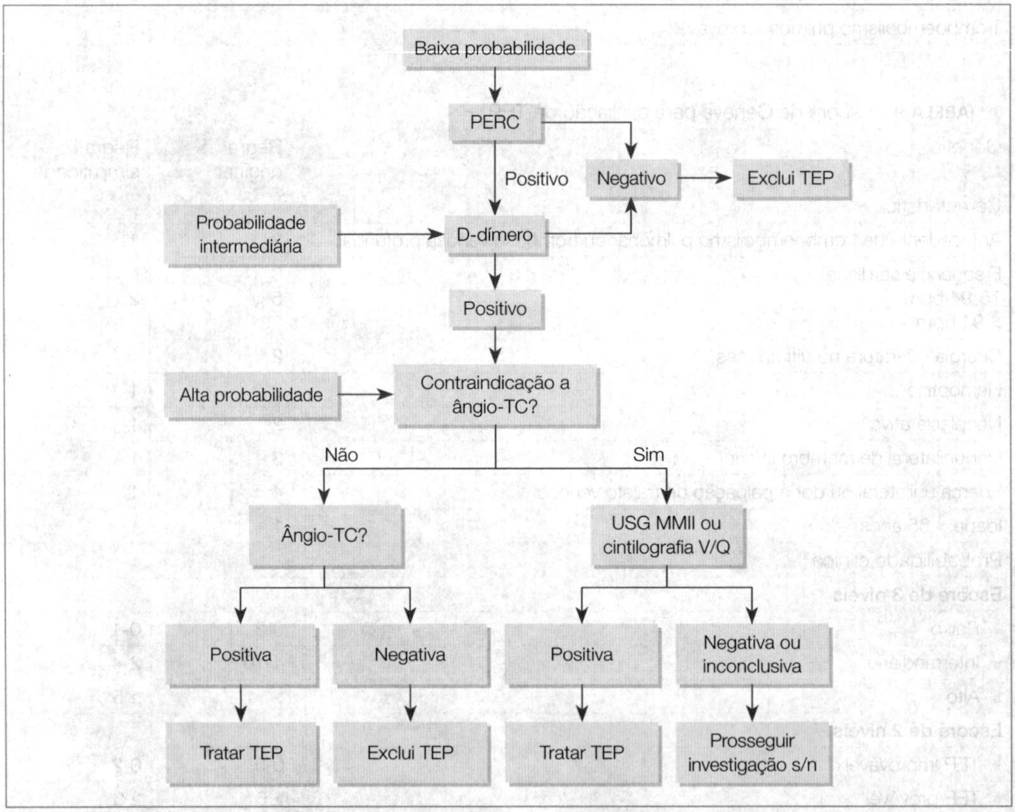

▷ **FIGURA 6** Fluxograma para baixa probabilidade pré-teste de tromboembolismo pulmonar (TEP). MMII: membros inferiores; TC: tomografia computadorizada; USG: ultrassonografia.

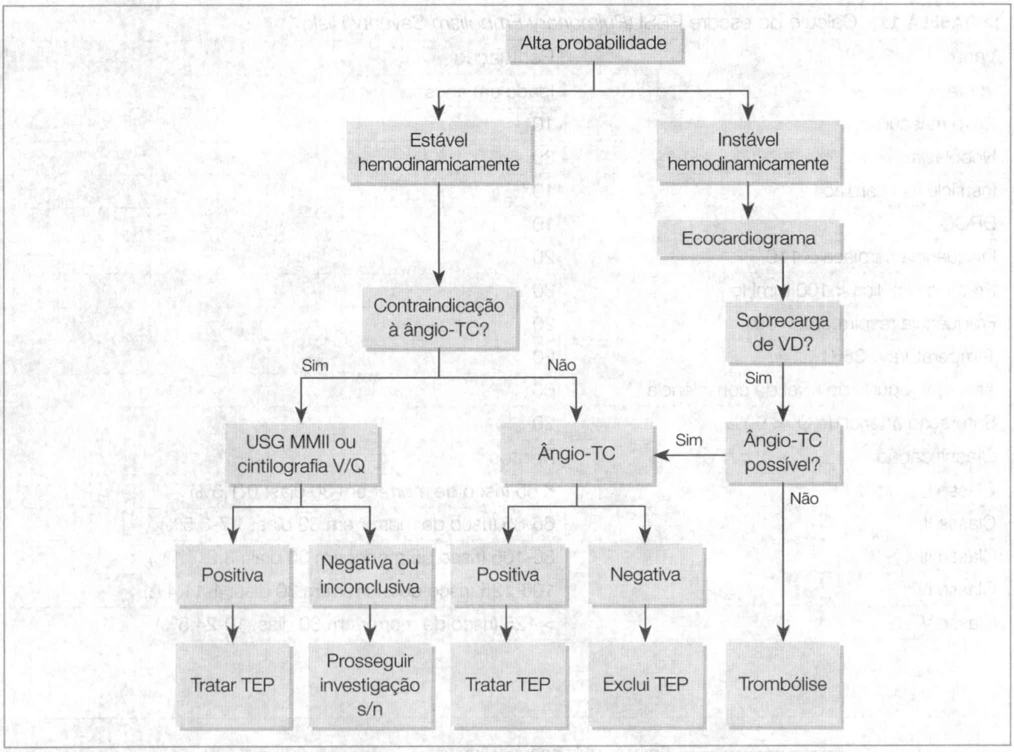

▷ **FIGURA 7** Fluxograma para média e alta probabilidade pré-teste de tromboembolismo pulmonar.
MMII: membros inferiores; TC: tomografia computadorizada; USG: ultrassonografia; VD: ventrículo direito.

ESTRATIFICAÇÃO DOS PACIENTES

O TEP é classificado em três categorias com base na gravidade: TEP maciço, TEP submaciço e TEP de menor gravidade:

- TEP maciço: choque obstrutivo, definido como pressão arterial sistólica (PAS) menor do que 90 mmHg ou necessidade de inotrópicos para manter PAS acima de 90 mmHg e sinais de hipoperfusão; hipotensão persistente, PAS menor do que 90 mmHg ou queda da PAS em mais de 40 mmHg do basal, por um tempo maior do que 15 minutos não explicada por outro motivo, como sepse ou desidratação.
- TEP submaciço: pressão arterial normal, mas com outras evidências de estresse cardiopulmonar.
- TEP de menor gravidade: Todos os outros casos.
- Em pacientes com TEP confirmado é importante classificar e estratificar o paciente de acordo com a gravidade do quadro (risco de mortalidade) calculando o escore PESI (Tabela 11 e Figura 8).

Os pacientes PESI classe I e II são considerados de baixo risco e podem ser elegíveis para tratamento domiciliar ou alta precoce, que é definida por alta antes de 5 dias de internação hospitalar, tempo usualmente recomendado de internação para TEP. Uma análise mostrou que em pacientes com escore PESI < 66 pontos a internação hospitalar não é custo-efetiva e deveria ser evitada. As diretrizes da American Society of Hematology (ASH) de 2020 também recomendam contra a internação de pacientes de baixo risco.

Outra forma de selecionar pacientes de baixo risco que poderiam realizar todo o tratamento ambulatorial são os critérios HESTIA. Se todas as respostas forem negativas e o paciente for classificado como PESI I ou II, ele é um candidato adequado para tratamento ambulatorial. Nesses pacientes não

▷ **TABELA 11** Cálculo do escore PESI (*Pulmonary Embolism Severity Risk*)

Variável	Pontuação
Idade	Idade em anos
Sexo masculino	10
Neoplasia	30
Insuficiência cardíaca	10
DPOC	10
Frequência cardíaca ≥ 110	20
Pressão sistólica < 100 mmHg	30
Frequência respiratória > 30	20
Temperatura < 36ºC	20
Alteração aguda do nível de consciência	60
Saturação arterial de O_2 < 90%	20
Classificação	**Pontos**
Classe I	≤ 65 (risco de morrer em 30 dias: 0-1,6%)
Classe II	66-85 (risco de morrer em 30 dias: 1,7-3,5%)
Classe III	86-105 (risco de morrer em 30 dias: 3,2-7,1%)
Classe IV	106-125 (risco de morrer em 30 dias: 4-11,4%)
Classe V	> 125 (risco de morrer em 30 dias: 10-24,5%)

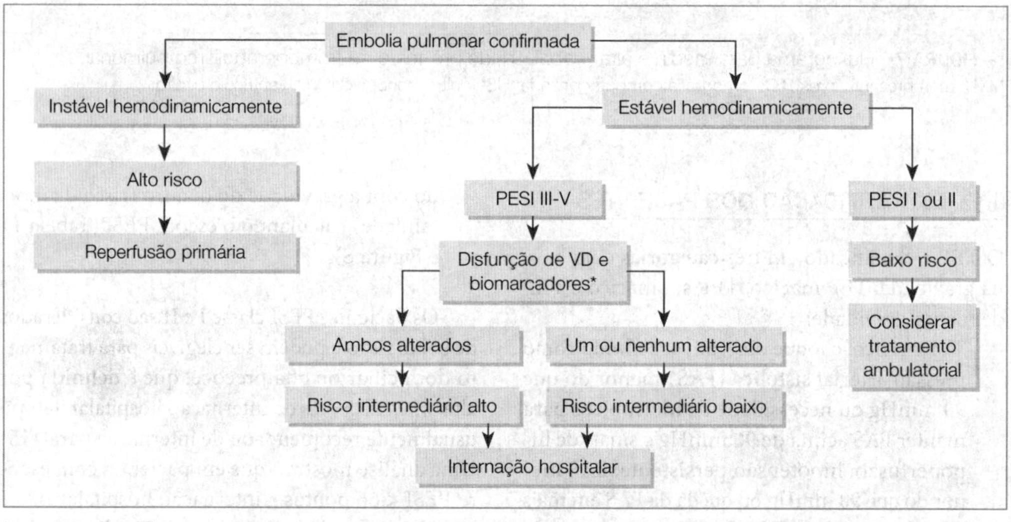

▷ **FIGURA 8** Fluxograma de tratamento do TEP de acordo com a gravidade do quadro medido pelo escore PESI.

VD: ventrículo direito. * Os biomarcadores considerados são troponina e BNP.

é necessária dosagem de troponina e BNP. Caso a dosagem seja realizada e venha alterada, o paciente é reclassificado como de risco intermediário baixo.

Para os pacientes classificados como classe III e IV, devemos realizar:

- Dosagem de troponina e BNP.
- Aferição de disfunção de VD (ecocardiograma ou tomografia computadoriza com contraste).
- Caso apenas um dos dois acima venha alterado, o paciente é classificado como de risco intermediário baixo.

▷ **TABELA 12** Critérios HESTIA para possibilidade de tratamento ambulatorial de TEP

Critérios de exclusão para tratamento ambulatorial
▪ O paciente está instável hemodinamicamente?
▪ É necessário realizar trombólise ou trombectomia?
▪ Sangramento ativo ou alto risco de sangramento?
▪ Foi necessário suporte de O_2 por mais de 24h para obter $SatO_2$ > 90%?
▪ Diagnóstico de TEP em vigência de anticoagulação?
▪ Dor grave que necessitou de medicações IV por mais de 24h?
▪ Razão médica ou social que indica internação?
▪ *Clearance* de creatinina < 30 mL/min?
▪ Insuficiência hepática?
▪ A paciente está grávida?
▪ Histórico documentado de plaquetopenia induzida por heparina?

Os pacientes nessa classificação devem ser internados e monitorizados. Caso os dois venham alterados, o paciente é classificado como risco intermediário alto. Além de internação e monitorização, deve-se ficar atento para a descompensação hemodinâmica que indica a trombólise.

TRATAMENTO

A primeira medida em pacientes com suspeita de TEP é assegurar o suporte hemodinâmico e respiratório, conforme situação clínica do paciente na apresentação.

Suporte hemodinâmico

Deve-se lembrar que a principal causa de morte no TEP é falência de VD levando a baixo débito cardíaco. São medidas recomendadas nesses pacientes:

- Cristaloide, em bolus de até 500 mL em pacientes hipotensos, pode melhorar hipotensão e índice cardíaco, e pode ser testado antes da introdução de drogas vasoativas. Com a ressalva de que sobrecarga volêmica pode piorar a disfunção de VD.
- Reposição volêmica agressiva pode ser prejudicial e piorar o estresse de VD.
- Drogas vasoativas são frequentemente necessárias para melhorar o inotropismo cardíaco, elevar a pressão arterial e garantir perfusão tecidual adequada.
- Norepinefrina aumenta a pressão arterial sistêmica e melhora a perfusão coronariana; melhora a função de VD por ação inotrópica positiva direta. O seu uso deve ser limitado a pacientes com choque cardiogênico. A dose recomendada é de 0,2 a 1,0 μg/kg/min.
- Dobutamina deve ser considerada em pacientes com índice cardíaco reduzido ou em uso de outro agente vasoativo, como norepinefrina para manter PAS > 90. Apesar de alguns estudos demonstrarem melhora do débito cardíaco, seu efeito vasodilatador não é seletivo e pode piorar o distúrbio ventilação/perfusão ao direcionar o fluxo de vasos parcialmente obstruídos para não obstruídos. A dose recomendada é de 2-20 μg/kg/min (Tabela 13).

▷ **TABELA 13** Suporte hemodinâmico em pacientes com TEP

Condição clínica	Medicamento	Observação
Hipotensão por disfunção de VD	Cristaloide (solução fisiológica ou ringer lactato) até 500 mL em 15-30 minutos	Maiores volumes de infusão estão associados com piora da função de VD
Hipotensão persistente	Noradrenalina (NA): dose 0,2 a 1 μg/kg/min	Aumento da pressão arterial sistêmica Melhora função de VD por ação inotrópica positiva direta Aumento da perfusão coronariana
	Dobutamina: dose 2 a 20 μg/kg/min	Usada em pacientes com índice cardíaco reduzido Cautela em pacientes hipotensos, normalmente associar a norepinefrina
	Considerar ECMO	Uso por mais de 5 a 10 dias com risco de complicações como sangramento e infecções

- Em pacientes sem resposta a drogas vasoativas, considera-se o uso de suporte extracorpóreo (ECMO), lembrando que seu uso por mais de 5 a 10 dias pode levar a complicações como sangramento e infecções.
- O suporte hemodinâmico no TEP deve ser encarado como terapia de ponte enquanto se administram terapias de tratamento definitivo (trombectomia mecânica, embolectomia ou trombólise, por exemplo).

Suporte respiratório

Hipoxemia e hipocapnia são muitas vezes encontradas. Hipoxemia é geralmente reversível com a administração de oxigênio, sendo indicada oxigenioterapia se $SaO_2 < 90\%$.

Pacientes com disfunção de VD são altamente suscetíveis a piora da disfunção hemodinâmica e evolução para choque em casos de aumento da pressão intratorácica. Portanto, nosso grupo indica intubação apenas nos casos de falha de suporte não invasivo. No entanto, o paciente deve ficar sob monitorização ventilatória intensiva para não atrasar a indicação de intubação orotraqueal se necessária.

Quando a ventilação mecânica for necessária, evitar o uso de drogas hipotensoras durante sedação para intubação orotraqueal, assim como o período de apneia prolongado, a acidose respiratória decorrente desse período pode piorar a contratilidade do VD. Deste modo, recomenda-se sempre avaliar a possibilidade de se realizar intubação em sequência rápida com uso de indutores cardioestáveis.

Na ventilação, usar pressão de platô < 30 cmH2O, objetivando minimizar pressão intratorácica para não agravar déficit de retorno venoso.

Vasodilatadores inalatórios

Apesar de alguns estudos sugerirem o uso de vasodilatadores inalatórios para redução da resistência pulmonar, ainda não há evidência científica robusta que corrobore seu uso em casos de TEP.

Anticoagulação parenteral

O esteio do tratamento de pacientes com TEP é a anticoagulação sistêmica para evitar a formação de novos coágulos e permitir que a fibrinólise endógena continue, exceto se houver contraindicações. A anticoagulação não dissolve o trombo, mas evita o crescimento dele. Estudos pequenos mostram algum grau de associação de anticoagulação e recanalização do trombo tardiamente.

As duas opções mais comumente utilizadas são a heparina não fracionada e a heparina de baixo peso molecular. A anticoagulação inicial para o TEP também pode ser realizada com rivaroxabana por via oral. O apixaban é outra opção no TEP. A dabigatrana e a edoxabana também podem ser usadas, mas requerem anticoagulação com heparina inicial.

As evidências sugerem benefício com o uso de heparinas de baixo peso molecular (HBPM) em comparação com a heparina não fracionada para tratamento de TEP e TVP em termos de desfechos compostos (sangramento e morte) e custo, embora a magnitude do benefício não seja grande.

Se não houver certeza sobre a presença de TEP, a probabilidade pode guiar a introdução de terapia com anticoagulação.

Em pacientes com probabilidade pré-teste de TEP > 20%, é recomendada a anticoagulação empírica, pois os benefícios excedem os riscos (sangramento e trombocitopenia induzida por heparina). O atraso na administração de heparina a pacientes com TEP está associado com o aumento da mortalidade, mas nenhum estudo demonstrou que a heparina, administrada precocemente e antes da realização de exame de imagem, melhora a morbimortalidade. Em pacientes com insuficiência renal grave e TVP aguda ou TEP, a maioria dos especialistas recomenda a heparina não fracionada em relação à heparina de baixo peso molecular, além disso, nos casos de instabilidade hemodinâmica em que a trombólise pode ser indicada, há preferência por heparina não fracionada. São opções para anticoagulação:

Heparina de baixo peso molecular

Atua como inibidor do fator Xa. A preferência é prescrever HBPM uma vez ao dia. A prescrição de 12/12 horas aumenta uma picada ao dia e não apresenta maior eficácia. As doses são:

- Enoxaparina SC: 1,5 mg/kg de peso, uma vez ao dia.

Deve-se lembrar que a segurança da HBPM se aplica a indivíduos com função renal normal e peso entre 40 e 120 kg (considerar alternativas em pacientes fora dessa faixa de peso). A medicação pode ser prescrita em disfunção renal, mas nesse caso é obrigatório monitorizar, seja com dosagem sérica da heparina de baixo peso, seja com monitorização da inibição antifator-Xa, exames indisponíveis na maioria dos hospitais.

Heparina não fracionada

A resposta anticoagulante da heparina não fracionada apresenta grandes variações entre diferentes pacientes, por esse motivo a resposta deve ser monitorizada pelo TTPA. As recomendações para o tratamento hospitalar sugerem o seguinte:

- Dose de ataque de 80 UI/kg endovenosa (alternativa dose única de 5.000 U).
- Infusão contínua com dose inicial de 18 UI/kg/h e ajuste da dose pelo TTPA com objetivo de atingir valores de 1,5-2,5.

Deve-se verificar o número de plaquetas no terceiro e no quinto dia de uso devido ao risco de plaquetopenia autoimune pela heparina. A relação do TTPA deve ser verificada inicialmente a cada 6 horas e depois diariamente quando estável. A heparina deve ser descontinuada apenas quando o INR obtido com a anticoagulação oral estiver em níveis adequados (INR 2-3) por 2 dias consecutivos.

Um estudo canadense com 708 pacientes (TVP e TEP) comparou heparina de baixo peso molecular subcutânea com heparina não fracionada também subcutânea e mostrou que não há diferença de resultados. Os mais recentes consensos já reconhecem essa terapêutica como eficaz, sobretudo se a heparina de baixo peso molecular não estiver disponível.

O protocolo para o tratamento com HNF subcutânea é o seguinte:

- Heparina não fracionada "concentrada" (1 mL = 20.000 U de heparina ou 1 mL = 25.000 U de heparina). As preparações utilizadas para profilaxia de TVP (1 mL = 5.000 U de heparina) não são ideais para ser usadas, pois o volume administrado no espaço subcutâneo é muito grande.
- Dose inicial: 333 U/kg peso, SC.
- Manutenção: 250 U/kg peso, SC, 12/12h.
- Não há necessidade de controle de TTPA.

A heparina não fracionada é a primeira escolha para o paciente em diálise ou com doença renal crônica avançada (ClCr < 30 mL/min); caso CLCr entre 15 e 30 mL/min, ajustar dose de heparina como recomendado na Tabela 15. A heparina não fracionada é usualmente preferida em casos de instabilidade hemodinâmica, disfunção renal, extremos de peso e idade e pacientes com alto risco de sangramento pelo potencial de reversão de protamina.

Fondaparinux

É um pentassacarídeo sintético com ação inibidora direta do fator Xa, também usado por via subcutânea, uma vez ao dia e sem necessidade de monitorização, embora não deva ser usado em pacientes com *clearance* de creatinina menor do que 30 mL/min. É uma medicação segura, prática, mas de alto custo e pouco disponível no Brasil. Uma boa

▷ **TABELA 14** Anticoagulantes parenterais (IV e SC)

Medicação	Primeira escolha	Preferível	Observações
HNF (heparina não fracionada)	Pacientes hipotensos/ choque Disfunção renal com ClCr < 30 mL/kg	Extremos de pesos ▪ Alto risco de sangramento ▪ Idade avançada	Uso IV em bomba de infusão Monitorização por TTPa Não depende de função renal
HBPM (heparinas de baixo peso molecular)	Pacientes sem instabilidade hemodinâmica	Paciente oncológico Menor risco de sangramento maior** ESC Guideline Menor incidência de HIT	Não usar se *clearance* < 30 mL/min Ajuste de dose por peso e se maior do que 75 anos
Fondaparinux	Pacientes sem instabilidade hemodinâmica	Menor risco de sangramento maior** ESC Guideline Menor incidência de HIT	Não usar se *clearance* < 30 mL/min Ajustar dose por peso função renal Inibidor direto do fator Xa Sem necessidade de monitorização Posologia simples SC 1x/dia

HIT: *Heparin induced thrombocytopenia*.

▷ **TABELA 15** Anticoagulação endovenosa com heparina sódica

TTPA de 6/6 h	Ajuste
Administrar *bolus* de 5.000 UI e iniciar infusão em 1.000 UI/h. Diluição padrão: 250 mL SF + heparina sódica 25.000 UI	
< 1,2	*Bolus* de 5.000 UI e aumentar infusão em 2 mL/h
1,2-1,49	*Bolus* de 2.500 UI e aumentar infusão em 1 mL/h
1,5-2,3	Manter
2,31-3	Reduzir em 1 mL/h
> 3,0	Pausar bomba por 1h e reduzir infusão em 2 mL/h

▷ **TABELA 16** Anticoagulação subcutânea com heparinas de baixo peso molecular

	Dosagem	Intervalo
Enoxaparina	1 mg/kg (150 mg/dose máxima) 1,5 mg/kg (150 mg/dose máxima)*	12/12 h 1x/dia
Tinzaparina	175 UI/kg (18.000 UI/dia)	1x/dia
Dalteparina	100 UI/kg (18.000 UI/dia) 200 UI/kg	12/12 h 1x/dia
Nadroparina	86 UI/kg (17.100UI/dia) 171 UI/kg	12/12 h 1x/dia

Contraindicação: *clearance* < 30 mL/min.
* Aprovado nos Estados Unidos, porém não aprovado em todos os países da Europa como forma válida de tratamento.

▷ **TABELA 17** Anticoagulação subcutânea com fondaparinux

	Peso	Dosagem	Intervalo
Fondaparinux	Peso < 50 kg Peso 50-100 kg Peso > 100 kg	5 mg 7,5 mg 10 mg	1x/dia
Contraindicação: *clearance* < 30 mL/min. Reduzir dose em 50% se clearance 30-50 mL/min.			

▷ **TABELA 18** Transição de anticoagulação parenteral para anticoagulação oral

Medicamento	Dose	Contraindicação	Observação
Dabigatran	150 mg VO 12/12 h	ClCr < 30 mL/min	Iniciar após 5-7 dias de anticoagulação parenteral
Endoxaban	60 mg VO 1x/dia	ClCr < 30 mL/min	Reduzir dose em 50% se *clearance* entre 30-50 mL/min Iniciar após 5-7 dias de anticoagulação parenteral
Varfarina	5 mg VO 1x/dia*	Gestação	Pode ser iniciado no mesmo dia da anticoagulação parenteral Monitorização por TP/INR Deve-se aguardar INR na faixa (entre 2 e 3) por 2 dias para se suspender anticoagulante parenteral

opção para pacientes alérgicos a heparina ou com plaquetopenia induzida pela heparina, embora a melhor opção nessa situação sejam os inibidores diretos da trombina. As doses são:

- Peso menor do que 50 kg: 5 mg SC, 1x/dia.
- Peso 50-100 kg: 7,5 mg SC, 1x/dia.
- Peso maior que 100 kg: 10 mg SC, 1x/dia.

Inibidores da trombina

A lepirudina e bivalirudina são inibidores diretos da trombina, e são opções para pacientes que desenvolvem plaquetopenia induzida por heparina. Apenas a bivalirudina está sendo produzida comercialmente e sua dose é de 0,15 mg/kg/hora, mantendo TTPA entre 1,5 e 2,5 vezes o controle. Doses de 0,14 mg/kg/hora são indicadas em disfunção hepática e de 0,03-0,05 mg/kg/hora se disfunção hepática e renal combinadas. Essas medicações são indisponíveis no Brasil.

Anticoagulação oral

A anticoagulação oral deve ser instituída precocemente, na maioria das vezes concomitante à anticoagulação parenteral. A diretriz europeia de 2019 e a diretriz do ACCP de 2021 dão preferência aos novos anticoagulantes como primeira escolha no tratamento do TEP, reservando a varfarina (única disponível no sistema único de saúde do Brasil) como segunda opção; o mesmo ocorreu com as diretrizes da ASH. As diretrizes da ASH não recomendam um anticoagulante oral direto em relação a outro. Em pacientes com síndrome de anticorpos antifosfolípides, sugere-se a anticoagulação com varfarina com monitorização pelo INR.

Varfarina

Deve ser iniciada concomitantemente à anticoagulação parenteral, exceto nos casos de alto risco de sangramento.

Inicia-se com 5 mg por dia com ajustes conforme INR. O alvo é um INR entre 2,0 e 3,0.

Rivaroxabana

Dose de 15 mg por via oral (VO) a cada 12 horas, por 21 dias, seguidos de 20 mg VO uma vez ao dia. Opção para anticoagulação totalmente oral do TEP, sem necessidade de anticoagulação parenteral inicial. Em pacientes que irão receber anticoagulação estendida (mais de 3 meses), recomenda-se diminuir após o terceiro mês a dose do rivaroxaban para 10 mg VO 1 vez ao dia (ACCP 2021).

Apixabana

10 mg VO a cada 12h, por 7 dias, seguidos de 5 mg VO a cada 12h. Em pacientes que vão receber anticoagulação estendida (por mais de 3 meses), recomenda-se após o terceiro mês dose de 2,5 mg VO a cada 12 horas.

Deve-se lembrar que tanto a rivaroxabana como a apixabana são contraindicados em caso de disfunção renal.

Dabigatrana

Um inibidor direto da trombina, a dose recomendada é de 150 mg via oral de 12/12 horas. Apresenta perfil de segurança e eficácia similar à varfarina com a vantagem de não necessitar de coleta de sangue para monitorização de INR. A dabigatrana não é recomendada como terapia inicial isolada por falta de evidência na literatura, mas pode ser usada em associação com a anticoagulação parenteral nos primeiros dias da anticoagulação oral (5 a 10 dias), antes de poder ser utilizada isoladamente como anticoagulação.

A anticoagulação oral exclusiva é uma opção, com menor risco de sangramento quando comparado a HBPM, sem necessidade de ponte com anticoagulantes parenterais; pode ser realizada com rivaroxaban e apixaban.

Pacientes com contraindicação à anticoagulação plena podem ser tratados com filtro de veia cava.

Tempo de anticoagulação

Para pacientes que irão utilizar antagonistas da vitamina K, deve ser lembrado que o objetivo é man-

▷ **TABELA 19** Opções de anticoagulação oral exclusiva

Medicamento	Dose inicial	Dose de manutenção	Contraindicação
Rivaroxaban	15 mg VO 12/12 h por 3 semanas	20 mg 1x/dia	*Clearance* < 30 mL/min
Apixaban	10 mg VO 12/12 h por 7 dias	5 mg VO 12/12 h	*Clearance* < 25 mL/min

ter o INR entre 2,0 e 3,0. O tempo recomendado de tratamento com anticoagulação é o seguinte:

- Para pacientes com TEP causado por cirurgia ou fator de risco transitório, o tempo recomendado de tratamento é de 3 meses.
- Para pacientes sem fator precipitante de TEP, o tempo mínimo de tratamento é de 3 meses. As diretrizes recomendam 3 meses ao invés de períodos mais prolongados para pacientes com alto risco de sangramento e períodos maiores com risco pequeno/moderado de sangramento.
- Para pacientes com um episódio seguido de TEV, é recomendada anticoagulação por período estendido além de 3 meses em caso de risco até moderado de sangramento, e 3 meses em caso de alto risco de sangramento.
- Para pacientes com neoplasia maligna ativa, o período recomendado de tratamento é de mais de 3 meses; independentemente do risco de sangramento, pode-se considerar anticoagulação além de 6 meses ou até a neoplasia maligna ser controlada. A heparina de baixo peso molecular apixaban, endoxaban e rivaroxaban podem ser considerados. A diretriz do ACCP de 2021 prefere o uso de apixaban, endoxaban e rivaroxaban em comparação a heparina de baixo peso molecular, mas caso o paciente apresente uma neoplasia luminal de trato gastrointestinal, se prefere o uso de apixaban e HBPM devido ao menor risco de sangramento com essas duas medicações.
- Em pacientes com TEP sem fator precipitante, recomenda-se tempo estendido de anticoagulação, ou seja, mais de 3 meses.

▷ **TABELA 20** Fatores de risco para sangramento

Idade > 65 anos	Diabetes
Idade > 75 anos (2 pontos)	Anemia
Sangramento prévio	Terapia antiplaquetária
Câncer	Controle de anticoagulação ruim
Câncer metastático (2 pontos)	Comorbidades e perda de capacidade funcional
Insuficiência renal	Cirurgia recente
Insuficiência hepatica	Quedas frequentes
Plaquetopenia	Abuso de álcool
AVC prévio	Uso de anti-inflamatórios não esteroidais

Baixo risco: 0 fator; moderado risco: 1 fator de risco; alto risco: 2 ou mais fatores.

- Pacientes com TEP subsegmentar e sem TVP proximal, com baixo risco de TEP recorrente, podem ser observados clinicamente; em caso de alto risco, deve-se iniciar a anticoagulação. Os pacientes com neoplasia maligna com câncer ativo necessitam de tratamento, sendo a HBPM o tratamento com melhor evidência por pelo menos 6 meses. Alguns pacientes não podem aplicar injeções por períodos prolongados, forçando a escolha entre varfarina oral ou anticoagulante oral mais recente. Dados de quatro estudos com novos agentes para TEV relacionados ao câncer (dabigatrana, rivaroxabana e edoxabana) mostram melhores resultados com inibidores da trombina ou do fator Xa em comparação com a varfarina.

O uso do D-dímero ou ultrassonografia (avaliar trombose residual) para definir tempo de anticoagulação não é recomendado pelas diretrizes da ASH.

Filtros de veia cava inferior

Benefício discutível em uma meta-análise. Utilizado principalmente em pacientes com TVP e contraindicações a anticoagulação. Dentre os filtros disponíveis, os removíveis são preferenciais, pois, uma vez que a contraindicação à anticoagulação seja resolvida, o filtro pode ser removido e o paciente anticoagulado. Indicações:

- Paciente com episódios recorrentes de tromboembolismo venoso que ocorrem apesar da anticoagulação adequada.
- Pacientes com TEV com indicação de anticoagulação nos quais é contraindicado o uso de anticoagulantes. Nestes casos, seria indicado filtro de veia cava inferior em TVPs proximais de membro inferior com contraindicação à anticoagulação.

O local de inserção é preferencialmente infrarrenal, mas no caso de trombose em membros superiores na ausência de trombose de membros inferiores, o filtro deve ser posicionado na veia cava superior. Em caso de trombose em veia renal comprovada por angiotomografia, o filtro deve ser posicionado em posição suprarrenal.

Trombólise

Pacientes com TEP maciço ou hipotensão (PAS < 90 mmHg) se beneficiam da fibrinólise, que está indicada exceto se a hipotensão é apenas transitória e sem sinais de hipoperfusão.

Em pacientes inicialmente estáveis, mas com deterioração clínica com queda de pressão arterial e taquicardia ou piora da função ventricular direita, mesmo que ainda sem hipotensão, deve-se considerar a possibilidade de realizar terapia trombolítica.

Em pacientes sem hipotensão ou hemodinamicamente estáveis, existe a dúvida de iniciar ou não tratamento com trombólise. Um subgrupo de pacientes com TEP submaciço pode apresentar critérios de gravidade definidos por:

- Dilatação ou hipocinesia do ventrículo direito.
- Troponina elevada.
- Peptídeo natriurético tipo B ou hipoxemia persistente com desconforto respiratório.

O estudo PEITHO, com mais de 1.000 pacientes, comparou a terapia trombolítica (tenecteplase) com heparina vs. placebo e heparina em pacientes com TEP agudo, normotensos e com evidência de disfunção do VD (confirmada por ecocardiografia ou tomografia computadorizada e troponina positiva). A tenecteplase foi administrada como injeção IV com dosagem baseada no peso (30 mg para ≤ 60 kg; 35 mg para 61 a 69 kg; 40 mg para 70 a 79 kg; 45 mg para 80 a 89; 50 mg para ≥ 90 kg) e a heparina não fracionada ou heparina de baixo peso molecular.

Em comparação com a heparina isolada, a trombólise resultou em uma redução no desfecho primário de morte ou descompensação hemodinâmica 7 dias após a randomização (6 vs. 3%; OR 0,44, 95% IC: 0,23-0,87); não houve diferença na mortalidade em 7 ou 30 dias (2,4 vs. 3,2% em 30 dias). A administração de agentes trombolíticos foi associada com sangramento extracraniano (6 vs. 1%), sangramento maior (12 vs. 2%) e acidente vascular cerebral hemorrágico (2 vs. 0,2%).

▷ **TABELA 21** Trombolíticos aprovados para tromboembolismo pulmonar e dose

Estreptoquinase	250.000 UI IV em *bolus* em 30 min, seguido de 100 UI/h por 12-24 h
	1.500.000 UI IV em 2 h – preferível
rtPA	100 mg IV em 2 h – preferível
	0,6 mg/kg IV em 15 min (dose máxima de 50 mg)
Uroquinase	4.400 U/kg em 10 minutos seguido de 4.400 U/kg em 12-24 h Regime acelerado > 3.000.000 U em 2 h

Em uma análise de subgrupo de pacientes com mais de 75 anos, os benefícios da terapia foram mantidos, mas as taxas de sangramento extracraniano foram maiores (11 vs. 0,6%). O seguimento a longo prazo desses pacientes (aproximadamente 3,5 anos) não relatou diferença na mortalidade (20 vs. 18%) e nenhuma diferença na dispneia, capacidade de exercício, disfunção ventricular direita ou hipertensão pulmonar tromboembólica crônica (2 vs. 3%).

A trombólise é realizada por um acesso venoso periférico conforme as recomendação do ACCP de 2021. Os agentes trombolíticos aprovados para o tratamento do TEP são resumidos na Tabela 21.

O sucesso da trombólise é maior se indicada em até 48 horas, mas pode ser útil até 14 dias do evento tromboembólico.

Na suspeita de PCR por TEP, embora controversa, está autorizada a trombólise durante a RCP. A RCP deverá continuar por no mínimo 60 minutos após a administração do trombolítico. A heparina não fracionada não deve ser infundida durante a administração de estreptoquinase ou uroquinase, mas pode ser mantida quando se usa alteplase. Nos pacientes que estão recebendo eno-

▷ **TABELA 22** Contraindicações a trombólise

Absolutas
▪ Antecedente de AVE hemorrágico ou de etiologia desconhecida
▪ AVE isquêmico nos últimos 6 meses
▪ Neoplasia de SNC
▪ Politrauma, TCE ou cirurgia nas últimas 3 semanas
▪ Hemorragia digestiva alta no último mês
▪ Coagulopatia
Relativas
▪ AIT nos últimos 6 meses
▪ Uso de anticoagulantes
▪ Gestação ou puerpério na primeira semana
▪ Punção venosa em sítio não compressivo
▪ RCP traumática
▪ PAS > 180 mmHg refratária
▪ Insuficiência hepática
▪ Endocardite
▪ Úlcera péptica

xaparina ou fondaparinux é necessário aguardar 12 a 24h para iniciar a anticoagulação.

A trombólise tanto para pacientes hemodinamicamente instáveis como em pacientes de risco intermediário apresenta maior benefício quando realizada nas primeiras 48 horas de apresentação, mas a janela de benefício terapêutico se estende por até 14 dias. Em pacientes com suspeita de TEP e hemodinamicamente instáveis com dilatação de ventrículo direito ao ecocardiograma deve-se realizar angiotomografia de tórax, se possível; caso confirmado o diagnóstico de TEP, deve-se considerar a trombólise.

Pacientes com indicações clínicas, mas com contraindicação à trombólise, podem ser eventualmente tratados com embolectomia ou trombectomia mecânica.

A trombólise direcionada por cateter é realizada através da cateterização da artéria pulmonar. É indicada por diretrizes nas seguintes condições:

- Pacientes de alto risco de óbito ou com falha da trombólise, definidos como persistência de instabilidade hemodinâmica apesar de trombólise sistêmica ou risco de morte antes de a trombólise sistêmica ter iniciado seus efeitos.
- Paciente com contraindicação a trombólise por alto risco de sangramento.

As diretrizes da ASH recomendam o uso de trombólise sistêmica em comparação com a trombólise direcionada por cateter. A recomendação é baseada em estudos com amostras pequenas, e seguimento por curto período. A trombólise dirigida por cateter para TEP requer uma dose menor de alteplase (aproximadamente 10 mg no total), o que pode conferir um menor risco de sangramento. Assim, a trombólise dirigida por cateter é uma opção para pacientes com mais de 65 anos, em que o risco de sangramento intracraniano é maior. Esse tratamento deve ser restrito a centros com experiência no procedimento por conta da complexidade e pela pouca evidência de benefício em mortalidade. As diretrizes da ACCP de 2021 não utilizam a trombólise direcionada por cateter em praticamente nenhuma situação, preferindo a embolectomia em situações de hipotensão e alto risco de sangramento.

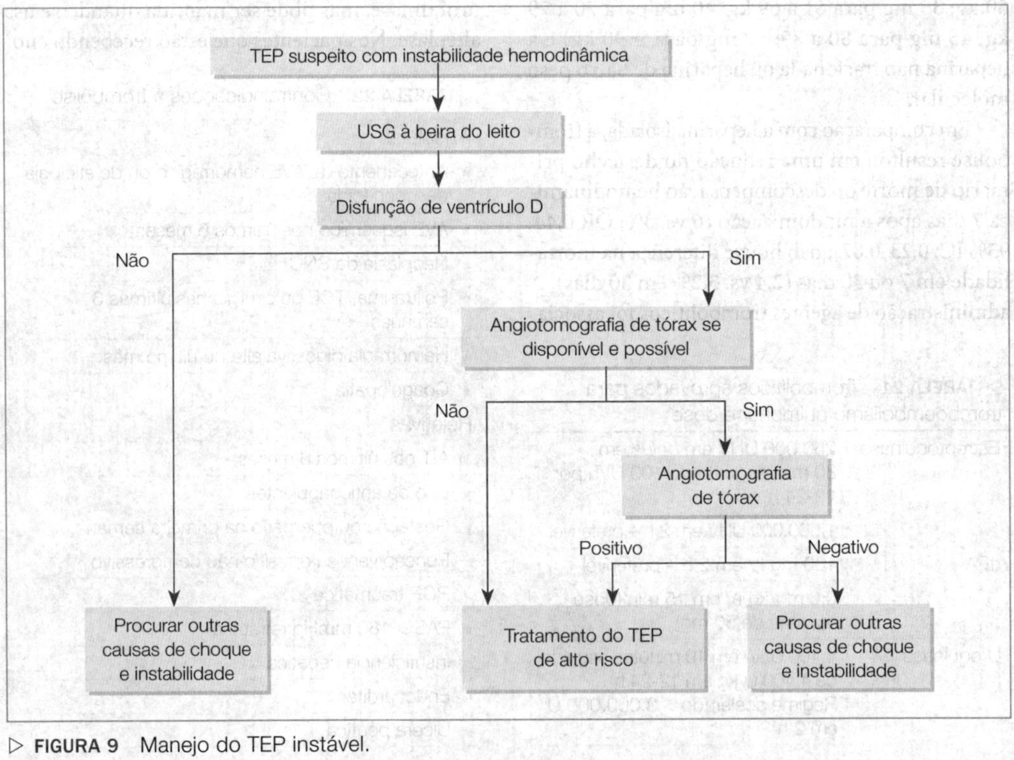

▷ **FIGURA 9** Manejo do TEP instável.

Embolectomia

A embolectomia cirúrgica é uma opção em pacientes jovens com TEP grande e proximal acompanhado de hipotensão. Como a embolectomia cirúrgica é muitas vezes realizada tardiamente, a taxa de mortalidade relatada é de cerca de 30%. A quantidade de coágulo que pode ser extraída, é muitas vezes extensa, e a remoção pode ajudar a limitar complicações cardiorrespiratórias posteriores. As diretrizes da European Society of Cardfiology recomendam a embolectomia em pacientes com TEP de alto risco com falha ou contraindicação a trombólise. As diretrizes do ACCP de 2021 recomendam considerar a embolectomia em pacientes com hipotensão e alto risco de sangramento (preferencial em relação à trombólise direcionada por cateter) ou em pacientes com choque que provavelmente irão evoluir para óbito antes da trombólise sistêmica causar algum efeito.

TEP subsegmentar

Pacientes com TEP subsegmentar têm benefício duvidoso de tratamento. Uma possibilidade é a anticoagulação, como os demais tipos de TEP. A outra conduta é não anticoagular os pacientes desde que seja possível:

- Certificar-se de que não há TVP associada (solicitar ultrassom Doppler venoso bilateral de MMII).
- Manter acompanhamento ambulatorial e observação do quadro clínico do paciente.
- Redução e prevenção dos fatores de risco que propiciam formação de tromboembolismo venoso.

O consenso do *American College of Chest Physicians* de 2021 recomenda que em pacientes com TEP subsegmentar e sem TVP associada a conduta seja observação clínica sem anticoagulação. Já as diretrizes da European Society of Cardiology de 2019 recomendam reavaliar esses pacientes quanto à possibilidade de exame falso-positivo.

LITERATURA RECOMENDADA

1. Stevens SM et al. Antithrombotic therapy for VTE disease: Second update of the Chest Guideline and expert panel report. Chest. 2021;60(6):2247-59.
2. Casazza F, Bongarzoni A, Capozi A, Agostoni O. Regional right ventricular dysfunction in acute pulmonary embolism and right ventricular infarction. Eur J Echocardiogr. 2005;6:11-14.
3. Fernandes A, Connors JM, Carrier M. Anticoagulation for subsegmental pulmonary embolism. New Eng J Medicine. 2019;381:1171-1174.
4. Kearon C, Akl EA. Duration of anticoagulant therapy for deep vein thrombosis and pulmonary embolism. Blood. 2014;123:1794-1801.
5. Kearon C, et al. Diagnosis of Pulmonary Embolism with d-dimer adjusted to clinical probability. New Eng J Med. 2019;381:2125-2134.
6. Kline JA. Pulmonary Embolism and Deep Vein Thrombosis. Rosen's Emergency Medicine: Concepts and Clinical Practice. 2018. p. 1051-1066.
7. Konstantinides S, Tiede N, Geibel A, Olschewski M, Just H, Kasper W. Comparison of alteplase vs. heparin for resolution of major pulmonary embolism. Am J Cardiol. 1998;82:966-970.
8. Meneveau N, Schiele F, Metz D, Valette B, Attali P, Vuillemenot A, et al. Comparative efficacy of a two-hour regimen of streptokinase vs. alteplase in acute massive pulmonary embolism: immediate clinical and hemodynamic outcome and one-year follow-up. J Am Coll Cardiol. 1998;31:1057-1063.
9. Meyer G, Vicaut E, Danays T, Agnelli G, Becattini C, Beyer-Westendorf J, et al. Fibrinolysis for patients with intermediate-risk pulmonary embolism. N Engl J Med; 2014:370:1402-1411.
10. Ortel TL, et al. American Society of Hematology 2020 guidelines for management of venous thromboembolism: treatment of deep vein thrombosis and pulmonary embolism. Blood Advances. 2020;4;19. Published 13 october 2020.
11. The Task Force for the diagnosis and management of pulmonary embolism of the European Society of Cardiology (ESC). European Heart Journal. 2019;00:1-61.
12. Thiruganasambandamoorthy V, et al. Prevalence of Pulmonary embolism among emergency department patients with syncope: a multicentre prospective cohort study. Ann Emerg Med. 2019;1:1-11.
13. Van der Pol LM, et al. Pregnancy-adapted Years algorithm for diagnosis of suspected pulmonary embolism. New Eng J Med. 2019;380:1139-1149.

52 Pneumotórax não traumático

Clécio Francisco Gonçalves
Heraldo Possolo de Souza
Rodrigo Antonio Brandão Neto

PONTOS IMPORTANTES

- Pneumotórax é definido como a presença de ar no espaço pleural.
- A maioria dos casos está relacionada ao trauma ou à iatrogenia, porém pode acontecer de forma secundária a uma doença pulmonar (DPOC, tuberculose, pneumonia, neoplasia, fibrose cística) ou espontaneamente.
- As principais queixas são dispneia e dor torácica ventilatório-dependente. Ao exame físico, podem ser encontrados taquicardia, taquipneia, diminuição do murmúrio vesicular, diminuição da expansibilidade no lado afetado, enfisema subcutâneo, hipoxemia e, em casos mais graves, hipotensão, choque e parada cardiorrespiratória.
- Pneumotórax hipertensivo ocorre quando há um efeito tipo válvula unidirecional, em que o ar entra no espaço pleural, mas não consegue sair, ocasionando aumento progressivo da pressão intrapleural, e seu tratamento deve ser feito de forma imediata, não necessitando de exames complementares para indicar sua abordagem.
- Pneumotórax hipertensivo, com instabilidade hemodinâmica ou iminência de PCR, deve ser drenado de forma emergencial, podendo ser realizada punção de alívio com jelco calibroso até que seja realizada toracostomia com passagem de dreno apropriado.
- A radiografia de tórax em PA (posteroanterior) na posição supina (em pé) é o exame inicial de escolha e revela ausência de trama vascular e de linha pleural visceral, indicando que o espaço pleural está preenchido por ar. Em casos graves, pode ser visto desvio de traqueia para o lado contralateral à lesão.
- O USG de tórax point of care, que tem sensibilidade maior do que 95% quando realizado por médicos experientes, pode ser necessário para o diagnóstico de pneumotórax pequeno. TC de tórax raramente é necessária, porém constitui o exame padrão ouro para o diagnóstico de pneumotórax.
- Pacientes com pneumotórax pequeno podem ser observados por 4 a 6 horas e receber oxigênio em alto fluxo com fração inspirada de O_2 > 30%. Se não ocorrer aumento do pneumotórax, podem receber alta hospitalar com acompanhamento ambulatorial precoce.

INTRODUÇÃO E DEFINIÇÕES

Pneumotórax é definido como presença de ar no espaço pleural. A maioria dos casos é associada a trauma ou iatrogenia. Pneumotórax primário ou espontâneo ocorre sem doença pulmonar ou outro fator precipitante clinicamente aparente. Pneumotórax secundário ocorre em pacientes com doença pulmonar subjacente ou secundário à trauma. Pneumotórax traumático pode ser subdividido em iatrogênico e não iatrogênico, se associados ou não a procedimentos médicos.

A incidência de pneumotórax espontâneo é de 14 a 28 casos em homens e de 1,2 a 7 casos em mulheres a cada 100.000 habitantes/ano. Os pacientes com pneumotórax espontâneo primário têm usualmente entre 20 e 40 anos de idade, sendo raros os casos em pacientes com mais de 45 anos. Fatores associados incluem tabagismo, sexo masculino, prolapso da válvula mitral, síndrome de Marfan, homocistinúria, endometriose torácica, história familiar e alterações na pressão ambiente. A atividade física ou o esforço podem precipitar, mas não são comumente, fatores desencadeantes de pneumotórax.

ETIOLOGIA E FISIOPATOLOGIA

Em condições normais, as pleuras parietal e visceral estão em íntima aposição. O espaço pleural tem pressão negativa de 5 mmHg, com flutuações de 6 a 8 mmHg entre inspiração e expiração. A tendência inerente da parede torácica é expandir e impedir o colapso dos pulmões por recolhimento elástico. A perda da pressão negativa normal no espaço pleural que "adere" à pleura visceral (pulmões) e à pleura parietal (costelas) é responsável por colapsar o pulmão afetado. Alteração na relação ventilação-perfusão e diminuição da capacidade vital contribuem para a sensação de dispneia e hipoxemia.

Pneumotórax primário espontâneo ocorre geralmente quando uma ruptura de bolha ou "*bleb*" subpleural altera a integridade pleural, deixando escapar ar para o espaço pleural. O tabagismo constitui fator de risco para pneumotórax espontâneo primário e alguns estudos sugerem que há maior risco de desenvolver pneumotórax em fumantes inveterados com o aumento do risco conforme progressão da exposição (aumento do risco relativo de 7 vezes em tabagistas de 1 a 12 cigarros/dia vs. 120 vezes em tabagistas > 20 cigarros/dia). Outras causas conhecidas como sendo fator de risco para o surgimento de pneumotórax incluem a história familiar, doença de Marfan, anorexia nervosa, entre outras.

Pneumotórax secundário espontâneo ocorre quando há ruptura da pleura visceral secundária a doença pulmonar subjacente. As causas de pneumotórax secundário espontâneo são variadas, mas a doença pulmonar obstrutiva crônica (DPOC) representa 50 a 75% dos casos. Neoplasias pulmonares malignas primárias ou metastáticas também são causa importante e representam 15% dos casos. Pneumotórax ocorre em 5% dos pacientes com Aids, e quando associado à necrose subpleural pela infecção por *Pneumocystis jirovecii* tem elevada mortalidade. Devido à necrose do tecido pulmonar e à fuga contínua de ar, a aspiração simples como tratamento para esse tipo de pneumotórax falha nesse grupo de pacientes e não está indicada. Pneumonia bacteriana, principalmente pneumonias necrotizantes, é outra causa frequente. Fibrose cística pode ser associada a pneumotórax em até 3 a 4% dos pacientes ao longo da vida. Já em pacientes hospitalizados com tuberculose, o risco cai para até 2%.

Pneumotórax catamenial é associado à menstruação e pode ocorrer em pacientes com endometriose torácica. Outras causas menos frequentes de pneumotórax secundário incluem histiocitose de células de Langerhans, doença pulmonar intersticial, linfangioleiomiomatose, sarcoidose e artrite reumatoide.

O hemopneumotórax ocorre em 2 a 7% dos pacientes com pneumotórax secundário e, quando associado a uma grande quantidade de sangue na cavidade pleural, pode ser fatal.

Em todos os casos de pneumotórax secundário, é importante buscar o tratamento da doença subjacente; pois isso, pode ajudar a diminuir o risco de recidiva.

▷ **TABELA 1** Principais causas secundárias de pneumotórax não traumático

▪ DPOC ▪ Asma ▪ Fibrose cística ▪ Doença pulmonar intersticial ▪ Sarcoidose ▪ Fibrose pulmonar ▪ Esclerose tuberosa ▪ Linfangioleiomiomatose pulmonar ▪ Infecção pelo vírus da imunodeficiência humana, pneumonia por *Pneumocystis*	▪ Tuberculose ▪ Pneumonia bacteriana necrotizante ▪ Abscesso pulmonar ▪ Síndrome de Marfan ▪ Síndrome de Ehlers-Danlos ▪ Esclerodermia ▪ Artrite reumatoide ▪ Câncer de pulmão ou metástase pulmonar ▪ Pneumotórax catamenial

Pneumotórax hipertensivo desenvolve-se com acúmulo de ar inalado no espaço pleural, que não pode sair devido a um sistema de válvula de retenção. À medida que a pressão intratorácica aumenta (> 15 a 20 mmHg), os grandes vasos e o coração são comprimidos e deslocados contralateralmente, restringindo de forma importante o retorno venoso, o enchimento diastólico e o débito cardíaco, causando alteração da relação ventilação-perfusão e resultando em hipoxemia e choque. Uma causa peculiar de pneumotórax hipertensivo é o que se desenvolve na presença de um dreno torácico que está obstruído (p. ex., pela presença de coágulo), impedindo a drenagem do ar.

ACHADOS CLÍNICOS

O diagnóstico deve ser suspeitado em pacientes com história de dor torácica aguda, dispneia e exame físico com assimetria de murmúrio vesicular.

Os principais sintomas são o aparecimento súbito de dispneia e dor torácica do tipo pleurítica (aguda e agravada pela inspiração profunda), ipsilateral, que caracteristicamente ocorrem quando o paciente está em repouso. Os sintomas associados ao componente pleurítico do pneumotórax geralmente melhoram nas primeiras 24 horas mesmo sem tratamento, porém isso não significa que o pneumotórax foi resolvido. Dispneia grave é rara, a menos que o paciente tenha pouca reserva devido à doença parenquimatosa subjacente, por exemplo, DPOC ou se desenvolver um pneumotórax hipertensivo.

Taquicardia sinusal é o achado no exame físico mais comum, e enfisema subcutâneo pode estar presente, principalmente em pacientes com pneumomediastino. Outros achados clássicos ao exame físico, como murmúrio vesicular diminuído, hipertimpanismo à percussão e ausência de frêmito toracovocal, são dependentes da extensão do pneumotórax e não costumam estar presentes em pneumotóraces pequenos.

No pneumotórax traumático, o valor preditivo positivo da ausência de murmúrio vesicular ipsilateral é de 86% a 97% para o diagnóstico. No trauma, devemos sempre descartar a presença de pneumotórax hipertensivo. Sempre que o paciente apresentar dispneia significativa, hiper-ressonância à percussão do lado afetado, desvio da traqueia e hipotensão após sofrer um trauma, deve-se indicar abordagem imediata do pneumotórax.

EXAMES COMPLEMENTARES

Radiografia de tórax PA com o paciente de pé é o exame inicial recomendado e demonstra a perda de marcações pulmonares na periferia e uma linha pleural paralela à parede torácica (Figura 1). Deve-se verificar se a linha não se estende para fora da cavidade torácica, sugerindo uma confluência de sombras ou linha da pele. Outro achado radiográfico importante é a não visualização de vasos pulmonares além da linha de pleura visceral. Em casos graves, pode ser visto desvio de traqueia contralateral à lesão, deslocamento inferior do fígado e aumento unilateral do hemitórax afetado.

Radiografia torácica em perfil pode identificar pneumotórax em até 14% dos casos não diagnosticados com a radiografia em PA, mas isoladamente é um exame menos sensível que a posição PA, mas às vezes é a única posição possível em pacientes com trauma. A sensibilidade da radiografia de tórax, quando comparada à TC, é de 75,5% com especificidade de 100%.

A ultrassonografia de tórax *point-of-care* tem ganhado cada vez mais espaço no departamento de emergência, tem sensibilidade maior do que 95% e especificidade próxima a 99% quando realizada por médicos experientes. Em comparação com o raio X de tórax, uma revisão publicada em 2013 por Raja et al. mostrou que o USG tem sensibilidade bem superior à da radiografia de tórax no diagnóstico de pneumotórax (90,9% vs. 50,2%). Em um pulmão normal, há comumente uma reverberação ultrassonográfica distal à pleura que se parece com uma cauda de cometa e um sinal deslizante do movimento da pleura visceral ao longo da pleura parietal "*lung sliding*". Na presença de ar intrapleural, aderências pleurais, derrames e doença parenquimatosa, pequeno pneumotórax pode ser localizado e, portanto, o sinal da pleura deslizante e a reverberação da cauda do cometa são perdidos (este tema será abordado em capítulo específico sobre ultrassonografia de tórax).

A TC de tórax é o exame padrão ouro no diagnóstico de pneumotórax, porém raramente é necessária, mas pode ser útil em pacientes com doença pulmonar estrutural, como fibrose cística e linfangioleiomiomatose, e permite estimar com maior precisão a extensão do pneumotórax. As grandes bolhas em pacientes com doença pulmonar obstrutiva crônica podem simular um pneumotórax, embora as bolhas sejam limitadas a um único lobo. A TC de tórax também pode diferenciar essas duas situações.

Avaliação do tamanho do pneumotórax

O American College of Chest Physicians recomenda avaliar um pneumotórax do ápice pulmonar para a cúpula da cavidade torácica em uma imagem posteroanterior. Uma medida de até 3 cm na área cefálica define um pneumotórax pequeno. A British Thoracic Society define como um pneumotórax pequeno aquele com uma distância < 2 cm entre a borda do pulmão e a parede torácica, e um pneumotórax grande aquele com ≥ 2 cm de distância.

O pneumotórax hipertensivo não pode ser classificado a partir do tamanho do pneumotórax, mas sim pelos achados clínicos que o pneumotórax causa. Por exemplo, o desvio de traqueia ou de mediastino é um achado comum em pneumotórax, e não necessariamente indica a presença de pneumotórax hipertensivo, este deve ser sempre suspeitado em pacientes que apresentam pneumotórax com instabilidade hemodinâmica e hipoxemia grave.

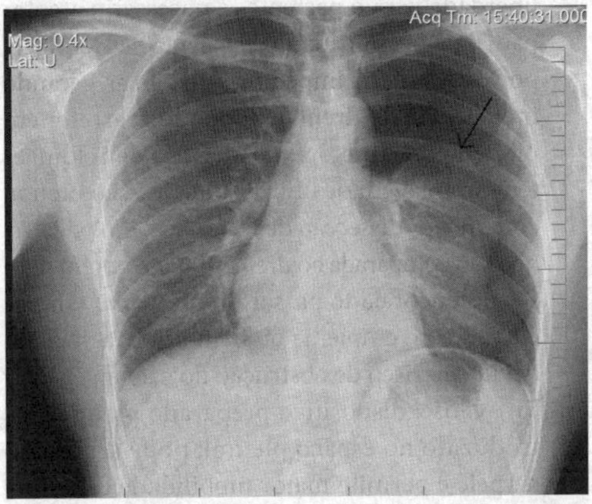

▷ **FIGURA 1** Linha pleural, com áreas de ar e sem vasos pulmonares.

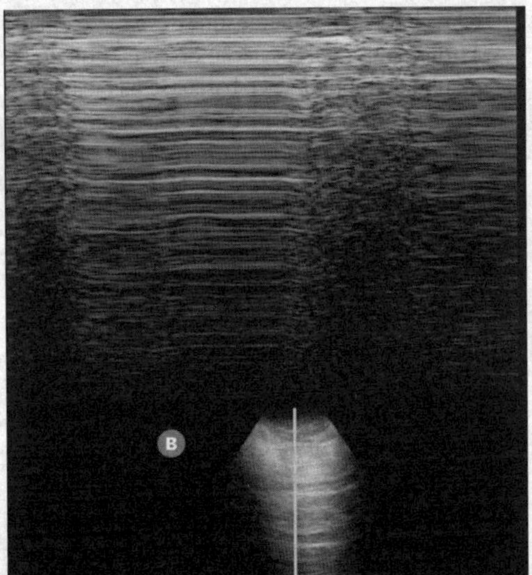

▷ **FIGURA 2** Sinal da estratosfera em ultrassom *point-of-care*, sugestivo de pneumotórax.

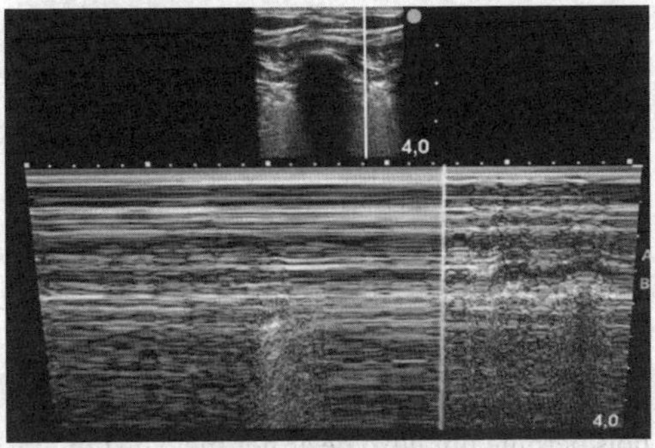

▷ **FIGURA 3** *Lung point* (ou ponto pulmonar). É o ponto exato onde a pleura para de deslizar e no modo M podemos observar o sinal da estratosfera, comparado ao padrão normal (ver capítulo sobre ultrassonografia pulmonar).

DIAGNÓSTICO DIFERENCIAL

O diagnóstico diferencial inclui outras causas de dor torácica de padrão pleurítico associada a dispneia, como tromboembolismo pulmonar (TEP) e pneumonia.

As pericardites podem causar dor similar, mas em geral estão acompanhadas por outros sintomas.

TRATAMENTO

Todos os pacientes devem receber analgesia adequada com opioides ou com anti-inflamatórios não esteroidais, e o tratamento deve ser dirigido para o tamanho e/ou gravidade do pneumotórax.

Pneumotórax simples pequeno

Não apresenta desvio de mediastino e não gera instabilidade hemodinâmica. Por definição, a distância entre o ápice do pulmão e a extremidade apical da cavidade pleural é < 3 cm (ou < 2 cm segundos algumas referências).

Pacientes com primeiro episódio de pneumotórax pequeno e clinicamente estáveis podem ser observados por 4 a 6 horas, receber oxigênio em alto fluxo com fração inspirada > 30% e após esse período deve-se repetir radiografia de tórax e, se não houver aumento do pneumotórax, podem receber alta hospitalar desde que seja garantido acompanhamento ambulatorial precoce (24 horas) e sejam respeitadas as seguintes condições:

- Frequência respiratória < 24 respirações/min.
- Ausência de dispneia em repouso.
- Capacidade de falar frases completas.
- Frequência cardíaca > 60 e < 120 bpm.
- Pressão arterial normal.
- Saturação de oxigénio em ar ambiente > 90%.
- Ausência de hemotórax.

O oxigênio em fração inspirada > 30% aumenta a reabsorção de ar pleural em três a quatro vezes, pois permite um fluxo de ar por meio de um gradiente de pressão de gás nitrogênio entre o alvéolo e o ar aprisionado. Sem oxigênio suplementar, um pneumotórax que ocupa 25% do hemitórax demora cerca de 3 semanas para resolução. Os pacientes com DPOC necessariamente precisam de monitorização da presença de hipercapnia, e gasometria arterial é indicada de rotina. Se o paciente necessitar de ventilação mecânica ou for realizar viagem aérea em cabine pressurizada, mesmo um pneumotórax pequeno deverá ser drenado, pois corre o risco de evolução para pneumotórax hipertensivo.

Pneumotórax moderado não hipertensivo

Pneumotórax maior do que 2 cm, mas sem sinais de gravidade (instabilidade hemodinâmica, desvio de traqueia etc.) devem ser drenados por uma das técnicas abaixo:

A. Punção e aspiração do pneumotórax: introdução de agulha (jelco) sob técnica asséptica adequada, e através de uma seringa de 60 mL o ar é aspirado. Dois locais são recomendados para inserção da agulha: no segundo ou no terceiro espaço intercostal logo acima do arco costal, ou seja, na borda superior da costela inferior (para evitar a artéria intercostal) na linha hemiclavicular, ou no quarto ou quinto espaço intercostal na linha axilar anterior. O procedimento deve ser realizado com paramentação completa. Utiliza-se uma agulha tipo jelco de calibre 14 para adultos e de calibre 18 para crianças, com pelo menos 5 cm de comprimento para penetrar a cavidade pleural. Ao atingir a cavidade pleural, vai ocorrer fuga de ar e nesse momento deve-se introduzir apenas a parte flexível do jelco e retira-se a agulha para evitar perfuração pulmonar. Deve-se verificar a quantidade de ar aspirado; se 2 a 3 L, sugere fístula pleural e indica drenagem tubular ou por cateter *pigtail*. A eficácia é similar ao dreno tubular, mas com menor tempo de hospitalização.

B. Dreno pela técnica de Seldinger: passagem de dreno do tipo *pigtail*, semelhante a um acesso central, no quinto espaço intercostal na linha axilar média após anestesia local e preparação estéril. Deve-se inserir a agulha do kit no espaço pleural, aspirar fluido ou ar para verificar a localização no espaço pleural, e avançar o fio-guia. Utiliza-se um dilatador sobre o fio-guia até que o espaço pleural seja alcançado, com colocação do cateter *pigtail*. Em seguida, pode-se acoplar uma válvula de Heimlich (unidirecional) dando maior liberdade para o paciente (é necessário atentar para não inverter o lado da válvula de Heimlich, pois isso poderia impedir a saída do ar, gerando ineficiência do dreno e podendo acarretar em piora do pneumotórax). A técnica de Seldinger tem a vantagem de utilizar uma incisão menor, com menor dissecção de tecido e menor cicatriz quando comparada ao dreno tubular, porém deve ser desencorajado passar dreno *pigtail* em pacientes com empiema ou hemotórax associado devido ao risco de obstrução do cateter.

C. Tru-Close: dispositivo preparado para ser introduzido no espaço pleural; pode ser fixado na pele e permite maior mobilidade e conforto ao paciente (pouco disponível no Brasil).

D. Drenagem tubular: passagem de dreno por toracostomia realizada no quinto espaço intercostal na linha axilar média, que deve ser acoplado a um selo d'água. A seleção do cateter ou do tamanho do tubo torácico baseia-se na taxa de fluxo de ar que o dispositivo pode acomodar. Selecione tubo de grande diâmetro para pacientes em que se espera grande saída de ar. Pneumotórax hipertensivo pode se desenvolver se houver grande saída de ar e tubos ou cateteres de pequeno calibre não permitirem sua passagem. Cada tubo torácico tem um orifício proximal, chamado de olho sentinela, que é visível radiograficamente e ajuda a garantir que todos os orifícios de drenagem estão dentro da cavidade pleural. Em pacientes em ventilação mecânica devem ser utilizados tubos torácicos maiores. No geral, um dreno número 18 ou menor será suficiente para resolver um pneumotórax moderado, porém para pneumotórax grande ou em pacientes submetidos a ventilação mecânica, talvez seja prudente utilizar drenos maiores.

A escolha entre a aspiração por agulha, cateter *pigtail* ou toracostomia com dreno tubular é selecionada com base na probabilidade de resolução espontânea, recorrência ou gravidade do pneumotórax. Pacientes com DPOC, por exemplo, têm maior probabilidade de recorrência.

Pneumotórax grande, hipertensivo ou com repercussão hemodinâmica

Esses pacientes devem ser drenados imediatamente. A instabilidade hemodinâmica e o desvio acentuado do mediastino caracterizam um pneumotórax como hipertensivo, cujo tratamento é mandatório. A conduta em pacientes com pneumotórax instável deve ser realizar toracostomia imediata, mas em alguns pacientes a premência de uma conduta imediata indica a descompressão com agulha imediata. Deve-se utilizar uma agulha de calibre 14 para adultos com pelo menos 5 cm de comprimento para penetrar na cavidade pleural. Duas localizações são ideais: no segundo espaço intercostal logo acima da costela (para evitar a artéria intercostal) na linha hemiclavicular, ou no quarto espaço intercostal logo acima da costela e na linha axilar anterior. Estudos sugerem uma taxa de sucesso de descompressão de 65%; uma agulha mais longa pode ser necessária. Se a inserção da agulha for medial à linha hemiclavicular, os vasos mediastinais podem ser lesados. Nos pacientes que vão realizar a toracostomia, o ATLS recomenda que a toracostomia seja realizada no quinto espaço intercostal, na linha axilar média (antes a recomendação era que fosse realizada no segundo espaço intercostal na linha hemiclavicular). O tratamento definitivo consiste em drenagem tubular no quinto espaço intercostal na linha axilar média.

A toracostomia é utilizada para tratar um pneumotórax de grande porte, pneumotórax recorrente ou bilateral, hemotórax coexistente ou se há sinais vitais anormais ou dispneia. A toracostomia padrão com drenagem em selo d'água é a abordagem mais comumente utilizada, com taxa de complicação baixa e taxa de sucesso de 95%. A maioria das diretrizes sugere um pequeno tubo torácico 10 a 14, reservando tubos maiores de 14 a 22 quando se espera grande saída de ar, uso de ventilação mecânica ou doença pulmonar subjacente. É preciso atentar para a velocidade de drenagem do pneumotórax, pois um esvaziamento muito rápido pode causar expansão rápida do pulmão, com possível evolução para edema agudo pulmonar não cardiogênico por ruptura de membrana alvéolo-capilar, semelhante ao que ocorre quando se drena mais de 1.500 mL de líquido pleural durante esvaziamento de derrame pleural.

INDICAÇÕES DE INTERNAÇÃO, TERAPIA INTENSIVA E SEGUIMENTO

Como já discutido, o pneumotórax pequeno e clinicamente estável pode não necessitar de internação

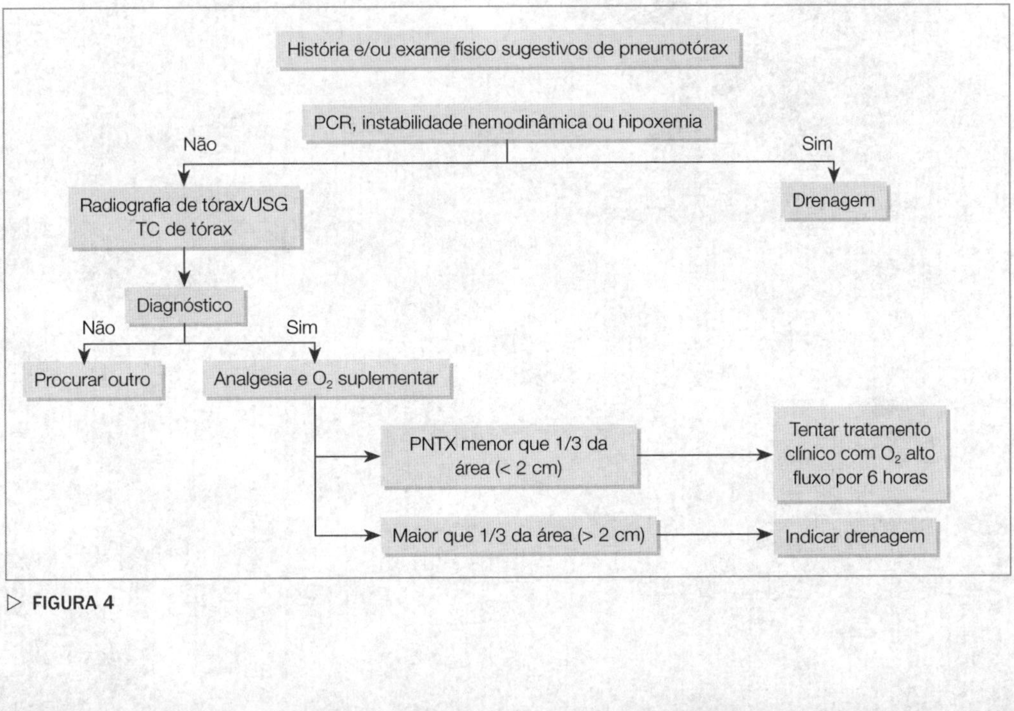

▷ **FIGURA 4**

hospitalar. Pacientes com pneumotórax moderado a grande precisam de internação.

Internação em UTI é necessária se o pneumotórax for hipertensivo ou houver necessidade de suporte ventilatório.

Pacientes com pneumotórax secundário necessariamente precisam de seguimento ambulatorial, e idealmente todos os pacientes devem realizar radiografia de controle em alguns dias após alta hospitalar.

O pneumotórax espontâneo é uma contraindicação ao mergulho submarino, a menos que seja tratado com pleurectomia cirúrgica e exista função pulmonar normal.

LITERATURA RECOMENDADA

1. Advanced Trauma Life Support Student Course Manual Library of Congress Control Number: 2017907997; ISBN 78-0-9968262-3-5.
2. Alrajab S, Youssef AM, Akkus NI. Pleural ultrasonography versus chest radiography for the diagnosis of pneumothorax: review of the literature and meta-analysis. Critical Care. 2013;17(5):1.
3. Baumann MH, Strange C, Heffner JE, et al. Management of spontaneous pneumothorax: an American College of Chest Physicians Delphi consensus statement. Chest 2001; 119:590.
4. Kosowski J M. Kimberly HH. Pleural Disease in Rosen Medicina de Emergência 2018 9. ed.
5. Lichtenstein DA, Menu Y. A bedside ultrasound sign ruling out pneumothorax in the critically ill. Lung Sliding Chest. 1995;108:1345-1348.
6. Light RW. Primary spontaneous pneumothorax in adults. www.uptodate.com. 2022. Acesso em 02 jan 2022.
7. Light RW. Secondary spontaneous pneumothorax in adults. www.uptodate.com. 2022. Acesso em: 06 jan 2022.
8. MacDuff A, Arnold A, Harvey J, BTS Pleural Disease Guideline Group. Management of spontaneous pneumothorax: British Thoracic Society Pleural Disease Guideline 2010. Thorax. 2010;65(Suppl 2):ii18.
9. Nicks BA, Mantey DE. Pneumothorax. Tintinalli Emergency Medicine. 2020.
10. Noppen M, De Keukeleire T. Pneumothorax. Respiration 2008; 76:121.
11. Roberts D, Leigh-Smith S, Faris P, et al. Clinical presentation of patients with tension pneumothorax: a systematic review. Ann Surg. 2015;261(6):1068-1078.
12. Sahn SA, Heffner JE. Spontaneous pneumothorax. N Engl J Med. 2000;342:868.

Seção V

Emergências infecciosas

53 Infecções de vias aéreas superiores

Julio Flávio Meirelles Marchini
Rodrigo Antonio Brandão Neto

PONTOS IMPORTANTES

- Infecções de vias aéreas superiores são uma das queixas mais comuns, senão a mais comum, no pronto-socorro.
- O diagnóstico clínico de resfriado comum em detrimento de outros diagnósticos, ou seja, não necessitando de antibiótico, é uma das decisões mais comuns no pronto-socorro.
- A maioria das rinossinusites tem etiologia viral.
  - O principal marcador de etiologia bacteriana é o tempo de sintomas maior que 10 dias.
- A faringite bacteriana merece tratamento com antibioticoterapia em crianças, pois resulta em uma redução importante de febre reumática aguda.

RESFRIADO COMUM

Introdução e transmissibilidade

A doença mais frequente no mundo industrializado é o resfriado comum. A definição é acometimento leve de vias aéreas superiores por um dos 200 subtipos de vírus associados ao resfriado. Apesar do acometimento leve, por sua larga incidência, apresenta um custo econômico grande tanto no tratamento quanto na perda de produtividade. A incidência é de cinco a sete episódios em crianças pré-escolares e até dois a três por ano em adultos. Em contabilidade norte-americana, resfriados sozinhos são responsáveis por um número expressivo de ausências no trabalho e na escola.

O vírus mais comum é o rinovírus, que, sozinho, possui mais de 100 sorotipos e causa de 30 a 50% dos resfriados. Coronavírus, antes da pandemia de 2020, causavam 10 a 15% (aqui não está incluído o SARS-CoV-2, que é o coronavírus responsável pela COVID-19. Ver o capítulo específico sobre esse assunto). Na sequência, temos os vírus de influenza, parainfluenza e vírus sincicial respiratório. A maioria desses vírus é capaz de reinfecção na reexposição, mas os episódios subsequentes são mais leves.

A transmissão ocorre por contato de pele (p. ex., mãos) e por pequenas gotículas provenientes de tosse ou espirro, porém, este tem menor importância. O período de incubação (contato com vírus até sintomas) é de 12 a 72 horas. A presença do vírus nas secreções atinge o pico logo no segundo dia de infecção e reduz significativamente no quinto dia, mas pode persistir por até duas semanas. O vírus se mantém viável por até duas horas na pele e por várias horas em fômites. O uso de povidine aquoso com 2% de iodo levou à diminuição importante de transmissão de rinovírus em comparação ao controle. Em estudos, álcool em gel não se mostrou consistente na prevenção de transmissão. Um estudo com brinquedos em consultórios pediátricos mostrou contaminação com rinovírus ou enterovírus em 20% dos casos. A limpeza com amônia quaternária reduziu apenas discretamente o RNA viral, mas a transferência dos brinquedos para os dedos foi bem ineficiente. A saliva não é meio eficiente de transmissão – 90% das pessoas com resfriado não tinham vírus detectável na saliva.

Atividade física moderada diminui o número de infecções por ano, enquanto dormir pouco ou mal e estresse psicológico o aumentam.

A gravidade da doença é pior em pacientes com comorbidades, imunodeficiências, desnutrição e tabagismo.

Diagnóstico

O quadro clínico é composto por espirros, congestão nasal, secreção nasal (rinorreia), dor de garganta, tosse, conjuntivite, estado febril, cefaleia e mal-estar. Crianças podem apresentar dificuldade com alimentação, hiporexia e dificuldade para dormir. Os sintomas principais em escolares são congestão nasal, rinorreia e tosse.

A tosse pode afetar o sono da criança e pode durar de uma a duas semanas além da resolução dos demais sintomas.

Não é possível determinar o vírus de acordo com os sintomas apresentados. A resposta imune à infecção é a principal responsável pela infecção e não o dano viral direto. Febre pode acontecer em crianças. O curso da doença típico tem sintomas nasais predominantes no segundo e terceiro dias, seguido de predomínio da tosse no quarto e quinto dias.

O aspecto da secreção (mesmo purulenta) não tem correlação com a etiologia, seja viral ou bacteriana. Os sintomas persistem por 3 a 14 dias (na maioria dos pacientes, até 10 dias). Em crianças, os sintomas persistem por mais tempo. Tabagistas costumam ter episódios um pouco mais longos. O principal fator que aumenta a suspeita de rinossinusite bacteriana é a duração dos sintomas por mais de 10 dias, com intensidade crescente (ver seção abaixo e Figura 1).

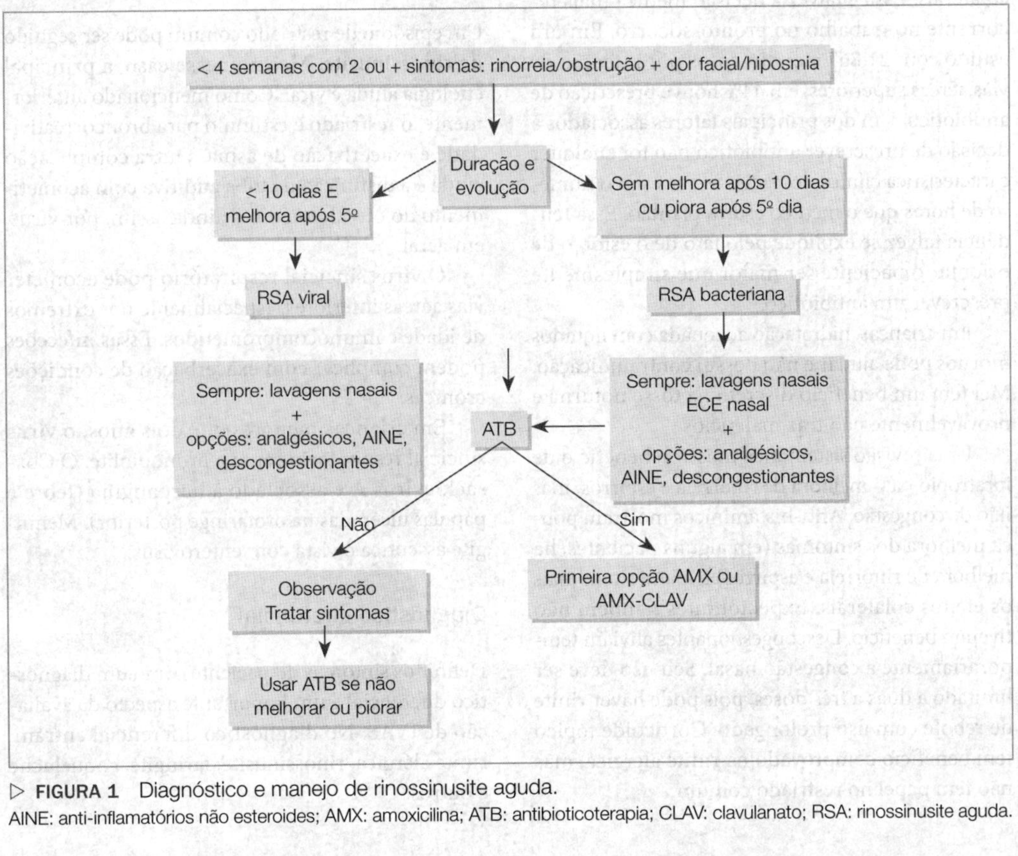

▷ **FIGURA 1** Diagnóstico e manejo de rinossinusite aguda.
AINE: anti-inflamatórios não esteroides; AMX: amoxicilina; ATB: antibioticoterapia; CLAV: clavulanato; RSA: rinossinusite aguda.

O exame físico pode mostrar inflamação conjuntival, edema de mucosa nasal, eritema de arcos faríngeos e adenopatia discreta. O pulmão tipicamente é limpo na ausculta, mas a infecção viral pode provocar broncoespasmo nos suscetíveis.

O diagnóstico é clínico, baseado principalmente na história e no exame físico. Exames complementares não são geralmente necessários. A radiografia torácica é indicada se houver algum achado positivo no exame do pulmão ou em casos em que o episódio pode ser mais grave (comorbidades e idosos).

O resfriado é distinto de influenza, faringite, bronquite aguda, rinossinusite, rinite e coqueluche.

Tratamento

É importante esclarecer o paciente sobre a benignidade da doença e sobre o tempo dos sintomas. Podem ser prescritos sintomáticos conforme as queixas do paciente. Não há indicação de antibióticos para o resfriado comum, pois não há qualquer benefício e o paciente ainda se expõe a seus efeitos colaterais. Essa é talvez a decisão médica mais recorrente no trabalho no pronto-socorro. Em um estudo com 21.867 atendimentos por infecção de vias aéreas superiores, em 44% houve prescrição de antibiótico. Um dos principais fatores associados à decisão de prescrever antibiótico não foi qualquer característica clínica do paciente, mas sim o número de horas que o médico estava plantão. Essa tendência talvez se explique pelo fato de o esforço de orientar o paciente ser maior que simplesmente prescrever um antibiótico.

Em crianças, hidratação adequada com líquidos mornos pode ajudar e não possui contraindicação. Mel tem um benefício discreto na tosse noturna e provavelmente não traz malefícios.

Uma revisão sistemática mostrou benefício de ipratrópio para melhora de rinorreia e espirros, mas não de congestão. Anti-histamínicos mostram pouca melhora dos sintomas (em alguns pacientes, há melhora de rinorreia e espirros) e manifestam mais os efeitos colaterais. Expectorantes também não tiveram benefício. Descongestionantes aliviam temporariamente a congestão nasal. Seu uso deve ser limitado a duas a três doses, pois pode haver rinite de rebote com uso prolongado. Corticoide tópico tem benefício comprovado na rinite alérgica, mas não tem papel no resfriado comum.

Em uma revisão sistemática com 13 estudos, o consumo de zinco dentro de 24 horas do início dos sintomas resultou em melhora significativa dos sintomas em comparação ao placebo; em outra revisão com 17 estudos, o benefício foi constatado em adultos. No entanto, há heterogeneidade significativa entre os estudos. Efeitos colaterais como náuseas e gosto ruim foram comuns. A forma intranasal é associada a hiposmia e anosmia.

Não há benefício com o consumo de vitamina C. Infusão nasal de salina hipertônica ou salina normal mostrou benefício em um estudo controlado, mas não em outro; e para mais da metade dos pacientes neste último estudo, a infusão foi irritante.

A dor de garganta responde bem a analgésicos leves como aspirina, paracetamol e dipirona. Anti-inflamatórios ajudam com a cefaleia, otalgia, dor articular, mal-estar e espirros, mas não no que diz respeito a tosse, rinorreia ou duração dos sintomas.

Complicações

Um episódio de resfriado comum pode ser seguido de rinossinusite. Mesmo nesse caso, a principal etiologia ainda é viral. Como mencionado anteriormente, o resfriado é estímulo para broncorreatividade e exacerbação de asma. Outra complicação ainda é a disfunção da tuba auditiva com acometimento do ouvido médio – ainda assim, por vírus, em geral.

O vírus sincicial respiratório pode acometer vias aéreas inferiores, especialmente nos extremos de idade e imunocomprometidos. Essas infecções podem complicar com exacerbação de condições crônicas.

Em crianças menores que dois anos, o vírus sincicial respiratório causa a bronquiolite. O Coxsackievírus A é associado à herpangina (febre e pápulas ulceradas na orofaringe posterior). Meningite asséptica é vista com enterovirus.

Diagnóstico diferencial

Definir os sintomas do paciente como um diagnóstico diferencial é um importante aspecto da avaliação de IVAS. No diagnóstico diferencial entram: rinite alérgica, rinossinusite, faringite, coqueluche e outros.

RINITE ALÉRGICA

Pensar nessa possibilidade em pacientes com fatores de risco:

- História familiar de atopia.
- Homens.
- Primeiro filho.
- Uso precoce de antibiótico.
- Exposição a alérgenos.
- IgE sérico > 100 UI/mL antes dos 6 anos de idade.
- Presença de alérgeno específico de IgE.

Os sintomas são paroxismos de espirros, rinorreia, obstrução nasal e prurido nasal. Gotejamento pós-nasal, tosse, irritabilidade e fadiga também são comuns. Alguns pacientes têm prurido do palato e ouvido médio. Pode haver conjuntivite alérgica simultânea (prurido, lacrimejamento e queimação dos olhos). No exame físico, pode ser vista a fáscies alérgica: palato alto, boca aberta, maloclusão dentária, alteração do nariz por prurido persistente e edema e escurecimento infraorbitário por venodilatação subcutânea.

COQUELUCHE

Desde o início da vacinação da *Bordetella pertussis*, os casos se tornaram muito mais raros, mas a epidemiologia mudou de crianças para adolescentes e adultos. O período de incubação é de 7-21 dias após a exposição (geralmente até 10 dias). É caracterizada por três fases: fase catarral, fase paroxística e fase convalescente. A fase catarral dura uma a duas semanas e apresenta mal-estar, rinorreia, tosse leve, estado febril, lacrimejamento excessivo e edema conjuntival. A fase paroxística começa na segunda semana e pode durar dois a três meses. O sintoma clássico é a tosse paroxística – tosse grave e vigorosa durante uma expiração. A inspiração vigorosa entre paroxismos causa o *whooping*. Após um paroxismo, pode haver síncope ou êmese. A tosse pode ser pior à noite. Fora a tosse, geralmente não há outro sintoma. A fase convalescente apresenta uma redução gradual da tosse e dura uma a duas semanas. Para diagnóstico de pacientes com uma a duas semanas de sintomas, pedir a cultura e proteínca C-reativa (PCR) para *B. pertussis*. Em duas a quatro semanas de sintomas, a cultura perde sensibilidade, mas ainda recomenda-se pedir os dois exames. Após quatro semanas, apenas a sorologia para *Bordetella* é útil. Trata-se de doença de notificação compulsória. É importante fazer a prevenção da transmissão para crianças comunicantes com o paciente (90% de sucesso de transmissão em crianças suscetíveis). Observar crianças com esquema de vacinação incompleto por 14 dias a partir do contato. Crianças já vacinadas, mas que não receberam o reforço após um ano da última dose do esquema básico, deverão recebê-lo o mais breve possível após a exposição. Opções de tratamento são eritromicina, azitromicina ou claritromicina.

RINOSSINUSITES

Introdução e definições

A rinossinusite é definida como uma doença inflamatória do nariz e dos seios paranasais sintomática. O termo rinossinusite é preferível a sinusite, pois raramente se tem inflamação dos seios paranasais sem inflamação da mucosa nasal. Pode ser causada por múltiplas etiologias, incluindo alérgenos, irritantes ambientais e infecção, com os quadros virais sendo a sua principal etiologia. Infecções bacterianas representam de 2 a 10% de todos os casos de rinossinusites infecciosas. A doença é extremamente comum e pelo menos uma em cada sete pessoas desenvolverá pelo menos um episódio sintomático de rinossinusite anual.

Manifestações clínicas

O diagnóstico requer pelo menos dois sintomas, um dos quais deve ser coriza ou obstrução nasal; os outros sintomas incluem dor facial ou alteração no olfato. Algumas definições são importantes.

Rinossinusite aguda

Definida por sintomas que duram menos de 12 semanas, com resolução completa; quadros com menos de quatro semanas podem ser considerados agudos e entre 4-12 semanas são chamados preferencialmente de subagudos. As rinosinusites agudas podem ser subdivididas em:

- Rinossinusite aguda viral (resfriado comum): definida por duração dos sintomas menor que 10 dias.

- Rinossinusite não viral aguda: definida por um aumento nos sintomas após 5 dias ou sintomas persistentes após 10 dias.
- Rinossinusite aguda bacteriana: sugerida pela presença de critérios diagnósticos que serão discutidos posteriormente.

A Infectious Disease Society of America considera os seguintes critérios diagnósticos para rinossinusites:

- Critérios maiores:
  - Descarga nasal anterior purulenta.
  - Descarga nasal posterior (purulenta ou não).
  - Congestão ou obstrução nasal.
  - Sensação de face congesta.
  - Dor ou sensação de pressão facial.
  - Hiposmia ou anosmia.
  - Febre (em quadros agudos).
- Critérios menores:
  - Cefaleia.
  - Dor auricular ou sensação de pressão em ouvidos.
  - Halitose.
  - Dor dental.
  - Tosse.
  - Febre (em casos crônicos).
  - Fadiga.

Para o diagnóstico, são necessários dois critérios maiores ou um maior e dois menores. A maior dificuldade no manejo desses pacientes, no entanto, é a distinção entre os quadros virais e bacterianos. O padrão-ouro para essa distinção é a cultura de aspirado do seio nasal, que não é uma conduta que pode ser realizada rotineiramente na prática médica; assim, a IDSA sugere o diagnóstico de etiologia bacteriana nas seguintes situações:

- Sintomas pesistentes com duração maior que 10 dias, sem evidência de melhora clínica.
- Sintomas graves, incluindo febre acima de 39°C e descarga purulenta nasal por pelo menos 3-4 dias.
- Piora de sintomas de um quadro inicialmente leve e que a princípio estava em melhora de pelo menos 5-6 dias de duração.

As diretrizes europeias utilizam outros critérios para definir etiologia bacteriana e indicação de antibioticoterapia, que são os seguintes:

- Descarga incolor (com predominância unilateral).
- Secreções purulentas.
- Dor local grave (com predominância unilateral).
- Febre (> 38°C).
- Velocidade de hemossedimentação (VHS) ou proteína C-reativa aumentadas.
- Deterioração clínica depois de um quadro inicialmente leve.

Segundo a recomendação dessas diretrizes, a presença de três ou mais sintomas é indicativo de etiologia bacteriana e requer antibioticoterapia.

Rinossinusite crônica

A rinossinusite crônica (com ou sem pólipos), por sua vez, é definida por mais de 12 semanas de sintomas sem resolução completa.

Os seguintes pontos são importantes em relação à história de rinossinusite aguda:

- Obstrução ou congestão nasal deve ser caracterizada como unilateral ou bilateral, pois a rinossinusite aguda é geralmente associada a sintomas bilaterais. Com sintomas unilaterais, deve-se lembrar da possibilidade (embora rara) de uma malignidade subjacente.
- A secreção nasal (rinorreia ou gotejamento nasal, ou posterior) deve ser analisada para avaliar e registrar o caráter, a quantidade e o padrão de secreção nasal ao longo do tempo.
- A presença de dor facial ou sensação de pressão sem obstrução nasal ou secreção é altamente improvável em decorrência da sinusite. Dor facial unilateral isolada também é pouco provável de indicar sinusite, podendo ser de origem odontológica.
- Mudança, redução ou perda do sentido do olfato são comuns à rinossinusite aguda.
- Episódios curtos em que constam sintomas frequentes com resolução completa são usualmente associados à rinossinusite viral aguda, enquanto episódios pouco frequentes, de maior duração sem resolução, são sugestivos de rinossinusite crônica.
- Sintomas respiratórios podem incluir faringe, laringe, traqueia ou irritação, causando dor de garganta, mudança na voz e tosse.
- Sintomas de mal-estar sistêmicos, dor de cabeça e febre também podem ocorrer.

Exame físico

Se o paciente aparentemente apresentar comprometimento sistêmico, devem ser avaliadas a frequência cardíaca, a pressão arterial e a temperatura. A febre > 38°C é mais frequentemente associada à infecção bacteriana.

A percussão ao longo dos maxilares, etmoidais e seios frontais ou o ato de inclinar-se para a frente podem exacerbar a dor ou pressão facial. No entanto, a sensibilidade e a especificidade desses sinais é baixa.

A avaliação dos pacientes inclui rinoscopia anterior (com um otoscópio ou espéculo nasal) e a procura de secreção mucopurulenta ou pólipos nasais (pólipos podem às vezes ser confundidos com um corneto inferior inchado).

Outra patologia nasal, como uma neoplasia, particularmente na presença de pólipo unilateral ou de massa e secreção de sangue nasal associado, deve ser considerada em casos prolongados e refratários à terapia.

Em caso de dúvida diagnóstica, os pacientes devem ser encaminhados para endoscopia nasal, que atualmente é o melhor método para o exame nasal.

Exames complementares

Em geral, exames complementares são desnecessários. Culturas de secreções nasais normalmente não são realizadas. Culturas obtidas endoscopicamente têm indicação apenas em casos refratários sem resposta inicial à antibioticoterapia.

Exames de imagem não costumam ser úteis no manejo desses pacientes; da mesma forma, a radiografia simples dos seios não é recomendada para o diagnóstico e manejo da rinossinusite aguda. Quando indicado um exame de imagem, a tomografia computadorizada (TC) é a investigação preliminar. Se existe suspeita de complicações, intervenção cirúrgica é considerada. Quando o quadro clínico não é claro e a TC ajudará no diagnóstico diferencial, esta também é recomendada. Frisa-se que a TC não ajuda na distinção etiológica entre viral ou bacteriana. Achados sugestivos na TC incluem presença de níveis hidroaéreos, edema de mucosa e bolhas de ar nos seios da face. Provas inflamatórias podem ajudar no diagnóstico de etiologia bacteriana, mas raramente são realizadas ou indicadas.

Diagnóstico diferencial

A maior parte das patologias do diagnóstico diferencial é descartada pela história e pelo exame físico. Alguns dos diagnósticos diferenciais incluem:

- Dor dental (especialmente em casos de dor facial unilateral).
- Dor facial nevrálgica (atípica).
- Dor nas articulações temporomandibulares.
- Migrânea.
- Neuralgia do trigêmeo.
- Arterite temporal.
- Neoplasias.

Tratamento e manejo

Os pacientes devem se manter bem hidratados, sendo o uso de analgésicos indicado conforme sintomas. Glicocorticoides nasais tópicos e irrigação com salinas nasais podem ser testadas; existe evidência suficiente para considerar o uso de corticosteroides nasais (como furoato de mometasona 50 µg *spray* nasal duas vezes ao dia durante 7-14 dias) como tratamento isolado ou adjuvante nos pacientes com indicação do uso de antibióticos.

Pacientes com mais de 10 dias de sintomas ou gravemente sintomáticos, como já discutido, podem ter indicação de antibióticos (Figura 1). Casos leves podem ser tratados apenas com sintomáticos e reavaliados em 48-72 horas. O tratamento antibiótico é usualmente administrado como monoterapia no tratamento da doença moderada (cobertura deve ser para *S. pneumoniae, H. influenzae* e *M. catarrhalis*); terapia em combinação com antibióticos pode ser considerada para pacientes com doença grave. O uso de amoxicilina-clavulanato ao invés da amoxicilina é assunto de debate e depende da resistência antimicrobiana populacional, mas a primeira é recomendada na maioria das diretrizes. A dose é de 500 mg/125 mg por via oral, três vezes ao dia, ou de 875 mg por dia, duas vezes ao dia. Em locais com alta resistência à pneumococo e doença grave, podem-se considerar altas doses de amoxicilina-clavulanato – 2 g, duas vezes ao dia. Em pacientes alérgicos à penicilina, doxiciclina (100 mg por via oral duas vezes ao dia) ou claritromicina (500 mg por via oral duas vezes ao dia) seriam escolhas razoáveis, embora os macrolídeos não sejam recomendados como opções de primeira linha nas diretrizes da IDSA, que prefere levofloxacina como opção para esses pacientes. Cefalosporinas de segunda geração, como a cefuroxima, também são boas opções terapêuticas (500 mg 12/12 h). É preciso lembrar que as quinolonas podem induzir *delirium* em pacientes idosos. Para pacientes com doença não complicada, o tempo recomendado de tratamento é de cinco a sete dias; em crianças, tratamento por 10-14 dias é recomendado.

Descongestionantes nasais são uma opção para tratamento sintomático, mas não devem ser usados por mais de 10 dias, pois podem induzir rinite medicamentosa. O benefício dessa opção é pequeno e as diretrizes da IDSA não recomendam seu uso. Os anti-histamínicos não têm um papel no tratamento da rinossinusite aguda e, portanto, não são indicados. Inalações de vapor também não têm demonstrado benefício consistente no tratamento, mas alguns estudos clínicos mostraram alívio sintomático. Irrigação nasal pode ser realizada.

Pacientes sem melhora com curso de antibióticos por 5 a 7 dias podem ter o uso deles prolongado por até 10 dias; nesse caso, TC de seios nasais ou culturas obtidas por endoscopia podem ser indicadas para dirigir o tratamento.

A presença de sinais de complicações iminentes (orbital, intracranianas etc.) deve levar à avaliação por especialista imediatamente; essas circunstâncias incluem:

- Edema periorbital ou celulite.
- Deslocamento de globo ocular.
- Visão dupla.
- Oftalmoplegia.
- Redução da acuidade visual.
- Edema frontal.
- Sinais de meningite ou sinais neurológicos focais.

FARINGITE

A faringite é um processo inflamatório na faringe, sendo definida clinicamente pelo desconforto ou dor na garganta e podendo ocorrer devido a causas infecciosas e não infecciosas. A faringite é uma das razões mais comuns para visitas ao médico entre adultos e crianças. Cerca de 15 milhões de atendimentos ambulatoriais foram atribuídos à faringite em 2007 nos Estados Unidos. Dor de garganta é ainda responsável por aproximadamente 1% a 2% de todas as visitas ao consultório médico e por 6% de todas as visitas aos pediatras e médicos de família. Apenas 5-15% dos casos de faringite são secundários a estreptococo, que é a principal causa bacteriana; ainda assim, cerca de dois terços dos pacientes com essa queixa acabam recebendo antibióticos para seu tratamento.

Etiologia e fatores de risco

As causas de faringite podem ser infecciosas e incluem vírus respiratórios como rinovírus e adenovírus, além de coronavírus, influenza, parainfluenza e vírus sincicial respiratório. Outros vírus importantes incluem Epstein-Barr, coxsackie, HIV primário e herpes simples. Entre as etiologias bacterianas, a principal são os estreptococos beta-hemolíticos do grupo A, mas podem ser citados ainda *Arcanobacterium (Corynebacterium) haemolyticum*, *Corynebacterium diphtheriae*, *Neisseria gonorrhoeae*, *Chlamydia pneumoniae*, tularemia, *Mycoplasma pneumoniae* e *Fusobacterium necrophorum*. As causas não infecciosas incluem alergia e fatores ambientais, principalmente.

Os fatores de risco para faringite variam de acordo com a causa subjacente. Tabagismo (ou exposição – tabagismo passivo) e história de rinite alérgica são associados a maior risco de desenvolvimento de faringite. Variabilidade sazonal também é comum em causas alérgicas de faringite e em muitas causas infecciosas, tais como vírus respiratórios e os estreptococos do grupo A beta-hemolítico, que são mais comuns no inverno e no início da primavera. Como essas infecções são comumente transmissíveis, contato próximo com alguém que tenha faringite ou exposição ao frio também aumentam o risco de contraí-las. Outras causas, como a *Neisseria gonorrhoeae* e o HIV, têm fatores de risco comportamentais bem descritos (p. ex., atividade sexual).

Manifestações clínicas

A queixa principal é desconforto ou dor na garganta, principalmente ao engolir; febre é frequente principalmente em pacientes com faringite estreptocócica, mas pode ocorrer em outras etiologias. Os pacientes podem ainda se queixar de mal-estar e cefaleia, além de edema em região cervical por aumento de linfonodos e dor em região cervical anterior.

As infecções virais apresentam quadro que muitas vezes se sobrepõe a quadros bacterianos, mas sintomas respiratórios, como congestão nasal, coriza, rouquidão e sinais de rinossinusite, são mais frequentes nas infecções virais. Alguns vírus podem ter sinais característicos e sintomas adicionais, em particular os vírus Epstein-Barr (linfadenopatia generalizada e esplenomegalia), adenovírus (conjuntivite e linfadenopatia pré-auricular) e herpes simples (gengivoestomatite).

A faringite bacteriana é mais comumente causada pelo *Streptococcus pyogenes* e é responsável por 5% a 15% dos casos em adultos e por 20% a 30% em crianças. Afeta principalmente as crianças de 5-15 anos de idade (idade de pico, 7-8 anos), e a prevalência é maior no inverno e no início da primavera, em climas temperados. O *Streptococcus pyogenes* deve ser o principal agente avaliado em pacientes com faringite, por sua frequência, por suas complicações não supurativas, como a febre reumática aguda e a glomerulonefrite pós-estreptocócica aguda, e por suas complicações supurativas, como abscesso periamigdaliano e retrofaríngeo, linfadenite cervical, sinusite e otite média. O início imediato da terapia antibiótica para faringite é associado a redução do tempo de sintomas, interrupção da transmissão interpessoal e prevenção da IRA e complicações supurativas. Outros patógenos incluem estreptococos do grupo C e do grupo G.

Embora a faringite possa ser causada por uma ampla variedade de agentes patogênicos, ou estes são muitos difíceis de diagnosticar, ou os agentes etiológicos não necessitam de tratamento, ou ainda são autolimitados, sem sequelas significativas. Por isso, não são necessários testes de laboratório adicionais ou tratamento empírico. No entanto, certos agentes, como o HIV e o *Corynebacterium diphtheriae*, devem ser considerados em pacientes específicos com os fatores de risco.

A infecção primária pelo HIV pode não ter sinais ou sintomas clínicos antes da soroconversão; a maioria desenvolve uma síndrome retroviral aguda. Os sintomas geralmente começam uma a cinco semanas depois que o vírus é contraído e persistem durante duas semanas, em média, embora possam continuar por oito semanas ou mais. Febre e fadiga são os sintomas mais comuns; e faringite é relatada em mais de 70% dos pacientes. A síndrome retroviral aguda pode ser confundida com mononucleose infecciosa, embora a primeira seja mais suscetível de ser associada a faringite não exsudativa. A manutenção de um elevado índice de suspeição para o HIV, especialmente em pacientes com fatores de risco, como atividade sexual de alto risco ou uso de drogas intravenosas, é particularmente importante durante a fase aguda, uma vez que a soroconversão pode não ter ocorrido e a sorologia pode ser negativa. Nesse caso, o diagnóstico pode ser feito apenas com a detecção do RNA vírus do HIV ou pela pesquisa do antígeno p24.

A difteria, por sua vez, é uma doença infecciosa que pode gerar risco à vida. Causada por *C. diphtheriae*, a doença é rara hoje devido à vacinação universal. A difteria, como doença secundária a *C. ulcerans*, tem sido relatada em vários países desenvolvidos, incluindo partes dos Estados Unidos, mas é rara em humanos. Ela cursa com um exsudato grosso e cinza na faringe. Essa pseudomembrana pode ser limitada às amígdalas ou, se grave, pode estender-se para faringe, laringe e traqueia, resultando em edema importante de pescoço e obstrução das vias aéreas. A imunidade a *C. diphtheriae* diminui com a idade, com mais de 90% das crianças em idade escolar apresentando imunidade em comparação a 30% dos adultos com idades entre 60-69 anos.

A difteria deve ser suspeitada com base em motivos clínicos, especialmente se o paciente tem fatores de risco epidemiológicos, como vacinação incompleta e viagens para região endêmica ou exposição a indivíduos que tenham estado nessas regiões.

Na avaliação dos pacientes com faringite, deve-se principalmente verificar a possibilidade de infecção pelo estreptococo beta-hemolítico do grupo A. São características dessa etiologia as seguintes:

- Início súbito de dor de garganta.
- Idade entre 5-15 anos.
- Febre.
- Dor de cabeça.
- Petéquias em palato.
- Náuseas, vômitos, dor abdominal.
- Exsudato tonsilar.
- Adenite cervical anterior.

A faringite estreptocócica ocorre principalmente no inverno e início de primavera. Erupção escarlatiniforme pode ser associada.

Características fortemente sugestivas de faringite viral, por sua vez, são:

- Conjuntivite.
- Coriza.
- Tosse.

- Diarreia.
- Rouquidão.
- Exantema viral.
- Estomatite ulcerativa leve.

São características sugestivas de uma doença grave ou sequelas de faringite:

- Disfagia.
- Estridor.
- Babação.
- Disfonia.
- Edema cervical significativo.
- Desconforto respiratório.
- Faringe pseudomembrana.
- Instabilidade hemodinâmica.
- Risco comportamental para HIV (p. ex., uso de drogas, sexo anal).
- Múltiplos parceiros sexuais.
- Viajantes.
- Falta de imunização para difteria.

Disfagia e disfonia sugerem acometimento do nervo laríngeo recorrente e, portanto, acometimento grave de lojas cervicais – parafaríngeo, abscesso periamigdaliano, espaço submandibular (angina de Ludwig).

Outro organismo causador de faringite é o *Fusobacterium necrophorum*, que é o patógeno causador mais comum da síndrome de Lemierre, uma infecção do espaço parafaríngeo que leva à tromboflebite séptica da veia jugular interna, com bacteremia e nódulos pulmonares metastáticos.

A síndrome de Lemierre pode ser complicada por septicemia, êmbolos sépticos pulmonares, complicações intracranianas operatórias, abscesso e erosão da artéria carótida, o que pode ser fatal. Deve-se suspeitar da síndrome de Lemierre quando o paciente tem calafrios, febre alta e edema cervical unilateral. Vários relatos europeus também sugerem um possível papel causal de *F. necrophorum* em faringites complicadas em pacientes obstétricos.

A síndrome de Lemierre também pode ser causada por *Staphylococcus aureus* resistente à meticilina (MRSA-CA); da comunidade. Como a terapia de primeira linha para *F. necrophorum* (isto é, ampicilina-sulbactam) não trata a infecção por agentes meticilino-resistentes, deve-se considerar a adição de vancomicina para esse tipo de infecção.

Embora a maioria dos casos de faringite resulte de infecção, muitos processos não infecciosos podem levar à irritação faríngea. Essas causas são geralmente identificadas por uma história cuidadosa e por exame físico. Uma história de tabagismo e ar umidificado pode associar-se a faringite não infecciosa, assim como trauma faríngeo, lesões inalatórias, ingestão de substâncias cáusticas, como produtos químicos ou fumaça, ou trauma penetrante direto. Esses pacientes podem apresentar-se com estado geral comprometido e com achados adicionais de pneumonite ou comprometimento das vias aéreas. Disfagia e sensação de corpo estranho deve levar à consideração desses diagnósticos.

A IDSA sugere que o uso de um sistema de pontuação clínica pode reduzir testes e tratamento desnecessários para pacientes com risco muito baixo para faringite estreptocócica. Sistemas de pontuação para essa infecção foram desenvolvidos, incluindo o de Centor e McIsaac. O critério de McIsaac é baseado no critério de Centor acrescentando a idade. Há evidências para uso desses critérios na exclusão do diagnóstico: adultos com zero a um ponto são considerados de baixo risco para a faringite estreptocócica e não requerem avaliação adicional, antibiótico ou outro tratamento. A IDSA e o American College of Physicians concordam que adultos com dois a três critérios devem ser avaliados para faringite estreptocócica com um teste para antígeno de rápida detecção. No entanto, as diretrizes para manejo de pacientes com quatro critérios diferem entre as sociedades profissionais. Embora a ACP recomende considerar o tratamento empírico em adultos com quatro critérios, isso não é recomendado pela IDSA ou pela American Heart Association, pois mesmo com três a quatro critérios, apesar de sensibilidade razoável, a especificidade do sistema de pontuação não é tão boa (ou seja, muitos pacientes vão receber antibiótico que não precisam).

▷ **TABELA 1** Critérios de Centor para diagnóstico de faringite estreptocócica

Critérios
Exsudatos tonsilares
Adenopatia cervical dolorosa
História de febre
Ausência de tosse

O critério de McIsaac acrescenta nos critérios de Centor a seguinte pontuação por idade:

- 3-14 anos: 1 ponto.

- 15-44 anos: 0 ponto.
- 45 anos ou mais: –1 ponto.

Em crianças abaixo de 1 ano de idade, os sintomas são mais inespecíficos, incluindo hiporexia, incômodo e febre baixa. Abaixo de 3 anos de idade os sintomas continuam inespecíficos, como congestão nasal, coriza, febre baixa, linfadenopatia cervical dolorosa. Uma pista nessa faixa etária é a exposição a casos conhecidos ou surtos na creche ou escola.

Já em crianças mais velhas que 3 anos, os sintomas são mais específicos e de início abrupto. Febre, cefaleia, dor abdominal, náuseas e vômitos podem acompanhar dor de garganta. A dor de garganta leva a hiporexia. Outros sintomas são aumento de amídalas com presença de pus, linfadenopatia cervical dolorosa, petéquias em palato, *rash* escarlatiniforme. Sintomas de resfriado geralmente estão ausentes (coriza, conjuntivite, tosse, disfonia).

Em crianças com suspeita de faringite estreptocócica do grupo A, seja por sintomas descritos acima ou exposição a alguém com faringite estreptocócica, sugere-se a realização de um teste rápido para detecção de antígeno. Em casos de teste rápido negativo, recorre-se a cultura de garganta, pois pode haver até 30% de falso-negativo com o teste rápido. (Inclusive recomenda-se coletar dois *swabs* simultaneamente. Um vai para o teste rápido; se o teste rápido vem negativo, o outro é usado para a cultura.) Em adultos não se recomenda a realização de cultura. Alternativamente, ao invés de um teste rápido, pode-se usar um teste molecular – neste caso, se for negativo, não há necessidade de cultura de garganta.

Exames complementares

Na grande maioria dos casos, não existe necessidade de exames diagnósticos para avaliar faringite. Em crianças, em que o estreptococo é a possível etiologia, podem-se realizar testes diagnósticos, que são indicados conforme as características clínicas e epidemiológicas, conforme já discutido. Testes não costumam ser necessários para documentar agentes virais respiratórios no cenário ambulatorial porque a conduta é raramente modificada, com a exceção do vírus influenza, que pode necessitar tratamento antiviral, principalmente nas circunstâncias de epidemias de influenza com maior morbidade e mortalidade, como a que se deu pelo p-H1N1 de 2009.

A cultura da garganta é o padrão-ouro para a detecção da presença de estreptococo no trato respiratório superior, confirmando o diagnóstico de faringite aguda. A acurácia diagnóstica é reduzida quando o espécime não é obtido das tonsilas. A sensibilidade de uma única cultura de garganta é de 90% a 95% e a especificidade é > 95%. Apesar de um atraso de até 48 horas para confirmar o diagnóstico, o início do tratamento tardio, até nove dias após o início dos sintomas, ainda é suficiente para que a terapia antibiótica evite febre reumática e outras complicações da faringite estreptocócica.

Faringite estreptocócica é uma doença autolimitada; sem tratamento, febre e outros sintomas geralmente desaparecem dentro de alguns dias. Quando são prescritos antibióticos adequados, melhora substancial dentro de 24-48 horas do início da terapêutica é esperada, isto é, cerca de 18-24 horas mais rapidamente que sem terapia. Se os sintomas de um paciente persistirem para além desse período, entre outras explicações possíveis, pode-se ter uma complicação supurativa limitadora da resposta à terapia antibiótica, como um abscesso peritonsilar ou retrofaríngeo ou adenite supurativa, podendo requerer intervenção cirúrgica; nesse caso, exames de imagem como TC de região cervical podem auxiliar no manejo dos pacientes.

Complicações

As complicações supurativas da faringite estreptocócica resultam da disseminação da infecção para estruturas contíguas, e elas incluem abscesso peritonsilar e retrofaríngeo. Entre as complicações não supurativas, a febre reumática e a glomerulonefrite são as mais temidas, sendo mediadas imunologicamente. A febre reumática se manifesta em média de 2-3 semanas após o início da faringite estreptocócica. Outras complicações não supurativas são a escarlatina, a síndrome do choque tóxico estreptocócico, a artrite reativa e a desordem neuropsiquiátrica autoimune pediátrica (PANDAS).

Ainda é importante, na avaliação, descartar diagnósticos potencialmente perigosos que incluem:

- Epiglotite: costuma cursar com odinifagia, estridor e desconforto respiratório.
- Abscesso peritonsilar: quadro de dor grave e alterações da voz, além de edema da região cervical.

- Infecções submandibulares: em geral, apresentam febre, calafrios e rigidez cervical, frequentemente com incapacidade para falar.
- Infecções retrofaríngeas: podem ocorrer por trauma distante e por infecções a distância; dificuldade em engolir e respirar pode ser indicativa do quadro.

Tratamento

Com raras exceções, a faringite é autolimitada e se resolve sem tratamento. No entanto, existem fortes evidências de que a terapia com antibióticos para faringite estreptocócica diminui o tempo de sintomas e complicações. Quando a terapia antibiótica adequada é dada para o período de tempo necessário para erradicar o estreptococo da faringe, o paciente se beneficia de uma reduzida duração dos sintomas e de diminuição de transmissão de doenças.

Essa complicação é evitável se um antibiótico apropriado é iniciado dentro de nove dias após o início dos sintomas. Artrite reativa pós-estreptocócica é uma entidade distinta da febre reumática. Ao contrário da febre reumática, a artrite é a única manifestação, ocorre precocemente após faringite estreptocócica, e tem resposta à aspirina ou a outros medicamentos anti-inflamatórios não esteroides (a artrite é muito menos dramática que aquela observada na febre reumática). A glomerulonefrite difusa aguda (GNDA) ocorre geralmente 10-14 dias após a infecção estreptocócica e caracteriza-se por hematúria, proteinúria, azotemia e hipertensão. Ao contrário da febre reumática, pode ocorrer após infecções tanto por faringite estreptocóccica como por infecções de pele pelo mesmo agente, não sendo prevenível com o tratamento antibiótico apropriado.

A febre reumática afeta quase 20 milhões de pessoas em todo o mundo. A cada ano, cerca de 233.000 pessoas morrem de complicações da febre reumática é a principal causa de mortes cardíacas em pacientes com menos de 50 anos. A Organização Mundial da Saúde (OMS) estima que 500.000 pessoas a cada ano adquirem febre reumática e, portanto, sua prevenção com o tratamento adequado da faringite estreptocócica em crianças é de suma importância.

As opções antibióticas para faringite pelo estreptococo incluem penicilina intramuscular, penicilina V oral, amoxicilina oral, cefalosporinas, como cefalexina ou cefadroxila, clindamicina e macrolídeos, como claritromicina.

As recomendações da IDSA e de outras associações enfatizam que a penicilina V administrada por via oral, durante 10 dias, ou a penicilina benzatina G aplicada como uma única injeção intramuscular representam a opção de tratamento recomendada para a maioria dos pacientes.

Devido à sua relativa longa meia-vida, a amoxicilina administrada uma vez por dia durante 10 dias é uma alternativa aceitável por via oral, o que proporciona facilidade de administração em comparação à penicilina V. Em casos de alergia à penicilina, evidência de alta qualidade apoia o uso de cefalexina e cefadroxila como substitutos aceitáveis em pessoas sem um tipo de reação 1 de hipersensibilidade à penicilina. A cefadroxila é uma opção interessante por ter posologia duas vezes ao dia, comparada à quantidade de quatro vezes ao dia da cefalexina. Existe ainda moderada evidência para utilização de clindamicina, azitromicina ou claritromicina. Com a exceção de azitromicina, a qual pode ser administrada uma vez por dia durante cinco dias, todas as opções de antibióticos orais requerem 10 dias de administração para completamente erradicar o estreptococo da garganta.

Fortes evidências de vários estudos de alta qualidade suportam os benefícios de anti-inflamatórios não esteroidais (AINEs), como o ibuprofeno, na redução de febre e dor entre crianças e adultos com faringite. Embora não tão eficazes como AINEs, o acetaminofeno também tem se demonstrado um analgésico eficaz em pacientes com faringite. Quanto à aspirina, apesar de também ser eficaz para reduzir a dor em adultos com infecção respiratória superior, é evidente que deve ser evitada em crianças, devido ao risco de síndrome de Reye. Uma variedade de agentes tópicos, como pastilhas, lavagens e *sprays*, pode fornecer alívio sintomático temporário na faringite aguda, mas as pastilhas devem ser evitadas em crianças, pois podem causar asfixia. Gargarejo com água salgada também pode fornecer alívio, embora não tenha sido bem estudado.

Apesar de vários estudos sugerirem que os corticosteroides sistêmicos diminuem a duração e gravidade dos sinais e sintomas em faringite estreptocócica, a evidência de benefício é limitada.

Em pacientes com episódios repetidos de faringite estreptocócica, a amigdalectomia é uma opção frequentemente considerada para adultos e crianças. No entanto, esse procedimento não é isento de morbidade e, muito raramente, é associado a morte.

Embora amigdalectomia tenha um claro benefício em alguns pacientes com respiração anormal durante o sono e com comorbidades associadas, quando feita exclusivamente para faringite recorrente fornece apenas benefício de duração relativamente curta para uma pequena fração dos pacientes. De acordo com recomendações da IDSA, a tonsilectomia pode ser considerada no paciente sem uma explicação alternativa para recidiva da faringite cujos episódios não diminuem em frequência ao longo do tempo.

Um estudo controlado randomizado foi realizado em 187 crianças com recorrência grave de faringite por estreptococo. As crianças receberam amigdalectomia/adenoamigdalectomia ou manejo não cirúrgico e foram seguidas durante três anos. Embora o grupo cirúrgico tenha apresentado menos recorrências de faringite após dois anos, nenhuma diferença significativa foi observada no ano três, e crianças do grupo não cirúrgico também tiveram redução tanto na frequência quanto na gravidade das infecções ao longo do tempo. Os investidores fizeram um estudo semelhante em 328 crianças, que foram moderadamente afetadas com recorrência de faringite estreptocócica e que demonstraram resultados semelhantes. Nesses estudos, as complicações relacionadas à cirurgia ocorreram em 14% e 8% dos pacientes, respectivamente. Recomendações definitivas do benefício da amigdalectomia para faringite recorrente não podem ser realizadas neste momento.

OTITE MÉDIA AGUDA

A otite média aguda (OMA) é definida como infecção do ouvido médio, primariamente uma infecção da infância. Nessa faixa etária é a causa mais comum de prescrição de antibiótico. Mais de 80% das crianças terão pelo menos um episódio de OMA durante a vida e, aos 3 anos de idade, até 40% terão pelo menos três episódios, com enormes custos para a saúde pública. A amamentação parece ser protetora. A OMA é muito menos comum em adultos, sendo tratada com os mesmos antibióticos que em crianças e adolescentes.

A OMA e as infecções respiratórias superiores ocorrem principalmente no inverno.

Fisiopatologia

A disfunção da tuba auditiva é o mais importante fator na fisiopatologia da OMA. Impede a drenagem da orelha média que fornece proteção contra secreções nasofaríngeas e reduz a pressão no ouvido médio, acabando por aumentar a probabilidade da ocorrência de OMA. Em crianças pequenas, a tuba auditiva é curta e horizontal. Com o crescimento, a tuba dobra em comprimento e torna-se mais oblíqua, o que está associado a diminuição da incidência de OMA em adultos. Normalmente, a tuba é fechada, mas abre-se durante a mastigação e deglutição.

Causas de disfunção da tuba auditiva:

- Rinite alérgica, rinite sazonal.
- Infecções de vias aéreas superiores.
- Obstrução mecânica por adenoides hipertrofiadas.

Culturas de orelha média foram positivas para vírus em 48% a 70% dos casos, com coinfecção viral e bacteriana ocorrendo em 45% a 66% das amostras. O vírus sincicial respiratório é o vírus mais comum, mas o vírus da parainfluenza, o vírus da gripe, o rinovírus e o adenovírus também foram encontrados na orelha média das crianças. A etiologia bacteriana mais comum é *Streptococcus pneumoniae*, além de *Haemophilus influenzae* e *Moraxella catarrhalis*.

A miringite bolhosa é uma variante das OMA em que se verifica a presença de bolhas na membrana timpânica (MT) em até 5% dos casos de OMA em crianças menores de 2 anos. Embora anteriormente se acreditasse que pudesse ser causada por *Mycoplasma pneumoniae*, as culturas não encontram esse agente frequentemente. A miringinite bolhosa é, portanto, tratada com os mesmos antibióticos.

Mais de 70% das crianças com conjuntivite purulenta podem ter OMA, um complexo de sintomas descrito como síndrome da otite conjuntivite, que é predominantemente causada por *H. influenza*.

Outros organismos menos comuns que podem causar OMA incluem *Mycobacterium tuberculosis* (principalmente em crianças) e *Chlamydia trachomatis* (mais comumente observada em crianças < 6 meses).

Manifestações clínicas

A otalgia unilateral ou bilateral é o sintoma mais importante para fazer o diagnóstico de OMA e usualmente é o sintoma inicial e costuma aparecer de forma abrupta e intensa. Os pacientes com OMA frequentemente têm história de sintomas respiratórios como tosse e coriza nos dias anteriores ao aparecimento da otalgia.

Outros sintomas:

- Falta de apetite.
- Diarreia.
- Vômitos.
- Febre.
- Desequílibrio e tonturas.
- Redução da audição.
- Crianças menores: tocar frequentemente os ouvidos.

Avaliação da membrana timpânica (MT) por otoscópio. Inspeção do canal externo para observar sinais de eritema. Se o canal é ocluído com cerúmen, curetagem pode limpar o canal para melhorar a visibilidade. Pode-se retirar o cerúmen utilizando peróxido de hidrogênio a 3% ou gotas emulsionantes, seguido de irrigação suave. A membrana timpânica normal pode ser vermelha, rosa, amarela ou um padrão de cinza perolado ou translúcido. A presença de eritema em si não indica infecção porque o choro ou a febre podem causar hiperemia. No entanto, uma MT que é intensamente vermelha (definida como hemorrágica, forte ou moderadamente vermelha) é um achado extremamente sugestivo de OMA. A presença de opacificação, bolhas, níveis de fluido de ar ou retração da MT sugere efusão em orelha média. O valor preditivo do exame otoscópico em crianças é descrito como de 80 a 95% em crianças.

Nasofibroscopia pode ser solicitada em pacientes com OMA recorrente e exames de cultura e exames laboratoriais séricos são raramente necessários. Em pacientes com suspeita de complicações podem ser solicitados exames como liquor e TC de crânio entre outros, conforme suspeita diagnóstica.

Diagnóstico diferencial

A OMA não é comum em crianças menores de 6 meses como resultado da proteção de anticorpos maternos adquiridos. Além de OMA, outras causas de otalgia incluem otite média externa (OME), trauma, corpos estranhos e complicações da OM, como a mastoidite e a dor referida nos dentes, seios, garganta ou articulação temporomandibular.

Manejo

A OMA geralmente é uma doença autolimitada e um período de observação pode ser uma opção de tratamento inicial, seguida do uso de antibióticos se a condição do paciente não melhora em 72 horas. As diretrizes internacionais recomendam os seguintes critérios diagnósticos para OMA:

1. Abaulamento moderado a grave da MT ou novo aparecimento de otorreia não devida a OME ou
2. Crianças que apresentam abaulamento leve da MT e dor de ouvido recente (<48 horas), tocando, esfregando a orelha (em uma criança que não fala) ou eritema intenso da MT.

A OMA pode causar dor substancial, que deve ser adequadamente abordada. O paracetamol e o ibuprofeno são analgésicos de primeira linha seguros em crianças. O uso de opioides não foi bem estudado em crianças. A benzocaína, um anestésico local, pode ser útil em alguns pacientes com MT intacta.

As crianças menores de 2 anos, aquelas com OMA bilateral, ou aquelas com otorreia obtêm o maior benefício do tratamento com antibióticos, mas, como mais de 80% dos casos de OMA se resolvem de forma espontânea, o uso de observação inicial é defendido por vários autores. Essa abordagem de espera vigilante por 48 horas resulta em taxas mais baixas de bactérias resistentes aos antibióticos. Em pacientes com OMA unilateral sem otorreia, a observação é uma opção se o diagnóstico for incerto. Para crianças menores de 2 anos deve-se iniciar o antibiótico se a criança apresentar:

- Toxemia.
- Otalgia persistente> 48 horas.
- Temperatura > 39°C nas últimas 48 horas.
- Dificuldade de seguimento após a consulta.
- Piora do quadro ou o paciente parar de apresentar melhorar 48 a 72 horas após o início da otalgia.

Crianças com mais de 2 anos podem ser tratadas ou clinicamente observadas. O tratamento é necessário apenas para pacientes com doença grave, definidos como:

- Otalgia grave.
- Temperatura superior a 39°C.
- Otorreia.

Uma abordagem descrita em crianças é prescrever os antibióticos no departamento de emergência, mas orientar seu início apenas se não houver melhora em 48 horas. Não há dados sobre o uso da observação em pacientes adultos.

Revisões sistemáticas revelaram que os antibióticos são modestamente mais eficazes do que nenhum tratamento, mas de 4% a 10% das crianças apresentam efeitos adversos com o tratamento.

A resposta aos antibióticos é apenas um dos vários fatores que afetam o desfecho clínico.

O tratamento historicamente tem duração de 10 dias. Os pacientes com menos de 2 anos, aqueles com perfuração de MT ou aqueles com infecções crônicas ou recorrentes devem ser tratados com um curso de 10 dias. Crianças com idade superior a 2 anos com uma primeira infecção e uma MT intacta podem ser tratadas com um curso de 5 a 7 dias.

Em pacientes com OMA sem melhora pode-se considerar a realização de timpanocentese e drenagem realizada por especialistas.

▷ **TABELA 2** Antibióticos na otite média aguda

Esquema	Antibiótico	Dose
Primeira linha	Amoxacilina	90 mg/kg/dia divididos em 3 doses
		500 mg 12/12 h
		250 mg 8/8 h
Alergia à amoxacilina	Cefuroxima	15 mg/kg 12/12 h
	Ceftriaxona	50 mg/kg/dia
	Azitromicina	10 mg/kg primeiro dia e 5 mg/kg dias subsequentes
Uso recente de amoxacilina	Amoxacilina--clavulânico	90 mg/kg/dia divididos em 3 doses
Falha de tratamento	Amoxacilina--clavulânico	90 mg/kg/dia divididos em 3 doses
	Ceftriaxona	50 mg/kg/dia

LITERATURA RECOMENDADA

1. Bird J, et al. Adults acute rhinosinusitis. BMJ. 2013;346:f2687.
2. Chow AW, Benninger MS, Brook I, et al. IDSA clinical practice guideline for acute bacterial rhinosinusitis in children and adults. Clin Infect Dis. 2012;54:e72.
3. Kociolek E, et al. In the clinic: Pharyngitis. Annals of Internal Medicine. setember 2012.
4. Piccirillo JF. Clinical practice. Acute bacterial sinusitis. N Engl J Med. 2004;351:902.
5. Piltcher OB, Kosugi EM, Sakano E, Mion O, Testa JRG, Romano FR et al. How to avoid the innapropriate use of antibiotics in upper respitatory tract infections? A position statement from an expert panel. Braz J Otorhinolaryngol. 2018;84:265-79.
6. Pfaff JÁ, Moore GP. Otolaringology. In: Rosen's Emergency Medicine. 2018.
7. Rosenfeld RM et al. Clinical practice guidelines: Otitis media. Otolaringology. 2016;151:S1-S4.
8. Rosenfeld RM, Piccirillo JF, Chandrasekhar SS, et al. Clinical practice guideline (update): adult sinusitis. Otolaryngol Head Neck Surg. 2015;152:S1.
9. Wessels MR. Clinical practice. Streptococcal pharyngitis. N Engl J Med. 2011;364:648.
10. Wilson JF. In the clinic. Acute sinusitis. Ann Intern Med. 2010;153:ITC31.

54 Infecção pelo HIV e AIDS

Rodrigo Antonio Brandão Neto
Amaro Nunes Duarte Neto

PONTOS IMPORTANTES

- Pessoas com o vírus da imunodeficiência humana (HIV) podem procurar o departamento de emergência por múltiplas causas. Quando relacionadas ao HIV, essas complicações podem estar associadas à exposição, ao HIV agudo, à síndrome de imunodeficiência adquirida (AIDS) ou ao tratamento antirretroviral (TARV).
- Testes rápidos de HIV de quarta geração baseados em laboratório têm sensibilidade > 90% mesmo na fase aguda da infecção.
- A profilaxia pós-exposição é tanto mais eficaz quanto mais precoce a tomada. Não é recomendada após 72 horas da exposição.
- O histórico completo do paciente deve incluir a contagem de CD4 mais recente, nadir de CD4, carga viral e lista dos medicamentos em uso.
- As queixas mais comuns de pacientes que vivem com HIV são de origem pulmonar. A pneumonia causada por *Pneumocystis carinii* (PPC) é a principal causa de morte em pacientes com Aids. Outras complicações pulmonares incluem tuberculose, pneumonia bacteriana e criptococose.
- Noventa por cento dos pacientes com Aids e 10 a 20% dos pacientes com infecção pelo HIV apresentam sintomas neurológicos. É essencial não só excluir causas infecciosas, mas também considerar diagnósticos diferenciais, como encefalopatia associada à infecção pelo HIV, linfoma, síndrome neurovascular e encefalopatia metabólica. Neurotoxoplasmose é a causa mais comum de lesão com efeito de massa em pacientes com HIV/Aids.

INTRODUÇÃO E DEFINIÇÕES

Pessoas que vivem com o vírus da imunodeficiência humana (HIV) podem procurar o departamento de emergência por múltiplas causas. Quando relacionadas ao HIV, essas complicações podem estar associadas à exposição, ao HIV agudo, à síndrome de imunodeficiência adquirida (SIDA ou AIDS) ou ao tratamento antirretroviral (TARV). Com o advento do TARV em 1996 as taxas de visitas ao DE, admissão hospitalar e mortalidade diminuíram significativamente.

O HIV é um vírus linfotrópico que diminui a imunidade celular e humoral. A transmissão ocorre por contato sexual, durante o perinatal ou pelo contato com sangue infectado. O vírus promove destruição lenta do subconjunto de células T auxiliares e, sem TARV, pode levar a imunossupressão e a infecção fatal.

AIDS costuma ser o estágio final da infecção crônica pelo HIV. É definida por uma contagem de CD4 < 200 células/mm³ ou pelo desenvolvimento de infecção oportunista ou neoplasia.

As diretrizes atuais do Departamento de Saúde e Serviços Humanos dos Estados Unidos e do Ministério da Saúde do Brasil recomendam o tratamento de todos os pacientes infectados pelo HIV com medicamentos antirretrovirais, independentemente da contagem de linfócitos CD4. Essa mudança de paradigma é relacionada com a evidência de que o tratamento diminui o risco de transmissão, e que pacientes com carga viral indetectável de HIV têm um risco extremamente baixo de transmiti-lo para outras pessoas. Além de melhorar a expectativa de vida, o TARV também mudou a epidemiologia das condições que afetam os pacientes infectados pelo HIV, já que, associada com envelhecimento dessa população, aumentou o número de complicações cardiovasculares.

ABORDAGEM INICIAL DOS PACIENTES COM HIV E AIDS

Na avaliação inicial é importante reconhecer os pacientes de maior gravidade, que apresentam alteração do nível de consciência, desconforto, insuficiência respiratória ou instabilidade hemodinâmica. A abordagem inicial deve incluir:

- Anamnese: queixa principal, história da doença atual detalhada, interrogatório sobre órgãos e sistemas, com ênfase em sintomas como febre, perda de peso e sudorese.
- Antecedentes patológicos: histórico do diagnóstico de infecção pelo HIV, contagem de células CD4 nos últimos 6 meses, uso de TARV, profilaxias e adesão a tratamentos, antecedentes de hospitalizações, antecedentes de doenças oportunistas, comorbidades associadas (diabetes, hipertensão, dislipidemia etc.) e sintomas respiratórios, neurológicos e de outros órgãos e sistemas.
- Exame físico: sinais vitais, com oximetria digital, avaliar sempre a cavidade oral (lesões sugestivas de candidíase, sarcoma de Kaposi, entre outras), examinar as cadeias ganglionares (adenomegalias), avaliar se há hepatomegalia e/ou esplenomegalia, exame neurológico, procurar lesões de pele.
- Exames laboratoriais: acidose láctica pode ser uma complicação do uso de inibidores nucleosídeos da transcriptase reversa (INTR) no TARV; assim, a mensuração do ácido láctico sérico é apropriada em pacientes com acidose metabólica com ânion gap aumentado ou no paciente grave. Na suspeita de infecção, devem ser solicitadas culturas apropriadas (às vezes, para organismos atípicos). Se os resultados de exames específicos ao HIV não estiverem disponíveis, o emergencista deve solicitar contagem de CD4 e carga viral. Nos casos em que os pacientes não conhecem esses valores recentes, a contagem absoluta de linfócitos pode ser utilizada como um substituto para a contagem de CD4: contagem absoluta de linfócitos < 950 céls./mm³ está associada a uma contagem total de CD4 < 200 céls./mm³ (sensibilidade de 76%). O teste de HIV deve ser realizado em indivíduos que possam estar infectados pelo vírus, como suspeita de infecção aguda, infecção oportunista ou complicações relacionadas à AIDS.
- Exames radiológicos: devem ser direcionados às queixas e ao estado imunológico do paciente. O emergencista deve ter um baixo limiar para solicitar exames de imagens, especialmente testes de baixo risco e baixo custo (como radiografia e ultrassonografia), quando apropriado. Outras modalidades, como tomografia computadorizada (TC) e ressonância magnética (RM), também devem ser realizadas quando apropriado.

DOENÇA AGUDA

Após a infecção, o vírus se move do local de entrada para a corrente sanguínea, com rápida replicação. Aproximadamente 75 a 90% dos pacientes experimentam uma doença aguda durante esse período.

Os pacientes desenvolvem febre e sintomas típicos de síndromes virais, como linfadenopatia, odinofagia e sintomas gastrointestinais, como vômito e diarreia. Podem ainda apresentar úlceras genitais ou mucocutâneas e uma erupção macular semelhante a um exantema viral frequentemente visto em crianças. Sintomas pulmonares são infrequentes durante a fase aguda da doença. Essa constelação de sinais e sintomas é conhecida por vários nomes, incluindo soroconversão aguda, infecção primária pelo HIV ou síndrome retroviral aguda.

A síndrome geralmente tem duração de algumas semanas, e os pacientes buscam a avaliação médica, geralmente no departamento de emergência (DE). O diagnóstico de soroconversão aguda é difícil, porque a tecnologia atual de teste rápido de anticorpos contra o HIV pode não detectar a presença da infecção. Testes de quarta geração que combinam a detecção do anticorpo contra o HIV com o antígeno p24 da superfície do vírus são capazes de identificar a infecção 2 semanas após a exposição.

Após o término da doença aguda, os pacientes passam por um período de infecção crônica (ou latente) pelo HIV sem SIDA. O tempo médio entre a infecção pelo HIV e a SIDA é de 8 a 10 anos. A maioria dos indivíduos permanece assintomática durante a fase crônica (ou latente), embora muitos tenham linfadenopatia.

COMPLICAÇÕES RESPIRATÓRIAS

Complicações respiratórias ocorrem em mais de 80% dos pacientes HIV positivos durante a evolução da doença.

Antes do TARV, a pneumonia por *Pneumocystis jiroveci* era muito comum, mas atualmente as complicações respiratórias mais comuns são as mesmas encontradas na população geral, principalmente a pneumonia por *Streptococcus pneumoniae*, com o tratamento de pneumonia nesses pacientes sendo similar ao de outros pacientes sem infecção pelo HIV.

Pacientes infectados com HIV têm risco aumentado de tuberculose (TB) e este deve ser um diagnóstico considerado nesses pacientes.

A doença pulmonar obstrutiva crônica (DPOC) é mais frequente em pacientes com HIV do que na população geral. Lesões pulmonares decorrentes de infecções pulmonares prévias e de drogas são fatores de risco para o desenvolvimento de DPOC, e o tratamento para DPOC é o mesmo de pacientes não infectados.

Os pacientes com HIV ainda apresentam inflamação crônica, que aumenta o risco de tromboembolismo venoso e embolia pulmonar.

A radiografia de tórax deve ser realizada em todos os pacientes com HIV e queixas pulmonares. O diagnóstico diferencial de acometimento pulmonar é dependente da contagem de linfócitos CD4 e das alterações em outros exames complementares. A Tabela 1 apresenta o diagnóstico diferencial de complicações respiratórias em pacientes HIV positivos.

TABELA 1 Principais diagnósticos etiológicos de doenças respiratórias de acordo com contagem de linfócitos CD4

Qualquer contagem de células CD4
▪ Pneumonia por agentes comunitários e atípicos
▪ Tuberculose
▪ Crise asmática (se história prévia)
▪ Doença pulmonar obstrutiva crônica
▪ Cardiomiopatia hipertensiva ou isquêmica (fatores de risco para aterosclerose, incluindo TARV prolongado com dislipidemia e outras alterações metabólicas)
▪ Miocardite pelo HIV
▪ Hipertensão pulmonar (secundária ao HIV ou outras causas)
▪ Tromboembolismo pulmonar
▪ Neoplasias relacionadas à Sida (p. ex., sarcoma de Kaposi, linfoma) ou não associadas (p. ex., carcinoma pulmonar)
Contagem de células CD4 < 200 céls./μL
▪ Pneumocistose
▪ Infecção por criptococos (pulmonar isolada ou disseminada, com meningoencefalite associada)
▪ Pneumonia bacteriana
▪ Tuberculose (pulmonar ou disseminada)
Contagem de células CD4 < 100 células/μL
▪ Pneumonia por *Toxoplasma gondii*
▪ Pneumonia por *Pseudomonas aeruginosa*
▪ Sarcoma de Kaposi
Contagem de CD4 < 50 céls./μL
▪ Histoplasmose (doença disseminada)
▪ Citomegalovirose (doença disseminada)
▪ Micobactérias atípicas (p. ex., *M. avium*, com doença disseminada)
▪ Aspergilose disseminada

TARV: tratamento antirretroviral.

Em relação aos exames de imagem nesses pacientes:

- Radiografia de tórax: exame de imagem inicial; revela o padrão de acometimento pulmonar, se alveolar, intersticial, interstício-alveolar, nodular ou cavitação; revela ainda se o padrão de distribuição é focal, segmentar ou difuso; avalia complicações como derrame pleural, pneumotórax, alargamento mediastinal etc. Os pacientes com pneumocistose podem, por exemplo, apresentar infiltrado peri-hilar ou em "asa de morcego".
- Tomografia computadorizada: apresenta maior sensibilidade do que a radiografia para avaliação de infiltrados pulmonares, tipo vidro fosco, cavitações, derrame pleural e lesões sequelares. Indicações da tomografia de tórax em pacientes que vivem com HIV e AIDS com quadro respiratório incluem:
  - Suspeita de pneumocistose com radiografia do tórax normal.
  - Quadros respiratórios graves.

- Avaliar derrame pleural, adenopatia cervical, hilar-mediastinal, nódulos e cavitações.
- Suspeita de causas não infecciosas: DPOC, neoplasias e tromboembolismo (angiotomografia).

▷ **TABELA 2** Padrões de acometimento respiratório no HIV

Padrão intersticial difuso	Padrão nodular	Adenopatia hilar com infiltrado pulmonar difuso
Pneumocistose	Tuberculose	Micobacteriose
Mycoplasma pneumoniae	Carcinoma	Neoplasias (linfoma ou carcinoma em estágio avançado)
Pneumonia linfocítica intersticial	Sarcoma de Kaposi	Criptococose
M. avium complex	Toxoplasmose	Histoplasmose
Citomegalovírus	Lesões fúngicas	
Tuberculose	*M. avium complex*	
Histoplasmose		

Pneumonia bacteriana

Nas estatísticas atuais, representam a principal etiologia de pneumonia em pacientes com infecção por HIV.

Os principais agentes etiológicos são *S. pneumoniae, H. influenzae*; Gram-negativos hospitalares (pacientes com fatores de risco: internação nos últimos 90 dias, estomias, sondas e cateteres); *S. aureus* (lesões de pele, cateteres, hemodiálise e fístula arteriovenosa); bactérias atípicas e anaeróbios (pacientes com fatores de risco: aspiração e alcoolismo) e *P. aeruginosa* (em pacientes neutropênicos). *Rhodococcus* é descrito nesses pacientes evoluindo com quadro indolente e infiltrados cavitários.

Quadro clínico e laboratorial é compatível com início agudo (< 7 dias), tosse com expectoração purulenta e hemoptoicos. Os pacientes podem apresentar mialgia, calafrios, dor pleurítica e dispneia de forma similar aos pacientes não HIV positivo. Bacteremia pode ocorrer em até 60% dos pacientes com infecção pelo *S. pneumoniae*.

O exame pulmonar evidencia consolidação focal, com ou sem propedêutica de derrame pleural associado.

No laboratório pode-se encontrar hemograma que mostra leucocitose com desvio à esquerda. Na radiografia de tórax, consolidação pulmonar focal, unilateral, com ou sem derrame pleural. As diretrizes recomendam que pacientes com pneumonia grave e SIDA sejam tratados com terapia combinada ao contrário de monoterapia, mesmo fluorquinolonas. Tratamento empírico contra pseudomonas deve ser considerado em pacientes com fatores de risco para este patógeno.

Para mais detalhes sobre o tratamento, veja o Capítulo "Pneumonia adquirida na comunidade".

Pneumocistose

A pneumocistose (PCP) é o quadro pulmonar mais frequente em pacientes HIV positivos com CD4 < 200. Ocorre ainda em pacientes com imunossupressão por transplante de medula óssea ou órgãos sólidos, pacientes em quimioterapia e em uso de glicocorticoides (dose de prednisona ou equivalente superior a 16 mg/dia está associada a aumento de risco de PCP).

O *Pneumocystis jirovecii* (anteriormente *P. carinii*) foi inicialmente classificado como um protozoário com base em suas características morfológicas. Em 1988, uma análise da pequena subunidade rRNA do *Pneumocystis* estabeleceu uma ligação filogenética com o reino *fungi*, e toda a informação genômica subsequente corroborou a morfologia do *Pneumocystis* dentro dos fungos actinomicetos. Os estudos sugerem que sua transmissão ocorre pessoa a pessoa por via aérea.

O quadro clínico da pneumocistose geralmente consiste em tosse seca (95% dos casos), febre (> 80% dos casos), dispneia progressiva (95% dos casos) e frequentemente dispneia apenas aos esforços, além de taquipneia. A evolução é mais insidiosa do que em quadros bacterianos, com duração de vários dias, apesar da crença de muitos de que a PCP é usualmente um quadro de instalação abrupta e uma causa fulminante de insuficiência respiratória.

A ausculta é normal em mais de 50% dos casos. Em casos alterados, pode apresentar estertores finos ao final da expiração e sibilância. A presença de sinais de condensação pulmonar ou derrame pleural é rara. Pode ocorrer evolução para insuficiência respiratória em 5 a 30% dos casos. A infecção é geralmente vista em pacientes com CD4 < 200/mm^3, com média de 79/mm^3. Em séries retrospectivas, 77% dos pacientes com HIV e PCP não estavam fazendo a profilaxia adequada e 33% não sabiam da infecção pelo HIV.

A radiografia de tórax é normal em 5 a 10% dos casos. Imagens de infiltrado reticular heterogêneo, difuso, bilateral e simétrico são o achado clássico e mais comum. Achados pouco frequentes incluem infiltrado unilateral ou focal e condensações. Os pacientes podem apresentar pneumotórax como complicação da ruptura de cistos.

Exames laboratoriais podem auxiliar no diagnóstico. Entre eles são recomendados hemograma, DHL, gasometria arterial, bacterioscopia, contagem de linfócitos CD4 e pesquisa no escarro do *Pneumocystis*.

Hemograma com leucopenia e principalmente linfopenia sugere o diagnóstico de pneumocistose. O aumento de DHL, embora inespecífico, também pode sugerir infecção pelo *Pneumocystis jirovecii*, pois está aumentado em > 90% dos pacientes, e resultados normais tornam o diagnóstico improvável. Além disso, o aumento tem correlação com a extensão de envolvimento pulmonar. Os níveis séricos aumentados de beta-D-glucano são sugestivos do diagnóstico, mas o exame é pouco disponível.

A contagem de CD4 apresenta importância decisiva. Se maior do que 200/uL, praticamente descarta a hipótese de PCP, mas se menor do que 200/uL torna a hipótese muito provável.

A gasometria é importante para verificar a gravidade do paciente. Caso o gradiente alvéolo-arterial esteja aumentado em paciente com radiografia de tórax com infiltrado intersticial difuso, sugere novamente o diagnóstico de pneumocistose.

Em pacientes com suspeita de PCP, é importante a confirmação do diagnóstico etiológico. A pesquisa de *Pneumocystis* no escarro pode realizar o diagnóstico em cerca de 55 a 90% dos casos, mas com especificidade próxima a 100%. Em casos negativos, pode-se realizar o lavado broncoalveolar, que faz o diagnóstico em mais de 95% dos casos. O lavado broncoalveolar serve também para o diagnóstico de outros quadros infecciosos pulmonares, assim como de outras condições não infecciosas, como hemorragia alveolar. Apresenta ainda alta sensibilidade para o diagnóstico de pneumonia, sendo quase excludente de etiologia infecciosa quando as pesquisas são negativas.

O diagnóstico definitivo é realizado com a identificação do microrganismo por bacterioscopia, imunofluorescência ou PCR. O diagnóstico presuntivo pode ser realizado no contexto de contagem de linfócitos CD4 < 200 céls./mm³ e quadro clínico, radiológico e laboratorial sugestivo do diagnóstico de pneumocistose. A Tabela 3 apresenta os achados diagnósticos na PCP.

▷ **TABELA 3** Achados clínicos, laboratoriais e radiológicos sugestivos de pneumocistose (PCP)

Quadro clínico
▪ Contagem de CD4 < 200 céls./mm³ ou sinais clínicos de imunodepressão grave, como candidíase oral
▪ Dispneia progressiva aos esforços
▪ Presença de febre, taquipneia e/ou taquicardia ao exame físico
▪ Ausência de uso ou utilização irregular de quimioprofilaxia para PPC
▪ Exames laboratoriais
▪ Desidrogenase lática (DHL) sérica elevada
▪ Hipoxemia em repouso ou após esforço
Exames radiológicos
▪ Radiografia de tórax pode ser normal em até um quarto dos casos de PCP
▪ Radiografia de tórax: infiltrado intersticial peri-hilar e simétrico. Pneumatoceles e pneumotórax também podem ser observados. Infiltrados apicais bilaterais são comuns em pacientes em uso de pentamidina inalatória profilática
▪ TC de tórax de alta resolução (mais sensível do que a radiografia): preenchimento alveolar com vidro fosco
Diagnóstico definitivo de pneumocistose
▪ Identificação do agente por meio das colorações de azul de toluidina, Grocott, Giemsa ou técnica de imunofluorescência em amostras do trato respiratório (escarro, lavado broncoalveolar)
▪ Pesquisa direta do *P. jirovecii* em amostras de escarro espontâneo ou induzido: sensibilidade baixa
▪ Amostras biológicas obtidas por broncoscopia (lavado broncoalveolar e biópsia pulmonar transbrônquica): maior sensibilidade diagnóstica

TC: tomografia.

São opções terapêuticas para PCP:

- Sulfametoxazol (SMX)-trimetoprim (TMP): 15-20 mg de TMP/kg peso/dia IV, divididos em 3-4 doses por 21 dias; ou
- Primaquina 15-30 mg VO/dia + clindamicina 600-900 mg IV/3-4x/dia (ou 300 mg VO 3-4x/dia; ou

- Dapsona 100 mg VO/dia + TMP 5 mg/kg/VO 3x/dia; ou
- Atovaquona 750 mg/VO 2x/dia; ou
- Pentamidina 3-4 mg/kg/IV/dia.

O processo inflamatório é muito intenso na PCP e aumenta com o tratamento antibiótico e a destruição do *Pneumocystis*. Assim, é recomendado associar prednisona (ou metilprednisolona IV 75% da dose de prednisona) se PaO_2 < 70 mmHg ou gradiente alvéolo-arterial > 35 mmHg. As doses são as seguintes:

- 40 mg VO 2x/dia no 1°-5° dia, 40 mg VO 1x/dia no 6°-10° dia, 20 mg VO 1x/dia no 11°-21° dia.

Suporte ventilatório não invasivo pode ser necessário. A mortalidade em pacientes com necessidade de suporte ventilatório é > 50%.

Profilaxia é indicada se:

- Contagem de células CD4 < 200 céls./mcL.
- CD4 < 14% dos linfócitos.

O regime preferencial de profilaxia é com 1 cp de sulfametoxazol-trimetropim ao dia. Outros regimes incluem dapsona 100 mg/dia, atovaquona 1.500 mg ao dia e pentamidina em aerossol 300 mg/mês.

Tuberculose pulmonar

A tuberculose pulmonar (TB) é a principal causa de óbito por doença infecciosa em pessoas HIV positivas no Brasil. A TB é associada com baixas condições socioeconômicas, situação de rua, uso de drogas e população carcerária. Pode ocorrer com qualquer contagem de linfócitos TCD4, mas o risco é maior com contagens de linfócitos CD4 menores, principalmente se manifestando com doença extrapulmonar. A TB em pacientes com HIV é usualmente associada com outras infecções oportunistas, principalmente citomegalovirose e PCP.

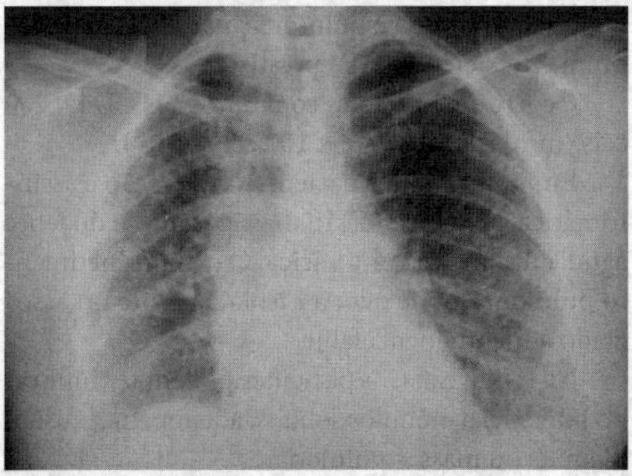

▷ **FIGURA 1** Pneumocistose em paciente HIV positivo. Infiltrado intersticial bilateral.

Os sintomas de apresentação incluem tosse produtiva, febre e perda de peso, similares a outras populações com tuberculose pulmonar. Até 75% dos pacientes portadores de TB e HIV apresentam doença extrapulmonar com acometimento de diversos sítios, como sistema nervoso central, vísceras, osso, pele e pericárdio.

As manifestações podem variar conforme a imunidade dos pacientes (Figuras 2 e 3):

- Contagem de CD4 normal: cavitação em ápice, opacidade no segmento posterior do lobo superior e em segmento superior do lobo inferior.
- Contagem de CD4 < 400: infiltrado alveolar, nódulos multifocais, lesões em lobos inferiores, derrame pleural, linfadenomegalia mediastinal e padrão miliar.
- Contagem de CD4 < 75: frequentemente não apresentam sinais de acometimento pulmonar.

Com o tratamento com TARV e o desenvolvimento de síndrome de reconstituição imune, os pacientes apresentam manifestações pulmonares de rápida instalação.

É recomendado solicitar na suspeita de TB em pacientes HIV positivos:

- Pesquisa de BAAR no escarro: sensibilidade varia de 20 a 80%, com especificidade de 90 a 100%. O escarro pós-lavado broncoalveolar apresenta maior sensibilidade.
- Cultura para *M. tuberculosis* no escarro: altas taxas de *M. tuberculosis* multirresistente (exame padrão-ouro).
- PCR para *M. tuberculosis* no escarro: exame positivo em 98% dos escarros positivos e em 72% dos escarros negativos.
- Hemocultura para *M. tuberculosis*: indicada para pacientes HIV positivos, mas raramente utilizada em outras circunstâncias clínicas. Sensibilidade em torno de 35 a 40%.
- Lavado broncoalveolar: indicado em casos sem escarro ou sem diagnóstico com escarro, sensibilidade de 60%.
- Testes nucleicos: reservados para casos de alta suspeita em que escarro e o lavado broncoalveolar são negativos. O teste Xpert/MTB/RIF

▷ **TABELA 4** Esquema para tratamento de tuberculose

Esquema	Fármacos	Peso	Dose	Tempo
2 RHZE Fase intensiva	RHZE	Até 20 kg	R: 10 mg/kg/dia H: 10 mg/kg/dia Z: 35 mg/kg/dia E: 25 mg/kg/dia	2 meses
		20-35 kg	2 cps.	
		36-50 kg	3 cps.	
		> 50 kg	4 cps.	
4 RH Fase de manutenção	RH	Até 20 kg	R: 10 mg/kg/dia H: 10 mg/kg/dia	4 meses
		20-35 kg	2 cps.	
		36-50 kg	3 cps.	
		> 50 kg	4 cps.	

E: etambutol (comprimido de 275 mg); H: isoniazida (comprimido de 75 mg); R: rifampicina (comprimido de 150 mg); Z: pirazinamida (comprimido de 400 mg).

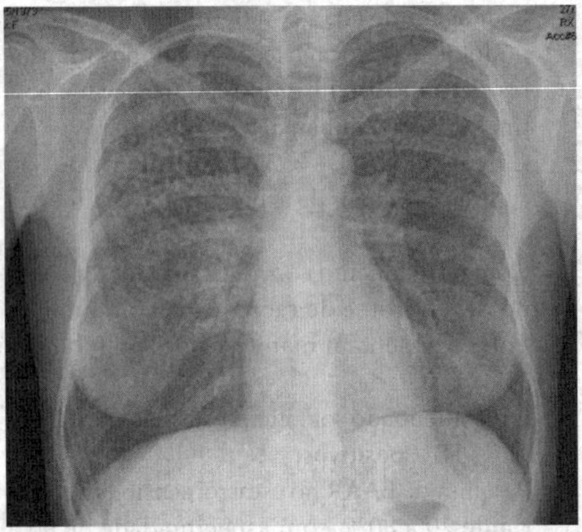

▷ **FIGURA 2** Radiografia de tórax em paciente com tuberculose miliar.

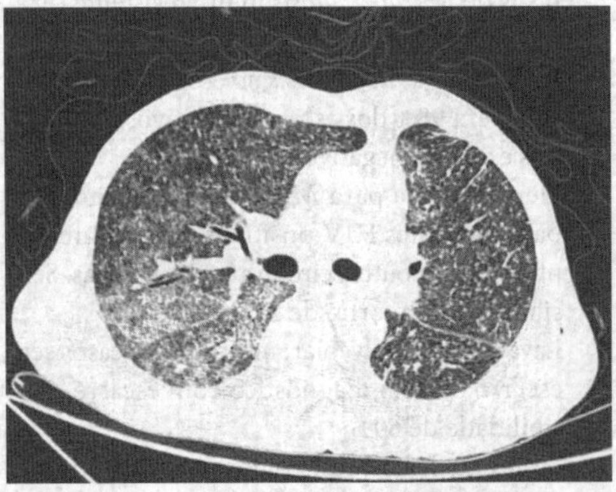

▷ **FIGURA 3** Tomografia computadorizada de paciente com tuberculose miliar.

identificou corretamente 98% dos pacientes com tuberculose pulmonar em um estudo e pode ser usado para o diagnóstico.

O tratamento de tuberculose em pacientes HIV positivos é similar ao de pacientes não infectados pelo HIV (Tabela 4).

Outras micobactérias podem causar infecção, como o *Micobaterium avium* e o *M. kansasi*. A infecção pulmonar pelo *M. kansasi* era rara, mas tem se tornado mais comum do que o *M. avium*. O tratamento de escolha para o *Mycobacterium avium* é uma combinação de claritromicina, etambutol e uma terceira ou até quarta droga que podem ser uma quinolona como a levofloxacina ou a estreptomicina.

Criptococose pulmonar

É a infecção fúngica pulmonar não PCP mais comum em pacientes HIV positivos.

Ocorre em pacientes com linfócitos CD4 < 200 céls./mm³ (usualmente < 100 céls./mm³).

Em um terço dos pacientes, a infecção é assintomática. A apresentação mais comum é de febre aguda, dispneia e dor torácica. O comprometimento pulmonar pode ocorrer isoladamente ou associado à meningoencefalite.

Na radiografia, os pacientes podem ter infiltrado intersticial, nódulos sólidos, adenopatia, efusões pleurais ou massas pulmonares.

O diagnóstico pode ser realizado com isolamento do fungo no escarro, e as culturas de lavado broncoalveolar são usualmente positivas, assim como os antígenos criptocócicos. O diagnóstico pode ser realizado ainda por biópsia guiada por agulha. Exames sorológicos são pouco utilizados.

Outras infecções fúngicas em pacientes HIV positivos incluem histoplasmose, coccidioidomicose, blastomicose e paracoccidioidomicose.

Citomegalovírus

Ocorre usualmente em pacientes com linfócitos CD4 < 50 céls./mm³. O citomegalovírus é frequentemente presente em associação com outros agentes infecciosos, e nesses casos o tratamento é de benefício incerto. Em pacientes com importante imunodepressão, pode ser o único patógeno.

Os pacientes podem apresentar quadro similar ao da pneumocistose, com infiltrado intersticial alveolar difuso em vidro fosco. O diagnóstico é usualmente histopatológico.

O tratamento é com ganciclovir 5 mg/kg duas vezes ao dia por 2 a 3 semanas e posteriormente 5 mg/kg uma vez ao dia.

Outras infecções virais incluem influenza e herpes, mas as infecções por herpes usualmente são reativação crônica assintomática e raramente infecção primária.

Sarcoma de Kaposi

A doença pulmonar pode ser assintomática, mesmo com lesões extensas. Em geral é associado com lesões cutâneas. No pulmão pode causar lesões nodulares grosseiras e disseminadas com derrame pleural.

O diagnóstico é realizado com a visualização por broncoscopia de lesões purpúricas características ou por biópsia. O tratamento quimioterápico é indicado para doença pulmonar extensa e sintomática com valganciclovir ou ganciclovir como terapia adjuvante.

Linfoma pulmonar

A apresentação é diversa, e os pacientes podem apresentar nódulos, massas ou efusões pleurais. Os pacientes costumam ter LDH alto e cintilografia com gálio com captação em região de envolvimento pulmonar. O acometimento pulmonar primário é relativamente raro.

Pneumonia intersticial linfocítica também pode ocorrer em pacientes HIV positivos, principalmente em crianças. A apresentação é similar à de pneumonias intersticiais agudas.

Indicações de isolamento respiratório

Todos os pacientes com sintomas respiratórios, como tosse produtiva, devem ser considerados para isolamento respiratório no DE. Nesses casos deve-se oferecer máscara facial para o paciente, até definir a necessidade de internação. Alguns pontos importantes:

- O isolamento respiratório deve ser feito em quarto com pressão negativa.
- O profissional de saúde deve utilizar máscara N95.
- Solicitar três amostras de escarros, com pesquisa de bacilo álcool-ácido-resistente.
- Retirar do isolamento quando o paciente apresentar três amostras negativas ou lavado broncoalveolar negativo.

COMPLICAÇÕES NEUROLÓGICAS

Cerca de 90% dos pacientes com Aids e 10 a 20% dos pacientes HIV positivos apresentam sintomas neurológicos. É essencial não só excluir causas infecciosas, como também considerar diagnósticos diferenciais, como encefalopatia associada a infecção pelo HIV, linfoma, acidente vascular cerebral (AVC) e encefalopatia metabólica.

A avaliação do paciente infectado pelo HIV com uma queixa neurológica deve ser guiada pela contagem de CD4. Pacientes com infecção pelo HIV, mesmo que seja bem controlada, têm um risco aumentado de doença cerebrovascular devido ao estado inflamatório crônico, aterosclerose acelerada e efeitos metabólicos dos medicamentos. A avaliação de pacientes com alterações neurológicas deve seguir os algoritmos típicos de AVC. Em pacientes com contagens de linfócitos CD4 > 500 céls./mcL e lesões de SNC as lesões metastáticas e os tumores cerebrais primários são as lesões predominantes.

A frequência de infecções oportunistas do sistema nervoso central, como meningite criptocócica, toxoplasmose, leucoencefalopatia multifocal progressiva e citomegalovírus, diminuiu significativamente com TARV.

A manifestação inicial de uma doença com acometimento do sistema nervoso central (SNC) pode ser cefaleia, confusão mental, convulsão, meningismo, déficits neurológicos focais ou febre.

A TC de crânio com contraste pode identificar processos infecciosos ou malignidade do SNC, como o linfoma. A ressonância magnética identifica lesões menores e avalia melhor o componente leptomeníngeo.

A mielopatia do HIV pode se desenvolver nos estágios finais da doença não tratada. Os pacientes desenvolvem fraqueza da extremidade inferior associada a anormalidades sensoriais, desequilíbrio e incontinência.

A prevalência da demência associada ao HIV também diminuiu desde a introdução de TARV. As taxas de distúrbios neurocognitivos leves também parecem diminuir com períodos mais longos de vírus indetectáveis.

Neurotoxoplasmose

A toxoplasmose é uma doença causada pelo *Toxoplasma gondii*, um protozoário intracelular obrigatório que em pacientes imunocompetentes pode cursar assintomático, permanecer latente ou causar síndrome *mono-like*. Em pacientes imunodeprimidos, particularmente no paciente com AIDS, pode haver reativação da doença, usualmente com a contagem de linfócitos CD4 menor do que 100 céls./mm^3. Cerca de 85% dos pacientes imunodeprimidos com toxoplasmose extra cerebral apresentam concomitantemente neurotoxoplasmose. A neurotoxoplasmose é a principal causa de lesão com efeito de massa no SNC em pacientes com SIDA, representando cerca de 50 a 70% dos casos.

O quadro clínico é dependente da topografia, número de lesões e efeito citotóxico, levando a edema cerebral e a hipertensão intracraniana. O quadro é usualmente subagudo, com duração de 2 a 3 semanas. Os sinais e sintomas incluem alterações sensoriais, hemiparesia, cefaleia, convulsões, acidentes cerebrovasculares e sinais de irritação meníngea. Febre também é uma queixa comum, ocorrendo em 47% dos pacientes. Coma pode acontecer em pacientes graves. A manifestação mais comum no DE é déficit motor focal, geralmente hemiparesia ou hemi-hipoestesia, associada à confusão mental, que se instala no decorrer de dias ou de forma súbita, associada com cefaleia, febre e ataxia. No exame neurológico, o paciente pode se apresentar sonolento, com déficit motor focal e sinais de liberação piramidal, ataxia e lentificação psicomotora. A Tabela 5 apresenta as principais manifestações da neurotoxoplasmose.

▷ **TABELA 5** Sinais e sintomas da neurotoxoplasmose em pessoas vivendo com HIV/Sida (PVHA)

Sintomas	Frequência
Alteração do estado mental	50-90%
Hemiparesia e outros sinais focais	60%
Cefaleia (evolução lenta)	50-55%
Febre	45-50%
Convulsões	30%
Sinais meníngeos	10%

A TC de crânio com e sem contraste endovenoso pode demonstrar lesões expansivas (geralmente com imagens de 1 a 2 cm de diâmetro), múltiplas (em 70% dos casos), hipodensas, com reforço anelar de contraste presente em 90% dos casos, edema perilesional e muitas vezes sangramento intralesional. A localização preferencial das lesões é nos gânglios da base, seguidos por lobos parietais, frontal, tálamo e junção corticomedular.

O aspecto de lesão hipodensa com reforço anelar é muito sugestivo de neurotoxoplasmose, mas não é exclusivo, podendo ocorrer também nos linfomas e em outras doenças granulomatosas cerebrais. Pacientes com lesão única à tomografia devem ser necessariamente submetidos a ressonância magnética (RM). A RM é mais sensível, mas deve ser reservada para casos inconclusivos. Outras lesões com efeito de massa são linfoma primário do sistema nervoso central (SNC), leucoencefalopatia multifocal progressiva (LEMP), tuberculoma e abscessos cerebrais de outras etiologias. Nesses casos, a tomografia com emissão de pósitrons (PET) ou a tomografia com emissão de tálio (SPECT) podem ajudar no diagnóstico diferencial, uma vez que o linfoma apresenta maior captação de tálio no SPEC e maior metabolismo de glicose no PET com flúor-deoxiglicose.

O liquor não é coletado de rotina nesses pacientes, e é normal em 20 a 30% dos casos, podendo apresentar proteinorraquia abaixo de 150 mg/dL e pleocitose linfocítica e monocítica (< 200 céls./mm^3 e percentual baixo de neutrófilos). O PCR para *T. gondii* tem especificidade de 96%, mas sensibilidade de 50 a 90% para o diagnóstico, e o resultado pode demorar alguns dias. Outro dado importante é a presença de sorologia IgG positiva para toxoplasmose (sorologia negativa torna o diagnóstico improvável). Dados de estudos diagnósticos mostram que a sorologia para *Toxoplasma gondii* é positiva em 84% dos pacientes e negativa em 5 a 15% dos casos.

O diagnóstico definitivo é feito por biópsia cerebral; entretanto, na maioria das vezes, não é necessária. O diagnóstico presuntivo de neurotoxoplasmose pode ser realizado se paciente com AIDS, com menos de 100 linfócitos CD4/mm^3, sem profilaxia para neurotoxoplasmose e a presença dos três critérios a seguir:

1. Síndrome clínica compatível.
2. Paciente com sorologia positiva para *Toxoplasma gondii*.

A. Presença de imagem típica com realce anelar do contraste.

Quando os três critérios estão presentes, a chance de o diagnóstico ser neurotoxoplasmose é de 90%. Assim, sugere-se que seja iniciado o tratamento empírico para neurotoxoplasmose. Caso contrário, a biópsia pode ser necessária. A Tabela 6 apresenta o tratamento da neurotoxoplasmose.

▷ **TABELA 6** Tratamento da neurotoxoplasmose

Primeira escolha
Sulfadiazina (100 mg/kg de peso/dia: 4-6 g ou 1.000 mg 4 vezes ao dia se < 60 kg ou 1.500 mg 4 vezes ao dia se > 60 kg), + pirimetamina (dose de ataque de 100 a 200 mg no primeiro dia; manutenção de 50 a 75 mg/dia) e ácido folínico (10 a 25 mg/dia). A duração do tratamento é de 3 a 6 semanas Após profilaxia com dose do limite inferior da dose de tratamento
Regimes alternativos
Alergia a sulfas: clindamicina (2,4 a 4,8 g/dia divididos em 4 doses) + pirimetamina e ácido folínico Trimetroprim-sulfametoxazol (5 mg/kg trimetroprim e 25 mg/kg sulfametoxazol 2 vezes ao dia)
Indicação de dexametasona 4 mg 6/6 h
Evidência radiológica de desvio de linha média
Sinais de hipertensão intracraniana
Deterioração clínica nas primeiras 48 horas de tratamento
Anticonvulsivantes apenas se convulsão ou antecedente de epilepsia

Pacientes soropositivos para *T. gondii* devem receber profilaxia primária, que é indicada em pacientes com CD4 < 100 céls./mm^3 e sorologia IgG positiva. Podem descontinuar a profilaxia quando contagem de CD4 > 200 céls./mm^3 por mais de 3 meses.

- Profilaxia secundária: após 6 semanas de tratamento para neurotoxoplasmose, podem-se utilizar doses menores das medicações, o que é considerado profilaxia secundária. Sua indicação é obrigatória, já que a taxa de recorrência se reduz de 60 para 20% com o uso. O critério para descontinuação da profilaxia secundária também é contagem de CD4 > 200 céls./mm^3 por 3 meses consecutivos.

O principal esquema profilático é com sulfadiazina 2 a 4 g/dia associada a pirimetamina 25 mg/dia e ácido folínico 10 a 15 mg/dia. Outros esquemas alternativos são: clindamicina (1,2 a 2,4 g/dia), pirimetamina (25-50 mg/dia) e ácido folínico (10-15 mg/dia); ou a dapsona (100 mg/dia) com pirimetamina (25-50 mg/dia) e ácido folínico (10-15 mg/dia); ou atovaquona 750 mg 2 a 4 vezes ao dia com ou sem pirimetamina e ácido folínico (o uso sem pirimetamina da atovaquona é associado a recidiva em 25% dos pacientes).

Linfoma primário de sistema nervoso central

Ocorre em 2% dos pacientes com Aids e representa cerca de 20 a 30% das lesões com efeito de massa em SNC de pacientes HIV positivos, inclusive com lesões múltiplas. É a neoplasia maligna de SNC mais comum em pacientes HIV positivos. Lesões > 4 cm sugerem o diagnóstico de linfoma primário em comparação com neurotoxoplasmose.

A apresentação clínica é subaguda, com duração de semanas a meses, e os sintomas mais comuns são confusão mental, letargia e perda de memória. Com a progressão da doença, podem ocorrer neuropatia, afasia e convulsão. O quadro clínico pode ser similar ao da neurotoxoplasmose, mas, ao contrário desta, febre e cefaleia são raras, e a ausência desses dois sintomas pode ajudar a diferenciar as duas condições.

O diagnóstico é realizado por meio de exames de imagem, como TC ou RM de crânio. Os achados incluem lesões usualmente periventriculares (locais mais comuns incluem corpo caloso, substância branca e córtex cerebral; e a fossa posterior é envolvida em menos de 10% dos casos), com captação de contraste, de tamanho variável, mas geralmente > 1 cm (usualmente > 2 cm, mas raramente > 6 cm). Pode ocorrer edema perilesional similar a neurotoxoplasmose, podendo significar necrose central do tumor.

O liquor é pouco útil e contraindicado em casos de hipertensão intracraniana. Quando colhido, apresenta pleocitose mononuclear (< 30 céls./mm^3)

e proteinorraquia discreta; hipoglicorraquia é rara. A citologia oncótica é raramente positiva.

A biópsia cerebral realiza o diagnóstico definitivo e deve ser realizada, exceto em casos em que células linfomatosas ou PCR positivo para vírus Ebstein-Barr positivo sejam encontrados no liquor.

O uso de dexametasona 10 mg VO em dose de ataque seguida de 4 mg EV a cada 6 horas pode melhorar os sintomas temporariamente. O tratamento pode ser realizado com radioterapia ou quimioterapia.

Leucoencefalopatia multifocal progressiva (LEMP)

Terceira maior causa de lesão focal em SNC em pacientes com SIDA. Ocorre tipicamente com linfócitos CD4 < 200 céls./mm^3.

A LEMP é causada pelo poliomavírus JC e causa destruição por lise de oligodendrócitos e desmielinização.

Os sintomas neurológicos são difusos e de instalação lenta e progressiva, com os sintomas mais comuns sendo déficit motor, como hemiparesia ou monoparesia, alterações do estado mental, ataxia, afasia e alterações de campo visual, como hemianopsia, diplopia, paralisia de terceiro par craniano e alterações cognitivas. A LEMP pode levar a quadro demencial progressivo, já o envolvimento medular é raro e os nervos ópticos são poupados.

O liquor pode demonstrar pleocitose, e a detecção do vírus JC por PCR apresenta sensibilidade de 74 a 92% e especificidade de 92 a 96% para o diagnóstico.

A RM demonstra hipersinal em T2, iniciando principalmente em regiões parieto-occipitais, que se expandem à medida que a doença progride. As lesões não realçam com contraste e não apresentam edema perilesional. O diagnóstico deve ser confirmado com biópsia cerebral.

O tratamento é inespecífico, com múltiplas opções tendo sido realizadas, como interferon-alfa, cidofovir, mefloquina e mirtazapina, entre outros. Os pacientes devem ser referenciados para o especialista.

Neurotuberculose

É a forma mais grave de tuberculose, mas felizmente representa apenas pequena percentagem dos casos de tuberculose extrapulmonar.

Os pacientes apresentam quadro clínico de meningite ou meningoencefalite, com sinais de resposta inflamatória sistêmica, irritação meníngea e de hipertensão intracraniana, com febre, rigidez de nuca, sinais de Kernig e Brudzinski presentes, náuseas, vômitos e cefaleia. Papiledema, convulsões e hemiparesia ocorrem em 10 a 15% dos pacientes. Apresenta evolução mais arrastada do que a meningite bacteriana, e pode cursar com envolvimento de pares cranianos. Outra forma de manifestação da neurotuberculose é o tuberculoma intracraniano.

O diagnóstico pode ser realizado por punção liquórica com características semelhantes à da meningite asséptica, com pleocitose e predomínio de linfomononucleares, embora possa haver um número maior de neutrófilos na fase inicial da doença, proteína elevada e glicose baixa (< 50% do plasma). A bacterioscopia geralmente é negativa e a cultura, embora mais sensível, permite o isolamento do bacilo em apenas 15 a 50% dos casos. O uso de testes indiretos, como a dosagem de ADA no liquor, apresenta sensibilidade alta entre 60% e 100% e especificidades de 84% a 99%. A pesquisa de tuberculose por detecção do ácido tuberculoesteárico por meio de método cromatográfico apresenta sensibilidade e especificidade de 95% e 98%, mas ainda é estudada apenas em número restrito de casos, e a pesquisa por PCR e LCR apresenta bons resultados.

A TC de crânio pode apresentar achados como hidrocefalia, edema cerebral, espessamento da meninge basal e indícios de pequenos infartos parenquimatosos, além de granulomas em base do crânio. A Tabela 7 apresenta os achados no liquor na neurotuberculose e em outras situações de envolvimento meníngeo em pacientes HIV positivos.

Meningite criptocócica

A meningite criptocócica é a meningite por infecção oportunista mais comum em pacientes com Sida. Acometia 10% dos pacientes antes do TARV ser introduzido, mas é menos comum desde então. A meningite criptocócica é causada pelo *Cryptococcus neoformans* e ocorre usualmente em pacientes com CD4 < 100/mm^3.

Os pacientes apresentam quadro subagudo, com cefaleia e febre, que ocorrem em 70 a 80% dos casos, com sinais meníngeos ocorrendo em < 40% e raros sintomas focais. Podem apresentar alterações sensoriais, convulsões, paralisia de pares cranianos e acometimento visual, mas essas alterações ocorrem em menos de 20% dos pacien-

▷ **TABELA 7** Liquor no comprometimento meníngeo em pessoas vivendo com HIV/Aids (PVHA)

Parâmetro	Normal	Bacteriana	Viral	Tuberculose
Aspecto macroscópico	Límpido	Turvo	Límpido	Límpido
Celularidade	< 4 células por campo	↑↑↑, predomínio de neutrófilos	↑↑, predomínio de linfócitos	↑, predomínio de linfócitos
Proteína	< 40 mg/DL	↑↑↑	↑	↑↑
Glicose	2/3 da glicemia sérica	↓↓	Normal	↓ ou normal
Pesquisa do agente	–	Cultura e coloração de Gram	PCR	Cultura (demorada e de difícil realização)

PCR: proteína C-reativa.

tes. Síndrome de hipertensão intracraniana (HIC) com vômitos, diplopia, confusão, coma e papiledema apresenta 90% de mortalidade nas duas primeiras semanas após início do tratamento. Os pacientes podem apresentar quadro cutâneo associado, com pápulas umbilicadas (semelhantes ao molusco contagioso).

Fatores de mau prognóstico incluem contagem de leucócitos < 20 céls./μL no liquor, alteração do estado mental e titulação de látex para *Cryptococcus* spp. superior a 1:1.024 no liquor.

O diagnóstico é realizado com a punção lombar (na suspeita clínica de meningite criptocócica e na ausência de contraindicações). Deve-se aferir sempre a pressão de abertura liquórica, preferencialmente por raquimanometria, que pode estar significativamente aumentada. Um diagnóstico mais rápido pode ser realizado com pesquisa de antígeno para o *Cryptococcus neoformans* por imunoensaio, mas deve ser confirmado posteriormente pela cultura do liquor. O teste de aglutinação com látex no liquor tem sensibilidade superior a 95%. A pesquisa com tinta da China tem sensibilidade de 60 a 80%. A presença de pesquisa com tinta da china, látex ou cultura positivas para *Cryptococcus* spp. no liquor confirma o diagnóstico de meningite criptocócica.

As imagens cerebrais não costumam apresentar alterações, exceto se criptococoma, hidrocefalia ou outras complicações cerebrais estiverem presentes.

O diagnóstico e o tratamento precoces estão associados a redução de mortalidade. O tratamento deve ser realizado da seguinte forma:

- 1ª fase: indução (pelo menos 2 semanas): anfotericina B desoxicolato 0,7 a 1 mg/kg/dia com ou sem flucitosina 0,7 a 1 mg/kg/dia (dividida em quatro tomadas diárias). Deve-se prolongar o tempo da indução em caso de coma, deterioração clínica, pressão intracraniana persistentemente elevada ou cultura liquórica positiva após as 2 semanas de terapia.
- 2ª fase: consolidação (8 semanas): fluconazol 400 a 800 mg/dia.
- 3ª fase: manutenção (até paciente assintomático e contagem de LT-CD4+ > 200 células/mm por pelo menos 6 meses): fluconazol 200 mg/dia. Anfotericina desoxicolato (1 mg/kg/semana) é segunda escolha na manutenção. Associa-se a maior recidiva e toxicidade que o fluconazol.

Síndrome de encefalopatia e demência associada à infecção pelo HIV

Trata-se de uma complicação direta da infecção do SNC pelo vírus HIV, podendo ocorrer em 15% dos pacientes com Sida, e pode ser a primeira manifestação de Sida em 3 a 10% dos pacientes. Aparece principalmente se contagem de linfócitos CD4 < 200 céls./mm³.

Os sintomas inicialmente são sutis, mas evoluem progressivamente. Os pacientes apresentam sintomas cognitivos difusos, com dificuldades relacionadas à memória e lentificação do pensamento. Atividades intelectuais complexas se tornam progressivamente difíceis, e podem evoluir com episódios confusionais e até psicóticos.

O diagnóstico é de exclusão, mas carga viral alta é marcador de doença.

A TC e a RM de crânio mostram atrofia cortical e principalmente subcortical e sinais múltiplos hiperintensos em T2. Usualmente não se indica biópsia para o diagnóstico, a não ser que outros diagnósticos sejam suspeitos.

O tratamento é com terapia antirretroviral, de preferência com medicações de boa penetração no SNC, mas cerca de 52% dos pacientes mantêm quadro de disfunção cognitiva permanente.

Outras complicações neurológicas do HIV são citadas na Tabela 8.

COMPLICAÇÕES GASTROINTESTINAIS E HEPATOBILIARES

Sintomas gastrointestinais são frequentes em pacientes HIV positivos, principalmente quadros diarreicos. As complicações são dependentes da contagem de linfócitos CD4 ou relacionadas a TARV.

Esôfago

Até um terço dos pacientes com Sida apresenta queixas esofágicas. A causa mais comum de esofagite infecciosa é a *Candida albicans*. Outras causas comuns incluem citomegalovírus (CMV), herpes-simples, vírus varicela-zóster e menos frequentemente *Mycobacterium tuberculosis*.

Pacientes com sintomas de disfagia, odinofagia e pirose retroesternal, com contagem de linfócitos T CD4 > 350 céls./mm^3 e achados de candidíase oral, podem ser tratados empiricamente para candidíase esofágica. A endoscopia pode confirmar a presença de candidíase esofágica com a visualização de placas esbranquiçadas e friáveis. O tratamento é realizado com fluconazol 100-200 mg/dia por 14 dias; uma opção é o uso de itraconazol. Falha em melhora dos sintomas em 4 a 7 dias indica necessidade de investigação com exame endoscópico. O uso de agentes tópicos como nistatina quatro vezes ao dia é uma alternativa, embora menos eficaz que a medicação oral.

As ulcerações esofágicas são mais sugestivas de CMV (45% dos casos). Esofagite por CMV ocorre em 10% dos pacientes CMV positivos. Pode ocorrer associação com envolvimento de outros órgãos, como a retina. O tratamento é realizado com ganciclovir em dose de 5 mg/kg duas vezes ao dia por 14 a 21 dias. Outra opção, principalmente em casos refratários, é o foscarnet.

O herpes-vírus é outra causa de esofagite, com frequência também associado com ulcerações esofágicas. Representa cerca de 5% dos casos de ulcerações esofágicas. O diagnóstico é histopatológico por meio de endoscopia. O tratamento é feito com aciclovir 200-400 mg cinco vezes ao dia por 10 a 14 dias ou o valaciclovir em dose de 1 g a cada 8 horas por 7 dias.

Estômago

Acometido menos frequentemente do que o esôfago; ainda assim, infecções oportunistas, como o CMV, podem ser causa de úlcera gástrica.

Os pacientes podem ainda ter acometimento do estômago por sarcoma de Kaposi.

A infecção pelo *H. pylori* pode ter evolução pior em pacientes com Sida, com aumento da frequência de linfomas MALT gástricos.

Diarreia

Em um grande estudo de coorte, 40% dos adultos infectados pelo HIV em uso de TARV relataram pelo menos um episódio de diarreia por mês, com 3% relatando diarreia grave (definida como > 6 evacuações por dia).

Etiologias incluem doenças infecciosas, malignidades e diarreia induzida por medicação. Patógenos comuns que causam diarreia em indivíduos saudáveis também podem acometer pacientes infectados pelo HIV em uso de TARV.

Na era pré-TARV, o *Clostridium difficile* era o patógeno mais comum isolado em pacientes infec-

▷ **TABELA 8** Outras complicações neurológicas em pacientes com HIV ou Sida

Complicação	Agente etiológico ou características
Meningoencefalites bacterianas	*Neisseria meningitidis* (diplococos Gram-negativos) Pneumococo (cocos Gram-positivos) *Streptococcus* (cocos Gram-positivos) *Staphylococcus aureus* (cocos Gram-positivos) Nocardia Listeriose (pleocitose linfomononuclear)
Meningite asséptica	Associada a infecção aguda pelo HIV
Meningites virais	Principalmente por herpes-vírus 1 e 2, varicela-zóster e citomegalovírus

tados pelo HIV com diarreia; no entanto, com o sucesso do tratamento antirretroviral, a frequência de hospitalizações e do diagnóstico de *Clostridium* está diminuindo.

Atualmente, a infecção por salmonela é a mais frequente, sendo muito mais comum do que na população sem imunossupressão. Pode cursar com bacteremia. Deve ser tratada com ciprofloxacina 500 mg por via oral a cada 12 horas por 5 dias. O *Campylobacter jejuni* também é muito frequente, e pode ser tratado com eritromicina com dose de 500 mg a cada 6 horas por 5 dias. O risco de infecção por *Shigella* é similar ao dos pacientes sem SIDA.

À medida que a contagem de CD4 diminui, aumenta o risco de infecções oportunistas, como criptosporídiases, citomegalovírus, *Isospora belli*, microsporídio e complexo *Mycobacterium avium*. Em muitos casos, o início do TARV para restaurar o sistema imunológico gastrointestinal ajudará a erradicar essas infecções e esta é a base do tratamento destas condições.

Os estudos laboratoriais de fezes e coprocultura devem ser realizados. Exames laboratoriais como hemograma, provas inflamatórias, eletrólitos e função renal devem ser coletados em pacientes com diarreia significativa.

Em muitos casos, a diarreia em pacientes HIV positivos é um evento benigno que pode ser tratado com sintomáticos, hidratação e agentes antidiarreicos.

Complicações hepatobiliares

Queixas hepatobiliares são comuns em pacientes infectados pelo HIV e podem ser causadas por uma variedade de etiologias, desde infecções até problemas relacionados à medicação.

A coinfecção com vírus das hepatites B ou C é comum, e há aumento do risco de o paciente desenvolver hepatite crônica em 2 a 3 vezes em comparação com pacientes não infectados pelo HIV.

Quase todos os medicamentos de TARV têm hepatotoxicidade potencial, que também pode ser agravada por essa coinfecção. Pacientes com queixas hepatobiliares devem ser questionados sobre seu tratamento medicamentoso.

As avaliações laboratoriais devem incluir transaminases, bilirrubina e lipase, além de enzimas canaliculares.

Acometimento hepático pode ocorrer por CMV, vírus Epstein-Barr, infecções fúngicas e linfoma, com lesão causando efeito de massa no fígado e dilatação de vias biliares intra-hepáticas, com aumento de enzimas canaliculares.

Colangiopatia pode ocorrer por infecção por *Criptosporidium* ou sem associação com infecções oportunistas. A colangite esclerosante primária também é mais frequente nesses pacientes.

Complicações pancreáticas

Podem ocorrer associadas ao tratamento antirretroviral ou por infecções oportunistas. Os sintomas de pancreatite nesses pacientes são similares aos de pacientes imunocompetentes.

COMPLICAÇÕES HEMATOLÓGICAS

Citopenias de todas as linhas celulares são comuns em pacientes infectados pelo HIV, em particular anemia. Pacientes com uma infecção não controlada pelo vírus podem desenvolver pancitopenia, pois a produção de medula óssea é suprimida.

A anemia ocorre em até 80% dos pacientes HIV positivos, podendo ser causada por uma infecção primária pelo HIV ou como resultado do uso de medicação. A sua forma mais comum é anemia de doença crônica. A anemia induzida por medicação é frequentemente macrocítica, e a medicação com maior associação com anemia é o AZT por supressão medular. Outra causa de anemia é ferropriva por sangramentos esofágicos ou gastrointestinais.

A trombocitopenia associada ao HIV aumenta com a diminuição da contagem de CD4. O início do TARV, particularmente o AZT/ZDV, é a base do tratamento. Esses medicamentos raramente são iniciados no DE, e pacientes com trombocitopenia grave ou sintomática devem ser avaliados em consulta com o especialista. Pacientes infectados pelo HIV também têm taxas mais altas de doença tromboembólica, com um grande estudo prospectivo estimando a taxa em 2,6 por 1.000 pacientes/ano. A púrpura trombocitopênica trombótica ocorre mais frequentemente em pacientes infectados pelo HIV, embora a prevalência tenha diminuído na era TARV. Coagulopatias podem ocorrer também por infecções virais.

O tratamento do HIV pode melhorar a maior parte das manifestações hematológicas.

COMPLICAÇÕES PSIQUIÁTRICAS

A doença neuropsiquiátrica é prevalente e multifatorial em pacientes infectados pelo HIV. Os efeitos diretos do vírus, as implicações sociais do diagnóstico e o efeito de medicações, principalmente do efavirenz, contribuem para a doença psiquiátrica.

Um dos efeitos mais frequentes é a sensação de desmoralização com um sentimento de desesperança ou tristeza, mas diferente da depressão, por não estar associada a anedonia. A mania é também mais frequente nesses pacientes. Podem ocorrer ainda depressão e psicose.

Depressão

Ocorre em até 60% dos pacientes HIV positivos. Pode acontecer ainda exacerbação de depressão prévia com o diagnóstico de infecção pelo HIV. Pode resultar em suicídio ou tentativa. O tratamento deve ser multidisciplinar, com ajuda de suporte familiar e antidepressivos.

Psicose

Podem ocorrer alterações comportamentais, alucinações e delírios. O tratamento é feito com antipsicóticos. Sempre deve-se descartar infecções (incluindo do SNC), efeito de drogas, alterações metabólicas e endócrinas.

COMPLICAÇÕES ENDOCRINOLÓGICAS

O TARV está associado à dislipidemia e à obesidade troncular. Esse padrão de acúmulo de gordura central e perda de gordura periférica foi denominado síndrome de lipodistrofia associada ao HIV. A prevalência de lipodistrofia varia de 10 a 80%, dependendo da definição. TARV aumenta o risco de hiperglicemia particularmente com os inibidores de protease. A infecção pelo HIV por si está associada a um aumento na incidência de diabetes como resultado de resistência à insulina.

Outras complicações endócrinas incluem infecção glandular e infiltração das glândulas pituitária, adrenal e, raramente, tireoidiana pelo vírus. Embora essas condições sejam muito menos comuns devido a TARV, elas ainda devem ser consideradas, especialmente em pacientes que não fazem uso da medicação ou em pacientes com AIDS. Pode ocorrer insuficiência adrenal, embora seja geralmente subclínica. O tratamento para esses pacientes é o mesmo dos pacientes não infectados pelo HIV.

Pacientes em uso de TARV estão em risco de desenvolver tireotoxicose em associação com a reconstituição imune na síndrome de ativação imune contra a tireoide.

COMPLICAÇÕES MUSCULOESQUELÉTICAS

Queixas musculoesqueléticas e articulares são comuns no paciente infectado pelo HIV e usualmente de evolução favorável.

As complicações infecciosas (como a artrite séptica) ficaram menos comuns com o controle melhorado da doença.

À medida que a contagem de CD4 diminui, a artrite séptica, a osteomielite e a espondilodiscite devem ser consideradas com avaliação apropriada, incluindo exames laboratoriais e exames de imagem.

COMPLICAÇÕES DERMATOLÓGICAS

Complicações dermatológicas são comuns em pacientes infectados pelo HIV, e os pacientes HIV positivos frequentemente apresentam xerose e prurido generalizados.

TARV está associado a uma alta taxa de reações cutâneas relacionadas à droga, o que pode levar à descontinuação do uso de medicamentos. A hipersensibilidade e a fotossensibilidade dermatológica são comuns.

Foliculite é comum nesses pacientes, sendo o *Staphylococcus aureus* o patógeno mais comum. Pode ainda ocorrer exacerbação de doenças dermatológicas, como dermatite seborreica e psoríase. Algumas doenças dermatológicas merecem uma consideração maior.

Outros acometimentos cutâneos frequentes são por herpes-vírus e varicela-zóster, que costumam ser mais extensos e com mais frequência disseminados em pacientes HIV positivos. O molusco contagioso e a escabiose também são mais frequentes nesses pacientes e cursam de forma mais extensa e disseminada. A candidíase mucocutânea também é frequente e ocorre principalmente em pacientes com linfócitos CD4 < 200 céls./mm³.

Sarcoma de Kaposi

Os pacientes podem apresentar lesões violáceas, maculopapulares, nodulares e/ou verrucoides. As lesões são indolores e sem prurido e podem clarear à dígito-pressão. As lesões podem ser isoladas, extensas ou disseminadas.

Os pacientes podem ter acometimento de mucosas ou envolvimento linfonodal. Eventualmente ocorrem lesões do trato gastrointestinal que pode cursar com hemorragia digestiva. Podem ainda ocorrer lesões no trato respiratório, podendo causar insuficiência respiratória e hemoptise.

COMPLICAÇÕES CARDIOVASCULARES

Com o aumento da expectativa de vida de pacientes infectados pelo HIV, também se observou aumento das taxas de mortalidade cardiovascular nessa população.

A fisiopatologia desse aumento envolve não apenas fatores de risco tradicionais, como idade e tabagismo, mas também TARV, que causa efeitos colaterais metabólicos que contribuem para o aumento do risco de doença cardiovascular.

As emergências cardiovasculares ocorrem em necropsias em até 75% dos pacientes HIV positivos. A Tabela 9 apresenta as complicações cardiovasculares nesses pacientes.

COMPLICAÇÕES RENAIS

A doença renal em pacientes com HIV pode ser causada tanto pela própria infecção pelo HIV quanto pela nefrotoxicidade do TARV.

Glomerulopatias, como a glomeruloesclerose segmentar focal, apresentam evolução rápida e com pior prognóstico.

Os pacientes apresentam lesão renal aguda semelhante à de pacientes não infectados pelo HIV, e seu tratamento é o mesmo. Medicações nefrotóxicas devem ser suspensas temporariamente se o paciente apresenta lesão renal aguda.

Nefrolitíase e urolitíase são efeitos colaterais comuns dos inibidores de proteases (IPs), particularmente o indinavir. O tratamento da nefrolitíase e da urolitíase é o mesmo do paciente não infecta-

▷ **TABELA 9** Complicações cardiovasculares em pacientes com HIV/Sida

Derrame pericárdico	Cardiomiopatia	Outros
▪ Neoplasias ▪ Uremia ▪ Linfangite de natureza neoplásica ou infecciosa ▪ Tuberculose ▪ *Streptococcus pneumoniae* ▪ *Staphylococcus aureus* ▪ Outras infecções bacterianas ▪ Infecções virais ▪ Infecções fúngicas ▪ Infecções por protozoários	▪ Primária pelo HIV ▪ Tuberculose ▪ Infecções virais ▪ Infecções fúngicas ▪ Infecções por protozoários (p. ex., reativação da doença de Chagas) ▪ Induzida por drogas ▪ Causas imunológicas	▪ Cardiomiopatia hipertensiva ▪ Cardiomiopatia isquêmica ▪ Hipertrofia ventricular ▪ Miocardite ▪ Endocardite (por infecção sistêmica ou em usuários de drogas injetáveis) ▪ Neoplasias (sarcoma de Kaposi, linfomas, metástases de carcinoma) ▪ Doença coronariana aterosclerótica ▪ Cardiotoxicidade por medicamentos

▷ **TABELA 10** Complicações renais em HIV/Sida

▪ Azotemia pré-renal por vômitos e diarreia
▪ Medicamentos nefrotóxicos: pentamidina, aminoglicosídeos, vancomicina, sulfonamidas, foscarnet, rifampicina, dapsona, anfotericina B, β-lactâmicos (reação de hipersensibilidade)
▪ Nefropatia do HIV: estágios avançados de imunocomprometimento. A glomeruloesclerose segmentar focal é de evolução particularmente rápida e de pior desfecho
▪ Infecção: tuberculose, histoplasmose, criptococose disseminada, vasculites
▪ Nefropatia hipertensiva, nefropatia do *diabetes mellitus*
▪ Pós-renal: litíase, neoplasia (linfoma e carcinomas), bola fúngica, coágulos, necrose de papila renal, hipertrofia prostática

do pelo HIV. A Tabela 10 apresenta as principais complicações renais em pacientes com HIV/Sida.

Outras complicações em pacientes HIV positivos são apresentadas na Tabela 11.

▷ **TABELA 11** Outras complicações em pacientes HIV positivos

Complicações oftalmológicas	Retinite por HIV Retinite por citomegalovírus: causa mais comum de cegueira em pacientes com Aids. Tratamento com ganciclovir intravenoso Sarcoma de Kaposi
Doenças sexualmente transmissíveis (DST)	Aumenta a incidência, principalmente sífilis e neurossífilis

EFEITOS COLATERAIS DE MEDICAÇÕES ANTIRRETROVIRAIS

As primeiras medicações para tratamento do HIV foram os inibidores nucleosídeos da transcriptase reversa (INTR), com a zidovudina (AZT/ZDV). Em 1996, a adição de IPs revolucionou o tratamento do HIV. Além deles, os inibidores de transcriptase reversa não nucleosídeos (INNTR), os inibidores da integrase, inibidores de fusão e inibidores de entrada foram introduzidos como parte do tratamento, cada um dirigido a um estágio diferente da reprodução viral.

Os INTRs e os INNTR são medicações relativamente bem toleradas e têm um perfil de efeitos colaterais leves, incluindo desconforto gastrointestinal, cefaleia e insônia. O efeito tóxico mais grave é a supressão da medula óssea dose-dependente, causando anemia e leucopenia. Aumentos de transaminases e acidose láctica grave também têm sido relatados e são mais comuns em pacientes com doença hepática. O abacavir está associado a uma reação de hipersensibilidade potencialmente grave em 3% a 5% dos pacientes. Certos alelos HLA são suscetíveis a essa reação e diretrizes foram desenvolvidas para triagem antes de prescrever esse medicamento, o que reduz ou elimina sua ocorrência. Os sintomas da reação de hipersensibilidade incluem febre, erupção cutânea, sintomas gastrointestinais e respiratórios, que geralmente ocorrem nas primeiras 6 semanas de exposição ao medicamento. O abacavir também está associado a um risco aumentado de infarto do miocárdio em pacientes com fatores de risco para doença cardiovascular.

Pacientes com doença hepática que além de tomar INTR apresentam outros fatores agressores ao fígado podem apresentar uma hepatite grave e às vezes fatal.

O tenofovir está associado ao desenvolvimento da síndrome de Fanconi, e os pacientes podem apresentar poliúria, polidipsia e desidratação, além de acidemia, hipocloremia, hipocalemia e hipofosfatemia devido à perda de bicarbonato, glicose, aminoácidos e fosfato na urina. A urinálise demonstra glicosúria e proteinúria. O tenofovir também pode causar perda de densidade óssea e fraturas, isoladamente ou como parte da síndrome de Fanconi.

A didanosina e a estavudina foram associadas a uma incidência rara de pancreatite.

Os INNTRs, como a nevirapina, efavirenz, etravirina e rilpivirina, também têm efeitos colaterais importantes. O efavirenz está associado a sonhos vívidos, pesadelos, insônia e confusão, que geralmente desaparecem após as primeiras semanas de tratamento. No entanto, complicações neuropsiquiátricas mais graves, incluindo psicose grave, têm sido relatadas e por esse motivo o efavirenz deve ser evitado em pacientes com história psiquiátrica.

Os IPs incluem o atazanavir, darunavir, lopinavir/ritonavir e nelfinavir. Os efeitos colaterais comuns são transtornos gastrointestinais leves, incluindo náuseas, diarreia e desconforto abdominal. Outras alterações metabólicas potencialmente mais graves incluem lipodistrofia, dislipidemia, hipertrigliceridemia e *diabetes mellitus* tipo 2. Raramente a hipertrigliceridemia pode precipitar a pancreatite. O atazanavir está associado a hiperbilirrubinemia e icterícia usualmente de rápida resolução com sua retirada. Inúmeras outras classes de medicamentos interagem com IPs, incluindo inibidores de bomba de prótons, anticoagulantes, inibidores da HMG CoA redutase, corticosteroides, antiarrítmicos, antiepilépticos, antimaláricos e antidepressivos.

Os inibidores da integrase impedem a incorporação de DNA viral ao DNA humano hospedeiro. Exemplos de inibidores da integrase incluem raltegravir, dolutegravir e elvitegravir. Essa classe de medicamentos é geralmente bem tolerada, com efeitos colaterais geralmente leves, incluindo náusea e cefaleia. A Tabela 12 apresenta os principais efeitos adversos das medicações antirretrovirais.

▷ **TABELA 12** Principais complicações dos medicamentos antirretrovirais *(continuação)*

Medicação	Efeitos adversos

▷ **TABELA 12** Principais complicações dos medicamentos antirretrovirais

Medicação	Efeitos adversos
Abacavir	Hipersensibilidade, *rash* cutâneo, cefaleia, sintomas gastrointestinais
Didanosina (DDI)	Pancreatite, neuropatia periférica, dor abdominal, náusea, diarreia, aumento de enzimas hepáticas e acidose lática
Emtricitabina	Diarreia, náuseas, hiperpigmentação, insônia
Lamivudina (3TC)	Náusea, diarreia, vômitos, fadiga, mialgia, artralgia, neuropatia, acidose lática e, raramente, pancreatite
Estavudina (D4T)	Neuropatia periférica, pancreatite, dislipidemia, lipodistrofia, acidose lática grave, hepatotoxicidade
Tenofovir	Náusea, vômitos, diarreia
Zidovudina (AZT)	Anemia, pancitopenia, miopatia, náuseas, vômitos, cefaleia, acidose lática, insônia, anorexia, hiperpigmentação
Delavirdina	*Rash*, elevação de transaminases, cefaleia
Efavirenz	Tontura, insônia, pesadelos, sintomas psiquiátricos, tonturas, tinido, sintomas gastrointestinais, *rash* cutâneo
Etravirina	*Rash*, náusea, diarreia
Nevirapina	*Rash*, hepatotoxicidade, cefaleia
Atazanavir	Hiperbilirrubinemia, lipodistrofia, hiperglicemia
Darunavir	Hiperbilirrubinemia, aumento de transaminases, lipodistrofia, hiperglicemia
Fosamprenavir	Diarreia, *rash*, dislipidemia
Indinavir	Hiperbilirrubinemia indireta, aumento de transaminases, dislipidemia, hiperglicemia, redistribuição da gordura corporal, nefrolitíase, diarreia
Lopinavir e ritonavir	Parestesias, hiperglicemia, redistribuição da gordura corporal, dislipidemia com hipertrigliceridemia, sintomas gastrointestinais
Nelfinavir	Diarreia, dislipidemia, hiperglicemia, redistribuição da gordura corporal, vômitos
Ritonavir	Diarreia, dislipidemia com hipertrigliceridemia, hiperglicemia, redistribuição da gordura corporal, parestesias periorais, aumento de enzimas hepáticas, vômitos
Saquinavir	Diarreia, dislipidemia, hiperglicemia, redistribuição da gordura corporal, desconforto abdominal, vômitos, cefaleia
Tipranavir	Diarreia, dislipidemia, hiperglicemia, redistribuição da gordura corporal, aumento de transaminases, hemorragia cerebral
Enfuvirtida	Hipersensibilidade, pneumonia
Maraviroc	Febre, infecções das vias aéreas (IVAS), tosse
Raltegravir	Náusea, cefaleia, diarreia

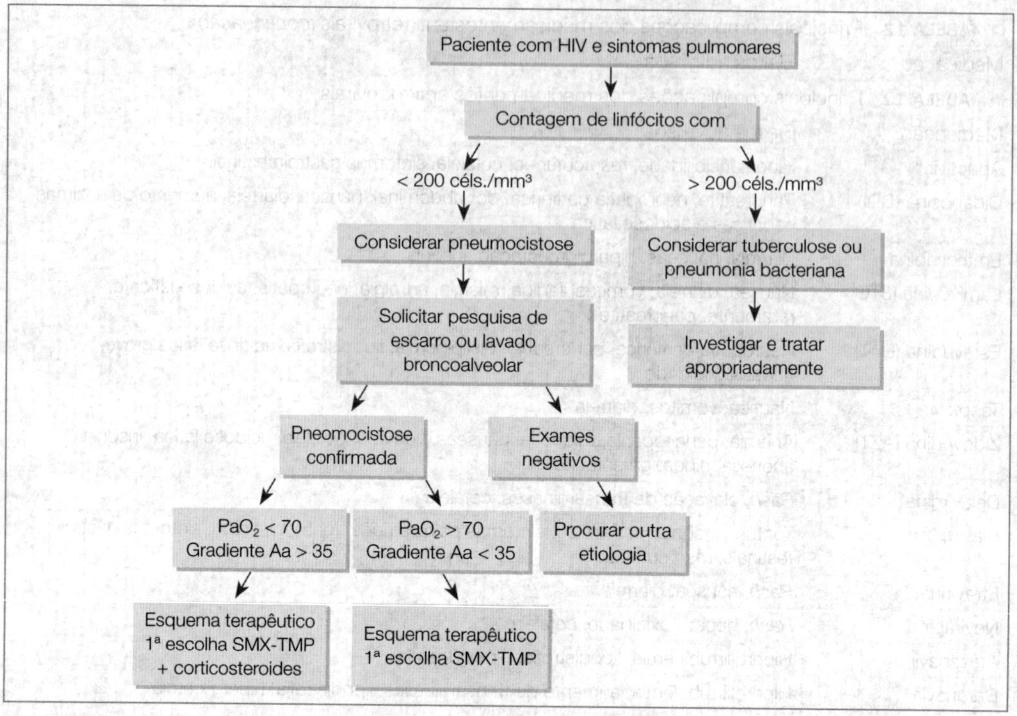

▷ **FIGURA 4** Manejo do paciente HIV positivo com sintomas pulmonares.

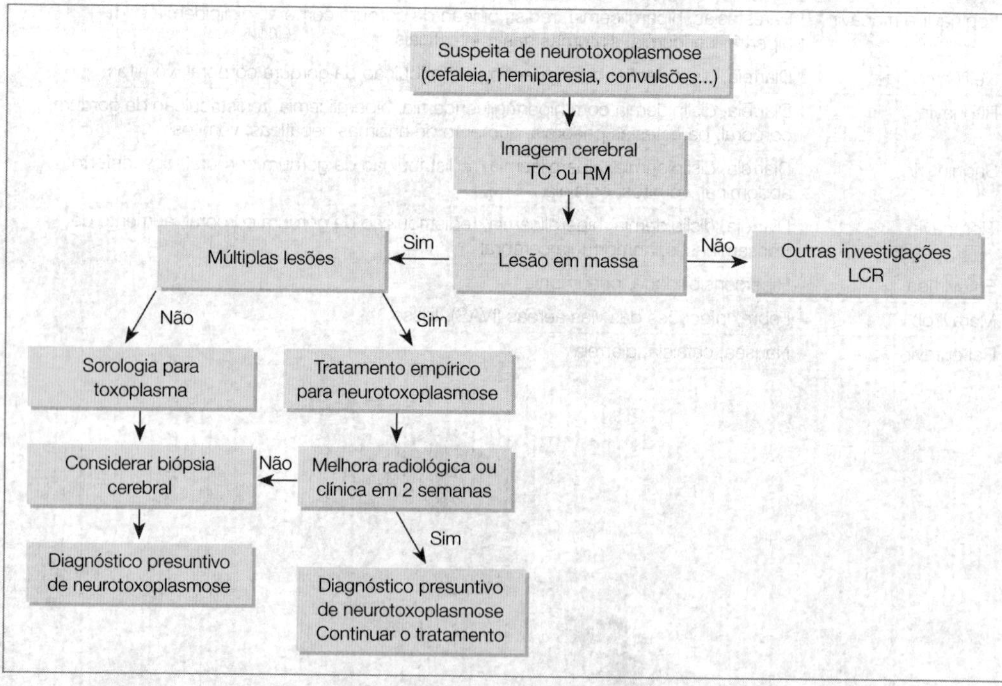

▷ **FIGURA 5** Manejo do paciente com suspeita de neurotoxoplasmose.
LCR: líquido cefalorraquidiano; RM: ressonância magnética; TC: tomografia computadorizada.

LITERATURA RECOMENDADA

1. Barbaro G, Barbarini G. HIV infection and cancer in the era of highly active antiretroviral therapy. Oncol Rep. 2007;17:1121-6.
2. Barbier F, Coquet I, Legriel S, et al. Etiologies and outcome of acute respiratory failure in HIV-infected patients. Intensive Care Med. 2009;35(10):1678-86.
3. Crothers K, Butt AA, Gibert CL, et al. Increased COPD among HIV-positive compared to HIV-negative veterans. Chest. 130(5):1326-33.
4. Frisch G, Biggar RJ, Engels EA, et al. Association of cancer with Aids-related immunosuppression in adults. JAMA. 2001;285:1736-45.
5. Greenberg SD, Frager D, Suster B, et al. Active pulmonary tuberculosis in patients with Aids: spectrum of radiographic findings (including a normal appearance). Radiology. 1994;193(1):115-9.
6. Haines C, Sulkowski MS. Gastrointestinal, hepatobiliary and pancreatic manifestation of human immunodeficiency virus infection. In: Mandell Principles and Practice of Infectious Diseases. 2015.
7. Hirschtick RE, Glassroth J, Jordan MC, et al. Bacterial pneumonia in persons infected with the human immunodeficiency virus. N Engl J Med. 1995;333:845-51.
8. Huang L, Stansell JD. Aids and the lung. Med Clin North Am. 1006;80(4):775-801.
9. Infectious Diseases Society. Guidelines for the prevention and treatment of opportunistic Infections in adults and adolescents with HIV. August 2020.
10. Kaplan JE, Benson C, Holmes KH, et al. Centers for Disease Control and Prevention. Guidelines for the prevention and treatment of opportunistic infections in HIV--infected adults and adolescents. MMWR Recomm Rep. 2009;58(No. RR-4):1-207.
11. Kennedy CA, Goetz MB. Atypical roentgenographic manifestations of Pneumocystis carinii pneumonia. Arch Intern Med. 1992;152(7):1390-8.
12. Mandell LA, Wunderink RG, Ansueto A, et al. Infectious Disease Society of America/American Thoracic Society Consensus Guidelines on the management of community-acquired pneumonia in adults. Clin Infect Dis. 2007;44:S27-S72.
13. Panel on Antiretroviral Guidelines for Adults and Adolescents. Guidelines for the use of antiretroviral agents in HIV-1-infected adults and adolescents. Department of Health and Human Services.
14. Panel on Opportunistic Infections in HIV-Infected Adults and Adolescents. Guidelines for the prevention and treatment of opportunistic infections in HIV-infected adults and adolescents: Recommendations from the Centers for Disease Control and Prevention, the National Institutes of Health, and the HIV Medicine Association of the Infectious Diseases Society of America. Disponível em: http://aidsinfo.nih.gov/contentfiles/lvguidelines/adult_oi.pdf. Acesso em: 21 Jan 2021.
15. Saag MS, et al. Antiretroviral drugs for treatment and prevention of HIV infection in adults 2020 recommendations of the International Antiviral Society – USA Panel. JAMA. 2020;324(16):1651-69.
16. Sax PE, Ard KL. Pulmonary manifestations of human imunodeficiency virus infection. In: Mandell Principles and Practice of Infectious Diseases. 2015.
17. Siddiqui OK, Koralnik IJ. Neurologic diseases caused by human immunodeficiency virus infection and opportunistic infections. In: Mandell Principles and Practice of Infectious Diseases. 2015.
18. Thomas CF Jr., Limper AH. Pneumocystis pneumonia. N Engl J Med. 2004;350:2487.
19. Tokman S, Huang I. Evaluation of respiratory disease in HIV-infected patients. Clin Chest Med. 2013;34(2):191-204.
20. Wallace JM, Hansen NI, Lavange L, et al. Respiratory disease trends in the Pulmonary Complications of HIV Infection Study cohort. Pulmonary Complications of HIV Infection Study Group. Am J Respir Crit Care Med. 1997;155(1):72-80.

55 Infecção pelo vírus Influenza

Rodrigo Antonio Brandão Neto

PONTOS IMPORTANTES

- O diagnóstico de infecção por vírus Influenza deve ser aventado em pacientes com diagnóstico de síndrome gripal associado a síndrome respiratória aguda grave. Além disso, infecção pelo subtipo H1N1 do vírus deve ser suspeitada em todos os pacientes com pneumonia ou quadros respiratórios graves.
- O vírus Influenza subtipo H1N1, comparado a outros subtipos do Influenza, tende a acometer e ser mais sintomático em adultos jovens.
- O quadro clínico da infecção pelos diversos subtipos do vírus Influenza é semelhante; no entanto, manifestações gastrointestinais são mais comuns no subtipo H1N1.
- O diagnóstico de infecção pelo Influenza é feito através de swab nasal ou de aspirado traqueal com Rt-PCR positivo para o vírus.
- O tratamento de medicações antivirais é recomendado em alguns subgrupos de pacientes com infecção por Influenza, embora o benefício seja controverso.
- Tratamento com antibioticoterapia também pode ser indicado em casos graves de pneumonia.

INTRODUÇÃO E DEFINIÇÕES

As primeiras descrições de provável infecção pelo vírus da Influenza ocorreram no século V a.C., quando Hipócrates relatou casos de uma doença respiratória que se manifestou em algumas semanas, sendo associada a significativa morbidade e mortalidade, e depois desapareceu. Historicamente, várias outras epidemias foram atribuídas ao vírus Influenza.

O agente etiológico é hoje denominado *Myxovirus influenzae* ou apenas vírus Influenza, sendo descrito desde 1933. São vírus RNA de hélice única segmentada, pertencentes à família dos Ortomixovírus e subdividem-se nos tipos A, B e C, conforme sua diversidade antigênica, sendo que apenas os dos tipos A e B têm relevância clínica em humanos. Os vírus influenza A apresentam maior variabilidade e são divididos em subtipos de acordo com as diferenças de suas glicoproteínas de superfície, denominadas hemaglutininas (H) e neuraminidases (N). Existem 16 tipos de hemaglutininas, que são enumeradas de H1-H16 e nove tipos de neuraminidases, que são enumeradas de N1-N9. As combinações dessas hemaglutininas e neuraminidases dão o título dos diferentes vírus. São vírus de alta capacidade de adaptação e variabilidade, que lhes permite causar epidemias anuais recorrentes e eventualmente pandemias.

Epidemias pelo vírus H1N1 são descritas recorrentemente, como a gripe espanhola em 1918, responsável por cerca de 50 milhões de mortes. Em

2009, após um triplo rearranjamento do vírus Influenza humano, suíno e aviário, ocorreu uma pandemia com mais de 44.000 casos confirmados e 2.051 mortes, com uma estimativa de um número de casos assintomáticos de cerca de 100 vezes o número de casos sintomáticos. Em 2016, no Brasil, ocorreu uma epidemia por vírus H1N1 com mais de 6.000 casos confirmados e aproximadamente 1.200 óbitos.

Em 2017 ocorreram no Brasil 22.499 notificações de síndrome respiratória aguda grave (SRAG) com 18.036 (80,2%) das amostras processadas. Destas, 14,9% (2.691/18.036) foram classificadas como SRAG por Influenza e 21,3% (3.841/18.036) por outros vírus respiratórios. Dentre os casos de Influenza, 48 (1,8%) eram Influenza A (H1N1), 243 (9,0%) Influenza A não subtipado, 734 (27,3%) Influenza B e 1.666 (61,9%) Influenza A (H3N2).

No final de 2021, o Brasil apresentou uma epidemia de casos de influenza H3N2 com rápida disseminação e pelo menos 5 mortes até o final daquele ano. O surto foi relativamente limitado, com diminuição dos casos em algumas semanas.

ETIOLOGIA E FISIOPATOLOGIA

Uma das principais características do vírus Influenza é sua capacidade de adaptação e sua alta variabilidade, que lhe permite causar epidemias anuais recorrentes e eventualmente pandemias, atingindo todas as faixas etárias em curto espaço de tempo. A natureza fragmentada do material genético do vírus Influenza induz altas taxas de mutação durante a fase de replicação, em especial da hemaglutinina e da neuraminidase, as duas glicoproteínas de superfície do vírus. Essas mutações ocorrem de forma independente e habitualmente provocam o aparecimento de novas variantes para as quais a população ainda não apresenta imunidade, já que a infecção prévia por determinada cepa confere pouca ou nenhuma proteção contra os vírus de surgimento mais recente. Assim, a rápida variação antigênica do vírus Influenza A favorece a permanência contínua de pessoas suscetíveis à infecção pelo vírus na população.

Em geral, as epidemias e pandemias estão associadas ao vírus Influenza A. O vírus apresenta entre suas principais características alta transmissibilidade e maior gravidade entre certos grupos que incluem idosos, crianças, gestantes, imunodeprimidos, cardiopatas e pneumopatas. Outra característica descrita é o fato de poder se apresentar como zoonose entre aves selvagens e domésticas, suínos, focas e equinos que, desse modo, também podem constituir reservatórios dos vírus.

A patogênese da infecção humana pelo novo vírus Influenza A (H1N1) compreende dois eventos:

1. O dano celular primário ou citotóxico direto pela ação viral, por exemplo, dano direto no epitélio respiratório.
2. A liberação de citocinas e mediadores inflamatórios secundários à infecção viral.

As individualidades do hospedeiro, quanto à magnitude da resposta inflamatória e dos mecanismos de defesa citotóxicas, resultam em quadro clínico e gravidade variáveis. Em alguns subgrupos de pacientes que apresentam formas mais graves da doença, detecta-se coinfecção com outros vírus ou infecção bacteriana secundária, o que resulta em altas taxas de morbimortalidade. O quadro clínico depende da interação entre fatores do agente infectante (vírus) e a resposta do hospedeiro (homem). A detecção precoce do caso e o tratamento específico de subgrupos de maior risco podem resultar em redução da gravidade dos sintomas e interrupção da progressão da doença, que pode culminar em resposta inflamatória sistêmica e disfunção orgânica.

ACHADOS CLÍNICOS

Os sintomas dos diferentes tipos de vírus Influenza são similares com mudanças no padrão em pandemias, mas manutenção de certa similaridade.

O subtipo do vírus H1N1, que é o de maior interesse em nosso país, tem período de incubação de 1 a 7 dias (média 1 a 4 dias) com período de transmissão iniciando-se 24 horas antes do início dos sintomas e estendendo-se por 7 dias após. Em crianças, a transmissão pode durar até 14 dias.

Killingley et al. (2012) demonstraram, em um pequeno estudo com 24 pacientes saudáveis, que a taxa de ataque secundário do Influenza chega a 25% entre indivíduos saudáveis que se socializam por 30 horas em um período de 2 dias com pessoas previamente expostas ao vírus (doentes ou não).

Os sintomas mais frequentemente descritos são febre, cefaleia, dor de garganta e tosse. Casos de pneumonia e insuficiência respiratória aguda foram relatados associados a infecção pelo vírus H1N1. Uma série de casos publicada no *New England Journal of Medicine* reportou que em um centro de referência para doenças respiratórias no México, entre 24 de março e 24 de abril de 2009, foram internados 98 pacientes com quadro respiratório agudo; destes, 18 pacientes apresentavam infecção pelo vírus H1N1, 10 pacientes evoluíram com insuficiência respiratória aguda com necessidade de ventilação mecânica invasiva nas primeiras 24 horas de admissão hospitalar, 2 necessitaram de suporte ventilatório invasivo posterior, 9 desses pacientes necessitaram de droga vasoativa e 7 evoluíram para óbito.

Febre ocorre em 70 a 95% dos casos. A Tabela 1 descreve os principais sintomas apresentados por esses pacientes.

Os escores de gravidade de pneumonia podem subestimar a gravidade da pneumonia pelo vírus Influenza, como verificado em pacientes no departamento de emergência do HC-FMUSP, em que a maioria dos pacientes com necessidade de internação e suporte ventilatório apresentava escores de pneumonia PSI 2 ou 3 e CURB-65 de 0 ou 1, enquanto o escore SMART-COP, que desconsidera a idade e utiliza apenas variáveis fisiológicas, apresenta boa performance em estimar gravidade.

A principal complicação da infecção pelo Influenza é a pneumonia, geralmente viral, com coinfecção bacteriana em até 30% dos casos, que pode cursar com hipoxemia significativa e geralmente apresenta acometimento bilateral. As principais complicações da infecção pelo H1N1 são citadas na Tabela 2.

Durante o pico da epidemia em 2009, cerca de 50% dos casos de pneumonia atendidos no HC-FMUSP apresentaram pesquisa positiva para o vírus H1N1, o que não é surpreendente, pois na pandemia de COVID-19 a vasta maioria das pneumonias foi associada ao SARS-CoV-2. Em nosso estudo, os pacientes com infecção pelo H1N1, comparados aos pacientes H1N1 negativos, apresentavam menos comorbidades, idade menor e níveis de DHL aumentados, sendo que a pneumonia foi bilateral em mais de 77% dos casos com H1N1 positivo, em comparação com 25% dos casos com H1N1 negativo. As características das pneumonias associadas ao H1N1 atendidas no HC-FMUSP em 2009 comparadas a outros quadros pneumônicos são apresentadas na Tabela 3.

▷ **TABELA 1** Frequência de sintomas em pacientes com infecção por influenza H1N1 (série de casos CDC dos Estados Unidos)

Sintomas	Frequência
Febre	93%
Tosse	83%
Dispneia	54%
Calafrios	37%
Rinorreia	36%
Mialgia	36%
Odinofagia	31%
Vômitos	29%
Sibilância	24%
Diarreia	24%

EXAMES COMPLEMENTARES

As alterações laboratoriais relatadas na literatura são inespecíficas em relação ao vírus Influenza. A primeira série de casos descrita na literatura citou como alterações o aumento da lactato desidrogenase (LDH) em 100% dos casos. Em nossos pacientes, o LDH foi aumentado em 88% dos pacientes com infecção por H1N1 com pneumonia, sendo mais um marcador de complicações do que de infecção pelo H1N1. Também são descritos aumento da creatinofosfoquinase (CPK) e aumento de transaminases. Linfopenia é um achado também descrito nos diversos estudos; em 427 pacientes na

▷ **TABELA 2** Complicações da infecção pelo vírus influenza H1N1

Exacerbação de condição crônica de base	Miosite, rabdomiólise
Resposta inflamatória sistêmica, sepse	Encefalite, convulsões, mal epiléptico
Sinusite, otite, bronquiolite, asma	Insuficiência renal
Pneumonia, injúria pulmonar aguda, insuficiência respiratória	Disfunção de múltiplos órgãos
Miocardite, pericardite	Óbito

▷ **TABELA 3** Características clínicas de pacientes com pneumonia com ou sem infecção pelo vírus H1N1 internados no HC-FMUSP

Variável	H1N1 positivo	H1N1 negativo	p
	N = 53	N = 52	
Idade (anos)	43 (29-54)	50 (32-67)	0,009
DHL (U/L)	679 (518-1.231)	488 (374-708)	0,001
CPK (U/L)	119 (55-243)	78 (37-149)	NS
Leucócitos (céls./mm³)	6.820 (4.625-9.680)	7.600 (5.570-15.100)	NS
Linfócitos (céls./mm³)	1.100 (650-1.500)	850 (400-1.515)	NS
PaO_2 (mmHg)	55,6 (44-65)	60,2 (52-70)	NS
pH	7,399 (7,35-7,42)	7,394 (7,32-7,42)	NS
Albumina (g/dL)	3,5 (3,1-4,1)	3,3 (2,6-3,6)	0,02
Proteína C-reativa (mg/L)	72 (20-144)	114 (82-185)	0,01
Tempo de sintomas até admissão (dias)	5 (3-7)	4 (2-6,5)	NS
Infiltrado bilateral ao raio X	77,3%	25,0%	< 0,001
Comorbidades	62,2%	80,7%	0,03
Uso de drogas vasopressoras	18,8%	25,0%	NS
Ventilação invasiva	32,0%	30,7%	NS
Escore PSI/PORT	2 (2-3)	4 (2-4,5)	< 0,001
Escore CURB-65	1 (1-1)	1 (1-2)	< 0,001
Escore SMART-COP	3 (1-4)	2 (1-4)	NS
IRA na entrada	13,2%	25,0%	NS
IRA durante a evolução	35,8%	42,3%	NS
Mortalidade hospitalar	9,4%	17,3%	NS
Mortalidade hospitalar + admissão em UTI	52,8%	44,2%	NS

NS: não significativo.

China a linfopenia ocorreu em 68% dos adultos e em 92% das crianças.

Radiografias realizadas no início do quadro são muitas vezes normais, e infiltrado pulmonar pode demorar alguns dias para se tornar evidente. A maioria dos pacientes apresenta padrão de acometimento intersticial bilateral, embora infiltrado alveolar também seja referido na literatura e ocorra em cerca de 20 a 25% dos casos. Por vezes, o infiltrado é tênue e de difícil caracterização em exame de radiografia, mas evidente na tomografia e por vezes tem acometimento extenso em pacientes com radiografia duvidosa (Figuras 1 e 2).

O exame diagnóstico recomendado pela Organização Mundial da Saúde e pelo Center of Diseases Control é a reação em cadeia de polimerase em tempo real ou RT-PCR (rRT-PCR) para Influenza. As amostras clínicas que devem ser coletadas para a realização do teste são preferencialmente de nasofaringe em relação aos coletados via oral. Pacientes intubados devem ser submetidos a coleta de aspirado nasotraqueal ou lavado broncoalveolar. O teste apresenta sensibilidade de 99,3% e especificidade de 92,3%. Outros ensaios moleculares podem substituir o RT-PCR. As sorologias não devem ser realizadas para diagnóstico de influenza.

Uma das preocupações da literatura é a presença de coinfecção, que chegou a ser descrita em 29% dos casos em um estudo de autópsias em pacientes H1N1 positivos. No HC-FMUSP, coinfecção não foi encontrada inicialmente em nenhum paciente, mas ocorreu durante a evolução dos casos, de forma esperada para pacientes submetidos a ventilação invasiva e apresentando acometimento pulmonar extenso.

Uma das principais preocupações no manejo desses pacientes é identificar os pacientes com in-

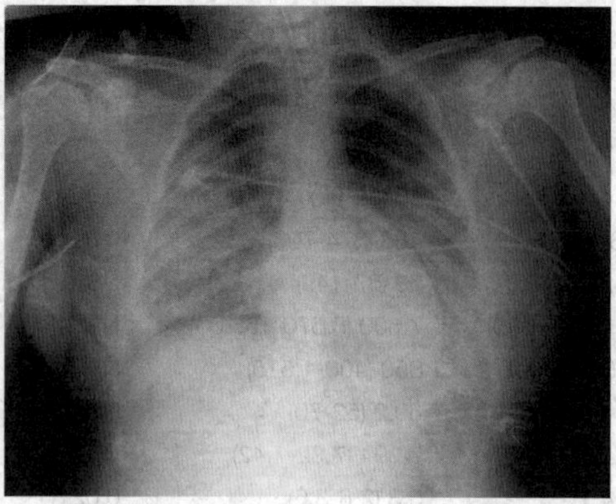

▷ **FIGURA 1** Paciente do sexo feminino de 29 anos de idade sem comorbidades com pneumonia por H1N1.

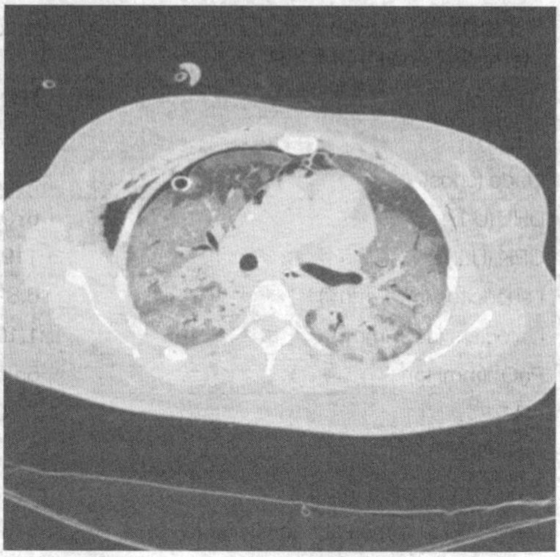

▷ **FIGURA 2** Tomografia da mesma paciente com infiltrado com vidro fosco, consolidação e áreas de parênquima normal. Pode-se perceber dreno de tórax utilizado por pneumotórax que ocorreu durante ventilação mecânica.

dicação de internação hospitalar. Recomendamos a internação para os seguintes pacientes:

A. Instabilidade hemodinâmica.
B. Sinais e sintomas de insuficiência respiratória.
C. Comprometimento pulmonar ao exame radiológico.
D. Hipoxemia, com necessidade de suplementação de oxigênio acima de 3 L/min para manter saturação arterial de oxigênio acima de 90%.
E. Relação PO_2/FiO_2 abaixo de 300, caracterizando lesão pulmonar aguda.
F. Alteração do nível de consciência.
G. Necessidade de atendimento fisioterápico contínuo.
H. Alterações laboratoriais, como elevação significativa de desidrogenase láctica (DHL) e creatinofosfoquinase (CPK) ou alteração da função renal.

▷ **TABELA 4** Alterações laboratoriais em pacientes com infecção por influenza H1N1

Exame	Frequência da alteração
Aumento de ALT	45%
Aumento de AST	44%
Anemia	37%
Leucopenia	20%
Leucocitose	18%
Aumento de LDH	80-90% (em casos graves)
Aumento de CPK	25-30%

DEFINIÇÕES DE CASO

Síndrome gripal

Febre de início súbito, mesmo que referida, acompanhada de tosse ou dor de garganta, e pelo menos um dos seguintes sintomas: cefaleia, mialgia ou artralgia, na ausência de outro diagnóstico específico.

Em crianças com menos de 2 anos de idade, considera-se também como caso de síndrome gripal: febre de início súbito (mesmo que referida) e sintomas respiratórios (tosse, coriza e obstrução nasal), na ausência de outro diagnóstico específico.

Síndrome respiratória aguda grave (SRAG)

Indivíduo de qualquer idade, com síndrome gripal (conforme definição anterior) e que apresente dispneia ou os seguintes sinais de gravidade:

- Saturação de $SpO_2 < 95\%$ em ar ambiente.
- Sinais de desconforto respiratório ou aumento da frequência respiratória avaliada de acordo com a idade.
- Piora nas condições clínicas de doença de base.
- Hipotensão em relação à pressão arterial habitual do paciente.
- Indivíduo de qualquer idade com quadro de insuficiência respiratória aguda, durante período sazonal.

DIAGNÓSTICO DIFERENCIAL

A infecção pelo vírus Influenza é similar à de outros vírus respiratórios, mas usualmente com mais sintomas sistêmicos.

A infecção pelo vírus Influenza H1N1 na pandemia de 2009 acometeu pacientes mais jovens.

Deve-se acrescentar que todos os pacientes com quadros respiratórios graves e pneumonias, mesmo com acometimento unilateral, podem ter infecção pelo vírus H1N1 e devem ser investigados ou tratados dessa forma, minimamente em tempos de pandemia.

TRATAMENTO

O tratamento recomendado para o vírus Influenza é o uso de antivirais, como o oseltamivir e o zanamivir, embora estudos específicos não tenham sido desenvolvidos para verificação de eficácia.

O tratamento é indicado nas seguintes situações:

1. Todos os pacientes com infecção suspeita ou confirmada pelo vírus Influenza A (H1N1) e necessidade de hospitalização.
2. Pacientes de risco para complicações da Influenza, após avaliação médica. Esses pacientes incluem: a) crianças menores de 2 anos; b) adultos com idade maior ou igual a 60 anos; c) gestantes; d) obesos com índice de massa corpórea > 30; e) imunossuprimidos (infecção pelo HIV, transplantados ou pessoas em uso de medicamentos imunossupressores); f) adultos e crianças portadores de doenças crônicas como diabetes, cardiopatias, pneumopatias, hepatopatias, doenças neuromusculares, hematológicas e metabólicas; g) profissionais da saúde e cuidadores de instituições de cuidados a pacientes crônicos.

A dose do oseltamivir é de 75 mg VO a cada 12 horas por 5 dias. O tratamento pode ser prolongado conforme as condições clínicas do paciente e julgamento médico para 7 a 10 dias, sendo que o benefício parece ser maior com uso nas primeiras 48 horas do início dos sintomas. Existe um relato de caso em paciente não respondedor ao oseltamivir e zanamivir, com resposta ao tratamento com peramivir endovenoso.

Outras opções para o tratamento validadas pela diretriz de Influenza em 2018 incluem:

- Zanamivir inalatório: 10 mg (2 inalações de 5 mg) a cada 12 horas por 5 dias.
- Peramivir endovenoso: 600 mg em 15 a 30 minutos em dose única.

Em pacientes com quadro respiratório grave com pneumonia deve ser incluído o tratamento antibiótico de amplo espectro, conforme recomendações de consenso para tratamento de pneumonia. Deve-se considerar que a incidência de superinfecção por *S. aureus* pode chegar a 4% nessa população, e sua cobertura específica pode ser considerada. A introdução de antibioticoterapia também deve ser considerada em pacientes com deterioração clínica de quadro gripal após 3 a 5 dias.

O tratamento de insuficiência respiratória inclui suporte ventilatório, como em outras causas de pneumonia e insuficiência respiratória. Os pacientes com insuficiência respiratória por vírus H1N1 parecem ter particularmente um pulmão difícil de ventilar e com dificuldade de recrutamento. Alguns autores recomendam ventilação prona em pacientes com hipoxemia refratária.

Glicocorticoides não são recomendados de rotina, mas em pacientes com relação PaO_2/FiO_2 < 200 pode ser considerado seu uso como em outras causas de síndrome de angústia respiratória do adulto. O uso de imunoglobulina não é recomendado.

Suporte hemodinâmico pode ser necessário. Algumas medidas experimentais como uso de estatinas e circulação extracorpórea estão em estudo, mas ainda sem evidência indubitável de benefício.

Pacientes sobreviventes parecem recuperar-se sem sequelas respiratórias permanentes.

Os cuidados com esses pacientes incluem isolamento de gotículas, com o uso de máscara cirúrgica pelo paciente.

INDICAÇÕES DE INTERNAÇÃO, TERAPIA INTENSIVA E SEGUIMENTO

Os pacientes com SRAG ou pneumonia em geral necessitam de internação, mas se o paciente não apresentar hipoxemia, acometimento pulmonar extenso ou desconforto respiratório o manejo pode muitas vezes ser ambulatorial. Pacientes com necessidade de suporte ventilatório ou hemodinâmico têm indicação de UTI. A maior parte dos pacientes recupera-se completamente, mas pacientes com sequelas respiratórias podem necessitar de seguimento ambulatorial.

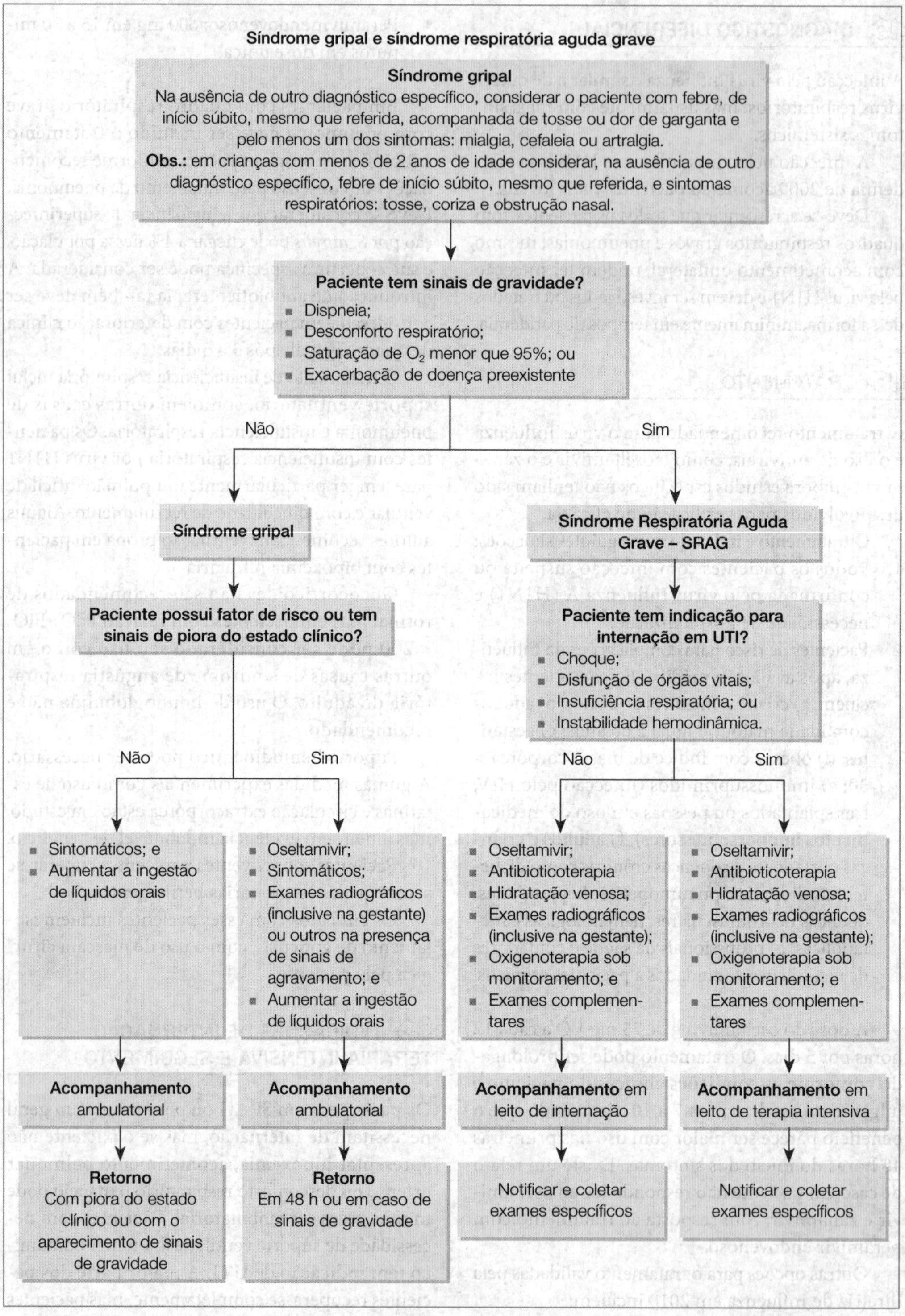

▷ **FIGURA 3** Protocolo de atendimento da síndrome gripal (Ministério da Saúde).

LITERATURA RECOMENDADA

1. Dawood FS, Jain S, Finelli L, et al. Emergence of a novel swine-origin influenza A (H1N1) virus in humans. N Engl J Med. 2009;360:2605.
2. HCFMUSP. Recomendações para o manejo de pacientes com infecção pelo vírus influenza A – HCFMUSP.
3. Padilla RP, Zamboni DL, Ponce de Leon S, et al. Pneumonia and respiratory failure from swine-origin Influenza A(H1N1) in Mexico. N Engl J Med. 2009;361:680-9.
4. United States Centers for Disease Control and Prevention. Interim guidance for clinicians on identifying and caring for patients with swine-origin influenza A (H1N1) virus infection. Disponível em: http://www.cdc.gov/swineflu/identifyingpatients.htm.
5. United States Centers for Disease Control and Prevention. Interim recommendations for clinical use of influenza diagnostic tests during the 2009-10 influenza season. Disponível em: http://www.cdc.gov/h1n1flu/guidance/diagnostic_tests.htm.
6. United States Centers for Disease Control and Prevention. Updated interim recommendations for the use of antiviral medications in the treatment and prevention of influenza for the 2009-2010 season. Disponível em: http://www.cdc.gov/h1n1flu/recommendations.htm.
7. Uyeki T. Antiviral treatment for patients hospitalized with 2009 pandemic influenza A (H1N1). N Engl J Med. 2009;361:e110.
8. Uyeki TM, et al. Clinical Practice Guidelines by the Infectious Diseases Society of America: 2018 update on diagnosis, treatment, chemoprophylaxis and institutional outbreak management of seasonal influenza. Clin Infect Dis. 2019;68(6):1-47.
9. World Health Organization. Human infection with new influenza A (H1N1) virus: clinical observations from Mexico and other affected countries, May 2009. Weekly Epidemiological Record. 2009;84:185. Disponível em: http://www.who.int/wer/2009/wer8421.pdf.
10. Writing Committee of the WHO Consultation on Clinical Aspects of Pandemic (H1N1) 2009 Influenza, Bautista E, Chotpitayasunondh T, et al. Clinical aspects of pandemic 2009 influenza A (H1N1) virus infection. N Engl J Med. 2010;362:1708.
11. Zachary KC. Seasonal influenza in adults: Treatment. www.uptodate.com 2022. Acesso em 10 fev 2022.

56 Infecção pelo SARS-CoV-2 (COVID-19)

Rodrigo Antonio Brandão Neto
Lucas Oliveira Marino
Julio Flávio Meirelles Marchini
João Carlos Geber
Júlio César Garcia de Alencar
Glaura Souza Alvarenga

PONTOS IMPORTANTES

- O diagnóstico de COVID-19, considerando sua alta prevalência na atual pandemia, deve ser considerado em qualquer paciente com febre, sintomas respiratórios e mesmo sintomas como anosmia e disgeusia.
- O risco individual associado com o vírus é relativamente baixo, mas devido à enorme prevalência representa um grande número de mortes. A mortalidade é associada com idade e comorbidades, com mortalidade em crianças com menos de 10 anos de idade tendendo a 0%.
- O quadro clínico é variado, mas as principais complicações são pneumonia e insuficiência respiratória. Os pacientes apresentam infiltrado bilateral, vidro fosco, com acometimento inicialmente periférico que pode rapidamente evoluir com piora da rápida.
- A doença pode ter múltiplos acometimentos, sendo muito frequente tromboembolismo venoso, atingindo mais de 10% dos pacientes hospitalizados.
- A doença apresenta progressão em dias, com a piora do acometimento pulmonar ocorrendo após o décimo dia na maioria dos casos que evoluem com insuficiência respiratória.
- O diagnóstico de infecção é feito por meio de *swab* nasal e, em pacientes em ventilação mecânica com aspirado traqueal com RT-PCR positivo para o vírus, o uso de amostras de lavado broncoalveolar é complicado pelo potencial de geração de aerossol. A sorologia pode ser utilizada em pacientes com mais de 7 dias de sintomas.
- O atendimento de pacientes com suspeita de COVID-19 deve seguir as medidas de precauções, com uso de máscara N95 e paramentação adequada.
- Os glicocorticoides se mostraram benéficos em pacientes com necessidade de oxigenioterapia.
- Tratamento com antibioticoterapia também é indicado apenas em casos de sepse ou suspeita de outra etiologia de pneumonia.
- Não existe ainda tratamento específico com benefício comprovado.

INTRODUÇÃO E DEFINIÇÕES

A partir de 8 de dezembro de 2019, vários casos de pneumonia de etiologia desconhecida foram relatados em Wuhan, na província de Hubei, China. A maioria dos pacientes trabalhava ou morava no mercado atacadista local de frutos do mar, onde animais vivos também estavam a venda. Esses pacientes desenvolveram sintomas graves de infecção respiratória aguda, com alguns desenvolvendo rapidamente a síndrome do desconforto respiratório agudo (SDRA), insuficiência respiratória aguda e outras complicações. Em

7 de janeiro, um novo coronavírus foi identificado pelo Centro Chinês para Controle e Prevenção de Doenças (CDC) a partir da amostra de esfregaço na garganta de um paciente e posteriormente foi nomeado 2019-nCoV pela Organização Mundial da Saúde (OMS), sendo depois novamente renomeado como COVID-19. Em 13 de janeiro foi confirmado o primeiro caso fora da China (Tailândia) em um paciente com viagem recente a Wuhan e, no dia 30 do mesmo mês, a OMS declarava emergência global após casos reportados nos Estados Unidos, Japão, Nepal, França, Austrália, Malásia, Cingapura, Coreia do Sul, Vietnã e Taiwan. O primeiro óbito fora da China foi confirmado em 2 de fevereiro nas Filipinas. Em pouco tempo a doença se alastrou pelo mundo, se tornando em muitos países a maior causa de morte no ano de 2020.

MICROBIOLOGIA

Os coronavírus são vírus pertencentes à ordem *Nidovirales*, segundo a classificação do Comitê Internacional de Taxonomia de Vírus. São membros da família *Coronaviridae* e subfamília *Coronaviridae*. Esta última consiste em quatro gêneros, que são *Alphacoronavirus*, *Betacoronavirus*, *Deltacoronavirus* e *Gammacoronavirus*. Os alfa e betacoronavírus infectam apenas mamíferos e causam, usualmente, infecções de trato respiratório em humanos e gastroenterite em animais. Duas epidemias importantes por coronavírus, que foram associadas ao coronavírus da síndrome respiratória aguda grave (SARS-CoV) e coronavírus da síndrome respiratória do Oriente Médio (MERS-CoV), causaram mais de 10.000 casos de infecção sintomática nas últimas duas décadas, com taxas de mortalidade de 10% para SARS-CoV e 37% para MERS-CoV.

EPIDEMIOLOGIA

Os estudos indicam que cerca de 42% dos pacientes atingidos que necessitam de hospitalização são do sexo feminino, e a mediana dos primeiros casos

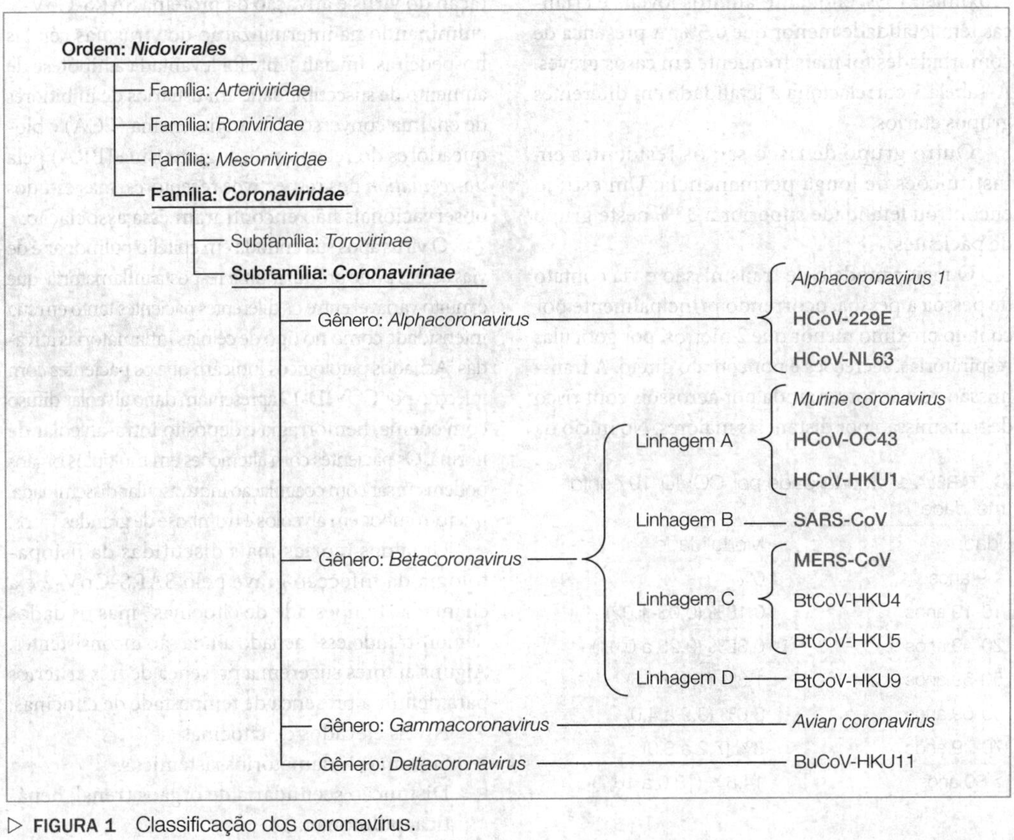

▷ **FIGURA 1** Classificação dos coronavírus.

era de 47 anos de idade, mas os pacientes que desenvolvem doenças graves apresentam mediana de idade de 52 anos e pacientes com necessidade de UTI apresentam mediana de idade de 63 anos de idade.

Até as 17 horas do dia 20/10/2021 já eram computados 241.918.276 casos com 4.919.134 mortes pelo mundo. No Brasil foram 21.664.879 casos com 603.902 mortes com uma letalidade de 2,8%. Deve-se lembrar que a letalidade é hiperestimada, considerando o grande número de pacientes assintomáticos ou não testados com a doença.

Considerando que os critérios para teste para o COVID-19 foram diferentes em todo o mundo e que a infecção provavelmente é assintomática em grande número de casos, é provável que a letalidade seja várias vezes menor, mas a quantidade de casos provavelmente é significativamente maior. A real extensão destes números ainda é desconhecida. Um estudo da revista *Science* estimou que cerca de 86% das infecções não são documentadas ou são assintomáticas.

Os idosos são um grupo de risco com letalidade próxima a 15%, enquanto adultos jovens e crianças têm letalidade menor que 0,5%. A presença de comorbidades foi mais frequente em casos graves. A Tabela 1 correlaciona a letalidade em diferentes grupos etários.

Outro grupo de risco são os residentes em instituições de longa permanência. Um estudo encontrou letalidade superior a 33% neste grupo de pacientes.

O maior modelo de transmissão é via contato de pessoa a pessoa, ocorrendo principalmente por contato próximo menor que 2 metros, por gotículas respiratórias, secreções e por contato direto. A transmissão pode ocorrer ainda por aerossóis com risco de transmissão por distâncias maiores. No início da pandemia se falava de transmissão via alimentar, mas parece ser uma forma bem menos comum de contaminação. A contaminação de superfícies também pode ser uma forma de transmissão.

▷ **TABELA 1** Mortalidade por COVID-19 conforme idade

Idade	Mortalidade
≤ 9 anos	0%
10-19 anos	0,18% (0,03-1,02)
20-49 anos	0,32% (0,25 a 0,41)
50-59 anos	1,3% (1,1 a 1,5)
60-69 anos	3,6% (3,2 a 4,0)
70-79 anos	8% (7,2 a 8,9)
≥ 80 anos	14,8% (13,0 a 16,7)

ETIOLOGIA E FISIOPATOLOGIA

Os coronavírus são vírus de RNA de fita simples e envelopados, encontrados em humanos e outros mamíferos, como cães, gatos, galinhas, gado, porcos e pássaros. O diâmetro do SARS-CoV-2 varia entre 60 e 140 nm, com proteínas na superfície que fazem projeções de 9 a 12 nm, o que dá um aspecto de coroa solar.

As células epiteliais nasais e brônquicas, bem como pneumócitos, são alvos do vírus e a interação se dá pela proteína estrutural *spike* (SARS-CoV-S) que se liga ao receptor da enzima conversora de angiotensina 2 (ACE2). Tanto a ACE2 quanto uma protease serina tipo 2 (PSTT2) são expressas em células-alvo do hospedeiro, principalmente células epiteliais alveolares do tipo II. Por meio da atividade da PSTT2 e da clivagem da ACE2 ocorrem a captação do vírus e ativação da proteína SARS-CoV-S, culminando na internalização do vírus nas células hospedeiras. Inicialmente foi levantada a hipótese de aumento de suscetibilidade em usuários de inibidores de enzima conversora da angiotensina (ECA) e bloqueadores do receptor de angiotensina (BRA) pela *up-regulation* dos respectivos receptores, mas estudos observacionais não encontraram essa associação.

O vírus após sua entrada em epitélio pulmonar e de vias aéreas pode produzir uma resposta inflamatória, que é muito variável entre os diferentes pacientes tanto em sua intensidade como no tipo de células inflamatórias ativadas. Achados patológicos indicam que os pacientes com infecção por COVID-19 apresentam dano alveolar difuso com edema, hemorragia e depósito intra-alveolar de fibrina. Os pacientes com alterações em múltiplos órgãos podem cursar com coagulação intravascular disseminada, microtrombos em alvéolos e trombose de grandes vasos.

Uma das teorias mais discutidas da fisiopatologia da infecção grave pelo SARS-CoV-2 é a chamada "tempestade de citocinas", mas os dados demonstrando esse achado ainda são inconsistentes. Alguns autores sugerem a presença de três critérios para definir a presença de tempestade de citocinas:

- Níveis elevados de citocinas.
- Sintomas inflamatórios sistêmicos.
- Disfunção secundária de órgãos (renal, hepática, pulmonar...).

O aumento de IL-6 em alguns estudos está associado à gravidade da doença e alvos terapêuticos com objetivo de neutralizar a ação dessas interleucinas, como o tolicizumab, têm sido estudados para esse objetivo.

VARIANTES DE PREOCUPAÇÃO E OUTRAS DE INTERESSE ATUAIS

A Organização Mundial da Saúde classifica como Variantes de Preocupação (*Variants of concern*) as seguintes linhagens com acúmulo de mutações em relação à variante original:

- Alfa – linhagem B.1.1.7. Inicialmente descrita na Inglaterra em setembro de 2020 com dados de aumento de sua transmissibilidade e maior gravidade.
- Beta – linhagem B.1.351. Inicialmente descrita na África do Sul em setembro de 2020 com dados de aumento de sua transmissibilidade e maior gravidade.
- Gamma – linhagem P.1. Inicialmente descrita no Brasil em dezembro de 2020 com dados de aumento de sua transmissibilidade e maior gravidade.
- Delta – linhagem B.1.617.2. Inicialmente descrita na Índia também em dezembro de 2020 com dados de aumento de sua transmissibilidade e maior gravidade.
- Ômicron – linhagem B.1.1.529. Inicialmente descrita na África do Sul e Botswana em novembro de 2021 com dados de aumento de sua transmissibilidade, mas menor gravidade (inclusive em estudos controlando para estado vacinal). Também conhecida como linhagem BA.1. A linhagem BA.1 tem 60 mutações, incluindo 8 mutações sinônimas. 36 dessas mutações são na proteína spike, incluindo a deleção 69-70, que é usada como em PCR específico para detectar a ômicron. Existem ainda as sublinhagens BA.1.1, BA.2 e BA.3. A linhagem BA.1.1 tem uma mutação adicional (R346K), mas poucos casos. A linhagem BA.2 vem crescendo de forma importante. Possui uma transmissibilidade maior ainda que a BA.1, ultrapassando-a em alguns países que fazem o controle, como a Dinamarca e a Índia. Foi chamada de variante oculta (*stealth*) porque não tem a deleção 69-70 usada para detectar a ômicron através do PCR mencionado acima. Possui várias mutações a menos que a BA.1, mas outras adicionais específicas dela. A BA.2 tem intervalo serial (intervalo entre sintomas do caso primário e caso secundário) mais curto que BA.1 (3,2 dias vs. 3,7 dias). A agência britânica de segurança sanitária também detectou uma versão recombinante delta-ômicron.

ACHADOS CLÍNICOS

A infecção pode ser assintomática em um grande número de casos. Estudos de coorte sugerem 30-40% de infecções assintomáticas, mas não houve seguimento longitudinal para verificar o aparecimento de sintomas e estudos sugerem que os sintomas aparecem após 4 dias da aquisição da infecção. Em um estudo em que todos os passageiros de um cruzeiro foram rastreados para infecção pelo COVID-19, cerca de 19% dos pacientes testaram positivo e 58% eram assintomáticos no momento do rastreamento. Deve-se ainda lembrar que mesmo pacientes assintomáticos podem ter anormalidades objetivas; em um estudo, 50% dos pacientes assintomáticos que testaram positivo para infecção pelo COVID-19 apresentavam anormalidades na tomografia de tórax (TC).

A grande maioria das infecções (> 80%) é considerada leve, doença grave com hipoxemia ou comprometimento pulmonar maior que 50% ocorre em cerca de 15% dos casos e a letalidade varia muito em cada país, mas em média é de 2,0 a 2,5%, sendo provavelmente menor que 1%, considerando o grande número de casos não confirmados por testes e infecções assintomáticas.

O tempo de início dos sintomas até o aparecimento de manifestações significativas que indicam a internação é de 5 a 7 dias. As duas primeiras séries de manifestações clínicas publicadas da doença apresentavam, respectivamente, 99 e 41 casos.

Na série de 99 casos a maioria dos pacientes era do sexo masculino (68%) e a mediana da idade era de 55 anos de idade. Na admissão, a maioria dos pacientes apresentava febre ou tosse e um terço dos pacientes apresentava falta de ar. Outros sintomas incluíram mialgias, cefaleia, confusão, dor torácica e diarreia. Muitos pacientes apresentaram disfunção orgânica, incluindo 17 (17%) com SDRA, oito (8%) com lesão respiratória aguda, três (3%) com lesão renal aguda, quatro (4%) com choque séptico e um (1%) com pneumonia associada à ventilação mecânica. As manifestações clínicas são resumidas na Tabela 2.

▷ **TABELA 2** Características clínicas e tratamento de pacientes com pneumonia COVID-19

▪ Febre: 83%
▪ Tosse: 82%
▪ Dispneia: 31%
▪ Mialgias: 11%
▪ Confusão mental: 9%
▪ Cefaleia: 8%
▪ Dor de garganta: 5%
▪ Rinorreia: 4%
▪ Dor torácica: 2%
▪ Diarreia: 2%
▪ Náusea e vômito: 1%
▪ Pneumonia unilateral: 25%
▪ Pneumonia bilateral: 75%
▪ Opacidades e infiltrado em vidro fosco: 14%

Na segunda coorte de 41 pacientes também a maioria dos pacientes eram do sexo masculino (73%), com cerca de 50% apresentando comorbidades associadas. Os sintomas mais comuns no início do quadro foram febre (98%), tosse (76%) e mialgia ou fadiga (44%). Mais da metade dos pacientes (55%) desenvolveu dispneia. A duração mediana do início da doença à dispneia foi de 8,0 dias. O tempo médio desde o início dos sintomas até a primeira internação hospitalar foi de 7,0 dias.

Por final, um estudo compilou o dado de 1.099 pacientes com infecção confirmada pelo COVID-19 de 522 hospitais na China. A média de idade foi 47 anos, com 41,9% dos pacientes do sexo feminino. Destes casos, 6,1% tiveram desfecho de ou internação em UTI, necessidade de ventilação invasiva ou morte. Febre ocorreu em 89% dos casos e tosse em 67,8% dos pacientes e o achado de imagem mais comum foi opacidade em vidro fosco, que ocorreu em aproximadamente 57% dos casos.

Na nossa coorte de pacientes hospitalizados com pneumonia secundária à COVID-19, os sintomas mais comuns foram dispneia (76%), tosse (74%), febre na apresentação (45%) e mialgia (39%). A Tabela 3 resume os achados clínicos encontrados em nossos pacientes, comparando pacientes sobreviventes e pacientes que evoluíram para óbito.

▷ **TABELA 3** Características dos 506 pacientes com pneumonia por COVID-19 hospitalizados no Departamento de Emergência do HCFMUSP

Variável	Todos os pacientes	Sobreviventes	Não sobreviventes	P
N	506	353	153	
Idade	60,1±15,1	57,4±14,6	66,2±14,4	< 0,0001
Sexo feminino	216 (42,7%)	148 (41,9%)	68 (44,4%)	0,599
Sintomas na apresentação				
Dispneia	385 (76,1%)	267 (75,6%)	118 (77,1%)	0,719
Tosse	376 (74,3%)	270 (76,5%)	106 (69,3%)	0,088
Mialgias	197 (38,9%)	159 (45,0%)	38 (24,8%)	< 0,0001
Dor de garganta	75 (14,8%)	60 (17%)	15 (9,8%)	0,036
Rinorreia	80 (15,8%)	56 (15,9%)	24 (15,7%)	0,96
Diarreia	88 (17,4%)	66 (18,7%)	22 (14,4%)	0,239
Náuseas	97 (19,2%)	73 (20,7%)	24 (15,7%)	0,19
Cefaleia	128 (25,3%)	105 (29,8%)	23 (15,0%)	< 0,0001
Disgeusia	117 (23,1%)	102 (28,9%)	15 (9,8%)	< 0,0001
Anosmia	99 (19,6%)	85 (24,1%)	14 (9,2%)	< 0,0001
Febre	231 (45,7%)	166 (47,0%)	65 (42,5%)	0,346
Comorbidades				
Nenhuma	112 (22,1)	88 (24,9%)	24 (15,7%)	0,0036
1 comorbidade	145 (28,7%)	104 (29,5%)	41 (26,8%)	–
2 comorbidades	142 (28,1%)	88 (24,9%)	54 (35,3%)	–
3 comorbidades	69 (13,6%)	50 (14,2%)	19 (12,4%)	–

(continua)

▷ **TABELA 3** Características dos 506 pacientes com pneumonia por COVID-19 hospitalizados no Departamento de Emergência do HCFMUSP

Variável	Todos os pacientes	Sobreviventes	Não sobreviventes	P
Comorbidades				
≥ 4 comorbidades	38 (7,5%)	23 (6,5%)	15 (9,8%)	–
Hipertensão	280 (55,3%)	192 (54,4%)	88 (57,5%)	0,516
Diabetes	181 (35,8%)	119 (33,7%)	62 (40,5%)	0,142
Tabagismo	144 (39,2%)	100 (36,5%)	44 (47,3%)	0,065
Diálise	15 (3,0%)	8 (2,3%)	7 (4,6%)	0,16
Insuficiência cardíaca	39 (7,7%)	25 (7,1%)	14 (9,2%)	0,423
DPOC	15 (3,0%)	5 (1,4%)	11 (7,2%)	0,002
Asma	22 (4,4%)	14 (4,0%)	10 (6,5%)	0,522
Câncer (n = 506)	39 (7,7%)	18 (5,1%)	21 (13,7%)	0,001
Transplante de órgãos sólidos (n = 506)	16 (3,2%)	8 (2,3%)	8 (5,2%)	0,08
LES (n = 506)	5 (1,0%)	5 (1,4%)	0 (0%)	0,139
HIV (n = 506)	7 (1,4%)	4 (1,1%)	3 (2,0%)	0,464
Medicações				
IECAs (n = 478)	87 (18,2%)	70 (20,6%)	17 (12,3%)	0,034
Bloqueadores de angiotensina (n = 473)	86 (18,2%)	68 (20,1%)	18 (13,3%)	0,084
Imunossuppressores (n = 428)	21 (4,9%)	14 (4,5%)	7 (6,0%)	0,51
AINEs (n = 428)	39 (9,1%)	31 (9,9%)	8 (6,9%)	0,331

AINES: anti-inflamatórios não esteroidais; DPOC: doença pulmonar obstrutiva crônica; LES: lúpus eritematoso sistêmico.

As principais comorbidades associadas a aumento de morbidade e mortalidade em pacientes com COVID-19 estão apresentadas nas Tabelas 4 e 5.

▷ **TABELA 4** Comorbidades relacionadas a doença grave

▪ Doença cardiovascular
▪ *Diabetes mellitus*
▪ Hipertensão arterial sistêmica
▪ Doença crônica pulmonar (asma não é associada a piores desfechos)
▪ Câncer (especialmente malignidades hematológicas, pulmão e doença metastática)
▪ Doença renal crônica
▪ Obesidade
▪ Tabagismo

Uma diferença marcante entre a infecção pelo COVID-19 e a influenza H1N1 é a pequena porcentagem de pacientes com sintomas de vias aéreas superiores, com dor de garganta ocorrendo em cerca de 15% dos pacientes com infecção pelo COVID-19 comparados a 35 a 50% dos pacientes com infecção pelo p-H1N1 2009 e coriza ocorrendo em menos de 10% dos pacientes com infecção pelo COVID-19, comparados a 35 a 80% dos pacientes com infecção pelo p-H1N1 2009. Sintomas gastrointestinais podem ocorrer em até 10 a 12% dos pacientes, com diarreia sendo relatada em cerca de 5% dos casos. Um estudo demonstrou que até 20% dos pacientes com infecção pelo COVID-19 tiveram acometimento cardíaco.

Sintomas descritos incluem ageneusia e anosmia, mas estudos sistematizados não foram publicados descrevendo a frequência desses sintomas. Um estudo retrospectivo citou esses sintomas em 5 a 6% dos pacientes; em nossa série, esses sintomas ocorreram em 19% e 23% dos pacientes. Um relato de casos descreveu rabdomiólise associada a infecção por COVID-19.

As manifestações da COVID-19 se correlacionam com o tempo de sintomas. Os estudos que avaliaram essa correlação verificaram:

- Dispneia aparece com 6 a 8 dias.
- Tosse aparece no início do quadro e persiste usualmente por 3 semanas.
- Febre está presente na maioria dos casos, mas pode não ocorrer na instalação dos quadros, tendendo a durar até 14 dias.

▷ **TABELA 5** Fatores de risco para COVID-19, estabelecidos pela literatura

Fatores de risco estabelecidos
▪ Anemia falciforme
▪ Câncer
▪ Doença renal crônica
▪ Imunossuprimido por transplante de órgão sólido
▪ Obesidade (IMC > 30 kg/m²)
▪ Gestante
▪ Doença cardiovascular importante
– Insuficiência cardíaca
– Doença arterial coronariana
– Cardiomiopatias
▪ Tabagismo
▪ *Diabetes mellitus* tipo 2
Possíveis fatores de risco
▪ Asma
▪ Doença cerebrovascular
▪ Fibrose cística
▪ Hipertensão ou altos níveis pressóricos
▪ Imunossuprimido por transplante de células hematopoiéticas, HIV, corticoides ou outros agentes imunossupressores, outras imunodeficiências
▪ Doença hepática
▪ Demências e outras condições neurológicas
▪ Sobrepeso (IMC entre 25 e 30 kg/m²)
▪ Fibrose pulmonar
▪ Talassemia
▪ *Diabetes mellitus* tipo 1

- Necessidade de internação em UTI em 10 a 12 dias de evolução.
- Síndrome do desconforto respiratório agudo ocorre com 10 a 12 dias de evolução na maioria dos casos.

Em nossa série também conseguimos correlacionar a evolução dos pacientes com o tempo de sintomas, como podemos observar na Figura 2.

OUTRAS MANIFESTAÇÕES

Além das manifestações respiratórias foram descritas outras complicações da infecção pelo COVID-19:

Manifestações neurológicas

Os sintomas neurológicos mais comuns no COVID-19 são cefaleia, anosmia e ageusia. Outros achados neurológicos incluem acidente vascular cerebral (AVC), alteração da consciência, coma, convulsão e encefalopatia. Cefaleia é uma das queixas iniciais mais comuns em pacientes com COVID-19; pouco se sabe sobre sua associação fisiopatológica com COVID-19. Mecanismos neuroinflamatórios mediados por citocinas e quimiocinas que têm como alvo neurônios sensoriais nociceptivos podem fazer parte desta fisiopatologia.

A prevalência de anosmia e ageusia varia amplamente na literatura, desde menos de 5% a mais de 20%, com séries na Alemanha referindo mais de 85% dos pacientes com disfunção olfativa e gustativa; dos pacientes sem congestão nasal, 79,7% tinham alteração do cheiro. No COVID-19, a anosmia normalmente não é acompanhada por edema nasal ou rinite e parece ser um sintoma precoce e preditor de evolução benigna.

Foi relatada alteração da consciência em 37% dos pacientes hospitalizados com COVID-19 no estudo de Mao et al. em Wuhan. Existem vários mecanismos possíveis de consciência alterada em pacientes com COVID-19, incluindo infecção direta e dano do parênquima, encefalopatia metabólica tóxica e convulsões, entre outros fatores.

A característica marcante da encefalopatia pelo COVID-19 é a atenção prejudicada e os pacientes podem apresentar confusão, letargia, delírio ou coma. Não existe evidência direta de encefalite secundária a SARS-CoV-2.

Os pacientes com COVID-19 apresentam aumento do risco de doença cerebrovascular. A fisiopatologia do aumento do risco de doença cerebrovascular nestes pacientes é provavelmente multifatorial. Casos graves são caracterizados por marcadores inflamatórios elevados e hipercoagulabilidade em comparação com casos moderados e com maior probabilidade de AVC.

A síndrome de Guillain-Barré (SGB), também conhecida como polineuropatia desmielinizante inflamatória aguda, pode ocorrer após uma doença gastrointestinal ou respiratória. Relatos de SGB em pacientes com COVID-19 apareceram em diferentes séries de casos.

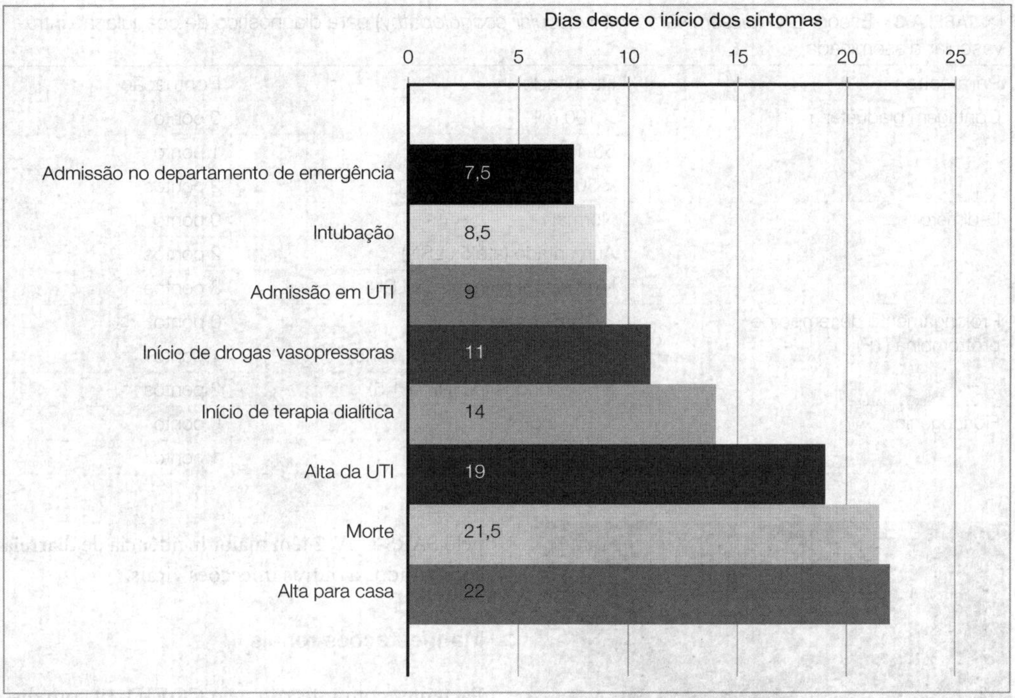

▷ **FIGURA 2** Evolução temporal dos pacientes com pneumonia por COVID-19.

Manifestações hematológicas

Linfopenia e leucopenia estão descritas na seção de exames complementares e plaquetopenia moderada < 100.000/mm^3 provavelmente é indicador de gravidade. Estudos sugerem que uma alta proporção de plaquetas/linfócitos pode indicar uma tempestade de citocinas mais pronunciada, devido à maior ativação plaquetária.

Os distúrbios da coagulação são encontrados com relativa frequência entre os pacientes com COVID-19, especialmente entre aqueles com doença grave, com mais de 45% dos pacientes com D-dímero elevado e 40% dos pacientes em nossa série com D-dímero > 3.000 mg/dL, e os níveis de D-dímero são associados com maior gravidade. Alterações de tempo de protrombina elevado e tempo de tromboplastina parcial ativada aumentado (TTPA) foram também associadas a doença mais grave.

Os pacientes com infecção grave pelo COVID-19 evoluem frequentemente com coagulação intravascular disseminada (CIVD), devido à desregulação imunológica e disfunção endotelial. O escore DIC (*disseminated intravascular coagulopathy*) pode ser utilizado para este propósito. Ele é sumarizado na Tabela 6. Escore maior que 4 é compatível com CIVD.

O risco de tromboembolismo venoso (TEV) em pacientes hospitalizados com COVID-19 é aumentado. A taxa de TEV sintomático em pacientes hospitalizados agudamente doentes pode ser > 10%.

O diagnóstico precoce de tromboembolismo pulmonar (TEP) em pacientes com COVID-19 com manifestações clínicas de deterioração súbita da oxigenação, dificuldade respiratória ou hipotensão é de grande importância para a melhora dos desfechos clínicos.

Manifestações hepáticas

A lesão hepática na COVID-19 ocorre com incidência muito variável nas diferentes casuísticas. A maioria dos casos é leve, de resolução espontânea e tem predomínio hepatocelular. Em um estudo com 69 pacientes realizado por Wang et al., 23 apresentaram ALT elevado (33%) e 19 apresentaram AST elevado (28%). Aumento de transaminases é mais frequente em pacientes graves do que em não graves.

▷ **TABELA 6** Escore DIC (*disseminated intravascular coagulopathy*) para diagnóstico de coagulação intravascular disseminada

Parâmetro	Resultado	Pontuação
Contagem plaquetária	> 100 mil	0 ponto
	50-100 mil	1 ponto
	< 50 mil	2 pontos
D-dímero	Normal	0 ponto
	Aumentado (até 5x LSN)	2 pontos
	Muito aumentado (≥ 5x LSN)	3 pontos
Prolongamento de tempo de protrombina (TP)	< 3 segundos	0 ponto
	3-6 segundos (ou INR 1,3-1,5)	1 ponto
	≥ 6 segundos (ou INR ≥ 1,5)	2 pontos
Fibrinogênio	> 100 mg/dL	0 ponto
	≤ 100 mg/dL	1 ponto

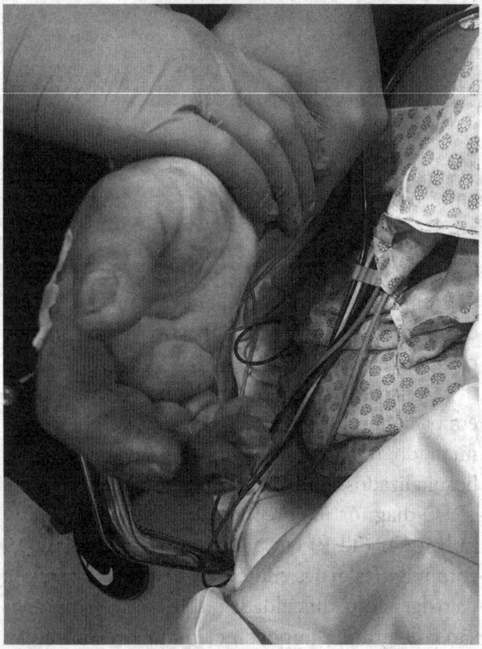

▷ **FIGURA 3** Lesões perniose-*like* em pacientes com infecção por COVID-19.

Manifestações gastrointestinais

SARS-CoV-2 pode apresentar tropismo gastrointestinal. Há substrato biológico para penetração direta dos vírus em enterócitos, uma vez que essas células expressam o receptor viral de entrada em células humanas ACE2. Pacientes com infecção pelo SARS-CoV-2 têm maior incidência de diarreia comparados a outras infecções virais.

Manifestações renais

Pacientes com infecção pelo COVID-19 com disfunção renal têm evolução mais grave, mas não existem até o momento evidências de ação direta do vírus nos rins e trato genitourinário.

Manifestações cutâneas

Diversas manifestações cutâneas têm sido descritas no contexto da infecção por COVID-19, incluindo lesões exantematosas, lesões vasculares e livedo reticular, entre outras.

Em particular, acrocianose, livedo reticular e lesões perniose-*like* foram descritos em pacientes com COVID-19 e alguns autores usam o termo "*COVID fingers*". Os pacientes apresentam pápulas eritematovioláceas, edematosas, nas áreas acrais, sendo os pés o local mais envolvido. Essas lesões podem ter associação com microtromboses cutâneas.

Doença inflamatória multissistêmica em crianças

Em crianças, a infecção pelo SARS-CoV-2 é quase sempre leve, com mortalidade tendendo a zero. Algumas crianças apresentam quadro semelhante à doença de Kawasaki incompleta ou síndrome de choque tóxico. A sua fisiopatologia não é conhecida, mas acredita-se que tenha relação com desregulação imune com resposta inflamatória exagerada.

Achados clínicos nas séries de casos descrevem febre persistente, dor abdominal, diarreia, *rash*, mialgias, sintomas neurocognitivos, linfadenopatia e artralgia com edema de mãos. Pacientes com a forma mais grave da doença evoluem com choque, disfunção miocárdica, disfunção renal e hepática. Cerca de 40 a 50% dos pacientes preenchem critérios diagnósticos para doença de Kawasaki.

Os critérios diagnósticos do CDC para a doença são (todos os 4 critérios devem ser atendidos):

1. Idade < 21 anos.
2. Apresentação clínica consistente com todos os seguintes:
   - A. Febre > 38°C por ≥ 24 horas ou relato de febre com duração ≥ 24 horas.
   - B. Evidência laboratorial de inflamação:
     - Aumento de PCR.
     - Aumento de VHS.
     - Aumento de fibrinogênio.
     - Aumento de procalcitonina.
     - Aumento de dímero-D.
     - Aumento de ferritina.
     - Aumento de LDH.
     - Aumento de IL-6.
     - Neutrofilia.
     - Linfopenia.
     - Hipoalbuminemia.
   - C. Envolvimento multissistêmico com 2 ou mais sistemas ou órgãos envolvidos:
     - Cardiovascular (choque, troponina elevada, BNP elevado, ecocardiograma anormal, arritmias).
     - Respiratório (pneumonia, SDRA, embolia pulmonar).
     - Renal (lesão renal aguda).
     - Neurológico (convulsão, acidente vascular cerebral, meningite asséptica).
     - Hematológico (coagulopatia).
     - Gastrointestinal (dor abdominal, vômito, diarreia, enzimas hepáticas elevadas, íleo, sangramento gastrointestinal).
     - Dermatológicas (eritrodermia, mucosite, outras erupções cutâneas).
     - Doença grave que requer hospitalização.
3. Ausência de diagnósticos alternativos plausíveis.
4. Infecção ou exposição recente ou atual ao SARS-CoV-2 definida por qualquer um dos seguintes:
   - RT-PCR positivo.
   - Sorologia positiva.
   - Teste de antígeno positivo.
   - Exposição a COVID-19 nas 4 semanas anteriores ao início dos sintomas.

Os critérios diagnósticos da OMS são os seguintes (todos os 6 critérios precisam ser preenchidos):

1. Idade 0 a 19 anos.
2. Febre por ≥ 3 dias.
3. Sinais clínicos de envolvimento multissistêmico (pelo menos 2 dos seguintes):
   - Erupção cutânea, conjuntivite não purulenta bilateral ou sinais de inflamação mucocutânea (oral, mãos ou pés).
   - Hipotensão ou choque.
   - Disfunção cardíaca como pericardite, valvulopatia ou anormalidades coronarianas (incluindo achados ecocardiográficos ou troponina/BNP elevados).
   - Evidência de coagulopatia (tempo de protrombina ou TTPA prolongado, D-dímero elevado).
   - Sintomas gastrointestinais agudos (diarreia, vômito ou dor abdominal).
4. Marcadores elevados de inflamação (aumento de PCR, VHS ou procalcitonina).
5. Nenhuma outra causa microbiana óbvia de inflamação, incluindo sepse bacteriana e síndromes de choque tóxico estafilocócico/estreptocócico.
6. Evidência de infecção por SARS-CoV-2 com qualquer um dos seguintes:
   - RT-PCR positivo.
   - Sorologia positiva.
   - Teste de antígeno positivo.
   - Contato com um indivíduo com COVID-19.

EXAMES COMPLEMENTARES

Exames laboratoriais inespecíficos

Os pacientes da coorte chinesa de 99 casos apresentaram leucopenia em 9% dos casos e 38% dos pacientes apresentavam leucocitose. Aproximadamente 45% dos pacientes apresentaram anormalidades de exames hepáticos com alanina aminotransferase (ALT) ou aspartato aminotransferase (AST) acima da faixa normal. Elevação da lactatodesidrogenase (LDH) ocorreu em 76% dos casos. Em relação às provas inflamatórias, a procalcitonina estava acima da faixa normal em 6% dos pacientes. A maioria dos pacientes apresentava proteína C-reativa (PCR) acima dos níveis de normalidade.

Em uma série com 41 pacientes, leucopenia ocorreu em cerca de 10% dos pacientes e leucocitose ocorreu em 30% dos casos. Cerca de 37% dos pacientes apresentaram alteração de enzimas hepáticas e 10% dos pacientes apresentaram aumento dos níveis de creatinina. A LDH estava aumentada em 73% dos casos.

Em uma série de 1.099 casos, linfopenia, definida por contagem de linfócitos menor que 1.500 céls/mm^3, ocorreu em 83,2% dos pacientes; pacientes mais graves têm contagens de linfócitos usualmente menores que 700 céls/mm^3.

As diferentes séries de casos mostram que a proteína C-reativa era significativamente maior nos casos graves, mas menos de 15% dos pacientes apresentaram procalcitonina maior que 0,5 pg/mL, o que mostra que o exame é possivelmente útil para verificar infecção bacteriana associada.

Em nossos pacientes do HCFMUSP, de forma similar a outras séries, encontramos linfopenia (< 1.500 céls/μL) em 82,8% dos pacientes. Os níveis de D-dímero eram aumentados em 83,5% dos casos e eram maiores que 3.000 ng/L em 40% dos pacientes. Os níveis de lactato desidrogenase, proteína C-reativa, troponina T e creatinafosfoquinase (CPK) eram elevados em 88,2%, 63,4%, 38,3% e 27,4% dos pacientes, respectivamente. Os achados laboratoriais em nossos pacientes são sumarizados na Tabela 7.

Os exames de rotina indicados em pacientes com COVID-19 e indicação de internação são sumarizados na Tabela 9.

Exames de imagem

Anormalidades radiográficas são detectadas em cerca de 59% das radiografias de tórax e em mais de 86% das tomografias de tórax (TC). Achados radiológicos comuns incluem consolidações e opacidades em vidro fosco bilaterais. Achados raros incluem pneumotórax espontâneo e derrame pleural.

▷ **TABELA 7** Dados laboratoriais nos pacientes com pneumonia por COVID-19 do HCFMUSP

Variável	Todos os pacientes	Sobreviventes	Não sobreviventes	p
Hb (g/dL)	12,4 ± 2,2	12,7 ± 1,9	11,9 ± 2,6	0,0002
Neutrófilos (céls/m^3 × 10^3)	6.850 ± 4.200	6.200 ± 3.400	8.400 ± 5.200	< 0,0001
Linfócitos (n = 430) (céls/m^3 × 10^3)	1.001 ± 540	1.077 ± 553	825 ± 464	< 0,0001
Linfopenia (< 1.500 céls/mm^3)	356 (82,8%)	242 (80,1%)	114 (89,1%)	0,025
Creatinina (n = 470) (mg/dL)	1,5 ± 1,7	1,2 ± 1,3	2,3 ± 2,3	< 0,0001
Creatinina (> 1,2 mg/dL)	160 (34%)	81 (24,7%)	79 (55,2%)	< 0,0001
D-dímero (n = 383) (U/L)	1.278 (676-2.569)	1136 (630-2.057)	1851 (850-4.676)	< 0,0001
D-dímero >500 U/L)	332 (86,7%)	232 (83,5%)	100 (95,2%)	0,002
Proteína C-reativa (n = 436) (mg/dL)	171 ± 111	154 ± 102	210 ± 120	< 0,0001
Proteína C reativa (> 100 mg/dL)	299 (68,6%)	194 (63,4%)	105 (80,8%)	< 0,0001
AST (n = 418) (U/L)	42 (30-61)	39 (28-58)	50 (34-74)	0,0005
AST (> 40 U/L)	219 (52,4%)	138 (47,6%)	81 (63,3%)	0,003
LDH (n = 373) (U/L)	467 ± 417	417 ± 246	586 ± 399	< 0,0001
LDH (> 250 U/L)	337 (90,3%)	232 (88,2%)	105 (95,5%)	0,031
CPK (U/L)	854 ± 3.669	680 ± 3.908	1.260 ± 3.024	0,2623
CPK (> 200 U/L)	82 (34,2%)	46 (27,4%)	36 (50,0%)	0,001
Troponina T (n = 314) (ng/L)	15 (8-45)	11 (7-20)	38 (15-96)	0,0001
Troponina aumentada	157 (50,0%)	83 (38,3%)	74 (76,3%)	< 0,0001

AST: aspartato aminotransferase; CPK: creatina fosfoquinase; Hb, hemoglobina; LDH: lactato desidrogenase.

▷ **TABELA 8** Achados laboratoriais associados à gravidade da doença

Anormalidade	Possível limite relacionado
D-dímero	> 1.000 ng/mL
Proteína C-reativa	> 100 mg/mL
Lactato desidrogenase (LDH)	> 245 unidades/L
Troponina	> 2 x limite superior normal
Ferritina	> 500 mcg/L
Creatina fosfoquinase (CPK)	> 2x limite superior normal
Contagem absoluta de linfócitos	< 800/microlitro

▷ **TABELA 9** Exames laboratoriais indicados em pacientes hospitalizados por COVID-19

▪ Hemograma completo
▪ Ureia, creatinina
▪ Na, K
▪ AST/ALT
▪ Creatina fosfoquinase (CPK)
▪ Troponina
▪ D-dímero
▪ Lactato desidrogenase (LDH)
▪ Gasometria arterial
▪ ECG se > 60 anos ou cardiopatia
▪ BNP se > 70 anos ou cardiopatia

BNP: peptídeo natriurético cerebral; ECG: eletrocardiograma.

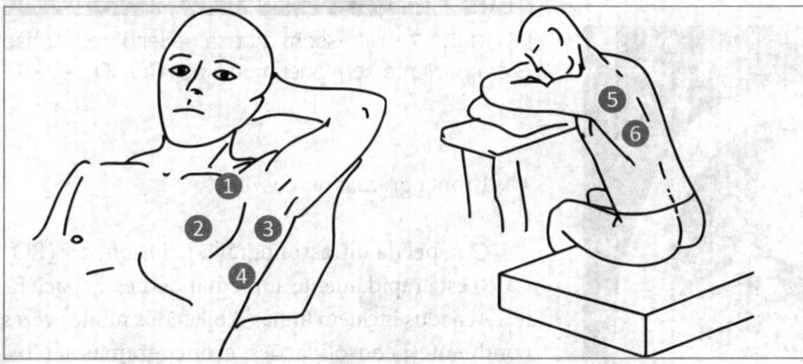

#	Campo pulmonar
1	Anterossuperior
2	Anteroinferior
3	Laterossuperior
4	Lateroinferior
5	Posterossuperior
6	Posteroinferior

▷ **FIGURA 4**

O achado mais precoce em TC é a presença de vidro fosco, que ocorre em quase 60 a 90% dos pacientes sintomáticos confirmados. Outros achados são infiltrados reticulares e espessamento de septos interlobulares e consolidação, que inicialmente são esparsos, mas que podem aumentar a progressão para envolvimento maior. Em uma série de casos da China, 75% dos pacientes apresentaram envolvimento bilateral desde a apresentação, já em outras séries e em nossa experiência o envolvimento é bilateral em virtualmente 100% dos casos. Os estudos mostram ainda um predomínio dos infiltrados em regiões periféricas dos pulmões. Padrão de faveolamento também é descrito. Broncogramas aéreos podem ser vistos em alguns pacientes. Derrame pleural ocorre em menos de 5% dos casos, mas espessamento pleural foi descrito em 32% dos pacientes em uma série de 81 casos, embora outro estudo tenha encontrado em apenas 15% dos pacientes com COVID-19, comparados a 33% dos pacientes com outras pneumonias virais. Alguns pacientes podem apresentar traves de fibrose pulmonar esparsas no parênquima, mas sua implicação prognóstica não é conhecida. Efusão pericárdica foi descrita em 5% dos pacientes em uma série de casos.

O achado de imagem na série de 1.099 casos mais comum foi opacidade em vidro fosco, que ocorreu em aproximadamente 57% dos casos. Na série de 99 casos o envolvimento pneumônico era bilateral em 75% dos casos e na outra série de 41 casos o envolvimento pulmonar era bilateral em 98% dos casos.

Uma revisão sistemática de literatura com mais de 27.000 pacientes com COVID-19 confirmado e TC de tórax encontrou os seguintes achados:

- Opacidades em vidro fosco: 83%.
- Opacidade em vidro fosco com consolidação: 58%.
- Espessamento pleural: 52%.
- Espessamento de septo interlobular: 48%.

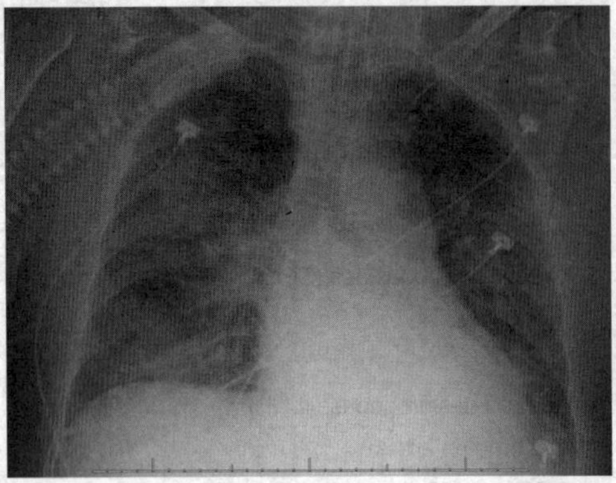

▷ **FIGURA 5** Radiografia de paciente com pneumonia bilateral por COVID-19 com infiltrado bilateral e consolidações.

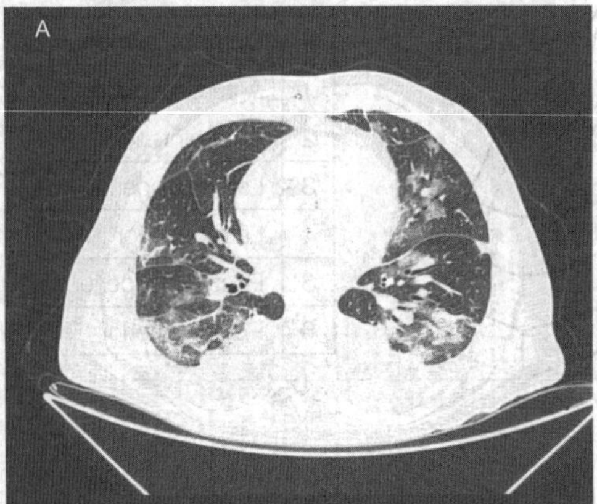

▷ **FIGURA 6** Tomografia de tórax de pacientes com COVID-19. A figura A mostra infiltrado em vidro fosco bilateral com áreas de consolidação. Observe na figura B o predomínio de comprometimento pulmonar periférico

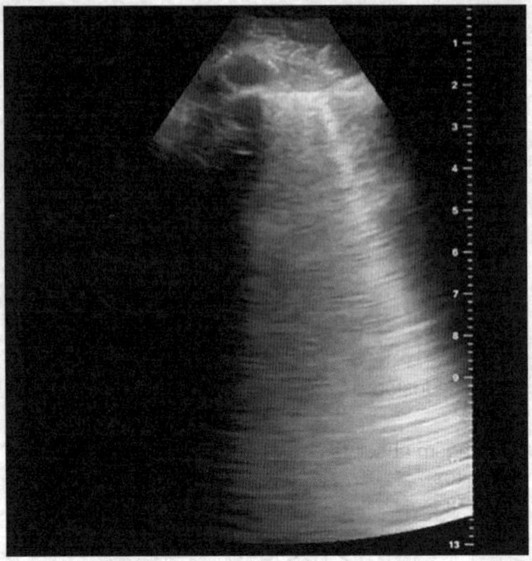

▷ **FIGURA 7** Ultrassom à beira de leito com linhas B em paciente com pneumonia por COVID-19.

- Broncogramas aéreos: 46%.

O papel da ultrassonografia *point-of-care* (POCUS) está rapidamente aumentando nestes pacientes. Achados incluem linhas B bilaterais muitas vezes confluentes, consolidações, broncogramas aéreos, espessamento ou interrupção da linha pleural. O escore LUSS tem sido utilizado para estratificar a gravidade destes pacientes. Ele utiliza a seguinte graduação:

- Aeração normal: 0 ponto.
- Perda de aeração e linhas B: 1 ponto.
- Linhas B coalescentes: 2 pontos.
- Consolidação: 3 pontos.

São avaliados 6 pontos em cada hemitórax para determinar o escore; assim, temos 12 locais de avaliação e uma pontuação máxima de 36 pontos.

Um estudo de nossa equipe com 170 pacientes com pneumonia por COVID-19 demonstrou que escores LUSS > 21 estavam associados com alto risco de mortalidade. Os escore menores que 16, por sua vez, foram associados a melhores desfechos.

A TC de tórax é recomendada pela Associação Americana de Radiologia apenas em pacientes internados, mas tem maior acurácia e demonstra melhor a extensão da doença que a radiografia em pacientes com indicação de internação. A ultrassonografia à beira do leito, embora careça de validação, em nossa opinião é um instrumento importante, pois pode ser realizada ainda no consultório médico, com melhor performance do que a radiografia de tórax e permite alta mais rápida em pacientes com doença leve.

Exames diagnósticos

O diagnóstico é confirmado usualmente por amostras de trato respiratório superior (nasofaríngeo ou orofaríngeo) e/ou trato respiratório inferior (escarro, aspirado endotraqueal ou lavado broncoalveolar) para o teste para COVID-19 por RT-PCR. Os médicos devem optar por coletar apenas amostras de trato respiratório inferior quando elas estiverem prontamente disponíveis (por exemplo, em pacientes sob ventilação mecânica). A sensibilidade e especificidade do teste de RT-PCR para COVID-19 variam conforme a amostra coletada, com amostras de *swab* nasal com uma taxa de falso-negativo de 5 a 40%. A sensibilidade do exame variou muito desde o início da pandemia, com aumento progressivo da mesma, provavelmente devido à curva de aprendizado do procedimento. Assim, a sensibilidade do *swab* nasal que era de 63% no início da pandemia agora é descrita como acima de 90%. Espécime de lavado broncoalveolar chega próximo a 100%, mas o procedimento gera aerossóis em grande quantidade e deve ser evitado. A Tabela 10 sumariza a acurácia de diferentes amostras de RT-PCR para COVID-19.

Um resultado de RT-PCR positivo confirma a infecção pelo COVID-19 sem necessidade de outros testes. O exame se torna positivo desde 2-3 dias antes do início dos sintomas, mantendo-se com alta positividade por pelo menos 7 dias do início dos sintomas. Em pacientes com suspeita intermediária ou forte com exame negativo recomenda-se repetir o teste em intervalo de 24 a 48 horas. Um teste positivo confirma o diagnóstico de COVID-19. Em pacientes internados, principalmente se em suporte ventilatório, idealmente a segunda coleta deve ser de trato respiratório inferior com aspirado traqueal ou lavado broncoalveolar. Amostras de lavado broncoalveolar apresentam sensibilidade próxima a 100%, mas precisam ser validadas em cada instituição e são associadas a risco importante de geração de aerossóis e transmissão. O aspirado traqueal, por sua vez, tem sensibilidade de aproximadamente 90% ou mais.

Contatos diretos assintomáticos de pacientes com teste positivo para COVID-19 devem se possível realizar o teste diagnóstico, na dependência da disponibilidade adequada de recursos.

O uso de testes rápidos com pesquisa de antígenos é uma alternativa ao RT-PCR, mas com sensibilidade inferior. A OMS recomenda que só sejam utilizados testes rápidos com antígenos com sensibilidade maior que 80% e especificidade de 97%; nestes casos, o exame pode ser realizado com 5 a 7 dias de sintomas. Existem ainda os testes rápidos que utilizam anticorpos IgM, IgA, IgG ou total (geralmente no sangue). O desenvolvimento de uma resposta de anticorpo à infecção pode ser dependente do hospedeiro e levar tempo. No caso do SARS-CoV-2, estudos iniciais sugerem que a maioria dos pacientes se converte entre 7 e 11 dias após a exposição ao vírus, embora alguns pacientes possam desenvolver anticorpos precocemente. O teste com anticorpos não é útil no cenário de uma doença aguda. Não sabemos ao certo se os indivíduos infectados com SARS-CoV-2 que se recuperam serão protegidos, total ou parcialmente, contra infecções futuras por SARS-CoV-2 ou por quanto tempo a imunidade protetora pode durar; evidências recentes sugerem imunidade protetora após a resolução de uma infecção primária.

Os testes com anticorpos para SARS-CoV-2 podem facilitar:

- Rastreamento de contatos.

▷ **TABELA 10** Acurácia diagnóstica de RT-PCR para COVID-19 conforme amostra

Amostra	Saliva sem tosse	Saliva com tosse	*Swab* orofaríngeo	*Swab* nasal	Espécime de turbinado nasal	*Swab* nasal + orofaríngeo
Sensibilidade	90%	99%	76%	89%	95%	95%
Especificidade	98%	96%	98%	100%	100%	99%
Verdadeiro--positivo	90%	99%	76%	89%	95%	95%
Falso-positivo	10%	1%	24%	11%	5%	5%

- Vigilância sorológica nos níveis local, regional, estadual e nacional.
- Identificação de quem já teve o vírus e, portanto, pode (se houver imunidade protetora) ser imune.

Os testes sorológicos detectam anticorpos contra SARS-CoV-2, como o exame é improvável de ajudar na doença aguda, pois os títulos de anticorpos demoram vários dias até semanas para aumentarem. A preferência é pelo uso de títulos de anticorpos IgG ou anticorpos totais, em comparação com anticorpos IgA ou IGM, pois estes apresentam acurácia menor. A sorologia pode ser indicada em pacientes com suspeita alta e RT-PCR persistentemente negativo com mais de 7 dias de sintomas, ou para avaliar suspeita de infecção que ocorreu baseada em sintomas que ocorreram nas 3 a 4 semanas anteriores (a Infectious Disease Society of America recomenda contra usar a sorologia antes de 2 semanas de sintomas). Supondo que exista imunidade protetora, as informações sorológicas podem ser usadas para orientar as decisões de retorno ao trabalho, inclusive para indivíduos que trabalham em ambientes onde eles podem ser potencialmente reexpostos ao SARS-CoV-2. O teste sorológico também pode ser útil para identificar indivíduos que podem ser uma fonte de anticorpos neutralizantes terapêuticos ou profiláticos (atualmente experimentais). A Figura 8 resume a abordagem diagnóstica para COVID-19 em nossa instituição.

CLASSIFICAÇÃO DA DOENÇA

A definição de caso segundo o Ministério da Saúde utiliza critérios de casos suspeitos (Tabela 11) combinados com sintomas específicos, epidemiologia

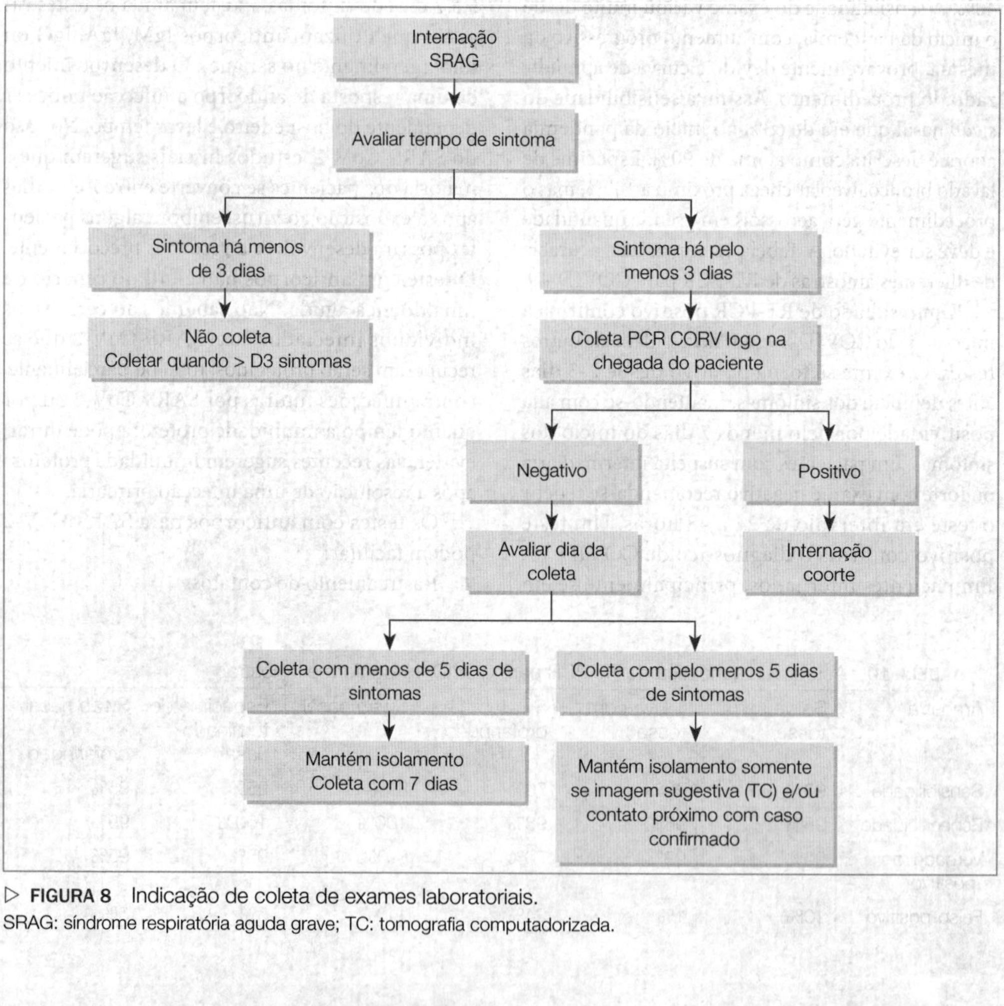

▷ **FIGURA 8** Indicação de coleta de exames laboratoriais.
SRAG: síndrome respiratória aguda grave; TC: tomografia computadorizada.

positiva, achados radiológicos típicos ou testes laboratoriais (Tabela 12).

A síndrome gripal (SG) ou síndrome respiratória aguda grave (SRAG) não especificada representa as situações nas quais não foi possível a identificação de nenhum outro agente etiológico, ou em que não foi possível coletar/processar amostra clínica para diagnóstico laboratorial ou que não foi possível confirmar o diagnóstico por critério clínico, epidemiológico ou por imagem. Por último, em caso de

▷ **TABELA 11** Definições de síndrome gripal (SG) e síndrome respiratória aguda grave (SRAG)

Síndrome gripal (SG)	Quadro respiratório agudo com pelo menos 2 dos seguintes sinais e sintomas: febre (mesmo que referida), calafrios, odinofagia, cefaleia, tosse, rinorreia, distúrbio olfativo ou gustativo
Síndrome respiratória aguda grave (SRAG)	SG que apresente: ▪ dispneia/desconforto respiratório *OU* ▪ pressão persistente no tórax *OU* ▪ saturimetria < 95% em ar ambiente *OU* ▪ cianose de lábios ou face
Observações: ▪ Em crianças com SG, além dos itens anteriores, considera-se também obstrução nasal, na ausência de outro diagnóstico específico. ▪ Em idosos com SG deve-se considerar também critérios específicos de agravamento como síncope, confusão mental, sonolência excessiva, irritabilidade e inapetência. ▪ Na suspeita de COVID-19, a febre pode estar ausente e sintomas gastrointestinais (diarreia) podem estar presentes. ▪ Em crianças com suspeita de SRAG, além dos itens anteriores, observar os batimentos de asa de nariz, cianose, tiragem intercostal, desidratação e inapetência. ▪ Para efeito de notificação no Sivep-Gripe, devem ser considerados os casos de SRAG hospitalizados ou os óbitos por SRAG independentemente de hospitalização.	

▷ **TABELA 12** Critérios para considerar caso confirmado de COVID-19

Clínico	Caso de SG ou SRAG associado a: ▪ Anosmia aguda *OU* ▪ Ageusia aguda
Clínico-epidemiológico	Caso de SG ou SRAG com contato próximo ou domiciliar, nos 14 dias anteriores ao aparecimento dos sinais e sintomas, sendo o caso confirmado para COVID-19
Clínico – imagem	SG ou SRAG ou óbito por SRAG que não foi possível confirmar por critério laboratorial E apresente pelo menos 1 das alterações tomográficas: ▪ *Opacidade em vidro fosco:* periférico, bilateral, com ou sem consolidação ou linhas intralobulares visíveis ("pavimentação") *OU* ▪ *Opacidade em vidro fosco:* multifocal de morfologia arredondada com ou sem consolidação ou linhas intralobulares visíveis ("pavimentação") *OU* ▪ *Sinal de halo reverso* ou outros achados de pneumonia em organização (observados posteriormente na doença)
Laboratorial	Caso de SG ou SRAG com teste de: ▪ *Biologia molecular:* resultado detectável para SARS-Cov-2 realizado por método RT-PCR ▪ *Imunológico:* resultado reagente para IgM, IgA e/ou IgG pelos seguintes métodos: ensaio imunoenzimático, imunocromatografia para detecção de anticorpos e imunoensaio por eletroquimioluminescência ▪ *Pesquisa de antígeno:* resultado reagente para SARS-CoV-2 pelo método de imunocromatografia para detecção de antígeno
Laboratorial em indivíduo assintomático	Indivíduo assintomático com resultado de exame: ▪ *Biologia molecular:* resultado detectável para SARS-Cov-2 realizado por método RT-PCR ▪ *Imunológico:* resultado reagente para IgM e/ou IgA realizado pelos seguintes métodos: ensaio imunoenzimático, imunocromatografia para detecção de anticorpos

SG: síndrome gripal; SRAG: síndrome respiratória aguda grave.

SG descartado para COVID-19, pode ocorrer identificação de outro agente etiológico confirmada por método laboratorial específico, excluindo-se a possibilidade de coinfecção, ou confirmação por causa não infecciosa, atestada pelo médico responsável.

O caso de SG descartado para COVID-19 é definido como caso para o qual houve identificação de outro agente etiológico confirmada por método laboratorial específico, excluindo-se a possibilidade de uma coinfecção, OU confirmação por causa não infecciosa, atestada pelo médico responsável.

Observações:

- Ressalta-se que um exame negativo para COVID-19 isoladamente não é suficiente para descartar um caso de COVID-19.
- O registro de casos descartados de SG para COVID-19 deve ser feito no e-SUS Notifica.

No início da pandemia em nossa instituição eram considerados critérios para suspeita diagnóstica:

- Febre com sintomas respiratórios ou sem outra causa óbvia.
- Tosse sem outra causa.
- Dispneia sem outra causa.

Atualmente o diagnóstico deve ser considerado em outras situações, incluindo:

- Anosmia ou outras anormalidades olfativas.
- Ageusia ou outras anomalias do paladar.
- Dor de garganta.
- Mialgias.
- Calafrios.
- Dor de cabeça.
- Rinorreia.
- Náusea/vômitos.
- Diarreia.
- Fadiga.
- Dor torácica.

Desta forma, deve ser mantido um alto nível de suspeição, considerando a alta frequência na população e variedade das apresentações clínicas.

A OMS classifica os pacientes em doença leve, moderada ou grave:

1. **Doença leve:** pacientes com infecção viral do trato respiratório superior sem complicações com sintomas inespecíficos, como febre, tosse, dor de garganta, congestão nasal, mal-estar, cefaleia, mialgias ou mal-estar. Idosos e imunodeprimidos podem apresentar sintomas atípicos. Esses pacientes não apresentam sinais de desidratação, sepse ou falta de ar.
2. **Doença moderada:** paciente com pneumonia e sem sinais de pneumonia grave.
3. **Doença grave:** dividida em:

A. **Pneumonia grave:**
- Em adolescentes ou adultos: febre ou suspeita de infecção respiratória, além de frequência respiratória> 30 respirações/min, dificuldade respiratória grave ou $SaO_2 < 90\%$ no ar ambiente.
- Em crianças: pelo menos um dos seguintes sintomas: cianose central ou $SaO_2 < 90\%$, dificuldade respiratória grave (por exemplo, grunhidos, retrações intercostais ao respirar torácicas), incapacidade de se alimentar, letargia ou inconsciência ou convulsões.

B. **SDRA**
- SDRA leve: 200 mmHg < PaO_2/FiO_2 ≤ 300 mmHg (com PEEP ou CPAP ≥ 5 cmH_2O, 7 ou sem suporte ventilatório).
- SDRA moderada: 100 mmHg < PaO_2/FiO_2 ≤ 200 mmHg (com PEEP ≥ 5 cmH_2O, 7 ou sem suporte ventilatório).
- SDRA grave: PaO_2/FiO_2 ≤ 100 mmHg com PEEP ≥ 5 cmH_2O.

C. **Sepse:** definida conforme critérios definidos na literatura.

D. **Choque séptico:** definido conforme critérios recomendados pela literatura.

DIAGNÓSTICO DIFERENCIAL

A infecção por COVID-19 é similar à de outros vírus respiratórios, mas usualmente com mais sintomas sistêmicos. Na pandemia de 2009 pelo influenza H1N1 tivemos acometimento principalmente de pacientes mais jovens. Deve-se acrescentar que todos os pacientes com quadros respiratórios graves e pneumonias devem ser considerados para diagnóstico de COVID-19. A grande maioria dos pacientes apresenta acometimento bilateral.

TRATAMENTO

Deve-se tentar reconhecer ainda na triagem os pacientes com suspeita de COVID-19 e usar as precauções recomendadas de paramentação para o atendimento desses pacientes. Idealmente o departamento de emergência deve ser preparado para o atendimento, com uma porta de entrada separada para pacientes com suspeita de infecção pelo COVID-19 e pacientes sem suspeita de infecção pelo COVID-19. São medidas recomendadas para otimizar o fluxo destes pacientes:

- Separar áreas de atendimento para pacientes com ou sem suspeita de COVID-19.
- Separar os pacientes com COVID-19 em áreas definidas pela gravidade.
- Flexibilizar os fluxos; sempre irão aparecer situações novas que vão exigir rever esses fluxos.
- Pacientes muitas vezes chegam em ondas, preparar o DE para isso.
- Evitar deslocar os pacientes pelo hospital e no DE. Providenciar coleta de sangue no local e exames radiológicos também. O uso da ultrassonografia à beira do leito pode dispensar o deslocamento do paciente para exames de imagem.
- Preparar e planejar para ausência de membros da equipe médica por adoecimento. Deve-se tentar ter um plano de contingência.
- Preparar equipes multidisciplinares.
- Providenciar e ficar alerta para necessidade de suporte psicológico para equipe.
- Sempre deixar um supervisor ou coordenador encarregado para orientar os fluxos e redividir as tarefas da equipe.
- Protocolos institucionais devem ser modificados conforme a experiência e a aquisição de conhecimento sobre o combate a doença.

O atendimento de pacientes com suspeita de infecção pelo COVID-19 deve necessariamente ser realizado com equipamento de proteção individual (EPI) adequado. Todos os profissionais de saúde em área de atendimento de pacientes com COVID-19 devem respeitar as medidas de precaução padrão contra gotículas, respiratórias e de contato. A Tabela 13 resume as precauções recomendadas para o atendimento de todos os pacientes.

As luvas, máscaras cirúrgicas e avental devem ser descartados após o contato com o paciente. Óculos de proteção e protetores faciais são EPIs reutilizáveis, sendo necessária a adequada higienização com água e sabão ou desinfecção com álcool 70% ou outro produto.

Na avaliação do paciente deve-se procurar sinais de esforço respiratório, avaliar a saturação de oxigênio e determinar a gravidade do paciente. São fatores que indicam doença de maior gravidade:

- Frequência respiratória > 24 irm.
- Saturação de oxigênio < 93%.
- Sensação significativa de dispneia.
- Sinais de hipoperfusão.
- Alteração do nível de consciência.
- Oligúria.
- Múltiplas comorbidades.

A telemedicina é frequentemente utilizada para consultas em pacientes com infecção pelo COVID-19, mas pacientes com $SaO_2 < 95\%$ devem sempre ser avaliados presencialmente. Pacientes com alterações indicativas de gravidade como as citadas devem ser avaliados no DE e deve ser considerada a necessidade de internação hospitalar. Pacientes com quadros leves podem ter um manejo baseado apenas em sintomas, com uso de analgésicos e antitérmicos para febre ou dor, com

▷ **TABELA 13** Precauções recomendadas para atendimento de pacientes com suspeita de COVID-19

Tipo de proteção	Higiene de mãos	Capote ou avental	Máscara cirúrgica	Máscara N95/PFF2	Óculos ou protetor facial	Luvas
Triagem de pacientes	X		X			
Coleta de amostras	X	X		X	X	X
Assistência sem gerar aerossol	X	X	X		X	X
Assistência na UTI	X	X		X	X	X
Assistência em procedimento gerador de aerossol	X	X		X	X	X

Baseada nas recomendações da Associação de Medicina Intensiva Brasileira (AMIB).

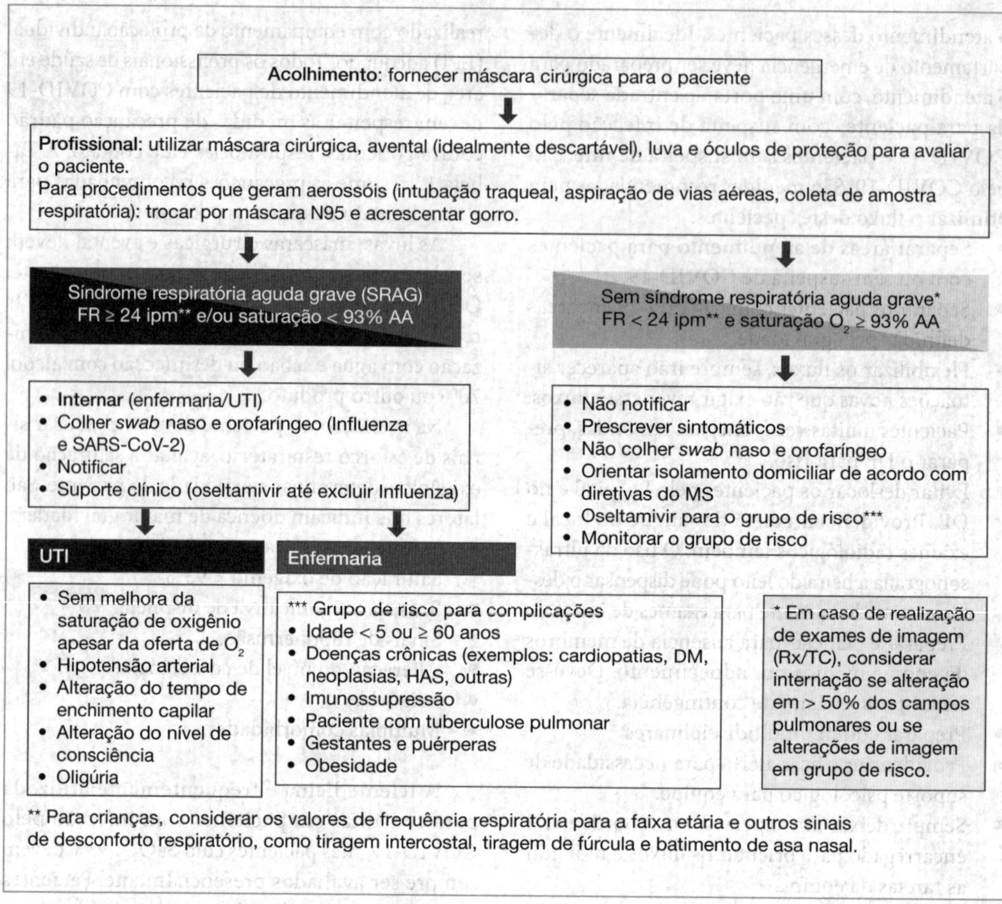

▷ **FIGURA 9** Fluxo de atendimento para síndrome gripal ou suspeita de COVID-19.
DM: *diabetes mellitus*; FR: frequência respiratória; HAS: hipertensão arterial sistêmica; MS: Ministério da Saúde; Rx: raio X; TC: tomografia computadorizada; UTI: unidade de terapia intensiva.

orientações em relações a sintomas potencialmente graves. A Figura 9 apresenta o fluxo sugerido para determinar o alocamento desses pacientes em nossa instituição.

Pacientes com suspeita de infecção pelo COVID-19 devem receber uma máscara e ser encaminhados para área específica para atendimento destes pacientes. Oxigenioterapia suplementar é recomendada em pacientes com SRAG e dificuldade respiratória, hipoxemia ou choque, com SaO_2 alvo ≥ 90% em adultos não grávidas e SaO_2 ≥ 92-95% em pacientes grávidas. Crianças com sinais de doença grave (dificuldade respiratória grave, cianose central, choque, coma ou convulsões) devem receber oxigenoterapia durante a ressuscitação para atingir SaO_2 ≥ 94%.

SUPORTE RESPIRATÓRIO

Dispositivos como o cateter nasal de alto fluxo (CNAF) e a ventilação não invasiva (VNI) com pressão positiva têm sido muito utilizados nestes pacientes, mas a segurança dessas medidas é objeto de dúvida devido à geração de aerossóis. A maioria dos pacientes com COVID-19 que requerem cuidados na UTI desenvolve síndrome do desconforto respiratório agudo (SDRA) e eventualmente demandam a intubação orotraqueal (IOT) e ventilação mecânica invasiva.

Uma das complicações mais graves da COVID-19 é a SDRA. Acredita-se que a mortalidade por SDRA por COVID seja em torno de 39%, de acordo com uma metanálise que abrange mais de 10.815 pacientes com SDRA. Como a SDRA tem implicações no manejo e no tratamento da insuficiência respiratória, é importante que os médicos sejam capazes de reconhecê-la e diagnosticá-la.

Estudos retrospectivos sugeriram que entre os pacientes que desenvolvem doença crítica o início da dispneia é relativamente tardio (mediana de 6,5 dias após o início dos sintomas), mas a progressão para SDRA pode ser rápida depois disso (mediana de 2,5 dias após o início da dispneia). Entre aqueles que estão gravemente enfermos, a insuficiência respiratória hipoxêmica aguda profunda por SDRA é o achado dominante, enquanto hipercapnia é rara.

Cuidados respiratórios do paciente não intubado

O manejo da hipoxemia em COVID-19 requer a seleção de um dispositivo adequado de suporte de O_2 (por exemplo, cânula nasal), com escalonamento para um sistema diferente (por exemplo, máscara facial simples) capaz de aumentar o fluxo de oxigênio se o paciente piorar ou for incapaz de atingir seu objetivo de saturação de oxigênio ($SatO_2$). A oxigenoterapia eficaz consiste em encontrar um equilíbrio entre o fornecimento da menor quantidade de oxigênio suplementar para atingir uma meta segura de oxigenação. Tanto hipoxemia quanto hiperóxia são potencialmente deletérias.

A intensidade de aerossolização correspondente a cada dispositivo de fornecimento de oxigênio continua alvo de pesquisa. Fatores intrínsecos ao paciente, como tosse e carga viral, bem como a dinâmica do tamanho e a dispersão das partículas de gotículas também interferem. Uma dicotomização do que é "seguro" e "inseguro" em termos de dispositivo e aerossolização não é possível. As taxas de fluxo de oxigênio mais baixas hipoteticamente deveriam reduzir a formação de aerossóis. No entanto, um estudo em voluntários saudáveis mostrou que não houve variação no nível de aerossolização entre cateter nasal a 6 L/min, máscara não reinalante (MNR) a 15 L/min, cateter nasal de alto fluxo a 30 L/min e a 60 L/min, independentemente da tosse.

Com o uso do cateter de oxigênio a fração inspirada de oxigênio aumenta aproximadamente 3% a cada litro de oxigênio suplementar; com a máscara de Venturi conseguimos uma fração inspirada de oxigênio de aproximadamente 50%, que pode chegar a mais de 90% nas máscaras com reservatório de oxigênio em fluxos de 15 litros ou maiores.

▷ **TABELA 14** Suplementação de oxigênio

Tipo de dispositivo	Fluxo de O_2	FiO_2 ofertada aproximada com FR < 20
Cateter nasal	0,5 a 5 L/min	22,5 a 36%
Máscara facial simples/Venturi	5 a 10 L/min	40 a 60%
Máscara com reservatório de O_2	10 a 15 L/min	60 a 100%

Metas de oxigenação

A OMS sugere a titulação do oxigênio para uma $SatO_2 \geq 94\%$ durante a ressuscitação inicial e $\geq 90\%$ para a manutenção. Para a maioria dos pacientes, preferimos a menor fração possível de oxigênio inspirado (FiO_2) necessária para cumprir as metas de oxigenação, idealmente visando a uma $SatO_2$ entre 90 e 96%.

Escalonamento do suporte de oxigênio

1. Iniciar o suporte de O_2 com um sistema de baixo fluxo via cateter nasal é apropriado (até 6 L/min). Embora o grau de aerossolização em baixo fluxo seja desconhecido, é razoável supor que seja limitado. Se as metas de oxigenação não forem atingidas, seguir ao próximo passo.
2. Fluxos mais altos de oxigênio podem ser administrados usando uma máscara facial simples ou máscara de Venturi. Conforme o fluxo aumenta, presume-se que o risco de dispersão também aumenta, agravando a contaminação do ambiente.
3. Se as metas de oxigênio ainda não forem atendidas com as opções anteriores, considere escalonar para a máscara não reinalante (a 10-15 L/min; orienta-se não reduzir o fluxo abaixo de 6 L sob o risco de haver retenção de CO_2).
4. Suportes de O_2 mais intensivos podem ser necessários. As opções neste momento em pacientes não COVID-19 são cateter nasal de alto fluxo (CNAF) ou o início de ventilação não invasiva (VNI). Os dados sobre o uso de CNAF e VNI em pacientes com COVID-19 são limitados. Em nosso serviço, utilizamos ambas as modalidades não invasivas antes de prosseguir diretamente para a intubação, salvo indicações inequívocas desta. No início da pandemia, alguns especialistas orientavam prescindir desta etapa (ou seja,

prosseguir com a IOT precoce caso o paciente necessite de MNR > 6-8 L/min e mantenha hipoxemia e/ou desconforto respiratório). Essa recomendação se baseou em um risco aumentado de aerossolização e na alta probabilidade de deterioração rápida com consequente necessidade de IOT em contexto emergencial pior.

▷ **TABELA 15** Indicações de suporte de oxigênio na COVID-19

Indicações	Contraindicações
Metas de oxigenação não atingidas em terapias escalonadas, porém ainda sem critérios para intubação	O paciente não tolera o dispositivo
Metas de oxigenação não atingidas apesar do suporte máximo, e a IOT não está disponível ou não faz parte das metas de tratamento	Aumento do trabalho respiratório ou o aumento da pCO_2 devem levar a uma discussão sobre a necessidade de intubação
Paciente gravemente hipoxêmico que não demanda assistência ventilatória significativa (CNAF é mais efetivo na oxigenação do que na ventilação)	Incapacidade de proteger as vias aéreas ou apneia

CNAF: cateter nasal de alto fluxo; IOT: intubação orotraqueal.

No entanto, essa conduta pode resultar em um excesso de intubações e sobrecarregar o sistema e os profissionais de saúde com altas taxas de ventilação mecânica invasiva desnecessária.

Cateter nasal de alto fluxo (CNAF)

Quando disponível, o CNAF é uma opção para pacientes selecionados em que a máscara de Venturi e a MNR não sejam suficientes para o adequado suporte. O sistema do CNAF é capaz de ofertar fluxos de oxigênio tão altos quanto 60 L/min (alguns dispositivos atingem 80 L/min) com FiO_2 variáveis de até 100%.

Estudos preliminares mostram que a utilização de CNAF em pacientes com COVID-19 pode evitar a IOT. Em um estudo com 293 pacientes com COVID na África do Sul, 47% foram desmamados do CNAF e não precisaram de intubação.

O CNAF é considerado um procedimento gerador de aerossol. Por isso, alguns autores sugerem que todos os pacientes em CNAF devem usar uma máscara cirúrgica sobre a cânula. Os dados para apoiar essa conduta são pouco robustos, porém fazem algum sentido como uma manobra para reduzir o risco de potencial aerossolização. Precauções adicionais incluem iniciar o suporte a um fluxo

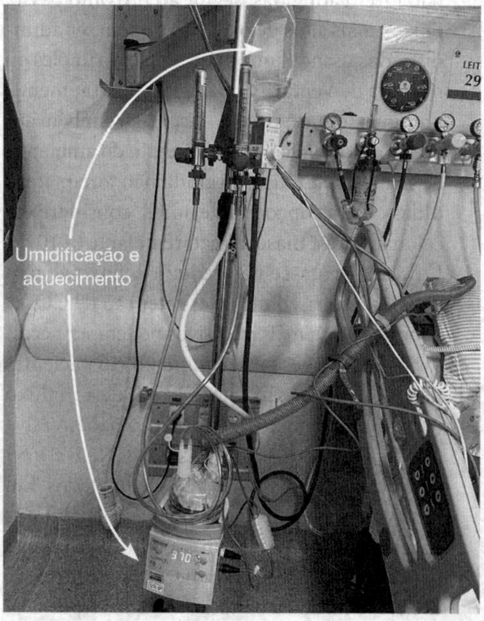

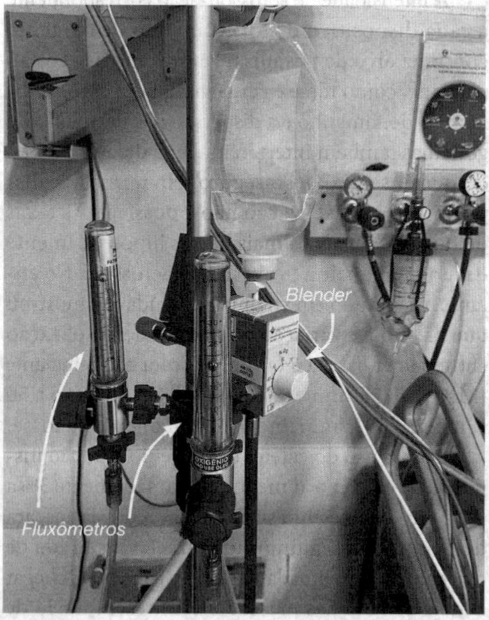

▷ **FIGURA 10**

efetivo mais baixo. O transporte de pacientes em CNAF não é logisticamente possível; portanto, a conversão MNR é recomendada neste caso.

Notas técnicas

- Os sistemas de CNAF geralmente consistem em um medidor e gerador de fluxo de alta capacidade, um misturador de ar-oxigênio (*blender*; normalmente conectado às fontes de ar comprimido e oxigênio, para ajuste da FiO_2), tubulação, cânula (*probe* nasal) e um aquecedor-umidificador.
- O CNAF consome quantidades intensas de oxigênio. Por exemplo, um paciente com CNAF a 50 L/min e FiO_2 80% consumirá aproximadamente 37 L/min de oxigênio e 13 L/min de ar comprimido. Um cilindro de oxigênio (1,45 m de altura) contém 6.800 litros de oxigênio. Nesse ritmo, o cilindro duraria menos de 3 horas.

Ventilação não invasiva (VNI)

A VNI é apropriada sobretudo em pacientes com indicações de comprovada eficácia fora do contexto da COVID-19, tais como exacerbação aguda de doença pulmonar obstrutiva crônica, edema pulmonar cardiogênico e pacientes com distúrbios respiratórios do sono (apneia obstrutiva do sono ou hipoventilação por obesidade). Em muitas instituições, a VNI não é um método preferido de suporte respiratório no agravamento da COVID-19. Alguns estudos iniciais indicam que pode ser útil em se evitar a intubação, embora o benefício em termos de mortalidade ainda seja desconhecido. A seleção cuidadosa do paciente é provavelmente fundamental para determinar o sucesso do suporte. Pacientes em VNI precisam ser monitorados cuidadosamente, pois altos volumes correntes ou intenso trabalho respiratório podem causar lesão pulmonar induzida pela ventilação e são preditores de falha da terapia.

Para COVID-19, as indicações apropriadas incluem:

- Aumento do trabalho respiratório ou aumento da pCO_2 apesar da oxigenoterapia máxima (incluindo CNAF, se disponível) e a intubação não está disponível ou não está dentro das metas de atendimento.
- Indicações semelhantes às de pacientes sem COVID-19: apneia obstrutiva do sono ou traqueobroncomalácia, CPAP ou BiPAP noturno domiciliar; edema pulmonar; exacerbação de DPOC.

Se a VNI for iniciada, uma máscara facial em vez de nasal ou oronasal é preferível para minimizar a dispersão de partículas. A máscara deve ter uma boa vedação. A utilização de circuito fechado com filtro no ramo expiratório em um ventilador mecânico pode diminuir a dispersão de aerossóis em comparação com os circuitos de ramo único em dispositivos portáteis. Sugere-se ainda começar com pressão positiva contínua nas vias aéreas (CPAP) usando as pressões efetivas mais baixas.

Autoprona

A autoprona em pacientes com COVID-19 pode trazer alguns benefícios fisiológicos: melhora o recrutamento de alvéolos em áreas dependentes dos pulmões e pode melhorar a perfusão para áreas ventiladas, otimizando a relação ventilação-perfusão. Normalmente, a manobra de prona é usada em pacientes sob ventilação mecânica invasiva. No entanto, benefícios semelhantes são encontrados em pacientes em ventilação espontânea.

Um estudo com 56 pacientes mostrou um aumento na relação PaO_2/FiO_2 de 180,5 mmHg para 285,5 mmHg com a estratégia, com metade desse ganho mantida após retorno a supina. Em nosso serviço, evidenciamos, em uma coorte retrospectiva de 166 adultos com COVID-19 suspeito ou confirmado que necessitavam de oxigênio suplementar, que a estratégia não se associou a redução de IOT, tempo de ventilação mecânica, admissão em UTI ou mortalidade. Ainda não está claro, portanto, se a autoprona traz benefícios clínicos relevantes. Dados futuros são necessários para identificar as indicações ideais, duração da pronação e avaliação da resposta.

A autoprona pode ser realizada com qualquer tipo de sistema de fornecimento de oxigênio. Quando sob níveis mais intensos de suporte, monitoramento mais frequente é necessário. Idealmente, o paciente deve ser capaz de se mover de forma independente e ter condições cognitivas e físicas para supinar se sentir desconforto. Embora muitos pacientes apresentem melhora na troca gasosa com pronação, é possível que alguns deles possam piorar. O monitoramento contínuo de $SatO_2$ é recomendado, se disponível.

▷ **TABELA 16** Diretrizes de suporte de oxigênio e COVID-19

Diretrizes da *Society of Critical Care Medicine (SCCM) Surviving Sepsis Campaign* para o manejo de pacientes críticos com COVID-19	Grau de recomendação e nível de evidência
Considere oxigênio suplementar em pacientes com $SatO_2$ < 92%	Recomendação fraca, evidência de baixa qualidade
Iniciar oxigênio suplementar em pacientes com $SatO_2$ < 90%	Recomendação forte, evidência de moderada qualidade
A $SatO_2$ não deve ser mantida acima de 96% em adultos com insuficiência respiratória aguda hipoxêmica	Recomendação forte, evidência de moderada qualidade
Considere CNAF em pacientes com insuficiência respiratória aguda hipoxêmica refratária à oxigenoterapia convencional	Recomendação fraca, evidência de baixa qualidade
CNAF é preferível em relação à VNI	Recomendação fraca, evidência de baixa qualidade
Iniciar VNI com monitoramento quanto ao agravamento da insuficiência respiratória pode ser considerado se o CNAF não estiver disponível e não houver indicação urgente de IOT	Recomendação fraca, evidência de muito baixa qualidade

CNAF: cateter nasal de alto fluxo; IOT: intubação orotraqueal; $SatO_2$: saturação de oxigênio.

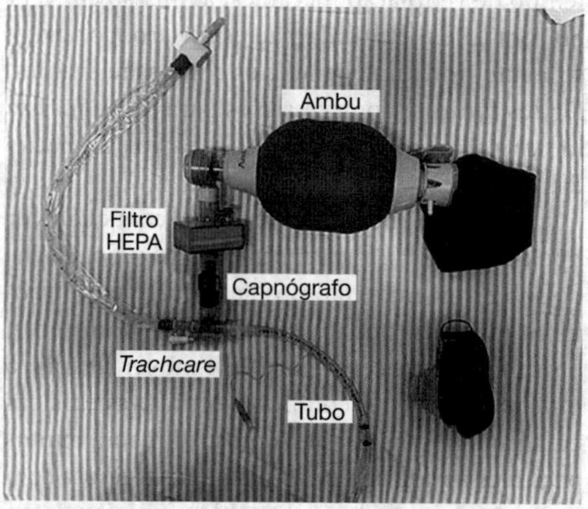

▷ **FIGURA 11** Disposição do material para checagem da cânula orotraqueal por capnografia após intubação orotraqueal.

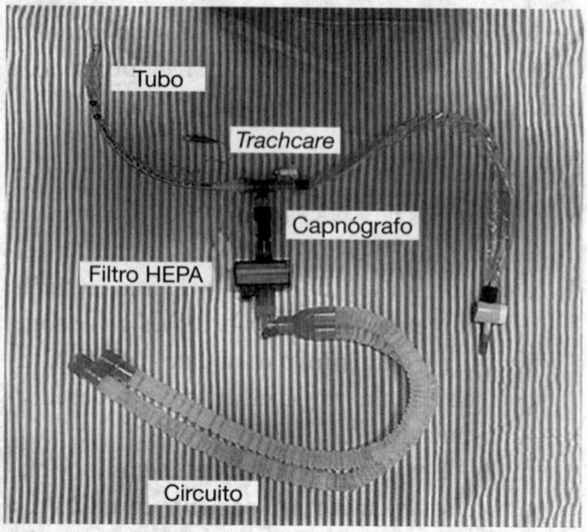

▷ **FIGURA 12** Disposição final do material após confirmação da cânula orotraqueal e acoplamento à ventilação mecânica.

Intubação orotraqueal

Em última análise, a decisão de intubar é baseada em vários fatores, incluindo os objetivos do tratamento, bem como a disponibilidade de recursos locais e pessoais para o manejo seguro das vias aéreas e a adequada oferta do suporte ventilatório mecânico.

No início da pandemia, houve vários relatos anedóticos defendendo a intubação precoce de pacientes com COVID-19, em comparação a pacientes com insuficiência respiratória aguda hipoxêmica por outras causas. No entanto, não há dados para apoiar essa prática. Os critérios de intubação para pacientes com COVID-19 não diferem dos habituais.

A IOT na COVID-19 é um procedimento gerador de aerossol e precauções devem ser tomadas para maximizar o sucesso da primeira tentativa e minimizar a exposição biológica da equipe. Recomenda-se que todo o equipamento seja preparado previamente, de preferência em pacotes pré-embalados, com antecedência. Isso deve incluir uma bolsa-máscara com filtro HEPA, tubo com adaptadores em linha para sucção, capnografia em forma de onda e todos os medicamentos preparados e rotulados com antecedência, incluindo agentes de indução para intubação de sequência rápida (ISR), bloqueador neuromuscular, vasopressores e solução salina isotônica.

A IOT deve ser realizada com precauções de aerossóis, idealmente em uma sala de pressão negativa, pelo intubador mais experiente disponível a fim de otimizar o sucesso da primeira tentativa. O número mínimo de profissionais de saúde necessários deve estar na sala de intubação com equipamento de proteção individual (EPI). O uso de um videolaringoscópio é preferível e, se disponível, uma "caixa de aerossol" transparente pode ser usada para cobrir a cabeça do paciente, permitindo a intubação através de duas portas circulares para minimizar a exposição ao aerossol.

Evita-se a ventilação com bolsa-valva-máscara. A pré-oxigenação deve ser obtida por meio de oferta de FiO_2 a 100% por 3-5 minutos (MNR ou bolsa-valva-máscara em *flush rate*, VNI ou CNAF). Caso se lance mão da pré-oxigenação com VNI, recomenda-se uma interface com boa vedação (de preferência *full face*) conectada a um ventilador de circuito fechado com filtros HEPA. Atentar, neste caso, para desligar o ventilador antes de remover a interface.

Assim que a intubação for realizada, infle o *cuff* da cânula orotraqueal (COT) imediatamente antes de iniciar a ventilação mecânica; verifique o CO_2 expirado por meio da capnografia para confirmar a colocação. Um filtro HEPA deve ser colocado entre a COT e o ventilador mecânico. Limite as desconexões do ventilador ao máximo possível.

Ventilação mecânica na COVID-19

Dados precisos sobre a duração da ventilação são limitados, mas sugerem VM prolongada, por duas semanas ou mais. Não está claro se as diferentes fases da pneumonia por COVID-19 requerem estratégias ventilatórias diferentes. Alguns autores argumentam que, na fase inicial da VM na COVID-19, a hipoxemia grave está associada a alta complacência do sistema respiratório e baixa recrutabilidade alveolar (SDRA atípica), enquanto na fase posterior, a hipoxemia grave está associada a baixa complacência pulmonar e alta recrutabilidade (SDRA clássica). No entanto, esta hipótese ainda carece de confirmação e as estratégias ventilatórias ideais baseadas nela não são claras. Até que mais dados estejam disponíveis, sugere-se sempre uma estratégia de VM protetora.

Ventilação mecânica protetora

Pacientes com SDRA sob VM estão sob grande risco de lesão induzida pela ventilação mecânica (VILI). Entretanto, medidas podem ser tomadas para reduzir o risco de VILI e reduzir a mortalidade. Trata-se da ventilação mecânica protetora, que envolve o ajuste da VM para atingir os seguintes objetivos:

- Volume corrente (*tidal volume* -Vt) de 4-6 mL/kg de peso corporal ideal.
- Pressão de platô (PPlatô) $\leq$ 30 cmH_2O.
- *Driving pressure* < 15 cmH_2O.
- *Driving pressure* = PPlatô – PEEP.

Configurações iniciais do ventilador mecânico

1. **Configure o modo ventilatório para controle a volume (AC/VC)** e ajuste o volume corrente. Normalmente utilizamos o modo assistido controlado a volume (VCV), começando com um Vt de 6 mL/kg, que visa a uma pressão de PPlatô $\leq$ 30 cmH_2O. Ajustar fluxo inspiratório entre 40-60 L/min.
2. **Defina FiO_2 inicial**: 100% na ocasião da IOT.
3. **Defina a frequência respiratória inicial.** As taxas iniciais típicas serão de 16-24 ipm, com meta de volume minuto 6-8 L/min. Considere FR maior (de 24-28 ipm) e metas de 8-12 L/min no cenário de acidose respiratória (pH < 7,25) antes da intubação. Se a gasometria não estiver disponível, sugere-se a ventilação minuto inicial mais alta naqueles pacientes muito taquipneicos pré-intubação (FR > 30 ipm). Em seguida, no decorrer da VM, ajuste a FR para atingir a meta de pH 7,20-7,45. A FR frequentemente deve ser alta para acomodar volumes correntes baixos, tipicamente de 20-35 ipm. Se pH > 7,45, diminua a FR. Se pH 7,10-7,25, aumente a frequência respiratória até pH > 7,25 (FR máxima de 35 ipm; sempre verifique se há auto-PEEP).
4. **Defina a PEEP inicial** (alvos escolhidos empiricamente). Relatórios anedóticos sugerem que o fenótipo ARDS do COVID-19 é de hipoxemia grave que responde a PEEP alta com complacência pulmonar relativamente alta, de modo que a meta de PPlatô $\leq$ 30 cmH_2O não é difícil de alcançar. Sugestões de ajuste empírico logo no início da VM pós-IOT variam de 5-10 cmH_2O.
5. **Ajustando os parâmetros de oxigenação.** Após as configurações iniciais de ventilação (normalmente PEEP 5-10 cmH_2O), redefina a PEEP e a FiO_2 para alvos conservadores de oxigenação (PaO_2 55 a 80 mmHg ou SpO_2 88 a 92%). Não há dados robustos sobre como determinar a PEEP ideal. É recomendado que as manobras

de titulação de PEEP sejam efetuadas por profissionais familiarizados com o método. Alguns autores recomendam que a PEEP seja ajustada conforme uma tabela fixa em relação à FiO_2, à semelhança do manejo de SDRA clássica. Ressaltamos que não adotamos esta última estratégia em nosso serviço. Nós recomendamos a utilização de manobra de titulação de PEEP conforme curva de PPlatô/complacência estática, exemplificada na Figura 13. Mantendo-se os parâmetros supracitados, inicia-se a manobra com o ajuste de PEEP para 18-20 cmH_2O, checa-se a PPlatô por meio de uma manobra de pausa inspiratória por ao menos 0,5 s e calcula-se a DP (PPlatô – PEEP) correspondente à PEEP utilizada. Em seguida, reduza 2 pontos na PEEP, aguarde 1 a 2 minutos, e repita a manobra de pausa para obtenção da nova DP. A PEEP ideal é aquela correspondente à menor DP observada. Vale lembrar que para uma manobra de titulação de PEEP adequada e segura o paciente deve estar sob sedação profunda (RASS-5) e bloqueio neuromuscular.

6. **Ajuste FiO_2 para metas conservadoras de oxigenação.** Meta de oxigenação: PaO_2 de 55 a 80 mmHg ou SpO_2 de 88 a 92%.

Hipoxemia refratária

Nos pacientes em que não se consegue oxigenação adequada com a estratégia de VM protetora e titulação de PEEP, a utilização da ventilação em posição prona é o próximo passo de escolha.

Para sua aplicação, usamos critérios semelhantes aos de pacientes não COVID-19 (ou seja, relação $PaO_2/FiO_2 < 150$ mmHg, $FiO_2 \geq 0,6$ e PEEP ≥ 5 cmH_2O).

É comum, nesta circunstância, a necessidade do uso de bloqueadores neuromusculares, porém ressalta-se que são reservados para pacientes com hipoxemia refratária ou assincronias à VM. Não é demais lembrar que só se permite o uso de bloqueio

▷ **TABELA 17** ARDSNet PEEP baixa

FiO_2	0,3	0,4	0,5	0,5	0,6	0,7	0,7	0,7	0,8	0,9	0,9	0,9	1
PEEP	5	5	8	8	10	10	12	14	14	14	16	28	18-24

▷ **TABELA 18** ARDSNet PEEP alta

FiO_2	0,3	0,3	0,3	0,3	0,3	0,4	0,4	0,5	0,5	0,5-0,8	0,8	0,9	1	1
PEEP	5	8	10	12	14	14	16	16	18	20	22	22	22	24

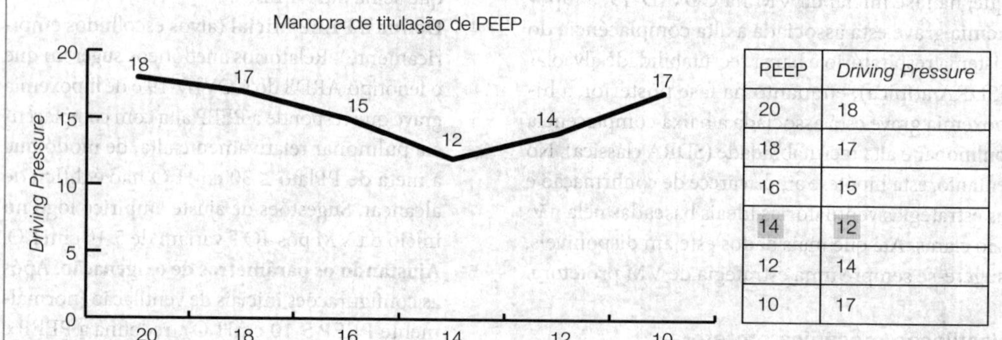

▷ **FIGURA 13** Exemplo de manobra de titulação de PEEP. A PEEP ideal é aquela correspondente à menor *driving pressure*. No caso, PEEP de 14 cmH_2O e DP 12 cmH_2O.

neuromuscular em pacientes profundamente sedados (RASS –5 ou BIS 40-60). Não se favorece seu uso rotineiro em nenhum paciente com SDRA, uma vez que os dados sobre os resultados são conflitantes.

Ventilação em posição prona

A prona precoce na SDRA associada a COVID-19 requer idealmente um ambiente controlado (como a unidade de terapia intensiva) e uma equipe multiprofissional treinada e capacitada. É uma das únicas intervenções que melhoram a mortalidade na SDRA refratária às medidas iniciais de VM protetora.

Recomenda-se particularmente a prona se um paciente precisar de $FiO_2 \geq 60\%$ para atingir $SpO_2 \geq 92\%$ (ou $PaO_2 \geq 65$ mmHg) – com P:F ≤ 150 mmHg. As únicas contraindicações absolutas são lesão da medula espinal, tórax aberto e via aérea instável. O tamanho do paciente não é uma contraindicação. Outras contraindicações relativas devem ser discutidas pela equipe assistencial.

Orienta-se prona precoce em SDRA grave (< 48 horas). Se o paciente demonstrar melhora na pronação, deve-se mantê-lo pronado por 16-20 horas. Se o paciente não melhorar com a prona, recomenda-se ressupinar. Considere tentar novamente no dia seguinte, pois eventualmente a capacidade de recrutamento do pulmão muda com o tempo.

Se o paciente atingir critérios de melhora e se mantiver com $FiO_2 < 60\%$ para obter $SatO_2 \geq 92\%$ (ou $PaO_2 \geq 65$ mmHg), com PPlatô < 30 cmH_2O e pH > 7,25, pode-se interromper a estratégia de VM em prona e manter em supina.

Retorne à posição supina de forma emergencial se: extubação inadvertida, obstrução da COT, hipoxemia grave ou com piora significativa, por exemplo $SatO_2 < 85\%$, perspectiva de iniciar suporte extracorpóreo ou instabilidade hemodinâmica.

Vasodilatadores pulmonares inalatórios

Considere associar vasodilatadores pulmonares inalatórios contínuos em casos refratários. Vale salientar, entretanto, que não há evidência de benefício de sobrevida com sua utilização na SDRA.

Os vasodilatadores pulmonares podem melhorar o distúrbio ventilação-perfusão em pacientes com hipoxemia grave (por exemplo, PaO_2/FiO_2 <100) e

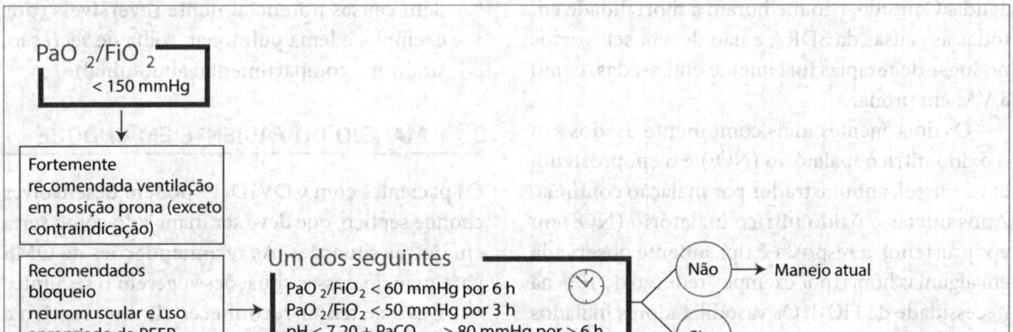

▷ **FIGURA 14** Algoritmo de indicação de *extracorporeal membrane oxygenation* (ECMO) em pacientes com COVID-19.

Adaptada das Diretrizes de manejo da COVID-19 da Extracorporeal Life Support Organization. ASAIO J. 2020 Jul;66(7): 707-21.

▷ TABELA 19

Diretrizes da *Society of Critical Care Medicine (SCCM) Surviving Sepsis Campaign* para o manejo de pacientes críticos com COVID-19	Grau de recomendação e nível de evidência
Implementar ventilação mecânica usando volumes correntes mais baixos (4-8 mL/kg) e PPlatô < 30 cmH_2O	Recomendação forte, evidência de moderada a alta qualidade
O uso rotineiro de óxido nítrico inalatório não é recomendado	Recomendação forte, evidência de baixa qualidade
Em pacientes com SDRA moderada a grave, estratégia de PEEP mais alta sugerida em relação à estratégia de PEEP mais baixa	Recomendação fraca, evidência de baixa qualidade
Em pacientes com SDRA moderada a grave, considere a ventilação em prona por 12-16 horas	Recomendação fraca, evidência de baixa qualidade
Em pacientes com SDRA moderada a grave, considere *bolus* intermitentes de bloqueadores neuromusculares em vez de infusão contínua	Recomendação fraca, evidência de baixa qualidade
Em pacientes com SDRA moderada a grave, considerar bloqueador neuromuscular contínuo por até 48 horas em pacientes com assincronia à VM, necessidade de sedação profunda contínua ou PPlatô persistentemente alta.	Recomendação fraca, evidência de baixa qualidade
Considere ECMO venovenosa ou encaminhe o paciente a um centro de ECMO se hipoxemia refratária, apesar de VM otimizada, uso de terapias de resgate e prona	Recomendação fraca, evidência de baixa qualidade

ECMO: *extracorporeal membrane oxygenation*; SDRA: síndrome do desconforto respiratório agudo; VM: ventilação mecânica.

podem ser especialmente úteis em pacientes com hipertensão arterial pulmonar descompensada ou aguda. Contudo, não melhoram a mortalidade em todas as causas da SDRA e não devem ser usados no lugar de terapias fortemente embasadas, como a VM em prona.

Os dois agentes mais comumente usados são o óxido nítrico inalatório (NOi) e o epoprostenol em aerossol, administrados por inalação contínua. Após iniciar o óxido nítrico inalatório (NOi) ou epoprostenol, a resposta é tipicamente observada em algumas horas (por exemplo, redução de 10% na necessidade de FiO_2). Os vasodilatadores inalados só devem ser administrados por meio de sistema fechado e requerem pessoal habilitado para seu uso.

Extracorporeal membrane oxygenation (ECMO)

Nos hospitais onde estiver disponível, a equipe de suporte extracorpóreo pode ser consultada para manejo de insuficiência respiratória com ECMO venovenosa. São potenciais indicações na COVID-19:

- Relação PaO_2/FiO_2 persistente < 75 mmHg apesar do manejo otimizado da SDRA (PEEP otimizado, bloqueio neuromuscular, prona, vasodilatador inalatório).
- PPlatô > 30 cmH_2O.
- pH < 7,2
- Sem causas potencialmente reversíveis (por exemplo, edema pulmonar, rolha de secreção, síndrome compartimental abdominal).

MANEJO DO PACIENTE EM CHOQUE

Os pacientes com COVID-19 podem desenvolver choque séptico, que deve ser manejado como seria em outras situações. As recomendações da OMS para manejo dessas situações sugerem o seguinte:

- Deve-se tentar reconhecer choque séptico e os vasopressores são necessários para manter a pressão arterial média (PAM) ≥ 65 mmHg e se o lactato é ≥ 2 mmol/L, na ausência de hipovolemia.
- Na ressuscitação do choque séptico em adultos, recomenda-se administrar pelo menos 30 mL/kg de cristaloide isotônico em adultos nas primeiras 3 horas. Não devem ser utilizados cristaloides hipotônicos, amidos ou gelatinas para ressuscitação.
- Os alvos de perfusão incluem PAM > 65 mmHg (ou alvos apropriados para a idade em crianças), débito urinário > 0,5 mL/kg/h em adultos, 1 mL/kg/h em crianças e melhora de live-

do reticular, tempo de enchimento capilar, nível de consciência e lactato. Deve-se considerar a utilização de índices dinâmicos de capacidade de resposta ao volume para orientar a administração do volume além da ressuscitação inicial com base em recursos e experiência locais.

- Os amidos estão associados a um risco aumentado de morte e lesão renal aguda *versus* cristaloides.
- Deve-se administrar vasopressores quando o choque persistir durante ou após a ressuscitação hídrica. O alvo inicial da pressão arterial é PAM ≥ 65 mmHg em adultos e alvos apropriados à idade em crianças.
- Vasopressores (isto é, noradrenalina, epinefrina, vasopressina e dopamina) são administrados com mais segurança por meio de um cateter venoso central a uma taxa estritamente controlada, mas também é possível administrá-los com segurança via veia periférica e agulha intraóssea. Deve-se monitorar a pressão sanguínea com frequência e titular o vasopressor com dose mínima necessária para manter a perfusão e evitar efeitos colaterais. A norepinefrina é considerada de primeira linha em pacientes adultos; epinefrina ou vasopressina podem ser adicionadas para atingir o alvo da PAM.
- Gestantes com suspeita ou confirmação de infecção por COVID-19 devem ser tratadas com terapias de suporte, conforme descrito, levando em consideração as adaptações fisiológicas da gravidez.
- As decisões sobre o parto de emergência e a interrupção da gravidez são desafiadoras e baseadas em muitos fatores: idade gestacional, condição materna e estabilidade fetal. As consultas com especialistas em obstetrícia, neonatal e terapia intensiva (dependendo da condição da mãe) são essenciais.

PARADA CARDIORRESPIRATÓRIA EM PACIENTES COM COVID-19

Algumas precauções específicas são recomendadas em relação ao manejo da parada cardiorrespiratória (PCR) em pacientes com COVID-19. Dois princípios fundamentais devem ser prioridades durante a RCP:

1. Reduzir a exposição da equipe.
2. Minimizar a aerossolização do vírus.

Antes de atender um paciente com diagnóstico suspeito ou confirmado de COVID-19 em PCR, toda a equipe deve usar o equipamento de proteção individual. A desparamentação após o procedimento também é de fundamental importância para reduzir a contaminação.

O número de pessoas na cena deve ser limitado ao número de pessoas necessário ao procedimento de RCP. São recomendações em nosso protocolo institucional:

Pacientes sem via aérea avançada

- Se o material de via aérea avançada estiver prontamente disponível, uma tentativa de intubação orotraqueal (IOT) pode ser realizada o mais precocemente possível.
- Se o material de via aérea avançada não estiver prontamente disponível, considere a passagem de um dispositivo supraglótico (máscara laríngea tamanho 4 ou 5, por exemplo), que deve ser bem alocada (verifique expansibilidade torácica bilateral) e utilizar um filtro de ar de alta eficiência (HEPA) associado. Caso máscara laríngea não esteja disponível, ventilação pode ser realizada usando bolsa-máscara-válvula na proporção 30 compressões para 2 ventilações, desde que o dispositivo de ventilação esteja acoplado em filtro HEPA e a máscara esteja bem selada no paciente; considerar posicionar um socorrista somente para acoplar a máscara de maneira adequada. Caso a segurança desse processo não seja garantida, considerar realizar somente as compressões torácicas até a chegada do material adequado de via aérea.
- O procedimento de intubação deve ser realizado pelo profissional com maior experiência na equipe.
- As compressões torácicas devem ser interrompidas para aumentar as chances de intubação.
- Videolaringoscopia pode reduzir a exposição da equipe a partículas em aerossol e deve ser considerada se disponível e equipe for experiente em seu uso.
- Ao realizar a IOT, o tubo deve ser conectado a um ventilador com um filtro HEPA no caminho do gás expirado. O circuito fechado resultante acarreta um risco menor de gerar aerossóis.

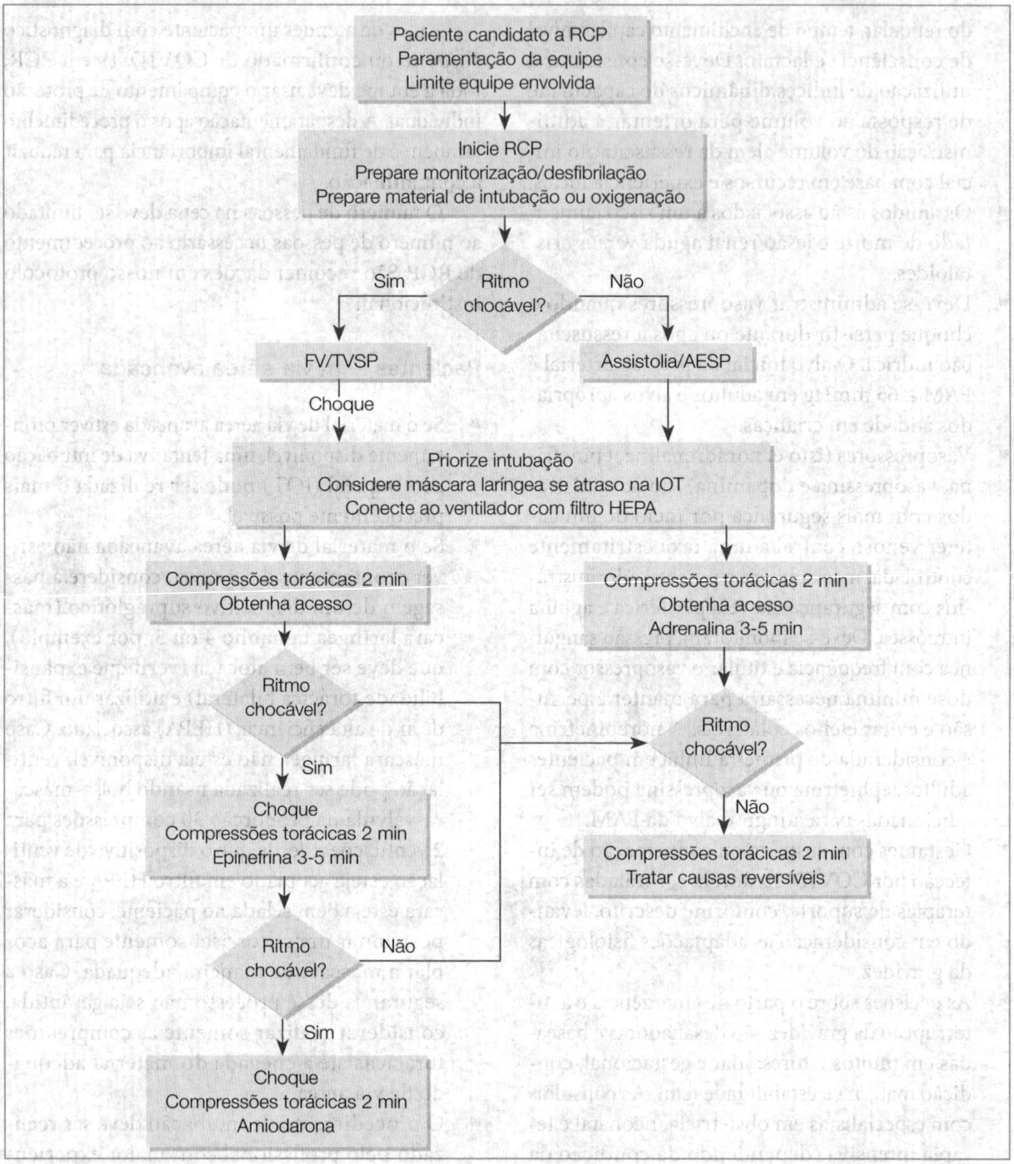

▷ **FIGURA 15** Manejo da parada cardiorrespiratória em pacientes com COVID-19.

- Uma vez em um circuito fechado, deve-se minimizar as desconexões para reduzir a exposição a aerossóis.

Paciente com via aérea avançada

- Manter ventilação mecânica com sistema fechado.
- Ajustar FiO_2 para 100%.
- Reduzir PEEP para 0 mmHg.
- Limitar a pressão inspiratória ou o volume corrente necessário para expansão torácica (6 mL/kg de corpo ideal é frequentemente adequado).
- Desligar os alarmes.
- Aumentar a sensibilidade para impedir que compressões torácicas iniciem um ciclo ventilatório.
- Ajustar frequência respiratória para 10 irpm.

- Garantir a segurança do tubo endotraqueal ou traqueostomia e do circuito do ventilador para impedir a extubação não planejada.

Embora a eficácia da RCP na posição prona não seja completamente conhecida, para pacientes em decúbito ventral com via aérea avançada, evite colocar o paciente na posição supina, a menos que seja capaz de fazê-lo sem risco de desconexões de equipamentos e aerossolização. Nestes casos deve-se considerar colocar desfibriladores na posição anteroposterior e fornecer compressões torácicas na posição padrão sobre vértebras de T7 a T10.

ANTIBIOTICOTERAPIA E CORTICOSTEROIDES

Uma das discussões mais importantes sobre pacientes com COVID-19 e infiltrado pulmonar é sobre a introdução de antibióticos empíricos para tratamento de pneumonia. Embora o tipo de infiltrado pulmonar não consiga determinar a etiologia, em um momento de pandemia como o atual a prevalência e incidência de pneumonia por COVID-19 é muito maior que a da pneumonia bacteriana; assim, o uso rotineiro de antibioticoterapia em todos esses pacientes representaria um aumento em várias vezes da utilização de antibióticos, provavelmente sem benefício associado. De fato, alguns estudos sugerem que o uso de antibióticos nestes pacientes não foi associado a melhores desfechos. Desta forma, o uso de antibióticos para pneumonia domiciliar só está indicado nestes pacientes caso o paciente apresente sinais de sepse ou consolidação e sintomas sugestivos da presença de pneumonia bacteriana. É indicada a realização de hemoculturas em pacientes com infecção bacteriana que causa pneumonia e sepse, idealmente antes da terapia antimicrobiana.

A terapia empírica para Influenza é com inibidores na neuraminidase como o oseltamivir, quando existe circulação espontânea e significativa de Influenza e outros fatores de risco. A terapia empírica deve ser reduzida com base nos resultados da microbiologia e no julgamento clínico.

O uso de corticosteroides foi estudado em pacientes com COVID-19. O estudo RECOVERY mostrou que o uso de dexametasona 6 mg ao dia por 10 dias foi associado com diminuição relativa de 17% da mortalidade em 28 dias. O benefício foi demonstrado em pacientes em uso de oxigenioterapia (23,3% *vs.* 26,2%) e foi particularmente alto em pacientes com uso de ventilação invasiva (29,3% *vs.* 41,4%), com um número necessário para tratar de 8,5 pacientes para evitar uma morte. Não foi encontrado benefício em pacientes sem necessidade do uso de oxigenioterapia (Tabela 20).

A profilaxia farmacológica de tromboembolismo venoso é indicada em todos os pacientes internados com COVID-19. As doses usuais de anticoagulação devem ser utilizadas, tendo em vista benefício similar ao uso de doses maiores. Estudos estão avaliando o benefício do uso de anticoagulação plena nestes pacientes, baseado no fato do aumento de eventos tromboembólicos nestes pacientes e um estudo ob-

▷ **TABELA 20** Efeitos da dexametasona na mortalidade no estudo RECOVERY

Desfechos	Dexametasona + cuidado usual	Cuidado usual isoladamente	Risco relativo (RR)	Número necessário para tratar
Mortalidade em 28 dias geral	21,6%	24,6%	0,65 IC 95% 0,51-0,82 P < 0,001	33
Mortalidade em 28 dias em pacientes em VMI	29,0%	40,7%	0,65 IC 95% 0,51-0,82 P < 0,001	8,5
Mortalidade em 28 dias em pacientes recebendo O_2	21,5%	25,0%	0,80 IC 95% 0,70-0,92 P < 0,002	29
Mortalidade em 28 dias em pacientes não recebendo suporte respiratório (nem O_2 nem VMI)	17,0%	13,2%	1,22 IC 95% 0,93-01,61 P < 0,14	–

VMI: ventilação mecânica invasiva.

servacional demonstrar um possível benefício em pacientes com D-dímero > 3.000 u/L e pacientes com escore DIC para CIVD > 4. O uso de anticoagulação plena em pacientes criticamente doentes não foi benéfico, mas em pacientes hospitalizados não críticos alguns estudos sugeriram um pequeno benefício. Um deles foi o estudo RAPID multicêntrico, em que um dos centros envolvidos foi o Departamento de Emergência do HCFMUSP, e que teve um pequeno benefício em mortalidade em 28 dias em pacientes moderadamente doentes com níveis de D-dímero maiores que 3.000 u/L.

TRATAMENTO ESPECÍFICO

Várias opções estão se consolidando como tratamentos específicos efetivos para a COVID-19. No entanto, a maioria não está autorizada ou disponível no Brasil. Existem duas classes de medicações. A primeira classe é dos antivirais de ação direta que agem sobre componentes do vírus inibindo sua replicação. Devem ser administrados no início da infecção para impedir o progresso para doença grave. A segunda classe é de terapias direcionadas ao hospedeiro. O objetivo é diminuir a resposta inflamatória desregulada que ocorre na doença grave da COVID-19. Seu uso ocorre em fases mais graves da doença. Não há consenso ou até evidências sobre quais drogas preferir e se combinações são úteis. Especificamente para os anticorpos monoclonais, existe um cuidado a se tomar referente às variantes: a eficácia pode ser reduzida e até abolida dependendo da combinação do anticorpo monoclonal com cada variante.

Cloroquina e hidroxicloroquina

O uso de cloroquina e hidroxicloroquina não apresentou benefício em estudos clínicos. A medicação pode inibir o SARS-CoV-2 *in vitro*, mas estudos clínicos não mostram benefício. Em um estudo randomizado duplo-cego com 479 pacientes hospitalizados com COVID-19, a hidroxicloroquina não melhorou desfechos clínicos em 14 dias ou a mortalidade em 28 dias (10,4% *vs.* 10,6%). Outros estudos abertos foram encerrados antes de terminar por ausência de benefício. Um estudo brasileiro randomizado, aberto em hospitalizados que não necessitaram ou necessitaram apenas de suplementação de oxigênio de baixo fluxo (≤ 4 L/min) não teve benefício com o uso da medicação. Um estudo de profilaxia pós-exposição de alto risco também não demonstrou diminuição de hospitalização, morte ou aparecimento de sintomas da doença, mas foi associado a maior número de efeitos adversos da medicação no grupo hidroxicloroquina. Um estudo também brasileiro comparando duas doses de cloroquina para COVID-19 foi interrompido precocemente por causa de uma taxa de mortalidade mais alta no grupo com altas doses. No momento não é possível recomendar o uso de cloroquina ou hidroxicloroquina para tratamento da COVID-19.

Ivermectina e agentes antivirais

A ivermectina foi proposta como uma terapia potencial baseada em sua atividade *in vitro* contra o SARS-CoV-2, mas os níveis da droga usados *in vitro* excedem em muito aqueles alcançados *in vivo* com doses seguras da medicação. O estudo I-TECH publicado no *JAMA internal medicine* em 2022 mostrou em um estudo de alocação aleatória com 490 pacientes que o uso de ivermectina em comparação ao grupo controle não reduziu a progressão para doença grave em 28 dias (21,6% vs. 17,3% p = 0,25).

Colchicina

Um estudo ainda não publicado com 4.488 pacientes randomizados para receber colchicina (0,5 mg 2 x ao dia por 3 dias e depois 0,5 mg ao dia por 27 dias) ou placebo encontrou uma diferença não significativa nos desfechos combinados de morte mais hospitalização (4,7% *vs.* 5,8% OR 0,79 IC 0,61-1,03); quando analisados apenas pacientes com RT-PCR para COVID-19 a diferença passou a ser significativa (4,6 *vs.* 6,0% OR 0,75 IC 0,57 a 0,99). O benefício, foi, portanto, pequeno e só atingiu significância estatística após se analisar apenas pacientes com RT-PCR positivo. A IDSA não recomenda qualquer uso de ivermectina para tratamento de COVID-19 não experimental.

Remdesevir

O remdesevir é uma medicação antiviral com potente ação antiviral *in vitro* contra muitos RNA vírus, incluindo o SARS-CoV-2. A medicação age interrompendo a transcrição do RNA. A medicação pode aumentar níveis de enzimas hepáticas e convém monitorá-las no uso da medicação. Devido à interação medicamentosa com cloroquina, as duas medicações não devem ser utilizadas em combinação.

Estudos randomizados compararam remdesevir em dose de 200 mg no primeiro dia e 100 mg por mais 9 dias em pacientes hospitalizados e não hospitalizados. Em geral, os dados de estudos randomizados não demonstram um benefício clínico significativo com remdesivir entre pacientes hospitalizados. Em uma metanálise de quatro estudos que incluíram mais de 7.000 pacientes com COVID-19, remdesivir não reduziu a mortalidade (OR 0,9, IC 95% 0,7-1,12) ou necessidade de ventilação mecânica (OR 0,90, IC 95% 0,76-1,03) em comparação com o tratamento padrão ou placebo. No entanto, um estudo com de remdesvir em tratamento ambulatorial mostrou redução de 87% de internação e morte. Para esse estudo era necessário que os sintomas tivessem começado no máximo 7 dias antes e que tivessem pelo menos um fator de risco para progressão de doença. Importante enfatizar que esses pacientes não estavam internados (portanto eram no máximo COVID-19 leve). O tratamento consistia em uma infusão EV nos dias 1, 2 e 3 de tratamento.

Baricitinib e tofacitinib

O baricitinib é um inibidor da janus quinase que tem ação antiviral, dificultando a entrada do vírus nas células. A medicação é utilizada em associação com o remdesivir para COVID-19, e em um estudo com 1.033 pacientes o tempo de recuperação com a terapia combinada remdesevir/baricitinib foi 1 dia menor comparada ao remdesivir isoladamente (7 dias *vs.* 8 dias). A IDSA recomenda o uso de baricitinib 4 mg por 14 dias associado ao remdesivir em pacientes hospitalizados com infecção grave pelo COVID-19; outros autores e associações recomendam contra o uso de rotina da medicação. Um estudo brasileiro com tofacitinib mostrou benefício pequeno na mortalidade em pacientes hospitalizados com pneumonia por COVID-19. Deve-se evitar a medicação em pacientes com infecção secundária.

Tolicizumab e outros inibidores da IL-6

Vários agentes que têm como alvo a via da IL-6 foram avaliados em estudos randomizados para o tratamento de COVID-19, como os bloqueadores do receptor de IL-6 tocilizumab e sarilumab e o inibidor direto de IL-6 siltuximabe. Estudos randomizados iniciais relataram resultados negativos. No entanto, os resultados preliminares de um estudo ramdomizado subsequente sugeriram um benefício para certos pacientes; o Serviço Nacional de Saúde do Reino Unido recomendou o uso destes agentes para pacientes com COVID-19 que são admitidos na unidade de terapia intensiva e necessitam de alto fluxo de oxigênio ou suporte respiratório mais invasivo. Tocilizumabe pode ser administrado com glicocorticoides, mas não deve ser administrado se tiverem decorrido mais de 24 horas desde a admissão na unidade de terapia intensiva ou início do suporte respiratório. A IDSA não recomenda o uso de rotina do tolicizumab ou outros agentes inibidores da IL-6 para tratamento de COVID-19.

Plasma convalescente e outras terapias com anticorpos monoclonais

O plasma convalescente obtido de indivíduos que se recuperaram de COVID-19 pode fornecer imunidade baseada em transmissão passiva de anticorpos. Acredita-se que os anticorpos neutralizantes sejam o principal componente ativo, mas outros mediadores imunológicos no plasma também podem contribuir. Estudos randomizados em pacientes hospitalizados não demonstraram um benefício clínico claro do plasma convalescente. Um estudo randomizado argentino que comparou plasma de convalescentes com placebo em 333 pacientes com COVID-19 grave não encontrou diferenças nos desfechos em 30 dias (OR 0,92, IC 95% 0,59-1,42) ou na mortalidade em 30 dias (10,96% *vs.* 11,43%, diferença de risco -0,46%, IC 95% -7,8-6,8). A IDSA não recomenda o uso de plasma convalescente, exceto na circunstância de estudos clínicos. Entre pacientes com COVID-19 leve ou moderada sob risco para progessão para doença grave, a IDSA recomenda os anticorpos monoclonais bamlanivimab/etesevimab, casirivimab/imdevimab e sotrovimab como tratamento. Atenção para Tabela 21 para redução de eficácia de anticorpos conforme variantes.

Molnupiravir

Um estudo publicado no *NEJM* arrolou 1.433 pacientes não vacinados com COVID-19 leve ou moderada (no máximo com 5 dias de sintomas e um fator de risco para COVID-19 grave) que foram alocados aleatoriamente

▷ **TABELA 21** Medicamentos desenvolvidos para tratamento do COVID-19, eficácia em redução de internação e relação com variantes.

	Medicamentos	Modo de ação	Redução em hospitalização	Perda de eficácia em variantes
Antivirais de ação direta	Remdesivir	Análogo de nucleotídeo	87%*	
	Molnupiravir	Análogo de nucleotídeo	30%	
	Nirmatrelvir + ritonavir	Inibidor de protease	90%	
	Bamlanivimab + etesevimab	Anticorpos neutralizantes	70%	Beta, gama e ômicron
	Casirivimab + imdevimab	Anticorpos neutralizantes	66%	Ômicron
	Sotrovimab	Anticorpos neutralizantes	85%	Ômicron**
	Tixagevimab + cilgavimab	Anticorpos neutralizantes	77%	Ômicron**
	Regdanvimab	Anticorpos neutralizantes	70%	Beta e ômicron**
	Amubarvimab + romlusevimab	Anticorpos neutralizantes	80%	
	Adintrevimab	Anticorpos neutralizantes	N/D	Ômicron**
	Medicamento	**Modo de ação**	**Redução de mortalidade**	
Terapia direcionada ao hospedeiro	Dexametasona	Imunossupressão	17-21%	
	Baricitinib ou tofacitinib	Inibidor da quinase janus	18%	
	Tocilizumab ou sarilumab	Inibidor de Il-6	13%	

* Quando usado em tratamento ambulatorial. ** Redução de atividade.

para receber 4 cápsulas de 200 mg de molnupiravir ou placebo por 5 dias. O grupo que recebeu a medicação teve incidência de 6,8% de internação ou morte (48/709), enquanto que o grupo placebo teve incidência de 9,7% (68/699), que foi uma diferença significativa de -3 pontos percentuais (IC 95% -5,9 a -0,1). Houve uma morte no grupo molnupiravir e 9 mortes no grupo placebo. O molnupiravir está em análise na Anvisa, mas já foi recebeu autorização emergencial do FDA(EUA).

Nirmatrelvir + ritonavir

Um estudo publicado no *NEJM* arrolou 2.246 pacientes não vacinados e não internados com no máximo 5 dias de sintomas e pelo menos um fator de risco para COVID-19 grave. Pacientes receberam em alocação aleatória nirmatrelvir mais ritonavir a cada 12 horas por 5 dias ou placebo. Internação ou morte no grupo nirmatrelvir foi de 0,77% (com 0 mortes) e 6,31% no grupo placebo (com 12 motes). O nirmatrelvir + ritonavir já foi autorizado pela Anvisa (e FDA), mas não foi incorporado ao SUS.

Outras medicações

Outros agentes que foram propostos para terapia com COVID-19 incluem o antiviral sofosbuvir associado ao daclatasvir, o bloqueador seletivo do receptor de serotonina fluvoxamina, famotidina, vitamina D e zinco. A IDSA não recomenda qualquer uso dessas medicações para tratamento de COVID-19 fora do contexto experimental.

VACINAS

Durante a pandemia, várias vacinas foram desenvolvidas e testadas. As que estão liberadas no Brasil são Coronovac (Butantan), Comirnaty (Pfizer/Wyeth), Janssen Vaccine (Janssen-Cilag) e Oxford Covidshield (Fiocruz e AstraZeneca). A Coronavac foi desenvolvida pela empresa Sinovac e testada em fase III no Brasil pelo Instituto Butantan e em fase IV no Chile. A vacina AZD1222 COVID-19 (recombinante) foi desenvolvida na Universidade de Oxford em parceria com a AstraZeneca. A seguir, o esquema posológico de cada vacina para atingir sua eficácia e também as reações adversas descritas em bula em caso de queixa do paciente após vacinação.

Apesar de dados mostrando redução da efetividade da vacina em prevenir infecção sintomática da variante ômicron, a proteção contra doença grave permanece importante – particularmente em quem recebe a terceira dose. Constata-se – de fato – uma redução de atividade neutralizante do soro de pacientes vacinados na variante ômicron. No entanto, isso não se traduz na perda esperada de proteção, pois a resposta da imunidade celular permanece robusta na variante ômicron.

A Coronavac é uma vacina do vírus SARS-CoV-2 inativada. O esquema posológico são 2 doses com intervalo de 28 dias. Ela contém proteína de ovo em seus excipientes e não é contraindicada em quem tem alergia a ovo. A eficácia é observada duas semanas após a segunda vacinação. As reações adversas são (a partir de estudo clínico fase III):

1. **Reações muito comuns** (≥ 1/10):
   - Sistêmicas: cefaleia, fadiga.
   - Local: dor.
2. **Reações comuns** (≥ 1/100 e < 1/10):
   - Sistêmicas: náusea, diarreia, mialgia, calafrios, perda de apetite, tosse, artralgia, prurido, rinorreia, congestão nasal.
   - Locais: eritema, inchaço, enduração, prurido.
3. **Reações incomuns** (≥ 1/1.000 e < 1/100):
   - Sistêmicas: vômito, febre, exantema, reação alérgica, dor orofaríngea, odinofagia, espirros, astenia, tontura, dor abdominal, sonolência, mal-estar, rubor, dor nas extremidades, dor abdominal superior, dor nas costas, vertigem, dispneia, edema.
   - Local: hematoma.

A vacina AZD1222 COVID-19 (recombinante) é uma vacina da glicoproteína SARS-CoV-2 *spike* proveniente e associada ao vetor adenovírus recombinante de chimpanzé deficiente para replicação. O esquema posológico são 2 doses com intervalo de 4 a 26 semanas. Não contém proteína de ovo em seus excipientes e não é contraindicada em quem tem alergia a ovo. A eficácia da vacinação é observada 15 dias após a aplicação da segunda dose. As reações adversas são:

1. **Reações muito comuns** (≥ 1/10):
   - Sistêmicas: mialgia, artralgia, cefaleia, náusea.
   - Locais: sensibilidade, dor, sensação de calor, prurido e equimose no local de injeção, fadiga, mal-estar, febre, calafrios.
2. **Reações comuns** (≥ 1/100 e < 1/10):
   - Sistêmicas: vômito, diarreia, dor nas extremidades, pirexia, sintomas semelhantes a influenza.
   - Locais: inchaço no local de injeção, eritema no local de injeção, endurecimento no local de injeção.
3. **Reações incomuns** (≥ 1/1.000 e < 1/100):
   - Sistêmicas: linfadenopatia, redução do apetite, tontura, sonolência, dor abdominal, hiperidrose, urticária.
   - Locais: prurido, erupção cutânea.
4. **Reações com frequência desconhecida:**
   - Sistêmicas: anafilaxia, hipersensibilidade e angioedema.

A vacina Comirnaty é desenvolvida pela Pfizer/Wyeth, composta de RNA mensageiro que codifica a proteína S do SARS-CoV-2. Não contém proteína de ovo em seus excipientes e não é contraindicada em quem tem alergia a ovo. Tem recomendação de administração de 2 doses com intervalo de 21 dias.

1. **Reações muito comuns** (≥ 1/10):
   - Sistêmicas: cefaleia, diarreia, artralgia, mialgia, pirexia, fadiga, calafrios.
   - Locais: dor e inchaço no local de injeção.
2. **Reações comuns** (≥ 1/100 e < 1/10):
   - Sistêmicas: náusea, vômito.
   - Local: rubor no local de injeção.
3. **Reações incomuns** (≥ 1/1.000 e < 1/100):
   - Sistêmicas: linfadenopatia, reações de hipersensibilidade, diminuição de apetite, insônia, letargia, hiperidrose, suor noturno, dor nas extremidades, astenia, mal-estar geral.
   - Local: prurido no local de injeção;
4. **Reação rara** (≥ 1/10.000 e < 1/1.000):

- Sistêmica: paralisia facial periférica aguda.

5. **Reações com frequência desconhecida:**
   - Sistêmicas: anafilaxia, edema facial.
   - Local: inchaço extenso do membro vacinado.

A vacina da Janssen contém adenovírus tipo 26 codificante para a glicoproteína S do SARS-CoV-2. Não contém proteína de ovo em seus excipientes e não é contraindicada em quem tem alergia a ovo. Tem indicação de uso único.

1. **Reações muito comuns** (≥ 1/10):
   - Sistêmicas: cefaleia, náusea, mialgia, fadiga.
   - Local: dor no local de injeção.
2. **Reações comuns** (≥ 1/100 e < 1/10):
   - Sistêmicas: tosse, artralgia, pirexia.
   - Locais: eritema e inchaço no local de injeção.
3. **Reações incomuns** (≥ 1/1.000 e < 1/100):
   - Sistêmicas: tremor, espirros, dor orofaríngea, irritação na pele, hiperidrose, fraqueza muscular, dor nas extremidades, dor nas costas.
   - Locais: astenia, mal-estar.
4. **Reações raras** (≥ 1/10.000 e < 1/1.000):
   - Sistêmicas: hipersensibilidade, urticária.
5. **Reações muito raras** (< 1/10.000):
   - Sistêmicas: síndrome de Guillain-Barré, trombose em combinação com trombocitopenia.
6. **Reação com frequência desconhecida:**
   - Sistêmica: síndrome do extravasamento capilar sistêmico.

INDICAÇÕES DE INTERNAÇÃO, TERAPIA INTENSIVA E SEGUIMENTO

Pacientes com doença leve e alguns pacientes com doença moderada podem receber alta hospitalar. Pacientes com poucos dias de sintomas (5 ou menos dias) que já apresentem imagem de pneumonia ou com dificuldade respiratória têm alta chance de evolução ruim. São recomendações nestes pacientes:

1. Pacientes sem necessidade de suporte de oxigênio podem receber alta, principalmente se mais de 7 dias dos sintomas (exceto pacientes previamente dependentes de O_2).
2. Paciente com evolução clara de melhora nas últimas 12-24 horas ou que não tinham preenchido indicação formal de internação em primeiro lugar.
3. Pacientes com capacidade de autocuidado após alta hospitalar.
4. Pacientes não devem ter alta se menos de 14 dias de sintomas ou pelo menos um *swab* nasal negativo se internados em instituições de longa permanência ou situações análogas que representariam risco para contágio de outras pessoas em fragilidade.
5. Pacientes com envolvimento bilateral > 25% e mais de 60 anos devem ter pelo menos 10 dias de sintomas antes de se considerar alta hospitalar.
6. Pacientes imunodeprimidos graves como submetidos a transplante de órgãos ou em vigência de quimioterapia com pneumonia bilateral, para alta devem ter $SaO_2 \geq 95\%$ e pelo menos 10 dias de sintomas.

As indicações de terapia intensiva dependem da capacidade local da instituição, pois caracteristicamente a COVID-19 é associada com exaurimento de recursos com necessidade de revisão dos critérios de terapia intensiva e enfermaria. Pacientes em uso de drogas vasopressoras, ventilação invasiva ou não e com uso de fluxo de oxigênio maior que 6 L/min usualmente necessitam de terapia intensiva.

Como a COVID-19 é associada com importantes sequelas a longo prazo, respiratórias e cognitivas, idealmente deve-se realizar seguimento ambulatorial para pacientes que necessitaram de internação, principalmente se precisaram de terapia intensiva.

LITERATURA RECOMENDADA

1. Terpos E, et al. Hematologic findings and complications of COVID-19. Am J Hematol. 2020;95:834-47.
2. Guan WJ, Ni ZY, Hu Y, Liang WH, Ou CQ, He JX, et al.; China Medical Treatment Expert Group for Covid-19. Clinical characteristics of coronavirus disease 2019 in China. N Engl J Med. 2020 Feb 28.
3. Brandão Neto RA, Marchini JF, Marino LO, et al. Mortality and other outcomes of patients with coronavirus pneumonia admitted to the emergency department: A prospective observational Brazilian study. PLoS ONE. 16(1):e0244532.
4. Alencar JCG, Marchini JF, Marino LO, Ribeiro SCC, Bueno CG, Lazar Neto F, Brandao Neto RA, Souza HP. Lung ultrassound scores predicits outcomes in COVID-19 patients admitted to the emergency department. Ann Intensive Care. 2021;11:6.
5. Padrão EH, et al. Awake prone positioning in COVID-19 hypoxemic respiratory failure: Exploratory findings in a single center retrospective cohort study. Acad Emerg Medicine. 2021.
6. Alencar JCG, et al. First attempt intubation success and complications in patients with COVID-19 undergoing emergency intubation. JACEP OPEN. 2020;1:699-795.
7. Sholzberg M, Tang G, Rahhal H et al. Effectiveness of therapeutic heparin on death, mechanical ventilation or intensive care unit admission in moderately illpatients with COVID-19 admitted to hospital: RAPID randomized clinical trial. BMJ. 2021;375.
8. Louise Bowles MB, et al. Lupus anticoagulant and abnormal coagulation tests in patients with Covid-19. The New England Journal of Medicine. May 5, 2020.
9. Bangash MN, Patel J, Parekh D. COVID-19 and the liver: little cause for concern. Lancet Gastroenterol Hepatol. 2020.

10. American Association of Liver Diseases. Clinical best practice advice for hepatology and liver transplant providers during the COVID-19 pandemic: AASLD Expert Panel Consensus Statement 2020. Disponível em: www.aaalsd.org.
11. Helms J, et al. Neurologic features in severe SARS-CoV-2 infection. New England Journal of Medicine. 2020.
12. Wiersinga WJ, Rhodes A, Cheng AC, Peacock SJ, Prescott HC. Pathophysiology, transmission, diagnosis, and treatment of coronavirus disease 2019 (COVID-19). JAMA [Internet]. 2020 Aug 25;324(8):782.
13. Candido DS, Claro IM, de Jesus JG, Souza WM, Moreira FRR, Dellicour S, et al. Evolution and epidemic spread of SARS-CoV-2 in Brazil. Science [Internet]. 2020 Sep 4;369(6508):1255-60.
14. Ranzani OT, Bastos LSL, Gelli JGM, Marchesi JF, Baião F, Hamacher S, et al. Characterisation of the first 250 000 hospital admissions for COVID-19 in Brazil: a retrospective analysis of nationwide data. Lancet Respir Med [Internet]. 2021 Jan.
15. Fosbøl EL, Butt JH, Østergaard L, Andersson C, Selmer C, Kragholm K, et al. Association of angiotensin-converting enzyme inhibitor or angiotensin receptor blocker use with COVID-19 diagnosis and mortality. JAMA [Internet]. 2020 Jul 14;324(2):168.
16. Mancia G, Rea F, Ludergnani M, Apolone G, Corrao G. Renin--angiotensin-aldosterone system blockers and the risk of Covid-19. N Engl J Med [Internet]. 2020 Jun 18;382(25):2431-40.
17. Thachil J, Tang N, Gando S, Falanga A, Cattaneo M, Levi M, et al. ISTH interim guidance on recognition and management of coagulopathy in COVID-J Thromb Haemost [Internet]. 2020 May 27;18(5):1023-6.
18. Tang N, Li D, Wang X, Sun Z. Abnormal coagulation parameters are associated with poor prognosis in patients with novel coronavirus pneumonia. J Thromb Haemost [Internet]. 2020 Apr;18(4):844-7.
19. Klok FA, Kruip MJHA, van der Meer NJM, Arbous MS, Gommers DAMPJ, Kant KM, et al. Incidence of thrombotic complications in critically ill ICU patients with COVID-19. Thromb Res [Internet]. 2020 Jul;191:145-7.
20. Fajgenbaum DC, June CH. Cytokine storm. Longo DL (ed.). N Engl J Med [Internet]. 2020 Dec 3;383(23):2255-73.
21. Wu Z, McGoogan JM. Characteristics of and important lessons from the coronavirus disease 2019 (COVID-19) outbreak in China. JAMA [Internet]. 2020 Apr 7;323(13):1239.
22. Meyerowitz-Katz G, Merone L. A systematic review and meta-analysis of published research data on COVID-19 infection fatality rates. Int J Infect Dis [Internet]. 2020 Dec;101:138-48.
23. Wynants L, Van Calster B, Collins GS, Riley RD, Heinze G, Schuit E, et al. Prediction models for diagnosis and prognosis of covid-19: systematic review and critical appraisal. BMJ [Internet]. 2020 Apr 7;m1328.
24. Cunningham JW, Vaduganathan M, Claggett BL, Jering KS, Bhatt AS, Rosenthal N, et al. Clinical outcomes in young US adults hospitalized with COVID-19. JAMA Intern Med [Internet]. 2020 Sep 9.
25. Tartof SY, Qian L, Hong V, Wei R, Nadjafi RF, Fischer H, et al. Obesity and mortality among patients diagnosed with COVID-19: Results from an integrated health care organization. Ann Intern Med [Internet]. 2020 Nov 17;173(10):773-81.
26. Wu C, Chen X, Cai Y, Xia J, Zhou X, Xu S, et al. Factors associated with acute respiratory distress syndrome and death in patients with coronavirus disease 2019 pneumonia in Wuhan, China. JAMA Intern Med [Internet]. 2020 Jul 1;180(7):934.
27. Liao D, Zhou F, Luo L, Xu M, Wang H, Xia J, et al. Haematological characteristics and risk factors in the classification and prognosis evaluation of COVID-19: a retrospective cohort study. Lancet Haematol [Internet]. 2020 Sep;7(9):e671-8.
28. Del Valle DM, Kim-Schulze S, Huang H-H, Beckmann ND, Nirenberg S, Wang B, et al. An inflammatory cytokine signature predicts COVID-19 severity and survival. Nat Med [Internet]. 2020 Oct 24;26(10):1636-43.
29. RECOVERY Collaborative Group, Horby P, Lim WS, et al. Dexamethasone in hospitalized patients with Covid-19 – Preliminary report. N Engl J Med 2020.
30. Tomazini BM, Maia IS, Cavalcanti AB, et al. Effect of dexamethasone on days alive and ventilator-free in patients with moderate or severe acute respiratory distress syndrome and COVID-19: The CoDEX Randomized Clinical Trial. JAMA. 2020;324:1307.
31. RECOVERY Collaborative Group, Horby P, Mafham M, et al. Effect of hydroxychloroquine in hospitalized patients with Covid-19. N Engl J Med. 2020;383:2030.
32. Cavalcanti AB, Zampieri FG, Rosa RG, et al. Hydroxychloroquine with or without azithromycin in mild-to-moderate Covid-19. N Engl J Med. 2020;383:2041.
33. Self WH, Semler MW, Leither LM, et al. Effect of hydroxychloroquine on clinical status at 14 days in hospitalized patients with COVID-19: A randomized clinical trial. JAMA. 2020;324:2165.
34. Rosenberg ES, Dufort EM, Udo T, et al. Association of treatment with hydroxychloroquine or azithromycin with in-hospital mortality in patients With COVID-19 in New York State. JAMA. 2020;323:2493.
35. Borba MGS, Val FFA, Sampaio VS, et al. Effect of high vs low doses of chloroquine diphosphate as adjunctive therapy for patients hospitalized with severe acute respiratory syndrome coronavirus 2 (SARS-CoV-2) infection: A randomized clinical trial. JAMA Netw Open. 2020;3:e208857.
36. Cantini F, Niccoli L, Matarrese D, et al. Baricitinib therapy in COVID-19: A pilot study on safety and clinical impact. J Infect. 2020;81:318.
37. Furtado RHM, Berwanger O, Fonseca HA, et al. Azithromycin in addition to standard of care versus standard of care alone in the treatment of patients admitted to the hospital with severe COVID-19 in Brazil (COALITION II): a randomised clinical trial. Lancet. 2020;396:959.
38. Cao B, Wang Y, Wen D, et al. A trial of lopinavir-ritonavir in adults hospitalized with severe Covid-19. N Engl J Med. 2020;382:1787.
39. Lenze EJ, Mattar C, Zorumski CF, et al. Fluvoxamine vs placebo and clinical deterioration in outpatients with symptomatic COVID-19: A randomized clinical trial. JAMA. 2020;324:2292.
40. Kim AY, Gandhi RT. Coronavirus Disease 2019 (COVID-19): Management in hospitalized adults. www.uptodate.com. Acesso 23 março 2022.
41. Bhimarj A, et al. Infectious Diseases Society of America Guidelines on the Treatment and Management of Patients with COVID-19. CID 2021.
42. Hanson JE, et al. Infectious Diseases Society of America Guidelines on the diagnosis of COVID-19: Molecular diagnostic testing. CID 2021.
43. Hanson JE, et al. Infectious Diseases Society of America Guidelines on the diagnosis of COVID-19: Serology. CID 2021.
44. Hasan SS, Capstick T, Ahmed R, et al. Mortality in COVID-19 patients with acute respiratory distress syndrome and corticosteroids use: a systematic review and meta-analysis. Expert Rev Respir Med. 2020 Nov;14(11):1149-63.
45. Demoule A, Baron AV, Darmon M. High-flow nasal cannula in critically iii patients with severe COVID-19. Am J Respir Crit Care Med. 2020 Oct 1; 202(7):1039-42.
46. Calligaro GL, Lalla U, Audley G. The utility of high-flow nasal oxygen for severe COVID-19 pneumonia in a resource-constrained setting: A multi-centre prospective observational study. EClinicalMedicine. 2020 Nov;28:100570.
47. Brochard L. Ventilation-induced lung injury exists in spontaneously breathing patients with acute respiratory failure: Yes. Intensive Care Med. 2017 Feb;43(2):250-2.
48. Coppo A, Bellani G, Winterton D, et al. Feasibility and physiological effects of prone positioning in non-intubated patients with acute respiratory failure due to COVID-19 (PRON-COVID): a prospective cohort study. The Lancet Resp Med. 2020 Aug;8(8):765-44.
49. Alhazzani W, Moller M, Arabi Y, et al. Surviving Sepsis Campaign: guidelines on the management of critically ill adults with Coronavirus Disease 2019 (COVID-19). Intensive Care Med. 2020 May;46(5):854-87.

57 Infecção do trato urinário

Rodrigo Antonio Brandão Neto
Anna Sara Shafferman Levin

PONTOS IMPORTANTES

- O diagnóstico de infecção de trato urinário (ITU) não complicada é baseado em dados clínicos, e exames complementares não são necessários.
- A bacteriúria assintomática não deve ser tratada, exceto em grupos específicos, como gestantes, transplantados, neutropênicos e em pós-operatório de cirurgias urológicas. A presença de piúria não indica o tratamento em pacientes com bacteriúria assintomática.
- Febre, dor em flanco, sinal de Giordano positivo e presença de cilindros leucocitários em pacientes com ITU são diagnóstico de pielonefrite.
- O regime terapêutico mais custo-eficaz para ITU não complicada em mulheres é antibioticoterapia por 3 dias. Homens com ITU devem ser tratados por pelo menos 7 dias.
- A pielonefrite deve ser tratada por período de 10 a 14 dias.
- Pacientes provenientes de áreas com índices regionais de resistência menores do que 10 a 20% ao SMXTMP devem ser tratados com essa medicação.
- Ausência de melhora clínica em 48 horas ou persistência de febre por mais de 3 dias com antibioticoterapia indicam a necessidade de realização de exames de imagem para pesquisa de complicações como abscesso perinefrético.

INTRODUÇÃO E DEFINIÇÕES

Infecção de trato urinário (ITU) se define pela presença de patógenos microbianos no trato urinário, já que se considera que a urina normal é estéril.

A classificação da ITU geralmente é baseada em seu sítio:

- Bexiga: cistite.
- Rim: pielonefrite.
- Urina: bacteriúria.

Pode ser sintomática ou assintomática e raramente causa sepse e morte. Bacteriúria assintomática é definida pelo isolamento de bactérias na urina, em contagens significativas, porém sem sintomas locais ou sistêmicos. Afeta cerca de 10% das grávidas e é mais comum entre pessoas com *diabetes mellitus*, idosos e mulheres. A atividade sexual influencia a sua presença. Também afeta, com alta frequência, idosos institucionalizados (até 55% das mulheres e 31% dos homens). Raramente requer tratamento, com exceção de certas populações, como gestantes, transplantados, neutropênicos e em pós-operatório de cirurgias urológicas.

ITU é considerada a infecção bacteriana mais comum, porém sua real incidência não é totalmente conhecida. Em mulheres jovens sexualmente ativas, sua incidência é de 0,5 a 0,7 caso/ano, sendo 6 vezes mais frequente em mulheres do que em homens. Nos Estados Unidos, estima-se que anualmente a ITU cause aproximadamente sete milhões de consultas ambulatoriais, um milhão de consultas de emergência, cem mil hospitalizações e 4.000 óbitos. Entre os homens, as ITU são incomuns até os 50 anos de idade. A partir de então a hipertrofia de próstata, com consequente obstrução ao fluxo urinário, leva ao aumento da incidência de ITU. A Tabela 1 apresenta os grupos de risco para desenvolvimento de ITU.

▷ **TABELA 1** Grupos de risco para desenvolvimento de infecção do trato urinário

▪ Crianças menores de 5 anos de idade
▪ Gestantes
▪ Imunossuprimidos
▪ Usuários de sonda vesical ou instrumentação de trato genitourinário
▪ Lesão medular
▪ Pacientes com mais de 60 anos de idade
▪ *Diabetes mellitus*

ETIOLOGIA E FISIOPATOLOGIA

As infecções de trato urinário desenvolvem-se em mulheres quando uropatógenos da flora fecal colonizam o introito vaginal.

Ao se discutir ITU, devem ser considerados fatores relacionados ao microrganismo e fatores relacionados ao hospedeiro.

Entre os fatores relacionados ao microrganismo estão a virulência e a resistência a antimicrobianos. O agente mais frequente causador de ITU é *Escherichia coli* (75-95% dos casos), cujos fatores de virulência estão amplamente estudados. Considera-se vir de fonte intestinal, sendo o seu reservatório a colonização colônica. Outros uropatógenos comuns incluem *Staphylococcus saprophyticus*, *Enterococcus* spp. e outros bacilos Gram-negativos como *Klebsiella*, *Proteus* e *Enterobacter*, que têm outros mecanismos de adesão epitelial.

Os fatores mais importantes relacionados ao hospedeiro são: idade, fatores comportamentais, *diabetes mellitus* (DM), lesão espinhal, cateterização vesical e gravidez.

Na população geriátrica, a apresentação clínica da ITU é frequentemente atípica. Há uma alta prevalência de bacteriúria assintomática e, por isso, uma urocultura positiva não necessariamente requer tratamento. O risco de ITU está associado à dificuldade de controle urinário (incontinência em mulheres e prostatismo em homens). O uso de cateteres urinários e as alterações anatômicas ou funcionais do trato urinário também são fatores de risco. A ITU aumenta a prevalência de incontinência urinária em mulheres mais idosas e aumenta significativamente o risco de morte. A bacteriúria assintomática é comum e geralmente benigna, afetando até 50% das mulheres e 30% dos homens em instituições, e a sua frequência aumenta com a idade e comorbidades. Entre idosos, *E. coli* representa menos de 50% dos agentes de ITU, e infecções polimicrobianas são frequentes.

Os fatores comportamentais associados com ITU são: atividade sexual (mulheres com ITU são mais sexualmente ativas) e uso de espermicidas (que aumentam a colonização por *E. coli*). Não há aumento de risco de ITU associado aos hábitos de micção ou higiene íntima. Há ainda diferenças anatômicas que predispõem a ITU, como uma menor distância entre a uretra e o ânus.

ITU associada a DM

Bacteriúria assintomática e ITU sintomática são mais frequentes em diabéticos do que entre não diabéticos. A presença de DM leva a um maior risco de complicações, incluindo apresentações raras de ITU como cistite e pielonefrite enfisematosas, abscesso, necrose papilar e pielonefrite xantogranulomatosa. Vários fatores em DM têm sido propostos como de risco: controle glicêmico ruim, duração da doença, microangiopatia diabética, disfunção leucocitária secundária a hiperglicemia e vaginite de repetição. Além disso, parece haver uma maior prevalência de alterações anatômicas e funcionais do trato urinário entre pacientes com DM. Embora o agente etiológico mais comum seja *E. coli*, *Klebsiella* spp., *Acinetobacter* spp., estreptococos do grupo B e *Candida* spp. são causas de ITU em pacientes com DM.

ITU associado a cateter vesical

Em pacientes com lesão espinhal ou cateteres, ITU é muito frequente e está relacionada a morbidade e mortalidade importantes. Fatores que aumentam a suscetibilidade são hiperdistensão da bexiga, dificuldade de micção e litíase urinária. Quando sonda vesical de demora é utilizada, a incidência de bacteriúria é de 5% ao dia; o uso de sonda de alívio intermitente é associado com risco menor de infecção. Além disso, os cateteres vesicais são importantes para infecção nosocomial, principalmente em unidades de terapia intensiva, e com microbiologia diferente das infecções adquiridas ambulatorialmente, ocorrendo com frequência infecções por *Pseudomonas* e *Morganella morganii*. Nesses pacientes, muitas vezes a única manifestação é o quadro febril sem outras manifestações localizatórias. As infecções por cândida também são associadas com cateter e a retirada do cateter vesical resolve a infecção em 40% dos casos, embora a troca da sonda vesical resolva a infecção em menos de 20% dos pacientes. Muitas vezes é difícil diferenciar quadros de ITU de colonização em pacientes em uso de cateter vesical. Deve-se considerar que piúria tem menor correlação com a presença de ITU nesses pacientes.

ITU em grávidas

Aproximadamente 4 a 10% das grávidas têm bacteriúria assintomática e 1 a 4% desenvolvem cistite aguda. Pielonefrite aguda afeta 1 a 2% das grávidas no final do segundo e início do terceiro trimestres. As implicações de ITU durante a gravidez são: aumento do risco de pielonefrite, parto prematuro e mortalidade fetal. O tratamento da bacteriúria assintomática em gestantes evita uma cistite ou pielonefrite a cada sete tratamentos e está indicado de rotina. É possível que, em grávidas, a pielonefrite se manifeste apenas com sintomas de trato urinário baixo.

ACHADOS CLÍNICOS

As manifestações clínicas das ITU dependem da localização da infecção com disúria, polaciúria e sensação de urgência urinária. Manifestações típicas da ITU baixa ocorrem na maioria dos casos de pielonefrite.

Cistite

É muito frequente entre mulheres sexualmente ativas, e mais de 50% das mulheres terão pelo menos uma ITU durante a sua vida. Foi demonstrado que mulheres levam até 5 dias com sintomas como disúria e polaciúria para procurar ajuda médica. Em mulheres idosas, os sintomas são menos frequentes.

Disúria (dor ou dificuldade à micção) pode ser um sintoma de uretrite (causada por *Chlamydia trachomatis*, *Neisseria gonorrhoeae* ou vírus *Herpes simplex*) ou vaginite (por *Candida* spp. ou *Trichomonas vaginalis*). Normalmente na ITU é associada com polaciúria, sensação de urgência urinária e dor suprapúbica. Os sintomas da cistite são geralmente agudos e múltiplos, enquanto na uretrite são graduais e leves. Pacientes com corrimento vaginal têm maior chance de ter uretrite ou vaginite.

Piúria ocorre na cistite e na uretrite, mas é rara na vaginite. Hematúria ocorre em 25% dos pacientes com cistite e costuma ocorrer no final do jato urinário, e resolve-se com o tratamento da infecção, mas é rara nas duas outras afecções.

Fatores que sugerem cistite incluem história de cistite prévia, atividade sexual recente e uso recente de espermicida, urgência miccional e polaciúria.

Dispareunia, corrimento vaginal, odor alterado, disúria sem polaciúria e urgência urinária sugerem vaginite ou doença inflamatória pélvica. O exame físico pouco revela na cistite, mas é necessário um exame ginecológico para avaliar pacientes com corrimento vaginal. O exame de urina (urina tipo 1 ou sedimento urinário) pode ser utilizado para confirmar piúria ou a presença de bactérias. Ausência de leucocitúria torna improvável o diagnóstico de cistite.

A urocultura geralmente não é necessária nos casos de cistite, mas deve ser realizada com antibiograma em casos de suspeita de pielonefrite.

Pielonefrite

Febre, sinal de Giordano, dor costovertebral, náuseas e vômitos são sugestivos de pielonefrite. Cerca de 80% dos pacientes apresentam sintomas de cistite, como disúria e polaciúria. A febre está presente em cerca de 90% dos casos e bacteremia pode ocorrer em 10 a 50% dos casos. Alguns autores consideram que todas as pielonefrites devem ser consideradas como ITUs complicadas, embora essa definição não seja um consenso.

A pielonefrite pode ser oligossintomática, principalmente em certos grupos, como gestantes. Assim, considera-se difícil o diagnóstico clínico de pielonefrite. Na suspeita, devem ser realizados exame de urina (urina tipo 1 ou sedimento urinário) e urocultura com antibiograma.

EXAMES COMPLEMENTARES

Em pacientes com infecção de trato urinário não complicada, definida pela presença de sintomas como polaciúria, disúria, dor suprapúbica e urgência urinária em mulheres sem alteração estrutural de trato urinário, o diagnóstico é baseado na história clínica, e exames complementares geralmente não estão indicados. A Tabela 2 apresenta as indicações de urocultura em pacientes com cistite.

▷ **TABELA 2** Indicações de urocultura em pacientes com cistite

▪ Febre
▪ Sintomas com duração maior do que 7 dias
▪ Sintomas sugestivos de vaginite
▪ Dor abdominal, náuseas e vômitos
▪ Hematúria franca em pacientes com mais de 50 anos de idade
▪ Imunossupressão
▪ *Diabetes mellitus*
▪ Gestação
▪ Alterações urológicas ou doença renal crônica
▪ Cálculos renais recentes ou atuais
▪ Internação hospitalar nas últimas 2 semanas
▪ Tratamento de ITU nas últimas 2 semanas
▪ ITU sintomática recente

ITU: infecção de trato urinário.

Em todos os outros pacientes é necessária a confirmação diagnóstica com exames laboratoriais. Infecções de trato urinário em homens são consideradas complicadas, pois frequentemente são associadas a anormalidades estruturais de trato urinário.

É possível o uso de fitas reagentes para diagnóstico de leucocitúria, com a positividade da leucoesterase sendo sensível e a presença de nitratos um achado relativamente específico para diagnóstico de ITU. Seu uso, entretanto, não consegue descartar o diagnóstico de ITU, e em mulheres com cistite não altera o manejo.

A presença de piúria é praticamente universal, seja em pacientes com cistite, seja com pielonefrite. Ausência de piúria sugere fortemente diagnóstico alternativo não infeccioso. O melhor método para determinar piúria é a análise do jato médio da urina por hemocímetro com contagem maior que 10 leucócitos/mL. Pode ainda estar presente em cerca de 30 a 35% dos pacientes com bacteriúria assintomática; independentemente desse achado, esses pacientes continuam não tendo indicação de tratamento, exceto em subgrupos específicos. A detecção de nitritos na urina representa evidência de crescimento bacteriano, apresentando boa sensibilidade e especificidade diagnóstica para pacientes com grandes contagens de bactérias em urocultura, mas com acurácia inadequada.

O exame definitivo para o diagnóstico de ITU é a urocultura, que deve ser colhida antes da introdução de antibióticos. Considera-se que o melhor espécime para urocultura seja a urina de jato médio após higiene íntima. Faz-se cultura quantitativa e considera-se positiva uma contagem maior ou igual a 10^5 unidades formadoras de colônias por mL (ufc/mL) e sugestiva uma contagem maior ou igual a 10^4 ufc/mL. Em mulheres com sintomas fortemente sugestivos, pode-se considerar contagens menores, a partir de 10^2 ufc/mL. Em homens com suspeita de prostatite aguda, a cultura de secreção prostática é necessária.

Hemoculturas são indicadas em pacientes com pielonefrite em que se decide realizar internação, assim como função renal, hemograma completo e eletrólitos.

Deve ser suspeitada a presença de complicações, como o abscesso perinefrético, em todos os pacientes em que a febre não ceder após 72 horas de antibioticoterapia. As indicações de exames de imagem nesses pacientes incluem:

- Choque séptico.
- Febre por > 72 horas.
- Suspeita de obstrução urinária.
- Paciente com pielonefrite e pH urinário > 7.
- Piora recente da função renal, com taxa de filtração glomerular < 40 mL/minuto.

Os seguintes achados de exames de imagem são sugestivos de abscesso renal e perinefrético:

- Ultrassonografia: demonstra cavidade no parênquima renal com paredes espessadas e conteúdo líquido.
- Tomografia: os achados são dependentes da evolução. Em estágios iniciais, aparecem lesões do tipo massa e hipodensas, que evoluem depois com liquefação. Tipicamente encontra-se rim hiperdenso com contraste circundando uma cavidade de abscesso.

DIAGNÓSTICO DIFERENCIAL

O diagnóstico diferencial das infecções de trato urinário inclui vaginites e uretrites, conforme já discutido em seção anterior do capítulo.

A cistite intersticial é um diagnóstico diferencial que deve ser lembrado principalmente em idosos. Em mulheres idosas, a atrofia vaginal pela deficiência estrogênica pode causar disúria sem infecção associada. Em homens, o prostatismo pode aumentar a probabilidade de desenvolver ITU, mas pode causar sintomas urinários sem infecção presente.

A pielonefrite aguda, por sua vez, deve ser diferenciada da pielonefrite crônica, que é uma causa comum de doença tubulointersticial por infecções recorrentes, como as que ocorrem em pacientes com obstrução renal por cálculos ou refluxo vesicoureteral.

Outros diagnósticos diferenciais são as causas de piúria estéril, quando ocorre leucocitúria sem crescimento bacteriano. Múltiplas condições, como diverticulites e apendicites, podem cursar com esse achado.

TRATAMENTO

Bacteriúria assintomática

Em geral não deve ser tratada, exceto em situações específicas. A Tabela 3 representa as principais indicações de tratamento da bacteriúria assintomática.

▷ **TABELA 3** Pacientes com bacteriúria assintomática com indicação de tratamento

▪ Gestantes
▪ Neutropênicos
▪ Pacientes com transplante de órgãos sólidos
▪ Pré-operatório de cirurgias urológicas
▪ Pré-operatório de colocação de próteses

Existe grande discussão na literatura sobre o tratamento da bacteriúria assintomática em diabéticos, pois poderiam ter maiores chances de evolução desfavorável e piora do controle metabólico. Estudos nessa população não demonstraram benefício no tratamento.

Cistite na mulher

A terapia com dose única de antibiótico foi estudada e sempre apresentou resultado inferior ao tratamento padrão com 3 dias de antibioticoterapia, com taxas inaceitáveis de recorrência; portanto, não pode ser recomendada como tratamento. Deve-se iniciar tratamento empírico oral com:

- Nitrofurantoína 100 mg 12/12 horas (usar por 5 dias); ou
- Sulfametoxazol trimetropim (SMX-TMP) 160-800/160 mg 12/12 horas (por 3 dias); ou
- Fosfomicina 3 g em dose única (eficácia menor, evitar se possibilidade de pielonefrite).

A escolha inicial do antibiótico é dependente da resistência esperada ao SMX-TMP na região. Se menor do que 20%, essa medicação pode ser utilizada como agente de escolha. A Tabela 4 cita outras opções para o tratamento de cistite. A eficácia dos regimes com 3 dias de antibioticoterapia é superior a 90%. Se houver resolução dos sintomas, não é necessário o acompanhamento clínico ou laboratorial.

Caso não haja melhora dos sintomas, devem ser realizados exame de urina (urina I ou sedimento urinário) e urocultura com antibiograma, orientando o tratamento com base nos seus resultados. É importante lembrar ainda dos diagnósticos diferenciais de cistite (vaginite e uretrite).

Cistite em gestantes

Devem ser colhidos exames de urina (urina tipo 1 ou sedimento urinário e urocultura) e iniciado o tratamento empírico com cefadroxil, cefalexina ou amoxicilina. O tratamento deve durar 7 dias e pode ser alterado, se necessário, com base no resultado da cultura e do antibiograma. Não usar quinolonas (contraindicadas na gestação). Recentemente, a fosfomicina se tornou uma opção para essas pacientes.

Cistite no homem

Geralmente está associada à hiperplasia prostática. Deve ser realizado exame de urina (urina tipo 1 ou sedimento urinário e urocultura), além do exame clínico da próstata. O tratamento deve durar pelo menos 7 dias.

Cistite em condições especiais

Pacientes com diabetes, imunossupressão, internação hospitalar recente ou história de cálculos renais devem realizar exames de urina (urina tipo 1 ou sedimento urinário e urocultura) antes de iniciar o tratamento empírico.

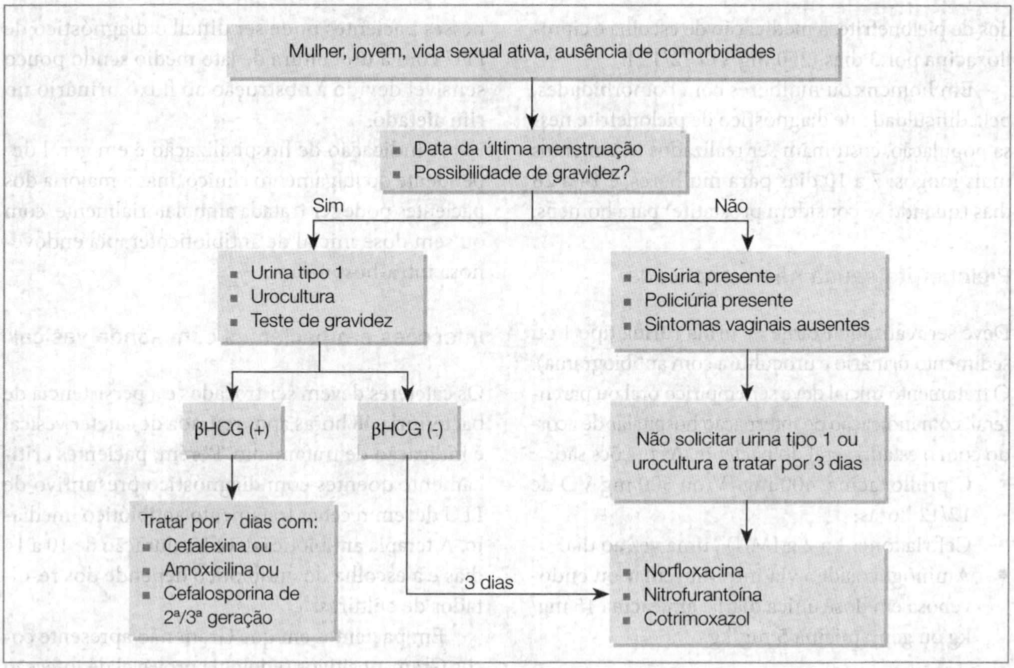

▷ **FIGURA 1** Necessidade de cultura e escolha do antibiótico inicial em mulheres jovens.

▷ **TABELA 4** Opções para tratamento da cistite

Medicação	Posologia	Indicação
Nitrofurantoína	100 mg 6/6 horas (5 dias)	Primeira escolha junto com SMX-TMP
Sulfametoxazol -trimetropim (SMX-TMP)	160/800 mg 12/12 horas (3 dias)	Se resistência regional menor que 20%, torna-se a droga de escolha
Fosfomicina	3 g em dose única	Evitar se risco de pielonefrite
Norfloxacina	400 mg 12/12 horas (3 dias)	Excelente resposta, mas, devido a eventos adversos, droga de segunda escolha
Ácido nalidíxico	500 mg 6/6 horas (3 dias)	Opção a norfloxacina como quinolona
Cefadroxil	250 mg 6/6 horas (3-7 dias)	Drogas de segunda linha, opção para alérgicos a quinolonas
Amoxacilina/clavulonato	500/125 mg 12/12 horas (3-7 dias)	Droga de segunda linha, opção para alérgicos a quinolonas. A amoxacilina isolada não deve ser usada para tratamento de ITU

ITU: infecção do trato urinário.

A duração do tratamento em geral é de 3 dias e, ao seu final, deve ser realizada uma urocultura de controle.

Se não houver a resolução dos sintomas ou se houver história de alterações renais ou urológicas prévias, como rins policísticos ou alterações anatômicas, deverá ser realizada uma investigação mais ampla.

Na presença de sinais sistêmicos como febre, dor abdominal, náuseas ou vômitos, deve ser suspeitada pielonefrite e adaptar o tratamento para essa situação.

Em pacientes idosos, tende-se a ser conservador e evitar tratar casos sem sintomas. Em mulheres idosas, sem comorbidades e com ausência de achados de pielonefrite, a medicação de escolha é ciprofloxacina por 3 dias (250 mg VO 12/12 h).

Em homens ou mulheres com comorbidades, pela dificuldade de diagnóstico de pielonefrite nessa população, costumam ser realizados tratamentos mais longos: 7 a 10 dias para mulheres, e 14 a 28 dias (quando se considera prostatite) para homens.

Pielonefrite aguda não complicada

Deve ser realizado exame de urina (urina tipo 1 ou sedimento urinário e urocultura com antibiograma). O tratamento inicial deve ser empírico oral ou parenteral, com indicação de internação hospitalar de acordo com o estado geral do paciente. As opções são:

- Ciprofloxacina: 400 mg IV ou 500 mg VO de 12/12 horas.
- Ceftriaxone: 1 a 2 g IM/IV, uma vez ao dia.
- Aminoglicosídeo via intramuscular ou endovenosa em dose única diária: amicacina 15 mg/kg ou gentamicina 5 mg/kg.

A duração total do tratamento será de 7 a 14 dias, podendo haver a passagem da via parenteral para a oral conforme haja melhora do quadro geral e alta hospitalar. Estudos recentes sugerem não haver benefício adicional com o tratamento por mais de 7 dias.

Em pacientes com náuseas e vômitos, recomenda-se realizar hidratação endovenosa 30 mL/kg com soluções isotônicas e antieméticos. Estudos indicam que a hidratação nesses pacientes diminui os sintomas e náuseas.

Se não houver melhora importante do quadro clínico em 24 a 48 horas de tratamento ou houver persistência de febre por mais de 3 a 5 dias após o início da antibioticoterapia, deve-se considerar avaliação com imagem para verificar se há complicações ou abscessos.

Pielonefrite aguda com abscesso ou nefrolitíase

Pacientes com abscessos devem ter terapia antimicrobiana por 14 a 28 dias e deve-se considerar a drenagem do abscesso. A nefrectomia parcial ou total é usualmente indicada na pielonefrite enfisematosa.

Pacientes com urolitíase obstrutiva e sinais de sepse têm indicação de desobstrução cirúrgica das vias urinárias de emergência. Deve-se lembrar que nesses pacientes pode ser difícil o diagnóstico de ITU com a urocultura de jato médio sendo pouco sensível devido à obstrução ao fluxo urinário no rim afetado.

A indicação de hospitalização é em geral dependente do julgamento clínico, mas a maioria dos pacientes pode ser tratada ambulatorialmente, com ou sem dose inicial de antibioticoterapia endovenosa intra-hospitalar.

Infecções em pacientes com sonda vesical

Os cateteres devem ser trocados e a persistência de bacteriúria 48 horas após retirada de cateter vesical é indicação de tratamento. Porém, pacientes criticamente doentes com diagnóstico presuntivo de ITU devem receber tratamento antibiótico imediato. A terapia antibiótica deve ter duração de 10 a 14 dias e a escolha do antibiótico depende dos resultados de culturas.

Em pacientes em que Gram não apresente cocos Gram-positivos (etiologia provável de infecção por enterococos ou estafilococos coagulase-negativos), o agente de escolha é a cefalosporina de terceira geração, como ceftriaxone 2 g/dia, ou fluorquinolonas, como ciprofloxacina 400 mg EV a cada 12 horas.

Se infecção por *Pseudomonas* for suspeitada, indica-se ceftazidima 2 g a cada 8 horas, e pode-se considerar o uso de aminoglicosídeos.

Em infecções por enterococos, ampicilina, vancomicina e eventualmente aminoglicosídeos são agentes de escolha; já em pacientes com estafilococos coagulase-negativos, o uso é preferencialmente de vancomicina 1 g 12/12 h.

Infecções por cândida

O objetivo do tratamento é erradicar sinais e sintomas associados com infecção urinária parenquimatosa. Esse tratamento pode diminuir o risco de infecção ascendente ou disseminada. Os fatores de risco mais comuns para candidúria são o aumento da idade, sexo feminino, uso de antibiótico, aparelhos urinários de drenagem, procedimentos cirúrgicos anteriores e *diabetes mellitus*.

Pacientes sem sintomas clínicos, sem piúria e urocultura com mais de 10.000 UFC/mL não devem ser tratados, exceto se neutropênicos, transplantados, em pré-operatório de cirurgia uroló-

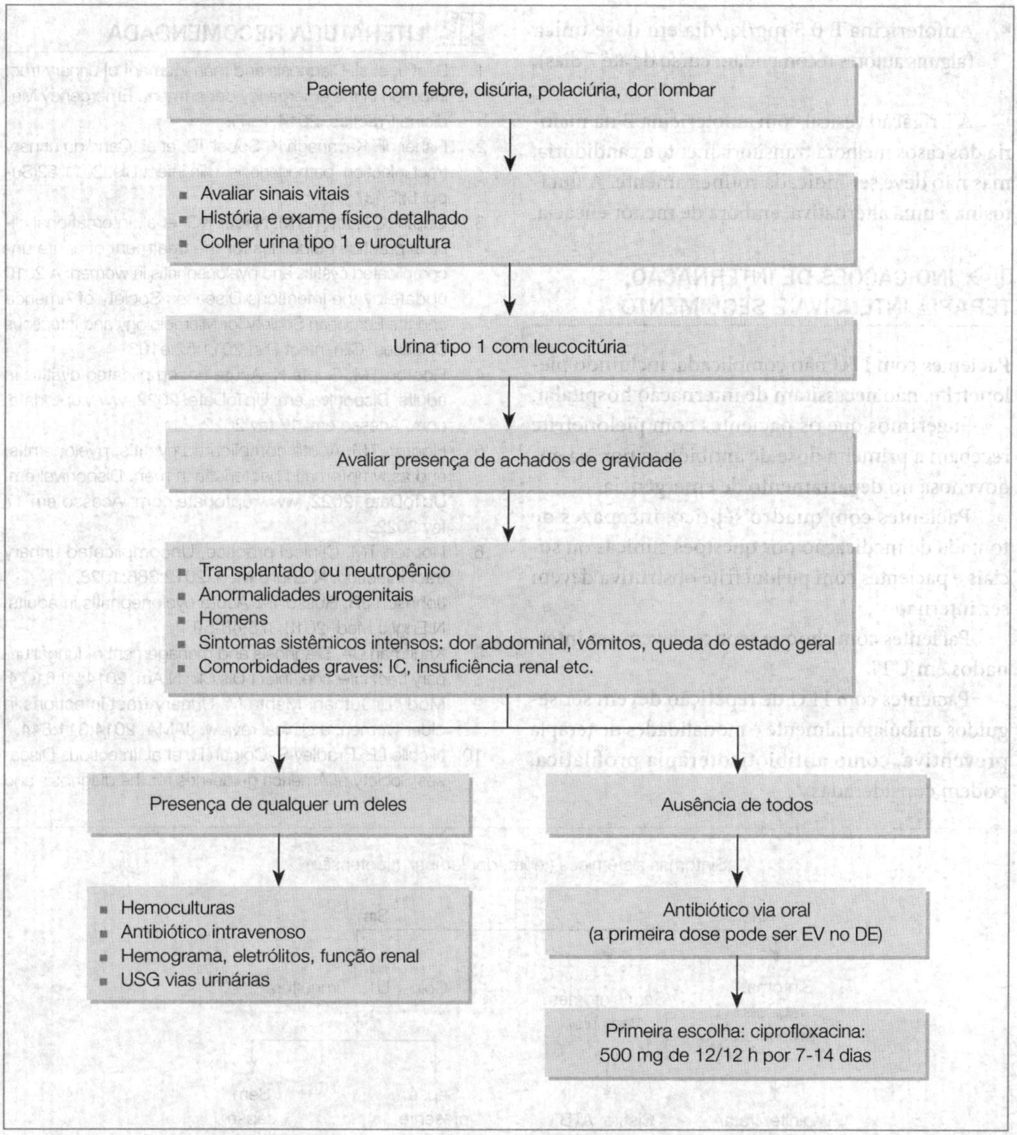

▷ **FIGURA 2** Fluxograma geral para avaliação e conduta inicial de infecção urinária.

gica e pacientes de muito baixo peso. Nesse caso, se o paciente está com sonda vesical, esta deve ser trocada e a urocultura deve ser repetida em 48 horas; se novamente apresentar urocultura com mais de 10.000 UFC/mL, deve ser indicado o tratamento. Os pacientes com candidúria sempre devem ser investigados em relação à possibilidade de obstrução urinária com ultrassonografia ou outro exame de imagem.

Entre pacientes que apresentem piúria, mas sem sintomas clínicos, deve-se tratar os de risco. Outros pacientes não têm indicação de tratamento, embora possa ser discutido em pacientes com leucocitúria muito importante.

Pacientes com candidúria sintomática devem ter sonda vesical trocada e ter o tratamento iniciado. As seguintes opções são possíveis:

- Fluconazol 200 a 400 mg ao dia por 7 a 14 dias.

- Anfotericina B 0,3 mg/kg/dia em dose única (alguns autores recomendam curso de até 7 dias).

A irrigação vesical com anfotericina B na maioria dos casos melhora transitoriamente a candidúria, mas não deve ser indicada rotineiramente. A flucitosina é uma alternativa, embora de menor eficácia.

INDICAÇÕES DE INTERNAÇÃO, TERAPIA INTENSIVA E SEGUIMENTO

Pacientes com ITU não complicada, incluindo pielonefrite, não necessitam de internação hospitalar.

Sugerimos que os pacientes com pielonefrite recebam a primeira dose de antibiótico por via endovenosa no departamento de emergência.

Pacientes com quadro séptico, incapazes de tomada de medicação por questões clínicas ou sociais e pacientes com pielonefrite obstrutiva devem ser internados.

Pacientes com choque séptico devem ser internados em UTI.

Pacientes com ITU de repetição devem ser seguidos ambulatorialmente e modalidades de terapia preventiva, como antibioticoterapia profilática, podem consideradas.

LITERATURA RECOMENDADA

1. Best J, et al. Diagnosis and management of urinary tract infection in the emergency department. Emergency Medicine Practice. 2014;16(7).
2. Fisher JF, Kavanagh K, Sobel JD, et al. Candida urinary tract infection: pathogenesis. Clin Infect Dis. 2011;52(Suppl 6):S437.
3. Gupta K, Hooton TM, Naber KG, et al. International clinical practice guidelines for the treatment of acute uncomplicated cystitis and pyelonephritis in women: A 2010 update by the Infectious Diseases Society of America and the European Society for Microbiology and Infectious Diseases. Clin Infect Dis. 2011;52:e103.
4. Hooton TM, Gupta K. Acute uncomplicated cystitis in adults. Disponível em: UpToDate, 2022, www.uptodate.com. Acesso em: 17 fev 2022.
5. Hooton TM. Acute complicated cystitis, pyelonefritis, and assymptomatic bacteriuria in men. Disponível em: UpToDate, 2022, www.uptodate.com. Acesso em 17 fev 2022.
6. Hooton TM. Clinical practice. Uncomplicated urinary tract infection. N Engl J Med. 2012;366:1028.
7. Johnson JR, Russo TA. Acute pyelonephritis in adults. N Engl J Med. 2018;378:48-59.
8. Kauffman CA. Diagnosis and management of fungal urinary tract infection. Infect Dis Clin N Am. 2014;28:61-74.
9. Mody L, Juthani-Mehta M. Urinary tract infections in older women: a clinical review. JAMA. 2014;311:844.
10. Nicolle LE, Bradley S, Colgan R, et al. Infectious Diseases Society of America guidelines for the diagnosis and

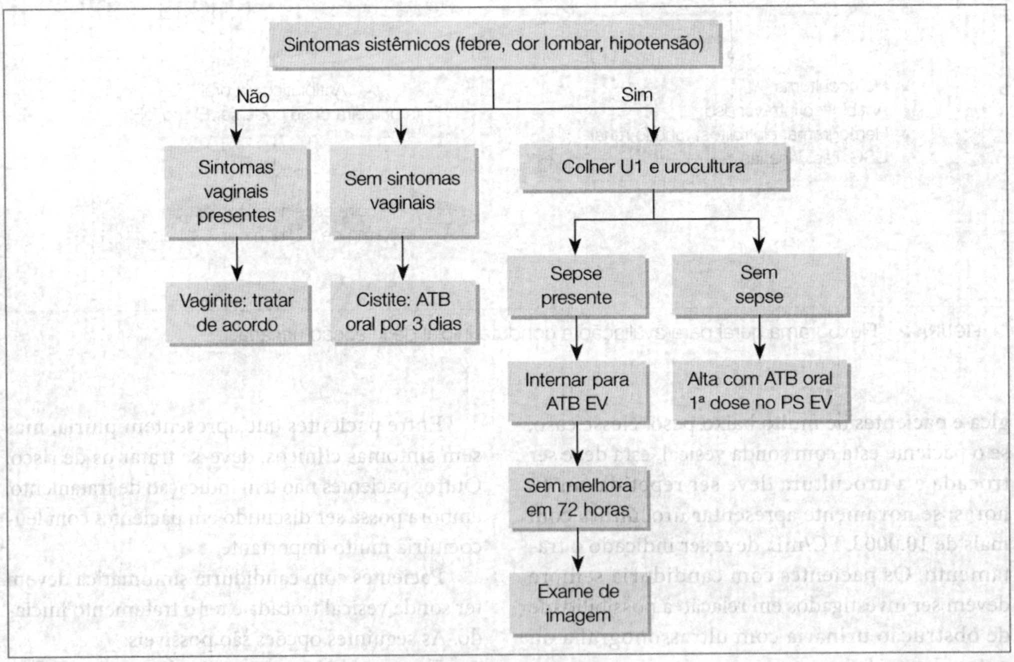

▷ **FIGURA 3** Avaliação e manejo inicial de infecção de trato urinário alto (pielonefrite).
ATB: antibioticoterapia; PS: pronto-socorro; U1: urina 1.

treatment of asymptomatic bacteriuria in adults. Clin Infect Dis. 2005;40:643.

11. Pappas PG, Kauffman CA, Andes D, et al. Clinical practice guidelines for the management of candidiasis: 2009 update by the Infectious Diseases Society of America. Clin Infect Dis. 2009;48:503.
12. Pappas PG, Rex JH, Sobel JD, et al. Guidelines for treatment of candidiasis. Clin Infect Dis. 2004;38:161.
13. Sandberg T, Skoog G, Hermansson AB, et al. Ciprofloxacin for 7 days versus 14 days in women with acute pyelonephritis: a randomised, open-label and double--blind, placebo-controlled, non-inferiority trial. Lancet. 2012;380:484.
14. Sobel JD, Vazquez J. Candidiasis in intensive care unity. Seminars in Resp and Crit Care Med. 2003;24(1):99111.

58 Dengue

Rodrigo Antonio Brandão Neto

PONTOS IMPORTANTES

- A dengue tem grande variedade de manifestações clínicas, com os pacientes podendo estar assintomáticos, com doença febril leve ou até com síndrome hemorrágica com choque e grave risco de morte.
- A dengue clássica caracteriza-se pelo início súbito de febre alta, mialgia, dor retro-ocular, astenia, náuseas e vômitos, que surgem após um período de incubação que varia de 3 a 10 dias.
- Leucopenia é uma manifestação precoce e comum, porém pouco específica para o diagnóstico de dengue.
- As sorologias devem ser colhidas a partir do sexto dia das manifestações. Isolamento viral e PCR podem ser realizados antes.
- A dengue hemorrágica é caracterizada por quatro manifestações: febre, plaquetopenia, hemoconcentração e tendência hemorrágica.
- Pacientes com aumento de hematócrito maior que 10% ou plaquetas abaixo de 100.000 céls./mm^3 apresentam indicação de internação.
- Os salicilatos devem ser evitados em pacientes com dengue.
- Pacientes com hipotensão e hemorragia devem receber hidratação parenteral vigorosa.
- Se houver choque refratário ou o hematócrito continuar aumentando, administração de coloide está indicada.

INTRODUÇÃO E DEFINIÇÕES

A dengue é a doença mais comum transmitida por mosquitos no Brasil, com a ocorrência de mais de 50 milhões de casos anuais em todo o mundo com distribuição em mais de 100 países. A doença é transmitida por um Arbovírus do gênero *Flavivirus* e da família *Flaviviridae*. Existem quatro sorotipos: DEN-1, DEN-2, DEN-3, DEN- 4, sendo o mais frequente no Brasil o sorotipo 1, embora casos dos tipos 2 e 3 também ocorram com frequência. Esses sorotipos possuem semelhanças estruturais que resultam em reações sorológicas cruzadas que provocam imunidade temporária e parcial a outros sorotipos; entretanto, a infecção por um sorotipo confere imunidade por toda a vida a esse sorotipo. Alguns pacientes são infectados durante a vida por 3 ou 4 dos sorotipos. A dengue tem grande variedade de manifestações clínicas, com os pacientes podendo estar assintomáticos, com doença febril leve ou até com síndrome hemorrágica com choque e grave risco de morte.

A transmissão da doença ocorre através da picada da fêmea do mosquito *Aedes* sp., sendo que, nas Américas, o *Aedes aegypti* é a espécie mais importante.

O mosquito tem hábitos diurnos, é urbano e intensamente antropofílico, alimentando-se quase que exclusivamente de sangue humano, e o homem é o único reservatório a participar do ciclo da doença. Desse modo, torna-se infectante em aproximadamente 5 a 8 dias após picar uma pessoa com viremia, não existindo transmissão direta de pessoa a pessoa.

A febre da dengue pode acometer pessoas com qualquer idade. Entretanto, quadros graves são frequentes em crianças.

ETIOLOGIA E FISIOPATOLOGIA

O vírus da dengue é um RNA vírus que pode afetar diferentes tipos de células humanas e não humanas. Sua ligação com as células é mediada pela glicoproteína E do envelope viral, e esta é crítica para a infectividade. O vírus entra no hospedeiro após a picada do inseto e circula até atingir células-alvo, onde irá replicar, principalmente no sistema linfático. Após a fusão das membranas da célula e do vírus, o RNA do vírus entra no citoplasma das células afetadas, com translocação das proteínas virais e intensa replicação do vírus. Após cerca de 5 a 6 dias ocorre viremia, que causa febre, calafrios, cefaleia e mialgias. Após cerca de 6 dias da infecção, ocorre produção de anticorpos do tipo IgM e posteriormente IgG, que bloqueiam a disseminação da infecção e o alastramento desta para outros tecidos. A imunidade a esses vírus, entretanto, nem sempre resulta em benefício, com a resposta inflamatória secundária à imunidade podendo levar à destruição tecidual. A imunidade parcial prévia, como a que ocorre na infecção por outro sorotipo, pode levar à reação de hipersensibilidade com formação de imunocomplexos e ativação da via do complemento. Além disso, infecções em que o anticorpo não apresenta neutralização total da ação viral podem aumentar a captação do vírus pelos macrófagos, com piora do quadro, predispondo a fenômenos hemorrágicos. Nos pacientes com quadro de dengue hemorrágica ocorre aumento da permeabilidade capilar devido à disfunção endotelial, com hemoconcentração e choque. Os pacientes também podem apresentar em casos graves proteinúria e hipoalbuminemia. A doença é associada à supressão medular com aparecimento de leucopenia e plaquetopenia. A leucopenia, em particular, ocorre precocemente na síndrome. As Figuras 1 e 2 apresentam as principais manifestações da dengue.

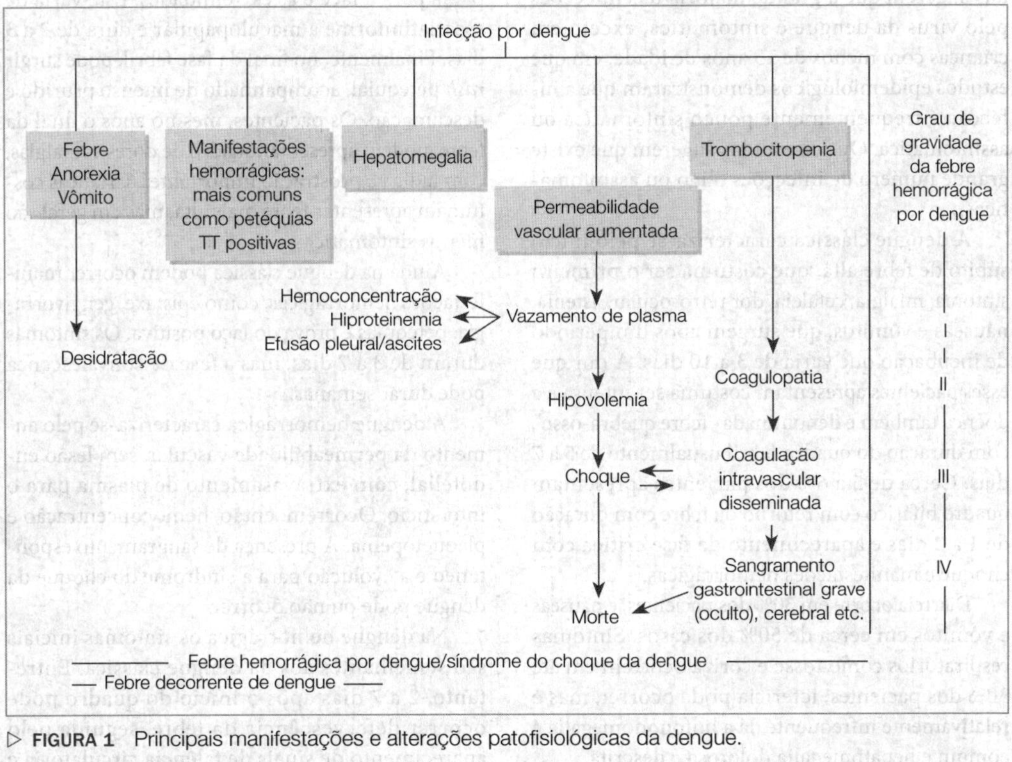

▷ **FIGURA 1** Principais manifestações e alterações patofisiológicas da dengue.

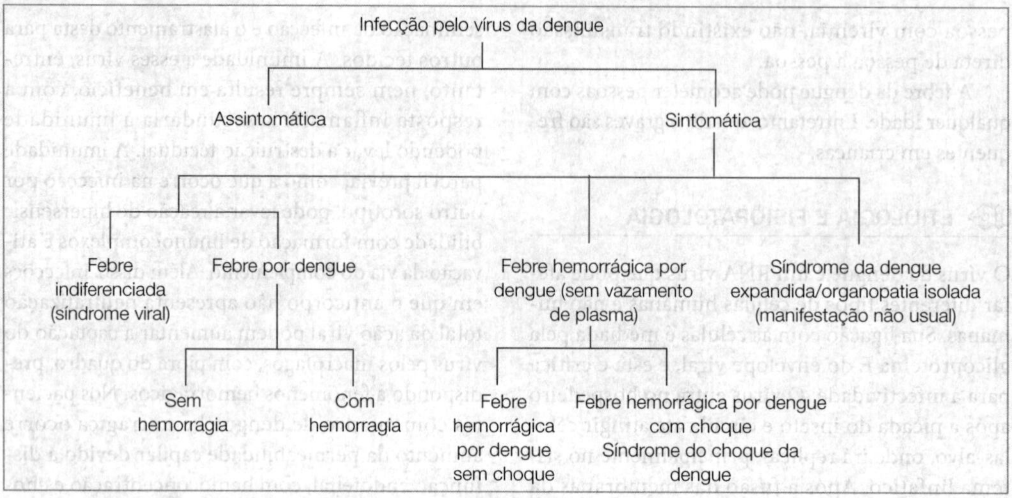

▷ **FIGURA 2** Manifestação da infecção pelo vírus da dengue.

QUADRO CLÍNICO

Após a infecção pelo vírus da dengue pode ocorrer soroconversão assintomática ou manifestações clínicas de espectro variado. Estudos experimentais sugerem que a grande maioria das infecções pelo vírus da dengue é sintomática, exceto em crianças com menos de 15 anos de idade, em que estudos epidemiológicos demonstraram que a infecção é frequentemente pouco sintomática ou assintomática. Outros estudos sugerem que existe grande número de infecções oligo ou assintomáticas.

A dengue clássica caracteriza-se pelo início súbito de febre alta, que costuma ser o primeiro sintoma, mialgia, cefaleia, dor retro-ocular, astenia, náuseas e vômitos, que surgem após um período de incubação que varia de 3 a 10 dias. A dor que esses pacientes apresentam costuma ser intensa e a doença também é denominada "febre quebra-osso", com duração do quadro febril usualmente de 5 a 7 dias. Cerca de 5 a 6% dos pacientes apresentam quadro bifásico com retorno da febre com duração de 1 a 2 dias e aparecimento da fase crítica com choque e manifestações hemorrágicas.

Diarreia ocorre em 30% dos pacientes, e náuseas e vômitos em cerca de 50% dos casos. Sintomas respiratórios como tosse e coriza ocorrem em até 30% dos pacientes; icterícia pode ocorrer, mas é relativamente infrequente. Já a linfonodomegalia é comum e hepatomegalia dolorosa é descrita.

O exantema aparece em aproximadamente 50% dos pacientes. Pode haver *rash* facial coincidente com início da febre, com duração de 1 a 2 dias. Também pode surgir *rash* entre o segundo e o sexto dias de doença, que se inicia no tronco e se espalha para a face e as extremidades. Este varia de escarlatiniforme a maculopapular e dura de 2 a 3 dias. Finalmente, no final da fase febril, pode surgir *rash* petequial, acompanhado de intenso prurido e descamação. Os pacientes, mesmo após o final da febre, podem apresentar quadro de dores e mialgias, com fadiga e prostração importantes. Crianças costumam apresentar febre mais alta, mas em geral são menos sintomáticas.

Ainda na dengue clássica podem ocorrer manifestações hemorrágicas, como epistaxe, gengivorragia, petéquias e prova do laço positiva. Os sintomas duram de 3 a 7 dias, mas a fase de convalescença pode durar semanas.

A dengue hemorrágica caracteriza-se pelo aumento da permeabilidade vascular, sem lesão endotelial, com extravasamento de plasma para o interstício. Ocorrem, então, hemoconcentração e plaquetopenia. A presença de sangramento espontâneo e a evolução para a síndrome do choque da dengue pode ou não ocorrer.

Na dengue hemorrágica os sintomas iniciais são semelhantes aos da dengue clássica. Entretanto, 2 a 7 dias após o início do quadro pode ocorrer defervescência da febre, seguida pelo aparecimento de sinais de falência circulatória e manifestações hemorrágicas, que afetam principalmente a pele (58% dos casos) e o nariz. Um sinal inicial da forma hemorrágica é a queda da pressão de pulso para valores de 20 mmHg ou menores. O choque em geral é de curta duração e pode levar ao óbito em 12 a 24 horas ou à recuperação rápida após terapia apropriada. A persistência do choque leva a acidose metabólica e coagulação intravascular disseminada (CIVD), deflagrando quadros hemorrágicos, principalmente no trato gastrointestinal.

Ao atender um paciente com suspeita de dengue, deve-se atentar aos sinais de alerta, que podem indicar uma provável evolução para síndrome do choque da dengue (Tabela 1). A classificação em grupos (de gravidade) é muito útil na prática e é descrita na Tabela 2. Da mesma forma, os critérios diagnósticos e a classificação da dengue hemorrágica são descritos na Tabela 3. Na fase de recuperação, adultos podem permanecer por semanas com fadiga. A Tabela 4 cita os principais fatores de risco para desenvolver dengue hemorrágica.

A OMS divide a dengue em três classificações, que são febre indiferenciada, dengue clássica e febre hemorrágica da dengue. A OMS ainda tem critérios para classificar a dengue como grave. Esses critérios são especificados na Tabela 5.

▷ **TABELA 1** Sinais de alarme na dengue

▪ Dor abdominal intensa e contínua
▪ Vômitos persistentes
▪ Hepatomegalia dolorosa
▪ Derrames cavitários
▪ Sangramentos importantes
▪ Hipotensão arterial
▪ Hipotensão postural
▪ Diminuição da diurese
▪ Letargia/agitação
▪ Pulso rápido e fraco
▪ Extremidades frias/cianose
▪ Lipotimia
▪ Diminuição da temperatura corporal e sudorese profusa
▪ Aumento repentino de hematócrito

▷ **TABELA 2** Classificação da dengue

Grupo A
1. Febre por até 7 dias, com pelo menos 2 sintomas inespecíficos (cefaleia, prostração, dor retro-orbitária, exantema, mialgia, artralgia) 2. Ausência de manifestações hemorrágicas e prova do laço negativa 3. Ausência de sinais de alerta
Grupo B
1. Febre por até 7 dias, com pelo menos 2 sintomas inespecíficos (cefaleia, prostração, dor retro-orbitária, exantema, mialgia, artralgia) 2. Manifestações hemorrágicas, incluindo prova do laço sem repercussão hemodinâmica 3. Ausência de sinais de alerta
Grupos C e D*
1. Febre por até 7 dias, com pelo menos 2 sintomas inespecíficos (cefaleia, prostração, dor retro-orbitária, exantema, mialgia, artralgia) 2. Presença de sinal de alerta e/ou 3. Choque 4. Manifestações hemorrágicas presentes ou ausentes

* Os pacientes do grupo D apresentam-se em choque franco com hipotensão.

▷ **TABELA 3** Definição e classificação da dengue hemorrágica

Definição de dengue hemorrágica	▪ Febre por 2 a 7 dias ▪ Tendência hemorrágica evidenciada por sangramento espontâneo ou prova do laço positiva ▪ Plaquetopenia (< 100.000/mm³) ▪ Aumento de permeabilidade vascular evidenciado por hemoconcentração (aumento de 20% no hematócrito em comparação com hematócrito de base), efusão pleural ou ascite
Classificação	
Grupo 1	Febre com sintomas inespecíficos e prova do laço positiva
Grupo 2	Sangramentos espontâneos, mas sem comprometimento hemodinâmico
Grupo 3	Sinais de insuficiência circulatória, como hipotensão postural, pele fria e pegajosa e taquicardia
Grupo 4	Choque franco com pronunciada hipotensão arterial

▷ **TABELA 4** Fatores de risco para desenvolver dengue hemorrágica

▪ Idade menor que 25 anos
▪ Sexo feminino
▪ Obesidade
▪ Dengue prévia
▪ Cepa virulenta
▪ Variantes HLA classe I
▪ Variante gene fosfolipase 1

▷ **TABELA 5** Critérios para definição de dengue grave

▪ Alteração da permeabilidade vascular evidenciada por hemoconcentração (aumento de 20% no hematócrito), efusões pleurais ou ascite
▪ Plaquetopenia menor que 100.000 céls./mm³
▪ Febre durando de 2 a 7 dias
▪ Tendência hemorrágica, evidenciada por prova do laço positivo ou sangramento espontâneo

EXAMES COMPLEMENTARES

As alterações laboratoriais incluem leucopenia e neutropenia, que são frequentes devido à supressão medular secundária à dengue e ocorrem precocemente na evolução da doença. Já plaquetopenia e hemoconcentração, com aumento de 20% do hematócrito em relação aos níveis basais, são manifestações indicativas de dengue grave, possivelmente com indicação de internação.

As transaminases podem estar aumentadas até 5 vezes o limite superior da normalidade; em raros casos aumentos maiores podem ocorrer. A albumina sérica pode diminuir, mas coagulograma com aumento do TP, TTPA ou TT ocorre em pacientes graves, evoluindo com disfunção hepatocítica ou CIVD. Devem ainda ser solicitados ureia, creatinina, sódio e potássio, principalmente em pacientes que evoluem com choque, diarreia e hemorragias.

Os exames específicos incluem a sorologia, e a sensibilidade e especificidade dos exames ELISA e MAC-ELISA são respectivamente de 96 e 99%. A sorologia só apresenta resultados positivos após o quinto dia de doença. A detecção do vírus por RT-PCR é uma técnica aprovada recentemente, mas pouco disponível ainda na maioria dos centros. A vantagem do método é a possibilidade da identificação do sorotipo. A Figura 3 resume os exames diagnósticos para dengue e em que momento se tornam positivos.

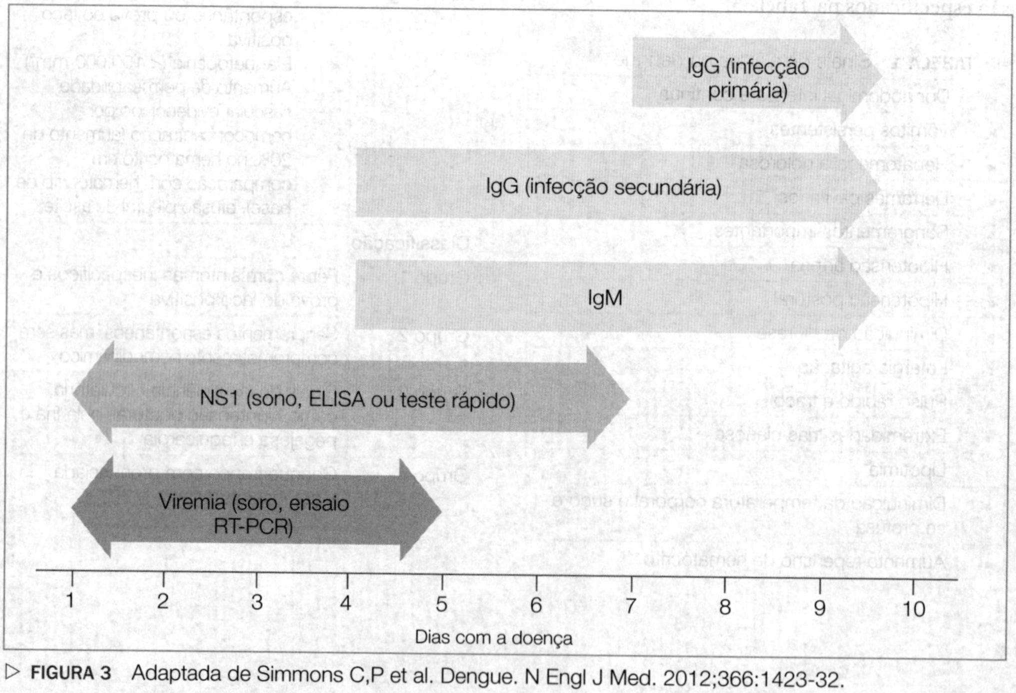

▷ **FIGURA 3** Adaptada de Simmons C,P et al. Dengue. N Engl J Med. 2012;366:1423-32.

O diagnóstico precoce pode ser realizado com a pesquisa do antígeno-NS1 que se mantém positivo até o quarto dia de sintomas. A sensibilidade do exame é baixa (50-75%), mas a especificidade é maior que 90%.

Os exames são indicados conforme a classificação da dengue em cada paciente específico; assim, devemos:

- Classe A:
  - Hematócrito e plaquetas:
    - Em pacientes com doença crônica prévia.
    - Idade > 65 anos.
    - Crianças menores que 1 ano.
  - Sorologia após o 6º dia de sintomas.
  - Alternativamente pode ser solicitado teste rápido com pesquisa de Ag NS-1, que é positivo de 1 dia antes dos sintomas ao quarto dia da apresentação. Entretanto, o exame é pouco disponível.
- Classe B:
  - Hematócrito e plaquetas em todos os casos.
  - Sorologia após o 6º dia de sintomas ou pesquisa de Ag NS-1.
- Classes C e D:
  - Hemograma (com plaquetas) e hematócrito de 6/6 horas.
  - Sorologia no 6º dia de sintomas ou pesquisa de Ag NS-1.
  - Tipagem sanguínea.
  - Raio X de tórax ou abdome se suspeita de derrames cavitários.

A Tabela 6 resume os achados de exames complementares em pacientes com dengue. Deve-se lembrar que dengue é uma doença de notificação compulsória que deve ser realizada na suspeita diagnóstica.

▷ **TABELA 6** Exames complementares na dengue

Exames inespecíficos
Dengue clássica: ▪ Hemograma: normalmente cursa com leucopenia e neutropenia. Entretanto, linfocitose com atipia linfocitária pode ocorrer. Plaquetopenia é observada ▪ Transaminases: podem ocorrer aumentos discretos
Dengue hemorrágica: ▪ Transaminases pouco aumentadas e diminuição da albumina sérica ▪ Coagulograma: aumento do TP, TTPA e TT ▪ Hemograma: trombocitopenia grave (abaixo de 100.000/mm³). Hemoconcentração, com Ht > 40% em mulheres e aumento do hematócrito em 45% em homens ▪ Prova do laço: insufla-se o manguito até o ponto médio entre as pressões sistólica e diastólica e mantém-se insuflado por 5 minutos; marcar um círculo do tamanho de uma moeda e verificar se há presença de múltiplas petéquias
Exames específicos
▪ Isolamento viral: meio mais específico de diagnóstico; permite a identificação do sorotipo. Coletar até o quinto dia do início dos sintomas
▪ Reação em cadeia da polimerase (PCR): permite identificar o sorotipo
▪ Sorologias: tornam-se reagentes no término das manifestações clínicas, em geral no sexto dia após o início dos sintomas. A detecção de IgM por anticorpos de captura (MAC-ELISA) é a mais utilizada. Ensaios imunoenzimáticos ou por hemaglutinação confirmam o diagnóstico
▪ Pesquisa de antígeno viral NS-1 positivo até o quarto dia dos sintomas

DIAGNÓSTICO DIFERENCIAL

O diagnóstico de dengue deve ser considerado em qualquer paciente com quadro febril originário de áreas endêmicas, principalmente em tempos de epidemia. As manifestações de dengue clássica podem ser similares às da rubéola, toxoplasmose, sarampo, infecções enterovirais, estreptococcias e outros quadros infecciosos, principalmente se *rash* associado.

Em pacientes com manifestações hemorrágicas devem ser considerados, entre os diagnósticos, leptospirose, malária, febre amarela, ricketsioses, febre tifoide e hepatites virais, entre outras doenças infecciosas. Nos pacientes que apresentam plaquetopenia e choque, também meningococcemia e choque endotóxico por infecção bacteriana são possibilidades diagnósticas. Doenças causadoras de febres hemorrágicas como ebola e hantavirose podem ser diagnóstico diferencial das formas hemorrágicas da dengue. A Tabela 7 resume os principais diagnósticos diferenciais da dengue.

▷ **TABELA 7** Diagnósticos diferenciais da dengue

Diagnóstico	Características
Febre amarela	Arbovirose, endêmica na região Norte do país, causa quadro de icterícia importante com hemorragias e disfunção hepática
Malária	Cursa com episódios cíclicos de febre com hemólise e icterícia e quadro de calafrios. Em suas formas mais graves cursa com quadro de malária cerebral e disfunção renal
Chikungunya	Quadro similar ao da dengue, mas com quadro mais debilitante de dores, que cursam com tempo mais prolongado de sintomas. A Chikungunya não costuma cursar com choque e quadros de hemorragias como na dengue, e a doença ainda não se tornou endêmica no país
Leptospirose	Quadro inicial de febre e mialgias e uma segunda fase com icterícia, hemorragias, manifestações pulmonares e insuficiência renal. Antecedente epidemiológico de exposição a águas de enchentes
Ebola	Cursa com maior frequência com manifestações hemorrágicas, também com diarreia e apresenta choque mais prolongado, com grande déficit de volume. Endêmico na África
Influenza	Quadro importante de mialgias e febre, cursa com sintomas respiratórios altos, podendo evoluir com pneumonia; não cursa com fenômenos hemorrágicos
Rubéola	Cursa com quadro de exantema e febre, sem manifestações hemorrágicas

TRATAMENTO

A dengue não tem tratamento específico. Prescrevem-se sintomáticos como analgésicos e antieméticos nos pacientes do grupo A. O uso de salicilatos é contraindicado na suspeita de dengue, por aumentarem o risco de sangramento. O uso de antieméticos e medicações antipruriginosas pode ser realizado, embora o prurido nesses pacientes, apesar de incômodo, seja autolimitado. Pode-se orientar hidratação oral principalmente se diarreia ou vômitos proeminentes estiverem associados. O manejo é variável conforme a classificação da dengue:

Grupo A

Manejo ambulatorial com sintomáticos e recomendação de hidratação oral e sintomáticos como paracetamol se dor ou febre. Deve-se orientar retorno hospitalar se piora dos sintomas.

Grupo B

Os pacientes com prova do laço positiva, mas sem sinais de alerta e plaquetas acima de 100.000 céls./mm³ e aumento de hematócrito menor que 10% do basal, podem ser manejados ambulatorialmente, a exemplo dos pacientes do grupo A, mas recomenda-se repetir os exames em 24 a 48 horas. Os pacientes com aumento de hematócrito significativo ou com menos de 100.000 plaquetas/mm³ devem ser internados e mantidos em observação, com hidratação via oral ou usualmente parenteral. A hidratação pode ser realizada com Ringer lactato ou solução fisiológica 5 a 7 mL/kg/hora em 1 a 2 horas, seguido por 3 a 5 mL/kg/hora em 2 a 4 horas e 2 a 3 mL/kg/hora se necessário, conforme resposta clínica. Em caso de melhora clínica e laboratorial o paciente pode ser liberado em 24 a 48 horas. Se não ocorrer melhora, pode-se manter a hidratação com 5 a 10 mL/kg/hora com alvo de manter débito urinário > 0,5 mL/kg/hora.

Um estudo publicado em 2005 mostrou a segurança da solução com Ringer lactato; por esse motivo alguns autores consideram esta a solução cristaloide de escolha nesses pacientes. O estudo não comparou, entretanto, a solução com a solução fisiológica.

Grupo C

Nas formas graves com hemorragia ou hipotensão, o paciente deve ser hospitalizado e receber hidratação inicialmente com *bolus* de 5-10 mL/kg/hora em 1 hora. Caso haja resposta apropriada, o ritmo de hidratação pode ser o recomendado para pacientes do grupo B.

Em pacientes sem melhora podemos realizar *bolus* de 10-20 mL/kg em 20 a 30 minutos e repetir conforme reavaliação até 3 vezes; se necessário, é indicado iniciar drogas vasoativas. Em pacientes com queda de hematócrito, deve-se considerar a possibilidade de sangramento oculto e avaliar a possibilidade de transfusão sanguínea se este for o caso.

Grupo D

Se o paciente se encontra em choque, deve-se iniciar reposição volêmica com 20 mL/kg em 15 minutos e se reavaliar o paciente, podendo repetir conforme reavaliação até 3 vezes, se necessário sendo indicado iniciar drogas vasoativas. Em pacientes com melhora com a hidratação podemos retornar para o ritmo de hidratação recomendada para pacientes do grupo B. Se houver choque refratário ou o hematócrito continuar aumentando, administração de coloide está indicada; e no caso o dextran 40 é o coloide mais estudado para esse fim com dose de 10 a 20 mL/kg em 30 minutos, com a albumina sendo uma alternativa. O uso de plasma fresco congelado, plaquetas ou crioprecipitado pode ser necessário para o controle de manifestações hemorrágicas. Pacientes com suspeita de quadro hemorrágico significativo caracterizado por queda de hematócrito devem receber 5 mL/kg de concentrado de hemácias.

No início da monitorização em pacientes em choque, o hematócrito deve ser verificado a cada 2 horas e depois a cada 4-6 horas nas primeiras 12 horas de tratamento. A dosagem de plaquetas deve ser realizada a cada 12 horas. Em pacientes com disfunção hepática e alteração do tempo de protrombina, há indicação de vitamina K.

O reconhecimento dos sinais de alerta, associado ao diagnóstico precoce de dengue hemorrágica e à terapia de suporte adequada, leva à diminuição da mortalidade pela doença a menos de 1%.

COMPLICAÇÕES

Os pacientes com dengue podem apresentar manifestações hemorrágicas como as comentadas e choque. Casos de alteração de função hepática, embora raros, são documentados durante a evolução da doença; também manifestações neurológicas com encefalopatia e letargia são descritas, assim como casos de neuropatias periféricas e até mesmo mielite transversa secundária ao vírus da dengue.

PREVENÇÃO

Doença de notificação compulsória, a dengue é hoje um grande problema de saúde pública no Brasil. O principal meio de controle é o combate às formas larvárias do mosquito, já que não há vacinas e os inseticidas são pouco eficazes. Entretanto, isso só pode ser alcançado pela conscientização da população, que deve reduzir ao máximo as condições para oviposição da fêmea.

Em 2021, o Comitê sobre vacinação norte-americano aconselhou a vacinação para dengue em crianças de 9-16 anos de idade que vivam em locais em que a dengue seja endêmica. Antes da vacinação, recomenda-se realizar sorologia para dengue para descartar infecção aguda pelo vírus da dengue assintomática. Ainda não existe uma recomendação nacional de vacinação para dengue em estados com níveis endêmicos de infecção no Brasil.

INDICAÇÕES DE INTERNAÇÃO HOSPITALAR, NECESSIDADE DE TERAPIA INTENSIVA E SEGUIMENTO

São consideradas indicações de internação:

- PA< 90/60 mmHg.
- Hematócrito > 50%.
- Plaquetas < 50.000 céls./mm^3.
- Sangramento maior que petéquias.

Os pacientes do grupo D idealmente devem ser monitorizados em leitos de terapia intensiva e reavaliados a cada 15 a 20 minutos. Em geral o tempo de internação em UTI é de 24 a 48 horas, a não ser que outras complicações ocorram.

CONTEÚDO COMPLEMENTAR

Utilize o QR code abaixo para acessar os capítulos sobre febre amarela, Zika vírus e Chikungunya (voucher: emergencia16).

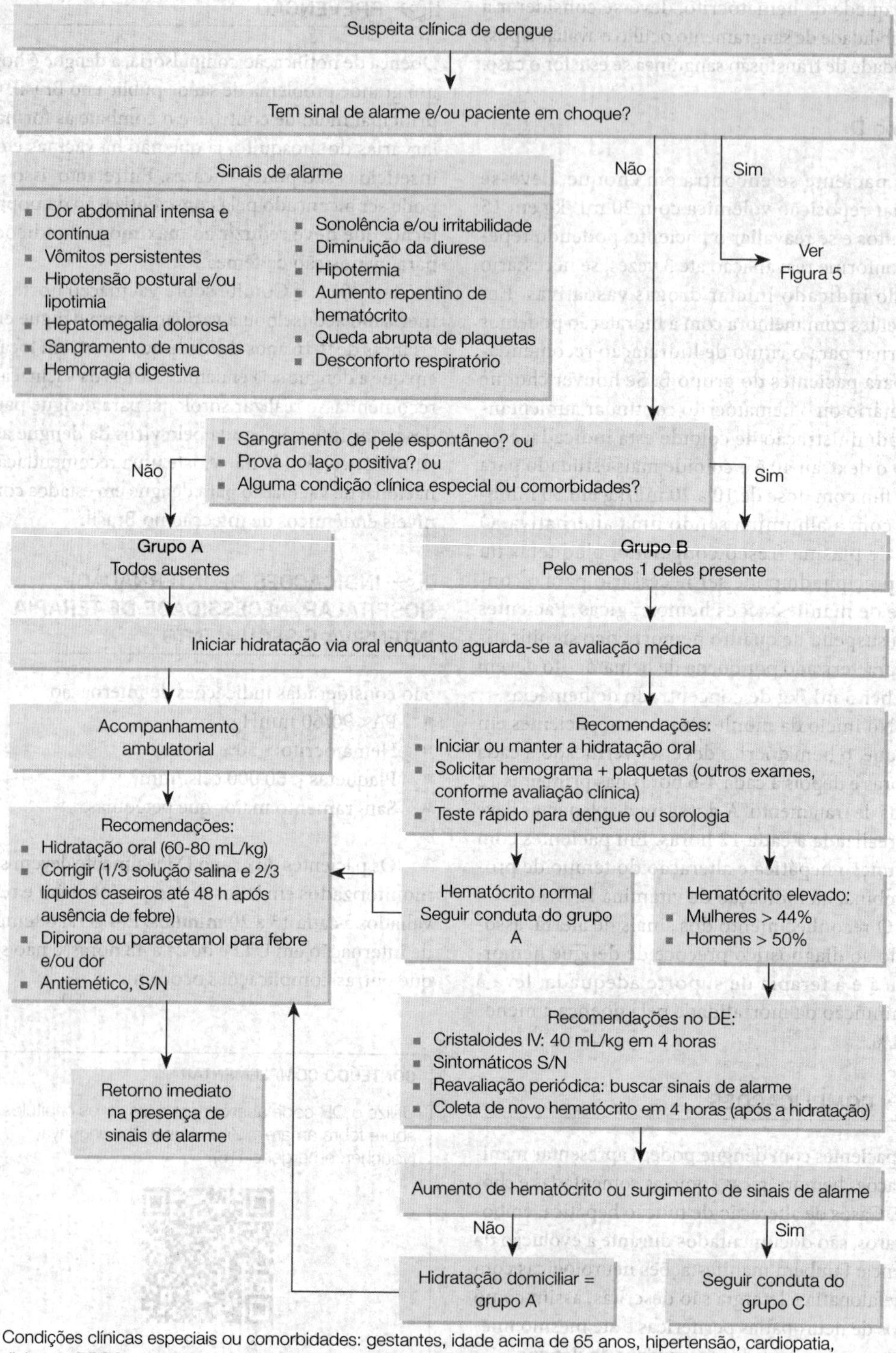

Condições clínicas especiais ou comorbidades: gestantes, idade acima de 65 anos, hipertensão, cardiopatia, diabetes, DPOC, anemia falciforme, doença renal crônica e doenças autoimunes.

▷ **FIGURA 4** Classificação de risco e manejo do paciente com suspeita de dengue.

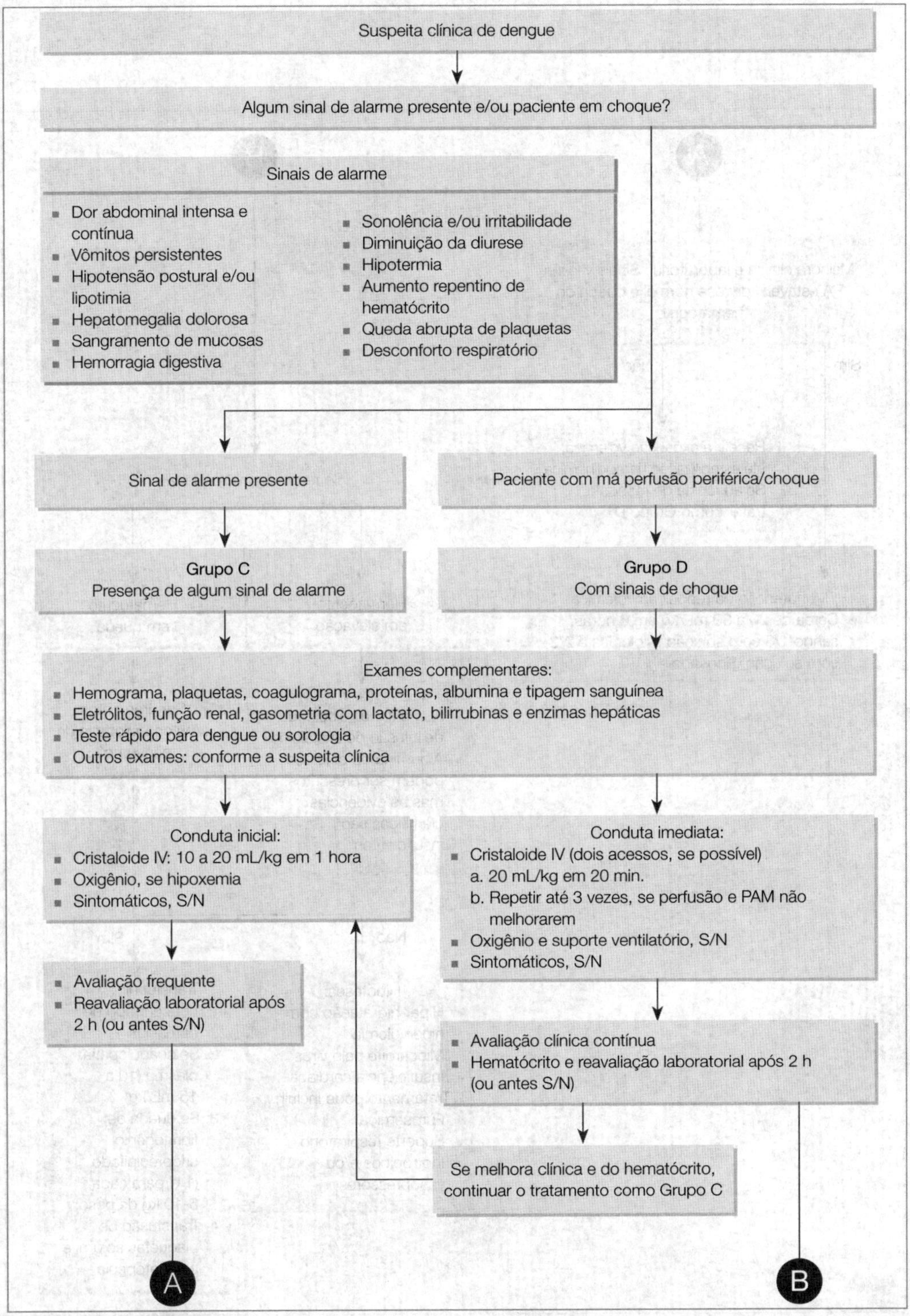

▷ **FIGURA 5** Manejo do paciente com sinais de alarme e/ou choque.

(continua)

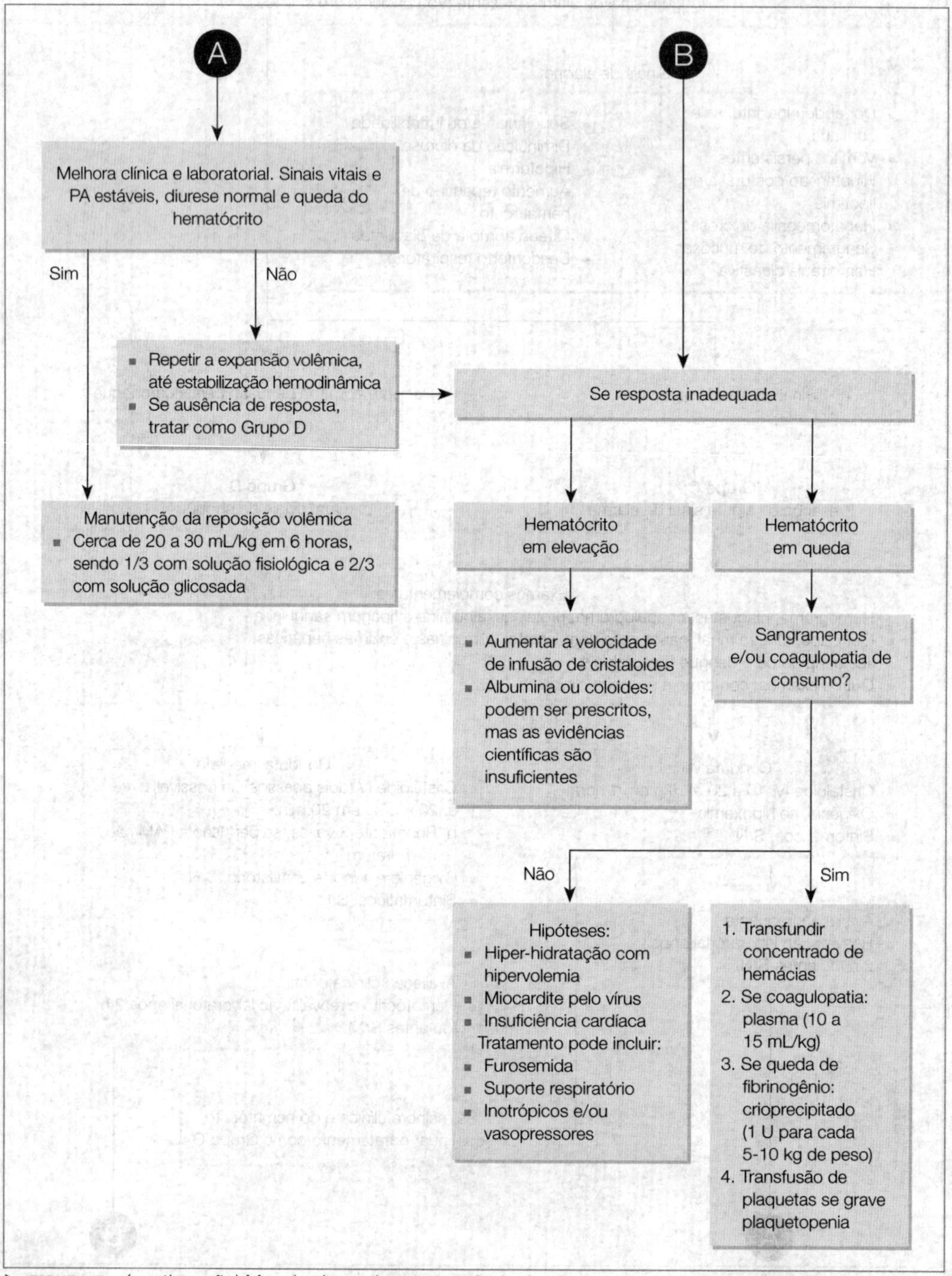

▷ **FIGURA 5** *(continuação)* Manejo do paciente com sinais de alarme e/ou choque.

LITERATURA RECOMENDADA

1. Deen JL, Harris E, Wills B, et al. The WHO dengue classification and case definitions: time for a reassessment. Lancet. 2006;368:170.
2. Halstead SB. Dengue. Current Opinion in Infectious Diseases. 2002;15(5):471-6.
3. Paz-Bailey G, Adams L, Wong JM, et al. Dengue vaccine: recommendations of the Advisory Committee on Immunization Practices, United States, 2021. MMWR Recomm Rep .2021;70:1.
4. Ministério da Saúde. Dengue: aspectos epidemiológicos, diagnóstico e tratamento. 2011. Disponível em: http://www.saude.gov.br.
5. Thomas SJ, Rothman AL, et al. Dengue virus infection: Prevention and treatment. Disponível em: UpToDate, 2022, www.uptodate.com. Acesso em: 01 março 2022.
6. Simmons CP, et al. Dengue. N Engl J Med. 2012;366:1423.
7. Solomon T, Dung NM, Vaughn DW, et al. Neurological manifestations of dengue infection. Lancet. 2000;355:1053.
8. Teixeira MG, Barreto ML. Diagnosis and management of dengue. BMJ. 2009;339:b4338.
9. Wilder-Smith A, Schwartz E. Dengue in travelers. N Engl J Med. 2005;353:924.
10. Wills BA, Nguyen MD, Ha TL, et al. Comparison of three fluid solutions for resuscitation in dengue shock syndrome. N Engl J Med. 2005;353:877.
11. World Health Organization. Dengue: guidelines for diagnosis, treatment, prevention and control. Disponível em: www.who.int. Acesso em: 01 março 2022.

59 Leptospirose

Rodrigo Antonio Brandão Neto

PONTOS IMPORTANTES

- A maioria dos casos de leptospirose é autolimitada, mas ela pode se apresentar em formas complicadas, como hemorragia alveolar e doença de Weil.
- A doença apresenta duas fases: a primeira, septicêmica; e a segunda, com as manifestações imunes da doença. A maioria dos pacientes não apresenta a segunda fase da doença.
- O diagnóstico presuntivo é realizado com base em dados clínicos e epidemiológicos, e os exames laboratoriais confirmam o diagnóstico.
- O padrão de referência para o diagnóstico é o isolamento da leptospira em meio de cultura, mas é pouco prático, sobretudo no departamento de emergência (DE).
- Os testes sorológicos de escolha são o de aglutinação microscópica, hemaglutinação indireta e o ELISA.
- As medidas de suporte, como reposição volêmica, diálise precoce e suporte ventilatório, são fundamentais no manejo desses pacientes.
- O uso de antibióticos, embora controverso, é recomendado pela maioria dos autores, principalmente nos primeiros 5 dias de doença.
- Em casos leves a doxiciclina é o tratamento de escolha; em casos graves, a escolha é a penicilina cristalina ou a ceftriaxona.

INTRODUÇÃO E DEFINIÇÕES

A leptospirose, também conhecida como doença de Weil, febre dos pântanos e icterícia hemorrágica, é uma doença causada por espiroquetas patogênicas do gênero *Leptospira,* transmitidas por contato direto ou indireto com urina de um animal infectado. Sua distribuição é mundial, com predomínio em países da região tropical, onde ocorre principalmente nas estações chuvosas, sendo relacionada a más condições de habitação e saneamento.

As leptospiras patogênicas para o homem pertencem à espécie *Leptospira interrogans* do gênero *Leptospira,* com 70% dos casos graves causados pelo sorotipo *Leptospira icterohaemorragia.*

A doença é transmitida principalmente por ratos, mas pode ser transmitida por cães, gatos e outros animais, com pico de incidência no verão e outono, principalmente quando a estação é chuvosa. Os animais, após serem infectados, podem manter a leptospira na urina por longo tempo, o que facilita a sua transmissão pela água.

A grande maioria dos pacientes infectados apresenta sintomas leves, predominantemente febre. Alguns poucos casos (menos de 10%) podem evoluir com quadros graves, com acometimento hepático e renal e alta mortalidade.

A doença pode aparecer em forma de epidemia, como a que ocorreu em centros urbanos no Brasil em 1996 e em Iquitos, no Peru, de 2003 a

2004, quando, de 633 pacientes com febre aguda avaliados, 51% apresentavam evidência sorológica de leptospirose.

A infecção em humanos ocorre tanto por cortes e soluções de continuidade na pele ou em tecido conjuntivo, que servem de porta de entrada para o patógeno após exposição ambiental, como pela imersão prolongada em água contaminada.

A transmissão pode ser classificada em:

- Exposição ocupacional (p. ex., tratadores de animais).
- Exposição acidental (associada com enchentes e outros desastres).
- Recreacional (nadar em lagoas e outros locais contaminados).

A transmissão indireta através de água contaminada pela urina de rato é de longe a maior causa de infecção.

ETIOLOGIA E FISIOPATOLOGIA

A leptospira apresenta estrutura com dupla membrana, com características tanto de microrganismos Gram-positivos como de Gram-negativos. O reconhecimento da leptospira pelo sistema imune inato em humanos é feito pelos *toll-like receptors* 2 (TLR-2), enquanto em murinos ocorre ativação tanto de TLR-2 quanto de TLR-4. Essa especificidade na detecção dos antígenos da leptospira sugere que os hospedeiros podem desencadear diferentes respostas inflamatórias de acordo com sua suscetibilidade ao microrganismo e seu sorotipo.

Após ultrapassar as barreiras da pele ou mucosa, a leptospira atinge a corrente sanguínea disseminando-se por múltiplos órgãos e tecidos, incluindo o fígado, onde causa disfunção hepatocelular com diminuição da síntese de fatores de coagulação, albumina e diminuição da esterificação do colesterol. Nos rins, a leptospira pode induzir danos tubulares pela formação de imunocomplexos, por hipoxemia e, às vezes, por efeito tóxico direto das leptospiras com quadro de nefrite intersticial e necrose tubular com lesão renal aguda. Em músculos, as alterações incluem formação de vacúolos citoplasmáticos e miosite. Os pacientes podem desenvolver vasculite com destruição endotelial e infiltrados inflamatórios; esse processo de vasculite é o responsável pelas principais manifestações da doença. A resposta imune induzida pela leptospira provoca a liberação de grandes quantidades de citocinas, além de induzir apoptose e interferir em canais Na-K-ATPase dependentes em segmentos isolados de néfrons.

ACHADOS CLÍNICOS

O período de incubação varia de 2 a 26 dias, sendo em média de 10 dias. A leptospirose tem início abrupto, cursando inicialmente com uma fase aguda ou septicêmica na primeira semana, seguida de uma fase imune caracterizada pela produção de anticorpos e excreção de leptospira na urina (Figura 1).

A apresentação clínica varia de formas assintomáticas ou subclínicas (anictéricas), que representam a maioria dos casos, até sua manifestação mais grave, conhecida como síndrome de Weil, caracterizada pela presença de icterícia, lesão renal aguda e alterações hemorrágicas.

A forma anictérica pode manifestar-se com febre, calafrios, mialgias, cefaleia, dor retrorbitária de forte intensidade (semelhante à dengue), fotofobia, mialgias (região lombar, panturrilhas e/ou coxas), dor abdominal (pode se assemelhar à pancreatite e colecistite, eventualmente, inclusive, com sinal de Murphy positivo). Podem aparecer sufusões hemorrágicas ou, raramente, um rash cutâneo de curta duração (menos de 24 horas), que pode ser macular ou purpúrico. Esses sintomas ocorrem em 75 a 100% dos pacientes; cerca de 25 a 35% dos pacientes apresentam tosse produtiva associada e 50% dos pacientes apresentam náuseas, vômitos e diarreia.

Outros sintomas menos comuns são artralgias, dor de garganta e dor abdominal. Além desses sintomas, 5 a 10% dos pacientes evoluem com icterícia associada ou não à lesão renal aguda, plaquetopenia (menor que 100 mil plaquetas/mm^3), alterações hemorrágicas e insuficiência respiratória por hemorragia alveolar. Apesar de a doença ser classicamente descrita como bifásica, menos de 50% dos pacientes apresentam as duas fases.

Quase todos os pacientes apresentam mialgias graves, principalmente em regiões de panturrilhas e lombar, indicando possível tropismo da leptospira; e a maioria apresenta elevações de enzima muscular, podendo eventualmente evoluir com rabdomiólise.

O exame físico é inespecífico na maioria dos casos, mas a presença de sufusões hemorrágicas conjuntivais sugere o diagnóstico de leptospirose, pois é infrequente em outras doenças infecciosas.

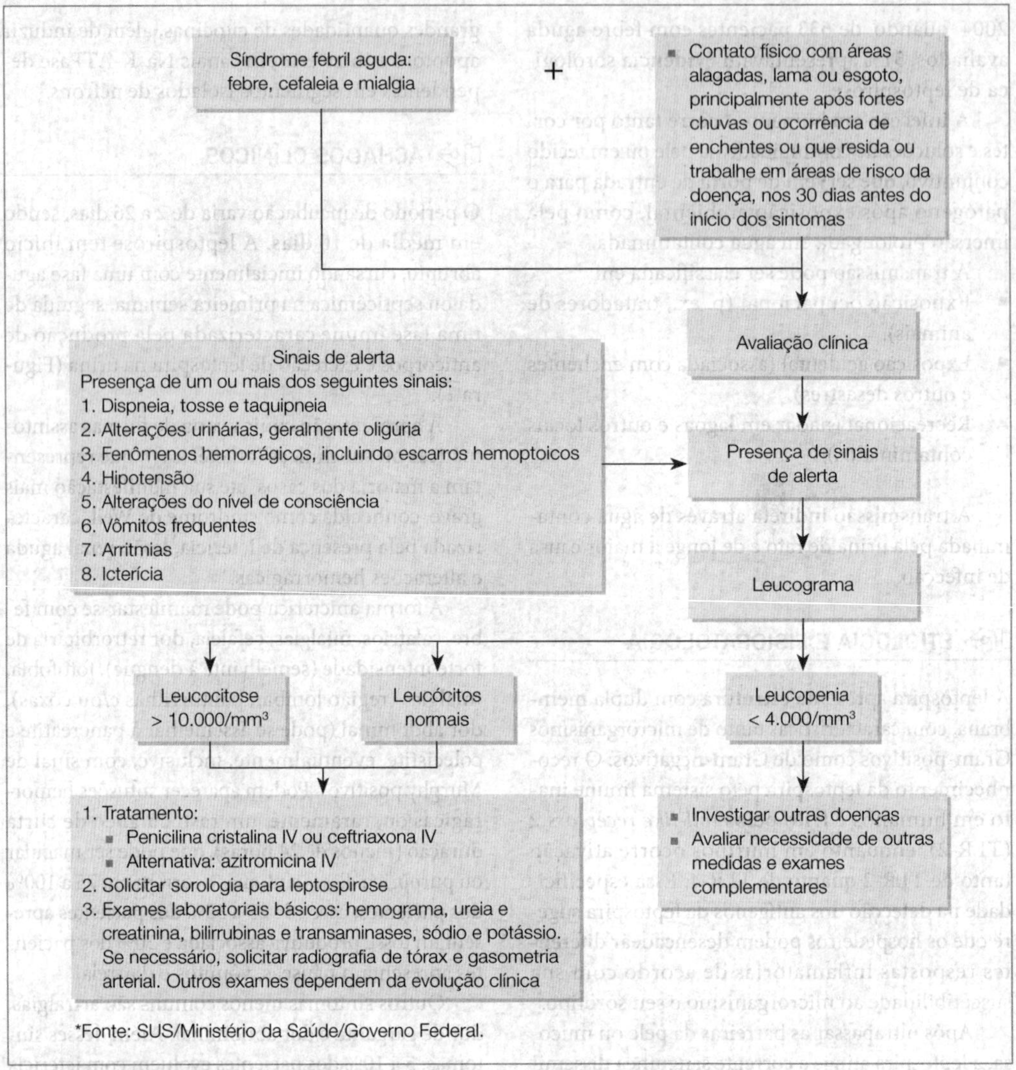

▷ **FIGURA 1** Atendimento a paciente com síndrome febril aguda e suspeita de leptospirose.

Hipersensibilidade muscular, esplenomegalia, linfadenopatia, hiperemia de orofaringe e estertoração pulmonar podem ocorrer em 7 a 40% dos casos. A meningite asséptica ocorre em 50 a 85% dos pacientes, usualmente após os sete primeiros dias de evolução, por resposta imune do hospedeiro à leptospira, e não como resultado de infecção direta.

Outras manifestações oculares incluem dor e hipersensibilidade da musculatura extrínseca muscular; também uveíte anterior é descrita nesses pacientes, podendo evoluir com cegueira. Coriorretinite, neurite ótica e papiledema também são relatados.

Após 5 a 7 dias com o paciente em fase septicêmica, ocorre a defervescência da febre e o paciente apresenta melhora clínica progressiva, que pode ser definitiva ou seguida após 1 a 3 dias pela segunda fase da doença.

A segunda fase da doença ou fase imune é caracterizada pelo aparecimento de anticorpos IgM. Os sintomas recorrem e sinais de meningite ocorrem em 50% dos casos. Em alguns casos, a febre persiste sem melhora, chegando a 40ºC, e associa-se a seguir com as manifestações esperadas da segunda fase, como lesão renal aguda, hemorragia pulmonar, icterícia e, por vezes, miocardite.

Essa fase mais grave da doença, conhecida como síndrome ou doença de Weil, é caracterizada por alteração de função hepática e renal, sendo, portanto, uma das formas de doença grave que ocorrem na fase imune e acontece em 10 a 15% dos pacientes. Esses pacientes mantêm febre alta após a fase aguda e na sequência ocorrem insuficiência hepática, renal, pneumonite hemorrágica, arritmias cardíacas e colapso hemodinâmico.

A icterícia tipicamente ocorre como resultado da injúria vascular na ausência de necrose hepatocelular. Os níveis de bilirrubina se elevam muitas vezes a níveis maiores que 20 mg/dL, chegando ao seu pico após o sétimo dia de evolução em 85% dos pacientes. Nos pacientes ictéricos, 25% desenvolvem hepatoesplenomegalia. Com a progressão da doença com isquemia hepática intensa, os níveis de bilirrubina maiores que 80 mg/dL são acompanhados de elevações modestas de fosfatase alcalina e aumento de transaminases que raramente excedem 200 mg/dL.

Lesão renal aguda é caracterizada por aparecimento rápido de uremia, e na maioria das vezes não é oligúrica, sendo a oligúria forte preditor de gravidade que normalmente aparece durante a segunda semana da doença, frequentemente acompanhada de icterícia. Na fase aguda, os níveis de ureia raramente ultrapassam 100 mg/dL ou os níveis de creatinina dificilmente passam de 2 mg/dL, porém estes aumentam rapidamente durante a segunda fase da doença, evoluindo logo para necessidade de diálise; apesar da disfunção renal, hipocalemia é comum e sua presença aumenta em cinco vezes a chance do diagnóstico final de leptospirose. Plaquetopenia ocorre mesmo na ausência de coagulação intravascular disseminada (CIVD) e acompanha a disfunção renal progressiva; sua presença aumenta em quatro a cinco vezes a chance de o diagnóstico final ser leptospirose.

Manifestações pulmonares ocorrem entre 20 e 70% dos casos, e variam desde a forma benigna, em que pacientes se recuperam sem sequelas e complicações, até outra forma, que pode ser fatal. Pneumonite hemorrágica grave e síndrome de angústia respiratória podem se manifestar, mesmo na ausência de doença renal e hepática. Hemoptise franca pode ocorrer mesmo na fase aguda, juntamente com tosse. A Figura 1 mostra o acometimento pulmonar em paciente com leptospirose grave.

Insuficiência cardíaca ocorre raramente, mas acredita-se que as manifestações cardíacas sejam mais comuns do que o relatado. Nas formas leves, alterações eletrocardiográficas são comuns, e eventualmente arritmias cardíacas como fibrilação e *flutter* atrial ocorrem principalmente nas formas graves. Bloqueios atrioventriculares e alterações do segmento ST sugerem pericardite e normalizam posteriormente em quase todos os pacientes durante a evolução. A Tabela 1 mostra os achados que se associam com maior probabilidade ao diagnóstico de leptospirose.

Deve-se acrescentar que as manifestações clínicas podem ser dependentes do sorotipo da leptospira. A leptospira Fainnei, descoberta recentemente, é associada à apresentação clínica incomum, com pacientes com sangramento conjuntival que se inicia 6 meses antes, dor abdominal intermitente por 5 meses, cefaleia intensa e tonturas por 2 meses e 1 mês de icterícia.

EXAMES COMPLEMENTARES E DIAGNÓSTICO

O diagnóstico da leptospirose baseia-se em dados clínico-epidemiológicos e laboratoriais. O diagnóstico deve ser suspeitado em pacientes com febre e

▷ **TABELA 1** Achados diagnósticos sugestivos de leptospirose

Sufusão conjuntival
Diástese hemorrágica
Mialgia
Hipocalemia
Piúria estéril
Plaquetopenia
Hepatoesplenomegalia

pelo menos dois dos sintomas e uma das complicações citadas na Tabela 2.

Alguns exames, mesmo inespecíficos, podem contribuir para o diagnóstico (Tabela 3), como o aumento da velocidade de hemossedimentação (VHS), transaminases, bilirrubinas, fosfatase alcalina e, principalmente, enzimas musculares.

O exame de urina tipo 1 pode apresentar proteinúria, piúria e hematúria microscópica. A alteração de função renal ocorre muitas vezes rapidamente e, apesar de doença renal, os pacientes frequentemente evoluem com hipocalemia por lesão tubular com perda de potássio. Deve-se ressaltar, entretanto, que hipercalemia é fator de mau prognóstico.

A análise do líquido cefalorraquidiano demonstra pleocitose com predomínio linfocítico e, em casos graves, ocorre leucocitose com desvio à esquerda.

A realização de radiografia de tórax é indicada nos casos mais graves para avaliação de hemorragia alveolar. A alteração mais comum é um infiltrado alveolar localizado nas bases ou na periferia pulmonar. Esse padrão é similar ao de outras doenças hemorrágicas pulmonares com infiltrado alveolar esparso e que podem evoluir com conglomeração desses infiltrados (Figura 2). Outros pacientes apresentam infiltrado intersticial, e a tomografia computadorizada pode apresentar infiltrado em vidro despolido. Congestão pulmonar secundária a miocardite pode ocorrer.

O lavado broncoalveolar pode realizar o diagnóstico precoce de hemorragia alveolar. Alguns autores consideram que em zonas endêmicas o lavado pode ser útil para diferenciar hemorragia alveolar de pneumonia adquirida na comunidade.

▷ **TABELA 2** Achados laboratoriais na leptospirose

Exame	Achados laboratoriais
VHS e PCR	Aumentados na grande maioria dos casos
Hemograma completo	Leucopenia ou leucocitose leve (leucocitose > 13 mil associada a pior prognóstico) variando de 3.000 a 26.000 células/mm^3 Plaquetopenia (< 100 mil/mm^3 nas formas graves) ocorre em 38% dos casos
ALT (TGP)/AST (TGO)	Valores acima do limite superior da normalidade em 40% dos casos (usualmente < 200 u/L)
Bilirrubina total e frações	Valores normais ou acima do limite superior da normalidade (valores podem ser > 60-80 mg/dL)
Fosfatase alcalina	Valor normais ou acima do limite superior da normalidade
Ureia e creatinina	Elevadas nas formas graves
Creatinofosfoquinase (CPK)	Valor normal ou acima do limite superior da normalidade em > 50% dos casos
Urina tipo I	Proteinúria, piúria, hematúria microscópica
Hiponatremia	Comum em casos graves de leptospirose

ALT: alanina aminotransferase; AST: aspartato aminotransferase; PCR: reação em cadeia de polimerase; VHS: velocidade de hemossedimentação; TGO: transaminase glutâmico-oxalacética; TGP: transaminase glutâmico-pirúvica.

▷ **TABELA 3** Diagnóstico sorológico da leptospirose

	Técnicas e observações
Detecção de antígeno	Microscopia de campo escuro Imunofluorescência Radioimunoensaio ELISA
Isolamento da leptospira	1 ou 2 gotas de sangue são inoculadas em 10 mL de meio semissólido (meio de Fletcher). As culturas são incubadas a 28-30ºC por até 13 semanas, com leitura semanal
Diagnóstico sorológico	Anticorpos são detectados no sangue a partir de 5-7 dias depois do início dos sintomas. Teste de aglutinação microscópica (MAT), fixação de complemento, ELISA
Diagnóstico molecular	Reação em cadeia de polimerase (PCR)

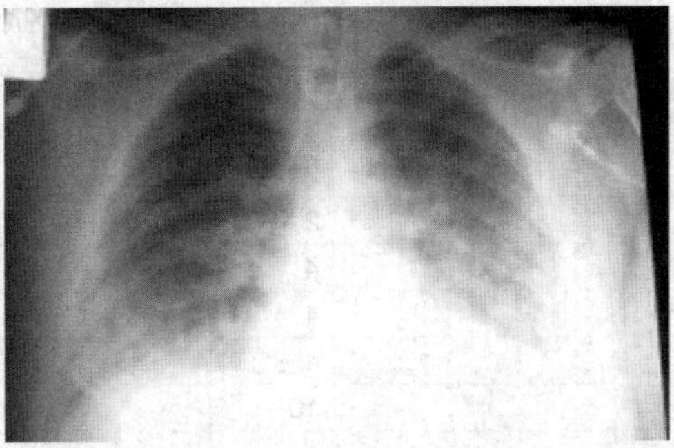

▷ **FIGURA 2** Paciente com leptospirose e infiltrado pulmonar.

O diagnóstico é dependente de simples testes diagnósticos, que às vezes não são realizados por baixa suspeita clínica. Esse diagnóstico pode ser confirmado por demonstração da leptospira ou por achados sorológicos.

A microscopia em campo escuro de espécimes da urina ou sangue, embora defendida por especialistas da Índia, não é recomendada pela maioria dos autores pelo mundo.

O padrão de referência do diagnóstico é a demonstração das leptospiras em meio de cultura, mas é um exame de difícil realização, pois a maioria dos laboratórios não possui os meios de cultura para tal, como o EMJH Fletcher ou o meio de Stuart. Nos primeiros 7 a 10 dias de evolução, a leptospira pode ser isolada na hemocultura e no liquor, e na urina a partir da segunda à terceira semanas. As culturas requerem longos períodos de incubação, o que dificulta sua utilidade prática; a sensibilidade da hemocultura é de apenas 50%.

Em razão da limitação e da demora de obtenção do resultado com hemoculturas e da indisponibilidade dos métodos sorológicos, o diagnóstico é baseado em dados clínicos e antecedentes epidemiológicos; e as sorologias são usadas para a confirmação diagnóstica.

Entre os testes sorológicos, a microaglutinação microscópica é considerada o padrão para o diagnóstico; aumentos de quatro vezes no título em 2 semanas e títulos maiores que 1/100 são considerados diagnósticos. A técnica infelizmente é difícil e requer grande grau de experiência para ser realizada, e tem disponibilidade limitada. Outro problema da técnica é sensibilidade relativamente baixa, sendo de 55,5% e especificidade de 98,8%. Outros testes incluem a hemaglutinação indireta e ELISA, bem como outros exames sorológicos ainda em desenvolvimento.

O mais importante avanço recente no diagnóstico da leptospirose é o desenvolvimento de novas técnicas sorológicas, como os novos ensaios ELISA, que conseguem fazer o diagnóstico precocemente, começando a apresentar positividade no quinto dia após o aparecimento dos sintomas. Um estudo demonstrou que esse ensaio foi superior ao MAT em todos os tempos para o diagnóstico, com sensibilidade ao final dos tempos analisados de 93% em comparação com 76% do MAT, e especificidades comparáveis, respectivamente, de 94 e 97%. Um título único > 1/800 indica alta probabilidade de infecção recente por leptospira. Deve-se lembrar ainda que o Center of Disease Control (CDC) recomenda o uso de imunoensaio com sensibilidades de 27, 84 e quase 100%, respectivamente, nos tempos 3, 7-9 e 12 dias, respectivamente.

As técnicas de biologia molecular como PCR, apesar de promissoras, ainda não têm disponibilidade ampla para o diagnóstico da leptospirose.

A Tabela 3 aborda as técnicas diagnósticas, e o tratamento, conforme já comentado, é iniciado antes da confirmação diagnóstica.

A OMS usa os critérios modificados de Faine para diagnóstico de leptospirose; esses critérios estão resumidos na Tabela 4.

DIAGNÓSTICO DIFERENCIAL

O diagnóstico diferencial é dependente da prevalência regional das doenças que podem se apresentar com febre inespecífica, como malária, ricketsioses, outras arboviroses e, principalmente, a dengue. Nas formas mais graves de leptospirose, o achado de leucocitose com desvio para a esquerda consegue diferenciar com acurácia em relação à dengue, que costuma cursar com leucopenia e pode apresentar linfocitose atípica.

Na forma anictérica, o diagnóstico diferencial inclui influenza, infecção aguda pelo HIV, febre de origem indeterminada, febre tifoide, encefalites, poliomielite, mononucleose e brucelose. Na forma ictérica, deve-se considerar o diagnóstico de malária e hepatites virais.

▷ **TABELA 4** Critérios diagnósticos de Faine modificados

Achados clínicos	Pontos
Cefaleia	2
História de febre	2
Temperatura > 39,0°C	2
Sufusão conjuntival	4
Meningismo	4
Mialgia	4
Sufusão conjuntival + meningismo e mialgia	10
Icterícia	1
Albuminúria ou piora da função renal	2
Contato com água de enchente	5
Contato com combinantes ambientais	4
Contato com animais silvestres	1
Sorologia ELISA IgM	15
Sorologia SAT	15
Sorologia com MAT com único título elevado	15
Sorologia MAT com títulos em ascensão	25

> 25 pontos: diagnóstico de leptospirose. MAT: teste de aglutinação microscópica; SAT: teste de soroaglutinação em tubos.

TRATAMENTO

Considerando-se que a maioria dos casos é autolimitada e os pacientes apresentam melhora espontânea, o tratamento para a doença é controverso. A maioria dos autores, entretanto, inicia tratamento com antibióticos mesmo sem confirmação do diagnóstico. Outros recomendam que a terapêutica seja direcionada conforme a gravidade da apresentação clínica. Os pacientes acometidos por quadros leves e anictéricos podem ser tratados apenas com medicações sintomáticas (analgésicos e antitérmicos).

Nos pacientes que apresentam cefaleia intensa, sem melhora com uso de analgésicos, a punção liquórica de alívio pode ser indicada (Figura 3).

ANTIBIOTICOTERAPIA

O uso de antibióticos para o tratamento da leptospirose é recomendado pela maior parte da literatura, desde que o início seja nos primeiros 5 dias do surgimento dos sintomas.

O uso de doxiciclina (100 mg, VO, 2x/dia, por 5 a 7 dias) foi sugerido nas formas anictéricas com redução da gravidade e da duração dos sintomas em 2 dias, além da diminuição do aparecimento de leptospiras em culturas de urina.

Penicilina ou cefalosporinas de terceira geração são as drogas de escolha para formas graves; apresentam como benefícios de sua utilização a diminuição dos dias de febre, recuperação mais rápida da função renal e diminuição do tempo de internação hospitalar. Outro estudo demonstrou que seu uso em pacientes evoluindo com lesão renal não alterou a evolução.

A Tabela 5 resume os principais esquemas terapêuticos.

SUPORTE VENTILATÓRIO

Os pacientes que evoluem com a síndrome do desconforto respiratório agudo (SDRA) por hemorragia alveolar devem receber suporte ventilatório não invasivo, com pressão positiva (máscara de CPAP), ou invasivo, através da intubação orotraqueal. A ventilação mecânica deve garantir altos níveis de pressão expiratória final positiva (PEEP) (> 15 cmH_2O) associados a baixo volume corrente (± 6 mL/kg).

Um trabalho prospectivo randomizado em pacientes com leptospirose e SDRA demonstrou superioridade da estratégia ventilatória protetora com

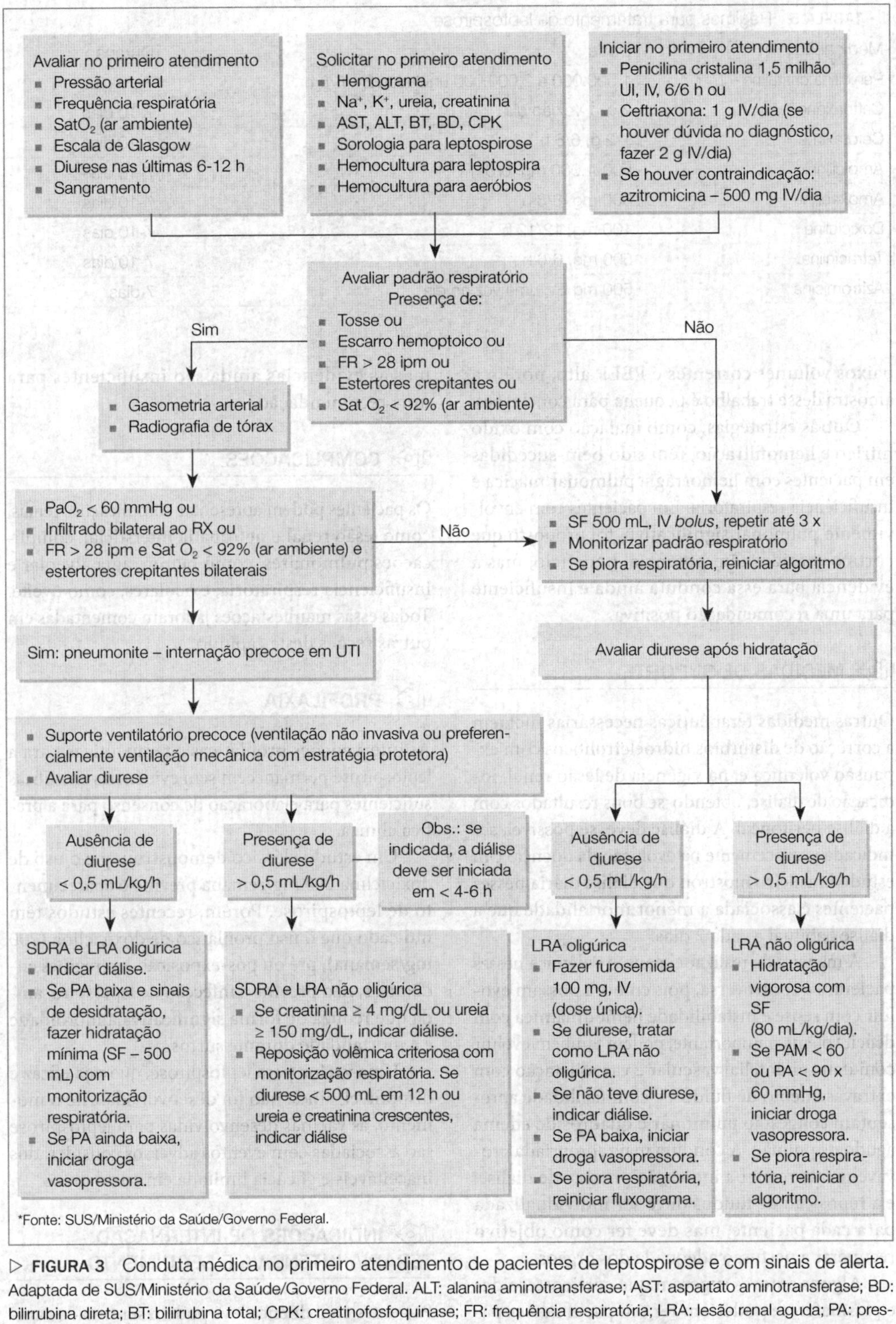

▷ **FIGURA 3** Conduta médica no primeiro atendimento de pacientes de leptospirose e com sinais de alerta. Adaptada de SUS/Ministério da Saúde/Governo Federal. ALT: alanina aminotransferase; AST: aspartato aminotransferase; BD: bilirrubina direta; BT: bilirrubina total; CPK: creatinofosfoquinase; FR: frequência respiratória; LRA: lesão renal aguda; PA: pressão arterial; PAM: pressão arterial média; $SatO_2$: saturação de oxigênio; SDRA: síndrome do desconforto respiratório agudo.

▷ **TABELA 5** Regimes para tratamento da leptospirose

Medicação	Dose	Duração
Penicilina cristalina	1.500.000 a 2.000.000 unidades EV, 6/6 h	7-10 dias
Ceftriaxone	2 g, 1 vez ao dia	7-10 dias
Cefotaxime	1-2 g, 6/6 h	7-10 dias
Ampicilina	500-1.000 mg, 6/6 h	7-10 dias
Amoxacilina	500 mg, 8/8 h	7-10 dias
Doxiciclina	100 mg, 12/12 h	7-10 dias
Tetraciclina	500 mg, 6/6 h	7-10 dias
Azitromicina	500 mg EV, uma vez ao dia	7 dias

baixos volumes correntes e PEEP alto, porém a amostra desse trabalho é pequena para conclusões.

Outras estratégias, como inalação com óxido nítrico e hemofiltração, têm sido bem-sucedidas em pacientes com hemorragia pulmonar maciça e insuficiência respiratória. Em pacientes com envolvimento pulmonar significativo, foi proposto que corticosteroides têm potencial benefício, mas a evidência para essa conduta ainda é insuficiente para uma recomendação positiva.

MEDIDAS DE SUPORTE

Outras medidas terapêuticas necessárias incluem a correção de distúrbios hidroeletrolíticos com expansão volêmica e, na vigência de lesão renal, indicação de diálise, obtendo-se bons resultados com a diálise peritoneal. A diálise deve, se possível, ser indicada precocemente na evolução da doença. Um estudo brasileiro mostrou que diálise diária nesses pacientes é associada a menor mortalidade que a diálise habitual a cada 2 dias.

A maneira de realizar expansão volêmica nesses pacientes é controversa, pois embora possam evoluir com sepse e instabilidade hemodinâmica com déficit volêmico importante, podem também evoluir com dano endotelial vascular e vasodilatação com extravasamento de fluidos, e com facilidade apresentam congestão pulmonar e quadros de edema agudo de pulmão. A conduta mais apropriada provavelmente requer a indicação precoce de diálise, e a reposição de fluidos deve ser individualizada para cada paciente, mas deve ter como objetivo recuperar a perfusão adequada dos órgãos.

Alguns autores sugerem que corticosteroides e plasmaférese poderiam ter um papel nesses pacientes devido à vasculite infecciosa da doença, mas as evidências ainda são insuficientes para uma recomendação.

COMPLICAÇÕES

Os pacientes podem apresentar complicações renais, como lesão renal e nefropatia intersticial; complicações pulmonares, como hemorragia alveolar e insuficiência respiratória; e oculares, como uveíte. Todas essas manifestações já foram comentadas em outras seções deste capítulo.

PROFILAXIA

As intervenções profiláticas e terapêuticas para a leptospirose permanecem sem evidências científicas suficientes para elaboração de consenso para a prática clínica.

Um estudo clássico demonstrou que o uso de doxiciclina 200 mg/semana previne o aparecimento de leptospirose. Porém, recentes estudos têm indicado que o uso profilático de doxiciclina (200 mg/semana), pré ou pós-exposição em regiões endêmicas, não previne a infecção de leptospira, ainda que reduza de forma significativa a morbidade e a mortalidade durante surtos.

Uma vacina para leptospirose, que seja eficaz e disponível, ainda não foi desenvolvida. Até o momento, as vacinas desenvolvidas para leptospirose são associadas com eventos adversos considerados inaceitáveis e eficácia limitada em curto prazo.

INDICAÇÕES DE INTERNAÇÃO, TERAPIA INTENSIVA E SEGUIMENTO

Pacientes com doença leve podem ser tratados ambulatorialmente. Os pacientes com sinais de alerta

▷ **TABELA 6** Sinais de alerta para leptospirose

Dispneia, tosse e taquipneia
Alterações urinárias, geralmente oligúria
Fenômenos hemorrágicos, incluindo hemoptise e escarros hemoptoicos
Hipotensão
Alterações do nível de consciência
Vômitos frequentes
Arritmias
Icterícia

▷ **TABELA 7** Indicações de internação em unidade de terapia intensiva

Dispneia ou taquipneia (frequência respiratória > 30 irm)
Hipoxemia (PaO_2 < 60 mmHg em ar ambiente)
Escarros hemoptoicos ou hemoptise
Infiltrados radiológicos ou manifestações de hemorragia alveolar como hemoptise
Insuficiência renal aguda
Distúrbios hidroeletrolíticos e acidobásicos refratários ao tratamento habitual
Hipotensão refratária a volume
Arritmias cardíacas agudas
Alteração do nível de consciência
Hemorragia digestiva

citados na Tabela 6 têm indicações de internação hospitalar. Pacientes com disfunção renal, manifestações hemorrágicas e outras condições citadas na Tabela 7 devem ser admitidos em UTI. Pacientes com complicações da doença podem ter que realizar seguimento ambulatorial a longo prazo, mas usualmente as manifestações se resolvem por completo.

CONTEÚDO COMPLEMENTAR

Utilize o QR code abaixo para acessar o capítulo sobre Ebola (voucher: emergencia16).

LITERATURA RECOMENDADA

1. Brasil. Ministério da Saúde. Secretaria de Vigilância em Saúde. Guia Leptospirose: Diagnóstico e Manejo Clínico. Brasília: Ministério da Saúde, Secretaria de Vigilância em Saúde; 2009.
2. Cagliero J, Villanueva SYAM, Matsui M. Leptospirosis pathophysiology: into the storm of cytokines. Front Cell Infect Microbiol. 2018 Jun 20;8:204.
3. Costa F, et al. Global morbidity and mortality of leptospirosis: a systematic review. PLoS Negl Trop Dis. 2015;9(9):e0003898.
4. Day N. Epidemiology, microbiology and diagnosis of leptospirosis. Disponível em: UpToDate, 2022, www.uptodate.com. Acesso em: 06 de março 2022.
5. Day N. Treatment and prevention of leptospirosis. Disponível em: UpToDate, 2022. www.uptodate.com. Acesso em: 06 março 2022.
6. Guidugli F, Castro AA, Atalah AN. Antibiotics for preventing leptospirosis. Cochrane Database Syst Rev. 2000:CD001305.
7. Haake DA, Levett PN. Leptospira Species (Leptospirosis). In: Mandell, Douglas, and Bennett's principles and practice of infectious diseases. 8. ed. Philadelphia: Elsevier; 2015. p. 2714-20.
8. Hochedez P, et al. Factors associated with severe leptospirosis, Martinique, 2010-2013. Emerg Infect Dis. 2015;21(12):2221-4.
9. Mikulski M, et al. Severity markers in severe leptospirosis: a cohort study. Eur J Clin Microbiol Infect Dis. 2015;34(4):687-95.
10. Mwachui MA, et al. Environmental and behavioural determinants of leptospirosis transmission: a systematic review. PLoS Negl Trop Dis. 2015;9(9):e0003843.

11. Niloofa R, et al. Diagnosis of leptospirosis: comparison between microscopic agglutination test, IgM-ELISA and IgM rapid immunochromatography test. PLoS One. 2015;10(6):e0129236.
12. Report of the brainstorm meeting on leptospirosis prevention and control. Disponível em: www.whoindia.org. Acesso em: 07 dezembro 2020.
13. Srisawat N, et al. Neutrophil Gelatinase Associated Lipocalin (NGAL) in leptospirosis acute kidney injury: a multicenter study in Thailand. PLoS One. 2015;10(12):e0143367.
14. Taylor AJ, et al. A systematic review of the mortality from untreated leptospirosis. PLoS Negl Trop Dis. 2015;9(6):e0003866.
15. Yilmaz H, et al. Characteristics of leptospirosis with systemic inflammatory response syndrome: a multicenter study. Ann Clin Microbiol Antimicrob. 2015;14:54.

60 Tétano acidental

Rodrigo Antonio Brandão Neto

PONTOS IMPORTANTES

- O tétano é uma doença relativamente rara, mas com alta letalidade e evitável com imunização.
- O tétano pode ser classificado em tétano generalizado, cefálico, localizado e neonatal.
- A maioria dos casos é de tétano generalizado, que se caracteriza por trismo e outras manifestações características que podem ser rapidamente progressivas.
- O diagnóstico é clínico a partir da observação de sinais e sintomas e história de risco para tétano.
- O tratamento é inicialmente baseado em suporte clínico com intubação precoce e manejo agressivo de vias aéreas.
- Deve ser utilizada antitoxina tetânica, sendo a imunoglobulina antitetânica a de escolha antes de debridamento de ferimento.
- O metronidazol é o antibiótico de escolha, mas a penicilina é opção.
- Os benzodiazepínicos são necessários para evitar maiores complicações da doença. Opções incluem baclofeno, propofol e outras medicações.
- Mesmo com tratamento adequado, a mortalidade permanece elevada, principalmente devido a complicações da internação em UTI.

INTRODUÇÃO E DEFINIÇÕES

O tétano é uma doença infecciosa aguda, não contagiosa, causada pela ação de exotoxinas produzidas pela bactéria anaeróbia *Clostridium tetani*. A doença acomete o sistema nervoso central (SNC) e é caracterizada por espasmos musculares. As características clínicas do tétano e sua relação com lesões traumáticas eram bem conhecidas desde os antigos gregos e egípcios. O termo "tétano" existe na linguagem moderna como um lembrete de uma das características fundamentais da doença, que são os intensos espasmos dolorosos dos músculos masseter. A doença pode ser adquirida de forma acidental ou pode ocorrer na forma neonatal, adquirida na manipulação do cordão umbilical por instrumentos inapropriados e não esterilizados.

Clinicamente, a doença manifesta-se com febre baixa ou ausente, hipertonia muscular mantida, hiper-reflexia e espasmos ou contraturas paroxísticas.

Embora o tétano seja raro em nações desenvolvidas, a doença permanece endêmica no mundo em desenvolvimento, onde apresenta aproximadamente um milhão de casos novos por ano, com 300.000 a 500.000 mortes. No Brasil o número de casos anuais varia entre 500 e 600, com mortalidade superior a 20% e em alguns anos ultrapassando 35%. A maioria dos casos ocorre nas regiões Norte e Nordeste.

ETIOLOGIA E FISIOPATOLOGIA

O *Clostridium tetani* é um bacilo Gram-positivo esporulado anaeróbio que se encontra no solo. A infecção ocorre pela introdução de esporos em solução de continuidade da pele e mucosas (ferimentos superficiais ou profundos de qualquer natureza). O tétano ocorre quando os esporos de *Clostridium tetani* ganham acesso ao tecido humano danificado. Após a inoculação, *C. tetani* se transforma em uma bactéria em forma de haste vegetativa e produz a tetanospasmina metaloprotease (também conhecida como toxina tetânica). A presença de tecidos desvitalizados, corpos estranhos, isquemia e infecção contribui para diminuir o potencial de oxirredução e, assim, estabelecer as condições favoráveis ao desenvolvimento do bacilo.

Depois de atingir a medula espinhal e do tronco cerebral através de transporte axonal retrógrado e se ligar de forma irreversível aos receptores locais, a toxina bloqueia a neurotransmissão por sua ação com clivagem das proteínas de membrana envolvidas na exocitose. O efeito é a desinibição de neurônios que modulam impulsos excitatórios do córtex motor. Essa desinibição das células do corno anterior e neurônios autonômicos resulta em aumento do tônus muscular, espasmos dolorosos e instabilidade autonômica generalizada. Os efeitos induzidos pela toxina do tétano em células dos cornos anteriores da medula, tronco cerebral e neurônios autônomos são de longa duração, porque a recuperação exige o crescimento de novos terminais dos nervos axonais.

A rigidez muscular no tétano ocorre por meio de um mecanismo complexo, que envolve um aumento na taxa de disparo de repouso dos neurônios motores e falta de inibição das respostas motoras reflexas aferentes aos estímulos sensoriais. A tetanospasmina bloqueia a liberação de neurotransmissores inibitórios como GABA e glicina, induzindo hiperexcitabilidade dos neurônios motores com rigidez e contrações musculares secundárias. Além disso, a falta de controle neural da liberação adrenal de catecolaminas produz um estado de ativação do sistema simpático, que se manifesta com sudorese aumentada, taquicardia e hipertensão.

A tetanolisina é outra toxina produzida por *C. tetani* durante a sua fase inicial de crescimento. Tem propriedades hemolíticas e provoca danos na membrana em outras células, mas o seu papel no quadro clínico do tétano é incerto.

O tétano apresenta fatores predisponentes que incluem lesões penetrantes, tecidos desvitalizados e corpos estranhos. Os fatores predisponentes e de evolução desfavorável do tétano estão resumidos nas Tabelas 1 e 2.

ACHADOS CLÍNICOS

O tétano pode ser classificado em acidental (generalizado, localizado ou cefálico) ou neonatal e iremos comentar cada uma dessas formas posteriormente neste capítulo.

O período de incubação do tétano pode ser tão curto quanto 8 horas ou tão longo como 2 a 3 meses, com a maioria dos casos ocorrendo entre 3 e 21 dias (média de 7 a 10 dias) após a exposição. O período de incubação é tipicamente menor no tétano neonatal. Aparecimento de sintomas com < 7 dias da exposição é um fator prognóstico de pior evolução, principalmente se o período for menor que 48 horas. A inoculação de esporos em locais do corpo distantes do sistema nervoso central (p. ex., as mãos ou pés) resulta em um período de incubação mais longo do que a inoculação perto do sistema nervoso central (p. ex., cabeça ou pescoço).

TABELA 1 Fatores predisponentes do tétano

▪ Lesão penetrante
▪ Aborto séptico
▪ Tecido desvitalizado
▪ Corpo estranho
▪ Isquemia localizada
▪ Fraturas expostas
▪ Lesão contaminada por outras bactérias
▪ Aplicação intramuscular não esterilizada
▪ Infecções dentárias
▪ Úlceras de extremidades em diabéticos
▪ Cirurgias abdominais com infecções e necrose
▪ Manipulação de cordão umbilical

TABELA 2 Fatores de risco para evolução desfavorável

▪ Período de incubação < 7 dias (principalmente se < 48 horas)
▪ Rápida progressão (deterioração clínica em < 48 horas)
▪ Idade > 60 anos
▪ Comorbidades graves associadas
▪ Complicações infecciosas, respiratórias, hemodinâmicas ou renais na admissão

Tétano generalizado

Representa a forma clínica mais comum e grave do tétano. O trismo, que é a contração vigorosa do masseter, está presente em mais de 50% dos pacientes na apresentação. Pode progredir para envolvimento da musculatura cervical, com disfagia e contratura de ombros, dorso e, posteriormente, de musculatura abdominal e região proximal de membros inferiores e superiores, poupando musculatura distal de mãos e pés. Os pacientes apresentam dificuldade significativa em abrir a mandíbula.

Após o aparecimento do trismo, os pacientes costumam evoluir com rigidez e dor da musculatura cervical, disfagia (intensa, progressiva, levando à incapacidade de alimentação oral), contratura de ombros e dorso. Os espasmos são dolorosos e progressivamente mais frequentes e intensos. As contrações são extremamente dolorosas e intensas a ponto de poderem causar fraturas e prejudicar a ventilação do paciente.

Como os pacientes com tétano não têm alteração da consciência, tanto as contrações tônicas quanto os espasmos são intensamente e progressivamente dolorosos. Os espasmos tetânicos podem ser desencadeados por ruídos altos ou outros estímulos sensoriais, tais como o contato físico, sons ou a luz; durante a evolução, mesmo estímulos mínimos podem desencadear os espasmos. Achados clínicos clássicos de tétano incluem torcicolo espasmódico, opistótono, riso sardônico, disfagia, períodos de apneia por obstrução das vias aéreas por contração muscular e abdome em tábua. A Tabela 3 demonstra esses achados.

Os pacientes com tétano generalizado normalmente têm sintomas de hiperatividade autonômica que podem se manifestar nas fases iniciais como irritabilidade, agitação, sudorese e taquicardia. Os pacientes apresentam frequentemente disautonomia significativa, com alternância de períodos de hipotensão com hipertensão significativa e arritmias.

A gravidade e as manifestações clínicas de tétano podem variar de caso a caso, dependendo da quantidade de toxina tetânica que atinge o sistema nervoso central. Os sintomas e sinais podem progredir em um máximo de 2 semanas após o início da doença. A gravidade está relacionada com o período de incubação da doença e o intervalo a partir do início dos sintomas ao aparecimento de espasmos; quanto maior o intervalo, mais brandas as características clínicas de tétano. Além disso, a doença pode ser mais leve em pacientes com vacinação preexistente. Os efeitos induzidos pela toxina do tétano são de longa duração, porque a recuperação exige o crescimento de novos terminais dos nervos axonais. A duração usual das manifestações clínicas do tétano é de 4 a 6 semanas.

▷ **TABELA 3** Sinais e sintomas característicos do tétano

▪ Riso sardônico: envolvimento da musculatura facial
▪ Opistótono: contratura da musculatura dorsal
▪ Períodos de apneia: contratura da musculatura torácica e faríngea
▪ Torcicolo
▪ Rigidez nucal
▪ Abdome rígido como tábua
▪ Disfagia

Tétano localizado

Ocasionalmente, o tétano se manifesta de forma localizada, com espasmos tônicos em uma extremidade ou região do corpo. O tétano localizado frequentemente, mas não invariavelmente, se transforma em tétano generalizado. O diagnóstico do tétano localizado pode ser difícil. Por exemplo, em casos raros, pacientes com tétano precoce desenvolvem rigidez abdominal em tábua, que pode ser confundido com um abdome agudo cirúrgico.

Tétano cefálico

Uma das formas mais importantes de tétano localizado é o chamado tétano cefálico, que ocorre em pacientes com ferimentos em cabeça e pescoço. Os pacientes inicialmente podem apresentar apenas sintomas envolvendo pares de nervos cranianos. Os pacientes com tétano cefálico apresentam-se com manifestações que podem ser difíceis de serem reconhecidas, podendo causar disfagia, trismo e neuropatias focais cranianas, que podem levar ao diagnóstico de acidente vascular cerebral. O nervo facial é o mais comumente envolvido no tétano cefálico, mas o envolvimento dos nervos cranianos VI, III, IV e XII pode também ocorrer por si só ou em combinação com os outros.

Outra forma de tétano, que sai do escopo deste capítulo, é o tétano neonatal. O tétano neonatal tipicamente ocorre em crianças de 5 a 7 dias após o nascimento (3 a 24 dias). O início da doença é geralmente mais rápido no tétano neonatal e pode progredir ao longo de horas, ao invés de dias, provavelmente porque o comprimento das fibras axonais é proporcionalmente menor em crianças.

O tétano neonatal apresenta-se inicialmente com a recusa da criança em se alimentar e dificuldade de abrir a boca devido ao trismo. A criança, após sugar o leite, apresenta contração muscular significativa dos músculos faciais que pode resultar no sorriso sardônico. As mãos são muitas vezes apertadas, os pés tornam-se dorsiflexionados e o tônus muscular aumenta. Conforme a doença progride, os neonatos se tornam rígidos e opistótono (espasmo de extensores da coluna vertebral) se desenvolve.

COMPLICAÇÕES

As complicações incluem:

- Fraturas ósseas por espasmo muscular (principalmente em vértebras).
- Incapacidade de ventilar e até mesmo parada respiratória.
- Disautonomia, que pode evoluir para choque circulatório, ou hipertensão.
- Rabdomiólise.
- Hemorragia digestiva.
- Arritmias.

EXAMES COMPLEMENTARES E DIAGNÓSTICO

O diagnóstico de tétano é clínico e muitas vezes evidente. O tétano deve ser suspeitado quando há uma história de uma lesão de risco e uma história de imunização inadequada para o tétano. No entanto, por vezes, o tétano pode ser confundido com outros processos. Os exames laboratoriais no tétano costumam ser inespecíficos e são realizados principalmente para monitorar complicações da doença. A CPK, por exemplo, deve ser colhida para avaliar possibilidade de rabdomiólise associada; sugere-se que seja colhida diariamente para monitorizar lesão muscular grave associada a doença ou ao uso de bloqueadores neuromusculares.

Outros exames incluem hemograma, eletrólitos e função renal. Os pacientes podem apresentar leucocitose devido ao estresse associado à doença e potenciais complicações infecciosas.

A coleta de liquor não é realizada de rotina, mas pode ser considerada se houver suspeita de meningoencefalite e costuma estar dentro dos parâmetros de normalidade. Exames de imagem eventualmente realizados, como tomografia de crânio e ressonância magnética, também se encontram normais.

DIAGNÓSTICO DIFERENCIAL

O tétano pode às vezes ser confundido com distonias induzidas por drogas, tais como as causadas por fenotiazinas e metoclopramida, entre outras medicações. As distonias induzidas por drogas muitas vezes produzem desvio acentuado dos olhos, que não costumam ocorrer no tétano, e a ausência de contração muscular tônica entre espasmos fala contra o diagnóstico de tétano. A administração de um agente anticolinérgico tal como a benzotropina geralmente elimina os espasmos em distonias induzidas por drogas, mas não tem efeito em pacientes com tétano.

Infecções dentárias podem produzir trismo, em geral quando existe a presença de um abscesso dentário; nesses casos, não ocorre progressão para sintomas generalizados.

O envenenamento por estricnina devido à ingestão de veneno de rato pode produzir uma síndrome clínica semelhante ao tétano.

Os pacientes com síndrome neuroléptica maligna podem se apresentar com sintomas de instabilidade autonômica e rigidez muscular. No entanto, a presença de febre, estado mental alterado e recente introdução de um agente neuroléptico geralmente faz a distinção com o tétano.

A síndrome da pessoa rígida é uma desordem neurológica rara caracterizada por rigidez muscular grave. A ausência de trismo ou espasmos faciais e a resposta rápida a benzodiazepínicos costumam diferenciá-la do tétano. A Tabela 4 apresenta os principais diagnósticos diferenciais do tétano.

TRATAMENTO

As diretrizes recomendam que todos os pacientes com diagnóstico de tétano sejam internados em unidade de terapia intensiva. Os pacientes devem ser monitorizados e mantidos com medidas de suporte, sendo recomendado manejo precoce e agressivo das

▷ **TABELA 4** Principais diagnósticos diferenciais do tétano acidental

Doença	Características que diferenciam do tétano
Distonia por drogas (metoclorpramida, fenotiazinas...)	Desvio acentuado dos olhos em relação ao tétano e sem contração tônica fora dos espasmos
Infecções dentárias (apenas trismo)	Causam apenas trismo, sem antecedente de lesão de risco, sem progressão da doença
Envenenamento por estricnina	Histórico de exposição. Ausência de trismo entre os espasmos
Síndrome neuroléptica maligna	Os pacientes costumam ter febre e estado mental alterado
Síndrome da pessoa rígida	Ausência de trismo e resposta mais rápida ao uso de benzodiazepínicos
Condições psiquiátricas (catatonia herbefrênica)	Pode apresentar posturas atípicas que confundem o diagnóstico, mas sem disautonomia e outras manifestações graves do tétano
Meningite	Pode cursar com opistótono, mas o estado mental costuma estar alterado e febre é quase sempre presente e em altas temperaturas
Raiva	História de mordedura por animais. Presença de convulsões, paciente sem trismo. Ocorre alteração comportamental significativa
Trismo por doenças orofaríngeas	Não costuma ter progressão da doença
Doença do soro	Pode causar trismo por artrite temporomandibular secundária, mas cursa com lesões cutâneas e linfonodomegalia
Histeria ou conversão	Espasmos não intensos. Quando o paciente se distrai, desaparecem contrações
Condições que causam abdome agudo	Podem cursar com abdome em tábua, sem as outras manifestações da doença

vias aéreas. As evidências em relação ao tratamento específico do tétano infelizmente são fracas.

Os principais objetivos no manejo de pacientes com tétano incluem:

- Interromper a produção de toxinas.
- A neutralização da toxina não ligada.
- Manejo de vias aéreas.
- Controle de espasmos musculares.
- Manejo da disautonomia.
- Cuidados de suporte.

Interrupção da produção e neutralização das toxinas

É recomendado o uso de imunoglobulina antitetânica (IGHAT) ou do soro antitetânico (SAT) para evitar a progressão da doença. A preferência é pela imunoglobulina antitetânica humana (IGATH) via intramuscular profunda 500 a 5.000 UI (infiltrar parte da dose perto da ferida não é mais recomendado em diretrizes). Alternativamente, utiliza-se o SAT em dose de 20.000 a 30.000 UI IM (aplicação em dois grupos musculares diferentes e recomenda-se o uso profilático de anti-histamínicos, como a difenidramina).

Após a utilização da IGATH, pode-se proceder debridamento da ferida para erradicar esporos e tecido necrosado, eliminando, assim, a produção de toxinas. Esse passo só pode ser realizado após o uso da IGATH (1-6 horas após) devido ao risco de liberação de toxinas não neutralizadas, piorando o quadro clínico do paciente.

O tétano é uma das poucas doenças bacterianas que não conferem imunidade após a recuperação da doença aguda; assim, todos os pacientes com tétano devem receber a imunização ativa com um total de três doses vacina dT, com pelo menos 2 semanas de intervalo, com início imediatamente após o diagnóstico. O toxoide tetânico deve ser administrado em um local diferente da imunoglobulina específica para o tétano. A vacina contra coqueluche, tétano e difteria (dTpa) pode ser usada em vez de dT, mas, se usada, as recomendações para essa formulação são de apenas uma dose em adultos, exceto em gestantes, que devem receber dTpa durante cada gestação.

Terapia antibiótica é recomendada na maioria dos pacientes. O metronidazol (500 mg por EV 6/6 ou 8/8 h) é o tratamento preferido para o tétano, mas penicilina G (2 a 4 milhões de unidades de EV 4/4 ou 6/6 h) é uma alternativa segura e eficaz. A duração do tratamento recomendada é de 7 a 10 dias. Em estudos não houve diferença da mortalidade com metronidazol em comparação com a penicilina. A preferência pelo metronidazol em relação à penicilina se deve a fatores como o antagonismo central de GABA, que ocorre com a penicilina e sua ação potencial em aumentar o efeito estimulatório da toxina tetânica.

Em infecções mistas, cefalosporinas como cefazolina (1 a 2 g EV 8/8 h), cefuroxima (2 g EV 6/6 h) ou ceftriaxona (1 a 2 g EV 24 h) são opções.

Manejo de vias aéreas

O manejo de vias aéreas desses pacientes deve ser agressivo sem atrasar a intubação orotraqueal. A traqueostomia é indicada precocemente nesses pacientes após a ventilação mecânica, pois o paciente pode ficar semanas em ventilação mecânica.

Controle dos espasmos musculares

O controle dos espasmos musculares é importante, pois estes são uma ameaça à vida, uma vez que podem causar insuficiência respiratória, levar à aspiração e induzir exaustão no paciente. Vários medicamentos podem ser usados para controlar esses espasmos. Atenção para o controle de luz ou som na unidade de internação é fundamental na profilaxia dos espasmos musculares. Com o uso dos bloqueadores neuromusculares, essas medidas diminuíram de importância. Os benzodiazepínicos são a medicação de escolha para o controle dos espasmos. O diazepam é a medicação recomendada em diretrizes, mas o midazolam tem a vantagem teórica de menor risco de acidose lática. A dose usual de diazepam é de cerca de 30 mg EV em 24 h, dada em doses de 5 mg a cada 4 horas, mas doses superiores a 120 mg ao dia podem ser necessárias. A dose de midazolam é de 5 a 15 mg/kg por hora ou conforme a necessidade. Pacientes em uso de altas doses de benzodiazepínicos necessariamente precisam estar em suporte ventilatório invasivo.

Opções aos benzodiazepínicos incluem o baclofeno, via intratecal (preferencial) na forma de *bolus* de 1.000 mcg ou de infusão contínua. A ação do baclofeno é a estimulação dos receptores pós-sinápticos beta-GABA. O propofol também pode ser utilizado para controle de espasmos e rigidez muscular; seu uso prolongado tem sido associado a acidose láctica, hipertrigliceridemia e disfunção pancreática. Assim, os benzodiazepínicos ainda são a primeira escolha.

Os agentes bloqueadores neuromusculares são utilizados quando a sedação com os benzodiazepínicos não atinge controle dos espasmos. Rocurônio é a primeira escolha na dose de 1 mg/kg ou vecurônio 0,01 mg/kg em *bolus* e depois de 3 minutos dose de 0,15 mg/kg. Essas medicações são menos suscetíveis a causar disfunção autonômica. O pancurônio, um agente de longa ação, era utilizado tradicionalmente, mas como inibe a recaptação de adrenalina pode piorar a instabilidade hemodinâmica, devendo ser evitado o seu uso.

Manejo da disautonomia

Em pacientes com hipotensão, o tratamento inicial é com soluções isotônicas. Em pacientes com disfunção autonômica, várias medicações foram testadas, mas apenas o tratamento com sulfato de magnésio foi estudado em um estudo clínico randomizado no tétano, com dose inicial de 40 mg/kg ao longo de 30 minutos, seguida pela infusão contínua, quer de 2 g por hora para pacientes com mais de 45 kg ou 1,5 g por hora para pacientes ≤ 45 kg. A medicação diminui a necessidade de drogas para controlar espasmos musculares e disfunção autonômica, mas não diminuiu a necessidade de ventilação mecânica.

O betabloqueio com labetalol (0,25 a 1,0 mg/min) é administrado com frequência devido à sua ação alfa e betabloqueadora. O betabloqueio isolado com propranolol deve ser evitado por causa de relatos de morte súbita com a medicação. A clonidina pode ser utilizada em dose de 0,3 mg 8/8 h por via oral ou sonda. O sulfato de morfina (0,5 a 1,0 mg/kg por hora por infusão intravenosa contínua) pode ser utilizado para controlar a disfunção autonômica, bem como para induzir a analgesia.

Medidas de suporte

Em pacientes com tétano grave, imobilidade prolongada na unidade de terapia intensiva é comum, com o paciente podendo permanecer em ventilação mecânica por semanas. Tais pacientes estão predispostos a infecções hospitalares, úlceras de decúbito, estenose traqueal, hemorragia gastrointestinal e doença tromboembólica. A profilaxia de tromboembolismo com heparina não fracionada, heparina de baixo peso molecular ou outros anticoagulantes deve ser administrada precocemente. A profilaxia de úlcera de estresse pode ser prescrita em pacientes em ventilação mecânica com bloqueadores H2 ou inibidores da bomba de prótons. A fisioterapia deve ser iniciada assim que os espasmos cessarem, para evitar sequelas da imobilização prolongada.

PROFILAXIA

A profilaxia do tétano após um ferimento tem uma abordagem específica. A imunização de mulheres grávidas ou em idade fértil reduz a mortalidade do tétano neonatal em cerca de 94%. Melhorar a higiene durante o parto domiciliar no mundo em desenvolvimento também pode desempenhar um papel importante na prevenção do tétano neonatal. A Tabela 5 apresenta a profilaxia desses pacientes.

INDICAÇÕES DE INTERNAÇÃO, TERAPIA INTENSIVA E SEGUIMENTO

Todos os pacientes com tétano devem ser internados em UTI. Os pacientes com sequelas podem necessitar de seguimento em longo prazo.

▷ **TABELA 5** Profilaxia de tétano

	Imunizado	Imunização entre 5 e 10 anos	Sem imunização adequada ou *status* desconhecido
Ferimentos superficiais e limpos	Sem condutas específicas, além dos cuidados locais e higiene adequada	Sem condutas específicas, além dos cuidados locais e higiene adequada	Vacina dT 0,5 mL IM, encaminhar para outras doses
Ferimentos profundos ou contaminados	Sem condutas específicas, além dos cuidados locais e higiene adequada	Vacina dT 0,5 mL IM, encaminhar para outras doses	IGHAT 250 U IM Vacina dT 0,5 mL IM, encaminhar para outras doses

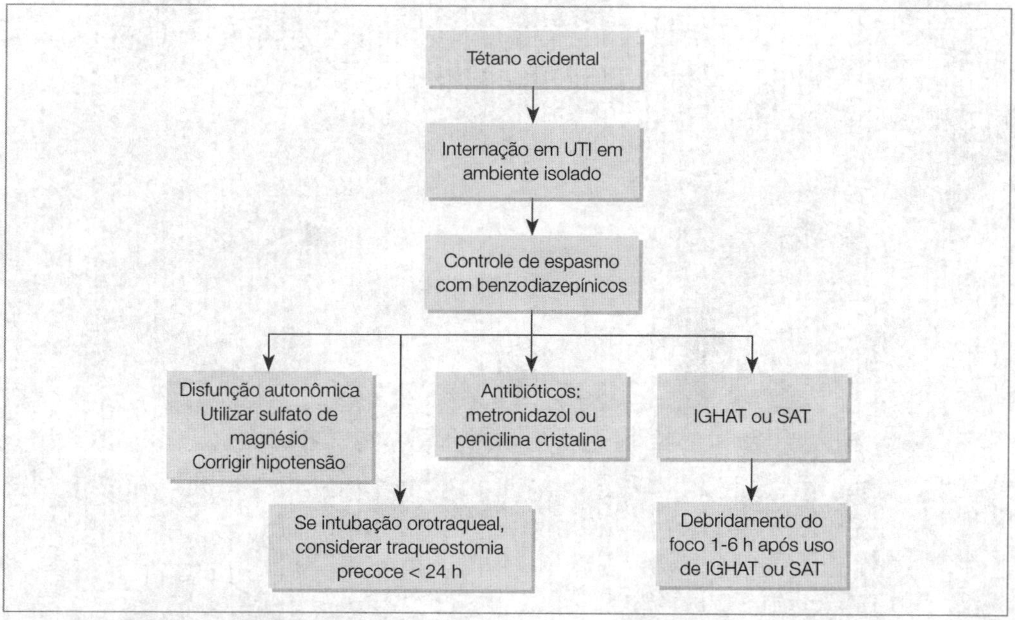

▷ **FIGURA 1** Manejo do tétano acidental.

LITERATURA RECOMENDADA

1. American Academy of Pediatrics. Tetanus. 2015. Report of the Committee on Infectious Diseases.
2. Cook TM, Protheroe RT, Handel JM. Tetanus: a review of the literature. Br J Anaesth. 2001;87(3):477-87.
3. Guia de Vigilância Epidemiológico do Ministério da Saúde. Tétano acidental. 2005.
4. Lisboa T, et al. Diretrizes para o manejo de tétano acidental em adultos. Rev Brasil Ter Inten. 2011;23(4):394-409.
5. Thwaites L. Tetanus. Disponível em: www.uptodate.com. 2022. Acesso em 15 fev 2022.
6. Tejpratap SP, Tiwari MD. Tetanus. In: Roush SW, Baldy LM (eds.). Manual for the surveillance of vaccine – preventable diseases. 6. ed. Atlanta, GA: Centers for Disease Control and Prevention; 2008. Disponível em: http://www.cdc.gov/vaccines/pubs/surv-manual/chpt-16-tetanus.html.
7. Thwaites CL, Farrar JJ. Preventing and treating tetanus. BMJ. 2003;326:117.

61 Infecções cutâneas

Rodrigo Antonio Brandão Neto

PONTOS IMPORTANTES

- A celulite e a erisipela são infecções cutâneas que se desenvolvem a partir da entrada de bactéria via soluções de continuidade e quebras de barreira cutâneas.
- O diagnóstico da celulite e erisipela é clínico, podendo ser auxiliado por exames complementares. Exames laboratoriais usualmente são limitados a casos com necessidade de internação.
- Exames de imagem são úteis quando há uma suspeita de um abscesso subjacente associado com celulite, fasceíte necrotizante ou quando o diagnóstico de celulite é incerto.
- Entre opções de terapia por via oral é recomendado o uso de cefalosporinas de primeira geração, clindamicina, amoxacilina/clavulonato e tetraciclinas. Em casos de maior gravidade pode ser realizada a associação de ciprofloxacina com clindamicina.
- Os abscessos cutâneos são coleções de pus abaixo da derme no tecido subcutâneo, podendo atingir tecidos mais profundos.
- O tratamento primário é constituído de incisão e drenagem. O uso de antibióticos é indicado em paciente com sintomas sistêmicos.
- Fasceíte necrotizante é uma infecção muscular com necrose, que envolve e se estende além da fáscia periférica profunda.
- O debridamento cirúrgico deve ser precoce e agressivo; em pacientes sépticos a intervenção cirúrgica não leva a melhora imediata, mas estabilização do quadro é esperada após algumas horas. Antibioticoterapia de amplo espectro é indicada em todos os casos.

CELULITE E ERISIPELA

Introdução e definições

As infecções de pele podem ser classificadas em três categorias, dependendo de sua extensão e profundidade:

- Infecções de derme e hipoderme: são as celulites e erisipela bacterianas simples; essas infecções envolvem a hipoderme até uma profundidade variável, sem necrose ou dano a tecidos musculares.
- Infecções de derme e hipoderme com necrose: são as infecções cutâneas como as celulites, mas com necrose dos tecidos conjuntivos e adiposos; porém, sem lesões musculares profundas.
- Fasceíte necrotizante: infecção muscular com necrose, que envolve e se estende além da fáscia periférica profunda.

A celulite e a erisipela são infecções cutâneas que se desenvolvem a partir da entrada de bactéria via soluções de continuidade e quebras de barreira cutâneas. Representam quadros de inflamação aguda, piogênica da derme e tecido subcutâneo inferiores associados, que resultam em altas taxas de morbidade e com altos custos financeiros para o mundo.

Em 2008 a 2009, a celulite foi responsável por 82.113 internações no Reino Unido com tempo de internação médio de 7,2 dias; com custo estimado de 133 milhões de euros. A celulite representou 1,6% das internações hospitalares de emergência nesse período. Nos Estados Unidos as celulites e erisipelas têm uma incidência de 200 casos a cada 100.000 pacientes ao ano.

Nos Estados Unidos ocorreram mais de 600.000 hospitalizações em 2010, representando 3,7% de todas as admissões de emergência.

A celulite é causada por uma grande variedade de organismos. A maioria dos casos é causada por *Streptococcus pyogenes* ou *Staphylococcus aureus*. No caso de erisipelas, a enorme maioria dos casos decorre de estreptococos beta-hemolíticos. Uma revisão de estudos prospectivos e retrospectivos microbiológicos descobriu que o *S. aureus* foi responsável por 51% de todas as culturas de biópsias positivas para celulite, e os estreptococos representaram 27%. Em outro estudo houve predomínio dos estreptococos, representando 70% dos casos. Alguns agentes específicos ocorrem em determinadas situações:

- *Pastereulla multicida* e *Capnocytophaga* spp.: associadas a mordidas de cachorros e gatos.
- *Aeromonas hydrophila*: quando se tem exposição à água.
- *S. aureus*: celulite orbital.
- *S. pneumoniae*: celulite orbital.
- *Streptococcus agalactiae*: celulite após dissecção de linfonodos pélvicos.
- *Clostridium*: em pacientes com mionecrose.
- Fungos: em pacientes imunossuprimidos.
- *Pseudomonas aeroginosa*: em pacientes com HIV e pacientes com pé diabético.

Nos Estados Unidos, uma preocupação importante são os agentes meticilino-resistentes (MRSA). Em um estudo multicêntrico, a prevalência de MRSA varia de 15 a 74% (59% no total). Em nosso país, os níveis de resistência são bem menores, mas representam um problema em progressão.

Fatores predisponentes

Um estudo prospectivo demonstrou que a população caucasiana aparentemente apresenta maior risco. O consumo de álcool e o tabagismo foram refutados como fatores de risco em estudos de caso-controle. Fatores de risco comumente identificados incluem:

- Insuficiência venosa (mais frequente fator de risco).
- Linfedema (tanto um fator predisponente como uma complicação da celulite).
- Doença vascular periférica.
- *Diabetes mellitus*.
- Obesidade.
- *Tinea pedis*.
- Úlceras de membros inferiores.
- Trauma local.
- Picadas de inseto.

Em pacientes com linfedema, a terapia linfática, constituída por manipulação do sistema linfático por meio de massagem e drenagem, tem sido associada com redução da recorrência da celulite. Em um estudo prospectivo de 299 pessoas que se submeteram à terapia descongestionante linfática, a incidência de infecções por celulite diminuiu de 1,10 para 0,65 infecção por pessoa por ano.

Diagnóstico e manifestações clínicas

O diagnóstico é clínico. Tanto a celulite como a erisipela manifestam-se como áreas na pele com eritema, edema e aumento de temperatura. A diferenciação entre as duas condições se faz pelo tipo de envolvimento cutâneo, que na erisipela envolve a derme e a rede linfática superficial, enquanto na celulite ocorre envolvimento de derme mais profunda e gordura subcutânea. Por causa desse diferente tipo de envolvimento, as duas condições diferem anatomicamente com a erisipela com lesões que se elevam além do nível da pele, com uma clara linha de demarcação entre o tecido envolvido e o não envolvido.

A erisipela pode ainda ter manifestações características que são a lesão em borboleta na face ou envolvimento de orelha. A celulite pode ou não cursar com drenagem de secreção purulenta, o que não ocorre na erisipela. A erisipela tende ainda a apresentar manifestações sistêmicas mais pronunciadas como febre e calafrios, enquanto a celulite costuma ter um curso mais indolente.

A celulite e a erisipela afetam mais comumente as extremidades inferiores, e muitas vezes se apresentam como uma condição aguda, eritematosa e área edemaciada de pele. Em casos graves, bolhas, úlceras, edema, linfangite associada e linfadenopatia podem estar presentes. Podem ocorrer sintomas sistêmicos como febre e mal-estar. Ambas as condições podem cursar com envolvimento de vasos linfáticos regionais e, na celulite de face, a trombose de seio cavernoso em pacientes com envolvimento de face.

Exames complementares

Usualmente os exames laboratoriais não são necessários para o diagnóstico. Em um estudo prospectivo, a contagem de leucócitos aumentada apresentou especificidade de 84,5% e uma sensibilidade de 43,0% e o aumento da proteína C-reativa teve uma sensibilidade de 67,1% e especificidade de 94,8% (valor preditivo positivo de 94,6% e valor preditivo negativo de 67,9%). Um nível elevado de proteína C-reativa é um melhor indicador de infecção bacteriana do que uma contagem de leucócitos elevada, mas um nível normal de proteína C-reativa não pode descartar uma infecção. Outros exames laboratoriais bioquímicos em estudo não parecem úteis para o diagnóstico. Em pacientes em que será considerada internação, a avaliação de função renal e eletrólitos pode ser considerada.

Em relação a exames microbiológicos, estudos verificam que menos de 4% das hemoculturas coletadas em pacientes com celulite e erisipela são positivas e o exame não é custo-efetivo nesses pacientes. Assim, as hemoculturas são recomendadas apenas em pacientes com sintomas de sepse e febre associada (> 38°C), sendo esta última indicação controversa.

As culturas de biópsias de pele e aspirações mostram resultados verdadeiros positivos em 20 e 10% dos casos, respectivamente, sendo esta última indicação controversa. Assim, biópsias de pele e aspirações de lesões em pacientes com celulite têm benefício apenas em pacientes selecionados, em que o diagnóstico é duvidoso.

Em relação a *swab* de ferida, um estudo prospectivo multicêntrico francês, com 214 pacientes, teve cultura positiva em 85,5% dos casos; *S. aureus* sendo responsável por 56% dos casos e *Streptococcus* por 21% deles. Em muitos casos os microrganismos eram resistentes à antibioticoterapia empírica inicial. As culturas de secreção de bolhas ou de pus saído da lesão são potencialmente úteis, mas também não recomendadas de rotina.

Exames de imagem são úteis quando há suspeita de um abscesso subjacente associado com celulite, fasceíte necrotizante, ou quando o diagnóstico de celulite é incerto. A ultrassonografia com Doppler para avaliar presença de trombose venosa profunda (TVP) não é útil nesses pacientes, exceto em pacientes com fatores de risco para TVP. A ultrassonografia pode, no entanto, detectar abscessos e orientar a necessidade de procedimentos invasivos em casos selecionados ou sem melhora clínica ótima.

Outros estudos de imagem, como a ressonância magnética, podem ser úteis na suspeita de fasceíte necrosante. Deve-se suspeitar dessa possibilidade em pacientes com edema tenso, necrose da pele, crepitação, parestesias, contagens de leucócitos acima de 14.000 células/mm^3.

Diagnóstico diferencial

Outras condições podem mimetizar a celulite. Várias condições, especialmente nos membros inferiores, podem apresentar sinais e sintomas semelhantes. Em um estudo prospectivo de 145 pacientes, 28% dos pacientes foram diagnosticados incorretamente com celulite de membro. O diagnóstico mais comumente confundido com celulite foi dermatite de estase.

Manejo

A primeira decisão importante é sobre a necessidade de internação de pacientes com celulite ou erisipela para receber antibioticoterapia parenteral. Em um estudo prospectivo com 205 adultos consecutivos internados em um hospital escocês para celulite, considerou-se que 43% foram tratados excessivamente e poderiam ser manejados ambulatorialmente.

A maioria dos pacientes com celulite apresenta quadros leves que podem ser tratados com antibióticos por via oral. Quando os pacientes têm sinais de resposta inflamatória sistêmica, alteração mental ou eritema com progressão rápida ou se receio de infecção de tecidos profundos, o tratamento inicialmente deve ser feito com antibióticos por via parenteral.

A classificação de Eron ajuda a determinar a via da antibioticoterapia nessas situações, levando em consideração a presença de toxicidade sistêmica e comorbidades. A classificação de Eron é resumida na Tabela 1.

▷ **TABELA 1** Classificação de Eron

Classe	Toxicidade sistêmica	Comorbidades	Antibióticos orais vs. parenterais	Tratamento internado ou ambulatorial
I	Sem sinais	Nenhuma	Oral	Ambulatorial
II	Duvidoso	Doença vascular periférica, obesidade ou insuficiência venosa	Intravenoso	Internação por 48 horas com antibiótico parenteral e alta com terapia parenteral ambulatorial
III	Toxicidade significativa: confusão, taquicardia, taquipneia ou hipotensão	Instáveis	Intravenoso	Hospitalar
IV	Sepse grave ou fasceíte necrotizante	Instáveis	Intravenoso com possível debridamento cirúrgico	Hospitalar

A classificação de Eron é baseada em opiniões de especialistas, e está entre os sistemas de classificação mais amplamente utilizados para o diagnóstico e tratamento de celulite.

Medidas gerais incluem repouso, elevação de membros afetados e analgesia. A área de celulite deve ser claramente marcada, com avaliação diária para a progressão ou regressão para análise da eficácia da antibioticoterapia em pacientes internados.

Entre opções de terapia por via oral é recomendado o uso de cefalosporinas de primeira geração, clindamicina, amoxacilina/clavulonato e tetraciclinas; em casos de maior gravidade pode ser realizada a associação de ciprofloxacina com clindamicina. A clindamicina é uma boa opção, com suscetibilidade em isolados tão alta quanto 93%. No entanto, o desenvolvimento de resistência não é incomum, uma vez que está relacionado com os casos de *Clostridium difficile*.

A duração do tratamento deve ser individualizada, dependendo da resposta clínica; em geral 5 dias são suficientes para o tratamento, podendo esse tempo ser aumentado se a melhora da infecção não ocorre.

Quando decidido por terapia parenteral, a oxacilina é recomendada em dose de 1 a 2 g a cada 4 a 6 horas, evitando doses menores que 6 g ao dia. Em casos em que a erisipela é a maior suspeita, o tratamento antibiótico parenteral pode ser realizado com cefalosporinas como a cefazolina ou o ceftriaxone 2 g ao dia ou penicilina cristalina endovenosa.

Os pacientes costumam começar a apresentar melhora em 24 a 48 horas após o início da terapia antimicrobiana, embora essa possa se tornar visível apenas após 72 horas. Em pacientes sem resposta, deve-se considerar a possibilidade de agentes meticilino-resistentes; nesse caso, a vancomicina é uma opção.

Em alguns pacientes a melhora do quadro infeccioso pode levar a piora transitória do quadro inflamatório, que se confunde com piora clínica. Podem ser usados corticosteroides para diminuir essa resposta. Um estudo mostrou que o uso dessas medicações não afetou negativamente o risco de recidiva e reduziu discretamente o tempo para melhora clínica e duração do uso de antibiótico.

A terapia deve ser adaptada a resultados de cultura se disponíveis e situações específicas (p. ex., em casos de mordidas de cachorros a *Pastereulla multicida* é frequente e responde bem a amoxacilina/clavulonato). Pacientes com infecção por *Pseudomonas* irão necessitar de antibióticos de amplo espectro como cefalosporinas de quarta geração ou carbapênemicos.

Sugere-se considerar a mudança para terapêutica oral em pacientes sem febre por 48 horas, regressão da celulite a partir de uma área claramente marcada (na revisão diária) e queda nos níveis de proteína C-reativa.

Em pacientes com infecção recorrente deve-se tratar condições predisponentes como edema, obesidade, eczema, insuficiência venosa e anormalidades em extremidades. Uso de antibióticos profiláticos por 4 semanas a 1 ano como penicilina ou eritromicina ou penicilina benzatina a cada 2 a 4 semanas, se mais de três a quatro episódios ao ano.

ABSCESSOS CUTÂNEOS

Os abscessos cutâneos são coleções de pus abaixo da derme no tecido subcutâneo, podendo atingir tecidos mais profundos. São o resultado de uma infecção local, embora sejam descritos abscessos estéreis causados por substâncias irritantes à pele com acúmulo de pus na derme ou no tecido subcutâneo.

Fatores de risco incluem colonização de narinas ou pele por *S. aureus*, principalmente se MRSA. Contato com outros pacientes com abscessos, condições que levem a imunossupressão, diabetes e abscessos cutâneos prévios também aumentam o risco.

Microbiologicamente, a grande maioria dos abscessos cutâneos se associa a infecção por *S. aureus*; quando contaminação próxima a áreas específicas como vulvovaginal, podemos ter múltiplos microrganismos.

Os estreptococos de pele podem eventualmente estar envolvidos; e quando folículos estão envolvidos, podem ser encontrados pseudomonas, cândida e outras espécies.

A apresentação clínica ocorre na forma de um nódulo edemaciado e eritematoso, hipersensível com massa flutuante, muitas vezes com áreas de celulite associada. O diagnóstico de um abscesso da pele com base no exame físico é usualmente simples e se mostra correto quando realizadas a incisão e a drenagem dele. No entanto, abscessos que se estendem mais profundamente na derme e no subcutâneo, especialmente aqueles associados com celulite extensa, podem ser mais difíceis de diagnosticar por conta de o endurecimento dos tecidos sobrejacentes poder impedir que pontos de flutuação sejam observados.

Em geral, os abscessos são dolorosos e pode ocorrer adenopatia regional associada; já sintomas sistêmicos como febre e calafrios são raros. Os abscessos podem ainda apresentar drenagem espontânea. Os abscessos podem ser secundários a bacteremia sistêmica, mas mais frequentemente são causados por infecções locais.

Exames complementares têm papel limitado nesses casos. Os estudos sugerem que a ultrassonografia de partes moles aumenta a precisão diagnóstica e pode influenciar o manejo. Em um estudo prospectivo, a ultrassonografia resultou em uma mudança no manejo em 56% dos casos. Em outro estudo em população pediátrica, a ultrassonografia só melhorou a precisão diagnóstica quando o exame clínico não indicava claramente a presença de uma lesão de pele que requeresse drenagem.

Nossa recomendação é utilizar a ultrassonografia quando o paciente apresentar áreas de celulite extensas em que se acredita que o exame físico não pode descartar um abscesso profundo, em particular para pacientes tratados para celulites em que antibiótico inicial não resolveu os sintomas. A utilização de Gram e a cultura do abscesso pode ajudar em alguns casos, mas não é essencial. Hemoculturas não são necessárias.

Manejo

Aspiração com agulha tem sido utilizada tanto para diagnóstico como para tratamento de abscessos. Apesar de aspiração de pus poder confirmar a presença de um abscesso, ausência de material purulento aspirado não necessariamente exclui a presença, e a aspiração com agulha pode não ser suficiente para drenar todo o pus.

Para lesões pequenas, o uso local de compressas quentes pode ser suficiente para a resolução do quadro, porém outros casos vão requerer incisão e drenagem e se possível o material deve ser mandado para cultura. Se existe risco de endocardite, profilaxia deve ser realizada conforme indicações tradicionais.

A maioria dos abscessos pode ser manejada ambulatorialmente. Abscessos maiores podem necessitar da avaliação no departamento de emergência. O tratamento primário é incisão e drenagem; a incisão deve ser longa o suficiente para garantir a drenagem completa. Um estudo sugeriu que muitos abscessos podem ser adequadamente drenados através de uma incisão curta (comprimento médio de 1 cm). O procedimento de drenagem de abscesso é particularmente doloroso e deve ser realizado cuidadosamente e com anestesia local. Apesar de a anestesia local ou regional ser adequada, sedação ou anestesia geral devem ser consideradas para pacientes com grandes abscessos para as crianças e para pacientes com abscessos localizados em áreas particularmente sensíveis.

O sucesso da drenagem é menos frequente, com aspiração com agulha guiada por ultrassonografia comparada a incisão e drenagem, com taxas de sucesso de 26 e 80%, respectivamente. Assim, se a aspiração com agulha é escolhida como tratamento, o paciente deve ser avisado da eventual necessidade da realização posterior de uma incisão se a drenagem não for bem-sucedida.

Antibióticos sistêmicos só devem ser utilizados em pacientes com sintomas sistêmicos de infecção ou imunodeprimidos. Antibioticoterapia empírica pode ser realizada com cefalosporinas de primeira geração como a cefalexina 500 mg a cada 6 horas por 5 a 10 dias. Em suspeita de infecção por agentes MRSA, incluem-se vancomicina, linezolida e daptomicina. O surgimento de resistência a clindamicina e tetraciclinas tem sido observado em algumas comunidades, e os médicos devem, portanto, estar cientes de padrões locais de suscetibilidade. Uma opção de antibióticos para infecções por agentes MRSA é a clindamicina em dose de 300 a 600 mg a cada 8 horas por 7 dias. A antibioticoterapia pode ser adaptada conforme resultados de culturas de secreção.

Medidas preventivas incluem descolonização do paciente e de contatos domiciliares em pacientes com infecções recorrentes. Em um estudo randomizado, envolvendo 183 crianças com pelo menos um episódio de abscesso por *S. aureus* e colonização das narinas anteriores, axilas ou pregas inguinais, a descolonização foi realizada com a utilização de um regime de 5 dias de higiene, tratamento com mupirocina nasal; e lavagem com clorexidina do corpo foi associada a diminuição de risco absoluto de 20% de novas infecções no período do estudo.

Esse regime tem sido recomendado para pacientes com infecções recorrentes que são colonizadas com MRSA em narinas anteriores e axilar e região inguinal ou outras áreas; e o tratamento pode ser estendido aos outros membros da família. Outra abordagem em pacientes com duas ou mais infecções cutâneas por MRSA é o uso de 10 dias de mupirocina nasal duas vezes por dia, lavagem corporal com clorexidina diária e um antibiótico anti-MRSA oral com diminuição significativa do risco de infecção.

FASCEÍTE NECROTIZANTE

A fasceíte necrotizante é uma infecção bacteriana rapidamente progressiva e com potencial letal elevado; a infecção é rara e não existem dados confiáveis de literatura brasileira para definir sua incidência, mas acredita-se que ocorram cerca de 1.000 casos/ano nos Estados Unidos e 500 casos por ano no Reino Unido. Outras estatísticas estimam em 3,5 casos a cada 100.000 pessoas ao ano. Dados nacionais infelizmente não estão disponíveis e com frequência este é um diagnóstico realizado em necropsia.

Essas infecções são divididas em dois grupos principais: as causadas por uma infecção por flora polimicrobiana; e um segundo grupo causado por infecção por estreptococos do grupo A.

A infecção costuma se iniciar na fáscia superficial e posteriormente os tecidos moles profundos são envolvidos; o diagnóstico é difícil e o limiar para suspeição deve ser baixo, pois vários casos têm diagnóstico apenas após óbito. Os pacientes não tratados evoluem com sepse grave e refratária a terapia antibiótica; mesmo com o tratamento cirúrgico, a mortalidade é de 20 a 40%.

A fasceíte necrotizante pode ocorrer em qualquer faixa etária, mas é rara em crianças. Um estudo demonstrou que a mediana de idade nesses pacientes é entre 40 e 50 anos de idade.

Etiologia

Diversos microrganismos estão associados com o quadro, mas os estreptococos são os mais comumente implicados, em particular o *Streptococcus pyogenes* e menos comumente os estreptococos do tipo B; outros agentes infecciosos relevantes incluem o *S. aureus* e agentes anaeróbios; em algumas séries a flora microbiana chega a ser encontrada em 40% dos casos.

As infecções necrotizantes do tecido mole são divididas conforme exposto a seguir.

Tipo I

A infecção é polimicrobiana, e pelo menos um agente anaeróbio está envolvido (mais comumente *Bacteroides*, *Clostridium* e peptoestreptocos), associado com pelo menos um aeróbio facultativo, sendo entre eles o mais comum o estreptococo do grupo A e também enterobactérias como *E. coli*, *Enterobacter* e *Klebsiella*. Raramente *Pseudomonas* estão envolvidas nesse quadro infeccioso.

Tipo II

Causada por estreptococos do grupo A e também denominada gangrena estreptocócica. Outras causas são a *Aeromonas hydrophyla* associada a traumas em ambiente aquático e *Vibrio vulfinica*. Ocasionalmente pode ser causada por infecções por *S. aureus* e outros estreptococos beta-hemolíticos.

Quando a infecção é causada por uma população mista de agentes anaeróbios e envolve a região perineal, pode ocorrer a chamada síndrome de Fournier, em que ocorre quadro de gangrena escrotal. Quando acontece envolvimento por *Clostridium* pode haver formação de gás em tecido muscular, caracterizando a chamada gangrena gasosa comum ou mionecrose por *Clostridium*; a mionecrose é um quadro mais raro que a fasceíte necrotizante.

Fatores de risco para o desenvolvimento de fasceíte necrotizante incluem *diabetes mellitus*, hepatite C, neoplasias, uso de drogas injetáveis e uso prolongado de anti-inflamatórios não esteroidais. Outros fatores associados incluem internação hospitalar prolongada, procedimentos cirúrgicos, história de trauma, uso de drogas injetáveis, varicela em crianças, internação em UTI.

Fisiopatologia

O envolvimento inicial é limitado à fáscia superficial, ocorrendo posteriormente rápida extensão secundária a trombose de pequenos vasos sanguíneos da fáscia; e o processo necrótico se alastra para as fáscias profundas. O tratamento antibacteriano é prejudicado, pois os tecidos moles e músculos servem como barreira à penetração dos antimicrobianos. O baixo suprimento sanguíneo local facilita o alastramento do quadro infeccioso.

Manifestações clínicas e diagnóstico

As manifestações não são específicas, de forma que o diagnóstico pode ser difícil; na maioria dos casos a manifestação inicial é de alterações cutâneas compatíveis com infecção local ou febre; usualmente a febre é associada com dor muscular. O paciente pode apresentar curso rápido e fulminante com desenvolvimento de choque séptico em horas a dias, mas em geral a evolução é consideravelmente mais lenta, particularmente em pacientes idosos ou com diabetes. As alterações cutâneas podem mimetizar hematomas, celulites, erisipelas, artrite séptica ou trombose venosa.

A descrição clássica de "bolhas hemorrágicas", crepitação e necrose tecidual não é frequente e só ocorre com pelo menos 5 dias de infecção estabelecida. Os pacientes com edema local significativo podem evoluir com síndrome compartimental.

Linfangite e linfadenite satélite são frequentes. Edema do membro envolvido ocorre em cerca de 80% dos pacientes, em geral com hipersensibilidade significativa e eritema e lesões cutâneas em cerca de metade dos casos. As lesões cutâneas inicialmente são eritematosas com partes azul-acinzentadas e posteriormente podem evoluir com a formação de bolhas, até a evolução posterior com gangrena.

O paciente pode se manter em estado geral relativamente bom até fases avançadas da doença e muitas vezes apresenta apenas dor, sem febre e outras alterações sistêmicas. A dor costuma ser intensa e desproporcional aos sinais flogísticos encontrados; com a evolução do quadro infeccioso pode ocorrer perda da inervação local com alterações de sensibilidade. Hipersensibilidade local é um achado sugestivo, porém inespecífico. Os locais mais comumente acometidos são a parede abdominal, as extremidades, pelve e parede torácica, mas outras regiões podem ser acometidas.

Os pacientes com quadro séptico podem evoluir com febre, usualmente com temperatura entre 38,5 e 40°C, taquicardia e toxicidade sistêmica. Outros sintomas incluem mialgias, diarreia, mal-estar e anorexia.

O diagnóstico de fasceíte necrotizante depende dos seguintes critérios:

- Achado de biópsia.
- Achado intraoperatório de fáscias com alteração de cor e necrosadas com fácil ruptura de tecidos com sonda.
- Resposta inadequada de tratamento antibiótico para infecções cutâneas.

Exames complementares

Os exames complementares não são diagnósticos na fasceíte necrotizante, mas marcadores inflamatórios costumam estar alterados, e a proteína C-reativa costuma estar significativamente elevada mesmo nos primeiros dias do quadro. Leucocitose costuma ocorrer e hemoculturas devem ser colhidas em todos os pacientes. A presença de hiponatremia em pacientes com quadro séptico é sugestiva de infecção de tecidos moles e pode ajudar no diagnóstico. A dosagem de enzimas musculares deve ser realizada em todos os pacientes e níveis aumentados sugerem necrose muscular e implicam risco aumentado de desenvolvimento de disfunção renal.

As culturas são indicadas e hemoculturas são positivas em mais de 60% dos casos, principalmente em pacientes com flora microbiana.

- Radiografia simples: pode mostrar espessamento e hiperdensidade relativa dos tecidos moles, e gás é em raros casos visível, mas é um exame que costuma pouco auxiliar no diagnóstico.

- Tomografia computadorizada (TC): mostra edema das fáscias e gás entre os tecidos musculares; a sensibilidade do espessamento assimétrico das fáscias ocorre em 80% dos casos, já a presença de gás em tecidos musculares aparece em pouco mais de 50% dos casos. O exame é sensível, com uma série de casos com sensibilidade próxima a 100% dos casos, mas os achados são pouco específicos. Os pacientes podem ainda ter insuficiência renal como complicação do quadro infeccioso, o que contraindica o uso de contraste e prejudica a performance do exame.
- Ressonância magnética (RM): método sensível que documenta com mais detalhes as lesões dos tecidos moles e permite avaliar a sua distribuição melhor que a TC, porém tem menor sensibilidade para detectar gás nos tecidos musculares e fáscias. A principal anormalidade encontrada nesses pacientes é o espessamento das fáscias profundas, com hipersinal em T2. As lesões podem ser diferenciadas das encontradas na piomiosite pelo predomínio das lesões em fáscias comparadas às lesões musculares predominantes encontradas na piomiosite. Podem ainda ser encontrados abscessos e bolhas de gás. A sensibilidade da RM em pequenas séries chegou a 100%. O exame, entretanto, é considerado por alguns como hipersensível e seus achados nem sempre podem diferenciar a fasceíte necrotizante de outras infecções como a celulite necrotizante.
- Ultrassonografia: apresenta menor utilidade nesses pacientes, mas eventualmente pode ser diagnóstica. O benefício da ultrassonografia parece ser maior em pacientes da faixa etária pediátrica, pois os tecidos moles são menos espessos e permitem uma avaliação mais precisa dos planos profundos.

O esteio diagnóstico continua sendo, mesmo nos dias atuais, a exploração cirúrgica. A decisão de exploração cirúrgica dos tecidos moles deve idealmente ser tomada precocemente, e a extensão da incisão deve ser de quantidade de pele suficiente que permita a exploração de tecidos moles. Se durante a exploração são encontradas fáscia necrótica e liquefação de tecidos, a ressecção deve ser continuada até que se atinjam novamente tecidos saudáveis.

Tratamento

O debridamento cirúrgico deve ser precoce e agressivo; em pacientes sépticos, a intervenção cirúrgica não leva a melhora imediata, mas estabilização do quadro é esperada após algumas horas, embora o paciente deva permanecer internado em UTI. Pacientes com importante dor muscular, aumento de enzimas musculares com quadro febril e séptico têm indicação de exploração cirúrgica, mesmo se os exames de imagem não são claros em relação à presença de fasceíte necrotizante.

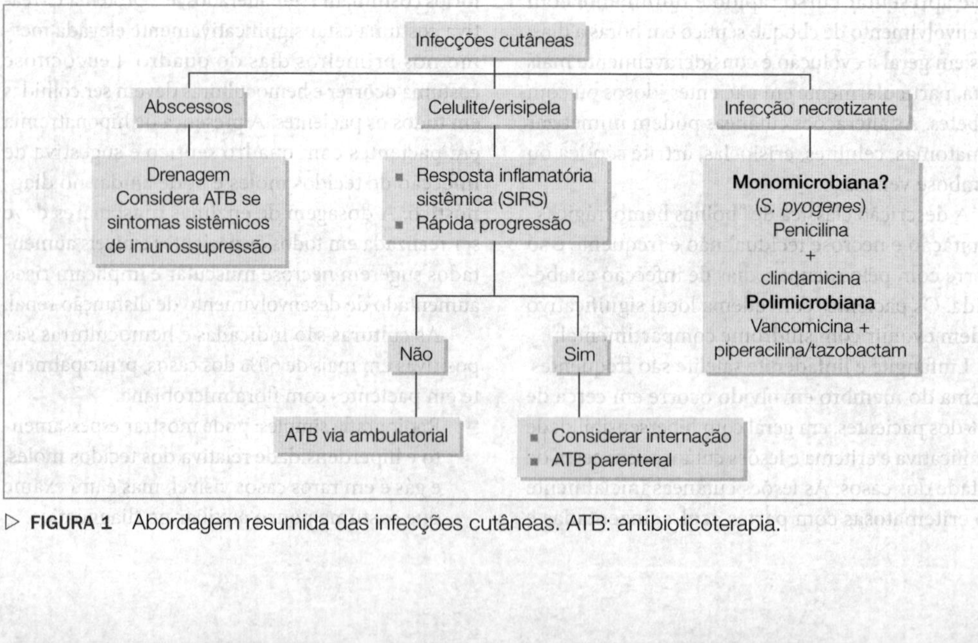

▷ **FIGURA 1** Abordagem resumida das infecções cutâneas. ATB: antibioticoterapia.

O uso de antibioticoterapia de amplo espectro é indicado, e deve ser adaptada aos resultados de cultura. A combinação de carbapenêmico ou outro betalactâmico com betalactamase e clindamicina é uma boa opção. A clindamicina tem um papel adicional por seu papel bacteriostático e seu uso associado à inibição de antígenos pelos estreptococos com menor evolução para choque. Em pacientes graves, alguns autores indicam também cobertura para estafilococos meticilino-resistentes com vancomicina. Essa cobertura antibiótica pode ser descalonada conforme resultados de cultura. Como a infecção é principalmente por estreptococos, muitas vezes estes são suscetíveis a penicilina cristalina ou oxacilina, que poderão substituir os antibióticos de maior espectro comumente utilizados. A terapia deve ser adaptada em relação ao diagnóstico etiológico microbiológico.

A imunoglobulina teve efeito benéfico em um estudo pequeno e pode ser utilizada. A dose recomendada é de 1 g por kg no primeiro dia e 0,5 g por kg no segundo e terceiro dias.

A utilidade da terapia hiperbárica nesses pacientes é discutível, com resultados de estudos conflitantes. O procedimento parece diminuir a necessidade de debridamento cirúrgico, mas a terapia hiperbárica não deve ser recomendada de rotina.

PÉ DIABÉTICO

Representa a pior complicação da neuropatia diabética, originando-se quase sempre de um trauma menor. As úlceras de membros inferiores são a mais frequente causa de internação em pacientes diabéticos nos Estados Unidos, representando mais de 25% internações em pacientes com *diabetes mellitus*, sendo responsável por mais de 60% das amputações não traumáticas. O pé diabético é qualquer infecção inframaleolar em pacientes com diabetes, incluindo paroníquia e miosite, entre outras condições. A mais importante lesão nestes casos é a chamada úlcera infectada de pé ou mal perfurante ou úlcera de membro inferior. São fatores de risco para desenvolvimento de úlcera em pé diabético:

- Neuropatia periférica.
- Presença de úlcera em membro inferior prévia.
- Doença vascular periférica.
- Deformidades anatômicas.
- Calosidades e locais de alta pressão.
- Outras complicações microvasculares associadas.
- Edema local.
- Disabilidades do paciente como alteração da visão e alteração da mobilidade, entre outras.
- Má aderência ao tratamento e controle inadequado do diabetes.

Após a perda da camada protetora de pele no membro inferior, em um processo facilitado pela neuropatia periférica com perda da sensação de dor, temos a exposição dos tecidos à colonização por bactérias. Posteriormente essa colonização evolui para quadro infeccioso que pode se estender para tecidos mais profundos. São considerados de risco para desenvolver infecção:

- Úlcera > 30 dias.
- História de úlceras recorrentes.
- Úlcera causada por trauma.
- Doença vascular periférica associada no membro com a úlcera.
- Teste "*probe to bone*" positivo, ou seja, quando se consegue atingir o osso com uma haste metálica estéril.
- Amputação de membros inferiores prévia.
- Neuropatia periférica associada.
- Insuficiência renal associada.
- Artropatia de Charcot devido ao risco de lesões repetidas em membro inferior.

Cocos aeróbicos Gram-positivos são os microrganismos predominantes, sendo o *S. aureus* e os estreptococos beta-hemolíticos os mais comumente isolados. Quando feridas crônicas ocorrem, a flora se torna mais complexa, incluindo enterococos, enterobactérias, anaeróbios e pseudomonas. A Tabela 2 cita as principais etiologias em diferentes situações de pacientes com pé diabético.

Rastreamento para neuropatia diabética deve ser realizado anualmente com o teste com monofilamento de 10 g aplicando pressão em pontos específicos do pé.

Manejo

As úlceras cutâneas em pacientes com pé diabético podem ser causadas por isquemia, secundárias a neuropatia ou mistas. A classificação de Wagner é a mais utilizada para caracterizar as úlceras de pacientes com pé diabético:

▷ **TABELA 2** Tipos de infecção e microbiologia em pacientes com pé diabético

Tipo de infecção	Microrganismos
Celulite sem porta de entrada	Estreptococos beta-hemolíticos e *S. aureus*
Úlcera infectada sem antibiótico prévio	*S. aureus*, estreptococos beta-hemolíticos
Úlcera crônica sem antibiótico prévio	*S. aureus*, estreptococos beta-hemolíticos e enterobactérias
Úlcera macerada e úmida	*Pseudomonas aeroginosa* associada a outros microrganismos
Úlceras de longa duração sem cicatrização apesar de antibioticoterapia	Cocos aeróbios Gram-positivos, enterobactérias, pseudomonas, difteroides, outros Gram-negativos e eventualmente fungos
Membro fétido com necrose extensa	Flora mista com cocos Gram-positivos incluindo enterococos, Gram-negativos, anaeróbios obrigatórios

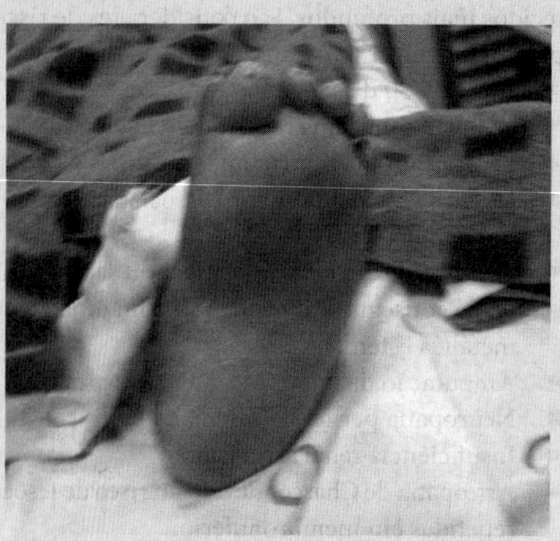

CASO CLÍNICO

Paciente com 48 anos de idade com antecedente de etilismo crônico e diabetes.

A alteração encontrada é a artropatia de Charcot, uma condição causada por neuropatia periférica grave, como a que pode ocorrer em diabéticos e pacientes etilistas crônicos. A perda de sensibilidade dolorosa nos pés o torna vulnerável a microtraumas com fraturas e manutenção do trauma, pois o paciente apresenta sensibilidade dolorosa diminuída e continua expondo o pé a microtraumas. O paciente apresenta desabamento do arco do pé e ocorre subluxação das articulações com o aspecto bizarro do pé secundário a todas essas alterações. Na regeneração dos traumas ósseos ocorrem deposição de cálcio, crescimento ósseo anormal e lesões articulares.

- 0: Pé de risco, sem úlcera.
- 1: Úlcera superficial.
- 2: Úlcera profunda.
- 3: Envolvimento ósseo.
- 4: Gangrena parcial.
- 5: Gangrena completa.

Devem ser levados em consideração três aspectos no tratamento das úlceras em pacientes com pé diabético:

1. Determinar se o fluxo arterial é adequado.
2. Tratar infecção apropriadamente.
3. Remover a pressão da úlcera e áreas adjacentes.

A infecção nestes casos é definida pela presença de secreção purulenta na úlcera ou de pelo menos duas manifestações cardinais que incluem: hiperemia, aumento de temperatura, edema, dor e induração.

Após determinar se o paciente apresenta ou não infecção, a determinação da gravidade da infecção é sumarizada na Tabela 3.

▷ **TABELA 3** Classificação da severidade da infecção no pé diabético

Manifestações da infecção	Severidade da infecção
Sem secreção purulenta e menos de 2 manifestações de inflamação	Sem infecção
Presença de secreção purulenta ou pelo menos duas manifestações de inflamação, com área de celulite ou eritema menor que 2 cm ao redor da úlcera, sem manifestações sistêmicas de infecção	Leve
Área de celulite ou eritema maior que 2 cm ou extensão para fáscia, tendões, ossos ou músculo, abscesso de tecidos profundos, gangrena	Moderada
Sinais de toxicidade sistêmica ou alterações metabólicas como febre, calafrios, leucocitose, confusão mental, taquicardia, hipotensão, vômitos	Grave

Pacientes com úlceras neuropáticas com circulação adequada não apresentam indicação de antibioticoterapia, exceto nos casos em que o paciente apresenta claros sinais clínicos de infecções como descarga purulenta, eritema local ou celulite. A antibioticoterapia pode ser guiada por cultura de secreções locais. Em pacientes com lesões leves e celulite menor que 2 cm, a cobertura deve ser dirigida para *Staphylococcus aureus* e estreptococos do grupo A, com cefalosporinas de primeira ou segunda geração, amoxacilina/clavulonato ou clindamicina por 7-14 dias de tratamento na maioria dos casos por via oral. Pacientes com lesões moderadas definidas por celulite maior que 2 cm, linfangite, abscesso profundo envolvendo músculos, tendões e ossos precisam de cobertura antibiótica de maior amplitude incluindo agentes Gram-positivos, agentes Gram-negativos e anaeróbios; conforme a gravidade do caso, é definido o uso de terapia endovenosa ou oral por 2-4 semanas. Entre as opções terapêuticas podem ser utilizados ampicilina/sulbactam, cefalosporinas de terceira geração, ciprofloxacina ou levofloxacina, ertapenem, piperacilina/tazobactam associados a clindamicina.

As infecções graves são acompanhadas de instabilidade hemodinâmica. Nestes casos a terapia necessariamente deve ser endovenosa e com ampla cobertura microbiana incluindo a combinação de ciprofloxacina e clindamicina quando não é esperada resistência aos antibióticos, ou carbapenêmico, piperacilina/tazobactam associados a vancomicina ou teicoplanina. A cobertura empírica para pseudomonas não é recomendada de rotina, exceto em pacientes com fatores de risco para infecção por pseudomonas.

Uma das decisões mais importantes no manejo destes pacientes é a decisão sobre a necessidade de internação hospitalar. Todas as infecções graves ou associadas a isquemia crítica do membro em questão têm indicação de internação.

Avaliação cirúrgica deve ser considerada, pois podem ocorrer complicações. Sempre que tivermos tecido necrótico em redor da úlcera de membros inferiores deve ser realizado debridamento. São indicações mandatórias de cirurgia a presença de gás em tecidos profundos, fasceíte necrotizante e abscessos profundos.

Um plano cuidadoso para manejo da ferida deve ser realizado, com limpeza local adequada, debridamento de calosidades ou de tecido necrótico e retirada de pressão sobre a úlcera.

Outras medidas importantes são o controle glicêmico adequado e correção de quaisquer distúrbios hidroletrolíticos e outras condições que porventura acompanharem o quadro do paciente. Idealmente, o controle glicêmico deve estar ajustado antes da alta hospitalar.

Osteomielite deve ser suspeitada em caso de:

- Úlcera que não cicatriza em 6 semanas de cuidado apropriado.
- Úlcera com osso visível ou que pode ser facilmente palpado com ponta de metal estéril.

A cintilografia com pirofosfato de tecnécio é muito sensível para avaliação de osteomielite, mas o melhor exame para o diagnóstico é a ressonância magnética. Uma opção para casos duvidosos é estender a antibioticoterapia por 2 a 4 semanas. Se o diagnóstico permanece duvidoso, uma biópsia óssea é indicada com retirada de fragmento ósseo. Os pacientes com osteomielite associada ao pé diabético devem receber antibioticoterapia por 3 a 6 meses.

Em pacientes submetidos a ressecção ou amputação de membro com tecido necrótico e infectado, deve-se considerar que a fonte de infecção foi erradicada, de forma que cursos mais curtos de antibióticos por 2-5 dias podem ser usados; por outro lado, caso exista persistência de osso infectado e necrótico é recomendado tratamento com antibióticos por tempo prolongado, por mais de 4 semanas.

LITERATURA RECOMENDADA

1. Malguem J, et al. Necrotizing fasciitis: Contributions and limitations of diagnostic imaging. Joint Bone Spines. 2012.
2. Naya DA, Dellinger EP. Necrotizing soft-tissue infection: diagnosis and managemet. Clin Infect Diseases. 2007;44:705.
3. Phoenix G, et al. Diagnosis and management of cellulitis. BMJ. 2012;345e4955.
4. Singer AJ, Talan DA. Management of skin abscesses in the era of methicillin-resistant Staphylococcus aureus. N Engl J Med. 2014;370:1039.
5. Stevens DL, Bisno AL, Chambers HF, et al. Practice guidelines for the diagnosis and management of skin and soft tissue infections: 2014 update by the infectious diseases society of America. Clin Infect Dis. 2014;59:147.
6. Sultan H, et al. Necrotizing fasciitis. BMJ. 2012;345: e4274.
7. Swartz NM. Cellulitis. N Engl J Med. 2004;350899:904-12.

62 Sarampo

Bruno Marques
Rodrigo Antonio Brandão Neto
Eduardo Alher João
Millena Gomes Pinheiro Costa
Karina Turaça

PONTOS IMPORTANTES

- O vírus do sarampo é um RNA vírus do gênero *Morbillivirus*, da família Paramyxoviridae.
- Após um período longo livre de casos autóctones no Brasil, a incidência voltou a aumentar desde o ano 2013 devido às populações não vacinadas.
- Um sexto dos pacientes necessita de internação e a taxa de mortalidade é de 1-2 para cada 1.000 pacientes.
- O período de incubação é de 7 a 18 dias (em média, 10-12).
- O pródromo viral consiste em: febre, mal-estar, anorexia e os três "Cs": conjuntivite, coriza e "*cough*" (tosse).
- Manchas de Koplik, lesões brancas/cinzas com halo eritematoso em mucosa jugal.
- A fase exantemática é caracterizada por piora da febre, sintomas catarrais e lesões maculopapulares eritematosas/petequiais que podem ser confluentes, iniciando em face e tronco progredindo para membros.
- A fase de remissão apresenta descamação fina e escurecimento das lesões.
- Complicações incluem otite média, ceratite, pneumonia, síndrome de má absorção e encefalite aguda.
- O exame de escolha é a sorologia para IgM/IgG
- O tratamento é de suporte com antipiréticos, fluidos e reposição de vitamina A.
- O isolamento indicado é de aerossol 5 dias antes e 4 dias após o início do exantema.
- A internação está indicada para desidratação grave, insuficiência respiratória e quadro neurológico.

INTRODUÇÃO

O sarampo é uma doença viral aguda altamente contagiosa, causada por um RNA vírus denominado de vírus do sarampo, que ocorre sobretudo em crianças. É caracterizado por sintomas prodrômicos respiratórios e febre, seguida por exantema generalizado altamente infecciosa, causada por um RNA vírus denominado de vírus do sarampo. Ocorre principalmente em crianças. Após a exposição, cerca de 90% dos indivíduos expostos suscetíveis desenvolvem sarampo, com doença potencialmente grave, principalmente em crianças menores de 5 anos, desnutridos e imunossuprimidos. Apesar de hoje o óbito ser raro, na era pré-vacinal o sarampo já foi responsável por até 26% das mortes em crianças entre 1 e 4 anos no Brasil.

O sarampo nos Estados Unidos foi controlado desde a introdução da vacina em 1963, e a doença tinha sido considerada eliminada (sem transmissão sustentada por mais de 1 ano) no ano de 2000. Entre 2001 e 2015, a incidência se manteve menor que 1 por 1.000.000 de habitantes, porém desde 2016 o número de casos vem aumentado devido ao aumento de casos importados, acometendo principalmente populações não vacinadas. O número de casos reportados em 2019 até agosto chega a 1.250.

No Brasil, os últimos casos autóctones tinham sido relatados no ano de 2000, no entanto entre janeiro de 2013 e agosto de 2015 foram registrados 1.310 casos. No ano de 2018 foram confirmados pelo menos 8.419 casos.

O número de óbitos confirmados até outubro de 2019 foi de 12 pacientes, representando cerca de 93% das mortes no Brasil no estado de São Paulo. A maioria dos óbitos ocorreram em menores de 5 anos de idade. Apenas um desses pacientes era vacinado contra o sarampo.

A diminuição da cobertura vacinal associada à importação de casos em que a doença ainda é endêmica levou ao ressurgimento do sarampo. Em 2019 o Brasil é o sexto país no mundo em números absolutos de casos de sarampo, segundo a OMS.

ETIOLOGIA E FISIOPATOLOGIA

O sarampo é causado por um RNA vírus pertencente ao gênero *Morbillivirus*, da família Paramyxoviridae, sendo o homem seu único reservatório. O vírus não possui envelope e tem cadeia simples. O vírus do sarampo codifica pelo menos oito proteínas estruturais. Diferentemente da maioria dos RNA vírus, o vírus do sarampo possui apenas um tipo antigênico, o que torna a imunização vacinal extremamente eficaz.

O sarampo é transmitido pelo contato direto com gotículas de secreções respiratórias de pessoas infectadas e também pela via aérea. O vírus do sarampo foi isolado das secreções respiratórias de pacientes com sarampo somente até 48 horas após o início da erupção cutânea.

O vírus invade as células dendríticas da mucosa das vias aéreas superiores e monócitos alveolares. Essas células levam o vírus até os linfonodos de drenagem, em que há replicação viral, levando à viremia primária. Os próximos sítios infectados são timo, baço, linfonodos, rins e fígado, locais onde ocorre intensa replicação viral e, consequentemente, a viremia secundária, geralmente no quinto dia da infecção. A intensa reprodução viral causa destruição das células, além de fusão das membranas celulares, levando a formação de células gigantes multinucleadas (células de Warthin-Finkeldey), que são características do sarampo. Durante essa segunda viremia ocorre a infecção do epitélio das vias aéreas, possibilitando então a transmissão para outros hospedeiros. O período de transmissibilidade é de 5 dias antes e 4 dias após o aparecimento do exantema, sendo o pico 2 dias antes e 2 dias após o *rash*. Além desses tecidos, o vírus também atinge a medula, órgãos abdominais, pele e sistema nervoso.

A resposta imune inicial do hospedeiro é mediada pela imunidade celular com uma resposta Th1 (liberação de interferon-gama e interleucina por linfócitos T auxiliares). Nesse momento, surge o exantema. Posteriormente a resposta Th2 surge, levando à produção de anticorpos, porém apenas a resposta celular é suficiente para a eliminação do vírus. O nível máximo de anticorpos é atingido em 2 a 3 semanas de infecção.

Todo esse processo leva à imunodepressão induzida pelo sarampo, com prejuízo da imunidade celular, o que deixa o hospedeiro suscetível a infecções bacterianas e virais secundárias. A condição pode durar várias semanas ou meses e é responsável pelas complicações da doença, que causam maior morbimortalidade. Esse efeito também pode ser causado, em raros casos, pela vacina.

MANIFESTAÇÕES CLÍNICAS

O período de incubação varia de 7 a 18 dias, com média entre 10 e 12 dias, com o período de incubação sendo mais longo em adultos. Pacientes imunocomprometidos podem apresentar quadros atípicos, inclusive sem as lesões cutâneas. Gestantes, desnutridos e pacientes com deficiência da imunidade celular são fatores de risco para complicações.

As manifestações podem ser divididas em fases:

Fase prodrômica

Duração de 2 a 4 dias, podendo se estender até 8 dias. As manifestações incluem febre, mal-estar e anorexia, que são seguidos por conjuntivite, coriza e sintomas respiratórios como tosse. A gravidade da conjuntivite é variável, podendo se tornar purulenta, cursando com lacrimejamento, edema periorbital e fotofobia. A febre é geralmente acima de 38,5°C, podendo ser tão alta quanto 40°C. Os sintomas aumentam significativamente um pouco antes do aparecimento do enantema e tendem a ser mais importantes em crianças com menos de 5 anos e adultos com mais de 20 anos de idade. Sintomas sistêmicos como mal-estar, anorexia, mialgia e diarreia podem estar presentes. Adultos podem se apresentar com hepatite transitória.

Um pouco antes do aparecimento do enantema ocorre o aparecimento das chamadas manchas de Koplik, que são um sinal patognomônico de sarampo presente em cerca de 70% dos casos. Consistem em lesões brancas ou cinza-azuladas sobre um halo eritematoso, menores que 1 mm e localizadas na mucosa jugal, próximas à região do segundo molar. As manchas de Koplik costumam coalescer em 12 a 72 horas. A Figura 1 mostra um paciente com manchas de Koplik.

Fase exantemática

O aparecimento do exantema ocorre concomitantemente a uma piora da febre e dos sintomas catarrais, cerca de 14 dias após a exposição, 2 a 4 dias após o início dos sintomas prodrômicos. As lesões, que são consequência da resposta celular específica do hospedeiro, são maculopapulares eritematosas e por vezes petequiais, podem se confluir formando placas. Atingem primeiramente a face, tronco e por último os membros. A progressão é tipicamente craniocaudal. A erupção geralmente dura cerca de 5 dias e começa a desvanecer primeiramente na pele que estava inicialmente envolvida. A Figura 2 mostra o exantema associado ao sarampo. Os pacientes podem ainda apresentar linfadenopatia principalmente em região cervical.

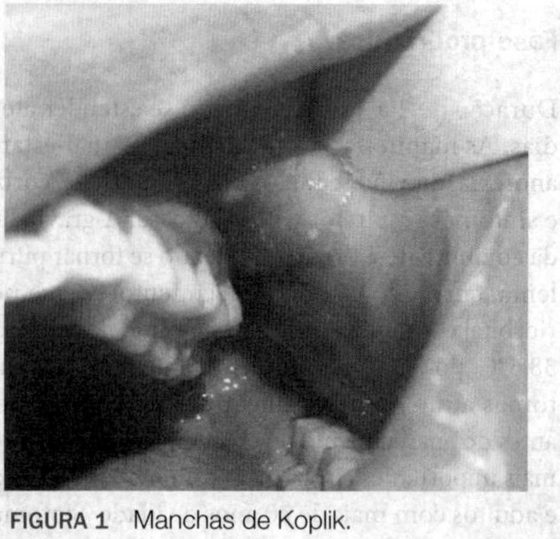

▷ FIGURA 1 Manchas de Koplik.

Fase de remissão

A regressão do *rash* se dá na mesma ordem após 5 a 7 dias, ocorrendo descamação fina (furfurácea), exceto em palmas de mãos e solas de pés. As lesões se tornam, então, mais escuras. Petéquias e equimoses eventualmente podem ocorrer. A persistência da febre por mais que 4 dias após o início da fase exantemática sugere complicações. Os sintomas catarrais acompanham a regressão das lesões cutâneas, exceto pela tosse, que pode persistir por até 2 semanas.

O comportamento clínico da doença na linha do tempo é ilustrado na Figura 3.

VARIANTES CLÍNICAS

Sarampo modificado

Ocorre em pacientes com imunidade prévia passiva ao vírus, incluindo crianças com menos de 1 ano que adquiriram passivamente o anticorpo materno contra o sarampo e algumas pessoas suscetíveis que receberam imunoglobulina após exposição ao sarampo. A infecção é mais branda, mas se manifes-

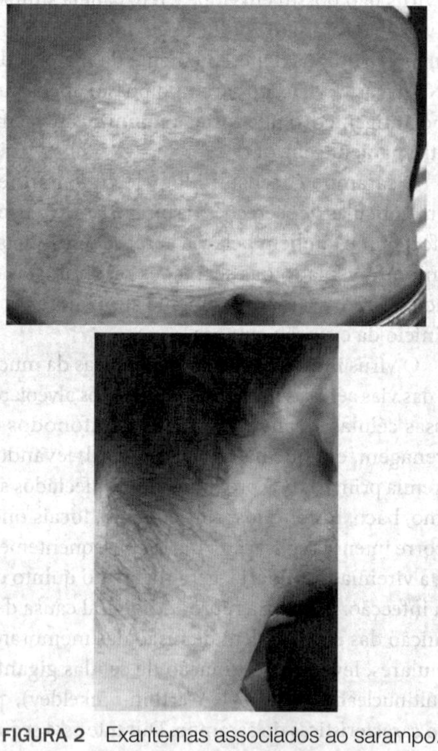

▷ FIGURA 2 Exantemas associados ao sarampo.

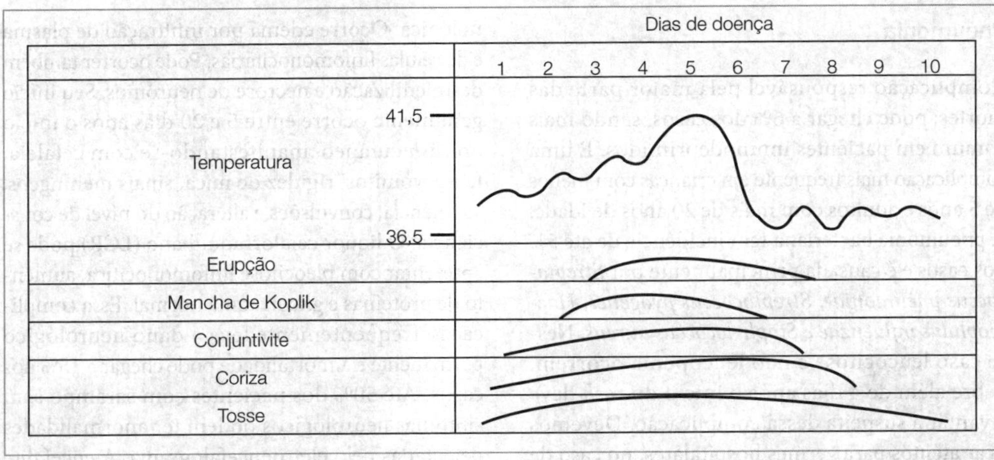

▷ **FIGURA 3** Evolução dos sintomas conforme os dias de doença. Adaptada de Krugman & Ward (1958).

ta com os sintomas similares, com algumas manifestações como conjuntivite, manchas de Koplik e erupções cutâneas podendo estar ausentes. O período de incubação é maior (entre 17 e 21 dias) e os indivíduos infectados não são tão contagiosos quanto o que apresentam o sarampo clássico. Essa condição pode ocorrer em pessoas com imunidade prévia (vacina ou contato com o vírus) ou em indivíduos que receberam imunização passiva, ou seja, que receberam imunoglobulinas. Nesse último grupo podemos incluir lactentes que receberam anticorpos transplacentários (que podem durar de 3 a 9 meses) e pacientes que receberam a imunoglobulina intravenosa.

Sarampo atípico

Variante da doença que pode ocorrer em indivíduos que receberam a vacina com o vírus morto (distribuída entre 1963 e 1967). É uma forma mais grave que o sarampo típico, evoluindo com períodos de febre mais prolongados e cefaleia durando entre 7 e 14 dias. A apresentação cutânea pode ser na forma de um exantema urticariforme, hemorrágico ou vesicular, iniciando-se nas extremidades para depois atingir o tronco e face, podendo acometer palmas das mãos e plantas dos pés.

A incidência de complicações respiratórias é maior, podendo evoluir com pneumonite grave. A radiografia de tórax pode conter nódulos pulmonares e infiltrado intersticial bilateralmente e linfadenopatia hilar. Além disso, pode haver edema de extremidades, hepatoesplenomegalia, hepatite e/ou alterações sensitivas com parestesias/hiperestesias. Recorrências de sarampo atípico não são relatadas.

COMPLICAÇÕES E POPULAÇÕES ESPECIAIS

Gestantes, desnutridos e imunossuprimidos (principalmente com deficiência da imunidade celular) são pacientes que apresentam maior risco de desenvolver complicações pelo sarampo. Em gestante, há maior risco de abortamento espontâneo e parto prematuro, no entanto não há descrição de maior risco de anormalidades congênitas. Grávidas também possuem maior risco relativo de desenvolver complicações e morte.

Cerca de 30% dos casos de sarampo têm ao menos uma complicação. A maioria delas são consequência da imunodepressão induzida pelo sarampo (consultar fisiopatologia). A seguir iremos discutir as complicações associadas ao sarampo.

Otite média aguda bacteriana

Incidência entre 7 e 9% dos casos. Pode levar a perda auditiva permanente.

Oftalmológicas

Ceratite (causa comum de cegueira) e úlcera corneana.

Pneumonia

Complicação responsável pela maior parte das mortes, pode chegar a 6% dos casos, sendo mais comum em pacientes imunodeprimidos. É uma complicação mais frequente em crianças com menos de 5 anos e adultos com mais de 20 anos de idade. A pneumonia bacteriana tem incidência de até 5% dos casos e é causada principalmente por *Streptococcus pneumoniae, Streptococcus pyogenes, Haemophilus influenzae* e *Staphylococcus aureus*. Nesse caso leucocitose e não leucopenia ocorrem. Febre além de 4 dias após o início do *rash* deve levantar a suspeita dessa complicação. Devemos ficar atentos para germes hospitalares, no caso de pacientes internados. O tratamento com antibioticoterapia adequada deve ser iniciado em casos suspeitos. A pneumonia pode ser primária com padrão intersticial, ocorrendo pela infiltração de células linfomonocitárias e lesões do endotélio. Nessa condição é comum encontrar células gigantes em exame histopatológico, motivo pelo qual também é chamada de pneumonia de células gigantes. Essa complicação pode levar a diminuição da relação ventilação/perfusão, diminuição da complacência pulmonar e consequente insuficiência respiratória restritiva. O uso de ventilação com pressão positiva pode ser necessário nesses casos. A radiografia usualmente apresenta infiltrado intersticial difuso. Outras complicações respiratórias incluem laringotraqueobronquites e bronquiolites e pode ocorrer o desenvolvimento de bronquiectasias. Em crianças que morrem de sarampo, a pneumonia é responsável por cerca de 60% das mortes.

Trato gastrointestinal

Diarreia pode ocorrer em até 8% dos casos, sendo consequência da infecção do vírus na mucosa intestinal, levando a síndrome de má absorção. Pode ocorrer infecção secundária por salmonelas, shigelas e parasitoses, agravando o quadro. Outras complicações possíveis são hepatite, linfadenite mesentérica, apendicite, gengivite e estomatite.

Encefalite aguda

Incidência de 1 a cada 1.000 a 2.000 crianças. Essa condição é causada provavelmente por reação imunológica. Ocorre edema por infiltração de plasma e de células linfomonocitárias. Pode ocorrer também desmienilização e necrose de neurônios. Seu início geralmente ocorre entre 5 e 20 dias após o início do *rash* cutâneo, manifestando-se com cefaleia, febre, vômitos, rigidez de nuca, sinais meníngeos, sonolência, convulsões e alteração do nível de consciência. O liquor cefalorraquidiano (LCR) pode se apresentar com pleocitose linfomonocítica, aumento de proteínas e glicorraquia normal. Essa complicação frequentemente leva a dano neurológico permanente e a mortalidade pode chegar a 15% dos casos. Até 50% dos pacientes com sarampo sem sintomas neurológicos podem ter anormalidades detectadas pelo eletroencefalograma. A encefalite do sarampo varia de leve a grave, e uma alta proporção de pacientes que se recuperam está com sequelas neurológicas.

A encefalomielite é uma outra forma de acometimento de SNC, ocorrendo após desaparecimento do *rash*. O paciente pode apresentar recrudescimento da febre, confusão mental, rigidez de nuca, sonolência e coma e apresenta sinais de mielite caracterizados por paraplegia, quadriplegia e perda sensorial. A punção liquórica demonstra pleocitose linfocítica e a mortalidade varia de 10 a 20%.

Panencefalite esclerosante subaguda (PEES)

Complicação grave que ocorre após 5 a 10 anos da infecção. O mecanismo é incerto, mas acredita-se que seja uma consequência da infecção contínua e lenta do SNC pelo vírus do sarampo com envolvimento autoimune. Inicialmente os pacientes apresentam alterações de personalidade, letargia, dificuldades em aprendizado e atraso no desenvolvimento; posteriormente ocorre alteração comportamental. Os pacientes evoluem com quadro demencial, mioclonias, ataxia, convulsões mioclônicas e alterações de função motora. Por fim, os pacientes evoluem com flacidez ou postura de rigidez de decorticação e evoluem até um estado vegetativo com deterioração neurológica progressiva. Atualmente é uma condição rara, que ocorre em aproximadamente 1 a cada 10 mil casos. O principal fator de risco para essa complicação é a idade, quanto mais jovem o paciente, maior a probabilidade de ocorrer afetando principalmente em crianças com menos de 2 anos de idade.

Óbito

Ocorre um óbito a cada 1.000 casos documentados de sarampo.

EXAMES COMPLEMENTARES E DIAGNÓSTICO

Na fase prodrômica o hemograma pode demonstrar leucocitose com desvio à esquerda. Na fase exantemática pode haver leucopenia com linfopenia importante. Em casos de pneumonia bacteriana subjacente, pode haver leucocitose. Trombocitopenia pode também ocorrer.

Em pacientes com envolvimento pulmonar a radiografia de tórax pode demonstrar infiltrado intersticial.

Um caso de sarampo pode ser considerado suspeito quando:

1. Todo paciente, independentemente da idade e situação vacinal, que apresentar febre e exantema maculopapular, acompanhado de um ou mais dos seguintes sintomas: tosse, coriza ou conjuntivite.

O sarampo clássico pode ser diagnosticado clinicamente pela presença de tosse, coriza, conjuntivite, manchas de Koplik e uma erupção maculopapular iniciada em face. Um diagnóstico laboratorial do sarampo é útil quando o clínico não está familiarizado com a doença devido ao declínio nos casos de sarampo clínico desde a introdução da vacina contra o sarampo. O diagnóstico laboratorial também pode ser útil em casos de possível sarampo atípico, ou quando ocorre pneumonia ou encefalite inexplicada em um paciente imunocomprometido.

O exame de escolha para confirmação do sarampo é a detecção de IgM em amostra sanguínea pelo teste de ELISA, que possui sensibilidade de 83 a 89% e especificidade de 95 a 99%. Esse exame pode ser negativo em até 25% dos pacientes com menos de 72 horas do aparecimento do *rash*. No entanto, está quase sempre positivo após 4 dias do início do quadro cutâneo, permanecendo detectável por até 4 semanas após o aparecimento do exantema. Outro método é a detecção de soroconversão ou aumento de IgG após a fase exantemática.

A detecção do vírus pelo método de reação em cadeia da polimerase com transcrição reversa é possível em urina, sangue, secreção oral ou nasofaríngea, com sensibilidade de 94% e especificidade de 99%. Esse método pode detectar a infecção antes do método ELISA e permite a genotipagem do vírus, o que é útil para diferenciar casos autóctones de importados e diferenciar o vírus selvagem do vacinal. O protocolo do Ministério da Saúde (MS) inclui a pesquisa de vírus apenas na urina e amostras nasofaríngea e orofaríngea. Os exames devem ser coletados até 7 dias após o início do exantema, de preferência nos 3 primeiros dias.

É essencial coletar uma amostra sanguínea de casos suspeitos no primeiro atendimento. Amostras coletadas entre o 1º e 30º dia após o aparecimento do exantema são consideradas amostras oportunas (S1). Após esse período, são consideradas amostras tardias, que também devem ser enviadas para análise.

As amostras coletadas devem ser encaminhadas às Agências de Vigilância Epidemiológica. Cada estado possui um Laboratório de Referência Estadual (LRE), além do Instituto Oswaldo Cruz (IOC/Fiocruz), credenciado como Laboratório de Referência Nacional (LRN). Junto da amostra deve ser enviada também a ficha de notificação/investigação de doenças exantemáticas febris sarampo/rubéola devidamente preenchida. A notificação é obrigatória no Brasil desde 1968 e deve ser realizada em todos os casos suspeitos, dentro das primeiras 24 horas após o atendimento. Há um prazo de até 4 dias para liberação dos resultados sorológicos, segundo o Ministério da Saúde.

Tanto os casos com IgM reagente como testes inconclusivos devem ser notificados, para continuidade da investigação, que será realizada pela equipe municipal. No caso de teste inconclusivo, uma nova amostra de sangue deve ser coletada (S2) de 15 a 25 dias após a data da primeira coleta. A curva de antígenos e anticorpos da doença.

Em nossa instituição realizamos a coleta de sorologia do paciente. A sensibilidade de detecção de IgM é menor quando coletada antes do quinto dia do surgimento do exantema. Porém, a orientação é de coleta no momento da suspeita independentemente do tempo de sintomas (para que não se perca a oportunidade de coleta). A coleta deve acontecer de forma asséptica em tubo a vácuo, seco, sem anticoagulante, com capacidade para 5 mL (tubo de tampa amarela), que deve ser encaminhado ao DLC.

- A primeira amostra de soro para dosagem de IgM e IgG deve ser coletada no momento da suspeita.

- A segunda amostra de soro para dosagem de IgM e IgG deve acontecer nas seguintes situações:
  - Lactentes menores de 1 ano de idade que apresentem sorologia IgM reagente.
  - Quando a primeira coleta tiver sido feita até o quinto dia após o surgimento do exantema e resultar em IgM negativo. Nessa situação, a segunda amostra deve ser coletada com um intervalo mínimo de 15 dias após a primeira amostra, e no intervalo máximo de 28 dias após aparecimento do exantema.

DIAGNÓSTICO DIFERENCIAL

Na fase prodrômica o sarampo pode mimetizar qualquer infecção de via aérea superior e pneumonia. Os grânulos de Fordyce, pequenas lesões branco-amareladas encontradas na mucosa oral, podem ser confundidos com as manchas de Koplik. A diferença entre essas duas lesões consiste no fato de os grânulos de Fordyce não possuírem halo eritematoso.

Já na fase exantemática, os diagnósticos diferenciais são as doenças virais exantemáticas da infância: varicela zoster, roséola, eritema infeccioso (parvovirose), enterovirose (doença mão-pé-boca), rubéola e escarlatina. Também deve-se considerar erupções cutâneas secundárias a reações por droga, meningococcemia, mononucleose e doença de Kawasaki.

A dengue é uma doença que deve ser considerada tanto na fase prodrômica quanto na fase exantemática.

TRATAMENTO

O tratamento é basicamente de suporte sem nenhum tratamento específico para o sarampo. Os pacientes devem receber antipiréticos e fluidos conforme necessidade. Pacientes desnutridos e subnutridos tendem a ter piores desfechos, em grande parte devido à deficiência de vitamina A.

Estudos norte-americanos mostraram que crianças com sarampo tendem a ter menores níveis de vitamina A, que são menores ainda naquelas com manifestações mais graves com necessidade de hospitalização. Portanto, a Academia Americana de Pediatria recomenda o uso de vitamina A para todos os pacientes hospitalizados. No Brasil o Ministério da Saúde recomenda o uso de Palmitato de retinol (vitamina A) por via oral a critério após

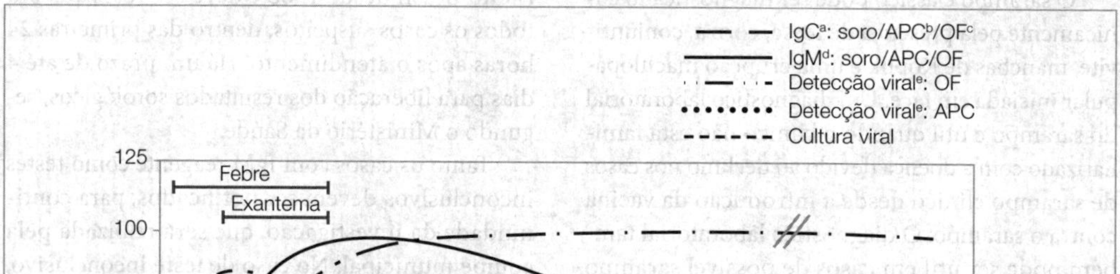

▷ **FIGURA 4** Padrão de resultados de testes entre pacientes com infecção pelo vírus do sarampo, por dia, a partir do início da erupção cutânea segundo tipo de método de amostragem utilizado.

Fonte: adaptada de Centers for Disease Control and Prevention (CDC). Recomendações de uma reunião ad hoc da rede de laboratórios de sarampo e rubéola da OMS (LabNet) sobre o uso de amostras de diagnóstico alternativo para vigilância de sarampo e rubéola. Disponível em: www.cdc.gov/mmwr/preview/mmwrhtml/mm5724a3.htm.

[a]Imunoglobulina G. [b]Amostra em papel-cartão. [c]Fluido oral. [d]Imunoglobulina M. [e]Detecção de vírus RNA por RT-PCR em tempo real. [f]Período de incubação: aproximadamente 14 dias.

avaliação clínica e/ou nutricional. As doses são descritas na Tabela 1.

Infecções bacterianas secundárias devem ser tratadas com antibioticoterapia. Se possível, o agente bacteriano deve ser isolado. Pacientes com quadros mais graves, que necessitem de suporte de oxigênio, desnutridos, com imunossupressão ou desidratação grave podem exigir hospitalização. Uma vez internado, todos os pacientes e profissionais do setor de internação do caso suspeito/confirmado devem ser vacinados.

Apesar de dados clínicos limitados, o uso da ribavirina é recomendado em pacientes com menos de 1 ano de idade que apresentem pneumonia, pacientes com mais de 1 ano de idade com pneumonia com necessidade de suporte ventilatório e naqueles com imunossupressão grave. A dose recomendada é de 15 a 20 mg/kg por dia pela via oral, dividida em duas tomadas, com duração de 5 a 7 dias.

ISOLAMENTO

A transmissão ocorre entre 5 dias antes e 4 dias após o início do exantema por gotículas e aerossol. O vírus pode ficar circulante no ar e em superfícies até 2 horas após sua liberação em um mesmo ambiente. Portanto, são indicadas precauções padrão e o uso de N95, com isolamento para aerossol por 4 dias após o início do exantema.

Os pacientes que não forem hospitalizados devem ser orientados a evitar o trabalho, escolas e/ou creches e outras aglomerações até 4 dias após o exantema, visando diminuir a circulação do vírus. Também deve-se orientar não ter contato com populações de risco (crianças com menos de 5 anos, gestantes, imunossuprimidos).

PREVENÇÃO E VACINAÇÃO

Como já mencionado neste capítulo, o vírus do sarampo possui apenas um tipo antigênico, o que torna a vacina contra essa doença eficaz, sem a necessidade de criação de novas vacinas (como ocorre anualmente com o vírus da gripe). A eficácia é otimizada com duas doses, que é o número atualmente recomendado pela OMS. A imunização é duradoura para toda a vida, na maioria dos casos. Atualmente a vacina é dada pelo calendário vacinal do Ministério da Saúde aos 12 meses (tríplice viral) e aos 15 meses de idade (tetra viral).

Os níveis de anticorpos produzidos após a vacinação são menores em relação à infecção pelo vírus selvagem. As atuais gerações estão sendo concebidas por mães predominantemente vacinadas, o que resulta em menores quantidades de IgG que passam da placenta para o feto. Consequentemente, os lactentes têm ficado suscetíveis à infecção antes da vacinação do calendário vacinal (estima-se que estão suscetíveis entre 3 a 9 meses de idade). Por esse motivo, a campanha de vacinação contra o sarampo de 2019 do Ministério da Saúde abrange crianças de 6 meses até 5 anos de idade. As crianças vacinadas podem apresentar febre baixa e exantema discreto na semana da vacinação.

Pacientes que serão submetidos a quimioterapia e/ou radioterapia só devem receber a vacinação 3 meses após o procedimento. Portadores de HIV devem receber a vacina somente após apresentar níveis altos de CD4. A vacina é contraindicada em portadores de Aids. Em pacientes com imunossupressão e em gestantes é recomendado não utilizar vacinas de vírus vivos.

▷ **TABELA 1** Reposição de vitamina A em crianças internadas com sarampo

Faixa etária	Tratamento (palmitato de retinol – vitamina A)	Forma farmacêutica	Posologia
Menores de 6 meses de idade	50.000 UI	Solução oral*	2 doses (1 dose no dia do diagnóstico e outra no dia seguinte)
6 a 11 meses e 29 dias	100.000 UI	Cápsula	2 doses (1 dose no dia do diagnóstico e outra no dia seguinte)
Maiores de 12 meses de idade	200.000 UI	Cápsula	2 doses (1 dose no dia do diagnóstico e outra no dia seguinte)

* O uso de palmitato de retinol, na dose de 50.000 UI para crianças com idade entre 0 e 6 meses, mediante aquisição da forma farmacêutica solução oral de 150.000 UI.

Em pacientes com exposição ao vírus, a vacina realizada em até 72 horas ou imunoglobulina realizada em até 6 dias após a exposição pode prevenir a doença, ou ao menos atenuá-la. A vacina como profilaxia pós-exposição (também chamado de bloqueio vacinal) deve ser realizada de forma seletiva nas pessoas que tiveram contato com o doente, conforme a Tabela 2.

O uso da imunoglobulina fica reservado a pacientes com risco de desenvolver sarampo grave, incluindo lactentes com menos de 12 meses, gestantes sem histórico vacinal de sarampo e imunodeprimidos. A dose para pacientes com até 30 kg é de 0,5 mL/kg pela via intramuscular. Para pacientes com mais de 30 kg, a dose é de 400 mg/kg pela via intravenosa. Os pacientes que receberam a imunoglobulina devem receber a vacinação, porém aqueles que receberam pela via intramuscular devem aguardar 6 meses, enquanto os que receberam pela via intravenosa devem aguardar 8 meses.

INDICAÇÕES DE INTERNAÇÃO E SEGUIMENTO

A maioria dos casos pode ser conduzida ambulatorialmente, com orientações de retorno se sinais de piora/complicação. Para casos com desidratação grave, insuficiência respiratória, pneumonia e quadro neurológico, recomenda-se a internação.

LITERATURA RECOMENDADA

1. American Academy of Pediatrics. Measles. In: Kimberlin DW, Brady MT, Jackson MA, Long SS, eds. Red Book: 2018 Report of the Committee on Infectious Diseases. 31st ed. Itasca, IL: American Academy of Pediatrics; 2018. p. 537-545.

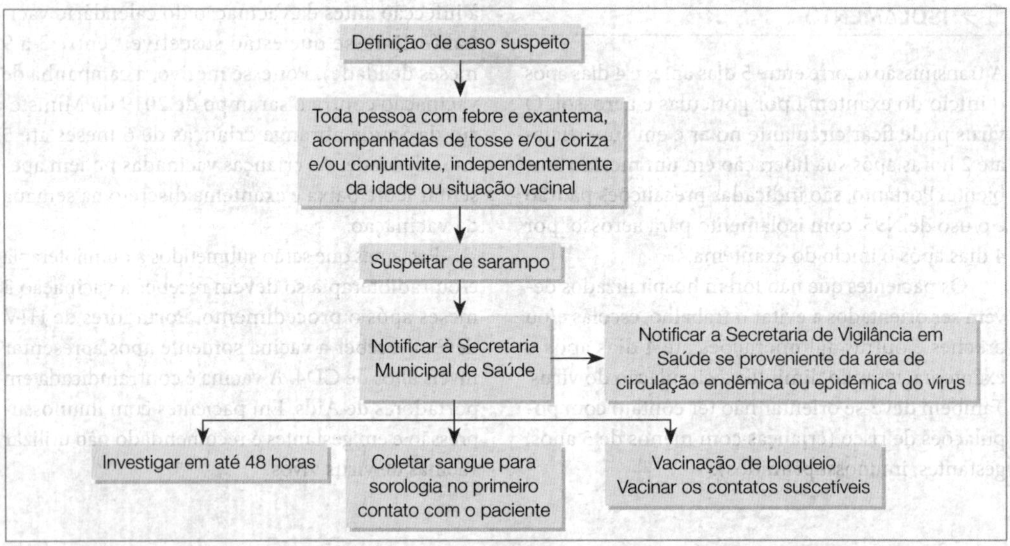

▷ **FIGURA 5** Fluxo de manejo do caso suspeito de sarampo.
Fonte: Guia de Vigilância Epidemiológica. Ministério da Saúde.

▷ **TABELA 2** Esquema vacinal para pacientes com exposição ao vírus do sarampo

Contatos com idade a partir dos 6 meses até 11 meses e 29 dias	Devem receber uma dose da vacina tríplice viral. Essa dose não será válida para a rotina de vacinação, devendo-se agendar a dose 1 de tríplice viral para os 12 meses de idade e a dose de tetra viral para os 15 meses de idade
Contatos a partir dos 12 meses até 49 anos de idade	Devem ser vacinados conforme as indicações do Calendário Nacional de Vacinação vigente
Contatos acima de 50 anos de idade	Que não comprovarem o recebimento de nenhuma dose de vacina contendo componente sarampo devem receber uma dose de vacina tríplice viral

2. American Academy of Pediatrics. Measles. In: Peter G (ed.). 1997 Red Book. Report of the Committee on Infectious Diseases. 24. ed. Elk Grove Village: American Academy of Pediatrics; 1997.
3. Bester JC. Measles and Measles Vaccination: A Review. JAMA Pediatr 2016;170:1209.
4. Brasil/MS/SVS; Guia de Vigilância em Saúde. Brasília: Ministério da Saúde, 2017. Disponível em: www.saude.gov.br/bvs. Acesso em: 06 de março 2022.
5. Brasil/MS/SVS. Situa o do Sarampo no Brasil, 2019. Informe n. 39. 15 de abril.
6. Coura JR, Pereira NG. Sarampo. Fundamentos das Doenças Infecciosas e Parasitárias. 2019.
7. Enders JF, et al. Isolation of Measles Virus at Autopsy in Cases of Giant-Cell Pneumonia without Rash. New Engl J Med. 1959;261:875-881.
8. Gans H, Maldonado YA. Measles: Clinical manifestations and diagnosis, treatment and prevention. www.uptodate.com. 2022. Acesso em: 06 março 2022.
9. Gastanaduy PA, et al. Public health responses during measles outbreaks in elimination settings: Strategies and challenges. Hum Vaccin Immunother. 2018;14(9):2222-2238. doi: 10.1080/21645515.2018.1474310. Epub 2018 Jul 11.
10. Gershon AA. Measles virus. In: Mandell Principles and Practice of Infectious Diseases. 2015.
11. Guia de normatização para vigilância e assistência de sarampo no complexo HC-FMUSP. 2019.
12. Koenig KL et al. Identify-Isolate-Inform: A Tool for Initial Detection and Management of Measles Patients in the Emergency Department. Western Journal of Emergency Medicine. 2015;16(2):212-219.
13. Ministério da Saúde. Portal do Governo Brasileiro. Disponível em: http://saude.gov.br/. Acesso em: 10 fev. 2021.
14. Moss WJ, Grin DE. Measles. Lancet. 2011;379:153.
15. Secretaria Municipal de Saúde. Informe Técnico Sarampo e Rubéola 07/DVE/2019. Disponível em: https://www.prefeitura.sp.gov.br/cidade/secretarias/upload/informe_tecnico_sarampo_rubeola_2019.pdf.
16. SINAM – Sistema de Informação de Agravos de Notificação. Acesso em: 06 março 2022.
17. Strebel PM, et al. Measles. New Eng J Med. 2019;381:349-357.
18. World Heath Organization. Disponível em: https://www.who.int/. Acesso em: 06 março 2022.
19. Yang HM, et al. Vitamin A for treating measles in children. Cochrane Systematic Review. 2005.

63 Atendimento aos pacientes transplantados no departamento de emergência

Juliana Costa de Oliveira Galvão
Hassan Rahhal
Fernando Salvetti Valente
Guilherme de Abreu Pereira

PONTOS IMPORTANTES

- O Brasil tem o maior programa social de transplantes no mundo e é o segundo país no mundo com mais transplantados adultos (considerando números absolutos).
- Devido à necessidade dos imunossupressores, a principal complicação é infecciosa.
- Um dos principais fatores para entendimento da infecção no transplantado é a relação de tempo desde o transplante, dividindo entre precoce (primeiro mês), intermediária (até o sexto mês) e tardia (após o sexto mês).
- A citomegalovirose é uma infecção oportunista que sempre é prevalente.
- As outras complicações incluem rejeição do transplante, efeito adversos dos imunossupressores, interações medicamentosas e ainda complicações específicas de cada transplante.

INTRODUÇÃO

O Brasil é o 2º país no mundo em número absoluto de transplantes em adultos, com tendência de ascensão de 2009 a 2019, segundo o relatório anual do Registro Brasileiro de Transplantes (RBT) publicado pela Associação Brasileira de Transplante de Órgãos (ABTO) em 2020. Estima-se que existam aproximadamente 80 mil brasileiros transplantados de órgãos.

De acordo com o RBT, rins e fígado são os órgãos sólidos mais transplantados, seguidos por coração, pâncreas e pulmão. Diante da pandemia de COVID-19, houve queda expressiva no número de transplantes registrados em 2020, apresentando melhora gradual em 2021 com o avanço da vacinação e controle progressivo do contágio.

Em dados correspondentes ao período anterior à pandemia de COVID-19, há registro de 6.295 transplantes renais e 2.259 transplantes hepáticos realizados em território nacional no ano de 2019, com destaque em números absolutos para a região Sudeste. Diante do crescente número de pacientes transplantados no país e de suas especificidades em saúde, faz-se necessário o conhecimento da abordagem inicial do seu atendimento médico em um pronto-socorro.

Este capítulo terá como enfoque a avaliação do paciente transplantado em um departamento de emergência de acordo com seus aspectos particulares, considerando-se risco de infecções devido à imunossupressão, manejo de drogas imunomoduladoras no contexto de descompensação aguda, exames individualizados que deverão ser solicitados, peculiaridades da apresentação clínica e terapia de suporte.

A identificação de complicações características dos pacientes transplantados aperfeiçoará o seu suporte clínico no departamento de emergência e a comunicação com a equipe de profissionais de saúde especializada em transplantes auxiliará na condução dos casos.

Abordaremos neste capítulo as principais complicações que resultam na ida do paciente transplantado ao pronto-socorro:

- Infecções.
- Rejeição do órgão transplantado.
- Efeito adverso das medicações imunossupressoras.
- Complicações específicas de cada órgão.

INFECÇÕES

A utilização de imunossupressores permite redução importante na taxa de rejeição dos órgãos transplantados, porém há aumento significativo e indesejável nas taxas de infecção, tornando-a uma complicação comum. Dados internacionais sugerem que o risco de infecção varia entre 25-80% durante o primeiro ano após a realização do transplante, sendo associado com redução da sobrevida, prolongamento do tempo de internação hospitalar, aumento dos custos em saúde e perda do enxerto.

Diferentemente de um indivíduo imunocompetente, pacientes transplantados podem não ter uma apresentação clínica exuberante indicativa do processo infeccioso em curso devido ao uso de imunossupressores. Dessa forma, pode haver discrepância significativa entre a apresentação clínica e o nível de gravidade, sendo necessário um atendimento minucioso e atento.

A febre e os calafrios (com ou sem febre) representam os sinais clínicos mais indicativos de que deve haver uma infecção. A anamnese deve questionar ativamente os focos habituais de sintomas localizatórios: cefaleia, coriza e odinofagia sugerem infecções de vias aéreas superiores; tosse, expectoração, dor pleurítica sugerem pneumonia; náuseas, vômitos e diarreia sugerem gastroenterites; disúria sugere infecção urinária; e assim por diante.

Apesar disso, existem mais dois aspectos importantes que devem ser levados em consideração: o uso de imunossupressores e o tempo decorrido desde o transplante. É importante lembrar que o uso de imunossupressores pode fazer com que pacientes não tenham manifestações da infecção naquele órgão, o que provoca frequentemente o pedido de um número maior de exames complementares, em comparação com pacientes hígidos com febre. Por sua vez, o tempo decorrido entre o transplante e o quadro clínico atual sugerirá os focos infecciosos mais prováveis.

Para sua correta abordagem, as infecções podem ser classificadas conforme descrito a seguir:

- Precoce: 1º mês após realização do transplante. Os maiores efeitos da imunossupressão ainda não estão presentes e as infecções serão majoritariamente nosocomiais, infecções de sítio cirúrgico ou relacionadas ao doador. Em 90% dos casos, a etiologia será bacteriana ou fúngica.
- Intermediária: período do 2º ao 6º mês após realização do transplante. A imunossupressão apresenta impacto sobre o sistema imune do receptor, sendo as infecções oportunistas o grande destaque desse período, ainda podendo ocorrer infecções de sítio cirúrgico. A maior parte dos casos terá vírus e/ou bactérias como etiologias principais.
- Tardia: mais de 6 meses desde a realização do transplante. As infecções comunitárias são a etiologia mais provável nesse período, devido à estabilização de doses imunossupressoras.

Manifestações clínicas

Pacientes transplantados apresentam picos febris em 50% dos casos, e esse é o sinal e sintoma clínico mais comum. Vale ressaltar que pacientes em uso de micofenolato ou azatioprina podem apresentar febre mais baixa e menor elevação leucocitária. O ensinamento clássico é que febre seria a aferição de uma temperatura acima de 37,8ºC, um valor arbitrariamente estabelecido pelo primeiro médico a estudar o uso da termometria em pacientes. Apesar disso, publicações a partir de 1950 sugerem que seria mais apropriado compreender que

▷ **TABELA 1** Etiologias das infecções

Período de ocorrência	Etiologias das infecções
Precoce (1º mês)	Nosocomiais/relacionadas ao procedimento cirúrgico: infecção de sítio cirúrgico, broncopneumonia aspirativa, infecção de trato urinário relacionada à sonda vesical de demora, infecção de corrente sanguínea relacionada a cateter, colite por *Clostridioides difficile*
	Relacionadas ao doador: *Staphylococcus aureus* oxacilina-resistente (MRSA), enterococo resistente à vancomicina (VRE), tuberculose, cândida, toxoplasmose, Chagas
Intermediária (2º-6º mês)	Infecções oportunistas: *Pneumocystis jirovecii*, histoplasma, coccidiose, *Cryptococcus*, hepatites B/C, poliomavírus BK, sarcoma de Kaposi, citomegalovírus, tuberculose, Epstein-Barr vírus (EBV)
Tardia (após 6ºmês)	Infecções comunitárias: vírus respiratórios, pneumococo, *Legionella*, *Listeria*, *influenza*, EBV.

95% das pessoas apresentam uma temperatura normal de até 37,3ºC, portanto este é um ponto de corte mais adequado.

Calafrios (tremores de média/grande amplitude, do corpo todo, incontroláveis e associados com a vontade de se cobrir) são associados com hemoculturas positivas, por isso, também são frequentemente denominados como "bacteremia". Em textos em inglês, são descritos como "*shaking chills*" e têm razão de verossimilhança positiva de cerca de 4,65 para hemocultura positiva. Sensações de frio menos intensas têm menor capacidade preditiva. A bacteremia, por sua vez, mostrou-se frequente em casos de transplante de órgãos sólidos apresentando alta associação com infecção de trato urinário.

Durante a pandemia de COVID-19, a diarreia foi a manifestação mais comum indicativa de infecção pelo SARS-CoV-2 em transplantados. Nessa população, números alarmantes apontaram taxas elevadas de letalidade entre 20-25%.

Demais sinais e sintomas costumam ser frustros nesses pacientes, inclusive com exames de imagem evidenciando poucas alterações devido à ausência de resposta imune organizada contra a infecção. Dessa forma, deve-se manter limiares clínicos de alterações mais baixos nesses pacientes a fim de aumentar a taxa de detecção.

Observações relevantes para o exame clínico e o raciocínio

Tipicamente, a inervação que conduz a dor das vísceras é composta por fibras do sistema nervoso autônomo simpático. Quando se faz um transplante, essas fibras não são reconstruídas. Isso faz com que a dor da víscera transplantada tenha padrão diferente do que aprendemos sobre a víscera natural.

Adicionalmente, o enxerto renal fica localizado na fossa ilíaca dos pacientes. Por isso, quando se suspeita de uma complicação no enxerto, a pesquisa de dor ou coleções se dá na fossa ilíaca e não na região lombar. A pesquisa de dor desencadeada com punho-percussão lombar se torna uma manobra dispensável.

Por vezes, a doença que está acometendo aquele órgão transplantado provocará inflamação, e é a inflamação dos tecidos adjacentes que provocará os sintomas. Ainda no exemplo de um paciente transplantado renal, um acometimento do enxerto pode ocasionar diarreia pela proximidade dele com o intestino. Em outro exemplo, um paciente transplantado cardíaco pode ter um infarto miocárdico sem apresentar angina.

Pelo fato de os pacientes terem contatos frequentes com serviços de saúde, muitas vezes por intercorrências infecciosas, é comum que tenham culturas prévias, sejam de urina, sangue ou outras. Por isso, é muito importante checar esses resultados diante de cada episódio de infecção, pois eles podem guiar a escolha de antimicrobianos.

Investigação do foco infeccioso

Em pacientes nos quais o foco infeccioso não está claro, deve-se realizar pesquisa com: urina tipo I, radiografia de tórax PA e perfil, hemograma completo, culturas (hemocultura e urocultura) e exames relacionados com o órgão transplantado. Outras pesquisas específicas devem ser consideradas de acordo com o caso clínico, como: painel viral respiratório, citomegalovírus (PCR CMV), pesquisa de *Mycobacterium tuberculosis*, pesquisa e cultura de fungos.

Em casos nos quais haja indicativos do foco infeccioso, os exames deverão ser direcionados de acordo com suspeita clínica (Tabela 2).

Infecções por patógenos específicos

Citomegalovirose

Corresponde a uma das infecções oportunistas mais prevalentes, sendo comumente detectada após 1 a 4 meses da realização do transplante ou tardiamente. Atualmente, apresenta queda gradual na mortalidade e alteração na história natural da doença devido

▷ **TABELA 2** Exames a serem solicitados conforme suspeita de foco infeccioso

Suspeita de foco infeccioso	Exames a serem considerados
Trato respiratório	Tomografia de tórax, hemograma completo, lactato, hemocultura, pesquisa na urina de antígenos para *Legionella*, histoplasma e pneumococo, pesquisa de *Mycobacterium tuberculosis* (BAAR e cultura), PCR para CMV, sorologia para coccidioides. Podem ser necessárias broncoscopia e biópsia
Trato urinário	Urina I e urocultura, função renal, hemograma completo e hemocultura
Trato gastrointestinal	Pesquisa de leucócitos nas fezes, coprocultura para *Salmonella*, *Shigella* e *Campylobacter*, testagem para *C. difficile* e protoparasitológico de fezes, PCR para CMV
Sistema nervoso central	Tomografia computadorizada de crânio sem contraste (se alta suspeita clínica e exame normal prosseguir com ressonância nuclear magnética); coleta de liquor por punção lombar com celularidade, glicose, dosagem de proteínas, pesquisa de antígeno de criptococo, pesquisa BAAR e cultura para *Mycobacterium tuberculosis*, pesquisa viral
Linfadenopatia difusa	PCR para EBV e CMV, sorologia para *Bartonella* e toxoplasma, pesquisa de *Mycobacterium tuberculosis* (IGRA ou PPD),tomografia computadorizada de pescoço, tórax, abdome e pelve. Pode ser necessária biópsia de linfonodo

à introdução de terapias medicamentosas profiláticas e estratégias de prevenção pré-transplante. Os pacientes com maior risco de citomegalovirose são os receptores com sorologia negativa para CMV antes da realização do transplante que recebem órgãos de doadores com sorologia positiva.

A manifestação clínica pode envolver: quadro febril isolado, surgimento da síndrome da infecção pelo CMV (correspondente a febre associada à leucopenia devido à mielossupressão) ou aparecimento da forma invasiva da doença na qual podem ocorrer pneumonite, enterocolite, encefalite, hepatite e coagulopatias, entre outros. Além disso, pode resultar em fenômenos imunes secundários favorecendo a ocorrência de outras infecções como pelo EBV.

O diagnóstico dessa infecção é feito pela pesquisa sérica com PCR quantitativo para detecção do material genético do CMV. Atenção: a sorologia para CMV não possui nenhuma utilidade nesses pacientes. Já para comprovar invasão tecidual viral, o padrão-ouro é a avaliação histológica direcionada, sendo algumas vezes utilizada em casos de colite devido à dúvida diagnóstica somente com a interpretação da PCR quantitativa.

A interpretação do resultado da PCR quantitativa de CMV não é uma tarefa simples e não existe um valor de corte específico que se correlacione com a ocorrência de doença. Por isso, para sua interpretação apropriada é importante (1) entender se as manifestações clínicas e radiológicas são compatíveis com a doença, (2) analisar evolutivamente o nível da PCR quantitativa, (3) avaliar se há outros diagnósticos mais pertinentes e (4) considerar a necessidade da comprovação tecidual da lesão por CMV.

O tratamento inicial tipicamente é denominado preemptivo pela ausência de evidência definitiva da infecção e é feito com ganciclovir endovenoso na dose de 5 mg/kg a cada 12 horas até o controle da viremia. Pode-se optar pelo uso de valganciclovir oral em casos de infecção leve ou assintomática. Comumente será necessário reduzir as doses dos imunossupressores e ajustá-las de acordo com o grau de acometimento renal. Em relação ao uso de imunoglobulinas, o seu benefício ainda não é estabelecido e, habitualmente, não é realizado.

Infecções fúngicas

De acordo com dados dos Estados Unidos, as infecções fúngicas mais comuns em pacientes submetidos a transplantes de órgãos sólidos são: candidíase em primeiro lugar, seguida de aspergilose e criptococose. O paciente com transplante renal possui o menor risco desse tipo de infecção, o qual é três vezes maior no transplante hepático. Os transplantes com maior incidência são os de intestino delgado e pulmão (neste, a principal infecção fúngica é a aspergilose). Destaca-se que as infecções fúngicas levam a pior prognóstico, incluindo hospitalizações prolongadas, maior risco de perda de enxerto, assim como altos índices de mortalidade.

Esquemas antifúngicos frequentemente utilizados:

- Fluconazol 200-400 mg PO/IV diariamente.
- Anfotericina B 0,7 mg/kg IV por dia.
- Dose de voriconazol 6 mg/kg/dose IV a cada 12 horas × 2 doses, depois 4 mg/kg/dose IV a cada 12 horas de manutenção (dose pode precisar de ajuste com base nos níveis mínimos das concentrações séricas).

Esquemas antibióticos empíricos para possíveis infecções bacterianas

Considerar cobertura de amplo espectro de infecções Gram-positivas, Gram-negativas e anaeróbias usando:

- Cefepima 2 g IV a cada 8 horas mais
- Vancomicina 15-20 mg/kg/dose IV a cada 8-12 horas.

Considerar a adição de metronidazol 500 mg IV a cada 8 horas se houver suspeita de fonte intra-abdominal.

Manejo clínico das infecções

Quais drogas suspender? Quais manter?

Não há um consenso sobre o manejo de imunossupressores em vigência de infecções. Alguns centros optam por descontinuar os imunossupressores apenas em situações ameaçadoras à vida, mantendo os imunossupressores em casos leves; outros optam por manter o esquema inalterado mesmo em vigência de infecção.

As diretrizes presentes no guideline KDIGO (*Kidney Disease: Improving Global Outcomes, KDIGO clinical practice guideline for the care of kidney transplant recipients 2009*) recomendam redução dos imunossupressores em casos de transplantados renais com infecção viral ou fúngica em curso, porém, não há menção acerca do manejo diante das principais infecções bacterianas.

Um estudo multinacional multicêntrico realizado em 2017 e publicado na *Transplant Infectious Disease* em 2019 avaliou diversos centros de transplantes e a sua condução clínica em relação ao esquema terapêutico de pacientes transplantados renais e hepáticos diante da suspeita de infecção bacteriana. A avaliação foi feita em 124 instituições na Europa e Estados Unidos por meio do preenchimento de questionários pela equipe assistencial. Verificou-se heterogeneidade importante na prescrição do esquema imunossupressor. A redução das doses de imunossupressores foi uma prática comum, porém, com evidências científicas limitadas.

Assim, ainda não é bem estabelecido como proceder em relação aos imunossupressores em vigência de infecções. De forma geral, em casos de infecções graves com disfunções orgânicas é recomendada a suspensão do inibidor de calcineurina e do antimetabólito. Já em casos de infecção leve é possível a manutenção dos imunossupressores. Em relação a quadros de infecção moderada, como ocorre na COVID-19, ainda não há consenso na literatura científica, podendo-se optar pela retirada apenas do antimetabólito.

Portanto, recomenda-se agir conforme protocolos das instituições ou de acordo com o preconizado pelas equipes locais de transplante. Habitualmente, tais equipes são acessíveis, por isso, é válido procurá-las para discussão do manejo dos imunossupressores e tomada de decisão conjunta.

REJEIÇÃO

A rejeição do órgão transplantado é a causa principal de disfunção de enxerto ou de sua perda. Pacientes que sofrem algum grau de disfunção do órgão transplantado raramente apresentam recuperação total após resolução do episódio.

Felizmente, o uso de imunossupressores reduziu as taxas de ocorrência de rejeição, porém, como ressaltado anteriormente, ainda é um desafio obter níveis séricos dessas drogas que impeçam a rejeição e não favoreçam episódios infecciosos.

Mecanismos de rejeição

O processo de rejeição de um órgão ocorre por diversas vias imunológicas. Inicia-se com a sensibilização de linfócitos CD4 e CD8 que reconhecem o novo órgão e deflagram uma resposta de estimulação a outras células do sistema imune. Durante esse processo há descrição de uma via direta (linfócitos T do receptor reconhecem as células do doador) e indireta (linfócitos T promovem ativação de demais células do sistema imune do receptor). A rejeição ocorrerá de acordo com a resposta celular final desse processo.

Apresentação clínica

O período de ocorrência da rejeição, sua manifestação e evolução clínica dependerão diretamente do tipo de órgão transplantado. Um número considerável de pacientes pode não apresentar sintomas diante da rejeição, sendo possível a sua detecção apenas por meio de exames de seguimento ou biópsias. Dessa forma, em geral a rejeição será suspeitada pela equipe de transplante que realiza o seguimento clínico do paciente em questão.

De forma geral, é possível classificar a rejeição em períodos distintos:

- Hiperaguda: ocorre em minutos a horas. Resulta de anticorpos já existentes no receptor, gerando ativação do sistema complemento e favorecendo a ocorrência de episódios trombóticos hiperagudos. Apresenta-se clinicamente durante as horas e dias iniciais da internação para realização do transplante, não sendo uma apresentação clínica frequente no pronto-socorro.
- Aguda: ocorre em até 6 meses. Corresponde à rejeição celular devido à ativação de linfócitos e à rejeição humoral decorrente da produção de anticorpos pelo receptor contra células do doador.
- Tardia: ocorrerá em meses a anos. É relacionada a má adesão ou retirada de medicamentos de forma abrupta. Envolve rejeição celular e humoral.

As apresentações clínicas da rejeição, quando presentes, ocorrerão de acordo com o órgão em questão, podendo ser semelhantes às de quadros infecciosos. Esse fato torna pertinente a elucidação diagnóstica por meio de exames subsidiários objetivando abordagem adequada conforme etiologia.

Rins

Dados indicam que a rejeição ocorre em 17% dos pacientes que receberão órgão de doador vivo e em 20% de doador falecido. A maioria será assintomática, porém, os sinais e sintomas mais comuns são: febre, adinamia, redução do débito urinário, dor no local do transplante e hipertensão arterial.

Exames laboratoriais indicarão piora de função renal com elevação aguda da creatinina e possível surgimento de distúrbios hidroeletrolíticos. É importante saber que pacientes transplantados renais costumeiramente não possuem níveis absolutamente normais de creatinina e ureia. Todo paciente com disfunção do enxerto renal deverá ser submetido a ultrassonografia com Doppler, mesmo que a hipótese principal seja de infecção. Isso ocorre porque o exame poderá mostrar complicações associadas ou mesmo estabelecer um diagnóstico diferencial (coleções, trombos).

No caso de rejeição sem outras complicações, a ultrassonografia do rim transplantado poderá evidenciar aumento do tamanho do enxerto e perda da junção corticomedular; e o estudo Doppler poderá evidenciar aumento da resistência vascular.

Usualmente, esses pacientes necessitarão de biópsias durante a sua internação para definição diagnóstica e terapêutica.

Fígado

A rejeição de transplantes hepáticos ocorre majoritariamente nas 6 primeiras semanas após o transplante (64% dos casos). A rejeição tardia pode ocorrer em 23% dos casos.

Os sinais e sintomas mais comuns são febre, adinamia, dor abdominal difusa, aumento do volume abdominal e detecção de hepatoesplenomegalia e/ou ascite ao exame físico.

Exames laboratoriais comumente mostram elevações em relação ao basal de transaminases ou canaliculares. Já nos casos mais graves, indicarão alterações de síntese hepática com elevação de bilirrubina e hipoalbuminemia. É importante saber que pacientes transplantados hepáticos geralmente possuem alterações crônicas de marcadores canaliculares com ou sem alteração de transaminases. Mais uma vez, o exame de ultrassonografia com Doppler do enxerto será fundamental após se estabelecer que há piora dos exames de sangue relacionados ao enxerto. O exame de imagem desempenha papel similar ao apontado anteriormente.

Frequentemente, esses pacientes necessitarão de biópsias durante a sua internação para definição diagnóstica e terapêutica.

Manejo clínico

Recomenda-se que os pacientes que se apresentarem ao departamento de emergência com sinais clínicos ou laboratoriais indicativos de provável rejeição de órgão sejam mantidos em observação até avaliação pela equipe de transplantes para definição em conjunto do planejamento terapêutico.

Nos casos em que não houver previsão de uma avaliação imediata ou próxima pelo especialista e existir confirmação diagnóstica de rejeição, o manejo clínico inicial desses pacientes deverá ser feito com altas doses de corticoterapia endovenosa (EV), por exemplo, com metilprednisolona 500-1.000 mg EV como dose de ataque. Essa conduta não é uma emergência e estabelecer que de fato não há uma hipótese infecciosa é muito importante. Mais uma vez, ressalta-se que equipes de transplante costumam ser muito acessíveis e, caso você esteja em uma unidade de saúde em que não há equipes de transplante, o simples contato telefônico poderá ser feito e irá ajudar nessas decisões terapêuticas.

Vale ressaltar que aproximadamente 10% desses pacientes poderão ser resistentes a terapias com corticoides, sendo necessário associar medicações como micofenolato, tacrolimus e tratamentos mediados por anticorpos, entre outros. Além disso, é importante que o diagnóstico esteja confirmado para correta abordagem terapêutica, uma vez que altas doses de corticosteroides poderão exacerbar infecções em curso.

EFEITOS ADVERSOS DE MEDICAÇÕES

Os regimes de drogas imunossupressoras são definidos de acordo com o órgão transplantado, tempo decorrido desde o transplante e aspectos individuais de cada paciente. A diversificação das drogas ocorrida nos anos 80, indo além dos corticoides e da azatioprina, foi um grande marco na história dos transplantes, reduzindo de forma significativa as taxas de rejeição.

Os regimes de imunossupressão são divididos em 2 fases:

- Indução: ocorre logo após a realização do transplante. Momento em que há as maiores taxas de rejeição.
- Manutenção: fase habitualmente iniciada após 3 meses da realização do transplante, com esquemas que envolvem terapia tripla por 3 a 12 meses após o transplante, podendo sofrer variações. Após esse período, costuma-se proceder com a retirada gradual de uma medicação (corticosteroides na maior parte dos casos) para evitar os efeitos secundários a longo prazo.

Os efeitos adversos variam de acordo com as medicações em uso (Tabela 3). Em caso de qualquer suspeita de eventos adversos, deve-se consultar a equipe especializada em transplantes para uma avaliação mais detalhada.

A longo prazo, é comum a ocorrência de síndrome metabólica e doenças ósseas decorrentes do uso dessas medicações, favorecendo o aparecimento de doenças coronarianas, sendo essa uma das principais causas de óbito desses pacientes. Além disso, essas medicações também favorecem o surgimento de neoplasias malignas, como as dermatológicas e linfomas.

Os inibidores de calcineurina frequentemente causam hipomagnesemia e esse eletrólito deve ser dosado durante a avaliação de pacientes no pronto-socorro. Pacientes podem apresentar lesão renal relacionada com níveis supraterapêuticos ou mesmo com um raro evento que é a microangiopatia trombótica induzida pela classe. Essas considerações diagnósticas são relevantes no dia a dia. Também por isso, as drogas que permitem a dosagem de nível sérico (ciclosporina, tacrolimus, sirolimus) devem ter seu nível aferido para posterior elaboração de hipóteses e ajustes medicamentosos.

Interações medicamentosas

Um ponto muito importante para se levar em conta no departamento de emergência é a interação medicamentosa dos imunossupressores com outras medicações de uso cotidiano.

Em relação aos inibidores da calcineurina (ciclosporina e tacrolimus), medicações como macrolídeos, bloqueadores dos canais de cálcio, amiodarona, antifúngicos e aminoglicosídeos elevam o nível sérico, podendo acarretar nefrotoxicidade. Além disso, quando combinados com estatinas, os inibidores de calcineurina podem gerar rabdomiólise.

Medicações como fenobarbital, fenitoína, carbamazepina, rifampicina e isoniazida reduzem o nível sérico dos inibidores da calcineurina por meio do aumento na velocidade do seu metabolismo e excreção e, dessa forma, aumentam de forma expressiva o risco de rejeição do órgão transplantado.

COMPLICAÇÕES ESPECÍFICAS DE CADA TRANSPLANTE

Além dos aspectos mencionados anteriormente, devemos salientar que cada órgão possui peculiaridades em relação às complicações possíveis decorrentes do transplante. Devido à maior prevalência, serão abordadas as peculiaridades dos transplantados renais e hepáticos.

Reiteramos que a equipe especializada em transplantes deverá ser imediatamente acionada para seguimento do caso.

INDICAÇÕES DE INTERNAÇÃO HOSPITALAR E ADMISSÃO EM TERAPIA INTENSIVA

As principais complicações enfrentadas pelo paciente de transplante febril incluem infecção grave, sepse, falência de órgãos e rejeição. Além dos critérios óbvios de admissão, como instabilidade hemodinâmica e sepse, a presença de qualquer um dos seguintes pode indicar internação:

- Rejeição do enxerto (casos leves podem ser manejados ambulatorialmente após avaliação inicial).
- Pacientes no primeiro ano após o transplante: manter limiar menor de internação, com pe-

▷ **TABELA 3** Efeitos colaterais específicos dos imunossupressores

Imunossupressor	Efeitos colaterais específicos
Ciclosporina	Nefrotoxicidade aguda ou crônica, distúrbios hidroeletrolíticos (hipercalemia, hipomagnesemia), gota, síndrome hemolítica urêmica (SHU), hipertensão, hiperplasia gengival
Tacrolimus	Neurotoxicidade (cefaleia, tremores, parestesias, convulsões, PRES), nefrotoxicidade aguda ou crônica, distúrbios hidroeletrolíticos (hipercalemia, hipomagnesemia), gota, SHU
Azatioprina	Supressão da medula óssea (anemia com macrocitose, leucopenia, plaquetopenia), hepatotoxicidade, pancreatite
Micofenolato de mofetil	Dor abdominal, inapetência, náuseas e vômitos, diarreia, anemia, leucopenia, trombocitopenia
Corticosteroides	Síndrome de Cushing, osteoporose, insuficiência adrenal, entre outros

▷ **TABELA 4** Complicações específicas de cada transplante

Órgão	Complicações específicas
Rins	Infecção do trato urinário (alta ou baixa): é a complicação mais comum. O tratamento de cistite não complicada pode ser feito de forma habitual, sem necessidade de internação. Os pacientes com pielonefrite devem ser internados e tratados com antimicrobianos de acordo com culturas prévias ou com os dados microbiológicos do serviço ou da região. Na falta desses dados, a escolha de antimicrobianos se dá de forma semelhante à de pacientes imunocompetentes, a não ser que o paciente esteja em um momento próximo ao transplante, com imunossupressão em doses altas
	Estenose da artéria renal: ocorre entre meses e anos após a realização do transplante. Manifesta-se comumente com hipertensão arterial de difícil controle e redução do débito urinário. O diagnóstico é tipicamente feito por angiotomografia e o padrão-ouro é a arteriografia. O tratamento é cirúrgico com a colocação de *stents*
	Eventos trombóticos: a trombose arterial é comum no pós-operatório imediato e manifesta-se com a cessação abrupta da micção. Já na trombose venosa ocorre dor abdominal, podendo ocorrer eritema no local do transplante, redução do débito urinário, náuseas, vômitos, perda de função renal. Diagnóstico realizado por ultrassonografia Doppler de rins ou angiotomografia. O tratamento inclui uso de anticoagulação ou trombolíticos, porém, é frequente a necessidade de reabordagem cirúrgica
Fígado	Acometimento da drenagem biliar: é a complicação mais comum, com incidência de 4-25% dos pacientes, ocorrendo no período agudo ou tardio. Pode manifestar-se com dor abdominal em quadrante superior direito, associada a febre ou icterícia. As principais formas de complicação são litíase biliar, formação de coleções, estenose ou vazamentos na drenagem biliar. Para correta avaliação recomenda-se ultrassonografia Doppler, podendo ser necessária a realização de colangiografia ou CPRE
	Eventos trombóticos: trombose da artéria hepática (4-12% dos casos) decorrente de rejeição ou de falha na anastomose. Condição com alta taxa de mortalidade se não tratada por trombólise ou reabordagem cirúrgica

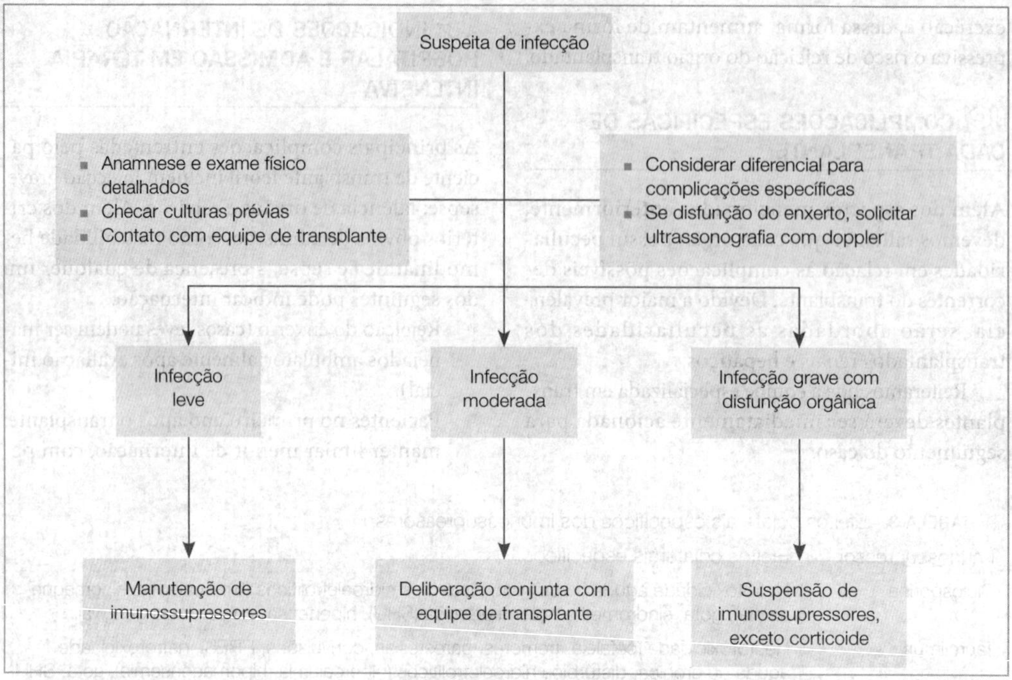

▷ **FIGURA 1** Manejo de pacientes transplantados com suspeita de infecção.

ríodo de observação de pelo menos 24 a 48 horas caso quadro febril.

- Pacientes com altos níveis de imunossupressão e infecção.
- Pacientes que não usam os medicamentos ou que não conseguem realizar autocuidados.

O limiar para internação em unidade de terapia intensiva é menor nesses pacientes, mas seguem princípios similares a pacientes com outras condições.

LITERATURA RECOMENDADA

1. Associação Brasileira de Transplante de Órgãos (ABTO). Dimensionamento dos transplantes no Brasil e em cada estado (2013-2020). Revista Brasileira de Transplantes. 2020 (Ano XXVI);4.
2. Barker CF, Markmann JF. Historical overview of transplantation. Cold Spring Harb Perspect Med. 2013 Apr 1;3(4):a014977.
3. Fishman JA. Infection in solid-organ transplant recipients. N Engl J Med. 2007 Dec 20;357(25):2601-14.
4. Long B, Koyfman A. The emergency medicine approach to transplant complications. Am J Emerg Med. 2016 Nov;34(11):2200-8.
5. Nevins TE, Nickerson PW, Dew MA. Understanding medication nonadherence after kidney transplant. J Am Soc Nephrol. 2017 Aug;28(8):2290-301.
6. O'Shea DT, Humar A. Life-threatening infection in transplant recipients. Crit Care Clin. 2013 Oct;29(4):953-73.
7. Parasuraman R, Samarapungavan D, Venkat KK. Updated principles and clinical caveats in the management of infection in renal transplant recipients. Transplant Rev (Orlando). 2010 Apr;24(2):43-51.
8. Reid G, Lynch JP 3rd, Fishbein MC, Clark NM. Mucormycosis. Semin Respir Crit Care Med. 2020 Feb;41(1):99-114.
9. Shepshelovich D, Tau N, Green H, Rozen-Zvi B, Issaschar A, Falcone M, Coussement J, et al. Immunosuppression reduction in liver and kidney transplant recipients with suspected bacterial infection: A multinational survey. Transpl Infect Dis. 2019 Oct;21(5):e13134.
10. Voora S, Adey DB. Management of kidney transplant recipients by general nephrologists: core curriculum 2019. Am J Kidney Dis. 2019 Jun;73(6):866-79.
11. Weeda ER, Su Z, Taber DJ, Bian J, Morinelli TA, Pilch NA, et al. Hospital admissions and emergency department visits among kidney transplant recipients. Clin Transplant. 2019 May;33(5):e13522.
12. Tokuda Y, Miyasato H, Stein GH, Kishaba T. The degree of chills for risk of bacteremia in acute febrile illness. Am J Med. 2005 Dec;118(12):1417.
13. Pappas PG, Alexander BD, Andes DR, Hadley S, Kauffman CA, Freifeld A, et al. Invasive fungal infections among organ transplant recipients: results of the Transplant-Associated Infection Surveillance Network (TRANSNET). Clin Infect Dis. 2010 Apr 15;50(8):1101-11.
14. Shoham S, Marr KA. Invasive fungal infections in solid organ transplant recipients. Future Microbiol. 2012 May;7(5):639-55.

Seção VI

Emergências neuropsiquiátricas

64 Abordagem do paciente com acidente vascular cerebral isquêmico agudo

Gabriel Taricani Kubota

PONTOS IMPORTANTES

- Tempo é cérebro. O atendimento do paciente com acidente vascular cerebral isquêmico (AVCi) deve ser estruturado, rápido e objetivo, a fim de se instituir o quanto antes a melhor estratégia de reperfusão cerebral, quando indicada.
- No atendimento inicial do AVCi, bem como de outros pacientes com condições clínicas de emergência, deve-se obedecer à ordem ABC de avaliação na sala de emergência.
- No paciente com AVCi, não se deve esquecer de aferir e registrar em prontuário a pressão arterial em quatro membros e a glicemia capilar.
- Na avaliação inicial, é fundamental questionar se o paciente faz uso de anticoagulantes e quando fez uso dessas medicações pela última vez.
- A avaliação neurológica do paciente com suspeita de AVCi deve ser breve e objetiva. Recomenda-se seguir os passos da avaliação proposta para o cálculo do escore da escala NIHSS. A pontuação dessa escala deve ser calculada e registrada em prontuário.
- A tomografia computadorizada de crânio é um exame rápido e disponível. Ela permite identificar alguns dos diagnósticos diferenciais ao AVCi, bem como complicações relacionadas a essa doença. No entanto, o exame pode ser normal na fase aguda do AVCi.
- A trombólise endovenosa em casos de dúvida quanto ao diagnóstico de AVCi é segura, desde que não haja contraindicações a esse procedimento.
- A trombólise endovenosa pode ser considerada em até 4,5 h do último momento em que o paciente estava assintomático.
- A trombólise endovenosa também pode ser considerada quando o momento do início dos sintomas é desconhecido e o último momento em que o paciente estava assintomático ocorreu há mais de 4,5 h, desde que o déficit neurológico tenha sido reconhecido há menos de 4,5 h e que certos critérios radiológicos da ressonância magnética de encéfalo sejam preenchidos.
- A trombectomia mecânica pode ser considerada até 24 h do último momento em que o paciente estava assintomático.
- A atenção aos cuidados clínicos gerais para o paciente com AVCi é fundamental para evitar a ocorrência de complicações clínicas.
- O paciente com acidente isquêmico transitório (AIT) apresenta alto risco de sofrer um AVCi, principalmente nos primeiros 2 dias após o evento. Dessa forma, ele deve ser submetido o quanto antes à investigação do mecanismo etiológico subjacente ao AIT. Isso é importante para a instituição precoce da profilaxia secundária adequada.
- O AVCi e o AIT são doenças etiologicamente heterogêneas. Eles podem ser provocados por mecanismos diversos e, portanto, a forma de profilaxia secundária mais adequada varia de caso a caso.

INTRODUÇÃO

O acidente vascular cerebral (AVC) compreende um grupo heterogêneo de doenças cerebrovasculares. De forma geral, pode-se dividir o AVC em isquêmico ou hemorrágico, sendo o primeiro subtipo responsável por 87% dos casos.

O infarto agudo do sistema nervoso central (SNC) é definido como um episódio agudo de disfunção focal do encéfalo, retina e/ou medula espinal com duração maior que 24 h, ou de qualquer duração, se houver evidência radiológica ou patológica de isquemia focal que justifique os sintomas. Quando o infarto acomete estruturas encefálicas, considera-se o evento como um acidente vascular cerebral isquêmico (AVCi). Por outro lado, quando os sintomas do paciente persistem por menos de 24 h e não há evidência radiológica de infarto encefálico, denomina-se o quadro de ataque isquêmico transitório (AIT).

As classes de recomendação (CR) e níveis de evidência (NE) apresentados neste capítulo estão de acordo com a atualização de 2019 das diretrizes para manejo inicial do AVCi agudo da American Stroke Association (ASA).

EPIDEMIOLOGIA

O AVC é a quinta maior causa de mortalidade nos Estados Unidos e a terceira maior causa de anos de vida perdidos ajustados por incapacidade (*disability-adjusted life years*) no mundo.

Como será abordado adiante, o AVCi pode ser provocado por múltiplos mecanismos. Dessa forma, os fatores que aumentam o risco de sua ocorrência podem variar de acordo com o mecanismo subjacente. No entanto, os fatores de risco mais importantes para a maioria dos AVCi são: hipertensão arterial crônica, hipercolesterolemia, aterosclerose carotídea e fibrilação atrial. Outros fatores predisponentes relevantes incluem: tabagismo, abuso de álcool, *diabetes mellitus*, doença renal crônica, obesidade, doença arterial periférica, antecedente familiar ou pessoal de infarto agudo do miocárdio e/ou acidente vascular cerebral isquêmico, e antecedente familiar de morte súbita.

TEMPO É CÉREBRO

Um dos pontos fundamentais que o clínico deve ter em mente no atendimento do paciente com AVCi agudo é que a sua avaliação e a tomada de condutas devem ser ágeis e objetivas. A razão para isso está no comportamento do tecido cerebral submetido à isquemia.

A redução do aporte sanguíneo para uma determinada região encefálica leva à formação de uma área menor de tecido infartado (cuja função é comprometida de forma irreversível), e uma área maior de penumbra isquêmica adjacente (cuja função pode ser recuperada caso seja obtida a reperfusão tecidual). A cada minuto que passa, a área de isquemia cresce sobre a área de penumbra e a probabilidade de recuperação funcional do paciente diminui. Estima-se que a cada minuto que se passa o paciente perde 1,9 milhão de neurônios. Ou seja, tempo é cérebro.

Consequentemente, a eficácia terapêutica das estratégias de reperfusão do AVCi agudo diminui progressivamente com o tempo, e, quanto antes elas forem instituídas, maior a chance de recuperação funcional do paciente. Tendo isso em mente, a ASA recomenda que a avaliação do paciente com suspeita de AVC respeite metas de tempo preestabelecidas (Tabela 1).

▷ **TABELA 1** Principais metas de tempo sugeridas para a abordagem inicial do acidente vascular cerebral (AVC) isquêmico agudo

Meta	Tempo
Da admissão ao primeiro atendimento médico	≤ 10 min
Da admissão ao exame de imagem	≤ 20 min
Da admissão à interpretação do exame de imagem	≤ 45 min
Da admissão à administração da trombólise endovenosa	≤ 60 min*
Da admissão hospitalar até a admissão na unidade de AVC	≤ 3h

* É razoável ter como meta de tempo entre a admissão hospitalar e a administração da trombólise endovenosa ≤ 45 min.

SUSPEITA CLÍNICA E DIAGNÓSTICOS DIFERENCIAIS

A suspeita de AVCi deve ser levantada quando da ocorrência de qualquer déficit neurológico de início súbito. O quadro clínico é muito variável e dependente fundamentalmente da região do encéfalo acometida. É importante enfatizar que nas fases iniciais do AVCi a tomografia computadorizada de crânio pode não evidenciar sinais de isquemia. A Tabela 2 descreve as apresentações clínicas mais comumente encontradas no AVCi, de acordo com as principais artérias encefálicas comprometidas. Deve-se lembrar que quadros clínicos menos típicos podem ocorrer em situações mais raras, como no comprometimento bilateral dessas artérias ou de múltiplos territórios cerebrovasculares concomitantes.

Apesar de a instalação súbita de um déficit neurológico, compatível com o comprometimento de um território cerebrovascular, ser fortemente sugestiva da hipótese de um AVC, nem sempre o diagnóstico é simples. A eventual indisponibilidade de dados quanto ao início e evolução dos sintomas, a ocorrência de rebaixamento do nível de consciência que comprometa o exame físico e a presença de déficits sutis podem representar um desafio para o diagnóstico de AVC na prática clínica do dia a dia. De fato, 20 a 25% das suspeitas clínicas iniciais de AVC não se confirmam após a investigação. A Tabela 3 resume os principais diagnósticos diferenciais para a suspeita de AVC.

Por outro lado, a demanda por uma avaliação e diagnóstico rápido ocasionalmente pode dificultar a identificação do AVCi. Em particular, deve-se ressaltar que a vertigem e/ou tontura, mesmo quando isolados, podem ser provocados pelo AVCi. Apesar de menos de 5% desses casos serem de fato causados por isquemia encefálica, essa queixa clínica é a mais frequentemente associada à falha no diagnóstico adequado de AVCi. A transitoriedade dos sintomas, a ausência de alterações evidentes no exame físico e a dificuldade na pesquisa e interpretação dos achados de exame físico sugestivos de vertigem de origem central justificam, em parte, essa dificuldade diagnóstica. Ademais, a tomografia computadorizada de crânio é pouco sensível para identificação de lesões de fossa posterior (que são as principais relacionadas aos sintomas de tontura e vertigem no AVC) e mesmo a ressonância magnética de encéfalo nas primeiras 24h a 48 h pode não identificar a isquemia nessa região. As particularidades da avaliação da tontura e/ou vertigem no âmbito do pronto-socorro fogem ao escopo deste capítulo. No entanto, para melhor estudo desse tema, recomendamos a leitura da revisão *Diagnosing Stroke in Acute Dizziness and Vertigo: Pitfalls and Pearls*, de Saber Tehrani et al. (2018).

ATENDIMENTO INICIAL EM SALA DE EMERGÊNCIA

A avaliação inicial do paciente com suspeita de AVC deve ser sistematizada, rápida e objetiva, visando

TABELA 2 Quadro clínico do acidente vascular cerebral isquêmico de acordo com o território cerebrovascular comprometido

Território cerebrovascular	Principais déficits neurológicos que podem ser encontrados
Artéria cerebral média direita	Hemiparesia esquerda, paralisia facial central esquerda, hemi-hipostesia esquerda, heminegligência esquerda
Artéria cerebral média esquerda	Hemiparesia direita, paralisia facial central direita, hemi-hipostesia direita, afasia
Artéria cerebral anterior	Paresia e/ou hipostesia de membro inferior contralateral, rebaixamento do nível de consciência (especialmente se bilateral), incontinência urinária
Artéria cerebral posterior	Hemianopsia homônima contralateral, hemi-hipostesia contralateral
Artéria carótida interna	Mesmos déficits encontrados para a artéria cerebral média e artéria cerebral anterior, amaurose do olho ipsilateral
Artérias do sistema vertebrobasilar	Vertigem, alteração de nervos cranianos (com exceção do nervo óptico e do nervo olfatório), hemiparesia e/ou hemi-hipostesia contralateral, paralisia facial central contralateral, ataxia cerebelar

▷ **TABELA 3** Principais diagnósticos diferenciais ao acidente vascular cerebral

Diagnóstico diferencial	Características sugestivas
Síncope	Rebaixamento de nível de consciência, sem déficits focais
Crise epiléptica	Sintomas positivos (abalos musculares, automatismos, formigamento, fotopsias etc.), antecedente de epilepsia
Hipoglicemia	Rebaixamento de nível de consciência, glicemia capilar baixa, antecedente de *diabetes mellitus*
Aura de enxaqueca	Sintomas transitórios e seguidos ou concomitantes a cefaleia migranosa
Encefalopatia de Wernicke	Antecedente de etilismo e/ou desnutrição, confusão mental, ataxia cerebelar, oftalmoplegia
Hemorragia subdural crônica agudizada	Antecedente de quedas frequentes, déficit neurológico progressivo com piora súbita
Tumor cerebral	Antecedente de neoplasia, déficit neurológico progressivo com ou sem piora súbita
Transtorno conversivo	Ausência de déficits neurológicos objetivos, achados inconsistentes ao exame físico

▷ **QUADRO 1** O que fazer se há dúvida quanto ao diagnóstico de acidente vascular cerebral isquêmico (AVCi)?

Como já exposto, nem sempre o diagnóstico do AVCi é evidente e dúvidas podem surgir no dia a dia do atendimento do paciente em um pronto-socorro. Por um lado, o diagnóstico errôneo de AVCi pode levar a indicação inadequada de trombólise endovenosa e teoricamente submeter o paciente a riscos desnecessários inerentes a essa intervenção, como angioedema orolingual e sangramentos. Por outro lado, ao deixar de realizar a trombólise endovenosa em pacientes com AVCi, priva-se o indivíduo do importante benefício dessa intervenção para o seu prognóstico funcional.

É fundamental enfatizar, no entanto, que estudos demonstraram que a realização da trombólise endovenosa em pacientes nos quais a suspeita clínica de AVCi não se confirmou apresenta riscos de complicações muito baixos, desde que não haja contraindicações a essa intervenção. Em outras palavras, a trombólise endovenosa em pacientes em que há dúvida diagnóstica de AVCi é segura, desde que não haja contraindicações a ela.

permitir a instituição de estratégias de reperfusão cerebral o quanto antes, ao mesmo tempo em que pontos essenciais ao diagnóstico e aos cuidados do paciente não sejam deixados de lado. Dessa forma, apesar de separarmos para fins didáticos os passos principais do atendimento inicial, na prática, a avaliação e a estabilização clínicas, e a coleta dos exames iniciais devem ser realizadas concomitantemente. Para tanto, o trabalho em equipe coeso e a comunicação clara entre os diferentes profissionais médicos e da enfermagem é fundamental.

Avaliação clínica inicial

Um ponto fundamental inicial do atendimento do paciente com suspeita de AVC é a coleta de informações. Ela deve ser dirigida e objetiva, sem deixar de obter os dados que serão mais importantes para a tomada de decisões. Dessa forma, é sempre importante realizar a anamnese do paciente na presença de familiares e acompanhantes que preferencialmente tenham presenciado o ictus. Na abordagem inicial do paciente, os três pontos principais a serem questionados são:

- Quando foi o último momento em que o paciente estava assintomático. Nos casos em que o doente desperta pela manhã com déficits (*wake-up stroke*), é importante não apenas questionar quando ele adormeceu, mas também se ele teve despertares durante a noite, nos quais ainda estava assintomático, e quando esses despertares ocorreram. Caso tenham se transcorrido mais de 4,5 h desde o último momento assintomático, deve-se precisar também o momento em que o déficit neurológico foi percebido pelo paciente, ou reconhecido por outros (caso o paciente não seja capaz de prover essa informação). Deve-se enfatizar que a decisão

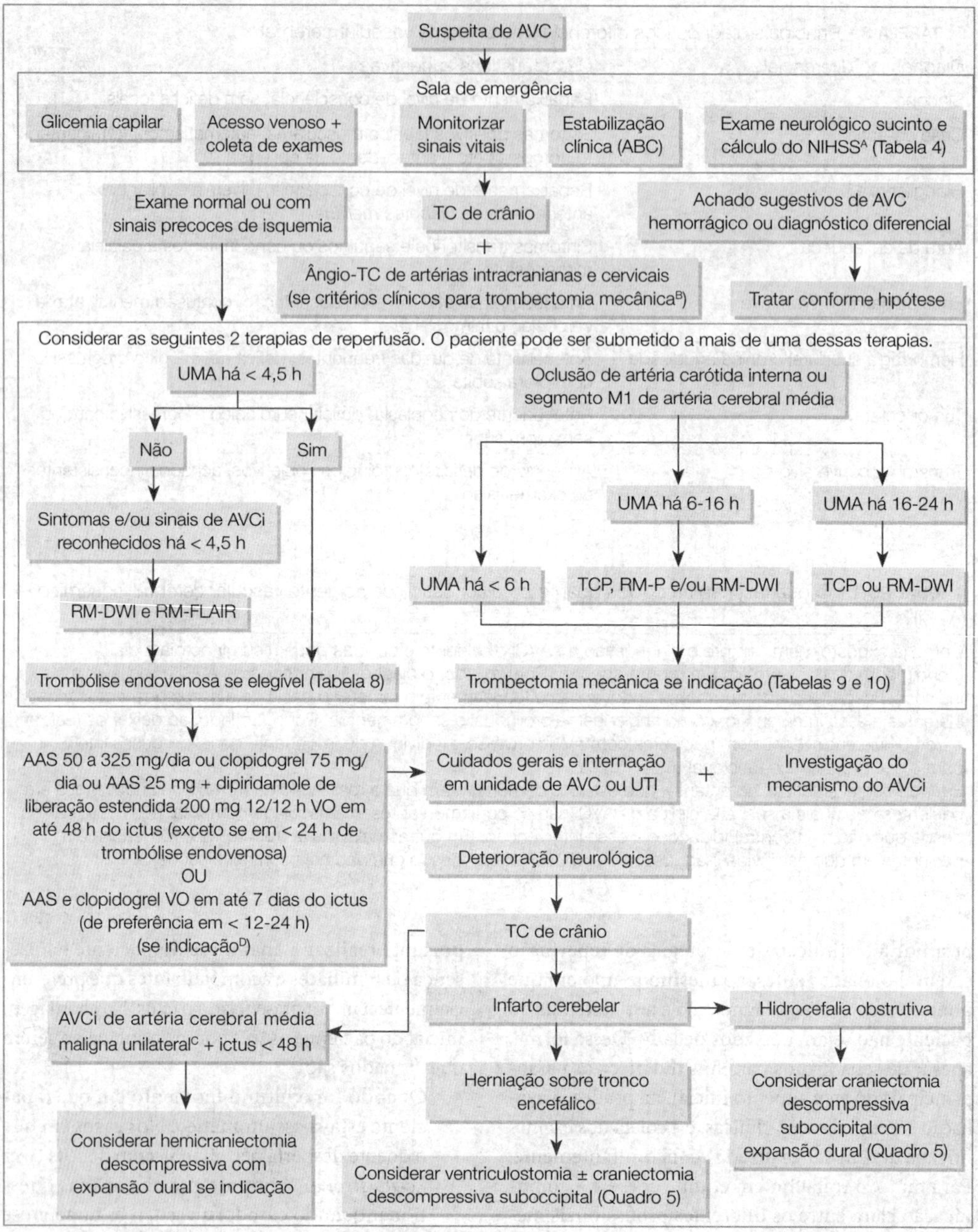

▷ **FIGURA 1** Atendimento Inicial ao paciente com suspeita de acidente vascular cerebral isquêmico.

[A] NIHSS: *National Institutes of Health Stroke Scale*. [B] Critérios clínicos de indicação de trombectomia mecânica: < 16 h de ictus: NIHSS ≥ 6; 16-24 h de ictus: NIHSS ≥ 10. [C] AVCi que compromete mais de 50% do território da artéria cerebral média ou tem > 145 mL de volume no território dessa artéria. [D] Critérios de indicação de dupla antiagregação com AAS e clopidogrel (todos necessários): AVCi não cardioembólico; NIHSS ≤ 3; não recebeu trombólise endovenosa; sem contraindicações a AAS e/ou clopidogrel.

AAS: ácido acetilsalicílico; AVC: acidente vascular cerebral; AVCi: AVC isquêmico; NIHSS: *National Institutes of Health Stroke Scale*; RM-DWI: sequência de difusão de ressonância magnética de encéfalo; RM-FLAIR: sequência Fluid-Attenuated Inversion Recovery da ressonância magnética de encéfalo; RM-P: sequência perfusão de ressonância magnética de encéfalo; TC: tomografia computadorizada; TCP: perfusão cerebral por tomografia computadorizada; UMA: último momento em que o doente estava sabidamente assintomático; UTI: unidade de terapia intensiva; VO: via oral.

por indicar ou não terapias agudas de reperfusão encefálica depende dessas informações, que devem ser as mais precisas possíveis.

- Obter dados sobre antecedentes mórbidos e medicações em uso. Se o paciente fizer uso de anticoagulantes, questionar quando ele fez uso da última dose.
- Avaliar a presença de contraindicações para trombólise endovenosa (TEV).

Enquanto os dados supracitados são colhidos, um exame físico direcionado deve ser realizado, incluindo principalmente:

- Monitorização de sinais vitais e coleta da glicemia capilar.
- Aferição da pressão arterial (PA) em quatro membros. A assimetria significativa da PA entre membros superiores, ou entre membros superiores e inferiores, pode sugerir dissecção aórtica.
- Realizar exame neurológico sucinto e calcular o *National Institutes of Health Stroke Scale* (NIHSS), apresentado na Tabela 4 (CR I; NE B-NR).

Estabilização clínica inicial

Da mesma forma que para qualquer emergência clínica, a avaliação do paciente deve obedecer à sequência ABC (A – via aérea, B – *breathing*/respiração, C – cardiovascular e hemodinâmico).

▷ **TABELA 4** Pontuação do *National Institutes of Health Stroke Scale* (NIHSS)

Item	Aspecto avaliado	Pontuação
1A	Nível de consciência	0 – Alerta 1 – Desperta a estímulos leves 2 – Desperta a estímulos vigorosos, repetitivos e/ou dolorosos 3 – Não desperta
1B	Orientação (idade e mês atual)	0 – Responde adequadamente as 2 questões 1 – Responde adequadamente 1 questão 3 – Não responde adequadamente ambas as questões
1C	Resposta a comandos simples (abrir e fechar mão, abrir e fechar olhos)	0 – Realiza adequadamente os 2 comandos 1 – Realiza adequadamente 1 comando 3 – Não realiza adequadamente ambos os comandos
2	Olhar conjugado horizontal	0 – Normal 1 – Desvio conjugado do olhar, suprimível pelo reflexo oculocefálico E/OU paresia de 1 nervo da motricidade ocular extrínseca 2 – Desvio conjugado do olhar não suprimível pelo reflexo oculocefálico OU oftalmoparesia de todos os movimentos do olhar
3	Campo visual	0 – Normal 1 – Hemianopsia incompleta ou quadrantoanopsia OU extinção visual 2 – Hemianopsia completa 3 – Cegueira
4	Paralisia facial	0 – Ausente 1 – Discreta 2 – Evidente, apenas em andar inferior da hemiface 3 – Evidente, em andares superior e inferior de hemiface
5	Motricidade de membro superior (5a – esquerdo e 5b – direito)	0 – Sem queda por 10 s 1 – Queda em menos de 10 s, sem encostar em suporte ou leito 2 – Queda em menos de 10 s, encostando em suporte ou leito 3 – Não vence gravidade 4 – Sem movimento Não testável – se amputação ou fusão articular
6	Motricidade de membro inferior (5a – esquerdo e 5b – direito)	0 – Sem queda por 5 s 1 – Queda em menos de 5 s, sem encostar em suporte ou leito 2 – Queda em menos de 5 s, encostando em suporte ou leito 3 – Não vence gravidade 4 – Sem movimento Não testável – se amputação ou fusão articular

(continua)

▷ **TABELA 4** Pontuação do *National Institutes of Health Stroke Scale* (NIHSS) *(continuação)*

Item	Aspecto avaliado	Pontuação
7	Ataxia de membro	0 – Ausente 1 – Presente em 1 membro 2 – Presente em 2 membros Não testável – amputação ou fusão articular
8	Sensitivo	0 – Normal 1 – Hemi-hipostesia 2 – Hemianestesa OU comprometimento sensitivo bilateral OU paciente em coma
9	Linguagem	0 – Normal 1 – Leve. Presente, porém com limitação pequena à comunicação 2 – Grave, com limitação importante à comunicação 3 – Mutismo ou comunicação impossibilitada, ou paciente em coma
10	Disartria	0 – Normal 1 – Presente, porém compreensível 2 – Comunicação não compreensível ou anartria Não testável (presença de barreira à avaliação, p. ex., cânula endotraqueal)
11	Extinção ou heminegligência	0 – Ausente 1 – Extinção presente para 1 modalidade (visual, auditiva, somestésica) 2 – Extinção presente para mais de 1 modalidade, não reconhece parte de próprio corpo ou orienta comportamento motor para apenas 1 hemimundo

Se, durante a avaliação, for observada escala de coma de Glasgow ≤ 8 ou risco de aspiração significativo (p. ex., por disfagia), deve-se considerar a intubação orotraqueal (CR I; NE C). Ademais, a saturação de oxigênio deve ser mantida > 94% (CR I; NE C-LD). Porém, não há benefício em suplementar oxigênio se a saturação de oxigênio em ar ambiente for ≥ 95% (CR III; NE B-R).

A estratégia de controle de pressão arterial (PA) depende do contexto clínico do paciente. Caso o paciente tenha indicação de trombólise endovenosa (Tabela 6), recomenda-se manter a PA < 185 × 110 mmHg até a infusão do trombolítico (CR IIa, NE B-NR), e mantê-la ≤ 180 × 105 mmHg durante e por até 24 h após a sua infusão (CR I; NE B-R). Também, entre pacientes com indicação de trombectomia mecânica (Tabelas 8 e 9), recomenda-se manter a PA < 185 × 110 mmHg (CR IIa; NE B-NR) até o procedimento e ≤ 180 × 105 mmHg por até 24 h (CR IIa; NE B-NR) após a sua realização. As medicações endovenosas e doses recomendadas para controle de PA no contexto de AVC com indicação de terapia aguda de reperfusão encefálica são apresentadas na Tabela 5.

Por outro lado, caso não haja indicação de trombólise e/ou trombectomia mecânica, não é necessário controle pressórico agressivo, desde que não haja condição comórbida que assim o demande (p. ex., dissecção aguda de aorta, eclâmpsia/pré-eclâmpsia, infarto agudo do miocárdio). Reduções muito agressivas da PA nessas circunstâncias, em teoria, podem comprometer ainda mais a área de penumbra isquêmica e a recuperação a longo prazo do paciente. Por essa razão, nesse contexto, apenas se a PA for ≥ 220 × 110 mmHg, é razoável a redução dos níveis pressóricos iniciais em 15% durante as primeiras 24 h do ictus (CR IIb; NE C-Eo).

Por outro lado, a hipotensão não é um achado frequente no paciente com AVCi. Sempre quando presente, deve-se investigar ativamente a presença de situações comórbidas potencialmente graves que a justifiquem, como sepse, infarto agudo do miocárdio, dissecção da aorta, entre outros. Além do mais, a hipotensão e a hipovolemia devem ser corrigidas de modo a manter a perfusão sistêmica necessária à função dos órgãos (CR I, NE C-Eo). Como já mencionado, a hipotensão excessiva pode favorecer o estabelecimento do infarto definitivo na área de penumbra e comprometer o prognóstico funcional do paciente.

Outros cuidados importantes na avaliação inicial do paciente incluem: corrigir hipoglicemia em caso de glicemia capilar < 60 mg/dL (CR I; NE C-LD) e obter ao menos um acesso venoso periférico adequado (que será fundamental para infusão de contraste radiológico, trombolíticos e drogas vasoativas, caso se façam necessários).

Exames laboratoriais iniciais

Apesar de os exames laboratoriais serem relevantes na investigação do mecanismo do AVCi e na escolha pela melhor estratégia de profilaxia secundária, são poucos aqueles que efetivamente levam a mudanças de conduta na fase aguda. Dessa maneira, a coleta desses e o aguardo pelo seu resultado não devem atrasar a infusão de trombolítico, caso haja indicação. De fato, os únicos exames que devem preceder a TEV são apresentados na Tabela 6.

Outros exames importantes que devem ser realizados o quanto antes, mas que não devem atrasar a infusão de trombolíticos, são: troponina (CR I; NE C-LD), eletrocardiograma (CR I; NE B-NR), hemograma, ureia e creatinina, eletrólitos e radiografia simples de tórax (CR IIb, NE B-NR).

Exame de imagem do encéfalo

O exame de imagem do encéfalo é recomendado em toda suspeita de AVCi agudo (CR I; NE A) e tem como objetivos: excluir diagnósticos diferenciais (em particular o AVC hemorrágico); identificar complicações do AVCi; e em casos selecionados, identificar os pacientes que poderiam se beneficiar de terapias agudas de reperfusão encefálica específicas e/ou da craniectomia descompressiva. Ele deve ser realizado obrigatoriamente antes de a TEV ou a trombectomia mecânica serem consideradas.

A escolha do exame a ser realizado depende do contexto clínico em questão, e particularmente da terapia aguda de reperfusão encefálica que estiver sendo considerada (Tabela 7). Por outro lado, deve-se lembrar que o resultado das terapias de reperfusão encefálica é tempo-dependente. Dessa forma,

▷ **TABELA 5** Medicações recomendadas para controle de hipertensão arterial no acidente vascular cerebral isquêmico (AVCi) agudo (CR IIb; NE C-EO)

Medicação	Dose
Labetalol	Se PAS < 230 mmHg e PAD < 120 mmHg: 10-20 mg EV ao longo de 1-2 min, até 2 vezes Se PAS ≥ 230 mmHg e/ou PAD ≥ 120 mmHg: 10 mg EV ao longo de 1 a 2 min, seguido de infusão contínua de 2-8 mg/min
Nicardipina	Iniciar a 5 mg/h e aumentar em 2,5 mg/h a cada 5-15 min, até atingir alvo pressórico. A dose máxima é de 15 mg/h

PAD: pressão arterial diastólica; PAS: pressão arterial sistólica.
Devido ao risco teórico de indução de hipertensão intracraniana e disfunção plaquetária, o nitroprussiato de sódio deve ser considerado como medicação de 2ª linha e utilizado mediante indisponibilidade ou refratariedade a labetalol, nicardipina e clevidipina. Ele pode ser utilizado como 1ª linha caso PAD > 140 mmHg.
Outras medicações podem ser consideradas em pacientes com condições comórbidas que requeiram redução agressiva de pressão arterial (p. ex., síndrome coronariana aguda, insuficiência cardíaca aguda, dissecção aórtica ou pré-eclâmpsia/eclâmpsia).

▷ **TABELA 6** Exames complementares que devem ser considerados antes da infusão de trombolíticos no paciente com acidente vascular cerebral isquêmico agudo

Exame	Indicação
Glicemia capilar	Todos os casos (NE I; CR B-NR)
Tempo de protrombina*	Uso de varfarina ou novos anticoagulantes orais nas últimas 48 h
Tempo de tromboplastina parcial ativada*	Uso de heparina não fracionada ou novos anticoagulantes orais nas últimas 48 h
Atividade de fator Xa direta*[a], tempo de trombina*, tempo de coagulação de ecarina* e plaquetas*	Uso de novos anticoagulantes orais nas últimas 48 h

* Esses exames também devem ser considerados no caso de suspeita clínica forte de coagulopatia.
[a] A atividade de fator Xa direta deve ser calibrada para o novo anticoagulante oral inibidor de fator Xa em questão.

▷ **TABELA 7** Exames de neuroimagem requeridos a depender da terapia de reperfusão encefálica considerada

Terapia de reperfusão encefálica considerada	Exame(s) requerido(s)
Trombólise endovenosa em < 4,5 h do UMA	TC de crânio ou RM do encéfalo
Trombólise endovenosa em > 4,5 h do UMA e em < 4,5 h do reconhecimento do déficit	RM de encéfalo com sequências FLAIR e difusão
Trombectomia mecânica em < 6 h do UMA	TC de crânio ou RM do encéfalo Ângio-TC ou ângio-RM de artérias intracranianas e cervicais
Trombectomia mecânica entre 6 h e 16 h do UMA	**Se utilizados os critérios do estudo DAWN:** TC de crânio com sequência de perfusão ou RM do encéfalo Ângio-TC ou ângio-RM de artérias intracranianas e cervicais
	Se utilizados os critérios do estudo DEFUSE-3: TC de crânio com sequência de perfusão ou RM de encéfalo com sequência de perfusão Ângio-TC ou ângio-RM de artérias intracranianas e cervicais
Trombectomia mecânica entre 16 h e 24 h do UMA	TC de crânio com sequência de perfusão ou RM do encéfalo Ângio-TC ou ângio-RM de artérias intracranianas e cervicais

RM: ressonância magnética; TC: tomografia computadorizada; UMA: último momento assintomático.

quando indicadas, elas deverão ser instituídas o quanto antes, e não atrasadas por exames complementares que não sejam necessários (CR I; NE B-NR).

Tomografia computadorizada de crânio

A tomografia computadorizada (TC) de crânio sem contraste em geral é suficiente para a exclusão dos diagnósticos diferenciais principais, incluindo a hemorragia intracraniana (CR I, NE A) e identificação de complicações. Ademais, a grande disponibilidade, o menor custo e a agilidade desse exame o tornam uma opção interessante em detrimento de outras modalidades de neuroimagem. No entanto, é importante lembrar que no AVCi agudo a TC pode ser normal ou evidenciar apenas sinais discretos de isquemia encefálica (p. ex., a perda de diferenciação da atenuação entre as substâncias branca e cinzenta, edema cortical leve, hipoatenuação discreta no local do infarto). Outro sinal que pode estar presente na fase aguda do AVCi é o da artéria cerebral média hiperdensa. Esse sinal é caracterizado pela hiperatenuação da artéria cerebral média ipsilateral ao suposto infarto cerebral e sugere a presença de um coágulo nesse vaso. Trata-se de um sinal com alta especificidade, porém de baixa sensibilidade para o diagnóstico de AVCi.

Alberta Stroke Programme Early CT Score (ASPECTS)

É possível quantificar a extensão das alterações isquêmicas encefálicas iniciais na TC de crânio sem contraste por meio do *Alberta Stoke Programme Early CT Score* (ASPECTS). Esse escore é aplicável apenas aos AVCi no território da artéria cerebral média. A sua pontuação máxima é de 10, e quanto menor a pontuação, mais extensa a área de isquemia. A cada decremento de 1 ponto do ASPECTS, a probabilidade de independência funcional a longo prazo é reduzida (OR 0,81; intervalo de confiança de 95% 0,75 a 0,87; para cada 1 ponto de decremento). Por outro lado, é importante enfatizar-se que pontuações menores do ASPECTS não anulam o benefício da trombólise endovenosa.

Para se avaliar a pontuação desse escore, utilizam-se dois cortes tomográficos: um no nível dos núcleos da base e outro logo acima desses. São então identificadas nesses cortes 10 regiões do território de irrigação da artéria cerebral média (Figura 2). A cada região acometida por sinais radiológicos precoces de isquemia encefálica reduz-se 1 ponto do ASPECTS. Esses sinais são, em geral, mais facilmente reconhecidos na janela aproximada de 50 × 30.

Para maiores informações sobre o ASPECTS e sua aplicação, acesse o *link* http://www.aspectsinstroke.com/.

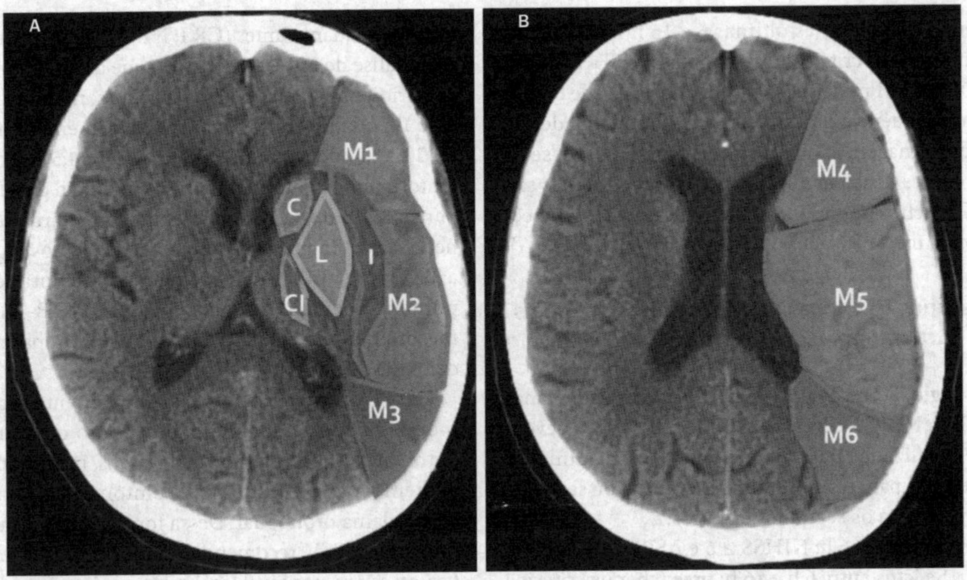

▷ **FIGURA 2** Cortes tomográficos e regiões analisadas pelo *Alberta Stroke Programme Early CT Score* (ASPECTS). As imagens ilustram cortes de tomografia computadorizada de crânio no nível dos núcleos da base (A) e logo acima deles (B). No hemisfério cerebral esquerdo estão apresentadas as regiões analisadas durante a avaliação do ASPECTS. Em A, essas regiões incluem: núcleo caudado (C), cápsula interna (CI), núcleo lentiforme (L), ínsula (I), opérculo frontal (M1), lobo temporal anterior (M2) e lobo temporal posterior (M3). Já em B, é considerado o território de irrigação da artéria cerebral média, dividido em 3 partes: anterior (M4), lateral (M5) e posterior (M6).

Ressonância magnética de encéfalo

A ressonância magnética (RM) de encéfalo é significativamente mais sensível que a TC de crânio para identificação da isquemia encefálica aguda. A sequência de difusão (DWI) da RM altera-se em apenas poucos minutos do ictus, e permite identificar a isquemia encefálica com ictus há < 6 horas com sensibilidade de 91 a 97%. Em comparação, a TC de crânio nesse contexto tem sensibilidade de apenas 42 a 73%. A RM de encéfalo também permite avaliar com maior detalhe sinais de complicações relacionados a isquemia encefálica, bem como diagnósticos diferenciais. Inclusive, o uso de sequências de suscetibilidade magnética (p. ex., GRE, T2*) torna o exame eficaz para excluir sangramentos intracranianos (CR I, NE A).

Por outro lado, a RM é um exame mais caro, exige maior colaboração do paciente, e é menos disponível no contexto dos prontos-socorros. O exame também requer mais tempo do que a TC para ser realizado. Para agilizar o exame, recomenda-se a realização de protocolos reduzidos, mas que devem incluir as seguintes quatro sequências: T2, difusão (DWI), *fluid-attenuated inversion recovery* (FLAIR) e uma sequência de suscetibilidade magnética (p. ex., GRE, T2*). Com esses protocolos, o exame requer cerca de 15 minutos para ser concluído.

A RM de encéfalo em geral representa uma alternativa à TC de crânio. No entanto, ela é obrigatória na seleção do paciente para a trombólise endovenosa, quando o último momento em que ele estava sabidamente assintomático ocorreu há mais de 4,5 horas e o reconhecimento do déficit ocorreu há menos de 4,5 horas. Nesse caso, a RM é necessária para a identificação do *mismatch* DWI positivo e FLAIR negativo (CR IIa, NE B-R), que indica benefício da intervenção.

Ela também é importante para a seleção, pelos critérios do estudo DAWN (Tabela 10A), de pacientes com AVCi por oclusão da artéria carótida interna ou do segmento M1 da artéria cerebral média para trombectomia mecânica, quando o último momento em que eles estavam sabidamente assintomáticos ocorreu nas últimas 6 a 24 horas. Por outro lado, caso o último momento assintomático tenha ocorrido nas últimas 6 a 16 horas, e sejam utilizados os critérios do estudo DEFUSE-3 (Tabela 10B), a RM pode ser substituída pela TC de crânio com sequência de perfusão. Essas modalidades de neuroimagem são necessárias para analisar-se os volumes de isquemia e de penumbra, os quais são parâmetros importantes para indicação de trombectomia mecânica após 6 horas do *ictus* (CR I; NE A).

Estudos não invasivos de artérias cervicais e intracranianas

A ângio-TC ou ângio-RM de artérias intracranianas (CR I; NE A) e cervicais (CR IIb; NE C-EO) devem ser realizadas para os pacientes potencialmente elegíveis para trombectomia mecânica, ou seja, que preencham os seguintes critérios:

- Se ictus ≤ 6 h: NIHSS ≥ 6 e ASPECTS ≥ 6.
- Se ictus entre 6 h e 16 h: preencher os critérios de inclusão do estudo DAWN (Tabela 10A) e/ ou DEFUSE 3 (Tabela 10B).
- Se ictus entre 16h e 24 h: preencher os critérios de inclusão do estudo DAWN (Tabela 10A).

É importante enfatizar que a realização desse exame NÃO deve atrasar a administração de TEV, caso haja indicação. Esse exame pode ser realizado durante a infusão da alteplase, caso seja viável. Outra consideração relevante é que, nas circunstâncias supracitadas, pode ser razoável realizar a injeção de contraste iodado para ângio-TC antes do resultado da creatinina sérica, desde que o paciente não tenha antecedente de nefropatia (CR IIa; NE B-NR).

TERAPIAS DE REPERFUSÃO CEREBRAL

Trombólise endovenosa (TEV) com alteplase

A TEV deve ser considerada para todo paciente com AVCi cujo último tempo em que estava assintomático foi há menos de 4,5 h (Tabela 8). Ademais, em situações em que o momento exato do ictus é desconhecido, mas o déficit foi reconhecido há menos de 4,5 h, a TEV também deve ser considerada para certos pacientes (Quadro 2). Essa intervenção resulta em melhora do prognóstico funcional dos pacientes em 3 a 6 meses. A eficácia da terapia é eminentemente tempo-dependente e ela deve ser iniciada o quanto antes (CR I; NE A). De fato, uma metanálise de 2014 demonstrou que o número necessário para tratar (NNT) da TEV com alteplase é de 10, quando administrada nas primeiras 3 h, e de 20, quando administrada entre 3 e 4,5 h. Portanto, é importante evitar atrasos no início da TEV para a realização de exames complementares desnecessários. Também não é recomendado postergar a TEV para avaliar se o paciente irá melhorar espontaneamente dos déficits (CR III, NE B-NR), mesmo quando ele já tenha tido melhora parcial deles desde o ictus.

A TEV é uma intervenção amplamente recomendada e segura. No entanto, como qualquer outra intervenção, ela apresenta riscos, incluindo o de hemorragia intracraniana sintomática e o de angioedema orolingual. Dessa forma, antes de administrar a TEV, recomenda-se informar o paciente e/ou seu responsável legal sobre os riscos e benefícios potenciais da terapia, bem como obter termo de consentimento por escrito desses para a infusão do trombolítico.

As indicações e contraindicações da TEV com alteplase são apresentadas na Tabela 8. As recomendações e os cuidados quanto à administração de TEV são descritos no Quadro 3.

Em relação à última edição, as diretrizes da ASA para manejo incial do AVCi de 2019 sofreram duas principais mudanças quanto à seleção de pacientes para a TEV:

1. Inclusão de indicação para pacientes com mais de 4,5 h do último momento sabidamente assintomático mediante presença de dissociação DWI-FLAIR (discutido no Quadro 2).
2. A presença de NIHSS ≤ 5 com déficits não incapacitantes foi considerada contraindicação absoluta.

Análises de subgrupos de estudos prévios, como o *International Stroke Trial 3* (IST-3), o *NINDS rt-PA Trial* e o *Safe Implementation of Treatments in Stroke – International Stroke Thrombolysis Registry* (SITS-ISTR) obtiveram resultados inconsistentes quanto ao benefício da TEV para pacientes com déficits leves. Porém, os resultados recentemente publicados do ensaio clínico randomizado PRISMS, que incluiu pacientes com NIHSS ≤ 5 e déficits não incapacitantes, não evidenciaram benefício da TEV em até 3 h do último momento assintomático quando comparada a AAS 325 mg em termos de fun-

▷ **TABELA 8** Critérios de indicações e contraindicações para trombólise endovenosa com alteplase

Critérios de indicação	
▪ ≥ 18 anos ▪ < 3 h desde última vez em que estava assintomático (CR I, NE A) OU ▪ Entre 3 e 4,5 h desde última vez em que estava assintomático (CR I, NE B-R) OU ▪ 4,5 h do último momento em que estava assintomático, desde que sejam preenchidos todos os seguintes critérios (CR IIa, NE B-R): 1. O déficit/sintoma do AVCi foi reconhecido há menos de 4,5 h 2. Presença de hipersinal em sequência DWI da RM de encéfalo com extensão menor que um terço do território da ACM 3. Ausência de alteração de sinal visível em sequência FLAIR da RM de encéfalo em território onde há hipersinal da DWI	
Critérios de contraindicação absoluta	
▪ NIHSS ≤ 5 com déficit neurológico não incapacitante[A] ▪ Sinais de hemorragia intracraniana na TC de crânio/RM de encéfalo ▪ AVC isquêmico em últimos 3 meses ▪ Cirurgia intracraniana ou intraespinal em últimos 3 meses ▪ Suspeita clínica e/ou radiológica de hemorragia subaracnóidea ▪ Plaquetas < 100.000/mm^3, INR > 1,7, TTPa > 40 s ou TP > 15 s ▪ Uso concomitante de abciximab e/ou de aspirina EVC ▪ Suspeita de dissecção de aorta ▪ Pressão arterial ≥ 185 × 110 mmHg (pode ser reduzida com medicação, deixando de ser contraindicação) ▪ Neoplasia intracraniana intra-axial (p. ex., glioblastoma multiforme)	▪ Áreas extensas de clara hipoatenuação do parênquima encefálico em TC de crânio ▪ Traumatismo cranioencefálico grave nos últimos 3 meses ▪ Traumatismo cranioencefálico grave agudo[B] ▪ Antecedente pessoal de sangramento intracraniano ▪ Neoplasia gastrointestinal ou sangramento gastrointestinal nos últimos 21 dias ▪ Recebeu dose terapêutica de heparina de baixo peso molecular nas últimas 24 h ▪ Uso de inibidores diretos de trombina ou de fator Xa em ≤ 48 h (assumindo que a função renal seja normal), EXCETO SE todas as provas de coagulação normais[D] ▪ Suspeita de endocardite infecciosa
Situações que merecem consideração de risco e benefício	
▪ Situações especiais entre 3 e 4,5 h: > 80 anos, antecedente de AVC prévio e *diabetes mellitus*, déficits neurológicos leves (NIHSS ≤ 5), porém incapacitantes[A]	▪ Benefício provável e segurança estabelecida para > 80 anos (CR IIa; NE B-NR) e benefício provável para demais situações (CR IIb; NE B-NR)
▪ Situações especiais entre 3 e 4,5 h: NIHSS > 25	▪ Benefício desconhecido (CR IIb; NE C-LD)
▪ Funcionalidade prévia comprometida (escore de Rankin modificado ≥ 2)	▪ Não aumenta risco de transformação hemorrágica sintomática. Porém, benefício pode ser menor e risco de mortalidade maior. Levar em consideração qualidade de vida do paciente, suporte social, necessidade de cuidador, local de residência, preferências de paciente e familiares e objetivos de cuidados (CR IIb; NE B-NR)
▪ Demência prévia	▪ Podem se beneficiar de TEV. Considerar expectativa de vida e funcionalidade prévia para determinar se TEV pode oferecer benefício clinicamente significativo (CR IIb; NE B-NR)
▪ Melhora precoce	▪ TEV é razoavel em pacientes que apresentaram melhora rápida e espontânea dos déficits, porém que mantêm déficit significativo (CR IIa; NE A)
Situações que merecem consideração de risco e benefício	
▪ Crise epiléptica em ictus	▪ Aumenta chance de diagnóstico diferencial. A TEV é razoável se houver déficits neurológicos residuais após a crise não atribuíveis ao pós-ictal (CR IIa; NE C-LD)

(continua)

▷ **TABELA 8** Critérios de indicações e contraindicações para trombólise endovenosa com alteplase *(continuação)*

▪ Glicemia < 50 mg/dL ou > 400 mg/dL	▪ A administração do TEV é razoável após correção (CR IIb; NE C-LD)
▪ Coagulopatia	▪ Se história clínica de diátese hemorrágica e/ou coagulopatia, a segurança e a eficácia da TEV são desconhecidas. Considerar caso a caso (CR IIb; NE C-LD)
▪ Uso de varfarina com INR ≤ 1,7 ou TP < 15 s	▪ TEV pode ser razoável (CR IIb; NE B-NR)
▪ Punção lombar há menos de 7 dias	▪ TEV pode ser considerada (CR IIb; NE C-EO)
▪ Punção arterial em sítio não compressível em menos de 7 dias	▪ A eficácia e a segurança da TEV são desconhecidas (CR IIb; NE C-LD)
▪ Sangramento genitourinário ou gastrointestinal prévio	▪ A literatura descreve risco de sangramento baixo nessas condições. TEV pode ser razoável (CR IIb; NE C-LD) (obs.: sangramento gastrointestinal nos últimos 21 dias contraindica a TEV)
▪ Traumatismo grave nos últimos 14 dias, não comprometendo cabeça	▪ Ponderar gravidade de potencial déficit neurológico sequelar e risco de sangramento de lesões relacionadas ao trauma (CR IIb; NE C-LD)
▪ Cirurgia de grande porte nos últimos 14 dias	▪ Ponderar benefícios de redução de déficit neurológico com TEV e risco de sangramento em sítio cirúrgico (CR IIb; NE C-LD)
▪ Menstruação e menorragia	▪ Pode haver aumento do fluxo menstrual se TEV durante menstruação, mas o benefício provavelmente supera riscos (CR IIa; NE C-EO). ▪ Se menorragia recente ou atual associada a hipotensão ou anemia clinicamente significativa, é provavelmente indicado discutir risco e benefício de TEV com ginecologista (CR IIa; NE C-EO). Caso não haja hipotensão ou anemia clinicamente significativa, os benefícios da TEV provavelmente superam os riscos, e a TEV pode ser considerada (CR IIb; NE C-LD)
▪ Dissecção arterial cervical e/ou intracraniana	▪ Se extracraniana, a TEV é razoavelmente segura (CR IIa; NE C-LD). Se intracraniana, o benefício e o risco de sangramento não são conhecidos (CR IIb; NE C-LD)
▪ Aneurisma intracraniano não roto e não tratado	▪ Se < 10 mm, a TEV é razoável e provavelmente recomendável (CR IIa; NE C-LD). Se ≥ 10 mm, o benefício e o risco não são bem estabelecidos (CR IIb; NE C-LD)
▪ Malformação vascular intracraniana não rota e não tratada	▪ Benefício e risco não são bem estabelecidos (CR IIb; NE C-LD). Como o risco de sangramento é aumentado, pode ser considerada em casos de AVC isquêmico com déficit neurológico grave e alta probabilidade de morbimortalidade, que supera o risco de sangramento intracraniano (CR IIb; NE C-LD)
▪ Micro-hemorragias cerebrais em RM de encéfalo	▪ Se ≤ 10, a TEV é razoável (CR IIa; NE B-NR). Se > 10, pode haver maior risco de sangramento e benefícios são incertos. A TEV pode ser razoável se há potencial de benefício substancial (CR IIb; NE B-NR)
▪ Uso concomitante de tirofiban e/ou epifibatide	▪ A eficácia da TEV não é bem estabelecida (CR IIb; NE B-NR)
▪ Neoplasia intracraniana extra-axial (p. ex., meningioma)	▪ TEV é provavelmente recomendada (CR IIa; NE C-EO)
▪ Infarto agudo do miocárdio atual	▪ É razoável TEV em dose recomendada para isquemia cerebral, seguida de angioplastia coronariana se indicada (CR IIa; NE C-EO)

(continua)

▷ **TABELA 8** Critérios de indicações e contraindicações para trombólise endovenosa com alteplase *(continuação)*

▪ Infarto agudo do miocárdio em < 3 meses	▪ TEV é razoável se infarto agudo do miocárdio sem supra de ST, ou com supra de ST em miocárdio inferior ou direito (CR IIa; NE C-LD). ▪ TEV pode ser razoável se infarto agudo com supra de ST em miocárdio anterior esquerdo (CR IIb; NE C-LD)
▪ Pericardite aguda	▪ Caso a sequela neurológica provável seja grave, TEV pode ser razoável (CR IIb; NE C-EO). Nesse caso, recomenda-se avaliação urgente de cardiologista ▪ Se a sequela neurológica provável for leve, é incerto se os riscos da TEV superam os benefícios (CR IIb; NE C-EO)
▪ Trombo em átrio ou ventrículo esquerdos	▪ Caso a sequela neurológica provável seja grave, TEV pode ser razoável (CR IIb; NE C-LD) ▪ Se a sequela neurológica provável for leve, é incerto se os riscos da TEV superam os benefícios (CR IIb; NE C-LD)
▪ Mixoma cardíaco ou fibroelastoma papilar	▪ TEV pode ser razoável se sequela neurológica provável for grave (CR IIb; NE C-LD)
▪ AVCi periprocedimento (angioplastia cerebral ou cardíaca)	▪ TEV é razoável (CR IIa; NE A)
▪ Neoplasia sistêmica	▪ Segurança e eficácia da TEV não são bem estabelecidas (CR IIb; NE C-LD). Pacientes com expectativa de vida > 6 meses podem se beneficiar da TEV, se não houver outras contraindicações
▪ Gestação	▪ TEV pode ser considerada se benefícios de tratamento de AVC com déficit moderado ou grave superam o risco de sangramento uterino (CR IIb; NE C-LD)
▪ Pós-parto < 14 dias	▪ Segurança e eficácia não estabelecidas (CR IIb; NE C-LD)
▪ Doença oftalmológica hemorrágica (p. ex., retinopatia diabética hemorrágica)	▪ TEV é razoável, mas deve-se ponderar risco de perda visual vs. o benefício potencial de redução da sequela neurológica por AVC (CR IIa; NE B-NR)
▪ Doença falciforme	▪ TEV pode ser benéfica (CR IIa; NE B-NR)
▪ Sinal da artéria cerebral média hiperdensa	▪ TEV pode ser benéfica (CR IIa; NE B-NR)
▪ Uso de drogas ilícitas	▪ Pode ter contribuído para AVC. TEV é razoável (CR IIa; NE C-LD)
▪ Doença renal crônica dialítica	▪ A TEV é recomendada se TTPa normal (CR I, NE C-LD). Caso o TTPa seja alargado, o risco de complicações hemorrágicas pode ser maior

ACM: artéria cerebral média; AVC: acidente vascular cerebral; AVCi: AVC isquêmico; DWI: sequência de difusão; FLAIR: *fluid-attenuated inversion recovery*; RM: ressonância magnética; TC: tomografia computadorizada; TEV: trombólise endovenosa; TP: tempo de protrombina; TTPa: tempo de tromboplastia parcial ativada.

[A] São amplamente considerados déficits neurológicos incapacitantes: afasia, alteração de marcha, comprometimento de campo visual, fraqueza em membro no qual o paciente não vence a gravidade. Recomenda-se, no entanto, avaliar caso a caso o impacto do déficit na funcionalidade do paciente.

[B] Devido ao risco de complicações hemorrágicas relacionadas ao traumatismo encefálico grave subjacente, a administração de alteplase EV não é recomendada em infartos pós-traumáticos que ocorrem durante a fase aguda intra-hospitalar.

[C] Ácido acetilsalicílico EV não deve ser administrado dentro dos primeiros 90 minutos após o início da alteplase EV.

[D] Provas de coagulação: INR, TTPa, contagem de plaquetas, tempo de trombina, tempo de coagulação de ecarina, atividade de fator Xa direto calibrado para o novo anticoagulante em questão.

▷ **QUADRO 2** Trombólise endovenosa (TEV) após 4,5 h do último momento assintomático

Em cerca de 14 a 27% dos casos de pacientes com AVC isquêmico, o exato momento do ictus é desconhecido. Isso frequentemente ocorre quando o paciente adormece assintomático e desperta com o déficit, ou ainda quando ele estava sozinho e é encontrado com os sintomas e incapaz de comunicar-se. Não é incomum nessas situações que o último horário em que o indivíduo sabidamente estava assintomático tenha ocorrido há mais de 4,5 h. Dessa forma, até recentemente, muitos desses pacientes perdiam a oportunidade de receber TEV, apesar de o momento desconhecido de seu ictus poder ter ocorrido há menos de 4,5 h. No entanto, os estudos MR WITNESS e o WAKE UP, cujos resultados foram publicados em 2018, mudaram esse panorama. Eles levaram em consideração o fato de que enquanto o hipersinal na sequência de difusão (DWI) da RM de encéfalo surge em poucos minutos após o ictus, o hipersinal na sequência FLAIR pode levar algumas horas para ocorrer. Dessa forma, pacientes nos quais o exato momento do ictus é desconhecido, mas que apresentam hipersinal na DWI, sem aumento do sinal do FLAIR na mesma região, têm maior probabilidade de ainda estar na janela para receber a TEV. A segurança do uso desse parâmetro radiológico, chamado de mismatch DWI-FLAIR, para seleção de pacientes para a TEV foi comprovada pelo MR WITNESS. E o WAKE UP demonstrou que, quando comparado ao placebo, a infusão de trombolítico nesse grupo de pacientes com mismatch DWI-FLAIR resulta em maior probabilidade de melhor prognóstico funcional em 90 dias (p = 0,003). Não houve diferença estatisticamente significativa quanto à taxa de sangramento intracraniano entre os dois grupos. Esses resultados levaram à inclusão da indicação de TEV, dentro das condições avaliadas por esses estudos, na mais recente versão das diretrizes para manejo inicial do AVCi agudo da American Stroke Association (ASA). Os critérios de indicação recomendados são: ▪ Último momento em que o paciente estava sabidamente assintomático ocorreu há > 4,5 h. ▪ Déficit/sintoma atribuído ao AVCi reconhecido há < 4,5 h. ▪ Presença de lesão com hipersinal em sequência DWI da RM de encéfalo. ▪ Ausência de alteração de sinal visível em sequência FLAIR da RM de encéfalo em território do AVCi agudo. ▪ Ausência de contraindicações a TEV (Tabela 8). É importante ressaltar que nos estudos supracitados foram excluídos pacientes com NIHSS > 25 e aqueles com lesões com hipersinal na sequência DWI de extensão maior que um terço do território da artéria cerebral média. No estudo WAKE UP também foram excluídos pacientes com plano de realização de trombectomia mecânica.

AVC: acidente vascular cerebral; AVCi: AVC isquêmico; DWI: sequência de difusão; FLAIR: *fluid-attenuated inversion recovery*; RM: ressonância magnética; TEV: trombólise endovenosa.

▷ **QUADRO 3** Administração de alteplase

▪ Dose e administração: 0,9 mg/kg (no máximo de 90 mg). Administrar 10% de dose em *bolus* de 1 min, e restante da dose ao longo de 60 min
▪ Controle de PA: manter PA < 180 × 105 mmHg por 24 h. Aferir PA a cada 15 min por 2 h, depois a cada 30 min por 6 h, e então a cada 1 h até o fim das primeiras 24 h. Caso seja aferida PA sistólica > 180 mmHg e/ou diastólica > 105 mmHg, administrar ou ajustar doses de medicações anti-hipertensivas endovenosas (Tabela 5) e aumentar frequência de aferições de PA
▪ Sinais de alarme para transformação hemorrágica: náuseas, vômitos, hipertensão aguda e/ou refratária, cefaleia intensa, deterioração neurológica. Nesses casos, recomenda-se interromper a infusão de alteplase e realizar TC de crânio de emergência
▪ Cuidados em primeiras 24 h: transferir paciente para UTI ou unidade de AVC. Evitar passar sonda nasoenteral, sonda vesical de demora ou cateter intra-arterial, se possível. Evitar início de anticoagulantes e antiplaquetários, a menos que haja condições concomitantes em que se considere que o risco da não introdução dessas medicações supere o risco de transformação hemorrágica da área isquêmica cerebral (p. ex., tromboembolismo pulmonar grave). Realizar TC de crânio ou RM de encéfalo após as 24 h iniciais e antes do início eletivo de antiagregantes e/ou anticoagulantes

AVC: acidente vascular cerebral; PA: pressão arterial; RM: ressonância magnética.

cionalidade em 90 dias. Ademais, nesse estudo, o risco de hemorragia intracraniana sintomática foi estatisticamente maior entre aqueles que receberam TEV. Esses resultados levaram as novas diretrizes da ASA a contraindicarem a TEV nesse grupo de pacientes (CR III: sem benefício; NE B-R). É importante enfatizar que as diretrizes mantêm a indicação da TEV para pacientes com NIHSS ≤ 5 e déficits incapacitantes (CR I; NE B-R).

Ainda assim, esse tópico permanece motivo de debate entre especialistas. O primeiro ponto de discussão é quanto à definição de déficit incapacitante. Certas circunstâncias são amplamente aceitas como incapacitantes, apesar de frequentemente apresentarem escores baixos no NIHSS: afasia isolada; distúrbios significativos de marcha e/ou equilíbrio; hemianopsia isolada; e fraqueza significativa de membro, na qual o paciente é incapaz de vencer a gravidade. No entanto, há situações menos objetivas, e que devem ser consideradas caso a caso. Por exemplo, uma fraqueza leve ou ataxia discreta de membro superior poderia ser considerada um déficit insignificante para muitos pacientes, porém para alguém que trabalha com profissões que exijam coordenação motora fina e destreza (p. ex., músicos, costureiros), pode ser considerada incapacitante. Mesmo uma disartria leve isolada pode comprometer significativamente a performance profissional de um cantor ou um professor. Outra questão debatida é que pacientes que se apresentam inicialmente com déficits pequenos podem progredir para sequelas neurológicas graves nos primeiros dias após o ictus. Em um estudo observacional publicado em 2012, 29% dos pacientes que apresentaram NIHSS ≤ 5 inicial e não receberam TEV evoluíram com incapacidade significativa em 90 dias. Por fim, o próprio estudo PRISMS supracitado, que levou à mudança das diretrizes, apresenta limitações metodológicas importantes. Ele foi interrompido por questões de financiamento após apenas cerca de um terço do tamanho de amostra inicialmente proposto ter sido atingido, e ambos os braços do estudo tiveram perdas de cerca de 10% de seguimento na avaliação de 90 dias.

Quanto à seleção da medicação para TEV, estudos recentes têm sugerido que a tenecteplase pode ser uma alternativa à alteplase em certas situações. Em ensaio clínico randomizado de fase III de 2017, a tenecteplase demonstrou ser segura e ter eficácia semelhante à da alteplase. Esse estudo foi conduzido em uma população com predomínio de pacientes com déficits pequenos (NIHSS médio de 4) e sem oclusões de grandes artérias intracranianas. Por outro lado, um ensaio clínico publicado em 2018 comparou o uso de tenecteplase ao de alteplase em pacientes com oclusões de artéria carótida interna, de artéria cerebral média ou de artéria basilar, e indicação de trombectomia mecânica. O desfecho primário do estudo foi a reperfusão de mais de 50% do território cerebrovascular envolvido ou a ausência de trombo retirável quando da angiografia inicial. Esse estudo demonstrou maior incidência de reperfusão e melhor prognóstico funcional para os indivíduos tratados com tenecteplase em até 4,5 h do ictus. Dessa forma, as diretrizes atuais da ASA propõem que a tenecteplase pode ser considerada como alternativa à alteplase nas seguintes circunstâncias: 1. em pacientes sem contraindicações à TEV e que também são elegíveis para trombectomia mecânica, na dose de 0,25 mg/kg (no máximo de 25 mg) endovenosa em *bolus* único (CR IIb; NE B-R); 2. em pacientes com déficit neurológico pequeno e sem oclusão de grandes artérias intracranianas, na dose de 0,4 mg/kg (o principal estudo que levou à inclusão dessa indicação utilizou dose máxima de 40 mg) endovenosa em *bolus* único (CR IIb; NE B-R). Apesar de atualmente não haver recomendações formais da ASA para o uso da tenecteplase além das situações supracitadas, é possível que essas indicações tornem-se mais abrangentes no futuro.

Tratamento das complicações da infusão de alteplase

A complicação mais importante da infusão de alteplase é a transformação hemorrágica sintomática. Ela ocorre em 5 a 6% dos pacientes e os seus fatores de risco são: NIHSS elevado, uso prévio de antiagregante ou anticoagulante, presença de microssangramentos em RM de encéfalo. A suspeita clínica é levantada se o paciente desenvolver hipertensão aguda e/ou refratária, náuseas, vômitos, cefaleia intensa ou deterioração neurológica durante ou após a infusão do trombolítico. O tratamento dessa condição é apresentado no Quadro 4.

Outra complicação é o angioedema orolingual. Ele ocorre em 1,3 a 5,1% dos pacientes. Os fatores de risco são: uso de inibidor da conversão de angiotensina e infartos em córtex frontal e ínsula. A suspeita clínica se dá quando há edema de língua, lábios ou orofaringe, em geral contralateral à isquemia cerebral. O tratamento é apresentado no Quadro 5.

Trombectomia mecânica

A trombectomia mecânica (TM) é uma estratégia de reperfusão cerebral incluída nas recomendações de tratamento do AVCi agudo de forma relativamente recente. Em essência, essa estratégia consiste na retirada do trombo agudo de grandes artérias que participam da vascularização cerebral, por meio de dispositivos específicos, denominados *stent retrievers*.

Da mesma forma que para a TEV, essa estratégia proporciona benefício no prognóstico funcional do

▷ **QUADRO 4** Tratamento do sangramento intracraniano sintomático em primeiras 24 h de administração de alteplase para tratamento do acidente vascular cerebral isquêmico (CR IIb; NE C-EO)

Interromper infusão de alteplase
Exames laboratoriais: colher hemograma, INR/TP, TTPa, fibrinogênio e tipagem sanguínea
Reversão de anticoagulação: ▪ Crioprecipitado (que inclua fator VIII) 10 UI EV infundidos em 10-30 min (início de ação em 1 h, pico em 12 h). Se após administração o fibrinogênio for < 150 mg/dL, considerar dose adicional ▪ Ácido tranexâmico* 1.000 mg EV em 10 min OU ácido ε aminocaproico* 4-5 g EV em 1 h, seguido de 1 g EV até controle de sangramento (pico de ação em 3 h)
Avaliação de especialista: avaliação da neurocirurgia e da hematologia em urgência

INR: razão normalizada internacional; TP: tempo de protrombina; TTPa: tempo de tromboplastina parcial ativada.
* Benefício potencial em todos os pacientes, porém particularmente quando hemocomponentes são contraindicados ou recusados pelo paciente e/ou familiares, ou se o crioprecipitado não está disponível em tempo viável.

▷ **QUADRO 5** Tratamento do angioedema orolingual associado com a infusão de alteplase (CR IIb; NE C-EO)

Proteção de via aérea: considerar intubação orotraqueal em caso de insuficiência respiratória ou edema envolvendo laringe, palato, assoalho da boca ou orofaringe, com progressão em menos de 30 min. Intubação orotraqueal pode não ser necessária se o edema é circunscrito à língua anterior e aos lábios
Suspender a infusão de alteplase e inibidores da conversão de angiotensinas
Medicações: metilprednisolona 125 mg EV + difeniframina 50 mg EV + ranitidina 50 mg EV (ou famotidina 20 mg EV)
Se progressão do angioedema: epinefrina 0,1% 0,3 mL subcutâneo ou 0,5 mL por nebulização

paciente em 3 meses. Deve-se citar que os resultados do estudo RESILIENT, publicados em 2020 no *New England Journal of Medicine*, corroboraram o benefício dessa intervenção também para a população brasileira no contexto do nosso Sistema Único de Saúde. Da mesma forma que para a TEV, a eficácia da TM é tempo-dependente. De forma geral, o NNT para a TM varia de 3 a 7,5 entre os grandes estudos sobre a intervenção. É importante destacar que a TM e a TEV não são terapias mutuamente exclusivas: pacientes elegíveis para TEV devem receber o trombolítico mesmo que também tenham indicação de TM (CR 1; NE A); da mesma forma, deve ser considerada a TM tanto em pacientes que receberam quanto nos que não receberam a TEV. Não é recomendado aguardar a resposta clínica à TEV para definir a indicação de TM (CR III: malefício; NE B-R).

Os critérios de indicação da TM variam de acordo com o tempo desde o último momento assintomático (UMA). Os critérios de indicação da TM para pacientes com < 6 h desde o UMA são apresentados na Tabela 9. Já os pacientes que se apresentam entre 6 h e 16 h desde o UMA podem ser candidatos ao procedimento, desde que preenchem os critérios dos estudos DAWN e/ou DEFUSE-3 (CR I; NE A) (Tabelas 10A e 10B). E os pacientes que se apresentam entre 16 h e 24 h desde o UMA também podem ser candidatos à TM, se preencherem os critérios do estudo DAWN (CR IIa; NE B-R) (Tabela 10A).

Tendo em vista os resultados do supracitado estudo RESILIENT, alguns especialistas também têm considerado a indicação da TM para doentes com UMA entre 6 a 8 horas, sem necessidade de RM de crânio ou de sequência perfusão da TC de crânio, no contexto clínico por ele contemplado. Este ensaio clínico incluiu doentes com NIHSS ≥ 8 cujo UMA ocorreu há menos de 8 horas, e excluiu pacientes com ausência completa de colaterais leptomeníngeas em exame de angiotomografia. Os demais critérios de seleção do RESILIENT estão de acordo com as diretrizes atuais da ASA para trombectomia em até 6h do UMA (Tabela 9).

Apesar de as indicações de TM restringirem-se a oclusões da artéria carótida interna e/ou do segmento M1 da artéria cerebral média, há evidência de possível benefício e segurança deste procedimento para oclusão de outras artérias cerebrais. Dessa forma, a TM pode ser considerada nas pri-

▷ **TABELA 9** Indicações de trombectomia mecânica em indivíduos com último momento assintomático < 6 h (CR 1; NE A)

▪ Idade ≥ 18 anos
▪ ERm prévio de 0 a 1
▪ Oclusão de artéria carótida interna ou do segmento M1 de artéria cerebral média
▪ NIHSS ≥ 6
▪ ASPECTS ≥ 6
▪ Tratamento pode ser iniciado em < 6 h do último momento assintomático

ASPECTS: *Alberta Stroke Programme Early CT Score*; ERm: escala de Rankin modificada; NIHSS: *National Institute of Health Stroke Scale*.
Obs. 1: apesar de benefício incerto, a trombectomia mecânica pode ser considerada em pacientes com oclusões dos segmentos M2 ou M3 da artéria cerebral média e demais dos critérios acima para trombectomia mecânica (CR IIb; NE B-R).
Obs. 2: apesar de benefício incerto, a trombectomia mecânica pode ser considerada em pacientes com oclusões da artéria carótida interna ou do segmento M1 da artéria cerebral média que apresentem ERm > 1, ASPECTS < 6 ou NIHSS < 6, e demais critérios acima para trombectomia mecânica (CR IIb; NE B-R).
Obs. 3: apesar de benefício incerto, a trombectomia mecânica pode ser considerada em pacientes com oclusões da artéria cerebral anterior, artéria vertebral, artéria basilar ou artéria cerebral posterior, e demais critérios acima para trombectomia mecânica (CR IIb; NE C-LD).

▷ **TABELA 10** Indicações de trombectomia mecânica em indivíduos com último momento assintomático entre 6 e 24 h

A. De acordo com o estudo DAWN
Critérios de inclusão: ▪ ≥ 18 anos ▪ Oclusão de ACI ou segmento M1 de ACM ▪ Entre 6 h e 24 h desde última vez que estava assintomático ▪ ERm prévia de 0-1 ▪ < 80 anos + NIHSS ≥ 10 + VI < 31 mL* OU ▪ < 80 anos + NIHSS ≥ 20 + VI < 51 mL* OU ▪ ≥ 80 anos + NIHSS ≥ 10 + VI < 21 mL*
Critérios de exclusão: ▪ Expectativa de vida < 6 meses ▪ Traumatismo cranioencefálico grave em últimos 3 meses, com déficit neurológico residual ▪ Recuperação neurológica rápida para NIHSS < 10 ou evidência de recanalização arterial antes de procedimento ▪ Crises epilépticas iniciais que impeçam a obtenção de escore NIHSS adequado ▪ Glicemia < 50 mg/dL ou > 400 mg/dL** ▪ Hb < 7 mmol/L ▪ Pla < 50.000/µL ▪ Na < 130 mmol/L, K < 3 mEq/L ou K > 6 mEq/L ▪ Cr > 3 mg/dL (exceto se paciente com doença renal dialítica) ▪ Hemorragia ativa ou recente em últimos 30 dias ▪ Alergia grave a contraste iodado ▪ Gestante ou lactante ▪ Coagulopatia prévia, deficiência de fator de coagulação, uso de anticoagulante com INR > 3 ou TP > 3 vezes o valor de normalidade, ou, uso de inibidor de fator Xa em últimas 48 h + TP alterado** ▪ PA > 185 × 110 mmHg sustentada ▪ Suspeita de endocardite bacteriana ou de êmbolo séptico ▪ Evidência de hemorragia intracraniana em TC ou RM de encéfalo ▪ Infarto cerebral envolvendo mais de 1/3 do território da ACM na TC ou RM de encéfalo ▪ Tratamento com qualquer aparelho de trombectomia neurovascular ou outra terapia intra-arterial neurovascular antes do procedimento ▪ Evidência de ângio-TC ou ângio-RM de tortuosidade excessiva de vasos cervicais que provavelmente impeçam o procedimento

(continua)

▷ **TABELA 10** Indicações de trombectomia mecânica em indivíduos com último momento assintomático entre 6 e 24 h *(continuação)*

- Suspeita de vasculite cerebral com base no quadro clínico e ângio-TC e/ou ângio-RM
- Suspeita de dissecção de aorta com base no quadro clínico e ângio-TC e/ou ângio-RM
- *Stent* intracraniano implantado em mesmo território vascular que impediria a liberação e/ou retirada segura do equipamento de trombectomia
- Oclusões em múltiplos territórios vasculares confirmados em ângio-TC e/ou ângio-RM, ou evidência clínica de acidente vascular cerebral isquêmico bilateral ou em múltiplos territórios vasculares
- Desvio de linha média por efeito de massa significativa confirmado por TC e/ou RM
- Evidência de tumor intracraniano (exceto meningioma pequeno) confirmado por TC e/ou RM
- Evidência em ângio-TC e/ou ângio-RM de dissecção carotídea com limitação de fluxo, estenose crítica ou oclusão completa de artéria carótida cervical que exige angioplastia com *stent* no momento da trombectomia

ACI: artéria carótida interna; ACM: artéria cerebral média; Cr: creatinina; ERm: escala de Rankin modificada; Hb: hemoglobina; K: potássio; Na: sódio; NIHSS: *NIH Stroke Scale*; Pla: plaquetas; RM: ressonância magnética; TC: tomografia computadorizada; TP: tempo de protrombina; VI: volume de infarto.
* No estudo DAWN, o volume de infarto foi calculado a partir do software RAPID (iSchemaView).
** No estudo DAWN, não foi permitida a correção de níveis de glicemia ou de eventuais alterações dos parâmetros de coagulação que contraindiquem o procedimento para permitir a indicação dele.

B. De acordo com o estudo DEFUSE 3

Critérios de inclusão:
- 18-90 anos
- NIHSS ≥ 6
- Oclusão de ACI ou segmento M1 de ACM
- Entre 6 h e 16 h da última vez que estava assintomático
- ERm prévia de 0-2
- VI < 70 mL*
- Relação de *mismatch** > 1,8*
- Volume de *mismatch** ≥ 15 mL*

Critérios de exclusão:
- Expectativa de vida < 6 meses
- Gestante
- Contraindicação a realização de sequências de perfusão com RM ou TC com contraste
- Alergia a contraste iodado
- Glicemia < 50 ou > 400 mg/dL
- Pla < 50.000
- Coagulopatia congênita, deficiência de fator de coagulação, uso de anticoagulante com INR > 3
- Uso de novo anticoagulante oral recente + ClCr < 30 mL/min
- PA > 185 × 110 mmHg sustentada
- Suspeita de endocardite bacteriana ou êmbolo séptico
- Se o paciente recebeu alteplase com janela de 3 a 4,5 h: > 80 anos, uso atual de angicoagulante, antecedente de AVC + *diabetes mellitus* e/ou NIHSS > 25
- ASPECT < 6
- Evidência de tumor (exceto meningioma pequeno), hemorragia intracraniana e/ou malformação arteriovenosa intracranianos
- Desvio de linha média por efeito de massa
- Oclusões agudas sintomáticas em mais de mais de um território vascular, confirmadas por ângio-TC ou ângio-RM
- *Stent* intracraniano implantado em mesmo território vascular que impede liberação de equipamento de neurotrombectomia
- Dissecção de ACI que limita fluxo ou dissecção de aorta
- Crises epilépticas iniciais que impeçam a obtenção de escore NIHSS adequado
- Realização de trombectomia com uso de aparelho de neurotrombectomia nas 6 h que antecederam o início dos sintomas
- Qualquer condição que, na opinião do médico assistente, contraindique o procedimento endovascular ou represente risco significativo ao paciente caso o procedimento endovascular seja realizado

ACI: artéria carótida interna; ACM: artéria cerebral média; AVC: acidente vascular cerebral; ClCr: *clearance* de creatinina; ERm: escala de Rankin modificada; NIHSS: NIH *Stroke Scale*; PA: pressão arterial; Pla: plaquetas; RM: ressonância magnética; TC: tomografia computadorizada; VI: volume de infarto.
* No estudo DEFUSE-3, esses parâmetros foram calculados a partir de sequências de perfusão da TC ou RM, com auxílio do software RAPID (iSchemaView).

meiras 6 h do ictus em oclusões dos segmentos M2 e M3 da artéria cerebral média (CR IIb, NE B-R), da artéria cerebral anterior, da artéria vertebral, da artéria basilar e da artéria cerebral posterior (CR IIb, NE C-LD), dado que esse procedimento seja tecnicamente viável.

Além dos cuidados gerais preconizados para todos os pacientes que sofreram AVCi, recomenda-se que os pacientes que forem submetidos à TM sejam mantidos com PA ≤ 185 × 110 mmHg antes do procedimento (CR IIa; B-NR), e PA ≤ 180 × 105 mmHg durante e por 24 h após este (CR IIa; NE B-NR).

MEDIDAS TERAPÊUTICAS PARA O EDEMA CEREBRAL ASSOCIADO AO AVCI

O edema cerebral relacionado ao AVCi é uma complicação potencialmente letal que tende a atingir seu ápice entre o 3º e o 4º dia após o ictus. Edema significativo, com risco de herniação cerebral, ocorre principalmente em pacientes que tenham sofrido infarto de áreas encefálicas e/ou cerebelares extensas. Nesses casos, recomenda-se discutir precocemente com o paciente (se possível) e familiares (e/ou representantes legais) sobre alternativas terapêuticas, riscos e desfechos possíveis. O estabelecimento do prognóstico, bem como a decisão por intervenções ou limitações de cuidados devem levar em consideração as preferências do paciente (CR I; NE C-EO). Monitorização neurológica cautelosa nos primeiros dias após o ictus é recomendada, e a transferência precoce de pacientes com risco de edema cerebral significativo para instituições com disponibilidade de equipe de neurocirurgia deve ser considerada (CR I; NE C-LD).

Caso o paciente apresente deterioração neurológica devido a edema cerebral, é necessária a monitorização em ambiente de UTI, e a instituição de medidas clínicas para hipertensão intracraniana (decúbito a 30°, terapia osmótica e hiperventilação moderada breve) e para neuroproteção (p. ex., sedação). Não há evidência de eficácia e há aumento do risco de infecção para o tratamento do edema cerebral isquêmico com corticosteroides (CR III: malefício; NE A). O uso de barbitúricos e de hipotermia terapêutica também não é recomendado (CR III: sem benefício; NE B-R).

Além dessas medidas clínicas, em certos casos deve-se considerar a realização de procedimentos cirúrgicos (Quadros 6 e 7). Para infartos extensos de artéria cerebral média unilateral com deterioração neurológica por edema cerebral nas primeiras 48 h após ictus, a despeito do tratamento clínico, particularmente quando há rebaixamento do nível de consciência, pode ser considerada a hemicraniectomia descompressiva (Quadro 7). Essa cirurgia reduz expressivamente a mortalidade, mas tem benefícios modestos, porém estatisticamente significativos, na melhora da funcionalidade. Em outras palavras, por um lado o procedimento aumenta a proporção de indivíduos que sobrevivem ao AVCi, porém a maioria deles permanece com incapacidade grave a longo prazo. Por outro, o procedimento também leva a aumento estatisticamente relevante de indivíduos com incapacidade não grave (considerado como ERm ≤ 3), em comparação à não realização dele. É importante enfatizar que a maior parte dos ensaios clínicos realizados para a avaliação dessa intervenção foram interrompidos precocemente, o que em teoria poderia levar à superestimação de seus resultados. Os riscos e benefícios dessa terapia devem, portanto, ser discutidos com o paciente e seus responsáveis legais antes da tomada de conduta.

CUIDADOS GERAIS PARA O PACIENTE COM ACIDENTE VASCULAR CEREBRAL ISQUÊMICO RECENTE

Terapia antitrombótica

A introdução de terapia antiagregante na fase aguda do AVCi é uma recomendação consolidada no tratamento dessa doença. No entanto, vale considerar que o NNT para evitar morte ou dependência é de 79 para essa intervenção. Ainda assim, o número necessário para causar dano (NND) é de 574 para sangramento intracraniano sintomático e de 245 para sangramento extracraniano significativo. Ou seja, apesar de o benefício dessa intervenção ser relativamente pequeno em relação a outras medidas, a probabilidade de benefício dela supera os seus riscos.

Portanto, a ASA recomenda a administração de ácido acetilsalicílico (AAS) para o paciente com AVCi agudo em até 48 h do ictus (CR I; NE A). Os principais estudos que estabeleceram a segurança e o benefício do AAS nesse contexto utilizaram doses entre 50 a 325 mg 1 vez ao dia. Para este fim, o clopidogrel 75 mg 1 vez ao dia, ou a combinação

▷ **QUADRO 6** Tratamento cirúrgico do edema em infartos cerebelares

▪ Ventriculostomia ± craniectomia descompressiva suboccipital*: indicada na presença de hidrocefalia obstrutiva após infarto cerebelar (CR I; NE C-LD)
▪ Craniectomia descompressiva suboccipital com expansão dural: indicada em infarto cerebelar com herniação do cerebelo sobre o tronco encefálico, levando a deterioração neurológica a despeito de terapia clínica otimizada para edema encefálico (CR I; NE B-NR)

* A decisão por realizar craniectomia descompressiva suboccipital concomitante ou subsequente à ventriculostomia deve levar em consideração fatores como: tamanho do infarto, condição neurológica, grau de compressão do tronco encefálico e eficácia de terapia clínica.

▷ **QUADRO 7** Hemicraniectomia descompressiva em infartos de território de artéria cerebral média (CR IIa; NE A)

Indicações
▪ ≤ 60 anos ▪ ≤ 48 h de ictus ▪ Isquemia em ≥ 50% do território da ACM ou VI ≥ 145 mL ▪ NIHSS > 15 ▪ Item 1A de NIHSS ≥ 1
Condições em que o risco-benefício da cirurgia é provavelmente desvantajoso
▪ ERm prévio ≥ 3 ▪ Pupilas midriáticas e fixas bilateralmente ▪ Isquemia contralateral ou outras lesões encefálicas que determinem prognóstico ruim ▪ Transformação hemorrágica do infarto com efeito de massa ▪ Expectativa de vida < 3 anos ▪ Coagulopatia conhecida ▪ Contraindicação à anestesia ▪ Gravidez ▪ Escala de Glasgow < 6
Resultados dos principais estudos
▪ Redução de mortalidade em cerca de 50%; 55% dos pacientes voltam a deambular (ERm 2 a 3) e 18% retornam à independência funcional (≤ ERm 2) em 12 meses. ▪ Em indivíduos > 60 anos o procedimento pode ser realizado (CR IIb; NE B-R). A redução de mortalidade é mantida em 50%, mas apenas 18% voltam a ser capazes de deambular (ERm 3) e nenhum retorna à independência funcional em 12 meses.

ACM: artéria cerebral média; ERm: escala de Rankin modificada; NIHSS: NIH *Stroke Scale*; VI: volume de isquemia.

▷ **TABELA 11** Escala de Rankin modificada

Escore	Descrição
0	Assintomático
1	Sintomático, porém sem limitação funcional
2	Limitação funcional leve, sem necessidade de auxílio
3	Limitação funcional moderada, com necessidade de auxílio, porém capaz de andar sem assistência
4	Incapaz de andar sem auxílio
5	Restrito ao leito, incontinente, requer cuidados de enfermagem constantemente
6	Morte

de AAS 25 mg com dipiridamol de liberação estendida 200 mg de 12 em 12 horas também podem ser utilizados como alternativas. Se o paciente foi submetido a TEV, o antiagregante somente deverá ser iniciado somente após 24 h da infusão do trombolítico. Caso o paciente já utilizasse AAS de forma regular quando sofreu AVCi, o benefício de trocar a medicação antiagregante ou aumentar sua dose não é bem estabelecido (CR IIb; NE B-R). Da mesma forma, nos casos de AVCi não cardioembólicos que ocorreram em vigência de uso regular de antiagregante, não é recomendada a sua troca por varfarina (CR III: sem benefício; NE B-NR). A depender do resultado da investigação do mecanismo de AVC, pode-se optar posteriormente por trocar ou associar o AAS com outra medicação para profilaxia secundária de AVCi.

Por outro lado, diretrizes da ASA recomendam a introdução de dupla antiagregação com AAS e clopidogrel em pacientes com AVCi não cardioembólico, NIHSS ≤ 3 e que não tenham recebido TEV. Nesses casos, a dupla antiagregação iniciada em até 7 dias do ictus (mas de preferência em até 12 a 24 horas do mesmo) e continuada por 21 a 90 dias é efetiva em reduzir o risco de recorrência de AVCi por um período de até 90 dias após o ictus (CR I, NE A). Essa conduta também pode ser considerada nos casos de ataque isquêmico transitório (AIT) com ABCD2 ≥ 4. A evidência que respalda essa recomendação provém de dois ensaios clínicos: CHANCE e POINT. O primeiro foi realizado na população chinesa e demonstrou que a dupla antiagregação em pacientes com AVCi e NIHSS ≤ 3 ou AIT com escore ABCD2 ≥ 4 leva a um menor risco de AVC em 90 dias. Nesse estudo, foi administrado por 21 dias AAS 75 mg/dia associado a clopidogrel, com dose de ataque de 300 mg no primeiro dia seguida de 75 mg/dia do segundo dia em diante. O segundo foi um ensaio multicêntrico recente, conduzido com populações ocidentais, que avaliou a eficácia e segurança da dupla antiagregação também em pacientes com AVCi e NIHSS ≤ 3 ou AIT com escore ABCD2 ≥ 4. Ele demonstrou que, apesar do benefício na prevenção de recorrência do AVCi, houve aumento estatisticamente significativo do risco de sangramento intracraniano. Por essa razão, ele foi interrompido precocemente. Diferentemente do primeiro estudo, esse ensaio clínico administrou a dupla antiagregação por 90 dias com ataque de 600 mg de clopidogrel no primeiro dia, seguida de dose de 75 mg/dia a partir do segundo dia, associada a AAS em doses que variaram de 50 a 325 mg/dia. A diferença na forma de administração da dupla antiagregação pode ter justificado as diferenças dos resultados desses estudos.

O uso de anticoagulantes no AVCi agudo com o objetivo de prevenir a recorrência precoce do AVCi, evitar a progressão do déficit neurológico ou de melhorar o prognóstico do paciente não é atualmente recomendado (CR III: sem benefício, NE A).

Cuidados gerais

Apesar do importante desenvolvimento recente das estratégias de reperfusão e da discussão sobre a terapia antitrombótica mais adequada na fase aguda do AVCi, os cuidados gerais ainda são parte essencial do tratamento do paciente. Em essência, o objetivo desses cuidados é evitar a ocorrência de complicações clínicas e de maior estresse metabólico no tecido cerebral em penumbra, diminuindo assim o risco da progressão irreversível desse tecido para o infarto definitivo.

Como já mencionado, a estratégia de controle da PA desses pacientes depende de terem sido instituídas estratégias de reperfusão ou não. Se o paciente não foi submetido a trombólise e estiver com PA ≥ 220 × 120 mmHg, deve-se considerar reduzir 15% da PA inicial nas primeiras 24 h (CR IIb; NE C-EO). É seguro introduzir medicações anti-hipertensivas ou reintroduzir aquelas de uso prévio, durante a internação hospitalar, em pacientes que mantêm PA > 140 × 90 mmHg e apresentam-se neurologicamente estáveis (CR IIa; NE B-R). Caso o paciente tenha sido submetido a trombólise, recomenda-se seguir as orientações do Quadro 3 nas primeiras 24 h. Também, entre os pacientes submetidos a TM, é razoável manter-se uma PA ≤ 180 × 105 mmHg nas primeiras 24 h após o procedimento (CR IIa; NE B-R). Por outro lado, hipotensão e hipovolemia devem ser sempre corrigidas para manter a perfusão sistêmica necessária à função dos órgãos (CR I, NE C-EO).

Além do controle pressórico, recomenda-se para os pacientes com AVCi agudo:

- Proteção de vias aéreas e suporte ventilatório devem ser considerados para pacientes com rebaixamento significativo do nível de consciência ou para aqueles com disfunção bulbar que comprometa a via aérea (CR I; NE C-EO).
- Manter saturação de oxigênio > 94% (CR I; NE C-LD).
- Evitar e tratar hipertermia (temperatura axilar > 38°C). Caso ela ocorra, investigar e tratar possíveis focos de infecção (CR I; NE C-LD).
- Tratar hiperglicemia com alvo terapêutico de glicemia de 140 a 180 mg/dL (CR IIa; NE C-LD). Evitar e tratar a hipoglicemia (CR I; NE C-LD).

- Realizar rastreio para disfagia em todos os pacientes antes de introdução de dieta oral (CR I; NE C-LD). É preferível que o rastreio seja realizado por fonoaudiologista ou outro profissional de saúde treinado (CR IIa; NE C-LD). Em caso de dúvida quanto à presença de disfagia, ministrar dieta por sonda até avaliação de especialista.
- Caso seja considerado que o paciente não tem condições de receber dieta por via oral, a dieta enteral deverá ser iniciada em até 7 dias após o ictus (CR I; NE B-R). É razoável iniciar a administração da dieta por sonda nasoenteral e, posteriormente, realizar gastrostomia percutânea para os pacientes que não se espera serem capazes de receber dieta oral de forma segura por mais que 2 a 3 semanas após ictus (CR IIa; NE C-EO).
- É razoável a implementação de protocolos de higiene oral para reduzir o risco de pneumonia após o AVCi (CR IIb; NE B-NR).
- Instituir profilaxia para doença trombótica venosa em pacientes com imobilidade, de preferência com compressão pneumática intermitente (CR I; NE B-R). Não se recomenda o uso de meias elásticas (CR III: malefício; NE B-R).
- Realizar rastreio para sintomas depressivos com instrumentos estruturados (CR I; NE B-NR). Caso seja diagnosticado transtorno depressivo pós-AVC, oferecer tratamento com antidepressivos se não houver contraindicações e monitorizar resposta terapêutica (CR I; NE B-R).
- Instituir medidas para a prevenção de úlceras de estresse (mudança de decúbito regular, higiene de pele, uso de colchões adequados) em indivíduos acamados e vigiar o surgimento delas com escalas de risco apropriadas (CR I; NE C-LD).
- Direcionar pacientes e seus familiares para recursos de cuidados paliativos, quando apropriado (CR IIa; NE C-EO).
- Evitar uso de rotina de sondas vesicais de demora, devido ao risco de infecções urinárias relacionadas a esses dispositivos (CR III: malefício; NE C-LD).
- Oferecer reabilitação precoce em ambiente interdisciplinar adequado para pacientes com AVCi hospitalizados (CR I; NE A). A reabilitação deverá ser realizada em intensidade proporcional ao benefício esperado e à tolerância do paciente (CR I; NE B-NR). Não é recomendada a mobilização muito intensa e muito precoce (em primeiras 24 horas), pois ela pode reduzir a probabilidade de desfecho favorável em 3 meses (CR III: malefício; NE B-R).
- Profilaxia primária de crises epilépticas com fármacos antiepilépticos não é recomendada (CR III: sem benefício: NE C-LD). Por outro lado, crises epilépticas recorrentes devem ser tratadas de forma similar ao que é feito para outras condições neurológicas agudas, e o fármaco antiepiléptico a ser utilizado deverá ser escolhido de acordo com as características do paciente (CR I; NE C-LD).

Um ponto ainda em discussão sobre os cuidados do paciente com AVCi agudo é quanto ao decúbito recomendado. Em *guidelines* anteriores, a ASA sugeria manter o paciente em posição supina (i. e., a não elevação da cabeceira do paciente), desde que ele não estivesse em hipóxia, risco de obstrução de via aérea superior ou aspiração (como no caso de disfagia importante), ou em hipertensão intracraniana. Essa posição poderia, em teoria, proporcionar maior vantagem quanto à perfusão cerebral. No entanto, os resultados de um ensaio clínico randomizado de *clusters*, publicados em 2017, não evidenciaram benefício dessa medida. Dessa forma, nas suas diretrizes mais recentes, a ASA considera que benefício do decúbito a 0° precoce após internação é incerto (CR IIb; NE B-R). No entanto, esse estudo apresentou limitações importantes: apenas cerca de um terço dos pacientes apresentavam oclusões de grandes artérias cerebrais, a média do NIHSS foi de 4, e a intervenção foi instituída muito tardiamente (em média 14 horas após o ictus). Dessa maneira, alguns especialistas ainda optam por manter as recomendações supracitadas de *guidelines* prévios quanto ao posicionamento da cabeça em pacientes com NIHSS elevado e/ou até a exclusão da presença de oclusão de grandes artérias cerebrais, na ausência das contraindicações clínicas já mencionadas.

ATAQUE ISQUÊMICO TRANSITÓRIO (AIT)

Como já dito, a definição atual de AIT é: um episódio transitório de disfunção neurológica provocado por uma isquemia focal do encéfalo e/ou retina, com duração de sintomas tipicamente menor que 1 hora, e na ausência de evidência de infarto agudo do encéfalo. A presença de sinais clínicos persistentes ou de anormalidades características em exame de imagem define a presença de um acidente vascular cerebral isquêmico. Os diagnósticos diferenciais ao AIT são os mesmos que para o AVCi, com ênfase na aura de enxaqueca, síncope e crises epilépticas. Diferentemente das outras seções deste capítulo, as recomendações desta seção são provenientes do *guideline* de 2009 da ASA sobre AIT.

Apesar de o AIT não resultar, por definição, em infarto encefálico, os mecanismos etiológicos potenciais subjacentes a essa doença são os mesmos do AVCi. Além do mais, esses pacientes têm um risco de cerca de 10% de ocorrência de AVCi nos primeiros 90 dias após o AIT. Esse risco aparenta ser maior nas primeiras 48 h, quando de um quarto a metade dos AVCi ocorrem. Uma forma de estratificar o risco de AVCi em até 2 dias após o AIT é por meio do escore ABCD2 (Tabela 12).

Considerando-se o alto risco de AVCi em um futuro próximo, os cuidados do paciente com AIT não devem ser diferentes daqueles preconizados para os pacientes com AVCi, já abordados previamente neste capítulo com detalhes. A exceção se faz à instituição de estratégias de reperfusão cerebral agudas, como a TEV e a TM, das quais o paciente com AIT não tem indicação. O principal objetivo no tratamento do paciente com AIT é a identificação rápida do mecanismo etiológico subjacente e a instituição de profilaxia secundária específica o quanto antes (CR I; NE B).

Nesse sentido, recomenda-se a internação hospitalar do paciente com AIT que se apresente a serviços de saúde nas primeiras 72 h do evento e tenha quaisquer dos seguintes critérios:

- Escore ABCD2 ≥ 3 (CR IIa; NE C).
- Escore ABCD2 de 0 a 2 e incerteza de que a investigação diagnóstica do mecanismo do AIT possa ser completada em menos de 2 dias em ambiente extra-hospitalar (CR IIa; NE C).
- Escore ABCD2 de 0 a 2 e outra evidência que indique que o evento do paciente foi provocado por AVCi, e não AIT (CR IIa; NE C).

INVESTIGAÇÃO DE MECANISMO ETIOLÓGICO

Em termos etiológicos, o AVCi e o AIT não são doenças homogêneas. Eles podem ser provocados por mecanismos distintos e, portanto, a definição da forma de profilaxia secundária mais adequada varia de caso a caso.

▷ **TABELA 12** Escore ABCD2 para estratificação do risco de acidente vascular cerebral isquêmico em até 2 dias de um ataque isquêmico transitório

	Critérios	Pontuação
A	*Age* – idade ≥ 60 anos	1
B	*Blood pressure* – pressão arterial na primeira avaliação ≥ 140 × 90 mmHg	1
C	*Clinical symptoms* – sintomas ▪ Fraqueza focal ▪ Alteração da fala sem fraqueza focal	 2 1
D	*Duration* – duração dos sintomas ▪ ≥ 60 minutos ▪ 10 a 59 minutos	 2 1
E	*Diabetes mellitus*	1
Interpretação		
Escore final	Risco de AVCi* em 48 h após o AIT**	
0 a 1	0%	
2 a 3	1,3%	
4 a 5	4,1%	
6 a 7	8,1%	

AIT: ataque isquêmico transitório; AVCi: acidente vascular cerebral isquêmico.

▷ **TABELA 13** Principais exames complementares sugeridos para investigação do mecanismo etiológico de um acidente vascular cerebral isquêmico ou de um ataque isquêmico transitório

Objetivo do exame	Alternativas de modalidades de exames complementares*
Avaliar as características morfológicas, número e distribuição da(s) área(s) isquêmica(s) no parênquima encefálico	▪ Ressonância magnética de encéfalo (de preferência) ▪ Tomografia computadorizada de crânio (após ao menos 24 h do início dos sintomas)
Avaliar a presença de patologia das principais artérias encefálicas intracranianas	▪ Angiotomografia computadorizada de artérias intracranianas ▪ Angiorressonância magnética de artérias intracranianas ▪ Ultrassom Doppler transcraniano
Avaliar a presença de patologia das principais artérias cervicais que dão origem às artérias intracranianas	▪ Ultrassom Doppler de artérias carótidas e vertebrais ▪ Angiotomografia computadorizada de artérias intracranianas ▪ Angiorressonância magnética de artérias intracranianas
Avaliar a presença de alterações estruturais cardíacas e de trombos intracavitários	▪ Ecocardiograma
Avaliar a presença de alterações de ritmo cardíaco	▪ Holter de ao menos 24 h
Exames laboratoriais	Todos os seguintes: ▪ Glicemia de jejum; hemoglobina glicada ou teste de tolerância oral a glicose ▪ Perfil lipídico ▪ Hemograma ▪ Ureia e creatinina ▪ Enzimas hepáticas e função hepática

* A escolha por uma ou outra das modalidades de exames complementares varia de acordo com as características dessas modalidades, as particularidades do paciente e o contexto clínico. Outros exames podem ser considerados, a critério da equipe médica assistente.

Há várias formas de classificar o mecanismo etiológico de um AVCi ou um AIT. Uma das classificações mais utilizadas é o SSS-TOAST, que divide os mecanismos etiológicos dos AVCi e dos AIT em: aterosclerose de grandes artérias; embolia cardioaórtica; oclusão de pequenas artérias; outras causas; e causas indeterminadas. Essa classificação estabelece critérios objetivos de como classificar o mecanismo etiológico do AVCi.

Os exames iniciais que devem ser solicitados para investigação do acidente vascular cerebral isquêmico variam de caso a caso. A Tabela 13 apresenta os principais exames complementares sugeridos na investigação do mecanismo do AVCi.

O diagnóstico do mecanismo etiológico subjacente a um AVCi ou AIT e a decisão pela melhor forma de profilaxia secundária para ele fogem ao escopo deste capítulo. No entanto, incentivamos a leitura do artigo de Ay et al. (2007) e dos *guidelines* de 2021 da ASA sobre o assunto.

LITERATURA RECOMENDADA

1. Albers GW, et al. Thrombectomy for stroke at 6 to 16 hours with selection by perfusion imaging. N Engl J Med. 2018;378:708-18.
2. Albers GW, et al. Transient ischemic attack – proposal for a new definition. N Engl J Med. 2002;347:1713-6.
3. Alexander P, et al. Hemicraniectomy versus medical treatment with large MCA infarct: a review and meta-analysis. BMJ Open. 2016;6:e014390.
4. Anderson CS, et al. Cluster-randomized, crossover trial of head positioning in acute stroke. N Engl J Med. 2017;376:2437-47.
5. Ay H, et al. A computerized algorithm for etiologic classification of ischemic stroke: the Causative Classification of Stroke System. Stroke. 2007;38:2979-84.
6. Barber PA, Demchuk AM, Zhang J, Buchan AM. Validity and reliability of a quantitative computed tomography score in predicting outcome of hyperacute stroke before thrombolytic therapy. ASPECTS Study Group. Alberta Stroke Programme Early CT Score. Lancet Lond. Engl. 2000;355:1670-4.

7. Benjamin EJ, et al. Heart disease and stroke statistics – 2019 update: a report from the American Heart Association. Circulation. 2019;139:e56-e528.
8. Berkhemer OA, et al. A randomized trial of intraarterial treatment for acute ischemic stroke. N Engl J Med. 2015;372:11-20.
9. Blumenfeld H. Neuroanatomy through clinical cases. Sinauer Associates Inc, 2002.
10. Calculating the ASPECT Score. http://www.aspectsinstroke.com/ed/course-12/course-5.
11. Campbell BCV, et al. Endovascular therapy for ischemic stroke with perfusion-imaging selection. N Engl J Med. 2015;372:1009-18.
12. Campbell BCV, et al. Tenecteplase versus alteplase before thrombectomy for ischemic stroke. N Engl J Med. 2018;378:1573-82.
13. Chernyshev OY, et al. Safety of tPA in stroke mimics and neuroimaging-negative cerebral ischemia. Neurology. 2010;74:1340-5.
14. Correction to: 2018 Guidelines for the early management of patients with acute ischemic stroke: a guideline for healthcare professionals from the American Heart Association/American Stroke Association. Stroke. 2018;49:e233-e234.
15. Demchuk AM, et al. Importance of early ischemic computed tomography changes using ASPECTS in NINDS rtPA Stroke Study. Stroke. 2005;36:2110-5.
16. Dzialowski I, et al. Extent of early ischemic changes on computed tomography (CT) before thrombolysis: prognostic value of the Alberta Stroke Program Early CT Score in ECASS II. Stroke. 2006;37:973-8.
17. Easton JD, et al. Definition and evaluation of transient ischemic attack: a scientific statement for healthcare professionals from the American Heart Association/American Stroke Association Stroke Council; Council on Cardiovascular Surgery and Anesthesia; Council on Cardiovascular Radiology and Intervention; Council on Cardiovascular Nursing; and the Interdisciplinary Council on Peripheral Vascular Disease. The American Academy of Neurology affirms the value of this statement as an educational tool for neurologists. Stroke. 2009;40;2276-93.
18. Emberson J, et al. Effect of treatment delay, age, and stroke severity on the effects of intravenous thrombolysis with alteplase for acute ischaemic stroke: a meta-analysis of individual patient data from randomised trials. Lancet Lond Engl. 2014;384:1929-35.
19. Fernandes PM, Whiteley WN, Hart SR, Al-Shahi Salman R. Strokes: mimics and chameleons. Pract Neurol. 2013;13:21-8.
20. Fiebach JB, et al. CT and diffusion-weighted MR imaging in randomized order: diffusion-weighted imaging results in higher accuracy and lower interrater variability in the diagnosis of hyperacute ischemic stroke. Stroke. 2002;33:2206-10.
21. Fink JN, et al. The stroke patient who woke up: clinical and radiological features, including diffusion and perfusion MRI. Stroke. 2002; 33:988-93.
22. Furie KL, Jayaraman MV. 2018 Guidelines for the early management of patients with acute ischemic stroke. Stroke. 2018. doi:10.1161/STROKEAHA.118.020176.
23. GBD 2017 DALYs and HALE Collaborators. Global, regional, and national disability-adjusted life-years (DALYs) for 359 diseases and injuries and healthy life expectancy (HALE) for 195 countries and territories, 1990-2017: a systematic analysis for the Global Burden of Disease Study 2017. Lancet Lond. Engl. 2018;392:1859-922.
24. Goyal M, et al. Randomized assessment of rapid endovascular treatment of ischemic stroke. N Engl J Med. 2015;372:1019-30.
25. Grossberg JA, et al. Beyond large vessel occlusion strokes: distal occlusion thrombectomy. Stroke. 2018;49:1662-8.
26. Hankey GJ. Stroke. Lancet Lond Engl. 2017;389:641-54.
27. Hill MD, Buchan AM. Canadian Alteplase for Stroke Effectiveness Study (CASES) Investigators. Thrombolysis for acute ischemic stroke: results of the Canadian Alteplase for Stroke Effectiveness Study. CMAJ Can Med Assoc J J Assoc Medicale Can. 2005;172:1307-12.
28. Jauch EC, et al. Guidelines for the early management of patients with acute ischemic stroke: a guideline for healthcare professionals from the American Heart Association/American Stroke Association. Stroke. 2013;44:870-947.
29. Johnston SC, et al. Clopidogrel and aspirin in acute ischemic stroke and high-risk TIA. N Engl J Med. 2018. doi:10.1056/NEJMoa1800410.
30. Johnston SC, et al. Validation and refinement of scores to predict very early stroke risk after transient ischaemic attack. Lancet Lond Engl. 2007;369:283-92.
31. Jovin TG, et al. Thrombectomy within 8 hours after symptom onset in ischemic stroke. N Engl J Med. 2015;372:2296-306.
32. Kernan WN, et al. Guidelines for the prevention of stroke in patients with stroke and transient ischemic attack: a guideline for healthcare professionals from the American Heart Association/American Stroke Association. Stroke. 2014;45:2160-236.
33. Khatri P, Conaway MR, Johnston KC. Ninety-day outcome rates of a prospective cohort of consecutive patients with mild ischemic stroke. Stroke. 2012;43:560-2.
34. Khatri P, et al. Effect of alteplase vs aspirin on functional outcome for patients with acute ischemic stroke and minor nondisabling neurologic deficits: The PRISMS Randomized Clinical Trial. JAMA. 2018;320;156-66.
35. Kleindorfer DO, Towfighi A, Chaturvedi S, Cockroft KM, Gutierrez J, Lombardi-Hill D, et al. 2021 Guideline for the prevention of stroke in patients with stroke and transient ischemic attack: A guideline from the American Heart Association/American Stroke Association. Stroke. 2021;52(7):e364-467.
36. Leys D, Pruvo JP, Godefroy O, Rondepierre P, Leclerc X. Prevalence and significance of hyperdense middle cerebral artery in acute stroke. Stroke. 1992;23:317-24.
37. Logallo N, et al. Tenecteplase versus alteplase for management of acute ischaemic stroke (NOR-TEST): a phase 3, randomised, open-label, blinded endpoint trial. Lancet Neurol. 2017;16:781-8.

38. Mackey J, et al. Population-based study of wake-up strokes. Neurology. 2011;76:1662-7.
39. Mair G, Wardlaw JM. Imaging of acute stroke prior to treatment: current practice and evolving techniques. Br J Radiol. 2014;87:20140216.
40. Martins SO, et al. Thrombectomy for stroke in the public health care system of Brazil. N Engl J Med. 2020;382:2316-26.
41. Mullins ME, et al. CT and conventional and diffusion--weighted MR imaging in acute stroke: study in 691 patients at presentation to the emergency department. Radiology. 2002;224:353-60.
42. Nogueira RG, et al. Thrombectomy 6 to 24 hours after stroke with a mismatch between deficit and infarct. N Engl J Med. 2018;378:11-21.
43. Powers William J, et al. Guidelines for the early management of patients with acute ischemic stroke: 2019 update to the 2018 guidelines for the early management of acute ischemic stroke: a guideline for healthcare professionals from the American Heart Association/American Stroke Association. Stroke. 2019. 0, STR.0000000000000211.
44. Powers WJ, et al. 2015 American Heart Association/American Stroke Association focused update of the 2013 guidelines for the early management of patients with acute ischemic stroke regarding endovascular treatment: a guideline for healthcare professionals from the American Heart Association/American Stroke Association. Stroke. 2015;46:3020-35.
45. Powers WJ, et al. 2018 Guidelines for the early management of patients with acute ischemic stroke: a guideline for healthcare professionals from the American Heart Association/American Stroke Association. Stroke. 2018;49:e46-e110.
46. Saber Tehrani AS, et al. Diagnosing stroke in acute dizziness and vertigo: pitfalls and pearls. Stroke. 2018;49:788-95.
47. Sandercock PAG, Counsell C, Tseng M-C, Cecconi E. Oral antiplatelet therapy for acute ischaemic stroke. Cochrane Database Syst. Rev. CD000029. 2014. doi:10.1002/14651858.CD000029.pub3.
48. Saur D, et al. Sensitivity and interrater agreement of CT and diffusion-weighted MR imaging in hyperacute stroke. Am J Neuroradiol. 2003;24:878-85.
49. Saver JL. Time is brain – quantified. Stroke. 2006;37:263-6.
50. Saver JL, et al. Stent-retriever thrombectomy after intravenous t-PA vs. t-PA alone in stroke. N Engl J Med. 2015;372:2285-95.
51. Schwamm LH, et al. Intravenous thrombolysis in unwitnessed stroke onset: MR WITNESS trial results. Ann Neurol. 2018;83:980-93.
52. Thomalla G, et al. MRI-guided thrombolysis for stroke with unknown time of onset. N Engl J Med. 2018. doi:10.1056/NEJMoa1804355.
53. Tsivgoulis G, et al. Safety of intravenous thrombolysis in stroke mimics: prospective 5-year study and comprehensive meta-analysis. Stroke. 2015;46:1281-7.
54. van Swieten JC, Koudstaal PJ, Visser MC, Schouten HJ, van Gijn J. Interobserver agreement for the assessment of handicap in stroke patients. Stroke. 1988;19:604-7.
55. Wang Y, et al. Clopidogrel with aspirin in acute minor stroke or transient ischemic attack. N Engl J Med. 2013;369:11-9.
56. Wijdicks EFM, et al. Recommendations for the management of cerebral and cerebellar infarction with swelling: a statement for healthcare professionals from the American Heart Association/American Stroke Association. Stroke. 2014;45:1222-38.

65 Hemorragia subaracnóidea

Rodrigo Antonio Brandão Neto
Patrick Aureo Lacerda de Almeida Pinto

PONTOS IMPORTANTES

- A hemorragia subaracnóidea (HSA) representa 10% de todos os acidentes cerebrais vasculares (AVC) e 50% dos AVC hemorrágicos.
- Cerca de 80 a 85% dos casos são causados por ruptura de aneurismas intracranianos.
- Fatores de risco incluem hipertensão arterial sistêmica, tabagismo, etilismo, deficiência estrogênica e terapia anticoagulante e antitrombótica.
- Em 97% dos casos se apresenta como cefaleia grave, podendo ocorrer sinais neurológicos focais.
- A tomografia computadorizada (TC) de crânio deve ser o primeiro exame diagnóstico, e apresenta alta sensibilidade nas primeiras horas.
- Em casos de TC negativa, deve-se realizar punção liquórica.
- Diagnosticada a HSA, deve-se realizar o diagnóstico etiológico. Nesses casos, a angiografia cerebral é o exame de escolha.
- O manejo inclui controle pressórico, manutenção de normotermia e euglicemia e medidas de suporte.
- A nimodipina é utilizada para prevenir vasoespasmo em HSA aneurismática.
- Deve-se realizar a clipagem cirúrgica ou abordagem endovascular do aneurisma o mais precocemente possível, a fim de reduzir o risco de ressangramento.
- A abordagem endovascular deve ser considerada para pacientes que possam ser submetidos a ambos os procedimentos, porém a decisão deve ser multidisciplinar e baseada na experiência da equipe.

INTRODUÇÃO E DEFINIÇÕES

Hemorragia subaracnóidea (HSA) é uma emergência neurológica caracterizada pelo extravasamento de sangue para os espaços que cobrem o sistema nervoso central (SNC) que são preenchidos com fluido cerebrospinal ou liquor.

Os acidentes vasculares cerebrais (AVC) hemorrágicos representam 13% de todos os acidentes vasculares cerebrais. A hemorragia intraparenquimatosa representa 10% dos casos, e a HSA cerca de 3%. A principal causa de HSA não traumática é a ruptura de um aneurisma intracraniano, que corresponde a 80 a 85% dos casos de HSA e tem uma alta taxa de mortalidade. Outras causas incluem coagulopatias, malformações arteriovenosas e trombose venosa cerebral. Entre as causas não aneurismáticas, temos:

- HSA perimesencefálica.
- HSA pré-truncal secundária a hematoma intramural de artéria basilar.

A HSA perimesencefálica ocorre em cerca de 10 a 20% dos casos e tem um bom prognóstico, com complicações sendo incomuns.

Cerca de 46% dos sobreviventes de HSA podem ter comprometimento cognitivo de longo prazo, com efeito sobre o estado funcional e a qualidade de vida. A HSA também está associada com uso importante de recursos de saúde, a maioria dos quais são relacionados com hospitalização. A hemorragia subaracnóidea afeta de 20.000 a 35.000 pessoas a cada ano nos Estados Unidos. A incidência da doença tem se mantido estável ao longo dos últimos 30 anos e, embora isso varie de região para região, a incidência agregada mundial é de cerca de 10 a 15 casos por 100.000 pessoas/ano. O risco estimado de apresentar HSA durante a vida é de 3%, e 15% das vezes com lesões múltiplas, associando-se a condições como hipertensão arterial sistêmica (HAS), rins policísticos, coarctação da aorta, síndrome de Ehlers-Danlos e Marfan.

A incidência aumenta com a idade, com uma média na apresentação de 55 anos. O risco em mulheres é 1,6 vez maior do que em homens, e o risco para os negros é 2,1 vezes maior do que em caucasianos.

A mortalidade chega a 32%, com 3 a 26% dos pacientes não chegando ao hospital e 20% dos sobreviventes com sequelas neurológicas significativas.

ETIOLOGIA E FISIOPATOLOGIA

A ruptura de um aneurisma sacular é a principal causa de HSA. Os aneurismas saculares ocorrem por alterações congênitas, ou mais frequentemente por alterações adquiridas com fisiopatologia multifatorial. Estresse hemodinâmico, fluxo turbulento e inflamação fazem parte da gênese dessas lesões. Os aneurismas micóticos ocorrem por embolização séptica de vasos cerebrais.

São considerados fatores de risco para seu desenvolvimento:

- Tabagismo: risco aumentado de 2 a 7 vezes, com o risco aumentando conforme a intensidade do tabagismo, sendo o mais importante e evitável fator de risco para HSA.
- Hipertensão arterial sistêmica: risco relativo de 2,5 vezes.
- Etilismo: risco relativo de 2,1 vezes.
- Fatores genéticos: pacientes com histórico familiar de parentes de primeiro grau com HSA têm risco aumentado.
- Uso de drogas simpaticomiméticas: fator independente em estudos de caso-controle.
- Deficiência estrogênica: mulheres de 54 a 61 anos têm maior risco de HSA, e reposição estrogênica é associada com menor risco.
- Uso de drogas antitrombóticas: aumento discreto do risco.

Doenças associadas com aneurisma cerebral incluem:

- Doença renal policística.
- Síndrome de Ehlers-Danlos (tipo IV).
- Pseudoxantoma elástico.
- Displasia fibromuscular.

A Tabela 1 apresenta os principais fatores de risco para HSA.

O risco de ruptura depende do tamanho e da localização do aneurisma. Em um estudo internacional sobre aneurismas intracranianos não rotos, em pacientes sem história de HSA, a taxa acumulada de cinco anos de ruptura de aneurismas localizados na artéria carótida interna, artéria cerebral anterior ou artéria cerebral média é nula para aneurismas com menos de 7 mm, 2,6% para aneurismas de 7 a 12 mm, de 14,5% para aneurismas de 13 a 24 mm e 40% para aneurismas com 25 mm ou mais. Esta taxa está em contraste com as taxas de ruptura de 2,5%, 14,5%, 18,4% e 50%, respectivamente, para os mesmos tamanhos de aneurismas na circulação posterior e artéria comunicante posterior.

▷ **TABELA 1** Fatores de risco para hemorragia subaracnóidea (HSA)

▪ Tabagismo (risco relativo de 2 a 7)
▪ Hipertensão arterial sistêmica (risco relativo de 2,5)
▪ Deficiência estrogênica (aumento de 35% no risco, terapia de reposição hormonal reduz o risco)
▪ Risco genético (parente de primeiro grau com HSA aneurismática)
▪ Consumo de álcool (risco relativo de 2,1)
▪ Terapia antitrombótica
▪ Doença policística renal
▪ Displasia fibromuscular
▪ Síndrome de Ehlers-Danlos
▪ Síndrome de Marfan
▪ Coarctação de aorta

Estatinas e dislipidemia são um fator controverso em HSA. Alguns estudos sugeriam que o uso de estatina e hipolipidemia poderia aumentar o risco de HSA, mas um estudo de caso-controle não encontrou associação. A retirada de estatina aumentou o risco de HSA em um estudo.

ACHADOS CLÍNICOS

A HSA deve ser sempre suspeitada em pacientes com uma apresentação típica, que inclui um início súbito de cefaleia grave em 97% dos casos, e em 80% dos casos é descrita como a "pior dor de cabeça da vida", com náuseas (77% dos casos), vômitos, dor cervical, fotofobia e perda de consciência (em 10 a 50% dos casos) em geral transitória. Outra manifestação possível de HSA é como morte súbita, com 10 a 15% dos pacientes falecendo antes de chegar ao hospital.

Alguns pacientes apresentam sintomas prodrômicos com episódio súbito de sentinela intensa, precedendo a instalação da HSA. Este episódio de cefaleia é chamado de "cefaleia sentinela" e pode representar um pequeno vazamento de aneurisma ou alterações constitucionais na parede aneurismática.

São situações em que o diagnóstico deve ser considerado:

- Presença de sinais meníngeos.
- Alterações neurológicas focais.
- Alterações do nível de consciência.
- Presença de papiledema.
- Piora progressiva da cefaleia.
- Início abrupto da cefaleia.
- Cefaleia agravada por tosse ou manobra de Valsalva.
- Cefaleia de início recente em paciente com mais de 50 anos de idade.
- Cefaleia com interrupção do sono.
- Presença de sintomas sugestivos de doença secundária como febre e perda de peso, entre outros.
- Cefaleia em pacientes imunossuprimidos ou em uso de anticoagulantes.

Uma regra clínica denominada regra de Ottawa foi avaliada em 1.153 pacientes com cefaleia e demonstrou 100% de sensibilidade, embora especificidade de apenas 15%. Para indicar pesquisa de HSA, basta ter pelo menos 1 dos seguintes sintomas:

- Dor ou rigidez cervical.
- Idade > 40 anos.
- Perda de consciência.
- Início com esforço.
- Cefaleia em "trovoada", ou *thunderclap*.
- Flexão limitada do pescoço no exame.

A "cefaleia em trovoada", ou *thunderclap headache*, é típica nesses pacientes. A cefaleia tem início súbito e atinge a máxima intensidade em poucos segundos. Outro evento frequente é a chamada cefaleia sentinela, que precede a ruptura do aneurisma em 1 a 2 semanas, sendo descrita em até 43% das HSA.

Os pacientes podem apresentar hemorragia vítrea, que é um sinal de mau prognóstico; assim, a realização de fundoscopia é indicada em todos os pacientes com suspeita de HSA. A combinação de hemorragias vítreas e HSA caracteriza a síndrome de Terson; esses pacientes costumam ter maior mortalidade e pior pontuação na escala de Hunt-Hess. A Figura 1 mostra uma fundoscopia em paciente com hemorragia vítrea.

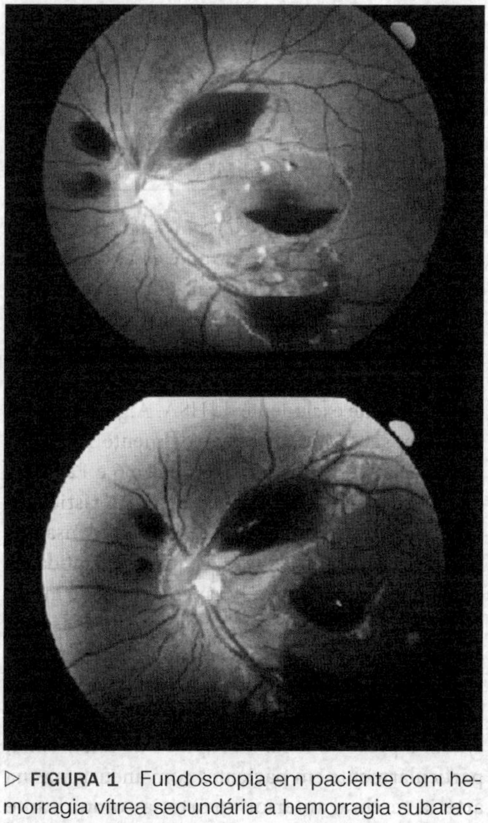

▷ **FIGURA 1** Fundoscopia em paciente com hemorragia vítrea secundária a hemorragia subaracnóidea (HSA).

Os pacientes podem ainda apresentar sinais neurológicos focais; entre eles, podemos destacar:

- Paralisia do III nervo craniano (aneurisma de comunicante posterior).
- Paralisia do VI nervo craniano (devido a aumento da pressão intracraniana).
- Paresia de ambos os membros inferiores (aneurisma de comunicante anterior).
- Hemiparesia, afasia e heminegligência (aneurisma de artéria cerebral média).

Sinais focais são menos comuns do que na hemorragia craniana intraparenquimatosa, uma vez que o sangramento ocorre no espaço subaracnóideo e não no parênquima cerebral. Os sinais meníngeos podem demorar várias horas até o seu aparecimento, e a sua ausência não pode ser utilizada para descartar o diagnóstico de HSA. Convulsões são descritas em apenas 10% dos pacientes nas primeiras 24 horas de apresentação, mas sua presença é associada a pior prognóstico.

Na ausência dos sinais e sintomas clássicos, a HSA é frequentemente não diagnosticada. A frequência de erros de diagnóstico pode chegar a 40 a 50% nos pacientes que se apresentam na primeira visita a um médico.

EXAMES COMPLEMENTARES

A tomografia de crânio (TC) sem contraste com ou sem punção liquórica é o exame essencial para o diagnóstico de HSA. A TC realizada nas primeiras 24 horas tem 92% de sensibilidade (> 95% na primeira hora). A maioria dos autores acredita que se negativa nas primeiras 6 horas da instalação da dor é virtualmente excludente de HSA. Alguns estudos mostram sensibilidade de virtualmente 100% em pacientes que realizaram a TC entre 6 e 12 horas da apresentação. Na imagem, a característica do sangue extravasado é de uma lesão hiperdensa nos sulcos e cisternas encefálicas. Pequenas quantidades de sangue podem passar desapercebidas, de modo que todas as verificações devem ser realizadas com cortes finos através da base do crânio. A TC de crânio também pode demonstrar hematomas intraparenquimatosos, hidrocefalia e edema cerebral e pode ajudar a prever o local da ruptura do aneurisma, particularmente em pacientes com aneurismas na artéria cerebral anterior ou artéria comunicante anterior. A Figura 2 mostra uma HSA extensa.

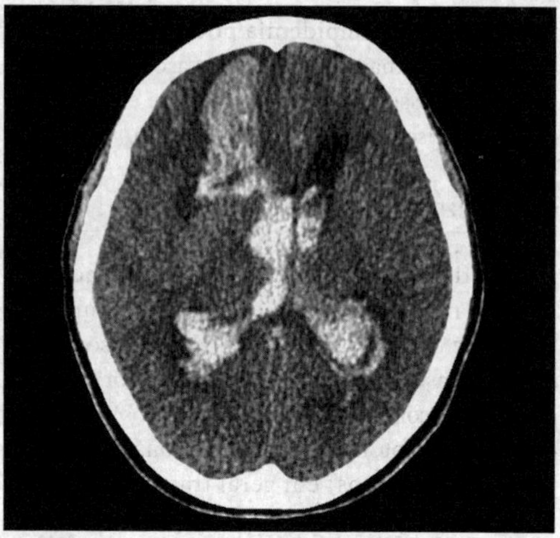

▷ **FIGURA 2** Paciente com 72 anos de idade, hemorragia subaracnóidea (HSA) com inundação ventricular com classificação Fischer 4 e Hunt-Hess V. O prognóstico nesses casos é ruim e a paciente evoluiu com coma e óbito em 2 dias.

A ressonância magnética (RM) tem sensibilidade similar, mas menos validada para uso no departamento de emergência (DE). As sequências em T2 têm maior sensibilidade para o diagnóstico de HSA em fase subaguda. A sensibilidade da TC cai para 50% após 7 dias do sangramento.

A punção lombar deve ser realizada em qualquer paciente com suspeita de HSA e resultados negativos ou questionáveis na TC ou RM de crânio; e devem ser coletados quatro tubos para contagem de hemácias. Não há necessidade de realizar punção lombar se a TC for negativa para HSA e tiver sido realizada nas primeiras 6 horas de dor em paciente sem alta probabilidade clínica de HSA. Resultados consistentes com HSA incluem uma pressão de abertura elevada, uma contagem elevada de hemácias que não diminui a partir do primeiro tubo para o último tubo de hemácias, e xantocromia que costuma aparecer após 12 horas do início da cefaleia (devido à lesão de células vermelhas detectada por espectrofotometria).

O ultrassom *point-of-care* pode ser utilizado como medida indicativa de aumento de pressão intracraniana, embora com pouca validação no manejo. Uma medida de nervo óptico > 5-6 mm pode indicar aumento de pressão intracraniana (ver imagem no Capítulo "Emergências hipertensivas").

Exames laboratoriais complementares recomendados nesses pacientes incluem função renal, eletrólitos, hemograma, coagulograma e glicemia, além de eletrocardiograma, que devem ser realizados em todos os pacientes.

Em pacientes com punção lombar diagnóstica de HSA é necessário realizar o diagnóstico etiológico da HSA. O exame de escolha é a angiografia cerebral digital, que evidencia uma causa para o sangramento na maioria dos casos. Quando o exame é negativo, recomenda-se repeti-lo em 4 a 14 dias, quando se identifica um aneurisma previamente oculto em cerca de 24% dos casos. Opções incluem a angiotomografia e a angiorressonância magnética com a vantagem da rapidez e facilidade de realização. A angiotomografia pode ser o primeiro exame, por ser menos invasiva, reservando a realização de angiografia cerebral para casos de angiotomografia negativa.

Em todos os casos, uma avaliação cuidadosa de todos os vasos cerebrais deve ser realizada, uma vez que cerca de 15% terão múltiplos aneurismas.

DIAGNÓSTICO DIFERENCIAL

O principal diagnóstico diferencial são outras cefaleias, que podem cursar com cefaleia sentinela ou cefaleia intensa. Essas causas incluem hemorragia intracraniana parenquimatosa (HIP), trombose venosa cerebral, hidrocefalia aguda, meningoencefalites, apoplexia pituitária e mesmo aneurismas não rotos.

Os diagnósticos com os quais a HSA se confunde mais frequentemente são a enxaqueca e a cefaleia tensional. A não obtenção do estudo de imagem adequado é responsável por 73% dos casos de erros de diagnóstico, e a não execução ou a interpretação errônea dos resultados de uma punção lombar representam outros 23%. Os pacientes não diagnosticados na avaliação inicial tendem a ter estado menos grave e uma propedêutica neurológica normal. No entanto, em tais casos, as complicações neurológicas podem ocorrer mais tarde, em até 50% dos pacientes; e esses pacientes têm uma associação com maior risco de morte e invalidez.

CLASSIFICAÇÃO

A classificação da gravidade da HSA é de fundamental importância no manejo desses pacientes. Entre as classificações mais utilizadas, citamos a seguir as de Hunt-Hess, Fischer e a da Federação Internacional de Neurologia (CFIN), que são tradicionalmente usadas na avaliação.

Classificação Hunt-Hess

- 0: paciente sem sangramento na imagem, assintomático.
- Ia: sangramento presente, paciente assintomático.
- IIa: presença de sinais meníngeos.
- IIb: presença de sinais meníngeos + déficit focal.
- IIIa: presença de confusão mental (Glasgow 13-14).
- IIIb: presença de confusão mental (Glasgow 13-14) + déficit focal.
- IVa: sonolência (Glasgow 9-12).
- IVb: sonolência (Glasgow 9-12) + déficit focal.
- V: paciente em coma.

Classificação Fischer

- 0: ausência de sangue visível.
- 1: sangue pouco denso e localizado.
- 2: sangue pouco denso e presente difusamente nas cisternas basais.
- 3: sangue muito denso e localizado.
- 4: sangue muito denso e presente difusamente nas cisternas basais.

Classificação da Federação Internacional de Neurologia (CFIN)

▷ **TABELA 2** Classificação da Federação Internacional de Neurologia (CFIN)

Grau	Escala de Glasgow	Déficit motor
1	15	Ausente
2	13-14	Ausente
3	13-14	Presente
4	7-12	Ausente ou presente
5	3-6	Ausente ou presente

TRATAMENTO

Todos os pacientes com HSA devem ser avaliados e tratados em caráter de urgência com a manutenção da via aérea e monitorização cardiovascular. Os pacientes com escala de coma de Glasgow ≤ 8, aumento de pressão intracraniana, hipoxemia ou instabilidade hemodinâmica devem ser intubados e colocados em ventilação mecânica invasiva.

Após a estabilização inicial, os pacientes devem ser transferidos para centros com experiência neurovascular, de preferência com uma unidade neurológica, com cuidados de unidade de terapia intensiva (UTI).

Os principais objetivos do tratamento são a prevenção de ressangramento, a prevenção e o manejo do vasoespasmo e o tratamento de outras complicações médicas e neurológicas.

- Pressão arterial sistólica: deve ser mantida com valores de pressão arterial sistólica < 160 mmHg ou pressão arterial média < 110 mmHg, antes do tratamento do aneurisma, se necessário, por via intravenosa com agentes anti-hipertensivos, como labetalol e nicardipina. Após o tratamento do aneurisma pode-se permitir que os níveis pressóricos se elevem para manter a pressão arterial sistólica < 200 mmHg.
- Analgesia: muitas vezes necessária, e agentes reversíveis, tais como narcóticos, são indicados.
- Glicemia: o objetivo é manter o nível de 80 a 120 mg/dL, utilizando infusão contínua de insulina, se necessário.
- Temperatura: manter a temperatura ≤ 37,8°C; administrar, se necessário, paracetamol ou dipirona.
- Profilaxia de úlcera de estresse: podem ser utilizados ranitidina (150 mg duas vezes ao dia VO ou 50 mg IV a cada 8-12 horas), omeprazol (20 a 40 mg VO) ou lansoprazol (30 mg VO diariamente).
- Manter níveis de hemoglobina entre 8 e 10 g/dL.
- Avaliar pressão intracraniana com ventriculostomia se ventrículos aumentados ou se escore da CFIN ≥ 3. Manter idealmente pressão intracraniana menor que 20 mmHg e perfusão cerebral maior que 70 mmHg.
- Manter cabeceira elevada a 30 graus.
- Usar meias compressivas e dispositivos pneumáticos de compressão sequencial; pode-se administrar heparina (5.000 U SC três vezes por dia) após o tratamento do aneurisma.
- Anticonvulsivantes: seu uso é controverso e não recomendado de rotina. Um estudo demonstrou piores desfechos com uso de fenitoína profilática. Devido ao risco de sangramento por convulsão, muitas vezes se faz essa opção de profilaxia anticonvulsivante com o ácido valproico.
- Manter a euvolemia (PVC entre 5-8 mmHg): se vasoespasmo cerebral estiver presente, pode-se considerar manter o paciente em hipervolemia (PVC entre 8-12 mmHg, ou PCP 12-16 mmHg).
- Deve-se tentar a ingestão oral precocemente (após avaliação da deglutição); caso seja necessário utilizar rotas alternativas, pode-se tentar alimentação enteral.
- Deve-se manter o paciente adequadamente sedado.
- Ácido tranexâmico pode ser uma opção nas primeiras 72 h, em pacientes que não foram submetidos a correção do aneurisma, por algum motivo, a fim de reduzir o risco de ressangramento precoce, mas a medicação não deve ser utilizada por mais de 72 horas. O ácido transnexâmico foi avaliado no estudo ULTRA com 955 pacientes randomizados para receber ácido transnexâmico ou placebo. Um bom desfecho ocorreu em 60% dos pacientes do grupo ácido transnexâmico comparado a 64% do grupo placebo, não mostrando benefício com a medicação.
- Durante a internação, deve-se realizar exame neurológico sumário a cada 1 a 4 horas, como também manter aferição contínua dos sinais vitais.

Pacientes em uso de anticoagulação ou agentes antitrombóticos

Os pacientes em uso de anticoagulação devem receber reversão rapidamente. Em pacientes em uso de heparina intravenosa, o sulfato de protamina pode ser administrado em injeção intravenosa a uma dose de 1 mg/100 U de heparina (dose máxima de 50 mg), tendo ajuste com base no tempo decorrido desde a interrupção da infusão de heparina; uma dose semelhante pode ser utilizada em pacientes que recebem heparina de baixo peso molecular (HBPM), mas a reversão pode ser incompleta.

Em pacientes utilizando anticoagulante oral, como a varfarina, com INR alterado, a correção rápida dos níveis de INR é recomendada. A reversão deve ser realizada com complexo protrombínico ou concentrado de complexo protrombínico (CCP) ativado. Esta última medicação foi originalmente desenvolvida para o tratamento da deficiência de fator IX (hemofilia B). Os CCP contêm os fatores II, IX e X e podem ser administrados rapidamente em um pequeno volume (20-40 mL) com rápida normalização do INR (dentro de minutos) em pacientes utilizando antagonistas de vitamina K. Caso essas opções não estejam disponíveis, pode-se utilizar o plasma fresco congelado (PFC) em dose de 15-20 mL/kg, juntamente com a vitamina K. A administração de vitamina K intravenosa é insuficiente para a reversão nas primeiras horas, mas deve ser realizada em uma dose de 5-10 mg por via intravenosa. O plasma fresco congelado tem um risco de reações alérgicas e infecciosas e, muitas vezes, requer grandes volumes para correção completa do INR, ainda que 17% dos pacientes, após 24 horas, ainda tenham INR > 1,4.

Atualmente, agentes disponíveis nos Estados Unidos (rivaroxaban e apixaban) têm meia-vida relativamente curta, variando de 5 a 15 horas. Estratégias de reversão do efeito dos novos anticoagulantes são apresentadas na Tabela 3 e incluem o idaricicuzumab e andexanet alfa. Medicações antiplaquetárias devem ser descontinuadas.

Em pacientes que fazem uso de agentes antiplaquetários ou com plaquetas < 100.000 céls./mm^3, a maior parte dos autores recomenda transfusão de uma aférese de plaquetas antes do procedimento cirúrgico para correção de aneurisma, mas a evidência para transfusão de plaquetas nestes pacientes é inexistente.

Tratamento cirúrgico do aneurisma

Deve-se realizar a clipagem cirúrgica ou abordagem endovascular do aneurisma o mais precocemente possível, a fim de reduzir o risco de ressangramento.

A abordagem endovascular deve ser considerada para pacientes que possam ser submetidos a ambos os procedimentos, porém a decisão deve ser multidisciplinar e baseada na experiência da equipe neurocirúrgica.

Prevenção do vasoespasmo

O vasoespasmo é uma reação inflamatória na parede dos vasos sanguíneos e se desenvolve principalmente entre 3 e 14 dias após a HSA. O melhor preditor de vasoespasmo é a quantidade de sangue vista na TC de crânio inicial. O vasoespasmo angiográfico é mais comum (ocorre em cerca de dois terços dos pacientes) do que o vasoespasmo sintomático (com evidência clínica de isquemia cerebral).

O quadro clínico em geral se relaciona à instalação de déficit neurológico focal, algumas vezes levando a isquemia cerebral verificada por imagem que ocorre tardiamente em relação ao sangramento. Esta isquemia cerebral tardia é descrita em 30% dos pacientes e supostamente ocorre por vasoespasmo. Cerca de metade dos pacientes com HSA desenvolve vasoespasmo assintomático e um terço é sintomático. Entre 15 e 20% desses pacientes

▷ **TABELA 3** Reversão de sangramento com novos anticoagulantes

Anticoagulantes	Terapia
Dabigatran	Idarucizumab Complexo protrombínico ativado Agentes antifibrinolíticos (ácido tranexâmico ou épsilon aminocaproico) Descontinuar anticoagulação Carvão ativado (se menos de 2 h de ingestão) Transfusão de plaquetas se plaquetopenia Intervenções endoscópicas e outras, se necessário
Rivaroxaban, apixaban, endoxaban e betrixaban	4F CCP (concentrado de complexo protrombínico de 4 fatores). Ainda não disponível no DE do HC-FMUSP Andexanet alfa: droga de escolha. Dose: 400 a 800 mg EV administrados em velocidade de 30 mg/minuto, seguido de infusão de 4 a 8 mg/minuto por 120 minutos Agentes antifibrinolíticos (ácido tranexâmico ou épsilon aminocaproico) Considerar descontinuação da anticoagulação Carvão ativado (se menos de 2 h de ingestão) Transfusão de plaquetas se plaquetopenia Intervenções endoscópicas e outras se necessário

DE: departamento de emergência.

desenvolvem isquemia cerebrovascular ou morrem. Os pacientes com vasoespasmo podem apresentar cefaleia, sinais meníngeos, náuseas e vômitos, febre baixa e taquicardia. A presença de sangue nas cisternas libera oxi-hemoglobina, assim como outros mediadores inflamatórios que podem levar a vasoconstrição. A ultrassonografia com Doppler transcraniano idealmente deve ser realizada diariamente ou a cada 2 dias para monitorizar o vasoespasmo, o qual é definido como uma velocidade média de fluxo sanguíneo cerebral em mais de 120 cm por segundo em um vaso principal. Ultrassonografia Doppler tem uma sensibilidade que é semelhante à da angiografia cerebral para a detecção de vasoespasmo.

A nimodipina 60 mg VO ou por sonda de 4/4 horas deve ser administrada em todos os pacientes. Embora não reduza vasoespasmo, melhora o prognóstico neurológico, sendo mantida por 14 a 21 dias. Deve-se evitar hipovolemia com reposição volêmica. Antes da ocorrência de vasoespasmo, idealmente se mantém PVC entre 5 e 8 mmHg.

Em pacientes com vasoespasmos, as medidas clínicas incluem:

- Benefício controverso com uso de estatinas.
- Em pacientes já com vasoespasmo, pode-se considerar terapia com indução de hipervolemia discreta (PVC entre 12-16 mmHg), aumento pressórico discreto (uso de fenilefrina), mas a evidência de benefício é pequena.
- O tratamento definitivo é com angioplastia ou uso intra-arterial de vasodilatadores.

Outras complicações e medidas

Os pacientes podem desenvolver hiponatremia, que pode ser causada por secreção inadequada de hormônio antidiurético (SIADH) ou síndrome perdedora de sal cerebral.

No caso de pacientes com SIADH, deve-se restringir o uso de fluidos; no caso de pacientes com síndrome cerebral perdedora de sal, deve-se realizar reposição volêmica agressiva com fluidos fisiológicos com salina a 0,9% ou salina hipertônica.

O uso de corticosteroides é controverso na literatura. São úteis na analgesia e poderiam ajudar na prevenção de hidrocefalia tardia, mas ainda faltam estudos controlados para documentar sua eficácia e por esse motivo essas medicações não são recomendadas rotineiramente. Por outro lado, disfunções hipotalâmico-hipofisárias são frequentes nesses pacientes; assim, se hipotensão refratária a volume e vasopressores ocorrer, o uso de glicocorticoides é indicado.

A hidrocefalia sintomática que é causada por absorção diminuída do líquido cefalorraquidiano pode exigir tratamento com drenagem ventricular externa temporária ou a colocação de um *shunt* permanente.

Os pacientes que estão em coma devem ser acompanhados com eletroencefalografia, uma vez que a frequência das crises não convulsivas pode ser tão alta quanto 20%.

Complicações médicas potencialmente evitáveis após hemorragia subaracnóidea podem aumentar morbidade, a duração do período de hospitalização e a mortalidade. A grande maioria dos pacientes experimenta uma complicação médica, que pode ser grave em 40% dos casos. As complicações médicas mais comuns incluem edema pulmonar em 23% (etiologia cardiogênica ou neurogênica com a síndrome da angústia respiratória aguda), arritmias cardíacas em 35% e distúrbios eletrolíticos em 28% dos casos.

Deve-se a médio prazo fornecer terapias ocupacionais e de fonoaudiologia e terapia física e realizar reabilitação cognitiva.

Prognóstico a longo prazo

Pacientes sobreviventes de HSA podem ter problemas cronicamente incapacitantes. Mais de 50% dos sobreviventes relatam problemas com memória, humor ou a função neuropsicológica. Esses déficits podem resultar em uma diminuição de papéis sociais, mesmo com a ausência de aparente incapacidade física. Metade a dois terços dos sobreviventes são capazes de retornar ao trabalho, um ano após a HSA. A avaliação psicológica desses pacientes deve ser realizada, assim como programas de reabilitação, se necessário.

Indicações de internação hospitalar, terapia intensiva e seguimento

Todos os pacientes com HSA devem ser internados em UTI. Devido à alta taxa de recorrência e sequelas frequentes, todos os pacientes devem ser seguidos ambulatorialmente.

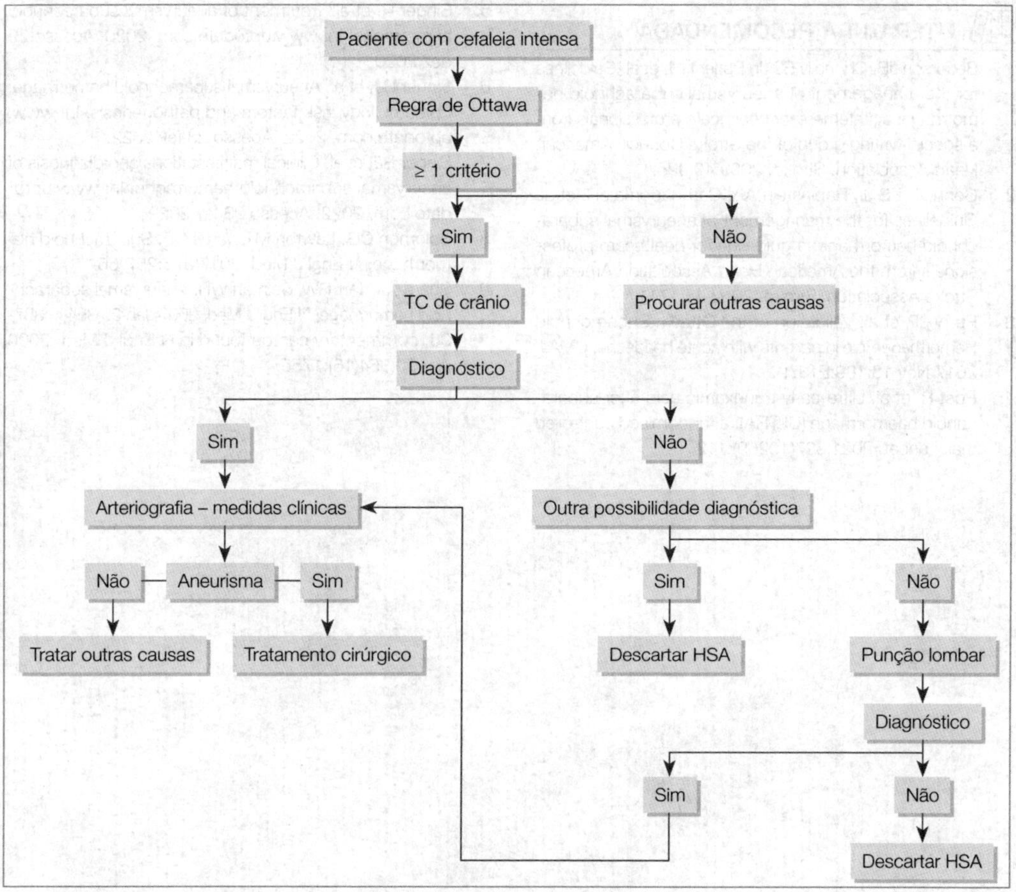

▷ **FIGURA 3** Diagnóstico da hemorragia subaracnóidea (HSA).
TC: tomografia computadorizada.

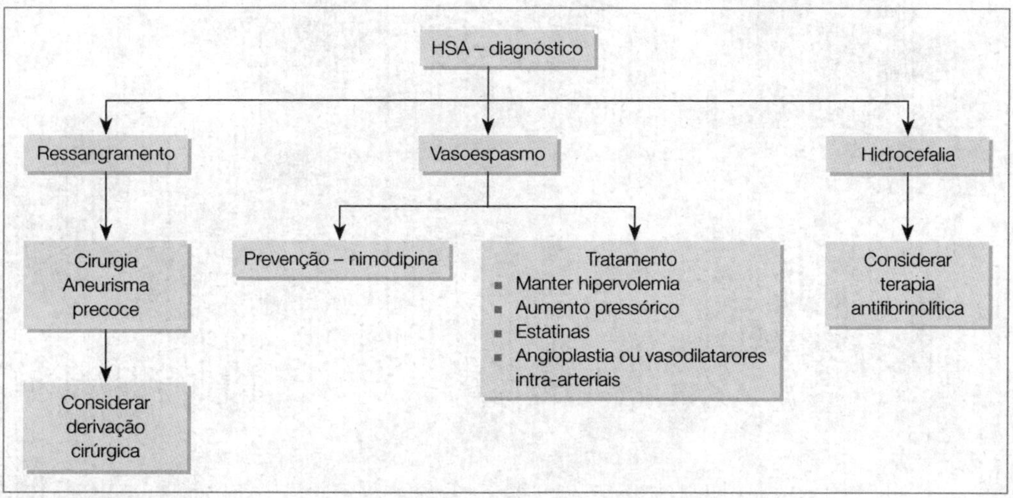

▷ **FIGURA 4** Manejo das complicações da hemorragia subaracnóidea (HSA).

LITERATURA RECOMENDADA

1. Bederson JB, Connolly ES Jr, Batjer HH, et al. Guidelines for the management of aneurysmal subarachnoid hemorrhage: a statement for healthcare professionals from a special writing group of the Stroke Council, American Heart Association. Stroke. 2009;40:994.
2. Connolly ES Jr, Rabinstein AA, Carhuapoma JR, et al. Guidelines for the management of aneurysmal subarachnoid hemorrhage: a guideline for healthcare professionals from the American Heart Association/American Stroke Association. Stroke. 2012;43:1711.
3. Perry JP, et al. Validation of the Ottawa Subarachnoid Hemorrhage Rule in patients with acute headache. CMAJ. 2017 Nov 13;189:E1379.
4. Post R, et al. Ultra-early tranexamic acid after subarachnoid haemorrhage (ULTRA): a randomised controlled trial. Lancet. 2021;397(10269):112.
5. Singer R, et al. Treatment of aneurysmal subarachnoid hemorraghe. In: www.uptodate.com. 2020. Acesso 29 dez 2020.
6. Singer RJ, et al. Aneurysmal subarachnoid hemorrhage: Epidemiology, risk factors and pathogenesis. In: www.uptodate.com. 2022. Acesso 23 fev 2022.
7. Singer RJ, et al. Clinical manifestations and diagnosis of aneurysmal subarachnoid hemorraghe. In: www.uptodate.com. 2022. Acesso 23 fev 2022.
8. Solomon CG, Lawton MT, Vates GE. Subarachnoid hemorrhage. N Engl J Med. 2017;377:257-66.
9. Suarez JI, Tarr RW, Selman WR. Aneurysmal subarachnoid hemorrhage. N Engl J Med. 2006 Jan 26;354(4):387-96, commentary can be found in N Engl J Med. 2006 Apr 20;354(16):1755.

66 Hemorragias intracranianas parenquimatosas

Rodrigo Antonio Brandão Neto

PONTOS IMPORTANTES

- A hemorragia intracraniana parenquimatosa (HIP) é uma forma de sangramento intracraniano não traumático, na qual o sangramento ocorre dentro do parênquima cerebral.
- A HIP é uma emergência médica e representa de 10 a 15% de todos os acidentes vasculares cerebrais, afetando cerca de 65.000 pessoas/ano nos Estados Unidos.
- Fatores de risco incluem hipertensão arterial sistêmica (HAS), idade > 55 anos, uso excessivo de álcool, colesterol total < 160 mg/dL e angiopatia amiloide cerebral.
- Em pacientes com rebaixamento do nível de consciência, a presença de vômitos, pressão arterial sistólica (PAS) > 220 mmHg, cefaleia grave, coma ou diminuição do nível de consciência, bem como a progressão dos sintomas ao longo de minutos ou horas, sugerem o diagnóstico de HIP.
- Escores como o ICH devem ser usados para avaliar esses pacientes.
- A neuroimagem é mandatória; tomografia de crânio (TC) e ressonância magnética (RM) são opções razoáveis. A TC é muito sensível e é considerada exame de escolha.
- Os pacientes com grave coagulopatia ou trombocitopenia grave devem receber terapia com fator apropriado de substituição ou transfusão de plaquetas.
- Os pacientes com HIP, cujo INR é elevado por causa do uso de antagonista de vitamina K, devem ter esse uso descontinuado, receber terapia para substituir fatores dependentes de vitamina K e corrigir o INR, bem como receber vitamina K endovenosa.
- Em pacientes com HIP com PAS entre 150 e 220 mmHg e sem contraindicação para tratamento pressórico, a diminuição para 140 mmHg é segura e desejável.
- Os pacientes com hemorragia cerebelar que apresentam deterioração neurológica ou que têm compressão do tronco cerebral e/ou hidrocefalia por obstrução ventricular devem ser submetidos à remoção cirúrgica da hemorragia assim que for possível.
- Em pacientes com escore de Glasgow menor que 9 e hematoma maior que 60 mL, a mortalidade é maior que 90%.

INTRODUÇÃO E DEFINIÇÕES

Os acidentes vasculares cerebrais hemorrágicos (AVCh) não traumáticos podem ser divididos em:

- Hemorragia intraparenquimatosa (HIP): sangramento não traumático do parênquima cerebral.
- Hemorragia subaracnóidea (HSA): hemorragia que ocorre no espaço entre as membranas pia-máter e aracnóidea.

Causas não traumáticas de HSA incluem aneurismas cerebrais, malformações arteriovenosas, tumores, angiopatia amiloide cerebral e vasculopatias (como vasculite).

A HIP é uma emergência médica e representa de 10 a 25% de todos os AVC, afetando cerca de 65.000 pessoas/ano nos Estados Unidos. O diagnóstico rápido é crucial, porque deterioração precoce é comum nas primeiras horas após o início do quadro. Mais de 20% dos pacientes apresentam uma diminuição na escala de coma de Glasgow (ECG) de 2 ou mais pontos entre a avaliação pré-hospitalar de emergência e a avaliação inicial no departamento de emergência (DE). Além disso, outros 15 a 23% dos pacientes continuam a apresentar deterioração dentro das primeiras horas após a chegada no hospital.

Iremos abordar neste capítulo os pacientes com hemorragias ou hematomas intraparenquimatosos espontâneos, ou seja, não associados a trauma.

ETIOLOGIA, FATORES DE RISCO E FISIOPATOLOGIA

As duas maiores causas de HIP são arteriopatia por hipertensão arterial e angiopatia amiloide. A arteriopatia hipertensiva causa alterações degenerativas em pequenas artérias penetrantes. A maior parte dessas hemorragias ocorre em regiões profundas do cérebro. A angiopatia amiloide, por sua vez, ocorre pelo acúmulo de proteínas amiloides na parede das artérias, tornando-as mais suscetíveis à ruptura. Hemorragias devido a angiopatia amiloide são tipicamente lobares (perto do córtex) e múltiplas, e ocorrem em pacientes com mais de 55 anos de idade.

O principal fator de risco para HIP é a HAS, que aumenta em 9 vezes o risco para HIP. Medicações antiagregantes plaquetárias e anticoagulantes também aumentam o risco de HIP espontânea. Os principais fatores de risco para HIP são relacionados na Tabela 1. Outros fatores etiológicos para HIP são descritos na Tabela 2.

Inicialmente, acreditava-se que a HIP era um evento monofásico rapidamente interrompido pela formação de coágulos e sendo tamponado pelas regiões adjacentes; porém, estudos com realização de tomografia computadorizada (TC) demonstraram que, em uma hora, 26% dos hematomas apresentam expansão, e em 45 a 50% dos casos ocorre reexpansão. Essa expansão pode ocorrer devido a sangramento contínuo ou ruptura mecânica de vasos adjacentes.

A alta taxa de deterioração neurológica precoce após HIP está relacionada, em parte, com esse sangramento ativo, que pode prosseguir por horas após o início dos sintomas. A expansão do hematoma tende a ocorrer precocemente, aumentando o risco de desfecho funcional ruim e morte.

A angiografia por TC e a TC com contraste podem identificar indivíduos com alto risco de expansão com base na presença de contraste dentro do hematoma. Pontos de contraste numerosos sugerem maior risco de expansão. Pacientes inicialmente alertas podem, em até 25% dos casos, apresentar deterioração do nível de consciência durante a evolução, que ocorre sobretudo por expansão do hematoma.

É interessante notar que o risco de expansão é maior em pacientes que apresentaram sangramento secundário à anticoagulação. Um estudo demonstrou expansão em 54% dos indivíduos com hemorragia associada com anticoagulação contra 16% de casos com hemorragia espontânea. Por outro lado, o tempo para a expansão da hemorragia foi menor nos pacientes com hemorragia espontânea.

▷ **TABELA 1** Fatores de risco para hemorragia intracraniana parenquimatosa

▪ Hipertensão arterial sistêmica
▪ Idade > 55 anos
▪ Uso excessivo de álcool
▪ Colesterol total < 160 mg/dL
▪ Angiopatia amiloide cerebral (alelo e4 do gene *APOE*)
▪ Tabagismo
▪ Uso de cocaína
▪ Sexo feminino
▪ Doença do tecido conectivo subjacente

São fatores de mau prognóstico em relação à possibilidade de deterioração neurológica:

- Escore baixo no escore de coma de Glasgow.
- Grandes hematomas.
- Sangue no ventrículo.

De acordo com estudos, a mortalidade foi maior que 90% em pacientes com escore de Glasgow menor que 9 e hematoma maior que 60 mL.

Uma outra possível causa de HIP é a ruptura de um aneurisma intracraniano (em caso de HSA), que pode ser espontânea, precipitada por esforço, ou secundária à hipertensão. Cerca de 1 a 2% da população adulta apresenta um aneurisma intracraniano intacto, porém, em cerca de 1% desses indivíduos, pode ocorrer ruptura do aneurisma. Assim, é necessário selecionar cautelosamente os pacientes para obliteração profilática do aneurisma. Malformações arteriovenosas são, muitas vezes, congênitas e podem se tornar sintomáticas com o passar do tempo. O diagnóstico precoce de anomalias vasculares subjacentes pode ajudar tanto no manejo clínico quanto na avaliação de prognóstico em pacientes com HIP.

A HIP pode estar relacionada com o uso de medicações, sobretudo os fibrinolíticos e anticoagulantes. A utilização de agentes antiagregantes plaquetários está associada a taxa de sangramento menor em comparação com a varfarina, e a terapia antiagregante plaquetária dupla com clopidogrel associado a ácido acetilsalicílico (AAS) tem maior taxa de HIP em comparação com o uso isolado de clopidogrel. Os pacientes que recebem anticoagulantes orais constituem de 12 a 20% dos indivíduos com HIP. Os novos anticoagulantes, como rivaroxaban e apixaban, parecem estar associados com um menor risco de HIP do que os antagonistas da vitamina K.

Uma causa possível de sangramento cerebral espontâneo são hepatopatias e coagulopatias; várias condições que levam ao dano hepático grave podem causar coagulopatia. Os pacientes hepatopatas graves podem cursar com INR elevado, mas não devem ser considerados anticoagulados naturalmente; ainda assim, podem evoluir eventualmente com hemorragia intracraniana. A prevenção da HIP nesses pacientes é prejudicada pela dificuldade em se padronizar exames de anticoagulação para essa população.

O uso de agentes catecolaminérgicos como fenilefrina também foi um fator independente para AVCh em alguns estudos.

▷ **TABELA 2** Outras etiologias de hemorragia intracraniana espontânea

▪ Malformação arteriovenosa
▪ Fístula arteriovenosa dural
▪ Infarto hemorrágico (incluindo trombose venosa cerebral)
▪ Embolia séptica com aneurisma micótico
▪ Tumor cerebral
▪ Distúrbios da hemostasia
▪ Disfunção hepática
▪ Terapia trombolítica
▪ Infecção do sistema nervoso central (por exemplo, encefalite pelo vírus herpes simples)
▪ Doença de Moyamoya
▪ Vasculites
▪ Síndrome da hiperperfusão cerebral
▪ Síndromes de vasoconstrição cerebral reversível (PRESS)
▪ Drogas (cocaína, anfetaminas)

A avaliação prognóstica de pacientes com HIP pode ser realizada com diferentes instrumentos. A escala do Instituto Nacional de Saúde Americano, o *NIH Stroke Scale* (NIHSS), comumente utilizada para acidente vascular cerebral isquêmico, também pode ser útil na HIP. No entanto, os pacientes com HIP mais frequentemente têm rebaixamento do nível de consciência na apresentação inicial, e isso pode diminuir a utilidade do NIHSS.

A escala mais amplamente utilizada e validada externamente é o *ICH (Intracerebral Hemorrhage) Score*. O escore utiliza as variáveis abaixo. Ver na Tabela 2 a correspondência entre o total de pontos e a mortalidade em 30 dias.

- Escala de Glasgow: 3 a 4 (2 pontos); 5 a 12 (1 ponto); 13 a 15 (0).
- Volume do hematoma $\geq 30\ cm^3$ (1), $< 30\ cm^3$ (0).
- Extensão intraventricular da hemorragia presente (1); ausente (0).
- Origem infratentorial (1 ponto).
- Idade > 80 anos (1 ponto).

ACHADOS CLÍNICOS

A apresentação clássica da HIP se dá com aparecimento repentino de cefaleia e vômitos com déficits neurológicos focais com progressão em minutos. A cefaleia, entretanto, é menos frequente do que em pacientes com hemorragia subaracnóidea, com cefaleia e vômitos ocorrendo em cerca de 50% dos pacientes. Convulsões são descritas em 4 a 29% dos pacientes, usualmente nos primeiros dias de apresentação (principalmente em hemorragias lobares).

As manifestações neurológicas são dependentes do local da HIP. As localizações mais frequentes são:

- Putâmen e globo pálido (35 a 56%).
- Cápsula interna (46%).
- Subcorticais (30%).
- Cápsula externa (27%).
- Cerebelo (16%).
- Tálamo (15 a 31%).
- Lobar (14%).
- Infratentorial (7%).
- Ponte (5 a 12%).

▷ **TABELA 3** Escore ICH (*Intracerebral Hemorrhage*)

Escore	Mortalidade em 30 dias (%)
1	13
2	26
3	72
4	97
5	100

Em pacientes com rebaixamento do nível de consciência, a presença de vômitos, pressão arterial sistólica (PAS) > 220 mmHg, cefaleia intensa, coma ou diminuição do nível de consciência, bem como a progressão dos sintomas ao longo de minutos ou horas, sugerem o diagnóstico de HIP.

O rebaixamento de nível de consciência ao chegar no DE é um sinal de prognóstico ruim, mas pacientes inicialmente alertas podem, em 25% dos casos, apresentar deterioração do nível de consciência durante a evolução, que ocorre principalmente por expansão do hematoma. Extensão intraventricular ocorre em 30 a 60% dos casos e é associada a pior prognóstico.

Um exame físico inicial estruturado, como o proposto pela escala NIHSS para AVC isquêmico, pode ser concluído em minutos e fornece uma quantificação que permite a comunicação fácil da gravidade do evento para outros cuidadores. Outra opção é utilizar a escala de coma de Glasgow. Deve-se ainda realizar um exame físico geral avaliando pupilas, coração, pulmões, abdome e extremidades, com exame neurológico focalizado sumário. Os pacientes podem apresentar deterioração neurológica; assim, é importante determinar a avaliação inicial do paciente e comparar com a sua evolução posterior.

EXAMES COMPLEMENTARES

Os pacientes devem ser submetidos a exames laboratoriais que incluem função renal, eletrólitos, hemograma, coagulograma e glicemia, além de eletrocardiograma, que deve ser realizado em todos os pacientes. Outros exames recomendados incluem:

- Troponina (auxilia na determinação do prognóstico).
- Exame toxicológico (detecta abuso de cocaína e outras drogas simpaticomiméticas).
- Exame de urina e urocultura, bem como teste de gravidez para mulheres em idade fértil.

Exames de neuroimagem são obrigatórios em todos os pacientes, podendo ser realizada a tomografia computadorizada de crânio sem contraste (TC) ou ressonância magnética (RM) de crânio.

A TC é muito sensível para a identificação de hemorragia aguda e é considerada o "padrão-ouro". A TC de crânio é usualmente o exame de escolha por conta de sua rapidez e praticidade. A Figura 1 mostra uma TC de crânio de paciente com HIP. Alterações incluem lesões hiperdensas que representam o sangramento. A RM é uma opção e mostra sinal hiperintenso em imagens em T2 com gradiente de eco; a sensibilidade e a acurácia se aproximam de 100% em mãos experientes. A presença do chamado "*spot sign*", que é uma área focal de realce com contraste, e o "*swirl sign*", que representa áreas não realçadas por contraste, arredondadas, lineares ou irregulares, é preditivo de expansão hemorrágica.

O atendimento pré-hospitalar deve notificar o DE quando da chegada iminente de um potencial paciente com AVC para que os fluxos sejam devi-

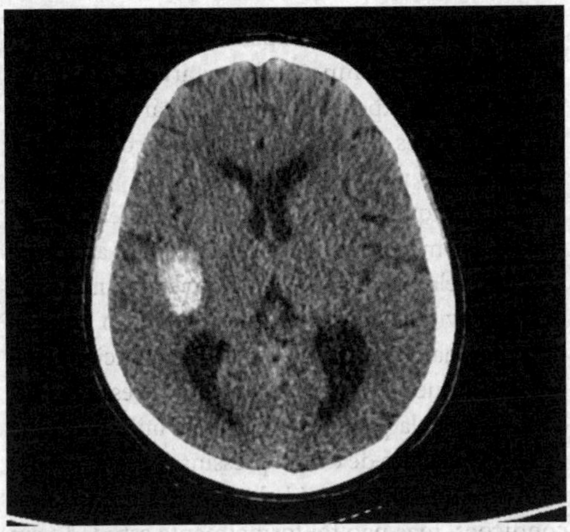

▷ FIGURA 1 Paciente de 53 anos de idade com déficit de força em hemicorpo esquerdo. A imagem mostra hematoma em região de cápsula à direita.

damente preparados. Esse aviso prévio reduz de forma significativa o tempo para realizar a tomografia computadorizada (TC) no DE. A realização de TC no transporte é feita por alguns serviços, principalmente no exterior, e melhora o cuidado.

Quando o quadro clínico é muito sugestivo de HIP secundária à hipertensão arterial, ou seja, a localização é típica e o paciente apresenta pico hipertensivo à admissão, em geral nenhum outro exame é necessário para se estabelecer sua etiologia. Do contrário, deve-se realizar uma angiografia digital ou, em casos selecionados, a angiografia por ressonância magnética, visando pesquisar causas mais raras de HIP, como malformações arteriovenosas.

A angiorressonância magnética, a angiorressonância magnética venosa e a angiotomografia ou angiotomografia venosa podem identificar causas específicas de hemorragia, incluindo malformações arteriovenosas, tumores, doença de Moya-Moya e trombose venosa cerebral. A angiotomografia tem sido mais estudada que a angiorressonância, e é bastante sensível e específica para a detecção de anormalidades vasculares. A realização de angiografia cerebral poderá ser considerada se a suspeita clínica de anormalidade vascular for alta ou se estudos não invasivos forem sugestivos de uma lesão.

DIAGNÓSTICO DIFERENCIAL

A HIP deve ser considerada em todos os pacientes com alteração do nível de consciência de rápida instalação ou pacientes com cefaleia intensa de instalação rápida, principalmente se associada com déficit neurológico associado. Neoplasias intracranianas podem cursar com cefaleia e déficit neurológico associado, mas a sua instalação costuma ser mais gradual e lenta. Um outro diagnóstico diferencial que deve ser lembrado são os êmbolos sépticos, que podem levar a aneurismas micóticos e sepse. Tais aneurismas tendem a ser mais distais que os aneurismas cerebrais espontâneos ou aqueles causados por meningite.

TRATAMENTO

Os pacientes com suspeita de HIP devem prontamente realizar neuroimagem e ser monitorizados e no atendimento pré-hospitalar o foco é na realização das medidas de suporte e manutenção da pervieda-de de vias aéreas. Os pacientes com coagulopatia ou plaquetopenia grave devem receber rapidamente terapia com fator apropriado de substituição ou transfusão de plaquetas, respectivamente.

Em caso de HIP em pacientes que estavam recebendo heparina intravenosa, o sulfato de protamina pode ser administrado em injeção intravenosa a uma dose de 1 mg/100 U de heparina (dose máxima de 50 mg), tendo ajuste com base no tempo decorrido desde a interrupção da infusão de heparina; uma dose semelhante pode ser utilizada em pacientes que recebem heparina de baixo peso molecular (HBPM), mas a reversão é incompleta.

Os pacientes com HIP, cujo INR é elevado por causa do uso de antagonista de vitamina K, devem ter esse uso descontinuado, receber terapia para substituir fatores dependentes de vitamina K e corrigir o INR, bem como receber vitamina K endovenosa.

Em portadores de HIP com INR alterado, a correção rápida dos níveis de INR é recomendada. Nesse caso, é possível utilizar o complexo concentrado de protrombina (CCP) e o complexo concentrado de protrombina ativado (primeiras escolhas) ou plasma fresco congelado (PFC) em dose de 15 a 20 mL/kg, juntamente com a vitamina K. A administração de vitamina K intravenosa é insuficiente para a reversão nas primeiras horas, mas deve fazer parte de todas as estratégias agudas de reversão de anticoagulação por antagonistas de vitamina K, em uma dose de 5 a 10 mg, em geral administrada lentamente por via intravenosa. O início da ação começa em 2 horas e dura, no máximo, 24 horas se a função hepática for normal. O plasma fresco congelado tem um risco de reações alérgicas e infecciosas e, muitas vezes, requer grandes volumes para correção completa do INR, ainda que 17% dos pacientes, após 24 horas, ainda tenham INR > 1,4.

Novas estratégias para corrigir coagulopatias incluem o complexo concentrado de protrombina (CCP) e o complexo concentrado de protrombina ativado. Esta última medicação foi originalmente desenvolvida para o tratamento da deficiência de fator IX (hemofilia B). Os CCPs contêm os fatores II, IX, e X e podem ser administrados rapidamente em um pequeno volume (20-40 mL) com rápida normalização do INR (dentro de minutos) em pacientes utilizando antagonistas de vitamina K.

Embora os estudos tenham mostrado correção mais rápida do INR com vitamina K e CCP do que com vitamina K e plasma fresco congelado, nenhum estudo demonstrou claramente uma melhora nos desfechos clínicos do paciente; dessa forma, apesar de segunda escolha, o plasma fresco congelado é uma alternativa aceitável. O alvo de INR específico em relação a antagonistas de vitamina K para correção na HIP não é claro, com alvos recomendados que variam de < 1,3 a < 1,5, dependendo do autor.

Não existem estudos randomizados de agentes para reversão para anticoagulantes mais recentes porque esses agentes só estão disponíveis por alguns anos, sendo a experiência com a reversão limitada. Atualmente, agentes disponíveis nos Estados Unidos (rivaroxaban e apixaban) têm meia-vida relativamente curta, variando de 5 a 15 horas. Estratégias potenciais de reversão usando CCP, ou fator VIIa recombinante, podem ser consideradas, mas não houve benefícios com o fator VIIa recombinante. O plasma fresco congelado é útil nessas situações, mas a vitamina K não é recomendada. O carvão ativado pode ser usado se a dose mais recente de dabigatrana, apixaban ou rivaroxaban foi usada há poucas horas. Hemodiálise é uma opção para dabigatrana, mas nem tanto para rivaroxaban ou apixaban, já que estes são fortemente ligados a proteínas. O uso de rotina do ácido transnexâmico também não demonstrou benefício no estudo TICH-2 com 2.300 pacientes, assim não é recomendado de rotina.

O uso de agentes antiplaquetários não foi associado com a expansão do hematoma ou com resultado clínico desfavorável na maioria dos estudos, embora possam causar expansão do hematoma. A monitorização da função plaquetária pode ser útil para avaliar a exposição antiplaquetária e ajudar a tomar decisões em relação a intervenções hemostáticas nesses pacientes.

De qualquer forma, os antiagregantes plaquetários devem ser descontinuados na fase aguda da HIP. Em relação à transfusão plaquetária, não existe ainda evidência de benefício e o estudo PATCH mostrou maior risco de dependência funcional em pacientes que receberam transfusão. Dessa forma, a transfusão plaquetária não deve ser utilizada como rotina. O acetato de desmopressina reverte o efeito do AAS e melhora a atividade plaquetária em outras condições, mas não foi formalmente estudado em doentes com HIP. A Tabela 3 apresenta as medidas a serem tomadas em pacientes com uso de novos anticoagulantes.

A HIP pode ocorrer após trombólise e está associada a um prognóstico ruim; não existem protocolos de tratamento padronizados. O plasma fresco congelado é indicado, e o crioprecipitado costuma ser reservado para pacientes cursando com hipofibrinogenemia.

A hipertensão grave está associada ao crescimento do hematoma após a TC de diagnóstico e piores resultados. Isso implica que o aumento da PA pode causar maior extravasamento de sangue para o cérebro. A redução da PA pode reduzir o crescimento do hematoma, mas poderia aumentar áreas de isquemia da lesão.

Os níveis pressóricos são, com frequência, elevados na fase aguda da HIP devido a uma variedade de fatores, incluindo estresse, dor e aumento da PIC, entre outros. Estudos observacionais não mostraram nenhuma penumbra isquêmica significativa no HIP, ao contrário do AVC isquêmico, de modo que não ocorreu diminuição da pressão de perfusão sanguínea cerebral na região peri-hematoma relacionada com redução intensiva da PA para um alvo de PAS de < 140 mmHg dentro de algumas horas da HIP.

O maior estudo clínico randomizado avaliando a redução intensiva da PA nesses pacientes foi o INTERACT2. Esse estudo analisou 2.839 pacientes com PAS entre 150 e 220 mmHg até 6 horas após HIP. O grupo de tratamento intensivo tinha um alvo de PAS de < 140 mmHg dentro de 1 hora de randomização e por um período de 7 dias, comparado ao tratamento padrão (PAS < 180 mmHg);

▷ **TABELA 4** Reversão de sangramento com novos anticoagulantes

Anticoagulantes	Terapia
Dabigatran	▪ Idaricuzumab ▪ Complexo protrombínico ativado ▪ Agentes antifibrinolíticos (ácido tranexâmico ou épsilon aminocaproico) ▪ Descontinuar anticoagulação ▪ Carvão ativado (se menos de 2 h de ingestão) ▪ Transfusão de plaquetas se plaquetopenia ▪ Intervenções endoscópicas e outras, se necessário
Rivaroxaban, apixaban, endoxaban e betrixaban	▪ Andexanet alfa: droga de escolha. Dose: 400 a 800 mg EV administrados em velocidade de 30 mg/min, seguida de infusão de 4 a 8 mg/minuto por 120 min ▪ 4F PCC (concentrado de complexo protrombínico de 4 fatores). Ainda não disponível no departamento de emergência do HC-FMUSP ▪ Agentes antifibrinolíticos (ácido tranexâmico ou épsilon aminocaproico) ▪ Considerar descontinuação da anticoagulação ▪ Carvão ativado (se menos de 2 horas de ingestão) ▪ Transfusão de plaquetas se plaquetopenia ▪ Intervenções endoscópicas e outras, se necessário

houve um desfecho primário de morte ou deficiência grave funcional no limite da significância estatística. Embora o INTERACT2 tenha demonstrado consistência do efeito do tratamento em vários subgrupos, não houve efeito significativo no crescimento do hematoma. Uma metanálise dos estudos INTERACT2 e ATTACH 2 sugeriu que redução dos níveis pressóricos para valores como 120 a 130 mmHg de PA sistólica em 24 horas levou a melhores desfechos.

As evidências atuais indicam que a redução intensiva precoce da PA é segura e viável, e os pacientes sobreviventes mostram melhora discreta da recuperação funcional. Dessa forma, em pacientes com HIP com PAS entre 150 e 220 mmHg e sem contraindicação para tratamento pressórico, a diminuição para níveis de PAS de 140 mmHg é segura e desejável. Em indivíduos com HIP e PAS > 220 mmHg, pode ser razoável considerar a redução agressiva de PA com uma infusão intravenosa contínua de nitroprussiato e monitoramento de PA frequente e um alvo de PAS entre 140 e 160 mmHg é razoável.

Todos os pacientes com HIP devem ser transferidos assim que possível para unidade de terapia intensiva ou uma unidade específica de cuidado de acidentes vasculares cerebrais. O atendimento desses pacientes em uma unidade neurointensiva foi associado, em diversos estudos, com uma menor mortalidade, sendo, portanto, recomendado. Verificações frequentes de sinais vitais, avaliação neurológica e monitorização cardiorrespiratória contínua, incluindo um manguito de PA automatizado, eletrocardiograma com telemetria e oximetria de pulso devem ser parte do tratamento padrão. A monitorização de pressão intra-arterial contínua deve ser considerada em pacientes que recebem medicamentos vasoativos endovenosos.

A glicemia aumentada é associada com elevação do risco de mortalidade e pior prognóstico em pacientes com HIP, independentemente da presença de diabetes melito. Um estudo randomizado mostrou melhores resultados com controle rígido da glicemia (variação de 80-110 mg/dL). No entanto, estudos mais recentes têm demonstrado um aumento da incidência de eventos hipoglicêmicos sistêmicos e cerebrais e, até mesmo, um aumento do risco de mortalidade.

Atualmente, a gestão otimizada de hiperglicemia na HIP e o nível de glicemia-alvo ainda precisam ser esclarecidos. A hipoglicemia deve ser evitada e os níveis glicêmicos devem ser vigiados, evitando-se hiperglicemia e hipoglicemia (valores entre 70-180 mg/dL).

A febre é comum após HIP, sobretudo em indivíduos com hemorragia intraventricular. Modelos experimentais sugerem que a febre poderia piorar o prognóstico desses pacientes. Embora esses dados forneçam uma base racional para o tratamento de febre em pacientes com HIP, a manutenção de normotermia é de benefício duvidoso.

A frequência das crises convulsivas precoces (dentro de 1 semana) após a HIP pode chegar a 10 a 15%, a maioria ocorrendo em caso de hemorragia com envolvimento cortical. O eletroencefalograma (EEG) contínuo revela convulsões subclínicas em 28 a 31% dos pacientes com HIP grave. Em indiví-

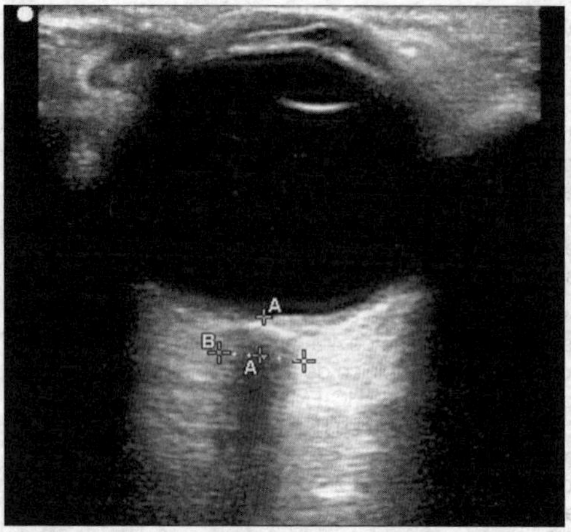

▷ **FIGURA 2** Ultrassonografia de nervo óptico realizada na sala de emergência mostrando diâmetro do nervo óptico aumentado com 6,5 mm (normal até 5 mm). Esse achado em alguns estudos tem correlação com hipertensão intracraniana. Distância A: 3 mm; distância B: 6,5 mm.

duos com nível de consciência diminuído ou em ventilação mecânica invasiva, a monitorização com EEG contínuo é recomendada.

O impacto clínico das convulsões subclínicas detectadas em EEG não é claro; a maioria dos estudos sugere que os medicamentos anticonvulsivantes profiláticos estão associados com o aumento de mortalidade e incapacidade, não sendo recomendados de rotina. Em pacientes com convulsões clínicas ou alterações em eletroencefalograma compatíveis deve-se iniciar anticonvulsivantes.

Recomenda-se a colocação de um monitor de pressão intracraniana (PIC) em pacientes com uma pontuação na escala de coma de Glasgow de 3 a 8, sinais de herniação transtentorial e hidrocefalia. Em pacientes em que se monitoriza a PIC, é recomendada a manutenção de uma PIC < 20 mmHg e uma pressão de perfusão cerebral de 50 a 70 mmHg, dependendo do estado de autorregulação cerebral. A ultrassonografia de nervo óptico em alguns estudos preliminares parece conseguir avaliar adequadamente pressão intracraniana, com diâmetro > 5 mm indicando hipertensão intracraniana, mas a evidência ainda é preliminar e são necessários mais estudos antes de se tornar uma conduta de rotina. A Figura 2 mostra uma ultrassonografia de nervo óptico com aumento do seu diâmetro.

Em indivíduos com hipertensão intracraniana (HIC), as medidas recomendadas incluem a elevação da cabeceira da cama a 30°, o uso de sedação leve, manitol ou salina hipertônica sem elevações agudas da PIC. Na obstrução causada por hidrocefalia, a drenagem liquórica deve ser considerada. A drenagem do hematoma e a craniotomia descompressiva são opções de tratamento. Os corticosteroides não devem ser utilizados, pois não são eficazes em HIC e aumentam as complicações.

A hemorragia intraventricular pode ocorrer em até 40% dos indivíduos com HIP e é um fator independente associado a pior prognóstico com aumento da mortalidade em 20 a 51% dos casos. A hemorragia intraventricular é normalmente associada com hemorragias por hipertensão envolvendo os gânglios basais e o tálamo. A remoção dos coágulos por cateter pode ser lenta; assim, recentemente, há interesse na utilização de agentes trombolíticos como adjuvantes. O estudo Clear-IVH mostrou melhora significativa com administração intraventricular de ativador de plasmogênio tissular recombinante, com uma taxa relativamente baixa de complicações. Apesar disso, a segurança desse tratamento é incerta, não sendo recomendado.

Os pacientes com HIP têm risco aumentado de complicações clínicas, como pneumonias; disfagia é um dos fatores de risco para essa complicação. Assim, é recomendada avaliação para disfagia antes de iniciar ingestão oral.

O papel do tratamento cirúrgico para a maioria dos pacientes com HIP permanece controverso. Estudos clínicos randomizados que comparam a cirurgia com manejo conservador não demonstraram benefícios claros da intervenção cirúrgica. Estudos sugerem que hemorragias lobares de 10 a 100 mm^3 a 1 cm da superfície cortical podem beneficiar-se de cirurgia.

As diretrizes atuais recomendam a evacuação cirúrgica para hemorragias cerebelares > 3 cm de diâmetro. Embora não haja estudos randomizados para orientar o tratamento, essa prática é apoiada por uma metanálise recente usando dados de quatro estudos observacionais que combinaram 152 pacientes que tiveram evacuação cirúrgica de hematoma com 152 pacientes que receberam tratamento conservador. A evacuação cirúrgica do hematoma foi associada à melhora da sobrevida em três meses (78 vs. 61%), mas com taxas semelhantes de resultado funcional favorável. No entanto, no subgrupo com volume de hematoma ≥ 15 cm^3 (tamanho comparável a > 3 cm de diâmetro), um resultado funcional favorável foi mais provável com a evacuação do hematoma. O estudo apresenta limitações como o fato de ser observacional e retrospectivo, com tamanho pequeno. Dessa forma, os pacientes com hemorragia cerebelar que apresentam deterioração neurológica ou que têm compressão do tronco cerebral e/ou hidrocefalia por obstrução ventricular devem ser submetidos à remoção cirúrgica do hematoma assim que for possível. O momento da cirurgia permanece controverso, podendo variar de 4 a 96 horas após o aparecimento dos sintomas.

Os pacientes com HIP que desenvolvem agudamente trombose venosa profunda (TVP) ou embolia pulmonar podem ser considerados para a anticoagulação sistêmica total ou a colocação de um filtro de veia cava inferior. Diretrizes gerais para a utilização de filtro de veia cava no cenário da TVP aguda sugerem um curso convencional da terapia anticoagulante se o risco de hemorragia se resolver.

No que diz respeito à profilaxia de tromboses, além da compressão pneumática, caso seja documentada a cessação de sangramento, baixa dose subcutânea de HBPM ou heparina não fraccionada pode ser considerada para prevenção de tromboembolismo venoso em pacientes com falta de mobilidade após 1 a 4 dias do evento. Minidoses de heparina (5.000 unidades por via subcutânea, 2-3x/dia) e HBPM são seguras para a profilaxia após hemorragia cerebral alguns dias após o início dos sintomas.

PROFILAXIA DA RECORRÊNCIA E REABILITAÇÃO

Os pacientes com HIP têm um alto risco de recorrência e de outras complicações vasculares, com recorrência ocorrendo de 1 a 5% ao ano. Fatores de risco para recorrência incluem hipertensão, idade avançada e localização inicial da hemorragia. Uma história de AVC isquêmico tipo "lacunar" também pode ser um preditor de recorrência.

O controle pressórico e a interrupção do uso de agentes antitrombóticos podem diminuir a recorrência. Um estudo mostrou diminuição do risco de recorrência com o uso de perindopril e indapamida, com o menor risco de recorrência em pacientes que conseguiram os menores níveis pressóricos. O uso de alvo de PAS < 130 mmHg reduziu de forma significativa o risco de recorrência da HIP, o que sugere que os pacientes devem ter alvo de PAS < 130 mmHg e de pressão arterial diastólica

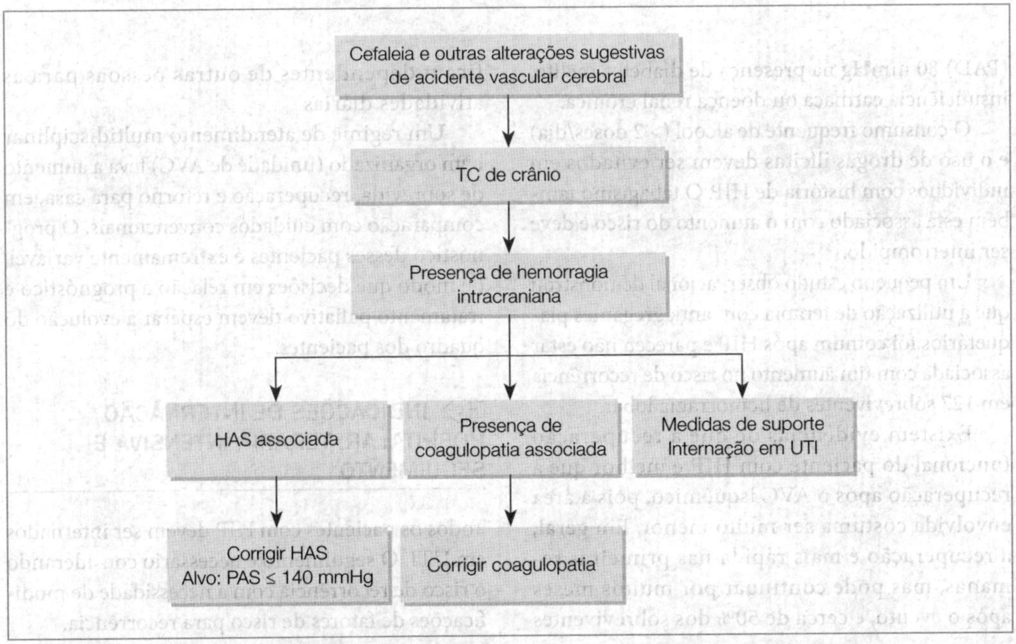

▷ **FIGURA 3** HAS: hipertensão arterial sistêmica; PAS: pressão arterial sistêmica; TC: tomografia computadorizada; UTI: unidade de terapia intensiva.

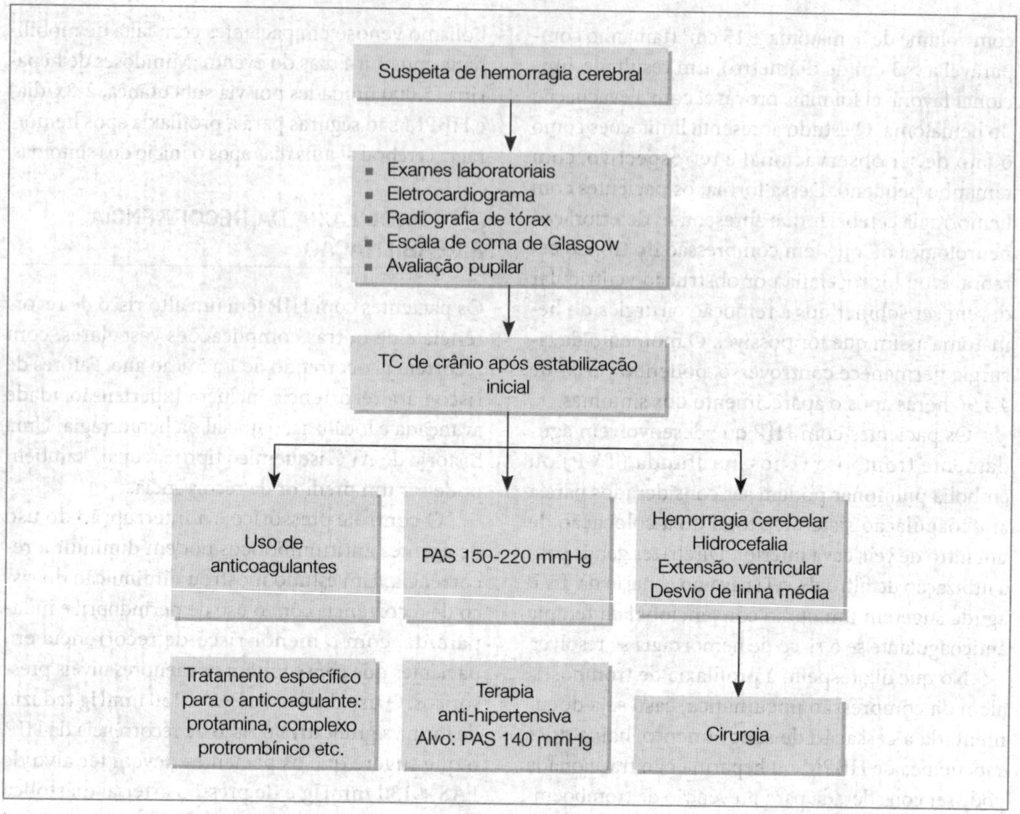

▷ **FIGURA 4** PAS: pressão arterial sistêmica; TC: tomografia computadorizada.

(PAD) 80 mmHg na presença de diabetes melito, insuficiência cardíaca ou doença renal crônica.

O consumo frequente de álcool (> 2 doses/dia) e o uso de drogas ilícitas devem ser evitados em indivíduos com história de HIP. O tabagismo também está associado com o aumento do risco e deve ser interrompido.

Um pequeno estudo observacional demonstrou que a utilização de terapia com antiagregantes plaquetários foi comum após HIP e pareceu não estar associada com um aumento no risco de recorrência em 127 sobreviventes de hemorragia lobar.

Existem evidências de que a recuperação funcional do paciente com HIP é melhor que a recuperação após o AVC isquêmico, pois a área envolvida costuma ser muito menor. Em geral, a recuperação é mais rápida nas primeiras semanas, mas pode continuar por muitos meses após o evento, e cerca de 50% dos sobreviventes ficam dependentes de outras pessoas para as atividades diárias.

Um regime de atendimento multidisciplinar bem organizado (unidade de AVC) leva a aumento de sobrevida, recuperação e retorno para casa, em comparação com cuidados convencionais. O prognóstico desses pacientes é extremamente variável, de modo que decisões em relação a prognóstico e tratamento paliativo devem esperar a evolução do quadro dos pacientes.

INDICAÇÕES DE INTERNAÇÃO HOSPITALAR, TERAPIA INTENSIVA E SEGUIMENTO

Todos os pacientes com HIP devem ser internados em UTI. O seguimento é necessário considerando o risco de recorrência com a necessidade de modificações de fatores de risco para recorrência.

CONTEÚDO COMPLEMENTAR

Utilize o QR code abaixo para acessar os vídeos de tomografia e exame físico de paciente com hemorragia intracraniana parenquimatosa (voucher: emergencia16).

LITERATURA RECOMENDADA

1. Abid KA, Vail A, Patel HC, et al. Which factors influence decisions to transfer and treat patients with acute intracerebral haemorrhage and which are associated with prognosis? A retrospective cohort study. BMJ Open. 2013;3:e003684.
2. Baharoglu MI, Cordonnier C, Al-Shahi Salman R, et al. Platelet transfusion versus standard care after acute stroke due to spontaneous cerebral haemorrhage associated with antiplatelet therapy (PATCH): a randomised, open-label, phase 3 trial. Lancet. 2016;387:2605.
3. Connolly ES Jr, Rabinstein AA, Carhuapoma JR, et al. Guidelines for the management of aneurysmal subarachnoid hemorrhage: a guideline for healthcare professionals from the American Heart Association/American Stroke Association. Stroke. 2012;43:1711.
4. Gross BA, Jankowitz BT, Friedlander RM. Cerebral intraparenchymal hemorrhage: a review. JAMA. 2019;321:1295.
5. Hempfill JC, et al. Guidelines for the management of spontaneous intracerebral hemorraghe. Stroke. 2015;46:000-000. DOI: 10.1161/STR.0000000000000069.
6. Kuramatsu JB, Biffi A, Gerner ST, et al. Association of surgical hematoma evacuation vs. conservative treatment with functional outcome in patients with cerebellar intracerebral hemorrhage. JAMA. 2019;322:1392.
7. Morgenstern LB, Hemphill JC 3rd, Anderson C, Becker K, Broderick JP, Connolly ES Jr, et al.; on behalf of the American Heart Association Stroke Council and Council on Cardiovascular Nursing. Guidelines for the management of spontaneous intracerebral hemorrhage: a guideline for healthcare professionals from the American Heart Association/American Stroke Association. Stroke. 2010;41:2108-29.
8. Moullaali TJ, Wang X, Martin RH, et al. Blood pressure control and clinical outcomes in acute intracerebral haemorrhage: a preplanned pooled analysis of individual participant data. Lancet Neurol. 2019;18:857.

67 Infecções do sistema nervoso central

Bruno Fukelmann Guedes
Rodrigo Antonio Brandão Neto

PONTOS IMPORTANTES

- Os pacientes com meningite podem apresentar quadro de síndrome inflamatória, de irritação meníngea ou de hipertensão intracraniana.
- A punção liquórica pode ser feita sem maiores riscos na suspeita de meningite, exceto em poucas condições específicas, como manifestações focais, imunossupressão e rebaixamento significativo de nível de consciência.
- A ressonância magnética e o PCR para herpes-vírus no liquor são exames importantes para o diagnóstico da meningoencefalite herpética.
- O tratamento da maioria das meningites virais é sintomático.
- A meningite bacteriana e a meningoencefalite herpética são emergências médicas, e o tratamento deve ser iniciado assim que o diagnóstico for suspeitado, antes mesmo da punção lombar.
- O uso de dexametasona é associado com melhora de prognóstico na meningite bacteriana, mas é controverso, apesar de recomendado, na meningite tuberculosa.
- O tratamento da tuberculose de sistema nervoso central é realizado com esquema RIPE por tempo mínimo de tratamento de 9 meses.

INTRODUÇÃO E DEFINIÇÕES

As meningites e as encefalites são infecções do sistema nervoso central (SNC) com grande potencial de gravidade. O diagnóstico dessas condições precisa ser realizado rapidamente, e a investigação etiológica e o tratamento devem ocorrer simultaneamente. As infecções do SNC podem ser divididas em meningites, encefalites e meningoencefalites.

Meningites

As meninges compreendem a dura-máter, a pia-máter e a aracnoide. As meningites são processos inflamatórios que acometem essas membranas e o espaço subaracnóideo, que contém o líquido cefalorraquidiano (LCR).

A incidência de meningite bacteriana é extremamente variável, sendo de 1 a 2 casos a cada 100.000 pessoas/ano no Reino Unido, até 1.000 casos a cada 100.000 pessoas/ano em alguns locais da África; nos Estados Unidos ocorrem 1,2 milhão de casos de meningite bacteriana ao ano. A letalidade, mesmo em países desenvolvidos, chega a 15%. Em 2013 ocorreram cerca de 18.700 casos de meningite no Brasil com letalidade entre 9 e 10%, mas ultrapassando 20% na meningite meningocócica.

Encefalites

Encefalites são processos inflamatórios que envolvem o parênquima encefálico. Os pacientes podem apresentar crise convulsiva, alteração cognitivo-comportamental, como agitação ou psicose, rebaixamento de nível de consciência ou sinais focais, como afasia ou hemiparesia.

Meningoencefalites

Os pacientes apresentam sinais e sintomas de meningite e de encefalite frequentemente sobrepostos.

ETIOLOGIA E FISIOPATOLOGIA

Meningites

As meningites podem ser classificadas de diferentes maneiras:

1. Inflamatórias ou infeciosas;
2. De acordo com o agente causador: bacterianas, virais, fúngicas, parasitárias;
3. De acordo com o tempo de evolução: agudas, subagudas e crônicas; ou
4. De acordo com o grupo etário acometido.

A infecção meníngea pode se iniciar por via hematogênica ou por contiguidade de um processo infeccioso de estruturas cranianas, como ouvidos, garganta, seios da face ou ossos cranianos.

As meningites bacterianas nos Estados Unidos são mais frequentemente causadas pelo *Streptococcus pneumoniae* (58,0%), *Streptococcus* do grupo B (18,1%), *Neisseria meningitidis* (13,9%), *Haemophilus influenzae* (6,7%) e *Listeria monocytogenes* (3,4%). *Escherichia coli* na população neonatal e *Mycobacterium tuberculosis* em pacientes imunocomprometidos também são agentes etiológicos importantes. Em outros lugares, o *S. pneumoniae* é responsável por 25 a 51% das meningites bacterianas no mundo. Um estudo holandês com 1.412 meningites bacterianas encontrou o *S. pneumoniae* em 51% dos casos, *N. meningitidis* em 37% dos pacientes, *L. monocytogenes* em 4% dos casos e os demais casos foram causados por *H. influenzae*, estreptococos, *S. aureus* e bacilos Gram-negativos.

Em neonatos, têm maior frequência o *Streptococos agalactiae, Escherichia coli*. A *Lysteria monocytogenes*, que já foi uma causa importante de meningite neste grupo, tem diminuído sua prevalência, mas permanece como a terceira causa.

Na população pediátrica excluindo os neonatos, os estudos apontam como maior causa a N. meningitidis, seguida pelo *S. pneumoniae e H. influenzae.*

Na disseminação hematogênica, as bactérias colonizam as vias aéreas superiores, invadem a corrente sanguínea e gradualmente chegam ao espaço subaracnóideo. Os componentes subcapsulares do *S. pneumoniae, H. influenzae* e *N. meningitidis* induzem uma cascata inflamatória, e as citocinas liberadas no processo levam a edema celular e à inflamação do cérebro e das meninges. A permeabilidade da barreira hematoencefálica aumenta, levando a edema vasogênico. A drenagem do líquido cefalorraquidiano pode ser prejudicada, levando a hidrocefalia e a edema intersticial. O rompimento da homeostase da membrana celular também causa edema citotóxico. Como o cérebro e as meninges se encontram em um crânio de volume fixo, pode haver aumento da pressão intracraniana e diminuição da pressão de perfusão de perfusão cerebral, podendo causar isquemia e trombose. Além disso, os neurônios são diretamente lesados pelos radicais do processo inflamatório.

Na disseminação contígua direta, os microrganismos obtêm entrada no líquido cerebrospinal de infecções adjacentes, como sinusite, abscesso cerebral ou otite média. Também podem entrar diretamente por lesões traumáticas penetrantes, por meio de defeitos congênitos ou durante procedimentos neurocirúrgicos. A Tabela 1 resume as etiologias das meningites infecciosas.

TABELA 1 Etiologias das meningites infecciosas

Infecções virais	Bactérias
Enterovírus Arbovírus Herpes-vírus Vírus da coriomeningite linfocítica HIV *Cladophialophora*	*Haemophilus influenzae* *Neisseria meningitidis* *Streptococcus pneumoniae* *Listeria monocytogenes* *Escherichia coli* *Streptococcus agalactiae* *Propionibacterium acnes* *Staphylococcus aureus* *Staphylococcus epidermidis* *Enterococcus* spp. *Klebsiella pneumoniae* *Pseudomonas aeruginosa* *Salmonella* spp. *Fusobacterium necrophorum* *Stenotrophomonas maltophilia* *Streptococcus pyogenes* *Streptococcus suis* *Pasteurella multocida* *Capimocirurgia canimorsus* *Nocardia* spp. *Acinetobacter* spp. *Streptococcus viridans* (p. ex., *S. salivarius*) *Streptococcus gallolyticus* *Mycobacterium tuberculosis*

(continua)

▷ **TABELA 1** Etiologias das meningites infecciosas (*continuação*)

Protozoários e helmintos	Espiroquetas
Naegleria fowleri *Angiostrongylus cantonensis* *Procyonis baylisascaris* *Taenia solium* *Toxocara* spp.	*Treponema pallidum* (sífilis) *Borrelia burgdorferri* (doença de Lyme) *Borrelia* spp. Leptospirose
Fungos (usualmente meningites crônicas)	**Rickettsioses**
Criptococose Coccidioidomicose Histoplasmose Candidíase Esporotricose *Scedosporium* *Aspergillus*	*Rickettsia rickettsii* *Rickettsia conorii* *Rickettsia prowazekii* *Rickettsia typhi* *Tsutsugamushi orientia* *Ehrlichia*

Adaptada de Tunkel AR et al. Acute meningitis. In: Mandel principles and practice of infectious diseases. Philadelphia: Elsevier Churchill Livingstone; 2016.

Encefalites

As encefalites ocorrem principalmente por meio dos chamados vírus neurotrópicos, dos quais o mais importante é o herpes vírus.

A porta de entrada é dependente da forma de contaminação (mordida, picada, inalação etc.). A viremia pode ser suficiente para invadir o tecido nervoso, através dos capilares sanguíneos, e pode se disseminar pelas meninges.

O processo infeccioso é dependente da imunidade humoral, que se opõe à infecção. As principais etiologias de encefalites são especificadas na Tabela 2.

Meningoencefalite tuberculosa (neurotuberculose)

A neurotuberculose é a forma mais grave da tuberculose, mas felizmente representa apenas pequena percentagem dos casos de tuberculose extrapulmonar.

O processo inflamatório ocorre predominantemente na base do crânio, ocorre por disseminação hematogênica, com formação de granulomas, espessamento meníngeo, obstrução do fluxo liquórico e hipertensão intracraniana.

▷ **TABELA 2** Etiologias de encefalites agudas virais

▪ Herpes-vírus ▪ Varicela vírus ▪ Citomegalovírus ▪ Ebstein-Barr ▪ Vírus da febre do Nilo ▪ Vírus da hepatite C ▪ Enterovírus ▪ Vírus da raiva ▪ Adenovírus ▪ Chikungunya ▪ HIV ▪ Vírus influenza ▪ Encefalite japonesa ▪ Vírus JC ▪ Vírus sarampo ▪ Rubéola ▪ Hendra vírus

ACHADOS CLÍNICOS

Meningites

A meningite bacteriana pode ser de difícil diagnóstico, pois outras patologias podem apresentar sintomas semelhantes; felizmente boa parte dos pacientes procuram precocemente o departamento de emergência na maioria das vezes bastante toxemiados. Existem quatro sinais clássicos de meningite: febre, cefaleia, alteração do nível de consciência e rigidez de nuca. A síndrome clássica ocorre na minoria dos casos, mas qualquer combinação de dois dos quatro sintomas está presente em 95% dos pacientes. Cefaleia é o sintoma mais comum e é visto em mais de 85% dos pacientes. Febre é o segundo sintoma mais comum e, em pacientes imunocompetentes, ocorre em mais de 90% dos casos. A rigidez de nuca é descrita como presente em até 88% dos pacientes. O estado mental é alterado em até 78% dos casos. A tríade clínica de febre, rigidez de nuca e alteração do estado mental ocorre em apenas 41% dos casos.

Pode-se ainda dividir os sinais clínicos da meningite em três síndromes específicas:

- Síndrome toxi-infecciosa: sinais e sintomas de toxemia, como febre, mal-estar, agitação e confusão mental.
- Síndrome de irritação meníngea: sinais e sintomas de irritação meníngea, como rigidez de nuca, sinais de Kernig e Brudzinski. Algumas vezes o paciente se apresenta em opistótono, quando o quadro é muito grave.

- Síndrome de hipertensão intracraniana: cefaleia, náuseas e vômitos. Às vezes ocorrem vômitos em jato.

Os sinais de Kernig e Brudzinski têm sido utilizados na avaliação clínica da meningite há muitos anos, mas sua utilidade é duvidosa. Eles apresentam alta especificidade (até 95%), mas a sensibilidade pode ser tão baixa quanto 5%. Assim, os sinais de Kernig e Brudizinski não devem ser usados para excluir ou estabelecer um diagnóstico de meningite bacteriana.

Rigidez de nuca sem meningite pode acontecer nos abscessos retrofaríngeos, laringite ou adenite cervical grave, artrite ou osteomielite em vértebras cervicais, pneumonia em lobo superior, hemorragia subaracnóidea, tétano e pielonefrite.

Déficits neurológicos focais são observados em 25 a 30% dos pacientes. Convulsões são descritas em 15 a 30% dos casos, e *rash* cutâneo (usualmente petequial) ocorre em 10% dos casos de meningites e em 64% dos casos de meningite meningocócica. Infartos cerebrais ocorrem em 25% dos casos (principalmente quando a etiologia é o *S. pneumoniae*). Papiledema, por sua vez, ocorre em menos de 5% dos casos e artrites ocorrem em menos de 7% dos pacientes, sendo mais frequente nos casos em que o meningococo é a etiologia.

Em recém-nascidos e em menores de 3 meses, o quadro clínico é inespecífico, sobrepondo-se ao de uma infecção qualquer com febre ou hipotermia. Podem ocorrer depressão sensorial, irritabilidade à manipulação, hipotonia, vômitos, alterações do sono e sucção débil. Em alguns casos, sinais apontam para o comprometimento do SNC, como a presença de sinais meníngeos, convulsões e abaulamento de fontanela. Os estreptococos do grupo B devem ser suspeitados quando a infecção ocorre em crianças com menos de 1 mês de vida.

A etiologia pneumocócica é sugerida quando a meningite acompanha ou é precedida por infecção pulmonar, otite ou sinusite. As infecções por *H. influenzae* são acompanhadas frequentemente por infecções de vias aéreas superiores em pacientes não vacinados.

Em pacientes imunossuprimidos e com mais de 60 anos de idade, a possibilidade de *Listeria monocytogenes* deve ser considerada. Deve-se considerar ainda *Listeria monocytogenes* em adultos mais velhos e alcoólatras. Pacientes com infecção por listeria podem desenvolver uma romboemcefalite com ataxia, paralisia de pares cranianos, nistagmo e episódios de convulsões são mais comuns nestes pacientes. Um *rash* petequial, por sua vez, sugere etiologia meningocócica, embora seja encontrada também com o pneumococo. Em um estudo, *rash* petequial ocorreu em 61% dos pacientes com infecção pela *N. meningitidis*, comparado a 9% pelo *S. pneumoniae*. Nos portadores de abscessos cerebrais, doenças proliferativas, colagenoses, metátases cerebrais, processos infecciosos ou tumorais dos ossos do crânio podem ocorrer infecções por *Listeria monocytogenes*, *Acinetobacter* spp. e *Pseudomonas aeruginosa*. Pacientes com infecção por *Listeria monocytogenes* em menos de 30% apresentam a tríade de febre, rigidez de nuca e alteração mental e déficits focais em 37% dos casos.

Nos pacientes com sistemas de derivação liquóricas ou que tenham sido submetidos a procedimentos neurocirúrgicos, deve-se suspeitar de estafilococos ou bacilos Gram-negativos. O traumatismo craniano penetrante torna o *S. pneumoniae* mais provável e o *Staphylococcus aureus*, estafilococos coagulase-negativos e estreptococos são os organismos mais comumente implicados após a craniotomia ou trauma penetrante de crânio, enquanto os estafilococos coagulase negativos são comumente observados após a derivação ventrículo-peritoneal e cirurgia da coluna vertebral.

Pacientes imunodeprimidos, como aqueles com SIDA, usuários de corticosteroides cronicamente, ou com história de esplenectomia, são suscetíveis à meningite por organismos encapsulados. A Tabela 3 apresenta os principais fatores de risco para ocorrência de meningite bacteriana.

▷ **TABELA 3** Fatores de risco para meningite bacteriana

▪ Otite média aguda ou crônica
▪ Sinusite
▪ Imunossupressão/esplenectomia
▪ Alcoolismo
▪ Pneumonia
▪ *Diabetes mellitus*
▪ Vazamento de líquido cefalorraquidiano
▪ Pneumonia
▪ Endocardite
▪ Procedimento neurocirúrgico/traumatismo craniano
▪ Prótese neurocirúrgica/implante coclear
▪ Idade avançada
▪ Malignidades
▪ Hepatopatias
▪ Não vacinado contra *Haemophilus influenzae* tipo b, *Neisseria meningitidis* ou *Streptococcus pneumoniae*

As meningites virais geralmente se manifestam com cefaleia subaguda e febre e com achados de irritação meníngea, como a rigidez da nuca, embora sejam muito menos frequentes do que nas meningites bacterianas. A mais comum manifestação é cefaleia, que pode ser resistente a analgesia. Devido aos poucos sintomas e de menor intensidade, o diagnóstico ocorre com atraso de alguns dias. O quadro é autolimitado com duração de até 2 semanas. Apesar do bom prognóstico, cerca de 10% dos pacientes apresentam complicações como convulsões, sinais focais, letargia e até coma, porém a maioria desses pacientes apresentam encefalite concomitante (ver a seguir).

As meningites podem ainda ser causadas por outros microrganismos, como os fungos. A meningite fúngica costuma ter uma apresentação mais indolente. A causa mais comum é o *Cryptococcus neoformans*, seguido pelo *Coccidioides immitis*, que pode ser encontrado tanto em hospedeiros imunocompetentes quanto em imunocomprometidos. A meningite criptocóccica cursa com febre em cerca de 50% dos casos, cefaleia em mais de 70% e sinais meníngeos em 20 a 30%. *Aspergillus* e *Candida* são mais frequentes em hospedeiros imunocomprometidos. A mucormicose pode ser encontrada em diabéticos como extensão direta de uma infecção de seios da face.

Encefalites

As encefalites apresentam múltiplas etiologias tanto infecciosas quanto não infecciosas, como as encefalites autoimunes. A principal causa das encefalites infecciosas são as encefalites virais, que se distinguem da meningite viral pela presença de achados neurológicos, como alteração de nível de consciência, déficit neurológico focal ou crises convulsivas parciais ou generalizadas, embora as duas frequentemente coexistam.

Os pacientes podem apresentar sinais de irritação meníngea e aumento da pressão intracraniana. Os achados neurológicos refletem as áreas de envolvimento, pois a encefalite pode mostrar tropismo regional. O herpes-vírus, que é a principal causa viral de encefalites, envolve estruturas límbicas dos lobos temporal e frontal com características psiquiátricas proeminentes, como alterações de comportamento, distúrbios de memória e afasia. Os sintomas da meningoencefalite herpética são progressivos, com pico de gravidade ocorrendo em 2 a 3 semanas. Alguns arbovírus afetam predominantemente os gânglios da base, causando coreoatetose e movimentos parkinsonianos. O envolvimento dos núcleos do tronco encefálico que controlam a deglutição leva à resposta hidrofóbica de asfixia característica da encefalite da raiva.

Neurotuberculose

Os pacientes apresentam quadro clínico de meningite ou de meningoencefalite, caracterizado pela ocorrência de irritação meníngea e sintomas de hipertensão intracraniana, com febre, rigidez de nuca, sinais de Kernig e Brudzinski presentes, náuseas, vômitos e cefaleia, podendo ainda ocorrer crises convulsivas.

A meningite tuberculosa costuma ter evolução mais arrastada do que a bacteriana, e cursar com envolvimento de pares cranianos, em particular o VI par, embora possa envolver também o IV, VII e VIII pares. A diferença entre os casos de meningite bacteriana e tuberculosa pelos achados clínicos é difícil, principalmente nas primeiras fases da doença, mas confusão mental e sinais focais sugestivos de encefalite podem ajudar a diferenciar as duas situações.

▷ **TABELA 4** História e exame físico em pacientes com meningites bacterianas

▪ Procurar dados sugestivos de etiologia de meningite (idade, trauma, etilismo etc.)
▪ Vacinação para *S. pneumoniae*, *H. influenzae* e *N. meningitidis*
▪ Invasões como derivação ventrículo-peritoneal (estafilococos)
▪ Avaliar se disfunção neurológica focal: hemiparesia, assimetria facial, déficits no campo visual ou movimentos oculares desordenados
▪ Fundo de olho: procurar sinais de HIC como papiledema, diminuição das pulsações venosas ou paralisia do nervo craniano, especialmente envolvendo os nervos cranianos
▪ Procurar sinais meníngeos: sinal de Brudzinski (flexão dos quadris e joelhos em resposta à flexão passiva do pescoço) e sinal de Kernig (contração dos isquiotibiais em resposta à extensão do joelho enquanto o quadril está flexionado) e procurar rigidez de nuca
▪ Exame da pele: procurar estigmas cutâneos, como petéquias, hemorragias lascadas e pústulas, e considerar a possibilidade de enviar para cultura
▪ Percussão de seios da face
▪ Otoscopia e exame ectoscópico de orelhas procurando sinais de infecção primária

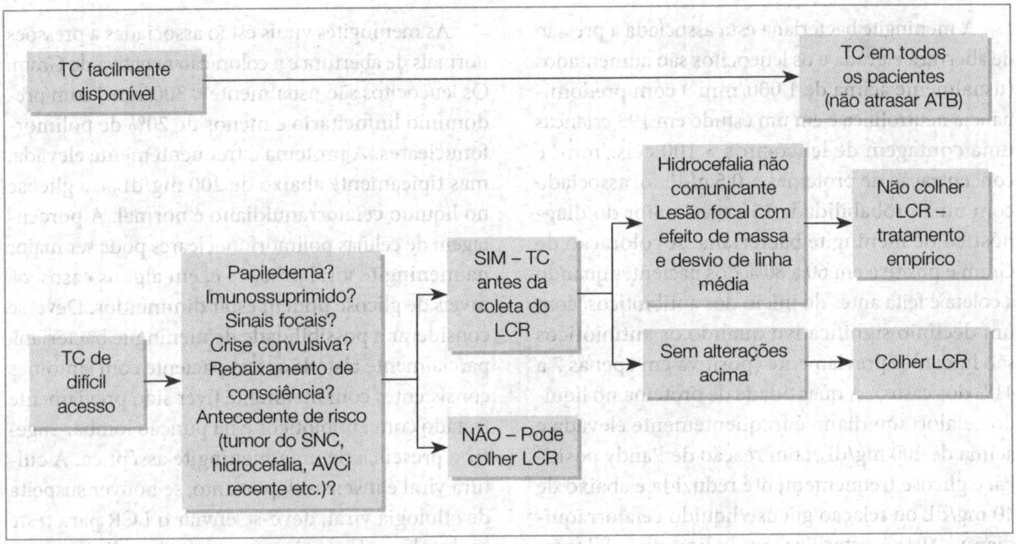

▷ **FIGURA 1** Indicação de tomografia computadorizada (TC) de crânio pré-coleta de líquido cefalorraquidiano (LCR).

ATB: antibioticoterapia; AVCi: acidente vascular cerebral isquêmico; SNC: sistema nervoso central.

▷ **TABELA 5** Indicações de exame de imagem antes da punção liquórica

- Estado mental alterado ou deterioração do nível de consciência (Glasgow < 13 ou < 11 dependendo do autor)
- Déficit neurológico focal
- Crise convulsiva em pacientes sem epilepsia prévia
- Papiledema
- Imunocomprometidos
- Malignidade
- História de doença focal do SNC (acidente vascular cerebral, infecção, tumor)
- Preocupação com lesão com efeito de massa do SNC
- Idade > 60 anos

Outra forma de manifestação da neurotuberculose é o tuberculoma intracraniano, que pode levar a sintomas e sinais de hipertensão intracraniana, como hidrocefalia e papiledema.

EXAMES COMPLEMENTARES

Meningites

Em pacientes com suspeita de meningite é prioritária a administração rápida de antibióticos. A investigação etiológica deve ocorrer em paralelo, e devem ser coletados exames como provas de atividade inflamatória, hemoculturas, sorologias para HIV e sífilis e avaliação de coagulação (para coleta de LCR). Exames adicionais como radiografia de tórax e pesquisa de BK no escarro podem ser úteis, dependendo das circunstâncias clínicas. A positividade de hemoculturas em pacientes com meningite bacteriana é de 75% para pacientes com meningite pneumocócica, 50 a 90% para *H. influenzae* e 40 a 60% para pacientes com meningite meningocócica.

A coleta de LCR é fundamental para o diagnóstico da meningite. No entanto, antes da coleta do LCR, é preciso verificar se há segurança, pois pacientes com hipertensão intracraniana grave ou lesões com efeito de massa no SNC podem sofrer herniação uncal ou central após coleta. Duas abordagens para neuroimagem antes da coleta de LCR podem ser consideradas conforme a disponibilidade de exames no serviço (Figura 1). A Tabela 5 resume as principais indicações de realizar exame de imagem antes da punção liquórica.

Embora a tomografia computadorizada possa ajudar a identificar contraindicações para a punção lombar, uma TC de crânio normal não exclui a possibilidade de herniação se um paciente apresentar preditores clínicos de herniação iminente, como deterioração do estado mental, alteração pupilar, convulsão ou respiração irregular.

A meningite bacteriana está associada a pressão de abertura elevada e os leucócitos são aumentados (usualmente acima de 1.000/mm^3) com predominância neutrofílica e em um estudo em 198 crianças uma contagem de leucócitos > 100 céls./mm^3 e concentração de proteínas > 0,5 g/dL foi associado com uma probabilidade 13 vezes maior do diagnóstico de meningite bacteriana. A coloração de Gram é positiva em 60 a 80% dos pacientes quando a coleta é feita antes do início dos antibióticos, com um declínio significativo quando os antibióticos são iniciados previamente (positiva em apenas 7 a 41% dos casos). A quantidade de proteína no líquido cefalorraquidiano é frequentemente elevada e acima de 200 mg/dL, com reação de Pandy positiva, e glicose frequentemente reduzida e abaixo de 40 mg/dL ou relação glicose/líquido cefalorraquidiano < 0,4. A esterilização do líquido cefalorraquidiano é possível dentro de 2 horas do início dos antibióticos parenterais no meningococo, e de 6 horas no pneumococo. Testes rápidos de aglutinação do látex podem ser usados para detectar antígenos bacterianos e melhorar a identificação bacteriana. Esses testes estão disponíveis para *S. pneumoniae*, estreptococos do grupo B, *H. influenzae*, *E. coli* e *N. meningitides*, mas estão associados a resultados falsos-positivos e falsos-negativos com sensibilidade e especificidade limitadas. Um estudo mostrou, no entanto, que 5% dos pacientes com meningite pneumocócica apresentavam contagem de células < 10 céls./mm^3 e 26% das meningites por Listeria apresentavam liquor não típico de meningite bacteriana.

O teste de reação em cadeia da polimerase (PCR) é altamente sensível para organismos como *S. pneumoniae*, *N. meningitides*, estreptococos do grupo B, *H. influenzae*, *L. monocytogenes* e *M. tuberculosis*, mas não fornece informações sobre a susceptibilidade antimicrobiana.

As concentrações de pró-calcitonina, proteína C-reativa e lactato no líquido cefalorraquidiano têm sido estudadas como coadjuvantes no diagnóstico de meningite bacteriana, mas não permitem a tomada de decisão no tratamento de um paciente.

Exames indisponíveis nas primeiras horas, mas que devem ser considerados quando disponíveis incluem o PCR para enterovírus (causa mais frequente de meningite viral), PCR para herpes simples 1 e 2, PCR para *Mycobacterium tuberculosis*, culturas para bactérias e micobactérias e pBAAR.

As meningites virais estão associadas a pressões normais de abertura e a coloração negativa de Gram. Os leucócitos são usualmente < 300/mm^3 com predomínio linfocitário e menos de 20% de polimorfonucleares. A proteína é frequentemente elevada, mas tipicamente abaixo de 200 mg/dL, e a glicose no líquido cefalorraquidiano é normal. A porcentagem de células polimorfonucleares pode ser maior na meningite viral precoce e, em alguns casos, os níveis de glicose podem estar diminuídos. Deve-se considerar a possibilidade de meningite bacteriana parcialmente tratada se um paciente com sintomas consistentes com meningite tiver sido previamente tratado com antibióticos e na punção lombar sugerir a presença de uma meningite asséptica. A cultura viral é insensível; portanto, se houver suspeita de etiologia viral, deve-se enviar o LCR para teste molecular pela reação em cadeia da polimerase. O teste de reação em cadeia da polimerase está disponível para herpes vírus, enterovírus e outros organismos virais.

O LCR na meningite fúngica mostra predomínio linfocitário, pressão de abertura elevada, glicose baixa e proteína levemente aumentada. Elevações significativas na pressão de abertura são frequentemente observadas na meningite criptocócica. A coloração de Gram é negativa e o leucograma é geralmente < 500/mm^3. Deve-se considerar realizar pesquisa de fungos no LCR em pacientes imunocomprometidos, e incluir coloração de tinta da China, citologia e histopatologia e teste de antígeno criptocócico sérico. Deve-se nesses pacientes considerar TC ou RNM para procurar complicações intracranianas, como granulomas ou abscessos.

Nos pacientes com meningites, os exames laboratoriais servem também para o seguimento dos pacientes. Os parâmetros mais utilizados incluem:

- Séricos: proteína C-reativa e pró-calcitonina.
- LCR: contagem celular global e diferencial, proteínas, glicose, bacterioscópico, micobacteriológico direto (pBAAR).

Encefalites

Nas encefalites virais os estudos de neuroimagem como RNM ou TC, além do eletroencefalograma e da punção lombar, são importantes para afastar lesões com efeito de massa e fazer o diagnóstico de encefalite. A RNM é mais sensível do que a TC, mostrando hipersinal em lobos temporais na imagem em T2 e eventualmente em lobos frontais e sistema límbico. A RNM pode ajudar a excluir lesões como abscessos cerebrais.

Os achados do eletroencefalograma podem apresentar na encefalite herpética atividade pseudoperiódica curta temporal, que é muito característica, ocorrendo em 80% dos casos, mas não é patognomônica dessa afecção.

Os achados do LCR na encefalite herpética são semelhantes aos descritos na meningite viral, e pode ocorrer aumento da adenosinodeaminase (ADA). O PCR para HSV tem alta especificidade e sensibilidade, e fornece o diagnóstico de certeza se realizado na primeira semana de doença, também ocorre aumento das imunoglobulinas G no LCR, principalmente após a primeira semana.

Meningite tuberculosa

Na neurotuberculose, o exame do LCR mostra pleocitose, geralmente entre 50 e 500 células por mm^3, com um perfil misto (linfócitos, plasmócitos, monócitos e macrófagos junto a neutrófilos). A descrição clássica é de uma proporção de cerca de 1/3 de linfócitos, 1/3 de plasmócitos e 1/3 de neutrófilos. O teor proteico está sempre elevado, entre 50 e 200 mg/dL. Nas fases avançadas da doença ocorre aumento do teor de gamaglobulinas no LCR. Já nas fases iniciais, o perfil é do tipo albumínico. A glicorraquia é sempre baixa, porém não na mesma intensidade do que ocorre nas meningites bacterianas. Na neurotuberculose, as taxas de glicorraquia costumam variar de 20 a 40 mg/dL. Não se deve esquecer de realizar a coleta de sangue para determinação da glicemia cerca de 1 hora antes da coleta do LCR. Lembrar que, em condições normais, a glicorraquia equivale a cerca de 2/3 da glicemia. As taxas de lactato estão aumentadas no LCR; ocorre diminuição do teor de cloretos; aumentam os teores de ADA no LCR, sinalizando comprometimento do tipo encefalítico. Somente raramente se demonstra a presença de BAAR no LCR ao exame direto, o que ocorre com maior frequência nos pacientes com SIDA. As culturas mostram positividade em até 50% dos casos entre 30 e 120 dias. O PCR para BK tem sensibilidade baixa, que varia entre 60 e 80%, porém alta especificidade (mais de 90%) para o diagnóstico.

Os exames de imagem podem mostrar espessamentos das meninges da base do crânio, acentuação do epêndima dos ventrículos laterais na TC de crânio com contraste ou na RNM com gadolínio. Pode ainda ocorrer hidrocefalia comunicante ou obstrutiva, além da possibilidade da ocorrência de granulomas com áreas de necrose central (tuberculomas), que são abscessos no cérebro, cerebelo, espaço subdural e epidual. Nas crianças os tuberculomas predominam na fossa posterior do crânio, enquanto nos adultos predominam nas regiões supratentoriais. Em pacientes com neurotuberculose deve-se realizar a investigação de outros locais potencialmente acometidos pela tuberculose, com radiografias do tórax, que podem mostrar tuberculose miliar ou evidenciar a presença de cavernas. A Tabela 6 mostra os padrões laboratoriais nas infecções do SNC.

▷ **TABELA 6** Padrões laboratoriais das infecções do SNC

	Meningite viral	Encefalite herpética	Meningite bacteriana	Meningoencefalite tuberculosa
LCR – pressão de abertura	Normal	Normal	Aumentada	Aumentada
LCR – Celularidade	5-500	5-500	> 1.000	5-1.000
LCR – contagem diferencial	Linfócitos/monócitos	Linfócitos/monócitos	Predomínio neutrofílico	Perfil misto
LCR – Glicose	Normal	Normal	< 40 mg/dL*	< 40 mg/dL*
LCR – Proteína	< 100 mg/dL	< 100 mg/dL	> 100 mg/dL	>100 mg/dL
Procalcitonina (ng/dL)	< 0,25	< 0,25	> 1,0	Incerto
Proteína C-reativa (mg/L)	< 8,0	< 8,0	> 90,0	Incerto
LCR-Bacterioscópico	–	–	+	–

(continua)

▷ **TABELA 6** Padrões laboratoriais das infecções do SNC (*continuação*)

	Meningite viral	Encefalite herpética	Meningite bacteriana	Meningoencefalite tuberculosa
LCR-cultura aeróbia	–	-	+	–
pBAAR	–	–	–	+
Hemocultura	–	–	+	–
HSV-1/2 PCR	–	+	–	–
EV PCR	+	–	–	–

* Como alternativa, considerar glicorraquia < 2/3 da sérica; +: positivo ou detectado; –: negativo ou não detectado; HSV-1/2: vírus herpes simplex 1/2; EV: enterovírus.

DIAGNÓSTICO DIFERENCIAL

Meningite tem que ser considerada como diagnóstico diferencial quando há febre, cefaleia ou sintomas meníngeos.

Os diagnósticos diferenciais da meningite bacteriana incluem meningite viral e outras formas de meningite inflamatória. Acometimento não infeccioso das meninges como em doenças autoimunes, medicamentos como trimetoprim e anti-inflamatórios não esteroidais, e malignidade também entram no diagnóstico diferencial. Causas de cefaleia como hemorragia subaracnóidea, neoplasias intracranianas, vasculites de SNC, enxaqueca e doenças

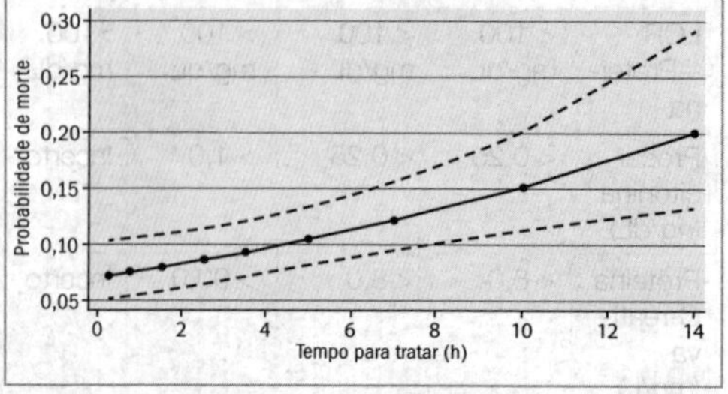

▷ **FIGURA 2** Letalidade vs. tempo para antibióticos. Adaptada de Glimaker M, Johansson B, Grindborg O, Bottai M, Lindquist L, Sjolin J, et al. Adult bacterial meningitis: earlier treatment and improved outcome following guideline revision promoting prompt lumbar puncture. Clin Infect Dis. 2015;60(8):1162-9.

virais simples também devem ser consideradas no diagnóstico diferencial.

Pacientes com quadro de alteração do estado mental, convulsões ou déficit neurológico focal de início abrupto tornam obrigatória a consideração da possibilidade diagnóstica de encefalites.

TRATAMENTO

Deve-se iniciar imediatamente a antibioticoterapia empírica, usualmente com cefalosporina de terceira geração, se houver suspeita clínica de meningite bacteriana. Todos os pacientes com suspeita de meningite bacteriana devem permanecer em isolamento respiratório.

Em pacientes sépticos, o tratamento da sepse deve ser priorizado, com atenção ao ajuste de dose de antibióticos para cobertura de sistema nervoso central. O prognóstico das meningites é dramaticamente modificado pelo tempo de administração dos antibióticos, e a mortalidade pode aumentar até 15% para cada hora de atraso (Figura 2). A administração precoce de antibióticos é considerada prioridade e deve inclusive preceder a coleta de exames como hemocultura ou LCR quando houver qualquer perspectiva de demora em sua coleta.

A escolha do antibiótico depende do provável patógeno, dos padrões locais de resistência aos antibióticos e da penetração do fármaco no líquido cefalorraquidiano e a Tabela 7 sugere a antibioticoterapia empírica em diferentes situações de suspeita de meningite bacteriana.

A penicilina e outros β-lactâmicos são eficazes contra os patógenos mais comuns e a concentração no líquido cefalorraquidiano é próxima das concentrações inibitórias mínimas para bactérias moderadamente suscetíveis. A resistência antimicrobiana aumentada, especialmente contra *S. pneumoniae*, afeta a escolha do tratamento empírico em muitos países; por esse motivo, nos Estados Unidos, vancomicina é usualmente parte do tratamento empírico das meningites bacterianas. A vancomicina, apesar de recomendada para pneumococo resistente à penicilina, atravessa mal a barreira hematoencefálica e deve ser utilizada em conjunto com outro antimicrobiano, como uma cefalosporina de terceira geração. As fluoroquinolonas podem ser boas alternativas para pneumococos resistentes à penicilina. Deve-se ter cautela no uso de fluoroquinolonas como drogas únicas, pois os organismos podem desenvolver rapidamente resistência.

No Reino Unido e no Brasil, onde a resistência antimicrobiana é menor, as cefalosporinas de terceira geração (cefotaxima ou ceftriaxona) continuam sendo o tratamento de escolha em monoterapia.

A resistência a antibióticos em meningococos é rara, embora a suscetibilidade diminuída à penicilina tenha sido associada a alguns sorogrupos, especialmente C e W135.

Existem evidências limitadas para orientar por quanto tempo tratar adultos com meningite bacteriana. O uso de ciclos mais curtos de antibióticos pode reduzir o tempo de internação, os custos e eventos adversos, como infecções nosocomiais. Estudos em crianças mostraram que cursos mais curtos são seguros e eficazes. Uma meta-análise de todas as causas de meningite bacteriana em crianças mostrou que um curso de 4 a 7 dias é tão eficaz quanto 7 a 14 dias de antibióticos.

A orientação atual em muitos países é a administração de antibióticos de curta duração para a doença meningocócica (de 5 a 7 dias), um curso um pouco mais longo para meningite pneumocócica (10-14 dias). A meningite por listeria deve ser tratada por no mínimo 21 dias.

Mesmo na presença de um organismo suscetível e antibióticos apropriados, a mortalidade na meningite bacteriana é alta, em torno de 10 a 30% em países de alta renda e mais perto de 50% em países mais pobres.

Um grande estudo multicêntrico controlado randomizado europeu em adultos mostrou redução significativa de desfecho desfavorável e morte em pacientes que foram tratados com dexametasona em comparação com placebo, com a redução mais marcante no subgrupo de pacientes com meningite pneumocócica. Estudos subsequentes não reproduziram esses achados, embora tenha havido um desfecho melhor (redução significativa no risco de morte em 1 mês e no risco de morte ou incapacidade em 6 meses) em pacientes em um estudo no Vietnã com meningite bacteriana confirmada. Uma metanálise concluiu que não havia subgrupos claros que pudessem se beneficiar da dexametasona, embora análises *post-hoc* sugeriram que poderia haver algum benefício em adultos HIV negativos. Outra metanálise de 25 estudos, em adultos e crianças, mostrou uma pequena redução na perda auditiva em adultos tratados com corticosteroides em comparação com placebo (16% vs. 22%), mas nenhuma diferença na mortalidade. Uma análise de subgrupo mostrou um ligeiro declínio na mortalidade em todos os pacientes com meningite pneumocócica (razão de risco 0,84, 95% CI 0,72-0,098) sem efeito sobre a meningite por *H. influenzae* ou meningococo.

Em resumo, os corticosteroides parecem oferecer um pequeno benefício em adultos HIV negativos em relação à redução da perda auditiva e parecem diminuir ligeiramente a mortalidade na meningite pneumocócica. A dose utilizada é de 10 mg de dexametasona administrada quatro vezes ao dia. Uma revisão da Cochrane recomenda a administração com ou imediatamente antes da primeira dose antimicrobiana.

Em nosso serviço, recomendamos:

- Ceftriaxone 2 g a cada 12 horas.
- Dexametasona 10 mg a cada 6 horas ou 0,15 mg/kg de dexametasona (por 2-4 dias ou até definição da etiologia da meningite) ou dose equivalente de prednisona juntamente com o antibiótico A dexametasona deve ser introduzida até 4 horas após o início da antibioticoterapia.

Alguns grupos de pacientes têm risco adicional para doença por *Lysteria monocytogenes*, entre eles:

- Imunossuprimidos.
- Usuários de corticoides.
- Crianças < 1 mês, adultos > 50 anos e gestantes.

Nesses pacientes a ampicilina deve ser acrescentada no esquema antibiótico inicial. A antibioticoterapia é adequada conforme resultados de cultura e a crioterapia pode ser descontinuada se descartada meningite pneumocócica. As Tabelas 7 e 8 apresentam as indicações de antibióticos nas diferentes etiologias de meningites.

▷ **TABELA 7** Antibioticoterapia nas diferentes etiologias de meningite bacteriana

Microrganismo	Antibioticoterapia	Corticoides
Bactéria não identificada (tratamento empírico)	Ceftriaxona 2 g EV 12/12h + Ampicilina 2 g EV 4/4h por 10-14 dias	Dexametasona 0,15 mg/kg/dose EV 6/6h por 4 dias

(continua)

▷ **TABELA 7** Antibioticoterapia nas diferentes etiologias de meningite bacteriana (*continuação*)

Streptococcus pneumoniae	Ceftriaxona 2 g EV 12/12h por 10-14 dias	Dexametasona 0,15 mg/kg/dose EV 6/6h por 4 dias
Neisseria meningitidis	Ceftriaxona 2 g EV 12/12h por 7 dias	Sem benefício, mas seguro
Lysteria monocytogenes	Ampicilina 2 g EV 4/4h por 21 dias	Não usar
Haemophylus influenzae	Ceftriaxone 2 g EV 12/12h por 7 dias	Sem benefício, mas seguro
Encefalite herpética	Aciclovir 10 mg/kg/dose EV 8/8h por 14-21 dias	Não usar
Neurotuberculose	RIPE 4 comp VO 1x dia por 2 meses + RI 2 comp VO 1x/dia por 7 meses (para maiores de 50 kg)	Dexametasona 12-40 mg/dia EV inicialmente. Desmame em 8 semanas
Neurossífilis	Penicilina cristalina 4 milhões UI EV 4/4h por 14 dias	Não usar
Meningite viral	Suporte clínico	Podem ser usados

▷ **TABELA 8** Antibioticoterapia empírica para as meningites

Circunstância clínica	Etiologia habitual	Antibioticoterapia inicial
Adultos sem fator de risco	Pneumococo (> 80% dos casos) Meningococo	Ceftriaxone 2 g EV a cada 12 horas por 10-14 dias
Crianças < 2 meses	*Streptococcus agalactiae*, *Escherichia coli*, *Listeria monocytogenes*	Ampicilina 50 mg/kg 4/4 horas + cefriaxone 100 mg/kg/dia opção ampicilina + aminoglicosídeo
Crianças entre 2 meses a 5 anos	*S. agalactiae*, *E. coli*, *Haemophilus influenzae*, *Streptococcus pneumoniae*, *Neisseria meningitidis*	Ceftriaxone 100 mg/kg/dia Alguns autores acrescentam ampicilina

(*continua*)

▷ **TABELA 8** Antibioticoterapia empírica para as meningites (*continuação*)

Circunstância clínica	Etiologia habitual	Antibioticoterapia inicial
Adultos com > 60 anos de idade	*S. pneumoniae*, *N. meningitidis*, *L. monocytogenes*, Gram-negativos aeróbicos	Ceftriaxone 2 g EV a cada 12 horas por 10-14 dias + Ampicilina 2 g EV 4/4h por 21 dias
Trauma cranioencefálico, pós-neurocirurgia ou válvula de derivação	*Stafilococos aureus* ou coagulase negativo *Pseudomonas aeroginosa* *Acinetobacter baumanii*	Vancomicina 1-2 g EV a cada 12 horas e Ceftazidima 2 g a cada 8 horas por 10-14 dias
Fístula liquórica	Pneumococo	Ceftriaxone 1-2 g EV a cada 12 horas por 10-14 dias

As meningites fúngicas são usualmente tratadas com antifungos sumarizados conforme a etiologia na Tabela 9.

▷ **TABELA 9** Tratamento das meningites fúngicas mais comuns

Patógeno	Fatores de risco	Tratamento
Cryptococos neoformans	Imunossupressão, HIV, neoplasias malignas	Anfotericina B (0,5 a 0,7 mg/kg dia) + flucitosina (100 mg/dia). Ou Anfotericina lipossomal 3-4 mg/kg/dia Seguidos de fluconazol
Candida albicans	Imunossupressão, HIV, neoplasias malignas	Anfotericina B (0,5 a 0,7 mg/kg dia) + flucitosina (100 mg/dia) Opção: equinocandinas ou voriconazol (6 mg/kg/dia dividido em 2 doses) Posteriormente fluconazol
Histoplasmose	Imunossupressão	Anfotericina B (0,5 a 0,7 mg/kg dia) + flucitosina (100 mg/dia). Ou Anfotericina lipossomal 3-4 mg/kg/dia Seguidos de fluconazol
Blastomicose	Imunossupressão	Anfotericina lipossomal 3-4 mg/kg/dia Uso de azóis alternativo
Coccidioides immitis	Imunossupressão	Anfotericina lipossomal 3-4 mg/kg/dia Uso de azóis alternativo

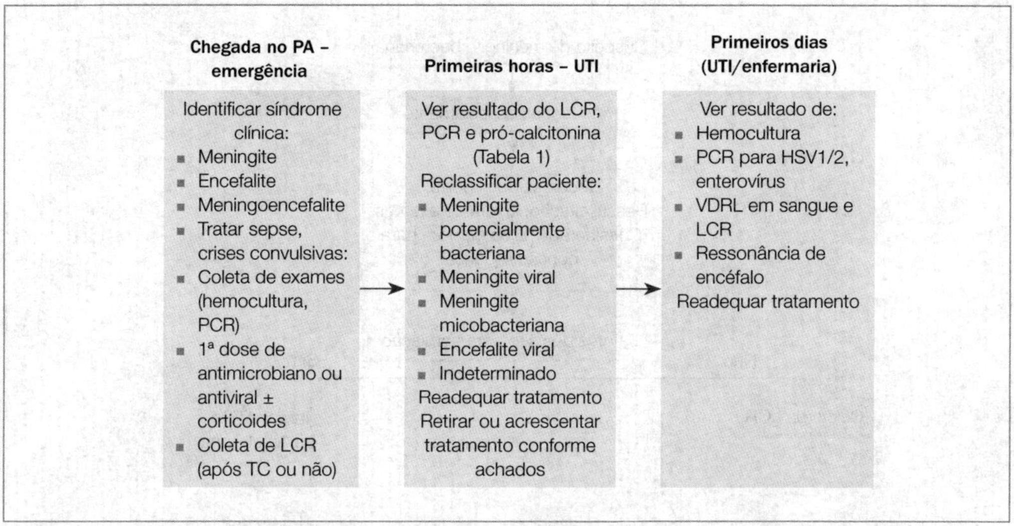

▷ **FIGURA 3** Fluxograma de atendimento a pacientes com suspeita de neuroinfecção na emergência.
LCR: líquido cefalorraquidiano; PA: pronto atendimento; PCR: proteína C-reativa; TC: tomografia computadorizada; UTI: unidade de terapia intensiva; VDRL: *venereal disease research laboratory.*

O tratamento da neurotuberculose é realizado com o esquema I-E por 9 meses como descrito na Tabela 10.

INDICAÇÕES DE INTERNAÇÃO, TERAPIA INTENSIVA E SEGUIMENTO

Todos os pacientes com meningite bacteriana, encefalites agudas e neurotuberculose têm indicação de internação hospitalar e inicialmente na UTI, sobretudo se alteração de nível de consciência, choque, insuficiência respiratória, estado de mal convulsivo ou meningococcemia.

Recomenda-se isolamento respiratório para gotículas para pacientes com suspeita de meningite bacteriana até completarem 24h de antibioticoterapia.

Os pacientes com meningites virais podem na maioria dos casos ser manejados ambulatorialmente. O seguimento ambulatorial é dependente da etiologia das alterações.

▷ **TABELA 10** Esquema de tratamento para a tuberculose

Esquema	Fármacos	Peso	Dose	Tempo
2 RHZE Fase intensiva: 2 meses	RHZE	Até 20 kg	R: 10 mg/g/dia H: 10 mg/kg/dia Z: 35 mg/kg/dia E: 25 mg/kg/dia	2 meses
		20-35 kg 36-50 kg > 50 kg	2 cps 3 cps 4 cps	
4 RH Fase de manutenção: 7 meses	RH	Até 20 kg	R: 10 mg/kg/dia H: 10 mg/kg/dia	7 meses
		20-35 kg 36-50 kg > 50 kg	2 cps 3 cps 4 cps	

E: Etambutol (comprimido de 275 mg); H: Isoniazida (comprimido de 75 mg); R: Rifampicina (comprimido de 150 mg); Z: Pirazinamida (comprimido de 400 mg).

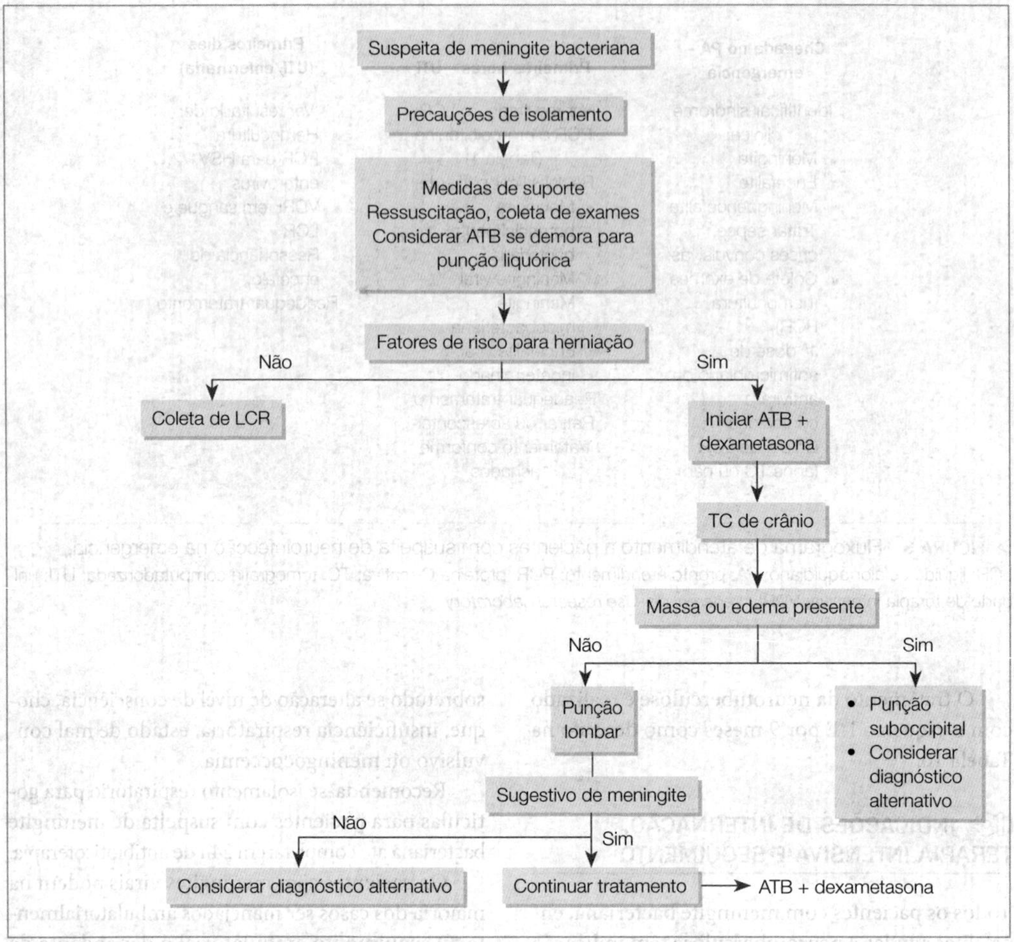

▷ **FIGURA 4** Abordagem das meningites bacterianas.
ATB: antibioticoterapia; LCR: líquido cefalorraquidiano; TC: tomografia computadorizada.

A profilaxia dos comunicantes deve ser realizada de acordo com a Tabela 11.

▷ **TABELA 11** Profilaxia dos comunicantes

Profilaxia dos comunicantes	Indicação/frequência/duração
H. influenzae B	Indicação: Contatos domiciliares: na presença de crianças menores de 4 anos, indicam-se para todos os comunicantes domiciliares Creche e pré-escolas: na presença de 2 ou mais casos e quando existem comunicantes menores de 4 anos Droga: rifampicina (droga de escolha) Adultos: 600 mg/dia, VO, 1 x/dia, por 4 dias Crianças: 20 mg/kg, VO, 1 x/dia, por 4 dias < 1 mês: 10 mg/kg, VO, 1 x/dia, por 4 dias

(continua)

▷ **TABELA 11** Profilaxia dos comunicantes (*continuação*)

Meningococo	Indicação: Todos os comunicantes íntimos de um caso, expostos de 7 a 10 dias do início dos sintomas Deve ser iniciada o mais precocemente possível, de preferência nas primeiras 24 horas Contatos domiciliares Quartéis e orfanatos: mesmo quarto Creche e pré-escola: mesma sala, mesmo período e merendeiras Pessoas expostas diretamente às secreções de orofaringe através de beijos e outros Profissionais de saúde: rotineiramente não se recomenda profilaxia, a não ser que não tenham tomado precauções respiratórias no atendimento, na intubação traqueal, na aspiração de secreções ou se tiverem realizado respiração boca a boca Droga: rifampicina (droga de escolha) Adultos: 600 mg, VO, 12/12 h, por 2 dias Crianças: 20 mg/kg/dose, VO, 12/12 h, por 2 dias < 1 mês: 10 mg/kg/dia, VO, 12 h, por 2 dias
Drogas alternativas	Tanto para *H. influenzae* B como para meningococo: Ceftriaxone: adultos – 250 mg dose única/crianças < 12 anos – 125 mg dose única Ciprofloxacino: 500 mg dose única

LITERATURA RECOMENDADA

1. Attia J, Hatala R, Cook DJ, Wong JG. The rational clinical examination. Does this adult patient have acute meningitis? JAMA. 1999;282:175-181.
2. Beckham JD, Tyler KL. Encephalitis. In: Bennett JE, Dolin R, Blaser MJ (eds.). Mandell, Douglas, and Bennett's principles and practice of infectious diseases. 9.ed. Philadelphia: Elsevier Churchill Livingstone; 2019.
3. Bennet JE. Chronic meningitis. In: Bennett JE, Dolin R, Blaser MJ (eds.). Mandell, Douglas, and Bennett's principles and practice of infectious diseases. 9.ed. Philadelphia: Elsevier Churchill Livingstone; 2019.
4. Brouwer MC, McIntyre P, Prasad K, van de Beek D. Corticosteroids for acute bacterial meningitis. Cochrane Database Syst Rev. Epub 2015 Sep 12;CD004405.
5. Hasbun R, Abrahams J, Jekel J, Quagliarello VJ. Computed tomography of the head before lumbar puncture in adults with suspected meningitis. N Engl J Med. 2001;345:1727-1733.
6. McGill F, et al. Acute bacterial meningitis in adults. Lancet. 2016;388:3036-3047.
7. Richie MB, Josephson SA. A Practical Approach to Meningitis and Encephalitis. Semin Neurol. 2015;35:611-620.
8. Roos KL. Bacterial Infections of the Central Nervous System. Contin Minneap Minn. 2015;21:1679-1691.
9. Tanski ME, Ma OJ. Central nervous system and Spinal Infections in Tintinalli Emergency Medicine. 2016.
10. Hasbun R. Clinical features and diagnosis of bacterial meningitis in adults. www.uptodate.com. 2022. Acesso em: 22 fev 2022.
11. Hasbun R. Initial therapy and prognosis of bacterial meningitis in adults. www.uptodate.com. 2022. Acesso em: 22 fev 2022.
12. Tunkel AR, et al. 2017 Infectious Disease Society of America's Clinical practice Guidelines for Healthcare-Associated ventriculitis and meningitis. Clin Infect Diseases. 2017;64(6):e34-e65.
13. Tunkel AR, Van de Beek D, Scheld M. Acute meningitis. In: Bennett JE, Dolin R, Blaser MJ (eds.). Mandell, Douglas, and Bennett's principles and practice of infectious diseases. Philadelphia: Elsevier Churchill Livingstone; 2016.
14. Van de Beek D, et al. ESCMID guideline: diagnosis and treatment of bacterial meningitis. Clin Microbiol Infect. 2016;22:37-62.
15. Vikse J, Henry BM, Roy J, Ramakrishnan PK, Tomaszewski KA, Walocha JA. The role of serum procalcitonin in the diagnosis of bacterial meningitis in adults: a systematic review and meta-analysis. Int J Infect Dis IJID Off Publ Int Soc Infect Dis. 2015;38:68-76.

68 Paralisias flácidas agudas

Ronnyson Susano Grativvol
Herval Ribeiro Soares Neto

PONTOS IMPORTANTES

- Pacientes com paralisia flácida aguda frequentemente buscam auxílio no pronto-socorro.
- Os médicos emergencistas devem estar capacitados para diagnosticar e tratar esses indivíduos.
- Estabelecer o diagnóstico topográfico correto é o primeiro passo para a condução adequada desses pacientes.
- Doenças que afetam a medula espinal, o nervo periférico, a junção neuromuscular e o músculo podem se apresentar clinicamente como paralisia flácida aguda.
- Após a erradicação da poliomielite pelo vírus selvagem, a síndrome de Guillain-Barré (SGB) se tornou a principal etiologia de paralisia flácida aguda em todo o mundo.
- Os exames complementares devem ser solicitados de forma racional após a realização de anamnese e exame neurológico pormenorizados.
- O tratamento da síndrome de Guillain-Barré envolve cuidados multidisciplinares e deve ser instituído o mais precocemente possível, com o objetivo de diminuir a morbimortalidade.

INTRODUÇÃO E DEFINIÇÕES

Pacientes com queixa de fraqueza são frequentemente vistos no departamento de emergência. A paralisia flácida aguda (PFA) consiste em uma síndrome clínica caracterizada por fraqueza muscular de rápida instalação (em horas até semanas), associada a alteração do tônus muscular (hipotonia) e dos reflexos profundos (geralmente diminuídos ou abolidos). Quando se depara com um paciente com suspeita de PFA, deve-se inicialmente buscar o diagnóstico topográfico correto para que se possa tomar as melhores decisões em relação à investigação diagnóstica e terapêutica.

Este capítulo discutirá a abordagem inicial e os principais diagnósticos diferenciais relacionados a um paciente que se apresenta no pronto-socorro com PFA, com maior ênfase na síndrome de Guillain-Barré (SGB).

DIAGNÓSTICO TOPOGRÁFICO

A PFA geralmente decorre de uma disfunção na unidade motora. A unidade motora, por sua vez, é formada principalmente pelas seguintes estruturas: corno anterior da medula, nervo periférico, junção neuromuscular e músculo (Tabela 1). O acometimento de qualquer uma dessas estruturas pode se manifestar clinicamente como PFA.

Outro diagnóstico topográfico possível inclui o acometimento dos tratos corticoespinais laterais da medula em uma fase aguda (fase de "choque medular"). Os sinais de alerta que apontam para essa topografia são: envolvimento exclusivo dos

▷ **TABELA 1** Diagnóstico topográfico

Topografia	Fraqueza	Reflexos	Tônus	Sensibilidade	Outros sinais
Corno anterior da medula	Variável (proximal e/ou distal)	↓ ou ↑	↓ ou ↑	Normal	Atrofia muscular, fasciculações e sinais de liberação piramidal
Nervo periférico	Distal > proximal	↓	↓	↓	Disautonomia
Junção neuromuscular	Proximal	Normal	Normal	Normal	Ptose palpebral, diplopia e fatigabilidade
Músculo	Proximal	Normal	Normal ou ↓	Normal	Atrofia muscular, dor e fenômeno miotônico

↓: diminuído; ↑: aumentado (nesse caso, os achados se referem aos pacientes com esclerose lateral amiotrófica).

membros inferiores, alteração precoce da função esfincteriana ou presença de nível sensitivo no exame neurológico.

DIAGNÓSTICOS DIFERENCIAIS DE PARALISIAS FLÁCIDAS AGUDAS

Após a erradicação da poliomielite causada pelo vírus selvagem na maioria dos países, a SGB se tornou a causa mais frequente de fraqueza flácida aguda ou subaguda em todo o mundo. No entanto, outros diagnósticos etiológicos diferenciais devem sempre ser lembrados (Tabela 2).

▷ **TABELA 2** Diagnóstico diferencial entre as paralisias flácidas agudas

Principais etiologias de paralisia flácida aguda	Topografia
Poliomielite	Corno anterior
Síndromes pólio-*like*	Corno anterior
Síndrome de Guillain-Barré	Nervo periférico
Polineuropatias tóxicas	Nervo periférico
Porfirias	Nervo periférico
Miastenia gravis	Junção neuromuscular
Botulismo	Junção neuromuscular
Miopatias inflamatórias	Músculo
Paralisias periódicas	Músculo
Mielopatias (diferentes diagnósticos nosológicos)	Medula espinal

Doenças da medula espinal

Mielopatia representa um termo amplo utilizado para designar diferentes doenças que acometem a medula espinal ou parte dela. Mielopatias agudas por compressão, inflamação ou isquemia medular podem se apresentar como PFA, uma vez que os reflexos profundos podem estar diminuídos em um estágio inicial. A presença de disfunção esfincteriana precoce ou de nível sensitivo no exame neurológico indica fortemente a suspeita de mielopatia. Nesses casos, a realização de uma ressonância magnética (RM) de urgência é obrigatória.

O acometimento exclusivo do corno anterior da medula pode também se manifestar como PFA. Conforme mencionado, antes da erradicação do poliovírus selvagem, a poliomielite era a principal responsável pelos casos de PFA. Em pacientes nessa condição, o padrão de acometimento neurológico consiste em um déficit motor puro e assimétrico. Atualmente, os episódios de poliomielite estão associados à vacina em mais de 70% dos casos, sendo que o risco de desenvolver pólio pós-vacinal tornou-se pequeno após a introdução da vacina com vírus inativado (VIP). Outros enterovírus não pólio (p. ex., *Coxsackie* A e B, enterovírus 70 ou 71, ecovírus) podem apresentar manifestações neurológicas similares às da poliomielite – síndromes pólio-*like*. Vale lembrar que, no caso de crianças, a PFA é de notificação compulsória e sempre deve ser pesquisada a presença de poliovírus nas fezes.

Neuropatias periféricas

Além da SGB, outras polineuropatias podem se apresentar de forma aguda e devem fazer parte do diagnóstico diferencial de um paciente com PFA. Fazem parte desse grupo: deficiência aguda e acentuada de tiamina (vitamina B1), intoxicação por arsênio, doença de Lyme, polineuropatia do paciente crítico, vasculites sistêmicas e porfirias.

As porfirias consistem em um grupo de oito doenças hereditárias autossômicas dominantes causadas por diferentes defeitos na biossíntese do heme. Desse grupo, três formas estão mais associadas a neuropatias periféricas: porfiria intermitente aguda, coproporfiria hereditária e *porfiria variegata*. As manifestações neurológicas agudas são muito similares entre essas três doenças e podem ser precipitadas por medicações (geralmente aquelas metabolizadas pelo sistema P450), mudanças hormonais (gravidez ou fase lútea do ciclo menstrual) ou restrições alimentares (jejum). Classicamente, o déficit motor pode ser precedido em alguns dias por dores abdominais, agitação psicomotora, alucinações e crises convulsivas. O envolvimento motor geralmente é assimétrico e acomete preferencialmente a musculatura proximal, tanto nos membros inferiores quanto nos membros superiores. Manifestações autonômicas por hiper-reatividade simpática (dilatação pupilar, taquicardia e hipertensão) também podem ser encontradas.

O diagnóstico de porfiria é realizado a partir da avaliação da urina ou das fezes desses pacientes em busca do acúmulo de precursores intermediários do heme (ácido δ-aminolevulínico, porfobilinogênio, uroporfirinogênio, coproporfirinogênio e protoporfirinogênio). A urina pode apresentar aspecto acastanhado devido à alta concentração dos metabólitos da porfirina. Testes genéticos também estão disponíveis para confirmar o defeito genético específico. O tratamento agudo desses pacientes é baseado na administração de hematina endovenosa. Essa terapia deve ser iniciada assim que o diagnóstico é confirmado. Se a hematina não for disponível imediatamente, pode-se iniciar a administração endovenosa de glicose. Além do tratamento de fase aguda, os pacientes devem ser orientados quanto aos fatores precipitantes (evitar drogas que deflagrem os ataques) e encaminhados ao neurologista para verificar necessidade de tratamento preventivo específico.

Doenças da junção neuromuscular

Tais doenças (*miastenia gravis*, botulismo e síndrome miastênica de Lambert-Eaton) podem se apresentar com fraqueza aguda, mas sem alterações da sensibilidade.

A *miastenia gravis* (MG) é a etiologia mais comum entre os distúrbios de junção. Fraqueza com predomínio proximal, flutuação dos sintomas, fatigabilidade, ptose palpebral, diplopia, fraqueza facial, disfagia, disfonia e disartria são alguns dos sinais que apontam para esse diagnóstico. A maioria dos pacientes com a forma generalizada da doença apresenta positividade para os anticorpos contra o receptor de acetilcolina e ao teste de estimulação repetitiva de baixa frequência durante a eletroneuromiografia. O tratamento dos pacientes com MG depende da gravidade dos sintomas e se baseia principalmente no uso de anticolinesterásicos (piridostigmina), corticoides e imunossupressores. O uso de imunoglobulina ou plasmaférese está indicado nos pacientes com crise miastênica.

O botulismo também pode causar fraqueza muscular e geralmente é secundário à intoxicação alimentar ou ferimentos na pele. O exame neurológico desses pacientes geralmente evidencia ptose palpebral, oftalmoparesia, fraqueza facial e alteração dos pares bulbares – achados semelhantes aos dos pacientes com MG. No entanto, as pupilas são caracteristicamente dilatadas e pouco responsivas aos reflexos fotomotores e de acomodação. Outros sinais de envolvimento autonômico incluem boca seca, hipotensão postural e constipação. O diagnóstico é feito através de uma combinação de história clínica, exame físico, eletroneuromiografia e detecção da toxina. O tratamento envolve suporte clínico e administração de soro antibotulínico.

Miopatias

Diversas doenças musculares podem levar a um quadro clínico de PFA. As mais importantes são as miopatias inflamatórias e as canalopatias (paralisias periódicas).

Nas miopatias inflamatórias (polimiosite e dermatomiosite), o início dos sintomas é subagudo (semanas ou meses) e a fraqueza muscular apresenta predomínio proximal. O diagnóstico deve ser suspeitado perante importantes alterações nos níveis de creatinoquinase (CPK) e confirmado através de biópsia muscular. O tratamento das miopatias inflamatórias envolve corticoterapia e outras formas de imunossupressão (azatioprina, metotrexate, ciclofosfamida, imunoglobulina), em geral com boa resposta, apesar de haver casos refratários. Vale ressaltar que todas essas formas de miopatias inflamatórias podem acompanhar doenças neoplásicas, especialmente em pacientes mais idosos.

Já as paralisias periódicas formam um raro grupo de doenças geneticamente determinadas e relacionadas a anormalidades dos canais iônicos. Os ataques de fraqueza muscular são frequentemente desencadeados por repouso após atividade física intensa e são mais comuns no período da manhã. Entre os ataques, o paciente geralmente é assintomático. A paralisia periódica hipocalêmica consiste na forma mais comum e geralmente é causada por uma mutação autossômica dominante no canal de cálcio (CACN). Nesses pacientes, os episódios de fraqueza são mais prolongados e podem ser desencadeados por refeições ricas em carboidratos, consumo de álcool, frio ou estresse. As formas hipercalêmica e normocalêmica, também de herança autossômica dominante, estão relacionadas a mutações no gene do canal de sódio (SCN4A) e caracterizam-se por início dos sintomas na primeira década de vida e por ataques frequentes e geralmente com duração inferior a duas horas. Os distúrbios da tireoide também podem estar associados a episódios de paralisia periódica.

Durante as crises, é importante documentar as alterações hidroeletrolíticas e descartar causas secundárias de hiper ou hipocalemia. Pode haver elevação da CPK (mais comum nas formas hipocalêmicas) e a eletroneuromiografia pode demonstrar unidades motoras com características miopáticas ou descargas miotônicas nas formas hipercalêmicas. Entre as crises, no entanto, o diagnóstico é difícil. A biópsia muscular geralmente é normal e, eventualmente, pode demonstrar a presença de vacúolos. O diagnóstico definitivo deve ser obtido através do estudo genético.

Síndrome de Guillain-Barré

A SGB consiste em uma polirradiculoneuropatia inflamatória aguda causada pela agressão imunomediada ao sistema nervoso periférico. A incidência anual varia entre 0,5 e 2 casos por 100.000 habitantes, com discreta predileção pelos pacientes do sexo masculino. Podemos encontrar a história de pródromo infeccioso em até 70% desses indivíduos. As causas mais comuns são as infecções virais das vias aéreas e gastroenterocolite aguda causada por *Campylobacter jejuni*. Outras causas menos comuns incluem infecções bacterianas (*Mycoplasma pneumoniae*), outras infecções virais (citomegalovírus, Epstein-Barr, HIV, varicela, hepatite B ou C, dengue e Zika) e história de vacinação recente.

QUADRO CLÍNICO

A SGB geralmente apresenta evolução em dias, frequentemente iniciando com dormência nos membros inferiores e fraqueza muscular na mesma distribuição. A progressão dos sintomas, particularmente a fraqueza, pode ser rápida e resultar em tetraplegia em poucos dias. Aproximadamente 50% dos pacientes atingem a fraqueza máxima em duas semanas, 80%, em três semanas e 90%, em quatro semanas. A progressão dos sintomas além de quatro semanas é incomum e deve direcionar para outros diagnósticos diferenciais, particularmente para uma apresentação aguda da polirradiculoneuropatia desmielinizante inflamatória crônica (CIDP). O exame neurológico comumente demonstra fraqueza muscular proximal e distal, simétrica e geralmente associada a arreflexia ou hiporreflexia dos segmentos acometidos. Os achados de alteração de sensibilidade são leves e o quadro clínico é predominantemente motor. O envolvimento do nervo facial pode ocorrer em até 50% dos casos, disfunção dos músculos bulbares (disfagia, disartria ou disfonia) em 40% e oftalmoparesia ou ptose palpebral em cerca de 20%. Os pacientes podem ainda relatar dor intensa do tipo radicular ou neuropática em até 2/3 dos casos; além disso, também é comum a manifestação de sinais de disautonomia (mais comumente taquicardia sinusal).

DIAGNÓSTICO

Os critérios diagnósticos para SGB foram originalmente propostos pelo National Institute of Neurological Disorders and Stroke (NINDS) e sofreram algumas alterações com o passar dos anos.

Critérios obrigatórios:

- Fraqueza progressiva nos membros inferiores e membros superiores (algumas vezes pode se restringir aos membros inferiores).
- Reflexos profundos hipoativos ou abolidos.

Critérios de suporte:

- Progressão dos sintomas entre alguns dias e quatro semanas.
- Relativa simetria da fraqueza e da perda de sensibilidade.
- Sinais e sintomas sensitivos leves, menos evidentes que o quadro motor.
- Envolvimento de nervos cranianos, especialmente fraqueza facial bilateral.

- Presença de dor na região lombar e/ou nos membros inferiores.
- Disfunção autonômica.
- Ausência de febre.
- Dissociação proteíno-citológica no liquor.
- Anormalidades eletroneuromiográficas consistentes com o diagnóstico de SGB.

Além dos critérios obrigatórios e de suporte, sempre que se levanta a suspeita de SGB, deve-se pesquisar ativamente os principais achados (*red-flags*) que favorecem diagnósticos alternativos:

- Fraqueza de instalação notadamente assimétrica.
- Presença de disfunção esfincteriana.
- Presença de nível sensitivo.
- > 50 células/mm³ no liquor.

EXAMES COMPLEMENTARES

Na SGB, os dois principais exames complementares a serem solicitados são:

- Liquor: pode evidenciar dissociação proteíno-citológica, com elevação proteica (> 50 mg/dL) e celularidade normal (até quatro células/mm³). Quando houver aumento da celularidade (acima de 10 células/mm³), devemos considerar outras etiologias, como HIV, citomegalovírus, lúpus, doença de Hodgkin e doença de Lyme, entre outras. A dissociação proteíno-citológica pode estar ausente em até 50% dos pacientes na primeira semana e em 25% dos casos na terceira semana, sobretudo nas variantes axonais.
- Eletroneuromiografia: pode mostrar alterações neurofisiológicas compatíveis com desmielinização na forma AIDP (polirradiculoneuropatia inflamatória desmielinizante aguda – aumento da latência das ondas F, diminuição das velocidades de condução, bloqueios de condução, aumento das latências motoras e dispersão temporal). Vale lembrar que existem variantes axonais da SGB (neuropatia axonal motora aguda – AMAN e neuropatia axonal sensitivo-motora aguda – AMSAN) nas quais se encontra diminuição das amplitudes dos potenciais de ação motor e/ou sensitivo (Tabela 3). Além disso, o exame é muito importante para exclusão dos outros diagnósticos diferenciais citados anteriormente. Os exames realizados precocemente podem não preencher os critérios diagnósticos para SGB, mas raramente são normais.
- Exames laboratoriais: devem ser realizados de acordo com a suspeita clínica e são importantes na exclusão dos outros diagnósticos diferenciais. Entre os mais importantes, destacam-se os níveis séricos de potássio (avaliação de paralisias periódicas), sódio, cálcio, magnésio, fósforo, transaminase glutâmico-oxalacética (TGO), transaminase glutâmico-pirúvica (TGP) e dosagem de creatinofosfoquinase (CPK) (avaliação de miopatias, apesar de também poder estar levemente alterado em processos neurogênicos). Outros exames laboratoriais poderão ser solicitados de acordo com a suspeita clínica e entre eles podem-se citar: hemograma, sorologias para HIV, herpes, doença de Lyme, dosagem de porfirinas, hormônios tireoidianos e provas de atividade inflamatória sistêmica (velocidade de hemossedimentação [VHS] e proteína C-reativa [PCR]).
- Outros exames complementares: é muito importante obter os valores de capacidade vital

▷ **TABELA 3** AIDP x AMAN

Característica	AIDP	AMAN
Infecção prévia	Influenza e outros agentes	*Campylobacter jejuni*
Epidemiologia	Países ocidentais	Países orientais
Acometimento de nervos cranianos	Frequente (60%)	Incomum (20%)
Alteração de sensibilidade	Frequente (70%)	Incomum (10%)
Dor	Frequente (70%)	Incomum
Disautonomia	Frequente	Rara
Reflexos profundos	Ausentes	Geralmente ausentes (preservados em 20%)
Eletroneuromiografia	Desmielinizante	Axonal

AIDP: polirradiculoneuropatia inflamatória desmielinizante aguda; AMAN: neuropatia axonal motora aguda.

forçada (CVF) e pressão inspiratória negativa máxima (Pins máx) nos pacientes com SGB na admissão do pronto-socorro. Esses valores podem nos auxiliar a predizer quais pacientes poderão evoluir com necessidade de ventilação mecânica.

TRATAMENTO

Em um primeiro momento, é preciso atentar para o suporte clínico intensivo ao paciente com diagnóstico de SGB. Cuidados relacionados a falência respiratória, disfunção autonômica, complicações cardiovasculares, controle de dor, profilaxia de trombose venosa profunda, suporte nutricional e reabilitação motora são fundamentais para redução da morbimortalidade, conforme veremos nos tópicos a seguir.

Falência respiratória

A falência respiratória na SGB é comum e estima-se que cerca de 15-30% dos pacientes necessitam de ventilação mecânica. Dessa forma, a monitorização dos parâmetros respiratórios (CVF e Pins máx) deve ser realizada periodicamente (idealmente a cada quatro horas). Os seguintes parâmetros são utilizados como indicadores de intubação orotraqueal:

- Capacidade vital forçada < 20 mL/kg.
- Pressão inspiratória máxima < 30 cmH_2O.
- Pressão expiratória máxima < 40 cmH_2O.

Outros parâmetros identificados como possíveis preditores de falência respiratória são incapacidade de tossir, levantar a cabeça, levantar o cotovelo e assumir ortostase ou aumento das enzimas hepáticas.

Disfunção autonômica e complicações cardiovasculares

A disautonomia ocorre em até 70% dos pacientes com SGB e se manifesta comumente como taquicardia sinusal (mais comum), bradicardia, outras arritmias, retenção urinária, hipertensão alternando com hipotensão, hipotensão ortostática e sudorese excessiva. Quando a disautonomia se manifesta como taquicardia sustentada, geralmente nenhum tratamento é necessário. No entanto, eventos sustentados de bradicardia sintomática e assistolia podem requerer tratamento com atropina ou marca-passo. Medicações anti-hipertensivas endovenosas de curta duração (nitroprussiato) podem ser utilizadas para manejar episódios severos de hipertensão (pressão arterial média > 125 mmHg). Já para hipotensão, fluidos endovenosos (soro fisiológico) e medidas não farmacológicas (posição de Trendelenburg) frequentemente são úteis. Como regra geral, a orientação consiste em não tratar de forma agressiva a disautonomia devido a seu caráter flutuante.

Controle de dor

A presença de dor pode ocorrer em até 2/3 dos pacientes e frequentemente requer intervenção. Gabapentina e pregabalina podem ser usadas no controle de dor durante a fase aguda. Analgésicos simples e anti-inflamatórios também podem ser prescritos na tentativa de aliviar a dor desses pacientes.

Profilaxia de trombose venosa profunda

Recomenda-se a prescrição de heparina profilática e meias de compressão até que os pacientes sejam capazes de deambular de forma independente.

Reabilitação

O suporte multidisciplinar (fisioterapia, fonoaudiologia, nutrição e psicologia) é extremamente importante para o sucesso da reabilitação, devendo ser instituído na fase aguda do tratamento e mantido após a alta hospitalar.

Em relação à intervenção terapêutica medicamentosa, não se discute a necessidade do tratamento nos casos com grave acometimento motor (escore GBS de incapacidade ≥ 3 – ver Tabela 5). No entanto, nos casos leves a moderados, a decisão é mais controversa e muitos autores adotam conduta expectante. Existe uma tendência atual de também tratar os pacientes com escore GBS de incapacidade de 2 (capazes de andar 10 metros ou mais sem ajuda, porém incapazes de correr).

Estudos têm demonstrado eficácia da plasmaférese (dividida em quatro a seis sessões em dias alternados) e da imunoglobulina intravenosa (0,4 g/kg/dia durante cinco dias consecutivos), com resultados equivalentes. Vale ressaltar que o tempo de instalação dos sintomas também é fundamental na determinação do tratamento, uma vez que os benefícios foram demonstrados em pacientes com até quatro semanas do início dos sintomas (Tabela 4). Não há evidências em relação ao uso concomitante das duas terapias.

▷ **TABELA 4** Recomendações da AAN sobre tratamento da síndrome de Guillain-Barré (SGB) – 2003

Plasmaférese
Pacientes que não deambulam dentro de 4 semanas do início dos sintomas (A).
Pacientes que deambulam com auxílio dentro de 2 semanas do início dos sintomas (B).
Imunoglobulina
Pacientes que deambulam com auxílio dentro de 2 semanas do início dos sintomas (A).
Pacientes que deambulam com auxílio dentro de 4 semanas do início dos sintomas (B).
Corticosteroides
Não há recomendações para uso de corticoides na SGB (A).

Independentemente do quadro clínico, recomenda-se observação hospitalar por no mínimo 14 dias para todos os pacientes com diagnóstico de SGB. Os pacientes que apresentam disautonomia e alteração das provas de função pulmonar devem ser internados em ambiente de terapia intensiva.

PROGNÓSTICO

Os fatores associados a um pior prognóstico de recuperação na SGB são:

- Idosos (idade > 60 anos).
- Evolução rápida dos sintomas (< 7 dias), com grave comprometimento motor.
- Necessidade de ventilação mecânica.
- Redução das amplitudes dos potenciais de ação muscular compostos (CMAP) na eletroneuromiografia (< 20% do limite inferior da normalidade).
- História de gastroenterocolite precedendo os sintomas (*Campylobacter jejuni*).

É possível também usar escalas na primeira ou segunda semana de internação, a fim de avaliar o prognóstico de recuperação da marcha do paciente após seis meses do quadro clínico (Tabelas 5 e 6 e Figura 1).

▷ **TABELA 5** Escore GBS de incapacidade (realizar com duas semanas da admissão)

Escore GBS de incapacidade*	Quadro clínico
0	Assintomático
1	Apresenta sintomas leves e é capaz de correr
2	Anda 10 metros sem ajuda, mas não corre
3	Anda 10 metros com ajuda
4	Restrito ao leito ou cadeira de rodas
5	Suporte ventilatório em alguma parte do dia
6	Morte

▷ **TABELA 6** *Erasmus* GBS *Outcome Score* (EGOS)

	Categorias	Escore
Idade de início (anos)	> 60 anos 41-60 anos < 41 anos	1 0,5 0
História de diarreia prévia	Ausente Presente	0 1
Escore GBS de incapacidade (com duas semanas da admissão)	0 ou 1 2 3 4 5	1 2 3 4 5
***Erasmus* GBS *Outcome Score* (EGOS)**		**1-7**

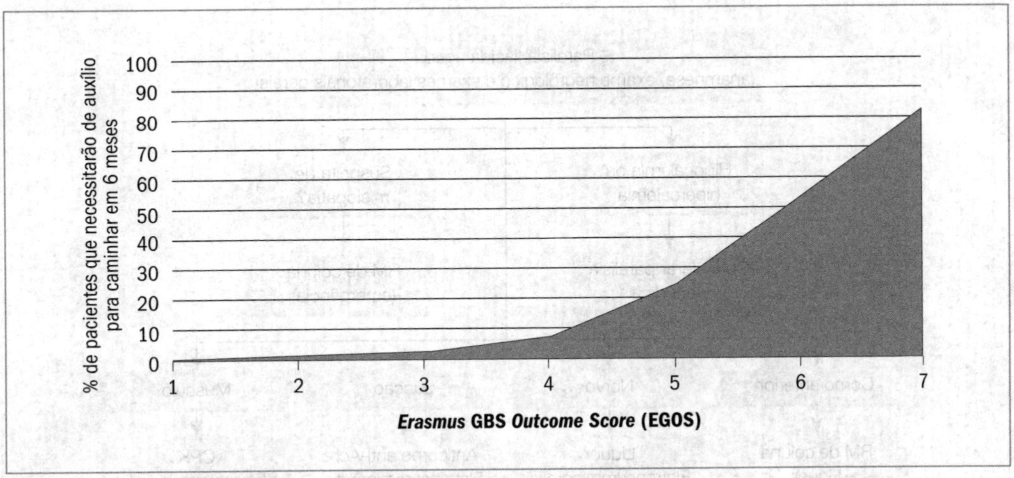

▷ **FIGURA 1** Avaliação prognóstica na síndrome de Guillain-Barré (SGB).

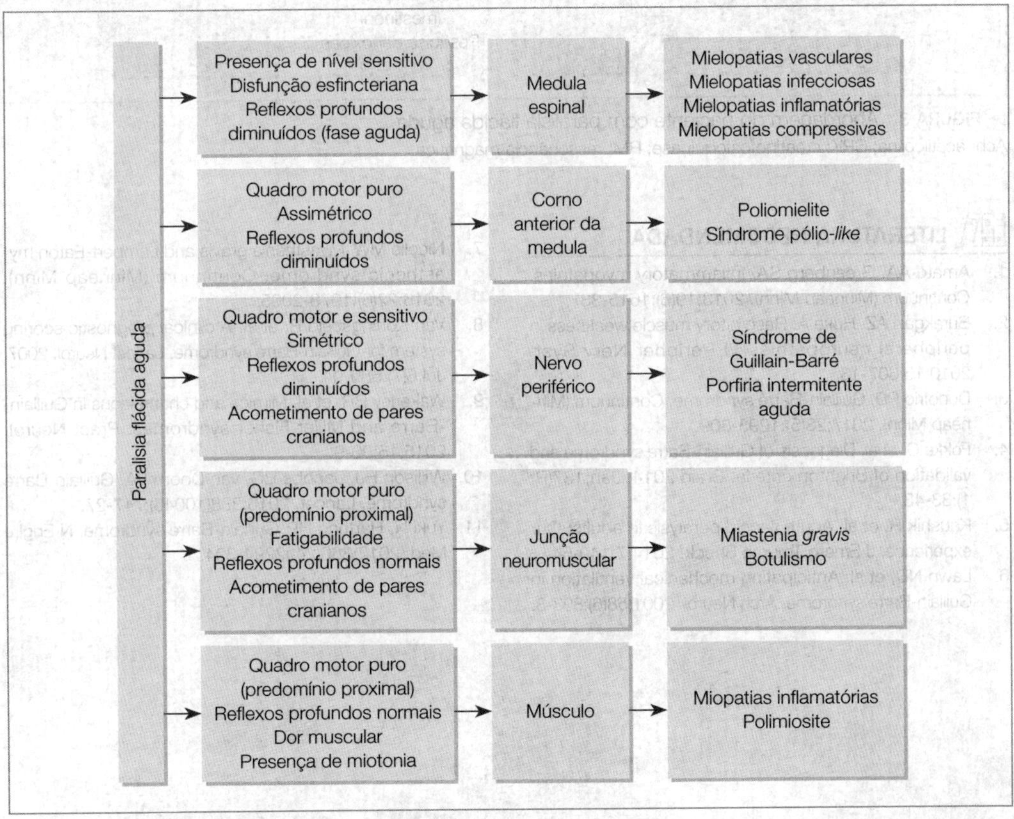
Paralisia flácida aguda
Presença de nível sensitivo
Disfunção esfincteriana
Reflexos profundos diminuídos (fase aguda)
Medula espinal
Mielopatias vasculares
Mielopatias infecciosas
Mielopatias inflamatórias
Mielopatias compressivas
Quadro motor puro
Assimétrico
Reflexos profundos diminuídos
Corno anterior da medula
Poliomielite
Síndrome pólio-like
Quadro motor e sensitivo
Simétrico
Reflexos profundos diminuídos
Acometimento de pares cranianos
Nervo periférico
Síndrome de Guillain-Barré
Porfiria intermitente aguda
Quadro motor puro
(predomínio proximal)
Fatigabilidade
Reflexos profundos normais
Acometimento de pares cranianos
Junção neuromuscular
Miastenia gravis
Botulismo
Quadro motor puro
(predomínio proximal)
Reflexos profundos normais
Dor muscular
Presença de miotonia
Músculo
Miopatias inflamatórias
Polimiosite

▷ **FIGURA 2** Diagnóstico topográfico e etiológico.

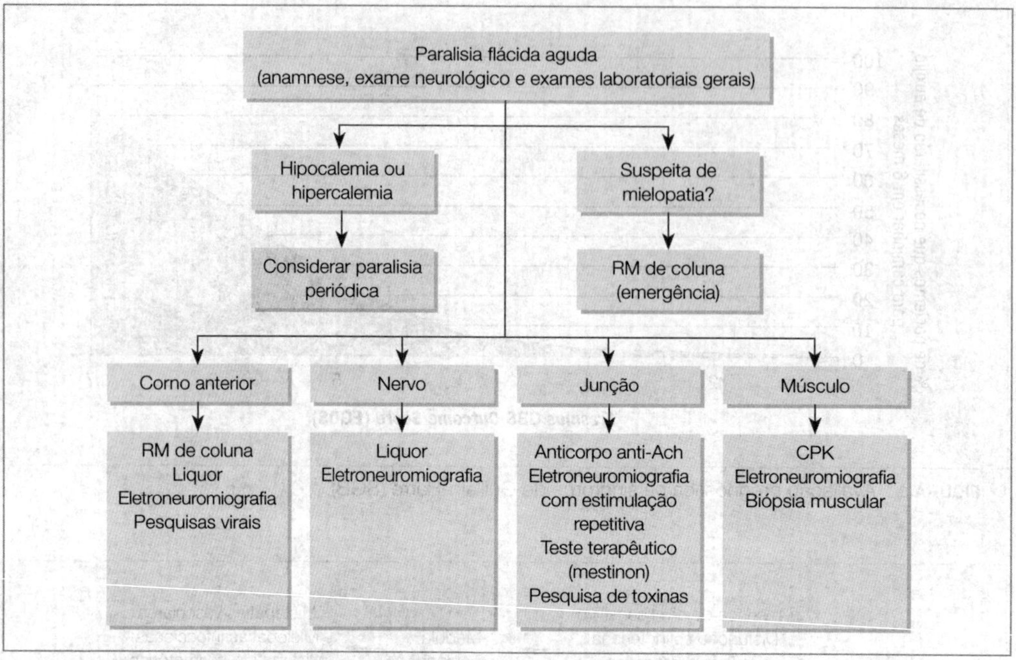

▷ **FIGURA 3** Abordagem do paciente com paralisia flácida aguda.
Ach: acetilcolina; CPK: creatinofosfoquinase; RM: ressonância magnética.

LITERATURA RECOMENDADA

1. Amato AA, Greenberg SA. Inflammatory myopathies. Continuum (Minneap Minn). 2013;19(6):1615-33.
2. Burakgazi AZ, Höke A. Respiratory muscle weakness in peripheral neuropathies. J Peripher Nerv Syst. 2010;15:307-13.
3. Donofrio PD. Guillain-Barré syndrome. Continuum (Minneap Minn). 2017;23(5):1295-309.
4. Fokke C, et al. Diagnosis of Guillain-Barré syndrome and validation of Brighton criteria. Brain 2014. Jan;137(Pt 1):33-43.
5. Kaushik R, et al. Acute flaccid paralysis in adults: Our experience. J Emerg Trauma Shock. 2014;7:149-54.
6. Lawn ND, et al. Anticipating mechanical ventilation in Guillain-Barré syndrome. Arch Neurol. 2001;58(6):893-8.
7. Nicolle MW. Myasthenia gravis and Lambert-Eaton myasthenic syndrome. Continuum (Minneap Minn). 2016;22(6):1978-2005.
8. Van Koningsceld R, et al. A clinical prognostic scoring system for Guillain-Barré syndrome. Lancet Neurol. 2007. Jul;6(7):589-94.
9. Wakerley BR, et al. Mimics and chameleons in Guillain--Barré and Miller Fisher syndromes. Pract Neurol. 2015;15:90-9.
10. Willison HJ, Jacobs BC, van Doorn PA. Guillain-Barré syndrome. Lancet. 2016;388(10045):717-27.
11. Yuki N, Hartung HP. Guillain-Barré syndrome. N Engl J Med. 2012;366(24):2294-304.

69 Abordagem da primeira crise epiléptica

Gabriela Pantaleão Moreira
Lécio Figueira Pinto

PONTOS IMPORTANTES

- Crise provocada é aquela gerada por uma disfunção aguda e habitualmente transitória do cérebro, provocada por um fator não intrinsicamente neurológico.
- Crise sintomática aguda é aquela gerada por uma lesão neurológica aguda, que ocorre nos primeiros 7 dias de instalação da afecção.
- Crise sintomática remota é aquela gerada a partir de uma lesão cerebral antiga (sequelar) de ocorrência tardia (classicamente, após 7 dias da lesão).
- Epilepsia é uma doença cerebral caracterizada por uma predisposição sustentada a gerar crises epilépticas.
- O risco de uma crise recorrer é um dos principais parâmetros que contribuirá para decisões terapêuticas a médio e longo prazo.
- As crises espontâneas (não provocadas e não sintomáticas agudas) apresentam um risco maior de recorrência (30-50%).
- Exames laboratoriais visam à identificação de distúrbios hidroeletrolíticos e/ou metabólicos e de alterações sugestivas de processos infecciosos/inflamatórios que possam contribuir para a ocorrência da crise.
- Exames de neuroimagem fazem parte da investigação de toda primeira crise epiléptica.
- Um resultado normal de eletrocardiograma (EEG) não exclui que o paciente tenha apresentado ou venha a apresentar novas crises, bem como não exclui um diagnóstico de epilepsia.
- A punção lombar para coleta do líquido cefalorraquidiano (LCR) deve sempre ser considerada na investigação de um paciente com primeira crise.
- A medicação indicada para abortar uma crise em curso será um benzodiazepínico.
- Indica-se fenitoína a pacientes com crises recorrentes ou que não apresentaram recuperação do nível de consciência após uma crise.

EPIDEMIOLOGIA

O risco de se apresentar ao menos uma crise epiléptica ao longo da vida é de 8 a 10% na população geral. Já o risco de ter epilepsia é estimado em 1 a 2%. Assim, nem toda pessoa que apresenta uma crise epiléptica tem diagnóstico de epilepsia. Ainda que seja um evento único, uma crise epiléptica é uma situação preocupante e pode ser sinal de alteração neurológica grave.

Geralmente, um paciente que experimenta uma primeira crise procura um serviço de emergência, principalmente na crise tônico-clônica generalizada. Crises de ausência ou de parada comportamental, por prescindirem de manifestações motoras mais significativas, chamam menos a atenção, sendo mais comum que o paciente procure auxílio médico apenas quando os eventos passam a se repetir ou se tornam mais intensos.

Crises epilépticas são a terceira causa mais comum de procura ao pronto-socorro por motivo neurológico, ficando atrás apenas das cefaleias e dos acidentes vasculares cerebrais.

DEFINIÇÕES E PRINCIPAIS CAUSAS

Crise epiléptica é a ocorrência de sinais e sintomas transitórios causados por atividade neuronal anormal, excessiva ou síncrona no cérebro. Essa alteração da atividade cerebral pode ter diversas etiologias. Investigação e classificação da crise são necessárias para o correto manejo no pronto-socorro.

Alguns conceitos **são relevantes** no contexto de urgência e emergência e são abordados a seguir.

Crise provocada

É aquela gerada por uma disfunção aguda e habitualmente transitória do cérebro, afetando a excitabilidade neuronal, provocada por um fator não intrinsicamente neurológico. Tem fator causal identificável, que pode ser uma condição clínica ou sistêmica (Tabela 1). Uma vez removida ou tratada essa causa, o paciente não apresentará risco significativo de novas crises.

Apesar de não haver valores exatos a partir dos quais distúrbios hidroeletrolíticos e glicêmicos desencadeiam uma crise epiléptica, propõem-se alguns limites de corte (Tabela 2). O objetivo de trazer essa informação é destacar que alterações laboratoriais sutis podem até contribuir para um menor limiar para crises, porém devem ser relativizadas, pois não são suficientes para provocar crises em um cérebro hígido. Quanto mais alterado em relação ao valor normal, maior a chance de que determinado parâmetro esteja implicado na geração de um evento epiléptico provocado.

Crise sintomática aguda

É a crise gerada por uma lesão neurológica aguda (Tabela 3), que ocorre nos primeiros 7 dias de instalação da afecção. Pode ser atribuída a uma patologia de instalação essencialmente aguda (como hematoma subdural ou acidente vascular cerebral) ou durante um período de atividade de doença em curso (p. ex., vasculite de sistema nervoso central, neuroinfecções).

Crise sintomática remota

Crise gerada a partir de uma lesão cerebral antiga, *sequelar*, que leva à ocorrência de uma crise epiléptica tardiamente (classicamente, considera-se após

▷ **TABELA 1** Principais causas clínicas de crises provocadas

▪ Crise febril na infância – não vale para adultos!
▪ Alterações eletrolíticas (Na, Ca, P e Mg)
▪ Hipoglicemia, hiperglicemia não cetótica
▪ Alterações metabólicas: uremia, síndrome do desequilíbrio na diálise, insuficiência hepática
▪ Sepse ou infecções de focos não neurológicos
▪ Abstinência a álcool e drogas (benzodiazepínicos e barbitúricos)
▪ Abuso de drogas lícitas e ilícitas (anfetaminas, cocaína)
▪ Medicações que potencialmente podem reduzir limiar convulsivo:
– Analgésicos: tramadol, fentanil
– Antibióticos: carbapenêmicos, cefalosporinas, isoniazida, penicilina
– Antidepressivos: amitriptilina, bupropiona
– Antipsicóticos: haloperidol, clorpromazina, olanzapina, clozapina
– Quimioterápicos: metotrexate, clorambucil, vincristina
– Broncodilatadores: aminofilina, teofilina
– Simpatomiméticos: efedrina, terbutalina
– Anestésicos locais: lidocaína, bupivacaína

▷ **TABELA 2** Valores de corte propostos para crises provocadas nas alterações hidroeletrolíticas e metabólicas mais frequentes

Parâmetro	Valores de corte
Glicemia	< 36 ou > 450 mg/dL
Sódio	< 115 mg/dL
Cálcio	< 5,0 mg/dL
Magnésio	< 0,8 mg/dL
Creatinina	> 10 mg/dL

Obs.: apesar de ser mais comum que uma crise provocada seja generalizada, distúrbios da glicemia podem ocasionar crises com semiologia focal.

▷ **TABELA 3** Principais causas de crise sintomática aguda

▪ Hemorragia cerebral (hematoma intraparenquimatoso ou hemorragia subaracnóidea)
▪ Traumatismo cranioencefálico (TCE)
▪ Isquemia cerebral
▪ Meningoencefalite
▪ Abscessos cerebrais
▪ Infecções parasitárias (p. ex. toxoplasmose)
▪ Trombose venosa cerebral (TVC) – pode causar infartos venosos e hemorragias subaracnóideas
▪ Síndrome da encefalopatia posterior reversível (do inglês, PRES)
▪ Encefalites inflamatórias ou imunomediadas
▪ Anóxia cerebral

7 dias da lesão). Nesse caso, considerando que não houve outros fatores predispondo à crise e que o paciente apresenta lesão encefálica estabelecida, o risco de recorrência é alto e, portanto, ele se enquadrará no diagnóstico de *epilepsia*, conforme será discutido adiante. A Tabela 4 resume as principais causas dessa categoria.

Epilepsia

A epilepsia, por sua vez, é uma doença cerebral caracterizada por uma predisposição sustentada a gerar crises epilépticas e pelas consequências neurobiológicas, cognitivas, psicológicas e sociais das crises. Essa definição admite que o diagnóstico possa ser firmado mesmo com a ocorrência de uma única crise não provocada, desde que seja evidenciado que o paciente tenha chance significativa de novos eventos. Assim, o risco de recorrência de uma crise epiléptica é fundamental para que seja definido o diagnóstico da doença.

Do ponto de vista prático, epilepsia pode ser definida como doença neurológica que preencha uma das três situações da Tabela 5.

RISCO DE RECORRÊNCIA

O risco de uma crise recorrer é um dos principais parâmetros que contribuirá para decisões terapêuticas a médio e longo prazo e, comumente, já pode ser estimado a partir do atendimento inicial do paciente.

Sabe-se que a ocorrência de mais de uma crise em um intervalo de 24 horas não aumenta a chance de recorrência futura quando se compara aos indivíduos com crise única.

As crises provocadas têm risco quase nulo de recorrer, desde que o fator causal seja resolvido e não recorra.

As crises sintomáticas agudas também guardam baixo risco de recorrência, sendo esse estimado em 3 a 10%, segundo estudos populacionais e metanálises.

Já as crises sintomáticas remotas têm maior risco de ocorrerem novamente, já que, conforme será discutido mais adiante, acontecem em um pa-

▷ **TABELA 4** Principais causas de crise sintomática remota (crise sintomática remota = epilepsia estrutural)

Sequela de isquemia cerebral
Sequela de hemorragia cerebral
Traumatismo cranioencefálico (TCE) prévio, com lesão sequelar no parênquima cerebral
Neurocirurgia prévia com área de encefalomalácia
Sequela de infecções do sistema nervoso central (SNC)

▷ **TABELA 5** Definição de epilepsia (*International League Against Epilepsy* – ILAE)

▪ Ao menos duas crises epilépticas não provocadas (ou reflexas), ocorrendo em intervalo superior a 24 horas
▪ Uma crise não provocada (ou reflexa) e uma probabilidade de crises subsequentes que seja semelhante ao risco geral de recorrência após duas crises não provocadas, ocorrendo nos próximos 10 anos (pelo menos 60%)
▪ Diagnóstico de uma síndrome epiléptica conhecida

ciente com história prévia de insulto neurológico e, potencialmente, alteração sequelar em exame de imagem do encéfalo.

O risco pode variar de acordo com as causas da crise. A Tabela 6 mostra a diferença do risco de recorrência entre crises sintomáticas agudas e remotas para AVC, TCE e infecções no SNC. Observe que o risco de recorrência quando a crise acontece na fase aguda ainda pode ser considerado baixo, exceto para a causa AVC. Entretanto, se a crise acontece após a fase aguda, o risco já se eleva, de modo que o paciente é considerado como portador de epilepsia.

As crises espontâneas (não provocadas e não sintomáticas agudas) apresentam um risco maior, entre 30 e 50%, de recorrência. A princípio, essas crises não levam necessariamente ao diagnóstico de epilepsia, a menos que o paciente tenha fatores conhecidos que aumentem seu risco de ter novas crises espontâneas. Se, mediante avaliação clínica e de exames, for possível pressupor risco elevado de recorrência, mesmo após uma **única** crise, não há necessidade de esperar um segundo evento para estabelecer condutas terapêuticas.

Após uma segunda crise não provocada, o risco estimado de um novo evento eleva-se para 70 a 80%, o que leva a um diagnóstico de epilepsia.

▷ **TABELA 6** Risco de recorrência segundo etiologia e tempo (aguda vs. remota)

Etiologia	Risco de recorrência	
	Sintomática aguda	Sintomática remota
AVC	33,0%	71,5%
TCE	13,4%	46,6%
Infecção do SNC	16,6%	63,5%

AVC: acidente vascular cerebral; SNC: sistema nervoso central; TCE: traumatismo cranioencefálico.

Predizendo o risco de recorrência após crise única não provocada

Quando o paciente apresenta apenas uma crise, porém não provocada por condições clínicas e não justificada por patologias neurológicas agudas, deve-se tentar estimar o risco de recorrência, conforme alguns dados de história clínica e exames complementares. Os principais fatores associados à recorrência de crises e o aumento do risco relativo estão dispostos na Tabela 7.

Outros fatores também associados a maior risco de recorrência de crises epilépticas, porém com menor evidência, estão dispostos na Tabela 8.

ABORDAGEM AO PACIENTE COM PRIMEIRA CRISE EPILÉPTICA

Anamnese

A história clínica é, de fato, a principal etapa para o manejo do paciente. Ela deve ser bastante minuciosa, visando caracterizar adequadamente o even-

▷ **TABELA 7** Principais preditores de recorrência de crises e aumento do risco relativo

Principais preditores de recorrência	Risco de recorrência	Aumento do risco relativo vs. controles
Lesão cerebral prévia (sequelas de TCE, AVC, neoplasias cerebrais etc.) – pacientes com crise sintomática remota (que passarão a ter o diagnóstico de epilepsia)	Em 1 ano – 26% Em 3 anos – 41% Em 5 anos – 48%	2,55 (IC 95% 1,44-4,51)
EEG	▪ Normal – 30% ▪ Anormalidade não epileptiforme – 45% ▪ Anormalidade epileptiforme – 60%	2.16 (IC 95% 1,07-4,38)
Anormalidade em neuroimagem (lesão que possa potencialmente ser implicada na gênese da crise)	–	2,44 (IC 95% 1,09-5,44)
Crise noturna (durante o sono)	–	2,1 (IC 95% 1,0-4,3)

Adaptada de: Shinnard et al. Pediatrics, 1996. Academia Americana de Neurologia, 2015.
AVC: acidente vascular cerebral; EEG: eletroencefalograma; TCE: traumatismo cranioencefálico.

▷ **TABELA 8** Fatores associados à maior chance de recorrência de crises após uma primeira crise espontânea

Principais (maior evidência)	Secundários
História prévia de insulto ao SNC	Crise de início focal
Lesão presumivelmente epileptogênica em exame de imagem	Exame neurológico anormal
EEG com atividade epileptiforme	História familiar de epilepsia
Crise ocorrida durante o sono	Presença de paralisia de Todd

EEG: eletroencefalograma; SNC: sistema nervoso central.

to paroxístico. Os principais objetivos durante a anamnese são:

- Corroborar suspeita de evento de natureza epiléptica.
- Levantar suspeita acerca de possíveis diagnósticos diferenciais (Tabelas 9 e 10).
- Identificar possíveis doenças clínicas e/ou neurológicas agudas que possam ser implicadas na etiologia do evento.
- Reconhecer dados de história que sugiram uma possível síndrome epiléptica.

Na Tabela 9, são expostas algumas perguntas centrais para direcionar a avaliação diagnóstica do paciente.

Sempre que possível, uma testemunha do evento deve ser também entrevistada. Quando o paciente tem o evento na presença de terceiros que são os mesmos que o acompanham durante o atendimento, essa tarefa é fácil. Entretanto, se o paciente estava sozinho durante a crise ou foi resgatado de ambiente público sem acompanhantes, uma descrição completa do episódio não será possível. Quaisquer manifestações que tenham ocorrido durante o período em que o paciente teve comprometimento da consciência (clonias, automatismos, fala) não poderão ser informadas pelo próprio.

Também é importante questionar ativamente sobre a presença de crises prévias, mesmo que sutis. Para isso, pode-se oferecer opções aos pacientes, descrevendo paradas comportamentais, automatismos, que muitas vezes podem ter passado desapercebidos, pois não são reconhecidos como "crises" ou "convulsões" por grande parte dos pacientes. É comum encontrar história de pelo menos uma crise anterior em aproximadamente 50% dos pacientes após uma suposta primeira crise referida. Esse dado é fundamental, pois uma segunda crise não provocada acarreta um risco de recorrência significativo o suficiente para considerar o diagnóstico de epilepsia e, com base nisso, iniciar terapia anticonvulsivante.

- Exemplo: adolescente com crise tônico-clônica generalizada (CTCG), após noite de privação de sono e libação alcoólica. Procura atendimento de urgência por conta de ter sido a primeira crise. Questionando ativamente, o paciente relata apresentar "choquinhos" nos membros superiores quando acorda pela manhã, chegando a derrubar objetos, principalmente se está muito cansado. Essa história ilustra um provável quadro de epilepsia mioclônica juvenil – o paciente teve uma primeira CTCG, após desencadeantes típicos, porém já vinha tendo crises de mioclonias há mais tempo. Por definição, esse paciente tem o diagnóstico de epilepsia e chance elevada de novas crises, ainda que a história inicial fosse de uma primeira CTCG.

Além disso, antecedentes patológicos pessoais, como crises febris na infância, complicações perinatais, trauma craniano ou AVC prévios e doenças sistêmicas associadas (neoplasias, imunodeficiências, doenças autoimunes etc.) são importantes para ajudar a estabelecer um possível diagnóstico etiológico.

História familiar de crises e/ou de epilepsia também deve ser questionada quando possível.

Exame físico

O exame inicial é semelhante ao de qualquer paciente em avaliação de urgência, devendo estar voltado para a identificação de sinais de instabilidade clínica (sinais vitais, avaliação de vias aéreas, glicemia capilar).

Pesquisa de sinais de hipotensão postural pode ser adequada conforme a suspeita clínica de síncopes como diagnóstico diferencial dos eventos referidos.

Estigmas de trauma podem ser úteis na ausência de informante ou testemunha do evento.

O exame neurológico deve enfatizar:

- Nível e conteúdo de consciência.

▷ **TABELA 9** Roteiro de perguntas para direcionar anamnese de uma primeira crise epiléptica

▪ Qual o primeiro sinal ou sintoma (referido pelo paciente e/ou presenciado por testemunha)? Obs.: o sinal ou sintoma clínico mais precoce é o que tem maior relevância para localizar a provável área cerebral de origem da crise.
▪ Qual a sequência de eventos durante a crise? (P. ex., primeiro houve interrupção do comportamento, seguida de movimentos mastigatórios e versão cefálica; OU mioclonias seguidas de perda de consciência e abalos generalizados.)
▪ Quanto tempo durou a crise? Obs.: é comum que o tempo referido seja excessivamente longo, uma vez que presenciar uma crise gera ansiedade nas testemunhas, contribuindo para uma percepção distorcida de quanto tempo transcorreu. Alternativamente, o tempo de recuperação até "voltar ao normal" pode ser incluído, sendo referido um tempo que não representa apenas a crise, mas também o período pós-ictal, em que o paciente ainda está com algum grau de comprometimento da consciência, mesmo tendo a crise já acabado.
▪ Ficou confuso ou sonolento após o término da crise? Em quanto tempo voltou ao normal? Houve afasia durante ou após a crise? Obs.: a presença de afasia pode ajudar na lateralização do evento – em geral, a presença de afasia denota crises envolvendo o hemisfério dominante.
▪ Quais as condições em que ocorreu/eventos precipitantes? – Teve febre associada hoje ou nos últimos dias? – Vem apresentando alteração de comportamento recentemente? – Em vigília ou durante o sono? – Durante atividades físicas ou esforço? – Teve privação de sono na noite anterior? – Uso de álcool e/ou outras substâncias? Abstinência? – Ambiente com estimulação luminosa intermitente? – Durante refeição ou alguma outra atividade específica? – Houve cefaleia súbita associada? – Trauma craniano imediatamente antes do evento? – Usou nova medicação por algum motivo médico ou houve alteração de dose de remédios em uso?

▷ **TABELA 10** Principais diagnósticos diferenciais de crises epilépticas

▪ Síncope e outras causas cardiológicas
▪ Amnésia global transitória
▪ Aura de enxaqueca
▪ Ataque isquêmico transitório, em especial *limb shaking* (fenômenos motores em paciente com isquemia transitória)
▪ Ataques de pânico
▪ Narcolepsia e outros distúrbios do sono
▪ Distúrbios paroxísticos do movimento (discinesias)
▪ *Delirium*
▪ Crises não epilépticas psicogênicas (CNEP)

- Linguagem (capacidade de nomear objetos, manter discurso, compreensão de comandos e perguntas).
- Presença de sinais focais – déficits motores, sensitivos e atencionais (heminegligência). Tais déficits podem corresponder à paralisia de Todd (déficit pós-ictal, reversível e transitório), a sinais de patologias neurológicas agudas ou a sequelas prévias.
- Fundo de olho.
- Rigidez de nuca.

Exames complementares

Exames laboratoriais

Inicialmente, visam à identificação de distúrbios hidroeletrolíticos e/ou metabólicos e de alterações sugestivas de processos infecciosos/inflamatórios, devendo fazer parte da rotina de avaliação de uma primeira crise (Tabela 12).

A dosagem de CPK pode estar aumentada no caso de crises com manifestações motoras significativas. Entretanto, ela pode estar aumentada por outros fatores (trauma, medicações de uso intramuscular, p. ex.) e um valor normal não descarta que o paciente tenha tido crises, mesmo se ela foi do tipo TCG. Assim, seu resultado não altera o raciocínio clínico diagnóstico ou terapêutico.

Outros exames, como sorologias virais, autoanticorpos e nível sérico de fármacos anticrises podem

▷ **TABELA 11** Características diferenciais entre síncope e crise epiléptica

	Síncopes	Crises tônico-clônicas generalizadas (TCG)
Ocorrência	Circunstanciais	Espontâneas
Duração*	< 30 seg	1-2 min
Evento precipitante	50% dos casos	Comum não haver nenhum
Queda	Flácida ou rígida	Rígida
Abalos motores	80% são breves, arrítmicas, multifocais ou generalizadas	2-3 min, rítmicas, generalizadas
Olhos	Abertos, desvio para cima ou para o lado transitório	Abertos, desvio sustentado por alguns segundos
Alucinações	Tardia	Pode preceder TCG (aura olfativa, gustativa, sensações psíquicas)
Cor da face	Pálida	Cianótica
Hipersalivação, sialorreia	Ausentes	Comuns
Incontinência	Comum	Comum
Mordedura de língua	Rara	Comum
Tempo para recuperação	< 30 seg, sem comprometimento da consciência após término	1-2 min, sendo comuns confusão e sonolência pós-ictal

Obs.: apesar da história clínica ser o principal instrumento para guiar a diferenciação entre síncopes e crises, pode ser difícil na prática clínica julgar determinados eventos, pois as características deles se sobrepõem. São comuns os termos "síncope convulsiva" para os casos de síncope que envolvem abalos motores ou mioclonias (podem ocorrer em até 90% dos casos). Não há maior risco para epilepsia ou crise epiléptica caso a síncope apresente essas características.
* Duração do evento e gravidade da perda de consciência não aumentam a acurácia diagnóstica.

▷ **TABELA 12** Exames laboratoriais na investigação de primeira crise

▪ Glicemia
▪ Eletrólitos: sódio, magnésio, cálcio e fósforo
▪ Hemograma
▪ VHS e PCR
▪ Ureia e creatinina
▪ TGO, TGP, amônia
▪ Gasometria
▪ CPK
▪ HIV e outras sorologias
▪ Pesquisas de doenças autoimunes (FAN, anticardiolipina, anticoagulante lúpico etc.)
▪ Toxicologia
▪ Nível sérico de fármacos anticrises (quando apropriado)

CPK: creatinofosfoquinase; FAN: fator antinúcleo; PCR: proteína C-reativa; TGO: transaminase glutâmico-oxalacética; TGP: transaminase glutâmico-pirúvica; VHS: velocidade de hemossedimentação.

ser empregados, conforme suspeita clínica. Tais exames não são disponíveis de forma imediata ou no âmbito da urgência, mas seus resultados podem ser úteis para a investigação subsequente do caso.

Neuroimagem

Exames de neuroimagem fazem parte da investigação de toda primeira crise epiléptica. A tomografia computadorizada (TC) do crânio é o exame mais acessível, de rápida execução e deve ser realizado em todos os pacientes. O uso de contraste é recomendado, quando não houver contraindicações. Alguns dados clínicos devem ser observados, pois fazem aumentar a suspeição de uma lesão cerebral aguda (Tabela 13).

A ressonância magnética (RM) é importante principalmente nas crises de início focal ou quando não houver causa identificada (crises espontâneas).

▷ **TABELA 13** Principais fatores de risco para suspeição clínica de patologia neurológica aguda

▪ Febre – considerar possibilidade de encefalites/meningoencefalites infecciosas
▪ Imunodeprimido (HIV, transplantado, uso de corticosteroide) – maior predisposição a infecções do SNC, como neurotoxoplasmose e meningoencefalites
▪ História de TCE
▪ Anticoagulação
▪ História de neoplasia – considerar possibilidade de metástases de SNC ou mesmo carcinomatose meníngea
▪ Sinais neurológicos focais (antes ou após a crise) ou fundo de olho com sinais de papiledema
▪ Crises com manifestação motora focal
▪ Alteração do nível de consciência
▪ Cefaleia persistente
▪ Idade > 40 anos

SNC: sistema nervoso central; TCE: traumatismo cranioencefálico.

Na maioria dos casos, poderá ser feita em nível ambulatorial, como parte da investigação de um possível diagnóstico de epilepsia (Tabela 14). No entanto, se ainda houver suspeita de lesão neurológica aguda como fator causal para a primeira crise, após uma TC de crânio normal, o paciente deve ser submetido à RM ainda no contexto de urgência, em âmbito hospitalar. Isso se aplica, por exemplo, a casos em que há suspeita de encefalites imunomediadas, meningoencefalite herpética com TC inalterada e eventos isquêmicos agudos não evidenciados pela TC, dentre outros.

▷ **TABELA 14** Causas de epilepsia estrutural identificadas por ressonância magnética de encéfalo

▪ Displasias corticais focais
▪ Esclerose de hipocampo
▪ Malformações do desenvolvimento cortical (polimicrogiria, lisencefalia, heteropia nodular periventricular)
▪ Neoplasias de sistema nervoso central (p. ex., gliomas de baixo grau, hamartoma hipotalâmico)
▪ Esclerose tuberosa

Eletroencefalograma (EEG)

É um exame que avalia a atividade elétrica cerebral e por isso faz parte da avaliação de uma primeira crise epiléptica. Estima-se que 23% dos exames de EEG feitos após primeira crise são anormais e, se realizados nas primeiras 24 a 48 h após o evento, até 70% serão anormais.

Um resultado normal de EEG não exclui que o paciente tenha apresentado ou venha a apresentar novas crises, bem como não exclui um diagnóstico de epilepsia se houver essa suspeita clínica.

Dentre as alterações possíveis no EEG, existem anormalidades não epileptiformes (como alentecimento da atividade de base, descrito como surtos de ondas lentas ou desorganização da atividade elétrica cerebral) e as que são epileptiformes. Essas são descritas como paroxismos epileptiformes (ondas agudas, espículas, ondas lentas agudizadas, complexos de espícula-onda, ritmo rápido etc.).

A presença de paroxismos epileptiformes não significa crise epiléptica e nem necessariamente epilepsia. Eles são marcadores da doença, mas podem estar presentes em indivíduos que nunca tiveram uma crise e, isoladamente, não são indicativos da necessidade de se instituir tratamento anticonvulsivante.

No contexto da primeira crise, o EEG pode contribuir para:

- Classificar as crises (focal vs. generalizada), quando a história clínica não foi suficientemente esclarecedora.
- Identificação de síndromes epilépticas específicas (principalmente as epilepsias generalizadas idiopáticas da infância e adolescência, que têm achados típicos de EEG).
- Estimar o risco de recorrência, já que um EEG alterado confere maior risco de recorrência após uma primeira crise (útil para decisão terapêutica).

O EEG deve respeitar algumas condições técnicas, para que seu resultado seja considerado satisfatório (Tabela 15). Essas condições aplicam-se a um exame de rotina, com paciente consciente. Se houver rebaixamento do nível de consciência ou confusão mental, o exame deverá ter registro mais prolongado, preferencialmente com registro concomitante de vídeo pela possibilidade de estado de mal epiléptico ou crises reentrantes (ver Capítulo "Abordagem ao estado de mal epiléptico").

Exame do líquido cefalorraquidiano (LCR)

A punção lombar para coleta do LCR deve sempre ser considerada na investigação de um paciente com primeira crise, sendo obrigatória se houver suspeita de infecção de SNC, neoplasia e em pacientes com imunossupressão (HIV, transplantados, doença autoimune). Devem ser afastadas contraindicações, como lesão intracraniana com efeito de massa, coagulopatia (em especial pelo uso de anticoagulantes ou plaquetopenia), lesões cutâneas lombares extensas ou alterações anatômicas significativas no local de punção.

Nos casos de primeira crise, o LCR só deverá ser coletado após o exame de imagem.

Em situações em que não há causa definida para a crise, o exame do LCR também poderá ser útil, podendo ser particularmente importante na investigação de doenças imunomediadas.

Outros exames

Outros exames podem ser considerados em casos selecionados, como rastreio toxicológico na suspeita de intoxicação exógena e pesquisa de autoanticorpos no LCR, dentre outros.

A dosagem de prolactina, citada em algumas fontes bibliográficas, pode ser empregada. O hormônio pode estar aumentado nas crises tônico-clônicas generalizadas, entretanto a sensibilidade é baixa (34-100%), não podendo ser utilizada para descartar etiologia epiléptica quando está normal.

▷ **TABELA 15** Condições técnicas ideais do eletroencefalograma (EEG) de rotina

▪ Duração mínima: 20-30 minutos
▪ Registro em vigília, sonolência e sono
▪ Métodos de ativação (exceto se o paciente apresenta contraindicação): abertura e fechamento ocular; fotoestimulação intermitente; hiperpneia e privação de sono (orientada no preparo do exame)

Obs.: é comum que o EEG não esteja disponível para realização no pronto-socorro. Na maior parte dos casos, é um exame que poderá ser realizado ambulatorialmente para investigação, se o paciente estiver com nível de consciência normal e não houver suspeita de causas agudas neurológicas.

TRATAMENTO

Abordagem inicial

Frequentemente, o paciente chega após o término da crise, podendo estar ainda confuso ou totalmente recuperado.

Se o paciente chega ainda em crise, medidas de suporte de vida, com monitorização de sinais vitais, aferição da glicemia capilar, avaliação de vias aéreas e estabelecimento de acesso periférico estão indicados. Além disso, durante o atendimento inicial, a coleta de sangue para iniciar investigação laboratorial já será realizada.

Quando o paciente chega ainda em crise, deve ser instituído tratamento de urgência. A medicação indicada para abortar uma crise em curso será um benzodiazepínico. As recomendações para uso no Brasil são:

- Diazepam intravenoso (IV): dose inicial de 10 mg para adultos, 0,15 a 0,2 mg/kg/dose para crianças ou pacientes com menor peso; podendo ser repetida dose adicional se necessário (até duas vezes);
- Midazolam intramuscular (IM): dose inicial de 10 mg se > 40 kg; reduzir para 5 mg se peso entre 13 e 40 kg; não há recomendação para repetição.

Preferencialmente, a administração do benzodiazepínico deve ser feita já pela equipe de resgate em ambiente pré-hospitalar, o que reduz a chance de complicações.

Quando instituir tratamento profilático para novas crises

Nos casos de crise provocada, tendo sido resolvido o fator causal, como uma hipo/hiperglicemia, por exemplo, é possível que o paciente não precise fazer uso de qualquer anticonvulsivante. Entretanto, se houver uma causa de resolução menos imediata, como um quadro de sepse em que o paciente permaneceu com disfunção neurológica durante um período da internação ou se houver uma lesão ce-

ATENÇÃO!

USO DA FENITOÍNA

Não deve ser iniciada de rotina para qualquer paciente com uma primeira crise.

Sua indicação é para pacientes com crises recorrentes ou que não apresentaram recuperação do nível de consciência após uma crise (suspeita de estado de mal epiléptico não convulsivo).

Dose de ataque: 15 a 20 mg/kg de peso, diluídos em solução fisiológica e administrados em bomba de infusão a uma velocidade de 50 mg/min, com uso de filtro de linha.

Idosos e cardiopatas ou antecedente de arritmia: a velocidade pode ser diminuída para 20 a 25 mg/min.

Sempre com paciente em decúbito e com monitorização de frequência cardíaca e pressão arterial.

Principais efeitos colaterais: ardência e desconforto no local da infusão; bradiarritmias e hipotensão; bloqueio atrioventricular; tontura e náuseas; ataxia e nistagmo.

Obs.: se o paciente for alérgico à fenitoína, outras opções de drogas de uso parenteral devem ser consideradas para prevenir a recorrência das crises agudamente. O fenobarbital e o valproato de sódio (atualmente indisponível, pois sua produção foi descontinuada no Brasil) são opções possíveis. Atualmente, no Brasil, temos também a lacosamida como opção. Caso o paciente apresente crises recorrentes, mas sem alteração de nível de consciência (crises focais perceptivas, p. ex.) e não possa utilizar nenhuma droga IV disponível, é possível considerar a administração de um anticrise que possa ser rapidamente titulado por via enteral. Como drogas úteis nesse contexto podemos citar levetiracetam, topiramato, valproato de sódio e benzodiazepínicos.

rebral aguda (TCE, AVC), recomenda-se o uso por tempo limitado de um anticrise. A princípio sugere-se um tempo médio de 12 semanas após resolução do quadro agudo, para crises sintomáticas agudas. Após esse período, dever ser considerada a retirada gradual do fármaco, se o paciente não apresentou novos episódios e conforme resultados de EEG e de TC/RM de crânio, realizados fora da fase aguda.

Se houve uma causa aguda neurológica e ela deixou sequelas estruturais, como uma área de encefalomalácia de um AVC ou TCE, é possível que essa lesão sirva de substrato epileptogênico no futuro (conforme apresentado na Tabela 6). Isso não impede que o anticonvulsivante seja retirado, porém idealmente o paciente deverá passar por um seguimento neurológico, realizar novos exames de imagem e EEG para avaliar o risco de recorrência antes de se considerar a suspensão.

Se o paciente, após a primeira crise, não teve um fator causal agudo identificado, a decisão por instituir tratamento com fármaco anticrise a longo prazo deve levar em conta o risco de recorrência, as consequências sociais e profissionais de uma nova crise e a eficácia esperada do tratamento proposto, bem como seus possíveis efeitos colaterais.

Assim, consideremos, por exemplo, um paciente que apresenta uma primeira crise não provocada e tem exames de imagem e de EEG normais, mas trabalha como segurança noturno. Apesar de um menor risco teórico de recorrência, uma nova crise poderia resultar catastrófica para si mesmo ou para terceiros, já que implicaria risco de lesão grave. O contexto social profissional deve, portanto, ser levado em consideração para a decisão terapêutica. Além disso, sabe-se que iniciar uma medicação anticrise reduz em 35% o risco absoluto de uma segunda crise nos próximos 2 anos, apesar de não mudar a história natural da epilepsia (não previne refratariedade nem aumenta chance de remissão das crises). Mesmo assim, diminuir a incidência de crises mais precocemente pode ser benéfico ao implicar menor restrição para dirigir veículos e menor risco de acidentes nesse período.

Do ponto de vista da tolerabilidade ao tratamento medicamentoso, a incidência de efeitos colaterais é de 7 a 31% para os fármacos anticrises de primeira geração (fenitoína, fenobarbital, carbamazepina, lamotrigina), sendo a maior parte leve e reversível. Em alguns casos os efeitos adversos podem ser limitantes, inviabilizando o uso de determinado medicamento. Além disso, alguns efeitos colaterais podem acarretar em piora substancial da qualidade de vida e do rendimento cognitivo, conforme o fármaco selecionado. Assim, o possível impacto de determinada medicação também deve ser levado em consideração para a decisão de instituir terapia anticonvulsivante.

SITUAÇÕES ESPECIAIS

Idosos

Pacientes com primeira crise após 60 anos sempre devem ser considerados como portadores de lesão estrutural nova em potencial, o que motiva investigação complementar mais detalhada e, possivelmente, RM de encéfalo ainda no contexto agudo.

A principal causa de crises sintomáticas nessa população é doença cerebrovascular, incluindo as isquemias subclínicas e sutis, mais bem identificadas na ressonância magnética.

Mesmo quando a semiologia é de crise tônico-clônica generalizada, as crises no idoso devem ser presumidas como de início focal, perseguindo-se o diagnóstico de uma potencial lesão estrutural.

Por fim, o risco de recorrência é mais elevado nessa faixa etária, uma consequência das causas mais prevalentes, que incluem insulto neurológico prévio ou agudo. Desse modo, o tratamento anticonvulsivante após uma primeira crise deve ser mais fortemente considerado.

Escapes de crises em pacientes previamente epilépticos

A principal causa de escape de crises em um paciente sabidamente epiléptico e previamente bem controlado é a perda de adesão ao tratamento. Isso pode acontecer porque o paciente esquece doses, descontinua a medicação por efeitos adversos ou não conseguiu adquirir o remédio. Alternativamente, pode ocorrer durante uma mudança no esquema posológico ou por interação medicamentosa nova, alterando o nível sérico dos anticonvulsivantes e, portanto, a eficácia da dose em uso.

Nesse cenário, dosar nível sérico dos medicamentos pode ser útil no próprio contexto de urgência, para confirmar adesão.

Além disso, recomenda-se avaliar presença de alterações metabólicas, distúrbios hidroeletrolíticos, glicêmicos e/ou infecciosos que possam estar se sobrepondo ao quadro e contribuindo para descompensar o controle de crises.

Casos de epilepsia de difícil controle, com refratariedade já conhecida ao tratamento medicamentoso, devem ser encarados com algumas particularidades. Sempre questionar se a crise teve semiologia habitual e qual a frequência prévia de crises desses pacientes. Nem sempre é preciso modificar o tratamento em caráter de urgência se o evento está dentro do esperado para o paciente, entendendo que as crises ocorrem de maneira aleatória, com flutuação na frequência.

O tratamento em caso de escape de crises deve ser individualizado. É possível ajustar a dose das medicações em uso, restabelecer tratamento se este foi abandonado pelo paciente ou mesmo considerar associar uma nova droga. Os benzodiazepínicos podem ser uma boa opção como coadjuvantes, pelo rápido efeito e boa eficácia, até que o paciente retome o seguimento ambulatorial para possíveis maiores mudanças no esquema terapêutico. O clobazam e o clonazepam são os mais usados nesse contexto.

RESUMO FINAL – *CHECKLIST* PARA ATENDIMENTO E FLUXOGRAMA BÁSICO

- Evento é sugestivo de crise epiléptica? Quais os possíveis diagnósticos diferenciais para o caso?
- Anamnese: minuciosa, incluir dados do observador que testemunhou o evento.
- Causa: exames complementares.
- Crise provocada vs. aguda sintomática vs. remota sintomática/epilepsia.
- Iniciar droga anticrise? Qual o risco de recorrência estimado, qual o impacto de uma nova crise na vida pessoal e profissional do paciente e riscos/implicações do tratamento?
- Orientações (seguimento, direção de veículos, trabalho, prática de esportes, situações de risco em caso de crise).

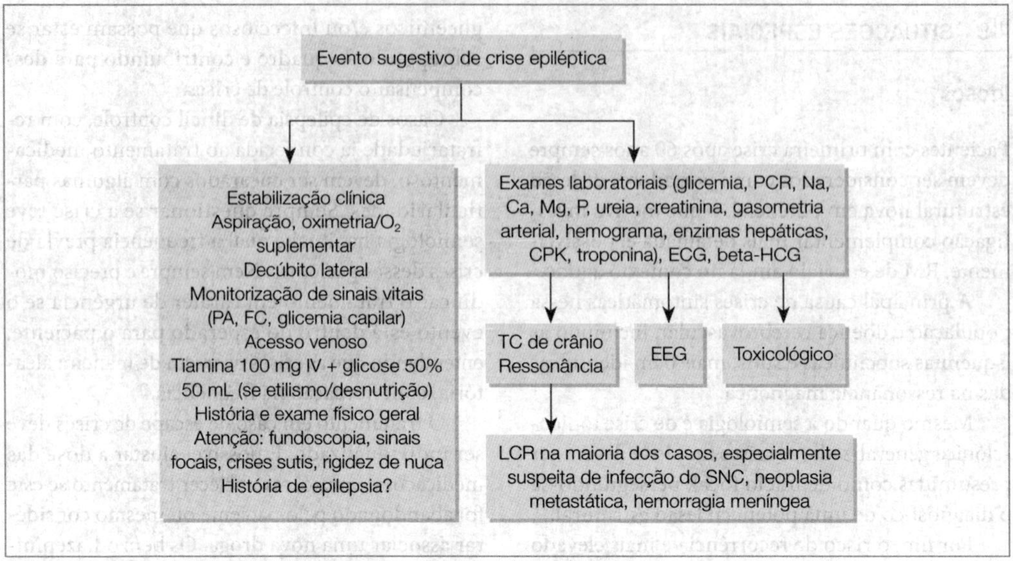

▷ **FIGURA 1** Evento sugestivo de crise epiléptica.
Beta-HCG: gonadotrofina coriônica humana; CPK: creatinofosfoquinase; ECG: eletrocardiograma; EEG: eletroencefalograma; FC: frequência cardíaca; LCR: líquido cefalorraquidiano; PA: pressão arterial; PCR: proteína C-reativa; SNC: sistema nervoso central; TC: tomografia computadorizada.

LITERATURA RECOMENDADA

1. Fisher RS, Acevedo C, Arzimanoglou A, et al. A practical clinical definition of epilepsy. Epilepsia. 2014;55(4):475-82.
2. Hantus S. Epilepsy emergencies. Continuum (Minneap Minn). 2016;22(1):173-90.
3. Hesdorffer DC, Benn EK, Cascino GD, Hauser WA. Is a first acute symptomatic seizure epilepsy? Mortality and risk for recurrent seizure. Epilepsia. 2009;50(5):1102-8.
4. Krumholz, A, et al. Evidence-based guideline: Management of an unprovoked first seizure in adults. Neurology. 2015;84:1705-13.
5. Pohlmann-Eden B, et al. The first seizure and its management in adults and children. The British Medical Journal. 2006;332:339-42.
6. Smith PEM. Initial management of seizure in adults. New England Journal of Medicine. 2021;385(3):251-63.

70 Abordagem ao estado de mal epiléptico

Gabriela Pantaleão Moreira
Lécio Figueira Pinto

PONTOS IMPORTANTES

- O estado de mal epiléptico resulta do desequilíbrio entre mecanismos excitatórios e inibitórios neuronais, resultando em atividade elétrica cerebral epileptiforme anormalmente prolongada ou reentrante.
- Classicamente, define-se EME como crise com duração de 30 minutos ou crises reentrantes sem recuperação do nível de consciência entre elas. Operacionalmente, o EME é definido em um tempo T1 (a partir do qual sabe-se que as crises não cessarão de modo espontâneo) e um tempo T2 (a partir do qual lesão neuronal e consequências a longo prazo poderão ocorrer). Para crises tônico-clônicas generalizadas, o T1 é de 5 minutos, ou seja, após esse tempo, não se espera que a crise seja interrompida sem a administração de medicamentos.
- O EME pode ser convulsivo (EMEC), quando exibe manifestações motoras exuberantes e bilaterais, ou não convulsivo (EMENC), quando não cursa com sinais e sintomas motores ou esses são apenas sutis ou subclínicos. No caso do EMENC, o diagnóstico dependerá do eletroencefalograma (EEG) para ser confirmado.
- Todo paciente que apresenta EMEC e persiste com alteração do nível de consciência após cessadas as manifestações motoras deve levantar suspeita para um possível EMENC em curso.
- O tratamento de primeira linha do EMEC é com uso de benzodiazepínicos. A segunda linha inclui anticonvulsivantes de uso parenteral. A terceira, por sua vez, drogas anestésicas e sedativas de infusão contínua.
- O EME que não cessa após terapia de segunda linha é considerado refratário. O EMENC que persiste após introdução das drogas de terceira linha é dito super-refratário.
- Quando o EMENC não envolve alteração do nível de consciência, deve-se priorizar as drogas de segunda linha (associando-as) ou mesmo o uso de anticonvulsivantes de uso enteral (que permitam titulação rápida). Assim, evitam-se fármacos de infusão contínua que demandam intubação orotraqueal e prolongam tempo de internação em UTI.
- Após o EME ser controlado, recomenda-se monitorização com EEG contínuo pelas próximas 24 horas. Se houver persistência de alteração do nível de consciência, esse tempo deve ser estendido para 48 horas ou mais, a depender do caso.
- A resolução eletrográfica do EME é aceitável como meta do tratamento com drogas de infusão contínua, não sendo obrigatório que o paciente entre em surtossupressão.
- O prognóstico do EME depende principalmente da sua causa, sendo as causas agudas, em especial encefalopatia anóxica, as que guardam maior morbimortalidade. Entretanto, fatores como idade, tempo de duração do EME e a presença de comorbidades clínicas conferem pior prognóstico.
- Além do risco de óbito, o risco de sequelas, especialmente cognitivas, determinando graus variáveis de incapacidade, atesta a gravidade potencial de todo quadro de EME.

EPIDEMIOLOGIA

O estado de mal epiléptico (EME) tem incidência estimada em 10 a 41 casos por 100.000 habitantes, conforme estatísticas norte-americanas. Até 60% dos casos ocorrem em pacientes sem diagnóstico de epilepsia prévia, podendo ser atribuídos a causas agudas ou crônicas. O acidente vascular cerebral (AVC) figura como a patologia aguda mais frequente dentre as causas de EME.

Dentre os pacientes com diagnóstico prévio de epilepsia, a perda da adesão à terapia medicamentosa é a causa mais frequente. Estima-se que 4 a 16% dos pacientes epilépticos experimentarão ao menos um episódio de EME na vida. Os picos de incidência ocorrem em crianças menores que 10 anos e em adultos com idade acima dos 50 anos.

Trata-se de uma condição grave e potencialmente fatal, com mortalidade estimada em 20%. Conforme duração do EME e idade, essa taxa pode aumentar, chegando a ultrapassar 50% em algumas situações, em especial nos casos refratários. O risco de óbito no EME é determinado pela sua causa subjacente, ou seja, a gravidade e o tipo de etiologia determinam um maior risco de desfecho negativo. As etiologias agudas são as que têm pior prognóstico e, dentre elas, encefalopatia anóxica é a que exibe maior morbimortalidade.

FISIOPATOLOGIA

Do ponto de vista fisiopatológico, o EME é uma condição em que há atividade epileptiforme ictal anormalmente prolongada ou reentrante. Isso acontece como resultado de:

1. Iniciação de mecanismos que geram crises anormalmente prolongadas; e/ou
2. Falha dos mecanismos envolvidos na cessação da atividade epiléptica nos circuitos neurais, o que leva à perpetuação de crises.

Assim, há um desequilíbrio entre os mecanismos excitatórios e inibitórios (Figura 1).

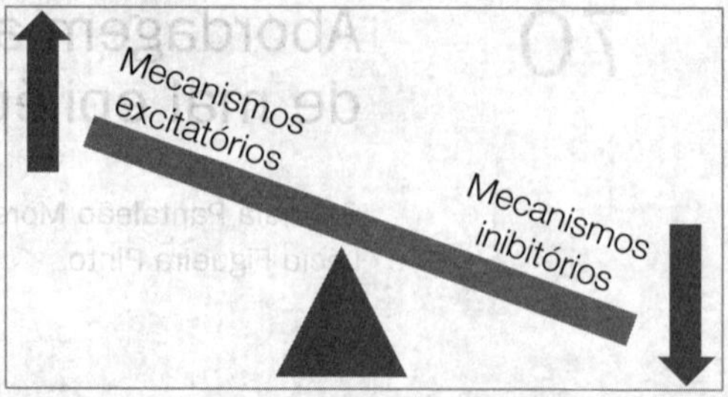

▷ **FIGURA 1** O desequilíbrio entre mecanismos excitatórios e inibitórios neurais é a base fisiopatológica do estado de mal epiléptico.

O término de uma crise é definido pela depleção de neurotransmissores e de ATP na fenda sináptica e reservatórios intracelulares, além de alterações iônicas, mudança no equilíbrio acidobásico e aumento na modulação GABAérgica e liberação de neuropeptídeos. Antes do final da atividade elétrica epiléptica observada durante uma crise, é percebido um aumento na sincronização temporoespacial no EEG, sugerindo que há uma transição entre os dois momentos: ictal vs. interictal. Essa transição está alterada ou ausente nos pacientes com EME, que, antes de atingirem o estado pós-ictal, retomam a atividade ictal, de um modo cíclico e contínuo ou reentrante.

A ativação sináptica inicialmente compensa o aumento da demanda metabólica gerada pela atividade excessiva, mas, com o passar do tempo, ocorrerá esgotamento desses mecanismos.

A atividade epileptiforme sustentada desencadeia processos inflamatórios neuronais, quebra da barreira hematoencefálica e alterações sinápticas, podendo inclusive repercutir em mudança na expressão gênica.

A persistência do EME acarreta alterações também na expressão de receptores de membrana, havendo internalização de receptores GABAérgicos (inibitórios) e externalização dos glutamatérgicos (excitatórios). Com isso, a condição passa a ser menos responsiva às medicações com ação gabaérgica (como benzodiazepínicos) e potencialmente mais refratária.

Podem ocorrer consequências a longo prazo, com alteração na circuitaria e até morte neuronal, gerando sequelas clínicas, principalmente cognitivas.

DEFINIÇÕES E CONCEITOS BÁSICOS

Classicamente, o EME é definido como crise com duração superior a 30 minutos ou crises reentrantes sem recuperação da consciência entre elas. Essa definição é baseada em estudos em animais que demostraram lesão neuronal de acordo com a duração. Contudo, sabe-se que crises com duração prolongada têm baixa chance de cessar espontaneamente. Assim, do ponto de vista operacional, o EME foi definido segundo força-tarefa da *International League Against Epilepsy* (ILAE) como uma condição resultante da falência dos mecanismos de cessação de crises ou de alterações nos mecanismos que iniciam as crises, fazendo com que ocorram de forma anormal e prolongada (após o tempo 1 – T1), conforme apresentado na Tabela 1. O EME pode levar a consequências a longo prazo (tempo 2 – T2), incluindo dano e morte neuronal, além de alteração das redes neurais a depender da duração das crises.

Assim, uma crise que dura mais que T1 já pode ser considerada prolongada o suficiente para não mais se esperar que ela cesse espontaneamente, sendo indicado tratamento medicamentoso para interromper a atividade epiléptica. Não se deve esperar o tempo 2 para instituir o tratamento, mas a partir desse momento justifica-se uma abordagem mais agressiva pelas consequências em longo prazo.

T1 e T2 variam a depender do tipo de estado de mal, conforme apresentado na Tabela 1.

Já do ponto de vista semiológico, classifica-se o EME conforme a presença de manifestações motoras e alteração da consciência. Assim, podem existir vários tipos de estado de mal, sendo os mais relevantes no âmbito da emergência:

- Estado de mal epiléptico convulsivo (EMEC): presença de atividade motora intensa, com abalos/hipertonia bilateral, além de alteração da consciência – em geral é descrito como crise tônico-clônica generalizada.
- Estado de mal epiléptico não convulsivo (EMENC): não é observada atividade motora ou ela ocorre de maneira sutil. No EEG é observada atividade epileptiforme ictal prolongada ou recorrente. Clinicamente, há uma variedade de possibilidades: alteração do comportamento e/ou da cognição em relação ao basal do paciente (psicose, perseveração, ilusões/delírios, agitação, anorexia, catatonia), variando de leve alteração do nível de consciência até o coma. Essa categoria contempla o estado de mal focal com alteração da consciência (paciente desperto, mas confuso, EEG focal), de ausência (EEG generalizado) e o estado de mal no coma (sem manifestações clínicas, diagnosticado apenas pelo EEG).

Frequentemente, um paciente que inicia um quadro de EMEC pode, com ou sem tratamento anticonvulsivante, evoluir com diminuição dos abalos motores mais proeminentes, passando a apresentar manifestações discretas. Abalos motores sutis das extremidades, movimentos oculares estereotipados ou mesmo um estado confusional persistente, que surgem após quadro de crise prolongada ou EMEC, devem sempre levantar a suspeita de um possível EMENC. Nesse caso, torna-se necessária e obrigatória a realização do EEG para confirmar ou descartar a hipótese. Após EMEC, quase 50% dos pacientes ainda apresentam padrões no EEG que indicam progredir tratamento anticonvulsivante. Ainda que clinicamente menos exuberante, o EMENC também é grave e guarda implicações prognósticas semelhantes.

CAUSAS

Nos casos de estado de mal epiléptico refratário de início recente (do inglês, NORSE - *new onset refractory status epilepticus*) a principal causa a ser considerada são as encefalites imunomediadas, seguidas de infecções menos comuns acometendo o sistema nervoso central. A sigla NORSE é reservada para aqueles pacientes em EME sem diagnóstico prévio de epilepsia; sem disfunção neurológica aguda ou ativa evidente e sem distúrbios tóxicos-metabólicos que jusitifquem o quadro de EME.

As causas para um EME são semelhantes às de uma primeira crise epiléptica (ver Capítulo "Abordagem da primeira crise epiléptica"), sendo mais prevalentes as causas neurológicas agudas e os fatores desencadeantes de crises em pacientes previamente epilépticos (Tabela 2).

▷ **TABELA 1** Definição operacional de estado de mal epiléptico (EME)

Tipo de EME	T1	T2
EME convulsivo (EMEC)	5 min (EME iminente)	30 min (EME estabelecido)
EME focal com comprometimento da consciência	10 min	> 60 min
Estado de mal de ausência	10-15 min	desconhecido

▷ **TABELA 2** Classificação do estado de mal epiléptico quanto à etiologia

	Principais etiologias
Sintomático agudo	▪ TCE ▪ AVC ▪ Hemorragias intracranianas ▪ Trombose venosa cerebral ▪ Infecções de SNC (> 50% não são identificadas) ▪ Tumor cerebral (pode ser apresentação inicial) ▪ Pós-operatório de neurocirurgia ▪ Tóxico-metabólico (sepse, falência renal ou hepática, distúrbios hidroeletrolíticos, hiper ou hipoglicemia, medicações, abuso de substâncias) ▪ Abstinência de álcool e medicamentos ▪ Eclâmpsia ▪ PRES
Sintomático progressivo	▪ Tumor cerebral (tratamento incompleto ou mal-sucedido) ▪ Infecções crônicas de SNC ou condições pós-infecciosas (PESS, HIV, neurossífilis) ▪ Encefalites autoimunes/paraneoplásicas (anti-NMDA, anti-LGI1, anti-VGKC, anti-GAD) ▪ Afecções inflamatórias e/ou imunomediadas do SNC (neurossarcoidose, neuro-Behçet, encefalite de Rasmussen, ADEM, encefalite de Hashimoto) ▪ Porfiria ▪ Mitocondriopatias ▪ Degenerativas (doença de Alzheimer)
Sintomático remoto*	▪ Sequela de TCE, AVC ou neuroinfecção prévios ▪ Tumor benigno, estável (p. ex., meningioma) ▪ Insultos pré ou perinatais
Idiopático ou epilepsia	▪ Síndromes epilépticas geneticamente determinadas ▪ Lesões não identificadas (p. ex., displasia) ▪ Condições autoimunes não conhecidas

ADEM: encefalomielite disseminada aguda; AVC: acidente vascular cerebral; PESS: panencefalite esclerosante aguda; PRES: síndrome da encefalopatia posterior reversível; SNC: sistema nervoso central; TCE: traumatismo cranioencefálico.
* Pela existência de lesão sequelar ou persistente e consequente elevado risco de recorrência de crises, será classificado como epilepsia.

Aqui, inclui-se um grupo de causas classificadas como sintomáticas progressivas, que reúne doenças com curso progressivo, em que a piora das crises faz parte da própria evolução clínica resultante do substrato patológico. Essa progressão pode ser passível de interrupção com tratamento (imunossupressão, neurocirurgia etc.) ou pode ter patologia degenerativa que não dispõe de terapia específica capaz de mudar o curso da doença.

EXAMES COMPLEMENTARES

Tendo em vista o elenco de causas já descrito, a investigação complementar será direcionada à pesquisa de causas agudas sistêmicas e neurológicas e de sequelas cerebrais de patologias prévias, que possam estar implicadas no EME atual. Além disso, alguns exames podem ser úteis como monitorização do tratamento anticonvulsivante.

Exames laboratoriais

Nesse contexto, são relevantes: hemograma, eletrólitos, função renal e hepática, gasometria, dosagem de amônia (diagnóstico diferencial de causas de encefalopatia e também para monitorizar possíveis efeitos adversos de drogas como valproato de sódio e topiramato, que aumentam o risco de hiperamonemia). Além disso, no caso de pacientes previamente epilépticos que se apresentam com EME, os níveis séricos de anticonvulsivantes em uso são úteis para avaliar eficácia e adesão ao tratamento.

Outros exames devem ser solicitados conforme suspeitas clínicas específicas.

Neuroimagem: tomografia computadorizada (TC) de crânio e/ou ressonância magnética (RM) de encéfalo

Destinam-se à pesquisa etiológica do quadro. A tomografia é o exame mais acessível e rapidamente

Obs.: alguns achados de imagem podem ser consequência do EME ou da ocorrência recente de crises *per se*, não tendo, assim, implicação etiológica. Tais achados são mais facilmente reconhecidos pela RM. Entre eles, os mais comuns são:

- Edema cerebral e apagamentos dos sulcos.
- Perda da diferenciação córtico-subcortical.
- Realce cortical delineando os giros.
- Focos de hipersinal em T2 com restrição à difusão. Esses focos podem ter distribuição variada, sendo comumente encontrados no corpo caloso, regiões do lobo temporal e pulvinar do tálamo.

executável nesse contexto. A ressonância, apesar de guardar logística mais complexa (especialmente para pacientes intubados e acoplados a monitores e bombas de infusão em ambiente de UTI), está indicada nos casos em que há sinais e sintomas focais ou achados eletroencefalográficos muito localizados. Nessa situação, deve-se excluir com o maior grau de acurácia possível que não há lesões estruturais envolvidas na gênese do quadro, o que é obtido com a RM. Essa também está indicada em todos os casos de EME sem etiologia definida após a TC.

Eletroencefalograma (EEG)

Apesar de essencial na condução do EME, é dispensável para o manejo inicial durante o atendimento de urgência, já que nesse momento o tratamento deve ser instituído o mais precocemente possível.

Nos casos em que se suspeita de EMENC, como o de um paciente que não recupera nível de consciência após uma crise epiléptica ou após EMEC que foi medicado, o EEG é fundamental para o manejo subsequente. Nesses casos, o registro eletroencefalográfico deve ser prolongado, para aumentar a sensibilidade para a detecção de crises. Noventa por cento dos pacientes que apresentaram pelo menos uma crise documentada e persistem com algum grau de encefalopatia irão ter crises eletrográficas nas primeiras 24 horas de monitorização prolongada.

Idealmente, após o EMEC ser controlado, o paciente deve ser monitorizado com EEG por ao menos mais 24 horas, para descartar a possibilidade de crises eletrográficas em curso ou mesmo um EMENC. Recomenda-se tempo mais longo (48 h) em casos que persistam com alteração de consciência. Em alguns casos, pode ser necessário registro mais prolongado, em especial para acompanhamento e titulação do tratamento.

Obs.: a presença de crises eletrográficas (mesmo sem preencher os critérios para EME) pode ser um marcador de lesão neurológica ou pode estar implicada na persistência da encefalopatia. Não está claro se tratar crises eletrográficas tem impacto prognóstico na recuperação funcional do paciente.

O EEG no EME pode mostrar um padrão ictal inequívoco, caracterizado por crises contínuas ou reentrantes, ou, alternativamente, evidenciar padrões mais complexos, não obrigatoriamente ictais. Esses padrões podem estar relacionados com uma maior ou menor probabilidade de que crises estejam ocorrendo; em alguns momentos, conforme a morfologia das descargas e o contexto clínico, podem inclusive ser considerados como ictais (ou seja, correlatos eletrográficos de uma crise). Embora nesses casos caiba a avaliação especializada do neurologista e a discussão em conjunto com o médico eletroencefalografista, a Tabela 3 tenta resumir os principais significados clínicos dos padrões mais comuns.

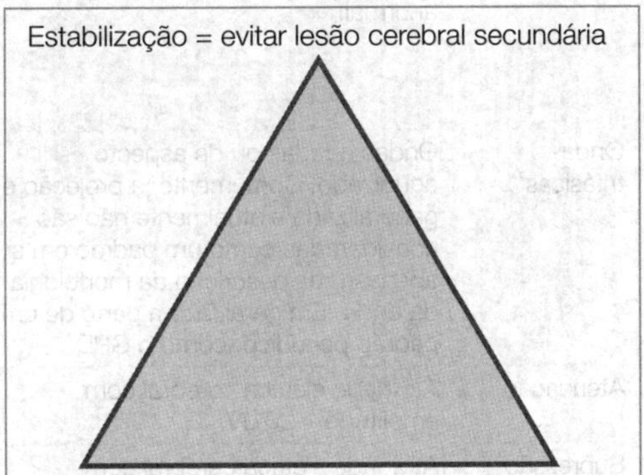

▷ **FIGURA 2** Princípios do tratamento do estado de mal epiléptico.

▷ **TABELA 3** Padrões eletroencefalográficos comumente registrados em pacientes críticos/comatosos e seu significado clínico

	Achados no EEG	Significado clínico
Padrões ictais inequívocos	▪ Atividade epileptiforme contínua com frequência > 2,5/segundo ▪ Atividade epileptiforme contínua por mais de 30 minutos com frequência < 2,5/segundo que preencha os critérios diagnósticos para EMENC em pacientes sem epilepsia prévia (fenômeno clínico associado OU melhora clínica e do EEG com tratamento OU clara evolução temporal e espacial pelo EEG) ou ▪ Paciente com epilepsia prévia com aumento da atividade epileptiforme e mudança do quadro clínico OU melhora clínica + EEG com tratamento	Estado de mal epiléptico
Padrões periódicos	▪ LPD ▪ LRDA ▪ GPD ▪ BIPD	Padrões geralmente associados a lesão estrutural (especialmente os lateralizados – LPD, LRDA e BIPD) ou alterações sistêmicas (sepse, hiponatremia, intoxicações etc.) no caso do GPD Podem ocorrer em AVC, TCE, meningoencefalite, demências rapidamente progressivas Não indicam necessariamente EME (apesar de poderem ser ictais em alguns contextos), mas estão associados a risco de aumento para crises e frequentemente está indicado o uso de medicamento anticrise
	▪ LPD plus e LRDA plus – presença do elemento morfológico adicional modificador, identificado como plus, geralmente um ritmo rápido sobreposto à descarga	Tais padrões estão ainda mais correlacionados com a presença de crises e o uso de medicamento anticrise está indicado. Deve-se ter alta suspeita de crises eletrográficas sem correlato clínico e está indicada monitorização prolongada
	▪ GRDA	Não é ictal nem apresenta associação relevante com crises. Não necessita tratamento com medicamento anticrise isoladamente
	▪ SIRPIDs (padrão de reatividade anormal)	Refletem hiperexcitabilidade cortical, patológica Associados a crises, outros padrões periódicos e mortalidade Questionável se causam dano neuronal e se isoladamente necessitam tratamento
Ondas trifásicas	▪ Ondas agudas ou de aspecto agudizado. Comumente, a projeção é generalizada e atualmente não são consideradas como um padrão em si, apenas uma descrição da morfologia da onda. Em geral fazem parte de um padrão periódico, como o GPD	Classicamente eram associadas a encefalopatias tóxico-metabólicas (p. ex., encefalopatia hepática, urêmica, intoxicação por lítio). Estudos recentes apontam que o risco de crise é semelhante em pacientes com ou sem ondas trifásicas
Atenuação	▪ Atividade elétrica cerebral com amplitude < 20 µV	Indicam desorganização acentuada da atividade de base, tanto mais grave quanto menor a amplitude do traçado. Podem ser efeito de medicações anestésicas de infusão contínua ou grave lesão cerebral
Supressão	▪ Atividade elétrica cerebral com amplitude < 10 µV	
Surtossupressão	▪ Surtos com atividade elétrica geralmente lenta (ondas teta e/ou delta) entremeados a ondas mais rápidas, interrompidos por trechos de supressão	Em geral devido ao uso de drogas anestésicas. Na ausência delas, indica acentuada disfunção cerebral

AVC: acidente vascular cerebral; BIPDs: *bilateral independent periodic discharges*; EEG: eletroencefalograma; EME: estado de mal epiléptico; EMENC: EME convulsivo; LPD: *lateralized periodic discharges*; LRDA: *lateralized rhythmic delta activity*; GPDs: *generalized periodic discharges*; GRDA: *generalized rhythmic delta activity*; SIRPIDs: *stimulus-induced rhythmic, periodic or ictal discharges*; TCE: traumatismo cranioencefálico.

Estudo do líquido cefalorraquidiano (LCR)

Faz parte da investigação, sendo obrigatório para casos sem etiologia clara. Devem ser afastadas contraindicações (em especial, coagulopatia e lesão com efeito massa em sistema nervoso central).

Especialmente útil nos casos em que se suspeita de etiologia imunomediada/paraneoplásica ou infecciosa não diagnosticada pelos demais exames.

TRATAMENTO

O tratamento do EME tem como objetivo interromper as crises epilépticas, evitar lesão neuronal permanente e consequências a longo prazo e, principalmente, solucionar a causa. Sempre que se está diante de um quadro de EME, além da terapia anticonvulsivante, o médico deve preocupar-se com a etiologia do quadro, pois se não for resolvida, é muito provável que as crises sejam mais difíceis de serem controladas. Em casos de EME graves ou refratários, deve-se suspeitar que a causa não está sendo adequadamente tratada.

Estado de mal epiléptico convulsivo (EMEC)

Primeiro passo – estabilização clínica

Nessa etapa, o paciente deve ser estabilizado clinicamente. Monitorizar e atentar aos sinais vitais; avaliar necessidade de aspiração de vias aéreas e fornecer O_2 suplementar durante a crise; posicionar em decúbito lateral se possível; aferir glicemia capilar. Ainda no atendimento inicial, deve-se estabelecer acesso venoso periférico e coletar amostra de sangue para exames laboratoriais.

Conforme o contexto clínico, considerar administração de tiamina parenteral (se suspeita de etilismo, abstinência alcoólica ou desnutrição).

Nesse momento, o médico deve tentar obter o maior número de dados relevantes da história clínica com familiares e acompanhantes e realizar o exame físico neurológico direcionado ao quadro (principalmente fundoscopia, pupilas e motricidade ocular, pesquisar déficits neurológicos focais, sinais clínicos de possíveis crises sutis – como abalos rítmicos nas extremidades, desvio do olhar conjugado, *hippus* pupilar – e rigidez de nuca).

Segundo passo – tratamento (farmacológico) de primeira linha

Se crise ainda em curso, iniciar tratamento de primeira linha (Tabela 4).

Se o paciente ainda persiste em crise, chegando aos 5 minutos de duração, deve ser iniciado tratamento anticonvulsivante, já que esse é o tempo definido como T1 do ponto de vista operacional para EMEC. Nessa etapa, as drogas usadas são os benzodiazepínicos, conforme disposto na Tabela 4.

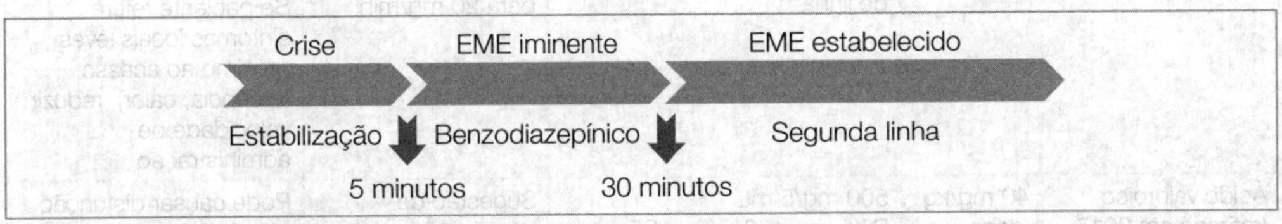

▷ **FIGURA 3** Fluxo inicial do tratamento do estado de mal epiléptico convulsivo.

▷ **TABELA 4** Drogas de primeira linha para tratamento do estado de mal epiléptico convulsivo (crise prolongada por > 5 minutos)

Droga	Dose inicial adulto	Diluição sugerida	Administração	Efeitos colaterais e considerações
Diazepam	10 mg EV	Não diluído ou em NaCl 0,9% 1 amp 10 mg/mL em 9 mL de SF	EV 5 mg/min (adulto) 2 mg/min em crianças Recomendado repetir, se necessário (total duas doses)	Hipotensão/depressão respiratória Altamente recomendado uso de fenitoína após diazepam devido à alta taxa de recorrência
Midazolam	10 mg IM	Sem diluição	Intramuscular Reduzir dose para 5 mg IM se peso de 13-40 kg Não recomendado repetir	Hipotensão/depressão respiratória Primeira opção se paciente não estiver com acesso venoso

Se nenhum dos dois medicamentos da Tabela 4 estiverem disponíveis, considerar alternativamente fenobarbital 15 mg/kg/dose, IV, em dose única.

Algumas opções cuja apresentação comercial não está disponível no Brasil podem ser consideradas nessa etapa, como midazolam nasal ou bucal e diazepam retal. Essas formulações são especialmente recomendadas para uso em crianças com crises febris ou elevada frequência de crises, podendo inclusive ser empregadas por familiares treinados e fora do ambiente hospitalar.

Quando possível, a administração de benzodiazepínicos já deve ser feita em ambiente pré-hospitalar, pela equipe socorrista, o que reduz risco de chegar em EME e internação em UTI.

Terceiro passo – tratamento (farmacológico) de terceira linha

Se crise ainda persiste, proceder ao tratamento de segunda linha (Tabela 5).

Nessa etapa, o paciente entra na fase de risco de lesão persistente, ou seja, T2. Não há evidência sobre qual a melhor opção terapêutica e as opções demonstradas na Tabela 5 são recomendadas por especialistas.

Quarto passo

Crise ainda em curso? EME refratário – proceder ao tratamento de terceira linha.

Nessa fase existe risco potencial de lesão e plasticidade neuronal patológica, justificando tratamento agressivo. As evidências são ainda mais escassas sobre qual seria a melhor escolha, sendo possível repetir a terapia de segunda linha com um fármaco diferente (quando o risco da anestesia, rebaixamento ou instabilidade hemodinâmica não seja aceitável para o paciente, de forma individualizada) ou proceder à infusão contínua de anestésicos, conduta habitualmente preferida nesse contexto (Tabela 6).

A droga habitualmente recomendada como escolha inicial é o midazolam, por eficácia e segu-

▷ **TABELA 5** Drogas de segunda linha para tratamento do estado de mal epiléptico convulsivo (crise persiste após primeira linha de tratamento)

Droga	Dose inicial adulto	Apresentação/diluição	Administração	Efeitos colaterais e considerações
Fenitoína	20 mg/kg	Ampola tem 250 mg/5 mL Diluir em SF, incompatível com solução glicosada. Recomendado uso de filtro de linha	Velocidade máxima de infusão 50 mg/min; para idosos e cardiopatas, reduzir para 20 mg/min	Hipotensão e bradicardia se infusão rápida Extravasamento pode causar necrose local Se paciente refere sintomas locais leves próximo ao acesso (ardência, calor), reduzir velocidade de administração
Ácido valproico (retirado em 2017 do mercado brasileiro)	40 mg/kg (dose máxima 3.000 mg)	500 mg/5 mL Diluir em 100 mL de SF	Sugestão de infusão 100 mg/min ou 6 mg/kg/min	Pode causar disfunção plaquetária e hiperamonemia
Lacosamida (não recomendada formalmente nessa fase pela falta de evidência, mas figura como droga promissora e frequentemente já empregada na prática clínica)	200 a 400 mg IV	Diluir em 100 a 250 mL de SF, SG ou Ringer	Infusão em 15 a 60 minutos, parece ser segura em infusões mais rápidas (5 minutos)	Pode prolongar intervalo PR; atenção em cardiopatas ou uso concomitante de outras medicações com efeito na condução cardíaca
Fenobarbital (se nenhum dos anteriores disponível)	15 a 20 mg/kg	200 mg/2 mL	50 a 100 mg/min	Sedação e depressão respiratória

▷ **TABELA 6** Drogas de infusão contínua para tratamento de terceira linha do estado de mal epiléptico convulsivo

Droga	Dose inicial em *bolus*	Apresentações	Manutenção (infusão contínua)	Considerações/padrão EEG
Midazolam	0,2 mg/kg. Pode ser repetido *bolus*	15 mg/3 mL 5 mg/mL 50 mg/10 mL	0,1-2 mg/kg/h	Pode causar hipotensão e depressão cardiorrespiratória, em menor grau que tiopental
Propofol	2 a 3 mg/kg. Pode ser repetido *bolus*	Frasco ampola 10 mg/mL ou 20 mg/mL	4-10 mg/kg/h	Pode causar síndrome de infusão do propofol (efeito tóxico raro levando a acidose metabólica e rabdomiólise)
Quetamina	1,5 mg/kg repetido a cada 5 min até 4,5 mg/kg	Frasco ampola 500 mg/10 mL	2 a 5 mg/kg/h	Pode causar confusão, *delirium* e agitação, uso em geral associado a midazolam ou propofol Menor risco de hipotensão
Tiopental	3 a 5 mg/kg em *bolus*, pode ser repetido a cada 2 a 3 minutos	Frascos 0,5 a 1 g Diluir em SF	3 a 7 mg/kg/h	Causa hipotensão e depressão cardiorrespiratória, frequente necessidade de uso de vasopressores Aumento do risco de infecção

EEG: eletroencefalograma.

Obs.: classifica-se o EME, conforme resposta ao tratamento, em:

- EME refratário – falha em responder à droga de primeira e de segunda linha.
- EME super-refratário – recorrência ou persistência do EME após droga de terceira linha.

Obs.: o tempo faz diferença! Se o estado de mal persiste, ocorrem modificações na circuitaria neural, com alterações sinápticas que tornam a condição progressivamente menos responsiva ao tratamento com os fármacos habitualmente utilizados. Nesse processo, ocorre internalização dos receptores gabaérgicos, de modo que drogas com essa ação (como os benzodiazepínicos) podem ser menos efetivas ao longo do tempo. Por isso, faz sentido o uso de drogas com mecanismo de ação diverso, como a quetamina, um antagonista dos receptores glutamatérgicos tipo NMDA, que tem função excitatória.

rança. O propofol é uma opção interessante, que pode ser escolhida como primeira linha em algumas situações. O tiopental é uma medicação reservada para casos graves pela maior morbidade associada ao seu uso, especialmente quando prolongado (infecções, tempo de ventilação mecânica, cardiotoxicidade). A quetamina é um fármaco promissor, antagonista glutamatérgico, que tem obtido resultados interessantes, utilizado em associação (com midazolam ou propofol), com vantagem de menor risco de depressão cardiovascular.

Após instituído tratamento com drogas de infusão contínua, o manejo deve ser todo guiado pelo EEG. Somente com a monitorização eletroencefalográfica é possível ter certeza de que o paciente saiu do EME e não está tendo novas crises. Classicamente, o alvo do tratamento era atingir um padrão de surtossupressão no EEG para considerar o EME tratado. Atualmente, tendo em vista a morbimortalidade envolvidas no uso excessivo de drogas anestésicas e sedativas em ambiente de UTI, ter como meta apenas o controle de crises e a remissão do padrão eletrográfico compatível com EME costuma ser aceitável. Não existem trabalhos com evidência para recomendar uma opção em detrimento da outra.

Uma vez controlado o EME, deve-se manter mais 24 horas de coma medicamentoso, antes de iniciar o desmame das drogas. Nesse período, o paciente estará idealmente monitorizado com EEG, e anticonvulsivantes deverão ser iniciados e titulados para uma transição segura do tratamento. Preferencialmente, as medicações eleitas devem ser de administração enteral e que permitam rápida titulação. São desejáveis ao menos duas medicações em doses terapêuticas antes de iniciar o processo de desmame das drogas anestésicas.

Recomenda-se, após 24 horas, iniciar a redução da infusão em 25% da dose total, a cada 6 horas, desde que haja monitorização eletrográfica concomitante. Se possível, o paciente deverá estar em seguimento com neurologista, além da equipe médica clínica e intensivista.

Estado de mal epiléptico não convulsivo

O tratamento de primeira e o de segunda linha são semelhantes ao do EMEC. Sugere-se evitar o uso de drogas anestésicas e sedativas se o paciente tem a consciência preservada ou relativamente preservada, pois requerem intubação orotraqueal e ventilação mecânica, guardam maior morbidade associada e não há evidências de que essas medidas modifiquem o prognóstico. Esses fármacos estão associados a maior risco de infecção/sepse, instabilidade hemodinâmica e tempo aumentado de ventilação mecânica.

Se o paciente persiste em EME após a primeira e a segunda linha, é possível associar outro fármaco de segunda linha de modo concomitante ou usá-los de modo sequencial.

É aceitável também o uso de drogas por via não parenteral (via sonda nasoenteral ou oral). Nesse caso, dá-se preferência por fármacos que possam ser mais rapidamente titulados até atingir nível sérico terapêutico, como topiramato, levetiracetam, ácido valproico, vigabatrina, clobazam e carbamazepina. Essa pode ser uma boa estratégia para otimizar o controle do quadro clínico antes de se partir para drogas de terceira linha.

O uso dos fármacos de infusão contínua deve ser exceção no EMENC, realizado em pacientes mais jovens, que guardam menor risco de complicações, e quando se julgar que determinado padrão eletrográfico apresentado contribui de forma significativa para alteração da consciência.

▷ **TABELA 7** Fatores associados a pior prognóstico no estado de mal epiléptico (EME)

▪ Etiologia
▪ Idade avançada
▪ Maior duração do EME
▪ EMENC após EMEC
▪ Presença de comorbidades clínicas

EMEC: EME convulsivo; EMENC: EME não convulsivo.

PROGNÓSTICO

A mortalidade do EME está associada principalmente à sua causa. Entretanto, há alguns fatores considerados de pior prognóstico para desfecho com óbito, conforme enumerados na Tabela 7.

Existem algumas escalas de gravidade do EME, sendo uma das mais conhecidas a STESS (do inglês, *Status Epilepticus Severity Score*), que procura predizer o risco de óbito. Uma pontuação entre 0 e 2 é considerada favorável, com baixo risco de morte. Ela é baseada em quatro variáveis, conforme mostrado na Tabela 8.

A mortalidade do EME em adultos é estimada em 30%, podendo atingir até 48% nos casos refratários. Além disso, o EME guarda elevada morbidade, conferindo risco aumentado de infecções nosocomiais, arritmias, insuficiência respiratória, rabdomiólise, sequelas cognitivas, infarto do miocárdio, além de maior tempo de internação hospitalar, especialmente em UTI, e de ventilação mecânica prolongada.

Entre 20 e 50% dos sobreviventes apresentarão algum comprometimento funcional significativo,

▷ **TABELA 8** Escala de gravidade do estado de mal epiléptico (EME) (STESS)

Nível de consciência	▪ Alerta ou sonolento/confuso	0
	▪ Torpor ou coma	1
Tipo de crise (considerar o pior tipo)	▪ Focal perceptiva, focal disperceptiva, ausência, mioclonias	0
	▪ Tônico-clônico generalizada	1
	▪ EMENC em paciente comatoso	2
Idade	▪ < 65 anos	0
	▪ ≥ 65 anos	2
História de crises prévias	▪ Sim	0
	▪ Não ou desconhecido	1
Total		0-6

EMENC: EME não convulsivo.

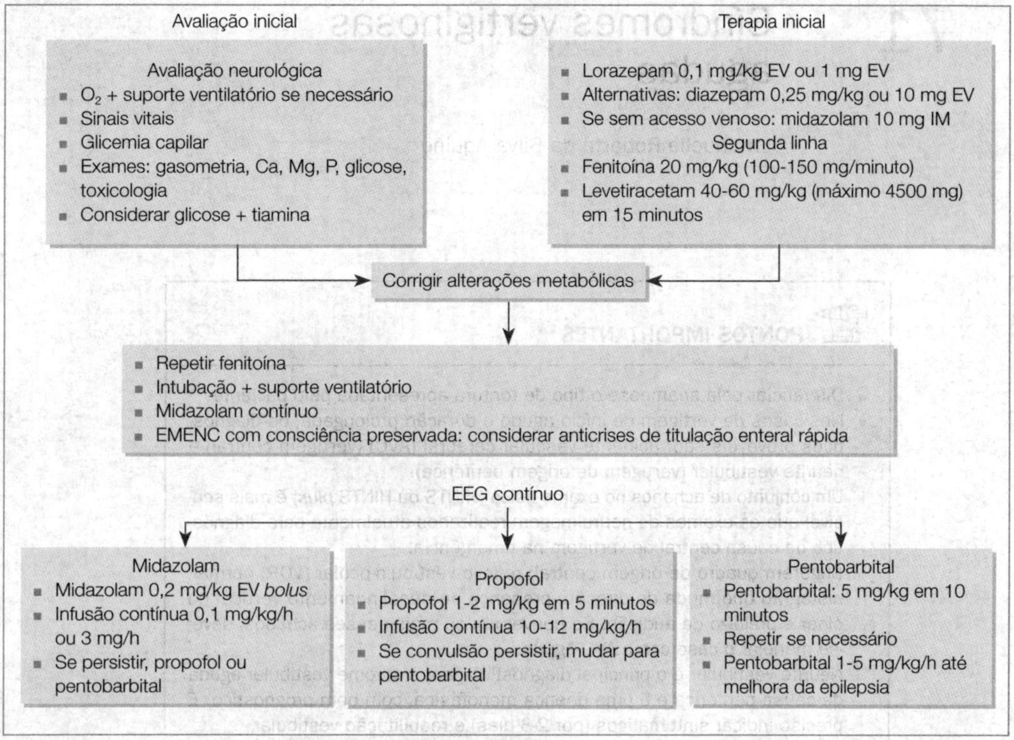

▷ **FIGURA 4** Manejo do estado epiléptico em adultos.

que tende a ser pior em pacientes com lesão neurológica aguda e EME refratário.

Assim, considerando o impacto do EME, seus custos durante a internação e o risco de algum grau de incapacidade entre os pacientes com EME resolvido, o tratamento precoce e agressivo deve ser sempre buscado. Preferencialmente, deve ser iniciado já em ambiente pré-hospitalar se indicado e disponível. Em pacientes comatosos sem causa definida para o coma, deve haver baixo limiar para a suspeição de um EMENC em curso, pois seu diagnóstico demanda realização de EEG, só podendo ser realizado a partir da suspeita clínica.

LITERATURA RECOMENDADA

1. Betjemann J, Lowenstein D. Status epilepticus in adults. Lancet Neurology. 2015;14:615-24.
2. Drislane F, Lopez M, Blum A, Schomer D. Detection and treatment of refractory status epilepticus in the intensive care unit. Journal of Clinical Neurophysiology. 2008;25(4):181-6.
3. Hirsch L, et al. Status epilepticus. Continuum (Minneap Minn). 2013;19(3):767-94.
4. Nelson S, Varelas P. Status epilepticus, Refractory status epilepticus, and super-refractory status epilepticus. CONTINUUM (MINNEAP MINN). 2018;24(6, NEUROCRITICAL CARE):1683-707.
5. Rossetti A, Logroscino G, Miligan T, Michaelides C, Ruffieux C, Bromfield E. Status Spilepticus Severity Score (STESS): a tool to orient early treatment strategy. Journal of Neurology. 2008;255:1561-6.
6. Savaraju A, Gilmore E. Understanding and managing the ictal-interictal continuum in neurocritical care. Current Treatment Options Neurology. 2016;18(8):1-13.
7. Treiman D, et al. Evidence-based guideline: treatment of convulsive status epilepticus in children and adults: Report of the Guideline Committee of the American Epilepsy Society. Epilepsy Currents. 2016;16(1):48-61.
8. Trinka E, Cock H, Hesdorffer D, Rossetti AO, Scheffer IE, Shinnar S, et al. A definition and classification of status epilepticus – Report of the ILAE Task Force on Classification of Status Epilepticus. Epilepsia. 2015;56(10):1515-23.
9. VanHaerents, S, Gerard, E. Epilepsy emergencies: Status epilepticus, acute repetitive seizures, and autoimmune encephalitis. CONTINUUM (MINNEAP MINN). 2019;25(2, EPILEPSY):454-76.

71 Síndromes vertiginosas agudas

Emanuelle Roberta da Silva Aquino

PONTOS IMPORTANTES

- Diferenciar pela anamnese o tipo de tontura apresentada pelo paciente.
- Nos casos de vertigem de início agudo e duração prolongada, os diagnósticos prováveis são: acidente vascular cerebral (AVC) (vertigem central) e neurite vestibular (vertigem de origem periférica).
- Um conjunto de achados no exame físico (HINTS ou HINTS *plus*) é mais sensível que os exames de neuroimagem realizados atualmente para diagnóstico de causa central de vertigem na emergência.
- Sugerem quadro de origem central: reflexo vestíbulo-ocular (VOR) normal, nistagmo que muda de direção, presença de desalinhamento vertical do olhar e prejuízo da audição. Se houver um ou mais desses achados, deve-se manejar o caso como AVC agudo.
- Neurite vestibular é o principal diagnóstico para síndrome vestibular aguda de causa periférica e é uma doença monofásica, com bom prognóstico. É preciso indicar sintomáticos (por 2-3 dias) e reabilitação vestibular.
- A vertigem posicional paroxística benigna (VPPB) é uma causa de vertigem recorrente, com episódios desencadeados por movimentos cefálicos, com duração de segundos a no máximo um minuto, e pode ser diagnosticada pela manobra de Dix-Hallpike.
- O nistagmo típico da VPPB do canal semicircular posterior tem latência, aspecto em crescendo e decrescendo, componentes vertical e rotatório e fatigabilidade.
- As manobras de Epley e Semont são as manobras de reposicionamento mais utilizadas para o tratamento da VPPB.

INTRODUÇÃO

A queixa de tontura é muito frequente e o grande desafio do médico no departamento de emergência (DE) é diferenciar as causas potencialmente graves desse sintoma daquelas benignas. Entretanto, tal sintoma é muito limitante, e mesmo o paciente com causas menos graves necessita de atenção, abordagem diagnóstica e tratamento.

Quando o paciente refere sentir "tontura", é importante detalharmos tal queixa na anamnese, visando classificá-la em um dos tipos a seguir:

- Vertigem: é a tontura rotatória, na qual o paciente tem a sensação de que ele ou o ambiente estão girando. É acompanhada de instabilidade, náuseas e vômitos.
- Desequilíbrio: dificuldade em ficar de pé e em caminhar; pode haver quedas.
- Pré-síncope: sensação de escurecimento visual, "quase desmaio" e desfalecimento.
- Tontura inespecífica: mal-estar com descrição vaga, sem se encaixar nos tipos anteriores.

Ainda na anamnese, devemos obter três informações essenciais na busca do diagnóstico etiológico dos sintomas vestibulares:

- Evolução e duração da queixa: podemos classificar os sintomas vestibulares em agudos ou recorrentes. Nos casos recorrentes, também chamados de episódicos, é importante questionarmos a duração de cada episódio de vertigem.

▷ **TABELA 1** Exemplos de causas de tontura

Vertigem	Episódio único e prolongado	Neurite vestibular
		AVC de fossa posterior
	Vertigem recorrente	VPPB
		Doença de Ménière
		Migrânea vestibular
Tontura não vertiginosa	Causas neurológicas	Ataxia
		Parkinsonismo
	Causas cardiovasculares	Hipotensão postural
		Arritmias
	Causas sistêmicas	Medicações ou drogas ilícitas
		Desidratação
		Anemia
		Distúrbios hidroeletrolíticos
		Disfunção renal
		Disfunção hepática
	Causas psiquiátricas	

AVC: acidente vascular cerebral; VPPB: vertigem posicional paroxística benigna.

- Fatores desencadeantes: os sintomas vestibulares podem ser espontâneos ou desencadeados. Exemplos de fatores desencadeantes são mudança da posição da cabeça ou do decúbito, sons altos e manobra de Valsalva.
- Sintomas associados: devemos questionar se o paciente apresenta outros sintomas junto aos episódios de vertigem ou no período entre as crises. Essa informação é de extrema importância nos casos de vertigem recorrente sem desencadeante.

SÍNDROME VESTIBULAR AGUDA

A síndrome vestibular aguda é caracterizada por um episódio de vertigem de início rápido, náuseas, vômitos e desequilíbrio, com duração de dias a semanas. É essencial diferenciar essa situação, na qual o paciente apresenta um episódio único e prolongado de vertigem, das vertigens recorrentes.

▷ **TABELA 2** Escore ABCD2

A	*Age*/idade	≥ 60 anos < 60 anos	1 ponto 0
B	*Blood pressure*/ pressão arterial	≥ 140 × 90 mmHg < 140 × 90 mmHg	1 0
C	*Clinical features*/ sintomas	Motor Fala Outros	2 1 0
D	*Duration*/ duração	≥ 60 minutos 10-59 minutos < 10 minutos	2 1 0
D	*Diabetes mellitus*	Sim Não	1 0

A síndrome vestibular aguda pode ter origem periférica (sendo o principal diagnóstico a neurite vestibular) ou central (acidente vascular cerebral de fossa posterior). A avaliação clínica tem o objetivo de diferenciar esses dois diagnósticos. AVCs hemorrágicos de fossa posterior são facilmente detectados na tomografia de crânio; porém, a tomografia de crânio tem baixa sensibilidade para isquemia na fossa posterior, e mesmo a ressonância nuclear magnética é falso-negativa em 12 a 13,3% dos casos de vertigem de origem central causada por AVC isquêmico nas primeiras 48 horas de sintomas. Assim, a atenta avaliação clínica é mais sensível na detecção das causas centrais de vertigem que os exames complementares disponíveis.

Dados de anamnese e exame geral

O escore ABCD2, utilizado também para avaliar o risco de AVC isquêmico pós-ataque isquêmico transitório, permite-nos identificar dentre os pacientes com queixa de vertigem na emergência aqueles com maior risco de apresentarem vertigem central por AVC.

A somatória dos pontos nos dá o risco final de vertigem central por AVC. O diagnóstico final de AVC ocorreu em 1% dos pacientes com ABCD2 ≤ 3 e 8,1% dos pacientes com somatória entre 4 e 7.

Exame neurológico

Déficits focais ao exame neurológico estão claramente associados à origem central da vertigem. Entretanto, quando a vertigem é o único sintoma e o paciente não apresenta déficits grosseiros ao exame neurológico, devemos dar atenção especial ao exame da *motricidade ocular extrínseca*. Três itens, quando avaliados em conjunto, têm maior sensibilidade e especificidade que a ressonância para o diagnóstico de AVC isquêmico causando vertigem, e os três formam o acrônimo HINTS.

Head impulse ou reflexo vestíbulo-ocular (HI ou VOR)

Para a avaliação do reflexo vestíbulo-ocular, deve-se realizar um movimento rápido e abrupto de versão cefálica do paciente para cada um dos lados, enquanto ele mantém os olhos fixos no nariz do examinador. O paciente com reflexo normal mantém os olhos fixos no alvo durante o movimento. Quando o reflexo está alterado, o movimento ocular pode ser mais lento que o movimento da cabeça, os olhos se atrasam e podemos observar uma sacada de correção para que o olho chegue no alvo (nariz do examinador). A aferência do reflexo é o nervo vestíbulo-coclear (oitavo nervo craniano) do lado para o qual a cabeça do paciente foi virada; assim, na vertigem de origem periférica o reflexo vestíbulo-ocular está alterado (Figura 1).

Nistagmo (N)

Nistagmo é um movimento ocular involuntário, oscilatório, rápido, com pelo menos uma fase lenta. No paciente com síndrome vestibular aguda, devemos avaliar a direção do nistagmo. Por definição, possuindo uma fase rápida e uma fase lenta, a direção do nistagmo é dada pelo lado para

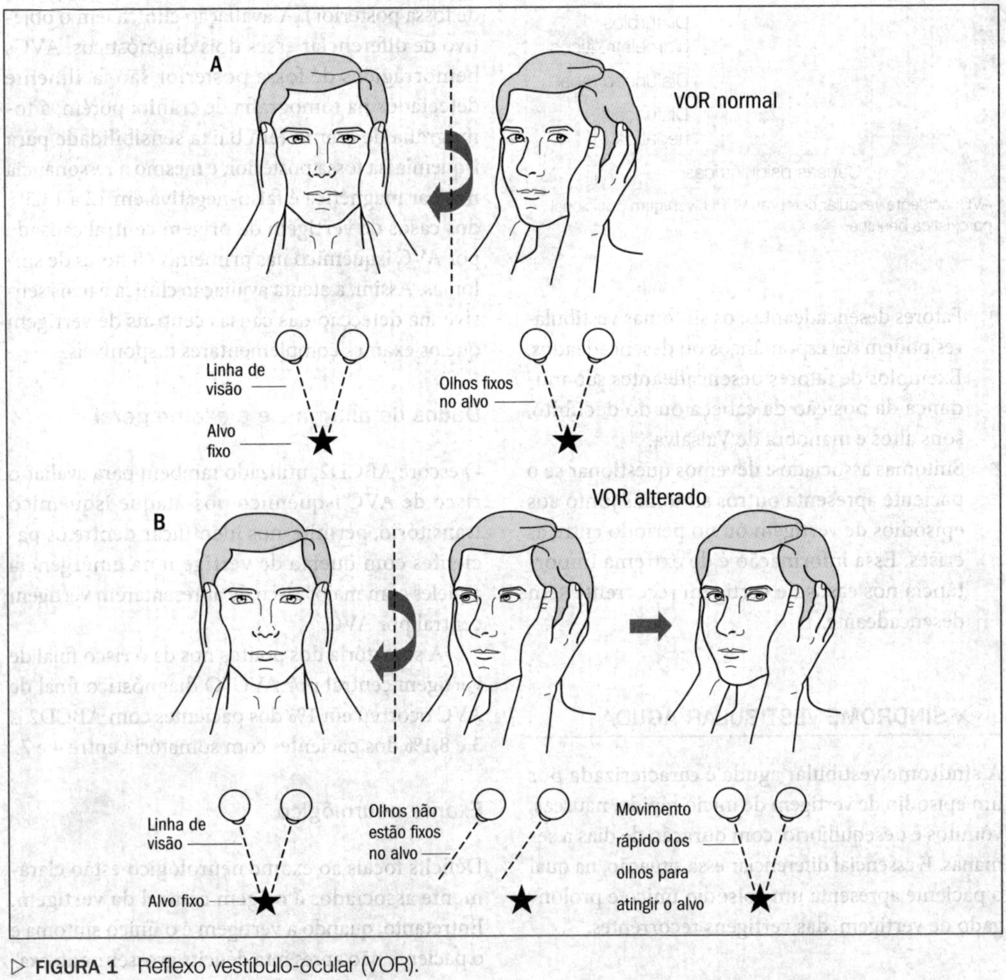

▷ **FIGURA 1** Reflexo vestíbulo-ocular (VOR).

qual os olhos movimentam-se rapidamente (fase rápida). Solicita-se que o paciente olhe para ambos os lados, para cima e para baixo. O nistagmo de origem periférica não altera sua direção conforme o olhar, batendo sempre para o mesmo lado (direito ou esquerdo). O nistagmo de origem central modifica-se, batendo na direção para a qual o paciente olha.

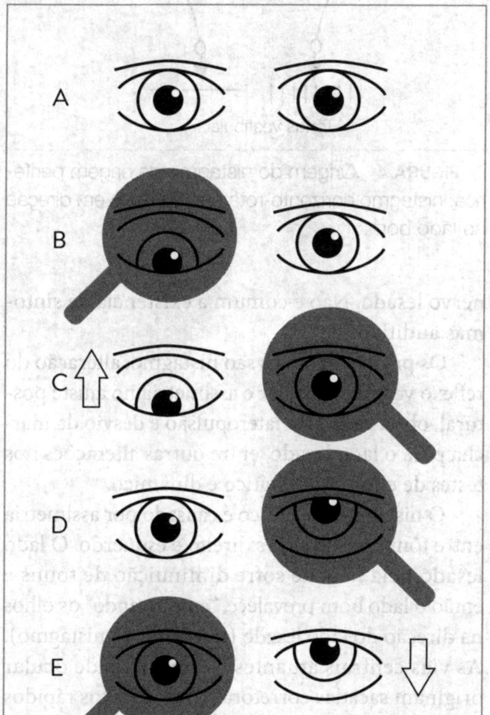

▷ **FIGURA 2** Teste de cobertura alternada para avaliação de desalinhamento vertical do olhar, evidenciando neste caso olho direito hipotrópico e olho esquerdo hipertrópico. A: Olhos na posição primária, aparentemente alinhados; B: cobertura do olho direito, que deprime-se; C: ao descobrir o olho direito e cobrir o esquerdo, observa-se o deslocamento do olho direito para cima; D: o olho esquerdo coberto eleva-se; E: ao descobrir o olho esquerdo e cobrir o direito, observa-se o deslocamento do olho esquerdo para baixo.

Test of skew ou desalinhamento vertical do olhar (TS)

Desvio *skew* é o desalinhamento vertical dos olhos, que se mantém em todas as posições do olhar. Pode ser evidente, notado já na inspeção dos olhos na posição primária, ou mais sutil, detectado por meio da cobertura alternada dos olhos. Chamamos de hipertrópico o olho mais elevado e hipotrópico o olho mais deprimido. Se cobrirmos o olho direito, o olho esquerdo se fixará no examinador e, se houver desvio latente, o olho direito se desviará. Ao descobrirmos o olho direito, ele se movimentará para baixo, caso estivesse elevado (hipertópico), ou para cima, caso estivesse deprimido (hipotrópico). Devemos cobrir e descobrir os dois olhos alternadamente. Assim, sabemos a posição inicial do olho avaliando o movimento realizado ao retirarmos a cobertura daquele lado (Figura 2).

Na vertigem de origem periférica não haverá desalinhamento vertical do olhar; já na vertigem de origem central, por lesão de tronco encefálico, podemos ter olhos desalinhados.

Assim, nos pacientes que se queixam apenas de vertigem, de início súbito e duração prolongada, sem alterações grosseiras ao exame neurológico, devemos avaliar com muita atenção esses três itens, visando classificar a origem da vertigem em periférica ou central.

O HINTS "maligno", ou seja, pelo menos um dos três achados (VOR normal, nistagmo que muda de direção ou presença de desalinhamento vertical do olhar) tem sensibilidade entre 96 e 100% para lesão central (Figura 3).

Em um estudo publicado em 2021 com a avaliação de 300 pacientes, a sensibilidade para detecção de vertigem central com a aplicação do HINTS por mé-

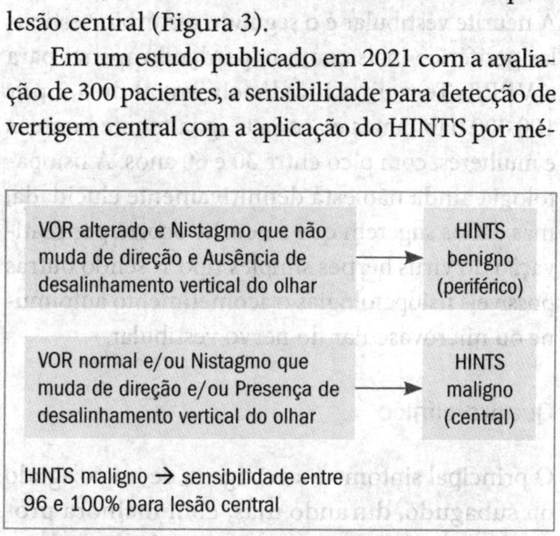

▷ **FIGURA 3** Classificação da origem da vertigem. HINTS: ***h**ead **i**mpulse **n**ystagmus **t**est of **s**kew.*

dicos emergencistas foi de 96,7%, a especificidade de 67,4% e o valor preditivo negativo de 98,9%, mostrando que o HINTS pode ser utilizado por médicos não neurologistas no departamento de emergência para exclusão de AVCi de fossa posterior.

Audição

Pode-se adicionar ainda a avaliação breve da audição com o esfregar de dedos (*finger rubbing*), o que junto com os dados de motricidade ocular extrínseca já citados foi chamado de HINTS *plus*.

Considerando-se qualquer perda auditiva sugestiva de lesão central (o contrário do que o senso comum sugeria previamente), o HINTS *plus* teve uma sensibilidade de 99,2% e especificidade de 97% para vertigem de origem central, o que é muito superior à tomografia e ressonância de encéfalo.

Etiologia

A síndrome vestibular aguda de origem central deve ser conduzida como AVC agudo (ver Capítulo "Abordagem do paciente com acidente vascular cerebral isquêmico agudo").

Já a síndrome vestibular aguda de origem periférica tem como seu principal diagnóstico a neurite vestibular.

NEURITE VESTIBULAR

Epidemiologia e fisiopatologia

A neurite vestibular é o segundo distúrbio vestibular periférico mais comum, perdendo apenas para a VPPB. Tem uma incidência anual de 3,5 por 100.000 habitantes e acomete igualmente homens e mulheres, com pico entre 30 e 60 anos. A fisiopatologia ainda não está definitivamente elucidada, mas dados sugerem que a neurite ocorra por reativação do vírus herpes simples tipo 1, sendo outras possíveis fisiopatologias o acometimento autoimune ou microvascular do nervo vestibular.

Quadro clínico

O principal sintoma é a vertigem, de início agudo ou subagudo, durando dias, com melhora progressiva. Há náuseas/vômitos, oscilopsia e desequilíbrio, com tendência a queda para o lado do

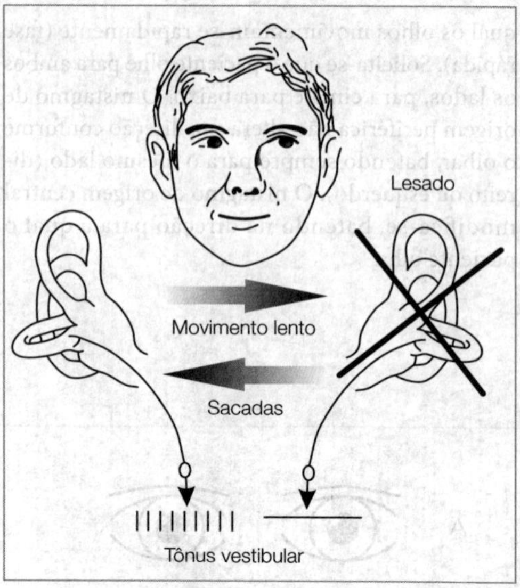

▷ **FIGURA 4** Origem do nistagmo de origem periférica: nistagmo horizonto-rotatório batendo em direção ao lado bom.

nervo lesado. Não é comum a existência de sintomas auditivos.

Os principais sinais são nistagmo, alteração do reflexo vestíbulo-ocular e assimetria no ajuste postural, observada pela lateropulsão e desvio da marcha para o lado lesado, entre outras alterações nos testes de equilíbrio estático e dinâmico.

O nistagmo periférico é causado por assimetria entre tônus vestibulares direito e esquerdo. O lado lesado pela neurite sofre diminuição de tônus e então o lado bom prevalece, "empurrando" os olhos na direção do lado lesado (fase lenta do nistagmo). As vias centrais atuantes na motricidade ocular originam sacadas corretoras (movimentos rápidos do olhar), para que os olhos retornem à posição habitual, gerando a fase rápida do nistagmo. Assim, o nistagmo periférico "bate sempre para o lado bom", nunca invertendo sua direção (Figura 4).

Diagnóstico e diagnósticos diferenciais

O diagnóstico de neurite vestibular é clínico, baseado nos sinais e sintomas já discutidos.

O principal diagnóstico diferencial é o AVC de fossa posterior, levando a vertigem de origem central, cuja diferenciação com a neurite é o principal enfoque deste capítulo. Excluindo-se vertigem central, as outras condições que levam à vertigem duradoura de início agudo, de origem periférica, são muito mais incomuns que a neurite vestibular e incluem labirintite, infarto labiríntico (ambas incluem sintomas auditivos), síndrome de Ramsay-Hunt (reativação do vírus varicela-zóster, apresentando também vesículas no conduto auditivo e paralisia facial ipsilateral), fístula perilinfática (pós-traumatismo cranioencefálico, barotrauma ou Valsalva) ou uma primeira crise de doenças que caracteristicamente levam à vertigem recorrente, como migrânea vestibular e doença de Ménière.

Tratamento

O tratamento tem o objetivo de acelerar a recuperação do nervo vestibular e a compensação central e aliviar os sintomas desagradáveis na fase aguda.

Recomenda-se o encaminhamento à reabilitação vestibular. Alguns estudos avaliaram o uso de corticosteroides na fase aguda, mostrando maior recuperação do nervo a curto prazo, porém evidência insuficiente quanto ao desfecho a longo prazo, de forma que mais estudos são necessários sobre o tema.

Para o controle dos sintomas, pode-se utilizar as seguintes medicações:

- Dimenidrinato 50 mg EV ou VO 8/8 ou 6/6 h.
- Meclizina 25 mg VO 8/8 ou 6/6 h.
- Benzodiazepínicos podem ser usados como alternativa.

O uso dos sintomáticos, supressores vestibulares, deve ser restrito aos primeiros 2 a 3 dias de sintomas, devido à sua possível ação prejudicial na recuperação dos pacientes, retardando a compensação central.

Prognóstico

O prognóstico da neurite vestibular é favorável, a vertigem melhora em alguns dias e o equilíbrio em dias a poucas semanas. A doença é tipicamente monofásica, mas de 1,9 a 11% dos pacientes têm recorrência da neurite (não necessariamente do mesmo lado).

Em 10 a 15% das vezes, os pacientes com neurite vestibular evoluem com VPPB do canal posterior no mesmo lado acometido, que pode ser tratada com as manobras de reposicionamento.

VERTIGEM RECORRENTE NO PRONTO ATENDIMENTO

Alguns pacientes buscarão atendimento no pronto-socorro com crises recorrentes de vertigem.

Os episódios de vertigem podem ser desencadeados ou espontâneos. A causa mais comum de vertigem desencadeada é a VPPB (vertigem posicional paroxística benigna). As principais causas de episódios recorrentes de vertigem espontâneos são migrânea vestibular, doença de Ménière e ataque isquêmico transitório. Causas mais raras de vertigem recorrente incluem paroxismia vestibular, deiscência de canal semicircular superior e doença autoimune da orelha interna.

Vertigem posicional paroxística benigna (VPPB)

A VPPB é a causa mais comum de vertigem episódica, com uma incidência anual de 64 casos por 100.000 habitantes e uma prevalência de 2,4% ao longo da vida, sendo por isso relevante no ambiente de pronto atendimento. Ela pode ocorrer após traumatismo cranioencefálico, após neurite vestibular ou de forma idiopática.

A doença ocorre quando cristais de cálcio, chamados de otoconias, que estão localizados na mácula do utrículo, órgão responsável pela detecção da aceleração linear, se soltam e caem nos canais semicirculares, sendo o canal posterior o mais comumente envolvido (Figura 5).

A vertigem é então desencadeada por mudanças na posição da cabeça e tem a duração de segundos a no máximo um minuto.

Para o diagnóstico de VPPB do canal semicircular posterior, devemos reconhecer o nistagmo típico durante as manobras posicionais. A manobra mais comumente utilizada é a manobra de Dix-Hallpike (Figura 6). O paciente com diagnóstico somente de VPPB não tem outros achados anormais ao exame neurológico.

O nistagmo típico da VPPB do canal posterior tem as seguintes características:

- Latência.
- Componente vertical.
- Componente rotatório batendo para a orelha de baixo.

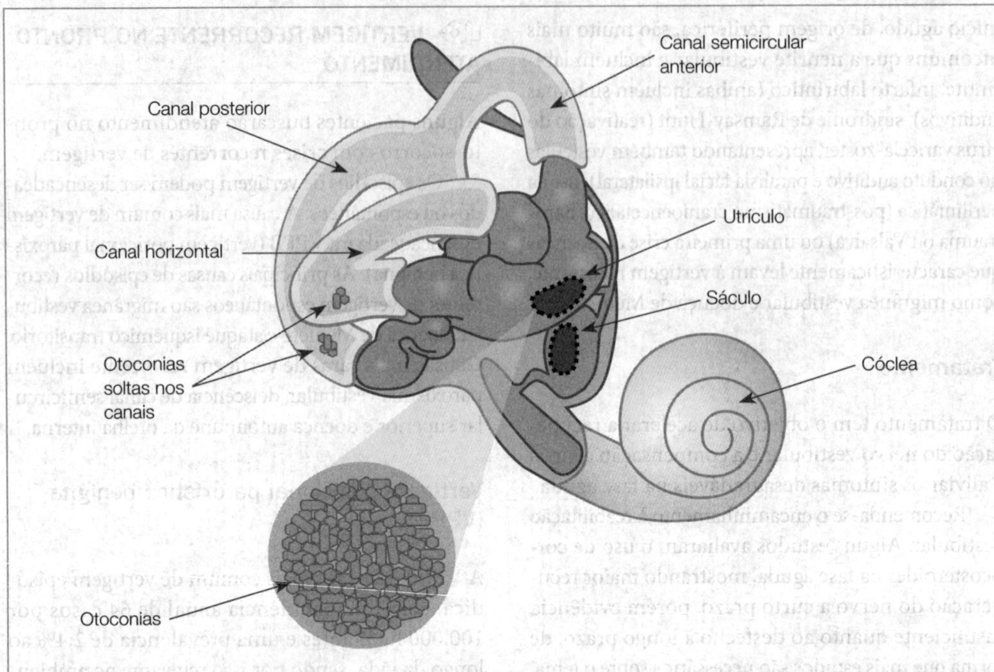

▷ **FIGURA 5** Estrutura do labirinto com a demonstração das otoconias no utrículo e sáculo e soltas nos canais semicirculares, levando à vertigem posicional paroxística benigna (VPPB).

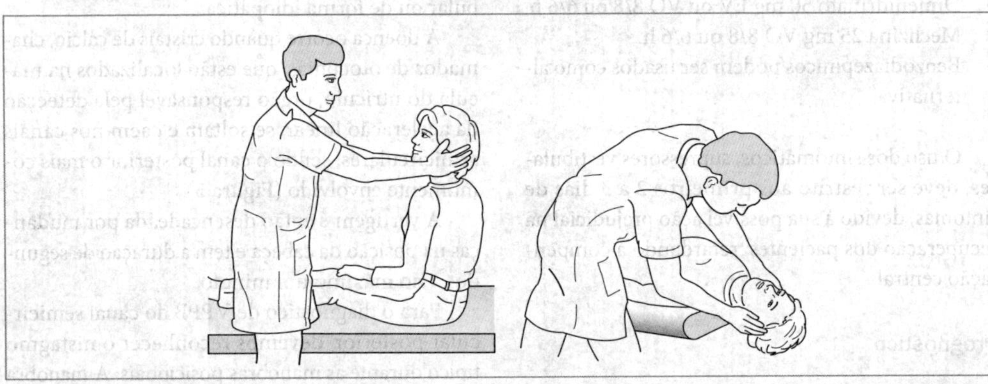

▷ **FIGURA 6** Manobra de Dix-Hallpike. Nessa manobra, devemos inicialmente virar a cabeça do paciente 45° para o lado da orelha que iremos testar e então deitá-lo rapidamente com a cabeça pendente. Devemos aguardar 30 segundos, observando se há surgimento de nistagmo.

- Aspecto em crescente-decrescente.
- Duração curta (menor que 1 minuto).
- Fatigabilidade.

Se o exame neurológico do paciente antes da manobra diagnóstica for normal, e na realização da manobra de Dix-Hallpike houver surgimento de nistagmo com características diferentes das descritas, o paciente não tem VPPB do canal semicircular posterior. Os diagnósticos diferenciais seriam vertigem posicional central ou VPPB de canal semicircular horizontal ou anterior, condições mais raras. Nessa situação deve-se encaminhar o paciente ao neurologista.

A manobra de Dix-Hallpike deve ser realizada para ambos os lados. Caso haja presença de nistagmo típico de VPPB do canal semicircular posterior, deve-se realizar a manobra de reposicionamento para o tratamento do lado afetado. As mais utilizadas são as manobras de Epley (Figura 7) e de Semont (Figura 8). Recomenda-se realizar a manobra duas vezes e posteriormente encaminhar ambulatorialmente o paciente para reavaliação em 1 a 7 dias. Não há benefício em instruir o paciente a manter uma posição específica da cabeça após a manobra.

Outras causas de vertigem recorrente

A doença de Ménière é uma doença crônica causada por hidropsia do espaço endolinfático e caracteriza-se por crises de vertigem, com duração de minutos a poucas horas, e sintomas cocleares, como hipoacusia, zumbido e sensação de plenitude aural. Os sintomas são flutuantes na fase inicial da doença, mas levam a perda auditiva progressiva com o passar dos anos. No pronto-socorro, o alívio dos sintomas vertiginosos pode ser feito com medicações sintomáticas, como o dimenidrinato e a meclizina. Para profilaxia de crises costuma-se prescrever betaistina, dieta hipossódica ou diuréticos, porém as evidências a favor de todas essas intervenções são fracas.

A migrânea vestibular é outra causa importante de vertigem episódica. As crises de vertigem podem ser espontâneas ou ter característica posicional. A duração é variável, podendo ser de minutos até dias. A suspeita de migrânea vestibular deve ser feita em pacientes com critérios para diagnóstico de enxaqueca, com relação temporal entre a dor e as crises de vertigem, ou com vertigem desencadeada por desencadeantes típicos de migrânea. O tratamento sintomático da vertigem isolada pode ser feito com antivertiginosos, como dimenidrinato e meclizina, e o tratamento das crises álgicas, assim como a profilaxia de crises, deve seguir o tratamento preconizado para enxaqueca.

Em resumo, nos casos de vertigem recorrente que não sugerem VPPB no DE, a abordagem deve focar no alívio de sintomas e na garantia de encaminhamento ambulatorial para investigação e profilaxia.

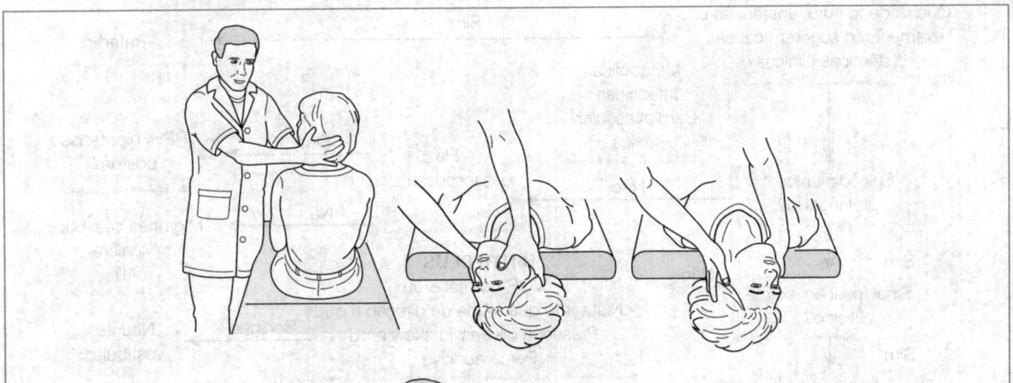

▷ **FIGURA 7** Manobra de Epley para tratamento da vertigem posicional paroxística benigna (VPPB) do canal posterior esquerdo. A manobra de Epley começa com o paciente sentado e a cabeça virada 45° para o lado que se deseja tratar. O paciente é então deitado rapidamente com a cabeça pendente. Vira-se 90° a cabeça para o outro lado e posteriormente mais 90°, deixando o paciente em decúbito lateral. Em cada posição, deve-se aguardar 30 segundos. Finalmente, o paciente é sentado.

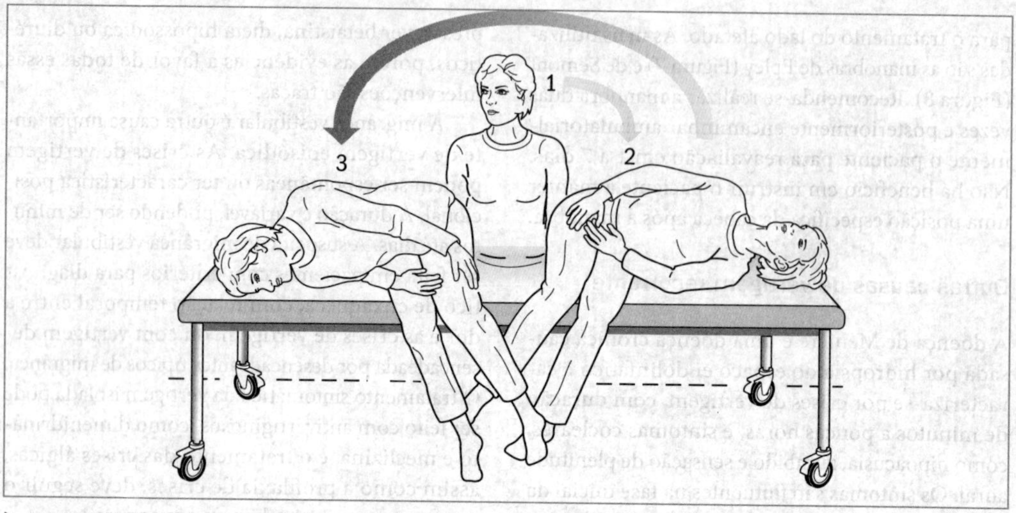

▷ **FIGURA 8** Manobra de Semont para tratamento da vertigem posicional paroxística benigna (VPPB) do canal posterior esquerdo. Na manobra de Semont, a cabeça é rodada 45° na direção oposta à orelha afetada. O paciente é então deitado sobre a orelha afetada e aguarda-se 1 minuto. Depois, joga-se rapidamente o corpo do paciente para o outro lado, mantendo-se a posição da cabeça. Aguardam-se 2 minutos e senta-se o paciente.

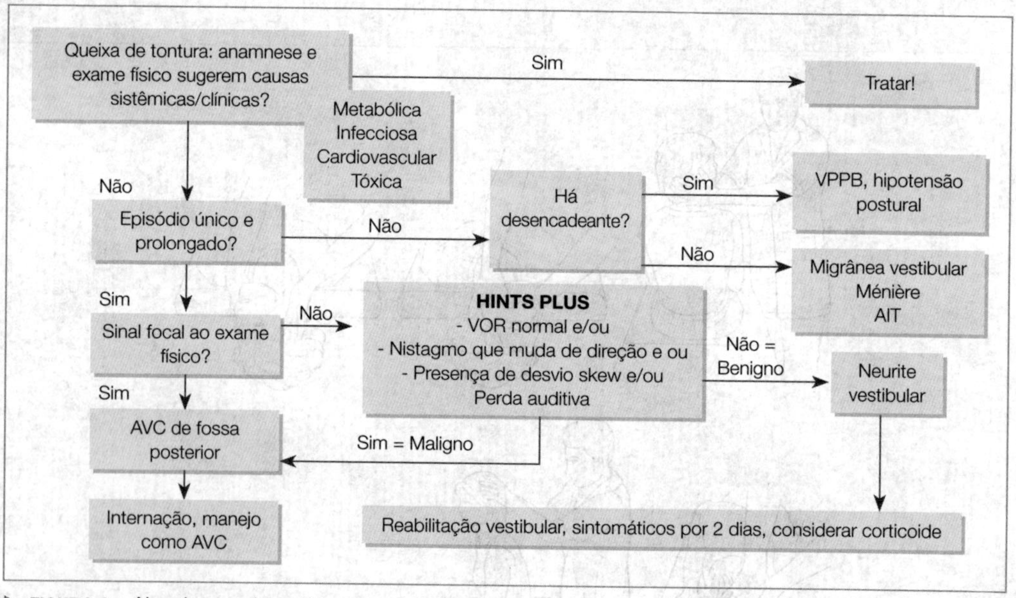

▷ **FIGURA 9** Abordagem da vertigem na emergência.
AVC: acidente vascular cerebral; HINTS: *head impulse nystagmus test of skew*; VOR: reflexo vestíbulo-ocular; VPPB: vertigem posicional paroxística benigna.

LITERATURA RECOMENDADA

1. Ammar H, Govindu R, Fouda R, Zohdy W, Supsupin E. Dizziness in a community hospital: central neurological causes, clinical predictors, and diagnostic yield and cost of neuroimaging studies. Journal of Community Hospital Internal Medicine Perspectives. 2017;7(2):73-8.
2. Baloh RW. Vestibular neuritis. The New England Journal of Medicine. 2003;348:1027-32.
3. Bronstein A, Lempert T. Tonturas – Diagnóstico e tratamento – Uma abordagem prática. Rio de Janeiro: Revinter; 2010.
4. Kattah JC, Talkad AV, Wang DZ, Hsieh YH, Newman-Toker DE. HINTS to diagnose stroke in the acute vestibular syndrome. Stroke. 2009;40:3504-10.
5. Kerber KA. Acute vestibular syndrome. Seminars in Neurology. 2020;40(1):59-66.
6. Kim JS, Zee DS. Benign paroxysmal positional vertigo. The New England Journal of Medicine. 2014;370:1138-47.
7. Navi BB, Kamel H, Shah MP, Grossman AW, Wong C, Poisson SN, et al. Application of the ABCD2 Score to identify cerebrovascular causes of dizziness in the emergency department. Stroke. 2012;43:1484-9.
8. Newman-Toker DE, Kerber KA, Hsieh YH, Pula JH, Omron R, Saber Tehrani AS, et al. HINTS outperforms ABCD2 to screen for stroke in acute continuous vertigo and dizziness. Academic Emergency Medicine. 2013;20:987-96.
9. Gerlier C, Hoarau M, Fels A, et al. Differentiating central from peripheral causes of acute vertigo in an emergency setting with the HINTS, STANDING, and ABCD2 tests: A diagnostic cohort study. Acad Emerg Med. 2021;28(12):1368-78.
10. Newman-Toker DE, Edlow JA. TiTrATE: A novel, evidence-based approach to diagnosing acute dizziness and vertigo. Neurol Clin. 2015;33(3):577-viii.
11. Steenerson KK. Acute vestibular syndrome. Continuum (Minneap Minn). 2021;27(2):402-19.

72 Emergências neuropsiquiátricas

Gabriel Henrique Beraldi
Lucas Tokeshi
Teng Chei Tung

PONTOS IMPORTANTES

- A cada hora, mais de uma morte por suicídio é registrada no Brasil.
- Entre os adultos, as doenças mais associadas ao suicídio são o transtorno bipolar, a depressão unipolar, o transtorno por uso de substâncias, a esquizofrenia e os transtornos da personalidade. Em adolescentes, cresce a importância do transtorno do estresse pós-traumático e dos transtornos de ansiedade.
- Além da avaliação do comportamento suicida, cabe ao médico emergencista a avaliação dos fatores de risco e proteção.
- No departamento de emergência, o emergencista deverá estar atento à possibilidade de pacientes que apresentam ideação suicida estarem expostos a fatores de risco adicionais, como sentimento de solidão, abandono e desesperança, dificuldade financeira, luto patológico, prejuízos na rede de suporte e sintomas neuropsiquiátricos após a recuperação da doença.
- Este capítulo tratará da abordagem ao risco de suicídio e aos transtornos de humor.

RISCO DE SUICÍDIO

Introdução

O interesse pelo suicídio cresceu muito nos últimos anos, assim como o número de vítimas que ele faz. Dados do Ministério da Saúde revelam que a taxa de mortalidade por suicido tem aumentado, atingindo 5,7 por 100 mil habitantes. O suicídio ocupa agora o posto de quarta maior causa morte entre a população de 15 a 29 anos, sendo a terceira causa entre os homens dessa mesma faixa etária. Os últimos dados disponíveis confirmam uma estatística alarmante: a cada hora, mais de uma morte por suicídio é registrada no Brasil. Somando-se os dados mundiais, esse número é de uma morte a cada 40 segundos.

Voltando ao Brasil, a maior parte dos suicídios ocorre entre os homens, que registraram 79% dos casos, contra 21% das mulheres, no período entre 2011 e 2016. Essa estatística, contudo, não reflete o número de tentativas. No mesmo período, 69% das tentativas foram executadas por mulheres. Isso é explicado pela letalidade dos métodos utilizados. Os homens utilizam mais frequentemente métodos como enforcamento, arma de fogo ou pular de grandes alturas, enquanto as mulheres tentam mais frequentemente por intoxicação medicamentosa ou envenenamento.

A mortalidade após uma tentativa cresce exponencialmente com a faixa etária, de modo que as tentativas são mais letais entre os idosos, especialmente acima dos 80 anos. As tentativas, contudo, continuam a ser mais comuns entre adultos jovens, de forma que a maior parte dos atendimentos no serviço de emergência envolvem essa parcela da população. Estima-se que algo entre 10 e 30 tentativas ocorram para cada suicídio consumado. Outros estudos, contudo, especialmente norte-americanos, estimam um número ainda maior, que chega a 200 tentativas por suicídio consumado.

Sendo uma causa frequente de busca de serviços de emergência, é essencial ao médico o conhecimento sobre o assunto, assim como a valorização das queixas do paciente, a fim de não incorrer na negligência do sofrimento do paciente.

Fisiopatologia

Compreender as causas do suicídio consiste em analisar os inúmeros fatores que concorrem para sua consumação. Os motivos que levam um indivíduo ao suicídio foram objeto de amplo debate na sociologia, psicologia e psiquiatria ao longo da história. Citaremos aqui apenas os de maior relevância ao médico que atua no departamento de emergência.

Dentre esses fatores, os transtornos psiquiátricos exercem papel predominante, presentes em ao menos 90% dos indivíduos que comentem suicídio. Entre os adultos, as doenças mais comumente ligadas ao suicídio são o transtorno bipolar, a depressão unipolar, o transtorno por uso de substâncias, a esquizofrenia e os transtornos da personalidade. Em adolescentes, cresce a importância do transtorno do estresse pós-traumático e dos transtornos de ansiedade, especialmente transtorno do pânico, fobia social e transtorno de ansiedade generalizada, além da distimia e transtornos alimentares.

Apesar de os transtornos da personalidade responderem por apenas 5% dos suicídios consumados, estima-se que eles representem até 25% das tentativas de suicídio, de forma que esses pacientes recorrentemente são avaliados em serviços de emergência clínica.

Obviamente, quanto maior a gravidade do transtorno psiquiátrico de base, maiores as chances de um individuo cometer suicídio. Um bom parâmetro para avaliar a gravidade é a ocorrência de internações psiquiátricas prévias. Os que foram hospitalizados em algum momento do seu tratamento têm 10 vezes mais chance de cometer suicídio que aqueles que realizaram todo o tratamento de forma ambulatorial. Inúmeros fatores de risco foram elencados nas últimas décadas, mas nenhum deles, nem a combinação de diversos deles, foi capaz de prever com exatidão o risco de suicídio. Isso significa que nenhuma escala demonstrou confiabilidade satisfatória, em termos estatísticos de sensibilidade, especificidade, valor preditivo negativo e valor preditivo positivo, para prever o risco de suicídio e determinar a conduta a ser tomada para determinado paciente. A Tabela 1 elenca os principais fatores de risco e proteção para o suicídio.

Avaliação clínica

Quando se fala em suicídio, estamos falando, na verdade, em diferentes categorias, que vão desde um pensamento de morte até o suicídio consumado. Desta forma, o termo "comportamento suicida" descreve com maior precisão o conceito. O comportamento suicida abrange um espectro que vai desde o pensamento de morte (*"seria melhor se eu morresse"*, *"por que Deus não me leva?"*), passando pelo pensamento suicida (*"e se eu me matasse?"*, *"e se eu tomasse todos os meus remédios?"*), ideação suicida (*"agora não tem mais jeito, preciso me matar"*), planejamento suicida (*"vou me matar enforcado"*, *"decidi tomar veneno até morrer"*), ato suicida (*"comprei a corda para me enforcar"*, *"consegui o veneno para me matar"*), chegando finalmente à tentativa de suicídio. Essas distinções são essenciais para a correta avaliação do risco de suicídio.

Além da avaliação do comportamento suicida, cabe ao médico a avaliação dos fatores de risco e proteção. Essa avaliação é o ponto-chave que definirá a conduta a ser tomada. Dada a escassez do tempo disponível para atendimento a cada paciente no departamento de emergência, é preciso que o emergencista direcione sua anamnese para responder duas importantes perguntas que definirão sua conduta:

1. O paciente precisará ser internado ou poderá dar continuidade ao tratamento de forma ambulatorial?
2. O paciente precisará ser avaliado por um psiquiatra ainda no departamento de emergência?

A resposta a essas questões será obtida por meio da avaliação do comportamento suicida e dos principais fatores de risco e proteção daquele indivíduo.

Alguns pacientes com ideação suicida podem esconder deliberadamente essas informações. Caso o emergencista não sinta segurança no discurso relatado pelo paciente, é importante mantê-lo em observação, a fim de que seja reavaliado em dife-

▷ **TABELA 1** Características que predizem o risco de suicídio

	Alto risco	Baixo risco
Fatores sociodemográficos		
▪ Idade	▪ Acima de 45 anos	▪ Abaixo de 45 anos
▪ Gênero	▪ Sexo masculino e transgêneros	▪ Sexo feminino
▪ Estado civil	▪ Divorciado ou viúvo	▪ Casado
▪ Emprego	▪ Desempregado	▪ Empregado
▪ Suporte social e familiar	▪ Baixo	▪ Adequado
Fatores relacionados à tentativa atual ou prévia		
▪ Antecedentes	▪ Múltiplas tentativas ▪ Ideação suicida frequente ▪ Ideação suicida crônica	▪ Primeira tentativa ▪ Ideação suicida infrequente ▪ Ideação suicida transitória
▪ Método	▪ Alta letalidade ▪ Facilmente acessível	▪ Baixa letalidade ▪ Acesso restrito
▪ Planejamento	▪ Minucioso ▪ Prevenção de resgate	▪ Impulsivo ▪ Resgate inevitável
▪ Ideação suicida	▪ Presente (desejo inequívoco de morrer, falta de ambivalência)	▪ Ausente
▪ Comunicação	▪ Internalizada (autocensura)	▪ Externalizada (raiva)
Antecedentes pessoais (psiquiátricos e clínicos)		
▪ Transtorno mental atual	▪ Presente*	▪ Ausente
▪ Internações psiquiátricas	▪ Recorrentes	▪ Ausente
▪ Abuso	▪ Presente (físico, psicológico ou sexual)	▪ Ausente
▪ Condição médica geral	▪ Doença crônica	▪ Ausência de doenças crônicas ▪ Gestação atual
Fatores psicológicos		
▪ Relações interpessoais	▪ Conflituosas ▪ Pouco duradouras	▪ Pouco conflituosas ▪ Duradouras
▪ Senso de responsabilidade para com a família	▪ Ausente	▪ Presente
▪ Resiliência	▪ Baixa capacidade adaptativa ▪ Desesperança	▪ Boa capacidade adaptativa ▪ Otimismo
▪ Religiosidade	▪ Ausente	▪ Presente

Adaptada de: Kaplan e Sadock, 2014; Franklin JC, 2017.
*Principalmente transtornos do humor, psicose, transtorno de personalidade grave e abuso de substâncias.

rentes momentos e por diferentes profissionais. Essa conduta se torna ainda mais relevante dada a ambivalência presente na maioria dos pacientes em risco de suicídio. É preciso que o paciente mantenha um discurso e comportamentos coerentes e estáveis ao longo do tempo a fim de que avaliação seja confiável. Outro fator importante na avaliação do risco de suicídio é a obtenção da história objetiva, aquela que é obtida através de familiares ou cuidadores. Isso dá ao médico informações essenciais sobre o comportamento e discurso do paciente no ambiente domiciliar. Todos esses fatores concorrem para maior acurácia no diagnóstico e precisão na conduta.

Exames laboratoriais e de imagem

Não há exames específicos, sejam laboratoriais ou de imagem, que precisem ser solicitados para o paciente em risco de suicídio. Para o médico emergencista a avaliação complementar é a interconsulta psiquiátrica. Ou seja, ele deve decidir, baseado no comportamento suicida e nos fatores de risco e proteção, se o paciente precisará de uma avaliação complementar do especialista ainda no departamento de emergência.

Tratamento

O manejo do risco de suicídio não é tarefa que compete apenas ao psiquiatra. Nem todo paciente que apresenta um comportamento suicida precisa ser internado ou mesmo avaliado por especialista no departamento de emergência. Idealmente, todos os serviços de emergência deveriam ter uma referência para emergências psiquiátricas, seja no próprio hospital ou em um serviço credenciado. Deste modo, cabe ao emergencista decidir se encaminha ou não o paciente com comportamento suicida para avaliação de um psiquiatra. De forma geral, isso deve ser feito sempre que julgar (ou estar em dúvida sobre ser) necessária uma internação psiquiátrica. Em todas as circunstâncias, a presença de um acompanhante responsável é fundamental, para que as orientações, caso o paciente receba alta do departamento de emergência, sejam compreendidas e assumidas pelo grupo de suporte social do paciente, costumeiramente a família, principalmente no controle do uso das medicações e pronto acesso a um serviço ambulatorial de saúde mental.

A Figura 1 apresenta um fluxograma simplificado de abordagem prática do paciente em risco de suicídio no departamento de emergência.

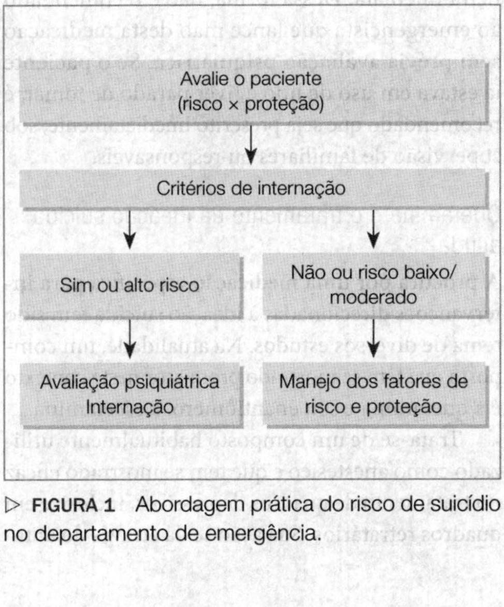

▷ **FIGURA 1** Abordagem prática do risco de suicídio no departamento de emergência.

Critérios para internação

Deve-se internar o paciente que apresentar alto risco de suicídio. Academicamente, essa situação ocorre quando os fatores de risco superam os de proteção para aquele indivíduo. Essa avaliação, contudo, não é feita através da soma dos fatores, mas sim de uma análise subjetiva de cada um deles.

Tomemos como exemplo uma paciente jovem, com bom suporte social, casada, empregada, sem comorbidades clínicas nem tentativas prévias de suicídio. Ainda que apresente diversos fatores de proteção, se chegar ao departamento de emergência referindo ideação e planejamento suicida associado a um quadro depressivo grave, deverá ser considerada sua internação e solicitada avaliação do psiquiatra. Dessa forma, não é o número de fatores que vai determinar a conduta, mas sim a gravidade deles. Os critérios de internação podem ser encontrados de forma sistematizada na Tabela 2.

▷ **TABELA 2** Critérios para internação do paciente em risco de suicídio

▪ Ideação suicida e/ou planejamento suicida
▪ Transtorno psiquiátrico grave: paciente psicótico, depressão grave, transtorno de ansiedade grave
▪ Baixo suporte social
▪ Tentativa violenta, quase fatal ou premeditada, com precauções de resgate. Se o sofrimento aumentar ou o paciente se arrepender de ter sobrevivido
▪ Paciente do sexo masculino, acima de 45 anos, especialmente com início recente de doença psiquiátrica ou pensamento suicida
▪ Comportamento impulsivo atual, agitação grave, crítica comprometida ou recusa de ajuda evidentes
▪ Se o paciente tiver mudança no estado mental com uma etiologia metabólica, tóxica, infecciosa ou de outra natureza que exige mais exames em instalações estruturadas

Adaptada de: Kaplan e Sadock, 2014.

Quando internado, o paciente deve estar preferencialmente acompanhado em tempo integral por um familiar ou cuidador. Essa medida é necessária dada a dificuldade da equipe de enfermagem de manter vigilância sobre o paciente. Ele deve ser colocado preferencialmente em local calmo e passível de observação a partir do posto de enfermagem. A depender da gravidade e do histórico de automutilação, pode-se solicitar que sejam fornecidos apenas talheres plásticos e sem corte, por exemplo, e, em pacientes com alto risco, solicitar que objetos como cintos ou cadarços fiquem retidos com a equipe de saúde durante a internação.

O plano terapêutico é reformulado diariamente durante a evolução do psiquiatra e muitos pacientes recebem alta do departamento de emergência após um período de horas a dias de observação, sem que sejam encaminhados para internação em hospital psiquiátrico ou em leito psiquiátrico de hospital geral.

Critérios para tratamento ambulatorial

Pode-se dizer, de forma sucinta, que o paciente que não apresentar critérios para internação pode receber alta do departamento de emergência com encaminhamento para avaliação psiquiátrica ambulatorial (ver seção "Seguimento" a seguir). Ainda assim, é importante que o emergencista divida a responsabilidade sobre o paciente com seus familiares ou cuidadores. Dessa forma, é praticamente uma regra que o paciente com comportamento suicida deva receber alta acompanhado de um responsável. Ainda que o risco de suicídio seja baixo, esse procedimento garante que outro indivíduo irá auxiliar o paciente a procurar tratamento necessário e cobrar sua aderência. Além disso, o familiar ou cuidador ficará também responsável por exercer alguma vigilância sobre o paciente nos dias seguintes ao atendimento e por assegurar que as medicações estejam guardadas em local seguro. Outras orientações na alta incluem guardar objetos que possam servir ao suicídio ou automutilação, como facas, armas de fogo e cordas.

Uma estratégia essencial na prevenção de tentativas de suicídio é estimular a comunicação entre paciente e familiares. Ela consiste em contrato terapêutico no qual o paciente comunicará a um cuidador específico caso apresente novos pensamentos suicidas. Além de auxiliar na prevenção de novas tentativas, essa medida estimula o engajamento dos familiares e do próprio paciente no tratamento. Pode-se também orientar os familiares a procurarem auxílio psiquiátrico ou psicológico para si, caso identificados sintomas de estresse do cuidador, por exemplo.

Uma dúvida recorrente no momento da alta é se o emergencista deve ou não prescrever medicações psiquiátricas como antidepressivos ou hipnóticos. Mais uma vez, não há uma regra e a decisão deve ser caso a caso. Se o paciente já estiver em tratamento psiquiátrico e em uso de medicação, é recomendável manter a medicação e orientar que o paciente solicite um retorno ambulatorial mais precoce. No caso de pacientes que pararam abruptamente o uso da medicação, mas estavam prescritos anteriormente, o emergencista pode refazer as receitas e entregá-las a um cuidador responsável por administrá-las. Por fim, para os pacientes que estiverem pela primeira vez no serviço ou que estão há muitos meses sem acompanhamento para o transtorno psiquiátrico, o emergencista deve evitar prescrever medicações antes da avaliação especializada, que deve ser antecipada da forma mais breve possível. Em situações específicas, em que o acesso a um serviço de saúde mental é difícil ou ausente, muitas vezes é necessário iniciar um tratamento adequado de acordo com o diagnóstico, para evitar que o paciente fique sem tratamento por longo período após a alta, porém essa conduta deve ser considerada de exceção.

O papel do lítio na prevenção do suicídio

A eficácia do lítio na prevenção do suicídio em pacientes com transtornos do humor é conhecida pela análise de estudos que datam da década de 1970 e corroborada por posteriores revisões sistemáticas e metanálises. Sua utilização, contudo, requer manejo especializado, por conta de fatores como necessidade de exames laboratoriais prévios, coleta seriada da litemia e alta letalidade do lítio se ingerido em grandes quantidades. Ressalta-se também que seu impacto na prevenção do suicídio não se dá de maneira imediata. Dessa forma, não é recomendado ao emergencista que lance mão desta medicação sem prévia avaliação psiquiátrica. Se o paciente já estava em uso de lítio e tiver parado de tomar, é recomendado que seja prescrito imediatamente, sob supervisão de familiares ou responsáveis.

Quetamina e o tratamento da ideação suicida aguda

A procura por uma medicação específica para intervenções direcionadas à ideação suicida tem sido tema de diversos estudos. Na atualidade, um composto que tem se mostrado promissor neste contexto é a quetamina e seu enantiômero, a escetamina.

Trata-se de um composto habitualmente utilizado como anestésico e que tem se mostrado eficaz no tratamento de quadros depressivos, inclusive em quadros refratários. Sua ação se dá através do antagonismo de receptores glutamatérgicos NMDA e, segundo evidências progressivamente mais robustas, com impacto na redução de sintomas depressivos, ainda que com resultados controversos em relação ao seu impacto na suicidabilidade dos pacientes.

A despeito do otimismo atual, mais estudos são necessários para instituir o uso difundido desse fármaco, assim como o estabelecimento de protocolos seguros de aplicação no contexto do paciente suicida. Um dos desafios à utilização disseminada desse método em quadros psiquiátricos é a necessidade de que a aplicação seja realizada em um ambiente com monitorização, uma vez que sedação, aumento pressórico e sintomas dissociativos são potenciais efeitos colaterais relacionados à utilização desses fármacos.

Seguimento

Pacientes que apresentam comportamento suicida, independentemente da gravidade do quadro ou do risco de suicídio atual, devem estar em seguimento especializado. Desta forma, quando o paciente for de alta do departamento de emergência ele deve necessariamente ser encaminhado ao psiquiatra ou ao médico generalista da Unidade Básica de Saúde (que dará prosseguimento ao tratamento, julgando posteriormente ser necessário ou não acompanhamento psiquiátrico ambulatorial). O seguimento ambulatorial consiste no diagnóstico e tratamento do transtorno psiquiátrico, além do manejo dos fatores de risco modificáveis.

COVID-19 e risco de suicídio

As consequências da pandemia do novo coronavírus podem acelerar outra epidemia já notoriamente conhecida: a do suicídio. Fatores como o estresse econômico, distanciamento social e a diminuição do acesso a tratamentos de saúde colaboram para o advento e agravamento de transtornos mentais e, subsequentemente, de pensamentos suicidas.

Tais fatores já estavam presentes e sabidamente elevavam o risco de suicido de um indivíduo, mas foram gravemente intensificados ao longo dos primeiros meses da pandemia.

Como resultado, diversos países já registraram um aumento na incidência de diagnósticos psiquiátricos em indivíduos previamente hígidos, além de piora de sintomas de transtornos psiquiátricos em pacientes com diagnósticos prévios.

No departamento de emergência, o emergencista deverá estar atento à possibilidade de pacientes que apresentam ideação suicida estarem expostos a fatores de risco adicionais, como sentimento de solidão, abandono e desesperança, dificuldade financeira, luto patológico (após perdas familiares relacionadas ou não à COVID-19), prejuízos na rede de suporte e sintomas neuropsiquiátricos após a recuperação da doença.

TRANSTORNO DEPRESSIVO MAIOR

Introdução

O transtorno depressivo maior (TDM), considerado o transtorno de humor mais comum na atualidade, possui descrições que remontam à Grécia antiga. Outrora denominado melancolia (bile negra), caracterizada por um quadro clínico de desânimo, inapetência e insônia, o conceito de depressão passou por diversas modificações, sendo posteriormente colocada como um dos polos extremos da psicose maníaco-depressiva de Emil Kraepelin (atual transtorno bipolar), até a separação da depressão unipolar do transtorno bipolar (TB), que ocorreu de maneira relativamente recente, seguida de sua posterior divisão em subtipos.

O TDM possui, como caráter principal e diferenciador do TB, a ausência de histórico prévio de episódios de mania ou hipomania. Caso haja presença prévia desses episódios, o paciente recebe o diagnóstico de TB tipo I (TB I) ou TB tipo II (TB II), respectivamente. É importante ressaltar que há outros transtornos nos quais o humor deprimido pode aparecer como um sintoma cardinal, como no caso do transtorno depressivo persistente (distimia), transtorno disfórico pré-menstrual, transtorno depressivo induzido por substância ou medicamento e transtorno depressivo devido a outra condição médica, cujas descrições fogem do objetivo deste capítulo.

A prevalência do TDM ao longo da vida é de 7%, com uma prevalência em indivíduos entre 18-29 anos três vezes maior do que em indivíduos acima dos 60 anos. Há diferença entre sexos, com pacientes do sexo feminino apresentando índices de 1,5 a 3 vezes mais altos do que pacientes do sexo masculino.

Podemos destacar, como fatores de risco, aspectos genéticos, uma vez que familiares de primeiro grau apresentam risco de 2 a 4 vezes maior de desenvolver a doença do que a população em geral, além de uma herdabilidade de cerca de 40%.

O abuso e a dependência de álcool são os transtornos mais frequentemente encontrados como comorbidades ao TDM, assim como transtorno de pânico, transtorno obsessivo-compulsivo e transtornos ansiosos. Há diferença entre sexos nas comorbidades, com maior frequência de transtornos ansiosos e transtornos alimentares no sexo feminino, como contraponto à maior frequência de transtorno por abuso de substâncias em indivíduos do sexo masculino.

Para o médico que atua no departamento de emergência, tal como no TB, não é necessário conhecimento aprofundado sobre esse transtorno de humor, nem quanto ao manejo de situações que não envolvam emergências psiquiátricas. A importância do TDM nos serviços de emergência se dá nas seguintes situações:

1. Paciente sem diagnóstico prévio de TDM, com sintomas depressivos moderados/graves, catatonia ou ideação suicida.
2. Pacientes que já possuem diagnóstico de TDM e que chegam ao serviço com alguma emergência psiquiátrica ou clínica: neste caso, cabe o manejo de situações como ideação suicida e efeitos colaterais relacionados aos psicofármacos.

Fisiopatologia

Como abordado anteriormente, a herdabilidade do TDM sugere um substrato neurobiológico para a patologia. Todavia, tentativas de explicar de maneira exata a fisiopatologia deste transtorno de humor foram infrutíferas. A compreensão atual sugere uma disfunção complexa e multifatorial, envolvendo aspectos neuroanatômicos e neurobiológicos, envolvendo expressão gênica, disfunções em sistemas de neurotransmissores, alterações hormonais e anomalias imunológicas.

Há, todavia, variabilidade expressiva no fenótipo apresentado por pacientes, inclusive em gêmeos monozigóticos, sendo possível que um deles apresente TB e outro TDM, sugerindo influência de fatores ambientais na manifestação do transtorno do humor. O gene SLC6A4, relacionado à mediação de recaptura de serotonina, por exemplo, reforça essa correlação, uma vez que indivíduos com a forma curta do alelo, uma vez expostos a eventos negativos, apresentam maior propensão ao desenvolvimento de TDM, quando comparados aos seus pares portadores do alelo longo.

A investigação destas relações é complexa, com a heterogeneidade genética constituindo um fator complicador relevante na procura por um gene, ou grupo de genes, como responsável inequívoco pelos transtornos de humor.

Estudos de neuroimagem sugerem íntima relação entre disfunções em uma rede medial pré-frontal límbica, incluindo estruturas como amígdala, córtex cingulado anterior, córtex medial pré-frontal e o hipocampo, com o TDM. Anormalidades na ativação destas regiões culminam com um aumento na reatividade a estímulos emocionais negativos e diminuição do impacto de estímulos positivos, além de ruminações, correlacionando-se com a clínica observada neste transtorno do humor. Além de anomalias na ativação destas áreas, há alterações estruturais, com diminuição da matéria cinzenta em regiões como a amígdala, e diminuição volumétrica no córtex cingulado anterior.

A compreensão atual da neurobiologia do TDM extrapola o entendimento simplista pregresso, de um transtorno secundário apenas a disfunções de neurotransmissores, conforme postulado na hipótese das monoaminas. Trata-se de uma patologia multifatorial, complexa, envolvendo fatores biológicos além das disfunções monoaminérgicas, com alterações em fatores de crescimento, citocinas inflamatórias, e imbricadas a fatores ambientais.

Clínica

Pacientes com TDM podem se apresentar à avaliação médica com uma grande pletora de sintomas, envolvendo desde um TDM com sintomas atípicos, com sonolência excessiva, irritabilidade e hiperfagia, até o quadro mais clássico de uma depressão melancólica, marcada pela diminuição do apetite e insônia.

A gravidade da sintomatologia também pode variar de maneira significativa, contemplando desde sintomas leves, com menor impacto às atividades do indivíduo, até quadros mais graves, envolvendo sintomas psicóticos ou mesmo quadros catatônicos.

O curso longitudinal da doença pode variar, com o paciente habitualmente apresentando o quadro depressivo de maneira episódica, porém com um número de episódios, duração destes e sua gravidade variando de indivíduo a indivíduo.

Conforme critérios definidos pela quinta edição do *Manual Diagnóstico e Estatístico de Transtornos Mentais* (DSM-5), o TDM é caracterizado por uma combinação de cinco dos critérios abaixo, sendo necessariamente presentes ou humor deprimido na maior parte do dia, quase todos os dias, ou uma acentuada diminuição do interesse ou prazer em todas ou quase todas as atividades na maior parte do dia, quase todos os dias. Além destes sintomas mandatórios, podem estar presentes alterações significativas do peso, da ordem de 5% do peso corporal em um mês, sem dieta associada, contemplando, inclusive, ganho de peso, insônia ou hipersonia, agitação ou retardo psicomotor, fadiga ou perda de energia, sentimentos de inutilidade ou culpa excessiva, capacidade diminuída para pensar ou se concentrar, indecisão e, por fim, pensamentos recorrentes de morte, ideação suicida recorrente, seja com ou sem um plano específico, e tentativa de suicídio. Esses sintomas devem causar sofrimento clinicamente significativo ou em seu funcionamento em áreas importantes da vida do indivíduo.

Há necessidade de avaliação criteriosa em faixas etárias diferentes, devido à modificação dos sintomas mais frequentemente observados. Em pacientes idosos, por exemplo, a manifestação do TDM pode ser confundida com um quadro demencial, com proeminência de prejuízos cognitivos e apatia. Em uma população mais jovem, em contrapartida, queixas em relação a disfunções sexuais, como diminuição de libido em mulheres e disfunção erétil em homens, podem ser vistas com maior frequência, assim como abuso de substâncias ou dependência digital.

Um cuidado particular deve ser reservado à avaliação de pacientes em quadros catatônicos, devido à necessidade de uma investigação clínica pormenorizada, além dos cuidados devido aos riscos clínicos implicados. Trata-se de uma síndrome que pode ocorrer em uma série de transtornos psiquiátricos, como no transtorno do neurodesenvolvimento, no TB, na depressão, na esquizofrenia e também em outros contextos, como na encefalite autoimune, doença paraneoplásica e deficiências vitamínicas, além de ser um diagnóstico diferencial de quadros graves, como o estado de mal não convulsivo.

O DSM-5 preconiza que ao menos três dos seguintes critérios devem estar presentes para o diagnóstico da catatonia: estupor (ausência de atividade motora), catalepsia (indução passiva de uma postura mantida contra a gravidade), flexibilidade de cérea (resistência leve ao posicionamento pelo examinador), mutismo, negativismo (oposição ou resposta ausente a instruções ou a estímulos externos), postura (manutenção espontânea e ativa de uma postura contrária a gravidade), maneirismo (caricatura esquisita e circunstancial de situações normais), estereotipia (movimentos repetitivos, anormalmente frequentes e não voltados a metas), agitação não influenciada por estímulos externos, caretas, ecolalias (imitação da fala de outra pessoa) e ecopraxia (imitação dos movimentos de outra pessoa).

Exames laboratoriais e de imagem

Todos os pacientes com TDM que apresentarem queixas clínicas, independentemente da sintomatologia psiquiátrica, devem ser investigados com exames laboratoriais e de imagem direcionados para seus sinais e sintomas. Dentre os que se apresentarem ao serviço apenas com queixas psiquiátricas, deve-se considerar investigação laboratorial e de imagem nas seguintes situações:

1. Pacientes com primeiro episódio depressivo, independentemente da idade.
2. Pacientes com sintomatologia psicótica.
3. Pacientes após tentativa de suicídio.
4. Pacientes idosos, independentemente da gravidade ou sintomatologia psiquiátrica.
5. Pacientes com suspeita de comorbidades clínicas, independentemente da sintomatologia psiquiátrica.
6. Pacientes com quadros de catatonia.
7. Pacientes já em uso de estabilizadores de humor, alguns utilizados como potencializadores na depressão unipolar, e que apresentem sinais e sintomas sugestivos de intoxicação medicamentosa.

Tratamento

A avaliação de um paciente com TDM no departamento de emergência deve responder à seguinte pergunta: o paciente apresenta alguma emergência clínica (como intoxicação exógena, efeito colateral grave de medicação ou síndrome serotoninérgica) ou psiquiátrica (como catatonia, ideação suicida ou agitação psicomotora)? Se a resposta for negativa, o paciente deve ser orientado a procurar seu psiquiatra ambulatorialmente, não havendo condutas a serem tomadas no serviço de emergências. Em caso de resposta afirmativa, o tratamento e a investigação devem ser direcionados à queixa (Figura 2).

Nos casos de intoxicação exógena ou efeito colateral grave de medicação, deve-se suspender a droga em questão até a reavaliação do psiquiatra. Se o paciente estiver estável, essa avaliação pode ser feita ambulatorialmente de maneira precoce, mas caso apresente sintomas depressivos clinicamente significativos, é recomendável que seja reavaliado pelo psiquiatra antes da alta.

Nos casos de suspensão da medicação, um cuidado especial deve ser tomado com medicações de meia-vida curta, com destaque para a paroxetina e a venlafaxina, com as quais é frequente a apresentação de uma síndrome de retirada com a suspensão abrupta do uso. Essa síndrome é habitualmente caracterizada por queixa de ansiedade, náuseas, vômitos e prostração, sendo um quadro autolimitado, habitualmente não se estendendo além de 7 dias, com o seu manejo realizado com o uso de sintomáticos, como benzodiazepínicos e antieméticos.

Não havendo emergências clínicas ou psiquiátricas, não é recomendado o ajuste das medicações do TDM em um serviço de emergência, ainda que o paciente se queixe de apresentar piora dos sintomas depressivos. O manejo medicamentoso do TDM requer experiência e cautela, e ajustes equivocados podem levar o paciente a apresentar ideação suicida ou piora clínica. A Tabela 3 lista os principais antidepressivos utilizados para tratamento do TDM e seus respectivos efeitos colaterais.

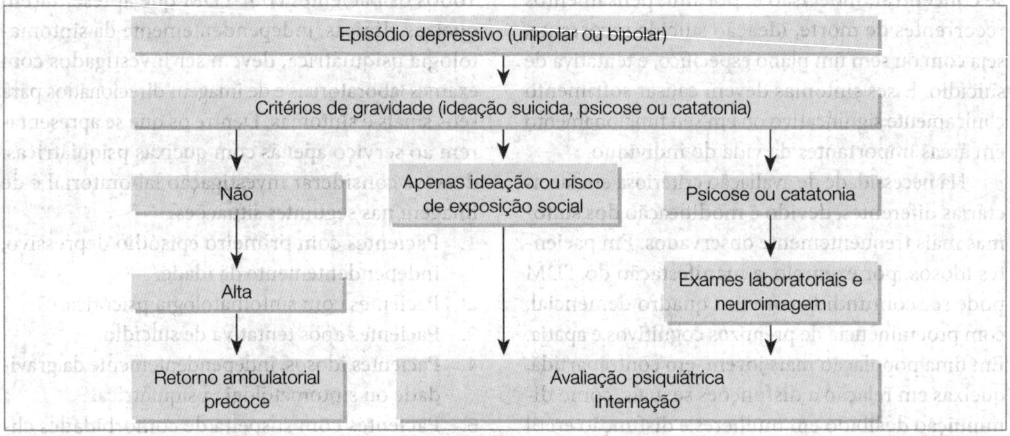

▷ **FIGURA 2** Avaliação do episódio depressivo no departamento de emergência.

▷ **TABELA 3** Efeitos colaterais dos principais antidepressivos

	Comuns	Raros e graves
Agomelatina	Náusea e tontura	Hepatite, suicidabilidade
Amitriptilina, clomipramina, imipramina e nortriptilina	Boca seca, constipação intestinal, fadiga, ganho de peso, hipotensão postural, sedação, tonturas e turvação visual	Agranulocitose, arritmia, convulsão, *delirium*, precipitação de glaucoma, leucopenia, *rash* cutâneo
Bupropiona	Boca seca, cefaleia, constipação intestinal, dor de garganta, fadiga, insônia, inquietude, náuseas, tremores, vertigens, visão borrada	Alucinações, anemia, convulsões, delírios, *delirium*, discinesia, pancitopenia, síndrome de Stevens-Johnson
Duloxetina	Astenia, boca seca, cefaleia, constipação, insônia, náuseas, efeitos colaterais sexuais, sonolência, sudorese, tontura	Aumento da pressão arterial (dose-dependente), *rash* cutâneo

(continua)

▷ **TABELA 3** Efeitos colaterais dos principais antidepressivos (*continuação*)

	Comuns	Raros e graves
Citalopram e escitalopram	Diarreia, insônia, náuseas, retardo na ejaculação, sonolência, tontura	Convulsão, hiponatremia, palpitações, SSIADH
Fluoxetina	Anorexia, ansiedade, cefaleia, diarreia, diminuição do apetite, fadiga, inquietude, dor abdominal, insônia, náuseas, nervosismo, sedação, sonolência, tonturas	Precipitação de glaucoma, *angina pectoris*, angioedema, arritmia, bradicardia, convulsão, crises hipertensivas, delírios, discinesia, dispneia, distúrbios da coagulação, hiponatremia, hipotensão, hipotireoidismo, *rash* cutâneo, SSIADH
Mirtazapina	Aumento de apetite, boca seca, ganho de peso, sedação excessiva, sonolência	Agranulocitose, convulsões, palpitações, taquicardia, trombocitopenia
Paroxetina	Astenia, boca seca, cefaleia, aumento do apetite, disfunção sexual, fadiga, fraqueza, insônia, náuseas, sedação, sonolência, sudorese, tonturas, tremores	Alterações do ECG, hiponatremia, parkinsonismo, palpitações, precipitação de glaucoma, *rash* cutâneo
Sertralina	Boca seca, cefaleia, diarreia, dor epigástrica, fadiga, fezes amolecidas, insônia, náuseas, sonolência, sedação, sudorese, tonturas, tremores	Alteração da função hepática, hiponatremia, *rash* cutâneo, SSIADH
Venlafaxina e desvenlafaxina	Anorexia, astenia, boca seca, cefaleia, constipação intestinal, fraqueza, hipertensão, inquietude, insônia, náuseas, nervosismo, sonolência, sudorese, tonturas	Alterações de ECG, arritmias, hiponatremia, palpitações, *rash* cutâneo, SSIADH
Vortioxetina	Constipação, disfunção sexual, náusea, vômitos	Convulsões e suicidabilidade

ECG: eletrocardiograma; SSIADH: síndrome da secreção inapropriada do hormônio antidiurético.
Adaptada de: Stahl SM. Prescriber's guide: Stahl's essential psychopharmacology. 6. ed. Cambridge, UK: Cambridge; 2017. Cordioli A, et al. Psicofármacos: consulta rápida. 4. ed. Porto Alegre: Artmed; 2011.

Seguimento

O tratamento dos TDM é predominantemente ambulatorial. Quadros sem sintomatologia grave e sem complicadores clínicos podem ser manejados ambulatorialmente pelo clínico; caso contrário, é fortemente sugerido que o manejo seja feito por um psiquiatra. A Tabela 4 lista as principais medicações utilizadas no manejo do TDM, de acordo com o *Canadian Network for Mood and Anxiety Treatments* (CANMAT) 2016.

▷ **TABELA 4** Principais medicações utilizadas em monoterapia no manejo do transtorno depressivo maior, de acordo com o Canadian Network for Mood and Anxiety Treatments (CANMAT) 2016

	Antidepressivos
1ª linha	Agomelatina, bupropiona, citalopram, desvenlafaxina, duloxetina, escitalopram, fluoxetina, fluvoxamina, mirtazapina, paroxetina, sertralina, venlafaxina, vortioxetina
2ª linha	Amitriptilina, clomipramina, nortriptilina, quetiapina, trazodona
3ª linha	Tranilcipromina, reboxetina

TRANSTORNO BIPOLAR

Introdução e definições

O TB foi descrito, como conhecemos hoje, no final do século XIX, quando Emil Kraepelin propôs a divisão da demência precoce (denominada atualmente esquizofrenia) e a loucura (ou insanidade) maníaco-depressiva, apesar de quadros sugestivos de mania serem descritos desde a Grécia antiga. Atualmente, o TB é compreendido como um transtorno mental de etiologia multifatorial, cuja apresentação clínica é caracterizada pela presença de episódios de mania ou hipomania, alternados ou não por episódios depressivos.

O TB pode ser classificado em TB tipo I ou tipo II, a depender da presença de episódios de mania ou hipomania. Pacientes com TB I apresentam ao menos um episódio de mania ao longo da vida, enquanto pacientes com TB II apresentam ao menos um episódio de hipomania e um episódio depressivo ao longo da vida. Vale ressaltar que, por essa classificação, pacientes com TB I não necessariamente apresentam episódios depressivos. Aceita-se hoje a existência de outros transtornos bipolares como o transtorno ciclotímico, TB induzido por substância ou medicamento e TB devido a outra condição médica, além da existência de pacientes que tiveram apenas hipomania ao longo da vida (classificados como "outro TB especificado"), mas a descrição dessas entidades foge ao objetivo deste capítulo.

A prevalência do TB ao longo da vida varia de acordo com os estudos, dada a utilização de critérios algo distintos para identificação das fases de mania e (especialmente) de hipomania. De acordo com o DSM-5, a prevalência do TB I nos últimos 12 meses é de 0,6%, enquanto a do TB II é de 0,3%. Somados todos os tipos de TB, a prevalência ao longo da vida pode chegar a 1,8% da população mundial. O TB tem prevalência igual entre os sexos, apesar de alguns estudos encontrarem maior prevalência do TB II entre mulheres. Alguns fatores de risco incluem história familiar de TB ou esquizofrenia e história de divórcio, independentemente do estado civil atual.

A maior parte dos pacientes diagnosticados com TB apresenta ao menos uma comorbidade psiquiátrica, sendo os transtornos de ansiedade e os transtornos relacionados ao uso de substâncias e o transtorno do estresse pós-traumático os mais comuns dentre eles. Além disso, dada a dificuldade na identificação de fases de hipomania ao longo da vida, pacientes com TB II são frequentemente diagnosticados com depressão unipolar ou transtorno de personalidade. Por esses motivos, o diagnóstico do TB requer avaliação de um especialista.

Ao médico que atua no departamento de emergência não é necessário conhecimento aprofundado no TB nem o manejo de situações que não envolvam emergências psiquiátricas. A importância do TB nos serviços de emergência se dá nas seguintes situações:

A. Pacientes sem diagnóstico prévio de TB, em franca mania com agitação psicomotora: neste caso, cabe ao médico o manejo da agitação, para posterior avaliação do psiquiatra.
B. Paciente sem diagnóstico prévio de TB, com sintomas depressivos ou ideação suicida, assuntos abordados anteriormente neste capítulo.
C. Pacientes que já possuem diagnóstico de TB e que chegam ao serviço com alguma emergência psiquiátrica ou clínica: neste caso, cabe o manejo de situações como ideação suicida e efeitos colaterais relacionados aos psicofármacos.

Como a ideação suicida foi abordada anteriormente, será dada aqui maior atenção aos efeitos colaterais dos medicamentos utilizados no tratamento do TB.

Fisiopatologia

Apesar dos recentes avanços na compreensão do TB, sua exata fisiopatologia não é conhecida. Sabe-se, contudo, se tratar de uma condição de etiologia multifatorial, que envolve alterações genéticas, neuroanatômicas, neurobiológicas (tanto em neurotransmissores como na transdução de sinais intracelulares) e neuropsicológicas.

A influência dos fatores genéticos é evidenciada pela alta herdabilidade do TB, que chega próximo a 80%. Parentes de primeiro grau de portadores de TB têm até 10 vezes mais chance de desenvolver a doença do que a população em geral. Dentre os genes candidatos, se destacam o gene do fator neurotrófico derivado do cérebro (BDNF) e genes relacionados à síntese e ao transporte da serotonina (como o gene transportador de 5-HT e o gene da triptofano hidroxilase 2).

Estudos de neuroimagem estrutural sugerem que indivíduos com TB apresentam redução volumétrica de substâncias cinzenta em córtex pré-frontal (CPF), especialmente em regiões do cíngulo anterior, dorsolateral e orbitofrontal, e temporal, como em amígdala e hipocampo. Os estudos de neuroimagem funcional corroboram a disfunção no circuito que passa pelo CPF orbitofrontal e dorsolateral, tálamo, amígdala, hipocampo e giro do cíngulo anterior. Através desse modelo, foi proposto que o TB resultasse de uma hiperativação de áreas subcorticais (tálamo, amígdala, hipocampo), somados à hipoativação de áreas corticais pré-frontais, levando a desregulação das emoções, cognição e comportamento.

Com o surgimento de drogas eficazes no controle dos sintomas do TB e depressão, foi proposto o modelo monoaminérgico para os transtornos do humor, através da ação especialmente da serotonina e noradrenalina. Com a evolução das pesquisas relacionadas à neurobiologia do TB, nos dias atuais essa hipótese deixou de ser considerada central na fisiopatologia do TB, e as alterações em neurotransmissores são consideradas consequências de disfunções mais complexas na expressão gênica e sinalização molecular intracelular.

Clínica

Pacientes com TB podem se apresentar ao médico com quadro clínico bastante diverso, variando desde uma depressão leve até um episódio maníaco com sintomas psicóticos. A idade de início é frequentemente entre o final da adolescência e o início da vida adulta, sendo que o início precoce (na infância ou início da adolescência) é um marcador de cronicidade, resistência ao tratamento, presença de sintomas psicóticos e tentativas de suicídio.

Um episódio de mania é caracterizado pela presença um período distinto de humor anormal e persistentemente elevado, expansivo ou irritável e aumento anormal e persistente da atividade dirigida a objetivos ou da energia. Esses critérios foram definidos pelo DSM-5, que também considera o período de 7 dias como duração mínima para presença dos sintomas, exceção feita se o paciente precisar ser hospitalizado, quando não há duração estabelecida. Além desses sintomas considerados "obrigatórios", podem estar presentes autoestima inflada ou grandiosidade, diminuição da necessidade de sono, aceleração da fala e dos pensamentos, podendo chegar à fuga de ideias, distratibilidade, aumento da atividade dirigida a objetivos e agitação psicomotora. O indivíduo em mania tem elevado potencial para se envolver em atividades impulsivas de consequências dolorosas, como gastos excessivos com posterior endividamento, atividade sexual de risco sem a devida proteção, direção perigosa em alta velocidade e rompantes de heteroagressividade. Todos esses sintomas causam moderado ou grave prejuízo ao indivíduo, podendo chegar a sintomas psicóticos ou hospitalização.

Os sintomas que caracterizam um episódio de hipomania não diferem daqueles da mania a não ser pela menor gravidades dos sintomas, ausência de sintomas psicóticos, ausência de prejuízos funcionais graves e por não requererem hospitalização.

Já na fase depressiva, não há diferença no quadro clínico de pacientes com depressão bipolar e unipolar. Existem, contudo, alguns sinais sugestivos de que um episódio depressivo seja relacionado ao TB, como idade de início mais precoce, episódios mais frequentes, história familiar de TB, retardo psicomotor, sintomas atípicos (irritabilidade, hipersonia e aumento do apetite), sintomas psicóticos, início abrupto e remissão súbita.

O DSM-5 aboliu o conceito de estado misto, mas assume a possibilidade de os sintomas de mania e depressão se apresentarem concomitantemente. Neste caso, pode-se diagnosticar um episódio depressivo com características mistas quando o individuo fecha critérios para depressão e apresenta ao menos três sintomas de mania/hipomania. Da mesma maneira, quando um episódio de mania/hipomania vem acompanhado de ao menos três sintomas de depressão, diz-se que ele tem características mistas.

Exames laboratoriais e de imagem

Todos os pacientes com TB que apresentarem queixas clínicas, independentemente da sintomatologia psiquiátrica, devem ser investigados com exames laboratoriais e de imagem direcionados para seus sinais e sintomas. Dentre os que se apresentarem ao serviço apenas com queixas psiquiátricas, deve-se considerar investigação laboratorial e de imagem nas seguintes situações:

1. Pacientes com primeiro episódio maníaco, independentemente da idade.
2. Pacientes com sintomatologia psicótica, independentemente se em episódio depressivo ou maníaco.
3. Pacientes idosos, independentemente da sintomatologia psiquiátrica.
4. Pacientes com comorbidades clínicas, independentemente da sintomatologia psiquiátrica.
5. Pacientes já em uso de estabilizadores de humor e que apresentam sinais e sintomas sugestivos de intoxicação medicamentosa.

As Tabelas 5 e 6 listam os principais estabilizadores do humor e antipsicóticos, respectivamente, utilizados para tratamento do TB, com seus efeitos colaterais.

Tratamento

A avaliação de um paciente com TB no departamento de emergência deve responder à seguinte pergunta: o paciente apresenta alguma emergência clínica (como intoxicação exógena, efeito colateral grave de medicação ou síndrome neuroléptica maligna) ou psiquiátrica (como ideação suicida ou agitação psicomotora)? Se a resposta for negativa, o paciente deve ser orientado a procurar seu psiquiatra ambulatorialmente, não havendo condutas a serem tomadas no serviço de emergência. Em caso de resposta afirmativa, o tratamento deve ser direcionado à queixa (Figura 3).

▷ **TABELA 5** Efeitos colaterais dos principais estabilizadores do humor

	Comuns	Raros e graves	Intoxicação
Carbamazepina	Ataxia, cefaleia, confusão, diarreia, diplopia ou turvação visual, leucopenia benigna, náusea e vômito, *rash* cutâneo, sedação, tontura, SSIADH	Agranulocitose, anemia aplásica, convulsão em pacientes com crises de ausência, hepatoxicidade, ideação e comportamento suicida, síndrome de Stevens--Johnson, necrólise epidérmica tóxica ou farmacodermia sistêmica (DRESS)	Sintomas neuromusculares progressivos (sedação, diplopia, fraqueza, confusão, hiper-reflexia, fasciculações, nistagmo, convulsões, depressão respiratória, coma e óbito), hipotensão, hipotermia, arritmias ventriculares, retenção urinária
Lamotrigina	*Rash* cutâneo benigno, diplopia ou turvação visual, tontura, ataxia, sedação, cefaleia, tremores, insônia, ataxia, fadiga, náusea e vômito, dispepsia	Crises de abstinência em caso de retirada, discrasias sanguíneas, ideação e comportamento suicida, meningite asséptica, *rash* cutâneo grave, síndrome de Stevens-Johnson, necrólise epidérmica tóxica ou farmacodermia sistêmica (DRESS)	Sedação, ataxia, diplopia, náusea e vômito
Lítio	Acne, aumento do apetite, ganho de peso, gosto metálico, náusea e vômito, polidipsia, poliúria, tremores	Intoxicação por lítio, nefrite intersticial, *diabetes insipidus* nefrogênica, arritmia, bradicardia, hipotensão, achatamento e inversão da onda t, pseudotumor cerebral, convulsão	Entre 1,5 e 2 nmol/L: *náusea, diarreia, fraqueza, sonolência, confusão, ataxia, tremores grosseiros e contração muscular* Acima de 2 mmol/L: desorientação, convulsões e óbito
Valproato	Alopecia, anorexia, astenia, ataxia, cefaleia, constipação, diarreia, dispepsia, dor abdominal, ganho de peso, náusea e vômito, sedação, tontura, tremor	Farmacodermia sistêmica (DRESS), hepatotoxicidade e insuficiência hepática, ideação e comportamento suicida, pancreatite, taquicardia ou bradicardia, trombocitopenia	Sintomas neuromusculares progressivos (sedação, confusão, hiper-reflexia, convulsões, depressão respiratória, coma e óbito), náusea, vômito e diarreia, hipotermia, hipotensão, taquicardia, miose e agitação psicomotora

SSIADH: síndrome da secreção inapropriada do hormônio antidiurético.
Adaptada de: Stahl SM. Prescriber's guide: Stahl's essential psychopharmacology. 6. ed. Cambridge, UK: Cambridge; 2017. Cordioli A, et al. Psicofármacos: consulta rápida. 4. ed. Porto Alegre: Artmed; 2011.

▷ **TABELA 6** Efeitos colaterais dos principais antipsicóticos

	Comuns	Raros e graves
Haloperidol	Acatisia, sintomas extrapiramidais, sedação, tontura, boca seca, constipação, retenção urinária, visão borrada, hipotensão, ganho de peso, galactorreia	Síndrome neuroléptica maligna, discinesia tardia, convulsões, arritmia, agranulocitose, icterícia, eventos cerebrovasculares em idosos
Risperidona	Sintomas extrapiramidais, sedação, hiperprolactinemia, náusea, dor abdominal, disfunção sexual, ganho de peso	Síndrome neuroléptica maligna, discinesia tardia, convulsões, cetoacidose, eventos cerebrovasculares em idosos
Olanzapina	Sedação, tontura, hipotensão ortostática, boca seca, constipação, ganho de peso	Síndrome neuroléptica maligna, discinesia tardia (raro), reação a drogas com eosinofilia e sintomas sistêmicos (DRESS), convulsões, cetoacidose, eventos cerebrovasculares em idosos
Quetiapina	Sedação, tontura, hipotensão ortostática, boca seca, constipação, ganho de peso	Síndrome neuroléptica maligna (muito raro), discinesia tardia (muito raro, risco teórico), convulsões, cetoacidose, eventos cerebrovasculares em idosos

(continua)

▷ **TABELA 6** Efeitos colaterais dos principais antipsicóticos (*continuação*)

	Comuns	Raros e graves
Aripiprazol	Acatisia, tontura, hipotensão ortostática, insônia, sedação, constipação	Síndrome neuroléptica maligna (muito raro), discinesia tardia (muito raro, risco teórico), convulsões, cetoacidose, eventos cerebrovasculares em idosos, transtornos do controle do impulso
Clozapina	Hipotensão ortostática, sialorreia, sedação, ganho de peso, constipação, hipertermia, dislipidemia, hiperglicemia	Neutropenia, agranulocitose, convulsões, íleo paralítico, miocardite, cetoacidose, eventos cerebrovasculares em idosos

Adaptada de: Stahl SM. Prescriber's guide: Stahl's essential psychopharmacology. 6. ed. Cambridge, UK: Cambridge; 2017. Cordioli A, et al. Psicofármacos: consulta rápida. 4. ed. Porto Alegre: Artmed; 2011.

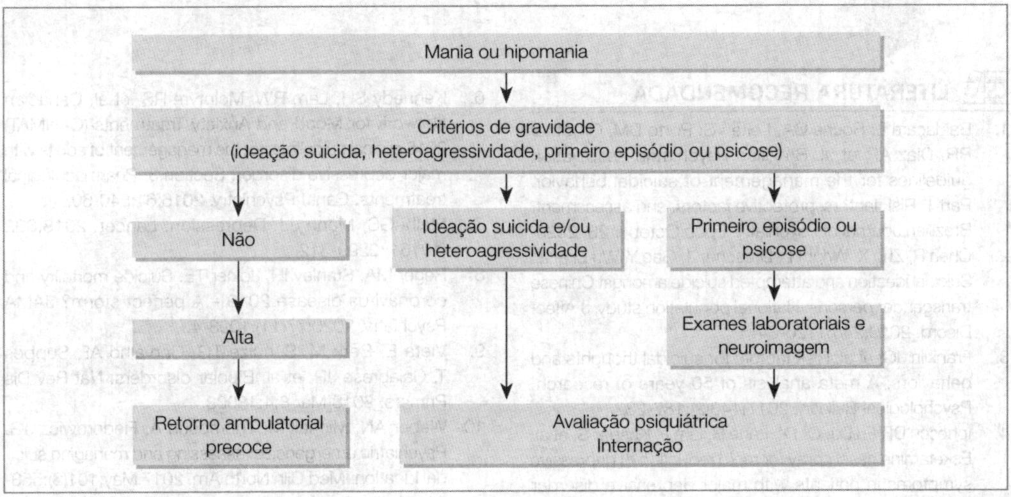

▷ **FIGURA 3** Avaliação do transtorno bipolar no departamento de emergência.

Nos casos de intoxicação exógena ou efeito colateral grave de medicação, deve-se suspender a droga em questão até reavaliação do psiquiatra. Se o paciente estiver estável, essa avaliação pode ser feita ambulatorialmente, mas caso apresente sintomas depressivos ou de mania/hipomania, é recomendado que seja avaliado por psiquiatra antes da alta.

Não havendo emergências clínicas ou psiquiátricas, não é recomendado o ajuste das medicações do TB em um serviço de emergência, ainda que o paciente se queixe de apresentar piora dos sintomas depressivos ou maníacos/hipomaníacos. O manejo medicamentoso do TB requer experiência e cautela, e ajustes equivocados podem levar o paciente a apresentar ideação suicida ou uma virada maníaca.

Seguimento

O tratamento dos TB é predominantemente ambulatorial. Dada a complexidade do manejo farmacológico e psicoterápico, é recomendado que seja feito por psiquiatra. A Tabela 7 lista as principais medicações utilizadas no manejo do TB, de acordo com o *Canadian Network for Mood and Anxiety Treatments* (CANMAT) 2018.

▷ **TABELA 7** Principais medicações e procedimentos que podem ser utilizados em monoterapia no tratamento do transtorno bipolar, segundo o *Canadian Network for Mood and Anxiety Treatments* (CANMAT), 2018*

	Episódio maníaco	Episódio depressivo	Fase de manutenção
1ª linha	Aripiprazol, divalproato, lítio, paliperidona, quetiapina, risperidona	Lamotrigina, lítio, lurasidona, quetiapina	Aripiprazol, divalproato, lamotrigina, lítio, quetiapina
2ª linha	Carbamazepina, ECT, haloperidol, olanzapina, ziprasidona	Bupropiona, divalproato, ECT, ISRS	Carbamazepina, olanzapina, paliperidona, risperidona (DEP)
3ª linha	Clonazepam, clorpromazina, clozapina, EMTr	Aripiprazol, carbamazepina, IRSN, modafinil, olanzapina	Somente terapias combinadas

DEP: formulação de depósito; ECT: eletroconvulsoterapia; EMTr: estimulação magnética transcraniana repetitiva; IRSN: inibidores da recaptação de serotonina e noradrenalina; ISRS: inibidores seletivos da recaptação de serotonina.

* Foram incluídas apenas medicações disponíveis no Brasil. As medicações e os procedimentos estão dispostos em ordem alfabética.

LITERATURA RECOMENDADA

1. Baldaçara L, Rocha GA, Leite VS, Porto DM, Grudtner RR, Diaz AP, et al. Brazilian Psychiatric Association guidelines for the management of suicidal behavior. Part 1. Risk factors, protective factors, and assessment. Brazilian Journal of Psychiatry. Epub October 23, 2020.
2. Chen R, Zhu X, Wright L, Drescher J, Gao Y, Wu L, et al. Suicidal ideation and attempted suicide amongst Chinese transgender persons: National population study. J Affect Disord. 2019;245:1126-34.
3. Franklin JC, et al. Risk factors for suicidal thoughts and behaviors: A meta-analysis of 50 years of research. Psychological Bulletin. 2017;143(2):187-232.
4. Ionescu DF, Fu DJ, Qiu X, Lane R, Lim P, Kasper S, et al. Esketamine nasal spray for rapid reduction of depressive symptoms in patients with major depressive disorder who have active suicide ideation with intent: results of a phase 3, double-blind, randomized study (ASPIRE II). Int J Neuropsychopharmacol. 2020 Aug 29:pyaa068. Epub ahead of print.
5. Sadock BJ, Sadock VA, Ruiz P. Compêndio de Psiquiatria. 11. ed. Porto Alegre: Artmed; 2014.
6. Kennedy SH, Lam RW, McIntyre RS, et al. Canadian Network for Mood and Anxiety Treatments (CANMAT) 2016 clinical guidelines for the management of adults with major depressive disorder: Section 3. Pharmacological treatments. Can J Psychiatry. 2016;61:540-60.
7. Malhi GS, Mann JJ. Depression. Lancet. 2018;392 (10161):2299-312.
8. Reger MA, Stanley IH, Joiner TE. Suicide mortality and coronavirus disease 2019 – A perfect storm? JAMA Psychiatry. 2020;77(11):1093-4.
9. Vieta E, Berk M, Schulze TG, Carvalho AF, Suppes T, Calabrese JR, et al. Bipolar disorders. Nat Rev Dis Primers. 2018 Mar 8;4:18008.
10. Weber AN, Michail M, Thompson A, Fiedorowicz JG. Psychiatric emergencies: assessing and managing suicidal ideation. Med Clin North Am. 2017 May;101(3):553-71.
11. Yatham LN, Kennedy SH, Parikh SV, et al. Canadian Network for Mood and Anxiety Treatments (CANMAT) and International Society for Bipolar Disorders (ISBD) 2018 guidelines for the management of patients with bipolar disorder. Bipolar Disord. 2018;00:1-74.

73 Diagnóstico de morte encefálica no departamento de emergência

Maria Lorraine Silva de Rosa
Gabriel Martinez
Karina Turaça
Marcelo Calderaro

PONTOS IMPORTANTES

- Morte encefálica (ME) é definida como a interrupção completa e irreversível das funções encefálicas mesmo na presença de atividade cardíaca.
- Para a confirmação de morte encefálica, deve-se seguir rigorosamente a nova resolução, pois ela contempla não apenas quesitos técnicos, mas aspectos regulamentares e jurídicos que envolvem a lei brasileira.
- É crucial saber os critérios brasileiros para ME e não os internacionais.
- Para a realização do protocolo é necessário no mínimo um ano de experiência no atendimento de pacientes em coma e um dos dois critérios: curso de capacitação para determinação de ME ou acompanhamento de pelo menos dez determinações de ME.
- Um dos médicos capacitados deverá ser: neurologista (adulto ou pediátrico), neurocirurgião, emergencista ou intensivista (adulto ou pediátrico). Na indisponibilidade desses especialistas, o diagnóstico poderá ser feito por outro médico capacitado.
- Para a determinação de ME são obrigatórios: realização de dois exames clínicos por médicos diferentes que confirmem o coma não perceptivo com ausência de resposta motora supraespinhal e ausência de reflexos de tronco cerebral (reflexos fotomotor, córneo palpebral, oculocefálico, vestibulocalórico e tosse); um teste de apneia que comprove a ausência de movimentos respiratórios após estimulação do centros respiratórios; e um exame complementar que demonstre ausência de atividade encefálica.
- A abertura do protocolo de morte encefálica deve ser feita em todos os pacientes em coma arresponsivo com causa de coma bem estabelecida e sem fatores de confusão, e não somente para aqueles potenciais doadores de órgãos.

INTRODUÇÃO

A morte pode ser declarada a partir de critérios cardiopulmonares ou neurológicos. A morte encefálica (ME) é conceituada como a interrupção completa e irreversível das funções encefálicas mesmo na presença de atividade cardíaca. Trata-se de definição legal de morte. A primeira descrição com achados clínicos e patológicos sugestivos de ME ocorreu em 1959 feita por Mollaret e Goullon, os quais observaram pacientes com lesões cerebrais, mantidos em ventiladores, em coma profundo, sem reflexos de tronco cerebral e sem respiração espontânea.

No final da década de 60, foi realizado o comitê em Harvard Medical School por uma equipe multidisciplinar que introduziu o primeiro padrão médico para morte encefálica. Entretanto, apesar da presença desse padrão, a determinação de ME é heterogênea no mundo todo, pois depende da lei local, de características sociais e culturais. A partir disso, foi criado o *World Brain Death Project*

(WBDP), com a participação de cinco federações, que publicou uma declaração de consenso internacional, a qual tem como objetivo disponibilizar orientações e informações para que as sociedades desenvolvam seus próprios protocolos de acordo com suas especificidades (leis, cultura e recursos).

Nesse contexto, o protocolo de ME deve ser seguro, efetivo e realizado de modo que exclua a possibilidade de declarações falso-positivas. O diagnóstico de morte encefálica geralmente é realizado no departamento de emergência ou na Unidade de Terapia Intensiva. Este capítulo tem como objetivo orientar a condução do diagnóstico de uma possível morte encefálica no departamento de emergência.

Vale ressaltar que é necessário saber os critérios brasileiros de ME e não os internacionais. Além disso, o conceito de ME como morte foi uma consequência do desenvolvimento da terapia intensiva, não devendo ser relacionado ao transplante de órgãos.

EPIDEMIOLOGIA

No Brasil, por determinação de lei federal, os critérios de morte encefálica (ME) são definidos desde 1997 pelo Conselho Federal de Medicina, sendo atualizados na Resolução n. 2.173/2017. Fazem parte dessas alterações: pré-requisitos fisiológicos, atendimento otimizado do paciente antes do diagnóstico, exames complementares e capacitação específica dos médicos para realização do diagnóstico de morte encefálica. Até 2017, o diagnóstico de ME só podia ser feito por um neurocirurgião ou neurologista. Com a atualização de 2019, a resolução foi aprimorada para incluir também médicos intensivistas e emergencistas como habilitados para fazer o diagnóstico, desde que cumpram os requisitos de capacitação conforme estabelecido na resolução.

Na indisponibilidade desses especialistas, o exame pode ser feito por outro médico especificamente capacitado, ou seja, com experiência de no mínimo um ano no atendimento de pacientes em coma e com a conclusão de um dos dois critérios: curso de capacitação para determinação de ME ou acompanhamento de pelo menos dez determinações de ME. Outras mudanças importantes foram: diminuição do intervalo de tempo entre os dois exames, possibilidade da abertura de protocolo na presença de lesão unilateral de olho ou orelha, realização de único teste de apneia e um documento único que contempla todos os procedimentos realizados.

As Organizações de Procura de Órgãos (OPOs) devem ser acionadas somente após a confirmação do diagnóstico de ME. Essas organizações estão ligadas às secretarias estaduais de saúde e são responsáveis pela entrevista familiar e por fornecer o apoio durante o processo de doação. Para não ocorrer conflito de interesse, é preconizada a separação da equipe que realiza o diagnóstico e das equipes que atuam nas OPOs.

ETIOLOGIA

As causas principais são divididas didaticamente em intracranianas e extracranianas. Dentre as principais causas intracranianas temos o acidente vascular encefálico isquêmico (AVEi) e as hemorragias intracranianas (AVE intraparenquimatoso, hemorragia subaracnóidea e hematoma subdural), além das causas infecciosas, como meningoencefalite.

Já a causa extracraniana mais comum é a parada cardiorrespiratória, que resulta em diminuição do fluxo sanguíneo intracraniano e lesão cerebral isquêmica com posterior edema generalizado (Tabela 1).

TABELA 1 Principais causas de morte encefálica

Intracranianas	▪ Acidente vascular encefálico isquêmico extenso ▪ Acidente vascular encefálico hemorrágico ▪ Hemorragia subaracnóidea (traumática ou espontânea) ▪ Hemorragia subdural ▪ Meningite bacteriana
Extracranianas	▪ Parada cardiorrespiratória ▪ Encefalopatia hipóxico-isquêmica

FISIOPATOLOGIA

Um dos mecanismos mais importantes da ME envolvem o aumento da pressão intracraniana (PIC), que induz ingurgitamento venoso, edema cerebral, compressão do tronco cerebral e isquemia, resultando na cessação completa do fluxo sanguíneo intracraniano, com posterior progressão para necrose asséptica e ausência da captação de sangue pelo tecido cerebral.

A isquemia inerente à ME induz uma série de alterações hormonais, metabólicas e hemodinâmicas. A isquemia da ponte causa lesões vagais e simpáticas, que se manifestam como bradicardia, hipertensão e padrão respiratório irregular (conhecida como "tríade de Cushing").

A isquemia afeta a hipófise, o hipotálamo e a medula oblonga, resultando em falha dos sistemas reguladores centrais, estimulação simpática sem oposição e perda do sistema simpático espinhal. Esse processo causa um grande aumento na liberação de catecolaminas na circulação (conhecida como "tempestade simpática"). A tempestade simpática induz vasoconstrição grave e consequente hipertensão, taquicardia e aumento da demanda de oxigênio.

DIAGNÓSTICO DE MORTE ENCEFÁLICA

Para determinar o diagnóstico de morte encefálica no Brasil são necessários alguns itens: presença de pré-requisitos para a abertura do protocolo, realização de dois exames neurológicos por dois médicos diferentes capacitados com intervalo predeterminado conforme a idade do paciente, um teste da apneia e um exame complementar.

Pré-requisitos

1. Identificar lesão encefálica de causa conhecida por meio de exame de imagem; a lesão tem que ser irreversível e capaz de causar morte encefálica.
2. Deve-se excluir fatores confundidores que mimetizam morte encefálica, tais como síndrome de Guillain-Barré, síndrome *locked-in*, intoxicação exógena, distúrbio hidroeletrolítico (a hipernatremia grave pode ser a única causa do coma), distúrbio acidobásico/endócrino e hipotermia (temperatura retal, vesical ou esofogiana inferior a 35°C). A hipotermia grave é um fator confundidor a ME, pois reflexos do tronco encefálico podem desaparecer com temperatura corporal central menor ou igual a 32°C.
3. Caso tenham sido utilizados medicamentos depressores do sistema nervoso central, deve-se aguardar 5 meias-vidas do medicamento antes de abrir o protocolo (Tabela 2). Na presença de insuficiência hepática e/ou renal deve-se determinar o intervalo de acordo com a gravidade das disfunções.
4. O paciente deve ficar em observação pelo período mínimo de 6 horas a partir da chegada no ambiente hospitalar (o mesmo vale para pacientes transferidos de outros serviços de saúde). Nos casos de encefalopatia hipóxico-isquêmica ou após reaquecimento de hipotermia terapêutica, esse período deve ser de 24 h.
5. Deve também apresentar temperatura corporal > 35°C, saturação de oxigênio > 94% e pressão arterial sistólica ou média acima do valor mínimo conforme faixa etária (Tabela 3).

TABELA 2 Meia-vida dos principais sedativos e bloqueadores neuromusculares

Medicamento	Meia-vida
Midazolam	2 horas
Fentanil	2 horas
Succinilcolina	10 minutos
Cisatracúrio	22 minutos
Rocurônio	1 horas
Etomidato	3 horas
Quetamina	2 horas e 30 minutos
Propofol	2 horas

TABELA 3 Pressão arterial sistólica (PAS) e média (PAM) mínima de cada faixa etária

Faixa etária	PAS (mmHg) mínima	PAM (mmHg) mínima
> 16 anos	100	65
7-16 anos	90	65
2-7 anos	85	62
5 meses a 2 anos	80	60
Até 5 meses	60	43

Comunicação da suspeita de morte encefálica aos familiares

Quanto à suspeita de morte encefálica, os familiares devem ser sempre comunicados e atualizados a cada etapa do processo pela equipe médica que atende o paciente. Uma comunicação de confiança e constante com a família é crucial. Lembrar que o diálogo sobre a possível doação deve ser abordado pela equipe da Organização de Procura de Órgão (OPO) somente após a confirmação da ME e não pela equipe médica que realizou o atendimento.

Dois exames clínicos que evidenciam sinais compatíveis com ME

Os exames neurológicos condizentes com morte encefálica são:

1. Coma profundo aperceptivo com ausência de resposta motora supraespinal a qualquer estimulação. Durante a avaliação do paciente, verifique a presença de resposta verbal, motora ou ocular, abra os olhos e peça para o paciente olhar, peça para mexer algum membro, faça estímulos dolorosos, em membros, tronco e região encefálica (leito ungueal dos quatro membros, articulação temporomandibular, trapézio, região supraorbitária). Na presença de descerebração ou decorticação, o diagnóstico de ME não pode ser realizado. Vale ressaltar que alguns pacientes poderão apresentar sinais que demonstram a persistência de atividade medular, como: reflexos tendinosos profundos, movimentos de membros, atitude em opistótono ou flexão do tronco, adução/elevação de ombros, sudorese, rubor ou taquicardia. Porém, tais movimentos são considerados reflexos primitivos e não invalidam o protocolo de ME.
2. Reflexos de tronco cerebral:

- **Reflexo fotomotor ausente utilizando feixe de luz**: as pupilas devem estar médio-fixas, com diâmetro de aproximadamente 4 mm, podem ser irregulares, com diâmetros variáveis ou assimétricos.
- **Reflexo corneopalpebral ausente**: esse reflexo é feito com um pedaço de algodão embebido em soro fisiológico aplicado no canto lateral inferior da córnea. Nesse caso, não deve haver nenhum tipo de movimento das pálpebras.
- **Reflexo oculocefálico ausente**: o reflexo oculocefálico ou "olhos de boneca" é realizado movimentando a cabeça e o pescoço e só deve ser realizado se a coluna cervical estiver intacta; o reflexo é normal se os olhos não virarem com a cabeça, ou seja, se tiverem uma tendência a manter o olhar fixo em um ponto. Se os olhos virarem com a cabeça, o reflexo é considerado ausente.
- **Reflexo vestibulococlear ausente:** nessa etapa, é realizada a prova calórica, que consiste na infusão de 50 a 100 mL de soro fisiológico gelado (± 5°C) no canal auditivo com a cabeça elevada a 30 graus; o estímulo requer que a água atinja a membrana timpânica, sendo necessário inspecionar com otoscópio se os canais auditivos externos estão desobstruídos. O reflexo está intacto se os olhos se moverem conjugadamente em direção ao lado irrigado. Deve-se observar o movimento dos olhos durante a infusão e até 3 minutos após o término, pois a presença de qualquer movimentação ocular invalida o diagnóstico.
- **Reflexo de tosse ausente:** neste momento, insere-se uma cânula de aspiração traqueal até o nível da carina para avaliar se o paciente apresenta ausência de tosse ou bradicardia reflexa.

Em casos de lesão anatômica congênita ou adquirida unilateral de olhos ou ouvidos, o exame clínico pode ser realizado. Isso já não é possível se alteração for bilateral ou em caso de lesão de coluna cervical suspeita ou confirmada, o que impede a determinação da ME e deverá ser fundamentado no prontuário.

Ressalta-se que o intervalo entre cada um dos exames neurológicos deve ser realizado conforme a faixa etária de cada paciente (Tabela 4).

▷ **TABELA 4** Intervalo entre os exames neurológicos conforme faixa etária

Idade	Intervalo mínimo entre os dois testes
7 dias até 2 meses	24 horas
2 meses até 2 anos	12 horas
Maiores de 2 anos	1 hora

Teste de apneia

A resolução de morte encefálica no Brasil publicada em 2017 reforça que o teste da apneia é obrigatório para o diagnóstico de morte encefálica, porém pode ser realizado uma única vez (entre os dois testes clínicos). Para a realização desse teste, são necessários alguns pré-requisitos:

1. Monitorização e estabilização do paciente.
2. Temperatura corporal > 35° C, $SatO_2$ > 94% e pressão arterial acima do valor mínimo conforme idade.

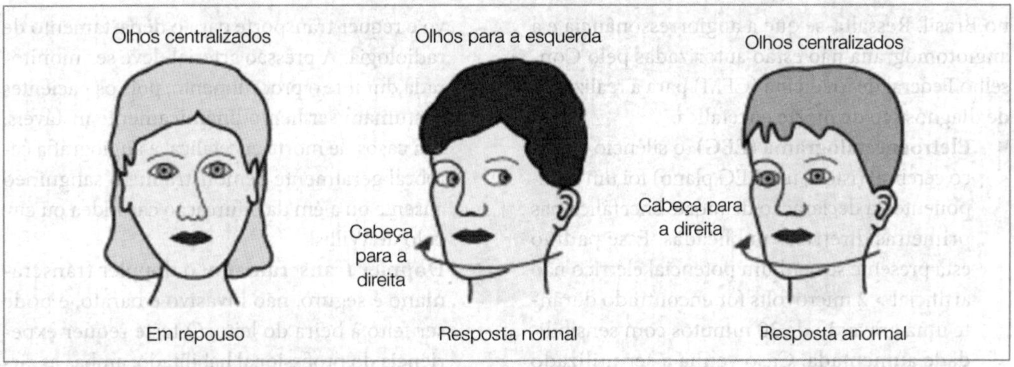

▷ **FIGURA 1** Reflexo oculocefálico.

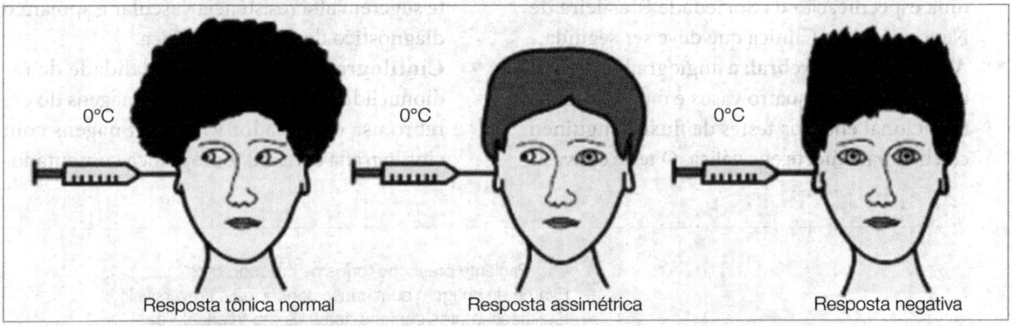

▷ **FIGURA 2** Prova calórica/reflexo vestibulococlear.

3. Ausência de fatores tratáveis que possam influenciar nos movimentos respiratórios, como o uso de sedativos e de causas extraencefálicas para apneia, como trauma medular cervical alto ou doenças neuromusculares.
4. Pré-oxigenação com FiO_2 a 100% por pelo menos 10 minutos para atingir idealmente, mas não obrigatoriamente, PaO_2 igual ou maior que 200 mmHg e $PaCO_2$ entre 35 e 45 mmHg.

Após a verificação e o preenchimento dos pré-requisitos, o teste da apneia é conduzido da seguinte maneira: colher gasometria inicial de preferência por cateterismo arterial. Realizar a interrupção da ventilação mecânica com suplementação de oxigênio por meio de dois métodos:

- Convencional:
  - Cateter intratraqueal na altura da carina com fluxo de oxigênio a 6 L/min OU
  - Tubo T conectado ao tubo orotraqueal com fluxo de 12 L/min.
- Aplicação de CPAP:
  - Ajusta-se a válvula de CPAP para 10 cmH_2O + fluxo O_2 12 L/min + FiO_2 100%.

Deve-se observar atentamente se o paciente não apresenta movimento respiratório durante um período de 8 a 10 minutos; após o teste, deve-se coletar a nova gasometria arterial. O teste é considerado positivo na ausência de movimentos respiratórios no período observado e $PaCO_2 > 55$ mmHg. Se $PaCO_2 < 55$ mmHg, o teste é considerado inconclusivo. Agora, se forem detectados movimentos respiratórios após a interrupção da ventilação, o teste é negativo. Caso ocorra instabilidade hemodinâmica, arritmias ou $SatO_2 < 85\%$ durante o teste, ele deve ser interrompido e coletada uma nova gasometria arterial. Reconectar a ventilação mecânica.

Exames complementares

Os exames complementares são requeridos e obrigatórios em todos os casos. Seguem os exames recomendados no diagnóstico de morte encefálica no Brasil. Ressalta-se que a angiorressonância e a angiotomografia não estão autorizadas pelo Conselho Federal de Medicina (CFM) para a realização de diagnóstico de morte encefálica.

- **Eletroencefalograma (EEG)**: o silêncio elétrico cerebral (isto é, um EEG plano) foi um componente da declaração de morte encefálica nas primeiras diretrizes publicadas. Esse padrão está presente se nenhum potencial elétrico não artificial > 2 microvolts for encontrado durante uma gravação de 30 minutos com sensibilidade aumentada. Caso venha a ser utilizado esse exame complementar, vale ressaltar que os parâmetros utilizados não são os mesmos quando comparados aos convencionais, havendo uma especificação da Sociedade Brasileira de Neurofisiologia Clínica que deve ser seguida.
- **Arteriografia cerebral:** a angiografia cerebral convencional de quatro vasos é o padrão-ouro tradicional entre os testes de fluxo sanguíneo cerebral para morte encefálica. O teste é invasivo e requer transporte para o departamento de radiologia. A pressão arterial deve ser monitorada durante o procedimento, pois os pacientes costumam ser hemodinamicamente instáveis. Em casos de morte encefálica, a angiografia cerebral geralmente demonstra fluxo sanguíneo ausente ou além da bifurcação carotídea ou círculo de Willis.
- **Doppler transcraniano:** o doppler transcraniano é seguro, não invasivo e barato, e pode ser feito à beira do leito. O teste requer experiência do profissional habilitado; ambas as circulações anterior e posterior devem ser avaliadas. Achados de pequenos picos sistólicos sem fluxo diastólico ou padrão de fluxo reverberante sugerem alta resistência vascular e apoiam o diagnóstico de morte encefálica.
- **Cintilografia cerebral:** a modalidade de radionuclídeo mais comum para imagens do cérebro usa o marcador 99mTc e imagens com cintilografia cerebral tomográfica computado-

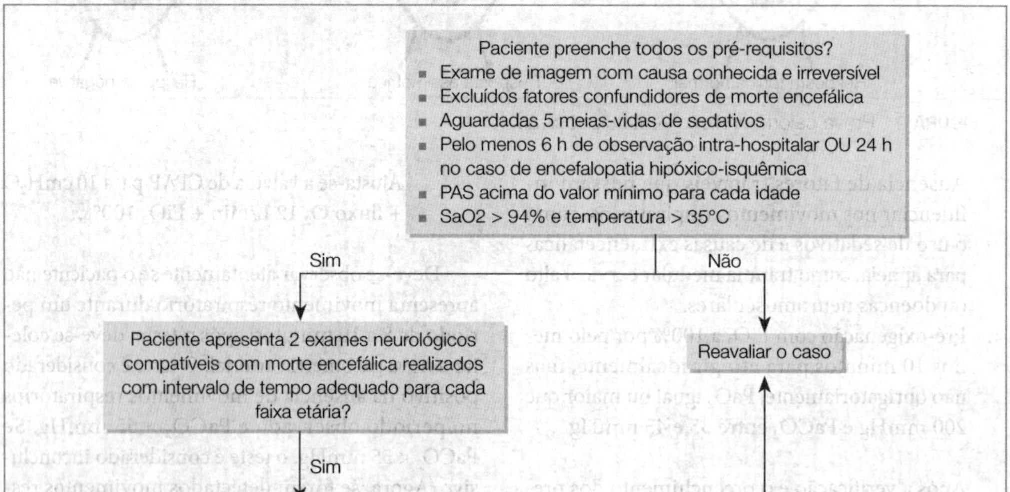

▷ **FIGURA 3** Confirmação do diagnóstico de morte encefálica no Brasil.

rizada por emissão de fóton único (SPECT). O marcador penetra no parênquima cerebral em proporção ao fluxo sanguíneo regional e não mostra redistribuição significativa por várias horas. A ausência de captação de isótopos ("fenômeno do crânio oco") indica que não há perfusão cerebral e apoia o diagnóstico de morte encefálica.

CONDUTAS APÓS CONFIRMAÇÃO DA MORTE ENCEFÁLICA

Após a confirmação da ME é obrigatória a notificação na Central Estadual de transplante. Deve-se realizar o preenchimento da declaração de óbito (DO). Se a causa for externa, a DO é atribuída ao médico legista. Ressalta-se que o horário do óbito será o horário da última prova que fechar o protocolo, podendo ser o exame complementar, o exame clínico ou mesmo o teste da apneia.

A menção sobre doação de órgãos somente deve ocorrer após a comunicação da morte encefálica e somente pela equipe da OPO. Nos casos em que a doação não for viável, deve-se retirar o suporte de vida.

Agora, se o paciente for potencial doador, devemos manejá-lo com o objetivo melhorar a viabilidade dos órgãos para o transplante.

LITERATURA RECOMENDADA

1. Academy of Medical Royal Colleges. A code of practice for the diagnosis and confirmation of death. London: Academy of Medical Royal Colleges; 2008.
2. Australian and New Zealand Intensive Care Society (ANZICS). The ANZICS Statement on Death and Organ Donation (Edition 3.2). Melbourne: ANZICS; 2013.
3. Bag R, Connor MFO, Dalton A, et al. Management of the deceased organ donor. Disponível em: uptodate.com. Acesso em: 19.01.2022.
4. Conselho Federal de Medicina. Resolução CFM n. 2.173/2017. Define os critérios do diagnóstico de morte encefálica.
5. Dimensionamento dos Transplantes no Brasil e em cada Estado. Registro Brasileiro de Transplante (RBT). Ano XXVI, n 4. Disponível em: https://site.abto.org.br/publicacao/xxvi-no-4-anual/.
6. Lewis A, Kirschen MP. Brain death/death by neurologic criteria determination. American Academy of Neurology. 2021 Oct;1444-63.
7. Machado C, et al. A definition of human death should not be related to organ transplants. J Med Ethics. 2003;29:201-2.
8. Westphal GA, Veiga VC; Franke CA. Determinação da morte encefálica no Brasil. Artigo de revisão. Revista Brasileira de Terapia Intensiva. 2019;31(3).
9. Westphal GA, et al. Brazilian guidelines for the management of brain-dead potential organ donors. The task force of the AMIB, ABTO, BRICNet, and the General Coordination of the National Transplant System. Ann Intensive Care. 2020 Dec 14;10(1):169.
10. Wijdicks EF, Varelas PN, Gronseth GS, Greer DM; American Academy of Neurology. Evidence-based guideline update: determining brain death in adults: report of the Quality Standards Subcommittee of the American Academy of Neurology. Neurology. 2010;74(23):1911-8.
11. Yoshikawa MH, Rabelo NN, Welling LC, Telles JPM, Figueiredo EG. Brain death and management of the potential donor. Neurol Sci. 2021 Sep;42(9):3541-52.
12. Young GB, Aminoff MJ, Rabinstein AA, Nordli DR, Wilterdink JL. Diagnosis of brain death. Disponível em: uptodate.com. Acesso em: 19.01.2022.

rizada por emissão de fóton único (SPECT). O marcador penetra no parênquima cerebral em proporção ao fluxo sanguíneo regional e não ocorre redistribuição significativa por várias horas. A ausência de captação de [illegible] no crânio [illegible] indica que não há perfusão cerebral e apoia o diagnóstico de morte encefálica.

[illegible] CONDUTAS APÓS CONFIRMAÇÃO DA MORTE ENCEFÁLICA

Após a confirmação da ME é obrigatória a notificação à Central Estadual de Transplante. Deve-se realizar o preenchimento da declaração de óbito (DO). Nos casos de causa externa, a DO é preenchida pelo médico legista. Ressalta-se que o horário do óbito será o horário da última prova que fechou o protocolo, podendo ser o exame complementar, o exame clínico ou teste de apneia.

[illegible] doação de órgãos [illegible] após comunicação da morte encefálica [illegible] pela equipe da [illegible]. Nos casos em que a doação não for autorizada, deve-se [illegible].

[illegible] o papel do intensivista [illegible] potencial doador [illegible] melhores [illegible] dade dos órgãos para o transplante.

[illegible] LITERATURA RECOMENDADA

[illegible]

[illegible]

Seção VII

Emergências relacionadas ao trauma

74 Atendimento inicial ao politraumatizado

Diego Amoroso
Clara Carvalho
Ademar Simões

PONTOS IMPORTANTES

- O atendimento do trauma, assim como de outras situações de potencial emergência, é estruturado e sistemático.
- A avaliação primária envolve condições que colocam o paciente imediatamente em risco à vida.
- É composta pelo mnemônico ABCDE – *airway*, *breathing*, *circulation*, *disability*, *exposure*.
- Cada passo deve ser seguido sequencialmente e ações padronizadas devem ser executadas imediatamente.
- Após avaliação primária completa, a avaliação secundária é mais detalhada e envolve condições que podem levar a sequelas, desconforto ou nova piora do quadro clínico.
- Na avaliação secundária decide-se se é necessário complementar a avaliação com exames de imagem.

QUAL A IMPORTÂNCIA DO TRAUMA PARA O MÉDICO EMERGENCISTA?

No mundo todo o trauma é uma das principais causas de morte e incapacidade física. Segundo a Organização Mundial da Saúde (OMS), acidentes de trânsito são responsáveis por mais de 1,25 milhão de mortes por ano e são a principal causa de morte na faixa etária de 15-29 anos. As taxas de mortalidade são maiores em países com menor grau de desenvolvimento e estima-se que até 2030 a morte secundária a acidentes de trânsito alcance a sétima colocação no ranking de mortes em todas as faixas etárias (hoje ocupa o nono lugar).

Estima-se que 49% das vítimas de acidentes de trânsito sejam pedestres, ciclistas ou motociclistas, motivando o médico emergencista a conhecer o mecanismo de lesão de cada tipo de trauma, pois eles diferem uns dos outros.

As consequências econômicas do trauma decorrem também de sequelas de acidentes não fatais, somando mais de 50 milhões de vítimas de acidentes de trânsito, levando a relevante oneração relacionada a gastos médicos e perda de produtividade.

O emergencista deve estar preparado para atender as vítimas de trauma, realizar a sua estabilização, diagnóstico e tratamento. Deve exercer um papel de liderança para que o atendimento ocorra de forma sistematizada, pois sabe-se que essa abordagem reduz a morbimortalidade associada a esse tipo de paciente.

É importante que o atendimento seja desenvolvido em equipe, sendo essenciais a organização e a boa comunicação entre a medicina de emergência e outras especialidades, particularmente a cirurgia geral, neurocirurgia, ortopedia, assim como deve-se ter uma articulação eficaz com a equipe de anestesia para que o paciente seja levado ao centro cirúrgico com rapidez e segurança no momento oportuno, se esse fluxo se fizer necessário.

COMO SE INICIA O ATENDIMENTO À VÍTIMA DE TRAUMA?

Em geral, o atendimento de um paciente vítima de trauma se inicia ainda no ambiente pré-hospitalar. Diversas instituições são responsáveis tanto pelo atendimento quanto pelo desenvolvimento de protocolos específicos para o atendimento desses pacientes. As que mais frequentemente atuam nesse cenário são o Serviço de Atendimento Móvel de Urgência (SAMU) e o Corpo de Bombeiros, muitas vezes atuando em conjunto para oferecer o cuidado necessário ao paciente. Algumas rodovias estaduais e federais, por meio de suas concessionárias, disponibilizam também seu próprio sistema de atendimento, fornecendo atendimento semelhante aos serviços já citados.

O grau de complexidade dos procedimentos realizados na cena depende da qualificação dos profissionais participantes do atendimento, se essa equipe é classificada como de suporte básico, intermediário ou avançado de vida.

Ainda no local da ocorrência, são realizados procedimentos iniciais, como garantir a segurança da cena, triagem e descontaminação do paciente se for necessário, avaliação primária com manejo de vias aéreas, controle de hemorragias e lesões ameaçadoras à vida, avaliação secundária se cabível e o transporte seguro da vítima até o hospital de referência.

Outra importante conduta a ser avaliada no APH é o uso de plasma. Um estudo realizado em serviços de atendimento aeromédico pré-hospitalar mostrou redução da mortalidade em 30 dias e necessidade de hemoderivados para pacientes que se apresentam em choque hemorrágico (definido como PAS < 90 e FC > 108 bpm, ou unicamente PAS < 70 mmHg) que receberam 2 unidades de plasma, iniciados antes da chegada do paciente à unidade de destino.

O serviço de saúde de destino do paciente deve ser escolhido pelo médico regulador com base em diversos fatores, entre eles a distância e o tempo de percurso entre a unidade de saúde e o local do acidente, a disponibilidade de especialidades e recursos diagnósticos. Também são consideradas a estabilidade clínica do paciente e a presença ou não de médico e enfermeiro na equipe de atendimento pré-hospitalar atuante no caso em questão.

Antes da chegada do paciente, sempre que possível, é indicado preparar a equipe com base nas informações passadas pela regulação médica para que essa haja coordenação logística e seja estabelecido um fluxo eficiente.

A preparação é baseada em 4 pilares:

1. Equipe: Informe o que se sabe e discuta as possibilidades e cenários que podem encontrar;.
2. Funções: atribua funções e tarefas logísticas aos membros da equipe.
3. Equipamento: certifique-se que na sala de trauma há o equipamento que você pode precisar, por exemplo: kit de cricotireotomia, toracotomia, drenos e carrinho de via aérea difícil, entre outros materiais necessários.
4. Mental: visualização de tarefas complexas de forma lógica e calma, praticar exercícios de respiração profunda para alívio de tensão e estresse, manutenção do foco.

O relatório do atendimento deve ser transmitido ao médico que recebe esse paciente no hospital para que as informações coletadas sobre cinemática do trauma, medidas terapêuticas realizadas até o momento, assim como outras informações relevantes ao atendimento sejam anexadas ao prontuário do paciente e ajudem na condução do caso a partir de então.

COMO É REALIZADA A AVALIAÇÃO INICIAL DESSE PACIENTE?

O atendimento do paciente vítima de trauma na sala de emergência se inicia pela avaliação primária, que é a sistematização da investigação diagnóstica de lesões imediatamente ameaçadoras à vida do paciente, seguindo uma ordem padronizada de prioridades, sendo o tratamento instituído logo após o diagnóstico.

A ordem da avaliação primária, conforme sugerida pelo *Advanced Trauma Life Support* (ATLS), segue o mnemônico ABCDE, como descrito a seguir:

A. (*Airway*) Avaliação das vias aéreas com restrição da mobilidade da coluna cervical.
B. (*Breathing*) Ventilação e respiração.
C. (*Circulation*) Circulação com controle da hemorragia.
D. (*Disability*) Avaliação neurológica.
E. (*Exposure and Environment*) Exposição e controle do ambiente.

Avaliação das vias aéreas com restrição da mobilidade da coluna cervical

O primeiro passo no atendimento do paciente vítima de trauma é avaliar a perviedade das vias aéreas, mantendo a precaução com a mobilidade da coluna cervical concomitantemente. Deve-se procurar por causas de obstrução das vias aéreas, por exemplo, presença de corpos estranhos, fraturas de mandíbula e face, assim como fraturas de laringe. Também é importante que secreções coletadas na cavidade oral sejam aspiradas para evitar que sejam motivo de obstrução.

Uma causa comum de obstrução de vias aéreas em paciente inconsciente é a queda da língua. Pode-se realizar as manobras de elevação do mento e tração mandibular na tentativa de sanar essa obstrução. Uma cânula orofaríngea pode ser útil como dispositivo temporário, contanto que não haja reflexo de vômito presente, o que poderia acarretar um episódio de broncoaspiração secundária a vômitos em um paciente incapaz de proteger as suas vias aéreas.

Podemos avaliar rapidamente se existe ou não obstrução de vias aéreas fazendo uma pergunta simples ao paciente, como questioná-lo sobre o seu nome e idade. A capacidade de fonação e deglutição sem dificuldade envolve processos motores complexos para que aconteçam, assim sendo, se esses dois preditores estiverem presentes, pode-se considerar que neste momento a via aérea mantém-se protegida.

Caso haja dúvida acerca da capacidade do paciente de proteger a sua via aérea, uma via aérea avançada deve ser obtida. Em traumas complexos de face, muitas vezes o primeiro plano para se obter uma via aérea definitiva pode ser a realização de cricotireoidostomia cirúrgica em pacientes adultos e por punção em crianças abaixo de 12 anos. Pode-se realizar uma única tentativa de intubação orotraqueal nesses pacientes, mas o material necessário para a realização de via aérea cirúrgica deve estar pronto para ser usado caso essa tentativa seja falha.

A restrição de mobilidade cervical pode ser obtida por meio do uso de um colar cervical. Se houver a necessidade de se realizar intubação endotraqueal ou cricotireoidostomia o colar deve ser aberto e um segundo operador deve realizar a estabilização manual da coluna cervical.

Os dispositivos extraglóticos, como máscaras e tubos laríngeos, são adjuntos no manejo das vias aéreas e devem sempre estar à disposição durante o atendimento de um politraumatizado grave.

Outro dispositivo importante para se incluir no *checklist* de equipamentos de manejo de via aérea na sala de emergência é o *bougie*. Evidências recentes comprovaram sua maior taxa de sucesso de intubação em primeira tentativa quando comparado com a intubação sem o seu uso.

Antes de realizar a intubação, se possível, deve-se realizar um exame neurológico sumário incluindo a avaliação do nível de consciência utilizando a escala de coma de Glasgow, pupilas e resposta motora e sensitiva nos quatro membros.

Ventilação e respiração

Neste momento o examinador deve atentar para problemas que afetem os fatores responsáveis pela boa ventilação e oxigenação, ou seja, nos pulmões, caixa torácica e diafragma. De forma pragmática, o exame consiste em inspeção, palpação, ausculta e percussão.

A inspeção se inicia pela busca por turgência jugular e desvio de traqueia, estendendo-se para o tórax, que neste momento deve ser exposto. Deve-se realizar a ausculta e palpação de toda a caixa torácica. A percussão tem pouca utilidade em um ambiente ruidoso como uma sala de emergência. Simultaneamente é instalada a oximetria de pulso e acopla-se uma máscara não reinalante para ofertar oxigênio suplementar ao paciente.

Neste momento, deve-se realizar o diagnóstico e tratamento das seguintes lesões ameaçadoras à vida:

Lesão de árvore traqueobrônquica

- A maior parte das lesões acontece em até 2,5 cm da carina.
- Alta mortalidade.
- Apresentação:
  - Hemoptise.
  - Enfisema subcutâneo cervical.
  - Cianose.
  - Pneumotórax hipertensivo.
- Tratamento:
  - Intubação com fibroscópio pode posicionar o *cuff* além da lesão ou seletivar o brônquio-fonte sadio como medida temporária até o procedimento cirúrgico.

- Drenagem torácica (pode ser necessário mais de um dreno caso haja persistência de alto débito aéreo no primeiro dreno).
- Avaliação cirúrgica de urgência.

Pneumotórax hipertensivo

- Mecanismo de válvula unidirecional do pulmão para a cavidade torácica, levando ao desvio do mediastino, e consequentemente diminuição do retorno venoso, débito cardíaco, desencadeando hipotensão (choque obstrutivo).
- Causa mais comum: ventilação com pressão positiva em paciente com pneumotórax simples.
- O diagnóstico é clínico.
- Apresentação:
  - Hipertimpanismo unilateral.
  - Abolição do murmúrio vesicular unilateral.
  - Hipotensão.
  - Turgência jugular (pode estar ausente em paciente hipovolêmico).
  - Dor torácica.
  - Taquicardia.
  - Hemitórax elevado sem movimentos respiratórios.
  - Hipoxemia.
- Tratamento:
  - Punção de alívio com cateter 14G no 5º espaço intercostal ligeiramente anterior à linha axilar média.
  - Se houver falha na punção: toracostomia digital.
  - Tratamento definitivo: drenagem torácica em selo d'água.

Pneumotórax aberto

- Lesões extensas da parede torácica com orifício externo maior do que 2/3 do diâmetro da traqueia.
- O ar segue o caminho de menor resistência, ou seja, o orifício torácico, impossibilitando a ventilação.
- Geralmente tratado pela equipe pré-hospitalar.
- Apresentação:
  - Lesão torácica compatível.
  - Abolição do murmúrio vesicular unilateral.
  - Passagem audível do som através da caixa torácica.
- Tratamento:
  - Curativo de três pontos (mecanismo valvar, possibilitando a saída do ar sem seu retorno ao tórax).
  - Tratamento definitivo: drenagem torácica em selo d'água.

Hemotórax maciço

- Acúmulo de mais do que 1.500 mL de sangue no hemitórax causa compressão pulmonar suficiente para gerar importante desconforto respiratório, hipotensão e choque.
- Indicação cirúrgica:
  - Drenagem inicial maior do que 1.500 mL.
  - Débito de mais de 200 mL/h por 2-4 h após a drenagem.
- Tratamento:
  - Ressuscitação hemodinâmica.
  - Avaliação cirúrgica com urgência.
  - Drenagem torácica em selo d'água.

Tamponamento cardíaco

- Compressão do coração por acúmulo de fluido no saco pericárdico.
- Mais comum em traumas penetrantes. Apresentação:
  - Abafamento de bulhas cardíacas.*
  - Turgência jugular.*
  - Hipotensão.*
  - eFAST usado repetidamente tem acurácia de 90-95%.
- Tratamento:
  - Toracotomia de emergência; ou esternotomia.
  - Na ausência de cirurgião ou emergencista capacitado nesse procedimento participando do atendimento pode-se realizar pericardiocentese guiada por ultrassom (US) como medida temporária.

Circulação com controle de hemorragia

A atenção à hemodinâmica do paciente continua de forma mais focada neste momento. Deve-se avaliar sinais de choque através da perfusão periférica, pulsos e a capacidade do paciente de manter um bom nível de consciência. Lembre de sinais fáceis de se identificar na abordagem inicial do doente, como: pele fria e pegajosa, sudorese, tempo de enchimento capilar prolongado, velocidade acelerada e amplitude de pulso reduzida. Raramente um paciente com boa perfusão periférica se encontrará hipovolêmico,

* Tríade de Beck é pouco comum.

assim como um pulso periférico rápido e fino ou ausente é um sinal clássico de choque hipovolêmico.

Se a monitorização eletrocardiográfica e a de pressão arterial ainda não tiverem sido instaladas, neste momento faz-se necessário.

O cálculo do índice de choque pode ser uma ferramenta para reconhecimento de choque oculto. O índice de choque consiste na divisão da FC/PAS. Um índice de choque > 0,8 ou variação ≥ 0,1 é um sinal de choque oculto e é preditivo de hipotensão pós-intubação, necessidade de transfusão, gravidade do trauma e mortalidade.

Classicamente se orienta que sejam instalados dois acessos venosos periféricos de grosso calibre (pelo menos 18G); na impossibilidade deve-se tentar acesso intraósseo, acesso venoso central e flebotomia, nessa ordem de prioridades. Acesso venoso periférico ou central guiado por US também podem ser conseguidos a depender da expertise do emergencista ou enfermeiro assistente. Devem ser coletados níveis séricos de hemoglobina e hematócrito, INR, tipagem sanguínea, lactato e gasometria arterial para avaliar o déficit de bases, assim como beta-HCG para todas as mulheres em idade fértil.

Devem ser administrados 1.000 mL de solução isotônica aquecida (37°C-40°C). Se o paciente não responder a essa medida inicial, deve-se iniciar transfusão sanguínea imediatamente.

Durante a ressuscitação volêmica, deve-se utilizar o conceito de hipotensão permissiva. Nesses pacientes, uma fluidoterapia agressiva objetivando normotensão pode piorar o sangramento, pois o foco hemorrágico ainda não foi controlado e a administração excessiva de cristaloides pode desencadear a chamada "tríade letal do trauma", coagulopatia dilucional, hipotermia e acidose. Sendo assim, a meta pressórica em pacientes em que a fonte de hemorragia ainda não foi controlada é uma pressão arterial média (PAM) maior ou igual a 50 mmHg com uma pressão arterial sistólica (PAS) de 50 a 70 mmHg. Esses alvos foram associados a menor perda sanguínea e menor utilização de hemoderivados. Deve-se atentar aos pacientes vítimas de TCE, as diretrizes de Brain Trauma Foundation apoiam alvo da pressão de perfusão cerebral > 60 mmHg e os dados retrospectivos sugerem que a PAS < 90 pode duplicar a mortalidade nestes pacientes (Wiles, 2013). Sabe-se que a pressão arterial habitual varia de acordo com o indivíduo (por exemplo, pacientes com hipertensão crônica provavelmente necessitarão de pressões sanguíneas mais altas para manter a mesma pressão de perfusão), indicando que as condutas devem ser também individualizadas.

Todo local de sangramento visível deve ser contido. A primeira medida para interromper um sangramento externo é a compressão direta, podendo ser seguida de um curativo compressivo com ou sem agente hemostático. Quando um sangramento em extremidade não puder ser controlado com essas medidas, um torniquete pode ser aplicado logo acima da lesão.

Outras fontes de hemorragia interna devem ser identificadas através de exame físico e exames complementares (p. ex., eFAST, radiografia de tórax e radiografia de pelve). Locais comuns de hemorragia são: tórax, abdome, retroperitônio, pelve e ossos longos. A sondagem vesical pode ser uma medida importante para o diagnóstico de sangramento retroperitoneal, porém, caso haja sangramento uretral, não deve ser realizada neste momento. O toque retal, assim como o toque vaginal, deve ser reservado para pacientes com suspeita de trauma pélvico (mecanismo de trauma compatível, equimose perineal), assim como o toque vaginal também deve ser realizado nestes pacientes. O uso de sondagem orogástrica pode ser útil para descomprimir o estômago, reduzir o risco de aspiração e, em alguns casos, evidenciar presença de sangue no interior dele.

Deve-se obter radiografias de tórax e pelve AP (anteroposterior) quando forem necessárias, porém elas não devem atrasar a ressuscitação e devem ser realizadas ainda na sala de emergência.

À beira do leito, deve-se realizar o eFAST (avaliação ultrassonográfica estendida direcionada para o trauma) para buscar por tamponamento cardíaco, hemotórax e líquido livre em cavidade abdominal, entre outros diagnósticos possíveis. A interpretação do exame e sua implicação terapêutica devem levar em conta a estabilidade hemodinâmica do paciente. O lavado peritoneal diagnóstico deve ser realizado em pacientes instáveis hemodinamicamente na ausência de eFAST ou quando, por algum motivo, ele for impossibilitado de ser realizado.

Se identificada instabilidade pélvica no exame físico, deve ser realizada imobilização até que seja fixada cirurgicamente. Ossos longos fraturados devem ser alinhados e imobilizados, sempre checando a função neurovascular do membro antes e após cada manipulação.

A literatura recente evidenciou melhora de sobrevida em pacientes com choque hemorrágico e que receberam ácido tranexâmico precocemente. Deve ser administrado em pacientes vítimas de trauma com a pressão arterial sistólica abaixo de 90 mmHg e taquicardia acima de 120 bpm na dose de 1 g IV em 10 min em até 3 horas do trauma seguido de 1 g IV nas próximas 8 horas. A primeira dose deve ser realizada preferencialmente ainda no ambiente pré-hospitalar.

Alguns pacientes são candidatos a receber transfusão maciça a depender do quadro clínico apresentado na admissão da sala de emergência, sendo guiados também por escores de risco, por exemplo, o escore ABC. Os indicadores para disparo de transfusão maciça incluem, mas não se limitam a: quadro de choque óbvio, índice de choque > 1 ou variação de índice de choque ≥ 0,1 ou se houver uma pontuação ABC ≥ 2. Parâmetros de ressuscitação volêmica também podem ser considerados. Necessidade acima de 4 unidades de qualquer combinação de cristaloides ou hemoderivados para manter a perfusão adequada é considerada abordagem agressiva de ressuscitação, predizendo maior mortalidade, devendo considerar disparo do protocolo de transfusão maciça nestes casos.

Pacientes em uso de anticoagulantes não foram bem representados nos estudos e têm um limiar menor para transfusão sanguínea. Deve-se atentar também à população de idosos pela incidência elevada do uso de betabloqueadores. Protocolos institucionais agilizam o processo desse tipo de intervenção e devem ser implementados em unidades de saúde para as quais traumas graves são referenciados. São administrados concentrados de hemácias, plasma e plaquetas na proporção de 1:1:1 em grande parte dos protocolos de transfusão maciça.

Tromboelastografia e tromboelastometria rotacional auxiliam na identificação e no tratamento de coagulopatias secundárias ao choque hemorrágico e, se disponíveis, devem ser utilizadas em pacientes com hemorragia extensa e submetidos à transfusão maciça.

Avaliação neurológica

Após a avaliação das vias aéreas, respiração e circulação, devemos dar início ao exame neurológico mais focado. O objetivo neste momento é determinar o nível de consciência, realizar a avaliação das pupilas observando seu tamanho e reação à luz, assim como identificar sinais de lateralização. Também deve-se avaliar rapidamente o nível do trauma raquimedular se este estiver presente.

Busca-se prevenir lesão cerebral secundária, mantendo boa oxigenação e perfusão cerebrais. Assim que identificada lesão, deve-se obter uma avaliação neurocirúrgica o mais breve possível.

Pacientes que fizeram uso de álcool, drogas lícitas ou ilícitas, assim como em estado de hipoglicemia, podem apresentar alteração no nível de consciência sem lesão cranioencefálica direta, porém são diagnósticos de exclusão e todo paciente com rebaixamento do nível de consciência deve ser interpretado como secundário ao trauma até que sejam descartadas lesões estruturais. Muitas vezes as duas situações podem estar associadas no mesmo paciente.

▷ **TABELA 1** Escala de coma de Glasgow

	Classificação	Pontuação
Abertura ocular	Espontânea	4
	Ao som	3
	À pressão	2
	Ausente	1
	Não testável	NT
Resposta verbal	Orientada	5
	Confusa	4
	Palavras	3
	Sons	2
	Ausentes	1
	Não testável	NT
Resposta motora	A ordens	6
	Localizadora	5
	Flexão normal	4
	Flexão anormal	3
	Extensão	2
	Ausente	1
	Não testável	NT

Exposição e controle do ambiente

Ainda na avaliação primária, realiza-se a exposição completa do paciente, mantendo a precaução com o risco de causar-lhe hipotermia. O paciente deve ser inspecionado por toda a superfície corpórea em busca de estigmas de trauma, como abrasões, escoriações e queimaduras. Após a exposição e inspeção,

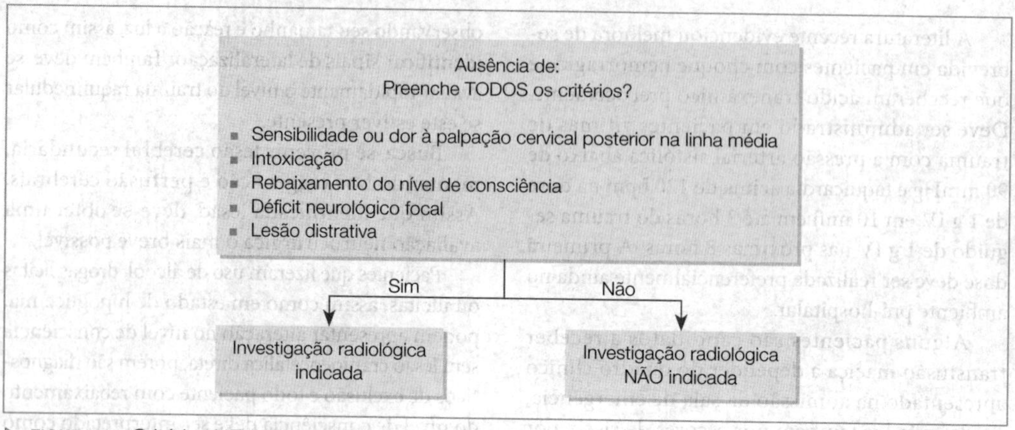

▷ **FIGURA 1** Critérios NEXUS para indicação de investigação radiológica.

deve-se mantê-lo coberto com mantas térmicas ou cobertores aquecidos.

A temperatura ambiente da sala de emergência deve ser ajustada para que o risco de hipotermia seja minimizado.

Transferência

Ao fim da avaliação primária deve-se considerar a necessidade de transferência do paciente para um hospital com os recursos necessários para manejar afecções que não puderem ter seu tratamento definitivo no local onde o paciente iniciou o atendimento. Não se deve atrasar a transferência para a realização de exames diagnósticos além do necessário na avaliação primária.

QUAL É O PRÓXIMO PASSO APÓS A AVALIAÇÃO PRIMÁRIA?

Dando continuidade ao atendimento do paciente vítima de trauma, deve-se realizar a avaliação se-

▷ **TABELA 2** Avaliação primária

A – (*Airway*) Avaliação das vias aéreas com restrição da mobilidade da coluna cervical	
▪ Mantenha alinhamento da coluna cervical ▪ Avalie a perviedade das vias aéreas realizando uma pergunta simples ao paciente ▪ Desobstrua se necessário: elevação do mento, tração mandibular, aspiração de secreções ▪ Intubação caso o paciente não consiga proteger as vias aéreas (se necessário faça uso dos dispositivos extraglóticos e do bougie) ▪ Via aérea cirúrgica caso não seja possível a intubação ▪ Realize exame neurológico sumário antes de intubar	
B – (*Breathing*) Ventilação e respiração ▪ Instale máscara não reinalante a 10 L/min + oximetria de pulso ▪ Inspecione, palpe e ausculte o tórax buscando por lesões ameaçadoras à vida e realize o tratamento imediato:	
Lesão de árvore traqueobrônquica	▪ IOT com fibroscópio ▪ Drenagem torácica (possivelmente mais de um dreno será necessário)
Pneumotórax hipertensivo	▪ Punção de alívio com cateter 14G no 5º EIC ▪ Se não obtiver sucesso: toracostomia digital
Pneumotórax aberto	▪ Curativo de três pontos
Hemotórax maciço	▪ Ressuscitação volêmica ▪ Drenagem torácica
Tamponamento cardíaco	▪ Toracotomia de emergência OU esternotomia ▪ Na ausência de cirurgião habilitado: pericardiocentese guiada por US

(continua)

▷ **TABELA 2** Avaliação primária (*continuação*)

C – (*Circulation*) Circulação com controle da hemorragia ▪ Monitorização cardíaca, pressão arterial não invasiva ▪ Avalie a presença de choque: nível de consciência, perfusão e pulsos ▪ Instale dois acessos venosos calibrosos (18G), próximos passos se não for possível acesso IV: IO, acesso central e flebotomia ▪ Inicie a infusão IV de 1.000 mL de cristaloide a 39°C ▪ Coleta de exames laboratoriais: Hb/Ht, INR, tipagem sanguínea, gasometria arterial com lactato, beta-HCG (para mulheres em idade fértil) ▪ Aplicar pressão direta em locais com sangramento externo ativo, torniquete se necessário ▪ Exames complementares à avaliação: eFAST, RX tórax AP, RX pelve AP, lavado peritoneal ▪ Se pelve instável, realize a imobilização ▪ Reconheça a necessidade de acionar o protocolo de transfusão maciça com o auxílio do escore ABC ▪ Se PAS < 90 mmHg + FC > 120 bpm: ácido tranexâmico 1 g IV em 10 min em até 3 h do trauma + 1 g IV nas próximas 8 h ▪ TEG ou ROTEM se hemorragia extensa ou transfusão maciça
D – (*Disability*) Avaliação neurológica ▪ Avalie o nível de consciência com a escala de coma de Glasgow ▪ Observe as pupilas em relação a resposta à luz e o seu tamanho ▪ Teste a motricidade dos membros ▪ Considere a realização de glicemia capilar em pacientes com rebaixamento do nível de consciência
E – (*Exposure and Environment*) Exposição e controle do ambiente ▪ Exponha totalmente o paciente e inspecione por lesões até então não encontradas, inclusive em região de dorso ▪ Ajuste a temperatura ambiente da sala de emergência ▪ Cubra o paciente com manta térmica ou cobertor aquecido

AP: anteroposterior; eFAST: avaliação ultrassonográfica estendida direcionada para o trauma; EIC: espaço intercostal; FC: frequência cardíaca; Hb: hemoglobina; Ht: hematócrito; IO: intraósseo; IOT: intubação orotraqueal; IV: intravenoso; PAS: pressão arterial sistólica; ROTEM: tromboelastometria rotacional; RX: raio X; TEG: tromboelastografia; US: ultrassonografia.

cundária no paciente que se encontre clinicamente estável. Este é o momento em que buscamos lesões que não ameaçam imediatamente a vida, mas que podem gerar sequelas, desconforto ou evoluir com piora do quadro clínico.

Sinais vitais, monitorização e responsividade devem ser checadas constantemente durante o exame. Havendo deterioração no quadro clínico em qualquer momento, deve-se prontamente refazer a avaliação primária.

Inicia-se pela história e prossegue-se com o exame físico detalhado. O mnemônico AMPLA pode ser usado para que se lembre o que deve ser questionado no momento da história de uma vítima de trauma:

- A – Alergias.
- M – Medicamentos em uso.
- P – Passado médico/prenhez.
- L – Líquidos e alimentos ingeridos recentemente.
- A – Ambiente e eventos relacionados ao trauma.

O exame físico neste momento deve focar em não deixar nenhuma lesão passar desapercebida. Realiza-se uma avaliação minuciosa craniocaudal como descrito a seguir.

Cabeça

Inspeção e palpação de toda a face e couro cabeludo procurando por deformidades e lacerações. Deve-se examinar a acuidade visual, motricidade ocular, reflexos pupilares (em pacientes com edema palpebral, o reflexo consensual pode ser testado com o uso do US *point-of-care*), hemorragia conjuntiva. Se o paciente estiver com lentes de contato, devem ser removidas neste momento.

Realiza-se inspeção da cavidade oral e de integridade de mucosa, dentes e arcabouço ósseo maxilofacial.

Coluna cervical e pescoço

Todo paciente politraumatizado tem risco potencial de ter lesão na coluna vertebral; dessa forma, deve-se manter as precauções de mobilidade cervical.

É importante que seja palpado, inspecionado e auscultado o pescoço (investigando sopro carotídeo). Observa-se a presença de dor e sensibilidade à palpação cervical.

A presença de discreto enfisema subcutâneo pode inferir lesões de vias aéreas que não foram notadas na avaliação primária.

Radiografias simples de coluna cervical têm um valor limitado e foram suplantadas em grande parte pela tomografia computadorizada (TC). Um exame neurológico normal associado a uma TC sem alterações é suficiente para descartar lesão em coluna cervical, na Figura 1.

A avaliação radiográfica e a necessidade de mantermos precaução de mobilidade de coluna cervical podem ser evitadas se o paciente preencher os Critérios de Baixo Risco NEXUS (*National Emergency X-Radiography Utilization Study*) ou a Regra Canadense de Coluna Cervical.

Tórax

A avaliação secundária do tórax consiste na inspeção de todo o tórax exposto, ausculta cardíaca e pulmonares. Pode-se realizar a percussão de campos pulmonares, palpação de todos os arcos costais, articulações costocondrais, clavículas e esterno.

Se um pneumotórax hipertensivo foi aliviado na avaliação primária, deve ser realizada drenagem tubular em selo d'água neste momento.

A TC de tórax está indicada se o paciente politraumatizado apresentar dor torácica importante, dispneia, sensibilidade esternal ou alteração no US torácico ou radiografia de tórax.

Atente para lesões potencialmente ameaçadoras à vida: pneumotórax simples, hemotórax, tórax flácido, contusão miocárdica, rotura traumática de aorta, rotura diafragmática e rotura esofágica.

Abdome e pelve

Estigmas de trauma abdominal devem ser buscados durante a inspeção, como marcas de cinto de segurança, abrasões e escoriações, correlacionando a sua localização com uma possível lesão intra-abdominal.

Palpa-se o abdome como um todo observando se existe algum ponto localizado de dor ou sinal de irritação peritoneal. A pelve é examinada testando por sinais de instabilidade anteroposterior e anterolateral, assim como deve-se avaliar a sínfise púbica à procura de disjunção. A radiografia AP de pelve tem pouca sensibilidade em diagnosticar todas as lesões possíveis de bacia, mas se encontrada uma fratura em livro aberto, é suficiente para inferir a necessidade de estabilização pélvica, embolização ou fixação cirúrgica. Pacientes assintomáticos, estáveis hemodinamicamente e sem alterações no exame físico da pelve não necessitam de radiografia de bacia.

Deve-se proceder à TC de abdome em pacientes vítimas de trauma abdominal fechado que se apresentem com dor abdominal, que tenham sido vítimas de trauma com cinética importante, eFAST anormal, hematúria macroscópica ou em pacientes nos quais o exame físico abdominal não for confiável, como nos casos de rebaixamento do nível de consciência ou lesão distrativa, por exemplo.

Períneo, reto e vagina

Equimoses, lacerações e sangramentos uretrais levantam à suspeita de lesões de pelve e retroperitônio. Toque retal deve ser realizado nesses pacientes para avaliar a integridade da parede retal, presença de espículas ósseas palpáveis e de sangramento. Toque vaginal deve ser realizado em paciente em risco para este tipo de lesão.

Musculoesquelético

Deformidades, contusões e escoriações devem ser buscadas na avaliação das extremidades do paciente. Deve-se palpar proeminências ósseas à procura de dor e dificuldade de mobilização, sugerindo a possibilidade de fratura oculta. Atenção especial deve ser dada ao membro com dor desproporcional à lesão identificada, sugerindo a evolução de síndrome compartimental.

O dorso do paciente deve ser inspecionado e palpado por inteiro.

Neurológico

Novamente é realizada a avaliação do nível de consciência pela escala de coma de Glasgow, resposta pupilar e avaliação mais detalhada da motricidade e sensibilidade do paciente.

Reavaliação

O paciente deve ser reavaliado de forma contínua, observando alterações de sinais vitais, resposta à terapêutica da dor e presença de novas queixas ou piora do quadro inicial.

LITERATURA RECOMENDADA

1. ACS TQIP Best Practice Guidelines. Disponível em: https://www.facs.org/quality-programs/trauma/tqip/best-practice.
2. American College of Surgeons on Trauma. Advanced Trauma Life Support (ATLS) student course manual. 10. ed. Chicago: American College of Surgeons; 2018.
3. Brown CA, et al. The Walls manual of emergency airway management. 5. ed. Wolters Kluwer; 2018.
4. Bugaev N, Como JJ, Golani G, et al. Thromboelastography and rotational thromboelastometry in bleeding patients with coagulopathy: Practice management guideline from the Eastern Association for the Surgery of Trauma. Journal of Trauma and Acute Care Surgery. 2020;89(6):999-1017.
5. Fischer PE, Bulger EM, Perina DG, Delbridge TR, Gestring ML, Fallat ME. Guidance document for the prehospital use of tranexamic acid in injured patients. Prehospital Emergency Care. 2016;20(5):557-9.
6. Garland T. Effect of use of a bougie vs endotracheal tube and stylet on first-attempt intubation success among patients with difficult airways undergoing emergency intubation: a randomized clinical trial. The Journal of Emergency Medicine. 2018;55(2).
7. Lee CY, Bernard AC, Fryman L, Coughenour J, Costich J, Boulanger B, et al. Imaging may delay transfer of rural trauma victims: a survey of referring physicians. The Journal of Trauma: Injury, Infection, and Critical Care. 2018;65(6):1359-63.
8. Marx J, Hockberger R, Walls R (eds.). Rosen's emergency medicine. 9. ed. Philadelphia: Saunders; 2018.
9. Moore EE, et al. Trauma. 8. ed. New York: McGraw-Hill Education; 2017.
10. Patel MB, Humble SS, Cullinane DC, Day MA, Jawa RS, Devin CJ, et al. Cervical spine collar clearance in the obtunded adult blunt trauma patient. Journal of Trauma and Acute Care Surgery. 2015;78(2):430-41.
11. PHTLS Prehospital Trauma Life Support. 8. ed. Jones & Bartlett Learning; 2016.
12. Roberts I, Shakur H, Coats T, Hunt B, Balogun E, Barnetson L, et al. The CRASH-2 trial: A randomised controlled trial and economic evaluation of the effects of tranexamic acid on death, vascular occlusive events and transfusion requirement in bleeding trauma patients. Health Technol Assess. 2013;17(10).
13. Rossaint R, Bouillon B, Cerny V, Coats TJ, Duranteau J, Fernández-Mondéjar E, et al. The STOP the Bleeding Campaign. Critical Care. 2013;17(2):136.
14. Sapsford W. Should the 'C' in 'ABCDE' be altered to reflect the trend towards hypotensive resuscitation? Scand J Surg. 2008;97(1):4-11; discussion 12-3.
15. Spahn DR, Bouillon B, Cerny V, Coats TJ, Duranteau J, Fernández-Mondéjar E, et al. Management of bleeding and coagulopathy following major trauma: An updated European guideline. Critical Care. 2013;17(2).
16. Sperry JL, Guyette FX, Brown JB, et al. Prehospital plasma during air medical transport in trauma patients at risk for hemorrhagic shock. N Engl J Med. 2018;379:315-26.
17. Stapczynski JS, Tintinalli JE. Tintinalli's emergency medicine: A comprehensive study guide. 7. ed. New York: McGraw-Hill Education LLC; 2011.
18. Tran A, Yates J, Lau A, et.al. Permissive hypotension vs. conventional resuscitation strategies in adult trauma patients with hemorrhagic shock: a systematic review and meta-analysis of randomized controlled trials. J Trauma Acute Care Surg. 2018 May;84(5):802-8.
19. Wiles MD. Blood pressure management in trauma: from feast to famine? Anaesthesia. 2013 May;68(5):445-9.
20. World Health Organization. Global status report on road safety. Geneva: World Health Organization; 2015. Disponível em: http://www.who.int/violence_injury_prevention/road_safety_status/2015/en/.

75 Traumatismo cranioencefálico

Gabriel Martinez
Renan Dourado Tinel
Júlio César Garcia de Alencar
Rodrigo Antonio Brandão Neto

PONTOS IMPORTANTES

- O traumatismo cranioencefálico (TCE) constitui uma emergência médica com alta morbimortalidade, resultando em grandes impactos socioeconômicos.
- O TCE é tradicionalmente classificado em escalas de gravidade de lesão, e a mais comumente utilizada é a escala de coma de Glasgow (ECG), que o classifica em leve, moderado ou grave de acordo com a pontuação obtida.
- Todos os pacientes com TCE devem receber atendimento inicial sistematizado ao paciente grave, por exemplo, segundo as normas estabelecidas pelo ATLS (*Advanced Life Trauma Support*).
- O foco no atendimento inicial do paciente com TCE deve ser prevenir hipoxemia e hipotensão para evitar lesão cerebral secundária.
- O tratamento do TCE visa ao gerenciamento da pressão intracraniana (PIC) e à manutenção da perfusão cerebral, bem como otimização da oxigenação e da pressão arterial (PA) e o controle da temperatura, glicose, convulsões e outros potenciais insultos que possam levar à lesão cerebral secundária. O uso de ácido tranexâmico é benéfico em pacientes com TCE moderado, como demonstrado no estudo CRASH-3.
- A pressão intracraniana (PIC) elevada está associada ao aumento da mortalidade. Todos os pacientes devem ser rapidamente avaliados quanto à herniação cerebral iminente e tratados imediatamente.

INTRODUÇÃO E DEFINIÇÕES

O traumatismo cranioencefálico (TCE) constitui uma emergência médica com alta morbimortalidade, resultando em grandes impactos socioeconômicos. Dados epidemiológicos mostram que se trata da principal causa de morte nos Estados Unidos entre as idades de 1 a 45 anos, com uma incidência de 108-332 novos casos admitidos no hospital a cada 100.000 pessoas por ano. Em média, 39% dos pacientes com grave lesão cerebral traumática morrem devido à sua lesão, e 60% têm um resultado desfavorável mensurado pela escala de Glasgow.

Em adultos, o compartimento intracraniano é protegido pelo crânio, uma estrutura rígida com volume interno fixo de 1.400 a 1.700 mL, composto por 80% de parênquima cerebral, 10% de líquido cefalorraquidiano e 10% de sangue.

TCE é definido como qualquer lesão de etiologia traumática que afete o parênquima cerebral ou suas estruturas subjacentes, como as meninges, os vasos, a calota craniana e o couro cabeludo.

É tradicionalmente classificado em escalas de gravidade de lesão, e a mais comumente utilizada é a escala de coma de Glasgow (ECG), que o classifica em leve, moderado ou grave de acordo com a pontuação obtida.

FISIOPATOLOGIA

A fisiopatologia do TCE pode ser separada em duas categorias: lesão cerebral primária e lesão cerebral secundária.

Lesão cerebral primária

Ocorre no momento do trauma. Os mecanismos envolvidos envolvem impacto direto, aceleração e desaceleração, trauma penetrante e ondas de explosão. Apesar dos mecanismos serem heterogêneos, eles resultam em forças mecânicas externas que são transferidas para os compartimentos intracranianos. O dano resultante inclui uma combinação de contusões focais e hematomas, bem como cisalhamento dos tratos de substância branca (lesão axonal difusa), juntamente com edema cerebral.

Lesão cerebral secundária

Lesões que podem ocorrer em decorrência da cascata de lesão molecular que se inicia no momento do trauma e perdura por horas ou dias. Esses mecanismos incluem:

- Lesão da membrana celular por radicais livres.
- Distúrbios hidroeletrolíticos.
- Disfunção mitocondrial.
- Apoptose celular.
- Isquemia cerebral, secundária a vasoespasmos, oclusão microvascular e/ou lesão vascular direta.

Um aspecto crítico do atendimento ao paciente com TCE é evitar insultos cerebrais secundários que podem piorar lesões neuronais. Por exemplo, evitar hipotensão arterial e hipóxia (que diminuem o fornecimento de oxigênio e glicose ao cérebro lesado), tratar febre e convulsões (que podem aumentar a demanda metabólica) e evitar disglicemias (que podem exacerbar os mecanismos de lesão em andamento).

Conceitos fisiopatológicos importantes

A pressão intracraniana (PIC) é normalmente ≤ 15 mmHg em adultos e a hipertensão intracraniana patológica (HIC) está presente quando a PIC é ≥ 20 mmHg por período maior do que 5 minutos.

Uma vez que o volume total da abóbada craniana é invariável, um aumento no volume de um componente ou a presença de componentes patológicos, tais como hematomas, requer o deslocamento de outras estruturas, um aumento na PIC ou ambos. Deste modo, a PIC é uma variável que depende do volume e da complacência de cada componente do compartimento intracraniano, também conhecida como doutrina Monro-Kellie (Figura 1).

A pressão de perfusão cerebral (PPC) é didaticamente definida pela diferença entre pressão arterial média (PAM) e pressão intracraniana (PIC). A PAM entre 50 e 150 mmHg mantém o fluxo sanguíneo cerebral constante. O TCE pode prejudicar a autorregulação pressórica de tal modo que o cérebro não possa compensar adequadamente a PPC. Valores de PAM abaixo de 50 mmHg podem resultar em isquemia e infarto cerebral, enquanto valores acima de 150 mmHg podem desencadear edema e hipertensão intracraniana.

Além disso, aproximadamente um terço dos pacientes com TCE grave desenvolvem coagulopatia, que está associada a um risco aumentado de aumento da hemorragia, piores desfechos neurológicos e morte. Embora a coagulopatia possa ser resultado de medicamentos de uso prévio do paciente, como varfarina ou agentes antiplaquetários, acredita-se que o TCE por si também produza coagulopatia por meio da liberação sistêmica de fator tecidual e fosfolipídios cerebrais para a circulação sistêmica, desencadeando coagulação intravascular e coagulopatia de consumo.

CLASSIFICAÇÃO

O TCE é uma doença heterogênea. Existem muitas maneiras diferentes de categorizar os pacientes em termos de gravidade clínica, mecanismo de lesão e fisiopatologia, cada uma das quais pode impactar o prognóstico e o tratamento. Para efeitos didáticos, neste capítulo serão abordadas as classificações conforme a gravidade e a morfologia da lesão no exame de imagem.

Escore de gravidade clínica

O TCE tem sido tradicionalmente classificado usando escores de gravidade de lesão; a mais comumente utilizada é a escala de coma de Glasgow (ECG) (Tabela 1). Escores de 13 a 15 são considerados leves, de 9 a 12 são considerados moderados e de 8 ou menos são considerados graves. A ECG é universalmente aceita como uma ferramenta para classificação de

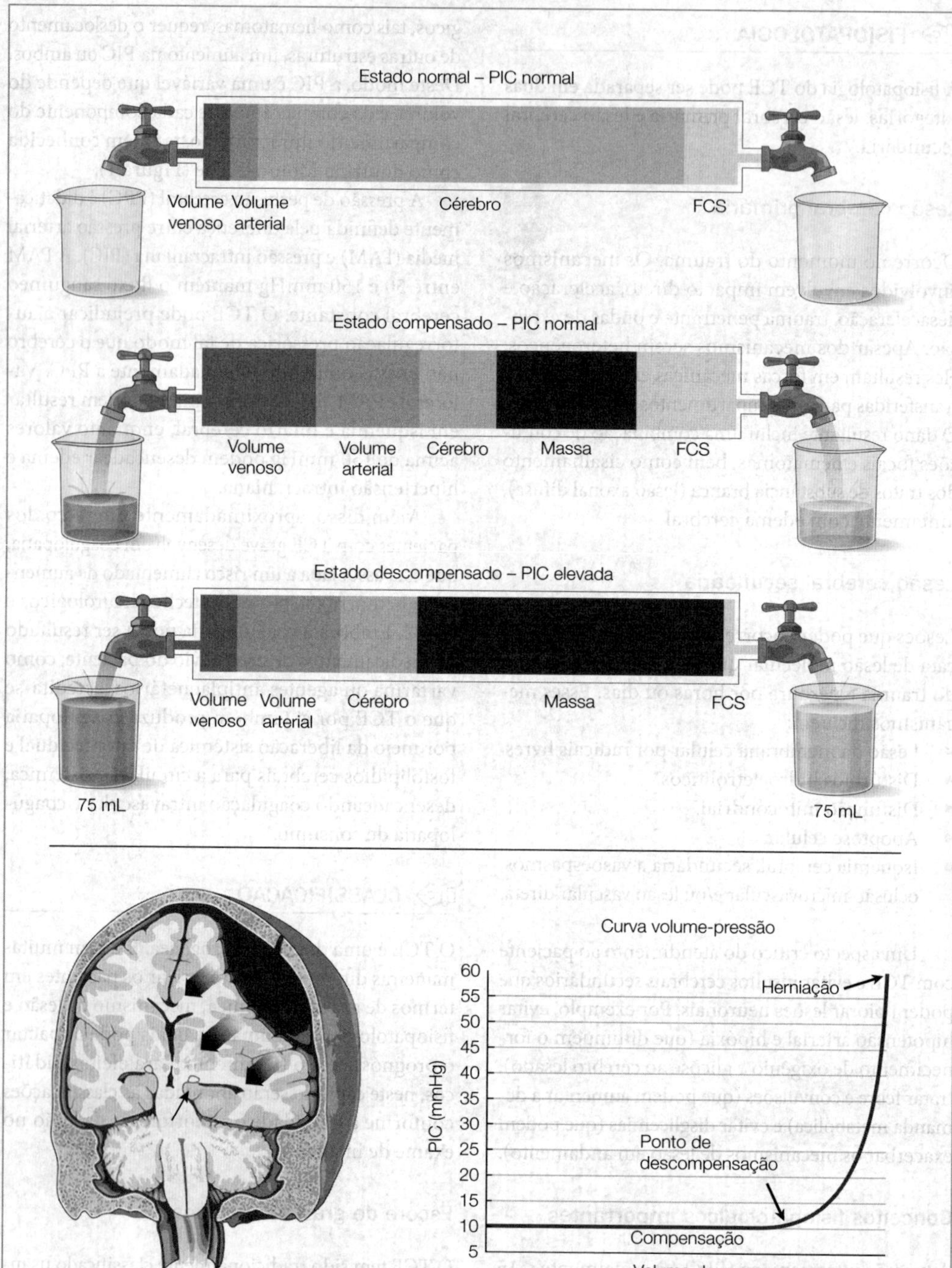

▷ **FIGURA 1** Doutrina de Monro-Kelli. FCS: fluido cerebrospinal; PIC: pressão intracraniana.

TCE devido à sua simplicidade, reprodutibilidade e valor preditivo para o prognóstico geral. No entanto, é limitada por fatores de confusão, como sedação.

▷ **TABELA 1** Escala de Coma de Glasgow

	Pontuação
Melhor abertura ocular	
Espontâneo	4
Resposta ao estímulo verbal	3
Resposta a dor	2
Sem abertura ocular	1
Melhor resposta verbal	
Orientado	5
Confuso	4
Palavras inapropriadas	3
Sons incompreensíveis	2
Sem resposta verbal	1
Melhor resposta motora	
Obedece a comando	6
Localiza estímulo doloroso	5
Retirada ao estímulo doloroso	4
Flexão anormal a dor	3
Extensão anormal a dor	2
Sem resposta motora	1

Recentemente foi proposta a inclusão da avaliação pupilar na ECG, retirando pontos do escore final conforme resposta pupilar. Assim, teríamos:

- Resposta pupilar inexistente: nenhuma pupila reage à luz (retira 2 pontos).
- Resposta pupilar parcial: apenas uma pupila reage à luz (retira 1 ponto).
- Resposta pupilar total: ambas as pupilas reagem à luz (não retira pontos).

Essa atualização da ECG está validada para pacientes com trauma, e no estudo original a mortalidade em pacientes com ECG de 3 era de 50% comparada a 74% em pacientes com ECG de 1 com avaliação pupilar. A última versão do ATLS não incorporou a avaliação pupilar, assim não recomendamos neste momento seu uso.

Escore de gravidade tomográfica

A escala de Marshall usa os achados da tomografia computadorizada (TC) para classificar as lesões em seis categorias diferentes (Tabela 2). É amplamente utilizada em centros de trauma e demonstrou predição de risco de HIC em adultos com precisão, mas carece de reprodutibilidade em pacientes com vários tipos de lesão cerebral.

▷ **TABELA 2** Escala de Marshall para traumatismo cranioencefálico

Categoria	Definição
Lesão difusa I	Não há patologia intracraniana visível na tomografia
Lesão difusa II	Cisternas presentes com desvio de linha média de até 5 mm; ausência de lesões expansivas > 25 cm³
Lesão difusa III	Cisternas comprimidas ou ausentes com desvio de linha média de até 5 mm; ausência de lesões expansivas > 25 cm³
Lesão difusa IV	Desvio de linha média > 5 mm, ausência de lesões expansivas > 25 cm³
Lesão expansiva evacuada (V)	Qualquer lesão evacuada cirurgicamente
Lesão expansiva não evacuada (VI)	Lesão > 25 cm³ com densidade mista ou alta, não evacuada

Morfologia

As morfologias do TCE são agrupadas em dois grandes grupos: as fraturas de crânio e as lesões intracranianas. Cada grupo é subdividido de acordo com a clínica e os achados nos exames de imagem.

Fratura de crânio

- *Fraturas da calota craniana:* podem ser lineares ou estreladas, apresentando-se com ou sem afundamento. A presença de fratura de calota craniana pressupõe um mecanismo de alta energia, aumentando a ocorrência de hematoma intracraniano em até 400 vezes.
- *Fraturas de base de crânio*: são identificadas clinicamente com equimose periorbital (olhos de guaxinim), equimose retroauricular (sinal de Battle), fístula liquórica através do nariz ou orelha ou mesmo a disfunção do VII e VIII par de nervos cranianos (paralisia facial e perda da audição).

Lesões intracranianas

- *Lesão axonal difusa*: caracterizada na neuroimagem como múltiplas pequenas lesões vistas dentro do trato da substância branca. Esses pacientes geralmente apresentam coma profundo sem pressão intracraniana (PIC) elevada e desfecho desfavorável.
- *Contusão:* as contusões cerebrais focais são constituídas por aéreas heterogêneas de isquemia, necrose, hemorragia e edema, e são as mais frequentemente encontradas. As contusões são comumente vistas nas áreas frontais e temporais basais, que são particularmente suscetíveis devido ao impacto direto nas superfícies basais do crânio no contexto de lesões por aceleração/desaceleração.
- *Hematoma epidural:* hematomas epidurais são tipicamente associados a vasos durais rompidos, como a artéria meníngea média, e quase sempre estão associados a uma fratura de crânio. Apresentam formato lenticular e tendem a não estar associados a danos cerebrais subjacentes. Por esse motivo, os pacientes que apresentam hematomas epidurais apenas na tomografia computadorizada podem ter um prognóstico melhor do que os indivíduos com outros tipos de hemorragia traumática.
- *Hematoma subdural:* os hematomas subdurais resultam de danos às veias pontinas, que drenam as superfícies corticais cerebrais para os seios venosos durais. Essa lesão tende a ser em forma de crescente e é frequentemente associada a lesões cerebrais subjacentes (Figura 2).
- *Hemorragia subaracnóidea:* a hemorragia subaracnóidea (HSA) traumática pode ocorrer com rompimento de pequenos vasos nas fissuras silvianas e cisternas interpedunculares. A hemorragia intraventricular ou hemorragia intracerebral superficial também pode se estender para o espaço subaracnóideo.
- *Hemorragia intraventricular:* acredita-se que a hemorragia intraventricular seja resultado do rompimento das veias subependimárias ou por extensão da hemorragia intraparenquimatosa ou subaracnóidea adjacente.

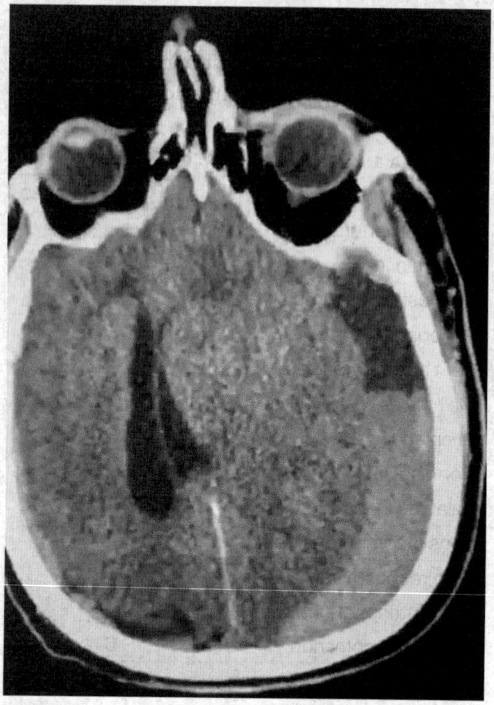

▷ **FIGURA 2** Hematoma subdural (formato em crescente) crônico agudizado à esquerda em paciente idoso usuário de anticoagulante e aspirina admitido em nosso serviço por rebaixamento de nível de consciência. O sangramento agudo demonstra-se hiperdenso (mais branco) em relação ao parênquima cerebral. Perceber ainda o desvio importante de linha média, com compressão de ventrículos laterais. Atentar ainda para o hematoma subgaleal à esquerda, indicando o local do impacto.

TRATAMENTO

Todos os pacientes politraumatizados devem receber atendimento inicial segundo protocolos validados de atendimento, como o ATLS (*Advanced Life Trauma Support*). O objetivo primordial no atendimento ao paciente com TCE é evitar a ocorrência de lesões cerebrais secundárias à hipotensão e a hipóxia. Apesar de diretrizes específicas para o manejo destes pacientes, o tratamento raramente é realizado segundo padrões estabelecidos. Um estudo mostrou que em apenas 17% dos casos de TCE grave as diretrizes recomendadas para seu manejo foram seguidas apropriadamente; isso tem importância quando verificamos em outros estudos que a sobrevida de pacientes com TCE grave é até 3 vezes maior em pacientes tratados em centros de referência que costumam seguir essas diretrizes.

Pré-hospitalar

Em um ambiente pré-hospitalar, o foco do atendimento a um paciente com TCE continua sendo a prevenção de hipoxemia e hipotensão. O risco de morte aumenta consideravelmente em pacientes que apresentam na admissão hospitalar uma pressão arterial sistólica (PAS) < 90 mmHg ou pressão parcial de oxigênio (PaO_2) < 60 mmHg.

As decisões mais importantes nesta etapa do atendimento são: definir se este paciente precisa de suporte de oxigênio e qual o dispositivo mais adequado (máscara não reinalante ou via aérea avançada); manter boa imobilização de coluna cervical, avaliar necessidade de reposição volêmica parcimoniosa visando à manutenção de boa perfusão cerebral; e encaminhar o paciente o mais rápido possível para realização de exames de imagem e avaliação especializada.

Para definir o suporte ventilatório indica-se o dispositivo necessário para manter uma $SatO_2$ > 90%. O dispositivo mais utilizado na abordagem inicial é a máscara não reinalante com fluxo a 15 L/min. A intubação orotraqueal é recomendada nas seguintes situações:

- Incapacidade de proteger via aérea.
- TCE grave (ECG < 9).
- Dificuldade em ventilar ou manter $SatO_2$ > 90% após oxigênio suplementar.
- Instabilidade hemodinâmica.
- Transporte de longa duração.

Os dispositivos supraglóticos vêm mostrando bons resultados quando comparados aos tubos orotraqueais. Portanto, em situações em que o profissional não tenha obtido sucesso após laringoscopia ou não apresenta experiência suficiente para realização do procedimento, os dispositivos supraglóticos devem ser prontamente indicados.

Em nove ensaios clínicos randomizados e um estudo de coorte de tratamento com reposição volêmica pré-hospitalar em pacientes com lesão cerebral traumática, o uso de soluções cristaloides hipertônicas e soluções coloidais não foram mais eficazes do que era salina isotônica e poderiam aumentar a mortalidade. Para tratamento de hipotensão, a conduta mais utilizada no atendimento pré-hospitalar (APH) no Brasil ainda é a reposição volêmica com cristaloides.

Traumatismo cranioencefálico leve

Apesar da maioria dos pacientes com traumatismo cranioencefálico leve apresentar boa recuperação neurológica, até 3% desses traumas evoluem com disfunção neurológica grave. O médico emergencista tem papel fundamental em identificar precocemente pacientes com maior risco. Após a avaliação primária e secundária, deve-se avaliar se o paciente tem indicação de internação hospitalar e se estão indicados exames de imagem.

A obtenção de exame de imagens, geralmente tomografia computadorizada (TC) de crânio sem contraste, é recomendada para um subgrupo de pacientes com TCE leve no cenário agudo. O objetivo principal é identificar lesões que requerem intervenção neurocirúrgica imediata ou avaliação neurológica precoce.

Há evidências de que pacientes com TCE leve podem ser selecionados para realizar TC com base em critérios clínicos. Três desses critérios, a regra canadense de tomografia computadorizada (CCTC), os critérios de Nova Orleans (CNO) e os critérios do *National Emergency X-Radiography Utilization Study II* (NEXUS II) foram desenvolvidos e validados prospectivamente. Esses critérios priorizam alta sensibilidade para identificar pacientes com achados tomográficos clinicamente importantes e não objetivam reduzir o número de exames realizados. Uma abordagem desses critérios é apresentada na Figura 3.

Os critérios canadenses (CCTC) indicam realização de TC de crânio para pacientes com TCE leve e qualquer um dos seguintes achados:

- ECG < 15 duas horas após a lesão.
- Suspeita de fratura craniana aberta ou afundamento de crânio.
- Qualquer sinal de fratura da base do crânio.
- Dois ou mais episódios de vômito.
- Idade > ou igual a 65 anos.
- Amnésia retrógrada > 30 minutos antes do impacto.
- Mecanismo de alto impacto (pedestre atingido por veículo motorizado, ocupante ejetado do veículo motorizado, queda ≥ 1 metro ou ≥ 5 degraus).

Pacientes com certas características de alto risco foram excluídos da população na qual esses critérios foram originalmente desenvolvidos e testados. Portanto, a presença de qualquer um deles também é uma indicação para TC de crânio neste protocolo:

- Déficit neurológico.
- Convulsão.
- Presença de diátese hemorrágica ou uso de anticoagulante oral.
- Retorno ao departamento de emergência para reavaliação de um ferimento na cabeça.

Os critérios de Nova Orleans se aplicam a pacientes com ECG de 15 e requerem TC se houver cefaleia, vômito, idade > 60 anos, intoxicação por drogas ou álcool, amnésia anterógrada persistente, convulsão ou trauma visível acima da clavícula.

Já nos critérios NEXUS II, a TC de crânio é indicada para ECG ≤ 14, fratura craniana significativa, hematoma do couro cabeludo, déficit neurológico, comportamento anormal, coagulopatia ou vômito persistente.

Esses critérios foram aplicados prospectivamente em uma população de estudo multicêntrico de mais de 7.000 pacientes. A sensibilidade foi maior para os critérios de Nova Orleans (CNO). Para pacientes que requeiram intervenção neurocirúrgica, as sensibilidades para CNO, CCTC e NEXUS II foram de 100, 100 e 95%, respectivamente. Para pacientes com lesão cerebral clinicamente importante, as sensibilidades para CNO, CCTC e NEXUS II foram de 92, 79 e 89%, respectivamente. Por serem muito sensíveis, a especificidade desses critérios é previsivelmente baixa (< 50%), com o CNO tendo a especificidade mais baixa (< 25%).

A internação hospitalar e a avaliação por um neurocirurgião são recomendadas para pacientes com risco de complicações imediatas de um TCE leve, que incluem:

- ECG < 15 após 2 horas do trauma.
- Alterações na tomografia computadorizada.
- Convulsões.
- Distúrbios de coagulação ou pacientes em vigência de anticoagulação.
- Déficit neurológico novo.
- Vômitos recorrentes.

A alta hospitalar pode ser considerada para o paciente com TCE leve e baixo risco de deterioração clínica. Há evidências substanciais de que os pacientes com ECG = 15, exame físico e neurológico e TC de crânio normais e nenhuma predisposição a sangramento tenham baixa probabilidade de apresentar deterioração neurológica.

Tanto o paciente quanto os acompanhantes devem receber orientações explícitas e compreensíveis sobre o monitoramento, e quando procurarem ajuda médica nas próximas 24 horas. Os seguintes sinais de alerta devem levar o paciente e/ou os familiares a procurar ajuda médica imediata:

- Incapacidade de acordar o paciente no momento do despertar esperado.
- Cefaleias intensas ou que pioraram.
- Sonolência ou confusão mental.
- Inquietação, instabilidade ou convulsões.
- Dificuldades de visão.
- Vômito, febre ou rigidez de nuca.
- Incontinência urinária ou intestinal.
- Fraqueza ou dormência envolvendo qualquer parte do corpo.

Traumatismo cranioencefálico moderado e grave

O paciente com TCE moderado a grave deve ser inicialmente avaliado quanto à patência da via aérea e sua necessidade de intubação, ventilação e ressuscitação hemodinâmica. Mesmo que o paciente venha encaminhado pela equipe do pré-hospitalar, tais passos devem ser reavaliados. Em paralelo ao exame físico, deve-se monitorizar os sinais vitais: frequência cardíaca e respiratória, oximetria de pulso, capnografia, pressão arterial, temperatura e glicemia. Evitar hipoxemia e hipotensão permanece como medida essencial para melhor desfecho. Após estabilização inicial, o exame de imagem deve ser realizado o mais breve possível.

O exame neurológico deve ser focado para classificar a gravidade do TCE e identificar precocemente sinais de hipertensão intracraniana. A escala de coma de Glasgow é a mais utilizada por ser simples e reprodutível. A avaliação pupilar é um passo essencial na avaliação primária, pois pode evidenciar sinais de HIC mesmo antes do exame de imagem e possibilitar início de tratamento precoce. Vale ressaltar que a deterioração clínica do paciente com TCE é mais comum nas primeiras horas após o trauma; portanto, o exame físico seriado torna-se ainda mais importante neste momento.

As principais alterações na avaliação primária que irão sugerir aumento da PIC são: rebaixamento de nível de consciência, depressão respiratória, tríade de Cushing (hipertensão, bradicardia e respiração irregular), pupilas assimétricas ou médio-fixas e posturas patológicas, como decorticação ou descerebração. É recomendado nestes pacientes:

- Monitorização adequada com ECG, oximetria, capnografia e sinais vitais.
- Avaliação sistemática para outros tipos de trauma.
- Realização de exame de imagem, com a tomografia de crânio sem contraste (TC) sendo a imagem preferida neste contexto, pela rapidez, facilidade e possibilidade de avaliar as lesões mais prevalentes como fraturas, sangramentos e edema.
- Avaliação com neurocirurgião.
- Coleta de hemograma completo, eletrólitos, coagulograma, função renal, glicemia e exames toxicológicos. A presença de coagulopatia na vigência de TCE grave implica necessidade de correção da coagulopatia.

Caso o paciente não esteja em um centro com TC disponível ou seja identificada alguma lesão após sua realização, deve ser transferido o mais rápido possível para realizar o exame e a avaliação com neurocirurgião.

Terapia com antifibrinolítico

Atualmente é recomendada a administração do ácido tranexâmico para pacientes que apresentam TCE moderado (ECG maior que 8 e menor que 13) dentro de três horas após a lesão. O tratamento parece ser seguro e está associado à diminuição da mortalidade, com a dose de ataque de 1 g infundida em 10 minutos, seguida por uma infusão intravenosa de 1 g em oito horas.

O benefício do ácido tranexâmico em pacientes com TCE moderado foi demonstrado no estudo CRASH-3, que randomizou 9.202 pacientes com TCE e ECG < 13 ou qualquer evidência de sangramento intracraniano na tomografia computadorizada (TC) dentro de três horas de lesão para ácido tranexâmico ou placebo. Entre os pacientes com TCE leve a moderado, a morte foi significativamente reduzida (5,8 *versus* 7,5 por cento, RR 0,78, IC 95% 0,64-0,95), mas não em pacientes com TCE grave (RR 0,99, IC 95% 0,91-1,07). O benefício do ácido tranexâmico foi altamente dependente do tempo em pacientes com lesão leve a moderada, mas não em pacientes com lesão grave.

Cuidados intensivos no departamento de emergência

Em geral, os esforços do tratamento intensivo visam ao manejo da pressão intracraniana (PIC) e à manutenção da perfusão cerebral, bem como à otimização da oxigenação e da pressão arterial (PA) e ao controle da temperatura, glicose, convulsões e outros potenciais insultos que possam levar à lesão cerebral secundária.

- **Ventilação**: a maioria dos pacientes com TCE grave são submetidos a ventilação mecânica. Uma vez que a hipercapnia pode resultar em elevações na PIC e a hipocapnia pode precipitar vasoconstrição e consequente isquemia cerebral, o uso de monitores de dióxido de carbono expirado ($ETCO_2$) deve ser considerado para todos os pacientes com TCE ventilados com o objetivo de manter $PaCO_2$ entre 35 e 45 mmHg. A hipoxemia também deve ser evitada e a PaO_2 mantida > 60 mmHg. Embora a hiperventilação possa ser utilizada para reduzir a PIC, via de regra é recomendado evitá-la por questões de segurança, especialmente na fase aguda (primeiras 24 a 48 horas) após o TCE por causar vasoconstrição cerebral e piorar a perfusão, podendo resultar em isquemia cerebral.
- **Pressão arterial:** evitar hipotensão continua sendo uma prioridade para evitar lesão cerebral secundária. Atualmente, recomenda-se manter a PA sistólica ≥ 100 mmHg para pacientes de 50 a 69 anos e ≥ 110 mmHg para pacientes de 15 a 49 anos ou > 70 anos.
- **Fluidoterapia:** fluidos isotônicos ou transfusões sanguíneas devem ser utilizados para manter a euvolemia. A solução salina é preferível à albumina, visto que esta última foi associada ao aumento da mortalidade (42 *versus* 22%, p < 0,001) em uma subanálise de pacientes com TCE inscritos no estudo SAFE. Embora as soluções cristaloides balanceadas (como Ringer Lactato e PlasmaLyte) sejam atualmente utilizadas para diminuir o risco de lesão renal aguda em pacientes críticos, a solução salina normal (NaCl 0,9%) é preferida em pacientes com TCE, uma vez que as soluções balanceadas são

relativamente hipotônicas e podem piorar o edema cerebral. Os desequilíbrios eletrolíticos são comuns em pacientes com TCE, e devem ser avaliados regularmente.

- **Profilaxia de convulsão:** pacientes que apresentam convulsão pós-traumática precisam ser tratados com medicamentos anticonvulsivantes devido ao risco de estado de mal epiléptico ou piora de uma lesão sistêmica. Além disso, as crises recorrentes podem aumentar o fluxo sanguíneo cerebral e, teoricamente, aumentar a pressão intracraniana. Não há um anticonvulsivante ideal para o tratamento das primeiras convulsões. Na prática, a fenitoína com 1 g de dose de ataque (na velocidade de 50 mg/min) mantida posteriormente com 100 mg de 8/8 h é frequentemente usada porque não causa sedação significativa. O levetiracetam é uma alternativa razoável e preferida por um grande número de autores. A duração ideal da terapia não está clara e depende em parte da gravidade da lesão. Na ausência de recorrência de convulsão, os anticonvulsivantes geralmente são mantidos durante a internação hospitalar e são gradualmente retirados nas primeiras semanas, embora esta seja uma prática controversa.
- **Profilaxia de tromboembolismo venoso:** pacientes com TCE apresentam risco aumentado de tromboembolismo venoso (TEV). Inicialmente, é recomendada a profilaxia mecânica com compressão pneumática intermitente na admissão para todos os pacientes com TCE e quimioprofilaxia com heparina não fracionada 5.000 unidades 8/8 h ou com enoxaparina 40 mg por dia após 24 h da admissão na maioria dos pacientes com TCE que apresentam estabilidade da lesão confirmada em exame de imagem.
- **Tratamento da coagulopatia:** os parâmetros de coagulação devem ser medidos no departamento de emergência (DE) em todos os pacientes com TCE grave e os esforços para corrigir qualquer coagulopatia identificada devem começar imediatamente. Aproximadamente um terço dos pacientes com TCE grave demonstram coagulopatia, que está associada a um risco aumentado de aumento da hemorragia, desfechos neurológicos ruins e morte. A coagulopatia pode resultar de medicamentos de uso prévio do paciente, tais como varfarina ou agentes antiplaquetários. Embora fuja ao escopo deste capítulo, o manejo da reversão da anticoagulação farmacológica é essencial no atendimento ao paciente com TCE.
- **Controle da glicemia:** evitar hipoglicemia e hiperglicemia é apropriado em pacientes com TCE grave, porém ainda não há consenso da faixa ideal de glicose sérica desejada e da duração da terapia. Para evitar níveis extremos de glicemia, recomenda-se mantê-la em uma faixa entre 140 e 180 mg/dL. Controle glicêmicos mais rígidos (entre 80 e 110 mg/dL) parecem estar associados à menor disponibilidade de glicose cerebral e a aumento da razão lactato/piruvato, associados ao aumento da mortalidade.
- **Controle de temperatura:** a febre deve ser evitada, pois está associada a pior prognóstico após TCE grave, presumivelmente por agravar a lesão cerebral secundária. A febre também piora o controle da PIC por meio de um aumento da demanda metabólica, e consequentemente de fluxo sanguíneo. A hipotermia terapêutica apresentou efeitos benéficos em modelos animais de lesão traumática do cérebro. Embora a hipotermia terapêutica possa tratar com sucesso a hipertensão intracraniana refratária, os estudos são conflitantes. Uma metanálise achou uma pequena diminuição de mortalidade e de outros desfechos neurológicos, mas o benefício em relação à mortalidade desaparecia se excluídos os estudos de pobre qualidade, assim a eficácia do tratamento permanece incerta e a hipotermia deve ser utilizada apenas no contexto de estudos clínicos.
- **Suporte nutricional:** é recomendado que as metas nutricionais sejam alcançadas no máximo em cinco a sete dias.

Terapias experimentais incluem o uso de estatinas e magnésio, mas no momento nenhuma dessas terapias pode ser recomendada.

Manejo de hipertensão intracraniana

A pressão intracraniana elevada (PIC) está associada a aumento da mortalidade e piores desfechos. Todos os pacientes devem ser avaliados rapidamente quanto a herniação cerebral iminente; tais avaliações devem ser realizadas a cada uma a duas horas nos primeiros dias após o TCE grave. Os sinais clínicos de herniação iminente incluem assimetria pupilar significativa, pupilas fixas e dilatadas unilaterais ou bilaterais, postura decorticada ou descerebrada, depressão respiratória e a tríade de Cushing. Em tais pacientes, as seguintes medidas devem ser tomadas imediatamente:

- Elevação da cabeceira a 30° para permitir a drenagem venosa adequada do cérebro, sem comprometer a perfusão cerebral, mantendo o pescoço em posição neutra.
- Intubação orotraqueal assistida por drogas, se ainda não foi realizada.
- Breve e controlada hiperventilação com uma $PaCO_2$ de aproximadamente 30 mmHg (dióxido de carbono expirado [$ETCO_2$] geralmente de 25 a 30 mmHg), como uma medida de salvamento. A hiperventilação reduzirá de forma rápida e confiável a PIC no cenário de herniação cerebral; no entanto, o uso prolongado é potencialmente prejudicial e não é recomendado.
- Uso de uma dose em *bolus* de um agente osmótico capaz de reverter transitoriamente a herniação cerebral. Os dois agentes que demonstraram eficácia em estudos publicados para reverter agudamente a hipertensão intracraniana são:
  - Manitol: 1 a 1,5 g/kg – pode resultar em depleção de volume, pois age a partir de diurese osmótica, portanto não administrar em pacientes hipotensos.
  - NaCl 3 a 23,4%: 30 a 60 mL administrados em 10 minutos.
- Manutenção de uma pressão arterial média (PAM) mais elevada, de aproximadamente 80 a 100 mmHg, para manter uma pressão de perfusão cerebral (PPC) adequada, uma vez que a PIC pode ser extremamente alta no cenário de herniação cerebral. Tanto a ressuscitação com fluidos quanto o uso de vasopressor são frequentemente necessários nesse cenário.

Essas intervenções são temporárias e pendentes de intervenções definitivas imediatas, incluindo o tratamento neurocirúrgico.

Tratamento cirúrgico

Não é o objetivo desta obra aprofundar-se no tratamento cirúrgico destes pacientes, mas devemos citar que o tratamento cirúrgico com a evacuação dos hematomas intracranianos tem um papel vital na melhora dos desfechos em pacientes com lesão cerebral traumática grave. São indicações para intervenção cirúrgica:

- Hematoma epidural: quando volume >30 mL independentemente de *status* neurológico, ou em pacientes com Glasgow < 8 e assimetria pupilar.
- Hematoma subdural: quando > 10 mm de espessura ou associado a desvio de linha média > 5 mm, ou se Glasgow < 8 ou caiu 2 pontos na escala desde a admissão hospitalar.
- Hemorragia intracraniana: se em fossa posterior é recomendada a abordagem, em outras situações a indicação é controversa. Em geral, se indica a intervenção se lesão > 50 cm^3 ou maior que 20 cm^3 em hemorragia frontal ou temporal em pacientes com Glasgow de 6-8 com desvio de linha média > 5 mm ou compressão de cisternas.

A craniotomia descompressiva profilática unilateral é frequentemente realizada para hematomas subdurais agudos e para contusões graves e edema cerebral hemisférico unilateral. A craniectomia descompressiva pode ser indicada como um tratamento de segunda linha para a hipertensão intracraniana em lesão cerebral traumática grave.

INDICAÇÕES DE INTERNAÇÃO, SEGUIMENTO E TERAPIA INTENSIVA

Pacientes com TCE leve devem ser internados se:

- Escala de coma Glasgow (ECG) < 15.
- Anormalidades na TC de crânio (hemorragia intracraniana, isquemia, efeito de massa, desvio de linha média).
- Convulsões.
- Pacientes com alteração da hemostasia ou em anticoagulação.
- Outros déficits neurológicos.
- Vômitos recorrentes.

Pacientes com trauma grave devem ser internados em unidades de terapia intensiva e idealmente transferidos para um centro de atendimento de neurotrauma se ECG < 9.

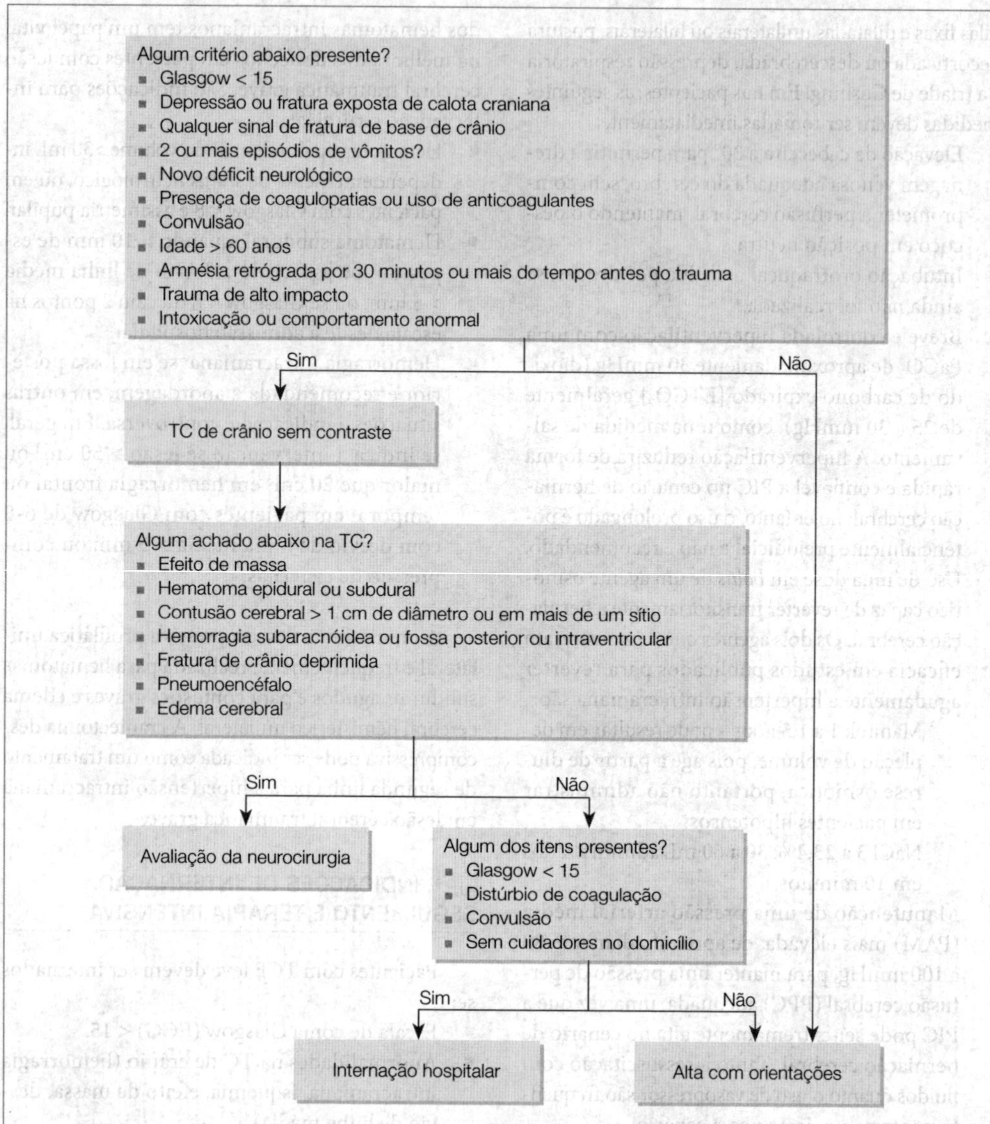

▷ **FIGURA 3** Abordagem do paciente com traumatismo cranioencefálico leve.
TC: tomografia computadorizada.

LITERATURA RECOMENDADA

1. American College of Surgeons on Trauma. Advanced Trauma Life Support (ATLS) student course manual. 10 ed. Chicago: American College of Surgeons; 2018.
2. Badjatia N, Carney N, Crocco TJ, et al. Diretrizes para tratamento pré-hospitalar de lesão cerebral traumática. 2. ed. Prehosp Emerg Care. 2008;12(Suplemento 1):S1.
3. Brain Trauma Foundation, American Association of Neurological Surgeons, Congress of Neurological Surgeons, et al. Diretrizes para o tratamento de lesão cerebral traumática grave. I. Pressão sanguínea e oxigenação. J Neurotrauma. 2007;24(Suplemento 1):S7.
4. CRASH-3 trial collaborators. Effects of tranexamic acid on death, disability, vascular occlusive events and other morbidities in patients with acute traumatic brain injury (CRASH-3): a randomised, placebo-controlled trial. Lancet. 2019;394:1713.
5. Evans RW, Whitlow CT, Aminoff MJ, Moreira ME, Wilterdink JL. Acute mild traumatic brain injury (concussion)

in adults. Disponível em: uptodate.com. Acesso em 15. dez. 2020.

6. Gaudêncio TG, Leão GM. A epidemiologia do traumatismo crânio-encefálico: um levantamento bibliográfico no Brasil. Rev Neurocienc. 2013;21(3):427-34.
7. Rajajee V, Management of acute moderate and severe traumatic brain injury. Disponível em: uptodate.com. Acesso em 22 fev 2022
8. Ro YS, Shin SD, Holmes JF, et al. Comparison of clinical performance of cranial computed tomography rules in patients with minor head injury: a multicenter prospective study. Acad Emerg Med. 2011;18:597.
9. Rodrigues MS, Santana LF, Silva EPG, Gomes OV. Epidemiologia de traumatismo cranioencefálico em um hospital. Rev Soc Bras Clin Med. 2018 jan-mar;16(1):21-4.
10. Rosenfeld JV, Maas AI, Bragge P, et al. Early management of severe traumatic brain injury. Lancet. 2012;380:1088.
11. Semler MW, Self WH, Wanderer JP, et al. Balanced crystalloids versus saline in critically Ill Adults. N Engl J Med. 2018;378:829.
12. Stiell IG, et al. The Canadian CT Head Rule for patients with minor head injury. Lancet. 2001;357:1391-6.

76 Trauma torácico

Vitor Marcondes Ramos
Lucas Gonçalves Dias
Felipe Mouzo Bortoleto
Andre Abou Haidar
Victor Cezar de Azevedo Pessini
Júlio César Garcia de Alencar

PONTOS IMPORTANTES

- A maior parte das lesões torácicas traumáticas pode ser tratada por procedimentos realizados por profissionais treinados durante a avaliação primária. No entanto, de 15% a 30% dos traumas penetrantes no tórax precisam de abordagem cirúrgica.
- As principais lesões com comprometimento à vida que devem ser reconhecidas na avaliação primária são: obstrução de via aérea, lesões da árvore traqueobrônquica, pneumotórax hipertensivo, tamponamento cardíaco e hemotórax maciço.
- Durante a avaliação primária, hipóxia, hipercapnia e acidemia podem estar presentes e devem ser prontamente corrigidas.
- Na avaliação secundária podem ser evidenciadas alterações que podem levar a comprometimento hemodinâmico ou ventilatório no seguimento do paciente.

INTRODUÇÃO E DEFINIÇÕES

O trauma torácico é definido como qualquer lesão muscular, óssea ou de órgãos dentro da cavidade torácica. Trata-se de um amplo espectro de lesões que pode incluir acometimento da musculatura intercostal, costelas, pulmões, coração, esôfago, traqueia, aorta torácica, ducto torácico e demais estruturas que fazem trajeto na cavidade torácica.

A maior parte dos traumas torácicos é contusa e não necessita de procedimentos médicos emergenciais. Dados americanos apontam que menos de 10% dos traumas contusos necessitam de intervenção do emergencista ou do cirurgião. No entanto, o trauma torácico penetrante, que compõe cerca de 20% dos óbitos relacionados a trauma, necessitam de intervenção cirúrgica em até 30% dos casos.

Lesões penetrantes e que atravessam o mediastino representam uma situação de grande desafio para o atendimento na sala de emergência devido à alta taxa de mortalidade. Esse tipo de lesão geralmente é causado por arma de fogo ou outro tipo de projétil, sendo que a grande maioria dos pacientes morre no local, de forma semelhante com o que acontece com as lesões de aorta. A melhora na qualidade do atendimento pré-hospitalar nos últimos anos aumentou o número de pacientes que chegam ao hospital com esse tipo de ferimento.

As lesões que atravessam o mediastino são caracterizadas como aquelas que atravessam completamente ou parcialmente o mediastino e com trajetórias que incluem a transversal, anteroposterior, oblíqua ou descendente com orifício de entrada na raiz do pescoço.

Como achados clínicos que podem indicar o acometimento do mediastino temos:

- Ferimento com orifício de entrada e saída em lados opostos do tórax.

- Ferida com orifício de entrada e imagem evidenciando o projétil retido no lado contralateral à entrada ou dentro do mediastino.
- Ferimento penetrante na região central do tórax.

Apesar desses achados clínicos na avaliação inicial do paciente, a gravidade da lesão é variável e diretamente relacionada com a trajetória e, portanto, é de extrema importância a avaliação inicial do paciente para a rápida identificação do paciente com presença de lesão grave e potencialmente fatal.

Quando existe alguma lesão torácica com potencial comprometimento à vida, seu tratamento pode ser feito durante a avaliação primária por procedimentos realizados ainda no departamento de emergência por um profissional adequadamente treinado. Esses procedimentos envolvem manejo adequado da via aérea, toracocentese, incisão ou colocação de dreno, e serão discutidos ao longo do capítulo.

FISIOPATOLOGIA

Cada lesão torácica apresenta um mecanismo fisiopatológico diferente, com diagnósticos diferentes e condutas adequadas.

De maneira geral, destaca-se que fisiopatologicamente as lesões traumáticas do tórax podem ser associadas com: hipóxia, hipercapnia e acidemia, tanto por retenção de gás carbônico (CO_2) por comprometimento ventilatório, quanto por aumento de metabolismo anaeróbico pelo comprometimento circulatório (ver Capítulo "Choque").

A oxigenação pode não estar comprometida na avaliação primária em lesões pequenas, mas os pacientes podem se manifestar com dispneia, agitação psicomotora e dessaturação durante a avaliação secundária. Por isso, o *Advanced Trauma Life Support* (ATLS) preconiza máscara não reinalante (máscara com reservatório) conectada a fonte de oxigênio em todos os pacientes com suspeita de lesão torácica, independentemente da saturação de oxigênio e de sintomas respiratórios e antes mesmo do diagnóstico de lesão.

Além da oxigenação, a ventilação também pode estar comprometida por uma diversidade de mecanismos, como rebaixamento de nível de consciência, dor, fadiga muscular, alterações dos mecanismos de ventilação por distúrbios de pressão (como aumento da pressão intrapleural no pneumotórax) e até mesmo por intoxicação – iatrogênica ou por substâncias usadas pelo paciente. Pacientes que já apresentavam comprometimento ventilatório prévio por pneumopatias estruturais ou idosos são mais suscetíveis a desenvolver complicações e devem ser avaliados com maior cautela. Para a correção de distúrbios da ventilação devemos inicialmente identificar a sua causa e intervir. Pacientes com fraturas de arcos costais, por exemplo, se beneficiam de analgesia; pacientes com pneumotórax precisam de drenagem torácica e pacientes intoxicados por opioides devem ser tratados com naloxona. Quando ventilação mecânica for necessária, atenção especial deve ser dada para pacientes com contusão pulmonar ou com perda da complacência, pois demandam parâmetros de ventilação protetora para prevenção de volutrauma ou barotrauma. No trauma, não existem evidências contundentes que suportem medidas como ventilação prona ou membrana de circulação extracorpórea (ECMO).

A acidemia deverá ser corrigida de acordo com a etiologia, por exemplo, com suporte à ventilação ou correção do choque. A ressuscitação volêmica deve ser feita de maneira adequada, identificando o grau de choque, tamponando fontes de sangramento e indicando cristaloides e hemoderivados conforme necessário. A reanimação volêmica deve ser cuidadosa no trauma; apesar da hipovolemia prejudicar a perfusão tissular, a hipervolemia pode levar a comprometimento respiratório por edema de partes moles e infiltração do parênquima pulmonar. Além disso, vale lembrar que as estratégias de reanimação no trauma são cada vez mais voltadas para redução da administração de cristaloides e uso criterioso, porém precoce, de hemoderivados.

ACHADOS CLÍNICOS

Lesões decorrentes de trauma torácico podem ter diagnóstico clínico imediato ou ser evidenciadas apenas em exames de imagem. Nesse contexto, o exame padrão-ouro para diagnóstico de trauma torácico é a tomografia de tórax com contraste endovenoso em fases arterial e venosa. Não se deve aguardar a função renal para a realização de tomografias no paciente politraumatizado.

Durante a avaliação primária, ainda em sala de emergência, é importante destacar a importância da ultrassonografia *point of care*, que pode ser utilizada rapidamente para avaliação de pneumotórax, hemotórax, tamponamento cardíaco e contusão pulmonar, dentre outros. O protocolo eFAST (*Extended Focused Assessment with Sonography for Trauma*) foi desenvolvido para, além de diagnosticar líquido livre em cavidade peritoneal, avaliar pneumotórax e derrame pleural.

AVALIAÇÃO PRIMÁRIA

Obstrução de vias aéreas

A obstrução de vias aéreas no trauma torácico pode ocorrer tanto por aspiração de sangue, conteúdo gástrico, saliva ou corpos estranhos, quanto por lesões diretas ou compressivas em qualquer ponto da via aérea.

A suspeita diagnóstica deve ocorrer quando o paciente apresenta sinais de esforço respiratório, estridor, alteração de voz, conteúdo visível na boca, estigmas de trauma em região próxima da fúrcula ou região cervical ou enfisema subcutâneo.

A abordagem inicial não deve ser postergada, e se inicia com posicionamento adequado das vias aéreas, aspiração e remoção de corpos estranhos que possam ser visualizados. Cabe aqui a ressalva de que o posicionamento do paciente deve respeitar a imobilização cervical (quando indicada – e, por princípio, todo paciente politraumatizado deve ser tratado como potencial trauma raquimedular até que se descartem lesões). A primeira manobra deve ser a aspiração (de preferência com aspirador rígido) de boca e orofaringe, além da retirada mecânica de corpos estranhos visíveis. Outras manobras descritas classicamente são *chin lift* e *jaw thrust*. No entanto, essas medidas geralmente apresentam sucesso temporário, e o paciente com lesão de via aérea é um possível candidato para via aérea definitiva.

Lesão de árvore traqueobrônquica

As lesões de árvore traqueobrônquica são raras, e ocorrem em apenas 1% dos traumas torácicos contusos. Até 8% dessas lesões ocorrem próximo à carina e têm potencial para levar a pneumomediastino, pneumotórax e óbito.

O mecanismo traumático envolvido nessas lesões geralmente é de alta energia ou por desaceleração importante.

Os achados da avaliação primária que podem sugerir lesões em vias aéreas são hemoptise, esforço respiratório, cianose, enfisema de subcutâneo em tórax e cervical (sinal mais comum), pneumotórax e pneumomediastino (este último apresenta clínica semelhante ao tamponamento cardíaco). Caso exista pneumotórax decorrente de lesão de via aérea com comunicação direta, após o procedimento de drenagem de tórax observa-se escape aéreo constante e persistente no selo-d'água. O diagnóstico definitivo da lesão é realizado por tomografia computadorizada ou pela visualização direta por broncoscopia – procedimento tanto diagnóstico quanto terapêutico.

A intubação orotraqueal na avaliação primária pode piorar o *status* cardiovascular e pulmonar por piorar lesões já estabelecidas. Caso o tubo orotraqueal seja posicionado acima da lesão, o ar pode escapar pela lesão e aumentar um pneumotórax ou pneumomediastino já existente e que ainda não estava causando instabilidade hemodinâmica.

A intubação orotraqueal guiada por broncoscopia permite que o tubo orotraqueal seja alocado em uma posição mais distal à lesão, excluindo a área lesada do fluxo aéreo, e pode ser necessária a intubação seletiva de um dos brônquios. Em pacientes que se apresentam com lesões em vias aéreas e instáveis, ou quando não é possível controlar a saída de ar por meio de intubação guiada, o tratamento cirúrgico deve ser indicado na emergência. Nos pacientes estáveis, o tratamento definitivo pode ser postergado.

Pneumotórax

O pneumotórax pode ocorrer por lesões no parênquima pulmonar ou em vias aéreas (traqueia e brônquios), por lesões em parede torácica, por ventilação com pressão positiva que piorou lesões inicialmente pequenas ou por iatrogenia durante a passagem de acesso venoso central em veias jugulares internas ou subclávias.

O pneumotórax fechado ocorre por lesões na pleura visceral, gerando escape de ar para o espaço pleural, enquanto o pneumotórax aberto ocorre por lesões da parede torácica. O pneumotórax hipertensivo pode ocorrer tanto pela piora de um pneumotórax fechado quanto de um pneumotórax aberto.

Pneumotórax hipertensivo

No estado fisiológico, o espaço pleural, que é virtual, apresenta pressão negativa favorecendo o fluxo de ar para o interior dos pulmões. Em algumas situações, há lesão da pleura visceral (frequentemente com fratura de costelas associada) e formação de uma válvula

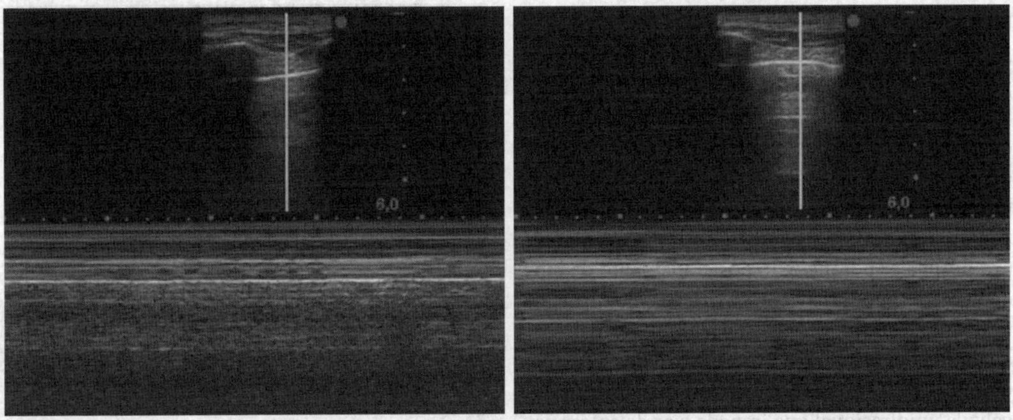

▷ **FIGURA 1** POCUS pulmonar no modo M. Na imagem da esquerda, pulmão normal, com sinal da praia. Na imagem da direita, pulmão com pneumotórax, sinal da estratosfera.

unidirecional com aumento do volume e da pressão de ar no espaço pleural. Esse aumento de pressão intratorácica leva à redução da expansibilidade pulmonar, caracterizando o pneumotórax. Em algumas situações, o aumento da pressão intratorácica é tão grande que desloca o mediastino para o lado contralateral, levando à redução do retorno venoso (tanto pelo aumento da pressão quanto por compressão das vias de saída das câmaras cardíacas). A esse fenômeno dá-se o nome de "pneumotórax hipertensivo": instabilidade hemodinâmica secundária ao pneumotórax, caracterizando um choque do tipo obstrutivo.

Os sinais clínicos do pneumotórax hipertensivo são ausculta abolida, hipertimpanismo durante percussão, desvio da traqueia para o lado contralateral da lesão, distensão de veias jugulares, esforço respiratório, queda de saturação, instabilidade hemodinâmica, rebaixamento de nível de consciência e cianose. O diagnóstico é clínico e o tratamento deve ser instituído antes de confirmação radiológica. Em caráter de exceção, caso haja disponibilidade de ultrassonografia *point-of-care*, pode-se realizar uma avaliação torácica rápida com posicionamento do transdutor na região anterossuperior do tórax. Os achados ultrassonográficos mais sugestivos de pneumotórax são ausência de deslizamento pleural (modo B) ou sinal do código de barras/estratosfera (modo M) (Figura 1), porém o achado patognomônico é a presença de *lung point* (POCUS) ou ponto pulmonar, visualizado como um ponto de transição entre áreas de deslizamento pleural e áreas sem deslizamento. Sua identificação, principalmente no contexto de atendimento inicial ao trauma, nem sempre é fácil e não deve ser extensivamente pesquisada na suspeita de pneumotórax hipertensivo.

Realizado o diagnóstico de pneumotórax hipertensivo – clínico ou pelo POCUS –, está indicada imediatamente a descompressão torácica, seja por agulha (jelco calibroso) ou toracostomia digital, no 5º espaço intercostal – entre as linhas axilar anterior e média. Após a descompressão de emergência, deve ser realizada a passagem de dreno de tórax tubular em sistema fechado.

Pneumotórax simples

No pneumotórax simples, há entrada de ar no espaço pleural com possível repercussão à ventilação, porém sem as alterações hemodinâmicas que caracterizam o pneumotórax hipertensivo. À avaliação clínica, há redução da expansibilidade torácica, hipertimpanismo à percussão e redução dos murmúrios vesiculares. A radiografia de tórax deve ser solicitada para confirmação diagnóstica, embora o POCUS ganhe cada vez mais espaço, por meio da avaliação torácica do eFAST. Via de regra, indica-se a drenagem tubular em todo pneumotórax simples preferencialmente após sua confirmação radiológica. Casos selecionados, como pneumotórax pequeno em paciente confortável em ar ambiente, estável hemodinamicamente e em centros especializados, podem ser submetidos apenas à observação – trata-se, porém, de conduta de exceção.

Pneumotórax aberto

Pneumotórax aberto ocorre quando há ferimentos penetrantes na parede torácica com diâmetro de aproximadamente dois terços do diâmetro da traqueia. Nessas situações, o ar tende a passar pela via de menor resistência – no caso a parede torácica –, levando à piora da ventilação. Sua identificação e tratamento devem ser feitos ainda no ambiente pré-hospitalar por meio do posicionamento de um curativo de 3 pontas. O curativo deve ocluir todo o ferimento torácico, geralmente tem um formato de quadrado ou retângulo e é fixado em 3 dos 4 cantos do curativo. Essa fixação cria um mecanismo de válvula unidirecional que impede o ar de entrar na cavidade pleural durante a inspiração e favorece sua saída durante a expiração. O tratamento definitivo deve ser instituído tão logo o paciente chegue ao departamento de emergência e consiste na drenagem torácica – no quinto espaço intercostal, entre a linha axilar anterior e a linha axilar média (e não no orifício responsável pelo pneumotórax aberto). A equipe cirúrgica deve ser consultada para avaliação da necessidade de fechamento do orifício do ferimento.

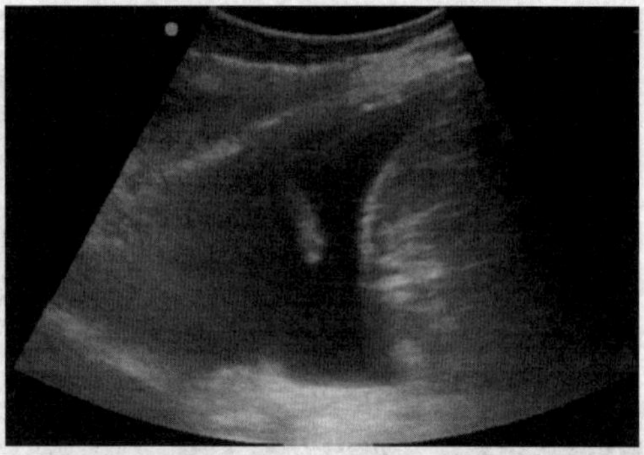

▷ FIGURA 2 POCUS compatível com derrame pleural à direita.

Hemotórax e hemotórax maciço

Hemotórax é a presença de sangue no espaço pleural e pode ser dividido em maciço e não maciço. O hemotórax maciço traz grande ameaça à vida e é definido como o acúmulo de mais de 1.500 mL de sangue no hemitórax. Além de gerar importantes repercussões ventilatórias – por aumento da pressão intratorácica e compressão do pulmão –, pode levar a um choque hipovolêmico. Está associado a mecanismos de trauma penetrante e lesão de grandes vasos torácicos.

Clinicamente, podemos observar sinais de desconforto respiratório e comprometimento circulatório à semelhança do pneumotórax, porém a propedêutica varia entre essas duas patologias (Tabela 1).

O eFAST pode ser uma ferramenta importante na diferenciação entre as duas entidades clínicas, caracterizando (principalmente no 5º ou 6º espaços intercostais) a presença de hemotórax: sinal da coluna, ausência do sinal em espelho e sinal da água-viva (Figura 2).

O tratamento do hemotórax envolve ressuscitação volêmica, uso de hemocomponentes (se necessário) e drenagem torácica tubular (28-32 Fr). Se disponível, pode-se utilizar um mecanismo de autotransfusão para recuperar o sangue coletado no espaço pleural. Um débito inicial do dreno acima de 1.500 mL, perda de 200 mL/h nas primeiras 2 a 4 horas de posicionamento do dreno ou instabilidade hemodinâmica com necessidade persistente de ressuscitação volêmica são indicações de abordagem cirúrgica de urgência. A toracotomia não deve ser realizada na ausência de cirurgião qualificado.

Tamponamento cardíaco

A incidência de tamponamento pericárdico agudo é de cerca de 2% em pacientes vítimas de trauma penetrante tanto em região torácica quanto em abdome superior, e é uma complicação rara em vítimas de trauma contuso. Pode se desenvolver de maneira rápida ou insidiosa, devendo ser prontamente pesquisado em casos de instabilidade ventilatória ou hemodinâmica. Fisiopatologicamente, o tam-

▷ TABELA 1 Achados clínicos no pneumotórax hipertensivo e hemotórax maciço

	Murmúrio vesicular	Percussão	Traqueia	Veias jugulares	Expansibilidade torácica
Pneumotórax hipertensivo	Diminuído ou ausente	Hipertimpânico	Desviada	Distendidas	Expandido Imóvel
Hemotórax maciço	Diminuído	Maciço	Centrada	Colapsadas	Móvel

ponamento cardíaco ocorre quando há acúmulo de líquido dentro do saco pericárdico provocando compressão (Figura 3), principalmente das câmaras cardíacas direitas, com comprometimento do enchimento diastólico e da fração de ejeção, com consequente redução do débito cardíaco.

A tríade de Beck – hipofonese de bulhas, hipotensão e distensão de veias jugulares – é classicamente descrita como achado clínico para tamponamento cardíaco, porém de difícil avaliação durante o atendimento em situações de emergência. Nesse sentido, ganha muito espaço a avaliação com o POCUS. Na suspeita de tamponamento cardíaco, indica-se o início do eFAST pela janela subxifóidea. A visualização de líquido (conteúdo hipoecoico ou anecoico) ou material heterogêneo no pericárdio, associada à compressão de câmaras direitas, é sugestiva, no contexto clínico apropriado, de tamponamento pericárdico.

O manejo do tamponamento cardíaco traumático é cirúrgico. A equipe de cirurgia deve ser acionada imediatamente para realização de toracotomia de emergência ou esternotomia. Caso a avaliação seja realizada no ambiente pré-hospitalar, o paciente deve ser encaminhado a um centro de trauma qualificado para realização desses procedimentos. Medidas de suporte – expansão volêmica, suporte respiratório e drenagem torácica (em caso de pneumo ou hemotórax simultâneo) – devem ser instituídas, mas não devem adiar o tratamento cirúrgico definitivo.

A pericardiocentese é um procedimento atualmente controverso, que pode ajudar apenas temporariamente na estabilização hemodinâmica quando se consegue aspirar de 5-10 mL de sangue. Além de não constituir o tratamento definitivo, pode ser ineficaz (pela presença de coágulos sanguíneos) ou mesmo provocar lesões iatrogênicas como perfuração hepática, miocárdica ou pneumotórax. Deve ser realizada apenas em caráter de exceção, reservada para situações de instabilidade hemodinâmica e na ausência de cirurgião para realização de acesso cirúrgico, como ponte para tratamento definitivo.

Parada cardiorrespiratória em pacientes vítimas de trauma

A parada cardiorrespiratória (PCR) em pacientes vítimas de trauma é uma condição especialmente grave, com baixo índice de retorno à circulação espontânea e graves sequelas neurológicas e funcionais. Suas principais etiologias são hipovolemia, hipóxia, pneumotórax hipertensivo, tamponamento cardíaco, herniação cardíaca e contusão miocárdica grave.

Há na literatura atual grande controvérsia sobre a efetividade das compressões cardíacas fechadas (ressuscitação cardiopulmonar – RCP – convencional) na PCR traumática, principalmente devido à principal etiologia hipovolêmica das paradas (como regra, o choque no trauma deve ser considerado como hipovolêmico até que se prove o contrário); estudiosos apontam que as manobras de ressuscitação fechadas podem atrapalhar medidas mais efetivas (como tratamento cirúrgico ou reposição volêmica).

O ATLS indica início de RCP fechada assim que realizado o diagnóstico de PCR. Além das medidas citadas na Figura 4, deve-se manter as medidas preconizadas no ACLS (como administração de adrenalina e desfibrilação, se indicada).

A via aérea definitiva deve ser obtida já no primeiro ciclo, assim como acessos (venosos ou intraósseos) e iniciar ressuscitação com fluidos. Caso não haja retorno à circulação espontânea (RCE), realiza-se toracostomia digital bilateral para possíveis descompressões de pneumotórax hipertensivos. Caso ainda não haja RCE, pode-se avaliar a indicação de toracotomia de emergência.

Mesmo em situações de emergência como a PCR, a toracotomia de emergência deve ser realizada apenas por cirurgiões devidamente habilitados. Baseia-se na obtenção de acesso ao miocárdio e às estruturas vasculares mediastinais, com alguns objetivos principais:

- Pericardiotomia para liberação de tamponamento cardíaco.

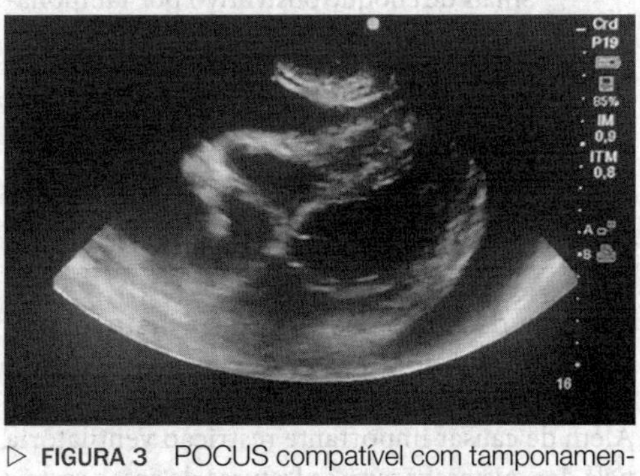

▷ **FIGURA 3** POCUS compatível com tamponamento cardíaco.

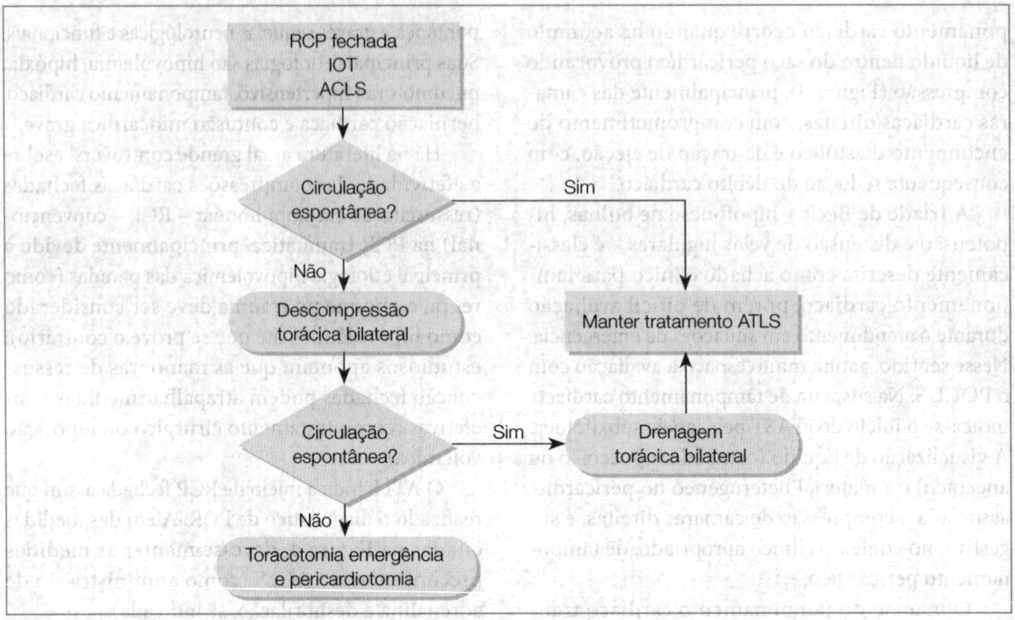

▷ **FIGURA 4** Ressuscitação cardiopulmonar (RCP) em pacientes vítimas de trauma.
ACLS: *Advanced Cardiovascular Life Support*; ATLS: *Advanced Trauma Life Support*; IOT: intubação orotraqueal.

- Controle de sangramento intratorácico.
- Massagem cardíaca e/ou desfibrilação cardíaca intratorácica.
- Clampeamento de aorta descendente (controle de sangramento e desvio de fluxo arterial para preservação de perfusão carotídea-coronária).
- Evacuação de embolia pulmonar.

Indicações de toracotomia:

- Trauma penetrante:
  - Parada cardiorrespiratória presenciada pela equipe médica no local.
  - Pressão arterial sistólica menor que 50 mmHg após ressuscitação inicial.
  - Sinais de choque obstrutivo por tamponamento cardíaco.
- Trauma contuso:
  - Parada cardíaca no departamento de emergência.

AVALIAÇÃO SECUNDÁRIA

Fraturas de arcos costais, tórax instável e contusão pulmonar

Além de causar importante restrição ventilatória pela dor que provocam, as fraturas de arcos costais estão associadas a lesões viscerais, como pneumotórax, hemotórax, lesões hepáticas e esplênicas. As lesões no parênquima pulmonar secundárias ao trauma direto são chamadas contusões pulmonares – acúmulo de sangue e fluidos no interior pulmonar prejudicam a respiração e podem levar à hipóxia.

Quando as fraturas de arcos costais acometem dois locais distintos em pelo menos duas costelas contíguas caracteriza-se o tórax instável. Forma-se um retalho costal móvel que provoca a chamada respiração paradoxal – colabamento durante a inspiração e abaulamento durante a expiração. Tanto nas fraturas de costelas simples quanto no tórax instável os principais limitadores da ventilação adequada são o quadro álgico e as contusões pulmonares associadas. O tratamento consiste em três pilares:

- Analgesia adequada, tanto sistêmica quanto infiltração anestésica local.
- Suporte de oxigênio e fisioterapia respiratória.
- Expansão volêmica criteriosa, evitando sobrecarga de volume e piora das lesões.

A avaliação clínica deve ser realizada com inspeção, ausculta e percussão bilateral, além de palpação detalhada dos arcos costais. A tomografia de tórax é o padrão-ouro para diagnóstico de lesões de costela e contusão pulmonar, apresentando acurácia superior à radiografia. Além disso, com a associação de contraste endovenoso permite a avaliação de outras possíveis lesões associadas, como as lacerações hepáticas ou hemotórax.

Há duas faixas etárias que merecem atenção específica. Na população pediátrica pode ocorrer contusão pulmonar mesmo na ausência de fraturas de costela, devido à maior complacência da parede torácica. Já na população geriátrica, a osteopenia e o enrijecimento articular podem levar à fragilidade de arcos costais e sua fratura mesmo em traumas de baixa energia. Além disso, apresentam maior morbimortalidade, podendo desenvolver mais complicações no segmento após o trauma, como pneumonias.

Rotura diafragmática

A rotura do diafragma esquerdo costuma ser mais diagnosticada do que a do direito por dois motivos principais: o diafragma direito está mais protegido pelo fígado e a passagem de uma sonda nasogástrica evidencia com muito mais facilidade a herniação do estômago do lado esquerdo na radiografia de tórax.

O trauma penetrante do diafragma pode ser assintomático em sua fase inicial, já o trauma contuso costuma produzir mais sintomas por lacerações mais extensas (estreladas) e está muito associado a aumentos súbitos na pressão intra-abdominal.

Clinicamente, o paciente com lesão de diafragma pode apresentar desconforto respiratório, expansibilidade torácica assimétrica e ausculta de ruídos hidroaéreos na caixa torácica.

Na suspeita de rotura diafragmática, deve-se tomar especial cuidado quando indicada a drenagem torácica, pois o dreno tubular pode levar à lesão de alças presentes na cavidade torácica. Embora possa ser realizada, a inserção do dreno deve ser precedida por avaliação digital de trajeto seguro para passagem do dispositivo.

Rotura traumática de aorta

Cabe destacar que 85% a 90% dos pacientes com trauma de aorta são encontrados sem vida na cena. Os que sobrevivem e chegam ao hospital geralmente não apresentam lesão completa da aorta, mantendo a íntima intacta ou formam um coágulo que contém o sangramento. Assim, praticamente todos os sobreviventes apresentam um hematoma contido.

O principal mecanismo de lesões da aorta ascendente (principalmente próximo ao ligamento arterioso) no trauma fechado é lesão por desaceleração, como queda de grandes alturas. Há perda frequente de diagnóstico pela pobre apresentação clínica durante a avaliação primária. Até 50% dos pacientes podem não ter lesões à inspeção do tórax que sejam indicativas, portanto, essa é uma lesão em que a suspeita pelo mecanismo de trauma é fundamental.

A radiografia de tórax pode mostrar sinais sugestivos, como hemotórax volumoso à esquerda, desvio de traqueia e do tubo orotraqueal, alargamento de mediastino, alargamento do arco da aorta e botão aórtico, fratura de esterno, clavícula, escápula e múltiplos arcos costais. A tomografia de tórax com contraste é um método excelente no rastreio de lesões da aorta, tendo sensibilidade e especificidade próximas a 100% quando a aorta é bem contrastada. Para pacientes instáveis que não têm condições de realizar tomografia um exame possível de ser realizado é o ecocardiograma transesofágico, tendo cuidado na suspeita de lesões esofágicas ou em coluna cervical.

Instabilidade hemodinâmica por essas lesões no ambiente hospitalar necessitam de reparo em minutos e costumam ser fatais. Sem intervenção cirúrgica, é descrito em literatura que até 50% dos pacientes evoluem a óbito em 48 horas.

Enquanto aguardam o tratamento cirúrgico definitivo, pacientes com lesões traumáticas em aorta devem ser manejados com analgesia adequada e controle de frequência cardíaca e pressão arterial. Para controle de frequência cardíaca deve-se objetivar valor abaixo de 80 batimentos por minuto com o uso de betabloqueadores por via endovenosa como o esmolol. Para a pressão arterial, manter pressão arterial média entre 60 mmHg e 70 mmHg. Caso os níveis pressóricos não sejam alcançados com a medicação usada para controle de frequência, deve-se usar nitroprussiato ou nitroglicerina via endovenosa. Deve-se atentar para os cuidados com administração de vasodilatadores e betabloqueadores em pacientes com suspeita de sangramento ativo (lesões associadas) e para não utilizar nitroprussiato antes de um betabloqueador pelo risco de taquicardia reflexa que essa terapêutica pode provocar.

Perfuração esofágica

A perfuração do esôfago associada ao trauma ocorre, na maioria das vezes, em traumas penetrantes por

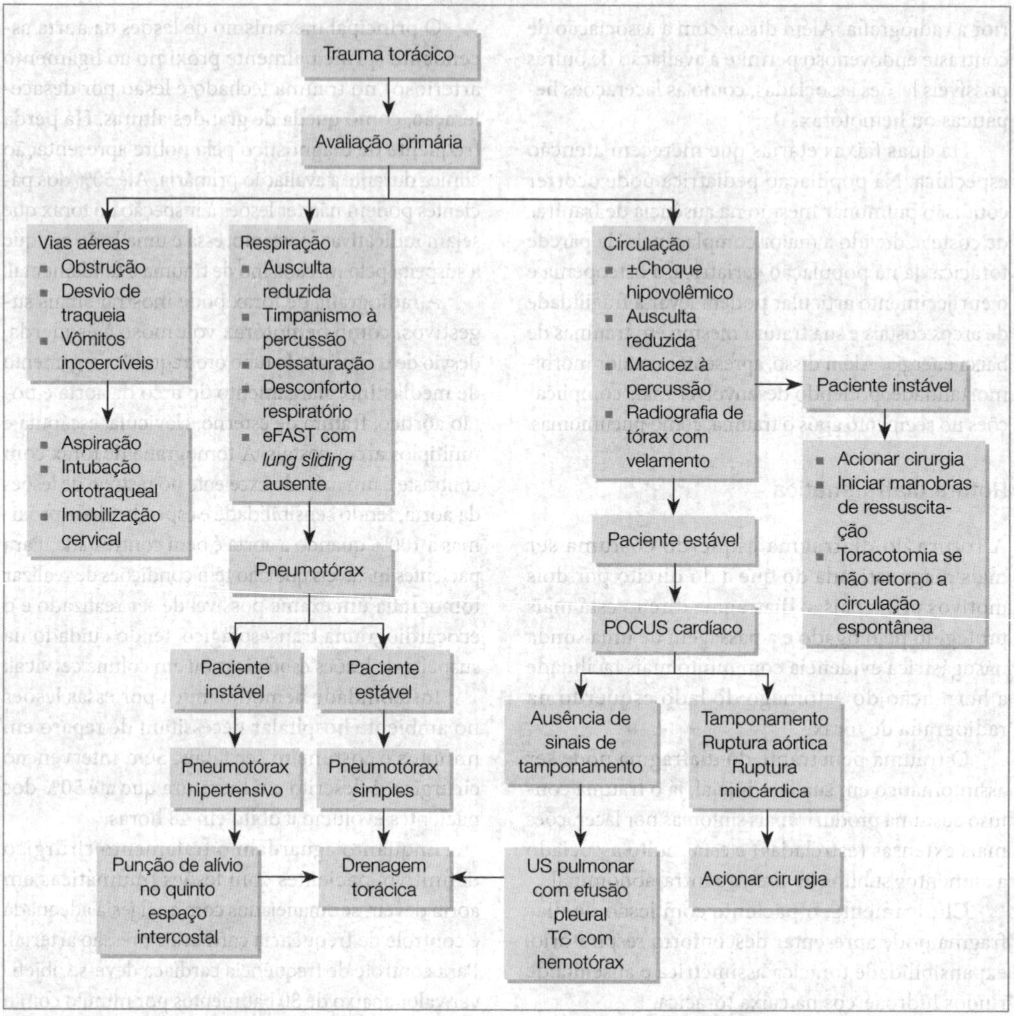

▷ **FIGURA 5** Algoritmo do atendimento do trauma torácico.
POCUS: ultrassonografia *point of care*; TC: tomografia computadorizada; US: ultrassonografia.

lesão direta, sendo mais comum no terço distal do órgão. Outros mecanismos são traumas contusos de alta energia em região esternal ou epigástrica. Quando não identificada, a lesão em esôfago pode causar mediastinite e empiema como complicações mais severas.

A clínica da rotura esofágica por trauma é muito semelhante à rotura esofágica que ocorre por outras causas, causando dor retroesternal de forte intensidade que pode ter irradiação para região lombar e abdominal. Mais especificamente no trauma, a presença de dor intensa sem fraturas de arcos costais ou estigmas de trauma que a justifiquem, choque e instabilidade hemodinâmica sem origem aparente, pneumotórax ou hemotórax à esquerda sem fraturas de arcos costais e pneumomediastino são achados que podem sugerir lesão esofágica.

Levantada a hipótese de lesão esofágica, a avaliação pode ser feita por estudo contrastado com tomografia. Confirmada a lesão, o reparo cirúrgico deve ser realizado o mais precocemente possível para evitar desfechos piores, por exemplo, com pericardite. A drenagem de secreções do espaço pleural e mediastinal também deve ser realizada.

Contusão do miocárdio

A contusão miocárdica é uma condição grave e ainda pouco compreendida, sendo um espectro de lesões em que existe dano celular ao miocárdio com graus variados de acometimento. Virtualmente todo trauma em que há aumento de pressão dentro da cavidade torácica pode ser associado a algum grau de contusão miocárdica.

Seu primeiro sinal clínico é a taquicardia sinusal, que pode facilmente ser confundida no trauma com uma resposta simpática compensatória a qualquer perda volêmica. Um achado com boa acurácia é o desenvolvimento de choque cardiogênico durante a avaliação inicial ou secundário do trauma.

Dentre os exames complementares, é descrito que o eletrocardiograma (ECG) de 12 derivações normal em associação com dosagem de troponina negativa tem bom valor preditivo negativo para descartar contusão miocárdica e dispensar o paciente de monitorização com cardioscopia. O uso isolado da troponina não apresenta bom valor preditivo positivo no contexto de contusão miocárdica. No ECG, podem estar presentes arritmias e sinais de comprometimento isquêmico agudo, sendo o ventrículo direito o local mais acometido por ser a porção do coração mais próxima a região anterior do tórax e, portanto, mais exposta a uma lesão por trauma contuso. Os pacientes com contusão miocárdica que apresentaram alterações de condução no eletrocardiograma devem ser observados por 24 h em monitorização contínua pelo risco de desenvolver arritmias malignas.

O manejo é feito com analgesia e suporte hemodinâmico ao choque cardiogênico. Na ocorrência de infarto agudo do miocárdio e lesões coronarianas, a terapia com antiagregantes e trombolíticos é geralmente contraindicada, e os pacientes devem ser encaminhados para revascularização percutânea ou cirurgia cardíaca. Contusões miocárdicas graves podem levar à ruptura do miocárdio, causando tamponamento cardíaco em pacientes que tenham pericárdio íntegro.

LITERATURA RECOMENDADA

1. Walls RM (ed.). Rosen – Medicina de Emergência: conceitos e prática médica. 9. ed. Rio de Janeiro: Elsevier; 2019.
2. Tintinalli's emergency medicine: A comprehensive study guide. 8. ed. New York: McGraw-Hill Education.
3. Textbook of adult emergency medicine. 5. ed. Cameron P, Little M, Mitra B, Deasy C. Elsevier; 2020.
4. American College of Surgeons. Advanced Trauma Life Support® Student Course Manual. 2018.

77 Trauma abdominal

Vitor Marcondes Ramos
Lucas Gonçalves Dias
Felipe Mouzo Bortoleto
Osmar Colleoni

PONTOS IMPORTANTES

- Conhecer a anatomia da cavidade abdominal é fundamental para saber quais lesões devem ser pesquisadas durante a avaliação do paciente traumatizado.
- A cavidade abdominopélvica é ricamente vascularizada e armazena diversas estruturas vitais, como grandes vasos, rins e fígado. Além disso, pode acomodar grandes volumes de sangue, e a avaliação do sistema circulatório durante a avaliação primária do trauma deve incluir a suspeita e o descarte de lesões.
- O uso do ultrassom *point-of-care* é fundamental nos pacientes vítimas de trauma abdominal e hemodinamicamente instáveis, ainda durante a avaliação primária, indicando laparotomia exploradora quando visualizado líquido em cavidade abdominal.
- Algumas lesões abdominopélvicas podem ser manejadas de forma não cirúrgica (principalmente no trauma penetrante), porém o planejamento terapêutico deve ser individualizado ao paciente e envolver a equipe multidisciplinar, que inclui médicos emergencistas, cirurgiões de trauma, cirurgiões vascular e urológico e radiologia intervencionista.

INTRODUÇÃO

O trauma abdominal é prevalente e apresenta grande morbimortalidade e prejuízo econômico para o paciente e para a sociedade. No Brasil, traumas penetrantes estão relacionados sobretudo à violência urbana, enquanto traumas contusos são a segunda causa de morte por trauma, ocorrem por mecanismos de alta energia, como acidentes automobilísticos e atropelamentos, e acometem principalmente pacientes entre a segunda e quarta décadas de vida (Tabela 1).

A cavidade abdominopélvica é um potencial reservatório de sangramento não diagnosticado apenas pelo exame físico. Portanto, o manejo inicial de lesões abdominais exige alto índice de suspeita, e necessita, muitas vezes, de propedêutica armada (ultrassom *point of care* e demais exames de imagem). Além disso, o comprometimento hemodinâmico do paciente politraumatizado sempre deve chamar a atenção para a avaliação dessa região.

Classicamente, o tratamento de pacientes com trauma abdominal e instabilidade hemodinâmica é a abordagem cirúrgica por laparotomia exploradora. Porém, algumas lesões abdominais podem ser manejadas de maneira não operatória, principalmente na presença de estabilidade hemodinâmica e hematimétrica. A avaliação multidisciplinar e a presença do cirurgião de trauma na sala de emergência (DE) são fundamentais para a escolha entre modalidades terapêuticas – tratamento conservador, radiologia intervencionista ou abordagem cirúrgica –, haja vista que em pacientes hipotensos com indicação de laparotomia a mortalidade aumenta cerca de 1% a cada 3 minutos da admissão.

▷ **TABELA 1** Trauma abdominal contuso e penetrante

	Contuso	Penetrante
Epidemiologia	Acidentes de trânsito Quedas de grandes alturas	Violência urbana
Mecanismos	Compressão por guidão de moto/ bicicleta, painel de veículos Colisão de veículos Aceleração e desaceleração Cisalhamento	Ferimentos por arma de fogo (FAF) Ferimentos por arma branca (FAB)
Órgãos mais lesados	Baço (40-55%) Fígado (35-45%) Delgado (5-10%)	Fígado (30-40%) Delgado (30-50%) Diafragma (20%) Cólon (15-40%)

No manejo do choque hemorrágico por trauma abdominal, como em outras etiologias, devemos realizar a ressuscitação volêmica priorizando os princípios básicos do *damage control*, entre eles: evitar e reverter a hipotermia, minimizar a perda de sangue e reduzir o uso de cristaloides (optando pelo uso de hemoderivados quando indicado) objetivando hipotensão permissiva (exceto em pacientes pediátricos e vítimas de trauma cranioencefálico concomitante) até o controle do foco hemorrágico.

O uso de ácido tranexâmico (1 g EV em 10 minutos seguido de infusão de 1 g em 8 horas) deve ser considerado em pacientes adultos graves com menos de 3 horas do trauma.

Seu uso na pediatria ainda carece de maiores evidências (aguardamos resultados do *TIC-TOC Trial*), sendo seu uso extrapolado do CRASH-2 (que excluiu pacientes menores de 16 anos). A dose recomendada é de 15 mg/kg (máximo de 1 g) em 10 minutos seguida de infusão de 2 mg/kg/h em 8 horas (máximo de 1 g).

ACHADOS CLÍNICOS

O conhecimento dos limites e pontos de referência abdominais é fundamental para identificação e busca ativa de lesões em órgãos-alvo de acordo com o mecanismo de trauma.

O abdome anterior é delimitado superiormente pelas margens subcostais, inferiormente pelos ligamentos inguinais, e lateralmente pelas linhas axilares anteriores. Traumas nessa região são os mais associados a lesões em vísceras ocas.

A transição toracoabominal é delimitada anteriormente pela linha mamilar e pelas margens subcostais, e posteriormente pela linha infraescapular e também pelas margens subcostais. O limite entre cavidades abdominal e torácica é o diafragma, que varia de altura de acordo com o ciclo respiratório. Durante a expiração pode alcançar a altura do 4-5° espaços intercostais, e ferimentos abaixo desse espaço devem ser considerados como de transição toracoabdominal e podem levar a lesões de vísceras torácicas (como pulmão, vasos mediastinais e pericárdio) e intestinais (baço, fígado, cólon, estômago e esôfago).

Os flancos são delimitados anteriormente pela linha axilar anterior, posteriormente pela linha axilar posterior, superiormente pelo 6º espaço intercostal e inferiormente pela crista ilíaca. A região posterior é delimitada lateralmente pelas linhas axilares posteriores, superiormente pela linha infraescapular e inferiormente pelas cristas ilíacas. Traumatismos, principalmente penetrantes nessa região, devem levar a alta suspeita para trauma retroperitoneal.

Por fim, a cavidade pélvica é delimitada pelos ossos e ligamentos que compõem o anel pélvico. Contém órgãos como reto, bexiga, ureter, artéria e veia ilíacas e todo o sistema reprodutor feminino. Lesões do anel pélvico podem levar a sangramentos volumosos por lesões de plexos venosos (85%) ou arteriais (15%).

AVALIAÇÃO PRIMÁRIA

A biomecânica do trauma deve ser sempre esclarecida, pois alguns mecanismos de injúria possuem correlação com lesões intra-abdominais graves, como as classicamente descritas: lesões de duodeno e órgãos sólidos causadas por trauma contuso do guidão em acidentes de bicicleta ou lesões renais em traumas lombares baixos.

A suspeita ou o diagnóstico de comprometimento hemodinâmico em pacientes politraumatizados deve conduzir imediatamente à identificação de fontes de sangramento e ao seu controle. Devemos ainda valorizar queixas que podem indicar dor referida, como a dor referida em ombro esquerdo por lesões esplênicas e em ombro direito por lesões hepáticas, ambas causadas por irritação do diafragma.

A avaliação da região abdominal como o possível foco de sangramento se inicia com o exame físico, que só é realizado adequadamente após a exposição completa do abdome, e a avaliação desde a região inframamilar ou da linha infraescapular até a região perineal, passando pela região anterior do abdome, flancos e dorso. Uma metanálise publicada em 2012 demonstrou que alguns achados do exame físico são fortemente associados a lesões intra-abdominais, sendo os principais deles: presença de marca do cinto de segurança, dor à descompressão, hipotensão (PAS < 90mmHg), distensão abdominal, retesamento dos músculos abdominais (abdome em tábua) e fratura concomitante de fêmur.

A presença de hipotensão deve ser considerada como resultado de sangramento até que se prove o contrário.

No exame físico, as etapas de inspeção, percussão e palpação podem trazer informações valiosas. Na inspeção pode-se identificar lesões na pele que indiquem mecanismo contuso de trauma (como, por exemplo, lesões pelo cinto de segurança), orifícios de ferimentos penetrantes ou entrada de projéteis, distensão abdominal provocada pelo acúmulo de sangue, hematomas em parede abdominal, flancos, costas e períneo, evisceração, sangramento retal, vaginal ou uretral e hematoma escrotal. Já a palpação pode identificar dor abdominal difusa, dor em apenas um quadrante abdominal ou fraturas de arcos costais inferiores (associadas a lesões de fígado, baço e diafragma). A presença de sangue livre ou líquido entérico no interior da cavidade abdominal pode provocar peritonite, com sinais clínicos como dor abdominal, descompressão brusca positiva ou defesa involuntária. Vale salientar que o emprego de analgesia (mesmo com emprego de opioides) não reduz a acurácia do exame abdominal nestes pacientes.

A avaliação da pelve deve ser realizada por médico experiente e se inicia com a palpação da sínfise púbica e dos ossos pélvicos. As manobras de compressão laterolateral, anteroposterior e deslocamento cranial da pelve não é recomendada de rotina pelo *Advanced Trauma Life Support* (ATLS) pelo seu potencial de agravar lesões e sangramento pélvico. Pelves instáveis, como abertura da sínfise púbica ou instabilidade às manobras de rotação e deslocamento vertical, em pacientes com qualquer grau de instabilidade hemodinâmica, devem ser imediatamente estabilizadas. A estabilização pode ser realizada com dispositivos específicos (frequentemente utilizados no atendimento pré-hospitalar) ou com lençol posicionado na altura dos trocânteres maiores. Essas manobras são estabilizações provisórias, e as equipes da Cirurgia do Trauma e de Ortopedia devem ser ativadas imediatamente para o tratamento cirúrgico.

A avaliação da região perineal é indispensável, buscando ativamente sinais sugestivos de lesões pélvicas – como uretrorragia e lacerações. O toque retal é fundamental para avaliação do tônus esfincteriano, presença de espículas ósseas e sangue em dedo de luva. A avaliação da posição da próstata, antigamente utilizada para avaliar sinais de lesões do anel pélvico, não é recomendada por sua baixa confiabilidade. O toque vaginal pode ser indicado na suspeita de trauma pélvico.

FAST (*Focused Assessment with Sonography for Trauma*)

A identificação de sangramento em cavidade abdominal deve ser auxiliada por medidas adjuvantes, com destaque para o ultrassom *point-of-care* (POCUS). O protocolo FAST atualmente substitui o lavado peritoneal diagnóstico, por ser um exame não invasivo, realizado à beira do leito, de maneira rápida e reprodutível. A realização do protocolo FAST é capaz de responder duas importantes perguntas na avaliação do paciente politraumatizado e hemodinamicamente instável:

- Há líquido livre na cavidade abdominal?
- Há líquido no saco pericárdico e, se presente, leva à compressão de câmaras cardíacas?

A sensibilidade do FAST é de cerca de 74% e a especificidade é de 96%. Diversos fatores podem influenciar na sensibilidade do exame como, por exemplo, tempo de evolução do trauma e experiência do examinador. Algumas medidas podem auxiliar no aumento da sensibilidade do FAST: realização de exames seriados e posicionamento do paciente em Trendelenburg ao avaliar as janelas hepatorrenal e esplenorrenal e em Trendelenburg reverso ao avaliar a janela suprapúbica.

O FAST, embora realizado em qualquer paciente vítima de trauma, está mais bem indicado nos casos de suspeita de tamponamento cardíaco, trauma abdominal fechado com instabilidade hemodinâmica ou trauma abdominal penetrante na ausência de indicação cirúrgica emergencial. A presença de FAST positivo indica avaliação imediata do cirurgião do trauma.

O FAST é realizado pela a avaliação de quatro janelas: hepatorrenal, esplenorrenal, suprapúbica e subxifóidea. O local de acúmulo de líquido a ser visualizado pelo ultrassom depende do posicionamento assumido pelo paciente. Como a maioria dos pacientes vítimas de trauma são transportados e avaliados em decúbito dorsal horizontal, a primeira janela a ser avaliada costuma ser a hepatorrenal, local mais sensível para o acúmulo de líquido. Essa janela é obtida colocando o transdutor na linha axilar média na altura do 7º ao 9º espaços intercostais com o apontador do transdutor apontando para a cabeça do paciente, procurando visualizar o fígado, o espaço de Morrison e o rim direito. Deve-se procurar por líquido (imagem anecoica ou hipoecoica) no espaço de Morrison, entre o diafragma e o fígado e no polo inferior do rim.

As outras janelas que podem evidenciar sangramento abdominal são a esplenorrenal e a suprapúbica. A janela esplenorrenal é realizada na linha axilar posterior esquerda na altura do 5º ao 7º espaços intercostais com apontador do transdutor apontando novamente para a cabeça do paciente, procurando visualizar o baço e o rim esquerdo. Nessa janela, a presença do ligamento esplenocólico faz o líquido livre se acumular com maior frequência entre o diafragma e o baço. Já a janela suprapúbica é realizada colocando o transdutor acima do osso púbico, procurando a visualização adequada em cortes sagital e transversal das estruturas abdominopélvicas, percorrendo com o transdutor toda a extensão dos órgãos à procura de líquido livre. O local de acúmulo de líquido nessa janela varia de acordo com o gênero: em homens o líquido se acumula com maior frequência no recesso retovesical, enquanto em mulheres, se acumula predominantemente no recesso retouterino (fundo de saco de Douglas).

A janela subxifóidea visualiza derrame pericárdico, e não será abordada nesse capítulo. Uma variação do FAST, o e-FAST (*Extended Focused Assessment with Sonography for Trauma*) é capaz de avaliar parênquima pulmonar e diagnosticar derrame pleural ou pneumotórax, e será discutido no Capítulo "Trauma torácico".

Existem algumas limitações para o uso do FAST: em pacientes obesos a visualização das janelas pode ser difícil, além disso, é um exame operador-dependente, não identifica adequadamente sangramentos retroperitoneais e pode apresentar índices elevados de falso-positivo em pacientes com presença de líquido abdominal livre previamente (como hepatopatas com ascite).

É importante ressaltar que, apesar de bem consolidado como ferramenta de manejo das mais diferentes situações clínicas e de trauma, o emprego do ultrassom *point of care* na Pediatria possui algumas particularidades. Diferente da população adulta, o uso protocolo FAST possui menor sensibilidade (35% *versus* 74%), porém igual especificidade (96%) para achados de líquido livre. A baixa sensibilidade é fortemente relacionada ao fato de que até um terço dos pacientes pediátricos com lesões intra-abdominais não apresentam líquido livre. Além disso, diferente dos pacientes adultos, a janela com maior sensibilidade para líquido livre na Pediatria é a suprapúbica, e não a hepatorrenal. De forma prática, um FAST positivo em um paciente pediátrico instável também determina conduta, no entanto, um resultado negativo tanto no paciente estável como no paciente instável possui pouco valor. A associação, por exemplo, entre o FAST e a dosagem de enzimas hepáticas pode aumentar a sensibilidade do exame para próximo de 88%.

O uso de exames complementares no trauma como FAST e tomografia computadorizada (TC) de abdome com contraste não se excluem, e devem sempre ser avaliados pelos seus pontos positivos e negativos. A TC de abdome complementa o FAST por permitir avaliação de retroperitônio e identificar o sítio de sangramento, sendo o método não invasivo padrão-ouro para avaliação de lesões traumáticas de vísceras abdominais.

AVALIAÇÃO SECUNDÁRIA

Uma avaliação primária normal não exclui a presença de lesões abdominais potencialmente graves.

Na avaliação secundária, deve-se examinar detalhadamente o abdome, pelve e região perineal do paciente. Exames complementares laboratoriais e de imagens são bem indicados na presença de dor

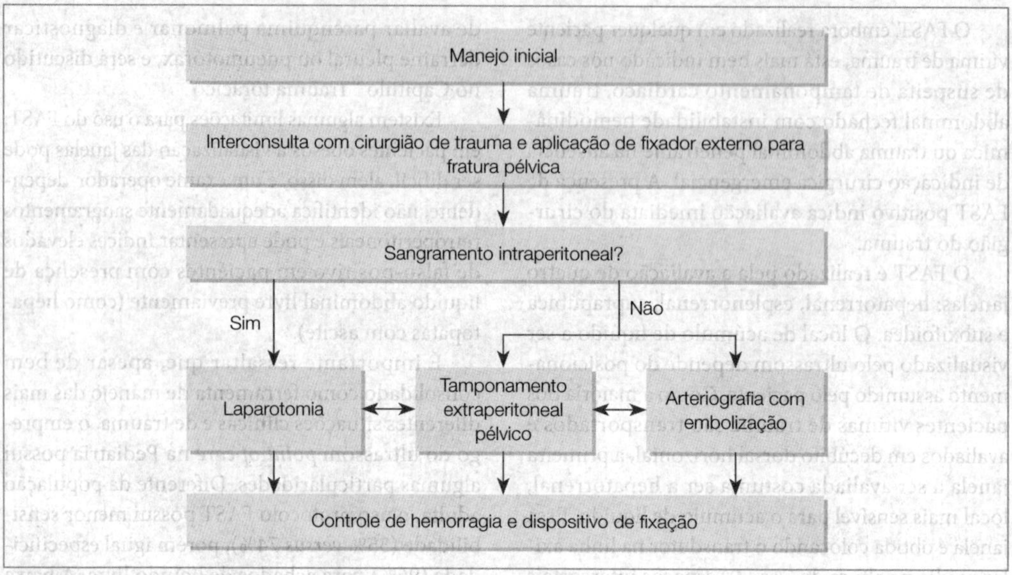

▷ **FIGURA 1** Manejo de fratura de pelve e choque hemorrágico.

abdominal, distensão, estigmas de trauma, mecanismo de trauma suspeito, rebaixamento de nível de consciência por qualquer etiologia, lesões distrativas (por exemplo, paciente com fratura exposta com baixa percepção de dor abdominal pela intensidade da dor em membro) ou em grupos populacionais específicos como idosos e pacientes que fazem uso de anticoagulantes. A Tabela 2 lista condições identificadas na avaliação secundária que requerem reconhecimento imediato, avaliação cirúrgica e geralmente laparotomia imediata.

TRAUMA RETROPERITONEAL

O retroperitônio é protegido pela musculatura dos flancos, e essa área raramente necessita de intervenções cirúrgicas de emergência. No entanto, o diagnostico de lesões nessa região pode ser desafiador, já que o exame físico pode ser frustro pela ausência de peritonite e pela baixa sensibilidade do FAST para lesões retroperitoneais.

Na suspeita de trauma de retroperitônio, principalmente por mecanismo de alta energia, a tomografia de abdome e pelve com contraste endovenoso e fase arterial é o exame padrão-ouro. Para pacientes com exame físico normal e com mecanismo de trauma de menor energia, uma opção recomendada pelo ATLS é a realização de exame físico e FAST seriados por pelo menos 24 horas. Essa decisão deve levar em conta o tempo de permanência do paciente no departamento de emergência, e a obrigatoriedade de seguimento ambulatorial precoce.

Importante ressaltar que mesmo a tomografia possui baixa sensibilidade na avaliação de algumas

▷ **TABELA 2** Indicações de laparotomia no trauma abdominal

Qualquer trauma abdominal	Peritonite
	Pneumoperitônio e pneumorretroperitônio
	Evisceração
	Lesão de pedículo renal
	Ruptura de bexiga intraperitoneal
Fechado	FAST positivo em paciente hemodinamicamente instável
	Lavado peritoneal com sangue ou conteúdo intestinal ou conteúdo biliar em paciente hemodinamicamente instável
Penetrante	Hipotensão ou sinais de instabilidade hemodinâmica
	Ferimento por arma de fogo transfixante
	Sangramento em reto, estômago ou trato genitourinário

lesões como lesões pancreáticas, de duodeno, perfurações de intestino delgado e rupturas de diafragma e bexiga.

Vale salientar que na avaliação do trauma pancreático a dosagem de amilase e lipase possui pouco valor, haja vista que não são sensíveis nem específicas para lesões.

TRAUMA PÉLVICO

A associação de trauma pélvico e choque hipovolêmico é frequentemente fatal. O reconhecimento do trauma pélvico e sua estabilização inicial é fundamental na avaliação primária do trauma. A fratura do anel pélvico pode acontecer por três mecanismos principais:

1. Compressão lateral (60-70%): ocasionada por trauma lateral em uma ou nas duas hemipelves, com possibilidade de rotação interna. Classicamente envolvida no mecanismo de trauma de colisão automobilística lateral.
2. Compressão anteroposterior (15-20%): impacto direto na integridade do anel pélvico com rotação externa das hemipelves, podendo levar à fratura em livro aberto com grande aumento do anel pélvico e hemorragia importante.
3. Cisalhamento vertical (5-15%): deslocamento da articulação sacroilíaca, com lesão dos ligamentos posteriores da pelve. Seu principal mecanismo de trauma é a queda de grandes alturas. Especial atenção deve ser dada às demais lesões envolvidas nesse mecanismo, como trauma de aorta torácica, ossos longos e calcâneo.
4. Mecanismos combinados.

De maneira geral, os traumas pélvicos envolvem mecanismos de trauma de alta energia e, por isso, podem estar associados a outras lesões orgânicas significativas. A presença de traumatismo cranioencefálico deve ser sempre suspeitada na presença de lesão pélvica, bem como lesões abdominais, de tórax e ossos longos.

O trauma vesical, seja intra ou extraperitoneal, pode levar a extravasamento de urina, e a avaliação da lesão pode ser feita por uretrocistografia retrógrada ou TC com contraste em fase tripla (arterial, venosa e excretora). Lesões de bexiga extraperitoneal são frequentemente tratadas de maneira conservadora, com manutenção de sondagem vesical de demora.

Lesões de uretra devem ser suspeitadas pelo mecanismo de trauma (queda a cavaleiro, fraturas em bacia), achados da avaliação primária e secundária (estigmas de trauma em períneo, dor à palpação e hematúria). Na suspeita de lesão ureteral, a sondagem vesical está contraindicada, pois pode transformar uma ruptura parcial em total. A realização de uretrocistografia retrógrada é mandatória. A suspeita de lesão de bexiga ou de uretra é o suficiente para acionamento da equipe cirúrgica do trauma e urologia.

TRAUMA HEPÁTICO

No trauma penetrante, o fígado é a terceira estrutura em frequência de lesões, ficando atrás de mesentério e duodeno. Nos traumas contusos, é a segunda víscera mais acometida, ocorrendo em até 25% dos casos. Achados que devem chamar a atenção para trauma hepático são dor em quadrante superior direito referida pelo paciente espontaneamente ou durante o exame físico, estigmas de trauma no local, dor referida em ombro direito (por irritação diafragmática), fraturas de arcos costais próximos ao fígado e mecanismo de trauma de alta energia. Apesar de evidências na literatura demonstrarem utilidade de ALT e AST como marcadores de lesão hepática, o padrão-ouro para confirmação diagnóstica é a tomografia de abdome com contraste.

As lesões hepáticas devem ser graduadas de acordo com a American Association for the Surgery of Trauma (AAST), que classifica as lesões em graus I e V, e com a presença ou ausência de extravasamento de contraste na fase arterial (*blush*) (Figura 2).

O tratamento não cirúrgico é atualmente o padrão-ouro para manejo dos traumas hepáticos contusos em pacientes hemodinamicamente estáveis. Apesar de a literatura não contraindicar essa conduta com base apenas no grau da AAST, as taxas de sucesso são maiores nos traumas de graus I a III e sem *blush*. Particularidades de cada paciente e dos serviços de trauma devem ser considerados, e devem estar disponíveis em período integral:

- Monitorização do paciente em unidade de terapia intensiva.
- Monitorização de parâmetros hematimétricos.
- Banco de sangue.
- Tomografia computadorizada.
- Equipe cirúrgica (para possível conversão de tratamento não operatório em conduta cirúrgica).

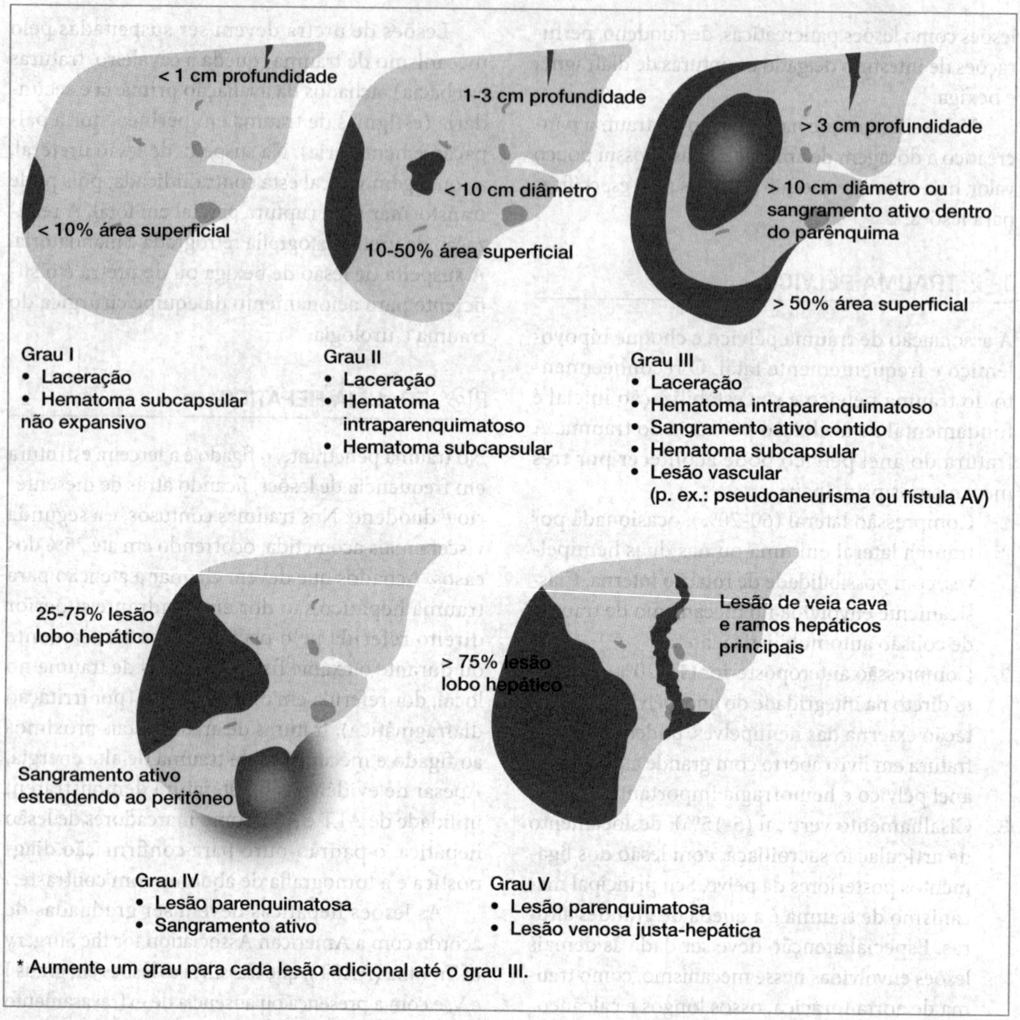

▷ **FIGURA 2** Graus do trauma hepático.
AV: arteriovenosa.

Pacientes hemodinamicamente estáveis com *blush* podem ser submetidos à arteriografia e embolização por radiologia intervencionista, aumentando a taxa de sucesso do tratamento não operatório. É de fundamental importância a avaliação pela equipe de Cirurgia do Trauma e pela radiologia intervencionista (quando disponível) para definição da escolha da terapêutica adequada para cada paciente.

TRAUMA ESPLÊNICO

O mecanismo mais comum de trauma esplênico é o trauma abdominal fechado por acidente automobilístico e, em até 60% dos casos, o trauma esplênico é um achado isolado.

Falam a favor dessa lesão dor em hipocôndrio esquerdo referida espontaneamente pelo paciente ou à palpação, fratura de costelas à esquerda em topografia da cavidade abdominal, dor em ombro esquerdo (dor referida por irritação diafragmática), e estigmas de trauma na topografia do baço. Assim como no trauma hepático, o melhor exame para avaliação e graduação da lesão esplênica é a TC com contraste endovenoso.

A American Association for the Surgery of Trauma (AAST) também classifica as lesões esplênicas de I a V (Figura 3), de acordo com os achados tomográficos ou intraoperatórios. De maneira geral, os traumas de graus iniciais apresentam melhor resposta ao tratamento não operatório, porém o grau isoladamente não indica abordagem cirúrgica. Caso o exame de imagem evidencie extravasamento de sangue ativo (*blush*) ou pseudoaneurisma de circulação esplênica, há benefício na embolização por radiologia intervencionista. Na ausência desse recurso, deve ser considerada a abordagem cirúrgica.

Assim como no trauma hepático, a escolha da melhor conduta terapêutica deve ser discutida de maneira multidisciplinar envolvendo emergencista, cirurgião do trauma, intensivista e radiologia intervencionista.

TRAUMA RENAL

Os rins são os órgãos do sistema geniturinário mais lesados por quaisquer mecanismos de trauma, sendo suas lesões bastante relacionadas a traumas por desaceleração rápida. As lesões renais podem ocorrer no parênquima, nos vasos ou no sistema coletor.

Na avaliação do paciente, devemos suspeitar de lesão renal na presença de hematúria macro ou microscópica, mecanismo de desaceleração importante, trauma em flanco ou em dorso, e em pacientes com instabilidade hemodinâmica sem um foco de sangramento aparente. Pela localização retroperitoneal, o diagnóstico definitivo de lesão renal muitas vezes

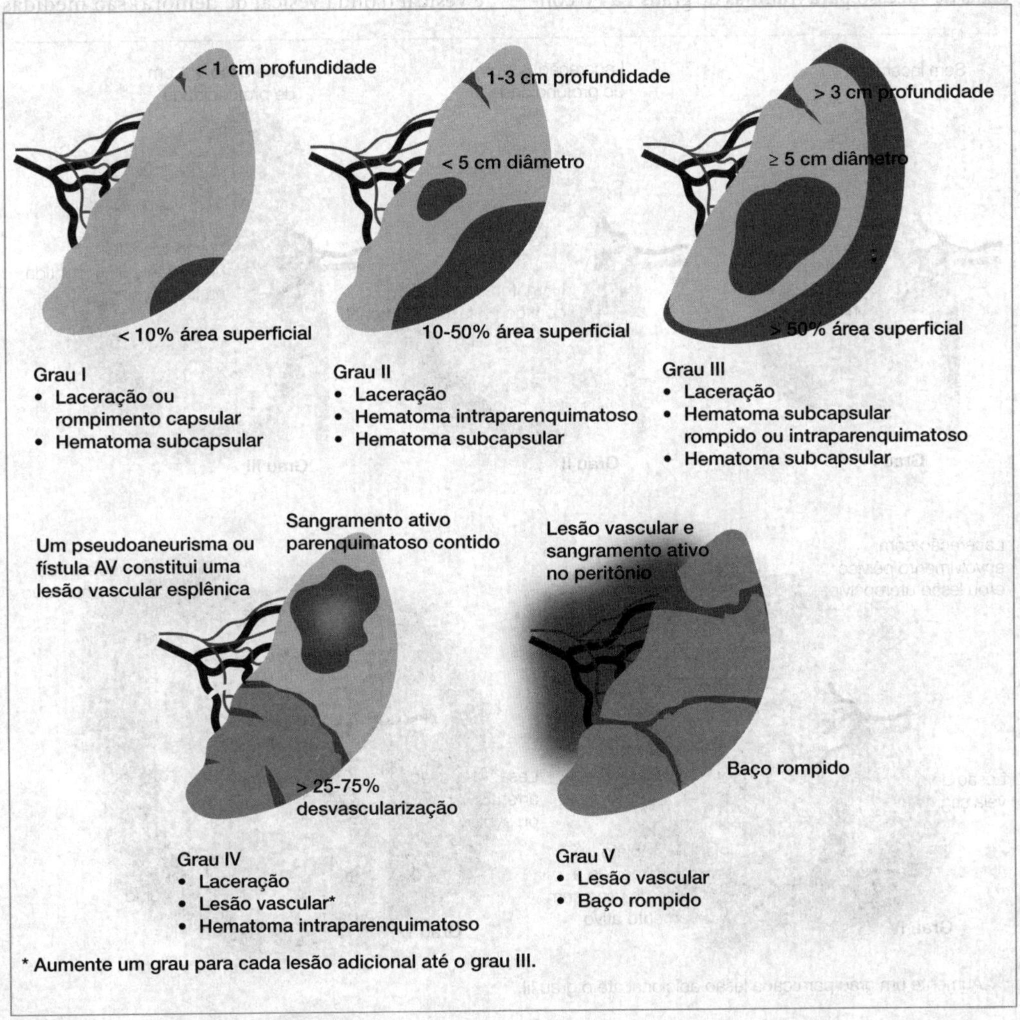

▷ **FIGURA 3** Graus do trauma esplênico.
AV: arteriovenoso.

só é alcançado pela TC com fases arterial, venosa e excretora ou pela laparotomia exploradora comprovando lesão renal no paciente instável. Importante lembrar que, caso ocorra total avulsão do rim, a hematúria macroscópica pode estar ausente por perda da contiguidade entre o ureter e a pelve renal.

A AAST também gradua as lesões renais de I até V, e essa classificação é útil para definir o tratamento proposto e o risco de o paciente necessitar de abordagem cirúrgica (Figura 4).

As recomendações e diretrizes das sociedades urológicas e de cirurgia do trauma tendem, nos últimos anos, a privilegiar condutas não operatórias.

Tratamentos conservadores apresentam boas taxas de sucesso para traumas de graus I a IV contusos ou penetrantes. Casos selecionados de trauma penetrantes grau V podem também ser tratados de forma conservadora, desde que sob intensa vigilância clínica.

A nefrectomia, mesmo que unilateral, está associada à perda de função renal precoce. Nesse contexto, a angioembolização ganha espaço como medida útil para controle de sangramentos.

Além das lesões de parênquima renal e estruturas vasculares, as lesões de sistema coletor podem apresentar complicações importantes como extravasamento urinário e formação de coleções de urina (urinomas). O manejo pela radiologia intervencionista e o cateterismo ureteral (duplo J) e vesical (sonda vesical de demora) são medidas

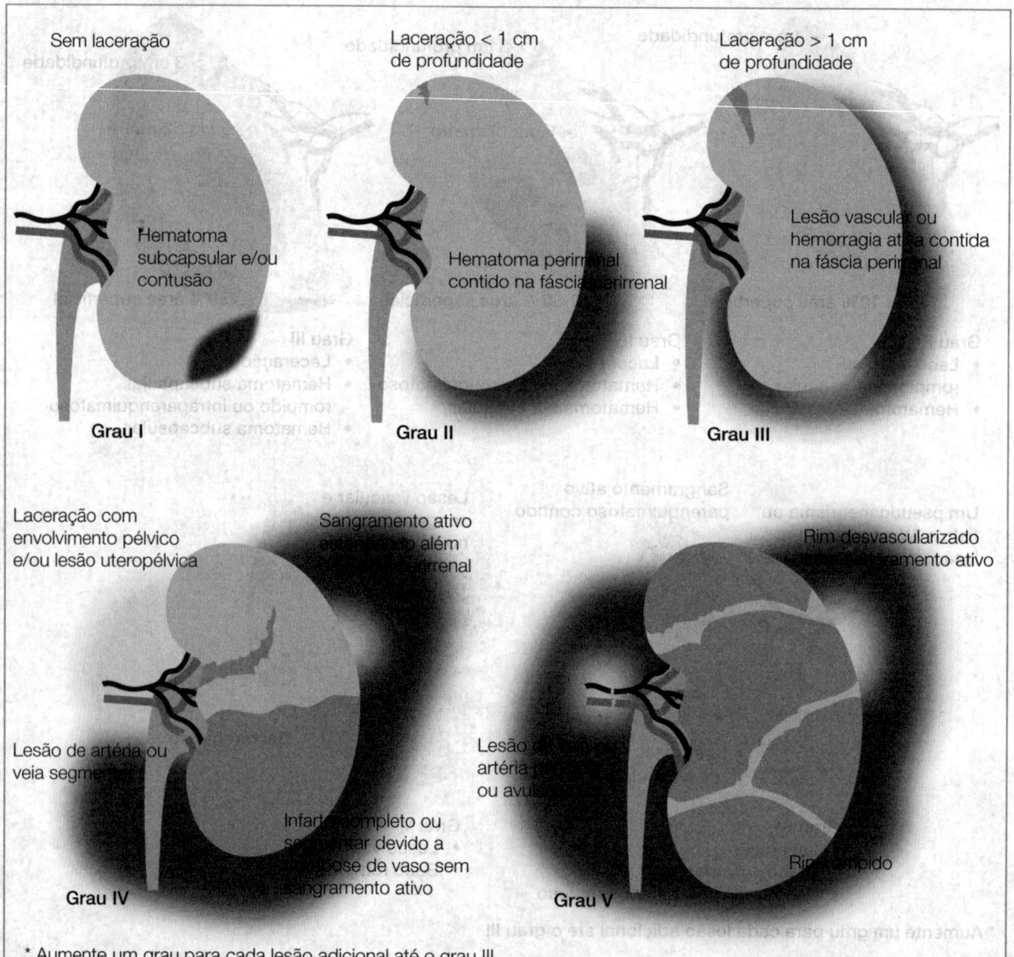

* Aumente um grau para cada lesão adicional até o grau III.

▷ **FIGURA 4** Graus de trauma renal.

adjuvantes ao tratamento não operatório que devem ser utilizadas para aumentar sua chance de sucesso.

Além da avaliação do cirurgião do trauma, o acompanhamento com a urologia é fundamental para a decisão sobre indicação cirúrgica, seu *timing* e possibilidades de conduta não operatória.

LESÕES DE MESENTÉRIO

Apesar de comuns em lesões penetrantes, as lesões de mesentério são bastantes raras em vítimas de trauma abdominal contuso, ocorrendo em aproximadamente 0,3%, porém acarretam importante aumento da morbimortalidade.

Em geral, traumas que acometam o mesentério apresentam-se com hematoma de parede, perfurações e lacerações em seus locais de fixação. Os lugares mais comumente lesados são próximo ao ângulo de Treitz (jejuno proximal) e íleo distal (próximo à válvula ileocecal).

LITERATURA RECOMENDADA

1. American College of Surgeons. Advanced Trauma Life Support® Student Course Manual. 2018.
2. Cameron P, Little M, Mitra B, Deasy C. Textbook of adult emergency medicine. 5. ed. Elsevier Ltd; 2020.
3. Croce MA, Fabian TC, Menke PG, Waddle-Smith L, Minard G, Kudsk KA, et al. Nonoperative management of blunt hepatic trauma is the treatment of choice for hemodynamically stable patients. Results of a prospective trial. Ann Surg. 1995;221(6):744.
4. Green CS, Bulger EM, Kwan SW. Outcomes and complications of angioembolization for hepatic trauma: A systematic review of the literature. J Trauma Acute Care Surg. 2016;80(3):529.
5. Gross JA, Lehnert BE, Linnau KF, Voelzke BB, Sandstrom CK. Imaging of urinary system trauma. Radiol Clin North Am. 2015;53(4):773.
6. Morey AF, Brandes S, Dugi DD 3rd, Armstrong JH, Breyer BN, Broghammer JA, et al., American Urological Association. Urotrauma: AUA guideline. J Urol. 2014;192(2):327.
7. Rodriguez RM, Anglin D, Langdorf MI, et al. Defining the optimal cut-off values for liver enzymes in diagnosing blunt liver injury. BMC Res Notes. 2016;9:41.
8. Tintinalli's emergency medicine: A comprehensive study guide 8. ed. New York: McGraw-Hill Education; 2015.
9. Walls RM, Hockberger RS, Gausche-Hill M. Rosen – Medicina de emergência: Conceitos e prática médica. 9. ed. Rio de Janeiro: Elsevier; 2019.
10. Watson GA, Rosengart MR, Zenati MS, Tsung A, Forsythe RM, Peitzman AB, Harbrecht BG. Nonoperative management of severe blunt splenic injury: are we getting better? J Trauma. 2006;61(5):1113.

78 Fratura exposta: abordagem na emergência

Gabriel Martinez
Hugo Henrique Moreira
Rodrigo Antonio Brandão Neto

PONTOS IMPORTANTES

- As fraturas expostas são definidas pela comunicação com o meio exterior ou as cavidades.
- As fraturas expostas possuem taxa de infecção e não consolidação maior quando comparadas às fraturas fechadas.
- As feridas associadas podem estar em local diferente da fratura.
- Radiografias são suficientes para diagnóstico. A tomografia computadorizada (TC) é indicada em casos complexos, com extensão articular, para planejamento cirúrgico. Deve-se considerar angiotomografia caso haja suspeita de lesão vascular.
- Os objetivos do tratamento inicial das fraturas expostas são: analgesia, imobilização, uso precoce de antibiótico, profilaxia antitetânica e estabilização esquelética.
- Toda fratura exposta é considerada contaminada e deve pelo menos inicialmente receber antibioticoterapia conforme sua classificação.
- Irrigação e debridamento devem ser realizados idealmente em até 6 horas do trauma e são um dos pilares do tratamento.
- A fixação e o fechamento da ferida são realizados após descontaminação e debridamento.

INTRODUÇÃO E DEFINIÇÃO

Fratura exposta é toda aquela em que ocorre comunicação do seu foco ou do seu hematoma com o meio externo, o que não significa necessariamente exposição para o exterior, mas, também, para cavidades contaminadas, como a boca, o tubo digestivo, vias aéreas, vagina e ânus.

Esses traumatismos geralmente são caracterizados por envolverem alta energia cinética, podendo vir acompanhados de extensa perda do revestimento cutâneo, lesões neurovasculares e grande quantidade de contaminação.

Sua importância reside no fato de que há maior incidência de infecção e pseudoartrose quando comparadas às fraturas fechadas. São consideradas emergências ortopédicas e têm como objetivo de seu tratamento a consolidação sem ocorrência de infecção.

EPIDEMIOLOGIA

A frequência e a gravidade das fraturas expostas têm aumentado consideravelmente nas duas últimas décadas em razão do aumento dos acidentes de trânsito e dos ferimentos por arma de fogo. Estima-se que ocorram entre 3,5 e 6 milhões de fraturas/ano, com 3% delas sendo expostas. Um estudo prospectivo brasileiro realizado entre setembro de 2005 e março de 2007 relatou 346 fraturas expostas de 342 pacientes atendidos em São Paulo. Neste estudo, 86,84% dos pacientes atendidos eram do gênero masculino; 57,30% dos acidentes aconteceram em rodovias públicas e os ossos da perna eram mais acometidos (37,86%), seguidos da mão (16,47%), tornozelo (11,27%) e antebraço (6,93%).

Os acidentes com veículos automotores são a causa mais comum de fraturas expostas de membros inferiores e são responsáveis por 34,1% dessas lesões. A grande maioria das fraturas expostas ocorre isoladamente, mas os pacientes podem ter mais de uma de cada vez. A maior incidência de fraturas expostas em homens ocorre entre as idades de 15 e 19 anos, enquanto a maior ocorrência em mulheres é de 53,0 casos a cada 100.000 pessoas por ano entre as idades de 80 e 89 anos.

FISIOPATOLOGIA

Quando ocorre uma lesão traumática, os ossos e os tecidos moles absorvem a energia; quando o limiar de absorção é excedido, ocorre a comunicação do osso, causando descamação do periósteo e destruição dos tecidos moles. Os fragmentos ósseos fragmentados muitas vezes não são fixos a quaisquer estruturas, o que permite que sejam deslocados, causando danos significativos aos tecidos moles e à estrutura neurovascular. Quando a pele rasga, ela cria um efeito de vácuo que puxa todos os detritos ao redor da ferida. O material estranho e detritos podem frequentemente ser depositados no córtex intramuscular e ósseo profundo.

CLASSIFICAÇÃO

A classificação de Gustilo-Anderson (Tabela 1), mais usada até os dias de hoje, leva em consideração a energia do trauma, o grau de lesão de partes moles e o grau de contaminação, que têm implicação prognóstica e definem o tratamento, além de garantir ao médico emergencista uma comunicação efetiva com o ortopedista. Essa classificação é dividida em 3 graus da seguinte forma:

- **Grau I:** fratura puntiforme provocada por trauma de baixa energia. Solução de continuidade com a pele menor que 1 cm e pequeno grau de contaminação.
- **Grau II:** fratura com exposição maior que 1 cm, porém permitindo a reparação do revestimento cutâneo com fechamento borda a borda. O grau de contaminação é moderado e a energia cinética envolvida no trauma também é de moderada intensidade.
- **Grau III:** fratura com exposição maior que 10 cm associada a extensa perda de revestimento cutâneo provocada por trauma de alta energia com elevado grau de contaminação. São divididos em 3 subgrupos:
  - **IIIA:** há integridade do revestimento ósseo por tecido muscular ou periosteal.
  - **IIIB:** não há revestimento ósseo pelas partes moles.
  - **IIIC:** associada a lesão vascular que necessite de reparo.

Um segundo sistema de classificação, o sistema MESS (*Mangled Extremity Severity of Score*), foi criado como uma ferramenta objetiva para auxiliar o cirurgião na tomada de decisão entre a amputação e preservação do membro em traumas complexos de membros inferiores (Tabela 2). Essa escala de classificação leva em consideração o dano esquelético e de tecidos moles, isquemia de membro, tempo, presença de choque e idade do paciente. Vários estudos examinaram a eficácia da classificação com boa performance. Uma pontuação maior ou igual a 7 é preditiva de amputação com quase 100% de acurácia.

▷ **TABELA 1** Classificação de Gustilo-Anderson

Tipo	Tamanho	Contaminação	Lesão vascular	Cobertura por partes moles
I	< 1 cm	Mínima	Não	Adequada
II	> 1 cm	Moderada	Não	Adequada
IIIa	Qualquer tamanho	Grave	Não	Adequada
IIIb	Qualquer tamanho	Grave	Não	Inadequada
IIIc	Qualquer tamanho	Grave	Sim	Inadequada

▷ **TABELA 2** Sistema MESS de classificação das fraturas expostas

Fator	Pontuação
Trauma de baixa energia (facadas...)	1
Trauma de moderada energia (fraturas abertas ou múltiplas, deslocamento)	2
Traumas de alta energia (espingardas, esmagamento...)	3
Traumas de altíssima energia (similar à anterior, mas com contaminação grosseira e avulsão de tecidos moles)	4
Pulso de extremidade reduzido, mas com boa perfusão	1 (dobrar a pontuação se > 6 horas)
Pulso de extremidade não palpável, parestesias ou diminuição de tempo de enchimento capilar	2 (dobrar a pontuação se > 6 horas)
Extremidades frias, paralisadas e entorpecidas	3 (dobrar a pontuação se > 6 horas)
Pressão arterial sistólica > 90 mmHg	0
Hipotensão transitória	1
Hipotensão persistente	2
< 30 anos de idade	0
30-50 anos de idade	1
> 50 anos de idade	2

AVALIAÇÃO INICIAL E MANIFESTAÇÕES CLÍNICAS

O tratamento da fratura exposta deve estar incluído no atendimento sequencial do politraumatizado preconizado no ATLS, devendo-se direcionar os esforços para garantir a sobrevivência do paciente conforme o ABCDE do trauma. São prioridades no atendimento:

- Avaliar rapidamente a condição clínica do paciente.
- Ressuscitar e estabilizar o paciente.
- Verificar a necessidade de transferência do paciente e, caso necessário, providenciar transferência segura do paciente.
- Reavaliar frequentemente o paciente.

Após a chegada do paciente à sala de emergência, e tão logo termine a fase de estabilização clínica, é importante fazer exame da extremidade distal à fratura, pesquisando pulsos, motricidade e sensibilidade.

Pacientes com fraturas expostas apresentam frequentemente história relatada de trauma comumente de alta energia. O paciente deve ser despido adequadamente para avaliação de outras lesões significativas com risco à vida de acordo com o protocolo de suporte avançado de vida em trauma (ATLS).

Deve-se documentar os achados em prontuário, se possível com fotos, e proteger a área de exposição com curativo estéril. Múltiplas avaliações da ferida não são recomendadas e estão relacionadas a maior risco de infecção. Imobilização improvisada pode ajudar a evitar mais trauma às partes moles, mas tentativas de redução devem ser evitadas, pois existe o risco de levar detritos para a profundidade. O uso de torniquete deve ser considerado no caso da existência de hemorragias exsanguinantes como recomendado pelo ATLS.

As fraturas expostas estão associadas a sintomas de dor, deformidade, edema e uma ferida que pode estar sangrando. Deve-se notar que a ferida pode não estar diretamente sobre o local da fratura. O movimento e a função neurológica e perfusão da região devem ser avaliados para procurar lesões associadas com necessidade de intervenção imediata. A ferida deve ser examinada minuciosamente, caracterizada e classificada.

As fraturas expostas têm maior incidência de infecção do que as fraturas fechadas. Os fatores do hospedeiro associados à infecção e ao comprometimento da cicatrização de feridas incluem:

- Idade ≥ 80 anos.
- Uso de nicotina.
- Diabetes.
- Neoplasia maligna ativa.
- Insuficiência respiratória.
- Imunocomprometidos.

As seguintes taxas de infecção foram relatadas:

- Classe A (sem fatores de comorbidade): 4%.
- Classe B (1 a 2 fatores de comorbidade): 15%.
- Classe C (3 ou mais fatores de comorbidade): 31%.

Até 10% das fraturas expostas podem desenvolver síndrome compartimental aguda, pois a ferida aberta pode não descomprimir todos os compartimentos afetados no membro.

EXAMES COMPLEMENTARES

Os pacientes com fraturas expostas apresentam trauma significativo com perda sanguínea significativa, assim os exames indicados incluem gasometria arterial, hemoglobina, hematócrito, contagem de plaquetas, ureia, creatinina, eletrólitos, glicemia, lactato sérico e exames de toxicologia são frequentemente necessários.

As radiografias em dois planos (frente e perfil) de todo o segmento fraturado são indicadas, incluindo a articulação proximal e a distal à fratura, e são fundamentais para sua caracterização, bem como para estimar o grau de energia envolvida no trauma inicial. As articulações acima e abaixo da lesão também devem ser radiografadas, pois a fratura pode se estender para as articulações adjacentes ou envolver superfícies articulares. O ar presente em radiografias simples no músculo, tecido subcutâneo ou articulação e corpos estranhos visualizados indicam uma lesão aberta.

A tomografia computadorizada (TC) deve ser considerada em dúvidas diagnósticas e fraturas com comprometimento das superfícies articulares, com o objetivo de um planejamento cirúrgico mais adequado após as medidas de tratamento na urgência. Os pacientes devem estar estáveis antes do encaminhamento para TC e, na ausência de pulsos, uma angiografia por TC pode ser usada para identificar a lesão vascular.

TRATAMENTO

As medidas iniciais de tratamento são as de ressuscitação e estabilização com priorização das vias aéreas, respiração e circulação como em todos os traumas potencialmente graves. Os objetivos específicos do tratamento das fraturas expostas são:

- Evitar infecção com antibioticoterapia.
- Imobilização.
- Realizar profilaxia antitetânica (se necessário).
- Analgesia conforme necessidade.
- Irrigação e debridamento rápidos.
- Estabilização esquelética e limpeza cirúrgica.

Antibioticoterapia

Toda fratura exposta é considerada por definição como infectada. A profilaxia com antibiótico deve ser iniciada assim que possível. Um atraso de mais de 3 horas demonstrou aumento nas taxas de infecção em até 6 vezes em diferentes estudos. O estudo retrospectivo de Lack et al. encontrou que pacientes nos quais os antibióticos foram administrados em até 66 minutos após a lesão apresentavam taxa de infecção de 0%, mas a taxa de infecção aumenta para 17% se os antibióticos fossem administrados além deste período.

Em pacientes com fraturas classificadas como Gustilo-Anderson tipos I ou II, a antibioticoterapia deve incluir atividade contra organismos Gram-positivos, como a cefazolina, com a clindamicina sendo uma possível opção em pacientes com alergia à penicilina (Tabela 3). Para paciente com risco para *S. aureus* meticilina-resistente (Tabela 4) ou histórico de reações alérgicas às cefalosporinas, a cobertura de Gram-positivo deve ser realizada com vancomicina. Em pacientes com contaminação fecal deve-se considerar ampliar a cobertura. O tempo recomendado de antibioticoterapia neste caso é de 24 h após o fechamento da ferida.

Em pacientes com fraturas expostas classificadas em Gustilo-Anderson tipo III, a antibioticoterapia deve cobrir tanto organismos Gram-positivos quanto Gram-negativos. Pode-se adicionar gentamicina ao esquema de cefazolina ou mesmo utilizar ceftriaxona em monoterapia. Nesses casos, o tempo de tratamento com o antimicrobiano deve ser descontinuado após 72 h ou 24 h após o fechamento da ferida.

Em pacientes com potencial contaminação pelo solo, deve-se incluir metronidazol para cobertura de *Clostridium* spp. Em casos mais raros nos quais há contaminação por água ou água do mar, deve-se utilizar piperacilina-tazobactam e/ou doxiciclina para cobertura de *Pseudomonas* e *Vibrio*, respectivamente. Terapia antibiótica tópica deve ser considerada em pacientes com envolvimento cutâneo extenso. O papel de culturas locais para determinar a escolha da antibioticoterapia não é definido e não parece haver benefício com seu uso de rotina.

Profilaxia antitetânica

A profilaxia antitetânica é indicada dependendo do *status* vacinal do paciente e do grau de contaminação da ferida (Tabela 5).

Para pacientes que não foram vacinados, a imunoglobulina deve ser administrada até 21 dias após o trauma concomitante com a aplicação da vacina.

▷ **TABELA 3** Esquema de antibióticos recomendados para pacientes com fratura exposta

	Sem contaminação	Contaminação – solo	Contaminação – água
Gustilo-Anderson tipos I-II			
Esquema recomendado	Cefazolina 2 g IV 8/8 h	Cefazolina 2 g IV 8/8 h + Metronidazol 500 mg IV 8/8 h OU Ceftriaxone 2 g IV 1 x/dia + Metronidazol 500 mg IV 8/8 h	Sem modificações necessárias
Esquema alternativo (hipersensibilidade a betalactâmicos ou risco de MRSA)	Vancomicina: ▪ Ataque 20 a 35 mg/kg ▪ Manutenção 15 a 20 mg/kg a cada 8-12 h ▪ Corrigir conforme função renal e/ou vancocinemia	Clindamicina 900 mg IV 8/8 h	Sem modificações necessárias
Gustilo-Anderson tipo III			
Esquema recomendado	Cefazolina 2 g IV 8/8 h + Gentamicina 5 mg/kg IV 1 x/dia OU Ceftriaxone 2 g IV 1 x/dia	Ceftriaxone 2 g IV 1 x/dia + Metronidazol 500 mg IV 8/8 h OU Cefazolina 2 g IV 8/8 h + Gentamicina 5 mg/kg IV 1x/dia + Metronidazol 500 mg IV 8/8 h	Piperacilina-tazobactam 4,5 g IV 6/6 h Se contaminação com água do mar: acrescentar doxiciclina 100 mg IV ou VO 12/12 h
Esquema alternativo (hipersensibilidade a betalactâmicos)	Clindamicina 900 mg IV 8/8 h	Clindamicina 900 mg IV 8/8 h + Gentamicina 5 mg/kg 1 x/dia	Meropenem 1 g IV 8/8 h Se contaminação com água do mar: acrescentar doxiciclina 100 mg IV ou VO 12/12 h

MRSA: S. *aureus* meticilina-resistente.

▷ **TABELA 4** Fatores de risco para infecção por *S. aureus* meticilina-resistente (MRSA)

Associados a assistência de saúde
▪ Hospitalização recente
▪ Cirurgia recente
▪ Hemodiálise
▪ Residência em uma instituição de cuidados de longa permanência
Fatores de risco adicionais
▪ Infecção por HIV
▪ Uso de drogas injetáveis
▪ Uso prévio de antibiótico
Fatores de risco externos
▪ Encarceramento
▪ Serviço militar

▷ **TABELA 5** Profilaxia de vacina antitetânica

Vacinação prévia	Ferimentos limpos e pequenos		Ferimentos contaminados	
	Vacina	Imunoglobulina	Vacina	Imunoglobulina
< 3 doses ou desconhecido	Sim	Não	Sim	Sim
3 ou mais doses	Apenas se última dose > 10 anos	Não	Apenas se última dose > 5 anos	Não

Tratamento definitivo (debridamento, limpeza e estabilização esquelética)

Após estabilização inicial e identificação da fratura exposta, o paciente deve ser avaliado pelo especialista. A irrigação com salina estéril é um procedimento adequado na maioria dos casos. Um estudo com 2.447 pacientes não demonstrou nenhuma melhora nos desfechos quando a irrigação foi realizada com pressão mais alta ou uma solução antisséptica foi usada para limpar fraturas expostas. O fechamento precoce da ferida reduz o risco de infecção e é realizado sempre que possível.

O tratamento definitivo cirúrgico é feito em centro equipado com o paciente submetido a anestesia após avaliação da equipe de ortopedia. O debridamento é uma das partes mais importantes no manejo destes pacientes e deve ser realizado meticulosamente com uma avaliação sequencial da pele, gordura, fáscia, músculo e osso. A taxa de contaminação dessas lesões é alta, assim pode ser necessária a retirada de grande quantidade de tecido local, especialmente em lesões do tipo III. O tempo ideal para realização do debridamento cirúrgico é idealmente menos de 6 horas da lesão até no máximo 24 horas.

Os estudos mostram melhores desfechos com a fixação interna como método de estabilização, mas em lesões graves, a fixação externa continua a ser um procedimento adequado. Para realização da fixação interna é necessário que:

- A ferida esteja limpa.
- Existam danos mínimos à pele ou aos tecidos.
- Os pedaços de osso possam ser bem alinhados.

Com o tratamento imediato, o risco de infecção e não consolidação dos segmentos ósseos diminuiu. As fraturas expostas estão quase sempre associadas a um período de recuperação prolongado e a maioria dos pacientes desenvolve algum grau de incapacidade funcional.

O tempo de fechamento e a forma do mesmo devem ser definidos pela equipe ortopédica.

COMPLICAÇÕES

As infecções são as complicações mais comum das fraturas expostas. Uma infecção óssea pode se tornar crônica (osteomielite) e levar a novas cirurgias.

Algumas fraturas expostas podem ter dificuldade de cicatrização devido a danos no suprimento de sangue ao redor do osso no momento da lesão. Se o osso não cicatrizar, pode ser necessária nova cirurgia, incluindo enxerto ósseo no local da fratura e nova fixação interna.

A síndrome compartimental pode ocorrer quando os membros lesionados apresentam edema significativo e a pressão aumenta dentro dos músculos. Quando isso acontece, é necessária uma cirurgia imediata para aliviar a pressão. Se não for tratada, a síndrome compartimental pode causar danos permanentes aos tecidos e perda de função.

INDICAÇÕES DE INTERNAÇÃO, TERAPIA INTENSIVA E SEGUIMENTO

Praticamente todos os pacientes com fraturas expostas têm indicação de terapia intensiva. Pacientes com instabilidade ou outras lesões associadas potencialmente graves necessitam de internação em terapia intensiva, assim como pacientes com múltiplas comorbidades com intervenção cirúrgica extensa.

Algumas fraturas podem demorar para cicatrizar. Pacientes com doenças como diabetes ou doença vascular periférica também podem ter uma cicatrização mais lenta. É comum sentir rigidez, desconforto e fraqueza por vários meses após uma lesão.

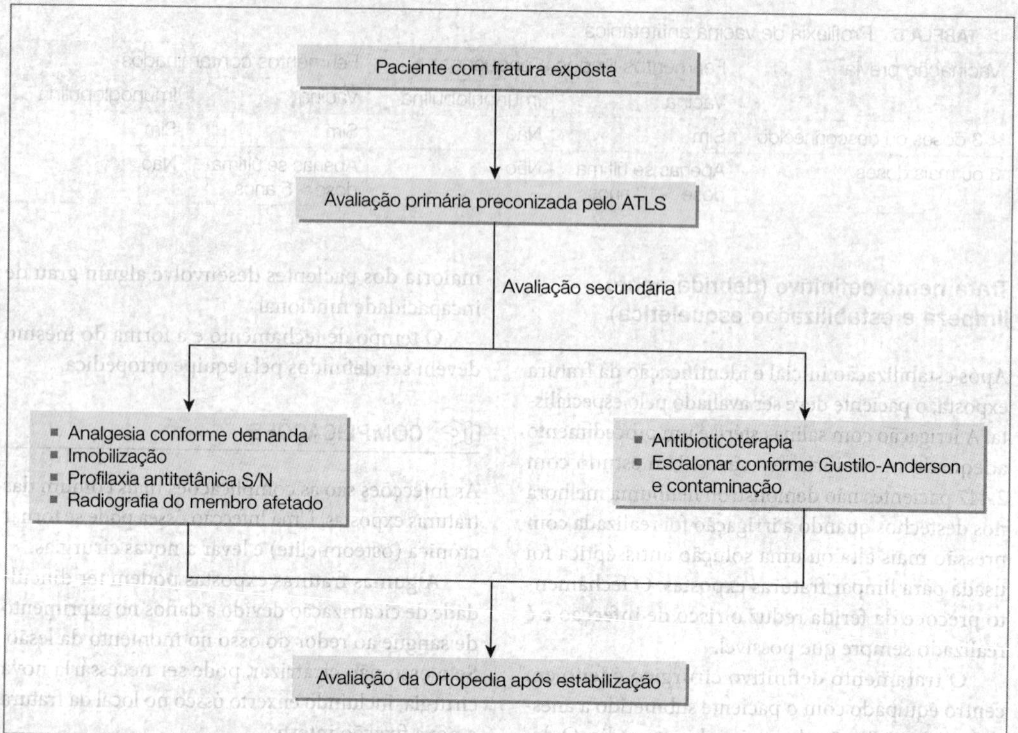

▷ **FIGURA 1** Manejo inicial da fratura exposta.

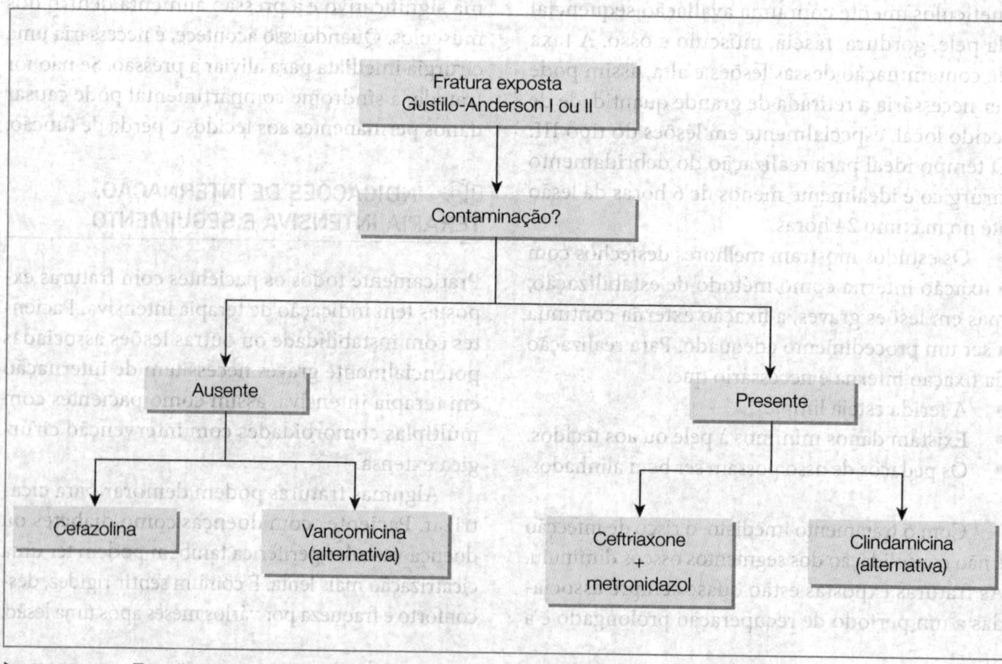

▷ **FIGURA 2** Escolha de antibioticoterapia na fratura exposta Gustilo-Anderson I ou II.

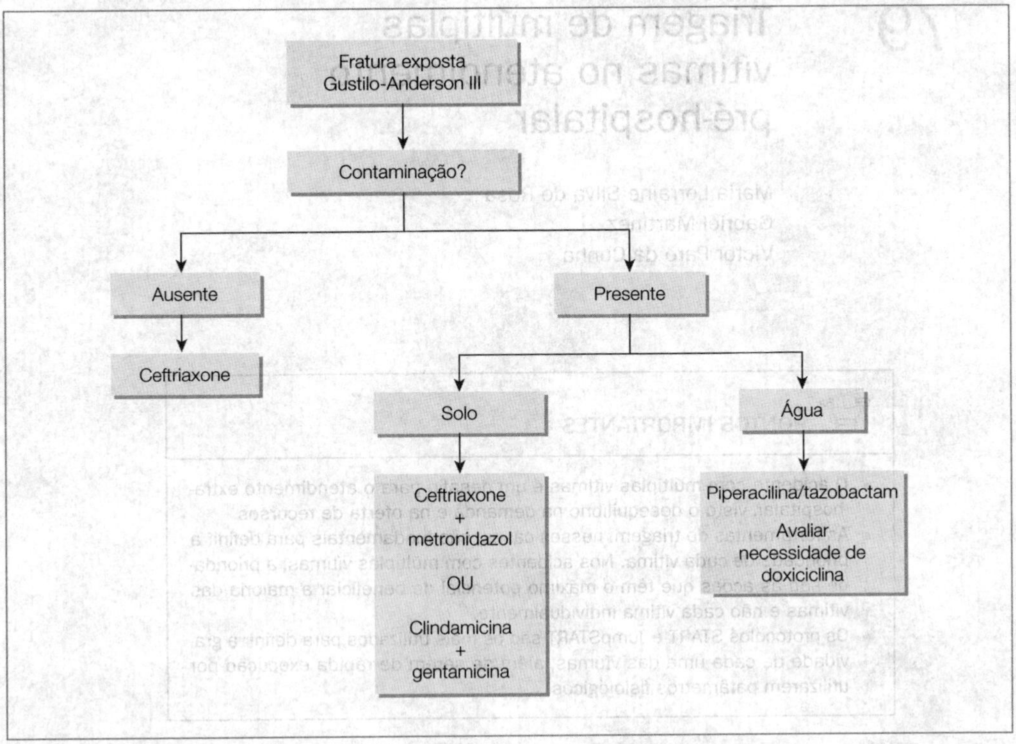

▷ **FIGURA 3** Escolha de antibioticoterapia na fratura exposta Gustilo-Anderson III

LITERATURA RECOMENDADA

1. American College of Surgeons on Trauma. Advanced Trauma Life Support (ATLS) student manual course. 10.ed. Chicago: American College of Surgeons; 2018.
2. Arruda LRP, Silva MAC, Malerba FG, Turíbio FM, Fernandes MC, Matsumoto MH. Open fractures: prospective and epidemiologic study. Acta Ortop Bras. [online]. 2009;17(6):326-30.
3. Cross WW, Swiontkowski MF. Treatment principles in the management of open fractures. Ind J Orthop. 2008;42(4):377-86.
4. Giglio PN, Cristante AF, Pécora JR, Helito CP, Lima ANLM, Silva JS. Avanços no tratamento das fraturas expostas. Rev Bras Ortop. 2015;50(2):125-30.
5. Guerra MIP, Reginaldo SS, Almeida MBV, Cristante AF. Manual de trauma ortopédico. Sociedade Brasileira de Ortopedia e Traumatologia; 2011.
6. Levin LS (ed.). Complications in orthopaedics: open fractures. Rosemont, IL. American Academy of Orthopaedic Surgeons; 2010. p. 71-87.
7. Howe AS. Osteomyelitis associated with open fractures in adults. Disponível em: www.uptodate.com. 2022. Acesso em: 02 março 2022.
8. Simon RR, Sherman SC. Emergency orthopedics. 6.ed. New York: McGraw Hill; 2011.
9. Soop L, Soop A. Open fracture management. Stat Perls. 2020.

79 Triagem de múltiplas vítimas no atendimento pré-hospitalar

Maria Lorraine Silva de Rosa
Gabriel Martinez
Victor Paro da Cunha

PONTOS IMPORTANTES

- O acidente com múltiplas vítimas é um desafio para o atendimento extra-hospitalar, visto o desequilíbrio na demanda e na oferta de recursos.
- As ferramentas de triagem, nesses casos, são fundamentais para definir a prioridade de cada vítima. Nos acidentes com múltiplas vítimas, a prioridade são as ações que têm o máximo potencial de beneficiar a maioria das vítimas e não cada vítima individualmente.
- Os protocolos START e JumpSTART são os mais utilizados para definir a gravidade de cada uma das vítimas, além de serem de rápida execução por utilizarem parâmetros fisiológicos.

INTRODUÇÃO E DEFINIÇÃO

O atendimento de incidentes com múltiplas vítimas tem como um dos principais desafios a escassez relativa de recursos. Esse evento súbito, definido como o desequilíbrio entre os recursos disponíveis para o atendimento e as reais necessidades para fazê-lo, é provocado por catástrofes naturais ou desastres humanos, tais como: enchentes, maremotos, erupções, deslizamentos de terra, guerras, atentados terroristas, explosões, incêndios, acidentes com transporte de passageiros, explosão de materiais radioativos ou tóxicos. Tais acontecimentos geram uma situação emergencial e um desequilíbrio entre os recursos disponíveis e os necessários para o atendimento, o que torna a decisão de alocação de recursos uma questão fundamental.

Nesse contexto, a triagem ganha um papel de destaque, seu uso de forma eficaz é capaz de acelerar a identificação de doentes críticos. O termo "triagem" origina-se da francesa "*trier*", que significa separar, categorizar ou classificar, sendo um método de fácil execução que caracteriza as vítimas de acordo com a gravidade de suas lesões e tem como fatores cruciais: velocidade, precisão, equidade e compatibilidade.

Nos acidentes com múltiplas vítimas a triagem é feita em todas as etapas do atendimento, até o final do atendimento. São necessárias pelo menos quatro ordens de contato: a comunidade, o pré-hospitalar, a infraestrutura e as autoridades locais. Na fase pré-hospitalar, o método *Simple Triage and Rapid Treatment* (START) é o mais utilizado entre as escolas de treinamento e equipes de resgate no Brasil, desde 1999, e no mundo, desde a década de 90, para triagem de incidentes com múltiplas vítimas.

Esse método foi utilizado em diversas situações: no atentado das torres gêmeas, em Nova Iorque em 2001, no tsunami do Japão, em 2011, na maratona de Boston de 2013, em que ocorreram duas explosões, matando 3 pessoas e deixando 260 feridos. Esse evento, por exemplo, teve uma menor proporção de óbitos provavelmente secundária à resposta rápida dos profissionais, os quais receberam treinamentos com simulações realísticas de explosões.

O método START, foco deste capítulo, foi criado em 1983 pelos bombeiros paramédicos de *Newport Beach* em conjunto com a equipe médica do *Hoag Memorial Hospital* (EUA) em resposta a um acidente de ônibus escolar. O algoritmo START é uma triagem rápida, com linguagem universal por meio de cores, cujo foco é identificar vítimas recuperáveis daquelas com mortalidade iminente. Alguns dizem que a verdadeira origem desse método é francesa e vinculada ao Barão Dominique Jean Larrey, cirurgião-chefe da Guarda Imperial de Napoleão. Larrey e seus colegas propuseram alguns princípios iniciais: tratar inicialmente os mais doentes, transporte em ordem de prioridade quanto à gravidade e otimizar os recursos em benefício do paciente, almejando a realização dos processos em um tempo mínimo.

Internacionalmente, além do método START, existem outros algoritmos de triagem para o atendimento de múltiplas vítimas, sendo eles: *Sort, Assess, Lifesaving interventions, Treatment and/or transport* (SALT); *Health Emergency Operations Center* (STARTHEOC); *Secondary Assessment of Victim Endpoint* (SAVE); *Severe Acute Respiratory Syndrome* (SARS); *Move, Assess, Sort, Send* (MASS); *Sacco Treatment Method* (STM); e *Simple Triage and Rapid Treatment for Children* (JUMPSTART). Este último é utilizado para crianças menores de oito anos. Apesar de existirem vários métodos de triagem, há pouca evidência científica disponível para validar um sistema sobre o outro e, por ser um procedimento dinâmico, não há consenso geral.

TRIAGEM

Antes de falarmos sobre triagem propriamente dita, vamos retomar os conceitos das zonas de trabalho em um incidente com múltiplas vítimas. A zona quente é o local de maior risco ou com maior contaminação de produtos químicos; nessa região, devem permanecer poucos profissionais, como o médico triador e a equipe de bombeiros com equipamento adequado. Já a zona morna é uma área intermediária voltada para realizar descontaminação (se for o caso) e para alocar as vítimas da zona quente para a zona fria. Por fim, a zona fria é o local seguro que abriga as instalações e recursos que darão suporte às vítimas do incidente.

O primeiro a chegar no local inicia a triagem. Deve-se considerar se o ambiente está seguro, se o cenário já foi avaliado, se as informações já foram repassadas à central de regulação e se os reforços foram acionados.

A triagem é realizada por meio dos parâmetros simples e rápidos, idealmente em 30 segundos por vítima, idealmente não ultrapassando 60 segundos, distribuindo cartões ou fitas com cores específicas para cada vítima conforme prioridade.

MÉTODO DE TRIAGEM – PROTOCOLO START

O método START utiliza os parâmetros fisiológicos: respiração, circulação e nível de consciência. As vítimas são classificadas conforme a gravidade e para cada prioridade ou categoria são utilizadas cores por meio de cartões/etiquetas, para fácil identificação na retirada da cena e do transporte.

- **Prioridade 1 – imediata (vermelha):** vítimas que podem apresentar ferimentos graves e precisam ser rapidamente transportadas para um hospital e que necessitarão, potencialmente, de algum tipo de tratamento antes do transporte. Possivelmente terão uma evolução favorável se os cuidados médicos forem iniciados imediatamente.
- **Prioridade 2 – atrasada (amarela):** nesta prioridade, enquadram-se os pacientes com lesões significativas, porém sem risco imediato, que não conseguem se locomover sozinhos, como por exemplo com trauma de membros e alguns pacientes intoxicados.
- **Prioridade 3 – menor (verde):** lesões inicialmente sem risco de morte, andando pelo local, que não necessitam de transporte ou tratamento médico imediato.
- **Prioridade 4 (cinza):** vítimas em parada respiratória ou cardiorrespiratória mesmo após medidas de abertura de via aérea.

ETAPAS DO PROTOCOLO START

1. 1ª etapa: após avaliar a segurança do ambiente, deve-se retirar da cena as vítimas de prioridade menor, ou seja, com baixa probabilidade de morte. Por meio de comando com a voz alta ou com auxílio de alto-falante, peça às vítimas com

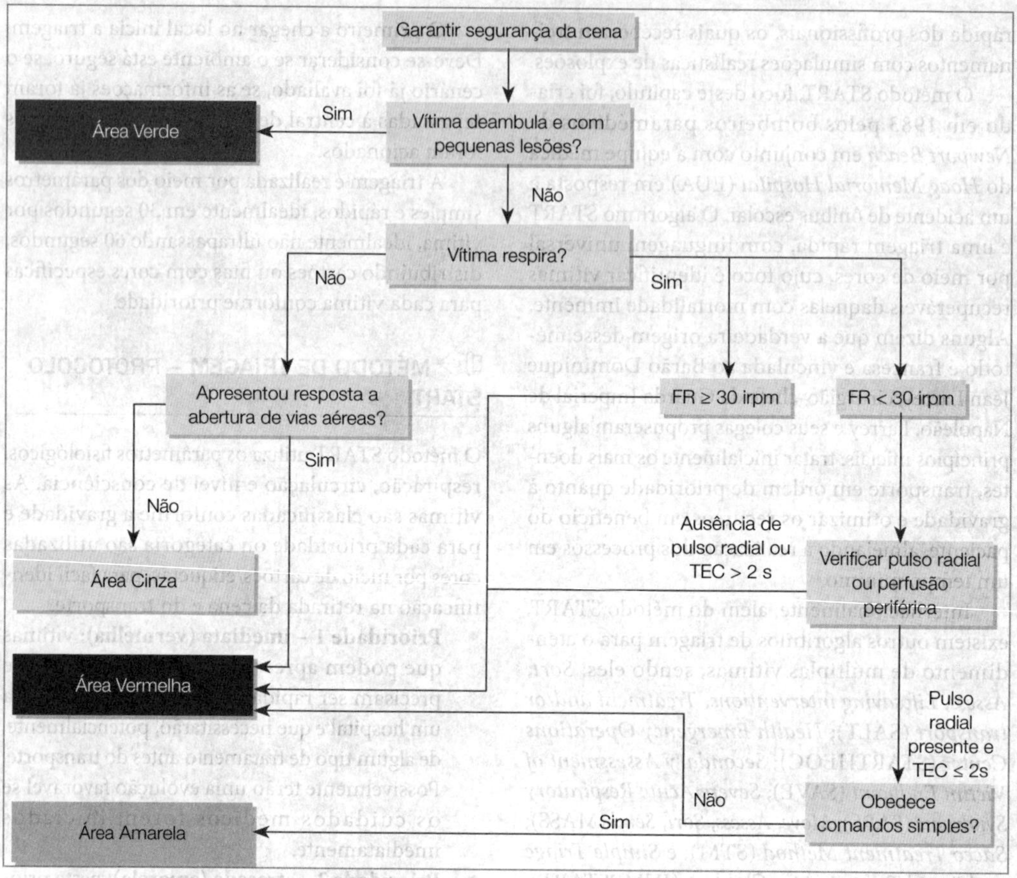

▷ **FIGURA 1** Protocolo START.

ferimentos leves, que são capazes de deambular, que se destinem à área verde. Posteriormente, após a chegada de recursos médicos suficientes, esses pacientes deverão ser reavaliados para descartar condições graves. Vale ressaltar que o controle da coluna cervical e a imobilização da coluna toracolombar são reservados aos pacientes mais graves (p. ex.: os pacientes classificados em vermelho), visto que a disponibilidade dos recursos é desproporcional à demanda.

2. 2ª etapa: avalie os demais pacientes com parâmetros simples e rápidos em 30 segundos e evite ultrapassar, na fase de triagem, 60 segundos para cada vítima.

A. **Respiração:** inicialmente avalie a respiração; se não estiver respirando, reposicione a via aérea com a manobra de *Jaw-Thrust;* se a respiração não retornar de forma espontânea, a vítima deve ser marcada como cinza. Mas e se o paciente estiver em parada cardiorrespiratória? Em acidentes de múltiplas vítimas, normalmente o número de pacientes supera o da equipe médica, assim é razoável não desperdiçar recursos em uma parada cardiorrespiratória (PCR), que demandaria muitos recursos e com prognóstico muito reduzido, enquanto outras vítimas têm maior probabilidade de sobreviver e podem se beneficiar da triagem inicial de forma rápida. Caso o paciente retorne a respirar após o reposicionamento da via aérea, coloca-se uma cânula de guedel orofaríngea e ele é classificado com etiqueta vermelha/atendimento imediato. Se inicialmente o paciente está respirando e com frequência maior que 30 movimentos respiratórios por minuto (rpm), também deve ser classificado com cartão vermelho. Uma dica prática é contar a respiração por 2 ou 5 segundos, multiplicando o valor encontrado por 15 ou 6, respectivamente.

B. **Perfusão:** se o paciente apresentar uma frequência respiratória inferior a 30 rpm, avalie então a perfusão ou o estado da circulação, dando-se preferência à avaliação do pulso radial, visto que a avaliação do tempo de enchimento capilar (TEC) pode apresentar alguns confundidores para o avaliador. Se o TEC > 2 s ou pulso radial ausente, a vítima será classificada como vermelho/imediato. Na presença de hemorragia exsanguinante, o torniquete deve ser colocado pelo médico avaliador imediatamente antes de avaliar a próxima vítima. Essa medida é uma das poucas terapêuticas indicadas pelo próprio triador, sendo uma ação que demonstrou redução de mortalidade quanto mais precocemente for aplicada.

C. **Estado mental:** se TEC < 2,0 s ou pulso presente, o último critério é a avaliação do estado mental; se o paciente for capaz de realizar comandos simples, como abrir e fechar os olhos ou falar, ele será classificado como amarelo/postergado. Essas vítimas normalmente não conseguiram sair da cena devido a lesões de extremidades inferiores ou outras condições como a incompreensão do comando inicial. Se estado mental alterado, são classificados como atendimento imediato/vermelho.

Uma forma rápida de lembrar do método START é através do mnemônico *"30-2- pode fazer"*, em que 30 é a frequência máxima tolerada como normal, 2 o tempo adequado de enchimento capilar e "pode fazer" se a vítima obedece/compreende ordens, avaliação do estado mental.

É importante anotar quantos pacientes foram triados e classificados com cartões para que essa informação possa ser fornecida à regulação médica e ao serviço intra-hospitalar. Ressalta-se que durante a triagem inicial é necessário equipamento mínimo como etiquetas/cartões para classificação de prioridades, cânulas de guedel e torniquetes. O método START é um processo contínuo e dinâmico; as vítimas devem ser constantemente avaliadas e reclassificadas.

TRATAMENTO

Após a triagem inicial, os pacientes são transportados para as áreas correspondentes às cores em que foram classificadas e iniciado o tratamento local conforme a gravidade e os protocolos de atendimento pré-hospitalar. O tratamento definitivo ocorre no intra-hospitalar.

TRANSPORTE

O transporte deve ser feito de forma organizada conforme a prioridade em direção ao serviço de saúde definido pela regulação. Encaminhar por meio de serviços pré-hospitalares, inicialmente, as vítimas graves (vermelho) e moderadas (amarelo) e, por fim, as vítimas leves (verdes). Posteriormente, reavaliar as vítimas classificadas como cinzas e solicitar apoio de autoridades competentes para removê-las (p. ex.: Polícia Militar).

REGULAÇÃO

Acidentes de múltiplas vítimas exigem alta demanda da central de regulação. Essa central deve possuir planos e análise de riscos em situações de desastres e incidentes com múltiplas vítimas, mapeamento dos serviços de atendimento pré-hospitalar móvel (públicos e privados), assim como conhecimento das unidades hospitalares públicas, privadas e conveniadas ao SUS.

A regulação nos incidentes com múltiplas vítimas é definida por etapas:

1. 1ª etapa: identificar a situação e alertar as equipes de apoio e envio de recursos necessários.
2. 2ª etapa: manter comunicação com as equipes (médicos, bombeiros, policiais, hospitais...) durante o atendimento do evento.
3. 3ª etapa: finalizar o atendimento, desmobilizar os recursos acionados, disponibilizar dados das vítimas e locais de destinos, fornecer informações do evento às autoridades competentes.

TRIAGEM EM PACIENTES PEDIÁTRICOS – JUMPSTART

Em acidentes de múltiplas vítimas, as crianças são mais vulneráveis e apresentam parâmetros fisiológicos diferentes dos adultos. Assim, protocolos destinados aos adultos podem não ser adequados para crianças. Nessa situação, foi criado o algoritmo de triagem JumpSTART pelo Dr. Romig em 1995, com modificações em 2001. Esse método mantém os mesmos princípios do algoritmo START, porém com parâmetros pediátricos para crianças menores de 8 anos e considerando os seguintes pontos: crianças são mais propensas a insuficiência respiratória, possuem frequência respiratória diferente e, dependendo da idade, não seguem comandos verbais.

Assim como no método START, o algoritmo JumpSTART usa respiração, circulação e estado mental (Figura 2).

ETAPAS DO JUMPSTART

A. Respiração: se a vítima não está respirando, reposicione a via aérea. No retorno espontâneo da respiração, a criança receberá etiqueta vermelha. Caso permaneça em apneia, avalie o pulso. Se ausente, é classificada como cinza; se palpável, realizam-se 5 respirações de resgate; se re-

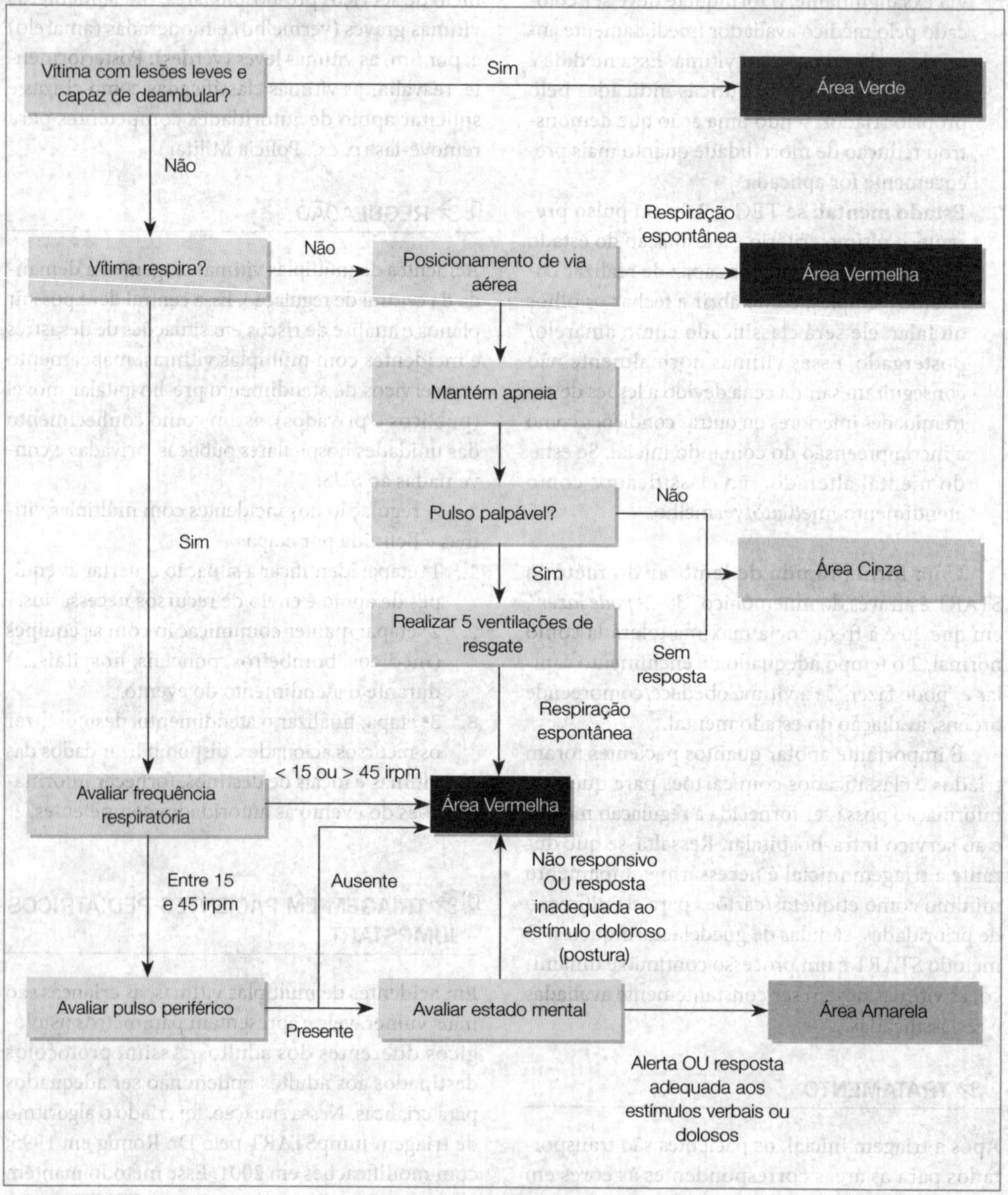

▷ **FIGURA 2** JumpSTART.

torno da respiração, é classificada como vermelho. Caso permaneça em apneia após a manobra, é triada como cinza. A realização de 5 respirações de resgate é denominada "JumpSTART". Se a vítima está respirando: a frequência respiratória entre 15 e 45 é aceitável, se menor que 15 ou maior 45 é classificada como vermelho.

B. Circulação: na criança, a avaliação do pulso periférico é mais confiável que o TEC, pois pode ser enganoso na criança fria. Se pulso periférico ausente, é classificado como vermelho, se presente, avalia-se o estado mental.

C. Estado mental: devido à dificuldade de seguir comando, aplica-se a escala AVPU, do inglês "*alert, verbal, pain, unresponsive*" (alerta, responsivo a estímulos verbais, responsivo a estímulos dolorosos ou não responsivo). Se o paciente se apresentar alerta ou responder a estímulos verbais ou dolorosos, será classificado como amarelo. Se não for responsivo aos estímulos dolorosos ou apresentar posturas patológicas a esses estímulos (p. ex.: decorticação ou descerebração), será classificado como vermelho.

OUTROS MÉTODOS DE TRIAGEM

Outros métodos são utilizados de acordo com a realidade local. O método SALT foi proposto pela *National Association of EMS Physicians* e utiliza avaliações semelhantes ao START. Segue quatro etapas: organizar, avaliar, intervenções de salvamento, tratamento e/ou transporte.

Diferente do START, esse método é aplicado a todas as idades, e apresenta em seu algoritmo outras medidas de intervenções imediatas, como descompressão torácica e uso de antídotos, além da abertura da via aérea (se criança, considerar 2 respirações de resgate) e controle da hemorragia. Esse algoritmo também separa os pacientes em óbito dos pacientes graves com pouca probabilidade de vida e ressalta cuidados paliativos a essas vítimas sem desperdiçar recursos limitados.

DESAFIOS

Incidentes com múltiplas vítimas podem ser situações caóticas, com inúmeras pessoas chorando, gritando ou pedindo ajuda. Decidir quem serão os primeiros a receber atendimento inicialmente é uma tarefa difícil. Assim, é necessário treinamento especializado, simulações com cenários realísticos e educação permanente.

O profissional deve manter a calma, coordenar a logística e manter a liderança para a tomada de decisões. Apesar de haver outros métodos, todos com limitações, no momento, no Brasil, deve-se respeitar as categorias definidas pelo método START e atendê-las conforme preconizadas. Deve-se fazer o melhor para o maior número de pessoas possível.

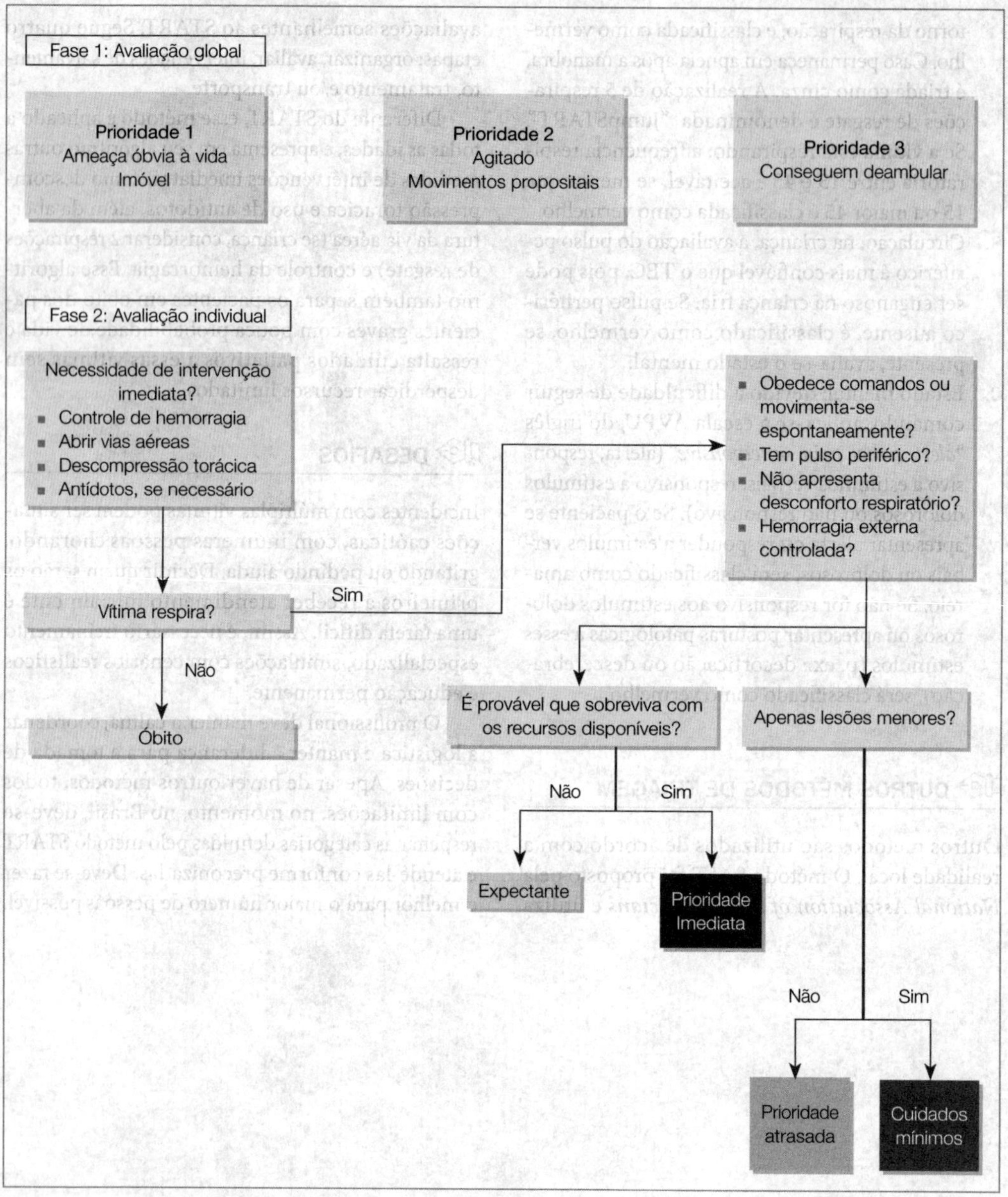

▷ **FIGURA 3** Protocolo SALT.

LITERATURA RECOMENDADA

1. Lerner EB, Schwartz RB, Coule PL, et al. Mass casualty triage: an evaluation of the data and development of a proposed national guideline. Disaster Med Public Health Prep. 2008;2 Suppl 1:S25.
2. Bazyar J, Farrokhi M, Khankeh H. Triage systems in mass casualty incidents and disasters: a review study with a worldwide approach. Open Access Maced J Med Sci. eCollection 2019 Feb 12;7(3):482-94.
3. Robertson-Steel I. Evolution of triage systems. Emerg Med J. 2006;23(2):154-5.
4. Gebhart ME, Pence R. START Triage: Does it work? Disaster Manage Response. 2007;5(3):68-73.
5. Neal DJ, Barbera JA, Harrald JR. PLUS Prehospital mass-casualty triage: A strategy for addressing unusual injury mechanisms. Prehosp Disaster Med. 2010.
6. Lyle K, Thompson T, Graham J. Pediatric mass casualty: Triage and planning for the prehospital provider. Clin Pediatr Emerg Med. 2009;10(3):173-85.
7. Wallis LA, Carley S. Comparison of pediatric major incident primary triage tools. Emerg Med J. 2006;23:475-8.
8. Ministério da Saúde, Secretaria de Atenção à Saúde. Regulação médica das urgências. Brasília: Ministério da Saúde; 2006. Disponível em: http://www.saude.gov.br/bvs.
9. Rosen P. Rosen's emergency medicine. Elsevier; 2018.
10. National Association of Emergency Medical Technicians (NAEMT). PHTLS. 8. ed. Editora Artmed; 2017.
11. Lerner EB, Schwartz RB, Coule PL, et al. Mass casualty triage: an evaluation of the data and development of a proposed national guideline. Disaster Med Public Health Prep. 2008;2 Suppl 1:S25.
12. Khorram-Manesh A, Nordling J, Carlström E, et al. A translational triage research development tool: standardizing prehospital triage decision-making systems in mass casualty incidents. Scand J Trauma Resusc Emerg Med. 2021 Aug 17;29(1):119.
13. Culley JM, Svendsen E. A review of the literature on the validity of mass casualty triage systems with a focus on chemical exposures. Am J Disaster Med Spring. 2014;9(2):137-50.
14. Garner A, Lee A, Harrison K, Schultz CH. Comparative analysis of multiple-casualty incident triage algorithms. Ann Emerg Med. 2001;38:541-8.
15. Jenkins JL, McCarthy ML, Sauer LM, et al. Mass-casualty triage: time for an evidence-based approach. Prehosp Disaster Med. 2008;23:3-8.
16. Kellermann AL, Peleg K. Lessons from Boston. N Engl J Med. 2013;23;368(21):1956-7.
17. Lee CWC, McLeod SL, Aarsen KV. First responder accuracy using SALT during mass casualty incident simulation. Prehospital and Disaster Medicine. 2016;31(2):150-4.
18. Fink BN, Rega PP, Sexton ME. START versus SALT Triage: Which is preferred by the 21st century health care student?. Prehospital and Disaster Medicine. 2018;33(4):381-6.

Seção VIII

Emergências hepáticas e gastrointestinais

80 Encefalopatia hepática

Rodrigo Antonio Brandão Neto

PONTOS IMPORTANTES

- Encefalopatia hepática (EH) é uma complicação frequente em pacientes cirróticos graves, com mortalidade aproximada de 40% em um ano.
- O diagnóstico é clínico, embora os achados sejam não específicos, o que impõe a investigação de doenças que simulam a EH.
- Exames complementares visam avaliar o estado geral do paciente, procurar fatores precipitantes e excluir outras causas de encefalopatia.
- É importante estabilizar o paciente e corrigir distúrbios respiratórios, hemodinâmicos e metabólicos, pois esses sinais podem levar o paciente a óbito.
- A base do tratamento é formada por correção do fator precipitante e prescrição de lactulose.
- Rifaximina ou outros antibióticos devem ser adicionados à lactulose, se possível, se não houver resposta terapêutica em 48 horas.
- Outras opções terapêuticas, como sulfato de zinco e aspartato-ornitina, ainda não têm comprovação de eficácia.
- Após um episódio de EH, profilaxia secundária com lactulose e se possível rifaximina devem ser iniciadas.

INTRODUÇÃO E DEFINIÇÕES

Encefalopatia hepática (HE) compreende um amplo espectro de distúrbios neuropsiquiátricos associados à insuficiência hepática aguda ou crônica, ocorrendo também em pacientes submetidos à derivação portossistêmica na ausência de doença hepatocelular.

As manifestações clínicas da EH podem ser de natureza extremamente heterogênea, com sintomas que variam desde um desempenho cognitivo próximo do normal (sendo as alterações geralmente só identificadas pelos familiares), até estados de confusão, estupor e coma. Entre esses extremos, os pacientes com EH podem apresentar sintomas e sinais como inversão do ciclo sono-vigília, desatenção, embotamento afetivo, comprometimento da memória, tremores, mioclonia e "*flapping*".

Em pacientes com cirrose hepática, a EH pode estar associada a outras complicações da doença cronicamente, como ascite, sangramento varicoso e síndrome hepatorrenal. A EH é também uma das complicações mais graves da insuficiência hepática aguda, sendo que a presença de EH nesses pacientes indica um pior prognóstico, com até um quarto dos casos desenvolvendo aumento da pressão intracraniana por edema cerebral.

EPIDEMIOLOGIA

A EH ocorre em 30 a 40% dos pacientes com cirrose, em algum momento durante a sua evolução clínica, sendo que, após o primeiro evento, é comum os episódios se tornarem recorrentes.

A EH mínima ou assintomática ocorre em 20 a 80% dos pacientes com cirrose. O risco para o primeiro episódio de EH é de 5 a 25% dentro de 5 anos após o diagnóstico de cirrose, dependendo da presença de fatores de risco, especialmente outras complicações de cirrose, como ascite e provavelmente diabetes e hepatite C.

A prevalência de EH no momento do diagnóstico de cirrose é de 10 a 14% em geral, de 16 a 21% em pacientes com cirrose descompensada, e de 10 a 50% em pacientes com *shunt* portossistêmico intra-hepático transjugular (TIPS).

A EH é responsável por aproximadamente 110.000 hospitalizações anuais (entre 2005-2009) nos Estados Unidos, porém, infelizmente, não temos dados específicos sobre epidemiologia da EH em nosso país.

A mortalidade da EH é variável. Em um estudo de coorte publicado em 1999, que acompanhou pacientes não submetidos a transplante hepático, a mortalidade chegou a 58% em um ano. No entanto, nesses últimos 20 anos, observamos uma diminuição da mortalidade para índices próximos a 40%. Em um estudo de 2017, a classificação graus 3 e 4 de West Haven foi associada à mortalidade de 38% em 30 dias, comparada a 8% em pacientes com EH de graus 1 ou 2.

ETIOLOGIA E FISIOPATOLOGIA

O mecanismo fisiopatológico exato da EH ainda não foi completamente esclarecido, mas acredita-se que seja dependente de múltiplos fatores isolados ou combinados entre si. Acredita-se também que, na maioria dos casos, mais de um fator contribua para o desenvolvimento das alterações do SNC.

O fígado exerce um importante papel no *clearance* hepático de produtos tóxicos produzidos no intestino e o comprometimento da função hepática ou a presença de *shunts* portossistêmicos permitem que essas toxinas cheguem à circulação sistêmica. Essas toxinas agem inibindo a neurotransmissão e apresentam efeitos deletérios na função cerebral.

Entre as toxinas, aquela que apresenta melhor associação com a EH é a amônia, um subproduto do metabolismo de nitrogênio. Sua formação ocorre por ação da enzima glutaminase, localizada dentro dos enterócitos do intestino delgado e do cólon, e também da ação de um grande número de bactérias produtoras de urease, localizadas no intestino. A amônia derivada do intestino é absorvida na circulação portal hepática e transportada para o fígado, onde, sob condições fisiológicas normais, entra no ciclo da ureia, sendo metabolizada. A amônia não utilizada por essa via primária é subsequentemente metabolizada dentro dos hepatócitos pela glutamina sintetase (GS), enzima que catalisa a conversão de amônia e glutamato a glutamina. Em pacientes com insuficiência hepática ou *shunts* portossistêmicos o *clearance* de amônia pelo fígado está diminuído e as concentrações séricas se elevam.

O metabolismo extra-hepático da amônia também é de grande importância, assim alterações renais e a perda muscular associada a hepatopatia contribuem para o aparecimento da EH, pois os músculos são uma das formas de remoção da amônia da circulação sistêmica.

Estudos mostram que ocorre hiperamonemia arterial em > 90% dos pacientes com EH, embora seus níveis não sejam nem sensíveis nem específicos para o diagnóstico de EH em pacientes cirróticos crônicos; em um estudo prospectivo, níveis de amônia maiores que 80 mmol/L. Além disso, as discrepâncias de correlação direta entre concentração sérica de amônia e a gravidade da EH nesses pacientes sugerem que, embora a amônia tenha um papel fundamental na patogênese da EH, ela parece não ser a única responsável pelas alterações neurocognitivas.

Outras alterações associadas com o aparecimento da EH incluem:

- Deposição de magnésio nos gânglios da base, o que justifica parcialmente as manifestações extrapiramidais da EH.
- Deficiência de zinco, que age como cofator no metabolismo da ureia e amônia e sua deficiência leva a aumento da amônia e falsos neurotransmissores.
- Ação de mediadores inflamatórios contribui para o aparecimento da EH.
- Disfunção dos astrócitos causada pelo aumento do glutamato e amônia.
- Aumento da permeabilidade da membrana hematoencefálica a produtos tóxicos.
- Hiperatividade do sistema GABAérgico com ação endógena similar à de benzodiazepínicos, com efeito negativo cerebral.
- Alteração do metabolismo de glicose cerebral.

- Outros fatores envolvidos na disfunção cerebral incluem serotonina, óxido nítrico, peptídeos opioides circulantes e radicais óxidos livres.
- Diminuição dos níveis de mioinositol induzida pelo aumento de amônia que diminui o tamponamento do excesso de glutamina no cérebro.
- Fatores precipitantes de EH como infecções bacterianas ou hemorragia digestiva alta e constipação intestinal com sobrecarga resultante de aminoácidos no trato gastrointestinal com aumento da produção de falsos neurotransmissores (benzodiazepínicos endógenos).

FATORES PRECIPITANTES DA EH

A EH apresenta múltiplos fatores precipitantes e raramente ocorre quando eles não estão presentes. As infecções são o mais importante desses fatores e em algumas séries de casos publicados representam de 50 a 60% dos casos de EH, com destaque para a peritonite bacteriana espontânea (PBE). Pacientes com PBE desenvolvem EH em até 50% dos casos.

Outro importante fator precipitante são as hemorragias digestivas e eventos que aumentam a sobrecarga de aminoácidos nas porções distais do tubo digestivo, como a constipação intestinal.

Piora da função renal e alcalose metabólica secundária a desidratação pelo uso de diuréticos é uma causa importante e negligenciada de EH. Alterações eletrolíticas, em particular a hipocalemia, medicações e outros fatores, também podem precipitar EH. Os principais fatores precipitantes de EH são representados na Tabela 1.

CLASSIFICAÇÃO

Os escores de classificação da EH utilizam as doenças associadas, a forma de apresentação ou a intensidade, como listadas a seguir. A mais utilizada é a de West Haven, que leva em conta múltiplos fatores e será comentada mais tarde.

As classificações da EH incluem:

1. Em relação a patologias associadas:
   - Tipo A: encefalopatia associada com insuficiência hepática fulminante.
   - Tipo B: encefalopatia associada com *shunt* portossistêmico na ausência de doença hepática intrínseca.

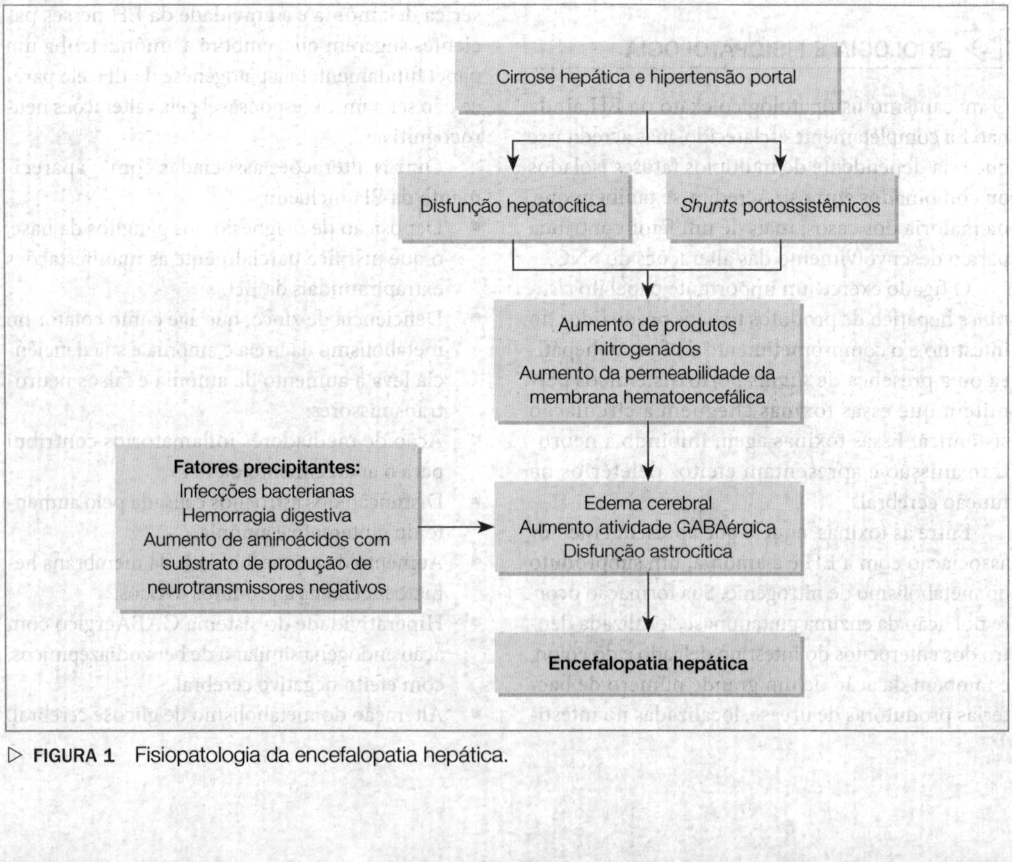

▷ **FIGURA 1** Fisiopatologia da encefalopatia hepática.

▷ **TABELA 1** Fatores precipitantes de encefalopatia hepática em ordem de frequência

▪ Infecções
▪ Sangramento gastrointestinal
▪ Uso de diuréticos
▪ Distúrbios hidroeletrolíticos
▪ Constipação
▪ *Shunts* portossistêmicos
▪ Medicações
▪ Alcalose metabólica
▪ Hipóxia
▪ Aumento da ingesta proteica
▪ Carcinoma hepatocelular
▪ Trombose de veia porta ou hepática

   - Tipo C: encefalopatia associada com cirrose e hipertensão portal.

   As manifestações clínicas dos tipos B e C são semelhantes, enquanto o tipo A tem características distintas diferentes e podem ser associadas com um aumento da pressão intracraniana e um risco de herniação cerebral.

2. Formas de apresentação:
   - Episódica: paciente só apresenta manifestações ocasionalmente, usualmente relacionadas a algum fator precipitante.
   - Persistente: paciente mantém padrão de alterações comportamentais que estão sempre presentes, com episódios de piora importante. Usualmente associadas a doença hepática grave.
   - Mínima: alterações apenas detectáveis em exames psicométricos.
3. Em relação a fatores precipitantes:
   - Associada a fatores precipitantes.
   - Espontânea.
   - Recorrente: sintomas recorrem em curtos intervalos de tempo (< 6 meses), com ou sem fatores precipitantes claros.
4. Em relação à intensidade:
   - Leve.
   - Grave.
   - Dependente de tratamento.

Em relação à gravidade da EH, a classificação de West Haven, que comentaremos posteriormente, é a melhor e mais objetiva para essa estratificação.

ACHADOS CLÍNICOS

A encefalopatia hepática produz um amplo espectro de manifestações neurológicas e psiquiátricas inespecíficas, que podem ser de difícil reconhecimento.

Na sua expressão mais leve, as alterações são sutis, muitas vezes reconhecidas somente pelo círculo de convivência mais próximo do paciente. São identificadas apenas alterações de testes psicométricos voltados para a atenção, memória de trabalho, velocidade psicomotora e habilidade visual-espacial, bem como medidas funcionais eletrofisiológicas do cérebro. Uma de suas manifestações características nesse estágio é a presença de micrografia.

À medida que a EH progride, outras alterações podem ocorrer e incluem:

- Alterações do padrão do sono: muito comuns, podendo cursar com sonolência ou insônia. O ciclo sono-vigília é alterado com sonolência diurna excessiva e insônia noturna, embora uma completa inversão do ciclo sono-vigília seja infrequente.
- Alterações do estado de consciência: os pacientes apresentam desde desorientação progressiva temporal espacial, comportamento inapropriado e quadro confusional, estado de agitação ou sonolência, letargia e, por fim, coma.
- Manifestações psiquiátricas: incluem a mudança repentina ou gradativa da personalidade, como apatia, euforia, agressividade, excitação e comportamento inadequado.
- Achados neurológicos: em pacientes não comatosos com EH, ocorrem principalmente anormalidades da motricidade, tais como hipertonia, hiper-reflexia e positivação do sinal de Babinski. Por outro lado, reflexos profundos podem diminuir e até desaparecer no coma, embora os sinais piramidais ainda possam ser observados. Raramente, déficits neurológicos focais transitórios podem ocorrer. Hipocinesia, monotonia e lentidão da fala, tremor similar ao parkinsoniano e discinesia com movimentos voluntários diminuídos são achados comuns; em contraste, a presença de movimentos involuntários semelhantes a tiques ou coreia ocorre raramente.
- *Flapping* ou asterix: pode ser descrito como um movimento involuntário das mãos, semelhante ao bater de asas. Pode aparecer nos es-

tágios intermediários da EH, mas desaparecem no estupor e coma. Embora seja ocasionalmente descrito como um tremor, o *flapping* é, na verdade, uma forma negativa de mioclonia que consiste em perda do tônus postural. Deve ser testado provocando a dorsiflexão dos punhos, com os dedos separados. A presença do asterix ou *flapping* não é patognomônica de EH, pois pode estar presente em outras encefalopatias metabólicas, como uremia e narcose por hipercapnia.

- Hipertensão intracraniana: em pacientes com quadro de insuficiência hepática fulminante, a EH pode cursar com quadro importante de edema cerebral e aparecimento de sinais neurológicos localizatórios. Pacientes com cirrose crônica, por outro lado, só apresentam edema cerebral em menos de 5% dos pacientes.
- Achados relacionados aos fatores precipitantes: a EH quase sempre tem um fator precipitante. Assim, pacientes em EH devem apresentar os sintomas característicos da causa que levou à descompensação, como sintomas de infecção, sangramento ou obstipação.

Todas as manifestações da EH são, em teoria, completamente reversíveis. No entanto, estudos em pacientes transplantados hepáticos e em pacientes após resolução de repetidos ataques de EH lançam dúvidas sobre a reversibilidade completa das manifestações.

A EH deve ser classificada em relação à gravidade de suas manifestações, de acordo com a classificação de West Haven (Tabela 2). A importância dessa classificação é sua correlação com o prognóstico. Estudos mostram uma mortalidade 4 a 5 vezes maior em pacientes com EH graus 3 e 4 em comparação com EH graus 1 e 2.

O diagnóstico da EH exige a detecção de sinais sugestivos de EH em um paciente com insuficiência hepática grave (aguda ou crônica) e/ou *shunts* por hipertensão portal, que não têm causas alternativas óbvias de disfunção cerebral. O reconhecimento dos fatores precipitantes de EH (p. ex., infecção, sangramento e constipação) ajuda o diagnóstico de EH. O diagnóstico deve ser sempre considerado de exclusão.

São recomendações da American Association of Studies of Liver Disease em relação ao diagnóstico de EH:

1. Os episódios de encefalopatia hepática devem ser classificados de acordo com o tipo de doença subjacente, a gravidade das manifestações, o curso do tempo e fatores precipitantes.
2. A avaliação diagnóstica é necessária, considerando outras doenças que podem alterar a função cerebral e simulem EH.

EXAMES COMPLEMENTARES E DIAGNÓSTICO

O diagnóstico de EH é clínico e de exclusão. Classificar a gravidade do paciente e as alterações descritas

▷ **TABELA 2** Classificação de West Haven de encefalopatia hepática

Estádio	Consciência	Função intelectual	Comportamento	Alterações neuromusculares
I	Inversão do ciclo sono-vigília, alterações do sono	Dificuldade em realizar somas e outras operações, pequeno déficit de atenção	Euforia, respostas exageradas	Tremor leve, discreta incoordenação e apraxia
II	Respostas lentas, letargia, alterações do sono	Perda de atenção, raciocínio lento, fala lentificada	Irritabilidade, perda de inibições	*Flapping*, alteração da escrita, fala arrastada
III	Desorientação, sonolência, confusão mental	Inabilidade de raciocinar, amnésia	Ansiedade ou apatia, comportamento inapropriado ou bizarro, raiva	*Flapping*, ataxia, reflexos alterados usualmente hipoativos, nistagmo
IV	Estupor ou coma	Perda do autorreconhecimento e resposta a estímulos	Sem manifestações de comportamento, paciente usualmente em coma	Babinsky, postura de descerebração e pupilas dilatadas. Rigidez ou coma. Paciente não mais apresenta *flapping*

na classificação de West Haven é o padrão utilizado para determinar a presença de manifestações compatíveis com o diagnóstico de EH.

Os pacientes podem ter alterações do estado mental por outros motivos, como o uso de medicamentos, abuso de álcool, uso de drogas, efeitos de hiponatremia e doença psiquiátrica. Assim, os exames complementares servem em grande parte para exclusão desses diagnósticos diferenciais.

Os exames complementares têm como objetivo confirmar diagnóstico de EH e afastar outros diferenciais, diagnosticar os fatores precipitantes e avaliar o estado geral do paciente. Na Tabela 3 listamos esses exames divididos entre essas quatro classes.

Exames específicos para avaliação da função do SNC na suspeita de EH não são rotineiramente solicitados, mas podem ser úteis em casos de dúvida diagnóstica ou terapêutica. A encefalopatia hepática mínima é definida como alteração em testes psicométricos ou disfunção cerebral em pacientes que não estão desorientados ou com asterix. O termo "mínimo" denota que não há nenhum sinal clínico, cognitivo ou outro, de EH. Assim, o ideal é que para sua determinação sejam realizados pelo menos dois testes psicométricos. É importante descartar fatores de confusão, como distúrbios neuropsiquiátricos, medicamentos psicoativos ou uso de álcool. O eletroencefalograma (EEG) pode detectar alterações na atividade cerebral cortical. O exame não é específico e pode ser influenciado por distúrbios metabólicos, como a hiponatremia, bem como drogas.

Exames gerais

Exames de avaliação geral são necessários e incluem hemograma, coagulograma (INR), função renal, glicemia, eletrólitos e gasometria. Vale lembrar que a glicemia capilar deve ser realizada em todos os pacientes com alteração de nível de consciência. Não se deve esquecer que alterações hidroeletrolíticas são causas importantes de descompensação desses pacientes e devem sempre ser abordadas.

A dosagem de amônia arterial é o marcador mais estudado da doença. A elevação de seus níveis tem sensibilidade de 75 a 85%. Um estudo mostrou que níveis muito altos de amônia foram associados com maior mortalidade, mas sem uma correlação que permita seu uso de rotina. O uso da amônia para

▷ **TABELA 3** Principais exames na suspeita de encefalopatia hepática (EH)

Exames gerais	Exames para avaliar diagnósticos diferenciais	Exames para avaliar fatores precipitantes	Exames para confirmar diagnóstico de EH
Glicemia capilar	TC de crânio (se rebaixamento sem melhora ou sinais localizatórios)	Enzimas hepáticas	Amônia (utilidade limitada)
Sódio, potássio, ureia, creatinina	RM de crânio (indicações semelhantes às de TC)	Endoscopia digestiva alta (se queda de Hb, toque retal com sangue ou EH persistente sem fator precipitante)	Eletroencefalograma (pode ter diminuição na frequência e aumento de amplitude de ondas cerebrais com desaparecimento de ondas alfa com substituição por ondas trifásicas; o padrão sugere, mas não é patognomônico de EH)
Urina 1 e urocultura	Liquor (se febre ou rebaixamento de consciência persistente)	USG ou TC abdominal	Exames psicométricos
Raio X de tórax	Eletroencefalograma (se suspeita de estado de mal ou encefalite herpética)	Paracentese diagnóstica (pesquisa de PBE)	
INR	Dosagem de tóxicos		
Hemograma	Hemoculturas		
Glicemia			
Gasometria			

Hb: hemoglobina; INR: razão normalizada internacional; PBE: peritonite bacteriana espontânea; RM: ressonância magnética; TC: tomografia computadorizada; USG: ultrassonografia.

diagnóstico de EH permanece controverso e seu aumento não faz crescer a probabilidade diagnóstica de EH; porém, se seus resultados forem normais, outros diagnósticos devem ser considerados.

Exames para determinar os fatores desencadeantes da EH

Esses exames devem sempre ser guiados pela história clínica e pelo exame físico.

Endoscopia digestiva alta deve sempre ser solicitada em pacientes com história de sangramento, toque retal com a presença de sangue ou queda de níveis de hemoglobina.

Exames de imagem como tomografia computadorizada (TC) ou ressonância magnética (RM) são úteis principalmente para excluir os diagnósticos diferenciais de lesões intracranianas (hemorragias, infarto cerebral, abscesso). A TC de crânio é recomendada para excluir anormalidades estruturais em pacientes com sinais neurológicos focais, convulsões, cefaleia, encefalopatia grave, sinais de trauma cranioencefálico (TCE), na ausência de fatores precipitantes ou nos pacientes que não apresentam melhora após início de tratamento adequado. O risco de hemorragia intracerebral é pelo menos 5 vezes maior nesse grupo de pacientes. A TC pode ser sugestiva de doença hepática se houver hipersinal em T1 nos gânglios da base.

Os exames de imagem abdominal como ultrassonografia e tomografia de abdome podem ser úteis na suspeita de peritonite bacteriana secundária, e ultrassonografia com Doppler pode ser necessária em pacientes com suspeita de síndrome de Budd-Chiari.

A punção liquórica pode ser útil na suspeita de meningite ou encefalite. Antes de realizar a punção liquórica, deve-se avaliar o coagulograma e a contagem de plaquetas.

A realização de paracentese diagnóstica é obrigatória em todos os pacientes com suspeita de EH e ascite, uma vez que PBE é um fator precipitante frequente de EH. Embora seja uma causa rara, em paciente sem outras causas aparentes deve-se dosar a alfafetoproteína para descartar a possibilidade de hepatocarcinoma.

DIAGNÓSTICO DIFERENCIAL

Qualquer causa de rebaixamento do nível de consciência ou confusão mental pode entrar no diagnóstico diferencial da EH. A presença de *flapping* sugere o diagnóstico de EH, mas esse sinal é descrito também em pacientes com uremia, encefalopatia anóxica, hipercapnia, intoxicação por fenitoína e hipomagnesemia.

Nos casos de EH estádios I ou II, muitas vezes o paciente pode estar um pouco agitado e com alterações de comportamento. Nesses casos, em etilistas importantes, a síndrome de abstinência deve ser considerada se existe história de privação recente da ingestão de álcool (em geral, menos de 48 horas).

Outro diagnóstico diferencial importante é a síndrome de Wernicke-Korsakoff, que pode ser precipitada pela administração de glicose intravenosa na presença de deficiência de tiamina (vitamina B1).

TRATAMENTO

O tratamento inicial é principalmente com medidas de suporte, com avaliação da glicemia capilar e proteção de vias aéreas, estabilização hemodinâmica com ressuscitação volêmica, se necessário, oxigênio se o paciente apresenta hipoxemia, monitorização, obtenção de acessos venosos calibrosos, além de outras medidas-padrão da avaliação primária do paciente grave. Deve-se considerar intubação em pacientes com EG grau III e escore de coma de Glasgow < 8.

O tratamento do fator precipitante é a medida mais importante para esses pacientes e cerca de 90% deles apresentam melhora com correção do fator precipitante sem outras medidas.

Se os pacientes estiverem em uso de diuréticos, estes devem ser suspensos. Se presente hipocalemia, deve ser revertida, pois aumenta a produção de amônia.

Pacientes com EH podem estar agitados; nesse caso, o uso de haloperidol é uma opção mais segura que benzodiazepínicos. O haloperidol deve ser usado criteriosamente nessas circunstâncias.

A maioria das medicações rotineiramente utilizadas nesses pacientes não foi testada em estudos randomizados, controlados e é utilizada com base em observações circunstanciais. No hospital, a colocação de uma sonda nasogástrica pode ser necessária para administrar as terapias orais em pacientes que são incapazes de engolir ou têm um risco aumentado de aspiração.

A lactulose é iniciada logo após o diagnóstico de EH. A medicação é um dissacarídeo não absorvível catalisado pela flora bacteriana intestinal, acidificando o meio e levando à diminuição da produção de amônio, convertendo NH^3 em NH^{4+}. A medicação modifica a flora colônica, além do seu efeito laxativo. Apesar da evidência relativamente pobre de seu uso, a lactulose é considerada como o padrão-ouro do tratamento de pacientes com EH. O objetivo com a medicação é obter de 2 a 4 evacuações pastosas ao dia, com dose inicial de 20 a 40 mL de 8/8 horas a 4/4 horas, com aumento progressivo se necessário, com dose máxima de 60 mL de 4/4 horas. Pode ainda ser utilizada por via retal em enema com 20 a 30% de lactulose em 1 litro de solução como manitol ou glicerina mantido por cerca de 1 hora, podendo ser repetido. Deve-se lembrar que não existe evidência de benefício maior com o enema de lactulose em comparação com a lactulose oral.

Ausência de efeito da lactulose deve levar a uma procura clínica de fatores precipitantes não reconhecidos e às causas que cursam com o comprometimento cerebral.

O uso associado de antibióticos como a neomicina ou o metronidazol pode ser útil. No caso da neomicina, a dose é de 1 a 1,5 g de 6/6 horas. O metronidazol em dose de 250 a 500 mg de 8/8 horas é uma opção em pacientes. O uso de antibióticos associados a lactulose tem benefício questionável, mas são recomendados em pacientes que após 48 horas de tratamento com lactulose não apresentaram melhora clínica. Os antibióticos não devem ser usados como monoterapia para EH e sim como terapia associada com a lactulose.

Entre os antibióticos, a medicação de escolha para tratamento da EH é a rifaximina, em dose de 550 mg, via oral de 12/12 horas; estudos randomizados mostraram benefício da medicação associada a lactulose para tratamento da EH. Um estudo multicêntrico demonstrou que em pacientes com episódios prévios de EH a rifaximina associada a lactulose foi superior ao placebo em evitar a recorrência da encefalopatia hepática. Um outro estudo avaliou o benefício da terapia combinada com rifaximina e lactulose. Nesse estudo tivemos:

- 120 pacientes foram randomizados para receber rifaximina ou placebo.
- Reversão da EH: 76% vs. 51%.
- Mortalidade: 24% vs. 49%.

Não existem dados sólidos para apoiar o uso de rifaximina como medicação única para tratamento da EH.

A neomicina é uma outra opção, sendo a medicação de escolha em nosso serviço devido à indisponibilidade da rifaximina. A dose é de 0,5 a 1 g oral de 6/6 horas. A medicação é potencialmente nefrotóxica, mas é de baixa absorção; assim, seu efeito nefrotóxico é pequeno. Ainda assim, não recomendamos seu uso em pacientes com disfunção renal.

As recomendações em relação à dieta nesses pacientes incluem:

- A ingesta de energia diária deve ser de 35-40 kcal/kg de peso corporal ideal.
- A ingestão diária de proteína deve ser de 1,2-1,5 g/kg/dia.
- Pequenas refeições ou suplementos nutricionais líquidos distribuídos uniformemente ao longo do dia e um lanche de fim de noite devem ser oferecidos.
- Suplementação de aminoácidos de cadeia aromática oral podem permitir a entrada de nitrogênio recomendada para ser alcançada e mantida em pacientes com intolerância à proteína dietética. Não se recomenda mais o uso de restrições proteicas importantes, pelo risco de desnutrição que pode piorar ainda mais o estado geral do paciente e aumenta risco de EH.

O uso de aminoácidos de cadeias aromáticos foi associado em uma metanálise com melhora de manifestações da EH. O aspartato-ornitina tem sido estudado para EH e parece ter um benefício marginal, mas outros estudos são necessários para avaliar sua eficácia.

Em relação a outras medicações:

- Flumazenil: droga com efeitos antagonistas à ação benzodiazepínica. A medicação melhora transitoriamente o estado mental na EH sem melhora na recuperação ou na sobrevida. O efeito pode ser importante em situações limítrofes para evitar a necessidade de ventilação assistida. Da mesma forma, o efeito pode ser útil em situações difíceis de diagnóstico diferencial, confirmando reversibilidade; não é recomendado de rotina e é contraindicado em pacientes com antecedente de epilepsia.
- Laxativos e enemas: benéficos em pacientes com constipação; fora dessa situação o benefício é questionável. Não existem estudos suficientes com enema de polietilenoglicol, embora em um estudo tenha havido benefício superior ao da lactulose em relação a tempo de internação hospitalar. No momento, recomendados apenas em pacientes com constipação.

- Probióticos: potencial de diminuir episódios de EH, apenas um estudo com benefício; não recomendados de rotina.
- Acarbose: a medicação inibe as alfaglicosidades intestinais, aumentando a flora intestinal sacarolítica e diminuindo a flora proteolítica, o que poderia diminuir a produção de amônia e benzodiazepínicos endógenos. Um pequeno estudo sugeriu benefício.
- Erradicação do *H. pylori*: a infecção por *H. pylori* é associada com produção de amônia, assim a erradicação do *H. pylori* poderia ter benefício. O benefício até esse momento é apenas teórico.
- Zinco: a reposição de zinco poderia diminuir a produção de amônia. Benefício apenas teórico.
- Em pacientes com EH refratária e recorrente, considerar a embolização de *shunts* portossistêmicos.

PROFILAXIA

Pacientes com história prévia de EH têm indicação de realização de profilaxia primária, principalmente em caso de episódios recorrentes de EH. A lactulose é a medicação de escolha nesses casos e a associação com rifaximina foi benéfica em um estudo.

Após a colocação de TIPS, devido às pressões portais muito baixas, ocorrem episódios de EH em 50% dos pacientes; neles, nem a rifaximina nem a lactulose conseguem impedir o aparecimento de EH pós-TIPS. Certos tipos de derivações, como derivações esplenorrenais, podem ser embolizadas com sucesso com a melhora da EH.

Se um fator precipitante puder ser controlado, tais como infecções recorrentes ou hemorragias de varizes, a terapia profilática para EH pode ser interrompida.

Aproximadamente 75% dos pacientes com EH sofrem de desnutrição proteico-calórica moderada a grave com perda de massa muscular e depósitos de energia. Restrição de proteínas crônica nesses pacientes é prejudicial, porque as exigências de proteína dos pacientes são relativamente maiores do que a de pacientes saudáveis; e eles estão em risco de metabolismo com jejum acelerado.

Os pacientes podem apresentar concomitantemente encefalopatia de Wernicke. Se esta for suspeita, grandes doses de tiamina devem ser administradas por via parenteral antes de qualquer administração de glicose.

A administração de fluidos deve ser ajustada de modo a evitar a indução de hiponatremia, particularmente em pacientes com cirrose avançada. Se hiponatremia grave for corrigida, esta deve ser realizada lentamente.

O único tratamento definitivo para pacientes com EH é o transplante hepático. A EH por si só não é considerada uma indicação para o transplante hepático, a menos que associada com insuficiência hepática grave e outras complicações da cirrose.

A Tabela 4 descreve os passos do manejo da EH.

TABELA 4 Manejo da encefalopatia hepática (EH)

1. Em paciente em uso de diuréticos, retirá-los
2. Procurar identificar o fator precipitante e realizar medidas de intervenção em relação a ele
3. Medidas habituais de suporte de vida, incluindo avaliação de vias aéreas, circulação e se necessário com suporte ventilatório
4. Introduzir lactulose em dose inicial de 20-40 mL a cada 4-8 horas, com objetivo de conseguir de 2 a 4 evacuações pastosas ao dia
5. Em pacientes sem resposta em 48 horas, associar antibióticos, de escolha a rifaximina 550 mg 12/12 horas; outras opções incluem neomicina e metronidazol
6. Como constipação é uma causa frequente de EH, em pacientes não responsivos às medidas habituais, mesmo sem história de constipação, considerar o uso de enema com 20 a 30% de lactulose: 200 a 300 mL de lactulose em 700 a 800 mL de solução para uso retal (solução fisiológica, água, glicerina ou manitol); o enema deve ser retido por pelo menos 30 minutos e repetido se necessário
7. Em pacientes com EH refratária, considerar o uso de aminoácidos de cadeias ramificadas e ornitina-asparatato; a quantidade de calorias recomendada na dieta é de 35-40 Kcal/kg de peso ideal e a quantidade de proteínas é de 1,2 a 1,5 g/kg ao dia
8. Pacientes após um episódio de EH devem receber profilaxia secundária com lactulose e, se disponível, rifaximina. A profilaxia pode ser descontinuada se os fatores precipitantes da EH forem todos controlados

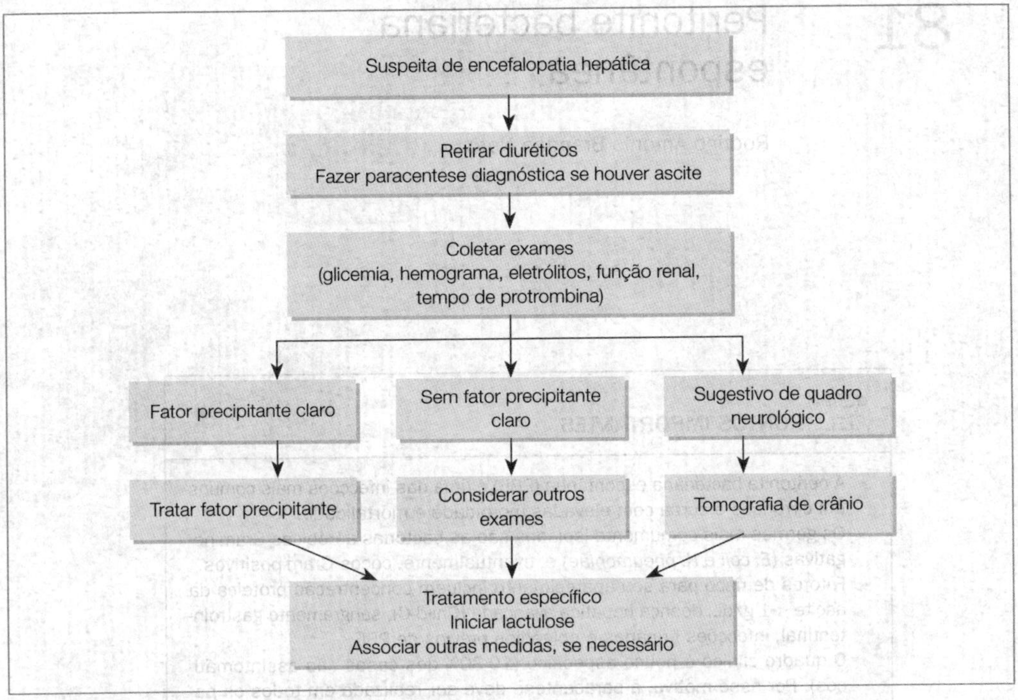

▷ **FIGURA 2** Manejo da encefalopatia hepática.

INDICAÇÕES DE INTERNAÇÃO, TERAPIA INTENSIVA E SEGUIMENTO

Pacientes com EH grau I podem ser manejados ambulatorialmente, já a EH grau II depende de suporte familiar, correção do fator precipitante e grau de alteração do nível de consciência para ser tomada a decisão de internação.

Pacientes com encefalopatia graus III e IV devem ser internados e frequentemente necessitam de monitorização em unidade de terapia intensiva.

Todos esses pacientes necessitam de seguimento ambulatorial, realização de profilaxia medicamentosa, como já discutido, e referenciamento para um centro em que se possa considerar transplante hepático.

LITERATURA RECOMENDADA

1. Bass NM, Mullen KD, Sanyal A, Poordad F, Ne G, Leevy CB, et al. Rifamixin treatment in hepatic encephalopathy. N Engl J Med. 2010;362(12):1071-81.
2. Cordoba J, et al. Hepatic encephalopathy. In: Schiff's diseases of the liver. 10. ed. Lippincott Williams & Wilkins; 2007. p. 569-600.
3. European Association of Liver Diseases. EASL Clinical practice guidelines for the management of patients with decompensated cirrhosis. Journal of Hepatology. 2018.
4. Ferenci P. Hepatic encephalopathy in adults: clinical manifestations and diagnosis. Post TW (ed.). UpToDate. Waltham, MA: UpToDate Inc 2022. http://www.uptodate.com. Acesso em: 01 fev 2022.
5. Ferenci P. Pathogenesis of hepatic encephalopathy. Post TW (ed.). UpToDate. Waltham, MA: UpToDate Inc 2022. http://www.uptodate.com. Acesso em: 1 fev 2022.
6. Ginès P, Schrier RW. Renal failure in cirrhosis. NEJM. 2009;361:1279-90.
7. Rose CS, Amodio P, Bajaj JS. et al. Hepatic encephalopathy: novel insights into classification, pathophysiology and therapy. Journal of Hepatology. 2020;73:1526-47.
8. Vilstrup H, Amodio P, Bajaj J, et al. Hepatic encephalopathy in chronic liver disease: 2014 Practice Guideline by the American Association for the Study of Liver Diseases and the European Association for the Study of the Liver. Hepatology. 2014;60:715.
9. Zhu GQ, Shi KQ, Huang S, et al. Systematic review with network meta-analysis: the comparative effectiveness and safety of interventions in patients with overt hepatic encephalopathy. Aliment Pharmacol Ther. 2015;41:624.

81 Peritonite bacteriana espontânea

Rodrigo Antonio Brandão Neto

PONTOS IMPORTANTES

- A peritonite bacteriana espontânea (PBE) é uma das infecções mais comuns em cirróticos e cursa com elevadas morbidade e mortalidade.
- Os germes mais comumente isolados são as bactérias aeróbicas Gram-negativas (*E. coli* e *K. pneumoniae*) e, eventualmente, cocos Gram-positivos.
- Fatores de risco para seu aparecimento incluem concentração proteica da ascite < 1 g/dL, doença hepática avançada (Child C), sangramento gastrointestinal, infecções urinárias e episódios prévios de PBE.
- O quadro clínico é pouco específico (10-30% dos casos são assintomáticos). Por esse motivo, a paracentese deve ser realizada em todos os pacientes com cirrose e ascite admitidos no hospital, ou que procuram o hospital por sangramento digestivo, encefalopatia hepática e complicações da cirrose, ou sintomas que possam ser atribuíveis a PBE.
- O diagnóstico é baseado no aumento da contagem de polimorfonucleares (acima de 250 céls./mm³).
- O tratamento de escolha é com cefalosporina de 3ª geração (ceftriaxona ou cefotaxima).
- A albumina deve ser indicada em pacientes com PBE com níveis de creatinina acima de 1 mg/dL, ureia > 60 mg/dL ou bilirrubinas totais acima de 4 mg/dL.
- A profilaxia da PBE deve ser indicada em pacientes com sangramento digestivo alto por 7 dias e mantida indefinidamente após episódio de PBE na alta hospitalar.
- Pacientes com mais de 2 microrganismos crescendo em cultura, sem melhora com antibiótico, com proteína e LDH no líquido ascítico elevados e concentrações de glicose no líquido ascítico diminuídas devem levar em consideração o diagnóstico de peritonite bacteriana secundária.

INTRODUÇÃO E DEFINIÇÕES

A peritonite bacteriana espontânea (PBE) é a infecção do líquido ascítico na ausência de um foco intra-abdominal de infecção. A PBE é definida pela presença de mais de 250 células polimorfonucleares/mm³ e ausência de fonte cirúrgica de infecção.

É um evento comum em cirróticos, ocorrendo em 12% dos pacientes conforme um estudo recente. Outro estudo demonstrou prevalência de 10% em pacientes hospitalizados e 1,5 a 3,5% em pacientes ambulatoriais. Séries de caso mais antigas referem a prevalência de PBE em 10 a 30% dos pacientes cirróticos na admissão hospitalar, com metade dos episódios ocorrendo durante a internação hospitalar. Com a adoção da profilaxia de PBE em grupos de alto risco, é esperado que a PBE se torne menos frequente.

Devido à alta incidência de PBE em pacientes cirróticos, a paracentese diagnóstica na admissão hospitalar é uma conduta padrão, que deve ser realizada em todos os pacientes.

Deve-se ressaltar que a PBE só ocorre em pacientes cirróticos com ascite. A mortalidade histórica de cirróticos com PBE varia de 20 a 40%, mas séries mais recentes mostram prognóstico melhor, embora este seja dependente das condições associadas; pacientes sem choque e disfunção renal apresentam mortalidade < 10%, enquanto em pacientes com lesão renal aguda grave a mortalidade fica próxima a 60%. A PBE aumenta a mortalidade em pacientes cirróticos em 2,7 vezes.

ETIOLOGIA E FISIOPATOLOGIA

Um dos primeiros eventos necessários para ocorrer a PBE é a alteração da flora intestinal. Estudos recentes mostram alterações no microbioma intestinal de pacientes cirróticos, provavelmente causadas pela composição alterada do ácido biliar, que causam aumento relativo de bactérias potencialmente patogênicas e sua translocação, atingindo linfonodos mesentéricos. Essas bactérias posteriormente entram na corrente sanguínea devido aos *shunts* causados pela hipertensão portal e à incapacidade funcional de depuração hepática, ocorrem bacteremias nesses pacientes. As bacteremias espontâneas facilitam que as bactérias atinjam o líquido ascítico. A evolução para infecção será dependente de fatores locais. Caso as defesas locais sejam insuficientes, a PBE ocorre.

São condições que diminuem as defesas do paciente, facilitando o aparecimento da PBE:

- Deficiência de complemento sérico, comum em cirróticos.
- Deficiência de opsoninas.
- Diminuição da função de macrófagos.
- Baixa concentração proteica do líquido ascítico.

A concentração baixa de proteínas no líquido ascítico correlaciona-se com diminuição de opsoninas, o que diminui o poder bactericida local e facilita a infecção.

Assim, os pacientes de alto risco são aqueles com gradiente de proteína do líquido ascítico/plasmática (GASA) > 1,1 g/dL, o que define ascite por hipertensão portal.

Outro grupo de alto risco para desenvolvimento da PBE são os pacientes com síndrome nefrótica que, apesar de terem baixa concentração de proteína no líquido ascítico, apresentam GASA < 1,1. Por outro lado, os pacientes com ascite por carcinomatose peritoneal e outras condições raramente apresentam infecção espontânea do líquido ascítico.

Os agentes etiológicos mais frequentes são bactérias aeróbias Gram-negativas (*Escherichia coli* e *Klebsiella pneumoniae*) comuns na flora gastrointestinal e *Streptococcus pneumoniae*.

A literatura refere que, usando balões de hemocultura, mais de 80% das bactérias causadoras de PBE podem ser identificáveis em cultura do líquido ascético. Outros estudos referem culturas negativas em ascites neutrocíticas em 60% dos casos. Infelizmente, a realidade de nosso serviço é mais próxima do segundo caso, pois em nosso departamento de emergência do HC-FMUSP apenas 50% das culturas de líquido ascítico em ascites neutrocíticas são positivas. Esses dados podem ser resultantes das características do serviço, como a alta complexidade de nossos pacientes e uso prévio de antibióticos. Em nossa casuística das hemoculturas positivas, há cerca de 45% das culturas positivas associadas a *E. coli*, cerca de 15 a 20% por *K. pneumoniae*, aproximadamente 8 a 10% de enterococos e pneumococos em 7 a 8% das culturas. A Tabela 1 apresenta a etiologia das PBE encontradas nas diferentes séries clínicas.

MANIFESTAÇÕES CLÍNICAS

O quadro pode ser muito inespecífico e com poucos sintomas. De fato, 10 a 30% não apresentam sinto-

▷ **TABELA 1** Microrganismos causadores de peritonite bacteriana espontânea

Microrganismo	Frequência
E. coli	43-46%
Klebsiella pneumoniae	10-15%
S. pneumoniae	6-10%
Streptococos sp.	4-5%
Enterobactérias	4%
Outros Gram-negativos	10-12%
Estafilococos	3%
Enterococos	2%
Pseudomonas	1%

mas sugestivos de PBE na chegada ao departamento de emergência.

Dor abdominal e febre são os sintomas mais frequentes, mas sinais de peritonismo, como descompressão brusca dolorosa, são pouco frequentes.

As manifestações muitas vezes são de piora de função renal ou hepática e nem sempre as esperadas em uma infecção intra-abdominal.

O diagnóstico sempre deve ser considerado em pacientes com complicações agudas de cirrose hepática, como encefalopatia, sangramento digestivo e insuficiência renal aguda.

Pacientes com cirrose avançada, sangramento digestivo, infecção urinária e episódios prévios de PBE têm risco particularmente aumentado de desenvolvê-la. As principais manifestações e a frequência com que ocorrem são exibidas na Tabela 2.

FATORES DE RISCO

O principal fator de risco para o aparecimento da PBE é a presença de cirrose hepática grave com ascite. Nesses pacientes, outros fatores aumentam o risco, como níveis aumentados de bilirrubinas, hemorragia digestiva (risco de 20 a 40% de desenvolver PBE quando ocorre hemorragia digestiva em cirróticos), além de outras infecções.

Os principais fatores de risco para desenvolver PBE são:

- Cirrose com Child C.
- PBE prévia (recorrência próxima a 70% em 1 ano).
- Proteínas totais do líquido ascítico < 1 g/dL.
- Sangramento gastrointestinal agudo.
- Infecção urinária, principalmente, e de outros sítios.

▷ **TABELA 2** Manifestações clínicas da peritonite bacteriana espontânea

Manifestação clínica	Frequência
Febre	69%
Dor abdominal	59%
Confusão mental	54%
Descompressão brusca positiva	49%
Diarreia	32%
Íleo paralítico	30%
Hipotensão	21-27%
Hipotermia	17%

- Procedimentos invasivos como sondas e cateteres.

EXAMES COMPLEMENTARES, DIAGNÓSTICO E VARIANTES

O diagnóstico de PBE é dependente da punção de líquido ascítico.

A punção é segura e associada a baixo índice de complicações. Alteração do INR (comum nesses pacientes) não é contraindicação para realização da punção. Um estudo com mais de 4.000 paracenteses, incluindo pacientes com INR até de 8,3, não encontrou nenhum caso de hemoperitônio e apenas 10 pacientes necessitaram de transfusão sanguínea.

Após a punção, devem ser coletados exames gerais (ver a seguir) e pelo menos 10 mL de líquido ascítico, colocados em balões de hemocultura.

A positividade das culturas do líquido, se utilizado balão de hemoculturas, é descrita como podendo atingir 80 a 90%, porém se utilizados tubos secos convencionais a positividade da cultura é de apenas 50%.

São considerados exames essenciais: contagem de células com diferencial e albumina do líquido ascítico.

Os pacientes com PBE necessariamente têm aumento de polimorfonucleares e gradiente albumina sérico/ascítico ≥ 1,1.

Outros exames realizados no líquido ascítico já foram discutidos no Capítulo "Ascite".

Outros exames em pacientes com PBE incluem:

- Um par de hemoculturas.
- Ureia, creatinina, eletrólitos, bilirrubinas e proteínas séricas em todos os pacientes.
- Hemograma e coagulograma são úteis e podem mostrar coagulopatia associada e leucocitose, a presença de INR alargado que, como pontuado, não é uma contraindicação para o procedimento.

Outros exames são indicados conforme as circunstâncias clínicas de cada caso, como exames de urina 1 na suspeita de infecção urinária ou exames de imagem na suspeita de peritonite bacteriana secundária. A Tabela 3 resume os exames solicitados na PBE.

A peritonite bacteriana espontânea é definida pela citologia do líquido ascético, revelando a presença de 250 ou mais polimorfonucleares/mm³. O

▷ **TABELA 3** Exames diagnósticos recomendados na peritonite bacteriana espontânea

Exames de primeira linha do líquido ascítico: ▪ Contagem de células com diferencial ▪ Concentração de albumina
Exames de segunda linha do líquido ascítico: ▪ Cultura do líquido ascítico ▪ Proteínas totais ▪ Glicose ▪ DHL ▪ Triglicérides ▪ Amilase ▪ Citologia oncótica ▪ Bilirrubinas
Exames no líquido ascítico para descartar PBS: ▪ Fosfatase alcalina ▪ CEA
Outros exames séricos: ▪ Hemoculturas ▪ Hemograma e coagulograma ▪ Função renal ▪ Na e K ▪ Proteínas séricas totais e frações ▪ Bilirrubinas

CEA: antígeno carcinoembrionário; DHL: desidrogenase láctica; K: potássio; Na: sódio; PBS: peritonite bacteriana secundária.

uso de contagens maiores que 500 polimorfonucleares é mais específico, mas menos sensível para o diagnóstico.

A definição clássica de PBE presume, além da ascite com presença de número aumentado de polimorfonucleares, a presença de cultura positiva monomicrobiana (apenas 1 microrganismo na cultura), mas para iniciar o tratamento empírico não é necessária a presença de cultura positiva.

A presença de aumento de polimorfonucleares no líquido ascítico define o que classicamente é chamado de ascite neutrocítica (mais de 250 polimorfonucleares/mm^3); a presença de ascite neutrocítica é suficiente atualmente para caracterizar o que chamamos de PBE e já indica o início do tratamento. A diferenciação entre ascite neutrocítica e peritonite bacteriana espontânea clássica não é mais utilizada atualmente. Em punções hemorrágicas devemos subtrair 1 polimorfonuclear a cada 250 hemácias/mm3 na citologia.

A bacterascite não neutrocítica monobacteriana é outra forma de manifestação da infecção ou colonização do líquido ascítico. Nesse caso temos a presença de um microrganismo, mas com < 250 neutrófilos/mm^3, o que pode significar um processo de colonização sem caracterizar infecção propriamente dita do líquido ascítico.

A evolução natural da bacterascite nem sempre é previsível. Cerca de 32% dos pacientes evoluem para um quadro de aumento de polimorfonucleares no líquido, caracterizando, portanto, PBE e a necessidade de tratamento, porém 68% dos pacientes evoluem com resolução espontânea do quadro. Em geral, os pacientes que apresentam sintomas na apresentação são aqueles que evoluem com PBE. Assim, se sintomas como confusão mental e aumento da ascite estiverem presentes na chegada do paciente ao departamento de emergência e houver cultura positiva do líquido ascítico, é indicado o tratamento, mesmo se a contagem dos leucócitos não for alta. Caso seja identificada disúria ou infecção de outro sítio, também é indicado iniciar antibioticoterapia. Caso não exista nenhuma dessas circunstâncias, a recomendação é de repetir a punção em 48 horas. Se houver aumento dos polimorfonucleares, recomenda-se tratamento. Caso persista a presença da bactéria sem aumento de neutrófilos, existe dúvida em relação à conduta mais apropriada, mas a maioria dos autores recomenda tratamento em casos de bacterascite persistente.

DIAGNÓSTICO DIFERENCIAL

O principal diagnóstico diferencial a ser feito é o de peritonite bacteriana secundária (PBS), que pode ser dividida em dois grupos: o primeiro quando a causa da PBS é a perfuração de vísceras; e o segundo é a presença de abscesso loculado na ausência da perfuração de vísceras.

A diferenciação entre PBE e PBS é fundamental, pois a mortalidade da peritonite secundária por perfuração de vísceras é de quase 100%; por outro lado, a taxa combinada de complicações importantes e mortalidade em pacientes com PBE submetidos a cirurgia por suspeita de PBS é de aproximadamente 80%.

Para realizar o diagnóstico diferencial entre PBE e PBS, deve-se levar em consideração a presença de cultura polimicrobiana (crescimento de 2 ou mais microrganismos) e a presença de pelo menos dois dos seguintes critérios:

- Glicose < 50 mg/dL.
- Proteínas totais > 1 g/dL.
- DHL > limite superior da normalidade do sérico.

Outro fator diferenciador é o número de polimorfonucleares no líquido ascítico. A peritonite secundária costuma ter milhares de polimorfonucleares em níveis quase sempre superiores aos encontrados em PBE, mas não é possível diferenciar as duas condições apenas com a citologia. Se o paciente for repuncionado e a análise do líquido ascítico mostrar ausência de decréscimo do número de polimorfonucleares, 48 horas após introdução de antibioticoterapia o diagnóstico de peritonite secundária passa a ser bastante sugestivo.

Na suspeita de peritonite secundária é indicada cobertura antibiótica para anaeróbios com metronidazol além da antibioticoterapia usual para PBE. Além disso, exames de imagem como tomografia de abdome devem ser realizados conforme indicação clínica.

A dosagem de antígeno carcinoembrionário (CEA) no líquido ascítico maior que 5 ng/mL e de fosfatase alcalina no líquido ascítico maior que 240 u/L é sugestiva também de peritonite bacteriana secundária com sensibilidade de 92% e especificidade de 88%.

O diagnóstico diferencial da PBE engloba principalmente o de outras causas de ascite, como a tuberculose peritoneal e carcinomatose peritoneal. Em geral, cursam sem predomínio de neutrófilos e gradiente albumina sérico-ascítico diminuído, ao contrário da PBE, que cursa com gradiente aumentado.

Um dos diagnósticos diferenciais mais importantes são as ascites neoplásicas, que podem apresentar um grande número da celularidade, com mais de 250 polimorfonucleares, sem que haja PBE. Nesse caso, iremos verificar que as células polimorfonucleares representam bem menos de 50% das células totais, de forma que a ascite não pode ser considerada ascite neutrocítica, e não deve ser tratada como PBE. Outras causas de ascite são discutidas no capítulo respectivo.

TRATAMENTO

O tratamento antibiótico deve ser iniciado imediatamente após o diagnóstico, mas não antes da coleta de culturas, incluindo do líquido ascítico. Até a década de 1980, o tratamento de escolha era a combinação de ampicilina e gentamicina, porém a partir dessa década foi verificada a alta eficácia do uso de cefalosporinas de terceira geração no tratamento desses pacientes, que passaram a ser as drogas de escolha. Outra medida sugerida é descontinuar o uso de betabloqueadores em pacientes com PBE. Um estudo sugeriu que em pacientes com PBE o uso de betabloqueadores não seletivos foi associado com maior mortalidade. Assim, alguns autores sugerem sua descontinuação nestes pacientes, mas as diretrizes de PBE de 2021 sugerem só retirar a medicação caso o paciente apresente hipotensão (PAM < 65 mmHg) ou lesão renal aguda. Um estudo retrospectivo sugeriu que a mortalidade por PBE em pacientes em uso de betabloqueadores é 58% maior e apresentam com maior frequência síndrome hepatorrenal (24% vs. 11%).

A cefotaxima em dose de 2 g a cada 6 ou 8 horas é a medicação mais estudada, mas a ceftriaxona pode ser utilizada em dose única diária de 2 g ou dose dividida de 1 g a cada 12 horas. A preferência em nosso serviço, devido ao custo e à possibilidade de tratamento com dose única diária, é do uso de ceftriaxone. O tempo de tratamento indicado com cefalosporinas é de 5 a 7 dias, com nossa preferência pelo tempo menor. Uma outra opção é a utilização de ciprofloxacina endovenosa com troca para via oral em um ou dois dias, que pode ser uma medida custo-efetiva. A Tabela 4 apresenta o resultado de diversos estudos com antibioticoterapia em pacientes com PBE.

Recentemente cresceu o interesse por outras medicações, particularmente em uso oral, que são as seguintes:

- Ofloxacina 400 mg 2 vezes ao dia por 7 a 8 dias.
- Ciprofloxacina 500 mg 2 vezes ao dia por 7 dias.
- Amoxicilina/clavulonato 875 mg 2 vezes ao dia por 7 dias.

São condições consideradas necessárias para o tratamento por via oral:

- Ausência de vômitos.
- Ausência de choque.
- Ausência de encefalopatia hepática em grau igual ou maior a 2.
- Creatinina em níveis menores que 3 mg/dL (como pacientes com creatinina maior ou igual a 1 mg/dL têm indicação de reposição de albumina, necessitam portanto de internação).

Deve-se lembrar ainda que as quinolonas têm seu uso impossibilitado caso os pacientes já façam profilaxia de PBE com essas medicações.

A Tabela 5 apresenta as recomendações para o tratamento antibiótico em pacientes com PBE.

▷ **TABELA 4** Estudos comparando esquemas antibióticos em pacientes com peritonite bacteriana espontânea

Estudo	Esquema antibiótico	Número de pacientes	Resolução da infecção	Sobrevida hospitalar
Felisart, 1985	Tobramicina (1,75 mg/kg 8/8 horas EV) + ampicilina 2 g 4/4 horas EV *vs.* cefotaxima 2 g 4/4 horas EV	73	56% *vs.* 85%	61% *vs.* 73%
Rimola, 1995	Cefotaxima 2 g 6/6 horas EV *vs.* cefotaxima 2 g 12/12 horas EV	143	77% *vs.* 79%	69% *vs.* 79%
Navasa, 1996	Ofloxacina 400 mg 12/12 horas via oral (VO) *vs.* cefotaxima 2 g 12/12 horas EV	123	84% *vs.* 85%	81% *vs.* 81%
Ricard, 2000	Amoxacilina/clavulonato 1 g/0,2 g EV seguido por 0,5 g/0,125 g 8/8 VO *vs.* cefotaxima 1 g 6/6 horas EV	48	87% *vs.* 83%	87% *vs.* 79%
Terg, 2000	Ciprofloxacina 200 mg 12/12 horas EV por 7 dias *vs.* ciprofloxacina 200 mg 12/12 horas EV por 2 dias seguido por 500 mg 12/12 horas VO por 5 dias	80	76% *vs.* 78%	77% *vs.* 77%

▷ **TABELA 5** Antibioticoterapia na peritonite bacteriana espontânea

Antibiótico	Posologia	Duração do tratamento
Ceftriaxone	1-2 g EV 1 x ao dia	5 dias
Cefotaxime	2 g EV 8/8 horas	5 dias
Amoxacilina/clavulonato	1 g EV 8/8 horas por 2 dias Seguido de 500 mg 8/8 horas por via oral se paciente estável	8-14 dias
Ciprofloxacina	200 mg EV 12/12 horas por 2 dias, seguido de 500 mg VO 12/12 horas por 5 dias	7 dias
Piperacilina/tazobactam	4,5 g EV 8/8 horas, usar apenas se suspeita de resistência antimicrobiana ou PBE associada a cuidados de saúde ou nosocomial	5 dias

A paracentese de controle era usualmente realizada após 48 horas de tratamento com antibióticos. Em caso de queda de 25% no número de polimorfonucleares, temos um indicativo de sucesso do tratamento, porém esse procedimento não é mais obrigatório, pois não altera desfechos, embora seja recomendado por alguns autores. A punção de controle em nosso serviço é limitada a pacientes com resposta clínica inadequada. Uma exceção são pacientes com PBE nosocomial; nesse caso, um estudo com 32 pacientes demonstrou mortalidade aumentada em pacientes sem diminuição de 25% do número de polimorfonucleares, de forma que é recomendada nova punção nesses pacientes.

Em pacientes com peritonite associada a cuidados da saúde, a flora bacteriana pode ser modificada e resistência bacteriana é associada a aumento de mortalidade de 4 vezes; assim, deve-se adaptar a antibioticoterapia à flora encontrada em cada instituição; e a literatura recomenda o uso de piperacilina-tazobactam 4,5 g EV a cada 8 horas como regra geral nesses pacientes. Em nosso serviço, mantemos tratamento com cefalosporinas de terceira geração, exceto resultados de cultura indicando resistência ou deterioração clínica. Em PBE nosocomial, um estudo mostrou que a combinação de meropenem e daptomicina foi mais eficaz que a cefotaxima no manejo desses pacientes; assim, devemos considerar ampliar a terapia antibiótica em PBE adquirida em meio nosocomial.

A reposição de albumina demonstrou benefício em um importante estudo e é considerada conduta obrigatória nesses pacientes. Nesse estudo, 126 pacientes foram randomizados a tratamento padrão com cefotaxima (63 pacientes) comparado ao tratamento com cefotaxima e albumina (63 pacientes) em dose:

- Primeiro dia (D1): 1,5 g/kg de peso de albumina IV em 6 horas.
- Terceiro dia (D3): 1,0 g/kg de peso de albumina IV em 4-6 horas.

Os desfechos foram:

- Mortalidade intra-hospitalar: grupo cefotaxima isoladamente 29% *vs.* 10% grupo albumina; esse efeito também apareceu em análises posteriores de 6 meses e 1 ano de seguimento.
- Disfunção renal: grupo cefotaxima isoladamente 33% *vs.* 10% grupo albumina.

Os pacientes com maior benefício apresentavam creatinina na entrada maior que 1 mg/dL, bilirrubina total igual ou maior que 4 mg/dL e tempo de protrombina menor que 60%. Análises posteriores e a recomendação dos autores do trabalho demonstram que a albumina não seja indicada em pacientes com creatinina menor que 1 mg/dL e bilirrubina total menor que 4 mg/dL na admissão hospitalar.

Embora nenhum outro estudo tenha replicado esses dados até o momento, uma metanálise mostrou que a infusão de albumina melhora o prognóstico de pacientes com cirrose hepática com qualquer tipo de infecção bacteriana. No entanto, estudos mais extensos ainda são necessários para que essa conduta seja consensual.

Em pacientes com suspeita de peritonite bacteriana secundária, deve-se ampliar cobertura antibiótica com metronidazol e solicitar avaliação de equipe cirúrgica. Exames de imagem, principalmente tomografia de abdome, são necessários para avaliar essas hipóteses.

Uma variante da PBE é o chamado empiema pleural bacteriano espontâneo, que é a infecção de um hidrotórax preexistente. Um estudo acompanhou 3.390 pacientes com cirrose por 4 anos e observou essa complicação em 2,4% da população geral e em 16% dos pacientes com hidrotórax preexistente, com mortalidade associada de 38%. O diagnóstico é baseado na análise do líquido pleural. O diagnóstico é estabelecido quando a análise do líquido pleural mostra uma cultura positiva e mais de 250 neutrófilos/mm^3 ou uma cultura negativa e mais de 500 neutrófilos/mm^3, na ausência infecção pulmonar. A cultura do líquido pleural idealmente é realizada em frascos de hemocultura, sendo positiva em 75% dos casos e ocorre concomitantemente aos achados de PBE em líquido ascítico em 50% dos casos.

PROFILAXIA

Alguns estudos demonstram que pacientes cirróticos que fazem uso de inibidores de bomba de prótons apresentam risco aumentado de PBE; portanto, se possível, essas medicações devem ser evitadas.

Os pacientes com episódios prévios de PBE também têm indicação de profilaxia; no caso, por tempo indeterminado.

Nesses casos, as opções são:

- Norfloxacina 400 mg/dia até transplante (primeira escolha).
- Ciprofloxacina 750 mg 1 x/semana até transplante.

Alguns estudos com uso intermitente de sulfametoxazol-trimetropim são relatados na literatura, mas a eficácia parece ser menor do que com o tratamento continuado.

Pacientes cirróticos com hemorragia digestiva têm indicação de profilaxia de PBE, pois apresentam alto risco de desenvolver infecção durante a internação. Nesses casos, as opções são:

- Norfloxacina 400 mg 12/12 horas VO por 7 dias.
- Ciprofloxacina 200 12/12 horas EV por 7 dias.
- Ceftriaxone 1-2 g EV 1 x ao dia por 7 dias.

A presença de ascite com menos de 1 g/dL de proteínas totais é um fator de risco isolado para o desenvolvimento de PBE. No entanto, nessa população os resultados da profilaxia com norfloxacina são mais controversos. Alguns autores recomendam realizar profilaxia apenas de pacientes internados. As diretrizes de manejo desses pacientes publicadas em 2021 recomendam que, em pacientes com proteínas do líquido ascítico menores que 1,5 g/dL, caso tenham creatinina maior que 1,2 mg/dL, bilirrubinas totais maiores que 3 g/dL, Na sérico < 130 mEq/L ou Child C, seja considerada a realização de profilaxia.

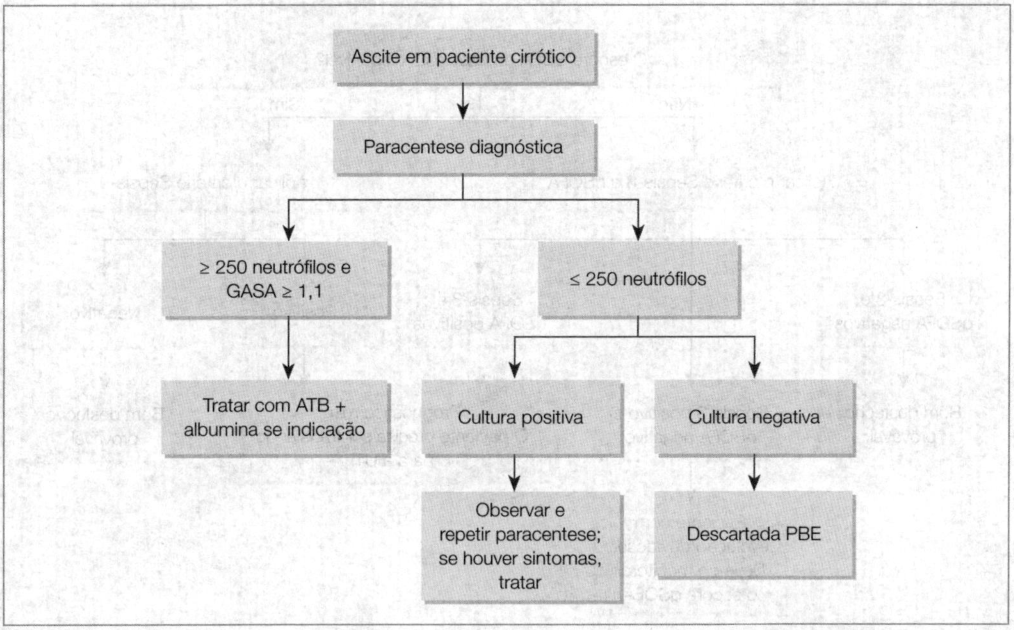

▷ **FIGURA 1** Ascite em paciente cirrótico.
ATB: antibioticoterapia; PBE: peritonite bacteriana espontânea.

INDICAÇÕES DE INTERNAÇÃO, TERAPIA INTENSIVA E SEGUIMENTO

Os pacientes com PBE de baixo risco sem indicação de albumina podem ser considerados para tratamento ambulatorial após período de observação de pelo menos 12 horas no departamento de emergência; todos os outros pacientes devem ser internados.

Os critérios Sepsis-3 ou q-SOFA podem ser utilizados para indicação de terapia intensiva. Esses critérios estão descritos no Capítulo "Sepse". A Figura 2 resume a decisão de internação e terapia intensiva com base nesses critérios.

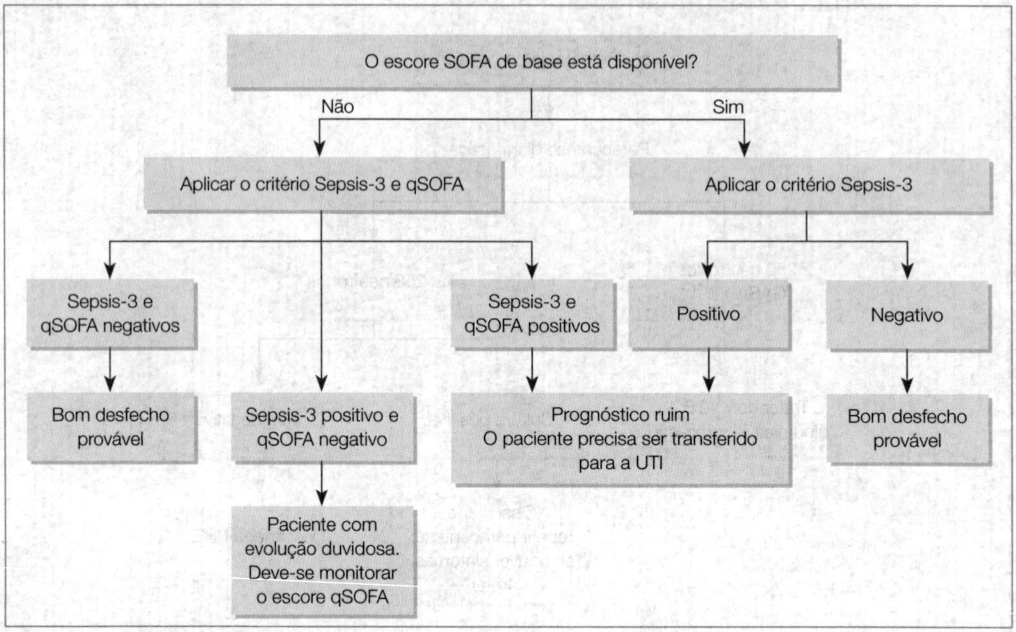

▷ **FIGURA 2** Critérios para internação e terapia intensiva.

LITERATURA RECOMENDADA

1. Biggins SW, Angeli P, Garcia-Tsao G, Gines P. Guidelines, evaluation and management of ascites, spontaneous bacterial peritonitis and hepatorrenal syndrome. 2021 Practical Guidance by the American Association for the Study of Liver Diseases. Hepatology. 2021;74(2).
2. Bailey C, et al. Hepatic failure: an evidence-based approach in the emergency department. Emergency Medicine Practice April 2010;12(4):1-22. Disponível em: www.ebmedicine.net.
3. European Association for the Study of Liver Disease. EASL Clinical Practice Guidelines for the management of patients with decompensated cirrhosis. Journal of Hepatology. 2018. Online.
4. Kwok CS, Krupa L, Mahtani A, Kaye D, Rushbrook SM, Phillips MG, Gelson W. Albumin reduces paracentesis--induced circulatory dysfunction and reduces death and renal impairment among patients with cirrhosis and infection: a systematic review and meta-analysis. Biomed Res Int. 2013;2013:295153.
5. Runyon BA, AASLD. Introduction to the revised American Association for the Study of Liver Diseases practice guideline management of adult patients with ascites due to cirrhosis 2012. Hepatology. 2013;57:1651.
6. Runyon BA. Management of adult patients with ascites due to cirrhosis: an update. Hepatology. 2013.
7. Runyon BA. Spontaneous bacterial peritonitis: diagnosis. Disponível em: UpToDate, 2022, www.uptodate.com. Acesso em: 01 fev 2022.
8. Salerno F, Navickis RJ, Wilkes MM. Albumin infusion improves outcomes of patients with spontaneous bacterial peritonitis: a meta-analysis of randomized trials. Clin Gastroenterol Hepatol. 2013;11:123.
9. Sigal SH, Stanca CM, Fernandez J, et al. Restricted use of albumin for spontaneous bacterial peritonitis. Gut. 2007;56:597.
10. Sort P, Navasa M, Arroyo V, et al. Effect of intravenous albumin on renal impairment and mortality in patients with cirrhosis and spontaneous bacterial peritonitis. N Engl J Med. 1999;341:403-9.
11. Wong CL, Holroyd-Leduc J, Thorpe KE, Straus SE. Does this patient have bacterial peritonitis or portal hypertension? How do I perform a paracentesis and analyze the results? JAMA. 2008;299:1166.
12. Wu SS, et al. Ascitic fluid carcinoembryonic antigen and alkaline phosphatase levels for the differentiation of primary from secondary bacterial peritonitis with intestinal perforation. J Hepatol 2001;34:215-21.

82 Síndrome hepatorrenal

Rafael Oliveira Ximenes
Rodrigo Antonio Brandão Neto

PONTOS IMPORTANTES

- A síndrome hepatorrenal (SHR) é o desenvolvimento de insuficiência renal em pacientes com cirrose e ascite nos quais outras causas de falência renal foram excluídas.
- A síndrome cursa com alterações funcionais e não são encontradas alterações histopatológicas em biópsias renais ou necropsia.
- O diagnóstico é de exclusão, isto é, o diagnóstico de SHR só pode ser feito quando outras causas de insuficiência renal forem descartadas.
- A SHR ocorre em cerca de 40% dos pacientes com cirrose e ascite durante a evolução da doença. Em hospitalizados com ascite por cirrose está presente em 15 a 20% dos casos.
- O tratamento se baseia na infusão de albumina e, em casos em que não há resposta, terlipressina.

INTRODUÇÃO E DEFINIÇÕES

A síndrome hepatorrenal (SHR) é definida como o desenvolvimento de injúria renal aguda em pacientes com cirrose e ascite, nos quais outras causas de falência renal foram excluídas. Os pacientes com SHR apresentam apenas alterações funcionais sem alterações histopatológicas renais. A maioria dos pacientes com síndrome hepatorrenal apresenta hipertensão portal com cirrose ou hepatite alcoólica, mas também é descrita em pacientes com tumores hepáticos metastáticos e insuficiência hepática fulminante.

O diagnóstico é considerado de exclusão e ocorre em 40% dos pacientes com cirrose e ascite durante a evolução da doença. Em pacientes hospitalizados com ascite por cirrose, está presente em 15 a 20% dos casos e em 50% dos casos de cirrose avançada. No primeiro ano após o diagnóstico de cirrose, cerca de 18% dos pacientes desenvolvem SHR. A SHR representa cerca de 3,2% das internações em pacientes cirróticos.

Anteriormente, a definição de lesão renal no paciente com síndrome hepatorrenal era níveis de creatinina > 1,5 mg/dL. Em janeiro de 2015, foi publicado um novo consenso pelo International Club of Ascites, que passou a aplicar os mesmos critérios usados em outras doenças para definir lesão renal no hepatopata. Esse critério passa a ser aumento de 0,3 mg/dL na creatinina comparado a valores das últimas 48 horas ou aumento de 50% dos valores de creatinina em relação aos valores ambulatoriais de até 3 meses atrás.

ETIOLOGIA E FISIOPATOLOGIA

A fisiopatologia da SHR não é completamente conhecida. A atual teoria afirma que, nos pacientes com doença hepática avançada ou fulminante, ocorre vasodilatação na circulação esplâncnica, ocasionada por maior disponibilidade de óxido nítrico e outras substâncias vasodilatadoras circulantes. Acredita-se que esse fenômeno ocorra devido a alterações da citoarquitetura hepática, que levam a aumento da circulação portal e à formação de *shunts*, permitindo que certas toxinas (ou os próprios mediadores produzidos na circulação esplâncnica) não sejam depuradas pelo fígado. Além disso, também ocorre quebra de barreiras locais, o que aumenta a chance de translocação de produtos bacterianos, como o lipopolissacarídeo (endotoxina) para a circulação sistêmica. A vasodilatação esplâncnica é interpretada pelos barorreceptores como uma diminuição do volume circulante efetivo. A resposta, no território renal, é a produção de substâncias vasoconstritoras com ação local e sistêmica, como catecolaminas, vasopressina, endotelina, prostaglandinas e ativação do sistema renina-angiotensina-aldosterona. Dessa maneira, ocorre uma resposta de vasoconstrição sistêmica e, principalmente, local, o que resulta em intensa redução da taxa de filtração glomerular.

Além do *clearance* hepático diminuído dos vasodilatadores circulantes, pacientes com cirrose podem também apresentar alterações no débito cardíaco que contribuem para aumentar a hipoperfusão renal. Os pacientes cirróticos apresentam circulação hiperdinâmica e, apesar de valores habituais de fração de ejeção, o débito cardíaco nesses pacientes é relativamente baixo. Caso o paciente desenvolva hipovolemia, infecções ou outros eventos, o equilíbrio mantido pela circulação hiperdinâmica é quebrado e o paciente pode manifestar piora da vasoconstrição renal com evolução para insuficiência renal.

Também é necessário lembrar que os rins de pacientes com SHR não apresentam alterações histológicas em biópsia renal, assim como a função tubular é normal, o que é evidenciado pela ávida retenção de sódio e água que ocorre nessa porção do néfron. Pacientes em que se resolve a hipertensão portal com colocação de *shunts* portossistêmicos podem evitar o aparecimento da síndrome hepatorrenal. Um estudo mostrou que pacientes que colocaram *shunt* portossistêmico desenvolveram a síndrome hepatorrenal em 4% dos casos, comparados a 21% dos pacientes sem shunt portossistêmico.

Por último, é preciso lembrar que a SHR ocorre quase sempre associada a algum evento precipitante, sendo o mais importante destes a peritonite bacteriana espontânea (PBE). Pacientes com diagnóstico de PBE podem evoluir com SHR em 30% dos casos, mesmo com a antibioticoterapia adequada ou com resolução da PBE. A provável causa é a translocação bacteriana, que pode provocar uma resposta inflamatória, com aumento da produção de citocinas pró-inflamatórias (TNF-alfa e interleucina-6) e de fatores vasodilatadores (óxido nítrico) na circulação esplâncnica. Essa resposta pode levar à vasodilatação de vasos arteriais esplâncnicos, contribuindo para o aparecimento da síndrome. Além das infecções, paracentese sem reposição adequada de albumina e hemorragia digestiva são também fatores precipitantes para a SHR. Os principais fatores precipitantes estão citados na Tabela 1.

TABELA 1 Fatores precipitantes da síndrome hepatorrenal

Fatores
▪ Peritonite bacteriana espontânea
▪ Outras infecções
▪ Hepatite alcoólica aguda
▪ Paracentese de grande volume sem reposição adequada de albumina
▪ Hemorragia digestiva
▪ Sangramento intraperitoneal
▪ Uso de diuréticos (raramente como causa isolada)

ACHADOS CLÍNICOS

Como qualquer quadro de injúria renal, o início da SHR pode ter somente sintomas inespecíficos ou os pacientes podem se manter assintomáticos ou oligossintomáticos e o diagnóstico é realizado apenas como achado de exame laboratorial.

O principal achado é a redução do débito urinário e pode ser difícil diferenciar entre a SHR e a insuficiência renal pré-renal associada a um quadro séptico ou a hipovolemia. Assim, medir o volume urinário em 24 horas é essencial. Se menor que 500 mL, o diagnóstico de SHR deve ser considerado.

O sedimento urinário é usualmente normal e pouco útil. Assim, uma prova de volume é necessária para o diagnóstico. Excetuando a oligúria, não existem outros sinais diagnósticos da SHR e mesmo esta ocorre em outras formas de disfunção renal.

Os pacientes podem apresentar achados de doença hepática avançada, incluindo icterícia, circulação colateral e eritema palmar, entre outros. Outras complicações da cirrose, como encefalopatia hepática ou sangramento por varizes esofágicas, podem estar presentes. Ascite é um achado universal nesses pacientes e hoje é considerada critério diagnóstico para SHR.

Na maioria das vezes existe algum fator precipitante, como uso de medicações nefrotóxicas, hepatite alcoólica, peritonite bacteriana espontânea, retirada de líquido ascítico sem reposição de albumina e sangramento digestivo, entre outros (ver Tabela 1).

EXAMES COMPLEMENTARES E DIAGNÓSTICO

O diagnóstico de síndrome hepatorrenal é um diagnóstico de exclusão, feito a partir do momento em que outras causas de insuficiência renal aguda são descartadas. Assim, não existe um exame diagnóstico para SHR.

Os exames laboratoriais são dirigidos a uma avaliação da função renal e dos distúrbios hidroeletrolíticos. Dessa forma, é recomendada a dosagem de creatinina, ureia, sódio, potássio e gasometria venosa para avaliação do equilíbrio acidobásico.

É comum esses pacientes apresentarem hiponatremia, com Na sérico < 130 mEq/L (anteriormente considerada critério diagnóstico menor para SHR, mas hoje abandonado) e hipercalemia.

Exames para descartar outras etiologias de lesão renal incluem:

- Exames urinários (amostra isolada): urina tipo I, creatinina, sódio e proteinúria.
- Dosagem de sódio urinário pode ser útil; usualmente na SHR, o Na urinário é menor que 10 mEq/L, mas em cerca de 5 a 10% dos casos pode estar normal ou aumentado.
- A fração de excreção de sódio é < 1% em mais de 90% dos casos; pode estar normal, principalmente em pacientes com aumento de bilirrubinas.
- Osmolaridade urinária geralmente é maior que osmolaridade plasmática.
- Ultrassonografia de rins e vias urinárias para descartar alterações funcionais e doença renal obstrutiva.

São também úteis os exames para avaliar a extensão da disfunção hepática, como tempo de protrombina (TP) e INR, fator V, albumina sérica, transaminases e bilirrubinas.

Em pacientes com ascite, a punção do líquido ascítico é mandatória, uma vez que PBE é um fator importante de precipitação de SHR e ocasiona poucos sintomas.

Deve-se também colher hemograma completo (suspeita de infecção e/ou sangramento), radiografia de tórax (descartar pneumonia) e endoscopia digestiva (se suspeita de hemorragia digestiva).

Biópsia renal raramente é necessária, e deve ser reservada se houver suspeita forte de lesão renal de outra etiologia e o paciente não responder ao tratamento inicial da SHR.

Em 2015, os critérios diagnósticos para SHR foram modificados. Anteriormente creatinina sérica maior que 1,5 mg/dL era considerada um dos critérios diagnósticos, mas novos foram estabelecidos e estão resumidos na Tabela 2.

A doença pode ser estadiada em:

- Estádio 1: aumento de creatinina sérica ≥ 0,3 mg/dL OU aumento de creatinina sérica > 1,5 até 2,0 vezes o basal. Alguns autores ainda dividem em:
  - 1a: se creatinina < 1,5 mg/dL.
  - 1b: se creatinina > 1,5 mg/dL.
- Estádio 2: aumento de creatinina sérica > 2,0 até 3,0 vezes o basal.
- Estádio 3: aumento de creatinina sérica > 3,0 vezes o basal OU creatinina sérica ≥ 4,0 mg/dL com elevação aguda ≥ 0,3 mg/dL OU início de diálise.

▷ **TABELA 2** Critérios diagnósticos para síndrome hepatorrenal

Critérios
▪ Cirrose com ascite
▪ Aumento de creatinina sérica ≥ 0,3 mg/dL em 48 horas OU um aumento percentual de creatinina sérica > 50% em relação à creatinina basal* conhecido ou presumivelmente ocorrido nos últimos 7 dias.
▪ Sem melhora com reposição volêmica com albumina 1 g/kg (máximo de 100 g ao dia) por 48 horas
▪ Ausência de choque
▪ Ausência de tratamento com drogas nefrotóxicas
▪ Ausência de doença renal parenquimatosa que pode ser verificada pela ausência de proteinúria maior que 500 mg/dia, hematúria maior que 50 hemácias/campo e alterações ultrassonográficas renais.

* Creatinina basal é definida como a mais recente coletada nos últimos 3 meses com o paciente compensado. Se não houver dosagem de creatinina prévia disponível, pode-se considerar como basal a creatinina da admissão hospitalar. Se ela já for alterada e o paciente não tiver sinais de doença renal crônica, estima-se a creatinina basal pelo MDRD considerando uma taxa de filtração glomerular de 75 mL/min/1,73 m² (usa-se a calculadora fornecida).

▷ **TABELA 3** Critérios KDIGO de débito urinário

Estádio	Critério
1	Débito urinário < 0,5 mg/kg × 6 a 12 horas
2	Débito urinário < 0,5 mg/kg × 12 horas
3	Débito urinário < 0,5 mg/kg × 24 horas ou anúria por 12 horas

A classificação KDIGO ainda usa débito urinário, como descrito na Tabela 3.

Apesar de não mais fazerem parte dos critérios diagnósticos da SHR, algumas alterações podem ajudar no diagnóstico:

- Ascite de difícil controle (sem resposta a diuréticos) ou refratária.
- Hiponatremia.
- Tendência à hipotensão arterial.
- Fração de excreção de sódio (FENa) < 0,5% (a maioria apresenta FENa < 0,1-0,3%).
- Lesão renal aguda (LRA) estádios 2 ou 3.

A doença pode ser classificada ainda em:

- Tipo 1: caracterizada por rápida progressão da falência renal, evolução em menos de 2 semanas e nível de creatinina sérica superior a 2,5 mg/dL; anteriormente o critério apresentava como alternativa aos níveis de creatinina o *clearance* de creatinina inferior a 20 mL/minuto, mas definições recentes desconsideram o *clearance* para o diagnóstico. O prognóstico é extremamente ruim e a média de sobrevida é de aproximadamente 2 semanas sem tratamento.
- Tipo 2: caracterizada por falência renal de instalação mais lenta e creatinina sérica superior a 1,5 mg/dL; anteriormente o *clearance* de creatinina inferior a 40 mL/minuto podia ser usado para o diagnóstico, mas definições recentes utilizam apenas os níveis de creatinina. Apresenta melhor prognóstico e ocorre principalmente em pacientes com ascite refratária ao uso de diuréticos.

DIAGNÓSTICO DIFERENCIAL

A SHR é um diagnóstico de exclusão; portanto, todas as causas de insuficiência renal fazem parte do diagnóstico diferencial.

Achados como hematúria e proteinúria sugerem outros diagnósticos como glomerulopatias e, portanto, a sua ausência é necessária para o diagnóstico.

O principal diagnóstico diferencial é a lesão renal pré-renal, e a prova volêmica com uso da albumina é a forma de diferenciação entre as duas situações.

Outros diagnósticos diferenciais importantes incluem:

- Necrose tubular aguda sugerida por sedimento urinário com cilindros granulosos ou céreos; exames recentemente desenvolvidos, como a dosagem de NGAL urinário, podem ajudar na diferenciação, com o NGAL aumentado na necrose tubular aguda e normal na síndrome hepatorrenal.
- Uropatia obstrutiva que pode ser descartada com ultrassonografia de rins e vias urinárias.
- Doenças renais como as glomerulonefrites devem ser descartadas; a avaliação nesse caso inclui verificar se o paciente apresenta proteinúria, hematúria e sedimento urinário sugestivo dessas alterações.

A Tabela 4 resume o diagnóstico diferencial de lesão renal aguda em pacientes com cirrose hepática.

As principais causas de lesão renal aguda em cirróticos são apresentadas na Tabela 5.

TRATAMENTO

A primeira medida é realizar suspensão de medicamentos que podem piorar a função renal, como diuréticos; os betabloqueadores também devem ser descontinuados, embora a evidência para esta última conduta seja pequena. Em pacientes cujo estágio de injúria renal seja até 1a, essa medida pode ser suficiente (Figura 1). O tratamento da causa da hepatopatia com abstinência ao álcool em pacientes com hepatite alcoólica ou terapia antiviral para hepatite B ou C, ou transplante hepático em pacientes com hepatopatia grave, representam o tratamento definitivo da síndrome hepatorrenal.

Em pacientes sem resposta ou com disfunção renal > 1a, deve-se suspender os diuréticos e realizar expansão com albumina humana endovenosa (EV) na dose de 1 g/kg/dia por 2 dias consecutivos, sendo a dose máxima de 100 g/dia. Cada frasco de 50 mL de albumina a 20% tem

▷ **TABELA 4** Diagnóstico diferencial da lesão renal aguda (LRA) em cirrose

	Pré-renal	SHR	NTA
Estadiamento da LRA	Geralmente 1 ou 2	Geralmente 2 ou 3	Geralmente 2 ou 3
Desencadeantes	Diuréticos, vômitos, diarreia, hemorragia digestiva, iECA, BRA, AINEs, contraste iodado	Paracentese de grande volume, infecções bacterianas, hepatite alcoólica	Choque, aminoglicosídeos, vancomicina, AINEs, contraste iodado
Ascite	Indiferente	De difícil controle (sem resposta a diuréticos) ou refratária	Indiferente
Pressão arterial	Indiferente	Tendência a hipotensão	Choque
Sódio sérico	Indiferente	< 130-135 mEq/L	Indiferente
Sódio urinário	< 20 mEq/L	< 20 mEq/L	> 40 mEq/L
FENa	< 0,5%	< 0,1-0,5%	> 0,5-2%
Proteinúria*	< 500 mg/24 horas	< 500 mg/24 horas	> 500 mg/24 horas
Cilindros granulosos	Ausentes	Ausentes	Presentes
Resposta a albumina	Presente	Ausente	Ausente

* Em vez da proteinúria de 24 h, pode-se utilizar o índice de proteinúria:creatinina urinária (ambos de amostra isolada). Um índice de 0,5 corresponde a uma proteinúria de 500 mg/24 h. AINEs: anti-inflamatórios não esteroidais; BRA: bloqueadores do receptor de angiotensina-II; FENa: fração de excreção de sódio; IECA: inibidores da enzima conversora de angiotensina; NTA: necrose tubular aguda; SHR: síndrome hepatorrenal.

▷ **TABELA 5** Causas de disfunção renal em pacientes cirróticos

Causa	Frequência
Necrose tubular aguda por sepse	40-46%
Insuficiência renal pré-renal	30-35%
Síndrome hepatorrenal	10-16%
Doença renal parenquimatosa	8-10%
Uropatia obstrutiva	0-2%

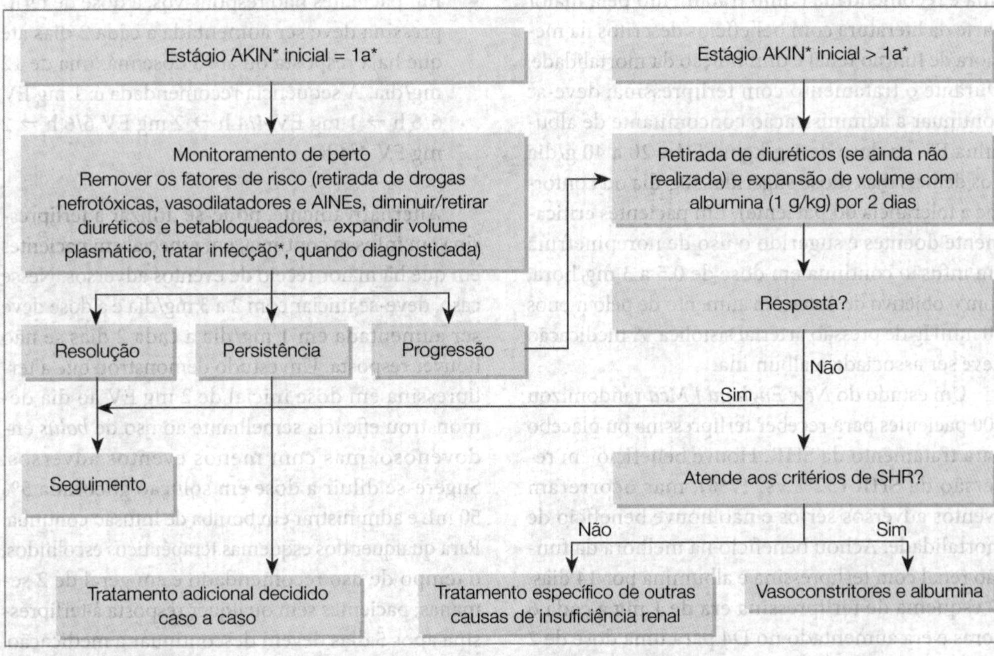

▷ **FIGURA 1** Manejo inicial de pacientes com suspeita de injúria renal e cirrose.

* AKIN no primeiro cumprimento dos critérios KDICO. AINEs: anti-inflamatórios não esteoidais; SHR: síndrome hepatorrenal.

10 g de albumina e deve ser administrado no tempo de infusão de 10 a 30 minutos, podendo esse tempo ser prolongado em pacientes em que há receio de congestão pulmonar. O principal efeito colateral da administração da albumina é a congestão pulmonar, situação na qual ela deve ser suspensa e a hipervolemia tratada com o uso de diuréticos. A reposição volêmica com 1,5 litro de solução fisiológica era recomendada até 2008 como prova volêmica nesses pacientes, mas foi abandonada devido à menor eficácia em comparação com a albumina na reposição da volemia em pacientes hepatopatas.

Estudos têm avaliado a eficácia de vasoconstritores. A primeira medicação estudada foi a ornipressina, que teve bons efeitos em estudos experimentais, mas foi abandonada devido a seus efeitos colaterais. Estudos posteriores mostram benefício com uso de norepinefrina e um estudo retrospectivo com 60 pacientes mostrou benefício com a combinação de octreotide, midodrina e albumina. Este último esquema terapêutico é uma opção em pacientes fora de estado crítico se a terlipressina não estiver disponível.

A medicação mais bem estudada para esse propósito, com a melhor performance hemodinâmica e segurança, parece ser a terlipressina. A terlipressina é recomendada como tratamento pela maior parte da literatura com benefícios descritos na melhora de função renal e diminuição da mortalidade. Durante o tratamento com terlipressina, deve-se continuar a administração concomitante de albumina EV na dose de 1 g/kg no D1 e 20 a 40 g/dia nos demais dias (dose sugerida: 30g/dia ou conforme a tolerância do paciente). Em pacientes criticamente doentes é sugerido o uso de norepinefrina em infusão contínua em dose de 0,5 a 3 mg/hora, com o objetivo de obter um aumento de pelo menos 10 mmHg de pressão arterial sistólica. A medicação deve ser associada a albumina.

Um estudo do *New England J Med* randomizou 300 pacientes para receber terlipressina ou placebo para tratamento da SHR. Houve benefício em reversão da SHR (32% vs. 17%), mas ocorreram eventos adversos sérios e não houve benefício de mortalidade. Achou benefício na melhora da função renal com terlipressina e albumina por 14 dias. O esquema de terlipressina era de 1 mg a cada 6 horas e era aumentado no D4 para uma dose de 2 mg caso a resposta fosse incompleta. Assim, o benefício da terlipressina continua duvidoso em pacientes com SHR.

A dose da terlipressina para tratamento da SHR varia nos estudos entre 0,5 mg e 3 mg a cada 4 ou 6 horas e não existe uma definição clara de qual esquema terapêutico apresenta vantagem, mas a maioria dos autores recomenda 1 a 2 mg a cada 4-6 horas.

Em nosso departamento de emergência, seguimos este protocolo específico:

- Dose inicial da terlipressina em pacientes com SHR é de 1 mg EV 6/6 h.
- Após 2 dias de tratamento, deve-se avaliar a resposta (queda de 25% da creatinina em relação à inicial).
- Em pacientes responsivos, a dose da terlipressina é mantida e o tratamento continuado até que a creatinina retorne para até 0,3 mg/dL acima da creatinina basal ou até o tempo máximo de 14 dias.
- Em pacientes respondedores parciais (queda de pelo menos 1 estádio da classificação ICA--AKI, porém com creatinina > 0,3 mg/dL acima do basal) em que a creatinina pare de cair, deve ser decidido caso a caso pelo aumento da dose até a resposta completa, continuidade da mesma dose até 14 dias ou suspensão do tratamento.
- Em pacientes não responsivos, a dose de terlipressina deve ser aumentada a cada 2 dias até que haja resposta ou até a dose máxima de 12 mg/dia. A sequência recomendada é: 1 mg EV 6/6 h → 1 mg EV 4/4 h → 2 mg EV 6/6 h → 2 mg EV 4/4 h.

Alternativamente, pode-se utilizar a terlipressina em infusão contínua, em especial em pacientes em que há maior receio de eventos adversos. Nesse caso, deve-se iniciar com 2 a 3 mg/dia e a dose deve ser aumentada em 1 mg/dia a cada 2 dias se não houver resposta. Um estudo demonstrou que a terlipressina em dose inicial de 2 mg EV ao dia demonstrou eficácia semelhante ao uso de *bolus* endovenoso, mas com menos eventos adversos. Sugere-se diluir a dose em solução glicosada 5% 50 mL e administrar em bomba de infusão contínua. Para qualquer dos esquemas terapêuticos escolhidos, o tempo de uso recomendado é em geral de 2 semanas; pacientes sem qualquer resposta à terlipressina após 5 dias devem descontinuar a medicação. O tratamento deve ser descontinuado antes de 2 semanas se o paciente apresentar a melhora esperada da função renal.

Os principais efeitos colaterais da terlipressina estão na Tabela 6. Pelo seu perfil de eventos adversos, a terlipressina é contraindicada em pacientes com doença cardiovascular conhecida (doença arterial coronariana, cerebrovascular ou periférica, arritmias) e deve ser usada com cautela em pacientes com fatores de risco para doenças cardiovascular (idosos, diabéticos, hipertensos, dislipidêmicos).

Em caso de ocorrência de eventos adversos, deve-se suspender a terlipressina. Caso se trate de evento grave, ela não deverá ser reintroduzida. Em casos de eventos leves, pode-se considerar reintroduzir a terlipressina após a resolução dele em dose mais baixa e/ou em infusão contínua.

▷ **TABELA 6** Efeitos colaterais da terlipressina

▪ Congestão pulmonar
▪ Eventos isquêmicos: infarto agudo do miocárdio, acidente vascular cerebral, isquemia periférica, isquemia intestinal, isquemia testicular, necrose cutânea
▪ Bradiarritmias e taquiarritmias

A Figura 2 apresenta o manejo dos pacientes com SHR.

Deve-se lembrar ainda que os pacientes com cirrose hepática podem apresentar lesão renal aguda devido a outras etiologias; o manejo de algumas dessas situações é comentado a seguir.

LRA pré-renal

Deve ser tratada com suspensão dos diuréticos, iECA, BRA e AINEs, controle do fator precipitante (vômitos, diarreia, hemorragia digestiva, infecção bacteriana) e expansão volêmica.

Em pacientes francamente desidratados e naqueles sem ascite, a expansão deve ser feita com cristaloides. Nos demais pacientes, deve-se usar albumina humana EV 1 g/kg/dia por pelo menos 2 dias.

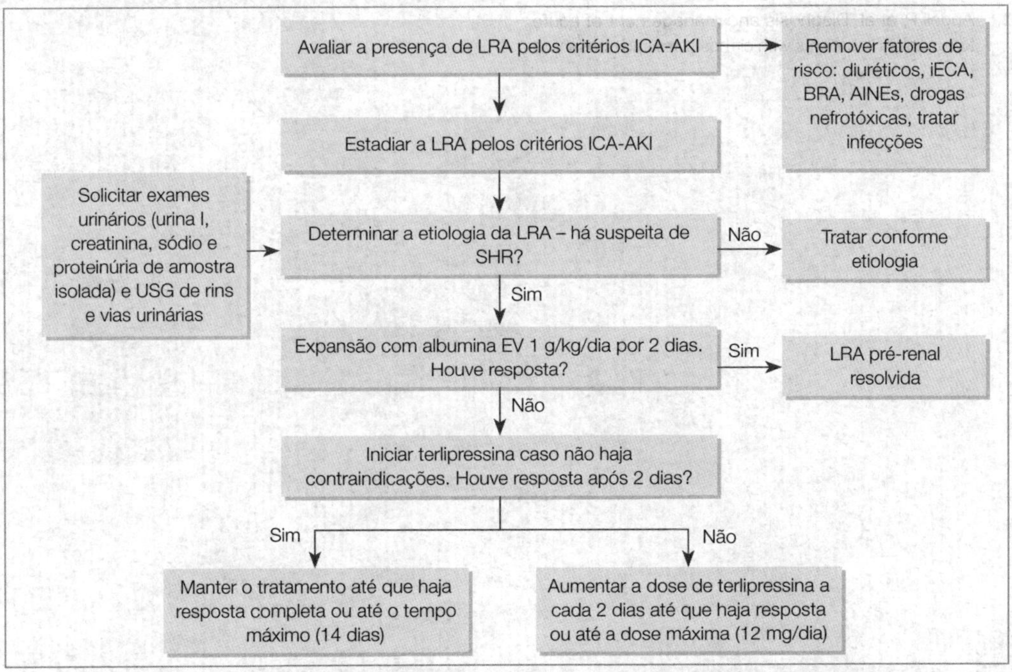

▷ **FIGURA 2** Obs. 1: cada frasco de 50 mL de albumina a 20% tem 10 g de albumina e deve ser administrado no tempo de infusão de 10 a 30 minutos, podendo esse tempo ser prolongado em pacientes em que se há receio de congestão pulmonar. Obs. 2: a expansão com albumina EV 1 g/kg/dia por 2 dias consecutivos deve ser feita mesmo em pacientes com peritonite bacteriana espontânea (PBE) que já apresentam lesão renal aguda (LRA) à admissão.
AINEs: anti-inflamatórios não esteroidais; BRA: bloqueadores do receptor de angiotensina-II; iECA: inibidores da enzima conversora de angiotensina; SHR: síndrome hepatorrenal; USG: ultrassonografia.

Necrose tubular aguda (NTA)

Não há tratamento específico, devendo-se retirar o desencadeante quando possível (aminoglicosídeos, vancomicina, AINEs, contraste iodado, choque), monitorizar e tratar complicações da LRA (hipervolemia, hipercalemia, acidose, uremia) e aguardar a recuperação da função renal, o que pode levar semanas.

INDICAÇÕES DE INTERNAÇÃO HOSPITALAR, TERAPIA INTENSIVA E SEGUIMENTO

Todos os pacientes com SHR têm indicação de internação hospitalar. Pacientes com evolução com edema pulmonar e alterações eletrolíticas graves e evolução com indicação de diálise têm indicação de internação em UTI. Todos os pacientes necessitam de seguimento ambulatorial.

LITERATURA RECOMENDADA

1. Angeli P, et al. Diagnosis and management of acute kidney injury in patients with cirrhosis: revised consensus recommendations of the International Club of Ascites. Journal of Hepatology. 2015.
2. Biggins SW, Angeli P, Garcia-Tsao G, Gines P. Guidelines, evalation and management of ascites, spontaneous bacterial peritonitis and hepatorrenal syndrome. 2021 Practical Guidance by the American Association for the Study of Liver Diseases. Hepatology. 2021;74(2).
3. Belcher JM, et al. Kidney biomarkers and differential diagnosis of patients with cirrhosis and acute kidney injury. Hepatology. 2014;60:622.
4. European Association for the Study of Liver Disease. EASL Clinical Practice Guidelines for the management of patients with decompensated cirrhosis. Journal of Hepatology. 2018. Online.
5. Francoz C, et al. The evaluation of renal function and disease in patients with cirrhosis. J Hepatol. 2010;52(4):605-13.
6. Gines P, Guevara M, Arroyo V, et al. Hepatorenal syndrome. Lancet. 2003;362:1819-27.
7. Runyon BA. Hepatorenal syndrome. Disponível em: UpToDate, 2022, www.uptodate.com. Acesso em: 13 março 2022.
8. Salerno F, et al. Diagnosis, prevention and treatment of hepatorenal syndrome in cirrhosis. Gut. 2007;56: 1310-8.
9. Wong F, Pappas C, et al. Terlipressin plus albumin for the tratment of type 1 hepatorrenal syndrome. New Eng J Med. 2021;384:818-28.

83 Hepatites graves e insuficiência hepática aguda

Rodrigo Antonio Brandão Neto
Saionara Maria Nunes Nascimento

PONTOS IMPORTANTES

- As hepatites são caracterizadas por um processo necroinflamatório hepático, cuja característica é a elevação das enzimas hepáticas.
- Podem ter etiologia infecciosa e não infecciosa. As hepatites infecciosas agudas causadas pelos vírus A e E geralmente têm transmissão fecal-oral. As hepatites causadas pelos vírus B, C e D são transmitidas sobretudo por via parenteral, embora a transmissão também possa ocorrer por via sexual ou vertical.
- O quadro clínico das hepatites é relativamente similar nas diferentes etiologias infecciosas e não infecciosas. Sintomas frequentes incluem anorexia, náuseas e dor em hipocôndrio direito. O sinal clínico mais característico é a presença de icterícia, que ocorre tardiamente na evolução dos pacientes.
- A hepatite alcoólica aguda caracteristicamente cursa com elevações de AST menores que 500 U/L e relação AST/ALT > 2.
- Doenças febris infecciosas, como a leptospirose e a malária, necessariamente entram no diagnóstico diferencial das hepatites.
- A hepatite fulminante é caracterizada pela evolução com encefalopatia hepática. A precocidade do desenvolvimento da encefalopatia após o aparecimento de icterícia tem relação prognóstica.
- As alterações de função hepática, caracterizadas por alterações no INR e na albumina, têm implicação prognóstica, o que não ocorre com os níveis das enzimas hepáticas.
- No departamento de emergência é importante reconhecer os pacientes com risco de evolução para hepatite fulminante.
- O tratamento é geralmente de suporte, sem indicação de terapia antiviral no caso das hepatites agudas virais. Outras etiologias, como alcoólica e autoimune, podem ter tratamento específico. Em pacientes com grave disfunção hepática, o transplante hepático pode ser considerado e existem critérios específicos para essa indicação.

INTRODUÇÃO E DEFINIÇÕES

As hepatites são processos inflamatórios hepáticos que podem ser secundários a infecções virais, drogas ou outros processos patológicos. Na forma aguda, sua etiologia mais comum são as hepatites virais. As hepatites secundárias aos vírus A e E têm transmissão via fecal-oral, já os vírus B, C e D têm transmissão principalmente por via parenteral, com transmissões sexual e vertical possíveis. O vírus D só ocorre em coinfecção com o vírus B.

O processo inflamatório causa necrose hepatocelular, que é caracterizada laboratorialmente por elevação de enzimas hepáticas, e em suas formas graves pode evoluir com disfunção hepática, que pode ser fulminante.

As aminotransferases aumentam quando a membrana do hepatócito é lesada. Apesar de o aumento sérico de aminotransferases ser o marcador mais fidedigno de necrose hepatocelular, tem uma correlação pobre com extensão de lesão. Outros potenciais marcadores de necrose hepatocelular incluem LDH e glutamato desidrogenase, mas com pouca utilidade prática. As aminotransferases podem se elevar também em outras lesões orgânicas, como cardíaca, muscular e renal. As Tabelas 1, 2 e 3 apresentam as principais causas intra e extra-hepáticas de elevações significativas de transaminases.

▷ **TABELA 1** Causas de elevações de transaminases

▪ Hepatites virais
▪ Hepatite alcoólica ou uso crônico de álcool
▪ Esteatose hepática não alcoólica
▪ Hemocromatose
▪ Hepatite induzida por drogas
▪ Hepatite autoimune
▪ Deficiência de alfa-1 antitripsina
▪ Hepatite isquêmica
▪ Doença de Wilson
▪ Obstrução biliar
▪ Metástases hepáticas
▪ Budd-Chiari
▪ Doença celíaca

▷ **TABELA 2** Principais causas extra-hepáticas de elevação de transaminases

▪ Exercício físico intenso
▪ Miopatia
▪ Doença tireoidiana
▪ Hemólise
▪ Macro-AST

▷ **TABELA 3** Causas de grandes elevações de transaminases

▪ Hepatite viral aguda A-E
▪ Hepatite induzida por droga
▪ Hepatite isquêmica
▪ Hepatite autoimune
▪ Doença de Wilson
▪ Obstrução biliar aguda
▪ Síndrome de Budd-Chiari aguda

A insuficiência hepática fulminante é definida como o rápido desenvolvimento de lesão e insuficiência hepática grave. Laboratorialmente, é característico o INR maior que 1,5 em pacientes sem doença hepática ou coagulopatia prévia. A incidência é mal definida, mesmo nos Estados Unidos, onde se estimam cerca de 2 a 7 mil mortes anuais por hepatite viral aguda. Os diferentes critérios definidores e planos de tratamento de insuficiência hepática fulminante serão discutidos ao longo deste capítulo.

ETIOLOGIA

As hepatites virais agudas são a principal causa infecciosa de hepatite aguda, em particular as hepatites A e E.

A hepatite alcoólica aguda, por sua vez, cursa com icterícia e disfunção hepática aguda grave, a despeito de usualmente os aumentos de enzimas hepáticas serem discretos.

Toxinas e medicações podem potencialmente causar hepatites graves e fulminantes. A maioria dessas reações é idiossincrática e imprevisível. No entanto, hepatite aguda por paracetamol, uma das medicações mais associadas a hepatite fulminante, só ocorre com doses maiores do que 4 g em 24 horas.

A hepatite autoimune pode cursar com quadro agudo de icterícia, embora usualmente se apresente como quadro crônico. Caracteristicamente acomete mulheres e cursa com aumento de globulinas.

A hepatite isquêmica costuma ocorrer como consequência de insuficiência cardíaca ou sepse e cursa com elevações dramáticas dos níveis de transaminases. Ocorre melhora com a estabilização clínica e pode ocorrer sem apresentar hipotensão mesmo transitória.

Outras causas de elevação importante dos níveis de transaminases incluem obstrução biliar aguda, doença de Wilson, síndrome hemofagocítica e síndrome de Budd-Chiari aguda. A Tabela 4 apresenta as principais etiologias de hepatites potencialmente graves e suas características.

A avaliação de pacientes com alteração de exames hepáticos é resumida nas Figuras 1 e 2. Pacientes com enzimas hepáticas alteradas têm alguns diagnósticos diferenciais importantes que já citamos. Pacientes com alterações predominantemente de enzimas canaliculares (relação FA/AST >2) têm

▷ **TABELA 4** Características clínicas das principais hepatites graves

Patologia	Características clínicas
Hepatites virais agudas	Quadro clínico: astenia, náuseas, vômitos, febre baixa, icterícia, colúria e acolia fecal Alterações laboratoriais: aumento de bilirrubina direta; grandes aumentos de AST e de ALT com predomínio de AST (normalizam em até 4 meses; persistência > 6 meses indica cronificação); aumento de fosfatase alcalina e gama glutamil-transferase em menor proporção do que das transaminases, leucocitose. Coagulograma alargado e queda de albumina indicam insuficiência hepática aguda Sorologia reagente
Hepatite alcoólica	Espectro de injúria hepática que engloba desde esteatose até cirrose, dependente de dose, duração e tipo de bebida utilizada. Acomete 90% dos etilistas de mais de 60 g de álcool ao dia. Alterações nutricionais aumentam risco Patologia: presença de esteatose, corpúsculos de Mallory e fibrose perivenular Quadro clínico: dor abdominal, febre, icterícia de início abrupto. Comum encontro de aumento de parótidas, contratura de Dupuytren e ginecomastia nos pacientes Alterações laboratoriais: AST maior do que 2 vezes ALT. Valores de AST maiores que 500 U/L sugerem outros diagnósticos. Leucocitose. Aumento de gama GT e macrocitose são comuns
Hepatites medicamentosas	Epidemiologia: incidência variável de 1-14 casos/100.000 pessoas ao ano Representam 10% das reações adversas às drogas, 30% das hepatites agudas graves, são a maior causa de hepatite fulminante no mundo desenvolvido e a maior causa de retirada de medicações do mercado Patologia: a maioria das medicações cursa com reações idiossincráticas (reações com paracetamol e com metotrexate ocorrem com doses relativamente constantes) Critérios diagnósticos: 1. exposição à droga deve preceder o aparecimento da lesão hepática; 2. descartar doença hepática; 3. melhora após interrupção da medicação; 4. recorrência com maior gravidade quando nova exposição A Tabela 6 apresenta as principais reações hepáticas medicamentosas idiossincráticas
Doença de Wilson	Epidemiologia: suspeitar em pacientes com cirrose entre 3 e 40 anos de idade Patologia: doença genética com manifestações neurológicas e hepáticas associada com alteração do metabolismo do cobre Diagnóstico: diminuição da ceruloplasmina e presença de anéis de Kayser-Fleischer são suficientes para o diagnóstico. Dosagem de cobre sérico livre, excreção urinária de cobre e biópsia hepática podem ser necessárias para o diagnóstico
Hepatite autoimune	Epidemiologia: representa 5,9% das causas de transplante nos Estados Unidos Quadro clínico: associação com outras doenças autoimunes. A maioria dos casos tem apresentação semelhante às hepatites virais crônicas, mas 25% têm apresentação aguda Diagnóstico: marcadores sorológicos FAN, antimúsculo liso, anti-LK-M1 e anticitosol hepático A Tabela 5 apresenta os critérios diagnósticos para hepatite autoimune

▷ **TABELA 5** Critérios diagnósticos simplificados para hepatite autoimune

Critério diagnóstico	Pontuação
Ac antinuclear ou Ac antimúsculo liso > 1/40	1 ponto
Ac antinuclear ou Ac antimúsculo liso > 1/80	2 pontos
Ac anti-LKM1 > 1/40 ou Ac antiantígeno solúvel hepático positivo	2 pontos
IgG acima do limite superior da normalidade	1 ponto
IgG > 10 vezes limite superior da normalidade	2 pontos
Histologia compatível (hepatite crônica com infiltrado linfocítico)	1 ponto
Histologia típica (hepatite de interface com infiltrado linfoplasmocitário em tratos portais)	2 pontos
Ausência de hepatite viral (hepatite B e C)	2 pontos

6 pontos: diagnóstico provável, 7 pontos: diagnóstico definitivo.

como principais diagnósticos diferenciais dilatação de vias biliares extra-hepáticas e intra-hepáticas.

ACHADOS CLÍNICOS

As manifestações clínicas são relativamente semelhantes em todas as formas de hepatites agudas. Inicialmente, há uma fase anictérica, em que sintomas constitucionais são predominantes. A dor em hipocôndrio direito é uma manifestação frequente e é consequência do processo inflamatório hepático. Hepatomegalia ocorre em 70% dos casos, e o baço é palpável em 20%. Febre pode estar presente, mas usualmente é baixa, exceto em pacientes com hepatite alcoólica aguda que podem cursar com febre alta. A tríade de icterícia, colúria e acolia fecal caracteriza as hepatites agudas. Os pacientes com colestase significativa associada podem ter prurido, mas esse achado é relativamente incomum em hepatites agudas.

A anamnese deve conter ainda informações sobre atividade sexual, transfusão sanguínea e outros fatores de risco para desenvolvimento de infecção por vírus de hepatite aguda. O uso de medicações potencialmente hepatotóxicas também deve ser pesquisado.

No exame físico, deve-se procurar estigmas de doença hepática. Os achados de exame físico podem sugerir a etiologia da insuficiência hepática, como:

- Perda de massa muscular sugere doença crônica.
- Linfonodos supraclaviculares e periumbilicais sugerem neoplasia intra-abdominal.
- Contratura de Dupuytren, aumento de parótida e atrofia testicular são mais comuns em pacientes com hepatopatia alcoólica.
- Estase jugular sugere congestão hepática.
- Derrame pleural à direita, sem ascite, ocorre em cirrose avançada.

Em pacientes com insuficiência hepática aguda podem ocorrer equimoses e sangramentos relacionados com o déficit de produção de fatores de coagulação pelo fígado, o que pode ocorrer em todas as etiologias.

TABELA 6 Principais reações medicamentosas hepáticas idiossincráticas

Hepatocelular (isoniazida, diclofenaco, estatinas)
Colestática (clorpromazina, estrógenos, macrolídeos)
Imunoalérgico (fenitoína, sulfas, halotano)
Granulomatosa (diltiazem, quinidina, sulfas)
Esteatose (amiodarona, tamoxifeno, ácido valproico)
Autoimune (metildopa, nitrofurantoína)
Fibrose (metotrexate, excesso de vitamina A)
Vascular (cocaína, ácido nicotínico)
Oncogênese (estrógenos e andrógenos)

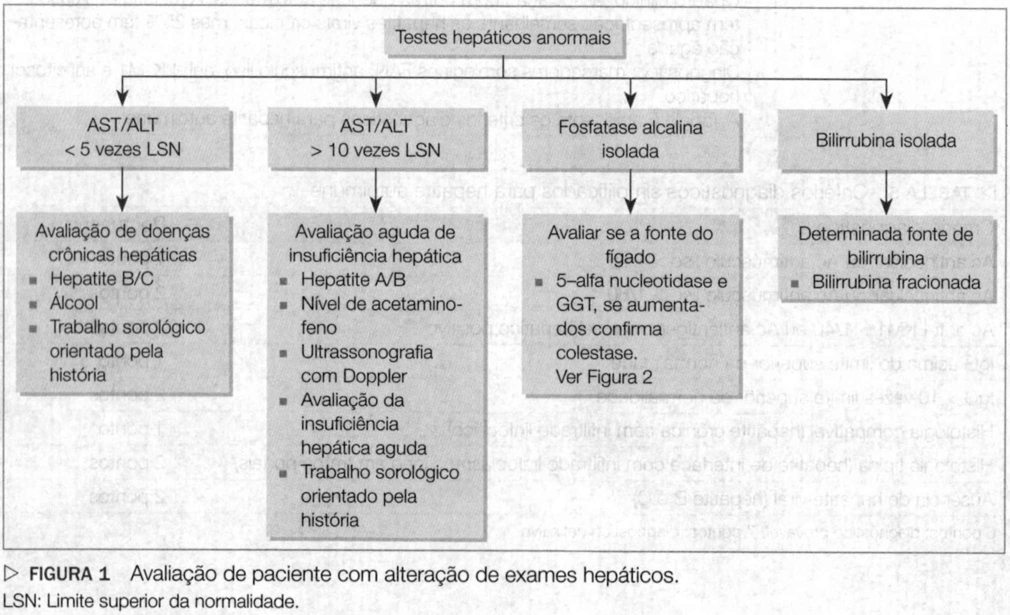

FIGURA 1 Avaliação de paciente com alteração de exames hepáticos.
LSN: Limite superior da normalidade.

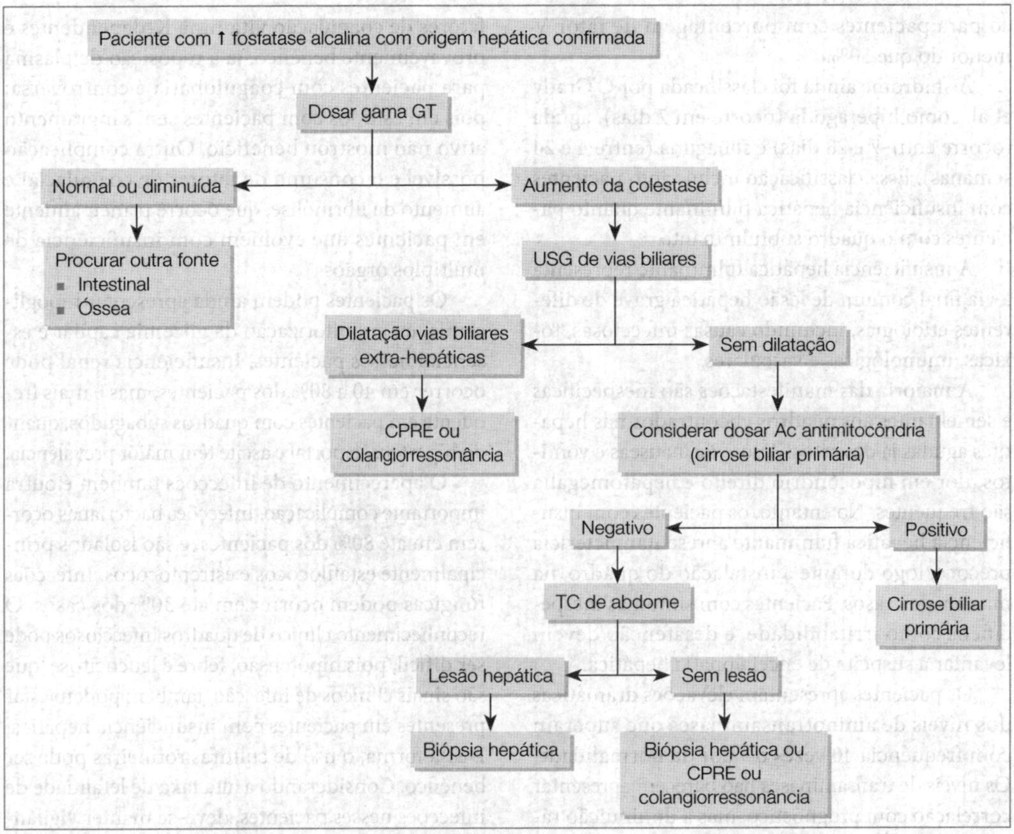

▷ **FIGURA 2** Avaliação do paciente com aumento de fosfatase alcalina (colestase).

INSUFICIÊNCIA HEPÁTICA FULMINANTE

A insuficiência hepática fulminante é definida como o rápido desenvolvimento de lesão e insuficiência hepática grave e aguda, com alteração da função sintética e desenvolvimento de encefalopatia em paciente sem alterações hepáticas prévias. Existem diferentes definições para sua instalação; utilizaremos os critérios de 1970 revisados:

1. Desenvolvimento de encefalopatia após 8 semanas ou menos do aparecimento de sintomas de hepatopatia em pacientes sem alterações hepáticas prévias.
2. Aparecimento de encefalopatia após 2 semanas ou menos do aparecimento de icterícia mesmo em pacientes com alterações hepáticas prévias.

A literatura reserva o termo insuficiência hepática subfulminante para pacientes que desenvolvem encefalopatia em até 6 meses do aparecimento de sinais de insuficiência hepática.

As duas formas apresentam evolução e prognóstico diferentes. Pacientes com insuficiência hepática fulminante apresentam frequentemente edema cerebral e alta mortalidade em curto prazo, mas maior recuperação sem necessidade de transplante hepático. Por outro lado, pacientes com insuficiência hepática subfulminante apresentam mais comumente insuficiência renal e hipertensão portal.

A American Association of Liver Disease utiliza para definição de insuficiência hepática fulminante o INR acima de 1,5 e qualquer grau de alteração mental, caracterizando encefalopatia hepática, e utiliza um critério de tempo de até 26 semanas para diagnostico.

O critério francês utiliza o fator V como definidor adicional de gravidade, com pior prognóstico para pacientes com porcentagem de fator V menor do que 50%.

A síndrome ainda foi classificada por O'Grady et al. como hiperaguda (ocorre em 7 dias), aguda (ocorre entre 7 e 28 dias) e subaguda (entre 4 e 24 semanas). Essa classificação inclui tanto pacientes com insuficiência hepática fulminante quanto pacientes com o quadro subfulminante.

A insuficiência hepática fulminante representa a via final comum de lesão hepática grave de diferentes etiologias, incluindo causas infecciosas, tóxicas, imunológicas e vasculares.

A maioria das manifestações são inespecíficas e semelhantes aos quadros encontrados nas hepatites agudas já descritos. Anorexia, náuseas e vômitos, dor em hipocôndrio direito e hepatomegalia são frequentes. No entanto, os pacientes com insuficiência hepática fulminante apresentam icterícia precoce, logo durante a instalação do quadro, na maioria dos casos. Pacientes com sintomas inespecíficos como irritabilidade, e desatenção devem levantar a suspeita de encefalopatia hepática.

Os pacientes apresentam elevações dramáticas dos níveis de aminotransaminases que superam com frequência 40 vezes o valor da normalidade. Os níveis de transaminases não parecem apresentar correlação com prognóstico, mas a diminuição rápida desses valores, com queda maior do que 60% em 24 horas, é um sinal de falência hepática.

Edema cerebral é uma complicação comum, sendo descrito em cerca de 50 a 80% dos pacientes. Sinais de sua presença incluem alterações pupilares, convulsões, paralisia de pares cranianos e alterações respiratórias. O método mais efetivo para detectar alterações de pressão intracraniana é por meio da monitorização com medida da pressão intracraniana, que deve ser realizada apenas em pacientes entubados, e é indicada em pacientes com encefalopatia graus III e IV.

Os pacientes podem apresentar importantes distúrbios da coagulação, que são descritos em 50 a 70% dos casos. Assim, aumenta-se o risco de sangramento, em particular sangramento do trato gastrointestinal. É recomendada a sondagem gástrica com monitorização de pH em pacientes intubados. Pacientes com pH gástrico excessivamente diminuído parecem se beneficiar do uso de bloqueadores H2 e de bloqueadores de bombas de prótons. O uso de vitamina K para normalizar os fatores de coagulação vitamina K-dependentes é provavelmente benéfico, já a reposição de plasma para pacientes com coagulopatia é controversa, pois em estudos com pacientes sem sangramento ativo não mostrou benefício. Outra complicação possível é o consumo de fatores de coagulação e aumento da fibrinólise, que ocorre principalmente em pacientes que evoluem com insuficiência de múltiplos órgãos.

Os pacientes podem ainda apresentar hipoglicemia, e a monitorização da glicemia capilar é essencial nesses pacientes. Insuficiência renal pode ocorrer em 40 a 80% dos pacientes, mas é mais frequente em pacientes com quadros subagudos, quando hipertensão portal e ascite têm maior prevalência.

O aparecimento de infecções também é outra importante complicação. Infecções bacterianas ocorrem em até 80% dos pacientes, e são isolados principalmente estafilococos e estreptococos. Infecções fúngicas podem ocorrer em até 30% dos casos. O reconhecimento clínico de quadros infecciosos pode ser difícil, pois hipotensão, febre e leucocitose, que são sinais clínicos de infecção, também podem estar presentes em pacientes com insuficiência hepática. Dessa forma, o uso de culturas rotineiras pode ser benéfico. Considerando a alta taxa de letalidade de infecções nesses pacientes, deve-se manter vigilância atenta e um baixo limiar para indicação do uso de antibióticos no departamento de emergência.

Os pacientes com insuficiência hepática fulminante apresentam alterações hemodinâmicas significativas em até 50% dos casos. Esses pacientes apresentam vasodilatação periférica e esplâncnica devido a liberação de óxido nítrico, aumento do débito cardíaco, redução da pressão arterial média e hipotensão, que pode ser refratária ao uso de drogas vasoativas.

Acidose láctica também pode ocorrer, e é resultado da deficiência da captação e do metabolismo do lactato ou do aumento da produção do lactato secundário à hipóxia tecidual.

Edema pulmonar ocorre em cerca de 30% dos casos, e outros órgãos também podem ser afetados. Outra complicação frequente nesses pacientes é o aparecimento de pancreatite aguda, mais comum em pacientes com intoxicação por paracetamol.

As principais manifestações clínicas encontradas em pacientes com insuficiência hepática aguda fulminante são apresentadas na Tabela 7.

▷ **TABELA 7** Manifestações e complicações da hepatite fulminante

▪ Dor em hipocôndrio direito
▪ Anorexia, náuseas, vômitos
▪ Icterícia
▪ Elevação de transaminases
▪ Edema cerebral
▪ Coagulopatia
▪ Hipoglicemia
▪ Infecções
▪ Alterações hemodinâmicas
▪ Acidose lática

EXAMES COMPLEMENTARES

Os exames complementares em pacientes com hepatites graves têm dois objetivos principais: 1. avaliação da condição clínica e complicações; e 2. diagnóstico etiológico da hepatite.

Exames laboratoriais inespecíficos podem sugerir a etiologia da hepatite. O aumento de várias vezes nos valores das enzimas hepáticas pode sugerir etiologia (viral, drogas, isquêmica), mas não tem implicação prognóstica nem indica internação hospitalar. No entanto, redução maior do que 50% dos valores das enzimas hepáticas em 24 horas pode indicar a possibilidade de iminência de falência hepática. Uma relação AST/ALT aumentada é sugestiva do diagnóstico de uso de álcool, colestase ou hepatite medicamentosa. Valores de AST/ALT maiores do que 2 indicam etiologia alcoólica de hepatite com 90% de acurácia, e se a relação é maior do que 3, a acurácia é superior a 95%. Níveis de gama glutamil transferase superiores a duas vezes o limite da normalidade também sugerem etiologia alcoólica ou colestase.

Os exames de função hepática são os mais importantes para definir prognóstico e internação hospitalar, e incluem coagulograma (em particular o INR) e albumina. Ainda são importantes bilirrubinas, função renal, eletrólitos e glicemia. Em pacientes com evolução rápida ou fulminante são recomendadas dosagens de gasometria arterial, lactato e amônia.

Entre os exames para avaliar a etiologia, os principais são as sorologias virais para hepatites A, B e C. No caso da hepatite C, é preciso confirmar a atividade da doença com a pesquisa do RNA-VHC por PCR. No caso das hepatites B, o Ag-HbS representa infecção, que pode ser aguda ou crônica com o anti-HbC IgM ocorrendo apenas na fase aguda. O AgHbE é um marcador viral de replicação e atividade da doença. A pesquisa de DNA-HBV por PCR confirma a atividade da doença. Em pacientes com hepatite fulminante, a dosagem da ceruloplasmina é também indicada para o diagnóstico diferencial.

A dosagem do INR, que é o marcador de coagulopatias em hepatites, é um exame importante, mas menos específico que a dosagem direta do fator V da coagulação. Como esse fator produzido no fígado não é dependente da vitamina K, situações como deficiência da vitamina K ou colestase não influenciam seu resultado.

Os pacientes com insuficiência hepática aguda fulminante frequentemente têm evolução complicada por infecções; assim, culturas devem ser realizadas na suspeita de infecções bacterianas e exames como hemoculturas e culturas de outros sítios, além de imagem pulmonar, devem ser realizados. A Tabela 8 cita os principais exames em pacientes com hepatites fulminantes recomendados pela American Association of Liver Disease.

▷ **TABELA 8** Principais exames em pacientes com hepatites fulminantes

▪ TP/INR ou Fator V
▪ AST, ALT, fosfatase alcalina, gama GT, bilirrubina e proteínas totais
▪ Ureia, creatinina, Na, K, magnésio, cálcio e fósforo
▪ Gasometria arterial
▪ Lactato
▪ Amônia
▪ Exames toxicológicos: incluindo dosagem de paracetamol
▪ Ceruloplasmina
▪ Marcadores de hepatites virais e autoimunes
▪ Sorologia para HIV
▪ Teste de gravidez em mulheres
▪ Culturas (sangue, urocultura, amostras respiratórias)
▪ Radiografia de tórax
▪ ECG

DIAGNÓSTICO DIFERENCIAL

O diagnóstico diferencial das hepatites virais agudas considera outras doenças ictéricas prevalentes. No Brasil, febre amarela, malária e leptospirose são diagnósticos diferenciais possíveis. Quadros sépticos, principalmente por bactérias Gram-negativas, podem cursar com elevações significativas de enzimas hepáticas.

Algumas patologias cursam com elevação significativa de transaminases sem lesão hepática. Podemos destacar rabdomiólise, hemólise, doença tireoidiana e presença de macro-AST (um artefato biológico com partículas AST anormalmente grandes que falseiam a mensuração da enzima).

TRATAMENTO

O tratamento das hepatites agudas é basicamente de suporte. Deve-se evitar bebidas alcoólicas, mas a evidência de benefício de dieta hipogordurosa e rica em carboidratos é inexistente.

Tratamento específico pode ser direcionado para diferentes etiologias e inclui:

- Hepatite autoimune: os pacientes podem se beneficiar do uso de glicocorticoides e imunossupressores como a azatioprina.
- Hepatites virais: pacientes com hepatites agudas tipos A e E não têm tratamento específico. Não existe evidência científica suficiente para recomendar o tratamento antiviral para a hepatite B aguda. Em hepatite C, pode-se considerar o tratamento antiviral após 12 semanas da apresentação.
- Intoxicação por paracetamol: uma das raras situações de intoxicação com antídoto eficaz, nesse caso, a acetilcisteína, que é utilizada na dose EV de 150 mg/kg em dextrose 5% em 15 minutos, seguida por dose de 50 mg/kg em 4 horas, depois 100 mg a cada 6 horas mantida até INR < 2,0. A dose oral é de 140 mg/kg em dextrose 5%, seguida por dose de 70 mg/kg a cada 4 horas em um total de 17 doses.
- Hepatite alcóolica: abstinência ao álcool e nutrição adequada e precoce são recomendadas para todos os pacientes. Em pacientes com hepatite alcoólica grave definida pelo escore de Maddrey > 32 (equação: 4,6 x alteração do tempo de protrombina, que é o tempo de protrombina encontrado – 13 segundos, + bilirrubina total) é indicativa do uso de corticoide na forma de prednisona 40 mg ao dia por 4 semanas. Pode haver benefício com o uso de pentoxifilina ou n-acetilcisteína.
- Intoxicação pelo fungo *Amanita phaloides*: diurese forçada e carvão ativado podem ser benéficos. Penicilina G e silimarina também podem ser benéficas nesses pacientes.

O tratamento deve ser também direcionado à prevenção e à correção de complicações.

Em pacientes com sangramento, a reposição de plasma fresco congelado (PFC) em dose de 15 mL/kg deve ser realizada. Alteração de INR sem sangramentos não é indicação para a reposição de PFC.

Pacientes com insuficiência hepática fulminante e encefalopatia grave têm indicação de monitorização de pressão intracraniana e, se disponível, monitorização eletroencefalográfica contínua. Medidas específicas para hipertensão intracraniana, como manitol, e medidas para o tratamento da encefalopatia hepática, como a lactulose, podem ser utilizadas. Em pacientes que evoluem com convulsões, a fenitoína é a droga de escolha, e baixas doses de benzodiazepínicos podem ser utilizadas.

A incidência de infecções nesses pacientes é extremamente alta, e em pacientes sem sinais de melhora com medidas de suporte, o uso de antibioticoterapia empírica pode ser considerado.

Uma complicação frequente em pacientes com insuficiência hepática fulminante é o sangramento gastrointestinal. Alguns autores recomendam a monitorização do pH gástrico por sonda e o uso de medicações profiláticas em pacientes com pH diminuído. No entanto, as recomendações das diretrizes da American Association of Study of Liver Diseases sugerem o uso de bloqueadores H2, sucralfato ou inibidores de bomba de prótons em todos os pacientes com encefalopatia em unidade de terapia intensiva ou entubados.

A realização de expansão volêmica deve ser adequada para prevenir hipotensão e disfunção renal, mas deve ser cuidadosa para evitar edema pulmonar, que é frequente nesses pacientes. É recomendado manter uma pressão arterial média minimamente de 50 a 60 mmHg, soluções cristaloides balanceadas como Ringer-lactato são a primeira escolha e albumina não foi apropriadamente estudada neste contexto, embora o estudo SAFE sugira que possa ser benéfica. O uso de vasopressores, como noradrenalina, pode ser necessário. O uso de vasopressina e terlipressina para essa indicação não parece apropriado, pois estudos demonstram aumento de fluxo cerebral com potencial de aumento da pressão intracraniana, ainda assim alguns autores sugerem associar a vasopressina caso as necessidades de norepinefrina > 0,2-0,3 mcg/kg/min.

Em caso de evolução com insuficiência renal com necessidade de terapia de substituição renal, é recomendado o uso de procedimentos contínuos como a hemodiálise venovenosa contínua.

O estado nutricional é outra consideração importante, e a monitorização de glicemia e de elementos como magnésio, fósforo e potássio deve ser realizada. A nutrição deve ser preferencialmente de forma enteral, e iniciada o mais precocemente possível. Restrições importantes de proteína não são recomendadas e o uso de aproximadamente 60 g diários de proteínas parece razoável. O uso de aminoácidos de cadeia ramificada não parece ser superior a formulações convencionais de aminoácidos. A nutrição parenteral é opção em pacientes com contraindicações a nutrição enteral.

Em pacientes com insuficiência hepática, sistemas de suporte e substituição hepática podem ser úteis e incluem plasmaférese, hemodiálise e hemoperfusão com carvão ativado.

Nos casos de insuficiência hepática grave em pacientes com hepatite fulminante, o transplante hepático é indicado. As indicações de transplante hepático em pacientes com intoxicação por paracetamol e com outras causas de hepatite fulminante estão especificadas na Tabela 9.

INDICAÇÕES DE INTERNAÇÃO, TERAPIA INTENSIVA E SEGUIMENTO

Pacientes com hepatites agudas, com alteração de função hepática avaliada principalmente pelo INR ou pelo fator V ou encefalopatia hepática têm indicação de internação.

Pacientes com complicações como sangramento, encefalopatia grave, disfunção renal e com indicações de transplante hepático têm indicação de internação em UTI.

A maior parte dos pacientes irá necessitar de seguimento ambulatorial, exceto raras situações como intoxicação por paracetamol, que apresentam recuperação sem sequelas hepáticas.

AGUDIZAÇÃO DE DOENÇA HEPÁTICA CRÔNICA

Pacientes com cirrose descompensada apresentam uma grande heterogeneidade clínica, que está associada a diferentes prognósticos. Esses pacientes devem ser estratificados para determinar seu prognóstico e adequar seu manejo.

A mortalidade em 2 anos de um paciente com sangramento de varizes sem outras descompensações, por exemplo, é de cerca de 20%. Essa mortalidade aumenta para 25% se os pacientes apresentam descompensação em outro órgão-alvo e uma descompensação em um terceiro órgão apresenta mortalidade entre 50 e 75%.

O termo "*acute on chronic liver failure*" (ACLF), ou agudização de doença hepática crônica, foi introduzido recentemente para tentar caracterizar a síndrome de descompensação aguda de doença hepática, que pode atingir diferentes órgãos e sistemas como disfunção renal, hepática, hematológica, circulatória, respiratória e cerebral. Costuma ocorrer em pacientes mais jovens e tem uma mortalidade de 1 mês de 30 a 40%.

A primeira definição da ACLF é de "um insulto hepático agudo" manifestando-se com icterícia (bilirrubina total ≥ 5 mg / dL) e coagulopatia (INR ≥ 1,5), complicado em quatro semanas por ascite e/ou encefalopatia em um paciente com doença

TABELA 9 Critérios para indicação de transplante hepático na hepatite fulminante (critérios do King's College)

Pacientes com intoxicação por paracetamol	Pacientes com outras etiologias de insuficiência hepática fulminante
pH < 7,30, ou a presença de todos os critérios abaixo: ▪ INR > 6,5 (TP > 100 segundos) ▪ Creatinina > 3,4 mg/dL ▪ Encefalopatia graus III ou IV	INR > 6,5 (TP > 100 segundos), ou três dos cinco critérios abaixo: ▪ Idade < 10 anos ou > 40 anos ▪ Hepatite não A, não B, indeterminada ou medicamentosa ▪ Duração da icterícia maior que 7 dias antes do início da encefalopatia. ▪ INR > 3,5 (TP > 50 segundos) ▪ Bilirrubina sérica total > 17,5 mg/dL

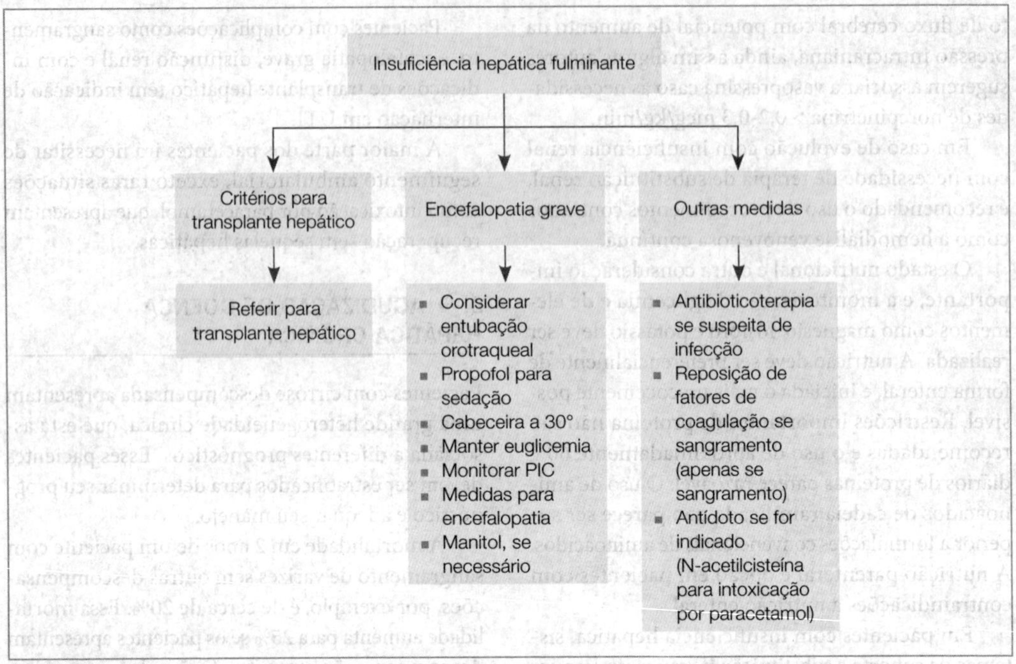

▷ **FIGURA 3** Manejo da insuficiência hepática fulminante.
PIC: pressão intracraniana.

hepática crônica. A mortalidade em 30 dias desses pacientes apresenta correlação com o escore SOFA.

Um estudo multicêntrico prospectivo, observacional (*CANONIC study*), com 1.343 pacientes com cirrose hospitalizados por descompensação aguda de cirrose, demonstrou que o uso de critérios diagnósticos permite diferenciar entre a ACLF e uma descompensação aguda de cirrose. Nesse estudo, as taxas de mortalidade em 28 dias e em 90 dias foram maiores entre pacientes com ACLF comparados àqueles com descompensação aguda simples (34% e 51% *vs.* 5% e 14%, respectivamente).

O grupo norte-americano de estudos de doença hepática avançada (NACSELD) definiu a ACLF pela presença de pelo menos duas disfunções extra-hepáticas graves (choque, encefalopatia hepática grau III/IV, necessidade de terapia de substituição renal ou ventilação mecânica). Esses critérios são mais rigorosos do que os da Associação Europeia para o Estudo da Insuficiência Hepática (EASL-CLIF) ou o APASL. A ACLF definida pelo critério NACSELD foi associada a uma taxa de mortalidade em 30 dias de 41% comparado a 7% para pacientes sem ACLF.

A ACLF pode ocorrer em qualquer momento da evolução do paciente com cirrose e costuma ser associada com um processo significativo de inflamação sistêmica. A síndrome é dinâmica, com cerca de 50% dos pacientes apresentando piora em curto período de tempo e 20% dos pacientes com melhora significativa também em curto período de tempo.

FATORES PRECIPITANTES

Os fatores precipitantes são diferentes em diferentes populações e podem ser divididos em hepáticos ou extra-hepáticos. Em países ocidentais, os fatores precipitantes mais comumente identificados são infecção bacteriana, que representa cerca de 40% dos casos, uso excessivo de álcool nos últimos 4 meses que representa de 20 a 25% dos casos e hemorragia gastrointestinal que representa 15 a 20% dos casos e em 13 a 30% dos casos temos mais de um evento precipitante. Na Ásia, por sua vez, os fatores mais frequentes incluem infecção pelo vírus da hepatite B (HBV) e menos frequentemente infecções pelos vírus A e E.

Em comparação com pacientes com descompensação sem ACLF, os pacientes com ACLF apresentam disfunção circulatória sistêmica, níveis plasmáticos elevados de renina e copeptina e inflamação sistêmica demonstrada por aumento dos níveis de citocinas; e em pacientes com ACLF essas elevações são mais pronunciadas.

ESCORES PROGNÓSTICOS

O escore CLIF-C AD foi desenvolvido com base nas variáveis associadas com mortalidade a médio prazo (idade, sódio sérico, leucócitos, creatinina sérica e INR). Uma pontuação CLIF-C AD igual ou inferior a 45 previu uma taxa de mortalidade de 90 dias muito baixa (2%) e uma pontuação de 60 ou superior foi associada a taxa de mortalidade em 90 dias de 31%. Essa pontuação foi validada externamente e parece ser útil para discriminar pacientes com descompensação aguda que podem receber alta precoce ou que necessitem de observação hospitalar.

Com base no estudo CANONIC, uma pontuação específica (CLIF-C ACLF) pode prever o prognóstico. O grau inicial de ACLF é definido de acordo com o número de disfunções de órgãos. As taxas de mortalidade em 30 e 90 dias foram para ACLF-1 de 22% e 41% para ACLF-1, 32% e 52% para o ACLF-2 e 77% e 79% para o ACLF-3, respectivamente, com esse escore sendo dinâmico com melhora ou piora do prognóstico com a evolução dos parâmetros. No estudo CANONIC, a maioria dos pacientes com ACLF (81%) atingiu o pior escore entre o 3º e 7º dia após o diagnóstico.

Uma forma simplificada do escore CLIF-SOFA foi desenvolvida, que é a pontuação CLIF-C OF, formulada por pontuação de cada sistema de órgãos usando um intervalo de 3 pontos. O escore CLIF-C ACLF apresenta melhor desempenho, incorporando o escore CLIF-C OF, idade e contagem de leucócitos. O escore CLIF-C ACLF consistentemente previu melhor a gravidade dos pacientes. A fórmula para o cálculo do CLIF-C é a seguinte: 10 × (0,33 × CLIF-C número de insuficiências orgânicas + 0,04 × idade + 0,63 × [contagem de leucócitos] – 2.

Pode-se ainda utilizar o escore SOFA para determinar a insuficiência de órgãos nesses pacientes. Estudos demonstram que o escore SOFA apresenta uma capacidade de predição de eventos adversos similares à do CLIF-C OF.

MANEJO

O manejo é baseado no tratamento do fator precipitante como infecções ou sangramento gastrointestinal. Embora faltem evidências, é possível que a identificação precoce dos fatores precipitantes e sua correção sejam de importância significativa no manejo desses pacientes.

A evidência para justificar estratégias alternativas para o manejo de disfunção de órgãos em pacientes com cirrose em comparação com ACLF (objetivos de ressuscitação, reposição volêmica, norepinefrina, ventilação protetora pulmonar com baixo volume corrente) não está definida. Quando uma lesão renal aguda ocorre, se suspeita de síndrome hepatorrenal, o uso de vasoconstritores (como a terlipressina e o octreotide) associado à albumina intravenosa é sugerido, conforme as recomendações para manejo da síndrome hepatorrenal. A terapia de substituição renal contínua (CRRT) é frequentemente a modalidade preferida, com hemodiálise intermitente em pacientes com cirrose gravemente doentes.

A insuficiência adrenal relativa nesses pacientes foi demonstrada com teste da cortrosina alterado em 30% dos pacientes com cirrose descompensada (30%) e em 70% dos casos se choque séptico associado. Em um estudo não randomizado controlado com pacientes cirróticos em choque séptico, infusão intravenosa de hidrocortisona (50 mg de 6 em 6 h), no caso de insuficiência adrenal relativa, melhorou a sobrevida em comparação com dados históricos da mesma unidade.

O transplante hepático pode ser uma opção nos pacientes com deterioração clínica, apesar das medidas de suporte.

O escore MELD não considera pontuação na disfunção cerebral, circulatória e pulmonar; assim, temos baixa pontuação para pacientes com ACLF que não condiz com seu prognóstico nos estudos específicos.

A reversibilidade da insuficiência de órgãos extra-hepáticos após o transplante hepático é essencial para um bom desfecho após o transplante. Deve-se ainda tentar definir o tempo ideal para indicação do transplante hepático.

A insuficiência hepática está associada a um aumento de várias substâncias endógenas tóxicas; dessa forma, o uso de dispositivos de desintoxicação que tentam remover essas substâncias tóxicas seria uma opção nesses pacientes. A diálise contínua é capaz de remover substâncias tóxicas da circulação, mas sua eficácia é baixa porque a maioria das substâncias tóxicas são ligadas a proteínas ou têm alto peso molecular. O uso de sistemas extracorpóreos pode ser uma opção.

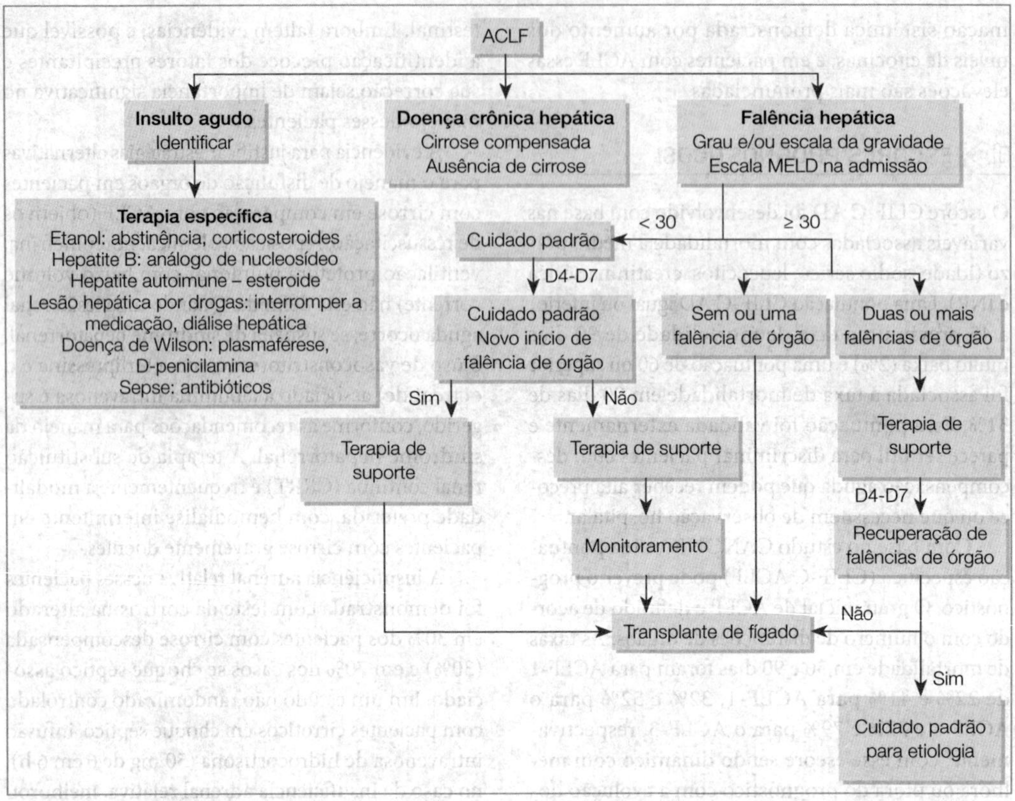

▷ **FIGURA 4** Manejo da agudização de doença hepática crônica (*acute on chronic liver failure* – ACLF). Adaptado de Sharin SK, 2016.

LITERATURA RECOMENDADA

1. Acute liver failure guidelines. Disponível em: www.asld.org/practice guidelines. Acesso em: 31 jan 2022.
2. Arroyo V, Moreau R. Diagnosis and prognosis of acute on chronic liver failure (ACLF) in cirrhosis. Journal of Hepatology. 2017;66:451-3.
3. European Association of Liver Disease. Clinical Practice Guidelines: Autoimmune hepatites. J Hepatol. 2015;63:971.
4. European Association of Study of Liver Disease. EASL clinical practice guidelines: management of alcoholic liver disease. J Hepatol. 2012;57:399.
5. European Association of the Study of Liver. EASL guidelines for the management of patients with decompensated cirrhosis. Journal of Hepatology. 2018. [online].
6. Gleeson D, Heneghan MA, British Society of Gastroenterology. British Society of Gastroenterology (BSG) guidelines for management of autoimmune hepatitis. Gut. 2011;60:1611.
7. Goldberg E, Chopra S, Rubin JH. Acute liver failure in adults: etiology, clinical manifestations and diagnosis. Disponível em: www.uptodate.com. 2022. Acesso em: 31 jan 2022.
8. Goldberg E, Chopra S, Rubin JN. Acute liver failure in adults: Management and prognosis in www.uptodate.com 2022. Acesso em: 31 jan 2022.
9. Gustot T, Moreau R. Acute-on-chronic liver failure vs. traditional acute descompensation of cirrhosis. Journal of Hepatology. 2018;69:1384-93.
10. Heneghan MA, et al. Auto-imunne hepatitis. The Lancet. 2013;382:1433-44.
11. Lee WM, Stravitz RT, Larson AM. Introduction to the revised American Association for the Study of Liver Diseases Position Paper on acute liver failure 2011. Hepatology. 2012;55:965.
12. Lucey MR, Mathurin P, Morgan TR. Alcoholic hepatitis. N Engl J Med. 2009;360:2758.

13. Manns MP, Czaja AJ, Gorham JD, et al. Diagnosis and management of autoimmune hepatitis. Hepatology. 2010;51:2193.
14. Nguyen-Khac E, Thevenot T, Piquet MA, et al. Glucocorticoids plus N-acetylcysteine in severe alcoholic hepatitis. N Engl J Med. 2011;365:1781.
15. O'Shea R et al. Alcoholic liver disease. Hepatology. 2009;51(1):307-28.
16. Polson J, Lee WM. AASLD position: The management of acute liver disease. Hepatology. 2005;41;5:1179-97.
17. Sharin SK. Acute-on-chronic liver failure: terminology, mechanisms and management. Nature Reviews Gastroenterology and Hepatology. 2016;13:131-49.
18. Thursz MR, Richardson P, Allison M, et al. Prednisolone or pentoxifylline for alcoholic hepatitis. N Engl J Med. 2015;372:1619.

84 Hemorragia digestiva alta

Rodrigo Antonio Brandão Neto

PONTOS IMPORTANTES

- A maior causa de hemorragia digestiva alta (HDA) é a doença ulcerosa péptica. As varizes gastroesofágicas são também uma causa significativa de HDA.
- A endoscopia digestiva alta é o exame de escolha e deve ser realizada precocemente (primeiras 24 horas); em pacientes instáveis hemodinamicamente o ideal é realizar a endoscopia em 12 horas.
- Pacientes com doença ulcerosa e com alto risco de ressangramento têm indicação de terapia endoscópica e uso de bloqueador de bomba de prótons em altas doses.
- A terlipressina e análogos da somatostatina podem ser indicados na suspeita de sangramento por varizes gastroesofágicas.

INTRODUÇÃO E DEFINIÇÕES

A hemorragia digestiva alta (HDA) é definida como sangramento intraluminal resultante de uma lesão proximal ao ligamento de Treitz, podendo envolver o esôfago, estômago ou duodeno.

Tem incidência de 48 a 172 casos a cada 100.000 habitantes ao ano, e é responsável por cerca de uma internação a cada 10.000 adultos/ano. Ocorre duas vezes mais frequentemente em homens do que em mulheres. A mortalidade associada à HDA varia entre 1,9 e 2,5%.

Clinicamente é caracterizada por vômitos com laivos de sangue ou "em borra de café", hematêmese franca ou melena (fezes escurecidas com um odor característico intenso). Até 11% dos pacientes podem apresentar hematoquezia.

ETIOLOGIA E FISIOPATOLOGIA

O sangramento de úlceras pépticas representa hoje em torno de 20 a 25% de todas as causas de hemorragia digestiva alta, uma diminuição em relação aos números próximos a 50% de séries de décadas anteriores e que já haviam diminuído para números entre 35 e 40% recentemente. As úlceras gástricas sangrantes são mais frequentes que as úlceras duodenais. Uma revisão sistemática relatou uma incidência de sangramento de úlcera péptica que variou de 4 a 57 episódios por 100 mil habitantes por ano; outras análises mostram esses números superiores a 100 casos por 100 mil habitantes, sendo duas vezes mais prevalentes em homens. O aumento do uso de ácido acetilsalicílico por doenças cardiovasculares pode elevar a incidência de HDA por úlceras pépticas, mas não é um fenômeno que está acontecendo. Em um estudo transversal de pacientes com aspirina e hemorragia digestiva alta se verificou baixa adesão ao uso de drogas gastroprotetoras.

Os principais fatores associados com sangramento de úlcera péptica incluem:

- Infecção pelo *Helicobacter pylori.*
- Uso de anti-inflamatórios não esteroidais.
- Estresse fisiológico, sepse e choque.
- Hipersecreção ácida.

A esofagite erosiva representa de 12 a 15% dos episódios de HDA, com uma incidência rapidamente crescente. Atualmente representa a segunda maior causa de HDA nos Estados Unidos, juntamente com as varizes esofágicas.

Varizes esofágicas estão presentes em 50% dos pacientes com cirrose hepática no momento do diagnóstico de cirrose. Cerca de um terço dos pacientes com cirrose hepática terão hemorragia varicosa e 70% dos pacientes com hipertensão portal têm as varizes esofágicas como etiologia da HDA. Os pacientes com cirrose mais avançada com classificação de Child-Pugh B ou C apresentam taxa mais elevada de sangramento. Em pacientes sem varizes no diagnóstico, a incidência anual do aparecimento de varizes é de 7%, com incidência anual de sangramento de 12%. O risco de sangramento das varizes esofágicas é relacionado ao seu tamanho, grau de disfunção hepática e a presença de marcas vermelhas ou "*red spots*". As varizes esofágicas associadas a hipertensão portal e cirrose representam cerca de 10 a 15% de todos os casos de HDA. A taxa de hemorragia por varizes recorrentes em um ano é de aproximadamente 60%; e a mortalidade de cada episódio de hemorragia varicosa é de aproximadamente 15 a 20%, variando de 0% entre os pacientes Child A a cerca de 30% entre os pacientes com Child C.

Varizes gastroesofágicas são uma consequência direta da hipertensão portal, que ocorre tanto pelo aumento da resistência ao fluxo portal quanto pelo aumento do influxo de sangue no sistema venoso portal. O aumento da resistência acontece pela distorção da arquitetura hepática, por fibrose e regeneração nodular, e pelo aumento do tônus vascular devido à disfunção endotelial e à diminuição da biodisponibilidade do óxido nítrico. A formação de varizes esofágicas leva à descompressão do sistema porta, transportando o sangue para a circulação sistêmica. O gradiente venoso portal normal é de 1 a 5 mmHg e quando ultrapassa 10 mmHg pode ocorrer a formação de varizes. Esse processo é modulado por fatores angiogênicos concomitantemente com a formação de colaterais portossistêmicos e portal-venosos, aumento de influxo de sangue como resultado da vasodilatação esplâncnica e aumento do débito cardíaco. O crescimento das varizes é influenciado pelo aumento de pressão e do fluxo da circulação portal.

As úlceras de estresse são observadas em pacientes graves, mas mesmo em pacientes em terapia intensiva não são uma complicação frequente, com prevalência de cerca de 1,5% dos pacientes. São caracterizadas por erosões da mucosa que ocorrem normalmente no fundo e no corpo do estômago, e eventualmente no antro.

A síndrome de Mallory-Weiss é caracterizada por uma laceração na mucosa do esôfago distal à junção gastroesofágica que ocorre após repetidos esforços para vomitar, embora esse antecedente frequentemente esteja ausente na história clínica. O sangramento ocorre quando a laceração envolve o plexo venoso ou arterial esofágico subjacente. Ocorre principalmente em etilistas e gestantes; geralmente o sangramento cessa de forma espontânea.

As angiodisplasias do trato gastrointestinal alto são também conhecidas por malformações arteriovenosas, teleangiectasias e ectasias vasculares. Raramente se apresentam como etiologia de sangramento gastrointestinal agudo. Cursam usualmente com sangramento de pequena monta e com frequência são diagnosticadas a partir de sangue oculto positivo nas fezes ou investigação de anemia ferropriva, raramente causando HDA aguda com procura ao departamento de emergência (DE).

As neoplasias do trato gastrointestinal representam menos de 3% das causas de sangramento agudo alto; podem ser de natureza benigna ou maligna, de sítio primário ou metastático. O sangramento habitualmente não é grave, mas as taxas de complicações são maiores do que das úlceras pépticas.

A lesão de Dieulafoy é um vaso submucoso aberrante dilatado que pode erodir o epitélio de revestimento sobrejacente não associado com uma úlcera primária. O sangramento é recorrente, pode ser maciço e associado com várias endoscopias digestivas altas sem diagnóstico.

Fístula aortoentérica deve ser considerada em pacientes com sangramento profuso e cirurgia de aneurisma de aorta prévia, além de úlcera penetrante, invasão tumoral, trauma, radioterapia e perfuração por corpo estranho. O sangramento gastrointestinal alto também pode ter origem no sistema biliar (hemobilia) ou nos ductos pancreáticos.

Em cerca de 10 a 15% dos casos não é identificada a etiologia da HDA. A Tabela 1 apresenta as principais etiologias de HDA.

▷ **TABELA 1** Principais etiologias de hemorragia digestiva alta por ordem decrescente

▪ Úlcera péptica
▪ Gastrite ou duodenite erosivas
▪ Esofagite
▪ Varizes esofagogástricas
▪ Gastropatia portal hipertensiva
▪ Angiodisplasias e teleangiectasias
▪ Mallory-Weiss (laceração da mucosa de esôfago pelo esforço ao vomitar)
▪ Úlceras de estresse
▪ Lesão de Dieulafoy
▪ Ectasia vascular gástrica
▪ Fístula aortoentérica
▪ Doença de Chron

ACHADOS CLÍNICOS

A apresentação inicial da HDA pode ser na forma de hematêmese, melena (apresentação mais comum, pode ocorrer com perda de sangue tão pequena quanto 50 mL) ou hematoquezia (acontece em 11% dos casos). O lavado com sonda nasogástrica pode orientar a fonte de sangramento, mas 16% dos pacientes com HDA apresentam lavado negativo, e *guidelines* recentes orientam que não deve ser realizado rotineiramente.

A anamnese e o exame físico são importantes para tentar definir a etiologia e a gravidade da HDA, sabe-se que a melena é associada a sangramento digestivo alto em 90% dos casos. A queda da pressão arterial sistólica em mais de 10 mmHg ou o aumento do pulso em mais de 10 bpm quando o paciente passa da posição de decúbito para ortostase indica perda de pelo menos 1.000 mL de sangue. A Tabela 2 resume os achados do choque hipovolêmico na hemorragia digestiva. Dados como infecção por vírus C e etilismo significativo podem sugerir o diagnóstico de varizes esofágicas. Já a presença de síndrome dispéptica e o uso de anti-inflamatórios não esteroidais podem sugerir o diagnóstico de doença ulcerosa péptica. As esofagites também podem cursar com sintomas dispépticos.

O toque retal é indicado em todos os pacientes e pode demonstrar sangue em dedo de luva; já a presença de linfonodos supraclaviculares é sugestiva de doença neoplásica maligna. Achados como *spiders* e teleangiectasias, hepatomegalia, esplenomegalia ou presença de encefalopatia hepática sugerem sangramento varicoso por cirrose ou hipertensão portal. Presença de manchas pigmentadas na mucosa bucal sugere síndrome de Peutz-Jeghers e sangramento de pólipos intestinais benignos. Teleangiectasias em lábios e língua sugerem o diagnóstico de síndrome de Osler-Weber-Rendu.

▷ **TABELA 2** Classificação e reposição volêmica em choque hipovolêmico

	Grau I	Grau II	Grau III	Grau IV
Perda de sangue	< 750 mL	750-1.000 mL	1.500-2.000 mL	> 2.000 mL
% Volemia	< 15%	15-30%	30-40%	> 40%
Frequência cardíaca	< 100 bpm	100-120 bpm	120-140 bpm	> 140 bpm
Diurese	> 30 mL/h	20-30 mL/h	5-15 mL/h	< 5 mL/h
SNC	Ansiedade leve	Ansiedade moderada	Confusão	Confusão ou letargia
Ressuscitação volêmica	Cristaloides	Cristaloides	Cristaloides e sangue	Cristaloides e sangue

EXAMES COMPLEMENTARES

A endoscopia digestiva alta é o exame de escolha para o diagnóstico etiológico e deve ser realizada o mais precocemente possível (idealmente em menos de 24 horas), assim que o paciente estiver estabilizado; em pacientes que na apresentação demonstram instabilidade hemodinâmica, idealmente deve-se realizar o exame em 12 horas; a endoscopia urgente (em menos de 6 horas) não apresenta melhores desfechos e em um estudo houve uma tendência de mais eventos adversos no grupo endoscopia urgente, provavelmente associada a uma ressuscitação insuficiente. Se a visualização estiver prejudicada ou o sangramento já tiver sido interrompido no momento da EDA, é recomendável repeti-la em 24 horas. A endoscopia precoce permite a alta de pacientes com baixo risco de ressangramento e reduz internação hospitalar desnecessária, além de definir a etiologia do sangramento e possivelmente modificar seu manejo. A administração precoce de terapia farmacológica com análogos da somatostatina também pode levar à parada temporária de sangramento, caso sangramento por varizes esofágicas, e pode facilitar a execução do exame endoscópico.

Caso a fonte de sangramento não seja detectada, uma possibilidade é a realização de cintilografia com mapeamento de hemácias marcadas por tecnécio, que consegue detectar taxas de sangramento de até 0,1 mL/minuto, mas o exame só é positivo em 45% dos casos em que a EDA é negativa e sua acurácia localizatória é menor do que 80%. Uma outra possibilidade é a arteriografia, que consegue detectar sangramentos tão pequenos como 0,5 mL/minuto e pode realizar o diagnóstico em casos de EDA negativa ou em sangramentos importantes com visualização difícil pela EDA. O exame pode ainda delinear a anatomia da lesão sangrante e sugerir a sua etiologia. Outras opções incluem enteroscopia e cápsula endoscópica, mas são pouco validados para uso no DE.

Outros exames complementares incluem hemograma com hematócrito e hemoglobina seriados, coagulograma, função renal e hepática e eletrólitos, que são recomendados em todos os pacientes. A presença de coagulopatia na apresentação é um importante fator prognóstico adverso. A coagulopatia definida por INR > 1 ,5 está presente em 16,4% dos pacientes e é associada com uma taxa de mortalidade de 15%. A coagulopatia é também um marcador para a presença de comorbidades, tais como a hepatopatia crônica, que podem influenciar o prognóstico. Sangramento nesses pacientes é muitas vezes grave, e a coagulopatia deve ser corrigida em pacientes com sangramento ativo. O INR alvo não foi definido. Um estudo mostrou que um leve aumento no INR na endoscopia não aumentou o risco de sangramento recorrente em comparação com um INR inferior a 1,3; portanto, a endoscopia não deve ser atrasada.

ESTRATIFICAÇÃO DE RISCO

Os pacientes devem ser estratificados na apresentação ao DE em relação ao risco de ressangramento. Fatores clínicos que predizem uma hemorragia grave e uma necessidade para avaliação urgente incluem taquicardia, hipotensão, aspirado nasogástrico com sangue vermelho e uma concentração de hemoglobina inferior a 8 g/dL. Vários escores para avaliação de risco foram publicados e podem combinar achados clínicos e endoscópicos. Um deles, o escore de Glasgow Blatchford, calculado com base em parâmetros clínicos isoladamente, tem grande importância por predizer a necessidade de endoscopia; pacientes com risco ≤ 1 têm baixo risco e escores ≥ 12 apresentam alto risco de evolução desfavorável. Em um estudo comparativo multicêntrico realizado no Reino Unido, o escore de Glasgow Blatchford simplificado foi superior ao escore de Rockall, que utiliza critérios endoscópicos associados a critérios clínicos, na predição da necessidade de qualquer intervenção cirúrgica ou endoscópica. O escore de Glasgow Blatchford é composto pelos itens descritos na Tabela 3.

TABELA 3 Escore de Glasgow Blatchford simplificado

Variável	Pontuação
Hb 12,12,9 em homens e 10,0 a 10,9 em mulheres	1
Hb de 10,0 a 11,9 em homens	3
Hb < 10 em homens ou mulheres	6
PAS entre 100-109 mmHg	1
PAS entre 90-99 mmHg	2
PAS < 90 mmHg	6
FC ≥ 100 bpm	1
Ureia > 30 mg/dL	1
História de melena ou síncope na apresentação	1
História de doença hepática ou cardíaca	2

A presença de um único item positivo seria indicativa de realização de endoscopia digestiva alta na apresentação ao DE. As diretrizes de 2019 agora aceitam até um ponto de escore sem indicar hospitalização, com endoscopia digestiva ambulatorial (idealmente em até 1 semana), outros pacientes precisam de admissão hospitalar e endoscopia digestiva alta.

O escore de Blatchford de forma simplificada pode ser considerado 0 se:

- Hb ≥13 g/dL em homens e 12 g/dL em mulheres.
- PA sistólica ≥ 110 mmHg.
- FC < 100 bpm.

- Ureia < 40 mg/dL.
- Sem melena ou síncope na chegada no DE.
- Sem história de cirrose ou IC.

O escore de Rockall é um dos mais importantes instrumentos para predizer risco em pacientes com HDA. O escore deve ser realizado pré e pós-endoscopia. As Tabelas 3 e 4 apresentam o escore de Rockall.

▷ **TABELA 4** Escore de Rockall

Variável pré-endoscopia	Pontuação
< 60 anos	0
60-79 anos	1
≥ 80 anos	2
Sem alterações hemodinâmicas	0
FC > 100 bpm e PAS ≥ 100 mmHg	1
PAS < 100 mmHg	2
Sem comorbidades	0
IC ou comorbidade grave	2
CA metastático, IRA ou insuficiência hepática	3

▷ **TABELA 5** Escore de Rockall pós-endoscopia

Variável pós-endoscopia	Pontuação
Mallory-Weiss ou sem lesões e sangramento	0
Outros diagnósticos	1
Neoplasia maligna	2
Presença de sangue, coágulo ou vaso sangrante ou visível	2

Caso a soma do escore pré e pós-EDA de Rockall for superior a 8, a mortalidade ultrapassa 40%. Escores de 0 a 2 têm mortalidade < 0,2%. Pacientes com risco zero têm taxas de ressangramento de 5% ou menos. As diretrizes da National Institute of Health and Care of Excellence (NICE) do Reino Unido de 2019 recomendam usar o escore de Blatchford para verificar quais pacientes podem ser seguidos ambulatorialmente e o uso do escore de Rockall pós-endoscopia.

Outras variáveis de risco de mortalidade e ressangramento incluem:

- Estado geral ruim.
- Comorbidades.
- Hb inicial < 10 g/dL.
- Hematêmese.

▷ **TABELA 6** Taxa de ressangramento conforme escore de Rockall

Escore	Taxa de ressangramento
0	0,2%
1	2,4%
2	5,6%
3	11%
4	24,6%
5	39,6%
6	48,9%
7	50%

- Melena ou sangue vivo no toque retal.
- Sangue no aspirado gástrico.
- Sepse.
- Choque.
- Injúria renal aguda.
- INR > 1,5 ou outras coagulopatias.
- Plaquetopenia < 100.000 céls./mm³.
- Aumento de transaminases associado.

DIAGNÓSTICO DIFERENCIAL

O principal diagnóstico diferencial são as hemorragias digestivas baixas, principalmente se associadas com trânsito intestinal lento, que pode confundir a origem do sangue.

TRATAMENTO

Pacientes com sangramento agudo devem ser avaliados imediatamente, e a ressuscitação, incluindo estabilização da pressão sanguínea e restauração do volume intravascular, deve preceder a avaliação diagnóstica. A presença de sintomas de ansiedade, torpor, síncope, dispneia, além da presença de sinais de choque (extremidades frias e úmidas, pressão arterial sistólica < 100 mmHg e frequência cardíaca > 100 bpm) e alterações hemodinâmicas ortostáticas (queda de 10 mmHg ou mais na pressão sistólica e elevação de > 15 bpm na frequência cardíaca quando o paciente é mobilizado da posição supina para a sentada) sugerem perda de aproximadamente 20% do volume circulatório com indicação de ressuscitação volêmica.

A ressuscitação hemodinâmica é prioritária e deve ser realizada através de dois acessos venosos periféricos calibrosos (tamanho 18 ou mais) e de rápida infusão de cristaloide (solução fisiológica ou Ringer lactato). Na maioria dos pacientes, 1 a 2 litros de solução salina corrigem o volume perdido. O objetivo é manter uma pressão arterial sistólica por volta de 100 mmHg, mas não existem evidências em relação à reposição volêmica restritiva significativa em pacientes com HDA não varicosa, mas reposições volêmicas muito agressivas (> 3 L nas primeiras 6 horas de admissão do paciente ao departamento de emergência) podem aumentar o sangramento e devem ser evitadas. Os objetivos na reposição volêmica são:

- Atingir uma PAS de 100 mmHg e FC < 100 bpm.
- A preferência é por soluções cristaloides em comparação aos coloides por menor custo. Uma metanálise com mais de 22.000 pacientes não mostrou diferença entre soluções coloides e cristaloides, mas um estudo com 802 pacientes mostrou benefício com soluções cristaloides balanceadas (Ringer-lactato ou Plasma-Lyte) em relação à salina fisiológica.
- Em pacientes sem resposta à reposição volêmica, pode-se considerar transfundir concentrado de hemácias, com o objetivo de manter níveis de hemoglobina > 7 g/dL a 9 g/dL, com as diretrizes de 2019 recomendando o ponto de corte de 8 g/dL. Em pacientes com doença cardiovascular, um alvo maior que Hb > 9 g/dL é recomendado pelas diretrizes de 2019, sem recomendação de alvo específico. No caso de síndrome coronariana aguda, um alvo > 9 a 10 g/dL é recomendado, mas deve-se evitar níveis de Hb > 10 g/dL em pacientes com sangramento por varizes esofágicas.
- Pacientes com sangramento ativo e coagulopatia (tempo de protrombina prolongado com INR > 1,5) ou plaquetas inferiores a 50.000/mm^3 devem receber plasma fresco congelado e plaquetas. Idealmente deve-se ter INR < 2,5 antes de realizar endoscopia digestiva alta, mas as diretrizes de 2019 recomendam não atrasar endoscopia digestiva alta devido à coagulopatia induzida por anticoagulantes orais.
- A aplicação intravenosa de vitamina K (5-10 mg) reverte a coagulopatia por deficiência dessa vitamina, mas seu efeito completo pode levar até 24 horas.
- A utilização do fator VII recombinante não mostrou benefícios significativos além do uso de plasma fresco congelado, mas é recomendada para pacientes com sangramento ativo significativo em uso de varfarina.
- O complexo protrombínico reverte rapidamente coagulopatias associadas à deficiência de fatores II, VII, IX e X, ou seja, os fatores vitamina K-dependentes, e é preferível em relação ao uso de plasma fresco congelado em pacientes com insuficiência cardíaca e renal que toleram mal a sobrecarga de fluido, embora sua indicação absoluta seja apenas em sangramentos intracranianos.
- Fator VIIa recombinante deve ser reservado apenas para pacientes com hemorragia com risco à vida.
- A varfarina pode ser reintroduzida após o controle do sangramento. Em uma coorte retrospectiva de pacientes em tratamento com varfarina complicada por hemorragia digestiva, a retomada da varfarina 90 dias após o sangramento índice foi associada com um menor risco de trombose sem aumentar o risco de sangramento recorrente. Os benefícios da retomada da varfarina geralmente superam os riscos. Em pacientes com elevado risco de trombose, tratamento com heparina de baixo peso molecular ou heparina não fracionada deve ser considerado.
- Se fibrinogênio baixo, considerar crioprecipitado.
- Pacientes em uso de medicações antitrombóticas não necessitam de transfusão de plaquetas de rotina. Pacientes em uso de AAS podem retornar o uso assim que hemostasia for atingida. Outros anti-inflamatórios não esteroidais devem ser descontinuados em toda a fase aguda da HDA. Em relação a outros agentes antitrombóticos como clopidogrel, estes devem ser avaliados caso a caso e se possível discutidos com o especialista. Em um estudo randomizado, com a descontinuação ou manutenção de tratamento com AAS em pacientes com sangramento por úlcera péptica e alto risco cardiovascular, verificou-se que os pacientes que receberam AAS continuamente tinham um risco duas vezes maior de sangramento recorrente precoce (10% vs. 3,5-4%), mas um risco dez vezes menor de mortalidade por qualquer causa. Os pacientes em tratamento antiplaquetário duplo são muitas vezes de alto risco para

trombose, especialmente depois da colocação recente de *stents* coronários. Em pacientes com baixo risco de sangramento recorrente, o tratamento antiplaquetário duplo deve ser continuado. Em pacientes de alto risco, drogas antiplaquetárias devem ser evitadas. A interrupção do tratamento antiplaquetário no primeiro mês de implantação de colocação de *stents* é associada com taxa de trombose no *stent* de 4,2% comparada a 0,9%. A atividade antiplaquetária do clopidogrel tem duração de cerca de 5 dias. Rápida retomada do clopidogrel deve ser considerada em pacientes que tiveram a colocação de *stent* dentro de 4 semanas, *stents* em bifurcação e dissecção da artéria coronariana.

- Em relação aos novos anticoagulantes como os inibidores do fator Xa e da trombina (dabigatran, apixaban e rivaroxaban), não existem antídotos para eles. No entanto, em dois estudos em humanos, a infusão de complexo protrombínico reverteu a coagulopatia induzida por rivaroxaban e dabigatran, tanto *in vitro* como *in vivo*. Para dabigatran, hemodiálise também pode remover a droga eficazmente, em especial em pacientes com função renal ruim. Outra opção é o uso de idarucizumab em pacientes em uso de dabigatrana (ver Capítulo "Distúrbios da hemostasia no departamento de emergência").

A passagem de sonda nasogástrica (número 16 ou 18) no paciente com HDA é controversa e não deve ser realizada rotineiramente.

Terapia específica para sangramento por doença ulcerosa péptica

Em pacientes com sangramento por doença ulcerosa péptica, a base do tratamento medicamentoso é a administração intravenosa de inibidores da bomba de prótons (IBP). Uma metanálise da Cochrane demonstrou redução de ressangramento (10% vs. 18%) e redução da necessidade de intervenção cirúrgica (8,4 vs. 13%) quando comparados com placebo ou ranitidina, mas não demonstrou redução de mortalidade. O uso de inibidores da bomba de prótons não substitui a endoscopia de urgência em pacientes com sangramento ativo. O uso de bloqueadores H2, por sua vez, tem pouco benefício e não são recomendados na fase aguda de hemorragia digestiva alta por doença péptica.

A dose ideal de IBP é controversa. Sugerimos esomeprazol ou omeprazol 80 mg IV *bolus* seguido por 40 mg a 80 mg IV 12/12 h. A utilização de uma infusão intravenosa contínua (omeprazol 8 mg/h) por 72 horas pode ser indicada para pacientes que tenham sido submetidos a hemostasia endoscópica com úlceras de alto risco para ressangramento. Pacientes de baixo risco para ressangramento ou sem vaso visível na EDA podem trocar IBP de venoso para oral imediatamente após o procedimento, nos pacientes de alto risco o IBP pode passar para via oral em 72 horas. O uso do IBP pré-endoscopia não diminui mortalidade, mas diminui estigmas de alto risco de sangramento.

Em pacientes em que se presume visibilidade prejudicada, como pacientes com gastroparesia, pode-se utilizar eritromicina 3 mg/kg ou 250 mg EV 20 a 120 minutos antes do procedimento, pois a medicação aumenta motilidade gastrointestinal e pode melhorar visibilidade na EDA. Em uma metanálise com 598 pacientes, o uso da eritromicina melhorou visualização na endoscopia, diminuiu necessidade de endoscopia para *second-look* e diminuiu tempo de internação hospitalar.

A endoscopia é o esteio do diagnóstico e do tratamento. Estigmas endoscópicos de hemorragia também fornecem informações importantes sobre o prognóstico. Em uma metanálise, o tratamento endoscópico precoce diminuiu ressangramento, cirurgia e mortalidade. Em pacientes com instabilidade hemodinâmica e hematêmese ativa, deve ser realizada a endoscopia de urgência com hemostasia durante ou logo após a reanimação inicial. A endoscopia precoce (geralmente definida pela endoscopia dentro de 24 horas) permite a alta de pacientes com baixo risco de ressangramento e leva à redução da internação hospitalar e do uso de recursos. A endoscopia permite ainda classificar a hemorragia secundária à doença ulcerosa péptica. A classificação de Forrester modificada é frequentemente utilizada para categorizar os estigmas endoscópicos e é descrita na Tabela 7.

Os riscos de hemorragias recorrentes sem tratamento endoscópico são de 81% (I), 39% (II) e 22% (III), respectivamente. O tratamento endoscópico é indicado em úlceras com sangramento ativo ou com um vaso visível não hemorrágico ou um coágulo aderido. Neste último caso, deve-se irrigar o coágulo para verificar se há vaso visível abaixo; se não for o caso, não há alto risco de res-

▷ **TABELA 7** Classificação de Forrester

I: Sangramento ativo
Ia: Sangue esguichando
Ib: Sangue babando
II: Estigmas de sangramento
IIa: Vaso visível
IIb: Um coágulo aderido na base da úlcera
IIc: Uma mancha pigmentada plana
III: Úlcera com base limpa sem sinais de sangramento

sangramento e altas doses de bloqueadores de bomba de prótons e outros tratamentos endoscópicos não são necessários.

O tratamento endoscópico pode ser dividido em métodos por injeção, térmicos ou mecânicos. Injeção de adrenalina diluída isoladamente é considerada como tratamento insuficiente. Uma segunda modalidade de tratamento deve ser realizada para induzir a trombose da artéria, seja clipes hemostáticos, seja um dispositivo térmico (ambos com resultados similares); em pacientes com sangramento agudo, os clipes hemostáticos segundo recomendação das diretrizes de 2019 deveriam ser utilizados; e o uso de TC-325, que é spray hemostática, como terapia temporária enquanto se faz os procedimentos endoscópicos. Uma segunda endoscopia de rotina após hemostasia endoscópica inicial não é necessária. Porém, é necessária a confirmação ambulatorial de cura em todos os pacientes com úlcera péptica complicada, como após hemorragia, perfuração ou estenose.

Uso de drogas antifibrinolíticas é outro tema controverso. O ácido tranexâmico, uma droga antifibrinolítica, pode reduzir a taxa de mortalidade; no entanto, as taxas de complicações tromboembólicas são maiores. O ácido transnexâmico foi estudado após HDA com resultados conflitantes. Um grande estudo com mais de 12.000 pacientes não demonstrou melhora de desfechos e aumentou risco de eventos tromboembólicos.

Em 8 a 15% dos pacientes, a endoscopia não consegue controlar com sucesso o sangramento. Pacientes com sangramento maciço que não respondem ao controle primário têm muitas vezes indicação de cirurgia, mas a mortalidade após tratamento cirúrgico de resgate chega a 29%. Embolização angiográfica é uma alternativa. A taxa de sucesso clínico, a taxa de redução de recorrência de sangramento e a taxa de mortalidade são, respectivamente, de 75, 25 e 25%. Em uma análise conjunta, entretanto, a embolização angiográfica foi associada com uma taxa substancialmente mais elevada de sangramento recorrente comparado à cirurgia, e seu uso ainda é controverso. Em 75% dos pacientes o retratamento endoscópico levou à hemostasia duradoura; assim, uma segunda tentativa endoscópica de hemostasia parece ser útil.

Em pacientes que vão manter uso de terapia antiplaquetária após controle da HDA é recomendado manter profilaxia com inibidores de bomba de prótons; o mesmo vale para pacientes em uso de anticoagulantes orais.

Abordagem no sangramento em pacientes com cirrose ou hipertensão portal

Em pacientes com cirrose ou hipertensão portal, deve-se presumir que o sangramento é por varizes esofágicas. A prioridade inicial é de estabilização hemodinâmica, como já descrito anteriormente.

A endoscopia digestiva alta é necessária e deve ser realizada assim que o paciente apresentar condições para sua realização, idealmente em menos de 12 horas da apresentação; as diretrizes de 2019 recomendam que a endoscopia digestiva alta seja realizada em pelo menos 24 horas, mas não faz recomendações em relação à endoscopia digestiva alta em menos de 12 horas.

A administração precoce de terapia farmacológica com análogos da somatostatina pode levar à parada temporária de sangramento, facilitar a execução do exame endoscópico e reduzir a necessidade transfusional em pacientes com sangramento de varizes esofágicas. As opções incluem: terlipressina, somatostatina e octreotide.

A terlipressina é a medicação de escolha, pois parece estar associada à redução de mortalidade; é um análogo sintético da vasopressina, com menores efeitos colaterais, uma meia-vida maior e pode ser administrado na dose de 2 a 4 mg IV *bolus*, seguida por 2 mg por 48 horas, seguida por 1 mg a cada 4 horas até totalizar 5 dias de tratamento.

A somatostatina é bem tolerada e possui poucos efeitos colaterais; pode ser mantida por até 5 dias, e é administrada na dose inicial de 250 μg seguida por uma infusão contínua de 250 a 500 μg/h. O octreotídeo, análogo da somatostatina, foi comparado com placebo, glipressina, vasopressina e escleroterapia. Esses estudos mostraram que ele foi mais efetivo do que a vasopressina, mas equivalente aos outros tratamentos. É usado em dose de 50 mcg em *bolus*, seguido por 50 mcg/h IV em bomba de infusão contínua.

É importante salientar que, independentemente da eficácia do tratamento medicamentoso, todos os pacientes com suspeita de sangramento varicoso devem ser submetidos à endoscopia de emergência e a técnicas endoscópicas para interrupção do sangramento, incluindo a ligadura elástica, quando se colocam bandas elásticas na coluna da variz, injetando agentes esclerosantes (escleroterapia de varizes) ou adesivos teciduais em obturação das varizes gastroesofágicas. Essas técnicas podem obliterar as varizes, e a preferência é pela ligadura elástica que apresenta maior evidência de benefício. No entanto, varizes gastroesofágicas podem recidivar; portanto, vigilância endoscópica e retratamento são necessários.

No caso das varizes gástricas, que estão presentes em 20% dos pacientes com cirrose isoladamente ou em combinação com varizes de esôfago, o tratamento apresenta algumas diferenças. O sangramento de varizes de fundo gástrico é o mais grave entre as varizes gástricas e está associado com uma maior taxa de morte do que o sangramento de varizes esofágicas. A obliteração endoscópica de varizes gástricas com o uso de adesivos de tecido, tais como N-butil-2-cianoacrilato, é mais eficaz do que a ligadura endoscópica no controle e na prevenção de hemorragia inicial e de ressangramento, ao contrário das varizes esofágicas; não é recomendada a repetição da terapia endoscópica.

O tamponamento com balão é outra modalidade terapêutica para os sangramentos que não foram resolvidos. Esse balão aplica uma pressão direta sobre a variz sangrante (balão de Sengstaken-Blakemore, tubo de Minnesota). Em casos de sangramento maciço em que a terapia endoscópica não está disponível, esse tratamento pode salvar a vida do paciente. Quando realizado por pessoa experiente, é altamente efetivo em parar o sangramento, mas infelizmente a recorrência do sangramento é bastante comum (até 50%) após a descompressão do balão. É associado com complicações sérias, tais como ulceração e perfuração esofágica. Deve ser usado como um procedimento de resgate e ponte até a realização de terapias mais definitivas.

A terapia endoscópica pode ser repetida no primeiro episódio de ressangramento no caso de varizes esofágicas, mas não oferece benefício em varizes gástricas. Após esta se deve considerar tamponamento por balão como terapia de resgate e ponte para uma abordagem definitiva, como a passagem de derivação portossistêmica transjugular (TIPS) ou cirurgia. O TIPS é eficaz para ambas as situações, varizes esofágicas e gástricas, e segundo os achados de um estudo randomizado, sua taxa de sucesso na recorrência do sangramento foi de 93%, sendo maior do que a da repetição do procedimento endoscópico.

Embora a terapia não esteja nesse momento dirigida a grupos de risco específicos, dados recentes sugerem que, em pacientes de alto risco (Child C), a abordagem deve ser mais agressiva. Uma estratégia sugerida é que os pacientes Child A ou B têm um risco baixo ou intermediário de ressangramento e devem receber a terapia padrão que inclui a combinação de um vasoconstritor (terlipressina, somatostatina ou octreotide), administrado a partir do momento da admissão e mantido durante 2 a 5 dias associado a terapia endoscópica (preferencialmente ligadura de varizes endoscópica em tempo < 12 horas após a admissão). Já no caso dos pacientes de maior risco, se consideraria a passagem de derivação portossistêmica como o TIPS.

O procedimento do TIPS é realizado radiologicamente e envolve a criação de um "*shunt*" entre a veia hepática e a porção intra-hepática da veia porta, criando canal entre a circulação portal e sistêmica. O trato é mantido patente com prótese metálica posicionada no momento em que é criado o trato parenquimatoso. Os efeitos hemodinâmicos são semelhantes aos do *shunt* porto-cava laterolateral.

O *shunt* cirúrgico deve ser considerado nos casos de hemorragia persistente ou no ressangramento precoce ou quando o TIPS não é disponível. As opções cirúrgicas nessa situação são *shunts* portossistêmicos e transecção esofágica, sendo que o último se associa com uma mortalidade de até 80% no 30º PO. O *shunt* esplenorrenal é uma opção efetiva e segura nessas condições.

Gastropatia portal hipertensiva

A gastropatia portal hipertensiva é uma lesão da mucosa gastrointestinal caracterizada por dilatação de vasos da mucosa gástrica, principalmente na região do fundo e do corpo gástrico. A presença de varizes gastroesofágicas e a classificação de Child são preditivas de gastropatia portal hipertensiva. Embora a prevalência de gastropatia hipertensiva portal seja maior entre os pacientes que tenham sido submetidos à terapia endoscópica (escleroterapia ou ligadura endoscópica das varizes), o curso clínico é o mesmo. A apresentação mais comum é com hemorragia crônica resultando em anemia. Raramente esses pacientes se apresentam no DE com hemorragia aguda. O tratamento inicial consiste em suplementação de ferro e uso de betabloqueadores não seletivos. Se a hemorragia continua e o paciente requer frequentes transfusões, uma derivação transjugular portossistêmica intra-hepática ou uma derivação cirúrgica deve ser considerada.

PREVENÇÃO

Prevenção de ressangramento de úlceras pépticas

A prevenção do ressangramento tem impacto em mortalidade. Os pacientes com história de úlceras pépticas devem ser testados para *H. pylori* e tratados se houver infecção. Além disso, o uso de IBP em pacientes com mais de 60 anos que forem usar anti-inflamatórios não esteroidais ou corticoides é recomendado. IBP também é indicado em pacientes com dispepsia ou sintomas de refluxo.

Em pacientes com a doença ulcerosa associada ao *H. pylori*, um tratamento de erradicação é significativamente mais eficaz do que o tratamento antissecretório de manutenção a longo prazo com os inibidores da bomba de prótons ou bloqueadores H2. Em usuários de anti-inflamatórios não esteroidais, o tratamento com a combinação de um inibidor da bomba de prótons e o celecoxib foi melhor do que o celecoxib isoladamente na prevenção de sangramento recorrente por úlcera.

Profilaxia primária de sangramento de varizes esofágicas

A profilaxia do aparecimento de varizes esofágicas, também denominada profilaxia pré-primária, é controversa. Um estudo com uso de betabloqueador demonstrou diminuição no risco de desenvolver varizes esofágicas, mas contrabalançado pelo aumento de eventos adversos associados com o uso de betabloqueadores. As recomendações de diretrizes são contrárias ao uso de betabloqueadores para a prevenção pré-primária. Em pacientes cirróticos sem varizes esofágicas em EDA inicial a conduta é repetir a endoscopia em 3 anos.

Em pacientes com varizes de baixo risco, varizes de fino calibre, sem marcas vermelhas e na ausência de grave doença hepática (Child A), os betabloqueadores não seletivos podem atrasar o crescimento de varizes e, assim, prevenir sangramento. Esses agentes são considerados opcionais nessa situação, dada a limitada evidência existente. No caso da opção por não utilização, é recomendado repetir a EDA a cada 2 anos para nova estimativa de risco.

Em pacientes com varizes de fino calibre que estão associados com um alto risco de hemorragia (com marcas vermelhas ou com Child B ou C), os betabloqueadores não seletivos são recomendados.

Em pacientes com varizes de grosso ou médio calibre, tanto os betabloqueadores não seletivos como a ligadura endoscópica são alternativas. As vantagens de betabloqueadores não seletivos são seu baixo custo e utilidade em prevenir outras complicações como o aparecimento de ascite e serem um método de tratamento menos invasivo. As desvantagens desses agentes são os efeitos colaterais e contraindicações relativamente comuns que fazem o tratamento descontinuar em cerca de 15% dos casos.

As vantagens da ligadura elástica são execução no momento da triagem e menos efeitos colaterais, mas requer treinamento adequado para sua realização e há a possibilidade de hemorragia após o procedimento.

O carvedilol em doses baixas (6,25 a 12,5 mg por dia) foi comparado com a ligadura endoscópica de varizes em um estudo randomizado. O carvedilol foi associado com taxas menores de primeira hemorragia varicosa (10% vs. 23%) e teve um perfil de efeitos colaterais aceitável. Se o carvedilol é mais eficaz, ou mais bem tolerado do que os betabloqueadores não seletivos, ainda é duvidoso. Atualmente o nadolol em dose de 40 mg ao dia é a medicação betabloqueadora considerada de escolha pela maioria dos autores com o objetivo de queda de 10% no gradiente de pressão portal ou manutenção do gradiente < 12 mmHg.

O uso de nitratos, embora associado com diminuição de riscos de sangramento, não é indicado, pois aumenta a mortalidade nesses pacientes.

A escleroterapia endoscópica não deve ser realizada nesses pacientes, pois está associada com aumento do risco de sangramento varicoso.

Profilaxia secundária de sangramentos por varizes esofágicas

As diretrizes atuais recomendam o uso combinado de ligadura endoscópica e betabloqueadores não seletivos para a prevenção da recorrência de sangramento de varizes esofágicas, mesmo em pacientes que tiveram uma hemorragia recorrente apesar do tratamento com betabloqueadores não seletivos ou ligadura endoscópica de varizes para a profilaxia primária. Em pacientes que não são candidatos à ligadura endoscópica de varizes, a estratégia seria maximizar a redução da pressão portal combinando betabloqueadores e nitratos.

▷ **TABELA 8** Tratamento resumido da hemorragia digestiva alta

Principais causas
Úlcera péptica, esofagite, duodenite e gastrite erosiva, varizes esofagogástricas, malformação arteriovenosa, tumor, Mallory-Weiss
Avaliação clínica
1. História: ▪ Uso de AINEs, AAS, anticoagulantes, agentes antiplaquetários ▪ Abuso de álcool; sangramento gastrointestinal anterior; doença hepática; coagulopatia
2. Sintomas e sinais: ▪ Dor abdominal; hematêmese ou vômitos "em borra de café", fezes com melena ou enterorragia ▪ Taquicardia, alterações ortostáticas da pressão arterial sugerem perda de sangue moderada a grave; hipotensão sugere perda volêmica muito grave ▪ Exame retal: avaliar a cor das fezes (melena vs. hematoquezia versus amarronzadas) ▪ Sensibilidade abdominal significativa acompanhada de sinais de irritação peritoneal (p. ex., proteção involuntária) sugere perfuração
3. Exames complementares: ▪ Tipagem sanguínea ▪ Hb/Ht, plaquetas ▪ Estudos de coagulação (tempo de protrombina com INR) ▪ Enzimas hepáticas (AST, ALT), albumina ▪ Ureia e creatinina ▪ Lavagem nasogástrica se a fonte do sangramento não for clara (raramente indicada)
Manejo
▪ Avaliar vias aéreas ▪ Sinais vitais ▪ Monitorização cardíaca e débito urinário ▪ Jejum por via oral ▪ Estabelecer dois acessos endovenosos calibrosos (diâmetro 16 ou maior) ▪ Fornecer oxigênio suplementar até oximetria ▪ Tratar a hipotensão inicialmente com infusões rápidas de cristaloides ▪ Instabilidade hemodinâmica apesar da ressuscitação cristaloide ▪ Transfundir se hemoglobina < 9 g/dL em pacientes de alto risco (p. ex., idosos, doença arterial coronariana) ▪ Transfundir se hemoglobina < 7 g/dL em pacientes de baixo risco ▪ Evitar a transfusão excessiva com possível sangramento por varizes ▪ Administrar plasma fresco congelado para coagulopatia (INR > 1,5); administrar plaquetas para trombocitopenia (plaquetas < 50.000) ▪ Inibidor da bomba de prótons (p. ex., omeprazol 40 mg IV duas vezes ao dia ou pantoprazol 40 mg IV duas vezes ao dia) se suspeita de úlcera péptica
▪ Considerar eritromicina 250 mg EV 20 a 120 minutos antes da endoscopia ▪ Terapia endoscópica se úlcera péptica em sangramento ou de alto risco (idealmente terapia dupla, adrenalina isoladamente não é adequada) ▪ Terlipressina 2 mg EV 4/4 horas ou somatostatina ou um análogo (p. ex., octreotida 50 mcg em *bolus* IV, seguida de 50 mcg/hora de infusão intravenosa contínua) ▪ Administrar um antibiótico IV se risco de varizes esofágicas (p. ex., ceftriaxona ou fluoroquinolona) ▪ Tamponamento com balão pode ser realizado como uma medida temporária para pacientes com hemorragia incontrolável, provavelmente devido a varizes usando qualquer um dos vários dispositivos (p. ex., tubo Sengstaken-Blakemore, tubo de Minnesota), necessita de intubação traqueal para a colocação ▪ Considerar TIPS se refratário e sangramento varicoso agudo ▪ Reintrodução precoce de drogas antitrombóticas

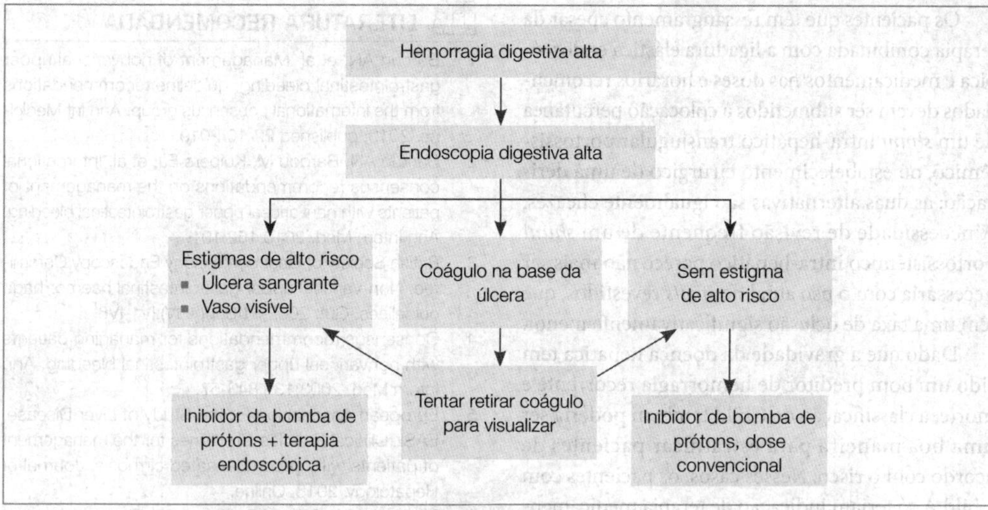

▷ **FIGURA 1** Doença ulcerosa péptica.

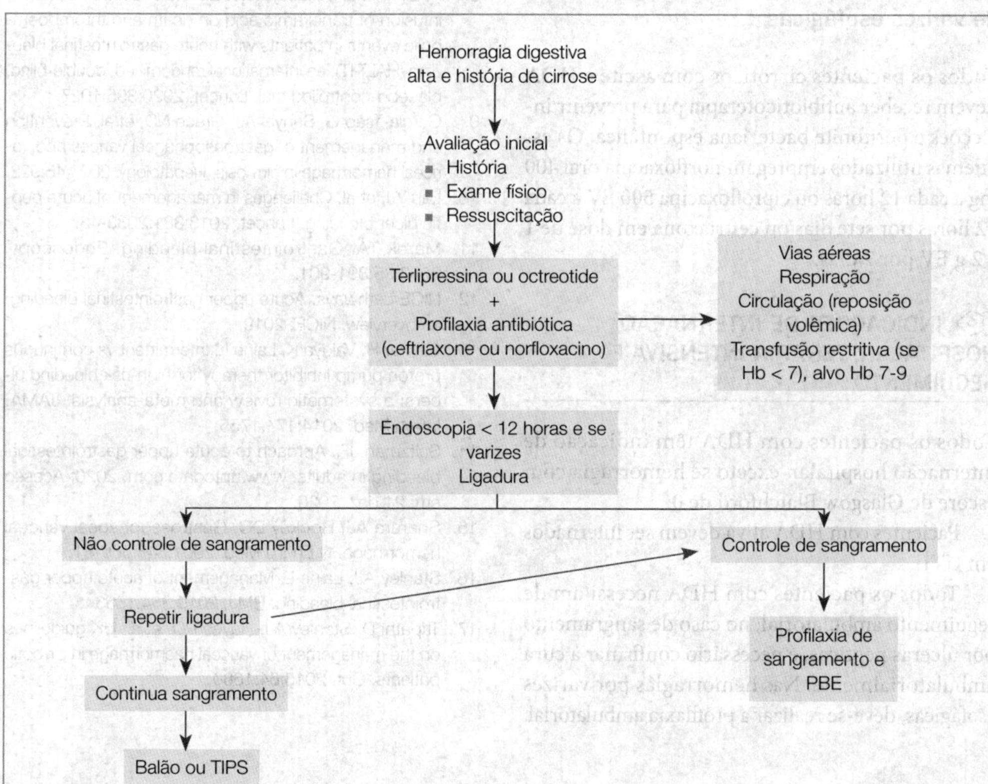

▷ **FIGURA 2** Manejo da hemorragia digestiva alta.

Os pacientes que têm ressangramento apesar da terapia combinada com a ligadura elástica endoscópica e medicamentos nas doses e horários recomendados devem ser submetidos à colocação percutânea de um *shunt* intra-hepático transjugular portossistêmico, ou estabelecimento cirúrgico de uma derivação; as duas alternativas são igualmente eficazes. A necessidade de revisão frequente de um *shunt* portossistêmico intra-hepático parece não mais ser necessária com o uso atual de *stents* revestidos, que têm uma taxa de oclusão significativamente menor.

Dado que a gravidade da doença hepática tem sido um bom preditor de hemorragia recorrente e morte, a classificação de Child também poderia ser uma boa maneira para estratificar pacientes de acordo com o risco. Nesses casos, os pacientes com Child A só teriam indicação de terapia medicamentosa, e uma abordagem mais agressiva pode ser indicada em pacientes com classe Child B ou C e pacientes em lista de transplante.

Prevenção de infecção após sangramento de varizes esofágicas

Todos os pacientes cirróticos com ascite e HDA devem receber antibioticoterapia para prevenir infecções e peritonite bacteriana espontânea. Os esquemas utilizados empregam norfloxacina oral 400 mg a cada 12 horas ou ciprofloxacina 500 EV a cada 12 horas por sete dias ou ceftriaxona em dose de 1 a 2 g EV por 7 dias.

INDICAÇÕES DE INTERNAÇÃO HOSPITALAR, TERAPIA INTENSIVA E SEGUIMENTO

Todos os pacientes com HDA têm indicação de internação hospitalar, exceto se hemorragia com escore de Glasgow Blatchford de 0.

Pacientes com HDA ativa devem ser internados em UTI.

Todos os pacientes com HDA necessitam de seguimento ambulatorial; no caso de sangramento por úlceras pépticas, é necessário confirmar a cura ambulatorialmente. Nas hemorragias por varizes esofágicas, deve-se realizar a profilaxia ambulatorial.

LITERATURA RECOMENDADA

1. Barcun AN, et al. Management of nonvariceal upper gastrointestinal bleeding: guideline recommendations from the international consensus group. Ann Int Medicine. 2019; published 22/10/2019.
2. Barkun AN, Bardou M, Kuipers EJ, et al. International consensus recommendations on the management of patients with nonvariceal upper gastrointestinal bleeding. Ann Intern Med. 2010;152:101.
3. British Society of Gastroenterology Endoscopy Commitee. Non-variceal upper gastrointestinal haemorrhage guidelines. Gut. 2002;51(Suppl. IV):IV1-IV6.
4. Consensus recommendations for managing patients with nonvariceal upper gastrointestinal bleeding. Ann Intern Med. 2003;139:843-57.
5. European Association for the Study of Liver Disease. EASL Clinical Practice Guidelines for the management of patients with decompensated cirrhosis. Journal of Hepatology. 2018. Online.
6. Ferguson JW, Tripathi D, Hayes PC. The management of acute variceal bleeding. Aliment Pharmacol Ther. 2003;18:253-62.
7. Garcia-Tsao G, Bosch J. Management of varices and variceal hemorraghe in cirrhosis. N Engl J Med. 2010;362:823-32.
8. HALT-IT Trial Collaborators. Effects of a high-dose 24-h infusion of tranexamic acid on death and thromboembolic events in patients with acute gastrointestinal bleeding (HALT-IT): an international randomised, double-blind, placebo-controlled trial. Lancet. 2020;395:1927.
9. Garcia-Tsao G, Sanyal AJ, Grace ND, et al. Prevention and management of gastroesophageal varices and variceal hemorrhage in cirrhosis. Hepatology. 2007;46:922.
10. Lau YJ, et al. Challenges in management of acute peptic ulcer bleeding. Lancet. 2013;381:2033-43.
11. Marek TA. Gastrointestinal bleeding. Endoscopy. 2003;35:891-901.
12. NICE pathways. Acute upper gastrointestinal bleeding: an overview. NICE. 2019.
13. Sachar H, Vaidya K, Laine L. Intermittent vs continuous proton pump inhibitor therapy for high-risk bleeding ulcers: a systematic review and meta-analysis. JAMA. Intern Med. 2014;174:1755.
14. Saltzman JR. Aproach to acute upper gastrointestinal bleeding in adults. www.uptodate.com. 2020. Acesso em: 21 dez. 2020.
15. Sharara AJ, Rockey DC. Gastroesophageal variceal hemorrhage. N Engl J Med. 2001;345:669-81.
16. Stanley AJ, Laine L. Management of acute upper gastrointestinal bleeding. BMJ. 2019;364:1553.
17. Tripathi D, Stanley AJ, Hayes PC, et al. UK guidelines on the management of variceal haemorrhage in cirrhotic patients. Gut. 2015;64:1680.

85 Hemorragia digestiva baixa

Rodrigo Antonio Brandão Neto

PONTOS IMPORTANTES

- A anamnese e o exame físico podem sugerir a etiologia da hemorragia digestiva baixa (HDB).
- Mais de 80% dos casos de HDB têm resolução espontânea e apresentam baixa mortalidade (cerca de 4%). No entanto, as HDB maciças têm mortalidade de até 15%.
- Alteração de sinais vitais, presença de sangue vivo na ampola retal, queda importante da hemoglobina e necessidade de transfusão sanguínea são preditores de HDB maciça.
- A prioridade no manejo da HDB é a estabilização clínica: dois acessos venosos de grosso calibre, reposição volêmica conforme necessidade, coleta de exames laboratoriais e tipagem sanguínea.
- A colonoscopia é o exame inicial, tanto para diagnóstico quanto para tratamento da HDB.

INTRODUÇÃO E DEFINIÇÕES

A hemorragia digestiva baixa (HDB) é definida como sangramento intraluminal distal ao ligamento de Treitz (ponto onde termina o duodeno e se inicia o jejuno).

Manifesta-se como sangramento oculto, melena, hematoquezia ou enterorragia.

- Sangramento oculto: paciente não apresenta sangramento clínico, mas pode apresentar evidência de sangramento digestivo, como anemia ou pesquisa de sangue oculto nas fezes positivo.
- Melena: fezes escuras ou enegrecidas, geralmente com odor característico.
- Hematoquezia: fezes com presença de sangue vermelho vivo rutilante ou fezes com coloração vermelho-amarronzada.

A HDB é um problema relativamente comum no departamento de emergência (DE) e deve ser considerada potencialmente fatal até prova em contrário. No entanto, a taxa de mortalidade é relativamente baixa, entre 2 e 4%, se comparada aos 15% de mortalidade associada à hemorragia digestiva alta (HDA). A HDB ocorre ainda com menor frequência do que a HDA, com uma incidência anual de aproximadamente 33 a 87 casos por 100.000 habitantes. É mais comum entre as mulheres e aumenta significativamente nos idosos. Cerca de 80 a 85% dos episódios de HDB apresentam resolução espontânea.

Entre os pacientes com uma fonte estabelecida de sangramento, a doença diverticular é a causa mais comum de HDB.

ETIOLOGIA E FISIOPATOLOGIA

As etiologias variam substancialmente com a idade, mas a doença diverticular é a causa mais frequente de HDB. Cerca de 10 a 14% dos pacientes que se apresentam com quadro sugestivo de HDB têm hemorragia digestiva alta; assim, a realização de endoscopia digestiva alta pode demonstrar uma fonte de sangramento antes não suspeitada.

A fisiopatologia das principais causas de HDB é descrita a seguir.

Doença diverticular

O sangramento secundário à doença diverticular geralmente é indolor e resulta da erosão da artéria penetrante do divertículo.

O sangramento diverticular pode ser maciço, mas em 70 a 80% dos episódios resolve-se espontaneamente, embora possa haver recorrência de sangramento em 40% dos pacientes.

A maioria dos divertículos está localizada no cólon esquerdo, mas os divertículos de origem no colón direito têm maior probabilidade de sangrar.

Pacientes idosos, com doenças médicas associadas, usuários de anticoagulantes ou anti-inflamatórios não hormonais e com necessidade transfusional apresentam maior morbidade e mortalidade.

Ectasias vasculares

As ectasias vasculares incluem as malformações arteriovenosas e as angiodisplasias do cólon e são causa comum de HDB.

As ectasias podem se localizar tanto no intestino grosso quanto no intestino delgado, neste último caso, de mais difícil diagnóstico. As angiodisplasias são usualmente venosas e assim tendem a não ser tão importantes como na doença diverticular.

Colite isquêmica e isquemia mesentérica

A colite isquêmica é a causa mais comum de isquemia intestinal e geralmente é transitória. Ruptura aneurismática, vasculite, estados de hipercoagulabilidade, exercício extenuante prolongado, insulto cardiovascular, síndrome do intestino irritável e medicamentos que causam vasoconstrição ou motilidade intestinal lenta são fatores de risco conhecidos.

O diagnóstico geralmente é feito por endoscopia. Embora a maioria dos casos tenha resolução espontânea, até 20% dos pacientes necessitam de intervenção cirúrgica.

A isquemia mesentérica pode levar à necrose intestinal. As causas incluem trombose ou embolia da artéria mesentérica superior, trombose venosa mesentérica e isquemia mesentérica não oclusiva associada a baixo fluxo arterial com vasoconstrição.

O diagnóstico é difícil e a apresentação pode mimetizar outras patologias intra-abdominais. Para o diagnóstico é necessário um alto índice de suspeita, especialmente em pacientes > 60 anos e naqueles com fibrilação atrial, insuficiência cardíaca congestiva, infarto do miocárdio recente, dor abdominal pós-prandial ou perda de peso inexplicada.

A tomografia computadorizada (TC) de abdome tem uma especificidade de 92%, mas uma sensibilidade de apenas 64% para o diagnóstico. A angiografia continua sendo o estudo diagnóstico de escolha.

Apesar do tratamento agressivo, o prognóstico é ruim, com uma sobrevida de 50% se diagnosticada dentro de 24 horas.

Divertículo de Meckel

É uma condição rara, mas importante, especialmente na população mais jovem. O divertículo de Meckel consiste em tecido embrionário de origem gástrica, mais comumente encontrado no íleo terminal. Mais da metade das lesões são ectópicas. O tecido gástrico ectópico pode secretar enzimas gástricas, erodir a parede da mucosa e causar sangramento.

As principais causas de HDB são apresentadas nas Tabelas 1 e 2.

ACHADOS CLÍNICOS

Na avaliação inicial é importante determinar o início e a duração dos sintomas, e achados importantes da história do paciente, como doenças associadas e medicações em uso.

Deve-se verificar se o paciente já apresentou sangramento gastrointestinal anterior, história de dor abdominal, trauma, ingestão ou inserção de corpos estranhos e colonoscopias recentes.

Perda de peso e alterações nos hábitos intestinais podem sugerir malignidade. História de enxerto aórtico pode sugerir a possibilidade de uma fístula aortoentérica. Medicamentos, como salicilatos e anti-inflamatórios não esteroidais, podem influenciar a evolução e modificar o tratamento.

A principal manifestação da HDB é a hematoquezia ou a enterorragia, embora alguns pacientes

▷ **TABELA 1** Principais causas de hemorragia digestiva baixa

Adultos	Crianças
▪ Doença diverticular	▪ Fissura anorretal
▪ Angiodisplasia	▪ Divertículo de Meckel (tecido gástrico no íleo terminal)
▪ Doença inflamatória intestinal	▪ Colite infecciosa
▪ Doenças anorretais (hemorroidas, doenças anorretais)	▪ Pólipos juvenis
▪ Neoplasia maligna de cólon	▪ Intussuscepção
▪ Colite isquêmica	▪ Doença inflamatória intestinal
▪ Sangramento gastrointestinal alto	
▪ Pólipos colônicos e polipectomia (sangramento pode ocorrer até 3 semanas após procedimento)	
▪ Colite por radiação	
▪ Trauma	
▪ Endometriose	
▪ Biópsia de próstata	
▪ Fístula aortoentérica (usualmente sangramento grave e rapidamente fatal)	
▪ Lesão de Dieulafoy (arteríola aberrante com erosão de parede da mucosa, ocorre usualmente no estômago, mas com descrições no intestino)	

▷ **TABELA 2** Frequência de causas de sangramento colônico sintomático (série de casos UCLA)

Etiologia	Frequência
Doença diverticular	30%
Doença hemorroidária	14%
Colite isquêmica	12%
Doença inflamatória intestinal	9%
Pós-polipectomia	8%
Neoplasia colônica maligna/pólipos	6%
Úlcera retal	6%
Ectasia vascular	3%
Colite ou proctite actínica	6%
Outras causas	6%

com esvaziamento intestinal lento podem apresentar melena.

Os pacientes podem apresentar sinais de hipovolemia. A presença de taquicardia indica hipovolemia leve a moderada, enquanto hipotensão ortostática indica perda de pelo menos 15% da volemia e hipotensão arterial ou choque indicam perda de até 40%. Uma perda superior a 800 mL de sangue pode desencadear sintomas como astenia, dispneia, hipotensão ortostástica e palpitações. Alterações nos sinais vitais podem ser mascaradas pelo uso de medicamentos, como β-bloqueadores, ou condições médicas, como hipertensão mal controlada. Assim, a taquicardia e a hipotensão relativas podem representar pistas sutis para o sangramento. Alguns pacientes podem tolerar perdas substanciais de volume com mudanças mínimas ou nulas nos sinais vitais.

Os pacientes podem apresentar pele úmida, má perfusão periférica e aumento no tempo de enchimento capilar. Essas alterações costumam ser mais precoces do que as alterações de sinais vitais.

No exame físico, telangiectasias podem ser sugestivas de doença hepática, assim como petéquias e púrpuras sugerem coagulopatia subjacente. Dor ou desconforto abdominal e a palpação de massas, ascite ou organomegalia também podem ser encontradas.

Em pacientes com HDB, a ausência de dor à palpação abdominal sugere sangramento secundário a distúrbios vasculares, como diverticulose ou angiodisplasia. Já doenças inflamatórias intestinais associadas à HDB estão usualmente associadas à hipersensibilidade abdominal ao exame.

O exame minucioso da área retal pode revelar uma fonte de sangramento, como laceração, massas, traumas, fissuras anais ou hemorroidas externas. Uma fonte vaginal ou urinária de hemorragia, que potencialmente pode ser confundida com uma fonte gastrointestinal, pode ser identificada na maioria das vezes pela anuscopia.

O toque retal deve ser realizado em todos os pacientes, e pode identificar a presença de sangue (vermelho vivo ou marrom) nas fezes; além disso, 40% dos carcinomas colorretais com sangramento são alcançáveis pelo toque. A anuscopia também deve ser realizada em todos os pacientes à beira do leito, e uma fonte de sangramento, como hemorroidas, pode ser elucidada. Entretanto, o sangue que se origina além do nível de visualização deve levantar a suspeita de outras causas. Em caso de dúvida sobre a coloração das fezes, o teste de guaiaco ou o uso de água oxigenada pode ser realizado.

Hemorragia tardia pode ocorrer até 3 semanas após polipectomia. Pacientes com dispositivos de assistência ventricular esquerda são propensos a sangramento gastrointestinal, especialmente devido à anticoagulação, risco de malformações arteriovenosas e doença de von Willebrand adquirida. As hemorroidas são a fonte mais comum de sangramento anal, e hemorragia maciça é incomum.

Fatores associados à alta morbidade incluem:

- Instabilidade hemodinâmica.
- Hematoquezia recorrente.
- Sangue vivo no toque retal inicial.
- Hematócrito inicial < 35%.
- Síncope.
- Abdome não doloroso (preditivo de sangramento grave).
- Uso de aspirina ou uso de drogas anti-inflamatórias não esteroidais (preditivo de hemorragia diverticular).
- Mais de duas comorbidades clínicas (Tabela 3).

Além das alterações de sinais vitais, outros sinais de HDB maciça incluem queda do hematócrito maior do que 8 pontos e transfusão de mais de 2 concentrados de hemácias.

Algumas características que podem ajudar a diferenciar as principais causas de HDB estão resumidas na Tabela 4.

EXAMES COMPLEMENTARES

Os exames laboratoriais necessários incluem hemograma completo, coagulograma e tipagem sanguínea. Os estudos de coagulação incluem tempo de protrombina, tempo de tromboplastina parcial e contagem de plaquetas. Esses exames são particularmente apropriados em pacientes que utilizam anticoagulantes ou naqueles com doença hepática subjacente. Além disso, sugere-se a coleta de creatinina e ureia. O sangramento de uma fonte superior do trato gastrointestinal pode elevar os níveis de ureia no sangue pela digestão e absorção da hemoglobina. Um aumento da relação ureia/creatinina com valores > 40 em pacientes sem injúria renal tem sensibilidade de 90% para predição de hemorragia digestiva, embora a especificidade seja de apenas

TABELA 3 Características de pacientes com hemorragia digestiva baixa de alto risco

Idade > 60 anos
Medicações: ▪ Aspirina ▪ Anti-inflamatórios não esteroidais ▪ Glicocorticoides ▪ Anticoagulantes (varfarina, heparina e dabigatran, entre outros) ▪ Agentes quimioterápicos
Comorbidades clínicas significativas: ▪ História de doença ulcerosa péptica ▪ Doença hepática ▪ Etilismo ▪ Tabagismo ▪ Insuficiência cardíaca ▪ Diabetes ▪ Insuficiência renal crônica ▪ Neoplasias malignas ▪ Doença arterial coronariana ▪ História de aneurisma de aorta abdominal ou prótese abdominal

▷ **TABELA 4** Características das patologias associadas com hemorragia digestiva baixa

Doença	Características
Doença diverticular	Hematoquezia sem dor associada História de diverticulose
Divertículo de Meckel	Sangramento mal explicado desde a infância
Neoplasia colônica	Perda de peso Alteração de hábito intestinal Sangramento oculto ou subagudo História familiar de neoplasia
Angiodisplasia intestinal	Idade > 60 anos de idade
Colite isquêmica	Doença cardiovascular Sangramento associado a dor abdominal em cólica
Doença inflamatória intestinal	Sangramento gastrointestinal Pode ter febre e sinais inflamatórios Antecedente familiar
Fissura anal	Hematoquezia com dor anal
Doença hemorroidária	Sangramento com evacuação
Telangectasia	Idade > 70 anos Associação com sangramento nasal Associação com teleangiectasia hereditária (Osler-Weber-Rendu)
Colite actínica	História de radioterapia

27%. Também são indicadas a coleta de sódio e potássio, glicose e função hepática. No sangramento agudo e rápido, o nível inicial de hematócrito pode não refletir a quantidade real de perda de sangue, pois os pacientes apresentam perda de sangue total. Os níveis de hemoglobina e hematócrito costumam se alterar e refletir os valores reais apenas após 24 horas. Leucocitose é frequentemente presente devido ao aumento dos hormônios de estresse. O lactato sérico pode ser elevado em pacientes com choque.

Deve-se obter um eletrocardiograma (ECG) em pacientes com doença arterial coronariana ou maiores de 40 anos de idade. A isquemia silenciosa pode ocorrer secundariamente à diminuição da oferta de oxigênio, acompanhando o sangramento gastrointestinal significativo.

As radiografias simples de abdome são de valor limitado em pacientes sem indicações específicas, como suspeita de perfuração, obstrução ou corpos estranhos. Da mesma forma, as radiografias torácicas de rotina para pacientes com hemorragia gastrointestinal aguda, mesmo em pacientes admitidos em unidade de terapia intensiva (UTI), são de pouca utilidade na ausência de doença pulmonar conhecida ou achados anormais no exame pulmonar. Os estudos contrastados com bário não são úteis e podem interferir nos resultados de endoscopia subsequente ou angiografia. A tomografia computadorizada (TC) de abdome é o exame de imagem de escolha na suspeita de perfuração intestinal.

Em pacientes com sangramento significativo deve-se, além da investigação habitual, considerar a realização de endoscopia digestiva alta (EDA). Considerando a maior prevalência de causas altas de sangramentos gastrointestinais, alguns autores recomendam a EDA como o exame inicial nesses pacientes.

A colonoscopia é o melhor método no DE para o diagnóstico de HDB, com acurácia diagnóstica de 70 a 90% dos casos. Em pacientes em que não for possível realizar a colonoscopia inicialmente ou em quem a colonoscopia não foi capaz de identificar a fonte de sangramento, outros exames diagnósticos podem ser realizados, como a angiografia, a cintilografia ou a angiotomografia, dependendo da disponibilidade de recursos do serviço.

A angiotomografia com multidetectores tem sensibilidade que varia entre 85 e 100% em diferentes estudos, com especificidade de 92 a 99% para detectar sangramento gastrointestinal ativo ou recente, e cerca de 93% de acurácia na determinação do local da hemorragia. Pode ser uma ferramenta útil antes de tratamento com angiografia convencional. Em pacientes instáveis, a angiotomografia, por não ser invasiva nem necessitar de preparo, é considerada o primeiro exame de escolha. Os pacientes são definidos se apresentarem índice de choque (frequência cardíaca/pressão arterial sistólica) > 1. Nos pacientes estáveis, o exame de escolha é a colonoscopia.

A arteriografia pode detectar o local do sangramento, ajudar a orientar o tratamento cirúrgico e permite a realização de terapêuticas, como a embolização arterial percutânea ou a infusão de agentes vasoconstritores. No entanto, o diagnóstico e a terapêutica angiográfica requerem uma taxa de sangramento relativamente alta (pelo menos 0,5 mL/min). A sensibilidade do exame é de 46%, mas sua especificidade chega a 100%. Deve-se lembrar que podem ocorrer complicações significativas com a arteriografia.

A cintilografia com hemácias marcadas com tecnécio pode detectar sangramentos tão pequenos quanto 0,1 mL/min (apresentando maior sensibilidade do que a arteriografia) e é capaz de fazer o diagnóstico de sangramento intermitente, ocorrido até 24 horas antes, mas não é um bom exame para localização de sangramento. O exame é particularmente superior à arteriografia se o sangramento ocorrer de forma intermitente, mas requer um mínimo de 3 mL de sangue para ser positivo.

A enteroscopia e a cápsula endoscópica podem ser consideradas em pacientes sem diagnóstico após os exames anteriores. A Tabela 5 apresenta os principais exames para identificar as causas de HDB com suas vantagens e desvantagens.

DIAGNÓSTICO DIFERENCIAL

A ingestão de ferro ou bismuto pode simular melena; e certos alimentos, como beterraba, podem simular hematoquezia. No entanto, o teste de guaiaco de fezes nesses casos será negativo. Condições que mimetizam melena, hematoquezia ou mesmo hematêmese estão resumidas na Tabela 6.

TRATAMENTO

O foco inicial do tratamento é a ressuscitação hemodinâmica dos pacientes, com obtenção de acessos venosos calibrosos em duas veias periféricas e o objetivo de manter a pressão arterial sistólica acima de 80 mmHg. Monitorização contínua deve ser realizada, e oxigênio suplementar deve ser ofertado pelo menos até a realização da oximetria.

Os pacientes que necessitam de reposição volêmica devem iniciá-la com cristaloides. Em nosso serviço a solução de escolha é o Ringer lactato, mas a salina fisiológica é igualmente aceitável. Uma opção é iniciar com 500 mL de volume em 30 minutos com reavaliação posterior. Coagulopatias devem ser corrigidas, em pacientes com INR > 1,5 e plaquetas devem ser transfundidas se < 50.000 mm³.

O complexo protrombínico é uma opção, se o INR é alterado por intoxicação cumarínica e o plasma fresco congelado em outras causas com suspeita de déficit de vários fatores de coagulação.

A transfusão de concentrado de hemácias é indicada em pacientes com Hb < 7 g/dL (considerar meta de Hb 9 g/dL se síndrome coronariana aguda). Deve-se lembrar que nos sangramentos agudos os valores de hematócrito podem não representar o *status* verdadeiro do volume sanguíneo, porque pode demorar várias horas para haver redução do hematócrito. Pacientes com sangramento ativo contínuo e falha na melhora da perfusão e dos sinais vitais após a infusão de 2 L de cristaloides devem receber transfusão. O limiar para transfusão sanguínea deve ser individualizado e usualmente é menor nos pacientes idosos.

O sangramento é frequentemente associado à coagulopatia de consumo, e alguns autores recomendam, se necessário, a realização de transfusões sanguíneas em uma proporção de unidades de plasma, plaquetas e concentrado de hemácias respectivamente de 1:1:1 ou 1:1:2.

TABELA 5 Exames para identificar causa de hemorragia digestiva baixa

Exame	Vantagens	Desvantagens
Colonoscopia	Exame de escolha Diagnóstico preciso Sensibilidade > 80% Terapia endoscópica	Necessita de preparo do cólon Procedimento com necessidade de sedação e exposição a seus riscos Precisa de endoscopista experiente
Cintilografia com tecnécio	Alta sensibilidade se sangramento ativo (necessita de pelo menos 0,1 mL/minuto) Exame seguro e poucos efeitos adversos Pouco invasivo	Baixa sensibilidade Ruim para localização da lesão Sem possibilidade terapêutica
Angiotomografia	Não invasivo Pode localizar fonte de sangramento	Precisa de sangramento ativo Exposição à radiação Sem possibilidade terapêutica
Angiografia	Sensível (detecta sangramentos de 0,5 mL/minuto) Bom para localizar sangramento Possibilidade terapêutica com embolização	Precisa de sangramento ativo Alto índice de complicações sérias (2-5% de risco de tromboses ou sangramentos)

▷ **TABELA 6** Diagnósticos alternativos que mimetizam sangramento gastrointestinal

Melena: ■ Ingestão de medicações com bismuto ■ Uso de carvão ativado
Hematêmese: ■ Sangramento nasofaríngeo ou dental ■ Ingestão de bebidas ou comidas avermelhadas
Hematoquezia: ■ Sangramento vaginal ■ Hematúria profusa em mulheres ■ Ingestão de alimentos ou medicações com corantes vermelhos ou de cor vermelha (beterraba, uvas...)

A passagem de sonda nasogástrica para estabelecimento de local de sangramento não é recomendada de forma rotineira, e provavelmente só é benéfica em pacientes com HDB significativa, com suspeita de HDA, em que se considera intervenção cirúrgica ou endoscópica imediata.

Em pacientes instáveis (índice de choque > 1) que não podem aguardar o exame endoscópico, uma opção é a angiotomografia computadorizada. A retossigmoidoscopia flexível pode avaliar possíveis fontes distais de sangramento no cólon e no reto, mas não consegue identificar fontes mais proximais de sangramento.

Pacientes com sangramentos menores definidos pela classificação de Oakland < 8 (Tabela 7) podem ser seguidos ambulatorialmente, já em pacientes com escore > 8 as diretrizes recomendam internação para realização de colonoscopia. A colonoscopia pode diagnosticar várias fontes de sangramento digestivo baixo, como diverticulose ou angiodisplasia, e pode permitir a ablação de locais de sangramento com vários métodos de hemostasia endoscópica (escleroterapia por injeção, eletrocoagulação, terapia com sonda de aquecimento, bandagem e clipagem). O tempo para a realização de colonoscopia varia conforme diferentes autores: alguns estudos sugerem que a realização urgente, nas primeiras 12 a 24 horas de internação, é segura e precisa; outros relatam que a colonoscopia tardia é apropriada em pacientes estáveis. A preparação da colonoscopia com polietilenoglicol pode ser realizada em hemorragias significativas, mas não graves, para melhorar a visualização colônica.

▷ **TABELA 7** Escore Oakland de sangramento na hemorragia digestiva baixa (HDB)

Preditor	Pontuação
Idade < 40 anos	0
40 a 69 anos	1
≥ 70 anos	2
Sexo feminino	0
Sexo masculino	1
Sem HDB prévia	0
HDB prévia	1
Frequência cardíaca < 70 bpm	0
70-89 bpm	1
90-109 bpm	2
≥ 110 bpm	3
Pressão arterial sistólica < 90 mmHg	5
90-119 mmHg	4
120-129 mmHg	3
130-159 mmHg	2
≥ 160 mmHg	0
Hb < 7 g/dL	22
Hb entre 7 e 8,9 g/dL	17
Hb entre 9,0 e 10,9 g/dL	13
Hb entre 11,0 e 12,9 g/dL	8
Hb entre 13,0 e 15,9 g/dL	4
Hb > 16,0 g/dL	0

Escore ≤ 8: sangramento menor, pode ter alta para seguimento ambulatorial.

Pacientes com sangramento contínuo e falha da hemostasia endoscópica podem necessitar de cirurgia de emergência. A proporção relatada de pacientes que necessitam de cirurgia varia de 5 a 25%. A Tabela 8 resume as indicações cirúrgicas nesses pacientes.

▷ **TABELA 8** Indicações de cirurgia em pacientes com hemorragia digestiva baixa

■ Sangramento contínuo
■ Falha na hemostasia endoscópica ou angiográfica
■ Sangramento associado a doença maligna
■ Sangramento recorrente associado a doença diverticular

RECOMENDAÇÕES EM RELAÇÃO A TERAPIA ANTITROMBÓTICA E ANTICOAGULAÇÃO

Pacientes em uso de varfarina devem descontinuar seu uso; caso sangramento com instabilidade, podem ser utilizados complexo protrombínico ou plasma fresco congelado e vitamina K. A medicação pode retornar após 7 dias do quadro hemorrágico. Se o risco trombótico for muito alto (valva mitral metálica, tromboembolismo venoso agudo...), pode-se considerar heparina de baixo peso molecular com 48 horas do quadro hemorrágico.

Terapia antitrombótica com AAS para profilaxia primária deve ser descontinuada, mas em casos de profilaxia secundária pode-se reiniciar após atingir hemostasia; terapia dupla antiagregação também pode ser mantida para pacientes com *stents* coronarianos quando a hemostasia for atingida.

Em pacientes em uso dos novos anticoagulantes orais, estes devem ser interrompidos durante a hemorragia aguda e o idarucizumab ou andaxanet são opções em sangramento não controlado. A terapia anticoagulante pode retornar em 7 dias.

INDICAÇÕES DE INTERNAÇÃO, TERAPIA INTENSIVA E SEGUIMENTO

Embora escores de estratificação de risco tenham sido desenvolvidos para HDA e sejam capazes de identificar pacientes em que o tratamento ambulatorial é possível, o escore de Oakland < 8 tem sido proposto para tratamento ambulatorial, mas ainda existe dúvida na literatura sobre a estratificação de pacientes com HDB.

Variáveis associadas à morbidade incluem instabilidade hemodinâmica, hematoquezia repetida dentro de 4 horas de avaliação, abdome não doloroso, uso de AAS e mais de duas comorbidades associadas.

Pacientes em que a fonte de sangramento foi localizada, com sinais vitais normais, sem comorbidades significativas, sem coagulopatias, com menos

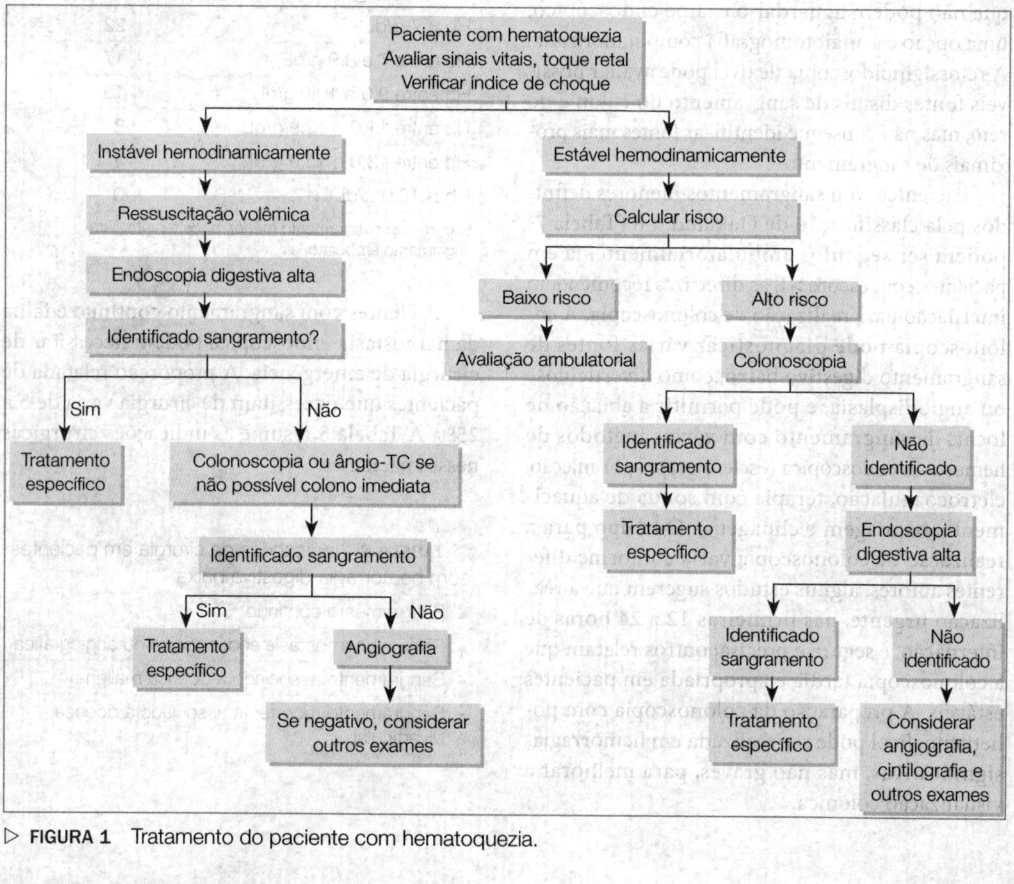

▷ **FIGURA 1** Tratamento do paciente com hematoquezia.

de 60 anos de idade ou que não apresentam sangue vermelho vivo ou melena ao exame retal geralmente podem receber alta para tratamento ambulatorial.

Caso contrário, muitas vezes necessitam de internação hospitalar e interconsulta precoce com um endoscopista.

Aqueles que se apresentam instáveis ou com sangramento ativo podem necessitar de internação em unidade de terapia intensiva.

LITERATURA RECOMENDADA

1. American Society for Gastrointestinal Endoscopy. The role of endoscopy in the patient with lower gastrointestinal bleeding. Gastrointest Endosc. 1998;48:6858.
2. Custalow CB. Lower gastrointestinal bleeding. In: HarwoodNuss. Clinical practice of emergency medicine. 4. ed. Philadelphia: Lippincott Williams & Wilkins; 2005. p. 34952.
3. Davila RE, Rajan E, Adler DG, et al. ASGE Guideline: the role of endoscopy in the patient with lower-GI bleeding. Gastrointest Endosc. 2005;62:656.
4. Farrell JJ, Friedman LS. Review article: the management of lower gastrointestinal bleeding. Aliment Pharmacol Ther. 2005;21:1281.
5. Jensen DM. Current management of severe lower gastrointestinal bleeding. Gastrointest Endosc.1995;41:1713.
6. Kerlin MP, Tokar JL. In the clinic: Acute gastrointestinal bleeding. Annals of Internal Medicine. 6 Aug 2013.
7. Lo BM. Lower gastrointestinal bleeding. In: Tintinalli Emergency Medicine. 2016.
8. Meguerdichian DA, Goralnik E. Gastrointestinal bleeding. In: Rosen's Emergency Medicine. 2018.
9. Oakland K, et al. Diagnosis and management of acute lower gastrointestinal bleeding: Guidelines from the British Society of Gastroenterology. Gut. 2019;68:776-89.
10. Savides TJ, Jensen DM. Gastrointestinal bleeding. In: Sleisenger and Fordtran Gastrointestinal and Liver Disease. 2016.
11. Srygley FD, Gerardo CJ, Tran T, Fisher DA. Does this patient have a severe upper gastrointestinal bleed? JAMA. 2012;307:1072.
12. Strate L. Approach to acute gastrointestinal bleeding in adults. Disponível em: UpToDate, 2022, www.uptodate.com. Acesso em: 22 fev 2022.
13. Zuckerman GR, Prakash C. Acute lower intestinal bleeding: clinical presentation and diagnosis. Gastrointest Endosc. 1998;48:60616.

86 Doença diverticular aguda

Helio Bergantini Neto
Rodrigo Antonio Brandão Neto

PONTOS IMPORTANTES

- A diverticulose do cólon é caracterizada pela ocorrência de protrusões da mucosa e da submucosa através da camada muscular, recobertas por serosa. Essas protrusões caracterizam falsos divertículos, pois não há o envolvimento da camada muscular.
- A diverticulose do cólon está presente na maior parte da população idosa e, geralmente, é assintomática. Quando a diverticulose torna-se sintomática, utiliza-se o termo "doença diverticular".
- A doença diverticular pode cursar com sinais e sintomas inespecíficos, como dor abdominal ou alterações gastrointestinais (diarreia, constipação), ou ocasionar complicações. As duas principais complicações relacionadas à doença diverticular são a diverticulite (inflamação) e o sangramento diverticular.
- O sintoma mais frequente da diverticulite aguda é a dor abdominal. A dor apresenta caráter constante e pode, também, se localizar em outros sítios abdominais e extra-abdominais. Outros sintomas relacionados à condição clínica são: sensibilidade abdominal, febre, presença de massa palpável, alterações do hábito intestinal e sangramentos gastrointestinais.
- Geralmente, diante de uma suspeita de diverticulite, indica-se a realização de exames laboratoriais e de uma tomografia computadorizada de abdome (TC), para diagnóstico e estratificação. A TC é o exame padrão-ouro e permite, além do diagnóstico, a exclusão de outras doenças e a gradação da severidade, além de auxiliar na realização de procedimentos.
- A escala mais utilizada para a estratificação da diverticulite aguda é a de Hinchey, modificada por Kaiser. Segundo ela, os pacientes que apresentam diverticulite aguda não complicada são aqueles que apresentam inflamação leve e confinada ao cólon, na ausência de abscessos, fístulas, estenoses, obstruções ou sangramentos.
- O tratamento da diverticulite aguda não complicada reside, geralmente, no manejo conservador do paciente, podendo ou não envolver antibioticoterapia ou internação, dependendo das condições da doença e do paciente.
- Na diverticulite aguda complicada, o tratamento varia em função do quadro. Alguns casos necessitam apenas de antibioticoterapia e monitorização em regime hospitalar. Outros necessitam de drenagem percutânea guiada por imagem. Em alguns casos, é necessária a realização de uma cirurgia de emergência, como nos casos em que existe perfuração ou peritonite.

INTRODUÇÃO E DEFINIÇÕES

A doença diverticular é uma afecção caracterizada pelo aparecimento de saliências na forma de saco na parede intestinal. Apresenta alta prevalência e grande impacto nos sistemas de saúde, especialmente nos países ocidentais. A morbimortalidade considerável é reflexo da prevalência importante da doença, especialmente na população idosa. Aproximadamente 60% da população acima de 60 anos encontra-se acometida pela enfermidade.

A diverticulite aguda, complicação da doença diverticular, é uma entidade de alta prevalência. Estudos sugerem que 4% dos pacientes com diverticulose desenvolverão algum episódio de diverticulite aguda. Dados de populações ocidentais sugerem que até um quinto dos pacientes com diverticulite aguda têm menos de 50 anos de idade.

Os termos "diverticulose intestinal", "doença diverticular" e "diverticulite aguda" – complicada ou não – são, rotineiramente, utilizados de forma equivocada. Assim, de início, são de suma importância a diferenciação e a utilização correta desses termos, relacionados ao espectro de uma mesma entidade clínica.

Um divertículo é caracterizado como uma protrusão em forma de bolsa através da parede de um órgão. O divertículo é considerado verdadeiro quando há o envolvimento de todas as camadas do órgão.

A diverticulose do cólon é caracterizada pela ocorrência de protrusões da mucosa e da submucosa através da camada muscular, recobertas por serosa. Essas protrusões caracterizam falsos divertículos, pois não há o envolvimento da camada muscular. Geralmente, esses pseudodivertículos ocorrem nos pontos de penetração das artérias, caracteristicamente locais de fragilidade da musculatura circular intestinal. A diverticulose colônica costuma ser assintomática e ocorre na maior parte da população ocidental, especialmente em idosos.

Quando a diverticulose torna-se sintomática, utiliza-se o termo "doença diverticular". A doença diverticular, mesmo na ausência de complicações, pode cursar com sinais e sintomas inespecíficos, como dor abdominal ou alterações gastrointestinais (diarreia, constipação). Entretanto, em muitos casos, a sintomática ocorre em virtude do surgimento de alguma complicação. As duas principais complicações relacionadas à doença diverticular são a diverticulite (inflamação) e o sangramento diverticular.

A diverticulite é caracterizada pela inflamação diverticular e pode ser classificada como aguda ou crônica, além da possibilidade de ocasionar complicações, como infecções, abscessos, fístulas, obstruções, sangramentos e perfurações. A diverticulite aguda não complicada é caracterizada pela inflamação diverticular (diverticulite) na ausência de abscessos, fístulas ou perfurações. A diverticulite aguda complicada, por outro lado, se caracteriza pela ocorrência de complicações, locais ou a distância. O simples fato de existir um divertículo inflamado (diverticulite) implica que o paciente possui uma doença diverticular complicada. Entretanto, no quadro de diverticulite aguda em que não existem complicações secundárias ao processo inflamatório (como abscessos, fístulas e obstruções), o paciente é portador de diverticulite aguda não complicada, embora possua doença diverticular complicada.

A diverticulite crônica é caracterizada pela cronificação do processo inflamatório, após a resolução do quadro agudo. A diverticulite crônica também pode ser caracterizada como complicada (obstruções, fístulas) ou não.

No sangramento, outra complicação importante da doença, ocorre lesão da artéria diverticular e, consequentemente, hematoquezia ou enterorragia. Em algumas populações, o sangramento diverticular é a principal causa de hemorragia digestiva baixa. Geralmente, o sangramento diverticular ocorre na ausência de diverticulite (inflamação) e é indolor.

A incidência de doença diverticular é semelhante em homens e mulheres. A doença em 90% dos casos afeta cólon sigmoide e descendente.

ETIOLOGIA E FISIOPATOLOGIA

A doença diverticular é associada com o aumento da pressão intracolônica. A estase ou a obstrução em locais com divertículos ou pseudodivertículos leva ao supercrescimento bacteriano e à isquemia local. Os agentes anaeróbios (incluindo *Bacterioides*, *Peptostreptococcus*, *Clostridium* e *Fusobacterium*) são os microrganismos mais comumente isolados, Gram-negativos aeróbios, como a *Escherichia coli*, e alguns Gram-positivos também são encontrados.

O processo que causa inflamação em divertículos é geralmente associado à obstrução por fezes impactadas, com abrasão da mucosa e obstrução da drenagem local.

A dismotilidade intestinal apresenta papel importante na patogenia da doença. Outros fatores de risco associados à doença são: idade, genética, dieta pobre em fibras e rica em gorduras, consumo de carne vermelha, obesidade e uso de alguns medicamentos, como anti-inflamatórios e opiáceos. Alguns fatores, por outro lado, como atividade física, uso de estatinas e níveis séricos elevados de

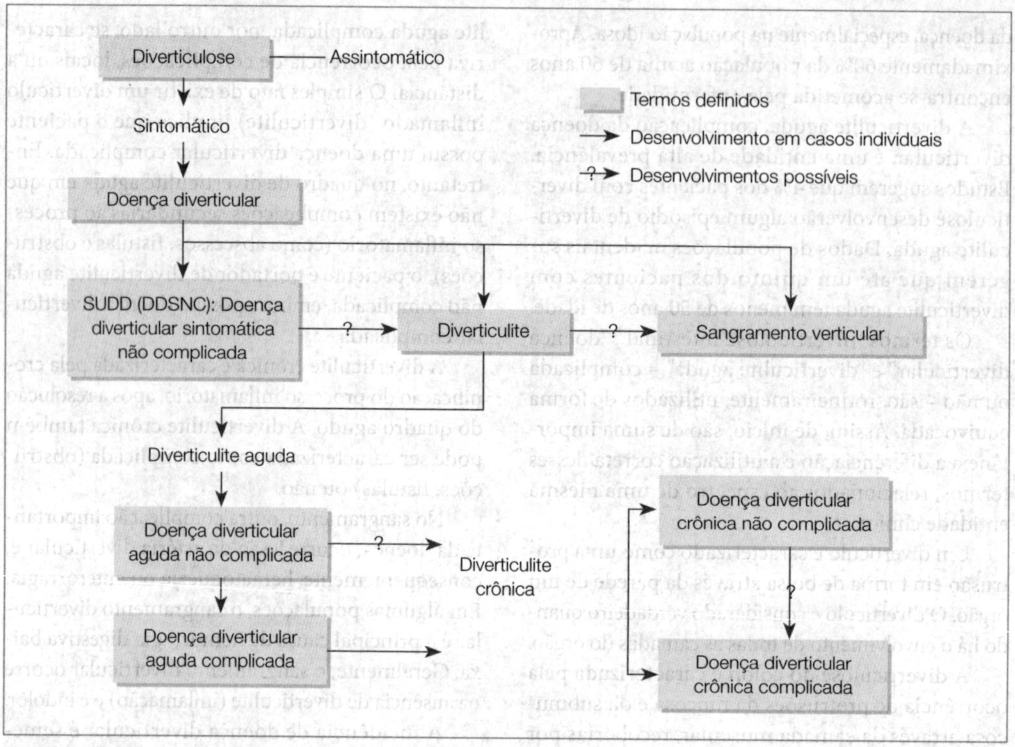

▷ **FIGURA 1** Espectro da doença diverticular.

vitamina D parecem se configurar como fatores protetores da doença.

A doença, no ocidente, ocorre com maior frequência no cólon sigmoide, devido ao seu menor diâmetro (em até 95% dos casos). Curiosamente, no mundo oriental, verifica-se uma maior ocorrência da doença no ceco e no cólon ascendente.

Na diverticulite, segundo novas evidências, ocorre uma inflamação diverticular primária, podendo resultar em microperfurações. Embora seja postulado que algumas bactérias estejam envolvidas, a etiologia do processo é, ainda, incerta. Usualmente, ocorre uma inflamação do divertículo e dos tecidos adjacentes. O conceito de que a inflamação peridiverticular é secundária a uma microperfuração diverticular revela-se, atualmente, menos aplicável.

ACHADOS CLÍNICOS

As manifestações dependem da extensão da doença, e 75% dos pacientes com diverticulose são assintomáticos. Os pacientes têm idade média de 63 anos, mas cerca de 15-20% dos pacientes com diverticulite aguda no departamento de emergência (DE) têm menos de 45.

A dor abdominal, especialmente em quadrante inferior esquerdo (região do cólon sigmoide), é o principal sintoma da doença. A dor apresenta caráter constante e pode, também, se localizar em outros sítios abdominais e extra-abdominais. A hipersensibilidade abdominal pode existir, ao invés ou juntamente da dor.

Outros sinais e sintomas que devem ser pesquisados são: febre, presença de massa palpável, alterações do hábito intestinal, sangramentos gastrointestinais e perda ponderal. Embora a presença de náuseas e vômitos seja pouco relacionada à diverticulite aguda, sua ocorrência pode indicar alguma complicação.

A presença de sintomas urinários, como pneumatúria, fecalúria e piúria ou o relato de saída de fezes pela vagina sugerem a existência de uma fístula, complicação possível da diverticulite.

O paciente deve ser questionado sobre o início e a duração do quadro, a presença de doença diverticular e a ocorrência de episódios prévios de diverticulite. Além disso, o paciente deve ser ativamente questionado sobre hábitos intestinais, comorbidades subjacentes, uso de medicamentos, alergias e cirurgias prévias.

Um exame físico completo deve ser realizado. Os sinais vitais devem ser avaliados e, caso o paciente apresente instabilidade hemodinâmica ou quaisquer sinais de choque, deve ser monitorizado e manejado da forma adequada.

O exame abdominal deve ser feito cuidadosamente. Deve ser realizada inspeção abdominal, para avaliação do formato abdominal, pesquisa de cicatrizes abdominais, sinais de retração, presença de orifícios fistulosos, visceromegalias e outras afecções. É importante lembrar que a região inguinal também deve ser avaliada. A ausculta abdominal deve ser realizada, pesquisando-se sinais de luta ou ruídos sugestivos de obstrução. A palpação e a percussão devem pesquisar a existência de massas abdominais, bem como de plastrões ou abscessos. É imprescindível a avaliação de defesa abdominal, dor à descompressão brusca e a pesquisa de outros sinais de peritonite. O toque retal, por fim, deve ser realizado, objetivando-se a busca de possíveis obstruções, fístulas ou sangue nas fezes.

Deve-se lembrar que, na diverticulite aguda, o diagnóstico clínico não tem precisão (valores preditivos positivo e negativo de 0,65 e 0,98, respectivamente). Já a combinação da avaliação clínica com a adição de exames radiológicos eleva esses valores para 0,95 e 0,99, respectivamente. Logo, exames de imagem são, muitas vezes, imprescindíveis para o diagnóstico da doença.

▷ **TABELA 1** Exame físico da diverticulite aguda

Estádio I	Dor em fossa ilíaca esquerda. Pode haver plastrão palpável, com descompressão positiva e localizada
Estádio II	Plastrão maior, dor em região hipogástrica
Estádios III e IV	Dor abdominal difusa, sinais clínicos de peritonite generalizada

EXAMES COMPLEMENTARES

Os exames laboratoriais devem ser solicitados para auxílio diagnóstico e exclusão de diagnósticos diferenciais. Um hemograma completo deve ser solicitado. O leucograma ajuda na identificação do quadro inflamatório e, até, na estratificação do quadro. A análise do hematócrito e da hemoglobina pode sugerir a presença de um quadro crônico ou de complicações associadas, como sangramentos.

A proteína C-reativa (PCR) auxilia, também, no diagnóstico e na estratificação do quadro. Um modelo recente descreve que, em pacientes com diverticulite aguda, a combinação dos três seguintes fatores sugere a ausência de complicações: ausência de defesa abdominal, hemograma normal e PCR normal. A PCR foi identificada como um biomarcador útil de inflamação e pode ajudar na previsão da gravidade clínica da diverticulite aguda, conforme demonstrado por vários estudos recentes. Um episódio leve é muito provável em pacientes com PCR inferior a 170 mg/L. Aqueles com valores mais elevados de PCR têm maior probabilidade de serem submetidos à cirurgia ou drenagem percutânea.

Em um estudo recente, concluiu-se que contagem de leucócitos, relação neutrófilos/linfócitos, creatinina sérica, glicemia, peritonite generalizada, sensibilidade abdominal generalizada, sintomas urinários e PCR elevada foram relacionados à doença grave. A PCR foi o único preditor independente para Hinchey > Ib (sistema de classificação da doença, como será visto adiante). O valor de corte ótimo calculado foi de 173 mg/L (sensibilidade 90,9%, especificidade 90,9%, $p < 0{,}001$). Todos os pacientes submetidos à cirurgia ou drenagem guiada por imagem apresentaram índice de PCR > 173 mg/L e Hinchey > Ib. No entanto, os autores concluíram que a PCR não deve ser usada como preditor de gravidade se houver condições concomitantes que possam afetar seus níveis basais.

É importante relembrar que, na doença de início muito agudo, os valores de PCR podem ainda não ter aumentado, pois há um atraso de 6 a 8 horas para sua elevação desde o início da doença, atingindo o pico em 48 horas. Portanto, deve-se ter cautela ao usar a PCR baixa para excluir diverticulite aguda.

Exames de urina e função renal auxiliam na exclusão de moléstias do trato urinário e podem ser úteis para a detecção de complicações. Devemos relembrar que as fístulas são as principais complicações associadas ao quadro, especialmente as vesicourinárias.

A avaliação eletrolítica, hídrica, glicêmica e gasométrica, obviamente, revela-se importante, especialmente para os pacientes com sinais de gravidade, bem como a avaliação de disfunções orgânicas. Nos pacientes com suspeita de sepse de foco abdominal, devem ser avaliadas disfunções orgânicas, além da coleta de hemoculturas e demais culturas apropriadas. Já para os pacientes com suspeita de perfuração ou peritonite, recomenda-se a dosagem de aminotransferases, bilirrubinas, amilase, lipase, gama GT e fosfatase alcalina, além dos demais exames pertinentes. Por fim, um teste de gravidez é indicado para mulheres em idade fértil.

Um modelo desenvolvido por *Laméris* para o diagnóstico clínico-laboratorial da diverticulite aguda se baseia em 3 critérios: (1) sensibilidade direta apenas no quadrante inferior esquerdo, (2) PCR > 50 mg/L e (3) ausência de vômitos. Esse modelo apresenta elevada especificidade para o diagnóstico nos pacientes que apresentam os três critérios, mas baixa sensibilidade.

Exames de imagem

A utilização de exames de imagem para o diagnóstico de diverticulite aguda é essencial. Segundo alguns estudos, a utilização dessas ferramentas melhora a acurácia diagnóstica em cerca de 37%. Logo, considerando o impacto da doença atualmente, é imprescindível a realização de um exame de imagem para maior acurácia diagnóstica.

Uma tomografia computadorizada (TC) de abdome e pelve com contraste deve ser solicitada diante da suspeita diagnóstica de diverticulite aguda. O exame tomográfico apresenta alta sensibilidade e especificidade e auxilia no diagnóstico da doença, além de auxiliar na exclusão de diagnósticos diferenciais, na detecção de complicações, na estratificação da doença e no manejo subsequente.

Os achados tomográficos associados à diverticulite aguda são: presença de divertículos, espessamento da parede do cólon (> 4 mm), densificação da gordura subjacente, presença de abscessos ou fístulas, existência de gás extraluminal e líquido livre intra-abdominal.

Na indisponibilidade do exame ou na existência de contraindicações para a sua realização, pode-se solicitar uma ultrassonografia abdominal (US) ou uma ressonância magnética (RM).

▷ **TABELA 2** Exames complementares na doença diverticular aguda

Exame	Descrição
Tomografia computadorizada (TC) de abdome (padrão-ouro)	Sensibilidade de 98%, com especificidade de 99%: indicada na diverticulite complicada como por abscesso ou fístula, falta de resposta ao tratamento clínico e em pacientes imunodeprimidos e idosos. Achados: espessamento da parede colônica > 4 mm e inflamação da gordura pericólica; presença de contraste na vagina e contraste e/ou ar na bexiga ou cavidade abdominal (fístula); presença de massa com sinais inflamatórios ao redor, que pode conter gás (abscesso); íleo paralítico, alterações inflamatórias difusas, líquido livre na cavidade e extravasamento de contraste (peritonite); distensão de cólon (obstrução colônica); compressão do ureter; trombose séptica da veia porta.
Ultrassom (US) de abdome	Boa sensibilidade e acurácia próxima a 90%, associado com custos menores, embora com performance inferior à TC. Achados: dor à compressão de segmento colônico, espessamento hipoecogênico da parede, estreitamento ou obstrução completa da luz, região de hiperecogenicidade envolvendo o processo inflamatório (gordura pericólica e/ou omento), diminuição da motilidade intestinal, hipertrofia da musculatura lisa, abscessos e sinais de compressão do ureter.
Radiografia de abdome	Pode mostrar pneumoperitôneo ou gás em fossa ilíaca esquerda.
Hemograma	Leucocitose discreta > 10.000 a 12.000 céls/mm^3; casos complicados podem ter leucocitoses maiores.
Proteína C-reativa	Melhor exame laboratorial para determinar risco de complicações. A maior parte dos pacientes com diverticulite apresenta PCR > 50 mg/dL e valores acima de 170 mg/dL sugerem complicações como perfuração.
Urina	Costuma cursar com alterações inespecíficas como leucocitúria e hematúria. Presença de fecalúria sugere fístula colovesical.

A US, embora apresente papel na exclusão de diagnósticos diferenciais (especialmente em mulheres), apresenta limitações na detecção de complicações. Por isso, preferencialmente, não deve ser o único exame de imagem realizado. Alguns estudos, entretanto, sugerem uma técnica de *step-up approach*, utilizando-se a ultrassonografia, de início, e, eventualmente, a realização de uma TC posteriormente, caso necessário. Os achados ultrassonográficos da diverticulite aguda incluem: inflamação peridiverticular hipoecogênica, presença de abscessos peridiverticulares, espessamento da parede intestinal (> 4 mm), presença de divertículos. As limitações da US incluem: dependência do operador, má avaliação em pacientes obesos e dificuldade na detecção de gás livre e abscessos profundamente localizados.

Segundo um estudo recente, as estimativas de sensibilidade para US foram de 90% (IC 95% 76-98%) *versus* 95% (IC 95% 91-97%) para TC (p = 0,86). As estimativas de especificidade, por sua vez, foram de 90% para US (IC 95% 86-94%) *versus* 96% (IC 95% 90-100%) para TC (p = 0,04).

A RM apresenta-se como uma ferramenta importante para a diferenciação entre diverticulite aguda e neoplasia. Entretanto, devido à baixa disponibilidade do exame e à elevada acurácia da TC, a RM é pouco utilizada.

DIAGNÓSTICO DIFERENCIAL

O diagnóstico diferencial da diverticulite aguda é extenso, e o diagnóstico clínico pode ser impreciso em 35 a 65% dos casos. A apendicite aguda é o principal diagnóstico diferencial. Outros diferenciais frequentes incluem doença inflamatória intestinal, colites, isquemia colônica, carcinoma colorretal e condições ginecológicas, como doença inflamatória pélvica, cistos ovarianos e torção de ovário.

▷ **TABELA 3** Diagnóstico diferencial da diverticulite aguda

Obstrução intestinal por câncer de cólon	Nefrolitíase
Doença de Crohn	Pielonefrite
Colite ulcerativa	Hérnia inguinal
Apendicite aguda	Gravidez ectópica
Colite isquêmica	Doenças ovarianas
Doença inflamatória pélvica	

CLASSIFICAÇÃO E ESTRATIFICAÇÃO

Existem diversas ferramentas para a estratificação da diverticulite aguda. A classificação mais utilizada, mundialmente, é a de Hinchey, modificada por Kaiser (Tabela 4). A escala utiliza o estudo de tomografia computadorizada.

▷ **TABELA 4** Classificação de Hinchley modificada

Estágio 0	Diverticulite clinicamente leve
Estágio 1a	Inflamação pericólica confinada ou flegmão
Estágio 1b	Abscesso pericólico confinado
Estágio 2	Abscesso pélvico ou a distância
Estágio 3	Peritonite purulenta generalizada
Estágio 4	Peritonite fecal generalizada

Outras classificações são menos utilizadas, mas estão citadas nas Tabelas 5 a 11.

▷ **TABELA 5** Classificação da doença diverticular aguda da Sociedade Alemã de Gastroenterologia

Classificação	Definição	Achados clínicos e de exames complementares
Tipo 0		
0	Diverticulose assintomática	Achados incidentais de doença diverticular, sem sintomas atribuíveis a doença diverticular
Tipo 1		
1	Diverticulite não complicada	Sintomas atribuíveis a diverticulite, marcadores inflamatórios opcionais, exames de imagem típicos
1a	Diverticulite sem reações peridiverticulares	Sintomas típicos de diverticulite, marcadores inflamatórios opcionais, exames de imagem típicos
1b	Diverticulite com reação peridiverticular flegmonosa	Marcadores inflamatórios obrigatórios, achados de diverticulite com reações peridiverticulares

(continua)

▷ **TABELA 5** Classificação da doença diverticular aguda da Sociedade Alemã de Gastroenterologia *(continuação)*

Classificação	Definição	Achados clínicos e de exames complementares
Tipo 2		
2	Diverticulite complicada	Biomarcadores inflamatórios, sinais de formação de abscesso diverticular ou outras complicações
2a	Microabscessos	Microperfurações, abscesso < 1 cm e mínimo gás pericólico
2b	Macroabscesso	Abscesso paracólico ou mesocólico
2c	Perfuração livre	Gás ou fluido livre na cavidade abdominal, peritonite generalizada
2c1	Peritonite purulenta	Pus na cavidade peritoneal
2c2	Peritonite fecal	
Tipo 3		
3	Doença diverticular crônica	Doença diverticular recorrente ou persistente
3a	Doença diverticular crônica não complicada	Sintomas crônicos de doença diverticular, sinais inflamatórios podem ocorrer
3b	Diverticulite recorrente sem complicações	Sinais de inflamação com achados típicos na imagem
3c	Diverticulite recorrente com complicações	Fístulas, estenoses ou tumores conglomerados
Tipo 4		
4	Sangramento diverticular	Sangramento perianal com origem em divertículo

▷ **TABELA 6** Diverticulite aguda – classificação de Neff – 1989

0 – Diverticulite não complicada; divertículos, espessamento da parede, aumento da densidade da gordura pericólica
1 – Localmente complicada com abscesso local
2 – Complicado com abscesso pélvico
3 – Complicado com abscesso distante
4 – Complicado com outras complicações distantes

▷ **TABELA 7** Diverticulite aguda – classificação de Ambrosetti – 2002

1 – Diverticulite moderada A. Espessamento localizado da parede do sigmoide (≥ 5 mm) B. Escoamento de gordura pericólica
2 – Diverticulite grave A. Abscesso B. Gás extraluminal C. Contraste extraluminal

▷ **TABELA 8** Diverticulite aguda – classificação de Kaiser – 2005

0 – Diverticulite clínica leve
1a – Inflamação pericólica confinada
1b – Abscesso pericólico confinado
2 – Abscesso pélvico, intra-abdominal ou distante
3 – Peritonite purulenta generalizada
4 – Peritonite fecal generalizada

▷ **TABELA 9** Diverticulite aguda – classificação de Mora Lopez – 2013

0 – Diverticulite não complicada; divertículos, espessamento da parede, aumento da densidade da gordura pericólica
1 – Localmente complicada 1a – Penumoperitôneo localizado na forma de bolha de gás 1b – Abscesso (< 4 cm)
2 – Complicado com abscesso pélvico (> 4 cm na pelve)
3 – Complicado com abscesso distante (fora da pelve)
4 – Complicado com outras complicações distantes. Pneumoperitôneo abundante ou líquido livre intra-abdominal

▷ **TABELA 10** Diverticulite aguda – classificação de Sallinen – 2015

1 – Diverticulite não complicada
2 – Diverticulite aguda complicada com abscesso pequeno (< 6 cm)
3 – Diverticulite aguda complicada com abscesso grande (≥ 6 cm) ou gás intraperitoneal ou retroperitoneal distante
4 – Peritonite generalizada sem disfunção orgânica
5 – Peritonite generalizada com disfunção orgânica

▷ **TABELA 11** Diverticulite aguda – classificação da WSES – 2015

Descomplicada – divertículos, espessamento da parede, aumento da densidade da gordura pericólica
Complicada
1a – Bolhas de ar pericólicas ou pequena quantidade de líquido pericólico sem abscesso (dentro de 5 cm do segmento intestinal inflamado)
1b – Abscesso ≤ 4 cm
2a – Abscesso > 4 cm
2b – Gás distante (> 5 cm do segmento intestinal inflamado)
3 – Fluido difuso sem gás livre distante
4 – Fluido difuso com gás livre distante

TRATAMENTO

Os pacientes com diverticulose assintomática têm indicação apenas de medidas preventivas, como dieta rica em fibras e pobre em carnes e atividade física regular. Manutenção do peso ideal e evitar o tabagismo também são recomendados.

Em pacientes no departamento de emergência (DE), após a avaliação inicial devemos excluir a presença de instabilidade hemodinâmica, choque ou outras condições potencialmente ameaçadoras. Em seguida, após a estabilização do paciente e a solicitação dos exames laboratoriais e de imagem pertinentes, devemos definir a severidade da doença e estratificar o paciente. Por fim, devemos definir o melhor regime de tratamento conforme a gravidade do quadro.

Tratamento ambulatorial

Os candidatos ao regime de tratamento ambulatorial são pacientes jovens, imunocompetentes e que apresentam diverticulite aguda não complicada e sem sinais de inflamação sistêmica.

Definimos como portadores de diverticulite aguda não complicada (Hinchey 0-1a) os pacientes que possuem uma inflamação diverticular localizada, na ausência de abscessos, perfurações, obstruções ou fistulizações.

Tradicionalmente, para os pacientes candidatos a regime de tratamento ambulatorial, o tratamento reside na antibioticoterapia em regime ambulatorial. Entretanto, diretrizes recentes sugerem que, para aqueles pacientes candidatos ao tratamento ambulatorial, em alguns casos, o uso de antibioticoterapia revela-se dispensável. Estudos mostraram que a utilização de antibióticos, em alguns pacientes, não apresentou diferenças em relação ao surgimento de complicações, à necessidade de abordagem cirúrgica e à taxa de internação hospitalar. Algumas diretrizes ainda, entretanto, recomendam o uso dos antibióticos por via oral nesses pacientes. A grande crítica sobre esses estudos reside no fato de que a maioria deles avaliou apenas pacientes jovens, imunocompetentes e com poucas (ou nenhuma) comorbidades. Portanto, para os pacientes candidatos ao tratamento ambulatorial, a terapêutica pode ou não envolver a antibioticoterapia, a critério do serviço.

Caso seja optado pela utilização de antibioticoterapia, o regime deve cobrir germes Gram-negativos e anaeróbios (especialmente *Escherichia coli* e *Bacterioides fragilis*). Geralmente, utiliza-se uma duração de 7 a 10 dias. Esquemas possíveis estão ilustrados na Tabela 12. A maioria das diretrizes desaconselha, durante a fase aguda, modificação de dieta e repouso absoluto. Independentemente do regime utilizado, o paciente deve ser reavaliado pelo médico em 2 a 7 dias.

Para os pacientes que apresentam melhora do quadro, não é necessária a repetição de exames de imagem. Deve ser instituído um acompanhamento ambulatorial para modificação de dieta, avaliação de colonoscopia e, eventualmente, realização de cirurgia eletiva. O tratamento ambulatorial da doença foge dos objetivos deste livro.

Caso o paciente não apresente melhora do quadro com o tratamento ambulatorial, ele deve ser tratado em regime hospitalar. Além disso, um novo exame de imagem deve ser realizado para descartar o surgimento de possíveis complicações.

▷ **TABELA 12** Antibioticoterapia na doença diverticular aguda tratada ambulatorialmente

▪ Tratamento sem a utilização de antimicrobianos, caso opção por antibiótico
▪ Ciprofloxacino 500 mg VO 12/12 h + metronidazol 500 mg VO 8/8 h
▪ Levofloxacino 750 mg VO 1x ao dia + metronidazol 500 mg VO 8/8 h
▪ Amoxicilina + clavulanato 875 mg + 125 mg VO 8/8 h

Tratamento hospitalar

O tratamento hospitalar é reservado aos pacientes que apresentam diverticulite aguda complicada ou diverticulite aguda não complicada com algum critério de internação. A Tabela 13 resume os principais critérios para internação hospitalar. Devemos lembrar que cada paciente deve, acima de tudo, ser avaliado de maneira individualizada.

▷ **TABELA 13** Critérios para internação hospitalar

▪ Diverticulite aguda complicada
▪ Sepse ou sinais de disfunção orgânica
▪ Microperfurações (ar fora do cólon sem líquido livre) ou flegmão
▪ Pacientes imunossuprimidos
▪ Toxemia ou febre alta (≥ 39°C)
▪ Leucocitose importante
▪ Dor abdominal importante ou peritonite generalizada
▪ Idade > 60-70 anos
▪ Pacientes com comorbidades importantes
▪ Impossibilidade de ingesta oral de medicamentos
▪ Condição social ou impossibilidade de retorno para reavaliação
▪ Refratariedade ao tratamento ambulatorial

Para todos os pacientes tratados em regime hospitalar, recomenda-se:

- Jejum ou dieta com líquidos claros.
- Reposição de fluidos cristaloides (hidratação).
- Correção de distúrbios hidroeletrolíticos e acidobásicos.
- Analgesia escalonada.
- Antibioticoterapia.

Todos os pacientes tratados em regime hospitalar devem receber antibióticos. A antibioticoterapia pode ser realizada por via endovenosa, e, posteriormente, transicionada para a via oral (após 3-5 dias e melhora dos sintomas), ou pode ser realizada totalmente pela via oral ou parenteral. A duração da terapia recomendada é de 10-14 dias.

Alguns esquemas de antibioticoterapia em regime hospitalar estão ilustrados na Tabela 14. Para aqueles pacientes submetidos a procedimentos cirúrgicos ou drenagem de coleções com coleta de material para análise, a terapêutica deve ser guiada conforme antibiograma.

▷ **TABELA 14** Regimes antibióticos hospitalares para pacientes com doença diverticular aguda

▪ Ciprofloxacino 500 mg VO 12/12 h + metronidazol 500 mg VO 8/8 h
▪ Levofloxacino 750 mg VO 1x ao dia + metronidazol 500 mg VO 8/8 h
▪ Amoxicilina + clavulanato 875 mg + 125 mg VO 8/8 h
▪ Ciprofloxacino 400 mg EV 12/12 h + metronidazol 500 mg EV 8/8 h
▪ Piperacilina + tazobactam 4,5 g EV 6/6 h
▪ Meropenem 1 g EV 8/8 h
▪ Ertapenem 1 g EV 1x ao dia
▪ Imipenem 500 mg EV 6/6 h
▪ Ceftazidima + avibactam 2,5 g EV 8/8 h + metronidazol 500 mg EV 8/8 h
▪ Cefepime 2 g EV 8/8 h + metronidazol 500 mg EV 8/8 h

Os pacientes geralmente melhoram significativamente após 2 a 3 dias de antibioticoterapia. Para aqueles que não apresentam melhora, mesmo com o tratamento hospitalar adequado, deve ser realizado novo exame de imagem para a avaliação do possível surgimento de complicações.

Todos os pacientes hospitalizados refratários ao tratamento conservador, instáveis, com sinais de sepse, peritonite generalizada ou perfuração intestinal devem ser submetidos à cirurgia de emergência.

Tratamento das complicações

Aproximadamente 25% dos pacientes com diverticulite aguda evoluem com complicações agudas ou crônicas. Elas, inclusive, podem se apresentar como quadro inicial da doença. As principais complicações relacionadas à diverticulite aguda são: abscessos, fístulas, obstruções e perfurações.

Abscessos

Os abscessos podem ocorrer em até 17% dos pacientes hospitalizados com diverticulite aguda. A sintomatologia relacionada aos abscessos pode simular um quadro não complicado da doença. Logo, muitas vezes, os abscessos são diagnosticados apenas através dos exames de imagem. Devemos suspeitar da presença de abscesso em pacientes internados e que não apresentam melhora, após dois a três dias de tratamento.

A existência e a localização dos abscessos implicam na estratificação da doença: abscessos adjacentes ao cólon (Hinchey 1b) ou em regiões distantes (Hinchey 2). O tratamento dos abscessos envolve dois momentos: a resolução aguda e o possível planejamento de colectomia eletiva, após a resolução da fase aguda. Focaremos no tratamento agudo.

Existem divergências, segundo as maiores referências, sobre o tamanho mínimo do abscesso que indica a necessidade de drenagem guiada por imagem. Antes de mais nada, é importante ter em mente que o tamanho do abscesso não é o único critério que indica a drenagem. Em alguns casos, embora exista um abscesso grande o suficiente para ser drenado, sua localização dificulta – ou até impede – que o procedimento de drenagem seja realizado (como a interposição de uma alça intestinal anterior à coleção). Logo, devemos individualizar cada caso.

Em pacientes que apresentam abscessos de até 3 a 5 cm, as diretrizes recomendam apenas o tratamento de suporte, com jejum, hidratação e antibioticoterapia, desde que estáveis. Um exame de imagem deve ser repetido para o controle do tratamento.

Diversas diretrizes defendem que o tamanho de 3 a 5 cm pode ser um limite razoável entre o tratamento antibiótico isolado *versus* drenagem percutânea combinada com tratamento antibiótico no tratamento de abscessos diverticulares. Quando as condições clínicas do paciente permitirem e a drenagem percutânea não for viável, a antibioticoterapia isolada pode ser considerada. No entanto, o monitoramento clínico cuidadoso é obrigatório. Um tratamento cirúrgico deve ser realizado se o paciente apresentar piora dos sinais inflamatórios ou o abscesso não diminuir a despeito da terapia medicamentosa adequada.

Assim, para pacientes que apresentam abscessos maiores do que 3 a 5 cm, geralmente, recomenda-se a drenagem percutânea, guiada por imagem; também devem ser realizados antibioticoterapia e tratamento de suporte. Caso o serviço não disponha de métodos de drenagem percutânea guiados por imagem, pode-se tentar o tratamento conservador, desde que o paciente se mantenha estável. Qualquer indício de instabilidade implica na necessidade de cirurgia.

Em pacientes submetidos à drenagem e que apresentam melhora clínica adequada, o cateter de drenagem pode ser removido quando houver diminuição ou parada da saída de pus. Em casos duvidosos, uma TC com contraste solúvel em água pode ser realizada através do cateter de drenagem percutânea antes da remoção do dreno. Se o abscesso não apresentar regressão ou o paciente não apresentar melhora clínica, pode ser necessária uma drenagem adicional ou o reposicionamento do cateter, além de, eventualmente, cirurgia.

Os pacientes que apresentam abscessos de quaisquer dimensões e se encontram instáveis ou aqueles refratários ao tratamento conservador e à drenagem percutânea devem ser submetidos à cirurgia de emergência (por via laparoscópica ou aberta).

Perfuração e peritonite

A perfuração intestinal, com peritonite generalizada, pode resultar da perfuração de um abscesso diverticular (peritonite purulenta) ou da perfuração de um divertículo com contaminação fecal (peritonite fecal). Em pacientes com perfuração intestinal, observam-se, clinicamente, distensão, defesa abdominal e peritonite generalizada. A mortalidade relacionada a essa complicação é alta.

Os pacientes que apresentam peritonite purulenta generalizada (Hinchey 3) devem ser submetidos à cirurgia de emergência. Diversas abordagens cirúrgicas podem ser realizadas nesse cenário. Uma alternativa consiste na lavagem laparoscópica, com colocação de drenos; outra alternativa consiste na cirurgia de Hartmann, com ressecção e confecção de colostomia, e reconstrução do trânsito intestinal posteriormente. Diversos estudos realizados divergem em resultados sobre a melhor opção cirúrgica. De fato, cada paciente deve ser avaliado individualmente. Em linhas gerais, estudos sugerem que, em pacientes graves ou com muitas comorbidades, seja optado pela cirurgia de Hartmann. Por outro lado, nos pacientes sem comorbidades e estáveis que apresentam peritonite, a melhor opção consiste na ressecção com anastomose primária (com ou sem ostomia de proteção). A realização da lavagem encontra suas indicações reservadas, em casos muito leves. De qualquer forma, geralmente a via laparoscópica é preferida.

Os pacientes que apresentam peritonite fecal generalizada (Hinchey 4) devem ser submetidos à cirurgia de emergência. Não existem evidências suficientes para orientar a via de acesso ideal (aberta ou laparoscópica). Entretanto, nesses casos, preconiza-se a ressecção do segmento afetado, preferindo-se a cirurgia de Hartmann nos pacientes mais graves, geralmente através de uma laparotomia (via aberta).

Devemos lembrar que os pacientes vítimas de perfuração e peritonite se encontram sob risco de morte e, por isso, merecem cuidado ímpar e abordagem imediata, além do suporte necessário, e, posteriormente, cuidados em terapia intensiva.

Obstrução intestinal

A obstrução intestinal, especialmente do cólon, pode ocorrer durante um episódio de diverticulite aguda, em virtude do estreitamento do lúmen intestinal, secundário ao processo inflamatório. Geralmente, os casos graves de obstrução intestinal se relacionam a processos inflamatórios crônicos.

A obstrução intestinal por diverticulite aguda revela-se, muitas vezes, clinicamente e radiologicamente semelhante à obstrução por neoplasia. Os sintomas relacionados à obstrução intestinal geralmente envolvem: dor, náuseas e vômitos, distensão abdominal e constipação. Como, na maioria das vezes, a diferenciação entre obstrução por neoplasia e diverticulite é desafiadora, o tratamento do quadro geralmente envolve a ressecção cirúrgica do segmento afetado.

Fístulas

As fístulas são caracterizadas por uma comunicação anormal entre o intestino e outra víscera, em virtude do processo inflamatório. Elas podem envolver diversos órgãos, como bexiga, intestino, vagina e parede abdominal. O órgão mais envolvido nessa complicação é a bexiga.

Os sintomas relacionados às fístulas colovesicais são: pneumatúria, fecalúria e disúria. Pacientes que apresentam fístulas colovaginais podem apresentar saída de fezes pela vagina.

As fístulas consequentes à diverticulite aguda raramente se resolvem espontaneamente. No tratamento agudo, geralmente realiza-se antibioticoterapia e controle do processo inflamatório. O tratamento definitivo, nesses casos, na maioria das vezes, envolve a ressecção cirúrgica do segmento afetado, reconstrução, rafia vesical e colocação de *patch* de omento entre o cólon e a bexiga, para evitar novos episódios. O tratamento específico das fístulas foge aos objetivos de nossa revisão.

INDICAÇÕES DE TRATAMENTO EM REGIME DE TERAPIA INTENSIVA

Todos os pacientes hospitalizados com sinais de choque ou sepse, instáveis, com peritonite generalizada ou perfuração intestinal devem ser submetidos à cirurgia de emergência. A maioria desses pacientes necessitará de tratamento de suporte em regime de terapia intensiva durante o pós-operatório.

CRITÉRIOS DE ALTA HOSPITALAR E ACOMPANHAMENTO AMBULATORIAL

Para a alta hospitalar, os pacientes devem preencher os seguintes critérios:

- Sinais vitais normais.
- Melhora da dor.
- Melhora da leucocitose.
- Boa aceitação da dieta.

Após a alta hospitalar, os pacientes devem completar a antibioticoterapia em regime ambulatorial, totalizando-se de 10 a 14 dias.

Após um episódio de diverticulite aguda, os pacientes devem ser acompanhados ambulatorialmente, objetivando-se a modificação da dieta, a avaliação de complicações e a possibilidade de cirurgia. Eventualmente, pode ser necessária a realização de uma colonoscopia após 4 a 6 semanas do processo, para descartar a presença de neoplasia.

A realização de cirurgia eletiva (colectomia) encontra suas indicações cada vez mais relativas. Geralmente, ela é indicada nos casos de complicações crônicas, como fístulas ou estenoses. Pacientes imunocomprometidos também podem necessitar de cirurgia eletiva. O procedimento também pode ser realizado em pacientes com episódios recorrentes da doença (independentemente do número de episódios agudos), visando, unicamente, a melhora da qualidade de vida. Preferencialmente, quando realizada em caráter eletivo, a abordagem cirúrgica deve ser realizada por via laparoscópica.

LITERATURA RECOMENDADA

1. Andeweg CS, Knobben L, Hendriks JC, Bleichrodt RP, van Goor H. How to diagnose acute left-sided colonic diverticulitis: proposal for a clinical scoring system. Ann Surg. 2011;253:940-6.
2. Hall J, Hardiman K, Lee S, Lightner A, Stocchi L, Paquette IM, Steele SR, et al.; Prepared on behalf of the Clinical Practice Guidelines Committee of the American Society of Colon and Rectal Surgeons. The American Society of Colon and Rectal Surgeons clinical practice guidelines for the treatment of left-sided colonic diverticulitis. Dis Colon Rectum. 2020 Jun;63(6):728-47.
3. Kechagias A, Rautio T, Kechagias G, Mäkelä J. The role of C-reactive protein in the prediction of the clinical severity of acute diverticulitis. Am Surg. 2014;80:391-5.
4. Pemberton JH. Acute colonic diverticulitis: Medical management. In: Post TW (ed.). UpToDate. Waltham, MA: UpToDate Inc. http://www.uptodate.com. Acesso 19 março 2022.
5. Pemberton JH. Clinical manifestations and diagnosis of acute diverticulitis in adults. In: Post TW (ed.). UpToDate. Waltham, MA: UpToDate Inc. http://www.uptodate.com. Acesso 24 out 2021.
6. Pemberton JH. Colonic diverticulosis and diverticular disease: Epidemiology, risk factors, and pathogenesis. In: Post TW (ed.). UpToDate. Waltham, MA: UpToDate Inc. http://www.uptodate.com. Acesso 24 out 2021.
7. Qaseem A, Etxeandia-Ikobaltzeta I, Lin JS, Fitterman N, Shamliyan T, Wilt TJ; Clinical Guidelines Committee of the American College of Physicians. Diagnosis and management of acute left-sided colonic diverticulitis: A clinical guideline from the American College of Physicians. Ann Intern Med. 2022 Jan 18.
8. Sartelli M, Weber DG, Kluger Y, et al. 2020 update of the WSES guidelines for the management of acute colonic diverticulitis in the emergency setting. World J Emerg Surg. 2020;15:32.
9. Schultz JK, Azhar N, Binda GA, Barbara G, Biondo S, Boermeester MA, et al. European Society of Coloproctology: guidelines for the management of diverticular disease of the colon. Colorectal Dis. 2020;22:5-28.

87 Pancreatite aguda

Maira Andrade Nacimbem Marzinotto
Júlio César Garcia de Alencar
Rodrigo Antonio Brandão Neto

PONTOS IMPORTANTES

- Pancreatite aguda é uma doença inflamatória aguda do pâncreas secundária à autodigestão da glândula.
- O espectro de apresentações varia desde casos leves até casos graves, com disfunção de múltiplos órgãos e alta taxa de mortalidade.
- Dentre as principais causas, estão a litíase biliar e o álcool.
- As principais complicações da pancreatite aguda incluem necrose pancreática, peripancreática e pseudocistos.
- O tratamento da doença é de suporte para evitar complicações.

INTRODUÇÃO E DEFINIÇÕES

O pâncreas é um órgão com funções endócrinas e exócrinas. Aproximadamente 80% da massa de suas células está envolvida com as funções exócrinas, enquanto os 20% restantes estão envolvidos com a função endócrina. As enzimas pancreáticas são produzidas nas células acinares e armazenadas, em forma inativa, em vesículas chamadas zimogênios. Em seguida, essas enzimas são liberadas através das células ductais para o canal pancreático, de onde são secretadas para o intestino delgado para iniciar o processo de digestão. O pâncreas secreta cerca de 1.500 a 3.000 mL de solução salina, isotônica e alcalina (pH de 8,0). Nesse líquido, chamado de suco pancreático, temos as enzimas pancreáticas. Essas mesmas enzimas pancreáticas, quando ativadas, podem causar um processo inflamatório denominado pancreatite.

Pancreatite aguda (PA) é definida como uma inflamação aguda com ou sem envolvimento de tecidos peripancreáticos e/ou órgãos a distância decorrente da ativação precoce de enzimas ainda dentro da glândula. Tem sua evolução marcada por duas fases distintas: precoce (1ª semana) e tardia (semanas a meses). Na fase precoce, a cascata de citocinas é ativada, dando-se início à síndrome da resposta inflamatória sistêmica (SIRS), a qual poderá evoluir para falência orgânica seguida por disfunção de múltiplos órgãos. Já na fase tardia, ocorre persistência da inflamação sistêmica ou surgimento de complicações locais.

Nos Estados Unidos, a incidência de PA varia de 5 a 30/100.000 habitantes. Os dados brasileiros evidenciam uma incidência de 20 casos/100.000 habitantes, com taxa de mortalidade global de 5,19%, inalterada nos últimos anos. Quando estratificada pela gravidade, observamos índices de mortalidade que podem chegar a 30% em casos graves com necrose infectada.

ETIOLOGIA E FISIOPATOLOGIA

As principais causas envolvidas na patogênese da pancreatite aguda envolvem cálculos biliares e consumo de álcool (correspondem a mais de 80% dos casos). Alguns fatores associados como tabagismo e diabetes melito também aumentam o risco do aparecimento de pancreatite aguda, embora esse risco pareça ser maior nas pancreatites não biliares. Os cálculos biliares representam 40% a 70% dos casos, sendo mais comuns em mulheres e a incidência aumenta com a idade, com risco particularmente elevado em pacientes com mais de 75 anos. Os pacientes com pancreatite biliar podem apresentar recorrência dos episódios inflamatórios caso não seja realizada a abordagem cirúrgica. Cálculos menores que 5 mm também estão associados a maior risco, assim como microlitíase, pois esses cálculos podem causar obstrução do ducto pancreático no nível da ampola hepatopancreática ou de Vater. A pancreatite ocorre quando o cálculo passa pelo ducto biliar comum e fica preso no esfíncter de Oddi, interrompendo o fluxo pancreático; com essa obstrução continuada da passagem desse líquido ocorre a ativação dessas enzimas, causando um intenso processo inflamatório pancreático.

O álcool é responsável por aproximadamente 25 a 35% dos casos de pancreatite aguda. O álcool aumenta a síntese de enzimas pelas células acinares pancreáticas para sintetizar as enzimas digestivas e lisossômicas que se acredita serem responsáveis pela pancreatite aguda ou hipersensibilização dos ácinos à colecistocinina.

Outra etiologia grave de pancreatite aguda é a hipertrigliceridemia, sendo responsável por 1 a 14% dos casos de pancreatite aguda. A maioria dos casos ocorre com níveis de triglicérides maiores do que 1.000 a 2.000 mg/dL. Sua patogênese envolve a hidrólise dos triglicerídeos pela lipase em ácidos graxos livres com formação de radicais superóxidos que causam lesão pancreática. Para evitar a recorrência dos ataques, é necessário dieta e medicação hipolipemiantes, principalmente os fibratos, com objetivo de manter os níveis de triglicerídeos menores do que 500 mg/dL. Outra medida que tem eficácia em diminuir rapidamente os níveis de triglicerídeos é a plasmaférese.

A pancreatite aguda ocorre em cerca de 3% dos pacientes submetidos a colangiopancreatografia retrógrada endoscópica (CPRE) diagnóstica, em 5% dos submetidos a CPRE terapêutica e até 25% dos submetidos a estudos manométricos do esfíncter de Oddi. Fatores de risco incluem a falta de experiência do examinador com CPRE, disfunção do esfíncter de Oddi, canulação difícil e a realização de uma CPRE terapêutica.

A hipercalcemia é uma causa rara de pancreatite aguda e qualquer etiologia de hipercalcemia pode ser associada com pancreatite. A pancreatite aguda autoimune acomete principalmente homens idosos e a apresentação clínica pode ser dramática e similar à apresentação de pacientes com neoplasia pancreática. Uma característica da PA autoimune é a resposta dramática ao uso de glicocorticoides. Outra causa imune de pancreatite aguda são as vasculites.

A etiologia medicamentosa é questionada por alguns autores na literatura devido à dificuldade de se estabelecer relação de causalidade e porque a maioria dos pacientes está em uso de múltiplas medicações. Dentre as causas medicamentosas, as drogas mais comumente envolvidas foram: imunossupressores (azatioprina, 6-mercaptopurina, L-asparginase), antirretrovirais (didanosina, pentamidina), diuréticos (tiazídicos, furosemida), medicações neuropsiquiátricas (ácido valproico) e agonistas de GLP-1 (liraglutida, exenatide).

Agentes infecciosos também podem causar pancreatite aguda, incluindo vírus como os da caxumba, rubéola, Coxsackie, Epstein-Barr, vírus das hepatites e citomegalovírus, entre outros. Agentes parasitas como ascaridíase e o *Clonorchis sinensis* também são descritos. As bactérias são uma etiologia menos comum, mas *Mycoplasma* e *Campylobacter jejuni*, *Legionella* e *Mycobacterium tuberculosis* foram descritos como causas de pancreatite aguda. Na Tabela 1 estão resumidas as principais causas de PA.

ACHADOS CLÍNICOS

Dor abdominal é a queixa principal e faz parte dos critérios diagnósticos. A dor geralmente é em abdome superior, de forte intensidade, e pode irradiar para ambos os hipocôndrios e para o dorso, e os pacientes têm dificuldade de encontrar uma posição confortável. Pode ser desencadeada pela cólica biliar ou 1 a 3 dias após libação alcoólica. Na pancreatite biliar a dor é de instalação rápida, atingindo o pico de dor em 10 a 15 minutos, e é incomum que a pancreatite aguda ocorra sem dor abdominal (apenas 5% dos casos). Náuseas e vômitos acompanham a dor abdominal em 90% das vezes.

O exame físico é variável e de acordo com a gravidade do quadro:

- Pancreatite aguda leve: desconforto abdominal à palpação ou plastrão palpável, porém sem sinais de distensão abdominal ou instabilidade hemodinâmica.
- Pancreatite aguda grave: abdome doloroso e distendido com sinais de irritação peritoneal,

podendo apresentar íleo adinâmico, respiração superficial por irritação do nervo frênico, sinais de síndrome da resposta inflamatória sistêmica (SIRS), alteração do nível de consciência (encefalopatia pancreática).

- Sinais de Grey-Turner (equimose nos flancos) e Cullen (equimose periumbilical) refletem hemorragia intra-abdominal, ocorrendo em 1 a 3% dos casos e estão associados a pior prognóstico.

EXAMES COMPLEMENTARES

Segundo a classificação mais recente, o diagnóstico de pancreatite aguda se faz preenchendo dois de três critérios:

1. Dor abdominal em porção superior do abdome.
2. Aumento de enzimas pancreáticas séricas (> 3 vezes o limite superior da normalidade).
3. Exame de imagem evidenciando alterações sugestivas de pancreatite aguda.

A dosagem da amilase sérica é o exame mais utilizado para o diagnóstico de PA, com sensibilidade variando de 90 a 100% para o diagnóstico, com aumentos detectados 6 a 12 horas após o início do processo inflamatório. Uma causa espúria de aumento da amilase sérica é a macroamilasemia, em que ocorrem grandes partículas de amilase sem atividade biológica que levam a mensurações falsamente altas da amilase sérica. Nesses casos, a dosagem da

▷ **TABELA 1** Causas de pancreatite aguda (PA)

Causa	Comentário
Pancreatite biliar	Causa mais comum. Pode ser causada por microlitíase
Álcool	Principalmente etilistas importantes com pelo menos 5 a 10 anos de consumo
Hipertrigliceridemia	Quase que exclusivamente em pacientes com triglicérides acima de 1.000 mg/dL. A hipercolesterolemia isolada não é causa de PA
Medicações	Reações idiossincráticas, principalmente associadas a medicações antirretrovirais e imunossupressores como a azatioprina, são raras
Pós-CPRE	Risco de ocorrer diminui com a experiência do radiologista. Ocorre principalmente se disfunção de esfíncter de Oddi. Manifestações clínicas em até 24 horas após o procedimento
Hipercalcemia	Pode ocorrer por qualquer etiologia, mas particularmente associada ao hiperparatireoidismo
Genética	Alguns genes, como SPINK 1 ou CTFR, são associados com maior risco; em geral existem outros fatores associados
Infecções	Vírus: *Coxsackie*, caxumba, varicela, citomegalovírus, HIV Bactérias: *Mycoplasma, Legionella, Leptospira* Parasitas: toxoplasma, *Cryptosporidium, Ascaris* Fungos: *Aspergillus*
Idiopática	15 a 20% dos casos
Trauma	Causa rara, mas qualquer contusão pancreática deve ser considerada de risco
Pancreatite autoimune	Associada com outras doenças autoimunes apresenta alterações anatômicas características como anormalidades ductais e realce específico com contraste
Pancreatite tropical	Causa rara, principalmente na Ásia e em partes da África, provavelmente etiologia infeciosa
Vasculite	Extremamente rara forma de manifestação de vasculites sistêmicas
Pancreatite isquêmica	Após hipoperfusão ou cirurgias com *bypass* que causam isquemia
Pâncreas *divisum*	Causa controversa
Câncer de pâncreas	Pode ter PA associada
Lesões císticas pancreáticas	Maior risco se envolvimento de ducto principal
Fibrose cística	Rara, causa de pancreatite crônica
Úlcera péptica penetrante	Causa rara, ocorre por espessamento das paredes duodenais

CPRE: colangiopancreatografia endoscópica retrógrada.

amilase urinária pode ajudar a descartar essa situação. A amilase foi normal em até 20% dos pacientes com PA em um estudo. Em pacientes com PA secundária à hipertrigliceridemia e a álcool, a amilase pode ser normal, principalmente se coletada nas primeiras 24 horas do aparecimento dos sintomas.

A lipase apresenta performance diagnóstica semelhante à da amilase para PA, com sensibilidade entre 82 e 100%, com aumento ocorrendo após 4 a 8 horas do início do processo inflamatório. A amilase é a primeira a se elevar, porém a lipase é enzima mais específica para doenças pancreáticas. A lipase também apresenta maior sensibilidade na PA alcoólica e em pacientes com mais de 24 horas de sintomas. A combinação da dosagem de amilase e de lipase tem acurácia ligeiramente superior a cada uma delas isolada. As diretrizes da World Society of Emergency Surgery de 2019 consideram que amilase e lipase com valores três vezes acima do limite superior da normalidade são consideradas alteradas. Os níveis séricos e urinários de tripsinogênio 2 parecem ser um potencial marcador diagnóstico precoce na PA.

O aumento da alanina aminotransferase (ALT ou TGP) maior do que 3 vezes o limite superior da normalidade ou maior que 150 u/L tem valor preditivo positivo de 95% para diagnosticar a PA biliar.

A dosagem de triglicérides é importante para determinar a etiologia da PA, sendo que níveis de triglicérides séricos acima de 1.000 mg/dL são geralmente necessários para serem considerados causa de PA.

Para avaliação de gravidade, a dosagem de proteína C-reativa pode dar mais informações, já que níveis acima de 150 mg/dL após 48 horas sugerem doença mais grave. Além disso, para melhor avaliação de prognóstico, níveis de hematócrito (valores > 44%) e alterações na dosagem de ureia podem indicar maior gravidade do quadro. A procalcitonina também pode ser utilizada, sendo o exame mais sensível para o diagnóstico de infecção de necrose pancreática.

A função renal deve ser determinada em todos os pacientes com pancreatite aguda, e um estudo demonstrou que valores de creatinina superiores a 1,8 mg/dL após hidratação adequada apresentam correlação com desenvolvimento de necrose pancreática.

A hemoconcentração mostrou-se, em diferentes estudos, um marcador precoce de pancreatite necro-hemorrágica. Leucocitose pode ocorrer na PA, mas níveis maiores do que 20.000 céls./mm^3 podem identificar infecções associadas.

O cálcio é outro marcador de gravidade da pancreatite e deve ser solicitado de rotina. Tanto hipocalcemia como a hipercalcemia podem ser causa de PA, embora a hipocalcemia seja mais frequentemente consequência e não causa da PA.

Outros marcadores estão sendo estudados, como a IL-6, que demonstrou utilidade como marcador precoce de PA, e a IL-1, que parece ser um bom biomarcador para necrose estéril.

Devido ao tempo ideal para avaliação das complicações da PA ser após pelo menos 72 horas da apresentação, e o contraste poder ser potencialmente danoso, a ultrassonografia permanece como exame de imagem inicial; porém, se existe dúvida diagnóstica, suspeita de necrose ou deterioração clínica, a TC passa a ser mandatória.

A ultrassonografia de abdome deve ser realizada em todos os pacientes com PA. O exame pode detectar inflamação pancreática e apresenta alta sensibilidade para cálculos biliares (95%), com sensibilidade de 60% para cálculos de colédoco; no exame o pâncreas parece aumentado e hipoecoico e eventualmente coleções podem ser vistas no pâncreas, mas em 25 a 35% dos pacientes não é possível visualizar o pâncreas porque gás por distensão ileal impede a avaliação do órgão.

A tomografia de abdome com contraste (TC) é necessária quando há dúvida do diagnóstico ou para realização de diagnósticos diferenciais. Quando o paciente tem uma pancreatite grave ou suspeita de complicações locais, o exame deve ser realizado preferencialmente entre 3 e 6 dias da admissão, para melhor sensibilidade. As diretrizes norte-americanas consideram que o exame deve ser realizado se houver dúvida diagnóstica ou em paciente que apresenta deterioração ou não apresenta melhora clínica após uma semana de tratamento. Pacientes com PA considerada grave devem ter uma TC de controle realizada 7 a 10 dias após a TC inicial.

O ultrassom endoscópico é excelente para avaliar coledocolitíase associada, com sensibilidade de 90% e especificidade próxima a 100%. Pode ainda ajudar a distinguir pseudocistos pancreáticos de outras lesões císticas em pâncreas.

A ressonância magnética com reforço com secretina é uma modalidade nova, que pode ser útil na suspeita de alterações anatômicas das vias biliares e na suspeita de alterações crônicas de pancreatite. Como a secretina aumenta a secreção pancreática, deve-se tomar cuidado com seu uso na fase hiperaguda da pancreatite.

A colangiopancreatografia endoscópica retrógrada (CPRE) não é indicada de rotina na PA biliar, limitada apenas àqueles pacientes com suspeita de obstrução de colédoco. Pacientes com PA e colangite concomitante devem realizar CPRE dentro de 24 horas da admissão hospitalar, segundo as recomendações das diretrizes de manejo de PA.

Na avaliação de complicações da PA, a TC com contraste pode verificar áreas de coleções peripancreáticas, e inicialmente esses achados devem ser considerados como áreas de necrose gordurosa até prova ao contrário. Os processos de necrose pancreática podem desenvolver infecção em 30 a 70% dos casos. A mortalidade do paciente com necrose estéril é de cerca de 10%, mas no caso de abscesso pancreático ou necrose infectada a mortalidade ultrapassa 20%. A diferenciação entre as duas situações é difícil, pois a apresentação clínica é semelhante, e febre e leucocitose podem ocorrer na necrose estéril. A presença de gás no tecido sugere infecção. Caso permaneça dúvida, é recomendada punção aspirativa com agulha fina guiada por TC com coloração de Gram e cultura.

CLASSIFICAÇÃO

A classificação das pancreatites agudas envolve critérios clínicos e de imagem (tomografia ou ressonância de abdome). O último consenso de Atlanta revisado (2012) classifica as pancreatites quanto à sua forma clínica, à sua gravidade e às suas complicações.

1. Forma clínica:
   - Pancreatite aguda edematosa: a maioria dos pacientes apresenta essa forma clínica, caracterizada por edema focal ou difuso do pâncreas. Pode haver acúmulo de líquido peripancreático.
   - Pancreatite aguda necrotizante: acomete 5 a 10% dos pacientes, podendo ocorrer necrose do parênquima pancreático ou do tecido peripancreático. Após 7 a 10 dias da necrose há maior risco de infecção sobreposta.
2. Complicações:
   - Locais: são suspeitadas quando há persistência de dor abdominal ou de sinais inflamatórios. Compreendem coleções líquidas peripancreáticas, pseudocistos pancreáticos, coleção necrótica aguda e necrose encapsulada (*walled-off necrosis*).
   - Sistêmicas: são complicações de doenças preexistentes precipitadas pela pancreatite ou o surgimento de falência orgânica secundária a inflamação (p. ex., insuficiência renal).
3. Gravidade
   - Pancreatite aguda leve: caracterizada pela ausência de disfunção orgânica e pela ausência de complicações (locais e sistêmicas). Tem baixa morbimortalidade.
   - Pancreatite aguda moderadamente grave: caracterizada pela presença de disfunção orgânica transitória (até 48 horas da admissão) associada ou não a complicações locais.
   - Pancreatite aguda grave: presença de:
     – Disfunção orgânica (choque, insuficiência renal com creatinina > 2 mg/dL após hidratação adequada, insuficiência respiratória com PO_2 < 60 mmHg ou sangramento do trato gastrointestinal > 500 mL/24 h) persistente (> 48 horas) geralmente associada com complicações locais (pseudocisto, necrose ou abscesso).
     – Complicações sistêmicas como coagulação intravascular disseminada, acidose metabólica grave ou hipocalcemia significativa (Ca < 7,5 mg/dL) ou pelo menos três dos critérios de Ranson. A mortalidade nesses pacientes pode chegar a 50%, especialmente se a disfunção orgânica surgir precocemente ou se houver infecção do tecido necrótico (Figura 1).

DIAGNÓSTICOS DIFERENCIAIS

Os diagnósticos diferenciais incluem todas as causas de dor em abdome superior, associadas ou não a um quadro inflamatório como dispepsia, colelitíase, colecistite, doença ulcerosa péptica, diverticulite de cólon transverso e até síndrome coronariana aguda (que pode se manifestar como epigastralgia).

Também podem entrar nos diferenciais todas as causas de abdome agudo obstrutivo (caso o paciente com pancreatite aguda apresente íleo metabólico).

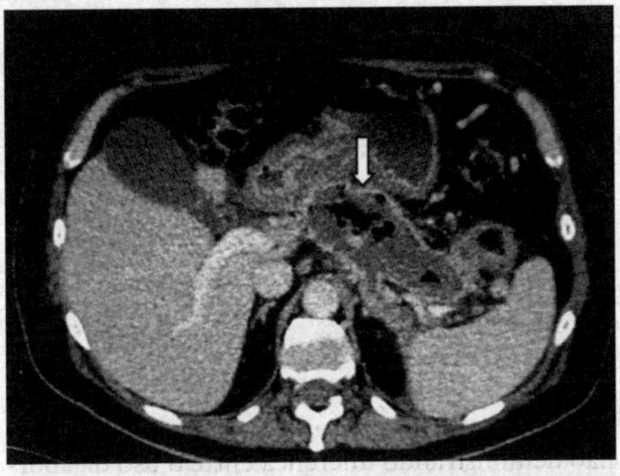

▷ FIGURA 1 Necrose encapsulada infectada, com a presença de bolhas de gás em topografia pancreática, sugerindo infecção bacteriana (seta branca).

Por fim, são diagnósticos diferenciais os quadros de abdome agudo vascular.

AVALIAÇÃO PROGNÓSTICA

Existem diversos critérios clínicos validados para predizer a gravidade da pancreatite aguda. Desde os critérios de Ranson descritos em 1974 até os critérios de Marshall, BISAP, SOFA, APACHE-II (avaliação de pacientes críticos, que foi extrapolada para pacientes com pancreatite aguda). A escolha entre eles é individual de cada serviço.

Os critérios tomográficos podem ajudar na estratificação de complicações locais. Pacientes com necrose ou com necrose infectada têm pior prognóstico.

Na escala de Ranson, uma pontuação inferior a 3 pontos é associada com mortalidade inferior a 1%, em pacientes com 3 a 4 pontos a mortalidade é de aproximadamente 15%, e em pacientes com pontuação acima de 6 a mortalidade se aproxima de 100% (Tabela 3).

O APACHE II, por utilizar critérios obtidos na admissão hospitalar, costuma ser o mais utilizado dos critérios de avaliação prognóstica na pancreatite aguda. Mensura doze parâmetros fisiológicos e inclui pontos adicionais para a idade e condições médicas subjacentes. Os parâmetros utilizados incluem a temperatura retal, pressão arterial, frequência cardíaca, frequência respiratória, FiO_2, pH arterial, sódio sérico, potássio sérico, creatinina, hematócrito e leucócitos. Pode ser medido diariamente, o que permite demonstrar a evolução da doença. Pontuação igual ou maior do que 8 pontos prevê mortalidade acima de 10%.

Pacientes que apresentem critérios diagnósticos para SIRS têm maior mortalidade, e caso a SIRS persista após 48 horas, a taxa de mortalidade pode ultrapassar 25%.

Os critérios BISAP foram recentemente comparados com APACHE II e apresentaram respostas semelhantes. As seguintes variáveis fazem parte do BISAP:

- Ureia > 30 mg/dL.
- Confusão mental ou rebaixamento do nível de consciência.
- SIRS.
- Idade > 60 anos.
- Presença de derrame pleural.

A taxa de mortalidade em pacientes com nenhum critério é de 0,1%, a partir de 3 pontos ela ultrapassa 3,5%, com 5 pontos a mortalidade chega próximo a 10%.

TRATAMENTO

O tratamento da PA é de suporte, já que nenhuma medicação se mostrou eficaz para cessar a inflamação pancreática e peripancreática.

Pacientes com pancreatite aguda grave necessitam de monitorização de sinais vitais e oximetria nas primeiras 4 horas de evolução. Em caso de hipoxemia, a indicação de oxigenioterapia é indicada. A avaliação inicial em relação ao estado hemodinâmico e volêmico desses pacientes e o início imediato de medidas de ressuscitação também são mandatórios em pacientes com PA.

Dieta

A dieta via oral deve ser recomeçada tão logo o paciente apresente melhora da dor abdominal e demonstre sinais de peristaltismo preservado (ruídos hidroaéreos presentes e melhora das náuseas e vômitos). Há evidências de que a realimentação precoce (até 48 horas da admissão) pode diminuir tempo de internação, infecção de tecido necrótico e, em alguns estudos, demonstrou redução de disfunções orgânicas e na mortalidade geral. A recomendação da diretriz da American Gastroenterology Association recomenda reiniciar alimentação em até 24 horas, se tolerado, com base em fortes evidências.

▷ **TABELA 2** Escore de Marshall modificado para pancreatite aguda

Envolvimento orgânico	0 pontos	1 ponto	2 pontos	3 pontos	4 pontos
Relação PaO_2/FiO_2	> 400	301-400	201-300	101-200	≤ 100
Creatinina sérica	< 1,4 mg/dL	1,4-1,8 mg/dL	1,9-3,6 mg/dL	3,6-4,9 mg/dL	≥ 4,9 mg/dL
Pressão arterial sistólica	> 90 mmHg	< 90 mmHg com resposta a volume	< 90 mmHg sem resposta a volume	< 90 mmHg e pH < 7,3	< 90 mmHg e pH < 7,2

Escore > 2 indica falência orgânica.

▷ **TABELA 3** Escore de Ranson

Na admissão	Nas primeiras 48 horas
▪ Idade > 55 anos ▪ Leucometria > 16.000/mm³ ▪ Glicose > 200 mg/dL ▪ DHL > 350 UI/L ▪ TGO > 250 UI/dL	▪ Queda do hematócrito > 10% ▪ Cálcio sérico < 8 mg/dL ▪ PaO_2 < 60 mmHg ▪ Déficit de bases > 4 mEq/L ▪ Sequestro volêmico > 6 L ▪ Aumento de ureia > 50 mg/dL

DHL: desidrogenase lática; TGO: transaminase glutâmico oxalacética.

▷ **TABELA 4** Escore baseado na tomografia de abdome

▪ Pâncreas normal: 0 ponto ▪ Aumento focal ou difuso do pâncreas: 1 ponto ▪ Alterações pancreáticas associadas a inflamação peripancreática: 2 pontos ▪ Coleção líquida em apenas 1 local: 3 pontos ▪ Duas ou mais coleções ou presença de gás: 4 pontos	▪ Ausência de necrose: 0 ponto ▪ Necrose em menos de 30% do órgão: 2 pontos ▪ 30-50% de necrose: 4 pontos ▪ 50% de necrose: 6 pontos

Pancreatite leve: 0-2 pontos.
Pancreatite moderada: 3-6 pontos.
Pancreatite grave: 7-10 pontos.

A indicação é de dieta por via oral pobre em gorduras, para uma menor estimulação pancreática.

A via preferencial de administração de dieta deve ser a oral e/ou enteral. A via parenteral deve ser reservada apenas para os pacientes que não tolerarem as duas primeiras, com as diretrizes de 2018 não demonstrando diferença entre o uso da abordagem nasogástrica e nasoenteral. Mesmo para pacientes que necessitem de nutrição parenteral, a dieta via enteral deve ser mantida, mesmo que em volume baixo, na intenção de diminuir a permeabilidade intestinal e a translocação bacteriana.

Hidratação

A hidratação é um dos pilares do tratamento da PA. A hipovolemia nesse cenário é decorrente de perda de fluidos em razão do aumento da permeabilidade vascular. A hidratação tem por objetivo melhorar a microcirculação pancreática e evitar alterações circulatórias e renais secundárias à hipovolemia. A hidratação em ritmo de 5-10 mL/kg/hora é indicada em virtualmente todos os pacientes com PA internados.

As soluções de escolha são os cristaloides (Ringer lactato parece ser superior a solução fisiológica 0,9% nos estudos comparativos, embora nem todos os resultados tenham sido estatisticamente significativos). O uso de *hidroxietilesarch* (HES) não é recomendado pelas diretrizes da American Gastroenterology Association, pois os estudos não mostraram benefício em mortalidade; e um estudo sugeriu que poderia ocorrer aumento de disfunção de múltiplos órgãos com o uso de HES.

A chamada hiper-hidratação (volumes 12-15 mL/kg/hora nas primeiras 24 horas) mostrou-se prejudicial em alguns estudos, com aumento da morbidade (especialmente complicações respiratórias) e mortalidade. Houve aumento de coleções peripancreáticas e aumento de pressão intra-abdominal.

A American Gastroenterology Association recomenda em suas diretrizes de 2018 que a hidratação seja individualizada e guiada por metas. O controle de diurese permanece como um indicador de fácil seguimento. Idealmente devemos esperar diurese de 0,5 a 1 mL/kg/hora. Outros parâmetros de controle de fluidos, como medida de pressão venosa central, podem ser feitos em pacientes monitorizados em ambiente de UTI. A recomendação das diretrizes é hidratação inicial com 250 a 500 mL por hora de solução isotônica, de preferência Ringer lactato.

Analgesia

A analgesia na PA deve ser escalonada com o intuito de controle do sintoma. Podem ser usados analgésicos simples (dipirona, paracetamol) e anti-inflamatórios, associados a opioides, se necessário. Não há contraindicação ao uso de análogos de morfina, já que o aumento na pressão do esfíncter de Oddi e a piora do quadro não foram observados em estudos controlados. Parte dos autores prefere entre os opioides a meperidina por conta da sua menor ação no esfincter de Oddi, mas como os estudos não mostraram diferença e há riscos maiores associados à meperidina, não indicamos o seu uso.

Antibióticos

A profilaxia antibiótica para pacientes com necrose pancreática não é recomendada. O uso de antibióticos deve ser reservado para os casos em que há evidência de infecção sobreposta, preferencialmente após punção de coleções para guiar a antibioticoterapia. Uma revisão da Cochrane de 2010 demonstrou que antibioticoterapia profilática não foi útil para prevenir a infecção de necrose pancreática e outros desfechos, o que foi ratificado pelas recomendações das diretrizes de 2018.

O tratamento empírico de infecção de necrose pode ser realizado inicialmente com cobertura ampla para bactérias Gram-negativas (carbapenêmicos) e posteriormente ampliada para cobertura de Gram-positivos e fungos.

Colangiopancreatografia endoscópica retrógrada na pancreatite aguda

A CPRE de urgência no cenário da pancreatite aguda está indicada apenas se houver evidência de coledocolitíase e/ou colangite associada. Nesses casos, está indicado o procedimento, preferencialmente nas primeiras 24 horas da admissão. Em qualquer outra situação a CPRE poderá agravar o quadro, já que existe o risco de nova pancreatite em 3,5% dos indivíduos.

Colecistectomia

Os pacientes com PA leve, de causa biliar presumida, devem ser submetidos a colecistectomia preferencialmente na mesma internação hospitalar e idealmente por via laproscópica. Há evidências de que a cirurgia precoce pode evitar novos episódios de pancreatite aguda, diminui riscos de complicações relacionadas aos cálculos e reduz a mortalidade geral nesses pacientes. As diretrizes da American Gastroenterology Association de 2018 recomendam fortemente que a intervenção cirúrgica seja durante a internação hospitalar pelo episódio agudo de pancreatite.

Há dúvidas quanto ao momento da colecistectomia em pacientes com PA grave e/ou com necrose retroperitoneal. O momento da cirurgia deve ser com o menor grau de inflamação sistêmica, e muitos cirurgiões preferem realizá-la após 8 a 12 semanas (após alta hospitalar). Não há como prever nem evitar, nesses casos, a recorrência de eventos biliopancreáticos.

COMPLICAÇÕES

Em PA graves, nas primeiras 2 a 3 semanas, ocorre necrose significativa pancreática e peripancreática, formando uma massa inflamatória. Posteriormente pode ocorrer formação de pseudocistos. Os abscessos pancreáticos usualmente aparecem após 6 semanas de processo inflamatório.

Cerca de 50 a 60% das PA agudas que necessitam de internação evoluem com coleções que podem ser apenas necrose estéril e que são manejadas de forma conservadora com observação. Caso ocorra aumento significativo dessas coleções ou sinais sugestivos de infecção como febre alta, piora da leucocitose ou presença de gás em imagem pode ser necessário realizar ntervenção endoscópica ou cirúrgica.

A necrose pancreática é definida como a presença de uma ou mais áreas focais ou difusas de parênquima pancreático inviável. A TC com contraste apresenta 90% de acurácia para o diagnóstico. Cerca de 30% dos pacientes com necrose pancreática evoluem com infecção e esse risco aumenta com a extensão da área necrosada. Caso ocorra infecção da necrose, o risco de óbito se torna 2 a 3 vezes maior, o que torna a diferenciação entre necrose estéril e infectada de grande importância. A aspiração com agulha fina e pesquisa de Gram e cultura do material deve ser realizada nesses casos. O procedimento pode ser dispensado se aparecer gás na TC, o que virtualmente diagnostica infecção.

A necrose pancreática deve ser abordada cirurgicamente em casos de infecção e piora clínica inexplicada. A cirurgia aberta com necrosectomia sempre foi o padrão-ouro de intervenção nesses pacientes, mas estudos recentes sugerem que intervenção percutânea ou a drenagem via endoscópica podem ter melhor relação custo/benefício. Assim, o procedimento cirúrgico de escolha nesses pacientes é controverso. Em pacientes com evolução clinicamente estável, a intervenção cirúrgica deve ser adiada por 4 semanas para permitir desenvolvimento de parede fibrosa ao redor da necrose, o que facilita o procedimento. Um estudo de 2021 mostrou que a drenagem precoce das necroses pancreáticas não apresentou melhora de desfecho em comparação com drenagem indicada somente em caso de deterioração clínica e a conduta expectante poderia evitar até 1/3 das intervenções percutâneas.

A antibioticoterapia, apesar de não ser recomendada para PA edematosa intersticial, é indicada em pacientes com necrose infectada; e a escolha do esquema de antibiótico deve ser baseada na cultura do material aspirado da necrose. O uso de carbapenêmicos ou a combinação de ciprofloxacina e metronidazol são boas opções.

Os pseudocistos do pâncreas são coleções que são precedidas por PA em 90% dos casos, e raramente ocorrem após trauma. Não apresentam revestimento epitelial e suas paredes consistem em tecido necrosado e em granulação. Sua forma de apresentação é como dor abdominal ou massa palpável no flanco esquerdo do abdome. O diagnóstico é realizado através de exames de imagem, com a TC sendo de escolha, mas com boa performance do exame ultrassonográfico para o diagnóstico. Antes, a cirurgia era indicada em pseudocistos com mais de 5 cm, mas as diretrizes recentes não recomendam cirurgia para pseudocistos ou necrose extrapancreática que sejam assintomáticos, independentemente do tamanho. Em pacientes oligossintomáticos, a conduta pode ser expectante; caso apresente sintomas, a drenagem via endoscópica ou laparoscópica é uma boa opção de tratamento. Os pseudocistos eventualmente podem evoluir com abscesso ou com ruptura; esta última é uma complicação grave e associada com choque em quase todos os casos.

INDICAÇÃO DE INTERNAÇÃO, INTERNAÇÃO EM UTI E SEGUIMENTO

Todos os pacientes com pancreatite aguda têm indicação de internação.

Pacientes com pancreatite leve são candidatos a alta precoce. Dados norte-americanos demonstram que esses pacientes têm mediana de internação de 72 horas, período necessário para identificar a causa, prever a gravidade, hidratação e CPRE urgente (se indicado). Outras decisões de tratamento (p. ex., nutrição enteral, colecistectomia precoce e aconselhamento de álcool) devem ser realizadas antes da alta hospitalar.

Apesar da ausência de qualquer terapia específica que possa ser aplicada, pacientes com pancreatite aguda moderada a grave usualmente são internados em leito de terapia intensiva para monitorização e intervenção precoce em caso de complicações.

As diretrizes sugerem internar em leito de terapia intensiva os seguintes pacientes:

1. Pacientes com pancreatite aguda grave.
2. Pacientes com pancreatite aguda e um ou mais dos seguintes parâmetros:
   - Frequência cardíaca < 40 ou > 150 batimentos/minuto.
   - Pressão arterial sistólica < 80 mmHg ou pressão arterial média < 60 mmHg ou pressão arterial diastólica > 120 mmHg.
   - Frequência respiratória > 35 respirações/minuto.
   - Sódio sérico < 110 mEq/L ou > 170 mEq/L.
   - Potássio sérico < 2,0 mEq/L ou > 7,0 mEq/L.
   - PaO_2 < 50 mmHg.
   - pH < 7,1 ou > 7,7.
   - Glicemia > 800 mg/dL.
   - Cálcio sérico > 15 mg/dL.
   - Anúria.
   - Coma.

Em pacientes com pancreatite aguda grave, o monitoramento da unidade de terapia intensiva e o suporte das funções pulmonar, renal, circulatória e hepatobiliar podem minimizar as complicações sistêmica. A transferência para uma unidade de terapia intensiva ou monitorada pode ser considerada nos seguintes pacientes:

▷ **TABELA 5** Complicações da pancreatite

Complicações locais	Complicações sistêmicas
Coleções pancreáticas	Choque hipovolêmico/séptico
Abscesso de pâncreas	Morte súbita cardíaca
Pseudocisto pancreático	Derrame pericárdico
Necrose pancreática	Derrame pleural
Ascite pancreática	Síndrome da angústia respiratória (SARA)
Hemorragia retroperitoneal	Insuficiência renal
Trombose de vasos esplâncnicos	Coagulação intravascular disseminada (CIVD)
Infarto intestinal	Disfunção cardíaca
Icterícia obstrutiva (edema pancreático causando obstrução de vias biliares e icterícia)	Hiperglicemia
	Hipocalcemia
	Ateroembolismo

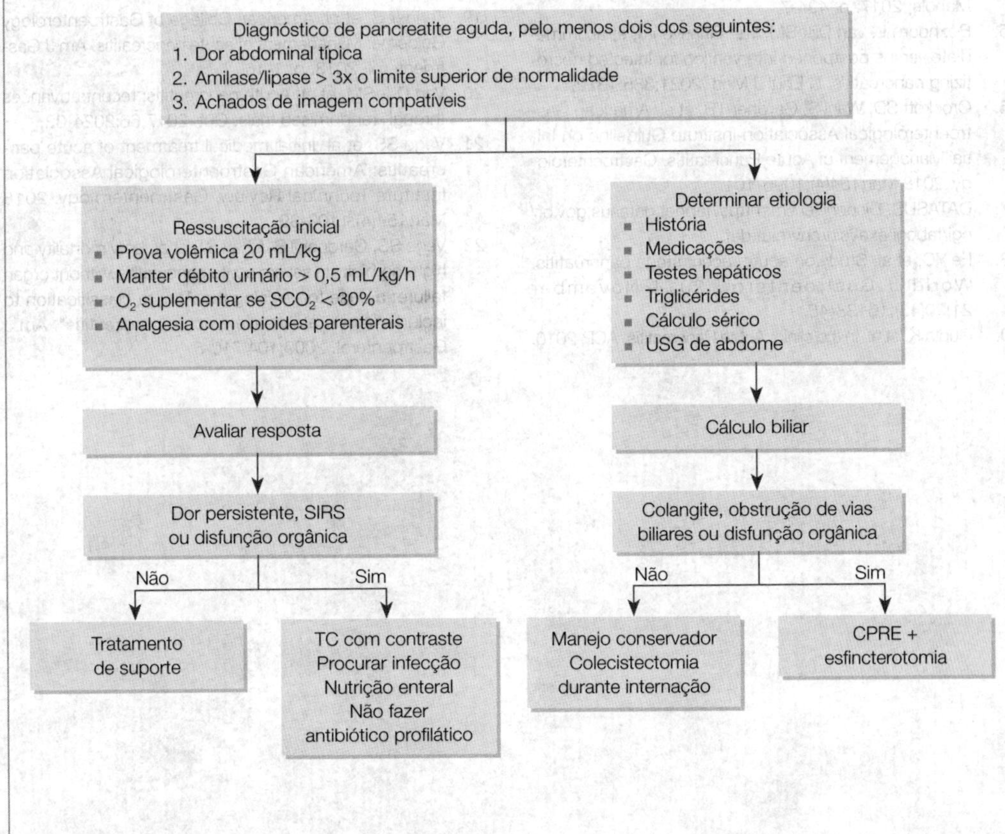

▷ **FIGURA 2** Manejo da pancreatite aguda.

CPRE: colangiopancreatografia endoscópica retrógrada; SIRS: síndrome da resposta inflamatória sistêmica; TC: tomografia computadorizada; USG: ultrassonografia.

- Síndrome de resposta inflamatória sistêmica persistente (> 48 horas).
- Hematócrito elevado (> 44%).
- Ureia > 40 mg/dL ou creatinina > 1,8 mg/dL).
- Idade > 60 anos.
- Doença cardíaca ou pulmonar subjacente.
- Obesidade.

LITERATURA RECOMENDADA

1. Aggarwal A, Manrai M, Kochhar R. Fluid resuscitation in acute pancreatitis. World J Gastroenterol. 2014 December 28;20(48):18092-103.
2. Bakker OJ, et al. Timing of enteral nutrition in acute pancreatitis: Meta-analysis of individuals using a single-arm of randomised trials. Pancreatology. 2014;14:340-6.
3. Banks PA, Bollen TL, Dervenis C, et al. Classification of acute pancreatitis – 2012: revision of the Atlanta classification and definitions by international consensus. Gut. 2013;62:102-11.
4. Barros FGC, Lugão RS, Marzinotto MAN. In: Martins M. Manual do residente de clínica médica. 2ª ed. Barueri: Manole; 2017. p. 494-7.
5. Boxhoorn L, van Dijk SM, van Grinsven J, et al. Immediate versus postponed intervention for infected necrotizing pancreatitis. N Engl J Med. 2021;385:1372.
6. Crockett SD, Wani S, Gardner TB, et al. American Gastroenterological Association Institute Guideline on Initial Management of Acute Pancreatitis. Gastroenterology. 2018 Mar;154(4):1096-101.
7. DATASUS. Disponível em: http://tabnet.datasus.gov.br/cgi/tabcgi.exe?sih/cnv/niuf.def.
8. Fe YC, et al. Study on acute recent stage pancreatitis. World J Gastroenterol. 2014 November 21;20(43):16138-45.
9. Gupta K, et al. In the clinic: Acute Pancreatitis. ACP. 2010.
10. Janisch NH, Gardner TB. Advances in management of acute pancreatitis. Gastroenterol Clin N Am. 2016;45:1-8.
11. Johnson CD, Abu-Hilal M. Persistent organ failure during the first week as a marker of fatal outcome in acute pancreatitis. Gut. 2004;53:1340-4.
12. Lankisch PG, Apte M, Banks PA. Acute pancreatitis. Lancet. 2015;386: 85-96.
13. Lappaniemi A, et al. 2019 WSES guidelines for the management of acute severe pancreatitis. World J of Emerg Surgery. 2019;14(27).
14. Lee A, Ko C, Buitrago C, et al. Lactated ringers vs normal saline resuscitation for mild acute pancreatitis: A randomized trial. Gastroenterology. 2021;160:955.
15. McKean S, Ross JJ, Dressler DD, Brotman DJ, Ginsberg JS. Principles and practice of hospital medicine. Disponível em: www.accessmedicine.com.
16. Muniraj T, et al. Acute pancreatitis. Dis Mon. 2012;5 8:98-144.
17. Shah PA, Mourad MM, Bramhall SR. Acute pancreatitis: current perspectives on diagnosis and management. Journal of Inflammation Research. 2018;11:77-85.
18. Silva S, Rocha M, Sousa JP. Acute pancreatitis etiology investigation: a workup algorithm proposal. GE Port J Gastroenterol. 2017;24:129-36.
19. Tenner S, et al. American College of Gastroenterology Guideline: Management of acute pancreatitis. Am J Gastroenterol. 2013. p. 1-16.
20. Van Dijk SM, et al. Acute pancreatitis: recent advances through randomised trials. Gut. 2017;66:2024-32.
21. Vege SS, et al. Initial medical treatment of acute pancreatitis: American Gastroenterological Association Institute Technical Review. Gastroenterology. 2018 Mar;154(4):1103-39.
22. Vege SS, Gardner TB, Chari ST, et al. Low mortality and high morbidity in severe acute pancreatitis without organ failure: a case for revising the Atlanta classification to include "moderately severe acute pancreatitis". Am J Gastroenterol. 2009;104:710-5.

Seção IX

Emergências nefrológicas e urológicas

88 Lesão renal aguda

Lucas Oliveira Marino
Rodrigo Antonio Brandão Neto

PONTOS IMPORTANTES

- A definição, o diagnóstico e o estadiamento da injúria renal aguda (IRA) são dependentes de variáveis que estimam a taxa de filtração glomerular (TFG).
- Apesar de a medida da creatinina sérica ser amplamente utilizada para a detecção da IRA, ela não permite o diagnóstico precoce, uma vez que a lesão tubular precede o aumento de seus níveis plasmáticos.
- Biomarcadores promissores, ainda não amplamente disponíveis para uso clínico, têm sido estudados. Destacam-se: NGAL (*neutrophil gelatinase-associated lipocalin*), KIM-1 (*kidney injury molecule-1*), interleucina-18 urinária e a dosagem combinada de TIMP-2 (*metalloproteinase-2*) e IGFBP7 (*insulin growth factor binding protein 7*).
- Uma FENa < 1% é sugestiva de IRA pré-renal, enquanto valores > 2% indicam NTA. Entretanto, algumas condições elevam a FENa falsamente, tais como doença renal crônica e uso prévio de diuréticos.
- Uma relação ureia/creatinina > 40 é sugestiva de pré-IRA.
- A ultrassonografia (USG) renal com Doppler é um exame de absoluta utilidade na avaliação da IRA.
- Os *guidelines* do KDIGO recomendam o uso de cristaloides isotônicos em detrimento de coloides sintéticos (amidos) e albumina para expansão volêmica em pacientes com risco de IRA e ausência de choque hemorrágico.
- Dose renal de dopamina (0,5 a 3 ug/kg/min) evidenciou aumento do débito urinário, porém sem prevenir IRA, melhorar seus desfechos ou ter impacto em mortalidade.
- Não há evidências que suportem a prática comum de *trial* de diurético na congestão pulmonar associada a IRA.
- Há poucos consensos internacionais que uniformizam as indicações de início de TSR em IRA, porém algumas condições fisiopatológicas a indicam absolutamente.
- A mortalidade intra-hospitalar da IRA que requer TSR chega a ser maior que 50%, porém os desfechos de longo prazo não são muito bem descritos.

INTRODUÇÃO E DEFINIÇÕES

Injúria renal aguda (IRA) ou lesão renal aguda (LRA) é uma síndrome frequente em pacientes admitidos no departamento de emergência (DE), pacientes hospitalizados e em unidades críticas. A incidência de IRA varia baseada nos critérios diagnósticos utilizados, em torno de 10 a 15% em pacientes internados, e alcança 60% em pacientes internados em unidade de terapia intensiva (UTI). A IRA é um fator independente para mortalidade, com mortalidade geral de 33% e mortalidade de 50% em pacientes internados em UTI. Em pacientes com choque séptico especificamente a mortalidade é 3 a 5 vezes maior em pacientes com lesão renal aguda.

O diagnóstico de IRA invariavelmente requer admissão hospitalar e frequentemente em UTI e associa-se a longa permanência hospitalar e desfechos desfavoráveis de curto e longo prazo. A despeito de considerável avanço no entendimento da fisiopatologia da IRA e nas modalidades de terapia de substituição renal, alarmantes morbidade e mortalidade continuam a ser relatadas.

O diagnóstico de IRA é complexo pela heterogeneidade das etiologias, da gravidade da apresentação e das comorbidades, e pela dificuldade em estabelecer uma definição de consenso.

Nos pacientes que não se apresentam com IRA, mas com risco aumentado de desenvolver IRA, a melhor abordagem é evitar os fatores de risco para seu aparecimento. Quando a IRA estiver instalada, é preciso otimizar o suporte renal farmocológico e não farmacológico e evitar novos insultos nefrotóxicos, além de tratar suas complicações.

A incidência da IRA varia conforme as definições e as populações. Um estudo populacional mostrou que a IRA chegou a uma incidência de mais de 5.000 casos por milhão de pessoas por ano sem necessidade de diálise e 295 casos por milhão de pessoas por ano necessitando de diálise. A desordem tem uma frequência de 1 a 9% em pacientes hospitalares, sendo comum em pacientes graves, particularmente em pacientes com sepse admitidos em UTI, que têm prevalência de lesão renal maior do que 40%. Em internações hospitalares, a IRA ocorre em 2 a 5% dos pacientes, com mortalidade de 20%, mas podendo atingir em pacientes em UTI a 60%; em relação aos casos que necessitam de diálise a mortalidade é de 40 a 50%.

Definições de IRA clínica

A definição, o diagnóstico e o estadiamento da IRA são dependentes de variáveis que estimam a taxa de filtração glomerular (TFG). Entretanto, sua medida direta é difícil e pouco prática. Assim, utilizamos biomarcadores séricos como a creatinina sérica.

A classificação RIFLE foi validada em mais de 500.000 pacientes. Trata-se de um acrônimo de progressão de gravidade (risco, *injury* ou lesão, falência) e de desfecho (perda de função ou *loss*, doença renal estágio final ou *end-stage renal disease*). Os primeiros três estágios utilizam os níveis séricos de creatinina e o débito urinário, enquanto os dois últimos, relativos ao desfecho, remetem à duração da perda de função renal. Essa classificação considera a alteração da função em relação ao basal. Essa estratégia, porém, atrasa, diminui a acurácia do diagnóstico e se associa à maior mortalidade.

Em 2007, foram introduzidas modificações no conceito do RIFLE. Evidências sugeriam que mesmo pequenos aumentos na creatinina sérica estavam associados a aumento de mortalidade. Uma elevação de 0,3 mg/dL foi considerada um fator de risco independente para óbito em diversas séries. A classificação AKIN (*Acute Kidney Injury Network*) trouxe ainda uma correlação temporal na definição da IRA. Assim, piora de creatinina acima desse limite em 48 horas define IRA.

Recentemente foram introduzidos os critérios de estadiamento do KDIGO (*Kidney Disease: Improving Global Outcomes*), que consideram uma elevação da creatinida sérica dentro de 48 horas ou um declínio na TFG ao longo de 7 dias. A Tabela 1 cita os três métodos de classificação da IRA. Os critérios KDIGO (*The Kidney Disease: Improving Global Outcomes*) incluem:

- Elevação absoluta na creatinina ≥ 0,3 mg/dL dentro de 48 horas; ou
- Aumento relativo ≥ 1,5 vez a creatinina basal sabida ou presumidamente ocorrida na última semana; ou
- Redução no débito urinário < 0,5 mL/kg/hora por um período maior que 6 horas.

Uma coorte prospectiva com mais de 3.000 pacientes pacientes admitidos na UTI comparou os três sistemas de classificação. Foi evidenciado que os critérios do KDIGO são capazes de diagnosticar IRA em maior número de pacientes em comparação ao AKIN e RIFLE, bem como apresenta maior acurácia de predição de mortalidade hospitalar.

Diversos fatores de confusão, entretanto, limitam a confiabilidade desses métodos. Por exemplo:

- O uso de diuréticos ou dano tubular prévio comprometem a sensibilidade e especificidade do débito urinário.
- O volume de distribuição afeta os níveis séricos de biomarcadores. Pacientes hipervolêmicos podem se apresentar com a creatinina falsamente baixa devido à hemodiluição.
- A creatinina é um marcador livremente filtrado através dos capilares glomerulares e parcialmente secretado nos túbulos proximais em níveis fisiológicos próximos de 10 a 20% do total excretado. A secreção tubular na vigência de IRA pode ser responsável por até 50% da creatinina excretada na urina e, assim, o nível sérico não é um bom definidor da TFG.

- A creatinina sérica só se eleva após perda de 50% da massa de néfrons funcionantes.
- O RIFLE, AKIN e o KDIGO necessitam de uma alteração da creatinina ou do débito urinário ao longo do tempo. Logo, o diagnóstico da IRA é retrospectivo, e não precoce.

▷ **TABELA 1** Classificações de IRA clínica

RIFLE	AKIN	KDIGO	Débito urinário
Risco ↑ na Cr > 1,5x o basal ↓ na TFG > 25%	Estágio 1 ↑ na Cr ≥ 0,3 mg/dL ↑ na Cr > 1,5 – 2x o basal	Estágio 1 ↑ na Cr ≥ 0,3 mg/dL ↑ na Cr > 1,5 – 1,9x o basal	< 0,5 mL/kg/h por mais que 6 horas
Lesão ↑ na Cr > 2x o basal ↓ na TFG > 50%	Estágio 2 ↑ na Cr > 2 – 3x o basal	Estágio 2 ↑ na Cr > 2 – 2,9x o basal	< 0,5 mL/kg/h por mais que 12 horas
Falência ↑ na Cr > 3x o basal Cr > 4 mg/dL com ↑ aguda > 0,5 mg/dL ou ↓ na TFG > 25%	Estágio 3 ↑ na Cr > 3x o basal Cr > 4 mg/dL com ↑ aguda > 0,5 mg/dL TSR	Estágio 3 ↑ na Cr > 3x o basal Cr > 4 mg/dL TSR	< 0,3 mL/kg/h por mais que 24 horas ou anúria por 12 horas

Perda de função
Perda completa de função renal por mais que 4 semanas
ESRD*
ESRD por mais de 3 meses

Cr: creatinina; ESRD: *end-stage renal disease* (doença renal estágio terminal); TSR: terapia de substituição renal.

IRA subclínica ou paciente com fatores de risco para desenvolver IRA

Recentemente, identificaram-se novos marcadores que se alteram antes da piora de função glomerular com capacidade de predição de desfechos desfavoráveis. Essa condição foi denominada como IRA subclínica, pois ocorre antes de elevação na creatinina sérica ou redução do débito urinário. Estudos mostram que esses pacientes também têm aumento de complicações e piora de desfechos clínicos.

Os biomarcadores de lesão renal incluem o NGAL (*neutrophil gelatinase-associated lipocalin*), cistatina-C, KIM-1 (*kidney injury molecule-1*) e dosagem combinada de TIMP-2 (*metalloproteinase-2*) e IGFBP7 (*insulin growth factor binding protein 7*). Essas moléculas são produzidas em ambiente extrarrenal e são liberadas na circulação após mecanismos insultos intraparenquimatosos. Algumas considerações são válidas:

- NGAL: proteína predominantemente sintetizada em neutrófilos ativados. A NGAL circulante é filtrada pela barreira glomerular e reabsorvida nos túbulos pelo processo de endocitose.
- Cisatina-C: proteína produzida em células nucleadas, circulando ligada a proteínas plasmáticas, filtrada completamente no glomérulo e reabsorvida no epitélio tubular proximal, não sendo excretada via tubular. Os níveis urinários de cistatina-C elevados refletem lesão epitelial dos túbulos contorcidos proximais. A cistatina-C urinária é um marcador mais sensível e precoce que a sérica.
- KIM-1: glicoproteína de membrana detectável na urina na IRA, circunstância em que a molécula pode facilitar o remodelamento do epitélio lesado pelo aumento da fagocitose de células apoptóticas.
- Dosagem combinada de TIMP-2 e IGFBP7: associadas a lesão renal por sepse e isquemia renal. No estudo SAPPHIRE, a dosagem foi superior a manifestações clínicas como azotemia e oligúria para prever risco de morte ou necessidade de diálise.

No estudo TRIBE (*Translational Research Investigating Biomarker Endpoints*), 1.200 pacientes foram avaliados após revascularização miocárdica eletiva. Os investigadores mostraram maiores níveis urinários e plasmáticos de NGAL nos pacientes que desenvolveram IRA clínica nas primeiras 6 horas de admissão na UTI. Os biomarcadores foram capazes de identificar IRA ao menos 24 horas antes do diagnóstico clínico.

A utilização combinada da classificação clínica com a dosagem dos novos biomarcadores pode otimizar o diagnóstico diferencial e estratificação de risco nesses pacientes. Por exemplo, um aumento de creatinina sem indicativos de lesão tubular (biomarcadores negativos) pode aumentar a segurança diagnóstica do que se chama IRA pré-renal. Estudos prospectivos são necessários para a validação dessas estratégias.

ETIOLOGIAS E FISIOPATOLOGIA

A fisiopatologia da IRA é dependente de sua causa subjacente. Discutimos algumas das etiologias a seguir.

Hipoperfusão renal

A hipoperfusão renal ou IRA pré-renal é a principal causa de IRA, representando cerca de 55 a 60% dos casos. A hipoperfusão renal pode ocorrer devido a diversas causas (hipovolemia, vasodilatação sistêmica, aumento da resistência vascular etc.), ativando mecanismos adaptativos de autorregulação, sistema nervoso simpático e o sistema renina-angiotensina aldosterona (SRAA) para manter a taxa de filtração glomerular (TFG). Quando a hipoperfusão é mantida ou a resposta adaptativa é inadequada, a TFG é inicialmente diminuída sem dano parenquimatoso (isto é, LRA pré-renal). Se a perfusão renal adequada não for restaurada, podem ocorrer danos nos órgãos, com necrose tubular aguda isquêmica. Na IRA pré-renal pode ocorrer ativação do sistema de coagulação e um processo inflamatório com leucócitos infiltrando o rim, lesão edotelial por citocinas, ativação de moléculas de adesão e vasoconstrição renal com apoptose de células renais. Essas alterações também ocorrem em células tubulares com perda ou inversão de polaridade e perda de adesão de membrana, que pode levar posteriormente à chamada necrose tubular aguda.

Sepse

A sepse é o gatilho mais comum de lesão renal aguda em pacientes internados. A resposta à infecção leva à indução de óxido nítrico e óxido nítrico sintase com consequente vasodilatação, que por sua vez acarreta a diminuição do enchimento arterial e a ativação dos barorreceptores. Essas alterações circulatórias desencadeiam a ativação do sistema nervoso simpático, o que induz um aumento da renina-angiotensina-aldosterona e vasoconstrição renal. Simultaneamente, a vasopressina arginina é liberada e contribui para retenção de água.

Necrose tubular aguda por exposição a toxinas

Drogas nefrotóxicas (p. ex., antibióticos, meios de contraste, entre outros) e toxinas endógenas (p. ex., mioglobina, ácido úrico, entre outras) são filtradas e concentradas (algumas delas também reabsorvidas ou secretadas) pelos néfrons e podem atingir níveis tóxicos para as células tubulares. As toxinas podem ter um efeito citotóxico direto no epitélio tubular renal ou nas células endoteliais ou prejudi-

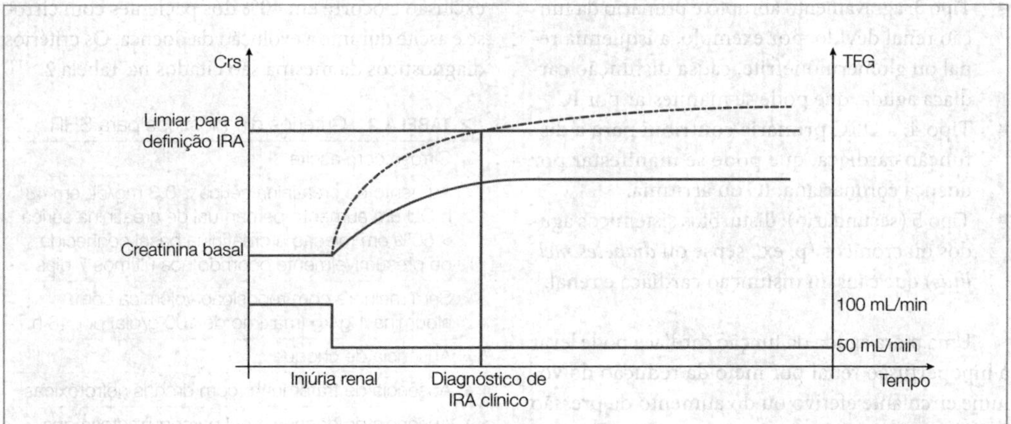

▷ **FIGURA 1** Representação esquemática da IRA clínica e subclínica. A redução da TFG determina uma elevação tardia da creatinina. Eventualmente, por exemplo, quando há ressuscitação volêmica, a creatinina não se eleva a ponto do diagnóstico clínico (curva contínua), a ponto que a IRA só seria diagnosticada com o auxílio de outros biomarcadores.

Crs: creatinina sérica; TFG: taxa de filtração glomerular.

Adaptada de Evidence-Based Practice of Critical Care – Kidney Injury and Critical Illness.

car a hemodinâmica intrarrenal com precipitação de metabólitos ou cristais, entre outros.

Rabdomiólise

A rabdomiólise representa cerca de 5 a 10% dos casos de lesão renal aguda em UTI, principalmente em casos de trauma grave. A lesão renal pela rabdomiólise ocorre após trauma, overdose de narcóticos, embolia arterial ou uso de medicamentos que podem induzir grande lesão muscular. Os princípios de tratamento são reposição volêmica rápida e agressiva com pelo menos 4 L diários até estabelecer fluxo urinário de pelo menos 50 mL/hora, idealmente 300 mL/h, eliminação de medicamentos causadores, correção de síndrome compartimental, alcalinização da urina (pH > 6,5). Em pacientes já com diurese estabelecida, o manitol pode ser utilizado, mas seu benefício é duvidoso.

Síndrome cardiorrenal

A síndrome cardiorrenal pode ser dividida em:

- Tipo 1 (aguda): a insuficiência cardíaca (IC) aguda resulta em lesão renal aguda (anteriormente denominada insuficiência renal aguda).
- Tipo 2: disfunção cardíaca crônica (p. ex., IC crônica) causa doença renal crônica progressiva (DRC).
- Tipo 3: agravamento abrupto e primário da função renal devido, por exemplo, a isquemia renal ou glomerulonefrite, causa disfunção cardíaca aguda, que pode se manifestar por IC.
- Tipo 4: a DRC primária contribui para a disfunção cardíaca, que pode se manifestar por doença coronariana, IC ou arritmia.
- Tipo 5 (secundário): distúrbios sistêmicos agudos ou crônicos (p. ex., sepse ou *diabetes mellitus*) que causam disfunção cardíaca e renal.

Uma piora aguda da função cardíaca pode levar à hipoperfusão renal por meio da redução do volume circulante efetivo ou do aumento da pressão venosa central. Novos conceitos teorizam que um estado de congestão pode ser mais relevante na patogênese da lesão renal aguda do que baixos níveis de pressão arterial e de débito cardíaco, devido ao estreito gradiente de pressão de filtração glomerular entre circulação arterial e venosa. Outros potenciais mecanismos envolvidos são o sistema nervoso simpático e a ativação do SRAA, desequilíbrio em espécies reativas de oxigênio ou produção de óxido nítrico.

Em pacientes com disfunção cardíaca, muitas vezes a lesão renal aguda é sobreposta à doença renal crônica, sendo frequentemente desencadeada por uma descompensação aguda de insuficiência cardíaca.

Síndrome hepatorrenal

A síndrome hepatorrenal (SHR) é talvez a mais amplamente estudada forma de lesão renal aguda em termos de alterações neuro-hormonais. Nessa síndrome, como na sepse experimental, a lesão renal aguda parece ocorrer sem alterações histopatológicas renais, sendo essencialmente funcional. Ocorre intensa vasoconstrição renal associada a substancial ativação do sistema renina-angiotensina-aldosterona, sugerindo que eventos neuro-hormonais levam ao seu desenvolvimento. Embora os mecanismos que causam tal ativação sejam debatidos, diminuição da pressão arterial sistêmica secundária à vasodilatação esplâncnica é um evento-chave.

A definição da síndrome SHR é o desenvolvimento de injúria renal aguda em pacientes com cirrose e ascite, nos quais outras causas de falência renal foram excluídas. O diagnóstico é considerado de exclusão e ocorre em 40% dos pacientes com cirrose e ascite durante a evolução da doença. Os critérios diagnósticos da mesma são citados na Tabela 2.

▷ **TABELA 2** Critérios diagnósticos para SHR

Critérios
▪ Cirrose com ascite
▪ Aumento de creatinina sérica ≥ 0,3 mg/dL em 48 h OU um aumento percentual de creatinina sérica > 50% em relação à creatinina basal conhecida ou presumivelmente ocorrido nos últimos 7 dias
▪ Sem melhora com reposição volêmica com albumina 1 g/kg (máximo de 100 g/dia) por 48 h
▪ Ausência de choque
▪ Ausência de tratamento com drogas nefrotóxicas
▪ Ausência de doença renal parenquimatosa que pode ser verificada pela ausência de proteinúria maior que 500 mg/dia, hematúria maior que 50 hemácias/campo e alterações ultrassonográficas renais

A primeira medida na SHR é realizar suspensão de medicamentos que podem piorar a função renal, como diuréticos. Os betabloqueadores também são usualmente descontinuados.

O tratamento envolve a expansão volêmica com albumina e o uso de vasoconstritores esplâncnicos, dos quais a terlipressina é a mais estudada. A dose da terlipressina para tratamento da SHR varia nos estudos entre 0,5 mg a 3 mg a cada 4 ou 6 horas e não existe uma definição clara de qual esquema terapêutico apresenta maior vantagem.

Cirurgia de grande porte

A lesão renal nesses casos é multifatorial, pois envolve perdas de sangue, aumento de perdas insensíveis, extravasamento de urina para o terceiro espaço, entre outras causas. Os efeitos sistêmicos dos medicamentos anestésicos (p. ex., vasodilatação periférica, depressão do miocárdio, entre outras) são considerados a principal causa de LRA em pacientes submetidos a cirurgias de grande porte. O aumento do nível de citocinas circulantes e de espécies reativas de oxigênio contribui para a lesão renal.

LRA associado a cirurgia cardíaca

LRA é comum em associação com cirurgia cardíaca. A fisiopatologia da LRA associada à cirurgia cardíaca permanece pouco compreendida, embora também seja certamente multifatorial. Os principais fatores presumidamente incluem baixo débito cardíaco pós-operatório (incluindo insuficiência cardíaca direita), congestão, fatores de risco pré-operatórios, condições predisponentes como DRC e diabetes. A diminuição da perfusão e do fornecimento de oxigênio durante a circulação extracorpórea possui papel importante. Os efeitos da hemoglobina livre, com a inflamação sistêmica, também são fatores significativos.

Hipertensão intra-abdominal

O aumento da pressão intra-abdominal, usualmente acima de 15 mmHg, leva a uma diminuição da perfusão renal devido à vasoconstrição das artérias renais e, sobretudo, à redução da drenagem venosa (compressão das veias renais), bem como ao aumento da pressão hidrostática espacial de Bowman. A inflamação sistêmica, devido à perfusão visceral prejudicada e à produção pelo rim de mediadores inflamatórios, contribui para a lesão renal.

Glomerulonefrite rapidamente progressiva

Em pacientes geneticamente predispostos, diferentes agentes ativam uma resposta autoimune que pode causar lesão glomerular. As glomerulonefrites rapidamente progressivas (GNRP) podem ser primárias ou secundárias, sendo usualmente associadas às glomerulonefrites crescênticas, um grupo de doenças que se caracteriza por extensa proliferação extracapilar (crescentes) em mais de 70% dos glomérulos, com evolução para lesão renal em semanas a meses.

Dentre as causas possíveis de GNRP, as glomerulonefrites pauci-imunes causadas por vasculite de pequenos vasos são responsáveis por aproximadamente 50 a 80% dos casos, com seu pico de incidência na sexta década. A doença pode ser limitada ao rim (glomerulonefrite rapidamente progressiva idiopática) ou decorrer de doença inflamatória sistêmica (granulomatose com poliangeíte, doença de Churg-Strauss ou poliangeíte microscópica).

A poliangeíte microscópica pode vir acompanhada de púrpuras, mononeurites ou sintomas gastrintestinais, além de sintomas pulmonares em até 50% dos casos. Já a granulomatose com poliangeíte pode acometer trato respiratório, causando sinusites crônicas, hemorragia pulmonar e cavitações pulmonares, assim como acometer olhos, ouvidos e rins. O diagnóstico é feito com o achado de arterite granulomatosa em biópsia dos tecidos acometidos, com imunofluorescência negativa (daí o nome pauci-imune). Cerca de 90% das vasculites pauci-imunes apresentam ANCA positivo:

- ANCA-c (antiproteinase 3): mais comum na granulomatose com poliangeíte.
- ANCAp (antimieloperoxidase): mais comum poliangeíte microscópica e doença de Churg-Strauss.

Glomerulonefrite com ANCA positivo

O tratamento deve ser agressivo com pulsoterapia com metilprednisolona 0,5 a 1,0 g/dia por 3 dias e depois prednisona 60 a 80 mg/dia e ciclofosfamida 2 mg/kg de peso via oral ou em pulsos mensais de 0,5 a 1,0 g. A plasmaférese pode ser realizada se hemorragia alveolar concomitante. Maiores detalhes no manejo podem ser encontrados no Capítulo sobre emergências reumatológicas.

Nefrite intersticial aguda

A nefrite intersticial aguda (NIA) é um processo inflamatório renal, que pode causar perda de função renal e cursa com infiltrado inflamatório no interstício renal. Em pacientes geneticamente predispostos, drogas ou agentes infecciosos podem ativar uma reação imune.

A apresentação "clássica" de erupção cutânea, artralgia e eosinofilia ocorre em apenas 5% a 10% dos pacientes. Essa apresentação é mais comumente associada a certos fármacos, como os derivados da penicilina, em comparação aos anti-inflamatórios não esteroides (AINE). A febre, o sinal clínico mais comum, está presente em até 50% dos pacientes com NIA induzida por drogas. A erupção cutânea ocorre em um 15 a 30% dos pacientes, sendo geralmente maculopapular.

A anormalidade mais comum é o aumento lento e constante da concentração de escórias nitrogenadas no sangue e da concentração sérica de creatinina. Apresentação rápida e fulminante de NIA ocorre com menos frequência.

A análise de urina e o exame do sedimento urinário são frequentemente os testes laboratoriais mais úteis. A proteinúria de baixo grau (1-2 +) e a esterase leucocitária positiva são observadas. As medições quantitativas da proteinúria são geralmente inferiores a 1 g/dia, com exceção de pacientes com NIA induzida por anti-inflamatórios não esteroidais (AINE) que podem ter proteinúria em níveis nefróticos. A hematúria macroscópica é rara, enquanto a hematúria microscópica está presente em menos de 50% dos casos. Os leucócitos estão presentes na microscopia de urina em praticamente todos os casos de NIA induzida por meticilina, mas podem estar ausentes em até 50% dos pacientes com NIA em razão de outros fármacos.

A eosinofilúria, definida por uma concentração maior que 1% de eosinófilos na urina, já foi considerada ser a marca registrada dessa doença, mas o exame tem baixa sensibilidade e especificidade e não deve ser usado para o diagnóstico.

A ultrassonografia renal mostra rins normais ou discretamente aumentados com ecogenicidade normal. A cintilografia renal, por sua vez, pode mostrar hipocaptação, característica do processo inflamatório difuso que ocorre na NIA.

O diagnóstico deve ser suspeitado em todos os pacientes com aumento de creatinina sérica e urinálise que mostre aumento de leucócitos na urina, principalmente se eosinofilúria estiver presente.

O diagnóstico definitivo é realizado com a biópsia renal, que mostra edema e infiltrado inflamatório intersticial. Os granulomas são raros, mas ocasionalmente observados, especialmente com sarcoidose e NIA induzido por fármacos.

O tratamento da NIA depende da doença subjacente que produz a reação inflamatória. Quando o processo patológico está associado a uma doença subjacente, tal como uma malignidade, a terapia é dirigida para a causa identificada. No tratamento da NIA induzida por drogas, a intervenção mais importante é a detecção precoce da doença e a descontinuação do fármaco.

Se nenhuma melhora for observada após um período de observação (3 a 5 dias), ou se a função renal estiver declinando rapidamente, um teste com o uso de corticosteroides é uma boa opção. A terapia com corticoesteroides, se for indicada, deve ser iniciada 1 a 2 semanas após o diagnóstico, sendo realizada por 4 a 6 semanas com uma retirada lenta. A maioria dos autores recomenda dose de 1 mg/kg de prednisona, com dose máxima de 40 a 60 mg de prednisona.

Outras formas de lesão renal primária como vasculites e glomerulonefrites têm sua patogênese em particular, assim como quadros obstrutivos que causam a chamada injúria pós-renal, que se mantida por longo prazo pode causar lesão no parênquima definitiva.

LRA pós-renal

A obstrução extrarrenal (p. ex., hipertrofia da próstata, fibrose retroperitoneal, entre outros) ou intrarrenal (p. ex., nefrolitíase, coágulos sanguíneos, entre outros) leva a um aumento da pressão intratubular, diminuição do fluxo sanguíneo renal e processos inflamatórios que podem resultar em complicações graves, dependendo da função renal anterior, da gravidade da obstrução e do tempo de início na LRA.

Nefropatia por contraste

A nefropatia por contraste é uma das principais complicações de exames radiológicos, podendo causar injúria renal que é usualmente reversível, mas pode cursar com lesão renal aguda terminal.

Fatores de risco para evolução de nefropatia por contraste incluem:

- Disfunção renal preexistente com creatinina maior que 1,5 mg/dL.
- Nefropatia diabética.
- Idade avançada.
- Proteinúria.
- Insuficiência cardíaca grave.
- Depleção de volume.
- Mieloma múltiplo.
- Grande volume de radiocontraste (doses > 125 mL).
- Uso concomitante de medicações com potencial nefrotóxico.
- Tipo do contraste.
  - Agente iônico e hiperosmolar (1.400-1.800 mOsmol/kg): mais antigo, raramente utilizado atualmente; maior risco de nefrotoxicidade.
  - Tipo do contraste: os novos agentes apresentam menor risco de nefrotoxicidade devido à menor osmolaridade e à ausência de cargas (não iônicos).

Os pacientes usualmente apresentam oligúria e aumento da ureia e creatinina 24 a 48 h após exame com contraste. A maioria dos pacientes tem IRA não oligúrica e em muitos casos o único achado da doença é o aumento da ureia e creatinina.

O sedimento urinário pode ter cilindros granulosos e células epiteliais como na necrose tubular aguda. A fração de excreção de sódio é usualmente baixa, em geral variando de 0,3 a 0,7%, o que diferencia da necrose tubular aguda por isquemia ou medicamentos que usualmente tem fração de excreção de sódio superior à 1%. O paciente não apresenta proteinúria significativa. A ausência de outras alterações em urianálise, como hemácias dismórficas, cilindros leucocitários ou hemáticos, pode ajudar a descartar outras causas de lesão renal.

Medidas como reposição salina isotônica (0,9%) 1 mL/kg/h (12 horas antes do procedimento e 12 horas após o procedimento) associada ou não à acetilcisteína (600 mg de 12/12 h) 24 horas antes do procedimento e 24 horas após o procedimento, tiveram benefício em alguns estudos, mas ainda permanecem uma conduta controversa.

ACHADOS CLÍNICOS E AVALIAÇÃO INICIAL

A IRA costuma ser assintomática e manifestações clínicas só aparecem em fase tardia, quando o paciente se encontra em estágio avançado dela. Essas manifestações incluem:

- Uremia: o paciente pode apresentar-se com náuseas, vômitos, sangramento do trato gastrointestinal, tamponamento pericárdico, dispneia, hipertensão e alterações neurológicas.
- Achados cardiovasculares: hipertensão, congestão pulmonar, edema periférico, arritmias, hipotensão e tamponamento pericárdico.
- Achados respiratórios: taquipneia e hiperventilação devido a acidose.
- Achados neurológicos: relacionados a uremia como confusão mental, sonolência, convulsão e coma.
- Achados gastrointestinais: vômitos, HDA e soluços.
- Débito urinário: o paciente pode ter oligúria definida por débito urinário < 400 mL em 24 h ou anúria definida por débito urinário < 100 mL em 24 h. A anúria sugere obstrução total bilateral.

História clínica e exame físico cuidadosos são importantes na avaliação de pacientes com suspeita de IRA. Fatores de risco para IRA são conhecidos e devem ser lembrados no atendimento: doença renal crônica, insuficiência cardíaca, cirrose hepática, doença pulmonar crônica, diabetes, doenças autoimunes como LES.

Recentemente foi desenvolvido um escore que identifica pacientes de alto risco para IRA, conhecido como *Renal Angina Index*, sumarizado na Figura 2. Trata-se de uma estratégia com boa performance em predizer desenvolvimento e gravidade da IRA. Basu et al. incorporaram NGAL no *Renal Angina Index* e encontraram uma otimização na capacidade de predizer gravidade.

EXAMES COMPLEMENTARES

Exames laboratoriais são importantes para reconhecer e confirmar a IRA, avaliar progressivamente a evolução da função renal e adicionar em termos de diagnóstico diferencial.

Cr elevada	Escore
< 0,1 mg/dL	1
≥ 0,1 mg/dL	2
≥ 0,3 mg/dL	4
≥ 0,4 mg/dL	8

X

Condição	Escore
Admissão na UTI	1
Diabetes melito	3
Vasopressor ou ventilador	5

= ***Renal Angina Index***

▷ **FIGURA 2** *Renal Angina Index*. Escore ≥ 6 pontos prediz evolução com injúria renal aguda estágio 2 e 3 dentro de 1 semana após admissão na UTI com AUC 0,76 (IC 95% 0,63-0,87). AUC: área abaixo da curva; Cr: creatinina; UTI: unidade de terapia intensiva.

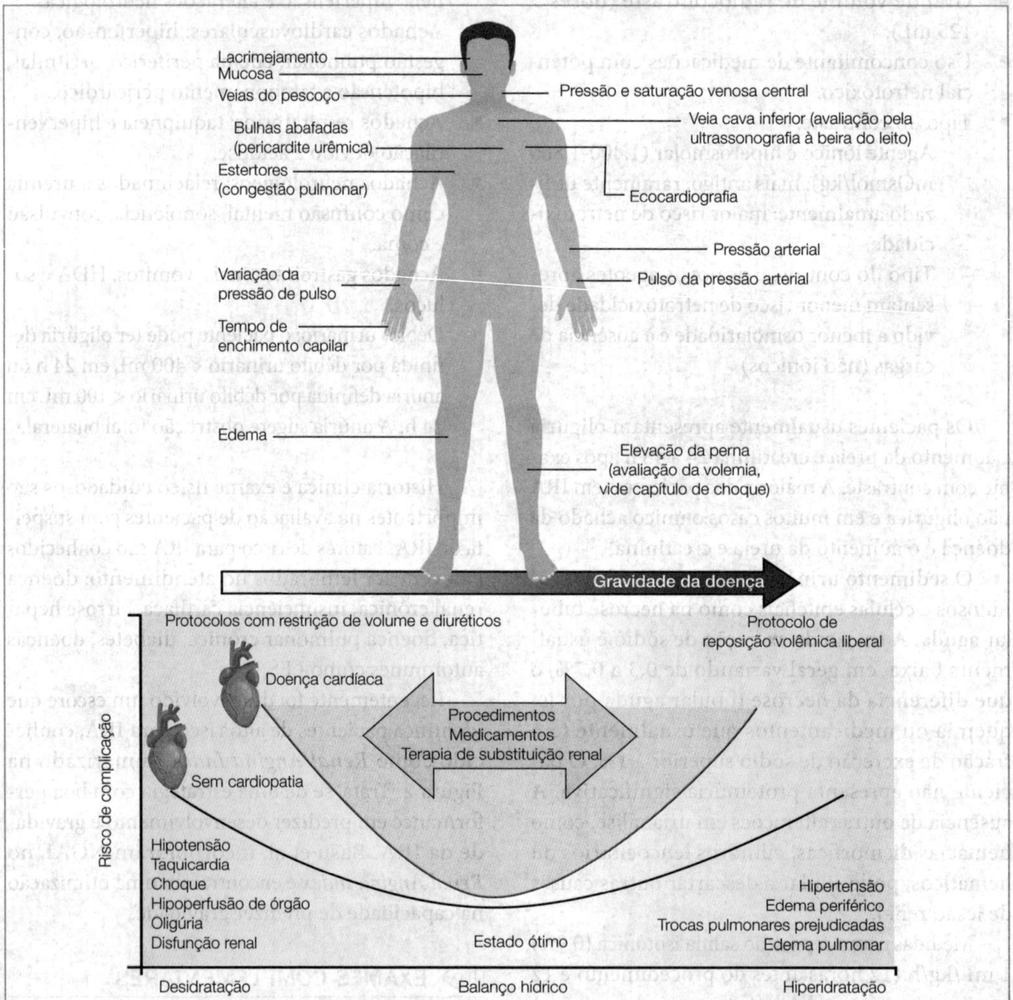

▷ **FIGURA 3** Achados clínicos na IRA.

O exame de urina 1 costuma ser útil na investigação etiológica. Numa lesão inicial reversível, observa-se elevação da densidade urinária e redução do pH e ausência de elementos celulares e cilindros. Conforme a IRA progride, identificam-se proteinúria, hematúria e cilindros, quadro mais compatível com IRA intrínseca.

Caso a urina 1 apresente proteinúria, a quantificação deve ser realizada com relação proteína urinária/creatinina urinária em amostra isolada ou por proteinúria de 24 h. Os exames possuem boa correlação; assim, no contexto do DE, a primeira parece mais facilmente executável e pode ser utilizada para exclusão de proteinúria significativa. Quando maior que 2 g/24 h, a proteinúria tem origem glomerular provável.

A microscopia urinária é relevante na identificação de células, cilindros e cristais. Ao se detectar sangue na urinálise e ausência de hemácias à microscopia, sugere-se o diagnóstico de nefropatia por pigmento (mioglobina, hemoglobina). Cilindros granulosos são frequentemente associados a necrose tubular aguda (NTA), mas não são específicos; os cilindros céreos costumam se associar a lesão tubular avançada. Pielonefrite costuma se apresentar como numerosos leucócitos, porém nefrite intersticial aguda (NIA) também se caracteriza por esse achado, inclusive com cilindros leucocitários. Classicamente, o achado de eosinófilos > 1% na urina sugere esse diagnóstico; contudo, estudos identificaram esses níveis de eosinofilúria em quase totalidade dos casos de IRA.

O sódio urinário, fração excretória de sódio (FENa) e de ureia (FEUr) são ferramentas complementares frequentemente utilizadas na diferenciação entre IRA pré-renal e NTA (Tabela 3).

Uma FENa < 1% é sugestiva de IRA pré-renal, enquanto valores > 2% indicam NTA. Entretanto, algumas condições elevam a FENa falsamente, como doença renal crônica e uso prévio de diuréticos. Contudo, insuficiência cardíaca, síndrome hepatorrenal, grande queimado, sepse, rabdomiólise, nefropatia induzida por contraste podem reduzir indevidamente a FENa.

A FEUr possui a vantagem de não ser afetada pelo uso de diuréticos e valores menores ou iguais a 35% são compatíveis com IRA pré renal. Dewitte et al. identificaram na FEUr uma ferramenta sensível e específica para distinguir entre um quadro transitório e persistente, porém diversos estudos falharam em identificar essa capacidade de predição com a FENa.

A creatinina sérica é habitualmente solicitada com a ureia. Uma relação ureia/creatinina > 40 é sugestiva de IRA pré-renal e de melhor prognóstico. Diversos fatores interferem nos níveis séricos de ureia, como nutrição (ingesta de proteínas e catabolismo), sangramento gastrointestinal e corticosteroide (elevam a ureia) e hepatopatia avançada (reduzem). A creatinina, por sua vez, é afetada por várias outras condições, como massa muscular, idade, raça e gênero. Macedo et al. estudaram o efeito do acúmulo de fluido na creatinina sérica e observaram que o balanço hídrico acumulado positivo subestima a gravidade da IRA, uma vez esse metabólito é dependente do volume de distribuição.

Uma metanálise com 19 estudos com adultos e crianças em diferentes situações identificou o NGAL como um marcador precoce útil de IRA, com capacidade de predizer necessidade de diálise e mortalidade. Porém, diversas limitações ainda existem para o seu uso clínico, como a abundante expressão extrarrenal em condições sistêmicas sem IRA, níveis elevados em pacientes com doença renal crônica, neoplasias malignas e infecções bacterianas. As Tabelas 4, 5 e 6 apresentam os principais exames utilizados na estratificação etiopatológica na IRA.

▷ **TABELA 3** Interpretação dos exames urinários na IRA

Dipstick	Componentes	Interpretação
Hematúria	Hemácias eumórficas	Trato urinário baixo
	Hemácias dismórficas e/ou cilindros hemáticos	Glomerular
	Sem hemácias Cilindros granulosos	Nefropatia por pigmento NTA, vasculites
Leucócito esterase	Leucocitúria + cilindros leucocitários	Pielonefrite
	Leucocitúria + eosinófilos > 1%	Nefrite intersticial alérgica*
Proteinúria	$\text{Proteína}_{\text{urinária}}/\text{creatinina}_{\text{urinária}}$	> 0,21 → solicitar proteinúria de 24 horas
	Proteinúria de 24 horas	> 2 g → glomerulopatia

* Evidências recentes apontam que o *cutoff* de 1% apresenta baixa sensibilidade e valores preditivos e que mesmo aumentando-se para 5%, a distinção de NIA para outras causas de acometimento intrínseco é pouco acurada.

▷ **TABELA 4** Utilização das frações excretórias de sódio e ureia no diferencial de pré-renal e NTA

Fração excretória	Fórmula	Observações
Sódio (FE_{Na})	$FE_{Na} = Na_U \times Cr_P / Na_P \times Cr_U$	< 1% → pré renal / > 2% → NTA Falsamente elevada → diurético, DRC Falsamente reduzida → ICC, hepatorrenal, grande queimado, rabdomiólise, nefropatia por contraste
Ureia (FR_{Ur})	$FE_{Ur} = Ur_U \times Cr_P / Ur_P \times Cr_U$	< 35% → pré-renal Quando utilizar? Uso de diurético

▷ **TABELA 5** Investigação da injúria renal aguda conforme a definição anatômica clássica

Etiopatogenia		Avaliação complementar
Pré-renal Redução da perfusão renal	↓ volume arterial efetivo ↓ débito cardíaco, hipovolemia, vasodilatação sistêmica (p. ex., sepse, pancreatite, anafilaxia) Vasoconstrição intrarrenal AINE, IECA/BRA, síndrome hepatorrenal, inibidores da calcineurina (ciclosporina), contraste iodado, hipercalcemia Renovascular Estenose de artérias renais, vasculites de grandes vasos, tromboembolismo venoso, síndrome compartimental abdominal	Sedimento urinário próximo da normalidade Cilindros hialinos FE_{Na} < 1% Ureia/creatinina > 40 NaU < 20 mEq/L OsmU > 500 mOsm/kg
Intrínseca Acometimento dos pequenos vasos, dos glomérulos ou tubulointersticial	Necrose tubular aguda (NTA): Isquemia: progressão da pré-renal Sepse Nefrotoxinas: ▪ Drogas (aminoglicosídeos, anfotericina, contraste iodado, pentamidina, canabinoides sintéticos, hidroxietil amido) ▪ Obstrução tubular (pigmentos heme, cadeias leves, ácido úrico) ▪ Peçonhas (*Crotalus* sp., *Bothrops* sp., *Loxosceles* sp.) ▪ Metais pesados (cromo, cádmio, mercúrio)	Cilindros granulosos e epiteliais (↑ valor preditivo positivo se alta probabilidade pré-teste) NaU > 40 mEq/L FENa > 2% OsmU < 350 mOsm/kg
	Glomerulonefrites: Paucimunes (ANCA associadas): ▪ Poliangeite microscópica ▪ Granulomatose de Wegener ▪ Churg-Strauss	Dismorfismo eritrocitário Cilindros hemáticos
Intrínseca Acometimento dos pequenos vasos, dos glomérulos ou tubulointersticial	Doenças por imunocomplexos: Renais (pós-infecciosas, nefropatia por IgA, glomerulonefrite membranoproliferativa) Sistêmicas (lúpus eritematoso sistêmico, crioglobulinemia, endocardite) Síndrome de Goodpasture (doença antimembrana basal glomerular)	
	Nefrite intersticial aguda (NIA): Drogas (70-75%): AINE, penicilinas, cefalosporinas, rifampicina, sulfonamidas, alopurinol, diuréticos Associada a doenças sistêmicas (10-20%): lúpus eritematoso sistêmico, síndrome de Sjögren, sarcoidose Infecções (4-10%): *Legionella*, *Leptospira*, *Mycobacterium tuberculosis*, citomegalovírus, vírus Epstein-Barr, pielonefrites Nefrite tubulointersticial e uveíte (TINU – 5-10%)	Leucocitúria e cilindros leucocitários Urocultura negativa Eosinofilúria (utilidade questionável)
	Acometimento microvascular: Hemólise microangiopática: SHU, PTT, CIVD, hipertensão acelerada maligna, pré-eclâmpsia grave Ateroembolismo por colesterol Crise renal esclerodérmica	Dismorfismo eritrocitário Eosinofilúria (ateroembolismo por colesterol)
Pós-renal Obstrução	Bexiga: hiperplasia prostática benigna, câncer de bexiga e próstata, bexiga neurogênica, medicações anticolinérgicas, obstrução de cateter vesical, prolapso uterino	

AINE: anti-inflamatórios não esteroidais; ANCA: anticorpos anticitoplasma de neutrófilos; CIVD: coagulação intravascular disseminada; IECA/BRA: inibidor da enzima conversora de angiotensina/bloqueador de receptor de angiotensina; PTT: púrpura trombocitopênica trombótica; SHU: síndrome hemolítico-urêmica.

▷ **TABELA 6** Complicações comuns da IRA

Metabólicas	Cardiovasculares	Gastrointestinais	Neurológicas	Hematológicas	Infecciosas
▪ Hipercalemia ▪ Acidose metabólica ▪ Hiponatremia ▪ Hipocalcemia ▪ Hiperfosfatemia ▪ Hipermagnesemia ▪ Hiperuricemia ▪ Aumento de PTH ▪ Diminuição de T3 e T4	▪ Edema pulmonar ▪ Arritmias ▪ Pericardites e derrame pericárdico ▪ Hipertensão ▪ Isquemia miocárdica ▪ Embolia pulmonar	▪ Náuseas ▪ Vômitos ▪ Hemorragias digestivas ▪ Má-nutrição ▪ Soluços	▪ Irritabilidade neuromuscular ▪ *Flapping* ▪ Neuropatia periférica ▪ Convulsões ▪ Alterações mentais	▪ Anemia ▪ Sangramento ▪ Trombose	▪ Pneumonia ▪ Sepse ▪ Infecções urinárias ▪ Infecções de cateter

Métodos de imagem

A ultrassonografia (USG) renal com Doppler é um exame de grande utilidade na avaliação da IRA. Alterações parenquimatosas renais podem ser facilmente distinguidas pelo ultrassom, com o achado de aumento da ecogenicidade, com especificidade de 96%. Essa alteração, isoladamente, não distingue IRA de DRC, mas sua associação com redução dos tamanhos dos rins possui boa correlação com DRC. Outra utilidade da USG é na IRA pós-renal. A sensibilidade do exame é de 100%, quando há hidronefrose de moderada a importante.

A utilização do Doppler é útil ao se avaliar a velocidade de fluxo sanguíneo por meio do índice de resistividade. Quanto maior esse índice, maior a resistência ao fluxo de sangue durante a diástole. Níveis elevados do índice de resistividade são encontrados em obstrução, sepse, síndrome hepatorrenal e outras condições e se correlacionam com pior prognóstico. IRA pré-renal e glomerulopatias não afetam esse índice.

PREVENÇÃO E TRATAMENTO

O manejo dos pacientes com lesão renal aguda envolve medidas simples como:

1. Verificar fatores reversíveis que possam causar ou contribuir para a perpetuação da IRA, como hipovolemia, hipotensão, baixo débito cardíaco, sepse, obstrução, hipertensão intra-abdominal e drogas nefrotóxicas.
2. Lembrar dos agentes nefrotóxicos mais comuns: contraste iodado, anti-inflamatórios não esteroidais, antimicrobianos (aminoglicosídeos, anfotericina, vancomicina). Sempre que possível, essas medicações devem ser evitadas em pacientes com suspeita ou risco de IRA. No caso de IRA pré-renal, convém evitar diuréticos, inibidores da ECA e bloqueadores de receptor de angiotensina.

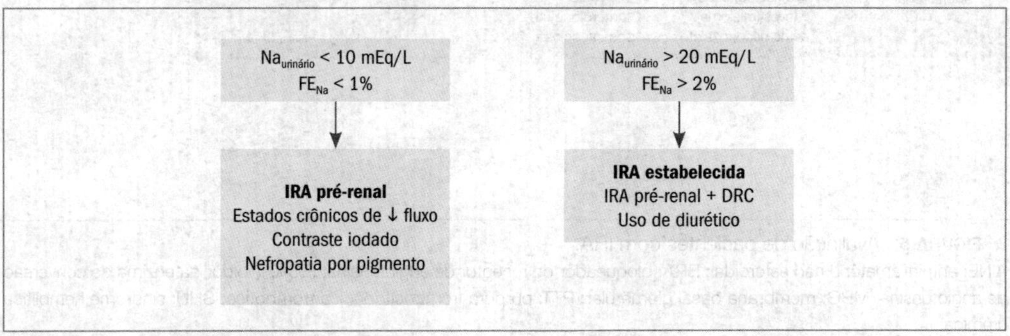

FIGURA 4 Como avaliar a bioquímica urinária?
DRC: doença renal crônica; IRA: injúria renal aguda; NIA: nefrite intersticial aguda.

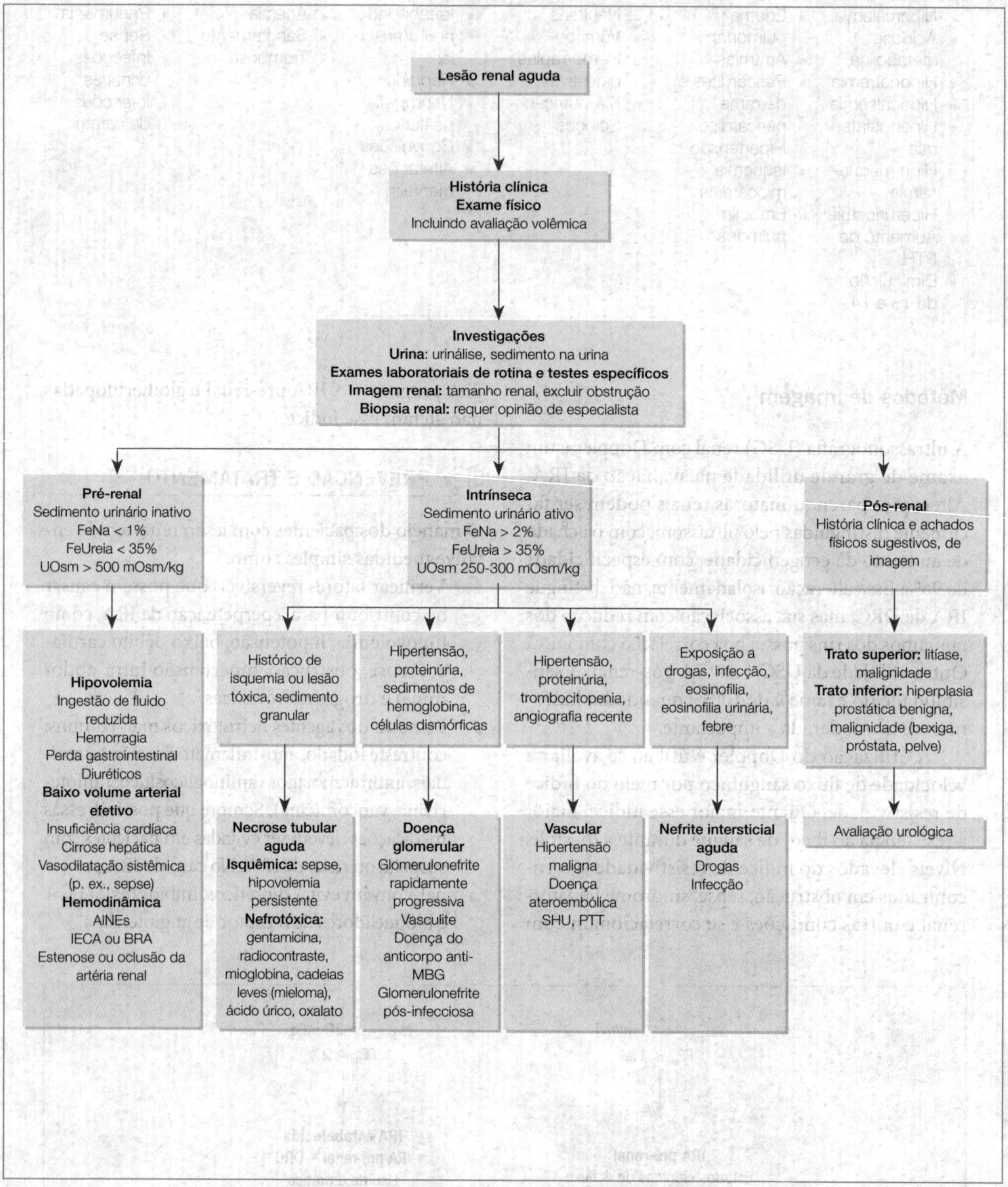

▷ **FIGURA 5** Avaliação de pacientes com IRA.

AINE: anti-inflamatório não esteroidal; BRA: bloqueador de receptor de angiotensina; IECA: inibidor da enzima de conversão de angiotensina; MBG: membrana basal glomerular; PTT: púrpura trombocitopênica trombótica; SHU: síndrome hemolítica urêmica.

3. Suporte nutricional: recomendado por alguns autores, mas não existe evidência significativa para orientar que tipo de terapia nutricional deve ser oferecido para esses pacientes. Dieta hipossódica e pobre em potássio provavelmente é adequada para a maioria dos pacientes. Proteínas 0,8 a 1 g/kg em pacientes não dialíticos e 1 a 1,5 g/kg se dialítico.
4. Ajustar dose de medicamentos conforme função renal.

Alguns tópicos, que merecem atenção mais detalhada, serão tratados a seguir

Otimização volêmica e hemodinâmica

Reposição volêmica

O efeito da expansão volêmica na hemodinâmica e na função renal é frequentemente avaliado por meio da sistematização de erro e tentativa, uma vez que os parâmetros clínicos são inadequados para a avaliação da volemia. Ressuscitação volêmica agressiva e tardia em pacientes críticos foi associada a piores desfechos renais e aumento da mortalidade em grandes estudos observacionais. Independentemente, a expansão volêmica provavelmente deve ser descontinuada em pacientes que não são fluido-responsivos. Por outro lado, em um estudo com 3.000 pacientes em fase precoce de choque séptico, um protocolo com restrição volêmica com balanço zero foi associado a risco de 8,6% de IRA comparado a 5,0% com terapia padrão; assim, em fase precoce de choque séptico parece razoável fazer reposição volêmica.

Na IRA pré-renal, a administração de fluidos melhora a perfusão e função renal. Na NTA isquêmica, dados experimentais sugerem a perda dos mecanismos de autorregulação e, por conseguinte, o fluxo sanguíneo renal torna-se linearmente dependente da pressão arterial. Dessa forma, a perpetuação da hipovolemia, da hipotensão ou vasodilatação gera lesão renal secundária.

Na insuficiência cardíaca grave ou disfunção diastólica, a perfusão renal é inadequada, a despeito de normo ou hipervolemia. Nesses pacientes, expansões volêmicas adicionais são potencialmente danosas por prejudicarem ainda mais a função cardíaca e causarem edema pulmonar.

Não existem diretrizes que definem especificamente como deve ser feito o manejo volêmico e hemodinâmico de pacientes com IRA. Provavelmente, esse manejo depende da apresentação causal. Por exemplo, uma IRA secundária a sepse possui manejo hemodinâmico e volêmico absolutamente diferente daquela associada à insuficiência cardíaca descompensada.

Tipo de solução

Diversos estudos foram publicados a respeito do efeito de fluidos em desfechos nos últimos anos. Os *guidelines* do KDIGO recomendam o uso de cristaloides isotônicos em detrimento de coloides sintéticos (amidos) e albumina para expansão volêmica em pacientes com risco de IRA e ausência de choque hemorrágico. Essas recomendações derivam dos grandes ensaios clínicos randomizados em sepse e pacientes críticos que demonstram sua associação com piora de função renal, redução de sobrevida e aumento da necessidade de terapia de substituição renal (TSR) com uso de amidos.

A albumina, por sua vez, foi avaliada no estudo SAFE (*Saline versus Albumin Fluid Evaluation*). Nesse estudo, tivemos:

- Incluídos 6.997 pacientes críticos.
- Sem diferença de mortalidade ou duração de TSR quando comparado albumina iso-oncótica (4%) com solução fisiológica.
- Benefício no subgrupo de pacientes cirróticos.

Um outro ensaio clínico randomizado, ALBIOS (*Albumin Italian Outcome Sepsis*), comparou albumina hiperoncótica (20%) vs. cristaloides em pacientes hipoalbuminêmicos com sepse e choque séptico. O estudo também não identificou diferença de mortalidade ou evolução com IRA grave entre os grupos.

Em relação aos cristaloides, cresce a preocupação com o efeito de soluções cloretadas nos desfechos renais e metabólicos. Um estudo retrospectivo demostrou que soluções restritas em cloro (*Ringer Lactato* com concentrações balanceadas de cloro a 98 mEq/L ou albumina a 20% com 19 mEq/L), comparadas a soluções ricas em cloro (SF, albumina a 4%, gelatina) foram associadas a menores incidências de IRA e necessidade de TSR. Esses resultados precisam de confirmação com outros estudos.

Drogas vasopressoras

Uma metanálise publicada em 2005, que incluiu ensaios clínicos sobre o uso da dose renal de dopamina (0,5 a 3 ug/kg/min), evidenciou aumento do débito urinário, porém sem prevenir IRA, melhora de desfechos ou impacto em mortalidade.

O fenoldopam, um agonista de receptor dopaminérgico tipo 1 que aumenta o fluxo sanguíneo para o córtex renal, foi estudado na IRA. Uma metanálise mostrou a redução do risco de IRA, da necessidade de TSR (6,5% *vs.* 10,4%; IC 95% 0,34-0,84) e da mortalidade intra-hospitalar (15,1% *vs.* 18,9%; IC 95% 0,45-0,91) em pacientes em pós-operatório ou UTI. Os resultados expostos na meta-análise precisam ser confirmados em um ensaio clínico de adequado poder antes que se considere o uso de fenoldopam no contexto de IRA.

Vasopressores são frequentemente considerados prejudiciais à perfusão orgânica. Um estudo revelou que a norepinefrina demonstrava efeitos benéficos no *clearance* de creatinina em paciente sépticos quando a pressão arterial média (PAM) permanecia acima de 70 mmHg. Outro estudo não reproduziu esse efeito ao se aumentar o alvo de PAM de 65 mmHg para 85 mmHg. O estudo VASST (*Vasopressin in Septic Shock Trial*) não encontrou diferença na mortalidade ou em disfunção orgânica ao comparar noradrenalina com vasopressina, muito embora a análise *post hoc* tenha demonstrado que a vasopressina pode reduzir a gravidade da IRA em paciente com IRA estágio I.

Diuréticos de alça

Estudos pequenos, unicêntricos, que avaliaram o uso de diuréticos para prevenir IRA, falharam em demonstrar benefício. Uma meta-análise não demonstrou benefício com o uso de diuréticos de alça para reduzir mortalidade ou otimizar a recuperação da IRA, porém demonstrou menor tempo de terapia de substituição renal. Duas outras metanálises confirmaram a ausência de benefício quanto a mortalidade intra-hospitalar, necessidade de TSR e redução do número de sessões de diálise.

Uma coorte de 552 pacientes sugeriu que o uso de diuréticos se associava a aumento de mortalidade, porém um estudo epidemiológico prospectivo multicêntrico com 1.743 pacientes não confirmou esses achados. Um aumento do risco de ototoxicidade com altas doses de diurético pode ocorrer. Ainda assim, um estudo mostrou que diuréticos são prescritos em dois terços desses pacientes.

Não há evidências que suportem a prática comum de teste terapêutico com diurético na congestão pulmonar associada a IRA. Alguns estudos associaram o uso de diurético com a menor probabilidade de recuperação da função renal, porém a evidência desse dado é limitada.

Investigadores avaliaram a capacidade de predição de evolução para IRA AKIN 3 após teste de estresse com furosemida (administração intravenosa de 1 a 1,5 mg/kg). Com área abaixo da curva ROC de 0,87, a avaliação de débito urinário após 2 horas da administração foi superior à utilização de qualquer outro biomarcador (FENa, KIM-1, IL 18, TIMP-2, dentre outros), exceto NGAL sérico, testado para prever progressão ao estágio 3 e a única ferramenta capaz de prever necessidade de TSR. O ponto de corte ideal é a diurese de 200 mL nas primeiras 2 horas, com sensibilidade 87,1% e especificidade de 84,1% para predição de IRA AKIN 3.

Correção de distúrbios eletrolíticos e acidobásicos

A IRA limita a capacidade dos rins de manter o equilíbrio eletrolítico e acidobásico. Na condição de oligúria, esse equilíbrio é mais difícil de ser atingido, o que justifica a necessidade de monitorização frequente de eletrólitos principalmente com o intuito de evitar hipercalemia grave.

A hipercalemia deve ser prontamente tratada se $K^+ > 6{,}0$ mEq/L. Pacientes com IRA grave e alterações eletrocardiográficas têm indicação de cálcio e outras terapias para diminuir o K^+ e necessitam de terapia de substituição renal. Uma metanálise da Cochrane suporta o uso de salbutamol e de glicoinsulina isoladamente ou em combinação para manejo emergencial da hipercalemia.

As resinas de troca e o cloreto de cálcio podem ser recomendados na ausência de contraindicação gastrointestinal e o cálcio se alterações eletrocardiográficas ou arritmias.

Hipocalcemia e hiperfosfatemia são comuns na IRA. Entretanto, não há estudos randomizados que avaliaram o benefício de tratar essas alterações. Sugere-se o tratamento da hiperfosfatemia > 6 mg/dL. Quelantes a base de cálcio ou outros quelantes (Sevelamer) podem ser utilizados para esse fim, além de restrição de fósforo na dieta. A reposição de cálcio deve ser evitada ao máximo devido ao risco de precipitação de fosfato de cálcio, sobretudo em níveis alarmantes de fósforo (maiores que 8 a 10 mg/dL).

A acidose metabólica é o distúrbio ácido-base mais comum em pacientes críticos com IRA. Até 2018, o tratamento da acidose metabólica na IRA não tinha sido adequadamente avaliado em ensaios clínicos randomizados, e as suas consequências eram pouco claras. A maioria dos especialistas no tema recomendava que acidemia grave (pH < 7,1) indicaria prescrição de bicarbonato.

Com o intuito de avaliar o impacto do uso de bicarbonato na morbimortalidade, o estudo BICAR-ICU foi publicado em 2018. Nesse estudo, tivemos:

- 389 pacientes em UTI com pH menor ou igual a 7,2 randomizados para receber $NaHCO_3$ 4,2% com alvo de pH de 7,3 ou não manejar farmacologicamente a acidemia.
- Desfecho primário composto foi mortalidade em 28 dias e ao menos uma disfunção orgânica no sétimo dia.
- Sem diferença entre os grupos, mas pacientes com disfunção renal tiveram benefícios. Assim, um alvo de pH > 7,2 pode ser adequado em pacientes com disfunção renal.

Terapia de substituição renal

A decisão de indicar terapia de substituição renal ou diálise depende de fatores como nível de K^+, volemia, estado ácido básico, valores de ureia e creatinina, evolução da doença e complicações associadas à IRA.

A evidência de se manter balanço hídrico negativo ou neutro na IRA sem congestão pulmonar é fraca. Estudos observacionais indicam que o balanço positivo acumulado em pacientes críticos com IRA é fator de risco independente de mortalidade em 60 dias, porém faltam ensaios clínicos randomizados que confirmem esses dados. Dessa forma, considera-se a TSR precocemente em pacientes com IRA complicada com edema pulmonar refratário.

A acidose metabólica é uma complicação comum, resultado da combinação do acúmulo de ácidos não voláteis (lactato, fosfato, ácidos metabólicos não excretados) e do uso de soluções ricas em cloro. A TSR é extremamente eficaz na sua correção e algumas evidências apontam, inclusive, para superioridade de modalidade contínua sobre a intermitente no que concerne à duração do efeito. A indicação de TSR evitaria a administração de bicarbonato de sódio e suas complicações associadas. Não há um limite de pH, bicarbonato ou excesso de bases (*base excess*) estabelecido para se iniciar a diálise, porém como o pH < 7,1 se associa a disfunções miocárdica e metabólicas, considera-se a intervenção antes que a acidemia atinja esses valores.

Quanto à hipercalemia, da mesma maneira, não há um limite estabelecido acima do qual se indica TSR. Considera-se improvável miocardiotoxicidade em níveis menores que 6,5 mEq/L. Porém, sabe-se que a excreção de potássio pela diurese é pouco efetiva na IRA. Assim, a indicação de diálise não deve ser adiada caso as medidas iniciais para hipercalemia tenham pouca resposta.

Manifestações como encefalopatia, pericardite e diátese hemorrágica fazem parte da síndome urêmica. Ressalta-se, entretanto, que alterações do nível de consciência e risco hemorrágico são, via de regra, multifatoriais nesse contexto e dificilmente são individualmente atribuídas à IRA. A pericardite urêmica, contudo, requer início imediato de TSR devido ao seu alto risco de tamponamento.

Atualmente, discute-se se a TSR deve ser iniciada antes que as indicações supracitadas tenham se tornado óbvias, ou seja, TSR precoce. O momento do início da terapia de substituição renal é alvo de grande controvérsia, muito embora as evidências não favoreçam a intervenção precoce. A maior limitação da uniformização das condutas e interpretação dos ensaios clínicos sobre o tema é heterogeneidade da definição de diálise precoce. Os dois maiores estudos de intervenção (ELAIN e AKIKI), ambos publicados em 2016, trazem resultados conflitantes, expostos a seguir. Diferenças metodológicas substanciais entre os dois trabalhos provavelmente respondem pelos achados supostamente discordantes.

- Estudo ELAIN: 231 pacientes randomizados com IRA, definida por KDIGO 2 e NGAL sérica acima de 150 ng/mL. Os pacientes que foram dialisados precocemente (primeiras 8 horas de KDIGO 2) apresentaram menor mortalidade em 90 dias que aqueles dialisados tardiamente (primeiras 12 horas de KDIGO 3). Vale destacar que há uma diferença menor que 24 horas entre os grupos de intervenção precoce vs. tardia no ELAIN. É pouco factível que uma diferença tão pequena seja responsável pela redução de mortalidade no grupo intervenção.

- Estudo AKIKI: 620 pacientes randomizados com IRA KDIGO 3 e necessidade de ventilação mecânica e/ou vasopressores. Não houve diferença de mortalidade em 60 dias entre TSR precoce (instituída logo após a randomização) e tardia (urgências dialíticas, 72 horas de oligúria ou ureia > 240 mg/dL).
- Um terceiro estudo em 488 pacientes com choque séptico avaliou diálise antes de 12 horas na UTI ou após 48 horas se sem melhora de função renal e não encontrou diferenças em mortalidade ou outros desfechos.

Uma avaliação individualizada de risco-benefício mostrou que o entendimento do comprometimento de outros sistemas secundários à disfunção renal e da evolução de melhora ou de piora do quadro clínico geral e a adição dos novos biomarcadores à prática clínica diária devem nortear a decisão do momento da instituição da TSR. Novos ensaios clínicos são necessários para a uniformização da conduta.

Outra discussão frequente remete à modalidade de TSR a ser iniciada. Alguns autores recomendam os métodos contínuos por se associarem a instabilidade hemodinâmica com menor frequência e intensidade que os intermitentes. Outra possível vantagem seria uma potencial menor dependência de diálise após a alta hospitalar com a TSR contínua. Os ensaios clínicos disponíveis para comparação entre os métodos falharam em identificar diferenças em termos de sobrevida. Independentemente das evidências atuais, a terapia contínua parece ser mais adequada em alguns casos: edema cerebral (redução lenta e gradual da osmolaridade plasmática), estados de hipercatabolismo, necessidade de controle fino da ultrafiltração, insuficiência cardíaca (benefício teórico do menor risco de alterações hemodinâmicas).

▷ **TABELA 7** Indicações convencionais de terapia de substituição renal na IRA

Indicações	Observações, evidências e controvérsias
Hipervolemia não responsiva a diurético	Dados observacionais apontam que balanço hídrico positivo em IRA é fator de risco independente para óbito Não há evidência que suporte o *trial* de diurético no edema pulmonar associado a IRA

(continua)

▷ **TABELA 7** Indicações convencionais de terapia de substituição renal na IRA *(continuação)*

Indicações	Observações, evidências e controvérsias
Acidose metabólica refratária (pH < 7,1) ao manejo clínico	A TSR evita a administração de $NaHCO_3$ sistêmico e suas complicações (hipervolemia, hipernatremia) Não há um *cutoff* de pH adequadamente estabelecido → pH < 7,1 está associado a efeitos inotrópicos e metabólicos negativos
Hipercalemia refratária ao manejo clínico	Não há um *cutoff* específico que indique TSR (miocardiotoxicidade é pouco provável com $[K^+]$ < 6,5 mEq/L) A excreção de K^+ pela diurese é ineficaz na IRA mesmo em pacientes com débito urinário preservado
Síndrome urêmica	Rebaixamento do nível de consciência e sangramento são multifatoriais e raramente podem ser atribuídos isoladamente à IRA. Pericardite urêmica requer TSR urgente pelo alto risco de hemorragia intrapericárdica e tamponamento
Intoxicação por droga ou toxina dialisável	Toxinas de baixo peso molecular presentes no espaço extracelular com baixa ligação a proteínas são usualmente bem removidas com TSR. Lítio, etilenoglicol, salicilato, valproato, paracetamol, metanol, etanol e teofilina são as toxinas e drogas mais associadas à remoção extracorpórea
Azotemia progressiva ou oligúria não responsiva a fluido	Usualmente, indica-se TSR antes das complicações supracitadas. As indicações mais frequentes se dão com a ascensão de escórias nitrogenadas e redução do débito urinário. Não há *cutoffs* estabelecidos

PROGNÓSTICO

Cerca de um terço dos pacientes que desenvolvem IRA durante a internação apresentam necessidade de terapia de substituição renal após a alta hospitalar. Há crescente interesse no efeito da IRA no desenvolvimento de doença renal crônica estágio final (*end-stage renal disease – ESRD*). Dados norte-americanos apontam a NTA como causa de ESRD em 1,7% dos pacientes entre 1999 e 2003.

A mortalidade intra-hospitalar da IRA que requer TSR chega a ser maior que 50%, porém os desfechos de longo prazo não são bem descritos. Em uma revisão de Goldberg e Dennen identificou-se que 12,5% dos pacientes sobreviventes que necessitaram de TSR na internação ainda permaneciam dependentes de diálise em 1 a 10 anos de *follow-up*. Aproximadamente 40% dos pacientes com IRA com necessidade de TSR apresentam DRC.

Acredita-se que otimizar o prognóstico de IRA acarretaria em menor incidência de DRC e ESRD. Há discordância quanto aos achados da influência da modalidade de hemodiálise na internação (contínua *vs.* intermitente) e desfechos de longo prazo. Três estudos sugeriram que a TSR contínua reduzia o risco de dependência de diálise. Uma metanálise recente, entretanto, evidenciou nenhum impacto.

Um risco de 40% de óbito em 2 anos após alta de pacientes com IRA foi observado. Os *guidelines* do KDIGO recomendam seguimento com nefrologista dentro de 90 dias após a IRA, o que reduz em 24% esse risco de óbito em 2 anos.

LITERATURA RECOMENDADA

1. Albanese J, Leone M, Garnier F, Bourgoin A, Antonini F, Martin C. Renal effects of norepinephrine in septic and nonseptic patients. Chest. August 2004;126(2):534-539.
2. Bagshaw SM, Delaney A, Jones D, Ronco C, Bellomo R. Diuretics in the management of acute kidney injury: a multinational survey. Contrib Nephrol. 2007;156:236-249.
3. Basu RK, Zappitelli M, Brunner L, et al. Derivation and validation of the renal angina index to improve the prediction of acute kidney injury in critically ill children. Kidney Int. March 2014;85(3):659-667.
4. Bell M, Granath F, Schon S, Ekbom A, Martling CR. Continuous renal replacement therapy is associated with less chronic renal failure than intermittent haemodialysis after acute renal failure. Intensive Care Med. May 2007;33(5):773-780.
5. Bellomo R, Kellum JA, Ronco C. Acute kidney injury. Lancet. 2012 Aug 25;380(9843):756-66.
6. Block CA, Schoolwerth AC. The epidemiology and outcome of acute renal failure and the impact on chronic kidney disease. Semin Dial. November-December 2006;19(6):450-454.
7. Bouchard J, Soroko SB, Chertow GM, et al. Fluid accumulation, survival and recovery of kidney function in critically ill patients with acute kidney injury. Kidney Int. May 13 200976(4):422-427.
8. Bourgoin A, Leone M, Delmas A, Garnier F, Albanese J, Martin C. Increasing mean arterial pressure in patients with septic shock: effects on oxygen variables and renal function. Crit Care Med. April 2005;33(4):780-786.
9. Caironi P, Tognoni G, Gattinoni L. Albumin replacement in severe sepsis or septic shock. N Engl J Med. July 3 2014;371(1):84.
10. Chawla LS, Dommu A, Berger A, Shih S, Patel SS. Urinary sediment cast scoring index for acute kidney injury: a pilot study. Nephron Clin Pract. 2008;110(3):c145-150.
11. Dewitte A, Biais M, Petit L, et al. Fractional excretion of urea as a diagnostic index in acute kidney injury in intensive care patients. J Crit Care. October 2012;27(5):505-510.
12. Faubel S, Patel NU, Lockhart ME, Cadnapaphornchai MA. Renal relevant radiology: use of ultrasonography in patients with AKI. Clin J Am Soc Nephrol. February 2014;9(2):382-394.
13. Finfer S, Bellomo R, McEvoy S, et al. Effect of baseline serum albumin concentration on outcome of resuscitation with albumin or saline in patients in intensive care units: analysis of data from the saline versus albumin fluid evaluation (SAFE) study. BMJ. November 18 2006;333(7577):1044.
14. Friedrich JO, Adhikari N, Herridge MS, Beyene J. Meta-analysis: low-dose dopamine increases urine output but does not prevent renal dysfunction or death. Ann Intern Med. April 5 2005;142(7):510-524.
15. Gaudry S, Hajage D, Schortgen F, et al. Initiation Strategies for Renal-Replacement Therapy in the Intensive Care Unit. N Engl J Med. 2016 Jul 14;375(2):122-33.
16. Goldberg R, Dennen P. Long-term outcomes of acute kidney injury. Adv Chronic Kidney Dis. July 2008;15(3):297-307.
17. Gordon AC, Russell JA, Walley KR, et al. The effects of vasopres- sin on acute kidney injury in septic shock. Intensive Care Med. January 2010;36(1):83-91.
18. Harel Z, Wald R, Bargman JM, et al. Nephrologist follow-up improves all-cause mortality of severe acute kidney injury survivors. Kidney Int. May 2013;83(5):901-908.
19. Heung M, Wolfgram DF, Kommareddi M, Hu Y, Song PX, Ojo AO. Fluid overload at initiation of renal replacement therapy is associated with lack of renal recovery in patients with acute kidney injury. Nephrol Dial Transplant. March 2012;27(3):956-961.
20. Himmelfarb J, Joannidis M, Molitoris B, et al. Evaluation and initial management of acute kidney injury. Clin J Am Soc Nephrol. 2008 Jul;3(4):962-7.
21. Kidney Disease: Improving Global Outcome (KDIGO). Acute Kidney Injury Work Group: KDIGO clinical practice guideline for acute kidney injury. Kidney Int Suppl. 2012;2:1-138.
22. Kidney Disease: Improving Global Outcomes (KDIGO). Acute Kidney Injury Work Group: KDIGO clinical practice guideline for acute kidney injury. Kidney Int Suppl. 2012;2:1-138.
23. Koyner JL, Davison DL, Brasha-Mitchell E, et al. Furosemide Stress Test and Biomarkers for the Prediction of AKI severity. J Am Soc Nephrol. 2015 Aug;26(8):2023-2031.
24. Kraut JA, Madias NE. Treatment of acute metabolic acidosis: a pathophysiologic approach. Nat Rev Nephrol. October 2012;8(10):589-601.

25. Landoni G, Biondi-Zoccai GG, Tumlin JA, et al. Beneficial impact of fenoldopam in critically ill patients with or at risk for acute renal failure: a meta-analysis of randomized clinical trials. Am J Kidney Dis. January 2007;49(1):56-68.
26. Luo X, Jiang L, Du B, et al. A comparison of different diagnostic criteria of acute kidney injury in critically ill patients. Crit Care. 2014 Jul 8;18(4):R144.
27. Macedo E, Bouchard J, Soroko SH, et al. Fluid accumulation, recognition and staging of acute kidney injury in critically-ill pa- tients. Crit Care. May 6, 2010;14(3):R82.
28. Mahoney BA, Smith WA, Lo DS, Tsoi K, Tonelli M, Clase CM. Emergency interventions for hyperkalaemia. Cochrane Database Syst Rev. 2005;18(2):CD003235.
29. Matsuura R, Srisawat N, Granado RC, et al. Use of the Renal Angina Index in Determining Acute Kidney Injury. Kidney Int Rep. 2018 Feb 3;3(3):677-683.
30. Muriithi AK, Nasr SH, Leung N. Utility of urine eosinophils in the diagnosis of acute interstitial nephritis. Clin J Am Soc Nephrol. November 2013;8(11):1857-1862.
31. Murray P, Mehta R, Shaw A, et al. Potential use of biomarkers in acute kidney injury: report and summary of recommendations from the 10th Acute Dialysis Quality Initiative consensus conference. Kidney Int. 2014;85:513-521.
32. Myburgh JA, Finfer S, Bellomo R, et al. Hydroxyethyl starch or saline for fluid resuscitation in intensive care. N Engl J Med. November 15, 2012;367(20):1901-1911.
33. Ronco JC, Bellomo R, Kellum JA. Acute kidney injury. Lancet. 2019;394:1949-1964.
34. Samir J, Paugam C, Futier E, et al. Sodium bicarbonate therapy for patients with severe metabolic acidaemia in the intensive care unit (BICAR-ICU): a multicentre, open-label, randomised controlled, phase 3 trial. Lancet. 2018 Jun 14. pii: S0140-6736(18):31080-8.
35. Siew ED, Peterson JF, Eden SK, et al. Outpatient nephrology referral rates after acute kidney injury. J Am Soc Nephrol. February 2012;23(2):305-312.
36. Sinert R, Peacock PR. Acute kidney injury. Tintinalli Emergency Medicine. 2016.
37. Uchino S, Doig GS, Bellomo R, et al. Diuretics and mortality in acute renal failure. Crit Care Med. August 2004;32(8):1669-1677.
38. Wiedermann CJ, Dunzendorfer S, Gaioni LU, Zaraca F, Joannidis M. Hyperoncotic colloids and acute kidney injury: a meta-analysis of randomized trials. Crit Care. 2010;14(5):R191.
39. Wolfson AB. Acute renal failure. Rosen's Emergency Medicine; 2018.
40. Yunos NM, Bellomo R, Hegarty C, Story D, Ho L, Bailey M. Association between a chloride-liberal vs chloride-restrictive intravenous fluid administration strategy and kidney injury in critically ill adults. JAMA. October 17 2012;308(15):1566-1572.
41. Zarbock A, Kellum JA, Schimidt C, et al. Effect of early vs delayed initiation of renal replacement therapy on mortality in critically ill patients with acute kidney injury: The ELAIN randomized clinical trial. JAMA. 2016 May 24-31;315(20):2190-9.

89 Rabdomiólise

Rodrigo Antonio Brandão Neto
Lucas Oliveira Marino

PONTOS IMPORTANTES

- Rabdomiólise ocorre devido à destruição muscular e pode levar à lesão renal aguda (LRA).
- As causas incluem condições traumáticas, medicações e doenças clínicas.
- Elevações muito rápidas dos níveis de creatinina sugerem o diagnóstico de rabdomiólise.
- O diagnóstico é sugerido por aumento significativo de creatinofosfoquinase (CPK), urina avermelhada, reagente para sangue, mas sem hematúria.
- O início precoce de hidratação agressiva e terapia dialítica, quando necessário, melhora o prognóstico dos pacientes.

INTRODUÇÃO E DEFINIÇÕES

A associação entre a rabdomiólise e insuficiência renal aguda foi estabelecida primeiramente durante a II Guerra Mundial em Londres, por Bywaters e Beall por meio da observação de pacientes vítimas de bombardeiros alemães. Desde então vários casos de rabdomiólise por causas não traumáticas em vítimas de catástrofe foram descritos. Curiosamente, nos atentados terroristas em Nova York, em 11 de setembro de 2001, houve poucos relatos de insuficiência renal aguda secundária à rabdomiólise, o que refletiu nada mais que a fatalidade do evento.

O termo "rabdomiólise" refere-se à destruição muscular, com liberação de seus componentes celulares na circulação; estes, ao serem filtrados no glomérulo, podem levar à disfunção renal. A definição inicial do Food and Drug Administration (FDA) descrevia rabdomiólise a partir de níveis de creatinofosfoquinase (CPK) acima de 10.000 U/L; mais recentemente, a definição foi modificada para ser considerada apenas quando ocorrer dano secundário em algum órgão (tipicamente insuficiência renal) e for associada a elevação das enzimas musculares. Seu reconhecimento precoce é importante, pois o tratamento imediato permite a recuperação completa do paciente e previne as complicações.

A rabdomiólise é uma importante causa de lesão renal aguda (LRA), sendo responsável por cerca de 5 a 7% dos casos de LRA não traumática e 25% de todos os casos de necrose tubular aguda. Por outro lado, a incidência de LRA em pacientes com rabdomiólise está entre 16,5 e 33%.

São relatados cerca de 25.000 casos anuais de rabdomiólise nos Estados Unidos.

ETIOLOGIA E FISIOPATOLOGIA

A maioria dos pacientes (60%) possui mais de um fator etiológico e em menos de 10% dos casos nenhum fator é identificado. Em um estudo com uma grande série de pacientes hospitalizados com rabdomiólise, as principais causas foram trauma (26%), imobilização (18%), sepse (10%), cirurgia vascular (8%) e cirurgia cardíaca (6%). As causas de rabdomiólise podem ser divididas em quatro grupos principais, que são apresentadas na Tabela 1, mas que incluem:

1. Trauma ou injúria direta.
2. Excesso de atividade muscular.
3. Defeitos enzimáticos hereditários.
4. Outras causas clínicas.

O primeiro grupo, de trauma e injúria direta, usualmente tem apresentação dramática, com paciente com membro esmagado evoluindo com mioglobinúria e insuficiência renal de rápida evolução; dentro desse grupo ainda deve-se relembrar as injúrias causadas por choque elétrico e queimaduras. Procedimentos cirúrgicos que evoluem com compressão muscular prolongada e oclusão vascular também são causas bem definidas dessa afecção.

O excesso de atividade muscular pode causar rabdomiólise normalmente associada à intensidade do esforço físico realizado, sendo relatada após maratonas e em treinamento militar e em geral confinada aos membros inferiores. É importante lembrar que insuficiência renal aguda não ocorre usualmente em pacientes com rabdomiólise secundária a atividade física, exceto quando o paciente apresenta concomitantemente depleção de volume e insuficiência renal aguda prévia.

Dentro do grupo de doenças genéticas hereditárias, é preciso destacar a doença de McArdle, que consiste na deficiência da miofosforilase levando à produção defeituosa de ATP e causando rabdomiólise. Defeitos na via aeróbica de produção de energia, como a deficiência de carnitinapalmitiltransferase, são também causas potenciais. Outra causa digna de nota são as miopatias mitocondriais, nesse caso com lesão muscular ocorrendo principalmente após atividade física.

O grupo de outras causas clínicas de rabdomiólise também apresenta as seguintes subdivisões:

1. Drogas e toxinas.
2. Hipóxia muscular.
3. Doenças endócrinas e metabólicas.
4. Alterações de temperatura.
5. Infecções virais e bacterianas.
6. Causas raras.

▷ **TABELA 1** Principais causas de rabdomiólise

Mecanismos	Causas
Traumático	Politrauma, esmagamento (*crush syndrome*)
	Cirurgia vascular e ortopédica
	Coma, imobilização
	Lesão elétrica de alta voltagem, queimadura de 3º grau
Relacionada a esforço, não traumático → oferta insuficiente para suprir a demanda muscular	Esforço físico extremo
	Estado de mal epiléptico
	Delirium tremens, agitação psicomotora
	Miopatias metabólicas
	Hipertermia maligna, síndrome neuroléptica maligna
	Intoxicação por anfetaminas e derivados
	Hipotermia
Não traumática e sem esforço	Fármacos → estatinas, colchicina, macrolídeos, ciclosporina, antimaláricos, antipsicóticos, inibidores de protease (antirretrovirais)
	Drogas de abuso → álcool, cocaína, heroína, anfetaminas, LSD
	Toxinas → monóxido de carbono, acidente crotálico, vespa e abelhas
	Infecções virais → Influenza, *Cocksackie*, Epstein-Barr, herpes simples, HIV, citomegalovírus Outras infecções → *Mycoplasma*, piomiosite, *Legionella*, leptospirose, malária, *Salmonella*, estafilococcias e estreptococcias
	Distúrbios hidroeletrolíticos → hipocalemia (< 2,5 mEq/L), hipofosfatemia, hipocalcemia, hipo/hipernatremia
	Condições endócrinas → hipotireoidismo e diabetes
	Miopatias inflamatórias → dermatopolimiosite

Entre as toxinas, destacam-se:

- Etanol: causa mais comum dentre as drogas e toxinas que causam rabdomiólise. O etanol inibe o acúmulo de cálcio no retículo sarcoplasmático dos músculos, agride as membranas celulares dos músculos e inibe a bomba Na-K-ATPase, que mantém a integridade celular. O efeito do etanol é potencializado pelo jejum.
- Estatinas: causa importante de rabdomiólise. Não se sabe ao certo o mecanismo pelo qual isso ocorre. Uma das teorias mais aceitas é a de que as estatinas inibem a ubiquinona (coenzima Q), que é importante na produção de ATP pelas mitocôndrias.A miotoxicidade das estatinas apresenta-se em quatro formas: mialgias, elevações de CPK assintomáticas ou não, miopatia e rabdomiólise. Elevações de CPK menores que 5 vezes o limite superior do método são consideradas benignas e não necessitam de maiores cuidados. Miopatia é usualmente definida por valores 10 ou mais vezes elevados em relação ao limite superior do método. Cerca de 0,1% dos pacientes em uso de estatinas, quando em monoterapia, apresentam miopatia. Usualmente ocorrem nas primeiras semanas a meses do uso das estatinas, mas podem ocorrer em qualquer momento. As duas estatinas que parecem ter menor associação com miopatias são a pravastatina e a fluvastatina.
- Fibratos: a combinação de estatinas e fibrato implica aumento de risco de rabdomiólise. Tal combinação deve ser evitada em pacientes idosos (acima de 70 anos), que tomem múltiplas medicações e que tenham insuficiência renal.
- Qualquer condição médica que implique períodos prolongados de inconsciência e imobilização pode resultar em injúria muscular e representa causa de rabdomiólise.
- Hipóxia: condições como isquemia de membros, imobilização e picadas de animais peçonhentos podem cursar com mionecrose.
- Doenças endócrinas e metabólicas: principalmente hipotireoidismo e hipertireoidismo. Outras causas raras são feocromocitoma e cetoacidose diabética. Alterações metabólicas com rabdomiólise são a hipofosfatemia e a hipocalemia.
- Infecções virais ou bacterianas: podem causar rabdomiólise, seja por invasão direta ou por geração de toxinas. Influenzas A e B são as causas mais comuns, seguidas de HIV, coxsackie, citomegalovírus e picornavírus.
- Alterações de temperatura: incluindo hipertermia maligna, síndrome neuroléptica maligna e *heat stroke* podem causar rabdomiólise. Essas síndromes apresentam combinação de febre, hiperatividade muscular e desidratação, que precipitam a rabdomiólise. A hipertermia maligna com o defeito nos canais de cálcio ainda apresenta maior potencial de lesão muscular.

A maioria das causas de rabdomiólise cursam com depleção de ATP. Sabe-se que o ATP é crítico para as funções musculares, pois, com a depleção deste, ocorrem alterações na homeostase dos íons intracelulares, principalmente aumento do cálcio intracelular e, por meio deste, ativação de diversas enzimas, como fosfolipases e proteases. O efeito final é a liberação de constituintes intracelulares tóxicos e radicais livres que provocam lesão da microvasculatura, extravasamento capilar e aumento da pressão intracompartimental. O paciente pode evoluir com lesão renal aguda por quatro mecanismos:

- Efeito tóxico direto da mioglobina: através da porção heme, leva à disfunção e necrose tubular.
- Isquemia renal: devido ao desequilíbrio entre mediadores vasoconstritores e vasodilatadores com efeito final de vasoconstrição renal.
- Obstrução tubular: devido a cilindros formados pelo pigmento de mioglobina.
- Coagulação intravascular disseminada: potencial de aumentar as complicações renais.

ACHADOS CLÍNICOS

O diagnóstico de rabdomiólise baseia-se em um alto grau de suspeição diante do quadro clínico das diversas etiologias citadas. A maior parte dos achados clínicos é inespecífica e a evolução do paciente é dependente do fator precipitante. Uma tríade característica de sintomas da rabdomiólise é composta de mialgias, fraqueza muscular e urina escurecida, mas metade dos pacientes, contudo, apresentam-se sem sintomas musculares. A mialgia afeta principalmente grupos musculares proximais, como coxa e ombros, além de panturrilhas e músculos dorsais; podem ainda ocorrer hipersensibilidade, edema e fraqueza muscular. Sintomas sistêmicos como mal-estar, febre, dor abdominal, náuseas e vômitos também são frequentes. Agitação psicomotora e confusão mental podem ocorrer em pacientes com síndrome neuroléptica maligna.

Frequentemente, a primeira pista diagnóstica é a mudança de coloração da urina; a presença de grupamento heme na urina é sugestiva do diagnóstico, sobretudo se o exame de urina 1, na microscopia, não mostra hematúria.

EXAMES COMPLEMENTARES

A principal alteração de exame laboratorial nesses pacientes é a elevação da creatinofosfoquinase (CPK) sérica. Eleva-se em 2 a 12 horas após a lesão muscular, atinge níveis máximos em 24 a 72 horas e, em seguida, declina a taxas constantes próximas de 40 a 50%/dia. A CPK está difusamente presente na musculatura estriada. Quando a célula muscular é lesada, grandes quantidades de CPK são liberadas na circulação. Como sua degradação é mais lenta, a concentração de CPK permanece elevada por mais tempo e de maneira mais consistente que a mioglobina. Consequentemente, a determinação de CPK é melhor que a de mioglobina na avaliação da rabdomiólise. A grande maioria dos estudos sobre a evolução clínica de pacientes com rabdomiólise determinou como critério de inclusão um nível de CPK maior que 1.000 U/L. A presença de elevação da mioglobina sérica e a mioglobinúria indicam lesão muscular, mas são pouco sensíveis para o diagnóstico por conta de sua rápida eliminação renal. A mioglobina passa a ser excretada na urina quando a sua concentração sérica excede 1,5 mg/dL, porém só é visível quando a sua concentração urinária atinge 100 mg/dL. Clinicamente, a urina apresenta-se avermelhada ou marrom. No exame de urina, a fita reagente é positiva para sangue; entretanto, no exame microscópico não há a presença de eritrócitos. O teste de ortotoluidina na urina para a detecção de heme não distingue a presença de hemoglobinúria (presente nos casos de hemólise) ou mioglobinúria, sendo reagente para os dois pigmentos. Por outro lado, a ausência de heme na urina não descarta o diagnóstico de rabdomiólise, já que a presença de mioglobinúria vai depender da concentração sérica de mioglobina, que possui uma meia-vida curta.

O dano muscular causa liberação de fósforo na corrente sanguínea e a hiperfosfatemia resultante pode alterar o duplo produto cálcio e fósforo e o paciente pode apresentar calcificações patológicas; hipocalcemia eventualmente ocorre, mas usualmente assintomática e sem necessidade de tratamento.

A apresentação de lesão renal nesses pacientes é usualmente dramática; a creatinina costuma estar em níveis desproporcionalmente elevados em relação à ureia devido à sua liberação pela lesão muscular; depois ocorre elevação desproporcional da ureia devido ao catabolismo das proteínas musculares. Pacientes com necrose tubular aguda costumam apresentar aumentos de creatinina entre 0,4 e 1,0 mg/dL ao dia; elevações acima de 2,0 mg/dL sugerem o diagnóstico de rabdomiólise, embora possam ocorrer em outros tipos de necrose tubular aguda.

Hipoalbuminemia pode ocorrer por extravasamento de proteínas do plasma, representando fator de péssimo prognóstico. Estudos recentes avaliaram determinantes de uma evolução clínica desfavorável e mostraram que uma creatinina inicial maior ou igual a 1,5 mg/dL e um déficit de base inicial (*base excess*) menor ou igual a –4 são fatores associados a pior evolução. Pacientes sem nenhum desses fatores raramente desenvolvem lesão renal, sendo que pacientes com acidose, porém com função renal normal, apresentam um risco intermediário.

Um estudo publicado em 2013 com mais de 3.500 pacientes internados com níveis de CPK acima de 5.000 U/L avaliou necessidade de suporte dialítico. Os níveis séricos de CPK demonstraram risco aumentado apenas quando superiores a 40.000 U/L. A incidência de lesão renal aguda varia entre 15 e 50% nas diferentes séries, mas com risco menor se CPK < 15.000 a 20.000 UI/L na apresentação.

A etiologia da lesão muscular também tem implicação prognóstica e síndrome compartimental, sepse e pós-parada cardiorrespiratória, enquanto miosite, exercícios e convulsões apresentam risco menor. Esse estudo permitiu criar um escore de risco para predizer lesão renal em pacientes com lesão muscular. O grupo de menor risco tem um escore menor que 5 pontos e risco de morte ou de precisar de diálise de apenas 2,3%; já o grupo com escore maior que 10 tem risco de 61,2% de morte ou necessidade de diálise (Tabela 2). A utilização desse escore permite uma capacidade de predição mais acurada, muito embora ainda necessite de mais estudos para sua validação clínica. Pacientes com < 5 pontos apresentam risco de óbito ou diálise de 2,3%. Os pacientes com > 10 pontos têm risco de óbito ou diálise de 61%. O valor de corte de 5 pontos tem valores preditivos negativo e positivo de 98% e 27%, respectivamente. O escore está descrito na Tabela 2.

Devido ao risco de hipercalemia, todos os pacientes com suspeita de rabdomiólise devem realizar eletrocardiograma (ECG).

O acúmulo de líquido extracelular nos músculos pode levar a edema significativo e risco de síndrome compartimental; assim, a avaliação da pressão compartimental em membros com edema significativo e rabdomiólise é necessária. Outros exames complementares são dependentes de particularidades de cada paciente. Os principais exames complementares na rabdomiólise estão apresentados na Tabela 3.

DIAGNÓSTICO DIFERENCIAL

Outras patologias que cursam com alterações que simulam mioglobinúria entram necessariamente no diagnóstico diferencial. Essas alterações incluem:

- Hemoglobinúria paroxística noturna.
- Hemólises intravasculares.
- Porfiria intermitente aguda.
- Doença hepática com colúria.
- Infecções.

TRATAMENTO

O objetivo primário é a prevenção de fatores que causam a LRA, isto é, depleção de volume, obstrução tubular, acidúria e liberação de radicais livres. Para isso é preciso obter um fluxo urinário constante; assim, são necessários:

- Hidratação venosa: a administração adequada de fluidos é a mais importante medida do tratamento. O sequestro de líquidos pelo músculo lesado pode resultar em hipovolemia, que deve ser prevenida pela administração agressiva de fluidos intravenosos. O volume de fluidos necessário pode chegar a 10 a 14 L/dia. Em série de 200 pacientes publicada em 1994, o uso de solução de hidratação até 12 horas após injúria diminuiu o risco de desenvolver insuficiência renal, em comparação com pacientes que recebiam hidratação após 12 horas de injúria, com 2,5% dos pacientes desenvolvendo LRA no gru-

▷ **TABELA 2** Escore de risco para predizer necessidade de diálise em pacientes com lesão muscular

Variável		Pontuação
Idade (anos)	> 50 a ≤ 70	1,5
	> 70 a ≤ 80	2,5
	> 80	3
Gênero	Feminino	1
Creatinina inicial (mg/dL)	1,4-2,2	1,5
	> 2,2	3
Cálcio total inicial (mg/dL)	< 7,5	2
CPK inicial (UI/L)	> 40.000	2
Causa de base	Diferente de convulsão, síncope, exercício, estatina ou miosite	3
Fósforo inicial (mg/dL)	4-5,4	1,5
	> 5,4	3
Bicarbonato (mEq/L)	< 19	2

CPK: creatinofosfoquinase.

▷ **TABELA 3** Exames necessários em pacientes com suspeita de rabdomiólise

▪ CPK: outras enzimas musculares (aldolase, transaminases, DHL) estão elevadas, mas não necessitam ser rotineiramente dosadas
▪ Urinálise (*dipstick* + microscopia): positivo para "heme" no *dipstick*, porém ausência de hemácias à microscopia
▪ Hemograma
▪ Ureia/creatinina, sódio, potássio, cálcio, fósforo e ácido úrico
▪ Eletrocardiograma

CPK: creatinofosfoquinase; DHL: desidrogenase láctica.

po hidratação precoce e 21,7% no outro grupo. Nesse estudo, também a mortalidade foi menor (0,8% em comparação a 4,8%), sendo que a cada 25 pacientes ocorreu uma morte a menos no grupo que recebeu hidratação precoce. O estudo de Sinnert mostrou que a hidratação nas primeiras 6 horas após a injúria preveniu a ocorrência de insuficiência renal em 100% dos casos. A solução de hidratação de escolha é motivo de debate, sem superioridade de Ringer Lactato em relação à solução fisiológica. Há evidências de que a utilização de Ringer Lactato se associe a menor necessidade de reposição de bicarbonato, embora ressalve-se a concentração de 4 mEq/L de potássio nessa solução. A velocidade da hidratação é de cerca de 400-1.000 mL/hora inicialmente até a obtenção de fluxo urinário adequado (200-300 mL/hora); após isso, a reposição volêmica deve ter velocidade de 100 a 200 mL/hora. Em pacientes com níveis de CPK abaixo de 5.000 U/L e sem lesão renal na apresentação, não é necessária a realização de reposição volêmica, pois está demonstrado que neles o risco do desenvolvimento de injúria renal é baixo.

- Alcalinização da urina: teoricamente, manter o pH urinário > 6,5 pode reduzir o depósito de mioglobina nos túbulos renais e protegê-los contra a lesão pela hiperuricosúria. A dose inicial de bicarbonato sugerida varia de 200-300 mEq/dia. Dilui-se 150 mEq (mL) de bicarbonato de sódio a 8,4% em 1.000 de soro glicosado 5%, de tal forma que esta solução também pode ser utilizada com a finalidade de hidratação venosa. Caso o pH urinário não atinja o alvo > 6,5 em 4-6 horas do tratamento ou haja evidência de hipocalcemia sintomática, a alcalinização deve ser descontinuada e a hidratação mantida apensa com solução fisiológica. São condições necessárias para se iniciar a reposição de bicarbonato:
  - pH arterial < 7,5.
  - Ausência de hipocalemia.
  - Bicarbonato sérico < 30 mEq/L.
- Manitol: seu uso é controverso, uma vez que seus benefícios são teóricos. Sua prescrição seria reservada apenas a casos em que a fluidoterapia isoladamente não foi suficiente para se atingir o débito urinário alvo. O manitol aumenta o fluxo sanguíneo renal e a taxa de filtração glomerular; é um agente osmótico que ajuda na mobilização de líquidos do compartimento intersticial, diminuindo, assim, o edema muscular. A medicação também previne a obstrução tubular por mioglobina e, em teoria, diminui a ação de radicais óxidos livres. Deve ser administrado como solução a 10% e velocidade de infusão de 15 mL/hora. O uso de outros diuréticos deve ser evitado, pois não melhoram o prognóstico da insuficiência renal, piorando a evolução em alguns casos. Deve-se observar que o manitol só deve ser administrado se o fluxo urinário for de no mínimo 20 mL/hora.
- Diálise: apesar do tratamento, muitos pacientes evoluem com lesão renal aguda dialítica. Na maioria dos pacientes, a função renal é recuperada pelo menos parcialmente. A hemodiálise convencional não se vale a remover a mioglobina, dado o tamanho da proteína. Portanto, sua indicação se embasa exclusivamente em aspectos renais e metabólicos e não difere das demais indicações de terapia de substituição renal.

COMPLICAÇÕES

Hipercalemia é uma complicação comum e necessita de tratamento agressivo. Em pacientes com CPK > 60.000 UI/L recomenda-se monitorização do potássio sérico a cada 4 horas. O manejo da hipercalemia é discutido em capítulo a parte.

A hipocalcemia que ocorre no início do tratamento raramente necessita de tratamento, exceto se o paciente apresentar sintomas relacionados. Hipercalcemia pode ocorrer posteriormente na fase de recuperação devido ao aumento do paratormônio (PTH) e da vitamina D, e pode ser grave sobretudo se houver reposição de cálcio na fase de hipocalcemia; as medidas para seu tratamento são referidas no capítulo de hipercalcemia.

A Tabela 4 apresenta as medidas para o tratamento da rabdomiólise.

▷ **TABELA 4** Medidas clínicas para prevenir a lesão renal aguda em pacientes com rabdomiólise

Intervenção	Prescrição	Indicação	Alvos e ressalvas
Fluidoterapia*	Inicial → SF 0,9% ou RL 400-1.000 mL/hora Ajustar conforme débito urinário e sinais de congestão	Alto risco para IRA (CPK > 5.000 UI/L ou em ascensão, independentemente do valor inicial)	Alvo → débito urinário 200-300 mL/h INTERROMPER: queda para níveis CPK < 5.000 UI/L
Bicarbonato	$NaHCO_3$ 8,4% 150 mL + SG 5% 1.000 mL → infundir a 100-200 mL/h	CPK > 5.000 UI/L ou lesão muscular grave + CPK em ascensão	Alvo → pH urinário > 6,5 INTERROMPER: pH urinário < 6,5 mesmo após 4-6 horas de reposição; pH urinário ou hipocalcemia sintomática; ou pH arterial > 7,5; ou Bic > 30 mEq/L; ou queda da CPK para níveis < 5.000 UI/L CUIDADO: monitorizar cálcio iônico de 2/2 horas
Manitol	Não utilizamos de rotina Apresentação: manitol 20% → adicionar 50 mL/L de solução salina Dose 1-2 g/kg/dia	Considerar em casos graves (CPK > 30.000 UI/L), otimizados volemicamente, porém sem atingir débito urinário alvo. → benefício ainda assim questionável	CONTRAINDICAÇÃO: oligoanúria INTERROMPER: GAP osmolar > 55 mOsm/kg
Diuréticos de alça – furosemida	Não utilizamos de rotina, salvo congestão	Diuréticos de alça não possuem impacto na evolução da IRA	Podem piorar a hipocalcemia pelo efeito calciúrico Recomendamos utilização criteriosa

* Não há estudos comparando diretamente a eficácia do tipo de fluido a ser utilizado (soluções balanceadas vs. cloretadas). A decisão deve ser individualizada.

#A velocidade de infusão não é uma regra rígida e varia conforme a causa da rabdomiólise, comorbidades de base limitantes à oferta de fluido e sinais clínicos de congestão.

CPK: creatinofosfoquinase; IRA: insuficiência renal aguda; RL: Ringer Lactato.

INDICAÇÕES DE INTERNAÇÃO, TERAPIA INTENSIVA E SEGUIMENTO

Todos os pacientes com miopatia grave com CPK > 30.000 UI/L têm indicação de iniciar o tratamento no departamento de emergência e pacientes com disfunção renal e anormalidades eletrolíticas graves podem necessitar de internação em UTI. O seguimento é dependente da causa de base, mas a maior parte dos pacientes apresenta recuperação total de função renal.

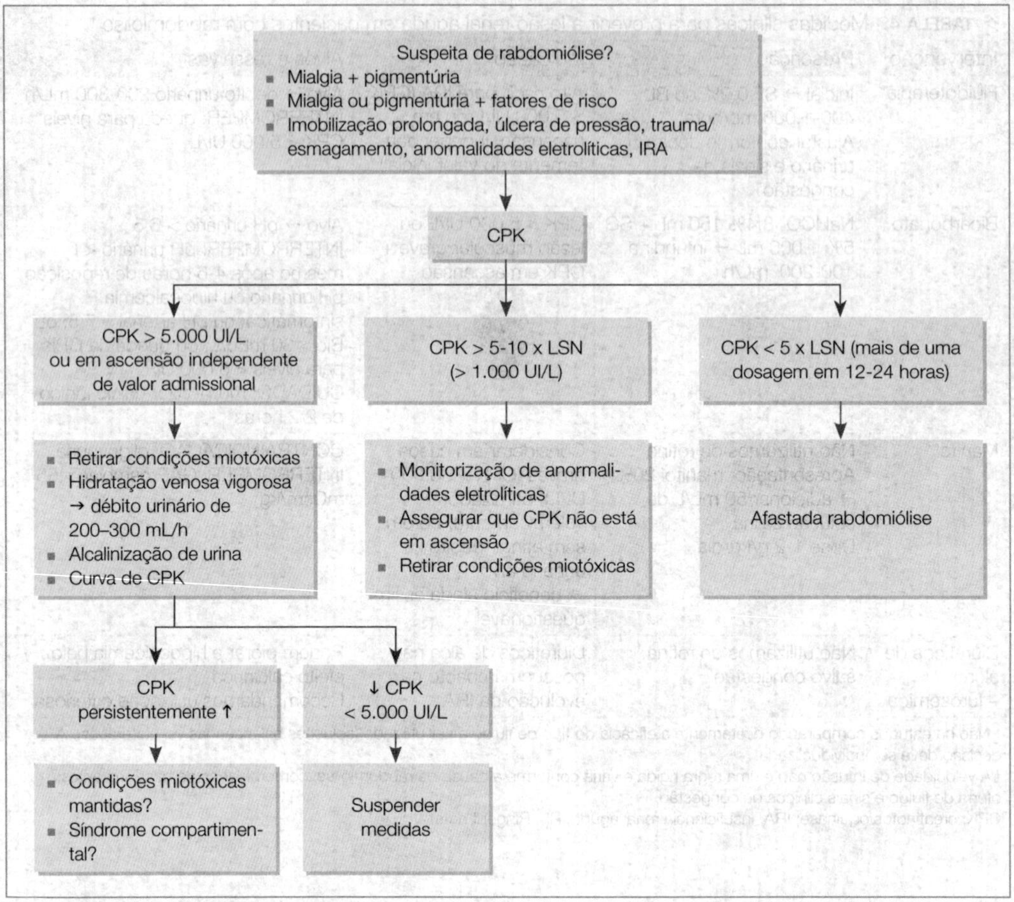

▷ **FIGURA 1** Rabdomiólise.
CPK: creatinofosfoquinase; IRA: injúria renal aguda; LSN: limite superior da normalidade.

LITERATURA RECOMENDADA

1. Allison RC, Bedsole L. The other medical causes of rabdhomyolysis. Am J Med Sci. 2003;326(2):79-88.
2. Bosch X, Poch E, Grau JM. Rhabdomyolisis and acute kidney injury. N Engl J Med. 2009 Jul 2;361(1):62-72.
3. Chatzizisis YS, Misirli G, Hatzitolios AI, Giannoglou GD. The syndrome of rhabdomyolisis: complicantions and treatment. Eur J Intern Med. 2008;19:568.
4. Counselman FL, Lo BM. Rhabdomyolysis. In: Tintinalli JE, Emergency medicine: American Colllege of Physicians. 8. ed. New York: McGrawHil; 2016.
5. Eustace JA. Prevention and treatment of heme pigment--induced acute kidney injury. Disponível em: UpToDate. 2020. Disponível em: www.uptodate.com. Acesso em: 14 dez 2020.
6. Khan FY. Rhabdomyolisis: a review of the literature. Neth J Med. 2009;67:272.
7. McMahon GM, Zeng X, Waikar SS. A risk prediction score for kidney failure or mortality in rhabdomyolisis. JAMA Intern Med. 2013;173:1821.
8. Miller ML. Clinical manifestations and diagnosis of rhabdomyolisis. Disponível em: UpToDate. 2020. Disponível em: www.uptodate.com. Acesso em: 09/02/2022.
9. Paresh R. Rhabdomyolysis. Emergency Medicine Practice. 2012;14(3).
10. Petejova N, Martinek A. Acute kidney injury due to rhabdomyolysis and renal replacement therapy: a critical review. Crit Care. 2014 May 28;18(3):224.
11. Sever MS, et al. Medical progress: management of crush related injuries after disasters. N Engl J Med. 2006;354:1052-63.
12. Sinert R, Kohl L, et al. Exercise induced rhabdomyolysis. Ann Emerg Med. 1994;23:1301-6.
13. Vaholder R, Sever MS, Erek E, Lameire N. Rhabdomyolysis. J Am Soc Nephrol. 2000;11:1553-61.
14. Wilhelm-Leen ER, Winkelmayer WC. Predicting the outcomes of rhabdomyolisis: a good starting point. JAMA Intern Med. 2013;173:1828.
15. Zimmerman JL, Shen MC. Rhabdomyolysis. Chest. 2013 Sep;144(3):1058-65.

90 Distúrbios acidobásicos

Patrick Aureo Lacerda de Almeida Pinto
Carine Carrijo de Faria
Lucas Oliveira Marino
Rodrigo Antonio Brandão Neto

PONTOS IMPORTANTES

- A gasometria arterial é o método padrão–ouro para avaliação da oxigenação, ventilação e *status* acidobásico de pacientes graves, porém é necessário que ela seja interpretada corretamente e correlacionada com os dados clínicos.
- A gasometria venosa permite uma estimativa confiável do pH e do bicarbonato (HCO_3) arterial, e pode ser usada como substituto, quando o intuito é medir o pH e o HCO_3, em pacientes hemodinamicamente estáveis.
- Uma anormalidade ácido-base significativa pode ser um indicador precoce de grave processo patológico de base que requer intervenção agressiva.
- Diversas ferramentas analíticas têm sido utilizadas na interpretação da bioquímica ácido-base. A relação matemática entre HCO_3 e $PaCO_2$ é universalmente utilizada na assistência à beira leito.
- A abordagem com ânion-GAP corrigido é, na maioria dos casos, efetiva na determinação da natureza dos distúrbios metabólicos e de simples aplicabilidade.
- A maioria dos distúrbios acidobásicos não se beneficia da simples correção do pH; ao contrário disso, o médico emergencista deve focar na detecção da causa daquele distúrbio e atuar no sentido de corrigir essa condição.
- A reposição isolada de bicarbonato de sódio não é uma opção terapêutica com robusta evidência capaz de corrigir a essência do distúrbio. Do contrário, pode acarretar hipervolemia, sobrecarga de sódio, redução do cálcio iônico e acidose intracelular.
- Em pacientes com alcalose metabólica, recomenda-se corrigir o déficit volêmico e o de potássio, antes de qualquer outra medida terapêutica. Caso a alcalose persista, pode-se considerar a administração de acetazolamida.
- Os distúrbios acidobásicos são facilmente caracterizados se abordados de forma sistemática.

INTRODUÇÃO

A gasometria arterial é um dos exames mais solicitados em sala de emergência, e apesar de não existir nenhum ensaio clínico randomizado que testou o benefício de seu uso em ambiente de UTI/Sala de Emergência, este parece ser o único teste que consegue dar o diagnóstico preciso do distúrbio acidobásico do paciente. Até os anos 1960, os médicos não eram capazes de dar o diagnóstico de hipoxemia até que houvesse cianose. O desenvolvimento na década de 1950 dos eletrodos polarográficos para detecção de oxigênio (O_2) por Clark e de dióxido de carbono (CO_2) por Severinghaus e Bradley permitiru a mensuração das pressões parciais de oxigênio (pO_2) e de gás carbônico (pCO_2). Quando interpretado de forma correta, a gasometria passa a ser a principal ferramenta no diagnóstico e manejo das insuficiências respiratórias e metabólicas no paciente crítico.

INDICAÇÕES PARA COLETA DE GASOMETRIA ARTERIAL

Não existe nenhuma diretriz publicada, até o momento, com recomendações ou indicações de coleta da gasometria arterial. É provável que muitas gasometrias sejam solicitadas de forma desnecessária, expondo o paciente a um procedimento doloroso. O uso da oximetria de pulso fez com que a coleta de gasometrias para monitorização da oxigenação fosse desnecessária na maioria dos casos. Além do mais, a gasometria venosa pode ser usada para estimar o pH e o bicarbonato (HCO_3) arterial, porém não tem valor na estimativa da medida do pCO_2 e do pO_2, e não deve ser utilizada com esse intuito. A gasometria deve ser realizada inicialmente nos pacientes em que há suspeita de distúrbios respiratórios ou metabólicos, nos pacientes com suspeita de intoxicação exógena, rebaixamento do nível de consciência, instabilidade hemodinâmica, submetidos a intubação orotraqueal, ou como regra geral, em todo paciente potencialmente grave, que dá entrada na sala de emergência. Além da dosagem de pH, pCO_2, pO_2, HCO_3 e *base excess* (BE), alguns aparelhos de gasometria também são capazes de realizar dosagem de eletrólitos, carboxi-hemoglobina, meta-hemoglobina e lactato.

OBTENÇÃO DA GASOMETRIA ARTERIAL

Amostras de sangue arterial podem ser colhidas por punção arterial ou através de cateteres arteriais (usados geralmente para monitorização da pressão arterial). A punção arterial geralmente é realizada na artéria radial, porém quando o pulso radial não é palpável, as artérias braquiais ou femorais são opções alternativas. Complicações relacionadas a punção arterial são incomuns, podendo haver dor no local da punção e formação de hematoma. Laceração arterial, trombose, isquemia da extremidade e formação de aneurisma são raros, mas são complicações graves.

A pressão parcial de oxigênio (PaO_2), pressão parcial de dióxido de carbono ($PaCO_2$) e pH são medidos diretamente com eletrodos padrões e analisadores digitais. A saturação de oxigênio (SaO_2) é calculada a partir da curva de dissociação da hemoglobina ou pode ser medida diretamente com um co-oxímetro. O bicarbonato (HCO_3) é calculado usando a equação de Henderson-Hasselbach:

$$pH = pKa + \log \{[HCO_3] / [CO_2]\}$$

pKa é o logaritmo negativo da constante de dissociação do ácido carbônico.

O *base excess* (BE) é definido como a quantidade de ácido forte necessária para titular o sangue para um pH de 7,4 com uma $PaCO_2$ de 40 mmHg a 37°C. Então, o *base excess* (BE) "elimina" o componente respiratório do distúrbio acidobásico e identifica a contribuição metabólica a ser interpretada com o pH e a concentração de $[H^+]$. Assim como o BE, o bicarbonato padrão (standard HCO_3) é calculado a partir de um $PaCO_2$ de 40 mmHg. Apesar do HCO_3 e BE nos ajudarem a dar o diagnóstico de acidose metabólica, eles dão poucas pistas a respeito da fisiopatologia do processo que gerou o distúrbio.

Assim como qualquer teste diagnóstico, é importante que a amostra seja coletada e processada corretamente. Erros na calibragem do aparelho e contaminação dos eletrodos com proteínas ou outros fluidos podem alterar os resultados. Heparina é comumente adicionada para prevenir que as amostras coagulem. A presença de outros líquidos na amostra pode reduzir a $PaCO_2$ de forma significativa. Deve-se evitar a presença de bolhas de ar na amostra, pois isso pode aumentar falsamente a PaO_2. Alguns pontos devem ser considerados antes de obter as amostras de sangue para evitar erros na interpretação da gasometria.

- Demora para análise após coleta: O sangue é um tecido vivo, então o O_2 é consumido e CO_2 é produzido constantemente. A glicólise, realizada pelas hemácias, produz ácido lático e altera o pH. Aumentos significativos de $PaCO_2$ e reduções de pH são observadas quando as amostras de sangue são deixadas em temperatura ambiente por mais de 20 minutos. Caso não seja possível o envio imediato para o laboratório, recomenda-se estocar as amostras em gelo. O que aumenta o intervalo para processamento em até 2 horas.
- A presença de heparina em excesso na amostra pode alterar a $PaCO_2$, PaO_2, *base excess* e HCO_3, sem alterar o pH. Estima-se que 0,05 mL de heparina seja suficiente para anticoagular uma amostra de 1 mL de sangue.
- Caso o paciente esteja sob ventilação mecânica (invasiva ou não invasiva), deve-se aguardar de 10 a 30 minutos para solicitar uma gasometria. Tempo necessário para que as trocas gasosas se restabeleçam, após alguma alteração nos parâmetros ventilatórios.

- Pontos que levantam a suspeita de amostra inadvertidamente venosa:
  - Não se observa o enchimento instantâneo da seringa de gasometria no momento da coleta.
  - O resultado da análise dos gases não é compatível com o cenário clínico.
  - A PaO_2 é inesperadamente muito baixa e a $PaCO_2$ é muito alta.
  - A saturação de O_2 na oximetria de pulso é consideravelmente maior que a medida na gasometria.

ANÁLISE DA GASOMETRIA ARTERIAL

A gasometria arterial nos dá uma análise rápida e acurada da oxigenação, ventilação e *status* acidobásico do paciente. Esses três processos estão intimamente correlacionados, e qualquer alteração em um deles irá repercutir nos outros dois. Para facilitar o entendimento, neste capítulo vamos nos deter à interpretação do status ácido-base. As alterações relacionadas à oxigenação e ventilação serão discutidas no capítulo de insuficiência respiratória.

Uma dieta normal gera ácidos voláteis (CO_2) a partir do metabolismo dos carboidratos, e ácidos não voláteis (fixos) a partir do metabolismo das proteínas. O objetivo do mecanismo de homeostase do organismo é manter o pH em uma faixa estreita. Essa homeostase é alcançada a partir da interação entre pulmões, rins e tampões sanguíneos. A ventilação alveolar permite a exalação de CO_2. Os rins reabsorvem o HCO_3 filtrado, pois qualquer perda de bicarbonato na urina leva a um balanço positivo de H^+. Além disso, os rins excretam os ácidos (H^+) gerados a partir do metabolismo das proteínas ingeridas na dieta. Quase metade desses ácidos são excretados na forma de ácidos tituláveis (p. ex., ácido fosfórico e sulfúrico), e o restante é excretado na forma de amônio (NH_4^+). O pH sanguíneo é determinado pela ocorrência desses processos fisiológicos e os sistemas tampão presentes no organismo.

ABORDAGEM DE STEWART

A história da interpretação do equilíbrio acidobásico está entrelaçada com a evolução das definições dos ácidos. Em 1950, bioquímicos combinaram a equação de Henderson-Hasselbach e a definição de um ácido de Bronsted-Lowry para desenvolver a abordagem atual centrada no íon bicarbonato.

Stewart reuniu as ideias de antes de 1950 até a década de 1970, incluindo a definição de ácido de Van Slyke, como também usou leis da físico-química para produzir uma nova abordagem para os distúrbios acidobásicos. Essa abordagem usa a diferença dos íons fortes (*strong ion difference*, SID) e a concentração dos ácidos fracos (principalmente albumina), levando o bicarbonato (HCO_3) a um grau de menor importância com relação a ser um indicador do distúrbio acidobásico. O modelo físico-químico de Stewart consegue explicar a acidose hiperclorêmica, secundária a infusão de solução fisiológica e a alcalose sistêmica da hipoalbuminemia (interpretada como um ácido fraco).

A diferença entre íons fortes (SID) não é idêntica ao ânion-gap (AG) e leva em consideração o lactato; apesar disso, eles compartilham de vários parâmetros e os resultados tendem a ser próximos. A SID normal ainda não foi muito bem estabelecida, porém valores entre 40 e 42 mEq/L são considerados normais,; quando esses valores são significativamente menores que 40, uma acidose está presente. A SID é calculada da seguinte forma:

$$SID = ([Na^+] + [K^+] + [Ca^{2+}] + [Mg^{2+}]) - ([Cl^-]+[Lactato])$$

A abordagem de Stewart tenta identificar a causa da acidose iniciando-se com o uso do excesso de base, subtraindo o efeito do cloreto de sódio e da albumina. O que restaria no caso de acidose metabólica seriam os ânions não medidos (p. ex., lactato, cetonas, ácidos urêmicos, álcoois tóxicos, outras toxinas); assim, temos:

$$\text{Ânions não medidos} = \text{excesso de base de ânion} - [Cl^-] - 38) - 2{,}5 \times (4{,}2 - [\text{albumina medida}])$$

A abordagem de Stewart tem uma sensibilidade maior que o AG, mas não se mostrou significativamente melhor que a abordagem tradicional e é pouco prática para uso rotineiro; assim, é pouco utilizada.

ABORDAGEM DE INTERPRETAÇÃO BASEADA NO ÂNION-GAP E BICARBONATO

A maioria dos clínicos e médicos emergencistas usa a teoria baseada em bicarbonato para o manejo e diagnóstico dos distúrbios acidobásicos. Essa abordagem é mais fácil para entender e mais prática para o uso diário. Além do mais, não há evidência robusta de que o método de Stewart seja clinicamente superior ao método baseado no bicarbonato. A equação de Henderson-Hasselbach descreve a inter-relação entre $PaCO_2$, pH e HCO_3. O HCO_3 é controlado principalmente pelos rins e pelos tampões sistêmicos.

Os pulmões controlam os níveis de $PaCO_2$ regulando os níveis ácidos voláteis (ácido carbônico) no sangue. Os sistemas tampão podem agir em frações de segundo para prevenir alterações do pH sanguíneo. O sistema respiratório leva de 1 a 15 minutos e os rins levam de vários minutos a dias para reajustar a concentração de H^+ do organismo. A tendência é que alterações primárias respiratórias (alterações na $PaCO_2$) façam com que o organismo gere uma resposta metabólica compensatória (alteração secundária do HCO_3), assim como alterações primárias metabólicas (alterações do HCO_3) gerem respostas respiratórias compensatórias (alteração na $PaCO_2$).

Um dos principais sistemas responsáveis pela manutenção desse equilíbrio é o sistema tampão bicarbonato – dióxido de carbono.

$$H^+ + HCO_3^- \leftrightarrow H_2CO_3 \leftrightarrow CO_2 + H_2O$$

As respostas compensatórias do organismo e dos sistemas tampão têm o intuito de tentar trazer o pH para uma faixa normal ou próxima do normal.

Um exemplo de resposta seria no caso de um paciente diabético com acúmulo de cetoácidos (cetoacidose diabética). Esse acúmulo causa uma redução nas concentrações de bicarbonato extracelular, fazendo com que o pH se reduza e isso leva à ativação dos quimiorreceptores da medula, levando ao aumento do drive respiratório, na tentativa de eliminar o CO_2 que funciona como ácido tampão. Quando a concentração de CO_2 se reduz, a relação entre HCO_3 e CO_2 ganha um novo ponto de equilíbrio e o pH tende a voltar ao normal. Essa correlação é descrita na equação de Henderson-Hasselbach.

$$pH = pKa + \log \{[HCO_3] / [CO_2]\}$$

Tal equação pode ser simplificada na forma em que, removendo as constantes, temos a seguinte correlação:

$$pH = HCO_3/PaCO_2\ (\sim Rim/Pulmão).$$

O grau da resposta compensatória em uma acidose metabólica simples pode ser predito a partir da seguinte equação:

$$PaCO_2 = (1{,}5 \times [HCO_3^-]) + 8 \pm 2.$$

Logo, em um paciente com acidose metabólica e HCO_3 de 12 mmol/L é esperado que tenha uma $PaCO_2$ entre 24 e 28. Valores de $PaCO_2$ menores que 24 ou maiores que 28 definem um distúrbio misto (acidose metabólica com alcalose respiratória e acidose metabólica com acidose respiratória, respectivamente). Respostas compensatórias em distúrbios metabólicos primários alteram a $PaCO_2$ na mesma direção que a alteração do HCO_3, assim como a compensação de distúrbios primariamente respiratórios altera o HCO_3 na mesma direção que a alteração do $PaCO_2$ (p. ex., acidose respiratória aumenta o $PaCO_2$, logo a resposta compensatória será o aumento do bicarbonato ou então, na alcalose metabólica existe aumento do HCO_3, logo a resposta será o aumento da $PaCO_2$).

ÂNION-GAP

Segundo o princípio da neutralidade eletroquímica, o total de cátions deve ser igual ao total de ânions; logo, se levarmos em consideração os ânions e os cátions comumente medidos e subtrairmos um do outro, um número fixo deve ser alcançado. Os cátions medidos comumente estão em excesso, e matematicamente esse "gap" é preenchido por ânions não mensurados, garantindo a neutralidade eletroquímica.

O ânion-gap não existe de fato, o que chamamos de ânion-gap na realidade se trata de um índice que quantifica os íons que não medimos comumente. Ele é calculado da seguinte forma:

$$\text{Ânion-gap} = [Na] - ([Cl] + [HCO_3^-]):$$
$$\text{Normal } 10 \pm 2 \text{ mEq/L}$$

Os ânions não medidos incluem as proteínas plasmáticas (p. ex., albumina), fosfato, sulfato e ânions orgânicos. Quando ânions ácidos se acumulam no líquido extracelular, como acetoacetato e lactato, o ânion-gap aumenta, resultando em acidose de ânion-gap aumentado. Um aumento do

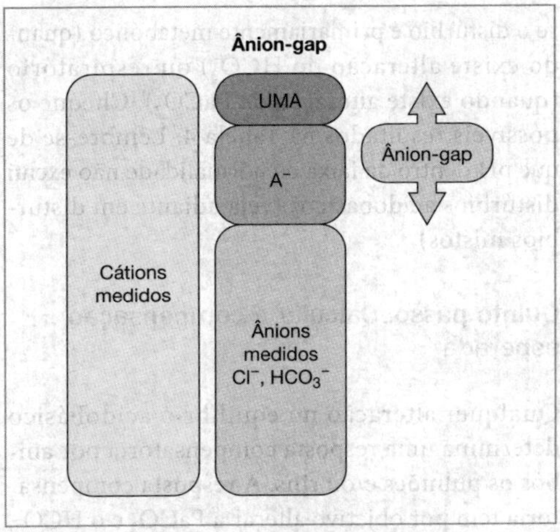

▷ **FIGURA 1** UMA: ânions não medidos; A⁻: fosfato e albumina.

ânion-gap ocorre principalmente devido a aumento nos ânions não medidos, do que redução de cátions não medidos (p. ex., cálcio, magnésio, potássio). É possível que haja redução do ânion-gap em algumas situações, tais como:

1. Aumento dos cátions não medidos.
2. Adição de cátions anormais ao sangue, como lítio (intoxicação por lítio) ou imunoglobulinas (discrasia de células plasmocitárias).
3. Redução da concentração plasmática de albumina (síndrome nefrótica).
4. Hiperviscosidade e/ou hiperlipidemia, que pode levar a medições inadequadas de sódio e cloro.

Em situações em que a albumina plasmática é normal, um ânion-gap alto ocorre devido a ácidos não clorados inorgânicos (fosfato, sulfato), orgânicos (lactato, cetoácidos, ácidos urêmicos), exógenos (salicilato ou toxinas produtoras de ácidos orgânicos) ou outros ânions não identificáveis. Doenças críticas são tipicamente associadas com uma queda rápida da concentração de albumina plasmática. A albumina é um fator importante para manutenção do ânion-gap "normal". Logo, a queda dos níveis plasmáticos de albumina faz com que o ânion-gap tenda a se reduzir, ou tenha um efeito alcalinizante no plasma. Supondo um ânion-gap normal de 10 em paciente normoalbuminêmico, esse valor deve ser corrigido se houver hipoalbuminemia.

A queda na concentração sérica de albumina em 1 g/dL (abaixo do valor normal 4,5 g/dL) deve corrigir o ânion-gap, aumentando em 2,5. Logo, para interpretar de forma adequada o ânion-gap em um paciente hipoalbuminêmico, é necessário corrigi-lo para uma concentração normal de albumina, por exemplo: em um paciente com albumina de 2,5 (2 pontos abaixo do normal) e um ânion-gap não corrigido de 15, deve-se realizar a correção adicionando 5 ao ânion-gap antigo; logo, o ânion-gap corrigido será 15 + 5 = 20 mmol/L.

ABORDAGEM DOS DISTÚRBIOS – GUIADA POR PASSOS (TABELA 1)

A Tabela 1 sumariza a interpretação dos distúrbios acidobásicos.

Primeiro passo. História e exame físico

Uma anamnese bem realizada pode dar pistas essenciais para a causa do distúrbio acidobásico. Por exemplo, pacientes que se apresentam com gastroenterite manifestada por diarreia tipicamente têm acidose metabólica de ânion-gap normal devido à perda excessiva de líquido contendo HCO_3. Pacientes com histórico de DPOC comumente têm acidose respiratória crônica devido à retenção de CO_2. A Tabela 2 sumariza as alterações esperadas em diferentes situações clínicas.

Segundo passo. Solicitar simultaneamente a gasometria arterial e o perfil metabólico/hidroeletrolítico

As alterações metabólicas e hidroeletrolíticas podem dar pistas para o diagnóstico etiológico do distúrbio acidobásico (p. ex., hiperglicemia na cetoacidose diabética, lactato aumentado na sepse, hipercalemia e ureia aumentada na disfunção renal...).

▷ **TABELA 1** Abordagem passo a passo dos distúrbios acidobásicos

1. História e exame físico
2. Obter gasometria arterial e eletrólitos simultaneamente
3. Checar se os valores estão nas faixas normais
4. Identificar o distúrbio primário
5. Calcular a compensação esperada
6. Calcular os gaps A. Ânion-gap e delta (AG) / delta (BIC) B. Gap osmolar

▷ **TABELA 2** Distúrbios correspondentes a cada apresentação clínica

Apresentação clínica	Distúrbio acidobásico associado
Embolia pulmonar	Alcalose respiratória
Choque/hipotensão	Acidose metabólica
Sepse	Acidose metabólica/ alcalose respiratória
Vômitos	Alcalose metabólica
Diarreia	Acidose metabólica
Disfunção renal	Acidose metabólica
Cirrose	Alcalose respiratória
Gravidez	Alcalose respiratória
Uso de diuréticos	Alcalose metabólica
DPOC	Acidose respiratória
Cetoacidose diabética	Acidose metabólica
Intoxicação por metanol	Acidose metabólica
Expansão volêmica com SF	Acidose metabólica

Terceiro passo. Checar se os valores estão nas faixas esperadas

Valores normais descritos na Tabela 3.

Quarto passo. Identificar o distúrbio primário

Verifique se o paciente está acidêmico (pH < 7,35) ou alcalêmico (pH > 7,45), e depois identifique se o distúrbio é primariamente metabólico (quando existe alteração do HCO_3) ou respiratório (quando existe alteração da $PaCO_2$). Cheque os possíveis resultados na Tabela 4. Lembre-se de que pH dentro da faixa de normalidade não exclui distúrbios acidobásicos (veja adiante em distúrbios mistos).

Quinto passo. Calcular a compensação esperada

Qualquer alteração no equilíbrio acidobásico determina uma resposta compensatória por ambos os pulmões e/ou rins. A resposta compensatória tem por objetivo alterar a $PaCO_2$ e o HCO_3, de forma que a nova razão entre esses dois valores normalize o pH. Essa compensação é previsível e as respostas adaptativas foram quantificadas por modelo experimental, listadas na Tabela 5. Nesse momento, determine se a resposta compensatória está dentro dos níveis esperados para aquele distúrbio. Caso a resposta esteja fora do intervalo esperado, existe um distúrbio acidobásico associado.

Sexto passo. Calcular os "gaps"

Ânion-gap

Em acidoses com ânion-gap aumentado, os ácidos se dissociam em H^+ e o ânion não medido. O H^+ é

▷ **TABELA 3** Exames gasimétricos e sua faixa normal

	Média	1 desvio-padrão	2 desvios-padrão
$PaCO_2$ (mmHg)	40	38-42	35-45
pH	7,40	7,38-7,42	7,35-7,45
HCO_3 mEq/L	24	23-25	22-26

▷ **TABELA 4** Definições dos diferentes distúrbios acidobásicos

Distúrbios acidobásicos	Critérios
Acidose respiratória	$PaCO_2$ > 45 mmHg
Alcalose respiratória	$PaCO_2$ < 35 mmHg
Insuficiência respiratória hipercápnica aguda	$PaCO_2$ > 45 mmHg; pH < 7,35
Insuficiência respiratória hipercápnica crônica	$PaCO_2$ > 45 mmHg; pH 7,36-7,44
Alcalose respiratória aguda	$PaCO_2$ < 35 mmHg; pH > 7,45
Alcalose respiratória crônica	$PaCO_2$ < 35 mmHg; pH 7,36-7,44
Acidemia	pH < 7,35
Alcalemia	pH > 7,45
Acidose	HCO_3 < 22 mEq/L
Alcalose	HCO_3 > 26 mEq/L

▷ **TABELA 5** Respostas compensatórias esperadas nos distúrbios acidobásicos

Distúrbio acidobásico	Compensação esperada	Tendência dos valores
Acidose metabólica	$PaCO_2$ esperada = 1,5 × (HCO_3) + 8 +– 2 Ou $PaCO_2$ reduz 1,25 mmHg a cada 1 mmol de queda do HCO_3 Ou $PaCO_2$ = HCO_3 + 15	pH baixo HCO_3 baixo $PaCO_2$ baixo
Alcalose metabólica	$PaCO_2$ esperada = 0,7 × (HCO_3) + 20 Ou $PaCO_2$ esperada = HCO_3 + 15 Ou $PaCO_2$ aumenta 6 mmHg a cada 10 mmol de aumento do HCO_3	pH Alto HCO_3 alto $PaCO_2$ alto
Acidose respiratória aguda	HCO_3 esperado = 24 + 1([$PaCO_2$ – 40] /10) Ou HCO_3 aumenta 0,1 mmol para cada elevação de 1 mmHg de $PaCO_2$	pH Baixo HCO_3 alto $PaCO_2$ alto
Acidose respiratória crônica	HCO_3 esperado = 24 + 4([$PaCO_2$ – 40] /10) Ou HCO_3 aumenta 0,4 mmol para cada elevação de 1 mmHg de $PaCO_2$	pH normal HCO_3 alto $PaCO_2$ alto
Alcalose respiratória aguda	HCO_3 esperado = 24 – 2([$PaCO_2$ – 40] /10) Ou HCO_3 reduz 0,2 mmol para cada queda de 1 mmHg na $PaCO_2$	pH Alto HCO_3 Baixo $PaCO_2$ Baixo
Alcalose respiratória crônica	HCO_3 esperado = 24 – 5([$PaCO_2$ – 40] /10) Ou HCO_3 reduz 0,4 mmol para cada queda de 1 mmHg na $PaCO_2$	pH Normal HCO_3 Baixo $PaCO_2$ Baixo

tamponado pelo HCO_3 e o ânion não mensurado se acumula no plasma, resultando em um aumento do ânion-gap. Já nas acidoses de ânion-gap normal, o aumento da concentração de H^+ é acompanhado pelo aumento do cloro (um ânion mensurado), logo não há alteração do ânion-gap. Os distúrbios acidobásicos comumente se apresentam como dois ou três distúrbios coexistentes. É possível que um paciente tenha um distúrbio acidobásico e mesmo assim apresente valores normais de pH, pCO_2 e HCO_3. Nesse caso, a única pista para o distúrbio pode ser um ânion-gap aumentado.

Após calcular o ânion-gap, compare a queda dos níveis plasmáticos de HCO_3 (delta bic: 24 – HCO_3) com o aumento no ânion-gap (delta ânion-gap: AG – 10); tanto a queda do bicarbonato quanto o aumento no ânion-gap devem ser similares em magnitude. Se a alteração no HCO_3 for discrepante da alteração no AG (i. e., > 5 mEq/L), existe um distúrbio misto.

- Se o aumento no AG (ΔAG) for maior que a queda do HCO_3 (ΔHCO_3): sugere que exista um componente de retenção de bicarbonato associado.
- Se o aumento no AG (ΔAG) for menor que queda do HCO_3 (ΔHCO_3): sugere que exista perda de HCO_3 associada.

Outra forma de interpretar a relação entre a variação do ânion-gap e variação do bicarbonato é quantificar a razão entre as duas variações (delta ratio):

$$\text{Delta (AG) / Delta (BIC)} = \text{(AG atual} - 10)/(24 - HCO_3\text{atual})$$

- Delta AG / Delta BIC > 2; O aumento no ânion-gap foi desproporcional à redução do bicarbonato ou então a queda do bicarbonato foi menor do que o esperado; logo, temos uma alcalose metabólica associada (p. ex., cetoacidose associada a vômitos abundantes).
- Delta AG / Delta BIC < 1; A redução do bicarbonato foi desproporcional ao aumento do ânion-gap, ou a queda do bicarbonato foi maior

do que esperado; logo, existe acidose metabólica de ânion-gap normal associada (p. ex., acidose láctica associada a diarreia grave).

- Delta AG / Delta BIC entre 1 e 2; A variação do ânion-gap foi proporcional à variação do bicarbonato; logo, temos uma acidose de ânion-gap aumentado sem outro distúrbio metabólico associado.

Gap osmolar

Calcule o gap osmolar nos pacientes com acidose de ânion-gap aumentado sem causa aparente para excluir intoxicação exógena (principalmente metanol e etilenoglicol).

Osmolaridade sérida estimada = 2 × [Na] + [Glicose]/18 + Ureia/6

Normal ≈ 290 mOsm/kg H_2O

Gap Osmolar = Osm (medida) – Osm (calculada)

Normal < 10

DISTÚRBIOS ACIDOBÁSICOS MISTOS

Distúrbios acidobásicos mistos são definidos como distúrbios independentemente coexistentes, não sendo meramente respostas compensatórias. Em pacientes críticos é comum o diagnóstico de distúrbios associados, como citado anteriormente, e tal situação pode levar a extremos de pH potencialmente fatais. Um paciente com cetoacidose diabética (acidose metabólica) pode desenvolver um problema respiratório (p. ex., pneumonia), o que pode resultar em uma alcalose respiratória devido a taquipneia, ou acidose respiratória em casos mais graves (falência respiratória). Pacientes com doença pulmonar crônica (p. ex., DPOC) podem não responder adequadamente a uma acidose metabólica, não sendo capaz de aumentar o drive respiratório por ter baixa reserva pulmonar; tal imposição de acidose metabólica e respiratória pode levar a acidemia grave. Outro exemplo seria um paciente com cetoacidose diabética e disfunção renal, nesse caso ele teria duas causas de acidose metabólica.

▷ **TABELA 6** Causas de aumento do gap osmolar

Com acidose
▪ Metanol
▪ Etilenoglicol
▪ Acetona
▪ Polietileno
▪ Propilenoglicol (lorazepam, diazepam e fenitoína EV)
Sem acidose
▪ Etanol
▪ Álcool isopropil
▪ Manitol
▪ Sorbitol
▪ Paraldeído

Quando coexistem acidose metabólica e alcalose metabólica no mesmo paciente, o pH pode ser normal ou próximo do normal. Quando o pH é normal, a presença de um ânion-gap aumentado dá o diagnóstico de acidose metabólica. Nesse momento, deve-se comparar a elevação do ânion-gap com a queda do bicarbonato, se a elevação do ânion-gap for discrepante a queda do HCO_3, como citado anteriormente, o diagnóstico é de distúrbio misto (acidose metabólica de ânion-gap aumentado e alcalose metabólica). Ainda mais complexo, podem existir distúrbios triplos. Por exemplo, pacientes com acidose metabólica, devido a cetoacidose alcoólica, podem desenvolver alcalose metabólica secundária a vômitos incoercíveis e alcalose respiratória sobreposta, por conta da hiperventilação, característica nos casos de abstinência alcoólica.

Como exemplo de que valores normais de HCO_3, $PaCO_2$ e pH não excluem a existência de um distúrbio acidobásico, veja o caso a seguir:

Paciente etilista abre um quadro de vômitos e desenvolve alcalose metabólica com um pH de 7,55, $PaCO_2$ de 47 mmHg, HCO_3 de 40 mmol/L, Na de 135, Cl de 80 e K 2,8. Logo depois, ele desenvolve um quadro de cetoacidose alcoólica com uma concentração de β-hidroxibutirato de 15 mM, pH arterial de 7,4, HCO_3 de 25 mmol/L e $PaCO_2$ de 40 mmHg. Apesar da gasometria normal, o ânion-gap calculado é de 30 mmol/L, o que indica um distúrbio misto, acidose metabólica e alcalose metabólica. A associação entre acidose de ânion-gap aumentado e alcalose metabólica é facilmente reconhecida comparando as alterações no ânion-gap e no HCO_3 (ΔAG e ΔHCO_3). Nesse exemplo, o ΔHCO_3 é de –1 (24-25 mmol/L) e o ΔAG é de 20 (30-10 mmol/L). Logo, a elevação do ânion-gap é muito maior que a redução do HCO_3 (> 5 mmol/L), o que dá o diagnóstico do distúrbio misto.

ACIDOSE METABÓLICA

A acidose metabólica pode ocorrer devido ao aumento da produção de ácidos endógenos (p. ex., cetoácidos e lactato), perda de bicarbonato (p. ex., diarreia), acúmulo de ácidos endógenos (p. ex., insuficiência renal), ou ingestão/infusão de ácidos exógenos (p. ex., intoxicação). Esse estado acidótico tem efeitos profundos nos sistemas respiratório, nervoso e cardiovascular:

▷ **TABELA 7** Exemplos de distúrbios mistos

Distúrbios metabólicos e respiratórios
Acidose metabólica – alcalose respiratória
Pista: acidose metabólica; $PaCO_2$ da gasometria menor que o esperado
Exemplo: Na^+, 140; K^+, 4,0; Cl^-, 106; HCO_3^-, 14; AG, 20; $PaCO_2$, 24; pH, 7,39 (acidose láctica e SIRS)
Acidose metabólica – acidose respiratória
Ponto-chave: Acidose metabólica; $PaCO_2$ da gasometria maior que o esperado
Exemplo: Na^+, 140; K^+, 4,0; Cl^-, 102; HCO_3^-, 18; AG, 20; $PaCO_2$, 38; pH, 7,30 (pneumonia grave e SDRA)
Alcalose metabólica – alcalose respiratória
Pista: $PaCO_2$ não se aumenta como esperado; pH muito alto
Exemplo: Na^+, 140; K^+, 4,0; Cl^-, 91; HCO_3^-, 33; AG, 16; $PaCO_2$, 38; pH, 7,55 (cirrose e diuréticos)
Alcalose metabólica – acidose respiratória
Pista: $PaCO_2$ mais alto do que o esperado; pH normal
Exemplo: Na^+, 140; K^+, 3,5; Cl^-, 88; HCO_3^-, 42; AG, 10; $PaCO_2$, 67; pH, 7,42 (DPOC e diuréticos)
Distúrbios mistos metabólicos
Acidose metabólica – alcalose metabólica
Pista: Só é detectável pelo cálculo do ânion-gap aumentado; $\Delta AG >> \Delta HCO_3^-$
Exemplo: Na^+, 140; K^+, 3,0; Cl^-, 95; HCO_3^-, 25; AG, 20; $PaCO_2$, 40; pH, 7,42 (uremia e vômitos)
Acidose metabólica – acidose metabólica
Pista: acidose ânion-gap alto com acidose de AG normal; A queda do bicarbonato é muito maior (> 5) que o aumento no ânion-gap. Na prática o ΔHCO_3^- pode ser quantificado pelo ΔAG e Δ Cl^-
Exemplo: Na^+, 135; K^+, 3,0; Cl^-, 110; HCO_3^-, 10; AG, 15; $PaCO_2$, 25; pH, 7,20 (diarreia e acidose láctica, cetoacidose em tratamento)

- A queda do pH sanguíneo altera o padrão ventilatório na tentativa de aumentar o volume minuto (respiração de Kussmaul).
- A contratilidade cardíaca pode estar reduzida nesses casos. Ocorre venoconstrição central com vasodilatação arterial periférica; com isso, as complacências do sistema venoso central e arterial pulmonar se reduzem, predispondo a edema pulmonar, mesmo com pequenas sobrecargas volêmicas.
- Pode haver depressão do sistema nervoso central, levando a letargia, torpor, cefaleia e em alguns casos, até mesmo o coma. Hiperglicemia por redução da sensibilidade a glicose também pode ocorrer.

Existem duas grandes categorias de acidose metabólica:

- Acidose com ânion-gap aumentado.
- Acidose com ânion-gap normal (ou acidose não ânion-gap; ou acidose hiperclorêmica).

ACIDOSES COM ÂNION-GAP AUMENTADO

Existem quatro principais causas:

1. Acidose láctica.
2. Cetoacidose.
3. Ingestão de toxinas.
4. Insuficiência renal aguda ou crônica.

O rastreio inicial para diferenciar as acidoses de AG aumentado deve incluir:

1. Procurar uma pista na história que indique o uso de alguma droga ou toxina (caso a gasometria indique alcalose respiratória associada, suspeitar de intoxicação por salicilatos).
2. Determinar se existe diabetes mellitus/hiperglicemia (cetoacidose diabética).
3. Procurar por história de alcoolismo ou níveis elevados de β-hidroxibutirato (cetoacidose alcoólica).
4. Observar sinais clínicos de uremia e solicitar ureia e creatinina (acidose urêmica).
5. Analisar sedimento urinário a procura de cristais de oxalato de cálcio (etilenoglicol).
6. Reconhecer as inúmeras situações em que o lactato pode estar aumentado (hipotensão, choque, leucemia, insuficiência cardíaca, câncer ou ingestão de droga/toxina).

ACIDOSE LÁCTICA

O aumento dos níveis plasmáticos do L-lactato pode estar relacionado tanto a processos aeróbicos quanto anaeróbicos. Podendo ser secundário a hipoperfusão tecidual (tipo A); tais como choque (séptico, cardiogênico...), anemia grave, defeitos enzimáticos da mitocôndria ou inibidores da atividade mitocondrial (cianeto, monóxido de carbono); ou pode ser secundário a processos aeróbicos (tipo B); tais como neoplasias, inibidores da transcriptase reversa análogos de nucleosídeo em pacientes com HIV, *diabetes mellitus*, insuficiência hepática ou renal, deficiência de tiamina (beribéri), infecções graves (malária, cólera), convulsões ou drogas/toxinas (metformina, etanol, metanol, propilenoglicol, isoniazida e frutose). Isquemia mesentérica ou infarto intestinal, em pacientes com aterosclerose importante ou insuficiência cardíaca descompensada em uso de vasopressores, são uma causa típica de acidose láctica.

ACIDOSE D-LÁCTICA

Alguns tipos de bactérias intestinais podem converter os carboidratos em ácidos orgânicos. Os dois fatos que fazem com que isso seja possível são:

1. Trânsito gastroinstestinal lento (alças cegas, obstrução).
2. Alteração da flora intestinal normal (secundário ao uso de antibióticos).

TABELA 8 Causas de acidose de ânion-gap aumentado

Causas
Acidose láctica ▪ L-lactato ▪ D-lactato
Cetoacidose ▪ Diabética ▪ Alcoólica ▪ Jejum
Insuficiência renal ▪ Aguda ▪ Crônica
Toxinas ▪ Metanol ▪ Etilenoglicol ▪ Salicilatos ▪ Propileno glicol ▪ Ácido piroglutâmico (5-oxoprolina)

O ácido mais produzido pelas bactérias é o ácido D-lático. Os seres humanos metabolizam esse ácido muito mais lentamente do que o L-lactato, e a produção por parte das bactérias pode ser muito rápida, podendo levar a acidoses ameaçadoras à vida. A dosagem sérica habitual do lactato só identifica o isômero L. Logo, deve-se solicitar dosagem específica do D-lactato para dar o diagnóstico dessa condição.

ACIDOSES COM ÂNION-GAP NORMAL OU HIPERCLORÊMICA

Os álcalis podem ser perdidos tanto pelo trato gastrointestinal (p. ex., diarreia) quanto pelos rins (p. ex., acidose tubular renal). Nesses distúrbios, as mudanças recíprocas entre o cloro e o bicarbonato mantêm o ânion-gap normal. Logo, o aumento do cloro faz com que o HCO_3^- se reduza na mesma proporção. Caso essa interação não ocorra, deve-se suspeitar de distúrbio misto. Outra causa de acidose de ânion-gap normal é a infusão de soluções com altas concentrações de cloro (p. ex., solução fisiológica => 154 mEq/L de cloro). Nessa circunstância, a administração de cada litro de SF significa um ganho de 50 mEq/L de Cl^- no fluido extracelular.

Acidose hiperclorêmica é frequentemente vista no perioperatório de pacientes que receberam grandes volumes de SF. É importante notar que acidose metabólica, independentemente da origem, pode deprimir a contratilidade miocárdica, reduzir o débito cardíaco e a perfusão tecidual. A acidose inativa os canais de cálcio transmembrana e inibe a liberação de norepinefrina das fibras simpáticas, o que culmina em vasodilatação e má distribuição da volemia. Alguns dados apontam a hipercloremia como um fator de risco para a função renal e esplâncnica. O cloro sérico afeta o tônus da arteríola aferente por meio de canais de cloro ativados por cálcio e modula a liberação de renina. Hipercloremia pode reduzir o fluxo sanguíneo renal e a taxa de filtração glomerular. Um estudo observacional com mais de 31.000 pacientes cirúrgicos que comparou SF vs. soluções balanceadas demonstrou maior incidência de infecções pós-operatórias, maior necessidade de hemotransfusão e de terapia de substituição renal. Contudo, em 2021 foi publicado o estudo BaSICS, randomizado mullticêntrico brasileiro que incluiu mais de 10 mil pacientes críticos submetidos a ressuscitação volêmica (mediana de 1,5 L no primeiro dia após inclusão). A utilização de solução balanceada vs. SF 0,9% não evidenciou diferença de mortalidade em 90 dias.

O conteúdo fecal contém altas concentrações de bicarbonato; logo, episódios de diarreia induzem acidose metabólica juntamente com a depleção volêmica. Em vez de uma urina ácida (como esperado na acidose sistêmica), o pH urinário é comumente maior que 6, devido ao fato de que a acidose juntamente com a hipocalemia aumentam a excreção urinária de NH_4^+ (o NH_3 consome o H^+ da urina, reduzindo a concentração de H^+), gerando um mecanismo tampão urinário que aumenta o pH da urina. Acidose metabólica devido a perdas gastrointestinais com pH urinário alto pode ser facilmente diferenciada de acidose tubular renal (ATR) por conta do fato de que na ATR o NH_4^+ urinário é baixo e na diarreia é alto. NH_4^+ urinário pode ser estimado pelo cálculo do ânion-gap urinário ($AGU = [Na + K]_u - [Cl]_u$). Quando o cloro urinário for maior que a soma de sódio e potássio, o AGU é negativo, por definição. Isso indica que a amônia (NH_4^+) urinário está apropriadamente alta, sugerindo uma causa extrarrenal de acidose. Por outro lado, se o AGU for positivo, é sugestivo de que o NH_4^+ esteja baixo, sugerindo uma causa renal de acidose.

As ATR representam uma causa de acidose metabólica hiperclorêmica, na qual o rim é incapaz de manter o equilíbrio ácido-base, apesar da preservação da função renal normal ou quase normal. As ATR podem ser divididas em quatro categorias principais:

1. Defeitos primários na amoniogênese.
2. Hipoaldosteronismo.
3. Alterações no túbulo proximal.
4. Distúrbios do túbulo distal.

Os defeitos tubulares distais podem ser ainda divididos entre aqueles com hipocalemia e aqueles com hipercalemia.

Defeitos primários na amoniogênese

Uma das causas mais comuns de acidose metabólica hiperclorêmica é a incapacidade do rim de gerar amônia por causa da doença renal crônica. À medida que o número de néfrons diminui com a doença renal crônica, ocorre uma diminuição proporcional na produção de amônia. Quando a taxa de filtração glomerular cai abaixo de 40 mL/min/1,73 m², o rim não consegue excretar a carga ácida diária e a concentração de bicarbonato diminui com um aumento concomitante do cloro sérico, produzindo acidose metabólica hiperclorêmica. Somente quando a taxa de filtração glomerular cai abaixo de 15 a 20 mL/min/1,73 m², o rim perde a capacidade de secretar ânion e temos uma acidose com AG aumentado. A acidose é causada principalmente pela amoniogênese defeituosa. Assim, o AG urinário será positivo devido à diminuição da excreção de amônia, enquanto o pH da urina será menor que 5,5.

Hipoaldosteronismo

O hipoaldosteronismo primário ou secundário é um distúrbio comum que causa hipercalemia e acidose metabólica. O hipoaldosteronismo hipoporeninêmico (ATR tipo IV) é a variedade mais frequentemente encontrada desse distúrbio, sendo mais comum em pacientes com *diabetes mellitus* e doença renal crônica leve. A acidose é causada principalmente pela diminuição da amônia, como resultado da hipercalemia associada induzida pela deficiência de aldosterona. Como a bomba de hidrogênio não está com defeito, o pH da urina geralmente é menor que 5,5.

Pacientes com ATR tipo IV geralmente são assintomáticos, com apenas pequenas alterações laboratoriais (hipercalemia e diminuição de bicarbonato, ambos usualmente leves). No entanto, quando o manuseio renal de potássio é prejudicado por outros fatores como dieta rica em potássio ou uso de diuréticos poupadores de potássio, pode ocorrer hipercalemia grave. A maioria dos pacientes pode ser tratada removendo os fatores associados, restringindo a ingestão de potássio e fornecendo bicarbonato suplementar.

Acidose tubular renal proximal

A ATR proximal, geralmente chamada de ATR do tipo II, é um defeito na capacidade do túbulo proximal de recuperar o bicarbonato. Na ATR tipo II, o túbulo proximal tem uma depuração diminuída para reabsorção de bicarbonato. A ATR proximal pode ser congênita ou adquirida, e pode existir como um defeito isolado na reabsorção de HCO_3 ou como parte de um defeito de transporte mais generalizado conhecido como síndrome de Fanconi, quando além da perda de HCO_3^- ocorrem perda de aminoácidos, glicose, fósforo e ácido úrico na urina.

Vários fármacos que bloqueiam a anidrase carbônica, incluindo a acetazolamida e o topiramato, também causam perda isolada de HCO_3^-.

Como a excreção distal de H^+ é normal, o pH da urina será menor que 5,5 quando a bicarbonatúria estiver ausente. Nesse cenário, o HCO_3^- sérico se encontra entre 15 e 18 mEq/L. É importante reconhecer que sempre que o HCO_3^- aumentar acima do limiar de reabsorção, o HCO_3^- aparecerá na urina e o pH será maior que 6,5.

O tratamento da ATR proximal é difícil, porque o bicarbonato administrado é rapidamente excretado na urina.

Acidose tubular renal distal

A ATR distal ou do tipo I classicamente cursa com hipocalemia. O túbulo distal nesse caso tem dificuldade em acidificar a urina. A ATR distal pode ser congênita ou adquirida.

A ATR distal clássica está associada à hipocalemia (devido à secreção distal aumentada de K^+ em vez da secreção de H^+ em troca da reabsorção de Na^+), hipocitratúria (da reabsorção celular aumentada das células dos túbulos proximais), hipercalciúria (do tamponamento de H^+ no osso e perda de cálcio) e nefrocalcinose. O tratamento da ATR distal é simplesmente fornecer base suficiente (2 a 3 mmol/kg/dia) para contrariar a produção diária fixa de ácido. Isso pode ser administrado como uma mistura de sais de sódio e potássio de bicarbonato ou citrato. Em alguns casos, a ATR distal pode cursar com hipercalemia por defeito na secreção tubular distal de H^+ e K^+, ou defeito primário no transporte de Na^+. O pH da urina é superior a 5,5.

▷ **TABELA 10** Causas de acidose de ânion-gap normal

I. Perda gastrointestinal de bicarbonato A. Diarreia B. Drenagem pancreática ou intestinal C. Ureterossigmoidostomia, alça jejunal, alça ileal D. Drogas 1. Cloreto de cálcio (agente acidificante) 2. Sulfato de magnésio (diarreia) 3. Colestiramina (diarreia – ácidos biliares)
II. Acidose de origem renal A. Hipocalemia 1. ATR proximal (tipo 2) – induzida por drogas: acetazolamida, topiramato 2. ATR distal (tipo 1) – induzida por drogas: anfotericina, ifosfamida B. Hipercalemia 1. Disfunção do néfron distal (ATR tipo 4) a. Deficiência de mineralocorticoide b. Resistência a mineralocorticoide (pseudo-hipoaldosteronismo) c. Defeito de voltagem d. Doença tubulointersticial e. Normocalêmico 1. Doença renal crônica progressiva
III. Associada a hipercalemia induzida por drogas (com insuficiência renal) A. Diuréticos poupadores de potássio (espirnolactona, amilorida) B. Trimetoprim C. Pentamidina D. IECA e BRA E. AINEs F. Inibidores da calcineurina (tacrolimus) G. Heparina em doentes críticos
IV. Outras causas A. Sobrecarga ácida (Cloreto de amônio, hiperalimentação) B. Perda de bicarbonato em potencial: Cetose com excreção de cetona C. Acidose de expansão volêmica (solução salina) D. Resinas trocadoras de cátions (sorcal)

▷ **TABELA 9** Diferenciação entre as acidoses tubulares renais

Acidose tubular renal	Mecanismo	Grau da acidose	Potássio sérico	pH urinário	$AG_{urinário}$
Proximal (II)	Redução da reabsorção de bicarbonato	Moderada	Baixo	< 5,5 (eleva-se com o tratamento)	Variável
Distal (I)	Bloqueio na secreção distal de H^+	Grave	Baixo	> 5,5	Positivo
Hipoaldo (IV)	Bloqueio na secreção distal de K^+ e H^+	Leve	Elevado	< 5,5	Positivo

TRATAMENTO DAS ACIDOSES

Em quase todas as situações, o tratamento da acidose metabólica é voltado para o controle do fator que causou o distúrbio. Exceto em situações muito específicas (descritas a seguir), há pouca evidência científica que suporte o uso do bicarbonato para o tratamento das acidoses tanto metabólica quanto respiratória. Ademais, o pH intracelular é o determinante do funcionamento celular, e os sistemas tampão intracelulares são muito mais efetivos que os extracelulares em trazer o pH para uma faixa normal. Consequentemente, pacientes toleram níveis muito baixos de pH (níveis em torno de 7,0) durante hipercapnias mantidas, sem evidências óbvias de eventos adversos. Paradoxalmente, bicarbonato de sódio ($NaHCO_3$) pode reduzir o pH intracelular (em circunstâncias em que a eliminação do CO_2 é fixa ou é incapaz de se elevar em resposta a acidose). Outra potencial limitação para o benefício da reposição de $NaHCO_3$ é a redução pH-dependente da concentração de cálcio iônico. Um modelo experimental de ratos com acidose láctica aguda demonstrou a importância de se evitar a hipocalcemia e o acúmulo tissular de CO_2 ao evidenciar que essa prevenção se associou a melhor contratilidade cardíaca e maior responsividade a catecolaminas.

A infusão de bicarbonato pode levar a diversos problemas em pacientes com acidose, incluindo sobrecarga volêmica, hipernatremia e alcalose metabólica (deslocando a curva de dissociação da hemoglobina, o que aumenta a afinidade pelo oxigênio e reduz a oferta de O_2 para os tecidos). Estudos em humanos e animais têm demonstrado que essa terapia só é capaz de aumentar os níveis séricos de bicarbonato transitoriamente. O que parece estar relacionado ao fato de que o bicarbonato infundido tampona o H^+ em excesso, produzindo dióxido de carbono (CO_2), um ácido volátil. A menos que o drive respiratório do paciente aumente (o que pode não acontecer em pacientes intubados e sedados), essa terapia pode acabar gerando mais ácidos e culminar com a piora da acidose intracelular. Atualmente, não há evidência que suporte o uso do bicarbonato na acidose láctica.

Bicarbonato é frequentemente administrado para "corrigir a acidose" em pacientes com cetoacidose diabética, mas os estudos mostram que:

- Paradoxalmente a infusão de bicarbonato aumenta a produção de cetonas e lactato.
- Durante a infusão, tem-se demonstrado também o aumento dos níveis de acetoacetato, seguido por elevação dos níveis de β-hidroxibutirato ao término da infusão.
- Em pacientes pediátricos, o tratamento com bicarbonato aumentou o tempo de internação.
- As diretrizes recomendam considerar reposição de bicarbonato apenas se pH < 6,9. Com reposição de 100 mEq (100 mL de bicarbonato de sódio a 8,4% diluídos em solução glicosada – ver Capítulo "Hiperglicemias").

O bicarbonato pode ser considerado uma terapia salvadora de vida em pacientes com intoxicação por etilenoglicol, metanol ou acidose por uremia. Em acidoses metabólicas hiperclorêmicas, a regeneração endógena de bicarbonato é incapaz de ocorrer, em razão das perdas do bicarbonato (não devido à metabolização do HCO_3 pelos sistemas tampão). Logo, nesses casos, mesmo se a causa da acidose puder ser revertida, a terapia alcalina deve ser instituída para a atenuação da acidemia. A terapia com bicarbonato está indicada nos casos de acidose hiperclorêmica, quando o pH estiver abaixo de 7,2. O que pode ocorrer em pacientes com diarreia grave, fístulas de alto débito ou acidose tubular renal.

Na tentativa de reduzir a sobrecarga de sódio, recomendamos que a infusão de bicarbonato seja realizada juntamente com solução glicosada a 5% (p. ex., 50 mL de $NaHCO_3$ 8,4% + 950 mL de SG5%), em infusões lentas (100-200 mL/h – 30-45 minutos). A ideia nesses casos não é normalizar o pH, mas aumentar os níveis do HCO_3 sérico em 10 mEq/L e/ou aproximar a um pH de 7,2. Outra exceção ao uso do bicarbonato são os casos em que a acidose leva a risco iminente de morte, geralmente em níveis de pH abaixo de 6,9.

PACIENTES EM UTI

A fim de avaliar o efeito do bicarbonato de sódio na morbimortalidade de pacientes com acidemia, Samir Jaber et al. delinearam um ensaio clínico randomizado multicêntrico com quase 400 pacientes internados em UTI com pH ≤ 7,2, publicado em 2018. Randomizou-se para administração de $NaHCO_3$ 4,2% com alvo de pH > 7,3 *vs.* não infusão de $NaHCO_3$ e os grupos foram comparados quanto à evolução a óbito em 28 dias e presença de ao menos uma disfunção orgânica no 7º dia. Os resultados foram:

- Sem diferença no desfecho primário composto (66% *vs.* 71%, respectivamente).
- Em pacientes com IRA AKIN 2-3, um estrato preestabelecido, houve diferença em favor do grupo intervenção (70% *vs.* 82%, p = 0,0462).
- Foi evidenciada menor necessidade de terapia de substituição renal nos pacientes que receberam bicarbonato, tanto na amostra geral quanto no estrato com IRA.

A melhora da evolução de pacientes com IRA é realmente uma novidade desse trabalho. Mais estudos são necessários para a resolução da dúvida a respeito dos benefícios e riscos da correção de acidemia metabólica grave em pacientes críticos, mas um valor de pH < 7,2 parece razoável para indicar reposição de bicarbonato nessa população.

ALCALOSE METABÓLICA

Alcalose metabólica é um distúrbio comum, principalmente em pacientes de UTI. É caracterizada como um pH > 7,45 secundário ao aumento da concentração plasmática de HCO_3, como também aumento da $PaCO_2$ como resposta compensatória pulmonar. Comumente se acompanha de hipocloremia e hipocalemia, e resulta de diversas intervenções realizadas no paciente crítico (Tabela 11).

Drenagem naso/orogástrica, depleção de volume induzida por diuréticos, hipocalemia e uso de corticoesteroides são as causas mais comuns. Além disso, o citrato, usado como anticoagulante na bolsa de sangue, é metabolizado em HCO_3 quando transfundido e pode resultar em alcalose metabólica (prejudicando a oferta de O_2 aos tecidos, como já citado). Ventilação excessiva em pacientes com insuficiência respiratória tipo 2 (ver capítulo sobre insuficiência respiratória) pode resultar em alcalose metabólica pós-hipercápnica. Em muitos pacientes, o evento que gerou a alcalose pode não estar presente no momento do diagnóstico. As principais causas de alcalose metabólica são sumarizadas na Tabela 11.

TABELA 11 Causas de alcalose metabólica

Causas
I. Sobrecarga HCO_3 exógena A. Infusão de $NaHCO_3$ B. Síndrome do leite álcali
II. Redução do volume circulante efetivo, normotensão, déficit de potássio e hiperaldosteronismo hiperreninêmico A. Origem gastrointestinal 1. Vômitos 2. Aspiração gástrica 3. Cloridorreia congênita 4. Gastrocistoplastia 5. Adenoma viloso B. Origem renal 1. Diuréticos 2. Estado pós-hipercápnico 3. Hipercalcemia/hipoparatireoidismo 4. Recuperação de acidose láctica ou cetoacidose 5. Ânions não reabsorvíveis incluindo penicilina e carbenicilina 6. Deficiência de magnésio 7. Depleção de potássio 8. Síndrome de Bartter (perda de função do transportador Na-K-2Cl) 9. Síndrome de Gitelman (perda de função do cotrasportador Na-Cl)
III. Expansão do volume circulante efetivo, hipertensão, déficit de potássio e excesso de mineralocorticoide A. Renina alta 1. Estenose de artéria renal 2. Hipertensão acelerada 3. Tumor secretor de renina 4. Terapia com estrogênio B. Renina baixa 1. Hiperaldosteronismo primário a. Adenoma b. Hiperplasia c. Carcinoma 2. Defeitos enzimáticos da adrenal a. Deficiência de 11-beta hidroxilase b. Deficiência de 17-alfa hidroxilase 3. Doença ou síndrome de Cushing
III. Mutação do canal de sódio do túbulo contorcido distal, com expansão do volume circulante efetivo, hipertensão, déficit de potássio, hipoaldosteronismo hiporreninêmico A. Síndrome de Liddle

A alcalose metabólica pode ter diversos efeitos deletérios na função cardiovascular, pulmonar e metabólica, como:

- Redução do débito cardíaco.
- Redução do drive ventilatório.
- Altera a curva de dissociação da hemoglobina.
- Piora da hipocalemia e hipofosfatemia.
- Afeta negativamente no processo de extubação de pacientes ventilados mecanicamente.

- O pH > 7,45 tem sido correlacionado com maior mortalidade em pacientes críticos.

A correção desse distúrbio induz o aumento o drive ventilatório, aumento da pressão parcial de O_2 (PaO_2) e da pressão parcial venosa mista de O_2. Logo, é importante que a alcalose metabólica seja corrigida em pacientes críticos.

O tratamento deve ser voltado para corrigir o estímulo que está gerando bicarbonato. Se houver hiperaldosteronismo primário ou síndrome de Cushing, o controle da doença de base irá reverter a alcalose e a hipocalemia, por exemplo. A perda de ácidos pelo estômago (vômitos) ou pelos rins (diuréticos) pode ser controlada com o tratamento sintomático dos vômitos e pela suspensão dos diuréticos, respectivamente. A primeira manobra terapêutica nesse distúrbio metabólico é repor qualquer déficit de fluidos (com salina isotônica) ou eletrólitos. Pode-se lançar mão da correção da hipocalemia para concentrações maiores ou iguais a 5 mEq/L.

A acetazolamida é um inibidor da anidrase carbônica, que provou ser bastante efetiva em corrigir alcalose metabólica de pacientes em UTI, na medida em que induz a excreção renal de HCO_3. Uma dose única de 500 mg é a recomendada, tendo início de ação em 1,5 h e tempo de ação de aproximadamente 24 h. A dose pode ser repetida, se necessário.

DISTÚRBIOS RESPIRATÓRIOS

Os distúrbios respiratórios serão discutidos com maior profundidade no capítulo sobre insuficiência respiratória, mas abordaremos aqui sumariamente.

Acidose respiratória

A acidose respiratória ocorre quando a hipoventilação leva a uma $PaCO_2$ inadequadamente elevada e acidemia secundária. Qualquer condição que reduza a ventilação-minuto pode causar acidose respiratória. Isso ocorre agudamente no quadro de comprometimento das vias aéreas, lesões pulmonares, trauma, acidentes vasculares cerebrais catastróficos e uso de depressores do sistema nervoso central (SNC).

A acidose respiratória pode ser acompanhada por hipoxemia que pode cursar com consequências agudas graves. Quando a oxigenação tecidual é adequada, a hipercapnia significativa leva a sonolência e obnubilação, com vasodilatação cerebral e consequente elevação da pressão intracraniana.

Começando 6 a 12 horas após sua instalação e progredindo por 3 a 5 dias, os rins respondem a uma acidose respiratória retendo o bicarbonato. A alcalose metabólica compensatória resultante, com um nível sérico elevado de bicarbonato, corrige parcialmente o pH sérico.

A acidose respiratória é acompanhada de um aumento de aproximadamente 3,5 mEq/L na concentração sérica de HCO_3 para cada aumento de 10 mmHg no $PaCO_2$.

A abordagem em pacientes com acidose respiratória aguda é dirigida a suas causas. O alívio da obstrução das vias aéreas e o uso de ventilação não invasiva ou mecânica frequentemente corrigem hipoxemia ou hipercapnia à medida que a terapia direcionada ao distúrbio subjacente é iniciada.

Pacientes com acidose respiratória crônica são frequentemente hipoxêmicos e podem ser suscetíveis a hipoventilação adicional se os níveis normais de saturação de oxigênio forem prontamente restaurados, evoluindo com hipercapnia e narcose. É, portanto, prudente visar a uma saturação de oxigênio abaixo do normal em pacientes considerados habituados a hipoxemia e hipoventilação com alvo de SaO_2 entre 88 e 92%. Em pacientes nos quais não é possível obter esses alvos com oxigenioterapia deve-se considerar o uso de suporte ventilatório. O oxigênio suplementar, por outro lado, não deve ser evitado em pacientes com saturação de oxigênio perigosamente baixa (SaO_2 < 70%) ou naqueles com disfunção orgânica por hipóxia, como isquemia miocárdica ou cerebral.

Alcalose respiratória

A alcalose respiratória ocorre quando a ventilação minuto aumentada causa uma $PaCO_2$ diminuída e aumento no pH sérico. Embora comumente associado à hiperventilação relacionada à ansiedade, deve-se considerar outras condições médicas como diagnóstico diferencial. Uma importante causa de alcalose respiratória aguda é a intoxicação por salicilatos.

O pH sanguíneo altera a afinidade da ligação do cálcio com a albumina. Quando o pH diminui, o cálcio perde afinidade pela albumina (aumentan-

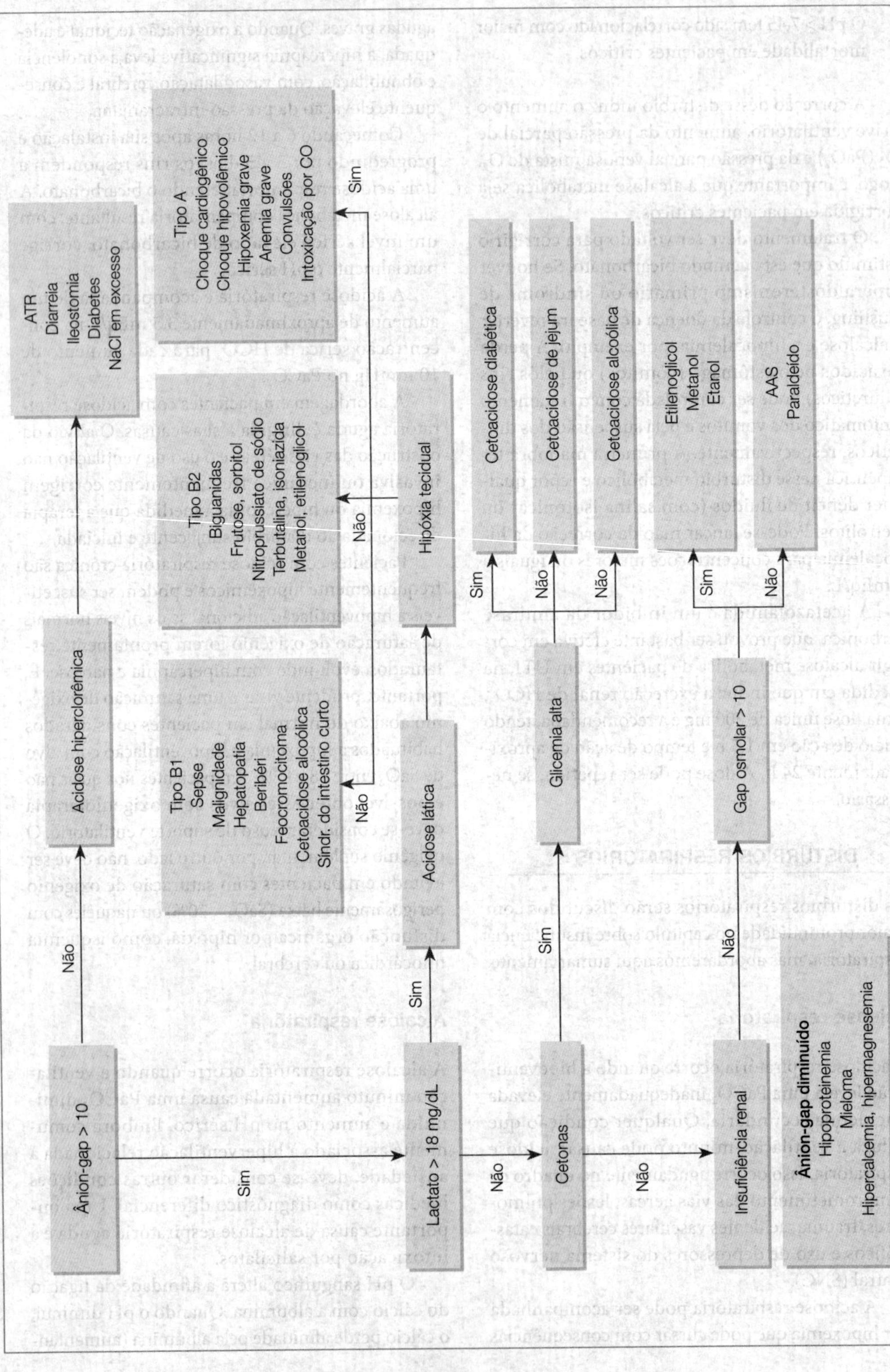

▷ **FIGURA 2** Acidose metabólica – investigação da causa. ATR: acidose tubular renal; CO: monóxido de carbono.

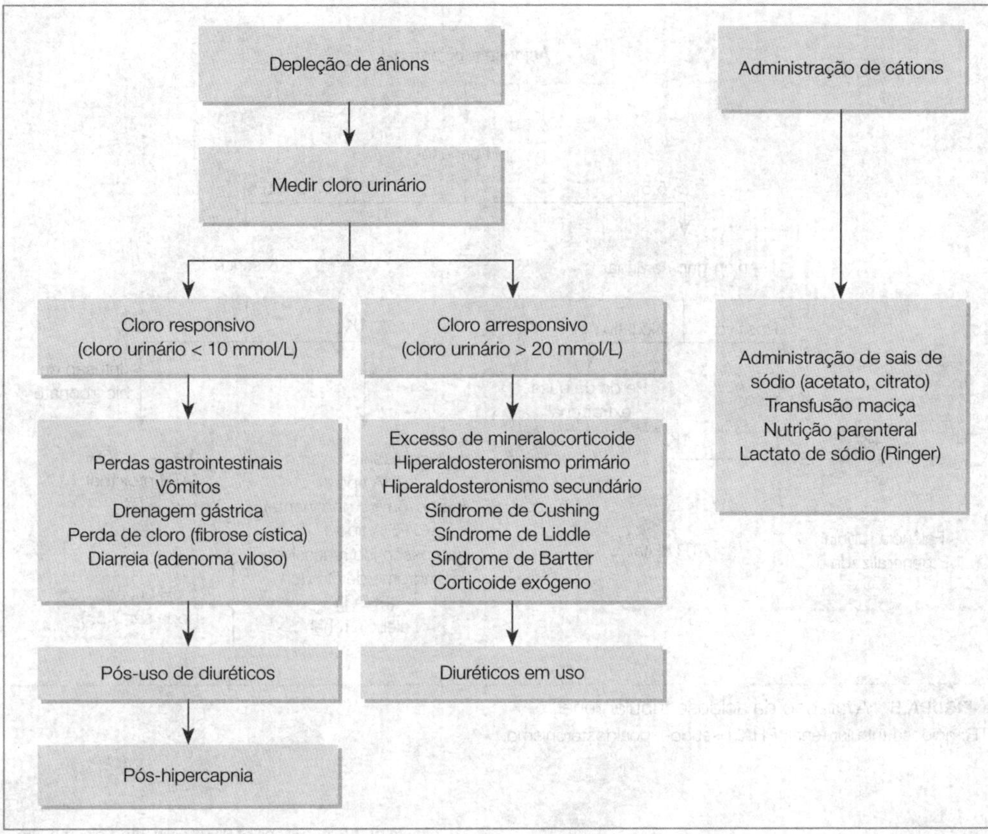

▷ **FIGURA 3** Alcalose metabólica – investigação da causa.

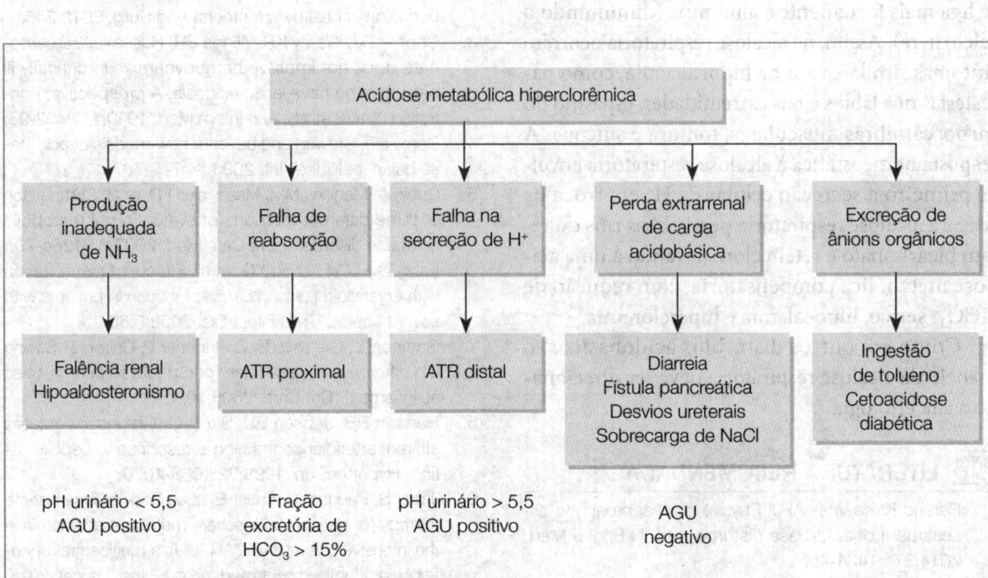

▷ **FIGURA 4** Causas de acidose metabólica com AG normal ou hiperclorêmica.
ATR: acidose tubular renal; AGU: ânion-gap urinário.

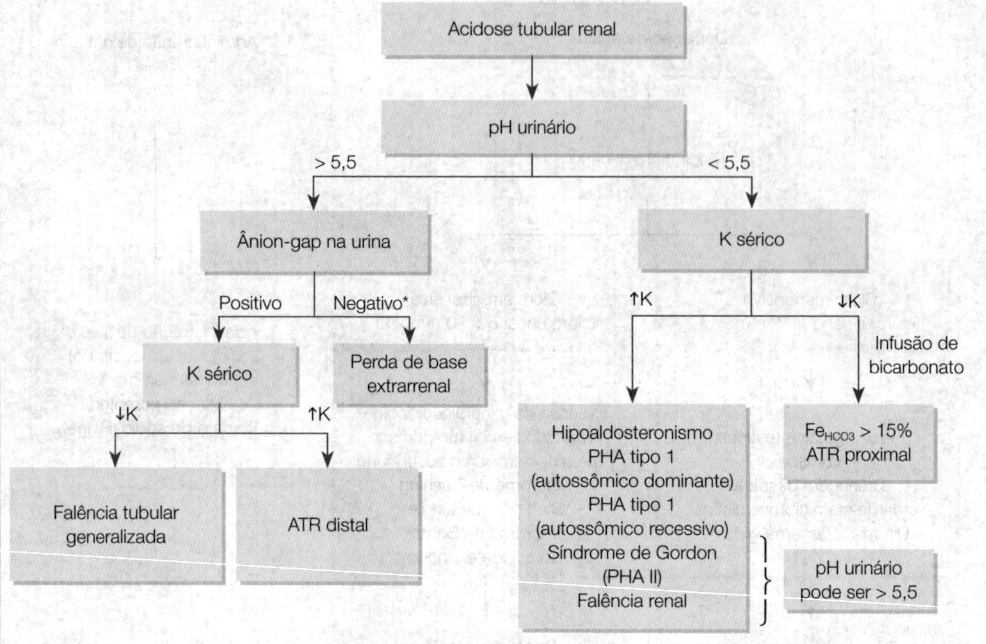

▷ **FIGURA 5** Avaliação da acidose tubular renal.
ATR: acidose tubular renal; PHA: pseudo-hipoaldosteronismo.

do o cálcio livre); quando o pH aumenta, o cálcio se liga mais fortemente à albumina (diminuindo o cálcio livre). Assim, na alcalose respiratória ocorrem sintomas similares aos da hipocalcemia, como parestesias nos lábios e nas extremidades, espasmo do carpo, câimbras musculares, tontura e síncope. A resposta homeostática à alcalose respiratória envolve primeiro a secreção celular de H^+ em troca de K^+. Se a alcalose respiratória persistir, os rins excretam bicarbonato e retêm cloro, levando a uma acidose metabólica compensatória, com redução de HCO_3^- sérico, hipocalemia e hipercloremia.

Como em outros distúrbios acidobásicos, o manejo da alcalose respiratória deve ser direcionado à sua etiologia.

LITERATURA RECOMENDADA

1. Berend K, de Vries APJ. Physiological approach to assessment of acid-base disturbances. N Engl J Med. 2014;371:1434-45.
2. Chowdhury AH, Cox EF, Francis ST, Lobo DN. A randomized, controlled, double-blind crossover study on the effects of 2-L in- fusions of 0.9% saline and plasma-lyte-« 148 on renal blood flow velocity and renal cortical tissue perfusion in healthy volunteers. Ann Surg. 2012;256.
3. Cooper DJ, Walley KR, Wiggs BR, Russell JA. Bicarbonate does not improve hemodynamics in critically ill patients who have lactic acidosis. A prospective, controlled clinical study. Ann Intern Med. 1990;112:492-98.
4. Corey HE. Stewart and beyond: new models of acid-base balance. Kidney Int. 2003;64:777-787.
5. Dubin A, Menises MM, Masevicius FD, et al. Comparison of three different methods of evaluation of metabolic acidbase disorders. Crit Care Med. 2007;35:1264-70.
6. Fang ZX, Li YF, Zhou XQ, et al. Effects of resuscitation with crystalloid fluidson cardiac function in patients with severe sepsis. BMC Infect Dis. 2008;8:50.
7. Gattinoni L, Carlesso E, Cadringher P, Caironi P. Strong ion difference in urine: new perspectives in acid-base assessment. Crit Care. 2006;10:137.
8. Hansen PB, Jensen BL, Skott O. Chloride regulates afferent arteriolar contraction in response to depolarization. Hypertension. 1998;32:1066-1070.
9. Jaber S, Paugam C, Futier E, et al. Sodium bicarbonate therapy for patients with severe metabolic acidaemia in the intensive care unit (BICAR-ICU): a multicentre, open--label, randomised controlled, phase 3 trial. Lancet. 2018; published online June 14. http://dx.doi.org/10.1016/S0140- 6736(18)31080-8.

10. Jung B, Rimmele T, Le GC, et al. Severe metabolic or mixed acidemia on intensive care unit admission: incidence, prognosis and administration of buffer therapy. A prospective, multiple-center study. Crit Care. 2011;15:R238.
11. Kellum JA. Reunification of acid-base physiology. Crit Care. 2005;9:500-507.
12. Kim HJ, Son YK, An WS. Effect of sodium bicarbonate administration on mortality in patients with lactic acidosis: a retrospective analysis. PLoS One. 2013;8:e65283.
13. Kimmoun A, Ducrocq N, Sennoun N, et al. Efficient extra- and intracellular alkalinization improves cardiovascular functions in severe lactic acidosis induced by hemorrhagic shock. Anesthesiology. 2014;120:926-34.
14. Kraut JA, Madias NE. Lactic acidosis: current treatments and future directions. Am J Kidney Dis. 2016;68:473-82.
15. Kraut JA, Madias NE. Lactic acidosis. N Engl J Med. 2014;371:2309-19.
16. Levraut J, Labib Y, Chave S, et al. Effect of sodium bicarbonate on intracellular pH under different buffering conditions. Kidney Int. 1996;49:1262-67.
17. Levraut J, Labib Y, Chave S, et al. Effect of sodium bicarbonate on intracellular pH under different buffering conditions. Kidney Int. 1996;49:1262-67.
18. Mathieu D, Neviere R, Billard V, Fleyfel M, Wattel F. Effects of bicarbonate therapy on hemodynamics and tissue oxygenation in patients with lactic acidosis: a prospective, controlled clinical study. Crit Care Med. 1991;19:1352-56.
19. Metha NA, Emmet M. Aproach to acid=base disorders. Primer in Kidney Diseases 2015.
20. Nadeem A, Salahuddin N, El Hazmi A, et al. Chloride-liberal fluids are associated with acute kidney injury after liver transplantation. Crit Care. 2014;18:625.
21. Shaw AD, Bagshaw SM, Goldstein SL, et al. Major complications, mortality, and resource utilization after open abdominal surgery: 0.9% saline compared to Plasma-Lyte. Ann Surg. 2012;255.
22. Smith I, Kumar P, Molloy S, et al. Base excess and lactate as 19 prognostic indicators for patients admitted to intensive care. Intensive Care Med. 2001;27:74-83.
23. Szerlip HM. Metabolic acidosis. Primer in Kidney Diseases. 2015.
24. Zampieri FG, Machado FR, Biondi RS, et al. Effect of intravenous fluid treatment with a balanced solution vs 0.9% saline solution on mortality in critically ill patients: The BaSICS Randomized Clinical Trial. JAMA. 2021 Aug 10;326(9):1-12.

91 Hiponatremia

Patrick Aureo Lacerda de Almeida Pinto
Lucas Oliveira Marino
Rodrigo Antonio Brandão Neto
Fernando Salvetti Valente
Hassan Rahhal

PONTOS IMPORTANTES

- Hiponatremia é definida como sódio sérico < 135 mEq/L e se configura como o distúrbio hidroeletrolítico mais comum da prática clínica.
- Ocorre mais frequentemente em pacientes hospitalizados e/ou idosos.
- A hiponatremia está algo relacionada à ingesta de água associada a níveis elevados do hormônio antidiurético (ADH).
- A hiponatremia pode ser hipertônica, isotônica ou hipotônica. Apenas a hiponatremia hipotônica é considerada hiponatremia verdadeira.
- A hiponatremia pode ser hipovolêmica, euvolêmica ou hipervolêmica e as etiologias de hiponatremia dependem desse estado volêmico do paciente.
- A hiponatremia pode ser de instalação aguda (< 48 horas) ou crônica. Pode ter sintomas graves e é considerada usualmente grave se Na < 125 mEq/L.
- Pacientes com hiponatremia aguda grave podem se beneficiar com salina hipertônica a 20% com correção de 4 a 6 mEq/L rapidamente, mas não ultrapassando correção de 8 a 9 mEq/L em 24 horas.
- Em outros pacientes o uso de salina a 3% com correção lenta ou restrição hídrica são opções terapêuticas.

INTRODUÇÃO E DEFINIÇÕES

A hiponatremia é definida como a concentração de sódio menor que 135 mEq/L, sendo o distúrbio hidroeletrolítico mais comum em pacientes internados. É relatada em até 15 a 30% das internações no departamento de emergência (DE), com estudos mostrando prevalência de até 1% na população norte-americana. Estima-se que em média 53% dos pacientes internados em casa de repouso a desenvolvem ao longo de 12 meses. A hiponatremia é associada a eventos adversos e um estudo demonstrou que em pacientes com níveis de Na < 138 mEq/L já são associados a piores desfechos, o que levou à proposta de alterar o valor de corte para o diagnóstico de hiponatremia, mas isso aumentaria o número de diagnósticos e intervenções sem alterar desfechos.

A hiponatremia apresenta um amplo espectro de manifestações, variando desde quadros assintomáticos ou oligossintomáticos até situações com risco iminente de vida. Os mecanismos da hiponatremia costumam estar mais associados a alterações do balanço hídrico do que propriamente ao sódio. Os níveis de hormônio antidiurético (ADH) são usualmente elevados, mesmo em situações de perda renal de sódio.

ETIOLOGIA E FISIOPATOLOGIA

A hiponatremia é na maioria das vezes causada por alteração do balanço hídrico com excesso de água corporal em relação ao sódio.

Um excesso de carga hídrica pode ser rapidamente eliminado pelo corpo humano por meio de diurese diluída. Em condições normais de dieta, a capacidade de eliminação diária de água ultrapassa 10 L, o que proporciona uma enorme margem de segurança para evitar a hiponatremia por elevada ingesta hídrica. Assim, o desenvolvimento de hiponatremia requer alguma inabilidade de suprimir a secreção de ADH. Uma exceção é a polidipsia primária, situação na qual o paciente ingere enormes volumes de água que superam a capacidade de excreção e culmina em hiponatremia dilucional.

As manifestações clínicas da hiponatremia são associadas a alterações da osmolalidade. Para ser considerada verdadeira, deve ser associada a hipotonicidade.

Para entender o conceito de tonicidade é importante diferenciar osmolaridade total de osmolaridade efetiva (ou tonicidade). Define-se por osmolaridade total a concentração de todos os solutos em uma dada massa de água (mOsm/kg), independentemente de os osmóis poderem ou não se mover através das membranas biológicas. Osmolaridade efetiva refere-se aos osmóis que contribuem para o movimento da água entre o compartimento intracelular e extracelular, ou seja, apenas solutos efetivos criam gradientes osmóticos através das membranas celulares. Portanto, a permeabilidade das membranas que separam os compartimentos interfere nesse processo. A tonicidade informa o número de substâncias osmoticamente ativas de uma solução. Na maioria dos casos, a hiponatremia reflete baixa osmolalidade efetiva (hipotonicidade), o que causa degeneração hidrópica celular. No entanto, raramente a hiponatremia pode ser iso ou hipertônica, se no plasma tivermos osmóis adicionais, como glicose ou manitol.

A osmolaridade pode ser calculada por meio da seguinte fórmula:

- Osmolaridade = 2 x (Na) + glicemia/18 + ureia/6.
- Osmolaridade efetiva = 2 x (Na) + glicemia/18.
- Valor de referência: 275-285 mOsm/kg.

A ureia não é utilizada no cálculo da osmolaridade efetiva por se difundir livremente pelos compartimentos. Mudanças na osmolaridade podem causar alterações neurológicas com deslocamento de água para o cérebro, resultando em edema cerebral. Com o intuito de proteger o tecido cerebral dessas alterações, há produção e liberação para o meio extracelular dos osmóis idiogênicos. Essa secreção demora cerca de 48 horas, período em que o tecido cerebral é particularmente suscetível a uma hiponatremia. A Figura 1 ilustra esta fisiopatologia.

Os principais reguladores do metabolismo da água corporal são o mecanismo da sede e a vasopressina, secretada pelo hipotálamo. A regulação da água corporal minimiza as perturbações induzidas pelos osmóis no volume celular. Os neurônios osmorreceptores localizados no hipotálamo anterior detectam alterações no estiramento celular devido a alterações na osmolaridade efetiva sistêmica. Uma diminuição no estiramento celular aumenta a taxa de disparo dos neurônios osmorreceptores, o que intensifica a sede e estimula a liberação de vasopressina pela neuro-hipófise. A vasopressina, por sua vez, aumenta a reabsorção de água nos túbulos coletores dos néfrons e concentra a urina. Para evitar a sede persistente, o limiar de liberação de vasopressina é menor do que o do mecanismo gerador da sede.

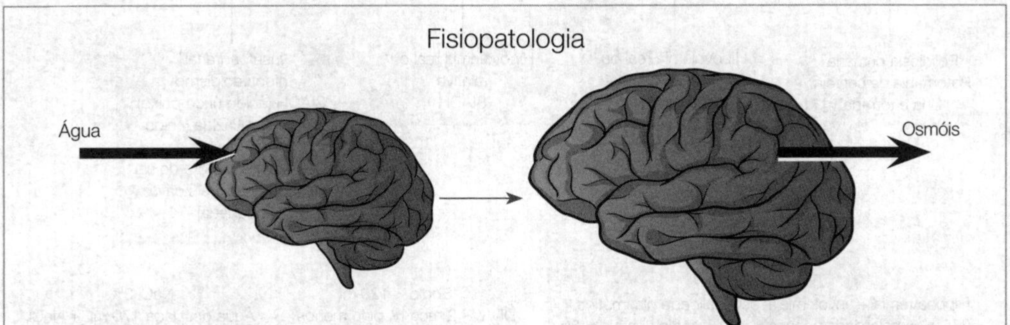

▷ **FIGURA 1** Com a hiponatremia, a água se desloca do meio extracelular para o intracelular e causa edema cerebral. Como mecanismo de proteção, o tecido cerebral libera osmólitos para meio extracelular a fim de diminuir o gradiente entre o tecido cerebral e o meio extracelular.

O entendimento da função da vasopressina ou hormônio antidiurético (ADH) é fundamental para a compreensão da fisiopatologia da hiponatremia. O ADH é produzido no hipotálamo e secretado pela hipófise posterior nas seguintes condições:

- Osmolaridade sérica elevada.
- Volemia ou pressão arterial reduzidas.

O ADH se liga aos receptores de vasopressina nos túbulos coletores e promove a reabsorção de água livre através das aquaporinas, em específico aumentando a expressão da aquaporina-2, restabelecendo a osmolaridade sérica e/ou a volemia. Em condições fisiológicas, quando a osmolaridade sérica cai abaixo de 280 mOsm/L o ADH é suprimido, fazendo com que o rim excrete água livre na tentativa de evitar maiores quedas da osmolaridade sérica. Consequentemente, a osmolaridade urinária aumenta devido à menor quantidade de água livre na urina. Dessa forma, se por algum motivo o ADH continuar agindo mesmo com osmolaridade sérica baixa e o indivíduo ingerir líquidos hipotônicos, ocorrerá hiponatremia.

A liberação de ADH costuma ser causada por uma diminuição do volume circulante efetivo, que pode ser gerada por hipovolemia (p. ex., desidra-

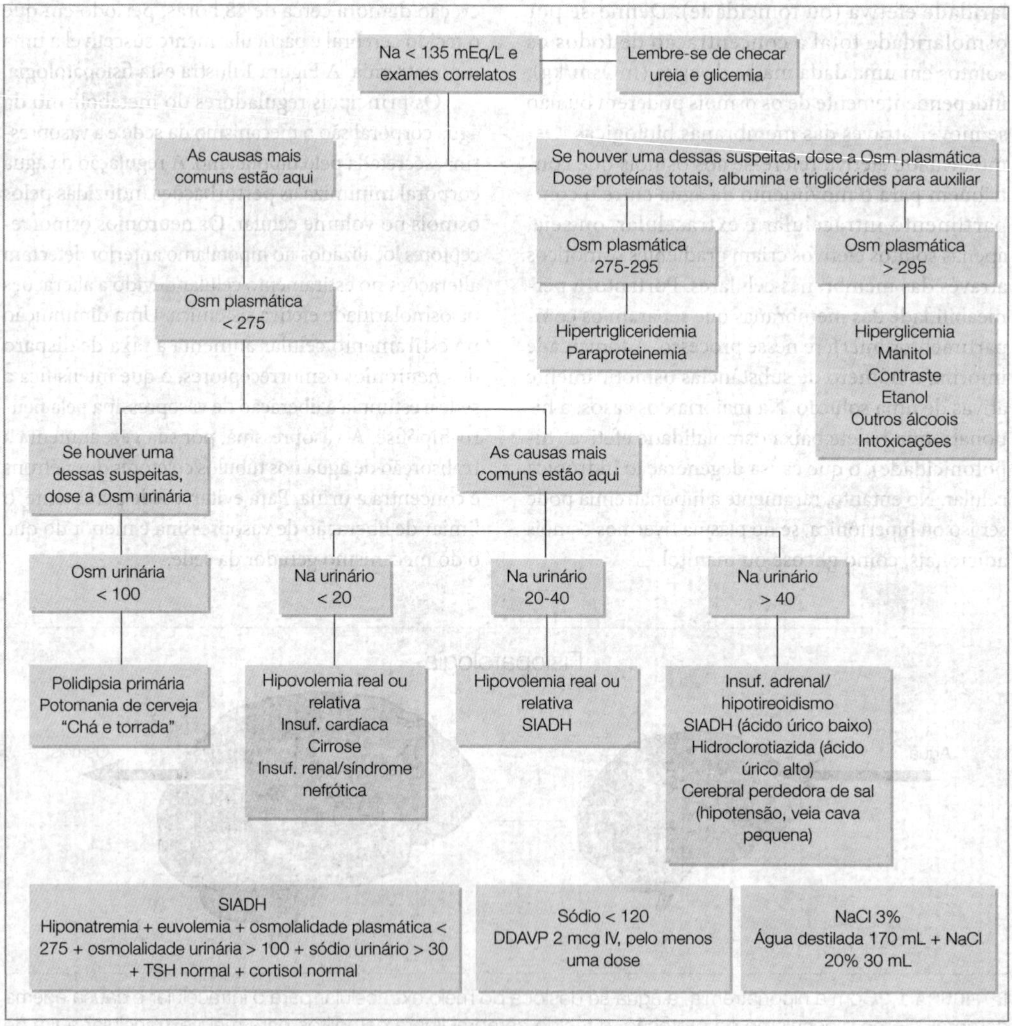

▷ **FIGURA 2** Algoritmo para diagnóstico de hiponatremia.

tação, diarreia, sangramento), por má distribuição dos fluidos corpóreos, com extravasamento do líquido intravascular (p. ex., cirrose, síndrome nefrótica) ou ainda por diminuição da perfusão (p. ex., insuficiência cardíaca). Essas circunstâncias, apesar de serem uma tentativa do organismo de manter o compartimento intravascular e o volume circulante efetivo, podem ser deletérias tanto pelas consequências da hiponatremia, como pelos estados edematosos na insuficiência cardíaca, na cirrose e na síndrome nefrótica. Além das causas fisiológicas de aumento da liberação do ADH, existe ainda a chamada síndrome de secreção inapropriada de ADH (SIADH), discutida com mais detalhes adiante. Em condições com baixo volume circulante efetivo, como insuficiência cardíaca e cirrose, há liberação de ADH na tentativa de reter água livre e aumentar a volemia, mesmo com osmolaridade sérica reduzida (Figura 2).

A hiponatremia pode ser dividida conforme a sua tonicidade. A hiponatremia verdadeira é necessariamente hipotônica; assim, temos:

CLASSIFICAÇÃO DA HIPONATREMIA CONFORME A OSMOLARIDADE SÉRICA

Hiponatremia hipertônica (> 295 mOsm/L)

Nesses casos a hiponatremia é causada por diluição devido a osmolaridade aumentada secundária à presença de outros solutos. A maior causa desse tipo de hiponatremia são as grandes hiperglicemias. A cada aumento de 100 mg/dL na glicemia, o sódio sérico cai aproximadamente 1,6 mEq/L. Com a resolução da hiperglicemia, a água retorna do espaço intravascular para o interstício e a concentração sérica de sódio aumenta. Pode ser causada ainda por infusão de soluções hipertônicas (manitol e glicose) ou intoxicação por álcoois.

Hiponatremia isotônica (Osm 280-295 mOsm/L)

Esses casos são as chamadas pseudo-hiponatremias, que são artefatos na medição do sódio. As pseudo-hiponatremias eram mais frequentes quando o método habitual de mensuração de sódio era a espectofotometria de chama. Com os métodos de ionometria esses erros diminuíram, mas ainda ocorrem.

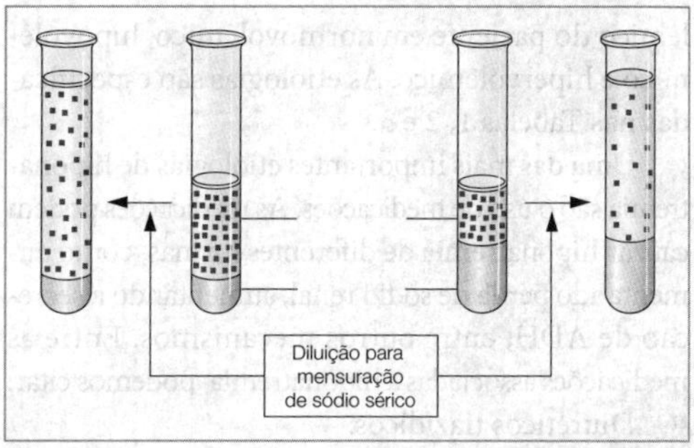

▷ **FIGURA 3** Pseudo-hiponatremia. Os métodos de mensuração de sódio, mesmo ionometria de primeira geração, estimam uma quantidade de 7% de fase sólida do plasma e realizam a diluição da amostra baseada nesse pressuposto. Caso a fase sólida seja proporcionalmente maior, a diluição será excessiva e uma concentração de sódio menor do que a real será mensurada. Apenas com a dosagem direta da amostra sem diluição esse efeito pode ser evitado.

Normalmente, o soro contém 7% de fase sólida por volume. Para reduzir o volume de sangue necessário para análise, o soro é frequentemente diluído antes da sua mensuração. O mesmo volume de diluente é sempre usado, partindo-se sempre do pressuposto de que o soro contém 7% de partículas em fase sólida. Quando a fração de partículas da fase sólida é aumentada, a mesma quantidade de diluente resulta em uma maior diluição. Consequentemente, o cálculo de um nível de íons com o uso de um grau de diluição que é baseado na fração incorreta de partículas de fase sólida levará a uma subestimação. Quando as amostras são medidas sem diluição (como em máquinas de gasometria) ou a osmolaridade é medida diretamente não ocorre esse artefato (Figura 3).

São condições que podem levar a pseudo-hiponatremia:

- Proteínas séricas (paraproteinemias como no mieloma, hiperbilirrubinemia, imunoglobulinas).
- Hipertrigliceridemia.

Hiponatremia hipotônica (Osm < 280 mOsm/L)

Representam as hiponatremias verdadeiras, que apresentam significado clínico e necessitam de investigação específica. Esses tipos de hiponatremia podem ainda ser divididos conforme o estado volêmico do paciente em normovolêmico, hipovolêmico e hipervolêmico. As etiologias são especificadas nas Tabelas 1, 2 e 3.

Uma das mais importantes etiologias de hiponatremia são o uso de medicações. As medicações podem causar hiponatremia de diferentes formas, como aumentando perda de sódio renal, aumentando a secreção de ADH, entre outros mecanismos. Entre as medicações associadas a hiponatremia, podemos citar:

- Diuréticos tiazídicos.
- Fenotiazinas (p. ex., cloprormazina).
- Antidepressivos tricíclicos.
- Inibidores seletivos da recaptação de serotonina.
- AINEs, nicotina, opiáceos, clopropramida, fibratos, carbamazepina, ciclofosfamida, vincristina, desmopresina, oxitocina.

▷ **TABELA 1** Hiponatremia hipovolêmica (redução do volume extracelular)

Perdas extrarrenais de sódio	Perdas renais de sódio
Pele: suor e queimaduras	Diuréticos: Tiazídicos
Gastrointestinal: vômitos e diarreia	Diurese osmótica: Glicose Ureia Manitol
Hemorragia	Insuficiência adrenal
Perdas para o 3º espaço: Obstrução intestinal, pancreatite Peritonite Rabdomiólise	Nefropatia perdedora de sal: Doença renal crônica Acidose tubular renal
	Síndrome cerebral perdedora de sal: Neurocirurgia TCE Hemorragia subaracnóidea

▷ **TABELA 2** Hiponatremia hipervolêmica (aumento do volume extracelular)

Volume circulante efetivo reduzido	Volume circulante efetivo normal ou aumentado
Insuficiência cardíaca	Injúria renal aguda
Cirrose	Doença renal crônica
Síndrome nefrótica	
Gravidez	

▷ **TABELA 3** Hiponatremia euvolêmica (volume extracelular normal)

Associada a níveis elevados de ADH	Não associada a níveis elevados de ADH
Síndrome da antidiurese inapropriada: Neoplasias Pneumopatias Doenças do sistema nervoso central Medicações	Ingesta baixa de solutos: Bebedores de cerveja Dieta do chá e torrada Dieta restrita de proteínas
Síndrome da antidiurese inapropriada nefrogênica: Mutação gênica causando ativação do receptor V2 da vasopressina Doença genética ligada ao X	Intoxicação por água: Infusão parenteral de líquidos hipotônicos Polidipsia primária Afogamento RTU de próstata
Deficiência de glicocorticoides (p. ex., síndrome de Sheehan)	Doença renal avançada
Hipotireoidismo	Exercício físico extenuante
Intoxicação por MDMA (*ecstasy*)	

As hiponatremias associadas a medicações são frequentemente de evolução arrastada e podem demorar vários dias a semanas para a normalização após a descontinuação da medicação.

Algumas etiologias de hiponatremia merecem especial consideração:

- Insuficiência adrenal: tanto a insuficiência adrenal primária como a secundária podem evoluir com hiponatremia. No caso da insuficiência adrenal primária, a principal causa da hiponatremia é a deficiência de mineralocorticoide e usualmente cursa com hipovolemia. Em pacientes com insuficiência adrenal secundária, a deficiência de glicocorticoides cursa com uma deficiência na supressão da secreção de ADH, causando hiponatremia. Devido ao seu caráter insidioso, a hiponatremia associada a insuficiência adrenal secundária costuma ser associada a valores menores de sódio e a normovolemia.
- Hipotireoidismo: a hiponatremia ocorre secundária ao mixedema. A hiponatremia só ocorre em casos extremos de hipotireoidismo.
- Síndrome cerebral perdedora de sal: a perda renal de sódio tem sido documentada em pacien-

tes com distúrbios intracranianos, como hemorragia subaracnóidea. Essa perda renal de sal é denominada perda cerebral de sal, e níveis aumentados de peptídeo natriurético cerebral têm sido implicados em sua patogênese. O diagnóstico pode ser difícil, pois tanto a antidiurese inapropriada quanto a insuficiência adrenal secundária são mais comuns nesse cenário clínico. O diagnóstico de perda de sal cerebral é importante porque seu tratamento requer ressuscitação volêmica e não restrição hídrica.

- Insuficiência cardíaca: aproximadamente 20 a 30% dos pacientes com insuficiência cardíaca crônica das classes III e IV da New York Heart Association (NYHA) apresentam hiponatremia. A hiponatremia é associada com insuficiência cardíaca grave e é um preditor independente de mortalidade. Embora a retenção renal de sódio tenda a aumentar o volume extracelular, o volume circulante efetivo é geralmente reduzido devido ao comprometimento do débito cardíaco, ocorrendo secundariamente uma ativação neuro-humoral mediada por barorreceptores que geralmente resulta no aumento da secreção de vasopressina pela hipófise. A ativação simultânea do sistema renina-angiotensina e o aumento da liberação de vasopressina reduzem a excreção urinária de sódio e elevam a osmolalidade urinária.
- Cirrose hepática: a hiponatremia, a exemplo do que ocorre na insuficiência cardíaca, é um marcador de pior prognóstico. A vasodilatação sistêmica reduz o volume arterial efetivo e leva a ativação neuro-humoral e retenção de água devido à liberação de vasopressina mediada por barorreceptores. Esses pacientes ainda podem estar em uso de bloqueadores de receptores de mineralocorticoides, como a espironolactona, que podem contribuir para o desenvolvimento de hiponatremia.
- Síndrome nefrótica: nesses pacientes, o volume sanguíneo pode estar diminuído devido à menor pressão oncótica sérica, o que aumenta a secreção de ADH e pode cursar com hiponatremia, principalmente se uso de diuréticos associado.
- Hiponatremia associada a MMDA (ecstasy): pacientes em uso de 3,4 metileno-dioxi-metilanfetamina podem cursar com hiponatremia grave devido a SIADH e aumento da sede. A hiponatremia costuma ser de rápida instalação, com sintomas graves como coma e convulsões.
- Polidipsia primária: ocorre principalmente em idosos, com doenças psiquiátricas. A hiponatremia ocorre devido a SIADH ou aumento de ingesta hídrica por alteração do mecanismo da sede secundário ao uso de medicações.
- Secreção inapropriada de hormônio antidiurético (SIADH): a SIADH é a mais importante causa de hiponatremia euvolêmica. Ocorre por secreção inapropriadamente alta de ADH. A secreção de ADH pode estar aumentada devido à produção hipofisária ou ectópica. Os pacientes apresentam natriurese e osmolaridade urinária inapropriadamente altas. Assim, apesar de clinicamente euvolêmicos, os pacientes possuem volume plasmático ligeiramente aumentado. As principais características da SIADH são:

1. Hiponatremia hipotônica (Osm < 275 mOsm/kg).
2. Sem sinais de hipovolemia.
3. Sódio urinário aumentado (Na > 30 mEq/L).
4. Hipouricemia.
5. Creatinina normal ou baixa.
6. Ausência de outras causas claras de hiponatremia.

Recentemente foram propostos novos critérios diagnósticos para SIADH, que estão citados na Tabela 4. As diretrizes norte-americanas utilizam os critérios diagnósticos citados.

A SIADH pode apresentar múltiplas etiologias. Entre elas, devemos citar:

- Neoplasias malignas (carcinomas, principalmente o de pulmão, leucemia, linfoma, timoma...).
- Distúrbios do sistema nervoso central (infecções, trauma, tumores e porfiria).
- Doenças pulmonares (tuberculose, pneumonia, infecções fúngicas, abscesso pulmonar, ventilação mecânica).
- Medicações (antidepressivos, clofibrato, carbamazepina...).

TABELA 4 Critérios diagnósticos para SIADH

Critérios essenciais:
▪ Osmolalidade sérica efetiva < 275 mOsm/kg ▪ Osmolalidade urinária > 100 mOsm/kg em paciente com osmolaridade efetiva diminuída ▪ Euvolemia clínica ▪ Concentração de sódio urinário > 30 mmol/L com ingesta normal de sal e água ▪ Ausência de insuficiência adrenal, tireoidiana, hipofisária ou renal ▪ Sem uso recente de agentes diuréticos
Critérios adicionais: ▪ Ácido úrico sérico < 4 mg/dL ▪ Ureia sérica < 22 mg/dL ▪ Falha na correção da hiponatremia após infusão de solução fisiológica ▪ Fração de excreção de sódio > 0,5% ▪ Fração de excreção de ureia > 55% ▪ Fração de excreção de ácido úrico > 12% ▪ Correção de hiponatremia por meio de restrição hídrica

MANIFESTAÇÕES CLÍNICAS

As manifestações clínicas dependem da velocidade de instalação da hiponatremia e da sua gravidade. Os sintomas são relativamente inespecíficos e podem ser semelhantes aos de outras encefalopatias metabólicas. Assim, a hiponatremia, em relação a sua velocidade de instalação, pode ser classificada em:

- Aguda: < 48 horas de instalação.
- Crônica: > 48 horas de instalação.

Pode ser classificada ainda em relação aos níveis de sódio que apresentam alguma correlação com os sintomas:

- Leve: 130-135 mEq/L.
- Moderada: 125 a 129 mEq/L.
- Grave: < 125 mEq/L.

Os pacientes, principalmente nas formas leves de hiponatremia, podem apresentar sintomas como mal-estar e náuseas. Pacientes com hiponatremia de maior gravidade podem apresentar cefaleia, letargia e obnubilação, com a piora progressiva dos sintomas podem ocorrer ainda alteração de equilíbrio e déficits cognitivos. As formas graves de hiponatremia podem cursar com coma e convulsões. Os sintomas de hiponatremia podem ser classificados conforme sua gravidade em:

Sintomas moderados:

- Náuseas sem vômitos.
- Confusão mental.
- Cefaleia.

Sintomas graves:

- Vômitos (se secundários a hiponatremia).
- Desconforto respiratório.
- Sonolência anormal ou excessiva.
- Convulsões.
- Coma (escala de Glasgow < 8).

EXAMES COMPLEMENTARES

Além da mensuração do sódio, que durante o manejo será realizado em intervalos regulares, deve ainda ser mensurado o potássio e avaliada a função renal com a dosagem da ureia e creatinina. Outros exames são dependentes da suspeita da etiologia e do status volêmico. Em pacientes com hiponatremia hipovolêmica, a dosagem de sódio urinário pode orientar se as perdas de sódio são renais ou extrarrenais (sódio urinário > 30 mEq/L indica perdas renais e valores inferiores indicam perdas extrarrenais). Em pacientes com perdas renais de sódio, pode-se suspeitar de insuficiência adrenal primária e a dosagem de cortisol ou o teste da cortrosina pode ser útil, como discutimos no capítulo específico sobre insuficiência adrenal.

Em pacientes com hiponatremia hipervolêmica, as hipóteses diagnósticas incluem insuficiência cardíaca (IC), cirrose e síndrome nefrótica. Assim, exames apropriados para essas condições devem ser realizados.

Em pacientes com hiponatremia euvolêmica, temos um desafio diagnóstico maior. Causas de hiponatremia euvolêmica incluem insuficiência adrenal (principalmente secundária), hipotireoidismo e SIADH, entre outras condições. Assim, podem ser úteis nesses pacientes a dosagem de cortisol, TSH e exames para descartar SIADH, que incluem sódio urinário, ácido úrico, potássio e função renal. A seguir, discutiremos os passos de investigação diagnóstica.

DIAGNÓSTICO DIFERENCIAL E AVALIAÇÃO DIAGNÓSTICA

Os pacientes com hiponatremia apresentam sintomas inespecíficos; assim, qualquer outra causa de encefalopatia metabólica entra necessariamente no diagnóstico diferencial. Sugerimos para o diagnóstico etiológico a adoção de um fluxograma prático e objetivo, baseado em história medicamentosa, exame físico e exames laboratoriais tanto séricos quanto urinários. Assim, temos como passos:

Passo 1:

- Assim que for detectada a hiponatremia, deve-se solicitar aferição da glicemia capilar, a fim de se excluir hiponatremia hipertônica induzida por hiperglicemia.
  - Deve-se corrigir o sódio sérico para o efeito da glicemia:
    - Aumentar em 1,6 a 2 mEq/L de sódio sérico para cada aumento de 100 mg/dL da glicemia acima de 100 mg/dL.
  - Caso o paciente se mantenha hiponatrêmico após correção da glicemia, prossiga a investigação.
- O próximo passo é procurar na anamnese, evidências de que o paciente possa ter outras causas de hiponatremia hipertônica ou isotônica:
  - Perguntar sobre cirurgias recentes com uso de irrigação com soluções hipotônicas (p. ex., procedimentos de próstata e útero).
  - Tratamentos recentes com manitol, glicerol, ou imunoglobulina IV.
  - Icterícia devido à síndrome colestática.
  - Discrasia de células plasmocitárias conhecida ou suspeita.
  - Aspecto lipêmico do soro na coleta sanguínea.
- Excluídos os fatores já citado, o paciente é provavelmente portador de hiponatremia hipotônica. Em caso de dúvidas, deve-se realizar dosagem direta da osmolaridade. A mensuração de sódio com ionometria é menos suscetível a erros que o exame por espectofotometria de chama; ainda assim, devido à diluição de amostras na dúvida, deve-se realizar dosagem direta sem diluição de amostra ou mensuração direta da osmolaridade.

Passo 2:

- Após descartarmos pseudo-hiponatremia, duas causas muito importantes de hiponatremia devem ser lembradas:
  - Uso de diuréticos tiazídicos:
    - O paciente pode desenvolver hiponatremia a qualquer momento do tratamento e esta pode ser grave.
    - O diagnóstico é dado quando a suspensão da medicação acarreta retorno do sódio sérico a níveis normais (pode demorar uma semana ou mais).
  - Disfunção renal avançada (p. ex., ClCr < 15 mL/min):
    - A hiponatremia ocorre devido à incapacidade do rim de excretar água livre, em fases avançadas da doença renal.
- Se o paciente não faz uso de diuréticos tiazídicos e não tem filtração glomerular intensamente reduzida, avaliar se há edema e/ou ascite. Caso positivo, existem três causas principais:
  - Insuficiência cardíaca.
  - Cirrose.
  - Síndrome nefrótica.
- Caso o paciente não se apresente clinicamente edemaciado, o próximo passo é pesquisar sinais de hipovolemia:
  - Hipotensão ortostática, turgor da pele reduzido e mucosas secas podem sugerir hipovolemia.
  - Pacientes que têm esses sinais clínicos, devem estar perdendo sódio pela via renal ou extrarrenal. Se a causa não estiver clara pela história clínica, orienta-se realizar a dosagem de sódio urinário.
    - Sódio urinário < 25-30 mEq/L: sugere perdas extrarrenais de sódio, como gastrointestinais ou para o terceiro espaço.
    - Sódio urinário > 40 mEq/L: sugere perdas renais de sódio, como insuficiência adrenal (déficit de cortisol e aldosterona), síndrome cerebral perdedora de sal e perdas por diuréticos.
- Nos pacientes euvolêmicos, existem dois exames que nos auxiliam no diagnóstico etiológico da hiponatremia, o sódio urinário e a osmolaridade urinária:
  - Sódio urinário < 25 mEq/L e osmolaridade urinária < 100 mEq/L sugerem que o paciente tem ADH adequadamente suprimido e nesses casos você deve pesquisar sobre a ingesta intencional excessiva de água, como na polidipsia primária, maratonistas ou uso de *ecstasy*.
    - Caso não exista ingesta excessiva de água, a hiponatremia pode ser secundária a dietas com restrição proteica e alta quantidade de fluidos como na dieta do chá e torrada ou bebedores de cerveja em excesso.
- Se sódio urinário > 40 mEq/L e osmolaridade urinária > 100 mOsm/L, deve-se realizar pes-

quisa para deficiência de glicocorticoide com cortisol sérico da manhã e teste da estimulação do ACTH, e para hipotireoidismo com TSH:
  - Caso testes positivos para uma das endocrinopatias, iniciar o tratamento.
  - Caso testes negativos, o diagnóstico de exclusão é síndrome da antidiurese inapropriada ou secreção inapropriada de ADH (SIADH).
    - Nesse caso deve-se realizar ampla pesquisa para medicações, neoplasias, pneumopatias, doenças neurológicas, infecção pelo HIV e cirurgias, que possam cursar com essa síndrome.

TRATAMENTO

O tratamento da hiponatremia depende da velocidade de instalação (aguda ou crônica), da gravidade dos sintomas e de outras variáveis da história e exame físico:

- O tempo de instalação da hiponatremia:
  - Aguda (< 48 h): geralmente ocorre devido à infusão excessiva de fluidos hipotônicos parenterais ou intoxicação por água (p. ex., pacientes psicóticos).
  - Crônica (> 48 h): mais comumente quando não se consegue determinar o tempo de instalação pela história.
- Classificação de acordo com o valor do sódio sérico:
  - Leve: 130-134 mEq/L.
  - Moderada: 120-129 mEq/L.
  - Grave: < 120 mEq/L.
- Classificação quanto à gravidade dos sintomas:
  - Sintomas graves: convulsão, obnubilação, coma e parada respiratória.
  - Sintomas leves a moderados: cefaleia, fadiga, letargia, náuseas, vômitos, tontura, confusão mental, distúrbio de marcha, câibras.
- Presença de patologias intracranianas preexistentes:
  - TCE, neurocirurgia, acidente vascular recente ou lesões com efeito de massa.

Os objetivos do tratamento incluem os seguintes:

- Prevenir maiores reduções no sódio sérico.
- Reduzir pressão intracraniana em pacientes com risco de herniação.
- Aliviar os sintomas da hiponatremia.
- Não corrigir rápida e/ou excessivamente o sódio sérico para evitar síndrome da desmielinização osmótica.

A maioria dos pacientes apresentam hiponatremia crônica ou sintomas no máximo moderados e serão tratados de maneira convencional, usualmente com solução salina a 3%. Uma rara exceção são os pacientes com as chamadas hiponatremias agudas graves. Esses pacientes costumam se apresentar com coma ou convulsões que presumivelmente são causados pela hiponatremia, e os dados de história permitem supor que a instalação foi rápida, sem tempo hábil para resposta adaptativa do sistema nervoso central. Nesses pacientes o objetivo é de elevar rapidamente a natremia do paciente em 4 a 6 mEq/L. Nesse caso utilizamos:

- Utiliza-se 50-150 mL de salina hipertônica 3%.
- Pode-se utilizar alíquotas de 50 mL e repetir a cada 20-30 minutos até conseguir o efeito clínico desejado (máximo de 150 mL). A diretriz norte-americana recomenda repetir 100 mL até 3 vezes.
- Pode-se considerar o uso de furosemida em pacientes hipervolêmicos.
- Após o uso da salina hipertônica, deve-se diminuir o ritmo de correção do sódio para que não ultrapasse 8-9 mEq/L em 24 horas a fim de se evitar a síndrome de desmielinização osmótica.
- Deve-se monitorar o sódio sérico a cada 2 horas.
- Considera-se tratar dessa forma pacientes com Na < 120 mEq/L, Na < 125 mEq/L em pacientes sintomáticos.

Outros pacientes devem ser tratados de forma convencional, sendo pontos importantes:

- Preparar a solução que será infundida; recomendamos que a correção seja feita com solução salina a 3%.
  - 445 mL de SF + 55 mL de NaCl 20% = 500 mL NaCl 3%.
  - Dica: a cada 1 mL/kg de solução de NaCl 3% infundida, o sódio sérico se eleva em 1 mEq/L.
  - Em uma situação que necessita de celeridade, lembrar que a ampola de bicarbonato de sódio de 8,4% contém 5,8% de Na.
- É necessário se ter em mente algumas medidas gerais que devem ser adotadas para os pacientes que apresentam hiponatremia:
  - Identificar e tratar a causa de base.

▷ **TABELA 5** Hiponatremia crônica

Independentemente do valor do sódio: ▪ Sintomas graves ▪ Sintomático com patologia do SNC	▪ *Bolus* de 100 mL de NaCl 3% ▪ Até sintomas resolvidos ▪ Dose máxima 300 mL ▪ Dosar sódio 1/1 h ▪ Repetir *bolus* se nova queda ▪ O aumento do sódio não deve ultrapassar 8 mEq/L nas primeiras 24 h
Sódio sérico < 120 mEq/L em pacientes edemaciados (cirrose, IC, nefróticos)	▪ NaCl 3% 15 a 30 mL/h + Furosemida 40 mg IV 2x/d ▪ Dosar sódio 4/4 h ▪ Ajustar a infusão para elevação do sódio de 4 a 6 mEq/L nas 24 h ▪ Titular diurético para evitar congestão ▪ Parar correção quando sódio atingir 125 mEq/L
Sódio sérico < 120 mEq/L em pacientes sintomáticos	▪ NaCl 3% 15 a 30 mL/h ▪ Dosar sódio 4/4 h ▪ Ajustar a infusão para elevação do sódio de 4 a 6 mEq/L nas 24 h ▪ Parar correção quando sódio atingir 125 mEq/L
Assintomáticos com sódio < 120 mEq/L	▪ Internação hospitalar ▪ Dosar sódio 12/12 h ▪ Medidas gerais

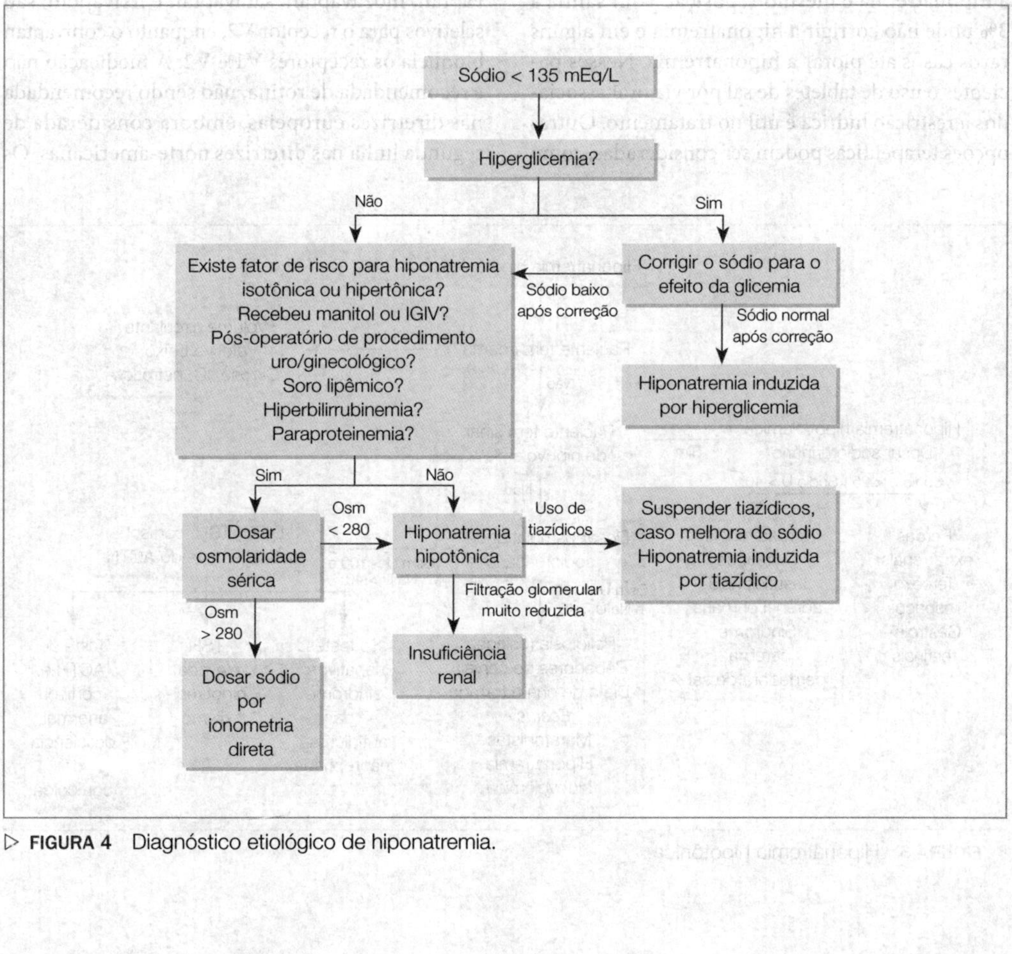

▷ **FIGURA 4** Diagnóstico etiológico de hiponatremia.

- Suspender medicações que possam contribuir com a hiponatremia.
- Restringir água livre da dieta ou líquidos hipotônicos.
- Para pacientes com SIADH e/ou hiponatremia crônica, deve-se considerar a prescrição de diuréticos de alça e aumento da ingesta de sódio.
- Em pacientes com sintomas moderados é recomendada a dosagem do sódio com 1,6 e 12 horas de tratamento.
- Pacientes com hiponatremia sem sintomas ou oligossintomática podem ser tratados com restrição hídrica e controle da causa de base. Pode ser considerado o uso de cloreto de sódio por via oral.

▷ **TABELA 6** Hiponatremia aguda

Sintomática	Assintomática
Bolus de 100 mL de NaCl 3% até sintomas resolvidos Dose máxima 200 a 300 mL da salina a 3% (dose usual máxima de 100-150 mL). Repetir sódio sérico 1 a 2 h Objetivo: aumento 4 a 6 mEq no sódio sérico nas primeiras horas Repetir *bolus* se nova queda	Paciente se autocorrigindo por diurese osmótica? Sim → dosar sódio 1/1 h até autocorreção Não → *bolus* 50 mL NaCl 3% Dosar sódio 1/1 h e repetir *bolus* se nova queda

Em pacientes com SIADH, é particularmente importante realizar restrição hidríca. Reposição volêmica com soluções fisiológicas tende a piorar a hiponatremia e mesmo reposição com salina a 3% pode não corrigir a hiponatremia e em alguns raros casos até piorar a hiponatremia. Nesses pacientes o uso de tabletes de sal por via oral associados a restrição hídrica é útil no tratamento. Outras opções terapêuticas podem ser consideradas, como o uso de diuréticos de alça e o bloqueio da ação do ADH nos ductos coletores (carbonato de lítio ou demeclociclina e, mais recentemente, os bloqueadores dos receptores V2, que atuam nos segmentos terminais do néfron). Os vaptanos incluem o tolvaptan, mozavaptan, satavaptan e lixivaptan; são seletivos para o receptor V2, enquanto o conivaptan bloqueia os receptores V1 e V2. A medicação não é recomendada de rotina, não sendo recomendada nas diretrizes europeias, embora considerada de segunda linha nas diretrizes norte-americanas. Os

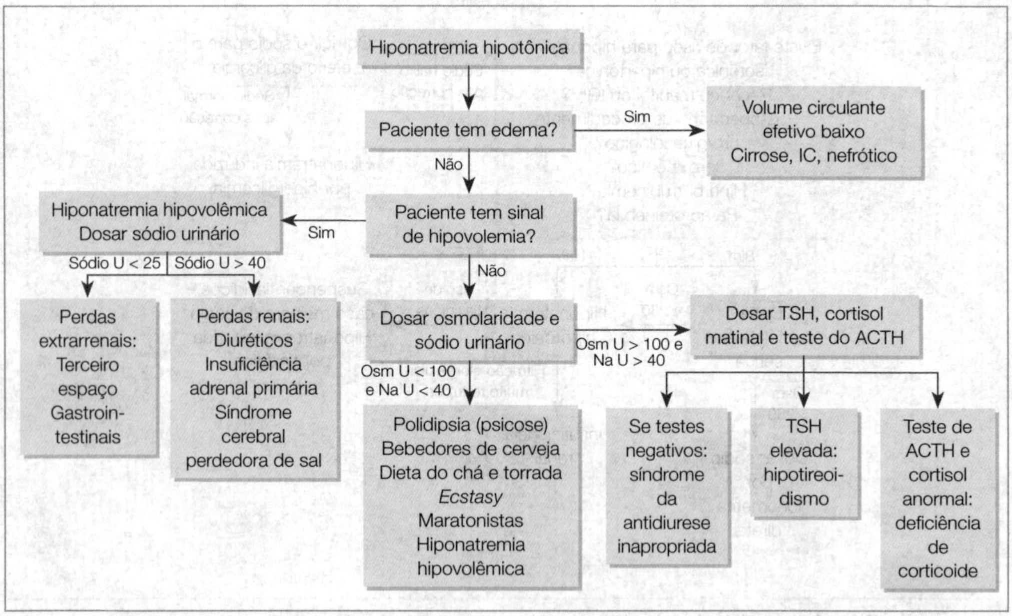

▷ **FIGURA 5** Hiponatremia hipotônica.

vaptanos particularmente não devem ser usados em pacientes com hipovolemia. Uma alternativa ao uso de vaptanos é a ureia, que apresentou resultados similares aos vaptanos em um estudo clínico. As diretrizes norte-americanas contemplam seu uso, mas as diretrizes europeias não recomendam e não utilizamos em nosso serviço.

Outra opção pouco utilizada é a fludrocortisona, mas também não é recomendada de rotina nesses pacientes.

INDICAÇÕES DE INTERNAÇÃO, TERAPIA INTENSIVA E SEGUIMENTO

Pacientes com hiponatremia com sintomas moderados ou graves têm indicação de internação hospitalar, assim como aqueles com sódio menor que 125 mEq/L. Os pacientes com hiponatremia aguda com sintomas graves devem ser internados em UTI. As indicações de seguimento ambulatorial dependem da etiologia da hiponatremia e sua possibilidade de recorrência.

Por fim, atenta-se para evitar a correção rápida dos níveis de sódio pelo risco de síndrome de desmielinização osmótica. Pacientes com correção da natremia maiores que 10 a 12 mEq/L por dia estão sob risco, principalmente se essa velocidade de correção for mantida por mais de 24 horas. A síndrome de desmielinização osmótica é uma situação com alta letalidade, sequelas significativas, mas de possível tratamento, sendo necessário induzir novamente hiponatremia se o paciente desenvolver sintomas. O quadro clínico usual é o de acometimento de tronco com tetraparaplegia, paralisia pseudobulbar, coma, múltiplos pares cranianos acometidos. Na ressonância magnética aparecem imagens de mielinólise pontina com tronco cerebral de coloração branca.

LITERATURA RECOMENDADA

1. Adrogué HJ, Madias NE. Hyponatremia. N Engl J Med. 2000;342:1581-1589.
2. Adrogué HJ, Madias NE. The challenge of hyponatremia. J Am Soc Nephrol. 2012 Jul;23(7):1140-8.
3. Ellison DH, Berl T. Clinical practice. The syndrome of inappropriate antidiuresis. N Engl J Med. 2007;356:2064.
4. Ellison DH. Disorders of sodium and water. Am J Kidney Dis. 2005;46(2):356-61.
5. Goh KP. Management of hyponatremia. Am Fam Physician. 2004;69:2387-94.
6. Hoorn EJ, Zietse R. Diagnosis and treatment of hyponatremia: Compilation of the guidelines. J Am Soc Neprol. 2017;28:1340-1349.
7. Knepper MA, Kwon TH, Nielsen S. Molecular physiology of water balance. N Engl J Med. 2015 Apr 2;372(14):1349-58.
8. Kugler JP, Husted T. Hyponatremia and hypernatremia in the elderly. Am Fam Physician. 2000;61:3623-30.
9. Kumar S, Berl T. Sodium. The Lancet. 1998;352:220-228
10. Moritz ML, Ayus JC. Maintenance intravenous fluids in acutely ill patients. N Engl J Med. 2015 Oct;373(14):1350-60.
11. Overgaard-Steensen C, Ring T. Clinical review: practical approach to hyponatraemia and hypernatraemia in critically ill patients. Crit Care. 2013 Feb 27;17(1):206.
12. Sbardella E, Isidori AM, Arnaldi G, et al. Approach to hyponatremia according to the clinical setting: Consensus statement from the Italian Society of Endocrinology (SIE), Italian Society of Nephrology (SIN), and Italian association of Medical Oncology (AIOM). J Endocrinol Invest. 2018 Jan;41(1):3-19.
13. Spasovski G, et al. Clinical practice guidelines on diagnosis and treatment of hyponatremia. Nephro Dyal Transplant. 2014;29(1):i1-i39.
14. Sterns RH, Hix JK, Silver S. Treatment of hyponatremia. Curr Opin Nephrol Hypertens. 2010;19:493.
15. Sterns RH, Nigwekar SU, Hix JK. The treatment of hyponatremia. Semin Nephrol. 2009;29:282.
16. Sterns RH. Diagnostic evaluation of adults with hyponatremia. UpToDate, 2022. Disponível em: http://www.uptodate.com. Acesso em: 12/03/2022.
17. Sterns RH. Disorders of plasma sodium – causes, consequences, and correction. N Engl J Med. 2015 Jan 1;372(1):55-65.
18. Sterns RH. Overview of the treatment of hyponatremia in adults. UpToDate, 2022. Disponível em: http://www.uptodate.com. Acesso em: 12/03/2022.
19. Verbalis JG, Goldsmith SR, Greenberg A, et al. Diagnosis, evaluation, and treatment of hyponatremia: expert panel recommendations. Am J Med. 2013;126:S1.

92 Hipernatremia

Patrick Aureo Lacerda de Almeida Pinto
Lucas Oliveira Marino
Rodrigo Antonio Brandão Neto

PONTOS IMPORTANTES

- Hipernatremia é definida como sódio sérico > 145 mEq/L.
- A grande maioria dos casos é associada a perda hídrica considerável. Em pacientes alertas e com acesso a água a hipernatremia só ocorre se houver alterações do mecanismo da sede.
- Pode ser associada a hipervolemia, euvolemia e hipovolemia.
- A osmolaridade urinária é o principal exame para determinar a etiologia da hipernatremia.
- Pacientes com hipernatremia e osmolaridade urinária diminuída apresentam diagnóstico de *diabetes insipidus*, que pode ocorrer associado a trauma craniano, distúrbios hidroeletrolíticos, tumores intracranianos e medicações.
- Em pacientes com hipernatremia aguda grave pode ser considerada correção relativamente rápida.
- Em pacientes desidratados e alteração de sinais vitais, em primeiro lugar precisa-se repor a volemia com soluções isotônicas até sinais vitais estáveis.
- Deve-se calcular a variação esperada da natremia com cada litro de solução hipotônica.
- A variação desejada da natremia é de 8 a 10 mEq/L em 24 horas.

INTRODUÇÃO E DEFINIÇÕES

A hipernatremia é definida por uma concentração de sódio sérico > 145 mEq/L. Sua incidência na população geral varia de 0,5 a 3,4% no momento da admissão hospitalar e em cerca de 0,5% dos pacientes que procuram o departamento de emergência (DE). A hipernatremia ocorre durante a internação em até 7% dos pacientes admitidos no DE.

A hipernatremia é quase que invariavelmente um distúrbio associado a perda de água, por perdas renais ou extrarrenais. Pode ocorrer raramente por sobrecarga de sódio pelo uso de salina hipertônica ou cloreto de sódio por via oral. O consumo de potássio sem consumo de água associado também eleva os níveis de sódio sérico. Os pacientes são protegidos da hipernatremia pelo mecanismo de sede, que induz a ingestão de água. Alterações do mecanismo de sede aumentam o risco de desenvolver hipernatremia.

O mecanismo da sede é mediado pelos osmorreceptores, que são um grupo de neurônios que detectam as alterações da osmolaridade sérica e desencadeiam a sensação de sede e secreção de vasopressina. Os osmorreceptores são localizados anteriormente ao terceiro ventrículo na mesma região do núcleo paraventricular. O hormônio antidiurético (ADH) ou vasopressina é produzido nos núcleos supraóptico e paraventricular no hipotálamo e armazenado na neuro-hipófise, que é uma continuação de axônios terminais de neurônios que secretam vasopressina e ocitocina. Na neuro-hipófise fica depositada em grânulos uma grande quantidade de vasopressina, que é suficiente para garantir 7 a 10 dias de máxima antidiurese e 1 mês de antidiurese normal.

A osmolalidade é mantida entre 275 e 295 mOsm/kg e o mecanismo para manter essa relação constante é dependente da ingesta e conservação de água. Quando ocorre perda de água há aumento de osmolalidade. Elevações de 1% na osmolalidade implicam maior secreção de vasopressina, que estimula retenção de água pelo rim. A secreção de vasopressina possui relação linear com a osmolalidade.

A vasopressina tem papel importante na resposta renal para conservar água. Apenas 18 litros do filtrado glomerular atingem os ductos coletores devido ao mecanismo de reabsorção tubular. A vasopressina atua sobre receptores antidiuréticos nos ductos coletores ao gerar AMP cíclico e transportar os canais de aquaporina-2 do citoplasma das células epiteliais para a superfície luminal. Esses canais permitem movimento livre de água. Na ausência de vasopressina, os canais de aquaporina ficam fora da membrana apical e a água não é transferida para fora do ducto coletor. A vasopressina também estimula a síntese dos canais de aquaporina.

Outros fatores associados à regulação da vasopressina são os receptores volumétricos de alta pressão na aorta e os de baixa pressão no átrio direito. Os impulsos desses receptores são carreados pelo IX e X pares cranianos ao longo do tronco cerebral e medula e agem primariamente para inibir a secreção de vasopressina.

ETIOLOGIA E FISIOPATOLOGIA

A hipernatremia pode ser classificada clinicamente em:

- Hipovolêmica: quando o paciente perde água livre e sódio, porém mais água do que sódio. Pode ocorrer por perdas renais (p. ex., uso de diuréticos) ou extrarrenais de água (p. ex., diarreia).
- Euvolêmica: ocorre na maioria das vezes por desidratação, ou seja, ocorre perda de água livre do plasma, porém a quantidade total de sódio corporal não muda. Nessa situação poderia ocorrer por *diabetes insipidus* e/ou perdas insensíveis (sudorese, taquipneia).
- Hipervolêmica: sobrecarga de volume, geralmente devido à infusão excessiva de soluções cristaloides. Pode ocorrer também devido a erros em hemodiálise ou ingesta excessiva de sal (tentativa de suicídio).

Os mecanismos de proteção da sede e manutenção da osmolaridade são muito eficientes e conseguem manter os valores da osmolaridade com variação de apenas 1 a 2%. Assim, pacientes alertas quase sempre conseguem manter sua osmolaridade dentro da normalidade, mesmo com grandes perdas de água. Para ocorrer uma hipernatremia com sódio > 150 mEq/L nesses pacientes é necessário que exista alguma alteração nos mecanismos de sede.

Alguns pacientes são particularmente suscetíveis ao desenvolvimento de hipernatremia. Entre eles podemos citar:

- Idosos com capacidade mental comprometida e acesso a água limitado.
- Pacientes críticos intubados ou recebendo dieta por via enteral (sem reposição adequada de água livre).
- Paciente com *diabetes insipidus* com acesso limitado a água por algum motivo.
- Em pacientes com acesso a água e mecanismos da sede intactos, é improvável a ocorrência de hipernatremia. A Tabela 1 apresenta as principais causas de hipernatremia.

TABELA 1 Principais mecanismos e etiologia da hipernatremia

Perda de água livre não reposta (deve haver sede e/ou acesso a água prejudicados): Perdas insensíveis e suor Perdas gastrointestinais Uso de diuréticos *Diabetes insipidus* nefrogênico ou central Diurese osmótica ▪ Hiperglicemia ▪ Dieta hiperproteica (principalmente nasoentérica) gerando ureia ▪ Manitol Lesões hipotalâmicas que prejudicam sede ou função do osmorreceptor ▪ Hipodipsia primária ▪ Excesso de mineralocorticoide gerando *reset* do osmostato
Perda de água para dentro das células: Exercício extenuante ou convulsões
Sobrecarga de sódio: Ingesta ou infusão de soluções salinas Alimentos ricos em soja (*soy bean*), a intoxicação praticamente não ocorre em nosso meio

Pacientes com hiperaldosteronismo primário ou com síndrome de Cushing podem cursar com hipernatremia discreta, secundária a retenção de sódio pela aldosterona, mas rarissimamente os valores de sódio desses pacientes ultrapassam níveis de 150 mEq/L e na grande maioria dos casos a natremia se encontra dentro dos limites da normalidade (em geral próximo ao limite superior da normalidade).

Para proteção dos efeitos da perda de água do tecido cerebral, esperada em pacientes com hipernatremia, ocorre um mecanismo de produção cerebral de osmólitos ou osmóis idiogênicos, que equilibra a osmolaridade cerebral com a osmolaridade plasmática A Figura 1 resume esse processo.

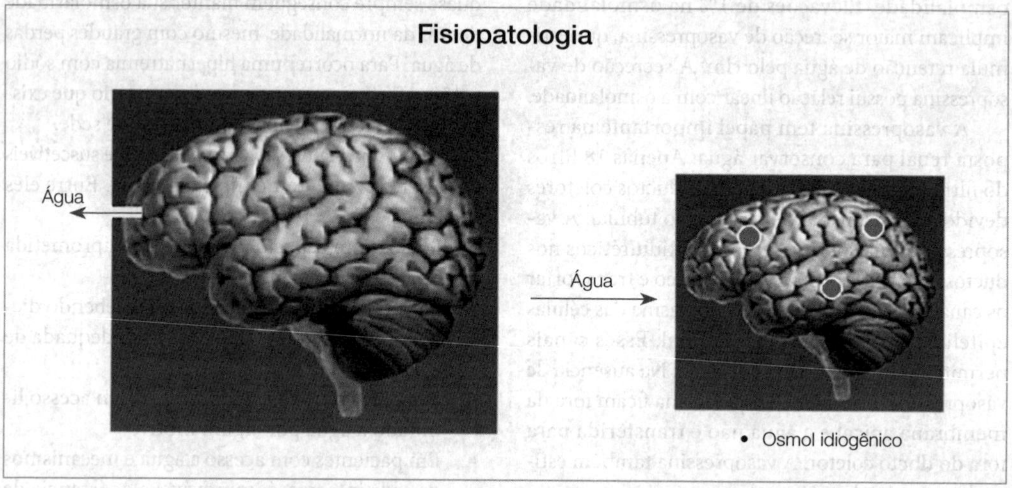

▷ **FIGURA 1** A produção de osmóis idiogênicos ou osmólitos no tecido cerebral equilibra a osmolaridade do tecido cerebral e plasmática, prevenindo uma maior perda de água do tecido cerebral secundária a hipernatremia.

ACHADOS CLÍNICOS

Os sintomas são dependentes da velocidade de instalação da hipernatremia e de sua gravidade. Instalação rápida em menos de 48 horas é usualmente associada a quadros clínicos mais graves. Em pacientes com mecanismo de sede intacto o primeiro sintoma a aparecer é a sede. No exame físico deve-se procurar por sinais incipientes de hipovolemia, como hipotensão ortostática (queda > 20 mmHg na PAS e 10 mmHg na PAD) e aumento da frequência cardíaca em ortostase (> 30 bpm).

Os pacientes podem apresentar sinais e sintomas de desidratação como mucosas secas, olhos encovados e perda de turgor da pele. A presença de edema de extremidades em paciente com hipernatremia sugere sobrecarga volêmica associada.

Os pacientes precisam ser avaliados do ponto de vista neurológico quanto a nível de consciência, resposta motora e reflexos profundos. Pacientes com hipernatremia podem evoluir com agitação, irritabilidade e letargia. Quadros graves de hipernatremia podem cursar com espasmos musculares, hiper-reflexia e piora da letargia. Quadros extremamente graves e agudos podem cursar com coma e apneia. Se a hipernatremia grave se desenvolve no decorrer de minutos a horas, como em uma *overdose* maciça de sal em uma tentativa de suicídio, o encolhimento repentino do cérebro pode causar hemorragia intracraniana. Outra complicação potencial em hipernatremia aguda grave é trombose de seio cavernoso. A Tabela 2 correlaciona os sintomas de hipernatremia com a velocidade de sua instalação.

▷ **TABELA 2** Tempo de instalação da hipernatremia e sintomas

Aguda < 48 h	Crônica > 48 h	Outros achados
Coma	Oligo/assintomático	Sede excessiva
Convulsões	Letargia	Poliúria/ polaciúria
Irritabilidade	Confusão mental	Diarreia/vômitos

Os pacientes podem apresentar sintomas associados a condições subjacentes. Assim, pacientes com *diabetes insipidus* podem cursar com poliúria. Pacientes com síndrome de Cushing podem apresentar fáscie em lua cheia, estrias violáceas entre outros estigmas da síndrome.

A avaliação de pacientes com hipernatremia deve levar em consideração fatores potenciais que podem causá-la, como trauma cranioencefálico e pós-operatório de neurocirurgia. Avalia-se ainda se o paciente apresenta doença renal crônica e medicações que podem causar *diabetes insipidus*. A Tabela 3 apresenta essas medicações.

▷ **TABELA 3** Medicações que podem causar hipernatremia

Medicação	Mecanismo
Lítio	DI nefrogênico e raramente pode causar DI central
Vitaminas A e D	Causam hipercalcemia que pode levar a DI nefrogênico
Cisplatina	Hipocalemia com DI nefrogênico secundário
Aminoglicosídeos	Hipocalemia com DI nefrogênico secundário
Demecociclina e tetraciclina	DI nefrogênico
Anfotericina	DI nefrogênico
Fenitoína	DI central
Diuréticos de alça	Perda de volume
Etanol	DI central
Manitol	Diurese osmótica
Corticosteroides	Aumento de ureia, diminui resistência ao ADH
Vaptanos	Diurese aquática
Lactulose/sorbitol	Perdas gastrointestinais hipotônicas
Salina hipertônica	Administração de sódio intravenoso
Uso de produtos de soja em grande quantidade como *soybean sauce*	Ingesta de sódio (raro no Brasil)

Lembra-se ainda de condições metabólicas que causam diabetes, como hipercalcemia, hipocalemia grave e desnutrição proteica. Nefropatias túbulo-intersticiais também podem cursar com hipernatremia, entre elas podemos citar:

- Poliúria pós-desobstrução de via urinária.
- Recuperação de necrose tubular aguda.
- Doença renal policística.
- Anemia falciforme.
- Síndrome de Sjogren.
- Amiloidose.
- Gestação (vasopressinase placentária).

EXAMES COMPLEMENTARES E DIAGNÓSTICO DIFERENCIAL

O diagnóstico de hipernatremia é realizado com a dosagem de sódio com valores > 145 mEq/L. Caso exista dúvida com relação a presença ou não de hipernatremia, pode-se solicitar medição iônica direta ou osmolaridade sérica (osmolaridade sérica > 295 mOsml/L sugere sódio > 145-147 mEq/L). Por definição, salienta-se que todos os pacientes hipernatrêmicos são hipertônicos.

É recomendado solicitar função renal e demais eletrólitos, como potássio e o cálcio. Uma relação ureia/creatinina > 40 sugere depleção de volume com lesão renal pré-renal. O exame de urinálise pode mostrar alterações na densidade urinária ou presença de cilindros hialinos, sugestivos de lesão pré-renal ou cilindros granulosos que podem ocorrer em pacientes com necrose tubular aguda.

A hipernatremia pode eventualmente ser mascarada por fatores que alteram a medição indireta do íon, que devem ser descartados. Esses fatores incluem:

- Hiperglicemia: devido ao efeito osmótico da glicose no plasma (a cada aumento de 100 mg/dL da glicemia acima de 100 mg/dL, ocorre uma redução de 1,6 mEq/L no sódio sérico).
- Hiperproteinemia e/ou hiperlipidemia.

Para diagnóstico etiológico da hipernatremia, é importante a avaliação da osmolaridade urinária, o principal determinante da atividade do hormônio antidiurético (ADH). Assim:

- Osmolaridade urinária < 300 mOsm/L sugere inefetividade do ADH, que pode ocorrer por:

1. Deficiência de ADH (*diabetes insipidus* central) → responsiva a administração exógena de ADH.
2. Resistência a ADH (*diabetes insipidus* nefrogênico) → não responsivo a administração de ADH exógeno. Portanto, a osmolaridade urinária não se altera após sua administração.

- Osmolaridade urinária > 800 mOsm/L indica uma resposta adequada do néfron à ação do ADH e capacidade preservada de concentração urinária. Ocorre nas seguintes situações:

1. Perdas extrarrenais (perdas insensíveis ou gastrointestinais).
2. Diurese osmótica.
3. Sobrecarga de sódio (NaCl, $NaHCO_3$, excesso de mineralocorticoides).
4. Ureia (dieta hiperproteica, sangramento digestivo, hipercatabolismo por queimaduras ou uso de esteroides).
5. Glicose ou manitol no plasma em excesso.
6. Hipodipsia primária (condição rara de distúrbio da sede).

Osmolaridade urinária entre 300 e 800 mOsm/L pode ser vista em:

- *Diabetes insipidus* parcial tanto central quanto nefrogênico.
- *Diabetes insipidus* central com depleção de volume.
- Uso de diuréticos de alça.

A Figura 2 sumariza a abordagem diagnóstica em pacientes com hipernatremia.

TRATAMENTO

Em primeiro lugar é necessário avaliar se o paciente apresenta instabilidade hemodinâmica ou choque. Caso seja o caso, inicialmente administra-se salina isotônica.

Pacientes em que se sabe que a hipernatremia é aguda, como em ingestão intencional e sobrecarga de cloreto de sódio em tentativas de suicídio com menos de 6 horas de apresentação, pode-se repor o déficit de água livre rapidamente sem eventos adversos. Contudo, mais de 95% das hipernatremias são crônicas. Uma forma de correção que pode ser utilizada nesses pacientes é a seguinte:

- Utilizar solução com dextrose 5% solução de escolha com taxa de infusão de 3-6 mL/kg/hora.
- Objetivo diminuir natremia 1-2 mEq/L/hora.
- Monitorização da natremia 2/2 horas.
- Quando concentração de sódio perto de 145 mEq/L, deve-se reduzir a velocidade da infusão para 1 mL/kg/hora.

A hipernatremia é muitas vezes associada a restrição ao acesso à água livre; assim, restabelecer o acesso ou suprir a necessidade diária de H_2O (≥ 1 litro/dia) pode ser suficiente para corrigir a hipernatremia.

Uma das medidas mais importantes é a avaliação do estado volêmico. Como já comentado, em pacientes hipovolêmicos deve-se realizar a expansão volêmica com salina isotônica (SF = 154 mEq/L de sódio) até sinais vitais estáveis.

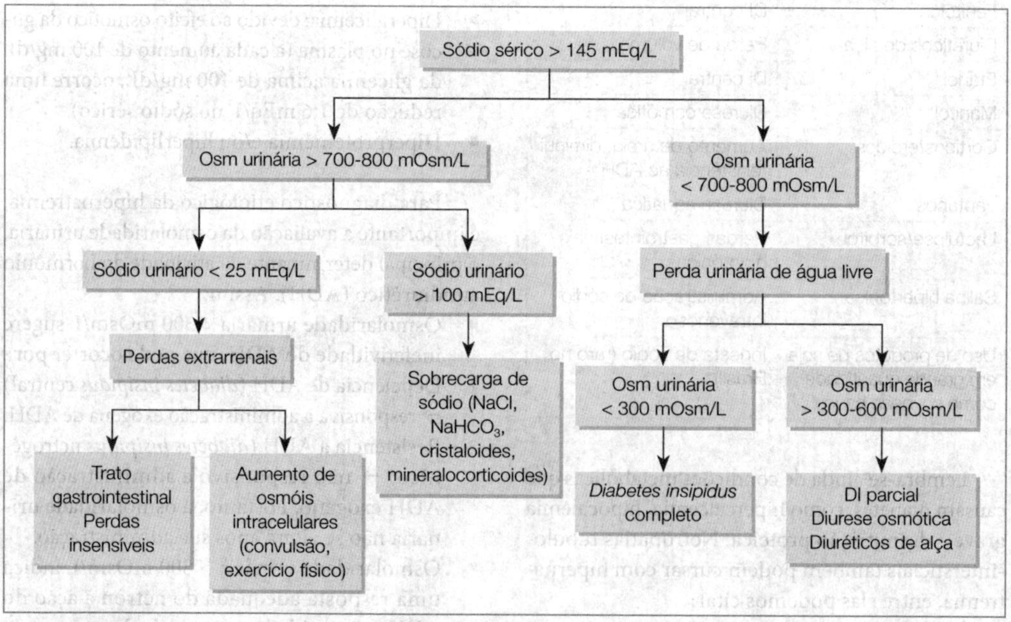

▷ **FIGURA 2** Abordagem diagnóstica em pacientes com hipernatremia.
DI: *diabetes insipidus*; Osm: osmolaridade.

Assim que se atingir a euvolemia, dosa-se novamente o sódio sérico, calcula-se o déficit de água livre e realiza-se a reposição. O déficit de água livre pode ser calculado com a fórmula abaixo:

- Déficit de água livre (L) = [(sódio sérico – 140)/140] × água corporal total.
- Água corporal total = peso × 0,6 (homens) ou 0,5 (mulheres) / se idoso 0,5 (homens) ou 0,45 (mulheres).

Quando a adaptação das células cerebrais é incompleta (início em menos de 48 horas), a taxa de correção da hipernatremia aguda pode ser realizada a uma taxa de 1 mEq/L/h. Em um paciente alerta capaz de beber água com segurança, a via de administração recomendada pela maioria dos autores é de dois terços de água livre por via oral e um terço de água por via intravenosa. Se a hipernatremia for crônica (início > 48 horas), a taxa de correção deve ser mais lenta, para evitar o risco de edema cerebral, a não mais que 0,5 mEq/L/h ou 10 a 12 mEq/24 h. Para realizar essa correção, recomendamos a utilização da fórmula de Androgué, que estima a variação da natremia com cada litro de solução infundida. A fórmula é apresentada a seguir:

- Variação de sódio para cada litro de solução infundido = (sódio sérico – sódio solução) / água corporal total (ACT) + 1.

Vale ressaltar a concentração de sódio de diferentes soluções:

- NaCl 0,9%: 154 mEq/L.
- NaCl 0,45%: 77 mEq/L.
- SG5%: 0 mEq/L.

Assim, se infundirmos 1 L de SG5% em um homem de 70 kg com sódio 160 mEq/L, estima-se uma redução de 3,7 mEq/L no sódio sérico.

Deve-se lembrar que essas fórmulas são meras estimativas, com pouca validação prática, embora sejam a conduta padrão. Ao longo da reposição deve-se dosar o sódio sérico a cada 4-6 horas.

Em nosso serviço recomendamos no tratamento:

- A variação de sódio nas primeiras 24 h não pode ultrapassar 8-10 mEq/L, para hipernatremia crônica (> 48 h de duração).
- Se o sódio sérico variar mais do que isso, existe o risco de edema cerebral.
- Para hipernatremia aguda utilizamos uma taxa de correção de 1 mEq/L/h nas primeiras 6 a 8 horas.
- Reposição pode ser realizada tanto com glicose a 5% como com salina a 0,45% ou 0,225%.
- Vale lembrar que a cada litro infundido de glicose a 5% existe 1 L de água livre, para salina a 0,45% (77 mEq/L de Na) existe 0,5 L e salina a 0,225% (38 mEq/L de Na) existem 0,75 L.
- Optamos por soluções salinas quando se deseja repor o déficit de água livre associado a reposição volêmica.
- Sempre tratar a causa de base (p. ex., suspensão de diuréticos, tratar diarreia).

Em pacientes euvolêmicos em que frequentemente podemos ter hipernatremia associada a *diabetes insipidus*, recomendamos:

- Corrigir o déficit de água livre e simultaneamente tratar a causa de base.
- No *diabetes insipidus* central, pode-se prescrever acetato de desmopressina (DDAVP), SC ou intranasal. Raramente pode-se considerar o uso da via intravenosa. As doses são:
  - Via nasal: dose inicial de 5 mcg a cada 12-24h. Pode variar de 5 a 100 mcg ao dia, mas usualmente a dose inicial é suficiente para controle dos sintomas.
  - Via SC: 1-4 mcg ao dia.
- No *diabetes insipidus* nefrogênico, deve-se tentar controlar o agente etiológico (p. ex., suspender medicação culpada). Opções de tratamento farmacológico incluem:
  - Diurético tiazídico, associado a restrição de sódio da dieta. Podem ser úteis em reduzir a poliúria (a indução de discreta hipovolemia aumenta reabsorção de sódio e água do túbulo proximal e reduz o aporte de água livre para os segmentos disfuncionais do néfron).
  - Amilorida deve ser prescrita quando o *diabetes insipidus* é induzido por lítio.

Em pacientes com hipernatremia e hipervolemia, recomendamos:

- Suspender o aporte de sódio.
- Repor o déficit de água livre de acordo com as fórmulas citadas.

- Administrar diuréticos, tanto para sobrecarga volêmica quanto para sobrecarga de sódio. Dessa forma, associam-se tiazídicos com diuréticos de alça.

INDICAÇÕES DE INTERNAÇÃO HOSPITALAR, TERAPIA INTENSIVA E SEGUIMENTO

Pacientes com hipernatremia com sintomas graves ou com valores de sódio entre 155-160 mEq/L têm indicação de internação hospitalar. Os pacientes com raros casos de hipernatremia aguda grave têm indicação de internação em UTI. Outras indicações de UTI são dependentes das condições subjacentes. A necessidade de seguimento ambulatorial é dependente da etiologia da hipernatremia.

LITERATURA RECOMENDADA

1. Knepper MA, Kwon TH, Nielsen S. Molecular physiology of water balance. N Engl J Med. 2015 Apr 2;372(14):1349-58.
2. Liamis G, Filipattos TD, Elisaf MS. Evaluation and treatment of hypernatremia: a practical guide for physicians. PostGraduate Med 2016: Issue 3.
3. Moritz ML, Ayus JC. Maintenance intravenous fluids in acutely ill patients. N Engl J Med. 2015 Oct;373(14):1350-60.
4. Overgaard-Steensen C, Ring T. Clinical review: practical approach to hyponatraemia and hypernatraemia in critically ill patients. Crit Care. 2013 Feb 27;17(1):206.
5. Sterns RH. Disorders of plasma sodium – causes, consequences, and correction. N Engl J Med. 2015 Jan 1;372(1):55-65.
6. Sterns RH. Etiology and evaluation of hypernatremia in adults. UpToDate, 2022. Disponível em: <http://www.uptodate.com>. Acesso em: 12 março 2022.
7. Sterns RH. Treatment of hypernatremia in adults. UpToDate, 2020. Disponível em: <http://www.uptodate.com>. Acesso em: 12 março 2022.

93 Hipocalemia

Lucas Oliveira Marino
Patrick Aureo Lacerda de Almeida Pinto
Rodrigo Costa Bonardi

PONTOS IMPORTANTES

- A hipocalemia é definida pela concentração sérica de potássio menor que 3,5 mEq/L.
- Estratifica-se conforme as concentrações: (1) leve: 3,1-3,5 mEq/L; (2) moderada: 2,5-3,0 mEq/L; grave: < 2,5 mEq/L.
- As causas amplamente comuns são vômitos, diarreia e uso de diuréticos.
- As manifestações clínicas associadas a hipocalemia são principalmente neuromusculares e cardíacas. São proporcionais ao grau de hipocalemia e à sua velocidade de instalação.
- De forma geral, só costumam ocorrer quando o potássio sérico atinge concentrações menores que 3 mEq/L.
- Na grande maioria dos casos, a etiologia pode ser determinada por meio da história clínica. Nos casos nos quais não se é possível a pronta identificação da causa, as principais medidas serão avaliação da excreção renal de potássio e do equilíbrio acidobásico.
- Recomenda-se a realização de eletrocardiograma como parte inicial da avaliação de todo paciente com hipocalemia moderada a grave. Alterações em níveis mais modestos são incomuns e usualmente só ocorrem se $K^+ < 2,7$ mEq/L.
- Nos pacientes que não apresentem perda de potássio urinária associada, a reposição preferencial é por via oral em doses moderadas por dias a semanas.
- Nos pacientes que apresentam hipocalemia moderada a grave (< 2,5-3,0 mEq/L) ou sintomáticos (fraqueza/paralisia muscular, rabdomiólise ou arritmias), orienta-se a reposição por via endovenosa.
- As concentrações máximas de K^+ nas soluções são 80 mEq/L em veia periférica e 120 mEq/L em veia central. Infusão de 10 a 20 mEq/hora. Considera-se infusão em veia central se > 10 mEq/hora, em decorrência de dor e flebite.
- Concentrações de potássio tão elevadas quanto 200 mEq/L em infusões de 20 mEq/hora parecem ser seguras no contexto de terapia intensiva.
- Monitorização cardíaca contínua é recomendada caso se infunda > 10 mEq/hora, em casos de alterações eletrocardiográficas ou doença cardíaca que predisponha maior risco de arritmias (síndrome do QT longo, infarto miocárdio, intoxicação digoxina).
- Se hipocalemia associada com hipomagnesemia, a reposição isolada de potássio pode se apresentar refratária. Recomenda-se a reposição de magnésio.

INTRODUÇÃO E DEFINIÇÕES

O potássio é um íon de predomínio intracelular, absorvido via oral ou recebido via infusões endovenosas e excretado na urina. A hipocalemia é um problema clínico comum, resultante de ingesta reduzida, aumento de translocação celular de potássio, ou, mais frequentemente, maiores perdas de potássio pelo trato gastrointestinal ou urinário.

A hipocalemia é definida pela concentração sérica de potássio menor que 3,5 mEq/L, muito embora as manifestações clínicas só ocorrem em níveis séricos mais reduzidos (< 2,5 mEq/L). Estratifica-se conforme as concentrações:

1. Leve: 3,1-3,5 mEq/L.
2. Moderada: 2,5-3,0 mEq/L.
3. Grave: < 2,5 mEq/L.

Os protótipos dos pacientes acometidos são aqueles que recebem drogas espoliadoras de potássio (especialmente diuréticos) e/ou hospitalizados. Os indivíduos com doença cardiovascular são particularmente mais suscetíveis às consequências clínicas da hipocalemia.

Uma análise retrospectiva de dados bioquímicos de mais de 50.000 pacientes internados publicada há mais de três décadas aponta que 21% dos casos desenvolveram hipocalemia durante a hospitalização e 5,2% apresentaram $K^+ < 3$ mEq/L. Já uma publicação recente salientou que 4,5% de 1.060 idosos incluídos que iniciaram uso de diuréticos tiazídicos apresentaram hipocalemia.

Uma depleção de potássio e consequente hipocalemia pode ocorrer por meio de redução da ingesta ou aumento da perda corporal e, portanto, persistir a despeito de sinalização hormonal e função renal normais. Estima-se que uma redução nos níveis séricos da ordem de 0,3 mEq/L associa-se a um comprometimento de 100 mEq dos estoques corporais, excluindo-se redistribuição transcelular do processo. Na homeostase do potássio, sua distribuição é regulada pela insulina e por catecolaminas beta-adrenérgicas, que elevam a captação celular via bomba Na^+/K^+ ATPase. Outro hormônio fundamental é a aldosterona, que promove excreção de K^+ no néfron distal.

ETIOLOGIA E FISIOPATOLOGIA

As causas mais comuns são vômitos, diarreia e uso de diuréticos.

Causas associadas a drogas

- Drogas associadas a *shift* intracelular de potássio:
  - Agonistas beta-2-adrenérgicos: epinefrina, descongestionantes nasais (pseudoefedrina), broncodilatadores (salbutamil, fenoterol, terbutalina).
  - Insulina.
  - Agentes tocolíticos (ritodrina).
  - Teofilina.
  - Cafeína.
  - Verapamil.
  - Cloroquina.
- Drogas que aumentam a excreção renal:
  - Diuréticos: o grau da hipocalemia está relacionado à dose, ao mecanismo de ação e à meia-vida. Uma coorte associou a diuréticos 36% dos casos de hipocalemia grave em mais de 800 pacientes internados.
    - Acetazolamida
    - Tiazídicos: hidroclorotiazida, clortalidona, indapamida
    - Diuréticos de alça: furosemida, bumetanida, ácido etacrínico
  - Mineralocorticoides: fludrocortisona.
  - Glicocorticoides em altas doses: na mesma coorte com 866 pacientes hospitalizados com hipocalemia grave, 31% foram associados a corticosteroides.
  - Antibióticos em altas doses: penicilina G, ampicilina.
  - Drogas associadas à depleção de magnésio: aminoglicosídeos, cisplatina, foscarnet, anfotericina B.
- Drogas que aumentam a perda de potássio nas fezes:
  - Poliestirenossulfonato de cálcio (Sorcal®).
  - Fosfato de sódio oral (preparo intestinal para colonoscopia ou enema baritado): essa formulação não é disponível comercialmente no Brasil, porém alguns serviços utilizam o fosfato de sódio disponível no nosso meio (*Feet enema*) administrado por via oral. Foram reportadas hipocalcemia e hipocalemia em mais de 50% de idosos que receberam essa preparação via oral para preparo de colonoscopia ou enema baritado.
- Bicarbonato de sódio: administrado em pacientes com acidose tubular renal tipo II (proximal).

Causas não induzidas por drogas

- *Shift* transcelular de potássio:
  - Síndrome de realimentação.
  - Paralisia periódica tireotóxica: reportada em 2 a 8% em países asiáticos.
  - Paralisia periódica hipocalêmica familiar: condição rara de herança autossômica dominante, caracterizada por ataques súbitos de paralisia muscular e hipocalemia grave (frequentemente < 2,5 mEq/L), cujos gatilhos habituais são elevadas ingestas de carboidrato ou sal ou repouso pós-exercício físico intenso.
  - *Delirium tremens*: hipocalemia presumida por estimulação beta-adrenérgica secundária a síndrome de abstinência alcoólica grave, exacerbada pela ingesta cronicamente reduzida em etilistas. A gravidade de hipocalemia é correlata à concentração plasmática de epinefrina.
  - Ingestão de bário: bloqueia a transferência de potássio para fora das células. Casos graves podem estar associados a fraqueza muscular, paralisia e rabdomiólise. Náuseas e vômitos induzidos pela ingesta de bário podem exacerbar o quadro.
  - Redução aguda do K^+ sérico secundária a rápida absorção de potássio: observou-se redução de 0,4 mEq/L na calemia após 2,5 dias do início de tratamento de anemia megaloblástica em pacientes com hematócrito < 25%.
- Ingestão dietética inadequada: ingesta < 1 g/dia (25 mEq/dia) pode ocasionar depleção corporal de potássio e hipocalemia, porém é uma causa isolada rara.
- Perda de potássio nas fezes: a concentração de K^+ nas fezes é de 80 a 90 mEq/L, com perdas diárias estimadas em 10 mEq. Diarreias agudas ou crônicas, ileostomia e síndrome do intestino curto são condições que intensificam essas perdas.
- Perda renal de potássio:
  - Alcalose metabólica cloro-responsiva: depleção de cloro secundária a vômitos e drenagem nasogástrica.
  - Alcalose metabólica cloro-resistente:
    - Excesso verdadeiro de mineralocorticoide:
      - Hiperaldosteronismo primário (adenoma adrenal, carcinoma adrenal ou hiperplasia adrenal bilateral).
      - Hiperplasia adrenal congênita (deficiência de 11-beta ou 17-alfa-hidroxilase).
      - Tumores secretores de renina.
      - Produção ectópica de ACTH.
      - Doença e síndrome de Cushing.
      - Hiperaldosteronismo supressível por corticoide.
      - Hipertensão renovascular (estenose de artéria renal).
  - Excesso aparente de mineralocorticoide:
    - Síndrome de Liddle.
    - Deficiência de 11-beta-hidroxiesteroide desidrogenase.
  - Bloqueio ao cotransporte sódio-cloro:
    - Síndrome de Bartter.
    - Síndrome de Gitelman.
  - Acidose tubular renal tipo I (distal): associada a hipocalemia grave (< 2 mEq/L), potencialmente ameaçadora à vida. Requer correção com bicarbonato de sódio e usualmente suplementação de potássio no longo prazo.
- Diabetes descontrolado: a diurese osmótica determina aumento das perdas de potássio. Ademais, a administração de insulina sem reposição de K^+ em pacientes com cetoacidose ou estado hiperosmolar pode resultar em graves hipocalemias.
- Outras condições:
  - Depleção de magnésio: habitualmente coexiste com a depleção de potássio, uma vez que diversas drogas e condições cursam com perdas de ambos os cátions. A depleção de magnésio reduz a concentração intracelular de K^+ e intensifica a perda renal.
  - Leucemias.

As principais causas de hipocalemia e os mecanismos associados são sumarizados na Tabela 1.

MANIFESTAÇÕES CLÍNICAS

As manifestações clínicas associadas a hipocalemia são principalmente neuromusculares e cardíacas, relacionadas à alteração na geração do potencial de ação responsável pela transmissão neural e muscular.

As manifestações são proporcionais ao grau de hipocalemia e à sua velocidade de instalação.

▷ **TABELA 1** Mecanismos e causas de hipocalemia

Mecanismos	Observações	Causas
Ingesta reduzida	A ingesta normal de potássio é entre 40-120 mEq/dia	Uma vez que o rim é capaz de reduzir a excreção a 5-25 mEq/dia na presença de depleção de potássio, a baixa ingesta raramente causa hipocalemia
Influxo celular de potássio	O potássio corporal é predominantemente intracelular (Na-K-ATPase). Maior atividade desta ou alterações em outras vias transportadoras podem levar a hipocalemia pelo influxo celular de potássio	↑ insulina ↑ Atividade beta-adrenérgica (IAM, abstinência alcoólica, ß2-agonistas, descongestionantes nasais) ↑ pH extracelular (alcaloses respiratória ou metabólica) Paralisia periódica hipocalêmica (hereditária autossômica dominante ou adquirida – hipertireoidismo) ↑ Hematopoiese (reposição terapêutica de B12 ou folato; fator estimulador de colônias granulócito-macrófago) Hipotermia (acidental ou induzida)
Perdas gastrointestinais	▪ TGI alto → alcalose metabólica → perda urinária de potássio	Vômitos, drenagem nasogástrica
	▪ TGI baixo: secreções com ↑ [HCO_3^-] → hipocalemia + acidose metabólica hiperclorêmica	Diarreias prolongadas (adenoma viloso, diarreia persistente), preparo para colonoscopia, pseudo-obstrução colônica

(*continua*)

▷ **TABELA 1** Mecanismos e causas de hipocalemia (*continuação*)

Mecanismos	Observações	Causas
Perdas urinárias de potássio	Excesso de mineralocorticoide (frequentemente aldosterona) ↑ fluxo tubular distal de sódio e água → ↑ secreção de potássio	Diuréticos (acetazolamida, tiazídicos e de alça; dose-dependente) ↑ atividade mineralocorticoide (hiperaldosteronismo primário, hipertensão renovascular) Excreção de ânions não reabsorvidos (HCO_3^-, ß-hidroxibutirato) ATR I (distal) e II (proximal) Hipomagnesemia Tubulopatias genéticas (síndromes de Bartter e Gitelman)

De forma geral, só costumam ocorrer quando o potássio sérico atinge concentrações menores que 2,5 mEq/L; porém, em pacientes com queda rápida ou fatores predisponentes – como uso de digitálicos, a sintomatologia pode surgir com níveis maiores de potássio sérico.

A hipocalemia gera atraso na repolarização ventricular por inibir a atividade dos canais de potássio. As hipocalemias leves (3-3,5 mEq/L) são frequentemente assintomáticas. Caso contrário, manifestam-se com mínima fadiga ou fraqueza muscular. Os sintomas associados a hipocalemias mais graves são: constipação (íleo paralítico), palpitações, síncope, fraqueza muscular, fadiga, paralisia ascendente e desconforto respiratório ($K^+ < 2$ mEq/L).

Deve-se perguntar sobre a história de medicações, devido à importância das causas associadas a drogas. O mesmo se faz a respeito da história patológica e inventário de sintomas, com atenção especial a insuficiência cardíaca, síndrome nefrótica, cirrose e sintomas gastrointestinais (vômito e diarreia). Quanto ao exame físico, vale salientar as alterações esperadas na pressão arterial. A depleção de potássio aumenta as pressões sistólica e diastólica caso a ingesta de sódio não tenha sido restrita. Contudo, o achado de hipertensão pode levantar a suspeita de hiperaldosteronismo primário, síndrome de Cushing e excesso aparente de mineralocorticoide. Pressões reduzidas são condizentes com abuso de diurético, diarreia (hipovolemia), Bartter e Gitelman. Fraqueza muscular, paralisia ascendente e diminuição dos reflexos tendinosos profundos são achados neurológicos presumidamente proporcionais ao grau da hipocalemia.

Fraqueza muscular

A fraqueza muscular manifesta-se com níveis séricos < 2,5 mEq/L, caso sua instalação seja insidiosa. Em pacientes que apresentem hipocalemia de instalação aguda, ou paralisia periódica hipocalêmica, pode iniciar-se com níveis mais elevados. O padrão é similar ao apresentado na hipercalemia – ascendente, progressiva, que se inicia nas pernas e progride para tronco e braços – pode simular quadro de paralisia flácida aguda sugerindo Guillain-Barré. A paralisia muscular pode evoluir para paralisia da musculatura respiratória, ocasionando insuficiência respiratória e óbito.

A depleção grave de potássio (< 2,5 mEq/L) pode ocasionar, ainda, caimbras, rabdomiólise e consequente mioglobinúria.

Manifestações cardíacas

As arritmias cardíacas associadas a hipocalemia apresentam grande variedade – ectopias atriais e ventriculares, bradicardia sinusal, bloqueios atrioventriculares, traquicardias supraventriculares e juncionais, fibrilação e taquicardia ventriculares.

Recomenda-se a realização de eletrocardiograma como parte inicial da avaliação de todo paciente com hipocalemia moderada a grave. Alterações em níveis mais modestos são incomuns e usualmente só ocorrem se $K^+ < 2{,}7$ mEq/L. As mais comuns são redução da amplitude das ondas T (achatamento ou até inversão), depressão do segmento ST e ondas U (principalmente em V4-V6). Outros achados, especialmente em concomitância com hipomagnesemia, incluem: prolongamento do intervalo QT, extrassistolia ventricular, arritmias ventriculares (taquicardia ventricular, *torsades de pointes*, fibrilação ventricular) e supraventriculares (taquicardia atrial paroxística, fibrilação atrial e *flutter*).

INVESTIGAÇÃO ETIOLÓGICA

A avaliação etiológica da hipocalemia deve se iniciar com anamnese do paciente, avaliação de comorbidades prévias e uso de medicações. Na grande maioria dos casos, a etiologia pode ser determinada por meio da história clínica (p. ex., diarreia, uso de diuréticos, vômitos etc.).

Nos casos nos quais não se é possível a pronta identificação da causa, as principais medidas serão avaliação da excreção urinária de potássio – para distinguir perdas renais de outras etiologias e avaliação do equilíbrio acidobásico, visto que algumas etiologias podem estar associadas a acidose/alcalose.

Avaliação da excreção renal de potássio

A avaliação da excreção renal de potássio permite distinguir perdas renais de potássio (diuréticos, hipoaldosteronismo primário) de outras etiologias de hipocalemia (perdas TGI, influxo celular etc.).

O método de escolha é a dosagem do potássio urinário de 24 horas, pois possui maior acurácia. Nos pacientes que apresentem $K^+_{\text{urinário}}$ 24 horas > 30 mEq/dia, há perda urinária de potássio. Vale ressaltar que nos pacientes com hipocalemia grave essa medida não deve ser realizada, pois neles a reposição de potássio deve ser imediata, conforme descrito a seguir. Nessas ocasiões, podemos utilizar a razão $K^+_{\text{urinário}}/Cr_{\text{urinária}}$ em amostra isolada (*spot*); valores superiores a 13 mEq/g Cr sugerem perda urinária de potássio. Tais valores devem ser considerados apenas se o sódio urinário > 30 mEq e a osmolaridade urinária > osmolaridade sérica (sugere que o paciente não se encontra poliúrico). A dosagem do potássio urinário em amostra isolada é pouco acurada, pois é influenciado pelo volume urinário. De forma geral, valores superiores a 15 mEq/L sugerem perda renal de potássio. A Tabela 2 resume a avaliação da excreção renal.

Avaliação do equilíbrio acidobásico

Após a avaliação da excreção urinária de potássio, a avaliação do equilíbrio acidobásico irá auxiliar na averiguação da etiologia, conforme resumido na Tabela 3.

Nível sérico de K^+	Eletrocardiograma
3,5 a 5,0	Normal
2,5 a 3,5	Maior amplitude da onda U; depressão do segmento ST
1,5 a 2,5	Onda T achatada
< 1,5	Prolongamento do complexo QRS; onda U superposta à onda T

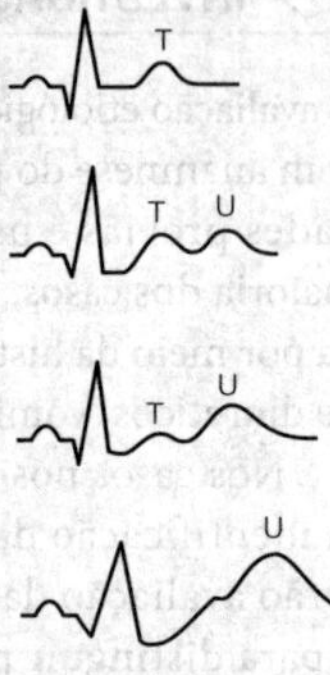

▷ **FIGURA 1** Alterações eletrocardiográficas na hipocalemia.

▷ **TABELA 2** Avaliação complementar da excreção urinária de potássio

Método	Observações	Interpretação
$K^+_{urinário}$ 24 horas*	Método mais acurado	> 30 mEq/dia → perda urinária
$K^+_{urinário}/Cr_{urinária}$ amostra isolada (*spot*)	Considerar somente se $Na_{urinário}$ > 30 mEq/L e $Osm_{urinária}$ > $Osm_{plasmática}$	> 13 mEq/g Cr → perda urinária
$K^+_{urinário}$ amostra isolada (*spot*)	Pouco acurado → influenciado pelo volume urinário	< 15 mEq dia → perda extrarrenal

* Não utilizar se hipocalemia grave.

▷ **TABELA 3** Equilíbrio acidobásico vs. excreção urinária de potássio

	Acidose metabólica	Alcalose metabólica
↑ excreção urinária de K^+	Cetoacidose diabética ATR I e II	▪ Normotensão: diurético, vômitos, Gitelman, Bartter ▪ Hipertensão: hiperaldosteronismo primário, renovascular
↓ excreção urinária de K^+	Perda TGI baixo persistente (adenoma viloso de cólon, laxativos)	Diurético (coleta da urina após término do efeito)

TRATAMENTO

O tratamento da hipocalemia visa prevenir ou tratar as manifestações clínicas associadas e as suas possíveis complicações graves. O déficit corporal de potássio deve ser corrigido. Além disso, a causa básica deve ser identificada e o tratamento específico de base instituído.

▷ **TABELA 4** Exames considerados na investigação etiológica da hipocalemia

Exames laboratoriais iniciais:
▪ K, Na, Cl, HCO_3, Mg ▪ Glicose ▪ Ureia e creatinina
Eletrocardiograma
Avaliação urinária ▪ $K^+_{urinário}$ amostra isolada (*spot*) ▪ $K^+_{urinário}/Cr_{urinária}$ amostra isolada (*spot*) → somente se $Na_{urinário}$ > 30 mEq/L e $Osm_{urinária}$ > $Osm_{plasmática}$ ▪ $K^+_{urinário}$ 24 horas
Dosagem de renina e aldosterona
Gasometria arterial

O principal tratamento é a reposição de potássio. A urgência da terapêutica e a via de administração irá depender da gravidade da hipocalemia, do ritmo de instalação e da presença de manifestações associadas.

A estimativa do déficit de potássio permite a correção à normocalemia, evitando a reposição excessiva, a qual pode gerar hipercalemia, principalmente em pacientes com disfunção renal. Vale ressaltar que a estimativa deve ser calculada apenas em pacientes com déficit de potássio verdadeiro (não deve ser utilizada em pacientes com cetoacidose diabética, hiperglicemia e etiologias distributivas como paralisia periódica hipocalêmica). De forma geral, a redução de 1 mEq/L na calemia corresponde a aproximadamente 200 a 400 mEq de perda de potássio corporal.

Considera-se a reposição caso o $K^+ < 3,5$ mEq/L, mesmo se o paciente for assintomático, com objetivo de manter ≥ 4 mEq/L. As indicações de reposição de acordo com o *National Council on Potassium in Clinical Practice* são:

- Pacientes incapazes ou que recusam-se a reduzir a ingestão de sal.
- Sintomas gastrointestinais (náusea, vômito, diarreia), bulimia ou abuso de diurético ou laxativo.
- Hipocalemia relacionada a droga.
- Paciente com insuficiência cardíaca, hipertensão, ou arritmias, mesmo se o potássio sérico está aparentemente normal (próximo de 4 mEq/L).

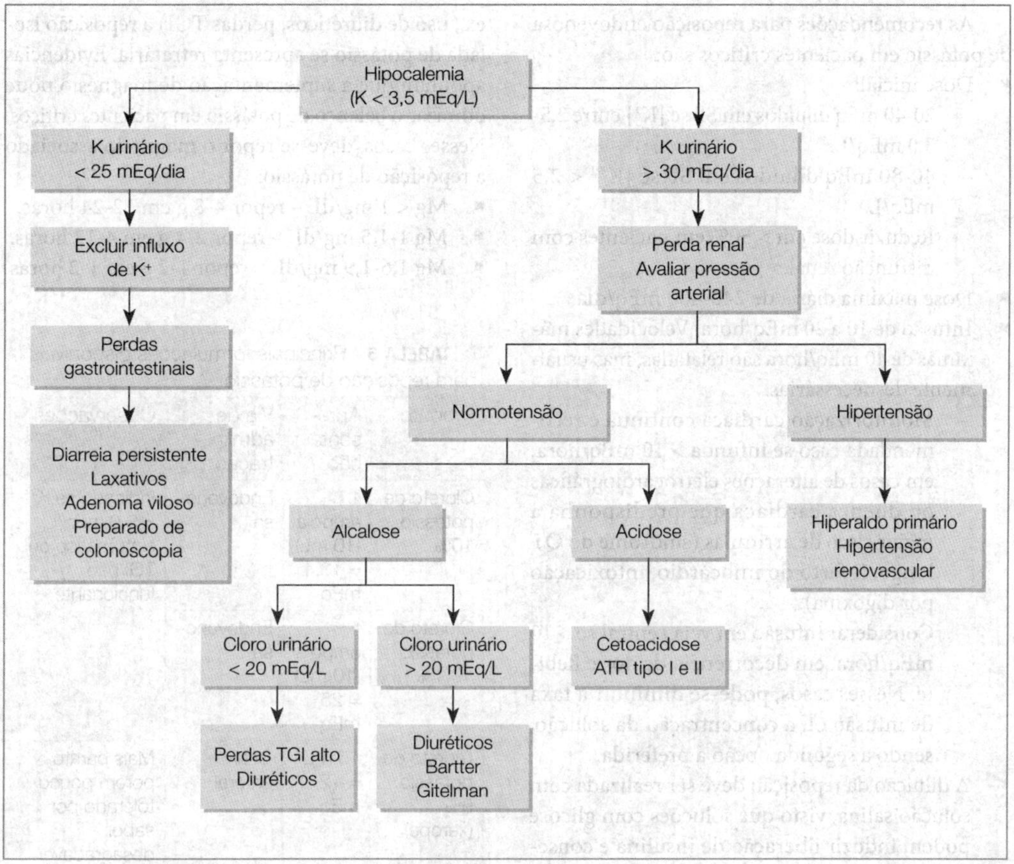

▷ **FIGURA 2** Investigação etiológica da hipocalemia.
TGI: trato gastrointestinal.

Hipocalemia leve

Concentrações de potássio entre 3,0 e 3,5 mEq/L tendem a ser assintomáticas (exceções podem ser pacientes em uso de digitálicos ou com insuficiência hepática, na qual a hipocalemia pode contribuir na geração de amônia e precipitar encefalopatia hepática).

Nos pacientes que não apresentem perda de potássio urinária associada, a reposição preferencial é por via oral em doses moderadas por dias a semanas. Recomenda-se a prescrição de 10 a 20 mEq 2 a 4x/dia, a fim de evitar eventos adversos gastrointestinais (40-100 mEq/dia é usualmente adequado). Idealmente, não deve exceder 200 mEq/dia em adultos. A formulação mais comum é a de cloreto de potássio – líquida (xarope), cuja formulação de 6% possui 12 mEq a cada 15 mL – ou em cápsulas (600 mg/cápsula = 8 mEq/cápsula). Caso a via oral não seja possível, a reposição deve ser feita via endovenosa, conforme descrito adiante.

Nos pacientes com excreção urinária de potássio elevada e/ou hiperaldosteronismo primário, considera-se a associação de diuréticos poupadores de potássio (amilorida ou espironolactona).

Hipocalemia moderada a grave ou sintomática

Nos pacientes que apresentam hipocalemia moderada a grave (< 2,5-3,0 mEq/L) ou sintomáticos (fraqueza/paralisia muscular, rabdomiólise ou arritmias), a reposição de potássio deve ser intensificada. Orienta-se a utilização de via endovenosa, concomitante com a via oral caso esta seja possível. Por via oral, nesse caso, pode-se administrar 40 mEq de 3/4x ao dia (120-160 mEq/dia).

As recomendações para reposição endovenosa de potássio em pacientes críticos são:

- Dose inicial:
  - 20-40 mEq diluídos em SF se $[K^+]$ entre 2,5-3,0 mEq/L.
  - 40-80 mEq diluídos em SF se $[K^+] < 2,5$ mEq/L.
  - Reduzir dose em > 50% em pacientes com disfunção renal.
- Dose máxima diária de 240-400 mEq/dia.
- Infusão de 10 a 20 mEq/hora. Velocidades máximas de 40 mEq/hora são relatadas, mas usualmente desnecessárias.
  - Monitorização cardíaca contínua é recomendada caso se infunda > 10 mEq/hora, em casos de alterações eletrocardiográficas ou doença cardíaca que predisponha a maior risco de arritmias (síndrome do QT longo, infarto do miocárdio, intoxicação por digoxina).
  - Considerar infusão em veia central se > 10 mEq/hora, em decorrência de dor e flebite. Nesses casos, pode-se diminuir a taxa de infusão ou a concentração da solução, sendo a segunda opção a preferida.
- A diluição da reposição deve ser realizada com solução salina, visto que soluções com glicose podem induzir liberação de insulina e consequentemente ocasionar hipocalemia rebote.
- Deve-se realizar a infusão preferencialmente em bomba de infusão contínua, a fim de se prevenir administrações inadvertidamente rápidas.
- As concentrações máximas de K^+ nas soluções são 80 mEq/L em veia periférica e 120 mEq/L em veia central. Uma coorte retrospectiva avaliou 495 situações de reposição de cloreto de potássio e unidade de terapia intensiva (20 mEq de potássio em SF 100 mL a cada 1-8 infusões consecutivas). Observou-se incremento médio de 0,25 mEq/L na calemia para cada 20 mEq de infusão. Não se detectou nenhuma arritmia ameaçadora à vida, porém 10 episódios de hipercalemia leve foram relatados. Dessa forma, concentrações de potássio na reposição tão elevadas quanto 200 mEq/L à velocidade de 20 mEq/hora parecem ser seguras no contexto de terapia intensiva.

Vale ressaltar que em pacientes que apresentem hipocalemia associada com hipomagnesemia (p. ex., uso de diuréticos, perdas TGI) a reposição isolada de potássio se apresenta refratária. Evidências apontam que a suplementação de magnésio pode otimizar o balanço de potássio em pacientes críticos. Nesses casos, deve-se repor o magnésio associado a reposição de potássio:

- Mg < 1 mg/dL – repor 4-8 g em 12-24 horas.
- Mg 1-1,5 mg/dL – repor 2-4 g em 4-12 horas.
- Mg 1,6-1,9 mg/dL – repor 1-2 g em 1-2 horas.

▷ **TABELA 5** Principais formulações disponíveis para reposição de potássio

Produto	Apresentação	Via de administração	Observações
Cloreto de potássio 10%	1 ampola (10 mL) = 13,4 mEq	Endovenosa	Indicado se $K^+ < 3,0$ mEq/L, sintomático ou TGI não funcionante
Cloreto de potássio 19,1%	1 ampola (10 mL) = 25 mEq	Endovenosa	
Cloreto de potássio 6% (xarope)	15 mL = 12 mEq	Oral/enteral	Mais barato porém pouco tolerado por sabor desagradável
Cloreto de potássio cápsula 600 mg	8 mEq/cápsula	Oral	
Sulfato de magnésio 10%	1 ampola (10 mL) = 1 g de Mg	Endovenosa	
Sulfato de magnésio 20%	1 ampola (10 mL) = 2 g de Mg	Endovenosa	

Dieta

Deve-se assegurar adequada ingestão dietética de potássio. Vale salientar que elevadas ingestões de potássio não são eficazes em corrigir perdas de potássio associadas a depleção de cloro (diuréticos, vômitos e drenagem nasogástrica), a menos que haja adequada ingesta concomitante desse ânion.

Pode ser suficiente, entretanto, em pacientes assintomáticos, sem doença cardíaca e com K^+ entre 3-3,5 mEq/L. São exemplos de alimentos ricos em potássio:

- > 1.000 mg (25 mEq)/100 g: figo, melado de cana e algas marinhas.
- > 500 mg (12,5 mEq)/100 g: frutas secas, nozes, abacate e germe de trigo.
- > 250 mg (6,25 mEq)/100 g: vegetais (espinafre, tomate, brócolis, abóbora, beterraba, cenoura, couve-flor, batata), frutas (banana, melão, kiwi, laranja, manga) e carnes.

Sais substitutos contêm em média 12 mEq/g de cloreto de potássio. Podem ser indicados, porém a ingestão excessiva ocasiona hipercalemia. Dieta hipossódica reduz a excreção urinária de potássio.

Monitorização e seguimento

A monitorização dos níveis de potássio deve ser realizada a cada 2 a 6 horas em pacientes com sintomas graves ou que tenham recebido reposição agressiva parenteral. A reposição endovenosa deve ser mantida até resolução dos sintomas associadas a hipocalemia e níveis séricos superiores a 3,0 mEq/L. Caso esses objetivos tenham sido atingidos, a transição para terapia via oral deve ser realizada e a dose utilizada é a mesma para pacientes com hipocalemia leve a moderada (20-80 mEq/dia). Em casos refratários, considerar a deficiência de magnésio concomitante, especialmente no paciente com insuficiência cardíaca, intoxicação por digoxina, tratamento com cisplatina ou com diuréticos de alça.

▷ **TABELA 6** Resumo do tratamento da hipocalemia

Tratar a causa básica para interromper a perda de potássio
Considerar reduzir a dose ou se possível suspender a diureticoterapia
Aumentar a ingestão dietética de potássio pode ser suficiente em pacientes assintomáticos sem doenças cardíacas crônicas com [K^+] 3-3,5 mEq/L
Repor o déficit de magnésio
Reposição oral: ▪ Considerar se [K^+] < 3,5 mEq/L mesmo no paciente assintomático ▪ Pode-se indicar se [K^+] < 4,0 mEq/L em pacientes com ICC, HAS ou arritmias ▪ Cloreto de potássio é a forma mais efetiva de reposição de perdas agudas ▪ 40-100 mEq/dia, VO divididas em 2-4 tomadas é usualmente adequado ▪ Prescrever doses moderadas por dias a semanas para completa reposição
Reposição endovenosa: ▪ Indicada se [K^+] < 3,0 mEq/L, sintomática ou para pacientes com TGI disfuncionante ▪ Dose inicial de 20-80 mEq em SF, dependendo da gravidade da hipocalemia ▪ Redução ao menos de 50% na dose se disfunção renal ▪ Infusão de 10-20 mEq/hora ▪ Infusões > 10 mEq/hora podem requerer acesso venoso central ▪ Concentração máxima de 80 mEq/L em veia periférica
Recomenda-se monitorização cardíaca contínua caso reposição parenteral
Monitorizar níveis séricos de K^+ a cada 1-6 horas
Concentrações de potássio tão elevadas quanto 200 mEq/L em infusões de 20 mEq/hora parecem ser seguras no contexto de terapia intensiva

COMPLICAÇÕES E PROGNÓSTICO

As arritmias cardíacas podem ocorrer em pacientes com hipocalemia leve a moderada em pacientes com isquemia miocárdica, insuficiência cardíaca, hipertrofia ventricular esquerda e que utilizam digoxina.

Uma coorte prospectiva com 2.402 pacientes submetidos a revascularização miocárdica cirúrgica evidenciou que $K^+ < 3,5$ mEq/L foi preditor de arritmia perioperatória (OR 2,2; IC 95% 1,2-4), arritmia intraoperatória (OR 2; IC 1-3,6) e *flutter*/fibrilação atrial pós-operatórios (OR 17; IC 95% 1-2,7). Houve associação da necessidade de reanimação cardiopulmonar com $K^+ < 3,3$ mEq/L ou > 5,2 mEq/L, mas sem significância estatística após ajuste de fatores confundidores. Evidências apontam para associação entre hipocalemia e risco de AVC. Uma coorte de mais de 3.000 adultos demonstrou que hipocalemia estava associada a AVCi (OR 2,04; IC 95% 1,14-3,64) e AVCh (OR 3,29; IC 95% 1,45-7,45).

Potássio sérico < 3 mEq/L está associado a maior mortalidade hospitalar. É o que aponta um estudo retrospectivo que incluiu mais de 37 mil pacientes, dos quais 866 (2,6%) tiverem níveis de K^+ < 3,0 mEq/L. A mortalidade geral foi de 1,89%, enquanto no referido subgrupo foi de 20,4%.

LITERATURA RECOMENDADA

1. Beloosesky Y, Grinblat J, Weiss A, et al. Electrolyte disorders following oral sodium phosphate administration for bowel cleansing in elderly patients. Arch Intern Med. 2003 Apr 14;163(7):803-8.
2. Cohn JN, Kowey PR, Whelton PK, Prisant LM. New guidelines for potassium replacement in clinical practice: a contemporary review by the National Council on Potassium in Clinical Practice. Arch Intern Med. 2000;160:2429.
3. Crop MJ, Hoorn EJ, Lindemans J, Zietse R. Hypokalaemia and subsequent hyperkalaemia in hospitalized patients. Nephrol Dial Transplant. 2007;22:3471.
4. Dutch Internists Association (Nederlandse Internisten Vereniging [NIV]) guideline on electrolyte disorders can be found at NIV 2012 PDF [Dutch] or in Neth J Med. 2013 Apr;71(3):153.
5. DynaMed Plus [Internet]. Ipswich (MA): EBSCO Information Services. 1995 – Record No. 115951, Hypokalemia; [updated 2015 Sep 17]; [about 10 screens]. Available from: http://www.dynamed.com/login.aspx?direct=-true&site=DynaMed&id=115951. Registration and login required.
6. Gennari FJ. Hypokalemia. N Engl J Med. 1998;339:451.
7. Huang CL, Kuo E. Mechanism of hypokalemia in magnesium deficiency. J Am Soc Nephrol. 2007;18:2649.
8. Kardalas E, et al. Hypokalemia: a clinical update. Endocrine Connections. 2018;7:R135-R146.
9. Kim GH, Han JS. Therapeutic approach to hypokalemia. Nephron. 2002;92(Suppl 1):28.
10. Kraft MD, Btaiche IF, Sacks GS et al. Treatment of electrolyte disorders in adult patients in the intensive care unit. Am J Health Syst Pharm. 2005 Aug 15;62(16):1663-82.
11. Kruse JA, Carlson RW. Rapid correction of hypokalemia using concentrated intravenous potassium chloride infusions. Arch Intern Med. 1990 Mar;150(3):613-7.
12. Lin SH, Lin YF, Chen DT, et al. Laboratory tests to determine the cause of hypokalemia and paralysis. Arch Intern Med. 2004;164:1561.
13. Lin SH, Lin YF, Halperin ML. Hypokalaemia and paralysis. QJM. 2001;94:133.
14. Makam AN, Boscardin WJ, Miao Y et al. Risk of thiazide-induced metabolic adverse events in older adults. J Am Geriatr Soc. 2014 Jun;62(6):1039-45.
15. National Council on Potassium in Clinical Practice review and consensus guideline on potassium replacement can be found in Arch Intern Med. 2000 Sep 11;160(16):2429.
16. Oram RA, McDonald TJ, Vaidya B. Investigating hypokalaemia. BMJ. 2013 Sep 24;347:f5137.
17. Paice BJ, Paterson KR, Onyanga-Omara F, et al. Record linkage study of hypokalaemia in hospitalized patients. Postgrad Med J. 1986 Mar;62(725):187-91.
18. Paltiel O, Salakhov E, Ronen I et al. Management of severe hypokalemia in hospitalized patients: a study of quality of care based on computerized databases. Arch Intern Med. 2001 Apr 23;161(8):1089-95.
19. Paltiel O, Salakhov E, Ronen I et al. Management of severe hypokalemia in hospitalized patients: a study of quality of care based on computerized databases. Arch Intern Med. 2001 Apr 23;161(8):1089-95.
20. Siegel D, Hulley SB, Black DM, et al. Diuretics, serum and intracellular electrolyte levels, and ventricular arrhythmias in hypertensive men. JAMA. 1992;267:1083.
21. Smith NL, Lemaitre RN, Heckbert SR, et al. Serum potassium and stroke risk among treated hypertensive adults. Am J Hypertens. 2003 Oct;16(10):806-13.
22. Viera AJ, Wouk N. Potassium Disorders: Hypokalemia and Hyperkalemia. Am Fam Physician. 2015 Sep 15;92(6):487-95.
23. Wahr JA, Parks R, Boisvert D et al. Preoperative serum potassium levels and perioperative outcomes in cardiac surgery patients. Multicenter Study of Perioperative Ischemia Research Group. JAMA. 1999 Jun 16;281(23):2203-10.

94 Hipercalemia

Lucas Oliveira Marino
Patrick Aureo Lacerda de Almeida Pinto
Rodrigo Costa Bonardi

PONTOS IMPORTANTES

- Hipercalemia é definida como $K^+ > 5,0$ a 5,5 mEq/L.
  - Hipercalemia leve: $[K^+]$ 5,0-6,0 mEq/L.
  - Hipercalemia moderada: $[K^+]$ 6-6,5 mEq/L.
  - Hipercalemia grave:
    - $[K^+] \geq 6,5$ mEq/L.
    - Alterações eletrocardiográficas e $[K^+] \geq 5,5$ mEq/L.
    - Sintomas de hipercalemia (fraqueza, paralisia flácida, palpitações ou parestesia) e $[K^+] \geq 5,5$ mEq/L.
- Pode ser causada por *shift* celular de K^+ (intra → extracelular) ou por excesso absoluto de K^+.
- É frequentemente associada a disfunção renal, hiperglicemia e medicações (IECA, AINEs, diuréticos poupadores de potássio), lise celular (rabdomiólise, hemólise, lise tumoral) e acidose.
- A maioria dos pacientes é assintomática. Por outro lado, fraqueza muscular, paralisia flácida, arritmias cardíacas, redução da motilidade intestinal são sintomas associados.
- Suspeitar de pseudo-hipercalemia (hipercalemia espúria) em pacientes assintomáticos sem fatores de risco.
- Realizar eletrocardiograma.
  - As alterações mais precoces são ondas T apiculadas e encurtamento do intervalo QT.
  - Em situações de $K^+ > 7$ mEq/L, alargamento do QRS, redução da amplitude da onda p, prolongamento do PR, BAV 2º ou 3º grau podem sobrevir.
- Tratamento urgente está indicado em todos os pacientes com $K^+ > 6,5$ mEq/L, alterações eletrocardiográficas, hipercalemia sintomática, ou no contexto de disfunção renal associada a condições de lise celular.
- Se tratamento urgente foi indicado, prescrever cálcio endovenoso e medidas translocacionais (insulina + glicose e/ou B2-agonista inalatório).
- Pacientes que não apresentam urgência hipercalêmica podem ter as medidas de redução de K^+ corporal (resina de troca, diuréticos ou diálise) como tratamento isolado.
- Hemodiálise é usualmente indicada no caso de hipercalemia ameaçadora à vida ou refratária às medidas iniciais.

INTRODUÇÃO

A hipercalemia é uma desordem comum e potencialmente ameaçadora à vida, definida por níveis séricos de potássio superiores a 5,5 mEq/L. Sua estratificação é baseada tanto nos valores quanto na presença de manifestações clínicas. Assim:

- Hipercalemia leve: $[K^+]$ 5,5-5,9 mEq/L.
- Hipercalemia moderada: $[K^+]$ 6-6,4 mEq/L.
- Hipercalemia grave:

- $[K^+] \geq 6,5$ mEq/L.
- Alterações eletrocardiográficas e $[K^+] \geq 5,5$ mEq/L.
- Sintomas de hipercalemia (fraqueza, paralisia flácida, palpitações ou parestesia) e $[K^+] \geq 5,5$ mEq/L.

O potássio é um íon predominantemente intracelular absorvido por via oral ou por infusões endovenosas e eliminado via excreção renal. As principais causas de hipercalemia são efluxo do intracelular e diminuição da excreção renal.

A incidência varia em diferentes populações específicas de pacientes, porém é reportada na ordem de 1 a 10% em hospitalizados. Um estudo observacional identificou, ao longo de um período de quase 20 semanas em 206 pacientes internados, uma incidência de novos casos de hipercalemia ($[K^+] \geq 6,5$ mEq/L) de 2,3%.

Um estudo de caso-controle publicado em 2005 comparou 938 pacientes com insuficiência cardíaca não dialíticos conforme a $[K^+]$ admissional (> 5,6 mEq/L vs. 3,5-5,5 mEq/L). Foram considerados fatores de risco independentes para hipercalemia:

- Diabetes (OR 2,42; IC 95% 1,04-5,59).
- *Clearance* de creatinina < 40 mL/minuto (OR 8,36; IR 2,73-25,56).
- Uso de espironolactona (OR 4,18; IC 95% 1,27-13,79).
- Inibidores da enzima de conversão de angiotensina (ECA) (OR 2,55; IC 95% 1,06-6,13).

Quanto menor a taxa de filtração glomerular (TFG), maior o risco de hipercalemia em pacientes hipertensos com doença renal crônica. Uma análise secundária de um ensaio clínico com mais de 1.000 pacientes afro-americanos com nefropatia hipertensiva, sem diabetes, que randomizou para IECA, betabloqueador ou bloqueador de canal de cálcio, trouxe informações interessantes: o IECA se associou a maior risco de hipercalemia comparado a demais anti-hipertensivos; TFG < 40 mL/min se associa a maior risco de hipercalemia comparado a TFG > 50 mL/min independente da terapia anti-hipertensiva; e o uso de diurético se associa a menor risco de hipercalemia.

A utilização combinada de diuréticos poupadores de potássio e IECA culmina em maior risco de hipercalmia. Um estudo de caso-controle com mais de 500 pacientes acima de 65 anos que faziam uso de IECA evidenciou que os casos hospitalizados por hipercalemia mais frequentemente usavam diuréticos poupadores de potássio na última semana (OR 20,3; IC 95% 13,4-30,7).

FISIOPATOLOGIA

O potássio é um cátion predominamente intracelular, com concentração intracelular de aproximadamente 140 mEq/L, ao oposto do fluido extracelular, com concentrações entre 4 e 5 mEq/L. A diferença de concentração entre ambos compartimentos é mantida graças à bomba Na/K/ATPase na membrana celular, que realiza o efluxo de sódio para o meio extracelular e o influxo de potássio para o meio intracelular.

O potencial de repouso celular é determinado predominantemente pela diferença de concentração de potássio entre o meio intra/extracelular, o que se mostra essencial para a geração do potencial de ação e consequente funcionamento neural/muscular. Dessa forma, alterações nas concentrações séricas de potássio (hipocalemia/hipercalemia) podem ocasionar paralisia muscular e arritmias cardíacas.

Os níveis séricos de potássio são regulados pela relação entre ingesta oral, excreção renal e a distribuição intra/extracelular.

A excreção urinária de potássio é estimulada por elevações nos seus níveis plasmáticos, assim como quando há maior absorção via oral, no aumento da secreção de aldosterona e aumento de fluxo de água e sódio no néfron distal.

Em indivíduos normais, a absorção do potássio via oral leva a um aumento da sua absorção hepática e muscular para o meio intracelular, auxiliado pela insulina e receptores ß2 adrenérgicos, que irão estimular a bomba Na/K/ATPase. O potássio remanescente no meio extracelular acarreta elevação da sua concentração plasmática. O consequente estímulo à secreção de aldosterona permite maior reabsorção de sódio e secreção de potássio na membrana luminal dos néfrons.

Em geral, o aumento da ingestão dietética de potássio não gera hipercalemia, uma vez que é seguido por uma otimização da excreção renal e absorção pelas células musculares e hepáticas. Em casos nos quais o paciente apresenta déficit de excreção urinária de potássio (injúria renal), a absorção pode contribuir para a hipercalemia.

Quando ocorre aumento do efluxo celular de potássio ou diminuição da sua absorção celular (trauma, síndrome lise tumoral), os níveis séricos podem se elevar, mas isso é transitório. Hipercalemia persistente requer redução na excreção renal, seja por diminuição à responsividade a aldosterona, por doença renal crônica, por injúria renal aguda ou por redução do fluxo de água e sódio ao néfron distal.

Em suma, a hipercalemia é resultado de um desequilíbrio entre a entrada e a capacidade de excreção (renal ou grastrointestinal) de potássio ou do *shift* do meio intra para o extracelular. O aumento da $[K^+]$ extracelular culmina na diminuição do potencial de membrana de repouso dos miócitos (gradiente menos negativo); redução percentual dos canais de sódio disponíveis; lentificação da velocidade de condução do impulso; prolongamento da despolarização de membrana, o que resulta em maior duração do complexo QRS no miocárdio. Caso a $[K^+]$ extracelular continue a subir, a lentificação da condução miocárdica determina prolongamento e redução da onda P, prolongamento do intervalo PR e prolongamento do complexo QRS. O aumento da condutância através das correntes retificadoras tardias (I_{Kr}), que fisiologicamente contribuem para a fase 3 da repolarização do potencial de ação cardíaco, eleva o efluxo de potássio do miócito e, consequentemente, encurta o tempo de repolarização (depressão do segmento ST-T, ondas T apiculadas e redução do intervalo QT).

ETIOLOGIA

A hipercalemia frequentemente é de origem multifatorial e está associada a lesão renal, disfunção tubular ou *shift* de potássio do meio intra para o meio extracelular.

Uma coorte de 242 episódios consecutivos de hipercalemia identificou as seguintes causas e frequências associadas:

- Insuficiência renal: 77%.
- Hiperglicemia: 49%.
- Suplementação de potássio: 15%.
- Relacionada a drogas (imunossupressores como tacrolimus e ciclosporina, IECA, betabloqueadores, digoxina, anti-inflamantórios não esteroidais): 63%.

MANIFESTAÇÕES CLÍNICAS

As principais manifestações clínicas associadas a hipercalemia estão relacionados à transmissão neuromuscular debilitada. As manifestações mais graves são fraqueza/paralisia muscular, defeitos de condução cardíaca e arritmias cardíacas.

Fraqueza muscular/paralisia

A hipercalemia pode causar fraqueza muscular ascendente, progressiva, que se inicia nas pernas e progride para tronco e braços – pode simular quadro de paralisia flácida aguda (Guillain-Barré); em geral, não há comprometimento da musculatura respiratória. O quadro é reversível com a correção da hipercalemia e pode ser genético na forma de paralisia periódica hipercalêmica ou paralisia secundária hipercalêmica.

Alterações cardíacas

A hipercalemia pode cursar com alterações no eletrocardiograma (ECG). As primeiras alterações a serem observadas são onda T apiculada associada a diminuição do intervalo QT. A progressão da hipercalemia pode gerar outras alterações, como prolongamento do intervalo PR e do QRS, com desaparecimento da onda P e finalmente o alargamento do QRS no padrão de sinusoide.

As alterações do ECG não se correlacionam precisamente com os níveis séricos de potássio. Portanto, o ECG não deve ser utilizado para guiar o tratamento da hipercalemia, uma vez que mesmo graves hipercalemias, raramente, podem ser associadas a ECG normal ou próximo da normalidade. Por outro lado, na suspeita de alterações do potássio, o ECG é o exame mais rápido que pode mostrar alterações compatíveis com hipercalemia, indicando a infusão de cálcio endovenoso.

A hipercalemia pode se expressar de múltiplas outras maneiras no ECG. Distúrbios de ritmo (bloqueio de ramo direito, bloqueio de ramo esquerdo, bloqueio bifascicular e bloqueio atrioventricular total), além de arritmias (bradicardia, ritmo idioventricular lento, taquicardia/fibrilação ventricular, assístolia) e até mesmo padrão que simula supradesnivelamento ou infradesnivelamento de segmento ST.

▷ **TABELA 1** Resumo da fisiopatologia e etiologia da hipercalemia

Mecanismos	Causas	Observações
↑ liberação celular de K^+	Pseudo-hipercalemia	▪ Elevação na $[K^+]$ após a coleta ▪ Quando suspeitar? Paciente assintomático, sem causa aparente ou alteração eletrocardiográfica ▪ Qual a principal causa? Hemólise traumática durante a venopunção
	Acidose metabólica	▪ O excesso de H^+ no meio extracelular é trocado com o K^+ intracelular a fim de se manter a eletroneutralidade ▪ Há exceções? 1. Acidoses orgânicas (láctica e cetoacidose) → os ânions orgânicos são trocados por Na^+ e não por K^+ 2. Acidose respiratória → por mecanismos pouco esclarecidos, o efeito na calemia é discreto
	↓ Insulina, hiperglicemia e hiperosmolaridade	▪ A associação de deficiência insulínica (absoluta ou relativa) e hiperosmolaridade (hiperglicemia) acarreta hipercalemia mesmo na vigência de diurese osmótica e perda urinária de K^+
	Lesão tecidual	▪ Trauma, rabdomiólise, síndrome de lise tumoral, hipotermia ▪ A hipercalemia ocorre principalmente se houver lesão renal associada
	Betabloqueador	▪ Betabloqueadores não seletivos dificultam o fluxo intracelular de K^+ via recepetor ß2 ▪ Hipercalemia clinicamente relevante é rara, a não ser na associação de reposição de K^+ ou de outro mecanismo
	Outras causas	▪ Intoxicação digitálica → inibição da bomba Na-K-ATPase ▪ Transfusão de concentrado de hemácias → liberação de potássio intracelular durante o armazenamento ▪ Succinilcolina → efluxo celular de K^+ mediado por despolarização em condições de maior biodisponibilidade de receptores de acetilcolina (politrauma, grande queimado, imobilização, sepse, doença neuromuscular) ▪ Exercício → aumentos mais exuberantes (na ordem de 2 mEq/L) em exercícios extenuantes, associação com betabloqueadores não seletivos ou doença renal crônica. Usualmente reversível com o descanso e seguido de leve hipocalemia rebote ▪ Paralisia periódica hipercalêmica → Distúrbio autossômico dominante com mutações pontuais nos canais de sódio de células musculares, hipercalemia precipitada por exercício, frio e ingestão de pequenas quantidades de potássio
↓ excreção urinária de K^+	Hipoaldosteronismo (↓ secreção ou resposta à aldosterona)	▪ Hipoaldosteronismo hiporreninêmico (ATR IV) → nefropatia diabética, AINEs, HIV, inibidores da calcineurina (cilosporina, tacrolimus). ▪ ↓ aldosterona/renina normal → IECA, bloqueadores de receptores de angiotensina, heparina, insuficiência adrenal primária ▪ Acidose tubular renal → diminuição de reabsorção de sódio com secreção de íons H^+ e K ▪ Resistência a mineralocorticoide → diuréticos poupadores de potássio (espironolactona, amilorida), inibidores da calcineurina, sulfa, doenças tubulointersticiais (anemia falciforme, lúpus eritematoso sistêmico)
	↓ fluxo distal de Na^+ e água com aldosterona normofuncionante	▪ ↓ volume arterial efetivo → hipovolemia, insuficiência cardíaca (↓ débito cardíaco), cirrose hepática (vasodilatação sistêmica)
	↓ taxa de filtração glomerular	▪ Injúria renal aguda → principalmente pacientes oligoanúricos ▪ Doença renal crônica → a hipercalemia é coincidente com redução da secreção e responsividade à aldosterona e menor fluxo distal de Na^+ a água

AINE: anti-inflamatórios não esteroides; ATR IV: acidose tubular renal tipo IV; IECA: inibidores da enzima conversora da angiotensina.

Um estudo de coorte com 242 episódios de hipercalemia ($[K^+] > 6,0$ mEq/L), dos quais 72 obtiveram ECG de 12 derivações disponível para interpretação, evidenciou pobre correlação entre a gravidade do distúrbio e as anormalidades eletrocardiográficas (43% dos episódios com $K^+ < 6,8$ mEq/L se associaram a ECG anormal e 55% dos episódios com $K^+ > 6,8$ mEq/L tinha ECG anormal). Em termos de frequência, o estudo identificou os seguintes achados:

- Bloqueio atrioventricular de 1º grau: 11%.
- Ritmo juncional: 4%.
- Alargamento do QRS: 8%.
- Ondas T apiculadas: 36%.
- Nenhuma alteração sugestiva: 46%.

Quanto à monitorização cardíaca, é fortemente sugerida em casos moderados (6-6,5 mEq/L) e necessária se grave (≥ 6,5 mEq/L, anormalidade eletrocardiográficas ou qualquer sintoma associado).

INVESTIGAÇÃO ETIOLÓGICA

A avaliação inicial do paciente com hipercalemia deve abranger história, exame físico e eletrocardiograma, além de outros exames laboratoriais, como função renal e eletrólitos. A investigação de medicações que possam elevar os níveis sérico de potássio também é mandatória.

De forma prática, resume-se a investigação etiológica da hipercalemia da seguinte forma:

1. Afastar pseudo-hipercalemia.
2. Excluir efluxo celular de K^+.
3. Avaliar a função renal; caso normal, investigar diminuição de fluxo no néfron distal de água e sódio.
4. Se normal, realizar investigação de hipoaldosteronismo.

Pseudo-hipercalemia ou hipercalemia espúria

Após realização de tais medidas, deve-se primariamente afastar pseudo-hipercalemia como possível etiologia. De forma geral, os pacientes com pseudo-hipercalemia apresentam-se assintomáticos a despeito do potássio elevado, além de não possuírem causa aparente e fatores de risco para o distúrbio (DRC, IRA, acidose, medicações hipercalemiantes).

As principais causas de hipercalemia espúria são:

- Lise de hemácias na amostra.
- Trombocitose e leucocitose.
- Liberação de potássio de plaquetas em amostra coagulada.
- Síndromes genéticas (pseudo-hipercalemia familiar e esferocitose hereditária).
- Resfriamento da amostra ou tempo longo de armazenamento.
- Contração e relaxamento repetidos do pulso durante a venopunção, com consequente liberação local de potássio pelos miócitos do antebraço.
- Centrifugação repetida do sangue no laboratório.

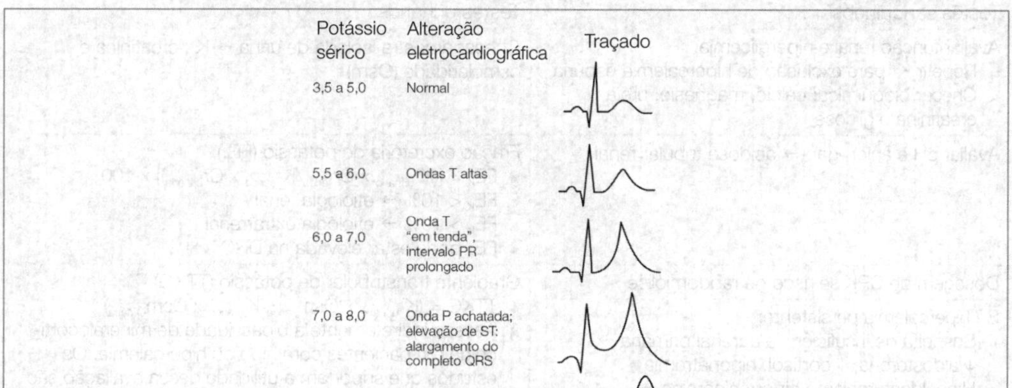

▷ **FIGURA 1** Alterações eletrocardiográficas na hipercalemia.

Elevação aguda do potássio

Na ausência de pseudo-hipercalemia, devemos excluir possíveis erros pré-analíticos associados, como coleta de sangue em mesmo local de administração de soluções com potássio. Caso ambas as causas sejam excluídas, a elevação aguda dos níveis de potássio é em geral relacionada a liberação do potássio do meio intracelular, sendo possível por meio dos exames laboratoriais e história identificar a causa. Como exemplo, podemos citar pacientes politraumatizados, síndrome lise tumoral ou ainda cetoacidose diabética, principalmente em pacientes com função renal alterada.

Em indivíduos com aumento da ingesta de potássio sem alteração da função renal ou do efeito da aldosterona, a ingesta por si só não cursa com hipercalemia, visto que nesses pacientes ocorre aumento da excreção urinária de potássio.

Hipercalemia persistente

Em pacientes que se apresentem com hipercalemia persistente, as principais etiologias estão relacionadas a diminuição da excreção urinária de potássio, seja pela diminuição da secreção/atividade da aldosterona, IRA/DRC e diminuição do volume arterial efetivo.

A diminuição do volume arterial efetivo pode ocorrer devido a depleção de volume (hipovolemia) ou devido a insuficiência cardíaca (diminuição do débito cardíaco)/cirrose hepática (vasodilatação). Nessas situações, há diminuição de fluxo de sódio e água no néfron distal, prejudicando a excreção tubular de potássio. A história clínica irá auxiliar na investigação etiológica.

A avaliação da função renal permite averiguar se o paciente apresenta IRA/DRC e consequentemente diminuição da excreção urinária de potássio. Caso o paciente apresente função renal preservada, sem depleção do volume arterial efetivo, a investigação adicional deverá avaliar a presença de hipoaldosteronismo e sua etiologia.

AVALIAÇÃO DA URGÊNCIA DO TRATAMENTO

O tratamento da hipercalemia leva em consideração a presença ou ausência de sinais e sintomas associados, os níveis de potássio e a etiologia da hipercalemia.

Urgência hipercalêmica

Os pacientes que possuem sinais e sintomas associados à hipercalemia (fraqueza muscular, alterações

▷ **TABELA 2** Avaliação laboratorial sérica e urinária na hipercalemia

Testes sanguíneos	Testes urinários
Avaliar função renal e hiperglicemia: ▪ Repetir K^+ para exclusão de hipercalemia espúria ▪ Checar bioquímica: cálcio, magnésio, ureia, creatinina e glicose	Checar amostra isolada de urina → K^+, creatinina e osmolaridade (Osm)
Avaliar pH e ânion-gap → acidose tubular renal	Fração excretória de potássio (FE_K): ▪ $FE_K = [(K^+_{urinário} \times Cr_{sérica}/K^+_{sérico} \times Cr_{urinária})] \times 100$ ▪ $FE_K < 10\%$ → etiologia renal ▪ $FE_K > 10\%$ → etiologia extrarrenal ▪ FE_K pode estar elevada na DRC
Dosagem de CPK se risco de rabdomiólise Se hipercalemia persistente: ▪ Suspeita de insuficiência adrenal primária → ↓ aldosterona, ↓ cortisol, hiponatremia ▪ Hipoaldosteronismo hiporreninêmico → ↓ aldosterona, cortisol normal	Gradiente transtubular de potássio (TTKG): ▪ $TTKG = (K^+_{urinário} \times Osm_{sérica}/K^+_{sérico} \times Osm_{urinária})$ ▪ Acessa indiretamente a bioatividade de mineralocorticoide em pacientes com hipo ou hipercalemia. Os estudos que suportam a utilidade dessa avaliação são limitados a séries de casos ▪ Potencial utilidade em distinguir pacientes hipercalêmicos com deficiência vs. resistência a mineralocorticoides → mudança do TTKG ao longo do tempo após dose de mineralocorticoide ▪ TTKG < 6 → resposta renal inapropriada à hipercalemia ▪ TTKG > 2 na vigência de hipocalemia sugere perda renal de potássio

eletrocardiográficas) são considerados com urgência hipercalêmica e submetidos a terapias de ação imediata. Isoladamente, $K^+ > 6,5$ mEq/L é uma urgência hipercalêmica. Atenção especial deve ser dada a pacientes que possam ter rápidas elevações dos níveis de potássio (hemorragia digestiva, politrauma, rabdomiólise e síndrome de lise tumoral).

Os pacientes que apresentem hipercalemia leve a moderada ($K^+ > 5,5$ mEq/L) associada a disfunção renal moderada/grave e risco de elevações rápidas dos níveis de potássio – síndrome lise tumoral, rabdomiólise, politraumatizados, hemorragia digestiva e acidose metabólica com ânion-gap normal – apresentam risco de elevação abrupta dos níveis séricos de potássio e devem ser conduzidos como urgência hipercalêmica.

Redução rápida do K^+

Pacientes que não apresentam urgência hipercalêmica não necessitam de terapia imediata para diminuição dos níveis de potássio, porém devem ter seus níveis de potássio reduzidos paulatinamente. A queda do potássio nesse grupo de pacientes pode ocorrer entre 6 e 12 horas.

Nesse grupo, encontram-se os casos com hipercalemia leve a moderada (K^+ 5,5-6,5 mEq/L), sem risco de elevação abrupta nos níveis de potássio, associado a disfunção renal (DRC dialítica ou oligúria), além de pacientes com hipercalemia moderada que necessitem de otimização para realização de procedimento cirúrgico.

Redução lenta do K^+

Esse grupo de pacientes não necessita de diminuição dos níveis de potássio de forma rápida. Apresenta hipercalemia secundária ao uso de medicações (IECA, BRA, diuréticos poupadores de potássio) ou doença renal crônica. A hipercalemia é leve ou moderada, caso não haja disfunção renal ou oligúria. É possível, nesse ínterim, o manejo ambulatorial, sem necessidade de internação hospitalar.

TRATAMENTO

Urgência hipercalêmica

Os pacientes com urgência hipercalêmica necessitam de medidas de ação imediata para antagonizar os efeitos do potássio, diminuir seus níveis séricos e controlar possíveis causas reversíveis da hipercalemia.

- Monitorização: a monitorização cardíaca contínua é essencial. Deve-se realizar ECG seriado devido ao alto risco de arritmias cardíacas. Novas dosagens de potássio são necessárias após 2 horas de introdução da terapêutica e, em seguida, conforme a resposta inicial ao tratamento. Nos pacientes que utilizarem insulina como medida terapêutica (descrito a seguir), recomenda-se monitorizar a glicemia capilar de hora em hora até 6 horas após o término da administração.
- Cálcio: o cálcio atua antagonizando diretamente o efeito do potássio no potencial de membrana. Nos pacientes com urgência hipercalêmica, esta deverá ser a primeira medida a ser realizada, principalmente na vigência de alteração eletrocardiográfica. Vale ressaltar que o cálcio não reduz os níveis de potássio e, portanto, nunca deve ser utilizado como terapia única. Os efeitos do cálcio iniciam-se em minutos após sua administração, porém, sua meia-vida é curta (30-60 minutos). As principais formas de administração do cálcio são:
  - Gluconato de cálcio: dose habitual é de 1.000 mg (10 mL de solução a 10%) diluído em 100 mL de solução glicosada 5% em infusão rápida endovenosa durante 3-5 minutos com monitorização cardíaca contínua. Nos pacientes que persistirem ou recorrerem com alterações eletrocardiográficas, a dose poderá ser repetida após 5 minutos.
  - Cloreto de cálcio: possui concentração 3x superior ao gluconato (13,6 mEq vs. 4,6 mEq em 10 mL de solução 10%). A forma de administração é a mesma já descrita. O gluconato é a formulação preferida devido ao menor risco de irritação local e necrose tecidual em caso de extravasamento. O cálcio não deve ser administrado concomitantemente a soluções com bicarbonato devido ao risco de precipitação de carbonato de cálcio.
- Insulina com glicose: a terapia com insulina visa diminuir os níveis de potássio por aumentar a atividade da bomba Na-K-ATPase e consequentemente carrear o potássio para dentro das células. A administração concomitante de

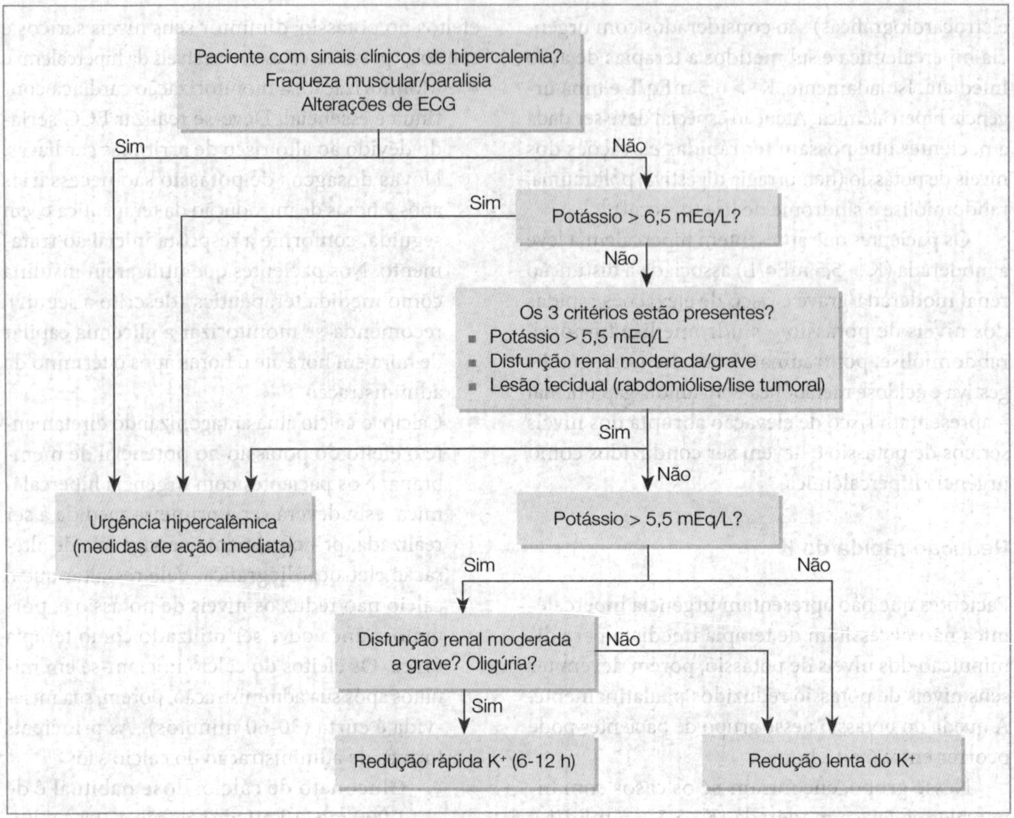

▷ **FIGURA 2** Avaliação da urgência do tratamento da hipercalemia.
ECG: eletrocardiograma.

glicose visa evitar hipoglicemia, porém, em pacientes com glicemia superior 250 mg/dL, a insulina pode ser infundida isoladamente. Os regimes mais utilizados são:

- 10 UI de insulina regular diluído em 500 mL de solução glicosada 10% (50 g de glicose) ou 10 UI de insulina regular em 100 mL de glicose 50% (50 g de glicose), administrado via endovenosa durante 30-60 minutos.
- 10 UI de insulina regular endovenosa em *bolus* seguido por *bolus* imediato de 50 mL de glicose 50% (25 g de glicose). Esse regime permite decréscimo mais rápido dos níveis de potássio, porém está associado a maiores taxas de hipoglicemia. Pode-se evitar hipoglicemia subsequente com administração de solução glicosada 10% na taxa de 50-75 mL/h.

Em todos os pacientes que recebem insulina, a glicemia capilar deve ser verificada de 1/1 hora pelas próximas 6 horas devido ao risco de hipoglicemia.

Os esquemas acima podem ser repetidos de 4/4 horas ou até de 2/2 horas caso os níveis de potássio permaneçam elevados.

As medidas acima visam diminuir os níveis de potássio transitoriamente, pois não eliminam o excesso de potássio corporal. Seu início de ação se dá em menos de 15 minutos, com pico em 30-60 minutos e duração de efeito de 4-6 horas. Para eliminação do excesso de potássio corporal, destacam-se três opções (todas elas atuam mais lentamente que as medidas acima – com exceção da diálise): diuréticos, resinas de troca intestinal e diálise.

- Diuréticos de alça: os diuréticos de alça promovem aumento da eliminação do potássio na urina. A eficácia do diurético requer que o paciente possua função renal normal ou no máximo disfunção moderada. Em pacientes com hipercalemia persistente, o efeito caliurético dos diuréticos de alça pode não ocorrer. Assim, não se recomenda como terapia isolada nas urgências hipercalêmicas. A principal medicação nessa classe é a furosemida. A dose inicial é de 40 mg endovenosa, com início de atuação em 30 a 60 minutos. Em pacientes hipervolêmicos, doses superiores podem ser utilizadas.

- Resinas de troca: atuam como trocadores de cátions que transferem potássio para o interior do trato gastrointestinal e subsequente excreção. A principal resina de troca disponível em nosso meio é o poliestirenosulfonato de cálcio (Sorcal®). A dose é de 30g, via oral, de 8/8 horas ou até 4/4h. Possui início de ação de 1 a 2 horas. Devido ao seu efeito constipante, costuma-se diluir em 100 mL de manitol 10 a 20%. Em pacientes em que a via oral é indisponível, pode-se realizar enema de retenção (30-60 g, via retal, de 6/6 horas). O principal risco associado ao seu uso é a necrose intestinal (obstrução, íleo metabólico, enterocolites). É contraindicado nos pacientes que possuam obstrução intestinal, pós-operatório de TGI, doenças inflamatórias intestinais ou colite pseudomembranosa. A National Kidney Foundation considera que o uso de resinas de troca para tratamento emergencial da hipercalemia é de benefício limitado.
- Diálise: a diálise, preferencialmente a hemodiálise, é indicada em pacientes que apresentem disfunção renal grave. Estima-se redução na $[K^+]$ de 1 mEq/L na primeira hora e de 2 mEq/L em 2-3 horas de diálise. Nos casos que já possuem acesso vascular para diálise, este é o método de preferência caso seja possível pronta realização.

Outras medidas translocacionais de potássio disponíveis são os ß2-agonistas e o bicarbonato de sódio, porém com menos evidência de benefício na literatura.

- ß2-agonistas: assim como a insulina, os ß2-agonistas aumentam a atividade da bomba Na/K/ATPase no músculo esquelético, translocando potássio para o meio intracelular. A dose utilizada é de 4-8x superior às doses utilizadas para quadros de broncoespasmo. O salbutamol (5 mg/mL) pode ser prescrito na dose 10 a 20 mg diluído em 10 mL de SF via inalação durante 10 minutos. Possui início de ação em 30 minutos com pico em 90 minutos. O efeito taquicárdico do ß2 agonista pode ocasionar angina em pacientes com doença coronária prévia; sendo assim, seu uso deve ser evitado nessa circunstância. Pacientes que utilizam betabloqueadores não seletivos podem não apresentar redução no potássio sérico com a terapia beta-agonista (reportada resistência em 40% dos casos).
- Bicarbonato de sódio: a administração de bicarbonato de sódio ocasiona elevação do pH sérico e liberação intracelular de íons H^+ pelo sistema tampão. A fim de manter a eletroneutralidade, o potássio é transferido para o meio intracelular. A sua eficácia é questionável e limitada; portanto, não deve ser utilizado como monoterapia. Tampouco deve ser prescrito em pacientes não acidóticos, com clara ausência de benefícios. A dose habitual é realizada com 150 mEq/L (150 mL de bicarbonato de 8,4%), diluído em 850 mL de solução glicosada 5% ou água destilada, infundido em 2 a 4 horas. O início de atuação é de 15 a 30 minutos e possui duração de 30 a 60 minutos. Deve-se atentar para o risco de sobrecarga volêmica, de hipocalcemia e de hipernatremia.

Redução rápida do K^+

Esse grupo de pacientes não necessita de medidas de ação rápida, porém devem ter os níveis de potássio diminuídos nas próximas 6 a 12 horas (ver Figura 2).

Os pacientes que possuam grave disfunção renal ou que já estejam em programa de diálise devem ter a diálise (preferencialmente a hemodiálise) como tratamento inicial. Caso o início do procedimento demore mais de 6 horas, pode-se administrar resina de troca até a instalação dela.

Nos pacientes que possuam disfunção renal leve ou moderada, ou função preservada, a correção da etiologia da hipercalemia costuma ser suficiente para a normalização dos níveis de potássio associado com resinas de troca. Se hipervolemia, pode-se utilizar diuréticos. No caso de acidose metabólica, o bicarbonato de sódio é uma opção.

Redução lenta do K^+

Esse grupo de pacientes não necessita de medidas imediatas para a diminuição dos níveis de potássio e pode ser manejado ambulatorialmente. Algumas medidas como aconselhamento dietético (dieta pobre em potássio), associação de diurético para tratamento de hipervolemia/hipertensão ou ainda diminuição/suspensão de medicações que hipercalemiantes podem ser instituídas.

PROGNÓSTICO

A despeito das amplamente conhecidas complicações agudas relacionadas a hipercalemia, como fraqueza muscular, paralisia flácida, arritmias, parada cardiorrespiratória e óbito, seu efeito no prognóstico de longo prazo também é relatado.

Níveis elevados de K^+ sérico estão associados a aumento da incidência de eventos cardiovasculares em pacientes tratados com diuréticos. Uma coorte prospectiva de mais de 7.000 pacientes hipertensos leves em tratamento identificou que a hipercalemia apresentava um RR 1,7 (IC 1-2,7) de admissão hospitalar por doença cardiovascular ou óbito; na subpopulação que estava em diurético terapia, esse RR crescia para 6,7 (IC 2,8-15,9).

Uma coorte retrospectiva evidenciou um OR para óbito dentro de um dia de hipercalemia grave

▷ **TABELA 3** Medidas para hipercalemia

Intervenção	Prescrição	Ação	Observação
Cálcio	Gluconato de Ca^{2+} 10% Cloreto de Ca^{2+} 10%* → 10 mL diluído em 100 mL SG 5% IV em 3-5 min	Início em poucos minutos Efeito de curta duração (30-60 min)	Antagoniza os efeitos de membrana (cardioproteção). Tratamento inicial, especialmente se anormalidades no ECG. Não reduz [K^+]
Insulina + glicose	Insulina regular 10 ui IV + glicose 10% 250-500 mL IV em 30-60 min**	Início em 15 min Duração de 4-6 horas	Monitorizar glicemia capilar horária por 4-6 horas. Transloca K^+ para meio intracelular
ß2-agonista	Salbutamol 5 mg/mL – inalação 10-20 mg + SF 5 mL em 10 min	Início em 30 min Pico em 90 min	Dose 4-8x maior que para broncodilatação → atentar para eventos adversos. Transloca K^+ para meio intracelular
Bicarbonato	$NaHCO_3$ 8,4% 150 mL + SG 5% 1.000 mL IV em 2-4 horas	Início em 15-30 min Efeito transitório (30-60 min)	Eficácia limitada; atentar para sobrecarga volêmica Transloca K^+ para meio intracelular
Diuréticos	Furosemida 40 mg IV	Início em 30-60 min	Efeito caliurético questionável no curto prazo → não utilizar como medida isolada em emergências
Resinas de troca	Poliestirenosulfonato de cálcio (Sorcal®) 30-60 g + manitol 100 mL VO. Via retal é uma opção.	Início em 1-2 horas	Risco de necrose intestinal (obstrução, íleo metabólico, enterocolites) Troca intestinal de Na^+ por K^+
Hemodiálise			Pacientes hipercalêmicos com disfunção renal grave

* Cloreto de Ca^{2+} possui concentrações de Ca^{2+} 3x maiores do que o gluconato (13,6 mEq vs. 4,6 mEq em 10 mL de solução a 10%). O gluconato é preferível pelo menor risco de irritação local e necrose tecidual.
** Glicose 50% 50 mL em *bolus* após a insulina também é uma opção.
ECG: eletrocardiograma; IV: intravenoso; SF solução fisiológica; SG: solução glicosada; VO: via oral.

▷ **TABELA 4** Resumo do tratamento da hipercalemia

Suspender todas as medicações potencialmente hipercalemiantes
Orientar restrição de potássio na dieta
Monitorização cardíaca conforme necessário: ▪ Sugerida em casos moderados (K^+ 6-6,5 mEq/L) ▪ Necessária em casos graves ($K^+ \geq 6,5$ mEq/L, anormalidade eletrocardiográfica ou qualquer sintoma associado)
Em pacientes que não requerem tratamento urgente, medidas para redução do K^+ corporal (resinas de troca, diuréticos, diálise) podem ser isoladamente instituídas
Indicações para tratamento urgente: ▪ $K^+ > 6,5$ mEq/L ▪ Hipercalemia sintomática ou alterações eletrocardiográficas ▪ $K^+ > 5,5$ mEq/L+ disfunção renal moderada/grave e risco de elevações rápidas dos níveis de potássio – síndrome de lise tumoral, rabdomiólise, politraumatizados, hemorragia digestiva e acidose metabólica com ânion-gap normal

(continua)

▷ **TABELA 4** Resumo do tratamento da hipercalemia *(continuação)*

Gluconato de cálcio é utilizado como estabilizador de membrana do miocardiócito: ▪ Tradicionalmente recomendado em pacientes com alterações eletrocardiográficas ▪ 10-20 mL da solução a 10% em 2-3 minutos; repetir, se necessário
Medidas translocacionais: ▪ Insulina + glicose ou ß2-agonista inalatório são efetivos como terapia de primeira linha no manejo emergencial da hipercalemia ▪ Insulina + glicose: – Insulina regular 10 UI + glicose 50 g IV (SG 10% 500 mL) → infundir em 30 min e monitorizar dextro de 1/1 hora nas próximas 6 horas ▪ ß 2-agonista inalatório: – Salbutamol 5 mg/mL 10-20 mg + SF 5 mL em 10 min
Bicarbonato de sódio possui evidências limitadas e inconclusivas
Medas que reduzem o K^+ corporal: ▪ Diuréticos se função renal preservada (furosemida 20-40 mg IV) ▪ Resinas de troca: – O poliestireno sulfonato de cálcio tem sido usado no tratamento da hipercalemia em DRC, porém devido aos seus eventos adversos (anorexia, náusea, vômito, constipação e irritação gástrica) e pequeno efeito nos níveis de K^+, alguns autores questionam o seu uso.
Hemodiálise: ▪ Tipicamente terapia de segunda linha para redução do K^+ corporal em pacientes não responsivos ao tratamento ▪ Pode ser indicado como primeira linha em pacientes com hipercalemia ameaçadora à vida que já estão em programa de hemodiálise

DRC: doença renal crônica; SG: solução glicosada.

($K^+ \geq 6$ mEq/L) de 31,64 em pacientes sem doença renal crônica.

LITERATURA RECOMENDADA

1. Acker CG, Johnson JP, Palevsky PM, et al. Hyperkalemia in hospitalized patients: causes, adequacy of treatment, and results of an attempt to improve physician compliance with published therapy guidelines. Arch Intern Med. 1998 Apr 27;158(8):917-24.
2. Ahee P, Crowe AV. The management of hyperkalaemia in the emergency department. J Accid Emerg Med. 2000 May;17(3):188-91.
3. Choi MJ, Ziyadeh FN. The utility of the transtubular potassium gradient in the evaluation of hyperkalemia. J Am Soc Nephrol. 2008 Mar;19(3):424-6.
4. Cohen HW, Madhavan S, Alderman MH. High and low serum potassium associated with cardiovascular events in diuretic-treated patients. J Hypertens. 2001 Jul;19(7):1315-23.
5. DynaMed Plus [Internet]. Ipswich (MA): EBSCO Information Services. 1995. Record No. 115641, Hyperkalemia; [updated 2016 Jun 13]; [about 16 screens]. Disponível em: http://www.dynamed.com/login.aspx?direct=true&site=DynaMed&id=115641.
6. Einhorn LM, Zhan M, Hsu VD, et al. The frequency of hyperkalemia and its significance in chronic kidney disease. Arch Intern Med. 2009 Jun 22;169(12):1156-62.
7. Gumz ML, Rabinowitz L, Wingo CS. An integrated view of potassium homeostasis. N Engl J Med. 2015 Jul 2;373(1):60-72.
8. Hollander-Rodriguez JC, Calvert JF Jr. Hyperkalemia. Am Fam Physician. 2006 Jan 15;73(2):283-90.
9. Kovesdy CP. Management of hyperkalemia: An update for the intensivist. Am J Med. 2015 Dec;128(12):1281-7.
10. Lemoine L, Le Bastard Q, Batard E, et al. An evidence-based narrative review of the emergency department management of acute hyperkalemia. J Emerg Med. 2021 May;60(5):599-606.
11. National Kidney Foundation 2015. Best practice in managing hyperkalemia in chronic renal disease. Disponível em: www.kidney.org. Acesso em: 23 dez. 2020.
12. Nyirenda MJ, Tang JI, Padfield PL, Seckl JR. Hyperkalemia. BMJ. 2009 Oct 23;339:b4114.
13. Parham WA, Mehdirad AA, Biermann KM, Fredman CS. Hyperkalemia revisited. Tex Heart Inst J. 2006;33(1):40-7.
14. Ramadan FH, Masoodi N, El-Solh AA. Clinical factors associated with hyperkalemia in patients with congestive heart failure. J Clin Pharm Ther. 2005 Jun;30(3):233-9.
15. Rodríguez Soriano J. Renal tubular acidosis: the clinical entity. J Am Soc Nephrol. 2002 Aug;13(8):2160-70.
16. Smellie WS. Spurious hyperkalaemia. BMJ. 2007 Mar 31;334(7595):693-5.
17. Van Mieghem C, Sabbe M, Knockaert D. The clinical value of the ECG in noncardiac conditions. Chest. 2004 Apr;125(4):1561-76.
18. Weinberg JM, Appel LJ, Bakris G et al. Risk of hyperkalemia in nondiabetic patients with chronic kidney disease receiving antihypertensive therapy. Arch Intern Med. 2009 Sep 28;169(17):1587-94.
19. Weisberg LS. Management of severe hyperkalemia. Crit Care Med. 2008 Dec;36(12):3246-51.
20. National Kidney Foundation 2015. Best practice in managing hyperkalemia in chronic renal disease. Disponível em www.kidney.org. Acesso 20/02/2022.

95 Hipocalcemia

Rodrigo Antonio Brandão Neto
Lucas Oliveira Marino

PONTOS IMPORTANTES

- A hipocalcemia é condição relativamente frequente e sua síndrome de excitabilidade neuromuscular apresenta diagnósticos diferenciais importantes, como o tétano.
- Pacientes com alcalose respiratória podem apresentar sintomas de hipocalcemia; o tratamento nesse caso é corrigir a hiperventilação.
- O diagnóstico idealmente deve ser confirmado de preferência com dosagem de cálcio ionizado, mas isso não deve atrasar o tratamento dos pacientes com hipocalcemia sintomática.
- A interpretação laboratorial da hipocalcemia é dependente de fatores como concentração sérica de albumina e estado de equilíbrio acidobásico.
- Para realizar o diagnóstico diferencial das distintas etiologias da hipocalcemia é preciso analisar outros eletrólitos, entre eles o fósforo e o magnésio.
- O tratamento do paciente assintomático é realizado preferencialmente com cálcio por via oral e dirigido para a etiologia da hipocalcemia.
- Pacientes com hipocalcemia e sintomas de tetania devem ser tratados com cálcio parenteral.

INTRODUÇÃO E DEFINIÇÕES

A hipocalcemia é definida por cálcio total menor que 8,5 mg/dL ou 2,2 mM ou cálcio ionizado inferior a 4,4 mg/dL ou 1,10 mmol/L (os valores de referência podem ser ligeiramente diferentes, dependendo do laboratório). Representa condição frequentemente encontrada. Em seu extremo, os pacientes podem apresentar-se com quadro de hiperexcitabilidade neuromuscular grave e tetania.

FISIOLOGIA DO METABOLISMO DO CÁLCIO

O adulto apresenta cerca de 1.000 a 1.500 mg de cálcio, sendo 99% deste em forma de hidroxiapatita no esqueleto e 1% no compartimento extracelular e tecidos moles.

O cálcio tem dois papéis fisiológicos importantes no organismo. No osso confere integridade fisiológica ao esqueleto e no compartimento extracelular é responsável pela manutenção e controle de vários processos bioquímicos.

O cálcio é predominantemente extracelular e seus níveis séricos são mantidos por alguns hormônios reguladores como o paratormônio (PTH), vitamina D, fator de crescimento de fibroblastos 23 (FGF23) e a calcitonina. O cálcio é ligado a proteínas como albumina e globulina (40%), íons complexos (5-15%) e livre – fração fisiologicamente ativa (50%). Os principais hormônios reguladores do cálcio são resumidos na Tabela 1.

O objetivo desses hormônios reguladores é manter o cálcio sérico na faixa entre 8,5 e 10,5 mg/dL, pois fora dessa faixa o paciente apresenta predisposição a desenvolver arritmias cardíacas, tetania e outras complicações.

A ingestão diária de cálcio é de cerca de 1 g ao dia, dos quais 300 mg são absorvidos pelo intestino. Cerca de 125 mg de cálcio são secretados de volta para a luz intestinal. A absorção ocorre por mecanismo ativo por meio de metabólitos da vitamina D, principalmente a 1,25 hidroxi-D3 e absorção passiva por mecanismo paracelular através de ATPase cálcio-dependente.

A excreção do cálcio é realizada pelos rins, sendo que 98% do cálcio é reabsorvido via renal; o PTH influencia bastante esse processo. A seguir é especificado o papel dos hormônios reguladores no controle da calcemia.

- **PTH:** tem secreção regulada pela calcemia, com variação inversa à sua concentração. O seu efeito biológico central é o aumento na concentração sérica do cálcio e para tal age em ossos, rins e em menor proporção no intestino, controlando a absorção do cálcio. No tecido ósseo, o PTH provoca um aumento em número e em atividade dos osteoclastos que são responsáveis pela reabsorção óssea e dessa forma aumenta o cálcio sérico. No rim o PTH aumenta a absorção tubular distal do cálcio e aumenta a excreção renal de fósforo.
- **Vitamina D:** a sua principal fonte é dieta e a síntese na pele. A luz solar transforma o 7-dihidroxicolesterol em pré-vitamina D, quando após reação de isomerização forma a vitamina D3. Após outros passos é formado o metabólito 1,25 hidróxi-D3, cuja principal fonte é o rim. A sua principal ação é aumentando a absorção intestinal do cálcio. Esse estímulo ocorre via canais de cálcio e mensageiros intracelulares como o AMP-cíclico. Nos rins sua ação é controversa, possivelmente envolvendo a reabsorção tubular de fósforo. A depleção de vitamina D está associada à diminuição de reabsorção tubular de cálcio e a sua reposição está associada com o efeito contrário. Embora seu uso esteja associado com aumento da calciúria, esse aumento está relacionado com sua ação no osso e aumento de reabsorção intestinal de cálcio. No tecido ósseo estimula a diferenciação de osteoclastos e nas paratireoides age diminuindo a secreção de PTH.
- **Fator de crescimento de fibroblastos 23 (FGF 23):** apresenta efeito inibitório na secreção do PTH, papel ainda não completamente compreendido.
- **Calcitonina:** atua nos osteoclastos, diminuindo sua atividade e a reabsorção óssea. A sua secreção é relacionada com os níveis séricos de cálcio. Quando estes aumentam agudamente, observamos aumento proporcional de sua secreção. Porém quando em situação de hipocalcemia e hipercalcemia prolongada seus efeitos são conflitantes. Aparentemente, em situações de hipercalcemia prolongada as células C da tireoide; responsáveis pela secreção da calcitonina; não funcionam adequadamente e passam a ter pouco controle na concentração sérica de cálcio.

▷ **TABELA 1** Hormônios reguladores da concentração de cálcio

Hormônio	Fonte	Efeitos fisiológicos principais
Paratireoidiano (PTH)	Paratireoides	↑ reabsorção óssea ↑ reabsorção tubular de cálcio ↑ fosfatúria
Vitamina D ativa (1,25-diidroxi-vitamina D)	Produção endógena na pele a partir de precursores dietéticos	↑ absorção intestinal de cálcio e fósforo ↓ secreção de PTH
Fator de crescimento de fibroblastos 23 (FGF 23)	Secretada em osteócitos	↓ produção de PTH ↓ alfa-hidroxilase 1
Calcitonina	Tireoides	↓ reabsorção óssea

ETIOLOGIA E FISIOPATOLOGIA

A hipocalcemia pode ser subdividida em hipocalcemia com baixos níveis de paratormônio (PTH), caracterizando quadros de hipoparatireoidismo, e pacientes com PTH aumentado, o que caracteriza o hiperparatireoidismo secundário.

O conteúdo total de cálcio do organismo é de cerca de 1.000 g, sendo 99% desse conteúdo em formas de cristais de mineral ósseo e menos de 1% em forma solúvel nos compartimentos intracelular e extracelular.

No compartimento extracelular, 50% do cálcio está sobre a forma de cálcio ionizável e o restante ligado a albumina ou formando complexos com outros íons. Porém, essa proporção de cálcio sérico total 2:1 em relação ao cálcio ionizável pode ser alterada por condições como acidose, alcalose metabólica e hiperventilação. Por exemplo, pacientes com hiperventilação podem apresentar quadro de parestesias e contrações musculares com estímulo mínimo, estas são ocasionadas pela redução transitória do cálcio ionizado.

A Tabela 2 exemplifica as causas de hipocalcemia. Iremos comentar as principais causas de hipocalcemia a seguir:

Hipoparatireoidismo

Distúrbio clínico que se manifesta quando o montante de PTH produzido pela paratireoide é insuficiente para manter adequado o metabolismo do cálcio.

O hipoparatireoidismo pode ser causado por alteração no desenvolvimento da paratireoide, destruição das glândulas paratireoides, diminuição de função da glândula com produção alterada de PTH e alteração na ação do PTH, caracterizando os quadros de pseudo-hipoparatireoidismo.

As anormalidades de desenvolvimento da paratireoide ocorrem principalmente como parte de síndromes com malformações congênitas; por exemplo, a síndrome de Digeorge, em que os pacientes apresentam alterações faciais, palato em ogiva, doença cardíaca congênita e anormalidades orofaringeanas associadas ao hipoparatireoidismo. Crianças com hipoparatireoidismo inexplicável e persistente durante a infância devem realizar exame de cariótipo e ser avaliadas procurando anormalidades ocultas de audição, cardíacas e displasia renal que são frequentemente associadas às malformações congênitas que causam hipoparatireoidismo. Não pretendemos nos estender em discussão sobre essas diferentes síndromes, pois não é o objetivo desta obra.

A causa de hipoparatireoidismo mais comum em adultos é a retirada cirúrgica das glândulas paratireoides secundária as tireoidectomias realizadas para câncer da tireoide. Após cirurgias tireoidianas, pode ocorrer hipoparatireoidismo transitório devido a edema ou hemorragia nas paratireoides e por vezes a síndrome do osso faminto (ou *hungry bone syndrom*), causada por grave hiperparatireoidismo e por vezes hipomagnesemia pós-operatória.

Outra importante causa de hipoparatireoidismo é a destruição autoimune das glândulas paratireoides, podendo ocorrer isoladamente ou associada a outras doenças autoimunes. Anticorpos contra paratireoide são detectados em 33% dos casos isolados e em 41% dos pacientes com outras endocrinopatias autoimunes associadas. A doença poliglandular autoimune do tipo 1 representa a principal associação de hipoparatireoidismo com outras doenças imunes ocorrendo em 80 a 90% dos casos; as mais comuns associações nesse caso são com candidíase mucocutânea e insuficiência adrenal. Deve ser lembrado ainda como diagnóstico diferencial as doenças infiltrativas da paratireoide como hemocromatose, doença de Wilson e doenças granulomatosas.

Pseudo-hipoparatireoidismo

Também denominada síndrome de resistência ao paratormônio. Os pacientes nesse caso apresentam achados laboratoriais compatíveis com hipoparatireoidismo com hipocalcemia e hiperfosfatemia, com níveis de PTH aumentados e falta de resposta dos tecidos-alvo ao paratormônio. A hipomagnesemia é causa de resposta alterada ao PTH em tecidos-alvo e deve ser descartada antes que o diagnóstico de pseudo-hipoparatireoidismo possa ser feito.

Outras causas

A hipoalbuminemia pode levar a mensuração de cálcio total diminuído. Por esse motivo, a concentração de cálcio sérico deve ser ajustada para a concentração de albumina como na fórmula a seguir:

Ca corrigido = Ca medido + [(4,0 – albumina) × 0,8]

Hiperfosfatemia pode induzir o paciente a hipocalcemia, assim como a infusão de citrato (presente, por exemplo, como anticoagulante nos principais hemoderivados) também é descrita como causa de hipocalcemia.

O aumento da atividade osteoblástica também é descrito como causa de hipocalcemia e pode ocorrer de duas formas. Como a "síndrome do osso faminto", que ocorre após paratireoidectomia e pode ser distinguida do hipoparatireoidismo pós-operatório devido a hipofosfatemia e níveis aumentados de PTH que apresentam. A presença de extensas metástases osteoblásticas pode causar hipocalcemia e está particularmente associada aos carcinomas de próstata.

Em pacientes gravemente doentes, a hipocalcemia é ocorrência comum; na pancreatite aguda ocorre por formação de complexos de ácidos graxos com cálcio e representa fator de pior prognóstico. A hipocalcemia também ocorre associada a outras doenças agudas, particularmente a sepse bacteriana, e parece estar associada a citocinas e outros mediadores inflamatórios. Nessa situação também representa fator de prognóstico ominoso.

Medicações também são causa importante de hipocalcemia. Drogas antirreabsortivas como os bifosfonados são a medicação com associação mais importante, mas também anticonvulsivantes, medicações antineoplásicas e medicações associadas com hipomagnesemia como a furosemida também podem acarretar em hipocalcemia. A Tabela 3 resume as causas de hipocalcemia conforme seus mecanismos e a Tabela 4 correlaciona as causas de hipocalcemia conforme os achados laboratoriais.

▷ **TABELA 2** Etiologias de hipocalcemia

Causas associadas com PTH diminuído
▪ Agenesia da paratireoide (isolada ou associada a outras anormalidades como na síndrome de Digeorge)
▪ Destruição da paratireoide (radiação, cirurgia, metástases e doenças infiltrativas)
▪ Autoimune (isolado ou associado a doença poliglandular autoimune tipo 1)
▪ Defeitos de função da paratireoide (alterações genéticas do PTH, hipomagnesemia, síndrome do osso faminto e alteração dos receptores sensores do cálcio)

(continua)

▷ **TABELA 2** Etiologias de hipocalcemia (*continuação*)

Causas associadas com PTH aumentado (hiperparatireoidismo secundário)
▪ Deficiência de vitamina D
▪ Resistência a vitamina D (raquitismo e osteomalácia)
▪ Resistência ao paratormônio (pseudo-hipoparatireoidismo ou hipomagnesemia)
▪ Medicações
▪ Pancreatite aguda
▪ Rabdomiólise
▪ Lise tumoral maciça
▪ Metástases osteoblásticas
▪ Síndrome do choque tóxico
▪ Hiperventilação
▪ Doença aguda grave

▷ **TABELA 3** Etiologias da hipocalcemia de acordo com seus mecanismos

Mecanismos	Causas
Hipoparatireoidismo ↓ PTH insuficiente para manter adequado metabolismo do cálcio	▪ Iatrogênica (retirada cirúrgica das paratireoides pós-tireoidectomia; irradiação do pescoço) ▪ Destruição autoimune das glândulas paratireoides: esporádica ou familiar (doença poliglandular autoimune tipo 1) ▪ Doenças infiltrativas das paratireoides: hemocromatose, doença de Wilson, doenças granulomatosas. ▪ Hipomagnesemia → diminuição da produção e efeito do PTH
Pseudo-hipoparatireoidismo Resistência periférica ao PTH → ↑ $PTH_{sérico}$	▪ Grupo de doenças heterogêneas da infância em que a responsividade ao PTH (renal e óssea) é reduzida por alteração na via de sinalização do receptor
Deficiência de vitamina D	▪ Carência nutricional ou privação de luz solar ▪ Síndromes disabsortivas ▪ Medicações (anticonvulsivantes, cetoconazol, rifampicina)
Doença renal crônica Hiperparatireoidismo secundário	↓ 1,25 hidroxivitamina D + ↑ $[PO_4^{3-}]$ (↓ excreção urinária), tipicamente se ClCr < 15 mL/min

(continua)

▷ **TABELA 3** Etiologias da hipocalcemia de acordo com seus mecanismos (*continuação*)

Mecanismos	Causas
↑ formação óssea	▪ Metástases osteoblásticas (adenocarcinomas de próstata) ▪ Pós-parotidectomia ("fome óssea" → ↓ $[PO_4^{3-}]$ + ↑ PTH) ▪ Tratamento de deficiência grave de vitamina D
Sequestro de cálcio	▪ Pancreatite aguda → complexos de ácidos graxos (esteatonecrose) com o cálcio (pior prognóstico) ▪ ↑ Citrato → transfusão maciça ▪ ↑ $[PO_4^{3-}]$ aguda → IRA, rabdomiólise, lise tumoral ▪ Bifosfonatos

▷ **TABELA 4** Causas de hipocalcemia e relação com PTH e fósforo séricos

Condição clínica	PTH	PO_4^{3-}
Hipoparatireoidismo	↓	↑
DRC (hiperparatireoidismo secundário)	↑	↑
Deficiência de vitamina D	↑	↓
Pseudo-hipoparatireoidismo	↑	↑
Hipomagnesemia (resistência ou ↓ secreção de PTH)	Variável	↑
Sequestro de cálcio	Variável	Variável

ACHADOS CLÍNICOS

Os pacientes podem se apresentar ao diagnóstico desde com achado laboratorial assintomático até em condição com risco iminente de morte. O determinante dos sintomas de hipocalcemia é a concentração de cálcio ionizável, portanto em condições como alcalose metabólica; embora o cálcio total possa estar normal, os pacientes podem apresentar sintomas de hipocalcemia.

Os sintomas são principalmente de hiperexcitabilidade neuromuscular, e alterações de dentes e anexos e cardíacas ocorrem dependentes da gravidade e cronicidade da condição.

A hipocalcemia aguda tem como marca registrada a tetania. Em casos leves, os pacientes apresentam parestesias de extremidades e periorais, e, em casos graves, espasmo carpopedal, laringoespasmo e contrações musculares graves podem ocorrer. Outros pacientes apresentam sintomas menos específicos, como fadiga e irritabilidade, entre outros.

Os sintomas de tetania normalmente ocorrem com concentrações de cálcio ionizável menores que 4,0 mg/dL ou de cálcio total menores que 7,0 mg/dL. Alguns pacientes, mesmo com hipocalcemia grave, não apresentam sintomas; condições como hipomagnesemia, hipocalemia, alcalose e descarga adrenérgica contribuem para a manifestação desses sintomas.

Os sintomas de tetania se iniciam geralmente com quadro de parestesias acrais. Esses sintomas podem levar a ansiedade e hiperventilação que exacerbam as parestesias. Os sintomas motores ocorrem em seguida com mialgias, espasmos musculares, rigidez muscular, e o espasmo da musculatura respiratória pode levar a estridor laríngeo e cianose.

Os achados clássicos de irritabilidade neuromuscular são os sinais de Trousseau e Chvostek. O sinal de Trousseau consiste na indução do espasmo carpopedal ao se insuflar o manguito de pressão arterial acima da pressão arterial sistólica por 3 minutos; a manobra pode ser melhorada pedindo-se ao paciente para hiperventilar por cerca de 1 minuto. Já o sinal de Chvostek consiste na contração de músculos faciais ipsilaterais ao se percutir o trajeto do nervo facial próximo à orelha. O sinal de Trousseau é mais específico, mas ambos podem estar negativos mesmo em pacientes com hipocalcemia grave.

Convulsões, tanto na forma de crises de ausência, focais, como na de crises tônico-crônicas generalizadas, podem ser a única manifestação de hipocalcemia. Alterações de movimento semelhantes ao parkinsonismo com distonias, hemibalismo e coreoatetoses podem ocorrer em 5 a 10% dos casos, assim como disartria e ataxia. Sabe-se que pacientes com hipocalcemia crônica podem apresentar calcificações de gânglios da base, mas a correlação dessas com alterações de movimento é pobre.

A hipocalcemia grave também é associada à presença de papiledema e ocasionalmente com neurite óptica, que tendem a melhorar com a correção da hipocalcemia. Alterações psiquiátricas como labilidade emocional, ansiedade e depressão podem ocorrer também.

As manifestações cutâneas incluem hiperpigmentação, dermatites e eczema. Cataratas e, menos frequentemente, ceratoconjuntivite podem ocorrer, mas a correção da hipocalcemia diminui sua progressão. Hipoplasia dentária e alteração da mineralização dos dentes são manifestações crônicas associadas.

Os pacientes podem apresentar manifestações cardíacas com disfunção sistólica, arritmias cardíacas secundárias e prolongamento do intervalo QT. Trata-se de um prolongamento do segmento ST e onda T relativamente normal. Isso é diferente de outras causas de alargamento de intervalo QT no qual a própria onda T se alarga. A única outra condição que provoca a mesma alteração é a hipotermia, cuja suspeita clínica em geral é evidente.

As alterações esqueléticas são, em grande parte, dependentes da causa da hipocalcemia, e manifestações endocrinológicas autoimunes associadas, como insuficiência adrenal, podem estar presentes. A Tabela 5 resume as principais manifestações da hipocalcemia.

▷ **TABELA 5** Manifestações clínicas da hipocalcemia

Agudas	Crônicas
Hiperexcitabilidade neuromuscular (Ca total < 7 mg/dL e iônico < 2,8 mg/dL) Parestesias de extremidades e perioral, espamos musculares em particular espasmo carpopedal e laringoespasmo Sinal de Trousseau → espasmo carpopedal ao se manter insuflado o manguito de pressão arterial 20-30 mmHg acima da pressão arterial sistólica por 3 minutos. Sinal de Chvostek → contração de músculos faciais ipsilaterais ao se percutir o trajeto do nervo facial em um ponto situado 2 cm anteriormente ao lobo da orelha Convulsões, hipertensão intracraniana com papiledema Manifestações cardíacas → disfunção sistólica, ↑ QT	Calcificações ectópicas Parkinsonismo Distonias, hemibalismo, coreoatetose Demência Catarata Alterações dentárias Eczema cutâneo

EXAMES COMPLEMENTARES

O diagnóstico de hipocalcemia deve idealmente ser confirmado em mais de uma ocasião, e o cálcio ionizado deve ser mensurado, para poder atribuir as manifestações suspeitas de hipocalcemia a esta. Pacientes com hipoalbuminemia, como os pacientes hepatopatas, podem apresentar hipocalcemia laboratorial sem apresentar esta de fato (representa a principal causa artefatual de hipocalcemia). A fórmula de correção da calcemia de acordo com a albumina já foi comentada previamente no capítulo. Deve ser lembrado que nem todos os serviços têm a disponibilidade da dosagem do cálcio ionizável.

O segundo passo na avaliação do paciente com hipocalcemia é determinar a etiologia desta. Devem ser dosados magnésio e fósforo. A hipomagnesemia pode induzir resistência ou deficiência de secreção do PTH, levando a hipocalcemia, e a dosagem de fósforo ajuda na determinação do diagnóstico diferencial.

As principais causas de hipocalcemia em departamentos de emergência são hipoparatireoidismo, deficiência ou metabolismo anormal da vitamina D, doença renal e hipomagnesemia.

Nos pacientes com hipoparatireoidismo o cálcio sérico é baixo, com fósforo alto e PTH indetectável, e as concentrações de 25 hidróxi-vitamina D e 1,25 hidróxi-vitamina D são em geral normais. Os pacientes com quadro de pseudo-hipoparatireoidismo apresentam quadro laboratorial semelhante, porém os níveis de PTH se apresentam elevados.

Os pacientes com doença renal crônica, que é a causa mais comum de hipocalcemia na maioria das estatísticas, apresentam fósforo elevado, com fosfatase alcalina, creatinina e PTH também elevados. Nesses pacientes os níveis de 25 hidróxi-vitamina D estão geralmente normais, mas a 1,25 hidróxi-vitamina D está diminuída.

Pacientes com deficiência de vitamina D e osteomalácia apresentam cálcio e fósforo diminuídos, com níveis de fosfatase alcalina marcadamente aumentados. Os níveis de PTH também estão elevados, com função renal normal e níveis de 1,25 hidróxi-vitamina D baixos.

Demonstramos na sequência como as alterações laboratoriais encontradas nos exames podem facilitar o diagnóstico da causa da hipocalcemia (Figura 2).

Presença de hipofosfatemia

A presença de concentração sérica baixa de fósforo em pacientes com hipocalcemia direciona o diagnóstico para excesso de secreção de PTH, o que no contexto desses pacientes define hiperparatireoidismo secundário ou dieta extremamente deficiente em fósforo.

Presença de hiperfosfatemia

Ausência de doença renal ou lesão tecidual grave é virtualmente diagnóstica de hipoparatireoidismo ou pseudo-hipoparatireoidismo.

PTH

Importante para o diagnóstico diferencial do paciente, e só pode ser interpretado conjuntamente com a calcemia. A hipocalcemia é um potente estímulo para secreção de PTH; portanto, a presença de PTH diminuído na presença de hipocalcemia é forte indicador do diagnóstico de hipoparatireoidismo. O PTH pode apresentar-se de diferentes formas, dependente da causa da hipocalcemia:

- PTH é diminuído no hipoparatireoidismo.
- PTH é elevado em pacientes com pseudo-hipoparatireoidismo ou anormalidades do metabolismo da vitamina D.
- PTH pode ser alto, normal ou baixo em pacientes com hipomagnesemia.
- PTH é na maioria das vezes normal na hipocalcemia autossômica dominante (distúrbio extremamente raro causado por mutações do gene do receptor sensor de cálcio, mutações que mais frequentemente estão associadas a hipercalcemia).

Dosagens de calcidiol e calcitriol

A vitamina D é produzida na pele após exposição a raios ultravioletas B (sol ou artificial). No fígado a vitamina D recebe a primeira hidroxilação recebendo a denominação de calcidiol. A segunda hidroxilação no fígado completa o metabolismo e esse composto é chamado de calcitriol.

A deficiência de vitamina D leva à hipocalcemia e, assim, aumenta a secreção de PTH. O calcitriol também está deficiente e exerce efeito negativo sobre a secreção de PTH.

Existem diversas causas de deficiência de vitamina D, e a maioria delas pode ser verificada pela história do paciente e inclui uso de medicações e insuficiente exposição à luz do sol. Algumas considerações devem ser realizadas sobre a interpretação das dosagens de vitamina D:

- Dosagem diminuída de calcidiol em pacientes com hipocalcemia usualmente indica baixa absorção ou ingesta de vitamina D. Outras possibilidades são o uso de fenitoína, doença hepatobiliar e síndrome nefrótica com perda da proteína carreadora da vitamina D.
- A presença de calcidiol normal ou elevado na concomitância de baixa concentração de calcitriol indica presença de doença renal crônica ou osteomalácia vitamina D-dependente (deficiência de alfa-hidroxilase renal). O calcitriol também é diminuído no hipoparatireoidismo.
- Osteomalácia vitamina D dependente tipo 2 ou resistência familiar hereditária à vitamina D deve ser suspeitada se concentrações elevadas de calcitriol estão presentes.

Outros exames podem estar alterados no paciente com hipocalcemia, como exemplificado a seguir:

- ECG: são descritos prolongamentos do intervalo QT (prolongamento do segmento ST com onda T normal); ocasionalmente prolongamento de QRS e alterações de segmento ST. Arritmias cardíacas secundárias à hipocalcemia são raras.
- Tomografia de crânio: pacientes com hipoparatireoidismo ou pseudo-hipoparatireoidismo podem apresentar calcificações de gânglios da base.

DIAGNÓSTICO DIFERENCIAL

Pacientes com hipocalcemia apresentam sinais de irritabilidade neuromuscular e outras causas de hiperexcitabilidade são diagnósticos diferenciais de suas manifestações (p. ex., o tétano, miotonias e a hipertermia maligna). A história e os achados laboratoriais podem prontamente diferenciar essas condições.

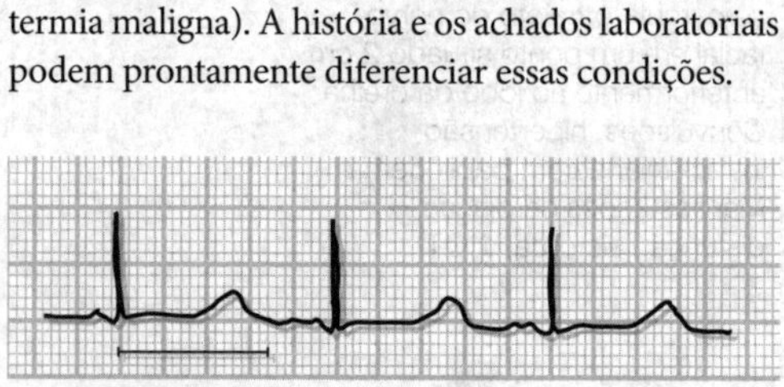

▷ **FIGURA 1** Representação de ECG em paciente com hipocalcemia. Nota-se importante aumento do intervalo QT c. Nesse tipo de alargamento do intervalo QTc, a onda T é de tamanho relativamente normal.

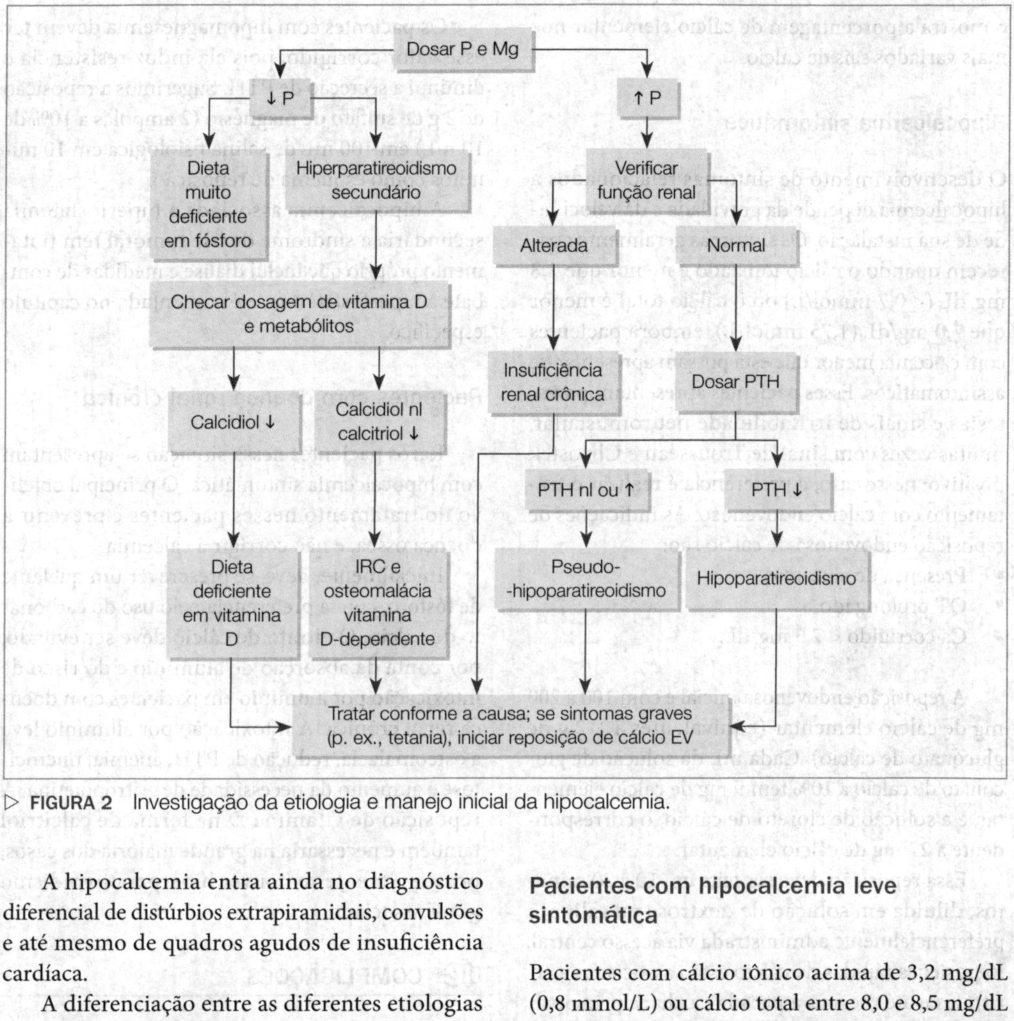

▷ **FIGURA 2** Investigação da etiologia e manejo inicial da hipocalcemia.

A hipocalcemia entra ainda no diagnóstico diferencial de distúrbios extrapiramidais, convulsões e até mesmo de quadros agudos de insuficiência cardíaca.

A diferenciação entre as diferentes etiologias da hipocalcemia já foi comentada previamente neste capítulo.

TRATAMENTO

O tratamento depende da etiologia e da gravidade da hipocalcemia. A administração de cálcio é, na maioria das vezes, de eficácia transitória. Praticamente todo o cálcio corporal se localiza nos ossos e, na maioria dos casos, a hipocalcemia ocorre por alteração da homeostase do cálcio, de forma que o cálcio não pode ser mobilizado do osso para manter a calcemia normal. Uma exceção é a síndrome do osso faminto, em que o osso desmineralizado captura avidamente todo o cálcio ingerido, necessitando de suplementação do cálcio, para manter a calcemia.

Pacientes com hipocalcemia leve sintomática

Pacientes com cálcio iônico acima de 3,2 mg/dL (0,8 mmol/L) ou cálcio total entre 8,0 e 8,5 mg/dL (2 mmol/L) são em geral assintomáticos e podem ser tratados apenas com reposição de cálcio pela dieta ou com formulações de cálcio por via oral. O aumento em 1.000 mg ao dia na ingesta de cálcio em geral é suficiente para controle.

Estudo recente verificou que a reposição de cálcio em pacientes críticos com hipocalcemia e assintomáticos não modificou a evolução dos pacientes.

A suplementação de cálcio pode ser feita com carbonato de cálcio ou citrato de cálcio. Apesar de o citrato de cálcio apresentar melhor bioavalibilidade, não foi demonstrada superioridade deste em comparação ao carbonato. Em pacientes com hipocalcemia assintomática com disfunção renal e baixos níveis de vitamina D, os objetivos primários são corrigir a hiperfosfatemia e repor vitamina D, não sendo necessária reposição de cálcio. A Tabela

6 mostra a porcentagem de cálcio elementar nos mais variados sais de cálcio.

Hipocalcemia sintomática

O desenvolvimento de sintomas relacionados à hipocalcemia depende da gravidade e da velocidade de sua instalação. Os sintomas geralmente aparecem quando o cálcio ionizado é menor que 2,8 mg/dL (< 0,7 mmol/L) ou o cálcio total é menor que 7,0 mg/dL (1,75 mmol/L), embora pacientes com calcemia menor que esta possam apresentar-se assintomáticos. Esses pacientes apresentam parestesias e sinais de irritabilidade neuromuscular, muitas vezes com sinal de Trousseau e Chvostek positivo; nesse caso, a preferência é realizar o tratamento com cálcio endovenoso. As indicações de reposição endovenosa de cálcio são:

- Presença de sintomas.
- QT prolongado.
- Ca corrigido < 7,5 mg/dL.

A reposição endovenosa inicial é com 100 a 200 mg de cálcio elementar (equivalentes a 1-2 g de gluconato de cálcio). Cada mL da solução de gluconato de cálcio a 10% tem 9 mg de cálcio elementar, e a solução de cloreto de cálcio, o correspondente a 27 mg de cálcio elementar.

Essa reposição deve ser feita em 10 a 20 minutos, diluída em solução de dextrose ou salina, e preferencialmente administrada via acesso central. Reposições rápidas de cálcio estão associadas a arritmias e até mesmo a parada cardíaca principalmente em pacientes usando digitálicos. A Tabela 7 resume as formulações para reposição de cálcio endovenosas.

A reposição inicial emergencial de cálcio deve ser seguida por reposição lenta endovenosa com 0,5 a 1,5 mg/kg de cálcio elementar por hora; na sequência, essa infusão será progressivamente diminuída com a normalização do cálcio, sendo instituída reposição de cálcio por via oral e tratamento conforme a etiologia da hipocalcemia.

A reposição de vitamina D também é recomendada nesses pacientes, e o calcitriol em dose de 0,25 a 0,5 µg duas vezes ao dia é a medicação de escolha em pacientes com hipocalcemia aguda, pois sua ação tem início mais rápido. Na alta hospitalar, o paciente pode receber carbonato de cálcio 1.000 a 1.500 mg ao dia (2 ou 3 cps de 500 mg).

Os pacientes com hipomagnesemia devem ter esse valor corrigido, pois ela induz resistência e diminui a secreção de PTH. Sugerimos a reposição de 2 g de sulfato de magnésio (2 ampolas a 10% de 10 mL) em 100 mL de salina fisiológica em 10 minutos como esquema de reposição.

A hipocalcemia associada a hiperfosfatemia secundária à síndrome de lise tumoral tem tratamento próprio que inclui diálise e medidas de combate à hiperfosfatemia, e é comentada no capítulo específico.

Pacientes com doença renal crônica

Raros pacientes nessa situação se apresentam com hipocalcemia sintomática. O principal objetivo do tratamento nesses pacientes é prevenir a doença óssea, e não corrigir a calcemia.

Inicialmente, deve-se prescrever um quelante de fósforo, com a preferência pelo uso do carbonato de cálcio. O citrato de cálcio deve ser evitado, por conta da absorção de alumínio e do risco de intoxicação por alumínio em pacientes com doença renal crônica. A intoxicação por alumínio leva a osteomalacia, redução de PTH, anemia, microcitose e aumento da necessidade de eritropoietina. A reposição de vitamina D na forma de calcitriol também é necessária na grande maioria dos casos, principalmente se houver hiperparatireoidismo grave associado.

COMPLICAÇÕES

Pacientes com hipocalcemia crônica associada a hiperfosfatemia podem apresentar calcificações metastáticas; quando em gânglios da base, por exemplo, sintomas extrapiramidais eventualmente ocorrem.

Quadros de insuficiência cardíaca e convulsões podem ocorrer em casos graves de hipocalcemia;

▷ **TABELA 6** Percentagem de cálcio elementar nos vários tipos de sais

Carbonato de cálcio	40,0
Fosfato de cálcio	39,0
Acetato de cálcio	25,0
Citrato de cálcio	21,0
Lactato de cálcio	13,0
Gluconato de cálcio	9,0
Glucobionato de cálcio	6,5

▷ **TABELA 7** Reposição endovenosa de cálcio

Formulação	Diluição	Cálcio elementar	Infusão	Duração do efeito
Gluconato de cálcio 10%*	1-2g (10-20 mL) + SG 5% 100 ml	90 mg/10 mL	10-20 min (infusões mais rápidas – depressão miocárdica)	Transitório (2-3 horas)**
Cloreto de cálcio 10%		270 mg/10 mL		

*Gluconato é preferível ao cloreto de cálcio pelo risco de necrose tecidual se extravasamento.
**Se hipocalcemia persistente, manter uma infusão lenta de cálcio; diluir Gluconato de cálcio 10% 110 mL em 890 mL de SF ou SG 5% (1 mg/mL de cálcio elementar) – iniciar a 50 mL/h; ajustar para manter calcemia no limite inferior da normalidade (usualmente 0,5-1,5 mg/kg/h de cálcio elementar).

eventualmente, parada cardiorrespiratória presumivelmente com relação direta com a hipocalcemia é descrita na literatura.

INDICAÇÕES DE INTERNAÇÃO, TERAPIA INTENSIVA E SEGUIMENTO

Pacientes com hipocalcemia sintomática grave têm indicação de internação, que usualmente é breve, não ultrapassando 2 a 3 dias, sendo raramente necessários recursos de terapia intensiva, exceto em casos de arritmias cardíacas graves, laringoespasmos e convulsões reentrentantes. A indicação de seguimento ambulatorial é dependente da etiologia da hipocalcemia.

LITERATURA RECOMENDADA

1. Cooper MS, Gittoes NJ. Diagnosis and management of hypocalcaemia. BMJ. 2008;336:1298.
2. Goltzman D. Diagnostic approach to hypocalcemia. www.uptodate.com. 2022. Acesso em: 26 jan 2022.
3. Goltzman D. Etiology of hypocalcemia in adults. www.uptodate.com. 2022. Acesso em: 26 jan 2022.
4. Goltzman D. Treatment of hypocalcemia. www.uptodate.com. 2022. Acesso em: 26 jan 2022.
5. Schilling T, Ziegler R. Current therapy of hypoparathyroidism – a survey of German endocrinology centers. Exp Clin Endocrinol Diabetes. 1997;105:237.
6. Thakker R. Hypocalcemia: pathogenesis, differential diagnosis, and management. In Primer on the Metabolic Bone Diseases and Disorders of Mineral Metabolism, American Society of Bone and Mineral Research. 2006;6:213.
7. Tohme JF, Bilezikian JP. Diagnosis and treatment of hypocalcemic emergencies. The Endocrinologist. 1996;6:10.

96 Hipercalcemia

Rodrigo Antonio Brandão Neto
Lucas Oliveira Marino

PONTOS IMPORTANTES

- O hiperparatireoidismo primário é a causa mais comum de hipercalcemia. As formas mais graves, no entanto, são causadas por neoplasias malignas.
- A apresentação clínica da hipercalcemia depende da velocidade e gravidade da elevação do cálcio sérico e da sua causa de base.
- O quadro clínico pode ser inespecífico, com letargia, fraqueza, anorexia, náusea, vômitos, constipação, poliúria e polidipsia. Sintomas neurológicos denotam hipercalcemia grave.
- No paciente com sintomas e hipercalcemia confirmada, exames devem ser solicitados inicialmente para avaliar a repercussão da condição nos diversos órgãos ou sistemas, ou para diagnosticar eventuais complicações relacionadas à hipercalcemia.
- Desidratação com lesão renal aguda é frequente na hipercalcemia sintomática.
- Pacientes sintomáticos e/ou com cálcio muito elevado (Ca^{++} iônico: > 3,5 mmol/L ou 7 mg/dL; Ca^{++} total > 14 mg/dL) devem ser tratados em caráter emergencial.
- O primeiro passo no manejo terapêutico desses pacientes é a hidratação vigorosa.
- Os bifosfonados suprimem a reabsorção óssea mediada por osteoclastos, sendo recomendados na hipercalcemia com indicação de internação hospitalar.
- A calcitonina tem um efeito hipocalcêmico rápido, em horas, sendo habitualmente associada ao bifosfonato nos pacientes com grave hipercalcemia.
- Corticoide pode ser útil em doenças granulomatosas e linfomas além do mieloma múltiplo.

INTRODUÇÃO E DEFINIÇÕES

A hipercalcemia é definida como cálcio sérico maior que 10,5 mg/dL e cálcio iônico acima do valor normal (4,68 a 5,28 mg/dL). A hipercalcemia é relativamente frequente, podendo ocorrer em 10 a 30% dos pacientes com neoplasias malignas internados e o hiperparatireoidismo primário é uma das neoplasias endócrinas mais frequentes; apesar disso, a crise hipercalcêmica é relativamente incomum, ocorrendo em cerca de 1% dos pacientes com hiperparatireoidismo primário, e a minoria dos pacientes com neoplasia maligna e hipercalcemia desenvolve crise hipercalcêmica.

Vários fatores influenciam na dosagem do cálcio sérico, entre eles proteínas séricas, gamopatias monoclonais, desidratação, distúrbios do equilíbrio acidobásico, modo de coleta, entre outros; portanto, deve-se ter cuidado ao avaliar o paciente com achado de hipercalcemia laboratorial. Idealmente deve-se utilizar o cálcio iônico para o diagnóstico de hipercalcemia.

A hipoalbuminemia, como comentado no capítulo de hipocalcemia, não interfere com a concentração de cálcio ionizável, porém a concentração de cálcio sérico total pode estar falsamente aumentada. A calcemia deve ser corrigida conforme a albumina segundo a fórmula a seguir:

Regra para correção do cálcio medido quando há valores anormais de albumina: Ca corrigido (ionizável) = Ca medido + [(4,0-albumina) × 0,8].

A ligação do cálcio com as proteínas é pH-dependente. A alcalose aumenta a ligação do cálcio com proteínas e, portanto, diminui o cálcio ionizado; o contrário pode ocorrer em quadros de acidose. Portanto, em pacientes com hipoalbuminemia importante e distúrbios do equilíbrio acidobásico deve-se verificar o cálcio ionizado.

A hipercalcemia é decorrente da alteração de mecanismos homeostáticos que resultam em influxo de cálcio proveniente do esqueleto, absorção de cálcio intestinal e diminuição do *clearance* renal do cálcio. Os mecanismos de manutenção da homeostasia normal do cálcio foram comentados de forma sucinta no capítulo de hipocalcemia; portanto, não repetiremos esses comentários nesta seção.

ETIOLOGIA E FISIOPATOLOGIA

Em 90% dos casos, a hipercalcemia é consequência de hiperparatireoidismo ou de malignidade, com o hiperparatireoidismo sendo a causa mais frequente em ambiente ambulatorial, enquanto a malignidade é a causa mais comum encontrada em pacientes no Departamento de Emergência (DE). Entre as causas neoplásicas de hipercalcemia se destacam o carcinoma de pulmão e o carcinoma de mama, que combinados representam cerca de 50% dos casos. Outras causas malignas importantes incluem o mieloma múltiplo e os linfomas.

A maioria dos casos de hipercalcemia é ocasionada por aumento da reabsorção óssea, e o cálcio da dieta e sua absorção não parecem apresentar papel predominante. Tanto que em pacientes com hiperparatireoidismo a hipercalcemia da malignidade parece estar diretamente relacionada a aumento da reabsorção óssea por mecanismos de ativação de osteoclastos que não são completamente compreendidos. Discutiremos as principais causas de hipercalcemia a seguir.

Hiperparatireoidismo primário

A maioria dos pacientes é assintomática no momento do diagnóstico. Nesses pacientes, a inapropriada secreção de PTH e hipercalcemia é consequência da redução da sensibilidade ao cálcio (*set point* de inibição de secreção do PTH pela concentração de cálcio está mais elevado) das glândulas paratireoides e aumento da massa das paratireoides. Ocorre um caso a cada 500 a 1.000 pessoas. Dentro das endocrinopatias só é menos prevalente que o diabetes mellitus e o hipotireoidismo. Em 80% dos casos é causado por adenoma solitário de paratireoide e em 5% dos casos o adenoma atinge duas glândulas paratireoides; em cerca de 15% dos casos apresenta-se como hiperplasia das glândulas paratireoides, podendo ocorrer de forma esporádica ou dentro das síndromes de neoplasia endócrina múltipla. Uma rara apresentação é na forma de carcinoma de paratireoide que ocorre em menos de 0,5% dos pacientes.

A hipercalcemia hipocalciúrica familiar, a exemplo do hiperparatireoidismo primário, apresenta hipercalcemia e hipofosfatemia, mas o achado diferenciador é a presença de calciúria relativa. Esta é causada por mutações no receptor sensor de cálcio; é transmitida por herança autossômica dominante com 100% de penetrância e os indivíduos afetados podem ser detectados em idade jovem.

Hipercalcemia associada a malignidade

A hipercalcemia da malignidade apresenta prognóstico ruim e é associada com desfechos adversos. Em pacientes internados com hipercalcemia, cerca de 45% dos casos são ocasionados por malignidade, 25% dos casos por hiperparatireoidismo primário e 10% dos casos por hiperparatireoidismo terciário.

A hipercalcemia da malignidade pode ocorrer por vários motivos, como os especificados a seguir:

- Produção tumoral de PTHrp (peptídeo relacionado ao PTH): nesse caso, há uma redução da concentração sérica do iPTH (PTH intacto endógeno), redução do fósforo sérico. Os tumores que produzem PTHrp são principalmente da linhagem epidermoide e incluindo carcinoma de pulmão, cabeça e pescoço, mama, células renais, bexiga, entre outros. O PTHrp mimetiza os efeitos do PTH com hipercalcemia, hipofosfatemia, geração de AMP-cíclico e síntese de vitamina D. A produção tumoral de PTHrp é responsável por cerca de 80% das hipercalcemias relacionadas com malignidade.

- Hipercalcemia osteolítica local: o iPTH costuma estar normal, assim como o fósforo. As metástases esqueléticas liberam citocinas e outros fatores que levam a reabsorção óssea mediada por osteoclasto, que representa 15 a 20% dos casos.
- Secreção ectópica de PTH pelo tumor pode ocorrer, mas é um evento extremamente raro.
- Algumas neoplasias, como os linfomas, podem apresentar hipercalcemia devido a produção aumentada de 1,25-di-hidróxi-vitamina D pelo tecido linfoide, que resulta em hipercalcemia absortiva.

Hipercalcemia associada a doenças granulomatosas

Pacientes com doenças infecciosas granulomatosas como tuberculose, hanseníase, histoplasmose e outras doenças fúngicas, assim como condições não infecciosas granulomatosas como sarcoidose, granulomatose de Wegener e granuloma eosinofílico são associadas com produção aumentada de 1,25-dihidróxi-vitamina D e, portanto, com absorção intestinal aumentada de cálcio.

Outras causas

A intoxicação por vitamina D resulta em absorção intestinal de cálcio aumentada. O uso excessivo de álcalis também é descrito como causa de hipercalcemia.

O hipertireoidismo aumenta o *turn-over* ósseo: a triiodotironina é descrita como fator que aumenta a atividade osteoclástica e existem receptores para o hormônio tireoidiano em osteoblastos; por esses vários motivos o hipertireoidismo também pode ser causa de hipercalcemia, ocorrendo em 10 a 20% dos pacientes com hipertireoidismo e sendo usualmente leve.

Em pacientes com insuficiência renal crônica, pode ocorrer hiperparatireoidismo terciário, com função autônoma das paratireoides. Algumas medicações são associadas com hipercalcemia. As Tabelas 1 e 2 resumem as principais causas e mecanismos de hipercalcemia.

▷ **TABELA 1** Principais etiologias de hipercalcemia

Hipercalcemia dependente do PTH
▪ Hiperparatireoidismo primário
▪ Hiperparatireoidismo terciário
▪ Hipercalcemia hipocalciúrica familiar
▪ Hipercalcemia secundária ao lítio
Hipercalcemia independente do PTH
a) Oncogênica
▪ Dependente de PTHrp
▪ Outras síndromes humorais
▪ Metástases osteolíticas e mieloma múltiplo
b) Excesso de vitamina D
▪ Ingestão de vitamina D
▪ Intoxicação por vitamina D
▪ Análogos tópicos de vitamina D
▪ Doenças granulomatosas – aumento da conversão de 25-hidroxi-vitamina D em 1,25-di-hidróxi-vitamina D por aumento da expressão da enzima 25-hidroxi-vitamina D1 α-hidroxiase na lesão.
▪ Síndrome de Williams
c) Outras causas
▪ Tireotoxicose
▪ Insuficiência adrenal
▪ Insuficiência renal aguda
▪ Insuficiência renal crônica com doença óssea adinâmica
▪ Imobilização
▪ Feocromocitoma
▪ Vipoma
▪ Doença de Jansen
▪ Rabdomiólise na fase de recuperação
▪ Doença de Paget
d) Drogas
▪ Intoxicação por vitamina A
▪ Síndrome milk-álcali
▪ Diurético tiazídico
▪ Teofilina
▪ Antiestrogênicos (tamoxifeno)
▪ Ganciclovir
▪ Hormônio do crescimento

ACHADOS CLÍNICOS

A apresentação clínica da hipercalcemia usualmente reflete a causa desta, assim como é dependente

▷ **TABELA 2** Mecanismos e causas de hipercalcemia

Mecanismos	Causas
Hiperparatireoidismo Incidência 1/500-1.000 ↑ *set point* de inibição da secreção de PTH pelo cálcio	Primário: adenoma (80%), hiperplasia (15-20%), carcinoma (< 0,5%); Terciário: hiperparatireoidismo secundário persistente → nódulo autônomo
Malignidade	Produção tumoral PTHrp (80%) ↓ PTH intacto endógeno; tumores de células escamosas, renal, mama, cabeça e pescoço, bexiga Secreção ectópica de PTH → raro Hipercalcemia osteolítica local PTH intacto endógeno normal; mama, mieloma ↑ 1,25-di-hidróxi-vitamina D Produção mediada por tecido linfoide; linfomas
Hipercalcemia hipocalciúrica familiar	Mutação no receptor sensor de cálcio (paratireoide e rim) →↑ *set point* do cálcio ↑ PTH; ↓ $[PO_4^{3-}]$ Como diferenciar de hiperpara 1º? $FE_{Ca} < 0,01$
Excesso de vitamina D	Doenças granulomatosas → tuberculose, hanseníase, histoplasmoses, granulomatose de Wegener, sarcoidose Intoxicação por vitamina D
↑ *turnover* ósseo	Hipertireoidismo T3 aumenta atividade osteoclástica

de sua gravidade e velocidade de instalação. A maioria dos pacientes com hipercalcemia leve é assintomática ou apresenta sintomas vagos, com 50 a 60% dos casos com diagnóstico por meio de achado de exame laboratorial solicitado por outro motivo. Alguns pacientes com hipercalcemia crônica leve apresentam-se com mal-estar inespecífico que após resolução da hipercalcemia referem melhora do estado geral e que nem ao menos percebiam o quão mal se sentiam.

Em pacientes com câncer na maioria das vezes a apresentação é com sintomas relacionados a neoplasia, porém em alguns pacientes a síndrome paraneoplásica de hipercalcemia é a primeira manifestação de doença neoplásica.

Os sintomas são inespecíficos, como letargia, fraqueza muscular, confusão mental, anorexia, náusea, vômitos, constipação, poliúria e polidipsia. As complicações decorrentes da hipercalcemia incluem desidratação, nefrolitíase, nefrocalcinose, insuficiência renal, hipertensão, arritmias cardíacas, úlcera péptica, pancreatite e até coma.

Manifestações gastrointestinais

Os sintomas gastrointestinais resultam do relaxamento da musculatura lisa, sendo que constipação é o sintoma mais comum. A anorexia, náuseas e vômitos também podem ocorrer. O cálcio estimula a secreção de gastrina, mas a significância clínica desse achado ainda é indefinida. Sabe-se que pacientes com hiperparatireoidismo têm incidência de 15 a 20% de doença ulcerosa péptica; portanto, muito maior que a população normal. Não se sabe se em outras situações de hipercalcemia são associadas com aumento de doença ulcerosa. Nos pacientes com neoplasia múltipla do tipo 1 com coexistência de hiperparatireoidismo e Zollinger-Ellison, a paratireoidectomia isoladamente diminui a secreção de gastrina.

Manifestações neuropsiquiátricas

Os sintomas neuropsiquiátricos são variáveis e os pacientes apresentam sintomas vagos como dificuldade de concentração, alterações de personalidade, ansiedade e depressão. Esses sintomas são principalmente relacionados ao hiperparatireoidismo primário.

Quando a hipercalcemia é aguda, a apresentação pode ser dramática, com confusão mental, psicose orgânica e letargia, que pode progredir para estupor e coma. Alguns pacientes se encontram assintomáticos, mesmo com calcemia em níveis de 15 mg/dL, enquanto outros se apresentam com sintomas mesmo com calcemia de 12 mg/dL, demonstrando que a apresentação de sintomas é dependente da velocidade em que aparece a hipercalcemia e a associação de outras condições como doença em sistema nervoso central e uremia.

Manifestações cardiovasculares e renais

A hipercalcemia crônica está associada a deposição de cálcio em válvulas cardíacas, coronárias e fibras miocárdicas. A hipercalcemia pode ainda diminuir os potenciais de ação miocárdico, o que resulta em encurtamento do intervalo QT, com um relato na literatura de tempestade elétrica em crise hipercalcêmica. Hipertensão arterial ocorre com maior frequência nesses pacientes. Isso pode ocorrer por alterações renais secundárias a hipercalcemia ou vasoconstrição secundária ao cálcio.

A descrição original do quadro clínico de hiperparatireoidismo descreve profunda fraqueza muscular e miopatia, mas a maioria dos pacientes em séries recentes apresenta-se apenas com leve fraqueza muscular ou sem sintomas musculares. Quadros reumatológicos também são descritos, incluindo pseudogota, condrocalcinose e gota.

Pacientes com hiperparatireoidismo primário crônico são associados com doença esquelética conhecida historicamente como osteíte fibrosa cística, que se caracteriza por reabsorção subperiosteal das falanges distais e atingindo as regiões distais da clavícula e em região de escalpo e crânio, tendo a aparência classicamente descrita como "sal e pimenta" e em ossos longos, formando cistos ósseos e os chamados tumores marrons.

O hiperparatireoidismo apresenta ainda manifestações renais, sendo a mais comum a nefrolitíase que ocorre em pacientes com hipercalcemia crônica e quase invariavelmente é associada com hiperparatireoidismo primário, embora a sarcoidose possa ser associada com hipercalciúria e aumento de formação de cálculos renais.

A hipercalcemia crônica é associada com defeito na habilidade da concentração renal, que pode induzir poliúria e polidipsia em até 20% dos casos, levando a quadro de diabetes insípido nefrogênico. O mecanismo pelo qual essas alterações ocorrem está relacionado a *down-regulation* dos canais de aquaporina-2 e depósito de cálcio na medula renal com lesão túbulo-intersticial secundária. A acidose tubular renal distal do tipo 1 também pode ocorrer.

Insuficiência renal secundária pode ocorrer por diminuição da taxa de filtração glomerular causada por vasoconstrição direta e por contração de volume induzida por natriurese. Nefropatia crônica intersticial ainda pode ocorrer por calcificação, degeneração e necrose de células tubulares com eventual atrofia tubular, fibrose intersticial e nefrocalcinose secundários a hipercalciúria.

Crise hipercalcêmica

A crise hipercalcêmica é definida com um cálcio corrigido > 14 mg/dL associada com disfunção de múltiplos órgãos. Os pacientes se encontram profundamente desidratados e este é o achado dominante da apresentação clínica. Achados como anorexia, náuseas, vômitos e confusão mental ou sonolência são indicativos de gravidade da crise hipercalcêmica.

Na crise hipercalcêmica aguda, apesar de os pacientes se apresentarem com profunda desidratação, na maioria das vezes não apresentam hipotensão arterial, pois o cálcio aumenta tônus vascular, o que torna a pressão arterial um indicador pouco acurado do grau de desidratação nesses pacientes.

Deve-se ainda atentar para a presença de bradiarritmias, bloqueios atrioventriculares ou de ramos e parada cardiorrespiratória. A hipercalcemia potencializa o efeito cardíaco da digoxina, sendo fator complicador na intoxicação digitálica. Existe descrição de hipercalcemia como causa provável de tempestade elétrica em paciente portador de cardioversor/desfibrilador implantável.

A Tabela 3 resume as principais manifestações clínicas em pacientes com hipercalcemia.

▷ **TABELA 3** Principais manifestações da hipercalcemia

Renal
▪ Poliúria
▪ Polidipsia
▪ Nefrolitíase
▪ Nefrocalcinose
▪ Acidose tubular renal distal
▪ *Diabetes insipidus* nefrogênico
▪ Insuficiência renal

(continua)

▷ **TABELA 3** Principais manifestações da hipercalcemia *(continuação)*

Gastrointestinal
▪ Anorexia, náuseas e vômitos
▪ Constipação
▪ Pancreatite
Musculoesquelética
▪ Fraqueza muscular
▪ Miopatia grave (rara, ocorre em hiperparatireoidismo primário)
▪ Osteíte fibrosa cística
▪ Osteoporose
Neurológicas
▪ Alteração de concentração e memória (principalmente no hiperparatireoidismo primário)
▪ Confusão mental
Cardiovasculares
▪ Encurtamento do intervalo QT
▪ Bradicardia
▪ Hipertensão (rara, principalmente no hiperparatireoidismo primário)

EXAMES COMPLEMENTARES E DIAGNÓSTICO

O primeiro passo na investigação da hipercalcemia é confirmá-la com uma segunda dosagem de cálcio. Deve-se descartar o uso de medicações associadas a hipercalcemia. Em situações de hipoalbuminemia, a concentração de cálcio sérico deve ser corrigida conforme a fórmula abaixo ou ser usado o cálcio iônico.

$$\text{Ca corrigido} = \text{Ca medido} + [(4{,}0 - \text{albumina}) \times 0{,}8]$$

Após a confirmação do diagnóstico da hipercalcemia, deve-se procurar descobrir a etiologia dela. Alguns achados de história ou exame físico ajudam a elucidar o diagnóstico como a presença de doença pulmonar, sugerindo o diagnóstico de sarcoidose. Iremos discutir a seguir os princípios para estabelecer o diagnóstico etiológico da hipercalcemia:

Verificar o PTH

Pacientes com hiperparatireoidismo primário e hipercalcemia da malignidade se apresentam com hipofosfatemia associada; portanto, não se pode diferenciar essas duas causas baseadas nesse achado.

A presença de PTH elevado em pacientes com hipercalcemia faz o diagnóstico de hiperparatireoidismo primário ou hiperparatireoidismo terciário se o paciente tiver insuficiência renal crônica avançada. As únicas outras possibilidades diagnósticas são o uso de lítio ou a hipercalcemia hipocalciúrica familiar, que evolui com fração de excreção renal de cálcio menor que 1%. Concentração de PTH diminuída é compatível com as outras causas de hipercalcemia (Tabela 1).

Verificar o PTHrp

A presença de níveis elevados de PTHrp confirma o diagnóstico de hipercalcemia da malignidade, porém muitas vezes o exame não é disponível para ajudar o diagnóstico diferencial.

Analisar os níveis de vitamina D e seus metabólitos

Níveis elevados de calcidiol indicam ingestão excessiva de vitamina D, porém a concentração de 1,25-di-hidróxi-vitamina D aumentada pode indicar ingesta direta desse metabólito, produção deste por doenças granulomatosas ou linfoma e produção renal aumentada da 1,25-di-hidróxi-vitamina D secundária ao hiperparatireoidismo. Deve-se observar que a produção de PTHrp não leva a aumento de secreção de vitamina D.

Procurar outras causas

A presença de níveis diminuídos de PTH, PTHrp e de vitamina D e seus metabólitos sugere outras causas de hipercalcemia como hipertireoidismo, doença de Paget ou intoxicação por vitamina A, que devem ser investigados.

Alguns achados de exames complementares aparecem na hipercalcemia:

- **ECG:** pacientes com hipercalcemia apresentam intervalo QT curto. A hipercalcemia não exerce efeito importante no aparecimento de distúrbios de condução ou arritmias.
- **Exame oftalmológico:** pacientes podem apresentar ceratopatia em banda, que representa depósito subendotelial de fosfato de cálcio na córnea.

- **Níveis de fósforo**: os níveis de fósforo podem estar elevados, normais ou diminuídos em pacientes com hipercalcemia, como podemos observar na Tabela 4.

▷ **TABELA 4** Causas de hipercalcemia e sua relação com o PTH e PO_4 (fósforo)

Condição clínica	PTH	PO_4^{3-}
Hiperparatireoidismo 1º e 3º	↑	↓
Hipercalcemia hipocalciúrica familiar	↑	↓
Excesso de vitamina D	↓	↑
Malignidade	↓	Variável
↑ *turnover* ósseo	↓	↑

DIAGNÓSTICO DIFERENCIAL

As manifestações da hipercalcemia entram no diagnóstico diferencial de várias patologias. As manifestações gastrointestinais, por exemplo, incluem constipação e anorexia e, portanto, outras causas destas incluem-se no diagnóstico diferencial.

A hipercalcemia causa nefrolitíase em até 20% dos pacientes com hiperparatireoidismo e 4 a 5% dos pacientes com calculose renal têm hiperparatireoidismo. Outras doenças que predispõem a calculose renal também são incluídas no diagnóstico diferencial. A hipercalcemia aguda entra no diagnóstico diferencial do paciente com quadro de confusão mental aguda.

TRATAMENTO

O tratamento da hipercalcemia é dependente da sua gravidade. Dependendo dos seus níveis, a hipercalcemia pode ser classificada em:

- Leve: cálcio iônico de até 6 mg/dL (1,5 mmol/L). Cálcio total > 12 mg/dL.
- Moderada: cálcio iônico de 6 a 7 mg/dL (1,5 a 1,75 mmol/L). Cálcio total: 12 a 14 mg/dL.
- Grave: cálcio iônico > 7 mg/dL (3,5 mmol/L). Cálcio total: acima de 14 mg/dL.

Os pacientes com hiperparatireoidismo e hipercalcemia assintomática leve nem sempre têm indicação de tratamento cirúrgico, e a maioria desses pacientes podem ser manejados clinicamente e permanecem com densidade óssea e parâmetros bioquímicos por vezes estáveis por muitos anos. Ainda não existem agentes terapêuticos

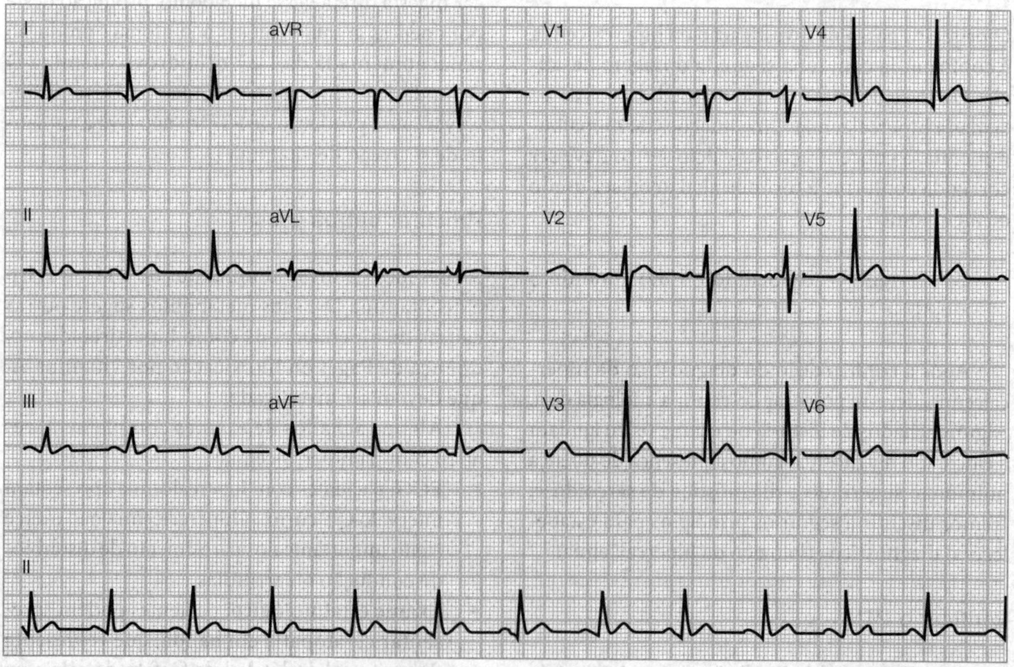

▷ **FIGURA 1** ECG em paciente com hipercalcemia sintomática. Paciente com claro encurtamento do intervalo QTc.

para o tratamento clínico apropriado do paciente com hiperparatireoidismo que sejam seguros e efetivos. O uso de sais de fósforo pode diminuir a calcemia, mas não pode ser recomendada a sua utilização, pois aumenta o risco de calcificações ectópicas. Em mulheres pós-menopausa, a reposição estrogênica é opção em mulheres pós-menopausa e o uso de bifosfonados só é recomendado em estados agudos de hipercalcemia, pois ao diminuir a calcemia aumenta o estímulo para secreção de PTH.

Os pacientes com hiperparatireoidismo primário devem receber tratamento cirúrgico nas seguintes situações:

- Valores de cálcio sérico maiores que 1 mg/dL acima do limite superior da normalidade.
- Calciúria maior que 400 mg nas 24 horas.
- Queda de 30% ou mais no *clearance* de creatinina.
- Presença de osteoporose em qualquer sítio.
- Pacientes com menos de 50 anos de idade.

Deve-se considerar ainda que o tratamento deve ser particularizado em algumas situações. Por exemplo, pacientes com sarcoidose e doenças granulomatosas devem ser tratados com dieta pobre em cálcio, corticoesteroides e tratamento específico para causa. A dose de prednisona em pacientes com hipercalcemia sintomática e doenças granulomatosas é de 20 a 40 mg ao dia. Os corticoesteroides antes eram usados para prolongar o efeito da calcitonina no tratamento da hipercalcemia, mas hoje essa medicação é pouco utilizada.

O interesse maior desta obra é discutir o tratamento da hipercalcemia aguda, o que faremos a seguir.

Hipercalcemia aguda

Valores de calcemia maiores que 14 mg/dL classificam o paciente como hipercalcemia grave, que é associada em grande número de casos com confusão mental e necessita de atendimento imediato e agressivo. O tratamento também é recomendado se cálcio > 12 mg/dL e presença de sintomas.

O primeiro passo no manejo terapêutico desses pacientes é a hidratação vigorosa deles. A hipercalcemia predispõe a desidratação, e a reposição com salina fisiológica é recomendada, frequentemente sendo necessário 4 a 6 litros nas primeiras 24 horas de tratamento dependentes do grau de desidratação e comorbidades presentes como insuficiência cardíaca; em alguns pacientes é descrito uso de > 10 litros/dia de soluções isotônicas. Um esquema recomendado é de 200-300 mL de salina fisiológica por hora, procurando manter débito urinário entre 100 e 150 mL/hora. Um estudo mostrou que reposição de salina com 4 litros ao dia diminuiu em média a calcemia em 2,4 mg/dL. Os diuréticos de alça podem ser usados conjuntamente, embora sua eficácia para tratamento da hipercalcemia seja questionável; podem, entretanto, prevenir a hiper-hidratação. A dose recomendada é de 20 a 40 mg de furosemida endovenosa ao dia, mas em casos refratários a dose pode chegar a 80 a 100 mg EV ao dia. A evidência para o uso da furosemida é ruim e não recomendamos seu uso de rotina em nosso Departamento de Emergência.

A terapia antirreabsortiva óssea é de extrema importância no tratamento dos pacientes, e os bifosfonados representam droga de escolha. São análogos dos pirofosfatos. Suprimem a reabsorção mediada por osteoclastos por estimularem a apoptose nestes e diminuem indiretamente a atividade dos osteoblastos. O início de ação dos bifosfonados para diminuição da calcemia demora de 1 a 3 dias, ao contrário da salina, que diminui a calcemia em horas.

O pamidronato é atualmente o agente de escolha em nosso Departamento de Emergência, embora o ácido zoledrônico apresente maior eficácia, e alguns autores preferem seu uso principalmente na hipercalcemia da malignidade. O ácido zolendrônico não pode ser utilizado em pacientes com *clearance* de creatinina < 30 mL/minuto.

- Dose do pamidronato: 60-90 mg via endovenosa infundidos em 2 a 4 horas. Alguns autores usam a dose de 90 mg/dL apenas se cálcio total > 14 mg/dL.
- Se *clearance* de creatinina < 30 mL/minuto: Dose de 30 a 60 mg EV em 4 a 6 horas.
- A normalização da calcemia ocorre em 70% dos pacientes, e a medicação não deve ser repetida pelo menos por 7 dias. A medicação controla a calcemia por 2-4 semanas, com média de 15 dias.

O ácido zoledrônico é o mais potente bifosfonado disponível, de uso intravenoso e com efeito imediato. O ácido zoledrônico consegue uma normalização do cálcio, em menos de 3 dias, em 80 a 100% dos pacientes.

Dose: 4 mg EV, infundido em 15 minutos; pode ser repetido outras vezes, até normalização do cálcio.

Os principais efeitos colaterais do ácido zolendrônico são mialgia, febre e flebite.

A calcitonina é uma medicação que apresenta vantagem de início rápido (em poucas horas), podendo ser usada no início do tratamento até o início dos efeitos dos bifosfonados, não deve ser utilizada isoladamente para tratamento da hipercalcemia, devido a taquifilaxia induzida pelo medicamento. A dose de calcitonina é de 4 a 8 unidades a cada 8 a 12 horas. Deve-se repetir a dosagem do cálcio antes de se decidir continuar o uso da hiipercalcemia.

Outras medidas importantes que devem ser mencionadas incluem:

- Hemodiálise sem cálcio no fluido deve ser considerada em pacientes refratários a outros tratamentos.
- Denosumab: trata-se de um anticorpo IgG contra RANKL, que tem importante ação osteoclástica; assim, a medicação inibe a ação osteoclástica. Em pacientes com hipercalcemia refratária aos bifosfonados, é uma opção. Em séries de casos foi eficaz para hipercalcemia refratária ao ácido zoledrônico. A dose ainda é indefinida, mas usualmente é de 60 a 120 mg SC em dose única, podendo ser repetida em 1 semana, caso o paciente ainda esteja hipercalcêmico. O denosumab também é uma opção em pacientes com doença renal grave em que bifosfonados são contraindicados.
- Calcimiméticos: são medicações que aumentam a sensibilidade do receptor sensor de cálcio da paratireoide, podendo reduzir a hipercalcemia em paciente com carcinoma de paratireoides ou em hemodiálise. Opções incluem o cinacalcet com dose inicial de 30 mg 12/12 horas por via oral e o etelcalcetide em dose de 2,5 a 5 mg 3 vezes/semana. O etelcalcetide é mais eficaz, mas tem maior risco de hipocalcemia secundária.

Outras medicações de menor utilidade, mas historicamente utilizadas para tratamento da hipercalcemia, incluem o nitrato de gálio, que é um potente agente antirreabsortivo e deve ser usado por 5 dias consecutivos, em dose de 200 mg/m^2. Essa medicação foi superior em um trabalho ao etidronato e não foi comparada aos bifosfonados mais recentes, não sendo utilizada em nosso serviço. Apresenta nefrotoxicidade e tem início de ação apenas após 5 a 6 dias.

A mitramicina também tem ação antirreabsortiva. Usada por via endovenosa na dose de 25 μg/kg EV em 3 a 6 h de infusão. A queda do cálcio é verificada a partir de 12h do início da infusão com o nadir em 48 h. Essa dose pode ser repetida em 3 a 7 dias. Raramente é utilizada devido à sua toxicidade renal, hepática e em medula óssea e não é tão efetiva quanto os bifosfonados, não sendo utilizada em nosso serviço. O cetoconazol tem relatos de ser agente de possível utilidade na hipercalcemia. A Tabela 5 resume o tratamento da hipercalcemia.

INDICAÇÕES DE INTERNAÇÃO, TERAPIA INTENSIVA E SEGUIMENTO

Os pacientes com níveis de cálcio total > 12 mg/dL e sintomas têm indicação de internação hospitalar. Pacientes com hipercalcemia grave, principalmente se valores de cálcio maiores que 16 mg/dL, têm indicação de internação em UTI. Todos os pacientes com hipercalcemia têm indicação de seguimento ambulatorial.

▷ **TABELA 5** Tratamento resumido da hipercalcemia

Tratamento	Dose	Início de efeito	Observações
SF	4-6 L/dia (200-300 mL/h → débito urinário 100-150 mL/h)	Horas	Natriurese →↑ excreção renal de cálcio
Furosemida	Dose individualizada	Horas → diurético calciúrico, porém impacto questionável. Priorizar para manejo volêmico	Não prescrever antes de garantir a reidratação e restaurar a diurese
Pamidronato	90 mg + SF 250 mL → infundir em 2-4 h	1-3 dias → inibe reabsorção óssea (bifosfonato)	Não repetir em menos de 7 dias. Duração de efeito 2-4 semanas

(continua)

▷ **TABELA 5** Tratamento resumido da hipercalcemia *(continuação)*

Tratamento	Dose	Início de efeito	Observações
Ácido zoledrônico	4 mg → infundir IV em 15 min; pode ser repetida se necessário	Imediato → inibe reabsorção óssea (bifosfonato)	Normalização do cálcio em 3 dias em 80-100% dos casos
Corticosteroides	Prednisona 1 mg/kg	Dias	Linfoma, mieloma, doenças granulomatosas e intoxicação por vitamina D
Calcitonina	4-8 UI/kg IM ou SC de 12/12 h por 48 h	Horas	Utilizar somente em se CaT > 14 mg/dL; não utilizar como tratamento isolado (risco de taquifilaxia)

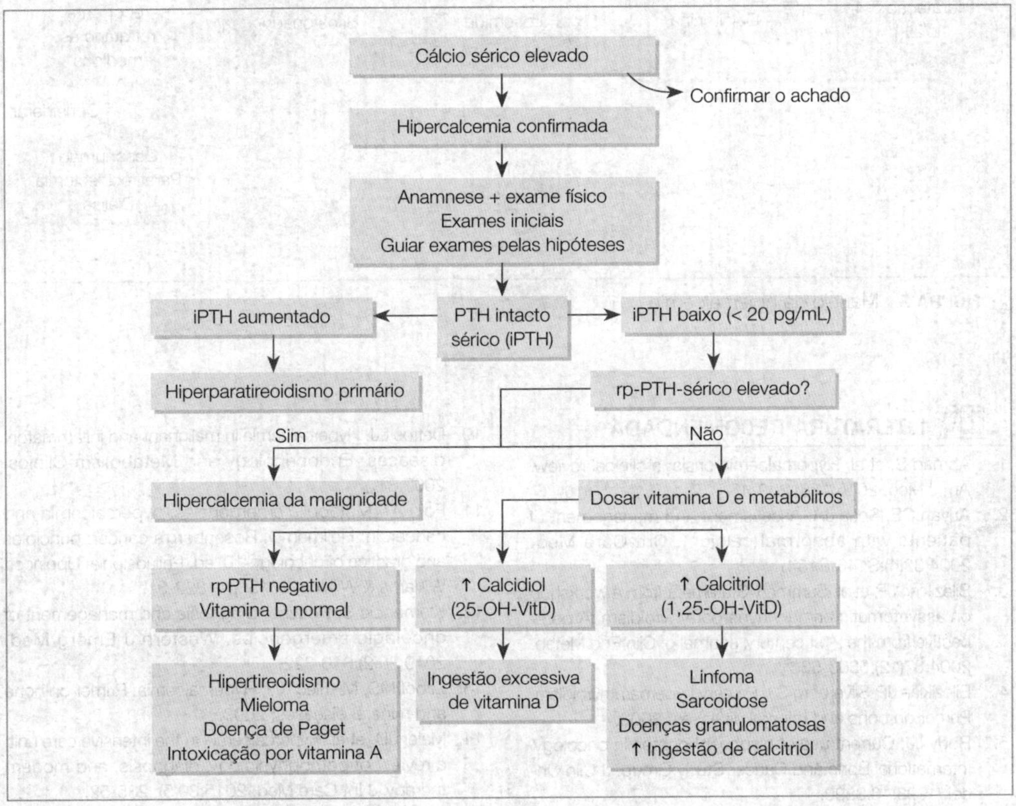

▷ **FIGURA 2** Avaliação da hipercalcemia.

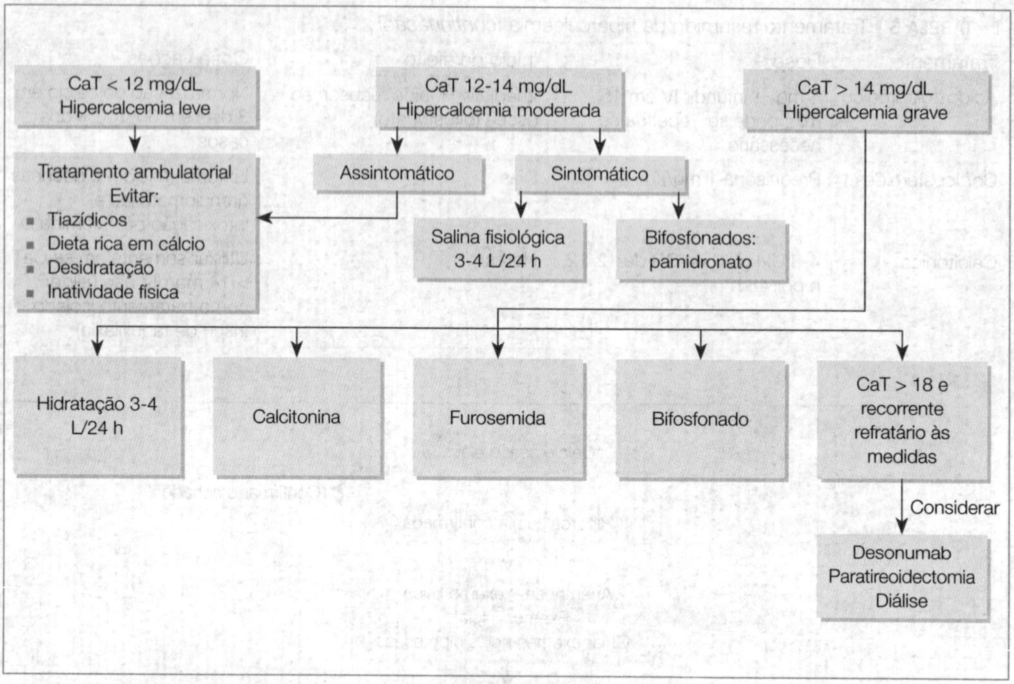

▷ **FIGURA 3** Manejo da hipercalcemia.

LITERATURA RECOMENDADA

1. Ahmad S, et al. Hypercalcemic crisis: a clinical review. Am J Med. 2015:128: 239-45.
2. Ariyan CE, Sosa JA. Assessment and management of patients with abnormal calcium. Crit Care Med. 2004;32(4):S146-S154.
3. Bilezikian JP, et al. Summary Statement from a workshop on assyntomatic primary hyperparathyroidism: A perspective from the 21st century. Journal of Clin End Metab. 2004;87(12):5353-5361.
4. Bilezikian JP, Silverberg SJ. Primary hyperparathyroidism. Primer on bone and mineral diseases. 2003.
5. Body JJ: Current use of bisphosphonates in oncology. International Bone and Cancer Study Group. J Clin Oncol. 1998;16:3890.
6. Bringhurst. Hypercalcemic disorders. In: Williams textbook of endocrinology. 13. ed. Philadelphia: Elsevier; 2016. p. 1277-94.
7. Chang WW, et al. Calcium, magnesium, and phosphate abnormalities in the emergency department. Emerg Med Clin N Am. 2014;32:349-66.
8. Cooper MS, Gittoes NJ. Diagnosis and management of hypocalcaemia. BMJ. 2008;336:1298.
9. Daniels E, et al. Hypercalcemia: pathophysiology, clinical signs, and emergent treatment. J Am Anim Hosp Assoc. 2015;51:291-9.
10. Deftos LJ. Hypercalcemia in malignant and inflammatory diseases. Endocrinology and Metabolism Clinics. 2002;31.
11. Fojo AT. Metabolic emergencies: hypercalcemia and cancer. In: Hellman D. Rosenberg's cancer: principles and practice of oncology. 10. ed. Philadelphia: Lippincott Williams & Wilkins; 2015. p. 1822-31.
12. Klemencic S, Perkins. Diagnosis and management of oncologic emergencies. Western J Emerg Med. 2019;20(2):316-322.
13. Lebof MS, Mikulec KH. Hypercalcemia. Primer on bone and mineral diseases. 2003.
14. Maier JD, et al. Hypercalcemia in the intensive care unit: a review of pathophysiology, diagnosis, and modern therapy. J Int Care Med. 2015:30(5): 235-52.
15. Minisola S, et al. Diagnosis and management of hypercalcaemia. BMJ. 2015;350:h2723.
16. Mirrakhimov AE. Hypercalcemia of malignancy: an update on pathogenesis and management. N Am J Med Sci. 2015;7(11):483-93.
17. Peckerstorfer M, Brener K, Zojer N: Current management strategies for hypercalcemia. Trea Endocrinol. 2003;2(4):273-292.
18. Petrino R, Marino R. Calcium. In: Tintinalli's emergency medicine. 8. ed. New York: McGraw-Hill; 2016. p. 107-10.

19. Pi J, et al. A review in the treatment of oncologic emergencies. J Oncol Pharm Pract. 2016.
20. Reagan P, et al. Approach to diagnosis and treatment of hypercalcemia in a patient with malignancy. Am J Kidney Dis. 2014;63(1):141-7.
21. Rhenagam AD, Rosner MD. Hypercalcemia: Etiology and management. Nephrol Dyalis and transp. 2018;33:549-51.
22. Shane E, Berenson JR. Treatment of hypercalcemia. UpToDate, 2022. Disponível em: https://www.uptodate.com. Acesso em: 26 jan 2022.
23. Shane E. Diagnostic approach to hypercalcemia. UpToDate, 2022. Disponível em: https://www.uptodate.com. Acesso em: 26 jan 2022.
24. Shane E. Etiology of hypocalcemia in adults. UpToDate. 2020. Disponível em: https://www.uptodate.com. Acesso em: 16 dez 2020.
25. Thakker R. Hypocalcemia: pathogenesis, differential diagnosis, and management. In: Primer on the Metabolic Bone Diseases and Disorders of Mineral Metabolism, American Society of Bone and Mineral Research. 2006;6:213.

97 Cólica nefrética

Rodrigo Antonio Brandão Neto

PONTOS IMPORTANTES

- As cólicas nefréticas são mais comuns em homens e nas estações mais quentes do ano.
- Pacientes com episódios prévios têm alta chance de recorrência.
- O quadro é de dor, que pode ser inicialmente mal localizada, até aparecer em flanco costovertebral; náuseas, vômitos e hematúria associados são frequentes.
- Infecção associada com febre é indicação formal de internação; em pacientes com sintomas de sepse, deve ser realizada intervenção urológica de emergência.
- A urina 1 revela a presença de hematúria em 90% dos casos.
- A ultrassonografia costuma ser o exame mais rapidamente disponível e barato, e em relação ao manejo do paciente na emergência, uma abordagem com ultrassonografia como exame inicial é equivalente a uma abordagem com tomografia helicoidal de vias urinárias.
- A tomografia helicoidal de vias urinárias é considerada hoje o padrão-ouro para o diagnóstico de cólica nefrética.
- A analgesia deve ser realizada inicialmente com anti-inflamatórios não esteroidais e analgésicos comuns podem ser utilizados. Em casos refratários, os opioides devem ser utilizados.
- Indicações de internação incluem incapacidade de controle da dor, dúvida diagnóstica em paciente idoso, infecção com sepse associada e quadros obstrutivos.
- A tansulosina pode ser benéfica em pacientes com cálculos entre 5 e 10 mm, aumentando sua eliminação espontânea.

INTRODUÇÃO E DEFINIÇÕES

A cólica nefrética é a dor na região lombar e/ou no flanco, causada por obstrução total ou parcial das vias urinárias por cálculos, podendo ser associada a quadros infecciosos e disfunção renal.

Os cálculos urinários são cada vez mais prevalentes, com um risco de 12% em homens e 6% em mulheres de desenvolverem doença sintomática durante a vida. As taxas de recorrência são de cerca de 50% dos pacientes, e mais da metade deles apresenta história familiar de cólicas nefréticas.

Pacientes com história de cólica nefrética prévia têm risco três vezes maior de apresentar um novo episódio. Em geral ocorre um primeiro episódio de cólica nefrética a partir dos 20 anos de idade, com pico de incidência por volta de 40 a 60 anos e uma incidência de três casos a cada mil pessoas ao ano. A cólica nefrética pode estar associada a quadro infeccioso e disfunção renal; nesse caso, quando é bilateral ou em rim único.

A cólica nefrética é mais frequente em homens, com 1,7 caso para cada um em mulheres, mas estatísticas recentes mostram que essa relação está diminuindo. A incidência é maior em climas mais quentes e durante os meses do verão.

ETIOLOGIA E FISIOPATOLOGIA

Os cálculos urinários são formados pela agregação de cristais com uma proteína não cristalina. Esses cristais se agregam para formar um cálculo. Quando atingem um determinado tamanho, esses cálculos podem migrar pelo ureter, causando dor em forma de cólica durante o trajeto.

Oitenta por cento dos cálculos contêm cálcio, a maioria geralmente sob a forma de oxalato de cálcio (60%). O fosfato de cálcio, por sua vez, é responsável por cerca de 20% dos cálculos urinários. Já os cálculos de ácido úrico correspondem a cerca de 7%, e outros 7% são secundários a quadro infeccioso e formados por fosfato de magnésio amoniano.

A teoria mais aceita sobre a formação de cálculos urinários é que ela ocorre quando materiais minerais normalmente solúveis, como o cálcio e o oxalato, formam uma solução hipersaturada na urina, o que leva à sua agregação. Os cálculos assim formados podem se tornar grandes o bastante para se ancorar no trato urinário (em geral, nos coletores distais) com aumento progressivo de seu tamanho com a incorporação de mais cristais. Outra teoria aceita é de que os cálculos são inicialmente produzidos na medula intersticial renal e saem das papilas renais, formando uma placa em que, posteriormente, outros cristais se agregam. Já cálculos de estruvita, cistina e ácido úrico têm fisiopatologia diferente em sua formação, com fatores como concentração das substâncias e pH urinário influindo na sua formação.

FATORES DE RISCO

A obesidade é um fator de risco independente do desenvolvimento de cálculos renais. A história familiar aumenta em pelo menos duas vezes o risco de desenvolvimento de cálculos renais.

Fatores dietéticos e desidratação são importantes também para o desenvolvimento de cálculos renais sintomáticos. Alterações anatômicas do trato urinário, como o rim em ferradura, implicam risco aumentado de calculose renal. Outros distúrbios médicos, como hiperparatireoidismo primário, acidose tubular renal e doenças reumáticas, entre outras, implicam maior risco para formação de cálculos.

Ainda se sabe que pacientes hipertensos e que ingerem pouco líquido têm risco aumentado de desenvolver cólica nefrética. Outro fator de risco é trabalhar em ambientes quentes, como cozinhas industriais.

Pacientes que desenvolvem um quadro de cólica renal têm risco de 30 a 40% de desenvolver um novo quadro de cólica nefrética em 5 anos após o primeiro episódio.

Os principais fatores de risco para desenvolvimento da cólica nefrética são resumidos na Tabela 1.

TABELA 1 Principais fatores para desenvolvimento de cálculos urinários

Fator	Tipo de alteração
Volume urinário baixo, com alta concentração de cálcio na urina	Urinária
pH urinário alto	Urinária, associada a acidoses tubulares renais frequentemente
Alta concentração de oxalato ou baixa concentração de citrato na urina	Urinária
Rim em ferradura	Anatômica
Rim com camada medular esponjosa	Anatômica
Baixa ingestão hídrica	Dietética
Baixa ingestão de cálcio ou alta ingestão de oxalato	Dietética
Alta ingestão de proteínas, sódio, açúcares e vitamina C	Dietética
Hiperparatireoidismo primário	Comorbidade médica
Gota	Comorbidade médica
Obesidade	Comorbidade médica
Diabetes mellitus	Comorbidade médica
Doença inflamatória intestinal	Comorbidade médica
Acidose tubular renal	Comorbidade médica
Má absorção intestinal	Comorbidade médica

ACHADOS CLÍNICOS

A cólica nefrética ocorre por conta da obstrução do ureter pelo cálculo. Portanto, o termo "cólica ureteral" seria mais adequado. A dor é causada pelo espasmo do ureter, ocorrendo ainda obstrução e distensão do ureter e da cápsula renal. Outras causas comuns de dor similar da mesma etiologia incluem obstrução por coágulos sanguíneos por causas intrínsecas.

A apresentação clínica é na forma de uma dor aguda unilateral, em cólica, localizada em região lombar abaixo da décima segunda costela, com irradiação para a virilha ou as gônadas genitais. Inicialmente, o quadro doloroso pode ser mal localizado em região abdominal, e em algumas horas em geral ele é localizado. Posteriormente, a dor pode modificar sua posição conforme a trajetória de descenso do cálculo, migrando para a região abdominal ou para os genitais. Náuseas e vômitos são ocorrências comuns associadas nesses pacientes. Os episódios de dor são intensos, mas apresentam períodos de acalmia, em que o paciente pode se encontrar completamente sem dor, seguidos de novos períodos de exacerbação com duração de 20 a 60 minutos.

Não há sintomas de peritonismo. Quando o cálculo se aproxima da junção ureterovesical, o paciente pode apresentar disúria, hematúria terminal e urgência urinária, mimetizando quadro de cistite bacteriana.

Ao exame físico, o paciente apresenta-se ansioso, com dificuldade em achar posição confortável. Pode ainda ocorrer hipersensibilidade à percussão lombar ou sinal de Giordano positivo. Hematúria macroscópica ou microscópica ocorre em 70 a 95% dos casos; assim, a ausência de hematúria não exclui o diagnóstico de cólica nefrética. Em homens é interessante avaliar testículos, pois patologias escrotais podem cursar com dor abdominal e mimetizar cólica nefrética.

A Tabela 2 resume os principais achados clínicos em pacientes com cólica nefrética.

TABELA 2 Achados clínicos em pacientes com cólica nefrética

Sintomas	Frequência
Dor em cólica	90-100%
Náuseas	50-60%
Vômitos	45-60%
Hematúria	90% (em 50% dos casos, macroscópica)
Disúria	10%
Dor abdominal	40-50%
Febre	5-10%
Sinal de Giordano	30-50%

EXAMES COMPLEMENTARES

Tradicionalmente, o exame ideal para confirmação diagnóstica é a tomografia computadorizada (TC) helicoidal sem contraste (contraste diminui sensibilidade para cálculos pequenos), com sensibilidade de 96% comparada a 87% da urografia excretora e especificidade de cerca de 100%, e as diretrizes recomendam que seja realizada em no máximo 24 horas da suspeita diagnóstica. O exame apresenta ainda valor preditivo positivo de 100%, e negativo de 91%.

Quando o diagnóstico de cálculo é obtido pela TC, recomenda-se a realização de radiografia simples de abdome, pois o cálculo é radiopaco em 75 a 90% dos casos.

A ultrassonografia é um exame de alta especificidade, acima de 90%, mas com sensibilidade inferior à da TC, pode ser utilizada na ausência desta, podendo observar dilatação ureteral e pielocalicial, o que pode assim identificar os pacientes com indicação de intervenção urgente.

Embora útil, a urografia excretora foi substituída pela TC como exame de escolha, e a ressonância magnética raramente é necessária nesses pacientes, exceto na circunstância da avaliação de gestantes com contraindicação a TC.

Um estudo recente mostrou que o manejo dos pacientes com ultrassom de vias urinárias, realizado pelo emergencista treinado, comparado ao manejo com tomografia de vias urinárias, teve desfecho semelhante. Porém, houve menores custos com a abordagem pela tomografia, de forma que essa abordagem nos momentos atuais pode ser considerada equivalente à abordagem que prioriza a ultrassonografia. Em nosso serviço recomendamos a ultrassonografia como exame inicial para a avaliação desses pacientes, mas a maioria dos autores prefere uma abordagem com TC como primeiro exame caso disponível.

Os exames de imagem têm importância ainda em revelar o local da obstrução urinária ou do cálculo. Anatomicamente, as três partes mais estreitas do ureter são na junção pieloureteral, região medial do ureter quando este cruza os vasos ilíacos, sendo o local mais comum de apresentação a junção vesicoureteral, responsável por mais de 60% dos cálculos ureterais. A Tabela 3 resume a utilidade dos exames de imagem na cólica nefrética.

A realização de exame de urina 1 em todos os pacientes é recomendada por alguns autores, mas não sem controvérsia: a presença de bactérias, leucocitúria e nitritos sugere infecção associada e, nesse caso, a realização de urocultura também é indicada. A urina 1 apresenta hematúria em 90% dos casos de cólica nefrética, mas sua maior utilidade é em descartar infecção.

Em pacientes com suspeita de infecção, outros exames a serem considerados incluem a realização de hemograma, e a função renal deve ser solicitada em todos os pacientes em risco de disfunção renal aguda ou com indicação de internação.

Em pacientes com eliminação espontânea do cálculo renal, a análise bioquímica dele pode ser benéfica, pois identifica sua composição e indica possíveis intervenções a serem realizadas, tratando-se do melhor exame para definir a etiologia da litíase urinária. Uma discussão maior e intervenções nas diferentes etiologias dos cálculos urinários fogem aos propósitos desta revisão.

DIAGNÓSTICO DIFERENCIAL

A obstrução das vias urinárias por coágulos (secundários, por exemplo, a neoplasias renais ou uso de anticoagulantes) pode causar dor similar à da cólica nefrética. As hemorragias glomerulares, por sua vez, não cursam com obstrução das vias urinárias.

Outras causas de dor lombar devem ser consideradas, em particular o aneurisma de aorta abdominal em pacientes com mais de 60 anos de idade, sobretudo se apresentam vasculopatia associada. Pielonefrite pode causar quadro doloroso semelhante, usualmente associado a quadro febril e é um diagnóstico diferencial com complicação possível de litíase ureteral. Outros diagnósticos a serem considerados em mulheres são a torção de cisto ovariano e a dismenorreia. A Tabela 4 resume os principais diagnósticos diferenciais da cólica nefrética.

O escore STONE para predizer a probabilidade do diagnóstico de cálculo ureteral é utilizado para prever quais pacientes não necessitam de TC para investigação. O escore é apresentado na Tabela 5. O seu uso, apesar de caracterizar acuradamente baixo risco (< 10%), risco moderado (10-90%) e alto risco (> 90%) de cálculos ureterais sintomáticos, não consegue adequadamente predizer quais pacientes não necessitam de exame de imagem diagnóstico.

TRATAMENTO

O manejo inicial do paciente tem como objetivo o controle da dor. Anti-inflamatórios não esteroidais e inibidores da cicloxigenase-2 (COX-2) são

▷ **TABELA 3** Exames de imagem para cólica nefrética

Exame	Características
Radiografia simples de abdome	Barata e disponível Difícil de interpretar Só consegue visualizar cálculos radiopacos (75-90% dos cálculos)
Ultrassonografia de vias urinárias	Barata e disponível Exame específico (> 90%), mas sensibilidade menor que a da tomografia helicoidal de vias urinárias Abordagem com ultrassonografia tem uma *performance* similar em relação ao manejo da tomografia helicoidal de vias urinárias
Urografia excretora	Ajuda a planejar o tratamento, localizando o cálculo Relativamente cara e com exposição à radiação Uso de contraste intravenoso Exame pouco utilizado atualmente
Tomografia helicoidal de vias urinárias sem contraste	Padrão-ouro para o diagnóstico com sensibilidade e especificidade > 95% Exposição à radiação
Ressonância magnética de vias urinárias	Excelente para localização do cálculo Exame caro e de utilidade ainda em investigação

▷ **TABELA 4** Principais diagnósticos diferenciais da cólica nefrética

Diagnóstico	Características diferenciadoras
Pielonefrite	Sintomas urinários baixos mais frequentes, quadro séptico mais frequente
Colecistite	Não cursa com sintomas urinários, dor costuma ser em região de hipocôndrio direito e mais alta em relação à localização usual das cólicas nefréticas
Aneurisma de aorta	Sem sintomas urinários, dor mais central na região do dorso
Herpes-zóster	Presença de lesões cutâneas, ausência de sintomas urinários
Cisto de ovário roto	Dor intensa em região mais baixa, dor usualmente abdominal, sem sintomas urinários
Endometriose	Dor com característica mais crônica, sem paroxismos
Lombalgia por causas osteomusculares	Presença de espasmo muscular, piora com movimentação, sem sintomas urinários
Apendicite	Dor em fossa ilíaca, poderia confundir com cálculo uretral, presença de descompressão brusca
Pneumonia	Dor em região dorsal mais alta quando pleurite associada, sintomas respiratórios associados
Tumor renal	Em caso de sangramento pode causar obstrução por coágulos com dor. Costuma ter outros sintomas, como perda de peso, sem paroxismos claros de dor. Hematúria franca
Isquemia mesentérica	Dor principalmente abdominal, cursa com acidose metabólica e sem sintomas urinários
Estenose de ureter ou de junção ureteropélvica	Por conta do quadro obstrutivo pode cursar com dor, mas em geral é pouco intensa
Uso de anticoagulantes	Pelo sangramento podem causar obstrução urinária e dor; história de uso da medicação e sangramentos em outros locais. Cursa com hematúria macroscópica bem mais franca que a nefrolitíase
Gestação ectópica	Sem sintomas urinários em geral, história de atraso menstrual
Abscessos renais	Quadro em geral mais arrastado, febre e hipersensibilidade

▷ **TABELA 5** Escore STONE

Variável	Graduação	Pontos
Sexo	Feminino Masculino	0 2
Raça	Negros Não negros	0 3
Tempo da dor	> 24 h 6-24 h < 6 h	0 1 3
Náuseas	Sem Apenas náuseas Vômitos	0 1 2
Eritrócitos	Ausentes Presentes	0 3

Baixo risco: 0-5; risco moderado: 6-9; alto risco: 10-13.

capazes de realizar analgesia por bloquear a vasodilatação arteriolar aferente e reduzir diurese, edema e estimulação ureteral, além de causar menos náuseas e vômitos que os opioides. As doses típicas de cetorolaco ou diclofenaco, para alívio da dor em cólica nefrética, representam risco baixo de disfunção renal. A ampola de cetorolaco tem 30 mg; no entanto, a dose de 10 mg já atinge o efeito analgésico máximo. Analgésicos comuns como a dipirona devem ser utilizados como adjuvantes dos anti-inflamatórios.

Os opioides são hoje uma segunda linha terapêutica para esses pacientes, sendo inferiores aos AINEs em uma grande metanálise publicada sobre o assunto. Um estudo avaliou o uso de morfina comparado a indometacina e a morfina foi superior em relação ao alívio da dor em 10 minutos, mas não em 20 a 30 minutos. Muitas vezes, eles são aconselhados a aumentar a ingestão oral de fluidos a fim de acelerar a passagem do cálculo, ou é realizada hidratação parenteral para esse fim, mas não existe evidência na literatura que dê suporte a essa conduta.

O uso de cobertores elétricos ou acupuntura foi estudado para esse propósito nesses pacientes, mas a evidência de benefício na emergência é limitada e não aplicável até o momento.

Náuseas e vômitos são frequentes e medicações para seu tratamento incluem ondansetrona 4 a 8 mg EV, repetido conforme necessidade.

Apesar do uso indiscriminado em nossos serviços de emergência, o uso de drogas antiespasmódicas, como a hioscina, tem benefício limitado nessas circunstâncias e não é recomendado de rotina.

Uma alternativa para o manejo da cólica renal é o uso da desmopressina, relatado em algumas séries, mas a evidência para essa abordagem é limitada.

Em pacientes com obstrução urinária total, ou infectados, ou com piora da função renal há necessidade de intervenção precoce para desobstrução. Nesse caso, a nefrostomia pode ser necessária. Suspeita-se de infecção associada quando o paciente apresenta febre, leucocitúria significativa e leucocitose. O patógeno mais comum é a *Escherichia coli*, e cobertura apropriada deve ser realizada com quinolonas ou cefalosporinas de terceira geração. Cálculos infecciosos de estruvita tendem a obstruir o sistema urinário, e é improvável que passem pelo ureter, podendo necessitar de intervenção.

Uma alternativa ao manejo da cólica renal é o uso da desmopressina, relatado em algumas séries, mas a evidência para isso é limitada para recomendações.

Quando intervenções de urgência são desnecessárias, deve-se avaliar a probabilidade da eliminação espontânea do cálculo. Em geral, a maioria dos cálculos tem menos de 5 mm e pode sair espontaneamente. Cálculos com mais de 6 mm têm grande possibilidade de precisar de intervenção.

Pacientes cujos sintomas foram agudamente controlados e que mantêm quadro doloroso em controle apropriado e com cálculos menores que 10 mm podem ser observados periodicamente segundo as diretrizes norte-americanas como tratamento inicial. A ausência de eliminação em 4 semanas em geral é indicação de intervenção cirúrgica.

Opções para casos em que seja necessária a intervenção para retirada de cálculo incluem ureteroscopia e litotripsia extracorpórea por ondas de choque. Estudos comparativos sugerem que os resultados superiores são obtidos com a ureteroscopia.

O uso de terapia medicamentosa para facilitar a saída dos cálculos urinários tem sido muito discutido recentemente. Sua base principal é o relaxamento do músculo liso, seja por bloqueio do receptor α_1 ou bloqueadores de canais de cálcio. O uso desses medicamentos aumenta em até 65% a probabilidade de eliminação espontânea do cálculo. Uma metanálise estimou a necessidade de tratar quatro pacientes para aumentar um caso de eliminação espontânea do cálculo. A tansulosina (0,4 mg uma vez ao dia) é a medicação mais utilizada para esse propósito. Vários pequenos estudos demonstraram benefício para cálculos entre 5 e 10 mm de diâmetro, mas o STONE *trial* com 512 pacientes não mostrou benefício significativo. Uma metanálise de 2019 ainda demonstrou a tansulosina como eficaz e ela ainda é indicada em diretrizes de manejo de cálculos ureterais. Outra opção estudada é a nifedipina, mas não tem benefício significativo. Não existe benefício de terapia expulsiva para pacientes com cálculos < 5 mm de diâmetro. O uso de sildenafil ou tadalafil nestes pacientes, embora descrito, não é recomendado, pois existe pouca evidência de benefício e da segurança da medicação.

Após controle da dor no serviço de emergência, os pacientes podem ser liberados para casa a fim de realizar tratamento ambulatorial. Nesse caso, os pacientes devem ser orientados quanto à possibilidade de retorno da dor e prescrição de analgesia usualmente com anti-inflamatórios não esteroidais; ainda assim, é raro ocorrer reinternação desses pacientes.

INDICAÇÕES DE INTERNAÇÃO, TERAPIA INTENSIVA E SEGUIMENTO

A incapacidade de controlar a dor é uma indicação formal de internação hospitalar. Pacientes com febre associada e sinais de sepse urinária também têm indicação de internação hospitalar.

Aqueles com infecção e obstrução associada devem ser considerados emergência e têm indicação de intervenção imediata; se houver choque séptico, indica-se internação em UTI.

Pacientes com cálculos acima de 6 mm, mesmo com controle adequado da dor, têm usualmente indicação de intervenção para retirada de cálculo. Assim, ao dar alta para esses pacientes, é necessário garantir o encaminhamento precoce para o urologista. Pacientes com cálculos recorrentes devem fazer seguimento com o nefrologista para verificar necessidade de medidas a fim de diminuir a recorrência de cálculos, como alterações de dieta ou outras intervenções. A Tabela 6 resume as principais indicações de internação no paciente com cólica nefrética.

▷ **TABELA 6** Indicações de internação em pacientes com cólica nefrética

▪ Febre ou sinais de sepse
▪ Dor intratável
▪ Rim único com cálculo obstrutivo ou paciente transplantado renal
▪ Suspeita de nefrolitíase obstrutiva bilateral
▪ Insuficiência renal
▪ Possibilidade de outros diagnósticos com risco à vida
▪ Indicação cirúrgica de intervenção em paciente sem controle adequado de dor

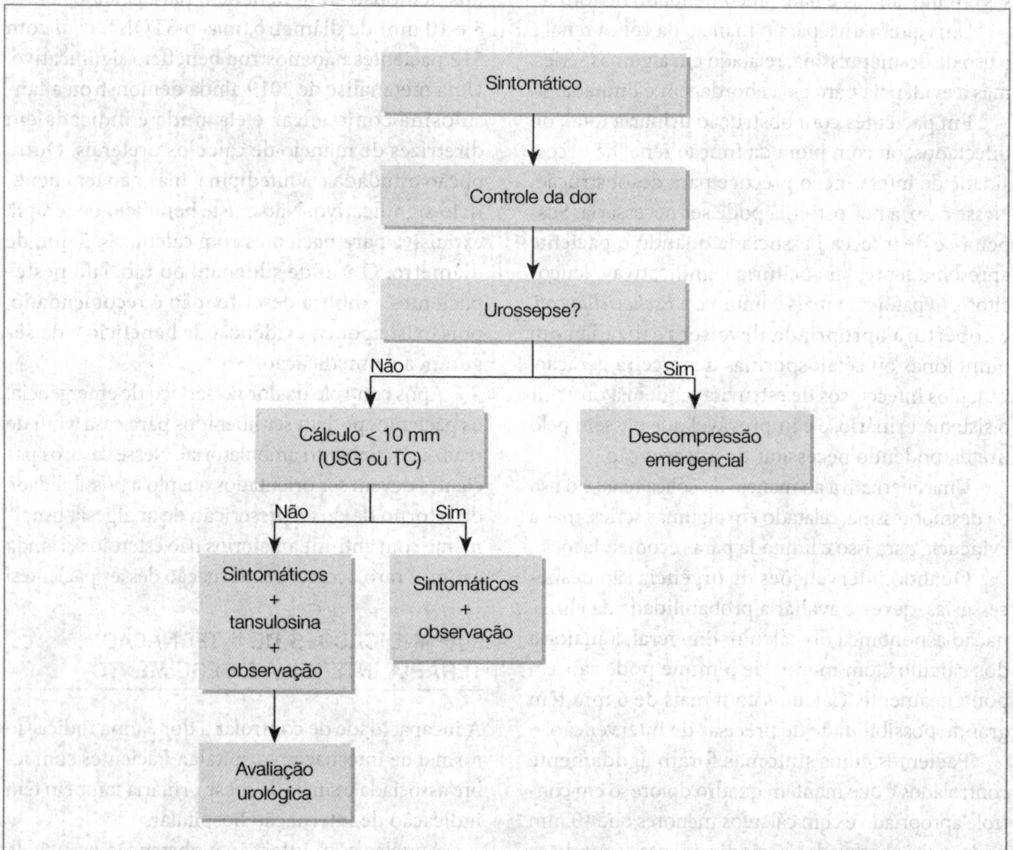

▷ **FIGURA 1** Cálculo ureteral.
TC: tomografia computadorizada; USG: ultrassonografia.

LITERATURA RECOMENDADA

1. Bultitude M, Rees J. Management of renal colic. BMJ. 2012;345:e5499.
2. Campschorer T, et al. Alpha-blockers as medical expulsive therapy for ureteral stones. Cochrane Database System Reviews. 2018:CD008509.
3. Curhan G. Imaging in the emergency department for suspected nephrolithiasis. N Engl J Med. 2014;371:1154.
4. Daniels B, et al. Stone plus: evaluation of emergency department patients with suspected renal colic using a clinical prediction tool combined with point-of-care limited ultrasonography. Annals of Emerg Med. 2016;67(4):439-48.
5. Fulgham PF, Assimos DG, Pearle MS, Preminger GM. Clinical effectiveness protocols for imaging in the management of ureteral calculous disease: AUA technology assessment. J Urol. 2013;189:1203.
6. Fwu CW, Eggers PW, Kimmel PL, et al. Emergency department visits, use of imaging, and drugs for urolithiasis have increased in the United States. Kidney Int. 2013;83:479.
7. Leveridgem M, et al. Renal colic: current protocols for emergency presentations. European J Emerg Med. 2016;23(2):2-7.
8. Manjunath A, Skinner R, Probert J. Assessment and management of renal colic. BMJ. 2013;346:f985.
9. Meltzer AC, et al. The effects of tamsulosin in passage of symptomatic ureteral stones: A randomized clinical trial. JAMA Int Med. 2018;178(8):1051-7.
10. Motov S, Rockoff B, Cohen V, Pushkar I, Likourezos A, McKay C, et al. Intravenous subdissociative-dose ketamine versus morphine for analgesia in the emergency department: a randomized controlled trial. Annals of Emergency Medicine. 2015;66(3):222-9 e1.
11. Motov S, Yasavolian M, Likourezos A, Pushkar I, Hossain R, Drapkin J, et al. Comparison of intravenous ketorolac at three single-dose regimens for treating acute pain in the emergency department: a randomized controlled trial. Annals of Emergency Medicine. 2017;70(2):177-84.
12. NICE Guideline 2019. Renal and ureteric stones: assessment and management. BJU Int. 2019;123:220-32.
13. Smith-Bindman R, Aubin C, Bailitz J, Bengiamin RN, Camargo CA Jr., Corbo J, et al. Ultrasonography versus computed tomography for suspected nephrolithiasis. N Engl J Med. 2014;371(12):1100-10.
14. Teichman JMH. Acute renal colic from ureteral calculus. NEJM. 2004;350:684-93.
15. Wang RC. Managing urolithiasis. Annals of Emerg Med. 2016;67(4):449-54.

Seção X

Emergências metabólicas

98 Hipoglicemia

Rodrigo Antonio Brandão Neto

PONTOS IMPORTANTES

- Hipoglicemia é definida pela tríade de Whipple:
  1. Valor de glicemia diminuído (glicemia < 45 mg/dL, em diabéticos considerar pontos de corte maiores).
  2. Sintomas adrenérgicos (palpitação, tremor, sudorese, parestesias, fome, taquicardia, ansiedade) ou neuroglicopênicos (cefaleia, tontura, ataxia, astenia, dificuldade de concentração, lentificação, confusão mental, irritabilidade, distúrbios do comportamento, déficits neurológicos focais, sonolência convulsões, coma).
  3. Resolução dos sintomas com a correção da hipoglicemia.
- As manifestações são extremamente variadas, e pacientes idosos, em uso de betabloqueadores ou diabéticos de longa data, podem não apresentar sintomas adrenérgicos.
- Hipoglicemia é um evento raro, exceto em pacientes com *diabetes mellitus* (DM).
- Em pacientes diabéticos com hipoglicemia, quando não houver causa definida, deve-se considerar colher função renal, eletrólitos e considerar outros exames a depender do quadro clínico.
- Pacientes não diabéticos com hipoglicemia podem ser classificados como aparentemente doentes ou aparentemente saudáveis. Em pacientes aparentemente doentes os exames dependem da etiologia associada e podem incluir função hepática, renal, eletrólitos, cortisol, peptídeo C e insulina. Em pacientes com suspeita de insulinoma, pode-se fazer o teste do jejum prolongado, com internação e jejum de até 72 horas para o desenvolvimento de hipoglicemia, com dosagem de peptídeo C, insulina e pró-insulina se episódio de hipoglicemia < 45 mg/dL.
- Em pacientes com hipoglicemia sintomática confirmada deve-se infundir 20 g de glicose (considerar infusão de até 60-100 mL de glicose a 50%). Em pacientes sem acesso venoso, pode-se utilizar glucagon IM 1-2 mg.
- Em pacientes desnutridos, hepatopatas ou etilistas, deve-se prescrever tiamina 100 mg IV ou IM junto com a glicose para prevenir encefalopatia de Wernicke-Korsakoff.
- Pacientes diabéticos com alto risco de novos episódios de hipoglicemia (portadores de insuficiência renal crônica, p. ex.) devem ser mantidos em observação por 12 a 24 horas com glicemia capilar 1/1 hora.

INTRODUÇÃO E DEFINIÇÕES

Hipoglicemia é definida pela tríade de Whipple:

- Valor de glicemia diminuído (glicemia < 45 mg/dL, em diabéticos considerar valores < 70 mg/dL).
- Sintomas adrenérgicos (palpitação, tremor, sudorese, parestesias, fome, taquicardia, ansiedade) ou neuroglicopênicos (cefaleia, tontura, ataxia, astenia, dificuldade de concentração, lentificação, confusão mental, irritabilidade, distúrbios do comportamento, déficits neurológicos focais, sonolência convulsões, coma).
- Resolução dos sintomas com a correção da hipoglicemia.

Os pontos de corte que definem hipoglicemia são questionáveis, mas em pacientes sem DM com sintomas compatíveis valores de glicemia < 45 mg/dL quase sempre são secundários a hipoglicemia. Em pacientes com DM, valores abaixo de 70 mg/dL já podem ser associados a sintomas. A hipoglicemia é potencialmente fatal, pode causar graves sequelas e deve ser prontamente corrigida.

Hipoglicemia é um evento relativamente raro, exceto em pacientes com *diabetes mellitus* (DM). A incidência de hipoglicemia grave, definida como qualquer evento que requer ajuda de outro indivíduo, em pacientes tratados com insulina é de 30 a 40 episódios a cada 100 pacientes-ano em diabéticos tipo 2, e pode chegar a 300 episódios a cada 100 pacientes-ano em diabéticos tipo 1.

ETIOLOGIA E FISIOPATOLOGIA

A glicemia é mantida estável mesmo em jejum. Inicialmente a glicogenólise (hepática e muscular) é o principal processo de manutenção da homeostase da glicemia. No entanto, após jejum de 12 horas, mais de 50% da glicose sérica proveniente da neoglicogênese já foi utilizada e em 48 horas todo o processo da glicogenólise é esgotado.

A manutenção da glicemia em uma faixa de normalidade (60-100 mg/dL) ocorre por meio da ação de diferentes hormônios hipoglicemiantes e hiperglicemiantes. A insulina é o principal hormônio hipoglicemiante e sua secreção é regulada conforme os níveis de glicemia plasmática. Durante o jejum, a liberação aumentada de epinefrina, glucagon e, em menor grau, de GH e cortisol fazem a resposta contrarregulatória que impede hipoglicemias sintomáticas. Os mecanismos para prevenir a hipoglicemia sequencialmente incluem:

1. Diminuição da secreção de insulina com os níveis de glicose no limite inferior da normalidade.
2. Aumento da secreção de glucagon; ou, em sua ausência.
3. Aumento da secreção de adrenalina.

A Tabela 1 resume as alterações hormonais e sua correlação com sintomas em resposta à diminuição dos níveis glicêmicos. Em pacientes portadores de diabetes mellitus (DM), a resposta à hipoglicemia é frequentemente alterada, já os pacientes não diabéticos com hipoglicemia costumam ter essas respostas preservadas.

▷ **TABELA 1** Resposta do organismo à redução da glicemia

Glicemia em sangue arterial*	Sintomas	Novas alterações hormonais
< 80 mg/dL	Não	Redução da secreção da insulina
< 65 a 70 mg/dL	Não	Aumento dos níveis de glucagon e epinefrina
< 60 a 65 mg/dL	Não	Aumento da secreção de GH
< 60 mg/dL	Não	Aumento da secreção de cortisol
< 55 a 60 mg/dL	Sintomas autonômicos	Bloqueio da secreção de insulina
< 50 a 55 mg/dL	Podem ocorrer sintomas neuroglicopênicos	
< 45 a 50 mg/dL	Letargia	
≤ 30 mg/dL	Coma	
≤ 20 mg/dL	Crises convulsivas	

As hipoglicemias podem ser divididas em duas classificações principais, a depender se for relacionada ao jejum ou pós-prandial. Essa classificação não é perfeita, e pacientes com insulinoma, que normalmente apresentam hipoglicemia de jejum, podem apresentar hipoglicemia pós-prandial. Nessa classificação, temos:

1. Hipoglicemia em jejum: secundária a doenças orgânicas, manifestadas primordialmente por sintomas neuroglicopênicos.
2. Hipoglicemia pós-prandial: normalmente ocorre por distúrbios funcionais que provocam sintomas autonômicos.

Uma classificação de maior utilidade é a de hipoglicemia, que ocorre em pacientes aparentemente saudáveis ou hipoglicemia que ocorre em pacientes aparentemente doentes. A principal causa de hipoglicemia em pacientes aparentemente doentes são os quadros sépticos, que cursam com aumento do consumo de glicose por ação de citocinas inflamatórias. Pacientes com insuficiência hepática devido à alteração de neoglicogênese podem cursar com hipoglicemia, também descrita em pacientes com insuficiência cardíaca, principalmente em crianças.

Em pacientes diabéticos com disfunção renal crônica, as necessidades de insulina se alteram, o que aumenta a chance de hipoglicemia. Outra causa de hipoglicemia é a desnutrição grave.

Em um indivíduo aparentemente saudável, o diagnóstico diferencial inclui a hipoglicemia acidental ou factícia, que são episódios recorrentes de hipoglicemia em pacientes com acesso a recursos de saúde. A hipoglicemia factícia induzida por insulina é de fácil reconhecimento. Os pacientes apresentam hipoglicemia com insulinemia elevada e peptídeo-C e pró-insulina suprimidos. Por outro lado, a hipoglicemia induzida por medicação oral, como secretagogo de insulina, pode ser laboratorialmente idêntica ao insulinoma ou outra hipoglicemia hiperinsulinêmica endógena. Nesse caso, para o diagnóstico é necessária a demonstração do uso inadvertido de medicamento hipoglicemiante ou dosagem de sulfonilureia no plasma ou na urina. Infelizmente, os testes de identificação dos hipoglicemiantes não são amplamente disponíveis.

O insulinoma é caracterizado por períodos de neuroglicopenia devido à hipoglicemia hiperinsulinêmica endógena. Ocorre principalmente em jejum, mas ocasionalmente em período pós-prandial. Dá-se sobretudo em mulheres, com incidência anual de 1 caso a 250.000 pessoas, e 10% dos pacientes têm múltiplos tumores ou neoplasia endócrina múltipla, como a síndrome NEM-1. Esses pacientes apresentam hipoglicemia hiperinsulinêmica com valor de insulina acima de 6 μU/mL (RIA) ou 3 μU/mL (ICLA ou IRMA) com glicemia concomitante menor ou igual a 40 mg/dL. A hipoglicemia pode ainda ocorrer em outros tumores além dos de ilhotas pancreáticas; nesse caso, é comum a secreção aumentada de IGF-2, e ocorre principalmente em tumores de células mesenquimais usualmente com grandes massas, que costumam secretar pró-IGF 2.

Uma causa rara de hipoglicemia é a hipoglicemia autoimune, que pode ser associada a doenças autoimunes como LES e artrite reumatoide. Ocorre em pacientes com anticorpos anti-insulina e com hipoglicemia cerca de 3 a 4 horas após a refeição. Apresentam níveis de insulina plasmática extremamente elevados e anticorpos anti-insulina no plasma.

O diabetes oculto é outra causa de hipoglicemia, em geral ocorrendo cerca de 5 horas após a alimentação. Nesse caso ocorre um atraso na secreção de insulina, e quando esta ocorre os carboidratos foram absorvidos e os pacientes apresentam hipoglicemia. A Tabela 2 apresenta as principais etiologias de hipoglicemia.

▷ **TABELA 2** Classificação das hipoglicemias

Aparentemente saudável	Aparentemente doente
▪ Induzida por drogas (jejum) ▪ Insulinoma (jejum) ▪ Hipoglicemia hiperinsulinêmica persistente da infância ▪ Hipoglicemia hiperinsulinêmica pancreatogênica não insulinoma (pós-prandial) ▪ Hipoglicemia hiperinsulinêmica pós-cirurgia bariátrica (jejum) ▪ Hipoglicemia factícia (jejum) ▪ Hipoglicemia autoimune (jejum) ▪ Hipoglicemia do exercício (jejum ou pós-prandial) ▪ Hipoglicemia reativa (pós-prandial)	▪ Induzida por drogas (jejum) ▪ Sepse, trauma ou queimaduras (jejum) ▪ Insuficiência cardíaca (jejum) ▪ Insuficiência renal crônica (jejum) ▪ Insuficiência hepática (jejum) ▪ Insuficiências endócrinas (jejum) ▪ Inanição (jejum)

A hipoglicemia em pacientes com DM está frequentemente associada a fatores como:

- Doses altas de insulina.
- Perda ou atraso de refeições.
- Falta de compensação de carboidratos antes de atividade física.
- Ingestão de álcool.
- Insuficiência renal.
- Perda da contrarregulação hormonal (episódios mais graves).

ACHADOS CLÍNICOS

A resposta do organismo a hipoglicemia pode causar sintomas autonômicos adrenérgicos ou neuroglicopênicos. Pacientes idosos, em uso de betabloqueadores ou diabéticos de longa data podem não apresentar sintomas adrenérgicos e manifestar apenas sintomas de neuroglicopenia que são tardios. As manifestações incluem:

- Manifestações adrenérgicas: palpitações, taquicardia, ansiedade, tremores, sudorese, fome e parestesias.
- Manifestações neuroglicopênicos: cefaleia, sonolência, tonturas, ataxia, astenia, dificuldade de concentração, lentificação, confusão mental, irritabilidade, distúrbios do comportamento, déficits neurológicos focais, convulsões e coma.

A história clínica, achados físicos e medicações utilizadas pelo paciente podem ajudar no diagnóstico etiológico da hipoglicemia. Dessa forma, em pacientes com doença psiquiátrica deve-se levantar a hipótese de hipoglicemia factícia. Medicamentos como quinino e intoxicação aguda por salicilatos podem causar hipoglicemia. Essas causas de hipoglicemia serão discutidas com maiores detalhes na seção de diagnóstico diferencial.

EXAMES COMPLEMENTARES

O DM é a causa mais comum de hipoglicemia em pacientes no Departamento de Emergência (DE). Nesses pacientes é importante estabelecer o fator causal da hipoglicemia, sendo recomendada a dosagem de função renal, eletrólitos e considerar outros exames, dependendo de fatores associados.

Em pacientes não diabéticos, uma investigação mais aprofundada é necessária. Se os pacientes forem aparentemente doentes, os exames são dependentes da etiologia suspeitada, mas devem incluir função hepática e renal, eletrólitos, cortisol, peptídeo C e insulina.

Em pacientes com suspeita de insulinoma, pode-se realizar o teste de jejum prolongado. Se o paciente chega ao DE com hipoglicemia, não é necessário, e deve-se colher insulina e peptídeo C.

Na suspeita de hipoglicemia factícia, a dosagem de sulfonilureias pode descartar hipoglicemia por uso de hipoglicemiantes.

A hipoglicemia secundária a insulina exógena cursa com peptídeo C suprimido, ao contrário do insulinoma e hipoglicemia secundária a sulfonilureias.

TABELA 3 Protocolo de jejum prolongado para investigação de hipoglicemia

▪ Anotar o início do jejum e da última ingestão de calorias. Descontinue todas as medicações não essenciais
▪ Permitir a ingestão de bebidas sem caloria e livres de cafeína
▪ Assegurar que o paciente esteja ativo durante o período em que estiver acordado
▪ Realizar aferições dos níveis plasmáticos de glicose a cada 6 h até que a glicemia esteja abaixo de 60 mg/dL, quando novo intervalo de 1-2 h deve ser utilizado. Deve-se dosar no plasma a insulina, peptídeo C e pró-insulina. Devido ao tempo necessário para a análise laboratorial da glicemia venosa, a glicemia capilar pode ser utilizada no acompanhamento do teste. Porém, a decisão de encerrar o jejum não deve ser feita com base somente na glicemia capilar
▪ Termine o jejum quando a glicemia estiver menor ou igual a 45 mg/dL e o paciente apresentar sintomas ou sinais de hipoglicemia, ou quando o teste completar 72 h
▪ No fim do jejum, dosar os níveis plasmáticos de glicose, insulina, peptídeo C, pró-insulina, ß-hidroxibutirato e sulfonilureia na mesma amostra. Injetar então 1 mg de glucagon por via intravenosa e dose a glicemia após 10, 20 e 30 minutos. Alimentar, então, o paciente

DIAGNÓSTICO DIFERENCIAL

Todos os pacientes com alteração do nível de consciência têm como diagnóstico diferencial a hipoglicemia, que deve ser descartada prontamente com a realização de glicemia capilar.

Em pacientes com hipoglicemia sem DM ou uma etiologia clara, deve-se realizar uma investigação maior. As causas podem ser divididas em associadas ao jejum ou pós-prandiais. Iremos comentar sobre algumas das causas de hipoglicemia a seguir.

Hipoglicemias pós-prandiais

Nessas situações a hipoglicemia ocorre de 1 a 5 horas após ingestão alimentar, usualmente por causas funcionais:

- Álcool: a hipoglicemia induzida pelo álcool é observada em estados de depleção de glicogênio (jejum prolongado). O álcool inibe a neoglicogênese por reduzir a resposta contrarreguladora, inibe a captação de precursores da neoglicogênese pelo hepatócito. Ocorre apenas em ingestão prolongada ou em pacientes desnutridos.
- Hipoglicemia hiperinsulinêmica pancreatógena não insulinoma cursa principalmente com hipoglicemia depois de uma refeição. Usualmente apresenta a nesidioblastose, que é um processo de hipertrofia das ilhotas, às vezes com hiperplasia. Na investigação bioquímica, o teste do jejum prolongado costuma ser negativo. Testes pós-alimentares demonstram hipoglicemias graves com hiperinsulinemia concomitante. Os exames de imagem são negativos. O cateterismo arterial seletivo com infusão de cálcio é capaz de identificar a(s) área(s) com hiperfunção das células β, e essa informação servirá para guiar a extensão da pancreatectomia distal. Após cirurgia bariátrica em Y de Roux é descrita hipoglicemia, por mecanismo semelhante a hipoglicemia hipersinsulinêmica pancreatógena não insulinoma.
- Hipoglicemia funcional: não é encontrada uma patologia específica causadora da hipoglicemia. Usualmente associada a distúrbios psiquiátricos como depressão e ansiedade. Podem ocorrer sintomas com glicemia > 50 mg/dL, o que torna a correlação de sintomas e hipoglicemia pobre.
- *Diabetes mellitus*: no diabetes oculto já comentado.
- Alterações funcionais de esvaziamento gástrico: pode ocorrer em piloroplastia, cirurgias gástricas etc.
- Erros inatos do metabolismo: são causas raras de hipoglicemia pós-prandial. A galactosemia caracteriza-se por hipoglicemia pós-prandial após ingestão de alimentos que contenham galactose, retardo mental, cirrose e catarata. Já na intolerância hereditária à frutose ocorrem hipoglicemia e vômitos após ingesta de frutose, hepatomegalia e déficit de crescimento. Em ambos os casos o tratamento consiste na retirada da substância envolvida da dieta, com ótimos resultados.

Hipoglicemias de jejum

Os pacientes podem ser subdivididos em aparentemente doentes ou aparentemente saudáveis.

Pacientes aparentemente doentes

A principal causa é a sepse. Pode ocorrer na malária por consumo de glicose, em disfunção hepática grave, em doença renal, nas neoplasias mesenquimais ou avançadas, e na insuficiência adrenal. Além disso, pode-se citar:

- Medicamentos: os pacientes podem se apresentar aparentemente saudáveis ou aparentemente doentes. As sulfonilureias são a principal causa de hipoglicemia medicamentosa não insulina, mas outros hipoglicemiantes e medicações também são causas potenciais. A Tabela 4 apresenta as principais medicações associadas a hipoglicemias.
- Glicogenoses: doença de armazenamento do glicogênio por defeitos enzimáticos.
- Insuficiência adrenal: pode acontecer tanto na insuficiência adrenal, mas principalmente na secundária. Podem ainda ocorrer hipercalemia, hiponatremia, anorexia, adinamia e alterações gastrointestinais.
- Feocromocitoma: ocorre importante consumo de glicose associado a hipertensão e sintomas adrenérgicos.

Pacientes aparentemente saudáveis

- Hipoglicemia factícia: ocorre principalmente em pacientes com doenças psiquiátricas ou profissionais de saúde. Deve-se dosar peptídeo C, insulina e se possível hipoglicemiantes.
- Insulinomas: após o diagnóstico é preciso buscar sua localização, sendo cerca de 99% dos casos no pâncreas. O tumor é único em 90% dos pacientes, e em 5 a 10% dos casos malignos. Laboratorialmente caracterizam-se por hipoglicemia com níveis elevados de insulina, peptídeo C e pró-insulina. A localização pode ser feita por tomografia, ressonância, palpação intraoperatória (padrão-ouro se cirurgião experiente), ultrassom endoscópico ou ultrassom intraoperatório. Cirurgia é o tratamento de escolha, o tratamento medicamentoso (diazóxido, octreotide, hidroclorotiazida) é reservado para pacientes com contraindicação, recusa à cirurgia ou tumores refratários.

▷ **TABELA 4** Medicamentos associados a hipoglicemia

Drogas que podem causar hipoglicemia			
▪ Acetazolamida ▪ Acetohexamida ▪ AAS ▪ Cloroquina ▪ Clorpromazina ▪ Clorpropamida ▪ Cimetidina ▪ Difenidramina	▪ Doxepina ▪ Glimepirida ▪ Glipizida ▪ Haloperidol ▪ Imipramina ▪ Lidocaína ▪ Lítio ▪ Metoprolol	▪ Oxitetraciclina ▪ Paracetamol ▪ Pentamidina ▪ Pindolol ▪ Propoxifeno ▪ Propranolol ▪ Quinina ▪ Ranitidina	▪ Sulfadiazina ▪ Sulfametoxazol ▪ Sulfametoxazol-trimetoprim ▪ Terbutalina ▪ Tolazamida ▪ Tolbutamida

TRATAMENTO

Em pacientes sintomáticos com hipoglicemia confirmada deve-se infundir 15 a 20 g de glicose (considerar infusão de até 50 g de glicose a 50%). Em pacientes sem acesso venoso pode-se utilizar glucagon IM 1 a 2 mg, o efeito é fugaz e esgota todas as reservas hepáticas de glicose, não sendo possível repetir a dose.

Em pacientes pouco sintomáticos e com nível de consciência preservado pode-se realizar alimentação com carboidratos ou glicose por via oral.

Em pacientes desnutridos, hepatopatas ou etilistas, deve-se prescrever tiamina junto com a glicose, para prevenir encefalopatia de Wernicke-Korsakoff com dose de 100 a 300 mg de tiamina, IV ou IM, juntamente com a glicose.

INDICAÇÕES DE INTERNAÇÃO, TERAPIA INTENSIVA E SEGUIMENTO

Pacientes diabéticos com alto risco de desenvolver novos episódios de hipoglicemia (como portadores de insuficiência renal crônica, p. ex.) devem ser observados por 12 a 24 horas com glicemia capilar 1/1 hora, e regime de insulina ou medicações hipoglicemiantes ajustadas para evitar novos episódios de hipoglicemia.

Pacientes com hipoglicemia aparentemente doentes devem ser internados.

Raramente são necessários recursos de UTI, exceto em rebaixamento persistente do nível de consciência.

O seguimento ambulatorial é dependente da etiologia da hipoglicemia, mas quase sempre é necessário.

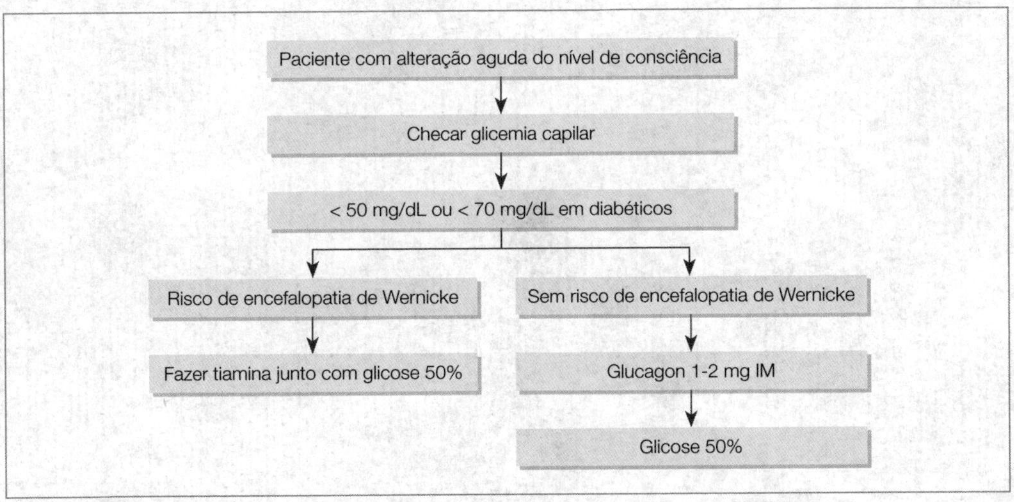

▷ **FIGURA 1** Manejo da hipoglicemia na alteração aguda do nível de consciência..

LITERATURA RECOMENDADA

1. Alsahli M, Gerich JE. Hypoglicemia. Endocrinol Metab Clin North Am. 2013;43:657-676.
2. Cryer PE, Axelrod L, Grossman AB, et al. Evaluation and management of adult hypoglycemic disorders: an Endocrine Society Clinical Practice Guideline. J Clin Endocrinol Metab. 2009;94:709.
3. Cryer PE. Hypoglycemia in Diabetes. Pathophysiology, Prevalence and Prevention, 2. Ed. American Diabetes Association, Alexandria. 2012.
4. Hirshberg B, Livi A, Bartlett DL, Libutti SK, Alexander HR, Doppman JL, et al. Forty-Eight-Hour Fast: The Diagnostic Test for Insulinoma. J Clin Endocrinol Metab. 2000;85:3222-3226.
5. Seaquist ER, Anderson J, Childs B, et al. Hypoglycemia and diabetes: a report of a workgroup of the American Diabetes Association and the Endocrine Society. J Clin Endocrinol Metab. 2013;98:1845.
6. Service FJ, O'Brien PC, Kao PC, Young WF Jr. C-peptide suppression test: effects of gender, age, and body mass index; implications for the diagnosis of insulinoma. J Clin Endocrinol Metab. 1992;74:204-210.
7. Service FJ, Vella A. Hypoglicemia in adults with diabetes mellitus: Diagnostic approach. 2022 UptoDate. http://www.uptodate.com. Acesso em: 05 fev 2022.
8. Service FJ, Vella A. Hypoglicemia in adults without diabetes mellitus: Diagnostic approach. 2020 UptoDate. http://www.uptodate.com. Acesso em: 12 dez 2020.

99 Hiperglicemias

Rodrigo Antonio Brandão Neto
Rafael Kitayama Shiraiwa
Andrew Araujo Tavares

PONTOS IMPORTANTES

- A cetoacidose diabética (CAD) e o estado hiperosmolar hiperglicêmico (EHH) são duas complicações associadas à hiperglicemia. A CAD representa de 4-9% das internações por *diabetes mellitus* (DM) e o estado hiperosmolar representa < 1% das internações por DM.
- A CAD é definida pela tríade:
  - Glicemia maior que 250 mg/dL.
  - pH arterial < 7,3.
  - Cetonemia positiva.*
- O EHH, por sua vez, é definido por:
  - Glicemia > 600 mg/dL.
  - Osmolaridade > 320 mosm/kg.
  - pH arterial > 7,3.
- Na CAD temos ausência relativa de insulina e no EHH uma redução importante, mas com produção suficiente para suprimir a produção de glucagon. Desta forma, apesar de ambas as situações ocorrerem com alteração do metabolismo de carboidratos, apenas na CAD ocorre a alteração do metabolismo lipídico com a produção de corpos cetônicos e acidose.
- Infecção é o fator precipitante em 30-50% dos casos de CAD e 30-60% dos casos de EHH. Em 20-30% dos pacientes com DM tipo 1 a CAD ocorre por descontinuação da medicação, frequentemente associada a problemas psiquiátricos.
- Leucocitose > 25.000 deve levantar suspeita para infecção subjacente.
- Dor abdominal, especialmente em jovens e na ausência de acidose grave, pode ser resultado de fator precipitante (p. ex., apendicite aguda).
- Coma ou esturpor, na ausência de osmolaridade efetiva ≥ 320 mOsm/kg, devem abrir diagnóstico diferencial para outras causas de rebaixamento do nível de consciência.
- Pacientes com CAD apresentam frequentemente dor abdominal (30%), náuseas e vômitos. Esses sintomas melhoram com a hidratação.

* Na indisponibilidade da cetonemia, podemos inferir sua presença por cetonúria fortemente positiva.

INTRODUÇÃO E DEFINIÇÕES

A cetoacidose diabética (CAD) e o estado hiperosmolar hiperglicêmico (EHH) são as duas complicações agudas relacionadas a hiperglicemias mais relevantes e serão discutidas neste capítulo. Representam de 4 a 9% das internações hospitalares em pacientes com DM, com o EHH representando < 1% das internações hospitalares em pacientes com DM, com os outros casos associados à CAD. Cerca de 4,6 a 8 episódios de CAD ocorrem a cada 1.000 pacientes diabéticos/ano, e a taxa de mortalidade da CAD é < 3%, enquanto a taxa de mortalidade no EHH varia entre 3 e 20%, sendo muito relacionado ao fator precipitante. No EHH temos uma importante hiperglicemia com desidratação e aumento da osmolaridade; já na CAD, além da alteração do metabolismo temos também alteração do metabolismo lipídico com produção de cetoácidos e consumo de bicarbonato.

A CAD é definida pela tríade:

- Glicemia maior que 250 mg/dL: embora raramente, em pacientes em jejum prolongado podem ocorrer euglicemia e até hipoglicemia.
- pH arterial < 7,3 (excluídas outras causas de acidose).
- Cetonemia positiva (na indisponibilidade da cetonemia, podemos inferir sua presença por cetonúria fortemente positiva).

O EHH, por sua vez, é definido por:

- Glicemia > 600 mg/dL.
- Osmolaridade > 320 mosm/kg.
- pH arterial > 7,3.

Os pacientes podem apresentar concomitantemente CAD e EHH. Semanticamente nos referimos a esses pacientes como CAD com hiperosmolaridade, pois o termo englobaria todas as alterações que os pacientes apresentam. Os extremos de idade (pacientes muito jovens ou muito idosos) apresentam maior risco de evolução desfavorável; outras situações com maior risco de evolução ruim incluem presença de hipotensão ou choque e os fatores relacionados aos fatores precipitantes. A Tabela 1 resume as definições de CAD e EHH.

ETIOLOGIA E FISIOPATOLOGIA

A fisiopatologia da CAD é mais conhecida que a da EHH. O paciente com *diabetes mellitus* devido à diminuição da própria insulina ou resistência à sua ação tem dificuldade de transportar a glicose para o meio intracelular, apresentando assim uma glicopenia intracelular. O equilíbrio dos meios acaba acontecendo, mas com um nível de glicemia muito mais elevado do que o considerado normal, estabelecendo-se assim uma nova homeostase glicêmica.

A CAD é precipitada por uma ausência absoluta ou relativa da insulina. Assim, o quadro é mais esperado em pacientes com DM do tipo 1, mas tem sido cada vez mais frequente em pacientes com DM tipo 2.

▷ **TABELA 1** Definições e apresentação clínica de cetoacidose diabética e estado hiperosmolar hiperglicêmico

Parâmetros	Cetoacidose leve	Cetoacidose moderada	Cetoacidose grave	Estado hiperosmolar glicêmico
Glicemia (mg/dL)	> 250	> 250	> 250	> 600
pH arterial ou venoso	7,25-7,30	7,00-7,24	< 7,00	> 7,30
Bicarbonato sérico (mEq/L)	15-18	10-14,9	< 10	> 15
Acetoacetato sérico ou urinário	Positivo	Positivo	Positivo	Negativo ou fracamente positivo
β-hidroxibutirato sérico ou urinário	> 3	> 3	> 3	< 3
Osmolalidade efetiva (mOsm/kg)	Variável	Variável	Variável	> 320
Ânion-gap > 3	> 10	> 12	> 12	< 12
Nível de consciência	Alerta	Alerta ou sonolento	Estupor ou coma	Estupor ou coma

A CAD pode ser precipitada por infecção ou outros fatores estressores. Neste caso, ocorre uma resistência à ação insulínica extrema causada pelos hormônios contrarreguladores, como o hormônio do crescimento, cortisol e catecolaminas, que levam, por sua vez, ao aumento de glucagon e lipólise. A indisponibilidade da glicose para servir de substrato para produção de energia intracelular e a alteração da relação insulina/glucagon levam a um aumento na gliconeogênese (produção de glicose através de outros substratos como gorduras e proteínas) e glicogenólise (quebra de glicogênio em glicose). Desta forma, o paciente apresenta-se com glicemias progressivamente maiores, ocorrendo assim o processo de diurese osmótica levando a desidratação e aumento da osmolaridade.

A acidose se soma ao quadro quando há alteração do metabolismo dos lipídios. Isso ocorre quando a ausência relativa de insulina for absoluta ou quase absoluta, pois mesmo pequenas quantidades de insulina são capazes de suprimir toda a produção de glucagon por efeito parácrino nas ilhotas pancreáticas.

Nestas circunstâncias, com o aumento do glucagon, diminui a produção de uma enzima denominada malonil coenzima A, que tem a função de inibir a produção da carnitina-palmitil-transferase. Com a diminuição da malonil coenzima A ocorre o aumento da já citada carnitina-palmitil-transferase, que faz o transporte de ácidos graxos para as mitocôndrias hepáticas. Desta forma, há produção de energia usando como substrato os lípides. O problema é que esse processo produz ácido aceto-acético, ácido beta-hidróxibutírico e acetona, estabelecendo o quadro de cetoacidose. Há consumo da reserva alcalina e diminuição posterior do pH sanguíneo. Ocorre também uma grande produção de lípides e triglicérides, podendo inclusive ser desencadeadas complicações da hipertrigliceridemia como a pancreatite. São frequentes discretas elevações de amilase e lipase na CAD.

Outras alterações encontradas incluem:

- Aumento da atividade da lipase hormônio-sensível. Aumenta a conversão de triglicérides em ácido graxo e glicerol, também contribuindo para a produção de corpos cetônicos.
- Aumento da produção de prostaglandinas vasodilatadoras e vasoconstritoras pelo tecido adiposo causando hipotensão, náuseas e vômitos. A produção de prostaglandinas vasoconstritoras em circulação esplâncnica justifica o quadro de dor abdominal associado a CAD.
- Glicemias acima de 180 mg/dL ultrapassam a capacidade de reabsorção de glicose renal e ocorre glicosúria, com desidratação e perda de eletrólitos, com aumento da osmolaridade e lesão renal aguda por desidratação.
- Aumento de citocinas e fatores pró-coagulantes como o inibidor do plasminogênio tecidual (PAI1), aumentando o risco de tromboembolismo.

No EHH, ao contrário da CAD, a deficiência de insulina é apenas relativa, de forma que não ocorre uma elevação tão importante do glucagon, e assim a alteração do metabolismo lipídico não ocorre com produção de cetoácidos. Entretanto, esses pacientes se apresentam com desidratação muito maior. A diurese osmótica pela hiperglicemia leva à perda importante de eletrólitos e perda ainda maior de água livre, de forma que a osmolaridade aumenta significativamente.

Entre os fatores precipitantes da CAD e EHH se destacam os processos infecciosos, sendo responsáveis por 30-50% dos casos de CAD e 30-60% dos casos de EHH. Os focos infecciosos mais frequentes incluem pneumonia, infecção urinária, sepse de origem determinada, infecções cutâneas e gastroenterites. Em 20-30% dos pacientes com DM tipo 1 a CAD ocorre por descontinuação da medicação, frequentemente associada a problemas psiquiátricos. Cada vez mais tem aumentado a incidência de pa-

▷ **TABELA 2** Fatores contribuintes para fisiopatologia de cetoacidose diabética e estado hiperosmolar hiperglicêmico

	↓ Insulina + ↑ hormônios contrarregulatórios
Cetoacidose	▪ Produção de ácidos graxos (lipólise) → fígado → produção de corpos cetônicos (ácido aceto-acético, cetona e beta-hidroxibutírico) ▪ Cetonemia e acidose metabólica
Estado hiperosmolar	▪ Ocorre produção de insulina diminuída, mas suficiente para inibir a produção de corpos cetônicos ▪ Frequentemente associado a condições que dificultam o acesso à água, como acidente vascular cerebral (AVC)

cientes que apresentam como primeira manifestação do diabetes a cetoacidose diabética, mesmo naqueles que depois evoluem clinicamente como diabéticos do tipo 2. Assim, a CAD pode ser a primeira manifestação de DM em cerca de 20% dos pacientes. As causas cardiovasculares e cerebrovasculares, como infarto agudo do miocárdio e acidente vascular cerebral, são responsáveis por cerca de até 5% das CAD, sendo causa proeminente desta descompensação em grupos etários acima dos 40 anos de idade. As causas cardio e cerebrovasculares representam entre 5 e 8% dos casos de EHH. A Tabela 3 resume os principais fatores precipitantes das emergências hiperglicêmicas.

ACHADOS CLÍNICOS

A CAD ocorre principalmente em um subgrupo de população mais jovem com média etária entre 20-29 anos, embora possa ocorrer nos dois extremos da idade, com aparecimento por vezes abrupto. Normalmente os pacientes apresentam pródromos com duração de dias de poliúria, polidipisia, polifagia e mal-estar indefinido. O paciente apresentará, na maioria das vezes, desidratação, podendo estar hipotenso e muitas vezes taquicárdico, embora possa eventualmente estar com extremidades quentes e bem perfundido, devido ao efeito de prostaglandinas.

Os sinais e sintomas da acidose podem aparecer com taquipneia, surgindo o ritmo respiratório de Kussmaul quando o pH do paciente se encontra entre 7,0 7,2, sendo a cetona bastante volátil e, portanto, eliminada pela respiração, o que leva ao aparecimento do hálito cetônico que também é útil ao diagnóstico.

O paciente normalmente se encontra alerta, sendo as manifestações neurológicas e alterações do nível de consciência muito mais correlacionadas com a osmolaridade do que com a acidose e, portanto, muito mais prevalentes no doente com EHH em relação ao paciente com CAD. Menos de 20% dos pacientes com CAD apresentam alteração do nível de consciência.

O achado de febre não é frequente nos pacientes com cetoacidose, embora mesmo com sua exclusão não se pode descartar que o fator precipitante seja infeccioso. Pacientes com CAD apresentam frequentemente dor abdominal (30%), náuseas e vômitos. Esses sintomas melhoram com a hidratação; este é um achado raro no EHH e provavelmente tem correlação com alteração de prostaglandinas na parede muscular intestinal, e tende a melhorar muito com a hidratação inicial. Deve-se salientar que o paciente pode ainda apresentar as manifestações clínicas da doença que for fator precipitante para o episódio de cetoacidose, como infecção do trato urinário e infarto agudo do miocárdio. A Tabela 4 resume as principais diferenças clínicas entre a CAD e o EHH.

EXAMES COMPLEMENTARES

O diagnóstico de CAD e EHH é baseado em critérios laboratoriais. Assim, é necessária a coleta de glicemia, gasometria, corpos cetônicos e sódio para avaliação da presença de acidose, cetonemia e aumento da osmolaridade. Outras alterações incluem leucocitose secundária ao episódio de estresse, embora valores de leucócitos > 25.000 céls./mm³ sugiram a presença de infecção. Pode ocorrer também o aumento de hematócrito e hemoglobina e a desidra-

TABELA 3 Fatores precipitantes da descompensação

Fator	Incidência	
	CAD	EHH
Infecções	30-50%	30-60%
Má-aderência ou descontinuação do tratamento	20-30%	20-30%
Primeira descompensação diabética	15-20%	15-20%
Quadros abdominais: pancreatite, colecistite, apendicite, isquemia mesentérica	< 5%	< 5%
Doenças cardiovasculares e cerebrovasculares (5% dos casos)	5%	5-8%
Tromboembolismo pulmonar	< 2%	< 2%
Medicamentos: pentamidina, betabloqueadores, corticosteroides, catecolaminas	< 2%	< 3%
Crise tireotóxica	Rara	Rara

CAD: cetoacidose diabética; EHH: estado hiperosmolar hiperglicêmico.

▷ **TABELA 4** Diferenças entre cetoacidose diabética e estado hiperosmolar hiperglicêmico

Cetoacidose diabética	Estado hiperosmolar hiperglicêmico
Idade 20-29 anos	Idade usualmente > 50 anos
Instalação abrupta em horas	Instalação insidiosa em dias a semanas
Presença de polis	Presença de polis
Sinais de desidratação	Desidratação muito intensa
Dor abdominal e vômitos	Usualmente sem dor abdominal e vômitos
Sinais de acidose metabólica com taquipneia e respiração de Kussmaul	Sem sinais de compensação de acidose
Normalmente alerta	Geralmente há rebaixamento de nível de consciência (consciência tem importante correlação com osmolaridade)
Déficit de água de 6 L	Déficit de água de 6-9 L
K pode estar aumentado (acidose)	K usualmente normal ou diminuído
pH < 7,30	pH geralmente > 7,30

tação, assim como o aumento de ureia e creatinina. O potássio sérico inicialmente tenderá a estar elevado devido ao quadro de acidose, mas o potássio corporal total estará diminuído. Com o tratamento da hipocalemia, talvez seja necessário repor esse eletrólito. Fósforo e outros elementos também podem ser espoliados devido à diurese osmótica desses pacientes. Os seguintes exames complementares devem ser solicitados nas emergências hiperglicêmicas:

- Gasometria arterial inicialmente e depois venosa (repetir a cada 4 horas).
- Glicemia e posteriormente glicemia capilar (de preferência a cada 1/1 hora).
- Potássio, sódio, fósforo, cloro e outros eletrólitos (dosagem sérica de K inicialmente a cada 2 horas. Os outros, inclusive fósforo, a cada 12 horas).
- Hemograma completo.
- Urina tipo 1.
- Cetonemia ou cetonúria: preferencialmente dosar o beta-hidroxibutirato, pois cerca de 80% da produção de corpos cetônicos é na forma de beta-hidroxibutirato, mas as fitas reagentes de urina só avaliam o ácido aceto-acético. Em situações de sepse associada, o beta-hidroxibutirato se torna 100% dos corpos cetônicos, assim as fitas reagentes de urina podem ter resultados falso-negativos para corpos cetônicos.
- Eletrocardiograma.
- Radiografia de tórax (procura de foco infeccioso associado).
- Outros exames solicitados conforme suspeita clínica.

O eletrocardiograma, além de servir para rastrear isquemia coronariana como fator precipitante do episódio de cetoacidose diabética, também permite verificar a presença de complicações da hipercalemia e outros distúrbios hidroeletrolíticos. Talvez o único paciente que prescinda da procura ativa por fator precipitante do episódio de cetoacidose seja o diabético do tipo 1, que apresenta crise correlacionada claramente com a interrupção do esquema terapêutico.

Ao avaliar pacientes com suspeita de EHH, lembre-se de que é necessário avaliar a osmolaridade, que é calculada através da seguinte fórmula:

Osmolaridade efetiva = 2 × (Na+ corrigido) + + glicemia/18 (valores > 320 mosm/kg indicam hiperosmolaridade)

Vale lembrar que a hiperglicemia pode falsear o resultado da mensuração de sódio, assim o ideal é sempre usar a fórmula do sódio corrigido para calcular a osmolaridade:

$$Na^+ \text{ corrigido} = Na^+ \text{ medido} + 1{,}6 \times [(\text{glicemia medida} - 100)/100]$$

DIAGNÓSTICO DIFERENCIAL

A CAD entra no diagnóstico diferencial de outras acidoses como a cetoacidose alcoólica, que não cursa com hiperglicemia, apesar de cursar com aumento de cetoácidos. O EHH entra no diagnóstico diferencial de pacientes com confusão mental ou alteração de nível de consciência; por esse motivo, verificar a glicemia é importante nesses pacientes, tanto para descartar hipoglicemia como para descartar grandes hiperglicemias associadas ao EHH.

TRATAMENTO

A CAD era uma patologia invariavelmente fatal até 1926, quando pela primeira vez se aplicou insulina regular para o seu tratamento. Hoje a mortalidade em centros de referência norte-americanos é menor que 3%, sendo grande parte dela atribuída aos fatores precipitantes como infecções e eventos cardiovasculares. Deve-se pontuar que a CAD existe quando o pH é menor que 7,30. A existência de hiperglicemia com cetose e sem acidemia (pH > 7,30) é denominada de cetose diabética. Os quadros com tal descompensação diabética podem ser revertidos em algumas horas, na maioria das vezes sem a necessidade de internação. O esteio do tratamento é a hidratação, insulinoterapia e correção de fatores precipitantes. Discutiremos a seguir o manejo da CAD e do EHH dividido por tópicos.

Hidratação

A hidratação é fundamental no manejo inicial das emergências hiperglicêmicas e, isoladamente, pode diminuir em 12% os níveis glicêmicos. A hidratação a princípio tem como alvo inicial a estabilização hemodinâmica. Iniciamos com 1.000-1.500 mL de solução de NaCl a 0,9% na primeira hora. Se o paciente permanece hipotenso, pode ser necessário repetir ainda na primeira hora (no EHH, em particular, podem ser necessários vários litros).

Na segunda fase da hidratação mantemos 250-500 mL (4 mL/kg) por hora. Em pacientes com Na corrigido < 135 mEq/L mantemos solução salina a 0,9%. Caso a natremia seja normal ou aumentada deve-se utilizar salina a 0,45%. Quando a glicemia chegar a 250-300 mg/dL a hidratação continua, mas associando glicose a 5-10% com a solução salina. A diluição pode ser feita usando-se 1 litro de solução glicosada acrescido de 20 mL de solução de NaCl 20%. A velocidade de infusão continua de 250-500 mL/hora.

Um estudo de 2020 comparou o uso de soluções cristaloides balanceadas como o Ringer-lactato e o Plasma-Lyte com a salina fisiológica e encontrou que o tempo de resolução da CAD foi menor (13,0 horas *vs.* 16,9 horas). Desta forma, o uso de soluções balanceadas pode ser um tratamento melhor para pacientes com CAD comparado a salina fisiológica, embora a salina fisiológica continue sendo recomendada pela maioria dos autores.

Insulinoterapia

A insulinoterapia é realizada concomitantememente com a hidratação endovenosa, exceto quando o paciente apresenta hipocalemia (com K < 3,3 mEq/L) e hipotensão arterial, caso em que se deve aguardar a hidratação e a reposição de potássio para iniciar o uso da insulina.

Até a década de 1970 eram utilizadas grandes doses de insulina para realizar a compensação do quadro de cetoacidose diabética. Alguns trabalhos dessa década demonstram, no entanto, que o uso de doses menores de insulina foi associado à reversão do quadro com a mesma rapidez, com menor número de complicações. O trabalho de Alberti em 1973, por exemplo, usou insulina regular intramuscular (IM) em dose inicial de 16 unidades e depois dez unidades IM por hora, esquema associado ao alto índice de sucesso na terapêutica. Outro trabalho da mesma década comparou dois esquemas diferentes para o tratamento da cetoacidose diabética, um deles usando altas doses de insulina e outro com doses menores. Comparando-se os dois grupos verificou-se que em ambos se conseguiu a reversão do quadro de cetoacidose diabética no mesmo período de tempo, com a diferença de que o grupo que utilizou altas doses de insulina precisou de cerca de 200-250 unidades de insulina regular para a compensação do quadro, enquanto o outro grupo precisou de 40-60 unidades de insulina para a compensação do episódio. Ocorreram muito menos complicações secundárias ao tratamento no grupo quando foram utilizadas doses menores de insulina, principalmente hipoglicemia.

Em relação à insulinoterapia, recomenda-se que a insulina seja iniciada concomitante à hidratação, exceto se K < 3,3 mEq/L. Neste caso deve-se repor 25 mEq de potássio antes de iniciar a insulinoterapia (aproximadamente 1 ampola de 10 mL de solução de KCl 19,1%). Geralmente utiliza-se bomba de infusão contínua endovenosa, com dose inicial de 0,1 U/kg de insulina em *bolus* e depois inicia-se a infusão da bomba em 0,1 U/kg/hora. Outra opção é infusão contínua inicial de 0,14 U/kg/hora sem *bolus* inicial. A solução de insulina para infusão contínua pode ser preparada com 50 unidades de insulina em 250 mL de solução fisiológica; assim, 5 mL correspondem a 1 U de insulina. O ideal no preparo desta solução é que se desprezem 50 mL da solução, pois a insulina é adsorvida no plástico. Alternativamente, pode-se utilizar insulina regular IM ou subcutânea (SC), usando dose em bolo inicial de 0,4 unidades/kg, metade dessa dose inicial em *bolus* EV e metade via IM ou SC e depois mantendo dose de 0,1 unidade/kg/hora IM ou SC, observando a taxa de queda da glicemia, que deve ser mantida entre 50 a 70 mg/dL/hora.

A glicemia capilar é mensurada de 1/1 hora. Espera-se uma queda da glicemia de 50-70 mg/dL/hora. Caso a glicemia caia em níveis menores que 50 mg/dL é recomendável dobrar a taxa de infusão; se ocorrer redução maior que 70 mg/dL, recomenda-se diminuir a taxa de infusão pela metade.

A bomba de infusão pode ser desligada quando pelo menos dois dos três critérios estão presentes:

- pH > 7,3.
- Ânion-gap ≤12.
- Bicarbonato ≥15.

Para desligar a bomba de infusão contínua deve-se esperar pelo menos 1 hora da ação da primeira dose de insulina regular SC, e posteriormente prosseguir com insulina SC conforme glicemia capilar a cada 4/4 horas. Idealmente, o melhor momento para fazer essa transição é logo após uma refeição.

Calcula-se a dose de insulina de longa duração verificando as doses de insulina nas últimas 24 horas e utilizando dois terços dessa dose total ou 0,6 U/kg de insulina NPH, outra forma de longa duração. Geralmente a insulina basal é dividida em 2/3 pela manhã e 1/3 à noite, mas diferentes autores têm diversas recomendações, nenhuma delas com validação suficiente para uma recomendação definitiva.

Reposição de potássio (K)

Em relação à reposição de K, caso os níveis de K sejam menores que 3,3 mEq/L, deve-se repor 25 mEq de potássio em 1 L de solução de NaCl 0,9% e repetir a dosagem de K. Só se inicia a insulinoterapia após níveis de K > 3,3 mEq/L.

- Pacientes com K entre 3,3-5,0 mEq/L devem repor 25 mEq de potássio a cada litro de solução de hidratação e dosar K a cada 2 ou 4 horas.
- Pacientes com K > 5 mEq/L só devem iniciar a reposição de K quando os valores forem < 5 mEq/L.

Reposição de bicarbonato

A reposição de bicarbonato de sódio não demonstrou benefício em estudos e só é indicada em pacientes com pH < 6,9 com reposição de 100 mEq EV de bicarbonato em 2 horas com coleta de gasometria após 1-2 horas (100 mL de solução de bicarbonato 8,4%). Uma metanálise de estudos sobre reposição de bicarbonato na CAD não demonstrou benefícios com essa conduta em paciente com pH inicial entre 6,90 e 7,14, mas os trabalhos analisados incluíram poucos pacientes com pH menor que 7,0. Anteriormente, a recomendação era repor bicarbonato se o pH arterial < 7,00, mas outros estudos não demonstraram benefício e o ponto de corte para reposição hoje é de pH ≤ 6,9.

Reposição de fósforo

A reposição de fósforo só é indicada em pacientes com as seguintes condições:

- Disfunção cardíaca grave e arritmias.
- Fraqueza muscular e insuficiência respiratória.
- Rabdomiólise e anemia significativa.
- Concentração sérica < 1,0 mEq/L.

▷ **TABELA 5** Fatos importantes na CAD e EHH

▪ Infecção é um fator precipitante comum e pode ocorrer mesmo na vigência de normotermia ou hipotermia
▪ Leucocitose > 25.000 deve levantar suspeita para infecção subjacente
▪ Até 10% das apresentações de CAD podem apresentar-se como euglicêmicas
▪ Dor abdominal, especialmente em jovens e na ausência de acidose grave, pode ser resultado de fator precipitante (p. ex., apendicite aguda)
▪ Coma ou estupor, na ausência de osmolaridade efetiva ≥ 320 mOsm/kg, deve abrir diagnóstico diferencial para outras causas de rebaixamento do nível de consciência

Quando indicada, a reposição é realizada com 25 mEq de fosfato de potássio, que repõe K além de fósforo, substituindo a solução de cloreto de potássio (KCl).

Por fim, e não menos importante, deve-se lembrar de sempre procurar e corrigir o fator precipitante da emergência hiperglicêmica.

SISTEMA DE DUAS BOLSAS

Devido às diferentes necessidades de fluidos, eletrólitos e glicose ao longo do tratamento, modificações frequentes são necessárias durante a terapia intravenosa da CAD. No sistema convencional de uma bolsa, se um paciente, durante determinado momento do tratamento, estiver em uso de SG5% e apresentar queda dos níveis glicêmicos além do desejado, uma nova bolsa com maior conteúdo de dextrose será prescrita e a atual desprezada, gerando maiores custos. Em resposta às situações como esta, o sistema de duas bolsas foi introduzido no Hospital da Filadélfia na década de 1990.

O sistema de duas bolsas é uma maneira custo-efetiva e flexível para o manejo da fluidoterapia no tratamento da CAD. Consiste na administração simultânea de duas bolsas, que possuem o mesmo conteúdo de eletrólitos, porém diferentes concentrações de dextrose, conectadas por uma conexão em Y (Figura 1). Nesse circuito, a bolsa 1 é formada por SF (ou SF 0,45%) e 40 mEq/L de KCl – se a reposição de potássio estiver indicada – enquanto a bolsa 2 é composta por SG10% e 40 mEq/L de KCl. Assim, pode-se ofertar desde 0% até 10% de dextrose, titulando em qualquer momento conforme o ajuste na taxa de infusão de cada bolsa.

▷ **TABELA 6** Uso do sistema de 2 bolsas com infusão total = 500 mL/h

Concentração final de glicose	Infusão bolsa 1	Infusão bolsa 2
D0	500 mL/h	0 mL/h
D2,5	375 mL/h	125 mL/h
D5	250 mL/h	250 mL/h
D7,5	125 mL/h	375 mL/h
D10	0 mL/h	500 mL/h

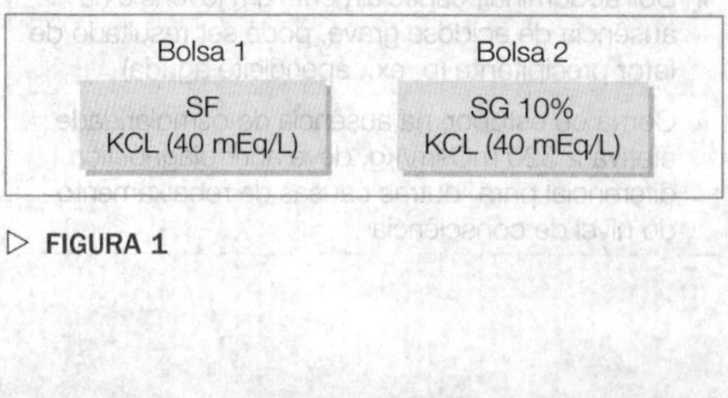

▷ **FIGURA 1**

Outros pontos de destaque são a menor quantidade de eventos de hipoglicemia, menos bolsas utilizadas, menos ajustes na taxa de infusão da insulina, e redução do tempo resposta – período entre a prescrição e sua execução – já que só é necessário o ajuste do gotejamento ou da velocidade da bomba de infusão ao invés da confecção de uma nova bolsa pela equipe de enfermagem. O tempo de resolução da cetose é o mesmo em ambas as modalidades, embora haja evidências conflitantes de que possa ser mais rápido no sistema de duas bolsas.

COMPLICAÇÕES

A hipoglicemia é a principal complicação do tratamento da cetoacidose, por isso a necessidade de verificação da glicemia capilar de hora em hora até a correção da cetoacidose diabética. A hipocalemia e suas complicações também podem aparecer após a instituição do tratamento com insulina.

O edema cerebral é a complicação de maior frequência em crianças, apresentando correlação importante com o uso de soluções hipotônicas para hidratação do paciente. Com o uso inicial de salina fisiológica para hidratação, essa complicação se tornou rara. A razão fisiopatológica para essa complicação é pouco descrita na literatura.

O desenvolvimento da síndrome do desconforto respiratório do adulto pode ocorrer principalmente com utilização de soluções coloides para recuperação da pressão arterial do paciente.

O tromboembolismo pulmonar é uma complicação relativamente frequente em pacientes com estado hiperosmolar, mas é rara em pacientes com cetoacidose diabética.

A distensão gástrica aguda também pode ocorrer, sendo inclusive indicação para internação em ambiente de terapia intensiva. Representa complicação de neuropatia autonômica, sendo o extremo da gastroparesia diabética.

A mucormicose é uma infecção fúngica que atinge principalmente os seios da face e ocorre pela alteração do metabolismo de ferro que atinge esses pacientes, durante o episódio de cetoacidose. A alcalose metabólica paradoxal pode ainda ocorrer durante o tratamento, assim como sobrecarga de volume, principalmente nos pacientes cardiopatas, sendo importante salientar que a terapêutica adequada pode prevenir a maioria dessas complicações. A Tabela 7 resume as principais complicações das emergências hiperglicêmicas.

▷ **TABELA 7** Complicações das emergências hiperglicêmicas

Complicação	Comentário
Hipoglicemia	Mais frequente, por esse motivo deve-se repor glicose quando glicemia entre 200-300 mg/dL na solução de reposição volêmica
Hipervolemia	Frequente, principalmente em pacientes com disfunção cardíaca
Hipocalemia	Por perda de potássio na diurese, repor K se potássio sérico normal ou diminuído. Pode causar arritmias
Alcalose metabólica	Principalmente em pacientes que realizaram reposição de bicarbonato
Síndrome do desconforto respiratório agudo	Ocorre principalmente em uso de soluções coloides de reposição volêmica
Tromboembolismo venoso (TEV)	A CAD e o EHH são situações pró-trombóticas, assim a profilaxia de TEV é indicada, pois com o tratamento o risco de TEV diminui
Edema cerebral	Raro, ocorre principalmente em crianças, em geral quando se utilizam soluções hipotônicas no início da reposição volêmica
Dilatação gástrica aguda	Forma extrema de neuropatia autonômica, cursa com risco de aspiração
Mucormicose	Infecção fúngica profunda, atinge principalmente órbitas

CAD: cetoacidose diabética; EHH: estado hiperosmolar hiperglicêmico.

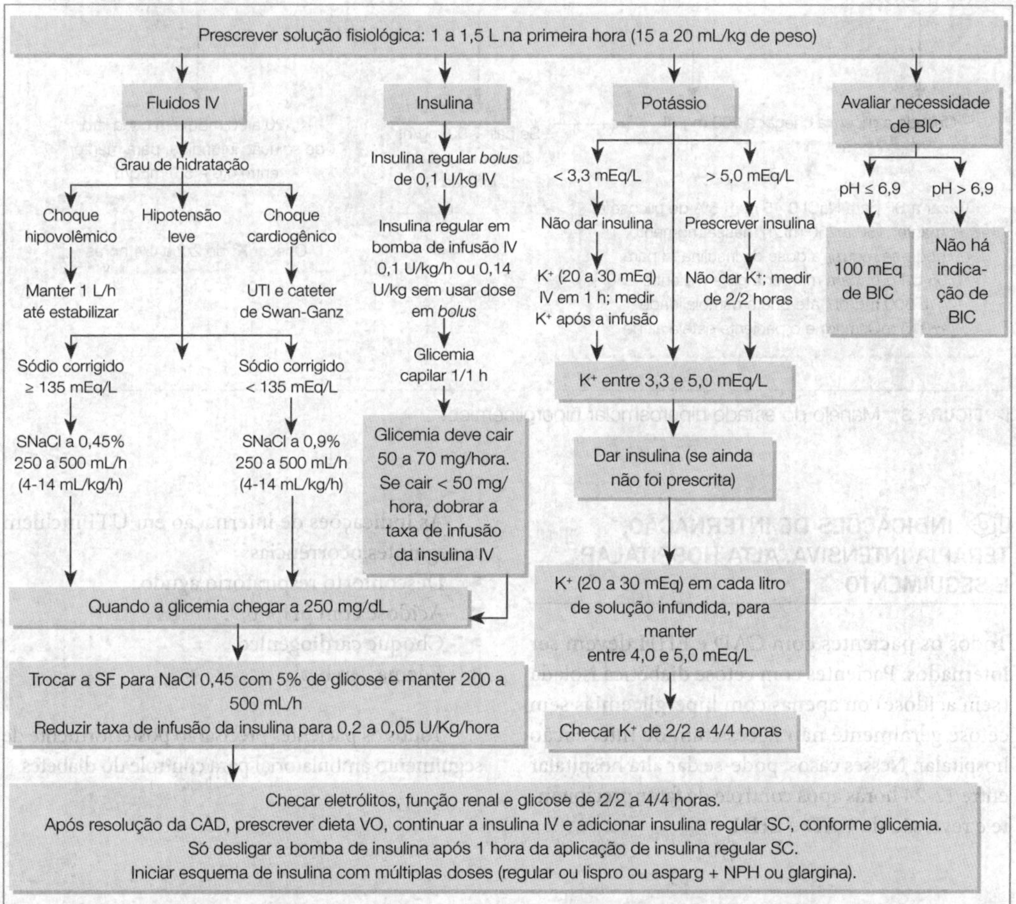

▷ **FIGURA 2** Manejo de cetoacidose diabética.
BIC: bicarbonato.

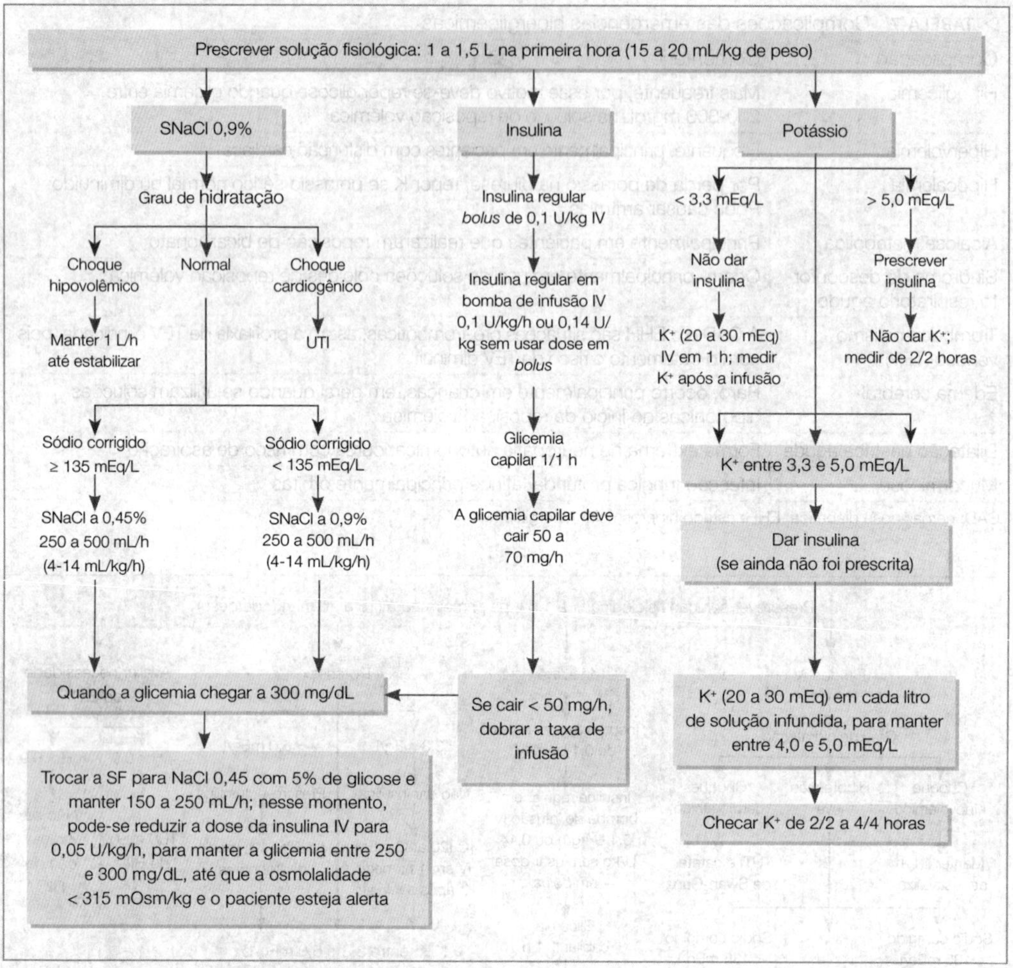

▷ **FIGURA 3** Manejo do estado hiperosmolar hiperglicêmico.

INDICAÇÕES DE INTERNAÇÃO, TERAPIA INTENSIVA, ALTA HOSPITALAR E SEGUIMENTO

Todos os pacientes com CAD e EHH devem ser internados. Pacientes com cetose diabética isolada (sem acidose) ou apenas com hiperglicemias sem cetose geralmente não necessitam de internação hospitalar. Nesses casos, pode-se dar alta hospitalar entre 12-24 horas após controle de fator precipitante e reversão da CAD e EHH.

As indicações de internação em UTI incluem as seguintes ocorrências:

- Desconforto respiratório agudo.
- Acidose com pH < 6,9.
- Choque cardiogênico.
- Edema cerebral.

Todos os pacientes precisarão posteriormente de seguimento ambulatorial para controle do diabetes.

LITERATURA RECOMENDADA

1. Abbas EK, Guillermo EU, John MM, Joseph NF. Hyperglycemic crises in adult patients with diabetes. Diabetes Care. 2009;32(7):1335-43.
2. Chua et al. Bicarbonate in diabetic ketoacidosis – a systematic review. Annals of Intensive Care. 2011;1:23.
3. Williams V, Jayashree M, Nalassami K, et al. 0.9% saline versus Plasma-Lyte as initial fluid in children with diabetic ketoacidosis (Spink Trial): a double randomized controlled trial. Crit Care. 2020;24(1):1.
4. Dathariya K, Vellanki P. Treatment of diabetic ketoacidosis (DKA)/hyperglycemic hyperosmolar state (HHS): Novel advances in the management of hyperglycemic crises (UK versus USA). Curr Diab Rep. 2017;17(5):33.
5. Grimberg A, Cerri RW, Satin-Smith M, Cohen P. The 'two bag system' for variable intravenous dextrose and fluid administration: benefits in diabetic ketoacidosis management. J Pediatr. 1999;134(3):376–78.
6. Hirsch IB, Emmett M. Diabetic ketoacidosis and hyperosmolar hyperglycemic state in adults: Clinical features, evaluation and diagnosis. In: Post TW (ed.). UpToDate. Waltham, MA: UpToDate Inc. http://www.uptodate.com. 2022. Acesso 05 março 2022.
7. Hirsch IB, Emmett M. Diabetic ketoacidosis and hyperosmolar hyperglycemic state in adults: Treatment. In: Post TW (ed.). UpToDate. Waltham, MA: UpToDate Inc. http://www.uptodate.com. 2022. Acesso 05 março 2022.
8. Kamel KS, Halperin ML. Acid-base problems in diabetic ketoacidosis. N Engl J Med. 2015;372(6):546-54.
9. Kitabchi AE, Umpierrez GE, Miles JM, Fisher JN. Hyperglycemic crises in adult patients with diabetes. Diabetes Care. 2009;32:1335.
10. Klocker AA, et al. Blood β-hydroxybutyrate vs. urine acetoacetate testing for the prevention and management of ketoacidosis in type 1 diabetes: a systematic review. Diabet Med. 2013;30(7):818-24.
11. Munir I, Fargo R, Garrison R, et al. Comparison of a 'two-bag system' versus conventional treatment protocol ('one-bag system') in the management of diabetic ketoacidosis. BMJ Open Diabetes Research and Care 2017;5:e000395.
12. Nyenwe EA, Kitabchi AE. Evidence-based management of hyperglycemic emergencies in diabetes mellitus. Diabetes Res Clin Pract. 2011;94:340.
13. Poirier MP, Greer D, Satin-Smith M. A prospective study of the 'two-bag system' in diabetic ketoacidosis management. Clin. Pediatr. 2004;43(9):809-13.
14. Self WH, et al. Clinical effects of balanced crystaloids vs saline in adults with diabetic ketoacidosis. JAMA Network Open. 2020;3(11).
15. So TY, Grunewalder E. Evaluation of the two-bag system for fluid management in pediatric patients with diabetic ketoacidosis. J Pediatr Pharmacol Ther. 2009;14:100–5.
16. Veverka M, Mash K, et al. A pediatric diabetic ketoacidosis management protocol incorporating a two-bag intravenous fluid system decreases duration of intravenous insulin therapy. J Pediatr Pharmacol Ther. 2016;21(6):512-7.

100 Crise tireotóxica

Rodrigo Antonio Brandão Neto

PONTOS IMPORTANTES

- A crise tireotóxica é uma exacerbação súbita das manifestações clínicas do hipertireoidismo, com descompensação de múltiplos sistemas e risco de morte.
- O aparecimento da crise tireotóxica é muito mais dependente da velocidade de aumento dos hormônios tireoidianos do que de seus níveis séricos.
- A doença de Graves é a principal causa de crise tireotóxica, mas ela pode ocorrer por outras causas de hipertireoidismo.
- Infecção é o fator precipitante mais comum da crise tireotóxica.
- A apresentação clínica envolve sinais e sintomas de hipertireoidismo associado a quatro características principais: febre, taquicardia, disfunção de sistema nervoso central e sintomas gastrointestinais.
- O diagnóstico de crise tireotóxica é essencialmente clínico, mas pode ser orientado pelo uso do sistema de pontuação de Burch e Wartofsky.
- O tratamento é direcionado para redução da produção, da secreção e da ação periférica dos hormônios tireoidianos, correção de disfunções orgânicas e identificação e tratamento dos fatores precipitantes.

INTRODUÇÃO E DEFINIÇÕES

O termo "tireotoxicose" refere-se às manifestações bioquímicas e fisiológicas de quantidade excessiva de hormônios tireoidianos, enquanto o termo "hipertireoidismo" significa especificamente aumento da síntese e da secreção de hormônios da tireoide. Os dois principais hormônios sintetizados e liberados pela tireoide são tiroxina (T4) e tri-iodotironina (T3). O T4 é um pró-hormônio e está presente em concentrações mais elevadas do que o T3, já o T3 é o hormônio biologicamente ativo por meio da interação com receptores específicos.

O hipertireoidismo é uma doença comum. No Reino Unido, a prevalência é de aproximadamente 2% em mulheres e 0,2% em homens. Nos Estados Unidos, a prevalência na população é de 1,3%, e a incidência é de 0,38-0,8 caso por 1.000 mulheres/ano. A incidência aumenta conforme a idade e é maior em populações caucasianas e em áreas com deficiência de iodo.

A crise tireotóxica (ou tempestade tireotóxica) corresponde a uma situação de exacerbação súbita das manifestações clínicas do hipertireoidismo, com descompensação de múltiplos sistemas e risco de morte. É uma complicação relativamente rara, representando menos de 1 a 2% das admissões hospitalares por tireotoxicose, em virtude do diagnóstico precoce do hipertireoidismo e da melhora do tratamento pré e pós-operatório. Anteriormente estava frequentemente relacionada ao pós-operatório; atualmente ocorre como uma complicação da tireotoxicose não tratada ou inadequadamente tratada associada a algum fator precipitante de piora, frequentemente infecções. Sua mortalidade, entretanto, permanece elevada, com estudos japoneses com mortalidade > 10% e, se não tratada precocemente, ultrapassando 20 a 30%.

ETIOLOGIA E FISIOPATOLOGIA

A maioria dos pacientes que desenvolvem crise tireotóxica apresenta história prévia de hipertireoidismo, tratado ou não. A doença de Graves é a etiologia do hipertireoidismo na maioria dos casos de crise tireotóxica, mas qualquer causa de hipertireoidismo pode evoluir para tempestade tireotóxica (Tabela 1).

▷ **TABELA 1** Principais etiologias de hipertireoidismo

Doença de Graves	Bócio multinodular tóxico
Nódulo tóxico	Tireoidite
Hipertireoidismo induzido por iodo	Tireotoxicose exógena (iatrogênica ou factícia)
Struma ovarii (função autônoma da tireoide associada a tumor ovariano)	Mediado por TSH (tumor de pituitária ou resistência pituitária ao TSH)

Anteriormente, as crises eram classicamente precipitadas por procedimento cirúrgico, aparecendo poucas horas após o procedimento em pacientes preparados com iodeto de potássio sem antitireoidianos. Atualmente, a principal condição precipitante de crise tireotóxica são as infecções, seguidas por trauma, procedimentos cirúrgicos, toxemia gravídica, parto, irradiação da tireoide com tireoidite secundária, eventos cardiovasculares ou cerebrovasculares, aumento de oferta de iodo para a glândula, uso de radiocontrastes ionizados e amiodarona e retirada abrupta de drogas para o controle da doença. Em um estudo japonês, a retirada ou uso irregular de medicações foi a causa mais frequente de crise tireotóxica, superando as infecções. Existem relatos de caso na literatura sobre a associação de tempestade tireoidiana e cetoacidose diabética (Tabela 2).

Os mecanismos específicos que levam à crise tireotóxica permanecem incertos. É interessante observar que a tempestade tireoidiana raramente ocorre em pacientes com concentrações séricas extremamente elevadas de hormônios tireoidianos após ingestão acidental de tiroxina exógena. Assim, apesar dos níveis de T4 e T3 serem usualmente maiores na crise tireotóxica do que na tireotoxicose não complicada, esses níveis não permitem a diferenciação entre essas duas condições. Por essa razão, o aumento agudo na liberação de hormônios tireoidianos pela glândula não explica o mecanismo fisiopatológico da crise tireotóxica, embora liberação aguda de hormônios tireoidianos após radioiodoterapia e descontinuação de drogas antitireoidianas possam precipitar crise tireotóxica.

▷ **TABELA 2** Principais fatores precipitantes de crise tireotóxica

Infecções	Trauma
Cirurgia	Amiodarona
Radioiodoterapia	Acidente vascular cerebral
Contraste iodado e aumento de oferta de iodo	Retirada de medicações antitireoidianas ou uso irregular das mesmas
Condições clínicas como cetoacidose diabética, embolia pulmonar e acidente vascular cerebral	Parto

De importância maior do que as concentrações séricas de T3 e T4 é a concentração de hormônios tireoidianos livres. A concentração de T4 livre sérico é relacionada diretamente com a capacidade de ligação com as proteínas ligadoras, como a proteína ligadora da tiroxina (*tiroxine biding globulin* [TBG]), albumina, pré-albumina e transtirretina. Assim, condições que interferem com a ligação proteica hormonal podem aumentar os níveis de hormônios tireoidianos livres. Condições agudas, como infecções, procedimentos cirúrgicos e acidose, podem diminuir a afinidade das proteínas pelos hormônios tireoidianos, aumentando sua fração livre, que é a que apresenta atividade biológica.

Uma segunda hipótese é que acidose ou liberação de mediadores inflamatórios durante o estresse metabólico, como as citocinas, poderiam agir em receptores de hormônios tireoidianos em tecidos-alvo e aumentar a ação hormonal. Outro fator complicador na patogênese da tempestade tireoidiana é que a resposta ao estímulo catecolaminérgico é particularmente exagerada nesses pacientes. Os níveis de catecolaminas, apesar de não estarem aumentados em relação a outros pacientes criticamente doentes, apresentam dramática resposta terapêutica ao uso de betabloqueadores, sugerindo esse efeito.

Amiodarona

A amiodarona pode induzir a tireotoxicose por duas formas:

- Tipo 1: ocorre em paciente com patologia tireoidiana prévia (doença de Graves ou bócio multinodular tóxico) e é devido à sobrecarga de iodo oferecida à glândula.
- Tipo 2: ocorre uma tireoidite destrutiva da glândula com liberação de hormônios tireoidianos para circulação sistêmica.

A diferenciação entre os dois tipos de tireotoxicose induzida por amiodarona é difícil. Os pacientes com tireotoxicose do tipo 1 apresentam alterações secundárias à doença tireoidiana como exoftalmia, embora pequenos bócios possam ser encontrados na tireotoxicose do tipo 2. A única maneira fidedigna de diferenciar os dois tipos de tireotoxicose é por meio da cintilografia de captação da tireoide, sendo a captação normal ou aumentada no tipo 1 e baixa ou ausente no tipo 2.

ACHADOS CLÍNICOS

Os achados clínicos são de aparecimento abrupto, embora a maioria dos pacientes relatem sintomas de hipertireoidismo leve a moderado dias a semanas antes de a crise ser precipitada.

As manifestações envolvem múltiplos órgãos e sistemas, principalmente cardiovascular e nervoso simpático. Os pacientes apresentam-se com síndrome de hipermetabolismo, que se manifesta por:

- Febre: quase invariavelmente presente na apresentação, com temperatura média de 39,3°C, e cerca de 90% apresentam temperatura maior do que 38,5°C. Sudorese costuma ser profusa, e os pacientes podem apresentar disfunção renal por desidratação.
- Sintomas cardiovasculares: taquicardia sinusal e arritmias cardíacas, assim como congestão pulmonar com evolução para edema agudo de pulmão.
- Sintomas do trato gastrointestinal: náuseas, vômitos, dor abdominal e diarreia. Alguns pacientes apresentam icterícia, sendo esse sinal de prognóstico ruim.
- Sistema nervoso central: ocorre em casos mais graves, com manifestações variadas como agitação, labilidade emocional, confusão mental e *delirium*, este último caracterizando o que é denominado encefalopatia tireotóxica. Alguns pacientes, durante a evolução, podem entrar em coma. Tremores e incapacidade de permanecer parado são outros sintomas característicos.

O emergencista deve estar atento a algumas pistas diagnósticas, como febre desproporcional a um quadro infeccioso, frequência cardíaca inapropriadamente elevada e história prévia de hipertireoidismo, bócio e exoftalmo. O diagnóstico é clínico, e baseado nessas quatro manifestações principais:

1. Exacerbação dos sintomas usuais de hipertireoidismo.
2. Hiperpirexia.
3. Aumento da frequência cardíaca (FC) (geralmente superior a 140 bpm).
4. Alteração do estado mental.

Pacientes idosos podem apresentar-se com quadro de apatia, perda de peso, bócio pequeno, fibrilação atrial, eventualmente confusão, sem manifestar agitação e febre alta. Aumento da FC é um achado relativamente específico em idosos. A Tabela 3 elenca os principais sintomas do hipertireoidismo e a Tabela 4 mostra os critérios diagnósticos de Bursch e Warkofskuy para definição de crise tireotóxica.

▷ **TABELA 3** Manifestações da tireotoxicose

Sintoma	Frequência (%)	Sinal	Frequência (%)
Nervosismo	59-99	Taquicardia (FC > 90 bpm)	68-100
Sudorese	68-91	Bócio	87-100
Hipersensibilidade ao calor	73-89	Alterações cutâneas	97
Palpitações	75-89	Tremores	66-97
Fadiga	80-88	Sopro de tireoide	77

(continua)

▷ **TABELA 3** Manifestações da tireotoxicose *(continuação)*

Sintoma	Frequência (%)	Sinal	Frequência (%)
Perda de peso	52-85	Sinais oculares	71
Queixas cardíacas	82	Fibrilação atrial	10-19
Dispneia	75-81	Esplenomegalia	10
Fraqueza	70	Ginecomastia	10
Aumento de apetite	32-65	Eritema palmar	8
Edema de membros inferiores	35		
Hiperdefecação sem alterações de características das fezes	33		
Diarreia	8-23		
Anorexia	9		
Constipação	4		
Ganho de peso	2		

FC: frequência cardíaca.

▷ **TABELA 4** Critérios diagnósticos para crise tireotóxica

Disfunção termorregulatória Temperatura	Pontos	Disfunção cardiovascular Taquicardia	Pontos
37,0-37,7	5	90-109	5
37,8-38,1	10	110-119	10
38,2-38,5	15	120-129	15
38,6-38,8	20	130-139	20
38,9-39,2	25	> 140	25
> 39,3	30		
Efeitos no SNC		Insuficiência cardíaca	
Ausente	0	Ausente	0
Leve (agitação)	10	Leve (edema de MMII)	5
Moderado (*delirium*, psicose, letargia)	20	Moderada (estertores em bases)	10
Grave (convulsão, coma)	30	Grave (EAP)	15
Disfunção gastrointestinal/hepática		Fibrilação atrial	
Ausente	0	Ausente	0
Moderada (dor abdominal, diarreia, vômitos)	10	Presente	10
Grave (icterícia)	20		
Fator precipitante			
Negativo			0
Positivo			10

Pontuação > 45 = crise tireotóxica; 25-44 = crise iminente; < 25 = crise improvável.

EAP: edema agudo pulmonar; MMII: membros inferiores; SNC: sistema nervoso central.

Além dos critérios de Bursch e Wartofski para crise tireotóxica, Akazi et al., em 2012, com base em 99 casos de crise tireotóxica, desenvolveram um segundo critério para crise tireotóxica. Estudos demonstram desempenho semelhante, mas um estudo sugere que os critérios de Bursch e Wartofski são mais sensíveis para o diagnóstico, embora selecionem mais pacientes para receber terapia agressiva. Os critérios de Akazi para tempestade tireotóxica estão resumidos na Tabela 5.

▷ **TABELA 5** Critérios de Akazi para crise tireotóxica

Pré-requisito para o diagnóstico
Tireotoxicose com elevação de níveis de T3 livre e T4 livre
Sintomas
Alterações de SNC como agitação, *delirium*, confusão mental, sonolência, letargia ou escore de coma de Glasgow ≤ 14
Temperatura ≥ 38°C
Frequência cardíaca ≥ 130 bpm com ou sem fibrilação atrial
Insuficiência cardíaca classes funcionais III ou IV, estertores pulmonares até pelo menos campo médio de pulmões ou choque cardiogênico
Sintomas gastrointestinais: icterícia com bilirrubina total ≥ 3 mg/dL, náuseas, vômitos ou diarreia
Diagnóstico
Critério 1: pelo menos uma manifestação de SNC e febre, taquicardia, IC ou manifestações gastrointestinais
Critério 1 alternativo: pelo menos três dos seguintes: febre, taquicardia, IC ou manifestações gastrointestinais
Critério 2: pelo menos dois dos seguintes: febre, taquicardia, IC ou manifestações gastrointestinais
Critério 2 alternativo: apresenta critério 1, mas sem dosagem de hormônios tireoidianos
Critério de exclusão
Presença de outros diagnósticos como pneumonia ou doenças psiquiátricas que expliquem os sintomas. Deve-se usar julgamento clínico, inclusive para definir se outras doenças como pneumonia não são fatores precipitantes de crise tireotóxica

IC: insuficiência cardíaca; SNC; sistema nervoso central.

EXAMES COMPLEMENTARES

O diagnóstico de crise tireotóxica é clínico, e os exames complementares ajudam na avaliação de complicações e diagnósticos diferenciais.

Devem ser colhidos culturas, exames de imagem e exames de bioquímica sérica. Os achados laboratoriais mais comuns consistem em TSH indetectável, T3 e T4 livre aumentados, mas não conseguem diferenciar a crise tireotóxica do hipertireoidismo compensado. Os níveis de cálcio e fosfatase alcalina podem estar aumentados (aumento de atividade osteoclástica), haver hiperglicemia, leucocitose (mesmo sem evidência de infecção) e ocasionalmente os pacientes com reserva adrenal inadequada podem precipitar o aparecimento de crise addisoniana e seus achados laboratoriais característicos (mais comum nos casos de doença de Graves). A Tabela 6 cita as indicações e alterações de exames em pacientes com suspeita de crise tireotóxica.

▷ **TABELA 6** Exames complementares na crise tireotóxica

Exame	Alteração e importância
Hemograma completo	Pode haver leucocitose mesmo sem infecção. Anemia megaloblástica pode ocorrer se gastrite autoimune associada
Ureia e creatinina	Avaliação de função renal
AST, ALT, bilirrubinas	Pode ocorrer aumento significativo, principalmente de bilirrubinas, que é um marcador de pior prognóstico
Glicemia	Pode ocorrer hiperglicemia em 30 a 55% dos casos
Potássio e sódio	Pode ocorrer hipocalemia por hiperatividade simpática que é associada a paralisia flácida
Cálcio	Pode estar aumentado, assim como a fosfatase alcalina, devido ao aumento da atividade osteoclástica
Hormônios tireoidianos	TSH indetectável e aumento de T3, T4 e T4 livre. Aumentos não são necessariamente maiores que no hipertireoidismo compensado e não diferenciam essa situação
ECG	Pode demonstrar fibrilação atrial, taquicardia sinusal e outras taquiarritmias
Albumina	Marcador de pior prognóstico
Raio X de tórax	Pode ajudar a procura de foco infeccioso
Coagulograma	Podem ocorrer alterações de coagulação, se disfunção hepática associada
Urina 1	Pode ajudar a procura de foco infeccioso
Cintilografia de tireoide	Pode ajudar a diferenciar a tireotoxicose secundária a amiodarona (tipo 1: hipercaptante por excesso de iodo; tipo 2: hipocaptante associada a tireoidite). Pode sugerir a etiologia do hipertireoidismo (hipocaptação em tireotoxicose factícia e tireoidites)

DIAGNÓSTICO DIFERENCIAL

O diagnóstico diferencial da crise tireotóxica deve ser feito com situações de hiperatividade adrenérgica, sepse ou hipertermia (Tabela 7). Deve-se ter um cuidado especial no diagnóstico de tireotoxicose sem os clássicos sintomas de hiperatividade, como no caso da tireotoxicose apática (Tabela 8).

TRATAMENTO

O tratamento do paciente com tempestade tireoidiana deve ser feito em ambiente de UTI e deve ser focado em quatro ações principais:

1. Controle da produção de hormônios pela glândula tireoide.
2. Bloqueio dos efeitos hormonais periféricos.
3. Suporte clínico.
4. Tratamento da causa precipitante.

Controle da produção de hormônios pela glândula tireoide

O primeiro passo para o tratamento é o bloqueio da produção e da liberação de hormônios tireoidianos. As medicações antitireoidianas bloqueiam a organificação do iodo e a produção hormonal. O propiltiouracil é considerado por boa parte dos autores como primeira escolha, devido ao fato de que essa medicação, em comparação com o metimazol, apresenta a vantagem adicional de inibir a conversão periférica de T4 em T3 quando em doses maiores que 400 mg ao dia, conseguindo diminuir com maior velocidade os níveis séricos de T3. Os estudos, entretanto, não mostraram diferença entre as duas medicações e o propiltiouracil tem mais efeitos adversos. Essas medicações podem ser usadas por via oral ou via sonda nasogástrica e retal no paciente com diminuição do nível de consciência. Infelizmente não existem preparações para o uso parenteral. As doses recomendadas são:

- Propiltiouracil (PTU): dose de ataque de 600 a 1.000 mg, posteriormente dose de 200-300 mg a cada 4 a 6 horas (1.200 a 1.500 mg ao dia).
- Metimazol: dose inicial de 20 mg a cada 4 a 8 horas (60 a 120 mg ao dia).

O PTU e o metimazol apresentam como principais efeitos colaterais o aparecimento de agranulocitose, felizmente ocorrendo apenas em cerca de 0,3% dos casos, e hepatite medicamentosa.

Apesar de essas medicações diminuírem a formação de hormônio tireoidiano, não impedirão a secreção de hormônio tireoidiano pré-formado, o que exige outras formas de tratamento.

▷ **TABELA 7** Diagnóstico diferencial da crise tireotóxica

Hipoglicemia
Hipóxia
Sepse
Meningites/encefalites
Encefalopatia hipertensiva
Síndrome de abstinência alcoólica
Síndrome de abstinência a benzodiazepínicos
Síndrome de abstinência a opioides
Heat stroke
Feocromocitoma
Síndrome serotoninérgica
Intoxicações por cocaína ou catecolaminérgicos
Hipertermia maligna
Síndrome neuroléptica maligna

▷ **TABELA 8** Características da tireotoxicose apática e tireotoxicose clássica

Características	Tireotoxicose clássica	Tireotoxicose apática
Idade	Pacientes jovens	> 65 anos
Fibrilação atrial	20-30%	> 75%
Alteração de peso	Perda de peso usualmente menor	Perda de peso intensa
Agitação/depressão	Pacientes usualmente agitados	Pacientes deprimidos ou apáticos
Sintomas cardíacos	Comuns, mas menos frequentes que agitação, ansiedade e outros sintomas	Frequentes, dominam o quadro clínico
Achados oculares	Comuns	Raros
Presença de bócio	Frequente	Menos frequente, tireoide de tamanho próximo do normal
Astenia	Pode ocorrer	Frequente
Duração dos sintomas	Diagnóstico em alguns meses sem exames de rotina	O diagnóstico pode demorar anos sem exames de rotina

Para diminuir a secreção do hormônio tireoidiano pré-formado, pode-se utilizar soluções de iodo estáveis. Essas soluções apresentam vários mecanismos de ação, entre eles inibir a captura de T4 pelo fígado, inibir a conversão de T4 em T3, bloquear a liberação de hormônio pela glândula, diminuir a porcentagem livre de T4 e T3 e bloquear a ligação de T4 e T3 com receptores celulares. São opções de soluções iodadas:

- Lugol ou iodeto de potássio: dose de 4-8 gotas em período de 6-8 horas.
- Ácido iopanoico (Telepaque): é um agente de contraste e agente iodado de escolha. A dose usual para o tratamento é de 1 g a cada 8/8 horas no primeiro dia de tratamento, posteriormente usando dose de 500 mg a cada 12 horas.

É importante que os agentes iodados sejam utilizados pelo menos 1 hora e idealmente de 2 a 3 horas após o uso de drogas antitireoidianas, pois o excesso de iodo oferecido para a glândula pode levar a piora da tireotoxicose. Outro problema potencial com o uso das soluções iodadas é que pode impedir o uso de radiodoterapia como tratamento da tireotoxicose por vários meses.

O carbonato de lítio representa uma alternativa como agente para inibir a liberação hormonal, principalmente em pacientes com alergia ao iodo. A dose inicial é de 300 mg a cada 6 horas, devendo ser usado com cuidado por conta de seus efeitos colaterais e ao fato de ainda não ser bem estudado. A dose deve ser ajustada para manter litemia sérica em torno de 1 mg/dL.

Bloqueio dos efeitos hormonais periféricos

O bloqueio beta-adrenérgico ajuda no controle de sudorese, ansiedade, taquicardia, arritmias, pressão arterial e tremor. O metabolismo rápido das drogas na tempestade tireoidiana obriga o uso de doses altas. O propranolol pode inibir a conversão periférica de T4 para T3, apesar desse efeito ser lento, geralmente em uma semana. Deve-se usar a medicação com cautela em situações de insuficiência cardíaca descompensada. Devemos acrescentar que colapso cardiovascular foi descrito com uso de betabloqueadores, e por isso seu uso deve ser cuidadoso. As doses são:

- Via endovenosa: opções incluem propranolol em dose de 0,5 a 1,0 mg a cada 15 minutos; pode ser usado até conseguir o controle da frequência cardíaca do paciente. Alguns autores preferem o uso de esmolol devido à sua ação mais rápida, sendo usado em bomba de infusão intravenosa contínua em dose de 0,05 a 1,0 mg/kg/minuto. Em nosso meio encontramos disponível o metoprolol, que pode ser usado em dose de 5 mg a cada 10 a 15 minutos até conseguir o controle da frequência cardíaca.
- Via oral: o propranolol, que pode inibir a conversão periférica de T4 em T3, acaba sendo a medicação de primeira escolha, com dose de 40-80 mg. Alguns autores iniciam a medicação com doses de 20-40 mg a cada 6 horas. O metabolismo rápido dessas drogas na tempestade tireoidiana obriga o uso de doses altas como as descritas. Outras opções incluem metoprolol (50 a 100 mg de 12/12 horas) e atenolol (50 a 100 mg de 12/12 horas). O objetivo é manter a frequência cardíaca entre 60 e 80 bpm.

Eventualmente em pacientes com contraindicações ao uso de betabloqueadores, pode-se considerar o uso de bloqueadores dos canais de cálcio, como verapamil e diltiazem. Essas medicações são contraindicadas em pacientes com insuficiência cardíaca sistólica.

Os glicocorticoides em doses altas também diminuem a conversão periférica de T4 em T3. A medicação também pode ser útil se os pacientes apresentam insuficiência adrenal associada. As doses são:

- Hidrocortisona: dose de 100 mg endovenosa a cada 8 horas, doses um pouco menores como 50 mg a cada 6 horas são provavelmente de eficácia comparável.
- Dexametasona: dose de 2-4 mg endovenosa a cada 6/6 horas.

Outras medidas descritas pela literatura para remoção de hormônios tireoidianos da circulação são diálise peritoneal, hemoperfusão com carvão ou com resinas e plasmaférese. A plasmaférese, em particular, deve ser considerada em pacientes sem melhora após 24 a 48 horas de tratamento apropriado da crise tireotóxica e seu fator precipitante. O procedimento remove rapidamente proteínas séricas, sendo 99% delas ligadas a hormônios tireoidianos. A solução de reposição de escolha nesses casos é a albumina.

A colestiramina em dose de 4 g a cada 6 horas também tem sido utilizada para tratamento da tempestade tireotóxica. Sua ação ocorre no intestino delgado, ligando-se ao hormônio tireoidiano que chega à luz do intestino via circulação êntero-hepática; forma-se assim o complexo resina-hormônio, que posteriormente é excretado. A redução nos níveis de hormônios tireoidianos é modesta com essa medicação.

Em pacientes com contraindicação ao uso de tionamidas, pode-se considerar a combinação de agentes iodados, betabloqueadores e colestiramina com sucesso. O tratamento cirúrgico para tireotoxicose posteriormente só pode ser realizado após pelo menos 7 dias do controle das manifestações da crise tireotóxica.

Medidas de suporte

Os pacientes devem ser manejados em ambiente de terapia intensiva. Os pacientes apresentam quadro de hipermetabolismo, podendo ter desidratação significativa, necessidade de reposição volêmica agressiva, exceto em pacientes com insuficiência cardíaca descompensada com congestão pulmonar. Distúrbios hidroeletrolíticos precisam ser corrigidos, assim como hipoglicemia ou hiperglicemia. Deve-se destacar:

- Hipertermia: pode ser tratada com medicações como dipirona (1 a 2 g endovenosa) ou paracetamol. O uso de salicilatos nesses pacientes deve ser evitado devido à sua propriedade de deslocar os hormônios tireoidianos para forma livre, piorando a tireotoxicose. Medidas externas para diminuição de temperatura podem ser usadas, e existe relato de caso com resposta importante ao dantrolene, porém, considerando seus efeitos colaterais, essa medicação só deve ser usada em casos de exceção.
- Disfunção cardíaca: pode ser de difícil controle. O uso de betabloqueadores controla a frequência cardíaca, mas em alguns casos outros agentes inotrópicos podem ser necessários, se o paciente evoluir com insuficiência cardíaca. O uso de diuréticos também deve ser criterioso, muitos pacientes estarão com volume plasmático diminuído. Taquicardia também deve ser controlada, com estudos mostrando que frequência cardíaca > 150 bpm é associada a piores desfechos com a medicação de escolha sendo os betabloqueadores.
- Convulsões: tratadas com benzodiazepínicos; caso sem melhoras, uso de fenitoína, e caso refratário, propofol ou barbitúricos; o tratamento é similar ao outras causas de crises convulsivas.

Tratamento do fator precipitante

O tratamento do paciente não estará completo se o fator precipitante da crise não for abordado. Em alguns casos esse fator fica obscuro, portanto, culturas de sangue e urina, urina tipo 1, raio X de tórax, hemograma e ECG são exames de rotina nesses pacientes.

Antibioticoterapia empírica normalmente não é necessária, reservando-se o uso de antibióticos para casos com evidência clínica ou laboratorial de infecção. Em casos graves, principalmente se o paciente apresenta alteração do nível de consciência, antibióticos de amplo espectro devem ser prescritos.

As Tabelas 9 e 10 resumem o manejo dos pacientes com crise tireotóxica.

▷ **TABELA 9** Medidas iniciais e objetivos no tratamento da crise tireotóxica

Passo	Intervenção	Objetivo	Efeito
Prioridade inicial (se taquicárdico e sem insuficiência cardíaca franca)	Betabloqueador EV	Bloquear efeitos periféricos do hormônio tireoidiano	Diminui FC, tremores e melhora enchimento cardíaco
Controle da produção de hormônios	PTU ou metimazol	Parar produção de hormônio tireoidiano	Diminuir a produção de hormônio tireoidiano (o PTI também diminui conversão de T4 em T3)
Controle hormonal adicional	Suplementação de iodo	Inibir liberação de hormônio tireoidiano	Inibe liberação de hormônio pela tireoide (iniciar após 2 horas do uso de PTI ou metimazol)

▷ **TABELA 10** Tratamento sumarizado da crise tireotóxica

Tratamento
Controle da tireoide: ▪ Tionamidas (PTU, metimazol) ▪ Medicações iodadas (ácido iopanoico, iodeto de potássio, lugol) ▪ Carbonato de lítio
Bloqueio da conversão de T4 para T3: ▪ PTU ▪ Ácido iopanoico ▪ Propranolol ▪ Corticosteroides
Aumento de *clearance* de hormônio tiroidiano: ▪ Colestiramina ▪ Hemodiálise ▪ Hemoperfusão ▪ Plasmaférese
Bloqueio dos efeitos do hormônio: ▪ Betabloqueadores ▪ Corticoesteroides
Medidas de suporte: ▪ Antitérmicos (paracetamol) ▪ Hidratação ▪ Nutrição ▪ Oxigênio ▪ Tratamento de ICC
Tratamento do fator desencadeante

(continua)

▷ **TABELA 10** Tratamento sumarizado da crise tireotóxica *(continuação)*

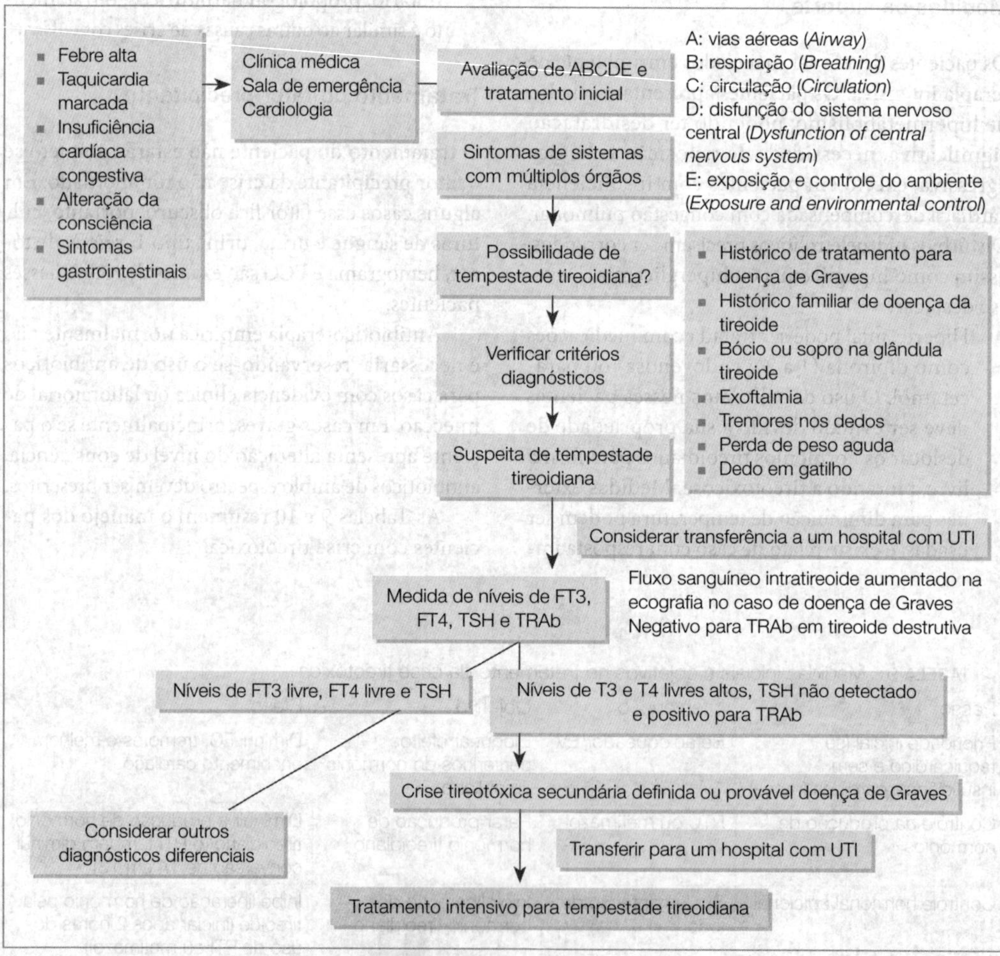

▷ **FIGURA 1** Manejo do paciente com crise tireotóxica.

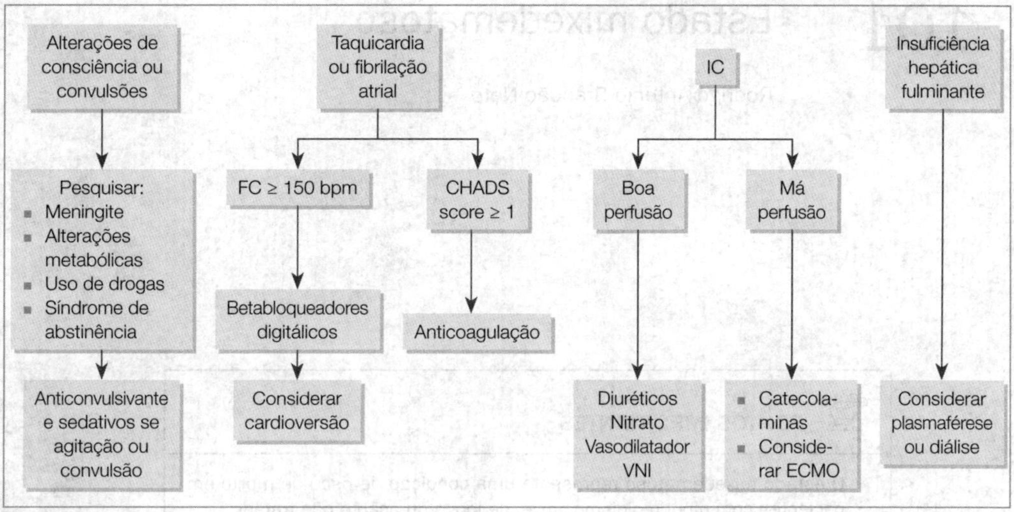

▷ **FIGURA 2** Complicações da tempestade tireotóxica.
ECMO: oxigenação por membrana extracorpórea; FC: frequência cardíaca; IC: insuficiência cardíaca; VNI: ventilação não invasiva
CHADS: Escore de risco para fibrilação atrial.

INDICAÇÕES DE INTERNAÇÃO, TERAPIA INTENSIVA E SEGUIMENTO

Todos os pacientes com critérios diagnósticos para crise tireotóxica têm indicação de internação hospitalar, idealmente em ambiente de UTI.

Os pacientes devem depois ser seguidos ambulatorialmente para tratamento definitivo do hipertireoidismo.

LITERATURA RECOMENDADA

1. Akamizu T, et al. Diagnostic criteria, clinical features, and incidence of thyroid storm based on nationwide surveys. Thyroid. 2012;22:661.
2. Burch HB, Wartofsky L. Life threatening thyrotoxicosis: thyroid storm. Endocrinol Metab Clin North Am. 1993;22:263.
3. Cooper DS. Antythyroid drugs. N Engl J Med. 2005;352:905-17.
4. De Leo S, Lee SY, Braverman LE. Hyperthyroidism. Lancet. 2016;388(10047):906-18.
5. Hampton J. Thyroid gland disorder emergencies. AACN Advanced Critical Care. 2013; 24(3):325-32.
6. Idrose AM. Hypothyroidism. In: Tintinalli JE (ed.). Tintinalli's emergency medicine: a comprehensive study guide. 8th ed. New York: McGraw Hill; 2016.
7. Mills L, et al. Identifying and treating thyroid storm and myxedema coma in the emergency department. Emergency Medicine Practice. 2009;11(8).
8. Ross DS et al. 2016 American Thyroid Association Guidelines for Diagnosis and management of Hyperthyroidism and other causes of thyrotoxicosis. Thyroid. 2016;10:1343-421.
9. Ross DS. Thyroid storm. Disponível: http://www.uptodate.com; 2022. Acesso em: 03 de março 2022.
10. Satoh T, et al. 2016 Guidelines for the management of thyroid storm from the Japan Thyroid Associations and Japan Endocrine Society. Endocrine Journal. 2016;63(12):1025-64.
11. Sharp CS, et al. Psychiatric emergencies for clinicians: the emergency department management of thyroid storm. J Emerg Med. 2016;51(2):155-8.
12. Sherman SC. Thyroid emergencies. In: Harwood-Nuss. Clinical practice of emergency medicine. 4. ed. Philadelphia: Lippincott Williams and Wilkins; 2005. p. 854-63.

101 Estado mixedematoso

Rodrigo Antonio Brandão Neto

PONTOS IMPORTANTES

- O estado mixedematoso representa uma condição de risco de morte em pacientes com hipotireoidismo grave, de longa duração e não tratado.
- A prevalência é baixa, mas a mortalidade pode chegar a 15%.
- Três elementos são essenciais para o diagnóstico: alteração do nível de consciência, termorregulação defeituosa e fatores precipitantes.
- As causas precipitantes mais frequentes são: infecção, doença cerebral e vascular, exposição ao frio, cirurgia, trauma, queimadura e exposição a medicamentos ou drogas.
- O diagnóstico laboratorial não é essencial para o início do tratamento. A maioria dos pacientes apresenta diminuição dos níveis de T4 e T3 totais, diminuição de T4 livre e aumento de TSH.
- O tratamento de escolha é com T4 endovenoso; se não disponível, fornecer por via oral ou via sonda nasogástrica.
- Considerar sempre a associação de glicocorticoide até excluir insuficiência adrenal.
- O tratamento de suporte e a identificação e o tratamento dos fatores precipitantes são fundamentais.

INTRODUÇÃO E DEFINIÇÕES

O estado mixedematoso ou coma mixedematoso é uma manifestação extrema de doença tireoidiana que ocorre em pacientes que apresentam hipotireoidismo grave e de longa duração. É desencadeado pelo desequilíbrio dos mecanismos de homeostase do paciente hipotireóideo por um fator precipitante.

O hipotireoidismo é uma doença comum. Nos Estados Unidos ocorre em cerca de 8% das mulheres e 2% dos homens com idade acima de 50 anos. No entanto, a prevalência de estado mixedematoso é baixa, com 0,22 a 1,08 caso por milhão de habitantes. Entre 65 e 80% dos casos ocorrem em mulheres, principalmente acima dos 60 anos, com a maioria dos casos ocorrendo nos meses de inverno. A mortalidade da doença era de 60 a 70%, mas, com o reconhecimento precoce, a mortalidade em séries recentes se mantém entre 15 e 30%.

Os pacientes apresentam quase que invariavelmente algum fator precipitante, e as infecções são o fator precipitante mais frequente. Esses fatores causam alterações homeostáticas e precipitam o quadro. Comorbidades clínicas são frequentes, com alterações cardiovasculares presentes em 40% dos pacientes com estado mixedematoso; quadros infecciosos e psiquiátricos por sua vez estão presentes em cerca de 20% dos pacientes.

Apesar de o termo "coma mixedematoso" ser adotado para descrever a doença, a maioria dos pacientes não se apresenta comatosa.

ETIOLOGIA E FISIOPATOLOGIA

O estado mixedematoso ocorre quase que exclusivamente nos meses de inverno após exposição ao frio. Outros fatores de grande importância para precipitar o quadro são as infecções, principalmente pneumonia, eventos cardio e cerebrovasculares e o uso de certas medicações, como anestésicos e outros depressores do sistema nervoso central. Hipoglicemia e hiponatremia são consideradas consequências do hipotireoidismo e não são fatores precipitantes. A Tabela 1 apresenta os principais fatores precipitantes do estado mixedematoso.

Os achados típicos do hipotireoidismo são decorrentes do metabolismo basal diminuído, às vezes em mais de 40%. São típicos a diminuição dos níveis séricos de hormônios tireoidianos, os altos níveis de colesterol, devido à diminuição do metabolismo, e depósitos de mucopolissacárides em estruturas subcutâneas, submucosas e subendoteliais.

No estado mixedematoso, a existência de um fator precipitante, muitas vezes associado à exposição a baixas temperaturas, leva à ruptura dos sistemas de homeostasia que existem durante o hipotireoidismo crônico, como alterações neurovasculares, como vasoconstrição periférica, hipertensão diastólica e diminuição do volume sanguíneo.

Nos pacientes gravemente hipotireóideos, a homeostasia pode não ser mantida por conta de um fator precipitante, como perda do volume sanguíneo (em hemorragias), hipoxemia (devido à infecção respiratória ou ao uso de medicações sedativas) e perda de mecanismos regulatórios do sistema nervoso central (por acidente vascular cerebral, hiponatremia ou uso de medicações).

Outros fatores podem contribuir com estados de hipoxemia, como obesidade (causando apneia obstrutiva do sono), macroglossia, edema de submucosa das vias aéreas, fraqueza da musculatura respiratória (por miopatia ocasionada pelo hipotireoidismo), pneumonia e derrames cavitários (pleural, pericárdico ou peritoneal).

Ocorre ainda redução do ritmo de filtração glomerular e hiponatremia pela inabilidade de excreção renal de água livre e secreção excessiva de hormônio antidiurético (síndrome de secreção inapropriada de ADH).

As situações descritas precipitam piora acentuada do hipotireoidismo sem compensação clínica, levando ao quadro denominado de estado mixedematoso.

▷ **TABELA 1** Fatores precipitantes do estado mixedematoso

Hipotireoidismo não tratado	Medicações: ▪ Barbitúricos ▪ Analgésicos ▪ Sedativos ▪ Betabloqueadores ▪ Diuréticos ▪ Fenotiazinas ▪ Fenitoína ▪ Rifampicina ▪ Amiodarona ▪ Carbonato de lítio
Hipotermia	
Infecção	
Acidente vascular cerebral	
Trauma	
Cirurgias	
Queimaduras	
Hemorragia gastrointestinal	

ACHADOS CLÍNICOS

A maioria dos pacientes já tem história prévia de hipotireoidismo, o que facilita o diagnóstico. Achados clássicos de hipotireoidismo como pele seca, macroglossia e principalmente reflexos tendinosos diminuídos auxiliam o diagnóstico.

Existem três achados-chave no paciente com estado mixedematoso:

1. Alteração do estado mental: os pacientes apresentam diminuição do nível de consciência, às vezes sem resposta a qualquer estímulo. Geralmente esses pacientes já apresentam sonolência e letargia de longa data, ocasionalmente dormindo até 20 horas ao dia.
2. Perda da termorregulação: os pacientes apresentam hipotermia ou ausência de febre na presença de infecção sistêmica. A temperatura pode chegar até 23°C nessas circunstâncias.
3. Presença de fator precipitante: exposição ao frio, infecções e hemorragia, entre outros, são fatores precipitantes. A frequência cardíaca se torna baixa e a ausência de hipertensão diastólica é sinal de alerta para o risco de desenvolver o coma mixedematoso.

Os achados de maior importância são presença de hipotermia e alteração do nível de consciência.

A principal alteração cardíaca é a diminuição da frequência cardíaca. O mixedema também pode levar a alterações do inotropismo e a diminuição da fração de ejeção. A presença de efusões pericárdicas ocorre em 3 a 6% dos pacientes com hipotireoidismo sintomático e com muito maior frequência no estado mixedematoso; portanto, aumento da silhueta cardíaca na radiografia de tórax e presença de complexos QRS de baixa voltagem em eletrocardiograma são achados esperados nessa patologia.

A resposta alfa-adrenérgica é aumentada nos estados de hipotireoidismo, e o número e a responsividade dos receptores beta-adrenérgicos são diminuídos. Assim, ocorre vasoconstrição periférica e hipertensão diastólica, representando um esforço adaptativo para manter a temperatura corporal. O tratamento pode levar a resposta vasodilatadora, que combinada com a diminuição da função cardíaca pode levar a hipotensão refratária ao tratamento.

Diminuição do *drive* ventilatório resulta em insuficiência respiratória do tipo 2, com hipercapnia e hipoxemia. Em apresentações extremas, fraqueza dos músculos respiratórios, apneia obstrutiva do sono e efusões pleurais são encontradas.

Em pacientes com estado mixedematoso, a biópsia muscular revela atrofia e perda de até 50% da massa muscular. Alteração de enzimas musculares, particularmente da CPK, pode atingir níveis maiores do que 500 U/L.

A motilidade do trato gastrointestinal também é prejudicada, e diminuição do esvaziamento gástrico é uma manifestação comum. Bergeron relatou 6 pacientes com dor abdominal aguda e hipotireoidismo com melhora do quadro de dor com o tratamento da doença. Hipomotilidade intestinal, atonia, pseudo-obstrução e distensão abdominal são achados encontrados devido à deposição de mucopolissacárides na parede gastrointestinal. O megacólon mixedematoso representa uma condição potencialmente grave, porém tardia na evolução.

Os pacientes apresentam alteração na regulação de sódio, alguns destes com secreção inapropriada de ADH (hormônio antidiurético). A hiponatremia normalmente é dilucional, portanto não responde ao uso de corticosteroides. A reabsorção tubular de sódio é diminuída, assim como o fluxo renal e a filtração glomerular.

As alterações mentais relacionadas ao hipotireoidismo incluem apatia, depressão, retardo psicomotor e alteração de memória. Em apresentações agudas e graves como no coma mixedematoso, *delirium* e psicose são mais frequentes. Hipoglicemia pode ocorrer associadamente e ser responsável parcial pelas alterações neurológicas e mentais. Os reflexos tendíneos estão diminuídos ou ausentes.

Outros sintomas típicos são o de alterações cutâneas, com pele pálida e úmida, com edema periorbitário e macroglossia. Alopecia e pelos esparsos e finos são sintomas relacionados com o hipotireoidismo.

Devem ser procurados sintomas relacionados com fatores precipitantes da patologia, como os sintomas de infecção.

As principais manifestações clínicas do estado mixedematoso estão apresentadas na Tabela 2.

EXAMES COMPLEMENTARES

O diagnóstico é clínico e não se deve aguardar o resultado de exames complementares.

Como os fatores precipitantes estão invariavelmente presentes, a procura ativa de foco infeccioso com exames laboratoriais e de imagem (urina 1, radiografia de tórax e culturas) é essencial.

Os pacientes com frequência cursam com hiponatremia e, em menor grau, com hipoglicemia que quando presente deve levar a suspeição de insuficiência adrenal associada. O metabolismo lipídico é particularmente alterado e hiperlipidemia

▷ **TABELA 2** Manifestações clínicas do estado mixedematoso

Alterações neuropsiquiátricas: ▪ Convulsão ▪ *Delirium* ▪ Sonolência ▪ Perda de memória ▪ Retardo na fase de relaxamento do reflexo profundo (achado específico)	Alterações gastrointestinais: ▪ Redução de motilidade ▪ Distensão abdominal ▪ Íleo paralítico ▪ Fecaloma ▪ Megacólon mixedematoso (achado tardio)
Derrames cavitários: ▪ Ascite ▪ Derrame pleural ▪ Derrame pericárdico	Alterações cardiovasculares: ▪ Hipertensão diastólica (achado precoce) ▪ Hipotensão arterial (achado tardio) ▪ Bradicardia
Alteração do metabolismo: ▪ Hiperlipidemia ▪ Hipotermia ▪ Hiponatremia ▪ Atonia de bexiga Alterações respiratórias: ▪ Depressão respiratória ▪ Narcose	Pele e fâneros: ▪ Pele seca e fria ▪ Face mixedematosa ▪ Edema generalizado ▪ Macroglossia ▪ Ptose palpebral ▪ Edema periorbitário ▪ Alopecia

costuma ser significativa. Miopatia com elevação de enzimas musculares é comum.

Os níveis dos hormônios tireoidianos são invariavelmente baixos, mas não existem pontos de corte que fazem o diagnóstico de estado mixedematoso. A Tabela 3 apresenta as principais alterações laboratoriais encontradas nesses pacientes.

DIAGNÓSTICO E DIAGNÓSTICO DIFERENCIAL

Não existem critérios diagnósticos validados e amplamente aceitos para o diagnóstico de estado mixedematoso. Um estudo tentou criar um escore baseado em estado de consciência, hipotermia, anorexia, alteração de motilidade intestinal, alterações eletrolíticas, hipercapnia, efusões pleurais, função renal e presença de fator precipitante. Esse escore foi baseado em uma análise de 21 casos, o que torna difícil sua adoção, mas funcionou bem em uma análise de dois casos de nossa instituição. O critério diagnóstico é descrito na Tabela 4.

TABELA 3 Exames complementares no estado mixedematoso

▪ Anemia: em geral macrocítica, independente de deficiência de B12 associada
▪ Leucopenia: frequente, mas leucocitose aparece em pacientes com infecção associada
▪ Creatinofosfoquinase (CPK): aumentada
▪ Creatinina: aumentada
▪ Transaminases: aumentadas
▪ Hipercapnia, hipoxemia e acidose respiratória
▪ Lípides: aumentados
▪ Glicemia: reduzida
▪ Natremia: reduzida
▪ Radiografia de tórax: pode revelar derrame pleural, aumento da área cardíaca e infiltrado pulmonar em casos de infecção
▪ Ecocardiograma: pode sugerir derrame pericárdico e disfunção cardíaca
▪ Hormônio tireoestimulante (TSH): aumentado
▪ T3 e T4 livre: reduzidos, mas valores não são significativamente diferentes de situações de hipotireoidismo compensado

TABELA 4 Critérios diagnósticos para estado mixedematoso

Achado	Variável		Pontuação
Temperatura	> 35ºC		0
	32-35ºC		10
	< 32ºC		20
Alterações de SNC	Sonolência/letargia		10
	Paciente obnubilado		15
	Estupor		20
	Coma/convulsões		30
Cardiovascular	Bradicardia	Ausente	0
		50-59	10
		40-49	20
	Alterações no ECG		10
	Derrame pericárdico		10
	Cardiomegalia		15

Achado	Variável	Pontuação
Alterações gastrointestinais	Anorexia/dor abdominal/ constipação	5
	Diminuição da motilidade intestinal	15
	Íleo paralítico	20
Fator precipitante	Ausente	0
	Presente	10
Alterações metabólicas	Hiponatremia	10
	Hipoglicemia	10
	Hipoxemia	10
	Hipercapnia	10
	Diminuição da filtração glomerular	10
Outras alterações	Derrame pleural	10
	Edema pulmonar	15
	Hipotensão	20

Escore ≥ 60 extremamente sugestivo de estado mixedematoso.
Escore entre 25 e 59 é sugestivo de estado mixedematoso.
Escore < 25 torna o diagnóstico improvável.
Alterações em ECG incluem prolongamento de intervalo QT, complexos de baixa voltagem, alterações, bloqueios de ramo e cardíacos e alterações inespecíficas do segmento ST.

Para que o diagnóstico seja realizado, é necessário que o paciente apresente alteração de estado mental, principalmente se associada com hipotermia e fator precipitante claro.

A história prévia de hipotireoidismo é quase que invariavelmente presente, e a descontinuação do uso de levotiroxina é comum.

O diagnóstico deve ser confirmado com a dosagem dos hormônios tireoidianos, embora o tratamento possa ser iniciado antes, considerando a alta taxa de mortalidade associada.

TRATAMENTO

O tratamento inclui medidas de suporte, com correção da hipotermia, dos distúrbios eletrolíticos, suporte de vias aéreas e de hemodinâmica.

A reposição de hormônio tireoidiano é a pedra fundamental do tratamento. A reposição hormonal adequada ainda é debatida pela literatura e apresenta alguns pontos de controvérsia. A reposição pode ser feita com T4, T3 ou a combinação de ambos. Um ponto de discórdia é se a reposição deve ser por via intravenosa ou realizada por tubo nasogástrico no impedimento da via oral. A maior parte da literatura recomenda o uso de terapia intravenosa. As doses recomendadas são:

- Dose de ataque de T4: 200 a 400 mcg EV ou 500 mcg VO, seguida de manutenção de 50-150 mcg VO ao dia. Alguns autores recomendam uso de doses menores em pacientes com doença arterial coronariana. Caso reposição de manutenção continue por via EV, usar 75% da dose recomendada por via oral.
- O uso de T3 tem benefícios teóricos, como a ação direta no metabolismo e a diminuição da atividade da 5'-deiodinase que converte T4 em T3, mas um estudo demonstrou aumento de mortalidade com o uso de T3 em doses maiores do que a habitual. As diretrizes americanas de hipotireoidismo sugerem seu uso, mas com dose inicial de 5 a 20 mcg EV, seguida de dose de 2,5 a 10 mcg EV a cada 8 horas.
- Pode-se realizar terapia combinada com T3 e T4, com doses de 10 mcg de T3 e 200 a 300 mcg de T4 EV, mantendo 50 a 100 mcg T4 VO ou EV e 10 mcg EV de T3 a cada 8 ou 12 horas nas primeiras 48 horas de tratamento ou até o paciente recuperar o nível de consciência. Essa conduta parece ser adequada para pacientes jovens sem doença coronariana ou arritmias.

Os proponentes da terapia com T4 isoladamente argumentam que a entrega de T3 ocorre de maneira mais previsível e tolerável pela conversão periférica de T4 em T3; por outro lado, a ação das iodinases periféricas pode estar diminuída no estado mixedematoso, o que justificaria o uso do T3 nessas situações.

Alguns autores referem que após a dose inicial em *bolus* não existe necessidade de doses complementares de hormônio tireoidiano por período de 1 semana. Doses semelhantes podem ser usadas via sonda nasogástrica, e o paciente deve iniciar o uso da medicação via oral assim que suas condições permitirem; tipicamente, a dose de reposição oral é de 100 a 170 mcg ao dia.

A reposição de glicocorticoides deve ser realizada até que seja excluída a presença de insuficiência adrenal associada, com hidrocortisona 100 mg EV 8/8 horas. Antes de iniciar a reposição de corticosteroides é prudente colher o cortisol basal; caso em níveis iguais ou maiores do que 25 mcg/dL a presença de insuficiência adrenal é improvável.

Hiponatremia e hipoglicemia são condições associadas comuns. Caso a hiponatremia seja discreta, com sódio sérico maior do que 120 mEq/L, a simples reposição de hormônio tireoidiano constitui o tratamento apropriado. A reposição de sódio deve ser realizada com cuidados para evitar sobrecarga de volume e realizada conforme as recomendações para o tratamento da hiponatremia em outras situações.

A hipoglicemia é comum e com potencial deletério, devendo ser corrigida prontamente. A sua presença aumenta a suspeita de insuficiência adrenal associada.

A hipoventilação associada ao estado mixedematoso causa hipoxemia, retenção de CO_2 e alteração de *status* mental. A pneumonia também é uma condição associada frequente. Todos os pacientes devem realizar radiografia de tórax e gasometria arterial. A reposição de hormônios tireoidianos por si só pode melhorar o nível de consciência em 48 a 72 horas; entretanto, boa parte dos pacientes requer ventilação mecânica. A indicação de ventilação mecânica nesses pacientes é precoce e o uso de sedativos deve ser criteriosamente avaliado, considerando a suscetibilidade aumentada desses pacientes.

A hipotermia pode ser grave, e o aquecimento com cobertores e a manutenção de temperatura ambiente apropriada são medidas terapêuticas importantes. O uso de cobertores térmicos tende a não ser recomendado devido à vasodilatação, que pode provocar queda da pressão arterial. A terapia com hormônio tireoidiano pode isoladamente reverter a hipotermia; o reaquecimento do paciente deve ser lento e gradativo.

O estado hipovolêmico em que se encontram esses pacientes e seus déficits eletrolíticos associados exigem o uso de soluções intravenosas para o tratamento. O uso de salina deve ser realizado para correção da hipotensão, e em alguns casos o uso de drogas vasopressoras como a dopamina se torna necessário.

O tratamento dos fatores precipitantes é de grande importância no prognóstico. Deve ser iniciada antibioticoterapia empírica intravenosa para todos os pacientes, até que sejam descartados quadros infecciosos.

O tratamento adequado da patologia e de suas condições associadas resulta na resolução do quadro na maioria dos casos. Mesmo assim, a doença continua a apresentar prognóstico ominoso, provavelmente relacionado à incapacidade do emergencista em reconhecer e iniciar prontamente o tratamento necessário para esses pacientes.

A Tabela 5 apresenta o tratamento de pacientes com estado mixedematoso.

▷ **TABELA 5** Manejo do estado mixedematoso

Hipotermia	Aquecimento com cobertores. Evitar medidas de aquecimento periférico que podem levar a vasodilatação e hipotensão
Hipoventilação	Considerar ventilação mecânica
Hiponatremia	Salina hipertônica para manter $Na^+ > 120$ mEq/L
Hipoglicemia	Considerar insuficiência adrenal – hidrocortisona 100 mg EV 8/8 h e reposição de glicose
Hipotensão	Se hipovolemia, corrigir. Considerar drogas vasopressoras
Terapia hormonal	T4 200-500 mcg inicial e 100-150 mcg/dia T3 10 mcg 8/8 h até paciente consciente (uso controverso)

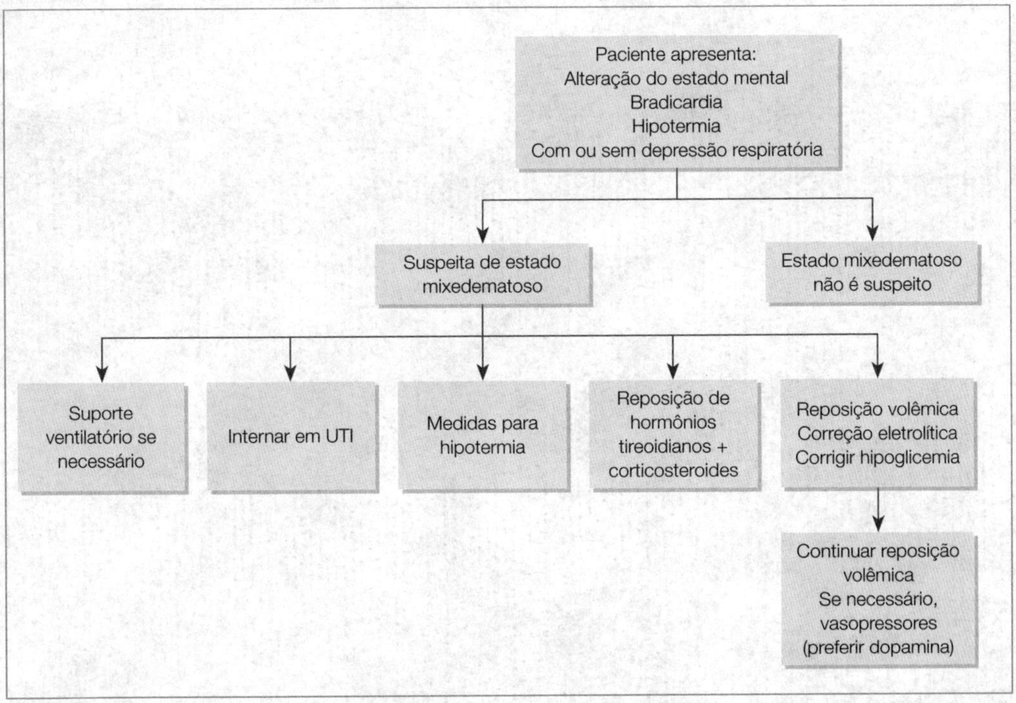

▷ **FIGURA 1** Estado mixedematoso.

INDICAÇÕES DE INTERNAÇÃO, TERAPIA INTENSIVA E SEGUIMENTO

Todos os pacientes com estado mixedematoso têm indicação de internação hospitalar em ambiente de terapia intensiva.

O seguimento ambulatorial deve ser garantido a todos os pacientes para controle do hipotireoidismo.

LITERATURA RECOMENDADA

1. Fliers E, Wiersinga WM. Myxedema coma. Rev Endoc Metab Dis. 2003;4:13741.
2. Garber JR, et al. Clinical practice guidelines for hypothyroidism in adults: cosponsored by the American Association of Clinical Endocrinologists and the American Thyroid Association. Endocr Pract. 2012;18(6):988-1028.
3. Garber JR, et al. Clinical practice guidelines of treatment of hypothyroidism in adults of American Association of Clinical Endocrinologists and American Thyroid Association. Thyroid. 2012;22:1200.
4. Idrose AM. Hypothyroidism. In: Tintinalli's emergency medicine: a comprehensive study guide. 8.ed. McGraw-Hill; 2016.
5. Jonklaas J, et al. Guidelines for the treatment of hypothyroidism of American Thyroid Association. Thyroid. 2014;24:1670.
6. Mills L, et al. Identifying and treating thyroid storm and myxedema coma in the emergency department. Emergency Medicine Practice. 2009;11(8).
7. Ono Y, Ono S, Yasunaga H, et al. Clinical characteristics and outcomes of myxedema coma: Analysis of a national inpatient database in Japan. J Epidemiol. 2017;27:117.
8. Popeveniuc G, Chanora T, Sud A. A diagnostic scoring system for myxedema coma. Endoc Practice. 2014;20:808.
9. Ross DS. Myxedema coma. Disponível em: www.uptodate.com. 2022. Acesso em 25 jan 2022.
10. Turner TW. Recognition and management of Pediatric Thyroid emergencies in the Emergency Department. EBMedicine. July 2018;15(7).

102 Insuficiência adrenal

Rodrigo Antonio Brandão Neto
Rafael Kitayama Shiraiwa
Maria Adelaide Abelgaria Pereira

PONTOS IMPORTANTES

- Insuficiência adrenal (IA) pode ter apresentação inicial como doença crítica, representando risco para a vida do paciente.
- Os sinais e sintomas são bastante inespecíficos, impondo ao médico um baixo limiar para se pensar na doença.
- As causas de IA são: doenças que afetam o córtex adrenal, a hipófise ou o hipotálamo. Atualmente, a principal causa é a adrenalite autoimune.
- O uso de corticoide em pacientes graves por IA relativa está sendo estudado.
- O diagnóstico de IA pode ser feito tanto pelo cortisol sérico basal em jejum quanto pelo teste após estimulação da adrenal (teste da cortrosina).
- Na suspeita clínica, colher cortisol e prescrever glicocorticoides.

INTRODUÇÃO E DEFINIÇÕES

A adrenal é responsável pela síntese de substâncias essenciais à vida humana, entre elas as catecolaminas, os andrógenos, os esteroides e os mineralocorticoides.

A insuficiência adrenal (IA) é um distúrbio caracterizado por alteração da função adrenocortical normal que causa deficiência de glicocorticoides, podendo ou não estar associada à deficiência da secreção de mineralocorticoides e de andrógenos adrenais. Pode ter apresentação inicial como doença crítica em até 50% dos casos. Isso ocorre pelo fato de a apresentação inicial ser inespecífica, e muitas vezes não reconhecida. Cerca de 60% dos pacientes procuram dois ou mais médicos antes de o diagnóstico correto ser considerado.

A IA é um distúrbio relativamente raro, com incidência em países de primeiro mundo de 0,8 caso a cada 100.000 pessoas e prevalência de 4 a 11 casos a cada 100.000 pessoas. Cerca de 6 a 8% dos pacientes com IA desenvolvem crise adrenal ao ano.

A crise adrenal ou IA aguda é uma entidade mal definida, mas a definição mais aceita é deterioração aguda do estado geral do paciente associada a hipotensão (PA sistólica < 100 mmHg ou queda de 20 mmHg de queda dos níveis pressóricos) com melhora em 1 a 2 horas após uso de glicocorticoide parenteral (melhora de hipoglicemia, hipotensão ou outros achados).

ETIOLOGIA E FISIOPATOLOGIA

Insuficiência adrenal pode ser causada por doenças que afetem o córtex adrenal primariamente, doenças que afetam a hipófise causando deficiência de secreção do ACTH (hormônio corticotrófico adrenal) na forma secundária, ou o hipotálamo com deficiência na secreção do CRH (hormônio liberador do ACTH) na forma terciária.

A principal causa de IA primária (doença de Addison) é a adrenalite autoimune (Tabela 1). Tuberculose é outra causa importante.

▷ **TABELA 1** Etiologias de insuficiência adrenal

Primárias	Secundárias e terciárias
Adrenalite autoimune	Uso prévio de corticoides exógenos
Infecciosa (tuberculose, paracoccidioidomicose e outros fungos, citomegalovírus)	Pan-hipopituitarismo
Metástase tumoral (pulmão, mama, linfoma)	Apoplexia hipofisária
Doenças infiltrativas (amiloidose, hemocromatose)	Doenças granulomatosas (sarcoidose, histiocitose)
Hemorragia intra-adrenal (meningococcemia, coagulação intravascular disseminada [CIVD])	Hipofisectomia
Adrenoleucodistrofia	Hipofisite linfocítica
Hipoplasia adrenal congênita	Pós-radioterapia
Medicações (etomidato, cetoconazol, rifampicina, mitotane)	Metástases tumorais
Adrenalectomia bilateral	Mutação no gene POMC
Alterações na esteroidogênese (hiperplasia adrenal congênita)	Tumores hipotalâmicos

A adrenalite autoimune causa destruição das adrenais. Elas se tornam atróficas, com perda da maior parte das células corticais, mas com camada medular mantida intacta na maioria dos casos. Em 60 a 75% dos casos, anticorpos contra enzimas esteroidogênicas e camadas da adrenal são encontrados (anticorpos anti-21 hidroxilase, anti-17 hidroxilase e anti-P450scc).

Em 50% dos casos, a adrenalite autoimune está associada com outras doenças endócrinas imunológicas:

- Síndrome poliglandular tipo 1: insuficiência adrenal, hipoparatireoidismo e candidíase mucocutânea.
- Síndrome poliglandular tipo 2 (síndrome de Schmidt): insuficiência adrenal e hipotireoidismo autoimune.
- Síndrome poliglandular tipo 3 (síndrome de Carpenter): insuficiência adrenal e diabete melito do tipo 1.

Infecções podem levar a IA. As principais são: tuberculose, infecções fúngicas (paracoccidioidomicose, histoplasmose, criptococose, coccidioidomicose) e infecção por citomegalovírus.

A doença de Addison causada por tuberculose acontece pela disseminação hematogênica da infecção tuberculosa. Inicialmente as adrenais parecem aumentadas com granulomas extensos e caseificação afetando o córtex e a medula. A consequência é uma diminuição do tamanho das adrenais, tornando-as normais ou diminuídas. Calcificações surgem em cerca de 50% dos casos. Raramente o tratamento da tuberculose leva a melhora da IA.

A IA pode ocorrer associada à síndrome da imunodeficiência adquirida (SIDA). Clinicamente, a prevalência é baixa; entretanto, quando o teste da cortrosina é realizado, cerca de 10% dos pacientes apresentam IA. As principais causas são: infecção por citomegalovírus e outras infecções oportunistas da glândula, infiltração de adrenais pelo sarcoma de Kaposi, hemorragia adrenal e uso de medicações (cetoconazol e rifampicina).

Hemorragia intra-adrenal bilateral causada por hemorragia ou trombose da veia adrenal pode ser causa de IA. Os principais fatores predisponentes são:

- Meningococcemia.
- Síndrome do anticorpo antifosfolípide.
- Coagulação intravascular disseminada.
- Gestação.
- Uso de anticoagulantes.
- Infecções sistêmicas graves com sepse.
- Trombose bilateral de veias adrenais.
- Complicação de trauma ou cirurgia.

Metástases de tumores para adrenais são principalmente achados de necropsia, e IA resultante dessa invasão é incomum, sendo necessária destruição de > 90% das duas glândulas para ocorrer IA. As principais neoplasias metastáticas para as adrenais são: pulmão, mama, linfomas e sarcomas.

Doenças da hipófise e do hipotálamo podem levar a IA. Nesses casos, não há deficiência de mineralocorticoides, sendo a apresentação clínica de menor gravidade.

A causa mais comum de IA é a suspensão abrupta do uso de corticosteroides. Geralmente, a IA pela retirada de glicocorticoide exógeno é transitória. Os pacientes com processos destrutivos de hipófise anterior e de hipotálamo podem se apresentar com múltiplas deficiências hormonais. A Tabela 1 apresenta as principais etiologias de IA.

ACHADOS CLÍNICOS

Manifestações clínicas ocorrem apenas quando há destruição de mais de 90% do córtex das adrenais. Além disso, o quadro clínico será influenciado pela velocidade dessa destruição (Tabela 2).

Com a destruição gradual do córtex adrenal, os pacientes apresentam uma fase inicial de diminuição da reserva da glândula. Nessa fase, os pacientes secretam glicocorticoides ainda dentro do normal, embora situações de estresse, como cirurgia, infecções ou trauma, que exigem aumento da secreção dos glicocorticoides, possam precipitar as manifestações clínicas da IA. Com a evolução da destruição, a secreção basal de glicocorticoide e mineralocorticoide se torna deficiente, e o quadro clínico aparece mesmo fora de situações de estresse. Na IA primária há grande aumento dos níveis

TABELA 2 Alterações clínicas e laboratoriais na insuficiência adrenal

Sintomas, sinais e achados laboratoriais	Frequência (%)
Sintomas	
Fraqueza, fadiga, cansaço	99-100%
Perda de peso	97-100%
Anorexia	97-100%
Sintomas do trato gastrointestinal:	92%
Náuseas	56-87%
Vômitos	56-75%
Constipação	33%
Dor abdominal	31%
Diarreia	16%
Avidez por sal	16-22%
Sensação de tontura postural	12%
Síncope	12-16%
Dores musculares ou articulares	6-13%
Sinais	
Perda de peso	100%
Hiperpigmentação	92-97%
Hipotensão PAS < 110 mmHg	88-94%
Hipotensão postural PAS < 90 mmHg	82-91%
Vitiligo	10-20%
Calcificação auricular	5%
Achados laboratoriais	
Alterações hidroeletrolíticas:	92%
Hiponatremia	88%
Hipercalemia	64%
Hipercalcemia	6%
Piora da função renal	55%
Anemia	40%
Eosinofilia	17%

PAS: pressão arterial sistêmica.

de ACTH pela falta de *feedback* negativo ao eixo hipotálamo-hipófise-adrenal.

A deficiência de cortisol leva a sintomas como fadiga, fraqueza, anorexia e letargia, que ocorrem insidiosamente e, em razão de sua natureza inespecífica, podem passar despercebidos. A presença de hiperpigmentação ocorre pelo aumento secundário de ACTH e se constitui no sinal mais específico na diferenciação entre IA primária e secundária, manifestando-se principalmente em superfícies expostas ao sol e acentuada em áreas de pressão como dedos, joelhos e tornozelos, além de membranas mucosas, em particular mucosa oral e genital. A presença de vitiligo ou de outra doença autoimune sugere IA autoimune.

A anorexia é um sintoma precoce e precede o aparecimento de manifestações do trato gastrointestinal, como náuseas, vômitos, diarreia e dor abdominal.

A hipotensão ocorre em cerca de 90% dos pacientes, principalmente ou acentuando-se quando em ortostase, podendo ser acompanhada de síncope. Em casos crônicos graves e em crises agudas a hipotensão é invariavelmente presente, podendo evoluir para choque.

A deficiência de produção de andrógenos pela adrenal pode levar a uma diminuição de pelos pubianos e axilares; amenorreia pode acontecer por perda de peso, doença crônica ou destruição autoimune dos ovários, mas ocorre com maior frequência nos casos de IA secundária (deficiência associada de gonadotrofinas).

Sintomas psiquiátricos como depressão, alteração de memória, confusão mental e até psicose podem ocorrer em casos de longa data e, nesses casos, o paciente pode receber o diagnóstico equivocado de doença psiquiátrica; esses sintomas apresentam melhora com a reposição de corticoides.

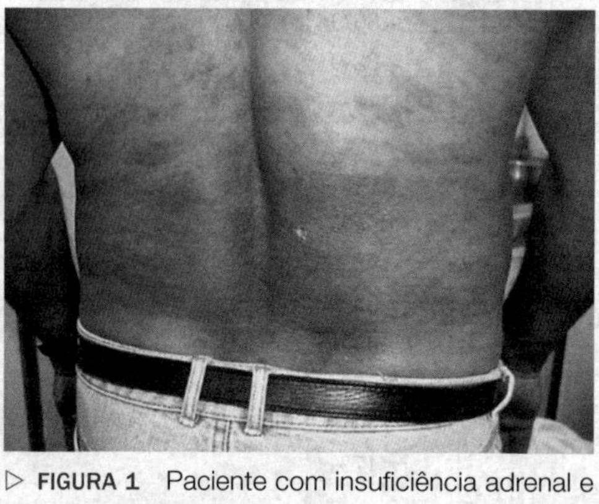

▷ **FIGURA 1** Paciente com insuficiência adrenal e hiperpigmentação.

Sintomas de hipoglicemia grave podem ocorrer, particularmente em crianças; a hipoglicemia costuma ser precipitada por jejum prolongado, infecção ou crise addisoniana.

Em algumas situações os sintomas poderão ser agudos e dramáticos. Cerca de 80% dos pacientes apresentam um dos fatores precipitantes, que incluem trauma, cirurgia, infecções, desidratação (diarreia ou vômitos intensos), interrupção de uso de glicocorticoide, hemorragias ou queimaduras. Gastroenterites são particularmente associadas com a precipitação de crise adrenal. Nessa situação dramática, o paciente costuma apresentar:

- Taquicardia, hipotensão, náuseas e vômitos, com rápida evolução para choque hipovolêmico, muitas vezes refratário à reposição de volume.
- Dor abdominal, algumas vezes mimetizando emergência cirúrgica abdominal.

Os sintomas são inespecíficos, tornando o diagnóstico difícil de ser realizado. Presença de fraqueza, astenia, perda de peso e episódios sincopais previamente ao diagnóstico aumenta a probabilidade da doença; febre baixa pode ocorrer nesses pacientes, mas quando há infecção associada podem ocorrer temperaturas maiores. A hiperpigmentação sugere o diagnóstico, pois indica presença de IA de longa data.

Para facilitar a suspeita diagnóstica em pacientes com IA aguda, um critério diagnóstico foi proposto. Nesse critério, temos:

1. Comprometimento significativo do bem-estar geral com pelo menos 2 dos seguintes:
   - Hipotensão (pressão arterial sistólica < 100 mmHg).
   - Náusea ou vômito.

▷ **TABELA 3** Fatores precipitantes de crise adrenal aguda

Trauma	Cirurgia
Infecção	Desidratação
Interrupção do uso de glicocorticoides	Hemorragia
Queimadura	Infarto agudo do miocárdio
Ingestão de etanol	Hipoglicemia

   - Fadiga significativa.
   - Febre.
   - Sonolência.
   - Hiponatremia ou hipercalemia.
   - Hipoglicemia.
2. Ocorrência de melhora clínica após administração parenteral de glicocorticoides.

Pacientes com hemorragia adrenal bilateral têm apresentação mais dramática e com sintomas abdominais como dor ou abdome agudo. Em uma grande série de casos, os sintomas incluíram:

- Hipotensão ou choque: > 90% dos casos.
- Dor abdominal, em flanco, dorsal ou torácica: 86%.
- Febre: 66%.
- Anorexia, náuseas e vômitos: 47%.
- Sintomas neuropsiquiátricos: 42%.
- Rigidez abdominal ou dor à descompressão abrupta de abdome: 22%.

Insuficiência adrenal no paciente crítico

O aumento do nível de glicocorticoides nos tecidos durante doença aguda é uma importante resposta protetora do organismo. A resposta adrenal à corticotropina exógena normalmente é conservada nos pacientes críticos, mas os níveis da globulina transportadora de corticoide diminuem rapidamente, o que faz aumentar o cortisol livre circulante. Durante doenças agudas graves, vários fatores podem influenciar a resposta normal de secreção de cortisol. Esses mecanismos incluem hemorragia de adrenal, uso de medicações como o etomidato e a rifampicina, metabolismo do cortisol e altos níveis de citocinas inflamatórias, que podem inibir diretamente a secreção de cortisol pela adrenal. O uso prévio de glicocorticoides pode levar a supressão do eixo com duração de até um ano após o abandono do uso desses agentes. Algumas citocinas também poderiam ocasionar alteração da resposta periférica ao cortisol.

Todas essas alterações poderiam ocasionar quadro de IA funcional, em que os níveis de cortisol, apesar de aumentados em termos absolutos, são insuficientes para controlar a resposta inflamatória. Essas alterações são chamadas de "disfunção adrenal relacionada a doença grave".

O quadro clínico desses pacientes é inespecífico, com uma minoria apresentando achados clássicos de crise addisoniana. Considera-se uma importante pista a instabilidade hemodinâmica, apesar do tratamento adequado (especialmente com padrão de choque hiperdinâmico e de resistência vascular sistêmica diminuída).

EXAMES COMPLEMENTARES

Hiponatremia e hipercalemia representam os achados laboratoriais clássicos. A hiponatremia ocorre em cerca de 90% dos casos, e a hipercalemia em cerca de dois terços dos pacientes. O diagnóstico é confirmado com a detecção do hipocortisolismo em exames laboratoriais. A dosagem do cortisol deve ser realizada entre 8 e 9 horas da manhã. Caso o valor do cortisol basal seja menor ou igual a 5 mg/dL, o diagnóstico de IA é confirmado, embora alguns autores utilizem o ponto de corte de 3 mg/dL. Cortisol sérico basal maior que 18 mg/dL praticamente exclui o diagnóstico.

Na maioria das vezes o cortisol sérico basal não permite fazer o diagnóstico com valores entre 5 e 18 mg/dL. Nessa circunstância recomenda-se o teste de estimulação adrenal com ACTH semissintético (cortrosina). Uma dose é aplicada (250 mg IM ou IV) e o cortisol é medido no tempo zero, 30 e 60 minutos (muitos autores recomendam dosar apenas no tempo de 30 minutos após a infusão da cortrosina). Valores maiores ou iguais a 20 mg/dL são indicativos de função adrenal normal; valores menores confirmam o diagnóstico de IA. Essa dose de cortrosina, entretanto, é suprafisiológica e pode causar estimulação exagerada do eixo hipotálamo-hipófise-adrenal, diminuindo a sensibilidade do teste, perdendo-se alguns casos de IA leve. Alguns autores recomendam realizar o teste com apenas 1 mg de cortrosina.

DIAGNÓSTICO NO PACIENTE CRÍTICO

A investigação laboratorial do eixo hipotálamo-hipófise-adrenal é complicada em paciente crítico. Os níveis de cortisol esperados variam com o tipo e a gravidade da doença, tornando difícil determinar o que representa valores normais. Também a diminuição da globulina transportadora do cortisol dificulta a interpretação dos resultados dos exames desses pacientes. Mesmo se mensurados apenas os níveis de cortisol livre de forma acurada, a resistência à ação periférica dos corticoides também pode variar conforme a gravidade da doença.

Vários pontos de corte têm sido propostos para o diagnóstico de IA, mas a maioria dos estudos sugere que valores de cortisol menores que 15 mg/dL identificam melhor os pacientes com benefício de reposição de glicocorticoide; entretanto, valores maiores que 34 mg/dL tornam o diagnóstico improvável. Um consenso recente sugere ponto de corte de 20 mg/dL.

O teste da cortrosina também já foi avaliado nesses pacientes e a literatura recomenda realizar esse teste em pacientes com valor de cortisol basal entre 15 e 34 mg/dL, descartando o diagnóstico em pacientes com valores acima de 34 mg/dL e realizando a reposição empírica em pacientes com valores menores do que 15 mg/dL.

Um estudo demonstrou benefício com hidrocortisona em pneumonias graves, e outro mostrou que em parada cardiorrespiratória parece haver pior prognóstico em pacientes com disfunção adrenal. Entretanto, o uso indiscriminado em pacientes com sepse sem choque parece não ter fundamento.

DIAGNÓSTICO DIFERENCIAL

Fraqueza, fadiga e anorexia são sintomas muito comuns, assim IA é confundida com muitas outras doenças. Entretanto, a combinação com sintomas gastrointestinais inespecíficos, perda de peso, anorexia e hiperpigmentação deve levantar a possibilidade diagnóstica de IA. Isso pode ser problemático em pacientes de pele escura. Em algumas situações, a hiperpigmentação pode não aparecer:

- Destruição muito rápida da adrenal, como na hemorragia adrenal.
- Doença da hipófise ou do hipotálamo.

A hiperpigmentação pode ocorrer em outras doenças, especialmente hemocromatose, *acantose nigricans*, pelagra e cirrose hepática, entre outras.

TRATAMENTO

A crise adrenal aguda representa uma emergência médica com necessidade de tratamento imediato. Caso o diagnóstico não seja de certeza, idealmente deve-se colher cortisol plasmático e iniciar a reposição de glicocorticoides.

Hidrocortisona 100 mg IV deve ser prescrita inicialmente, seguida de 50 mg IV de 6/6 horas. Nos pacientes hipotensos, deve-se repor solução fisiológica agressivamente. A hipoglicemia frequentemente ocorre associada nesses pacientes; portanto, é necessário repor glicose na solução de reposição, conforme o resultado de exames laboratoriais. Caso não seja possível usar a hidrocortisona, a metilprednisolona é uma opção, já a dexametasona só deve ser utilizada em casos em que não existe outra opção.

TABELA 4 Causas de hemorragia adrenal

▪ Meningococcemia
▪ Coagulação intravascular disseminada
▪ Gestação
▪ Uso de anticoagulantes
▪ Infecções sistêmicas graves com sepse
▪ Trombose bilateral de veias adrenais
▪ Complicação de trauma ou cirurgia

Deve-se salientar a necessidade de se procurar na história, no exame físico e nos exames complementares os fatores precipitantes de crise adrenal aguda (infecções, desidratação, eventos cardiovasculares e outros que aumentem o estresse fisiológico).

Após 24 a 72 horas, a dose de reposição de glicocorticoide poderá ser diminuída, caso o paciente tenha boa evolução e o fator precipitante tenha sido tratado. Provavelmente, após suspensão da infusão de solução salina, o paciente deverá necessitar também de mineralocorticoide.

Em pacientes usuários crônicos de corticoides ou com conhecida IA, as doses de glicocorticoides devem ser aumentadas em duas a três vezes quando houver uma grave intercorrência (infecção, trauma, cirurgias).

A reposição de glicocorticoides em choque séptico foi benéfica em alguns estudos, porém o estudo CORTICUS questionou esse benefício. Assim, essa reposição só é indicada em choque séptico refratário a drogas vasoativas. A dose de reposição é de 50 mg de hidrocortisona de 6/6 horas, com reposição de 50 mg de flúor-hidrocortisona associada. Uma nova análise do CORTICUS mostrou melhora de escore de gravidade, mas sem outros benefícios.

Perioperatório de pacientes em uso de corticoide exógeno

Cirurgia representa estresse fisiológico com aumento do ACTH e da secreção de cortisol. Pacientes em uso de glicocorticoide exógeno podem não produzir ACTH e cortisol suficientes para situações de estresse como cirurgias, podendo evoluir para insuficiência adrenal com hipotensão e choque.

Doses menores do que 5 mg de prednisona em dose única pela manhã não parecem causar nenhuma espécie de supressão no eixo. Igualmente, dose de corticoide de curta duração usada em dias alternados, ou qualquer dose de corticoide usada por menos de 3 semanas não parece causar nenhuma espécie de supressão no eixo. Porém, pacientes que usaram dose de 20 mg ou mais de prednisona por período maior do que 3 semanas, ou que pareçam clinicamente cushingoides ou com uso de dose de 7,5 mg ou maior por período de 1 mês ou mais podem apresentar supressão do eixo. A duração da supressão do eixo é discutível, mas pode ser de até 1 ano após a parada do uso de glicocorticoides.

Caso o paciente seja submetido a procedimento cirúrgico simples ou com anestesia local, pode-se usar apenas dose usual de reposição de glicocorticoide, com 5 mg de prednisona ou 20 a 25 mg de acetato de cortisona. Em procedimentos de estresse cirúrgico moderado, o recomendado é dose suplementar de hidrocortisona de 50 mg EV antes da cirurgia e 25 mg a cada 8 horas por 24 a 48 horas, podendo retornar a dose suplementar de glicocorticoide ou descontinuá-lo. Em casos de estresses cirúrgicos considerados maiores, a recomendação da literatura é de reposição de hidrocortisona em dose de 100 mg EV antes da indução anestésica, mantendo-se 50 mg EV a cada 8 horas por 48 a 72 horas antes de descontinuar ou retornar ao esquema de reposição usual.

INDICAÇÕES DE INTERNAÇÃO, TERAPIA INTENSIVA E SEGUIMENTO

Pacientes com IA com hipotensão e sintomas agudos têm indicação de internação; caso o paciente apresente hipotensão refratária ou outras complicações, é necessária a internação em UTI.

Os pacientes com IA irão necessitar de reposição de glicocorticoides e, com isso, acompanhamento ambulatorial.

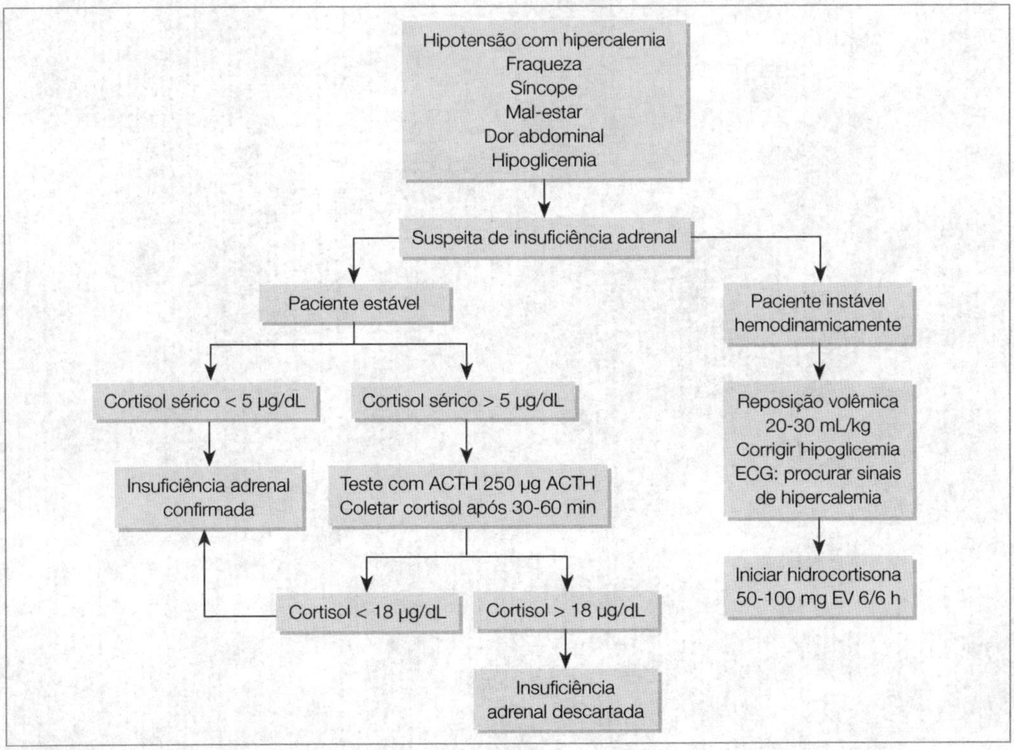

▷ **FIGURA 2** Manejo da insuficiência adrenal.
ACTH: hormônio corticotrófico adrenal; ECG: eletrocardiograma.

LITERATURA RECOMENDADA

1. Boonen E, et al, Reduced cortisol metabolism during critical illness. N Engl J Med. 2013;368(16):1477-88.
2. Bornstein SR. Diagnosis and treatment of primary adrenal insufficiency: an endocrine society clinical practice guideline. J Clin Endocrinol Metab. 2016;101:364-89.
3. Brandão Neto RA, Carvalho JF. Diagnosis and classification of Addison's disease (autoimmune adrenalitis). Autoimmunity Reviews. 2014;13:408-11.
4. Charmandari E, et al. Adrenal insufficiency. Lancet. 2014;383:2152-67.
5. Cooper MS, Stewart PM. Corticoesteroid insufficiency in acutely ill patients. N Engl J Med. 2003;348:727-34.
6. Idrose AM. Adrenal insufficiency. In: Tintinalli's emergency medicine: a comprehensive study guide. 8.ed. McGraw-Hill; 2016.
7. Marik P, et al. Recommendations for the diagnosis and management of corticosteroid insufficiency in critically ill adult patients: Consensus statements from an international task force by the American College of Critical Care Medicine. Crit Care Med. 2008;36(6):1937-49.
8. Nieman LK, Orth DN. Clinical manifestations of adrenal insuficciency. Disponível em: www.uptodate.com. 2020. Acesso em: 12 dez. 2020.
9. Nieman LK. Treatment of adrenal insuficiency in adults. Disponível em: www.uptodate.com. 2022. Acesso em: 25 jan 2022.
10. Puar TH, et al. Adrenal crisis: still a deadly event in the 21st century. Am J Med. 2016;129:339.e1-9.
11. Rushworth RL, et al. Adrenal crisis. N Engl J Medicine. 2019;381:852-61.
12. Sprung CL, et al. Hydrocortisone therapy for patients with septic shock. N Engl J Med. 2008;358:111.

Seção XI

Emergências hematológicas e oncológicas

103 Distúrbios da hemostasia no departamento de emergência

Antonio Adolfo Guerra Soares Brandão

PONTOS IMPORTANTES

- Distúrbios em diferentes etapas da hemostasia levam a diferentes achados clínico-laboratoriais.
- A anamnese detalhada é fundamental na condução de pacientes com distúrbios de hemostasia.
- A interpretação correta do coagulograma permite identificação precoce do distúrbio de hemostasia secundária vigente.
- As principais deficiências congênitas de fator de coagulação são as hemofilias (A e B) e doença de von Willebrand; seu manejo na emergência abrange não só reposição de concentrado de fator deficiente, mas também medidas adjuvantes, além de avaliação hematológica conjunta.
- Usuários de anticoagulantes estão sujeitos a sangramentos, inclusive graves, e cada classe de medicação possui manejo particular.
- A coagulação intravascular disseminada (CIVD) é um diagnóstico sindrômico e não etiológico, e o tratamento da CIVD descompensada passa principalmente pelo tratamento da doença de base associada, além de medidas específicas na dependência do quadro clínico.

FISIOLOGIA

Divide-se, de forma didática e simplificada, a hemostasia em primária e secundária, além da etapa de fibrinólise. A hemostasia primária compreende a resposta inicial do sistema de coagulação mediante injúria vascular. Essa etapa é composta pela interação de plaquetas, fator de von Willebrand (importante para a adesão de plaquetas à parede vascular) e endotélio. Durante a formação do tampão plaquetário ocorre a hemostasia secundária, composta por uma série de reações enzimáticas, das quais participam os fatores de coagulação (inclusive fator de von Willebrand, mediante transporte do fator VIII), cujo objetivo é a formação de uma malha proteica estável de fibrina. A fibrinólise compreende a dissolução dos coágulos formados pelo sistema fibrinolítico, permitindo o reestabelecimento do fluxo vascular habitual.

QUADRO CLÍNICO

Na condução de um paciente com distúrbio de hemostasia, uma anamnese direcionada é fundamental. Além de características do sangramento atual, como local e duração, devem ser obtidos dados de histórico prévio de sangramento (se espontâneo ou mediante desafio hemostático – isto é, procedimento invasivo, incluindo extração dentária), gravidade do sangramento (evolução para anemia, necessidade de transfusão), histórico familiar, uso atual de medicamentos, comorbidades, histórico menstrual e gestacional. Essas informações auxiliam no diagnóstico, pois há doenças congênitas e adquiridas da hemostasia; por exemplo, um paciente com histórico de sangramento desde a infância, e com antecedente familiar de distúrbio de coagulação, provavelmente possui um distúrbio congênito, reduzindo as hipóteses diagnósticas a serem consideradas. A procura por alterações anatômicas ou vasculares locais que justifiquem sangramento também é muito importante, pois nem sempre um paciente com sangramento ativo, mesmo que de grande monta, possui um distúrbio de hemostasia sobrejacente.

Defeitos em etapas específicas da hemostasia podem gerar sinais e sintomas diferentes (Tabela 1), assim como achados específicos em exames laboratoriais de triagem (Tabela 2). É conveniente ressaltar que há situações em que um paciente apresenta distúrbios concomitantes de hemostasia primária e secundária, cursando com apresentação clínico-laboratorial sobreposta.

▷ **TABELA 1** Apresentação clínica dos distúrbios de hemostasia

	Hemostasia primária	Hemostasia secundária
Sítio de sangramento	Superficial (pele, mucosas)	Profundo (músculos, articulações)
Equimoses	Pequenas, superficiais	Grandes, formação de hematomas
Petéquias	Sim	Incomuns
Sangramento após procedimento ou trauma	Imediato	Tardio

▷ **TABELA 2** Testes de triagem para investigação de distúrbios de hemostasia

Primária	Contagem de plaquetas Tempo de sangramento*
Secundária	TP, TT, TTPa

* Teste sujeito a ampla variação analítica, não deve ser utilizado de rotina. TP: tempo de protrombina; TT: tempo de trombina; TTPa: tempo de tromboplastina parcial ativada.

Os episódios de sangramento podem ser estratificados conforme a gravidade, utilizando o termo sangramento *major* nas seguintes situações: sangramento fatal, sangramento sintomático em área ou órgão crítico (intracraniano, intraespinal, intraocular, retroperitoneal, intra-articular, pericárdico, intramuscular com síndrome compartimental) e/ou sangramento gerando queda de hemoglobina de 2 g/dL ou mais, ou gerando transfusão de 2 ou mais unidades de concentrado de hemácias. O sangramento clinicamente significativo é definido como um episódio que leva à admissão hospitalar, ou necessidade de tratamento local específico, ou ainda que leve à necessidade de mudança de tratamento anticoagulante. O restante será denominado sangramento *minor*.

Os distúrbios de hemostasia associados às doenças plaquetárias serão discutidos em outro capítulo.

DISTÚRBIOS DE HEMOSTASIA SECUNDÁRIA

Os distúrbios de hemostasia secundária podem apresentar-se no departamento de emergência na forma de sangramento ativo em locais característicos (Tabela 1) ou como alteração laboratorial isolada.

Os principais testes de triagem da hemostasia secundária são os tempos de protrombina (TP), trombina (TT) e tromboplastina parcial ativada (TTPa). A Figura 1 resume as etapas avaliadas pelos testes e a Tabela 3 mostra a correlação clínica com os achados laboratoriais. Toda alteração detectada em TP/TT/TTPa deve ser confirmada, preferencialmente, uma vez que esses exames podem sofrer múltiplas interferências analíticas e pré-analíticas, sendo frequente encontrar erro laboratorial. É importante realizar o "teste da mistura", ou seja, a análise após a mistura da amostra do paciente com amostra de plasma sabidamente normal (doadores de sangue), na proporção 1:1. Esse teste auxilia na diferenciação entre deficiência de fatores de coagulação, na qual a alteração é

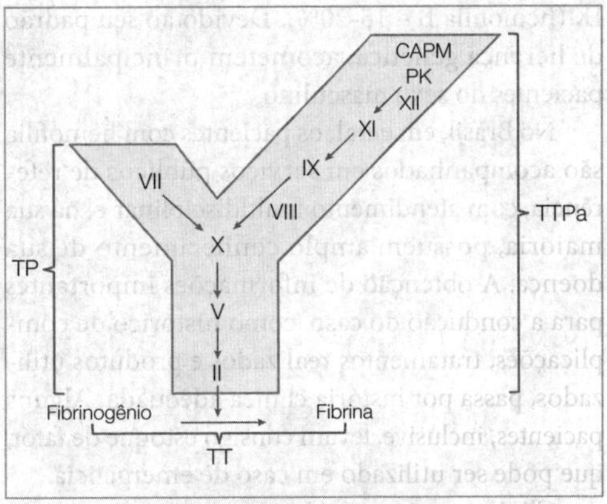

▷ **FIGURA 1** Etapas da cascata da coagulação sob a ótica dos exames de triagem.

CAPM: cininogênio de alto peso molecular; PK: pré-calicreína; TP: tempo de protrombina; TT: tempo de trombina; TTPa: tempo de tromboplastina parcial ativada. Deficiência de CAPM e PK não possui significado clínico.

▷ **TABELA 3** Alterações de TP/TTPA/TT e correlação clínica

Achado	Com correção após mistura	Sem correção após mistura
TP prolongado	Deficiência de fator VII Uso de AVK Hepatopatia crônica	Inibidor contra fator VII
TTPa prolongado	Deficiência de fator VIII, IX, XI, XII, CAPM, PK Doença de von Willebrand Uso de heparina	Inibidor contra fator VIII, IX, XI Presença de anticoagulante lúpico
TP e TTPa prolongados	Deficiência de fator II, V, X, fibrinogênio Deficiência combinada de fatores Uso de heparina + AVK AVK em alta dose CIVD	Inibidor contra fator II, V, X
TT prolongado	Deficiência de fibrinogênio CIVD Uso de heparina	Uso de dabigatran

AVK: antagonista de vitamina K; CAPM: cininogênio de alto peso molecular; CIVD: coagulação vascular disseminada; PK: pré-calicreína; TP: tempo de protrombina; TT: tempo de trombina; TTPa: tempo de tromboplastina parcial ativada.

corrigida, e presença de inibidor adquirido contra fatores de coagulação.

DEFICIÊNCIAS CONGÊNITAS DE FATORES DE COAGULAÇÃO

Hemofilias

As hemofilias são coagulopatias hereditárias, raras (1 a cada 10 mil nascimentos), de herança ligada ao cromossomo X, caracterizadas por deficiência de fator VIII (hemofilia A – 80-85% dos casos) ou IX (hemofilia B – 15-20%). Devido ao seu padrão de herança genética, acometem principalmente pacientes do sexo masculino.

No Brasil, em geral, os pacientes com hemofilia são acompanhados em serviços públicos de referência, com atendimento multidisciplinar e, na sua maioria, possuem amplo conhecimento de sua doença. A obtenção de informações importantes para a condução do caso, como histórico de complicações, tratamentos realizados e produtos utilizados, passa por história clínica adequada. Alguns pacientes, inclusive, levam consigo estoque de fator, que pode ser utilizado em caso de emergência.

Clinicamente, os pacientes apresentam-se com sangramentos característicos de distúrbio de hemostasia secundária, sendo os sangramentos articulares (hemartrose) os mais comuns (70-80% dos episódios hemorrágicos). É frequente a descrição de desconforto local inespecífico ou parestesias ("aura") precedendo a ocorrência do sangramento clinicamente identificável.

Tanto a hemofilia A quanto a hemofilia B são classificadas em leve, moderada e grave. Essa classificação auxilia na abordagem adequada do paciente na urgência e tem correlação clínica. A atividade do fator acometido abaixo de 1% caracteriza casos graves, entre 1-5%, moderados e, acima de 5%, leves.

O tratamento dos pacientes com hemofilia, no âmbito da emergência, utiliza reposição de concentrado do fator deficiente, além de medidas adjuvantes. O tratamento de reposição pode acarretar, em alguns pacientes, no desenvolvimento de inibidor contra fator e, caso o paciente já possua esse histórico, deverá ser manejado em serviço de referência no tratamento de portadores de hemofilia. O seguimento ambulatorial e o tratamento de profilaxia nas hemofilias fogem do escopo deste capítulo.

Manejo na emergência

Apesar de as hemofilias serem doenças raras, o paciente com hemofilia está sujeito a apresentar intercorrências hemorrágicas, inclusive graves e potencialmente fatais, gerando busca por atendimento em serviço de emergência. O tratamento precoce é fundamental para a redução de morbimortalidade e deve ser instituído na suspeita clínica, mesmo antes da realização de exames complementares, inclusive exames de imagem, especialmente no contexto de sangramento intracraniano. Além disso, recomenda-se que um paciente com hemofilia seja triado como prioridade à chegada no setor.

O tratamento dos episódios hemorrágicos baseia-se em medidas adjuvantes de controle de sangramento, como antifibrinolíticos, desmopressina (ddAVP) e cuidados locais, além de reposição do fator deficiente quando necessário. O uso de crioprecipitado ou de plasma fresco congelado é proscrito, sendo reservado apenas para situações de total indisponibilidade de concentrados de fator.

Medidas adjuvantes

Os agentes antifibrinolíticos são úteis nas situações de sangramentos mucosos (cavidade oral, epistaxe, menorragia), porém não devem ser utilizados nos episódios de sangramento urinário (por risco de nefropatia obstrutiva) ou nos sangramentos articulares e musculares (por ineficácia). As opções são o ácido tranexâmico (15-20 mg/kg VO ou 10 mg/kg IV, de 8/8 h) e o ácido épsilon-aminocaproico (50-60 mg/kg IV a cada 4-6 h ou 25-50 mg/kg VO a cada 6-8 h).

Para os pacientes com hemofilia leve ou moderada pode ser utilizado ddAVP, principalmente em sangramentos menores, na dose de 0,3 µg/kg (SC ou IV em 20-30 minutos), com repetição em 12-24 h, por no máximo três doses (por risco de taquifilaxia). Complicações adicionais que podem ocorrer com o uso do ddAVP são trombose, retenção hídrica e hiponatremia, sendo contraindicado em pacientes com histórico de convulsões e cardiopatia.

Outras medidas, como aplicação local de gelo, repouso e elevação do membro, podem acrescentar benefício nos episódios de sangramentos articulares ou musculares. Pacientes com hematúria se beneficiam de hidratação vigorosa. O uso de medicações com ação antiagregante plaquetária é contraindicado. Medicações via IM só podem ser administradas após reposição de fator.

Reposição de fator

Os concentrados de fatores VIII e IX são disponibilizados na forma de produtos recombinantes e derivados de plasma, sendo a primeira opção a ideal, quando disponível. A dose de concentrado de fator a ser utilizada varia de acordo com o sítio de sangramento baseado na suspeita clínica, além do peso do paciente e do tipo de hemofilia. A Tabela 4 mostra a dose inicial sugerida de fator a ser reposta, e a Tabela 5 apresenta o nível de atividade de fator-alvo para o tratamento inicial de um evento hemorrágico de acordo com o sítio. A dose obtida após o cálculo de unidades de fator deve ser convertida para o número de frascos do produto disponível, arredondado para cima. O fator deve ser infundido via IV, em *bolus*. A duração do tratamento e a definição de necessidade de internação devem ser realizadas em conjunto com uma equipe de hematologia especializada. Vale ressaltar que a meia-vida do fator VIII é de 8-12 h e a do fator IX é de 18-24 h.

▷ **TABELA 4** Dose inicial de reposição de fator nas hemofilias*

	Dose inicial de fator (em UI) a ser reposta
Hemofilia A (fator VIII)	Peso (em kg) x (alvo de fator** – fator basal do paciente***)/2
Hemofilia B (fator IX)	Peso (em kg) x (alvo de fator** – fator basal do paciente***)

* Outra abordagem para sangramento grave independentemente do sítio é utilizar a dose de 50 UI/kg de fator VIII na hemofilia A e de 100-120 UI/kg de fator IX na hemofilia B.
** Para procedimentos invasivos (punção lombar, punção arterial, cirurgia de urgência, entre outros) de urgência, pode ser usado alvo de 100%. *** Caso o nível basal de fator do paciente não seja conhecido, considerar como sendo de 0%.

É importante reforçar que essa conduta não se aplica para pacientes com histórico de inibidor contra fator de coagulação. O manejo desses pacientes pode envolver agentes de *bypass* (concentrado de complexo de protrombina ativada ou fator VII ativado recombinante), sempre sob orientação de médico hematologista, em regime de internação.

DOENÇA DE VON WILLEBRAND

A doença de von Willebrand (dvW) é a coagulopatia hereditária mais prevalente (acomete cerca de 1 a cada 100 pessoas), de herança predominantemente autossômica recessiva. É caracterizada por alterações em ambas as etapas da hemostasia, pois o fator vW é importante para a adesão plaquetária ao endotélio (hemostasia primária) e para o transporte do fator VIII (hemostasia secundária).

A dvW é dividida em três tipos, de acordo com o defeito do fator de von Willebrand envolvido. O tipo 2, dividido em subtipos 2A, 2B, 2M e 2N, cursa com defeito qualitativo, e os tipos 1 (mais comum) e 3, com defeito quantitativo (parcial e total, respectivamente). O diagnóstico de dvW é difícil e por vezes pacientes desconhecem serem portadores dessa condição, portanto, a presença de sangramentos mucosos de difícil controle, aliada a TTPa prolongado, deve levantar a suspeita de dvW na emergência. Há situações clínicas associadas à ocorrência de dvW adquirida, por mecanismo imune (neoplasias e doenças autoimunes), aumento do estresse de cisalhamento (estenose aórtica), ou maior ligação de fator vW a plaquetas (neoplasias mieloproliferativas crônicas).

No departamento de emergência, o manejo de sangramentos é bastante similar ao das hemofilias. As opções também são os antifibrinolíticos e ddAVP, conforme discutido, além de reposição de fator, com algumas particularidades. Na dvW, principalmente do tipo 1, o uso de ddAVP acarreta em bom controle hemostático, por aumento da liberação de fator de vW endotelial. Nem todos os pacientes, porém, respondem a essa medida e o histórico de resposta prévia ao ddAVP deve ser obtido com o paciente.

Os pacientes que apresentam sangramentos graves (sistema nervoso central, trato gastrointestinal, pós-trauma) devem receber reposição de concentrado de fator mesmo antes da realização de exames confirmatórios, utilizando concentrados de fator VIII derivados de plasma. Esses produtos possuem fator vW na composição, representado por unidades de cofator de ristocetina, que é parâmetro de atividade do fator vW. Não há consenso na literatura no que tange à dose de fator a ser utilizada inicialmente para o tratamento de pacientes com dvW e sangramento. Utilizando como referência *guidelines* dos Estados Unidos, a dose inicial recomendada é de 40-60 UI/kg para sangramentos graves. Nos episódios de sangramentos menores, a reposição de fator é indicada para pacientes que não respondam a ddAVP ou nos portadores do tipo 3, na dose inicial de 30-60 UI/kg. A Figura 2 resume as recomendações de tratamento para pacientes com dvW.

▷ **TABELA 5** Alvo de atividade de fator na emergência

Sítio	Hemofilia A – fator VIII (UI/dL)	Hemofilia B – fator IX (UI/dL)
Articulação	40-60	40-60
Iliopsoas	80-100	60-80
Sistema nervoso central	80-100	60-80
Pescoço e garganta	80-100	60-80
Trato gastrointestinal	80-100	60-80
Renal	50	40

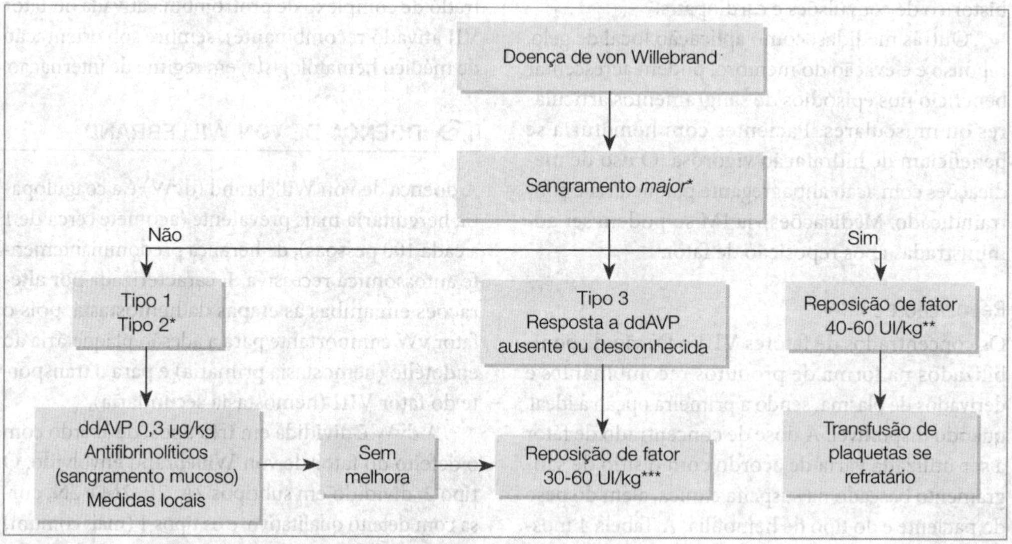

▷ **FIGURA 2** Manejo proposto de pacientes com doença de von Willebrand no departamento de emergência. * Sangramento em sistema nervoso central, trato gastrointestinal, pós-trauma. ** ddAVP deve ser evitado em pacientes com dvW tipo 2B. *** Unidades de cofator de ristocetina. Adaptada de Nichols WL, et al.

A duração da reposição e a necessidade de permanência no ambiente hospitalar devem idealmente ser discutidas em conjunto com a equipe de hematologia. Na ausência de resposta ou em pacientes com dvW tipo 3, a transfusão de plaquetas é uma alternativa, já que 10-15% do fator vW do organismo são armazenados nas plaquetas. O uso de crioprecipitado e plasma fresco congelado (PFC), da mesma forma que nas hemofilias, é proscrito, sendo adotado apenas em situação de total indisponibilidade de concentrado de fator.

DISTÚRBIOS ADQUIRIDOS DE FATORES DE COAGULAÇÃO

Complicações hemorrágicas devido ao uso de anticoagulantes

Pacientes em tratamento com uso de anticoagulantes, pelas mais diversas indicações, estão sujeitos a sangramentos, desde leves até fatais. A avaliação inicial, na urgência, de um paciente com sangramento e em uso de anticoagulante deve envolver obtenção de dados sobre a medicação em uso (nome, dose, horário da última administração), comorbidades (disfunção renal e hepática, especialmente) e sangramento ativo (presença, local, gravidade), além de exames iniciais (Tabela 6).

TABELA 6 Avaliação laboratorial inicial de pacientes com sangramento e em uso de anticoagulantes

Hemograma completo
TP/TT/TTPa
Fibrinogênio
Creatinina
Teste específico para avaliar a atividade da droga (se disponível)*

* Atividade antifator X ativado (anti-Xa) para heparina de baixo peso molecular e inibidores diretos de Xa (rivaroxabana, apixabana, edoxabana); dabigatran: tempo de trombina diluído, tempo de coagulação com ecarina. TP: tempo de protrombina; TT: tempo de trombina; TTPa: tempo de tromboplastina parcial ativada.

Em linhas gerais, o manejo de sangramentos associados a anticoagulantes envolve: suspensão imediata da medicação, suporte (reposição volêmica, suporte transfusional se necessário), medidas hemostáticas locais (agentes tópicos, como antifibrinolíticos, ou abordagem cirúrgica), investigação de sítio de sangramento e prescrição de antídoto, se necessário.

O manejo específico de cada classe de anticoagulante será discutido a seguir.

Antagonistas de vitamina K (AVKs)

Os AVKs, cujo principal representante é a varfarina, são a classe de medicação mais antiga e utilizada para o tratamento anticoagulante. Sua ação é mediada pelo bloqueio da enzima vitamina K óxido-redutase, levando à redução da atividade coagulante dos fatores II, VII, IX, X, cuja resultante é avaliada laboratorialmente pelo prolongamento do TP, mais especificamente pelo INR. O alvo do INR, na maioria das situações, é entre 2,0-3,0, estando valores acima de 5,0 associados a maior risco de sangramento. Algumas situações clínicas estão associadas com a ocorrência de INR supraterapêutico, como infecções, descompensação cardíaca ou hepática, diarreia e interações medicamentosas, além de má aderência ou ingesta intencional.

Na urgência, a conduta deve ser baseada no valor de INR do paciente e na presença de sangramentos. Pacientes com INR entre 3,0-5,0 e que não apresentam sangramentos ativos podem ser manejados com omissão de dose por 24-48 horas ou com reavaliação precoce de INR, em regime ambulatorial. Já os pacientes com INR acima de 5,0, em especial acima de 10, podem receber vitamina K1 1-2,5 mg VO, que é também a conduta sugerida para pacientes com sangramentos menores. Nesses casos, recomenda-se reavaliar o INR dentro de 24-48 horas. O ajuste da dose em uso deve ser realizado em regime ambulatorial, com a recomendação de redução da dose em 10-20% (tendo como base de cálculo a dose total semanal em uso pelo paciente).

Os episódios de sangramento em pacientes usuários de AVKs, com INR > 1,5, devem ser estratificados em sangramento *major* ou sangramento clinicamente relevante. O primeiro grupo é manejado de forma mais agressiva, sendo indicada, além de suspensão do AVK e medidas gerais de controle de sangramento, a reversão da anticoagulação com vitamina K1 10 mg IV e transfusão de concentrado de complexo de protrombina de 4 fatores (CCP-4). A dose varia de 25 UI/kg, para pacientes com INR abaixo de 4,0, até 50 UI/kg, nos casos com INR acima de 6,0. Na indisponibilidade de CCP-4, recomenda-se o uso de PFC na dose de 15-20 mL/kg. O INR deve ser reavaliado em 30-60 minutos. Esses pacientes devem ser manejados em ambiente de UTI e com seguimento conjunto de hematologia. A presença de sangramento clinicamente significante e INR > 1,5 pode ser tratada com reposição de vitamina K1 1-2,5 mg VO, ou IV para casos com INR mais elevado (> 5,0, especialmente > 10), com reavaliação em 24 horas. A via subcutânea não deve ser utilizada para reposição de vitamina K.

A reversão do efeito de AVKs para procedimentos de emergência segue o mesmo racional usado para o manejo de pacientes com sangramento *major*. Caso o procedimento possa ser realizado dentro de 24 horas, a reversão deve ser feita com vitamina K em detrimento de hemocomponentes.

A Figura 3 resume o manejo de pacientes em uso de AVK no departamento de emergência.

Heparina de baixo peso molecular (HBPM)

As HBPMs (dalteparina, enoxaparina, nadroparina, tinzaparina) exercem sua ação anticoagulante via aumento da atividade da antitrombina, uma proteína do sistema anticoagulante fisiológico, o que acarreta inativação do fator X ativado. São administradas mais comumente por via subcutânea, com meia-vida de 3-7 horas, e excretadas pelos rins, portanto, pacientes com extremos de peso, idosos e/ou com disfunção renal (*clearance* de creatinina abaixo de 30 mL/min) estão mais sujeitos a complicações hemorrágicas. O uso ambulatorial dessa classe de anticoagulantes é comum, em especial na população oncológica, na qual é a primeira escolha de anticoagulação terapêutica. O exame utilizado para avaliar o nível de anticoagulação com HBPM é a atividade antifator X ativado (anti-Xa), quando disponível, já que o TTPa é pouco sensível neste contexto. Para avaliação do nível terapêutico, recomenda-se coletar o exame 4 horas após a aplicação da medicação. Valores acima de 1,2 podem estar associados a maior risco hemorrágico.

A reversão de urgência deve ser reservada em pacientes com sangramento maior atribuível a HBPMs. O antídoto utilizado é a protamina IV que, porém, não é capaz de neutralizar totalmente o efeito anticoagulante das HBPMs. Para a enoxaparina, a dose utilizada é de 1 mg de protamina para cada 1 mg de enoxaparina administrada (ou 0,5 mg, se a última aplicação for há mais de 8 horas) e, para as demais, a dose é de 1 mg de protamina para cada 100 unidades de HBPM. A infusão de protamina deve ser lenta, não ultrapassando 20 mg/minuto, e há risco, embora pequeno, de anafilaxia.

Heparina não fracionada (HNF)

A HNF, de forma similar às HBPMs, aumenta a atividade da antitrombina, inativando fator X ati-

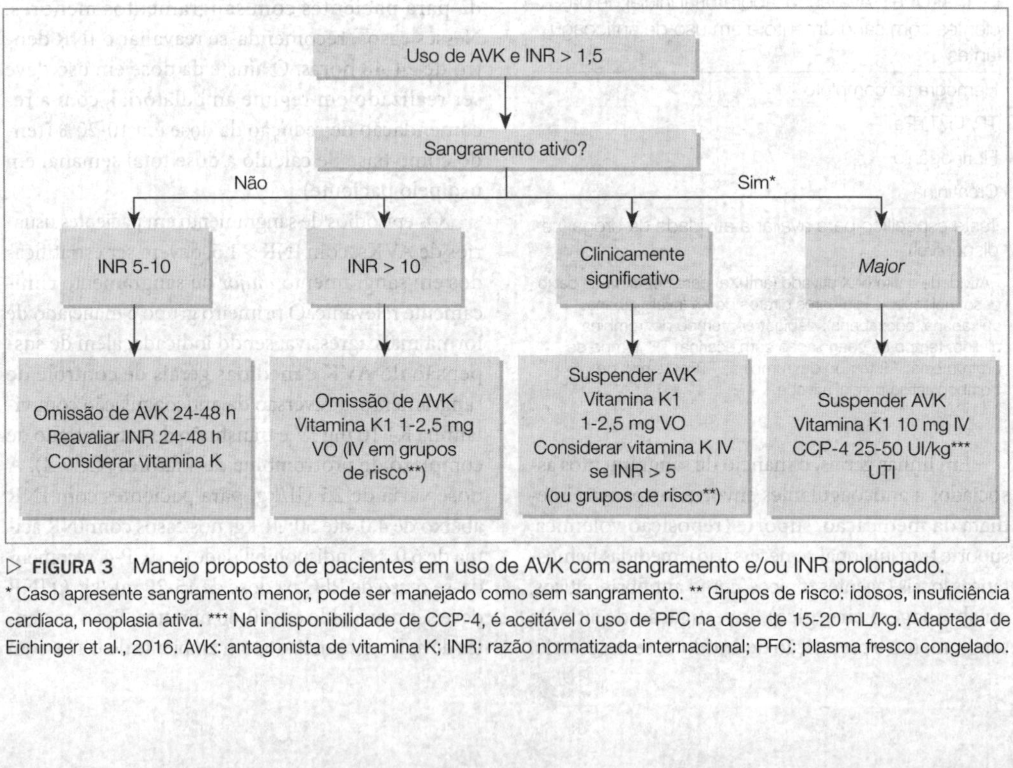

▷ **FIGURA 3** Manejo proposto de pacientes em uso de AVK com sangramento e/ou INR prolongado.

* Caso apresente sangramento menor, pode ser manejado como sem sangramento. ** Grupos de risco: idosos, insuficiência cardíaca, neoplasia ativa. *** Na indisponibilidade de CCP-4, é aceitável o uso de PFC na dose de 15-20 mL/kg. Adaptada de Eichinger et al., 2016. AVK: antagonista de vitamina K; INR: razão normatizada internacional; PFC: plasma fresco congelado.

vado, porém é capaz, também, de inibir trombina (fator II). Pode ser administrada via SC ou via IV, com meia-vida de 45-60 minutos, e sua eliminação não é afetada em situações de disfunção renal. O nível de anticoagulação é monitorado pelo TTPa, com alvo de relação entre 1,5-2,5.

Na ocorrência de sangramento *major* associado à HNF, a reversão é feita com protamina, na dose de 1 mg de protamina a cada 100 unidades de HNF remanescente no plasma, ou dose única de 25-50 mg.

Anticoagulantes orais de ação direta (DOACs)

Os DOACs são anticoagulantes orais de introdução recente na prática clínica, com ação direta sobre um fator específico da coagulação. Os principais representantes são os inibidores de fator X ativado (rivaroxabana, apixabana, edoxabana) e o inibidor de trombina (dabigatran). Idosos e pacientes com disfunção renal são os principais grupos de risco para sangramentos associados a essas medicações.

Do ponto de vista laboratorial, o tempo de trombina é um parâmetro importante na avaliação de pacientes em uso de dabigatran, uma vez que um resultado normal descarta ação relevante do fármaco. Outros exames, como o tempo de trombina diluído e o tempo de coagulação com ecarina, apesar de pouco disponíveis, são úteis, já que seu prolongamento está associado com efeito vigente de dabigatran. Para os inibidores de fator X ativado, a avaliação de atividade anti-Xa é o exame de escolha, porém não está prontamente disponível na maioria dos serviços.

O tratamento de pacientes com sangramento *major* relacionados a DOACs possui particularidades. Em linhas gerais, a reversão deve ser realizada apenas em casos de risco iminente de morte, por conta do alto risco de trombose associado com as medidas. As opções são o uso de CCP-4 (25-50 UI/kg), para os inibidores de Xa e, para o dabigatran, o antídoto específico idarucizumab (5 g IV) ou o CCP-4 ativado (50-100 UI/kg). Outra opção para o dabigatran é a remoção por hemodiálise, caso tenha sido ingerido até 3 horas antes da avaliação.

A Tabela 7 descreve o manejo de sangramento associado aos novos anticoagulantes.

▷ **TABELA 7** Reversão de sangramento com novos anticoagulantes

Tipo de sangramento	Anticoagulantes	Terapia
Sangramento maior (intracraniano, retroperitoneal, síndrome compartimental, sangramento gastrointestinal maciço)	Dabigatran	▪ Idaricuzumab ▪ Complexo protrombínico ativado ▪ Agentes antifibrinolíticos (ácido transnexâmico ou épsilon aminocaproico) ▪ Descontinuar anticoagulação ▪ Carvão ativado (se menos de 2 horas de ingestão) ▪ Transfusão de plaquetas se plaquetopenia ▪ Intervenções endoscópicas e outras, se necessário
Sangramento maior (intracraniano, retroperitoneal, síndrome compartimental, sangramento gastrointestinal maciço)	Rivaroxaban, apixaban, endoxaban e betrixaban	▪ 4F PCC (concentrado de complexo protrombínico de 4 fatores). Ainda não disponível no departamento de emergência do HCFMUSP ▪ Agentes antifibrinolíticos (ácido transnexâmico ou épsilon aminocaproico) ▪ Considerar descontinuação da anticoagulação ▪ Carvão ativado (se menos de 2 horas de ingestão) ▪ Transfusão de plaquetas se plaquetopenia ▪ Intervenções endoscópicas e outras se necessário
Sangramento menor (p. ex.: epistaxe, tecidos moles ou sangramento gastrointestinal lento)	Dabigatran	▪ Medidas hemostáticas locais ▪ Considerar descontinuar anticoagulação ▪ Considerar agentes antifibrinolíticos (ácido transnexâmico ou épsilon aminocaproico)
Sangramento menor (p. ex.: epistaxe, tecidos moles ou sangramento gastrointestinal lento)	Rivaroxaban, apixaban, endoxaban e betrixaban	▪ Medidas hemostáticas locais ▪ Considerar descontinuar anticoagulação ▪ 1/2 vida rivaroxaban (5-9 horas), apixaban (8-15 horas), endoxaban (6-11 horas) ▪ Considerar agentes antifibrinolíticos (ácido transnexâmico ou épsilon aminocaproico)

INIBIDOR ADQUIRIDO CONTRA FATOR DE COAGULAÇÃO

Os inibidores adquiridos contra fator de coagulação são raros, acometendo principalmente idosos. A apresentação mais frequente é o inibidor contra fator VIII, levando à hemofilia A adquirida, com incidência estimada em 1,5/milhão. Cerca de 50% dos pacientes apresentam doença subjacente, sendo doenças autoimunes, neoplasias e gestação as principais causas associadas.

A suspeita clínica deve ser levantada para pacientes sem histórico hemorrágico pregresso, que apresentam sangramentos em locais característicos de distúrbio de hemostasia secundária, especialmente hematomas musculares espontâneos. O achado laboratorial inicial é alteração de coagulograma, persistente após teste da mistura. O diagnóstico confirmatório requer a documentação de níveis baixos do fator envolvido, com demonstração de presença de inibidor, sendo importante descartar a presença de anticoagulante lúpico.

Os pacientes com inibidor adquirido contra fator de coagulação não devem ser submetidos a procedimentos invasivos, uma vez que uma simples punção de acesso venoso periférico pode levar a sangramentos de difícil controle. O manejo desses pacientes deve ser feito em regime de internação hospitalar, em conjunto com uma equipe de hematologia especializada. As opções terapêuticas envolvem o uso de agentes de *bypass*, em caso de sangramento, a erradicação do inibidor com imunossupressores e o tratamento da causa de base, quando identificada.

COAGULAÇÃO INTRAVASCULAR DISSEMINADA (CIVD)

CIVD é a denominação utilizada para uma síndrome caracterizada por ativação sistêmica extrema da coagulação, que pode levar à disfunção orgânica decorrente de obstrução por trombos em vasos de pequeno ou médio calibre, além de complicações hemorrágicas por conta de consumo de plaquetas e fatores de coagulação. Quando há compensação adequada das alterações da hemostasia denomina-se CIVD crônica, do contrário, utiliza-se o termo CIVD descompensada (ou CIVD aguda).

A CIVD, que não é uma doença propriamente dita, está sempre associada com alguma etiologia de base, sendo infecções graves, neoplasias, trauma, acidentes com animais peçonhentos e complicações obstétricas as principais causas. Nessas condições clínicas, pode haver iniciação e propagação de vias pró-coagulantes, com declínio simultâneo de sistemas de anticoagulantes naturais e supressão de fibrinólise.

Clinicamente, os pacientes com CIVD descompensada podem apresentar manifestações tromboembólicas, sangramento, disfunção orgânica (renal, hepática, respiratória), com casos extremos associados à púrpura *fulminans*. O diagnóstico diferencial abrange falência hepática grave (que também pode evoluir com CIVD) e outras condições associadas à plaquetopenia, especialmente microangiopatias trombóticas.

Não há exame específico para o diagnóstico de CIVD. Há um escore diagnóstico proposto pela Sociedade Internacional de Trombose e Hemostasia, que só deve ser aplicado em pacientes portadores de condições associadas à CIVD, e abrange a avaliação de parâmetros laboratoriais disponíveis na maioria dos serviços (Tabela 8), com altas sensibilidade e especificidade (93% e 98%, respectivamente).

O manejo de pacientes com CIVD descompensada envolve primariamente o tratamento da causa de base. Além disso, outras medidas são indicadas conforme o quadro clínico. Pacientes com sangramen-

TABELA 8 Escore diagnóstico de coagulação intravascular disseminada (CIVD)*

Parâmetro	Resultado	Pontuação
Contagem plaquetária	> 100 mil	0 ponto
	50-100 mil	1 ponto
	< 50 mil	2 pontos
D-dímero	Normal	0 ponto
	Aumentado (até 5x LSN)	2 pontos
	Muito aumentado (≥ 5x LSN)	3 pontos
Prolongamento de TP	< 3 segundos	0 ponto
	3-6 segundos (ou INR 1,3-1,5)	1 ponto
	≥ 6 segundos (ou INR ≥ 1,5)	2 pontos
Fibrinogênio	> 100 mg/dL	0 ponto
	≤ 100 mg/dL	1 ponto

* Escore acima de 5 pontos é compatível com CIVD.
INR: razão normatizada internacional; LSN: limite superior da normalidade; TP: tempo de protrombina.

to *major* ativo, ou que requerem procedimento invasivo de urgência, devem receber suporte transfusional de plaquetas, PFC e crioprecipitado visando melhora de alguns parâmetros laboratoriais (contagem plaquetária, TP e fibrinogênio, respectivamente), além de outras medidas em casos específicos. Pacientes com trombose aguda devem receber anticoagulação plena. Os pacientes que não apresentarem sangramento *major* ativo ou trombose possuem indicação de profilaxia antitrombótica (HBPM preferencialmente).

É importante ressaltar que uma condição clínica associada com CIVD descompensada, e que requer acionamento imediato de médico hematologista, ou transferência para serviço que disponha desse recurso, é a leucemia promielocítica aguda (LPA). Essa afecção possui altas taxas de cura mediante tratamento adequado (em torno de 90%), porém há mortalidade precoce quando não manejada corretamente (também em torno de 90%). O quadro clínico consiste em achados sugestivos de CIVD, na presença de blastos no hemograma.

A Figura 4 resume o manejo proposto para pacientes com CIVD descompensada.

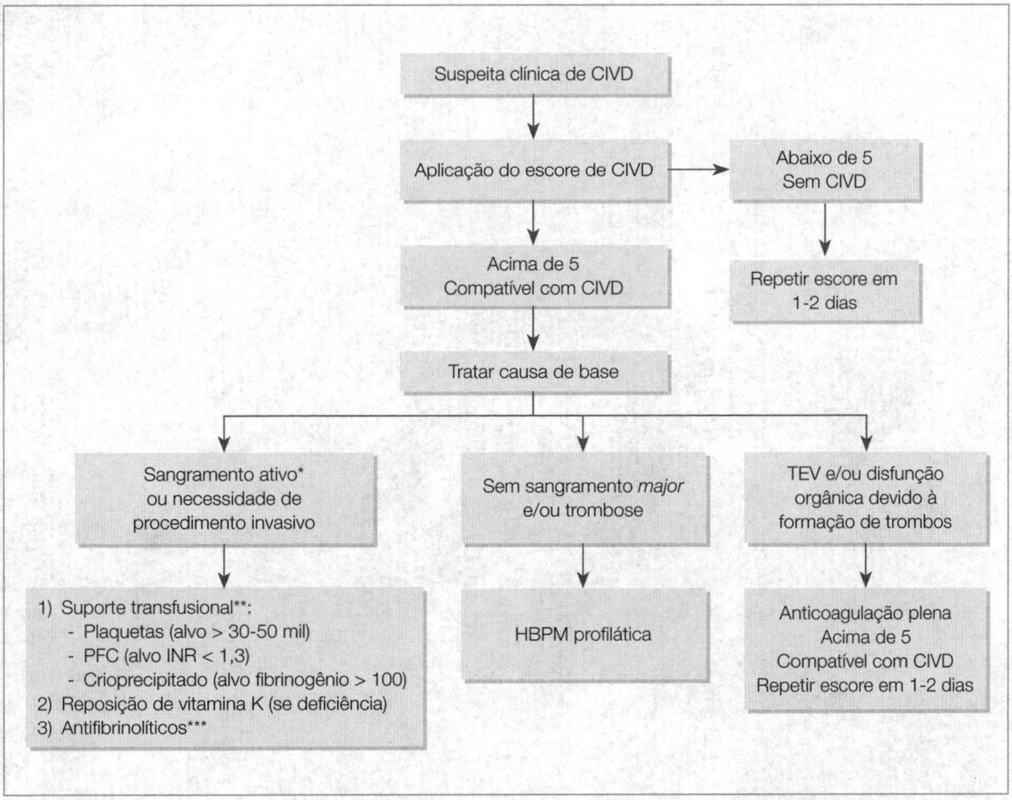

▷ **FIGURA 4** Manejo proposto para pacientes com coagulação intravascular disseminada (CIVD) descompensada. * Sangramento *major*. ** Plaquetas: 1 unidade de plaquetas randômicas/10 kg de peso (p. ex., 70 kg – 7 unidades) ou 1 plaquetaférese; PFC: 15-20 mL/kg; crioprecipitado: 1 unidade de crioprecipitado/10 kg de peso (p. ex., 70 kg – 7 unidades). *** O uso de antifibrinolíticos deve ser reservado apenas para pacientes com suspeita de hiperfibrinólise devido ao alto risco de trombose associado. Adaptada de Levi et al. HBPM: heparina de baixo peso molecular; INR: razão normatizada internacional; PFC: plasma fresco congelado; TEV: tromboembolismo venoso.

LITERATURA RECOMENDADA

1. Collins PW, et al. Diagnosis and management of acquired coagulation inhibitors: a guideline from UKHCDO. Br J Haematol. 2013 Sep;162(6):758-73.
2. Ma A. Aproach to the adult with a suspected bleeding disorder. www.uptodate.com. Acesso em 12 março 2022.
3. Eichinger S, et al. Reversing vitamin K antagonists: making the old new again. Hematology Am Soc Hematol Educ Program. 2016 Dec 2;2016(1):605-11.
4. Levi M, et al. How I treat disseminated intravascular coagulation. Blood. 2018 Feb 22;131(8):845-54.
5. National Hemophilia Foundation. Guidelines for emergency department management of individuals with hemophilia and other bleeding disorders. Disponível em: www.hemophilia.org/Researchers-Healthcare-Providers/Medical-and-Scientific-Advisory-Council-MASAC/MASAC-Recommendations/Guidelines-for-Emergency-Department-Management-of-Individuals-with-Hemophilia.
6. Nichols WL, et al. von Willebrand disease (VWD): evidence-based diagnosis and management guidelines, the National Heart, Lung, and Blood Institute (NHLBI) Expert Panel report (USA). Haemophilia. 2008 Mar;14(2):171-232.
7. Shih AW, et al. Reversal of direct oral anticoagulants: a practical approach. Hematology Am Soc Hematol Educ Program. 2016 Dec 2;2016(1):612-9.
8. Srivastava A, et al. Guidelines for the management of hemophilia. Haemophilia. 2013 Jan;19(1):e1-47.

104 Anemia falciforme

Rodrigo Antonio Brandão Neto

PONTOS IMPORTANTES

- A anemia falciforme tem como manifestações cardinais hemólise crônica e crises vaso-oclusivas.
- Hidratação e analgesia adequadas são fundamentais para o manejo de todas as complicações agudas da doença falciforme, com opioides potentes indicados se dor maior ou igual a 8 (em escala numérica).
- A espirometria de incentivo mostrou-se eficaz na prevenção da síndrome torácica aguda (STA).
- A STA apresenta critérios diagnósticos específicos, sendo necessário infiltrado pulmonar novo em exame de imagem para o diagnóstico.
- A pesquisa de foco infeccioso é fundamental em pacientes com STA, e antibioticoterapia empírica com cobertura para *S. pneumoniae* deve ser iniciada precocemente.

INTRODUÇÃO E DEFINIÇÕES

A anemia falciforme é uma doença autossômica recessiva hereditária na qual uma hemoglobina anormal causa anemia hemolítica crônica e fenômenos vaso-oclusivos.

A primeira descrição da anemia falciforme ocorreu em 1910, por Herrick, que relatou eritrócitos em formato de foice em pacientes com anemia grave.

Uma única mudança de base de DNA no códon 6 do gene da β-globina leva à substituição de aminoácidos; no caso, a valina por glutamina. A β-globina anormal é um tetrâmero formado pelas duas cadeias beta alteradas e as duas cadeias alfa ($\alpha_2\beta^S{}_2$), formando a chamada hemoglobina S.

A hemoglobina S é uma hemoglobina instável, que é suscetível à ocorrência de uma reação de polimerização na presença de fatores de estresse como hipoxemia e acidose, levando à formação de eritrócitos falciformes. A taxa de falcização é influenciada pela concentração intracelular de hemoglobina S e pela presença de outras hemoglobinas dentro da célula. A hemoglobina F, por exemplo, não participa na formação de polímeros, e sua presença diminui acentuadamente a falcização.

Crises hemolíticas podem estar relacionadas com sequestro esplênico de células falciformes ou com outras alterações coexistentes, tais como deficiência de G6PD. A hemoglobina livre após a hemólise pode causar disfunção endotelial, lesão vascular e hipertensão pulmonar.

A frequência da anemia falciforme na população negra brasileira é de 0,1 a 0,3%. O traço falciforme, por sua vez, apresenta prevalência em nossa população de 2 a 8%. Em geral, os pais são portadores assintomáticos de um único gene afetado (heterozigotos), produzindo HbA e HbS (AS), transmitindo cada um deles o gene alterado para a criança, que assim recebe o gene anormal em dose dupla (homozigoto SS). A denominação "anemia falciforme" é reservada para a forma da doença que ocorre nesses homozigotos SS. Os pacientes com o chamado traço falciforme apresentam genótipo heterozigoto, não apresentam crises vaso-oclusivas e possuem ainda expectativa de vida normal. Nesses pacientes, a medula renal pode sofrer infartos microscópicos, que podem levar à incapacidade de concentrar a urina (hipostenúria) e a episódios de hematúria macroscópica. Pacientes com traço falciforme não apresentam risco cirúrgico ou anestésico adicional em relação à população normal. A Tabela 1 resume os diferentes genótipos e fenótipos da anemia falciforme.

Em junho de 2001, uma portaria do Ministério da Saúde definiu a realização em todo o país do teste de triagem para doença falciforme nos recém-nascidos. Nos Estados Unidos, por exemplo, o programa de triagem neonatal identifica duas mil crianças/ano com doença falciforme.

O prognóstico da doença tem melhorado significativamente, com sobrevida média de 42 anos no homem e 48 anos na mulher.

ETIOLOGIA E FISIOPATOLOGIA

A anemia falciforme leva a aumento de agregação das hemácias, lesão endotelial e um estado inflamatório crônico dos vasos.

Um dos principais eventos da anemia falciforme é a polimerização da hemoglobina S. Quando desoxigenada, a hemoglobina S apresenta perda de solubilidade e aumento de viscosidade, formando polímeros e levando à falcização das hemácias. O processo de falcização inicialmente é reversível com a oxigenação; no entanto, torna-se irreversível com a repetição do processo e o dano secundário à membrana da hemácia. A extensão do processo de polimerização é dependente de fatores como a temperatura, a saturação de oxigênio, o pH, os níveis de 2-3 difosfoglicerato (2,3-DPG), o uso de medicações, fatores hereditários e a concentração de hemoglobina S (HbS) intracelular. As hemácias em foice se caracterizam por alta concentração de hemoglobina, aumento do cálcio, diminuição do potássio e depleção do ATP.

A polimerização e falcização definitiva das hemácias é importante, mas não explica completamente o processo de aparecimento das crises vaso-oclusivas. Apesar da baixa concentração de oxigênio no sangue venoso, a cinética da circulação previne que 80% das hemácias circulantes sofram falcização. Um processo de inflamação endotelial sistêmico, o aumento de adesividade das hemácias na parede dos vasos, a diminuição da produção de óxido nítrico e a ativação da cascata de coagulação são fatores auxiliares no aparecimento das crises vaso-oclusivas.

Os fatores que influenciam a falcização são resumidos na Tabela 2.

ACHADOS CLÍNICOS

As manifestações clínicas em pacientes com HbSS têm início precoce, geralmente durante o primeiro ano de vida, quando os níveis de hemoglobina F caem e é iniciada a produção de β-globinas. Ao longo da vida, os pacientes apresentam quadro de anemia hemolítica crônica e diversas complicações. As complicações agudas são característica marcante da doença e são associadas a alta morbidade e mortalidade, com diminuição da expectativa de vida a cada episódio de complicação aguda. Este capítulo terá foco nessas complicações agudas que levam o paciente ao departamento de emergência.

Crises álgicas

São episódios dolorosos agudos que ocorrem devido à vaso-oclusão aguda da microcirculação por hemácias falcizadas. Podem ocorrer a partir dos 6

▷ **TABELA 1** Genótipos da anemia falciforme

Genótipo	HbS%	HbA%	HbF%	HbC%	HbA2%	Curso clínico
HbAA (normal)	0%	96%	2%	–	2%	Sem manifestações
HbAS (traço falciforme)	45%	50%	2%	–	2%	Sem manifestações
HbSS	95%	–	3%	–	2%	Grave
HbSC	48%	–	3%	47%	2%	Moderada
HbS beta0	93%	–	2%	–	5%	Grave
HbS beta+ (moderada)	85%	6%	5%	–	4%	Moderada
HbS beta+ (leve)	70%	23%	3%	–	4%	Leve

▷ **TABELA 2** Fatores implicados na falcização

Concentração de HbS na hemácia	A porcentagem de HbS na hemácia é fator decisivo para a ocorrência de falcização. Concentrações < 50%, como em pacientes com traço falciforme, são usualmente assintomáticas
Desidratação celular	A desidratação celular e a diminuição de solubilidade aumentam as forças sobre a membrana polimerizada, predispondo à falcização
Concentração de outras hemoglobinas na hemácia	A presença de outras hemoglobinas, como a HbF, diminui a falcização, pois não se polimerizam com a HbS. HbC e HbD se polimerizam com HbS, porém com menor repercussão clínica. Estudos demonstram que o uso de hidroxiureia aumenta a HbF e é associada à melhora de desfechos clínicos. A indicação usual de hidroxiureia é de mais de três crises álgicas ao ano
Desoxigenação	Hipóxia pode desencadear a falcização. A reoxigenação pode reverter o processo, desde que não ocorra polimerização definitiva. Condições que cursem com isquemia local, como lesões vasculares e infecções, podem desoxigenar a HbS e predispor à falcização
Estase vascular	Estase vascular por polímeros agregados de HbS causam circulação lenta com maior tendência a apresentar HbS desoxigenada. Forças de cisalhamento intravascular influenciam as crises vaso-oclusivas
Temperatura	Diminuição da temperatura é associada com vasoconstrição e piora da crise vaso-oclusiva. Febre também é precipitante de crise vaso-oclusiva
Acidose	O efeito Bohr aumenta a desoxigenação da HbS
Concentração de hemoglobina	Meio extracelular hiperosmolar aumenta a desidratação celular e a polimerização de HbS
Aumento da adesão celular	A adesão celular é aumentada na anemia falciforme. Fatores que influenciam são o aumento de polimorfonucleares locais. Os neutrófilos são células grandes que aumentam a vasoconstrição local e são associados a pior prognóstico. Lesões isquêmicas e ativação do sistema de coagulação também contribuem
Infecções	Infecção pode aumentar a inflamação endotelial

meses de idade e os episódios podem ocorrer durante a vida inteira. São multifatoriais e fatores envolvidos incluem lesão de isquemia e reperfusão, inflamação, aumento da adesividade celular e sensibilização do sistema periférico.

As crises podem ocorrer espontaneamente, mas usualmente são causadas por algum fator precipitante como infecção, desidratação ou hipóxia.

A dor pode atingir qualquer lugar do corpo, mas os locais mais comuns de episódios dolorosos agudos incluem os ossos (especialmente região lombar, dorsal e ossos longos) e o tórax, com os locais mais comumente envolvidos sendo:

- Região dorsal: 63%.
- Membro superior esquerdo: 61%.
- Membro superior direito: 35%.
- Membros inferiores: 35%.
- Abdome: 26%.
- Tórax: 26%.
- Região lombar: 12%.

Os episódios demoram de algumas horas a dias. As crises podem ter um padrão específico de dor em certas localizações, que se repetem em crises posteriores.

Os pacientes podem apresentar dactilite com quadro de eritema e hipersensibilidade local, podendo cursar com celulite. A presença de derrame articular pode ocorrer nas crises álgicas, mas é necessário descartar artrite séptica, lembrando que, em pacientes com anemia falciforme, além de *Staphylococcus aureus* é comum a artrite séptica por *Salmonella* e *Escherichia coli*.

Durante as crises álgicas, os pacientes podem apresentar febre, mas é importante identificar e tratar qualquer infecção bacteriana que seja precipitante da crise. Febre, principalmente se acima de 38,5°C, é um indicador relativamente confiável de infecção, e o tratamento antibiótico deve ser considerado. Crianças com anemia falciforme e temperatura > 39,5°C têm indicação de internação hospitalar.

Os pacientes podem cursar com dor abdominal difusa e dor lombar, associada ou não a febre. Deve-se ser cuidadoso no exame físico e na história para não perder o quadro diagnóstico de condições inflamatórias abdominais como colecistite e apendicite. A colecistite ocorre durante a vida em > 70% dos pacientes devido aos cálculos de pigmento biliar. A dor lombar pode ser causada por infartos renais e cursar com hematúria ou quadros obstrutivos renais, podendo ser necessária a realização de exames de imagem.

Síndrome torácica aguda

A síndrome torácica aguda (STA) é um diagnóstico sindrômico que se refere a um infiltrado pulmonar novo associado a febre, dor torácica, hipoxemia, sibilância, tosse ou dispneia em paciente portador de anemia falciforme. Costuma ter apresentação abrupta e tipicamente se manifesta com dor torácica, dispneia, estertores e sibilância. Em crianças é frequente a febre e doença unilobar. Adultos mais frequentemente estão afebris e com envolvimento pulmonar multilobar.

A STA ocorre em cerca de 80% dos casos após uma crise vaso-oclusiva, e diversos fatores etiológicos podem ser responsabilizados, como embolia gordurosa, infecção, hiper-hidratação, isquemia coronariana, hipoxemia e microatelectasias pulmonares.

Sua gravidade varia de acordo com a idade do paciente, sendo que em crianças a manifestação clínica é mais branda; já em adultos jovens, a mortalidade é alta.

Sua fisiopatologia não é completamente compreendida, e embolia gordurosa causada por necrose óssea e infecções podem contribuir com seu aparecimento. Os agentes microbianos atípicos são encontrados mais frequentemente que o pneumococo. Um estudo com 538 pacientes demonstrou as seguintes características sobre a STA:

- Envolvimento multilobar em > 50% dos casos.
- Mortalidade aproximadamente de 20%.
- VEF1 < 60% na maioria dos pacientes.
- Em mais de 10% dos pacientes foi identificada embolia gordurosa. Em adultos em outros estudos, embolia gordurosa foi identificada em até 77% dos casos.
- O agente microbiano mais frequente foi a *Chlamydia pneumoniae*, seguida do *Mycoplasma pneumoniae*.
- Embolia pulmonar ocorreu em > 15% dos casos.

A Tabela 3 cita os critérios diagnósticos para STA e a Tabela 4 apresenta os achados mais frequentes na STA.

A STA pode ser classificada em sua gravidade em:

1. Leve:
   - $SaO_2 > 90\%$.
   - Infiltrados segmentares ou lobares sem envolver 2 ou mais lobos.
   - Resposta clínica à transfusão de 2 unidades de concentrado de hemácias.

▷ **TABELA 3** Critérios diagnósticos de síndrome torácica aguda

Presença de infiltrado novo na radiografia e pelo menos 1 dos seguintes:
1. Dor torácica
2. Temperatura > 38,5°C
3. Taquipneia
4. Tosse
5. Sibilância
6. Diminuição de 2% ou mais na $SatO_2$ em relação ao basal do paciente
7. PaO_2 < 60 mmHg

▷ **TABELA 4** Frequência de sintomas na síndrome torácica aguda

Sintomas	Frequência
Febre	80%
Tosse	60-75%
Dor torácica	45-60%
Frequência respiratória > 30 irm	18-30%
Sibilância	10-26%
Estertores	45-80%
Dor esternal ou em arcos costais	35-40%
Dor abdominal	35%
Hb média	7,7-7,9 g/dL
SaO_2 média	92%
PaO_2 média	70-71 mmHg
Número médio de leucócitos	21.000-23.000 céls./mm^3
Derrame pleural	3-36%
Bacteremia	0-3,5%

2. Moderada:
   - SaO_2 entre 85 e 90%.
   - Envolvimento de até 2 lobos em imagem pulmonar.
   - Resposta clínica com a transfusão de até 3 unidades de concentrado de hemácias.
3. Grave:
   - Insuficiência respiratória com $PaO_2 < 60$ mmHg ou $PaCO_2 > 50$ mmHg.
   - $SaO_2 < 85\%$ em ar ambiente.
   - Necessidade de suporte ventilatório.
   - Envolvimento de 3 ou mais lobos pulmonares.
   - Necessidade de eritrocitoaférese para atingir HbA > 70%.
4. Muito grave:
   - Aparecimento agudo de infiltrados bilaterais.
   - Pressão artéria pulmonar < 19 mmHg sem evidência de hipertensão atrial esquerda.
   - Relação $PaO_2/FiO_2 < 200$, independentemente da PEEP. Ou seja, critérios para síndrome de desconforto respiratório agudo.

Manifestações neurológicas

A anemia falciforme está associada a diversas complicações neurológicas, sendo a mais frequente o acidente vascular cerebral (AVC).

Durante as crises vaso-oclusivas pode ocorrer AVC em até 5% dos pacientes, por conta de trombose do seio sagital, isquemia arterial ou AVC hemorrágico. Os quadros de AVC isquêmico podem recorrer em até 67% dos pacientes em 3 anos, o que torna necessário seguimento próximo após a alta hospitalar. Em adultos, até 50% dos casos podem ser AVC hemorrágico. Na ausência de medidas para prevenção primária do AVC, aproximadamente 10% das crianças com HbSS o desenvolvem, com um risco adicional de 20 a 35% de ter isquemia cerebral silenciosa, o que predispõe a declínio cognitivo e menor desempenho escolar.

Os quadros de AVC costumam ser de rápida instalação e podem estar associados a STA. São considerados fatores de risco para sua ocorrência:

- Ataques isquêmicos transitórios.
- Hipertensão arterial sistêmica.
- Níveis de Hb < 8 g/dL.
- Episódio vaso-oclusivo ou de STA.
- Leucocitose significativa.

Manifestações hematológicas

Entre as manifestações hematológicas agudas, a mais importante é a aplasia de série vermelha. Nesse caso, ocorre supressão da produção de eritrócitos, em geral após episódios febris. Estima-se que > 70% dos casos são associados à infecção pelo parvovírus B19 e a melhora é espontânea na maioria dos casos.

Os pacientes apresentam piora do quadro de anemia com sintomas como cansaço, dispneia, astenia, e podem desenvolver quadro de cor anêmica. O achado diagnóstico característico é a contagem de reticulócitos < 1%. Crises recorrentes são raras devido à aquisição de imunidade contra o parvovírus B19.

Outra complicação hematológica importante é o sequestro esplênico, que ocorre em pacientes não autoesplenectomizados pela doença, principalmente em crianças em idade pré-escolar. O diagnóstico é realizado na presença dos seguintes achados:

- Queda > 2 g/dL dos níveis de hemoglobina.
- Dor em flanco esquerdo secundária a esplenomegalia aguda.
- Plaquetopenia.
- Reticulocitose.

O sequestro é frequentemente associado com quadros infecciosos. Outra complicação é a anemia megaloblástica devido ao aumento das necessidades de folato nesses pacientes.

Priapismo

O priapismo é definido como uma ereção persistente e dolorosa do pênis ou clitóris sem associação com desejo ou com estimulação sexual. O priapismo associado a doença falciforme é usualmente isquêmico, ou seja, de baixo fluxo, e constitui uma emergência médica. Episódios com duração maior que 4 horas são de alto risco para desfecho ruim e necessitam de avaliação pelo urologista. Cerca de 90% dos pacientes entre 12 e 20 anos de idade têm ou tiveram algum episódio.

Complicações osteomusculares

A necrose avascular da cabeça de fêmur ocorre em 5% dos pacientes, sendo usualmente uma complicação crônica que deve ser suspeitada em pacientes com dores crônicas em membros inferiores, mas pode eventualmente ter uma apresentação aguda. Os pacientes podem ser assintomáticos, mas em alguns casos a necrose avascular pode ser extremamente dolorosa.

Osteomielite é frequente nesses pacientes e em algumas séries é causada em > 80% dos casos por *Salmonella* e menos frequentemente é causada por estafilococos. A *Escherichia coli* também é um agente frequente. São na maior parte dos casos complicações de úlceras de membros inferiores.

A artrite séptica é outra complicação, mas, ao contrário da osteomielite, é causada mais frequentemente por *S. aureus*.

Complicações infecciosas

Complicações infecciosas são frequentes em pacientes com anemia falciforme, particularmente por agentes encapsulados, e podem causar pneumonias, meningites, infecções cutâneas e outras complicações. A principal causa de óbito em crianças é sepse por *Streptococcus pneumoniae*. Outros agentes frequentes são *Hemophylus influenzae* e *Salmonella*.

Complicações hepatobiliares

Cálculos biliares são frequentes e ocorrem em algum momento da vida em > 70% dos pacientes. Cerca de 10% dos pacientes apresentam colecistite e coledocolitíase.

O sequestro hepático agudo é uma complicação rara, mas, assim como o sequestro esplênico, pode cursar com anemia com queda de pelo menos 2 g/dL na concentração de hemoglobina e dor em flanco direito.

A colestase intra-hepática aguda é uma complicação grave e potencialmente fatal, que cursa com dor em hipocôndrio direito, icterícia progressiva, por vezes com valores maiores que 50 mg/dL, e pode cursar com coagulopatia e plaquetopenia. O tratamento é usualmente feito com transfusão ou eritrocitoaférese.

Alterações cardíacas

Transfusões repetidas podem causar hemossiderose com disfunção cardíaca sistólica e diastólica. A infiltração de ferro pode ainda levar ao aparecimento de arritmias cardíacas.

Alterações renais

Podem ocorrer microinfartos renais que, ao longo do tempo, levam a perda da capacidade de concentração da urina (isostenúria) e acidose tubular renal, além de hematúria macroscópica. Paradoxalmente, essas alterações são mais frequentemente encontradas em pacientes com hemoglobinopatia SC e no traço falciforme do que na anemia falciforme com HbSS.

Os pacientes podem apresentar ainda rins aumentados, hematúria microscópica e glomeruloesclerose devido à sobrecarga de volume.

Alterações oftalmológicas

Retinopatia proliferativa semelhante à observada em pacientes com *diabetes mellitus* está frequentemente presente, e pode levar à deficiência visual. A perda visual é mais comum em pacientes com hemoglobinopatia SC.

Úlceras de extremidades

As úlceras de membros inferiores são uma complicação frequente, e ocorrem em cerca de 25% dos pacientes, podendo apresentar complicações como infecção secundária e osteomielite. Ocorrem mais frequentemente na região maleolar medial, mas podem envolver maléolo lateral e são frequentemente bilaterais. O risco de complicações é maior em homens e em países tropicais, pacientes com baixo hematócrito e com hemólise significativa.

Hipertensão pulmonar

Uma complicação frequente da anemia falciforme é a hipertensão pulmonar; é definida por uma elevação da pressão arterial pulmonar média > 25 mmHg em repouso, conforme determinado pelo cateterismo de coração direito. A hipertensão arterial pulmonar é um fator de risco para mortalidade em indivíduos com doença falciforme.

EXAMES COMPLEMENTARES

Anemia hemolítica crônica está sempre presente; assim, aumento da lactato desidrogenase (LDH), bilirrubina indireta e diminuição da haptoglobina são esperados. O hematócrito é geralmente de 20 a 30% e os níveis de hemoglobina variam entre 6 e 9 g/dL na maioria dos casos. O esfregaço de sangue periférico é caracteristicamente anormal, com células falciformes representando de 5 a 50% de células vermelhas e eritroblastos circulantes. Outros achados incluem reticulocitose (10-25%), glóbulos vermelhos nucleados e achados típicos de hipoesplenismo, como corpos de Howell-Jolly e células-alvo.

A contagem de leucócitos é caracteristicamente elevada, com 12.000-15.000 céls./mcL, podendo ser maior na crise álgica. Trombocitose reativa pode estar presente. Pode ocorrer aumento de bilirrubina direta e enzimas canaliculares, como a fosfatase alcalina e gama glutamil transferase, se ocorrer litíase da árvore biliar.

O diagnóstico de anemia falciforme é confirmado pela eletroforese de hemoglobina. Hemoglobina S compreenderá usualmente de 85 a 98% da hemoglobina.

Alguns exames são específicos para diferentes situações na anemia falciforme, que especificaremos a seguir para cada situação:

Síndrome torácica aguda

- A radiografia de tórax necessariamente demonstra infiltrado pulmonar (critério diagnóstico da síndrome).
- Gasometria arterial pode demonstrar hipoxemia e gradiente alvéolo-arterial aumentado.
- A fosfolipase A2 tem sido estudada como um biomarcador da STA, mas mais estudos são recomendados antes de sua utilização de rotina.

Acidente vascular cerebral

- Doppler transcraniano: fluxos > 200 cm/segundo têm indicação de terapia transfusional.
- Exames de neuroimagem conforme indicação.

Priapismo

O principal exame diagnóstico no priapismo é a gasometria de sangue obtido do corpo cavernoso, sendo o procedimento indicado em pacientes com ereção persistente há mais de 4 horas. O procedimento é realizado com uma agulha de calibre 19 ou 21, sendo realizada retirada de 3 a 5 mL de sangue; a avaliação dessa gasometria pode diferenciar o priapismo isquêmico do não isquêmico. O sangue do corpo cavernoso em pacientes com priapismo isquêmico é tipicamente escuro, hipóxico e glicopênico. Os valores típicos do sangue cavernoso são uma pressão parcial de oxigênio (PO_2) < 30 mmHg, uma pressão parcial de dióxido de carbono (PCO_2) > 60 mmHg e pH < 7,25.

DIAGNÓSTICO DIFERENCIAL

O diagnóstico diferencial da anemia falciforme é feito com outras causas de anemia, em particular as que cursam com quadro de hemólise, como a anemia hemolítica autoimune.

A α-talassemia, apesar de apresentar manifestações como necrose avascular óssea mais frequentemente, não apresenta as complicações infecciosas e crises álgicas que caracterizam a doença falciforme. A hemoglobinopatia SC, por sua vez, costuma evoluir com manifestações menos exuberantes, embora isostenúria seja mais frequente nessa situação.

A eletroforese de hemoglobina é realizada para um diagnóstico definitivo.

TRATAMENTO

O manejo é dependente da complicação apresentada pelo paciente. Oxigenioterapia é indicada apenas se $SatO_2$ < 95%.

Crise álgica

Deve-se monitorizar sinais vitais, inclusive saturação de oxigênio, e identificar os potenciais fatores precipitantes a serem abordados.

A dor do paciente deve ser graduada idealmente com uma escala de dor de 1 a 10.

A prioridade é iniciar a analgesia o mais rápido possível com alvo < 30-60 minutos após a chegada do paciente e vias alternativas como nasal ou subcutânea podem ser utilizadas se auxiliarem a antecipação da analgesia. Um estudo de 2021 demonstrou que a primeira dose de opioides para crise álgica foi administrada após 132 minutos da chegada ao departamento de emergência (DE), comparado a 63 minutos em clínicas oncológicas, o que mostra que os DE devem se preparar para iniciar a analgesia mais rapidamente para esses pacientes. Dor maior ou igual a 8 (escala de 8 a 10) deve ser tratada com opioides potentes, como a morfina 0,10 a 0,15 mg/kg EV. A dor deve ser reavaliada a cada

20 a 30 minutos idealmente (máximo de tempo para reavaliação 30-60 minutos) e a morfina repetida em dose de 0,05 mg/kg ou 20 a 25% da dose inicial até o controle adequado da dor que permita espaçar a medicação analgésica.

Em pacientes com dor leve, pode ser tentado o uso de anti-inflamatórios não esteroidais (AINE) como o cetorolaco com cuidado, mas os AINEs não têm benefício em pacientes com dor grave mesmo como medida adjuvante. Deve-se evitar o uso de AINEs se o paciente apresentar disfunção renal. Corticosteroides não são indicados, exceto se presença de outras comorbidades que indicam seu uso como asma, pois a medicação é associada a um rebote da dor. Analgesia com opioides controlada pelo paciente é uma opção terapêutica, desde que supervisionada pela equipe de saúde pelo risco de intoxicação. A Tabela 5 mostra os esquemas sugeridos para o controle da dor nesses pacientes. Deve-se evitar o uso de medicações sedativas como benzodiazepínicos em pacientes utilizando altas doses de opioides.

A quetamina em baixas doses é uma opção em pacientes com dor refratária ao uso de opioides, sendo recomendada nas diretrizes de manejo de crise álgica da American Blood Association de 2020. A dose intranasal é de 0,25 mg/kg intranasal ou 3-5 mcg/kg/minuto EV (0,1 a 0,3 mg/kg/hora) ou em *bolus* de 0,3 a 1 mg/kg EV, com dose máxima de 1 mg/kg/hora. A quetamina só deve ser utilizada por equipes habituadas com seu uso e seguindo um protocolo estabelecido.

Pacientes com doença crônica com necrose avascular vascular podem-se beneficiar do uso de duloxetina ou outros inidores da receptação da serotonina ou noradrenalina e AINEs podem ser utilizados também.

Anestegia regional com epidural ou bloqueios específicos de nervos podem ser considerados em síndromes localizadas de dor.

Hidratação é recomendada, usualmente com aporte de 50 mL/kg em 24 horas com solução discretamente hipotônica, como a combinação de SF com SG 5% com solução a 0,45% ou 0,225%. Se o paciente estiver hipovolêmico, solução fisiológica ou Ringer lactato inicialmente com 500 a 1.000 mL são as soluções de escolha. Pacientes adultos têm maior risco de complicações com a reposição volêmica em comparação com as crianças, assim maior cuidado é necessário nestes pacientes.

O uso de espirometria de incentivo pode diminuir o risco de desenvolver síndrome torácica aguda, com um estudo demonstrando diminuição do risco relativo de 90%.

É importante identificar e tratar qualquer infecção bacteriana que seja precipitante da crise álgica.

Oxigênio é indicado em pacientes com saturação de oxigênio < 90% ou PaO_2 < 60 mmHg (gasometria arterial é mais confiável que oximetria de pulso).

As diretrizes de anemia falciforme de 2020 citam o papel de terapias alternativas no manejo da dor em pacientes com anemia falciforme como ioga e uso de antidepressivos, mas o seu papel em pacientes no departamento de emergência é limitado.

▷ **TABELA 5** Tratamento da dor

Intensidade da dor	Medidas
Dor leve: intensidade 1-4	Pode-se tentar analgesia com opioides ou não opioides Opções incluem: ▪ Codeína 30 mg VO 6/6 h ▪ Tramadol 50-100 mg VO 6/6 h ▪ Associação com AINE e analgésicos comuns se sem contraindicação
Dor moderada: intensidade 5-7	Iniciar analgesia via endovenosa Opioides, como tramadol 50-100 mg EV 6/6 h e analgésicos comuns, como dipirona EV Em casos sem resposta adequada, utilizar opioides de maior potência
Dor grave: intensidade 8-10	Iniciar terapia com opioides de alta potência imediatamente (adicção é rara) Morfina 0,10 a 0,15 mg/kg EV e repetir a medicação a cada 20 min em dose de 0,05 mg/kg até o controle adequado da dor que permita espaçar a medicação analgésica Posteriormente, adaptar analgesia conforme resposta

AINE: anti-inflamatórios não esteroidais.

Síndrome torácica aguda

O tratamento da STA inclui:

- Monitorização de sinais vitais e oximetria de pulso, assim como na crise álgica.
- Hidratação e analgesia, conforme recomendações para crise álgica, usualmente 1,5 vez a taxa de hidratação de manutenção.
- Antibioticoterapia empírica: sugerimos a associação de cefalosporinas de terceira geração (cobertura para germes encapsulados) e macrolídeos (cobertura para *M. pneumoniae* e *C. pneumoniae*): ceftriaxone 2 g EV 1x/dia ou cefotaxime 1-2 g 8/8 horas associado a claritromicina 500 mg EV 12/12 h ou azitromicina 500 mg VO 1x/dia. Em pacientes com crise hemolítica, a cefotaxima pode ser superior ao ceftriaxone, devido ao risco de hemólise com o último. Alternativa possível é o uso de quinolonas respiratórias, como levofloxacina ou moxifloxacina.
- Oxigênio suplementar se $SaO_2 < 92\%$ com alvo de $SaO_2 \geq 95\%$.
- Espirometria de incentivo enquanto o paciente estiver acordado (usualmente 10 inspirações máximas por hora se possível). Um estudo mostrou diminuição da evolução do risco de STA com essa manobra.
- Diagnóstico e tratamento precoce de broncoespasmo e hipoxemia. Hiper-reatividade brônquica ocorre em mais de 60% dos pacientes, e o uso de inalação com broncodilatadores a cada 4/4 ou 6/6 h é recomendado.
- Casos leves de STA devem receber transfusão de hemácias com alvo de Hb ≥ 10 g/dL; pode-se considerar não transfundir se Hb basal > 9 g/dL e queda menor que 1 g/dL. Deve-se considerar eritrocitoaférese com alvo de HbS < 30% e Hb ≥ 10 g/dL, quando:
  1. STA envolvendo mais de um lobo pulmonar.
  2. Necessidade de cateter de oxigênio com fluxo ≥ 4 L/min.
  3. Sinais de piora clínica.
- Profilaxia para trombose venosa profunda é indicada em todos os pacientes, exceto se contraindicação.
- Em casos moderados e graves de STA, considerar avaliação do hematologista.

Manifestações neurológicas

- Monitorização de sinais vitais e oximetria de pulso.
- Hidratação e analgesia conforme recomendações prévias, usualmente 1,25 a 1,5 vezes a taxa habitual de manutenção.
- Proteção de vias aéreas contra aspiração, se necessário.
- Minimizar hiperventilação.
- Pacientes com AF e cefaleia com sinais de alarme, alteração do nível de consciência ou déficit neurológico novo sempre devem ser avaliados com exame de imagem para possibilidade de AVC.
- Durante a fase aguda de AVC isquêmico, a transfusão sanguínea pode melhorar o prognóstico, e deve ser indicada com objetivo de manter os níveis de HbS < 30% e os níveis de Hb entre 8 g/dL e 10 g/dL, com a maioria dos autores recomendando níveis Hb > 10 g/dL.
- Preferir a realização de eritrocitoaférese, que cursa com menor risco de sobrecarga de volume.
- Em AVC isquêmico, utilizar ácido acetilsalicílico (AAS) 100-300 mg 1x/dia VO.
- Tratamento com trombolíticos não foi estudado nessa população, mas pode ser tentado.
- Tratamento cirúrgico conforme indicações em AVC hemorrágico.

Priapismo

- Hidratação, analgesia e monitorização semelhantes à da crise álgica.
- Avaliação com urologista se mais do que 4 horas de duração.
- Aspiração de sangue do corpo cavernoso e aplicação de solução salina e de alfa-adrenérgico se < 4 horas de duração. O agente alfa-adrenérgico tipicamente utilizado é a felinefrina. A felinefrina é injetada em diluição de 100-500 mcg/mL e aplicar 0,5-1 mL e pode ser repetido até 3 vezes.
- Eritrocitoaférese é indicada em todos os pacientes com mais de 12 horas de priapismo, com alvo de Hb > 10,5 g/dL. A transfusão isoladamente não resolve o priapismo. Em caso de persistência dos sintomas, o tratamento cirúrgico é indicado.

- O uso de terapia hormonal pode ser benéfico na prevenção do priapismo, mas diminui a libido e a capacidade de ereção. Opções incluem leuprolida, dietilbestrol e finasterida.

Sequestro esplênico agudo

- Fornecer reanimação com fluidos intravenosos imediata em pacientes com hipovolemia.
- Transfusão de concentrado de hemácias é indicada, mas deve ser realizada parcimoniosamente, em geral com dose 50% menor que a indicada em outras circunstâncias, devido ao risco de hiperviscosidade; assim, devemos evitar níveis de Hb > 8 g/dL.
- Avaliação do hematologista.
- Hidroxiureia para prevenir recorrências.

Complicações hepatobiliares

- Em pacientes com cálculos biliares assintomáticos, a observação clínica é suficiente sem intervenção; todos aqueles que desenvolvem sintomas específicos de colelitíase devem ser tratados com colecistectomia (a abordagem laparoscópica é preferível se cirurgicamente viável e disponível).

INDICAÇÕES DE INTERNAÇÃO, TERAPIA INTENSIVA E SEGUIMENTO

Pacientes com crise álgica sem controle adequado com analgesia em algumas horas usualmente têm indicação de internação, mas com a analgesia adequada e agressiva inicial consegue-se evi-

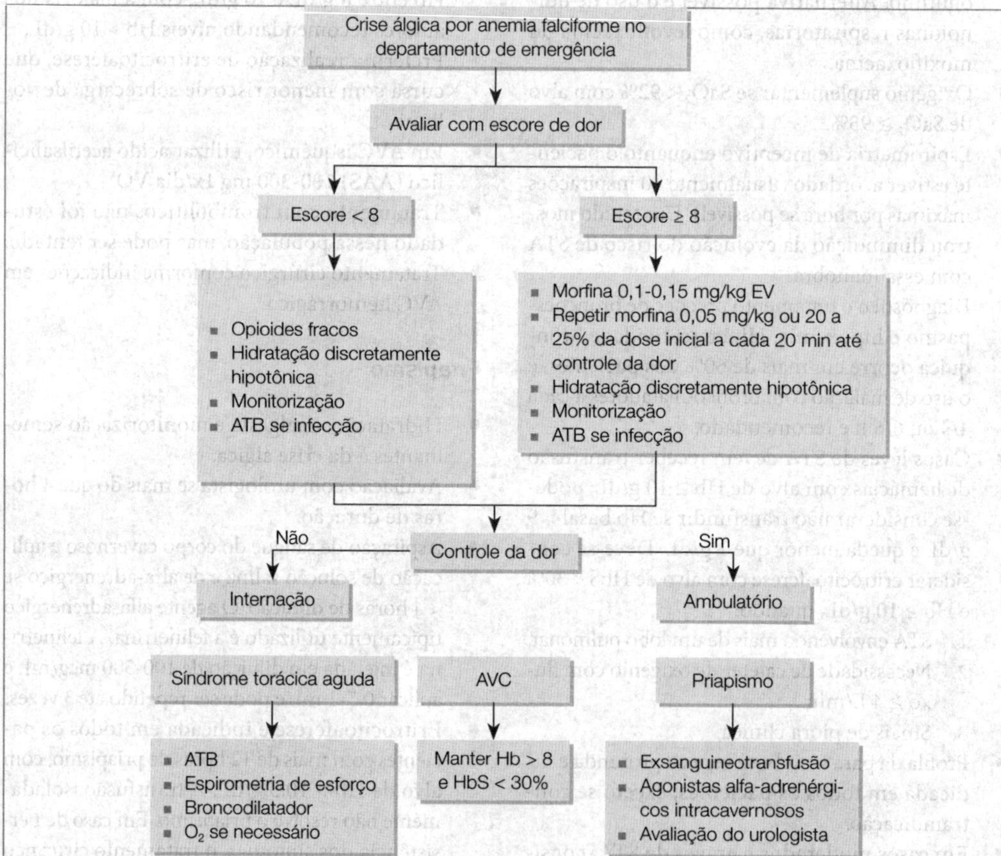

▷ **FIGURA 1** Manejo da anemia falciforme no departamento de emergência.
ATB: antibioticoterapia; AVC: acidente vascular cerebral.

tá-la na maioria dos casos, possibilitando seguimento ambulatorial.

A STA tem necessariamente indicação de internação hospitalar, idealmente em UTI.

LITERATURA RECOMENDADA

1. Brandow AM, et al. American Association of Hematology 2020 Guidelines for sickle celle disease: management of acute and chronic pain. Blood. 2020;4(12):2656-701.
2. Bunn HF. Pathogenesis and treatment of sickle cell disease. N Engl J Med. 1997;337:762.
3. DeBaunn MR. Acute vaso-occlusive pain management of sickle cell disease. www.uptodate.com. UpToDate®. 2022. Acesso em: 17 março 2022.
4. Field JJ, DeBaun MR. Acute chest syndrome in sickle cell disease. www.uptodate.com. UpToDate®. 2022. Acesso em: 17 março 2022.
5. Glassberg G. Evidence-based management of sickle cell disease in the emergency department. Emergency Medicine Practice. 2011;13(8).
6. Lanzkron S, Little J, Wang H, et al. Treatment of acute pain in adults with sickle cell disease in an infusion center versus the emergency department: A multicenter prospective cohort study. Ann Intern Med. 2021;174:1207.
7. Montague DK, Jarow J, Broderick GA, et al. American Urological Association guideline on the management of priapism. J Urol. 2003;170:1318.
8. National Institute for Health and Clinical Excellence (NIHS). Sickle cell acute painful episode. NICE Clinical Guideline. 2012.
9. Nice Clinical Guidelines 143. Sickle cell acute painful episode: management of an acute painful sickle cell episode in hospital. Issued June 2012.
10. Palm N, et al. Low-dose ketamine infusion for acute severe vaso-occlusive pain in children: a randomized controlled trial. Scand J Pain. 2018;32(1):20-6.
11. Podolej GS, Babcock C. Emergency department management of priapism. Emergency Medicine Practice. 2017;19(1).
12. Rees DC, Williams TN, Gladwin MT. Sickle-cell disease. Lancet. 2010;376:2018.
13. US Department of Health and Human Services. National Heart, Lung and Blood Institutes Expert Panel Report. Evidence-based management of sickle cell disease. 2014.
14. Yawn BP, Buchanan GR, Afenyi-Annan AN, et al. Management of sickle cell disease: summary of the 2014 evidence-based report by expert panel members. JAMA. 2014;312:1033.

105 Neutropenia febril

Lucas Oliveira Marino
Rodrigo Antonio Brandão Neto
Lucas Certain

PONTOS IMPORTANTES

- A incidência de infecções aumenta substancialmente quando a contagem de neutrófilos cai abaixo de 500 células/μL.
- A definição de febre é temperatura oral > 38,3ºC (ou temperatura axilar > 37,8ºC), ou persistência de temperatura > 38ºC por mais de uma hora.
- Neutropenia é definida por contagem de neutrófilos < 500/μL ou entre 500-1.000/μL e com tendência a queda.
- Pacientes entre o 10º e 20º dias pós-quimioterapia estão sob maior risco de neutropenia febril. Caso haja previsão maior que 30 min para resultado do hemograma, a condução deve ser como neutropenia febril até que o diagnóstico seja excluído.
- Para triagem em departamento de emergência, recomenda-se utilizar o período de até 6 semanas após quimioterapia para se acelerar o atendimento desses doentes.
- São considerados exames iniciais: hemograma, eletrólitos, função renal, enzimas hepáticas, hemoculturas (periférica e de cateter venoso central caso presente) colhidas antes da administração de antibióticos, radiografia de tórax mesmo em pacientes sem sintomas respiratórios e cultura de qualquer outro sítio suspeito de estar envolvido na infecção.
- A IDSA (Infectious Diseases Society of America) recomenda que o intervalo máximo entre a internação do paciente e o início da antibioticoterapia empírica seja de 30 minutos
- Historicamente, a maioria dos casos era ocasionada por bacilos Gram-negativos (BGN), porém a incidência de cocos Gram-positivos (CGP) cresceu, possivelmente associada – acredita-se – ao uso profilático de quinolonas e de dispositivos invasivos de longa permanência (cateteres).
- A terapia empírica inicial deve conter um antibiótico ou combinação com boa atividade contra *Pseudomonas*. Usualmente é recomendado monoterapia com cefepime.
- Alguns critérios indicam a necessidade de incluir a vancomicina no esquema empírico inicial: instabilidade hemodinâmica, suspeita de infecção associada a cateter, pele e partes moles, colonização por germe sensível somente a vancomicina, entre outros.
- Considera-se a associação de terapia antifúngica se persistência de febre após 4 a 7 dias em pacientes com expectativa de neutropenia > 7 dias cuja reavaliação não tenha identificado a causa.

INTRODUÇÃO E DEFINIÇÕES

Neutropenia febril é uma condição com elevada morbimortalidade, habitualmente associada a quimioterapia citotóxica, definida pela ocorrência de febre em pacientes com contagem absoluta de neutrófilos menor que 500 células/μL ou com expectativa de decréscimo abaixo de 500 células/μL nas próximas 48 horas. Por definição, entende-se por febre uma única temperatura oral ≥ 38,3ºC ou ≥ 38,0ºC sustentada por ao menos uma hora. Outro conceito relevante é a neutropenia funcional, na qual há defeitos qualitativos nos neutrófilos, como o prejuízo à fagocitose ou ao combate a microrganismos, sem alteração na sua contagem absoluta.

Neutropenia profunda é definida por ≤ 100 células/µL, confirmada por contagem manual. Esse dado é relevante, pois a percentagem de pacientes-dias com infecção está associada ao grau da granulocitopenia. Uma coorte retrospectiva, publicada na década de 1960, que analisou a incidência de infecção em 52 pacientes com leucemia aguda identificou uma taxa de 53% de pacientes-dias com infecção com neutropenia profunda, ao passo que naqueles com 1.000 a 1.500 granulócitos/µL a taxa era de 10%.

A incidência também varia conforme o tipo de tumor. Durante um ciclo de quimioterapia com potencial de causar neutropenia, febre pode ocorrer em 10 a 50% dos pacientes com tumores sólidos, enquanto acomete mais de 80% daqueles com neoplasias hematológicas. Somente 20 a 30% dos casos apresentam sítio de infecção documentado, dos quais se destacam trato gastrointestinal, pele, trato respiratório, urinário e corrente sanguínea. Em pacientes com neutropenia profunda, 20% dos pacientes com tumores sólidos e 35% dos pacientes com neoplasias hematológicas apresentam infecção da corrente sanguínea.

Complicações podem ocorrer em 25 a 30% dos casos e a mortalidade do paciente com neutropenia febril é de até 11%.

ETIOLOGIA E MICROBIOLOGIA

Cerca de 85 a 90% das infecções documentadas são bacterianas, das quais 80% são oriundas da flora endógena. A característica dos microrganismos tem mudado com o tempo. Entre os anos 1960 e 1980, predominavam Gram-negativos. A partir dos anos 1990, houve um aumento substancial dos Gram-positivos, possivelmente associado ao uso de cateteres venosos centrais, quinolonas profiláticas, cefalosporinas de amplo espectro e quimioterapia de alta intensidade. Após os anos 2000, vê-se novamente uma progressão de Gram-negativos (3-4%/ano). A ocorrência de anaeróbios permaneceu estável ao longo das décadas, com baixos índices de isolamentos (< 5%) característicos desse perfil de bactérias. Entre os agentes Gram-negativos a *Pseudomonas aeroginosa* é o principal agente, já entre os agentes Gram-positivos o mais frequente é o *Sthaphylococcus epidermidis*, seguido do *S. aureus* e os estreptococos.

A incidência de infecções fúngicas também está em crescimento e se associam, frequentemente, à utilização de corticosteroides e de antimicrobiano de amplo espectro, assim como a leucemia e transporte alogênico de medula óssea. Acomete, tipicamente, pacientes após a primeira semana de neutropenia prolongada. Os fungos mais encontrados são as espécies de *Candida* (principalmente *Candida albicans*) e de *Aspergillus*. As infecções por *Candida* ocorrem tipicamente após a segunda semana de neutropenia, enquanto as por *Aspergillus*, após a terceira.

A patogênese da neutropenia febril é complexa. A microbiota do hospedeiro possui papel ainda pouco compreendido. A flora comensal pode atuar de maneira oportunista no contexto de imunossupressão. O uso de antimicrobianos profiláticos ou terapêuticos pode facilitar o supercrescimento de bactérias patogênicas devido à pressão seletiva. A quimioterapia citotóxica deprime a imunidade e predispõe à infecção de diversas maneiras:

- A neutropenia compromete sensivelmente a resposta imune inata, uma vez que prejudica a fagocitose e a produção de mediadores inflamatórios.
- Lesão à barreira mucosa gastrointestinal: (1) dano a células epiteliais altera a produção de peptídeos antimicrobianos que regulam a flora local; (2) comprometimento do tecido linfoide associado a mucosa (placas de Peyer, células dendríticas, linfócitos); (3) alterações na composição da flora, o que contribui para processos inflamatórios e consequente vantagem evolutiva a determinados patógenos (*Enterobacteriaceae*); (4) comprometimento da integridade da barreira mucosa por apoptose.
- Quebra de barreira cutânea secundária à frequente necessidade de cateteres de longa permanência.

TABELA 1 Bactérias frequentemente encontradas em infecção de corrente sanguínea em neutropenia febril

Gram-negativos	Gram-positivos
Escherichia coli	*Staphylococcus coagulase*-negativos
Klebsiella spp.	*Staphylococcus aureus*
Pseudomonas aeroginosa	*Enterococcus* spp.
Citrobacter spp.	*Streptococcus viridans*
Acinetobacter spp.	*Streptococcus pneumoniae*
Stenotrophomonas maltophilia	*Streptococcus* grupo A

HISTÓRIA CLÍNICA E EXAME FÍSICO

A história clínica deve contemplar dados como o tipo de quimioterapia e o tempo transcorrido desde a última sessão, a associação de outras drogas imunossupressoras e a expectativa do nadir da contagem de neutrófilos. Busca-se ativamente por sintomas localizatórios de infecção, bem como história pregressa de infecções passíveis de reativação (p. ex., tuberculose) e/ou associadas a multidrogarresistência (MDR). O uso recente de antimicrobiano e a exposição a contactantes doentes, animais e viagens também é objeto de investigação. Causas não infecciosas de febre, como medicações e hemoderivados, merecem lembrança. Deve-se lembrar que o atendimento desses pacientes deve ser priorizado com a avaliação idealmente iniciando com até 15 minutos da chegada no Departamento de Emergência.

O exame físico deve ser completo, buscando sinais que auxiliem na identificação do foco, mas principalmente em marcadores de gravidade que identifiquem disfunções orgânicas e sepse. A resposta inflamatória é pouco exuberante; portanto, não é incomum pacientes sépticos sem alterações clínicas sugestivas de resposta inflamatória sistêmica (taquicardia, taquipneia). Assim, piora do estado geral, alteração do nível e conteúdo da consciência e outros sinais inespecíficos podem ser as únicas manifestações observadas. Exame cuidadoso da pele, de sítios prévios de inserção de cateter, da orofaringe, dos pulmões e da região perineal pode fornecer informações reveladoras. O abdome pode se apresentar com distensão, dor no quadrante inferior direito sugestiva de enterocolite neutropênica, defesa e descompressão brusca positiva. Inspeção da região perirretal em busca de abscesso é encorajada, porém contraindica-se a realização de toque retal, sob risco de translocação bacteriana. A Tabela 2 cita alterações clínicas esperadas e os exames complementares por elas suscitadas, conforme foco de infecção.

TABELA 2 Sumário da busca ativa por história clínica e exame físico e exames complementares frequentemente recomendados

Sítios	Considerações específicas
Pulmões	▪ Sítio frequente de infecção ▪ Neutropenia febril + raio X tórax normal → infiltrado pulmonar na TC em 40% dos casos ▪ Tosse produtiva → cultura de escarro para bactérias e fungos ▪ Piora em 24-48 h de antimicrobiano → considerar lavado broncoalveolar precoce
Abdome e trato gastrointestinal	▪ Sinais de peritonite ou dor abdominal; podem ser ocultos em pacientes neutropênicos ▪ Atentar para colite por *Clostridium* e enterocolite neutropênica → TC de abdome com contraste EV e VO ▪ Diarreia → pesquisa de *Clostridium*, coprocultura, PPF
Bacteremia e cateteres	▪ Aproximadamente 20% dos pacientes possuem infecção de corrente sanguínea → coletar 2 amostras (20 mL cada uma) de hemocultura periférica ▪ Discreta hiperemia ou dor podem ser sinais de tunelite ou infecção da "bolsa" do cateter ▪ Mau funcionamento (infusão ou refluxo) → trombose infectada? ▪ Avaliar sítios recentemente trocados ▪ CVC → coletar hemocultura simultânea de cada via do cateter e periférico → pareamento por tempo ou por UFC (caso hemoculturas quantitativas sejam disponíveis)
Partes moles e mucosas	▪ Eritema, dor, mucosite, vesículas, furúnculos, lesões dentárias, dentre outras. ▪ Lesões de pele podem ser manifestação de infecção sistêmica: – Úlceras → fungos e micobactéria não tuberculose (aspirado, biópsia e culturas), vírus – Vesículas → vírus (PCR para *Herpes simplex* e varicela-zóster) – Nódulos → fungos, micobactária não tuberculosa – Ectima → *S. aureus*; *Pseudomonas* – Lesões necróticas → infecções fúngicas invasivas (*Fusarium*, *Aspegillus*)
Região perianal	▪ Inspeção e palpação da região → eritema, dor, doença hemorroidária sintomática ▪ Evitar toque e medida de temperatura retais (→ risco de translocação bacteriana por trauma de mucosa)
Trato urinário	▪ Urina 1 e urocultura ▪ ITU e contagem de neutrófilos < 100/µL → apenas 44% com disúria e 11% com piúria
Sistema nervoso central	▪ Se sintomas neurológicos (cefaleia, rigidez de nuca, alteração de nível ou conteúdo de consciência) → imagem e LCR ▪ Atentar para pesquisa no LCR de antígeno *Criptococcus* e PCR para herpes, CMV e varicela-zóster

EXAMES COMPLEMENTARES

Conforme recomendações da Infectious Diseases Society of America (IDSA), os exames complementares iniciais em pacientes com neutropenia febril e câncer incluem:

- Hemograma.
- Ureia e creatinina.
- Eletrólitos, transaminases, bilirrubina total e frações.
- Lactato sérico.
- Hemoculturas (mínimo duas amostras simultâneas em sítios diferentes, periféricas e/ou de cada via de cateter venoso central se presente).
- Urocultura ou cultura de outros sítios se indicado clinicamente.
- Radiografia de tórax.
- Testes adicionais conforme suspeita clínica:
  - Tomografia de tórax se radiografia não for conclusiva.
  - *Swab* nasal para pesquisa de viroses respiratórias comuns (Influenza A e B, parainfluenza, adenovírus, coronavírus, vírus sincicial respiratório, metapneumovírus) e pacientes com sintomas de vias aéreas superiores em época de inverno ou de surtos.
  - Testes para *Clostridium difficile* se diarreia. Outros patógenos entéricos, no caso de história compatível com exposição, podem ser pesquisados, como rotavírus, *cryptosporidium* e *microsporidium*.
  - Culturas virais para *herpes simplex* e varicela-zóster se lesões ora ulcerativas ou vesículas.
  - Biópsia e aspiração de lesões cutâneas, com testes microbiológicos e histopatológicos.
  - Análise do liquor se suspeita de infecção do sistema nervoso central.
  - Culturas adicionais ou imagem conforme sinais e sintomas localizatórios: tomografia de seios de face, crânio, abdome, pelve.
- Marcadores séricos inflamatórios, como proteína C-reativa (PCR) e procalcitonina (PCT) não são obrigatórios.
- Pesquisa individualizada de marcadores de infecção fúngica, como galactomanana e 1,3-beta-D-glucana.

Galactomanana

A galactomanana é um carboidrato componente da parede celular de *Aspergillus* liberado pelo crescimento das hifas, sendo biomarcador de aspergilose invasiva detectável no sangue e no lavado broncoalveolar, muitas vezes antes da ocorrência das manifestações clínicas da doença.

O teste é feito pela metodologia ELISA, usualmente recomendado ao menos semanalmente em períodos de maior risco. São limitações conhecidas:

- Falsos-positivos: reação cruzada com antibióticos (amoxicilina, piperacilina-tazobactam) e outros fungos (*Histoplasma*, *Blastomyces*, *Paecilomyces*); fluidos contendo gluconato de sódio (PlamalyteR); fontes dietéticas de galactomanana; pacientes com pneumonia aspirativa.
- Falsos-negativos: decorrente da utilização de antifúngicos ou anticorpos anti-*Aspergillus*.

Uma revisão da Cochrane publicada em 2015, que incluiu 44 estudos diagnósticos que avaliaram galactomanana sérica para detecção de aspergilose invasiva em 5.660 pacientes com neutropenia absoluta ou funcional, evidenciou uma sensibilidade de 82% e especificidade de 81% para o índice de densidade óptica de 0,5. Considerando uma prevalência de 11% de aspergilose provável e comprovada na amostra, os valores preditivos positivo e negativo foram de 34,8% e 97,3%, respectivamente. É claro que, à medida que o *cutoff* aumenta, a sensibilidade reduz e a especificidade aumenta. O ensaio se comprovou mais acurado em pacientes hematológicos (neoplasias ou transplantados de medula óssea) que naqueles transplantados de órgãos sólidos, conforme evidenciado por uma outra revisão sistemática mais antiga, publicada em 2006.

1,3-beta-D-glucana (1,3-BDG)

A 1,3-BDG é um carboidrato componente de paredes celulares de diversos fungos, liberado na circulação e em tecidos na vigência de infecção. Trata de um biomarcador inespecífico de infecção fúngica (*Candida*, *Aspergillus*, *Fusarium*, *Scedosporium*, *Trichosporon* e *Pneumocystis jiroveci*).

Falsos-positivos são associados à exposição do paciente a produtos contendo celulose (gaze, filtros usados em hemodiálise ou na administração de imunoglobulina), à bacteremia por Gram-positivos e à reação cruzada com amoxicilina-clavulanato.

Uma revisão sistemática com 16 estudos e 2.979 pacientes com infecção fúngica invasiva comprovada ou com risco devido a neutropenia ou outra forma de imunossupressão evidenciou boa performance diagnóstica da 1,3-BDG. Em pacientes com infecção comprovada ou provável, a sensibilidade e a especificidade foram de 76,8% e 85,3%, respectivamente, enquanto as razões de verossimilhança positiva de 5,2 e negativa de 0,27. De maneira semelhante, em uma coorte retrospectiva com 212 pacientes com neutropenia febril, um nível ≥ 80 pg/mL mostrou elevadas especificidade (93%) e razão de verossimilhança positiva (5,1) para infecção fúngica invasiva provável ou comprovada.

Procalcitonina

Os níveis de procalcitonina podem estar elevados nas primeiras 24 horas do início da neutropenia febril em pacientes com bacteremia, sobretudo em infecções por Gram-negativos. Em um estudo de coorte com 90 episódios de neutropenia febril secundários a quimioterapia, foram coletadas PCT e PCR diariamente até o 4º dia e culturas na apresentação e entre o 3º e 5º dias caso febre persistente. Os níveis de PCR não diferiram entre pacientes com ou sem identificação microbiológica, enquanto a PCT variou conforme explicitado na Tabela 3.

Outra coorte, publicada em 2019, incluiu 111 episódios de neutropenia febril e identificou que PCT ≥ 0,43 ng/mL está associada a complicações graves [OR 10,4; IC 95% 2,6 – 42,6] e ≥ 0,34 ng/mL a ocorrência de bacteremia [OR 10,1; IC 95% 1,9 – 54,8].

Métodos de imagem

A IDSA recomenda a realização de raio X de tórax como avaliação inicial de todo paciente com sinais e sintomas respiratórios. É fato que infecções pulmonares podem estar presentes mesmo na ausência de infiltrados identificáveis à radiografia. A utilização de raio X de tórax em pacientes sem sintomas localizatórios apresenta utilidade diagnóstica limitada em pacientes com neutropenia febril. Em uma coorte de 120 episódios de neutropenia febril, a radiografia evidenciou achados compatíveis com pneumonia em apenas 1,8% dos casos. A ultrassonografia pulmonar não foi estudada neste subgrupo de pacientes, mas, como é mais sensível que a radiografia de tórax, pode ser potencialmente útil nestes casos.

A adição de tomografia computadorizada (TC) de tórax em paciente com sinais e sintomas respiratórios, porém sem achados no raio X, é amplamente aconselhável. Em um estudo observacional em neutropenia febril em pacientes com leucemia mieloide aguda, anormalidades foram detectadas em 78% das radiografias e em 95% das tomografias. A informação advinda da TC alterou o manejo em 27,5% dos pacientes.

Outra situação em que a TC pode alterar o tratamento é em pacientes neutropênicos febris com suspeita de infecção fúngica invasiva. Um estudo retrospectivo incluiu 100 adultos com neutropenia febril em neoplasias hematológicas, todos com TC de tórax alteradas. O exame foi solicitado em contexto de febre persistente na vigência de antimicrobiano de amplo espectro ou de sintomas pulmonares. Os achados na TC levaram a mudança no tratamento antifúngico em 54% dos casos e suscitaram outros procedimentos diagnósticos, como broncoscopias e biópsias pulmonares, em 56%.

Líquido cefalorraquidiano (LCR)

Está indicado sempre na suspeita de meningite, com especial atenção na necessidade de transfusão de plaquetas para o procedimento se plaquetopenia importante (< 50.000/μL). Vale ressaltar que pode

▷ **TABELA 3** Performance da procalcitonina para detecção de infecção de corrente sanguínea em neutropênicos febris

	PCT ≥ 0,5 ng/mL no 1º dia		PCT ≥ 2 ng/mL no 1º dia	
	Sensibilidade	Especificidade	Sensibilidade	Especificidade
Bacteremia de qualquer causa	57,1%	81%	23,8%	96,8%
Bacteremia por Gram-negativos	70%	77%	40%	95,9%

Adaptada de Koivula, 2011.

ocorrer meningite na ausência de pleocitose liquórica.

A associação de febre e alteração do nível ou conteúdo da consciência é a alteração clínica mais frequente sugestiva de infecção do sistema nervoso central em pacientes neutropênicos. Uma análise retrospectiva dessas infecções, confirmadas por cultura ou coloração por Gram-positivos ou diagnóstico *post-mortem*, evidenciou que mais de 90% dos casos apresentavam febre e alteração do *status* mental (letargia, confusão ou coma); somente 20% manifestava cefaleia ou rigidez de nuca e 40% crises epilépticas. Na análise do LCR, 45% dos casos mostrava < 5 leucócitos/mL e somente 23% mais de 100 leucócitos/mL (Gram ou cultura positivas em 94%).

Lavado broncoalveolar (LBA)

A broncoscopia e lavado broncoalveolar podem ser úteis no diagnóstico etiológico de pacientes com neutropenia febril e infiltrado pulmonar. Em uma coorte retrospectiva, o rendimento diagnóstico do LBA foi de 63% quando associado a análise do escarro. A broncoscopia alterou o manejo de 51% dos casos e os diagnósticos mais comuns foram pneumonia fúngica provável e hemorragia alveolar.

Uma revisão sistemática publicada em 2012 avaliou a galactomanana no LBA para diagnóstico de aspergilose invasiva em 3.344 pacientes com neoplasias hematológicas, transplantados, câncer de pulmão e outros fatores predisponentes. Conforme os critérios da European Organization for Research and Treatment of Cancer/Mycoses Study Group, 18% dos pacientes foram diagnosticados com aspergilose invasiva provável ou comprovada. O rendimento diagnóstico da galactomanana no LBA é exposto na Tabela 4.

A reação em cadeia da polimerase (*polymerase chain reaction* – PCR) também é útil na identificação de espécies de *Aspergillus* no LBA de pacientes com risco de aspergilose pulmonar invasiva. Esse dado foi avaliado por uma revisão sistemática publicada em 2012 que analisou mais de 1.500 pacientes e evidenciou excelente performance diagnóstica, com sensibilidade e especificidade de 90,2% e 96,4%, respectivamente.

Outros exames

A IDSA recomenda cultura de urina conforme indicação clínica, se sinais e sintomas sugestivos de infecção do trato urinário, se uso de cateteres vesicais ou achados anormais na urina 1.

Quanto a pacientes com diarreia, está indicada a pesquisa de *Clostridium difficile* (toxina A e B nas fezes). Na ausência de história de exposição, a pesquisa para agentes bacterianos ou parasitológicos não é rotina.

ESTRATIFICAÇÃO DE RISCO

A avaliação do risco de complicações confere informações importantes a respeito da via de administração do antimicrobiano (oral ou intravenoso), do local de tratamento (internado ou domiciliar) e da sua duração, além, obviamente, de oferecer uma capacidade de predição prognóstica.

Pacientes de alto risco são definidos por (qualquer um dos abaixo):

- Critérios clínicos:
  - Neutropenia prolongada predita (> 7 dias de duração) e profunda (neutrófilos ≤ 100 células/μL) após quimioterapia citotóxica.
  - Condições clínicas exuberantes, como hipotensão, pneumonia, dor abdominal nova ou alterações neurológicas.

▷ **TABELA 4** Performance diagnóstica da galactomanana no LBA para distinguir aspergilose invasiva comprovada ou provável de possível ou ausente

Galactomanana-LBA *cutoff*	Sensibilidade	Especificidade	Razão de verossimilhança positiva	Razão de verossimilhança negativa
0,5	87%	89%	8	0,15
1	86%	95%	17	0,15
1,5	85%	95%	17	0,12

Adaptada de Zou M, 2012. LBA: lavado broncoalveolar.

- Alterações hepáticas ou disfunção renal.
- Escore MASCC (Multinational Association for Supportive Care in Cancer) < 21 pontos.

Pacientes de baixo risco, por exclusão, são os seguintes (todas as condições abaixo):

- Critérios clínicos:
  - Neutropenia breve predita (≤ 7 dias).
  - Sem alterações clínicas importantes.
  - Função hepática e renal adequadas e estáveis.
- Escore MASCC ≥ 21 pontos (ver Tabela 5).

Baseado em dois estudos de coorte prognósticos, nos quais se analisaram 756 pacientes acometidos pelo 1º episódio de neutropenia febril pós-quimioterapia, foi identificada uma prevalência de 15% de complicações sérias na coorte de derivação e 19% na de validação. Na análise multivariada, foi proposto um modelo preditor de acordo com as variáveis associadas a desfechos desfavoráveis, conhecido como MASCC (Multinational Association for Supportive Care in Cancer). Uma pontuação ≥ 21 correlacionou-se com baixo risco, com sensibilidade de 71%, especificidade de 68%, valor preditivo positivo de 91% e valor preditivo negativo de 36%. O escore é apresentado na Tabela 5. Um estudo subsequente publicado em 2004 demonstrou boa performance para predição de complicações do MASCC em neoplasias sólidas e atentou para o fato de que em todos os pacientes em que o escore estratificou inadequadamente a pontuação foi entre 19 e 21.

Em 2015, foi proposto um novo modelo para predição de risco de complicações graves em pacientes neutropênicos febris com tumores sólidos aparentemente estáveis clinicamente, conhecido como CISNE (*Clinical Index of Stable Febril Neutropenia*), esquematizado na Tabela 6. Estabilidade clínica foi definida pela ausência dos seguintes fatores: disfunção orgânica aguda, descompensação de disfunção crônica, choque séptico, hipotensão, infecções graves conhecidas ou qualquer outra complicação que requeresse internação hospitalar independente da neutropenia febril.

A prevalência de complicações graves na coorte de validação foi:

- Classe 1 (0 ponto): 1,1%.

▷ **TABELA 6** Escore CISNE (*Clinical Index of Stable Febril Neutropenia*)

CISNE	Pontos
Performance status do Eastern Cooperative Oncology Group (ECOG) ≥ 2[1]	2
Hiperglicemia induzida por estresse[2]	2
Doença pulmonar obstrutiva crônica[3]	1
Doença cardiovascular crônica[4]	1
Mucosite grau ≥ 2 pelo National Cancer Institute[5]	1
Monócitos < 200 células/μL	1

1. ECOG ≥ 2 = capaz de autocuidado, porém sem atividades de trabalho e permanece > 50% do dia fora da cama.
2. Glicose inicial ≥ 121 mg/dL, ou ≥ 250 mg/dL em diabéticos ou em usuários de corticosteroides.
3. Enfisema, bronquite crônica, redução dos volumes expiratórios forçados ou terapia com um dos demais: corticosteroides, O_2 suplementar ou broncodilatadores.
4. História de doença cardiovascular: insuficiência cardíaca, cardiomiopatia, miocardiopatia hipertensiva, arritmias, doença valvar, outras cardiomiopatias estruturais, *cor pulmonale*. Exclui história de episódio único de fibrilação atrial.
5. Eritema doloroso, edema, ulcerações irregulares ou pseudomembranas ou dor suficiente para modificação de dieta.

▷ **TABELA 5** Escore MASCC (*Multinational Association for Supportive Care in Cancer*)

MASSC		Pontos
Intensidade dos sintomas	Assintomático	5
	Sintomas leves	5
	Sintomas moderados ou graves	3
Ausência de hipotensão		5
Ausência de doença pulmonar obstrutiva crônica		4
Tumor sólido ou neoplasia hematológica sem infecção fúngica prévia		4
Ausência de desidratação		3
Não hospitalizado ao aparecimento da febre		3
Idade menor que 60 anos		2

- Classe 2 (1 – 2 pontos): 6,2%.
- Classe 3 (≥ 3 pontos): 36%.

Ahn S et al. analisaram retrospectivamente 571 pacientes admitidos em três emergências oncológicas terciárias nos Estados Unidos, Reino Unido e Coreia do Sul. O desfecho primário avaliado foi a ocorrência de complicações graves e objetivou-se comparar a performance do MASCC e do CISNE. Os investigadores observaram que ambos apresentam bom poder discriminatório para identificação do paciente de baixo risco (AUROC 0,681 para o CISNE e 0,772 para o MASCC, p = 0,0024). O MASCC, na qualidade de um índice originalmente desenvolvido para esse fim, apresenta alta sensibilidade, mas baixa especificidade. O CISNE, delineado para predizer complicações maiores em pacientes com tumores sólidos aparentemente estáveis, apresentou alta especificidade, porém baixa sensibilidade na predição do curso clínico de pacientes de baixo risco. O estudo corrobora o uso de ambos com adjuvantes na decisão clínica de tratamento em regime não hospitalar. A Tabela 7 mostra a estatística descritiva do CISNE e do MASCC para identificação de baixo risco de complicação.

As diretrizes de 2018 da IDSA/ASCO recomendam que pacientes com escore MAASC de baixo risco devem ser avaliados com escore CISNE. Os pacientes com escore CISNE 1 e 2 são candidatos ao tratamento ambulatorial. Para o tratamento ambulatorial é necessário:

- Paciente deve ter a possibilidade de procurar o hospital em até 1 hora se apresentar piora dos sintomas.
- Familiar ou responsável ao paciente 24 horas por dia.
- Acesso rápido a equipe oncológica e capacidade de manter consultas oncológicas.
- Retornos frequentes idealmente diários para reavaliação com a equipe oncológica.
- Repetir exames de hemograma completo e contagem de plaquetas para observar recuperação mieloide.
- Observação por pelo menos 4 horas antes da alta.
- Repetir avaliação no departamento de emergência em 48 a 72 horas se febre mantida.
- Administrar a primeira dose da antibioticoterapia no departamento de emergência.

TRATAMENTO

Em linhas gerais, as recomendações da IDSA podem ser resumidas da seguinte forma:

- Pacientes de alto risco requerem internação para antibioticoterapia parenteral:
  - Monoterapia com betalactâmico antipseudomonas:
    - Cefepime 2 g IV 8/8 h.
    - Piperacilina-tazobactam 4,5 g IV 8/8 h.
    - Imipenem-cilastina 500 mg IV 6/6 h.
    - Meropenem 1 g IV 8/8 h.
  - Vancomicina não é recomendada no manejo inicial. Indicações específicas são:
    - Instabilidade hemodinâmica.
    - Suspeita de infecção relacionada a cateter.
    - Infecção de pele e partes moles.
    - Pneumonia.

    Obs.: considerar em pacientes com mucosite, cultura prévia positiva para germe sensível somente a vancomicina ou em profilaxia com quinolonas.
  - Modificações no esquema inicial são feitas se:
    - Instabilidade hemodinâmica.
    - Suspeita ou documentação de microrganismo multidroga resistente.
    - Epidemiologia local.

▷ **TABELA 7** Performance do CISNE e do MASCC na identificação de pacientes de baixo risco

Ferramenta	Sens	Esp	VPP	VPN	RVS+	RVS–
CISNE	12,39%	96,64%	93,33%	22,50%	3,69	0,91
MASCC	93,36%	26,89%	82,91%	51,61%	1,28	0,25

Esp: especificidade; Sens: sensibilidade; RVS+: razão de verossimilhança positiva; RVS–: razão de verossimilhança negativa; VPN: valor preditivo negativo; VPP: valor preditivo positivo.
Adaptada de Ahn S. et al., *Support Care Cancer*. 2018.

- Ajuste conforme sinais, sintomas ou provas complementares que localizam o foco.
- – Terapia antifúngica não é recomendada no manejo inicial. Deve ser considerada nas seguintes condições:
  - Instabilidade hemodinâmica após doses iniciais da terapia empírica adequada.
  - Persistência de febre após 4-7 dias de terapia empírica antibacteriana e duração da neutropenia esperada para além de 7 dias.
  - TC de tórax ou de seios da face sugestiva de infecção fúngica.
  - Outros indicadores sugestivos de infecção fúngica:
    - » Cultura positiva para fungo em qualquer sítio.
    - » Biomarcadores positivos (galactomanana ou 1,3-BDG).

- A pacientes de baixo risco, podem ser assegurados tratamento inicial oral ou endovenoso, em regime ambulatorial ou em internação:
  - – Terapia empírica por via oral:
    - Ciprofloxacino 750 mg 12/12 horas + amoxicilina-clavulanato 500/125 mg 8/8 horas.
    - Esquemas alternativos, embora menos estudados:
      - » Monoterapia com fluorquinolonas (ciprofloxacino ou levofloxacino): não recomendado pelas diretrizes IDSA/ASCO de 2018.
      - » Ciprofloxacino + clindamicina.
    - Pacientes em profilaxia com fluorquinolonas não devem receber esquema oral empírico com essas drogas.
  - – A prescrição empírica de antifúngicos não é recomendada.
  - – A persistência de febre ou sinais e sintomas sugestivos de piora indica internação hospitalar independentemente da terapia inicial.
- A utilização de fatores estimuladores de colônia não é rotineiramente recomendada pela IDSA, mas a ASCO (American Society of Clinical Oncology) orienta considerar seu uso em alguns pacientes de alto risco de complicações infecciosas e preditores de pior desfecho.

Evidências do tratamento antimicrobiano empírico no alto risco

A monoterapia com betalactâmicos de amplo espectro apresenta desfechos semelhantes. Uma revisão sistemática de 88 ensaios clínicos com mais de 17 mil pacientes, cujo desfecho primário foi mortalidade de qualquer causa em 30 dias, não identificou diferença estatística em pacientes tratados com cefepime, comparado a pacientes conduzidos com outros esquemas.

Ao se comparar o efeito da monoterapia com a associação com aminoglicosídeos, os resultados quanto à sobrevida não diferem; contudo, a combinação de drogas acarreta maior incidência de eventos adversos. Essa observação é clara em revisão da Cochrane de 2013. Os investigadores incluíram 71 ensaios clínicos randomizados que avaliaram monoterapia com betalactâmicos *vs.* associação com aminoglicosídeos. A monoterapia se associou a menor risco de eventos adversos (RR 0,87 – IC 95% 0,81-0,94, com incidência de 26,7% na terapia combinada), menor risco de nefrotoxicidade (RR 0,31 – IC 95% 0,15-0,63, com incidência de 3,4% na terapia combinada) e potencial redução na superinfecção por fungos (RR 0,7 – IC 95% 0,49-1).

A adição de cobertura inicial para Gram-positivos não reduz a mortalidade ou a taxa falência de tratamento (desconsiderando-se as modificações de terapia empírica inicial conforme evolução) em pacientes com neutropenia febril associada a câncer. Esses achados são corroborados por outra grande revisão da Cochrane publicada em 2017, que incluiu 14 ensaios clínicos randomizados, com mais de 2.700 pacientes e comparou terapia empírica para Gram-positivos *vs.* tratamento padrão.

Um ensaio clínico de 2018 incluiu 123 adultos transplantados de medula óssea ou em quimioterapia de indução ou consolidação e randomizou para tratamento de neutropenia febril com infusão estendida (4 horas) *vs.* infusão em *bolus* (30 minutos) de betalactâmicos IV a cada 8 horas. Os antimicrobianos utilizados foram piperacilina-tazobactam, ceftazidima e meropenem. O desfecho primário foi a resposta no 4º dia, definida por resolução da febre por mais de 24 horas, hemoculturas estéreis, resolução dos sinais e sintomas da infecção e manutenção do esquema antimicrobiano original. A resposta adequada foi de 74,4 *vs.* 55,1% em favor do grupo com infusão estendida (p = 0,044, NNT 6).

Antibiótico oral para pacientes de baixo risco

Evidências robustas apontam para a efetividade semelhante de esquemas orais comparados a endovenosos em pacientes de baixo risco. Em revisão sistemática da Cochrane datada de 2013 foram incluídos 22 ensaios clínicos randomizados que compararam antibióticos VO (inicial ou após curto curso EV) *vs.* EV em mais de 2.300 pacientes que obedeciam a todos os seguintes critérios: estabilidade hemodinâmica e ausência de leucemia aguda, disfunção orgânica, pneumonia, infecção de cateter ou infecção grave de partes moles. Não foram encontradas diferenças em mortalidade ou na taxa de falência do tratamento. Os eventos adversos, em sua maioria gastrointestinais, foram mais frequentes com drogas VO. O esquema ideal não foi estabelecido, mas a maioria dos *trials* incluiu quinolona isolada ou em combinação.

Um ensaio clínico interessante com interrupção precoce randomizou 341 pacientes de baixo risco para receberem monoterapia com moxifloxacino 400 mg VO 12/12 h vs. combinação de ciprofloxacino 750 mg VO 12/12 h + amoxicilina-clavulanato 1.000 mg VO 12/12 h, por ≥ 5 dias após resolução da infecção. O planejamento inicial era o recrutamento de 530 pacientes, porém houve interrupção pela lentidão para novas inclusões. Não houve diferença quanto à taxa de sucesso terapêutico ou a incidência de eventos adversos, bem como o tempo para defervescência da febre e mediana da duração de tratamento.

Modificação da terapia inicial

Considera-se a alteração do esquema inicial em pacientes de alto risco para infecção por microrganismos resistentes, especialmente em condição clínica instável, ou se hemoculturas com crescimento bacteriano com suspeita de resistência. Os principais fatores de risco incluem infecção ou colonização prévias e tratamento hospitalar com elevadas taxas de endemicidade para MDR.

Os microrganismos MDR e as opções de antimicrobiano mais amplamente utilizadas são:

- *Staphylococcus aureus methicilin-resistant* (MRSA): considerar adição precoce de vancomicina, linezolida ou daptomicina.
- *Enterococcus* resistente à vancomicina (VRE): considerar adição precoce de linezolida ou daptomicina.
- Gram-negativos produtores de *Extended-spectrum beta-lactamase* (ESBL): considerar utilização precoce de carbapenêmico.
- *Klebsiella pneumoniae* carbapenemase: considerar utilização precoce de polimixina/colistina.

A IDSA/ASCO faz algumas ressalvas importantes que orientam essas modificações:

- Dados clínicos e microbiológicos devem guiar a mudança do esquema inicial.
- Febre persistente inexplicada em pacientes estáveis raramente requer, isoladamente, alteração na terapia empírica.
- A documentação clínica e/ou microbiológica da infecção suscita a cobertura antimicrobiana adequada para o sítio e para a suscetibilidade do microrganismo.
- Considera-se a interrupção da vancomicina ou de qualquer outra cobertura para Gram-positivos caso, após 48 horas, não haja evidência de infecção desse perfil de microrganismos.
- A cobertura pode ser ampliada para Gram-negativos, Gram-positivos, fungos e anaeróbios em pacientes instáveis hemodinamicamente após doses do esquema padrão inicial.
- Terapia empírica antifúngica em casos de alto risco é considerada se febre persistente após 4 a 7 dias de antibiótico de amplo espectro e ausência de identificação de fonte do quadro febril após adequada investigação ou suspeita de infecção fúngica (achados de imagem ou biomarcadores sugestivos).
- Pacientes de baixo risco que iniciaram antibióticos EV ou VO no ambiente hospitalar podem ter seu esquema simplificado se estabilidade clínica:
  - Troca EV para VO no paciente estável com adequada condição de absorção gastrointestinal.
  - Pacientes internados de baixo risco podem ter antibioticoterapia desescalonada para tratamento domiciliar IV ou VO se seguimento diário assegurado.
  - A readmissão hospitalar é recomendada a qualquer paciente ambulatorial que persista com febre por mais de 48 horas e o

manejo deve ser realizado como grupo de alto risco.

Antifúngicos

As recomendações da IDSA para terapia antifúngica empírica em pacientes com câncer e neutropenia febril são:

- Alto risco:
  - Considerar terapia empírica e avaliação diagnóstica para infecção invasiva se persistência de febre por mais de 4 a 7 dias de antimicrobianos de amplo espectro em pacientes cuja expectativa de neutropenia seja maior que 7 dias.
  - Esquemas possíveis:
    - Voriconazol 6 mg/kg IV 12/12 h por 24 horas, seguido de 4 mg/kg IV de 12/12 h.
    - Anfotericina B lipossomal 3-5 mg/kg/dia.
    - Equinocandinas:
      - » Micafungina 100-150 mg IV 24/24 h.
      - » Caspofungina 70 mg IV por 24 horas, seguido de 50 mg/dia.
    - Esquemas alternativos com triazóis:
      - » Posaconazol 200 mg VO 6/6 h até estabilização, seguido por 400 mg 12/12 h.
      - » Itraconazol.
  - Tratamento preemptivo é aceitável como alternativa à terapia empírica em pacientes de alto risco:
    - Considerar terapia antifúngica se qualquer um dos possíveis indicadores abaixo de infecção invasiva estiverem presentes:
      - » Persistência ou recorrência de febre após 4-7 dias de antibiótico de amplo espectro mesmo se estabilidade clínica.
      - » TC de tórax ou de seios da face sugestivas de infecção fúngica.
      - » Marcadores séricos positivos (1,3-BDG ou galactomanana).
      - » Isolamento fúngico em qualquer sítio (espécies de *Candida* ou *Aspergillus*).
- Baixo risco: o uso rotineiro de terapia empírica antifúngica não é recomendado devido à baixa probabilidade de infecção invasiva.

Em 2016 foram publicadas as recomendações da IDSA para tratamento de candidíase invasiva em neutropênicos:

- Considerar remoção de cateteres de maneira individualizada.
- Exame oftalmológico dentro da primeira semana após recuperação neutrocítica.
- Tratamento por pelo menos 14 dias após primeira hemocultura negativa, resolução dos sinais e sintomas e da neutropenia.
- Esquemas recomendados:
  - Terapia inicial com equinocandina:
    - Caspofungina 70 mg IV por 24 horas, seguido de 50 mg/dia.
    - Micafungina 100 mg IV 24/24 h.
    - Anidulafungina 200 mg IV por 24 horas, seguido de 100 mg/dia.
  - Esquema alternativo com Anfotericina B lipossomal 3-5 mg/kg/dia.
- Em pacientes menos críticos, sem exposição recente azólicos:
  - Fluconazol 800 mg (12 mg/kg) VO ou IV em dose de ataque, seguido de 400 mg (6 mg/kg) VO ou IV uma vez ao dia.
    - O fluconazol VO possui 90% da biodisponibilidade do EV.
    - Pode ser utilizado como opção de *step down* em neutropenia persistente em pacientes clinicamente estáveis e com hemoculturas negativas.
  - Voriconazol 400 mg (6 mg/kg) 12/12 horas por 2 duas, seguido de 200-300 mg (3-4 mg/kg) 12/12 horas.
    - Recomendado quando é necessária cobertura adicional contra leveduras.
    - Reduzir dose em pacientes com disfunção hepática.
    - Pode ser utilizado como opção de *step down* em neutropenia persistente em pacientes clinicamente estáveis e com hemoculturas negativas.

A estratégia de tratamento profilático pode se associar a menor utilização de antifúngicos comparada à terapia empírica, sem diferença de mortalidade relacionada à infecção fúngica invasiva em pacientes neutropênicos febris de alto risco. É o que aponta uma revisão sistemática recente em 1.506 pacientes, cujos *triggers* para tratamento preemptivo foram: hemocultura positiva, um ou duas dosagens positivas para galactomanana, PCR positivo ou febre persistente associada a achados clínicos ou radiológicos compatíveis com infecção fúngica invasiva.

Um ensaio clínico randomizado incluiu mais de 1.000 pacientes neutropênicos com febre persistente após 96 horas de antibioticoterapia empírica e comparou a terapia com caspofungina vs. anfotericina B lipossomal. O estudo não evidenciou diferença quanto às taxas de sucesso do tratamento, porém a caspofungina se associou a menor nefrotoxicidade, reações infusionais e eventos adversos. Dessa forma, parece ser uma droga mais bem tolerada e tão efetiva quanto.

Comparações frequentes na literatura são relatadas entre formulação lipossomal e convencional de anfotericina B. A lipossomal, de fato, se associou a menor mortalidade secundária à infecção fúngica (RR 0,44 – IC 95% 0,21 – 0,92), conforme relatado por revisão da Cochrane em quase 2.000 pacientes. Essa diferença, entretanto, não foi encontrada ao se analisar mortalidade geral. Outra preocupação remete à conhecida maior nefrotoxidade e risco de reações infusionais da formulação deoxicolato.

Outra dúvida usual envolve a utilização de fluconazol empírico em paciente com neutropenia febril. Esse dado foi avaliado por uma coorte retrospectiva na qual se documentou uma elevada taxa de falência de tratamento (41%) com a droga, sobretudo em pacientes com neoplasia hematológica.

Fatores estimuladores de colônia

O consenso da IDSA não recomenda o uso rotineiro de fatores estimuladores de colônia em pacientes com neutropenia febril. Já as recomendações da American Society of Clinical Oncology de 2015 incluem:

- Considerar em pacientes de alto risco para complicações associadas à infecção ou que presentam fatores preditores de desfechos desfavoráveis, como:
  - Expectativa de neutropenia profunda (< 100 células/µL) e prolongada (> 10 dias).
  - Maiores que 65 anos.
  - Doença primária não controlada.
  - Pneumonia.
  - Disfunção orgânica múltipla.
  - Infecção fúngica invasiva.
  - Paciente hospitalizado no advento da febre.
- Evitar em pacientes em tratamento quimioterápico e radioterápico concomitantes, especialmente envolvendo o mediastino.

O benefício da utilização de fatores estimuladores de colônias é controverso. Evidências apontam para possível redução na duração de internação, no tempo necessário para suspensão dos antibióticos e no tempo de recuperação neutrocítica, porém sem impacto na mortalidade.

Transfusão de neutrófilos

Uma revisão sistemática de 10 ensaios clínicos randomizados, com total de 587 pacientes avaliou o efeito da transfusão adjuvante de granulócitos em pacientes neutropênicos com infecção refratária ao tratamento antimicrobiano, sobretudo em casos hematológicos. Não se observou redução da mortalidade em 30 dias (RR 0,75, IC 95% 0,54 – 1,04). Porém, o subgrupo que recebeu transfusão de granulócitos em altas doses (≥ 10^{10} células) apresentou menor mortalidade (RR 0,7, IC 95% 0,49 – 0,99). A limitada meia-vida dos neutrófilos, ausência de consenso a respeito do benefício e potenciais eventos adversos são exemplos de limitações para a utilização rotineira dessa abordagem.

Local do tratamento

Uma revisão sistemática da Cochrane, publicada em 2019, que incluiu quase 1.000 pacientes (em um total de 10 ensaios clínicos) com câncer e neutropenia febril de baixo risco, abordou a segurança do tratamento domiciliar em relação à internação. Não se observou diferença estatisticamente significativa em falha de tratamento, mortalidade e risco de eventos adversos.

Para auxílio na decisão quanto ao tratamento hospitalar ou ambulatorial da neutropenia febril, a IDSA recomenda:

- Estratificação adequada de risco na iminência da febre.
- Pacientes de alto risco estratificados clinicamente ou pelo MASCC devem ser conduzidos em regime de internação hospitalar.
- O tratamento como drogas VO e/ou ambulatorial pode ser considerado num subgrupo de pacientes de baixo risco que obedeçam integralmente aos seguintes critérios:

- Expectativa de resolução da neutropenia dentro de 7 dias.
- Ausência de comorbidades clínicas ativas.
- Função hepática e renal estáveis.
- MASCC ≥ 21.

Seguimento do tratamento

Em pacientes com infecção documentada clinicamente e microbiologicamente, orienta-se:

- Duração baseada na infecção específica diagnosticada.
- 10-14 dias de antibioticoterapia é recomendada para o tratamento da maioria das bacteremias, infecção de partes moles e pneumonias.
- Considerar redução do espectro da cobertura após defervescência e transição por via oral na ausência de eventos adversos gastrointestinais.
- Antibioticoterapia adequada deve ser continuada ao menos até contagem absoluta de neutrófilos ≥ 500 células/μL ou o tempo necessário para melhora clínica e ausência de infecção garantidas.

Nos casos em que a febre é inexplicada, continuar o esquema até concreta recuperação medular, ou seja, defervescência ≥ 2 dias e neutrófilos ≥ 500 células/μL.

PROGNÓSTICO

Relatos apontam que a mortalidade relacionada à infecção em pacientes com tumores sólidos é próxima de 2%. Para neoplasias hematológicas, ao redor de 5%. Casos com bacteremia por Gram-positivos apresentam menor mortalidade que por Gram-negativos (5% *vs.* 18%, respectivamente).

A administração atrasada de terapia antimicrobiana adequada aumenta consideravelmente o risco de óbito. A IDSA recomenda que o intervalo máximo entre a admissão e o início da antibioticoterapia empírica seja de 30 minutos. A American Society of Clinical Oncology aceita até 1 hora da triagem.

Uma coorte retrospectiva de mais de 400 pacientes apontou uma mortalidade de quase 50% em neutropenia febril associada a sepse ou choque séptico. Os fatores associados a pior prognóstico foram idade avançada, necessidade de vasopressores, comorbidades agudas não infecciosas e disfunção hepática, neurológica ou respiratória.

O MASCC está associado a desfechos desfavoráveis. Em pacientes com pontuação < 21, a taxa de óbito associada à infecção é de 12,5% e 0% naqueles ≥ 21. Dois terços dos pacientes com > 15 pontos evoluem a óbito em até 30 dias.

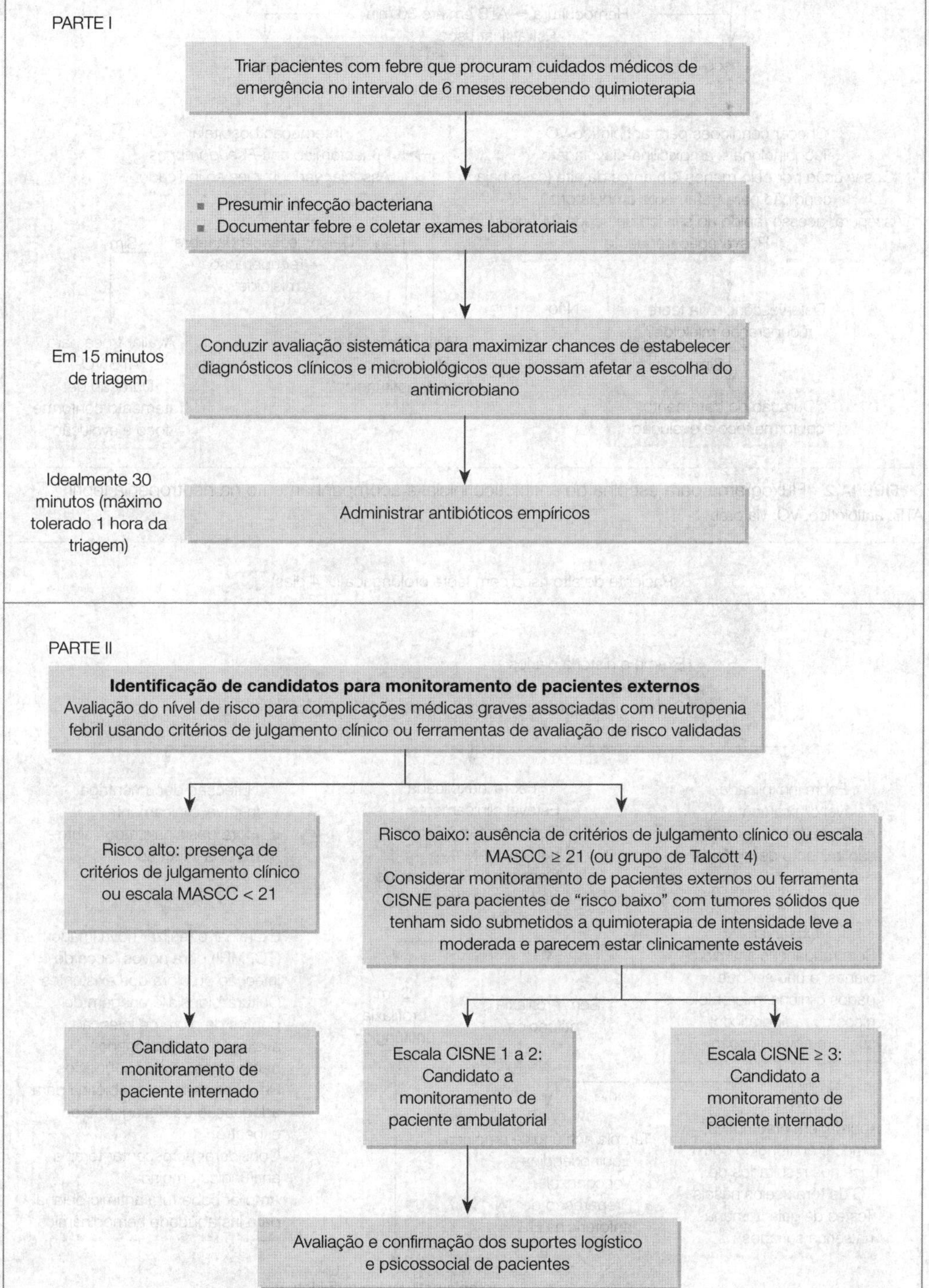

FIGURA 1 Manejo inicial da neutropenia febril. Definição de risco.
Adaptada de American Society of Clinical Oncology.

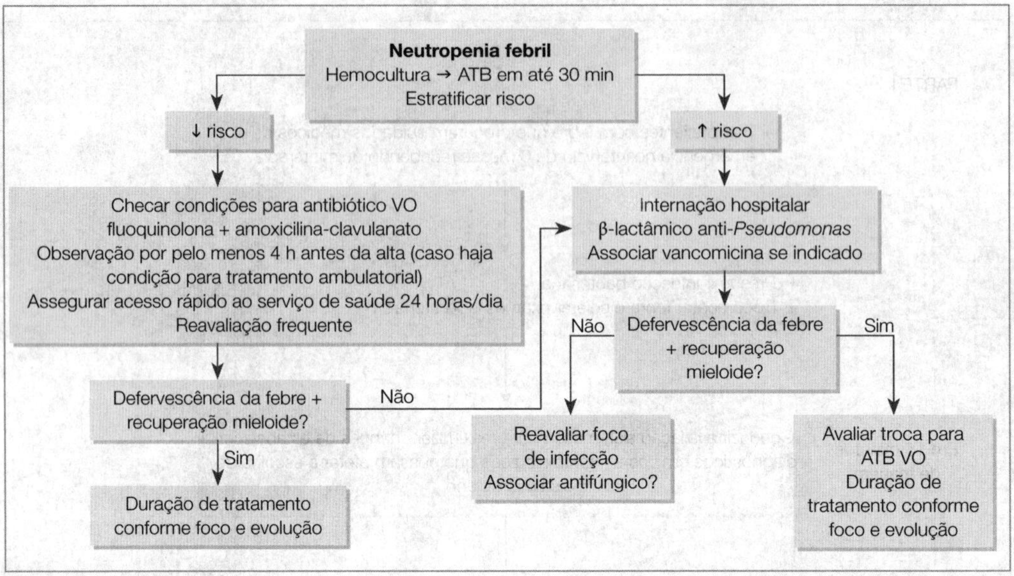

▷ **FIGURA 2** Fluxograma para escolha de antibiótico inicial e acompanhamento na neutropenia febril.
ATB: antibiótico; VO: via oral.

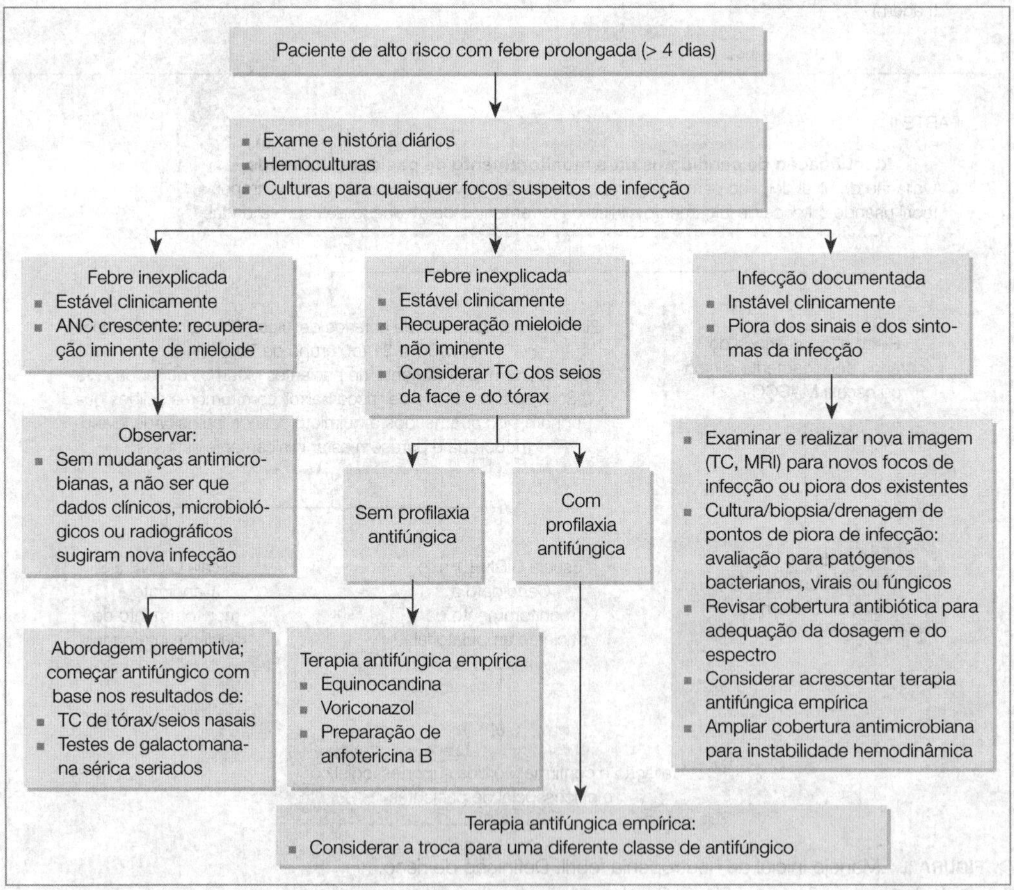

▷ **FIGURA 3** Abordagem no paciente com neutropenia febril com febre prolongada.
ANC: contagem absoluta de neutrófilos. TC: tomografia computadorizada; MRI: imagem por ressonância magnética.

LITERATURA RECOMENDADA

1. Ahn S, Rice TW, Yeung SJ, et al. Comparison of the MASCC and CISNE scores for identifying low-risk neutropenic fever patients: analysis of data from three emergency departments of cancer centers in three continents. Support Care Cancer. 2018 May;26(5):1465-1470. doi: 10.1007/s00520-017-3985-0.
2. Avni T, Levy I, Sprecher H, et al. Diagnostic accuracy of PCR alone compared to galactomannan in bronchoalveolar lavage fluid for diagnosis of invasive pulmonary aspergillosis: a systematic review. J Clin Microbiol. 2012 Nov;50(11):3652-8. doi: 10.1128/JCM.00942-12.
3. Beyar-Katz O, Dickstein Y, Borok S, et al. Empirical antibiotics targeting gram-positive bacteria for the treatment of febrile neutropenic patients with cancer. Cochrane Database Syst Rev. 2017 Jun 3;6:CD003914. doi: 10.1002/14651858.CD003914.pub4.
4. Bodey GP, Buckley M, Sathe YS, Freireich EJ. Quantitative relationships between circulating leukocytes and infection in patients with acute leukemia. Ann Intern Med. 1966 Feb;64(2):328-40.
5. Botero Aguirre JP, Restrepo Hamid AM. Amphotericin B deoxycholate versus liposomal amphotericin B: effects on kidney function. Cochrane Database Syst Rev. 2015 Nov 23;(11):CD010481. doi: 10.1002/14651858.CD010481.pub2.
6. Carmona-Bayonas A, Jiménez-Fonseca P, Virizuela Echaburu J, et al. Prediction of serious complications in patients with seemingly stable febrile neutropenia: validation of the Clinical Index of Stable Febrile Neutropenia in a prospective cohort of patients from the FINITE study. J Clin Oncol. 2015 Feb 10;33(5):465-71. doi: 10.1200/JCO.2014.57.2347.
7. Chen K, Wang Q, Pleasants RA, et al. Empiric treatment against invasive fungal diseases in febrile neutropenic patients: a systematic review and network meta-analysis. BMC Infect Dis. 2017 Feb 20;17(1):159. doi: 10.1186/s12879-017-2263-6.
8. Estcourt LJ, Stanworth SJ, Hopewell S, et al. Granulocyte transfusions for treating infections in people with neutropenia or neutrophil dysfunction. Cochrane Database Syst Rev. 2016 Apr 29;4:CD005339. doi: 10.1002/14651858.CD005339.pub2.
9. Freifeld AG, Bow EJ, Sepkowitz KA, et al. Clinical practice guideline for the use of antimicrobial agents in neutropenic patients with cancer: 2010 update by the Infectious Diseases Society of America. Clin Infect Dis. 2011 Feb 15;52(4):e56-93.
10. Fung M, Kim J, Marty FM, et al. Meta-Analysis and Cost Comparison of Empirical versus Pre-Emptive Antifungal Strategies in Hematologic Malignancy Patients with High-Risk Febrile Neutropenia. PLoS One. 2015 Nov 10;10(11):e0140930. doi: 10.1371/journal.pone.0140930.
11. García de Guadiana-Romualdo L, Cerezuela-Fuentes P, Español-Morales I, et al. Prognostic value of procalcitonin and lipopolysaccharide binding protein in cancer patients with chemotherapy-associated febrile neutropenia presenting to an emergency department. Biochem Med (Zagreb). 2019 Feb 15;29(1):010702.
12. Ho DY, Lin M, Schaenman J, et al. Yield of diagnostic procedures for invasive fungal infections in neutropenic febrile patients with chest computed tomography abnormalities. Mycoses. 2011 Jan;54(1):59-70. doi: 10.1111/j.1439-0507.2009.01760.x.\
13. Johansen HK, Gøtzsche PC. Amphotericin B lipid soluble formulations versus amphotericin B in cancer patients with neutropenia. Cochrane Database Syst Rev. 2014 Sep 4;(9):CD000969. doi: 10.1002/14651858.CD000969.pub2.
14. Karageorgopoulos DE, Vouloumanou EK, Ntziora F, et al. β-D-glucan assay for the diagnosis of invasive fungal infections: a meta-analysis. Clin Infect Dis. 2011 Mar 15;52(6):750-70. doi: 10.1093/cid/ciq206.
15. Kern WV, Marchetti O, Drgona L, et al. Oral antibiotics for fever in low-risk neutropenic patients with cancer: a double-blind, randomized, multicenter trial comparing single daily moxifloxacin with twice daily ciprofloxacin plus amoxicillin/clavulanic acid combination therapy – EORTC infectious diseases group trial XV. J Clin Oncol. 2013 Mar 20;31(9):1149-56. doi: 10.1200/JCO.2012.45.8109. Epub 2013 Jan 28.
16. Klastersky J, Paesmans M, Rubenstein EB, et al. The Multinational Association for Supportive Care in Cancer risk index: A multinational scoring system for identifying low-risk febrile neutropenic cancer patients. J Clin Oncol. 2000 Aug;18(16):3038-51.
17. Koivula I, Hämäläinen S, Jantunen E, et al. Elevated procalcitonin predicts Gram-negative sepsis in haematological patients with febrile neutropenia. Scand J Infect Dis. 2011 Jul;43(6-7):471-8. doi: 10.3109/00365548.2011.554855.
18. Koo S, Bryar JM, Page JH, et al. Diagnostic performance of the (1-->3)-beta-D-glucan assay for invasive fungal disease. Clin Infect Dis. 2009 Dec 1;49(11):1650-9. doi: 10.1086/647942.
19. Lamoth F, Cruciani M, Mengoli C, et al. β-Glucan antigenemia assay for the diagnosis of invasive fungal infections in patients with hematological malignancies: a systematic review and meta-analysis of cohort studies from the Third European Conference on Infections in Leukemia (ECIL-3). Clin Infect Dis. 2012 Mar 1;54(5):633-43. doi: 10.1093/cid/cir897.
20. Leeflang MM, Debets-Ossenkopp YJ, Wang J, et al. Galactomannan detection for invasive aspergillosis in immunocompromised patients. Cochrane Database Syst Rev. 2015 Dec 30;(12):CD007394. doi: 10.1002/14651858.CD007394.pub2.
21. Legrand M, Max A, Peigne V, et al. Survival in neutropenic patients with severe sepsis or septic shock. Crit Care Med. 2012 Jan;40(1):43-9. doi: 10.1097/CCM.0b013e31822b50c2.
22. Littlewood TJ, Clarke RT, Jenyon T, van Hamel Parsons V, King AJ. Neutropenic sepsis: management and complications. Clin Med. 2013 Apr;13(2):185-7.
23. Lukes SA, Posner JB, Nielsen S, Armstrong D. Bacterial infections of the CNS in neutropenic patients. Neurology. 1984 Mar;34(3):269-75.
24. Mhaskar R, Clark OA, Lyman G, et al. Colony-stimulating factors for chemotherapy-induced febrile neutropenia. Cochrane Database Syst Rev. 2014 Oct 30;(10):CD003039. doi: 10.1002/14651858.CD003039.pub2.

25. Pappas PG, Kauffman CA, Andes DR, et al. Clinical Practice Guideline for the Management of Candidiasis: 2016 Update by the Infectious Diseases Society of America. Clin Infect Dis. 2016 Feb 15;62(4):e1-50. doi: 10.1093/cid/civ933. Epub 2015 Dec 16.
26. Patsios D, Maimon N, Chung T, et al. Chest low-dose computed tomography in neutropenic acute myeloid leukaemia patients. Respir Med. 2010 Apr;104(4):600-5. doi: 10.1016/j.rmed.2009.11.003.
27. Paul M, Dickstein Y, Schlesinger A, et al. Beta-lactam versus beta-lactam-aminoglycoside combination therapy in cancer patients with neutropenia. Cochrane Database Syst Rev. 2013 Jun 29;(6):CD003038. doi: 10.1002/14651858.CD003038.pub2.
28. Peikert T, Rana S, Edell ES. Safety, diagnostic yield, and therapeutic implications of flexible bronchoscopy in patients with febrile neutropenia and pulmonary infiltrates. Mayo Clin Proc. 2005 Nov;80(11):1414-20.
29. Ram R, Halavy Y, Amit O, et al. Extended versus Bolus Infusion of Broad Spectrum β-Lactams for Febrile Neutropenia: an Unblinded Randomized Trial. Clin Infect Dis. 2018 Mar 28. doi: 10.1093/cid/ciy258.
30. Rivas-Ruiz R, Villasis-Keever M, Miranda-Novales G, et al. Outpatient treatment for people with cancer who develop a low-risk febril neutropaenic event. Cochrane Database Syst Rev. 2019 Mar 19;3:CD009031. Doi:10.1002/14651858.CD009031.pub2.
31. Stoma I, Karpov I, Milanovich N, et al. Risk factors for mortality in patients with bloodstream infections during the pre-engraftment period after hematopoietic stem cell transplantation. Blood Res. 2016 Jun;51(2):102-6. doi: 10.5045/br.2016.51.2.102.
32. Talcott JA, Yeap BY, Clark JA, et al. Safety of early discharge for low-risk patients with febrile neutropenia: a multicenter randomized controlled trial. J Clin Oncol. 2011 Oct 20;29(30):3977-83. doi: 10.1200/JCO.2011.35.0884.
33. Tan BH, Low JG, Chlebicka NL, et al. Galactomannan-guided preemptive vs. empirical antifungals in the persistently febrile neutropenic patient: a prospective randomized study. Int J Infect Dis. 2011 May;15(5):e350-6. doi: 10.1016/j.ijid.2011.01.011.
34. Taplitz RA, et al. Outpatient management of fever and neutropenia in adults treated for malignancy: American Society of Clinical Oncology and Infectious Disease Society of America Practice guideline update. Journal of Clinical Oncology. 2018;36(14):1443-1453.
35. Taur Y, Pamer EG. The intestinal microbiota and susceptibility to infection in immunocompromised patients. Curr Opin Infect Dis. 2013 Aug;26(4):332-7.
36. van Vliet MJ, Harmsen HJ, de Bont ES, Tissing WJ. The role of intestinal microbiota in the development and severity of chemotherapy-induced mucositis. PLoS Pathog. 2010 May 27;6(5):e1000879. doi: 10.1371/journal.ppat.1000879.
37. Vidal L, Ben Dor I, Paul M, et al. Oral versus intravenous antibiotic treatment for febrile neutropenia in cancer patients. Cochrane Database Syst Rev. 2013 Oct 9;(10):CD003992. doi: 10.1002/14651858.CD003992.pub3.
38. Viscoli C, Varnier O, Machetti M. Infections in patients with febrile neutropenia: epidemiology, microbiology, and risk stratification. Clin Infect Dis. 2005 Apr 1;40 Suppl 4:S240-5.
39. Walsh TJ, Anaissie EJ, Denning DW, et al. Treatment of aspergillosis: clinical practice guidelines of the Infectious Diseases Society of America. Clin Infect Dis. 2008 Feb 1;46(3):327-60. doi: 10.1086/525258.
40. Walsh TJ, Teppler H, Donowitz GR, et al. Caspofungin versus liposomal amphotericin B for empirical antifungal therapy in patients with persistent fever and neutropenia. N Engl J Med. 2004 Sep 30;351(14):1391-402.
41. Wingard JR. Have novel serum markers supplanted tissue diagnosis for invasive fungal infections in acute leukemia and transplantation? Best Pract Res Clin Haematol. 2012 Dec;25(4):487-91. doi: 10.1016/j.beha.2012.10.013.
42. Wingard JR. Treatment of neutropenic fever in adults with hematologic malignancies and hematopoietic cell transplant recipients (high-risk patients). www.uptodate.com 2022. Acesso em: 05 mar. 2022.
43. Yu DT, Seger DL, Peterson JF, et al. Fluconazole for empiric antifungal therapy in cancer patients with fever and neutropenia. BMC Infect Dis. 2006 Dec 5;6:173.
44. Zou M, Tang L, Zhao S, et al. Systematic review and meta-analysis of detecting galactomannan in bronchoalveolar lavage fluid for diagnosing invasive aspergillosis. PLoS One. 2012;7(8):e43347. doi: 10.1371/journal.pone.0043347.

106 Transfusão de hemocomponentes e reações transfusionais agudas

Júlio César Garcia de Alencar
Braian Valério Cassiano de Castro
Lucas Oliveira Marino

PONTOS IMPORTANTES

- Nenhum critério isolado deve ser utilizado como definidor de indicação de transfusão de hemácias.
- Para a maioria dos pacientes clínicos e cirúrgicos hemodinamicamente estáveis considera-se transfusão de hemácias a partir de níveis de hemoglobina abaixo de 7 a 8 g/dL.
- Uma unidade de concentrado de hemácias aumenta o hematócrito em aproximadamente 3% e a hemoglobina em aproximadamente 1 g/dL.
- A transfusão de plaquetas pode ser realizada para profilaxia ou para o tratamento de hemorragias.
- Recomenda-se, na transfusão profilática de plaquetas, a dose de uma unidade de plaqueta randômica para cada 10 kg de peso. Na transfusão terapêutica, uma unidade para cada 5 a 10 kg.
- A utilização de 10 a 20 mL de plasma fresco congelado (PFC) por quilo de peso aumenta em 20 a 30% os níveis dos fatores de coagulação, chegando geralmente a níveis hemostáticos.
- Reações transfusionais agudas (RTA) variam desde condições clinicamente benignas até ameaçadoras à vida.
- Os sinais e sintomas iniciais de uma RTA não distinguem as condições benignas, como urticária, hipotermia, hipocalcemia, hemólise não imune e reação febril não hemolítica, daquelas graves, como TRALI, TACO, reação hemolítica aguda, sepse e anafilaxia.

TRANSFUSÃO DE HEMÁCIAS

Introdução

A maior parte do oxigênio entregue às células está ligada à hemoglobina (Hb) nos eritrócitos. Assim, pacientes com anemia, ou seja, com diminuição da quantidade de hemoglobina ou de eritrócitos, podem apresentar redução da oferta tecidual de oxigênio.

As principais considerações fisiológicas para os pacientes anêmicos são:

- A quantidade de oxigênio entregue aos tecidos.
- Se os mecanismos compensatórios para manter o suprimento de oxigênio serão suficientes ou deletérios.

A entrega de oxigênio (DO_2) é determinada pela fórmula:

$$DO_2 = \text{débito cardíaco (DC)} \times \text{conteúdo arterial de oxigênio } (CaO_2)$$

Em pacientes saudáveis, a DO_2 pode ser elevada pelo aumento do DC (aumentando-se a frequência cardíaca ou o volume sistólico). No entanto, em pacientes gravemente doentes, o DO_2 pode se tornar mais dependente do CaO_2.

Há uma grande reserva fisiológica na oferta de oxigênio tecidual, já que a taxa de entrega normalmente excede em quatro vezes o consumo. Assim, se o volume intravascular for mantido e o estado cardiovascular não for prejudicado durante um sangramento, o fornecimento de oxigênio será adequado até que o hematócrito caia abaixo de 10%, pois o aumento do débito cardíaco, o desvio da curva de dissociação oxigênio-hemoglobina e o aumento da extração de oxigênio podem compensar a diminuição do conteúdo arterial de oxigênio.

Determinar qual nível de hemoglobina é adequado em cenários clínicos individuais tem sido o objetivo de um grande número de estudos clínicos nos últimos 30 anos. A transfusão de eritrócitos geralmente é administrada a pacientes com doenças subjacentes, e existe a preocupação de que os mecanismos compensatórios possam ser prejudicados e prejudicar os pacientes críticos, particularmente aqueles com doença cardiovascular.

Durante anos foi argumentado que o risco de piora clínica poderia justificar a transfusão de eritrócitos profilática em pacientes críticos para manter uma hemoglobina maior ou igual a 10 g/dL. No entanto, faltam dados a favor desse alvo. Ao contrário, estudos multicêntricos randomizados controlados indicam que, comparados com uma meta de hemoglobina de 10 g/dL, valores de hemoglobina alvo de 7 a 8 g/dL estão associados a resultados equivalentes ou melhores na maioria das populações de pacientes.

Indicação

Desde 1988, os Institutos Nacionais de Saúde (em inglês: *National Institutes of Health* [NIH]) recomendam que nenhum critério isolado deva ser utilizado como definidor da indicação de transfusão de hemácias, e que múltiplos fatores relacionados ao estado clínico do paciente e à necessidade de oxigênio devem ser considerados.

Para a maioria dos pacientes clínicos e cirúrgicos hemodinamicamente estáveis, sugerimos considerar transfusão de hemácias em pacientes com níveis de hemoglobina abaixo de 7 a 8 g/dL (Tabela 1).

▷ **TABELA 1** Limiar para transfusão de hemácias

Pacientes sintomáticos	10 g/dL
Síndrome coronariana aguda	8-10 g/dL
Doença arterial coronariana preexistente	8 g/dL
Sangramento gastrointestinal (hemodinamicamente estáveis)	7 g/dL
Pacientes em UTI	7 g/dL
Pacientes com choque séptico	7g/dL

Pacientes sintomáticos

Pacientes sintomáticos podem ser transfundidos com níveis mais altos de hemoglobina para tratar os sintomas. Os sintomas de anemia que indicam transfusão são isquemia miocárdica, hipotensão ortostática, taquicardia não responsiva à reposição de volume ou dispneia importante em repouso.

Sintomas leves, como irritabilidade, fraqueza e intolerância ao exercício, são inespecíficos e muitas vezes não são considerados indicações suficientes para transfusão.

Quando a transfusão é realizada em um paciente sintomático, é importante determinar se os sintomas melhoraram após a transfusão, porque isso pode orientar a tomada de próximas decisões de hemotransfusão.

Síndrome coronariana aguda

Em um estudo envolvendo 110 pacientes com doença cardíaca isquêmica aguda, ocorreram 7 óbitos no grupo de transfusão restritiva (Hb 8 g/dL), em comparação com 1 óbito no grupo de transfusão liberal (Hb 10 g/dL), com sobrevida comparativa de 98% contra 87%. Assim, a maioria dos autores indicam transfusão quando a hemoglobina está < 8 g/dL, consideram transfusão quando a hemoglobina estiver entre 8 e 10 g/dL e a manutenção de hemoglobina ≥ 10 g/dL se o paciente tiver isquemia em andamento ou sintomas mais graves.

Pacientes com doença arterial coronariana crônica

O estudo TRICC demonstrou que, em pacientes críticos com doença arterial coronariana (DAC) prévia, ocorreram menos eventos cardiovasculares no grupo com limiar de transfusão maior (gatilho transfusional Hb < 10 g/dL vs. < 7 g/dL).

Uma metanálise de estudos em pacientes cirúrgicos com DAC prévia não mostrou diferença na mortalidade entre os limiares de transfusão liberais (9-10 g/dL) e restritivos (7-8 g/dL), mas aumento no risco de infarto do miocárdio, síndrome coronariana aguda e doença cardíaca associados a transfusão restritiva (4,5% vs. 2,5%).

Por fim, a Associação Norte-Americana de Bancos de Sangue considera seguro um limiar transfusional de 8 g/dL em pacientes com DAC, desde que assintomáticos do ponto de vista cardiovascular.

Pacientes com insuficiência cardíaca

Pacientes com insuficiência cardíaca (IC) não foram avaliados em grandes estudos, mas o uso da eritropoietina para aumentar os limiares de Hb de 9 a 12 g/dL para 13 g/dL não melhorou desfechos.

Sugerimos o uso de um limiar de hemoglobina de 7 a 8 g/dL em pacientes assintomáticos.

Quando a transfusão de hemácias é necessária, recomendamos atenção cuidadosa ao estado volêmico, incluindo ajuste de diuréticos para evitar sobrecarga de volume.

Sangramento gastrointestinal

O maior estudo nesse grupo de pacientes comparou uma estratégia transfusional com limiar de hemoglobina de 7 g/dL com uma estratégia de 9 g/dL e houve menor mortalidade e complicações no grupo com limiar maior para transfusão.

O ressangramento também foi menor com um limiar de transfusão restritivo (razão de risco de 0,54). A taxa de ressangramento no grupo de transfusão liberal pode ter sido maior devido ao aumento da pressão intravascular com o maior volume plasmático com a transfusão, levando a ruptura do trombo hemostático no local do vaso hemorrágico. Esse estudo excluiu pacientes com hemorragia aguda exsanguinante e DAC.

Pacientes oncológicos

Pacientes em tratamento oncológico ativo assintomáticos têm limiares transfusionais com Hb de 7 a 8 g/dL.

Pacientes com trombocitopenia grave e doenças onco-hematológicas com risco de hemorragia e anemia dependente de transfusão crônica devem ter limiares mais altos de transfusão.

Um estudo randomizou 198 pacientes após cirurgia abdominal de grande porte para câncer e limiar de hemoglobina para transfusão de 7 vs. 9 g/dL. Um desfecho em 30 dias composto por mortalidade por todas as causas, acidente vascular cerebral, infarto do miocárdio, embolia pulmonar, insuficiência cardíaca, parada cardíaca, choque séptico, lesão renal aguda, desconforto respiratório, isquemia mesentérica e choque séptico foi menos frequente no grupo liberal (19 vs. 36 pacientes; 20 vs. 36%).

Pacientes críticos

Indicações para a transfusão de concentrado de hemácias em pacientes críticos incluem: hemorragia aguda com instabilidade hemodinâmica, trauma e concentração de hemoglobina < 7 a 8 g/dL, dependendo das características do paciente.

O ensaio clínico multicêntrico *Transfusion Requirements in Critical Care* (TRICC) randomizou 838 adultos gravemente doentes para uma estratégia de transfusão restritiva (limiar transfusional de < 7 g/dL) ou uma estratégia liberal de transfusão (limiar < 10 g/dL) e descobriu que a estratégia restritiva diminuiu a mortalidade em 30 dias entre os pacientes com idade < 55 anos e escore APACHE II ≤ 20.

O estudo TRIS (*Transfusion Requirements in Septic Shock*) randomizou 998 pacientes com choque séptico para um baixo limiar transfusional (< 7 g/dL) *versus* um alto limiar transfusional (< 9 g/dL) e não identificou diferenças significativas na mortalidade em 90 dias (43 vs. 45%), apesar de os pacientes do grupo com baixo limiar terem recebido 50% menos transfusões.

Trauma

Os gatilhos transfusionais no paciente traumatizado ainda são alvo de estudos e controvérsias. Não há dúvidas, no entanto, de que um paciente com hemorragia grave que dificilmente será controlada de forma imediata deva receber hemotransfusão.

Um protocolo de transfusão maciça (PTM) deve estar vigente em cada hospital que atenda pacientes vítimas de trauma. Esse protocolo deve ser ativado em antecipação à necessidade de transfusão ou assim que o médico emergencista ou cirurgião de trauma reconheçam a presença ou a probabilidade de hemorragia grave. Vários escores foram desenvolvidos para ativar protocolos de PTM, e o escore de Avaliação do Consumo de Sangue (ABC) está validado. A pontuação ABC baseia-se em quatro parâmetros que podem ser determinados na chegada do paciente:

- Mecanismo penetrante de lesão.
- Pressão arterial sistólica menor ou igual a 90 mmHg.
- Frequência cardíaca maior ou igual a 120 batimentos por minuto.
- Exame FAST positivo.

Cada parâmetro positivo recebe um ponto. Uma pontuação de 2 ou mais prevê a necessidade de transfusão maciça com uma sensibilidade de 75% e uma especificidade de 86%.

Doses

Exceto em casos de hemorragia aguda (como sangramentos exsanguinantes e politrauma), uma abordagem inicial prevê o uso de apenas uma unidade de concentrado de hemácias com reavaliação clínica e dos níveis de hemoglobina depois. Uma outra potencial situação em que poderia ser indicada a transfusão de mais de um concentrado de hemácias em pacientes sem sangramento agudo seria níveis de hemoglobina abaixo de 4 g/dL.

As hemácias são tipicamente transfundidas como um concentrado de 250 a 300 mL, com hematócrito de 50-80%, embalado com uma solução conservante que permite até 42 dias de armazenamento refrigerado.

Espera-se que a transfusão de uma unidade de concentrado de hemácias aumente o hematócrito em aproximadamente 3% e a hemoglobina em aproximadamente 1 g/dL, supondo que não haja sangramento em curso.

A avaliação do nível de hemoglobina pós-transfusional pode ser realizada 15 minutos após a transfusão, desde que o paciente não esteja sangrando ativamente.

Em pacientes traumatizados sem hemorragia importante, sugerimos a transfusão de dois concentrados de hemácias se Hb < 8 g/dL em pacientes sem DAC e se Hb < 10 g/dL em pacientes com DAC.

Em pacientes traumatizados em que se estima necessidade transfusional ≥ 4 concentrados de hemácias durante uma hora (ou ≥ 10 concentrados de hemácias em 6 horas) ou em que há critérios de acionamento de PTM, sugerimos a abordagem 1:1:1, com a transfusão de 6 concentrados de hemácias, 6 unidades de plasma fresco congelado e 6 unidades de plaquetas randômicas (ou uma aférese de plaquetas).

TRANSFUSÃO DE PLAQUETAS

Introdução

A hemostasia depende de um número adequado de plaquetas e de um sistema de coagulação em perfeito funcionamento. Ambos são responsáveis por uma sequência complexa de reações químicas que resultam na formação de um coágulo de fibrina.

Existem duas maneiras pelas quais as plaquetas podem ser coletadas de um doador:

- Processamento de uma bolsa de sangue total, também chamada de concentrado de plaquetas randomizadas ou randômicas. Seu volume é de 50 a 70 mL e o conteúdo total de plaquetas deve ser igual ou maior que $5,5 \times 10^{10}$ plaquetas em cada unidade. Como esse número é inadequado para aumentar a contagem de plaquetas em um adulto, quatro a seis unidades (geralmente de doadores diferentes) são reunidas para permitir a transfusão de 3 a 4×10^{11} plaquetas por transfusão.
- Coleta seletiva de plaquetas por aférese. Concentrado de plaquetas obtido por aférese tem conteúdo igual ou maior que 3×10^{11} (corresponde a 6-8 unidades de plaquetas randômicas).

Indicação

A transfusão de plaquetas pode ser realizada para profilaxia ou para o tratamento de hemorragias. As indicações estão resumidas na Tabela 2.

TABELA 2 Indicações de transfusões de plaquetas

Profilática	$< 10 \times 10^3/\mu L$
Profilática em pacientes que serão submetidos a procedimento invasivo	$< 50 \times 10^3/\mu L$
Profilática em pacientes que serão submetidos a neurocirurgia ou a cirurgia ocular	$< 100 \times 10^3/\mu L$
Trauma multissistêmico	$< 100 \times 10^3/\mu L$
Sangramento ativo	$< 50 \times 10^3/\mu L$
Sangramento ativo em sistema nervoso central	$< 100 \times 10^3/\mu L$

Transfusão profilática

Tem como objetivo prevenir hemorragias espontâneas ou induzidas por pequenos traumas ou por procedimentos invasivos.

Está indicada nos pacientes com trombocitopenias agudas por deficiência de produção quando a contagem de plaquetas for inferior a 10.000/μL ou inferior a 50.000/μL antes de procedimentos invasivos. Ressalte-se que inflamação, infecção e febre, quando coexistentes com plaquetopenia, aumentam o risco de sangramentos. Além disso, epistaxe e sangramento de mucosas são considerados preditivos de sangramento grave em pacientes plaquetopênicos.

Em aplasia de medula pós-quimioterapia ou radioterapia, a transfusão profilática de plaquetas está indicada quando a contagem de plaquetas for inferior a 10.000/μL, ou inferior a 50.000/μL antes de procedimentos invasivos. Em pacientes que apresentem fatores de risco para hemorragias, tais como grandes esplenomegalias, febre, uso de antibióticos ou antifúngicos, esse gatilho pode ser mais alto (15.000 ou até 20.000 plaquetas/μL).

Na trombocitopenia das anemias aplásticas e síndromes mielodisplásicas (SMD) não há consenso de que a transfusão profilática de plaquetas em pacientes estáveis com plaquetopenia crônica por deficiência de produção reduza a ocorrência de sangramentos graves.

Na plaquetopenia autoimune, em geral, só há indicação de transfusão quando há sangramento ativo ou contagem plaquetária abaixo de 5.000/μL e febre associada.

Nas trombocitopenias secundárias a hiperesplenismo e nas trombocitopatias hereditárias e adquiridas não há indicação de transfusão profilática de plaquetas, exceto se a transfusão for realizada antes de um procedimento invasivo.

A trombocitopenia que acompanha os casos de dengue hemorrágica é causada pela presença de anticorpos que, dirigidos contra proteínas virais, apresentam reação cruzada contra antígenos plaquetários. Na prática, essa plaquetopenia se comporta como a plaquetopenia autoimune e, portanto, não há indicação para a transfusão profilática de plaquetas, independentemente da contagem de plaquetas no sangue periférico. A transfusão profilática de plaquetas também não está indicada nas trombocitopenias que podem acompanhar a leptospirose e as riquetsioses.

Em trombocitopenias induzidas pela heparina, as transfusões profiláticas de plaquetas estão contraindicadas por aumentarem consideravelmente o risco de trombose.

Em pacientes com púrpura trombocitopênica trombótica (PTT) ou síndrome hemolítico-urêmica em que a fisiopatologia da plaquetopenia é por consumo aumentado, não existe indicação de transfusão profilática. Assim, a transfusão só deve ser indicada quando há sangramento ativo. Também em doenças hepáticas com coagulação intravascular disseminada (CIVD) associada, a indicação de transfusão só deve acontecer quando há sangramento.

A leucemia aguda pró-mielocítica (M3) costuma ser associada a CIVD e sangramentos. Assim, a maioria dos autores recomenda transfusão com plaquetas abaixo de 30.000/μL. Em outras formas de leucemia aguda, em geral, o limiar para transfusão profilática de plaquetas é um número de 10.000 plaquetas/μL. Em tumores sólidos, alguns autores usam um limiar de 20.000 plaquetas/μL para indicar transfusão plaquetária.

Em pacientes trombocitopênicos que serão submetidos a cirurgias ou procedimentos invasivos, recomenda-se a transfusão profilática de plaquetas sempre que a contagem estiver abaixo de 50.000/μL nas seguintes situações: anestesia peridural, biópsia transbrônquica, biópsia hepática, laparotomia, punção de veias profundas, paracentese e toracocentese, extração dentária e biópsia gástrica (endoscópica).

Em cirurgias neurológicas e oftalmológicas, é recomendado que a contagem de plaquetas esteja em torno de 100.000/μL.

Nas cirurgias cardíacas com circulação extracorpórea, não há consenso na literatura sobre a contagem mínima de 50.000 ou 100.000/μL.

Nos procedimentos de biópsias de medula óssea, punção lombar e broncoscopia (sem biópsia) a contagem de plaquetas deve estar acima de 20.000/μL.

Em todos os casos anteriores recomenda-se a transfusão profilática de plaquetas imediatamente antes dos procedimentos.

Transfusão terapêutica de plaquetas

O objetivo da transfusão terapêutica de plaquetas não é elevar a contagem de plaquetas acima de um certo limite, mas ajudar a corrigir o distúrbio hemostático, que pode estar contribuindo para a hemorragia.

A transfusão terapêutica de plaquetas está indicada no paciente que apresente disfunção plaquetária e hemorragia com risco de morte, independentemente da contagem de plaquetas.

Em pacientes com sangramento agudo e trombocitopênicos o objetivo é manter a contagem de plaquetas acima de 50.000/μL; caso o paciente apresente CIVD ou sangramento agudo do sistema nervoso central, o objetivo é manter o número de plaquetas acima de 100.000/μL.

Doses

Recomenda-se, na transfusão profilática de plaquetas, a dose de uma unidade de plaqueta randômica para cada 10 kg de peso do paciente. Na maioria das vezes, a transfusão profilática precisa ser repetida a cada 24 a 48 horas. Recomenda-se o controle diário da contagem de plaquetas em pacientes que recebem transfusões profiláticas.

As doses na transfusão terapêutica são de uma unidade de plaqueta randômica para cada 5 a 10 kg de peso, e os intervalos de administração são mais curtos (8 a 12 horas), até que a hemorragia seja controlada.

A avaliação da resposta terapêutica à transfusão de CP deve ser feita através de nova contagem das plaquetas 1 hora após a transfusão.

TRANSFUSÃO DE PLASMA FRESCO CONGELADO

Introdução

Plasma é a porção de sangue que permanece após os elementos celulares (hemácias e leucócitos) e plaquetas terem sido removidos por centrifugação.

O plasma fresco congelado (PFC) é o produto de plasma mais comumente utilizado, porque pode melhorar as deficiências de qualquer um dos fatores de coagulação circulantes.

Indicações

As indicações de transfusão de plasma em pacientes gravemente doentes são menos bem estabelecidas do que as indicações de transfusão de hemácias e de plaquetas. De modo geral, a transfusão de plasma é indicada sempre que a hemostasia é inadequada. No entanto, o benefício da administração de plasma permanece controverso.

Exemplos de situações clínicas nas quais as transfusões de plasma são frequentemente administradas incluem:

- Sangramento ativo no contexto de anormalidades de coagulação conhecidas ou fortemente suspeitas.
- Transfusão maciça de concentrado de hemácias. A transfusão maciça de hemácias poderá levar à deficiência dilucional dos fatores de coagulação, que pode ser corrigida por meio da transfusão de plasma.
- Antes de procedimentos invasivos e cirúrgicos para os quais existe risco elevado de complicações hemorrágicas (p. ex., cirurgias torácica, abdominal, espinhal, intracraniana e alguns procedimentos urológicos), se o paciente tem qualquer anormalidade potencialmente significativa dos seus ensaios de coagulação (isto é, tempo de protrombina, ou razão normalizada internacional [INR] ou tempo de tromboplastina parcial alterados). Ao decidir se a anormalidade é potencialmente significativa, a relação entre a gravidade de um teste de coagulação anormal e a resposta ao plasma deve ser considerada.
- Antes de procedimentos invasivos para os quais existe um baixo risco de complicações hemorrágicas (p. ex., endoscopia, cateterização cardíaca, inserção de cateteres venosos centrais), se o paciente tiver uma anormalidade grave de seus testes de coagulação (ou seja, tempo de protrombina > 2x o controle, INR > 2 ou tempo parcial de tromboplastina > 2x o controle). A transfusão de plasma não é indicada antes de tais procedimentos se os testes de coagulação forem apenas levemente anormais.

De um modo geral, há uma escassez de evidências sobre a transfusão de plasma antes de procedimentos invasivos e cirúrgicos; portanto, as indicações relacionadas fornecidas aqui baseiam-se principalmente na experiência clínica e no raciocínio biológico.

O plasma fresco congelado não deve ser transfundido para reverter os efeitos da varfarina (isto é, níveis supraterapêuticos de INR), a menos que haja sangramento ativo ou seja necessário um procedimento invasivo ou cirúrgico urgente. Recomendamos o uso de complexo protrombínico no lugar do PFC em pacientes com hemorragia com risco de morte e terapêutica com varfarina.

Os produtos de plasma não são indicados para o tratamento de hipovolemia, desnutrição ou má cicatrização de feridas, e são de utilidade limitada na presença de um inibidor do fator de coagulação.

Doses

A utilização de 10 a 20 mL de PFC por quilo de peso aumenta em 20 a 30% os níveis dos fatores de coagulação, chegando geralmente a níveis hemostáticos.

O PFC precisa ser compatível com o ABO, mas não requer a combinação ou a tipagem Rh.

Embora não haja correlação direta entre alterações de tempo de protrombina (TP) e de tempo de tromboplastina parcial ativado (TTPa) e risco de sangramento, quando o PFC é utilizado para a correção de deficiência de múltiplos fatores da coagulação, a reposição de PFC pode ser monitorizada laboratorialmente com a normalização desses parâmetros ou clinicamente com a parada do sangramento.

Quando o PFC for utilizado para correção de deficiências de fatores isolados da coagulação (V ou VII, p. ex.), considera-se o objetivo da reposição e intervalo entre as doses a partir da meia-vida do fator reposto (Tabela 3).

▷ **TABELA 3** Concentração e meia-vida dos fatores de coagulação presentes no plasma fresco congelado (PFC)

Fator	Concentração PFC (UI/mL)	Meia-vida em horas	Nível hemostático
Fibrinogênio	2-67	100-150	1 mg/mL
Fator II	80	50-80	40-50%
Fator V	80	12-24	10-30%
Fator VII	90	6	10-20%
Fator VIII	92	12	30-100%
Fator IX	100	24	20-60%
Fator X	85	30-60	10-40%
Fator XI	100	40-80	20-30%
Fator XIII	83	150-300	10%
F vW	80	24	20-50%
Proteína C	–	8	–
Proteína S	–	12-22	–
Fibronectina	–	24-72	–
AT III	100	45-60	–

TRANSFUSÃO DE CRIOPRECIPITADO

Introdução

O crioprecipitado é coletado por descongelamento do PFC a 4ºC e coleta do precipitado branco. É rico em fator de von Willebrand, fator VIII, fator XIII e fibrinogênio.

Indicações

O crioprecipitado é uma opção de tratamento aceitável em situações em que o sangramento é primariamente devido ou complicado pela falta de fibrinogênio e um concentrado de fibrinogênio não está disponível.

Trauma

O crioprecipitado está indicado em situações com perda maciça de sangue (p. ex., cirurgia ou trauma) quando o nível de fibrinogênio é baixo, embora a evidência disponível seja variável em relação aos desfechos relativos com ou sem crioprecipitado.

A diretriz europeia sobre o manejo do sangramento após trauma recomenda a suplementação de fibrinogênio se o sangramento for acompanhado de sinais tromboelastométricos de déficit funcional de fibrinogênio ou nível plasmático de fibrinogênio < 150 a 200 mg/dL.

Distúrbios hereditários do fibrinogênio

Incluem um grande número de defeitos genéticos nos genes do fibrinogênio que afetam a produção ou a estrutura da molécula de fibrinogênio. Distúrbios associados com baixos níveis de fibrinogênio (tipicamente abaixo de 50 a 100 mg/dL) e aqueles que interferem nas funções normais do fibrinogênio têm maior probabilidade de estarem associados a sangramentos e requerem administração de fibrinogênio para reduzir o risco de hemorragia em pacientes submetidos a cirurgia ou procedimentos invasivos.

Hepatopatia

Em pacientes com doença hepática e sangramento ou necessidade de um procedimento cirúrgico com níveis muito baixos de fibrinogênio, a administração de uma fonte de fibrinogênio pode ser apropriada. O fibrinogênio não deve ser utilizado para tratar anormalidades laboratoriais isoladas.

Coagulação intravascular disseminada

Coagulação intravascular disseminada (CIVD) é um processo sistêmico no qual a coagulação e a fibrinólise tornam-se anormalmente (e muitas vezes maciçamente) ativadas, tipicamente devido a um distúrbio subjacente, como infecção, malignidade ou complicação da gravidez, culminando em complicações trombóticas e hemorrágicas. A administração de uma fonte de fibrinogênio pode ser útil em pacientes com sangramento grave que tenham um nível de fibrinogênio abaixo de 100 mg/dL.

Uremia

O fibrinogênio pode ser utilizado em pacientes com hemorragia urêmica quando há sangramento com risco de morte e outras terapias, como a desmopressina (DDAVP), são ineficazes.

Dose

O cálculo da quantidade de bolsas necessária para correção de hipofibrinogenemia dependerá da natureza do episódio de sangramento e da gravidade da deficiência.

A sequência do cálculo do número de unidades de crioprecipitado necessário para correção da queda de fibrinogênio (< 80-100 mg/dL) está descrita a seguir:

Peso (kg) × 70 = volume sanguíneo (mL).

Volume sanguíneo (mL) × (1,0 – hematócrito) = volume plasmático (mL).

Fibrinogênio desejado = [nível de fibrinogênio desejado (mg/dL)] – fibrinogênio inicial (mg/dL) × volume plasmático (mL) / 100.

Número de bolsas necessárias = fibrinogênio desejado / 250.

Esse cálculo assume que 100% do fibrinogênio administrado é recuperado no espaço intravascular, porém convém lembrar que a quantidade de fibrinogênio em cada bolsa pode ser variável.

Outra forma mais prática para tratar os pacientes com hipofibrinogenemia ou disfibrinogenemia e deficiência de fator XIII é o cálculo de 1 a 1,5 bolsa de crioprecipitado para cada 10 kg de peso do paciente com a intenção de atingir nível de fibrinogênio hemostático de 100 mg/dL, reavaliando a cada 3 a 4 dias.

A quantidade de crioprecipitado pode ser diminuída quando houver administração concomitante de concentrado de hemácias ou de plaquetas porque esses produtos contêm 2 a 4 mg de fibrinogênio/mL, que correspondem a 2 U de crioprecipitado.

O intervalo de dosagem depende da meia-vida plasmática do fator que está sendo substituído. A meia-vida plasmática do fibrinogênio é de aproximadamente 100 a 150 horas (aproximadamente 4 a 6 dias). O fator XIII tem a meia-vida plasmática longa (semanas) e o nível necessário para hemostasia é baixo; assim, a dosagem geralmente deve ser feita no intervalo de 3 a 6 semanas.

SITUAÇÕES ESPECIAIS

Desleucocitação

Procedimento realizado por meio de filtros específicos para remoção de leucócitos de um componente sanguíneo celular (hemácias e plaquetas). Com esse procedimento ocorre redução de 99% dos leucócitos no produto inicial.

Está indicada para prevenção de complicações relacionadas à transfusão de hemocomponentes alogênicos devido à exposição do receptor aos leucócitos do doador.

Indicações:

1. Hemoglobinopatias.
2. Anemias hemolíticas hereditárias.
3. História de duas reações febris não hemolíticas.
4. Síndromes de imunodeficiências congênitas.
5. Transplante de medula óssea.
6. Anemia aplástica.
7. Leucemia mieloide aguda.
8. Doenças onco-hematológicas graves até esclarecimento diagnóstico.
9. Prevenção de infecção por citomegalovírus (CMV) nas seguintes situações:
   - Paciente HIV positivo com sorologia negativa para CMV.
   - Candidato a transplante de órgãos e medula óssea se doador e receptor forem negativos para CMV.
   - Transfusão intrauterina.
   - Gestantes com sorologia não reativa ou desconhecida para CMV.
   - Recém-nascidos prematuros e de baixo peso (1.200 g) de mães CMV negativas ou com sorologia desconhecida.

Irradiação

A irradiação dos hemocomponentes é realizada para a prevenção da doença do enxerto vs. hospedeiro associada a transfusão, complicação imunológica usualmente fatal, causada pela enxertia e expansão clonal dos linfócitos do doador em receptores suscetíveis.

Com a finalidade de prevenir essa complicação, os hemocomponentes celulares (concentrado de hemácias e de plaquetas) devem ser submetidos à irradiação gama na dose de, pelo menos, 2.500 cGy (25 Gy), impossibilitando a multiplicação dos linfócitos.

Indicações:

1. Transfusão intrauterina.
2. Portadores de imunodeficiências congênitas graves.
3. Pós-transplante de medula óssea autólogo ou alogênico.
4. Pós-transplante com células de cordão umbilical.
5. Pacientes tratados com análogos da purina, fludarabina, cladribine e deoxicoformicina.
6. Receptor de transplante de coração ou pulmão.
7. Portadores de linfomas, leucemia mieloide aguda e anemia aplástica em uso de imunossupressor.
8. Receptor de concentrado de plaquetas HLA compatíveis.
9. Quando o receptor tiver qualquer grau de parentesco com o doador.

Lavagem com solução salina

É obtida através de lavagens dos hemocomponentes celulares (hemácias e plaquetas) com solução isotônica de cloreto de sódio estéril em quantidade suficiente (1 a 3 litros), com a finalidade de eliminar a maior quantidade possível de plasma.

Indicações:

1. Reações alérgicas.
2. Pacientes com deficiência de IgA e história prévia de reação anafilática durante transfusões anteriores.
3. Fenotipagem de antígenos eritrocitários.

Reações transfusionais agudas

Reações transfusionais agudas (RTA) variam desde condições clinicamente benignas até condições verdadeiramente ameaçadoras à vida. A natureza dessas reações pode não ser inicialmente aparente, uma vez que podem se apresentar com sinais e sintomas inespecíficos, como febre e calafrios, que se confundem com as manifestações das comorbidades complexas que cercam os pacientes com necessidade de transfusão de hemocomponentes. De qualquer forma, um quadro compatível com RTA urge em avaliação e tratamento com a finalidade de minimizar o seu impacto.

A frequência das reações varia nas diferentes populações. Uma revisão norte-americana publicada em 2015 de mais de 130 mil transfusões identificou uma incidência de 6,2 reações agudas por 1.000 transfusões na faixa etária pediátrica (menor que 21 anos) e de 2,4/1.000 em adultos. Nos dois grupos etários houve maior incidência com plaquetas, seguidas por hemácias e por último plasma fresco congelado.

É importante salientar que os sinais e sintomas iniciais de uma RTA não distinguem as condições benignas, como urticária, hipotermia, hipocalcemia, hemólise não imune e reação febril não hemolítica, daquelas graves, tais como TRALI, TACO, reação hemolítica aguda, sepse e anafilaxia. Nesse ínterim, todas as RTA são consideradas potencialmente graves e devem ser avaliadas com os devidos pormenores até o esclarecimento diagnóstico.

Um *guideline* da American Association of Blood Banks, publicado em 2012, baseado em uma revisão sistemática de ensaios clínicos que avaliaram critérios para transfusão, traz uma comparação dos riscos relacionados à transfusão de concentrados de hemácias com outros riscos biológicos e com fatalidades.

Óbito relacionado a RTA é um evento raro, com taxas relatadas em literatura que variam de 0,6 a 2,3/1.000.000. As condições mais associadas a óbito são TRALI e reação hemolítica aguda.

Uma potencial RTA deve ser considerada em todo paciente que desenvolve sinais e sintomas, mesmo que inespecíficos, durante ou dentro de 24 horas de completada a hemotransfusão. A maioria das reações graves, contudo, se dá nos primeiros 15 minutos de transfusão. Reações transfusionais tardias podem ocorrer após dias a semanas da administração do hemocomponente, a exemplo de hemólise tardia e doença do enxerto *vs.* hospedeiro. Sua abordagem foge do escopo deste capítulo.

Os sinais e sintomas mais comuns são febre (aumento maior ou igual a 1°C na temperatura basal), calafrios, prurido e urticária. Desconforto respiratório, hemoglobinúria, alteração da consciência, hipotensão, dor abdominal, icterícia, sangramentos e oligoanúria são achados sugestivos de reações ameaçadoras à vida.

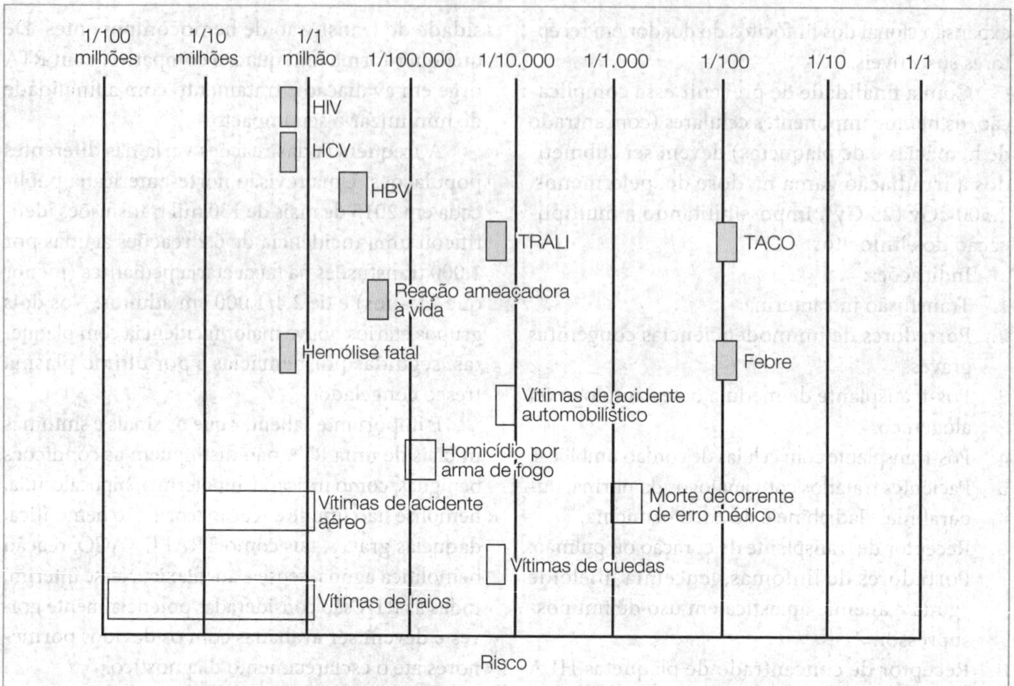

▷ **FIGURA 1** Riscos de evento adverso por unidade de hemácias transfundidas (barras cinzas) e de fatalidade por pessoa por ano (barras brancas).
Adaptada de Carson JL, 2012.

Reação febril não hemolítica (RFNH)

Trata-se de reação comum, com incidência na ordem de 0,05 a 1%. É mais frequente em crianças do que em adultos (0,2 vs. 0,05%, respectivamente), potencialmente consequente a qualquer produto. A leucorredução pré-estocagem é a principal maneira de evitá-la; porém, a leucorredução à beira do leito, a despeito da menor efetividade, também reduz o seu risco.

O mecanismo envolve a geração e o acúmulo de citocinas provenientes de leucócitos (IL-1, IL-6, IL-8 e TNF-alfa) durante a estocagem. Os principais fatores determinantes do risco da reação envolvem a duração longa de estocagem e maior número de leucócitos no produto.

A apresentação clínica usualmente ocorre em 1 a 6 horas após o início da transfusão. Caracteriza-se por febre e calafrios na ausência de outras manifestações sistêmicas, com aumento habitual na temperatura de 1 a 2°C. Aumentos menores que 1°C são pouco relevantes clinicamente, enquanto elevações maiores que 2°C são mais compatíveis com reação hemolítica aguda ou sepse. Uma vez que na ocasião da febre é impossível de se excluir a sucessão com outros sintomas, essa reação é um diagnóstico de exclusão e não se pode afastar de imediato outras condições febris (reação hemolítica, sepse, TRALI).

A reação é benigna, embora potencialmente desconfortável para o paciente. Uma vez que o diagnóstico é de exclusão, recomenda-se:

- Interromper a transfusão.
- Administrar antipirético, caso necessário.
- Avaliar outras causas de febre secundárias a reações transfusionais ameaçadoras à vida e não relacionadas à transfusão.

O grande meio de prevenção envolve a leucorredução pré-estocagem (filtro para deleucotização imediatamente após a coleta). Não há evidência que suporte o uso de pré-medicação com sintomáticos (difenidramina, paracetamol); logo, não se recomenda tal conduta.

Reação hemolítica aguda (RHA)

É uma reação relativamente rara, estimada em 1:76.000 componentes transfundidos. Virtualmente, a integralidade dos casos se deve ao concentrado de hemácias.

Geralmente decorre da transfusão errada de um componente não compatível com o receptor (incompatibilidade ABO) e resulta em hemólise intravascular aguda potencialmente ameaçadora à vida. Uma pequena proporção se deve a outros antígenos, tais como os grupos *Kell*, *Duffy* e *Jk*. Complicações graves como injúria renal aguda, coagulação intravascular disseminada e choque podem sobrevir. Trata-se de emergência médica que requer intervenção imediata.

Ocorre durante ou até as primeiras 24 horas após o término da transfusão, mas usualmente nos primeiros minutos.

As manifestações típicas incluem febre, calafrios, dor nos flancos, vazamento de sangue pelos sítios de acessos intravenosos, hipotensão, oligoanúria e soro, plasma e urina de coloração vermelha ou rósea (por hemólise intravascular e hemoglobinúria).

O serviço de transfusão deve ser comunicado de imediato para a rechecagem do processo a fim de se evitar a transfusão errada em outro paciente.

Impera-se a suspensão imediata da transfusão e recomenda-se a hidratação agressiva na suspeita dessa complicação com o intuito de minimizar graves complicações da liberação maciça de hemoglobina livre na circulação, tais como injúria renal aguda e coagulação intravascular disseminada. A hidratação venosa com solução fisiológica (alíquotas iniciais de 100-200 mL/h) visa a um débito urinário de 100 a 200 mL/hora. Caso o diagnóstico seja pouco claro, não haja nenhum achado clínico característico da reação hemolítica aguda e nenhum erro de transfusão tenha sido documentado, orienta-se aguardar a comprovação laboratorial da hemólise para em seguida iniciar o tratamento.

Reação transfusional anafilática

Sua incidência é rara, estimada em 1:20.000 a 1:50.000 componentes transfundidos.

Decorre da liberação súbita e maciça de mediadores como histamina e triptase dos mastócitos em resposta a reação tipicamente mediada por IgE. Comumente, a fisiopatologia envolve pacientes hipersensibilizados a determinados constituintes do produto transfundido ou indivíduos com deficiência de IgA que produzem anticorpos IgG anti-IgA reagentes contra a IgA presente no hemocomponente.

Qualquer reação alérgica diferente de urticária é considerada uma reação transfusional anafilática, o que inclui angioedema, desconforto respiratório, sibilância e hipotensão/choque.

A apresentação clínica é hiperaguda, como qualquer outra reação anafilática, usualmente nos segundos a minutos seguintes ao início da transfusão.

A administração de epinefrina (0,3-0,5 mL da solução 1:1.000) por via intramuscular é premente, assim como a ressuscitação volêmica com cristaloides em pacientes hipotensos. O manejo geral da anafilaxia é pormenorizado em capítulo específico e não difere de outras causas. A avaliação laboratorial subsidiária inclui a pesquisa de anticorpos anti-IgA e a quantificação de IgA (< 7 mg/dL em pacientes com deficiência de IgA).

Hipotensão primária

Caracteriza-se por queda na pressão arterial, sistólica e/ou diastólica maior ou igual a 30 mmHg por alguns minutos com reversão após interrupção da transfusão sem outras causas aparentes de hipotensão. É uma reação transfusional extremamente rara. Ressalta-se que outras reações associadas a hipotensão (RHA, TRALI, sepse, anafilaxia) devem ser excluídas.

Os relatos são mais associados à transfusão de plaquetas. O mecanismo suspeito envolve cininas vasoativas, como a bradicinina, e a principal condição predisponente é a utilização de inibidores da enzima conversora de angiotensina (IECA) pelo receptor.

É uma condição rapidamente reversível e geralmente não requer nenhuma abordagem específica, exceto possivelmente se evitar a administração de IECA antes de transfusões planejadas.

Sobrecarga circulatória relacionada à transfusão (TACO – *Transfusion-Associated Circulatory Overload*)

Trata-se de reação relativamente frequente, estimada em 1% ou mais dos indivíduos transfundidos, mas com potencial de subnotificação. É considerada um fator importante associado a mortalidade causada por reações transfusionais.

A possibilidade de TACO deve ser considerada em qualquer paciente que se apresenta com desconforto respiratório ou hipertenso nas primeiras 6 horas seguintes à transfusão. A apresentação típica envolve dispneia e ortopneia em paciente com insuficiência cardíaca conhecida ou não. Em uma análise retrospectiva do banco de dados do *Medicare* publicada em 2014, fatores inerentes aos pacientes, tais como idade avançada, história de insuficiência cardíaca, sexo feminino e história de doença pulmonar crônica, e o alto número de unidades transfundidas apresentam elevado *odds ratio* para a ocorrência de TACO.

Os pacientes devem ser avaliados com oximetria de pulso, gasometria arterial e radiografia de tórax. A realização de ecocardiograma transtorácico não é obrigatória.

O manejo envolve otimizar a diurese, suplementação de oxigênio a pacientes hipoxêmicos, suporte ventilatório não invasivo e, raramente, invasivo.

O risco de TACO pode ser reduzido ao se evitar rápidas taxas de transfusão. A taxa rotineira aproximada de 2 a 2,5 mL/kg/hora pode ser lentificada para 1 mL/kg/hora.

Lesão pulmonar aguda relacionada à transfusão (TRALI – *Transfusion-Related Acute Lung Injury*)

É uma reação transfusional rara, com incidência estimada de 0,04 a 0,1% dos pacientes transfundidos ou 1:5.000 hemocomponentes e potencialmente ameaçadora à vida. É definida como nova lesão pulmonar aguda/síndrome do desconforto respiratório agudo nas primeiras 6 horas pós-transfusão. Trata-se da principal causa de morte relacionada à hemotransfusão nos Estados Unidos, onde a taxa de mortalidade varia de 13 a 21%.

Sua patogênese decorre de dois mecanismos-gatilho teóricos:

- Sequestro de neutrófilos na microvasculatura pulmonar decorrente principalmente de lesão endotelial, que passam a ser hiper-responsivos a sinais previamente inócuos (processo conhecido como *priming*).
- Ativação de neutrófilos do receptor por um fator presente no produto, com subsequente liberação de citocinas, proteases, espécies reativas de oxigênio e oxidases que lesionam o endotélio capilar pulmonar.

Diversos fatores de risco inerentes ao receptor e ao hemocomponente transfundido são descritos:

- Receptor: cirurgia de transplante hepático, abuso crônico de álcool, choque, elevadas pressões de pico à ventilação mecânica, tabagismo, elevados níveis de IL-8 e balanço hídrico positivo.
- Hemocomponente: componentes com alto volume de plasma (plasma, aférese de plaquetas, sangue total).

A maioria dos casos inicia sua apresentação clínica dentro de minutos após o início da transfusão, muito embora os sintomas possam ser tardios em até 6 horas. Os dados clínicos clássicos incluem hipoxemia e infiltrado pulmonar novo (totalidade dos casos), secreções respiratórias espumosas róseas, febre e hipotensão.

O manejo da condição envolve descontinuação imediata da transfusão e comunicação do evento ao banco de sangue. O tratamento envolve oxigênio suplementar e suporte com ventilação mecânica protetora.

A transfusão de hemocomponentes proveniente de outros doadores sem restrição é permitida.

Reação transfusional urticariforme

É a reação mais frequente (1-3%). Frisa-se que é uma reação alérgica não acompanhada de condições anafiláticas (angioedema, sibilância e hipotensão). O uso de pré-medicação não reduziu sua incidência. Pode ocorrer durante, no fim ou logo após a transfusão, o que difere sobremaneira da anafilaxia.

A principal causa é uma interação antígeno-anticorpo entre o receptor e o hemocomponente, causada sobretudo por proteínas séricas do doador. A diferença para a reação anafilática envolve basicamente o grau de liberação de mediadores.

Atenta-se que essa reação não indica obrigatoriamente a descontinuidade da hemotransfusão (uma interrupção temporária de 15 a 30 min é prudente para a exclusão de outras manifestações alérgicas), tampouco requer avaliação laboratorial subsidiária. Anti-histamínicos podem ser úteis, mas não devem ser prescritos profilaticamente. A difenidramina é uma boa opção, por via oral ou endovenosa, na dose de 25 a 50 mg, porém a intervenção farmacológica nem sempre é necessária.

Sepse associada à transfusão

A infecção bacteriana associada à transfusão é causada por um produto contaminado por microrganismo. É mais frequente com plaquetas (1:50.000) do que com hemácias (1:5.000.000) e seus achados iniciais incluem febre, calafrios e hipotensão. Suspeita-se dessa condição após a exclusão laboratorial de hemólise no paciente com as referidas manifestações clínicas. A aparência anormal do hemocomponente pode acrescentar na suspeita, por exemplo, uma coloração roxa ou amarronzada do concentrado de hemácias ou bolhas no concentrado de plaquetas. Deve-se realizar a bacterioscopia com coloração pelo Gram do restante do hemocomponente, assim como a cultura do próprio produto e do paciente. Uma ampla gama de microrganismos é implicada a esse tipo de infecção, tanto colonizantes de pele, do trato gastrointestinal ou do ambiente hospitalar. Antimicrobiano de amplo espectro é o esteio do tratamento, que deve ser guiado pelos dados microbiológicos supracitados, contudo sem postergar a introdução. A escolha varia conforme os padrões de resistência local, muito embora a combinação de vancomicina com um betalactâmico de amplo espectro ou aminoglicosídeo seja usualmente suficiente para a cobertura dos patógenos associados.

Abordagem geral imediata

Diante da suspeita de uma RTA, deve-se:

1. Interromper a transfusão.
2. Armazenar o restante do hemocomponente para eventual análise complementar.
3. Confirmar que o hemocomponente correto foi administrado ao paciente pretendido.
4. Avaliar as características ectoscópicas do produto.
5. No caso de erro constatado, notificar imediatamente o banco de sangue para evitar que outro paciente seja vítima iminente do mesmo equívoco.
6. Avaliar clinicamente o paciente conforme qualquer atendimento sequencial de emergência.
7. Entrar em contato com o serviço do banco de sangue.

Caso os sintomas melhorem e não tenha havido erro com a administração do hemocomponente, faz-se necessário decidir pela continuidade da transfusão do produto remanescente ou mesmo de outro produto. Urticária sem outras manifestações alérgicas, febre de outras causas ou TACO usualmente permitem a utilização do hemocomponente remanescente. Obviamente, nos casos de TRALI, anafilaxia, sepse ou RHA o produto original deve ser descartado.

Todos os pacientes com suspeita de reação hemolítica aguda, anafilaxia, sepse ou TRALI necessitam de avaliação laboratorial subsidiária urgente. Do contrário, naqueles casos em que há uma reação urticariforme isolada, aumentos de temperatura < 1°C, febre relacionada à condição de base ou TACO eventualmente pode-se prescindir de inventário laboratorial complementar.

Na suspeita de reação hemolítica aguda, a avaliação laboratorial inclui:

- Repetir o teste de compatibilidade ABO e anticorpos adicionais no caso de exclusão de incompatibilidade ABO (conforme consulta ao serviço de hemotransfusão).
- Teste antiglobulina direto (TAD – Coombs direto).
- Repetir o cruzamento com espécimes pré e pós-transfusão com teste antiglobulina indireto.
- Avaliação de provas de hemólise, como lactato desidrogenase (DHL), haptoglobina e bilirrubina indireta.
- Fibrinogênio, dímero-D, tempo de tromboplastina parcial ativada (TTPa) e tempo de protrombina (TP) para avaliação de coagulação intravascular disseminada.
- Urina 1 para avaliação de hemoglobinúria; função renal e eletrólitos pelo risco de nefropatia por pigmento heme. Monitorização eletrocardiográfica pelo risco de hipercalemia.
- Seriar hemoglobina para acompanhamento da gravidade da hemólise e eventual necessidade de transfusão adicional.

A Tabela 4 e a Figura 2 descrevem a investigação diferencial baseada na apresentação clínica da RTA.

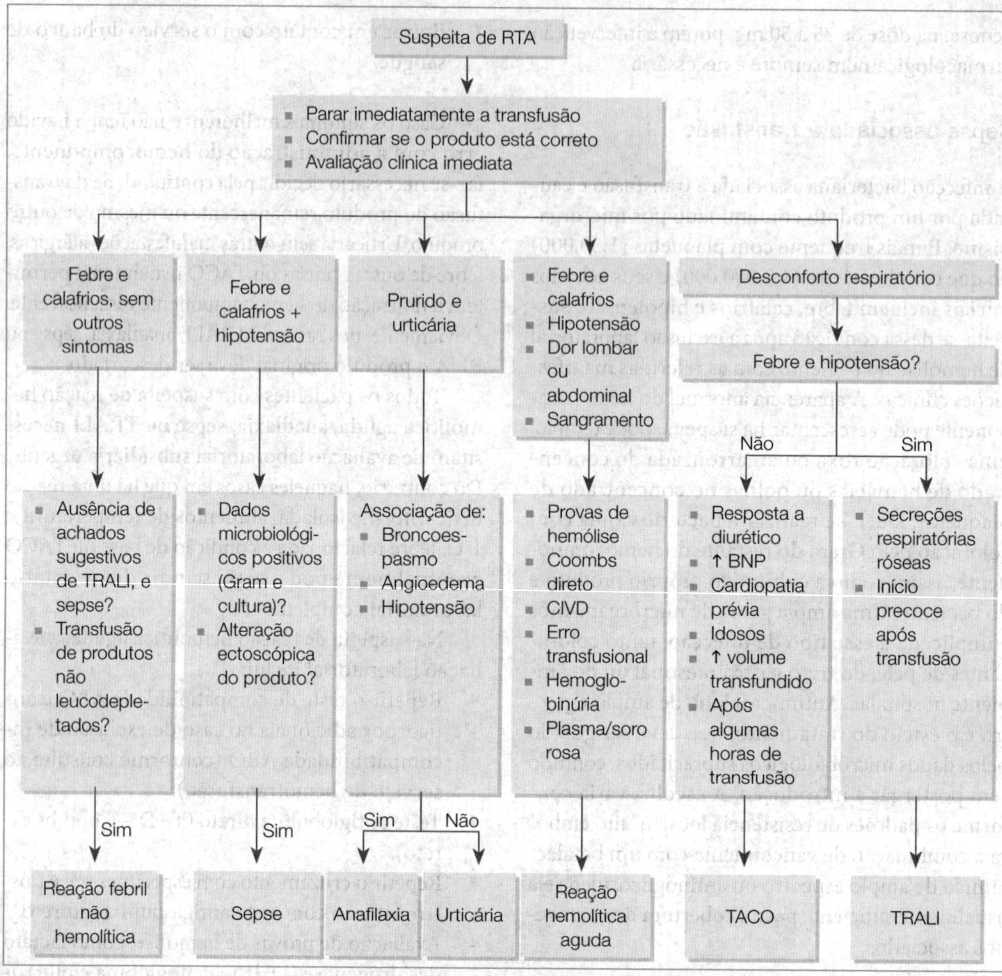

▷ **FIGURA 2** Suspeita de reações transfusionais agudas (RTA).

BNP: peptídeo natriurético cerebral; CIVD: coagulação intravascular disseminada; RHA: reação hemolítica aguda; TACO: *transfusion-associated circulatory overload*; TRALI: *transfusion-related acute lung injury*.

▷ **TABELA 4** Diagnóstico diferencial

Sinais e sintomas	Diagnóstico diferencial	Peculiaridades
Febre e calafrios (aumento > 1°C na temperatura)	Reação hemolítica aguda	▪ Febre usualmente é a primeira manifestação ▪ Avaliação laboratorial de hemólise ▪ Produto transfundido inadequado para o paciente
	Sepse	▪ Mais comumente associada a plaquetas ▪ Checar sinais de contaminação bacteriana no produto ▪ Avaliação microbiológica do produto
	TRALI	▪ Associação de desconforto respiratório ▪ Infiltrado novo na radiografia de tórax
	Reação febril não hemolítica	▪ Febre sem evidência de hemólise ▪ Diagnóstico de exclusão

(continua)

▷ **TABELA 4** Diagnóstico diferencial *(continuação)*

Sinais e sintomas	Diagnóstico diferencial	Peculiaridades
Desconforto respiratório	TACO	▪ Ausência de febre ▪ BNP > 1.200 pg/mL ▪ Usualmente hipertensão, turgência jugular, resposta a diuréticos ▪ Grandes volumes transfundidos em curto período, pacientes idosos, cardiopatia de base
	TRALI	▪ Presença de febre, hipotensão e desconforto respiratório súbito ▪ BNP < 250 pg/mL ▪ Resposta inconsistente a diuréticos ▪ O diagnóstico requer hipoxemia e infiltrado radiológico novo
	Anafilaxia	▪ Início hiperagudo e precoce ▪ Associação com broncoespasmo, urticária, angioedema, hipotensão
Hipotensão (queda > 20 mmHg na pressão sistólica ou diastólica)	Reação hemolítica aguda	▪ Acompanhada de febre, calafrio, dor abdominal ou em flancos, sangramento ou vazamento pelos sítios de acesso venoso ▪ Urina escura sugestiva de hemoglobinúria ▪ Evidência laboratorial de hemólise intravascular
	TRALI	▪ Febre, calafrios, desconforto respiratório, hipoxemia ▪ Infiltrado bilateral na radiografia de tórax
	Sepse	▪ Febre, calafrios e evolução com choque ▪ Dados laboratoriais e microbiológicos sugestivos de infecção

BNP: peptídeo natriurético cerebral; TACO: *transfusion-associated circulatory overload*; TRALI: *transfusion-related acute lung injury*.

LITERATURA RECOMENDADA

1. Bakdash S, Yazer MH. What every physician should know about transfusion reactions. CMAJ. 2007;177:141.
2. Carson JL, Brooks MM, Abbott JD, et al. Liberal versus restrictive transfusion thresholds for patients with symptomatic coronary artery disease. Am Heart J. 2013;165:964.
3. Carson JL, Grossman BJ, Kleinman S, et al. Red blood cell transfusion: a clinical practice guideline from the AABB. Ann Intern Med. 2012;157:49.
4. Carson JL, Guyatt G, Heddle NM, et al. Clinical practice guidelines from the AABB: Red blood cell transfusion thesholds and storage. JAMA. 2016;316:2025.
5. Carson JL, Triulzi DJ, Ness PM. Indications for and adverse reactions of red-cell transfusion. N Engl J Med. 2017;377:1261-72.
6. Cooper HA, Rao SV, Greenberg MD, et al. Conservative versus liberal red cell transfusion in acute myocardial infarction (the CRIT Randomized Pilot Study). Am J Cardiol. 2011;108:1108.
7. de Almeida JP, Vincent JL, Galas FR, et al. Transfusion requirements in surgical oncology patients: a prospective, randomized controlled trial. Anesthesiology. 2015;122:29.
8. Hajjar LA, Vincent JL, Galas FR, et al. Transfusion requirements after cardiac surgery: the TRACS randomized controlled trial. JAMA. 2010;304:1559.
9. Hebert PC, Wells G, Blajchman MA, et al. A multicenter, randomized, controlled clinical trial of transfusion requirements in critical care. Transfusion Requirements in Critical Care Investigators, Canadian Critical Care Trials Group [see comments]. N Engl J Med. 1999;340:409.
10. Kreuger AL, Middelburg RA, Kerkhoffs JH, et al. Storage medium of platelet transfusions and the risk of transfusion-transmitted bacterial infections. Transfusion. 2017;57:657.
11. Menis M, Anderson SA, Forshee RA, et al. Febrile non--haemolytic transfusion reaction occurrence and potencial risk factors among the U.S. elderly transfused in the inpatient setting, as recorded in Medicare databases during 2011-2012. Vox Sang. 2015;108:251.
12. Menis M, Anderson SA, Forshee RA, et al. Transfusion--associated circulatory overload (TACO) and the potential risk factors among the inpatient US elderly as recorded in Medicare administrative databases during 2011. Vox Sang. 2014;106:144.
13. Sazama K, DeChristopher PJ, Dodd R, et al. Practice parameter for the recognition, management, and prevention of adverse consequences of blood transfusion. College of American Pathologists. Arch Pathol Lab Med. 2000;124:61.
14. Spahn DR, Bouillon B, Cerny V, et al. Management of bleeding and coagulopathy following major trauma: an updated European guideline. Crit Care. 2013;17.
15. Tinegate H, Birchall J, Gray A, et al. Guideline on the investigation and management of acute transfusion reactions. Prepared by the BCSH Blood Transfusion Task Force. Br J Haematol. 2012;159:143.
16. Villanueva C, Colomo A, Bosch A, et al. Transfusion strategies for acute upper gastrointestinal bleeding. N Engl J Med. 2013;368:11.

107 Plaquetopenias

Rodrigo Antonio Brandão Neto

PONTOS IMPORTANTES

- Plaquetopenia é definida como contagem de plaquetas abaixo de 150.000 céls./μL, sendo considerada grave quando os níveis estão abaixo de 50.000 céls./μL.
- Etiologias importantes de plaquetopenia incluem leucemias e púrpura trombocitopênica trombótica.
- A plaquetopenia autoimune é um diagnóstico de exclusão, sendo necessários história e exame físico cuidadosos, esfregaço de sangue periférico e outros exames complementares antes de realizar um diagnóstico definitivo.
- A gravidade da plaquetopenia autoimune é dependente do número de plaquetas, mas a hemostasia dos pacientes é melhor do que o número de plaquetas faria esperar.
- Pacientes assintomáticos e com contagem de plaquetas acima de 30.000 mm^3 não têm necessidade de tratamento.
- Pacientes com plaquetopenia hipoproliferativa, como pacientes com leucemias, têm limiar para transfusão de 10.000 a 20.000 céls./μL.
- A corticoterapia oral é o esteio do tratamento clínico inicial da plaquetopenia autoimune.
- Em pacientes com plaquetopenia autoimune sem resposta à corticoterapia, opções incluem a esplenectomia.
- A transfusão de plaquetas é indicada em pacientes com sangramento com risco de morte.
- Opções para o tratamento emergencial da plaquetopenia autoimune incluem a pulsoterapia com metilprednisolona ou a imunoglobulina venosa imune.

INTRODUÇÃO E DEFINIÇÕES

A trombocitopenia ou plaquetopenia é definida por uma contagem de plaquetas abaixo de 150.000 céls./μL. Cerca de 2,5% da população tem contagens plaquetárias abaixo do limite inferior da normalidade. Variações significativas das contagens plaquetárias, como > 50% do basal, sempre devem levar à consideração e repetição dos resultados, mesmo em pacientes que ainda apresentem plaquetas dentro do limite da normalidade.

As plaquetopenias podem ser associadas a uma variedade de condições e o prognóstico também é muito variável. O quadro clínico pode ser desde benigno, sem nenhum risco de morte, até pacientes que devem ser tratados imediatamente devido ao risco imediato de morte.

A plaquetopenia pode ser classificada em:

- Leve: plaquetas entre 100.000 e 150.000 céls./μL.
- Moderada: plaquetas entre 50.000 e 99.000 céls./μL.

- Grave: plaquetas < 50.000/μL ou com sangramento associado.

A plaquetopenia grave, em geral, tem maior risco de sangramento, mas a correlação entre contagem de plaquetas e sangramento é pobre e o risco de sangramento varia de acordo com a condição subjacente e pode ser imprevisível.

ETIOLOGIA E FISIOPATOLOGIA

Os principais mecanismos fisiopatológicos da trombocitopenia incluem diminuição da produção de plaquetas na medula óssea, destruição de plaquetas periférica por anticorpos, consumo de plaquetas por trombos, diluição pela reanimação com líquidos ou transfusão maciça, sequestro de plaquetas no baço em indivíduos com hipertensão portal e/ou esplenomegalia devido a outra condição.

As causas mais frequentes de plaquetopenia são a plaquetopenia autoimune, antes denominada púrpura trombocitopênica autoimune (PTI), e o uso de medicamentos.

No caso da plaquetopenia autoimune ocorre destruição plaquetária mediada por autoanticorpos que se ligam a antígenos plaquetários, levando a seu prematuro clareamento pelo sistema reticuloendotelial.

A incidência da plaquetopenia autoimune é de 2 a 4 casos a cada 100.000 habitantes nos Estados Unidos e cerca de 6-7 casos a cada 100.000 habitantes/ano no Reino Unido se apenas considerarmos a forma que acomete adultos. Considerando os casos que acometem crianças, a incidência passa a ser de mais de 10 casos por 100.000 habitantes. A forma em adultos tem pior prognóstico e será alvo principal da discussão do capítulo.

As plaquetopenias autoimunes podem ser divididas em:

- Primárias: diagnóstico de exclusão representa 80% dos casos.
- Secundárias: podem ser causadas por medicações, infecções virais, vacinações, neoplasias hematológicas, mas principalmente por doenças autoimunes como o lúpus eritematoso sistêmico (LES), no qual a plaquetopenia secundária ocorre em um quarto a metade dos pacientes.

Entre outras causas de plaquetopenia, devemos citar as situações clínicas que podem cursar com plaquetopenia e trombose:

- Trombocitopenia induzida por heparina: ocorre em menos de 5% dos pacientes que usam heparina. Ocorre desenvolvimento de anticorpos antiplaquetas que pode levar a tromboses, além de trombocitopenia. Em sua forma mais grave, ocorre produção de anticorpos para fator crescimento derivado de plaquetas (PDGF).
- Síndrome dos anticorpos antifosfolípides: associada com trombose arterial e/ou trombose venosa; os sítios arteriais mais comumente envolvidos são artérias cerebrais e mesentéricas.
- Coagulação intravascular disseminada (CIVD): também cursa com risco tanto de hemorragias como de trombose, geralmente venosa. Ocorre frequentemente em associação com condições como sepse e neoplasias malignas e em formas crônicas em hepatopatias.
- Microangiopatias trombóticas: as mais comuns são a púrpura trombocitopênica trombótica (PTT), síndrome hemolítica-urêmica (SHU) ou a microangiopatia induzida por drogas. Todas essas condições estão associadas com trombose de pequenos vasos, com formação de trombos ricos em plaquetas. Esses microtrombos podem ocorrer em qualquer órgão e podem ter evolução fulminante.
- Hemoglobinúria paroxística noturna (HPN): causada pela perda de glicosilfosfatidilinositol das membranas das células. Podem ocorrer trombose de veias intra-abdominais e cerebrais, juntamente com anemia hemolítica e/ou outras citopenias.
- Doenças da medula óssea: as plaquetas são produzidas na medula óssea a partir dos megacariócitos. Tipicamente, doenças da medula óssea, que prejudicam a produção de plaquetas, também reduzem a produção de outras células do sangue, causando pancitopenia. Os pacientes podem apresentar-se com sintomas de trombocitopenia (p. ex., hemorragia, petéquias) ou sintomas atribuíveis à anemia e/ou leucopenia (p. ex., fadiga e infecção).
- Hemotransfusões maciças ou reposição agressiva de volume: podem cursar com plaquetopenia dilucional, que é transitória e sem implicações clínicas.
- Esplenomegalia: cerca de um terço das plaquetas se encontra no baço, mas em situações de aumento do baço essa proporção pode ser bem maior, chegando até 90%. Complicações asso-

ciadas a citopenias associadas à esplenomegalia como infecções ou sangramento são muito raras.

- Trombocitopenia gestacional: costuma ser leve, assintomática, ocorrendo tardiamente na gestação, com resolução espontânea após o parto. Não há associação com trombocitopenia fetal e não existe necessidade de modificar o manejo obstétrico, porém contagens plaquetárias < 70.000 céls./μL são raras e fazem suspeitar de outros mecanismos que justifiquem a plaquetopenia. Na gestação podem ocorrer síndrome HELLP ou pré-eclâmpsia, que podem cursar com plaquetopenia.
- Infecções: podem cursar tanto com supressão medular como com destruição periférica e consumo de plaquetas.
- Alterações plaquetárias congênitas: anomalia de May-Eglin, associada a plaquetas gigantes no esfregaço de sangue periférico, síndrome de Bernard-Soulier. O diagnóstico dessas condições é usualmente realizado na infância.

As principais causas de plaquetopenia estão resumidas na Tabela 1.

Entre drogas potencialmente causadoras de plaquetopenia, além da heparina, temos as sulfas e penicilinas, agentes antiepilépticos (como carbamazepina e fenitoína), ranitidina, quinidina e o quinino.

O uso de quimioterapia mielotóxica ou radioterapia pode induzir uma mielossupressão dependente da dose que normalmente afeta todas as linhas de células do sangue.

ACHADOS CLÍNICOS

Plaquetopenias secundárias a doenças graves

As manifestações clínicas são dependentes da etiologia da plaquetopenia. Em pacientes com doenças graves que cursam com plaquetopenia, como sepse ou púrpura trombocitopênica trombótica, a plaquetopenia é, na maioria dos casos, um achado

▷ **TABELA 1** Principais causas e frequência de plaquetopenia

Causa	Frequência
Pseudotrombocitopenia (causada por artefatos como EDTA no tubo de exame, entre outras causas)	Não estimada
Infecções com sepse bacteriana ou parasitárias como malária e babesiose	48-70%
Hiperesplenismo	15-18%
Coagulação intravascular disseminada (pode ser associada a neoplasias)	10-20%
Medicações não citotóxicas (incluem anti-inflamatórios, ranitidina e penicilinas, entre outras)	5-10%
Medicações citotóxicas	7%
Transfusão maciça	4-7%
Hepatite C	Não estimada
HIV	1-5%
Álcool	5%
Gestação	Não estimada
Produtos contendo quinino	Não estimada
Síndromes mielodisplásicas	1-3%
Microangiopatias trombóticas (como a púrpura trombocitopênica trombótica)	Não estimada
Síndrome do anticorpo antifosfolípide	Não estimada
Pré-eclâmpsia	Não estimada
Leucemias	< 1%
Anemia aplásica	< 1%
Doenças imunes (incluindo plaquetopenia autoimune idiopática)	10-20%
Trombocitopenias congênitas (síndrome de Wiskott-Aldrich, entre outras)	< 1%
Sem causa definida	10-15%

laboratorial, sendo menos relevante no contexto. Entretanto, muitas vezes a plaquetopenia pode servir como marcador prognóstico dessas síndromes.

Em pacientes cujo principal diagnóstico é plaquetopenia (independentemente da etiologia), as principais manifestações estão relacionadas a sangramentos: petéquias, púrpuras, hemorragias de mucosas (p. ex., epistaxe, menorragia). Esses pacientes podem também apresentar outros sintomas, como febre ou alterações neurológicas, dependendo do diagnóstico de base.

Plaquetopenia autoimune

A plaquetopenia autoimune em adultos é bem diferente da doença aguda que tipicamente aparece em crianças. Em adultos, os pacientes, em geral, apresentam quadro insidioso, sem ser precedido por doenças virais ou outras. A manifestação inicial na maioria dos casos é o aparecimento de púrpura por período de meses antes do diagnóstico e 35% dos pacientes apresentam-se assintomáticos, com achado de plaquetopenias em geral acima de 30.000 mm^3. Esses pacientes, seguidos por longos períodos de tempo, não demonstraram aparecimento de sangramentos significativos.

Aproximadamente 70% dos pacientes com PTI são do sexo feminino e 70%-75% se apresentam com idade menor que 40 anos. Entretanto, em pacientes com mais de 60 anos de idade não existe diferença de incidência entre os sexos.

Os sintomas são variáveis, com pacientes assintomáticos e outros com sangramentos leves com petéquias e hematomas. Raramente aparecem petéquias em palmas das mãos e plantas de pés; entretanto, sangramento de mucosas, oral ou do trato gastrointestinal pode ocorrer, eventualmente com formação de bolhas hemorrágicas. Epistaxe e menorragia são comuns, mas hematúria é rara. Alguns pacientes apresentam quadro de franca hemorragia em vários sítios, dos quais o potencialmente mais grave é o intracraniano. Essas manifestações ocorrem normalmente apenas quando plaquetopenias muito graves estão presentes.

Existem duas formas de apresentação:

- Forma aguda: o quadro clínico se desenvolve em dias a semanas e tem duração menor que 6 meses; costuma acometer crianças, ter resolução espontânea, um bom prognóstico e raramente se torna crônico. Tem excelente resposta a corticoide. Essa forma é responsável por 50% das plaquetopenias autoimunes, costuma ter pródromos de um quadro viral semanas antes e incidência semelhante entre homens e mulheres. Um consenso recente recomendou a retirada dessa denominação, pois seu diagnóstico é retrospectivo.
- Forma crônica: principal forma encontrada no adulto e tem duração maior que 6 meses. O paciente tem um quadro clínico mais arrastado, com hematomas, até procurar o departamento de emergência. O hemograma mostra plaquetopenia, eventualmente anemia ferropriva. Raramente cura-se de modo espontâneo; muitos pacientes necessitam de tratamento de longo prazo, acometendo mais mulheres (mulheres:homens = 2-3:1).

A doença é considerada grave quando há sangramento e necessidade de intervenção terapêutica.

Sintomas associados à plaquetopenia

O diagnóstico de causas de plaquetopenia pode ser sugerido por achados clínicos:

- Febre: infecção, sepse, coagulação intravascular disseminada (CIVD) e PTT.
- Hepatoesplenomegalia: hepatopatia, hiperesplenismo, neoplasias como linfoma.
- Achados neurológicos: PTT e SHU, microangiopatia trombótica induzida por drogas, deficiência de vitamina B12 ou deficiência de cobre.
- Linfadenopatia: infecção, linfoma, outra malignidade.

A Tabela 2 resume a investigação em pacientes com plaquetopenia.

EXAMES COMPLEMENTARES E DIAGNÓSTICO

Em primeiro lugar é necessário confirmar a presença de plaquetopenia, repetindo o exame e solicitando avaliação do esfregaço de sangue periférico, obtendo a contagem de plaquetas anteriores se disponíveis, e avaliando se existe a presença de outras anormalidades hematológicas.

O esfregaço de sangue periférico pode mostrar alterações sugestivas de causas de plaquetopenias. A presença de esquizócitos, por exemplo, sugere a

▷ **TABELA 2** Avaliação do paciente com plaquetopenia e sangramento

Natureza do sangramento	Petéquias, púrpuras, equimoses
Sítios de sangramento	Pele, mucosas, gastrointestinal...
Padrão do sangramento	Recente ou antigo, frequência, gravidade, espontâneo ou provocado
Situações em que ocorreu	Procedimentos dentários, cirurgias...
Uso de medicações	Heparina, penicilinas, clopidogrel, ticlopidina, anti-inflamatórios não esteroidais e ranitidina, entre outras medicações
Doenças associadas	Uremia, hepatopatia, coagulopatias, HIV, doenças autoimunes
Necessidade de transfusões prévias	Aumento de risco de doenças associadas a plaquetopenias, aloimunização
Alteração de sinais vitais	Sangramentos com consumo de plaquetas, sepse
Achados associados	Linfadenopatia, hepatoesplenomegalia, febre
Presença de sítio único ou múltiplos sítios de sangramento	Aumenta possibilidade de coagulação intravascular disseminada (CIVD), aumento de fibrinólise
Vacinações recentes	Vacinas para doenças virais como sarampo, rubéola, coqueluche e varicela com risco de plaquetopenia autoimune

presença de microangiopatias como a PTT. A presença de mieloblastos, por outro lado, é sugestiva de síndrome mielodisplásica e leucemias.

Um paciente com achado incidental de plaquetopenia assintomática com menos de 60 anos de idade, por exemplo, possui uma maior probabilidade de diagnóstico de plaquetopenia autoimune. Além da história, exame físico, hemograma e revisão do esfregaço de sangue periférico devem ser solicitados, além de poucos outros exames complementares, como os seguintes:

- Sorologia para o HIV (HIV pode ser causa de plaquetopenia).
- Sorologia para vírus da hepatite C, também obrigatória devido a associação com plaquetopenia.
- TSH e T4 livre séricos: eram rotineiros nesses pacientes, atualmente é recomenda-se apenas se sintomas de hipo ou hipertireoidismo.
- Estudos imunológicos como FAN e fator reumatoide: só são indicados em pacientes com sintomas característicos de LES ou artrite reumatoide.
- Sorologia para *Helycobacter pylori*: a infecção por *H. pylori* tem sido associada à plaquetopenia e pode ser considerada se houver sintomas gastrointestinais associados; não é recomendada de rotina, mas em certas populações como asiáticos pode ser útil.
- Estudos de coagulação: se plaquetopenia grave com sangramento importante.
- Dosagens de anticorpos antiplaquetas: sensibilidade ruim, variando de 50-70% com especificidade de 75 a 95%; assim, não devem ser utilizadas de rotina para diagnóstico das causas de plaquetopenia.
- Aspiração da medula óssea e biópsia de medula óssea não são necessárias na maioria dos casos. Indicadas se paciente com > 60 anos para excluir síndrome mielodisplásica, se outras citopenias não explicadas, não são mais indicadas antes de indicar esplenectomia. Tipicamente o mielograma mostra celularidade normal, com eritropoiese e mielopoiese normais e megacariócitos presentes em números normais ou aumentados.
- Vitamina B12 e ácido fólico: somente indicados se alterações neurológicas, hipersegmentação de neutrófilos ou macrocitose não explicada por reticulocitose associada.
- Pesquisa de anemia hemolítica autoimune associada: se anemia desproporcional ao sangramento, a pesquisa de anemia hemolítica autoimune associada deve ser investigada por meio de exames para pesquisa de hemólise (dosagem de LDH, bilirrubinas, haptoglobina e teste de Coombs direto).

Deve-se sempre verificar as medicações que o paciente usa (p. ex., a ranitidina) e descontinuar se esta ou outras drogas que podem potencialmente causar plaquetopenia não forem essenciais ao paciente.

▷ **TABELA 3** Exames laboratoriais em pacientes com plaquetopenias

▪ Hemograma completo
▪ Confirmação da plaquetopenia com contagem manual de plaquetas
▪ Esfregaço de sangue periférico
▪ Pesquisa de esquizócitos
▪ Sorologia para HIV, hepatite B (se uso de rituximab) e C
▪ Fator antinúcleo (FAN) para pacientes com suspeita de LES
▪ TSH (se sintomas sugestivos de doença tireoidiana)
▪ Mielograma (indicado em pacientes com mais de 60 anos de idade)
▪ Anticorpos antiplaquetas (alta sensibilidade para plaquetopenia autoimune, mas pouco acrescentam ao diagnóstico)

LES: lúpus eritematoso sistêmico; TSH: hormônio tireoestimulante.

Outros exames recomendados para exclusão de outras etiologias de plaquetopenia são discutidos na Tabela 3. Em mulheres gestantes com plaquetopenia grave, uma avaliação mais aprofundada com pesquisa de enzimas hepáticas, função renal e se necessário uma avaliação com hematologista é necessária, pois outras causas de plaquetopenia como pré-eclâmpsia e síndrome HELP são relativamente frequentes.

DIAGNÓSTICO DIFERENCIAL

O diagnóstico diferencial inclui todas as causas de trombocitopenia. A PTT, por exemplo, pode apresentar alterações neurológicas e renais.

A trombocitopenia gestacional é um dos principais diagnósticos diferenciais, sendo relativamente comum, e é usualmente assintomática e leve; os pacientes não têm história prévia de plaquetopenia, não ocorre plaquetopenia fetal e resolução espontânea ocorre no final da gestação.

Quadros infecciosos virais ou bacterianos, como mononucleose e infecção pelo *Helicobacter pylori*, podem causar plaquetopenia aguda.

Hiperesplenismo e mielodisplasia também são diagnósticos diferenciais e deve ainda ser considerada a hipótese de trombocitopenias congênitas, como a síndrome de Wiskott-Aldrich e a anomalia de May-Eglin.

Outra causa de plaquetopenia a ser considerada, embora rara, é a aplasia pura da série megacariocítica com quadro indistinguível da PTI, exceto pela ausência medular de megacariócitos.

A Tabela 4 apresenta o diagnóstico diferencial das plaquetopenias de outras causas que não a plaquetopenia autoimune.

TRATAMENTO

O tratamento deve ser adequado à condição associada. Os pacientes que são saudáveis e não têm manifestações hemorrágicas não precisam de restrições de atividades físicas. A exceção são aqueles atletas em atividades de alto risco com plaquetopenia < 50.000 céls./μL, o que implica risco de sangramento.

▷ **TABELA 4** Achados sugestivos de diagnósticos alternativos a plaquetopenia autoimune

Anemia	Pode estar associada a causas de pancitopenia como leucemias e mielodisplasia. Pode estar associada a plaquetopenia autoimune (síndrome de Evans)
Febre	Infecção, sepse, coagulação intravascular disseminada (CIVD) e PTT
Leucopenia	Associada a quadros mielodisplásicos e leucêmicos
Hepatoesplenomegalia	Hepatopatia, hiperesplenismo, neoplasias como linfoma
Confusão mental e outros achados neurológicos	PTT e SHU, microangiopatia trombótica induzida por drogas, deficiência de vitamina B12 ou de cobre
Dor óssea	Ocorre em leucemias
Linfadenopatia	Infecção, linfoma, outra malignidade
Macrocitose	Associada a mielodisplasias ou quadros hemolíticos
Artralgias e hemólise associada	Podem ocorrer em microangiopatias trombóticas
Tromboses associadas	Trombocitopenia induzida pela heparina (HIT), síndrome antifosfolípide ou hemoglobinúria paroxística noturna (HPN)

PTT: púrpura trombocitopênica trombótica; SHU: síndrome hemolítico-urêmica.

As medicações antiplaquetárias devem ser evitadas, mas a profilaxia para trombose venosa profunda deve ser realizada se houver indicação.

Devem ser sempre lembrados os limites para indicação de transfusão de plaquetas para procedimentos, que são especificados na Tabela 5.

▷ **TABELA 5** Contagens de plaquetas seguras para procedimentos

Procedimento	Contagem de plaquetas segura
Extrações dentárias	> 30.000 plaquetas/mm³
Cirurgias menores	> 50.000 plaquetas/mm³
Cirurgias maiores	> 80.000 plaquetas/mm³
Bloqueios regionais dentários	> 30.000 plaquetas/mm³
Procedimentos endoscópicos	> 50.000 plaquetas/mm³
Neurocirurgias	> 100.000 plaquetas/mm³
Cateter venoso central	> 20.000 plaquetas/mm³
Punção lombar	> 50.000 plaquetas/mm³ (se sem neoplasias hematológicas > 20.000 plaquetas/mm³)
Punção de medula óssea	> 20.000 plaquetas/mm³

Em pacientes com plaquetopenia associada à quimioterapia ou por leucemias, por exemplo, o limiar para indicar transfusão profilática é contagem de plaquetas em níveis inferiores a 10.000 a 20.000 céls/µL. A American Association of Blood Banks recomenda o limiar de 20.000 céls./mm³; outros autores e protocolos recomendam o limiar de 10.000 céls./mm³. Em pacientes com febre o limiar passa a ser de 20.000 céls./mm³.

A plaquetopenia autoimune crônica do adulto com plaquetas acima de 30.000 mm³ não necessita de tratamento, exceto se o paciente for submetido a algum procedimento cirúrgico. Nesse caso, o objetivo é manter o número de plaquetas acima dos níveis já discutidos. Alguns autores recomendam tratamento da plaquetopenia autoimune quando há contagem de plaquetas entre 10.000 e 30.000 U/L sem sangramento ou com sangramento leve.

A indicação de tratamento é indicada nas seguintes situações:

- Plaquetas inferiores a 10.000 mm³.
- Sangramento e plaquetas < 30.000 mm³.
- Risco elevado de sangramento com plaquetas < 50.000 mm³: trauma no SNC, cirurgia recente.

Em pacientes fora de situação emergencial, a corticoterapia oral é o esteio do tratamento. A prednisona é usada em dose de 1,0 a 1,5 mg/kg/dia por 2 a 4 semanas, com diminuição progressiva da dose nas semanas posteriores. A descontinuação lenta e progressiva ajuda a prevenir recidiva, segundo alguns autores. Em pacientes com plaquetas entre 10.000 e 20.000, boa parte dos autores recomenda iniciar tratamento, mas não necessariamente no serviço de emergência. A resposta ocorre na maioria dos pacientes com 2 semanas, mas a taxa de recorrência com corticosteroides é alta e pouco altera a evolução natural do paciente. Em fase aguda, ganha tempo até outras intervenções.

A pulsoterapia oral com dexametasona foi estudada para pacientes com contagem de plaquetas menor que 20.000 mm³ ou menor que 50.000 mm³ com sangramento significativo, com dose de 40 mg via oral de dexametasona por 4 dias. A resposta foi satisfatória em 85% dos pacientes e, no sétimo dia, em média, a contagem plaquetária ficou maior que 100.000 mm³. Essa linha de tratamento é alternativa tanto para pulso com metilprednisolona (1 g EV por 3 dias) usado em situações emergenciais, como alternativa ao uso da prednisona via oral diária em pacientes crônicos.

Um estudo comparou a estratégia com dexametasona 40 mg ao dia por 4 dias com prednisona 1 mg/kg, podendo repetir por mais 4 dias se sem resposta; a resposta inicial foi maior no grupo dexametasona com plaquetas > 30.000 céls./mm³ (82,1% vs. 69,1%), mas a resposta em 6 meses foi similar; assim, em situações em que é necessária uma resposta mais rápida, a dexametasona pode ser uma opção. Pacientes com sintomas menores de sangramento também podem ser tratados com corticoide via oral e a maioria desses pacientes não requer hospitalização.

A esplenectomia foi o primeiro tratamento efetivo para a PTI e é alternativa para pacientes sem resposta a corticoterapia. Aproximadamente 75% apresentam resposta permanente, embora alguns estudos apresentem resultados piores. A maioria das recidivas ocorre nos dois primeiros anos. O procedimento pode ser não curativo (pois a opsonização das plaquetas ainda pode ocorrer), não deve ser realizado antes do período de evolução de 4 a 6 semanas e geralmente é realizado após 6 meses, pois pacientes podem apresentar remissão espontânea, embora esta seja incomum em adultos. As evidências da literatura não são suficientes para realizar recomendações precisas sobre a esplenectomia. Usualmente é indicada em pacientes nas seguintes condições:

- Pacientes com necessidade de dosagem de prednisona superior a 0,1 mg/kg/dia para alcançar nível plaquetário seguro – sem sangramentos, após tentativa de redução da dose do corticoide ou que não conseguem manter contagem de plaquetas > 10.000 mm³ sem sintomas de sangramento.
- Necessidade do uso de corticoide em dose maior que 0,25 mg/kg/dia após período mínimo de 4 a 6 semanas (geralmente 6 meses) de tratamento, para manter paciente assintomático ou contagem de plaquetas < 30.000 céls./mm³ por período maior que 3 meses, com ou sem sangramento apesar de tratamento.

O procedimento é considerado inapropriado em pacientes com plaquetas > 50.000 mm³ e sem sangramento. O procedimento é associado com sangramento e deve ser realizado apenas se com tratamento com imunoglobulina ou alternativamente Ig anti-D (em pacientes Rh+, sendo a hemólise aloimune o seu principal efeito colateral) e corticoides; a contagem plaquetária maior que 30.000 mm³ (idealmente maior que 50.000 mm³). Usualmente, a esplenectomia é indicada apenas após pelo menos 1 ano de seguimento.

Os pacientes deverão ser imunizados com vacina antipneumocócica polivalente, contra *H. influenzae* B e meningocócica, pelo risco de infecção bacteriana fatal pós-esplenectomia, em período mínimo de 2 semanas pré-procedimento. O risco de infecções graves pelo restante da vida é relativamente pequeno. Em pacientes com risco cirúrgico alto, a irradiação esplênica e a embolização parcial esplênica são alternativas; a retirada de baço acessório também pode apresentar resultados.

Pacientes sem resposta a corticoides podem usar a imunoglobulina endovenosa, que apresenta taxa de resposta de 85% e pode ser utilizada antes da esplenectomia se existir urgência em aumentar a contagem de plaquetas. Esta é uma solução preparada a partir de *pool* de plasma de doadores voluntários com anticorpos normalmente presentes no sangue do homem adulto. Seu modo de ação é através do bloqueio de receptores Fc de células do sistema reticuloendotelial. A sua indicação essencial é a necessidade de elevação rápida na contagem plaquetária (sangramento excessivo) ou pré-procedimentos cirúrgicos. A dose usual é de 400 mg/kg/dia por 5 dias ou 1 g/kg/dia por 2 dias, com 79% dos pacientes com plaquetas acima de 50.000 mm³ após o quinto dia de tratamento. Dose única de 1 g/gg de imunoglobulina pode ser suficiente para aumentar as plaquetas acima de 30.000 céls./mm³; nesse caso não é necessário o segundo dia de imunoglobulina endovenosa. Uma alternativa ao uso da imunoglobulina venosa é o uso da imunoglobulina anti-D (RhoGAM) em pacientes com tipo sanguíneo RH+, a dose usual é de 50 a 75 mcg/kg EV e repetir a dose caso não ocorra resposta satisfatória.

Em pacientes sem resposta, os agentes trombopoéticos como romiplostim (500 mcg ou 5 a 7 mcg/kg) foram melhores que o tratamento usual em estudos e podem ser utilizados como tratamento adjuvante. Estudos também demonstraram benefício com anticorpos monoclonais anti-CD20 como o rituximab, embora um estudo de 2012 tenha achado resultados decepcionantes com o rituximab.

Os pacientes podem evoluir com plaquetopenia autoimune refratária, que é definida pela presença de quatro critérios:

- Contagem de plaquetas < 30.000 apesar do tratamento.
- Persistência de plaquetopenia autoimune por mais de 3 meses.
- Falha em responder a esplenectomia.
- Necessidade de tratamento para evitar sangramento espontâneo.

O tratamento desses pacientes é dependente dos seguintes fatores:

- Idade.
- Gravidade e tipo de sangramento.
- Contagem plaquetária.
- Estilo de vida.

Existem critérios para definir a resposta ao tratamento, e são os seguintes:

- Resposta completa: ausência de sangramento com contagem plaquetária maior que 100.000 céls./mm³.

- Resposta parcial: contagem plaquetária maior que 30.000 céls./mm³ e ausência de sangramento.
- Sem resposta: sangramento ou contagem plaquetária menor que 30.000 céls./mm³.

Na maioria dos pacientes, uma resposta parcial é considerada satisfatória. Alternativas terapêuticas para pacientes não respondedores incluem imunossupressores como vincristina e ciclofosfamida e o danazol, que é supressor de LH/FSH.

Em pacientes com infecção pelo vírus C, o tratamento dele é recomendado e pacientes com *H. pylori* e sintomas gastrointestinais associados têm indicação de erradicação dele.

Tratamento emergencial da plaquetopenia autoimune

O tratamento emergencial é necessário para pacientes com menos de 30.000 plaquetas/mm³ de plaquetas e com sangramento ativo do trato gastrointestinal, geniturinário ou principalmente do sistema nervoso central; nesses casos, o paciente apresenta risco imediato de morte.

O objetivo é elevar rapidamente a contagem plaquetária em período igual ou menor que 24 horas. A hospitalização desses pacientes é necessária e é praticamente a única situação em que a internação em pacientes com plaquetopenia autoimune não é controversa.

A primeira modalidade é a transfusão plaquetária. Embora a destruição de plaquetas nesses pacientes seja rápida, quase todos os pacientes após transfusão plaquetária conseguem manter contagem de plaquetas acima de 20.000 céls./mm³, e alguns mantêm níveis plaquetários apropriados por até 5 dias; portanto, dando suporte hemostático crítico necessário para as primeiras horas. A indicação de transfusão de plaquetas é a presença de sangramento com risco de morte, ao exemplo de sangramento intracraniano ou sangramento gastrointestinal importante. Alguns autores recomendam transfusão de plaquetas profiláticas se plaquetas abaixo de 5.000 mm³ ou se abaixo de 10.000 mm³ e paciente com febre, mas o benefício dessas medidas é extremamente questionável e nenhum consenso dá suporte a essa prática.

Deve-se conjuntamente iniciar o tratamento imunomodulador. A pulsoterapia com metilprednisolona 1 g ao dia via endovenosa deve ser feita por 3 dias consecutivos; a medicação é diluída em 500 mL de salina fisiológica e infundida em 2 a 3 horas. Deve-se realizar profilaxia para infecção disseminada por estrongiloides nesses casos.

A imunoglobulina é administrada de forma já descrita neste capítulo. Sua resposta é mais rápida que a pulsoterapia com corticoide, mas a diferença de eficácia a favor da imunoglobulina é pequena e seu custo é bem mais elevado. Porém, em situações de extrema urgência, como sangramentos de sistema nervoso central, a diferença de tempo de ação se torna relevante. Em pacientes com sangramento grave e plaquetopenia significativa, a combinação de imunoglobulina endovenosa associada a pulsoterapia oral com dexametasona é recomendada por diretrizes e muitos autores.

Em pacientes com sangramento importante, apesar das medidas clínicas, foi relatado benefício com o uso do fator VIIa recombinante humano. A experiência, entretanto, ainda é limitada a relatos de casos e seu uso deve ser restrito a casos extremos.

Alternativas para pacientes com sangramento persistente apesar das terapias indicadas incluem:

- Ácido transnexâmico 1,0 a 1,5 g 3 a 4 vezes ao dia.
- Ácido aminocaproico 4 a 12 g/dia.
- Fator VII recombinante humano.

A combinação de mais de um dos tratamentos referidos pode ser indicada em pacientes sem resposta e plaquetopenia autoimune conhecida. Relatos de casos descrevem uso associado da pulsoterapia com dexametasona e imunoglobulina venosa em pacientes não responsivos ou com sangramento persistente.

INDICAÇÕES DE INTERNAÇÃO HOSPITALAR, TERAPIA INTENSIVA E SEGUIMENTO

Os pacientes com plaquetopenia e sangramento significativo têm indicação de internação de urgência.

Pacientes sem sangramento, mas com plaquetopenia significativa, podem ser manejados ambulatorialmente desde que referenciados logo para o hematologista e façam acompanhamento próximo com ele.

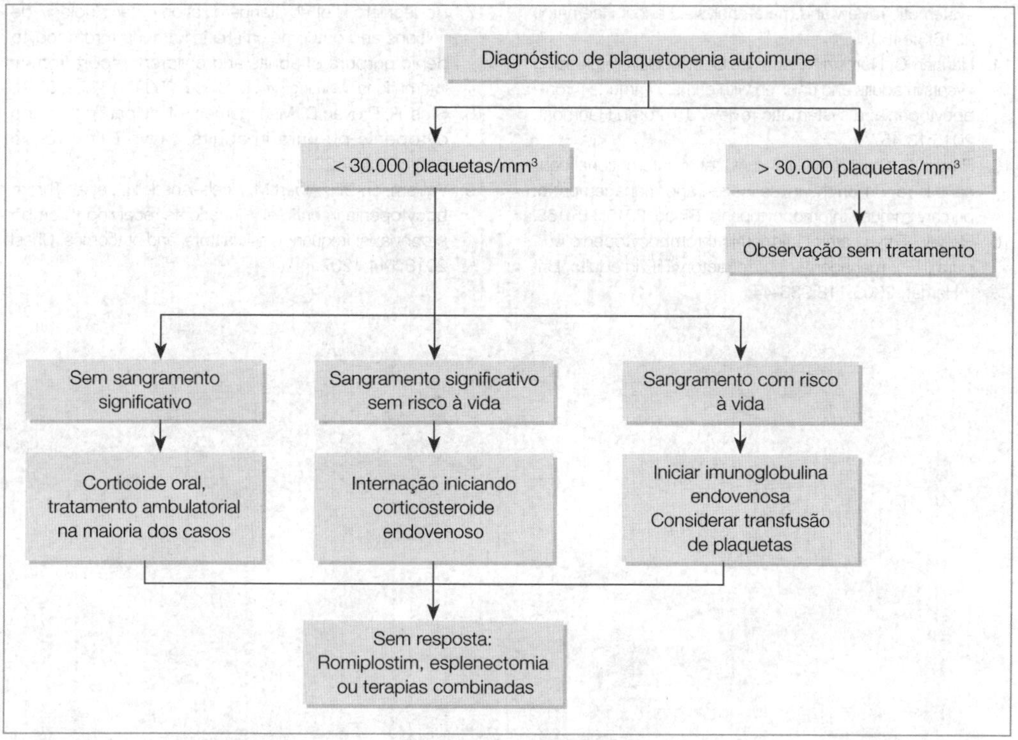

▷ **FIGURA 1** Plaquetopenias.

Pacientes sem sangramento significativo, mas com plaquetas menores que 10.000 céls./mm^3, iniciam tratamento internados conforme protocolo de nosso serviço, com alvo de alta precoce se resposta.

COMPLICAÇÕES

As principais complicações são os sangramentos de sistema nervoso central; os sangramentos de outros sítios também podem ocorrer.

Anemia pode ocorrer por sangramentos e ocasionalmente anemia hemolítica pode estar associada, na chamada síndrome de Evans.

LITERATURA RECOMENDADA

1. Arnold DM, et al. A pilot randomized trial of adjuvant rituximab or placebo for nonsplenectomized patients with immune thrombocytopenia. Blood. 2012;119:1356.
2. Arnold DM. Bleeding complications in immune thrombocytopenia. Hematology Am Soc Hematol Educ Program. 2015;2015:237.
3. Cheng Y, Wong RSM, Wong MB, Soo YOY, Chui CH, Lau FY, Chan NPH. Initial treatment of immune thrombocytopenic purpura with high-dose dexamethasone. NEJM. 2003;349(9):831-6.
4. Provan DA, et al. Updated international consensus report on the investigation and management of immune thrombocytopenia. Blood Adv. 2019;3(22):3780-817.
5. George JN, et al. Management of adult patients with persistent idiopathic thrombocytopenic purpura following splenectomy. Ann Intern Med. 2004;140:112.
6. Guidelines for the investigation and management of idiopathic thrombocytopenic purpura in adults, children and in pregnancy. Br J Haematol. 2003;120:574.
7. Historical review: historical aspects and present knowledge of idiopathic thrombocytopenic purpura. Brit J Hemat. 2002;119:894-900.
8. Arnold DA, Cuker A, Kelton JG. Initial treatment of Immune thrombocytopenia (ITP) in adults: Clinical manifestations and diagnosis. www.uptodate.com. 2022. Acesso em: 13 março 2022.
9. Khan AY, et al. Clinical practice updates in the management of autoimmune thrombocytopenia. P&T. 2017;42(12).
10. Kuçukkaya RD, Gushiken FC, López JA. Thrombocytopenia. In: Willians hematology. 7. ed. Mc-Graw-Hill; 2006. p. 1749-84.
11. Kuter DJ, et al. Romiplostin or standard of care in patients with immune thrombocytopenia. NEJM. 2010;363:1889-99.
12. Lechner K. Management of adult immune thrombocytopenia. Rev Clin Exp Hematol. 2001;5(3):222.
13. Mithoowani S, Gregory-Miller K, Goy J, et al. High-dose dexamethasone compared with prednisone for previously untreated primary immune thrombocytopenia: a

systematic review and meta-analysis. Lancet Haematol. 2016;3:e489.
14. Neunert C, Noroozi N, Norman G, et al. Severe bleeding events in adults and children with primary immune thrombocytopenia: a systematic review. J Thromb Haemost. 2015;13:457.
15. Provan D, Stasi R, Newland AC, et al. International consensus report on the investigation and management of primary immune thrombocytopenia. Blood. 2010;115:168.
16. Review. Fifty years of idiopathic thrombocytopenic purpura (ITP): management of refractory ITP in adults. Brit J Hemat. 2003;118:933-44.
17. Rodeghiero F, et al. Standardization of terminology, definitions and outcome criteria in immune thrombocytopenic purpura of adults and children: report from an international working group. Blood. 2009;113(1):2386-93.
18. Stasi R, Provan D. Management of idiopathic thrombocytopenic purpura in adults. Mayo Clin Proced. 2004;79:504-22.
19. Williamson DR, Albert M, Heels-Ansdell D, et al. Thrombocytopenia in critic ally ill patients receiving thromboprophylaxis: frequency, risk factors, and outcomes. Chest. 2013;144:1207.

108 Emergências oncológicas

Júlio César Garcia de Alencar
Rodrigo Antonio Brandão Neto
Lucas Lentini Herling de Oliveira

PONTOS IMPORTANTES

- As emergências oncológicas representam um amplo espectro de doenças que podem se apresentar no departamento de emergência (DE) como a manifestação inicial de uma neoplasia maligna previamente não diagnosticada, a progressão de uma doença já conhecida ou o efeito colateral do tratamento oncológico.
- A condição clínica do paciente previamente à admissão, o prognóstico oncológico e a expectativa de vida devem ser levantados, e o planejamento terapêutico e os objetivos do cuidado devem ser discutidos durante a avaliação inicial.
- A síndrome de lise tumoral se caracteriza por distúrbios hidroeletrolíticos relacionados à destruição de grande quantidade de células malignas. A hidratação e a terapia de redução do ácido úrico são os tratamentos inicialmente indicados.
- A síndrome da veia cava superior consiste na obstrução total ou parcial do fluxo da veia cava superior. O tratamento depende da etiologia, e a maioria dos casos não tem indicação de intervenção cirúrgica de emergência.
- A hipertensão intracraniana (HIC) associada à neoplasia ocorre em neoplasias do sistema nervoso central (SNC) tanto primárias como secundárias. O tratamento inclui as medidas habituais para HIC, associado ou não ao tratamento cirúrgico.
- A síndrome de compressão medular aguda é uma emergência médica que necessita de intervenção o mais breve possível devido ao risco de déficits motores e comprometimento funcional permanentes.
- A síndrome de hiperviscosidade é associada principalmente à macroglobulinema de Waldenstroem e ao mieloma múltiplo. A decisão de tratar baseia-se em critérios clínicos e não laboratoriais.

INTRODUÇÃO

A prevalência das emergências oncológicas continua a aumentar com a melhora da sobrevida de pacientes com neoplasias malignas. A Tabela 1 apresenta as principais emergências oncológicas que discutiremos a seguir. Ressaltamos que algumas etiologias são descritas em capítulos específicos ao longo deste livro.

SÍNDROME DE LISE TUMORAL

Etiologia e fisiopatologia

A síndrome de lise tumoral (SLT) é uma das complicações mais relevantes relacionadas ao câncer. A síndrome é uma emergência oncológica que se caracteriza por um conjunto de distúrbios hi-

▷ **TABELA 1** Principais emergências oncológicas

Metabólicas	Hipercalcemia
	Hiponatremia por SIADH
	Síndrome de lise tumoral
Mecânicas	Tamponamento pericárdico
	Derrame pleural
	Síndrome da veia cava superior
	Hipertensão intracraniana induzida por neoplasia
	Síndrome de compressão medular
	Síndrome de hiperviscosidade
	Obstrução intestinal
Relacionadas ao tratamento	Mucosite
	Neutropenia febril
	Trombocitopenia
	Efeitos tóxicos diretos de quimioterápicos em órgãos e sistemas

droeletrolíticos (DHE) que surge devido à rápida destruição de um grande número de células malignas, liberando seu conteúdo intracelular na circulação.

A incidência e a gravidade da SLT dependem da massa tumoral, do potencial para a lise das células tumorais, das características do paciente e do tratamento empregado. Quanto maior a massa da neoplasia, maior será a quantidade de conteúdos celulares liberados após a administração de terapia antitumoral eficaz. Tumores com um elevado potencial para desenvolver SLT incluem principalmente os linfomas de alto grau e as leucemias agudas com mais de 100.000 leucócitos (Tabela 2). Outras variáveis que predizem o risco de SLT são o DHL e a função renal.

A SLT ocorre principalmente após quimioterapia convencional, mas corticoides, radiação, agentes hormonais e terapias imunobiológicas também podem precipitá-la. Mais raramente, pode ocorrer SLT

▷ **TABELA 2** Estratificação de risco de síndrome de lise tumoral

Tipo de câncer	Risco		
	Alto	Intermediário	Baixo
Linfoma não Hodgkin *	Linfoma de Burkitt ou linfoblástico Linfomas avançados ou com DHL > 2x LSN	Linfoma de Burkitt inicial com DHL < 2x LSN	–
Leucemia linfoide aguda	Leucócitos > 100.000 ou DHL > 2x LSN	Leucócitos < 100.000 e DHL < 2x LSN	–
Leucemia mieloide aguda	Leucócitos > 100.000	Leucócitos 25-100.000 ou DHL > 2x LSN	Leucócitos < 25.000 e DHL < 2x LSN
Leucemias crônicas	–	Leucemia linfocítica crônica (LLC) com > 50.000 leucócitos ou tratamento com rituximab ou fludarabina	Leucemia mieloide crônica LLC que não se encaixa no risco intermediário
Tumores sólidos	–	Alta carga tumoral e alta sensibilidade ao tratamento citotóxico (p. ex., neoplasia de pequenas células de pulmão e neoplasia de células germinativas)	Demais tumores sólidos
Outras neoplasias hematológicas	–	–	Mieloma múltiplo

LSN: limite superior da normalidade.
* Devido à enorme variedade de linfomas não Hodgkin e ao fato de que sua estratificação é diversa, outros subtipos foram omitidos. Digno de nota, sua estratificação varia em função de sua agressividade, valor de DHL, carga tumoral e idade do paciente, podendo variar de baixo a alto risco.
** A estratificação de risco pode ser refinada utilizando função renal e valores basais de eletrólitos. Alguns autores recomendam que linfomas e leucemias de baixo risco sejam considerados de risco intermediário caso haja disfunção renal. Da mesma forma, recomenda-se que pacientes de risco intermediário sejam reclassificados como de alto risco diante da disfunção renal ou valores basais de ácido úrico, fosfato ou potássio acima do LSN.

de maneira espontânea – que ocorre antes do início da terapia antineoplásica – ou após procedimentos invasivos, como biópsias, embolização e cirurgias.

Apesar de tipicamente ocorrer em pacientes de maior risco, tem sido relatado aumento da incidência de SLT em pacientes com várias formas de malignidades sólidas, incluindo cânceres pulmonares, ginecológicos, gastrointestinais, neurológicos e sarcomas e mesmo em doenças hematológicas como a leucemia linfocítica crônica (LLC), historicamente considerada como de baixo risco para o desenvolvimento de SLT. Uma razão para isso é o estabelecimento de terapias direcionadas com alta eficácia em tumores sólidos e novos agentes anticancerígenos altamente eficazes como o ibrutinibe e inibidores da BCL-2.

Os principais fatores de risco para a SLT em tumores sólidos são neoplasias metastáticas, diminuição da função renal, elevação da lactato desidrogenase (LDH) e níveis elevados de fósforo, potássio e ácido úrico. Novas medicações, como venetoclax, obinituzumab, dinaciclib e alvocidib, utilizadas para tratamento de linfomas e leucemias, aumentaram o risco de SLT em situações em que não era esperada essa complicação.

Achados clínicos

Os sinais e sintomas relacionam-se às anormalidades eletrolíticas e metabólicas subjacentes e não são específicos para essa síndrome (Tabela 3). A síndrome de lise tumoral tem duas formas: a SLT laboratorial, em que temos apenas os DHE da síndrome, sem nenhum tipo de repercussão clínica; e a SLT clínica, em que além dos DHE o paciente desenvolve alterações clínicas que demandam intervenções para o seu tratamento adequado (p. ex., insuficiência renal aguda, arritmias cardíacas etc.).

Os principais DHE que ocorrem na SLT são hiperuricemia, hiperfosfatemia, hipocalcemia e hipercalemia.

A hiperuricemia se dá como consequência da metabolização dos ácidos nucleicos liberados durante a lise celular. Conforme se eleva a concentração de ácido úrico na urina, há a formação de cristais e consequente deposição nos túbulos renais levando a injúria renal.

Por sua vez, a hiperfosfatemia originada da liberação de fósforo das células tumorais leva à precipitação de fosfato de cálcio. Essa ligação entre fósforo e cálcio pode gerar tanto injúria renal por deposição nos túbulos renais como hipocalcemia e suas consequências clínicas (p. ex., convulsões, arritmias).

A liberação de potássio na circulação leva às conhecidas e temidas complicações da hipercalemia, que vão desde sintomas musculares até arritmias e morte.

Em resumo, as manifestações clínicas da SLT derivam dos DHE descritos e são classicamente injúria renal aguda (que varia desde elevações assintomáticas de creatinina até IRA oligúrica com necessidade de diálise), arritmias cardíacas e crises convulsivas, além de sintomas mais inespecíficos como fraqueza e náuseas.

▷ **TABELA 3** Distúrbios eletrolíticos metabólicos na síndrome de lise tumoral

Complicação	Manifestação	Manejo específico
Hipercalemia	Fraqueza muscular, parestesias Alterações eletrocardiográficas Arritmias	Gluconato de cálcio Solução de glicose e insulina Diuréticos de alça Bicarbonato de sódio Resinas de troca Hemodiálise
Hiperfosfatemia	Injúria renal aguda Hipocalcemia secundária	Restrição dietética Quelantes de fósforo (exceção) Hemodiálise
Hipocalcemia	Contrações musculares e tetania Confusão mental Convulsão	Manejo de hiperfosfatemia Reposição de cálcio apenas em pacientes sintomáticos, na menor dose possível
Hiperuricemia	Injúria renal aguda	Alopurinol Rasburicase Hemodiálise

▷ **TABELA 4** Critérios de Cairo-Bishop para diagnóstico de síndrome de lise tumoral

Critérios laboratoriais	Critérios clínicos
Ácido úrico igual ou superior a 8 mg/dL ou aumento de 25% do basal	Creatinina igual ou superior a 1,5 x o limite superior da normalidade
Potássio igual ou superior a 6,0 mEq/L ou aumento de 25% do basal	Arritmia cardíaca ou morte súbita
Fósforo igual ou superior a 4,5 mg/dL ou aumento de 25% do basal	Convulsão
Cálcio igual ou inferior a 7 mg/dL ou redução de 25% do basal	
Diagnóstico: 2 critérios laboratoriais 3 dias antes ou 7 dias depois de terapia citotóxica + 1 critério clínico.	

▷ **TABELA 5** Critérios de Cairo-Bishop para gravidade de SLT

Variável	Grau 0	Grau I	Grau II	Grau III	Grau IV	Grau V
Creatinina	Nenhuma	< 1,5x não atribuível ao quimioterápico	> 1,5-3,0x não atribuível ao quimioterápico	> 3,0-6,0x não atribuível ao quimioterápico	> 6,0x não atribuível ao quimioterápico	Morte
Arritmia cardíaca	Nenhuma	Nenhuma intervenção indicada	Nenhuma intervenção urgente indicada	Sintomática e não controlada com medicação ou dispositivo (p. ex., desfibrilador)	Ameaçadora à vida (p. ex., arritmia associada com insuficiência cardíaca, hipotensão ou síncope)	Morte
Convulsão	Nenhuma	–	Uma crise generalizada breve, convulsões bem controladas com medicação ou raras convulsões focais	Convulsão com alteração de consciência, convulsões não controladas com medicação	Convulsões prolongadas, repetidas e de difícil controle	Morte

Exames complementares

O diagnóstico de SLT é feito a partir dos critérios de Cairo-Bishop (Tabelas 4 e 5).

Tratamento

A prevenção é a melhor forma de manejar a SLT. As medidas empregadas para prevenção da síndrome são hidratação e terapia para redução do ácido úrico empregadas de acordo com a estratificação de risco para SLT.

Pacientes de baixo risco podem em geral ser apenas monitorados, sendo terapias preventivas usadas em caráter de exceção.

Pacientes de risco intermediário devem ser submetidos a hidratação e terapia medicamentosa para redução de ácido úrico. Não se sabe exatamente a dose de hidratação que deve ser empregada, mas recomenda-se cerca de 3 litros de fluidos por dia, objetivando débito urinário em torno de 2 mL/kg/h. Solução salina ou Ringer lactato podem ser utilizados, com a ressalva de que soluções salinas podem causar acidose hiperclorêmica, e Ringer lactato contém potássio. Cuidado deve ser tomado com a presença de oligúria e uropatia obstrutiva – descartada essa condição, pode-se associar diuréticos caso o paciente se torne hipervolêmico. O fármaco hipouricemiante de escolha nesses pacientes é o alopurinol, na dose de 200 a 400 mg/m²/dia (máximo de 800 mg/dia), divididos em uma a três tomadas por dia. A dose deve ser ajustada se houver disfunção renal e a droga deve ser mantida por até 7 dias após quimioterapia de indução (não parece haver benefício na fase de consolidação).

Nos casos de alto risco, a profilaxia se dá de maneira semelhante aos pacientes de risco intermediário, com a diferença de que a droga hipouricemiante de escolha é a rasburicase. Diferentemente do alopurinol, que impede a formação do ácido úrico pela inibição da xantina oxidase, a rasburicase age rapidamente, metabolizando o ácido úrico em alantoína, que é muito mais solúvel. A dose recomendada é de 0,15 a 0,2 mg/kg, uma vez ao dia, infundida em 30 minutos. Recomenda-se que o alopurinol seja suspenso. A rasburicase é contraindicada em pacientes com deficiência de G6PD. Uma dose única de rasburicase de 3 mg é razoável em pacientes de alto risco para desenvolver SLT. Deve-se seriar os níveis de ácido úrico e administrar doses adicionais de rasburicase apenas a pacientes com níveis de ácido úrico acima de 5 mg/dL. Em um estudo para profilaxia de alto risco, a rasburicase foi significativamente melhor que o alopurinol para prevenir SLT (87% vs. 66%).

Mesmo com a prevenção adequada, alguns pacientes evoluirão com SLT estabelecida. Nesses casos, os princípios do tratamento são semelhantes aos descritos na prevenção, com algumas ressalvas.

A menos que em anúria, esses pacientes devem receber fluidos intravenosos com o objetivo de débito urinário de pelo menos 2 mL/kg/hora. Para indivíduos com risco aumentado de sobrecarga volêmica, como pacientes com doença renal ou cardíaca prévias, deve-se considerar a administração de diuréticos de alça endovenoso, como a furosemida, com o intuito de diminuir o risco de edema pulmonar e aumentar o débito urinário. A administração de diuréticos de alça também pode melhorar o controle da hipercalemia em pacientes com SLT. No entanto, o papel dos diuréticos de alça não é baseado em evidências, devendo ser avaliado de forma individualizada. Assim como descrito na prevenção, também é importante descartar uropatia obstrutiva no tratamento.

Não há evidência suficiente para indicação de alcalinização urinária. Além disso, há o potencial de aumentar a precipitação de fosfato de cálcio e reduzir a solubilidade da xantina, precursora do ácido úrico.

Todos os pacientes com SLT estabelecida devem receber rasburicase, com exceção daqueles com contraindicação à droga.

Por definição, pacientes com SLT estabelecida terão anormalidades eletrolíticas e/ou metabólicas, as quais devem ser manejadas. O tratamento desses distúrbios está resumido na Figura 1. Digno de nota, a hipocalcemia assintomática não deve ser tratada, uma vez que pode levar a agravamento da precipitação de fosfato de cálcio nos túbulos renais. Caso a hipocalcemia seja sintomática (convulsões, tetania, arritmias), deve ser administrado cálcio com o objetivo de controle sintomático, e não normalização do parâmetro laboratorial.

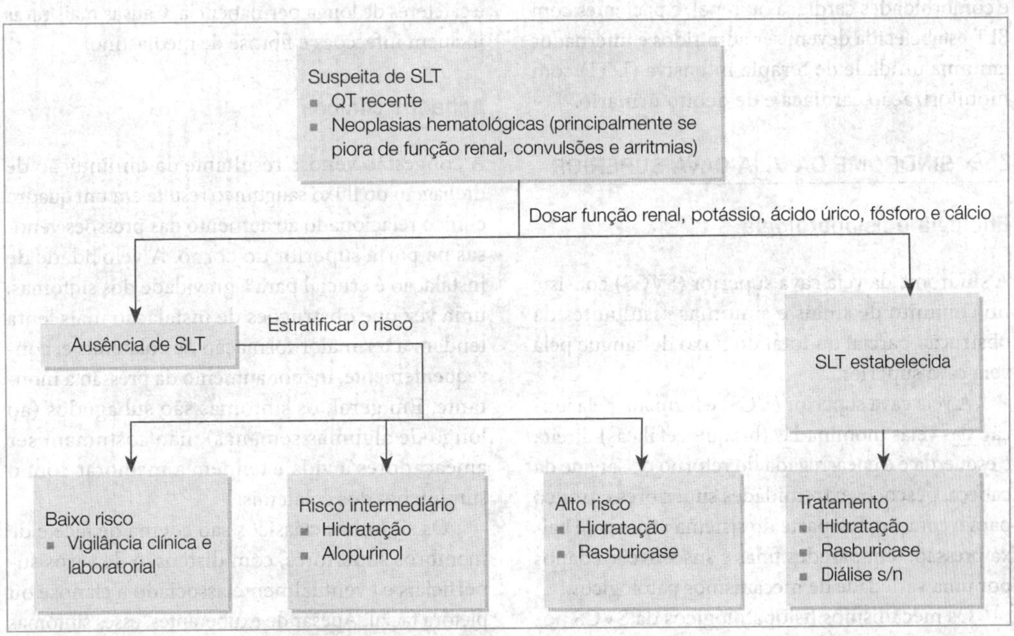

▷ **FIGURA 1** Abordagem da síndrome de lise tumoral (SLT).

Além das indicações tradicionais, existem indicações específicas de terapia de substituição renal em pacientes com SLT, devendo-se considerar esse tratamento para pacientes anúricos, hipercalemia refratária, hipocalcemia sintomática, produto cálcio-fósforo igual ou maior do que 70, ou pacientes que apesar de tratamento agressivo desenvolverem injúria renal aguda. A hemodiálise convencional é mais eficaz na eliminação de ácido úrico e fosfato do que na diálise peritoneal.

Seguimento

O monitoramento de anormalidades laboratoriais antes e durante os primeiros 7 dias de terapia anticâncer é necessário, especialmente em pacientes que estão em risco intermediário e alto para SLT. Pacientes de alto risco também devem receber monitorização cardíaca contínua e dosagem de eletrólitos, creatinina e ácido úrico a cada 4 a 6 horas após o início da terapia. Aqueles com risco intermediário devem ser monitorados em laboratório a cada 8 a 12 horas e aqueles com baixo risco devem ser submetidos a esse monitoramento diariamente.

O monitoramento deve continuar durante todo o período durante o qual o paciente está em risco para a síndrome de lise tumoral, que depende do regime terapêutico. Pacientes com SLT laboratorial e comorbidades cardíaca ou renal, e pacientes com SLT estabelecida devem ser admitidos e internados em uma unidade de terapia intensiva (UTI) com monitorização cardíaca e de débito urinário.

SÍNDROME DA VEIA CAVA SUPERIOR

Etiologia e fisiopatologia

A síndrome da veia cava superior (SVCS) consiste no conjunto de sinais e sintomas resultantes da obstrução parcial ou total do fluxo de sangue pela veia cava superior.

A veia cava superior (VCS) é formada pela junção das veias inominadas (braquiocefálicas) direita e esquerda e é encarregada do retorno de sangue da cabeça, pescoço, extremidades superiores e tronco para o coração. Faz parte do sistema venoso de baixa pressão, tem paredes finas e suscetíveis a danos por uma variedade de mecanismos patológicos.

Os mecanismos fisiopatológicos da SVCS podem ser divididos em três categorias: comprometimento da anatomia do vaso, comprometimento do fluxo venoso e perda da integridade da parede do vaso. Esses mecanismos frequentemente coexistem em pacientes com SVCS. A compressão extrínseca levando a obstrução da VCS por uma massa no mediastino é a causa mais comum de síndrome da VCS. Outra causa emergente é a inflamação da parede venosa, fibrose e eventual trombose, que também podem levar à estenose do vaso. O aumento da pressão venosa na parte superior do corpo resulta em edema de segmento cefálico, pescoço e membros superiores, muitas vezes com cianose, pletora e vasos subcutâneos distendidos. O edema pode causar obstrução mecânica da laringe ou faringe, que se manifesta como tosse, rouquidão, dispneia, estridor e disfagia. O edema cerebral pode levar a cefaleia, confusão e coma. A diminuição do retorno venoso pode resultar em comprometimento hemodinâmico.

As principais etiologias da SVCS podem ser divididas em malignas (60-80% dos casos) e benignas (até 40% dos casos). Entre as causas malignas, neoplasia maligna de pulmão (principalmente não pequenas células) e linfoma não Hodgkin representam a quase totalidade dos casos, com maior prevalência do primeiro. Dentre as causas benignas, destaca-se trombose secundária ao uso de dispositivos intravenosos, como cateter de hemodiálise, marca-passo e cateteres de longa permanência. Causas mais raras incluem infecções e fibrose de mediastino.

Achados clínicos

A congestão venosa resultante da diminuição de drenagem do fluxo sanguíneo resulta em um quadro clínico relacionado ao aumento das pressões venosas na parte superior do corpo. A velocidade de instalação é crucial para a gravidade dos sintomas, uma vez que obstruções de instalação mais lenta tendem a ter maior formação de colaterais e, consequentemente, menor aumento da pressão a montante. Em geral, os sintomas são subagudos (ao longo de algumas semanas), não costumam ser ameaçadores à vida e tendem a melhorar com o surgimento dos colaterais.

Os sintomas clássicos são edema de face e de membros superiores, com distensão de vasos superficiais e eventualmente associado a cianose ou pletora facial. Apesar de exuberantes, esses sintomas não costumam trazer consequências mais graves.

Os demais sintomas podem ser organizados de maneira topográfica. Edema de laringe e faringe pode levar a rouquidão, tosse, dispneia, disfagia e em casos graves estridor. Edema cerebral pode levar a cefaleia, confusão e coma. Finalmente, de maneira rara, obstrução importante ao fluxo pode gerar comprometimento hemodinâmico. Estridor e sonolência ou coma são exemplos de manifestações que, apesar de incomuns, são graves e potencialmente fatais.

▷ **TABELA 6** Sintomas e sinais associados com a síndrome da veia cava superior

▪ Edema facial (82%) ▪ Distensão de veias cervicais (63%) ▪ Distensão de veias torácicas (53%) ▪ Edema de membros superiores (46%) ▪ Pletora facial (20%) ▪ Estridor (4%)	▪ Dispneia (54%) ▪ Tosse (54%) ▪ Rouquidão (17%) ▪ Síncope (10%) ▪ Cefaleia (9%) ▪ Confusão (4%) ▪ Obnubilação (2%)

Exames complementares

O diagnóstico da SVCS é clínico-radiológico, e o exame mais empregado nesses casos é a tomografia de tórax com contraste endovenoso. A presença de colaterais visualizados por esse método tem sensibilidade de 96% e especificidade de 92% para o diagnóstico de SVCS. Além da ótima acurácia, mostra o local de obstrução e pode diferenciar compressão extrínseca por tumor ou trombose intravascular e guiar biópsia percutânea.

A ressonância magnética (RM) é uma alternativa para pacientes alérgicos ao contraste ou com dificuldade de acesso venoso para sua injeção. A RM padrão geralmente é suficiente para o diagnóstico.

Outro método menos utilizado é a ultrassonografia, que, devido à interposição das costelas, não visualiza adequadamente a VCS, mas pode visualizar trombos em veias como a braquiocefálica, a axilar e a subclávia. A ultrassonografia com Doppler pode revelar reversão de fluxo na veia torácica interna, que é indicativo de obstrução da VCS, além de poder mostrar a resolução do bloqueio e retorno ao fluxo normal após o tratamento bem-sucedido.

A cavografia da VCS geralmente é realizada antes do implante de *stent*, e é considerada o padrão-ouro para detectar obstrução trombótica e extensão da trombose. Não consegue, no entanto, avaliar as estruturas além do vaso, não podendo identificar causas de obstrução extrínseca.

Parte essencial da abordagem diagnóstica à SVCS é o diagnóstico histológico. Além de confirmar a presença de condições malignas, permite a escolha do melhor tratamento para cada caso. Em geral, a SVCS leva semanas para se instalar, permitindo uma abordagem diagnóstica e terapêutica adequada.

O diagnóstico histológico pode ser obtido de maneiras mais ou menos invasivas, a depender da apresentação clínica da neoplasia. Métodos menos invasivos válidos são, por exemplo, biópsia de linfonodo periférico, exame citológico do escarro (em pacientes com câncer endobrônquico) e toracocentese com análise citológica do líquido pleural. As alternativas diagnósticas mais agressivas podem envolver broncoscopia (diagnóstica em 50 a 70% dos casos), biópsia transtorácica

▷ **TABELA 7** Estadiamento da síndrome da veia cava superior

Classificação	Incidência estimada	Definição
0: Assintomática	10%	Evidência radiológica da SVCS sem sintomas
1: Leve	25%	Edema em cabeça e pescoço (distensão venosa), cianose e pletora
2: Moderada	50%	Edema em cabeça e pescoço com alteração funcional (disfagia leve, tosse, alteração leve a moderada de cabeça e mandíbula ou movimentos oculares, distúrbios visuais e edema ocular)
3: Grave	10%	Edema cerebral leve a moderado (cefaleia, tonturas) ou edema laríngeo leve a moderado ou diminuição da reserva cardíaca (síncope ao se curvar)
4: Ameaçadora à vida	5%	Edema cerebral significativo (confusão, obnubilação) ou edema laríngeo significativo (estridor) ou comprometimento hemodinâmico significativo (síncope sem fatores precipitantes, hipotensão e insuficiência renal)
5: Fatal	< 1%	Morte

(diagnóstica em 75% dos casos) e mediastinoscopia ou mediastinotomia (com rendimento diagnóstico maior que 90%). Particularmente no caso do linfoma é importante amostra adequada de tecido para caracterização correta do subtipo.

Tratamento

O tratamento da SVCS é dividido em terapia de suporte e terapia definitiva para a doença de base e, infelizmente, pouco guiado por evidências da literatura. O tratamento de escolha vai depender basicamente da gravidade dos sintomas e do tipo histológico do tumor.

Uma manobra terapêutica óbvia é elevar a cabeça do paciente para diminuir a pressão hidrostática e, consequentemente, o edema. Não há dados que documentem a eficácia dessa manobra, mas é simples e sem risco.

Pacientes que se apresentam com sintomas graves ameaçadores à vida como estridor, desconforto respiratório ou coma devem ser abordados como uma emergência, avaliando a estabilidade e necessidade de via aérea avançada. O tratamento de escolha nesses casos é o *stent* endovascular, pois, além de alívio rápido dos sintomas, não atrapalha o diagnóstico histológico no futuro. A terapia endovascular também pode ser considerada para alívio sintomático em pacientes cuja neoplasia não tenha boa resposta ao tratamento com quimioterapia ou radioterapia, como os mesoteliomas e eventualmente neoplasia de pulmão não pequenas células. A resposta costuma ocorrer em horas a dias. Complicações ocorrem em 3 a 7% dos pacientes e envolvem infecção, sangramento, embolia pulmonar e lesão vascular.

Por outro lado, pacientes que não apresentam sintomas ameaçadores à vida devem ser tratados com base no diagnóstico oncológico. Quimioterapia costuma ser efetiva na resolução dos sintomas relacionados a linfomas e neoplasia de pequenas células de pulmão, tendo menor sucesso no caso de neoplasia de pulmão não pequenas células. A radioterapia também é uma terapia em potencial, tendo em vista que a maior parte dos tumores que causam SVCS são radiossensíveis. A radioterapia não deve ser usada de rotina para o tratamento de sintomas de SVCS, uma vez que o *stent* tende a ser mais rápido no alívio dos sintomas e por poder dificultar o diagnóstico histológico se realizada antes da biópsia. Em uma série de casos de pacientes que receberam radioterapia (na maioria dos pacientes como a única terapia), o alívio completo da obstrução da veia cava foi observado em 31% dos pacientes e alívio parcial em 23% dos pacientes. Cirurgia é uma opção de exceção e raramente indicada, podendo ter espaço eventualmente em tumores resistentes ao tratamento, como o timoma.

Além da terapia específica, há outras possíveis abordagens dignas de discussão. A terapia com glicocorticoides (dexametasona 4 mg a cada 6 horas) é comumente prescrita, mas não há evidência contundente para o seu uso. Os glicocorticoides podem reduzir a carga tumoral em linfomas e timoma, mas deve-se lembrar que o uso dessas drogas pode prejudicar o resultado da biópsia e deve ser evitado até a obtenção de material histológico. Outra possível indicação é de forma adjuvante à radioterapia em pacientes com edema laríngeo importante.

O uso de diuréticos é bastante controverso e carece de evidências, podendo predispor o paciente a desidratação e a distúrbios eletrolíticos.

Em um estudo observacional envolvendo 107 pacientes com SVCS devido a várias causas, a taxa de melhora clínica (84% no geral) foi semelhante entre os pacientes que receberam glicocorticoides, diuréticos ou nenhum dos tratamentos.

Por fim, caso seja detectada trombose na veia cava, considera-se anticoagulação após ponderação do risco de sangramento. As indicações de anticoagulação no contexto de SVCS são controversas.

Seguimento

Todos os pacientes com SVCS com sintomas graves devem ser admitidos para internação hospitalar e tratados inicialmente com elevação de cabeceira e oxigenioterapia suplementar, se necessário. Se houver sinais de edema laríngeo ou cerebral importantes, deve-se admitir o paciente em sala de emergência ou UTI. Pacientes com sintomas mais brandos (em geral classificação 0 a 2) podem ser tratados ambulatorialmente, mas de forma precoce. A expectativa de vida entre os pacientes com SVCS de origem maligna é de aproximadamente 6 meses, mas as estimativas variam muito de acordo com o diagnóstico de base.

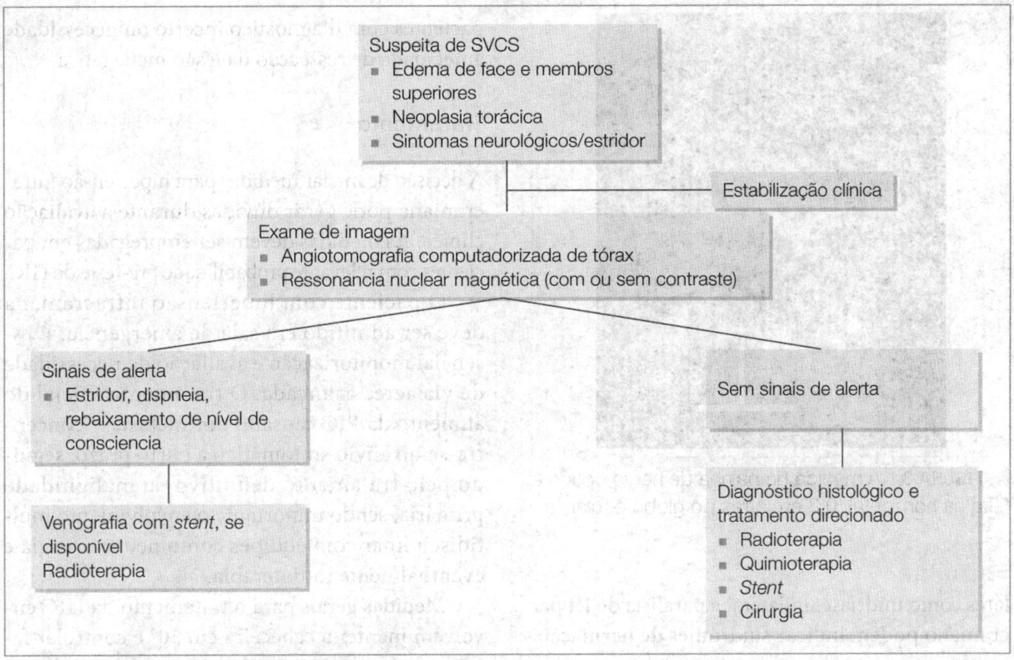

▷ **FIGURA 2** Abordagem da síndrome de veia cava superior (SVCS).
RM: ressonancia nuclear magnética; TC: tomografia computadorizada.

HIPERTENSÃO INTRACRANIANA INDUZIDA POR NEOPLASIA

Etiologia e fisiopatologia

Embora existam neoplasias malignas primárias do sistema nervoso central, como linfoma ou tumores gliais, metástases cerebrais são o tipo mais comum de tumor intracraniano. As metástases cerebrais são a complicação neurológica mais comum do câncer. A frequência de metástase cerebral depende do tipo de malignidade primária: melanoma tem a maior propensão para a metástase cerebral, seguido por câncer de pulmão e mama. Pacientes com melanoma tendem a desenvolver múltiplas metástases cerebrais, enquanto malignidades pélvicas e abdominais tendem a gerar metástases cerebrais únicas.

A metástase cerebral geralmente ocorre por disseminação hematogênica e tem uma predileção pelos hemisférios cerebrais. Lesões no sistema nervoso central acarretam déficits neurológicos, convulsões e aumento da pressão intracraniana (PIC). Reconhecimento e tratamento imediatos são fundamentais na prevenção da deterioração clínica do paciente.

A PIC normal para um adulto é de 5 a 15 mmHg (7,5-20 cmH_2O). Valores de PIC entre 20 e 30 mmHg representam hipertensão intracraniana (HIC) leve, valores de PIC sustentados superiores a 40 mmHg indicam HIC grave e com risco à vida.

A causa mais comum de HIC induzida por neoplasia é edema cerebral vasogênico, que ocorre provavelmente por quebra da barreira hematoencefálica. Outras etiologias de HIC são hemorragia (comum em melanoma) e hidrocefalia por obstrução ventricular direta da drenagem liquórica.

Achados clínicos

A cefaleia costuma ser o primeiro sintoma de HIC, caracteristicamente pior ao acordar. Com a progressão da HIC, a cefaleia é seguida por vômitos e por rebaixamento do nível de consciência, podendo se associar a posturas patológicas (p. ex., decorticação), papiledema e paralisia de pares cranianos (p. ex., VI e III). A clássica tríade de Cushing (hipertensão arterial, bradicardia e depressão respiratória) é um achado tardio e indica uma resposta vasomotora a isquemia cerebral. Alterações pupi-

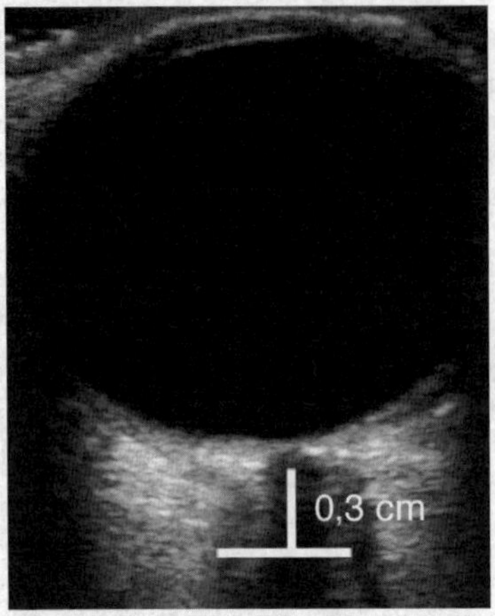

▷ **FIGURA 3** A medida da bainha de nervo óptico é feita na horizontal, 0,3 cm atrás do globo ocular.

lares como midríase unilateral e paralisia de III par craniano podem indicar síndromes de herniação.

Exames complementares

O diagnóstico sindrômico de HIC pode ser sugerido pela ultrassonografia de bainha de nervo óptico (diâmetro da bainha > 5-6 mm quando medida 3 mm posterior à retina em paciente em decúbito dorsal com cabeceira a 30°).

Tomografia computadorizada (TC) de crânio costuma ser o primeiro exame a ser solicitado nos casos de suspeita de HIC no DE pela facilidade de acesso e pela rapidez. Achados a serem buscados incluem lesão expansiva, desvio de estruturas normais de sua posição original, desvio da linha média, desaparecimento dos ventrículos laterais e do terceiro ventrículo, dilatação do sistema ventricular, desaparecimento das cisternas perimesencefálicas e visualização de sangramentos e de herniações intracranianas.

A ressonância magnética (RM) com contraste apresenta sensibilidade e especificidade superiores quando comparada à TC, com maior sensibilidade para detecção de lesões pequenas, lesões em fossa posterior (que podem ocorrer em até 15% dos casos) e envolvimento leptomeníngeo. Os achados de imagem sugestivos de aumento da PIC variam de apagamento de cisternas e sulcos a desvio da linha média e franca herniação uncal. A biópsia cirúrgica a céu aberto raramente é necessária para o diagnóstico patológico e geralmente é reservada para pacientes com diagnóstico incerto ou necessidade antecipada de ressecção da lesão metastática.

Tratamento

A decisão de iniciar medidas para hipertensão intracraniana pode gerar dúvidas durante a avaliação clínica. As medidas devem ser empregadas em pacientes com relevante probabilidade pré-teste de HIC.

O paciente com hipertensão intracraniana deve ser admitido em sala de emergência. É essencial monitorização e avaliação da necessidade de via aérea avançada. O tratamento inicial do aumento da PIC causado por metástase concentra-se no alívio sintomático a curto prazo, seguido pelo tratamento definitivo da malignidade primária, sendo importante o envolvimento multidisciplinar com equipes como neurocirurgia e eventualmente radioterapia.

Medidas gerais para o tratamento da HIC envolvem manter a cabeceira em 30° e controlar fatores que agravam o quadro, como hipoventilação, hipóxia, hiperglicemia, hipertermia, convulsões e dor. É essencial lembrar de evitar a hipotensão, uma vez que um dos princípios do manejo desses pacientes é manter pressão de perfusão cerebral adequada, a qual é inferida pela diferença entre pressão arterial média e pressão intracraniana (PPC = PAM-PIC). Outro ponto importante é manter a eunatremia, tolerando níveis mais próximos ao limite superior da normalidade do sódio e, principalmente, evitando a hiponatremia.

No contexto de HIC sintomática induzida por edema vasogênico originado pela neoplasia de SNC, corticoides devem ser empregados. São ainda indicados em pacientes cujos sintomas podem ser atribuídos ao edema vasogênico (p. ex., cefaleia intensa e rebaixamento do nível de consciência não atribuível a outra causa). Poucas evidências existem para guiar o tratamento com corticoides, mas usualmente pode-se indicar dexametasona 10 mg endovenosa seguida por manutenção com 4 mg de 6 em 6 horas, com o intuito de reduzir a permeabilidade vascular e reduzir o edema vasogênico. O ataque de 10 mg pode ser omitido em casos mais leves e a dose de manutenção pode ser ajustada posteriormente de acordo com a evolução clínica, sendo o efeito máximo observado em 24 a 72 horas.

Os pacientes que apresentam os sinais de HIC descritos previamente frequentemente precisam de medidas adicionais para controle do quadro. Dentre essas medidas, uma das mais comumente empregadas é a terapia osmótica. Esta pode se basear na administração de solução salina hipertônica ou manitol. A solução salina hipertônica pode ser feita de diversas maneiras, como 250 mL de NaCl 3% em acesso venoso periférico ou 30 mL de NaCl 20% em 10 minutos em acesso venoso central (pelo risco de lesão vascular periférica com altas concentrações de sódio). Deve-se monitorizar os níveis de sódio e evitar níveis > 155-160 mEq/L, além de atentar para o risco de acidose hiperclorêmica associada a essas soluções. Já o manitol 20% pode ser administrado na dose de 0,5 a 1 g/kg, utilizando como parâmetro de segurança a osmolaridade sérica (manter < 320 mOsm/kg) e o gap osmolar (manter < 20), além de se atentar para o risco de hipovolemia, uma vez que o manitol é um diurético.

Frequentemente esses pacientes precisam ser intubados. Nesses casos, a sedação com propofol pode auxiliar no controle da HIC, reduzindo assincronias, a taxa metabólica basal e movimentos que possam aumentar a PIC. Além disso, deve-se vigiar o pCO_2 em pacientes intubados e em geral objetivar a normocapnia, reservando a hiperventilação com hipocapnia discreta como medida de resgate e de forma temporária, uma vez que pode induzir vasoconstrição cerebral com isquemia.

Como última linha de tratamento, pode-se considerar coma barbitúrico, o qual tem poucas evidências para desfechos clínicos e é de difícil manejo, uma vez que necessita monitorização com EEG.

Não raro, o tratamento a ser empregado para tratamento da HIC é cirúrgico. Casos de hidrocefalia obstrutiva devem ser tratados com derivação liquórica como uma ventriculostomia. Por outro lado, hemorragias extensas acessíveis cirurgicamente podem ser removidas de imediato, visando à diminuição da pressão intracraniana.

Durante o manejo da HIC, é imprescindível o exame neurológico seriado para avaliar a eficácia das intervenções e curso clínico. Além disso, exames de imagem podem auxiliar no manejo e, mais raramente, pode-se recorrer à monitorização invasiva da PIC. Fora do contexto de trauma, há poucas evidências que guiem a instalação e uso da monitorização invasiva de PIC, não sendo rotineiramente indicada na HIC por neoplasia.

Os anticonvulsivantes costumam ser indicados para os pacientes que apresentaram crise convulsi-

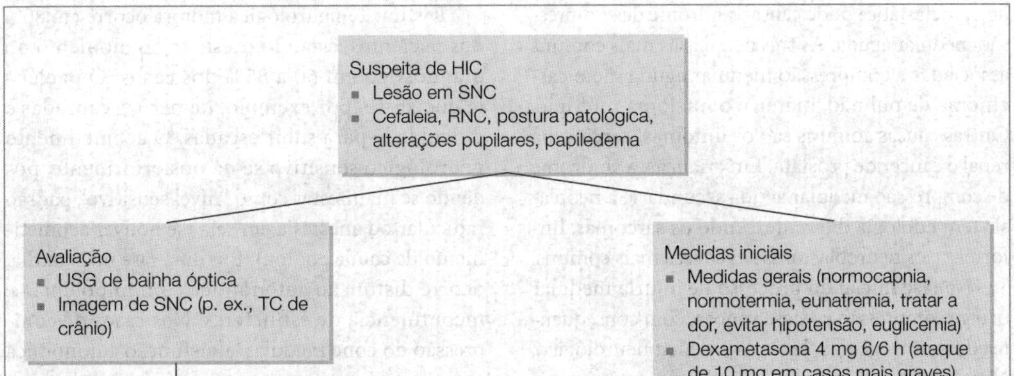

▷ **FIGURA 4** Abordagem da suspeita de hipertensão intracraniana (HIC).

IOT: intubação orotraqueal; RNC: rebaixamento de nível de consciência; SNC: sistema nervoso central; TC: tomografia computadorizada; USG: ultrassom.

va, mas em geral não devem ser empregados de maneira profilática.

SÍNDROME DE COMPRESSÃO MEDULAR AGUDA

Etiologia e fisiopatologia

A síndrome da compressão medular aguda (SCMA) é definida como a compressão do saco dural e de seu conteúdo (medula espinal ou cauda equina) por massa tumoral extradural. Pode ser causada por diferentes etiologias de doenças que envolvem a coluna vertebral e estreitam o canal espinal, em particular as neoplasias metastáticas, e podem causar perda neurológica irreversível.

A maioria dos casos de SCMA é secundária a metástases hematogênicas para os corpos vertebrais e consequente compressão da parte anterior da medula espinal. No entanto, apenas uma minoria das metástases vertebrais causa SCMA. Em pacientes com neoplasia maligna, a chance de desenvolver compressão medular aguda pelo câncer nos últimos 5 anos de vida é de 2,5%, variando desde 0,2% no paciente com câncer de pâncreas até 8% em pacientes com mieloma múltiplo. Qualquer neoplasia maligna metastática pode causar síndrome de compressão medular aguda. As três neoplasias mais comuns associadas a compressão medular aguda são o carcinoma de pulmão, mama e o mieloma múltiplo. Outras causas comuns são os linfomas, carcinoma renal e câncer de próstata. Em crianças, a síndrome de compressão medular aguda secundária a neoplasia tem etiologia diferente, sendo os sarcomas, linfomas e os neuroblastomas as causas mais comuns.

Na fase inicial do processo de injúria medular ocorre compressão e estase venosa, com consequente edema vasogênico, levando a déficit neurológico. Mais tardiamente ocorre lesão hipóxico-isquêmica-neuronal, edema citotóxico e consequente lesão irreversível. Em pacientes com neoplasia maligna, a incidência de compressão medular aguda pelo câncer nos últimos 5 anos de vida é de 2,5%, varia desde 0,2% no paciente com câncer de pâncreas até 8% em pacientes com mieloma múltiplo. Qualquer neoplasia maligna metastática pode causar síndrome de compressão medular aguda, mas a síndrome é mais comum em tumores com metástases mais frequentes para coluna vertebral.

Cerca de 60% dos casos de síndrome compressão medular por neoplasia acometem a coluna torácica, 30% dos casos envolvem a coluna lombossacral e 10% dos casos envolvem a coluna cervical. Essas porcentagens são principalmente relacionadas à extensão desses segmentos da coluna, mas alguns tumores tendem a apresentar metástases para regiões específicas da coluna – como o câncer de pulmão – que usualmente cursam com metástases em coluna torácica e os tumores renais, gastrointestinais ou de próstata que usualmente evoluem com metástases para regiões inferiores da coluna torácica e em coluna lombossacra.

Achados clínicos

Os sinais e sintomas consequentes à SCMA ocorrem em sequência, à medida que há maior compressão da medula espinal e raízes nervosas. Dor, secundária às metástases vertebrais, é o sintoma mais comum e precoce de SCMA, ocorrendo em 85 a 95% dos casos, podendo preceder em semanas os déficits neurológicos. Pode também ocorrer hipersensibilidade à percussão sobre o sítio afetado. A dor caracteristicamente pode piorar em posição supina, acordando o paciente à noite.

Disfunção neurológica motora ocorre em 80% dos pacientes, estando presente no momento do diagnóstico em 60 a 85% dos casos. O paciente queixa-se, por exemplo, de pernas cansadas e dificuldade para subir escadas. O acometimento neurológico sensitivo se dá posteriormente, podendo se manifestar como "nível sensitivo", padrão radicular ou anestesia em sela (se houver acometimento de cauda equina). Em uma fase mais tardia, ocorre disfunção autonômica com impotência e incontinência de esfíncteres. Nos casos de compressão do cone medular, a disfunção autonômica pode ocorrer precocemente. A síndrome da compressão medular evolui ao longo de um período de horas ou dias e, apesar de tipicamente ausentes em lesões medulares agudas, pode apresentar sinais de primeiro neurônio motor, como hiper-reflexia e de Babinski. Com destruição óssea e fratura vertebral patológica, a coluna vertebral eventualmente se torna instável, levando a dorsalgia mais intensa. Instabilidade é definida como a incapacidade de manter o alinhamento fisiológico sob circunstâncias habituais. Em pacientes que se apresentam com déficit motor grave por mais de 72 horas, o prognóstico de recuperação funcional neurológica é ruim.

Exames complementares

O exame de escolha na suspeita de SCMA é a RM da coluna, que define o diagnóstico e o local da compressão. A RM com gadolínio oferece melhor sensibilidade (93%) e especificidade (98%) e tem capacidade de fornecer detalhes anatômicos sobre o envolvimento leptomeníngeo. No entanto, a RM sem contraste pode ser empregada em pacientes com contraindicação ao gadolínio, com boa acurácia. Como existem múltiplos locais de metástase em quase um terço dos pacientes, é de suma importância que seja realizada a imagem de toda a coluna.

A TC de coluna é um exame relativamente barato, sendo muitas das vezes mais acessível em condições de urgência. A TC consegue visualizar lesões ósseas e colapso vertebral, mas não detecta adequadamente a compressão medular. Mielografia por TC pode ser empregada em pacientes com contraindicações à RM, mas eventualmente os pacientes apresentam piora clínica após o exame, sendo importante avaliação prévia e disponibilidade de neurocirurgia de urgência caso necessário.

Tratamento

Os objetivos primários no tratamento da SCMA são recuperação adequada do déficit motor e tratamento da dor. O sucesso no tratamento é extremamente dependente do tempo de instalação da síndrome, o que implica a necessidade de rápida avaliação diagnóstica e decisão terapêutica. Pacientes incapazes de deambular por mais de 48 h têm redução significativa de prognóstico funcional, mas esse corte não deve ser considerado de forma exclusiva para definição terapêutica. É importante a avaliação neurocirúrgica precoce. A escolha da modalidade de tratamento definitivo é definida pela estabilidade, pela sensibilidade do tumor a radioterapia e pela extensão das lesões.

No diagnóstico deve-se iniciar corticoterapia com o intuito de reduzir o edema vasogênico, visando melhora do déficit e da dor como ponte para o tratamento definitivo. Habitualmente prescreve-se dexametasona 10 mg endovenosa seguida por 4 mg 6/6 h, com posterior desmame. Estudos testando doses mais altas (p. ex., 96 mg/d) não mostraram benefício inequívoco e estão associadas a mais efeitos adversos, não sendo recomendadas de rotina.

Todos os pacientes devem ser avaliados para instabilidade. A avaliação é feita pela clínica e por exames de imagem, sendo que dor à movimentação deve ser encarada como sinal de instabilidade até que se prove o contrário. Uma escala foi desenvolvida para auxílio na avaliação de instabilidade – *Spinal Instability Neoplastic Score* (SINS), a qual leva em conta clínica e critérios de imagem como local e características das metástases (Tabela 8). Escores até 6 sugerem coluna estável. Acima desse corte, a coluna é potencialmente instável (7-12) ou instável (13-18), necessitando avaliação cirúrgica de urgência. Se houver instabilidade, o tratamento cirúrgico costuma ser indicado.

Uma das modalidades de tratamento definitivo é a radioterapia. Ela é empregada principalmente em pacientes com coluna estável e tumor radiossensível. Por ser menos invasiva, pode ser útil também em pacientes não candidatos a cirurgia por pouca expectativa de vida. Tumores que costumam responder muito bem à radioterapia incluem linfoma, mieloma e seminoma, podendo ser submetidos à radioterapia mesmo em casos mais graves, excluindo-se que haja contraindicações ao método. Tumores sólidos como mama, próstata e ovário respondem de maneira menos eficaz quando comparados aos tumores supracitados. Estes podem ser tratados com radioterapia, mas a cirurgia pode ser considerada em casos mais graves com necessidade de resolução rápida do quadro. Os tumores com maior resistência à radioterapia incluem, mas não são limitados a câncer de pulmão de não pequenas células, rim e melanoma. Em casos mais graves, com acometimento mais extenso da vértebra, o tratamento de escolha é a cirurgia. No entanto, técnicas mais modernas de radioterapia como a "radiocirurgia estereotáxica espinal" permitem altas doses de radiação em um espaço bem delimitado, o que a torna um método útil no tratamento de quadros com menor acometimento da vértebra, causados por tumores menos radiossensíveis.

A dose de radioterapia varia de acordo com o objetivo do tratamento e prognóstico do paciente. Doses únicas podem ser empregadas para paliação de dor, enquanto esquemas fracionados mais longos podem ser usados para melhor controle da doença.

O tratamento cirúrgico está indicado em SCMA causada por tumores resistentes à radioterapia com

▷ **TABELA 8** *Spinal Instability Neoplastic Score* (SINS)

Local	Juncional (occipital-C2, C7-T2, T11-L1, L5-S1) Coluna móvel (C3-C6, L2-L4) Semirrígida (T3-T10) Rígida (S2-S5)	3 pontos 2 pontos 1 ponto 0
Alívio da dor ao deitar e/ou dor ao movimentar suportar carga	Sim Não (dor ocasional, mas não mecânica) Sem dor	3 pontos 1 ponto 0
Lesão óssea	Lítica Mista (lítica e blástica) Blástica	2 pontos 1 ponto 0
Alinhamento radiográfico da coluna	Subluxação ou translação Deformidade nova (cifose/escoliose) Alinhamento normal	4 pontos 2 pontos 0
Colapso do corpo vertebral	Colapso > 50% Colapso < 50% Sem colapso, mas acomete > 50% da vértebra Nenhum dos acima	3 pontos 2 pontos 1 ponto 0
Acometimento das estruturas posterolaterais (faceta, pedículo, articulação costovertebral)	Bilateral Unilateral Nenhum	3 pontos 1 ponto 0

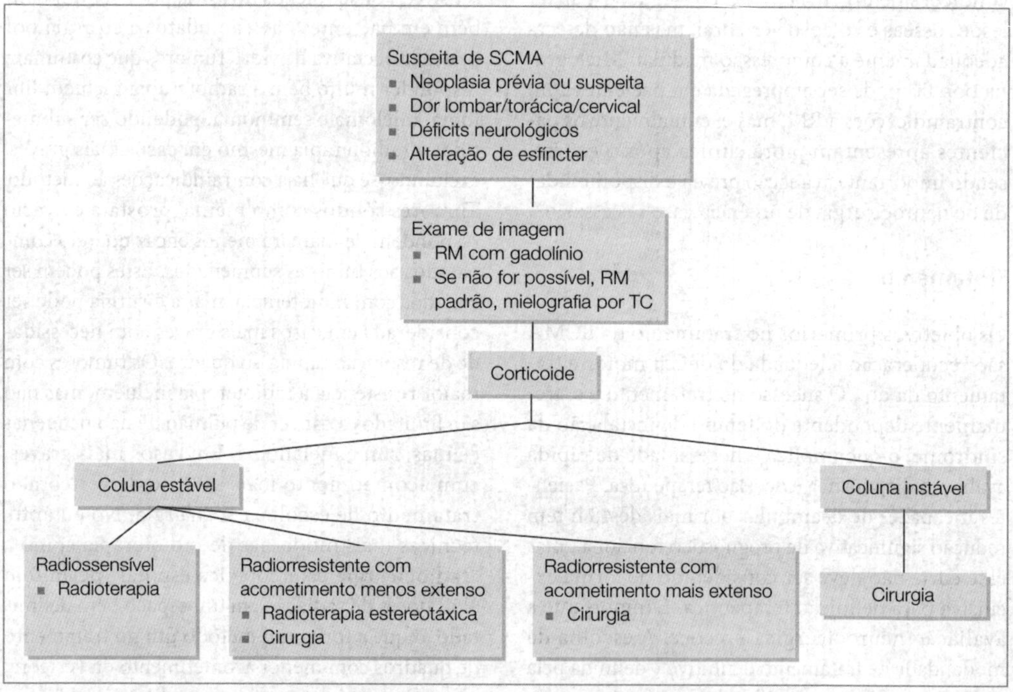

▷ **FIGURA 5** Abordagem da síndrome de compressão medular aguda (SCMA).
RM: ressonância nuclear magnética; TC: tomografia computadorizada.

acometimento grave, quando há instabilidade, quando há a necessidade de diagnóstico histopatológico, quando a causa da compressão é hemorrágica ou uma vértebra fraturada e nos casos de progressão clínica em vigência de RT. Quanto mais rapidamente for feita a descompressão cirúrgica, maior a possibilidade de se evitar sequela.

Além do tratamento específico, o tratamento de suporte envolve profilaxia para TVP e vigilância para retenção urinária e constipação.

Seguimento

Após tratamento agudo é importante avaliação multidisciplinar em conjunto com a oncologia para definição dos tratamentos subsequentes. O prognóstico funcional varia de acordo com o tempo até o tratamento, com o tipo histológico do tumor e com o tempo de instalação, entre outros. Pode haver recorrência após o primeiro episódio. O prognóstico da doença de base em geral é ruim quando o paciente apresenta SCMA, sendo descritos 6 meses de sobrevida média. No entanto, com a evolução do tratamento, possivelmente essa sobrevida é atualmente maior.

SÍNDROME DE HIPERVISCOSIDADE

Etiologia e fisiopatologia

A viscosidade do sangue é normalmente 1,4 a 1,8 vezes a da água. Quando esse valor atinge 4 a 7 vezes, o paciente desenvolve sinais e sintomas resultantes diretamente do aumento dessa viscosidade. A síndrome de hiperviscosidade (SHV) foi reconhecida pela primeira vez na década de 1930, em associação com o mieloma múltiplo, e posteriormente descrita na década de 1940 por J. Waldenström.

A SHV acarreta efeitos adversos na perfusão tecidual. No sangue normal, o principal determinante da viscosidade sanguínea (VS) é o hematócrito, com a concentração sérica das proteínas desempenhando um papel menor. Na maioria dos casos de SHV, quantidades excessivas de imunoglobulinas (Igs) circulantes são produzidas. Esse processo aumenta a pressão osmótica e a resistência ao fluxo sanguíneo.

A principal causa de SHV é a macroglobulinemia de Waldenström. O mieloma múltiplo é outra etiologia importante por disproteinemia. São descritos casos em pacientes com distúrbios benignos de uma única gamaglobulina com ou sem crioglobulinemia e em pacientes com artrite reumatoide, lúpus eritematoso sistêmico e outras colagenoses menos bem definidas em que imunocomplexos são considerados patogênicos.

A SHV também pode resultar do aumento dos componentes celulares do sangue em estados hiperproliferativos como leucemias, policitemia e distúrbios mieloproliferativos.

Achados clínicos

Não existe uma relação concisa entre a VS e os sintomas clínicos. A variação normal da VS é de 1,2 a 2,8 centipoise (cP). Em geral, os pacientes não são sintomáticos com uma VS inferior a 3. Os sintomas e sinais não são específicos. A tríade clássica inclui alterações neurológicas, visuais e hemorrágicas, mas não é necessária a presença de todos estes para se estabelecer o diagnóstico. As alterações neurológicas podem variar desde cefaleia, parestesias e vertigem até ataxia e coma. Acometimento visual inclui turvação visual, alterações venosas típicas no fundo de olho (hemorragias e veias congestas e tortuosas) e oclusão da veia central da retina. Está indicado fundo de olho em pacientes com suspeita de hiperviscosidade. As manifestações hemorrágicas tipicamente se manifestam por sangramentos oronasais, como gengivorragia e epistaxe. Outras consequências da SHV incluem tromboses (AVC, IAM, TVP, Budd-Chiari) e insuficiência cardíaca. Pacientes com macroglobulinemia de Waldenström podem apresentar hiperviscosidade sintomática após o início do tratamento com rituximab, por aumento transitório da IgM.

Exames complementares

O diagnóstico exige um alto grau de suspeita clínica, e é firmado com base nos achados clínicos associados às evidências laboratoriais de aumento dos níveis séricos de proteína e de hiperviscosidade. Valores de viscosidade superiores a 4 cP são consistentes com SHV. Para referência, a viscosidade sérica é padronizada para água, sendo que a água à temperatura ambiente tem uma viscosidade de 1 cP e o soro de 1,4 a 1,8 cP. Portanto, em SHV o soro que é de 4 cP é 4 vezes mais viscoso que a água e cerca de 3 vezes mais viscoso que o soro normal.

Na impossibilidade de dosagem de VS, hemograma com evidência de *rouleaux* ou leucometria ≥ 100.000/uL ou *gap* proteínas totais – albumina ≥ 4 são achados laboratoriais sugestivos de SHV em paciente com quadro clínico compatível.

Tratamento

A decisão de tratar um paciente com SHV se baseia na clínica, e não em medidas de viscosidade sanguínea.

Para pacientes com hiperviscosidade relacionada a imunoglobulinas (p. ex., MW, MM), a plasmaférese é o tratamento de escolha. Pacientes com SHV sintomática devem ser submetidos à plasmaférese de urgência, uma vez que este é o método que efetivamente retira as imunoglobulinas circulantes. O objetivo principal do tratamento é a resolução dos sintomas clínicos e não a normalização da viscosidade sérica.

Além da plasmaférese, o tratamento de suporte envolve evitar aumentar a viscosidade sanguínea. O deslocamento de fluidos induzidos pela paraproteinemia pode induzir uma anemia dilucional. Como a transfusão de concentrado de hemácias pode exacerbar a SHV, idealmente esta deve ser adiada até que a plasmaférese reduza a viscosidade sérica.

Para a SHV relacionada a hiperleucocitose, trombocitemia e policitemia, indica-se em geral leucoaférese, plaquetaférese e flebotomia. É necessário envolvimento da equipe de hematologia para definição do tratamento da doença de base.

Se a plasmaférese não puder ser instituída prontamente, pode-se tentar flebotomia em conjunto com hidratação como medida de resgate.

MUCOSITE

Etiologia e fisiopatologia

A mucosite é uma resposta inflamatória que afeta a mucosa do trato gastrointestinal em consequência a radioterapia e/ou quimioterapia.

Achados clínicos

Mucosite por si pode resultar em dor intensa, dificuldade de comunicação verbal e de alimentação, podendo haver formação de erosões e úlceras dolorosas (Tabela 9). Em geral, os efeitos começam precocemente e atingem o pico por volta de 1 semana do tratamento.

A quebra de barreira predispõe a infecções locais e sistêmicas. É imperativo um alto índice de

▷ **TABELA 9** Graduação da mucosite oral

Grau 1	Grau 2	Grau 3	Grau 4	Grau 5
Assintomático ou sintomas leves	Dor moderada ou úlcera que não interfere na alimentação	Dor intensa, interfere na alimentação	Consequências ameaçadoras	Morte

Adaptada de National Cancer Institute Common Terminology Criteria for Adverse Events.

▷ **TABELA 10**

1	2	3	4
Reação aguda da mucosa, pode experimentar dor não necessitando de analgesia	Mucosite com produção de secreção serossanguinolenta, processo inflamatório, dor moderada necessitando de narcóticos	Mucosite, pode incluir dor grave requerendo narcóticos	Ulceração, hemorragia ou necrose
Reação aguda da glândula salivar, alteração no paladar, gosto metálico, consegue ingerir líquidos, ressecamento da boca	Moderado ou completo ressecamento, alterações no paladar	–	Necrose da glândula salivar
Reação aguda da faringe, disfagia ou odinofagia, pode necessitar de analgésico não narcótico ou anestésico tópico, dor leve	Moderada disfagia, dieta líquida, pode necessitar de narcóticos	Disfagia grave ou adinofagia, desidratação, perda de peso > 15%, necessita de sonda nasoentérica e hidratação endovenosa	Completa obstrução, ulceração, perfuração, fístula
Reação aguda da laringe, eritema da mucosa, rouquidão média ou intermitente, tosse	Rouquidão persistente, dor de ouvido e garganta, exsudato, edema, não requer narcóticos, antitussígenos necessários	Dor de garganta e ouvido, exsudato confluente e edema	Dispneia, hemoptise, pode ser necessária traqueostomia ou intubação

▷ **TABELA 11** Resumo dos efeitos tóxicos de quimioterápicos, agentes hormonais e imunobiológicos em órgãos e sistemas

Toxicidade		Droga	Tratamento
Mielossupressão		Maioria das drogas citotóxicas	Suporte
Vômitos		Cisplatina, doxirrubicina, ciclofosfamida	Capítulo específico
Diarreia		5-fluoracil, capecitabina, iridotecano	Capítulo específico
Mucosite		Doxirrubicina, metotrexate	Ver acima
Neuropatia periférica		Paclitaxel, docetaxel, cisplatina, vincristina	Sintomáticos, acupuntura
Toxicidade pulmonar	Tosse seca, dispneia, fibrose pulmonar	Bleomicina, mitomicina, radioterapia	Corticoterapia
Toxicidade renal	Tubulopatia	Cisplatina, ifosfamida	Hidratação, correção de eletrólitos
	Cistite hemorrágica	Ciclofosfamida, ifosfamida	Hidratação, MESNA
Toxicidade cardíaca	Insuficiência cardíaca	Doxirrubicina, transtuzumabe	Suporte
Trombose		Tamoxifeno, bevacizumabe	Capítulo específico
Fadiga		Sorafenibe, sunitinibe	Suporte
Rash cutâneo		Cetuximabe, erlotinibe	Anti-histamínicos
Reativação de doenças virais		Rituximabe (hepatite B), alemtuzumabe (citomegalovírus)	Capítulos específicos

suspeita de infecção secundária ou concomitante em lesões de mucosite oral, principalmente fúngicas (candidíase) e herpéticas (HSV-1).

Tratamento

A mucosite é autolimitada e tende a se resolver em até 2 semanas. O objetivo do tratamento é analgesia e tratar infecção secundária.

O tratamento da mucosite oral envolve estratégias de cuidado local e, se necessário, analgesia sistêmica. Cuidados locais envolvem higiene oral adequada com escova macia que não lese a mucosa e bochechos com solução com sal e bicarbonato de sódio (p. ex., 1 colher de chá de sal com 1 colher de chá de bicarbonato de sódio em 1 litro de água) 4 a 6 vezes por dia, lembrando que soluções que contêm álcool podem piorar os sintomas. Além disso, deve-se recomendar evitar alimentos que piorem a dor (p. ex., picantes, secos etc.).

LITERATURA RECOMENDADA

1. Cairo MS, Coiffier B, Reiter A, et al. Recommendations for the evaluation of risk and prophylaxis of tumour lysis syndrome (TLS) in adults and children with malignant diseases: an expert TLS panel consensus. Br J Haematol. 2010;149:578.
2. Coiffier B, Altman A, Pui CH, et al. Guidelines for the management of pediatric and adult tumor lysis syndrome: an evidence-based review. J Clin Oncol. 2008;26:2767.
3. Cole JS, Patchell RA. Metastatic epidural spinal cord compression. Lancet Neurol. 2008;7:459-66.
4. Drews RE, Rabkin DJ. Malignancy-related superior vena cava syndrome. Disponível em: www.uptodate.com. 2022. Acesso 15 março 2022.
5. Fojo AT. Metabolic emergencies. In: Devitta, Hellman and Rosenberg Cancer Principles and Practice of Oncology. 2015.
6. Howard SC, Jones DP, Pui CH. The tumor lysis syndrome. N Engl J Med. 2011;364:1844.
7. Loblaw DA, Perry J, Chambers A, Laperriere NJ. Systematic review of the diagnosis and management of malignant extradural spinal cord compression: the Cancer Care Ontario Practice Guidelines Initiative's Neuro-Oncology Disease Site Group. J Clin Oncol. 2005;23:2028.
8. Mirrakhimov AE, Ali AM, Khan M, Barbaryan A. Tumor lysis syndrome in solid tumors: an up to date review of the literature. Rare Tumors. 2014;13(6):68-76.
9. Ropper AE, Ropper AH. Acute Spinal Cord Compression. N Eng J Med. 2017;376:1358-69.
10. Schraufnagel DE, Hill R, Leech JA, Pare JA. Superior vena caval obstruction: is it a medical emergency? Am J Med. 1981;70:1169-74.
11. Wilson LD, et al. Superior vena cava syndrome with malignant causes. N Engl J Med. 2007;356:1862-9.

Seção XII

Emergências reumatológicas

109 Monoartrite aguda

Rodrigo Antonio Brandão Neto
Júlio César Garcia de Alencar

PONTOS IMPORTANTES

- A presença de processo inflamatório monoarticular, caracterizado por edema, dor, hiperemia e aumento de temperatura local, é diagnóstico de monoartrite.
- O diagnóstico etiológico das monoartrites agudas deve considerar a presença e a magnitude da inflamação articular, a velocidade de instalação dos sintomas, os fatores de risco epidemiológicos e demográficos do paciente e se existe ou não acometimento sistêmico. Os principais diagnósticos diferenciais são artrite séptica e artrite gotosa.
- Na artrite séptica do adulto o joelho é envolvido em cerca de 50% dos casos. Em crianças, a articulação mais frequentemente atingida são os quadris.
- A artrite gonocócica pode se manifestar de duas formas distintas: 1. tríade de tenossinovite, dermatite e poliartralgia sem artrite purulenta (forma mais comum); e 2. artrite purulenta sem lesões cutâneas.
- A artrite gotosa aguda classicamente cursa com artrite noturna monoarticular da primeira articulação metatarsofalangeana (podagra) extremamente dolorosa com duração de 5 a 7 dias, mas com maior intensidade da dor nas primeiras 12 horas.
- O diagnóstico etiológico das monoartrites é realizado pela análise do líquido sinovial obtido por artrocentese. Cultura positiva indica artrite séptica e presença de cristais indica artrite por gota.
- A antibioticoterapia na artrite séptica é direcionada ao agente, sendo os mais frequentes o *Staphylococcus aureus* e a *Neisseria gonorrhoeae*.
- Drenagem articular é indicada em pacientes com artrite séptica significativa.
- Os anti-inflamatórios não esteroidais e os glicocorticoides são o tratamento de escolha para artrite gotosa.

INTRODUÇÃO E DEFINIÇÕES

A presença de processo inflamatório articular com edema, dor, hiperemia e aumento de temperatura local é diagnóstico de artrite, que pode ser poliarticular, oligoarticular ou monoarticular (Figura 1).

As artrites poliarticulares geralmente fazem parte da apresentação clínica de doenças infecciosas ou autoimunes e serão discutidas de acordo com a abordagem específica de cada doença.

As monoartrites agudas são particularmente importantes, pois são causadas por etiologias que acarretam morbidade importante e necessitam de intervenção rápida. As monoartrites podem ou não estar associadas a infecções. As monoartrites infecciosas podem ser causadas por infecção bacteriana em casos agudos, e por organismos atípicos, como micobactérias, fungos ou espiroquetas (doença de Lyme) em casos crônicos. As monoartrites não infecciosas podem ser causadas por depósitos de cristais ou por doenças autoimunes. Artrites por depósitos de cristais geralmente se apresentam de forma aguda e com sintoma localizado, enquanto doenças autoimunes geralmente têm acometimento sistêmico. Algumas monoartrites são de etiologia não inflamatória e podem ser causadas por osteoartrose ou por trauma.

A artrite séptica é a principal causa de monoartrite aguda no departamento de emergência (DE) e representa a infecção de uma articulação, geralmente causada por bactérias, mas que eventualmente pode ser causada por fungos ou micobactérias. A artrite séptica bacteriana é a forma mais rapidamente destrutiva de doença articular.

A gota, outra monoartrite aguda comum no DE, é definida como artrite inflamatória pela deposição de cristais de monourato de sódio devido ao aumento dos níveis de ácido úrico nas articulações, nos tecidos periarticulares, no tecido subcutâneo e nos rins. A Tabela 1 cita as principais causas de artrite no DE.

Artrites virais raramente causam monoartrites e apresentam geralmente acometimento poliarticular e pouca inflamação.

A prevalência e a incidência da artrite séptica variam conforme a população estudada. A incidência varia entre 2 e 10 casos a cada 100.000 pacientes ao ano, sendo muito maior em populações específicas, como em pacientes com artrite reumatoide, que tem incidência de 30 a 70 casos a cada 100.000 pacientes ao ano. Estudos que avaliaram pacientes com artralgia de início agudo encontraram artrite séptica em 8 a 27% dos casos. Em cerca de 55 a 75% dos casos ocorre como infecção por disseminação bacteriana hematogênica para articulação nativa; já 10 a 15% dos casos ocorrem por inoculação direta ou por infecção de próteses. *S. aureus* é o responsável por cerca de 40 a 60% dos casos, mas séries recentes encontram níveis similares de infecção por *N. gonorrhoeae*.

A artrite gotosa tem uma incidência de 0,2 a 0,35 caso a cada mil habitantes e prevalência de 5 a 28 a cada mil homens e 1 a 6 a cada mil mulheres. Predomina no sexo masculino, em uma proporção de 4-20:1, em negros, e aumenta com a idade, predominando nas faixas etárias entre 40 e 60 anos. Existe uma tendência hereditária nos casos de gota. Os valores de ácido úrico são relacionados com o

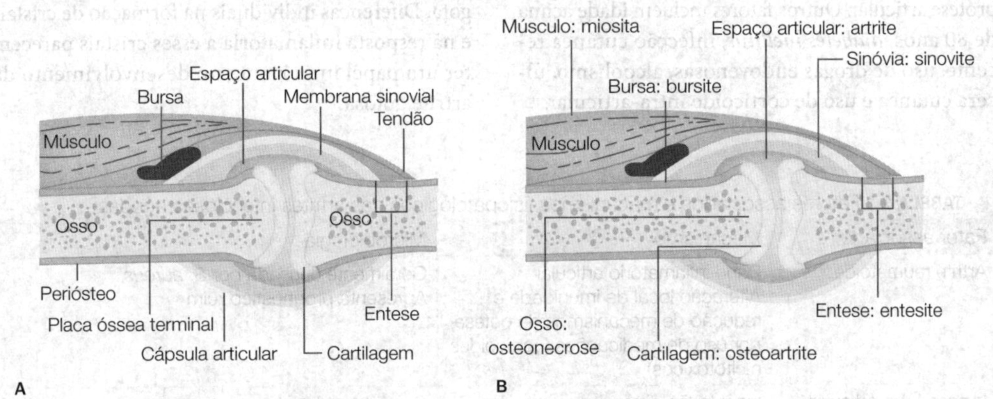

▷ **FIGURA 1** Anatomia das doenças articulares.

▷ **TABELA 1** Artrites no departamento de emergência

Monoarticulares	Poliarticulares simétricas	Poliarticulares assimétricas
Artrite séptica	Exacerbação de artrite reumatoide	Artrite gonocócica
Gota	Artrite psoriática	Doença de Lyme
Pseudogota	Polimialgia reumática	Febre reumática aguda
Osteoartrite	Artrite entérica	Artrite reativa
Trauma, hemartrose	Espondiloartropatias	Artrites virais

risco de desenvolver gota, e em pacientes com concentração de ácido úrico maior do que 9 mg/dL a chance é de aproximadamente 5%. Outros preditores do desenvolvimento de gota são hipertensão arterial, uso de diuréticos tiazídicos e de alça, obesidade, ingesta alcoólica importante, uso de ciclosporina ou baixas doses de ácido acetilsalicílico (doses > 3 g/dia são uricosúricas e diminuem o risco de gota).

ETIOLOGIA E FISIOPATOLOGIA

A maioria dos casos de artrite séptica ocorre por disseminação hematogênica, mesmo sem bacteremia documentada previamente. Outras vias de infecção são por inoculação direta ou por extensão de outras infecções. Bactérias podem se localizar próximas à periferia das articulações e fatores como trauma facilitam a penetração na articulação, ocasionando um processo inflamatório. Como a membrana sinovial tem uma defesa esparsa, as bactérias rapidamente atingem o líquido sinovial. Algumas bactérias possuem características que facilitam infecção, por exemplo, os fatores de adesão do *S. aureus*.

Os principais fatores predisponentes de artrite séptica são dano articular prévio e presença de prótese articular. Outros fatores incluem idade acima de 80 anos, *diabetes mellitus*, infecção cutânea recente, uso de drogas endovenosas, alcoolismo, úlcera cutânea e uso de corticoide intra-articular.

A infecção gonocócica localizada apresenta alguns fatores predisponentes e o principal deles é o sexo feminino, que tem risco três vezes maior de infecção em relação aos homens. Outros fatores de risco incluem gestação ou pós-parto imediato, práticas sexuais sem proteção, esplenectomia, lúpus eritematoso sistêmico (LES) e deficiências congênitas ou adquiridas do complemento, incluindo C5, C6, C7 e C8. Fatores microbianos como cepas com proteína A de baixo peso molecular e resistência aumentada à ação bactericida das defesas humanas facilitam a disseminação da infecção gonocócica. Apenas 25% dos pacientes com infecção disseminada apresentam sintomas genitais.

A Tabela 2 discute os fatores associados e mecanismos fisiopatológicos das artrites infecciosas agudas.

Cerca de 90% dos casos de gota se devem à hiperuricemia decorrente da hipoexcreção renal; os 10% restantes são devidos ao aumento da síntese de ácido úrico (defeitos enzimáticos, alto *turnover* e dieta rica em purinas). As condições que geram a hiperuricemia estão relacionadas na Tabela 3. A hiperuricemia é uma condição necessária para o desenvolvimento da artrite gotosa, mas a maioria dos pacientes hiperuricêmicos nunca desenvolve gota. Diferenças individuais na formação de cristais e na resposta inflamatória a esses cristais parecem ter um papel importante no desenvolvimento da artrite gotosa.

▷ **TABELA 2** Fatores associados e mecanismos fisiopatológicos das artrites infecciosas agudas

Fator associado	Mecanismo	Microbiologia
Artrite reumatoide	Dano inflamatório articular Alteração local de imunidade e redução de mecanismos de defesa por uso de medicações (corticoides e citotóxicos)	Geralmente causada por *S. aureus* Apresenta prognóstico ruim
Injeção intra-articular	Inoculação direta	*S. epidermidis*
Prótese articular	Trauma Inoculação direta Nidação de glicocálice	*S. epidermidis* e *S. aureus*
Uso de drogas endovenosas	Bacteremia recorrente	*S. aureus*
HIV	Imunossupressão sistêmica	Envolve tanto infecções oportunistas como agentes comuns de artrite séptica. Em usuários de drogas, o *S. aureus* é o agente mais comum
Osteoartrite grave, artropatia de Charcot e hemartrose	Desorganização da articulação Sinovite crônica	*S. aureus* e bacilos Gram-negativos

▷ **TABELA 3** Condições associadas a hiperuricemia

Hipoexcreção	Aumento da síntese
Endócrinas: obesidade, hipotireoidismo, *diabetes insipidus*, hiperparatireoidismo	Hereditários: deficiência de G-6-PD
Drogas: diuréticos, ciclosporina, etanol, salicilatos em baixas doses, pirazinamida, etambutol, laxativos	Drogas: etanol, varfarina, vitamina B12, frutose, ácido nicotínico, citotóxicos
Renais: insuficiência renal crônica, desidratação, hipertensão arterial, restrição salina, doença renal policística	Doenças: psoríase, hemólise, *policitemia vera*, doenças mieloproliferativas, obesidade, síndrome de lise tumoral
Miscelânea: toxemia gravídica, síndrome de Down, sarcoidose	

A concentração sérica de ácido úrico é dependente do equilíbrio entre a produção e a excreção de uratos. Quando a concentração aumenta, pode ocorrer deposição dos cristais de monourato de sódio, resultando no aumento da saturação de ácido úrico nos líquidos orgânicos. Em média, é necessário excretar 700 mg ao dia de ácido úrico para manter a sua concentração em níveis que impliquem menor risco de levar a deposição.

O processo de desenvolvimento de gota continua com a fagocitose dos cristais de monourato pelos neutrófilos, iniciando um processo que tem envolvimento de citocinas como IL-1, IL-6 e IL-8, além do fator de necrose tumoral. A resposta neutrofílica leva a um aumento de enzimas lisossômicas, de radicais superóxidos e de quimiocinas que mantêm o quadro inflamatório.

ACHADOS CLÍNICOS

Artrite séptica

O envolvimento é geralmente monoarticular, com aparecimento súbito de edema significativo, aumento de temperatura, dor e restrição a mobilização ativa e passiva. Em 10 a 20% dos casos de artrite séptica, a apresentação é poliarticular. Esses casos são normalmente associados a outras doenças articulares como a artrite reumatoide.

No adulto, o joelho é envolvido em ao menos metade dos casos. O idoso pode apresentar artrite séptica em ombro, que pode ser interpretada erroneamente como tendinite. Em usuários de drogas injetáveis a artrite de articulações axiais não é rara.

A maioria dos pacientes apresenta febre, geralmente baixa, e pode apresentar calafrios, que são mais frequentes em pacientes com hemocultura positiva.

Artrites bacterianas na infância

S. aureus é o agente mais comum na criança hospitalizada, enquanto os estreptococos são mais frequentes nas infecções domiciliares. O *H. influenzae* em particular é encontrado na população entre 6 e 24 meses de idade.

A apresentação clínica é similar à dos adultos, mas apresentam com mais frequência artrite no quadril. Em qualquer criança com febre e dor em região de membro inferior deve ser aventada a possibilidade de artrite de quadril. Clinicamente a criança se recusa a mover a coxa em rotação externa e abdução e pode ter dor referida em região de coxa e joelho.

Artrite gonocócica

A artrite séptica gonocócica é associada à infecção disseminada por *N. gonorrhoeae* e se apresenta como duas formas principais:

- Tríade de tenossinovite, dermatite e poliartralgias, sem artrite purulenta.
- Artrite purulenta sem lesões cutâneas.

Em alguns pacientes é difícil a diferenciação entre as duas formas. Apenas uma minoria dos pacientes apresenta concomitância de manifestações genitais ou de faringe associadas a infecção disseminada.

Os sintomas articulares se desenvolvem de um dia a várias semanas (média de 10 a 20 dias) após o contato sexual. A poliartralgia ou poliartrite é aditiva e migratória, sendo os joelhos, tornozelos, punhos e cotovelos as articulações mais acometidas.

A tenossinovite ocorre em dois terços dos pacientes e é mais comum em dorso da mão, punhos, tornozelos e joelhos. Em geral, acomete múltiplos tendões, e é um achado raro em outras artrites e, portanto, específico para o diagnóstico de artrite gonocócica. A sinovite purulenta ocorre em 25 a 50% dos pacientes. Os joelhos, tornozelos, pulsos e cotovelos são as articulações mais frequentemente atingidas e poliartrite é comum.

A dermatite é frequentemente maculopapular ou vesicular, mas também podem aparecer pústulas e bolhas hemorrágicas, eritema multiforme e vasculite. As lesões cutâneas são mais frequentes em extremidades e tronco, normalmente assimétricas, requerem inspeção cuidadosa e podem aparecer após o início da antibioticoterapia. O número de lesões é pequeno, variando entre 2 e 10 (raramente ultrapassam 40) e costumam poupar a face.

Febre é relatada principalmente em pacientes com a forma da doença com tenossinovite e poliartralgia, sendo rara nos pacientes com artrite purulenta.

Os pacientes com artrite gonocócica costumam apresentar melhora significativa após 24 a 48 horas do início da antibioticoterapia, dado que aumenta a probabilidade de a artrite ser causada por *N. gonorrhoeae*.

Outras complicações associadas a artrite gonocócica são meningite, endocardite e miocardite, que são raras, mas potencialmente fatais.

A artrite meningocócica é similar à gonocócica e 20 a 40% dos pacientes com meningococcemia têm sintomas articulares. A artrite pode ser estéril ou séptica, acelular ou purulenta.

Artrite gotosa

A artrite gotosa aguda é classicamente descrita como crise de artrite noturna monoarticular da primeira metatarsofalangeana (podagra) extremamente dolorosa com duração de 5 a 7 dias, mas com maior intensidade da dor nas primeiras 12 horas. A presença de calor, edema e eritema na articulação é frequente e, por vezes, a hiperemia articular pode ser confundida com quadro de celulite. Sintomas sistêmicos como febre, calafrios e mal-estar são descritos em alguns pacientes. Cerca de 80% dos casos têm envolvimento monoarticular e em membros inferiores. Os sinais inflamatórios podem se estender além da articulação, simulando um processo de dactilite ou celulite. A artrite gotosa poliarticular aguda ocorre em menos de 20% dos casos, mas esse envolvimento é frequente em ataques recorrentes e é mais comum em pacientes com doenças mieloproliferativas em terapia hipouricemiante.

Após o ataque inicial de artrite monoarticular, com a evolução da doença, as articulações tarsometatársicas, tornozelos, joelhos, punhos, dedos e cotovelos são acometidos nessa ordem de frequência, respectivamente.

EXAMES COMPLEMENTARES

A avaliação do líquido sinovial é o principal exame complementar em pacientes com monoartrites agudas. Nas monoartrites agudas, o líquido sinovial apresenta de 50.000 a 150.000 células/mm^3, a maioria delas neutrófilos. Quanto maior a contagem celular e de neutrófilos, maior é a chance de o paciente apresentar artrite séptica.

A punção do líquido sinovial ou artrocentese é um procedimento simples. Após posicionamento e anestesia local, a punção é realizada com agulha 18G em articulações maiores como de joelho ou 20G a 22G em articulações menores como as de mãos. Localizado o local de punção, a agulha entra aspirando. A Figura 3 demonstra o local da punção em joelho.

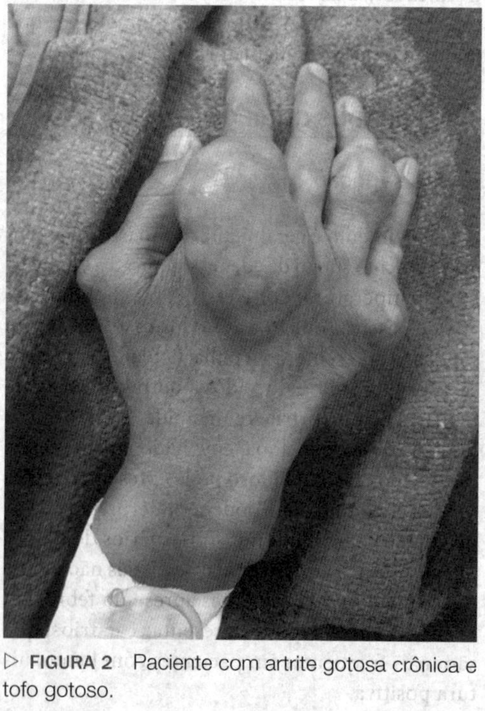

▷ **FIGURA 2** Paciente com artrite gotosa crônica e tofo gotoso.

Entre os exames que podem ser realizados no líquido sinovial estão a citologia e a bacterioscopia com coloração de Gram, que consegue identificar microrganismos em 30-50% dos pacientes com artrite séptica. Exames adicionais do líquido sinovial como glicose e DHL são de pouca utilidade (Tabela 4).

Em pacientes com artrite séptica gonocócica, o número de leucócitos na sinóvia na maioria dos casos está entre 30.000-70.000 céls/mm³, mas casos com menos de 10.000 céls/mm³ são descritos. Os pacientes com tenossinovite e dermatite usualmente apresentam número de leucócitos menor.

A cultura do líquido sinovial é positiva na maioria dos pacientes com artrite séptica, mas se não existe a suspeita de artrite bacteriana, a realização de cultura de líquido sinovial não é considerada um exame custo-eficaz.

Cerca de 50 a 75% dos pacientes com bacterioscopia positiva para um agente Gram-positivo apresentam cultura positiva, em geral por estafilococos. Já quando o bacterioscópico identifica um agente Gram-negativo, a positividade da cultura é de cerca de 50%.

A avaliação radiográfica dos pacientes com monoartrite também é útil. O achado radiológico mais precoce é a presença de derrame articular com deslocamento de partes moles; o exame radiológico ainda tem importância para descartar osteomielite associada. Encurtamento e erosão do espaço articular costumam aparecer com 7 a 14 dias de história, enquanto osteoporose periarticular já pode ser vista na primeira semana. A presença de gás na articulação sugere infecção por *E. coli* ou por agentes anaeróbios. Em pacientes com difícil avaliação da articulação, a realização de tomografia, cintilografia com radionucleídeos ou ressonância nuclear magnética pode auxiliar na detecção de efusões e inflamação de articulações. A ultrassonografia articular também pode demonstrar espessamento articular e auxiliar na obtenção do líquido sinovial.

Os pacientes podem apresentar leucocitose periférica. Os marcadores inflamatórios como a proteína C-reativa e o VHS estão quase sempre aumen-

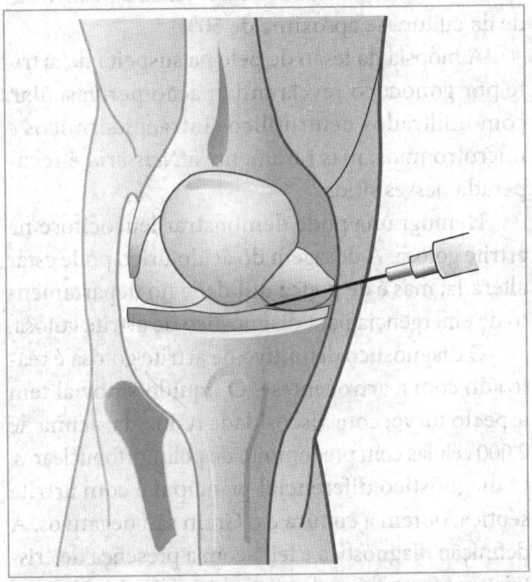

▷ **FIGURA 3** Artrocentese de joelho. Flexione o joelho de 15 a 20°; o pé deve ficar perpendicular ao chão; palpe a borda patelar anteromedial no ponto médio da patela ou porção superior; insira uma agulha de 18G 1 cm medial a esse ponto, direcionada para a superfície posterior da patela.

▷ **TABELA 4** Características do líquido sinovial nas monoartrites

Características	Normal	Não inflamatório (osteoartrite, trauma)	Artrite gotosa (inflamatória)	Artrite séptica	Hemartrose
Aparência	Transparente	Transparente	Translúcido	Opaco	Hemorrágico
Coloração	Clara	Amarelada	Amarelada	Amarelada	Vermelha
Viscosidade	Alta	Alta	Baixa	Variável	Variável
Leucócitos/mm³	< 200	0-2.000	2.000-50.000	> 50.000	Variável
% Polimorfonucleares	< 25%	25-50%	> 50%	> 75%	50-75%
Cultura	Negativa	Negativa	Negativa	Positiva	Negativa
Pesquisa de cristais	Negativa	Negativa	Positiva	Negativa	Negativa

tados. O aumento de transaminases hepáticas pode estar presente na artrite gonocócica, principalmente se peri-hepatite associada, também denominada de síndrome de Fitz-Hugh-Curtis, mas o achado é inespecífico. A hemocultura é positiva em cerca de 50% dos pacientes e recomenda-se a coleta de 2 pares de hemocultura rotineiramente. Os pacientes com suspeita de artrite gonocócica devem realizar culturas de sinóvia, pele, uretra e cérvice no meio de Thayer-Martin, que é um meio com ágar-chocolate adicionado de antibióticos; quando realizada a avaliação de todos esses sítios a positividade da cultura se aproxima de 50%.

A biópsia da lesão de pele na suspeita de artrite por gonococo revela inflamação perivascular, com infiltrados neutrofílicos intraepidérmicos e microtrombos, mas raramente a *Neisseria* é recuperada nesses sítios.

Hemograma pode demonstrar leucocitose na artrite gotosa. A dosagem do ácido úrico pode estar alterada, mas é de pouca utilidade no departamento de emergência para diagnóstico de artrite gotosa.

O diagnóstico definitivo de artrite gotosa é realizado com a artrocentese. O líquido sinovial tem aspecto turvo, com viscosidade reduzida, acima de 2.000 células com predomínio de polimorfonucleares. O diagnóstico diferencial principal é com artrite séptica, porém a cultura e o Gram são negativos. A definição diagnóstica é feita com a presença de cristais em forma de agulha com birrefringência negativa à luz polarizada.

Em pacientes com artrite gotosa geralmente não ocorrem alterações radiográficas em fases iniciais. Raramente na fase aguda pode ocorrer edema de partes moles nas articulações afetadas. Quando a doença se torna crônica, podem-se evidenciar erosões ósseas marginais denominadas lesões em saca-bocado, cistos com margem esclerótica (imagem em concha) com espaço articular e densidade óssea preservados. Tardiamente, pode-se observar estreitamento articular, osteófitos, anquilose e osteopenia.

DIAGNÓSTICO DIFERENCIAL

O diagnóstico diferencial inclui todas as causas de edema articular, como as hemartroses, que ocorrem após trauma ou espontaneamente em pacientes com hemofilia. Edema inflamatório articular pode ocorrer na artrite séptica, artrite gotosa, pseudogota, artrites virais, artrite reativa e na doença de Lyme. A maior dificuldade nesses pacientes é a diferenciação entre os quadros de artrite séptica e artrite gotosa; a Tabela 5 apresenta os critérios diagnósticos para artrite gotosa aguda.

TRATAMENTO

Artrite séptica

A antibioticoterapia deve ser iniciada assim que colhido material para cultura e, se possível, seleciona-se o antibiótico pelo resultado da coloração de

▷ **TABELA 5** Critérios diagnósticos para artrite gotosa

Critérios maiores
▪ Presença de cristais de urato no líquido sinovial durante crise aguda de artrite
▪ Presença de tofos
Critérios menores
▪ Inflamação articular súbita
▪ Mais de uma crise de artrite aguda
▪ Acometimento monoarticular
▪ Rubor local
▪ Acometimento de primeira articulação metatarsofalangeana unilateral
▪ Suspeita da presença de tofos
▪ Hiperuricemia
▪ Edema articular simétrico na radiografia
▪ Cistos subcondrais sem erosões vistos na radiografia
▪ Cultura de líquido sinovial negativa na vigência de crise

A presença de um critério maior ou seis critérios menores confirma o diagnóstico de artrite gotosa.

Gram. A escolha usual é por cobertura para Gram--positivos como *S. aureus* com oxacilina 2 g a cada 4 horas. Em pacientes diabéticos, etilistas, usuários de drogas injetáveis, cirróticos, com neoplasia ativa ou HIV positivos, deve-se cobrir também agentes Gram-negativos com ceftriaxone 1 g EV a cada 12 horas, cefotaxime 2 g a cada 8 horas, ceftazidima 1 a 2 g a cada 8 horas ou ciprofloxacina 400 mg EV a cada 12 horas. A antibioticoterapia é prolongada com duração de até 6 semanas, embora possa ser realizada terapia oral após 2 semanas de antibioticoterapia endovenosa. As quinolonas são efetivas para atingir concentração bactericida nas articulações e, portanto, são uma boa opção alternativa nesses casos. Na suspeita de infecção por estafilococos meticilino-resistentes, uma opção é a vancomicina, assim como a linezolida ou daptomicina. Em algumas situações, cursos mais curtos de antibióticos de 1 ou 2 semanas podem ser tentados, dependendo da suscetibilidade do agente em antibiograma, com a duração da terapia dependente da resposta clínica.

No caso de suspeita de artrite gonocócica, o tratamento deve ser feito com ceftriaxone em dose de 1 g EV ou IM diária ou a cada 12 horas por 7 a 10 dias. A dose de 1 g diária é recomendada pelo Center of Diseases Control norte-americano; após 3 dias de tratamento muitos pacientes estão assintomáticos. Outras opções antibióticas incluem azitromicina 1 g oral dose única e doxiciclina 100 mg a cada 12 horas por 7 dias. A forma poliarticular da artrite gonocócica é mais facilmente tratável, mas a forma purulenta requer 7 a 14 dias de tratamento antibiótico.

Todos os pacientes têm indicação de analgesia, em geral com anti-inflamatórios não esteroidais e analgésicos comuns.

A drenagem articular é realizada na maioria dos casos de forma percutânea, e muitas vezes a repetição do procedimento é necessária. Os pacientes devem ser avaliados quanto à resposta com avaliação do líquido sinovial e, em caso de má resposta, a drenagem cirúrgica é uma opção. Nos seguintes casos há indicação de drenagem cirúrgica (aberta ou por artroscopia):

- Articulações anatomicamente difíceis de serem drenadas (p. ex., quadril, ombro, esternoclaviculares).
- Osteomielite vertebral com compressão medular.
- Impossibilidade de se aspirar o líquido sinovial por agulha (aspiração seca).
- Próteses articulares.
- Osteomielite associada com indicação de drenagem cirúrgica.
- Artrite associada a corpo estranho.
- Demora no início do tratamento (> 7 dias).

As Tabelas 6 e 7 mostram a antibioticoterapia em diferentes circunstâncias e relacionada a diferentes agentes.

Artrite gotosa

Os anti-inflamatórios não esteroidais (AINEs) são os agentes de escolha para o tratamento desses pacientes. Podem ser utilizados AINEs tradicionais ou seletivos para a Cox2, e não existe um AINE de escolha, como demonstrado em um estudo comparando a indometacina com o etoricoxib. O uso de AINE diminui o tempo de crises, mas se sabe que mesmo sem terapia os sintomas da artrite gotosa remitem.

▷ **TABELA 6** Antibioticoterapia na artrite séptica

Achados do Gram	Terapia de escolha	Terapia opcional	Comentários
Cocos Gram-positivos (grandes) isolados ou em pequenos grupos	Oxacilina 2 g EV 4/4 h	Vancomicina 1 g EV 12/12 h se suspeita de resistência a meticilina	Considerar vancomicina em pacientes ou em locais de alta prevalência para cepas resistentes à meticilina
Cocos Gram-negativos	Ceftriaxona 1-2 g EV 24 h	Imipenem 0,5 g EV 6/6 h	Habitualmente, espécies de *Neisseria*
Bacilos Gram-negativos	Cefotaxima 2 g EV 6/6 h	Imipenem 0,5 g EV 6/6 h	O teste de suscetibilidade antibiótica é obrigatório; as fluoroquinolonas podem ser úteis
Nenhum organismo Paciente jovem e saudável	Ceftriaxona 2 g EV 24 h Oxacilina 2 g EV 4/4 h	Vancomicina se suspeita de cepas resistentes à meticilina	Provável doença gonocócica, porém a terapia inicial também deve tratar infecção por cocos Gram-positivos

▷ **TABELA 7** Tratamento das artrites sépticas: antibióticos recomendados conforme os possíveis agentes envolvidos e doses utilizadas

	Antibiótico de escolha	Alternativas
Neisseria gonorrhoeae	Ceftriaxone	Ciprofloxacino ou doxiciclina
Staphylococcus aureus	Oxacilina	Clindamicina, cefazolina, cefadroxila
Staphylococcus aureus (resistente à meticilina)	Vancomicina	Linezolida, daptomicina, teicoplanina
Streptococcus pyogenes ou *S. pneumoniae*	Penicilina cristalina ou ceftriaxone	Clindamicina, cefazolina, vancomicina
Enterococcus	Ampicilina + gentamicina	Vancomicina com ou sem aminoglicosídeo ou aminoglicosídeos isoladamente
Haemophilus influenzae	Ampicilina	Ceftriaxone, cefotaxima, cefuroxima
Enterobacteriaceae	Cefalosporina (3ª geração)	Imipenem
Pseudomonas	Aminoglicosídeos + piperacilina/tazobactan ou cefepime	Aminoglicosídeo + ceftazidima, cefepime ou imipenem

A corticoterapia oral (prednisona 20-40 mg/dia), intra-articular (triancinolona 20-40 mg), intramuscular (betametasona ou triancinolona) ou intravenosa (dexametasona 4-6 mg) pode ser utilizada, principalmente naqueles casos em que o uso de AINE é contraindicado e apresenta efeitos terapêuticos similares. O uso da corticoterapia ocorre principalmente nos pacientes com artrite gotosa com envolvimento de uma ou duas articulações e com edema importante. A corticoterapia pode ainda ser realizada por via parenteral como metilprednisolona 20 mg duas vezes ao dia ou intra-articular (triancinolona 40 mg em grandes articulações, 30 mg em articulações médias e 10 mg em pequenas articulações).

A colchicina foi bastante utilizada no passado para controle agudo, porém devido aos seus efeitos colaterais e dificuldade na posologia está sendo cada vez mais abandonada para essa indicação. A dose da colchicina é de 1,5 mg a 3 mg por 3 a 6 dias, e os efeitos colaterais incluem náuseas, vômitos, diarreia e dor abdominal em cólica. O aparecimento desses sintomas indica suspensão ou redução da medicação; a colchicina é uma boa opção em pacientes em uso de anticoagulantes. Alguns estudos demonstraram benefício similar e às vezes até um pouco superior ao dos anti-inflamatórios com o uso de cortrosina (ACTH). O uso de opioides é uma opção em pacientes refratários, mas não existem estudos controlados para validar essa alternativa.

O tratamento da hiperuricemia não deve ser iniciado antes de 2 a 4 semanas da crise aguda de gota. Deve ser levado em consideração que em 90% dos casos a hipoexcreção é a justificativa fisiopatológica, sendo racional o uso de uricosúricos como base do tratamento. A benzobromarona (Narcaricina®) disponível em comprimidos de 100 mg é uma medicação barata e eficiente. Inicia-se com 25 mg/dia em uma única tomada diária e pode-se aumentar a dose conforme a resposta do paciente até 200 mg/dia. O probenecide e a sulfinpirazona também agem como uricosúricos.

No caso de indivíduos hiperprodutores, o alopurinol, um inibidor da síntese de ácido úrico, deve ser prescrito. No Brasil, comprimidos de 100 mg e 300 mg estão disponíveis. Sua dosagem varia de 100 a 600 mg/dia, sendo possível uma única tomada diária. A rasburicase, que é uma droga uricolítica, é uma opção. Não existe uma dieta específica para pacientes com gota, mas é recomendado evitar os excessos alimentares, com uma diminuição de pelo menos 10% da ingesta de purinas. Caso exista algum tipo de alimento que individualmente desencadeia crises, o paciente deve evitá-lo. A redução do peso na obesidade reduz os níveis de ácido úrico. Deve-se ainda desaconselhar o etilismo (álcool aumenta a produção e reduz a secreção do urato) e controlar as outras comorbidades associadas como diabetes e hipertensão arterial.

INDICAÇÕES DE INTERNAÇÃO, TERAPIA INTENSIVA E SEGUIMENTO

Todos os pacientes com artrite séptica têm indicação de internação hospitalar por tempo mínimo de 7 dias, embora alguns pacientes com artrite gonocócica possam realizar tratamento ambulatorial. A internação hospitalar em pacientes com artrite gotosa é indicada em pacientes com controle inadequado da dor. Necessidade de UTI é rara e dependente de outras complicações como choque séptico.

Os pacientes com artrite séptica podem necessitar de antibioticoterapia oral prolongada, de forma que devem fazer seguimento ambulatorial por período mínimo de 6 a 8 semanas. Os pacientes com artrite gotosa necessitam de seguimento ambulatorial a longo prazo para controle da hiperuricemia e de outros fatores associados com aparecimento de crises de gota, além de controle das comorbidades associadas.

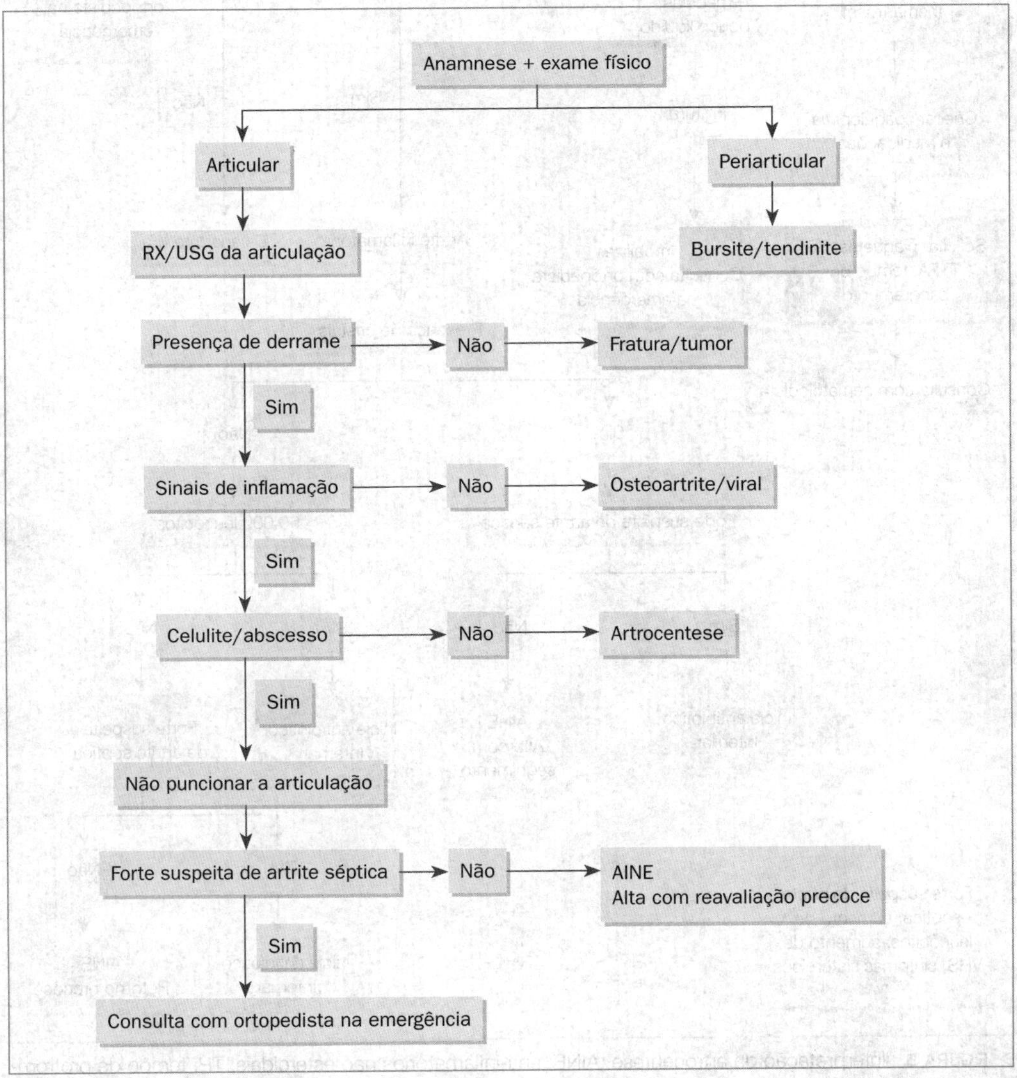

▷ **FIGURA 4** Fluxograma de avaliação de doenças articulares. AINE: anti-inflamatórios não esteroidais; RX: radiografia; USG: ultrassonografia.

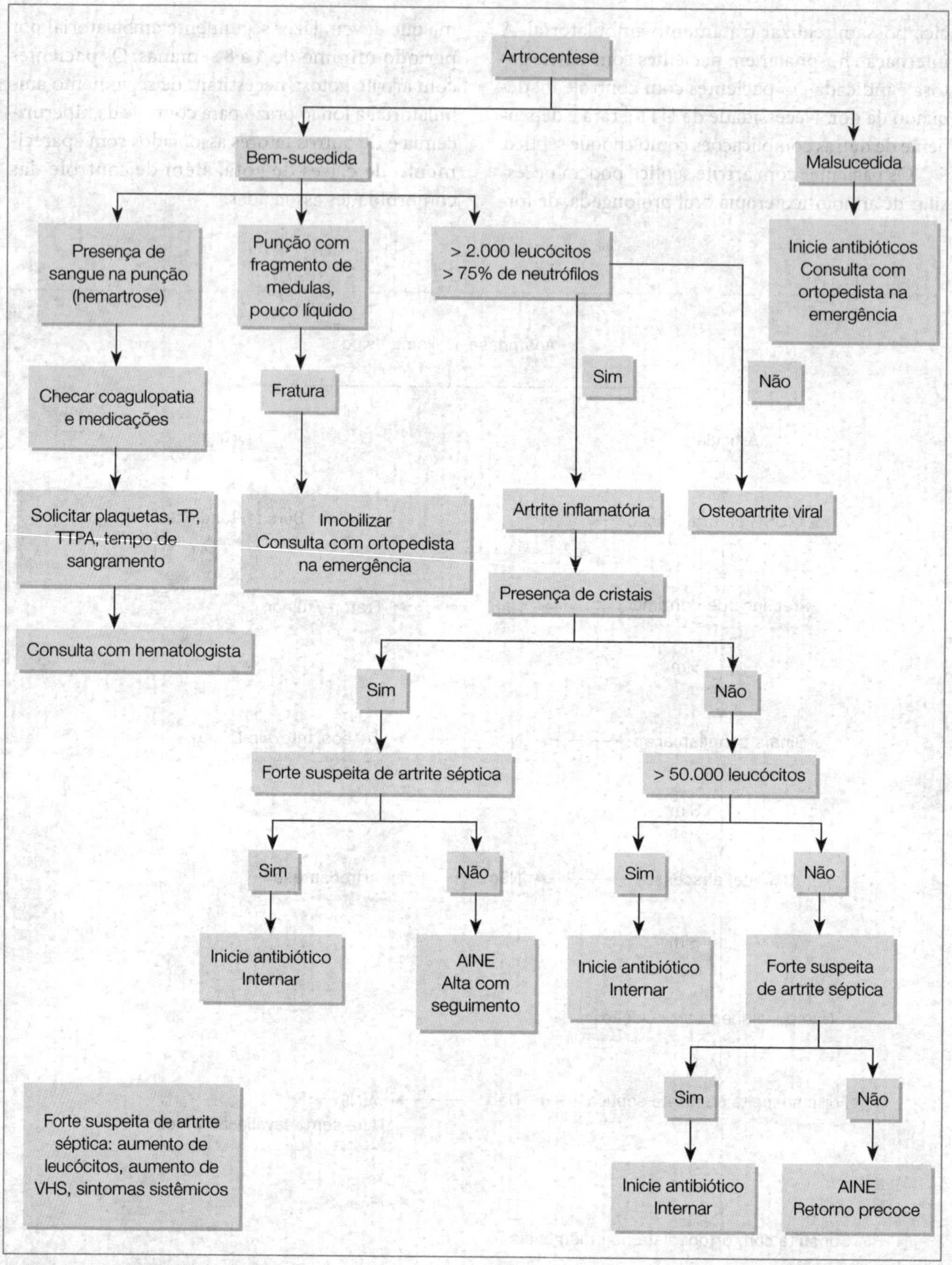

▷ **FIGURA 5** Interpretação da artrocentese. AINE: anti-inflamatórios não esteroidais; TP: tempo de protrombina; TTPA: tempo de tromboplastina parcial ativada; VHS: velocidade de hemossedimentação.

LITERATURA RECOMENDADA

1. Becker MA, Gaffo AL. Treatment of acute gout flares. In: www.uptodate.com. 2020. Acesso em: 21 dez 2020.
2. Centers for Disease Control and Prevention. Sexually transmitted diseases (STDs). http://www.cdc.gov/std/treatment/2010/default.htm.
3. Goldenberg DL. Septic arthritis in adults. In: www.uptodate.com. 2022. Acesso em: 01 fev 2022.
4. Margaretten ME, Kohlwes J, Moore D, Bent S. Does this adult patient have septic arthritis? JAMA. 2007;297:1478.
5. Mathews CJ, Coakley G. Septic arthritis: current diagnostic and therapeutic algorithm. Curr Opin Rheumatol. 2008;20:457.
6. Neogi T. Gout. N Engl J Med. 2011;364:443-52.
7. Rice PA. Gonococcal arthritis (disseminated gonococcal infection). Infect Dis Clin North Am. 2005;19:853.
8. Terkeltaub R. Update on gout. Nat Rev Rheumatol. 2010;6:30.
9. Zhang W, Doherty M, Bardin T, et al. EULAR evidence based recommendations for gout. Part II: Management. Report of a task force of the EULAR Standing Committee for International Clinical Studies Including Therapeutics (ESCISIT). Ann Rheum Dis. 2006;65:1312-24.
10. Zhang W, Doherty M, Pascual E, et al. EULAR evidence based recommendations for gout. Part I: Diagnosis. Report of a task force of the EULAR Standing Committee for International Clinical Studies Including Therapeutics (ESCISIT). Ann Rheum Dis. 2006;65:1301-11.

110 Emergências reumatológicas e vasculites sistêmicas

Rodrigo Antonio Brandão Neto

PONTOS IMPORTANTES

- As vasculites representam um grupo heterogêneo de desordens caracterizadas pela inflamação e necrose da parede do vaso sanguíneo. Podem apresentar manifestações graves como hemorragia alveolar, pneumonites agudas, acometimento de sistema nervoso central (SNC), insuficiência renal, entre outras.
- As vasculites apresentam como principal marcador sorológico o ANCA.
- O tratamento depende da gravidade do paciente e inclui glicocorticoides, imunossupressores e plasmaférese.
- Vasculites do SNC podem ter múltiplas manifestações, sendo a principal delas a cefaleia. O diagnóstico é de exclusão e depende de achados angiográficos. O tratamento é com glicocorticoides e imunossupressores.
- O lúpus eritematoso sistêmico pode ter manifestações graves como em sistema nervoso central, podendo cursar com psicose, convulsões, entre outras manifestações.

INTRODUÇÃO E DEFINIÇÕES

As doenças reumatológicas e autoimunes podem cursar com complicações necessitando de atendimento no departamento de emergência (DE), de forma que o médico emergencista deve se manter familiarizado com as suas mais graves manifestações e complicações. Descreveremos as principais complicações dessas doenças no DE.

Vasculites

As vasculites representam um grupo heterogêneo de desordens caracterizados pela inflamação e necrose da parede do vaso sanguíneo. São classificadas conforme a Tabela 1. Essas condições podem ser secundárias a uma doença subjacente ou ocorrer como uma doença primária de causa desconhecida. Vasculites primárias podem ser categorizadas de acordo com o tamanho do vaso predominantemente envolvido, com o padrão de envolvimento orgânico e a histopatologia.

Os pacientes com vasculites podem apresentar diferentes manifestações clínicas, que podem levar ao seu diagnóstico, incluindo:

- Hemorragia alveolar.
- Estenose traqueal.
- Nódulos pulmonares ou cavidades (descartar malignidade e infecção).
- Glomerulonefrite.
- Doença destrutiva ou cavitária das vias aéreas superiores.
- Mononeurite múltipla.
- Massa retro-orbital.
- Púrpura palpável.
- Acometimento de sistema nervoso central.

Vasculites pulmonares

As vasculites pulmonares podem ser divididas quanto ao tamanho do vaso predominantemente acometido (pequenos, médios e grandes vasos).

▷ **TABELA 1** Classificação das vasculites primárias

Predominantemente de grandes vasos	Arterite de Takayasu
	Arterite de células gigantes (arterite temporal)
	Doença de Behçet
Predominantemente de médios vasos	Poliarterite nodosa
	Doença de Buerger (tromboangeíte obliterante)
	Doença de Kawasaki
Predominantemente de pequenos vasos	Poliangeíte microscópica
	Granulomatose com poliangeíte (granulomatose de Wegener)
	Síndrome de Churg-Strauss
	Vasculite de hipersensibilidade (angeíte cutânea leucocitoclástica)
	Púrpura de Henoch-Schönlein
	Vasculite urticariforme Crioglobulinemia

As vasculites associadas ao ANCA (do inglês "*AntiNeutrophil Cytoplasmic Antibodies*", anticorpo anticitoplasma de neutrófilos) são as que mais comumente afetam o pulmão, como a granulomatose com poliangeíte (GPA) (anteriormente conhecida como a granulomatose de Wegener), síndrome de Churg-Strauss (SCS), poliangeíte microscópica (PMA) e capilarite pulmonar pauci-imune idiopática (CPPI).

As vasculites pulmonares felizmente são raras. A incidência é de apenas 15 a 20 casos por milhão por ano, o que se traduz em uma prevalência de 90 a 300 casos por milhão. Outras estatísticas referem números ainda menores, como 2,5 a 10 casos novos por milhão de adultos ao ano. Infelizmente não existem estatísticas nacionais de prevalência ou incidências das vasculites pulmonares.

Granulomatose com poliangeíte (GPA)

A GPA é mais comum em populações europeias e norte-americanas, com uma incidência de 8 a 10 casos por milhão por ano, mas os dados do Japão e da China sugerem uma taxa relativamente mais elevada de poliangeíte microscópica em populações asiáticas.

Trata-se de uma doença sistêmica com vasculite necrotizante que preferencialmente afeta as vias aéreas superiores, árvore brônquica e o parênquima pulmonar. Sintomas constitucionais são comuns e incluem febre (40%) e perda de peso (70%). Manifestações de vias aéreas superiores ocorrem em > 85% dos pacientes (epistaxe, ulceradas, rinorreia purulenta, otites, sinusites, entre outras).

As manifestações pulmonares ocorrem em 80% dos pacientes, com infiltrados pulmonares, cavidades e hemorragia alveolar. Os sintomas pulmonares mais comuns são tosse e hemoptise, seguidos por dispneia. Infecção crônica por *S. aureus* é descrita em cerca de 90% dos pacientes. Doença brônquica é menos comum, mas pode ocorrer em até 50% dos pacientes.

A glomerulonefrite ocorre em 40 a 90% dos casos, podendo ser rapidamente progressiva com evolução para insuficiência renal dialítica.

Outras manifestações extrapulmonares incluem manifestações cutâneas (45-60%), episclerite e uveíte, mononeurite múltipla e raramente acometimento do sistema nervoso central. Envolvimento musculoesquelético ocorre em 30 a 70% dos pacientes, já envolvimento cardíaco ocorre em apenas 5 a 15% dos pacientes.

O diagnóstico é baseado em critérios clínicos que incluem:

- Inflamação nasal ou oral (úlceras orais ou corrimento nasal sanguinolento).
- Anormalidade em radiografia de tórax (nódulos, infiltrados ou cavidades).
- Sedimento urinário anormal (hematúria ou cilindros hemáticos).
- Inflamação granulomatosa em biópsia que mostre parede arterial, região perivascular ou extravascular de artérias e arteríolas.

São necessários a presença de pelo menos dois critérios para o diagnóstico.

Marcador sorológico ANCA-c é positivo em 95% dos pacientes em exacerbação, embora apareça em apenas 70% dos pacientes fora da exacerbação.

Poliangeíte microscópica (PMA)

As lesões de vias aéreas superiores ocorrem apenas em 15% dos casos, mas sintomas constitucionais ocorrem em 90% dos casos e glomerulonefrite, por vezes rapidamente progressiva, em quase 100% dos pacientes. Infiltrados pulmonares podem ocorrer em até 30% dos casos e envolvimento cardíaco em 10 a 20% dos pacientes. Cursa a exemplo da GPA com ANCA-c positivo.

Granulomatose eosinofílica com poliangeíte (Churg-Strauss)

Sintomas de vias aéreas superiores são descritos em 80% dos casos, mais frequentemente como rinite ou sinusite crônica e 95% dos pacientes apresentam sintomas asmatiformes. Os sintomas asmatiformes podem preceder os sintomas de vasculite em 7 a 8 anos. Infiltrados radiológicos são evidentes em 70% dos casos nas radiografias simples e em 90% dos casos na TC de alta resolução e estão presentes na abertura do quadro em 50% dos pacientes com infiltrados assimétricos, bilaterais heterogêneos com áreas de aspecto em vidro fosco e consolidação, podendo ocorrer envolvimento cardíaco, que é descrito em 30 a 50% dos casos e representam a segunda maior causa de morte nesses pacientes. Sintomas constitucionais ocorrem em cerca de 70% dos casos com mialgias e artralgias descritas em 35 a 45% dos pacientes. A presença de infiltrados radiológicos pode preceder o aparecimento dos sintomas da vasculite sistêmica em 40% dos casos.

O diagnóstico se baseia em critérios clínicos que incluem:

- Sintomas asmatiformes.
- Eosinofilia em sangue periférico superior a 10%.
- Mono ou polineuropatia.
- Infiltrados pulmonares migratórios.
- Alteração dos seios paranasais.
- Biópsia com linfonodos extravasculares.

A presença de quatro ou mais critérios é diagnóstica, com sensibilidade de 85% e especificidade tendendo a 100%.

ANCA-p: o marcador sorológico da doença é positivo em 40-60% dos pacientes.

Exames complementares nas vasculites pulmonares

Exames laboratoriais incluem hemograma, função renal, função hepática, exame de urina 1, eletrocardiograma, sorologias para doenças do tecido conjuntivo e pesquisa de anticorpo anticitoplasma de neutrófilo (ANCA).

Clinicamente, os títulos de ANCA se correlacionam com a atividade da doença. Existem três padrões de ANCA em imunofluorescência indireta: citoplasmático, perinuclear, e atípico, designados como c-ANCA, p-ANCA e e-ANCA. Os c-ANCAs estão associados com autoanticorpos específicos dirigidos contra a proteinase-3 (PR3); e autoanticorpos contra a proteinase-3 podem ser mensurados por meio de um ensaio ELISA em separado. Estão associados com a GPA com sensibilidade de 85 a 90% e especificidade de 95% para a doença generalizada ativa. Os pacientes com doença limitada ou que estão em remissão da doença podem ainda ter ANCA positivo, mas a taxas são significativamente mais baixas (60 e 40%, respectivamente). Os p-ANCAs estão associados com PMA e síndrome de Churg-Strauss, mas são menos específicos que o c-ANCA e podem ser vistos em várias outras doenças autoimunes.

Exames de imagem são importantes e indicados conforme as manifestações clínicas identificadas. A tomografia computadorizada de alta resolução (TCAR) do tórax, tomografia computadorizada dos seios da face e ecocardiograma são fundamentais para a avaliação da maioria dos pacientes com vasculite pulmonar. Estudos de imagem suplementares são indicados conforme a necessidade.

A broncoscopia é frequentemente necessária na avaliação da vasculite pulmonar, sobretudo para a identificação e investigação da hemorragia alveolar difusa. Os pacientes podem necessitar de broncoscopia durante a evolução da doença ou procurar o DE com quadro de infecções do trato respiratório que ocorram durante o tratamento e para a avaliação das grandes vias aéreas para complicações como estenose ou lesões endobrônquicas.

A biópsia realiza diagnóstico definitivo, mas usualmente a biópsia transbrônquica é insuficiente para o diagnóstico.

Tratamento das vasculites pulmonares

Pacientes com doença limitada, sem doença grave com manifestações que representam uma ameaça imediata de insuficiência de órgãos ou à vida – como lesão renal grave (definida por um nível de creatinina > 5,7 mg/dL), hemorragia alveolar, doença do sistema nervoso central, cardiomiopatia e envolvimento gastrointestinal com risco de vida e doença intestinal, como isquemia ou hemorragia – podem ser tratados com uso de corticoesteroides orais em dose inicial de prednisona de 1 mg/kg associados geralmente a metotrexate.

Em pacientes com doença grave, que é a preocupação no DE, a plasmaférese ou pulso com metilprednisolona em dose de 1 g por 3 dias pode ser utilizada em vasculites com insuficiência renal e hemorragia alveolar.

Um estudo de 2020 não encontrou benefício com a plasmaférese em vasculites graves com ANCA positivo. O estudo também não demonstrou benefício com um esquema com dose convencional ou reduzida de glicocorticoides orais.

Quando indicada a plasmaférese, usualmente é recomendada a realização de sete sessões em 2 semanas com retirada de 60 mL/kg em cada sessão, após a pulsoterapia oral a prednisona em dose de 60 a 80 mg ao dia é iniciada.

Em pacientes refratários, o uso de rituximab e associação de ciclofosfamida intravenosa ou oral pode ser considerado. A Figura 1 sugere uma abordagem no manejo das vasculites.

Vasculites de sistema nervoso central

A vasculite primária de sistema nervoso central é rara, com incidência anual da doença grave de 2,4 casos a cada milhão de pessoas. Apresenta manifestações inespecíficas, sendo a cefaleia o sintoma mais comum (55-80%). Comprometimento cognitivo é frequente, convulsões ocorrem em 30% dos casos. Também pode cursar com mielopatia e lesões ocupadoras de massa em SNC.

O diagnóstico pode ser realizado se:

- História ou achados de alterações neurológicas adquiridas sem outra explicação razoável após exames laboratoriais ou de imagem.
- Presença de angiografia cerebral com alterações clássicas de vasculite, ou uma amostra de biópsia mostrando vasculite de SNC.
- Sem evidência de vasculite sistêmica.

Em pacientes em que foram descartados quadros infecciosos como etiologia das manifestações é recomendado iniciar tratamento com glicocorticoides como a prednisona em dose inicial de 1 mg/kg por dia, até dose máxima de 80 mg ao dia. Em casos em que o diagnóstico foi confirmado e não apresentou melhora rápida ou adequada com glicocorticoides, deve ser considerado o uso de ciclofosfamida oral em dose de 2 mg/kg por dia por 3 a 6 meses. A realização de pulsoterapia endovenosa com ciclofosfamida (0,75 g/m^2 por mês) por 6 meses é associada com menos efeitos colaterais do que o uso diário de ciclofosfamida oral.

Em pacientes responsivos ao uso de glicocorticoides após 4-6 semanas, pode-se tentar descontinuar a medicação com modificações semanais das doses de glicocorticoides. A ciclofosfamida, por sua vez, é descontinuada após uso por 6 meses de terapia e eventualmente mais 6 a 12 meses de tratamento de manutenção. Em pacientes com vasculite primária de SNC grave ou progressiva, faz-se pulsoterapia com metilprednisolona com dose de 1.000 mg por dia, durante 3 dias, com uso associado de ciclofosfamida, se paciente já com diagnóstico firmado.

Todos os pacientes devem receber tratamento profilático para a osteoporose e profilaxia contra a pneumocistose com a combinação de trimetoprim 80 mg e sulfametoxazol 400 mg por dia, além de profilaxia de osteoporose, que são as recomendadas para pacientes em uso crônico de glicocorticoides.

Vasculites de hipersensibilidade

A vasculite por hipersensibilidade refere-se à vasculite de pequenos vasos que é restrita à pele e não está associada a qualquer outra forma de vasculite primária ou secundária. Essa condição não está associada a doença de vasos médios ou grandes em outros locais, nem com doença de pequenos vasos em outros órgãos (p. ex., glomérulos ou capilares pulmonares).

Em muitos casos, um fator precipitante identificável, como um medicamento ou uma infecção associada está presente; por esse motivo se utiliza o termo "hipersensibilidade". Em até 40% dos casos, no entanto, nenhuma causa específica é identificada.

Os achados cutâneos incluem púrpura (palpável ou não palpável), pápulas, urticária/angioedema, eritema multiforme, vesículas, pústulas, úlceras e necrose. As lesões geralmente ocorrem em regiões específicas como as extremidades inferiores ou nádegas. As lesões podem ser acompanhadas de sensação de queimação ou formigamento. A vasculite por hipersensibilidade é às vezes acompanhada de artralgias e até de artrite franca, com predomínio de grandes articulações.

Os exames laboratoriais são inespecíficos, com < 50% dos pacientes com aumento de provas inflamatórias. Exames como FAN, ANCA, fator reumatoide e C3 e C4 são normais ou negativos. Os critérios diagnósticos são citados na Tabela 2.

A vasculite de hipersensibilidade pode ser diagnosticada se o paciente atender a pelo menos três desses cinco critérios (Tabela 2). A sensibilidade desses critérios é de 71%, com especificidade de 83,9%. O diagnóstico deve ser confirmado com a biópsia de pele. Um espécime de biópsia de uma lesão ativa (< 48 horas, se possível) geralmente demonstra vasculite leucocitoclástica das vênulas pós-capilares. Estudos de imunofluorescência direta mostram quantidades variáveis de imunoglobulina e deposição de complemento, com padrão não diagnóstico.

O tratamento é a retirada de fator precipitante se identificado e uso de agentes anti-histamínicos e anti-inflamatórios não esteroidais (se artralgias ou artrites). Para casos refratários ou mais graves, agentes imunossupressores podem ser indicados, geralmente começando com uma dose moderada de glicocorticoides (p. ex., prednisona 20 a 40 mg/dia). A adição de um agente imunossupressor pode ser necessária em casos refratários ou intolerantes a glicocorticoides com retirada em semanas a alguns meses. A azatioprina (2 mg/kg/d) é uma opção.

Púrpura de Henoch-Schönlein

A púrpura de Henoch-Schönlein é uma forma de vasculite sistêmica que envolve arteríolas, capilares e vênulas. O diagnóstico diferencial com a poliangeíte microscópica é por meio do depósito de IgA nas paredes dos vasos. Os sítios mais afetados são os membros inferiores e parte baixa de tronco. As lesões são inicialmente morbiliformes e depois purpúricas. A maioria dos casos ocorre em crianças e eventualmente adultos jovens. São importantes características desses pacientes:

- Artralgias: punhos, joelhos e tornozelos; artrite é rara.
- Vasculite leucocitoclástica de pequenos vasos com depósitos de IgA.
- Pele: lesões purpúricas palpáveis, especialmente em membros inferiores. Costuma se iniciar com um *rash* perimaleolar, evoluindo para pernas, coxas e, eventualmente, nádegas.
- Glomerulonefrite com depósitos de IgA na maioria dos casos benigna, mas que pode progredir com lesão renal crônica. Os pacientes cursam com hematúria macroscópica ou microscópica e proteinúria.

Os pacientes podem apresentar dor abdominal difusa, diarreia, vômitos e, eventualmente, melena ou enterorragia, eventualmente pacientes podem ter íleo paralítico. A biópsia de pele demonstra vasculite leucocitoclástica com imunocomplexos de IGA. O tratamento é com glicocorticoides com prednisona 0,5 mg/kg. Alguns pacientes evoluem com necessidade de ciclofosfamida, mas isso fora do DE.

▷ **TABELA 2** Critérios para a classificação de vasculite de hipersensibilidade

1. Idade no início da doença > 16 anos
2. Medicação no início da doença
3. Púrpura palpável
4. Erupção cutânea maculopapular
5. Biópsia, incluindo arteríola e vênula, mostrando granulócitos em localização perivascular ou extravascular

Doença de Behçet

A síndrome de Behçet ou doença de Behçet (DB) é uma vasculite sistêmica autoimune rara, com uma marcante manifestação clínica, que são as úlceras orais, mas também com outras manifestações clínicas variadas. Doença ocular é uma causa importante de morbidade associada com a doença de Behçet e pode se apresentar como uveíte anterior (algumas vezes com hipópio), uveíte posterior ou vasculite retiniana.

A manifestação associada com maior risco de vida são os aneurismas de artéria pulmonar, com mortalidade de 25 a 30% dos casos; com o paciente podendo apresentar quadro de hemoptise com perda de grande quantidade de sangue. Esses aneurismas são frequentemente associados a outras manifestações vasculares periféricas.

Manifestações neurológicas podem ser muito variadas e incluem principalmente meningite asséptica, lesões parenquimatosas do sistema nervoso central e vasculite cerebral, mas podem incluir praticamente qualquer sintoma. As úlceras genitais são outra manifestação frequente e ocorrem na maioria dos pacientes.

O diagnóstico é clínico e os exames laboratoriais podem mostrar sinais de inflamação crônica: como anemia, leucocitose, trombocitose, aumento de marcadores inflamatórios como VHS e PCR.

A avaliação da doença inclui dosagem do FAN, anti-DNA, fator reumatoide, anticorpos antipeptídeos citrulinados (anti-CCP), ANCA, anticorpo antimieloperoxidase e antiproteína 3, e dosagem de complemento. Pesquisas de infecções associadas podem incluir rotineiramente sorologias para sífilis, Lyme, *Chlamydia*, tuberculose e vírus. Os critérios diagnósticos da doença são citados na Tabela 3.

São necessários a presença de três critérios positivos, sendo o critério número 1 obrigatório. Recentemente se propôs que lesões vasculares como tromboses e aneurismas também façam parte dos critérios, mas isso ainda não é universalmente aceito.

O manejo e tratamento é adaptado à extensão da doença e envolvimento de órgãos. Para lesões cutâneas e de mucosas leves e pouco frequentes, agentes tópicos são os preferidos. Pacientes com doença inflamatória ocular podem ser tratados com azatioprina e corticosteroides sistêmicos.

Para o manejo da trombose venosa profunda aguda na doença de Behçet, agentes imunossupressores tais como corticosteroides, azatioprina ciclofosfamida ou ciclosporina são recomendados. Para o manejo de aneurismas pulmonares e arterial periféricos, ciclofosfamida e corticosteroides são recomendados. Na maioria dos pacientes com DB, a artrite pode ser manejada com colchicina.

Não existem dados controlados para orientar o manejo do envolvimento do sistema nervoso central em DB. Para envolvimento do parênquima cerebral, o tratamento pode incluir corticosteroides, interferon, azatioprina, ciclofosfamida, metotrexate e antagonistas do TNF-alfa. Para trombose do seio dural, os corticosteroides são recomendados.

▷ **TABELA 3** Critérios diagnósticos para doença de Behçet

1. Úlceras orais recorrentes (pelo menos 3 vezes em 1 ano)
2. Úlceras genitais recorrentes
3. Lesões oculares (uveíte anterior ou posterior, células no vítreo ou vasculite retiniana)
4. Lesões cutâneas (eritema nodoso, pseudofoliculite, lesões papulosas, pustulares ou acneiformes)
5. Teste de patergia positivo

A decisão de se tratar de envolvimento da pele e da mucosa depende da gravidade percebida pelo médico e pelo paciente. Medidas tópicas como corticosteroides devem ser a primeira linha de tratamento de úlceras orais e genitais isoladas. A colchicina deve ser preferida quando a lesão dominante é o eritema nodoso. Em relação às lesões genitais, a terapia sistêmica é necessária quando as lesões são frequentes ou graves e prejudicam a qualidade de vida. Glicocorticoides por via oral podem ser usados por curtos períodos de tempo ou a colchicina. A azatioprina é uma boa escolha para doença refratária resistente mucocutânea.

A artrite é geralmente intermitente e recorrente, glicocorticoides e anti-inflamatórios não esteroidais podem ser utilizados para tratar ataques agudos. A colchicina é geralmente eficaz.

Em quadros de tromboses arteriais, idealmente, a cirurgia deve ser evitada, enquanto os pacientes têm doença ativa. No entanto, a cirurgia é por vezes necessária para emergências isquêmicas ou aneurismas rotos. A redução do risco de trombose recorrente é alcançada com imunossupressão. A azatioprina é o agente de primeira linha mais utilizado na trombose venosa. Anticoagulantes não mostraram grande benefício. Além disso, anticoagulantes aumentam o risco de hemorragia em pacientes com aneurismas. No entanto, a indicação para anticoagulação ainda é controversa e deve ser decidida caso a caso, glicocorticoides e ciclofosfamida devem ser considerados.

Não existem estudos controlados para orientar a terapia nas manifestações neurológicas. A doença do parênquima cerebral é tratada com altas doses de glicocorticoides; tipicamente 1 g de metilprednisolona é administrado durante 3 a 7 dias (até que é vista melhora), seguido por prednisona. Para a doença grave, a ciclofosfamida pode ser considerada. O tocilizumabe é um agente promissor, tendo sido eficaz em duas séries de casos de pacientes refratários a outras terapias imunossupressoras.

MANIFESTAÇÕES DO SISTEMA NERVOSO CENTRAL DO LÚPUS ERITEMATOSO SISTÊMICO (LES)

O LES neuropsiquiátrico engloba diferentes manifestações que podem afetar de 15 a 80% dos pacientes com LES. As principais manifestações neuropsiquiátricas do LES são descritas na Tabela 4. Convulsões e psicose são as únicas manifestações do LES consideradas critérios diagnósticos da doença, mas um grande número de outras manifestações pode ocorrer.

Convulsões ocorrem em 10 a 20% dos pacientes com LES e podem ser tanto generalizadas como parciais, podendo ser inclusive a primeira manifestação da doença. Psicose, por sua vez, ocorre em cerca de 5% dos pacientes com LES usualmente no primeiro ano de diagnóstico e associada com pensamento desorganizado e bizarro, frequentemente acompanhada de alucinações; os sintomas podem ser causados pelo uso de glicocorticoides. Disfunção cognitiva é descrita em 20 a 80% dos pacientes com LES, sobretudo quando o critério são os resultados de testes neuropsicológicos, mas raramente traz o paciente ao DE.

As meningites assépticas são manifestações relativamente raras e difíceis de distinguir de quadros infecciosos. Em pacientes com pleocitose e aumento de proteínas com culturas e pesquisas de agentes infecciosos negativas, o diagnóstico pode ser considerado.

A mielite transversa pode ser uma manifestação de sistema nervoso central do LES, podendo raramente ocorrer em vasculites. Ocorre no LES por vasculite de medula espinhal. A mielite transversa pode ocorrer por diversos mecanismos, mas principalmente como um fenômeno autoimune. Várias doenças podem ser associadas com a mielite transversa, incluindo a doença de Behçet, doença mista do tecido conectivo, esquistossomose, doença de Lyme, entre outras. Os pacientes apresentam uma história de fraqueza motora e disfunção sensorial associadas a anormalidades na medula espinhal; além disso, disfunção da bexiga ou do intestino sugere o diagnóstico de síndrome medular. Os sintomas e sinais da mielite transversa tipicamente evoluem ao longo de horas a dias e são geralmente bilaterais; entretanto, déficits unilaterais ou assimétricos podem ocorrer.

▷ TABELA 4 Manifestações do lúpus eritematoso sistêmico neuropsiquiátrico

Sistema nervoso central:
▪ Meningite asséptica ▪ Doença cerebrovascular ▪ Disfunção cognitiva ▪ Cefaleia ▪ Distúrbio de movimento (coreia) ▪ Convulsões ▪ Confusão mental aguda ▪ Transtorno de ansiedade ▪ Transtorno de humor ▪ Psicose ▪ Síndrome desmielinizante ▪ Mielopatia (mielite transversa)
Sistema nervoso periférico:
▪ Disfunção autonômica ▪ Mononeuropatia ▪ Neuropatia craniana ▪ Plexopatia ▪ Polineuropatia aguda inflamatória desmielinizante (síndrome de Guillain-Barré) ▪ *Miastenia gravis*

Ocasionalmente, a mielite transversa apresenta-se com início rápido de paraparesia grave ou tetraparesia com arreflexia, o que pode levar a confusão diagnóstica com outras causas de fraqueza motora, como a síndrome de Guillain-Barré; mas ao contrário das neuropatias periféricas os pacientes apresentam hiperreflexia e Babinski. Um nível sensorial bem definido, abaixo do qual a sensação de dor e temperatura é alterada ou perdida, distingue a mielopatia de lesões cerebrais e neuropatias periféricas. A desmielinização é responsável pela presença de sinal de Lhermitte, que são parestesias que percorrem coluna cervical e torácica, irradiando-se para membros superiores e eventualmente membros inferiores, quando o paciente realiza flexão da coluna cervical. O sinal é inespecífico, mas indicativo de acometimento medular. O achado de uma lesão inflamatória na medula na ressonância magnética sugere o diagnóstico, mas outras etiologias devem ser excluídas.

O tratamento é com glicocorticoides, geralmente realizando pulsoterapia com metilprednisolona 1 g EV em por 3 dias. A terapia de resgate com plasmaférese pode beneficiar os pacientes que não têm uma resposta a corticosteroides.

Os exames complementares a serem solicitados são dependentes do tipo de manifestação; assim, pacientes com sintomas de AVC têm indicação de exames de neuroimagem como TC de crânio ou ressonância magnética, testes de coagulação e ecocardiograma e Doppler de carótidas.

Em pacientes com convulsões, a realização de eletroencefalograma e punção liquórica são indicados. Se manifestações de neuropatia periférica, é indicada a realização de eletroneuromiografia.

Estudos sorológicos são realizados principalmente para realizar o diagnóstico de LES e incluem anticorpos antifosfolípides e pesquisa do anti-P (apresenta associação com psicose lúpica).

Outros anticorpos, como o antigangliosídeo, parecem relacionados com manifestações como cefaleia tipo enxaqueca, mas o papel na dosagem de rotina de anticorpos possivelmente associados com manifestações neuropsiquiátricas, como anticorpos neuronais, entre outros, é indefinido e não se recomenda de rotina.

O tratamento com glicocorticoides é utilizado no manejo de convulsões, cefaleia refratária, coreia e mielite transversa, entre outras manifestações do SNC do LES. Os glicocorticoides são utilizados em altas doses por via oral (1-2 mg/kg por via oral, diários), ou por via intravenosa (geralmente 1 g por dia, durante 3 dias, seguido por dose diária elevada de glicocorticoides orais) para manifestações agudas e graves. A médio prazo tenta-se retirar os glicocorticoides para usar outros imunossupressores. Deve-se considerar o uso de rituximab para casos refratários. Outras medidas, como anticoagulação, são indicadas conforme manifestação clínica.

SÍNDROME ANTIFOSFOLÍPIDE CATASTRÓFICA

Caracteriza-se pela trombose de três sítios distintos num período de até 1 semana, na presença de anticorpos antifosfolípides. A principal manifestação clínica é a insuficiência renal; pode se apresentar com quadro de hipertensão arterial maligna com evolução para diálise em 25% dos casos.

Terapia combinada de pulsoterapia com glicocorticoides, anticoagulação, plasmaférese, rituximab e imunoglobulina intravenosa é indicada nesses pacientes.

CRISE RENAL ESCLERODÉRMICA

A crise renal esclerodérmica (CRE) é uma manifestação rara da esclerose sistêmica que se apresenta como aparecimento de hipertensão acelerada ou rápida deterioração da função renal, frequentemente acompanhada por sinais de hemólise microangiopática e pode ter manifestações clínicas da encefalopatia por hipertensão.

Cerca de 90% dos pacientes são hipertensos e se manifestam com cefaleia e sintomas de hipertensão maligna, mas em 10% ocorre sem hipertensão. Sinais clínicos sugestivos incluem cefaleia e sinais de encefalopatia hipertensiva, insuficiência cardíaca e arritmia.

A hematúria é frequente e manifestações de microangiopatias trombóticas ocorrem em 40 a 45% dos pacientes. Hemorragia cerebral é um evento raro. Convulsões são descritas e podem ser focais ou generalizadas. Alguns pacientes podem ter derrame pericárdico; hemorragia alveolar tem sido descrita e pode ser fatal em alguns pacientes.

A creatinina costuma ser significativamente elevada e mesmo após controle pressórico seus valores podem elevar-se por alguns dias. O exame de urina frequentemente mostra proteinúria moderada (0,5-2,5 g/L). Microangiopatia trombótica, definida como anemia hemolítica e trombocitopenia, ocorre em 43% dos pacientes com CRE, com plaquetopenia < 50.000 células/mm^3 e os anticorpos antinucleares são comuns, mas anti-Scl 70 (35%) ou antcentrômero (1-3%) não são positivos na maioria dos casos.

A biópsia renal não é essencial para o diagnóstico e deve ser evitada em pacientes com mal estado geral. No entanto, ela oferece algumas vantagens: exclusão de diagnósticos diferenciais, a confirmação do diagnóstico e avaliação do prognóstico baseada na histologia renal.

Os inibidores da ECA devem ser utilizados em todos os pacientes (dose inicial: captopril 6,25 mg 8/8 horas), e a dose é ajustada conforme os níveis pressóricos. Deve-se evitar betabloqueadores. Os objetivos do tratamento são o controle da pressão arterial e melhora da função renal. Cerca de metade dos pacientes necessitam de diálise. A terapia adjuvante com doses contínuas baixas de prostaciclina foi recomendada, sem fortes evidências de que melhoram prognóstico na CRE de curto e longo prazo.

A plasmaférese, que foi proposta para microangiopatia trombótica, não demonstrou eficácia e não deve ser prescrita, com exceção dos pacientes raros com CRE que possam desenvolver microangiopatia trombótica associada a anticorpos anti-ADAMTS-13. Outras medidas para o tratamento incluem as medidas de suporte para lesão renal aguda.

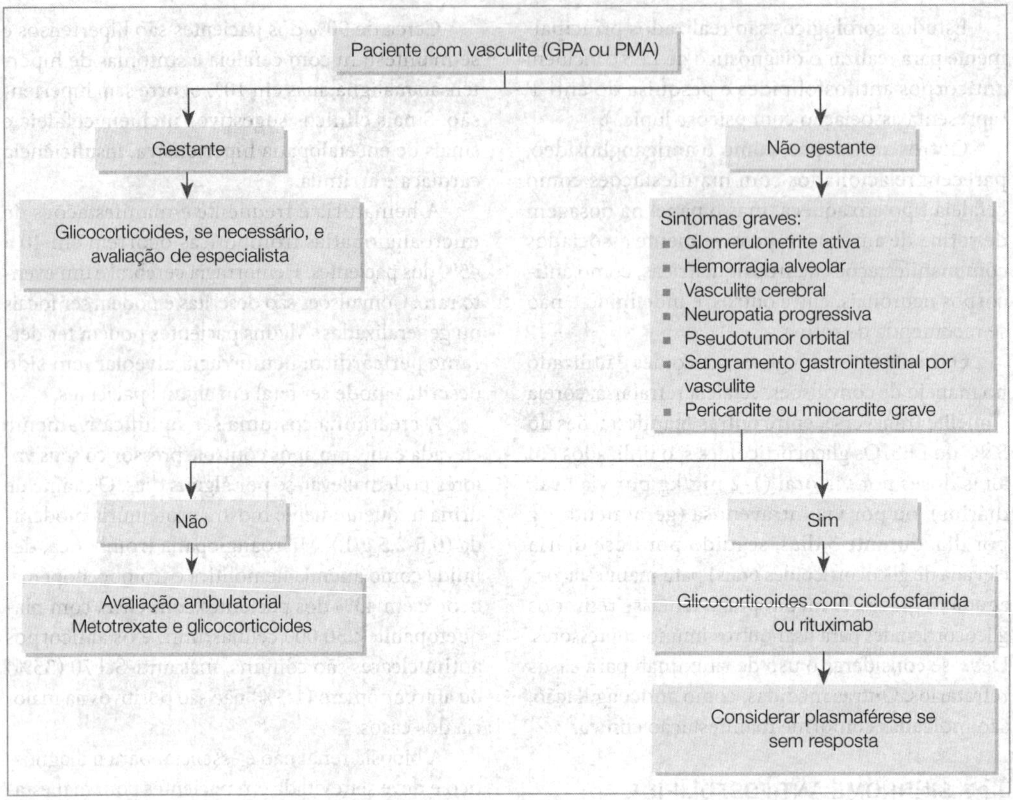

▷ **FIGURA 1** Manejo das vasculites no departamento de emergência.

ERITEMA NODOSO

O eritema nodoso é a forma mais comum de paniculite septal caracterizada por nódulos dolorosos de 1 a 2 cm com temperatura aumentada, dolorosos e eritematosos e tem múltiplas etiologias.

Sua fisiopatologia é desconhecida, mas parece representar uma reação de hipersensibilidade tardia a diversos agentes e pode ocorrer em qualquer idade ou sexo, mas principalmente em mulheres jovens de 15 a 40 anos de idade. Cerca de 70 a 75% dos casos são idiopáticos. A maioria dos casos identificados tem história de infecção estreptocócica; pode estar associado com infecções, doenças do tecido conectivo, outras doenças inflamatórias e medicações. A Tabela 5 cita as principais etiologias de eritema nodoso.

O quadro é de dor em região anterior das pernas com nódulos dolorosos e eritematosos, que podem ser palpáveis. Manifestações associadas incluem poliartralgias, febre e mal-estar. Exames diagnósticos incluem hemograma completo, enzimas hepáticas, função renal, ASLO e radiografia de tórax e PPD para tuberculose.

Causas de paniculites que poderiam simular o eritema nodoso incluem a síndrome de Sweet, vasculites e tromboflebites. As celulites e outras infecções cutâneas poderiam causar confusão diagnóstica com o eritema nodoso.

O tratamento é sintomático, com uso de anti-inflamatórios não esteroidais, não sendo necessário o uso de glicocorticoides. Em pacientes com infecção por estreptococos é indicado o uso de antibioticoterapia.

▷ **TABELA 5** Etiologias e doenças associadas ao eritema nodoso

Causa	Exemplos
Infecções	Estreptococos, hanseníase, tuberculose, esporotricose, bastomicose, histoplasmose, fungos, *Salmonella*, *Yersinia*, *Chlamydia*
Medicamentos	Sulfonamidas, antibióticos, AINEs, entre outros
Neoplasias	Doenças linfoproliferativas e carcinomas
Sarcoidose	
Doença inflamatória intestinal	
Doenças do colágeno autoimunes	

LITERATURA RECOMENDADA

1. Calabrese LH, Mallek JA. Primary angiitis of the central nervous system. Report of 8 new cases, review of the literature, and proposal for diagnostic criteria. Medicine (Baltimore). 1988;67:20.
2. Frankel SK, Schwarz MI. The pulmonar vasculitides. Am J Resp Crit Care Med. 2012;86(3):816-824.
3. Frohmann EM, et al. Transverse Myelitis. N Engl J Med. 2010;363:564-572.
4. Guillevin L, Mouthon L. Scleroderma renal crisis. Rheum Dis Clin North Am. 2015;41:475-488.
5. Hajj-Ali R, Langford CA. Primary angiitis of the central nervous system. Kelley's Textbook of Rheumatology. 2016.
6. Hudson M. Scleroderma renal crisis. Curr Opinin Rhematol. 2015;27:549-54.
7. Jennette JC, Falk RJ, Bacon PA, et al. 2012 revised International Chapel Hill Consensus Conference Nomenclature of Vasculitides. Arthritis Rheum. 2013;65:1.
8. Joseph FG, Lammie GA, Scolding NJ. CNS lupus: a study of 41 patients. Neurology. 2007;69:644.
9. Lally L, Spiera RF. Pulmonary vasculitis. Rheum Dis Clin North Am. 2015;41(2):315-331.
10. Merkel PA, Kaplan AA, Falk RJ. Granulomatosis with polyangeitis and microscopy polyangeitis: Induction and maintenance therapy. www.uptodate.com 2022. Acesso em: 14 março 2022.
11. Muscal E, Brey RL. Neurologic manifestations of systemic lupus erythematosus in children and adults. Neurol Clin. 2010;28:61.
12. Salvarani C et al. Adult primary central nervous system vasculitis. Lancet. 2012;380:767-77.
13. Stone JH. Hipersensitivity vasculitis. In: Current Rheumatology. 2016.
14. Walsh M, et al. Plasma exchange and glucocrticoids in severa ANCA-associated vasculitis. N Engl J Med. 2020;382:622-31.

Seção XIII

Causas externas

111 Manejo inicial das intoxicações exógenas

José Victor Gomes Costa
Caio Godoy Rodrigues
Diego Amoroso
Lucas Oliveira Marino
Rodrigo Antonio Brandão Neto

PONTOS IMPORTANTES

- As intoxicações exógenas são causas comuns de procura por atendimento no departamento de emergência (DE), com graus variados de gravidade.
- As exposições podem ocorrer por diversas vias, como oral, cutânea, inalatória, por exposição de mucosa e intravenosa.
- O manejo inicial inclui avaliação e estabilização dos sinais vitais, formulação da hipótese diagnóstica da síndrome tóxica correspondente e tratamento adequado.
- O screening toxicológico urinário possui diversas limitações e deve ser solicitado de forma criteriosa.
- As medidas de descontaminação são essenciais na redução da exposição do paciente aos tóxicos. A descontaminação gástrica tem indicação se realizada de forma precoce, devendo-se sempre ponderar risco vs. benefício, devido aos seus potenciais efeitos adversos.
- Hemodiálise e hemoperfusão são medidas de eliminação de tóxicos que não possuem antídoto e/ou possuem depuração corpórea lenta.

INTRODUÇÃO

Intoxicações exógenas representam um diagnóstico comum nos departamentos de emergência (DE), com estimativas do FDA (Food and Drug Administration) de 2 milhões de pacientes expostos a alguma substância anualmente, representando a principal causa de morte por injúrias por agentes externos, superando os acidentes por veículos motores. A gravidade de cada caso varia de acordo com a exposição: tipo de contato, duração, dose/quantidade e letalidade da substância. Nos Estados Unidos, observa-se uma crescente intoxicação por opioides, devido ao envelhecimento da população e maior prescrição dessas medicações, com o aumento do número de visitas ao DE por intoxicações, abstinências e adição. Essa situação tornou-se tão comum que a American Heart Association (AHA), responsável pela formulação de protocolos de reanimação cardiopulmonar, indica a administração de antídoto de opioides em casos com mínima suspeita de uso dessas substâncias. A maioria dos pacientes são adultos com intoxicação intencional, mas intoxicação acidental em crianças, uso de drogas de abuso, exposições ambientais, envenenamento e interações medicamentosas são outros cenários clínicos frequentes.

Todos os pacientes com intoxicação exógena suspeita ou confirmada devem ser tratados como potencialmente graves, mesmo os que se apresentem oligossintomáticos na avaliação inicial, pois deterioração clínica posterior pode ocorrer.

As exposições acontecem por diversas vias, como oral, cutânea, inalatória, por exposição de mucosas e intravenosa. A população pediátrica representa um grupo de particular risco para intoxicações, o que torna importantes campanhas de conscientização de pais para assegurar que venenos ou outras substâncias danosas sejam guardados em recipientes adequados, fora do alcance de crianças, assim como ensinar sobre o perigo da ingesta de substâncias desconhecidas. Em nível populacional, campanhas de conscientização da população e disseminação do conhecimento e acesso a centros especializados (CEATOX) podem contribuir para reduzir a morbimortalidade associada a esses casos.

AVALIAÇÃO DOS PACIENTES

Pacientes admitidos no DE com suspeita de intoxicação exógena devem ser conduzidos à sala de emergência. O manejo inicial inclui avaliação e estabilização dos sinais vitais, formulação da hipótese diagnóstica da síndrome tóxica correspondente e tratamento adequado. Os pacientes frequentemente estão inconscientes ou não cooperativos; assim, é importante tentar obter histórico com testemunhas, paramédicos e familiares.

No caso de exposição a produtos químicos potencialmente perigosos, deve-se tomar todas as medidas de segurança para a equipe médica assistente, devendo-se evitar a exposição de outras pessoas no departamento de emergência (DE). Essa abordagem inicial tem precedência inclusive em relação ao diagnóstico inicial.

A estabilização inicial deve seguir a ordem ABCDE para avaliação de pacientes graves. Portanto:

- Avaliação da via aérea, sua perviedade, capacidade de manipulação de secreções e proteção de vias aéreas têm prioridade, pois levam o paciente rapidamente a óbito.
- Em pacientes com alteração do nível de consciência deve-se realizar glicemia capilar e reverter com dextrose imediatamente (ver Capítulo “Hipoglicemia”).
- Pode ser necessário instituir via aérea artificial definitiva (intubação orotraqueal) em pacientes com redução do volume-minuto, por bradipneia (p. ex., com ventilação inadequada e subsequente insuficiência respiratória tipo II [ver capítulo específico]). Alguns pacientes em estados menos graves podem necessitar apenas de suporte de oxigênio via não invasiva, como o cateter nasal.
- Avaliação da circulação é o próximo passo com verificação do *status* hemodinâmico. Dependendo da síndrome tóxica, os pacientes podem apresentar-se desde hipertensos até hipotensos. Acessos venosos devem ser obtidos e acesso intraósseo é uma opção. É importante lembrar que, habitualmente, mesmo os pacientes hipotensos não possuem uma hipovolemia verdadeira (como politraumatizados) e, portanto, a hipotensão deve ser tratada inicialmente com fluidos cristaloides na dose de 10-20 mL/kg, com cuidado para não ocasionar sobrecarga hídrica. Pacientes que continuem hipotensos mesmo após a ressuscitação volêmica inicial são candidatos a drogas vasoativas de forma precoce (vasoconstritores com ou sem inotrópicos associados, a depender do quadro clínico de depressão da função miocárdica ou choque circulatório) ou antídoto específico se identificado o agente causal.
- A avaliação do nível de consciência e exposição completa do paciente também permite classificá-lo de acordo com uma das principais síndromes tóxicas, além de permitir pressupor o mecanismo de exposição (exp.: presença de marcas de perfuração em fossa cubital suscita a suspeita de contaminação intravenosa; lesões de pele podem denotar exposição cutânea; narinas chamuscadas sugerem intoxicação por CO em pacientes com lesão por inalação). Vale ressaltar que a avaliação pupilar e da pele são fundamentais nesses pacientes.

A avaliação e a estabilização devem ocorrer de forma concomitante. Conforme as possibilidades de exposição (exp.: acidente industrial, incêndios com materiais plásticos), a equipe de saúde deve atender o paciente com paramentação completa, o que inclui uso de luvas, avental descartável e máscara para gotículas, visto que algumas substâncias podem ser transmitidas por via cutânea (p. ex., cianeto) ou inalatória, colocando a equipe de saúde em risco durante o atendimento.

Se possível, a história clínica deve ser colhida de forma objetiva, tentando estabelecer alguns pontos para corroborar com a formulação da hipótese diagnóstica:

1. Substância ingerida ou exposta.
2. Dose.
3. Duração da exposição.
4. Tempo entre a exposição e atendimento médico-hospitalar.

A coleta dessas informações pode ser difícil, pois muitas vezes os pacientes estarão sob efeito da

▷ **TABELA 1** Avaliação clínica conforme sistemas

Sistema	Avaliação
Estado geral	Temperatura: hipertermia ou hipotermia Odores característicos: exp.: intoxicação alcoólica, intoxicação por organofosforados (cheiro de alho) Estigmas clínicos de trauma
Sistema nervoso central	Rebaixamento do nível de consciência Avaliação pupilar: midríase? Miose? Fasciculações, movimentos anormais Convulsões, síncope
Cardiovascular	Avaliação da pressão arterial Avaliação da frequência cardíaca Ausculta: sopro novo ou presumivelmente novo?
Respiratório	Avaliação das narinas: exp.: lesão por inalação, cocaína Saturação de O_2: necessidade de oxigênio suplementar Frequência respiratória Ausculta pulmonar: presença de roncos, crepitações
Gastrointestinal	Avaliação da cavidade oral: presença ainda de substância exógena? Lesão na cavidade oral (por ingesta de substâncias fortemente ácidas ou básicas) Avaliação da salivação: cavidade oral seca ou sialorreia Aumento ou redução dos ruídos hidroaéreos Avaliação de bexigoma
Pele	Presença ou não de sudorese: pele úmida e quente *vs.* pele seca e quente Presença de equimoses, escoriações, pontos de punção venosa prévia: atentar para sinais de trauma Avaliação de cianose

▷ **TABELA 2** Intoxicações que causam alterações pupilares

Miose
▪ Opioides
▪ Colinérgicos
▪ Carbamatos
▪ Clonidina
▪ Fenotiazidas
Midríase
▪ Simpaticomiméticos
▪ Anticolinérgicos
▪ Síndromes de abstinência

síndrome tóxica com alteração do nível de consciência. Pacientes acordados e orientados podem se recusar a prover informações fidedignas, muitas vezes por medo de represálias, em caso de uso de substâncias ilícitas como cocaína, ou por distúrbios psiquiátricos, como casos de depressão grave e tentativa de suicídio. Nesses casos, a coleta de informações de forma colateral ganha grande importância. Deve-se indagar o serviço de atendimento pré-hospitalar ou os familiares sobre as condições em que o paciente foi encontrado, como presença de frascos ou cartelas vazias próximas, comorbidades e medicações em uso, medicações ou substâncias nocivas às quais o paciente poderia ter acesso, sinais clínicos prévios de depressão grave ou tentativas prévias de suicídio.

De acordo com os achados de exame físico, como já descrito, os pacientes devem ser classificados em grupos de síndromes tóxicas, que, a despeito de não apontarem o agente etiológico, associam os achados clínicos a uma determinada classe farmacológica de substâncias e permitem tomadas de novas condutas, como prescrição de antídotos específicos, se cabível (mais informações especificadas nos capítulos seguintes). Vamos citar algumas das principais síndromes tóxicas a seguir.

Síndrome simpaticomimética

Definida por um excesso de atividade simpaticomimética. Os pacientes geralmente estão agitados e podem ser delirantes – especialmente com a ingestão de anfetaminas substituídas, como N-metil-3,4 metilenodioxianfetamina (MDMA). Os sinais vitais são tipicamente alterados com hipertensão, taquicardia e taquipneia e eventualmente hipertermia. Midríase e diaforese também podem estar presentes. Em intoxicações graves os pacientes podem apresentar arritmias e diminuição de débito cardíaco devido à diminuição do tempo de enchimento diastólico associado à taquicardia.

Síndrome anticolinérgica

Muitos produtos farmacêuticos têm propriedades antimuscarínicas; com o bloqueio do tônus colinérgico normal ocorre ativação do sistema simpático. Os sintomas incluem delírio, hipertermia, midríase e rubor cutâneo. As glândulas secretórias da pele e das mucosas apresentam inervação colinérgica, assim os pacientes tipicamente apresentam mucosas secas e não ficam diaforéticos como na intoxicação por agentes simpaticomiméticos. Pacientes tipicamente apresentam as cinco seguintes manifestações: agitação, hipertermia, alterações visuais, hiperemia e secura de mucosas.

Síndrome colinérgica

A síndrome colinérgica ocorre pela estimulação parassimpática do sistema nervoso autônomo. Ocorrem sintomas muscarínicos como aumento da secreção glandular com diaforese, aumento do débito urinário, miose, broncorreia, êmese, diarreia, lacrimejamento, letargia e salivação. Os sintomas nicotínicos, por sua vez, incluem midríase, taquicardia, fraqueza, tremores, fasciculações, convulsões e sonolência.

Agentes causais incluem os agentes anticolinesterásicos, como organofosforados e carbamatos. A broncorreia pode ser tão excessiva que os pacientes evoluem em insuficiência respiratória.

Síndrome sedativo-hipnótica

Nesse caso, os pacientes apresentam principalmente sedação, eventualmente com perda de tônus muscular e reflexos de proteção das vias aéreas. Pode ocorrer na intoxicação por etanol, barbitúricos e benzodiazepínicos.

Síndrome opioide

Semelhante à síndrome sedativo-hipnótica, a síndrome opioide também envolve sedação e diminuição da frequência respiratória. Os pacientes apresentam quase sempre miose pupilar. O diagnóstico é confirmado observando a resposta ao naloxone, que é um antagonista direto dos receptores opioides, mas a ausência de resposta não exclui a intoxicação por opioides.

Síndrome serotoninérgica

Os pacientes apresentam excessiva atividade serotoninérgica, sendo frequentemente precipitada pela adição de um novo agente serotoninérgico ou de uma substância que interfere no metabolismo de um agente previamente tolerado. Normalmente descrita com inibidores seletivos da recaptação de serotonina (ISRS) e inibidores da monoamina oxidase (IMAO), foi relatada ainda com antidepressivos cíclicos e antipsicóticos atípicos. A síndrome serotoninérgica (SS) ocorre tipicamente dentro de horas ou dias após a introdução de um novo medicamento. As manifestações incluem estado mental alterado, hipertermia, agitação, hiper-reflexia, clônus e diaforese. A Tabela 3 e a Figura 1 resumem as principais síndromes tóxicas.

TRATAMENTO

Medidas de suporte e investigação

Durante a avaliação inicial e estabilização, prioriza-se a estabilização de vias aéreas, componente respiratório e cardiovascular, como mencionado anteriormente. A Tabela 6 resume as etapas básicas de avaliação inicial e estabilização.

Alguns pacientes podem chegar ao DE em parada cardiorrespiratória (PCR), geralmente jovens, sem comorbidades ou outras causas aparentes para PCR. Nesse ínterim, orienta-se seguir o protocolo de reanimação da AHA, o ACLS (ver Capítulo "Atendimento à parada cardiorrespiratória"), com o adendo de potencial benefício de reanimação prolongada devido à ausência de disfunções orgânicas prévias. A intoxicação exógena é descrita como uma das causas de AESP/assistolia e algumas substâncias possuem antídotos que podem ser administrados intra-PCR para reversão do quadro, em caso de suspeita.

Devido ao aumento expressivo de complicações relacionadas ao uso de opioides, há recomendação atual da AHA do uso de naloxoxe intra-PCR em caso de suspeita clínica. No Brasil, não existem dados sobre o potencial abuso no uso dessas medicações.

▷ **TABELA 3** Classificação das síndromes tóxicas

Síndrome	Manifestações clínicas	Drogas
Anticolinérgica	Agitação, alucinação, *delirium*, convulsões Midríase Hipertermia, taquicardia, hipertensão, taquipneia, arritmias Mucosas e pele secas, redução de peristalse Retenção urinária	Anti-histamínicos Anti-parkinsonianos Atropina Ciclobenzaprina Escopolamina Tricíclicos
Colinérgica	Confusão mental, RNC, convulsões, miose Bradicardia, hipertensão, taquipneia Sialorreia, incontinência urinária e fecal, diarreia e vômitos, lacrimejamento, broncoespasmo e fasciculação	Carbamatos Fisostigmina Gás sarin Nicotina Organosfosforados Pilocarpina
Simpaticomimética	Agitação, alucinação, hiper-reflexia, midríase Hipertermia, taquicardia, hipertensão e taquipneia Sudorese, tremores de extremidades	Anfetamina Cafeína Cocaína Efedrina Teofilina
Serotoninérgica	Confusão, agitação, coma, midríase Hipertermia, taquicardia, hipertensão, taquipneia Tremor, hiper-reflexia e hipertonia (maior em MMII), sudorese, rigidez, trismo e diarreia	Inibidores da MAO Inibidores seletivos da recaptação de serotonina Tramadol, se em associação com ISRS ou duais Tricíclicos
Sedativo-hipnótica	Rebaixamento do nível de consciência, pupilas variáveis Bradicardia Depressão respiratória	Álcool Barbitúricos Benzodiazepínicos Zolpidem
Opioide	Rebaixamento do nível de consciência, pupilas mióticas Bradipneia, bradicardia, hipotensão e hipotermia	Fentanil Morfina Metadona Oxicodona
Alucinogênica	Alucinações, distorção da percepção e do sensório, agitação, midríase, nistagmo Hipertermia, taquicardia, hipertensão, taquipneia	Anfetaminas LSD NMDA

ISRS: inibidores seletivos da recaptação de serotonina; LSD: dietilamida do ácido lisérgico; MAO: monoamina oxidase; MMII: membros inferiores; NMDA: N-metil D-aspartato; RNC: redução do nível de consciência.

Os exames diagnósticos são guiados pelos achados clínicos e suspeita de toxinas envolvidas. Pacientes com intoxicação e evidência de trauma devem ser avaliados quanto ao traumatismo craniano como causa de estado mental alterado. No cenário de uma *overdose* ou exposição desconhecida, uma ampla gama de testes de laboratório pode ser utilizada para rastrear anormalidades e elucidar o quadro clínico. Exames complementares rotineiramente recomendados em intoxicações incluem:

- Hemograma completo.
- Bioquímica sérica com eletrólitos como sódio, potássio e função renal.
- Exames de função hepática.
- Exame de urina 1.
- Teste de gravidez, se apropriado.
- Exame toxicológico na urina.
- Gasometria arterial, se acidose é suspeitada.
- Concentração sérica de álcool, se indicado.
- Lactato sérico.
- Glicemia capilar.

Os resultados desses exames, ou quando a ingestão é conhecida, podem direcionar a realização de outros exames. Em casos em que a pesquisa para um agente específico suspeitado não esteja disponível, é recomendado iniciar o tratamento empírico, que pode ser iniciado ainda se forte suspeita antes dos resultados de exames estarem disponíveis.

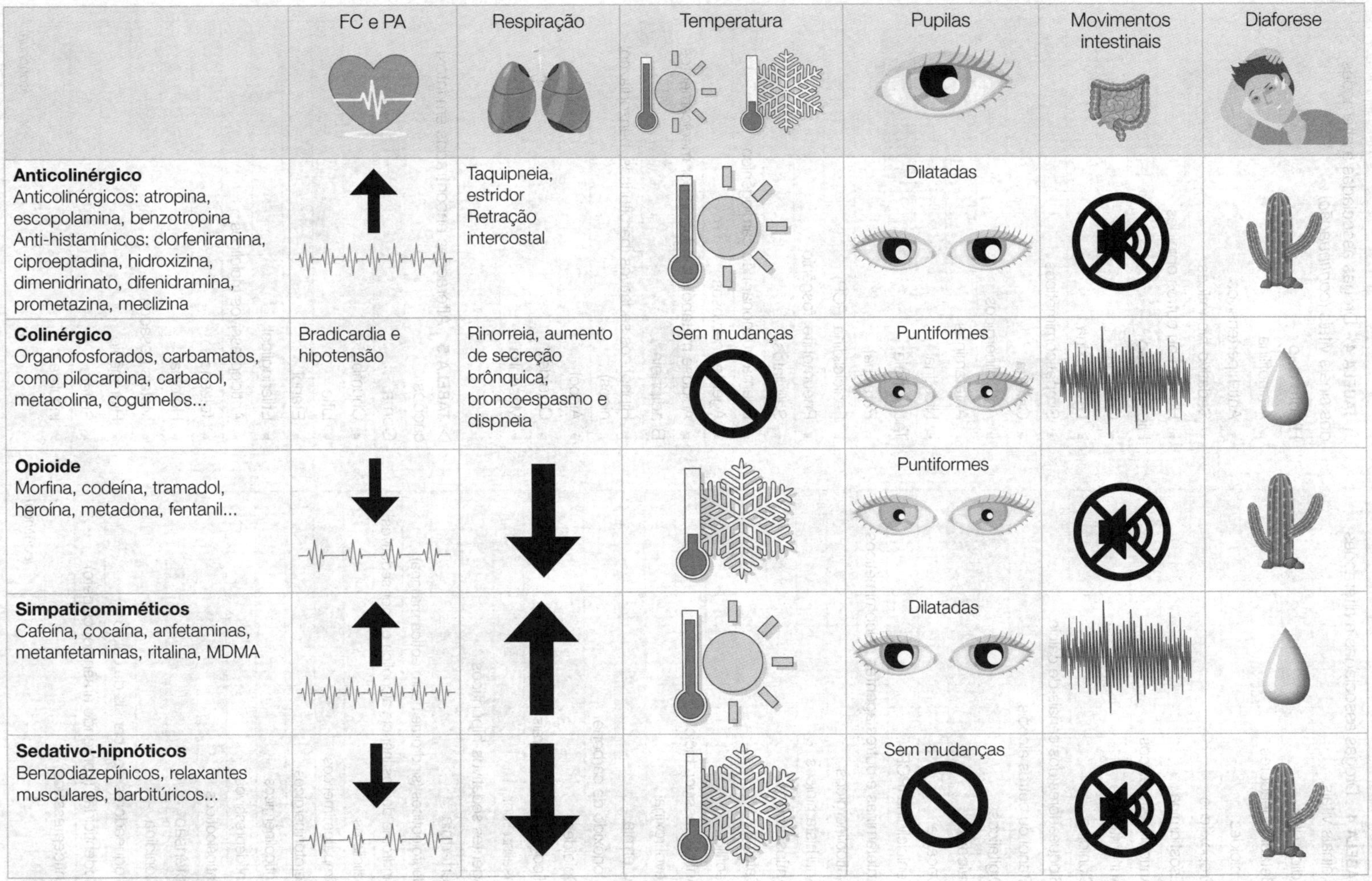

▷ **FIGURA 1** Principais síndromes tóxicas.
FC: frequência cardíaca; PA: pressão arterial.

▷ **TABELA 4** Drogas associadas a alterações dos sinais vitais

Bradicardia
▪ Betabloqueadores
▪ Opioides
▪ Propoxifeno
▪ Fisostigmina
▪ Anticolinesterásicos
▪ Antiarrítmicos
▪ Clonidina
▪ Bloqueadores dos canais de cálcio
▪ Etanol ou outros álcoois
▪ Digitálicos
Taquicardia
▪ Cocaína
▪ Feniciclidina (PCP)
▪ Anfetaminas e outros agentes psicomiméticos
▪ Anticolinérgicos
▪ Anti-histamínicos
▪ Antipsicóticos
▪ Cafeína
▪ Teofilina
▪ Antidepressivos tricíclicos
▪ Levotiroxina
Hipotermia
▪ Monóxido de carbono
▪ Opioides
▪ Hipoglicemiantes orais
▪ Insulina licor
▪ Agentes sedativos-hipnóticos
Hipertermia
▪ Neurolépticos (síndrome neuroléptica maligna)
▪ Síndrome de abstinência alcoólica ou por sedativos
▪ Salicilatos
▪ Simpatomiméticos
▪ Serotoninérgicos
▪ Anticolinérgicos
▪ Antidepressivos
▪ Antipsicóticos
Hipotensão
▪ Clonidina
▪ Bloqueadores dos canais de cálcio
▪ Rodenticidas (contendo arsênico, cianeto)
▪ Antidepressivos

(continua)

▷ **TABELA 4** Drogas associadas a alterações dos sinais vitais *(continuação)*

Hipotensão
▪ Aminofilina
▪ Anti-hipertensivos
▪ Sedativo-hipnóticos
▪ Heroína ou outros opioides
Hipertensão
▪ Cocaína
▪ Levotiroxina
▪ Simpaticomiméticos
▪ Cafeína
▪ Anticolinérgicos
▪ Anfetaminas
▪ Nicotina
Taquipneia
▪ Paraquat
▪ Feniciclidina (PCP)
▪ Pneumonite, fosgênio
▪ Salicilatos
▪ Edema pulmonar não cardiogênico
▪ Agentes nervosos
▪ Acidose metabólica induzida por medicamentos
Bradipneia
▪ Hipnóticos sedativos (barbitúricos, benzodiazepínicos)
▪ Álcool
▪ Opioides
▪ Maconha

▷ **TABELA 5** Alterações encontradas em intoxicações

Coma
▪ Chumbo
▪ Lítio
▪ Etanol
▪ Etilenoglicol
▪ Antidepressivos tricíclicos
▪ Tolueno
▪ Heroína
▪ Metais pesados
▪ Hidrogênio
▪ Sulfeto
▪ Insulina

(continua)

▷ **TABELA 5** Alterações encontradas em intoxicações *(continuação)*

Coma
▪ Hipoglicemiantes orais
▪ Arsênico
▪ Antidepressivos
▪ Anticonvulsivantes
▪ Antipsicóticos
▪ Anti-histamínicos
▪ Isoniazida
▪ Monóxido de carbono
▪ Cianeto
▪ Clonidina
Convulsões
▪ Organofosforados
▪ Hipoglicemiantes orais
▪ Antidepressivos tricíclicos
▪ Isoniazida
▪ Insulina
▪ Simpaticomiméticos
▪ Estricnina
▪ Salicilatos
▪ Cocaína
▪ Monóxido de carbono
▪ Cianeto
▪ Hidrocarbonetos
▪ Anfetaminas
▪ Anticolinérgicos
▪ Metilxantinas
▪ Metanol
▪ Fenciclidina (PCP)
▪ Bupropiona
Diaforese
▪ Simpaticomiméticos
▪ Organofosfatos
▪ Salicilatos
▪ Fenciclidina (PCP)
Pele seca
▪ Anti-histamínicos
▪ Anticolinérgicos
Lesões vesiculares
▪ Barbitúricos
▪ Gás mostarda

(continua)

▷ **TABELA 5** Alterações encontradas em intoxicações *(continuação)*

Hiperemia cutânea ou eritrodermia
▪ Anticolinérgicos
▪ Niacina
▪ Ácido bórico
▪ Monóxido de carbono
▪ Cianeto (raro)
Cianose
▪ Ergotamina
▪ Nitritos
▪ Corantes de anilina
▪ Fenazopiridina
▪ Dapsona
▪ Drogas que causam metemoglobinemia
Rash cutâneo
▪ Brometos
▪ Hidrocarbonetos aromáticos
Acidose com ânion *gap* elevado
▪ Cetoacidose alcoólica
▪ Cianeto
▪ Monóxido de carbono (CO)
▪ Colchicina
▪ Acetaminofeno
▪ Tolueno
▪ Paraldeído
▪ Fenformina
▪ Isoniazida
▪ Ferro
▪ Ibuprofeno
▪ Etilenoglicol
▪ Salicilatos
▪ Metanol
▪ Metformina

A gasometria arterial pode demonstrar acidose metabólica; nesses casos, algumas toxinas são associadas com acidose com ânion-*gap* aumentado (Tabela 5). Assim, o cálculo do ânion-gap pode ajudar o diagnóstico. Em suspeitas de ingestão de álcool tóxico (como metanol, etilenoglicol), calcular o *gap* osmolar pode ser útil, pois é uma alteração precoce que aparece antes da acidose. O cálculo do *gap* osmolar é feito pela diferença da osmolalidade

▷ **TABELA 6** Etapas do atendimento inicial do paciente vítima de intoxicação exógena

▪ Monitorização: pressão arterial não invasiva, oximetria e cardioscopia em sala de emergência
▪ Punção de acessos venosos periféricos calibrosos
▪ Avaliação de vias aéreas: se ausência de perviedade ou sinais de obstrução iminente (rouquidão, lesão de inalação), proceder à via aérea definitiva (intubação orotraqueal)
▪ Avaliação da respiração: se presença de hipoxemia, ofertar oxigênio suplementar
▪ Avaliação cardiovascular: se hipotensão, realizar expansão volêmica com 10-20 mL/kg de solução cristaloide; se hipotensão refratária, adicionar droga vasopressora de forma precoce, com efeito inotrópico associado se disfunção miocárdica
▪ Avaliação do nível de consciência: avaliar capacidade de proteção das vias aéreas
▪ Exposição total do paciente
▪ Realizar medidas de descontaminação, se tempo hábil
▪ Coleta de exames, incluindo nível sérico de substâncias dosáveis
▪ Solicitação de eletrocardiograma (ECG)
▪ Medidas para aumento da eliminação do fármaco ou tóxico
▪ Uso de antídotos se indicado

medida em laboratório e a osmolalidade calculada. A osmolalidade calculada é: (2 x $[Na^+]$) + glicose/18 + ureia/6. O diagnóstico diferencial de acidose com ânion *gap* elevado e *gap* osmolar elevado é (> 10 mmoL/kg): intoxicação por metanol, etilenoglicol, álcool isopropílico, cetoacidose alcoólica e acidose lática. Entretanto, um *gap* osmolar acima de 25 mmoL/kg é mais específico (88% em um estudo) para intoxicação com álcoois tóxicos.

Em dezembro de 2019 vários pacientes acometidos com sintomas neurológicos e insuficiência renal tiveram como suspeita diagnóstico uma nova infecção viral. Tratava-se, no entanto, de contaminação por etilenoglicol de cervejas da cervejaria Backer – que explicaria todos os sintomas, mas caso em que houve dificuldade em elucidação diagnóstica.

Algumas toxinas podem ter seu nível sérico dosado. Essas toxinas incluem anticonvulsivantes, digitálicos, entre outras, e são apresentadas na Tabela 7.

Os exames toxicológicos no sangue podem ser falsamente negativos, principalmente se o medicamento ingerido tiver uma meia-vida curta e a amostra não for coletada logo após a exposição.

Os exames de rastreamento urinários são mais confiáveis, porque geralmente têm um período de tempo mais longo para detecção positiva, geralmente de 24 a 72 horas. Os exames toxicológicos na urina incluem tipicamente fenciclidina (PCP), cocaína, opioides e anfetaminas. O exame toxicológico de urina é um teste qualitativo, e não quantitativo; assim, um resultado positivo não implica necessariamente toxicidade aguda. Os principais exames de rastreamento de urina estão resumidos na Tabela 8.

O exame de rastreamento apresenta algumas limitações. Primeiramente, consegue apenas indicar a classe farmacológica suspeita. A identificação exata da substância ou xenobiótico requer exames mais caros e complexos, como a cromatografia gasosa acoplada a espectrometria de massas. Esses exames não predizem gravidade ou alteram manejo; assim, são limitados a casos graves ou em que a substância não foi esclarecida. Outras limitações da triagem toxicológica são: não cobertura de todas as medicações dentro de uma mesma classe (p. ex., meperidina não é identificada, apesar de fazer parte do grupo dos opioides); reatividade cruzada entre substâncias; intoxicações por substâncias diferentes das relatadas; a amostra pode ser prejudicada se a

▷ **TABELA 7** Medicações com nível sérico dosável

Ácido valproico	Etilenoglicol	Lítio	Monóxido de carbono (CO)/cianeto
Carbamazepina	Fenitoína	Meta-hemoglobina	Paracetamol
Digoxina	Fenobarbital	Metanol	Paraquat
Etanol	Ferro	Metotrexato	Salicilato

▷ **TABELA 8** Substâncias detectáveis pelo *screening* toxicológico no Laboratório de Análises Toxicológicas da Prefeitura de São Paulo (LAT-PMSP)

Anfetaminas	Antidepressivos tricíclicos	Barbitúricos
Benzodiazepínicos	Cocaína	Fenciclidina
MDMA (ectasy)	Metadona	Metanfetamina
Opioides	Tetraidrocanabinóis	

urina estiver diluída. Um teste positivo pode não refletir uma intoxicação aguda, podendo continuar positivo dias a semanas após uma exposição.

Não se recomenda solicitar o exame em pacientes assintomáticos com ingestão acidental ou no caso de achados clínicos compatíveis com os dados da anamnese.

Os imunoensaios na urina para drogas de abuso (anfetaminas, cocaína, maconha, opioides) e outros fármacos (benzodiazepínicos, barbitúricos, tricíclicos) são de baixo custo e o resultado é disponibilizado rapidamente (menos de 1 hora). A duração da detecção é prolongada (em média até três dias; semanas no caso da maconha) e atenta-se para os seguintes fatos: (1) grande número de falsos-positivos (triagem positiva não confirma o diagnóstico); (2) teste negativo incapaz de excluir a intoxicação (pode significar apenas que as concentrações da droga estão abaixo do limiar de detecção).

Ensaios quantitativos são úteis em diversos contextos e podem auxiliar no manejo caso corretamente interpretados. Os principais disponíveis são: acetaminofeno, digoxina, lítio, salicilato, metanol, etilenoglicol, carbamazepina, fenitoína, ácido valproico, teofilina, carboxi-hemoglobina.

Além dos exames de rastreamento é recomendado obter um eletrocardiograma (ECG) se o paciente estiver taquicárdico ou bradicárdico, ou tiver ingerido um agente cardiotóxico que pode prolongar os intervalos QRS ou QT, como antidepressivos tricíclicos e antipsicóticos. As principais alterações eletrocardiográficas encontradas em pacientes com intoxicações agudas são apresentadas na Tabela 9.

Medidas de descontaminação

Em conjunto com a avaliação inicial e estabilização, impedir a absorção sistêmica do tóxico no organismo é uma medida primordial. A depender da via de exposição, podemos realizar diferentes medidas de descontaminação. Reforçamos que durante todo o procedimento a equipe deverá tomar todas as precauções para se proteger de uma possível exposição ao agente tóxico.

- Descontaminação cutânea: o paciente deve ser despido, com as roupas colocadas em sacolas e encaminhadas para setor de disposição apropriado e a pele lavada com quantidade abundante de água. De preferência, esse tipo de descontaminação deve ser realizado em área apropriada e específica para tal fim, para evitar contaminação de outros pacientes.
- Descontaminação ocular: realizar anestesia local com anestésico tópico e proceder à lavagem com solução fisiológica, sempre da região medial para a lateral, de forma abundante. Solicitar avaliação oftalmológica.
- Descontaminação gástrica: esse tipo de descontaminação é o mais comum no DE, devido ao grande número de pacientes com intoxicação exógena por uso oral de medicações. Esse método não é inócuo, podendo levar a complicações importantes, como broncoaspiração. Beneficiam-se desse método pacientes que chegam ao DE em até 1 a 2 horas, alertas e colaborativos; intoxicação por compostos sem antídotos disponíveis após a absorção intestinal; intoxicação por substâncias não corrosivas e capacidade de proteger a via aérea. Para a descontaminação gástrica, algumas diretrizes antigas recomendavam a indução de êmese como forma de expelir o tóxico. O xarope de ipeca era a medida realizada para esse objetivo, mas sua eficácia é limitada e está associada a efeitos colaterais significativos como aspiração e ruptura esofágica, não sendo indicado, portanto.

Lavagem gástrica:

- Indicação: contaminação via oral de substâncias, em pacientes que se apresentem ao DE em até 1 hora. Existe divergência sobre a real efetividade da realização da lavagem gástrica e preocupação com suas complicações; no entanto, permanece

▷ **TABELA 9** Alterações eletrocardiográficas em intoxicações agudas

Alterações eletrocardiográficas	Toxinas
Onda p ausente	Digitálicos e colinérgicos
Onda p entalhada	Quinidina
Intervalo PR prolongado	Betabloqueadores, bloqueadores dos canais de cálcio, magnésio
Intervalo QRS prolongado	Antiarrítmicos tipo 1, antidepressivos tricíclicos, difenidramina
Segmento ST com "bigode de Salvador Dali"	Impregnação digitálica
Intervalo QT prolongado	Antipsicóticos, citalopram, metadona, etilenoglicol
Onda T achatada	Lítio
Presença de ondas "U"	Beta-agonistas, lítio, metilxantinas, bário, tolueno

indicada nos manuais de toxicologia brasileiros. Para realização da lavagem gástrica, é mandatório que o paciente consiga proteger sua via aérea, por risco importante de broncoaspiração.

- Contraindicações: ingesta de cáusticos e solventes, sangramentos, risco de perfuração intestinal, via aérea não protegida, instabilidade hemodinâmica; presença de antídoto para o tóxico.
- Complicações: broncoaspiração, hipotermia, laringoespasmo, lesão mecânica do trato gastrointestinal.
- Como realizar a lavagem gástrica:
  1. Garantia de proteção de via aérea (não se recomenda realizar intubação orotraqueal somente para esse fim).
  2. Sonda naso ou orogástrica (tamanhos 18 a 22 para adultos; 10 a 14 para crianças) com posição confirmada pelo método auscultatório.
  3. Posicionamento do paciente em decúbito lateral esquerdo, com cabeça elevada a 20º.
  4. Infusão de solução fisiológica até a quantidade adequada ou retorno de líquido límpido.
     A. Adulto: 250 mL por vez, até um total de 6 litros ou líquido límpido.
     B. Crianças: 10 mL/kg por vez, até um total de 4 litros ou líquido límpido.
- Carvão ativado: é produzido a partir do superaquecimento de substâncias carbonáceas, formando um composto poroso, com alta capacidade de adsorção de substâncias. Pode ser utilizado em conjunto com a lavagem gástrica, via sonda orogástrica no paciente intubado ou por via oral em pacientes com nível de consciência preservado e colaborativos.
  - Indicação: contaminação por via oral de substâncias, em pacientes que se apresentem ao DE em até 2 horas.
  - Contraindicações: intoxicação por substâncias não adsorvidas pelo carvão ou substâncias corrosivas (exp.: ácidos, álcalis, cianeto, lítio, metais pesados); risco de perfuração ou obstrução intestinal; recém-nascidos, gestantes, rebaixamento do nível de consciência sem proteção de via aérea, agitação psicomotora.
  - Complicações: broncoaspiração; constipação ou obstrução intestinal; redução da eficácia de antídotos orais.
  - Em algumas situações, em suspeitas de intoxicações por substâncias que reduzem o trânsito gastrointestinal ou por substâncias com alta recirculação êntero-hepática, existe recomendação de realizar a administração seriada de carvão ativado (carvão ativado em múltiplas doses), na tentativa de aumentar a adsorção da substância tóxica, cujas indicações estão disponíveis na Tabela 10.
- Lavagem intestinal: consiste na administração de uma substância osmoticamente ativa (o polietilenoglicol) com uso de seu efeito catártico, para aumento de peristaltismo intestinal e assim eliminação dos tóxicos em conjunto com as fezes, reduzindo seu tempo de exposição à mucosa intestinal.
  - Indicações: intoxicação por substâncias não adsorvidas pelo carvão ativado → lítio, ferro; chumbo; *body-packers*.
  - Contraindicações: suspeita de perfuração ou obstrução intestinal; vômitos não controlados; via aérea não segura.
  - Complicações: broncoaspiração, náuseas e vômitos.
  - Pode ser administrado por via oral ou sonda: até 2 L/h em adultos.

▷ **TABELA 10** Estratégia de descontaminação com carvão ativado em múltiplas doses

Carvão ativado – múltiplas doses	Dose inicial: 50 g (1 mg/kg em crianças) com doses subsequentes de 25 g de 2/2 h ou 50 g de 4/4 h por 12 a 24 h
Indicações	1. Rebaixamento do nível de consciência por carbamazepina, fenobarbital ou fenitoína 2. Intoxicação por dapsona com importante meta-hemoglobinemia 3. Intoxicação por quinina 4. Intoxicação por teofilina
Contraindicações	1. Incapacidade de proteção das vias aéreas 2. Obstrução intestinal
Complicações	1. Obstrução intestinal/perfuração/bezoar 2. Constipação: o uso de catárticos, como o sorbitol, não é indicado de rotina como prevenção de constipação 3. Vômitos 4. Pneumonia aspirativa

Medidas de eliminação da toxina

Apesar das medidas de descontaminação, com suas várias críticas, como exposto anteriormente, alguns pacientes irão comparecer ao DE com mais de 2 horas de exposição ou com tempo de exposição incerto ou com contraindicação às medidas de descontaminação gastrointestinal. Nesse grupo de pacientes, a identificação da substância exógena se torna ainda mais crucial, para manejo com antídoto adequado. Algumas dessas substâncias serão eliminadas naturalmente pelo corpo, sendo necessária apenas observação clínica do paciente. Outros compostos, no entanto, se deixados para eliminação por via urinária ou hepática, irão causar prejuízos ao organismo, devido à sua toxicidade. Dessa forma, em alguns casos selecionados, podemos lançar mão de métodos externos que aumentem a eliminação de tóxicos.

Alcalinização urinária

Certas toxinas solúveis em água, como salicilatos, metotrexato e fenobarbital, sofrem aprisionamento de íons e eliminação urinária aumenta se o soro for suficientemente alcalinizado. Para esse procedimento deve-se monitorar o pH sérico e o nível de bicarbonato, bem como o pH urinário, com o objetivo de ser um pH sérico de aproximadamente 7,5 e um pH urinário de aproximadamente 8,0. Também convém monitorizar os níveis de potássio no procedimento com aumento da reabsorção do potássio da urina. A alcalinização urinária é apresentada na Tabela 11.

Métodos dialíticos

Tanto a hemodiálise como a hemoperfusão podem ser utilizadas nas intoxicações por substâncias em que não há benefício de medidas de descontaminação e que produzem sérios agravos ao organismo com mais rapidez que a sua própria eliminação. A hemodiálise é a técnica clássica já utilizada em pacientes com indicação de terapia substitutiva renal por doenças agudas ou crônicas, enquanto a hemoperfusão é uma modalidade interessante em casos de intoxicação, pois submete o sangue do paciente à passagem por colunas de cápsulas de carvão ativado ou resinas que irão adsorver as substâncias exógenas. Os procedimentos dialíticos nesses pacientes são resumidos nas Tabelas 12 e 13.

Emulsão intravenosa de lípides

A emulsão intravenosa de lípides é uma modalidade recente, introduzida para manejo do choque cardiogênico induzido por toxinas. Funciona por meio de dois mecanismos:

- Absorção de toxinas lipossolúveis pelos lípides.
- Aumento do metabolismo cardíaco pela oferta de ácidos graxos livres.

Além de fornecer energia suplementar para os miócitos, o EGI também pode aumentar a ativação dos canais cardíacos de cálcio.

As indicações da terapia com lípides intravenosa são discutíveis. Foram descritas em intoxicações por agentes anestésicos, betabloqueadores, bloqueadores dos canais de cálcio, antidepressivos tricíclicos, bupropiona e cocaína.

A dose recomendada é de um *bolus* inicial de 1,5 mL/kg de solução lipídica a 20%, administrado por 2 a 3 minutos, seguido de uma infusão de 0,25 mL/kg/min.

▷ **TABELA 11** Alcalinização da urina

Indicações	1. Intoxicação moderada a grave por salicitatos, sem indicação de diálise 2. Intoxicação por fenobarbital 3. Antidepressivos tricíclicos 4. Clorpropramida
Contraindicações	1. Hipervolemia já existente: edema pulmonar ou cerebral 2. Insuficiência renal 3. Hipocalemia não corrigida
Complicações	1. Hipervolemia 2. Hipocalemia 3. Alcalose metabólica 4. Hipocalcemia
Como realizar	Administrar 1-2 mEq/kg de bicarbonato de sódio 8,4% em *bolus* Infusão contínua de 150 mEq de bicarbonato de sódio 8,4% em 1.000 mL de solução glicosada a 5%, infusão de 200-250 mL/h Monitorizar nível sérico de potássio, bicarbonato e pH (de 2/2 até 4/4 h) e corrigir distúrbios conforme necessário → atentar para alcalinização excessiva Meta de pH urinário > 7,5 e pH sérico entre 7,55 e 7,6

▷ **TABELA 12** Resumo da utilização da hemodiálise nas intoxicações exógenas

Indicações	Substâncias com baixo peso molecular Pequeno volume de distribuição Baixa afinidade/ligação com proteínas plasmáticas Baixo *clearance* endógeno
Substâncias dialisáveis	Lítio Fenobarbital Salicilatos Ácido valproico Metanol/etilenoglicol (principalmente no Brasil, onde não dispomos do fomepizol) Teofilina
Complicações	Instabilidade hemodinâmica relacionada à hemodiálise Complicação de punção de acesso vascular

▷ **TABELA 13** Resumo da utilização da hemoperfusão nas intoxicações exógenas

Indicações	Substâncias adsorvíveis pelo carvão ativado Pequeno volume de distribuição Baixa afinidade/ligação com proteínas plasmáticas
Substâncias dialisáveis	Teofilina Carbamazepina
Complicações	Complicação de punção de acesso vascular Substância não adsorvível

Complicações incluem hiperlipemia grave, pancreatite aguda e síndrome do desconforto respiratório agudo.

Utilização de antídotos

Embora a maioria das intoxicações seja tratada apenas com cuidados de suporte, em algumas situações selecionadas pode estar disponível terapia com antídotos. As principais indicações de antídotos estão resumidas na Tabela 14.

RECOMENDAÇÕES DE INTERNAÇÃO, TERAPIA INTENSIVA E SEGUIMENTO

Grande parte dos pacientes que comparecem ao DE por intoxicação exógena necessitam apenas de observação, por não apresentarem manifestações graves.

▷ **TABELA 14** Terapia com antídotos em intoxicações agudas

Toxina	Antídoto
Anestésicos locais	Emulsão lipídica
Betabloqueadores	Glucagon ou insulina em altas doses
Bloqueadores do canal de cálcio	Altas doses de insulina e cálcio intravenoso
Carbamatos ou organofosforados	Atropina e fisostigmina
Digoxina	Anticorpo antidigoxina
Paracetamol	N-acetilcisteína
Metanol/etilenoglicol	Fomepizol/etanol
Meta-hemoglobinemia	Azul de metileno
Cianeto	Nitritos/hidroxicobalamina
Ferro	Desferoxamina
Arsênico, chumbo	Dimercaprol, EDTA (chumbo)

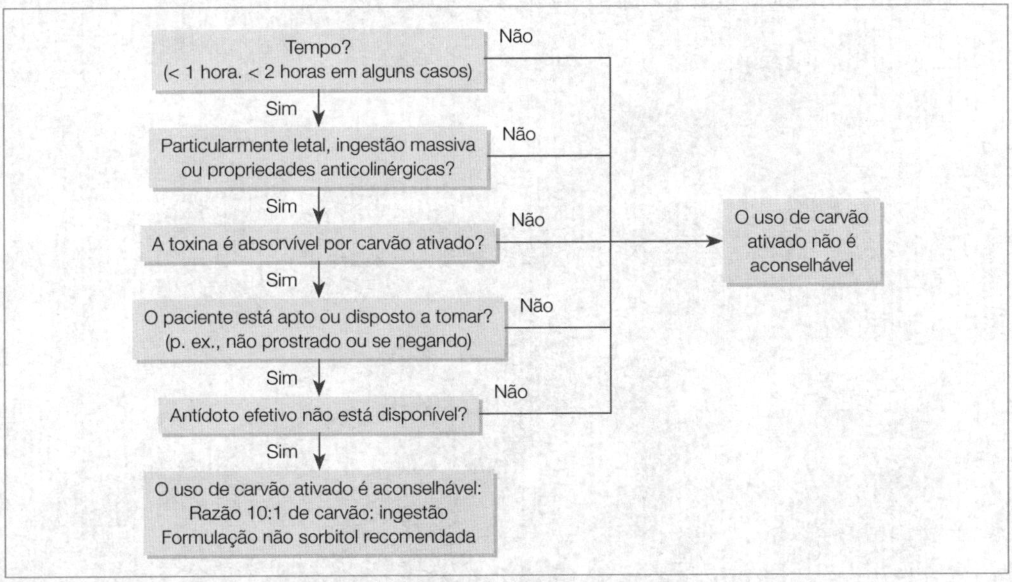

▷ **FIGURA 2** Indicações para administração inicial de carvão ativado 1 hora após a ingestão.

Esses pacientes devem ficar em observação por pelo menos 6 horas devido à possibilidade de ingesta de medicações de liberação prolongada e manifestações clínicas tardias. Idealmente, o Centro de Assistência Toxicológico referência da instituição deve ser acionado para auxiliar no manejo. Indicações de terapia intensiva dependem da gravidade da intoxicação e da necessidade de maiores recursos de suporte.

Antes da alta, pacientes com ingesta propositaI de substâncias ou medicações devem ser avaliados por psiquiatra quanto à possibilidade de tentativa de suicídio com plano formulado.

LITERATURA RECOMENDADA

1. Burns MJ. Enhanced elimination of poisons. UpToDate, 2020. Disponível em: https://www.uptodate.com. 2021. Acesso 11 fev. 2021.
2. Chyka PA, Seger D, Krenzelok EP, et al. Position paper: Single-dose activated charcoal. Clin Toxicol (Phila). 2005;43:61.

3. Greene S. General management of poisoned patients. In: Tintinalli's emergency medicine: a comprehensive study guide. 8.ed. McGraw-Hill; 2016.
4. Hendrickson RG. Gastrointestinal decontamination of the poisoned patient. Disponível em: https://www.uptodate.com. Acesso em: 14 mar 2022.
5. Hernandez EMM, Rodrigues RMR, Torres TM, orgs. Manual de Toxicologia Clínica: Orientações para assistência e vigilância das intoxicações agudas. São Paulo: Secretaria Municipal da Saúde; 2017. 465 p.
6. Meehan TJ. Approach to the poisoned patient. In: Rosen's emergency medicine, concepts and clinical practice. 9.ed. Philadelphia, PA: Elsevier; 2018.
7. Merigian KS, Woodard M, Hedges JR, et al. Prospective evaluation of gastric emptying in the self-poisoned patient. Am J Emerg Med. 1990;8(6):479.
8. Levine MD General approach to drug poisoning in adults. UpToDate, 2022. Disponível em: https://www.uptodate.com. 2021. Acesso 14 mar 2022.
9. Tintinalli JE. Tintinalli's Emergency Guide: A comprehensive study guide. 6.ed. McGraw-Hill; 2016.
10. Walls RM. Rosen's emergency medicine, concepts and clinical practice. 9.ed. Philadelphia, PA: Elsevier; 2018.

112 Intoxicações por álcoois e drogas de abuso

Lucas Oliveira Marino
Caio Godoy Rodrigues
Victor Paro da Cunha

PONTOS IMPORTANTES

- Em todo paciente com síndrome adrenérgica, devemos suspeitar de intoxicação por cocaína ou crack.
- Os benzodiazepínicos são importantíssimos no manejo da intoxicação aguda por cocaína.
- A anfetamina é um agente simpatomimético que age estimulando a liberação no sistema nervoso central e periférico de noradrenalina, dopamina e serotonina.
- O ecstasy é um derivado da anfetamina, atualmente utilizado como droga de abuso, sendo popularmente conhecido como "bala".
- Pode cursar com sintomas adrenérgicos e/ou síndrome serotoninérgica e secreção inapropriada de hormônio antidiurético (SIADH) que, associada ao aumento da ingesta hídrica, resulta em hiponatremia aguda.
- O LSD, dietilamida do ácido lisérgico, é uma droga sintética com efeitos alucinógenos popularmente conhecida como "ácido", "doce" ou "ponto".
- As manifestações mais comuns da intoxicação por canabinoides são hiperemia conjuntival, boca seca, aumento do apetite, taquipneia e fala pastosa. Teste qualitativo urinário pode auxiliar no diagnóstico.
- O metanol é um álcool utilizado como adulterante em combustíveis de automóvel e bebidas alcoólicas, fluidos, limpadores de para-brisas, matéria-prima para fabricação de biodiesel e como solvente.
- O quadro inicial é semelhante ao da intoxicação por etanol. Após 12 a 24 horas, iniciam-se acidose metabólica, convulsões, rebaixamento do nível de consciência e injúria renal aguda. Alterações visuais como diplopia, visão borrada, diminuição da acuidade visual e cegueira são comuns.
- O etilenoglicol é um álcool utilizado na produção de tintas, resinas, vernizes, em líquidos de arrefecimento de motores e em fluidos anticongelantes.
- O início da intoxicação é semelhante ao da intoxicação por etanol, porém a acidose metabólica é mais precoce. Não há alterações visuais e o exame de fundo de olho é normal. A urina é fluorescente e a urina 1 apresenta cristais de oxalato de cálcio.
- O antídoto disponível no Brasil para a intoxicação por metanol e etilenoglicol é o etanol.

COCAÍNA E CRACK

A cocaína é um alcaloide extraído das folhas da *Erithroxylum coca*, utilizado antigamente como anestésico e hoje como droga de abuso. Pode ser consumida por:

- Via nasal (cloridrato de cocaína – um pó branco – 15 a 75% do alcaloide);

- Via oral (folhas de coca – 0,5 a 1,5% do alcaloide);
- Via injetável (cloridrato de cocaína); ou
- Via fumo (crack – mistura de cloridrato de cocaína com bicarbonato ou hidróxido de sódio; merla – pasta de cocaína – ambos 40 a 71% do alcaloide).

A intoxicação também pode ocorrer em *body-packers,* pessoas que transportam a droga em pacotes dentro do intestino, após o rompimento de um ou mais pacotes.

A cocaína é bem absorvida por todas as vias, com uma biodisponibilidade de 90% se utilizada via fumo e 80% no uso via nasal. Após a absorção, a cocaína é metabolizada no fígado pela pseudocolinesterase em ecgonina metil-éster, norcaína (cruza a barreira hematoencefálica) e benzoilecgonina (potente vasoconstritor). Se consumida juntamente com álcool, forma o cocaetileno, cuja ação dura 13 horas, tendo ação vasoconstritora, cardiotóxica, arritmogênica e neurotóxica.

A cocaína é um agente simpatomimético indireto, bloqueando a recaptação de catecolaminas (dopamina, adrenalina e noradrenalina) e estimulando os receptores alfa-1, alfa-2, beta-1 e beta-2 adrenérgicos. Bloqueia também os canais de sódio, aumenta a concentração de glutamato e aspartato (aminoácidos excitatórios) no sistema nervoso central, bloqueia a recaptação de serotonina, aumenta a produção de endotelina e diminui a produção de óxido nítrico. A relação dessas alterações fisiológicas e o quadro clínico estão na Tabela 1.

Manifestações clínicas

O conjunto de sintomas relacionados à ativação adrenérgica (agitação, midríase não fotorreagente, sudorese, taquicardia, hipertensão) é conhecido como síndrome adrenérgica. As manifestações clínicas e as complicações da intoxicação por cocaína estão na Tabela 2.

O uso de cocaína está associado com vasoconstrição e formação de trombos, podendo levar a sintomas cardiovasculares e a emergências hipertensivas. Além disso, o paciente pode apresentar arritmias como fibrilação atrial, fibrilação ventricular, taquicardia ventricular e arritmia Brugada-*-like*, tanto por quadro isquêmico agudo como pelas alterações nos canais de sódio. Vale ressaltar que seu uso crônico leva a aterosclerose acelerada e hipertrofia do ventrículo esquerdo.

O uso da cocaína via fumo (crack) pode levar a queimaduras de faringe devido à alta temperatura necessária para a combustão. Lesão renal aguda pode ocorrer tanto por rabdomiólise como por vasoconstrição renal.

O espectro da intoxicação pode variar de leve, moderada a grave, caracterizada pela ocorrência de arritmias cardíacas, hipotensão, dispneia, emergências hipertensivas, convulsão, coma e parada cardiorrespiratória.

Em todo paciente com suspeita, devemos perguntar sobre a via de uso, quanto tempo decorrido desde o uso, a quantidade, possibilidade de gestação, tempo de início dos sintomas, ingesta de álcool ou outras drogas/medicamentos e presença de dor torácica ou abdominal.

Diagnóstico

Em todo paciente com síndrome adrenérgica devemos suspeitar de intoxicação por cocaína ou crack, principalmente em adultos jovens. A presença de pó nas narinas, lesões de mucosa nasal, queimadura em pontas de dedos aumenta nossa suspeita. Para

▷ **TABELA 1** Efeitos da cocaína e sua relação com o quadro clínico

Bloqueio na recaptação de catecolaminas	Agitação psicomotora, taquicardia, vasoconstrição periférica e cardíaca, hipertensão
Bloqueio dos canais de sódio	Ação anestésica local, prolongamento do intervalo QRS (ação nos miócitos)
Aumento no glutamato e aspartato	Hiperatividade do sistema nervoso central, convulsões, hipertermia
Bloqueio na recaptação de serotonina	Euforia, alucinações, psicose, anorexia, hipertermia
Aumento na produção de endotelina e diminuição do óxido nítrico	Vasoconstrição, aumento da adesividade plaquetária e da permeabilidade endotelial

▷ **TABELA 2** Manifestações clínicas e complicações da intoxicação por cocaína

Sistema	Manifestações	Complicações
SNC	Cefaleia, crise convulsiva, confusão mental, *delirium* e agitação psicomotora	Hemorragias no SNC, AVE isquêmico por vasoespasmo, trombose ou embolia
Olhos e nariz	Midríase bilateral não fotorreagente e epistaxe	Úlcera de córnea, perfuração do septo nasal
Pulmonar	Broncoespasmos, infarto pulmonar	Pneumotórax/pneumomediastino/pneumopericárdio (associado ao ato inalatório – barotrauma); pulmão de crack (SDRA + hemoptise + febre + infiltrado alveolar ou intersticial) e embolia pulmonar
Metabólicos	Rabdomiólise, hipertermia	Injúria renal aguda, desidratação
Cardiovascular	Dor torácica, arritmias, hipertensão	Síndrome coronariana aguda, dissecção aórtica, edema agudo de pulmão hipertensivo e oclusão arterial aguda
Obstétrico	Insuficiência placentária	Pré-eclâmpsia e sofrimento fetal; uso crônico está associado a malformações e retardo do desenvolvimento em fetos
Trato gastrointestinal	Abdome agudo	Úlcera péptica perfurada, colite isquêmica

AVE: acidente vascular encefálico; SDRA: síndrome do desconforto respiratório agudo; SNC: sistema nervoso central.

ajudar no diagnóstico, podemos realizar o teste qualitativo de benzoilecgonina, um metabólito da cocaína, na urina, saliva, cabelo ou sangue – esse teste é apenas qualitativo, indica se o indivíduo utilizou ou não a substância.

Devemos coletar os seguintes exames:

- Hemograma.
- Função renal e eletrólitos.
- Creatinofosfoquinase (CPK) (podendo indicar rabdomiólise).
- Eletrocardiograma (ECG).
- Gasometria arterial com lactato.

Em caso de sintomas neurológicos persistentes, realiza-se uma tomografia computadorizada de crânio; na presença de dor pré-cordial deve-se colher troponina; na suspeita de dissecção de aorta deve-se realizar uma angiotomografia de aorta; se dor abdominal ou torácica, deve ser realizada uma radiografia de tórax e de abdome. No caso de suspeita de *body-packers*, a radiografia de abdome auxilia o diagnóstico.

Manejo

Devemos iniciar com a estabilização do paciente: expansão volêmica e drogas vasoativas se hipotensão, oxigênio suplementar se indicado e intubação orotraqueal se necessário. Em caso de intubação por sequência rápida, devemos evitar o uso de quetamina devido ao seu efeito hipertensor (preferir o uso de benzodiazepínicos propofol ou etomidato) e de succinilcolina, dando preferência para o uso de rocurônio como bloqueador neuromuscular – a succinilcolina e a cocaína são degradadas pela colinesterase plasmática; o uso, portanto, pode prolongar tanto o efeito da cocaína como a paralisia muscular da succinilcolina.

Os benzodiazepínicos são importantíssimos no manejo de intoxicação aguda por cocaína, ajudando no controle da agitação, nos sintomas adrenérgicos (taquicardia, hipertensão), na hipertermia, rabdomiólise e nas convulsões. Utiliza-se diazepam 5 a 10 mg endovenoso (0,25-0,4 mg/kg em crianças com máximo de 10 mg) a cada 5 a 10 minutos, repetido até controle das manifestações. Se não houver acesso venoso, podemos utilizar midazolam intramuscular.

O uso de neurolépticos (haloperidol, clorpromazina) deve ser evitado, pois reduzem o limiar convulsivo e podem piorar os efeitos cardíacos e a hipertermia. Em caso de convulsões devemos utilizar benzodiazepínicos e, se refratariedade, fenobarbital.

Em caso de síndrome coronariana aguda, devemos seguir o tratamento habitual (ver Capítulo "Síndrome coronariana aguda sem supradesnivelamento do segmento ST") adicionado de diazepam, dando preferência, nos casos de infarto agudo do miocárdio (IAM) com supra-ST, para angioplastia primária devido à ausência de estudos com fibrinólise.

As emergências hipertensivas devem ser tratadas de forma habitual (mais detalhes no Capítulo "Emergências hipertensivas"), sempre com acréscimo de diazepam. O uso de betabloqueadores é contraindicado em razão da potencial piora da vasoconstrição (aumento da pressão arterial e piora da isquemia coronária) devido ao aumento do efeito alfa-adrenérgico pelo bloqueio dos receptores beta.

Na ocorrência de taquiarritmias após o uso de cocaína, deve-se realizar *bolus* de 1 a 2 mEq/kg de bicarbonato de sódio, pois sua ocorrência está relacionada com o bloqueio de canais de sódio. Taquiarritmias tardias estão relacionadas com isquemia e devem ter seu manejo habitual (mais detalhes no Capítulo "Taquiarritmias").

Em caso de ingesta por via oral da droga em menos de 1 hora, podemos administrar carvão ativado via oral na dose de 1 g/kg (máximo de 50 g). Em *body-packers*, deve-se realizar a lavagem intestinal contínua com infusão de polietilenoglicol via sonda 1.500 a 2.000 mL/hora (6-12 anos: 1.000 mL/h; < 6 anos: 500 mL/hora) até eliminação total dos pacotes – em caso de sintomas, deve-se realizar a retirada cirúrgica imediata. Deve-se atentar para as contraindicações a ambas as terapias, conforme descrito em capítulo específico ("Manejo inicial das intoxicações exógenas").

O resumo do manejo está na Tabela 3.

Pacientes com intoxicação aguda leve ou moderada devem ser mantidos em observação por 6 a 8 horas, podendo receber alta após resolução completa dos sintomas. Em caso de dor torácica, devemos manter em observação por 8 a 12 horas para obtenção de marcadores de necrose miocárdica seriados. Em caso de sintomas neurológicos ou hipertermia, devemos realizar uma observação prolongada pelo risco aumentado de sequelas.

Toda suspeita de intoxicação ou intoxicação confirmada por cocaína deve ser notificada (CID 10: F14.0; F14.1; F14.2). Em caso de intoxicações acidentais ou óbito deve ser notificado como CID 10: T40.5.

ANFETAMINAS

As anfetaminas e seus derivados, substâncias que apresentam em sua estrutura feniletilamina, podem ser utilizados como drogas de abuso ou como medicamentos. Dentre as drogas de abuso temos a anfetamina, MDA (*love drug*), DOB, DOI, MDEA (*eve*) e metanfetamina (*crystal-ice*). Dentre os medicamentos temos o metilfenidato e a dexamfetamina, entre outros.

Podem ser utilizados por via oral, inalatória ou respiratória, com boa absorção nas três. São compostos lipofílicos que atravessam a barreira hematoencefálica, têm metabolismo hepático e eliminação renal. A anfetamina é um agente simpatomimético, pois tem estrutura semelhante à da noradrenalina, que age estimulando a liberação no sistema nervoso central e periférico de monoaminas: noradrenalina, dopamina e serotonina. Além disso, inibe a recaptação dessas monoaminas e inibe a monoaminoxidase, enzima responsável pela degradação dessas substâncias. As drogas desse grupo apresentam variedade no nível de estímulo adrenérgico e serotoninérgico.

Manifestações clínicas

A intoxicação por anfetaminas manifesta-se com sinais de ativação simpática excessiva. As intoxicações leves cursam com síndrome adrenérgica: midríase, agitação, sudorese, náuseas, vômitos, hipertensão, taquicardia, cefaleia e hiperventilação. As

▷ **TABELA 3** Manejo da intoxicação por cocaína e suas complicações

Intoxicação por cocaína	Benzodiazepínicos + suporte
Convulsões	Benzodiazepínicos; fenobarbital se refratário
Síndrome coronariana aguda	Benzodiazepínicos + ácido acetilsalicílico + heparina + nitroglicerina (se necessário) + angioplastia primária
Emergências hipertensivas	Benzodiazepínicos + nitroprussiato ou nitroglicerina
Taquiarritmias	Benzodiazepínicos + bicarbonato de sódio 1-2 mEq/kg + adenosina ou cardioversão elétrica se necessário; diltiazem para controle de FA de alta resposta

FA: fibrilação atrial.

intoxicações graves normalmente decorrem do uso de doses elevadas, cursam com hipertermia grave, desidratação, emergências hipertensivas, vasoespasmo, psicose, convulsões, colite isquêmica, rabdomiólise, injúria renal aguda, insuficiência hepática aguda, paranoia, coma e síndrome serotoninérgica. As causas de morte mais comuns são arritmias, hipertermia e hemorragia intracerebral. As manifestações estão resumidas na Tabela 4.

Diagnóstico

Devemos suspeitar de intoxicação por anfetaminas em pacientes com história de uso e quadro clínico compatível (manifestações simpatomiméticas). Há disponível teste qualitativo na urina que auxilia no diagnóstico, porém ele não discrimina a quantidade, devendo ser utilizado em associação ao quadro clínico para o diagnóstico.

Devemos solicitar eletrólitos, função renal, enzimas e função hepática, CPK, hemograma, urina 1 e eletrocardiograma. Em caso de dor torácica ou suspeita de isquemia miocárdica, devemos solicitar troponina. Se o paciente apresentar sintomas neurológicos persistentes ou rebaixamento do nível de consciência, deve-se solicitar uma tomografia computadorizada de crânio para avaliar possíveis complicações.

Manejo

O manejo da intoxicação por anfetamina é semelhante ao da intoxicação por cocaína, exposto anteriormente neste capítulo. A Tabela 5 reforça alguns pontos importantes no manejo da intoxicação e suas complicações.

Toda suspeita de intoxicação ou intoxicação confirmada por anfetamina deve ser notificada (CID 10: F15.0; F15.1; F15.2). Casos de intoxicações acidentais ou óbito devem ser notificados como CID 10: T43.6.

ECSTASY/MDMA

Introdução

O ecstasy (3,4 metileno-dioximetanfetamina – MDMA) é um derivado da anfetamina, atualmente utilizado como droga de abuso, sendo popularmente conhecido como "bala". Geralmente é utilizado por via oral e, frequentemente, seu uso está associado ao de outras substâncias. É comum seu uso em *raves* e festas de longa duração.

▷ **TABELA 4** Efeitos e complicações de intoxicações por anfetaminas

Sistema orgânico	Sinais e sintomas	Complicações
Sistema nervoso central	Ansiedade, agitação, alucinações, psicose paranoide, euforia, convulsão, mioclonias	Sangramento intracraniano
Cardiovascular	Hipertensão, taquicardia, vasoespasmo	Dissecção aórtica, isquemia miocárdica, arritmias, morte súbita
Trato gastrointestinal	Náuseas e vômitos	Colite isquêmica, hepatite aguda
Sistema renal	Oligúria, uremia, hiponatremia, hipocalemia, hipermagnesemia, acidose metabólica com ânion-gap aumentado	Necrose tubular aguda, alterações do sistema nervoso central devido à hiponatremia
Metabólico e muscular	Tremores, mioclonias, hipertermia	Rabdomiólise, rigidez muscular

▷ **TABELA 5** Manejo de complicações da intoxicação por anfetaminas

Agitação, psicose, alucinações	Benzodiazepínico
Hipertermia	Benzodiazepínico, resfriamento externo, bloqueio neuromuscular
Crises convulsivas	Benzodiazepínicos, fenobarbital se refratário
Hipertensão	Benzodiazepínicos, nitroprussiato/nitroglicerina se emergências hipertensivas, evitar uso de betabloqueadores
Arritmias	Se sem melhora com benzodiazepínicos, considerar terapia antiarrítmica específica. Emulsões lipídicas devem ser indicadas em arritmias refratárias

Seu efeito é semelhante ao das anfetaminas (descrito anteriormente), porém com uma ativação serotoninérgica maior devido à sua semelhança estrutural com a serotonina.

Manifestações clínicas

O quadro clínico é semelhante ao do abuso de anfetaminas, acrescido de um aumento da energia, da sociabilidade e da disposição sexual. Além disso, a intoxicação por ecstasy também cursa com sinais de síndrome serotoninérgica – disfunção autonômica, alteração do nível de consciência e atividade muscular anormal. Também pode cursar com secreção inapropriada de hormônio antidiurético (SIADH) que, associada ao aumento da ingesta hídrica, resulta em hiponatremia aguda, causando convulsões, edema cerebral com risco de herniação e morte.

Diagnóstico

O diagnóstico é clínico e deve ser suspeitado pela história de uso associado com sintomas adrenérgicos e/ou presença de síndrome serotoninérgica. O teste de drogas detecta o uso da substância, porém sem discriminar a quantidade.

Devemos solicitar eletrólitos, função renal, enzimas e função hepática, CPK, hemograma, urina 1 e eletrocardiograma. Em caso de dor torácica ou suspeita de isquemia miocárdica, devemos solicitar troponina. Se o paciente apresentar sintomas neurológicos deve-se obter o nível sérico de sódio rapidamente devido ao risco de herniação cerebral e óbito por hiponatremia. Em caso de rebaixamento do nível de consciência persistente, deve-se solicitar uma tomografia computadorizada de crânio para avaliar possíveis complicações e para diagnóstico diferencial.

Manejo

O manejo dos sintomas adrenérgicos é semelhante ao da cocaína e anfetaminas. Deve-se ter cuidado com a hidratação, pois há o risco de hemodiluição, piora da hiponatremia e piora do edema cerebral. Em caso de hiponatremia, seguir o tratamento habitual (mais detalhes no Capítulo "Hiponatremia").

As manifestações da hiperativação serotoninérgica devem ser manejadas com benzodiazepínicos. Em caso de hipertermia grave (> 41°C) deve-se realizar a sedação com benzodiazepínicos e paralisia muscular. Em caso de refratariedade, deve ser utilizada ciproeptadina 12 mg via oral ou sonda seguida de 4 mg por hora, 3 a 4 doses. É contraindicado o uso de haloperidol para manejo da agitação, pois diminui o limiar convulsivo e pode alargar o intervalo QT, aumentando o risco de arritmias.

Toda suspeita de intoxicação ou intoxicação confirmada por ecstasy deve ser notificada (CID 10: F15.0; F15.1; F15.2). Casos de intoxicações acidentais ou óbito devem ser notificados como CID 10: T43.6.

LSD

O LSD, dietilamida do ácido lisérgico, é uma droga sintética com efeitos alucinógenos popularmente conhecida como "ácido", "doce" ou "ponto". É encontrada em cartelas e consumida por via sublingual.

Seu mecanismo de ação não está bem elucidado – envolve vários neurotransmissores, tendo destaque serotonina, dopamina e glutamato. Liga-se aos receptores 5-HT1A e 5-HT2A, responsáveis pelos efeitos serotoninérgicos e alucinógenos. O metabolismo dessa droga é hepático e a excreção é renal.

Manifestações clínicas

A intoxicação por LSD cursa com alterações na percepção, tanto visual como auditiva, podendo ocorrer sinestesias. Há labilidade do humor, podendo ocorrer "*bad trips*" (experiência desagradável que pode levar a ansiedade, agressividade e alterações do comportamento). Pode haver desorganização do pensamento. Os efeitos dependem tanto do usuário como do ambiente do uso. Sintomas adrenérgicos leves podem estar presentes, sendo que colapso cardiovascular e hipertermia ocorrem apenas em caso de ingesta de quantidade elevada da substância.

Diagnóstico

Os pacientes se apresentam acordados e conscientes, com as manifestações já descritas. O LSD não é detectado no teste de drogas de abuso, sendo o diagnóstico baseado na clínica e na exposição.

Manejo

Devido aos efeitos alucinógenos e ao pequeno risco de óbito da intoxicação, deve-se realizar apenas medidas de suporte. Colocar o paciente em um ambiente calmo, com poucos estímulos sonoros e visuais, auxilia no controle das alucinações. Em caso de agitação perigosa, deve-se utilizar benzodiazepínicos. Se o paciente apresentar sintomas psicóticos, podem ser utilizados antipsicóticos. Em caso de hipertermia ou sintomas de hiperativação adrenérgica, deve-se utilizar benzodiazepínicos.

As medidas de descontaminação como carvão ativado e lavagem gástrica não são recomendadas, pois a droga é rapidamente absorvida.

Toda suspeita de intoxicação ou intoxicação confirmada por LSD deve ser notificada (CID 10: T40.8).

MACONHA E CANABINOIDES

A maconha (conhecida também como *marijuana, pot*, bomba, baseado, erva), mistura de folhas e flores da planta *Cannabis* sp., é uma droga perturbadora do sistema nervoso central, podendo ser utilizada via fumo ou consumida por via oral. Além da maconha, temos outros canabinoides que também são utilizados como droga de abuso como o haxixe, *skank* e canabinoides sintéticos (*K2, spice*). Há também medicamentos derivados da maconha, sendo que seu uso vem sendo debatido na comunidade científica e cível.

O efeito tóxico depende do THC, que tem 10 a 35% de absorção na forma de fumo e 10 a 20% se ingerido por via oral. Essa substância é agonista dos receptores canabinoides – os receptores CB1 se localizam no sistema nervoso central e sua estimulação inibe a liberação de acetilcolina, glutamato, GABA, dopamina e noradrenalina, sendo responsável pelos efeitos psicoativos; os receptores CB2 se localizam nos tecidos do sistema imune e participam nos processos imune e inflamatório.

Manifestações clínicas

As manifestações da intoxicação por canabinoides são hiperemia conjuntival, boca seca, aumento do apetite, taquipneia e fala pastosa. Pacientes asmáticos podem apresentar exacerbação do quadro. Também podem ocorrer ataxia, nistagmo, taquicardia, hipertensão arterial, hipotensão postural, euforia e diminuição da ansiedade e da atenção. Pode haver exacerbação de quadros psicóticos. Há descrição na literatura de ocorrência de angina e infarto agudo do miocárdio após o uso de maconha.

Diagnóstico

O diagnóstico é baseado na exposição e na clínica (hiperemia conjuntival, taquicardia e alteração do humor auxiliam no diagnóstico). Há disponível teste qualitativo na urina que pode auxiliar no diagnóstico, porém sem conseguir determinar a quantidade utilizada. Deve-se realizar eletrocardiograma e troponina em caso de suspeita de síndrome coronariana.

Manejo

Na intoxicação por canabinoides, devemos realizar o controle dos sintomas. Em caso de disforia, deve-se colocar o paciente em um ambiente calmo e mal iluminado para diminuir os estímulos. Em caso de ansiedade, agitação ou taquicardia, pode-se utilizar benzodiazepínicos. Sintomas psicóticos devem ser controlados com o uso de antipsicóticos. Em caso de exacerbação de asma, deve ser realizado o manejo habitual de crise asmática, assim como realizar o manejo habitual de síndrome coronariana aguda em caso de sua ocorrência.

Toda suspeita de intoxicação ou intoxicação confirmada por canabinoides deve ser notificada (CID 10: F12.0; F12.1; F12.2).

ETANOL

O etanol é a droga mais utilizada no mundo com propriedades depressoras do sistema nervoso central. É lícita, restrita a maiores de 18 anos, porém não é incomum o uso em menores de idade. Além de bebidas alcoólicas, é encontrado em medicamentos, perfumes e como combustível de automóveis.

Apresenta 80 a 90% de absorção no trato gastrointestinal, absorvido em cerca de 60 minutos. É metabolizado no fígado pela via das desidrogenases, via sistema oxidativo microssomal e via peroxidase-catalase. Atua potencializando a ação do GABA, neurotransmissor inibitório no sistema nervoso central, e bloqueando os receptores NMDA de glutamato, neurotransmissor excitatório. Além disso, inibe a gliconeogênese, predispondo ao risco de hipoglicemias.

Manifestações clínicas

As manifestações clínicas da intoxicação aguda por etanol dependem do nível sérico e da tolerância do paciente e estão descritas na Tabela 6.

Diagnóstico

O diagnóstico da intoxicação aguda se baseia na exposição associada com manifestações clínicas compatíveis. Podemos medir a alcoolemia sérica para auxiliar o diagnóstico. Os pacientes intoxicados por etanol podem apresentar hálito etílico, ajudando na elucidação.

Na intoxicação aguda devemos solicitar na admissão a glicemia capilar e sérica pelo risco de hipoglicemia e para ajudar no diagnóstico diferencial. Além disso, devemos solicitar hemograma, eletrólitos (incluindo cálcio e magnésio), gasometria, função hepática e renal e eletrocardiograma (risco de arritmias). A presença de acidose metabólica com ânion-gap aumentado favorece o diagnóstico.

Manejo

Inicialmente devemos realizar a estabilização clínica. O paciente intoxicado agudamente por etanol pode se apresentar com rebaixamento do nível de consciência, incapacidade de proteção de vias aéreas e eventual necessidade de intubação orotraqueal, sempre com a indução por sequência rápida. Além disso, devemos realizar expansão volêmica e drogas vasoativas em caso de hipotensão.

Se hipoglicemia, recomenda-se a correção rápida com 5 ampolas de glicose a 50% (0,5-1,0 mg/kg de glicose em crianças) até a correção e manter o paciente com solução glicosada a 5%. Na ocorrência de convulsões, administram-se 5 a 10 mg de diazepam endovenoso (0,2-0,5 mg/kg em crianças), repetido a cada 5 minutos (máximo de 30 mg em adultos, 10 mg em crianças maiores de 5 anos e 5 mg em menores de 5 anos), se necessário. Na indisponibilidade de acesso venoso, a opção é 10 a 15 mg de midazolam intramuscular (0,2 mg/kg em crianças). Corrige-se a desidratação com solução fisiológica.

Em todo paciente com intoxicação aguda por etanol, devemos realizar a profilaxia de encefalopatia de Wernicke com 100 mg de tiamina endovenosa ou via oral (50 mg em crianças).

Toda suspeita de intoxicação ou intoxicação confirmada por etanol deve ser notificada (CID 10: F10.0; F10.1; F10.2). Casos de intoxicações acidentais ou óbito devem ser notificados como CID 10: T51.0.

METANOL

O metanol é um álcool utilizado como adulterante em combustíveis de automóvel e bebidas alcoólicas, fluidos, limpadores de para-brisas, matéria-prima para fabricação de biodiesel e como solvente. É rapidamente absorvido após ingesta oral e tem dose letal de 30 a 240 mL. Atualmente é a principal causa de intoxicação por álcoois.

Ao ser absorvido, é transformado em formaldeído pela enzima álcool-desidrogenase e posteriormente transformado em ácido fórmico pela enzima aldeído-desidrogenase. Os produtos da sua transformação são responsáveis pela ocorrência de acidose metabólica e pelas lesões no nervo óptico e sistema nervoso central.

Manifestações clínicas

O quadro inicial é semelhante ao da intoxicação por etanol, cursando com ataxia, desinibição e sedação, podendo ser acompanhado por dor abdominal, náusea, vômitos, cefaleia, taquicardia e hipotensão. Após 12 a 24 horas, iniciam-se acidose metabólica, taquipneia, hipotensão, taquicardia, arritmias, convulsões, rebaixamento do nível de consciência e injúria renal aguda. Além disso, é comum o pacien-

▷ **TABELA 6** Manifestações da intoxicação de acordo com a alcoolemia

Nível sérico	Manifestações clínicas
50-150 mg/dL	Diminuição de reflexos, visão borrada, verborragia, excitação ou depressão mental
150-300 mg/dL	Ataxia, confusão, logorreia, hipoglicemia
300-500 mg/dL	Incoordenação motora, hipotermia, hipoglicemia, torpor, convulsões, distúrbios hidroeletrolíticos
> 500 mg/dL	Coma, falência respiratória, colapso hemodinâmico, óbito

te apresentar alterações visuais como diplopia, visão borrada, diminuição da acuidade visual e cegueira. Ao exame do fundo de olho podemos encontrar midríase, hiperemia do disco óptico e papiledema. Em intoxicações graves, além das manifestações citadas, o paciente pode apresentar parkinsonismo devido à lesão dos gânglios da base.

Diagnóstico

A presença de dor abdominal, náuseas e vômitos associada a alterações visuais após a ingesta de produtos que potencialmente contêm metanol deve levantar a suspeita de intoxicação por esse álcool. Para confirmar o diagnóstico, podemos realizar a dosagem sérica de metanol. A presença de acidose metabólica com ânion-gap aumentado, gap osmolar aumentado e necrose e/ou hemorragia bilateral de putâmen e gânglios da base em exame de imagem de crânio favorece o diagnóstico.

Em toda suspeita de intoxicação, além dos exames citados, devemos colher glicemia, eletrólitos (incluindo cálcio e magnésio), função hepática e renal, hemograma e eletrocardiograma.

Manejo

O paciente deve ser monitorizado no departamento de emergência em razão da alta letalidade e da alta ocorrência de complicações. Inicialmente, procede-se a estabilização clínica. Devemos realizar expansão volêmica e drogas vasoativas em caso de hipotensão. Se rebaixamento do nível de consciência e incapacidade de proteção de via aérea, é necessário realizar a intubação orotraqueal. Devemos realizar sempre a sequência rápida de intubação nesse caso. Caso pH < 7,30, corrige-se a acidose com bicarbonato de sódio endovenoso (agressivamente se pH < 7,00). O paciente pode apresentar distúrbios eletrolíticos (hipocalcemia, hipomagnesemia) que devem ser corrigidos prontamente.

O antídoto disponível no Brasil para a intoxicação por metanol é o etanol. O etanol satura a enzima álcool-desidrogenase, diminuindo a formação dos metabólitos tóxicos do metanol. Prescreve-se dose de ataque de 0,8 g/kg de etanol absoluto endovenoso em 1 hora seguida de manutenção de 130 mg/kg/h de etanol absoluto (150 mg/kg/h em etilistas crônicos). Em caso de hemodiálise, aumenta-se a dose para 250 a 350 mg/kg/h. O etanol deve ser diluído em uma solução a 10% com solução glicosada a 5%. Outro antídoto, ainda não disponível no Brasil, é o fomepizol, cuja posologia é 15 mg/kg em 30 minutos seguidos de 4 doses de 10 mg/kg a cada 12 horas por 48 horas. As indicações do uso de antídoto são:

- Pacientes sintomáticos, com possível exposição a metanol e ânion-gap maior que 12 e/ou gap osmolar maior que 10.
- Concentração sérica de metanol maior que 20 mg/dL com ausência de nível sérico de etanol.

Além do antídoto, podemos utilizar ácido fólico 1 mg/kg (até 50 mg) diluído em 100 mL de solução glicosada a 5% a cada 4 horas. O ácido fólico aumenta a transformação do ácido fórmico em gás carbônico e água. Outra medida de eliminação é a hemodiálise, recomendada em pacientes com acidose metabólica grave, alterações visuais, injúria renal aguda, instabilidade hemodinâmica refratária, distúrbios eletrolíticos refratários e nível sérico de metanol maior que 50 mg/dL. A realização de hemodiálise não exclui a realização das outras medidas citadas neste texto.

O uso de carvão ativado ou realização de lavagem gástrica é contraindicado na intoxicação por metanol.

Toda suspeita de intoxicação ou intoxicação confirmada por metanol deve ser notificada (CID 10: T51.1).

ETILENOGLICOL

O etilenoglicol é um álcool utilizado na produção de tintas, resinas, vernizes, em líquidos de arrefecimento de motores e em fluidos anticongelantes. Apresenta boa absorção por via oral e sua dose letal é estimada em 1,4 mL/kg.

O etilenoglicol é transformado em glicoaldeído pela enzima álcool-desidrogenase e posteriormente transformado em ácido glicólico, ácido oxálico, glicina e alfa-hidroxi-beta-cetoadipato pela enzima aldeído-desidrogenase. Esses metabólitos, juntos com o ácido láctico, são responsáveis pela acidose metabólica com ânion-gap aumentado. O oxalato se liga ao cálcio, formando oxalato de cálcio, que se precipita nos túbulos renais, podendo levar a injúria renal aguda após 24 a 72 horas da ingesta e à hipocalcemia.

Manifestações clínicas

O início da intoxicação é semelhante ao da intoxicação por etanol. Porém, após 4 a 12 horas (mais precoce do que o metanol), inicia-se a acidose metabólica com ânion-gap aumentado, podendo cursar com hiperventilação, convulsões, coma, arritmias, edema agudo de pulmão e edema cerebral. Diferentemente da intoxicação por metanol, não há alterações visuais e o exame de fundo de olho é normal. A urina encontra-se fluorescente e, no exame de sedimento urinário, há a presença de cristais de oxalato de cálcio.

Diagnóstico

O diagnóstico segue o mesmo princípio da intoxicação por metanol, diferindo apenas que nesse caso deve-se realizar a dosagem sérica de etilenoglicol. O exame de sedimento urinário pode apresentar cristais de oxalato de cálcio e, se a urina for observada com uma lâmpada de luz ultravioleta, pode apresentar coloração esverdeada. Diferentemente da intoxicação por metanol, o exame de imagem de crânio não apresenta alterações.

Manejo

O manejo é semelhante ao de intoxicação por metanol, inclusive nas indicações de hemodiálise com o mesmo nível sérico (50 mg/dL de etilenoglicol). Em vez do uso de ácido fólico, na intoxicação por etilenoglicol utilizamos tiamina e piridoxina 100 mg endovenoso (ambas) de 6/6 horas como medida de aumento de eliminação.

Toda suspeita de intoxicação ou intoxicação confirmada por etilenoglicol deve ser notificada (CID 10: T51.8).

LITERATURA RECOMENDADA

1. Arnold TC, Ryan ML. Acute amphetamine and synthetic cathinone ("bath salt") intoxication. In: Grayzel J (ed.) UpToDate. UpToDate Inc. http://uptodate.com. Acesso em: 06 mar 2022.
2. Delgado J. Intoxication from LSD and other common hallucinogens. In: Grayzel J (ed.). UpToDate. UpToDate Inc. http://uptodate.com. Acesso em: 06 mar 2022.
3. Fantegrossi WE, Murnane KS, Reissig CJ. The behavioral pharmacology of hallucinogens. Biochem Pharmacol. 2008;75(1):17.
4. Hoffman RJ. MDMA (ecstasy) intoxication. In: Grayzel J (ed.) UpToDate. UpToDate Inc. http://uptodate.com. Acesso em: 06 mar 2022.
5. Jouanjus E, Lapeyre-Mestre M, Micallef J, French Association of the Regional Abuse and Dependence Monitoring Centres (CEIP-A) Working Group on Cannabis Complications. Cannabis use: signal of increasing risk of serious cardiovascular disorders. J Am Heart Assoc. 2014;3(2):e000638.
6. Mittleman MA, Lewis RA, Maclure M, Sherwood JB, Muller JE. Triggering myocardial infarction by marijuana. Circulation. 2001;103(23):2805.

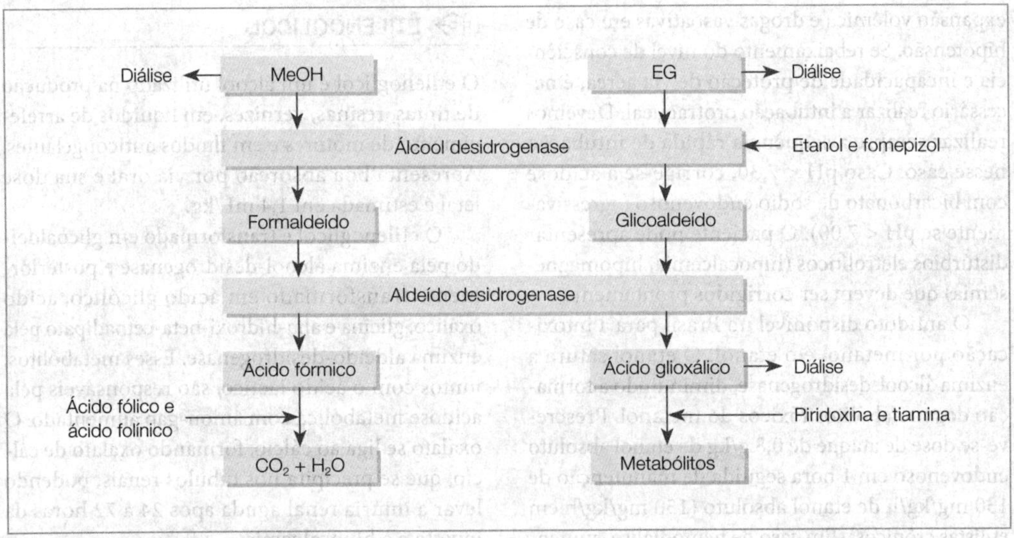

▷ **FIGURA 1** Esquematização da fisiopatologia e intervenções nas intoxicações por álcoois tóxicos.

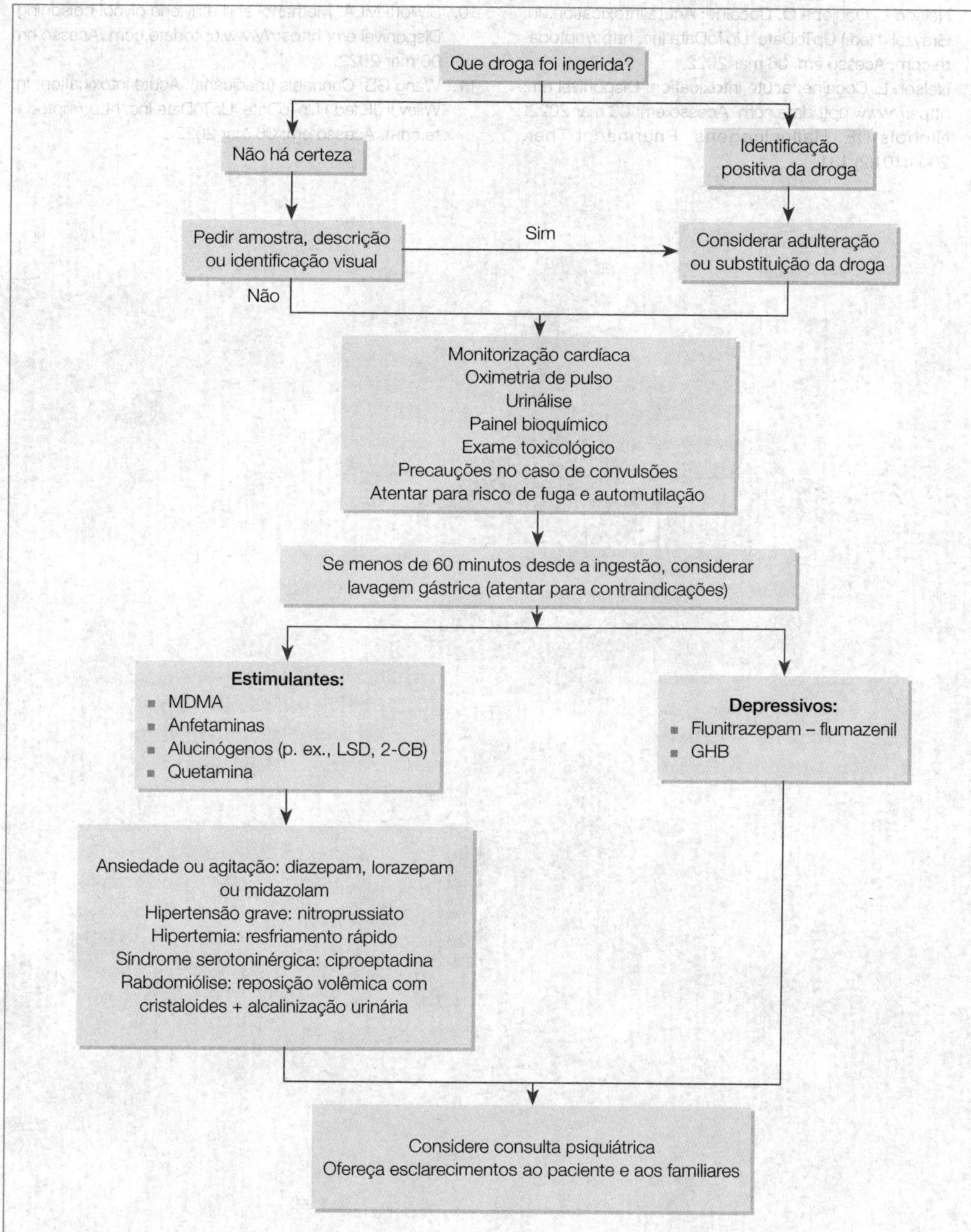

▷ **FIGURA 2** Abordagem em suspeita de uso de drogas de abuso.

7. Nelson L, Odujebe O. Cocaine: Acute intoxication. In: Grayzel J (ed.) UpToDate. UpToDate Inc. http://uptodate.com. Acesso em: 06 mar 2022.
8. Nelson L. Cocaine: acute intoxication. Disponível em: https://www.uptodate.com. Acesso em: 06 mar 2022.
9. Nichols DE. Hallucinogens. Pharmacol Ther. 2004;101(2):131.
10. Sivilotti MLA. Methanol and ethylene glycol poisoning. Disponível em: https://www.uptodate.com. Acesso em 06 mar 2022.
11. Wang GS. Cannabis (marijuana): Acute intoxication. In: Wiley II JF (ed.) UpToDate. UpToDate Inc. http://uptodate.com. Acesso em: 06 mar 2022.

113 Abordagem específica das intoxicações por fármacos

Lucas Oliveira Marino
Thiago Vicente Pereira
Clécio Francisco Gonçalves
Rodrigo Antonio Brandão Neto

PONTOS IMPORTANTES

- A intoxicação por tricíclicos apresenta elevada morbimortalidade. O ECG é preditor de complicações. Se QRS > 100 ms, indica-se bicarbonato de sódio 8,4% 1 a 2 mEq/kg EV em bolus.
- Na intoxicação por paracetamol, N-acetilcisteína deve ser prescrita idealmente dentro de 8 horas da ingesta caso o nível sérico de acetaminofeno esteja acima da linha de tratamento do normograma de Rumack-Matthew.
- As intoxicações agudas pelo lítio em geral são menos graves devido à penetração lenta da droga no sistema nervoso central, predominando sintomas gastrintestinais (náuseas, vômitos, diarreia e dor abdominal).
- Apesar de o flumazenil ser um antagonista amplamente disponível aos BZD, não se recomenda de rotina, em especial nos usuários crônicos de BZD, devido ao risco de precipitar grave síndrome de abstinência e diminuir o limiar convulsivo.
- Na intoxicação por fenitoína, as manifestações neurológicas são proporcionais ao nível sérico. fenitoinemia < 30 mg/L é usualmente assintomática.
- Em intoxicações por ácido valproico, indica-se remoção extracorpórea com hemodiálise intermitente se níveis séricos > 1.300 mg/L, choque ou edema cerebral.
- As prioridades na condução da intoxicação por opioides são a restauração da oxigenação e ventilação, seguido de potencial reversão com naloxone.
- Para pacientes intoxicados por antipsicóticos com intervalo QT prolongado (> 500 milissegundos), indica-se a reposição de bicarbonato 1-2 meq/kg.
- Na intoxicação por betabloqueador, o glucagon é o tratamento de escolha no paciente com bradicardia sintomática e hipotensão. A dose inicial é de 2 a 5 mg em bolus lento. Ausência de melhora em 10 min implica provável ineficácia em segunda dosagem.
- Na intoxicação por bloqueadores de canais de cálcio, após a administração de cristaloides, o tratamento de primeira linha é a infusão de cálcio. O efeito é breve e pode requerer nova administração em 15 a 20 min, até o máximo de 4 doses.
- A alcalinização urinária deve ser iniciada assim que possível em pacientes intoxicados por salicilatos com sintomas clínicos leves e pH < 7,3 ou sintomas moderados. Hemodiálise é uma medida efetiva para clareamento do salicilato.

ANTIDEPRESSIVOS TRICÍCLICOS E TETRACÍCLICOS

Os antidepressivos são causas comuns de intoxicação por drogas prescritas nos países em desenvolvimento. Em regiões desenvolvidas, a exemplo do Reino Unido, reportou-se que 18% dos óbitos por intoxicação se deveram aos tricíclicos. Estatísticas norte-americanas apontam que 5% das exposições tóxicas em 2015 relatadas por centros de intoxicações são decorrentes de antidepressivos, sendo que 40% dos óbitos por intoxicações relacionadas a essa classe de droga foram causados por tricíclicos, especialmente a amitriptilina.

Um estudo de caso-controle demonstrou como fatores de risco para intoxicação os níveis plasmáticos tóxicos de tricíclicos (> 450 µgdL de amitriptilina ou > 250 µgdL de nortriptilina), a dosagem maior ou igual a 150 mg, o sexo feminino e uso concomitante de fluoxetina e paroxetina.

Entre os medicamentos mais comumente utilizados estão amitriptilina, imipramina, nortriptilina, bupropiona e mirtazapina. Eles apresentam uma grande biodisponibilidade oral e a maior parte dos efeitos tóxicos atingem um pico de ação por volta das primeiras 6 horas. Doses acima de 10 a 20 mg/kg apresentam risco de vida (complicações cardiovasculares e neurológicas graves). São drogas altamente lipofílicas rapidamente distribuídas ao coração, cérebro, fígado e rins, onde as concentrações tissulares se apresentam em razão das plasmáticas na ordem de 10:1. A meia-vida é longa e imprevisível (a maioria varia de 7 a 58 horas), maior em idosos. Devido ao baixo índice terapêutico, pequenos incrementos no nível sérico acima do *range* terapêutico podem resultar em toxicidade.

Quadro clínico

O mecanismo de ação envolve a inibição da recaptação pré-sináptica de vários neurotransmissores, de tal forma que o quadro clínico pode ser bastante variável, dependendo da quantidade da droga ingerida e do mecanismo de ação predominante:

- Bloqueio dos receptores de acetilcolina (síndrome anticolinérgica): taquicardia, pele seca e quente, sedação e coma.
- Bloqueio dos canais de sódio: depressão miocárdica, prolongamento do QRS, podendo levar a taquiarritmias graves.
- Bloqueio dos receptores alfa-adrenérgicos: hipotensão.
- Bloqueio da recaptação da noradrenalina, serotonina e dopamina: convulsões, taquicardia.

A intoxicação pode ser decorrente de ingesta aguda (intencional ou acidental), erros de posologia ou dispensação em farmácia, toxicidade crônica ou interações medicamentosas. Assim, complicações graves também podem ocorrer em doses menores, especialmente em pacientes com comorbidades, cointoxicações ou com alguns tricíclicos específicos (nortriptilina, desipramina, trimipramina).

Os pacientes frequentemente se apresentam no departamento de emergência oligossintomáticos, porém toxicidade cardiovascular e ao sistema nervoso central ameaçadora à vida podem ocorrer, usualmente dentro de 1 a 2 horas pós-ingesta. Normalmente nas intoxicações moderadas observamos o predomínio de efeitos anticolinérgicos (pele e mucosas secas e quentes, hipertensão, midríase, retenção urinária, confusão mental etc.). Com a ingestão de doses maiores podem surgir as demais manifestações, com predomínio de efeitos cardiovasculares (hipotensão, arritmias) e neurológicos (convulsões). Entre as manifestações cardiovasculares, a taquicardia sinusal é a mais comum. Os prolongamentos dos intervalos PR, QRS e QT podem ocorrer tanto no contexto de dosagens tóxicas quanto terapêuticas. Distúrbios de condução elétrica do coração (fibrilação ventricular, taquicardia ventricular, bradiarritmias etc.) são causa importante de óbito precoce nesses pacientes. Arritmias ventriculares e fibrilações chegam a acometer 4% dos casos.

Na Figura 1 podem ser observadas as alterações típicas do eletrocardiograma na intoxicação por antidepressivos tricíclicos. As alterações descritas estão a seguir. Nem todas estarão presentes:

- Taquicardia.
- Desvio do eixo QRS para a direita (S profundo em DI e R proeminente em aVR).
- Relação R/S em aVR.
- Prolongamento QRS acima de 100 ms (risco de arritmia se acima de 160 ms).
- Prolongamento do intervalo QTc.

Os seguintes achados podem ocorrer, mas são infrequentes:

- Padrão Brugada-like.
- Bradicardia.
- Bloqueios atrioventriculares.
- Arritmias ventriculares.

Quanto às manifestações do SNC, destacam-se a alteração do nível de consciência em diversos níveis (*delirium*, agitação, psicose, letargia e coma) e convulsões, reportadas em 4% dos casos, habitualmente precoces (primeira 1,5 hora da admissão), breves (< 2 minutos) e de resolução espontânea sem terapia específica (estado de mal epiléptico é incomum).

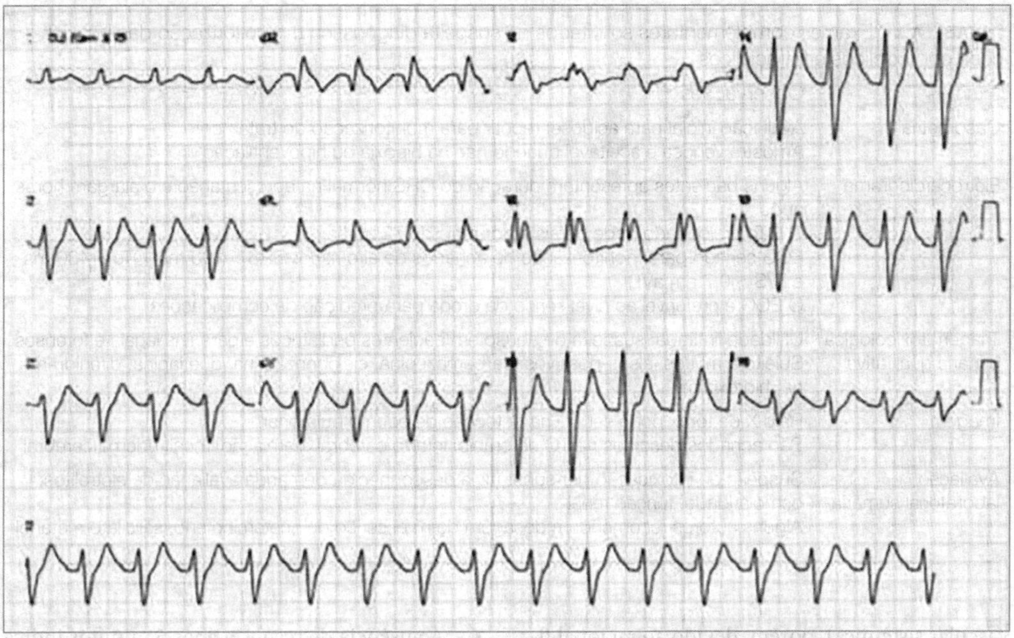

▷ **FIGURA 1** Alterações típicas do eletrocardiograma na intoxicação por antidepressivos tricíclicos.
Fonte: Miranda CH, Luciano PM, Riera ARP, Pazin Filho A. Alterações no ECG na intoxicação por tricíclicos. Medicina (Ribeirão Preto). 2010;43(4):391-9.

Diagnóstico

O diagnóstico de intoxicação por tricíclicos e tetracíclicos é essencialmente clínico. A suspeita deve ser levantada em todo paciente inconsciente com história de doença psiquiátrica, dor crônica, que utiliza a droga ou nos casos de alteração de nível ou conteúdo de consciência associado a sintomas anticolinérgicos (mucosas e pele secas, rubor, taquicardia, convulsão). A avaliação dos níveis séricos da droga não é amplamente disponível, além de ser pouco útil para o manejo e tratamento, uma vez que não se correlaciona bem com os achados clínicos.

Algumas alterações eletrocardiográficas podem suscitar a suspeita de intoxicação por tricíclicos, a saber:

1. prolongamento do intervalo QRS;
2. onda R em aVR maior que 3 mm; e
3. onda R em aVR maior que a onda S.

Seriar o eletrocardiograma é apropriado, uma vez que alguns achados se associam a maior risco de desenvolvimento de complicações: QRS > 100 ms (maior preditor), QTc > 430 ms e R/S > 0,7 em aVR.

Entre os diagnósticos diferenciais, podemos pensar em intoxicação por carbamazepina e difenidramina pela associação de sintomas anticolinérgicos, rebaixamento do SNC e alterações eletrocardiográficas. Outras condições como hipoglicemia, distúrbios hidroeletrolíticos e distúrbios neurológicos também devem ser avaliadas.

Manejo e tratamento

O manejo inicial inclui as medidas de suporte: monitorização, suporte de oxigênio e intubação orotraqueal se necessário, exames laboratoriais, correção de eventuais distúrbios hidroeletrolíticos e eletrocardiografia contínua preferencialmente. A intoxicação por tricíclicos retarda o esvaziamento gástrico e pode causar vômitos e alto risco de aspiração, especialmente em pacientes com rebaixamento do nível de consciência. Portanto, o limiar para decisão de intubação orotraqueal deve ser baixo. Não há evidências de que fluidos contrabalancem a hipotensão induzida pelos tricíclicos (depressão miocárdica e redução da resistência

▷ **TABELA 1** Exames complementares solicitados na suspeita diagnóstica e monitorização das intoxicações por tricíclicos e tetracíclicos

Exames	Observações
Gasometria	Avaliação inicial para acidose; repetir para monitorização do tratamento Amostra venosa é aceitável quando não há hipóxia ou hipoventilação
Eletrocardiograma	Alguns pacientes apresentam duração do QRS normal na apresentação e o alargam horas após O QTc prolongado pode persistir por mais de 72 horas ECG seriado para monitorização de achados de alto risco: QRS > 100 ms; QTc > 430 ms e R/S > 0,7 em aVR O ECG é preferível ao nível sérico da droga para predição de complicações
Triagem toxicológica urinária qualitativa	Utilidade limitada: suspeita de abuso em pacientes pediátricos e para fins legais e forenses Sujeito a muitos falsos-positivos: carbamazepina, ciclobenzaprina, quetiapina, difenidramina, hidroxizine
Imagem	Raio X de tórax pode ser útil na detecção de edema pulmonar São achados descritos na TC de crânio: infarto cerebral, herniação uncal, edema cerebral
Avaliação laboratorial sumária	Suspeita de intoxicação por substância desconhecida demanda avaliação de eletrólitos, osmolaridade, função renal Alguns autores recomendam dosagem de nível sérico de acetaminofeno, salicilato e etanol

vascular sistêmica), porém, devido ao racional fisiológico, *bolus* de cristaloide é terapia de primeira linha no paciente hipotenso.

Recomenda-se a descontaminação gástrica com carvão ativado se a ingestão tiver ocorrido em menos de 1 a 2 horas e a capacidade de proteção de via aérea esteja preservada, na dose de 1 g/kg (máximo de 50 g). Não se indica a intubação orotraqueal com o intuito de se administrar o carvão, além de ser contraindicado na presença de obstrução intestinal, íleo ou suspeita de perfuração. Irrigação intestinal e carvão em múltiplas doses não se associaram a melhora de desfechos. A lavagem gástrica pode ser considerada somente em intoxicações ameaçadoras à vida, porém alguns autores a contraindicam no contexto de arritmia devido ao aumento do tônus vagal.

A prescrição de bicarbonato de sódio é amplamente utilizada na prática, porém a evidência de benefício provém de séries de casos, coortes retrospectivas e estudos experimentais.

O GEMNet (*Guidelines in Emergency Medicine Network*) recomenda a alcalinização sérica (alvo de pH entre 7,45 e 7,55) em pacientes com arritmias ou hipotensão, mesmo na ausência de acidose. Recomenda ainda:

- Considerar alcalinização sérica se QRS > 100 ms.
- Administrar bicarbonato de sódio 8,4% 1 a 2 mEq/kg EV em *bolus*.
- A ausência de resposta após 5 minutos indica nova dose.
- Se estreitamento do QRS, considerar manutenção com 150 a 250 mL/h de solução bicarbonatada (150 mL $NaHCO_3$ 8,4% + 1.000 mL SG5%), objetivando pH entre 7,5 e 7,55 e mantendo monitorização seriada de gasometrias. A infusão pode ser mantida por 12 a 24 horas após o retorno do QRS ao normal.
- Se convulsões, administrar benzodiazepínicos (diazepam 5 mg EV) até controle das crises.
- Considerar barbitúricos e bloqueadores neuromusculares se refratariedade.
- Recomenda-se não utilizar fenitoína, por possível interação medicamentosa e intensificação das anormalidades de condução.

Nos pacientes com arritmia não responsiva a bicarbonato, orienta-se administrar sulfato de magnésio. Não há dose padronizada, mas sugere-se 1 a 2 g em 15 minutos, endovenoso.

Emulsões lipídicas têm sido utilizadas com o intuito de se contrapor aos efeitos tóxicos de medicações lipofílicas, como é o caso dos tricíclicos. Considera-se em pacientes que se mantêm instáveis a despeito da administração de bicarbonato ou que estejam em PCR sustentada. Sugere-se consulta ao centro de intoxicações antes da prescrição. A dose recomendada é 1,5 mL/kg em bolus da emulsão lipídica a 20%, repetir a cada 5 minutos estabilidade cardiovascular. Pode-se manter infusão 0,25 mL/kg/min por 30 a 60 min até a dose máxima de 12 mL/kg.

A utilização de fisostigmina para manejo de síndrome anticolinérgica é contraindicada na intoxicação por tricíclicos, devido a relatos de PCR em assistolia. Mesmo se a intoxicação associada por benzodiazepínicos, o flumazenil também é contraindicado por reduzir o limiar convulsivo.

Todos os casos suspeitos devem ser notificados (CID: T43.0 – Intoxicação por antidepressivos tricíclicos e tetracíclicos).

Indicações de internação, terapia intensiva e seguimento

Os *guidelines* da AAPCC (American Association of Poison Centers) recomendam o referenciamento a departamento de emergência (DE) em pacientes com intoxicação por tricíclicos e em todos pacientes cujo ECG pré-hospitalar tenha QRS > 100 ms, evidente tentativa de automutilação, vítimas de administração maliciosa da droga ou indivíduos sintomáticos (fraqueza, sonolência, tontura, tremor, palpitações). Considera-se, ainda, em caso de idade < 6 anos, coingestão de outras drogas ou condições de base potencialmente exacerbáveis (convulsões, arritmias). Em relação à quantidade ingerida, orienta-se encaminhamento ao DE em qualquer dosagem maior que a máxima terapêutica ou maior que a mínima dose tóxica (2,5 mg/kg para nortriptilina e desipramina e 5 mg/kg para os demais). O encaminhamento ao DE é desnecessário em pacientes assintomáticos cujo intervalo da ingesta não intencional e a ligação para o centro de intoxicações seja maior que 6 horas.

Nos casos de toxicidade grave (p. ex., FC > 120 bpm e QTc > 480 ms), recomenda-se manter monitorização cardíaca por 24 horas após melhora hemodinâmica, eletrocardiográfica e do nível de consciência. A alta é segura em pacientes assintomáticos, estáveis e sem alterações no ECG após 6 horas pós ingesta.

ANTIDEPRESSIVOS SEROTONINÉRGICOS

Os inibidores seletivos da receptação de serotonina (ISRS) foram introduzidos no tratamento da depressão no final dos anos 1980. São medicamentos que inibem a recaptação de serotonina em sistema nervoso central (SNC), sistema nervoso periférico e plaquetas, estimulando os receptores serotoninérgicos. Os mais conhecidos são fluoxetina, sertralina, paroxetina, citalopram e escitalopram. Quando comparados aos tricíclicos são mais seguros, necessitando de doses muito elevadas (quase 10 vezes a dose terapêutica) para que haja sintomas de intoxicação.

O quadro pode ser agravado pelo uso concomitante de substâncias que aumentam o nível de serotonina, como inibidores da monoaminoxidase, os próprios tricíclicos, opioides, anfetaminas, sibutramina, ecstasy, cocaína, crack e LSD. Foram reportados em 2015 nos centros de intoxicações norte-americanos mais de 52.000 casos de ingestas, porém somente 114 desfechos maiores e três óbitos. A intoxicação isolada geralmente é oligossintomática, porém em casos mais graves podem ocorrer síndrome serotoninérgica, convulsões, depressão do SNC e anormalidades cardíacas.

Os ISRSs são rapidamente absorvidos e atingem pico sérico dentro de 6 horas. A maioria possui elevada ligação a proteínas e longa meia-vida de eliminação, com atividade biológica sustentada pelos metabólitos ativos. O metabolismo é hepático, pelo sistema citocromo P450 e os metabólitos são excretados por via renal.

Quadro clínico

Pacientes com ingesta intencional desenvolvem maior toxicidade que os casos com exposição acidental. É importante, portanto, questionar sobre o contexto da ingestão, sempre com a ressalva de que a informação proveniente do paciente é pouco confiável e necessita de confirmação.

Os ISRSs, com exceção do citalopram e do escitalopram, possuem larga janela terapêutica: ingestas de até 30x a dose total diária tipicamente produzem sintomas menores, enquanto ingestas de 50 a 75x podem cursar com vômitos, depressão leve do nível de consciência e tremores. Casos fatais foram reportados com doses absurdamente elevadas (150x a dose diária) ou em cointoxicações (p. ex., álcool ou benzodiazepínicos).

As principais manifestações clínicas são ataxia e letargia nos casos leves, seguidas de bradicardia, hipotensão, rebaixamento do nível de consciência e coma nos casos mais graves. Síndrome serotoninérgica é incomum (10-14%) e quando presente tende a ser não grave, exceto casos de cointoxicação com outras drogas serotoninérgicas. Trata-se de uma condição clínica secundária à excessiva estimulação de receptores 5-HT1A e 5-HT2A tipicamente causada pela combinação de duas ou mais medicações serotoninérgicas, caracterizada pela tríade:

- Alterações do estado mental: agitação, ansiedade, confusão mental e hipomania.
- Instabilidade autonômica: taquicardia, hipertensão, sudorese, hipertermia e midríase.
- Hiperatividade neuromuscular: hiper-reflexia, mioclonias, rigidez e tremores.

A incidência de crises convulsivas é baixa, de 1 a 2% e usualmente são curtas e autolimitadas. Ao contrário dos antidepressivos tricíclicos, os ISRSs usualmente não se associam a cardiotoxicidade significativa, como QRS largo e arritmias ventriculares, bem como a sintomas anticolinérgicos, sedação ou hipotensão.

Diagnóstico

O diagnóstico, assim como na maior parte das intoxicações, é clínico. O nível sérico de drogas é de pouco valor diagnóstico e terapêutico. Sugere-se realizar eletrocardiograma na entrada, principalmente tratando-se de intoxicação por citalopram ou escitalopram e, se houver alargamento do intervalo QTc, manter o paciente monitorizado. Além disso, nos casos graves, monitorar CPK e mioglobinúria (risco de rabdomiólise), função renal, função hepática, hemograma, coagulograma e D-dímero (risco de CIVD).

Entre os diagnósticos diferenciais estão intoxicações por outros antidepressivos, antipsicóticos, síndrome neuroléptica maligna e outras condições clínicas (hipoglicemia, distúrbios hidroeletrolíticos e distúrbios neurológicos).

Manejo e tratamento

A maior parte dos casos de intoxicação por ISRS não desenvolve sintomas graves e necessita, portanto, apenas de medidas de suporte. Vítimas de exposições acidentais menores, assintomáticas, podem ser observadas no domicílio. Pacientes com intoxicação por citalopram ou escitalopram devem ser monitorizados por pelo menos 6 horas devido à presença de metabólitos tóxicos. Recomenda-se:

- Descontaminação gastrointestinal com carvão ativado é indicada na dose 1 g/kg (máximo de 50 g) se ingesta tiver ocorrido em menos de 1 a 2 horas e capacidade de proteção da via aérea. Não há benefício na estratégia de múltiplas doses.
- Se taquicardias com QRS alargado, administrar bicarbonato de sódio 1 a 2 mEq/kg em *bolus*, em esquema semelhante à intoxicação por tricíclicos. Todos os pacientes com intervalo QTc alargado necessitam de eletrocardiograma seriado.
- Monitorização cardíaca contínua para exclusão de arritmias ventriculares. Esse risco é maior com agentes que possuem metabólitos cardiotóxicos, como o citalopram.
- Se intervalo QTc > 560 ms ou presença de outros fatores de risco para *torsades de pointes* (história prévia de *torsades*, bradicardia e extrassístoles ventriculares frequentes), convém administrar sulfato de magnésio 2 g EV em 2 min (repetir após 10-15 minutos se necessário).
- Se efeito clínico, considerar infusão contínua de magnésio a 2 a 10 mg/min até que QTc < 500 ms. Novo ECG deve ser obtido a cada 4 a 8 horas até normalização (< 440 ms). Os pacientes que não serão internados necessitam de um ECG antes da alta para assegurar intervalos normais.

Os pacientes podem ser encaminhados ao psiquiatra após 4 a 6 horas de observação caso estejam assintomáticos e não tenham desenvolvido alterações eletrocardiográficas, sobremaneira QTc prolongado. Ingestas maciças (150x a dose diária) demandam admissão por 24 horas e monitorização cardíaca contínua. Devido ao maior potencial cardiotóxico dos metabólitos do citalopram e escitalopram, os pacientes devem ter um ECG após 6 horas da ingesta. Prolongamento do QTc ou QRS em relação ao ECG admissional indica internação para monitorização contínua até normalização.

O manejo da síndrome serotoninérgica inclui:

- Resfriamento corporal com medidas físicas.
- Se temperatura central > 41°C, prosseguir com intubação orotraqueal + sedação com benzodiazepínicos e bloqueadores neuromusculares.
- Em casos refratários, utilizar antagonistas da serotonina (ciproeptadina 12 mg VO/SNE).

Todos os casos suspeitos devem ser notificados (CID: T43.2 – Intoxicação por Outros antidepressivos).

PARACETAMOL

Intoxicação por paracetamol/acetaminofeno é pouco comum no Brasil; no entanto, sua identificação precoce é importante, dada a sua potencial gravidade. Trata-se de uma medicação com efeitos analgésicos de ação central e propriedades anti-inflamatórias mínimas. Sua metabolização é predominantemente hepática e sua excreção renal. O pico de concentração sérica acontece por volta de 4 horas após a ingestão.

Estatísticas norte-americanas apontam a intoxicação por paracetamol como a causa de 42% dos casos de falência hepática aguda, baseado em registro de mais de 700 pacientes. Representa 4% dos óbitos por intoxicação relacionada a fármacos, com quase 500 mortes por ano nos Estados Unidos.

São possíveis fatores que aumentam o risco de hepatotoxicidade induzida pelo acetaminofeno:

- Idade > 40 anos.
- Estoques reduzidos de *glutation* (má nutrição, jejum, doença hepática crônica).
- *Up-regulation* do citocromo P450 (abuso crônico de álcool, medicações como isoniazida, rifampicina, fenobarbital).
- Combinação com opioides.
- Ingesta aguda de álcool (dentro de 8 horas da dose de acetaminofeno).

As causas de overdose incluem: tentativa de autoextermínio com dose única; ingesta supraterapêutica repetida; ingesta de múltiplas medicações com acetaminofeno com intenção terapêutica. Doses potencialmente hepatotóxicas são ingesta única maior que 200 mg/kg ou 10 g em período menor que 8 horas. Quanto a doses repetidas excessivas, considera-se: > 200 mg/kg ou 10 g em 24 horas; > 150 mg/kg ou 6 g/dia em 48 horas; > 100 mg/kg/dia ou 4 g/dia associado a fatores de risco (gravidez, abuso crônico de álcool, jejum prolongado ou uso de isoniazida).

Após doses excessivas de paracetamol, os sistemas glicuroniltransferase e sulfoniltransferase, que habitualmente facilitam a conjugação e excreção urinária da droga, tornam-se saturados. O excedente do fármaco passa a ser metabolizado pela via do citocromo P450, da qual se origina o metabólito hepatotóxico NAPQI (N-acetil-p-benzo-quinona imina), que esgota a glutationa celular. Quando cerca de 70% da glutationa está esgotada, a NAPQI liga-se a proteínas do hepatócito, levando a alterações de membrana e morte celular (*stress* oxidativo e necrose hepatocitária), normalmente em 24 a 48 horas.

Mais da metade dos pacientes com falência hepática aguda desenvolvem injúria renal (síndrome

▷ **TABELA 2** Resumo da intoxicação por ISRSs

Resumo da intoxicação por ISRSs
Aspectos gerais: ▪ ISRSs raramente causam toxicidade significativa. Recomenda-se procurar cointoxicações caso manifestações graves ▪ As manifestações de maior gravidade são: síndrome serotoninérgica, prolongamento do QTc e convulsões ▪ O citalopram é o representante com maior potencial de cardiotoxicidade
História e exame clínico: ▪ Assegurar quais as drogas ingeridas, quantidade e tempo decorrido ▪ Avaliar inicialmente via aérea, respiração e circulação ▪ Avaliar parâmetros característicos de síndrome serotoninérgica
Avaliação complementar: ▪ ECG, gasometria, exames laboratoriais gerais. Considerar nível sérico de etanol, acetaminofeno e salicilato ▪ ECG seriado se alargamento do QRS ou do QTc no ECG inicial. Internar se anormalidades persistirem ▪ Se manifestações de síndrome serotoninérgica: CPK, função renal, transaminases, coagulograma, plaquetometria, dímero-D, gasometria arterial
Tratamento: ▪ Medidas de suporte são usualmente suficientes devido à mínima toxicidade da maioria dos casos ▪ Carvão ativado (1 g/kg, máximo de 50 g) se < 1 a 2 horas e via aérea protegida. ▪ Tratamento de crises convulsivas com benzodiazepínico. ▪ Bicarbonato de sódio se QRS largo. ▪ Observar pacientes com QTc prolongado pelo risco de *torsades*. ▪ Se QTc > 560 ms, indicar $MgSO_4$ 10% 1 a 2 g em 2 min; repetir após 10 min se necessário. Considerar infusão contínua

hepatorrenal). Usualmente a IRA ocorre após o pico de lesão hepática. A intoxicação por paracetamol também está associada a maior risco de pancreatite aguda, principalmente em paciente entre 35 e 49 anos e com comorbidades como hepatite C, doença hepática alcoólica e DPOC. Mais de 90% dos casos com intoxicação por acetaminofeno apresentam completa recuperação quando conduzidos adequadamente. A sobrevida reportada em casos com hepatotoxicidade é 75 a 80% quando a N-acetilcisteína (NAC) é administrada nas primeiras 12 horas da ingesta e 48% sem a administração do antídoto. O risco de hepatotoxicidade é < 5% quando a NAC é prescrita em 8 a 10 horas.

Quadro clínico

Sintomas são raros antes da iminência da falência hepática. Portanto, mesmo pacientes gravemente intoxicados são admitidos frequentemente assintomáticos.

A apresentação clínica é dividida em quatro fases:

1. Primeiras 24 horas pós-ingesta: não há achados específicos precoces que indiquem toxicidade. Quando presentes, os sintomas são inespecíficos (náuseas, vômitos, dor abdominal, anorexia, letargia, diaforese). Exames laboratoriais são normais.
2. Entre 24 e 72 horas: sintomas podem melhorar ou mesmo desaparecer. Esperam-se anormalidade bioquímicas, como elevação de transaminases, bilirrubinas e tempo de protrombina. Lesão hepática progressiva pode se apresentar com dor no quadrante superior direito e hepatomegalia.
3. Entre 72 e 96 horas: pico da lesão hepática. Ocorre reaparecimento de náuseas e vômitos, assim como icterícia, coagulopatia, injúria renal aguda (25% dos casos), encefalopatia e manifestações do SNC (confusão, sonolência, coma).
4. Entre 96 horas e 14 dias: o paciente começa a melhorar e pode apresentar recuperação total dentro de 3 meses; ou, na ausência de melhora, progressão com disfunção orgânica múltipla e óbito. Os pacientes com recuperação não apresentam hepatopatia crônica.

Os sintomas e os resultados laboratoriais podem variar conforme as formulações ingeridas. Por exemplo, associações com opioides, dose total (ingestas maciças – > 500 mg/kg – podem resultar em alteração do nível de consciência dentro de 12 horas), cointoxicações (rebaixamento do nível de consciência precoce não esperado, dentro das primeiras 48 horas) e doença hepática preexistente.

Diagnóstico

O diagnóstico depende da suspeita clínica e quantificação dos níveis séricos da medicação obtidos com pelo menos 4 horas de ingestão da droga, uma vez que dosagens anteriores a esse período podem não refletir sua absorção completa. Caso o momento da ingesta seja conhecido, o resultado deve ser plotado no nomograma de Rumack-Matthew, que determina a potencial toxicidade baseada no nível sérico de acetaminofeno e horas da ingesta aguda. Caso o mecanismo da intoxicação seja ingestões suprateraрêuticas repetidas ou o momento exato seja desconhecido, deve-se usar a última hora que o paciente esteve livre de medicação, obter o nível sérico da droga e de transaminases. Nesse caso, acetaminofeno < 10 mg/mL e AST e ALT normais tornam o tratamento desnecessário.

Vale ressaltar que as seguintes situações invalidam a utilização do normograma de Rumack-Matthew: > 24 horas da overdose aguda, momento da ingestão desconhecido e história de ingestões supraterapêuticas repetidas. Avaliar as concentrações antes de 4 horas implica em maior risco de tratamento desnecessário com N-acetilcisteína.

Alguns exames podem indicar anormalidade na função hepática, tipicamente após 24 a 72 horas pós-ingesta. Recomenda-se coletar em todos os pacientes com ingesta supraterapêutica repetida ou após 8 a 10 horas pós-overdose aguda. Elevações de ALT, AST, fosfatase alcalina, bilirrubinas e TP/INR merecem menção.

Outros testes são necessários para avaliar eventual necessidade de transplante hepático (critérios do King's College Hospital): pH arterial, creatinina, hemoglobina, plaquetas, amilase e lactato.

Entre os achados que indicam pior prognóstico estão:

1. tempo de protrombina (TP) superior a 2;
2. bilirrubina total > 4;
3. pH < 7,3;
4. creatinina > 3,3 mg/dL; e
5. presença de sinais de encefalopatia hepática.

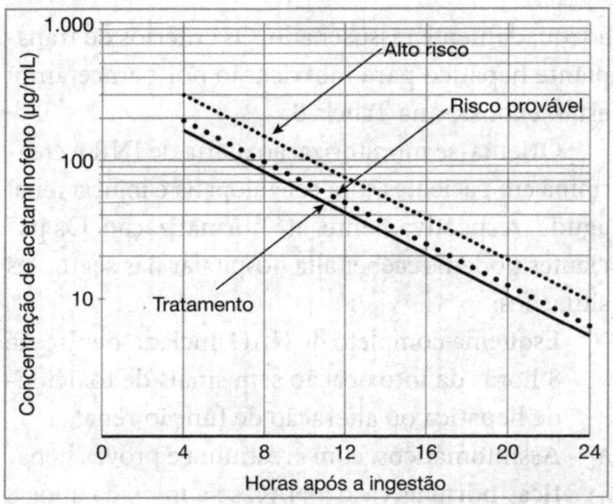

▷ **FIGURA 2** Normograma de Rumack-Matthew.
Adaptada de Rumack, 2002.

▷ **TABELA 3** Critérios adotados pelo King's College Hospital para transplante hepático

Indicações de transplante hepático na intoxicação por paracetamol
pH < 7,30, ou a presença de todos os critérios abaixo: ▪ INR > 6,5 (acima de 100 segundos) ▪ Creatinina > 3,4 mg/dL ▪ Encefalopatia graus III e IV

Adaptada de O'Grady, 1989.

Indicações de internação, terapia intensiva e seguimento

As recomendações de 2006 da AAPCC orientam que a triagem extra-hospitalar das intoxicações por acetaminofeno deve transferir o paciente com tentativa de autoextermínio ao DE independentemente da quantidade ingerida.

Já em pacientes com ingesta não intencional, a referência é indicada a pacientes com sinais de intoxicação (vômitos, dor abdominal, estado mental alterado) ou nos casos com > 10 g, > 200 mg/kg ou quantidade desconhecida. Caso a ingesta tenha ocorrido há mais de 36 horas e o indivíduo se mantenha assintomático, não é necessário o encaminhamento ao DE.

Em pacientes com ingesta supraterapêutica repetida, indica-se referenciamento ao DE se: > 200 mg/kg ou 10 g em 24 horas; > 150 mg/kg ou 6 g/dia em 48 horas; > 100 mg/kg/dia ou 4 g/dia associado a fatores de risco (gravidez, abuso crônico de álcool, jejum prolongado ou uso de isoniazida).

Uma vez no DE, considera-se manejo na UTI no caso de alteração de nível de consciência e coagulopatia (INR > 1,5).

Manejo e tratamento

A descontaminação gastrointestinal com carvão ativado é indicada se o paciente se apresenta dentro de 1 a 2 horas da ingestão. Alguns pacientes podem se beneficiar do carvão ativado em até 4 horas: formulações de liberação estendida e coingestão com drogas que retardam o esvaziamento gástrico. A AAPCC orienta a administração pré-hospitalar de carvão ativado nas seguintes condições: políticas locais de centros de intoxicações suportam essa prática, dose tóxica de acetaminofeno e ingesta há menos de 2 horas. Vale lembrar as contraindicações ao carvão: via aérea não protegida, alto risco de aspiração, risco de hemorragia digestiva ou perfuração gastrointestinal.

A lavagem gástrica não é indicada de rotina pela potencialidade de dano, principalmente aspiração. Se indicada, deve ser realizada por experts. São contraindicações formais: anormalidades craniofaciais, trauma de crânio, não proteção de via aérea, risco de aspiração, hemorragia digestiva ou perfuração e recusa do paciente em cooperar.

A N-acetilcisteína (NAC) é considerada o antídoto para a toxicidade dos metabólitos do acetaminofeno, porém não afeta os níveis séricos da droga. Atua no clareamento do NAPQI e na recuperação da síntese de glutationa hepática, permitindo a regeneração hepatocitária. São recomendações para a administração de NAC:

- Deve ser prescrita idealmente dentro de 8 horas da ingesta caso o nível sérico de acetaminofeno esteja acima da linha de tratamento do normograma de Rumack-Matthew.
- No caso de ingestas supraterapêuticas repetidas ou momento desconhecido da intoxicação, prescreve-se NAC se acetaminofeno > 10 µgmL ou alterações de AST e ALT.
- Caso os níveis séricos sejam indisponíveis em até 8 horas, indica-se o tratamento se dose acima de 150 mg/kg ou > 12 g.

Os esquemas preconizados podem ser feitos por via oral ou endovenosa, a depender do estado mental e capacidade de tomar medicações por boca. São eles:

- Oral: ataque de 140 mg/kg + manutenção de 70 mg/kg de 4/4 h, por 72 h ou até que paciente permaneça assintomático, sem sinais de hepatotoxicidade e com nível sérico < 10 µgmL.
- Endovenoso (incapacidade por via oral, INR > 2 e gestantes): ataque de 150 mg/kg em 1 hora diluídos em 200-300 mL de SF ou SG 5% + manutenção de 12,5 mg/kg/h por 4 horas, seguido de 6,25 mg/kg/h por 16 horas.

Reações anafilactoides (usualmente durante a dose de ataque) são razoavelmente frequentes no esquema endovenoso (10-20%). Atualizações de 2012 do CHM (United Kingdom's Commission on Human Medicines) removeram a hipersensibilidade como contraindicação ao tratamento com NAC e aumentaram o tempo de infusão de 15 para 60 minutos. Assim, na vigência de reações anafiláticas, recomenda-se interromper a infusão, aguardar a resolução dos sintomas e retomar a administração sempre que possível. Quanto ao esquema oral, as reações adversas são tipicamente gastrointestinais (náuseas e vômitos).

Remoção extracorpórea, preferencialmente com hemodiálise intermitente, é considerada nos casos em que NAC isoladamente foi insuficiente. Suas indicações são:

- Concentrações de acetaminofeno: > 1.000 µgmL caso NAC não tenha sido administrada.
- Concentrações de acetaminofeno > 90 µgL e evidência de disfunção mitocondrial (alteração de nível de consciência e acidose metabólica grave previamente à falência hepática).
- Se NAC foi administrada; concentração de acetaminofeno > 700 µgL.
- Evidência de disfunção mitocrondrial caso NAC não foi administrada.

O transplante hepático é a única intervenção que melhora a sobrevida de pacientes com lesão hepática irreversível e falência hepática aguda. Aproximadamente 10% dos casos de insuficiência hepática aguda com necessidade de transplante são relacionados a paracetamol. Os critérios do King's College, supracitados, são os mais utilizados para predizer essa abordagem. Há uma modificação desses critérios que incluiu o lactato arterial. Recomenda-se avaliá-lo em 2 a 3 dias de intoxicação: lista-se o paciente com lactato > 3,5 mmol.L antes de adequada ressuscitação volêmica ou > 3 mmol/L se adequadamente ressuscitado. Os critérios de transplante hepático para intoxicação por paracetamol estão expostos na Tabela 3.

Orienta-se monitorização diária de INR e creatinina em pacientes com coagulopatia e injúria renal aguda, respectivamente, até normalização. Os pacientes podem receber alta hospitalar nas seguintes situações:

- Esquema completo de NAC iniciado dentro de 8 horas da intoxicação sem sinais de toxicidade hepática ou alteração de função renal.
- Assintomáticos, com creatinina e provas hepáticas normais caso a NAC seja iniciada após 8 horas.

Todos os casos suspeitos devem ser notificados (CID: T39.1 – Intoxicação por derivados do 4 amino-fenol/paracetamol).

LÍTIO

Os efeitos antimaníacos do lítio foram descritos nos anos 1940 por John F. J. Cade e aprovados para uso clínico pelo FDA em 1970. Seu mecanismo de ação não é completamente conhecido, embora mecanismos propostos envolvam a inibição de inositol monofosfatases e modificação de glicogênio sintase quinase 3 e seus alvos bioquímicos.

Sabe-se que, durante sua excreção ao nível dos túbulos renais, ele compete com outros cátions monovalentes, como Na^+ e K^+, de tal forma que em situações de aumento de absorção desses íons (p. ex., desidratação) o lítio também é pouco excretado. Isso favorece seu acúmulo no organismo em níveis tóxicos, muito próximos dos níveis terapêuticos nos pacientes (0,8-1,2 mmol/L) em uso crônico da medicação. Uma vez que a glicogênio sintase quinase 3 é envolvida em várias vias sinalizadoras de transdução, acredita-se que sua inibição possa explicar as alterações de sinalização intracelular. O lítio inibe o efeito da arginina-vasopressina, um efeito que é responsável pela poliúria e diabetes insipidus nefrogênico visto durante a terapia com lítio.

Sua farmacocinética envolve rápida absorção gastrointestinal, com picos séricos em aproximadamente 0,5 a 2 horas. A redistribuição tecidual é complexa e prolongada e a estabilidade dos níveis sérico e cerebral podem demorar até 24 horas para ocorrer. É uma droga não metabolizada, não circula ligada e proteínas e excretada pelos rins.

O prognóstico da toxicidade aguda é habitualmente favorável. Já as complicações da toxicidade crônica são proporcionais à gravidade da apresentação.

Quadro clínico

Definem-se as intoxicações pelo lítio em três formas distintas, assim descritas:

- Toxicidade aguda: ingesta única, em pacientes sem exposição prévia ao lítio (p. ex., em uma tentativa de suicídio). As intoxicações agudas em geral são menos graves devido à penetração lenta da droga no sistema nervoso central, predominando sintomas gastrointestinais (náuseas, vômitos, diarreia e dor abdominal). As manifestações neurológicas são usualmente leves, como tontura, e tardias à medida que haja distribuição da droga no SNC. Nistagmo, hiper-reflexia, ataxia e alteração do nível de consciência podem ocorrer.
- Toxicidade crônica: alteração no balanço entre ingesta e eliminação acarreta sintomas sem necessariamente modificar a concentração sérica. Situações corriqueiramente associadas são modificações em dosagens ou formulações, aumento na absorção e comprometimento da eliminação (piora de função renal). Os sintomas são inespecíficos, com manifestações gastrointestinais pouco proeminentes. Predomina o quadro neurológico (tontura, fotofobia, confusão mental). No exame clínico, observam-se nistagmo, tremores, hiper-reflexia, *clonus*, fasciculação, ataxia e rebaixamento do nível de consciência.
- Toxicidade crônica-agudizada: uma ingesta aguda se associa a exposição prévia ao lítio. Sobrepõem-se as manifestações clínicas de toxicidade aguda e crônica.

Destaca-se que o uso de lítio, mesmo em níveis terapêuticos, pode resultar em hipotireoidismo subclínico, diabetes insipidus nefrogênico e hiperparatireoidismo. Manifestações mais raras incluem convulsões, síndrome serotoninérgica e anormalidades cardiovasculares, como hipotensão, bradicardia, bloqueios de ramo, aumento do intervalo QT e anormalidades na onda T.

A Tabela 4 resume as manifestações da intoxicação por lítio conforme seus níveis séricos.

Diagnóstico

Suspeita-se do diagnóstico em qualquer paciente com alteração do estado mental que faz uso de medicações neuropsiquiátricas ou sintomas neurológicos novos na vigência de alteração de função renal. O diagnóstico definitivo de toxicidade pelo lítio é feito com base em história e exame clínico compatíveis, corroborando presença da droga (concentrações séricas positivas).

Os níveis de lítio podem vir baixos numa primeira dosagem (amostra não representativa do pico sérico), além de possuírem correlação pouco acurada com as manifestações clínicas, principalmente se a intoxicação for aguda. Recomenda-se a monitorização dos níveis séricos a cada 6 horas. Nas intoxicações crônicas pode haver sintomas importantes mesmo com níveis de lítio dentro da faixa de normalidade (0,8-1,2 mEq/L). Outros exames que podem ser solicitados são glicemia capilar, eletrólitos incluindo cálcio e magnésio, função renal, hemograma, função tireoideana e eletrocardiograma. Vale lembrar que o lítio pode levar a leucocitose, sem necessariamente significar infecção.

Entre os diagnósticos diferenciais estão medicações com efeitos extrapiramidais (antipsicóticos), síndrome neuroléptica maligna, síndrome serotoninérgica, síndrome de abstinência alcoólica e hipoglicemia.

Manejo e tratamento

São indicações de internação hospitalar:

▷ **TABELA 4** Manifestações da intoxicação por lítio conforme seus níveis séricos

Gravidade da intoxicação	Litemia	Manifestações clínicas
Leve	1,5 a 2,5 mEq/L	Náuseas, vômitos, fadiga, letargia, tremor fino
Moderada	2,5 a 3,5 mEq/L	Confusão, agitação, disartria, ataxia, hipertonia, hiper-reflexia, nistagmo, fraqueza muscular
Grave	3,5 mEq/L	Coma, convulsões, mioclonia, hipertermia, colapso cardiovascular

- Litemia > 1,2 mEq/L, não modificada ou que ascende a despeito de ressuscitação volêmica.
- Litemia elevada associada a função renal alterada.
- Alteração de nível de consciência ou sintomas neurológicos em pacientes usuários crônicos de lítio, independentemente das concentrações séricas (desde que lítio detectado no sangue).

Medidas de suporte possivelmente necessárias incluem monitorização, suporte de oxigênio e intubação orotraqueal, correção de eventuais distúrbios hidroeletrolíticos e controle de agitação.

O carvão ativado não possui capacidade de adsorver o lítio. Técnicas de descontaminação (êmese forçada e lavagem gástrica) não otimizam a eliminação do fármaco e não são recomendadas. Irrigação intestinal com soluções de PEG (polietilenoglicol) podem ser úteis em pacientes com grandes intoxicações agudas com formulações de liberação prolongada (mais de 10 a 15 cápsulas), assintomáticos, acordados que tenham sido admitidos em 2 a 4 horas.

Esses pacientes comumente são depletados em volume. Considera-se hidratação com solução salina, objetivando diurese de 2 a 3 mL/kg/hora. Monitorizar sódio de 6/6 horas devido ao risco de *diabetes insipidus*. Cuidado em pacientes com risco de hipervolemia, como cirróticos, cardiopatas e com insuficiência renal.

Em casos graves, indica-se a remoção extracorpórea da droga. Ainda existe discussão sobre as indicações de hemodiálise nesse contexto, porém as mais aceitas são:

- Lítio > 5 mEq/L, independentemente dos sintomas.
- Lítio > 4 mEq/L e insuficiência renal (Cr > 2 mg/dL).
- Lítio > 2 mEq/L e insuficiência renal + sintomas neurológicos.
- Intoxicação grave, independentemente da litemia (alteração do nível de consciência, convulsões, arritmias ameaçadoras a vida).

Considera-se interromper a diálise quando a litemia atinge níveis < 1 mEq/L, há melhora clínica aparente ou após mínimo de 6 horas caso a litemia não esteja rapidamente disponível. Após interrupção da diálise, recomenda-se seriar níveis séricos a cada 12 horas para eventualmente indicar nova sessão.

A alta hospitalar é indicada àqueles pacientes assintomáticos, que não tenha tentado suicídio, capazes de tolerar hidratação, cuja litemia tende a queda após 6 horas e não apresentem outras indicações de internação. Em pacientes de uso crônico, deve ser assegurado o seguimento próximo do psiquiatra assistente para monitorização terapêutica e eventual ajuste de dose.

Todos os casos suspeitos devem ser notificados (CID: T43.8 – Intoxicação por outras drogas psicotrópicas).

BENZODIAZEPÍNICOS

Os benzodiazepínicos (BZD) são uma das drogas mais prescritas no mundo. Estatísticas norte-americanas relataram, em 2008, o uso em 5,2% dos adultos. Em doses terapêuticas, são altamente toleradas. Seu mecanismo de ação envolve ativação de receptores gabaérgicos (particularmente GABAA) no sistema nervosos central, diminuindo a excitabilidade neuronal e levando a depressão dos reflexos medulares e do sistema ativador reticular ascendente, o que resulta em efeitos sedativos, antiansiedade, anticonvulsão e relaxamento generalizado muscular.

Uma gama enorme de BZDs está disponível comercialmente e, geralmente, os agentes mais antigos possuem maiores meias-vidas. São bem absorvidos por via oral e o volume de distribuição depende da lipossolubilidade do agente específico (varia de 0,26 L/kg do clordiozepóxido a 2 L/kg do diazepam). Circulam ligados a proteínas e são metabolizados no fígado. São medicações com alto índice terapêutico, ou seja, a dose tóxica é muito superior à terapêutica. Dessa forma, a maior parte dos atendimentos no Departamento de Emergência é decorrente de tentativas de suicídio.

Quadro clínico

As principais manifestações clínicas são rebaixamento do nível de consciência e depressão respiratória, sem outras alterações dos sinais vitais. A gravidade é maior quando há associação com outras substâncias depressoras do sistema nervoso central (álcool, antidepressivos, barbitúricos, opioides etc.).

É importante a coleta adequada de informação da história da ingesta, que frequentemente requer o acesso aos serviços de atendimento pré-hospitalar e familiares/amigos. Habitualmente, os pacientes se apresentam com alteração do nível de consciência e letargia, embora possam estar ainda assintomáticos na admissão.

No exame clínico, os achados neurológicos são sedação, sonolência, ataxia, disartria e hiporreflexia. Depressão respiratória e apneia podem acompanhar o quadro. Vale ressaltar que parada respiratória pode ocorrer com infusão endovenosa rápida mesmo de pequenas doses terapêuticas (como 2,5-5 mg de diazepam).

Deve-se lembrar que a intoxicação por benzodiazepínicos pode causar reações paradoxais, incluindo excitação, ansiedade, agressividade e delírio; foram relatadas, mas são bastante incomuns. As reações paradoxais podem ocorrer mais com crianças hiperativas e em pacientes psiquiátricos.

O propietilenoglicol é o diluente utilizado nas preparações parenterais de diazepam e lorazepam; assim, o uso prolongado dessas medicações pode causar intoxicação por propietilenoglicol; maiores detalhes no capítulo específico.

Diagnóstico

O diagnóstico é clínico, baseado na história de exposição ao medicamento e exame físico sugestivo. Dosagem sérica de benzodiazepínicos não apresenta boa sensibilidade, pouco disponível e os resultados não são imediatos. Entre os diagnósticos diferenciais estão intoxicação por outras drogas depressoras do SNC, hipoglicemia, sepse, distúrbios hidroeletrolíticos e doenças neurológicas, incluindo acidente vascular cerebral e trauma cranioencefálico. Na dúvida uma tomografia de crânio deve ser solicitada.

Orienta-se a avaliação da glicemia capilar e gasometria arterial. Considerar sempre a avaliação sérica dos níveis de acetaminofeno e salicilato nas suspeitas de ingesta intencional. Recomenda-se a realização de ECG, para triar cointoxicação que alarga o QRS e o QTc. Atentar sempre para que arritmias secundárias a BZD são extremamente incomuns; portanto, consideram-se outras etiologias nessa circunstância.

A triagem qualitativa urinária possui utilidade questionável. Ela detecta os metabólitos oxazepam e nordiazepam, porém nem todos os BZD são metabolizados a essas substâncias (p. ex., clonazepam, alprazolam e lorazepam), o que aumenta a taxa de falsos-negativos.

Manejo e tratamento

O esteio do tratamento é o suporte: monitorização, suporte de oxigênio, hidratação adequada, exames laboratoriais e correção de eventuais distúrbios hidroeletrolíticos. Não postergar intubação se rebaixamento importante do nível de consciência e incapacidade de proteção de vias aéreas. Hipotensão secundária a BZD geralmente responde bem a cristaloides. Lavagem gástrica e carvão ativado geralmente não são indicados devido ao risco de broncoaspiração.

Apesar de haver um antagonista amplamente disponível, o flumazenil não é recomendado de rotina, em especial nos usuários crônicos de BZD, devido ao risco de precipitar grave síndrome de abstinência e diminuir o limiar convulsivo. Indicações de seu uso são:

- Pacientes sedados com benzodiazepínicos para procedimentos que não fazem uso crônico, em que é necessário reverter o efeito da medicação.
- Parada respiratória ou cardiorrespiratória presumidamente atribuída a BZD. A dose recomendada é 0,1 a 0,2 mg EV em *bolus* (em crianças 0,01 mg/kg), podendo ser repetido até dose máxima de 1 mg. O início de ação é em 2 a 3 minutos e seus efeitos duram por 30 a 45 minutos.

Devido à alta taxa de ligação a proteínas e baixa incidência de eventos adversos ameaçadores à vida, medidas extracorpóreas para otimizar o *clearance* de BZD não são recomendadas.

Pacientes com persistência de depressão do SNC ou respiratória após 6 horas de observação requerem internação com intuito de se manter vigilância e investigação de diagnósticos alternativos. Aqueles com intoxicação isolada por BZD, assintomáticos ou levemente sintomáticos (facilmente despertáveis, ataxia leve), 6 horas após ingesta, podem receber alta hospitalar. É claro que ingestas intencionais demandam avaliação psiquiátrica.

Todos os casos suspeitos devem ser notificados (CID: T42.2 – Intoxicação por benzodiazepínicos).

ANTICONVULSIVANTES

Fenitoína

Fenitoína é um agente anticonvulsivante amplamente utilizado para epilepsia generalizada; e sua formulação parenteral, na condução do estado de mal epiléptico. É um bloqueador de canal de sódio (antiarrrítmico 1B) que reduz o disparo neuronal rápido. O diluente da fenitoína endovenosa é o propilenoglicol, associado a hipotensão e arritmias especialmente se infusões inadvertidamente rápidas (> 50 mg/minuto).

Em doses terapêuticas, ocorre rápida absorção gastrointestinal (GI) com pico sérico em 4 a 5 horas. A apresentação de toxicidade após ingesta maciça aguda pode ser tardia devido às propriedades lipofílicas da droga e ao atraso na motilidade GI. É altamente ligada à albumina (90%), o que torna necessário o ajuste das concentrações séricas por essa proteína [$\text{fenitoína}_{\text{corrigida}} = \text{fenitoína}_{\text{sérica}}/(0,25 \times \text{albumina}_{\text{sérica}}) + 0,1$]. O metabolismo depende de hidroxilação hepática via citocromo P450.

Pacientes intoxicados podem se apresentar com sonolência, quedas frequentes, desconforto respiratório, fala arrastada, letargia, convulsão e coma. A história deve envolver o contexto da ingesta (tentativa de suicídio, coingestão, ajuste de doses). Sintomas gastrointestinais são comuns em poucas horas após overdose aguda. Desconforto respiratório ocorre em intoxicações graves.

As manifestações neurológicas são proporcionais ao nível sérico (Tabela 5).

▷ **TABELA 5** Manifestações neurológicas na intoxicação por fenitoína

Nível sérico	Manifestações
> 15 mg/L	Nistagmo horizontal esporádico
20-30 mg/L	Nistagmo espontâneo
30-40 mg/L	Diplopia, nistagmo vertical, tremor, ataxia, fala arrastada, hiper-reflexia
40-50 mg/L	Letargia, confusão, estupor
> 50 mg/L	Convulsão, coma

O diagnóstico requer a dosagem da fenitoína e albumina séricas. A título de diagnóstico diferencial, convém avaliação gasométrica, glicemia capilar, painel bioquímico e níveis séricos de acataminofeno e salicilato. O ECG é importante durante ou após infusão endovenosa com doses inadvertidas a fim de avaliar arritmias cardíacas (aumento do PR, do QRS, do QTc, alterações do ST-T). O diagnóstico definitivo se confirma com níveis > 20 mg/L e sinais e sintomas compatíveis.

O tratamento de suporte é a medida principal. Apesar de o carvão adsorver a fenitoína, o uso deve ser cauteloso devido ao risco de aspiração. Complicações cardiovasculares durante a infusão endovenosa suscitam interrupção da administração. Caso seguro para utilização, é razoável a administração na primeira hora. As concentrações séricas são reduzidas com a estratégia de carvão em múltiplas doses, porém os estudos falharam em evidenciar desfechos clínicos favoráveis. Hemodiálise e hemoperfusão, à semelhança, não se associam a melhores desfechos.

Alguns pacientes podem demorar muitos dias para se recuperarem plenamente da intoxicação devido à longa meia-vida da droga. Fenitoinemia < 30 mg/L é usualmente assintomática. Pacientes com níveis > 30 mg/L requerem nova dosagem após 6 horas para assegurar o decaimento. Obviamente, os casos com instabilidade hemodinâmica, depressão respiratória, alteração persistente do nível de consciência ou com alguma disfunção orgânica necessitam de internação. Os casos assintomáticos após 6 horas de observação podem receber alta, caso não tenha havido tentativa de suicídio.

Ácido valproico

As formulações disponíveis são várias: cápsulas de liberação imediata (Depakene®), cápsulas e comprimidos de liberação prolongada (Depakote®) e formulação intravenosa (Depacon®). O ácido valproico é metabolizado no fígado, sobremaneira por glicuronização (80%), por betaoxidação mitocondrial (carnitina como cofator para transporte através da membrana mitocondrial) e ômega-oxidação microssomal. A betaoxidação mitocondrial leva à formação de metabólitos não tóxicos, porém em situações de depleção de carnitina há um desvio do metabolismo para a ômega-oxidação, que acarreta na produção de metabólitos tóxicos (edema cerebral e hiperamonemia).

O ácido valproico é rapidamente absorvido no TGI, com pico sérico após 6 horas em formulações de liberação imediata e em até 24 horas nas de liberação estendida. As concentrações terapêuticas são 50 a 100 mg/L. Quase totalidade (80-95%) circula ligado a proteínas plasmáticas. No contexto de intoxicação aguda ou níveis > 90 mg/L os sítios ficam saturados e há um aumento da fração livre. O metabolismo é hepático e a meia-vida de eliminação 5 a 20 horas.

Algumas condições se destacam como fatores de risco para toxicidade: disfunções renal e hepática, desnutrição, hipoalbuminemia, deficiência congênita de carnitina, uso concomitante de outras drogas antiepilépticas que elevem a amônia (fenitoína, carbamazepina, topiramato).

Os pacientes podem se apresentar com sintomas GI e neurológicos (letargia, convulsões e alteração do nível de consciência). O coma se associa a níveis séricos > 500 mg/L e está presente em todos os casos com concentrações > 850 mg/L. Depressão respiratória também pode ocorrer.

Seriar os níveis séricos a cada 4 a 6 horas até tendência de queda é necessário em intoxicações por formulações de liberação estendida. Recomenda-se dosagem de amônia, painel metabólico (hipernatremia, hipoglicemia, hipocalcemia, acidose metabólica com ânion-gap elevado podem ocorrer), hemoframa (pancitopenia é descrita em até 5 dias pós-overdose), função e enzimas hepáticas, enzimas pancreáticas e lactato. O diagnóstico definitivo é confirmado com os níveis séricos elevados.

O tratamento de suporte é usualmente suficiente. A maioria dos pacientes com níveis séricos > 450 mg/L necessita de intubação orotraqueal. A descontaminação GI com carvão em múltiplas doses é útil em circunstâncias de intensa overdose com níveis séricos em ascensão. A lavagem intestinal pode ser adequada em grandes intoxicações agudas com formulações revestidas de liberação estendida. Embora não haja evidências conclusivas, reversão da sedação com naloxone foi reportada.

Em situações de hiperamonemia, nível sérico > 450 mg/L, ingestas agudas > 100 mg/kg, depressão do nível de consciências, está indicada a administração de L-carnitina. Infunde-se 100 mg/kg, IV, em 15 a 30 minutos e se mantém 50 mg/kg IV a cada 8 horas (em 30 min). O tratamento permanece até normalização da amônia sérica e melhora clínica. Apesar de não haver ampla demonstração de redução do tempo de recuperação, a terapia é barata e segura.

Indica-se remoção extracorpórea com hemodiálise intermitente se níveis séricos > 1.300 mg/L, choque ou edema cerebral. A terapia é sugerida se > 900 mg/L, coma ou depressão respiratória com necessidade VM, hiperamonemia aguda ou pH < 7,1. A terapia é mantida até melhora clínica ou retorno dos níveis para 50 a 100 mg/L.

A internação hospitalar é reservada aos casos sintomáticos ou com hiperamonemia. A alta é segura quando os níveis séricos estão dentro da faixa e em tendência de queda com resolução do quadro clínico. Formulação de liberação imediata demanda observação por pelo menos 6 horas, enquanto as de liberação se estendem por pelo menos 12 horas.

Carbamazepina

A carbamazepina é uma droga antiga que tem sido amplamente substituída por novos anticonvulsivantes. Seu mecanismo de ação envolve o bloqueio de canais de sódio e lentificação dos impulsos cerebrais. Sua semelhança estrutural com os antidepressivos tricíclicos determina certa similaridade na intoxicação. A absorção pelo TGI é lenta e imprevisível. É metabolizada no fígado via citocromo P450 a metabólito ativo e equipotente.

Os sintomas clássicos da apresentação incluem sonolência e confusão, convulsões, depressão respiratória e síndrome anticolinérgica. No exame clínico observam-se ataxia, hiper-reflexia, fala arrastada, nistagmo, midríase, diplopia e coma, além das manifestações anticolinérgicas. Um ECG é necessário para avaliar anormalidades da condução (alargamento do QRS é raro).

As concentrações terapêuticas de carbamazepina são 4 a 12 mg/L, embora toxicidade dentro desse *range* seja possível. Ressalta-se que os metabólitos ativos não são medidos. É necessária dosagem seriada (a cada 4-6 horas) para assegurar tendência a queda devido à imprevisibilidade da absorção gastrointestinal. Os níveis séricos podem não se correlacionar aos sintomas.

Pacientes assintomáticos devem ser observados por 6 horas pós-ingesta, em razão da possibilidade de toxicidade tardia. Todos os casos sintomáticos devem ser admitidos para monitorização do nível de consciência, avaliação eletrocardiográfica, risco de crise convulsiva e assegurar tendência de queda nos níveis séricos.

A descontaminação GI é indicada com carvão ativado dentro de 1 a 2 horas em pacientes acordados com baixo risco de aspiração. A estratégia de carvão em múltiplas doses é adequada pela recirculação êntero-hepática e enteroentérica. A alcalinização sérica com bicarbonato de sódio segue os preceitos da intoxicação por tricíclicos. Crises convulsivas devem ser manejados com BZD.

Barbitúricos

Os barbitúricos são uma classe medicamentosa comumente utilizada para tratamento de convulsões e como sedativos, mas seu uso tem sido paulatinamente substituído pelos benzodiazepínicos e outras drogas sedativo-hipnóticas com melhor perfil de efeitos colaterais.

A ação principal dos barbitúricos é a depressão da atividade no SNC e do sistema musculoesquelético agindo nos receptores gabaérgicos. No SNC, isto é atingido através do aumento da ação do neurotransmissor primário do ácido γ-aminobutírico no seu receptor.

Os barbitúricos inibem a atividade do neurotransmissor excitatório, o glutamato, e a sua liberação mediada pelo cálcio no terminal pré-sináptico. O bloqueio do canal de cálcio pode contribuir para o comprometimento da contratilidade cardíaca observado com overdoses de barbitúricos. Os barbitúricos também têm efeitos nos canais de sódio e potássio dependentes da tensão, mas em concentrações tipicamente muito acima da faixa terapêutica. Esses efeitos podem contribuir para a toxicidade ou ações paradoxais vistas com alguns barbitúricos em overdoses.

A intoxicação leve por barbitúricos manifesta-se como tonturas, fala arrastada, instabilidade postural, nistagmo, labilidade emocional e alteração cognitiva. Na intoxicação grave aguda pode ocorrer profunda sedação, que pode evoluir até o coma e parede respiratória. As pupilas são usualmente normais e reativas, mas caso ocorra hipóxia por hipoventilação as pupilas podem se tornar midriáticas e fixas e o tônus muscular flácido. Um nível de consciência flutuante é comum.

As anormalidades de sinais vitais mais comuns observadas na intoxicação grave são depressão respiratória, hipotermia e hipotensão. Podem ocorrer alteração da motilidade gastrointestinal, com retardo na absorção da medicação e íleo adinâmico. As lesões bolhosas da pele são incomuns, mas pode ocorrer uma reação semelhante a síndrome DRESS com eosinofilia, *rash* cutâneo e alterações sistêmicas, podendo ter evolução rápida. As mortes precoces por intoxicação por barbitúricos decorrem de depressão e parada respiratória e colapso cardiovascular. A intoxicação por barbitúricos pode ainda evoluir com edema pulmonar não cardiogênico, por alteração da permeabilidade capilar associada a intoxicação e por hipoperfusão. Outras complicações comuns incluem hipoglicemia, pneumonia por aspiração, que tem aparecimento tardio e lesão pulmonar aguda. As taxas atuais de mortalidade variam entre 1 e 3%.

O principal exame diagnóstico é a dosagem dos níveis séricos dos agentes barbitúricos. Apesar da utilidade, possui suas limitações devido à ampla distribuição corporal dessas drogas. Assim, os níveis séricos podem não ser fidedignos, mas são particularmente úteis em pacientes comatosos. Outros exames úteis incluem glicemia, eletrólitos, função renal, hemograma, gasometria arterial (se indicado), toxicologia (para intoxicações associadas), radiografia de tórax e um eletrocardiograma. A radiografia de tórax pode verificar a possibilidade de pneumonia por aspiração ou edema pulmonar não cardiogênico.

O eletroencefalograma pode ser silente na intoxicação por barbitúricos, assim deve-se tomar cuidado antes de declarar morte encefálica em pacientes com intoxicação por barbitúricos.

Não existem antídotos específicos; dessa forma, o tratamento é principalmente de suporte. Os pacientes gravemente intoxicados têm dificuldade em proteger as vias aéreas e muitas vezes necessitam de intubação orotraqueal. A suplementação de oxigênio costuma ser suficiente para intoxicações leves. A ressuscitação volêmica pode ser necessária na presença de hipotensão, mas deve ser realizada com cuidado devido ao risco de edema pulmonar não cardiogênico. Caso a ressuscitação volêmica não corrija a hipotensão, deve-se utilizar drogas vasopressoras como a norepinefrina. A hipotermia entre 30°C e 36°C é comum e deve ser monitorada continuamente e tratada com medidas de aquecimento habituais.

A lavagem gástrica não é usualmente indicada. Uma dose única de carvão ativado deve ser administrada a pacientes cooperativos, clinicamente estáveis, que chegam ao Departamento de Emergência em até 1 hora de ingestão oral aguda. O carvão ativado em múltiplas doses é benéfico na redução das concentrações séricas de fenobarbital, mas nenhum estudo mostrou diferença em desfechos clínicos essa estratégia. As diretrizes atuais consideram o carvão ativado em múltiplas doses se um paciente ingeriu uma quantidade potencialmente fatal de fenobarbital. Um regime típico de tratamento com carvão ativado nessa situação utiliza uma dose inicial de 50 a 100 g por via oral seguida de 12,5 a 25 g por via oral a cada 4 horas. A administração simultânea de agentes catárticos não é indicada.

A alcalinização urinária, apesar de aumentar a depuração do fenobarbital, tem pouco benefício. A diurese forçada não é recomendada devido aos riscos de sobrecarga de sódio e fluidos e falta de eficácia comprovada. A hemodiálise, hemoperfusão e hemodiafiltração podem aumentar a eliminação do fenobarbital, mas existe pouca evidência de mudança de desfechos clínicos, sendo reservadas para pacientes que estão deteriorando clinicamente apesar dos cuidados de suporte agressivos. Essas modalidades não são úteis para a intoxicação por barbitúricos que não sejam por fenobarbital.

Todos os pacientes com intoxicação por barbitúricos, mesmo assintomáticos, devem ser observados por pelo menos 6 horas para verificar o aparecimento de alterações neurológicas ou depressão respiratória. A evidência de toxicidade após 6 horas exige admissão hospitalar, e os pacientes com toxicidade grave devem ser conduzidos na UTI.

OPIOIDES

Os opioides se ligam a receptores no SNC, TGI e nervos periféricos de três tipos diferentes (mu, kappa ou delta). Nos receptores centrais, determinam depressão do SNC e respiratória. No TGI, acarretam lentificação do esvaziamento gástrico e do trânsito colônico. Nos nervos periféricos, reduzem a sensação de dor. Por meio da atuação nos receptores kappa-2 podem causar disforia e alucinações, tendo um risco potencial de causar dependência química.

O início de ação depende da via de administração e do agente específico. Intuitivamente, a via endovenosa apresenta início de ação mais rápido que a oral. Alguns agentes, como a oxicodona e a morfina, apresentam tanto formulação de liberação imediata como estendida. O desconhecimento desse detalhe implica erros na determinação do período de observação.

Quadro clínico

As manifestações clínicas são clássicas e devem ser reconhecidas, principalmente no contexto de pacientes que fazem uso crônico: sonolência, rebaixamento do nível de consciência, miose (pupilas puntiformes), depressão respiratória (com bradipneia e hipoventilação), redução do peristaltismo e constipação intestinal. Meperidina ainda pode levar a convulsões, por isso vem sendo muito pouco utilizada na prática. O achado de bradipneia (FR < 12 irpm) é o sinal que melhor prediz intoxicação por opioides. Vale ressaltar que a miose não é condição necessária para o diagnóstico, uma vez que midríase pode ocorrer decorrente de hipóxia ou coingestões.

Diagnóstico

O diagnóstico é clínico. Alguns opioides podem ser dosados na urina (p. ex., morfina e codeína); no entanto, sua concentração sérica não apresenta boa correlação com a gravidade dos sintomas. Testes urinários permanecem positivos por até 72 horas, período mais longo que a duração do efeito. Logo, o *screening* positivo não afasta outras causas de alteração da consciência. Caso a história e apresentação clínica sejam consistentes com intoxicação isolada por opioide em paciente hemodinamicamente estável, outros testes diagnósticos não são necessários. Caso contrário, consideram-se exames laboratoriais com a finalidade de excluir outras causas de rebaixamento do nível de consciência, assim como descartam-se outras intoxicações concomitantes. Exames indicados incluem:

- Glicemia capilar.
- Hemograma.
- CPK.
- Painel metabólico.
- Gasometria.
- Níveis séricos de acetaminofeno e salicilato.

Raio X de tórax pode ser útil para avaliação de aspiração pulmonar. TC de crânio sem contraste ajuda no diferencial de rebaixamento do nível de consciência.

Manejo e tratamento

As prioridades são a restauração da oxigenação e ventilação, seguidas de potencial reversão com naloxone. Medidas de suporte incluem monitorização, suporte de oxigênio, intubação orotraqueal se rebaixamento do nível de consciência importante, hidratação adequada, coleta de exames laboratoriais e correção de distúrbios hidroeletrolíticos. Se convulsões (p. ex., meperidina), tratar com benzodiazepínicos. Medidas de descontaminação (lavagem gástrica e carvão ativado) são pouco utilizadas por conta do alto risco de broncoaspiração.

O naloxone é prescrito preferencialmente por via endovenosa, porém na ausência de acesso, vias alternativas são possíveis (intraóssea, subcutânea, intramuscular, intranasal, via cânula orotraqueal, inalatória). A duração do efeito é de 1 a 1,5 hora, mais curta que a maioria dos opioides. Sua principal indicação é depressão respiratória grave (FR < 12 irpm) e outros diagnósticos diferenciais devem ser considerados se ausência de melhora clínica após medicação. O objetivo é a reversão dos sintomas com a menor dose para evitar precipitação de abstinência.

A dose inicial recomendada é 0,4 mg EV em *bolus*, podendo ser repetida, em doses crescentes, a cada 2 a 3 min até dose máxima de 15 mg. Porém, iniciar com doses tão menores como 0,04 mg IV com elevações seriadas é aceitável. Por via SC, inicia-se com 0,4 a 0,8 mg; via intranasal, 2 a 4 mg; via inalatória, 2 mg de naloxone em 3 mL de SF (o paciente deve estar respirando). Em casos de intoxicação por opioides de longa duração de ação com recorrência ou persistência da depressão respiratória, pode-se iniciar infusão contínua (dose horária inicial de dois terços da necessária para estimular a respiração). Na parada cardiorrespiratória, recomenda-se administrar 2 mg em *bolus*.

São indicações formais de internação para observação:

- Risco de efeitos prolongados: *overdose* por opioide de longa duração (metadona, oxicodona, *patch* de fentanil – mínimo de 24 horas de observação); overdose por rotas atípicas de exposição, o que torna a farmacocinética imprevisível (p. ex., ingestão de *patch* de fentanil).
- Evidência de efeitos prolongados ou graves: necessidade de doses repetidas ou infusão contínua de naloxone; dessaturação persistente (suspeita de aspiração ou edema pulmonar); rebaixamento do nível de consciência persistente.

Caso não tenha se administrado naloxone, observa-se por pelo menos 2 horas a fim de se assegurar que os efeitos da intoxicação não piorem. Ao se administrar naloxone, o período de observação recomendado é de 3 a 4 horas.

Todo os casos suspeitos devem ser notificados (T11.1 – Transtornos mentais e comportamentais devidos ao uso de opiáceos – uso nocivo para a saúde).

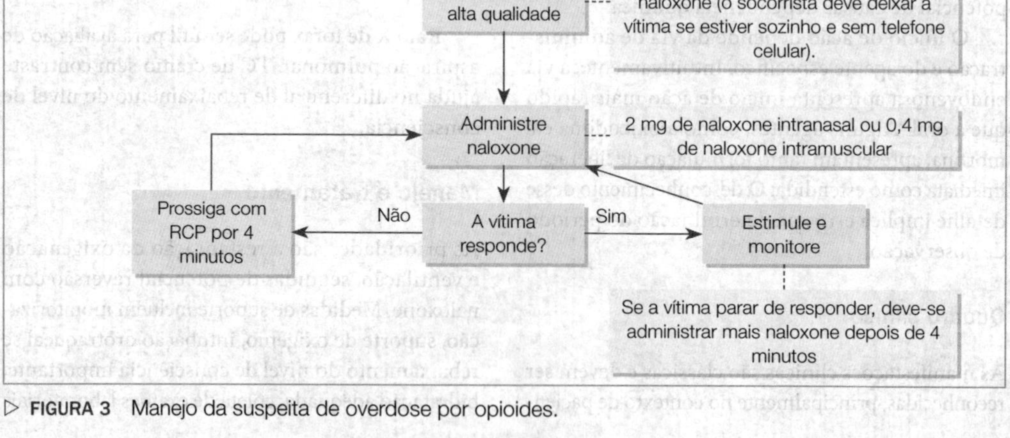

▷ **FIGURA 3** Manejo da suspeita de overdose por opioides.

ANTIPSICÓTICOS

As medicações antipsicóticas são associadas com um grande número de eventos adversos, sendo responsáveis por aproximadamente 6.000 visitas em departamentos de emergência nos Estados Unidos. Os agentes antipsicóticos típicos antagonizam a ação da dopamina em diferentes áreas no cérebro, incluindo, córtex, gânglios da base, sistema límbico, entre outras áreas. A Tabela 6 descreve as principais medicações antipsicóticas.

TABELA 6 Principais agentes antipsicóticos

Primeira geração
▪ Clorpromazina
▪ Levopromazina
▪ Promazina
▪ Prometazina
▪ Mesoridazina
▪ Toridazina
▪ Droperidol
▪ Haloperidol
Antipsicóticos de segunda geração ou atípicos
▪ Amisulpride
▪ Sulpiride
▪ Clozapina
▪ Olanzapina
▪ Quetiapina
▪ Risperidona
▪ Ziprasidona
Antipsicótico de terceira geração
▪ Quinolinona
▪ Aripiprazol

Praticamente todos os antipsicóticos inibem os receptores dopaminérgicos-2 (D2) no sistema nervoso central. Quando o tratamento antipsicótico é iniciado, o bloqueio do receptor D2 resulta em aumento da produção e liberação de dopamina da célula pré-sináptica. No entanto, com o uso contínuo, ocorre uma inativação da despolarização e diminuição da produção e liberação da dopamina. Os agentes com maior afinidade pelo receptor D2 (p. ex., haloperidol) possuem uma maior probabilidade de induzir sintomas extrapiramidais, ao passo que os agentes com menor afinidade (p. ex., clozapina) causam menos sintomas extrapiramidais. Além de bloquearem os receptores da dopamina, muitos agentes têm atividades nos receptores alfa-adrenérgicos, muscarínicos, histaminérgicos e serotoninérgicos.

Quadro clínico

A toxicidade é dependente da dose ingerida, comorbidades e idade e frequentemente a história de ingestão relatada por familiares é pouco confiável. Após a intoxicação aguda é frequente o rebaixamento do nível de consciência. Efeitos extrapiramidais como acatisia e distonia podem ocorrer com qualquer dose da medicação. Nas intoxicações graves os sintomas extrapiramidais costumam ser menos significativos que outros efeitos da medicação. Outros efeitos no SNC incluem letargia, ataxia, disartria e confusão com coma com depressão respiratória em casos de intoxicação grave. A agitação e o delírio paradoxais podem ocorrer em especial se uso de agentes com propriedades antimuscarínicas. Convulsões ocorrem em aproximadamente 1% dos pacientes.

Os antipsicóticos podem apresentar propriedades antimuscarínicas; assim, os pacientes podem apresentar taquicardia, mucosas secas, pele seca, midríase, diminuição dos sons intestinais, retenção urinária, agitação, *delirium* e hipertermia. Hipertermia significativa leva à suspeita de síndrome neuroléptica maligna.

As pupilas podem ser mióticas, midriáticas ou de tamanho normal, devido ao antagonismo α-adrenérgico de muitos desses agentes. A midríase esperada com agentes anticolinérgicos puros é menos provável de ocorrer nesses pacientes. A acatisia é comum; o paciente apresenta uma sensação de inquietude e inabilidade de permanecer parado. Reações distônicas agudas podem causar grande desconforto, acometendo a região cervical em 30% dos casos.

As manifestações cardiovasculares mais comuns da intoxicação incluem taquicardia sinusal, hipotensão ortostática e hipotensão leve. As alterações do ECG incluem o prolongamento dos intervalos PR, QRS e QT, segmentos ST deprimidos, anormalidades da onda T (alargamento, achatamento) e amplitude de onda U aumentada. As arritmias ventriculares são raras, com exceção de intoxicações com doses significativas de amisulprida.

Diagnóstico

O diagnóstico pode ser difícil. Os exames complementares devem incluir um hemograma completo, função renal, eletrólitos e um teste de gravidez para mulheres em idade fértil; o sódio pode estar baixo, particularmente em pacientes com convulsões associadas. Deve-se obter um ECG para avaliar os intervalos de condução. Em pacientes em uso de clozapina ou clorpromazina com febre, é fundamental afastar agranulocitose. Dosagem de níveis de acetaminofeno e salicilatos pode ser útil em pacientes com cointoxicações.

Manejo e tratamento

Os pacientes raramente apresentam depressão respiratória; ainda assim, como em qualquer outra intoxicação aguda, a preocupação inicial é proteger as vias aéreas e realizar demais medidas de suporte. As convulsões devem ser tratadas com benzodiazepínicos. Em pacientes com hipotensão refratária a fluidos, devem-se introduzir drogas vasopressoras, como norepinefrina ou vasopressina.

Em pacientes com intervalo QT prolongado (> 500 milissegundos) é indicada a reposição de bicarbonato 1-2 mEq/kg. Em pacientes com arritmia como *torsades de pontes* deve-se prescrever sulfato de magnésio 1-2 g EV em 100 mL de SF, seguido de uma infusão de 2 a 4 mg/min, independentemente da concentração sérica de magnésio. O uso de *overdrive pacing* também pode ser útil, especialmente em casos de arritmias refratárias ao magnésio. Não devem ser usados os antiarrítmicos de tipo Ia (p. ex., quinidina, procainamida), Ic (p. ex., propafenona), III (p. ex., amiodarona) e IV em pacientes com distúrbios de condução cardíaca ou arritmias ventriculares, porque seu uso pode potencializar a cardiotoxicidade.

O uso de emulsão lipídica intravenosa se mostrou benéfico em intoxicações com grandes doses de quetiapina e instabilidade hemodinâmica refratária à terapia convencional. Os pacientes com quadros convulsivos secundários ao uso de antipsicóticos devem ser tratados com benzodiazepínicos e anticonvulsivantes tradicionais como a fenitoína não são indicados.

O uso de carvão ativado é controverso. Pode eventualmente ser usado em dose única de 1 g/kg até dose máxima de 50 g, caso ingestão em menos de 4 horas.

Após a ingestão aguda, os pacientes devem ser observados por um período mínimo de 6 horas. Pacientes com evidência de toxicidade (p. ex., taquicardia sinusal ou prolongamento do intervalo QT) devem ser admitidos em leito monitorado.

A discinesia tardia é caracterizada por movimentos repetitivos e estereotipados das estruturas orofaciais. Como os sintomas da discinesia tardia podem ser irreversíveis, deve-se tentar minimizar sua ocorrência. A detecção precoce e a pronta retirada do antipsicótico aumentam a probabilidade de recuperação completa.

A acatisia normalmente ocorre dentro de minutos a dias após início ou aumento da dose de um antipsicótico. O tratamento da acatisia ou da distonia aguda inclui a administração de difenidramina 25 a 50 mg por via endovenosa e em crianças dose de 0,5 a 1 mg/kg, ou de benztropina de 1 a 2 mg EV. Os benzodiazepínicos podem servir de terapia adjuvante. Devido aos efeitos prolongados do agente indutor de distonia, a terapia oral com difenidramina ou benztropina deve ser continuada durante aproximadamente 2 dias após o tratamento parental.

BETABLOQUEADORES

Betabloqueadores são inibidores competitivos de receptores beta-adrenérgicos (receptores beta-1 localizados no miocárdio e beta-2 localizados principalmente na musculatura lisa dos brônquios). Fazem parte desse grupo medicamentos muito utilizados por diversas especialidades, como propranolol, atenolol, bisoprolol, carvedilol e metoprolol.

O início da ação se dá em 2 a 6 horas nas formulações de liberação imediata. O propranolol possui a peculiaridade de bloquear canais de sódio (podendo alargar o QRS e causar arritmias ventriculares). O carvedilol pode ocasionar vasodilatação por também bloquear receptores alfa-adrenérgicos, assim como o nebivolol, porém por efeito mediado por NO.

Alguns fatores de risco são conhecidos para intoxicação por betabloqueadores, como extremos de idade, coingestões com substâncias hipotensoras e bradicárdicas, ingesta intencional, overdose por formulações de liberação estendida e condições cardiovasculares de base.

Quadro clínico

Do ponto de vista cardiovascular, esperam-se bradicardia, hipotensão e choque cardiogênico. No SNC, depressão do nível de consciência e convulsões podem ocorrer com drogas estabilizadoras de membrana (propranolol). Crepitações e roncos sugerem lesão ou edema pulmonar. A associação de broncoespasmo por betabloqueador em pacientes com asma e DPOC é tênue; portanto, grave comprometimento respiratório em intoxicações demanda avaliação pormenorizada. A Tabela 7 resume as manifestações da intoxicação por betabloqueadores.

▷ **TABELA 7** Intoxicação por betabloqueadores

▪ Hipotensão
▪ Bradicardia
▪ Bloqueios de condução (bloqueio atrioventricular de primeiro grau)
▪ Arritmias ventriculares (sotalol)
▪ Assistolia
▪ Diminuição da contratilidade
Sistema nervoso central
▪ Estado mental deprimido
▪ Coma
▪ Psicose
▪ Convulsões
▪ Parada respiratória
▪ Broncoespasmo pulmonar
▪ Hipoglicemia
▪ Hipercalemia

Diagnóstico

O diagnóstico é clínico, sendo a quantificação de níveis séricos pouco disponível na prática. ECG sempre deve ser solicitado, no qual o alargamento do intervalo PR é alteração mais comumente encontrada, embora outros atrasos de condução também possam estar presentes. Como diagnóstico diferencial devemos pensar em intoxicações por bloqueadores de canais de cálcio, digoxina e síndrome colinérgica.

Glicemia capilar deve ser realizada para afastar hipoglicemia. O achado de hiperglicemia em paciente hipotenso e bradicárdico, sem *diabetes mellitus*, levanta a suspeita de intoxicação por bloqueadores de canais de cálcio. Um painel metabólico basal é recomendado para avaliação de comprometimento da perfusão sistêmica. A despeito de o betabloqueio teoricamente poder causar hipercalemia, a tríade hipotensão + bradicardia + hipercalemia é muito mais associada a intoxicação por glicosídeos cardíacos (digoxina).

Manejo e tratamento

Recomendam-se medidas de suporte como monitorização, suporte de oxigênio, intubação orotraqueal se rebaixamento do nível de consciência e hidratação adequada.

Descontaminação gastrointestinal apresenta indicações controversas. Considerar carvão ativado em intoxicações por formulações de liberação imediata em até 1 a 2 horas (benefícios mínimos). Lavagem intestinal com PEG a 2 L/hora até efluente retal claro é apropriada em formulações de liberação estendida, obviamente em pacientes com capacidade de proteção de via aérea.

A atropina, terapia de primeira linha em bradicardia sintomática, é pouco efetiva, uma vez que esses pacientes não possuem tônus vagal aumentado. A dose é de 0,5 a 1 mg IV.

O glucagon é o tratamento de escolha no paciente com bradicardia sintomática e hipotensão, por estimular a adenilato ciclase por meio de seu receptor específico em vez de via receptor beta. A dose inicial é de 2 a 5 mg em *bolus* lento. Caso a dose tenha sido eficaz, inicia-se infusão contínua a 1 a 5 mg/hora. Ausência de melhora em 10 min implica provável ineficácia em segunda dosagem.

Gluconato ou cloreto de cálcio são considerados para otimizar as concentrações de cálcio intracelulares e o inotropismo, embora haja pouca evidência na literatura (gluconato de cálcio 10% 30 mL + SF 100 mL EV em 10 min).

Caso haja refratariedade a fluidos, glucagon e cálcio, recomenda-se administrar glicoinsulinoterapia em altas doses (hiperinsulinemia-euglicemia). Hipocalemia e hipoglicemia relativa devem ser corrigidos antes da terapia. Para pacientes com glicemia < 200 mg/dL, administra-se 50 mL de glicose a 50% e considera-se infusão contínua de glicose 10% a 100 mL/h (titular para euglicemia). No caso de K^+ < 3 mEq/L, administra-se 20 mEq de potássio IV. Inicia-se a terapia com insulina em altas doses com bolus de 1 UI/kg de insulina regular, seguido de 0,5 UI/kg/hora em infusão contínua, com titulação até o máximo de 10 UI/kg até que a hipotensão seja corrigida. Uma abordagem é aumentar a infusão em 50% a cada 20 minutos. A insulina em altas doses possui efeito inotrópico positivo por mecanismos pouco estabelecidos e sua segurança e eficácia tem sido notada em modelos experimentais e em séries de casos. A resposta hemodinâmica à terapia é tardia, após 30 a 60 minutos. O potássio sérico deve ser medido a cada 30 min até estabilidade e, em seguida, a cada 1 a 2 horas. Vale ressaltar que essa terapia implica a utilização de doses não tradicionais de insulinoterapia (muito maiores que as infusões para emergência hiperglicêmicas, em torno de 0,1 UI/kg/hora) e, portanto, a equipe multiprofissional deve ser adequadamente informada.

Vasopressores são reservados a pacientes refratários. As opções de escolha são epinefrina e norepinefrina, com objetivo de manter PAM > 60 mmHg. Evita-se a utilização de dopamina.

A emulsão lipídica é uma terapia destinada aos pacientes refratários a todas as medidas. Sua evidência é mais robusta em intoxicações graves por bloqueadores de canais de cálcio. A dose de emulsão a 20% é 1 a 1,5 mL/kg IV em 1 min; repetir a cada 3 a 5 minutos até 8 mL/kg, se necessário. Se o paciente responde à primeira dose, manter infusão 0,25 a 0,5 mL/kg/min até recuperação hemodinâmica (geralmente mantida por 30 a 60 min).

Alguns autores sugerem que em pacientes gravemente sintomáticos (hipotensão e bradicardia graves, rebaixamento do nível de consciência) as intervenções citadas devem ser prescritas simultaneamente, e não escalonadamente.

A internação é obrigatória em todos os pacientes sintomáticos. Assintomáticos com suspeita de ingesta de formulações de liberação estendida também demandam hospitalização para monitorização cardíaca. Pacientes assintomáticos com ingesta não intencional de formulações de liberação imediata podem receber alta após 6 horas de observação.

Todos os casos suspeitos devem ser notificados (T44.7 – Intoxicação por antagonistas beta-adrenorreceptores não classificados em outra parte).

▷ **TABELA 8** Tratamento sumarizado da intoxicação por betabloqueadores

▪ Inicie a monitoração cardiorrespiratória e obtenha ECG
▪ Glicemia capilar na entrada
▪ Se alteração de estado mental e sinais de intoxicação por opioide associada considerar naloxone
▪ Carvão ativado dose única: Se a ingestão for superior a 1 h e sem vômito ou estado mental alterado. Para crianças, mesmo se apenas um comprimido ingerido
▪ Carvão ativado múltiplas doses: Para preparações para liberação prolongada
▪ Solução cristaloide para hipotensão: tratamento excessivo pode causar edema pulmonar
▪ Intubação endotraqueal precoce se estado mental alterado ou instabilidade hemodinâmica
▪ Atropina pode ser utilizada junto com a solução cristaloide
▪ Glucagon EV como próximo passo
▪ Pacientes sem resposta devem receber sais de cálcio
▪ Em pacientes não responsivos, considerar terapia com insulina altas doses
▪ Terapia com emulsão lipídica EV em pacientes refratários
▪ Outras medidas como dispositivos intraventriculares de assistência em casos refratários

BLOQUEADORES DO CANAL DE CÁLCIO

Essas drogas reduzem o influxo celular de cálcio por meio do bloqueio de canais de cálcio voltagem dependentes (tipo L) – no miocárdio, resulta em redução do cronotropismo e inotropismo (principalmente os não di-idropiridínicos); no músculo liso vascular, resulta em hipotensão (principalmente os di-idropiridínicos). Entre os fármacos mais utilizados estão verapamil, diltiazem e anlodipino. O início de ação se dá em aproximadamente 2 horas para as formulações de liberação imediata e em até 15 horas para as de liberação estendida. Os fatores de risco do aumento potencial de toxicidade são os mesmo dos betabloqueadores.

Quadro clínico e diagnóstico

O quadro clínico e o diagnóstico são muito semelhantes aos da intoxicação por betabloqueadores. Algumas peculiaridades chamam atenção. Suspeita-se de intoxicação por bloqueadores de canais de cálcio em pacientes bradicárdicos e hipotensos com nível de consciência preservado (limitado pela hipoperfusão, portanto o rebaixamento é um achado

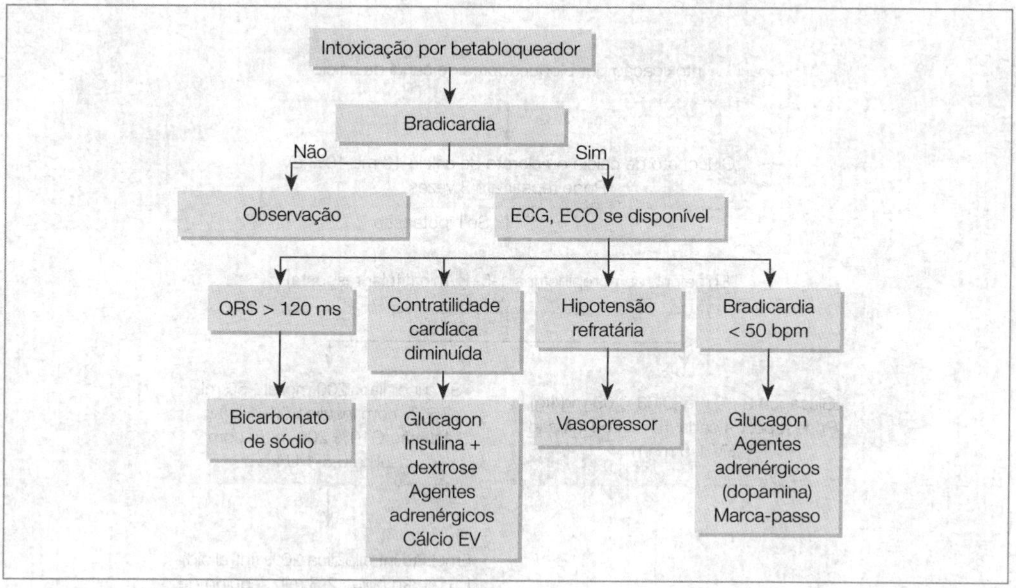

▷ **FIGURA 4** Intoxicação por betabloqueador.
ECG: eletrocardiograma; ECO: ecocardiograma.

tardio) e hiperglicemia (liberação pancreática de insulina prejudicada). O achado de hiperglicemia é um marcador de mau prognóstico. O ECG é obrigatório em todos os pacientes. A hipoperfusão sistêmica pode causar uma acidose com lactato aumentado com ânion-gap elevado e baixo nível de bicarbonato sérico. A hipocalemia pode ser observada em overdoses graves. Recomenda-se dosar eletrólitos e a função renal.

Não existe teste diagnóstico que confirme toxicidade por bloqueadores de canais de cálcio, pois as dosagens de concentrações séricas de bloqueadores dos canais de cálcio não são disponíveis.

Manejo e tratamento

A descontaminação gastrointestinal com carvão ativado é indicada nas intoxicações por preparações de liberação imediata dentro de 1 a 2 horas em pacientes acordados com baixo risco de aspiração. A lavagem intestinal é indicada à semelhança de betabloqueador.

Após a administração de cristaloides na terapia de suporte, o tratamento de primeira linha é a infusão de cálcio. Há duas formulações possíveis:

- Gluconato de cálcio (1 g = 4,3 mEq Ca^{2+}): infundir 3 a 6 g IV, em 3 a 5 minutos.
- Cloreto de cálcio (1 g = 13,4 mEq Ca^{2+}): infundir 1 a 2 g IV em 3 a 5 min. Possui concentrações de cálcio elementar 3x maiores e necessidade de acesso venoso central para administração.

O efeito do cálcio é breve e pode requerer nova administração em 15 a 20 min, até o máximo de 4 doses. Os níveis de cálcio e fósforo devem ser monitorizados.

A atropina também pode ser administrada. Porém, uma vez que não há vagotonia, a eficácia é limitada. O glucagon, primeira linha de tratamento para betabloqueador, é utilizado com algum sucesso, porém seu efeito inotrópico e cronotrópico depende de cálcio intracelular. A posologia é a mesma supracitada.

As recomendações quanto a terapia com hiperinsulinemia-euglicemia, drogas vasoativas e emulsão lipídica intravenosa são as mesmas descritas para intoxicação por betabloqueador.

Ressalta-se aqui que alguns autores também ressalvam a sugestão de adoção de todas as estratégias simultaneamente em pacientes críticos (gravemente hipotensos e bradicárdicos). Pode ser necessário estimulação com marca-passo transcutâneo ou transvenoso, o que melhora a frequência cardíaca, mas não costuma melhorar a hipotensão.

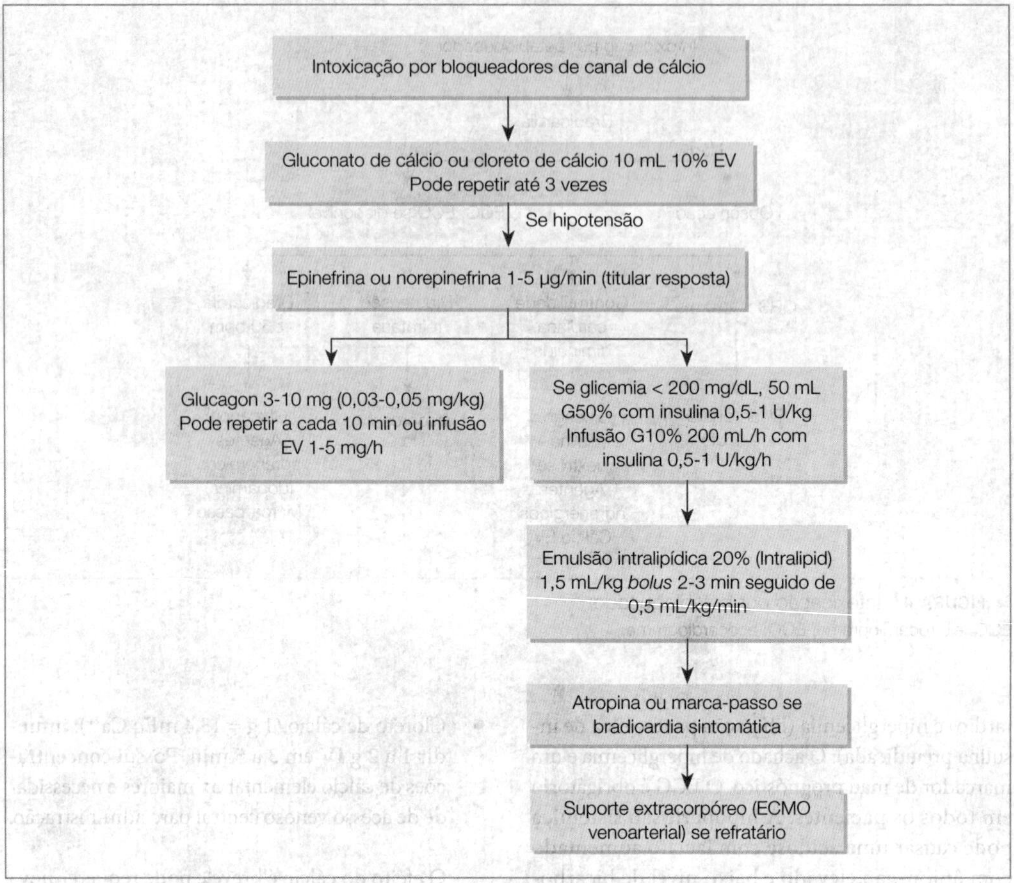

▷ **FIGURA 5** Intoxicação por bloqueadores de canal de cálcio. G50%: solução glicosada a 50%.

DIGOXINA

A digoxina ainda é uma droga comumente prescrita em pacientes portadores de fibrilação atrial e insuficiência cardíaca. Após ingesta VO, há absorção em 1 a 2 horas e redistribuição secundária aos tecidos dentro de 6 horas. Atua bloqueando a bomba de sódio e potássio dos miocardiócitos, levando indiretamente a um aumento da concentração de cálcio intracelular e consequentemente aumento do ionotropismo. Também possui um efeito vagotônico, induzindo bradicardias. Sua dose terapêutica eficaz é muito próxima da dose tóxica, o que aumenta ainda mais a chance de intoxicação. A excreção é predominantemente renal. Os níveis terapêuticos são 0,8 a 2 ng/mL e a meia-vida é de 36 horas. São fatores de risco para toxicidade os extremos de idade, descompensação de doenças cardiovasculares de base, coingestão de drogas indutoras de bradicardia e hipotensão, overdose intencional e hipocalemia.

Quadro clínico e diagnóstico

Sintomas comuns incluem tontura, sintomas gastrointestinais, distúrbios visuais, palpitações e respiração curta. No exame clínico, observam-se bradicardia, tipicamente sem hipotensão; ritmo irregular é comum. Alteração e rebaixamento do nível de consciência é anormalidade neurológica mais frequente.

A presença de extrassístoles ventriculares é a anormalidade eletrocardiográfica mais comum, embora também possa ocorrer bradicardias, taquiarritmias atriais com bloqueio atrioventricular, ritmo juncional, fibrilação ventricular, entre outras. Nas intoxicações agudas é mais comum observarmos taquiarritmias com hipercalemia, ao passo que nas crônicas predominam as bradiarritmias com hipocalemia. Anormalidades de condução no ECG são uma pista para toxicidade antes da disponibilidade do nível sérico da droga.

O diagnóstico é realizado após a suspeita clínica e presença de níveis aumentados da medicação no sangue. A concentração sérica deve ser coletada idealmente 6 horas após a ingesta oral. Níveis tóxicos são > 3,5 ng/mL.

Um painel metabólico basal para avaliar os níveis de potássio e função renal é fundamental. K^+ > 5 mEq/L é uma pista para o diagnóstico de intoxicação aguda antes da disponibilidade do nível sérico. Hipocalemia, por sua vez, pode causar mais sensibilidade do miocárdio à digoxina, porém não prediz toxicidade.

Um nível sérico diferente de zero associado a quadro clínico e laboratorial consistente define o diagnóstico.

Manejo e tratamento

A restauração da perfusão renal é fundamental, pois a excreção da droga é predominantemente renal. Para tanto, administram-se cristaloides para correção da hipotensão e da hipovolemia.

A descontaminação gastrointestinal com carvão ativado é indicada dentro de 1 a 2 horas em pacientes com baixo risco de aspiração.

Um grande passo no manejo adequado envolve definir a necessidade do antídoto específico anticorpo antidigoxina (digoxina imune FAB). As principais indicações são:

- História de ingesta oral > 10 mg em adultos.
- Digoxina sérica > 15 ng/mL dentro de 6 horas da ingestão ou > 10 ng/mL após 6 horas.
- Digoxina sérica persistentemente elevada em pacientes sintomáticos.
- Pacientes usuários de digoxina com arritmia ameaçadora à vida sem nível sérico conhecido.
- Pacientes em terapia com digoxina com K^+ > 5 mEq/L inexplicado, sem nível sérico conhecido.

Uma dose empírica pode ser utilizada quando não se conhece a quantidade ingerida:

- Ingesta aguda: 10 a 20 frascos (400-800 mg) EV.
- Acúmulo crônico: 3 a 6 frascos (120-240 mg) EV.

O cálculo da dose quando o nível sérico de digoxina é estável e conhecido é: $\text{digoxina}_{\text{sérica}}$ (ng/mL) × peso (kg) / 100 = número de frascos (arredondar para cima).

Quando se conhece o montante ingerido, basta multiplicar a dose ingerida por 2; o resultado será o número de frascos (cada frasco neutraliza 0,5 mg de digoxina).

O efeito do antídoto tipicamente se inicia em 20 a 30 minutos (máximo de 90 minutos). A administração do anticorpo habitualmente corrige a hipercalemia no contexto da intoxicação aguda. Vale lembrar que *bolus* endovenoso de cálcio para tratamento de hipercalemia em pacientes intoxicados por digoxina não é recomendado, pelo potencial arritmogênico.

Todo caso suspeito deve ser notificado (T46.0 – Intoxicação por glicosídeos estimulantes do coração e substâncias de ação semelhante).

SALICILATOS

Possuem como principal representante o ácido acetilsalicílico (AAS), amplamente utilizado no mundo todo. A meia-vida dessa medicação é bastante variável, podendo demorar entre 20 e 36 horas e é menor quanto maior o pH urinário (urina alcalina). Intoxicação fatal pode ocorrer se ingestão for superior a 10 g. Essas medicações atuam estimulando o centro respiratório, aumentando o metabolismo celular e inibindo o ciclo de Krebs e a agregação plaquetária e, em doses altas, diminuindo até mesmo a produção de fatores de coagulação.

As principais causas da intoxicação são overdoses intencionais ou acidentais. O pico sérico ocorre em 4 a 8 horas da ingesta aguda. A meia-vida, na intoxicação, é de 18 a 36 horas e com a alcalinização do pH urinário acima de 7,4 reduz para 6 a 8 horas.

Quadro clínico

As principais manifestações clínicas se iniciam em uma fase precoce (3 a 6 horas após ingesta oral) com zumbido, vertigem, náuseas, vômitos, diarreia, sudorese e febre. Com o passar do tempo podem evoluir com taquipneia, desidratação, confusão mental, rebaixamento do nível de consciência, acidose metabólica grave com ânion-gap aumentado, edema pulmonar e choque cardiogênico. Esses pacientes também apresentam hipoglicemia devido ao aumento do metabolismo celular.

Diagnóstico

A suspeita clínica deve ser feita diante de um paciente com distúrbio ácido-base sem causa aparente. Classicamente, a gasometria arterial mostra acidose metabólica com ânion-gap aumentado associada a alcalose respiratória. Outras causas de acidose metabólica com ânion-gap aumentado devem ser excluídas (checar glicemia, cetonúria e cetonemia, lactato). Avaliação bioquímica ampla, função renal e hepática são fundamentais. Hipoglicemia e hipocalemia são outros achados típicos. Alargamento do TP pode estar presente.

O diagnóstico é confirmado pelo aumento dos níveis séricos de salicilato. Os níveis séricos devem ser acompanhados a cada 3 horas, até que haja clara tendência de queda e o quadro clínico tenha se estabilizado. A toxicidade começa a se manifestar com níveis acima de 30 mg/dL. Os níveis de salicilato podem não ser representativos da gravidade em intoxicações crônicas.

Manejo e tratamento

A intubação orotraqueal deve ser reservada aos casos de rebaixamento do nível de consciência e insuficiência respiratória refratária, uma vez que, se realizada muito precocemente, durante a sedação e bloqueio neuromuscular pode haver uma piora da acidose e PCR. Durante a intubação, portanto, recomenda-se manter maiores volumes minutos e baixa $PaCO_2$.

Carvão ativado pode ser feito em múltiplas doses e em até 24 horas, principalmente se ingestão de comprimidos de liberação prolongada ou suspeita de espasmo de piloro. Alguns autores, contudo, devido à inconsistência de benefício dessa estratégia, recomendam somente na primeira hora pós-ingesta.

Orienta-se expansão volêmica com cristaloides 10 a 15 mL/kg/h na presença de choque hipovolêmico. Atentar para edema pulmonar e cerebral e preferir drogas vasoativas para manter perfusão periférica adequada nessas condições. Devemos controlar a glicemia e correção se necessário, objetivando manter níveis séricos entre 80 e 120 mg/dL. Vitamina K endovenosa é indicada se distúrbios de coagulação (tempo de protrombina alargado). Os níveis séricos de potássio devem ser monitorizados e a reposição mantida mesmo se valores dentro da normalidade devido ao risco de aumento de hipocalemia.

A alcalinização urinária deve ser iniciada assim que possível em pacientes com sintomas clínicos leves e pH < 7,3 ou sintomas moderados. A dose inicial é de 1 a 2 mEq/kg em *bolus*, seguido de infusão de solução bicarbonatada (150 mL de $NaHCO_3$ 8,4% em 1.000 mL de glicose 5%) para manter o pH urinário entre 7,5 e 8,0. Medidas de potássio horárias devem ser mantidas. A alcalemia por alcalose respiratória não contraindica a infusão de bicarbonato. Seriamos gasometria a cada 2 horas para evitar que o pH arterial ultrapasse 7,6.

Hemodiálise é uma medida efetiva para clareamento do salicilato. Está indicada nas seguintes situações:

- Salicilato > 100 mg/dK mesmo na ausência de gravidade clínica.
- Acidose metabólica grave (pH < 7,2) ou distúrbios hidroeletrolíticos.
- Toxicidade do SNC (delirium, coma, letargia).
- Hiperventilação grave ($PaCO_2$ < 25 mmHg).
- Edema pulmonar ou hipóxia.
- Edema cerebral.

▷ **TABELA 9** Estratificação da intoxicação conforme nível sérico e manifestações clínicas

Gravidade	Nível sérico	Sintomas	Distúrbio acidobásico
Leve	30-60 mg/dL	Letargia, náusea, vômito, zumbido, tontura	Alcalemia (alcalose respiratória)
Moderada	60-80 mg/dL	Os acima + taquipneia, febre, sudorese, desidratação, incoordenação, inquietação	pH sérico normal (acidose metabólica + alcalose respiratória)
Grave	> 80 mg/dL	Hipotensão, acidose metabólica mesmo pós-ressuscitação volêmica, injúria renal aguda, alucinações, estupor, convulsões, coma.	Acidemia (pH < 7,35)

- Insuficiência renal (ClCr < 45 mL/min) não responsiva a hidratação.
- Pacientes em ventilação mecânica.

ANTICOLINÉRGICOS

Os agentes anticolinérgicos incluem uma série de substâncias, desde plantas (p. ex., "saia branca", "trombeta de anjo") até medicamentos de usos mais variáveis (ranitidina, buscopam, ipratrópio, biperideno, ciclobenzaprina e olanzapina). Eles atuam como antagonista dos receptores muscarínicos periféricos e centrais. As principais manifestações clínicas são agitação, alucinação, midríase, taquicardia, rubor facial, pele e mucosas secas, diminuição do peristaltismo e retenção urinária. A Tabela 10 resume as principais manifestações da intoxicação por anticolinérgicos.

▷ **TABELA 10** Intoxicação por anticolinérgicos

1. Vermelhidão com vasodilatação cutânea com pacientes pletóricos com aumento da temperatura local
2. Pele e mucosas secas
3. Aumento de temperatura até hipertermia
4. Alterações visuais tanto na constrição pupilar como na acomodação visual, que se manifesta como visão turva
5. Alterações do sistema nervoso central incluindo *delirium* e alucinações
6. Retenção urinária

O diagnóstico também é exclusivamente clínico. A quantificação do nível sérico das drogas é pouco disponível e sem muita utilidade prática. Entre os principais diagnósticos diferenciais estão agentes simpaticomiméticos (cocaína, anfetaminas, ecstasy), dando síndrome adrenérgica, agentes serotoninérgicos e salicilatos.

O manejo e tratamento inclui:

- Medidas de suporte: monitorização, suporte de oxigênio, intubação orotraqueal se rebaixamento do nível de consciência, hidratação adequada e coleta exames laboratoriais e correção de eventuais distúrbios hidroeletrolíticos.
- Carvão ativado pode ser tentado em até 2 horas, se nível de consciência adequado. Como há diminuição da motilidade intestinal, pode ser realizado mais tardiamente.
- Se quadro de agitação importante, hipertermia ou convulsões, podem ser utilizados benzodiazepínicos como sintomáticos.
- O antígeno específico é a fisostigmina 1 a 2 mg EV em 2 a 5 min. No entanto, seu uso é bastante controverso devido ao risco de induzir bradicardia e parada cardiorrespiratória.
- Todos os casos suspeitos devem ser notificados (T44.3 – Intoxicação por outros parassimpaticolíticos (anticolinérgicos e antimuscarínicos) e espasmolíticos não classificados em outra parte).

LITERATURA RECOMENDADA

1. Boyer EW. Salicylate poisoning in adults. In: UpToDate Inc. http://www.uptodate.com. Acesso em: 06 jan 2021.
2. Greshaw C, LoVecchio F. Barbiturates. In: Tintinalli Emergency Medicine. 2016.
3. Gussow L, Carlson A. Sedative hypnoptics. In: Rosen's Emergency Medicine. 2018.
4. Hack JB, Hoffman RS. General management of poisoned patients. In: Tintinalli JE. Emergency Medicine – American College of Emergency Physicians. 6. ed. New York: McGraw-Hill; 2004. p. 1015-1022.
5. Hampton LM, Daubresse M, Chang HY, et al. Emergency department visits by adults for psychiatric medication adverse events. JAMA Psychiatry. 2014;71:1006.
6. Heard K. Acetaminophen poisoning in adults: treatment. In: UpToDate Inc. http://www.uptodate.com. Acesso em: 06 mar 2022.
7. Hernandez EMM, Rodrigues RMR, Torres TM. Manual de Toxicologia Clínica: Orientações para assistência e vigilância das intoxicações agudas. 1. ed. São Paulo: Secretaria Municipal da Saúde; 2017. 465 p.
8. Linden CH, Watson WA. Approach to the poisoned patient. Clinical practice of emergency medicine. 4. ed. Philadelphia: Lippincott Williams & Wilkins; 2005. p. 1436-1445.
9. O'Grady JG et al. Early Indicators of Prognosis in Fulminant Hepatic Failure. Gratroenterology. 1989;97:439-45.
10. Perrone J. Lithium poisoning. In: UpToDate Inc. http://www.uptodate.com. Acesso em: 06 mar 2022.
11. Rumack BH. Acetaminophen hepatotoxcity: the first 35 years. J Toxicol Clin Toxicol. 2002;40(1):3-20.
12. Salhanick SD. Tricyclic antidepressant poisoning. In: UpToDate Inc. http://www.uptodate.com. Acesso em: 01 fev 2020.
13. Walls RM. Rosen's emergency medicine, concepts and clinical practice. 9. ed. Philadelphia: Elsevier; 2018.

114 Intoxicações ambientais

Caio Godoy Rodrigues
Victor Paro da Cunha
Lucas Oliveira Marino
Rodrigo Antonio Brandão Neto

PONTOS IMPORTANTES

- Na intoxicação por organofosforados (OF) e carbamatos, os sintomas decorrem da inibição da acetilcolinesterase (síndrome colinérgica). A terapia específica consiste na administração de atropina endovenosa e deve ser realizada o mais cedo possível. A pralidoxima é indicada em pacientes com intoxicações por OF moderadas ou graves.
- Após a absorção, o paraquat migra para o interior das células, onde atua no estado REDOX. Utiliza-se O_2 suplementar apenas se $PaO_2 < 50$ mmHg ou dispneia progressiva (risco de aceleração da produção de ERO e agravamento da toxicidade). Carvão ativado independentemente do tempo da ingesta é indicado em todos os casos. Não há tratamento específico.
- O glifosato é comercializado juntamente com o surfactante POEA, cuja toxicidade é responsável pelo quadro clínico. A gravidade está relacionada à quantidade de surfactante ingerido. O diagnóstico é clínico. Não há benefício de lavagem gástrica e carvão ativado. Considera-se a infusão de emulsão lipídica em pacientes com ingesta de grande quantidade (> 100 mL).
- Os rodentecidas antagonistas da vitamina K são encontrados em venenos de rato. Como a concentração nos produtos é baixa, raramente ocorrem intoxicações graves.
- Os hidrocarbonetos possuem um amplo espectro de potencial tóxico, desde baixa toxicidade e lesão no órgão com que entrou em contato até alterações sistêmicas graves. A prioridade inicial do atendimento é a estabilização. A realização de lavagem gástrica e o uso de carvão ativado é contraindicada.
- Na ingestão de cáusticos, a presença de disfagia, lesões em cavidade oral, odinofagia, sialorreia e disfonia corrobora lesão esofágica, porém a ausência desses sinais não a exclui. A EDA deve ser realizada idealmente dentro de 24 horas da ingesta e é contraindicada caso haja sinais de perfuração ou instabilidade hemodinâmica.
- Na exposição cutânea a cáusticos, recomenda-se irrigação cutânea copiosa com água aquecida sob baixas pressões até o pH da área se encontrar próximo de 7.
- O ácido fluorídrico é utilizado na indústria na produção de sais fluorados e na purificação de minérios e também é utilizado como limpa-pedra comercial. Pode causar lesões ósseas sem a presença de lesões cutâneas, hipocalcemia, hipomagnesemia e hipercalemia. O manejo da exposição deve ser feito com a lavagem copiosa do local exposto com água e aplicação de gluconato de cálcio em gel no local.
- A exposição ao cianeto é uma das intoxicações mais letais. Atua inibindo a citocromo oxidase, o que culmina no metabolismo anaeróbico independentemente da oferta de oxigênio. Os níveis arteriais de oxigênio e a oximetria de pulso são normais. Prioriza-se a administração do antídoto (hidroxicobalamina) com maior brevidade possível. Deve-se remover o paciente da fonte de cianeto.
- O monóxido de carbono liga-se à hemoglobina (carboxi-hemoglobina) com afinidade de 300 vezes superior à do oxigênio. A oximetria de pulso não é útil, pois não consegue diferenciar a carboxiemoglobina da oxiemoglobina. O tratamento é feito com oferta de O_2 a 100%.

ORGANOFOSFORADOS E CARBAMATOS

Organofosforados (OF) (p. ex., Malathion; Parathion; Fenthion) e carbamatos (CB) (p. ex., Aldicarb; Carbofuran; Carbaryl) são compostos orgânicos utilizados principalmente como inseticidas na agricultura, como arma química e em ataques terroristas. Um exemplo disso foi a utilização do gás Sarin, em 1995, em ataque terrorista no metrô de Tóquio. Estima-se que anualmente 3.000.000 de pessoas são expostas a esses compostos. No ano de 2017, houve 3.859 intoxicações por agrotóxicos notificadas no SUS. Além do uso como agrotóxico, podem-se encontrar esses compostos em venenos de rato clandestinos (chumbinho). As intoxicações agudas ocorrem principalmente por tentativa de suicídio e por aplicação dos produtos sem uso de equipamentos de proteção individual (EPI). Seu uso domiciliar é proibido, sendo restrito ao ambiente rural.

Esses compostos são facilmente absorvidos pela pele, pulmão e trato gastrointestinal. Ligam-se, então, à enzima acetilcolinesterase – os OF levam a uma alteração conformacional da enzima, provocando uma perda de função irreversível enquanto os CB inibem temporariamente sua atividade, normalmente por 24 a 48 horas. A acetilcolinesterase é responsável pela hidrólise da acetilcolina em colina e ácido acético, sendo que sua inibição leva a um acúmulo de acetilcolina nas sinapses nervosas e na junção neuromuscular. Além disso, esses compostos apresentam toxicidade neuronal e podem levar a neuropatias.

Manifestações clínicas

O tempo para o aparecimento dos sintomas depende da via de contaminação: exposição oral ou respiratória leva a sintomas dentro de 3 horas, enquanto a exposição cutânea leva a sintomas mais tardiamente, em até 12 horas após a exposição. Os sintomas decorrem do excesso de acetilcolina, que leva a uma síndrome colinérgica

No exame físico, chama a atenção a sialorreia, o lacrimejamento intenso e a miose, além de roncos na ausculta pulmonar que indicam broncorreia. O paciente pode encontrar-se em insuficiência respiratória tanto pela broncorreia como pela fraqueza muscular e depressão respiratória. Apesar de o paciente poder apresentar taquicardia e hipertensão por ativação simpática, o mais comum é a bradicardia e hipotensão, podendo cursar com bloqueios atrioventriculares e aumento do intervalo QT.

Cerca de 10 a 40% dos pacientes apresentam a síndrome intermediária, que consiste em sintomas neurológicos que surgem após 24 a 96 horas da exposição caracterizados por fraqueza muscular proximal, diminuição de reflexos tendinosos profundos, fraqueza na flexão do pescoço e alteração de pares cranianos. A síndrome intermediária é mais comum na intoxicação por OF lipossolúveis, sendo raramente descrita na intoxicação por CB.

Além da síndrome intermediária, os OF podem levar a uma neuropatia tardia que surge 1 a 3 semanas após a exposição. Cursa com parestesias em bota e luva, seguida de uma polineuropatia motora simétrica que se inicia em membros inferiores e progride para os membros superiores.

Diagnóstico

O diagnóstico da intoxicação por OF e CB é eminentemente clínico – deve-se levar em conta a exposição ou provável exposição associada ao quadro de síndrome colinérgica. Vale ressaltar que é importante sempre buscar o nome do composto e o tempo da exposição. Caso o paciente não traga, deve-se pedir para familiares ou pessoas próximas procurarem por frascos e recipientes. Em caso de

TABELA 1 Sinais e sintomas da síndrome colinérgica e respectivos locais e receptores de acetilcolina responsáveis

SNP – receptor muscarínico	SNS – receptor nicotínico	Placa neuromuscular – receptor nicotínico	SNC
Miose, lacrimejamento, salivação, sudorese, broncorreia, broncoconstrição, bradicardia, hipotensão, dor abdominal, vômitos, diarreia, incontinência urinária	Taquicardia, hipertensão	Fasciculações, fraqueza muscular, hiporreflexia	Convulsões, depressão respiratória, rebaixamento do nível de consciência, agitação, confusão mental, ataxia, coma

SNC: sistema nervoso central; SNP: sistema nervoso parassimpático; SNS: sistema nervoso simpático.

dúvida diagnóstica, pode-se realizar prova terapêutica com 1 mg de atropina endovenosa – se o paciente não apresentar sinais anticolinérgicos (taquicardia, midríase) após a administração de atropina, o diagnóstico de síndrome colinérgica é reforçado.

A medida da atividade eritrocitária da acetilcolinesterase é proporcional ao grau de toxicidade, podendo auxiliar no diagnóstico, porém é um exame pouco disponível e demorado. A medida da atividade da pseudocolinesterase (butirilcolinesterase) é um exame mais disponível, entretanto não tem utilidade na intoxicação aguda.

Devemos coletar hemograma, glicemia, função hepática e renal, eletrólitos, gasometria, CPK e eletrocardiograma em toda suspeita de intoxicação. Tanto os OF como os CB apresentam metabolização hepática e excreção renal, sendo importante avaliar a função desses órgãos.

▷ **TABELA 2** Principais manifestações da intoxicação por organofosforados

▪ Salivação
▪ Lacrimejamento
▪ Incontinência urinária
▪ Hiperdofecação
▪ Dor abdominal
▪ Êmese
▪ Miose
▪ Bradicardia
▪ Broncorreia
▪ Broncoespasmo

Manejo

A equipe médica deve estar paramentada e realizar o atendimento em ambiente, de preferência, ventilado, a fim de evitar a própria exposição tópica ao químico.

O atendimento inicial visa à estabilização do paciente. Em caso de rebaixamento do nível de consciência ou insuficiência respiratória, devemos realizar intubação orotraqueal precoce. Evita-se o uso de succinilcolina nesses pacientes, pois essa droga também é degradada pela acetilcolinesterase e terá o seu efeito prolongado. O uso de bloqueadores neuromusculares não despolarizantes (p. ex., rocurônio) é indicado, porém doses maiores que as habituais são eventualmente necessárias devido à competição com a acetilcolina na junção neuromuscular.

Em caso de bradicardia, orienta-se realizar o tratamento habitual (mais detalhes no Capítulo "Bradicardias"). No paciente hipotenso, a expansão com cristaloides está indicada, assim como o uso de drogas vasoativas, se necessário. Na ocorrência de convulsões, benzodiazepínicos são a droga de escolha – não há evidências do uso de fenitonína nesses pacientes.

A descontaminação é uma medida concomitante à estabilização clínica. Em caso de exposição tópica, retira-se toda a roupa do paciente e realiza-se a lavagem abundante da pele com água corrente. A lavagem gástrica não é indicada. O uso de carvão ativado na dose de 1 mg/kg (máximo de 100 mg) em ingesta via oral em menos de 1 hora pode ser considerado, com benefício incerto. Contraindica-se a indução de vômitos devido ao elevado risco de broncoaspiração e à ausência de eficácia desse método de descontaminação.

A terapia específica na intoxicação por OF e CB consiste na administração de atropina endovenosa e deve ser realizada o mais cedo possível. A atropina compete pela acetilcolina nos receptores muscarínicos e reverte seus efeitos. Deve-se realizar *bolus* de 1 a 4 mg (0,05-0,1 mg/kg em crianças) a cada 2 a 15 minutos até que as manifestações respiratórias (broncorreia e depressão respiratória) sejam revertidas. Uma maneira simples de guiar a terapia é a ausculta pulmonar – administra-se atropina até não se auscultar mais roncos. Podem ser necessárias múltiplas doses até o efeito desejado. Vale ressaltar que a taquicardia e midríase não são parâmetros adequados para guiar o tratamento. Como a ligação do OF é irreversível e o efeito dos CB dura 24 a 48 horas, após o *bolus* inicial já descrito, é necessário realizar atropina em bomba de infusão contínua até que os efeitos da intoxicação sejam revertidos.

A pralidoxima, assim como outras oximas, agem nas manifestações nicotínicas da intoxicação. As evidências do uso em intoxicações agudas são inconsistentes na literatura. O seu uso é indicado em pacientes com intoxicações por OF moderadas ou graves. Deve-se realizar *bolus* de 30 mg/kg endovenoso em 30 minutos seguido de infusão contínua de 8 mg/kg/h até 12 horas após o desaparecimento dos sintomas colinérgicos. Não há estudos do uso em intoxicações por CB. Em pacientes com convulsões, a droga de escolha são os benzodiazepínicos.

Toda suspeita de intoxicação ou intoxicação confirmada deve ser notificada (CID 10: T60.0).

▷ **TABELA 3** Resumo do manejo inicial da intoxicação por inibidores da acetilcolinesterase

a. Vias aéreas	Intubação precoce se RNC ou IRespA – evitar succinilcolina
b. Respiratório	Fornecer oxigênio se hipoxemia
c. Cardiovascular	Tratar a bradicardia, expansão volêmica e DVA, se necessário
d. Neurológico	BZD se convulsões
e. Exposição	Realizar a descontaminação, retirar a roupa e lavar abundantemente se exposição tópica; carvão ativado de ingestão < 1 hora
Antídoto	Atropina em *bolus* seguido de BIC o mais rápido possível Pralidoxima em intoxicações moderadas e graves

BIC: bomba de infusão contínua; BZD: benzodiazepínico; DVA: droga vasoativa; IRespA: insuficiência respiratória aguda; RNC: rebaixamento do nível de consciência.

PARAQUAT

O paraquat é um herbicida dipiridílico não seletivo utilizado para controle de ervas daninhas e como desfolhante pré-colheita. Esse composto é proibido em muitos países do mundo devido à alta letalidade de sua ingestão, porém ainda é amplamente utilizado em países em desenvolvido, principalmente na Ásia e nas Américas.

O contato do paraquat com a pele leva apenas à lesão local, sem absorção sistêmica. Não há absorção por via respiratória. Contudo, a ingesta via oral, seja acidental ou por tentativa de suicídio, apresenta alta letalidade – sua dose letal é estimada de 10 a 20 mL para adultos e 4 a 5 mL para crianças.

Após a absorção, o paraquat migra para o interior das células, onde atua no estado REDOX provocando a produção de espécies reativas de oxigênio (ERO) e consumindo NADPH, um dos principais mecanismos de defesa celular contra o estresse oxidativo. A produção de radicais livres e ERO acarreta disfunção mitocondrial, peroxidação de lipídeos, necrose e apoptose. Todo esse processo leva a uma extensa resposta inflamatória. Os efeitos descritos ocorrem principalmente nos órgãos com alto fluxo de sangue e grande necessidade de oxigênio: pulmão, rim, fígado e coração. O paraquat não atravessa a barreira hematoencefálica e, portanto, não ocasiona toxicidade direta ao sistema nervoso central.

Sua ingesta, quase sempre fatal, cursa com disfunção de múltiplos órgãos em horas a dias. Seu efeito principal ocorre no pulmão – provoca uma alveolite aguda que progride para fibrose pulmonar, sendo a principal causa de óbito. Além disso, causa lesão renal importante, muitas vezes com necessidade de diálise, e falência hepática aguda.

Devido a sua grande toxicidade, os herbicidas com essa substância contêm um composto emético na sua fórmula com intuito de diminuir a sua absorção com a indução de vômitos.

Manifestações clínicas

A ingestão de pequena quantidade acarreta toxicidade renal e pulmonar em dias. Inicialmente, o paciente apresenta dor e edema na cavidade oral e na garganta, eventualmente com lesões nessas regiões. Além disso, podem ocorrer manifestações do trato gastrointestinal como náuseas, vômitos, dor abdominal e diarreia, além de lesões em faringe, esôfago e estômago com risco de perfuração. Nos primeiros dias, o paciente pode apresentar sensação de queimação na pele, sintoma que está associado com um maior risco de óbito.

Após as primeiras 24 horas, notam-se os primeiros sinais de lesão orgânica – o paciente pode apresentar pancreatite, mediastinite, tosse, disfonia, colestase, lesão hepática, oligúria e injúria renal aguda. Após 1 a 2 semanas da ingesta, apresenta edema pulmonar, fibrose pulmonar, arritmias, convulsões e choque, levando ao óbito.

A ingesta de grandes quantidades cursa com quadro agudo e agressivo com falência fulminante de órgãos: edema pulmonar, choque cardiogênico, falência renal e hepática, além de convulsões. Esses pacientes geralmente se apresentam hipoxêmicos, com acidose metabólica persistente e chocados. O óbito ocorre por falência múltipla de órgãos em horas a poucos dias.

Diagnóstico

O diagnóstico depende da história de exposição e quadro clínico sugestivo com evidência de lesão de órgão, podendo ser confirmado por testes específicos.

Em pacientes com intoxicação por paraquat, recomenda-se coletar exames na admissão e repeti-los a cada 6 a 12 horas. Avaliam-se a função renal e eletrólitos devido à toxicidade renal, gasometria (pode apresentar alcalose devido ao vômito e acidose metabólica pela sua toxicidade), lactato arterial (seu nível se associa a gravidade da intoxicação e pode indicar falência de múltiplos órgãos durante a evolução) e função e enzimas hepáticas. Em pacientes com hipoxemia, insuficiência respiratória aguda ou alteração da ausculta pulmonar, exames de imagem do tórax (radiografia, tomografia computadorizada) ajudam a determinar o grau de lesão pulmonar e, conforme seguimento, a progressão da lesão.

Deve-se coletar amostra urinária de todo paciente com suspeita de intoxicação por paraquat a fim de se realizar o teste qualitativo. Adiciona-se ditionito de sódio na urina, que apresenta mudança de sua coloração para azul com intensidade proporcional à concentração de paraquat.

Manejo

Mantém-se em observação por pelo menos 12 horas todo paciente que presumidamente tenha ingerido paraquat, independentemente da quantidade ou do resultado de exames laboratoriais, pois os sintomas iniciais podem surgir em até 12 horas.

Deve-se realizar a monitorização de sinais vitais e a punção de acesso venoso calibroso na admissão. Geralmente, os pacientes se apresentam desidratados devido aos vômitos. Orienta-se administrar hidratação venosa com o objetivo de manutenção do débito urinário a fim de garantir a eliminação renal do paraquat. Evita-se o uso de oxigênio suplementar pelo risco de aceleração da produção de ERO e agravamento da toxicidade – utiliza-se O_2 suplementar apenas se $PaO_2 < 50$ mmHg ou se dispneia progressiva.

O uso de carvão ativado (1 mg/kg até 100 mg via oral ou SNE), independentemente do tempo da ingesta, é indicado em todos os casos – apresenta melhor eficácia em até 2 horas da ingesta, porém devido à grande toxicidade do paraquat, o risco do uso de carvão independentemente do tempo é menor que o benefício desse método em diminuir a absorção da substância. Cuidado especial deve ser tomado com a lavagem gástrica devido à possibilidade de lesão da mucosa gástrica pelo paraquat – recomenda-se realizar apenas até 1 hora da ingesta.

Não há tratamento específico, apesar de vários métodos terem sido estudados. A remoção por hemodiálise ou hemoperfusão precoce (de 2 a 6 horas) é indicada, apesar de resultados controversos na literatura.

O uso de corticoide com ciclofosfamida foi estudado visando ao controle da resposta inflamatória. Uma revisão da *Cochrane* com três ensaios clínicos com um total de 164 pacientes foi positiva para a redução de mortalidade, porém um ensaio clínico recente com 298 pacientes não demonstrou benefício.

Estudos com antioxidantes como vitamina E, vitamina C e N-acetilcisteína mostraram benefícios em animais, porém faltam estudos em seres humanos para comprovar sua eficácia.

Alguns autores recomendam o uso de dexametasona 8 mg 8/8 h por 3 dias, n-acetilcisteína em *bolus* de 150 mg/kg em 60 minutos seguido de 50 mg/kg nas próximas 4 horas e 100 mg/kg nas próximas 16 horas (dose semelhante à intoxicação por paracetamol) e vitamina C, além das medidas de descontaminação, hemodiálise ou hemoperfusão precoce e suporte.

Ingesta de mais de 30 mL são habitualmente letais. Quando há manifestação de toxicidade sistêmica, como a ocorrência de fibrose pulmonar, as lesões são irreversíveis e progressivas e a chance de melhora é pequena. Pacientes com hipotensão refratária, hipoxemia grave, taquipneia em ar ambiente e evidência de mediastinite têm pouco benefício de medidas invasivas. Nesses casos considera-se a realização de medidas de conforto em detrimento de procedimentos invasivos devido à baixíssima probabilidade de reversão do quadro.

Toda intoxicação por paraquat é de notificação obrigatória em sua suspeita e após sua confirmação (CID 10: T60.3).

PIRETROIDES

Os piretroides são inseticidas sintéticos derivados das piretrinas naturais, encontradas nas flores de crisântemo. São utilizados em plantações, criações de animais e também em uso domiciliar, como composto de inseticidas encontrados no mercado.

Apresentam baixa absorção cutânea, sendo absorvidos principalmente em caso de ingesta oral ou via respiratória. Não possuem toxicidade pulmonar direta, mas manifestações respiratórias podem ocorrer devido ao solvente utilizado como veículo. Agem nos axônios prolongando a despolarização dos canais de sódio, levando a uma hiperexcitação do sistema nervoso. Sua ingesta é potencialmente letal na dose de 10 a 100 g – os produtos de uso doméstico possuem uma concentração baixa, raramente atingindo a dose letal. Os produtos agrícolas, veterinários e clandestinos apresentam concentração maior, porém também é rara a ingesta em dose letal.

Manifestações clínicas

A ingesta raramente leva o paciente a risco de vida devido à sua alta dose letal. A ingesta via oral pode levar a sintomas gastrointestinais como náuseas, vômitos, dor abdominal e diarreia. Além disso, o paciente pode apresentar cefaleia, tontura, salivação e sintomas semelhantes a uma reação alérgica. A exposição, principalmente respiratória, pode levar a broncoespasmo e pneumonite (principalmente por ação do veículo). Pode haver sensação de formigamento ou queimação em região da pele que teve contato com a substância. Sintomas neurológicos não são comuns, porém existe relato de convulsões e neuropatias associadas com a ingesta de grande quantidade do composto.

Diagnóstico

O diagnóstico é clínico, não havendo teste específico. Deve-se sempre solicitar o rótulo do produto ingerido. Em caso de sintomas sistêmicos, deve-se realizar a coleta de hemograma, função hepática e renal, eletrólitos, gasometria e eletrocardiograma.

Manejo

O tratamento é sintomático e não há antídoto específico. Em caso de exposição cutânea, deve-se realizar a lavagem da pele e cabelo com água corrente e sabão. Em caso de ingesta de grande quantidade (mais de 10 g de piretroide), pode-se considerar a realização de lavagem gástrica, seguida de carvão ativado se dentro de 1 hora da exposição e o diluente do produto não seja um derivado do petróleo.

Toda intoxicação por piretroide é de notificação obrigatória em sua suspeita e após sua confirmação (CID 10: T60.2).

GLIFOSATO

O glifosato (p. ex., Roundup®), conhecido popularmente como *mata-mato*, é um herbicida aminofosfonato utilizado na agricultura para controle de ervas daninhas. É um dos compostos mais vendidos no mundo, sendo responsável por quase metade do mercado de agrotóxicos e, no Brasil, seu uso é liberado apenas para áreas rurais – apesar disso, é prevalente a utilização não autorizada em zonas urbanas.

A substância é absorvida por ingestão oral, não tendo boa absorção cutânea. Seu mecanismo de toxicidade ainda não está completamente elucidado. É irritante para o trato gastrointestinal e em altas concentrações pode apresentar efeito corrosivo. É comercializado juntamente com o surfactante polioxietileno amina (POEA), cuja toxicidade é maior que a do glifosato, sendo responsável pelo quadro clínico.

Manifestações clínicas

Devido ao seu efeito irritante, os sintomas são caracterizados principalmente por náuseas, vômitos e diarreia. Ingesta em grande quantidade pode levar à lesão caústica do trato gastrointestinal, cursando com disfagia e perfuração intestinal. A gravidade do quadro clínico, que pode se apresentar com hipotensão, arritmias, alteração do nível de consciência, insuficiência respiratória e injúria renal aguda, está relacionada à quantidade de surfactante ingerido.

Diagnóstico

O diagnóstico é clínico, baseado na suspeita de ingesta e no quadro clínico. Em pacientes com sintomas sistêmicos, devemos colher hemograma, função renal e hepática, eletrólitos, gasometria, CPK e eletrocardiograma. Não há exame específico.

Manejo

O tratamento é de suporte e sintomático. Não há benefício de lavagem gástrica e carvão ativado. Em caso de sintomas sistêmicos como hipotensão ou insuficiência respiratória, recomenda-se encaminhamento à sala de emergência. Na suspeita de lesão caústica, maneja-se de forma semelhante à ingesta de caústicos (descrito neste capítulo).

Um estudo mostrou que a infusão de emulsão lipídica diminuiu a incidência de hipotensão e arritmia, portanto considera-se sua administração em pacientes com ingesta de grande quantidade (> 100 mL).

Toda suspeita de intoxicação ou intoxicação confirmada por glifosato deve ser notificada (CID 10: T60.3).

RODENTECIDAS ANTAGONISTAS DA VITAMINA K

Os rodentecidas comerciais, venenos de rato encontrados no mercado e em lojas de produtos agrícolas, são compostos por antagonistas da vitamina K, como varfarina, coumatetralil ou supervarfarinas (composto mais potente e de duração mais prolongada).

Apresentam absorção exclusivamente oral, e são antagonistas competitivos da vitamina K, alterando a síntese dos fatores II, VII, IX e X da coagulação, além da redução da produção de proteína C e S.

A ingesta de 10 a 20 mg de varfarina não causa intoxicação grave. A dose considerada tóxica do brodifacoum, difenacoum e clorafacinona são, respectivamente, 1 a 2 mg, 24 mg e 100 mg. Como a concentração nos produtos é baixa, raramente ocorrem intoxicações graves pós-ingesta.

Manifestações clínicas

Mesmo as ingestas intencionais são habitualmente assintomáticas. O paciente pode apresentar hematomas, sangramentos, epistaxe e hematúria, ocorrendo principalmente na ingesta de grande quantidade (mais de uma caixa do produto) no caso de já se fazer uso de anticoagulantes cronicamente.

Diagnóstico

A partir da história de ingestão do produto, o diagnóstico é confirmado com a alteração do TP (tempo de protrombina) e INR (relação normatizada internacional). Em caso de ingesta de grande quantidade, devemos realizar a dosagem desses exames em 12, 48 e 72 horas da ingesta, devido à absorção lenta e pico de efeito tardio desses compostos.

Manejo

Em caso de ingesta de grande quantidade com menos de 1 hora, pode-se realizar a lavagem gástrica seguida de carvão ativado. Na condição de alteração do TP/INR, administra-se vitamina K 10-20 mg IM ou IV em adultos e 0,3 a 0,6 mg/kg em crianças (realizar 1 mg/minuto em ambos) a cada 8 a 12 horas até a normalização do TP/INR. Não é indicada vitamina K profilática, pois pode mascarar uma intoxicação. Em caso de sangramento grave, transfunde-se plasma fresco congelado, além da vitamina K endovenosa.

Toda suspeita de intoxicação ou intoxicação confirmada por rodentecidas deve ser notificada (CID 10: T60.4).

HIDROCARBONETOS

Hidrocarbonetos são compostos químicos que contêm apenas moléculas de carbono e hidrogênio. Esses compostos são encontrados em produtos como gasolina, querosene, fluido de isqueiro, removedores de tinta, clorofórmio e em algumas substâncias utilizadas como drogas de abuso, como cola de sapateiro, lança-perfume, cheirinho de loló e antirrespingo de solda. Pode-se dividir os hidrocarbonetos em quatro tipos: aromáticos (contêm pelo menos 1 anel de benzeno; p. ex., removedores de tinta), alifáticos (derivados do petróleo; p. ex., gasolina), halogenados (presença de uma ou mais moléculas de flúor, cloro ou bromo; p. ex., clorofórmio) e terpenos (substância natural derivado de plantas).

Os hidrocarbonetos possuem um amplo espectro de potencial tóxico, desde baixa toxicidade e lesão no órgão com que entrou em contato até alterações sistêmicas graves. O risco de toxicidade sistêmica por aspiração é diretamente proporcional à volatilidade e inversamente proporcional a tensão superficial e viscosidade da substância, e o risco de pneumonite química segue o inverso. A toxicidade sistêmica é mais comum nos compostos aromáticos e halogenados – o início e a duração da ação costumam ser rápidos (Tabela 4).

Esses compostos são altamente lipossolúveis, penetrando no sistema nervoso central e alterando a permeabilidade das membranas neuronais, potencializando a atividade GABAérgica (inibitória) e inibindo a atividade do glutamato (excitatória) agudamente. Sua cardiotoxicidade remete à capacidade de sensibilização do músculo cardíaco à ação de catecolaminas, o que predispõe a arritmias. Além disso, podem substituir o ar alveolar com consequente hipoxemia. Na inspiração, todos os compostos podem causar uma pneumonite química devido à lesão direta da mucosa e a solubilização do surfactante pulmonar, levando a uma resposta em inflamatória local e sistêmica. O uso crônico ocasiona atrofia cerebral e neuropatia periférica.

A ingestão culmina nos mesmos efeitos da inalação, a depender da quantidade absorvida pelo trato gastrointestinal, porém não causa lesão pulmonar direta.

Manifestações clínicas

A ingestão de pequenas quantidades costuma ser assintomática ou causar sintomas gastrointestinais leves como odinofagia, náuseas e vômitos. A toxicidade sistêmica é reconhecida pela presença de febre, tosse, taquipneia, sibilância, alteração do nível de consciência, ataxia, convulsões, arritmias. As principais manifestações clínicas são resumidas na Tabela 5. Os sinais e sintomas de pneumonite química costumam surgir após 12 horas da exposição e são semelhantes às manifestações pulmonares da exposição aguda. Febre após 48 horas deve levantar a hipótese de infecção bacteriana associada ao quadro.

▷ **TABELA 4** Toxicidade dos hidrocarbonetos

Toxicidade sistêmica	Toxicidade local
Removedores de tinta, clorofórmio, cola de sapateiro, cheirinho de loló, antirrespingo de solda	Derivados do petróleo, óleos vegetais, fluido de isqueiro

▷ **TABELA 5** Manifestações clínicas da toxicidade por hidrocarbonetos

Sistema	Sinais e sintomas
Sistema nervoso	Alteração do nível de consciência, convulsões, ataxia, cefaleia, tontura, fraqueza muscular, letargia, alterações visuais, coma
Sistema cardiovascular	Arritmias, morte súbita, miocardite, infarto agudo do miocárdio
Sistema respiratório	Taquipneia, dispneia, hipoxemia, broncoespasmo, edema agudo de pulmão, pneumotórax, tosse, pneumonite (tardio), rouquidão
Sistema gastrointestinal	Odinofagia, náuseas, vômitos, hematêmese, úlceras, perfuração gástrica e intestinal

Há o risco de morte súbita após a inalação de hidrocarbonetos, principalmente os compostos halogenados, conhecido como *sudden sniffing death*. É um evento raro e ocorre por colapso cardiovascular, mais comum em pessoas que utilizam a substância pela primeira vez.

O uso inalatório como droga de abuso costuma apresentar quatro fases (Tabela 6). Além dos sinais e sintomas citados, a intoxicação pode levar a necrose hepática e necrose tubular renal aguda em 1 a 2 dias após a exposição.

▷ **TABELA 6** Efeitos dos hidrocarbonetos no uso como droga de abuso

Fase 1	Excitação, euforia, alterações visuais e auditivas, náuseas, tosse, rubor, salivação
Fase 2	Confusão mental, desorientação, linguagem incompreensível, cefaleia, alucinações auditivas e visuais
Fase 3	Redução do estado de alerta, incoordenação motora, dificuldade para falar, alteração da marcha
Fase 4	Hipotensão, rebaixamento do nível de consciência, convulsões

Diagnóstico

O diagnóstico é clínico, baseado nos sinais e sintomas e história de exposição. O paciente pode apresentar hálito característico da substância utilizada, assim como odor na respiração e na roupa. Usuários crônicos podem ter alterações cutâneas na região perioral pelo uso da substância.

Não há laboratório específico. Deve-se solicitar hemograma, gasometria arterial, função e enzima hepática, função renal, eletrólitos, CPK, enzimas cardíacas, glicose, exame de urina e eletrocardiograma. Recomenda-se a realização de radiografia de tórax na admissão e após 6 a 12 horas da exposição ou antes se alteração do quadro clínico para avaliação de pneumonite química.

Manejo

A equipe médica deve estar paramentada para evitar a própria exposição tópica ao químico, assim como idealmente proceder o atendimento em ambiente ventilado.

A prioridade inicial do atendimento é a estabilização. Deve-se realizar a intubação orotraqueal em caso de insuficiência respiratória refratária a oxigênio ou rebaixamento do nível de consciência. Se convulsões, utilizar benzodiazepínicos e, na refratariedade, considerar o uso de fenobarbital. Recomenda-se cautela na administração de noradrenalina ou adrenalina no choque pelo risco de arritmias cardíacas.

A realização de lavagem gástrica e o uso de carvão ativado estão contraindicados nos casos de ingestão de hidrocarboneto. Orienta-se, se houver contato da substância com pele e mucosas, lavar com água corrente e sabão. Em caso de contato com olho, everte-se a pálpebra e lava-se abundantemente com solução fisiológica.

Na vigência de broncoespasmo, administra-se beta-2-agonista inalatório. Pneumonite ocorre após 12 horas e deve ser manejada com oxigênio suplementar, se necessário, e com vigilância respiratória. Em caso de insuficiência respiratória, procede-se à intubação orotraqueal e à ventilação mecânica. O uso de corticoides não se mostrou benéfico nessa situação e é contraindicado. Um estudo com 19 crianças demonstrou benefício do uso de ECMO, porém mais estudos são necessários para confirmar esse dado. O uso de antibiótico está indicado apenas se suspeita de infecção bacteriana concomitante (Tabela 7).

Todo paciente sintomático, com intoxicação maciça ou tentativa de suicídio, deve ser internado para observação. Os demais são observados por pelo menos 6 horas no Departamento de Emergência com monitorização eletrocardiográfica contínua devido ao risco de arritmias. Deve-se realizar pelo menos uma radiografia de tórax na admissão e uma imediatamente antes da alta. As indicações de internação e alta estão descritas na Tabela 8.

Toda suspeita de intoxicação ou intoxicação confirmada por hidrocarbonetos deve ser notificada (CID 10: F18.0; F18.1; F18.2; T53).

INGESTÃO DE CÁUSTICOS

O uso de cáusticos, tanto ácidos como álcalis, como produtos de limpeza, é difundido globalmente. Alguns compostos também são utilizados na fabricação do sabão caseiro (hidróxido de sódio – soda cáustica). Produtos comuns são a soda cáustica, limpa-pedra, amônia, alvejantes, desinfetantes e cimento. A ingestão desses produtos pode ocorrer acidentalmente ou como tentativa de suicídio, tendo uma incidência maior em crianças por ingesta acidental.

Os produtos ácidos costumam causar lesões quando têm o pH < 3 devido à necrose por coagulação (trombose de vasos superficiais da mucosa, com lesão e formação de escara local). Normalmente os ácidos costumam lesar o esôfago e a mucosa gástrica. Já os álcalis costumam causar lesões quando apresentam pH > 11, por necrose por liquefação (dissolução de proteínas, destruição do colágeno, saponificação de gorduras e trombose transmural, resultando em uma lesão extensa em todas camadas do tecido). Pode ocorrer lesão do duodeno, porém o mais comum é lesão esofágica ou gástrica.

Manifestações clínicas

O quadro clínico varia de acordo com a quantidade, com o pH do líquido e com os locais de lesão. O paciente pode apresentar lesões orais, odinofagia, sialorreia, vômitos, hematêmese, disfagia e dor retroesternal. Deve-se procurar ativamente por sinais de irritação peritoneal e realizar a percussão do hipocôndrio direito que, se timpânica (sinal de Jobert), pode indicar perfuração do TGI. Em caso de dor retroesternal im-

▷ **TABELA 7** Indicações de antibioticoterapia na pneumonite química

▪ Febre após 48 horas da exposição
▪ Piora ou aparecimento de leucocitose após 48 horas
▪ Aumento do infiltrado ou novos infiltrados em imagem pulmonar
▪ Cultura positiva em aspirado traqueal

▷ **TABELA 8** Indicações de internação e critérios para alta

Internação na admissão	Presença de sintomas; ingestão maciça; tentativa de suicídio
Internação após 6 horas de observação	Alteração na radiografia de tórax; desenvolvimento de sintomas; sintomas leves que não melhoram com sintomáticos; baixo suporte social e dificuldade para acesso a serviços de saúde em caso de piora
Alta após 6 horas de observação	Assintomático e radiografia de tórax normal; assintomático com radiografia de tórax com alteração discreta e possibilidade de avaliação no dia seguinte

portante ou dor em região dorsal, suspeita-se de perfuração esofágica e pneumomediastino. Além disso, pode haver rouquidão, disfonia e dispneia em caso lesão da laringe. A presença de febre, taquicardia ou choque indicam lesão mais extensa, com grande chance de perfuração de esôfago ou gástrica.

Diagnóstico

O diagnóstico é clínico e baseado na história e nos achados do exame físico. A presença de disfagia, lesões em cavidade oral, odinofagia, sialorreia e disfonia corrobora lesão esofágica, porém a ausência desses sinais não exclui lesões. Em caso de suspeita de perfuração esofágica, gástrica ou na presença de instabilidade hemodinâmica, deve-se realizar exames de imagem para avaliar a presença de abdome agudo perfurativo ou mediastinite. Para todos os pacientes sintomáticos ou com ingesta de produtos com pH menor que 3 ou maior que 11, devemos colher hemograma, função renal e eletrólitos, gasometria, glicose e realizar uma radiografia de tórax e abdome.

A endoscopia digestiva alta (EDA) está indicada em caso de sintomas, não aceitação de dieta, sinais de lesão do TGI (sialorreia, lesões em cavidade oral, disfagia, disfonia, dor retroesternal e epigástrica refratária), tentativa de suicídio e líquido com pH menor que 3 ou maior que 11. A EDA deve ser realizada idealmente dentro de 24 horas da ingesta e é contraindicada caso haja sinais de perfuração ou instabilidade hemodinâmica. A classificação das lesões por EDA se encontra na Tabela 9.

Pacientes com lesões grau I e IIa possuem bom prognóstico, enquanto lesão grau IIIb apresenta alta taxa de mortalidade e de necessidade de resseção esofágica.

Manejo

É contraindicada a realização de lavagem gástrica, carvão ativado ou outra medida de descontaminação gástrica, assim como o uso de eméticos (podem causar uma nova lesão pela passagem da substância), de agentes neutralizantes (a reação libera calor e aumenta a lesão) e a passagem de sondas gástricas ou entéricas sem visualização direta por EDA.

Em caso de sinais de perfuração, abdome agudo perfurativo ou mediastinite perfurativa, os pacientes devem ser encaminhados para tratamento cirúrgico de urgência. Se ingesta de pequena quantidade, acidental, de produtos com pH próximo de 7 em pacientes assintomáticos, convém realizar um teste de aceitação de dieta – iniciar com líquidos, progredir para gelatina, alimentos pastosos e sólidos; se boa aceitação, sem odinofagia, disfagia ou dor retroesternal, procede-se à alta hospitalar; em caso de sintomas deve ser realizada EDA para avaliação de lesão.

Nos casos que não se encaixam nas descrições do anteriormente citadas, prescrevem-se analgésicos, antieméticos se necessário e inibidores de bomba de prótons endovenosos. O paciente deve ser mantido em jejum. Em caso de alterações respiratórias, deve-se realizar avaliação da via aérea devido à possibilidade de estenose de laringe por lesão cáustica.

Após a realização da EDA, o tratamento é realizado conforme o grau da lesão (Tabela 10).

O uso de corticoide não é indicado e antibióticos devem ser utilizados apenas se sinais de infecção bacteriana. Pacientes com lesões extensas (IIIb) necessitam de ser avaliados por um especialista pela possível necessidade de esofagectomia.

Cerca de um terço dos pacientes evoluem com algum grau de estenose esofágica, sendo o risco maior a partir de lesões grau IIb. Ocorre, ainda, maior incidência de carcinoma epidermoide de esôfago.

▷ **TABELA 9** Classificação de Zargar de lesões esofágicas

Classificação	Lesão	Risco de estenose
Grau 0	Mucosa normal	Nenhum
Grau I	Hiperemia ou edema de mucosa	Nenhum
Grau IIa	Ulcerações superficiais, presença de exsudatos; não circunferenciais	Baixo
Grau IIb	Ulcerações e exsudatos circunferenciais	Alto
Grau IIIa	Necrose focal	Alto
Grau IIIb	Necrose extensa	Alto

Toda suspeita de intoxicação ou intoxicação confirmada por cáusticos deve ser notificada (CID 10: T54.2; T54.3; T54.9; L54.1).

LESÃO TÓPICA POR CÁUSTICOS

A lesão tópica por cáusticos pode ocorrer tanto por exposição a produtos domésticos como por exposição ocupacional. O princípio de lesão segue o descrito no tópico anterior.

Neste tópico, serão abordadas a conduta geral após exposição cutânea e/ou ocular e a conduta de alguns compostos específicos. É de extrema importância o uso de equipamento de proteção pela equipe assistencial conforme o produto – em caso de exposição a produtos industriais ou acidentes industriais, a equipe deve utilizar a mesma proteção que os trabalhadores.

Descontaminação cutânea

Após a exposição cutânea, o mais importante é retirar o produto para poder interromper o processo de lesão. Para isso, utilizamos irrigação cutânea copiosa com água aquecida sob baixas pressões – o aquecimento previne hipotermia e o uso de baixas pressões diminui a chance de o composto se espalhar para áreas não afetadas. Devemos realizar a irrigação cutânea até o pH da área se encontrar próximo de 7. No caso de álcalis, normalmente é necessária a irrigação por tempo prolongado, 2 ou mais horas, para atingir o alvo de pH.

Descontaminação ocular

A exposição ocular pode levar à perda visual se não tratada rapidamente. Sintomas de lesão ocular são embaçamento visual, dor ocular, diminuição da acuidade visual, fotofobia, hiperemia conjuntival e dificuldade para realizar a abertura ocular. A descontaminação ocular deve ser iniciada no local da exposição se possível e continuada no Departamento de Emergência. Deve-se realizar a irrigação ocular com solução fisiológica ou água associada com a manobra de eversão da pálpebra até que o pH ocular fique entre 6,5 e 7,5. Após a lavagem ocular, o paciente deve ser encaminhado para avaliação oftalmológica se sintomas visuais ou lesões no globo ocular.

Ácido fluorídrico

O ácido fluorídrico é utilizado na indústria na produção de sais fluorados e na purificação de minérios e também é utilizado como limpa-pedra comercial. Esse composto penetra rapidamente na derme e tem tropismo por cálcio e magnésio, podendo levar a lesões ósseas sem a presença de lesões cutâneas, hipocalcemia, hipomagnesemia e hipercalemia. Essas alterações eletrolíticas podem cursar com arritmias, sendo a principal causa de óbito na intoxicação por esses ácidos.

O manejo da exposição deve ser feito com a lavagem copiosa do local exposto com água e aplicação de gluconato de cálcio em gel no local – os íons de cálcio se ligam aos íons de flúor, prevenindo a sua toxicidade. A aplicação do gel pode ser repetida e, em caso de persistência da dor, deve-se aplicar gluconato de cálcio a 5% (0,5 mL por cm^2) intradérmico nas áreas afetadas. Se após 1 hora a dor não estiver controlada, pode-se realizar a infusão arterial de 10 a 15 mL de gluconato de cálcio com 40 mL de Ringer lactato durante 3 horas no local afetado.

As alterações eletrolíticas devem ser tratadas agressivamente. Após a resolução da dor, deve-se obter uma radiografia do local para a avaliação de lesão óssea.

CIANETO

Cianeto é uma substância química formada por átomos de carbono e nitrogênio cuja intoxicação é uma das mais letais, podendo levar ao óbito em horas. A exposição ao cianeto pode ocorrer por

▷ **TABELA 10** Condutas conforme grau de lesão na EDA

Lesão	Conduta
Grau 0	Alta hospitalar se sintomas controlados após avaliação psiquiátrica em casos de tentativa de suicídio
Grau I e IIa	Liberar dieta líquida, progressão de dieta em 24-48 horas, alta após dieta sólida com acompanhamento ambulatorial
Grau IIb e III	Passagem de SNE por EDA após 24 horas, dieta líquida via oral em 48 horas se paciente conseguir deglutir a saliva, vigilância clínica para sinais de perfuração

fontes industriais, incêndios, medicamentos e por via alimentar (Tabela 11). As causas mais comuns são inalação de fumaça de incêndio (atentar para intoxicação com monóxido de carbono concomitante), uso prolongado de medicamentos, acidentes industriais, tentativas de suicídio ou homicídio, ingestão acidental e ataques terroristas.

O cianeto apresenta boa absorção via respiratória e via trato gastrointestinal, tendo rápida distribuição no sangue. Atua inibindo a citocromo oxidase, enzima mitocondrial, ao se ligar ao seu íon férrico ($Fe^{3}+$) e bloquear a fosforilação oxidativa, o que culmina no metabolismo anaeróbico independentemente da oferta de oxigênio. Também age no sistema nervoso central, diminuindo os níveis de GABA, o que aumenta o risco de convulsões, e estimula os receptores NMDA, podendo induzir apoptose. Uma parte pequena se liga ao íon ferroso ($Fe^{2}+$) na hemoglobina, formando a ciano-hemoglobina e também inibe inespecificamente enzimas antioxidantes, levando a um acúmulo de radicais livres.

Manifestações clínicas

Nas intoxicações leves o paciente pode apresentar náuseas, vômitos, cefaleia, confusão mental, tontura e taquipneia. Nas intoxicações graves a apresentação cursa com síncope, rebaixamento do nível de consciência, convulsões, arritmias, hipotensão e coma. As manifestações estão resumidas na Tabela 12.

Após a inalação de compostos com cianeto, é descrita a apresentação com hálito com odor de amêndoas. O paciente apresentará níveis arteriais de oxigênio normais, assim como a oximetria de pulso. Os sinais iniciais são inespecíficos: cefaleia, ansiedade, confusão mental e dor abdominal. Costuma ocorrer taquipneia, hipertensão e taquicardia e posterior evolução com bradipneia, bradicardia e hipotensão. A bradicardia pode cursar com bloqueios atrioventriculares, além de risco aumentado de arritmias ventriculares. Pode evoluir com convulsões, coma, choque, insuficiência respiratória, injúria renal aguda, necrose hepática e acidose láctica, caracterizando a disfunção orgânica múltipla causada pelo cianeto.

Diagnóstico

Apesar de não ser comum a ocorrência de intoxicação por cianeto, devemos ter uma alta suspeita em pacientes expostos a possíveis fontes devido à alta letalidade. O diagnóstico é clínico, baseado na possível exposição e no quadro clínico rapidamente progressivo. O nível de cianeto no sangue pode ser medido, porém esse exame não é disponível no Brasil e a demora do resultado limita a utilidade prática.

Na suspeita, deve-se coletar hemograma, função renal, eletrólitos, enzimas e função renal, gasometria arterial, lactato arterial e realizar um eletrocardiograma. Uma pista importante no diagnóstico é a presença de acidose metabólica com ânion-gap aumentado e hiperlactatemia – há o bloqueio do metabolismo aeróbio e consequente produção excessiva de ácido láctico. Os níveis de lactato têm relação direta com a gravidade da intoxicação – lactato $\geq$ 10 mmol/L (90 mg/dL) em pacientes expostos a inalação de fumaças em incêndio tem boa sensibilidade e especificidade para intoxicação por cianeto. Outra pista de intoxicação é a PvO_2 (venosa) – como não há consumo de oxigênio pelos tecidos, ocorre uma hiperoxia venosa. O paciente exposto a possíveis fontes de cianeto, com acidose metabólica com lactato elevado e quadro clínico sugestivo devem ser conduzidos como intoxicação por cianeto, pois o atraso no tratamento é deletério.

▷ **TABELA 11** Fontes de cianeto

Industrial	Sais inorgânicos de cianeto utilizados na metalurgia, fotografia, galvanoplastia, mineração, produção de plásticos
Incêndios	Gás cianeto produzido pela queima de lã, seda, borracha sintética, náilon, sílica e plásticos
Medicamentos	Uso prolongado de nitroprussiato de sódio, uso de Amigdalin
Alimentação	Mandioca brava, caroço da maçã, caroço do pêssego

▷ **TABELA 12** Manifestações clínicas decorrentes da intoxicação por cianeto

Sistema nervoso	Cefaleia, tontura, confusão mental, ansiedade, convulsões, coma
Sistema cardiovascular	Arritmias, hipertensão, taquicardia, bradicardia, hipotensão
Sistema respiratório	Taquipneia, bradipneia, edema pulmonar
Sistema gastrointestinal	Naúseas, vômitos, dor abdominal
Pele	*Flushing*, cianose, dermatite de contato

Manejo

Prioriza-se a administração do antídoto com maior brevidade possível. Concomitante à administração do antídoto, realiza-se a estabilização do paciente – intubação orotraqueal, se necessário; expansão volêmica e administração de drogas vasoativas para manejo da hipotensão; manejo das arritmias; glicose se hipoglicemia; benzodiazepínicos se convulsões. Se parada cardiorrespiratória, é contraindicada a realização de respiração boca a boca pelo risco de contaminação pelo profissional de saúde. Os antídotos para cianeto estão disponíveis na Tabela 13.

O tratamento deve ser iniciado no manejo pré-hospitalar com a administração de 5 g de hidroxicobalamina (70 mg/kg em crianças). Em caso de parada cardiorrespiratória ou instabilidade hemodinâmica, administra-se 10 g de hidroxicobalamina, mesmo durante a reanimação cardiopulmonar. No atendimento no Departamento de Emergência, deve ser realizado 5 g de hidroxicobalamina (70 mg/kg em crianças) durante 15 minutos e repetido se necessário com dose máxima total de 10 g (levar em conta as doses feitas no pré-hospitalar). Caso o paciente continue com repercussões da intoxicação após a administração de hidroxicobalamina, deve se realizar a infusão de tiossulfato de sódio 25% 1,65 mL/kg (dose máxima 12,5 g).

Na indisponibilidade de hidroxicobalamina, indica-se nitrito de amila 1 a 2 ampolas (ampola de 0,3 mL) via inalatória em 30 segundos seguido de nitrito de sódio (ampola de 10 mL a 3%) 10 mL endovenoso lento (0,15-0,33 mL/kg diluídos em 100 mL de SF em 10 minutos em crianças) seguido de infusão de 12,5 g (400 mg/kg em crianças) endovenoso de tiossulfato de sódio. Esse esquema deve ser feito apenas em regime hospitalar pelo alto risco de hipotensão e apenas em intoxicações moderadas e graves.

Não se deve esquecer de remover o paciente da fonte de cianeto (retirar roupas e lavar o corpo se exposição cutânea) e realizar lavagem gástrica seguido de carvão ativado se ingestão de compostos com cianetos com menos de 1 hora.

Toda suspeita de intoxicação ou intoxicação confirmada por cianeto deve ser notificada (CID 10: T59.9; T65.0; T57.3).

▷ **TABELA 13** Antídotos na intoxicação por cianeto

Tipo	Droga	Ação
Ligador direto do cianeto	Hidroxicobalamina	Liga-se ao cianeto formando a cianocobalamina que é excretada na urina
Indutores de metemoglobinemia	Nitrito de amila, nitrito de sódio	O Fe^{3}+ da metemoglobina compete com a citocromo oxidase pela ligação com o cianeto
Doadores de enxofre	Tiossulfato de sódio	O sulfato estimula a via da rodanase, convertendo o cianeto em tiocianato, que é excretado na urina

MONÓXIDO DE CARBONO

O monóxido de carbono é um gás incolor, insípido e inodoro resultado da combustão incompleta de substâncias que contenham carbono, sendo fonte mais comum a queima de combustíveis fósseis. É rapidamente absorvido pelo pulmão, tem rápida distribuição no sangue e meia-vida de 252 minutos.

Liga-se à hemoglobina (carboxiemoglobina) com afinidade 300 vezes superior à do oxigênio (oxi-hemoglobina), prejudicando a distribuição de O_2 aos tecidos (hipóxia celular). Ademais, também se liga à mioglobina no músculo cardíaco com afinidade 60 vezes maior que a do oxigênio, o que predispõe a arritmias. Além da competição com o oxigênio nos carreadores dessa molécula, inibe a citocromo-oxidase (em menor grau que o cianeto) e causa estresse oxidativo. Vale ressaltar que tabagistas crônicos apresentam um nível de 6 a 10% de carboxemoglobina.

Manifestações clínicas

Pacientes com intoxicações leves a moderadas apresentam cefaleia (sintoma mais comum), mal-estar, náuseas, vertigem, confusão mental, fraqueza e letargia. Nas intoxicações graves o paciente pode apresentar síncope, convulsões, rebaixamento do nível de consciência, ataxia, arritmias, acidose metabólica e coma. A ocorrência de isquemia miocárdica é comum nos casos graves e está associada a maior mortalidade no longo prazo.

Além do quadro agudo, após 2 a 40 dias da exposição podem ocorrer sintomas neurocognitivos como déficit cognitivo, síndrome amnésticas, psicose, parkisoninsmo, apraxia, coreia, neuropatias, alterações da personalidade e dificuldade de concentração.

Diagnóstico

O diagnóstico é clínico, corroborado pelos níveis séricos de carboxiemoglobina. Em caso de exposição e quadro clínico compatível, o diagnóstico é facilmente alcançado, porém, como o quadro é inespecífico, muitas vezes podem ocorrer dúvidas diagnóstica. Os níveis normais de carboxiemoglobina são menores que 2% e de 6 a 10% nos fumantes. O nível acima da normalidade ajuda no diagnóstico, porém não há correlação direta com a gravidade. A oximetria de pulso não é útil, pois não consegue diferenciar a carboxiemoglobina da oxiemoglobina. Vale ressaltar que o uso de hidroxicobalamina interfere na mensuração.

Orienta-se solicitar hemograma, eletrólitos, função renal, enzimas e função hepática, glicose, gasometria arterial com lactato, marcadores de necrose miocárdica e eletrocardiograma. Considera-se tomografia computadorizada de crânio para diagnóstico diferencial de alteração do nível de consciência – a ocorrência de hemorragia do globo pálido pode ocorrer nas intoxicações por monóxido de carbono.

Deve-se sempre lembrar que pacientes expostos ao monóxido de carbono podem estar intoxicados por cianeto concomitantemente.

Manejo

A estabilização do paciente é essencial: IOT se necessário, expansão volêmica e drogas vasoativas se hipotensão, benzodiazepínicos se convulsões. O tratamento da intoxicação é feito com oxigênio em altas concentrações: oferta de O_2 a 100% reduz a meia-vida para 75 minutos e, em câmara hiperbárica, para 20 minutos.

Inicialmente, oferta-se O_2 a 100% por meio de máscara não reinalante. O tratamento em câmara hiperbárica é indicado em pacientes em coma, alterações importantes do estado mental, déficits neurológicos, evidência de isquemia miocárdica, acidose metabólica persistente, níveis de carboxiemoglobina maiores que 25% e em gestantes com sofrimento fetal. A câmara deve ser ajustada para chegar em 2,5 a 3 atmosferas com oxigênio a 100% em até 12 horas da exposição.

Os critérios de alta, observação e internação dos pacientes com suspeita de intoxicação por monóxido de carbono estão na Tabela 14.

Em gestantes, deve-se realizar tratamento por tempo prolongado, pois o feto é mais vulnerável ao monóxido de carbono e a meia-vida de eliminação no feto é 5 vezes maior. Em toda gestante exposta, independentemente dos sintomas, recomenda-se realizar a monitorização da vitalidade fetal.

Toda suspeita de intoxicação ou intoxicação confirmada por cianeto deve ser notificada (CID 10: T59.9; T58).

FERRO

Os suplementos de ferro são amplamente disponíveis, especialmente em casas com crianças pequenas e mulheres jovens. Ocorrem cerca de 16.000 casos anuais de intoxicação por ferro em crianças de menos de 6 anos de idade nos Estados Unidos, com a maioria dos casos com exposição acidental. A epidemiologia das intoxicações por ferro intencionais demonstra que a maioria dos casos envolvem mulheres em idade fértil com média de idade de 20 anos, e gestantes e mulheres em puerpério precoce têm maior risco devido a maior necessidade de ferro e estresse associado a essas condições.

Os depósitos de ferro corporal total medem aproximadamente 4 g em adultos. Cerca de dois terços do ferro corporal são incorporados na hemoglobina e o restante é encontrado em outras proteínas contendo ferro, como a mioglobina, citocromos e outras enzimas e cofatores, ou é armazenado como ferritina. A ingestão diária recomendada de ferro é de cerca de 8 mg em homens adultos,

▷ **TABELA 14** Critérios de alta e internação em pacientes com intoxicação por monóxido de carbono

Alta	Assintomáticos e não gestantes após serem afastados da fonte
Observação	Sintomas leves a moderados – tratar até a melhora completa dos sintomas
Internação	Alteração neurológica, evidência de isquemia miocárdica, gestante com sofrimento fetal, sintomáticos apesar de tratamento adequado

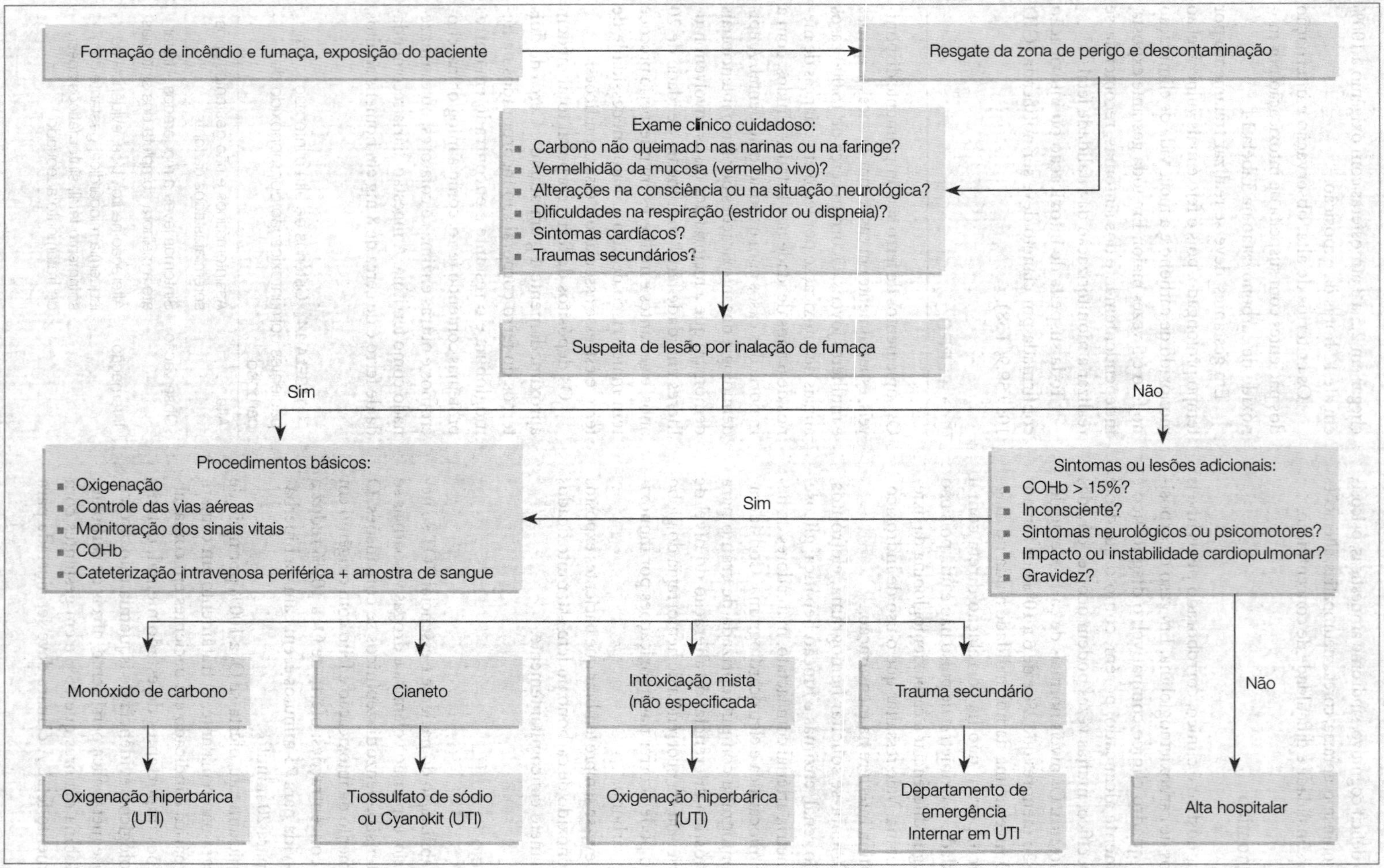

▷ **FIGURA 1** Manejo da intoxicação por cianeto e monóxido de carbono.

crianças e mulheres não menstruadas, 18 mg em mulheres menstruadas e 27 mg em gestantes.

O excesso de ferro é tóxico; assim, o organismo utiliza vários mecanismos para manter a homeostase do ferro. Entre esses mecanismos inclui-se a ligação do ferro às proteínas séricas, o armazenamento intracelular e, o mais importante, a regulação da absorção do trato gastrointestinal.

O ferro é um irritante direto do trato gastrointestinal, causando necrose de mucosa, provocando vômitos, diarreia, dor abdominal, ulceração da mucosa e sangramento logo após uma ingestão significativa. À medida que a superfície da mucosa é lesada, a barreira reguladora dos enterócitos é comprometida e o ferro livre passa para a corrente sanguínea. O ferro livre pode aumentar a permeabilidade capilar, causa vasodilatação direta, inibe proteases séricas como a trombina e interfere em processos celulares críticos como o ciclo de Krebs. O ferro entra na mitocôndria, onde inibe a fosforilação oxidativa por interromper a cadeia de transporte de elétrons, o que resulta em acidose metabólica com lactato elevado. A produção de radicais hidroxila tóxicos, a indução da peroxidação lipídica da membrana, a liberação de íons hidrogênio da redução do ferro ferroso e a hipotensão contribuem para a acidose metabólica observada com a toxicidade aguda do ferro.

A hepatotoxicidade na intoxicação pelo ferro ocorre quando o suprimento sanguíneo portal fornece uma grande quantidade de ferro ao fígado. As disfunções miocárdicas e vasculares resultam da vasodilatação, efeito inotrópico negativo e deposição direta de ferro do miocárdio. A toxicidade do ferro e suas doses são sumarizados na Tabela 15.

A formulação mais comumente prescrita, um comprimido de sulfato ferroso de 325 mg, contém 65 mg de ferro elementar. Envenenamento por cloreto férrico pode ocorrer com inalação ocupacional, ingestão acidental por mal-estar e ingestão suicida.

Manifestações clínicas

Tradicionalmente, descrevem-se cinco estádios de toxicidade clínica, embora, em termos mais práticos, se possa considerar que a toxicidade aguda do ferro se manifesta em dois estádios clínicos: toxicidade local do tubo gastrointestinal e toxicidade sistêmica.

A fase inicial ou 1 da intoxicação pelo ferro ocorre de 30 minutos a 6 horas da ingestão e é caracterizada por dor abdominal, vômito, diarreia e eventualmente hematêmese. O vômito é o sinal clínico mais consistentemente associado à toxicidade aguda de ferro. Os doentes com sintomas de irritação gástrica podem se recuperar durante várias horas ou progredir para toxicidade sistêmica. A ausência de sintomas gastrointestinais dentro de 6 horas da ingestão essencialmente exclui uma ingestão significativa de ferro.

O estágio 2, ou o estágio "latente", nem sempre ocorre, essa fase é de 6 a 24 horas após a ingestão. Os pacientes podem apresentar melhora dos sintomas gastrointestinais. Esta não é uma fase de recuperação. Os pacientes com toxicidade significativa têm deterioração sistêmica progressiva devido à perda de volume e agravamento da acidose metabólica, apesar da ausência de sintomas gastrointestinais. Em pacientes com intoxicações leves, a resolução dos achados gastrointestinais pode sinalizar o fim dos sintomas.

A fase 3 caracteriza-se pela toxicidade sistêmica pela alteração do metabolismo celular induzida pelo ferro, com choque, toxicidade sistêmica e acidose láctica, ocorrendo de 6 a 72 horas após a ingestão. A coagulopatia induzida pelo ferro pode piorar o sangramento e a hipovolemia; a coagulopatia inicialmente é relacionada com alterações na geração de trombina, mas posteriormente a disfunção hepática piora a coagulopatia. Os pacientes apresentam perda de volume para terceiro espaço com choque hipovolêmico, e as alterações de permeabilidade e tônus vascular podem levar a um choque distributivo e finalmente choque cardiogênico pode ocorrer de 24 a 48 horas após a ingestão. Os pacientes podem apresentar acidose metabólica grave nessa fase.

A fase 4, a fase hepática, desenvolve-se de 12 a 96 horas após a ingestão. É resultado da captação de ferro pelo sistema reticuloendotelial com peroxidação lipídica local; manifesta-se como elevação dos níveis de aminotransferases e pode progredir para insuficiência hepática. Os pacientes evoluem com necrose hepática com potencial letal.

▷ **TABELA 15** Dose de ferro e toxicidade

Dose	Efeitos
10 ou 20 mg/kg de ferro elementar	Maioria dos casos sem toxicidade ou toxicidade leve
20 a 60 mg/kg de ferro elementar	Toxicidade moderada
> 60 mg/kg	Toxicidade grave com potencial letal

▷ **TABELA 16** Fases da intoxicação pelo ferro

Fase	Manifestações
Fase 1: gastrointestinal	Manifestações gastrointestinais como dor abdominal, náuseas e vômitos
Fase 2: latente	Melhora das manifestações, mas continua o processo inflamatório, alguns pacientes melhoram os sintomas e outros evoluem para fase 3
Fase 3: sistêmica	Pacientes podem apresentar desidratação, hipovolemia e coagulopatia
Fase 4: hepática	Hepatite aguda, que pode ser fulminante
Fase 5: tardia	Manifestações raras de 2 a 8 semanas após intoxicação como obstrução intestinal

A fase 5 refere-se a sequelas retardadas de obstrução intestinal devido à cicatrização das lesões gastrointestinais, incluindo obstrução da saída gástrica secundária aos efeitos corrosivos do ferro sobre a mucosa pilórica. Essas sequelas são raras e ocorrem de 2 a 8 semanas após a intoxicação.

Diagnóstico

Os exames laboratoriais devem incluir o hemograma completo, eletrólitos, função renal, transaminases hepáticas, bilirrubina, albumina sérica, testes de coagulação, glicemia e níveis séricos de ferro. Em pacientes gravemente intoxicados a gasometria arterial ou venosa também deve ser realizada e dosagem de lactato.

Os resultados dos níveis séricos de ferro exigem uma avaliação cautelosa. Em geral, os níveis séricos de ferro, medidos entre 4 e 6 horas após a ingestão aguda, correlacionam-se com a gravidade da toxicidade, mas baixos níveis séricos de ferro não significam necessariamente ausência de toxicidade. A capacidade total de ligação do ferro sérico tem pouco valor na avaliação de pacientes com intoxicação por ferro. Em geral, os níveis de ferro sérico têm a seguinte correlação clínica:

- Níveis < 350 mcg/dL: Toxicidade mínima.
- Entre 350 e 500 mcg/dL: Sintomas gastrointestinais leves a moderados.
- Níveis maiores que 500 mcg/dL: Toxicidade sistêmica potencialmente grave.
- Níveis maiores que 1.000 mcg/dL: Alta morbidade e mortalidade.

Os comprimidos de sulfato ferroso e ferro reduzido são radiopacos e frequentemente visíveis nas radiografias de rotina e isso pode ajudar a orientar a descontaminação gastrointestinal quando presente. No entanto, muitas preparações de ferro não são rotineiramente detectadas, incluindo preparações pediátricas mastigáveis e líquidas, e a ausência de material radiopaco em radiografias não exclui a ingestão de ferro.

Manejo

O diagnóstico da intoxicação é clínico. Sinais e sintomas devem orientar o tratamento, em vez de concentrações séricas de ferro isoladamente. Os pacientes assintomáticos na chegada no Departamento de Emergência, que não têm história de ingerir uma quantidade potencialmente tóxica e com achados normais no exame físico e não necessitam de tratamento médico específico podem receber alta após 6 horas de observação. Os pacientes que vomitam uma ou duas vezes pelos efeitos irritantes gástricos do ferro, mas que de outra forma são assintomáticos, também podem ser observados e não necessitam de tratamento específico.

Os pacientes com toxicidade clínica devem ser estabilizados em relação às vias respiratórias, à respiração e à circulação. Pacientes com sintomas gastrointestinais graves devem ter assegurado acesso venoso calibroso e iniciada hidratação se indicação clínica.

Antieméticos como a metoclopramida ou o ondansetron devem ser utilizados para pacientes com vômitos persistentes. A coagulopatia deve ser tratada com vitamina K parenteral e o plasma fresco congelado pode ser utilizado em casos de sangramento maior. Uma perda significativa de sangue pode requerer transfusão sanguínea. O uso de xarope de ipeca não é indicado.

O risco da lavagem gástrica costuma ser maior que o benefício potencial, exceto se ingestão muito recente e um grande número de comprimidos radiopacos detectados em exame de radiografia. Não se deve administrar carvão ativado, medicamentos catárticos ou bicarbonato de sódio. Os agentes catárticos não devem ser administrados. Não existem dados que apoiem a eficácia do bicarbonato de sódio oral ou fosfosoda na formação de sais de ferro insolúveis impedindo a absorção.

A irrigação gastrointestinal total tem benefício descrito em séries de casos com intoxicação grave, mas nenhum estudo randomizado avaliou sua eficácia.

A deferoxamina é o agente de escolha na intoxicação por ferro grave. A deferoxamina liga-se ao ferro livre, o ferro plasmático e o ferro do interior das células e das mitocôndrias, mas não o ferro ligado às moléculas orgânicas. Após ligação, forma a feroxamina complexa, que é excretada por via renal. A medicação é utilizada por via endovenosa (EV) em dose de 15 mg/kg/hora ou 1.000 mg, até uma dose máxima de 35 mg/kg por hora em paciente com sintomas graves. Inicia-se a infusão em dose de 5 mg/kg /hora com aumento progressivo; em crianças a dose recomendada é de 50 mg/kg.

A administração de deferoxamina está indicada se:

- Toxicidade sistêmica.
- Vômitos persistentes.
- Acidose metabólica.
- Sintomas progressivos ou um nível de ferro sérico preditor de toxicidade moderada a grave.

O fabricante recomenda uso intramuscular (IM) para todos os pacientes que não estiverem em estado de choque, mas a maioria dos toxicologistas aconselha a administração intravenosa em vez da administração IM, devido à falta de confiabilidade da absorção IM e à confiabilidade do aumento da excreção de ferro após a administração EV.

A dose recomendada de deferoxamina para uma intoxicação por ferro aguda é de 360 mg/kg ou 6 g em um adulto durante as primeiras 24 horas. Conforme a ferrioxamina vai sendo excretada, a cor da urina muda para o que é classicamente chamado de "vinho rosé", mas mais tipicamente em uma tonalidade marrom ou enferrujada. O desaparecimento dessa coloração significa geralmente que o paciente já não tem toxicidade significativa porque não existe mais ferro livre disponível para formar complexos com a deferoxamina.

A duração da terapia com deferoxamina depende da recuperação clínica e os níveis normais de ferro e a recuperação clínica em conjunto com a cor da urina normal.

Os quelantes orais de ferro como a deferiprona e deferasirox reduzem a absorção de ferro quando administrados simultaneamente ou dentro de uma hora após a ingestão de ferro. No entanto, não há evidência de benefício em intoxicações em adultos e a terapêutica oral seria teoricamente útil apenas quando tomada prontamente após a ingestão de ferro.

Embora hemodiálise e hemofiltração não removam o ferro, esse tratamento pode ser necessário para remover o complexo deferoxamina-ferro em pacientes com insuficiência renal que não conseguem excretar o complexo na urina. A intoxicação grave por ferro pode ainda ser tratada com exsanguineotransfusão, apesar de pouca evidência de benefício.

CHUMBO

O chumbo é a causa mais comum de envenenamento crônico por metais e continua sendo um importante contaminante ambiental, especialmente nos países em desenvolvimento. A exposição ao chumbo pode ocorrer por inalação ou ingestão, e tanto formas inorgânicas como orgânicas de chumbo produzem toxicidade clínica. A absorção por via cutânea de chumbo, uma vez absorvido o chumbo se liga aos eritrócitos e se distribui para os tecidos corporais.

Outras fontes potenciais de chumbo incluem medicamentos, suplementos fitoterápicos e dietéticos, remédios tradicionais, objetos metálicos e cosméticos.

A absorção de chumbo inorgânico ocorre geralmente via trato respiratório e gastrointestinal com a absorção cutânea insignificante. As deficiências nutricionais de cálcio, ferro, cobre e zinco podem contribuir para o aumento da absorção gastrointestinal em crianças. A exposição ao chumbo orgânico pode ocorrer pela inalação de gasolina na forma de chumbo tetraetila ("gasolina com chumbo"). Após a absorção, o chumbo tetraetila é metabolizado em chumbo inorgânico e trietil-chumbo; este último é responsável pela neurotoxicidade da gasolina com chumbo.

Mais de 90% do total de chumbo no corpo é armazenado no osso, onde facilmente troca com o sangue. O chumbo pode ser transferido através da placenta. A excreção do chumbo ocorre lentamente com a meia-vida biológica do chumbo no osso estimada em 30 anos.

A toxicidade do chumbo afeta principalmente os sistemas nervoso, cardiovascular, hematopoiético e renal. No SNC, os efeitos tóxicos do chumbo incluem:

1. Lesões nos astrócitos, com dano secundário à microvasculatura e rompimento da barreira hematoencefálica, edema cerebral e aumento da pressão intracraniana.
2. Reduções na concentração de adenosina monofosfato cíclico e fosforilação de proteínas, que contribuem para déficits de memória e aprendizado.
3. O chumbo é estruturalmente similar, assim ele pode alterar a homeostase do cálcio, que leva à liberação espontânea e descontrolada de neurotransmissores.

No sistema nervoso periférico, o chumbo causa desmielinização segmentar primária, seguida de degeneração axonal secundária, principalmente dos nervos motores. No sistema cardiovascular, ocorrem pequenos aumentos na prevalência de hipertensão e doença vascular aterosclerótica com níveis elevados de chumbo no sangue.

No sistema hematopoiético, o chumbo interfere no metabolismo da porfirina, o que pode contribuir para a anemia induzida pelo chumbo. A anemia hemolítica também ocorre como resultado da inibição da pirimidina 5'-nucleotidase das células vermelhas do sangue, uma enzima responsável pela limpeza dos produtos de degradação do RNA celular.

No rim, o chumbo afeta o túbulo proximal, produzindo a síndrome de Fanconi com aminoacidúria, glicosúria, fosfatúria e acidose tubular renal. A nefrite intersticial crônica e o aumento dos níveis de ácido úrico ocorrem devido ao aumento da reabsorção tubular de urato.

O chumbo afeta adversamente a função dos osteoblastos e dos osteoclastos no osso. Com a exposição crônica ao chumbo, o aumento da deposição de cálcio nas placas de crescimento pode ser visto como "linhas de chumbo" nas radiografias de ossos longos. O chumbo ainda afeta o sistema reprodutivo, aumentando perdas fetais e ruptura prematura das membranas, além da motilidade de espermatozoides.

Manifestações clínicas

Os sinais e sintomas de intoxicação por chumbo são amplos, inespecíficos e variam de acordo com o tipo de exposição (aguda versus crônica). As crianças pequenas são mais suscetíveis que os adultos aos efeitos do chumbo.

A encefalopatia é uma das principais causas de morbidade e mortalidade, podendo o quadro ter apresentação inicial de forma dramática com convulsões e coma ou desenvolver-se indolentemente ao longo de semanas a meses, com diminuição do estado de alerta e memória, progredindo para mania e delírio. Encefalopatia por intoxicação por chumbo ocorre tipicamente em 15 a 30 meses de idade com níveis de chumbo no sangue > 100 mcg/dL, mas tem sido relatado com níveis de chumbo no sangue de 70 mcg/dL ou inferior. Outros sintomas neurológicos incluem alterações comportamentais, com irritabilidade, insônia, inquietação, náusea e vômito, tremor, coreia, convulsões, mania, papiledema, neurite óptica e ataxia. A toxicidade crônica pelo chumbo cursa com cefaleia, irritabilidade, depressão, fadiga, alterações de humor e de comportamento, déficit de memória e distúrbios do sono.

Os sintomas do sistema nervoso periférico são caracteristicamente motores com perda de força em extremidades, mas também incluem parestesias, reflexos tendinosos deprimidos ou ausentes.

Manifestações gastrointestinais e hematológicas ocorrem mais frequentemente com intoxicações agudas do que com intoxicações crônicas. A principal manifestação gastrointestinal são dores abdominais em cólica, além de sensação de gosto metálico e manchas azuladas em gengivas. Podem ainda ocorrer diarreia e hepatites.

As manifestações hematológicas são frequentemente concomitantes às gastrointestinais e incluem hemólise e anemia. A toxicidade do chumbo também causa sintomas constitucionais, incluindo artralgias, fraqueza generalizada e perda de peso.

Manifestações renais podem ser agudas e incluem a síndrome de Fanconi (acidose tubular renal com aminoacidúria, glicosúria e fosfatúria). Manifestações crônicas incluem nefrite intersticial, lesão renal, hipertensão, gota (raro e inespecífico).

Crianças e lactentes com níveis de chumbo no sangue > 10 mcg/dL apresentam retardo desenvolvimento cognitivo.

Diagnóstico

O histórico de exposição, seja ocupacional ou ambiental, é a pista mais importante para se fazer o diagnóstico. Toxicidade devido a balas de chumbo retidas no corpo, por exemplo, pode se manifestar várias décadas depois. A combinação de disfunção abdominal ou neurológica com hemólise pode levantar suspeita de toxicidade por chumbo. O diagnóstico definitivo baseia-se na descoberta de um nível elevado de chumbo no sangue, com ou sem sintomas. O nível de chumbo no sangue é o melhor teste único para avaliar a toxicidade do chumbo, e os níveis de > 5 mcg/dL são considerados elevados em crianças.

Os estudos diagnósticos no Departamento de Emergência (DE) devem, portanto, concentrar-se na avaliação da anemia e no exame de radiografias quanto à evidência de exposição ao chumbo.

A anemia na intoxicação por chumbo pode ser normocítica ou microcítica, possivelmente com evidência de hemólise, como contagem elevada de reticulócitos e aumento da hemoglobina livre de soro. O pontilhado basofílico nos glóbulos vermelhos do comprometimento deficiente dos produtos de degradação do RNA celular pode ser observado em pacientes intoxicados por chumbo. Esse achado é inespecífico para toxicidade por chumbo, também é encontrado na toxicidade por arsênico, na anemia sideroblástica e nas talassemias.

Após a ingestão aguda de chumbo, as radiografias abdominais podem mostrar material radiopaco no trato gastrointestinal. Em crianças, as radiografias de ossos longos, especialmente do joelho, podem revelar "linhas de chumbo" horizontais e metafisárias, que representam falha na remodelação óssea, em vez de deposição de chumbo.

Manejo

A primeira medida nesses pacientes é removê-los do contato com a fonte de intoxicação. O uso de carvão ativado não é indicado, pois o carvão não se liga ao chumbo. Se os exames de imagem abdominais demonstrarem manchas radiopacas consistentes com o chumbo, deve-se instituir a irrigação do intestino completo com solução eletrolítica de polietilenoglicol.

O tratamento de suporte é importante e realizado com as medidas padrão, com uso de benzodiazepínicos para convulsões e se necessário com propofol ou barbitúricos.

Pacientes com sinais e sintomas de intoxicação e um nível elevado de chumbo no sangue devem receber tratamento específico, mas esse tratamento é raramente iniciado no Departamento de Emergência.

Se houver suspeita de encefalopatia por chumbo, deve-se iniciar a terapia de quelação, não sendo necessário esperar resultado de exames laboratoriais. Opções para quelação incluem dimercaprol em dose de 75 mg/m^2 4/4 horas por 5 dias. Pacientes sem encefalopatia, mas com níveis de chumbo > 70 mcg/dL também têm indicação de quelação. Outra opção é o edetato de cálcio dissódico, 1.500 mg/m^2 por dia por infusão contínua ou em 2-4 doses fracionadas IV por 5 dias com as mesmas indicações que o dimercaprol.

O succímero é indicado se os níveis de chumbo estiverem entre 45 e 69 mcg/dL (se níveis > 70 mcg/dL se indica o dimercaprol); a dose é de 10 mg/kg oral a cada 8 por 5 dias.

Outro agente quelante, a penicilamina, não recebeu aprovação para tratamento da toxicidade por chumbo pelo FDA, mas há experiência publicada demonstrando benefícios, e a penicilamina é usada na Europa para envenenamento por chumbo.

A internação hospitalar é recomendada nas seguintes situações:

1. Pacientes com sintomas ou com nível de chumbo no sangue > 70 mcg/dL.
2. Pacientes com sintomas neurológicos centrais.
3. Aproximadamente 85% dos pacientes que sofrem de encefalopatia tóxica por chumbo desenvolvem danos neurológicos centrais permanentes, incluindo convulsões, retardo mental em crianças e déficits cognitivos em adultos. A dor em cólica abdominal geralmente desaparece dentro de alguns dias após o início da terapia de quelação, e outras manifestações agudas desaparecem dentro de 1 a 16 semanas com a terapia. A nefropatia induzida por chumbo pode ser parcialmente reversível com a terapia de quelação.

ARSÊNICO

O arsênico é um metaloide quase insípido e inodoro que causa significativa toxicidade aguda e crônica em todo o mundo. É encontrado em uma variedade de compostos e industriais e sua exposição é na maioria das vezes ambiental e ocupacional.

O arsênico existe em sais inorgânicos elementares, sais orgânicos e formas gasosas. As formas elementares e orgânicas têm pouca ou nenhuma toxicidade, enquanto os compostos inorgânicos, incluindo arsenito (trivalente ou As^{3+}) e arseniato (pentavalente ou

As^{5+}), são altamente tóxicos. O arsênico é um gás tóxico incolor e não irritante, que é encontrado na indústria de semicondutores, processos de fundição e refinamento de minério e é produzido quando inseticidas contendo arsênico são misturados com ácidos.

O arsênico é bem absorvido pelas vias gastrointestinal, respiratória e parenteral e pode ser absorvido pela pele não intacta. Após a absorção, liga-se a hemoglobina, leucócitos e proteínas plasmáticas. Em 24 horas o arsênico desaparece da circulação, sendo redistribuído para o fígado, rins, baço, pulmão, trato gastrointestinal, músculos e tecidos nervosos, com subsequente integração no cabelo, unhas e ossos. Sua excreção é predominantemente renal.

O arsênico ingerido ou absorvido se liga reversivelmente a grupos sulfidrila. A exposição aguda produz dilatação e aumento da permeabilidade de pequenos vasos sanguíneos, resultando em inflamação e necrose da mucosa e submucosa do trato gastrointestinal, edema e hemorragia cerebral, destruição do tecido miocárdico e degeneração gordurosa do fígado e dos rins. A exposição subaguda ou crônica pode causar uma neuropatia axonal periférica primária com desmielinização secundária. O gás arsênico inalado se liga a grupos sulfidrila da hemoglobina, produzindo uma anemia hemolítica aguda com icterícia resultante, dor abdominal e insuficiência renal aguda induzida por hemoglobinúria.

Manifestações clínicas

Os sinais e sintomas de toxicidade variam com a forma, quantidade e concentração ingerida e as taxas de absorção e excreção dos vários compostos arsênicos. Com a toxicidade aguda, os efeitos clínicos geralmente se desenvolvem em questão de minutos a horas de ingestão.

Os efeitos da intoxicação por arsênico envolvem diversos sistemas, sendo os efeitos gastrointestinais os mais importantes, com diarreia significativa descrita como em "água de arroz associada a náuseas e vômitos, que pode ser difícil de diferenciar do cólera e que pode durar de dias a semanas. Alguns pacientes podem apresentar hematêmese ou hematoquezia. Os pacientes podem se queixar de um gosto metálico na boca.

Hipotensão e taquicardia secundária à depleção de volume e disfunção miocárdica ocorrem em casos moderados a graves; pode ainda ocorrer taquicardias usualmente ventriculares.

Os sintomas neurológicos centrais incluem cefaleia, confusão, *delirium* e alterações de personalidade. Encefalopatia crônica com *delirium*, alucinações, desorientação, agitação e confabulação que se assemelham à síndrome de Korsakoff podem ocorrer. A neuropatia periférica pode ocorrer com distribuição de meia-luva, semelhante à neuropatia diabética, sendo inicialmente sensorial, com os sintomas motores se desenvolvendo mais tarde. Pacientes com intoxicação grave podem desenvolver uma paralisia ascendente semelhante à síndrome de Guillain-Barré.

Manifestações pulmonares incluem tosse, infiltrados pulmonares e síndrome do desconforto respiratório agudo. Os pacientes podem apresentar rabdomiólise e lesão renal aguda. As manifestações dermatológicas incluem erupções morbiliformes, alopecia, descamação, hiperpigmentação, hiperqueratose das palmas das mãos e solas dos pés, doença de Bowen e carcinomas espinocelulares e basocelulares. Ocorre o aparecimento de linhas características em unhas chamadas de "linhas de Mees", usualmente ocorrendo 4 a 6 semanas após a intoxicação.

Manifestações crônicas ocorrem em intoxicações de menor intensidade e contínuas potenciais, incluindo hipertensão, doença vascular periférica, *diabetes mellitus*, doença de Addison, hipotireoidismo, hipertiroidismo, perfuração de septo nasal, câncer epidermoide, câncer do trato respiratório, angiossarcoma hepático e leucemia.

A Tabela 17 sumariza as manifestações clínicas da intoxicação por arsênico.

Diagnóstico

O diagnóstico é muito difícil sem um histórico de exposição conhecida ao arsênico. O diagnóstico de intoxicação aguda por arsênico deve ser considerado em um paciente com hipotensão precedida por gastroenterite grave. O diagnóstico de toxicidade crônica por arsênico deve ser considerado em um paciente com neuropatia periférica, manifestações cutâneas típicas ou episódios recorrentes de gastroenterite inexplicada.

O ECG geralmente revela um intervalo QT prolongado, especialmente em envenenamento subagudo. O ECG pode demonstrar ainda alterações inespecíficas do segmento ST e da onda T, embora esses achados sejam mais comuns na intoxicação crônica. Taquicardia ventricular com morfologia de *torsades de pointes* foi relatada. Pode ocorrer isquemia miocárdica secundária, levando a um diagnóstico errôneo de infarto do miocárdio primário.

O hemograma pode revelar uma anemia normocítica, normocrômica ou megaloblástica e/ou trombocitopenia com pontilhado basofílico e eosinofilia relativa. Os reticulócitos são elevados em pacientes com anemia hemolítica secundária. A contagem de leucócitos pode estar elevada na toxicidade aguda e diminuída na toxicidade crônica. Pode ocorrer aumento de transaminases e bilirrubinas.

O diagnóstico definitivo de intoxicação aguda depende da descoberta de níveis elevados de arsênio em uma coleta de urina de 24 horas. As concentrações séricas normais de arsênico são menores que 5 mcd/dL e as concentrações urinárias são > 50 mcg/L em pacientes com intoxicação por arsênico.

Se o nível urinário basal estiver dentro dos limites normais e ainda houver suspeita de intoxicação por arsênico crônica, podem ser avaliados fios de cabelo e unhas para análise laboratorial. Devido à rápida distribuição de arsênico nos tecidos, os níveis de arsênico no sangue não são confiáveis.

Manejo

A toxicidade aguda por arsênico é uma doença ameaçadora a vida, exigindo um manejo agressivo. Inicialmente deve-se estabilizar as vias aéreas e garantir a estabilidade hemodinâmica, porque a hipotensão e as arritmias são as principais causas de morte. A hipotensão geralmente ocorre devido à depleção de volume, deve ser tratada inicialmente com reposição de volume cristaloide, e pode ser necessária terapia vasopressora com norepinefrina. A hidratação excessiva deve ser evitada, pois podem ocorrer edema pulmonar e cerebral. Taquicardia ventricular e fibrilação podem ser tratadas com antiarrítmicos, como a amiodarona, e desfibrilação elétrica, se necessário. Terapias com sulfato de magnésio, isoproterenol e *overdrive* devem ser consideradas para *torsades de pointes*. Drogas que prolongam o intervalo QT, incluindo as classes IA (procainamida, quinidina e disopiramida), IC e III de antiarrítmicos, devem ser evitadas. Os níveis de potássio, cálcio e magnésio devem ser monitorados e corrigidos, conforme necessário, para evitar o prolongamento do intervalo QT e a exacerbação das arritmias *torsades de pointes*.

A lavagem gástrica com sonda de grande calibre pode ser realizada em casos de ingestão aguda com menos de 30 minutos, e o carvão ativado, embora adsorva pouco o arsênico, pode ser eficaz se ocorreu coingestão. A irrigação intestinal total deve ser considerada se as radiografias abdominais revelarem materiais radiopacos intestinais consistentes com arsênico. As convulsões podem ser tratadas com benzodiazepínicos e anestesia geral, se necessário.

Deve-se tratar pacientes com intoxicação aguda por arsênico ou toxicidade grave com risco de vida com dimercaprol via IM até que a condição clínica se estabilize. Outra opção é o succimer, que é um agente quelante oral menos tóxico. Não se deve adiar a quelação em pacientes gravemente doentes até a confirmação laboratorial por quelação; é mais eficaz quando administrada dentro de minutos a horas de exposição.

A dose recomendada de dimercaprol é 3 a 5 mg/kg IM cada 4 h durante 2 dias, seguido por 3ª 5 mg/kg IM a cada 6 a 12 h até a transição por succimer 10 mg/kg VO a cada 8 h por 5 dias, seguido por 10 mg/kg VO a cada 12 horas. A d-penici-

▷ **TABELA 17** Manifestações da intoxicação por arsênico

Toxicidade aguda (10 min a várias horas):
▪ Gastrointestinal: náusea, vômito, diarreia semelhante à cólera
▪ Cardiovascular: hipotensão; taquicardia; arritmias, incluindo *torsades de pointes*; isquemia miocárdica secundária
▪ Pulmonar: síndrome do desconforto respiratório renal
▪ Renal: insuficiência renal aguda
▪ Neurológica central: encefalopatia
Toxicidade subaguda (1 a 3 semanas após exposição aguda ou com exposição crônica):
▪ Neurológica central: cefaleia, confusão, *delirium*, alterações de personalidade
▪ Neurologia periférica: neuropatia sensório-motora
▪ Cardiovascular: prolongamento do intervalo QT
▪ Pulmonar: tosse, infiltrados alveolares
▪ Dermatológico: erupção cutânea, alopecia, linhas Mees
Toxicidade crônica (exposição ocupacional ou ambiental de baixo nível):
▪ Dermatológica: hiperpigmentação, ceratoses, doença de Bowen, carcinoma basocelular e epidermoide
▪ Cardiovascular: hipertensão, doença arterial periférica
▪ Endócrino: *diabetes mellitus*
▪ Oncológico: pulmão e câncer de pele, angiossarcoma hepático e leucemia

lamina é uma opção muito mais tóxica e bem menos eficaz.

Pacientes com intoxicação aguda por arsênico são tratados com transfusões sanguíneas, transfusões de sangue para remover arsina não dialisável e hemodiálise para lesão renal aguda.

A hospitalização é recomendada nas seguintes situações:

1. Pacientes com intoxicação aguda ou com risco de vida conhecida ou suspeita de envenenamento por arsênico.
2. Pacientes nos quais se suspeite de intenção suicida ou homicida. Em pacientes com toxicidade aguda por arsênico, o prognóstico pode ser influenciado favoravelmente pela rápida instituição da terapia com dimercaprol.

MERCÚRIO

O mercúrio é um metal líquido, podendo ocorrer em formas inorgânicas e orgânicas. Os compostos de mercúrio inorgânicos são subdivididos em sais de mercúrio elementar (mercúrio), mercúrio (Hg^{+}) (p. ex., cloreto de mercúrio) e mercúrico (Hg^{2+}) (p. ex., cinábrio ou sulfureto mercúrico). As formas orgânicas de mercúrio podem ser divididas em formas com cadeias curtas (alquilas) e cadeias longas (arilas). As formas orgânicas de mercúrio têm neurotoxicidade tardia.

O mercúrio tem uso médico como antiparasitário, diurético, agente catártico, antisséptico e preservativo. Todas as formas de mercúrio são potencialmente tóxicas, mas diferem quanto aos meios de exposição, vias de absorção, constelações de achados clínicos e respostas à terapia.

O mercúrio elementar é absorvido principalmente pela inalação de vapor. O mercúrio elementar, a partir de um termômetro quebrado ou de uma lâmpada fluorescente é altamente volátil devido ao calor e ao fluxo de ar. A absorção pelo trato gastrointestinal é geralmente insignificante, de modo que a deglutição de mercúrio contida em um termômetro de vidro (mercúrio elementar) não produz efeitos adversos, a menos que a mucosa esteja danificada. O mercúrio elementar pode ser absorvido por via dérmica.

Injeções de mercúrio intravenosa podem produzir êmbolos pulmonares e sistêmicos de mercúrio. O mercúrio elementar atravessa a barreira hematoencefálica, onde é ionizado e mantido no SNC.

Os sais de mercúrio inorgânicos são absorvidos principalmente pelo trato gastrointestinal, mas também podem ser absorvidos pela pele intacta. Os sais mercúricos se depositam na forma ionizada principalmente no rim, seguidos pelo fígado e baço. Os sais de mercúrio não entram no SNC em quantidades significativas nem atravessam a placenta.

O mercúrio se liga a grupos sulfidrila, afetando um número significativo de sistemas enzimáticos e proteicos. O metilmercúrio também inibe a acetilcolinatransferase, que catalisa a etapa final na produção de acetilcolina e pode produzir sintomas de deficiência de acetilcolina. Os sais de mercúrio produzem necrose tubular renal proximal.

Manifestações clínicas

Os efeitos clínicos da intoxicação por mercúrio dependem da forma e, em alguns casos, da via de administração. Em geral, os sistemas neurológico, gastrointestinal e renal são predominantemente afetados.

Os sintomas agudos após a inalação de vapor de mercúrio elementar incluem dispneia, febre/calafrios, tosse, náusea, vômito, diarreia, paladar metálico, dores de cabeça, fraqueza e visão embaçada.

Em casos graves, os pacientes podem desenvolver lesão pulmonar aguda e desconforto respiratório grave com hipoxemia. Após o metabolismo do mercúrio elementar ingerido ou injetado em sais inorgânicos, os pacientes também podem desenvolver sinais de toxicidade, incluindo tremores e insuficiência renal usualmente por necrose tubular aguda. A aspiração de mercúrio metálico é frequentemente associada a pneumonite aspirativa e síndrome de desconforto respiratória agudo.

Os sais inorgânicos de mercúrio são cáusticos, e uma ingestão aguda produz uma grave gastroenterite hemorrágica com dor abdominal, muitas vezes associada a sabor metálico. Os pacientes podem apresentar sensação de queimação na boca, lesões dentárias e salivação excessiva. A desidratação e perda de volume para terceiro espaço pode cursar com choque e colapso cardiovascular. A lesão renal aguda resulta tanto da toxicidade direta dos íons de mercúrio quanto da diminuição da perfusão renal causada por choque. Os pacientes podem ainda cursar com proteinúria que poderia ser reversível ou síndrome nefrótica.

Os sinais de toxicidade neurológica crônica incluem tremores, cefaleia, sensação de fadiga, depressão e dificuldade de concentração. Alterações comportamentais incluem timidez, labilidade emocional, irritabilidade, insônia e *delirium*. Um sintoma característico são parestesias orofaciais. Em casos graves, os pacientes podem desenvolver ataxia, rigidez muscular e espasticidade, cegueira, déficits auditivos e demência. Uma importante síndrome clínica neurológica associada a intoxicação por mercúrio é o eretismo, que é uma síndrome que cursa com ansiedade, irritabilidade, perda de memória, cansaço, desânimo, labilidade emocional, baixa autoestima, depressão, delírios e alucinações. Os achados de ressonância magnética na intoxicação por mercúrio incluem atrofia acentuada do córtex visual, verme cerebelar e hemisférios cerebelares e córtex pós-central.

Uma outra alteração característica é a chamada acrodinia. Os pacientes apresentam eritema de palmas de mãos e solas dos pés, podendo se estender para tórax e nariz, sudorese generalizada, fotofobia, febre, taquicardia, irritabilidade e esplenomegalia. Em crianças, pode ocorrer hipotonia generalizada com fraqueza particular dos músculos pélvico e peitoral.

Diagnóstico

Um histórico de exposição ocupacional, juntamente com achados físicos típicos, especialmente tremor ou uma constelação de sinais e sintomas sugestivos de eretismo ou acrodinia.

Muitas vezes, no entanto, o diagnóstico de toxicidade de mercúrio é sutil. A mensuração da concentração urinária de mercúrio é de 24 horas; essa mensuração só deve ser realizada após uma dieta de 5 dias sem frutos do mar. Uma refeição de frutos do mar (contaminada com mercúrio) pode elevar temporariamente o nível de mercúrio para a faixa tóxica até que o mercúrio seja eliminado. A maioria dos indivíduos não expostos terá níveis de mercúrio na urina de 24 horas < 10 a 15 mcg/L. Um nível > 20 mcg/L indica uma exposição significativa e concentrações maiores que 150 mcg/dL indicam necessidade de intervenção. Concentrações séricas de mercúrio superiores a 10 mcg/L já podem ser anormais e concentrações superiores a 35 mcg/L também necessitam de intervenção.

Embora valores elevados de mercúrio no sangue ou urina sejam necessários para confirmar o diagnóstico, eles correlacionam-se mal com a toxicidade e são incapazes de distinguir a exposição assintomática do envenenamento por mercúrio. Além disso, devido à significativa redistribuição dentro do corpo, os níveis de sangue ou urina não representam a carga corporal total. Esses valores são mais úteis na confirmação da exposição e no seguimento dos efeitos da terapia de quelação.

Manejo

O tratamento inicial é de suporte, não sendo recomendado o uso de carvão ativado ou descontaminação gastrointestinal. Os pacientes devem ser removidos da sua exposição. A hemodiálise não aumenta a depuração do mercúrio, mas pode ser indicada para o tratamento da lesão renal aguda. Exposição inalatória pode necessitar de suporte ventilatório com pressão positiva.

O tratamento sintomático pode ser realizado com medicações antidiarreicas como salicilato de bismuto; em pacientes hipoxêmicos deve-se administrar oxigênio suplementar, assim como hidratação endovenosa em pacientes com perda volêmica significativa. A neostigmina pode melhorar a função motora em pacientes intoxicados com metil mercúrio, melhorando os níveis de acetilcolina na junção neuromuscular.

A terapia com quelação é indicada em pacientes com intoxicações clinicamente significativas. O dimercaprol e o succímero são os quelantes preferidos para o envenenamento por mercúrio. O regime de quelação é ajustado de acordo com a resposta clínica e o desenvolvimento de reações adversas. As reações adversas com dimercaprol aumentam com a dose e incluem náuseas, vômitos, cefaleia, parestesias e diaforese.

O dimercaprol aumenta o transporte de mercúrio para o cérebro, e a medicação é contraindicada em intoxicações por sais orgânicos de mercúrio. As reações adversas com dimercaprol aumentam com a dose e incluem náuseas, vômitos, cefaleia, parestesias e diaforese.

Na intoxicação por sais inorgânicos devem receber dimercaprol, 5 mg/kg IM a cada 4 h por 2 dias, seguido por 2,5 mg/kg IM a cada 6 h por 2 dias, seguidos por 2,5 mg/kg IM a cada 12 a 24 h até que ocorra melhora clínica. Após essa melhora clínica, pode-se passar o tratamento para via oral com succimer na dose de 10 mg/kg VO a cada 8 horas por 5 dias, então cada 12 horas por 14 dias. A plasmaférese tem benefício relatado em um caso de ingestão de cloreto mercúrico.

A internação hospitalar é recomendada para as seguintes situações:

1. Pacientes com suspeita de ingestão de sais de mercúrio.
2. Pacientes com suspeita de inalação de vapor de mercúrio elementar com lesão pulmonar.
3. Pacientes que necessitam de terapia com dimercaprol.

Casos leves de envenenamento por sal elementar e mercúrio e casos muito leves de toxicidade do mercúrio orgânico podem ter recuperação completa. A maioria dos pacientes com intoxicação orgânica por mercúrio sintomático mantém déficits neurológicos residuais. A descontaminação ambiental e a remoção do paciente, membros da família e colegas de trabalho de um local de contaminação contínua é fundamental.

CÁDMIO

O cádmio (Cd) é um metal que pode causar toxicidade aguda ou crônica em humanos. A exposição crônica ao cádmio pode afetar uma variedade de órgãos, sendo os rins e os ossos os principais alvos. A toxicidade aguda por cádmio é menos comum. Dependendo da via de exposição, a toxicidade aguda de cádmio afeta principalmente os pulmões e o trato gastrointestinal.

O cádmio geralmente contamina o meio ambiente através de material contendo cádmio no lixo doméstico, nas emissões industriais e no solo, ou emissões de cádmio por mineração. Os terrenos utilizados para a agricultura também podem conter cádmio devido ao uso de fertilizantes fosfatados contendo o metal. O cádmio é prontamente absorvido pelas plantas cultivadas em solo que o contenha, principalmente grãos, arroz e vegetais.

O tabagismo é uma via potencialmente importante de exposição ao cádmio. Indivíduos que fumam 20 cigarros por dia absorvem quase 1 mcg de cádmio pelos pulmões, uma quantidade semelhante à quantidade absorvida pelos alimentos na Europa e nos Estados Unidos. O local de trabalho constitui a fonte mais importante de exposição ao cádmio. As principais aplicações industriais de cádmio estão na produção de ligas, pigmentos de galvanização e baterias de níquel-cádmio.

A absorção gastrointestinal após ingestão oral é relativamente baixa, com biodisponibilidade < 10%. A absorção inalatória é muito mais eficiente, com uma biodisponibilidade de até 25%. Partículas pequenas (< 0,1 micrômetro) têm maior probabilidade de penetrar nos alvéolos, onde ocorre a absorção de cádmio. O cádmio é transportado para o fígado, onde é sintetizada a metalotioneína. Ela serve como uma proteína desintoxicante ao ligar o cádmio e impede que os íons livres de cádmio perturbem as funções celulares normais; eventualmente a capacidade de desintoxicação da metalotioneína é superada e o paciente pode apresentar alterações sobretudo renais.

Manifestações clínicas

A. Exposição crônica

A exposição crônica ao cádmio pode causar

1. Alterações renais:

   Aumento da excreção de proteínas de baixo peso molecular, como beta-2-microglobulina. Em quase todos os casos, a proteinúria tubular é irreversível, mesmo que a exposição tenha cessado.

   Nos casos mais graves de toxicidade de cádmio, os pacientes apresentam evidências de lesão intersticial renal, incluindo os seguintes achados:

   - Glicosúria renal.
   - Aminoacidúria.
   - Perdas renais de fosfato.
   - Hipercalciúria.
   - Poliúria devido à diminuição da capacidade de concentração.
   - Capacidade reduzida para lidar com uma carga ácida (NH4Cl).

   Pode ainda ocorrer formação de cálculos renais secundários a hipercalciúria. Raros casos de doença renal terminal foram relatados.

2. Alterações ósseas

   A toxicidade do cádmio pode causar osteomalácia, que é piorada pelas alterações renais, podendo ter como consequência múltiplas fraturas e compressões vertebrais,

   O mecanismo não é bem conhecido. Uma hipótese sugere que o acúmulo de cádmio nas células tubulares dos rins causa uma redução na ativação do calcidiol em calcitriol, resultando na diminuição da absorção de cálcio do intestino e na mineralização óssea prejudicada e, eventualmente, osteoporose ou osteomalácia. Um efeito tóxico direto do cádmio no osso é sugerido por estudos epidemiológicos que documentaram associações entre a exposição ao cádmio e a menor densidade mineral óssea na ausência de qualquer evidência de lesão tubular renal.

3. Alterações pulmonares
A incidência de câncer pulmonar aumenta com a exposição ao cádmio, com uma taxa de risco que varia entre 2 a 4 vezes. A exposição inalatória contínua ao cádmio pode dar origem a doença pulmonar obstrutiva e enfisema.
4. Alterações neurológicas
Exposição a longo prazo pelo cádmio pode levar a alterações cerebrais e existem descrições de doença do neurônio motor pelo cádmio.
5. Neoplasias malignas
Além do câncer de pulmão tem sido descrito aumento do risco de outras neoplasias como câncer de mama, próstata, pâncreas e renal.

B. Toxicidade aguda

A toxicidade aguda de cádmio é rara, mas pode ter efeitos adversos potencialmente graves. A exposição inalatória ao cádmio pode causar pneumonite grave, com relatos de caso com óbito por pneumonite grave em 25 dias após exposição.

Os sintomas iniciais da pneumonite de cádmio são tosse e dispneia. A radiografia de tórax inicial na pneumonite de cádmio pode ser normal, mas, em casos graves, progressão para infiltrado bilateral com padrão de síndrome de desconforto respiratório agudo pode ocorrer. Pode ainda haver acometimento gastrointestinal com edema orofaríngeo e sangramento gastrointestinal e anemia hemolítica secundária ao cádmio.

Diagnóstico

A maioria dos pacientes com toxicidade crônica por cádmio é assintomática. Pacientes com doença renal associada ao cádmio podem apresentar anormalidades laboratoriais leves. Aumentos leves na excreção de proteínas (ou seja, < 500 mg/dia) podem ser detectados pela quantificação de proteínas em coleta de urina de 24 horas ou pela proporção de proteína/creatinina em uma urina local.

O diagnóstico de toxicidade crônica por cádmio deve ser considerado em pacientes com histórico de exposição que apresentem sinais de doença renal intersticial ou sinais ou sintomas de osteoporose.

Para o diagnóstico é necessário demonstrar o aumento de cádmio na urina e maior excreção de proteínas tubulares. Não existe uma razão absoluta de cádmio/creatinina que seja considerada diagnóstica, mas, em casos claros de nefrotoxicidade do cádmio, geralmente é > 5 nmol Cd/mmol de creatinina.

A excreção aumentada de pelo menos uma proteína tubular deve ser demonstrada para confirmar o diagnóstico de nefrotoxicidade por cádmio, sendo a mais comumente mensurada a beta-2-microglobulina

Manejo

Minimizar a exposição ao cádmio é a medida terapêutica mais importante. Para isto é recomendado parar de fumar. Além disso, a exposição ocupacional deve ser mantida tão baixa quanto tecnicamente possível.

Não existe terapia específica para doença renal crônica associada ao cádmio. A osteomalácia induzida por cádmio pode ser tratada com grandes doses de vitamina D. As fontes de exposição ao cádmio devem ser evitadas o máximo possível.

Em casos de toxicidade aguda, a indicação é de terapia de suporte; não existem métodos específicos disponíveis para o tratamento da ingestão ou inalação aguda de cádmio. Embora vários agentes quelantes tenham sido experimentados em animais, nenhum teve eficiência em humanos.

ALUMÍNIO

O alumínio é o metal mais abundante na crosta terrestre. Está presente no ambiente combinado com outros elementos, como oxigênio, silício e flúor. A exposição ao alumínio geralmente não é prejudicial, mas a exposição a altos níveis pode ter efeitos adversos significativos.

A exposição pode ocorrer quando:

- Beber ou ingerir substâncias com altos níveis de alumínio.

- Via respiratória pelo pó de alumínio em local de trabalho ou viver em local em que alumínio é extraído ou processado.

A toxicidade clínica é vista quase que exclusivamente em pacientes em hemodiálise e, ocasionalmente, em pacientes com doença renal crônica grave ainda não dialíticos com taxa de filtração glomerular < 30 mL/min/1,73 m^2.

Pacientes de risco que podem ser monitorizados em relação ao risco dessa intoxicação incluem:

- Pacientes que recebem hemodiálise em locais onde os sistemas de purificação de água podem ser inadequados.
- Pacientes com doença renal que recebem hidróxido de alumínio.
- Pacientes (principalmente pacientes em hemodiálise) submetidos à cirurgia de paratireoide por hiperparatireoidismo secundário à doença renal crônica e com histórico de exposição ao alumínio.

Manifestações clínicas

As manifestações clínicas da toxicidade do alumínio podem ser crônicas ou agudas, dependendo da taxa e quantidade de acúmulo de alumínio.

1. Alterações crônicas

   Manifestações de toxicidade crônica ao alumínio resultam da exposição a baixas concentrações durante um período de anos. Manifestações crônicas incluem dor óssea generalizada e muscular, fratura, fraqueza muscular proximal, osteomalácia, anemia microcítica resistente ao ferro, hipercalcemia e demência lentamente progressiva.

   O acúmulo de alumínio na medula óssea causa uma anemia microcítica reversível que não é acompanhada por evidências de deficiência de ferro e resistente à suplementação de ferro.

   Uma demência lentamente progressiva pode ser secundária a toxicidade prolongada do alumínio. A demência relacionada ao alumínio é caracterizada por disartria, mioclonia, alterações mentais, alucinações e convulsões.

2. Alterações agudas

   A principal manifestação clínica é a encefalopatia aguda, que pode ser fatal, sendo caracterizada por alteração do nível de consciência, convulsões e coma. A mortalidade de pacientes com encefalopatia aguda induzida por alumínio é alta.

Diagnóstico

Deve-se suspeitar de toxicidade crônica do alumínio em pacientes em hemodiálise com sintomas como dores ósseas, mialgias, fraqueza, anemia resistente ao ferro e alterações neurológicas, especialmente se houver exposição conhecida ao alumínio. O diagnóstico definitivo é realizado pela demonstração da deposição de alumínio na biópsia óssea. Na ausência de uma biópsia óssea, o diagnóstico é baseado na concentração sérica de alumínio, seguido pelo teste de estimulação com deferoxamina, que mede o aumento da concentração sérica de alumínio após uma infusão intravenosa de deferoxamina 5 mg/kg. O teste é considerado positivo se houver um aumento no alumínio sérico de ≥ 50 mcg/L após a administração de deferoxamina.

A toxicidade pelo alumínio é improvável em pacientes com concentrações séricas de alumínio não estimuladas basais < 20 mcg/L.

A neurotoxicidade aguda do alumínio é diagnosticada com os achados clínicos de encefalopatia aguda, estando associadaa ao aumento dos níveis séricos de alumínio de 400 a 1.000 mcg/L.

Tratamento

O tratamento da toxicidade do alumínio inclui todas ou algumas das seguintes intervenções:

- Identificação e remoção de todas as fontes de alumínio.
- Diálise intensiva (seis dias por semana) com diálise de alto fluxo.
- Administração de deferoxamina.

Os pacientes sintomáticos, com altas concentrações de alumínio, têm indicação de tratamento com deferoxamina, como podemos ver nas Figuras 2 e 3. Pacientes com concentração sérica > 200 mcg/L não têm indicação do uso de deferoxamina. A administração de deferoxamina nesses pacientes causa neurotoxicidade grave e ocasionalmente fatal em pacientes com

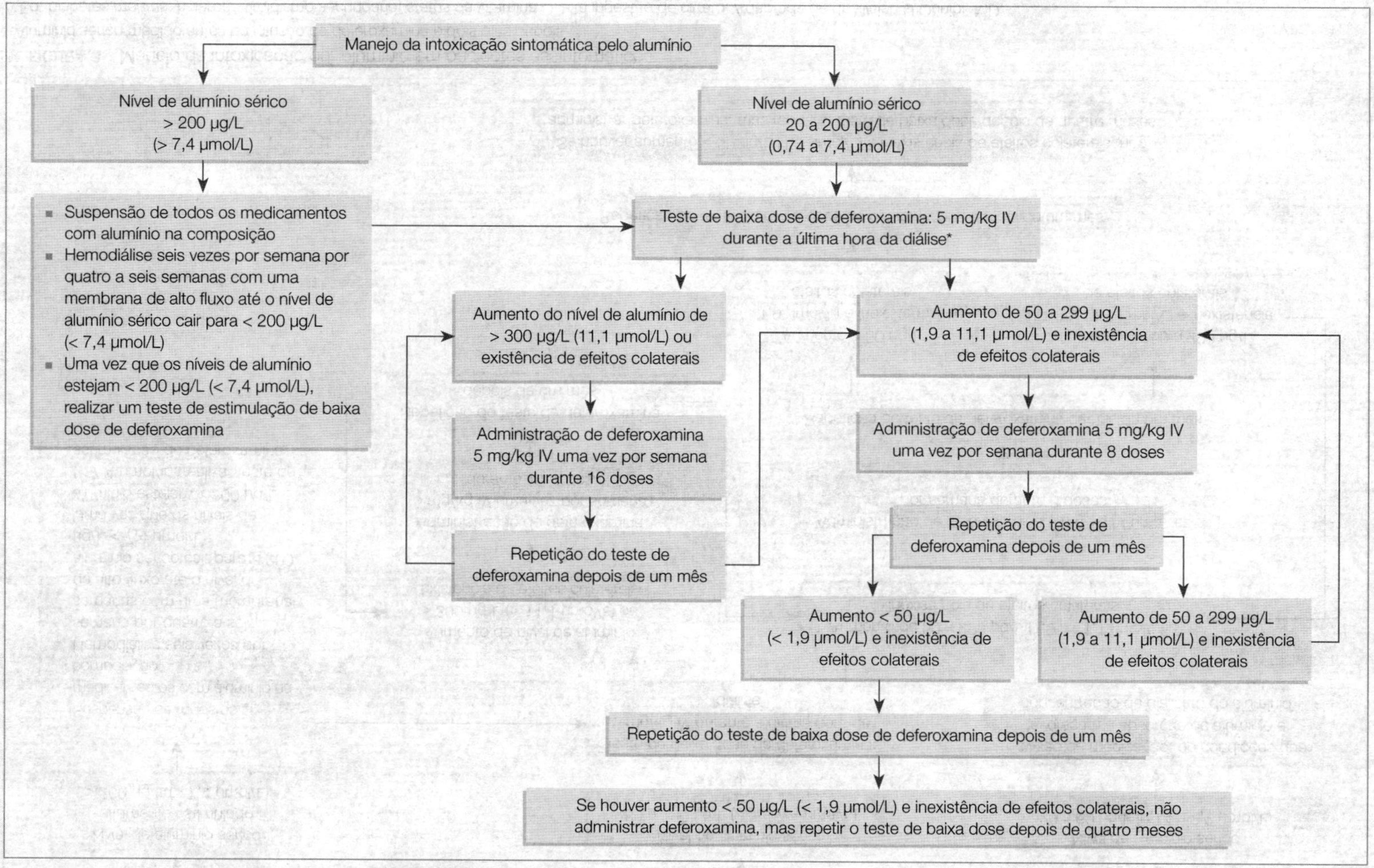

▷ **FIGURA 2** Manejo da intoxicação sintomática pelo alumínio.

* Alumínio sérico medido antes da infusão de deferoxamina e dois dias depois. Adaptada de dr. Wajeh U Qunibi, MD.

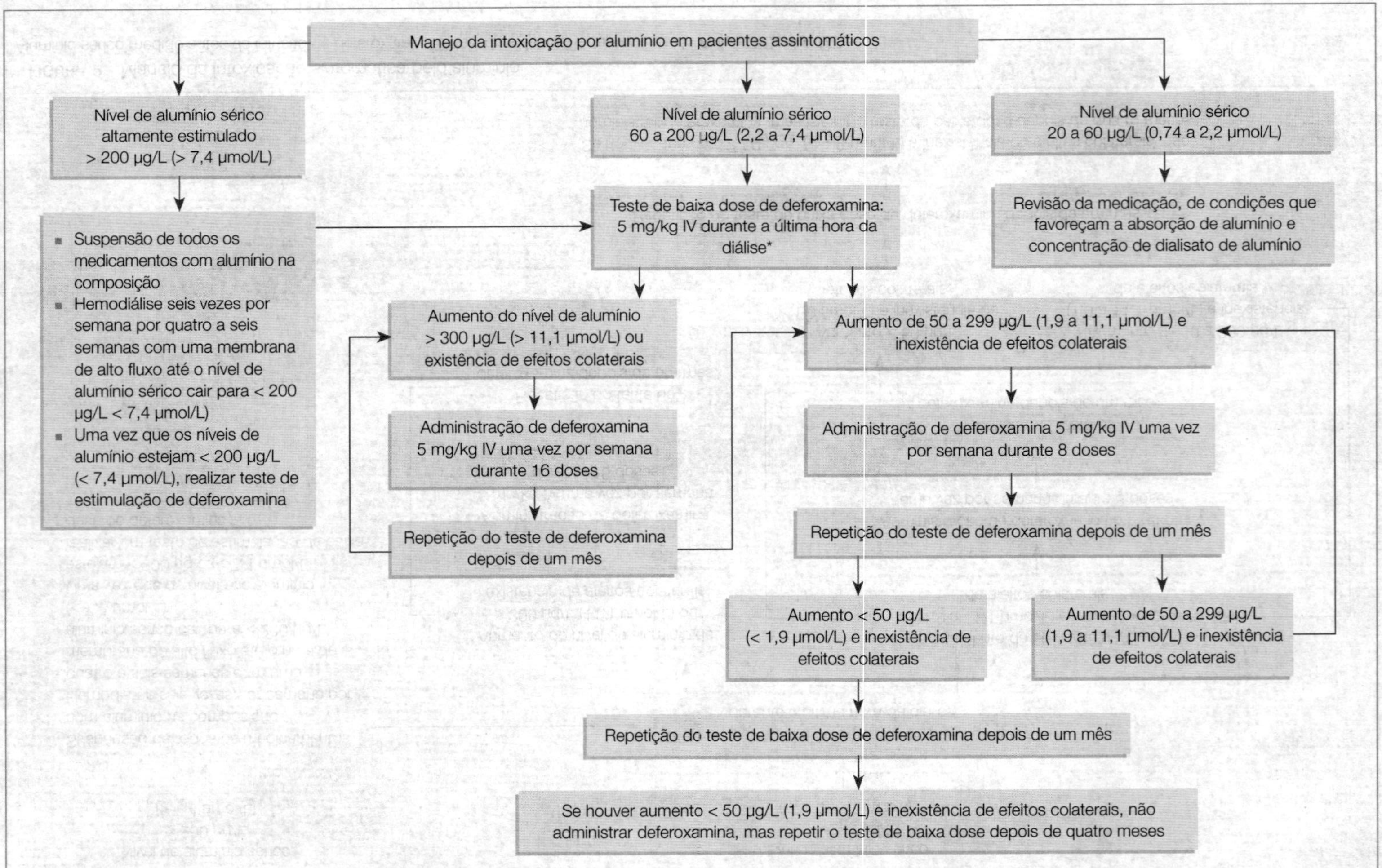

▷ **FIGURA 3** Manejo da intoxicação por alumínio em pacientes assintomáticos.

* Alumínio sérico medido antes da infusão de deferoxamina e dois dias depois.

Δ Eg, diabetes *mellitus*, hiperparatiroidismo secundário, *status* da vitamina D, alta ingestão de citrato. Adaptada de dr. Wajeh U Qunibi, MD.

concentrações séricas muito altas de alumínio, devido à mobilização de alumínio induzida por deferoxamina. Esses pacientes devem ser tratados com hemodiálise intensiva (seis vezes por semana) por 4 a 6 semanas ou pelo tempo necessário para que a concentração sérica de alumínio diminua para < 200 mcg/L.

COBRE

O cobre é um metal essencial que é um importante cofator para muitas reações enzimáticas. Intoxicação aguda pelo cobre é um evento raro, podendo ocorrer nas seguintes situações:

- Consumo acidental por crianças.
- Fontes de água contaminadas (acidentes de mineração).
- Tentativas de suicídio.

A intoxicação crônica por cobre é relativamente mais frequente. Muitos fatores que alteram o metabolismo do cobre influenciam a intoxicação crônica por cobre, aumentando a absorção ou retenção de cobre. Níveis elevados de cobre livre existem na doença de Alzheimer, que se supõe estar ligada ao consumo de cobre inorgânico.

Achados clínicos

Os sintomas agudos da intoxicação por cobre incluem sintomas gastrointestinais que podem ser graves como náuseas, vômitos, dor abdominal, diarreia, hematêmese, anorexia, hipotensão, melena, coma, icterícia e desconforto gastrointestinal, podendo ainda ocorrer desidratação e choque hipovolêmico. Casos mais graves podem cursar com anemia hemolítica, hepatite aguda com necrose hepática, insuficiência cardíaca e renal, podendo evoluir com encefalopatia hepática com alguns casos de óbito descritos.

Indivíduos com deficiência de glicose-6-fosfato apresentam risco aumentado de efeitos hematológicos do cobre.

A exposição crônica ao cobre pode danificar o fígado e os rins com sintomas similares aos encontrados na doença de Wilson.

Diagnóstico

Em pacientes com sintomas compatíveis o achado de metaemoglobinemia e níveis elevados de cobre sérico e excreção urinária de 24 horas de cobre aumentada são compatíveis com o diagnóstico de intoxicação por cobre. A correlação dos valores séricos ou urinários de cobre com os sintomas clínicos não é perfeita e toxicidade significativa pode ocorrer em pacientes com níveis séricos de cobre poucas vezes aumentados.

Tratamento e controle

A terapia quelante deve ser iniciada quando um paciente apresenta complicações hepáticas ou hematológicas ou outras manifestações de envenenamento. A penicilamina é a droga de escolha; e o dimercaprol, um agente quelante de metais pesados, é frequentemente administrado. Os sintomas inflamatórios devem ser tratados com princípios gerais, assim como os nervosos. Ao utilizar a D-penicilamina, o ideal é iniciar com doses baixas de 250 a 500 mg/dia, com incrementos de 250 mg a cada 4 a 7 dias até um máximo de 1.000 a 1.500 mg/dia em 2-4 doses diárias. A dose de manutenção é geralmente 750 a 1.000 mg/dia administrado em duas doses divididas.

ZINCO

O zinco é um metal e mineral essencial. Pouca toxicidade ocorre com a suplementação de zinco. A ingestão de até dez vezes a ingestão diária recomendada não produz quaisquer sintomas. A maior parte dos casos descritos de intoxicação foi relacionada a alimentos ou bebidas contaminados com zinco. Outras fontes potenciais de contaminação são extração de metais e contaminação por bombas militares.

Manifestações clínicas

A ingestão aguda de 1 a 2 g de sulfato de zinco pode produzir quadro gastrointestinal com náuseas, diarreia, dor abdominal e vômitos associados à irritação e corrosão do trato gastrointestinal; os pacientes ainda apresentam gosto metálico na boca.

Outros sintomas descritos incluem mialgias, convulsões, tosse, febre e calafrios. Alguns pacientes podem apresentar quadro secundário de hepatite com icterícia e dor em hipocôndrio direito.

O zinco pode interferir na absorção de cobre, e a alta ingestão de zinco (> 150 mg/dia) pode levar à deficiência de cobre, que é a principal manifestação da toxicidade crônica pelo zinco. O zinco não costuma ter toxicidade crônica significativa, mas já foi descrita associação com leucopenia, neutropenia e anemia sideroblástica.

Diagnóstico

A toxicidade de zinco é rara; assim, existe pouca validação no diagnóstico dessa situação. Sintomas clínicos compatíveis associados com história de exposição podem ser suficientes para o diagnóstico e a dosagem sérica de zinco pode ajudar a corroborar com o diagnóstico.

Manejo

O tratamento para a toxicidade do zinco é usualmente apenas de suporte, embora a quelação dele com edetato dissódico de cálcio ou EDTA tenha sido usada em alguns casos de toxicidade grave.

LITERATURA RECOMENDADA

1. Baud FJ, Barriot P, Toffis V, Riou B, Vicaut E, et al. Elevated blood cyanide concentrations in victims of smoke inhalation. N Engl J Med. 1991;325(25):1761.
2. Bernhoft RA. Cadmium toxicity and treatment. Scientific World Journal. 2013:394652.
3. Bird S. Organophosphate and carbamate poisoning. In: Post TW (ed.) UpToDate. Waltham, MA: UpToDate Inc. http://uptodate.com. Acesso em: 01 março 2022.
4. Buckley NA, Eddleston M, Li Y, Bevan M, Robertson J. Oximes for acute organophosphate pesticide poisoning. Cochrane Database Syst Rev. 2011 Feb 16;(2):CD005085. doi: 10.1002/14651858.CD005085.pub2.
5. Chyka PA. Benefits of extracorporeal membrane oxygenation for hydrocarbon pneumonitis. J Toxicol Clin Toxicol. 1996;34(4):357.
6. Clardy PF, Manaker S. Carbon monoxide poisoning. IN: Grayzel J(ed.) UpToDate. UpToDate Inc. http://uptodate.com . Acesso em: 01 março 2022.
7. Datasus. http://tabnet.datasus.gov.br/cgi/tabcgi.exe?-sinannet/cnv/Intoxbr.def. Acesso em: 01 março 2022.
8. Desai S, Su M. Cyanide poisoning. In: Grayzel J(ed.) UpToDate. UpToDate Inc. http://uptodate.com. Acesso em: 01 março 2022.
9. Eddleston M, Eyer P, Worek F, Juszczak E, Alder N, et al. Pralidoxime in acute organophosphorus insecticide poisoning – a randomised controlled trial. PLoS Med. 2009 Jun 30;6(6):e1000104. doi: 10.1371/journal.pmed.1000104. Epub 2009 Jun 30.
10. Eddleston M, Phillips MR. Self poisoning with pesticides. BMJ: British Medical Journal. 2004;328(7430):42-44.
11. Gawarammana I, Buckley NA, Mohamed F, Naser K, Jeganathan K, et al. High-dose immunosuppression to prevent death after paraquat self-poisoning – a randomised controlled trial. Clin Toxicol (Phila). 2018;56(7):633. Epub 2017 Nov 3.
12. Gil Hyo-wook, et al. Diagnostic and Therapeutic Approach for Acute Paraquat Intoxication. Journal of Korean Medical Science.2014):1441-1449. PMC. Web. 14 July 2018.
13. Hernandez EMM, Rodrigues RMR, Torres TM (orgs.). Manual de Toxicologia Clínica: Orientações para assistência e vigilância das intoxicações agudas. São Paulo: Secretaria Municipal da Saúde; 2017. 465 p.
14. Kaushik S, Bird S. Topical chemical burns. IN: Grayzel J (ed.) UpToDate. UpToDate Inc. http://uptodate.com. Acesso em: 09 jan 2021.
15. Kurtz PH. Pralidoxime in the treatment of carbamate intoxication. The American Journal of Emergency Medicine. 1990;8(Issue 1):68-70.
16. Lavon O, Bentur Y. Does amyl nitrite have a role in the management of pre-hospital mass casualty cyanide poisoning? Clin Toxicol (Phila). 2010 Jul;48(6):477-84.
17. Lewander WJ, Aleguas A. Hydrocarbon poisoning. In: Wiley JF (ed.) UpToDate. UpToDate Inc. http://uptodate.com . Acesso em: 09 jan 2021.
18. Li LR, Sydenham E, Chaudhary B, Beecher D, You C. Glucocorticoid with cyclophosphamide for paraquat-induced lung fibrosis. Cochrane Database of Systematic Reviews. 2014(Issue 8). Art. No.: CD008084. DOI: 10.1002/14651858.CD008084.pub4.
19. Long H, Nelson LS. Metals and Metalloids. In: Tintinalli Emergency Medicine; 2016.
20. Nordberg GF, Nogawa K, Nordberg M, Friberg LT. Cadmium. In: Handbook on the Toxicology of Metals, Nordberg GF, Fowler BA, Nordberg M (Eds), Academic Press/ Elsevier, Amsterdam. 2014. Vol. 2, p. 667.
21. Roberts DM, Buckley NA. Paraquat poisoning. In: Grayziel J (ed.) UpToDate. UpToDate Inc. http://uptodate.com. Acesso em: 01 fev 2020
22. Satran D, Henry CR, Adkinson C, Nicholson CI, Bracha Y, Henry TD. Cardiovascular manifestations of moderate to severe carbon monoxide poisoning. J Am Coll Cardiol. 2005;45(9):1513.
23. Stefanidou M, et al. Zinc a multipurpose trace element. Archives of Toxicology. 2006;80:1.
24. Theobald JL, Mycyk MB. Iron and heavy metals. In: Rosen's Emergency Medicine; 2018.
25. WHO. Cadmium. Environmental Health Criteria. WHO, Geneva, 1992. p. 280.

115 Afogamento

Diego Amoroso
Rodrigo Antonio Brandão Neto

PONTOS IMPORTANTES

- Afogamento é definido como a submersão em um meio líquido, resultando em dificuldade respiratória ou asfixia.
- Aproximadamente 6.500 pessoas morrem por afogamento no Brasil, sendo a população de maior risco de morte por afogamento a de jovens entre 15 e 19 anos.
- A maioria dos casos de afogamento acontece pela incapacidade da vítima de manter a sua via aérea acima da superfície da água.
- Em pacientes assintomáticos, exames complementares são desnecessários. Em pacientes com sintomas pulmonares ou que apresentaram parada cardiorrespiratória, são realizados radiografia de tórax, gasometria arterial e outros exames conforme necessidade.
- A abordagem deve seguir o atendimento baseado no ABCDE, como o ATLS PHTLS sugere ou outra abordagem semelhante.
- A prevenção é reconhecidamente a forma mais eficaz de reduzir a mortalidade por afogamento.

INTRODUÇÃO E DEFINIÇÕES

Afogamento é definido como a submersão em um meio líquido, resultando em dificuldade respiratória ou asfixia. Como acontece com outras causas de morte acidental, a lesão por afogamento tipicamente envolve pessoas saudáveis, jovens, mas pode ocorrer em indivíduos de qualquer idade ou condições.

O afogamento é a principal causa de morte por ferimentos entre crianças com menos de 15 anos de idade, ocorrendo > 500.000 mortes por afogamento/ano pelo mundo, representando 0,7% de todas as mortes, embora esse número seja uma subestimação, pois muitos óbitos por afogamento não são classificados dessa forma. Nos Estados Unidos são 1.100 mortes anuais, e no Brasil aproximadamente 6.500. No entanto, a taxa de morte por afogamento diminuiu nos últimos 40 anos. A grande maioria das vítimas sobrevive a eventos de submersão, com efeitos que vão desde lesões mínimas ou transitórias até insultos neurológicos profundos.

A incidência de afogamento é trimodal. O maior pico é em crianças com menos de 5 anos, o segundo pico é naquelas com idade entre 15 e 24 anos e o terceiro pico está em idosos. Crianças pequenas afogam-se principalmente depois de cair em piscinas ou em água aberta, mas também se afogam em banheiras e baldes em casa. Os médicos também precisam avaliar afogamento intencional (abuso infantil) ou transtorno factício de procura de atenção médica (anteriormente denominado síndrome de Münchhausen). Os idosos têm um risco aumentado de afogamento em banheiras, muitas vezes relacionado com comorbidades, condições médicas ou medicamentos. Outro grupo de risco para afogamento são os pacientes epilépticos, que têm um risco 15 a 20 vezes maior de morte por afogamento. Mesmo em áreas costeiras, a maioria dos afogamentos ocorre em águas quentes e de água-doce (especialmente piscinas).

FISIOPATOLOGIA

A maioria dos casos de afogamento acontece pela incapacidade da vítima de manter a sua via aérea acima da superfície da água, mas outras condições que podem ter levado a vítima a afogar-se devem ser ativamente pesquisadas:

- Incapacidade de nadar.
- Comportamento de risco.
- Hiperventilação: a necessidade urgente de respirar é devida principalmente ao aumento da $PaCO_2$. A hiperventilação diminui a $PaCO_2$, mas não aumenta a PaO_2. Portanto, a hiperventilação pré-mergulho leva a diminuição da necessidade de respirar, mas com o consumo de oxigênio a hipóxia cerebral pode levar a perda de consciência e afogamento.
- Falta de supervisão adulta.
- Hipotermia.
- Intoxicação alcoólica (observada em até 70% dos casos).
- Infarto agudo do miocárdio.
- Arritmia.
- Hemorragia subaracnóidea.
- Acidente vascular cerebral (AVC).
- Epilepsia (15 a 20 vezes maior risco de afogamento).
- Trauma (principalmente se associado a história de mergulho em águas rasas).
- Suicídio (adolescentes e adultos) e homicídio (crianças).

Quando uma pessoa que está se afogando não consegue manter as vias aéreas livres de líquido, a água que entra na boca é voluntariamente cuspida ou engolida. Os pacientes experimentam um período de pânico e perdem o padrão habitual da respiração. A resposta imediata é tentar segurar a respiração, mas após um minuto a água é aspirada para as vias aéreas e a tosse ocorre como uma resposta reflexa. Em raras situações pode ocorrer laringoespasmo, mas o principal dano ocorre por asfixia com hipóxia do sistema nervoso central. A grande maioria dos pacientes que chegam ao hospital com sinais cardiovasculares estáveis e função neurológica alerta desperta e sobrevive com incapacidade mínima. Aqueles que chegam com função cardiovascular e coma apresentam desfechos ruins por causa da provável lesão hipóxico-isquêmica. Este último grupo representa de 15 a 20% dos pacientes.

A aspiração de substâncias como material estranho contaminado, bactérias, vômitos ou irritantes químicos pode afetar a eventual recuperação pulmonar. A água nos alvéolos provoca a inativação do surfactante. O volume aspirado de vítimas não fatais é, em geral, de 3 a 4 mL/kg. A aspiração de água salgada e água doce causa graus similares de lesão. Em ambos os tipos de afogamento o efeito osmótico na membrana alvéolo-capilar rompe parcialmente a sua integridade, aumenta a sua permeabilidade e por consequência a sua função. As alterações na membrana alveolar-capilar cursam com edema pulmonar, que diminui principalmente a troca de oxigênio. É necessária a aspiração de mais de 22 mL/kg para que haja alterações de eletrólitos. Os pacientes podem apresentar reflexos inspiratórios devido a aspiração ou laringoespasmo reflexo, que pode levar a hipoxemia. As anormalidades eletrolíticas raramente são significativas e geralmente são transitórias, exceto se houver hipóxia significativa, depressão do sistema nervoso central, lesão renal por hemoglobinúria ou mioglobinúria. Os valores hematimétricos são normalmente normais, a menos que haja hemólise maciça, que é mais comum nos afogamentos em água doce. A coagulação intravascular disseminada pode ser um fator de complicação no resultado de afogamento, mas geralmente ocorre após lesão hipóxica grave.

Classificação

De acordo com o quadro clínico e alguns achados do exame físico, o paciente pode ser classificado em graus 1 a 6. O paciente alerta, consciente e responsivo pode ser classificado em graus 1 a 4. Se a ausculta pulmonar é normal e o paciente não apresenta tosse, este não é sequer classificado. Já se houver tosse é classificado como grau 1. Na ausência de comorbidade esses pacientes podem ser observados no local do acidente ou já liberados. Se no exame físico houver congestão pulmonar, a classificação é grau 2. Se houver edema agudo de pulmão, mas o paciente ainda estiver normotenso, é grau 3. Se o edema agudo de pulmão for acompanhado de hipotensão ou choque é grau 4.

Já os pacientes não responsivos são classificados como graus 5 ou 6. Paciente com pulso é grau 5. Paciente em parada cardiorrespiratória é grau 6 desde que o tempo de submersão seja ≤ 1 hora ou o paciente não tenha sinais evidentes de óbito. Se o paciente tem tempo de submersão maior que 1 hora (ou o paciente tenha sinais evidentes de óbito) é considerado óbito. A Tabela 1 apresenta a taxa de sobrevivência de acordo com a classificação.

▷ **TABELA 1** Taxa de sobrevivência do afogamento de acordo com a classificação

Classificação	Taxa de sobrevivência
Grau 1	100%
Grau 2	99%
Grau 3	95-96%
Grau 4	78-82%
Grau 5	56-69%
Grau 6	7-12%

ACHADOS CLÍNICOS

Os episódios de afogamento são usualmente testemunhados, com a exceção das crianças; assim, o relato de testemunha pode ajudar a determinar se o paciente apresentou algum sintoma ou síncope antes do afogamento. Os pacientes com lesão pulmonar podem apresentar taquipneia, desconforto respiratório, hipoxemia, cianose ou parada cardiorrespiratória. Os pacientes podem apresentar ainda aumento da frequência respiratória e roncos audíveis, estertores ou sibilos. Esses achados devem aumentar a preocupação com a possibilidade de lesão pulmonar.

As vítimas de afogamento engolem um volume significativamente maior de água do que o aspirado, e a distensão gástrica da ventilação com pressão positiva durante o resgate é comum. Como resultado, 60% dos pacientes vomitam após um evento de afogamento. A aspiração do conteúdo gástrico aumenta muito o grau de lesão pulmonar e a probabilidade de síndrome do desconforto respiratório agudo (SDRA). Além disso, a aspiração de contaminantes particulados, como lama, esgoto e bactérias, pode obstruir os brônquios e bronquíolos menores e aumentar consideravelmente o risco de infecção (de natureza bacteriana e fúngica).

As vítimas com lesão do sistema nervoso central (SNC) podem apresentar sintomas que variam de leve letargia a coma com pupilas fixas e dilatadas. A lesão do SNC resulta da lesão hipóxica ou isquêmica inicial e da cascata de lesão de reperfusão que se segue ao restabelecimento do fluxo sanguíneo cerebral após uma parada. A liberação de mediadores inflamatórios e a geração de radicais livres de oxigênio no período pós-ressuscitação contribuem para o edema cerebral citotóxico, comprometimento da barreira hematoencefálica e aumento da pressão intracraniana.

As arritmias cardíacas podem ser causa de síncope, ocasionando o afogamento ou desenvolver-se como consequência do afogamento. A hipoxemia, a acidose e, potencialmente, a hipotermia são os principais fatores responsáveis pelas arritmias, desde taquicardia ventricular e fibrilação até bradicardia-assistolia. Os distúrbios eletrolíticos raramente são significativos o suficiente para causarem arritmias.

Outras sequelas clínicas de afogamento podem incluir insuficiência renal aguda, que está presente na admissão em aproximadamente 50% dos pacientes como resultado de acidose láctica, hipoperfusão prolongada e, em alguns casos, rabdomiólise. A coagulopatia como consequência de hipotermia associada ou coagulação intravascular disseminada (CIVD) também pode ocorrer.

EXAMES COMPLEMENTARES

Todos os pacientes devem ser submetidos a monitorização cardíaca e realizar eletrocardiograma (ECG) para determinar a presença de arritmias significativas, prolongamento do intervalo QT ou sinais de isquemia.

A gasometria arterial deve ser realizada em todas as vítimas de afogamento, em busca de sinais de hipoxemia, hipercapnia e acidose. Devem ser coletados glicemia, creatinina sérica e eletrólitos (Na, K e Ca), embora a concentração de creatinina sérica e os níveis de eletrólitos sejam geralmente normais na apresentação inicial.

O hemograma completo é frequentemente normal, mas pode haver leucocitose. Os níveis séricos de etanol e exames toxicológicos na urina podem ser apropriados se existe suspeita do uso de drogas ilícitas. Os pacientes podem cursar com coagulação intravascular disseminada (CIVD), disfunção renal, disfunção hepática. Assim, é recomendada a dosagem de enzimas hepáticas, bilirrubinas (pode avaliar também hemólise) e coagulograma.

A radiografia de tórax inicial é muitas vezes normal e pode subestimar a gravidade da lesão pulmonar. Infiltrados ou edema pulmonar podem ser evidentes em questão de horas; portanto, radiografias repetidas são indicadas com sintomas respiratórios persistentes. As radiografias iniciais do tórax geralmente não são dignas de nota, mesmo no cenário de processos patológicos sérios e em evolução.

Em pacientes com insuficiência respiratória, coleta rotineira a cada 12 horas de gasometria arterial é indicada para monitorar a rápida alteração da função respiratória.

O eletroencefalograma pode avaliar se existe atividade convulsiva em vítimas inconscientes. A tomografia de crânio raramente é útil, a menos que se suspeite de trauma significativo ou outra lesão. A ressonância magnética (RM) do cérebro pode prever o desfecho neurológico após o afogamento, mas seu valor prognóstico não é ideal antes de 3 ou 4 dias. A Tabela 2 resume os principais exames em pacientes com afogamento.

TRATAMENTO

A abordagem deve seguir o atendimento baseado no ABCDE, conforme as recomendações do ATLS ou PHTLS ou o uso de protocolo semelhante. O manejo pré-hospitalar com rápida ressuscitação de uma vítima de afogamento (restauração rápida da ventilação e oxigenação) otimiza o resultado e deve ser iniciado em todos os pacientes com insuficiência respiratória grave ou apneia, com história de menos de 60 minutos de submersão e sem sinais evidentes de morte como rigidez cadavérica.

Em pacientes não respirando que ainda estão na água, pode-se tentar realizar ventilações boca a boca ou por outro método, mas não se deve tentar a ventilação se for atrasar a remoção da vítima da água ou se isso implicar diminuir a segurança da remoção.

Após a remoção segura da vítima da água, a ressuscitação cardiopulmonar (RCP) deve ser iniciada o mais rapidamente possível. O trauma como causa de afogamento é incomum e a maioria dos pacientes não tem história de afogamento ou sinais de lesão no exame inicial. A lesão da coluna cervical é rara (0,5%) em afogamento, a menos que haja uma história de mergulho, queda de grande altura ou acidente motorizado. Deve-se usar as precauções de proteção da coluna cervical se a história justificar.

Todos os pacientes que na cena do afogamento apresentam amnésia em relação ao evento, perda ou depressão da consciência, ou um período observado de apneia, bem como aqueles que necessitam de um período de ventilação artificial, devem ser transportados para um departamento de emergência para avaliação, mesmo que estejam assintomáticos na cena.

Em pacientes que não estão em parada cardiorrespiratória, a prioridade inicial é a via aérea. Deve-se administrar oxigênio com alto fluxo por máscara facial se o paciente estiver respirando ou ventilação com máscara de pressão positiva se o paciente não estiver respirando. Para pacientes que não recuperam o esforço respiratório espontâneo ou incapacidade de manter uma saturação de oxigênio maior que 90% de outra forma, são necessárias intubação endotraqueal e ventilação com pressão positiva. O objetivo é manter ventilação e oxigenação adequada com SaO_2 alvo entre 90 e 95%. Um acesso venoso deve ser estabelecido se possível

▷ **TABELA 2** Exames complementares em pacientes com afogamento

Exame*	Alteração
Gasometria arterial	Hipóxia, hipercapnia, acidose metabólica. Repetir a cada 12 horas se insuficiência respiratória
Hemograma completo	Pode ocorrer leucocitose. Anemia hemolítica pode ocorrer eventualmente. Plaquetopenia pode ocorrer se houver CIVD
Na, K, cálcio	Alterações eletrolíticas podem ocorrer em 10 a 20% dos pacientes
Coagulograma (INR)	Paciente pode apresentar prolongamento do INR
AST, ALT	Podem estar aumentados se lesão hepática associada por isquemia-hipóxia
Bilirrubinas	Podem aumentar se lesão hepática. Bilirrubina indireta pode aumentar se hemólise associada
Radiografia de tórax	Indicada em todos os pacientes*
TC de crânio	Realizar se suspeita de trauma
RM de crânio	Indicada para avaliar prognóstico após 3 a 4 dias
Eletroencefalograma	Indicado se suspeita de convulsão, ou paciente persistentemente inconsciente

* Os pacientes que se apresentam no DE com uma escala de coma de Glasgow > 13 e uma saturação de oxigênio de ≥ 95% e sem achados pulmonares (tosse, roncos, sibilos, retrações, estertores) em geral não precisam de qualquer exame. CIVD: coagulação intravascular disseminada; Na: sódio; K: potássio; RM: ressonância magnética; TC: tomografia computadorizada.

na cena do afogamento e o paciente deve ser mantido estável do ponto de vista hemodinâmico.

Após a chegada do paciente ao departamento de emergência, as vias aéreas devem ser avaliadas novamente e oxigênio suplementar é oferecido a todos os pacientes com hipóxia; deve-se verificar a temperatura central e auxiliar a ventilação conforme necessário. O objetivo é manter a temperatura > 34,9ºC. Se for percebido que o paciente estava hipotérmico na cena, este deve ser aquecido com cobertores na cena. No departamento de emergência, o paciente hipotérmico deve receber fluidos EV isotônicos aquecidos e medidas para aquecimento (p. ex., cobertores, aquecedores aéreos, dispositivos de aquecimento). Lesões traumáticas associadas devem ser abordadas, mas, como comentado, são raras.

Os pacientes que se apresentam no DE com uma escala de coma de Glasgow > 13 e uma saturação de oxigênio de ≥ 95% e sem achados pulmonares (tosse, roncos, sibilos, retrações, estertores) apresentam baixo risco de complicações e devem ser observados por 4 a 6 horas. O paciente pode receber alta com segurança nesses casos. Estudos laboratoriais e radiografias são desnecessários e não são preditivos de alta. O paciente deve ser avisado para retornar se houver febre, alterações no estado mental ou sintomas pulmonares. Se, após 4 a 6 horas, o paciente desenvolve uma necessidade de oxigênio, os achados no exame pulmonar são anormais, ou a condição do paciente se deteriora, reavaliação e admissão ou transferência para uma unidade de terapia intensiva são necessárias.

Os pacientes que se apresentem ao DE com uma escala de coma de Glasgow < 13 devem ser mantidos em oxigênio suplementar e suporte ventilatório conforme necessário e, após descartar lesões cervicais, elevação da cabeceira a 30 graus. Se o oxigênio em alto fluxo (fração de oxigênio inspirado de 40% a 60%) não puder manter uma PaO_2 adequada (> 60 mmHg em adultos e > 80 mmHg em crianças), pode ser necessária a ventilação invasiva. A estratégia ventilatória deve seguir o protocolo ARDS para sepse, com baixo volume corrente, aumento progressivo da PEEP e FiO_2, aumentando oxigenação com menor aumento da pressão de platô como especificado na Tabela 3. A maioria dos pacientes demonstra melhora rápida na oxigenação nas primeiras 24 horas. Pacientes com padrão de aspiração significativo ou colapso cardiovascular são predispostos a desenvolver síndrome do desconforto respiratório agudo.

▷ **TABELA 3** Estratégia ventilatória em afogamento

Ajustes iniciais	
1	Volume corrente = 8 mL/kg de peso ideal
2	Frequência respiratória objetivando volume minuto de 7-9 L/min (máx. FR: 35)
3	PEEP inicial = 5 cmH_2O
4	FiO_2 inicial = 100%
Objetivo de oxigenação	PaO_2 = 55-80 mmHg ou SpO_2 = 88-95%
1	FiO_2 < 70% quando possível
2	Aumentar PEEP para alcançar as metas

PPLAT alvo = ≤ 30 cm H_2O.
Se > 30 cm H_2O, diminuir volume corrente em 1 mL/kg (mínimo = 4 mL/kg).

Adaptada de Hwang, 2003. FiO_2: fração inspirada de oxigênio; FR: frequência respiratória; H_2O: água; PEEP: *peak end-expiratory pressure*; PPLAT: pressão de platô.

Embora a aspiração seja comum, não se demonstrou que os antibióticos profiláticos melhorem o resultado e possam estar associados a infecções resistentes, só sendo indicados antibióticos em pacientes com febre e leucocitose que persistem por mais de 48 a 72 horas. Deve ser realizada monitorização cardíaca contínua, oximetria de pulso, monitorização da temperatura e reavaliações frequentes para todos os pacientes.

Deve-se questionar a equipe do atendimento pré-hospitalar sobre o evento que levou ao afogamento, tempo de submersão, possibilidade de trauma associado e história de intoxicação exógena. Na ausência de resposta neurológica satisfatória ou presença de sinal focal na avaliação primária, considera-se a realização de TC de crânio e cervical. Vítimas de afogamento de grau 2 geralmente respondem bem à oxigenoterapia e podem ter alta se assintomáticos após 4-8 h de observação; caso não haja melhora, podem ser admitidos em enfermaria ou unidade de observação mais prolongada para melhor definição do quadro. Vítimas com graus 3 a 6 geralmente requerem intubação orotraqueal (IOT) e ventilação mecânica (VM), sendo assim indicada internação em UTI.

Nenhuma medicação ou terapêutica específica se mostrou melhor do que estabilização e suporte clínico. Vigilância infecciosa deve ser tomada visando diagnóstico precoce de pneumonia; e o tratamento deste deve ser guiado por aspirado traqueal, lavado broncoalveolar ou hemocultura.

Se o paciente está normotérmico à chegada ao departamento de emergência e em parada cardiorrespiratória ou assistolia, deve-se pensar seriamente em interromper os esforços de ressuscitação porque a recuperação sem complicações neurológicas profundas é rara.

A infecção pulmonar tardia, particularmente entre os pacientes que necessitam de ventilação mecânica, é um risco, e organismos incomuns, incluindo espécies de *Aeromonas*, devem ser considerados se o tratamento é iniciado. Broncoscopia pode ser necessária para diagnóstico etiológico específico. Deve-se ter cuidado para evitar a hiperdistensão pulmonar e o barotrauma associado a ventilação.

Para pacientes sobreviventes de parada cardíaca, a resposta hemodinâmica à adrenalina administrada exogenamente é frequentemente de curta duração, e a maioria exige uma infusão contínua de vasopressores no DE ou UTI. A recuperação hemodinâmica, quando ocorre, pode ser esperada dentro de 48 horas. Os pacientes que não demonstram recuperação hemodinâmica após 48 horas podem melhorar lentamente na primeira semana, mas são mais propensos a ter danos neurológicos a longo prazo.

Os resultados da "ressuscitação cerebral" após parada cardiorrespiratória em afogamento em água quente têm sido decepcionantes. O grau de edema cerebral é largamente determinado pela duração da lesão anóxica ou isquêmica no momento da submersão. Os esforços para controlar o edema cerebral, incluindo o uso de manitol, diuréticos de alça, solução fisiológica hipertônica, restrição de fluidos e ventilação mecânica, não demonstraram benefício. A hipotermia controlada e a monitoração da pressão intracraniana não melhoram o resultado, embora tenha sido relatada, tanto em crianças como em adultos, recuperação neurológica completa ou quase completa após assistolia depois de episódios de submersão em água gelada.

PROGNÓSTICO E SEGUIMENTO

Pacientes assintomáticos ou ligeiramente sintomáticos no DE apresentam excelente prognóstico. Se a deterioração ocorrer, ela se passa dentro de um período de observação de 4 a 6 horas. Não existem dados disponíveis sobre os resultados a longo prazo, mas é improvável que haja quaisquer efeitos adversos mensuráveis a longo prazo. Os pacientes e/ou os pais devem ser aconselhados a procurar cuidados médicos para quaisquer queixas respiratórias ou febre.

Para os pacientes que necessitam de internação hospitalar, nos casos em que não houve parada cardíaca (grau 5 ou melhor), espera-se recuperação completa dentro de 48 horas. Uma pequena fração de pacientes com aspiração significativa pode desenvolver síndrome de angústia respiratória aguda grave, mesmo com risco de morte.

As vítimas que necessitaram de RCP no local têm um prognóstico reservado. Entre as vítimas pediátricas ressuscitadas em cena, cerca de 20% evoluem para óbito no hospital, e cerca de 5% ficam com sequelas de encefalopatia anóxica grave. As vítimas que demonstram melhora neurológica e cardiovascular contínua após a internação geralmente evoluem com excelentes desfechos. As vítimas que apresentam deterioração do estado cardiovascular e neurológico geralmente evoluem para óbito no hospital.

As vítimas submetidas a RCP no DE apresentam mau prognóstico. A RCP prolongada (> 30 minutos) em vítimas de afogamento indica lesão anóxica ou isquêmica significativa ao coração, ao cérebro e a outros órgãos vitais. Nesses casos a recuperação neurológica completa é rara, com apenas relatos anedóticos de recuperação neurológica após RCP no departamento de emergência de vítimas de afogamento pediátrico. A assistolia, observada na cena ou no departamento de emergência, é um sinal quase universal de mau prognóstico na lesão de afogamento adulto e pediátrico.

A Tabela 4 apresenta fatores associados a prognóstico ruim.

TABELA 4 Fatores da apresentação do paciente associados a prognóstico ruim

▪ Submersão por mais de 10 minutos
▪ Tempo até suporte de vida básico > 10 minutos
▪ Tempo de ressuscitação > 25 minutos
▪ Temperatura da água > 10°C
▪ Idade < 3 anos
▪ Glasgow < 5
▪ Apneia persistente e necessidade de ressuscitação cardiopulmonar no departamento de emergência
▪ pH arterial < 7,1 na apresentação ao departamento de emergência

PREVENÇÃO

Os episódios de submersão em crianças < 1 ano de idade são mais bem prevenidos pela vigilância dos pais durante o banho. Deve-se considerar o abuso ou a negligência de crianças, particularmente os afogamentos na banheira em crianças pequenas e aquelas com apresentações atípicas. Os afogamentos em banheiras são raros fora da faixa etária infantil, exceto em casos de abusos ou convulsões. Entre as crianças em idade pré-escolar, a supervisão de um adulto em conjunto com as cercas de piscina devidamente instaladas e mantidas ou o isolamento completo da piscina poderiam prevenir de 50 a 90% dos afogamentos.

Os afogamentos de adolescentes e adultos jovens podem ser reduzidos evitando o uso de álcool e drogas ilícitas, que tem sido implicado em 40% de todos os afogamentos de adultos e em 75% dos afogamentos de adultos relacionados com barcos.

Nos idosos, os locais de afogamento são muito semelhantes aos de afogamento de crianças e bebês. Medidas adequadas de proteções em piscinas e corrimão de banheira são medidas preventivas importantes para a população idosa e pacientes com condições pré-mórbidas.

INDICAÇÕES DE INTERNAÇÃO, TERAPIA INTENSIVA E SEGUIMENTO

Pacientes assintomáticos ou oligossintomáticos podem receber alta após período de observação de 4 a 8 horas. Outros pacientes após avaliação e estabilização inicial são avaliados em relação à necessidade de

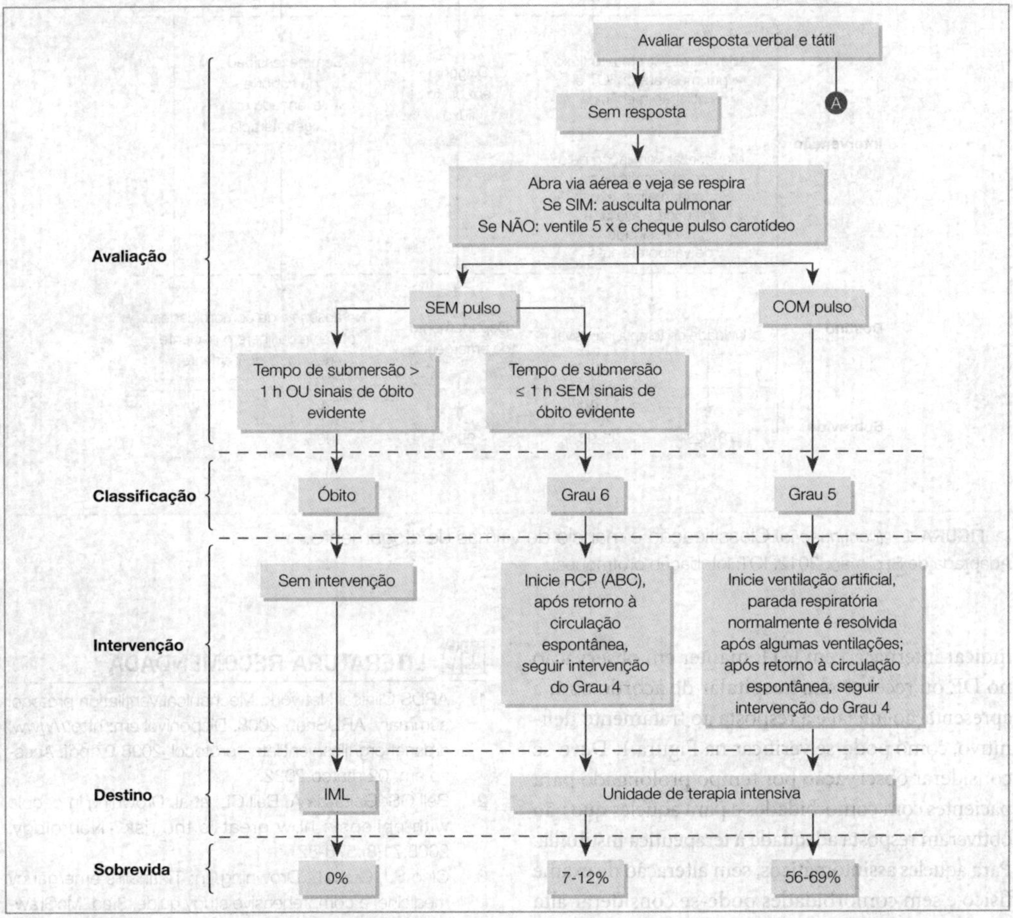

▷ **FIGURA 1** Classificação e manejo de vítimas de afogamento.
Adaptada de Szpilman, 2012. IOT: intubação orotraqueal.

(continua)

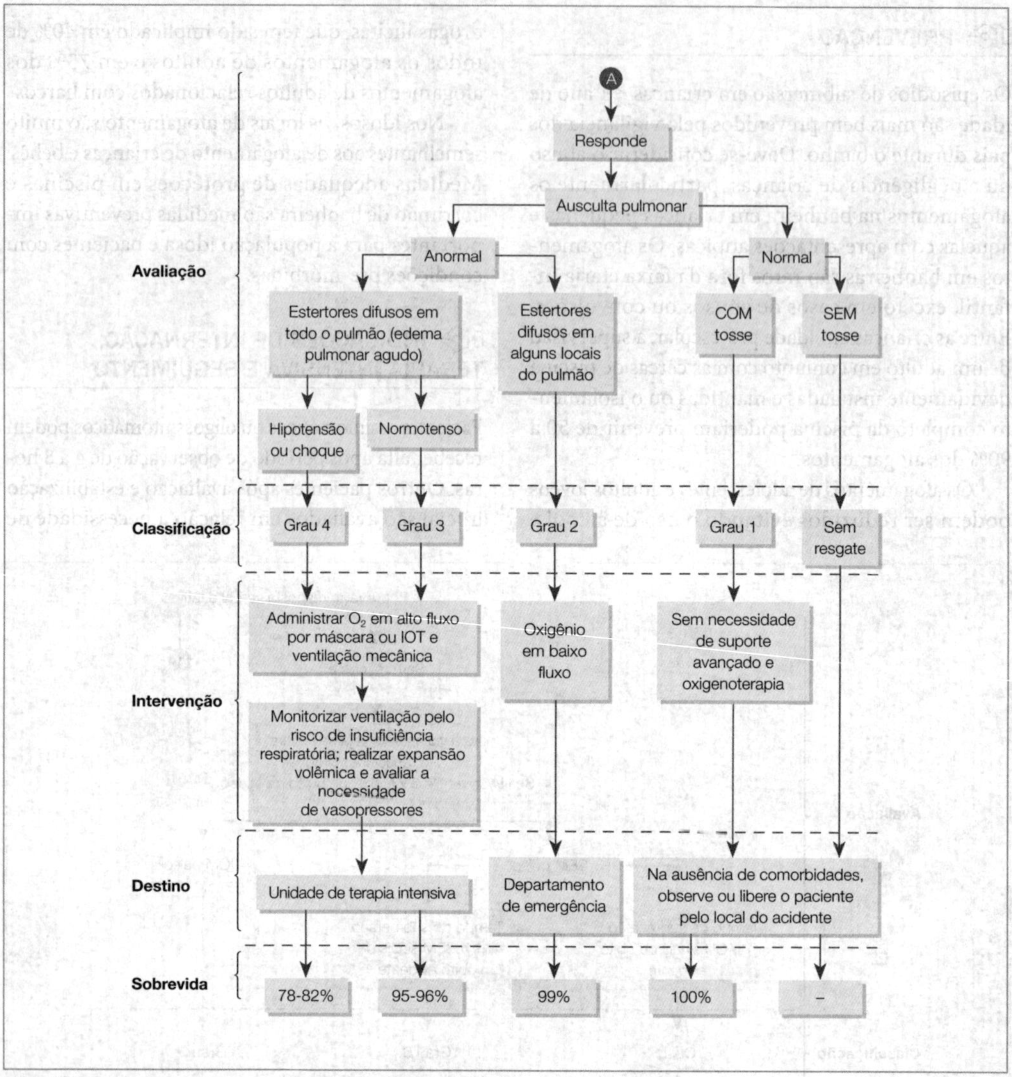

▷ **FIGURA 1** *(continuação)* Classificação e manejo de vítimas de afogamento. Adaptada de Szpilman, 2012. IOT: intubação orotraqueal.

indicar internação em UTI, manter em observação no DE ou receber alta hospitalar de acordo com a apresentação inicial e a resposta ao tratamento definitivo, como pode-se verificar na Figura 1. Deve-se considerar observação por tempo prolongado para pacientes com comorbidades e para aqueles que não obtiveram resposta adequada à terapêutica instituída. Para aqueles assintomáticos, sem alteração de exame físico e sem comorbidades pode-se considerar alta hospitalar precoce ou até mesmo após avaliação.

LITERATURA RECOMENDADA

1. ARDS Clinical Network. Mechanical ventilation protocol summary. ARDSnet. 2008. Disponível em: http://www.ardsnet.org/files/ventilator_protocol_2008-07.pdf. Acesso em: 02 março 2022.
2. Bell GS, Gaitatzis A, Bell CL, et al. Drowning in people with epilepsy: how great is the risk? Neurology. 2008;71(8):578-82.
3. Cico SJ, Quan L. Drowning. In: Tintinalli's emergency medicine: a comprehensive study guide. 8.ed. McGraw-Hill; 2016. p. 1395-8.

4. Davis LG. Suicidal drowning in south Florida. J Forensic Sci. 1999;44(5):902-5.
5. Driscoll TR, Harrison JA, Steenkamp M. Review of the role of alcohol in drowning associated with recreational aquatic activity. Inj Prev. 2004;10(2):107-13.
6. Hwang V, Shofer FS, Durbin DR, et al. Prevalence of traumatic injuries in drowning and near drowning in children and adolescents. Arch Pediatr Adolesc Med. 2003;157(1):50-3.
7. Papadodima SA, Sakelliadis EI, Kotretsos PS, et al. Cardiovascular disease and drowning: autopsy and laboratory findings. Hellenic J Cardiol. 2007;48(4):198-205.
8. Quan L, Cummings P. Characteristics of drowning by different age groups. Inj Prev. 2003;9:163-8.
9. Rafaat KT, Spear RM, Kuelbs C, et al. Cranial computed tomographic findings in a large group of children with drowning: diagnostic, prognostic, and forensic implications. Pediatr Crit Care Med. 2008;9:567-72.
10. Richards DB. Drowning. In: Rosen's emergency medicine, concepts and clinical practice. 9.ed. Philadelphia, PA: Elsevier; 2018.
11. Szpilman D, et al. Drowning. N Engl J Med. 2012;366:2102-10.
12. Szpilman D. Afogamentos – O que está acontecendo? Boletim Brasil. 2014.
13. Szpilman D. Near-drowning and drowning classification: a proposal to stratify mortality based on the analysis of 1831 cases. Chest. 1997;112:660-5.

116 Acidentes relacionados a animais peçonhentos

Julio Flávio Meirelles Marchini
Maria Lorraine Silva de Rosa
Gabriel Martinez
Rodrigo Antonio Brandão Neto

PONTOS IMPORTANTES

- Na abordagem inicial, é fundamental levar o paciente até o soro antiveneno (ou vice-versa).
- Em geral, os efeitos causados pelo veneno e sua intensidade são suficientes para determinar o tipo e a quantidade de soro antiveneno necessária.
- Os tipos mais comuns de acidentes ofídicos são botrópico (> 80%) e crotálico (10%).
- O acidente botrópico tem intenso acometimento local com edema, dor, eritema e evolução para formação de bolhas, isquemia e necrose tecidual.
- O acidente crotálico tem pouco acometimento local, e a fácies miastênica é mais evidente com ptose palpebral, perda de acomodação visual e oftalmoplegia.
- O acidente escorpiônico em geral traz apenas incômodo, salvo nos extremos de idade.
- A aranha marrom (*Loxosceles*) causa lesão eritematosa e dolorosa, que evolui para equimoses, bolhas hemorrágicas e necrose.

EPIDEMIOLOGIA

Nos dados de 2021 do sistema de informação de agravos de notificação, foram registrados 241.505 casos de acidentes por animais peçonhentos em todo o Brasil. A maioria (62,0%) consiste em casos de acidentes escorpiônicos, 11,3% dos acidentes são provocados por aranhas e 12,1% com ofídios. A letalidade de modo geral é baixa, sendo 1 para cada 631 casos de acidentes escorpiônicos (0,16%), 1 para cada 667 casos de acidentes por aranha e um pouco maior nos ofídicos – 1 para cada 198 casos (0,50%). A maior parte dos acidentes é notificada em Minas Gerais (45.086 casos) e São Paulo (44.356 casos). Em média, os acidentes são 30% mais comuns nos meses de outubro a abril. Mas isso é observado principalmente nas regiões Sul e Sudeste. Nas demais regiões, a variação sazonal não é tão evidente.

A abordagem principal dos acidentes por animais peçonhentos consiste na aplicação do soro antiveneno específico. Na maioria dos casos, o diagnóstico presumível é suficiente para determinação do soro antiveneno correto. Na cidade de São Paulo, temos como referência o Hospital Vital Brazil (HVB), especializado no atendimento a pacientes picados por animais peçonhentos, localizado no Instituto Butantan. Na impossibilidade de levar o paciente até esse local, o soro específico pode ser encaminhado para outro hospital. Você deve buscar conhecer onde o soro está disponível ou pode ser solicitado na sua cidade.

ACIDENTES OFÍDICOS

No Brasil, quatro grupos de serpentes venenosas têm importância médica. Entre eles, o acidente mais comum é o botrópico (jararaca), que compõe 70% dos casos e em um distante segundo lugar o acidente crotálico (cascavel) com 8,4% dos casos. Os acidentes laquético (surucucu) e elapídico (coral) são ainda mais raros, perfazendo 1,1% e 0,9% dos casos, respectivamente. Quanto à letalidade, o pior é o acidente crotálico (0,93%), seguido dos acidentes laquético (0,9%), botrópico (0,49%) e elapídico (0,37%).

O diagnóstico de certeza do acidente ofídico é feito pelo reconhecimento do animal causador. No entanto, isso não é prático ou seguro e também não é necessário. O diagnóstico presumível é feito pela história, pelo exame físico e pela avaliação dos efeitos do veneno no paciente e na maioria dos casos deve ser suficiente para determinação do soro antiofídico correto. Fotos tiradas a distância segura também podem ser úteis para identificação da cobra.

As serpente de interesse em saúde pública têm hábito terrícola e noturno. Alimentam-se principalmente de roedores. As serpentes tem comportamento de permanecerem imóveis, camufladas, muitas vezes próximas a trilhas, em busca de roedores. Interações intencionais com cobras tendem a provocar picadas em membros superiores, enquanto interações não intencionais provocam picadas em membros inferiores. A quantidade de veneno injetado depende do tamanho da cobra, sua maturidade, cinética da mordida e época do ano. Eventualmente, a picada da cobra ocorre sem inoculação de veneno. Nesses casos, não há indicação de soroterapia.

Abordagem inicial

Transporte

Todos os pacientes picados ou com suspeita de acidente com serpentes devem ser encaminhados para avaliação médica e, conforme a avaliação, receber tratamento com soro específico para diminuir a absorção do veneno e prevenir complicações. Na abordagem inicial, o local da picada deve ser identificado, lavado com água e sabão e assegurado que não haja picadas adicionais. Acessórios e joias na extremidade acometida devem ser removidos. O membro afetado deve ser imobilizado, com elevação passiva e articulações estendidas se não houver contraindicações. Mantenha o paciente deitado e aquecido. Medidas locais, como incisões próximas à picada, ruptura de bolhas, sutura, sucção do veneno ou gelo local não devem ser realizadas. Além de não haver benefício comprovado, atrasam o transporte.

Em estudos em modelo de envenenamento, com análise realizada através de radioisótopos, a imobilização compressiva atrasa a absorção do veneno. Atuaria reduzindo a disseminação linfática do veneno e o membro é colocado em um tala (não compressiva). Portanto, pode haver algum benefício, mas a qualidade da evidência é baixa. É realizada por bandagens no local da mordida com intensidade para comprimir vasos linfáticos, mas preservar a circulação. A seguir a bandagem é estendida proximalmente. De qualquer maneira, esse método só deve ser usado em acidentes crotálicos e elapídicos, pois não causam edema local. Considerar também que é tecnicamente difícil a instalação, a evidência não é a melhor e pode acabar provocando atraso de transporte.

O torniquete não é recomendado. O seu uso levou a aumento de edema e de gravidade de lesão local comparado a pacientes que não receberam o torniquete. Além disso, não há redução na incidência de efeitos sistêmicos do veneno (insuficiência renal aguda, insuficiência respiratória, síndrome hemorrágica, disfunção de múltiplos órgãos ou morte) entre pacientes tratados com torniquete e aqueles não tratados. Um estudo, inclusive, demonstra aumento de dias internados em pacientes nos quais o torniquete foi usado.

Além dessas medidas, reforçamos que o mais importante é transportar o paciente até local onde o soro antiveneno apropriado esteja disponível.

Abordagem intra-hospitalar

A abordagem inicial inclui o padrão do cuidado de emergência: por exemplo, prioridade da via aérea, ventilação e circulação. O paciente deve ser levado à sala de emergência, monitorizado, obter acesso calibroso, hidratado e receber analgesia e antieméticos conforme necessário, além das medidas mencionadas no parágrafo anterior, caso não tenham sido realizadas.

Exames laboratoriais

Os exames iniciais indicados são creatinina, eletrólitos, troponina, hemograma, TP, TTPA, fibrinogênio e urina de rotina. Dependendo do acidente ofídico, deve-se solicitar CK, LDH, TGO e TGP, como nos casos de acidente com crotálico devido à atividade miotóxica. Eletrocardiograma, em acidente laquético, pois pode haver bradicardia, alterações do segmento ST e onda T e bloqueio atrioventricular.

Medicação adjuvante

O paciente deve ser hidratado e receber analgesia e antieméticos conforme necessário. Como em qualquer outro ferimento de pele, atentar para a vacinação antitetânica.

Medicação prévia

Antes da aplicação do soro antiveneno deve-se considerar pré-medicações para evitar reações de hipersensibilidade ao soro agudas e tardias. A evidência para o uso de corticoide e bloqueador histamínico é fraca. Porém, é a rotina na maior parte dos locais que atendem acidente ofídicos. Um único estudo do Sri Lanka mostrou benefício da aplicação de adrenalina (250 μg) por via subcutânea imediatamente antes de aplicação do antiveneno. Nesse estudo a aplicação da adrenalina foi segura, inclusive em pacientes com coagulopatia. Independente mente da escolha da pré-medicação, recomenda-se deixar adrenalina e material de intubação próximo ao paciente devido ao risco de evoluir com insuficiência respiratória e choque anafilático.

Medicações utilizadas antes do soro:

- **Anti H1:** difenidramina 1 mg/kg EV ou IM (máx. 50 mg) ou prometazina 0,5 mg/kg IM ou EV (máx. 25 mg).
- **Anti H2:** cimetidina 10 mg/kg EV (máx. 300 mg) ou ranitidina 3 mg/kg EV (máx. 50 mg).
- **Corticoide:** hidrocortisona 10 mg/kg EV (máx. 500 mg).
- **Adrenalina:** 250 μg SC logo antes da aplicação do soro.

Soroterapia

O soro pode ser infundido puro ou diluído. Pode ser diluído em solução fisiológica ou glicosado na razão de 1:2 ou 1:5 por permitir melhor controle da infusão e das reações adversas. Entretanto, pode ser administrado com infusão direta, sem diluição, como nos casos em que haja restrição de volume. A forma endovenosa é preferível e não há benefício de aplicá-lo de forma subcutânea, próximo à lesão. A administração do soro deve ser feita em 10 a 30 minutos sob monitorização contínua. O número de ampolas depende de cada serpente e da gravidade do quadro. A gravidade do quadro pode ser dinâmica e um quadro inicialmente diagnosticado como moderado e depois reinterpretado como grave tem indicação de receber o número de ampolas adicionais devidas. Faz-se uma ressalva ao soro antilatrodectus, que é aplicado de forma intramuscular.

Antibiótico

Antibiótico de rotina não é recomendado; no entanto, um estudo de 1989 detectou a progressão para abscesso bacteriano em 15% dos acidentes botrópicos. Nesse estudo, a flora bacteriana desse grupo de serpentes foi identificada, como descrito na Tabela 1. O perfil de resistência a antibiótico dessa flora bacteriana mostrou que o cloranfenicol era a droga contra a qual havia menor resistência. Infelizmente, esse antibiótico não está disponível facilmente. Na opinião dos editores, alternativas são ceftriaxona, ciprofloxacina e gentamicina. O uso rotineiro de cloranfenicol em 251 pacientes com acidente botrópico não impediu a formação de abscesso quando comparado ao placebo. Por isso, o uso de antibiótico deve ser ponderado. Como em qualquer outro ferimento de pele, atentar para a vacinação antitetânica. Nos próximos itens vamos detalhar os tipos de acidente de acordo com o grupo de serpente.

Faz-se uma ressalva ao soro antilatrodectus, que é o único aplicado de forma intramuscular.

O diagnóstico de certeza depende do reconhecimento do animal causador. No entanto, o diagnóstico presumível, feito pelos sinais e sintomas, é suficiente para determinação do soro antiofídico correto. Nas próximas seções vamos detalhar os tipos de acidente de acordo com o grupo de serpente.

▷ **TABELA 1** Flora bacteriana encontrada em acidentes botrópicos

Bactérias	%
Morganella morganii	44
Escherichia coli	20
Providencia sp.	13
Klebsiella sp.	10

Acidente botrópico

Como já relatado, o acidente botrópico é o acidente ofídico mais comum e está presente em todo o território nacional. Estudos proteômicos do veneno botrópico mostram que é composto por um número limitado de famílias proteicas. As proteínas mais abundantes e correlacionadas à síndrome clínica do envenenamento são as metaloproteinases de veneno de serpente (MPVS), serina-proteinases de veneno de serpente (SPVS) e fosfolipases A2. As SPVS são enzimas semelhantes à trombina, que provocam distúrbios de coagulação. As fosfolipases estão envolvidas na reação local e miotoxicidade. As MPVS têm efeitos diversos incluindo hemorragia, inflamação, ativação de fatores da coagulação e inibição de agregação plaquetária. A proporção relativa entre essas três famílias proteicas pode variar de acordo com filogenia, idade, sexo, distribuição geográfica e dieta da serpente.

As jararacas apresentam diferenciação considerável de habitat e traço ecológico, e sua filogenia não é completamente resolvida, havendo propostas de classificações de gênero que são incompatíveis. O veneno antibotrópico no Brasil é produzido por imunização de cavalos com veneno de cinco espécies de serpente: *Bothropoides jararaca* (50%), *Bothropoides neuwiedi* (12,5%), *Rhinocerophis alternatus* (12,5%), *Bothrops moojeni* (12,5%) e *Bothrops jararacuçu* (12,5%). A espécie mais importante na Amazônia, a *Bothrops atrox*, não é incluída. No entanto, o soro produzido por imunização com essas espécies de serpente é pan-específico para *B. atrox*.

O veneno botrópico possui três ações principais:

- Proteolítica.
- Coagulante.
- Hemorrágica.

A ação proteolítica provoca atividade inflamatória intensa próximo ao local da picada. Dor, eritema, edema, flogose e enduração aparecem nas horas seguintes e podem se estender até a raiz do membro. As marcas da picada nem sempre são visíveis. Nos dias seguintes, a lesão evolui para equimoses, bolhas e necrose. As bolhas têm conteúdo seroso ou sero-hemorrágico e podem evoluir para necrose cutânea. A dor se inicia logo após a picada e possui intensidade variável. Atentar para síndrome compartimental e necessidade de fasciotomia. Os efeitos locais podem levar a déficit funcional do membro ou até amputação. O sequestro de líquido no terceiro espaço devido a reação inflamatória pode ser suficiente para provocar insuficiência renal pré-renal.

A ação coagulante ativa fatores de coagulação com consumo de fibrinogênio, plaquetas e formação de fibrina intravascular.

A ação hemorrágica compromete a integridade do endotélio vascular. Somando-se à ação coagulante, pode provocar hemorragias como gengivorragia, epistaxe, hemorragia digestiva e hematúria.

Ao se deparar com o acidente botrópico, deve-se considerar a possibilidade de acidente laquético. Este também provoca intensa reação local. A distribuição geográfica da surucucu é na maior parte restrita à região Norte, mas pode estar presente na Mata Atlântica. Além disso, pacientes vítimas de acidente laquético não costumam apresentar sintomas vagais como hipotensão ou manifestações clínicas do trato gastrointestinal (ver a seguir).

A intensidade dos sinais locais e a presença de acometimento sistêmico determinam o número de ampolas necessárias para o tratamento conforme a Tabela 2. O soro utilizado é o antibotrópico (SAB), e na falta desse pode ser utilizado antibotrópico-crotálico (SABC) ou antibotrópico-laquética (SABL).

A insuficiência renal é incomum nos pacientes que recebem o soro em até seis horas do acidente. A eficácia da ação do antiveneno pode ser apreciada pela normalização da coagulometria em 12 a 36 horas após sua infusão. Se o coagulograma permanecer alterado após 24 horas da soroterapia pode-se realizar dose adicional de duas ampolas (Figura 2). Em alguns casos, mesmo com a melhora do coagulograma, o paciente pode apresentar piora do edema; nesses casos, dexametasona (adultos 4 mg/kg EV e crianças 0,6 mg/kg EV). A alta hospitalar é recomendada 24 horas após soroterapia com coagulograma e função renal normais, sem infecção secundária ou outras complicações. A Figura 3 mostra o atendimento e manejo hospitalar do acidente botrópico.

Acidente crotálico

O acidente crotálico representa menos de 10% dos acidentes ofídicos no Brasil. No ano de 2016 as notificações nas regiões Nordeste e Sudeste representaram 74% desse total. Existem seis subespécies de *Crotalus durissus* presentes no Brasil – *C. durissus terrificus* (região Sul); *C. durissus collilineatus* (Cen-

▷ **TABELA 2** Gravidade do acidente botrópico e soroterapia recomendada

Manifestações e tratamento	Leve	Moderado	Grave
Local (edema, sangramento, eritema e dor)	Ausentes ou discretas	Evidentes	Intensas (presença de equimose, bolha e necrose)
Sistêmicas (hemorragia, choque e anúria)	Ausentes	Ausentes	Presentes
Soroterapia	2-4 ampolas	5-8 ampolas	9-12 ampolas

tro-oeste e Sudeste); *C. durissus cascavella* (Nordeste); *C. durissus ruruima* (Norte); *C. durissus marajoensis* (Ilha de Marajó).

O principal componente do veneno crotálico é a crotoxina, representando 65% do total da peçonha. A crotoxina possui duas subunidades, a fosfolipase A2 e a crotapotina e possui ação miotóxica e neurotóxica. Age na junção neuromuscular inibindo a liberação de neurotransmissores e em menor escala bloqueando os receptores da sinapse. A crotoxina também inibe a coagulação sanguínea (clivando fosfolipídeos do sistema hemostático), causando diretamente hemólise e plaquetólise.

Além da crotoxina, também têm importância clínica a crotamina, a convulxina e a girotoxina. A crotamina é responsável por mionecrose e paralisia espasmódica na musculatura esquelética. A administração de convulxina em camundongos é associada a apneia, perda de equilíbrio e convulsões. Além disso, também induz a agregação e lise plaquetária. A girotoxina provoca síndrome labiríntica em camundongos – caracterizada por movimentos circulatórios do corpo ao longo do eixo longitudinal. Além disso, tem ação semelhante à da trombina e ação fibrinogenolítica.

O efeito conjunto dessas toxinas do veneno crotálico se expressa de forma sistêmica com pouco efeito local (dor e edema são discretos ao redor da picada), sendo as principais ações:

- Neurotóxica.
- Miotóxica.
- Coagulante.

A ação neurotóxica é a mais evidente. Trata-se de efeito neuroparalítico com início na cabeça e progressão craniocaudal. Provoca a fácies miastênica com ptose palpebral (uni ou bilateral), turvação visual (visão turva e diplopia) e oftalmoplegia. São relatadas ainda paralisia do palato mole, diminuição do reflexo de vômito e disfagia. Raramente pode progredir para insuficiência respiratória. Distúrbios do olfato e paladar também são descritos.

A atividade miotóxica provoca lesões de fibras musculares sistematicamente com elevação de mioglobina e excreção na urina. O paciente apresenta dores musculares generalizadas e mioglobinúria/hematúria (urina cor de "coca-cola"). Espera-se elevação de CK, LDH, TGO e TGP. A insuficiência renal aguda pode se instalar em decorrência da mioglobinúria e aumenta o risco de óbito.

A ação coagulante provoca consumo de fibrinogênio e elevação de TP e TTPA. Pode haver gengivorragia e outros sangramentos discretos.

Após o tratamento com soroterapia específica, as manifestações neurotóxicas regridem lenta, porém, totalmente.

Deve-se considerar como diagnóstico diferencial o acidente elapídico, que apresenta os mesmos sintomas de neurotoxicidade, mas em geral com um quadro mais grave e sem os efeitos miotóxicos ou coagulantes. O tratamento específico é realizado com soro anticrotálico (SAC); na falta, pode ser utilizado o soro antibotrópico-crotálico (SABC). O número de ampolas também varia conforme a classificação quanto à gravidade, verificada na Tabela 3.

Acidente laquético

Os acidentes laquéticos se restringem praticamente à região Norte, onde são notificados 90% desses acidentes. A surucucu também está presente nos remanescentes da Mata Atlântica. O veneno laquético é caracterizado por ação proteolítica, coagulante, hemorrágica e neurotóxica. A composição se assemelha à do veneno botrópico com MPVS, serina protease e fosfolipases A2. Além disso, também apresenta o peptídeo potenciador de bradicinina.

O veneno laquético tem propriedades que ativam o plasminogênio, coagulantes, hemorrágica,

▷ **TABELA 3** Gravidade do acidente crotálico e soroterapia recomendada

Manifestações	Leve	Moderado	Grave
Fáscies miastênica/visão turva	Ausente ou tardia	Discreta para evidente	Evidente
Mialgia	Ausente ou discreta	Discreta	Intensa
Urina vermelha/marrom	Ausente	Ausente ou pouco evidente	Presente
Oligúria/anúria	Ausente	Ausente	Pode estar presente
Soroterapia	5 ampolas	10 ampolas	20 ampolas

inflamatória, proteolítica, miotóxica, hemolítica, hipotensiva e neurotóxica. Possui a fosfolipase A2 LmTx-1 que induz *in vitro* bloqueio neuromuscular irreversível. Especificamente para o acidente laquético deve-se monitorizar o paciente e solicitar eletrocardiograma (ECG) seriado, pois pode haver bradicardia, alterações do segmento ST e onda T e bloqueio atrioventricular.

O acidente laquético se apresenta em 15 a 30 minutos com dor local intensa, edema, sangramento profuso no local da picada, sudorese profusa, dor abdominal intensa e rebaixamento de nível de consciência. O veneno também tem efeitos vagomiméticos como diarreia, vômito, bradicardia, hipotensão e choque. O paciente se queixa de disfagia e/ou odinofagia.

Em trinta minutos após o acidente, já são constatadas alterações na coagulometria (TS, TC e TP).

Assim como no acidente botrópico, ocorre intensa reação local. O diagnóstico diferencial deve considerar a possibilidade de acidente botrópico. O acidente laquético apresenta o efeito neurotóxico vagal que se manifesta como estimulação colinérgica: vômitos, dor abdominal, diarreia, hipotensão e até choque, que não está presente no acidente botrópico.

O tratamento inicial deve focar, além da administração do soro antiveneno, na estabilidade hemodinâmica do paciente com infusão de volume, uso de atropina e inotrópicos com o objetivo de evitar a instalação de choque.

Todo acidente laquético deve ser considerado grave e são indicadas de 12 a 20 ampolas do soro antilaquético (SAL) ou soro bivalente antibotrópico e laquético (SABL). *

O paciente deve ser monitorizado obrigatoriamente por 72 horas. O paciente pode apresentar hipotensão tardia (após décima-sexta hora), hemorragia digestiva, trombose mesentérica ou acidente vascular cerebral.

Acidente elapídico

O acidente elapídico é o mais raro dos acidentes ofídicos no Brasil. A coral é a única das serpentes peçonhentas de importância no Brasil que não possui a fosseta loreal (orifício termossensível entre o olho e a narina). O veneno elapídico contém proteínas com estruturas de três dígitos, denominadas "*three finger toxins*" (3Ftx), que são as mais abundantes (40% da composição do veneno). Na sequência em ordem de composição estão as MPVS (12%), L-aminoácido oxidase (12%), fosfolipases A2 (10%) e lecitina do tipo C (10%). As 3Ftx são neurotoxinas pós-sinápticas que se ligam competitivamente aos receptores colinérgicos. As fosfolipases A2 são neurotoxinas pré-sinápticas, bloqueando a liberação de neurotransmissor.

O veneno elapídico é caracterizado por ação neurotóxica. O paciente apresenta, em 45 a 75 minutos, náuseas, vômitos, sudorese, ptose palpebral (uni ou bilateral), fácies miastênica, oftalmoplegia, dificuldade de deglutição, paralisia muscular e respiratória. No local da picada pode haver dor e parestesia discreta, mas não há lesão evidente.

Todo acidente elapídico é considerado grave e o paciente deve receber de 5 a 10 ampolas de soro antielapídico. O soro é produzido a partir da inoculação de uma mistura da dose de venenos das serpentes *Micrurus frontalis* e *Micrurus corallinus*.

Especificamente para o acidente elapídico deve-se preparar para a insuficiência respiratória com oferecimento de oxigênio, ventilação não invasiva e invasiva. O aparecimento dos sintomas pode ser

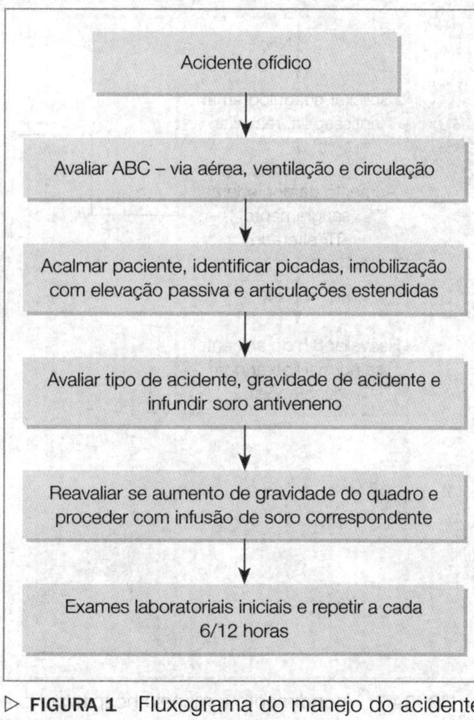

▷ **FIGURA 1** Fluxograma do manejo do acidente ofídico.

* O soro antilaquético puro não está listado atualmente no Instituto Butantan.

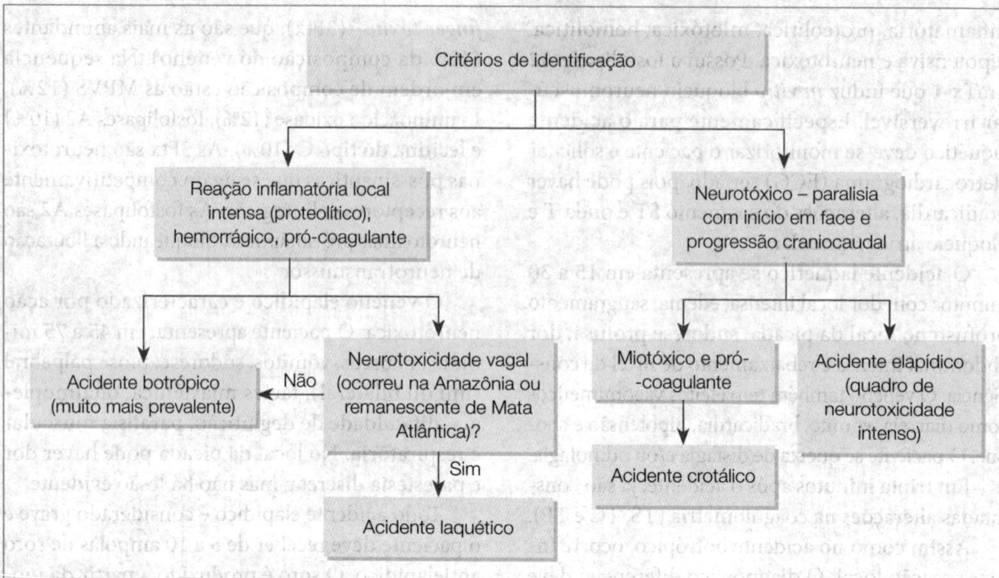

▷ **FIGURA 2** Características que diferenciam os tipos de acidentes ofídicos.

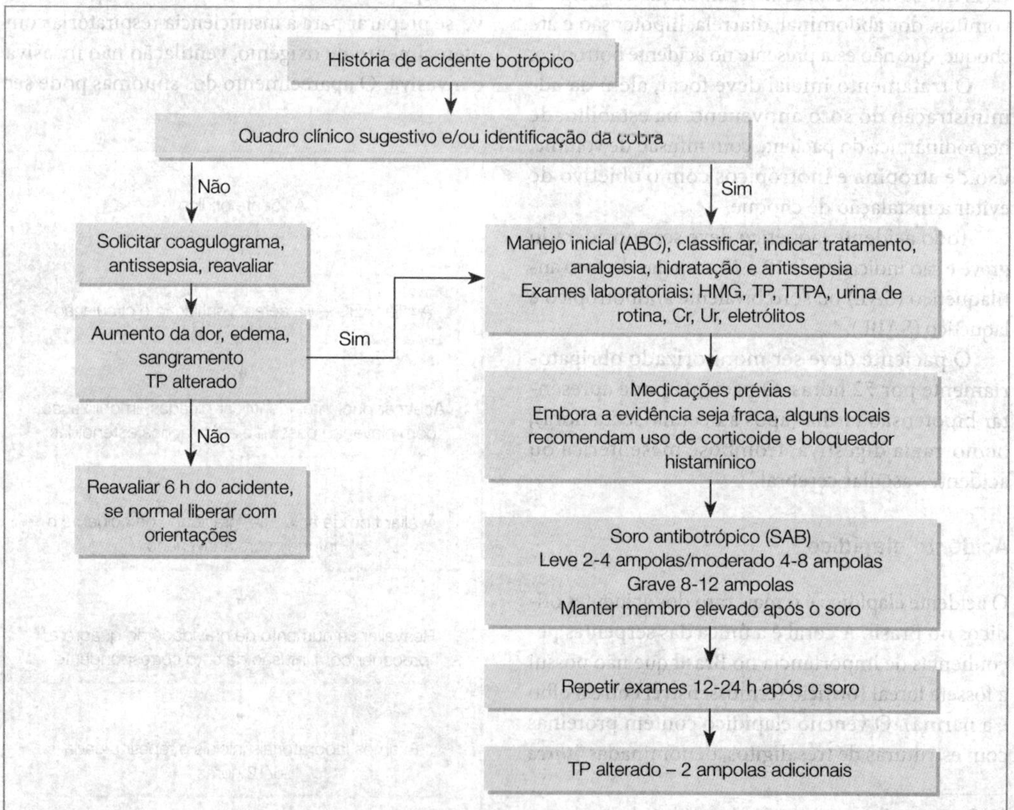

▷ **FIGURA 3** Atendimento e manejo hospitalar do acidente botrópico.

tardio, portanto o paciente deve ser mantido em observação por 24 horas.

Se não houver soro antielapídico imediatamente disponível e o paciente apresentar insuficiência respiratória, o paciente tem indicação de receber neostigmina. Aplicar neostigmina EV, 0,05 mg/kg em crianças ou até no máximo 2-5 mg no adulto. Cada ampola de neostigmina deve ser precedida de 0,01-0,02 mg/kg de atropina (0,25 mg de atropina para cada 0,5 mg de neostigmina). Deve-se observar um aumento de pelo menos 20 bpm na frequência cardíaca (FC). Depois continuar com neostigmina (repetir a mesma dose) a cada 4 horas até a infusão do soro antielapídico. A Tabela 4 mostra um comparativo das manifestações, complicações e soroterapia dos quatro tipos de acidentes ofídicos.

Serpentes não peçonhentas

As picadas de serpentes não peçonhentas resultam em traumatismo local. Podem ser responsáveis a cobra-verde (*Phylodrias*) e *Clelia* (muçurana). O trauma local pode levar a edema, dor e equimose. Não há necessidade de soro antiofídico.

ACIDENTES ESCORPIÔNICOS

No Brasil são espécies de importância médica: *Tityus serrulatus* (escorpião amarelo) distribuído da Bahia até o Paraná e adaptado ao meio urbano; *T. bahiensis* (escorpião marrom) presente em todo o país, exceto região Norte; e *T. stigmurus*, espécie mais comum do Nordeste. Na Amazônia ainda se encontra o *T. cambridgei* e o *T. metuendus*. A maioria dos casos graves decorre de picada do *T. serrulatus*.

O veneno atua em canais de sódio, provocando despolarização e liberação importante de neurotransmissores (catecolaminas, acetilcolina e outros). A maioria dos acidentes é leve, e os quadros graves ocorrem em crianças e idosos.

A principal manifestação local é a dor que se instala quase imediatamente. Pode estar acompanhada de parestesia, eritema e sudorese ao redor da picada. Pode durar 24 horas, mas é mais intensa nas primeiras horas.

Acidentes moderados se apresentam com dor intensa local, sudorese, náusea, vômitos, taquicardia, taquipneia e hipertensão.

Acidentes graves apresentam, além dos sintomas já descritos, manifestações neurológicas, miose ou midríase, priapismo, aumento de secreções (sudorese profusa, vômitos incoercíveis e rinorreia e lacrimejamento), agitação ou exaustão, bradicardia, insuficiência cardíaca, edema agudo de pulmão, choque, convulsões e coma. Autópsias de óbitos por acidente escorpiônico revelam edema cerebral, edema pulmonar alveolar, edema intersticial miocárdico com infiltrado inflamatório. O veneno escorpiônico também pode induzir hiperglicemia, glicogenólise, leucocitose e hipocalemia. Além disso, pode provocar miocardite com alteração de segmento e elevação de troponina. Um estudo com 84 pacientes levanta a hipótese de que o valor inicial de troponina tem valor prognóstico, e os pacientes com maior troponina tiveram maior morbimortalidade.

Deve-se solicitar hemograma, glicemia, potássio, sódio, amilase, creatinoquinase e eletrocardiograma. Em casos graves, solicita-se troponina e ecocardiograma. No eletrocardiograma, pode haver bradicardia, taquicardia, extrassistolia, inversão de onda T, presença de onda U proeminente, onda Q, infra ou supradesnivelamento do segmento ST. O ecocardiograma mostra hipocinesia difusa, que em geral é transitória.

Acidentes leves podem ser tratados com anestesia local com lidocaína e observados por 4 a 6 horas.

Acidentes moderados têm indicação de 2 a 3 ampolas de soro antiveneno (especialmente em crianças) e acidentes graves devem receber 4 a 6 ampolas. Ambos devem ser monitorizados por pelo menos 24-48 horas.

ACIDENTE ARACNÍDICO

As picadas de aranhas são um evento médico raro. A preocupação particular é principalmente com as lesões necróticas que podem ser causadas por essas picadas, mas, exceto pelas aranhas do gênero *Loxosceles*, esse tipo de lesão não ocorre. O diagnóstico de picada de aranha é usualmente clínico, baseado na história do paciente de ter recebido uma picada de inseto identificado como aranha. Essa identificação é mais bem realizada se a aranha for capturada. Na maioria dos casos, a identificação é realizada pelo próprio paciente. Raramente o diagnóstico laboratorial é disponível para estes casos.

As reações locais são usualmente similares às de uma picada por abelha, com aparecimento de hiperemia e nodulação no local da picada após alguns minutos; em raros casos podemos ter dramáticas lesões necróticas.

Existem cerca de 41.000 espécies de aranha e todas produzem uma espécie de veneno em suas

▷ **TABELA 4** Resumo geral comparativo do acidente ofídico

Acidentes ofídicos	Principais ações	Manifestações clínicas	Exames laboratoriais	Soroterapia	Número de ampolas	Principais complicações
Botrópico (jararaca)	Proteolítica Coagulante Hemorrágica	Local: dor, edema, equimose Sistêmico: gengivorragia, epistaxe, hemorragia digestiva e hematúria	HMG, TP, TTPA, urina de rotina, Cr, Ur, eletrólitos	Soro antibotrópico (SAB) Na falta do SAB, soro antibotrópico-crotálico (SABC) ou antibotrópico--laquético (SABL)	Leve 2-4 Moderado 4-8 Grave 8-12	Abscesso Necrose Síndrome compartimental Insuficiência renal aguda
Crotálico (cascavel)	Neurotóxica Miotóxica Coagulante	Local: dor e edema são discretos Sistêmico: fácies miastênica com ptose palpebral, dores musculares generalizadas e mioglobinúria/ hematúria, gengivorragia e outros sangramentos discretos	HMG, TP, TTPA, urina de rotina, Cr, Ur, eletrólitos CK, LDH, TGO e TGP	Soro anticrotálico (SAC) Na falta do SAC, soro antibotrópico-crotálico (SABC)	Leve 5 Moderado 10 Grave 20	Insuficiência renal aguda
Laquético (surucucu)	Proteolítica Coagulante Hemorrágica Neurotóxica	Local: dor, edema, equimose Sistêmico: manifestações vagais (bradicardia, hipotensão, diarreia), sangramentos	HMG, TP, TTPA, urina de rotina, Cr, Ur, eletrólitos ECG seriado	Soro antilaquético (SAL) Soro antibotrópico-laquético (SABL)	Todo acidente é grave: 12 a 20 ampolas	Choque Hipotensão tardia Trombose mesentérica Acidente vascular cerebral
Elapídico (coral)	Neurotóxica	Local: dor discreta, parestesia Sistêmica: náuseas, vômitos, sudorese, ptose palpebral, fácies miastênica, dificuldade de deglutição, paralisia muscular e respiratória	Não há exames específicos, solicitar exames gerais conforme quadro clínico	Soro antielapídico (SAE) Na ausência do soro e manifestação da insuficiência respiratória à neostigmina precedida de atropina	Todo acidente é grave: 5 a 10 ampolas	Insuficiência respiratória

quelíceras, na maior parte dos casos inofensivo para humanos. Assim, muito poucas espécies têm alguma relevância do ponto de vista médico. As aranhas caranguejeiras, por exemplo, são conhecidas por atingirem grandes dimensões, entretanto, na maioria das vezes possuem um tipo de veneno com pouca relevância para o ser humano.

No Brasil são três gêneros de aranha com relevância médica: *Phoneutria*, *Loxosceles* e *Latrodectus*.

Acidentes por *Phoneutria*

As aranhas do gênero *Phoneutria* são conhecidas como aranhas armadeiras, e seu veneno tem ação neurotóxica, com liberação de adrenalina e acetilcolina, causando manifestações de sistema nervoso central simpático e parassimpático.

Picadas por esse tipo de aranha ocorrem principalmente na América do Sul e na Costa Rica, sendo descritos milhares de eventos no Brasil anualmente. São aranhas noturnas e solitárias e só ocasionalmente entram em domicílios; quando isso ocorre, assumem postura agressiva característica, o que lhes dá o nome popular.

As picadas causam dor local imediata com diaforese localizada, piloereção e eritema. A dor apresenta irradiação proximal e, na maioria dos casos, os sintomas se limitam ao quadro doloroso. Entretanto, uma série de quase 500 casos descreveu taquicardia e sensação de inquietude. Os sintomas sistêmicos incluem náuseas, vômitos e tonturas, salivação, alterações visuais e priapismo.

Na maioria dos casos, apenas tratamento sintomático é necessário com aplicação de compressas quentes, opioides e sedativos conforme necessidade e uso de anestésicos locais.

O soro (Tabela 5) só é indicado em casos mais graves com manifestações autonômicas, sendo utilizado em cerca de 2% das picadas por esse tipo de aranha. O soro é usado por 3 horas e a recuperação é completa em usualmente 24 horas.

Acidente por *Loxosceles*

As aranhas deste gênero são também denominadas aranhas reclusas ou aranhas marrons e seu veneno tem atividade proteolítica e hemolítica. Existem mais de 100 espécies de distribuição mundial, mas

▷ **TABELA 5** Número de ampolas de soro antiaracnídico de acordo com a gravidade do paciente

Classificação	Manifestação	Soro
Phoneutria		
Leve	Dor local	–
Moderado	Acima + sudorese/vômitos, agitação, HAS	2-4 ampolas
Grave	Acima + sudorese profusa, vômitos intensos, priapismo, convulsões, coma, insuficiência cardíaca, bradicardia, choque e edema pulmonar agudo	5-10 ampolas
Loxosceles		
Leve	Sinais/sintomas locais incaracterísticos/sugestivo. Sem alterações laboratoriais	–
Moderado	Lesão com *rash* ou < 3 cm. Sem alterações laboratoriais	5 ampolas
Grave	Lesão > 3 cm, evidência de hemólise	5 ampolas (forma cutânea) 10 ampolas (forma cutaneovisceral)
Latrodectus		
Leve	Dor local, edema local discreto	–
Moderado	Dor nos membros inferiores. Parestesia em membros. Tremores e contraturas	1 ampola
Grave	Sudorese generalizada. Ansiedade/agitação. Mialgia. Dificuldade de deambulação. Cefaleia e tontura. Hipertermia. Taquicardia/bradicardia. Hipertensão arterial. Taquipneia/dispneia. Náuseas e vômitos. Priapismo. Retenção urinária. Fáscies latrodectísmica (contratura facial e trismo dos masseteres)	1 a 2 ampolas

HAS: hipertensão arterial sistêmica.

a maioria delas se encontra na América do Sul. São aranhas de hábito predominantemente noturno, encontradas em lugares secos e escuros, sob pedras ou madeira; essas espécies podem se adaptar ao ambiente doméstico e se esconder em roupas, móveis e lençóis. São aranhas marrons, de características difíceis de diferenciar em relação a outras espécies de aranhas, mas que apresentam 6 olhos, com um par na frente e dois pares laterais, ao contrário dos oito olhos usuais divididos em 2 fileiras.

A patogênese de suas manifestações clínicas não é completamente conhecida, mas parecem ser importantes componentes da família das fosfolipases D, que são envolvidas principalmente na necrose cutânea. A injeção do veneno loxoscélico inicia uma reação inflamatória e também tem ação direta hemolítica e leva a ativação e agregação plaquetária, podendo causar trombose na microcirculação com isquemia local e consequentes necrose tecidual e dor intensa. A presença de hialuronidase no veneno loxoscélico aumenta o potencial da lesão tecidual.

As mulheres são um pouco mais afetadas que os homens por essas picadas e elas ocorrem sobretudo nos meses de temperatura quente. Essas aranhas raramente picam espontaneamente seres humanos; isso ocorre em geral quando são atacadas ou como última linha de defesa.

O veneno da *Loxosceles* possui ação hemolítica, coagulante e dermonecrótica. De início, a picada é pouco dolorosa e passa despercebida em grande número de casos; eventualmente pode ocorrer uma sensação de queimação local. Além disso, poucos pacientes capturam a aranha, o que dificulta a identificação, que ocorre em menos de 60% dos casos. A dor tipicamente apresenta um aumento progressivo nas próximas 2 a 8 horas e pode se tornar severa; a aparência inicial da lesão é de uma pápula avermelhada, e alguns pacientes podem apresentar *rash* urticariforme associado.

Muitas vezes os sintomas são frustros ou não relatados a serviços médicos, o que torna difícil saber qual é o verdadeiro número de casos assintomáticos ou oligossintomáticos dessas picadas. Alguma forma de necrose cutânea ocorre na maioria das picadas sintomáticas por aranhas do gênero *Loxosceles*. Manifestações sistêmicas, por sua vez, ocorrem em cerca de 10% dos casos e anemia hemolítica também ocorre em 10% dos casos.

O loxoscelismo cutâneo se manifesta inicialmente por dor discreta e eritema, que muitas vezes pode ser confundido com celulite e usualmente causa extenso envolvimento cutâneo com necrose cutânea e ulceração. A evolução lenta faz com que o diagnóstico da lesão ocorra de 12 a 24 horas após a picada, com aparecimento de equimoses e bolhas hemorrágicas.

A necrose cutânea, por sua vez, costuma aparecer cerca de 72 horas após a picada, podendo ocorrer necrose de tecidos profundos em até metade dos casos, mas infecção secundária é incomum, mesmo em casos de envolvimento cutâneo extenso. Alguns pacientes podem apresentar uma variante edematosa, principalmente em picadas de face com extenso edema e eritema, mas pouca necrose.

As manifestações sistêmicas são menos comuns e incluem hemólise intravascular como característica principal. A apresentação típica inclui febre, mal-estar, mialgias, vômitos, cefaleia e *rash*, com ou sem história de picada. Os níveis de hemoglobina apresentam queda progressiva em período de 7 a 14 dias, podendo chegar a níveis de 5 a 8 g/dL. A hemólise, apesar de intravascular, é consistente com o processo autoimune, ocorrendo teste de Coombs direto positivo. Insuficiência renal aguda pode ocorrer, mas é incomum, sendo associada com prognóstico muito ruim.

A coagulação intravascular disseminada (CIVD) é frequentemente descrita como sintoma comum ao loxoscelismo, embora a evidência de sua ocorrência seja pequena. Alguns pacientes evoluem com trombocitopenia e aumento dos tempos de coagulação, mas raramente preenchendo os critérios diagnósticos para CIVD. Rabdomiólise é descrita no loxoscelismo, mas na maioria dos casos se apresenta com pequenos aumentos de CPK.

A presença de lesões cutâneas, sintomas sistêmicos inespecíficos e história de picada de aranha é considerada suficiente para o diagnóstico de loxoscelismo. Apesar disso, deve-se lembrar que o diagnóstico de loxoscelismo em lesões cutâneas necróticas tende a ser superestimado. Na presença de lesões cutâneas necróticas pode-se levantar a suspeita de picada de aranha, mas esta é uma causa infrequente e os pacientes devem ser orientados neste sentido, para evitar ansiedade.

Existem vários tratamentos propostos para o loxoscelismo, como corticosteroides, antídotos e anti-histamínicos, entre outras opções, embora exista pouca evidência que dê suporte para seu uso.

O benefício do soro antiloxosceles parece se limitar ao uso nas primeiras 4 horas, embora alguns estudos sugiram benefício em até 36-48 horas (Tabela 4). O Ministério da Saúde recomenda seu uso em casos de lesões cutâneas extensas, usualmente associado a glicocorticoides. A dose de prednisona recomendada é de 40-80 mg ao dia ou 1 mg/kg por 5 dias. Um estudo sugeriu benefício com o uso de dapsona, embora não seja recomendada rotineiramente. A dose de soro específico é de 5 ampolas de soro antiloxosceles em casos sem hemólise e 10 ampolas de soro antiloxosceles no caso de hemólise associada.

Acidente latrodético

Existem pelo menos 30 espécies diferentes da viúva negra. A sua epidemiologia é diferente, dependendo da localização mundial. Na América do Sul, são mais frequentes picadas em trabalhadores rurais quando em ambientes externos. A maioria dessas aranhas tem uma aparência negra brilhante com marcas vermelhas pelo corpo. Suas picadas caracteristicamente produzem alterações sensoriais no local da picada, o sistema nervoso autônomo é envolvido com liberação de neuromediadores, podendo ocorrer contratura facial e trismo, retenção urinária, hipertensão arterial, taquicardia ou bradicardia.

Os pacientes, na sua apresentação no serviço de emergência, têm tipicamente uma história de atividade de risco para ocorrer a picada nas últimas 8 horas. Cerca de 75% das picadas ocorrem nas extremidades, em particular nos membros inferiores.

A dor é uma manifestação universalmente presente nas picadas desse gênero, e costuma ocorrer no local da picada com irradiação para dorso, tórax e região abdominal. O seu aparecimento é gradual, com piora progressiva em períodos de horas a dias, e a irradiação da dor em membro para a região superior dele é uma apresentação típica. Em pacientes com manifestações sistêmicas, a mialgia é a mais comum entre elas.

A diaforese é outra manifestação característica e pode ocorrer em apresentações atípicas. Sugere o latrodectismo diaforese apenas no local da picada ou diaforese abaixo dos joelhos ou assimétrica. Outro achado relativamente específico é o aparecimento de dor abdominal grave ou rigidez de parede abdominal.

Manifestações sistêmicas, por sua vez, ocorrem em um terço dos pacientes com sintomas inespecíficos, como náuseas, vômitos e cefaleia na maioria dos casos. Fasciculações musculares e paralisia local podem ocorrer. A lesão miocárdica é rara e nesse caso pode ocorrer alteração de marcadores cardíacos. O priapismo é outra manifestação rara.

Os sinais vitais estão dentro dos parâmetros de normalidade em 70% dos pacientes; nos casos graves a presença de rigidez muscular intermitente ocorre em 60% dos pacientes.

Em pacientes com manifestações apenas locais, são recomendados apenas os cuidados locais de limpeza e profilaxia antitetânica se necessário. Vários tratamentos foram propostos, incluindo analgésicos, antieméticos, benzodiazepínicos, magnésio e cálcio. Existe pouca evidência de qualidade para validar o uso das diferentes medicações citadas, mas analgésicos, sobretudo opioides, são utilizados frequentemente.

Os benzodiazepínicos podem ser utilizados em casos de fasciculações ou espasmos musculares. A evidência para o uso de soro específico nesses pacientes é insuficiente para indicar a sua utilização.

Constitui uma exceção entre todos os soros antivenenos, pois deve ser aplicados via intramuscular. O tratamento é de 1 ampola IM em casos de acometimento moderado e 1 a 2 ampolas IM em casos de acometimento grave (Tabela 4).

OUTROS ANIMAIS PEÇONHENTOS

Acidente por abelhas

Espécies *Hymenoptera* que atacam humanos incluem abelhas e mamangavas, vespa amarela, vespão, marimbondo e formigas. A maioria das pessoas tem apenas reação local. Os desfechos graves ocorrem por reação alérgica ou ataque maciço. A reação alérgica ao veneno tem risco de reações sistêmicas graves – seja aguda como anafilaxia ou tardia como doença do soro. São relatados 30-40 óbitos por acidente por abelhas anualmente no Brasil.

Não há necessidade de vacinação contra tétano após picadas.

Em geral, essas espécies picam em autodefesa ou para proteger sua colmeia ou ninho. A remoção imediata do ferrão pode reduzir a infusão de veneno. Alguns minutos depois, já não fará diferença em termos de evitar a infusão do veneno. Depois, deve ser removido através de raspagem (não pinçar a porção posterior do ferrão, evitando inocular mais veneno), pois pode ser sítio de infecção ou reação de corpo estranho.

A reação local em geral é leve e transitória com eritema, dor e edema de 1-5 cm que se inicia em minutos e melhora após algumas horas. Um em cada dez pacientes desenvolve reação desproporcional eritematosa e edematosa (tipicamente de 10 cm de diâmetro) que aumenta gradualmente em um a dois dias. A resolução ocorre em cinco a dez dias. Compressas frias podem ajudar. Se for em extremidade, esta deve ser mantida elevada. Prednisona 40-60 mg em dose única ou tratamento curto de 2 a 5 dias pode ajudar. O prurido pode responder a anti-histamínicos. Se após 48 horas o quadro continuar piorando, sugere infecção secundária.

Em caso de acidente maciço (30-50 picadas em crianças e 300 picadas no adulto), a composição do veneno passa a ter importância. Inclui fosfolipases A2 e melitina, que representam 75% dos constituintes do veneno. Outras frações são responsáveis por ações bloqueadoras neuromusculares e que podem provocar paralisia respiratória e hemólise, principalmente a apamina. O veneno contém também um cardiopeptídeo com ação semelhante à de drogas beta-adrenérgicas com propriedades antiarrítmicas. Possui também um peptídeo degranulador de mastócitos responsável pela liberação de histamina e serotonina.

O veneno provoca hemólise intravascular, insuficiência renal aguda, oligúria/anúria, torpor, coma, distúrbios hidroeletrolíticos e acidobásicos graves. Reações tardias, como encefalite, artralgias e febre semelhante à doença do soro ocorrem, mas são raras. Creatinofosfoquinase (CPK), desidrogenase láctica (LDH), aldolase e transaminases aumentadas sugerem envenenamento grave. Exame de urina de rotina pode mostrar sinais de comprometimento renal.

O tratamento é de suporte, incluindo proteção de via aérea e respiração – até intubação orotraqueal se necessário. Pode haver benefício com o uso de corticoide e anti-histamínicos. A insuficiência renal pode evoluir para diálise.

O soro antiapílico está iniciando estudo fase III (estudo APIS) na CEVAP/UNESP. O protocolo do estudo especifica duas ampolas de soro para 5 a 200 picadas; seis ampolas de veneno para 201-600 picadas; e 10 ampolas para mais de 600 picadas.

O tratamento adjuvante recomendado é hidratação e inotrópicos para manter pressão acima de 90 × 60 mmHg. Monitorar CPK para rabdomiólise (níveis de CPK acima de 5.000 U/L). Atentar para função renal; oligúria e anúria são indicações de diálise. Corrigir distúrbios hidroeletrolíticos.

Os sintomas podem ser combatidos com anti-histamínico e corticoide. Adrenalina subcutânea deve ser usada para tratamento de anafilaxia. Atentar para controle da dor e evolução para broncoespasmo. Usar permanganato de potássio 1:40.000 para antissepsia da pele. Para retirar os ferrões pode-se usar pinça hemostática (Halsted) aplicada rente à pele para evitar a inoculação de veneno.

Acidente por lagartas (*Lonomia*)

A penetração de cerdas de lagartas (lepidópteros) na pele inocula toxinas, provocando o envenenamento pelo gênero *Lonomia*. Têm importância médica os acidentes causados por insetos pertencentes à ordem *Lepidoptera*, na sua forma larvária. Nomes populares incluem taturana, oruga, ruga, lagarta-de-fogo, e apresentam grande variedade morfológica.

A família *Megalopygidae* (megalopigídeos) possui cerdas pontiagudas, curtas e que contêm as glândulas de veneno, no meio de outras cerdas longas, coloridas e inofensivas. A família *Saturniidae* (saturnídeos) tem "espinhos" ramificados e pontiagudos de aspecto arbóreo, mimetizando as plantas que habitam. O gênero *Lonomia* é um saturnídeo, cujo veneno tem efeito hemorrágico.

As larvas têm hábitos noturnos e estão em todo o país. Os megalopigídeos são solitários, ao contrário dos saturnídeos. O veneno é composto por fosfolipases A2, achelase, lonomina e serina-proteases. O veneno causa dor, edema, uma coagulopatia consumptiva consumindo fibrinogênio e hemólise intravascular.

Localmente haverá dor em queimação, irradiação, eritema, edema e adenomegalia dolorosa. Raramente pode haver bolhas e necrose cutânea. Os sintomas regridem em 24 horas. Sistemicamente pode haver queixas inespecíficas como cefaleia, mal-estar, náuseas e dor abdominal, além de sangramentos como gengivorragia, equimoses, epistaxe, hematúria, hematêmese e hemoptise. Acidentes graves evoluem com insuficiência renal aguda e hemorragia intracraniana.

Metade dos pacientes expostos ao veneno de *Lonomia* apresenta distúrbio na coagulação sanguínea, com ou sem hemorragia. A reversão de alterações de exames de coagulação ocorre após 24 horas da administração do antiveneno específico. Normalmente, não há alteração na contagem de plaquetas. Rebaixamento de nível de consciência deve ser investigado com imagem de crânio (suspeita de sangramento).

O tratamento é sintomático com compressas frias. Lidocaína a 2% próximo à lesão pode ajudar.

Em acidentes moderados com alterações de coagulograma (sangramento no máximo de pele ou mucosa) ou graves com manifestações hemorrágicas em vísceras ou complicações com risco de morte, o paciente deve ficar em repouso e deve receber o soro específico. Acidentes moderados têm indicação de 5 ampolas de soro antilonômico e acidentes graves têm indicação de 10 ampolas.

Acidentes por cnidários

Os animais pertencentes ao filo *Cnidaria* são invertebrados que flutuam em água salgada e possuem tentáculos longos que se desconectam facilmente. Seus tentáculos agrupam as células de defesa denominadas cnidoblastos, que por sua vez são portadoras dos nematocistos. Estes últimos são pequenas organelas que descarregam rapidamente seu veneno quando em contato com a pele da vítima. As principais classes são desse filo são: *Scyphozoa* (medusas e água-viva) e *Hydrozoa* (caravela-portuguesa).

As espécies de cnidários são encontradas em águas costeiras quentes e frias em todo o mundo, dentre as quais citamos Rússia, Japão, Brasil, Uruguai, Argentina, Estados Unidos e Austrália, sendo a maioria dos acidentes com efeito tóxico semelhante. As águas-vivas afetam cerca de 150 milhões de pessoas anualmente. Como exemplo, aproximadamente 500.000 casos de envenenamento ocorrem anualmente na costa leste dos Estados Unidos.

O veneno dos cnidários é uma mistura complexa de enzimas que incluem toxinas citolíticas formadoras e neurotoxinas com atividade nos canais rápidos de sódio e de potássio. A apresentação clínica de um paciente com acidente por cnidários varia de acordo com a espécie, o tempo de exposição, a área de pele exposta e o tipo de tratamento administrado no momento da exposição.

A maioria dos envenenamentos de medusas causa sintomas locais limitados a dor e inchaço no local da inoculação. Com o envenenamento local, os pacientes geralmente não veem a água-viva ou o tentáculo, mas sentem dor imediata no momento da picada. Lesões urticariformes lineares, vermelhas, geralmente se desenvolvem poucos minutos depois (Figura 4).

As lesões costumam queimar intensamente e podem causar prurido. Os achados cutâneos incluem "pegadas de tentáculos" e, menos comumente, vesículas e equimose. Em alguns casos, as erupções papulares urticariformes podem ocorrer de 7 a 14 dias depois e podem ser intensamente pruriginosas. As lesões geralmente remitem em 10 dias, embora possam persistir ocasionalmente por semanas.

Dentre as reações sistêmicas que podem ocorrer, destaca-se a anafilaxia, que raramente ocorre após picadas de água-viva e normalmente se apresenta com edema da mucosa oral, sibilância, urticária generalizada e choque distributivo. O manejo de pacientes com anafilaxia está descrito em outro capítulo deste livro. Alguns casos mais raros podem se apresentar com dor severa, hipertensão, taquicardia, agitação, sudorese e edema pulmonar algumas horas após o contato com os cnidários.

O manejo inicial sugerido na cena é que a vítima seja submetida a um enxágue do local da picada com água do mar e tratamento da dor com imersão em água quente ou aplicação de compressas quentes em vez de irrigação com vinagre ou terapia fria. Ao usar imersão em água quente, a temperatura da água deve ser de 40 a 45°C e deve ser aplicada por imersão de um membro ou por banho quente por aproximadamente 20 minutos. Se um termômetro não estiver disponível, use a temperatura da água mais quente que pode ser tolerada pelo socorrista ou pelo paciente alerta em um membro não afetado.

Se a água quente não estiver disponível, o socorrista deve aplicar uma bolsa fria ou gelo em um saco plástico seco na picada. Para os acidentes com a caravela-portuguesa, alguns especialistas aconselham a irrigação do local da picada com vinagre para inativar os nematocistos, seguida pela remoção dos tentáculos, que envolve borrifar o local com creme de barbear e, em seguida, usar um objeto plástico fino (como um cartão de crédito) para raspá-los. Com essa abordagem, o creme de barbear é postulado para agir como uma barreira física para que os nematocistos não toquem na pele novamente.

O tratamento intra-hospitalar baseia-se essencialmente no suporte clínico.

TRATAMENTO DE REAÇÕES AO SORO HETERÓLOGO

A doença do soro pode ocorrer 1 a 4 semanas após a infusão do soro. Caracteriza-se por febre, linfadenopatia, erupções cutâneas e artralgias. Casos leves necessitam apenas de anti-histamínicos e anti-inflamatório não esteroidal. Em casos graves, o

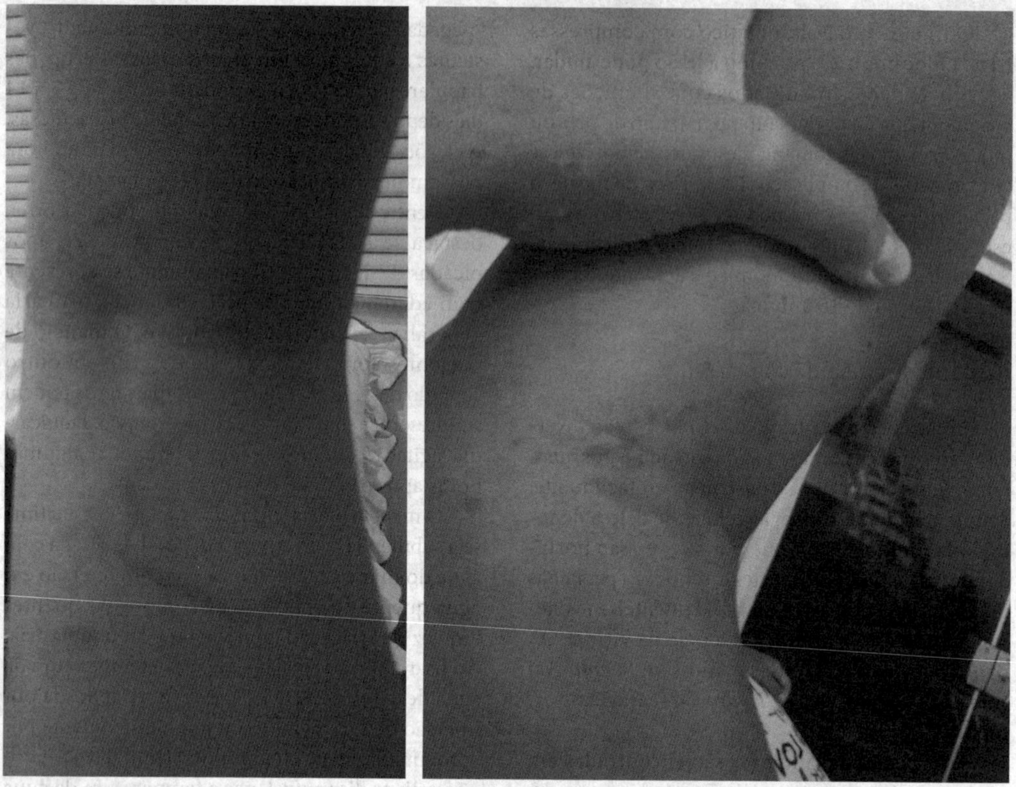

▷ FIGURA 4 Lesões urticariformes lineares por acidente com cnidários. Fotos cedidas pela Dra. Clarissa Vasconcellos de Souza.

tratamento recomendado é prednisona, iniciando com 60 mg e diminuindo aos poucos durante duas semanas.

O tratamento de reações ao próprio soro heterólogo depende da intensidade dos sintomas. Reações leves como náuseas e vômitos resolvem-se com a interrupção temporária da infusão do soro e reinício em ritmo mais lento.

Caso o paciente apresente hipotensão ou broncoespasmo, deve-se interromper a infusão do soro. O paciente deve receber 0,3 mg SC de adrenalina (0,01 mg/kg em crianças, máximo de 0,3 mg). Além disso, infusão rápida de volume e avaliação de via aérea e respiração. Em casos refratários, começar infusão de adrenalina 5-10 µg/kg e titular conforme resposta.

LITERATURA RECOMENDADA

1. Ahmed SM, Ahmed M, Nadeem A, Mahajan J, Choudhary A, Pal J. Emergency treatment of a snake bite: Pearls from literature. J Emerg Trauma Shock. 2008;1(2):97-105.
2. Andrade JG, Pinto RNL, Andrade ALSS, Martelli CMT, Zicker F. Estudo bacteriológico de abscessos causados por picada de serpentes do genero bothrops. Revista do Instituto de Medicina Tropical de São Paulo. 1989;31(6):363-7.
3. Avau B, Borra V, Vandekerckhove P, De Buck E. The treatment of snake bites in a first aid setting: a systematic review. PLoS Negl Trop Dis. 2016;10(10):e0005079.
4. Barbosa AN, Boyer L, Chippaux JP, Medolago NB, Caramori CA, Paixao AG, et al. A clinical trial protocol to treat massive Africanized honeybee (Apis mellifera) attack with a new apilic antivenom. J Venom Anim Toxins Incl Trop Dis. 2017;23:14.
5. Bresolin NL, Carvalho LC, Goes EC, Fernandes R, Barotto AM. Acute renal failure following massive attack by Africanized bee stings. Pediatr Nephrol. 2002;17(8):625-7.
6. Carrijo-Carvalho LC, Chudzinski-Tavassi AM. The venom of the Lonomia caterpillar: an overview. Toxicon. 2007;49(6):741-57.
7. Clissa PB. Otimização da atenuação da toxicidade do veneno crotálico irradiado e estudo de suas propriedades imonológicas. São Paulo: Instituto de Pesquisas Energéticas e Nucleares, Universidade de São Paulo; 1997.
8. Cologna CT, Marcussi S, Giglio JR, Soares AM, Arantes EC. Tityus serrulatus scorpion venom and toxins: an overview. Protein & Peptide Letters. 2009;16:920-32.

9. Cunha EM, Martins OA. Principais compostos químicos presente nos venenos de cobras dos gêneros Bothrops e Crotalus – Uma revisão. Revista Eletrônica de Educação e Ciência. 2012;2(2):21-6.
10. de Silva HA, Pathmeswaran A, Ranasinha CD, Jayamanne S, Samarakoon SB, Hittharage A, et al. Low--dose adrenaline, promethazine, and hydrocortisone in the prevention of acute adverse reactions to antivenom following snakebite: a randomised, double-blind, placebo-controlled trial. PLoS Med. 2011;8(5):e1000435.
11. de Silva HA, Ryan NM, de Silva HJ. Adverse reactions to snake antivenom, and their prevention and treatment. Br J Clin Pharmacol. 2016;81(3):446-52.
12. Dobrachinski L. Avaliação da potencial atividade citotóxica da peçonha de Caudisona durissa terrificus em células mononucleares do sangue periférico humano. Goiânia: Pontifícia Universidade Católica de Goiás; 2012.
13. Fan HW, Marcopito LF, Cardoso JL, Franca FO, Malaque CM, Ferrari RA, et al. Sequential randomised and double blind trial of promethazine prophylaxis against early anaphylactic reactions to antivenom for bothrops snake bites. BMJ. 1999;318(7196):1451-2.
14. Isbister GK, Fan HW. Spider bite. Lancet. 2011;378(9808):2039-47.
15. Jorge MT, Sano-Martins IS, Tomy SC, Castro SC, Ferrari RA, Ribeiro LA, et al. Snakebite by the bushmaster (Lachesis muta) in Brazil: case report and review of the literature. Toxicon. 1997;35(4):545-54.
16. Luciano PM, Silva GEB, Azevedo-Marques MM. Acidente botrópico fatal. Medicina (Ribeirão Preto). 2009;42(1):61-5.
17. Marcus EM, Isbister GK, Danzl DF, Wiley JF. Jellyfish stings. Disponível em: uptodate.com; 2019. Acesso em: 01/11/2020.
18. Michael GC, Thacher TD, Shehu MI. The effect of pre--hospital care for venomous snake bite on outcome in Nigeria. Trans R Soc Trop Med Hyg. 2011;105(2):95-101.
19. Ministério da Saúde. Acidentes por animais peçonhentes – notificações registradas no sistema de informação de agravos de notificação (SINAN) – Brasil. Disponível em: http://tabnet.datasus.gov.br/cgi/tabcgi.exe?sinannet/cnv/animaisbr.def.
20. Morais-Zani K, Serino-Silva C, Galizio NDC, Tasima LJ, Pagotto JF, Rocha M, et al. Does the administration of pilocarpine prior to venom milking influence the composition of Micrurus corallinus venom? J Proteomics. 2018;174:17-27.
21. Nuchprayoon I, Gamer P. Interventions for preventing reactions to snake antivenom (Review). Cochrane Database of Systematic Reviews. 1999(4):1-11.
22. Pinho FMO, Pereira ID. Ofidismo. Revista da Associação Médica Brasileira. 2001;47(1):24-9.
23. Sagarad SV, Thakur BS, Reddy SS, Balasubramanya K, Joshi RM, Kerure SB. Elevated cardiac troponin (cTnI) levels correlate with the clinical and echocardiographic evidences of severe myocarditis in scorpion sting envenomation. J Clin Diagn Res. 2012;6(8):1369-71.
24. Sanz L, Escolano J, Ferretti M, Biscoglio MJ, Rivera E, Crescenti EJ, et al. Snake venomics of the South and Central American Bushmasters. Comparison of the toxin composition of Lachesis muta gathered from proteomic versus transcriptomic analysis. J Proteomics. 2008;71(1):46-60.
25. Sousa LF, Nicolau CA, Peixoto PS, Bernardoni JL, Oliveira SS, Portes-Junior JA, et al. Comparison of phylogeny, venom composition and neutralization by antivenom in diverse species of bothrops complex. PLoS Negl Trop Dis. 2013;7(9):e2442.
26. Swanson DL, Vetter RS, White J. Clinical manifestations and diagnosis of widow spider bites. In: Post TW (ed.). UpToDate. Waltham, MA: UpToDate Inc.; 2022. Acesso 11 março 2022.
27. Vetter RS, Swanson DL. Bites of recluse spiders. In: Post TW (ed.). UpToDate. Waltham, MA: UpToDate Inc.; 2022. Acesso 11 março 2022.

117 Síndrome de abstinência alcoólica

Rodrigo Antonio Brandão Neto

PONTOS IMPORTANTES

- A síndrome de abstinência alcoólica é o conjunto de sinais e sintomas específicos causados pela suspensão abrupta do consumo de álcool em pacientes usuários crônicos.
- Com o uso crônico do álcool, ocorrem alterações no número e na função dos receptores como uma resposta compensatória aos efeitos depressivos do álcool. A interrupção abrupta ou diminuição significativa do uso de álcool desencadeia a síndrome de hiperexcitabilidade que caracteriza a síndrome de abstinência alcoólica.
- Para o diagnóstico da síndrome são necessários história de interrupção da ingestão de álcool e pelo menos mais dois sintomas, incluindo hiperatividade autonômica (taquicardia, sudorese, hipertensão), tremores de mão, insônia, náuseas e vômitos, alucinações visuais, táteis ou auditivas, ansiedade, agitação, crises convulsivas (tônico-clônicas generalizadas).
- *Delirium tremens* é sua manifestação mais grave, ocorre 48 a 96 horas após a última ingestão de álcool e dura, na maioria dos casos, até 3 dias, podendo, em alguns casos, persistir por até 14 dias.
- Deve-se avaliar se existe presença de outras condições associadas, incluindo a encefalopatia de Wernicke-Korsakoff.
- O esteio do tratamento são os benzodiazepínicos. Em pacientes com abstinência leve a moderada, um benzodiazepínico pode ser prescrito por poucos dias; o diazepam, por exemplo, 5 a 10 mg via oral a cada 6/6 ou 8/8 h, com ajustes após as primeiras doses. As doses são rapidamente diminuídas (5 mg ao dia) nos próximos dias até descontinuação.
- Em paciente com abstinência grave, com mais de 20 pontos na classificação CIAW, a via de escolha para o benzodiazepínico é parenteral. Diazepam pode ser iniciado na dose de 5 a 10 mg IV lentamente e, dependendo da resposta, pode-se repetir várias vezes, a cada 15/15 ou 30/30 minutos. O objetivo é deixar o paciente calmo, evitando deixá-lo rebaixado (aumenta o risco de complicações e aspiração). Outra opção é o lorazepam em dose de 2-4 mg IV repetido a cada 15 a 20 minutos conforme a necessidade. O lorazepam pode alternativamente ser utilizado via IM.

INTRODUÇÃO E DEFINIÇÕES

O consumo de bebidas alcoólicas faz parte da maioria das culturas do mundo; no entanto, dependendo de vários fatores, como predisposição genética, experiências ambientais provocativas, contexto social, história farmacológica e outros, o consumo de álcool pode se tornar compulsivo e um comportamento aditivo pode evoluir.

Existem várias maneiras de se definir esse comportamento aditivo ao álcool. Uma das principais é a proposta pelo DSM-V (*Manual Diagnóstico*

Estatístico de Transtornos Mentais, 5ª edição), onde os transtornos relacionados ao consumo de álcool são definidos como sendo a repetição de problemas decorrentes do uso do álcool que levam a prejuízos e/ou sofrimento clinicamente significativo, cuja gravidade varia de acordo com o número de sintomas apresentados na Tabela 1.

Transtornos relacionados ao uso de álcool são uma condição comum que afeta de 8 a 15 milhões de pessoas nos Estados Unidos, com cerca de 500.000 episódios anuais de abstinência alcoólica e cerca de 79.000 mortes anuais relacionadas ao álcool. Esses números podem ser ainda maiores, com estimativas de alcoolismo de 14% em pesquisas em comunidade. Os custos anuais relacionados a complicações geradas pelo álcool chegam a 225 bilhões de dólares. Estudos demonstram que o álcool é responsável por cerca de 3,8% das mortes no mundo, com esses números se aproximando de 6% no Brasil, com o álcool representando cerca de 48% das mortes por cirrose. Segundo dados da OMS, 5,5% dos brasileiros (intervalo de confiança: 3,8-7,3) apresentam problemas relacionados ao álcool, sendo essa taxa de 8% entre os homens (IC: 5,1-10,9) e 3,1% entre as mulheres (IC: 1,3-5.0).

Outras estimativas concluem que o álcool é responsável por:

- 50 a 85% dos homicídios.
- 60% das agressões sexuais.
- 57% das agressões familiares.
- 64% dos incêndios e queimaduras.
- 30 a 50% das mortes no trânsito.
- 39% das ocorrências policiais.
- 20 a 30% dos suicídios.

A síndrome de abstinência alcoólica (SAA) é o conjunto de manifestações causadas pela suspensão abrupta do consumo de álcool em pacientes com uso crônico deste, levando a um conjunto de sinais e sintomas específicos.

Descrições de síndromes de abstinência alcoólica existem desde Hipócrates, que descreveu usuários crônicos de álcool apresentando síndrome caracterizada por ansiedade, rigidez e tremores. William Osler, em 1895, descreveu claramente a relação entre a abstinência de álcool em etilistas crônicos e o desenvolvimento do *delirium tremens*. Em 1935 foi criada a Associação de Alcoólatras Anônimos (AAA) e em 1956 a American Medical Association finalmente se posicionou, considerando o alcoolismo como doença.

▷ **TABELA 1** Critérios para diagnóstico de transtornos relacionados ao uso de álcool (DSM-5)

Um padrão problemático de uso de álcool, levando a comprometimento ou sofrimento clinicamente significativos, manifestado por pelo menos dois dos seguintes critérios, ocorrendo durante um período de 12 meses:
1. Álcool é frequentemente consumido em maiores quantidades ou por um período mais longo do que o pretendido.
2. Existe um desejo persistente ou esforços malsucedidos no sentido de reduzir ou controlar o uso de álcool.
3. Muito tempo é gasto em atividades necessárias para a obtenção de álcool, na utilização de álcool ou na recuperação de seus efeitos.
4. Fissura ou um forte desejo ou necessidade de usar álcool.
5. Uso recorrente de álcool, resultando no fracasso em desempenhar papéis importantes no trabalho, na escola ou em casa.
6. Uso continuado de álcool, apesar de problemas sociais ou interpessoais persistentes ou recorrentes causados ou exacerbados por seus efeitos.
7. Importantes atividades sociais, profissionais ou recreacionais são abandonadas ou reduzidas em virtude do uso de álcool.
8. Uso recorrente de álcool em situações nas quais isso representa perigo para a integridade física.
9. O uso de álcool é mantido apesar da consciência de ter um problema físico ou psicológico persistente ou recorrente que tende a ser causado ou exacerbado pelo álcool.
10. Tolerância, definida por qualquer um dos seguintes aspectos: a. Necessidade de quantidades progressivamente maiores de álcool para alcançar a intoxicação ou o efeito desejado. b. Efeito acentuadamente menor com o uso continuado da mesma quantidade de álcool.

Leve: presença de 2 ou 3 sintomas.
Moderada: presença de 4 ou 5 sintomas.
Grave: presença de 6 ou mais sintomas.

ETIOLOGIA E FISIOPATOLOGIA

A fisiopatologia da síndrome de abstinência alcoólica (SAA) é complexa e não totalmente conhecida. Ocorre provavelmente por um desequilíbrio da liberação e atividade de neurotransmissores e seus receptores.

A ingestão aguda de álcool leva inicialmente a uma liberação de opioides endógenos, causando euforia e reforço para o uso contínuo, seguido por uma ativação dos receptores inibitórios GABA tipo A (que causam efeitos sedativos e ansiolíticos, alteração da coordenação) e inibição dos receptores excitatórios glutamato tipo NMDA (N-metil D-aspartato) (causando sedação, intoxicação e distúrbios cognitivos). Com o uso crônico do álcool, ocorrem alterações no número e na função dos receptores, como uma resposta compensatória aos efeitos depressores do álcool. Assim, há uma diminuição ("*down-regulation*") dos receptores GABA tipo A e um aumento ("*up-regulation*") dos receptores glutamato tipo NMDA.

A retirada abrupta da ingestão de álcool, nesses indivíduos que apresentam essa adaptação crônica, leva a um estado de desequilíbrio entre receptores excitatórios e inibitórios, o que leva ao estado de hiperexcitabilidade característico da síndrome de abstinência alcoólica.

A origem dos sintomas e sinais presentes nos indivíduos com síndrome de abstinência pode ser traçada aos elevados níveis wde liberação de neurotransmissores excitatórios, noradrenalina e dopamina (como evidenciado pelo aumento de catecolaminas detectado nesses pacientes), bem como à hiperatividade de receptores NMDA, identificada como responsável pela liberação aumentada de noradrenalina em cérebros de ratos em modelos experimentais de SAA. Portanto, os principais sintomas são aqueles relacionados à hiperestimulação adrenérgica, como taquicardia, hipertensão, náuseas e vômitos, midríase, tremores pela facilitação da neurotransmissão muscular e febre.

Outro efeito da retirada do álcool é o aumento do hormônio hipotalâmico liberador de cortisol (CRF) com aumento secundário de cortisol e outros hormônios adrenais. Não está bem definido por que alguns pacientes apresentam sintomas muito mais pronunciados que outros, mas a predisposição genética parece desempenhar algum papel. Além disso, o uso sustentado de álcool apresenta maior risco que o uso por curtos períodos. Sintomas de SAA não ocorrem na maior parte da população que bebe álcool ocasionalmente, pois parece ser necessária a manutenção sustentada de níveis séricos de álcool aumentados para ocorrer a abstinência com a suspensão abrupta do consumo.

É necessário atentar para o fato de que os pacientes que entram em SAA com frequência apresentam outras condições associadas, responsáveis pela interrupção do seu consumo habitual de álcool. Essas condições podem incluir trauma craniano, quadros infecciosos, gastrointestinais ou cardiovasculares, entre outras. Além disso, o uso abusivo de álcool pode estar associado a outras complicações como hepatite alcoólica, pancreatite aguda e encefalopatia de Wernicke-Korsakoff.

ACHADOS CLÍNICOS

O principal achado de história é o da cessação ou redução do consumo de álcool. Os sintomas costumam ter início algumas horas após a interrupção do consumo de álcool, mas isso é muito dependente do padrão de consumo prévio. Os estudos de Osler há mais de 100 anos já haviam observado que o uso intermitente de álcool, mesmo quando eventualmente em grandes quantidades, não predispõe ao desenvolvimento da SAA, sendo necessário seu uso continuado.

O diagnóstico da SAA exige uma história de interrupção do uso de álcool e pelo menos dois dos seguintes sintomas:

- Hiperatividade autonômica (evidenciada por taquicardia com frequência cardíaca [FC] > 100 bpm ou sudorese; hipertensão pode ocorrer, mas não é critério).
- Tremores de mão.
- Insônia.
- Náuseas e vômitos.
- Alucinações visuais, táteis ou auditivas.
- Ansiedade.
- Agitação.
- Crises convulsivas (tônico-clônicas generalizadas).

É necessário para o diagnóstico ainda que esses sintomas causem prejuízo funcional, social ou em relação à sua capacidade laboral e que não sejam justificados por outra condição médica.

O aparecimento dos sintomas ocorre usualmente após 6 a 24 horas da última ingesta de álcool, lembrando que o uso de benzodiazepínicos pode retardar o aparecimento da síndrome e que em alguns bebedores pesados, a simples diminuição da ingesta é o suficiente para desencadear sintomas de abstinência. Na maioria dos casos o curso é benigno, com resolução dos sintomas em 2 a 3 dias.

Outros sintomas considerados menores em pacientes com síndrome de abstinência alcoólica incluem tremores, ansiedade, cefaleia, anorexia e palpitações. Podem ainda ocorrer sintomas gastrointestinais como náuseas e vômitos, anorexia e dispepsia que ocorrem por retardo do esvaziamento gástrico associado a aumento da atividade autonômica, além de aumento de temperatura.

As convulsões associadas à síndrome de abstinência ocorrem de 12 a 48 horas após a última ingesta alcoólica, mas podem ocorrer mesmo 2 horas após ingestão alcoólica. Ocorrem na forma de crises tônico-clônicas generalizadas em geral como crise única, embora possam ocorrer até seis crises convulsivas, principalmente em pacientes que não recebem benzodiazepínicos no início do tratamento. Os estudos são controversos quanto à incidência de convulsões na síndrome de abstinência. Algumas séries referem 5% dos pacientes evoluindo com convulsão, outras mostram número entre 15 e 33%. O estado de mal epiléptico em pacientes com síndrome de abstinência alcoólica é extremamente raro.

A alucinose alcoólica é outra manifestação importante e não deve ser considerada como sinônimo de *delirium tremens*. Usualmente ocorre de 12 a 48 horas após a última ingestão de álcool, e não costuma ser associada com a alteração de sensório, importante característica de pacientes com *delirium tremens*. Geralmente são alucinações visuais, mas podem ocorrer também alucinações auditivas e táteis, atingindo até 25% dos pacientes com síndrome de abstinência; a alucinose alcoólica se resolve em 24 a 48 horas de sua instalação.

O *delirium tremens* é a manifestação mais grave da síndrome de abstinência alcoólica, que pode ocorrer dentro de 48 a 96 horas após a última ingesta de álcool e dura na maioria dos casos 3 dias, mas pode persistir por até 14 dias. Suas manifestações incluem:

- Desorientação e confusão mental importantes.
- Extrema agitação com necessidade na maioria dos casos de restrição mecânica.
- Tremores grosseiros.
- Instabilidade autonômica, com taquicardia importante, aumento de pressão arterial (PA) e alterações hidroeletrolíticas.
- Ideação paranoide.
- Acentuada resposta a estímulos externos.
- Alucinações usualmente visuais, mas podem ocorrer outros tipos de alucinações, incluindo até mesmo as auditivas.

Alguns fatores influenciam o aparecimento da síndrome de abstinência alcoólica. Esses fatores são apresentados na Tabela 1. Os principais achados da síndrome de abstinência alcoólica estão resumidos na Tabela 2 e sua relação temporal é demonstrada na Tabela 3.

EXAMES COMPLEMENTARES

O diagnóstico da síndrome é clínico e exige a exclusão de diagnósticos, como infecções, exemplo da meningite, e crise tireotóxica, entre outras condições. Os exames necessários incluem:

- Hemograma.
- Glicemia.
- Ureia, creatinina, sódio, potássio, magnésio, cálcio.
- Enzimas hepáticas.
- Tempo de protrombina.
- Amilase e lipase.
- Eletrocardiograma.
- Radiografia de tórax.
- Urina tipo 1.

▷ **TABELA 2** Fatores de risco para desenvolvimento da síndrome de abstinência alcoólica

▪ Uso sustentado de álcool
▪ História prévia de *delirium tremens* ou de internação prévia por síndrome de abstinência
▪ Idade maior que 30 anos
▪ Presença de doença precipitante
▪ Alcoolemia elevada (raramente disponível no Brasil)
▪ Tempo de última dose de álcool maior que 2 dias
▪ Escore CIW-A > 15 na admissão
▪ Uso prévio de benzodiazepínico
▪ Sexo masculino

▷ **TABELA 3** Manifestações da síndrome de abstinência alcoólica

Síndrome	Achados	Tempo de aparecimento
Sintomas menores	Tremores, ansiedade, cefaleia, anorexia, palpitações	6-36 horas
Crises convulsivas	CTCG em geral únicas ou até 6 episódios	6-48 horas
Alucinose	Visual ou auditiva, mas senso de orientação preservado	12-48 horas
Delirium tremens	*Delirium*, agitação, taquicardia, febre, diaforese, crise hipertensiva	48-96 horas

CTCG: crises tônico-clônicas generalizadas.

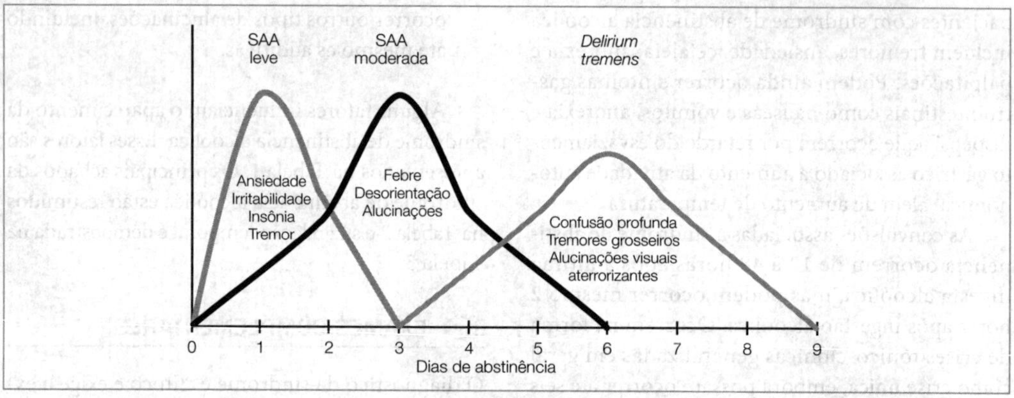

▷ **FIGURA 1** Relação temporal e manifestações da síndrome de abstinência (SAA).

- Dosagem da concentração sérica de álcool (pouco disponível e raramente necessária).
- Gasometria arterial (em casos moderados a graves).
- Creatinofosfoquinase (CPK) (em casos moderados a graves).
- Tomografia computadorizada de crânio.
- Culturas (conforme indicação clínica se suspeita de infecção associada).

A tomografia é indicada apenas em pacientes confusos, com convulsões parciais ou convulsões generalizadas reentrantes, história de trauma cranioencefálico (TCE), déficit neurológico focal no exame físico ou primeiro episódio convulsivo. Outros exames complementares, como coleta de líquido cefalorraquidiano, têm indicação conforme a apresentação clínica.

AVALIAÇÃO

A monitorização próxima e repetida desses pacientes é necessária e o uso de escalas objetivas pode auxiliar o tratamento. Uma das mais utilizadas escalas é a CIWA-Ar (*Revised Clinical Institute Withdrawal Assessment for Alcohol scale),* desenvolvida para avaliar e monitorar a terapêutica dirigida por sintomas nesses pacientes. Essa escala e sua pontuação são descritas na Tabela 4.

DIAGNÓSTICO DIFERENCIAL

O diagnóstico diferencial inclui outros quadros que podem cursar com agitação psicomotora e alteração do estado mental. Nesse caso, quadros de *delirium* e seus potenciais fatores precipitantes, como infecções e alterações metabólicas, são diagnósticos diferenciais obrigatórios.

Hipoglicemia é sempre um diagnóstico obrigatório de se excluir com a glicemia capilar em todos os pacientes com quadros de alteração do nível de consciência.

Os pacientes podem apresentar quadro de alucinações; assim, quadros psiquiátricos devem ser descartados, bem como abstinência por outros tipos de substâncias, como benzodiazepínicos e opioides.

A primeira manifestação da síndrome de abstinência alcoólica pode ser na forma de convulsões; assim, outras potenciais etiologias entram necessariamente no diagnóstico diferencial.

▷ **TABELA 4** Escala CIWA-Ar

Náuseas e vômitos	Distúrbios táteis
0 sem náuseas, sem vômitos	0 nenhum
1 náuseas leves sem vômitos	1 prurido, agulhadas, dormência ou queimação muito leves
2	2 prurido, agulhadas, dormência leves
3	3 prurido, agulhadas, dormência moderados
4 náuseas intermitentes com esforço seco de vômitos	4 alucinações moderadamente graves
5	5 alucinações graves
6	6 alucinações muito graves
7 náuseas constantes, esforço seco de vômito e vômitos frequentes	7 alucinações contínuas
Tremor	**Distúrbios auditivos**
0 sem tremor	0 ausentes
1 não visível, mas pode ser sentido com a ponta dos dedos	1 muito pouco assustadores
2	2 pouco assustadores
3	3 moderadamente assustadores
4 moderado com os braços estendidos	4 alucinações moderadamente graves
5	5 alucinações graves
6	6 alucinações muito graves
7 grave mesmo com os braços não estendidos	7 alucinações contínuas
Sudorese	**Distúrbios visuais**
0 sem sudorese visível	0 nenhum
1 sudorese muito leve, mãos úmidas	1 sensibilidade muito leve
2	2 sensibilidade leve
3	3 sensibilidade moderada
4 gotas de suor visíveis na fronte	4 alucinações moderadamente graves
5	5 alucinações graves
6	6 alucinações muito graves
7 sudorese intensa	7 alucinações contínuas
Ansiedade	**Cefaleia ou cabeça pesada**
0 sem ansiedade	0 ausente
1 ansiedade leve	1 muito leve
2	2 leve
3	3 moderada
4 moderadamente ansioso	4 moderadamente grave
5	5 grave
6	6 muito grave
7 equivalente a estados agudos de pânico	7 extremamente grave
Agitação	**Orientação**
0 atividade normal	0 orientado e pode realizar somas seriadas
1 algo mais que atividade normal	1 não pode realizar somas seriadas ou incerteza sobre a data
2	2 desorientado para data por não mais de dois dias
3	3 desorientado para data por mais de dois dias
4 moderadamente impaciente e incomodado	4 desorientado espacialmente e/ou para pessoas
5	
6	
7 agitação e inquietude extremas	

Classificação:

- Leve: < 15 pontos.
- Moderada: 16-20 pontos.
- Grave: > 20 pontos.

Deve-se lembrar que usualmente a síndrome de abstinência ocorre associada a um fator como infecções, trauma ou outras condições, que interrompem o consumo de álcool ou que predispõem ao aparecimento da síndrome de abstinência. A Tabela 5 resume as principais condições associadas à abstinência alcoólica.

▷ **TABELA 5** Situações associadas com a síndrome de abstinência alcoólica

▪ Trauma (principalmente TCE)
▪ Acidentes vasculares cerebrais
▪ Síndromes coronarianas agudas
▪ Insuficiência cardíaca, insuficiência renal
▪ Infecções
▪ Hepatite alcoólica, pancreatite aguda
▪ Hiperglicemia ou hipoglicemia
▪ Exacerbação aguda de DPOC
▪ Anemia

DPOC: doença pulmonar obstrutiva crônica; TCE: traumatismo cranioencefálico.

A encefalopatia de Wernicke-Korsakoff pode ser uma condição associada, mas também tem de ser considerada como diagnóstico diferencial em todos os pacientes com alteração do estado mental e história de uso abusivo de álcool. A encefalopatia de Wernicke é associada a deficiência de tiamina, sendo caracterizada por confusão mental, ataxia e oftalmoplegia; uma de suas principais causas é o alcoolismo crônico. A tiamina é uma enzima envolvida em múltiplas fases do metabolismo energético e suas necessidades são maiores em momento de maior demanda, como após infusão de glicose. Por esse motivo, pode precipitar-se a encefalopatia de Wernicke em pacientes com história importante de etilismo. Critérios clínicos para seu diagnóstico foram propostos, sendo os critérios de Caine recomendados. Esses critérios estão resumidos na Tabela 6.

▷ **TABELA 6** Critérios de Caine para encefalopatia de Wernicke

▪ Déficit nutricional
▪ Alterações cerebelares
▪ Alterações oculomotoras
▪ Alterações de estado mental ou memória

Obs.: necessita de 2 critérios para diagnóstico.

Além da tríade clássica, outros sintomas da encefalopatia de Wernicke-Korsakoff incluem disfunção vestibular e neuropatia periférica.

TRATAMENTO

Os pacientes idealmente devem ser alocados em local tranquilo e com pouco barulho. Orientação constante pela equipe ajuda o paciente a melhorar mais rapidamente, sendo restrição mecânica necessária na maioria dos pacientes com *delirium tremens*, mas devendo ser evitada quando possível.

Deve-se sempre lembrar que esses pacientes com frequência apresentam desidratação e distúrbios hidroeletrolíticos associados devido a agitação e descarga adrenérgica; assim, a maioria dos pacientes precisa de hidratação vigorosa. A reposição é realizada com salina fisiológica e uma reposição de 1 a 2 litros ao dia é realizada rotineiramente, podendo a necessidade de reposição chegar até 5 litros ao dia.

Em pacientes com suspeita de encefalopatia de Wernicke-Korsakoff deve ser realizada profilaxia com tiamina. A dose de tiamina recomendada é de 100-200 mg IM 1 a 2 vezes ao dia; apesar de a tiamina oral não ser recomendada para tratamento da síndrome de Wernicke, profilaxia em dose de 100 a 300 mg oral ao dia pode ser utilizada.

A reposição de magnésio é controversa. Sabe-se que a hipomagnesemia é frequente em etilistas; seu uso na abstinência alcoólica não teve benefício em um estudo, porém caso seus níveis estejam baixos, a reposição de 1 a 2 g diluídos em 100 mL de salina fisiológica é recomendada. Alguns autores recomendam ainda a reposição de ácido fólico.

O esteio do tratamento são os benzodiazepínicos. Em pacientes com abstinência leve a moderada pelo escore CIAW, um benzodiazepínico pode ser prescrito de horário por poucos dias; o diazepam, por exemplo, 5 a 10 mg via oral a cada 6/6 ou 8/8 horas, com ajustes após as primeiras doses de forma que o tratamento possa ser realizado ambulatorialmente. As doses são rapidamente diminuídas (5 mg ao dia) nos próximos dias até descontinuação da medicação.

Em paciente com abstinência grave, com mais de 20 pontos na classificação CIAW, a via de escolha para o benzodiazepínico é parenteral, com doses iniciais de diazepam de 5 a 10 mg IV lentamente. Dependendo da resposta, pode-se repetir várias vezes, a cada 15/15 minutos ou 30/30 minutos. O objetivo é deixar o paciente calmo, levemente sedado, evitando deixá-lo rebaixado (aumenta o risco de complicações e aspiração). Em pacientes idosos deve-se tomar cuidado com sedação excessiva. Outra opção é o lorazepam em dose de 2-4 mg IV, repetida a cada 15 a 20 minutos, conforme a necessidade. O lorazepam pode alternativamente ser utilizado via IM; o mesmo não é possível com o diazepam. Esquemas com doses fixas orais podem ser utilizados, mas estudos demonstraram que esquemas baseados em sintomas diminuem os sintomas mais rapidamente e utilizam doses muito menores de benzodiazepínicos para controle deles.

Alguns autores recomendam o uso de uma dose inicial maior de benzodizepínico, como 20 mg de diazepam, e repetir a cada 2 horas. Esse esquema diminuiria o risco de convulsões, que ocorrem precocemente na síndrome, mas estudos mostram que esse esquema acaba usando doses maiores e necessita de duração maior de terapia, uma vez que os efeitos dos benzodiazepínicos podem durar horas; assim, essa alternativa de tratamento não é recomendada.

Em pacientes candidatos a tratamento ambulatorial, um esquema sugerido de benzodiazepínicos oral poderia ser:

- Diazepam 20 mg a cada 6 a 12 horas ou oxazepam 30 mg 6/6 horas no D1.
- Diazepam 10 mg 6/6 ou oxazepam 30 mg 8/8 horas no D2.
- Diazepam 10 mg 12/12 horas ou oxapepam 30 mg 12/12 horas no D3.
- Diazepam 10 mg à noite ou oxazepam 30 mg à noite no D4.

Em pacientes com abstinência grave e capazes de ingerir por via oral, pode-se alternativamente iniciar com lorazepam (1 a 4 mg) ou diazepam (5 a 10 mg) de 1/1 hora e espaçamento progressivo das doses, de acordo com as reavaliações.

Em pacientes com *delirium tremens*, o uso de benzodiazepínicos pode não ser suficiente para sedar o paciente. Pode ser necessário o uso de midazolam endovenoso contínuo, com dose inicial de 5 mg em *bolus* e depois 2 mg por hora com adequação da dose. É necessária nesses casos a monitorização respiratória intensiva.

Os neurolépticos, apesar de diminuírem o limiar convulsivo, podem ser usados em associação com os benzodiazepínicos em pacientes extremamente agitados e com muitas alucinações, especialmente após as primeiras 24 a 48 horas da abstinência, quando diminuem as chances de convulsão. A olanzapina em dose inicial de 10 mg ou o haloperidol em doses de 5 mg IM são opções, e as fenotiazidas devem ser evitadas. Crises convulsivas na síndrome de abstinência alcoólica são geralmente autolimitadas. Benzodiazepínicos, fenobarbital e propofol são opções em pacientes com estado de mal epiléptico. Fenitoína é ineficaz nestes pacientes.

Em *delirium tremens* refratário ao tratamento com benzodiazepínicos, pode-se utilizar o fenobarbital ou principalmente o propofol. O propofol age abrindo os canais de sódio na ausência de GABA e pode antagonizar os efeitos de aminoácidos excitatórios. Esses pacientes precisam nesse caso ser intubados e colocados em ventilação mecânica. Em relação às duas opções:

- Fenobarbital: dose de 120 a 360 mg EV que pode ser repetida a cada 15 a 20 minutos até controle de sintomas. Em um estudo, uma dose única de fenobarbital associado com lorazepam foi relacionada a diminuição de internação em UTI (8% vs. 25%).
- Propofol: doses variando de 5 a 100 μg/kg/min. Apesar de melhorar sintomas, maior tempo em ventilação mecânica.

OUTRAS MEDIDAS PARA O TRATAMENTO

Outras medidas podem ser utilizadas para o tratamento da SAA, entre elas:

- Betabloqueadores: podem reduzir algumas manifestações da abstinência do álcool como taquicardia e tremores. Não há evidências de redução de convulsões e podem piorar *delirium*; não são recomendados de rotina.
- Anticonvulsivantes: não são uma opção rotineira para o tratamento da SAA. Essas medicações não são eficazes para profilaxia de crises convulsivas nesses pacientes; e a difenilhidantoína, em particular, não deve ser utilizada em pacientes com síndrome de abstinência alcoólica. A carbamazepina pode ser utilizada em pacientes com sintomas leves a moderados de abstinência alcoólica em dose de 600 a 800 mg ao dia. Outra opção é a gabapentina iniciada em dose de 300 mg a cada 6 horas, que é descontinuada continuamente em 4 dias.

A Tabela 7 apresenta estas e outras opções para o tratamento da SAA.

▷ **TABELA 7** Outras medicações na síndrome de abstinência alcoólica

Medicação	Uso
Betabloqueadores	Podem reduzir manifestações da abstinência do álcool como taquicardia e tremores, mas pioram *delirium*. Usar apenas se hipertensão ou taquicardia refratários
Anticonvulsivantes	Não indicados para profilaxia de crises convulsivas. A carbamazepina é alternativa aos benzodiazepínicos: iniciar a dose oral com 200-400 mg de 12 em 12 h, podendo chegar a 1.200 a 1.600 mg ao dia
Clonidina ou dexmetomedina	Reduzem manifestações autonômicas, sem indicação de rotina
Etanol parenteral	Melhora sintomas, mas é considerado pouco seguro; não é recomendado seu uso
Barbitúricos	Um estudo apontou eficácia similar à dos benzodiazepínicos; evitados por depressão respiratória.
Baclofeno	Um estudo apresentou benefício; não indicado rotineiramente

INDICAÇÕES DE INTERNAÇÃO, TERAPIA INTENSIVA E SEGUIMENTO

Pacientes com SAA com escore CIWA > 20 pontos têm indicação de internação hospitalar, já os pacientes com pontuação entre 16 e 20 pontos têm a sua indicação de internação hospitalar individualizada.

Pacientes com manifestações associadas graves, em particular *delirium tremens*, têm indicação de internação em UTI. Idade > 40 anos e abstinência grave, condições cardíacas associadas, rabdomiólise, distúrbios hidroeletrolíticos graves, instabilidade hemodinâmica, lesão renal aguda, infecções graves, delirium tremens prévio são condições que devem levar à consideração de alocar o paciente em UTI.

Os pacientes com crise leve devem ser seguidos ambulatorialmente quando em desmame de benzodiazepínicos; e a todos pacientes deve ser oferecido encaminhamento para tratamento de abuso e dependência do álcool.

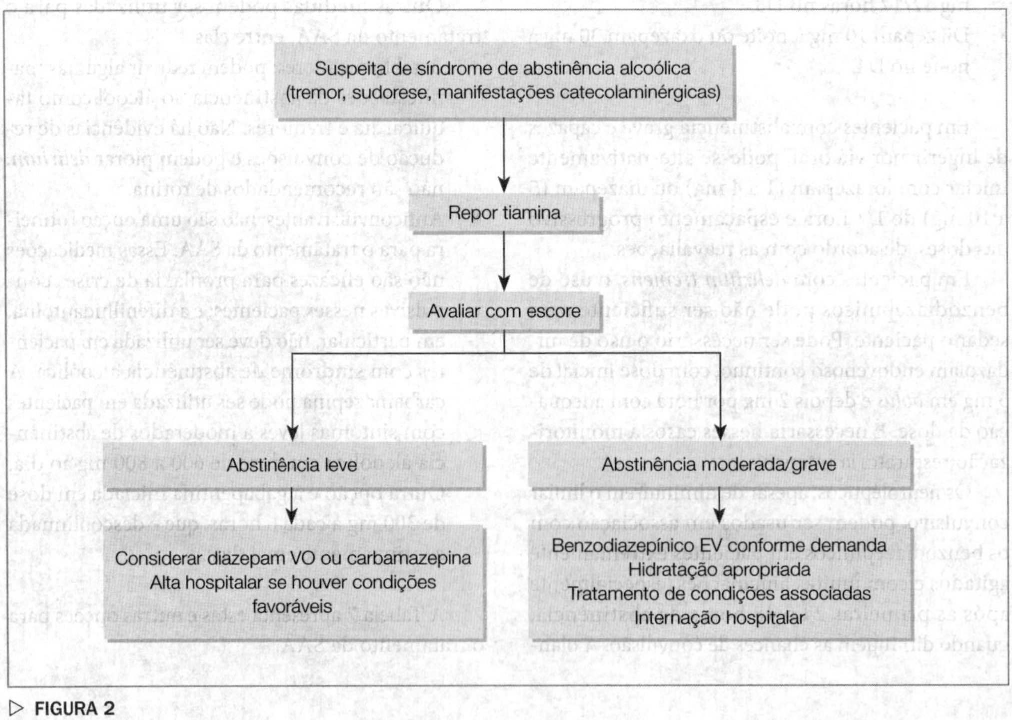

▷ **FIGURA 2**

LITERATURA RECOMENDADA

1. Carlson RW, et al. Alcohol withdrawal syndrome. Crit Care Clin. 2012;549-5=85.
2. Friedman PD. Alcohol use in adults. N Engl J Med. 2013;368:365-73.
3. Hoffman RS, Weinhouse GL. Management of moderate and severe alcohol withdraw syndrome. www.uptodate.com. 2022. Acesso 01 março 2022.
4. Jesse S, et al. Alcohol withdraw syndrome: mechanisms, manifestations and management. Acta Neurol Scand. 2017;135(1):4-16.
5. Kosten TR, O'Connor PG. Management of drug and alcohol withdrawal. N Engl J Med. 2003;348(18):1786-95.
6. Laranejeira R, et al. Consenso sobre a síndrome de abstinência alcoólica. Rev Bras Psiquiatria. 2000;22(2):62-71.
7. Mayo-Smith MF, Beecher LH, Fischer TL, et al. Management of alcohol withdrawal delirium. An evidence--based practice guideline. Arch Intern Med. 2004;164:1405.
8. Rehm J, Mathers C, Popova S, et al. Global burden of disease and injury and economic costs attributable to alcohol use and alcohol-use disorders. Lancet. 2009;373(9682):2223-33.
9. Saitz R. Unhealthy alcohol use. N Engl J Med. 2005;352(6):596-607.

118 Lesões associadas a eletricidade

Rodrigo Antonio Brandão Neto
Rodolfo Affonso Xavier

PONTOS IMPORTANTES

- Acidentes por eletricidade são eventos quase sempre acidentais e evitáveis.
- A maioria dos casos é ocupacional e envolve descargas de baixa voltagem.
- As lesões associadas a eletricidade dependem do trajeto da eletricidade no corpo humano e da resistência de órgãos e tecidos à eletricidade.
- As queimaduras elétricas são as lesões mais comuns, mas podem estar ausentes em até 40% dos pacientes.
- Corrente contínua tem associação importante com assistolia, enquanto lesões por corrente alternada são associadas com fibrilação ventricular.
- No atendimento desses pacientes, a primeira preocupação deve ser com a segurança da cena de atendimento.
- O atendimento inicial utiliza a lógica do atendimento ABCD primário e secundário. A reposição volêmica agressiva pode ser necessária em pacientes com rabdomiólise associada.

INTRODUÇÃO E DEFINIÇÕES

Acidentes com eletricidade eram muito raros até o século XIX, limitando-se aos poucos casos de pessoas vítimas de choques por raios em tempestades. A primeira descrição de uma morte por choque elétrico ocorreu em 1879 em Lyon, quando um carpinteiro apresentou lesão que evoluiu para óbito após exposição a corrente alternada. Com a descoberta e o uso da eletricidade pelo homem, esses eventos se tornaram relativamente comuns. Essas lesões são quase sempre acidentais e, na maioria dos casos, evitáveis. Algumas definições são importantes:

- Choque elétrico: resposta violenta súbita causada pelo fluxo de corrente elétrica através de qualquer parte do corpo ou cabeça.
- Eletrocussão: morte causada por eletricidade.
- Lesão elétrica: dano tecidual produzido pelo fluxo de corrente elétrica através dele.
- Queimaduras elétricas: lesões cutâneas com necrose resultante do fluxo de corrente elétrica através da pele.

EPIDEMIOLOGIA

A verdadeira incidência de acidentes elétricos é desconhecida. Estima-se que a chance de ser atingido por um raio em tempestade na vida seja de 1 em 1 milhão, e a mortalidade desses eventos é de 10 a 30%; na maioria dos casos os óbitos ocorrem na primeira hora devido a arritmias ou insuficiência respiratória, com sequelas graves ocorrendo em pelo menos 70% dos casos. São documentadas cerca de 3.000 admissões por queimaduras causadas por choques elétricos por ano nos Estados Unidos.

No Brasil existem relatos de pelo menos 100 mortes associadas a raios com pelo menos 500 pessoas feridas ao ano, o que representa números muito próximos dos encontrados nos Estados Unidos, com média de 40 a 100 mortes por raios elétricos por ano. Já a maior parte dos outros eventos associados com eletricidade é ocupacional, envolvendo eletricistas e trabalhadores na construção civil, entre outros. Os acidentes domésticos envolvem principalmente crianças com correntes de baixa voltagem.

O choque elétrico é associado com outras causas letais, como queda de altura e arritmias fatais, entre outras situações, e em muitos desses casos o significado do choque elétrico não é reconhecido.

A queda ou a morte súbita podem ser atribuídas ao infarto do miocárdio ou outras causas. A história deve ser cuidadosa, levando em conta o testemunho de transeuntes e sobreviventes. O número total de eletrocussões nos Estados Unidos foi maior que 550 casos em 1998. Um estudo demonstrou que quase a metade das eletrocuções ocorreu com baixa tensão elétrica (< 1.000 volts AC), não havendo queimaduras visíveis ou marcas elétricas nas vítimas.

Lesões elétricas não letais graves representam de 3 a 5% de admissões em centros com unidades de queimados, normalmente como resultado do contato com linhas elétricas de alta tensão. Essas lesões são frequentemente incapacitantes; por vezes, evoluem para amputações de uma ou mais extremidades.

Além dos acidentes com eletricidade envolvendo a atividade ocupacional, dois outros grupos de risco são as crianças que sofrem traumatismos e lesões elétricas de uso doméstico, com tomadas elétricas e cabos. O segundo grupo são os adolescentes que se envolvem em comportamentos de risco em torno de linhas de energia elétrica.

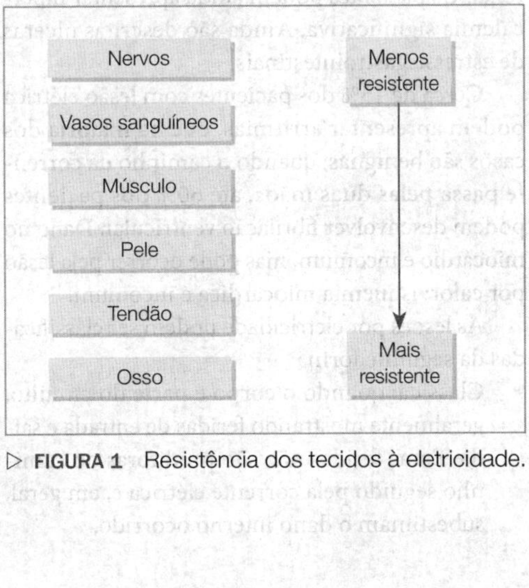

▷ **FIGURA 1** Resistência dos tecidos à eletricidade.

FISIOPATOLOGIA

A eletricidade é definida como o fluxo de elétrons de um ponto de alta concentração para pontos de menor concentração. A corrente elétrica é o movimento de cargas elétricas, com esse fluxo sendo mensurado em ampères. O fluxo de corrente é acionado por uma diferença de potencial elétrico; essa diferença é medida em volts. O material que recebe a corrente elétrica resiste a esse fluxo de corrente elétrica. Essa resistência é medida como ohms. A maioria dos materiais biológicos conduz eletricidade, em certa medida. Os tecidos com alto teor de líquidos e eletrólitos conduzem eletricidade melhor do que tecidos com menos fluido e menor concentração de eletrólitos.

O osso é o tecido biológico com a maior resistência à corrente elétrica. A pele seca tem alta resistência, mas pele suada ou molhada tem uma resistência 100 ou mais vezes menor. A diferença de resistência dos tecidos à eletricidade por ordem crescente é demonstrada na Figura 1.

A corrente elétrica pode ser contínua em uma direção (de corrente direta ou DC), como no caso de baterias e equipamentos eletrônicos em automóveis ou com a inversão periódica da direção do fluxo da corrente (corrente alternada ou AC). Corrente alternada é encontrada na energia fornecida para residências e empresas e responsável pela maioria das fatalidades.

Muitos dos efeitos fisiológicos de choque elétrico estão relacionados com a quantidade, duração, tipo de corrente e o caminho do fluxo de corrente. Para que a corrente progrida através de um indivíduo, um circuito completo deve ser criado a partir de um terminal de uma fonte de tensão de uma área de contato no corpo e, em seguida, de uma outra área de contato de volta ao indivíduo em outro terminal da fonte de tensão. A corrente passa através do corpo (e na cabeça, se o circuito incluí-la) de uma área de contato para outro, ao longo de vários caminhos, um tanto paralelos. A menos que haja apenas um tipo de tecido presente, a corrente flui através de um único "caminho de menor resistência". Os contatos elétricos na mão esquerda e na perna esquerda dariam o fluxo de corrente através desses membros e do tronco, mas não através de outros membros ou cabeça.

A corrente elétrica flui através de vários caminhos em várias proporções, dependendo do tipo de tecido, área transversal, localização anatômica e resistência. Em um membro típico, nervos e vasos sanguíneos têm a menor resistência do tecido, seguida pela do músculo, e em seguida, ossos. Apenas uma pequena percentagem do total da corrente flui através do tecido nervoso. Os nervos apresentam uma densidade de corrente superior e por esse motivo nervos podem ser feridos significativamente por essas lesões, apesar de a maior parte do fluxo de corrente ocorrer através de outros tecidos próximos com pouco efeito.

Um outro fator importante é o caminho da corrente elétrica; assim, uma corrente passando por um membro tende a causar maior lesão tecidual do que uma corrente que passa pelo tórax devido à sua menor área seccional; por outro lado, o tórax tem estruturas vitais ao organismo com maior potencial de eventos cardíacos e outros graves que uma corrente que passa pelos membros.

Assim que a corrente flui por meio de uma resistência, a energia é depositada sob a forma de calor. As correntes de alta tensão são geralmente definidas como superiores a 1.000 V, embora haja evidências de que o risco para lesão elétrica grave e fatal ocorre com tensões acima de 600 V.

Apesar de alta tensão ser mais perigosa, a população em geral tem muito mais acesso a fontes de baixa tensão e essas fontes são responsáveis por cerca de metade de todas as lesões elétricas e mortes.

Queimaduras na pele tendem a ser graves com tensões elevadas, em que é necessária para danos graves apenas uma fração de segundo do tempo de contato.

Nas mortes por eletrocussão de baixa tensão, queimaduras elétricas estão ausentes em mais do que 40% dos casos porque a corrente de 110 V AC é capaz de produzir a fibrilação ventricular, mas deposita relativamente pouca energia térmica na pele.

A corrente elétrica pode induzir a contração muscular sustentada ou tetania, e o efeito global varia de acordo com o tipo (AC ou DC), frequência, tensão e extensão do contato. As correntes elétricas podem causar contração tetânica flexora em membros, quando o fluxo de corrente passa através do tronco e as pernas podem causar arqueamento em opistótono e posturas e movimentos involuntários da perna. Essas contrações musculares involuntárias podem ser muito fortes, impulsionando a pessoa a partir de uma fonte de tensão, e produzem trauma mecânico; como os músculos flexores da mão são significativamente mais fortes que os músculos extensores, pode ocorrer de o paciente agarrar reflexamente a fonte de eletricidade, aumentando a duração do contato e consequentemente a lesão.

Os contatos de alta tensão em correntes DC são mais propensos a produzir uma contração violenta de um único músculo esquelético, que tende a jogar a vítima para longe da fonte, e eventualmente causar fraturas e luxações, em especial em região de ombros, enquanto as correntes AC tendem a estimular múltiplas contrações.

A corrente elétrica pode induzir parada cardíaca imediata por arritmias e alterações neurológicas como parada respiratória e convulsões. Tradicionalmente, a corrente DC causa assistolia, enquanto a corrente AC tem potencial de causar fibrilação ventricular, mas ambos os tipos de corrente podem causar qualquer tipo de disritmia cardíaca.

A principal lesão encontrada em lesões por corrente elétrica são queimaduras e histologicamente é encontrada nesses pacientes necrose de coagulação; podem ocorrer trombose e necrose muscular, que podem cursar com edema importante e eventualmente síndrome compartimental. Os pacientes podem ainda apresentar convulsões e alterações mentais se o sistema nervoso central for atingido. Pode ainda ocorrer trombose de seios venosos. Os nervos periféricos podem ser atingidos com paralisia espástica e outras lesões associadas. Acometimento medular pode causar mielite transversa, entre outras lesões.

As lesões musculares extensas podem levar a mioglobinúria, causando rabdomiólise e disfunção renal. Os pacientes podem ainda apresentar hipercalemia significativa. Ainda são descritas úlceras de estresse gastrointestinais.

Cerca de 15% dos pacientes com lesão elétrica podem apresentar arritmias, que na maioria dos casos são benignas; quando o caminho da corrente passa pelas duas mãos, até 60% dos pacientes podem desenvolver fibrilação ventricular. Dano no miocárdio é incomum, mas pode ocorrer pela lesão por calor; isquemia miocárdica é incomum.

As lesões por eletricidade podem ser classificadas da seguinte forma:

- Clássica: quando o corpo é parte do circuito, geralmente mostrando feridas de entrada e saída. Essas feridas não são preditoras do caminho seguido pela corrente elétrica e, em geral, subestimam o dano interno ocorrido.

- Arco: quando a corrente passa sem entrar no corpo. Isso pode ocorrer quando um raio passa pela pele, pois existe uma tendência de a corrente correr pela superfície externa do condutor. A pele tem resistência alta o suficiente para que o raio busque vias alternativas para chegar ao solo, como um zíper ou qualquer outro material com capacidade de condução.
- Queimaduras: são o mais comum tipo de lesão, ocorrendo pela transformação da energia elétrica em térmica, que pode queimar roupas e causar mais lesões.
- Dano por raio: causado por uma corrente do tipo DC que dura de um décimo a um milésimo de segundo, mas tem voltagens acima de 10 milhões de volts. Essa onda de choque pode ser transmitida ao corpo, resultando em trauma mecânico. Por causa da variabilidade de resistência dos tecidos, da área da superfície e do volume de tecido exposto, é difícil inferir o dano interno causado.

A Tabela 1 apresenta os principais fatores que influenciam as lesões por eletricidade.

ACHADOS CLÍNICOS

As manifestações são dependentes dos locais atingidos. Podemos ter:

- Queimaduras: lesões cutâneas com queimaduras ocorrem e podem ser superficiais a extensas, envolvendo toda a pele. Acontecem em exposições maiores que 20 a 35 mA por m^2. Os pacientes evoluem com bolhas e edema significativo local. As queimaduras são a lesão mais comum associada a eletricidade. Queimaduras orais podem ocorrer em crianças que mordem cabos de alimentação ligados a tomadas. O arco elétrico criado entre os dois fios pode produzir altas temperaturas e dano tecidual significativo. A maioria das lesões é unilateral e envolve a comissura labial, língua, mas complicações sistêmicas de queimaduras orais são raras. A lesão vascular da artéria labial não é imediatamente aparente por causa do espasmo vascular, trombose e excesso de escaras. Hemorragia grave da artéria labial ocorre em até 10% dos casos, geralmente após 5 dias.
- Trombose: a eletricidade pode induzir necrose de coagulação e trombose arterial tardia, entre outras complicações vasculares. O paciente pode ainda apresentar formação de aneurismas e fístulas.
- Lesão muscular: como o osso é resistente à corrente elétrica, estruturas próximas como músculos e partes moles são frequentemente envolvidas com extensa lesão muscular, podendo ocorrer rabdomiólise e mioglobinúria.
- Síndrome compartimental: a lesão muscular e a trombose podem levar a importante edema de tecidos em compartimentos e o paciente pode cursar com síndrome compartimental aguda.
- Convulsões: o tecido nervoso é pouco resistente à corrente elétrica e manifestações neurológicas variam desde lesões periféricas até manifestações centrais como disfunção autonômica, paralisia de membros e convulsões.
- Alterações mentais: podem ocorrer no contexto de lesões neurológicas; são usualmente autolimitadas.
- Úlceras de estresse: as úlceras de *curling* são associadas a grandes queimaduras.
- Lesões de nervos periféricos: mais frequente alteração neurológica. Contato elétrico com a palma da mão desenvolve lesão de nervo mediano ou neuropatia ulnar com maior frequência que lesão do nervo radial. Lesões do plexo braquial têm sido relatadas.
- Rabdomiólise: ocorre no contexto de lesão muscular e pode causar alterações renais com lesão renal aguda por mioglobinúria.
- Arritmias cardíacas: ocorrem em 15% dos pacientes, na maioria deles benignas, mas assistolia é associada com corrente contínua ou DC e fibrilação ventricular com lesão por raios ou corrente alternada ou AC. Bloqueios atrioventriculares são também descritos e pode ainda ocorrer lesão miocárdica, embora esta seja uma complicação rara.

TABELA 1 Fatores influenciadores das lesões por eletricidade

▪ Duração
▪ Tipo de corrente
▪ Trajeto do fluxo
▪ Superfície da área atingida
▪ Estruturas locais

- Fraturas: podem ser causadas por quedas ou por contrações tetânicas e repetidas.
- Lesões oculares: formação de catarata é descrita semanas a anos após a lesão elétrica cefálica, cervical ou torácica. Descolamento da retina, queimaduras da córnea, hemorragia intraocular e trombose intraocular podem ser vistos depois da lesão por corrente de alta tensão.
- Lesões inalatórias: principalmente associadas ao ozônio, causam efeitos agudos que incluem irritação da mucosa, a função pulmonar pode ser prejudicada temporariamente, hemorragia pulmonar e edema. Incêndios e explosões, associados a incidentes elétricos, podem levar à inalação de monóxido de carbono e outras substâncias tóxicas.
- Lesões auditivas: o sistema auditivo pode ser danificado por corrente ou por hemorragia na membrana timpânica, do ouvido médio, cóclea, ducto coclear e aparelho vestibular. Complicações tardias incluem mastoidite, trombose do seio, meningite e abscesso cerebral. A perda auditiva pode ser imediata ou se desenvolver mais tarde, como resultado de complicações. A audição deve idealmente ser verificada no setor de emergência.
- Coagulação intravascular disseminada: a necrose do tecido pela corrente elétrica pode causar coagulação intravascular disseminada (CIVD). Baixo grau de CIVD pode ser resultado de hipóxia, estase vascular, rabdomiólise e libertação de pró-coagulantes dos tecidos danificados. O tratamento consiste na eliminação do fator precipitante pelo debridamento cirúrgico precoce. Se o sangramento está presente, os fatores de coagulação devem ser substituídos por plasma fresco congelado ou crioprecipitado.

EXAMES RECOMENDADOS

Pacientes com lesão por corrente de alta tensão, extensas queimaduras cutâneas ou com achados de lesão sistêmica devem ser submetidos a exames laboratoriais como:

- Eletrólitos séricos incluindo cálcio.
- Creatinina e ureia.
- Creatinoquinase, mioglobina urinária e hemograma.
- Eletrocardiograma é recomendado.
- Exames de imagem: radiografia simples, tomografia computadorizada e angiografia são indicadas na suspeita de lesões específicas.
- Pesquisa de mioglobinúria deve ser considerada se hemoglobina vem positiva em teste de reagente de fita, mas sem hemácias na urina 1. Na rabdomiólise, a amostra de soro tem a cor normal, enquanto na hemólise a amostra de soro tem uma cor vermelha ou amarronzada, indicando hemoglobina livre.

MANEJO E AVALIAÇÃO DAS LESÕES POR ELETRICIDADE

A maioria das lesões por eletricidade apresenta sintomas mínimos e não necessitam de cuidados médicos, mas as lesões por eletricidade de maior gravidade requerem maiores cuidados tanto para o paciente como de preparação da equipe para evitar novas vítimas.

A cena de um acidente elétrico de alta tensão contém muitos perigos para o pessoal de resgate. As linhas de energia quase nunca são isoladas, embora a linha possa parecer isolada por causa de contaminantes ambientais, sendo portanto necessária avaliação criteriosa.

Eletrocussão é possível quando pisamos em terreno perto de uma linha de energia caída. Recomenda-se que se fique a pelo menos 9 m de linhas de energia caídas, embora alguns autores sugiram que 3 m seja uma distância segura.

As vítimas ainda em contato com uma fonte de tensão podem transmitir uma corrente elétrica para o médico emergencista. Assim, se for seguro, deve-se primeiro desligar a fonte de eletricidade. Se isso não puder ser feito rapidamente, devem ser tomadas precauções para evitar lesões elétricas ao socorrista. Com tensões acima de cerca de 600 volts, a madeira seca e outros materiais podem conduzir quantidades significativas de corrente elétrica e, por conseguinte, não podem ser usados para remover a pessoa de uma fonte de tensão. Um emergencista ou socorrista que está na terra, ao tocar em qualquer parte de um veículo que está em contato com uma linha de energia, pode sofrer lesão elétrica e ser gravemente ferido. Nesse caso, o choque elétrico não será evitado usando luvas de borracha e botas (a menos que elas sejam projetadas para essa situação).

Pessoas dentro de um veículo em contato com uma linha de energia são suscetíveis a sofrer lesões graves ao saírem do veículo, e também podem receber um choque se tocarem em objetos com diferentes potenciais dentro do veículo.

As medidas para a estabilização inicial (ABCD primário e secundário) são essenciais. Recomenda-se realizar suporte respiratório já no resgaste. Logo que o paciente é colocado no chão ou em outro local seguro, compressões podem ser iniciadas, se houver parada cardíaca.

Fraturas da coluna vertebral podem ser causadas por contrações musculares tetânicas, bem como por quedas e outro trauma secundário, sendo necessária a imobilização da coluna vertebral durante a ressuscitação.

A avaliação usual de vias aéreas, respiração, circulação e reanimação é realizada conforme protocolo de reanimação. As arritmias cardíacas podem ser tratadas de acordo com as diretrizes habituais.

A monitorização cardíaca deve ser instituída para todos os pacientes com choques de alta tensão. Os pacientes podem ter sintomas neuromusculares ou cardíacos (perda de consciência, amnésia, estado mental alterado, episódio de tétano, dor torácica, palpitações). A imobilização da coluna vertebral deve ser mantida durante a reanimação até ser possível realizar radiografias e exames adequados.

O exame físico deve avaliar os danos teciduais e identificar complicações associadas. Exame vascular cuidadoso e exame neurológico das extremidades envolvidas são importantes. Lesões ocultas e tardias podem ocorrer e uma avaliação inicial normal não exclui lesões graves. Exames complementares devem ser solicitados prontamente.

A reposição volêmica é iniciada usando cristaloides isotônicos (solução salina normal ou Ringer lactato). Pacientes com lesões graves por eletricidade têm necessidade de fluidos importantes e maiores do que o estimado pela área de queimadura. Um volume de fluido inicial de 20 a 40 mL/kg durante a primeira hora é adequado para a maioria dos pacientes e posteriormente a administração de fluido é guiada por avaliação clínica e hemodinâmica. A reposição de volume agressiva para prevenir a insuficiência renal pode ser usada em pacientes com níveis de CPK > 30.000 u/L.

MANEJO DE LESÕES ESPECÍFICAS

Parada cardíaca

A parada cardíaca (PCR) por arritmias ou assistolia é a principal causa de morte por eletrocussão. A arritmia fatal específica varia; em caso de baixa tensão de corrente alternada, a fibrilação ventricular é a arritmia mais comum, ao passo que em alta tensão de corrente alternada e corrente contínua é mais frequente a evolução com assistolia.

As arritmias cardíacas podem ser vistas em 15 a 30% das vítimas de alta tensão e incluem taquicardia sinusal, extrassístoles atriais e ventriculares, taquicardias supraventriculares, fibrilação atrial e bloqueios atrioventriculares. Outras arritmias além da fibrilação ventricular são raras se a tensão for inferior a 220 V e contato com a água não tiver ocorrido.

Esforços de ressuscitação devem ser iniciados para a parada cardíaca por choque elétrico porque muitas das vítimas são jovens e sem doença cardiovascular prévia, de modo que a chance de recuperação e sobrevivência é boa.

Lesões do sistema nervoso central

Ocorrem em cerca de 50 a 70% dos pacientes com lesão elétrica de alta tensão, sendo comum a vítima estar inconsciente. Outras alterações, como agitação, confusão, coma, convulsões, tetraplegia, hemiplegia, afasia e distúrbios visuais, podem ocorrer.

Lesões da medula espinal podem ser o resultado de fraturas vertebrais, geralmente presentes na avaliação inicial, e, às vezes, ocorrem em vários níveis no mesmo paciente. Lesões tardias medulares podem ocorrer a partir da própria corrente elétrica e apresentam-se como paralisia ascendente, síndromes completas ou incompletas na medula espinal ou mielite transversa.

Com um trauma puramente elétrico, os achados de ressonância magnética não estão muito relacio-

TABELA 2 Indicações de monitorização cardíaca

▪ Alta voltagem (> 600 V)
▪ Síncope
▪ Dor torácica
▪ Alterações de ritmo ou isquêmicas em eletrocardiograma

nados com o prognóstico. Com trauma elétrico de alta tensão, o diagnóstico da lesão da medula espinal é dificultado pelo estado mental alterado ou lesões graves associadas. Em casos raros, a ressonância magnética inicial pode ser normal em pacientes com trauma elétrico com injúria medular permanente. Por outro lado, a grande maioria dos pacientes com insuficiência medular após trauma mecânico que têm uma ressonância magnética da coluna vertebral inicial normal terá resolução completa da disfunção neurológica.

As lesões nervosas periféricas muitas vezes envolvem as mãos depois de tocar uma fonte de energia. Parestesias podem ser imediatas e transitórias ou de aparecimento tardio, surgindo até 2 anos após a lesão. Déficits neurológicos tardios após trauma de alta tensão envolvem a medula espinal.

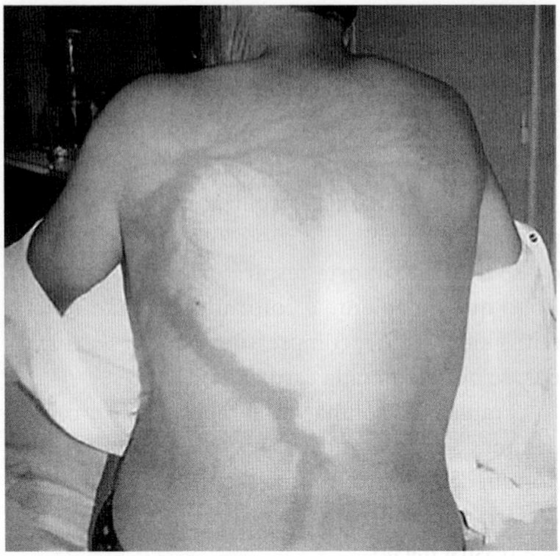

▷ **FIGURA 2** Figuras de Lichtenberg causadas por lesões pela eletricidade.

Lesões cutâneas

Feridas cutâneas com queimaduras são vistas frequentemente nas áreas de contato elétrico. A maioria dos casos tem queimaduras em ambos os braços ou crânio, entremeadas com queimaduras nos pés. Essas queimaduras são geralmente indolores.

Após a limpeza, nas queimaduras da pele pode ser usada sulfadiazina de prata. Os pacientes com queimaduras precisam de exame cuidadoso para afastar lesões neurovasculares e síndromes compartimentais, e há necessidade de escarotomia ou fasciotomia.

O desbridamento cirúrgico do tecido necrosado deve ser feito precocemente, com reconstrução vascular, conforme necessário. Recomendam-se excisão precoce e enxertos de pele.

Os pacientes podem apresentar as chamadas figuras de Lichtenberg, que ocorrem associadas a queimaduras por eletricidade de curta duração e que desaparecem rapidamente (Figura 2).

Lesões ortopédicas

Fraturas podem ocorrer por contrações musculares tetânicas ou quedas. As fraturas podem não ser identificadas na avaliação inicial, pois muitas vezes há dor associada com queimaduras e outros ferimentos, e os pacientes nem sempre estão alertas por causa de suas lesões ou pelos medicamentos. Deve-se avaliar o movimento das articulações por movimentação ativa e se necessário testar a movimentação passiva. Caso esses movimentos não sejam possíveis ou estejam limitados, o estudo radiográfico é indicado.

Ferimentos de explosão

Podem produzir uma forte pressão, e se assemelham às lesões de traumatismo craniano mecânico leves a moderadas. Mecanismos de lesão cerebral incluem trauma mecânico relacionado com a explosão, bem como embolia gasosa associada com ruptura alveolar.

Queimaduras orais

Crianças com lesão oral por eletricidade podem ter hemorragia grave da artéria labial tardia. Assim, são frequentemente internadas, mas o manejo ambulatorial é adequado, se os pais forem confiáveis, podendo monitorar a criança, e se orientar como controlar o sangramento. O sangramento pode ocorrer até 2 semanas mais tarde. A assistência domiciliar pode incluir peróxido de hidrogênio salino ou lavagens e *swabs* para debridar o tecido necrosado e promover a formação de tecido de granulação saudável. Antibióticos à base de vaselina tópicos podem ter um efeito calmante.

Lesões gastrointestinais

Existem relatos na literatura de lesões intra-abdominais letais de corrente elétrica, sendo encontradas apenas na autópsia. Lesão intra-abdominal deve ser suspeita em pacientes com queimaduras da parede abdominal ou um relato de trauma, como em uma queda ou explosão. Semelhante a outros pacientes graves, os principais pacientes traumatizados podem desenvolver lesão por esforço e sangramento do trato gastrointestinal.

INDICAÇÕES DE INTERNAÇÃO HOSPITALAR, TERAPIA INTENSIVA E SEGUIMENTO

Todos os pacientes que têm contato com mais de 600 V devem ser admitidos para observação, mesmo que não haja nenhum ferimento aparente. Monitorização cardíaca não é necessária, a menos que o ECG inicial seja anormal. Pacientes com sintomas como dor torácica, palpitações, perda de consciência, confusão, fraqueza, dispneia, dor abdominal ou sinais como fraqueza, dano vascular ou alterações eletrocardiográficas e elevação de enzimas musculares sugestivas de lesão sistêmica também necessitam de internação.

Os adultos com lesão elétrica causada por tensão domiciliar (110-220 V) têm risco negligenciável para pacientes com arritmias tardias e podem receber alta hospitalar caso o ECG seja normal na apresentação e os achados de exames também sejam normais.

Crianças com ferimento isolado nas mãos por tomada elétrica e nenhuma evidência de envolvimento cardíaco ou neurológico podem receber alta com cuidados locais. Uma criança com uma situação de insegurança em casa deve ser considerada para a admissão hospitalar, mas monitoramento cardíaco não é necessário para essas internações "sociais".

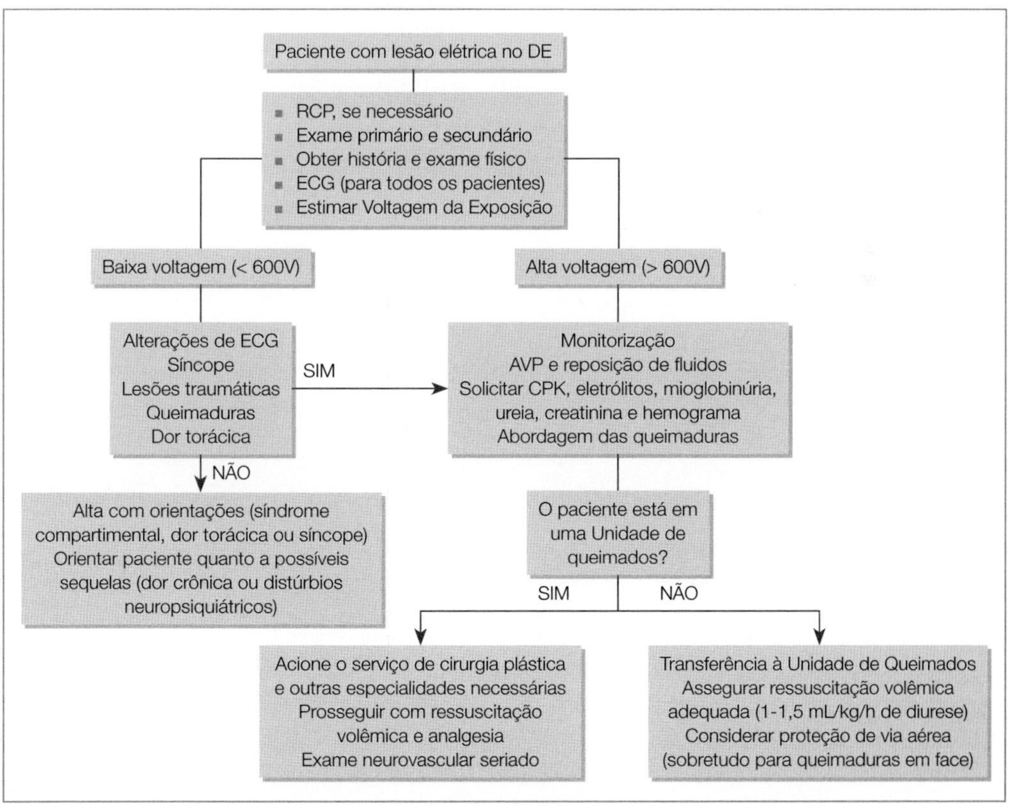

▷ **FIGURA 3** Abordagem do paciente com lesões por eletricidade.
AVP: arginina-vasopressina; CPK: creatinofosfoquinase; ECG: eletrocardiograma; RCP: ressuscitação cardiopulmonar.

LITERATURA RECOMENDADA

1. Bailey C. Eletrical and lightning injuries. In: Tintinalli's emergency medicine: a comprehensive study guide. 8.ed. McGraw-Hill; 2016.
2. Cooper MA. Electrical and lighting injuries. Emerg Med Clin North Am. 1984;2:489.
3. Gentjes J, Schieche C. Electrical injuries in the emergency department: An evidence based review. EB Medicine. November 2018;18(11).
4. O'Keefe KP, Semmons R. Lightning and electrical injuries. In: Rosen's emergency medicine, concepts and clinical practice. 9.ed. Philadelphia, PA: Elsevier; 2018.
5. Pinto DS, Clardy PF. Environmental and weapon-related electrical injuries. Disponível em: www.uptodate.com. 2022. Acesso 19 fev 2022.
6. Price TG, Cooper MA. Electrical and lightning injuries. In: Rosen's emergency medicine: concepts and clinical practice. 6. ed. Philadelphia: Elsevier; 2006. p. 2267-78.
7. Spies C, Trohman RG. Narrative review: Eletrocution and life-threatnening electrical injuries. Ann Int Med. 2006;145:531.

119 Intoxicação por plantas

Felipe Mouzo Bortoleto
Gustavo Biz Martins
Stéfany Franhan Barbosa de Souza
Julio Flávio Meirelles Marchini

PONTOS IMPORTANTES

- Na intoxicação por plantas, muitas vezes é difícil identificar o agente devido ao grande número de espécies e variação das nomenclaturas.
- Os casos acidentais ocorrem principalmente em crianças e animais domésticos.
- Os casos em adultos ocorrem por abuso, uso recreativo ou como medicamento caseiro e durante atividade laboral.
- Os casos de intoxicação por plantas têm em sua maioria uma evolução benigna.
- Idealmente devemos tentar identificar o grupo toxicológico ao qual a planta pertence, qual a parte da planta responsável pela intoxicação e qual o estágio de crescimento em que a planta se encontrava no momento do acidente.
- A intoxicação por plantas deve ter sua abordagem inicial como qualquer outro agente tóxico.

INTRODUÇÃO

As plantas têm um papel essencial tanto nos dias de hoje quanto no desenvolvimento da nossa espécie. Elas podem ser usadas como fonte de alimentos, roupas, biocombustíveis, matéria-prima da indústria farmacêutica e, ainda hoje, como agentes medicinais. Apesar de todos os possíveis benefícios que elas podem trazer, não é incomum que um paciente entre no departamento de emergência (DE) intoxicado por ingestão ou reação alérgica a uma planta.

De maneira geral, a maior parte dos acidentes por ingestão de plantas é oligossintomática, acometendo o trato gastrointestinal e a pele. Alguns casos mais graves podem acometer fígado, rins e sistema cardiovascular. Quando intoxicado, o paciente pode levar até 24 horas para manifestar algum sintoma.

Independentemente do agente ingerido, é de suma importância a abordagem inicial deste paciente de maneira sistemática. A avaliação primária deve avaliar se há necessidade de proteção de via aérea, aporte de oxigênio, acesso venoso periférico e monitorização em leito de emergência se necessário. Uma vez realizado o atendimento inicial e estabilizado o doente na suspeita de intoxicação exógena por plantas, deve-se ir em busca do provável agente.

Embora pouco frequente, muitas vezes é difícil identificar o agente ingerido tanto por desconhecimento quanto por barreiras regionais, já que muitas plantas apresentam nomes diferentes de acordo com a região do país.

Independentemente de qual o agente que está causando essa busca do paciente ao serviço de saúde, devemos tomar medidas gerais para quadros de intoxicação. Posteriormente, devemos focar nos sinais e sintomas específicos apresentados, para tentar identificar o principal ativo tóxico ao qual o paciente foi exposto, principalmente nos casos graves.

Todos os casos de intoxicação por plantas devem ser notificados independentemente da identificação da substância tóxica.

EPIDEMIOLOGIA

No mundo todo, existem por volta de 400 mil espécies de plantas. Dessas, cerca de 60 mil se encontram no Brasil. Essa grande biodiversidade, somada ao fato de que cada planta pode ter diferentes nomes de acordo com cada região, é um dos fatores que dificultam o reconhecimento do agente causador da intoxicação. Além disso, a estrutura que foi ingerida ou até mesmo a idade da planta podem implicar diferentes quadros clínicos.

Um estimativa da OMS aponta 3% da população urbana afetada anualmente por plantas tóxicas. O Brasil ocupa o oitavo lugar em notificações desse tipo de intoxicações, mas suspeita-se de subnotificação importante. Um levantamento do CEATOX do estado de Pernambuco de 17 anos encontrou 214 casos de intoxicações. A faixa etária com mais casos foi de 1 a 4 anos de idade, mas com claro predomínio de crianças. A principal família de casos foram as plantas que contêm oxalata de cálcio, com 36% dos casos; 24%, plantas que contêm ésteres diterpênicos ou toxialbuminas; e *Solanaceae* com 6%. A maior incidência de intoxicação ocorreu nos meses de junho a outubro. O número de casos na zona rural foi muito menor, mas suspeita-se que seja devido à subnotificação. A principal circunstância foi ingestão acidental (55%), depois uso terapêutico (18%) e uso alimentício (8%). Tentativa de suicídio ficou com 6% e ingesta para provocar aborto com 9%. Dos 214 casos, 2 evoluíram a óbito – 1 pelo consumo de *Nerium oleander* (finalidade abortiva) e 1 pelo consumo de *Dieffenbachia amoena* (tentativa de suicídio).

Uma questão importante que não é abordada é a falsa crença de que o produto "natural" é livre de riscos, quando na verdade os chás e fitoterápicos podem interagir com outros medicamentos e ter seus próprios efeitos tóxicos e colaterais.

ATENDIMENTO INICIAL

O atendimento inicial das intoxicações por plantas deve seguir a mesma sequência do atendimento a outras intoxicações. Iniciamos com o ABCDE

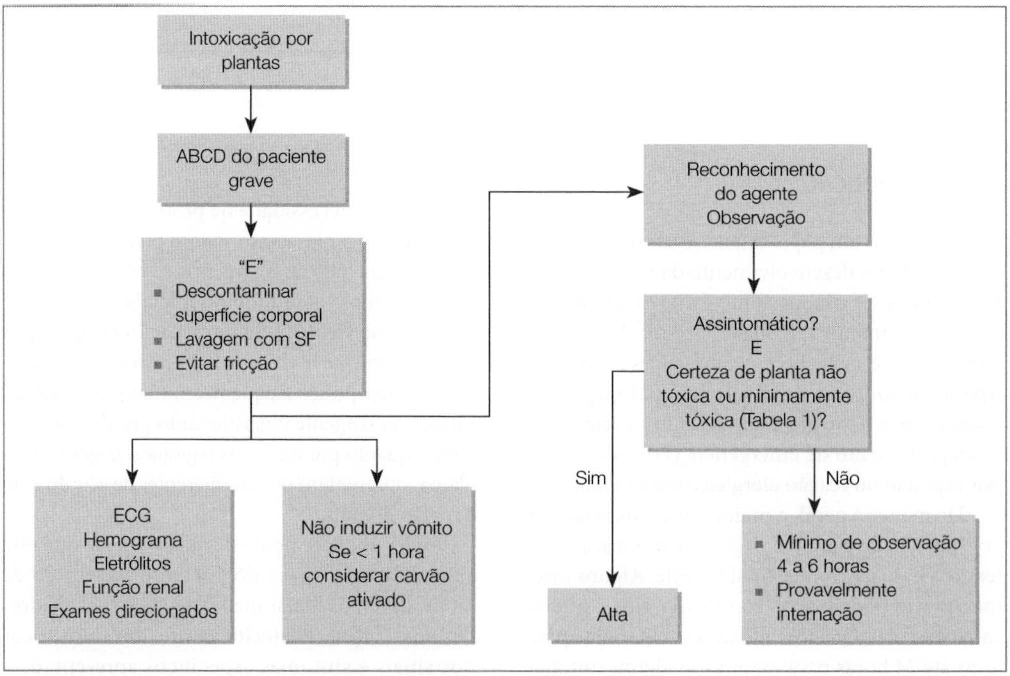

▷ **FIGURA 1** Fluxograma de atendimento inicial ao paciente com suspeita de intoxicação por plantas. Ver Figura 19 para reconhecimento do agente.

ECG: eletrocardiograma; SF: solução fisiológica.

do paciente grave a fim de ter estabilidade clínica (Figura 1). A Figura 19 apresenta o fluxograma de reconhecimento do agente.

Durante a exposição do paciente devemos promover a descontaminação das áreas corporais atingidas, removendo cuidadosamente todo o material visível, seguido de lavagem com água limpa, se possível, ainda no local do acidente. No ambiente hospitalar, a limpeza deve ser feita com água ou solução fisiológica, evitando-se a fricção de substâncias contra pele, mucosas e olhos, quando o acidente tiver sido com plantas que liberam oxalato de cálcio, pois isso provoca ainda mais a penetração dos cristais na área corporal acometida.

Pacientes sintomáticos de plantas altamente tóxicas devem receber terapia de suporte, descontaminação gástrica com carvão ativado se possível, terapia com antídoto e internação. De maneira geral, não se recomenda a utilização de lavagem gástrica, irrigação intestinal ou múltiplas doses de carvão ativado nas intoxicações por plantas, independentemente da gravidade. Se houve intenção de suicídio ou recreacional, indica-se avaliação psiquiátrica para doença mental ou drogadição, respectivamente.

▷ **TABELA 1** Lista de plantas por toxicidade (nomes entre parenteses são alternativos)

Plantas não tóxicas ou pouco tóxicas	Plantas altamente tóxicas
Abelia	Açucena
Arália	Alamanda
Árvore-da-felicidade	Antúrios
Aspidistra	Avelós
Áster	Azaleia
Babosa	Banana-de-macaco (costela-de-adão)
Bambu	Beladona
Bromélia	Bico-de-papagaio
Camomila	Chapéu-de-napoleão
Capuchinha	Comigo-ninguém-pode
Clorofito	Copo-de-leite
Escovinha	Coroa-de-cristo
Ficus-elástica	Dedaleira
Filodentro	Espirradeira
Gardênia	Espada-de-santa-bárbara
Lágrima-de-bebê	Espadinha-rani
Lavanda	Figueira-do-inferno
Malva-branca	Folha-imperial
Margarida-africana	Hortência
Violeta	Jequiriti (olho-de-cobra)
Violeta-africana	Lírio-amazônico
	Lírio-da-paz
	Mamona
	Mandioca-brava
	Meimendro-negro
	Narciso
	Rododendro
	Sabugueiro
	Saia-branca

PLANTAS TÓXICAS COMUNS NO BRASIL

Plantas que contêm toxialbuminas

Introdução

A mamona (*Ricinus communis*) é a principal representante, uma vez que é encontrada facilmente em áreas urbanas (Figura 2). O cultivo desta planta dá origem a óleos industriais para motores, plástico e sabão. A intoxicação ocorre quando as sementes são ingeridas. A absorção da toxina é ainda maior se as sementes forem mastigadas. Bastam 3 a 6 sementes para atingir a dose letal. Outros representantes: pinhão-bravo (*Jatropha curcas*); jequiriti ou olho-de--cobra ou grãos-de-rosário ou alcaçuz-da-américa (*Abrus precatorius*). A dose letal é de 0,01 mg/kg, que corresponde a meia a duas sementes.

Apresentação

A ricina se liga aos ribossomos inibindo a síntese proteica. Os sintomas são mais evidentes em células que se dividem rapidamente. Os sintomas mais comuns são náuseas, vômitos, cólicas abdominais, diarreia mucossanguinolenta; vertigem e alterações de consciência, chegando ao coma; distúrbios hidroeletrolíticos graves, insuficiência renal aguda por lesão tubular grave; disfunção medular por ação hemaglutinante, resultando em hemólise, neutropenia e eosinofilia; rinite alérgica, conjuntivite, dermatites e urticária; distúrbios respiratórios quando inaladas substâncias no ar em regiões de fábricas que usam essa matéria prima. São proteínas tóxicas que provocam irritação da mucosa gastrointestinal em até 6 horas após a ingestão. Podem causar lesões semelhantes às queimaduras cáusticas alcalinas quando em contato direto com cavidade oral, esôfago e estômago. Mesmo após 5 dias do acidente, o paciente pode apresentar alterações sistêmicas como hepatopatia aguda, alterações neurológicas e nas glândulas adrenais.

Manejo

A mortalidade sem tratamento chega a 8,1% e é reduzida para 0,4% com tratamento adequado. O manejo inicial envolve descontaminação gástrica se possível e administração de carvão ativado com observação mínima de quatro a seis horas. Proceder com a descontaminação das áreas que estiveram contato com a planta, como cavidade bucal. Medicamentos como antiespasmódicos e antieméticos ajudam a controlar os sintomas. Pacientes sintomáticos devem ser internados para tratamento de suporte, buscando ocorrência de hipoglicemia, hemólise e hipovolemia. Deve-se monitorar sódio, desidrogenase lática, bicarbonato, ureia, creatinina, creatinoquinase total, além de hematimetria e glicemia. Correção hidroeletrolítica, vigilância da função renal e hepática são necessárias. Em casos de inalação de aerossóis, pode-se necessitar oxigenioterapia, broncodilatadores, chegando à ventilação invasiva em casos graves. O uso de corticoides também está indicado para a diminuição do processo inflamatório causado pela intoxicação. Deve-se considerar o uso de anti-histamínicos. Pode haver citotoxicidade tardia. A ricina não é dialisável.

Plantas que contêm alcaloides

Introdução

São representadas pela plantas que contêm alcaloides beladonados: beladona (*Atropa belladonna*), vide Figura 3, saia-branca (*Datura suaveolens*), vide Figura 4, meimendro-negro (*Hyosciamus niger*) e a figueira-do-inferno (*Datura stramonium*). A família Amaryllidaceae contém os alcaloides das amarilidáceas. Seus representantes incluem lírio-amazônico (*Eucharis*), narciso (*Narcissus* sp) e açucena (*Hippeastrum* sp).

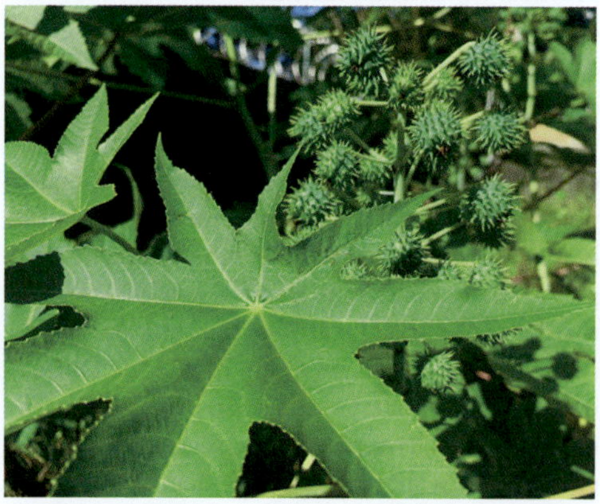

▷ **FIGURA 2** Mamona (*Ricinus communis*).

Apresentação

Os alcaloides beladonados (tropânicos) agem no sistema nervoso central (SNC) com efeitos anticolinérgicos similares aos da atropina (hiosciamina) e escopolamina. Essas substâncias estão concentradas tanto nas flores como em folhas, bagas e sementes. Possuem uso medicinal, alucinógeno e talvez cosmético (ao provocar aumento do tamanho da pupila). Também há relatos de uso em tentativa de autoextermínio. Os alcaloides tropânicos podem causar midríase, hipertermia, delírio, alucinações, incoordenação e agitação psicomotora, risos e choro convulsivos cíclicos, gastroparesia, hiperemia cutânea, taquicardia, hipertensão arterial, retenção urinária e boca seca, irritação conjuntival, depressão do SNC e coma em casos graves.

Os alcaloides das amarilidáceas causam sintomas gastrointestinais, alterações neurológicas e cardíacas.

O diagnóstico pode ser feito pela história clínica somada aos sinais e sintomas semelhantes aos da

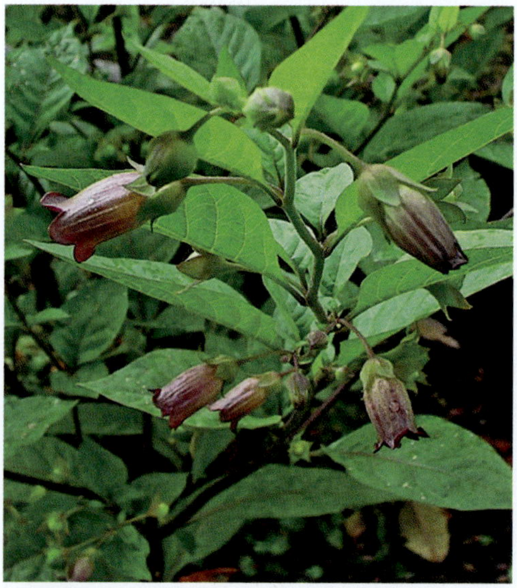

▷ **FIGURA 3** Beladona (*Atropa belladonna*).

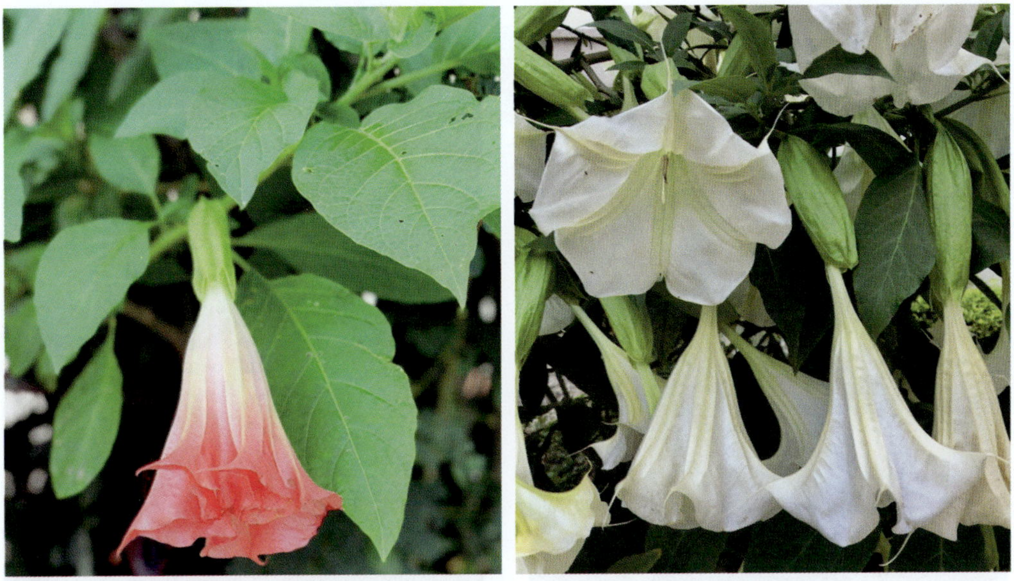

▷ **FIGURA 4** Trombeta/saia-branca (*Datura suaveolens*).

síndrome anticolinérgica. Exames como eletrocardiograma, eletrólitos, função renal e hepática e glicemia capilar podem ser solicitados para monitorar o paciente moderado a grave caso haja alguma disfunção concomitante.

Manejo

O manejo é de suporte. Manter o paciente em ambiente escuro e silencioso pode ajudar. Carvão ativado adsorve os agentes muito bem. Benzodiazepínico pode ser usado para agitação. Nos casos em que haja retenção urinária sugerimos a passagem de sonda vesical de demora e quantificação de diurese. A fisostigmina pode ser útil em casos graves, desde que usada com cautela. É um inibidor reversível da colinesterase e atravessa a barreira hematoencefálica, agindo em sintomas anticolinérgicos periféricos e centrais. Seu potencial arritmogênico pode ultrapassar seu benefício, assim como na síndrome anticolinérgica. Não deve ser usada se há suspeita de outra intoxicação exógena associada. Quando indicada, a dose é de 2 mg IV lento, podendo ser repetida a cada 10 minutos. Em crianças sua dose é de 0,02 mg/kg IV lento, podendo ser repetida a cada 10 minutos caso os sintomas persistam. A neostigmina é outra opção (mas não atravessa a barreira hematoencefálica).

Plantas que contêm oxalato de cálcio

Introdução

Principais representantes deste grupo são lírio-da-paz (*Spathyphyllum wallisii*), vide Figura 5, comigo-ninguém-pode (*Dieffenbachia picta*), vide Figura 6, copo-de-leite (*Zantedeschia aethipica*), banana-de-macaco/costela-de-adão (*Philodendron* sp), vide Figura 7, antúrios (*Anthirium* sp), vide Figura 8, jiboia-dourada (*Raphidophora aurea*).

Apresentação

O oxalato de cálcio possui estrutura em formato de microagulhas que ao penetrar na pele ou mucosa induz a liberação de mediadores inflamatórios e histamina. Os sintomas mais comuns são dor; irritação e edema da mucosa oral, orofaringe, glote, podendo levar à asfixia e insuficiência respiratória aguda; sialorreia, disfagia e dor retroesternal, vômitos, cólicas, rouquidão ou afonia; dermatite de contato; lacrimejamento, fotofobia e ceratoconjuntivite. Dependendo da parte e idade da planta podemos ter casos de gravidade diferente devido ao caráter solúvel ou insolúvel da substância. Nos casos de cristais insolúveis os efeitos no organismo são mais precoces e irritativos, já no solúveis temos uma maior distribuição pelo corpo. Isso faz com que tardiamente se desenvolvam sintomas sistêmicos graves, como renais, hepáticos, cardíacos e do SNC.

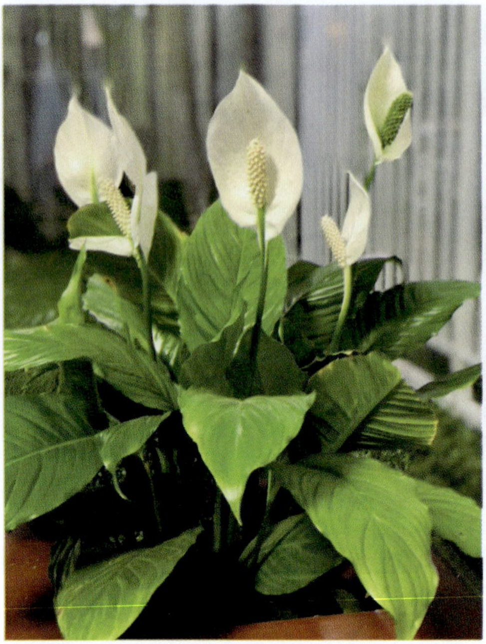

▷ **FIGURA 5** Lírio-da-paz (*Spathyphyllum wallisii*).

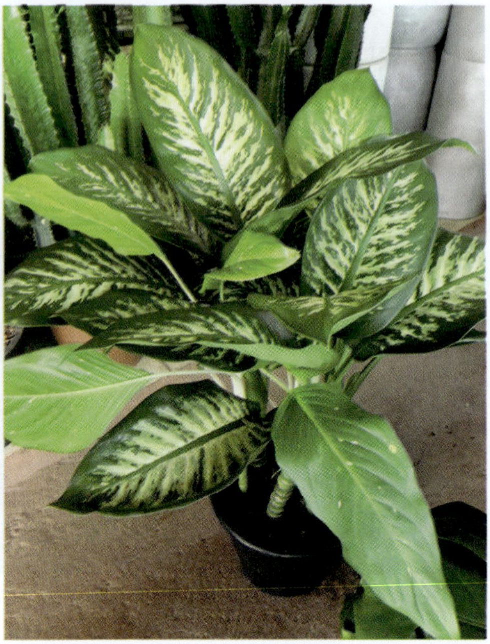

▷ **FIGURA 6** Comigo-ninguém-pode (*Dieffenbachia picta*).

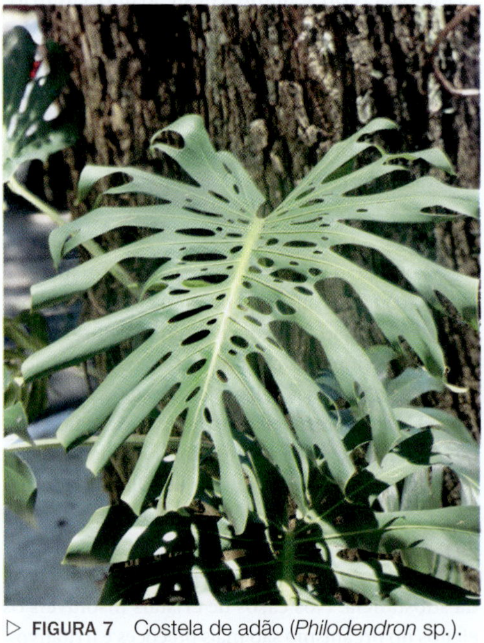

▷ **FIGURA 7** Costela de adão (*Philodendron* sp.).

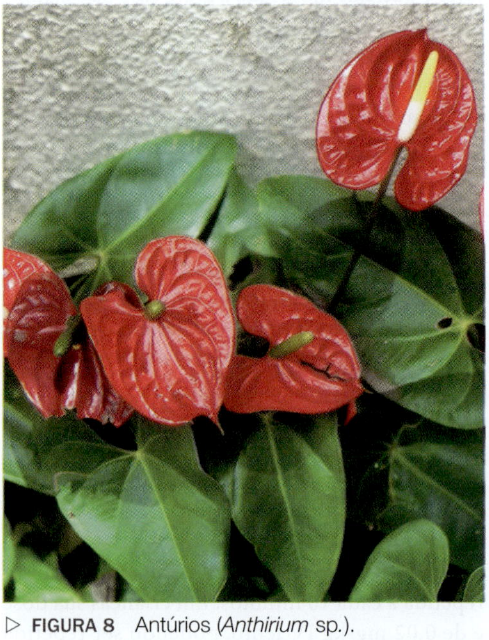

▷ **FIGURA 8** Antúrios (*Anthirium* sp.).

Manejo

O manejo envolve tratamento de suporte e descontaminação gástrica com carvão ativado (no máximo em uma hora da ingestão). Realizar a descontaminação da pele com água e sabão ou solução fisiológica. Se houver material insolúvel na pele evitar fricção, pois poderá levar ao agravamento da lesão. Tratar a dor com analgésicos. Administração oral de leite gelado, sorvete ou gelo para pacientes que não conseguem deglutir. Se houver reação de hipersensibilidade importante deve-se lançar mão de anti-histamínico, corticoterapia. Existe ainda o risco de anafilaxia, que deve ser prontamente reconhecida e tratada com adrenalina intramuscular. Considerar intubação orotraqueal e drogas vasoativas, se necessário. Para pacientes que não conseguem deglutir a própria saliva ou estão com edema significativo de lábio, língua ou mucosa oral, indica-se a administração de corticoide (dexametasona 0,25-0,5 mg/kg; máximo 10 mg). Pacientes com estridor, afonia ou posição de *sniffing* necessitam de intubação orotraqueal por obstrução de via aérea alta.

Plantas que contêm glicosídeos cianogênicos

Introdução

Os representantes dessas plantas são a mandioca brava (*Manihot esculenta),* cuja dose tóxica é de 1 mg/kg ou 0,065 g, a hortênsia (*Hydrangea macrophylla)* e o sabugueiro (*Sambucus* spp.).

Os glicosídeos cianogênicos - a amigdalina e linamarina - são moléculas que ao entrarem em contato com um ambiente ácido liberam o ácido cianídrico após o processo de hidrólise. O agente liberado atua inibindo diversos processos enzimáticos, causando principalmente hipóxia celular. Esse mecanismo atua em todos os sistemas fisiológicos, mas a principal preocupação é quando atinge regiões cerebrais de alta taxa metabólica e causa hipóxia química.

Apresentação

Os sintomas costumam iniciar após duas horas da ingestão devido ao tempo para que os ácidos sejam hidrolisados. Uma intoxicação leve a moderada pode levar a fraqueza, confusão mental, tonturas e dispneia. Em casos graves o paciente pode apresentar perda de consciência, disautonomia, convulsões, acidose metabólica e arritmias cardíacas. É importante lembrar que o uso crônico dessas substâncias pode acarretar polineuropatias como a paresia espástica e a neuropatia atáxica tropical.

O diagnóstico da intoxicação por glicosídeos cianogênicos se dá pela clínica do doente somada à história de ingestão de alguma planta contendo a substância cianogênica. No Brasil não há testes específicos para identificar tais substâncias, no entanto, é de suma importância solicitar exames gerais para descartar distúrbios metabólicos e eletrolíticos.

Manejo

O tratamento baseia-se em medidas de suporte clínico geral. Como há inibição de processos celulares e hipóxia, os pacientes intoxicados devem ser mantidos em unidades intensivas até descontaminação completa. Pode-se realizar descontaminação com carvão ativado em até duas horas da ingestão. De maneira especifica, a intoxicação por glicosídeos cianogênicos pode ser manejada de maneira semelhante à intoxicação por cianeto, ou seja, administrando hidroxicobalamina, tiossulfato de sódio e nitratos (ver Capítulo "Manejo inicial das intoxicações exógenas").

Plantas que contêm ésteres diterpênicos

Introdução

São exemplos dessas plantas a coroa-de-cristo (*Euphorbia milii* - Figura 9), bico-de-papagaio (*Euphor-*

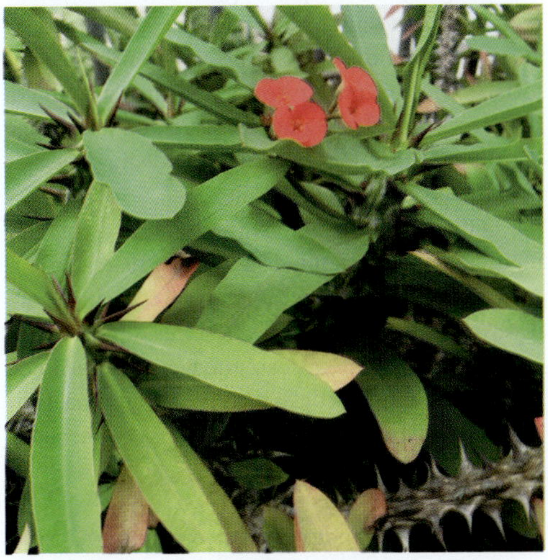

▷ **FIGURA 9** Coroa-de-cristo (*Euphorbia milii*).

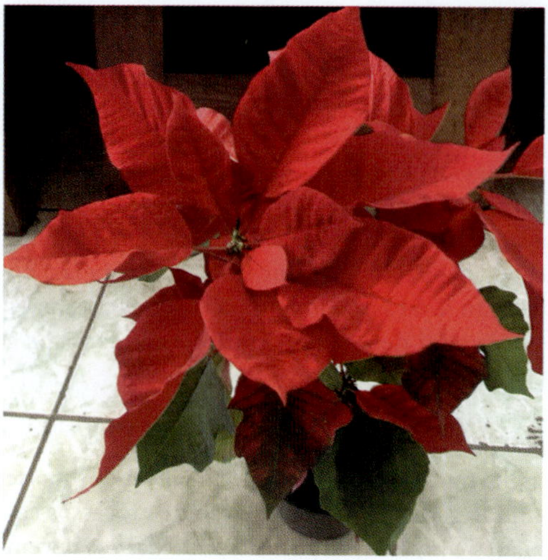

▷ **FIGURA 10** Bico-de-papagaio (*Euphorbia pulcherrima*).

bia pulcherrima – Figura 10), avelós (*Euphorbia turicalli*), cróton, folha-imperial ou louro variegado (*Codiaeum variegatum* – Figura 11). Essas plantas são muito comuns no Brasil, sendo cultivadas como cercas-vivas e como ornamentos.

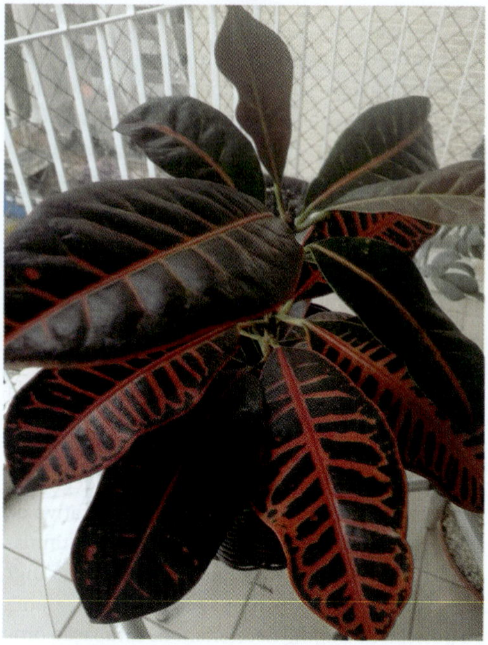

▷ **FIGURA 11** Cróton, folha-imperial ou louro variegado (*Codiaeum variegatum*).
Foto cedida por Sofia Mouzo Bortoleto.

Apresentação

O grupo de ésteres diterpênicos possui diversas toxinas, sendo a principal delas os derivados de forbol. Atuam por mecanismos purgativos e irritantes. A ingestão oral acarreta irritação da mucosa gástrica causando náuseas, vômitos e diarreia. Embora raros, os casos graves, como pela ingestão de sementes de cróton, podem causar ruptura esofágica, gástrica ou cursar com hipocalemia, insuficiência renal e respiratória. O contato com a pele ocasiona irritação direta da pele levando desde a um *rash* cutâneo simples até a formação de bolhas dolorosas. Pode haver lesões oculares pela exposição ao látex.

O diagnóstico é determinado pela história de ingestão da planta somada ao exame físico correspondente. Não há exame laboratorial específico para determinar a intoxicação por ésteres diterpênicos. Se suspeitar de intoxicação grave, a solicitação de exames laboratoriais deve incluir hemograma, função renal e hepática, gasometria venosa e eletrólitos.

Manejo

Não há tratamento específico para intoxicação por ésteres diterpênicos. Em casos de intoxicação leve pode-se observar o paciente por algumas horas. Já em casos graves deve-se manter o paciente em leito monitorizado, realizar correção de distúrbios eletrolíticos e demais medidas gerais de suporte. A descontaminação com carvão ativado está indicada apenas nos casos graves. Em caso de acometimento de olhos ou pele deve-se lavar com grandes quantidades de solução fisiológica.

Plantas que contêm glicosídeos cardioativos

Introdução

As plantas desse grupo incluem a dedaleira (*Digitalis purpurea* e *Digitalis lanata Ehrhat*) – Figura 12, chapéu-de-napoleão *(Hevetia peruviana)* – Figura 13 e a espirradeira (*Nerium oleander)* – Figura 14.

Essas plantas são tóxicas principalmente para o miocárdio. Isso deve-se à inibição da bomba de sódio-potássio ATPase, levando a um aumento do cálcio intracelular e aumento do potássio sérico. Além disso, os glicosídeos cardioativos também aumentam o tônus vagal.

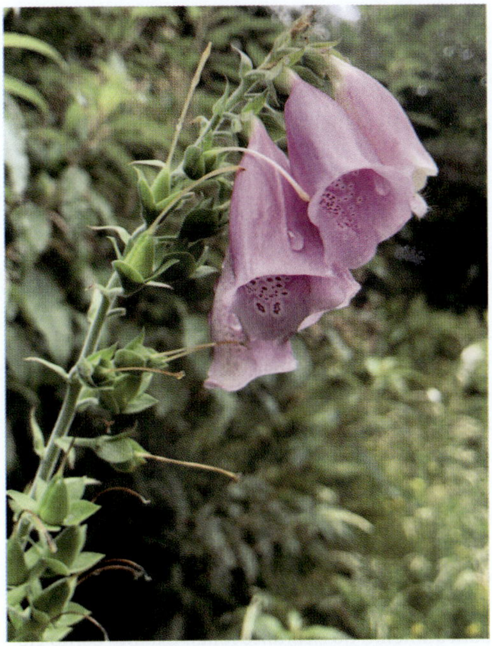

▷ **FIGURA 12** Dedaleira (*Digitalis purpurea*).

Apresentação

Desse modo, a ingestão dessa substância em quantidades tóxicas leva a bradicardia e arritmias decorrentes da hipercalemia, muito semelhante à intoxicação por digoxina. A toxicidade se dá pela ingestão de sementes e folhas de plantas contendo os glicosídeos cardioativos. De um modo geral, é necessária a ingestão de 10 a 20 sementes ou folhas das plantas contendo os glicosídeos cardioativos para atingir seu efeito tóxico.

O diagnóstico se faz pela história de ingestão somada ao exame clínico. Na suspeita, solicitar eletrocardiograma e eletrólitos seriados, hemograma, função renal e hepática. Os glicosídeos podem ser identificados por radioimunoensaio, embora não utilizados muito na prática.

Manejo

O tratamento baseia-se em avaliação primária e suporte clínico. Além disso, o tratamento específico é semelhante ao manejo da intoxicação por digitálico, incluindo a administração do anticorpo antidigoxina. A dose varia de 10-20 ampolas e deve ser administrada em 30 minutos (ver Capítulo "Manejo inicial das intoxicações exógenas"). O carvão ativado pode ser utilizado em até duas horas da

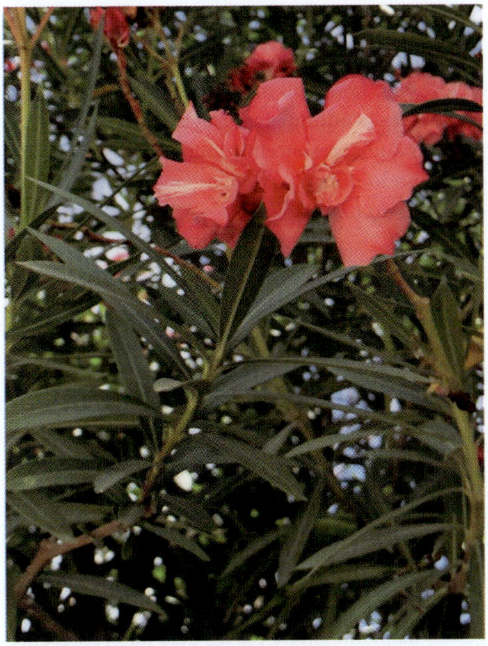

▷ **FIGURA 14** Espirradeira (*Nerium oleander*).

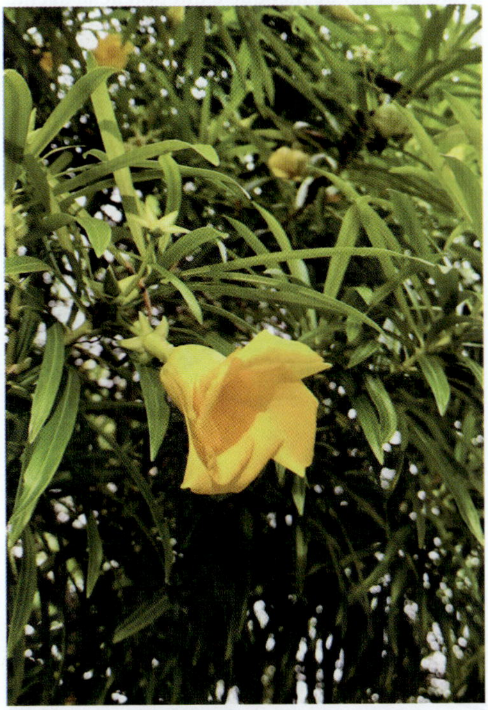

▷ **FIGURA 13** Chapéu-de-napoleão (*Hevetia peruviana*).

ingestão. Hidratar esses pacientes é fundamental para aumento do *clearance* renal da substância tóxica. Assim como na intoxicação por digitálicos, não devemos administrar cálcio nesses pacientes mesmo que apresentem hipercalemia, evitando desse modo uma parada cardíaca por contração excessiva do miocárdio.

Plantas que contêm graianotoxinas

Introdução

A família Ericaceae, cujos exemplares mais presentes no nosso meio são as azaleias (Figura 15), é constituída de plantas que contêm graianotoxinas. Alguns exemplos dessas plantas são *Rhododendron ponticum, Rhododendron atlanticum, Rhododendron occidentale.*

A graianotoxina se liga aos canais de sódio e dificulta a sua inativação, deixando-os abertos. Desse modo, aumenta a permeabilidade ao sódio. A ingestão da planta ou de partes dela **não** representa o maior perigo desse grupo. O principal potencial tóxico deste grupo está no "*mad honey*". As abelhas que usam o pólen dessas plantas acabam produzindo um tipo de mel que é um potencial agente intoxicante e alucinógeno. Com 50 mL desse mel já é possível gerar algum grau de intoxicação e sua progressão varia de acordo com a quantidade ingerida. Algumas tribos no Nepal e na Turquia usam o mel como recreação, "remédios naturais" e alucinógenos. Existem registros históricos de Pompeu Magno perdendo uma batalha contra Mitrídates VI do Império Persa devido à intoxicação de seus soldados pelo mel tóxico da região do Mar Negro.

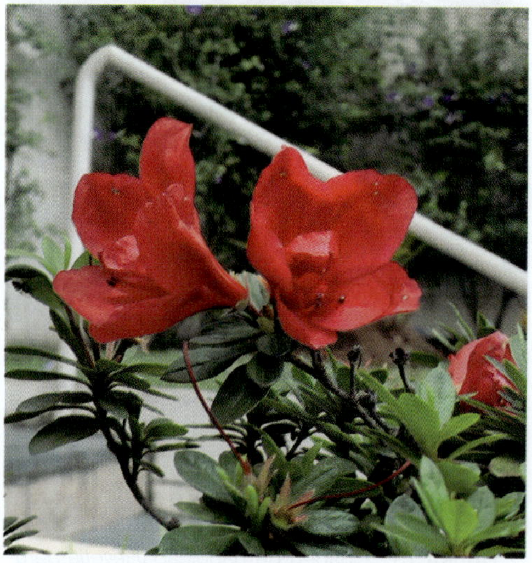

▷ **FIGURA 15** Azaleia (*Rhododendron indicum*).

Apresentação

Intoxicações leves podem se manifestar com náuseas, vômitos e bradicardia. Em alguns casos podem estar associadas a sialorreia e parestesia. Já intoxicações graves podem acarretar bradicardia severa, distúrbios da condução atrioventricular, bloqueio atrioventricular total, tremores e alteração do estado mental. Neste último caso os sintomas assemelham-se aos da intoxicação por glicosídeos cardioativos.

Manejo

O manejo desses pacientes baseia-se na realização de medidas de suporte com desobstrução de vias aéreas, monitorização contínua e hidratação vigorosa para aumento do *clearance* renal. Exames como eletrocardiograma, eletrólitos, função renal e hepática são essenciais para determinar o grau de intoxicação. Quando os pacientes aparecem no departamento de emergência logo após a ingestão pode-se lançar mão da descontaminação com carvão ativado. Nesses casos, o paciente deve estar consciente e não apresentar vômitos. Além disso, como não há antídoto para as graianotoxinas, o cuidado dos pacientes baseia-se em sintomáticos e medidas de suporte. Pacientes que apresentam alterações cardíacas devem ser mantidos em leito monitorizado.

Plantas que contêm saponinas

Introdução

A hera (*Hedera helix*), planta ornamental usada para cobertura de paredes, é a principal representante (Figura 16). Mas existem outros exemplares muito conhecidos e utilizados como plantas ornamentais: espada-de-são-jorge (*Dracaena trifasciata*); espada-de-santa-bárbara (*Dracaena trifasciata "Laurentii"*) – Figura 17; espadinha-rani (*Dracanea trifasciata hahnii*); e alamanda (*Allamanda cathartica L.*) – Figura 18.

São plantas com glicosídeos pouco absorvíveis pela mucosa gastrointestinal, que possuem ação citotóxica que causa alteração da permeabilidade das membranas, provocando efeitos gastrointestinais, sistêmicos graves e hemólise.

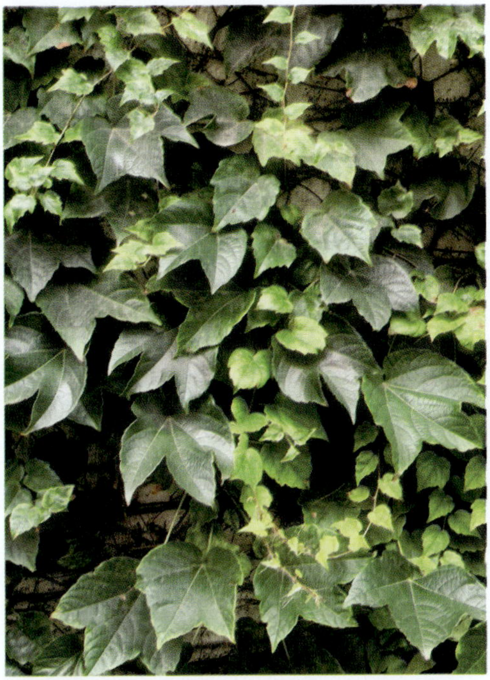

▷ **FIGURA 16** Hera (*Hedera helix*).

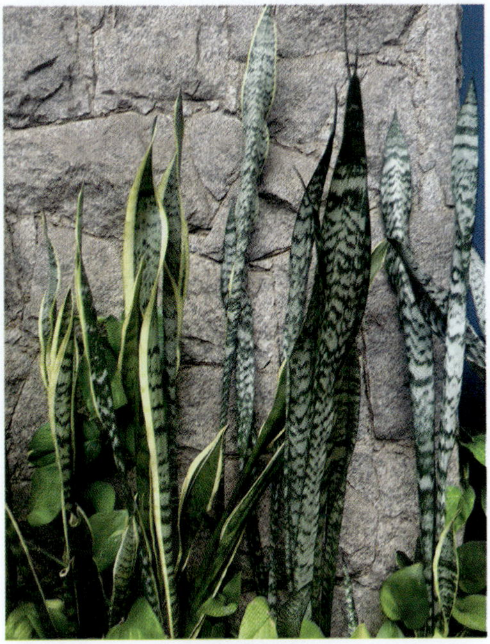

▷ **FIGURA 17** Espada-de santa-bárbara (direta) e espada-de-são-jorge (esquerda) – *Dracaena trifasciata.*

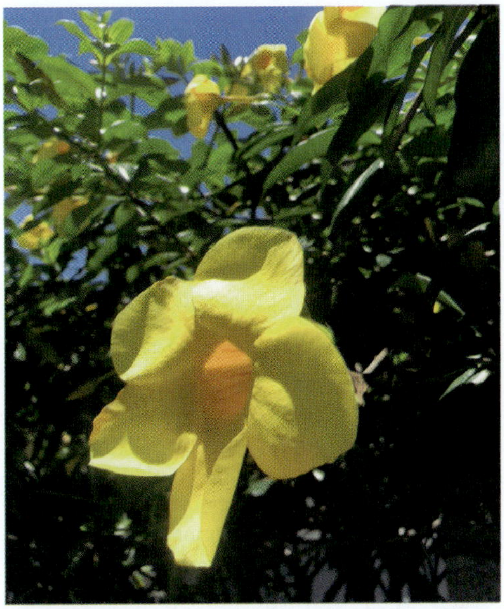

▷ **FIGURA 18** Alamanda (*Allamanda cathartica L.*).

Apresentação

Os sintomas que ocorrem após a exposição dessas substâncias podem variar de acordo com o sítio da lesão. A ingestão, por exemplo, pode provocar sialorreia, ardência na orofaringe, náusea, vômitos, diarreia e distúrbios hidroeletrolíticos. Já a reação de contato dessas plantas com a pele pode variar com a suscetibilidade do organismo ou a quantidade da substância, apresentando de prurido intenso até lesões vesiculares ou dermatite alérgica de contato.

Manejo

Nestas intoxicações devemos priorizar a descontaminação, o tratamento sintomático e as medidas de suporte. Como não há antídoto específico para esse agente, devemos garantir que as possíveis complicações sejam devidamente tratadas. As lesões oculares, por exemplo, devem ser descontaminadas com Ringer, analgesiadas com 1 gota de proximetacaína oftalmológica e encaminhadas para o oftalmologista para o devido tratamento.

Plantas que causam lesões cutâneas

Lesões mecânicas

Podem ser provocadas por bordas serrilhadas, espinhos e pelos, causando irritação local, ferimentos perfurantes e inoculação de bactérias ou fungos. Exemplares importantes são coroa-de-cristo (*Euphorbia milii* – Figura 9), rosas e cactos. No caso de lesões mecânicas é importante manter a região higienizada e observar sinais de infecção secundária que ocorrem devido à inoculação de bactérias e esporos pela porta de entrada. Nesses casos, deve-se avaliar a necessidade de antibioticoterapia.

Lesões químicas/seivas irritantes

São compostas por látex de ação cáustica. Geralmente são encontrados em vegetais que liberam um líquido branco quando partes da planta são arrancadas. O contato com a pele pode causar ardência, hiperemia, edema e dor; já os acidentes oculares provocam ceratoconjuntivite importante e muito dolorosa. Como exemplos, temos a coroa-de-cristo (*Euphorbia mili*), Figura 9, comigo-ninguém-pode (*Diffebachia picta*), Figura 6, cega-olho (*Isotoma longiflora*), avelós (*Euphorbia gymnociada*).

Reações de hipersensibilidade

Geralmente ocorrem em contato com a pele ou olhos. Os sintomas aparecem após um período de latência assintomático. É comum em trabalhadores que fazem podas de árvores. Os sintomas incluem prurido, dor, edema, hiperemia, vesículas e bolhas. Dentre os principais exemplares estão: aroeira (*Lithraea molleoides/Schinus terebinthifolius*), pimenteira-do-peru (*Shinus molle*), chorão (*Rhus succedanea*); caviúna-vermelha (*Machaerium scleroxylon*), ipê (*Tebebuia* sp.) e tulipa (*Tulipa* sp.). O manejo nesse caso deve ser feito com anti-histamínicos e corticoide a depender da gravidade das lesões.

Atenção com anafilaxia nos casos de hipersensibilização. Caso o paciente apresente sinais cutâneos e sintomas respiratórios, cardíacos ou gastrointestinais, devemos lembrar dessa possibilidade. Nessa situação deve-se aplicar adrenalina IM e ponderar precocemente a necessidade de uma via aérea definitiva.

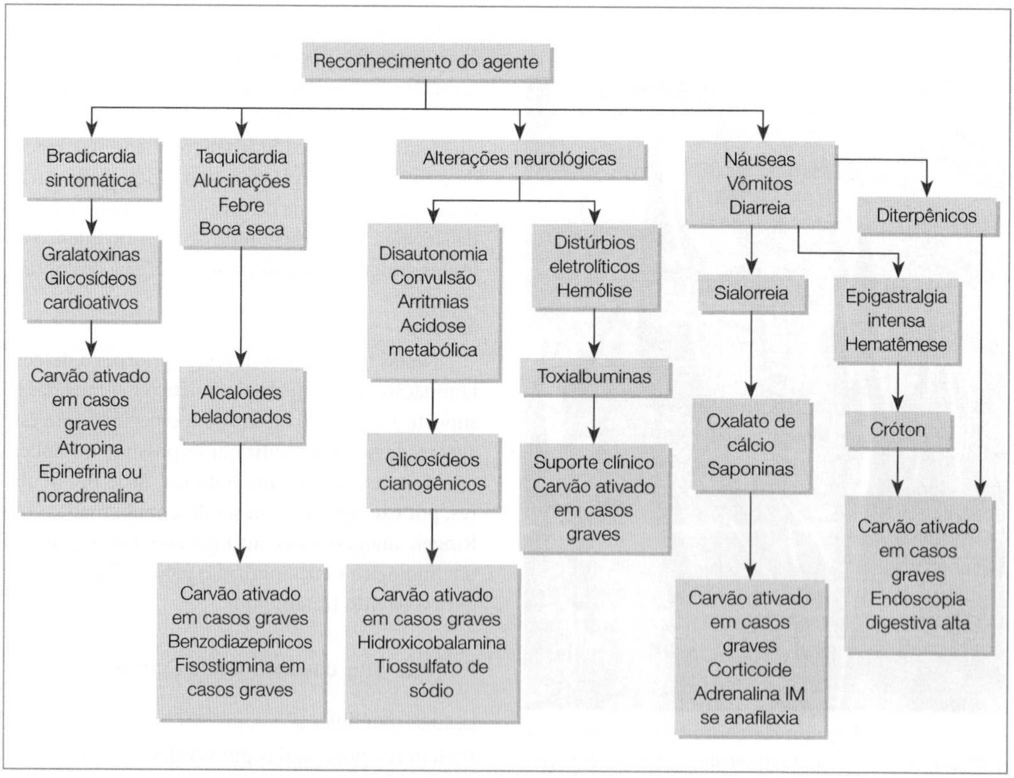

▷ **FIGURA 19** Fluxograma para reconhecimento do agente e manejo inicial.

Dermatites por fotossensibilização

Ocorrem quando há contato direto da pele com plantas que produzem psolarens, substância que torna a pele hipersensível ao sol, causando queimadura, eritema, hiperpigmentação tardia, vesículas e bolhas. Algumas da plantas que podem causar essas lesões são: figo (*Ficus carica*); limão, laranja e cidra (*Citrus* sp.); caju (*Anacardium occidentale*). Nestes acidentes com estas plantas, recomenda-se a descontaminação imediata da pele com água limpa e evitar a exposição ao sol. O tratamento das lesões pode ser realizado com limpeza diária com água e sabão, uso de pomadas umectantes e uso de protetor solar quando a pele já estiver íntegra.

LITERATURA RECOMENDADA

1. Andrade Filho A, Campolina D, Dias M. Toxicologia na Prática Clínica. Belo Horizonte: Folium; 2001.
2. Burns MM. Potentially toxic plant ingestions in children: clinical manifestations and evaluation. Uptodate.com. 2021. Disponível em: https://www.uptodate.com/contents/potentially-toxic-plant-ingestions-in-children-clinical-manifestations-and-evaluation?search=plants&source=search_result&selectedTitle=1~150&usage_type=default&display_rank=1 Acesso 17 jan. 2021.
3. Challoner KR, McCarron MM. Castor bean intoxication. Annals of Emergency Medicine. 1990;19(10):1177-83.
4. Hernandez EMM, Rodrigues RMR, Torres TM. Manual de toxicologia clínica: Orientações para assistência e vigilância das intoxicações agudas. São Paulo: Secretaria Municipal da Saúde; 2017.
5. Mrvos R, Dean BS, Krenzelok EP. Philodendron/dieffenbachia ingestions: are they a problem? J Toxicol Clin Toxicol. 1991;29(4):485-91.
6. Sistema Nacional de Informações Tóxico-Farmacológicas – Sinitox. Plantas tóxicas. Disponível em: https://sinitox.icict.fiocruz.br/plantas-toxicas. Acesso 17 jan. 2021.

Seção XIV

Emergências dermatológicas

120 Dermatoses agudas

Marcella Soares Pincelli
Ana Lúcia Monteiro Guimarães
Marcello Menta Simonsen Nico

PONTOS IMPORTANTES

- O herpes-zóster ocorre devido à reativação do vírus varicela-zóster (herpes vírus tipo 3 ou HHV-3) latente, geralmente anos após a primoinfecção (varicela).
- É uma doença comum: estima-se que de 10 a 20% das pessoas terão um episódio ao longo da vida.
- O quadro clínico é caracterizado por dor neuropática unilateral, que precede o surgimento de lesões cutâneas, caracterizadas por vesículas agrupadas sobre base eritematosa, no trajeto de um ou mais dermátomos.
- O diagnóstico do herpes-zóster é eminentemente clínico e, em caso de dúvida diagnóstica, deve haver confirmação com exame citológico ou histopatológico.
- A transmissão do HHV-3 ocorre por meio da inalação de gotículas de indivíduos com varicela ou por contato direto com a secreção das vesículas de doente com varicela ou com herpes-zóster.
- Os principais fatores de risco para reativação do vírus são: idade avançada, imunossupressão, trauma local e malignidade (principalmente hematológica).
- A internação hospitalar é indicada em indivíduos com herpes-zóster imunossuprimidos ou com formas graves da doença.
- A vacina para herpes-zóster é aprovada a partir dos 50 anos de idade.
- A erisipela e a celulite são piodermites (infecções bacterianas por germes piogênicos da pele) e se diferenciam por características clínicas e de profundidade de envolvimento da pele.
- A erisipela geralmente tem evolução aguda e é causada predominantemente pelo *Streptococcus pyogenes*. A celulite tem evolução subaguda ou crônica e é causada predominantemente por *Streptococcus pyogenes* ou *Staphylococcus aureus*.
- Os fatores de risco para erisipela e celulite são obesidade, ruptura da barreira cutânea (por trauma, *tinea pedis*, úlcera venosa, picadas de insetos), edema crônico (insuficiência venosa periférica, alteração linfática) e imunossupressão.
- O furúnculo e o antraz são piodermites que acometem os folículos pilosos. São causados por infecção por *Staphylococcus aureus*.

HERPES-ZÓSTER

Introdução

O herpes-zóster é uma dermatose neurocutânea causada pelo vírus varicela-zóster (HHV-3). Acomete cerca de 10 a 20% da população. Ocorre mais comumente em adultos e idosos, que tiveram infecção prévia pelo HHV-3, cuja apresentação clínica da primoinfecção é a varicela. A neuralgia pós-herpética é a principal sequela decorrente dessa dermatose. O indivíduo com herpes-zóster pode transmitir o HHV-3 por meio do contato do indivíduo não previamente imunizado com a secreção das vesículas do hospedeiro.

Etiologia e fisiopatologia

O HHV-3 é um DNA-vírus causador de duas doenças: a varicela e o herpes-zóster. A infecção pelo HHV-3 ocorre por via inalatória ou por contato com secreção de um hospedeiro com varicela ou com herpes-zóster. O vírus, então, dissemina-se por via hematogênica até os gânglios nervosos e a pele, gerando o quadro de primoinfecção, que é a varicela, caracterizada por vesículas e crostas, em diferentes estágios de evolução, difusas pelo corpo, e que ocorre mais comumente na infância. Após a resolução do quadro de varicela, o vírus permanece latente nos gânglios sensoriais dorsais e nos gânglios sensoriais dos nervos cranianos e pode se reativar décadas após a primoinfecção. Em situações de imunidade celular específica para o HHV-3 reduzida, há a reativação do vírus e o surgimento de lesões de herpes-zóster. As lesões cutâneas surgem pela multiplicação do vírus nos queratinócitos. Nos nervos, o vírus se replica na raiz dorsal do gânglio sensitivo, gerando inflamação neural e necrose. Consequentemente, o principal sintoma é a dor tipo neurítica, e a principal sequela é neuralgia pós-herpética.

Fatores de risco

O principal fator de risco para herpes-zóster é a imunodepressão, principalmente em indivíduos com SIDA, com neoplasias hematológicas, transplantados, doentes submetidos a corticoterapia e quimioterapia e idosos. Trauma local e radioterapia favorecem a reativação local do HHV-3.

Achados clínicos

O quadro de herpes-zóster se inicia com pródromo aproximadamente 2 dias antes da erupção cutânea. Nessa fase, pode haver prurido, parestesia ou dor neurítica, unilateral, em faixa, e que pode simular outras doenças, dependendo do local acometido, como infarto agudo do miocárdio, litíase renal, pancreatite ou lombociatalgia.

O quadro cutâneo se inicia com vesículas agrupadas sobre base eritematosa, distribuídas no trajeto de um dermátomo (Figura 1). Essas vesículas evoluem para erosões e crostas em aproximadamente 7 dias. É possível o aparecimento de algumas lesões fora do segmento acometido, mesmo em indivíduos imunocompetentes.

Raramente pode haver comprometimento de fibras motoras, ocorrendo, assim, paralisia facial, assimetria da musculatura abdominal ou retenção urinária.

Nos pacientes imunossuprimidos, podem ocorrer formas atípicas: hemorrágicas, necróticas, disseminadas, persistentes ou recidivantes. O chamado *zoster sine herpete* é forma rara caracterizada pela sintomatologia neural sem o surgimento de lesões cutâneas.

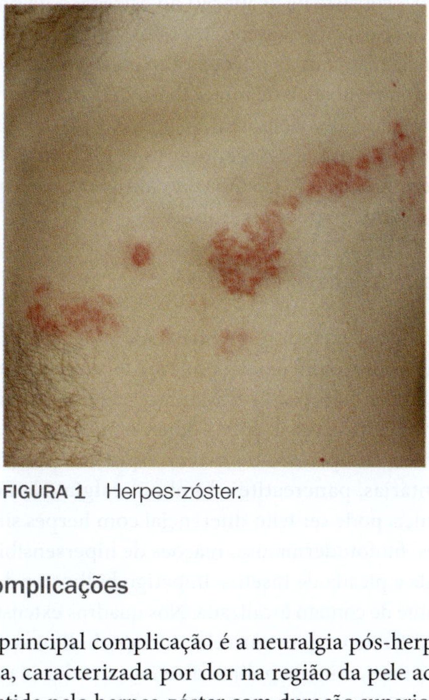

▷ **FIGURA 1** Herpes-zóster.

Complicações

A principal complicação é a neuralgia pós-herpética, caracterizada por dor na região da pele acometida pelo herpes-zóster com duração superior a 3 meses após o episódio. É mais comum em idosos, sendo importante causa de morbidade em geriatria.

A síndrome de Ramsay-Hunt ocorre em indivíduos com zóster no gânglio geniculado do nervo facial, e se caracteriza por lesões cutâneas no canal auditivo, otalgia, paralisia facial e dormência da parte anterior da língua.

Dentre as complicações oculares estão conjuntivite, episclerite, ceratite e irite. O sinal de Hutchinson é caracterizado por lesões na ponta nasal, que sugerem herpes-zóster do ramo oftálmico do nervo trigêmeo por acometimento do nervo nasociliar, com potencial comprometimento corneano.

Podem ocorrer complicações neurológicas, entre elas meningite asséptica, encefalite e mielite. Infecção bacteriana secundária é comum.

Exames complementares

O diagnóstico de herpes-zóster é eminentemente clínico, e o médico emergencista, em caso de dúvida diagnóstica, deve referenciar o paciente para serviço com médico dermatologista, que está apto a realizar a propedêutica laboratorial adequada. Os principais exames são o citológico de Tzanck e a biópsia de pele com exame histopatológico. O primeiro consiste na avaliação do esfregaço da base da vesícula, cuja presença de células gigantes multinucleadas com alterações citopáticas virais favorece o diagnóstico de infecção herpética. O exame histopatológico demonstra a presença de vesícula intraepidérmica e degeneração balonizante dos queratinócitos. A pesquisa do antígeno viral por PCR também pode ser utilizada.

Diagnósticos diferenciais

Na fase que precede o surgimento de lesões cutâneas, o diagnóstico diferencial pode ser feito com outras situações dolorosas, como infarto agudo do miocárdio, litíase renal, cólica biliar, neuralgia do trigêmeo, compressão de nervos espinais, infecções dentárias, pancreatite e lombociatalgia. Na fase clínica, pode ser feito diferencial com herpes simples, fitofotodermatose, reações de hipersensibilidade a picada de insetos, impetigo bolhoso e dermatite de contato localizada. Nos quadros extensos, há diferencial com varicela, doenças bolhosas autoimunes, eritema polimorfo e farmacodermias.

Tratamento

O tratamento do herpes-zóster deve ser realizado precocemente, em até 72 horas do início do quadro, a fim de prevenir sequelas como a neuralgia pós-herpética. As drogas de escolha são aciclovir, valaciclovir ou fanciclovir. As doses utilizadas são aciclovir 800 mg cinco vezes ao dia, fanciclovir 500 mg de 8 em 8 horas ou valaciclovir 1 g de 8 em 8 horas por 7 a 10 dias. Pacientes com insuficiência renal devem ter a dose ajustada de acordo com o seu *clearance* de creatinina. Os pacientes com herpes-zóster devem evitar contato com gestantes, neonatos prematuros, pessoas suscetíveis a varicela e imunossuprimidos.

O controle álgico deve ser feito de acordo com a intensidade da dor, com anti-inflamatórios não hormonais, analgésicos simples e opioides fracos (tramadol e codeína). O uso de corticoterapia concomitante ao antiviral, para prevenção de neuralgia pós-herpética, é controverso na literatura.

A neuralgia pós-herpética deve ser abordada de forma multidisciplinar, e seu tratamento deve ser otimizado de acordo com o grau de dor do paciente. Anticonvulsivantes (pregabalina, gabapentina), antidepressivos tricíclicos (amitriptilina, nortriptilina), anestésicos tópicos, capsaicina tópica, fisioterapia, psicoterapia ou outros procedimentos podem ser considerados, e seu uso pode ser avaliado em conjunto com grupo de especialistas em dor, em ambiente ambulatorial.

A vacina para herpes-zóster disponível no Brasil é feita de vírus vivo atenuado e é aprovada a partir dos 50 anos de idade. Vacinação em imunossuprimidos deve ser avaliada caso a caso. Em pacientes que já tiveram herpes-zóster e que não tenham tomado a vacina, recomenda-se aguardar um ano após o episódio agudo para a sua aplicação.

Indicações de internação e seguimento

É indicada internação hospitalar para indivíduos que apresentam complicação ocular, complicação neurológica (meningite, encefalite, mielite), dificuldade de controle de dor e herpes-zóster disseminado em indivíduo imunossuprimido. Nesses casos, é indicado tratamento endovenoso com aciclovir na dose de 10 mg/kg por dia de 8 em 8 horas por 7 a 10 dias, desde que a função renal não esteja comprometida. Os pacientes devem estar em isolamento respiratório até a evolução das vesículas a lesões crostosas.

ERISIPELA E CELULITE

Introdução e definições

A erisipela e a celulite são quadros cutâneos comuns e afetam cerca de 2:1.000 indivíduos ao ano. São dermatoses infecciosas, causadas por bactérias que penetram na pele por solução de contiguidade, principalmente os estreptococos beta-hemolíticos do grupo A, como o *Streptococcus pyogenes*. Outras bactérias podem ser responsáveis pelo quadro, como *Haemophilus influenzae* em crianças com erisipela na face ou *Staphylococcus aureus* em pacientes com celulite.

A Tabela 1 identifica as principais características que diferenciam a celulite da erisipela.

▷ **TABELA 1** Quadro comparativo entre erisipela e celulite

	Erisipela	Celulite
Profundidade	Derme superficial + vasos linfáticos superficiais (dermolinfangite estreptocócica)	Derme profunda + hipoderme
Clínica	Eritema, edema, bordas nítidas, lesão elevada Comuns sintomas sistêmicos Evolução aguda	Eritema, edema, bordas mal delimitadas Apenas sintomas locais Evolução subaguda/crônica
Agentes	*Streptococcus pyogenes* * Muito raro *S. aureus*	*Streptococcus pyogenes* e *Staphylococcus aureus*
Tratamento	1ª escolha: penicilina G procaína 400.000-800.000 unidades IM 2 vezes ao dia ou penicilina cristalina 200.000 U/kg/dia IM ou EV 4/4 h por 10 a 14 dias Alternativa: Ambulatorial: cefalexina 500 mg 6/6 h por 7-14 dias ou amoxicilina 500 mg ou 1 g 8/8 h por 7-14 dias. Internado: cefazolina 1 g EV 8/8 h por 7-14 dias ou ceftriaxona 1 g EV 12/12 h por 7-14 dias	Ambulatorial: cefalexina 500 mg ou 1g 6/6 h por 7-14 dias Internado: oxacilina 2 g EV 4/4 h por 7-14 dias

Etiologia e fisiopatologia

A erisipela é uma infecção cutânea causada predominantemente pelo *Streptococcus pyogenes* que atinge a derme superficial e os vasos linfáticos superficiais, sendo por isso também chamada de dermolinfangite estreptocócica. A celulite é causada por infecção bacteriana por estreptococos beta-hemolíticos do grupo A, incluindo o *Streptococcus pyogenes*, e pelo *Staphylococcus aureus*, na derme profunda e na hipoderme. Em alguns casos, a celulite pode tornar-se superficial e a erisipela profunda, o que torna difícil a distinção do quadro em uma entidade única.

A infecção ocorre por meio da inoculação do patógeno na pele por contiguidade, através da ruptura da barreira cutânea, por trauma, *tinea pedis*, úlcera venosa, picadas de insetos, ou por via hematogênica, sendo esta última via mais comum em indivíduos imunossuprimidos.

Fatores de risco

São fatores de risco para celulite e erisipela condições nas quais há propensão à inoculação dos patógenos bacterianos, através de rupturas da barreira cutânea, como: trauma; úlceras de membros inferiores; infecções fúngicas, como onicomicoses e *tinea pedis*; infecções virais, como herpes-zóster; e condições que propiciam a manutenção e cronicidade do quadro, como obesidade, insuficiência venosa periférica, diabetes e história de erisipela e/ou celulite de repetição e imunossupressão.

Achados clínicos

A erisipela é caracterizada por placas de eritema, edema, com bordas nítidas, predominantemente nos membros inferiores, mas que também pode atingir outras áreas, como a face e os membros superiores (Figura 2). Há dor e calor associados e podem surgir vesículas e bolhas, além de linfadenopatia satélite. A evolução da erisipela é aguda e são comuns sintomas sistêmicos, como febre e mal-estar.

A celulite é caracterizada por eritema e edema e, por ter acometimento profundo na hipoderme, apresenta bordas mal delimitadas. Em geral, não há, ou há poucos sintomas sistêmicos associados. A evolução é de subaguda a crônica.

Em muitos casos, é difícil definir se se trata de celulite ou erisipela, uma vez que as condições que predispõem à erisipela facilitam a cronicidade do quadro.

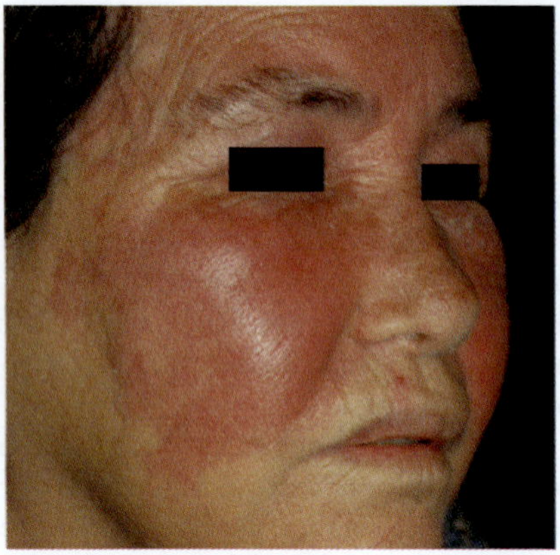

▷ **FIGURA 2** Erisipela da face.

Exames complementares

O diagnóstico de celulite/erisipela é clínico e na maioria das vezes dispensa exames complementares diagnósticos. Os exames para a detecção do patógeno, como aspirado de bolhas ou cultura da biópsia da pele, apresentam baixa sensibilidade e podem apresentar positividade para bactérias comensais, por contaminação. A hemocultura tem baixa positividade.

Diagnóstico diferencial

São diagnósticos diferenciais de erisipela e celulite nos membros inferiores o eritema nodoso, as paniculites não infecciosas, a trombose venosa profunda, as tromboflebites, o erisipeloide e a fasciíte necrotizante. Na face, pode ser confundida com dermatite de contato, herpes-zóster, rosácea, lúpus eritematoso, dermatomiosite e angioedema.

Tratamento

O tratamento de primeira linha da erisipela é a penicilina. Pode ser feito com penicilina procaína 400.000 a 800.000 unidades IM 2 vezes ao dia, ou penicilina cristalina 200.000 unidades por kg por dia, divididas em doses a cada 4 horas, por 10 a 14 dias. Se o paciente for alérgico a penicilinas, sugere-se o uso da clindamicina. Como alternativa, pode-se optar, em pacientes ambulatoriais, pela cefalexina 500 mg ou 1 g a cada 6 horas ou amoxicilina 500 mg a cada 8 horas por 7 a 14 dias ou, em caso de internação, cefazolina 1 g EV a cada 8 horas por 7 a 14 dias ou ceftriaxona 1 g EV a cada 12 h por 7 a 14 dias.

Pacientes com celulite em regime ambulatorial de tratamento podem receber cefalexina 500 mg ou 1 g a cada 6 horas por 7 a 14 dias e, em vigência de internação, optar por oxacilina 2 g EV a cada 4 horas por 7 a 14 dias. Se ausência de melhora após 48 horas de antibioticoterapia via oral, há indicação de internação hospitalar e ampliação do espectro da antibioticoterapia. Orientar repouso e elevação dos membros durante a vigência do tratamento.

Indicações de internação, terapia intensiva e seguimento

É indicada internação em pacientes que apresentam sinais de SIRS (febre > 38°C, hipotensão, taquicardia), progressão rápida do eritema, ausência de melhora após 48 horas de antibioticoterapia via oral, proximidade da infecção a próteses, celulite na face e pacientes imunocomprometidos. Solicitar hemocultura se toxicidade sistêmica, acometimento extenso, comorbidades, mordedura de animal e celulite persistente.

Em pacientes com celulite/erisipela de repetição é recomendável, no seguimento, orientar uso de meias elásticas e elevação dos membros inferiores, além de administração de penicilina benzatina 1.200.000 UI por via intramuscular a cada 21 dias, ou sulfametoxazol-trimetropim, para fins de prevenção de novos quadros infecciosos.

FURÚNCULO E ANTRAZ

Introdução e definições

O furúnculo é um nódulo inflamatório, eritematoso, doloroso, resultante da infecção principalmente estafilocócica do folículo piloso e da glândula sebácea anexa. A coleção contígua de furúnculos é chamada de antraz (na literatura americana – carbúnculo) – não confundir tal denominação com aquela pela infecção pelo *Bacillus anthracis*.

Etiologia e fisiopatologia

O furúnculo e o antraz são processos de foliculite com perifoliculite necrosante causados pelo *Staphylococcus aureus*. O material necrótico e a supuração são fonte de contágio para o próprio paciente e para contactantes e profissionais de saúde, podendo então ocorrer furunculoses de repetição, surtos familiares e comunitários. Há preocupação especial em relação ao *Staphylococcus aureus* meticilino-resistente de comunidade, cuja infecção, cada vez mais prevalente no mundo, se manifesta primariamente na pele e, mais comumente, como furúnculos.

Fatores de risco

A furunculose, que são furúnculos múltiplos e recorrentes, ocorre em geral em indivíduos saudáveis, mas fatores predisponentes incluem diabetes, obesidade, desnutrição, má higiene e imunossupressão.

Achados clínicos

Nódulo eritematoso, doloroso, quente, que se inicia ao redor do folículo piloso com evolução para supuração e necrose, com posterior eliminação do tecido necrosado do centro do folículo, que é o carnegão; há então lenta reparação do processo, que evolui com uma cicatriz (Figura 3). O indivíduo pode ter um único ou múltiplos furúnculos, que podem estar presentes simultaneamente ou no decorrer de semanas ou meses (furunculose de repetição). O antraz é uma confluência de furúnculos que se estendem profundamente no tecido celular subcutâneo, e cuja superfície apresenta múltiplos orifícios que drenam pus e ulceram (Figura 4). Ocorre em áreas da pele mais espessas, como a nuca, dorso e coxas, podendo haver manifestações sistêmicas associadas, como febre e mal-estar. É mais comum em diabéticos e imunossuprimidos.

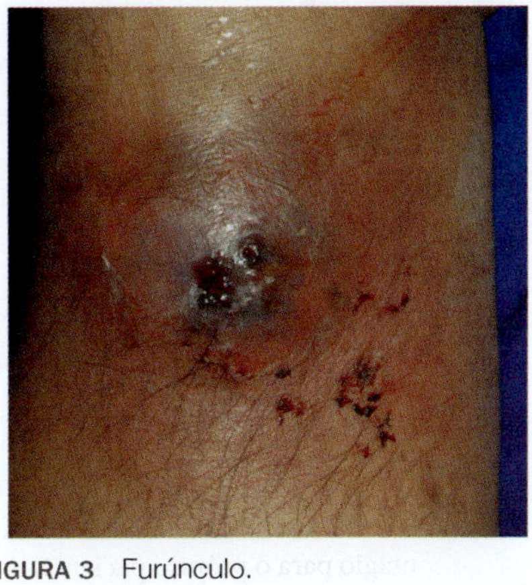

▷ **FIGURA 3** Furúnculo.

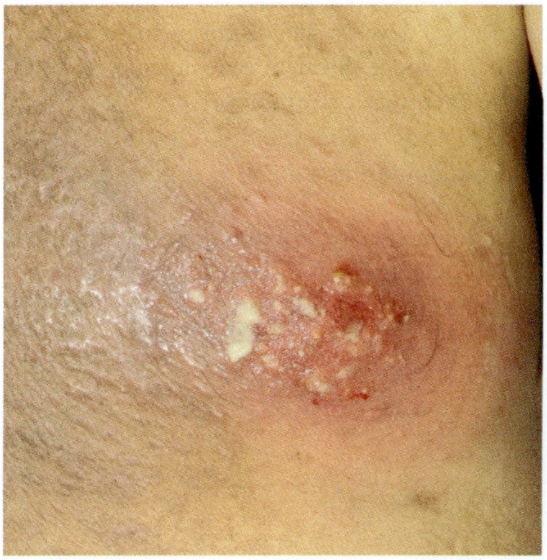

▷ **FIGURA 4** Antraz.

Exames complementares

O diagnóstico é feito por meio do exame dermatológico. Exame bacteriológico com antibiograma da secreção purulenta auxilia nos casos de suspeita de furunculose por *Staphylococcus aureus* meticilino-resistente.

Diagnóstico diferencial

Os diagnósticos diferenciais são miíase furunculoide, hidradenite supurativa e acne cística.

Tratamento

Colocam-se compressas mornas duas vezes ao dia até ocorrer liquefação e eliminação do carnegão. O furúnculo não deve ser drenado cirurgicamente, pois não se trata de simples abscesso de conteúdo purulento. A antibioticoterapia sistêmica, em casos que não são suspeitos de infecção por *Staphylococcus aureus* meticilino-resistente, pode ser feita com cefalexina 500 mg a cada 6 horas, por pelo menos 7 dias. Nos casos graves, considerar a dose de 1 g de 6 em 6 horas.

Descolonização com antibiótico tópico na região nasal e perianal deve ser realizada, nos doentes e nos contactantes. Em caso de infecção por *Staphylococcus aureus* meticilino-resistente, o paciente deve ser submetido a isolamento de contato, e a terapêutica deve ser guiada por meio do antibiograma; as opções incluem vancomicina, teicoplanina e linezolida, entre outras.

Indicações de internação e seguimento

Múltiplos furúnculos ou antraz grave em indivíduos idosos, diabéticos ou imunocomprometidos são indicações de internação para tratamento endovenoso.

Outras dermatoses graves

Doenças dermatológicas graves, porém de caráter crônico e que, eventualmente, sofrem agudização, como as dermatoses bolhosas autoimunes, as eritrodermias e os linfomas cutâneos, podem ser causas de consulta ao pronto-socorro. No entanto, esses casos, por necessitarem de propedêutica laboratorial específica, devem ser adequadamente encaminhados ao dermatologista.

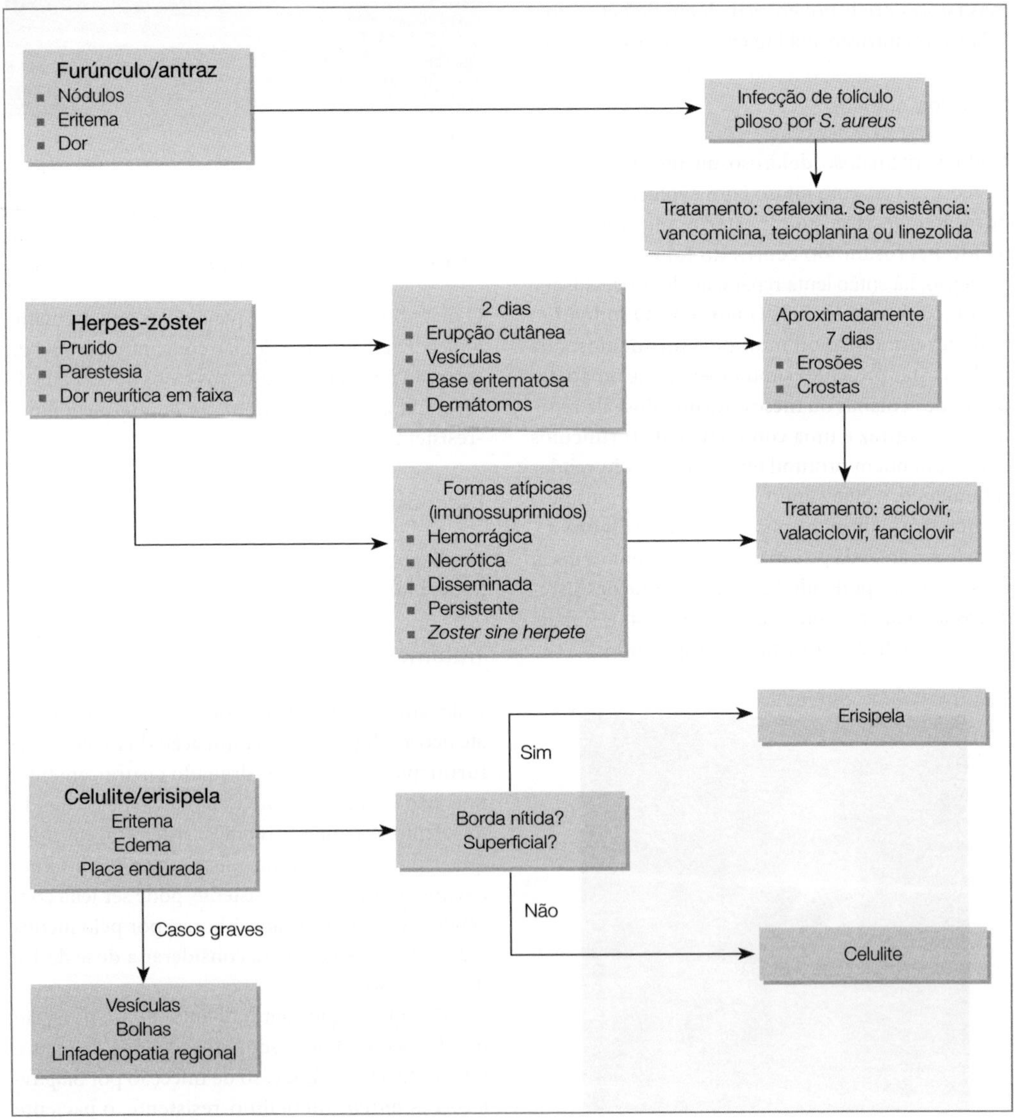

▷ **FIGURA 5** Dermatoses graves.

LITERATURA RECOMENDADA

1. Bolognia JL, Jorizzo JL, Schaffer JV. Dermatology. 3. ed. Elsevier; 2012.
2. Bruckenthal P, Barkin RL. Options for treating postherpetic neuralgia in the medically complicated patient. Ther Clin Risk Manag. 2013;9:329-40.
3. Demos M, McLeod MP, Nouri K. Recurrent furunculosis: a review of the literature. Br J Dermatol. 2012;167(4):725-32.
4. Dissemond J. Methicillin resistant Staphylococcus aureus (MRSA): Diagnostic, clinical relevance and therapy. J Dtsch Dermatol Ges. 2009;7(6):544-51; quiz 52-3.
5. Eriksson B, Jorup-Ronstrom C, Karkkonen K, Sjoblom AC, Holm SE. Erysipelas: clinical and bacteriologic spectrum and serological aspects. Clin Infect Dis. 1996;23(5):1091-8.
6. Griffiths C, Barker J, Bleiker T, Chalmers R, Creamer D. Rook's textbook of dermatology. 9. ed. Wiley; 2016.
7. Johnson RW, Alvarez-Pasquin MJ, Bijl M, Franco E, Gaillat J, Clara JG, et al. Herpes zoster epidemiology, management, and disease and economic burden in Europe: a multidisciplinary perspective. Ther Adv Vaccines. 2015;3(4):109-20.
8. Kawai K, Yawn BP. Risk factors for herpes zoster: a systematic review and meta-analysis. Mayo Clin Proc. 2017;92(12):1806-21.
9. Philip A, Thakur R. Post herpetic neuralgia. J Palliat Med. 2011;14(6):765-73.
10. Rivitti EA. Dermatologia de Sampaio e Rivitti. 4-. ed. São Paulo: Artes Médicas; 2018.

121 Farmacodermias

Ana Lúcia Monteiro Guimarães
Marcella Soares Pincelli
Marcello Menta Simonsen Nico

PONTOS IMPORTANTES

- Reações adversas ao uso de medicamentos são causas frequentes de procura ao pronto-socorro, e grande parte delas cursa com acometimento da pele e mucosas.
- O médico emergencista deve estar apto a reconhecer quais farmacodermias são potencialmente graves e necessitam de intervenções imediatas, e quais podem ser encaminhadas para seguimento dermatológico ambulatorial.
- A conduta mais importante no tratamento das farmacodermias é a suspensão da droga suspeita.
- Os exantemas são comuns, têm bom prognóstico, com resolução espontânea em média entre 1 e 2 semanas.
- Casos de urticária/angioedema também são frequentes. É essencial descartar sinais de anafilaxia. Os anti-histamínicos são as medicações de escolha para o tratamento.
- A síndrome DRESS, a síndrome de Stevens-Johnson e a necrólise epidérmica tóxica (NET) são farmacodermias raras, com alto potencial de complicações e mortalidade.
- A vasculite leucocitoclástica é o tipo mais frequente de vasculite associada a drogas, e a presença de lesões papulosas e purpúricas nos membros inferiores é o achado mais comum.

INTRODUÇÃO E CONCEITOS

São denominadas farmacodermias as reações adversas a medicamentos que apresentam em sua evolução acometimento cutâneo. Além de serem uma importante causa de procura ao departamento de emergência (DE), são também uma frequente complicação em pacientes hospitalizados. Estima-se que de 2 a 3% dos pacientes internados evoluam com algum tipo de farmacodermia, e que 0,1% dos casos seriam formas graves.

As farmacodermias mais importantes na emergência e que serão abordadas neste capítulo são: exantema, urticária/angioedema, DRESS (*Drug Reaction with Eosinophilia and Sistemic Symptoms*), síndrome de Stevens-Johnson (SSJ)/necrólise epidérmica tóxica (NET) e vasculites por drogas. Existem diversos outros quadros que não demandam intervenções imediatas e podem ser encaminhados para avaliação dermatológica ambulatorial. São exemplos: erupção fixa medicamentosa, prurido e eczema com fotossensibilidade, entre outros.

FATORES DE RISCO

Pacientes com história familiar ou pessoal de reação adversa a drogas, polifarmácia, hepatopatas, nefropatas e imunossuprimidos estão mais propensos ao desenvolvimento de reações cutâneas a medicamentos.

ETIOLOGIA E FISIOPATOLOGIA DAS FARMACODERMIAS

As reações adversas a medicamentos são classificadas em dois tipos principais:

- Tipo A: efeitos colaterais que podem acometer qualquer indivíduo, a depender da dose e exposição, e são previstos pela própria farmacocinética da droga (p. ex., nefrotoxicidade por aminoglicosídeos ou diarreia após uso de antibióticos). Respondem por aproximadamente 85 a 90% do total de reações adversas.
- Tipo B: são chamadas de reações de hipersensibilidade, e correspondem a 10 a 15% das reações medicamentosas. Costumam ser imprevisíveis, acometendo um determinado subgrupo suscetível de pacientes, e são mediadas por mecanismos imunológicos.

A maioria das farmacodermias são reações de hipersensibilidade (tipo B). Os mecanismos exatos pelos quais algumas medicações podem desencadear as farmacodermias não estão muito bem elucidados, mas a maioria dos estudos sugere que o seu aparecimento depende de uma interação entre resposta imune, predisposição genética do doente, fatores ambientais e características da droga.

Dentre os mecanismos envolvidos no estímulo do sistema imune do paciente, foi identificado que algumas medicações e seus metabólitos se ligam a proteínas carreadoras e formam os haptenos, que têm capacidade antigênica e podem estimular as células apresentadoras de antígenos. Além disso, algumas drogas podem estimular diretamente o sistema imune, sem necessidade dessa ligação proteica.

Os exantemas, a síndrome DRESS e a SSJ/NET são considerados reações de hipersensibilidade tardia (tipo IV), mediadas por células T.

Já a urticária/angioedema na maioria dos casos corresponde a uma reação IgE mediada (reação de hipersensibilidade tipo I). Após exposição ao medicamento, os anticorpos IgE específicos para a droga ocupam receptores na superfície dos mastócitos e basófilos. Caso haja uma nova exposição, a droga ou seus metabólitos se ligam nessas moléculas de IgE, ativando os mastócitos e promovendo liberação de histamina. Existem também casos de urticária por ativação direta de mastócitos, que promove sua degranulação por mecanismo não IgE mediado.

Por sua vez, as vasculites induzidas por medicamentos são majoritariamente mediadas por complexos antígeno-anticorpo (reação de hipersensibilidade tipo III). Ocorre processo inflamatório imunomediado na parede dos vasos, que determina o seu dano estrutural e perda funcional. Outros fatores como aumento da pressão hidrostática, estase venosa e baixas temperaturas também têm participação na fisiopatologia da doença.

EXANTEMA

Quadro clínico

O exantema é uma reação adversa comum, correspondendo a aproximadamente 90% dos casos de farmacodermias. O tempo de latência é curto, e os sintomas têm início em média 5 a 14 dias após a exposição à droga responsável.

O paciente apresenta quadro caracterizado por lesões cutâneas maculopapulosas disseminadas, de aparecimento agudo, podendo haver comprometimento palmoplantar e, mais raramente, mucoso. O prurido é variável. Em geral, não há adenomegalias, podendo haver febre baixa.

É importante observar a presença de sinais que podem indicar gravidade na evolução da erupção, sendo eles: febre alta, edema facial, presença de lesões nas mucosas, bolhas, sinal de Nikolsky positivo (descolamento da pele adjacente após tração) e sensação de queimação nas mucosas e na pele.

Exames complementares

A solicitação de exames complementares não é necessária na ausência dos sinais de gravidade.

Diagnósticos diferenciais

O principal diagnóstico diferencial dos exantemas causados por drogas são os exantemas de causa viral: mononucleose, rubéola, sarampo, HIV agudo, exantema súbito e eritema infeccioso. Doenças de causa bacteriana como sífilis e escarlatina também podem cursar com quadros exantemáticos.

As reações medicamentosas graves, como DRESS e síndrome de Stevens-Johnson em suas fases iniciais, podem mimetizar um exantema não complicado, daí a importância do seguimento clínico.

Medicações envolvidas

Algumas classes de medicamentos são mais frequentemente associadas a quadros de exantema: antibióticos betalactâmicos, sulfonamidas, cefalosporinas, alopurinol, anticonvulsivantes e anti-inflamatórios não esteroidais.

Tratamento e seguimento

É recomendada a suspensão da droga suspeita. Deve-se observar o tempo de latência entre a introdução da droga e o início dos sintomas, que costuma ser entre 5 e 14 dias.

Não é necessária internação. A evolução é benigna e o quadro se resolve em 1 a 2 semanas após a suspensão da droga. O paciente deve ser orientado a procurar imediatamente o pronto-socorro para nova avaliação se apresentar algum dos sinais de gravidade.

URTICÁRIA E ANGIOEDEMA

Quadro clínico

A urticária e o angioedema são reações de hipersensibilidade comuns, de boa prognose, frequentemente desencadeados por medicamentos. O quadro é classificado consoante a duração da crise: agudo se o episódio tem duração de menos de 6 semanas, e crônico em casos persistentes por mais de 6 semanas.

O tempo de latência é curto, em torno de 15 minutos a 24 horas após a exposição ao desencadeante.

O quadro da urticária aguda caracteriza-se por múltiplas lesões papuloedematosas de caráter fugaz (duração de algumas horas, mudança de localização ao longo do surto), intensamente pruriginosas.

No angioedema há um acometimento mais profundo, que envolve a derme e hipoderme. Clinicamente, nota-se intenso edema e aumento de volume das regiões acometidas. O quadro é mais frequente nos lábios, pálpebras e genitália.

Exames complementares

Na ausência de sinais de anafilaxia (Capítulo "Anafilaxia e outras alergias"), não é necessário solicitar exames complementares.

Diagnósticos diferenciais

Além das causas medicamentosas, a urticária pode ter outros desencadeantes como alimentos, picadas de inseto, infecções e reações transfusionais. Há ainda a urticária física, que aparece após estímulos físicos como exercício, calor, frio e vibração, entre outros.

Outro diagnóstico diferencial é a vasculite urticariforme, que consiste na apresentação urticariforme de vasculite leucocitoclásica, de interesse do especialista.

O angioedema familiar, por deficiência de frações do complemento, é clinicamente similar aos quadros de angioedema por outras causas, porém o paciente costuma apresentar história familiar (aproximadamente 80% dos casos) e crises recorrentes e graves. É doença grave, de interesse do especialista.

O penfigoide bolhoso, em sua fase inicial, pode cursar com lesões urticariformes, e deve-se suspeitar dessa dermatose em pacientes idosos.

Tratamento e seguimento

Diante de um caso de urticária ou angioedema, observa-se a possibilidade de haver reação anafilática (Capítulo "Anafilaxia e outras alergias"). Deve-se suspender a droga suspeita.

Pacientes sem sinais de gravidade não necessitam de internação ou solicitação de exames complementares na urgência.

O tratamento consiste na prescrição de anti-histamínicos H1, como loratadina e hidroxizine. A medicação deve ser mantida por no mínimo 2 semanas para evitar recidiva do quadro.

Em casos de angioedema, prescrever prednisona 20-60 mg/d por 7 dias.

Pacientes com urticária crônica (mais de 6 semanas de duração) devem ser encaminhados para acompanhamento ambulatorial com o dermatologista.

DRESS (*DRUG REACTION WITH EOSINOPHILIA AND SYSTEMIC SYMPTOMS*)

Quadro clínico

A síndrome DRESS (*Drug Reaction with Eosinophilia and Systemic Symptoms*), também chamada de síndrome da hipersensibilidade induzida por droga (DHIS), é um padrão raro de reação medicamentosa, que apresenta mortalidade relativamente elevada (10-20% dos casos).

O tempo de latência entre a exposição à medicação desencadeante e o início dos sintomas é em média de 2 a 8 semanas.

O quadro clínico inclui alterações sistêmicas, como febre e linfadenopatia. Os exames complementares revelam hemograma com eosinofilia e linfócitos atípicos, e elevação das enzimas hepáticas, podendo esses parâmetros chegar a níveis alarmantes, denotando o caráter grave da erupção.

Na pele, os sinais encontrados são exantema maculopapuloso, edema da face com envolvimento periorbitário, descamação e presença de lesões polimorfas (vesículas, pústulas e lesões em alvo).

Os pacientes podem raramente apresentar outras manifestações, como pancreatite, miocardite, pericardite, encefalite, meningite, diarreia, colite, pneumonite intersticial, derrame pleural, nefrite intersticial aguda e tireoidite.

Medicações envolvidas

As principais drogas associadas aos quadros de DRESS são os anticonvulsivantes aromáticos (carbamazepina, lamotrigina, fenitoína, fenobarbital), além de sulfazalazina, alopurinol, sulfonamidas, minociclina, vancomicina, dapsona e sulfametoxazol.

É importante observar que nem sempre a medicação mais recentemente introduzida é a responsável pelo quadro. Ao introduzir novas medicações, podem ser provocadas alterações na farmacocinética e excreção de drogas previamente utilizadas e, assim, estas acabam por desencadear a farmacodermia, ainda que tenham sido introduzidas há mais tempo.

Deficiências enzimáticas também podem levar a um acúmulo tecidual de radicais reativos das drogas, desencadeando necrose celular, apoptose e ativação da resposta imune.

Estudos recentes sugerem também uma participação do herpes-vírus 6 na fisiopatologia da doença. Em grande parte dos pacientes com DRESS foram evidenciados, através de testes sorológicos, picos de reativação do vírus ao longo do curso da doença.

Exames complementares

Os exames iniciais indicados para casos suspeitos são: hemograma, dosagem de enzimas hepáticas, ureia, creatinina e análise da urina. É indicada também a solicitação de radiografia ou tomografia de tórax se houver sintomas respiratórios.

Após realizar os exames, o diagnóstico deve ser confirmado pelo escore Regiscar (Tabela 1): < 2 excluído, 2-3 possível, 4-5 provável, > 5 definitivo.

Diagnósticos diferenciais

Na fase inicial da doença os principais diagnósticos diferenciais são os exantemas de causa medicamentosa ou viral e o angioedema. Quadros iniciais de SSJ/NET também podem ser confundidos com a síndrome de DRESS. Nessas situações, o escore Regiscar (Tabela 1) pode auxiliar na conclusão diagnóstica.

▷ **TABELA 1** Escore Regiscar para DRESS (*Drug Reaction with Eosinophilia and Systemic Symptoms*)

Parâmetro	Ausente	Presente
Febre (> 38,5°C)	–1	0
Linfonodomegalias (≥ 2 locais, > 1 cm)	0	1
Linfócitos atípicos	0	1
Eosinofilia 700-1.499 ou 10-19,9% ≥ 1.500 ou ≥ 20%	0	 1 2
Rash Extensão > 50% Pelo menos 2: edema, púrpura, infiltração ou descamação. Biópsia sugestiva de DRESS	0 0 –1 –1	 1 1 0
Envolvimento de órgãos internos: Um Dois ou mais	0	 1 2
Resolução > 15 dias	–1	0
3 exames que excluem outros diagnósticos	0	1

Escore total encontrado < 2: exclui o diagnóstico; 2-3: diagnóstico possível; 4-5: diagnóstico provável; > 5: diagnóstico definitivo.

Tratamento e seguimento

É fundamental a suspensão da droga suspeita de desencadear o quadro; o neurologista deverá substituir anticonvulsivantes aromáticos por fármaco de outro grupo químico.

O tratamento consiste na administração de prednisona 1 mg/kg/d. A medicação deve ser mantida nessa dose até normalização dos exames e do quadro clínico, e só depois deve-se iniciar a redução gradual da dose, completando um total de 6 a 8 semanas de tratamento. A suspensão precoce da corticoterapia frequentemente provoca uma recorrência dos sintomas, e enfermos nessa situação apresentam pior prognóstico.

O dermatologista é o profissional mais acostumado a diagnosticar e tratar essa grave doença. Há relatos de casos em que meses após o quadro de DRESS houve aparecimento com tireoidite autoimune, *diabetes mellitus* tipo 1 e até outras manifestações de autoimunidade.

SÍNDROME DE STEVENS-JOHNSON (SSJ)/NECRÓLISE EPIDÉRMICA TÓXICA (NET)

Quadro clínico

A SSJ e a NET são erupções raras, cuja causa mais comum são os fármacos. Apresentam altos índices de mortalidade (10% SSJ e 20% NET). O tempo de latência é geralmente longo: os sintomas se iniciam em média 3 a 7 semanas após exposição à droga.

O paciente pode apresentar pródromo com sinais e sintomas gerais (febre, astenia, mal-estar) até 3 dias antes do início das manifestações cutaneomucosas.

Ao exame dermatológico, ocorre eritema generalizado com posterior aparecimento de bolhas. É comum presença de lesões arredondadas eritematosas com uma bolha necrótica central ("lesão em alvo atípico", em contraposição ao chamado "alvo típico" observado no eritema polimorfo). Essas bolhas irão confluir e romper formando grandes áreas de descolamento da pele, que se tornam erodidas e desnudas (aspecto de grande queimado), achado também observado nas mucosas. O sinal de Nikolsky é positivo, descolando-se a pele com mínimos traumatismos.

A NET e a SSJ pertencem a um mesmo espectro clínico-patológico, sendo levada em conta a porcentagem de área corpórea acometida:

- SSJ: < 10% da área corpórea. Acometimento mucoso mais evidente.
- Sobreposição SSJ/NET: 10-30% da área corpórea.
- NET: > 30% da área corpórea.

Medicações implicadas

Anticonvulsivantes aromáticos (carbamazepina, lamotrigina, fenitoína, fenobarbital), anti-inflamatórios não hormonais, alopurinol, sulfonamidas e nevirapina.

O algoritmo ALDEN (Tabela 2) permite identificar qual das medicações utilizadas pelo paciente tem maior probabilidade de estar associada ao quadro de farmacodermia. Essa ferramenta é de grande auxílio, principalmente em pacientes que fazem uso de múltiplos fármacos.

Exames complementares

Confirmação histopatológica pode ser necessária. Avaliação da função hepática e renal. Monitoramento respiratório e de parâmetros de infecção.

Diagnósticos diferenciais

Eritema polimorfo, síndrome da pele escaldada estafilocócica (mais comum em crianças, os pacientes apresentam bom estado geral), dermatoses vesicobolhosas autoimunes, síndrome de DRESS e formas hiperagudas de lúpus eritematoso cutâneo.

Tratamento e seguimento

A principal conduta é a suspensão da medicação desencadeante.

Solicitar internação imediata do paciente e avaliação da equipe de dermatologia. É indicada a internação em UTI se área de descolamento maior que 30% ou 2 dos seguintes critérios:

- Idade > 40 anos.
- Presença de malignidade.
- Frequência cardíaca > 120 bpm.
- Descolamento > 10% na admissão.
- BUN > 28 mg/dL.
- Glicose sérica > 252 mg/dL.
- Bicarbonato < 20 mm/L.

▷ **TABELA 2** Algoritmo para causalidade de medicações para necrólise epidérmica (ALDEN)

Critério	Valor	Regras para aplicar	
Atraso entre contato com medicação e início da reação (dia índice)	Sugestivo: +3	De 5 a 28 dias	–3 a 3
	Compatível: +2	De 29 a 56 dias	
	Provável: +1	De 1 a 4 dias	
	Improvável: –1	Mais que 56 dias	
	Excluído: –3	Medicação iniciada no dia ou após o dia índice	
	Caso uso prévio da medicação, aplicam-se as seguintes mudanças: Sugestivo: +3 de 1 a 4 dias Provável: +1 de 5 a 56 dias		
Presença da medicação no corpo no dia índice	Definitivo: 0	Medicação usada até o dia índice ou interrompida menos que cinco meias-vidas antes do dia índice	–3 a 0
	Duvidoso: –1	Medicação interrompida antes do dia índice mais do que cinco meias-vidas na presença de insuficiência renal e/ou hepática	
	Excluído: –3	Medicação interrompida antes do dia índice mais do que cinco meias-vidas na ausência de insuficiência renal e/ou hepática	
Pré-desafio/ novo desafio da medicação	Positivo especificamente para a medicação e doença: 4	Síndrome de Stevens-Johnson (SSJ)/necrólise epidérmica tóxica (NET) com uso da mesma medicação	–2 a 4
	Positivo especificamente para medicação ou doença: 2	SSJ/NET com uso de medicação similar ou outra reação com a mesma medicação	
	Positivo inespecífico: 1	Outra reação com medicação similar	
	Negativo: –2	Exposição a medicação sem qualquer reação (antes ou depois)	
Suspensão da medicação	Neutro: 0	Medicação interrompida	–2 a 0
	Negativo: –2	Medicação não suspensa sem prejuízo	
Tipo de medicação	Fortemente associado: 3	Medicação da lista de alto risco	–1 a 3
	Associado: 2	Medicação definitivamente associada, mas de menor risco	
	Suspeito: 1	Múltiplos relatos e resultados epidemiológicos ambíguos	
	Desconhecido: 0	Todas as outras medicações, incluindo novas medicações	
	Não suspeito: –1	Sem evidência de associação	
Outra causa	Possível: –1	Ordenar as medicações sob suspeitas de maior para menor escore	–1
		Se pelo menos uma medicação tem escore > 3, subtrair 1 ponto de todas as outras medicações	

Nas primeiras 48 a 72 horas do quadro, administrar prednisona na dose de 1 a 2 mg/kg/dia por 3 a 5 dias. Recomenda-se associação de ciclosporina na dose de 3 a 5 mg/kg/d (monitorizar função renal, pressão arterial [PA] e níveis séricos de ciclosporina).

O uso de corticosteroides e outros imunossupressores não é consenso na literatura mundial, porém estudos recentes sugerem haver benefício com a introdução precoce dessas medicações. Solicita-se avaliação da equipe de oftalmologia, otorrinolaringologia e ginecologia ou urologia para avaliação de acometimento mucoso e prevenção de sequelas. Adequado controle da dor, curativos não aderentes e limpeza local são essenciais no manejo dos pacientes.

VASCULITES A DROGAS

Quadro clínico

Estima-se que aproximadamente 20% dos casos de vasculite de hipersensibilidade cutânea são devidos a fármacos. O quadro mais comum é o de vasculite de pequenos vasos da derme.

Ao exame dermatológico, há elementos purpúricos, papulourticados, necróticos, bolhosos, pustulosos e ulcerosos em intensidade variável, podendo haver predomínio de um ou mais elementos. As lesões tendem a aparecer mais nos membros inferiores (pressão hidrostática).

Febre, artralgia e mal-estar podem estar presentes, e indicam maior chance de acometimento sistêmico. Manifestações extracutâneas são raras, entre elas acometimento renal (hematúria, proteinúria, piora da função renal), cardíaco (pericardite), ocular (conjuntivite, ceratite), do sistema nervoso central (SNC) (cefaleia, diplopia) e do trato gastrointestinal (TGI) (náuseas, vômitos e diarreia).

O quadro costuma ser autolimitado; recorrência de lesões deve levar à suspeita de outras causas.

Medicações associadas

Penicilinas, alopurinol, diuréticos tiazídicos, sulfonas, anti-inflamatórios e hidantoína.

Diagnóstico diferencial

Vasculites de hipersensibilidade por outras causas: doença por IgA, estreptococcia, hepatites A, B e C, lúpus eritematoso, artrite reumatoide, síndrome de Sjögren, vasculite hipocomplementêmica, crioglobulinemias, vasculites ANCA positivo e, mais raramente, neoplasias (linfomas, leucemias, carcinomas de pulmão e mama).

Exames complementares

Exame histopatológico com imunofluorescência direta. Avaliação da função renal. Investigação das causas já descritas.

Tratamento e seguimento

A principal conduta é a suspensão da droga potencialmente causadora do quadro, após anamnese detalhada sobre exposição recente a medicações.

Em casos de vasculite cutânea extensa ou acompanhada de acometimento sistêmico, solicitar internação e avaliação imediata da equipe de dermatologia. O exame dermatológico combinado aos achados histológicos obtidos no exame anatomopatológico e a investigação de possíveis causas são essenciais para determinar a classificação e melhor conduta para casos de vasculite de hipersensibilidade.

Manter os membros aquecidos e elevados, melhorando assim a estase venosa que pode predispor a piora dos sintomas e das lesões.

O tratamento medicamentoso será orientado pelo especialista, que levará em conta: a causa, a extensão do quadro, a tendência ou não a recidivas e, por fim, a doença sistêmica associada.

Quando a causa é medicamentosa, a doença costuma ser autolimitada, com duração média de até 3 semanas.

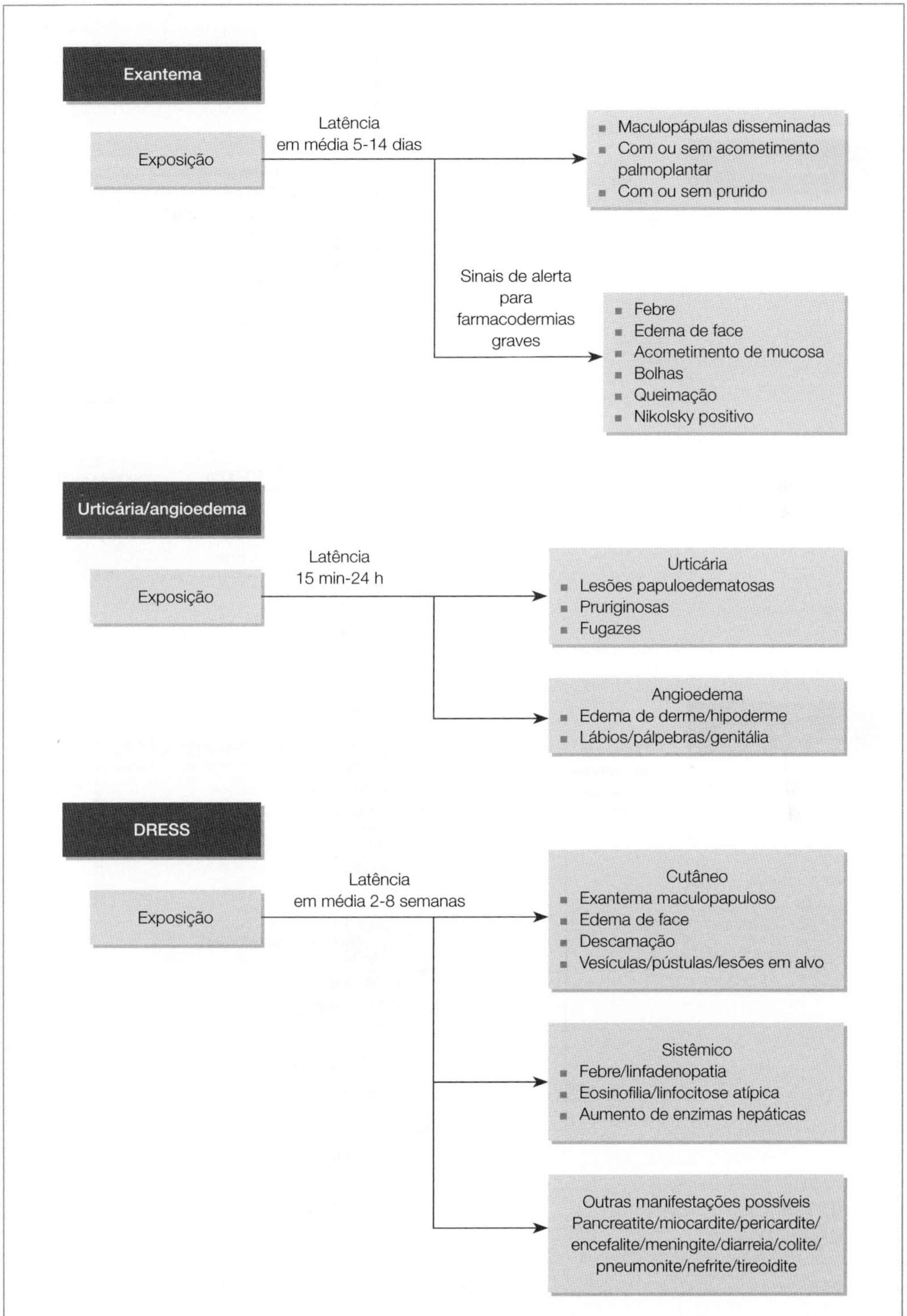

▷ **FIGURA 1** Farmacodermias. (*continua*)

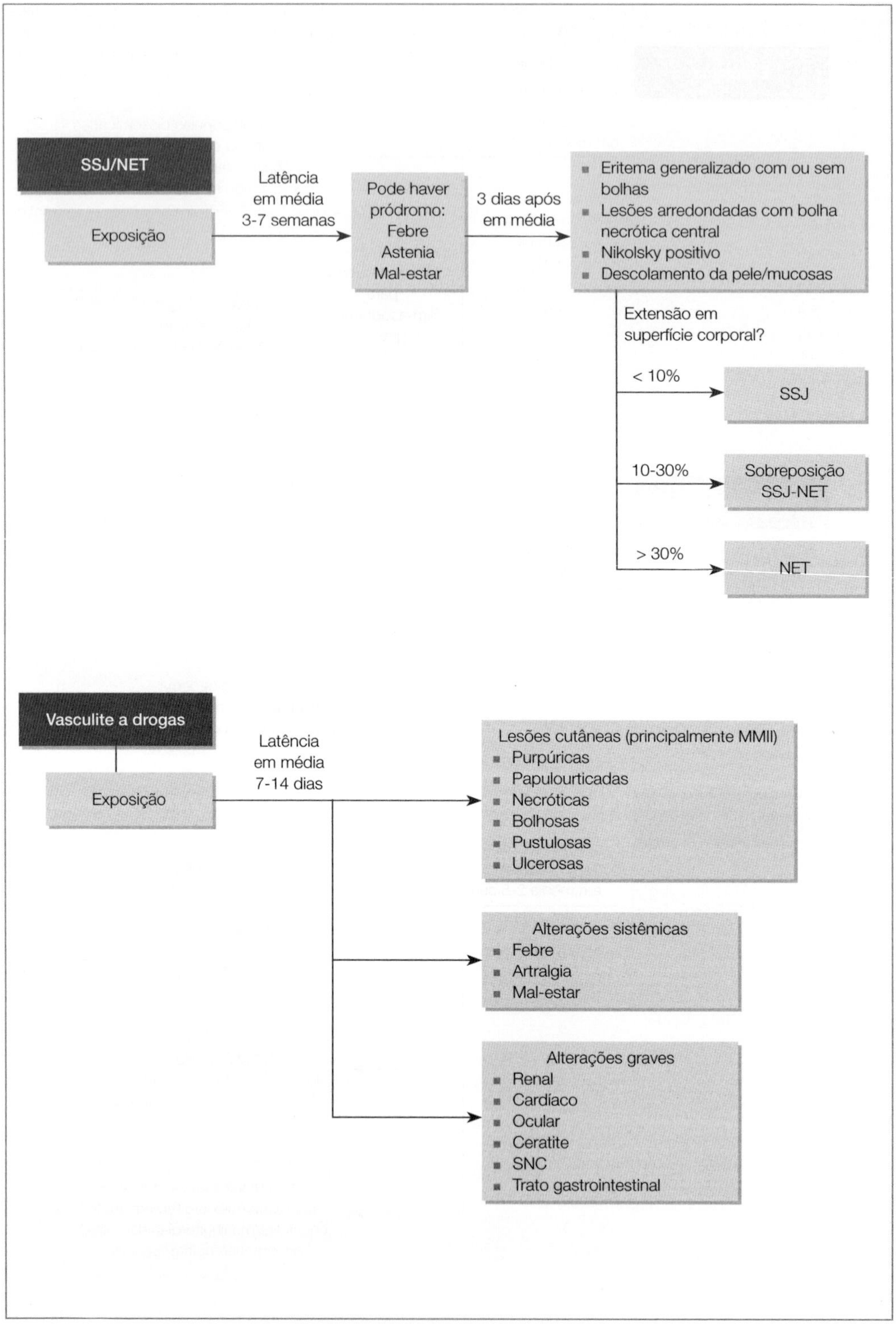

▷ **FIGURA 1** Farmacodermias. (*continuação*)

LITERATURA RECOMENDADA

1. Bastuji-Garin S, Fouchard N, Bertocchi M, Roujeau JC, Revuz J, Wolkenstein P. SCORTEN: a severity-of-illness score for toxic epidermal necrolysis. J Invest Dermatol. 2000;115(2):149-53.
2. Brandt HRC, Arnone M, Valente NYS, et al. Small vessel cutaneous vasculitis: etiology, pathogenesis, classification and diagnostic criteria – Part I. An Bras Dermatol. 2007;82(5):387-406.
3. Criado PR, Criado RFJ, Avancini JDM, Santi CG. Drug reaction with Eosinophilia and Systemic Symptoms (DRESS)/Drug-induced Hypersensitivity Syndrome (DIHS): a review of current concepts. Anais Brasileiros de Dermatologia. 2012;87(3):435-49.
4. Kardaun SH, Sekula P, Valeyrie-Allanore L, Liss Y, Chu CY, Creamer D, et al. Drug reaction with eosinophilia and systemic symptoms (DRESS): an original multisystem adverse drug reaction. Results from the prospective RegiSCAR study. Br J Dermatol. 2013;169(5):1071-80.
5. Roujeau JC, Stern RS. Severe adverse cutaneous reactions to drugs. N Engl J Med. 1994;331(19):1272-85.
6. Sassolas B, Haddad C, Mockenhaupt M, Dunant A, Liss Y, Bork K, et al. ALDEN, an algorithm for assessment of drug causality in Stevens-Johnson Syndrome and toxic epidermal necrolysis: comparison with case-control analysis. Clin Pharmacol Ther. 2010;88(1):60-8.
7. Schneck J, Fagot JP, Sekula P, Sassolas B, Roujeau JC, Mockenhaupt M. Effects of treatments on the mortality of Stevens-Johnson syndrome and toxic epidermal necrolysis: A retrospective study on patients included in the prospective EuroSCAR Study. J Am Acad Dermatol. 2008;58(1):33-40.
8. Valeyrie-Allanore L, Wolkenstein P, Brochard L, Ortonne N, Maitre B, Revuz J, et al. Open trial of ciclosporin treatment for Stevens-Johnson syndrome and toxic epidermal necrolysis. Br J Dermatol. 2010;163(4):847-53.

Seção XV

Emergências oftalmológicas e otorrinolaringológicas

122 Emergências oftalmológicas

Raíza Dantas de Lira Oliveira

PONTOS IMPORTANTES

- A queimadura química deve ser irrigada de forma copiosa com água corrente ou solução fisiológica.
- Nos casos de perfuração ocular (ou trauma penetrante), não fazer curativo compressivo. O correto é uma proteção ocular (pode ser um simples copinho fixado sobre o olho).
- A hemorragia pode ser retrorbitária ou subconjuntival.
- A hemorragia retrorbitária pode evoluir com síndrome compartimental, comprimindo e lesando o nervo óptico e a retina.
- A hemorragia subconjuntival geralmente tem evolução benigna.
- Lacerações complexas de pálpebras (por exemplo: que envolvem canalículos) devem ser referenciadas a serviço de plástica ocular. Lacerações simples podem ser referenciada para oftalmologista geral.
- Celulite pode ser pré-septal ou pós-septal.
- No tipo pré-septal não ocorre proptose, alteração de motricidade ocular e de acuidade visual. Reações pupilares estão preservadas.
- No tipo pós-septal pode haver compressão de nervo óptico, proptose (que pode não ser visível por edema palpebral).
- Conjuntivite é um dos acometimentos oculares mais comuns. Geralmente é autolimitada e pode ser infecciosa e não infecciosa.
- Perda visual súbita unilateral, indolor e acentuada sugere oclusão de artéria central de retina. O prognóstico é muito ruim.

INTRODUÇÃO

Um estudo chamado "Análise dos conhecimentos básicos sobre urgências oftalmológicas em plantonistas não oftalmologistas" foi feito com o objetivo de avaliar médicos que realizam atendimento em serviços de emergência. O resultado evidenciou que a maioria dos entrevistados (93%) não se sente segura ao atender uma urgência oftalmológica. Na maioria das vezes, o primeiro atendimento é realizado pelo médico não especialista, que é o responsável pela realização do diagnóstico e das condutas iniciais. Dado que o conhecimento sobre urgências oftalmológicas é insuficiente entre os plantonistas entrevistados, entende-se a importância da difusão de conhecimentos oftalmológicos a todas as especialidades médicas.

Neste capítulo iremos abordar os principais temas oftalmológicos que acometem os pacientes nos serviços de emergência:

1. Queimadura química.
2. Perfuração ocular e/ou trauma penetrante.
3. Hemorragia retrobulbar.
4. Laceração palpebral.
5. Celulite pré-septal.
6. Celulite pós-septal.
7. Dacriocistite.
8. Fratura orbitária.

9. Endoftalmite.
10. Síndrome do olho vermelho.
11. Hiposfagma (hemorragia subconjuntival).
12. Glaucoma agudo ou fechamento angular agudo.
13. Conjuntivites.
14. Conjuntivites neonatais.
15. Descolamento de retina.
16. Neurite óptica.
17. Oclusão da artéria central da retina (OACR).
18. Oclusão da veia central da retina (OVCR).
19. Ceratite herpética (herpes simples e herpes-zóster).

QUEIMADURA QUÍMICA

Epidemiologia

As queimaduras químicas representam 10% das lesões oculares, e aproximadamente 20% das queimaduras de face envolvem pelo menos um dos olhos. A intensidade do quadro depende de qual substância está envolvida, de quanto tempo esteve em contato com o olho e de como foi tratado inicialmente.

Etiologia e fisiopatologia

As lesões se dividem basicamente entre queimaduras por ácido e por álcali, dependendo do pH da substância:

- Bases/álcalis (mais graves): amônia, detergente, cal, soda cáustica.
- Ácidos: sulfúrico (baterias de carro), vinagre (ácido acético), cloro, limpa-vidros, acetona. Esses agentes causam coagulação e desnaturação da parede celular, além de isquemia ocular induzida pela destruição da vascularização do limbo.
- Agentes com pH neutro, como os detergentes de cozinha e o gás de pimenta, chamados de irritantes, também podem causar queimaduras, embora raramente causem dano ocular importante.

Quadro clínico

Os sinais clínicos envolvem dor ocular, hiperemia, queimadura da pele periocular, lacrimejamento, sensação de corpo estranho, edema palpebral e conjuntival, visão borrada/baixa de acuidade visual e podem evoluir para aumento da pressão intraocular.

Conduta imediata

- Inicialmente, checar o pH com papel filtro (se tiver disponível, não é indispensável) e iniciar irrigação abundante, que é a conduta mais efetiva de modo a diminuir ao máximo a concentração do agente irritante. A irrigação pode ser realizada com água corrente ou solução fisiológica e deve ser copiosa.
- O pH pode ser novamente checado após esse tratamento inicial e a cada 20 minutos, até que alcance valores próximos de 7.
- Iniciar uso de colírio de antibiótico para diminuir a chance de infecções secundárias, colírio de corticoide nos primeiros 7 a 10 dias para reduzir o processo inflamatório e colírio midriático para diminuir dor ocular e formação de sinéquias.
- O uso de vitamina C e antibióticos derivados das tetraciclinas pode diminuir o processo inflamatório na fase inicial da lesão e pode aumentar a chance de melhor cicatrização após o evento, por diminuírem a ação de enzimas proteolíticas.

▷ **TABELA 1** Resumo – queimaduras químicas

Principais substâncias	Bases/álcalis (mais graves): amônia, detergente, cal, soda cáustica Ácidos: sulfúrico (baterias), vinagre (ácido acético), cloro, limpa-vidros
Quadro clínico	Baixa de acuidade visual, dor importante, queimadura da pele periocular, edema palpebral e conjuntival
Conduta imediata	Irrigação com ringer lactato por 30-60 min (mínimo 2 L) Everter e irrigar fórnices conjuntivais superior e inferior. Limpá-los com cotonete umedecido para remover resíduos ou conjuntiva necrótica Checar pH após 5-10 minutos de descanso (fita de tornassol – medidor de pH na urina) e continuar irrigação até pH neutralizar (entre 7,3 e 7,7) Nunca promover reação de neutralização acidobásica (reação exotérmica)

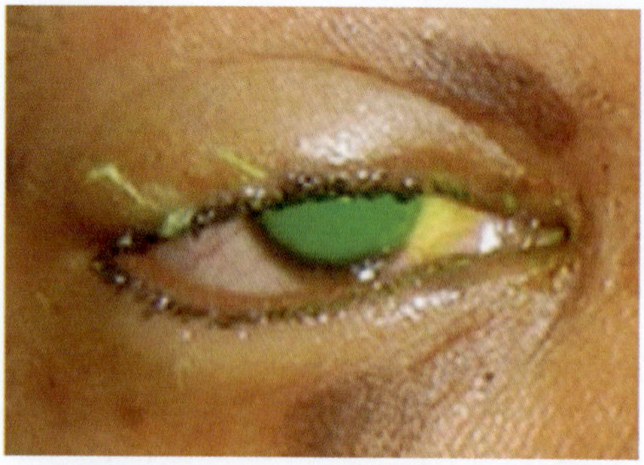

▷ **FIGURA 1** Desepitelização ocular grave (evidenciada pela coloração com fluoresceína) causada por queimadura com soda cáustica.

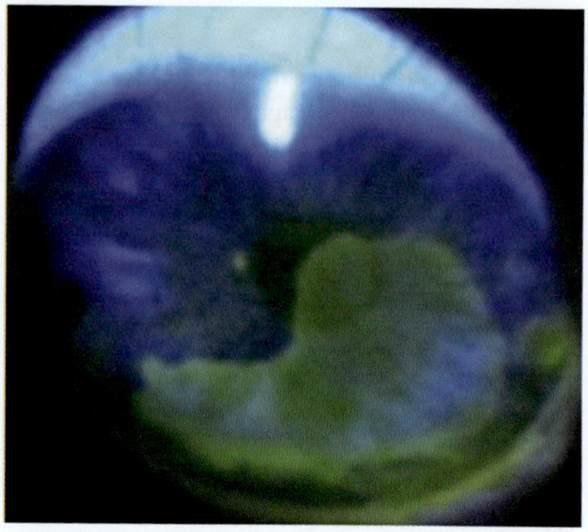

▷ **FIGURA 2** Queimadura ocular por ácido (coloração com fluoresceína).

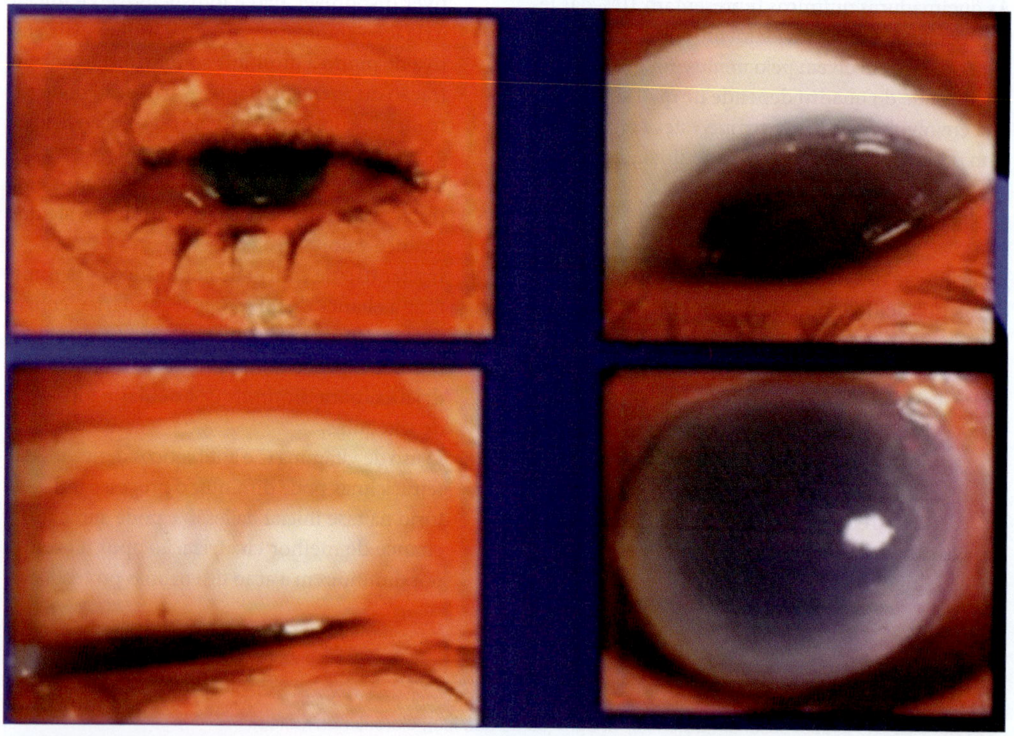

▷ **FIGURA 3** Queimadura química ocular causando diferentes lesões oculares.

Orientação, evolução e prognóstico

Na fase inicial (primeira semana), seguir as orientações descritas. Na fase intermediária (segunda e terceira semanas), deve-se observar a recuperação epitelial da córnea e o avanço do tecido fibrovascular. Nos estágios tardios, o paciente pode apresentar encurtamento de fórnices, oclusão dos pontos lacrimais e triquíase, que devem ser abordados cirurgicamente para correção.

Pacientes com mais de 180 graus de isquemia límbica devem ser sempre orientados quanto ao prognóstico ruim em relação à recuperação ocular.

PERFURAÇÃO OCULAR E/OU TRAUMA PENETRANTE

Definição

Consiste em uma laceração de espessura total da esclera ou córnea, sem orifício de saída.

Histórias sugestivas

Investigar na história do paciente sinais sugestivos de trauma penetrante como:

- Trauma com objeto pontiagudo.
- Trauma com objeto de pequenas dimensões em alta velocidade.
- Acidente automobilístico.
- Perda de sangue ou saída de líquido do olho no momento do trauma, principalmente se acompanhadas de baixa de acuidade visual.

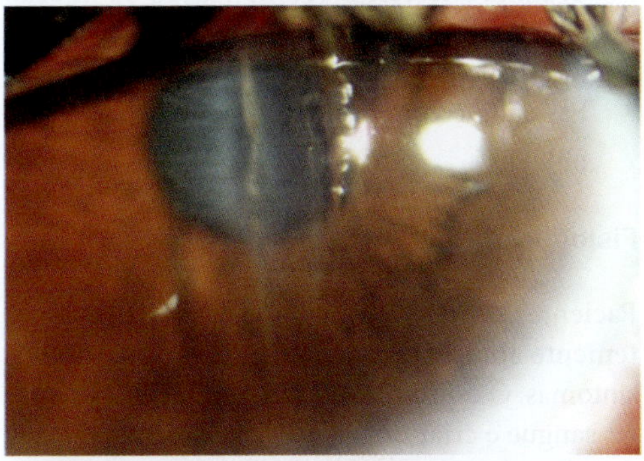

▷ **FIGURA 4** Câmara anterior rasa.

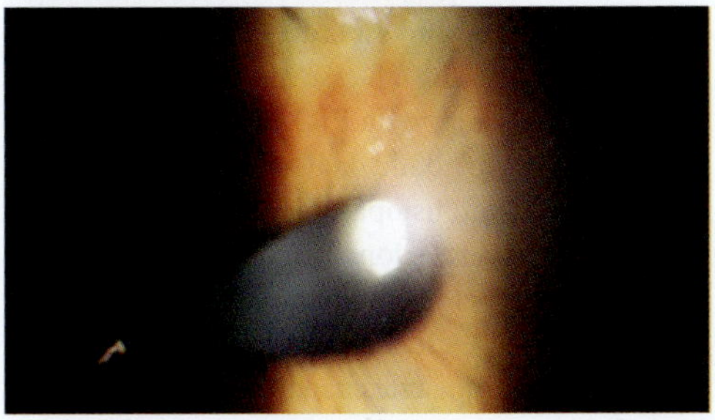

▷ **FIGURA 5** Desvio pupilar, indicando o local da perfuração.

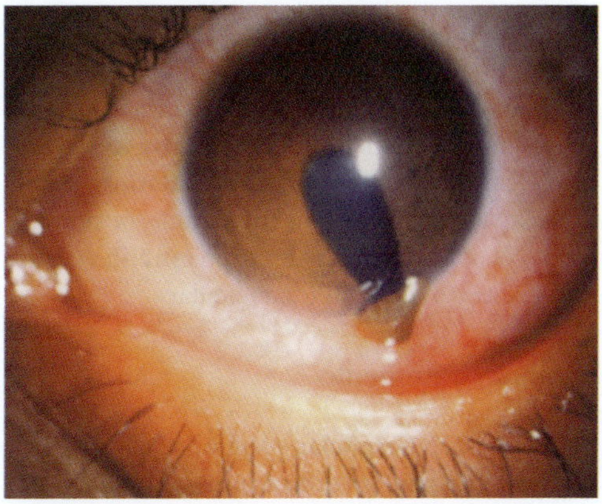

▷ **FIGURA 6** Perfuração corneana próxima ao limbo, com extrusão de íris/hérnia de íris. Note a pupila irregular, indicando o local da perfuração.

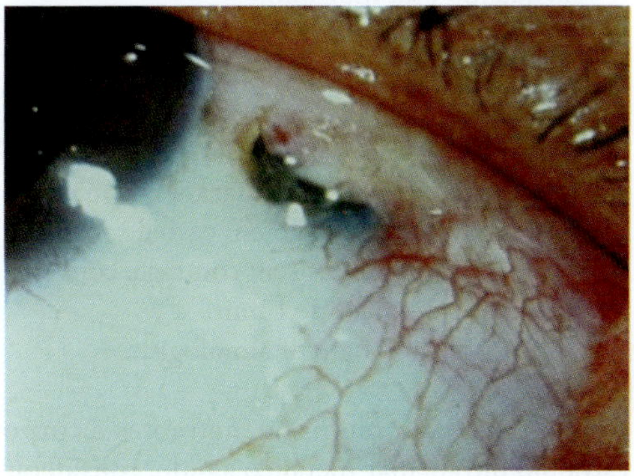

▷ **FIGURA 7** Perfuração escleral.

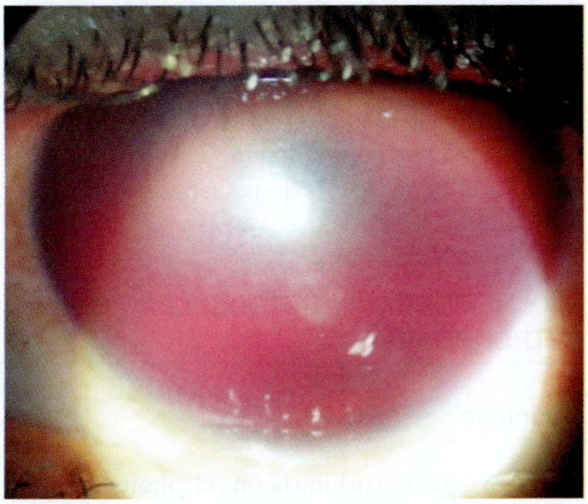

▷ **FIGURA 8** Hifema (sangue na câmara anterior).

Quadro clínico

Diminuição da acuidade visual, hemorragia subconjuntival, câmara anterior rasa ou muito profunda, hifema (sangue na câmara anterior), pupila irregular, tensão oculodigital diminuída, hemorragia intraocular, identificação de corpo estranho intraocular, restrição da motilidade ocular.

Conduta/tratamento

- Internação hospitalar e jejum.
- Proteção ocular (utilizar um copo ou tapa-olho), evitando curativo compressivo.
- Verificar necessidade de vacina antitetânica.
- Medicação para dor (dipirona, cetoprofeno ou morfina, dependendo da dor) e antieméticos para prevenir Valsalva (plasil ou ondansetrona quando usar morfina).
- Moxifloxacino 400 mg EV 1 x/dia ou ciprofloxacino 400 mg EV 12/12 h possuem melhor penetração que a associação vancomicina (1 g EV 12/12 h) e ceftazidime (1 g EV 12/12 h).
- Se trauma penetrante ocular ou corpo estranho intraocular, mesmo em caso de suspeita, realizar TC de órbitas sem contraste com cortes axiais e coronais de 1 mm.
- Solicitar avaliação do oftalmologista.

Nos casos de traumas penetrantes e corpo estranho intraocular metálico agudo, considerar necessidade de cirurgia, especialmente se o trauma for com cobre. Avaliar os seguintes itens para determinar a urgência do caso:

- Quais tecidos foram danificados?
- Em trauma com material infectado ou contaminado, considerar todo material orgânico como contaminado – cirurgia deve ser realizada idealmente em menos de 6 horas caso o material seja contaminado.
- As condições gerais do paciente (estado geral e comorbidades).

HEMORRAGIA RETROBULBAR OU RETRORBITÁRIA

Definição

A hemorragia retrorbitária ou retrobulbar corresponde ao sangramento no espaço pós-septal da órbita. Cria-se uma síndrome compartimental, e com isso ocorre dano às estruturas oculares, incluindo risco de isquemia do nervo óptico, por isso trata-se de uma emergência oftalmológica.

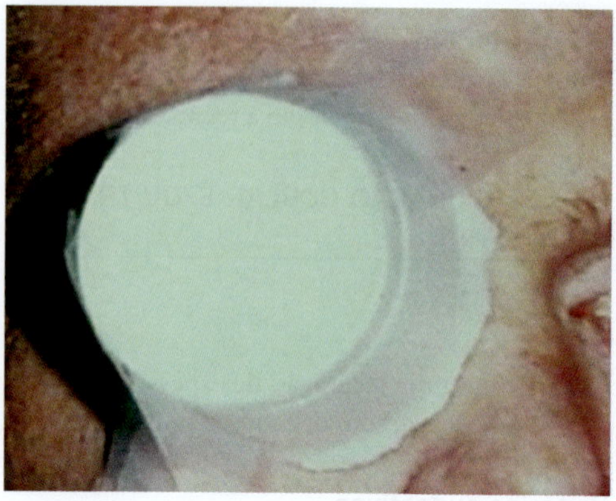

▷ **FIGURA 9** Curativo com copinho.

Causas

- Trauma contuso.
- Trauma anestésico (complicação da injeção anestésica retrobulbar).
- Trauma cirúrgico.
- Espontâneo em pacientes com discrasias sanguíneas.

Fisiopatologia

Pacientes com hemorragia retrorbitária frequentemente apresentam uma rápida progressão dos sintomas. O espaço orbital pós-septal pode acumular sangue e criar uma síndrome compartimental, danificando assim estruturas como o nervo óptico e o suprimento de sangue para o olho. A presença de uma hemorragia retrobulbar pode restringir a motilidade no olho afetado e aumentar a pressão intraocular (PIO). Desse modo, a avaliação da motricidade ocular e da PIO é fundamental para determinar a gravidade da hemorragia.

O mecanismo fisiopatológico que determina a perda visual está relacionado à pressão direta sobre o nervo óptico pelo hematoma, causando alteração na perfusão de tecidos, como o nervo óptico e a retina. Uma vez que estes não toleram isquemia por períodos longos, o seu diagnóstico e manejo devem ser rápidos. Em essência, o problema resulta de um

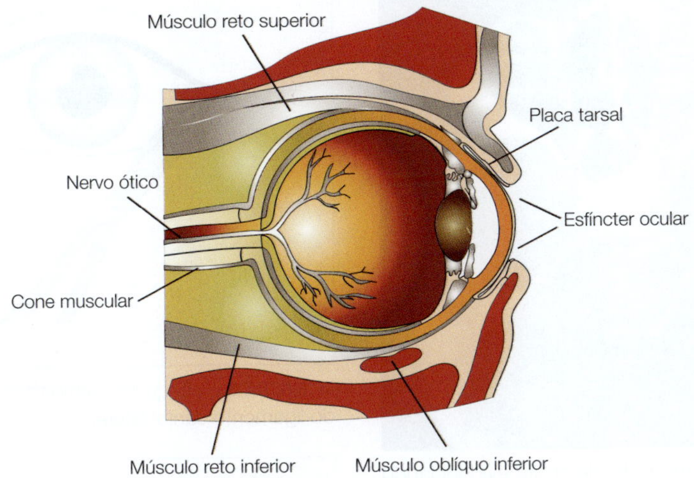

▷ **FIGURA 10** Anatomia ocular em corte sagital.

aumento do conteúdo (sangue ou ar) no interior de uma cavidade fixa (órbita), com consequente aumento na pressão intraorbitária.

Portanto, o tratamento deve objetivar drenagem do hematoma ou expansão do volume orbitário.

Diagnóstico e quadro clínico

O conhecimento da história do trauma é importante, pois já indica os tipos de lesões que podem estar presentes.

Podem estar presentes os seguintes sinais:

- Diminuição da acuidade visual.
- Dor.
- Proptose.
- Edema e/ou hemorragia conjuntival.
- Aumento da tensão oculodigital.
- Restrição da motilidade ocular e/ou estrabismo.
- Em casos mais graves, pode-se observar sinais de neuropatia óptica como: defeito pupilar aferente relativo e edema de nervo óptico.

Exame

TC de órbitas é o principal exame, pois pode-se observar a localização e extensão da hemorragia, fraturas associadas e proptose.

Conduta imediata

- Compressão mecânica do globo ocular.
- Agentes osmóticos (manitol 20% – 250 mL EV aberto).
- Encaminhar para o especialista realizar cantotomia lateral ampla de alívio, para drenagem do sangue.
- Técnica: a cantotomia é realizada através da introdução de um dos ramos de uma tesoura na extremidade lateral da órbita com secção do ligamento cantal lateral e da pele subjacente.

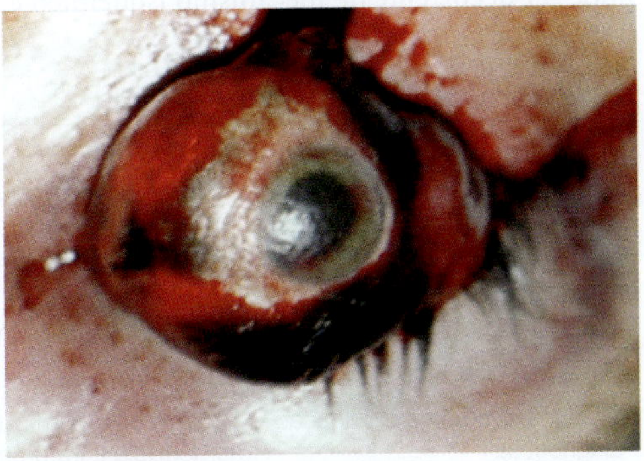

▷ **FIGURA 11** Proptose aguda em quadro de hemorragia retrobulbar.

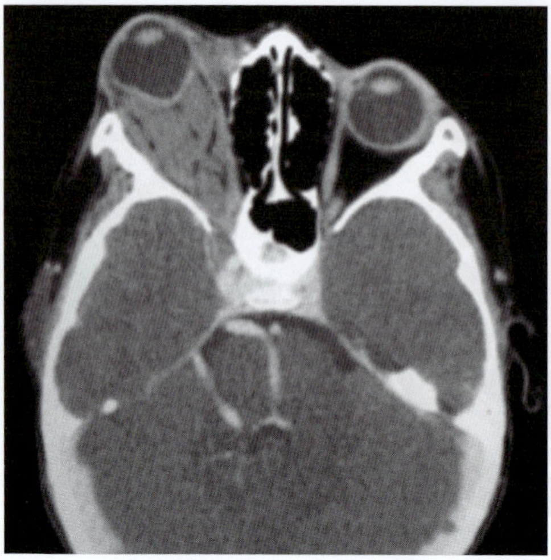

▷ **FIGURA 12** Tomografia de órbita evidenciando sangramento retrorbitário à direita.

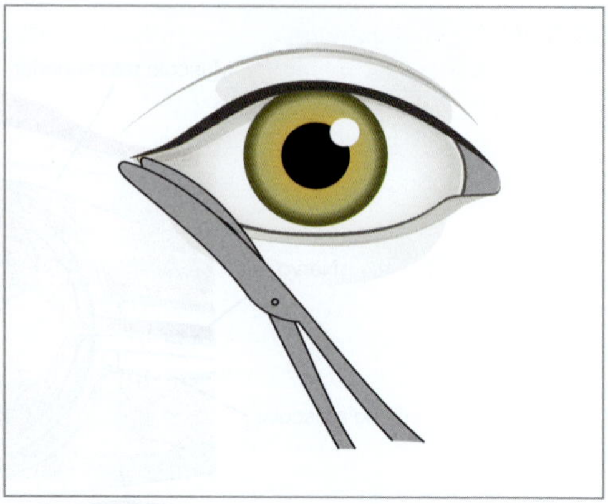

▷ **FIGURA 13** Esquema demonstrando a cantotomia do ligamento cantal lateral.

(Figura 13). A Figura 14 demonstra a extensão que a cantotomia deve ser realizada. Caso não seja suficiente, pode ser realizada uma cantólise inferior, que é a extensão inferior da incisão seccionando a inserção do ligamento cantal lateral.

- A cantotomia lateral e a cantólise inferior são uma forma rápida e segura de permitir uma expansão anterior do globo orbitário da ordem de 4-5 mm, reduzindo a pressão intraorbitária.

Orientação, evolução e prognóstico

Os hematomas intraorbitários ou retrorbitários com acometimento de nervo óptico e baixa visual costumam ter prognóstico ruim. Essa lesão nervosa pode ser decorrente de mecanismo isquêmico e,

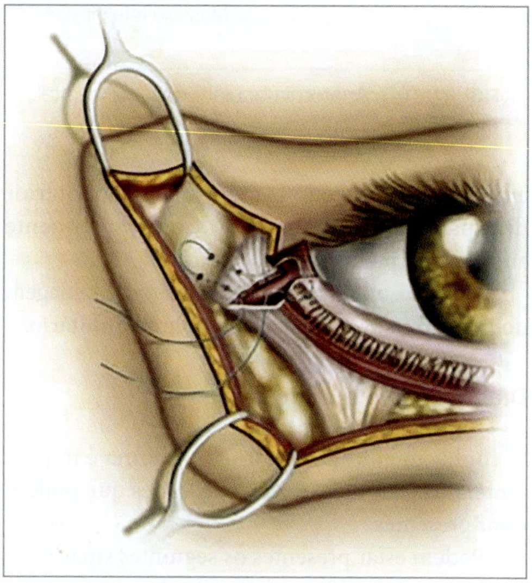

▷ **FIGURA 14** Extensão e profundidade da cantotomia que deve ser realizada.

▷ **TABELA 2** Hemorragia orbitária

Definição	Sangramento agudo contido na órbita, semelhante à síndrome compartimental
Principais causas	Trauma contuso, trauma anestésico (complicação da injeção anestésica retrobulbar), trauma cirúrgico, espontânea em pacientes com discrasias sanguíneas, manobra de Valsalva, entre outras
Quadro clínico	Diminuição da acuidade visual, dor, proptose, aumento da tensão oculodigital (TOD), restrição da motilidade ocular
Por que é uma emergência	Risco de isquemia do nervo óptico
Melhor exame para elucidação diagnóstica	TC de órbita (com ou sem contraste) para avaliar localização, extensão da hemorragia e fraturas associadas
Conduta imediata	Compressão mecânica do globo ocular Agentes osmóticos (manitol 20% – 250 mL EV aberto) Cantotomia lateral ampla de alívio, para drenagem do sangue

TC: tomografia computadorizada.

portanto, independentemente dos procedimentos clínicos ou cirúrgicos para reduzir a pressão intraorbitária, pode não ser reversível.

LACERAÇÃO PALPEBRAL

Etiologia e epidemiologia

É um trauma que pode atingir as pálpebras com ou sem envolvimento da margem palpebral e do sistema canalicular.

A margem palpebral é afetada em 25% das lesões, sendo que em 10% dos casos há lesão canalicular associada.

Mais comum no sexo masculino (77%), com idade média de 24 anos.

Os locais mais frequentes onde ocorrem os traumas são: ruas e avenidas (20%) e em atividades esportivas e recreativas (11%).

Fisiopatologia

Em ordem de frequência, os mecanismos dos traumas são: trauma cortocontuso (estilhaços de vidro em acidentes automobilísticos), trauma com objetos cortantes, traumsa relacionados à prática esportiva, mordedura de cachorro.

É comum a associação de lesões em outras partes: 44% no globo ocular. Quando há lesão dos canalículos, pode haver em até 65% dos casos lesão em outras partes (globo ocular, fratura em face, neuropatia óptica).

Quadro clínico e diagnóstico

Os principais sintomas são dor e lacrimejamento. O paciente pode apresentar defeito parcial ou de toda a margem palpebral, incluindo pele, tecido subcutâneo, tecido muscular, tarso e conjuntiva.

Conduta

- É importante saber a história e o mecanismo do trauma e realizar exame ocular completo (acuidade visual, motricidade ocular, fundoscopia etc.).
- Se suspeita de corpo estranho intraocular (CEIO), indicar USG ocular ou TC de crânio.
- Profilaxia contra tétano e raiva, dependendo da etiologia.
- Se contaminação: antibioticoterapia (cefalosporina de primeira geração ou penicilina V em caso de mordedura de animais, por 7 dias).
- Sempre que possível, optar pelo fechamento primário devido ao intenso suprimento sanguíneo palpebral e às possíveis complicações que podem estabelecer em consequência à má oclusão: lagoftalmo, úlcera de córnea etc. No

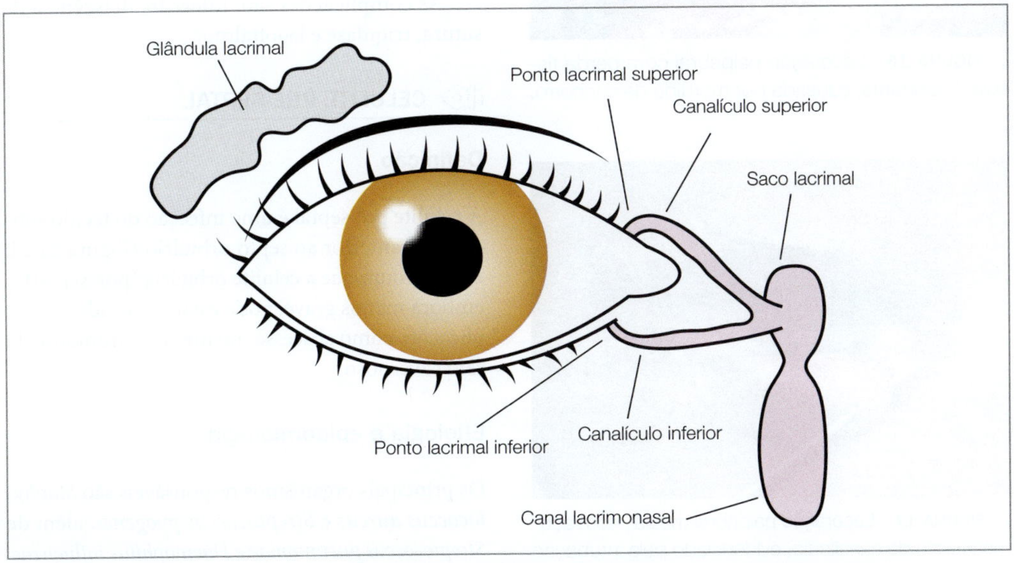

▷ **FIGURA 15** Esquema demonstrando a relação da glândula lacrimal e saco lacrimal com o olho.

entanto, feridas contaminadas e com muito edema tecidual, que inviabilizem o fechamento primário, podem ser deixadas abertas para cicatrização por segunda intenção ou sutura em segundo tempo.

- Preferência pela reparação imediata ou nas primeiras 24 h. Em caso de falta de condições clínicas e/ou falta de cirurgião experiente diante de laceração complexa e/ou edema importante, pode-se postergar a reparação em até 72 h com resultado satisfatório.
- Caso haja lesão palpebral medial, é importante excluir lesões canaliculares através da intubação e irrigação do canal lacrimal – a ser realizada pelo médico oftalmologista.
- Lacerações complexas, com perda de tecido, que envolvem os canalículos devem ser referenciadas a um serviço de plástica ocular para realizar procedimento cirúrgico.

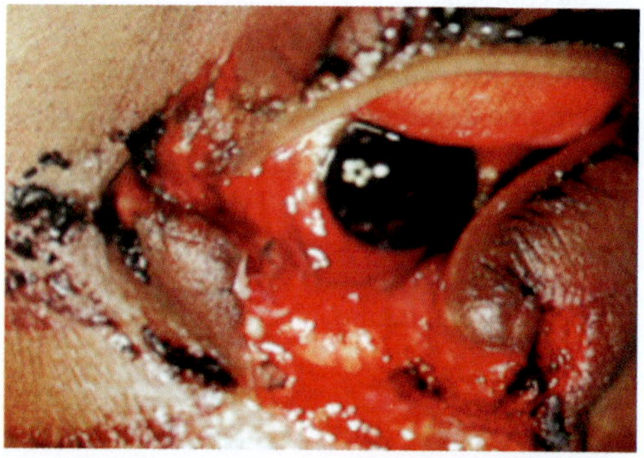

▷ **FIGURA 16** Laceração palpebral com perda tissular importante, causada por mordida de cachorro.

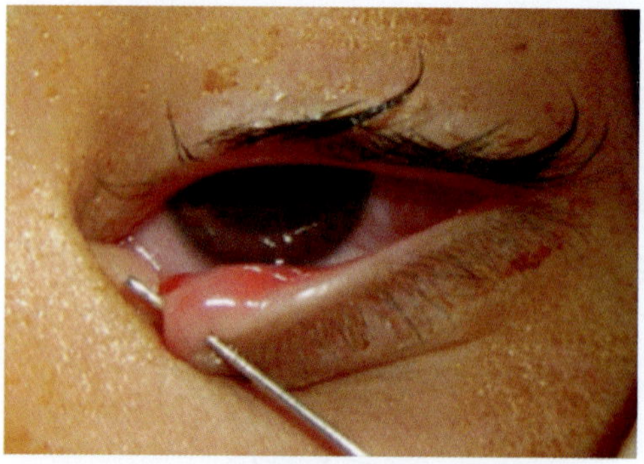

▷ **FIGURA 17** Laceração palpebral medial, com acometimento de canalículo, evidenciado pela intubação da lesão.

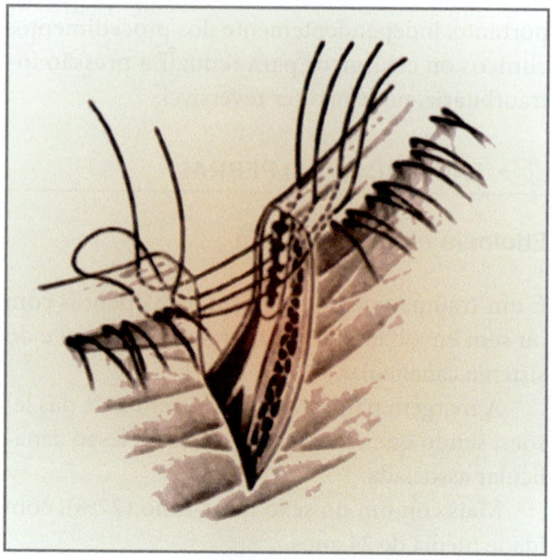

▷ **FIGURA 18** Importância do conhecimento anatômico da pálpebra para sutura e alinhamento correto.

- Lacerações simples devem ser feitas por oftalmologistas, promovendo um alinhamento palpebral correto.

Orientação, evolução e prognóstico

As suturas da pele são retiradas com 5 dias e as outras, com fio de seda, com 10 dias. A integridade palpebral é conferida principalmente pela sutura do tarso.

As complicações são: infecção, deiscência de sutura, triquíase e lagoftalmo.

CELULITE PRÉ-SEPTAL

Definição

A celulite pré-septal é uma infecção do tecido subcutâneo anterior ao septo orbitário (Figura 21). É mais comum que a celulite orbitária (pós-septal) e, embora menos grave, pode estar associada a complicações como abscesso, meningite e trombose do seio cavernoso.

Etiologia e epidemiologia

Os principais organismos responsáveis são *Staphylococcus aureus* e *Streptococcus pyogenes*, além de *Streptococcus pneumoniae e Haemophilus influenzae*.

A faixa etária mais acometida envolve dois picos: 0-10 anos e 50-60 anos.

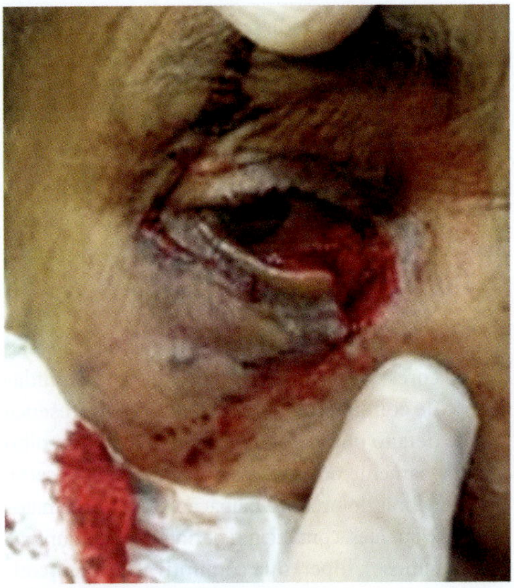

▷ **FIGURA 19** Celulite pré-septal.

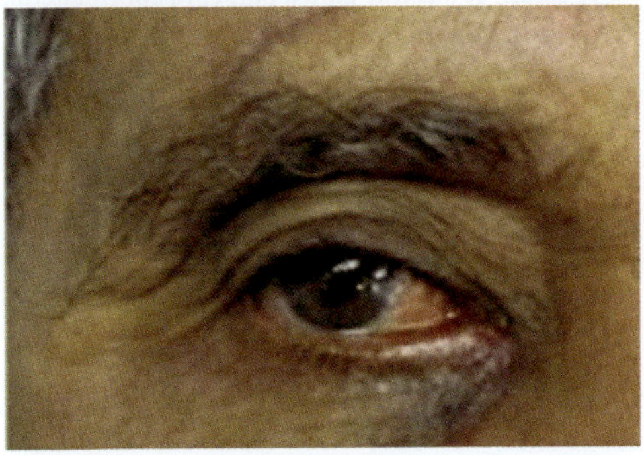

▷ **FIGURA 20** Celulite pré-septal

Causas e fatores de risco

Trauma de pele (laceração ou picada de inseto), contaminação a partir de foco ocular ou infecção periocular (como hordéolo agudo, dacriocistite, conjuntivite ou sinusite) e infecção de trato respiratório superior ou ouvido médio.

Quadro clínico e diagnóstico

A doença manifesta-se com edema periorbitário unilateral, doloroso ao toque e vermelhidão palpebral (Figuras 19 e 20). Muitas vezes, o paciente está febril. Entretanto, diferentemente da celulite orbitária (pós-septal), não ocorre proptose nem alteração da motricidade ocular e da acuidade visual, e as reações pupilares estão presentes.

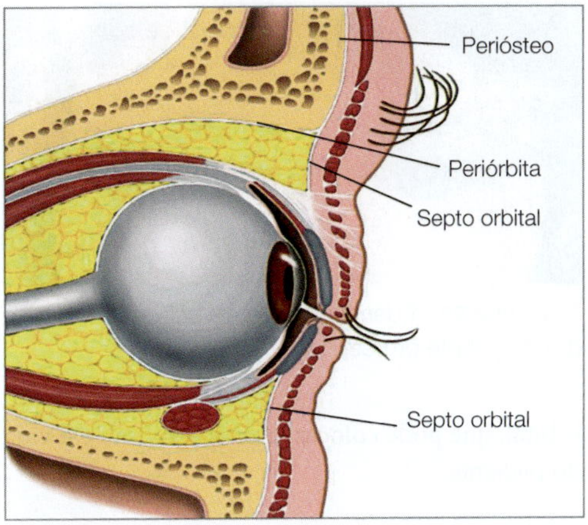

▷ **FIGURA 21** Anatomia sagital do olho mostrando compartimentos implicados na celulite pré-septal e pós-septal.

Tratamento

- Avaliar estado geral do paciente e se necessário: solicitar HMG, VHS e TC de órbita com e sem contraste para excluir outros diagnósticos.
- Cefalexina 6/6 h VO – 10 dias. Adultos: 500 mg. Crianças: dose diária de 25 a 50 mg/kg em doses fracionadas (suspensão 250 mg em 0,5 mL).
- Amoxacilina/clavulanato 8/8 h VO – 10 dias. Adultos e crianças acima dos 12 anos: 250 a 500 mg. Crianças: 20 a 40 mg/kg/dia.
- Casos mais graves (toxemia, pacientes com dificuldade de seguimento, crianças menores de 5 anos): considerar internação hospitalar e tratamento com antibiótico EV e posterior introdução de antibiótico oral conforme esquema a seguir:
  - Ceftriaxone 1 a 2 gramas de 12/12h para adultos. Para crianças 100 mg/kg/dia em duas doses.
  - Em casos de alergia a penicilina, usar moxifloxacino para adultos ou vancomicina em casos de resistência bacteriana do *Staphylococcus.*
- Retorno semanal para acompanhamento.

CELULITE PÓS-SEPTAL OU ORBITÁRIA

Definição

A celulite orbitária ou pós-septal é uma infecção grave do tecido subcutâneo localizado atrás do septo

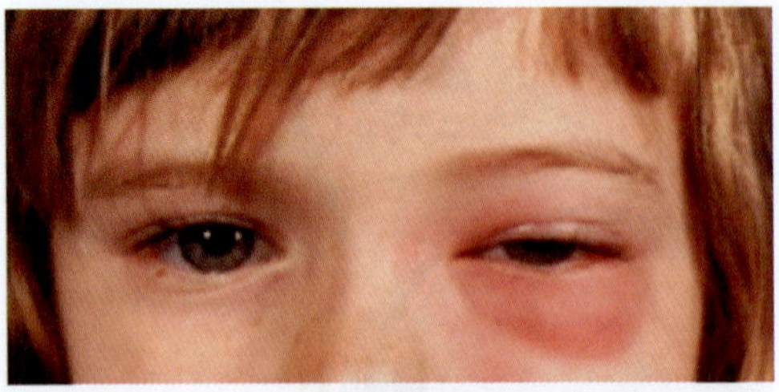

▷ **FIGURA 22** Edema e hiperemia palpebral em quadro de celulite pré-septal.

orbital, que pode colocar em risco a visão e a vida do paciente.

Etiologia e epidemiologia

Staphylococcus, *Streptococcus*, anaeróbios, *H. influenza* são organismos causadores comuns, e acometem principalmente adultos jovens.

Causas e fatores de risco

A infecção tem origem normalmente a partir dos seios paranasais, mas também pode se alastrar de uma celulite pré-septal, dacriocistite, infecção hemifacial da pele ou dentária e pode ser secundária a um trauma, incluindo qualquer forma de cirurgia ocular. Pode também decorrer de disseminação hematogênica de uma infecção em qualquer outra parte do corpo.

Quadro clínico e diagnóstico

Os sintomas consistem em dor de início rápido, agravada pela movimentação ocular, mal-estar e muitas vezes comprometimento visual e visão dupla.

Além disso:

- Febre acentuada.
- Acuidade visual pode estar reduzida e a visão de cores comprometida, sugerindo possibilidade de compressão do nervo óptico. A presença de defeito pupilar aferente relativo em um olho previamente normal torna-a praticamente certa.
- Pálpebras dolorosas à palpação, duras, eritematosas e quentes, com edema periocular e conjuntival (quemose), hiperemia conjuntival e/ou subconjuntival. Sinais são geralmente unilaterais, embora possam se alastrar para a pálpebra contralateral.
- A proptose é comum, mas muitas vezes pode estar obscurecida pelo edema da pálpebra.

Complicações

- Oculares: neuropatia óptica, ceratopatia de exposição (paciente não consegue ocluir a pálpe-

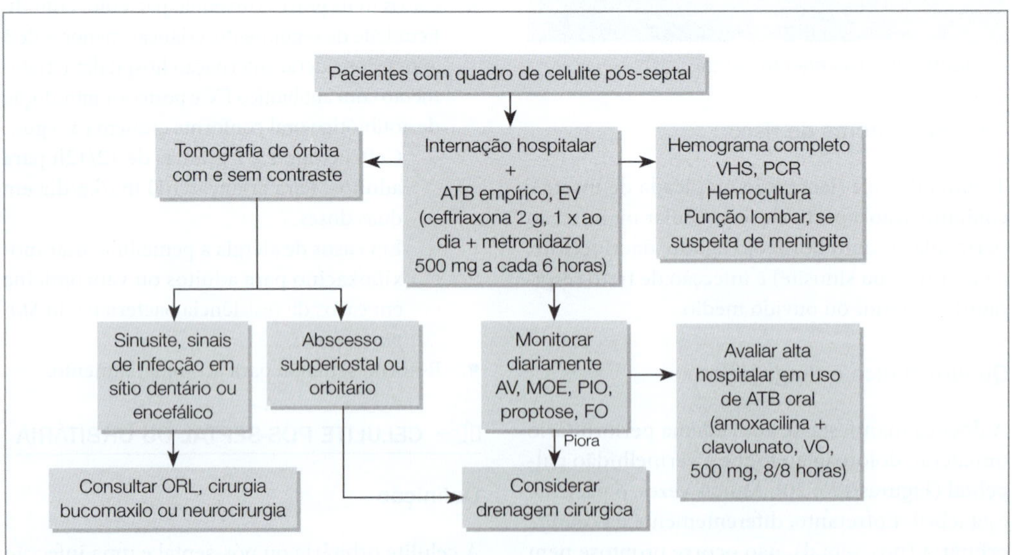

▷ **FIGURA 23** Fluxograma do tratamento da celulite pós-septal.

AV: acuidade visual; ATB: antibioticoterapia; FO: fundo de olho; MOE: motilidade ocular extrínseca; PIO: pressão intraocular.

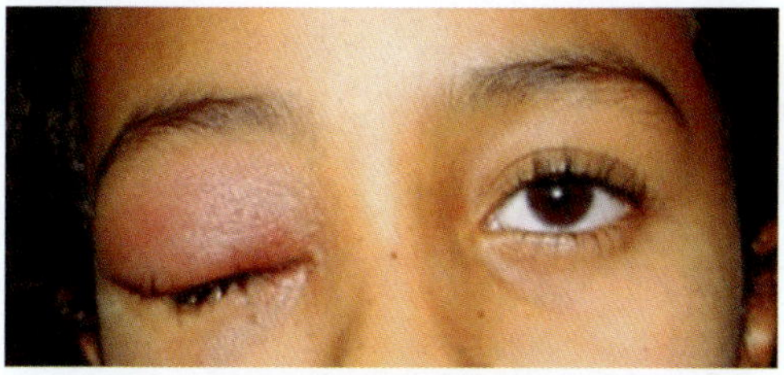

▷ **FIGURA 24** Celulite pós-septal: proptose, restrição de motilidade, sinais flogísticos importantes e queda do estado geral.

bra adequadamente devido à proptose), elevação da pressão intraocular, endoftalmite, oclusão da veia e artéria central da retina.

- Abscesso subperiosteal.
- Septicemia.
- Complicações intracranianas são incomuns (3-4%), mas muito graves, incluindo meningite, abscesso cerebral e trombose do seio cavernoso.

DACRIOCISTITE

Definição e epidemiologia

A dacriocistite é a inflamação do saco lacrimal e geralmente está associada à obstrução baixa das vias lacrimais.

É predominantemente mais comum em mulheres adultas, e também em lactentes.

Fatores predisponentes incluem patologias nasais como hipertrofia do corneto inferior, rinite e desvio de septo.

Fisiopatologia

O mecanismo principal é a obstrução distal do ducto nasolacrimal, no nível do saco lacrimal, que leva à retenção de lágrimas e detritos no fundo de saco conjuntival.

Classificação

Aguda e crônica.

A forma crônica é mais comum e há vários estágios de apresentação, porém não é relevante ao médico emergencista. Lacrimejamento pode ser o único sintoma nos quadros crônicos.

Focaremos neste capítulo na dacriocistite aguda:

- Definição: inflamação aguda do saco lacrimal, podendo formar abscesso.
- Etiologia: infecciosa – estafilococos, estreptococos e difteroides.
- Quadro clínico: tumefação dolorosa, de instalação rápida, avermelhada e com edema de partes moles adjacentes, sob o tendão cantal medial, na topografia do saco lacrimal.

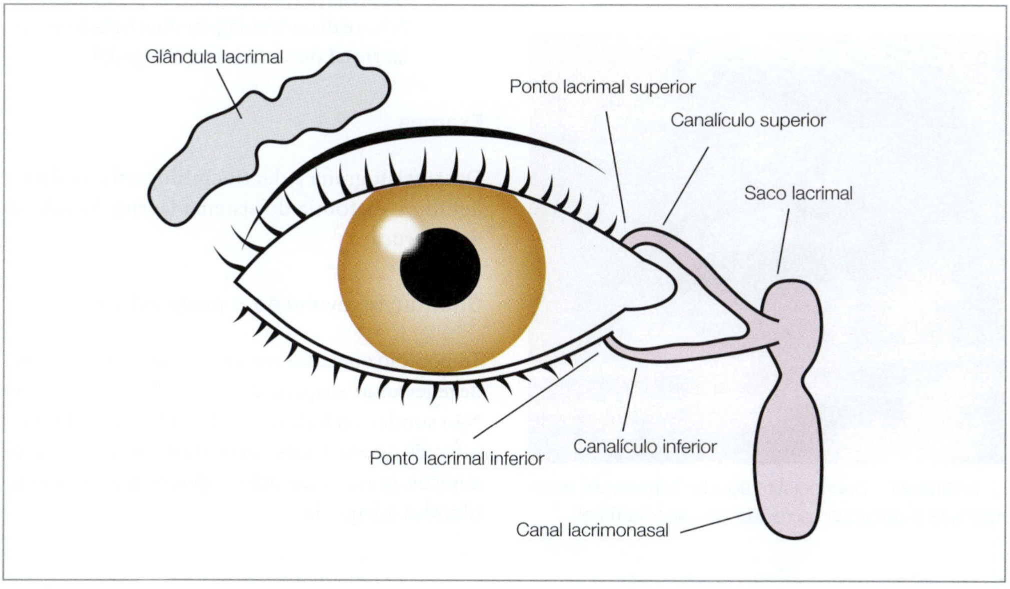

▷ **FIGURA 25**

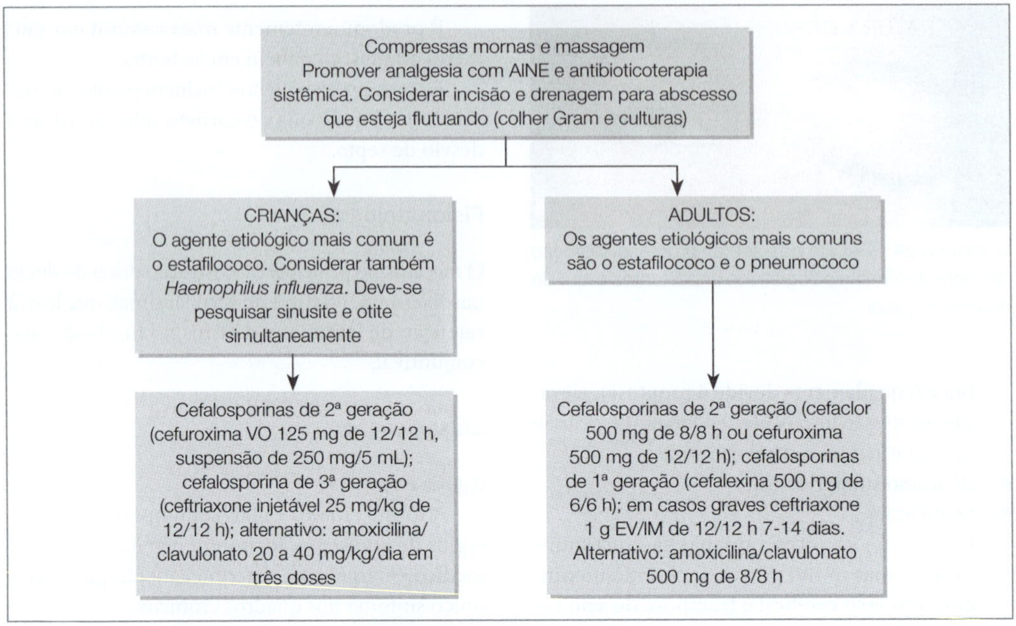

▷ **FIGURA 26** Tratamento da dacriocistite aguda.
PS: pronto-socorro; TC: tomografia computadorizada.

- Diagnóstico:
  - História de infecções prévias e concomitantes de ouvido, nariz ou garganta.

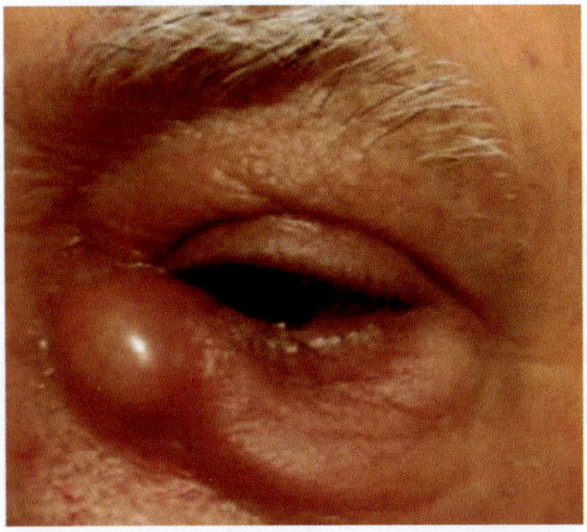

▷ **FIGURA 27** Dacriocistite aguda. Tumefação avermelhada e dolorosa na região do saco lacrimal.

  - Saída de secreção mucopurulenta pelo ponto lacrimal quando se comprime a região do saco lacrimal.
  - Avaliar motilidade ocular extrínseca e acuidade visual para diferenciar de celulite pós-septal.
  - Não realizar sondagem ou irrigação da via lacrimal durante infecção aguda!

Exames

Dacriocistografia e dacriocintilografia ajudam a definir a anatomia do sistema lacrimal e o local da obstrução.

Orientação, evolução e prognóstico

Tumoração ou massa acima do tendão cantal medial deve levantar suspeita de tumor de saco lacrimal. Não sondar ou irrigar o sistema lacrimal durante infecção aguda. Considerar TC de órbita em casos atípicos, graves e que não respondem à terapia antibiótica adequada.

FRATURA ORBITÁRIA

Definição

Caracteriza-se por lesões frequentes em traumas que envolvem a face e pode estar associada a lesões oculares e a fraturas de ossos do crânio.

Classificação

Podem ser divididas em fraturas internas, que acometem as paredes orbitárias, e fraturas externas, quando o rebordo orbitário é comprometido.

Na vigência de comprometimento craniofacial, são denominadas fraturas complexas.

Quadro clínico

Avaliar a presença de edema e equimose palpebral, enfisema, proptose, enoftalmo, deformidades ósseas, dor e hiperestesia no território do nervo infraorbitário. Examinar se houve comprometimento da motilidade ocular extrínseca, com queixa visual associada (baixa de acuidade ou visão dupla).

Conduta/tratamento

- Solicitar TC de órbita sem contraste com cortes coronal, axial e sagital.
- Prescrever anti-inflamatórios não hormonais.
- Compressas frias podem ser utilizadas em caso de edema importante.
- Se houver sinusite associada, solicitar avaliação otorrinolaringológica. Considerar antibioticoterapia.
- Orientar a não realizar manobra de Valsalva, assoprar o nariz ou tossir.

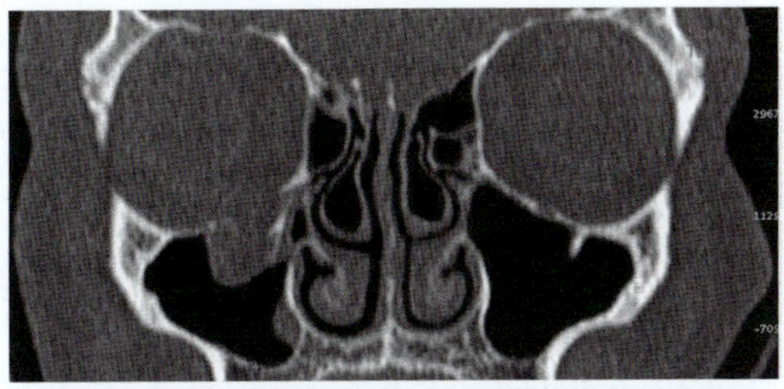

▷ **FIGURA 28** Tomografia de órbita evidenciando fratura do assoalho orbitário à direita.

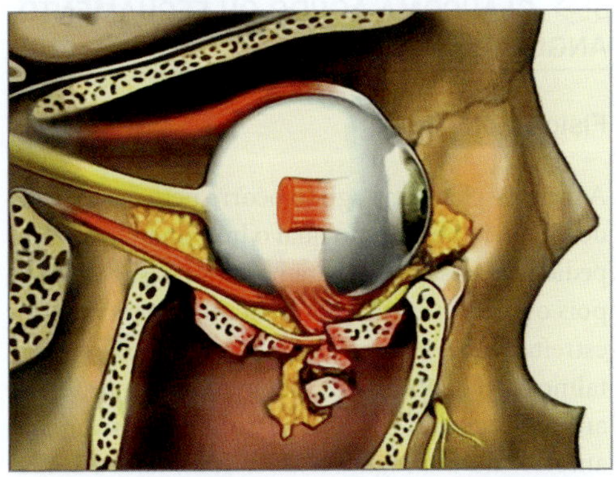

▷ **FIGURA 29** Anatomia relevante na fratura orbitária

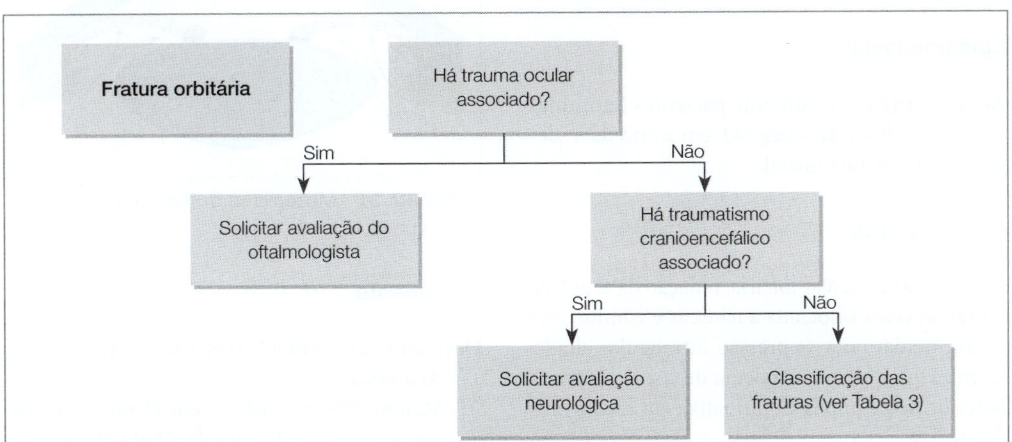

▷ **FIGURA 30** Avaliação inicial e necessidade de especialista na fratura orbitária.

▷ **TABELA 3** Características de fraturas orbitárias e encaminhamento para tratamento.

Há fratura de teto orbitário?	Com comprometimento encefálico: solicitar conduta neurocirúrgica	Sem comprometimento encefálico: redução + fixação interna rígida
Há fratura de parede lateral?	Com deslocamento: redução + fixação interna rígida	Sem deslocamento: tratamento conservador
Há fratura de parede medial?	Com deslocamento: redução + tela	Sem deslocamento: tratamento conservador
Há fratura de assoalho?	Com deslocamento (*blow-out*): redução + reconstrução	Sem deslocamento: tratamento conservador
Há fraturas faciais associadas?	Fratura naso-órbito-etmoidal: redução + fixação interna rígida	Frontal: solicitar conduta neurocirúrgica

- Encaminhar para avaliação oftalmológica. Se houver diplopia, enoftalmo, proptose, encarceramento de músculo ocular ou se a fratura for muito grande, a avaliação deve ser mais precoce.

GLAUCOMA AGUDO OU FECHAMENTO ANGULAR AGUDO

Fisiopatologia

A crise de glaucoma agudo ocorre pelo mecanismo de bloqueio pupilar, no qual o humor aquoso é impedido de passar da câmara posterior para a anterior, pois os olhos afetados apresentam câmara anterior estreita. Causas para o estreitamento seriam o cristalino com diâmetro axial aumentado ou inserção anteriorizada da íris. Com isso, há deslocamento anterior do diafragma iridocristaliniano e fechamento do ângulo, com aumento súbito da pressão intraocular (PIO).

Epidemiologia

Acomete preferencialmente pacientes femininas (asiáticas > brancas > negras), em torno da 6ª década, com catarata inicial.

Quadro clínico

Na crise há dor ocular intensa, redução da acuidade visual, às vezes associada a náuseas e vômitos. Ao exame ocular nota-se pressão intraocular alta (> 45 mmHg), hiperemia, edema de córnea, câmara anterior rasa e pupila hiporreativa em médio-midríase fixa.

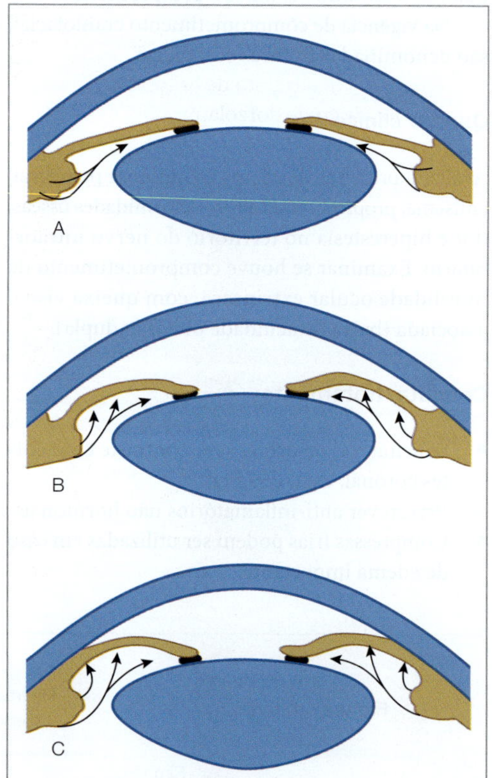

▷ **FIGURA 31** Mecanismo do fechamento angular agudo no glaucoma.

Tratamento

Deve ser iniciado imediatamente, através de:

1. Analgesia.
2. Manitol 20% 250 mL EV em 45 minutos: promove aumento da osmolaridade plasmática,

com desidratação do humor vítreo e redução da pressão intraocular. Contraindicado em pacientes com insuficiência renal crônica grave ou insuficiência cardíaca congestiva.

3. Acetazolamida 500 mg VO: reduz a produção do humor aquoso ao inibir a anidrase carbônica.
4. Massagem ocular com pressão corneana anteroposterior - tenta quebrar o bloqueio pupilar.
5. Colírio de acetato de prednisolona 1% - 5-5 minutos 3 vezes: promove redução da inflamação ocular. Depois, manter com 1 gota 2/2 h nas primeiras 24 h. Há resultado positivo desse tratamento em cerca de 90% dos casos entre 12-24 h.
6. Colírios hipotensores: maleato de timolol 0,5 % 1 vez (evitar em pacientes com bloqueios cardíacos ou asma); tartarato de brimonidina 0,2% 1 vez; cloridrato de dorzolamida 2% 1 vez.

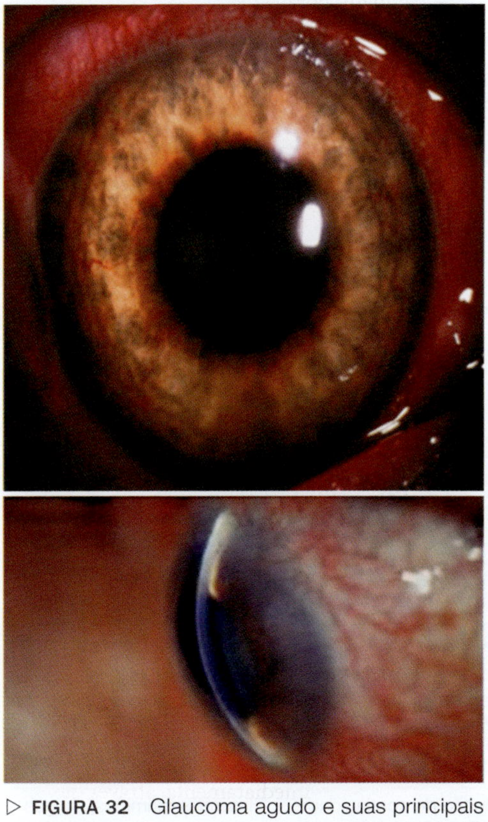

▷ **FIGURA 32** Glaucoma agudo e suas principais características: dor ocular intensa, diminuição AV; vômitos, náuseas e cefaleia; pupila midríase não reage à luz; pressão intraocular extremamente elevada; digitopressão.

7. Colírio de pilocarpina 2% 5-5 min 3 vezes: ação colinérgica, tem por objetivo promover fechamento pupilar e quebra do bloqueio iridocristaliniano.
8. Encaminhar com urgência ao oftalmologista - risco de neuropatia óptica isquêmica.

Orientação, evolução e prognóstico

Com a resolução total ou parcial da crise (apenas redução modesta da PIO), o paciente deve ser encaminhado ao oftalmologista para ser submetido a iridotomia na periferia da íris, impedindo novas crises. Em alguns casos com maior duração da crise, há formação de sinéquias anteriores, e a pressão intraocular pode não ser normalizada com a iridotomia, necessitando do uso crônico de colírios hipotensores ou mesmo cirurgia antiglaucomatosa.

É importante lembrar que quanto maior o tempo de hipertensão ocular, maior a lesão do nervo óptico, e em casos com elevação muito importante da PIO pode haver neuropatia óptica isquêmica, de instalação em horas, pelo hipofluxo na cabeça do nervo óptico, podendo ser encontrados edema de papila e perda visual irreversível.

ENDOFTALMITE

Definição

Consiste na invasão das estruturas intraoculares por microrganismos, resultando em uma resposta inflamatória/infecciosa que acaba envolvendo todos os tecidos oculares. É uma condição oftalmológica de extrema gravidade e requer diagnóstico e tratamento precoces.

Origem do foco

A. Exógena: infecção por microrganismo do meio externo decorrente de alguma lesão de continuidade:
   - Pós-operatória: pós-catarata, transplante de córnea, trabeculectomia, vitrectomia, injeção intraocular, introflexão escleral e estrabismo.
   - Pós-traumática.
B. Endógena: infecção por microrganismo do meio interno/sistêmica.

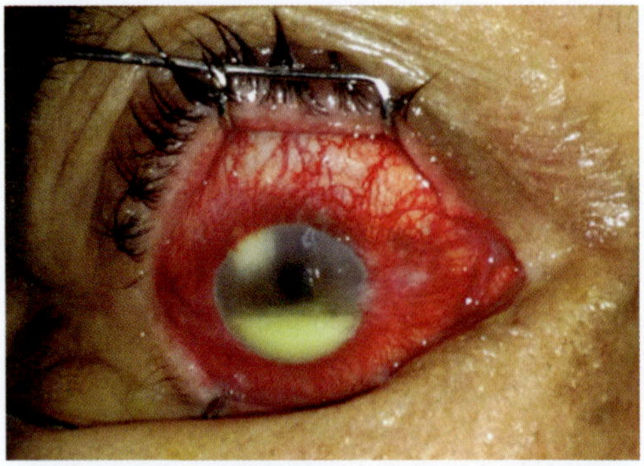

▷ **FIGURA 33** Endoftalmite pós-operatória. Três dias após cirurgia de catarata, paciente relata dor importante, baixa visual aguda e vermelhidão ocular. Observe a presença de pus na câmara anterior (hipópio).

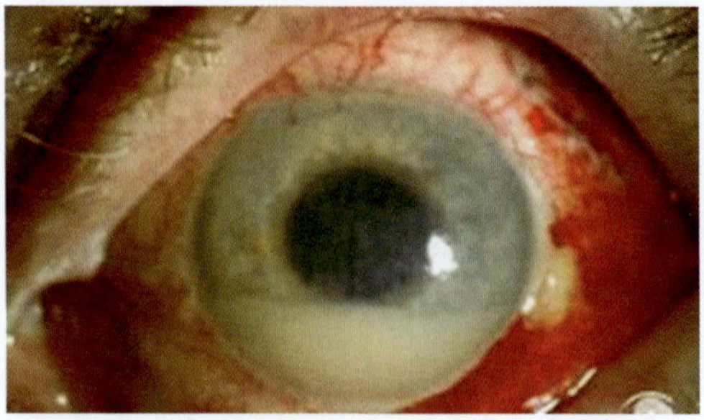

▷ **FIGURA 34** Olho vermelho, hipópio e edema corneano presentes na endoftalmite.

Microrganismo

- Bacteriano (90%): 60-80% Gram-positivos.
- Fúngico: *Candida* spp.; *Aspergillus.*
- Helminto, protozoários: *Taenia solium, Toxocara canis, Toxoplasma gondii.*

Tempo de ação

- Aguda: até 6 primeiras semanas (primeira semana principalmente).
- Crônica/tardia: após 6 semanas.

Epidemiologia – incidência

- Pós-operatória: 5%.
  - Gram +: 75-90%.
  - Própria flora: *Staphylococcus epidermidis* (1º); *Staphylococcus aureus* (2º).
- Pós-traumática: 20-30% .
  - Gram +: 70 a 75%.
  - Gram –: 10 a 15%.
  - Fungos: 10 a 15%.
  - *Bacillus* spp.: 25%; corpo estranho intraocular; mau prognóstico visual.
- Endógena: 5-7%.
  - Fungos: 66%.
  - Gram –: 19%.
  - Gram +: 15%.

Fatores de risco

- Endógena: apresenta os seguintes fatores de risco:
  - Diabetes.
  - Imunodeficiência.
  - Droga endovenosa.
  - Septicemia.
  - Uso de corticoide sistêmico.
  - Cirurgia abdominal.
  - Politraumatismo.
  - Hemodiálise.
  - Alcoolismo.
  - Insuficiência/abscesso hepático.

▷ **TABELA 4** Classificação da endoftalmite

Tipos	Pós-operatória (75%)	Trauma (20-30%)	Endógena (5-7%)
Etiologia	1. Gram+ (75-95%) (*Staphylo*, *Strepto*) 2. Gram– (10%) (*Pseudomonas*, *Klebsiella*, *Proteus*) 3. Fungos (raramente) 4. Cultura– (25-35%)	1. Gram+ (60-75%) (*Staphylo*, *Strepto*) *2. Bacillus* sp. (25%) (CEIO) 3. Fungos (10-15%)	1. Fungos (50-62%); (*Candida*, *Aspergillus* sp.); 2. Bacteriana: G+ ou G– (*Bacillus cereus*)
Fatores de risco	Idade > 80 anos; DM2; ruptura capsular; facectomia combinada com outros procedimentos; infecções das pálpebras e conjuntiva; bolha filtrante, trave vítrea na incisão, Seidel+	Solução de continuidade; CEIO; fechamento ocular tardio; contaminação orgânica	Imunossuprimidos; drogas endovenosas; septicemia; DM2; neoplasia; cateteres centrais; infecções

CEIO: corpo estranho intraocular; DM2: diabetes melito tipo 2; G: Gram.

- Pós-operatória: aumenta o risco de endoftalmite nos casos em que ocorreram complicações intra ou pós-operatórias nas cirurgias de glaucoma, catarata, transplante de córnea.
- Pós-traumática: o risco aumenta caso haja corpo estranho intraocular, rotura de cápsula posterior, duração maior que 24 h de perfuração exposta e ambiente rural.

Quadro clínico

O paciente queixa-se de dor importante, acompanhada de baixa de acuidade visual, hiperemia ocular e secreção purulenta. Paciente poderá apresentar edema de pálpebra e córnea, hipópio (pus na câmara anterior) e turvação do vítreo.

Conduta/tratamento

- Trata-se de uma urgência: encaminhar ao oftalmologista o mais rápido possível.
- Avaliar acuidade visual do paciente, se disponível no serviço, solicitar exames pré-operatórios, ultrassonografia ocular e internar o paciente.
- Iniciar antibioticoterapia assim que houver suspeita de endoftalmite: ATB VO (ciprofloxacino 500 mg 12/12 h por 10 dias ou levofloxacino 500 mg 1 x/dia por 10 dias).
- Prescrever colírio antibiótico fortificado de hora em hora (gentamicina 15 mg/mL e cefazolina 50 mg/mL).
- O oftalmologista definirá conduta entre vitrectomia posterior ou injeção intravítrea de vancomicina + ceftazidima + dexametasona.
- Explicar ao paciente sobre a gravidade da patologia e prognóstico visual.

HEMORRAGIA SUBCONJUNTIVAL (HIPOSFAGMA)

Fisiopatologia e quadro clínico

Sangramento subconjuntival, de aparecimento súbito, assintomático, em geral unilateral e localizado em um quadrante da conjuntiva. Em geral, é secundário a pequeno traumatismo no local (como o ato de coçar), com lesão dos capilares da conjuntiva, ou relacionado a esforço, aumento súbito da pressão venosa (manobra de Valsalva), uso de anticoagulantes (AAS, clopidogrel) ou pode ocorrer espontaneamente.

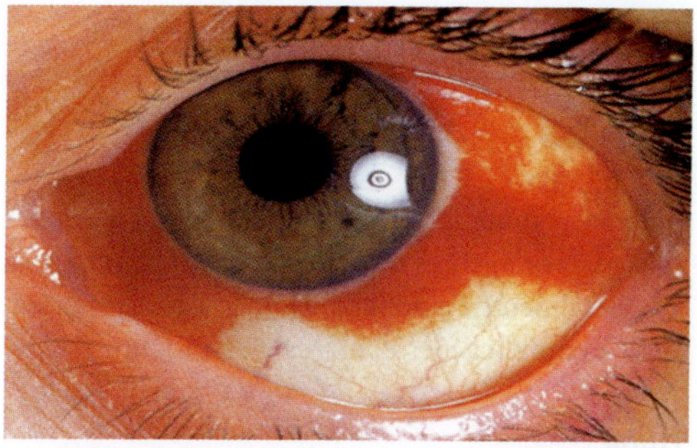

▷ **FIGURA 35** Hemorragia subconjuntival poupando apenas a parte inferior da conjuntiva.

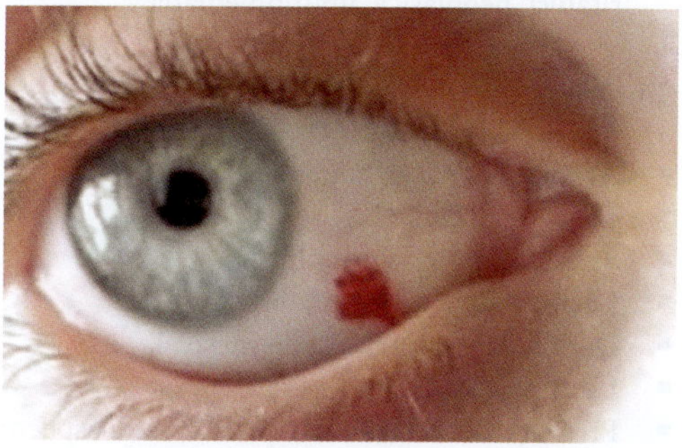

▷ **FIGURA 36** Hemorragia subconjuntival pequena em região nasal inferior.

História

Avaliar o uso de anticoagulante e histórico de hipertensão arterial crônica sem controle adequado. O paciente não apresenta baixa de acuidade visual ou dor ocular importante (geralmente percebe ao olhar o espelho). Em casos de hiposfagma recorrente, proceder com investigação clínica e descartar amiloidose.

Evolução/tratamento

A evolução é benigna, com resolução espontânea em 1-3 semanas, sem necessidade de tratamento. Quando há recidivas, avaliar distúrbios da coagulação e amiloidose.

CONJUNTIVITE

Definição

Inflamação ou infecção da conjuntiva, que pode ser causada por agentes infecciosos e não infecciosos.

Geralmente é autolimitada, mas algumas podem levar a complicações oculares e extraoculares.

Tipos

A. Infecciosas: viral, bacteriana e fúngica.
B. Não infecciosas: alérgica/atópica, mecânica/irritativa, neoplásica, imunomediada.

Sintomas

- Ardor, queimação ocular.
- Olhos vermelhos.
- Sensação de areia nos olhos.
- Edema palpebral e conjuntival.
- Dor ocular de intensidade variável.
- Lacrimejamento.
- Presença de secreção em quantidade e aspecto variáveis (depende do agente causador).

Conjuntivites infecciosas

São contagiosas - contato direto ou indireto com as secreções dos olhos infectados, uso comum de toalhas, lenços, água da piscina, fronhas e lençóis e outros itens de higiene pessoal.

1. Viral.
2. Bacteriana.
3. Fúngica.

Conjuntivites infecciosas - virais

▷ **TABELA 5** Conjuntivites infecciosas virais

Etiologia e fatores de risco	▪ Adenovírus (mais comum), enterovírus ▪ Sem predileção por sexo ou idade. Geralmente associada com infecção do trato respiratório superior
Quadro clínico	▪ Pode durar 10-21 dias ▪ Sensação de corpo estranho (areia), queimação ▪ Secreção aquosa, hiperemia conjuntival, edema palpebral, folículos conjuntivais ▪ Linfonodo pré-auricular palpável ▪ Geralmente inicia em um olho, acometendo o outro após alguns dias
Conduta	▪ Colírios lubrificantes ▪ Compressas frias ▪ Orientações de higiene e cuidados para evitar contaminação e transmissão ▪ Em caso de pseudomembranas: retirada mecânica com cotonete ou pinça sob anestesia tópica; introduzir colírio de corticoide e retorno a cada 2-3 dias para reavaliações e novas remoções, até cessar o processo

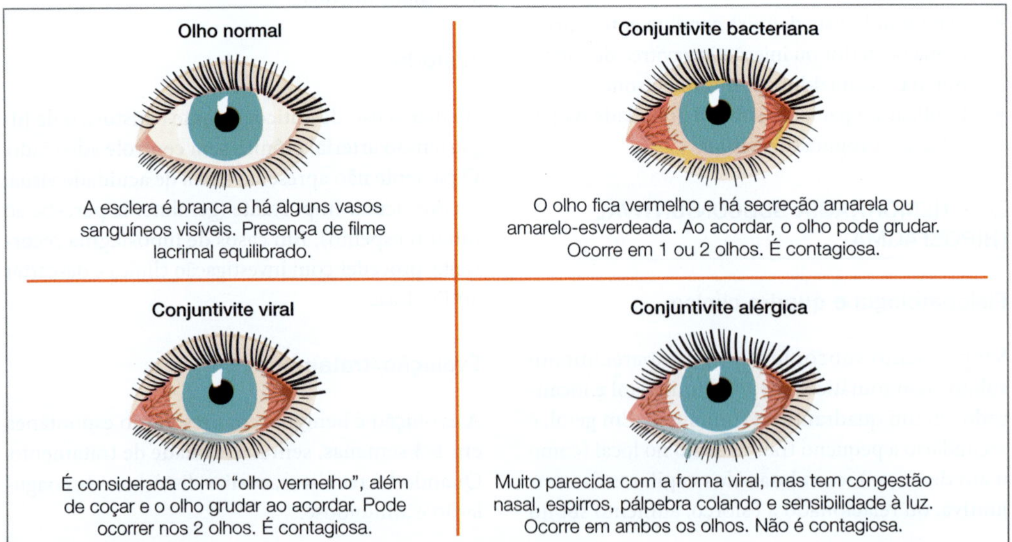

▷ **FIGURA 37** Tipos de conjuntivite. Resumo didático e simplificado.

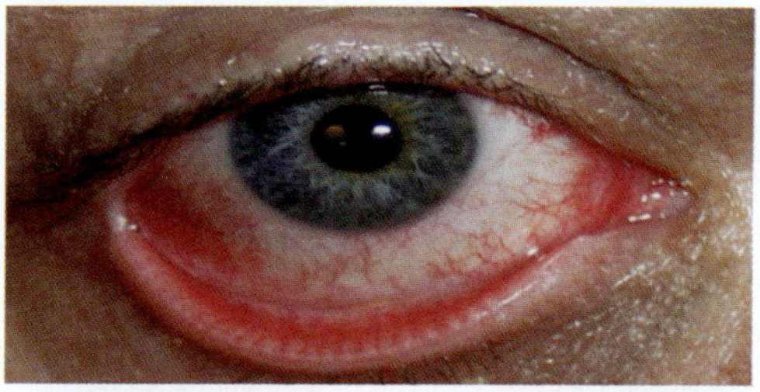

▷ **FIGURA 38** Hiperemia e folículos conjuntivais inferiores, típicos da conjuntivite viral epidêmica.

▷ **TABELA 6** Tratamento da conjuntivite bacteriana não gonocócica e não clamídia (*continuação*)

Conduta específica	Colírio de antibiótico (quinolonas de amplo espectro – ofloxacino ou ciprofloxacino) 4 x/dia por 5 a 7 dias Em crianças, usar tobramicina Não utilizar ATB de 4ª geração (reservar para ceratites infecciosas e profilaxia pós-cirúrgica)

ATB: antibiótico(s).

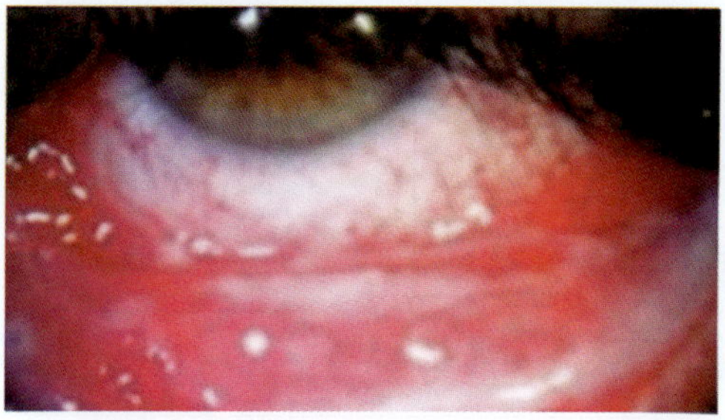

▷ **FIGURA 39** Pseudomembrana em conjuntiva tarsal inferior.

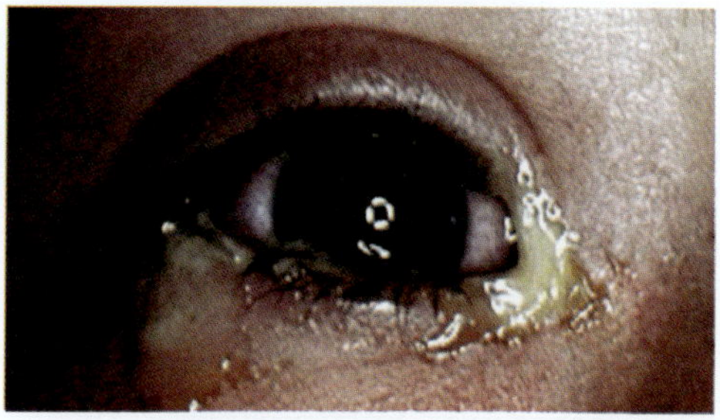

▷ **FIGURA 40** Conjuntivite bacteriana. Hiperemia e secreção conjuntival.

Conjuntivites infecciosas – bacterianas

Quadro inflamatório da conjuntiva causado por um supercrescimento bacteriano, com infiltração celular, que cursa com exsudação e vasodilatação.

Paciente apresenta secreção ocular hiperpurulenta ou sintomas de DST coexistente?

- Não: conjuntivite bacteriana não gonocócica e não clamídia.
- Sim: conjuntivite bacteriana gonocócica e/ou clamídia.

▷ **TABELA 6** Tratamento da conjuntivite bacteriana não gonocócica e não clamídia

Etiologia e fatores de risco	*Staphylococcus aureus* (em todas as faixas etárias), *Streptococcus pneumoniae* e *Haemophilus influenzae* (mais comuns em crianças).
Quadro clínico	Agudo. Hiperemia, sensação de corpo estranho, secreção mucopurulenta leve a moderada, reação papilar; linfonodo pré-auricular ausente

(continua)

▷ **TABELA 7** Conjuntivite gonocócica e por clamídia

Etiologia	*Neisseria gonorrheae* e *Chlamydia trachomatis*
Quadro clínico	Hiperaguda, secreção purulenta (gonocócica) ou secreção mucoide (clamídia), edema palpebral, papilas conjuntivais, quemose acentuada, adenopatia pré-auricular, gonocócica: pode ter perfuração ocular

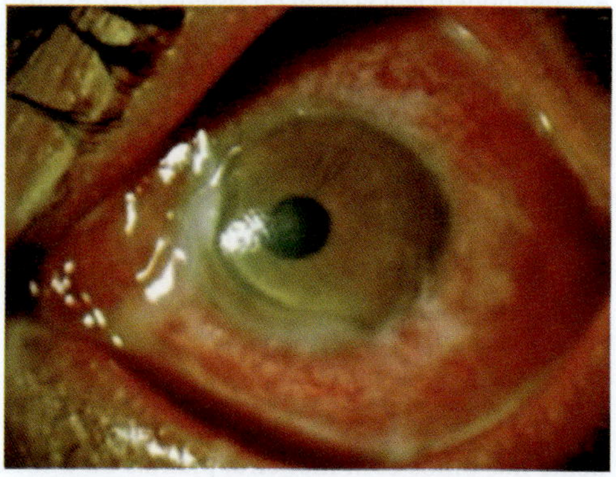

▷ **FIGURA 41** Conjuntivite gonocócica com acometimento corneano (afilamento). Pode ter risco de perfuração ocular.

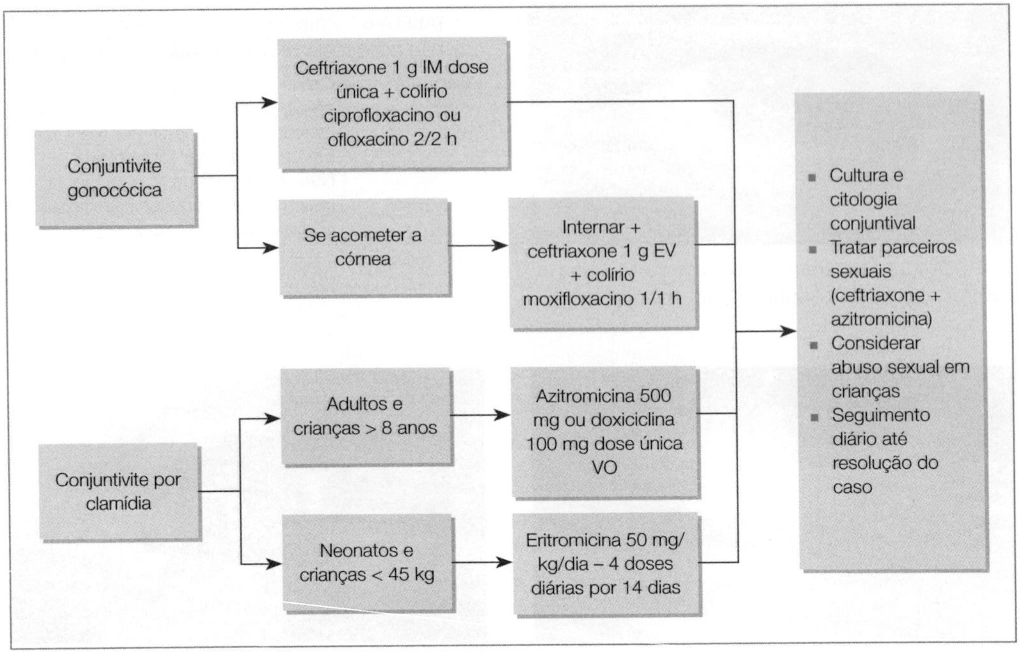

▷ **FIGURA 42** Tratamento da conjuntivite bacteriana.

O risco de conjuntivite bacteriana aumenta quando há comprometimento dos mecanismos de defesa próprios da superfície ocular. Entre os principais fatores de risco estão:

- Olho seco.
- Exposição aumentada da superfície ocular: retração palpebral, exoftalmo, lagoftalmo, diminuição do ritmo de piscar.
- Deficiência nutricional/má absorção – avitaminose A.
- Imunodeficiência local ou sistêmica (p. ex., uso de corticoide tópico, imunossupressão sistêmica).
- Obstrução do ducto nasolacrimal e infecção.
- Dano por irradiação.
- Trauma.
- Cirurgia ocular.
- Inflamação ou infecção conjuntival prévia.
- Infecção sistêmica.
- Inoculação exógena.

Conjuntivites infecciosas – fúngicas

Mais raras, acontecem quando a pessoa sofre acidente nos olhos com madeira, plantas ou utiliza lentes de contato de forma incorreta.

Conjuntivites não infecciosas

1. Alérgicas: ver a seguir.
2. Mecânica/irritativa/tóxica: contato direto com alguns agentes tóxicos como colírio medicamentoso, produtos de limpeza, fumaça de cigarro, poluição, cloro e outros – encaminhar para tratamento específico.
3. Imunomediada: penfigoide ocular; síndrome enxerto *versus* hospedeiro – encaminhar para tratamento específico.
4. Neoplásica: encaminhar para tratamento específico.

Conjuntivite – orientações gerais

- Orientações de higiene e cuidados para evitar contaminação e transmissão.
- Usuários de lentes de contato: os cuidados com a higiene devem ser redobrados.
- O tratamento é direcionado para alívio dos sintomas e erradicação da causa; evitar uso inapropriado de esteroides e/ou antibióticos.

▷ **TABELA 8** Conjuntivites não infecciosas – alérgicas

	Conjuntivite alérgica	Ceratoconjuntivite vernal/atópica
Etiologia e fatores de risco	Alérgenos desencadeantes. Histórico de alergias	Mecanismos imunomediados (IgE e celular). Meninos, primeira década de vida. Atopia
Quadro clínico	Prurido, secreção aquosa, associada a espirros e coriza. Edema palpebral, quemose e reação papilar leve	Bilateral. Recorrência. Prurido, que pode estar associado a lacrimejamento, fotofobia, secreção mucoide espessa. Papilas conjuntivais grandes no tarso superior ou limbo
Exames laboratoriais	Não são necessários	Não são necessários
Tratamento	Eliminar agente desencadeante. Leve: lubrificante e compressa Moderado: associar antialérgico tópico Grave: associar antialérgico sistêmico + corticoide tópico	Como conjuntivite alérgica. Orientar seguimento ambulatorial para tratamento profilático. Se houver úlcera em escudo: corticoide, antibióticos tópicos; retorno 1-3 dias; remoção da placa de fibrina

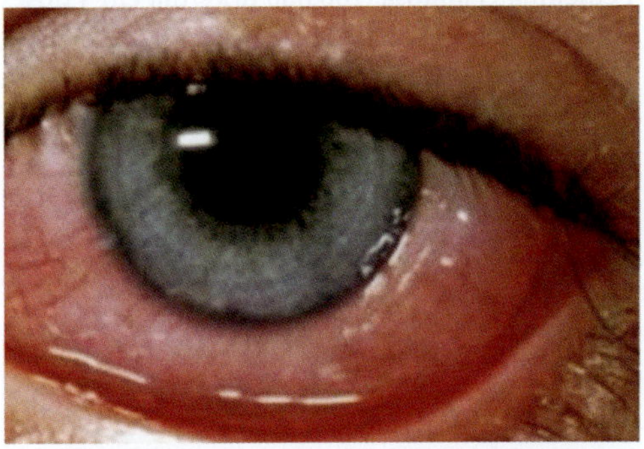

▷ **FIGURA 43** Conjuntivite alérgica. Presença de quemose (edema conjuntival) e edema palpebral, associados à secreção aquosa.

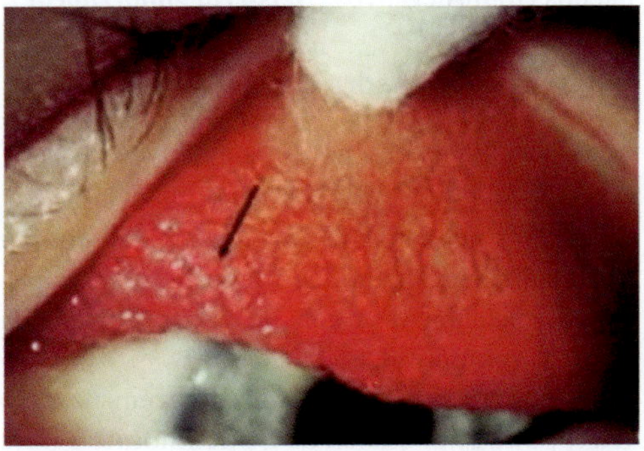

▷ **FIGURA 44** Ceratoconjuntivite atópica. Presença de papilas gigantes em conjuntiva superior. Reação de hipersensibilidade tipo I e IV.

Conjuntivite – complicações

- Complicações corneanas: ceratites, úlcera de córnea, cicatrização, vascularização, erosão e até perfuração ocular em casos mais graves.
- Outras complicações: dacriocistite, infecção bacteriana secundária, tracoma, queratinização, ectrópio, ptose, blefarite crônica e simbléfaro.

CONJUNTIVITES NEONATAIS

Definição

A conjuntivite neonatal ou *ophthalmia neonatorum* é definida pela OMS como a presença de eritema e edema palpebral, hiperemia conjuntival e/ou presença de secreção mucopurulenta, com uma ou mais células polimorfonucleares por campo de imersão em esfregaço conjuntival corado pelo Gram. Pode ser causada por bactérias, vírus, clamídia ou por reação tóxica ao uso de colírios. O tempo de aparecimento dos sinais e sintomas é crucial para a definição do agente etiológico.

Etiologia e epidemiologia

A conjuntivite tóxica, ou química, surge nas primeiras 24 a 48 h de vida, e é uma reação ao colírio de nitrato de prata a 1% usado para a profilaxia da conjuntivite gonocócica.

A conjuntivite bacteriana surge geralmente nos primeiro 2 a 4 dias de vida e o agente etiológico mais comum é *Chlamydia trachomatis*. Os quadros mais graves são causados por *Neisseria gonorrhoeae*, porém têm baixa incidência (menor que 1%). A potencial ameaça à visão, causada pela gravidade dos quadros de conjuntivite bacteriana neonatal, tornou obrigatória por lei a profilaxia da conjuntivite neonatal, que deve ser realizada logo após (até 1 h) o nascimento da criança. Para profilaxia podem ser utilizados nitrato de prata 1%, pomada de eritromicina a 0,5%, pomada de tetraciclina a 1% ou iodopovidona solução oftálmica a 2,5%.

Em casos de suspeita de conjuntivite bacteriana neonatal, coletar raspado conjuntival – corar pelos métodos de Gram e Giemsa.

Entre os possíveis agentes etiológicos destacam-se: ***Chlamydia trachomatis,*** *Streptococcus viridans, Staphylococcus aureus, Haemophilus influenzae, Streptococcus* do grupo D, *Escherichia coli* e outros bacilos Gram-negativos (***Neisseria gonorrhoeae***).

Diagnóstico e quadro clínico

Conjuntivite neonatal por *Chlamydia* – ou conjuntivite de inclusão do recém-nascido

Sinais: nos neonatos há uma ausência de reação folicular, grande quantidade de secreção mucopurulenta, membranas em conjuntiva tarsal, hiperemia e edema conjuntival.

A conjuntivite de inclusão do recém-nascido (RN) pode estar associada a pneumonite e otite média. Laboratório: grande número de inclusões intracitoplasmásticas nas colorações por Giemsa do raspado conjuntival.

Conjuntivite neonatal gonocócica – *Neisseria gonorrhoeae*

É uma infecção muito grave, com potencial risco de perda visual. As baixas taxas de incidência se devem ao acompanhamento pré-natal das gestantes e à profilaxia dos RN, porém deve-se ficar atento a gestantes e neonatos que não atendem a essas condições.

Sinais: secreção serossanguinolenta inicial e depois mucopurulenta, em grande quantidade, que surge 2-5 dias após o parto. Na falta de tratamento o quadro evolui para ulceração corneana, perfuração e endoftalmite. Pode haver outras infecções associadas, como rinite e proctite. A infecção disseminada com acometimento sistêmico, que cursa com artrite, meningite, pneumonia, sepse e morte do RN é uma complicação rara. Outras bactérias que podem causar conjuntivite bacteriana neonatal, geralmente com aparecimento 5 a 8 dias após o nascimento: *Haemophilus* spp., *Staphylococcus aureus* e *Streptococcus pneumoniae.*

Tratamento

Conjuntivite neonatal por *Chlamydia*

Responde bem ao tratamento tópico – pomada de eritromicina a 0,5% 4 vezes ao dia por 3 a 4 semanas. É recomendado também o tratamento sistêmico com eritromicina 50 mg/kg/dia VO em 4 doses por 14 dias, que torna-se mandatório quando há outras infecções associadas.

Conjuntivite neonatal gonocócica

Penicilina G aquosa, 100.000 u/kg/dia em 4 doses EV por 7 dias, ou penicilina benzatina, 50.000 u/kg IM ou ceftriaxone dose única IM ou EV 125 mg ou 25 a 50 mg/kg ou cefotaxima dose única 100 mg/kg EV ou IM.

Fazer irrigação do fundo de saco conjuntival de 1/1 h até o desaparecimento da secreção.

Se houver suspeita de envolvimento corneano – aplicação tópica de eritromicina pomada a 0,5%, gentamicina ou fluorquinolona colírio.

Outras conjuntivites bacterianas

- Para Gram-positivos: pomada de tetraciclina a 1% ou eritromicina a 0,5% de 4/4 h por 7 dias.
- Para Gram-negativos: pomada de gentamicina a 0,3% ou tobramicina a 0,3% de 4/4 h por 7 dias.

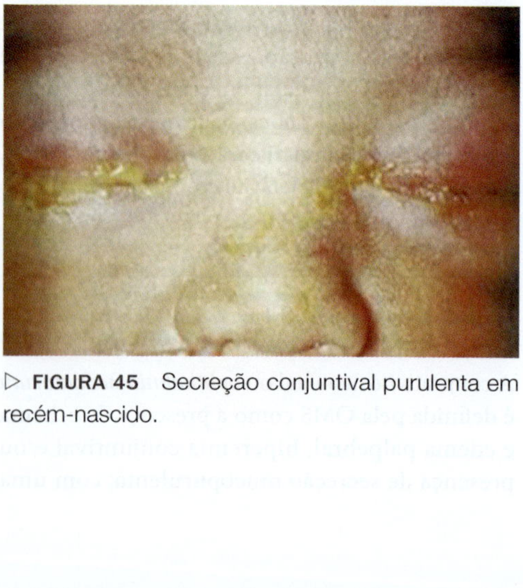

▷ **FIGURA 45** Secreção conjuntival purulenta em recém-nascido.

▷ **TABELA 9** Resumo prático – conjuntivite neonatal

Tempo de evolução	Etiologia	Quadro clínico	Conduta
< 24 h	Conjuntivite química (nitrato de prata)	Conjuntivite purulenta moderada	Observação (melhora em 48 h)
< 1 semana	*Neisseria gonorrheae* – Anamnese: via de parto, sintomas ginecológicos maternos	Conjuntivite purulenta grave, pode ter perfuração ocular	Internação Coletar secreção (Gram e cultura) Ceftriaxone 25 a 50 mg/kg EV ou IM, dose única Avaliação da Pediatria (artrite? meningite? sepse?) TTO dos pais Avaliação do serviço social
1 a 2 semanas	*Chlamydia trachomatis* – Anamnese: via de parto, sintomas ginecológicos maternos	Secreção mucoide	Eritromicina pomada 0,5% 4 x/dia e VO 50 mg/kg/dia 6/6 h por 10-14 dias Coletar secreção (Gram e cultura) Avaliação da Pediatria (pneumonia febril?) TTO dos pais Avaliação ORL (avaliar se há otite)

DESCOLAMENTO DE RETINA

O descolamento de retina é uma condição que ameaça a visão, com uma incidência de aproximadamente 1 em 10.000. Ocorre quando a retina se desprende da camada inferior (epitélio pigmentado da retina), levando ao acúmulo de líquido sub-retiniano. Com isso, a retina fica sem nutrição e perde temporariamente a sua função, ocasionando a perda visual.

Quais os tipos de descolamento de retina?

Existem três tipos:

- Regmatogênico: ocorre devido a uma rotura ou rasgo na retina, pelo qual o vítreo (gel que preenche o olho) penetra, causando o descolamento. É o tipo mais comum. Pode ocorrer espontaneamente ou por trauma.
- Tracional: ocorre por tração ou "puxão" da retina devido a alterações no vítreo. A causa mais comum nesse caso é o acometimento pela diabetes.
- Exsudativo: não é causado por rotura nem por tração. O líquido que se acumula provém do próprio organismo da pessoa. As causas mais comuns são tumores e processos inflamatórios. Menos comum que os outros dois.

Quais os principais fatores de risco?

1. Degeneração em treliça (*lattice*).
2. Roturas da retina periférica.
3. Miopia patológica.
4. Cirurgia intraocular prévia.
5. Trauma.
6. Descolamento de retina anterior.

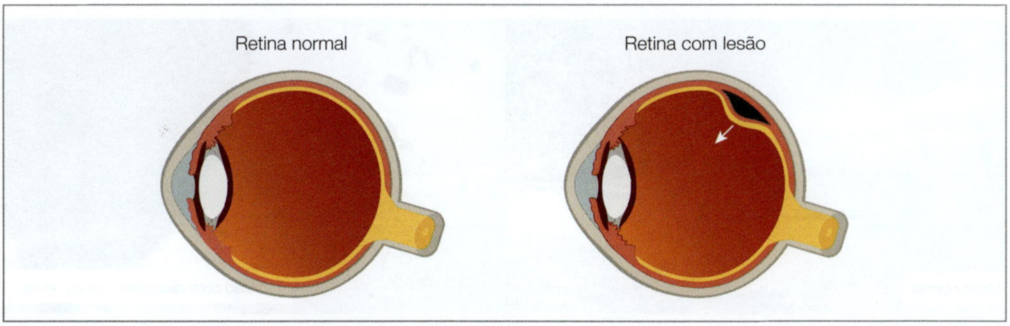

▷ **FIGURA 46** Retina com descolamento superior.

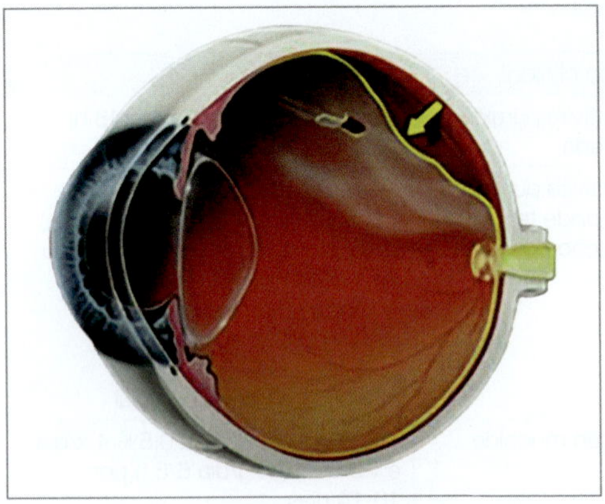

▷ **FIGURA 47** Rotura na retina causando o descolamento.

7. Idade acima de 60 anos.
8. História familiar.
9. Retinopatia diabética.
10. Uveítes crônicas.

Quais os sintomas?

Baixa visual súbita e indolor, precedida ou não por fotopsias (*flashes* de luz), visão de "cortina fechando", moscas volantes e defeitos de campos visual.

Como diagnosticar?

O diagnóstico é feito através dos seguintes exames: mapeamento da retina (principal), ultrassonografia ocular ou tomografia de coerência óptica (OCT).

Prevenção primária

Pacientes com fatores de risco conhecidos para descolamento de retina devem ser submetidos a exame de fundo de olho/mapeamento de retina anualmente. Óculos de proteção são recomendados para indivíduos com alta miopia que participam de esportes de contato. Pacientes submetidos a cirurgia de catarata devem ser aconselhados sobre a importância de relatar sintomas de descolamento da retina.

Tratamento

Uma vez que um descolamento de retina tenha sido suspeitado pelo médico generalista, o paciente deve ser encaminhado ao oftalmologista especialista em retina para determinar que tipo de descolamento está presente.

No descolamento de retina regmatogênico, há urgência na indicação cirúrgica, pois o sucesso é diretamente proporcional ao diagnóstico precoce e à extensão e gravidade da lesão.

O manejo cirúrgico é indicado para descolamentos regmatogênicos e tracionais.

NEURITE ÓPTICA

Definição

Caracteriza-se por um processo inflamatório, infeccioso ou desmielinizante que afeta o nervo óptico, em geral acompanhado de dor ocular com o movimento dos olhos, devido à relação dos músculos retos com o nervo óptico no ápice da órbita.

Etiologia e epidemiologia

A neurite clássica acomete mais frequentemente mulheres jovens, sendo a primeira manifestação da esclerose múltipla em 20% dos casos de neurite,

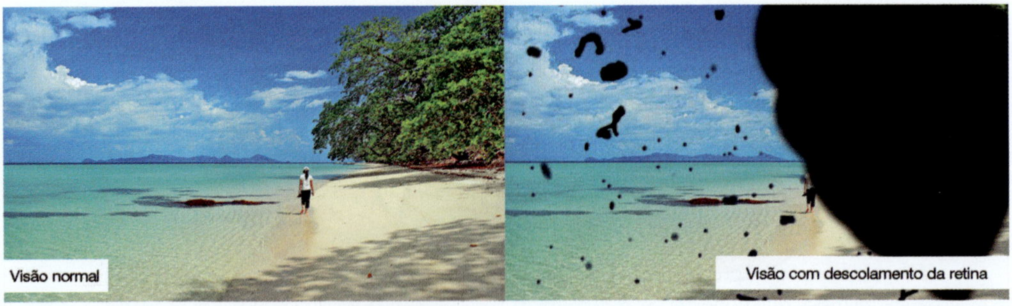

▷ **FIGURA 48** Exemplificação de defeitos de campos visuais e moscas volantes no descolamento de retina.

podendo mais raramente acometer pacientes em qualquer idade e homens, inclusive.

Outras causas de neurite, além da desmielinizante, são as parainfecciosas (após uma infecção viral ou imunizações, sobretudo em crianças), as infecciosas (sífilis, doença de Lyme, doença da arranhadura do gato, vírus da varicela-zóster, neurocriptococose, sinusite esfenoetmoidal), as associadas a doenças sistêmicas autoimunes e formas especiais associadas à neuromielite óptica (doença de Devic).

Quadro clínico

O sintoma marcante é a perda visual de graus variáveis, em geral mais branda nos casos de neurite associada a doença desmielinizante, e mais grave nas outras etiologias. O paciente refere embaçamento visual recente, com rápida progressão. A perda é em geral unilateral. Ao exame, constata-se diminuição da acuidade visual, escotomas no campo de confrontação, presença de defeito aferente relativo (quadros unilaterais) e dor ou desconforto ao movimento ocular. O exame do globo ocular não revela alterações, e a fundoscopia pode ser normal (neurite retrobulbar) ou revelar edema de papila (papilite).

Na história natural da neurite óptica típica, há piora visual durante a primeira semana, estabilização até a segunda, e melhora visual progressiva até o sexto mês, com acuidade visual final normal ou próxima do normal. Quadros atípicos cursam com baixa de acuidade visual mais pronunciada, podendo apresentar melhora ou manter déficit visual permanente.

Tratamento

1. Investigar doenças associadas: sorologias para excluir causas infecciosas, investigar doenças inflamatórias sistêmicas e ressonância magnética de encéfalo em busca de sinais de doença desmielinizante.
2. Pacientes que não se enquadram no quadro descrito para a neurite clássica, isto é, com perda visual muito profunda, sem melhora após a crise, ou com recidivas, sem causa definida à investigação inicial, devem ser submetidos a avaliação para possibilidade da doença de Devic, quadro autoimune com produção de anticorpos antiaquaporina-4, que pode cursar com mielite transversa antes ou depois do quadro de neurite.
3. Pulsoterapia com metilprednisolona 1 g EV por 3 dias – realizada para pacientes com sorologias negativas, após tratamento profilático para estrongiloidíase (tiabendazol 1.500 mg VO 3 dias ou ivermectina 200 mcg/kg – dose única). Na neurite clássica, a pulsoterapia acelera a melhora visual, porém não altera a acuidade visual final. Estudos mostraram também que a pulsoterapia reduz a taxa de evolução para esclerose múltipla nos dois primeiros anos após a crise.
4. Prednisona 1 mg/kg/dia VO por 14 dias, seguida de desmame – deve ser ministrada após a pulsoterapia, sendo contraindicada como tratamento único nos casos de neurite clássica, devido ao aumento de recidivas.

OCLUSÃO DE ARTÉRIA CENTRAL DA RETINA (OACR)

Definição

É o bloqueio agudo do fluxo sanguíneo dentro da artéria central da retina.

Epidemiologia

Ocorre geralmente em pacientes entre 60 e 70 anos de idade (90%), mas pode ser vista em qualquer idade. Mais prevalente no sexo masculino. Unilateral em 99% dos casos. Não há padrão de herança conhecido.

Etiologia

- Trombose relacionada à arteriosclerose (80% dos casos).
- Embolização (origem: carotídea ou cardíaca, 20% dos casos). Êmbolos podem ser de três tipos: cálcio, colesterol e plaqueta-fibrina.
  - Êmbolos de colesterol (placa de Hollenhorst) são tipicamente refringentes, brilhantes e vistos nas bifurcações dos vasos da retina. Geralmente originam-se de placas ateromatosas localizadas nas artérias carótidas.
  - Êmbolos de cálcio são brancos e frequentemente causam infarto da retina distal. Comumente originam-se de válvulas cardíacas.
  - Êmbolos de plaqueta-fibrina são branco-opacos e normalmente surgem de ateromas nas artérias carótidas.

- Causas incomuns: arterite de células gigantes, vasculites, trombofilias, hemoglobinopatias, migrânea retiniana, síndrome de Susac (tríade: oclusão de artéria central da retina, surdez neurossensorial e encefalopatia), espasmo arteriolar, estados de hipercoagulabilidade, trauma.

Quadro clínico e diagnóstico

- Sintomas: perda visual súbita, unilateral, indolor e acentuada (varia de conta dedos à percepção luminosa em 95% dos olhos). Em alguns pacientes (10%) há história de perda visual transitória no mesmo olho (amaurose fugaz). Pacientes que possuem artéria ciliorretiniana (variação anatômica que ocorre em cerca de 10% dos indivíduos) podem permanecer com boa acuidade visual central.
- Sinais: retina pálida, opaca e edematosa (principalmente em polo posterior). Presença de uma mancha vermelho-cereja no centro da mácula (sinal típico: mácula em cereja). Defeito pupilar aferente relativo. Arteríolas retinianas estreitadas ou segmentadas. Êmbolos visualizados em 20% dos casos.

Diagnóstico diferencial

- Obstrução da artéria oftálmica (mácula em cereja ausente).
- Doença de Tay-Sachs e doença de Niemann-Pick: presença de mácula em cereja bilateral, em crianças com menos de 1 ano de idade e com disfunção neurológica grave.
- *Commotio retinae*: clareamento da retina devido a edema intracelular e fragmentação dos segmentos externos dos fotorreceptores e EPR. Ocorre após trauma contuso, resolve-se espontaneamente.

Conduta

Além dos exames gerais, deve-se considerar exames laboratoriais especializados (pesquisa de trombofilias, autoanticorpos: anticardiolipina, anticoagulante lúpico, FAN, DNA, ANCA; e homocisteína).

Os achados possíveis da AGF são: (1) atraso no enchimento arterial; (2) fase arteriovenosa prolongada, com enchimento incompleto; (3) hipofluorescência: bloqueio da fluorescência coroidal pelo edema retiniano + hipoperfusão; (4) impregnação do NO.

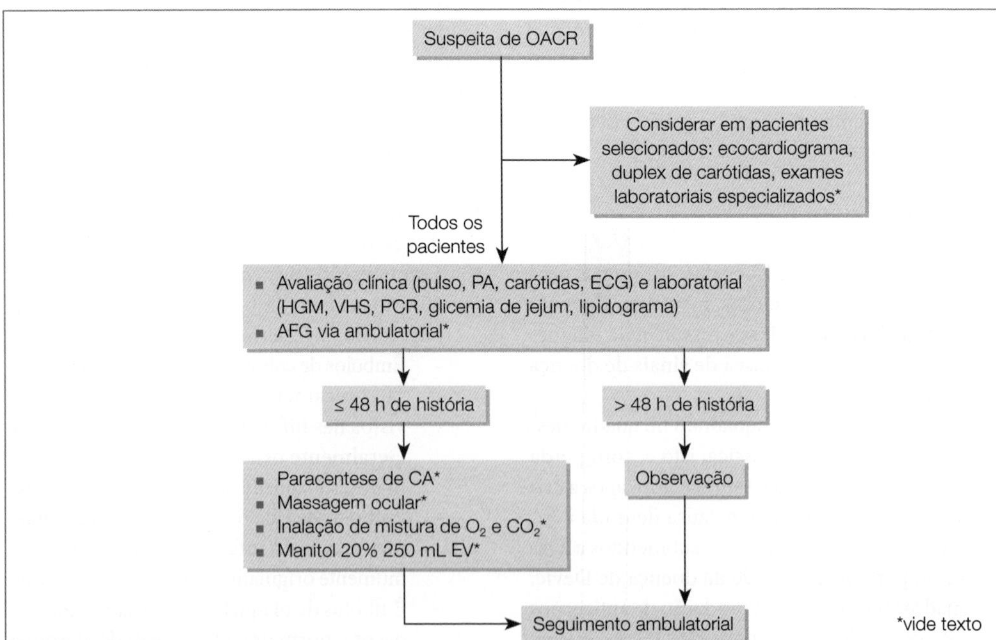

▷ **FIGURA 49** Avaliação e manejo da oclusão de artéria central da retina.

O tratamento visa restabelecer a circulação retiniana e consiste em:

1. Paracentese de CA: após colírio anestésico, introduzir parcialmente agulha de insulina perpendicular ao limbo temporal e observar saída de humor aquoso (0,1 a 0,4 mL), deixando ATB profilático após procedimento (ofloxacino 0,3% ou ciprofloxacino 0,3% 1 gota 6/6 h por 5 dias).
2. Redução da PIO com massagem ocular: movimentos de pressão e contrapressão bidigital sobre o globo ocular durante 10-15 s com pausa para relaxamento de 5 s.
3. Inalação de mistura de 95% de O_2 e 5% de CO_2.
4. Manitol 20% 250 mL EV, para obter diminuição mais prolongada da PIO.

Prognóstico e acompanhamento

O prognóstico visual é extremamente pobre; a maioria dos pacientes fica com acuidade visual bastante reduzida, variando de conta dedos à percepção luminosa.

Naqueles indivíduos com artéria ciliorretiniana, 80% dos olhos irão recuperar a acuidade visual ao longo de um período de 2 semanas. No entanto, esses olhos apresentarão uma perda de campo visual grave.

Os pacientes com OACR têm uma elevada taxa de mortalidade devido a doença cardiovascular. Portanto, devem ser encaminhados para acompanhamento clínico com um cardiologista.

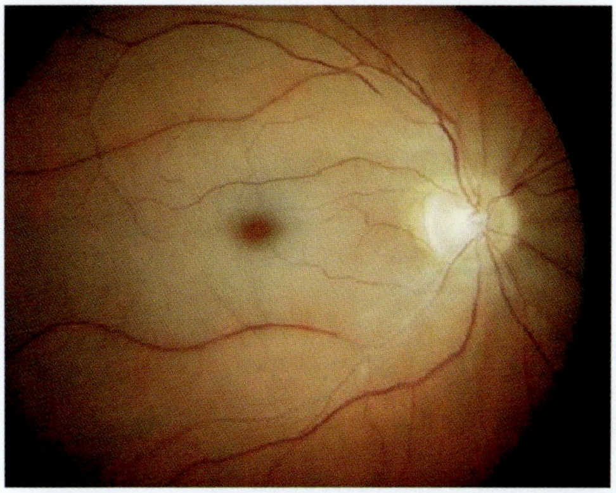

▷ **FIGURA 50** Mácula em cereja na oclusão da artéria central da retina.

OCLUSÃO DE VEIA CENTRAL DA RETINA (OVCR)

Definição

É a obstrução do fluxo de sangue no interior da veia central da retina.

Epidemiologia

Ocorre geralmente em pacientes entre 60 e 70 anos de idade ou mais, mas pode ser visto em qualquer idade (90% dos casos ocorrem em pacientes acima dos 50 anos). Bilateralidade ocorre em 10% dos casos, sobretudo em pacientes com anormalidades sistêmicas subjacentes. Não há padrão de herança conhecido.

Etiologia

- Hipertensão arterial sistêmica (HAS): doença sistêmica mais comumente associada à OVCR.
- Glaucoma: doença ocular mais comumente associada à OVCR.
- Diabetes tipo 2.
- Hipercolesterolemia.
- Aterosclerose da artéria central da retina adjacente: artéria comprime a veia central da retina na região da lâmina crivosa, com consequente alteração do fluxo sanguíneo e formação de trombo no lúmen venoso.
- Estado de hipercoagulabilidade: policitemia vera, mieloma múltiplo, crioglobulinemia, síndrome antifosfolípide, fator V de Leiden, deficiência de proteína C e S e outros.
- Vasculite: sarcoidose, sífilis, lúpus eritematoso sistêmico e outros.
- Fármacos: anticoncepcionais orais.
- Anormalidade da função plaquetária.
- Enxaqueca: rara.

Quadro clínico e diagnóstico

- Sintomas: perda de acuidade visual unilateral e indolor que ocorre ao longo de horas a dias ou semanas. Defeito pupilar aferente pode estar presente em casos mais graves. Neovascularização de íris desenvolve-se em aproximadamente 20% dos casos cerca de 3-5 meses após o início do quadro.

- Sinais: hemorragias retinianas nos quatro quadrantes associadas a veias retinianas dilatadas e tortuosas. Exsudatos algodonosos, edema e hemorragias sobre o nervo óptico, edema macular; edema e vasos colaterais sobre o nervo óptico, neovascularização do disco óptico, retina, íris e/ou ângulo.

Tipos

- OVCR isquêmica.
- OVCR não isquêmica. Item muito específico para abordamos aqui. Cerca de 20% dos olhos com OVCR não isquêmica eventualmente progridem para a forma isquêmica.

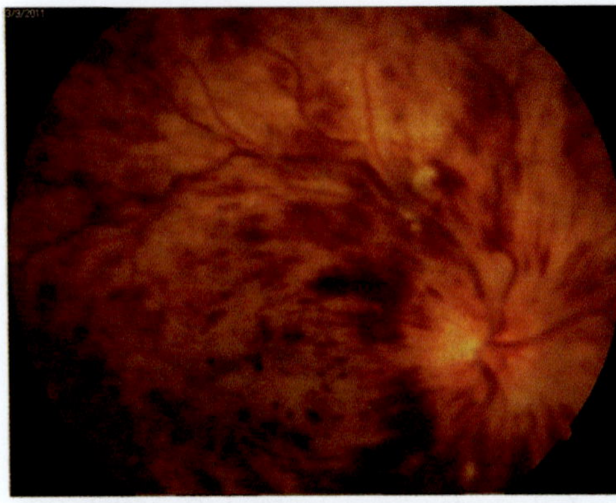

▷ **FIGURA 51** Quadro típico de OVCR: hemorragia nos quatro quadrantes, vasos dilatados e tortuosos, edema de disco óptico.

Diagnóstico diferencial

- Síndrome ocular isquêmica (SOI) ou doença oclusiva da carótida: hemorragias arredondadas, veias dilatadas, mas não tortuosas.
- Oclusão de ramo venoso da retina (ORVCR): dilatação e tortuosidade venosas, e hemorragias afetando apenas o setor drenado pelo ramo venoso obstruído.
- Retinopatia diabética: tipicamente bilateral e geralmente apresenta exsudatos duros (raros em OVCR).

Conduta

- Descontinuar anticoncepcional oral.
- Mudar diuréticos para outros medicamentos anti-hipertensivos, se possível.

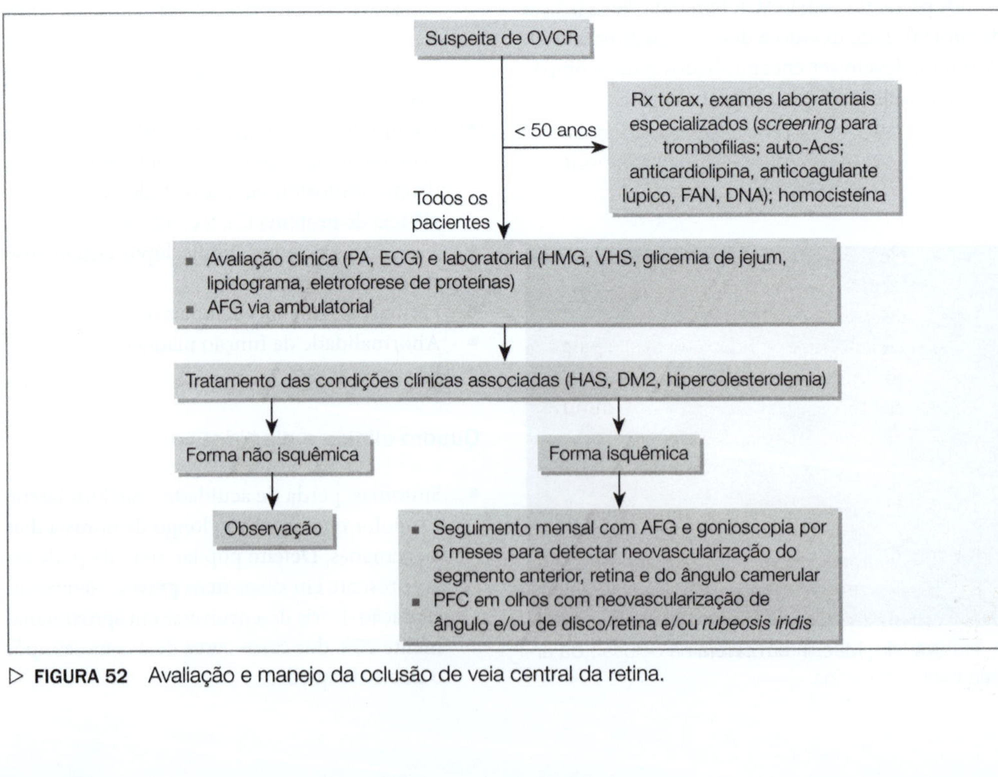

▷ **FIGURA 52** Avaliação e manejo da oclusão de veia central da retina.

- Reduzir a PIO em ambos os olhos, caso esteja aumentada.
- Tratar doenças subjacentes.
- Se neovascularização (retina, disco óptico ou íris) estiver presente: realizar panfotocoagulação (PFC) retiniana imediatamente. A PFC profilática não é recomendada, exceto nos casos em que não se possa fazer um acompanhamento adequado. O uso de antiangiogênico intravítreo combinado com PFC é uma opção terapêutica eficaz, pois acelera a regressão dos neovasos.

CERATITE HERPÉTICA (HERPES SIMPLES E HERPES-ZÓSTER)

Definição

Os vírus herpes simples tipo I (HSV) e varicela-zóster (VZV) são os principais vírus da família dos herpesvirus que acometem a córnea. Outros vírus dessa família são: citomegalovírus, vírus Epstein-Barr e os herpesvirus humanos 2, 6, 7 e 8.

Vírus herpes simples

Epidemiologia

Fatores de risco para doença grave: AIDS, crianças, desnutrição, sarampo, malária e doença ocular atópica.

Quadro clínico

- Sintomas: dor, vermelhidão, fotofobia, lacrimejamento, embaçamento visual e episódios prévios. Geralmente unilateral.
- Sinais:
  - Neonatal: infecção de pele, ocular e boca localizada, sistema nervoso central (SNC) ou múltiplos órgãos.
  - Demais idades: lesões de pele e pálpebras, conjuntivite folicular aguda, lesão de córnea (ulceração com dendritos, diminuição da sensibilidade, cicatrizes, úlcera neurotrófica, nervosas, lesões estromais), uveíte e lesão de retina.

Diagnósticos diferenciais

- Herpes-zóster: pseudodendritos (sem bulbo terminal verdadeiro), não atravessam linha média, distribuída em dermátomo.

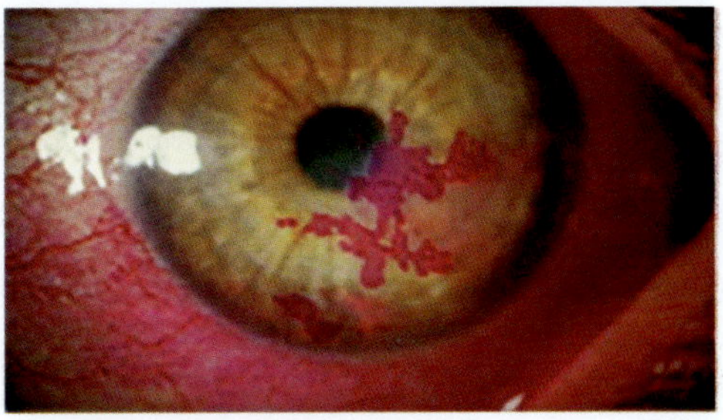

▷ **FIGURA 53** Olho vermelho. Ceratite herpética (herpes simples).

- *Acanthamoeba*: pseudodendritos, uso prévio de lente de contato, curso crônico, dor desproporcional.
- Erosão corneana recorrente: lesão semelhante a dendrito.

Avaliação

- História: episódios prévios, trauma, uso de lente de contato, estado de imunodeficiência, lesões de mucosa e uso de corticoide.
- Exame físico: exame ocular externo, biomicroscopia, PIO, avaliar sensibilidade corneana e fundoscopia.

Diagnóstico e conduta

O diagnóstico é clínico. Em casos duvidosos: raspar lesão (PCR, cultura).

Vírus herpes-zóster

Epidemiologia

Mais frequente na 6ª e 7ª décadas de vida. Pode ser a primeira manifestação do HIV e é mais grave nestes pacientes e em idosos. Geralmente unilateral e acomete mais pálpebra superior.

Quadro clínico

- Sintomas: acomete dermátomo (dor, vermelhidão, erupção ou desconforto cutâneo), alteração de sensibilidade (parestesia, hipoestesia), febre, embaçamento visual e cefaleia.
- Sinais:
  - Lesões de pele e pálpebras (respeita a linha média).
  - Sinal de Hutchinson: lesão em ponta de nariz por acometimento do nervo nasociliar - indica risco de lesão ocular.

▷ **TABELA 10** Conduta na ceratite herpética de acordo com o acometimento.

Acometimento	Conduta	
Pele, pálpebra, conjuntiva	Aciclovir pomada oftálmica 5x/dia Compressas frias 3x dia Reavaliação entre 2-7 dias	
Córnea	Aciclovir pomada oftálmica 5x/dia Compressas quentes ou frias 3x/dia Reavaliação em 2 dias. Se lesão estromal: considerar uso de corticoide (contraindicado em doença epitelial), antibiótico, cicloplégicos e hipotensores se PIO elevada (exceto análogos de prostaglandinas)	Se perfuração corneana: internação para abordagem cirúrgica
Uveíte	Aciclovir pomada oftálmica 5x/dia Cicloplégico, hipotensores se PIO elevada, considerar corticoide Solicitar exames laboratoriais (raio X de tórax, sorologias, PPD, hemograma para afastar outras causas)	

- Conjuntivite.
- Lesão de córnea (pseudodendritos e ceratites) – pode durar anos e ocorrer antes ou após a lesão de pele.
- Uveíte, esclerite.
- Neurite óptica.
- Coroidite.
- Paralisia de nervos cranianos.

Diagnóstico diferencial

Herpes simples: jovens, dendritos (com bulbo terminal verdadeiro), atravessam a linha média, não distribuída em dermátomo.

Avaliação

- História: duração de lesão e dor, episódios prévios, trauma, uso de lente de contato, estado de imunodeficiência, lesões de mucosa, uso de corticoide.
- Exame físico: exame ocular externo, biomicroscopia, avaliar sensibilidade corneana, fundoscopia (atentar para necrose de retina).

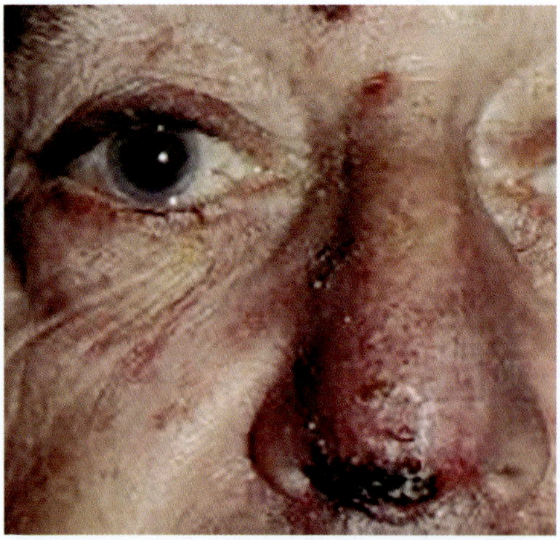

▷ **FIGURA 54** Sinal de Hutchinson, indica risco de lesão ocular.

Diagnóstico e conduta

O diagnóstico é clínico. Em casos duvidosos: raspar lesão (PCR, cultura). Se houver dor intensa, usar opioides e/ou amitriptilina 25 mg VO 3 x/dia.

SÍNDROME DO OLHO VERMELHO

O olho vermelho é um dos sinais mais comuns em oftalmologia, correspondendo a cerca de 30% das queixas de urgências no departamento de emergência. As causas de olho vermelho incluem desde condições sem nenhuma repercussão clínica e autolimitadas até condições associadas a doenças sistêmicas e com potencial de causar sequelas importantes. É imprescindível que o médico generalista e emergencista saiba os principais diagnósticos diferenciais e identifique adequadamente os pacientes com sinais de alerta e encaminhe para avaliação e tratamento especializados, de modo a evitar progressão de um quadro potencialmente grave.

Em seguida, um breve resumo das principais causas de olho vermelho e suas características.

Olho vermelho com sinais de alarme (indicação de encaminhamento imediato ao oftalmologista):

- Unilateral com náuseas e vômitos.
- Hipópio ou hifema.
- Dor ocular intensa ou baixa visual.
- Opacidade corneana que cora com fluoresceína.

▷ **TABELA 11** Vírus herpes-zóster

Acometimento	Conduta	
Cutâneo	Aciclovir VO 800 mg 5x/dia por 7-10 dias Compressas frias 3x/dia Reavaliação em 1-4 semanas	
Córnea	Aciclovir pomada oftálmica 5x/dia Compressas quentes ou frias 3x dia Lubrificantes Reavaliação em 2 dias. Se lesão estromal: considerar uso de corticoide (contraindicado em doença epitelial), antibiótico, cicloplégicos e hipotensores se PIO elevada (exceto análogos de prostaglandinas)	Se perfuração corneana: internação para abordagem cirúrgica Se úlcera: lente de contato terapêutica, tarsorrafia, enxerto de membrana amniótica ou retalho Colher esfregaço e cultura
Uveíte	Aciclovir pomada oftálmica 5x/dia Cicloplégico, hipotensores se PIO elevada, considerar corticoide Solicitar exames laboratoriais (RX de tórax, sorologias, PPD, hemograma para afastar outras causas)	
Craniano, orbitário, nervo óptico, retina, coroide	Internação Exames laboratoriais para avaliar imunidade Solicitar avaliação da neurologia Aciclovir 5-10 mg/kg EV 8/8 h por 5-10 dias	

▷ **TABELA 12** Olho vermelho

Característica	Comentário
Baixa visual	Sugere condições de pior prognóstico (ceratite, uveíte, glaucoma agudo)
Exame pupilar	Pupila em média-midríase fixa sugere glaucoma agudo
Sensação de corpo estranho	Pode ocorrer no olho seco e nas conjuntivites alérgica e viral
Fotofobia	Característica de processos ativos na córnea e na úvea
Lentes de contato	Sugestivo de ceratite, principalmente por *Pseudomonas*
Dor	Alerta para condições oculares mais graves (uveíte, glaucoma agudo)
Secreção	Amarelada e esbranquiçada: conjuntivite e ceratite bacteriana Hialina: processos alérgicos e virais autolimitados
Hiperemia	Se difusa: conjuntivite Se perilimbar: mais grave (ceratite, uveíte, glaucoma agudo)
Hipópio	Pus na câmara anterior: grave, sugere endoftalmite ou ceratite bacteriana/úlcera de córnea
Hifema	Sangue na câmara anterior: mais sugestivo de trauma ocular

▷ **TABELA 13** Síndrome do olho vermelho

	Conjuntivite viral	Conjuntivite bacteriana	Úlcera de córnea	Fechamento angular agudo	Uveíte anterior
Secreção	Aquosa	Purulenta	Purulenta	Ausente	Ausente
Visão	Conservada ou pouco diminuída	Conservada ou pouco diminuída	Diminuída	Baixa importante da visão	Baixa visual moderada
Dor	Sensação de corpo estranho	Sensação de corpo estranho	Moderada a intensa	Intensa	Moderada a intensa
Hiperemia	Difusa	Difusa	Pericerática	Pericerática	Pericerática
Córnea	Normal ou infiltrados	Normal	Áreas opacificadas	Turva (edema de córnea)	Transparente
Pupilas	Normal	Normal	Normal	Médio-midríase	Miose

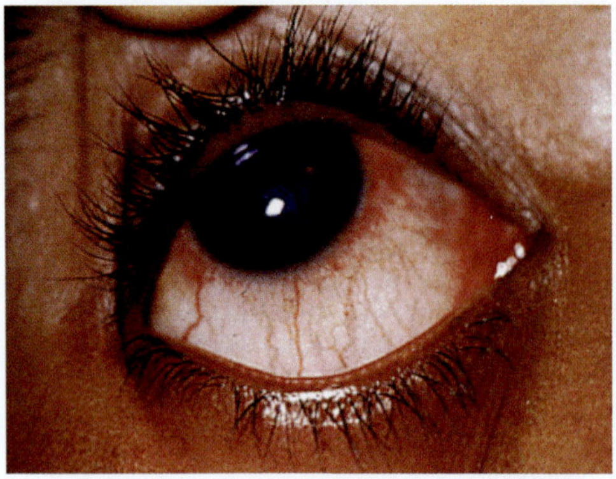

▷ **FIGURA 55** Olho vermelho. Uveíte anterior. Observe hiperemia conjuntival pericerática (ao redor do limbo).

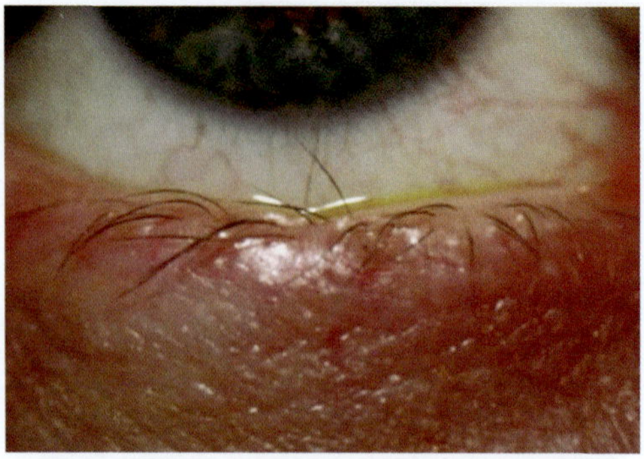

▷ **FIGURA 58** Olho vermelho. Triquíase, em que alguns cílios tocam a córnea e causam irritação ocular.

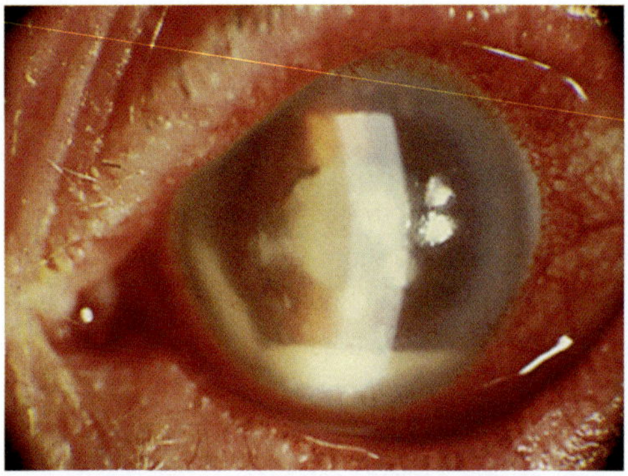

▷ **FIGURA 56** Olho vermelho. Úlcera de córnea em paciente usuário de lente de contato. Observe a córnea opacificada.

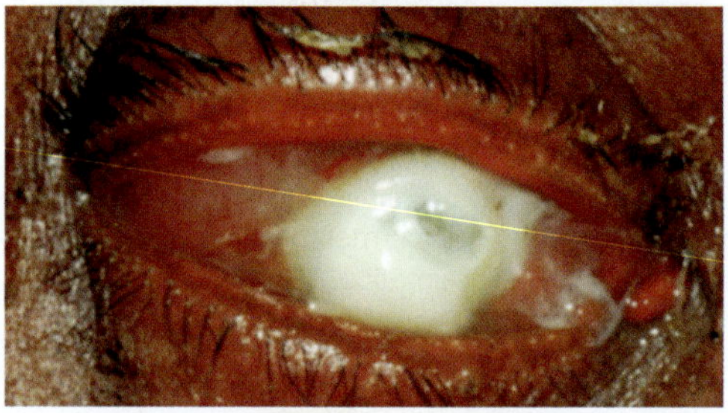

▷ **FIGURA 59** Olho vermelho. Conjuntivite gonocócica hiperaguda.

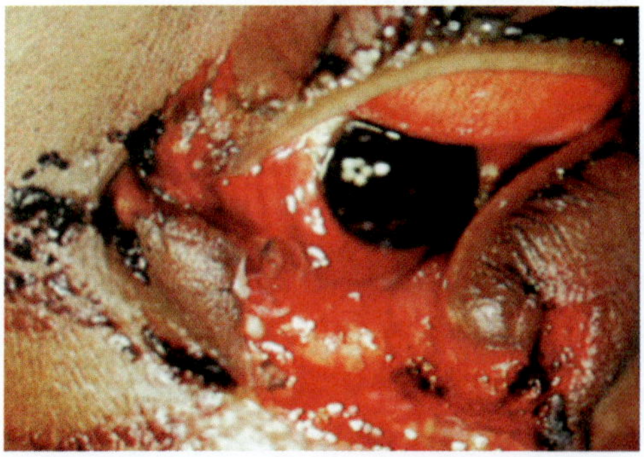

▷ **FIGURA 57** Olho vermelho. Laceração palpebral.

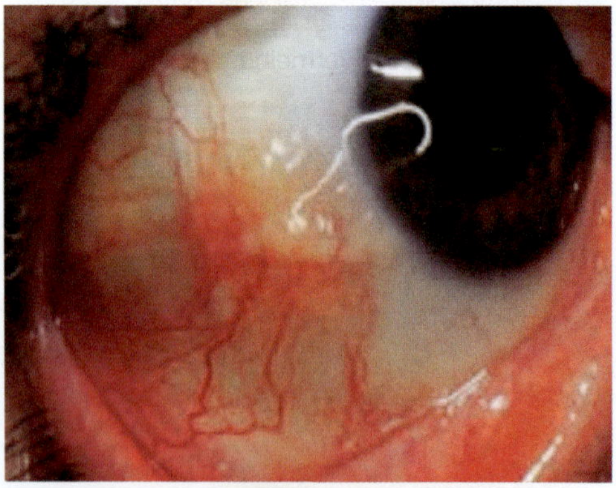

▷ **FIGURA 60** Olho vermelho. Pinguécula.

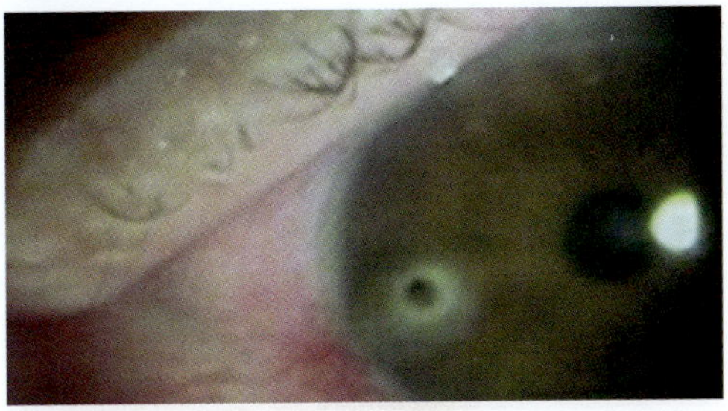

▷ **FIGURA 61** Olho vermelho. Corpo estranho corneano.

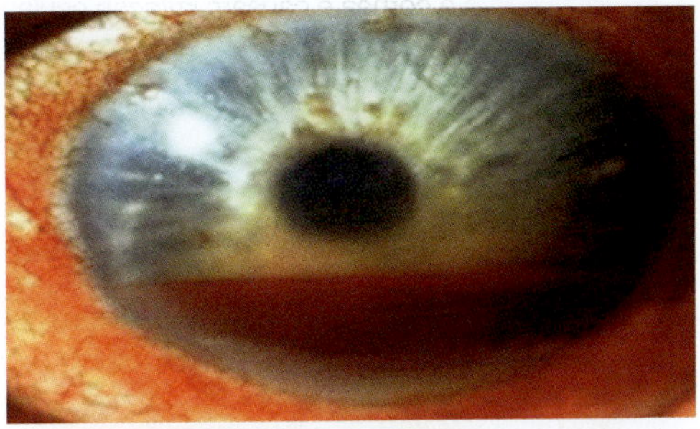

▷ **FIGURA 62** Olho vermelho. Hifema (sangue na câmara anterior) traumático.

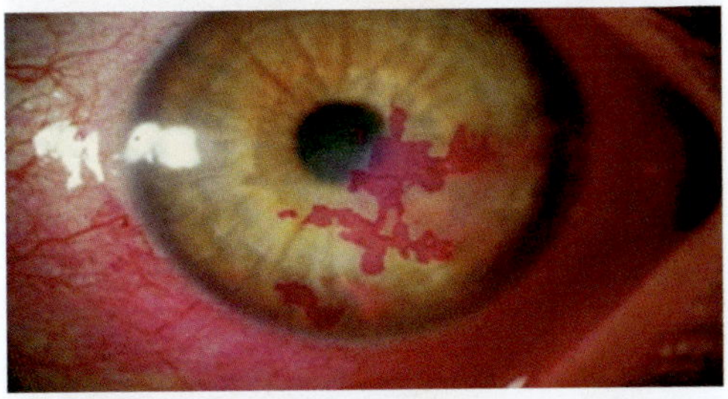

▷ **FIGURA 63** Olho vermelho. Ceratite herpética (herpes simples).

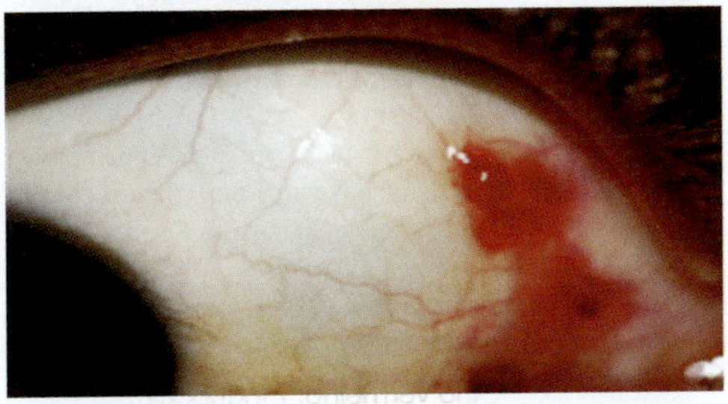

▷ **FIGURA 64** Olho vermelho. Hemorragia subconjuntival.

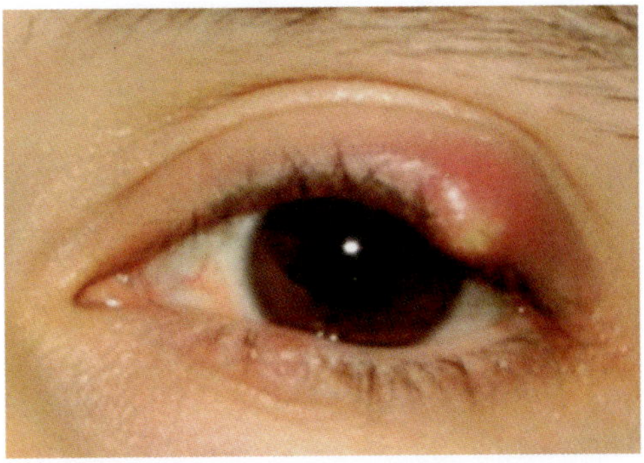

▷ **FIGURA 65** Olho vermelho. Hordéolo (terçol) externo.

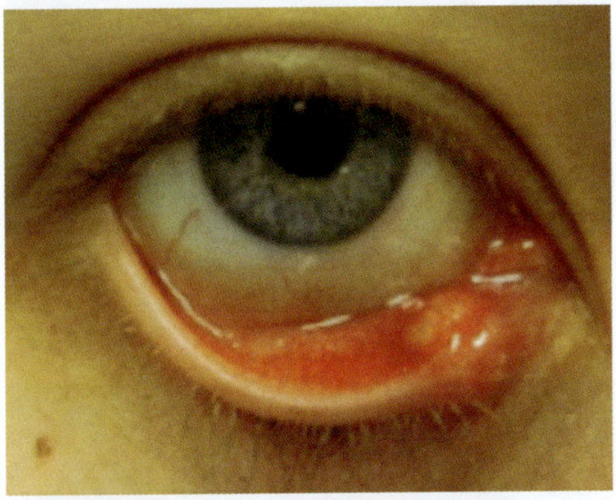

▷ **FIGURA 66** Olho vermelho. Hordéolo (terçol) interno.

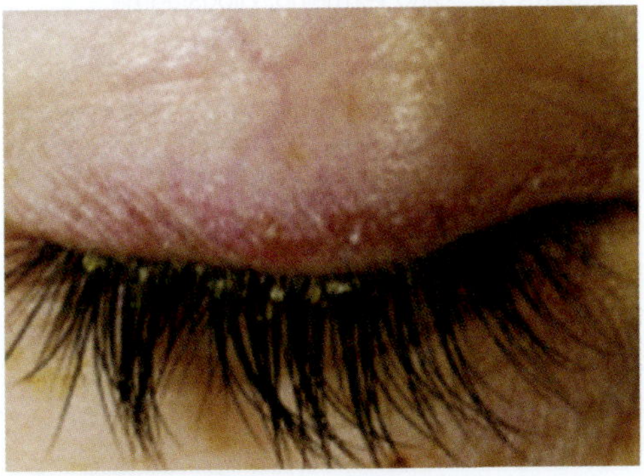

▷ **FIGURA 67** Olho vermelho. Blefarite.

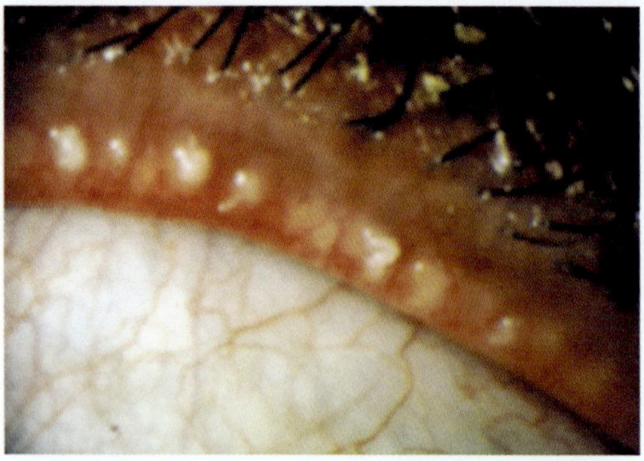

▷ **FIGURA 68** Olho vermelho. Meibomite.

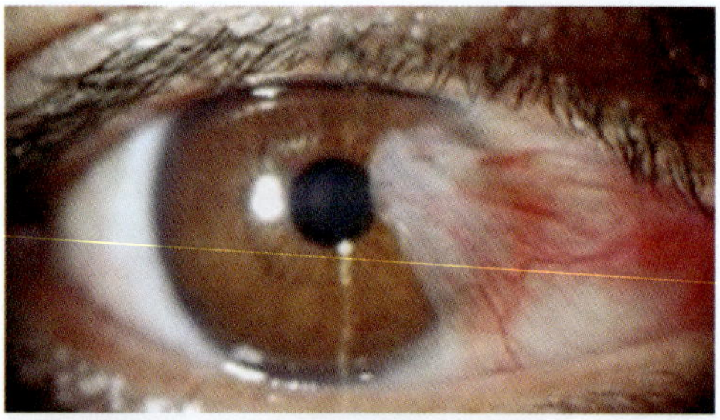

▷ **FIGURA 69** Olho vermelho. Pterígio.

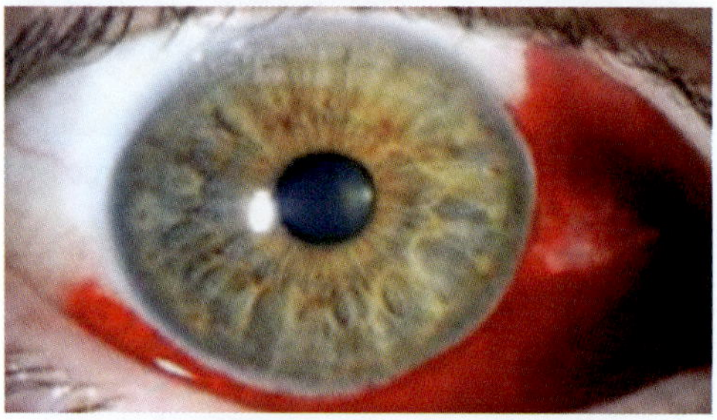

▷ **FIGURA 70** Olho vermelho. Hiposfagma.

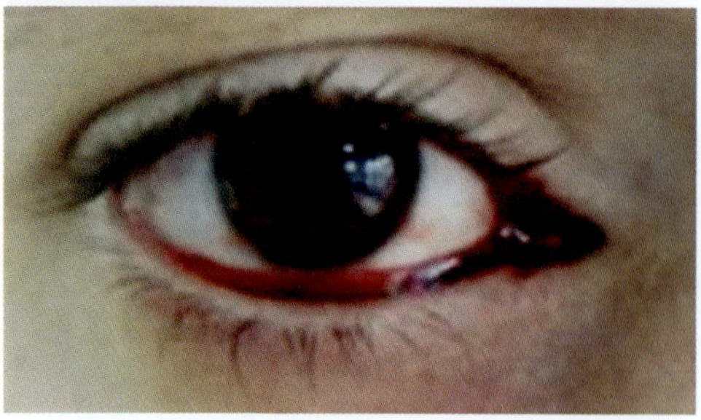

▷ **FIGURA 71** Olho vermelho. Epífora sanguinolenta.

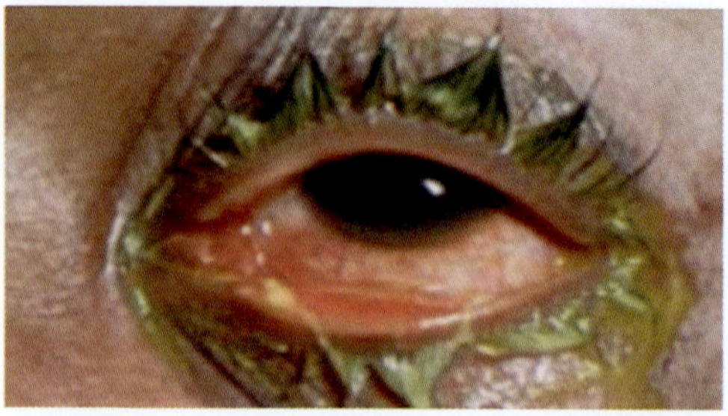

▷ **FIGURA 72** Olho vermelho. Conjuntivite bacteriana.

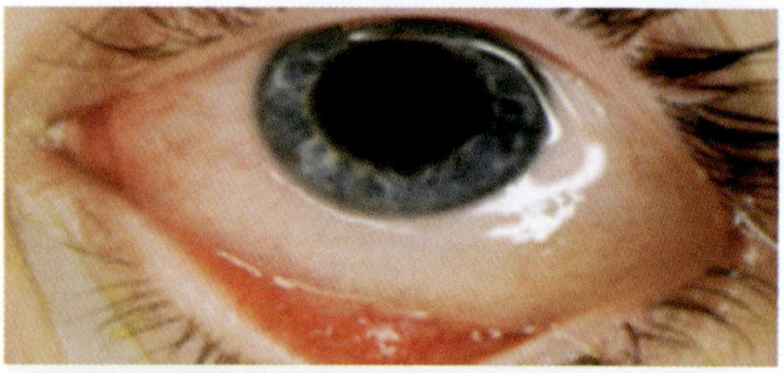

▷ **FIGURA 73** Olho vermelho. Quemose.

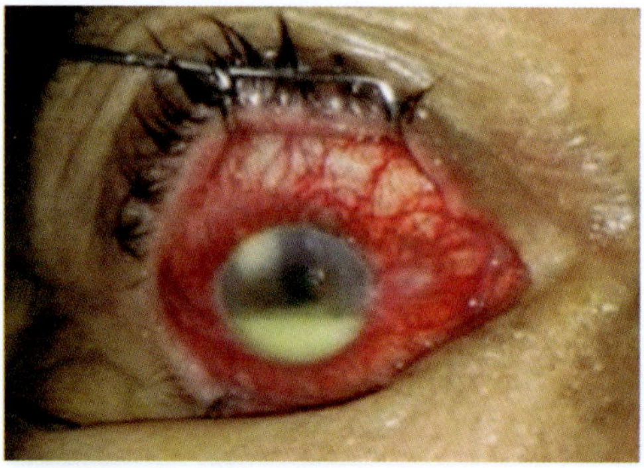

▷ **FIGURA 74** Olho vermelho. Endoftalmite.

LITERATURA RECOMENDADA

1. Abucham JZ, Torricelli AA. Manual de condutas pronto-socorro – Clínica Oftalmológica. Hospital das Clínicas FMUSP. São Paulo; 2011.
2. Alencar VM. Fraturas orbitárias. In: Série Oftalmologia Brasileira. Órbita, sistema lacrimal e oculoplástica. Rio de Janeiro: Cultura Médica/Guanabara Koogan; 2013. p. 36-44.
3. Alvez MR, Nakashima Y, Tanaka T. Clínica oftalmológica – condutas práticas em oftalmologia. Hospital das Clínicas FMUSP. São Paulo: Guanabara Koogan; 2013.
4. Bowling B Kanski JJ. Oftalmologia clínica – uma abordagem sistêmica. 7. ed. São Paulo: Elsevier Campus; 2016.

5. Carricondo PC. Trauma ocular penetrante e CEIO. In: Manual de condutas pronto-socorro – Clínica Oftalmológica. Hospital das Clínicas FMUSP. São Paulo; 2011. p. 74-5.
6. Iracema R, Ramos P. Fechamento angular agudo primário. In: Manual de condutas pronto-socorro – Clínica Oftalmológica. Hospital das Clínicas FMUSP. São Paulo; 2011. p. 33-4.
7. Kanski JJ. Conjuntiva. Oftalmologia clínica – uma abordagem sistêmica. 7. ed. São Paulo: Elsevier Campus; 2016. p. 141-3.
8. Kanski JJ. Descolamento de retina. In: Oftalmologia clínica – uma abordagem sistêmica. 7. ed. São Paulo: Elsevier Campus; 2016. p. 681-713.
9. Peixoto MAL, Monteiro MLR. Neurites ópticas. In: Série Oftalmologia Brasileira. Neuroftalmologia. Rio de Janeiro: Cultura Médica/Guanabara Koogan; 2013. p. 43-66.
10. Scolari N, Heitz C. Protocolo de tratamento em fraturas orbitárias. Rfo Upf, 2012;17(3):365-9.
11. Wirbelauer C. Management of the red eye for the primary care physician. The American Journal of Medicine. 119(4):302-6.
12. Yamane R, Meirelles SHR. Glaucoma primário de ângulo fechado. In: Série Oftalmologia Brasileira. Glaucoma. Rio de Janeiro: Cultura Médica/Guanabara Koogan; 2013. p. 121-32.

123 Emergências otorrinolaringológicas

Luiz Ubirajara Sennes

PONTOS IMPORTANTES

- O número de pacientes com queixas otorrinolaringológicas em um serviço de emergência é relativamente alto, englobando todas as faixas etárias, desde recém-nascidos até adultos e idosos.
- É importante para o médico de emergências clínicas identificar, diagnosticar e iniciar o tratamento adequado dos pacientes, avaliando a necessidade ou não da presença do otorrinolaringologista.
- Obstrução das vias aéreas pode ocorrer nas laringites, paralisia de cordas vocais, trauma, tumores e corpos estranhos.
- Pacientes com faringite com celulite periamigdaliana têm indicação de antibioticoterapia e o abaulamento dos pilares amigdalianos é suspeita da presença de abscesso periamigdaliano.
- A caxumba é a causa viral mais comum de sialoadenites e cursa com aumento e dor da parótida. O diagnóstico diferencial deve incluir sialoadenites bacterianas, neste caso deve-se considerar antibioticoterapia.
- Em pacientes com abscessos cervicais profundos, além da necessidade de procedimento cirúrgico, deve-se avaliar frequentemente as vias aéreas devido ao risco de obstrução pelo abscesso.
- Cerca de 90 a 95% dos casos de epistaxe são causados por lesões anteriores do septo nasal e a maioria responde ao tamponamento anterior. Pacientes não responsivos podem responder ao tamponamento posterior, uso de sonda de Foley, cauterização ou ligadura das artérias envolvidas.
- A otite média aguda é geralmente autolimitada, mas se não houver melhora em 72 horas é indicado o uso de antibióticos.

INTRODUÇÃO

Como vimos, o número de pacientes com queixas otorrinolaringológicas em um serviço de emergência é relativamente alto, englobando todas as faixas etárias, desde recém-nascidos até adultos e idosos. Na emergência do Hospital das Clínicas da Faculdade de Medicina da USP, a otorrinolaringologia é responsável pelo atendimento de 10 a 14% dos pacientes, o que é um número bastante expressivo, considerando o volume total de pessoas que procuram o serviço de emergência.

É importante para o médico de emergências clínicas identificar o tratamento adequado do paciente, bem como diagnosticá-lo e iniciá-lo, avaliando a necessidade ou não da presença do otorrinolaringologista.

Neste capítulo, serão descritas resumidamente as principais situações otorrinolaringológicas que levam os pacientes a procurar o serviço de emergência, divididas de acordo com a região anatômica envolvida: laringe, boca, faringe, nariz e orelha.

OBSTRUÇÃO DA VIA AÉREA ALTA

Laringite inflamatória e infecciosa

Definição

A laringe inflamatória e infecciosa é definida como um processo inflamatório agudo da mucosa laríngea. Causa disfonia e pode causar também desconforto na deglutição. Raramente causa dispneia em adultos, mas, em crianças, por terem as estruturas supraglóticas exuberantes (Figura 1) e um diâmetro reduzido da subglote, pode causar dispneia importante, o que será abordado neste capítulo.

Etiologia

As laringites virais (parainfluenza, adenovírus e vírus sincicial respiratório) acometem principalmente a subglote e a traqueia, enquanto as bacterianas (*Haemophilus influenzae* tipo B, *Streptococcus* e *Staphylococcus*), a supraglote. O edema das cordas vocais (glote) ocorre na reação alérgica anafilática.

Quadro clínico

A laringotraqueíte viral (crupe) acomete principalmente crianças de seis meses a três anos, com um quadro insidioso de tosse em latido na evolução de um quadro gripal, com estridor inspiratório durante a noite. Pode evoluir para dispneia e necessitar de intubação. A supraglotite ou epiglotite acomete crianças de dois a quatro anos, com início súbito, estridor, febre e queda do estado geral. Evolui rapidamente, levando a respiração oral, sialorreia e odinofagia importante. A dispneia pelo edema da epiglote é intensa, requerendo intubação precoce, mais frequentemente que na laringotraqueíte viral. Na reação anafilática, existem rouquidão e dispneia progressiva, associadas a manifestações alérgicas, como urticária e edema facial (principalmente em lábios e pálpebras).

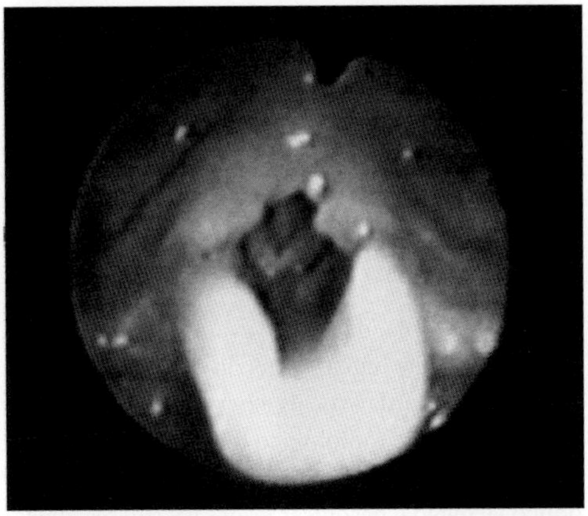

▷ **FIGURA 1** Laringoscopia mostrando que as estruturas supraglóticas da laringe da criança são proporcionalmente maiores que na laringe do adulto. A região mais estreita da laringe adulta é a glótica (cordas vocais), enquanto na criança é a subglote (região da cartilagem cricoide).

Diagnóstico

Na laringotraqueíte existe edema das cordas vocais e subglote, que aparece como "sinal da torre de igreja" na radiografia cervical anteroposterior. Na epiglotite, a epiglote fica extremamente edemaciada, dificultando a visualização das cordas vocais (Figura 2) e aparecendo como "sinal do polegar" na radiologia de perfil. Em ambos os casos, o principal diagnóstico diferencial é o de corpo estranho na via aérea. Na reação anafilática, o diagnóstico é eminentemente clínico.

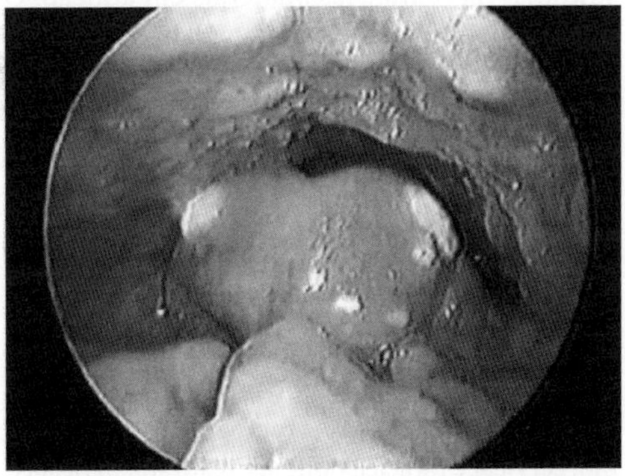

▷ **FIGURA 2** Laringoscopia mostrando epiglotite aguda em criança de três anos.

Tratamento

Internação e observação rigorosa do padrão respiratório são fundamentais, podendo ser necessária a intubação orotraqueal para garantir a via aérea. Corticosteroide oral ou endovenoso deve ser introduzido, assim como oxigenoterapia e inalação com solução fisiológica ou com adrenalina. Na epiglotite, antibióticos de amplo espectro, como a ceftriaxona (50 mg/kg/dia), devem ser prescritos. Na anafilaxia, devem ser administrados adrenalina, corticoterapia e anti-histamínico. A intubação orotraqueal pode ser muito difícil, sendo preferível cricotireoidostomia ou traqueostomia.

Paralisia de cordas vocais

Definição

É a imobilidade das cordas vocais de causa neurológica. As paralisias unilaterais raramente são casos de urgência, diferentemente das bilaterais, que causam dispneia e serão abordadas a seguir.

Etiologia

Trauma cirúrgico (tireoidectomias) ou cervical é a principal causa de lesão do nervo laríngeo recorrente bilateral. Acidente vascular do tronco cerebral e neurites idiopática, viral e por compressão tumoral geralmente causam lesão unilateral do nervo. Por outro lado, a *miastenia gravis* pode simular um quadro de paralisia bilateral.

Quadro clínico

A rouquidão é mais frequente nas paralisias unilaterais, enquanto estridor inspiratório e dispneia são sintomas das paralisias bilaterais em adução. O paciente pode ter paralisia bilateral há vários anos com dispneia somente ao esforço, piorando com um quadro inflamatório de vias aéreas ou com alguma descompensação cardiopulmonar.

Diagnóstico

Na laringoscopia, observa-se a paralisia bilateral das cordas vocais, com fenda glótica reduzida (Figura 3). É um exame fundamental para afastar outras causas (inflamatórias, tumorais ou corpo estranho) que justifiquem o quadro. Tomografia (TC) de crânio, cervical e torácica pode ser realizada para afastar alguma lesão que possa estar comprometendo os nervos vagos e laríngeos em todo o seu trajeto.

Tratamento

A cricotireoidostomia e a traqueostomia devem ser sempre consideradas no tratamento da paralisia bilateral de cordas vocais que esteja causando dispneia. Se houver um fator de descompensação, sua correção enquanto se mantêm medidas de suporte (corticosteroide, oxigenioterapia etc.) pode restabelecer o padrão basal do paciente e evitar a traqueostomia. O tratamento definitivo através de cirurgia endoscópica da laringe (cordotomia posterior e aritenoidectomia parcial) deve ser programado eletivamente.

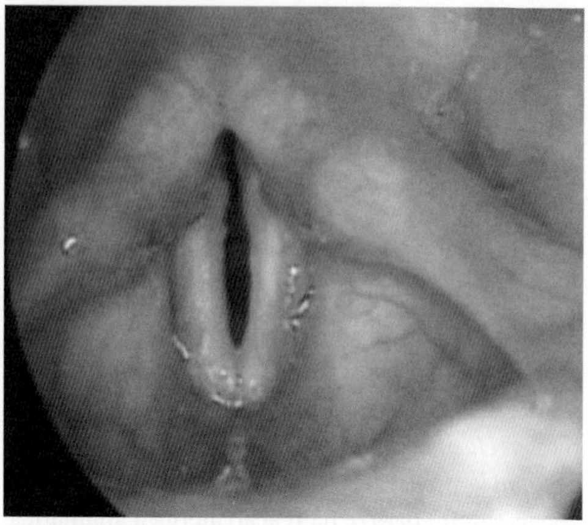

▷ **FIGURA 3** Paralisia bilateral de cordas vocais com fenda glótica estreita na inspiração, porque as cordas vocais ficam em posição de adução.

Trauma laríngeo

Definição

Traumatismo externo da laringe não é uma situação comum, pois esta é uma região relativamente protegida pela face e pelo tórax. Ademais, a maleabilidade e a mobilidade de suas estruturas são fatores protetores. Porém, a compressão da laringe sobre a coluna vertebral pode causar fratura das cartilagens laríngeas, especialmente a cricoide, que é um anel completo. Podem existir lesões vascular e da coluna cervical associadas.

Etiologia

A etiologia do trauma laríngeo está relacionada a acidentes de bicicleta, motocicleta e automóvel e também a estrangulamentos, traumas penetrantes e ferimentos por arma de fogo.

Quadro clínico

O quadro clínico é composto de disfonia, tosse, odinofagia, dispneia e hemoptise. Ao exame físico, há hiperemia e equimose na região anterior do pescoço, podendo ser acompanhadas de crepitação (enfisema de subcutâneo) e de assimetria das cartilagens laríngeas.

Diagnóstico

Na laringoscopia, devem-se avaliar integridade da mucosa endolaríngea, simetria e mobilidade das aritenoides e cordas vocais e permeabilidade da via aérea. No exame radiológico (TC do pescoço), por sua vez, é necessário avaliar integridade do arcabouço laríngeo e pesquisar lesões vasculares, digestivas ou da coluna cervical associadas.

Tratamento

Pacientes sem estridor, sem dispneia, com arcabouço laríngeo preservado e com lesões mucosas pequenas podem ser tratados com corticosteroides para redução do edema e com antibióticos de amplo espectro a fim de evitar infecções secundárias.

Traqueostomia de urgência deve ser realizada quando houver dificuldade ventilatória. A cricotireoidostomia pode ser difícil se existir fratura da cricoide. Após controle da via aérea, devem ser realizados o alinhamento e a estabilização das cartilagens e a sutura da mucosa lacerada, de modo a evitar cicatrização por segunda intenção e estenose.

Tumores e corpo estranho

Definição

É a obstrução da via aérea por objetos estranhos ou por massa tumoral.

Etiologia

Os tumores laríngeos mais frequentes na infância são os cistos, a laringocele e o papiloma, enquanto na fase adulta o carcinoma espinocelular (CEC) é o mais comum, principalmente relacionado ao tabagismo e ao etilismo. Os corpos estranhos são variados: balas, sementes, moedas e peças plásticas na infância, e espinha de peixe e osso de frango na fase adulta.

Quadro clínico

Nas tumorações, o principal sintoma é uma rouquidão de piora progressiva, que passa a dar estridor inspiratório e dispneia. Os cistos podem levar à obstrução aguda no caso de infecção, com aumento abrupto de volume. No corpo estranho, existe história sugestiva de sufocamento, estridor e dispneia súbita.

Diagnóstico

A avalição endoscópica é importante tanto para os casos tumorais como para a identificação dos corpos estranhos. Raio X simples e tomografia cervical também auxiliam no estadiamento tumoral e na localização dos corpos estranhos.

Tratamento

No que diz respeito ao corpo estranho, o tratamento consiste em sua remoção por endoscopia, além das medidas de suporte, com oxigenoterapia e corticoide. O mesmo ocorre com as massas tumorais, porém esses casos envolvem uma cirurgia mais elaborada, sob anestesia geral. Desse modo, se houver dificuldade para garantir a via aérea por intubação orotraqueal, deve-se considerar a cricotireoidostomia ou a traqueostomia, até que seja tomada uma medida específica (laringectomias, radioterapia e quimioterapia).

BOCA E FARINGE

Faringoamigdalites e abscessos periamigdalianos

Definição

A faringotonsilite é o processo inflamatório da mucosa faríngea e do tecido linfoide da faringe (tonsilas faríngeas, palatinas e linguais e granulações linfoides da faringe).

Etiologia

Os quadros virais (adenovírus, rinovírus, coronavírus, influenza, parainfluenza e vírus sincicial respiratório) são mais frequentes; porém, os bacterianos causam maiores complicações. O *S. pyogenes* (estreptococo beta-hemolítico do grupo A – SGA) é o agente causal em 20% dos casos agudos em crianças e adolescentes, podendo gerar complicações como febre reumática, glomerulonefrite e escarlatina, além das supurativas.

Quadro clínico

Os quadros virais são mais insidiosos e autolimitados. Os bacterianos são de início súbito e incluem dor de garganta, febre acima de 38,5°C e voz abafada. A odinofagia pode ser intensa, inclusive com irradiação para orelha (otalgia). Existem hiperemia e hipertrofia de tonsilas, geralmente com exsudato purulento. Petéquias em palato e linfoadenomegalia júgulo-digástrica dolorosas são frequentes. O principal sintoma que sugere uma complicação supurativa (flegmão ou abscesso periamigdaliano) é a presença de trismo, devido ao acometimento inflamatório da musculatura mastigatória. O exame da orofaringe é dificultoso pelo trismo e edema dos tecidos, observando-se abaulamento e deslocamento medial do pilar amigdaliano do lado acometido (Figura 4). Uma complicação dos abscessos periamigdalianos é a síndrome de Lemierre, que representa a disseminação hematogênica via tromboflebite jugular com envolvimento pulmonar. A complicação é rara, mas indicativa de admissão hospitalar, antibioticoterapia parenteral e cirurgia para o abscesso.

Diagnóstico

Na presença de abaulamento do pilar amigdaliano e de trismo, é necessário afastar a presença de abs-

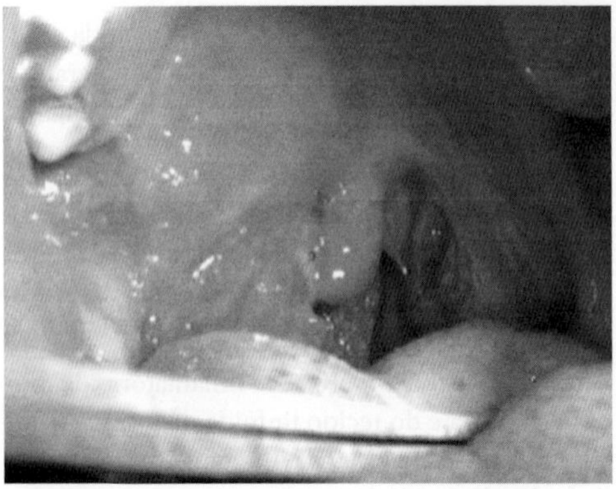

▷ **FIGURA 4** Abaulamento e deslocamento medial do pilar amigdaliano direito sugerindo presença de abscesso periamigdaliano.

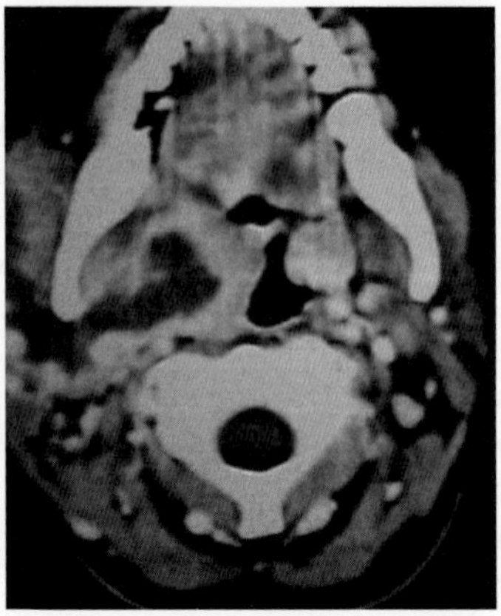

▷ **FIGURA 5** Tomografia mostrando abscesso periamigdaliano direito com extensão para espaço parafaríngeo e submandibular direito.

cesso. A TC é o melhor método, mas nem sempre está disponível (Figura 4). A ultrassonografia cervical é pouco específica, e a intraoral é muito desconfortável nessa situação. Na ausência desses métodos, a punção diagnóstica pode ser realizada.

Tratamento

Se houver somente celulite (flegmão) periamigdaliana, o tratamento é a antibioticoterapia (amoxicilina com clavulanato, cefalosporinas, macrolídeos ou clindamicina) associada a analgesia e anti-inflamatório hormonal. Se houver abscesso, este deve ser puncionado e drenado cirurgicamente, com coleta da secreção para cultura. Esse procedimento pode ser realizado no próprio departamento de emergência, não necessitando deslocamento para centro cirúrgico. Internação hospitalar pode ser necessária para hidratação e antibioticoterapia. O abscesso periamigdaliano pode atravessar o músculo constritor da faringe e atingir o espaço parafaríngeo, progredindo para outros espaços profundos do pescoço e necessitando, assim, uma drenagem mais ampla (Figura 5).

Sialoadenites e complicações

Definição

São a inflamação das glândulas salivares maiores – parótida, submandibular ou sublingual.

Etiologia

As infecções virais são autolimitadas. As bacterianas (*S. aureus*, *S. pyogenes*, *S. viridans*, *S. pneumoniae*, *H. influenzae* e anaeróbios como o *Peptoestreptococcus*) são geralmente por contaminação retrógrada em diabéticos e pacientes com restrição hídrica, como renais crônicos e cardiopatas, ou com estase salivar, como na sialolitíase.

Quadro clínico

A caxumba é a doença viral mais comum das glândulas salivares. Existe dor e aumento da região parotídea uni ou bilateral (75% dos casos), com deslocamento do pavilhão auricular e apagamento do ângulo da mandíbula. Pode ocorrer trismo por inflamação da musculatura mastigatória. Geralmente tem quadro gripal associado e é autolimitada. No quadro bacteriano, as manifestações locais são mais intensas, podendo existir hiperemia e flutuação, se houver formação de abscesso. Pode ainda existir saída de secreção purulenta pelo orifício do ducto.

Diagnóstico

Em quadros virais, deve-se optar por sorologias. Na suspeita de casos supurativos, a ultrassonografia ou a TC devem ser realizadas, de modo a afastar ou localizar um possível abscesso e possíveis causas de obstrução dos ductos (p. ex., cálculo).

Tratamento

Nos casos bacterianos, devem-se realizar hidratação e antibioticoterapia (cefalexina, clindamicina ou oxacilina). Se houver abscesso, este deve ser puncionado ou drenado. A drenagem de abscesso na glândula salivar pode trazer complicações, especialmente na parótida, como lesão do nervo facial e possibilidade de fístula salivar para pele, podendo-se optar por punções repetidas em alguns casos. Na presença de sialolitíase, a remoção do cálculo ou da própria glândula deve ser planejada.

Abscessos cervicais profundos e complicações

Definição

São coleções purulentas que se alojam em espaços delimitados pelas fáscias dos inúmeros músculos do pescoço (Figura 6). Causam significativas morbidade e mortalidade.

Etiologia

Nas crianças, linfadenites supuradas decorrentes de infecções de vias aéreas superiores (IVAS) são as etiologias mais comuns, além da infecção de cistos cervicais congênitos. Nos adultos, são mais comuns as infecções odontogênicas, sialoadenites, tumores e corpos estranhos (ossos de frango, espinhas de peixe etc.). Os abscessos favorecem uma flora polimicrobiana. Os aeróbios mais frequentes são *S. pyogenes* (beta-hemolítico), *S. viridans* (alfa-hemolítico), *S. milleri*, *S. aureus* e *H. influenzae*. Entre os anaeróbios, destacam-se *Bacteroides*, *Prevotella* e *Peptoestreptococcus*.

Quadro clínico

O paciente apresenta toxemia, febre alta, dor, abaulamento cervical, restrição da mobilidade do pescoço e trismo (dependendo da localização da infecção). Eritema, calor e flutuação da pele não ocorrem precocemente, pois a infecção é profunda, abaixo do músculo platisma. O processo infeccioso contido por essa estrutura pode levar a edema, compressão e desvio das vias aéreas superiores, causando dispneia. Também pode existir progressão inferior para o mediastino pelos espaços carotídeo, retrofaríngeo e pré-vertebral, levando à mediastinite. Dessa forma, os abscessos cervicais são quadros graves, com grande morbimortalidade; por isso, quase sempre necessitam internação hospitalar.

Diagnóstico

O exame físico e endoscópico permite avaliar o comprometimento da via aérea e auxilia na identificação do foco de origem (faringoamigdalite, infecção dentária etc.). É importante diferenciar o abscesso cervical profundo de linfadenite supurativa ou de um cisto cervical congênito infectado (cisto branquial ou tireoglosso). O ultrassom, mas principalmente a TC com contraste do pescoço, mostra se existe abscesso, assim como sua localização e extensão (Figura 7).

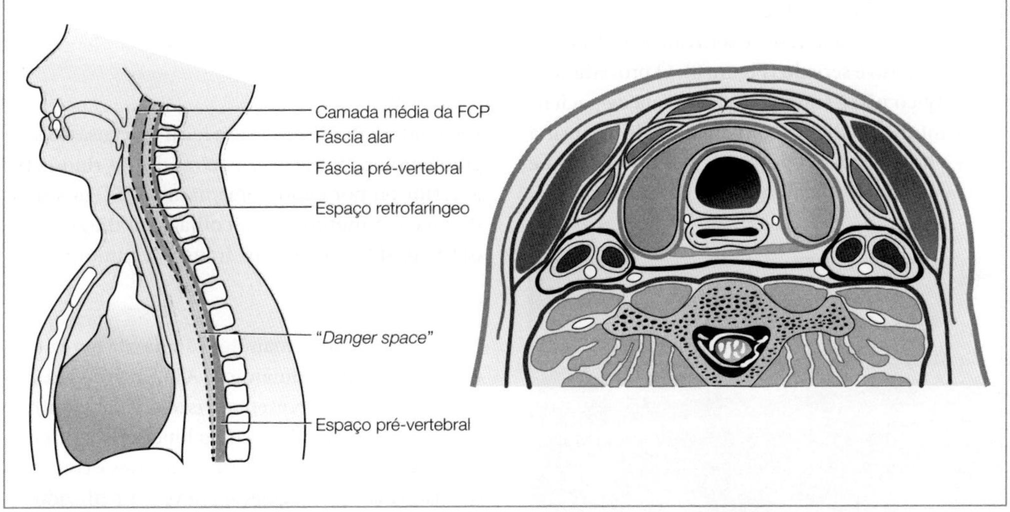

▷ **FIGURA 6** Coleções purulentas que se alojam em espaços delimitados pelas fáscias dos inúmeros músculos do pescoço.

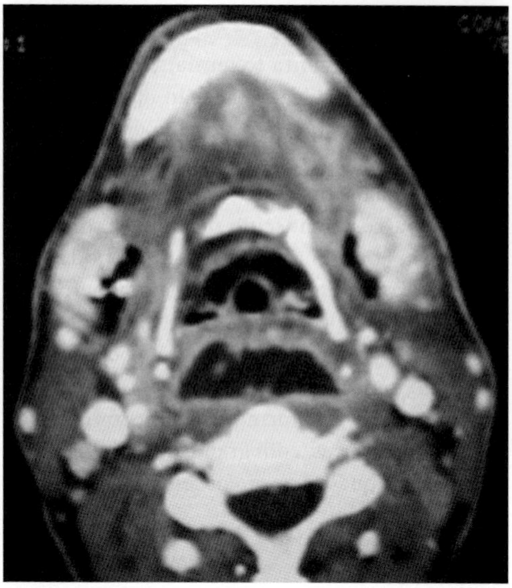

▷ **FIGURA 7** Tomografia mostrando abscesso retrofaríngeo.

Tratamento

O primeiro passo é a garantia da permeabilidade da via aérea. Deve-se então administrar corticosteroides (hidrocortisona EV) e antibiótico de amplo espectro (p. ex., associação de clindamicina e ceftriaxona). Se houver abscesso, deve ser realizada a drenagem cirúrgica por uma via que permita a drenagem de todas as coleções; pode ser transoral ou por acesso externo. Caso exista necrose tecidual (fasceíte necrotizante), deve ser realizado debridamento extenso e seriado (Figura 8). O procedimento cirúrgico não é simples, pois se trata de pacientes de intubação difícil, com dificuldade de abrir a boca e de estender o pescoço, além do edema e abaulamento das estruturas da via aérea. Na dúvida, deve-se realizar cricotireoidostomia ou traqueostomia sob anestesia local.

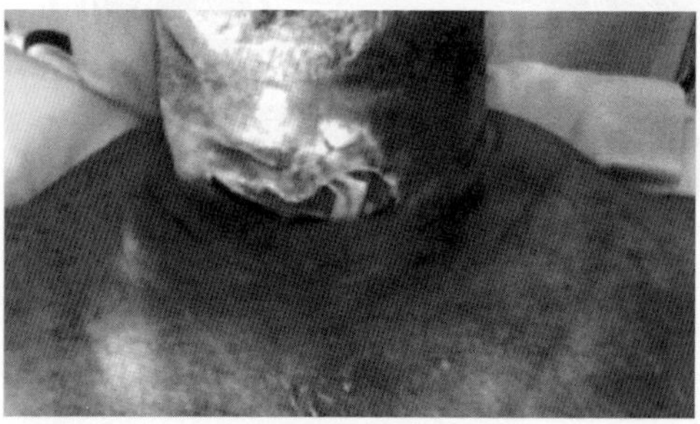

▷ **FIGURA 8** Fasceíte necrotizante com hiperemia e áreas de necrose da pele do pescoço.

ALTERAÇÕES NASOSSINUSAIS

Epistaxe

Definição

É o sangramento pela cavidade nasal. É mais frequente em crianças menores de 10 anos e em adultos entre 45 e 65 anos.

Etiologia

O nariz é bastante vascularizado, nutrido por ramos da artéria carótida externa (artérias esfenopalatina, palatina e labial) e interna (artérias etmoidais anterior e posterior). Traumas, rinossinusites, tumores, malformações vasculares, hipertensão arterial sistêmica, discrasias sanguíneas, uso de anticoagulantes e antiagregantes plaquetários são fatores que predispõem a epistaxe.

Quadro clínico

A epistaxe da região anterior do septo nasal (plexo de Kiesselbach) representa 90 a 95% dos casos. É mais comum em crianças e adultos jovens, sendo um sangramento pequeno a moderado e, na maioria das vezes, autolimitado. Os sangramentos posteriores (ramos da artéria esfenopalatina) são menos frequentes, mas mais graves. Quando associados a tumor, geralmente existe história de obstrução nasal e secreção nasal concomitante.

Diagnóstico

Devemos tentar identificar o local e a causa do sangramento no exame físico, que se dá por rinoscopia anterior ou por endoscopia nasal. A TC dos seios da face é o método de escolha para diagnóstico diferencial (rinossinusite, fraturas e tumores).

Tratamento

É imprescindível a manutenção da via aérea e da estabilidade hemodinâmica (ATLS), uma vez que a epistaxe pode representar risco à vida. Controle de alterações sistêmicas, como hipertensão arterial, suspensão de antiagregantes plaquetários e correções de distúrbios de coagulação, deve ser realizado.

Para sangramento anterior, a compressão digital da narina ou o uso de pequeno tampão de algodão ou gaze podem controlar o sangramento. Se visualizado o local de sangramento, pode ser realizada cauterização química, com ácido tricloroacético ou nitrato de prata, ou elétrica. Em casos de sangramentos difusos e falha da cauterização ou do tamponamento, está indicado o tamponamento nasal mais profundo. Pode ser utilizado um dedo de luva preenchido por gaze, que deve ser lubrificado e introduzido na fossa nasal, sempre fixado externamente para não progredir posteriormente com risco de obstrução da via aérea (Figura 9). Outra opção de tamponamento é o uso de gaze vaselinada, rayon e esponja absorvível (Gelfoam®), além de produtos comerciais (Rapid-Rhino®, Merocel®, entre outros).

Caso persista com sangramento posterior para faringe, deve ser realizado o tamponamento anteroposterior, incluindo a transição da região posterior da fossa nasal para nasofaringe. Consiste na colocação de um tampão de gaze na nasofaringe introduzido através da orofaringe e tracionado anteriormente por um fio através da fossa nasal, associado ao tamponamento anterior da fossa nasal. O tamponamento da nasofaringe também pode ser obtido pela insuflação do balão de uma sonda de Foley introduzida pela fossa nasal (Figura 10). Também existem produtos comerciais para esse fim (Rapid-Rhino®). Nessas condições, o paciente deve permanecer internado, em decúbito elevado e com controle de todas as alterações sistêmicas.

Caso não exista controle do sangramento ou este persista após remoção do tamponamento, pode ser

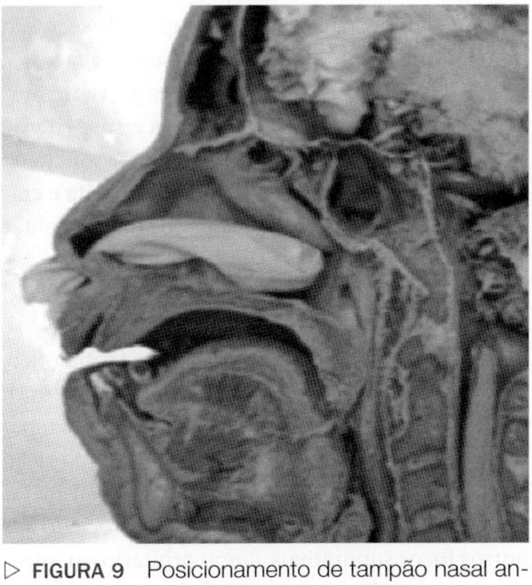

▷ **FIGURA 9** Posicionamento de tampão nasal anterior com dedo de luva em peça anatômica.

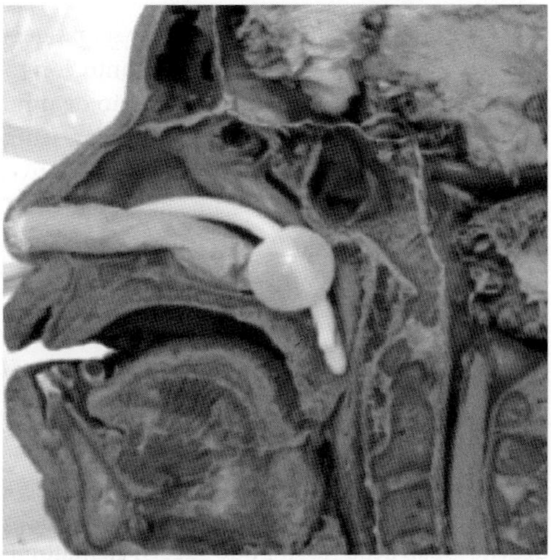

▷ **FIGURA 10** Posicionamento de tampão nasal anteroposterior com sonda de Foley e dedo de luva em peça anatômica.

realizada cirurgia com cauterização ou ligadura das artérias envolvidas (artérias esfenopalatina, palatina e/ou etmoidais anterior e posterior). Embolização endoarterial via radiologia intervencionista pode ser uma alternativa nos casos mais complexos ou associados a condições em que não se possa realizar tamponamento, como naqueles em que há fraturas ou cirurgias da base do crânio e fístulas liquóricas, por exemplo.

Fraturas faciais

Epidemiologia

O trauma de face atinge principalmente adultos jovens do sexo masculino, sendo a fratura nasal a mais comum (35% das fraturas faciais), seguida de fratura de mandíbula e de zigoma.

Etiologia

As principais causas de trauma de face são acidente automobilístico e esportivo, agressões e quedas (que têm maior incidência em idosos).

Diagnóstico

É baseado no relato sobre o trauma (agente, ângulo e energia do impacto) associado ao exame físico (ferimento, dor, assimetrias e instabilidade; sangramento, hematoma ou sinais de fístula liquórica, entre outros). Também é preciso atentar a parestesias e paresias, hipoacusia, diplopia, enoftalmia e alterações visuais. Fístula liquórica deve ser pesquisada, mas geralmente existe sangue junto com o liquor extravasado. Se houver formação de uma mancha com duplo halo (anel externo representa o liquor, e o interno, o sangue), o teste é sugestivo de fístula. A TC da face é o exame de escolha para identificar as fraturas e complicações, como pneumoencéfalo e fratura da base de crânio.

Tratamento

Inicialmente, deve-se seguir o protocolo do ATLS. As principais complicações são sangramento e obstrução da via aérea por hematomas, principalmente em fraturas mandibulares. As fraturas podem ser tratadas de forma conservadora quando não existir desvio. Obstrução nasal pode sugerir hematoma intrasseptal, que deve ser drenado. Diplopia e enoftalmo sugerem fratura da cavidade orbitária. Fraturas com desvio e/ou instabilidade ou outras complicações têm indicação de redução cirúrgica. As fraturas maxilares podem ser classificadas em LeFort I (transmaxilar no nível do orifício piriforme), LeFort II (dissociação da parte central da face do complexo orbitozigomático) e LeFort III (disjunção craniofacial) e necessitam de avaliação e abordagem cirúrgica específica em cada caso. Também podem existir fratura da parede posterior do seio frontal e da região naso-etmoido-orbitária.

A presença de fístula liquórica sugere fratura da base do crânio e requer tratamento específico pelo risco de meningite e pneumoencéfalo; deve ser evitado o uso de máscaras nasais para ventilação positiva. A maioria das fístulas traumáticas fecha espontaneamente em 7 a 10 dias, mas pode requerer tratamento cirúrgico. Repouso no leito em decúbito elevado, uso de antitussígenos e laxantes favorecem sua cicatrização.

Complicações das rinossinusites

Definição

A rinossinusite é a inflamação da mucosa nasossinusal, que pode levar a complicações supurativas e tromboembólicas na cavidade orbitária e intracraniana.

Etiologia

A etiologia se dá a partir de agentes infecciosos bacterianos (*S. pneumoniae, H. influenzae* e *M. catarrhalis*) ou fúngicos (*Aspergillus*, mucor, entre outros) quando existe invasão da mucosa.

Quadro clínico

O quadro de rinossinusite caracteriza-se por congestão e secreção nasal anterior ou posterior, dor ou pressão facial. Quando existe complicação orbitária (celulite ou abscesso periorbitário, abscesso orbitário ou trombose de seio cavernoso), ocorre hiperemia e edema palpebral, proptose, quemose, restrição da abertura e motricidade ocular, além de diminuição da acuidade visual (Figura 11). Já nas complicações intracranianas (meningite e abscesso subdural ou cerebral), existe rebaixamento de nível de consciência, alterações do exame neurológico e sinais meníngeos.

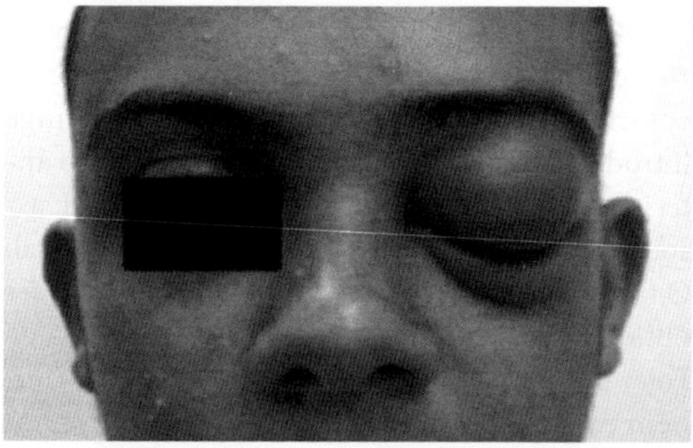

▷ **FIGURA 11** Edema e hiperemia palpebral à esquerda por celulite periorbitária e por complicação de rinossinusite aguda.

Diagnóstico

O diagnóstico da rinossinusite é clínico e a nasofibroscopia pode identificar a drenagem da secreção mucopurulenta. A tomografia dos seios da face fica reservada para os casos de pacientes graves e imunodeprimidos, falhas terapêuticas e suspeita de complicações. Nessa condição, deve ser solicitada TC com contraste de seios paranasais, órbita e crânio. A ressonância magnética pode complementar o diagnóstico.

Tratamento

O tratamento da rinossinusite é clínico (antibiótico, corticoide e lavagem nasal com solução salina), ficando a cirurgia reservada para sinusites de repetição e crônica. Porém, quando existe complicação local, orbitária ou intracraniana, deve-se considerar a drenagem cirúrgica do foco sinusal associado aos outros focos supurativos, como orbitário ou intracraniano, em discussão com oftalmologista e neurocirurgião. Os pacientes devem ser tratados em regime de internação, com antibiótico endovenoso de amplo espectro (p. ex., associação de clindamicina e ceftriaxona). No entanto, quando existe infecção intracraniana, deve ser discutida a adequada distribuição meníngea e encefálica do antibiótico, assim como a cobertura para *S. aureus*.

OTOLOGIA

Complicações das otites

Definição

São complicações supurativas, tromboembólicas ou nervosas das infecções da orelha externa (pavilhão auricular e conduto auditivo externo) ou da orelha média (cavidade timpânica), que atingem outras regiões do osso temporal (mastoide, ápice petroso, labirinto), o pescoço (fossa infratemporal) ou a cavidade intracraniana (Figura 12).

Etiologia

É importante salientar que os agentes bacterianos (*P. aeruginosa, S. epidermidis, S. aureus, Enterococcus* sp., *Bacteroides, Peptococcus* e *Proteus* sp.) e fúngicos (*Aspergillus* sp. e *Candida* sp.) das otites externas são diferentes dos agentes das otites médias (*S. pneumoniae, H. influenzae* e *M. catarrhalis*, eventualmente *S. aureus* e outros Gram-negativos). As complicações ocorrem principalmente em pacientes imunocomprometidos e diabéticos descompensados.

Quadro clínico

As complicações das otites externas se manifestam como celulite facial ou como infecção dos espaços profundos do pescoço e do osso temporal (otite externa maligna). Nesses casos, existe dor intensa irradiada para região temporal e mandibular, associada a secreção e/ou tecido de granulação no conduto auditivo externo. Pode ocorrer osteíte do osso temporal e comprometimento da fossa infratemporal, com paralisia do nervo facial (VII par) e dos nervos do forame jugular (IX, X e XI).

As complicações das otites médias ocorrem pela progressão da infecção da cavidade timpânica para a mastoide (otomastoidite), podendo causar hiperemia e/ou abaulamento retroauricular por celulite ou abscesso (Figura 13); para a orelha interna (la-

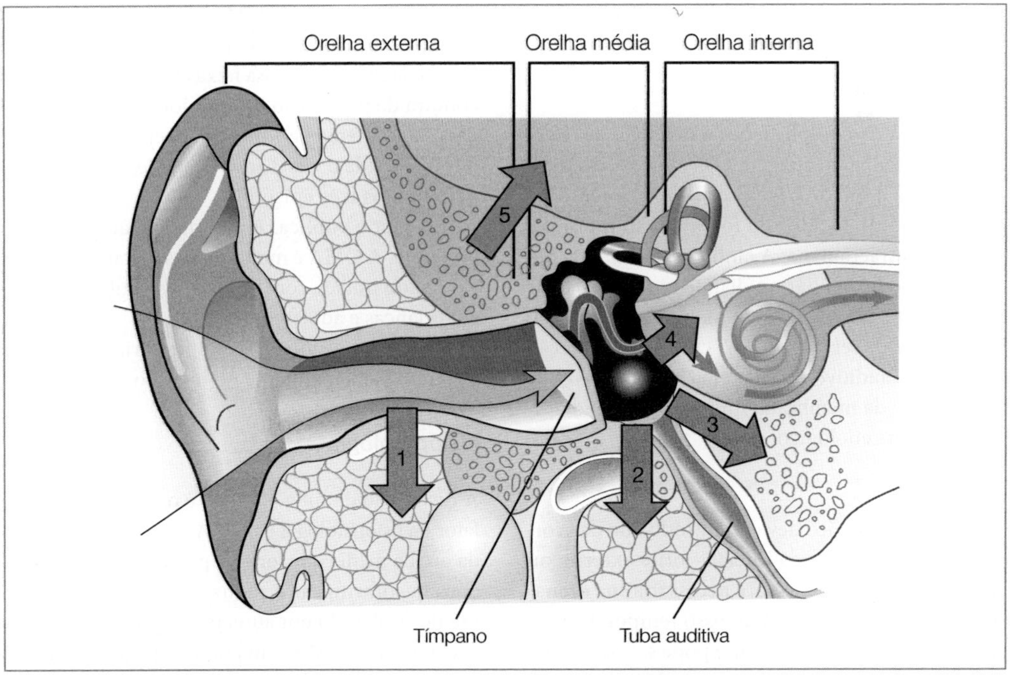

▷ **FIGURA 12** Vias de disseminação das otites para o pescoço (1 e 2), ápice petroso (3), labirinto (4) e cavidade craniana (5).

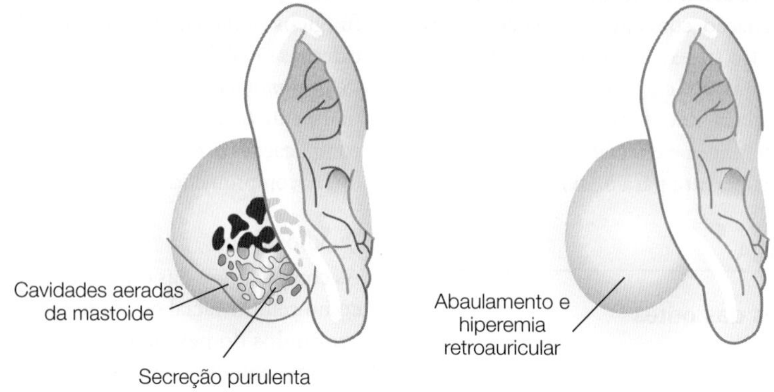

▷ **FIGURA 13** Otomastoidite aguda por disseminação da otite média aguda para as cavidades de mastoide, com hiperemia e abaulamento retroauricular.

birintite infecciosa), podendo causar surdez e tonturas; ou para o ápice petroso do osso temporal (petrosite), podendo dar paralisia do nervo abducente (VI par). Nessa condição, existe osteíte do osso temporal, podendo dar paralisia de nervos cranianos (VII, IX, X e XI), além de meningite (rigidez de nuca), tromboflebite do seio sigmoide e abscesso intracraniano, com sinais de hipertensão intracraniana e rebaixamento do nível de consciência.

Diagnóstico

Na suspeita de complicações das otites, deve ser realizado exame de imagem (TC e/ou ressonância magnética) a fim de pesquisar acometimento do osso temporal, tecidos da fossa infratemporal e cavidade intracraniana. A cintilografia com tecnécio 99 m pode auxiliar no diagnóstico precoce de osteomielite. Na suspeita de meningite, a punção liquórica pode ser indicada. A cultura da secreção do conduto auditivo ou da orelha média através de paracentese da membrana timpânica pode identificar o agente etiológico.

Tratamento

Antibiótico sistêmico deve ser introduzido de acordo com a flora do foco inicial – otite externa ou média. Se houver abscesso, é necessária sua drenagem cirúrgica. A cirurgia do osso temporal (mastoidectomia ou petrosectomia) pode ser necessária se houver osteomielite ou trombose do seio sigmoide. Debridamento deve ser realizado se houver necrose tecidual. É fundamental o controle das condições sistêmicas que prejudicam a imunidade do paciente, como diabetes e uso de drogas imunossupressoras, por exemplo.

OTITE MÉDIA AGUDA

A otite média aguda (OMA) é definida como infecção do ouvido médio, primariamente uma infecção da infância. Nessa faixa etária é a causa mais comum de prescrição de antibiótico. Mais de 80% das crianças terão pelo menos um episódio de OMA durante a vida e, aos 3 anos de idade, até 40% terão pelo menos três episódios, com enormes custos para a saúde pública. A amamentação parece ser protetora. A OMA é muito menos comum em adultos, sendo tratada com os mesmos antibióticos que em crianças e adolescentes.

A OMA e as infecções respiratórias superiores ocorrem principalmente no inverno.

Fisiopatologia

A disfunção da tuba auditiva é o mais importante fator na fisiopatologia da OMA. Impede a drenagem da orelha média que fornece proteção contra secreções nasofaríngeas e reduz a pressão no ouvido médio, acabando por aumentar a probabilidade da ocorrência de OMA. Em crianças pequenas, a tuba auditiva é curta e horizontal. Com o crescimento, a tuba dobra em comprimento, torna-se mais oblíqua, o que está associado a diminuição da incidência de OMA em adultos. Normalmente, a tuba é fechada, mas abre-se durante a mastigação e deglutição.

Causas de disfunção da tuba auditiva:

- Rinite alérgica, rinite sazonal.
- Infecções de vias aéreas superiores.
- Obstrução mecânica por adenoides hipertrofiadas.

Culturas de orelha média foram positivas para vírus em 48 a 70% dos casos, com coinfecção viral e bacteriana ocorrendo entre 45 e 66% das amostras. O vírus sincicial respiratório é o mais comum, mas o vírus da parainfluenza, o vírus da gripe, o rinovírus e o adenovírus também foram encontrados na orelha média das crianças. A etiologia bacteriana mais comum é *Streptococcus pneumoniae*, além do *Haemophilus influenzae* e *Moraxella catarrhalis*.

A miringite bolhosa é uma variante das OMA em que se verifica a presença de bolhas na membrana timpânica (MT) em até 5% dos casos de OMA em crianças menores de 2 anos. Embora anteriormente acreditava-se que pudesse ser causada por *Mycoplasma pneumoniae*, as culturas não encontram esse agente frequentemente. A miringite bolhosa é, portanto, tratada com os mesmos antibióticos.

Mais de 70% das crianças com conjuntivite purulenta podem ter OMA, um complexo de sintomas descrito como síndrome da otite conjuntivite, que é predominantemente causada por *H. influenzae*.

Outros organismos menos comuns que podem causar OMA incluem *Mycobacterium tuberculosis* (principalmente em crianças) e *Chlamydia trachomatis* (mais comumente observado em crianças < 6 meses).

Manifestações clínicas

A otalgia unilateral ou bilateral é o sintoma mais importante para fazer o diagnóstico de OMA e usualmente é o sintoma inicial e costuma aparecer de forma abrupta e intensa. Os pacientes com OMA muitas vezes têm história de sintomas respiratórios como tosse e coriza nos dias anteriores ao aparecimento da otalgia.

Outros sintomas são:

- Falta de apetite.
- Diarreia.
- Vômitos.
- Febre.
- Desequilíbrio e tonturas.
- Redução da audição.
- Crianças menores: tocar frequentemente os ouvidos.

Deve ser realizada a avaliação da membrana timpânica (MT) por otoscópio e inspeção do canal externo para observar sinais de eritema. Se o canal é ocluído com cerúmen, curetagem pode limpar o canal para melhorar a visibilidade. Pode-se retirar o cerúmen utilizando peróxido de hidrogênio a 3% ou gotas emulsionantes, seguido de irrigação suave. A membrana timpânica normal pode ser vermelha, rosa, amarela ou um padrão de cinza perolado ou translúcido. A presença de eritema em si não indica infecção porque o choro ou a febre podem causar hiperemia. No entanto, uma MT que é intensamente vermelha (definida como hemorrágica, forte ou moderadamente vermelha) é um achado extremamente sugestivo de OMA. A presença de opacificação, bolhas, níveis de fluido de ar ou retração da MT sugere efusão em orelha média. O valor preditivo do exame otoscópico em crianças é descrito como de 80 a 95% em crianças.

Nasofibroscopia pode ser solicitada em pacientes com OMA recorrente e exames de cultura e exames laboratoriais séricos são raramente necessários. Em pacientes com suspeita de complicações podem ser solicitados exames como liquor e TC de crânio, entre outros, conforme suspeita diagnóstica.

Diagnóstico diferencial

A OMA não é comum em crianças menores de 6 meses, como resultado da proteção de anticorpos maternos adquiridos. Além de OMA, outras causas de otalgia incluem otite média externa (OME), trauma, corpos estranhos e complicações da OM, como a mastoidite e a dor referida nos dentes, seios, garganta ou articulação temporomandibular.

Manejo

A OMA geralmente é uma doença autolimitada e um período de observação pode ser uma opção de tratamento inicial, seguida do uso de antibióticos se a condição do paciente não melhora em 72 horas. As diretrizes internacionais recomendam os seguintes critérios diagnósticos para OMA:

1. Abaulamento moderado a grave da MT ou novo aparecimento de otorreia não devido a OME; ou
2. Crianças que apresentam abaulamento leve da MT e dor de ouvido recente (< 48 horas), tocando, esfregando a orelha caso seja uma criança que não fala; ou eritema intenso da MT.

A OMA pode causar dor substancial, que deve ser adequadamente abordada. O paracetamol e o ibuprofeno são analgésicos de primeira linha seguros em crianças. O uso de opioides não foi bem estudado em crianças. A benzocaína, um anestésico local, pode ser útil em alguns pacientes com MT intacta.

As crianças menores de 2 anos, aquelas com OMA bilateral, ou aquelas com otorreia obtêm o maior benefício do tratamento com antibióticos, mas, como mais de 80% dos casos de OMA resolveram de forma espontânea, o uso de observação inicial é defendido por vários autores. Essa abordagem de espera vigilante por 48 horas resulta em taxas mais baixas de bactérias resistentes aos antibióticos. Em pacientes com OMA unilateral sem otorreia, a observação é uma opção se o diagnóstico for incerto. Para crianças menores de 2 anos, deve-se iniciar o antibiótico se a criança apresentar:

- Toxemia.
- Otalgia persistente > 48 horas.
- Temperatura > 39°C nas últimas 48 horas.
- Dificuldade de seguimento após a consulta.
- Piora do quadro ou se o paciente parar de apresentar melhora 48 a 72 horas após o início da otalgia.

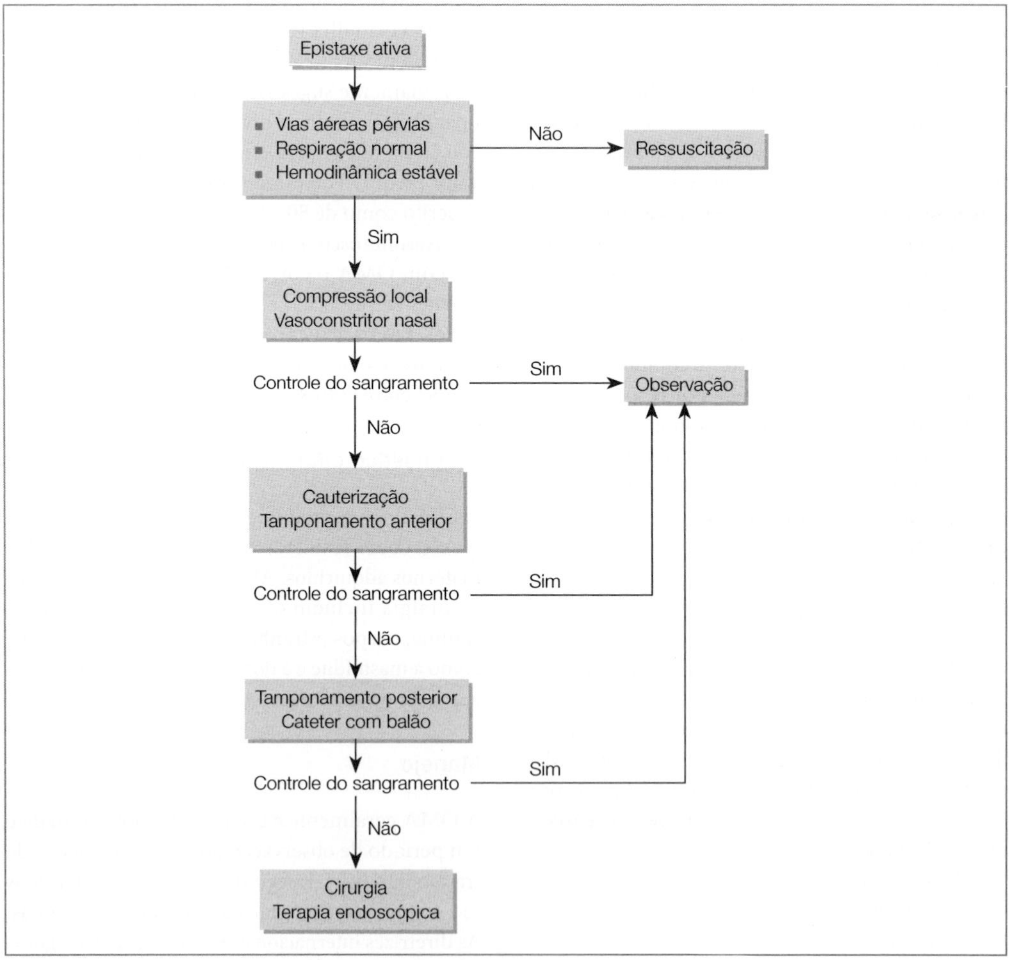

▷ **FIGURA 14** Manejo da epistaxe.

▷ **TABELA 1** Antibióticos na otite média aguda

Esquema	Antibiótico	Dose
Primeira linha	Amoxacilina	90 mg/kg/dia divididos em 3 doses
		500 mg 12/12 h
		250 mg 8/8 h
Alergia à amoxacilina	Cefuroxima	15 mg/kg 12/12 h
	Ceftriaxona	50 mg/kg/dia
	Azitromicina	10 mg/kg no primeiro dia e 5 mg/kg nos dias subsequentes
Uso recente de amoxacilina	Amoxacilina-clavulânico	90 mg/kg/dia divididos em 3 doses
Falha de tratamento	Amoxacilina-clavulânico	90 mg/kg/dia divididos em 3 doses
	Ceftriaxona	50 mg/kg/dia

Crianças com mais de 2 anos podem ser tratadas ou clinicamente observadas. O tratamento é necessário apenas para pacientes com doença grave, definidos como:

- Otalgia grave.
- Temperatura superior a 39°C.
- Otorreia.

Uma abordagem descrita em crianças é prescrever os antibióticos no departamento de emergência, mas orientar seu início apenas se não houver melhora em 48 horas. Não há dados sobre o uso da observação em pacientes adultos.

Revisões sistemáticas revelaram que os antibióticos são modestamente mais eficazes do que nenhum tratamento, mas 4 a 10% das crianças apresentam efeitos adversos com o tratamento.

A resposta aos antibióticos é apenas um dos vários fatores que afetam o desfecho clínico.

O tratamento historicamente tem duração de 10 dias. Os pacientes com menos de 2 anos, aqueles com perfuração de MT ou aqueles com infecções crônicas ou recorrentes devem ser tratados com um curso de 10 dias. Crianças com idade superior a 2 anos com uma primeira infecção e uma MT intacta podem ser tratadas com um curso de 5 a 7 dias.

Em pacientes com OMA sem melhora, pode-se considerar a realização de timpanocentese e drenagem realizada por especialistas.

LITERATURA RECOMENDADA

1. Hosmer K. Ear emergencies. In: Tintinalli Emergency Medicine. 2016.
2. McGinnis HD. Nose and sinuses. In: Tintinalli Emergency Medicine. 2016.
3. CJ Limb, Lustig LR, Durand ML. Acute otitis media. In: www.uptodate.com. 2022. Acesso 18 fev 2022.
4. Bruch JM, Kamani DV. Hoarsness in adults in www.uptodate.com. 2022. Acesso 18 fev 2022.
5. Melio FR. Upper respiratory tract infections. In: Rosen's Emergency Medicine. 2018.
6. Pfaff JÁ, Moore GP. Otolaringology. In: Rosen's Emergency Medicine. 2018.
7. Rosenfeld RM, et al. Clinical practice guidelines: otitis media. Otolaringology. 2016;151:S1-S4.

Seção XVI

Emergências ginecológicas e obstétricas

124 Emergências ginecológicas

Edson Santos Ferreira Filho
Rodrigo Antonio Brandão Neto
Júlio César Garcia de Alencar

PONTOS IMPORTANTES

Vulvovaginites:

- As vulvovaginites são causa comum de procura ao departamento de emergência. Apresentam etiologias variadas – inclusive infecciosas – e causam sintomas como ardor, irritação, prurido, odor e secreção genital anormal.
- A vaginose bacteriana (VB) é a causa mais comum de secreção vaginal anormal no menacma. Cursa com corrimento branco acinzentado com bolhas finas e odor característico. A candidíase cursa com secreção branco-amarelada, grumosa, abundante e se associa a prurido vaginal intenso. Já a tricomoníase cursa com corrimento amarelo-esverdeado e pode estar associada a sintomas irritativos, subsequentes ao processo inflamatório exuberante, como prurido, ardor e disúria.

Doença inflamatória pélvica aguda:

- A doença inflamatória pélvica aguda (DIPA), por vezes chamada de moléstia inflamatória pélvica aguda (MIPA), é a infecção grave mais comum em mulheres sexualmente ativas com idade entre 16 e 25 anos. A maior causa de morte é ruptura de abscesso tubo-ovariano. A etiologia é polimicrobiana; *Neisseria gonorrhoeae* e *Chlamydia trachomatis* são os organismos mais frequentemente associados.
- O diagnóstico de DIPA inclui: 3 critérios maiores + 1 critério menor; ou 1 critério elaborado. Critérios maiores: dor à palpação anexial, dor à mobilização do colo uterino e dor pélvica/hipogástrica. Critérios menores: febre, secreção genital purulenta, massa pélvica, leucocitose, elevação de PCR ou VHS, documentação da infecção por *Chlamydia* ou *Neisseria*. Critérios elaborados: evidência histológica de endometrite, exame de imagem mostrando abscesso tubo-ovariano e documentação laparoscópica (ou laparotômica) de MIPA.
- Os casos leves a moderados de DIPA podem ser tratados com antibióticos por via oral, com casos graves necessitando de antibioticoterapia parenteral e, em casos específicos, intervenção cirúrgica.

Sangramento genital anormal:

- O sangramento vaginal é uma queixa relativamente comum e na maioria das vezes é associado a um sangramento uterino anormal. Anamnese, exame físico e eventuais exames complementares orientam o diagnóstico e constituem base da abordagem da paciente.
- As pacientes com sangramento vaginal que estejam hemodinamicamente instáveis necessitam de ressuscitação imediata e correção de coagulopatias subjacentes. Após compensação clínica da fase aguda, podem ser manejadas ambulatorialmente.

Violência sexual:

- A agressão sexual é um crime de violência que, em algumas ocasiões, precisa ser avaliado no departamento de emergência com identificação de lesões, coleta de amostras, indicação de profilaxia de infecções e anticoncepção de emergência, notificação e orientação da paciente sobre a importância de registrar queixa no nível judicial, mas sem vincular nenhuma etapa do atendimento à exigência de boletim de ocorrência.

AFECÇÕES AGUDAS DO TRATO GENITAL INFERIOR

A maioria das descargas vaginais é fisiológica. No entanto, também podem ser causadas por uma ampla variedade de distúrbios, incluindo vaginites, cervicites e doença inflamatória pélvica. As vulvovaginites possuem múltiplas etiologias (bactérias, fungos, protozoários, corpos estranhos, hipoestrogenismo etc.) e causam sintomas variados, incluindo ardor, irritação, prurido, odor e secreção genital anormal. As causas infecciosas mais comuns de corrimento em mulheres na menacme são vaginose bacteriana (40-45%), candidíase vulvovaginal (20-25%) e tricomoníase (15-20%). Em até 30% das mulheres com queixas vaginais, o transtorno pode permanecer sem diagnóstico.

As vulvovaginites infecciosas raramente necessitam de internação hospitalar, mas podem apresentar complicações sérias na gravidez, como ruptura prematura de membranas, trabalho de parto prematuro e baixo peso ao nascimento. Além disso, favorecem a ascensão de outros microrganismos, aumentando o risco de adquirir outras infecções sexualmente transmissíveis (ISTs), como o HIV, e a ocorrência de DIPA.

Nessas pacientes, deve-se obter uma anamnese detalhada e recomenda-se realizar exame ginecológico minucioso. A história deve incluir informações sobre o corrimento vaginal (cor, odor, tempo de evolução, consistência) e sintomas associados como irritação, prurido, ardor, sangramento, disúria e dispareunia. Deve-se ainda perguntar sobre relações sexuais e parceiros e observar ao exame a presença de edema ou eritema vulvar, corrimento vaginal, inflamação cervical e sensibilidade à palpação abdominal e à mobilização cervical.

O exame das secreções e a avaliação do pH são ferramentas úteis para o diagnóstico diferencial. Sinais de inflamação vulvar e corrimento mínimo sugerem a possibilidade de causas mecânicas, químicas ou causas não infecciosas de vulvovaginite.

Vaginose bacteriana

A vaginose bacteriana (VB) é a causa mais comum de corrimento vaginal patológico. São considerados fatores de risco:

- Parceria sexual múltipla.
- Intercurso vaginal após intercurso anal.
- Uso de duchas vaginais.
- Tabagismo.
- Obesidade.

A VB é uma infecção polimicrobiana que ocorre quando lactobacilos produtores de peróxido de hidrogênio são substituídos por outras espécies, incluindo *Gardnerella vaginalis*, *Mobiluncus* sp., *Prevotella* sp., *Ureaplasma urealyticum*, *Mycoplasma* e vários anaeróbios. Mulheres sem atividade sexual comumente não são afetadas.

A apresentação clínica mais comum é o corrimento vaginal acinzentado e com odor de peixe, secundário à produção de substâncias como putrescina e cadaverina. A análise do corrimento vaginal pode ajudar no diagnóstico apresentando na microscopia as chamadas "*clue cells*". Classicamente, a presença de pelo menos três dos quatro critérios de Amsel a seguir faz o diagnóstico:

1. Corrimento vaginal branco-acinzentado com bolhas finas.
2. Presença de "*clue cells*" (células-guia ou células em alvo) em amostra de secreção vaginal.
3. Resultados positivos no teste de liberação de amina (teste de odor com 1 gota de hidróxido de potássio – KOH – a 10%).
4. pH vaginal > 4,5.

De modo alternativo, pode-se realizar bacterioscopia da secreção vaginal e uso do escore de Nugent: um escore de 7 a 10 é indicativo de vaginose bacteriana, 4 a 6 é indeterminado, 0 a 3 é considerado normal. Não se faz diagnóstico de vaginose bacteriana com base em colpocitologia oncológica; a cultura de secreção vaginal também não tem papel nesse diagnóstico.

Regimes para tratamento são:

- Metronidazol 500 mg, via oral, duas vezes ao dia por 7 dias.
- Secnidazol ou tinidazol 2 g, via oral, em dose única.
- Clindamicina 300 mg, via oral, duas vezes por dia por 7 dias.
- Clindamicina creme 2% ou gel, via vaginal, por 7 noites consecutivas.
- Metronidazol gel 0,75%, via vaginal, por 5 noites consecutivas.

Os tratamentos oral e tópico apresentam eficácia similar. Tratar parceiros sexuais masculinos não é necessário; parceiras sexuais femininas devem ser tratadas se apresentarem sintomas. Durante o uso de metronidazol, deve-se aconselhar as pacientes a evitar o consumo de bebidas alcoólicas durante o período de tratamento e nas próximas 24 horas (para evitar efeito dissulfiram ou antabuse) e a se absterem de relações sexuais ou a usar preservativos durante o tratamento.

Candidíase vaginal

As espécies de *Candida* são a segunda causa mais comum de vaginite infecciosa. Estima-se que 75% das mulheres terão pelo menos um episódio de candidíase vulvovaginal durante a vida. A *Candida* faz parte da flora vaginal normal; é a sua proliferação excessiva (relacionada a alguma disbiose) que causa redução do pH vaginal e sintomas. Em crianças com candidíase, deve-se investigar *diabetes mellitus* – sobretudo quando recorrente. A incidência da candidíase diminui após a menopausa, pelo hipoestrogenismo.

Fatores que favorecem o aumento das taxas de colonização vaginal incluem gravidez, uso de anticoncepcionais orais, *diabetes mellitus* descontrolado, imunossupressão e uso recente de antimicrobianos. O uso de roupas íntimas abafadas também pode contribuir, por causa do aumento da temperatura.

Os sintomas incluem leucorreia, prurido vaginal intenso, disúria inicial e dispareunia. O prurido vaginal é o sintoma mais comum e específico. O corrimento vaginal é branco e abundante. Os sintomas variam em gravidade, mas a exacerbação é frequentemente observada na semana anterior à menstruação ou com o coito. O odor é incomum e, se presente, sugere-se investigar diagnósticos diferenciais (p. ex., tricomoníase ou DIPA).

O exame ginecológico pode revelar eritema e edema vulvar, eritema vaginal e secreção vaginal abundante. Sugere-se tratamento empírico para pacientes sintomáticas, com exame físico sugestivo, mesmo com achados negativos no exame microscópico direto, caso não seja possível obter culturas de *Candida*.

São regimes de tratamento:

- Fluconazol 150 mg, um comprimido via oral em dose única.
- Clotrimazol 2% creme, um aplicador intravaginal ao dormir por 3 dias.
- Miconazol 2% creme, um aplicador intravaginal ao dormir por 7 dias.

O tratamento da candidíase vulvovaginal recorrente (isto é, quatro ou mais episódios em um ano) requer uma duração mais longa da terapia, com dose semanal de 150 mg de fluconazol durante 6 meses. Nos casos de *Candida* resistente a fluconazol, utiliza-se o ácido bórico 600 mg, via vaginal, por 14 dias.

Tricomoníase

A tricomoníase é uma infecção parasitária pelo *Trichomonas vaginalis*. A infecção pode produzir inflamação local quando o organismo se liga à mucosa vaginal. Cerca de 50% das mulheres são assintomáticas. Mulheres sintomáticas com vaginite por *Trichomonas* apresentam descarga vaginal amarelo-esverdeada espumosa e com mau cheiro, prurido e irritação.

O diagnóstico baseia-se no exame microscópico das secreções vaginais e na visualização de protozoários móveis. A microscopia deve ser realizada imediatamente após a coleta da amostra ou o organismo perderá a mobilidade. A sensibilidade da identificação microscópica de *Trichomonas* é de 60% a 70%. A cultura em meio Diamond tem 95% de sensibilidade, mas é pouco disponível, e testes de biologia molecular (RT-PCR) podem ser utilizados.

Os regimes de tratamento incluem:

- Metronidazol 2 g, via oral, em dose única.
- Tinidazol 2 g, via oral, em dose única.
- Metronidazol 5 g creme, 1 aplicador intravaginal à noite por 7 dias.
- Regime alternativo: metronidazol 500 mg, via oral, duas vezes ao dia por 7 dias.

O tratamento com dose única é preferível devido ao menor custo e maior adesão do paciente ao regime. No entanto, pacientes cuja infecção não responde à terapia de dose única podem necessitar de um tratamento de 7 dias. Além disso, em alguns casos, a paciente pode recusar o uso de múltiplos comprimidos em dose única. Deve-se aconselhar as pacientes a se absterem de relação sexual até que a terapia medicamentosa tenha sido concluída. O tratamento de parceiros sexuais é aconselhável após avaliação clínica.

Herpes genital

É transmitida predominantemente pelo contato sexual (inclusive orogenital), com período de incubação de 3 a 14 dias. A transmissão pode ocorrer também pelo contato direto com lesões ou objetos contaminados. Em geral, é causada pelo herpes simples vírus (HSV) tipo 2, embora também haja casos de infecção pelo HSV tipo 1.

A apresentação clínica é variada. Na fase prodrômica, aumento de sensibilidade, formigamento, mialgia, ardência e/ou prurido antecedem o aparecimento das lesões, que se localizam principalmente nos pequenos lábios, clitóris, grandes lábios, fúrcula e colo do útero. As lesões iniciais são pápulas eritematosas de 2 a 3 mm, seguindo-se de vesículas agrupadas com conteúdo citrino, que se rompem originando úlceras rasas, posteriormente recobertas por crostas sero-hemáticas. Adenopatia inguinal dolorosa bilateral pode ocorrer em 50% dos casos. Podem ocorrer sintomas gerais, como febre e mal-estar.

Ao final da infecção, mesmo que assintomática, o HSV ascende pelos nervos periféricos sensoriais e penetra nos núcleos das células ganglionares, permanecendo em estado de latência.

As infecções podem ser recorrentes e 60 a 90% dos pacientes apresentam novos episódios nos primeiros 12 meses, por reativação dos vírus. A recorrência das lesões pode estar associada a episódios de febre, exposição à radiação ultravioleta, traumatismos, menstruação, estresse físico ou emocional, antibioticoterapia prolongada e imunodeficiência. O quadro clínico das recorrências é menos intenso que o da primoinfecção, e é precedido de pródromos característicos, como aumento de sensibilidade no local, prurido, "queimação", mialgias e "fisgadas" nas pernas, quadris e região anogenital.

O diagnóstico na maioria das vezes pode ser realizado apenas com a inspeção. Os procedimentos complementares que podem ser realizados incluem a realização de RT-PCR. A utilização da coloração de Papanicolaou permite a observação de inclusões virais. A biópsia não precisa ser indicada rotineiramente, mas é diagnóstica por meio da identificação dos corpúsculos de inclusão. O isolamento do vírus em cultura de tecido é a técnica mais específica para detecção da infecção herpética.

Regimes de tratamento

No primeiro episódio podem ser utilizados:

- Aciclovir 400 mg, via oral, 8/8 horas, por 7 a 10 dias.
- Aciclovir 200 mg, via oral, 4/4 horas (5 vezes por dia), por 7 a 10 dias.
- Valaciclovir 1 g, via oral, 12/12 horas, por 7 a 10 dias.
- Fanciclovir 250 mg, via oral, 8/8 horas, por 7 a 10 dias.

Nas recorrências de herpes genital, o tratamento deve ser iniciado, de preferência, tão logo surjam pródromos:

- Aciclovir 400 mg, via oral, 8/8 horas, por 5 dias.
- Valaciclovir 500 mg, via oral, 12/12 horas, por 5 dias.
- Fanciclovir 125 mg, via oral, 12/12 horas, por 5 dias.

Vulvovaginite de contato

A dermatite de contato resulta da exposição do epitélio vulvar e da mucosa vaginal a um irritante químico primário ou a um alérgeno. Os irritantes e/ou alérgenos comuns incluem duchas perfumadas, sabonetes, banhos de espuma e desodorantes, tampões, absorventes e produtos de higiene íntima, antibióticos vaginais tópicos e roupas apertadas.

Os pacientes relatam edema e prurido local ou sensação de queimação. Os achados ao exame físico variam desde eritema e edema local até escoriação, ulceração e infecção secundária. A remoção do fator precipitante é a melhor estratégia para evitar novas crises. Terapia com corticosteroides tópicos, como o acetato de hidrocortisona (0,5-2,5%) ou triancinolona (0,025%), aplicados duas ou três vezes ao dia, fornecem tratamento sintomático.

Vaginite atrófica

A atrofia vaginal secundária ao hipoestrogenismo, presente em até 60% das mulheres após a menopausa, pode resultar em vaginite atrófica. Os sintomas incluem secura vaginal, dor, prurido, dispareunia e manchas ou secreções ocasionais. A descarga é fina e amarelada ou rosada. O tratamento da vaginite atrófica consiste em uso vulvar e vaginal de creme tópico de estrogênio. Mais recentemente, o *laser* tem sido incluído no arsenal terapêutico.

Cisto de Bartholin e abscesso

As glândulas de Bartholin estão localizadas nos pequenos lábios. Os ductos das glândulas drenam para o vestíbulo posterior na região lateral da vagina. Os abscessos da glândula de Bartholin tendem a ser polimicrobianos, embora *N. gonorrhoeae* e *C. trachomatis* tenham sido implicados. São caracterizados por uma massa no introito vaginal, que se desenvolve ao longo de vários dias. Dor, induração e flutuação geralmente estão presentes. Sintomas sistêmicos como febre e calafrios são raros.

A incisão e a drenagem de um abscesso são geralmente necessárias e costumam ser suficientes para o tratamento. O uso de antimicrobianos após a drenagem está indicado em casos de celulite adjacente ou acometimento sistêmico.

Corpos estranhos vaginais

Deve-se considerar um corpo estranho vaginal em pacientes com descarga vaginal crônica. Objetos removidos incluem tampões e papel higiênico, pacotes de drogas ilegais, restos de preservativos e vários outros itens. Crianças pré-púberes que apresentam corrimentos vaginais, especialmente se forem sanguinolentos ou marrons, devem ser avaliadas para um corpo estranho vaginal, que é encontrado em 4 a 10% dos casos. A descarga associada a um corpo estranho ocorre e costuma ser malcheirosa.

Irrigação vaginal com solução fisiológica pode ser tentada para visualizar e remover um corpo estranho em crianças cooperativas acima de 7 anos de idade. A vaginoscopia sob sedação em sala de cirurgia pode ser necessária em crianças mais novas ou pouco colaborativas.

Trauma vulvar

O trauma vulvar não obstrutivo é incomum; no entanto, está associado a consequências físicas e psicológicas significativas. Os pacientes podem apresentar escoriações, lacerações, hematomas, queimaduras e feridas por mordida. Dependendo da situação, consulta ginecológica e exame sob anestesia podem ser necessários. Devem-se avaliar pacientes com trauma vulvar para lesões vaginais, uretrais, anais e ósseas associadas e tratar adequadamente.

DOENÇA INFLAMATÓRIA PÉLVICA AGUDA

A expressão "doença inflamatória pélvica aguda" (DIPA) – também chamada de moléstia inflamatória pélvica aguda (MIPA) – representa um espectro de situações que cursam com infecção do trato reprodutivo superior feminino, isto é, útero, ovários e trompas. Sua forma de aquisição é, em geral, vaginal, por ascensão de microrganismos. A DIPA é a infecção grave mais comum em mulheres sexualmente ativas com idade entre 16 e 25 anos. O espectro da DIPA inclui salpingite, endometrite, miometrite, parametrite, ooforite e abscesso tubo-ovariano e pode se estender para produzir periapendicite, peritonite pélvica e peri-hepatites (síndrome de Fitz-Hugh-Curtis). Sequelas em longo prazo incluem infertilidade, gravidez ectópica e dor crônica, podendo afetar 11% das mulheres em idade reprodutiva.

A causa mais comum de morte é a ruptura de um abscesso tubo-ovariano e a mortalidade associada à ruptura permanece entre 5% e 10%, mesmo com métodos de tratamento atuais.

Etiologia e fatores de risco

Neisseria gonorrhoeae e *Chlamydia trachomatis* são os organismos mais comumente identificados na DIPA. A maioria das pacientes apresenta infecção polimicrobiana. Alguns quadros infecciosos são associados a quebra da barreira endocervical e maior risco de ocorrer DIPA (Tabela 1).

TABELA 1 Fatores de risco para doença inflamatória pélvica aguda (DIPA)

Fatores de risco
▪ Múltiplos parceiros sexuais (4 ou mais parceiros em 6 meses): aumento de 3 a 4 vezes no risco
▪ História de infecção sexualmente transmissível ou doença inflamatória pélvica (cerca de 1/3 dos homens com IST são assintomáticos, o que aumenta risco de transmissão)
▪ História de abuso sexual
▪ DIPA prévia (25% de risco de recorrência)
▪ Duchas vaginais frequentes
▪ Inserção do dispositivo intrauterino nos últimos 30 dias, na vigência de vaginite ou cervicite não tratada
▪ Idade entre 15 e 25 anos de idade
▪ Situação socioeconômica ruim

IST: infecção sexualmente transmissível.

Manifestações clínicas

A apresentação clínica da DIPA é variável, com um número significativo de pacientes assintomáticas ou oligossintomáticas. A queixa de apresentação mais comum é a dor abdominal baixa, mais frequentemente descrita como bilateral e persistente, mas de caráter variável. A dor pode ser exacerbada pela mobilização ou pela atividade sexual. Outros sintomas e sinais incluem:

- Descarga vaginal anormal (75% das pacientes).
- Sangramento vaginal e pós-coito (mais de um terço das pacientes).
- Sintomas miccionais irritativos.
- Febre.
- Mal-estar, náuseas e vômitos.
- Sintomas ocorrem mais comumente no início do ciclo menstrual ou no final da menstruação.
- Hipersensibilidade em região abdominal inferior e sensibilidade ao toque do colo do útero.
- Rigidez de parede abdominal involuntária e descompressão brusca positiva podem estar presentes e indicam peritonite associada, mas são relativamente raras.

A hipersensibilidade ao toque em anexos apresentou sensibilidade diagnóstica de 95% em um estudo. A presença de febre, hipersensibilidade anexial e uma elevada velocidade de hemossedimentação de eritrócitos são preditores independentes significativos de endometrite e classificam corretamente 65% dos pacientes com DIPA laparoscópica comprovada.

A hipersensibilidade do quadrante superior direito do abdome, particularmente com icterícia, pode indicar inflamação peri-hepática (síndrome de Fitz-Hugh-Curtis). O diagnóstico deve ser suspeitado em mulher com diagnóstico de DIPA com dor do quadrante superior direito geralmente à palpação sem nenhuma outra causa evidente de dor. É uma complicação incomum e responde ao tratamento antibiótico padrão para DIPA e pode estar associado a salpingite gonocócica.

A DIPA está associada a uma série de complicações clínicas graves, como abscesso tubo-ovariano relatado em até um terço das mulheres internadas por DIPA. As complicações da DIPA são apresentadas na Tabela 2.

▷ **TABELA 2** Complicações da doença inflamatória pélvica aguda (DIPA)

Abscesso tubo-ovariano
Aderências em tubas
Gestação ectópica
Infertilidade
Dor pélvica crônica
Distúrbios menstruais
Dispareunia crônica

Exames complementares e diagnóstico

O diagnóstico baseia-se na história e nos achados clínicos com exame ginecológico completo. Nenhuma informação de história, exame físico ou laboratorial é sensível e específica para a doença e deve-se observar a presença de fatores de risco para doença. A presença de massa anexial deve alertar para um possível abscesso tubo-ovariano.

A avaliação em pacientes em idade fértil deve sempre incluir um teste de gravidez. Pode-se iniciar o tratamento empírico em mulheres com fatores de risco para DIPA que apresentam dor abdominal inferior, hipersensibilidade anexial e sensibilidade ao movimento cervical.

Exames úteis incluem microscopia da secreção vaginal, pesquisa para *C. trachomatis* e *N. gonorrhoeae* (PCR) e sorologias para HIV e sífilis. O corrimento é um achado sensível, mas não específico, para a infecção do trato genital superior, e a ausência é um preditor negativo para DIPA.

Se a DIPA é suspeita clinicamente, uma contagem elevada de leucócitos, aumento de velocidade de hemossedimentação (VHS) e proteína C-reativa (PCR) aumentam a suspeita diagnóstica.

O exame de urina 1 pode excluir a infecção do trato urinário, mas um exame de urina positivo não exclui DIPA, pois qualquer processo inflamatório na pelve contígua pode levar a leucocitúria.

Os exames de ultrassonografia pélvica transvaginal são indicados se a paciente não apresentar melhora clínica ou laboratorial após 48 a 72 horas de tratamento antibiótico ou antes, se houver suspeita de abscesso tubo-ovariano ou outros critérios de gravidade. Os achados ultrassonográficos incluem:

- Espessamento das tubas uterinas (> 5 mm) com estas cheias de fluido ou líquido livre em pelve.
- Massas anexiais complexas (abscessos pélvicos ou tubo-ovarianos).

O exame também pode ser útil para confirmar o diagnóstico ou afastar outras causas no diagnóstico diferencial da dor pélvica, incluindo gravidez ectópica, torção ovariana, cisto de ovário hemorrágico e, possivelmente, apendicite ou endometriose.

Quando apendicite ou outros diagnósticos cirúrgicos não podem ser excluídos, deve-se obter uma tomografia computadorizada (TC) de abdome. Os achados da TC na DIPA incluem o obscurecimento dos planos fasciais pélvicos, cervicite, ooforite, salpingite, espessamento dos ligamentos uterossacros e a presença de coleções de líquido pélvico ou abscesso. A imagem de ressonância magnética (RM) é mais específica e precisa do que a ultrassonografia para avaliar a DIPA, com sensibilidade de 95% e uma especificidade de 89%. No entanto, na maioria dos casos, a ultrassonografia é suficientemente elucidativa, sem necessidade de ressonância magnética. A abordagem cirúrgica pode ser indicada em pacientes com falha terapêutica, especialmente em casos em que a drenagem guiada por radiologia intervencionista não for possível.

Para o diagnóstico de DIPA são necessários 3 critérios maiores e 1 menor; ou 1 critério elaborado.

- Maiores: dor à palpação anexial, dor à mobilização do colo uterino, dor pélvica/hipogástrica.
- Menores: febre, secreção genital purulenta, massa pélvica, leucocitose, elevação de PCR ou VHS, documentação da infecção por *Chlamydia* ou *Neisseria*.
- Elaborados: evidência histológica de endometrite, exame de imagem mostrando abscesso tubo-ovariano, documentação laparoscópica (ou laparotômica) de MIPA.

Diagnóstico diferencial

O diagnóstico diferencial da DIPA é amplo e inclui cervicite, gravidez ectópica, endometriose, cisto ovariano, torção ovariana, aborto espontâneo, aborto séptico, colecistite, gastroenterite, apendicite, diverticulite, pielonefrite e cólica renal. Deve-se procurar sinais de infecções sexualmente transmissíveis (IST), como herpes simples, sífilis e infecção pelo papilomavírus humano na avaliação da paciente.

Tratamento

É recomendado um limiar baixo para iniciar o tratamento para DIPA. O diagnóstico precoce e o tratamento são críticos porque a duração dos sintomas é um fator de risco independente para a infertilidade.

Deve-se realizar analgesia adequada, controle de febre e reposição volêmica em pessoas com náuseas, vômitos, com desidratação e toxemia. Os anti-inflamatórios não esteroidais são extremamente eficazes para o tratamento da dor de origem pélvica.

O tratamento no DE deve incluir terapia antibiótica empírica de amplo espectro para cobrir toda a gama de organismos prováveis. O tratamento antibiótico pode ser ambulatorial ou em regime de internação. São indicações para internação:

- Ausência de resposta a medicação oral.
- Impossibilidade de tomar medicações orais.
- Pacientes gravemente doentes (febre alta, náuseas e vômitos, hipotensão, dor abdominal de difícil controle).
- Suspeita de condições com indicação de intervenção cirúrgica (p. ex., abscesso tubo-ovariano ou impossibilidade de diagnóstico diferencial com apendicite).

A doxiciclina por via oral é uma opção para tratamento ambulatorial associada com ceftriaxona 2 g IV por 14 dias. A azitromicina é uma alternativa à doxiciclina em dose de 1.000 mg por via oral uma vez por semana por 2 semanas.

Um estudo com mais de 600 mulheres não demonstrou diferenças entre regimes orais e parenterais em mulheres com DIPA aguda leve, sem complicações. As pacientes com DIPA com tratamento inicial com antibióticos IV podem ter sua terapia modificada para antibióticos por via oral após a melhora clínica com o tratamento inicial endovenoso. A Tabela 3 apresenta os principais regimes antibióticos para pacientes com DIPA em que se considera internação.

As diretrizes atuais do CDC sugerem que não há evidências para recomendar a remoção de DIU antes do tratamento da DIPA, porque o dispositivo geralmente não é a fonte de infecção. As mulheres HIV-positivas com DIPA são mais propensas a ter um abscesso tubo-ovariano na ultrassonografia.

Em pacientes sépticas com DIPA e achados pélvicos assimétricos ou suspeita de abscesso tubo-ovariano, deve-se obter uma imagem com ultrassonografia pélvica.

A maioria dos abscessos tubo-ovarianos (60% a 80%) se resolve com a administração de antibióticos isoladamente. No caso de abscesso tubo-ovariano, a terapia oral deve continuar com clindamicina (600 mg VO quatro vezes por dia) ou metronidazol com doxiciclina para melhor cobertura anaeróbia por 14 dias.

Os pacientes que não melhoram após 72 horas de tratamento devem ser reavaliados para outras abordagens como drenagem percutânea guiada por TC ou US, drenagem laparoscópica, colpotomia posterior com drenagem (culdoscopia) ou outra intervenção cirúrgica conforme avaliação de médico ginecologista. Os abscessos de 9 cm ou maiores apresentam maior probabilidade de necessitar de cirurgia.

Recomenda-se reavaliação em 72 horas para verificar se ocorreu melhora clínica e adesão ao regime prescrito. Deve-se encorajar a avaliação e o tratamento dos parceiros e testar e tratar outras IST, além de aconselhar a paciente a permanecer abstinente da atividade sexual até 1 semana após o término do tratamento. O tratamento do parceiro é crucial para prevenir episódios repetidos de DIPA.

SANGRAMENTO VAGINAL NO DEPARTAMENTO DE EMERGÊNCIA

O sangramento vaginal é uma queixa relativamente comum e na maioria das vezes é associado a um sangramento uterino anormal. A prevalência de sangramento uterino anormal é estimada em 9 a 14% na população geral. Os diagnósticos diferenciais incluem gestação, anormalidades estruturais (p. ex., pólipos, miomas), endometrite, coagulopatias e trauma, dentre outras causas.

Avaliação inicial

Anamnese:

- Detalhes do episódio atual de sangramento, como intensidade e relação com ciclo menstrual.
- Características do ciclo menstrual normal.
- Sintomatologia associada, incluindo dor pélvica.
- Data da última menstruação e método contraceptivo em uso.
- Comorbidades e medicações em uso.
- História reprodutiva, sexual e obstétrica.

Exame físico:

- Estado geral, sinais vitais e de má perfusão periférica.
- Procurar sinais de sangramento (petéquias, púrpura, hematomas...) em outros locais e outras doenças como coagulopatias e hipertireoidismo ou hipotireoidismo.
- Propedêutica abdominal: inspeção estática e dinâmica, ausculta, palpação e percussão.
- Inspecionar períneo, vulva, uretra e região anal (procurar outros possíveis sítios de sangramento).
- Exame físico dirigido com toque bimanual e exame especular, se possível.
- Avaliar tamanho uterino e perviedade de orifício cervical.

▷ **TABELA 3** Regimes de tratamento para pacientes com doença inflamatória pélvica aguda (DIPA) internados

Tratamento	Primeira opção	Segunda opção	Terceira opção
Ambulatorial	Ceftriaxona 500 mg, IM, dose única MAIS Doxicilina 100 mg, 1 comprimido, VO, 2x/dia, por 14 dias MAIS Metronidazol 250 mg, 2 comprimidos, VO, 2x/dia, por 14 dias	Cefotaxima 500 mg, IM, dose única MAIS Doxicilina 100 mg, 1 comprimido, VO, 2x/dia, por 14 dias MAIS Metronizadol 250 mg, 2 comprimidos, VO, 2x/dia, por 14 dias	
Hospitalar	Cefoxitina 2 g, IV, 4x/dia, por 14 dias MAIS Doxicilina 100 mg, 1 comprimido, VO, 2x/dia, por 14 dias	Clindamicina 900 mg, IV, 3x/dia, por 14 dias MAIS Gentamicina (IV ou IM): dose de ataque 2 mg/kg; dose de manutenção: 3-5 mg/kg/dia, por 14 dias	Ampicilina/sulbactam 3 g, IV, 4x/dia, por 14 dias MAIS Doxicilina 100 mg, 1 comprimido, VO, 2x/dia, por 14 dias

Fonte: Ministério da Saúde. Protocolo Clínico e Diretrizes Terapêuticas para Atenção Integral às Pessoas com Infecções Sexualmente Transmissíveis, 2015.

Até 20% das mulheres com sangramento vaginal intenso desde a menarca têm um distúrbio de coagulação subjacente, sendo a doença de von Willebrand a mais comum. Uma história de sangramento menstrual intenso desde a menarca, hemorragia pós-parto, sangramento relacionado a cirurgia ou tratamento dentário e histórico familiar sugerem o diagnóstico de distúrbios hemorrágicos e necessidade de avaliação hematológica. Ainda é importante perguntar sobre o uso de anticoncepcionais hormonais, porque doses omitidas são uma causa frequente de sangramento.

Etiologia

As causas de sangramento vaginal ou uterino anormal em mulheres não gestantes são classificadas em causas estruturais como hiperplasia endometrial ou pólipos e causas não estruturais como coagulopatias. A Tabela 4 apresenta as principais etiologias de sangramento vaginal.

O termo "sangramento uterino anormal" engloba todas as causas de sangramento anormal em mulheres não gestantes, e as causas mais prováveis são determinadas pela idade da paciente. Na adolescência, causas estruturais são incomuns; predominam distúrbios anovulatórios e hemorrágicos. As complicações relacionadas à gestação são a causa mais comum de sangramento vaginal anormal durante a menacma.

A hemorragia anovulatória perimenopausa é mais comum, sobretudo a partir dos 45 anos de idade. Já o sangramento pós-menopausa tem por causa mais comum a atrofia endometrial e vulvovaginal, porém sempre deve ser investigado para afastar câncer de endométrio. Outras causas de sangramento pós-menopausa incluem pólipos endometriais e hiperplasia endometrial.

▷ **TABELA 4** Etiologias de sangramento vaginal

Causas estruturais: ▪ Pólipos ▪ Adenomiose ▪ Leiomioma de útero ▪ Infecções pélvicas ▪ Carcinoma de colo de útero ▪ Carcinoma de endométrio ▪ Hiperplasia endometrial
Causas não estruturais: ▪ Coagulopatias ▪ Disfunção ovulatória ▪ Uso de hormônios exógenos e medicações que interfiram na hemostasia ▪ Alterações de mecanismos intrínsecos de hemostasia do endométrio

Exames complementares

Deve-se obter um teste de gravidez em mulheres em idade fértil para descartar gestação como causa de sangramento. Um hemograma pode identificar a presença de anemia e plaquetopenia. Estudos de coagulação devem ser solicitados se houver suspeita de coagulopatia por dados de história e exame físico. Em pacientes com suspeita de distúrbios endocrinológicos, a determinação dos níveis de TSH e prolactina pode ser útil, mas raramente é necessária no DE.

A ultrassonografia (USG) é a modalidade de imagem de primeira linha, sendo particularmente útil em caso de dor pélvica associada. A USG pode determinar o tamanho do útero e características endometriais e pode identificar a presença de leiomioma, cistos ovarianos, hidrossalpinge, aderências pélvicas, abscessos tubo-ovarianos, endometriose e tumores. Dependendo dos achados no exame físico, a USG pode ser feita em caráter de emergência ou adiada para avaliação ambulatorial. A TC é usada no DE para a avaliação apenas em caso de dor aguda abdominal ou pélvica, para exclusão de causas não ginecológicas. A ressonância magnética é usada principalmente para melhor estudo do útero com múltiplos miomas, identificação de focos de endometriose em pacientes com adenomiose e estadiamento de câncer.

Tratamento

Os pacientes que estão hemodinamicamente instáveis precisam de ressuscitação imediata e avaliação ginecológica de urgência. Não se recomenda realizar tamponamento vaginal de rotina, porque aumenta o risco de infecção e pode ocultar a perda contínua de sangue. São medidas iniciais:

- Reposição volêmica com cristaloides, se depleção intravascular.
- Transfusão de sangue se anemia grave.
- Correção de coagulopatias subjacentes.

Em pacientes com hemorragia grave, o uso de ácido tranexâmico (antifibrinolítico) associado a anti-inflamatório não esteroidal (principalmente se dor associada) é o tratamento de escolha, com observação no pronto-socorro; o tratamento de manutenção pode ser feito com métodos hormonais. Em mulheres com histórico de doença cardiovascular, cerebrovascular ou tromboembolismo venoso, a terapia com altas doses de estrogênio é contraindicada.

O ácido tranexâmico é utilizado na dose de 500 mg VO ou IV a cada 6-8 horas. Já os anti-inflamatórios não esteroidais (AINEs) mais utilizados são cetoprofeno 100 mg, via oral ou intravenosa, a cada 12 horas; e naproxeno 500 mg, via oral, a cada 12 horas. Não se recomenda o uso de AINEs por período maior do que 5 a 7 dias pelo risco de lesão renal ou gástrica.

Os pacientes estáveis podem receber alta hospitalar com orientação para seguimento ambulatorial. A necessidade de tratamento cirúrgico baseia-se na estabilidade clínica. Se o tratamento médico falhar ou se houver uma contraindicação (p. ex., doença tromboembólica), o tratamento cirúrgico pode ser considerado. As opções cirúrgicas são dirigidas por suspeita de etiologia e incluem dilatação e curetagem, histeroscopia, tamponamento com balão endometrial e embolização da artéria uterina. A histerectomia é usada como último recurso em pacientes com sangramento agudo e potencialmente fatal, sem resposta a outras medidas de tratamento.

Pacientes com fatores de risco para câncer de endométrio ou acima de 45 anos de idade devem ser encaminhadas para avaliação quanto a possível amostragem histológica endometrial. Fatores de risco para câncer de endométrio incluem obesidade, nuliparidade, história de anovulação, uso de tamoxifeno, infertilidade e história familiar de câncer endometrial ou de cólon.

Lesões vaginais após a relação sexual não são incomuns. O diagnóstico errôneo de lesões no coito ocorre com frequência porque o médico não consegue obter uma história adequada ou a paciente não admite atividade sexual anterior. A maioria das lesões no coito é pequena, mas lesões graves – sobretudo lacerações de fundo de saco vaginal – podem levar a choque hemorrágico.

O sangramento uterino anormal está presente na maioria das mulheres com doença de von Willebrand ou deficiência de fator XI. Opções terapêuticas são semelhantes às daquelas sem distúrbio de sangramento e incluem antifibrinolíticos, anticoncepcionais orais e dispositivo intrauterino com levonorgestrel. Os agentes hormonais aumentam os níveis de fator VIII e de von Willebrand e são uma forma eficaz e popular de terapia. Os antifibrinolíticos, como o ácido tranexâmico e o ácido épsilon-aminocaproico, reduzem tanto a atividade do ativador do plasminogênio quanto a atividade da plasmina. O acetato de desmopressina (DDAVP) estimula a liberação endógena de fator VIII e fator de von Willebrand e pode ser usado profilaticamente para pequenos procedimentos ou tratamento de episódios hemorrágicos e sangramento menstrual intenso. O acetato de desmopressina pode ser administrado por via intranasal, parenteral ou subcutânea. Os AINE são ineficazes na diminuição do sangramento nesses casos e podem aumentar a perda de sangue.

VIOLÊNCIA SEXUAL

A agressão sexual é um crime de violência, destinado a dominar e humilhar a vítima por meio do uso de intimidação e medo. O trauma psicológico é uma consequência universal do estupro e da agressão sexual, e a ausência de danos físicos não indica que um estupro não tenha ocorrido. Cerca de metade dos sobreviventes de agressões têm traumatismo genital ou retal ao exame, e cerca de dois terços têm alguma evidência de hematomas em outros locais. A agressão sexual continua a ser um grande problema de saúde pública em todo o mundo, com mais de 90% das vítimas sendo mulheres. Muitos sobreviventes de violência sexual não denunciam a agressão ou procuram assistência médica, o que contribui para a subnotificação desses casos.

O cuidado com a vítima de agressão sexual é complexo e pode demandar muito tempo. Deve-se obter a história médica e forense; realizar e documentar os resultados do exame médico; coleta de exames, conforme necessidade; proteger contra infecções sexualmente transmissíveis e gravidez indesejada; tratar lesões e outros problemas agudos; notificar; e encaminhar para acompanhamento médico e psicológico. Recomenda-se que as equipes de pronto-socorro tenham equipes médica e de enfermagem treinadas para as particularidades do atendimento dessas pacientes.

Algumas culturas consideram o estupro uma punição ou uma consequência de comportamento sexual aberrante. As sociedades caracterizadas por disparidades de poder baseadas no gênero têm menor probabilidade de definir coerção sexual e ameaças de violência como estupro. As mulheres de tais culturas frequentemente apresentam-se ao DE com outras queixas principais ou relatam histórias inconsistentes, por receio de não serem compreendidas ou pelo medo de retaliações; daí a importância de treinamento adequado das equipes, para reconhecer essas situações e acolher adequadamente as vítimas.

No Brasil, as vítimas de abuso sexual devem realizar boletim de ocorrência e ser avaliadas pelo Instituto Médico Legal (IML) para exame de corpo de delito. É importante lembrar que a assistência médica é independente da atuação policial e pericial, isto é, não se deve obrigar a paciente a prestar queixa para conseguir cuidados assistenciais.

A entrevista médica deve ser iniciada com as apresentações adequadas, tentando demonstrar empatia, lamentando a agressão e assegurando a paciente de que as necessidades médicas e psicológicas sejam oferecidas. O médico deve evitar atitude de choque ou indignação, o que pode aumentar a preocupação e a sensação de marginalização da paciente. As perguntas percebidas como críticas ou julgamento resultam em sentimento de culpa e vergonha e interferem na capacidade da vítima em fornecer uma história completa.

Uma história médica completa e uma descrição geral do episódio são necessárias, além de inquirir a paciente sobre ferimentos. O atendimento médico de vítimas de agressão sexual após 72 horas ou mais do evento torna improvável encontrar provas da agressão. A recusa de atendimento a pacientes nessa situação é considerada uma falha ética e omissão de socorro. O prontuário médico pode ser utilizado posteriormente para obtenção de provas; assim, é importante a documentação completa das lesões encontradas.

O exame físico deve avaliar cuidadosamente áreas potenciais de lesões, como a cavidade oral, sinais de estrangulamento no pescoço, seios, coxas e nádegas. Durante todo o exame, deve-se manter o corpo da paciente coberto o máximo possível, expondo cautelosamente apenas a área que esteja sendo examinada.

Secreções vaginais podem ser coletadas com *swab* para pesquisa de material genético do agressor. O corante de toluidina aplicado na vulva pode ser usado para avaliar microtraumas. A colposcopia pode detectar lesões não visíveis a olho nu. Em um estudo, apenas 34% das lesões genitais foram vistas a olho nu, 49% foram vistas com colposcopia e 52% foram vistas com corante azul de toluidina.

Se houver suspeita do uso de drogas e entorpecentes para facilitar a agressão, exames toxicológicos devem ser realizados. Exames para sífilis, hepatite B e C e o vírus da imunodeficiência humana (HIV) devem ser realizados. A sorologia para HIV deve ser repetida em 6 semanas, 3 meses e 6 meses. As medidas profiláticas necessárias serão discutidas a seguir.

Anticoncepção de emergência

Deve-se administrar contracepção de emergência o mais rapidamente possível, idealmente até 72 horas e, no máximo, até 5 dias da exposição. Os regimes recomendados são:

- Levonorgestrel 0,75 mg 12/12 horas por 1 dia; ou 2 comprimidos de 0,75 mg em dose única.
- Método de Yuzpe: etinilestradiol 0,2 mg e levonorgestrel 1 mg em duas doses com intervalo de 12 horas. No mercado, existem anticoncepcional hormonal combinado oral (AHCO) com 0,05 mg de etinilestradiol e 0,25 mg de levonorgestrel por comprimido. Nesse caso, utilizam-se 2 comprimidos a cada 12 horas.
- Inserção de dispositivo intrauterino (DIU) de cobre. Nessa situação, é imprescindível estar razoavelmente certo de que não há gestação prévia ao episódio de violência.

Profilaxia de infecções sexualmente transmissíveis

O abuso sexual é uma situação de alto risco de transmissão de IST. Os regimes recomendados pelo Ministério da Saúde nessas situações estão resumidos nas Tabelas 5 e 6.

▷ **TABELA 5** Profilaxia das infecções sexualmente transmissíveis (IST) não virais em adultos e adolescentes com mais de 45 kg

Profilaxia da sífilis			
Penicilina G benzatina	2,4 milhões UI, aplicar 1,2 milhão UI em cada nádega	IM	Dose única
+			
Profilaxia da gonorreia			
Ciprofloxacina/ ofloxacina	500/400 mg	VO	Dose única
+			
Profilaxia da clamídia e do cancro mole			

(Continua)

▷ **TABELA 5** Profilaxia das infecções sexualmente transmissíveis (IST) não virais em adultos e adolescentes com mais de 45 kg (Continuação)

Azitromicina	1 g	VO	Dose única
+ ou –			
Profilaxia da tricomoníase			
Metronidazol	2 g	VO	Dose única

▷ **TABELA 6** Profilaxia das infecções sexualmente transmissíveis (IST) não virais em gestantes, crianças e adolescentes (< 45 kg)

Penicilina G benzatina	IM	Dose única
Gestantes	2,4 milhões UI	(1,2 milhão em cada nádega)
Crianças e adolescentes	50 mil UI/kg +	(Dose máxima: 2,4 milhões UI)
Ceftriaxona	IM	Dose única
Gestantes		250 mg
Crianças e adolescentes	+	125 mg
Azitromicina	VO	Dose única
Gestantes – ver Tabela 7		1 g
Crianças e adolescentes	20 mg/kg + ou –	(Dose máxima: 1 g)
Metronidazol		VO
Gestantes	250 mg	3 vezes/dia por 7 dias
Crianças e adolescentes	15 mg/kg/dia	(8/8 h, por 7 dias, máximo: 2 g)

O uso da ofloxacina é contraindicado em crianças, em adolescentes e pessoas com peso menor que 45 kg. Em grávidas são contraindicados o tianfenicol e as quinolonas. Em indivíduos com história comprovada de hipersensibilidade aos medicamentos de primeira escolha, especialmente penicilina, as drogas de primeira escolha poderão ser substituídas por alternativas, conforme a Tabela 7.

Profilaxia da hepatite B

É indicada em todas as pacientes em situação de violência sexual com exposição a sangue, sêmen ou outros fluidos corporais. A vacina para hepatite B deve ser aplicada no músculo deltoide ou na região do vasto lateral da coxa. O Programa Nacional de Imunizações e o Programa Nacional de Hepatites Virais recomendam o uso de imunoglobulina hiperimune anti-hepatite B (IGHAB) em todas as mulheres em situação de violência sexual não imunizadas ou com esquema vacinal incompleto.

É recomendada dose única de IGHAHB, 0,06 mL/kg, IM, dose única, em extremidade diferente da vacina; e se a dose da vacina ultrapassar 5 mL deve-se dividir a aplicação em duas áreas corporais diferentes. A IGHAHB pode ser administrada até, no máximo, 14 dias após a violência sexual, embora se recomende o uso nas primeiras 48 horas. Não deverão receber a imunoprofilaxia para hepatite B casos de violência sexual em que o indivíduo apresente exposição crônica e repetida com mesmo agressor, situação frequente em casos de violência sexual intrafamiliar. Não deverão receber a imunoprofilaxia para hepatite B os indivíduos cujo agressor seja sabidamente vacinado ou quando ocorrer uso de preservativo, masculino ou feminino, durante o crime sexual. Deve ser considerada vacinação contra hepatite B para os não vacinados previamente.

Profilaxia para HIV

A carga viral no agressor é o fator mais significativo que determina a infectividade. Hoje, sabemos que pessoas que vivem com HIV e permanecem com carga viral indetectável não transmitem o vírus; esse conceito é conhecido como I = I (ou seja, indetectável = intransmissível). O risco de transmissão do HIV aumenta quando ocorre sangramento com penetração vaginal e anal, se a carga viral no ejaculado for alta e se lesões genitais estiverem presentes no agressor ou na vítima.

Nas situações em que o estado sorológico do agressor não é conhecido, a profilaxia do HIV deve ser indicada quando ocorrer penetração vaginal e/ou anal, associada ou não ao coito oral. Em situações de violência sexual com sexo oral exclusivo, não existem evidências para a indicação profilática dos antirretrovirais, mesmo com ejaculação dentro da cavidade oral. Nesses casos, riscos e benefícios devem ser ponderados, e a decisão, individualizada. Não devem receber a profilaxia para o HIV casos de violência sexual em que a mulher apresente exposição crônica e repetida ao mesmo agressor. Não deverá ser realizada a profilaxia para o HIV quando ocorrer uso de preservativo, masculino ou feminino, durante todo o ato sexual.

A realização do teste para HIV no agressor deve ser feita sempre que possível. O teste rápido pode ser indicado para a tomada de decisão terapêutica, quando a condição sorológica do agressor é desconhecida, desde que realizado a menos de 72 horas.

O esquema profilático recomendado inclui tenofovir (TDF), lamivudina (3TC) e dolutegravir (DTG), na posologia indicada na Tabela 8.

Em gestantes, recomenda-se o uso do raltegravir em vez de dolutegravir, conforme descrito na Tabela 9.

Deve-se lembrar que a profilaxia do HIV, com o uso de antirretrovirais, deve ser iniciada no menor prazo possível, com limite de 72 horas da violência sexual. Os medicamentos devem ser mantidos, sem interrupção, por 4 semanas consecutivas (28 dias).

CONSIDERAÇÕES FINAIS

Antes da alta, deve-se verificar que a paciente tenha um local seguro para ir. Ofereça a oportunidade de que tome banho e cuide da higiene bucal. Devem ser garantidas consultas de acompanhamento em pacientes com profilaxia de HIV entre 3 e 7 dias após a avaliação inicial. Populações especiais, como crianças, devem ser encaminhadas a um pediatra ou a uma clínica de abuso pediátrico. Acompanhamento psicológico é imprescindível para todos os pacientes.

▷ **TABELA 7** Alternativas para a profilaxia das infecções sexualmente transmissíveis (IST) não virais

Profilaxia	Gestantes	Crianças e adolescentes	Adultos
Penicilina benzatina (sífilis)	Estearato de eritromicina 500 mg VO a cada 6 h durante 15 dias	Estearato de eritromicina 50 mg/kg/dia VO a cada 6 h por 15 dias	Estearato de eritromicina 500 mg VO a cada 6 h durante 15 dias
Ofloxacina (gonorreia)	Ceftriaxona 250 mg IM dose única	Ceftriaxona 125 mg IM dose única	Ceftriaxona 250 mg IM dose única Tianfenicol 2,5 g VO dose única
Azitromicina (clamídia)	Estearato de eritromicina 500 mg VO a cada 6 h durante 7 dias	Estearato de eritromicina 50 mg/kg/dia VO a cada 6 h por 10 a 14 dias	Amoxicilina 500 mg VO a cada 8 h durante 7 dias
Azitromicina (cancro mole)	Ceftriaxona 250 mg IM dose única, ou estearato de eritromicina 500 mg VO a cada 6 h durante 7 dias	Ceftriaxona 125 mg IM dose única	Ceftriaxona 250 mg IM dose única
Metronidazol (tricomoníase)	Secnidazol ou tinidazol 2,0 g VO dose única	Secnidazol 10 mg/kg VO dose única	Secnidazol ou tinidazol 2,0 g VO dose única

▷ **TABELA 8** Esquema profilático para HIV

Medicamento	Apresentação	Posologia
TDF* + 3TC	Comprimido coformulado (TDF 300 mg + 3TC 300 mg) Na indisponibilidade da apresentação coformulada: Comprimido TDF 300 mg + Comprimido 3TC 150 mg	1 comprimido VO 1x/dia Na indisponibilidade da apresentação coformulada: 1 comprimido VO 1x/dia+ 2 comprimidos VO 1x/dia
DTG	Comprimido DTG 50 mg	1 comprimido VO 1x/dia

Fonte: Ministério da Saúde. Protocolo Clínico e Diretrizes Terapêuticas para Profilaxia Pós-exposição (PEP) de Risco à Infecção pelo HIV, IST e Hepatites Virais, 2018. TDF: tenofovir; 3TC: lamivudina; DTG: dolutegravir.
* Não indicado para pessoa exposta com insuficiência renal aguda.

▷ **TABELA 9** Esquema profilático para HIV em gestantes

Medicamento	Apresentação	Posologia
TDF + 3TC	Comprimido coformulado (TDF 300 mg + 3TC 300 mg) Na indisponibilidade da apresentação coformulada: Comprimido TDF 300 mg + Comprimido 3TC 150 mg	1 comprimido VO 1x/dia Na indisponibilidade da apresentação coformulada: 1 comprimido VO 1x/dia + 2 comprimidos VO 1x/dia
RAL	Comprimido RAL 400 mg	1 comprimido VO 2x/dia

Fonte: Ministério da Saúde. Protocolo Clínico e Diretrizes Terapêuticas para Profilaxia Pós-exposição (PEP) de Risco à Infecção pelo HIV, IST e Hepatites Virais, 2018.

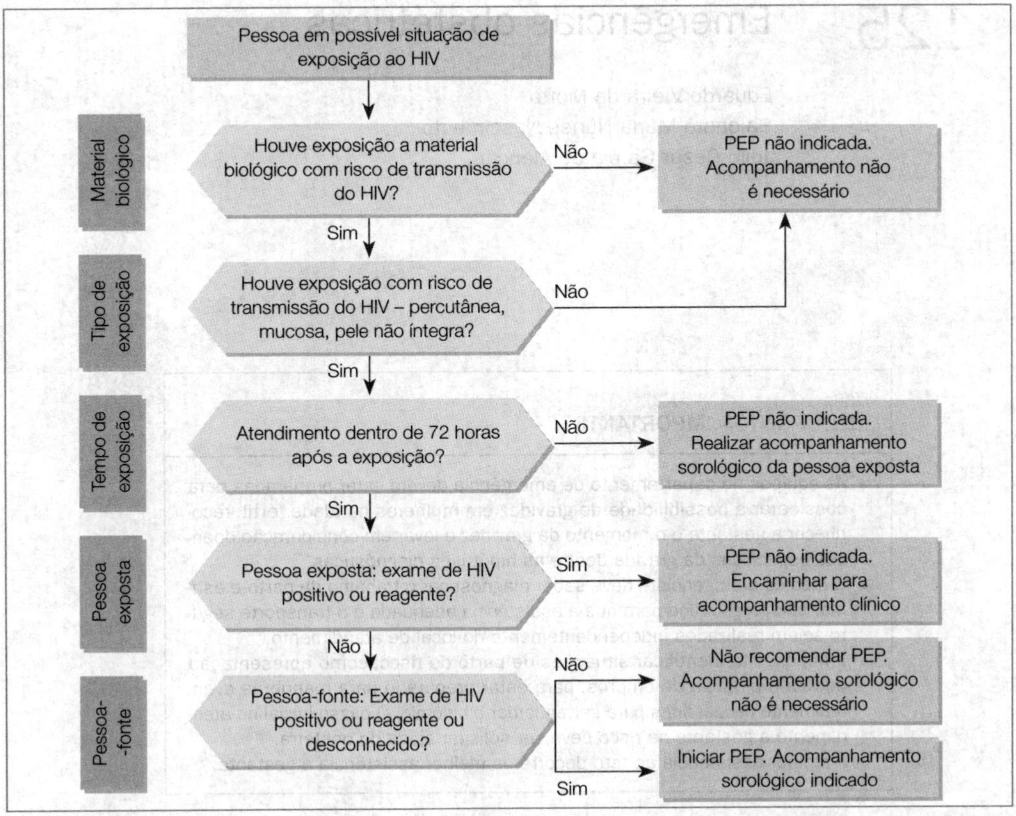

▷ **FIGURA 1** Abordagem da paciente com risco de exposição ao HIV. PEP: profilaxia pós-exposição.
Fonte: DIAHV/SVS/MS.

LITERATURA RECOMENDADA

1. Barclay-Buchanan CJ, Barton MA. Vulvovaginitis. In: Tintinalli's emergency medicine: a comprehensive study guide. 8.ed. McGraw-Hill; 2016.
2. Brunham RC, Gottlieb SL, Paavonen J. Pelvic inflammatory disease. N Engl J Med. 2015;372:2039.
3. Hang BS. Abnormal uterine bleeding. In: Tintinalli's emergency medicine: a comprehensive study guide. 8.ed. McGraw-Hill; 2016.
4. Ministério da Saúde. Anticoncepção de emergência. 2011.
5. Ministério da Saúde. Secretaria de Vigilância em Saúde. Prevenção das DST na violência sexual. Manual de controle de doenças sexualmente transmissiveis. 2006.
6. Ministério da Saúde. Protocolo clínico e diretrizes terapêuticas para profilaxia pós-exposição (PEP) de risco à infecção pelo HIV, IST e hepatites virais. 2018.
7. Ross J, Judlin P, Jensen J, International Union Against Sexually Transmitted Infections. 2012 European guideline for the management of pelvic inflammatory disease. Int J STD AIDS. 2014;25:1.
8. Ross JDC, McCarthy J. UK National Guideline for the Management of PID. 2011. Disponível em: http://www.bashh.org/guidelines.
9. Shepperd SM, et al. Pelvic inflamatory disease. In: Tintinalli's emergency medicine: a comprehensive study guide. 8.ed. McGraw-Hill; 2016.
10. Walton LM. Female and male sexual assalt. In: Tintinalli's emergency medicine: a comprehensive study guide. 8.ed. McGraw-Hill; 2016.
11. Workowski KA, Bolan GA. Centers for Disease Control and Prevention. Sexually transmitted diseases treatment guidelines, 2015. MMWR Recomm Rep. 2015;64:1.

125 Emergências obstétricas

Eduardo Vieira da Motta
Saionara Maria Nunes Nascimento
Júlio César Garcia de Alencar

PONTOS IMPORTANTES

- As equipes no departamento de emergência devem estar preparadas para considerar a possibilidade de gravidez em mulheres na idade fértil, reconhecer a gestante e o momento da gravidez e levar em consideração doenças específicas da grávida dentre as hipóteses diagnósticas.
- O médico emergencista deve saber diagnosticar o trabalho de parto e estimar seu prognóstico para que a assistência adequada e o transporte seguro sejam realizados independentemente do local de atendimento.
- É importante identificar situações de parto de risco, como apresentação pélvica e distócia de ombros, para estar preparado para manobras eventualmente necessárias para salvaguardar o binômio. O passo inicial no atendimento à gestante de risco deve ser solicitar ajuda do obstetra.
- A melhor assistência ao feto decorre da melhor assistência à gestante.

INTRODUÇÃO

O médico emergencista deve estar preparado para o atendimento de gestantes, seja no que diz respeito a condições específicas relacionadas a gestação, seja quanto a outros agravos que, em se tratando de mulheres grávidas, possuem particularidades no seu manejo.

Condições relacionadas à gestação que comumente levam pacientes a buscar o departamento de emergência (DE) são sintomas gastrointestinais, notadamente náusea, e sintomas urinários. Eles requerem abordagem sintomática e tratamento direcionados, e são abordados de forma detalhada nos capítulos correspondentes. Toda paciente gestante deve ser avaliada de forma integral e deve-se sempre ter um leque de diagnósticos diferenciais, evitando viés de ancoragem na condição de gestante, o que pode levar à perda de diagnósticos importantes, como colecistite e apendicite.

Neste capítulo, trataremos de condições específicas da gestação que requerem o domínio de habilidades básicas e intervenções imediatas para salvamento e garantia de segurança da paciente e do feto.

O médico emergencista deve ter em mente que, sempre que possível nestas situações, a avaliação do médico obstetra deve ser priorizada. Entretanto, em se tratando de atendimento em área remota e/ou unidade pré-hospitalar móvel ou fixa, a primeira abordagem deve ser feita de forma qualificada com garantia posterior de transporte seguro a uma unidade especializada.

AVALIAÇÃO INICIAL

A abordagem inicial da paciente gestante com sinais de gravidade deve respeitar a sequência de abordagem inicial do paciente grave descrita no Capítulo 1 deste livro. É importante lembrar que a melhor abordagem materna garante a melhor abordagem ao feto. A seguir estão descritas algumas peculiaridades da anamnese e do exame físico na paciente gestante que devem ser pesquisadas.

Queixa principal e história patológica atual

A dor em gestante apresenta diferentes perspectivas: pode representar um agravo independente da gravidez, como dor musculoesquelética; pode representar evento secundário ou decorrente da gravidez, como dor lombar ou cefaleia; pode representar o trabalho de parto; ou pode ainda se relacionar a complicação específica da gravidez, como descolamento de placenta. A amplitude de possibilidades diagnósticas com diferentes implicações prognósticas faz com que a caracterização da queixa de dor deva ser bem detalhada. Localização, associada ou não ao abdome ou ao útero, característica e intensidade, duração e repetição, fatores de melhora ou piora, associação com contração uterina, associação com sangramento ou perda de líquido são informações importantes.

O trabalho de parto se caracteriza pela dor abdominal e pélvica, em cólicas, associada a contração uterina, com duração próxima a 1 minuto e intervalos de 10 minutos e intensidade progressiva. Quando a dor for associada a contração uterina intensa, aguda, sem melhora ou intervalo pode ser decorrente de complicação obstétrica, como descolamento prematuro de placenta.

O sangramento genital deve sempre ser investigado. Sangramentos agudos e vivos são frequentemente associados a condições adversas; mas podem ser normais quando em pequena quantidade, escuros e misturados a muco cervical.

A rotura da bolsa amniótica desencadeia perda de líquido em grande volume. Nas gestações a termo, o líquido apresenta coloração esbranquiçada; líquido esverdeado (mecônio) ou sanguinolento indica complicações fetais.

Antecedentes pessoais e obstétricos

Incluem o tempo de gravidez, considerando a data da última menstruação (DUM) ou exame ultrassonográfico do primeiro trimestre. Em pacientes que estejam realizando pré-natal, a leitura do cartão de acompanhamento permite identificar medicações em uso, evolução ponderal e de níveis pressóricos, além do próprio desenvolvimento fetal. Anotações de exames laboratoriais e ultrassonográficos também devem estar registradas.

Em pacientes sem pré-natal, caracteriza-se o tempo de gravidez pelo tempo decorrido desde a data da última menstruação (número de dias desde a DUM até a data presente dividido pelo numeral 7 provê o tempo em semanas). A altura uterina também se correlaciona com o tempo de gravidez, sendo que a sua medida em centímetros se correlaciona com as semanas de gestação. A palpação do fundo uterino pouco acima da sínfise púbica indica gestação de aproximadamente 12 semanas; entre a sínfise e a cicatriz umbilical, de 16 semanas; na cicatriz umbilical, de 20 semanas; a partir de então, a medida em centímetros se correlaciona com o tempo de gestação em semanas.

Na eventualidade de a gestação ocorrer em adolescente ou paciente em que a informação da gestação não é de domínio da família, é importante proporcionar condições de confidencialidade para obtenção dos dados clínicos.

Os antecedentes obstétricos envolvem condições da gestação atual e complicações e eventos adversos em gestações prévias, assim como tipos de partos e intercorrências puerperais.

Os antecedentes pessoais incluem doenças prévias ou atuais, uso de medicamentos ou drogas (lícitas ou ilícitas). Especial atenção para condições que frequentemente interferem na evolução da gravidez, como hipertensão arterial, diabetes, distúrbios de coagulação e doença renal.

Exame físico

Avaliam-se as condições gerais da gestante, preferencialmente em decúbito lateral esquerdo para evitar a compressão da veia cava pelo útero gravídico. Durante o terceiro trimestre, a posição supina na gestante faz com que o útero gravídico se apoie sobre a veia cava, obstruindo o fluxo em cerca de 25-30% e podendo determinar hipotensão.

São avaliados frequência cardíaca, frequência respiratória, pressão arterial e enchimento capilar periférico. As modificações fisiológicas da gestação incluem discreto aumento da frequência cardíaca (aumento de 15 a 20 batimentos por minuto no terceiro trimestre) e redução dos níveis pressóricos (cerca de 10 a 15 mmHg) durante o segundo trimestre com retorno aos níveis habituais no terceiro trimestre.

O volume sanguíneo aumenta progressivamente durante a gravidez, de maneira que durante o terceiro trimestre a gestante pode tolerar perdas sanguíneas de até 30% da volemia com baixa repercussão da pressão sistólica. Deste modo, deve-se estar atento a outros sinais de choque para que seja realizado diagnóstico precoce. O uso do *Shock Index* (FC/PAS) pode ser utilizado neste contexto, com valores > 0,9 apresentando alta sensibilidade para choque, e valores > 1,7 apresentando elevada especificidade para necessidade de suporte transfusional maciço, especialmente no contexto de hemorragia pós-parto. Os mecanismos compensatórios da gestante para preservar a circulação fetal são muito eficientes; no entanto, quando a hipotensão é grave, o comprometimento fetal é inevitável.

É importante avaliar o tônus uterino, a presença de contrações, sua frequência e intensidade, perceber a movimentação fetal e, se possível, auscultar o batimento cardíaco fetal.

No atendimento extra-hospitalar, evita-se a realização de toque vaginal, bastando a observação dos genitais externos e a presença de saída de líquidos ou sangue. Observação de partes fetais demanda melhor avaliação, especialmente pela possibilidade de prolapso de cordão ou eminência do parto.

SANGRAMENTOS GESTACIONAIS

Os sangramentos gestacionais são genericamente divididos em sangramentos da primeira e da segunda metade da gestação, respeitando as principais etiologias que ocorrem em cada um desses períodos.

Sangramentos da primeira metade da gestação

Aproximadamente 20% das mulheres sabidamente gestantes apresentam sangramento vaginal até a 20ª semana de gestação; entre elas, 50% evoluem com abortamento, que é a principal causa de sangramento no primeiro trimestre.

Dentre as causas de sangramento gestacional com < 20 semanas, a gestação ectópica, devido à sua elevada gravidade com risco de evolução catastrófica, deve ser sempre excluída. É uma etiologia pouco comum, correspondendo a apenas 2% dos casos, mas com até 10-16% de incidência em mulheres que buscam o DE com queixa de sangramento e dor abdominal.

A maioria das pacientes com sangramento da primeira metade da gestação não apresenta repercussões hemodinâmicas importantes, com apenas 1% requerendo transfusão de hemocomponentes. No entanto, tipagem sanguínea está indicada para toda paciente gestante com sangramento vaginal no DE. Pacientes com Rh negativo devem receber imunoglobulina anti-Rh (RhoGAM) em até 72 horas para a prevenção de complicações em gestações futuras. Uma dose de 50 mcg por via intramuscular é usada no primeiro trimestre e de 300 mcg se o sangramento ocorrer após o primeiro trimestre.

Abortamento

Aborto é definido pela Organização Mundial de Saúde (OMS) como interrupção da gestação antes de 20 semanas ou com concepto pesando menos de 500 gramas. Aproximadamente 50% dos abortos espontâneos ocorrem até a 8ª semana de gestação e são secundários, principalmente, a anomalias cromossômicas.

Clinicamente podemos classificar o aborto em ameaça de aborto, aborto inevitável ou em curso, aborto incompleto, aborto retido, aborto séptico e aborto completo. A classificação do aborto depende de uma avaliação ultrassonográfica, caracterização do óstio interno da cérvice uterina e confirmação da eliminação de tecidos fetais (Tabela 1). Estabelecer o diagnóstico do tipo de abortamento no DE pode ser difícil, por vezes requerendo exames ultrassonográficos e dosagens de β-HCG seriados.

Pacientes com ameaça de aborto devem ser devidamente orientadas sobre o risco de evolução para aborto. Nenhum tratamento mostrou-se eficaz para redução deste risco e sabe-se que atividades cotidianas moderadas não afetam a gravidez. A menos que outras condições determinem sua permanência no DE, devem receber alta com retorno precoce ao obstetra.

Na presença de abortamento incompleto e retido, o manejo pode ser medicamentoso (misoprostol) ou cirúrgico (curetagem). Essa definição deve ser feita pelo obstetra em conjunto com a paciente.

Os abortos sépticos requerem coleta de hemocultura e cultura de tecido endometrial, além de introdução precoce de antibioticoterapia de largo espectro com cobertura para clamídia, gonococo, estreptococo, bacilos Gram-negativos e anaeróbios. Pode-se utilizar associação de cefalosporina de 2ª geração (cefoxitina 2 g IV 6/6 h) + doxiciclina 100

▷ **TABELA 1** Tipos de abortamento espontâneo

Classificação	Características	Óstio cervical interno	Eliminação de tecidos fetais
Ameaça	Dor abdominal e/ou sangramento	Fechado	Não
Inevitável Em curso	Dor abdominal e/ou sangramento. Tecidos gestacionais podem ser observados no canal uterino ao exame especular	Aberto	Não
Incompleto	Dor abdominal e/ou sangramento	Aberto	Sim (ainda há conteúdo em cavidade uterina)
Completo	Dor abdominal e/ou sangramento	Fechado	Sim (eliminação completa de tecidos, útero contraído)
Retido	Óbito fetal ou embrionário, sem eliminação de tecidos. Pode ser assintomático	Fechado	Não
Séptico	Infecção de cavidade uterina, febre, calafrios. Sensibilidade e amolecimento uterino à palpação bimanual	Aberto com eliminação de secreção purulenta e fétida	Não (pode ter ocorrido eliminação incompleta)

mg VO 12/12 h ou associação de clindamicina 900 mg IV 8/8 h + gentamicina 3-5 mg/kg IV diária por 10-14 dias. A avaliação obstétrica será importante para definir o momento ideal de curetagem uterina.

Pacientes com suspeita de abortamento completo que chegam ao DE levando o conteúdo eliminado devem ter este material enviado para estudo histopatológico, a menos que as partes fetais sejam óbvias. Devem ter garantido encaminhamento para reavaliação em até 2 semanas, uma vez que podem apresentar tecido retido, bem como pode se tratar de uma gestação ectópica que não foi identificada.

Gestação ectópica

Gestação ectópica é a implantação e o desenvolvimento ovular em local distinto da cavidade intrauterina. Os locais mais comuns de implantação ectópica são as tubas uterinas (90% dos casos), ovários e cérvix uterino. Deve-se suspeitar de gestação ectópica em toda mulher em idade fértil com atraso menstrual ou elevação de β-HCG associados a sangramento vaginal ou dor abdominal. O médico emergencista deve estar especialmente atento ao risco de gravidez ectópica rota que pode levar a paciente a choque hipovolêmico e óbito em curto espaço de tempo.

A Federação Brasileira de Ginecologia e Obstetrícia (Febrasgo) sugere que seja realizada uma abordagem com dosagem seriada de β-HCG, e o diagnóstico seja definido a partir da sua variação. Existe um valor de β-HCG considerado discriminatório, que é aquele a partir do qual espera-se que uma gravidez intrauterina com desenvolvimento normal seja visualizada na ultrassonografia (USG). O valor adotado pela Febrasgo é > 2.000 mUI/mL. Desse modo, em pacientes com valor discriminatório de β-HCG > 2.000 mUI/mL sugere-se que a ausência de gestação intrauterina ao USG é muito indicativa de gestação ectópica, podendo, entretanto, ser apenas um estágio inicial de gestação múltipla. Quando o β-HCG é < 2.000 mUI/mL deve-se repetir o exame em 48 horas; caso não haja elevação ou esta seja < 35%, há elevada probabilidade de gestação ectópica ou gestação inviável; elevações > 35% sugerem gravidez intrauterina viável.

Deve-se suspeitar de gestação ectópica rota em pacientes com dor abdominal moderada a grave, persistente, com sinais de defesa e irritação peritoneal. Sinais de choque estão frequentemente ausentes no início do quadro, mas podem se instalar rapidamente. Em mulheres em idade fértil, hemodinamicamente instáveis, sem outra causa aparente de choque, recomenda-se a realização do FAST (*Focused Assessment with Sonography for Trauma*) que, se positivo, mesmo que não haja visualização de massa anexial, apoia o diagnóstico de gravidez ectópica rota e deve desencadear acionamento de protocolo cirúrgico imediato.

Na suspeita de gestação ectópica rota deve-se realizar imediatamente medidas de suporte. A conduta definitiva padrão no tratamento da gestação ectópica é cirúrgica, entretanto é possível realizar tratamento medicamentoso em pacientes estáveis com metotrexato desde que a massa anexial seja

< 3,5 cm e o β-HCG < 5.000 mUI/mL. Essa decisão terapêutica deve ser tomada pelo especialista em conjunto com a paciente (Figura 1).

Sangramentos da segunda metade da gestação

Durante a segunda metade da gestação estima-se que apenas 4% das mulheres exteriorizem algum sangramento genital. Este, quando ocorre antes da viabilidade fetal, ou seja, antes de 24 semanas, representa alto risco, com até 1/3 de chance de aborto ou óbito fetal. Ressalte-se que essas gestantes estão sob maior risco de hemorragia pós-parto e necessidade transfusional.

Deve-se sempre coletar hemograma, coagulograma, tipagem sanguínea e indicação de imunoglobulina anti-Rh em pacientes Rh negativo que ainda não tenham recebido profilaxia com 28 semanas de idade gestacional.

Placenta prévia

É caracterizada pela inserção da placenta no segmento uterino inferior, posicionada em frente à apresentação fetal, próxima ou recobrindo o óstio interno da cérvix uterina. O quadro clínico clássico é de uma gestante com > 20 semanas com sangramento genital vermelho vivo e indolor; entretanto, até 20% das pacientes podem apresentar algum grau de irritabilidade uterina, com contrações leves. Pacientes com placenta prévia (PP) apresentam episódios intermitentes de sangramento, habitualmente de pequeno volume e não é esperado que evoluam com repercussão hemodinâmica.

Na suspeita de PP deve ser evitada a realização de toque vaginal e exame especular, pois podem precipitar hemorragia grave. Deve-se solicitar USG, que é a melhor ferramenta diagnóstica para caracterizar inserção placentária, sendo necessária visualização da placenta e do óstio interno da cérvix uterina. Apesar de contraintuitivo, o exame por via transvaginal é seguro e deve ser realizado caso o exame por via abdominal não visualize adequadamente as estruturas.

O médico emergencista deve oferecer monitorização materno-fetal contínua, cuidados de suporte hemodinâmico e encaminhar a paciente para serviço especializado. Ainda que estas pacientes apresentem sangramento de pequena monta sem sinais de instabilidade, não devem receber alta do DE até que sejam avaliadas por um obstetra.

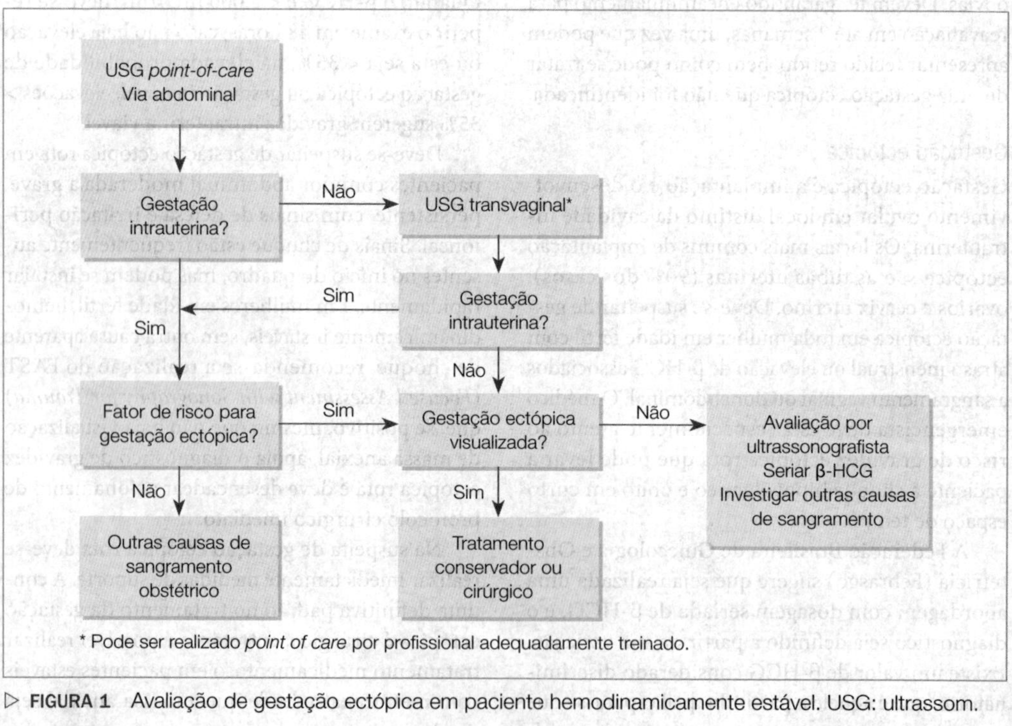

▷ **FIGURA 1** Avaliação de gestação ectópica em paciente hemodinamicamente estável. USG: ultrassom.

Descolamento prematuro de placenta

É definido como a separação entre a placenta e a parede uterina que ocorre antes da expulsão fetal, decorrente de sangramento e hematoma localizado na interface entre estes tecidos. O sangramento materno volumoso está relacionado à evolução da gestante para coagulação intravascular disseminada (CIVD), e a perda de superfície de troca entre a placenta e a parede uterina leva a hipóxia fetal.

O descolamento prematuro de placenta (DPP) pode ser desencadeado por trauma abdominal contuso e, entre as etiologias não traumáticas mais comuns, estão hipertensão arterial sistêmica, trombofilia, tabagismo e uso de cocaína.

O quadro clínico clássico de DPP é de sangramento vaginal vermelho escuro em pequena quantidade, dor abdominal aguda e lancinante e hipertonia uterina. Entretanto, apenas 70% das pacientes irão apresentar sangramento vaginal e até 20% podem não apresentar dor abdominal. Em pacientes sem exteriorização de sangramento pode-se observar aumento progressivo da altura uterina causado pela expansão do hematoma. Ao exame físico deve-se buscar atentamente presença de petéquias e equimoses e sinais clínicos de coagulopatia. A gravidade do quadro se correlaciona com a extensão e velocidade de instalação do hematoma. O diagnóstico de DPP é clínico. Ao USG o hematoma agudo apresenta a mesma ecogenicidade da placenta, sendo de difícil caracterização, e sua realização não deve retardar o tratamento de pacientes com quadro característico de DPP.

Na suspeita de DPP, a equipe cirúrgica deve ser acionada e a paciente deve ser transferida para unidade especializada. A conduta do emergencista deve ser ofertar suporte clínico e hemodinâmico, com monitorização materno-fetal contínua. Deve-se obter imediatamente hemograma, tipagem sanguínea e coagulograma.

Sangramentos retroplacentários de pequeno volume, que não resultam em dor abdominal, irritabilidade uterina, alteração dos fatores de coagulação e, principalmente, sofrimento fetal, podem ser manejados de modo conservador pelo obstetra. Pacientes com sinais de gravidade devem ter a gestação resolvida de modo imediato.

EMERGÊNCIAS HIPERTENSIVAS

As síndromes hipertensivas relacionadas à gestação oferecem elevada morbimortalidade materna e fetal. Hipertensão gestacional ocorre em até 17% das nulíparas e em até 4% das multíparas; entre 10 e 25% destas pacientes apresentarão pré-eclâmpsia.

A incidência global de pré-eclâmpsia é próxima a 5%. No Brasil, um estudo demonstrou incidência de 1,5%, porém acredita-se que haja subnotificação. Um estudo nacional encontrou mortalidade de até 22% em regiões brasileiras menos desenvolvidas, demonstrando a importância do reconhecimento e do manejo desta síndrome.

O diagnóstico de hipertensão arterial relacionada à gestação é definido como pressão arterial sistólica ≥ 140 mmHg ou pressão arterial diastólica ≥ 90 mmHg que se iniciam após 20 semanas de gestação e se resolvem em até 6 semanas após o parto.

Pré-eclâmpsia ocorre quando hipertensão gestacional se associa com proteinúria OU lesão de órgão-alvo, definida por critérios clínicos e laboratoriais, podendo ser classificada como leve ou grave (Tabela 2).

TABELA 2 Critérios de pré-eclâmpsia

Critérios
▪ PAS ≥ 140 mmHg ou PAD ≥ 90 mmHg iniciadas após 20 semanas de gestação aferidas em duas ocasiões com intervalo de 4 horas ▪ PAS ≥ 160 mmHg ou PAD ≥ 110 mmHg iniciadas após 20 semanas de gestação aferidas em duas ocasiões com intervalo de 15 minutos E
Proteinúria: ▪ ≥ 300 mg em 24 horas ▪ Relação proteinúria/creatininúria ≥ 0,3 ▪ Presença de pelo menos 1+ de proteinúria em fita OU
Na ausência de proteinúria, considerar surgimento de HAS associado a pelo menos um dos critérios abaixo:
▪ Plaquetopenia < 100 mil
▪ Cr ≥ 1,1 ou o dobro da Cr basal
▪ Elevação de 2x nas enzimas hepáticas
▪ Edema agudo de pulmão
▪ Sintomas visuais ou neurológicos

Cr: creatinina; HAS: hipertensão arterial sistêmica; PAD: pressão arterial diastólica; PAS: pressão arterial sistólica.

A pré-eclâmpsia é considerada grave na presença de pelo menos um dos cinco critérios: pressão arterial ≥ 160/110 mmHg, proteinúria de 5 g ou mais em urina de 24 horas ou presença de ≥ 3+ em proteinúria de fita; oligúria ou diurese menor do que 400 mL por dia; sintomatologia de iminência de eclâmpsia (cefaleia, dor epigástrica e transtornos visuais) ou edema pulmonar.

A síndrome HELLP é uma manifestação ou subtipo de pré-eclâmpsia em que ocorre microangiopatia trombótica manifestada por hemólise, elevação de enzimas hepáticas e trombocitopenia.

A eclampsia é definida como a ocorrência de crise convulsiva em paciente com síndrome hipertensiva gestacional na ausência de outras condições neurológicas que justifiquem o quadro.

Toda paciente com diagnóstico de pré-eclâmpsia deve ser hospitalizada, independentemente da gravidade, e referenciada para um serviço obstétrico terciário. A cura da pré-eclâmpsia só ocorre após a retirada da placenta, de modo que a conduta clínica deve estabelecer uma relação entre a gravidade da paciente e a idade gestacional em que se apresenta (Figuras 2 e 3).

Em pacientes que se apresentem no DE com PAS ≥ 160 mmHg ou PAD ≥ 110 mmHg persistente por > 15 minutos, está indicado início de terapia anti-hipertensiva com objetivo de redução inicial da PAM em 20%. De acordo com as recomendações da Febrasgo, a droga de escolha é a nifedipina oral; pode-se utilizar hidralazina, porém essa droga está relacionada a maior risco de hipotensão materna e bradicardia fetal. Em pacientes que não respondem a essas estratégias pode-se utilizar nitroprussiato de sódio, não ultrapassando a dose de 4 mcg/kg/min. (Tabela 3). Deve haver particular cautela no uso de fluidos em pacientes com pré-eclâmpsia, devido ao risco de sobrecarga volêmica e edema agudo de pulmão.

A profilaxia de crises convulsivas com sulfato de magnésio está indicada em todas as pacientes com pré-eclâmpsia grave e eclâmpsia. O uso em pacientes

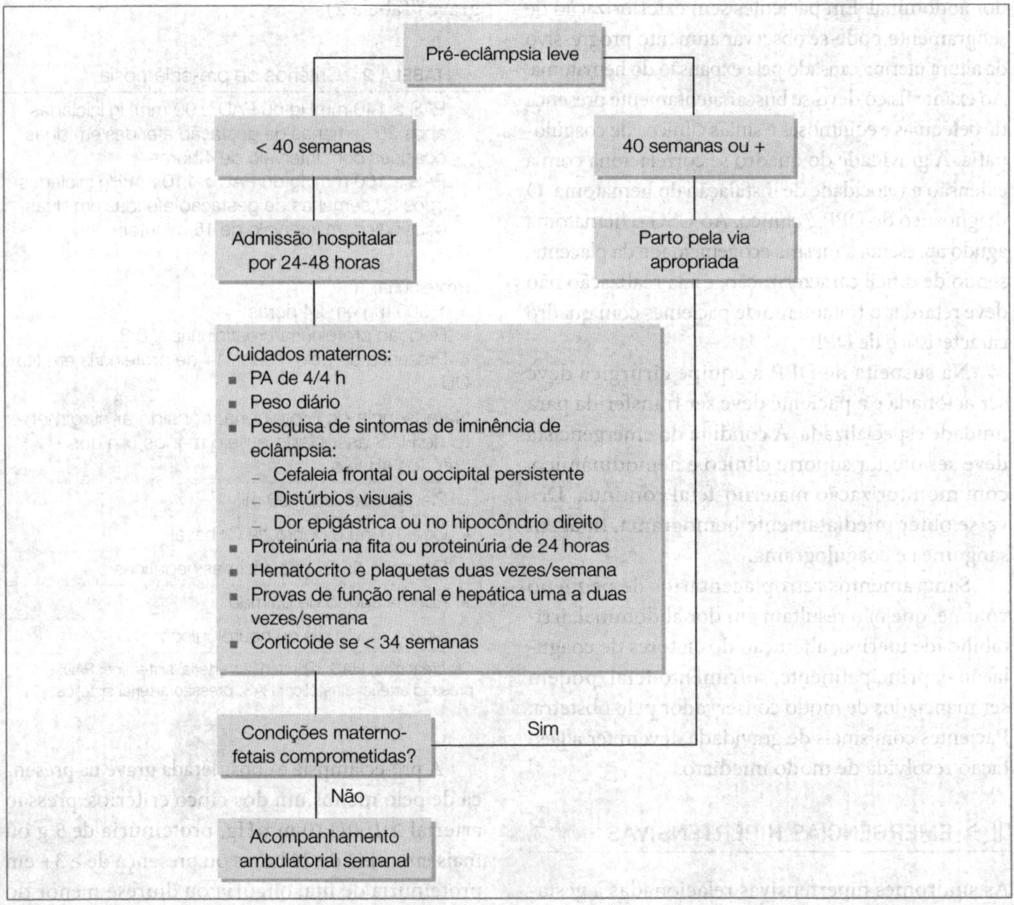

▷ **FIGURA 2** Condutas na pré-eclâmpsia leve.

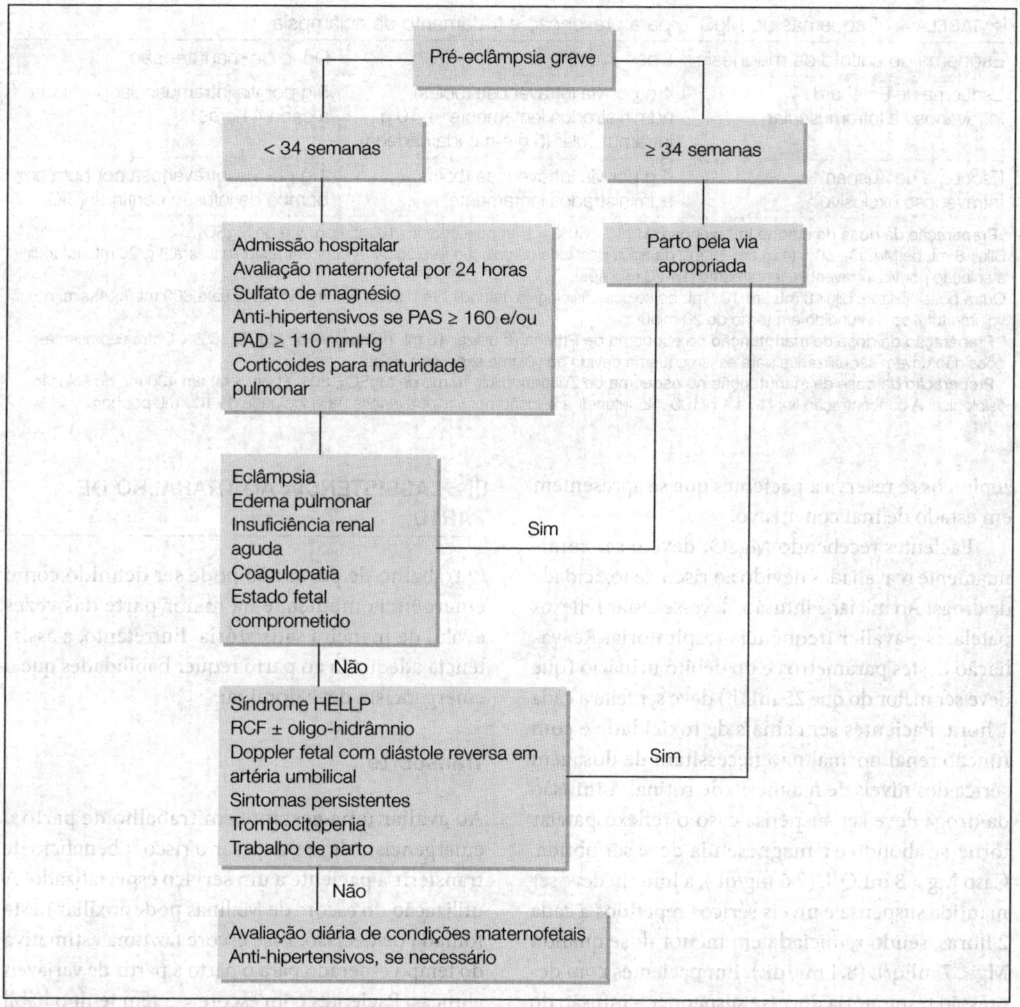

▷ **FIGURA 3** Condutas na pré-eclâmpsia grave.

▷ **TABELA 3** Medicações anti-hipertensivas de escolha em gestantes com pré-eclâmpsia

Droga	Dose inicial	Via de administração	Intervalo de repetição	Dose máxima
Nifedipino	10 mg	VO	30 min	30 mg
Hidralazina	5 mg	EV	20 min	30 mg
Nitroprussiato	0,25 mcg/kg/min	EV	Contínuo	4 mcg/kg/min

com pré-eclâmpsia leve não é consensual e deve ser individualizado. Existem diferentes esquemas de administração do $MgSO_4$, porém, independentemente do esquema escolhido, o seu uso deve ser mantido por até 24 horas após o parto (Tabela 4).

A ocorrência de crises convulsivas é rara e costuma ser autolimitada. Estudos que compararam o uso de $MgSO_4$ com benzodiazepínicos e fenitoína concluíram que o primeiro é superior aos demais na profilaxia de crises convulsivas. O uso de benzodia-

▷ **TABELA 4** Esquemas do $MgSO_4$ para prevenção e tratamento da eclâmpsia

Esquema do sulfato de magnésio	Dose inicial	Dose de manutenção
Esquema de Pritchard Intravenoso e intramuscular	4 g por via intravenosa (*bolus*), administrados lentamente[a] + 10 g intramuscular (5 g em cada nádega)[b]	5 g por via intramuscular profunda a cada 4 horas[b]
Esquema de Zuspan Intravenoso exclusivo	4 g por via intravenosa (*bolus*), administrados lentamente[a]	1 g por via intravenosa por hora em bomba de infusão contínua (BIC)[c]

[a] **Preparação da dose de ataque intravenosa:** $MgSO_4$, 50% – 1 ampola contém 10 mL com 5 g de $MgSO_4$.
Diluir 8 mL de $MgSO_4$, 50% (4 g) em 12 mL de água destilada ou solução fisiológica. A concentração final será 4 g/20 mL. Infundir a solução por via intravenosa lentamente (15-20 minutos).
Outra possibilidade: diluir 8 mL em 100 mL de solução fisiológica. Infundir em bomba de infusão contínua a 300 mL/h. Assim, o volume total será infundido em torno de 20 minutos.
[b] **Preparação da dose de manutenção no esquema de Pritchard:** utilizar 10 mL da ampola de $MgSO_4$, 50%. Outras apresentações não devem ser utilizadas para esse esquema devido ao volume excessivo delas.
[c] **Preparação da dose de manutenção no esquema de Zuspan:** diluir 10 mL de $MgSO_4$, 50% (1 ampola) em 490 mL de solução fisiológica. A concentração final terá 1 g/100 mL. Infundir a solução por via intravenosa na velocidade de 100 mL por hora.

zepínicos se reserva a pacientes que se apresentem em estado de mal convulsivo.

Pacientes recebendo $MgSO_4$ devem ser continuamente reavaliadas devido ao risco de toxicidade da droga. Ao iniciar a infusão, deve-se testar reflexos patelares e avaliar frequência respiratória. Reavaliação destes parâmetros e do débito urinário (que deve ser maior do que 25 mL/h) deve ser feita a cada 1 hora. Pacientes sem sinais de toxicidade e com função renal normal não necessitam de dosagem sérica dos níveis de magnésio de rotina. A infusão da droga deve ser suspensa caso o reflexo patelar torne-se abolido e a magnesemia deve ser obtida. Caso Mg > 8 mEQ/L (9,6 mg/dL), a infusão deve ser mantida suspensa e níveis séricos repetidos a cada 2 horas, sendo reiniciada em menor dose quando Mg < 7 mEq/L (8,4 mg/dL). Em pacientes com depressão respiratória deve-se suspender a infusão do $MgSO_4$ e administrar gluconato de cálcio na dose de 1 g infundido em 2 a 4 minutos; caso a paciente se apresente em PCR ou com comprometimento hemodinâmico grave pode ser administrada uma dose de gluconato de cálcio de até 3 g.

Em pacientes com síndrome HELLP que apresentem dor abdominal em hipocôndrio direito ou epigastralgia deve-se suspeitar de hematoma hepático com distensão subcapsular, que tem elevado risco de rotura e óbito, sendo indicação de parto cesáreo imediato. Deve-se estar atento a sinais de CIVD e necessidade de reposição de fatores de coagulação.

Pacientes com pré-eclâmpsia devem estar sob monitorização multiparamétrica e monitorização cardiofetal contínuas. Após estabilização clínica e hemodinâmica devem ser imediatamente referenciadas a serviço especializado.

ASSISTÊNCIA AO TRABALHO DE PARTO

O trabalho de parto não pode ser definido como emergência médica, e na maior parte das vezes evolui de maneira satisfatória. Entretanto, a assistência adequada ao parto requer habilidades que o emergencista deve dominar.

Transporte

Ao avaliar uma gestante em trabalho de parto o emergencista deve ponderar o risco × benefício de transferir a paciente a um serviço especializado. A utilização do escore de Malinas pode auxiliar nesta tomada de decisão. Esse escore faz uma estimativa do tempo esperado para o parto a partir de variáveis clínicas. Pacientes com escore < 5 têm tempo hábil para remoção; 5-7 indicam que o tempo até o parto é curto e a remoção deve ser ponderada de acordo com a distância a ser percorrida; em pacientes com escore > 7 deve-se evitar remoção, mas caso seja realizada, é necessária a presença de um médico e material para auxílio ao parto (Tabela 5).

Parto vaginal

O parto vaginal é classicamente dividido em três fases. A primeira fase compreende a fase latente e a fase ativa do trabalho de parto. A fase latente é caracterizada por contrações uterinas irregulares e pouco coordenadas, com um colo uterino com < 4 cm de dilatação. A fase ativa do trabalho de parto se inicia a partir de 4 cm de dilatação, com uma progressão média de 1,2 cm/h em nulíparas

▷ **TABELA 5** Escore de Malinas (avaliação do risco de ocorrer parto durante o transporte)

Pontos	0	1	2
Paridade	1	2	3 ou mais
Duração do trabalho de parto	< 3 h	3 a 5 h	> 6 h
Duração da contração	< 1 min	1 min	> 1 min
Intervalo entre contrações	> 5 min	3 a 5 min	< 3 min
Perda de líquido	Não	Recente	> 1 h

e 1,5 cm/h em multíparas, e apresenta contrações coordenadas, com duração > 20 segundos e intervalo de até 10 minutos.

A segunda fase se inicia com a dilatação completa do colo uterino (10 cm) e termina com o desprendimento fetal. Sua duração em nulíparas é de até 2 horas e em multíparas de até 1 hora. Ações no sentido de impedir a evolução do parto devem ser evitadas (p. ex., manter as pernas fechadas) e diante de sua inevitabilidade (p. ex., sensação de evacuação, visualização do polo cefálico no introito vaginal) deve-se proporcionar ambiente adequado, limpo, liberando a paciente para buscar a posição em que se sinta mais confortável.

Nestas situações, o principal papel do médico emergencista é o de evitar partos rápidos, explosivos, que podem comprometer o feto. Para tanto, deve ser realizada manobra de proteção do períneo. Após o nascimento, a laqueadura do cordão deve aguardar a parada de pulsação. Não há necessidade de fazê-lo rapidamente, a menos que o recém-nascido necessite de manobras de reanimação. Após certificar-se que as vias aéreas estão patentes e a respiração ocorre adequadamente, o recém-nascido deve ser mantido aquecido com envolvimento em manta e entregue à mãe. Ao término da segunda fase devem ser administradas 10 UI de ocitocina por via IM na puérpera.

A terceira fase se inicia com o desprendimento fetal e termina com a dequitação placentária. Tem duração de até 30 minutos. Pode ser realizada tração controlada do cordão umbilical, mas de modo cauteloso. Não deve ser realizada massagem uterina para acelerar a dequitação devido ao risco de inversão uterina. Ao final da terceira fase deve ser realizada revisão do canal de parto com hemostasia e sutura de lacerações.

Distócia de ombro

Ocorre quando não há desprendimento bisacromial após o desprendimento do polo cefálico devido ao encravamento do ombro anterior acima do pube. As complicações maternas envolvem lacerações do canal do parto, rotura uterina, atonia uterina, hemorragia e disjunções pélvicas; enquanto o feto pode apresentar lesões do plexo braquial, fratura de clavícula e úmero, encefalopatia e morte. Os principais fatores de risco são macrossomia fetal, diabetes, obesidade e período expulsivo prolongado. A avaliação adequada do tamanho fetal e da bacia é um elemento importante na profilaxia durante a condução do trabalho de parto.

A possibilidade da distócia deve ser considerada quando se observa que o polo cefálico apresenta progressão e recuo durante as contrações e seus intervalos (sinal da tartaruga), ou ainda quando o polo cefálico se desprende, a face fetal se torna pletórica e há dificuldade em abaixar e erguer os ombros e o desprendimento do corpo não ocorre após 1 minuto.

As manobras para desprendimento devem ser realizadas de maneira conjunta, geralmente com necessidade de auxiliares. É fundamental que se evite tração excessiva no polo cefálico e compressão do fundo uterino.

As condutas iniciais são episiotomia ampla, a bexiga deve ser esvaziada, e a manobra de McRoberts – hiperflexão e abdução das coxas da gestante para retificação da lordose lombar materna na tentativa de ampliar o estreito obstétrico e facilitar a liberação do ombro. Conjuntamente, também se realiza a manobra de Rubin – pressão contínua e vigorosa suprapúbica, com o punho de auxiliar, para comprimir o ombro fetal e direcionar a rotação do diâmetro bisacromial do diâmetro sagital para o diâmetro oblíquo, mais amplo.

Segue-se o desprendimento do ombro posterior utilizando a manobra de Jacquemier, onde a mão do obstetra é introduzida no canal de parto, pelo dorso fetal, de maneira a alcançar o antebraço posterior, que é deslizado pela face anterior do tórax fetal até ser desprendido; desta forma, o diâmetro bisacromial é reduzido e o abaixamento do tronco fetal promoverá a liberação do ombro anterior. Na eventualidade de ocorrer o desprendimento do ombro anterior, pode-se apoiar o polo cefálico e o braço desprendido com as mãos, enquanto um auxiliar roda o dorso fetal em 180° para que o braço desprendido fique anterior e o ombro impactado rode para a concavidade sacra e a liberação seja realizada da mesma forma que o descrito para o braço já liberado.

Também é possível rodar a paciente da posição dorsal para a genopeitoral (manobra de Matthes). Nesta posição, a hiperflexão da coxa ocorre naturalmente e a manobra de Jacquemier, anteriormente descrita, é mais facilmente realizável. Outra manobra que pode ser executada é a tentativa de fratura da clavícula anterior por compressão de sua porção média, nem sempre fácil de ser realizada. Quando em ambiente hospitalar e sob anestesia, pode-se tentar a manobra de Zavanelli, com relaxamento medicamentoso uterino (p. ex., terbultalina) e elevação da apresentação fetal para o nível das espinhas ciáticas e realização de cesárea.

Parto pélvico

O ambiente adequado para parto vaginal pélvico é o hospitalar, diante de possíveis complicações e necessidade de manobras obstétricas.

Na iminência do parto, deve-se evitar manobras de tração de partes fetais, ou mobilizações desnecessárias do feto, para que não haja deflexão da cabeça e comprometimento dos mecanismos naturais de desprendimento fetal. Ao contrário, deve-se realizar contratração sobre o polo pélvico com a mão espalmada para limitar a saída. Essa manobra permite que as contrações uterinas comprimam o feto de maneira que o polo cefálico fique mais bem posicionado para o posterior desprendimento.

O mecanismo do parto pélvico implica a exteriorização do diâmetro bitrocantérico fetal em variedade oblíqua e exteriorização após rotação em 45°. Neste momento, a rotação do tronco fetal deverá ser no sentido do dorso se posicionar anteriormente – voltado para o pube da gestante. Caso a rotação esteja ocorrendo no sentido inverso, o profissional deve corrigir e direcionar, durante as contrações, a rotação para o sentido de dorso anterior.

Após o desprendimento do polo pélvico, deve-se proceder à tração cuidadosa do cordão umbilical para formar alça que permita melhor circulação para o feto. A progressão da descida ocorre com rotação para um dos oblíquos da pelve e desprendimento da cintura escapular. Caso o feto permaneça em posição oblíqua, sem o desprendimento espontâneo dos membros superiores, é possível haver distócia de ombros. Neste caso, será necessário realizar rotação ventrodorsal em 180° para posicionamento do ombro no oblíquo contralateral e liberação do membro superior; segue-se nova no sentido inverso em 90° para liberação do outro membro e reposicionamento do dorso fetal em direção anterior.

Para o desprendimento cefálico, apoia-se o tórax fetal com as mãos, os polegares sobre clavículas e os outros dedos sobre as escápulas, realizando movimento de anteriorização do dorso fetal em direção ao pube materno, manobra de Bracht, que favorece o hipomóclio fetal sob o púbis e o desprendimento do polo cefálico por flexão.

A gestante também pode ser posicionada em genopeitoral, ou em quatro apoios (mãos, joelhos), com afastamento das pernas. Nesta posição, ocorre a natural hiperflexão das pernas para melhor adequar o eixo pélvico e ampliar o estreito obstétrico, assim como a própria gravidade auxilia que o tronco fetal se anteriorize e se direcione para o hipogástrio. Cabe ao profissional oferecer a contratração inicial – anteriormente descrita – e apoiar a saída do polo pélvico com formação da alça de cordão.

Os recém-nascidos de parto pélvico têm maior possibilidade de necessitar de manobras de reanimação. A equipe deverá estar preparada para oferecer suporte, como ventilação e aquecimento.

Prolapso de cordão umbilical

Acidentes com cordão umbilical são pouco frequentes, mas com elevados riscos para o feto. O prolapso de cordão umbilical, com a rotura da bolsa amniótica, pode ocorrer lateralmente à apresentação (laterocidência) ou localizar-se à frente dela (procidência). Eventualmente, durante o exame obstétrico em pacientes com a bolsa amniótica íntegra, pode-se identificar o cordão pulsando à frente da apresentação, sinal claro que não se deve realizar ou aguardar a rotura da bolsa.

Quando o cordão se prolapsa à frente da apresentação, cefálica ou pélvica, poderá ocorrer sua compressão e obstrução com bloqueio da circulação feto-placentária, hipóxia fetal e óbito. Trata-se de emergência obstétrica com necessidade de intervenção imediata e parto cesárea.

Pode ser diagnosticado pela visão direta do cordão na vagina ou projetando-se além do introito; ou ser inferido pelo aparecimento de bradicardia fetal abrupta com a rotura amniótica. Assim que identificado, deve-se proceder à elevação da apresentação fetal através do toque vaginal, com os dedos indicador e médio do examinador no interior da vagina elevando o polo cefálico para evitar a compressão. Essa manobra deve ser mantida até a resolução do parto. A paciente poderá ser mantida em posição de Trendelenburg ou genopeitoral ou em decúbito lateral contrário ao lado do prolapso. A sondagem vesical com enchimento de volume entre 500 e 700 mL faz com que a bexiga cheia auxilie em manter a apresentação elevada. Durante o período de elevação da apresentação, o cordão deverá ser mantido umidificado e no interior da vagina, com muito cuidado para que a manipulação não estimule espasmo e obstrução.

Quando houver óbito fetal ou inviabilidade fetal, o parto poderá ser ultimado por via vaginal.

Hemorragia puerperal

Hemorragia puerperal é a principal causa de mortalidade materna no mundo. A definição de hemorragia pós-parto é sangramento > 500 mL em parto normal ou a impressão subjetiva de médico experiente de que houve sangramento maior do que o habitual.

A principal causa de hemorragia puerperal, e responsável por aproximadamente 80% dos casos, é a atonia uterina. Para recordar as principais etiologias de sangramento utilizamos a regra dos 4Ts:

- Tônus – atonia uterina.
- Tecido – retenção placentária; anormalidades de inserção de placenta (p. ex., placenta acreta).
- Trauma – laceração de canal de parto; inversão uterina.
- Trombocitopenias/coagulopatias.

O manejo de pacientes com hemorragia puerperal se baseia em terapia de suporte simultaneamente a terapêutica destinada ao tratamento da causa do sangramento. Deve-se acionar equipe cirúrgica, iniciar ressuscitação volêmica com cristaloides e acionar precocemente o banco de sangue. Deve-se lembrar que puérperas desenvolvem alterações de sinais vitais tardiamente e um indicador sensível nestes casos é o *Shock Index* que, quando > 1,4, tem elevada correlação com necessidade de suporte transfusional. Está indicado uso de ácido tranexâmico na dose de 1 g com infusão em 10-20 minutos, podendo ser repetido após 30 minutos caso haja persistência de sangramento.

Nos casos de atonia uterina, terapias uterotônicas farmacológicas e não farmacológicas devem ser realizadas simultaneamente. Caso a paciente não tenha recebido ocitocina profilática na terceira fase do trabalho de parto, deve ser administrada neste momento. A via pode ser IM na dose de 10 UI, ou EV, de 20-40 UI de ocitocina diluída em 1.000 mL SF com infusão em 60 minutos, pois a infusão rápida de ocitocina pode provocar hipotensão. O início de ação da ocitocina endovenosa é de 1 minuto; caso após esse período a paciente não dê sinais de melhora, pode-se progredir a terapêutica farmacológica para a ergometrina na dose 0,2 mg via IM. O início de ação da ergometrina é de 2-3 minutos; se após esse período a paciente persiste sem sinais de melhora, progride-se a terapêutica farmacológica com misoprostol na dose de 400 mcg sublingual (não deve ser feito uso intravaginal pois a substância será removida pelo sangramento intenso). O início de ação do misoprostol é tardio, em cerca de 30 minutos.

Simultaneamente deve-se realizar massagem do fundo uterino a fim de estimular a formação do globo de segurança de Pinard, com progressão imediata para massagem uterina bimanual, que consiste na inserção da mão e punho do examinador no canal vaginal da paciente, pressionando a parede uterina anterior, e com a outra mão trazendo de encontro a parede uterina posterior através do abdome e pressionando-as uma contra a outra. Essa medida tem elevada efetividade na hemostasia (Figura 4).

Revisão do canal de parto é um passo indispensável após o desprendimento fetal e dequitação placentária, devendo ser realizada hemostasia e sutura de lacerações significativas e sangrantes. Em caso de suspeita de sangramento secundário, a retenção de tecidos placentários, além das medidas de ressuscitação comum a todos os casos, pode-se realizar curetagem uterina com inserção da mão do examinador na cavidade e limpeza com auxílio de compressa estéril.

Em caso de inversão uterina, quando o fundo uterino se insinua através da cavidade uterina e se

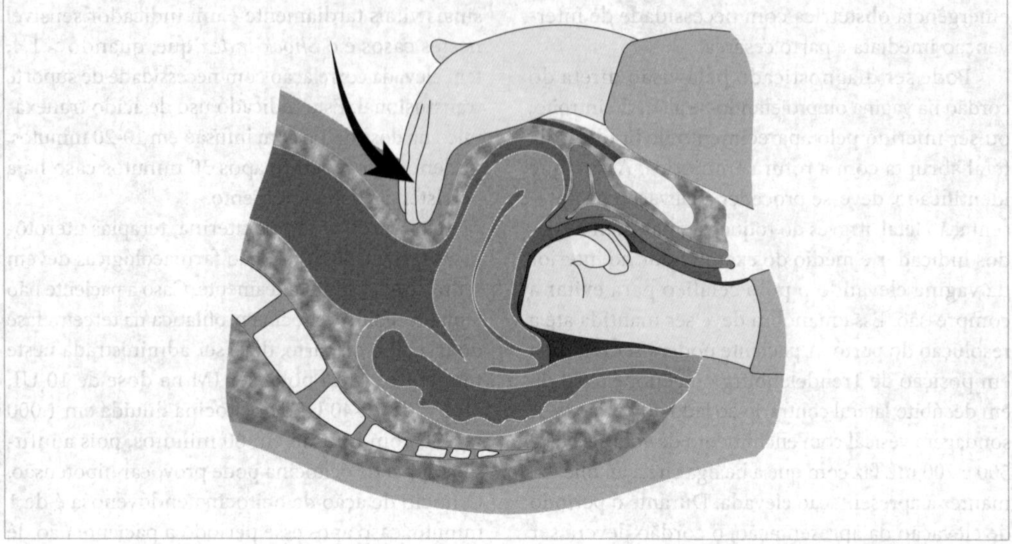

▷ FIGURA 4 Massagem uterina bimanual.

exterioriza na pelve, o médico deve reposicionar o útero, pinçando o seu fundo com o polegar em oposição aos 4 dedos e empurrando-o para dentro da cavidade até que tenha retornado à posição anatômica.

Após avaliação de todas essas causas, caso a paciente persista apresentando sangramento, deve-se levantar suspeita de coagulopatias primárias ou induzidas pelo choque e medidas específicas de investigação e tratamento direcionados devem ser realizadas. É indispensável considerar a possibilidade de acionamento de protocolo de transfusão maciça, principalmente em pacientes com *Shock Index* > 1,4.

CESÁREA *PERIMORTEM*

Parada cardiorrespiratória (PCR) em gestantes é um cenário raro, porém catastrófico. A realização de parto cesáreo nesse contexto é primariamente uma medida de reanimação materna, repercutindo em melhora de sobrevida e desfecho neurológico do concepto. Postula-se que a compressão aortocaval pelo útero gravídico compromete o débito cardíaco e reduz a chance de retorno a circulação espontânea.

O ideal é que na ocorrência de PCR em gestante seja acionado um time multidisciplinar com emergencista, intensivista, anestesiologista, obstetra e neonatologista. Entretanto, em se tratando de serviço pré-hospitalar, não raro o emergencista estará sozinho e deverá coordenar e realizar todo o processo.

A American Heart Association (AHA) recomenda que ao ser identificada PCR em gestantes com mais de 20 semanas, caracterizada por fundo uterino palpável no nível ou acima da cicatriz umbilical, deve-se iniciar ressuscitação cardiopulmonar (RCP) e simultaneamente preparo para cesárea *perimortem*, que deve ser realizada no local da PCR, sem atraso para remoção da paciente para centro cirúrgico.

Durante as manobras de RCP, a gestante deve ter o útero deslocado lateralmente à esquerda, uma tentativa de descomprimir o fluxo aortocaval. Não havendo RCE após período de até 5 minutos, recomenda-se realizar a cesárea, sendo este o tempo ideal para melhor desfecho do binômio. Caso o tempo de PCR seja acima de 5 minutos, a cesárea ainda deve ser realizada, porém o prognóstico é pior para ambos, com maior risco de encefalopatia anóxica neonatal e menor taxa de sucesso na reanimação materna.

Após o esvaziamento uterino, caso o feto seja considerado viável, ou seja, maior de 24 semanas, devem ser realizadas manobras de reanimação neonatal simultaneamente à continuidade das manobras de reanimação materna. No contexto de limitação de recursos, o emergencista deve definir quem se beneficiará mais das manobras de reanimação e concentrar os esforços.

CESÁREA *PERIMORTEM*: PROCEDIMENTOS

Lembre-se que a RCP deve ser continuada durante todo o procedimento. Afaste-se em caso de desfibrilação.
Higienize a pele da paciente utilizando o antisséptico disponível. Realize a passagem de sonda vesical de demora, se não for retardar o procedimento.
Utilizando bisturi, realize uma incisão vertical mediana entre o umbigo e a sínfise púbica. A linha nigra pode auxiliar na localização da linha média. A incisão deve penetrar pele, subcutâneo e fáscia. Incisão de Pfannestiel pode ser utilizada por aqueles que tenham domínio dessa técnica.
Utilizando os dedos, divulsione lateralmente as fibras do músculo reto abdominal.
Utilizando bisturi ou os dedos, adentre a cavidade peritoneal.
Uma vez que o útero esteja exposto, utilize afastadores nos dois lados da incisão para melhorar a visualização da cavidade. Na indisponibilidade de afastadores, solicite que alguém auxilie no afastamento das bordas.
Realize uma incisão uterina vertical mediana com bisturi até adentrar a cavidade uterina. Essa incisão pode ser ampliada com os dedos ou com o próprio bisturi. Caso se depare com a placenta na parede uterina anterior, realize a incisão através dela e imediatamente retire o bebê.
Caso as membranas amnióticas estejam íntegras, realize uma incisão com bisturi e tenha disponível dispositivo de aspiração.
Introduza sua mão na cavidade uterina entre a sínfise púbica e a apresentação fetal. Tracione cuidadosamente a apresentação fetal até visualização através da incisão abdominal materna e solicite que um auxiliar realize pressão no fundo uterino para auxiliar o desprendimento fetal.
Ume vez que o bebê tenha sido retirado, clampeie imediatamente o cordão umbilical e entregue ao responsável por iniciar manobras de reanimação neonatal.
Realize manualmente a dequitação placentária. Realize limpeza da cavidade uterina com compressas limpas.
Administre 10 UI de ocitocina IM.
Suture as paredes uterinas com Vicryl 0 ou 1 utilizando técnica de chuleio ancorado. Suture a fáscia com náilon 0 ou 1 utilizando técnica de chuleio simples.

LITERATURA RECOMENDADA

1. Bogner G, Strobl M, Schausberger C, Fischer T, Reisenberger K, Jacobs VR. Breech delivery in the all fours position: a prospective observational comparative study with classic assistance. J Perinat Med. 2015 Nov;43(6):707-13.
2. Butori JB, Guiot O, Luperon JL, Janky E, Kadhel P. Évaluation de l'imminence de l'accouchement inopiné extra-hospitalier en Guadeloupe: expérience du service médical d'urgence et de réanimation de Pointe-à-Pitre. J Gynecol Obstet Biol Reprod (Paris). 2014 Mar;43(3):254-62.
3. Federação Brasileira das Associações de Ginecologia e Obstetrícia. Serie Orientações e Recomendações FEBRASGO. n. 8, 2017. Pré-eclâmpsia nos seus diversos aspectos. São Paulo; 2017.
4. Ghosh MK. Breech presentation: evolution of management. J Reprod Med. 2005 Feb;50(2):108-16.
5. Lee SY, Kim HY, Cho GJ, Hong SC, Oh MJ, Kim HJ. Use of the shock index to predict maternal outcomes in women referred for postpartum hemorrhage. Int J Gynaecol Obstet. 2019 Feb;144(2):221-4.
6. Mendez-Figueroa H, Dahlke JD, Vrees RA, Rouse DJ. Trauma in pregnancy: an updated systematic review. Am J Obstet Gynecol. 2013 Jul;209(1):1-10.
7. Sentilhes L, Sénat MV, Boulogne AI, Deneux-Tharaux C, Fuchs F, Legendre G, et al. Dystocie des épaules: recommandations pour la pratique clinique – Texte court. J Gynecol Obstet Biol Reprod (Paris). 2015 Dec;44(10):1303-10.
8. Zugaib, M. Protocolos assistenciais, clínica obstétrica FMUSP. 5. ed. São Paulo: Editora Atheneu; 2015.
9. Tintinalli JE, et al. Tintinalli's emergency medicine: A comprehensive study guide. Resuscitation in pregnancy. 8. ed. New York: McGraw-Hill Education; 2016. p. 168-73.

Seção XVII

Cuidados paliativos no departamento de emergência

126 Cuidado paliativo na emergência

Sabrina Corrêa da Costa Ribeiro
Rafael Tomio Vicentini Otani
Márcio Veronesi Fukuda

PONTOS IMPORTANTES

- Cuidado paliativo é uma abordagem que promove a qualidade de vida de pacientes e seus familiares que enfrentam doenças que ameaçam a continuidade da vida, através da prevenção e do alívio do sofrimento. Requer identificação precoce, avaliação e tratamento da dor e de outros problemas de natureza física, psicossocial e espiritual.
- De maneira mais abrangente, devemos considerar uma abordagem de cuidado paliativo (o que é diferente de limitação de suporte) para pacientes acima de 80 anos, que apresentem declínio funcional ou fragilidade, marcadores de mau prognóstico relacionado a doença de base (cirrose Child C, insuficiência renal dialítica, doença pulmonar obstrutiva crônica [DPOC] Gold D, fibrose pulmonar oxigênio-dependente).
- Pacientes em cuidados paliativos definidos podem se beneficiar de intervenções prolongadoras de vida (antibioticoterapia, correção de distúrbios eletrolíticos, uso de drogas vasoativas), desde que haja potencial de reversão do quadro agudo e as medidas estejam de acordo com os valores e expectativas deles.
- Medidas instituídas no contexto de urgência podem ser eliminadas, se em um momento posterior ficar claro que elas já não estão sendo benéficas ou estão em desacordo com os valores do paciente.
- Permitir a morte natural é ética e legalmente diferente de acelerar o processo de morte (eutanásia). A eutanásia não faz parte da prática de cuidado paliativo nem de seus princípios.

PRINCÍPIOS E INDICAÇÃO DE CUIDADOS PALIATIVOS NO DEPARTAMENTO DE EMERGÊNCIA

Segundo a definição da Organização Mundial da Saúde (OMS), revista em 2002, "Cuidado paliativo é uma abordagem que promove a qualidade de vida de pacientes e seus familiares que enfrentam doenças que ameaçam a continuidade da vida, através da prevenção e alívio do sofrimento. Requer identificação precoce, avaliação e tratamento da dor e outros problemas de natureza física, psicossocial e espiritual".

Podemos observar que essa definição é bem mais abrangente do que o conceito errôneo de que apenas pacientes em estado terminal se beneficiam de uma abordagem de cuidados paliativos.

Com o envelhecimento populacional e o aumento de expectativa de vida, o departamento de emergência (DE) é cada vez mais frequentado por pacientes idosos, portadores de doenças crônicas, cujas necessidades vão muito além do tratamento médico padronizado do quadro agudo.

O cuidado paliativo é multidisciplinar por definição e engloba o cuidado além do diagnóstico médico, contemplando, além do aspecto físico, necessidades sociais, psicológicas e espirituais e considerando o paciente e a família como unidade-objeto de cuidado.

A aplicação dos princípios do cuidado paliativo à realidade do serviço de emergência tem como base os seguintes pilares:

- Controle precoce e intensivo de sintomas.
- Comunicação eficaz e definição de objetivos de cuidado.
- Trabalho em equipe.
- Ajuste do tratamento de acordo com o momento da trajetória de doença, grau de reversibilidade do quadro agudo e valores do paciente.
- Não antecipar nem prolongar ou adiar a morte.

É importante ressaltar que o cuidado em relação ao controle de sintomas e o uso de técnicas adequadas de comunicação se aplicam a todos os pacientes que buscam a unidade de emergência.

O American College of Emergency Physicians (ACEP) sugere que seja realizado um *screening* para necessidades de cuidado paliativo logo na entrada do paciente no DE, precedendo a triagem de enfermagem. Beneficiam-se de cuidados paliativos todos os pacientes que apresentam os seguintes critérios:

1. Doença grave e incurável

   E

2. Qualquer um dos critérios da Tabela 1.

De maneira mais abrangente, devemos considerar uma abordagem de cuidado paliativo (o que é diferente de limitação de suporte) para pacientes acima de 80 anos, que apresentem declínio funcional ou fragilidade e marcadores de mau prognóstico relacionado a doença de base (cirrose Child C, insuficiência renal dialítica, DPOC Gold D, fibrose pulmonar oxigênio-dependente).

Ressalta-se que pacientes em cuidados paliativos definidos podem se beneficiar de intervenções prolongadoras de vida (antibioticoterapia, correção de distúrbios eletrolíticos, uso de drogas vasoativas), desde que haja potencial de reversão do quadro agudo e as medidas estejam de acordo com os valores e expectativas deles.

Em termos gerais, a introdução de cuidados paliativos deve ser feita no início de um quadro de doença grave, integrada com o tratamento modificador de doença. Infelizmente, muitos pacientes com indicação de cuidados paliativos não têm acesso a esse cuidado e a esclarecimento adequado em relação à gravidade de doença e ao prognóstico. Dessa forma, cabe ao médico emergencista avaliar a gravidade do quadro agudo, o momento da trajetória de doença e propor, muitas vezes pela primeira vez, a realização de cuidados paliativos.

No início da doença, o enfoque principal é no tratamento modificador de doença, sendo muitas vezes indicadas medidas invasivas. Com a progressão da doença, o foco passa a ser em cuidados paliativos e conforto. Cabe ao emergencista identificar em que ponto dessa trajetória o paciente se encontra (considerando que, em doenças crônicas não oncológicas, muitas vezes essa trajetória não é linear), qual a possibilidade de sucesso de potenciais intervenções e quais são os valores e expectativas do paciente, para oferecer o melhor tratamento de maneira individualizada.

▷ **TABELA 1** Critérios para cuidados paliativos

Pergunta-surpresa	Você não se surpreenderia se o paciente morresse em um ano ou não chegasse à idade adulta (se pediátrico)
Bounce-back (idas e vindas)	Retorno ao DE em um período de meses por uma mesma condição ou sintoma
Aumento de complexidade	Aumento da dependência e da necessidade de cuidados a longo prazo
Sintomas mal controlados	Procura o DE por sintomas físicos ou psicológicos de difícil controle
Declínio funcional	Perda de funcionalidade, intolerância alimentar, perda de peso não intencional ou estresse do cuidador

DE: departamento de emergência.

PROGNÓSTICO E DECISÃO COMPARTILHADA

É importante discutir prognóstico em pacientes com doença avançada que procuram o DE principalmente por três motivos: para auxiliar na decisão médica em relação à escolha do melhor tratamento de maneira individualizada, para permitir que o paciente com risco de morte durante a hospitalização possa compartilhar essa informação com seus familiares, se for seu desejo, e porque é direito do paciente solicitar ou recusar tratamentos que possam prolongar sua sobrevida à custa de maior sofrimento, o que

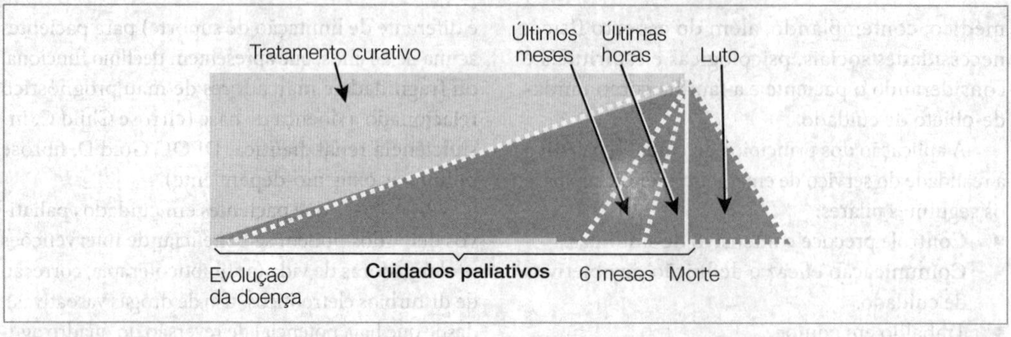

▷ **FIGURA 1** Evolução dos cuidados paliativos. Em cinza claro, o tratamento curativo; em cinza escuro, os cuidados paliativos.

inclui intervenções como intubação orotraqueal ou ressuscitação cardiopulmonar.

O médico emergencista continuamente avalia gravidade, formula e emite prognósticos. Mais do que qualquer outra especialidade, faz parte da prática diária dele comunicar boas e más notícias, avaliar a gravidade do quadro agudo para indicar alta ou internação e priorizar e alocar recursos, muitas vezes escassos. No entanto, a formulação de prognóstico na emergência é uma área pouco estudada. A pergunta-surpresa ("Você se surpreenderia se este paciente morresse em um ano?") teve sua utilidade demonstrada para identificar pacientes com pior prognóstico na assistência primária, em casos dialíticos e naqueles oncológicos ambulatoriais.

No ambiente da emergência, essa pergunta pode ser reformulada para: "Você se surpreenderia se este paciente morresse nesta internação?". Estudos recentes demonstraram a utilidade dessa pergunta na predição de mortalidade tanto de 510 pacientes em unidade crítica de pronto-socorro como de 207 pacientes estudados em sala de emergência. Se a resposta é: "Não, eu não me surpreenderia se este paciente morresse nesta internação", o paciente pode se beneficiar de intervenções de cuidado paliativo ou de avaliação de especialistas em cuidado paliativo durante a hospitalização. Como é impossível formular um prognóstico exato em relação a tempo de sobrevida, pode ser útil expressar estimativas de sobrevida em intervalos: horas a dias, dias a semanas, meses a anos.

Idade é um fator prognóstico independente, e um estudo recente demonstrou que, entre 35.306 pacientes acima de 65 anos submetidos à intubação orotraqueal no DE, em média sobrevivem com retorno para casa:

- 65-74 anos: 31%, n = 18.901.
- 75-79 anos: 23%, n = 7.708.
- 80-84 anos: 19%, n = 6.877.

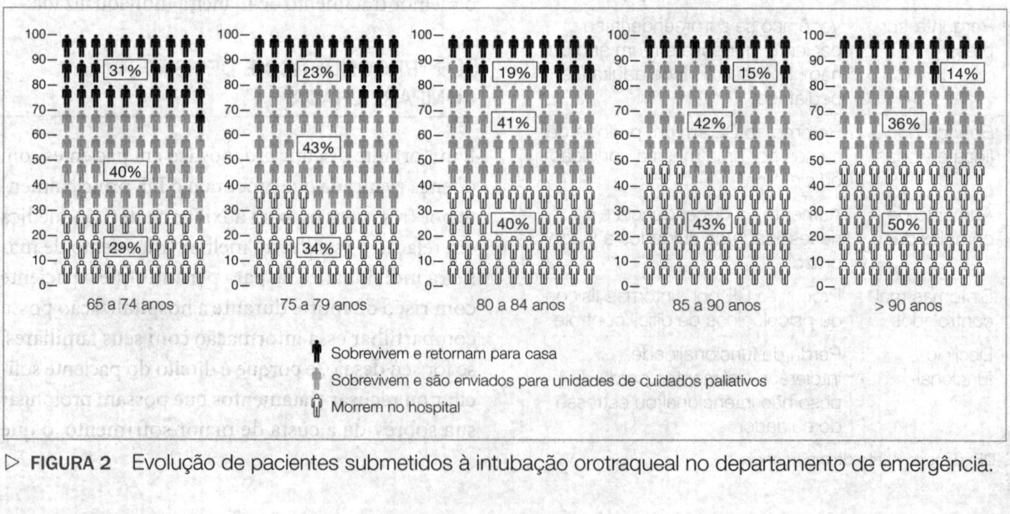

▷ **FIGURA 2** Evolução de pacientes submetidos à intubação orotraqueal no departamento de emergência.

- 85-90 anos: 15%, n = 5.167.
- Acima de 90 anos: 14%, n = 2.810.

O fator mais estudado e de maior correlação com sobrevida é capacidade funcional. Existem algumas escalas, como a de Karnofsky, que vai de 0 a 100%. Por sua praticidade, sugerimos o uso do Eastern Cooperative Oncology Group (ECOG), que é simples e amplamente utilizado (Tabela 2). Se o paciente passa mais de 50% do tempo restrito ao leito (ECOG igual ou maior que 3), a sobrevida estimada é em torno de 3 meses.

▷ **TABELA 2** Escore Eastern Cooperative Oncology Group (ECOG)

0	Assintomático, capaz de realizar todas as atividades sem restrições
1	Sintomático, mas ambulatorial, com restrição à atividade física extenuante, porém capaz de executar um trabalho leve ou de natureza sedentária (trabalhar em escritório, atividades leves de cuidado da casa)
2	Sintomático, < 50% do tempo na cama durante o dia (ambulatorial e independente para autocuidado, mas incapaz de desenvolver atividades de trabalho)
3	Sintomático, > 50% do tempo na cama, mas não completamente acamado (parcialmente capaz de autocuidado)
4	Acamado (completamente incapacitado para autocuidado, completamente confinado à cama)
5	Morte

O grupo canadense CARENET, em 2013, descreveu como tendo maior risco de mortalidade pacientes acima de 55 anos com as condições apresentadas na Tabela 3.

PROCESSO DE TOMADA DE DECISÕES NA EMERGÊNCIA

Devem ser seguidos os princípios bioéticos de beneficência, não maleficência, autonomia e justiça, e procedimentos considerados fúteis ou não beneficentes pela equipe médica não estão indicados. Cuidados básicos como higiene e controle de sintomas devem ser fornecidos a todos os pacientes.

A investigação da intercorrência aguda com exames laboratoriais e de imagem deve ser individualizada, levando em consideração o potencial de reversibilidade do quadro e a necessidade para tomada de conduta. Exames laboratoriais ou de imagem de "rotina" ou, ainda, que não levarão a mudança de conduta não devem ser realizados.

▷ **TABELA 3** Escore CARENET

Doença pulmonar obstrutiva crônica (DPOC)	2 dos seguintes: $paCO_2$ > 45 mmHg, cor *pulmonale*, um episódio de insuficiência respiratória no último ano, VEF1 < 0,5 L
Insuficiência cardíaca	New York Heart Association classe IV, fração de ejeção < 25%
Câncer	Metastático ou linfoma estágio IV, especialmente se KPS < 60 ou ECOG > 2 para tumores sólidos
Cirrose	Confirmada por imagem ou varizes esofágicas, mais um dos seguintes: encefalopatia hepática grau IV, Child C, Child B com hemorragia digestiva
Demência avançada	Inabilidade de realizar atividades da vida diária, mutismo ou comunicação verbal mínima, acamado

Tratamentos potencialmente prolongadores de vida que podem ser benéficos (antibioticoterapia, correção de distúrbios eletrolíticos, ventilação não invasiva) devem ser indicados ou não de acordo com o momento de doença, potencial de reversibilidade do quadro e valores do paciente. Se uma medida invasiva é considerada fútil (intubação, admissão em unidade critica), a introdução ou manutenção de todas as demais deve ser repensada.

Se há dúvida ou controvérsia e o paciente não tem diretivas avançadas de vida (DAV), recomenda-se não optar por decisões irreversíveis, o que pode significar instituir, naquele momento, o tratamento invasivo. É importante lembrar que, em situações de insuficiência respiratória ou rebaixamento que não sejam de iminência de morte, medidas como oxigenoterapia e ventilação não invasiva podem funcionar como suporte até que se tenha acesso ao histórico médico e aos familiares, evitando a realização de uma intubação não indicada ou indesejada pelo paciente.

A discussão familiar deve ser focada mais no objetivo do cuidado (prolongar a vida, priorizar conforto) do que em intervenções específicas. Devemos evitar transferir para a família a responsabilidade de decisões médicas.

Medidas instituídas no contexto de urgência podem ser retiradas, se em um momento posterior ficar claro que elas já não estão sendo benéficas ou estão em desacordo com os valores do paciente. Em um paciente com processo ativo de morte já instalado, nutrição e hidratação são consideradas medidas de suporte de vida e podem ser suspensas se julgado indicado.

AJUSTE DE SUPORTE ARTIFICIAL NA EMERGÊNCIA

Alguns conceitos devem ser esclarecidos sobre o não início de medidas prolongadoras de vida (*withold*) e a retirada de suporte (*withdraw*):

- A maioria dos especialistas e artigos considera que não há diferença em termos legais ou éticos entre não iniciar uma intervenção e retirar uma intervenção, embora em geral familiares e a própria equipe se sintam mais confortáveis com a primeira alternativa. Permitir a morte natural é ética e legalmente diferente de acelerar o processo de morte (eutanásia). A eutanásia não faz parte da prática de cuidado paliativo nem de seus princípios.
- É bastante reconhecido que a administração de analgésicos e sedativos é ética e legalmente correta se a medicação é administrada com o objetivo de aliviar dor e desconforto intenso (e em doses planejadas para tal finalidade), e não causar a morte.

A boa comunicação com os familiares é essencial, considerando-se que a maior parte dos pacientes criticamente doentes é incapaz de tomar suas próprias decisões, seja por efeito de medicações, seja em consequência da própria doença.

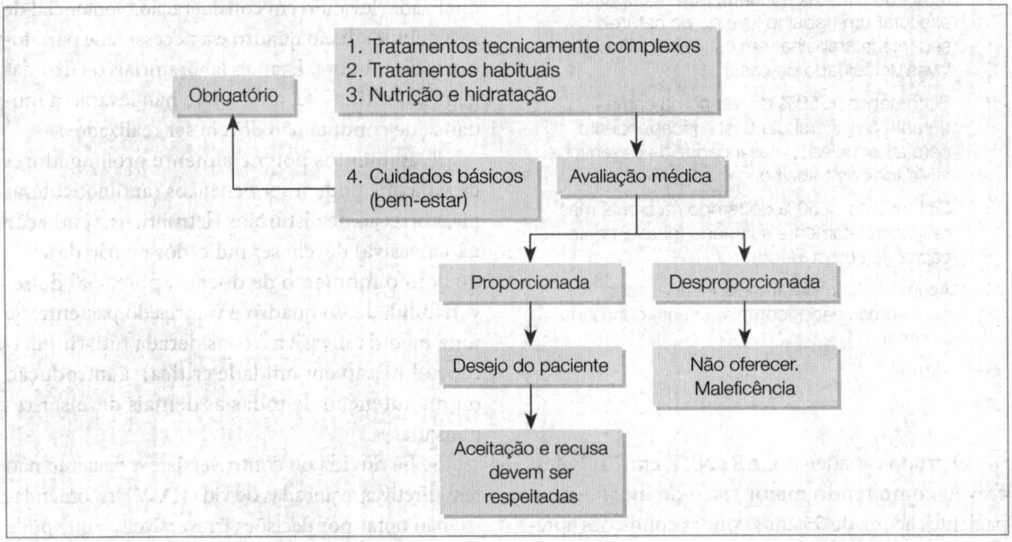

▷ **FIGURA 3** Escalonamento de cuidados.
Adaptada de Lago, 2006.

▷ **TABELA 4** Tipos e consequências das intervenções e legalidade no Brasil

Intervenção	Não iniciar tratamento	Suspender tratamento	Sedação paliativa	Suicídio assistido	Eutanásia
Causa de morte	Doença de base	Doença de base	Doença de base	Intervenção prescrita pelo médico	Intervenção administrada pelo médico
Objetivo da intervenção	Evitar tratamento inapropriado	Suspender tratamento inapropriado	Aliviar sintomas	Acelerar a morte	Acelerar a morte
Legalidade no Brasil	Sim	Sim	Sim	Não	Não

IMPORTANTE: a discussão sobre ajuste de suporte terapêutico (limitação ou retirada de intervenções) deve ser realizada de maneira cuidadosa e gradual, se houver abertura para isso e compreensão adequada do diagnóstico e do prognóstico.

Em caso de conflito ou discordância entre familiares a respeito da retirada de suporte, em geral opta-se pela conduta mais conservadora (manter as medidas iniciadas).

Uma vez feita a opção por priorizar conforto e descontinuar medidas prolongadoras de sobrevida, a prescrição deve ser revisada com cuidado e itens que não sejam essenciais para o bem-estar ou controle de sintomas (profilaxia para tromboembolismo venoso, estatinas, anti-hipertensivos) devem ser suspensos.

Podem ser mantidas medicações adjuvantes que contribuam para o conforto do paciente, como nebulização com broncodilatadores e corticoides em asma, ou mesmo drogas vasoativas como a dobutamina para pacientes com insuficiência cardíaca grave, sempre reavaliando a resposta à medicação e ajustando a terapia.

Exemplos de intervenções que podem ser retiradas se não são mais benéficas podem ser: antibioticoterapia, vasopressores, hemodiálise, desativação de cardiodesfibrilador implantável, ventilação não invasiva.

A retirada de ventilação mecânica é geralmente o passo final e o mais difícil para familiares e para a própria equipe. A extubação só deve ser realizada com a presença de equipe experiente, familiarizada com o procedimento e disponível para assistência imediata ao paciente.

TABELA 5 Protocolo sugerido para a realização de extubação paliativa

1. Avaliar indicação de extubação paliativa pela equipe assistente com médico experiente em cuidado paliativo e equipe multiprofissional da unidade
2. Tomada de decisão em conferência familiar e documentação em prontuário. Quando não há consenso entre os familiares, optamos pela conduta mais conservadora de manter o suporte até rediscussão ou realização de traqueostomia para desmame
3. Antecipar para os familiares o que devem esperar antes, durante e após retirada do ventilador. Descrever sinais como respiração ruidosa ou agônica, cianose e esclarecer que eles não estão associados a desconforto e são parte do processo de morte
4. Preparar o ambiente e a equipe, além da família, se ela optou por estar presente. Opioides e sedativos devem estar facilmente disponíveis para administração em caso de desconforto. Algumas equipes optam por administrar corticoide (metilprednisolona 40 mg 12/12 h, 24 h pré-extubação), em especial em pacientes sob risco de edema de vias aéreas superiores. A via endovenosa é preferencial pela rapidez de ação
5. Administrar uma dose EV em *bolus* do opioide escolhido (morfina 5-10 mg ou fentanil 25-50 μg) + benzodiazepínico (midazolam 2,5-5 mg) e iniciar infusão contínua (morfina 50% da dose *bolus*/h ou fentanil 25-50 μg/h + midazolam 1 mg/h). O paciente deve estar confortável em parâmetros baixos (PEEP < 8, PS < 10). Alternativa: propofol (pacientes alertas que podem ter desconforto significativo) 1-2 mg/kg *bolus* + 1-2 mg/kg/h em infusão contínua
6. Aguarde 15 min após a administração da pré-medicação. Remova o tubo orotraqueal. Prepare-se para a possibilidade de ter de aumentar a dose inicial rapidamente em 200-300%, caso seja necessário
7. A quantidade de medicação necessária não é medida em miligramas, e sim pelo conforto atingido. A meta de tratamento é evitar sinais clínicos de desconforto respiratório (frequência respiratória maior que 30 ipm, fácies de dor, gemência). Recomenda-se a retirada de monitorização (cardioscopia, PA, oximetria), pois alterações nesses parâmetros são previstas, mas não devem ser usadas para guiar o cuidado imediato do paciente. Ventilação não invasiva pode ser utilizada até a adequada titulação de medicações, caso o paciente se sinta confortável, com atenção para que esse recurso não se torne um instrumento de prolongamento penoso da vida

ASPECTOS ÉTICOS, LEGAIS E RELIGIOSOS DE AJUSTE TERAPÊUTICO E RETIRADA DE SUPORTE VITAL

O Código Penal de 1940 não contempla questões relacionadas à retirada de suporte vital.

Em São Paulo, a Lei Estadual n. 1.0241/1999, "Lei Mário Covas", garante a pacientes e familiares o direito de recusar tratamentos dolorosos ou desproporcionais para prolongar a vida e escolher o local de morte.

A Resolução n. 1.805, de 2006, do Conselho Federal de Medicina, diz que é permitido ao médico limitar ou suspender procedimentos que prolonguem a vida do doente terminal de enfermidade grave e incurável, respeitada a vontade do paciente ou de seu representante legal.

A Constituição Federal de 1998 estabelece a dignidade da pessoa humana como um dos fundamentos da República Federativa do Brasil (art. 1º, inciso II) e garante que "ninguém será submetido a tortura ou a tratamento desumano ou degradante" (art. 5º, inciso III).

O Papa João Paulo II, em seu *Evangelium Vitae*, disse que "a renúncia a meios extraordinários ou desproporcionados não equivale ao suicídio ou eutanásia; exprime, antes, a aceitação da condição humana diante da morte".

No Brasil, até o momento da redação deste capítulo, não há ainda previsão legal para utilização de documentos de DAV. Assim, quando há uma discussão prévia a respeito disso, recomenda-se registrar o mais claro e detalhado possível em prontuário, constando data, descrição das diretivas específicas e quais foram as pessoas envolvidas em tal decisão (paciente, familiar, membros da equipe).

IMPORTANTE: a filosofia dos cuidados paliativos não apoia ou pratica de maneira alguma a eutanásia, definida como crime de acordo com o art. 122 do Código Penal e proibida pelo Código de Ética Médica.

CONTROLE DE SINTOMAS

Sintomas descontrolados são causa comum de procura do serviço de emergência, e os mais comumente apresentados por pacientes em cuidado paliativo são: dor, dispneia, náuseas e vômitos, diarreia, constipação, agitação/*delirium*, ansiedade, edema. Neste tópico, abordamos em mais detalhes dispneia e náuseas/vômitos, além de, com brevidade, cada um dos demais sintomas, à exceção de *delirium* e dor, que serão discutidos em outros capítulos. Discutiremos também sedação paliativa, que pode ser considerada em situações em que os sintomas são intoleráveis e refratários ao tratamento.

Dispneia

Dispneia é definida como sensação subjetiva de desconforto respiratório, podendo em casos graves gerar sensação de sufocamento, o que é bastante assustador. É um sintoma indicativo de gravidade e de falência respiratória iminente, necessitando de uma resposta terapêutica rápida e condizente com os objetivos de cuidado do paciente.

O melhor tratamento para dispneia depende dos objetivos de cuidado do paciente, do ponto na trajetória de doença, da sobrevida esperada e da probabilidade de uma boa resposta. É importante lembrar que, como princípio geral, deve-se ter o objetivo de diagnosticar a causa da dispneia ou de sua piora e que mesmo o paciente em cuidados paliativos pode se beneficiar de tratamento clínico otimizado de condições como DPOC e insuficiência cardíaca ou até de procedimentos como toracocentese ou paracentese de alívio.

Na investigação do paciente em cuidado paliativo, devemos considerar algumas particularidades, analisadas a seguir.

A coleta de gasometria arterial é dolorosa e de utilidade limitada no paciente com doença grave, a não ser que o uso de ventilação mecânica seja consistente com os objetivos de tratamento. Hipoxemia pode ser detectada pela oximetria de pulso e hipercapnia com o uso de capnógrafo ou, ainda, estimada por gasometria venosa limitando o desconforto infligido ao paciente.

Exames simples como radiografia de tórax, eletrocardiograma e ultrassonografia *point-of-care* podem detectar consolidações, derrames pleurais, arritmias e sinais de congestão pulmonar, identificando condições reversíveis com baixo custo e mínimo desconforto para o paciente.

Oxigenoterapia: pode ser uma medida útil no paciente hipoxêmico. De preferência, o oxigênio deve ser administrado por cânula nasal, que tende a causar menos a sensação de "sufocamento" que muitos pacientes relatam com o uso de máscara. Não há indicação de oxigenoterapia para paciente dispneico sem hipoxemia – além de não ser superior em comparação ao uso de ar comprimido nessa situação, o fluxo de oxigênio pode ser causa de outros desconfortos (xerostomia, epistaxe).

Posicionamento: o posicionamento com a cabeceira elevada, braços elevados e em repouso pode elevar a capacidade vital pulmonar, aliviando a dispneia em pacientes com DPOC. Em doenças pulmonares unilaterais, decúbito sobre o lado afetado pode ser mais confortável. Cada paciente pode perceber de maneira individual em que posição se sente mais confortável, e é importante compartilhar com a enfermagem que nessa situação o conforto pode ser mais importante que a recomendação padrão de mudança de posicionamento em horários predeterminados.

Balanço hídrico: evitar hiperidratação/balanço hídrico excessivamente positivo, que pode ter como consequências indesejadas edema, congestão pulmonar, aumento da quantidade de secreções respiratórias e aumento de derrames cavitários. Cabe destacar que soluções "de manutenção" não possuem evidência de benefício e podem ter como consequência hiponatremia, hipercloremia, acidose metabólica e hipervolemia.

Opioides: nesta classe, com eficácia baseada em evidência para tratamento sintomático de dispneia há codeína, morfina e fentanil, em formulação oral ou parenteral. A eficácia de outros opioides, como metadona e oxicodona, não é tão bem estabelecida. As doses utilizadas são, no geral, mais baixas do que a dosagem analgésica. É importante ressaltar que pacientes idosos ou com disfunção renal estão sob maior risco de intoxicação por opioides e podem necessitar de doses mais baixas. O fentanil pode ser mais seguro para pacientes com disfunção renal. Dispneia não controlada em cuidado paliativo é uma emergência que demanda avaliação imediata, titulação rápida de opioides e reavaliação frequente em relação ao controle do sintoma.

Exemplo de titulação de opioide, para pacientes em desconforto muito intenso:

- Administre uma dose inicial de morfina intravenosa – 1-2 mg.
- Aguarde 10-15 min para obtenção do pico de efeito (permaneça próximo ao paciente até que ele esteja confortável).
- Avalie se existem sinais de redução do desconforto (redução da frequência respiratória, do uso de musculatura acessória, relato subjetivo de melhora).
- Se houver persistência da dispneia, administre uma segunda dose 50-100% maior que a primeira – 3-4 mg.
- Reavalie a necessidade de novas doses a cada 5-15 min.
- Depois de obter alívio com uma dose em *bolus* inicial, prescreva a dose inicial que foi necessária a cada 4 h. Por exemplo, se a dose inicial necessária foi de 4 mg, a prescrição deve ser de 4 mg endovenoso a cada 4 h ou uma infusão contínua de 1 mg/h (total 24 mg/dia). A prescrição deve contemplar também uma dose de resgate igual a 1/6 da dose total diária (no caso, 4 mg). A morfina pode ser diluída em soluções fisiológicas de 100 mL para infusão contínua.
- Quando o paciente estiver confortável, pode-se fazer a transição para medicação por via oral (1 mg de morfina EV equivale a 3 mg VO). Morfina pode ser administrada por via subcutânea na ausência de acesso venoso e incapacidade de uso da via oral.

IMPORTANTE! No paciente já usuário de opioide, pode ser necessário o aumento em até 25% da dose usual de horário para aliviar o desconforto adicional da dispneia.

É fundamental a monitorização de sinais de intoxicação como sonolência, miose e mioclonias. Esses sinais precedem o efeito colateral mais temido, que é a depressão respiratória. Reforçamos que já é bem documentado em literatura que opioides não estão associados à depressão respiratória quando utilizados de maneira adequada.

Benzodiazepínicos: não são eficazes como agente principal para o tratamento de dispneia, mas podem ser úteis em associação com opioides. Considere associação de benzodiazepínicos quando:

- O paciente necessita de doses frequentes de opioides.
- O paciente necessita de doses crescentes de opioides.

A expressão do sintoma de dispneia é associada a sinais de ansiedade profunda ou medo. Pode ser utilizado o diazepam por via oral 5-10 mg ou o midazolam 2,5-5 mg por via endovenosa ou subcutânea. Ressalta-se que essa utilização é diferente da sedação paliativa com benzodiazepínicos, que será discutida em mais detalhes posteriormente.

Ventilação não invasiva: o último *guideline* de ventilação não invasiva da American Thoracic Society a descreve como intervenção bem estudada e baseada em evidência, que reduz esforço respiratório, pode melhorar conforto e desfechos entre pacientes em cuidado paliativo. Um estudo randomizado demonstrou redução de dispneia em especial em pacientes hipercápnicos, além de redução da dose de morfina necessária para controle de sintomas, permitindo melhor preservação da função cognitiva.

Entre pacientes em fase final de vida, a ventilação não invasiva pode ser útil no controle de sintomas, desde que eles não relatem sensação de incômodo ou sufocação relacionada ao uso da máscara e que o suporte ventilatório não prolongue o sofrimento e o processo de morte.

Tratamentos que têm como objetivo modificar o curso de doença e estender sobrevida (quimioterapia, antibióticos, suporte ventilatório invasivo ou não invasivo) podem ser considerados, a depender da doença de base, do prognóstico e dos objetivos de tratamento.

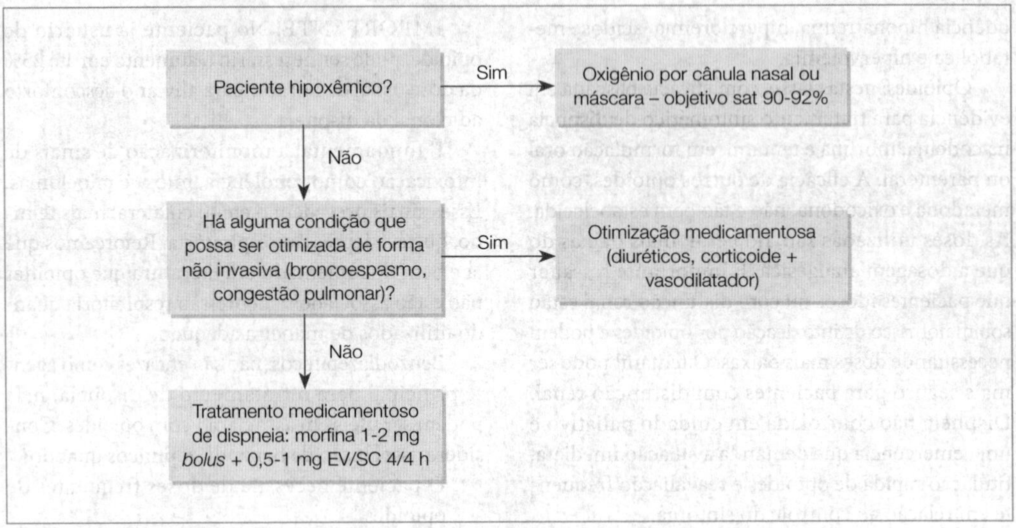

▷ **FIGURA 4** Abordagem inicial do paciente em cuidado paliativo com dispneia.

* Ventilação não invasiva pode ser considerada especialmente em pacientes com doenças de base responsivas (IC, DPOC).

** Em caso de dispneia refratária, considerar sedação paliativa.

*** A saturação de oxigênio é mencionada na figura somente como critério para indicação de oxigênio suplementar. No paciente em terminalidade deve-se sempre considerar retirada da monitorização e o objetivo a ser atingido é o conforto do paciente.

Em fase final de vida, essas intervenções podem ter mais efeitos colaterais que benefícios. O fato de haver um tratamento modificador disponível não quer dizer que ele deva ser utilizado, quando o custo-benefício e a probabilidade ou tempo esperado de resposta não são favoráveis.

A transição de cuidado em que tratamentos modificadores são interrompidos é um momento delicado e que demanda discussão cuidadosa e empática com o paciente e familiares. Apesar de o DE não ser o local preferencial para pacientes em fase final de vida, muitas vezes é o único ao qual conseguem ter acesso. É importante que o médico emergencista utilize ferramentas de comunicação adequadas (Capítulo "Comunicação no departamento de emergência") e esclareça todas as dúvidas e questionamentos.

Usualmente, medidas modificadoras não invasivas (diureticoterapia e broncodilatadores) costumam ser mantidas até a fase final. No caso de medicações inalatórias, pode ser necessária a modificação de dispositivo (inalador de pó seco para nebulização), quando há piora do *status* cognitivo do paciente.

A Tabela 6 descreve intervenções dirigidas para algumas causas de dispneia entre pacientes em cuidado paliativo.

▷ **TABELA 6** Intervenções dirigidas para algumas causas de dispneia em pacientes em cuidado paliativo

Causa de dispneia	Intervenção dirigida
Derrame pleural	Toracocentese, drenagem com "*pigtail*" pleurodese (se sobrevida mínima estimada de semanas)
Obstrução neoplásica de vias aéreas	Intervenção endoscópica ou cirúrgica (argônio, *laser*, *stents*), radioterapia localizada
Ascite	Paracentese de alívio, diureticoterapia (se indicada)
DPOC	Corticoides, broncodilatadores, VNI
Insuficiência cardíaca	Vasodilatadores, diuréticos, pode-se considerar o uso de inotrópicos como dobutamina
Pneumonia	Antibioticoterapia

DPOC: doença pulmonar obstrutiva crônica; VNI: ventilação não invasiva.

Náuseas e vômitos

Náusea é uma sensação de mal-estar que em geral precede o vômito. Pode estar associada a sintomas autonômicos como sudorese e sialorreia. O vômito propriamente dito é a eliminação do conteúdo gástrico pela boca. Náuseas e vômitos são muito comuns em pacientes com doenças em estágio avançado: 60% dos pacientes com câncer, 40% nos pacientes com Aids, 30% na doença renal crônica em estágio avançado e 17% em insuficiência cardíaca. Podem ter como consequência desidratação, distúrbios eletrolíticos e perda de peso.

Quando ocorre um estímulo desencadeante de náusea, um ou mais dos seguintes mecanismos são ativados:

- Córtex cerebral.
- Sistema vestibular.
- Zona de gatilho quimiorreceptora (ZGQ).
- Receptores do trato gastrointestinal.

Apesar de algumas limitações, estudos pequenos demonstraram que a abordagem baseada em mecanismos leva a sucesso no tratamento de náuseas e vômitos em até 80-90% dos pacientes em cuidado paliativo. Como alternativa, pode-se utilizar antagonistas de dopamina independentemente do mecanismo envolvido. A recomendação é que o sintoma seja tratado de acordo com o mecanismo mais provável, sendo realizadas associações, quando necessário.

A realização de história e exame físico sistemáticos é essencial para avaliação das causas de náuseas e/ou vômitos. Em cerca de 2/3 dos pacientes, uma ou mais causas podem ser identificadas. Deve-se questionar:

- Presença de dispepsia, refluxo ou constipação.
- Presença de saciedade precoce, empachamento e alívio da náusea com vômito de pequeno volume (dados que sugerem gastroparesia).
- Início ou aumento recente de dose de opioides.
- Associação com movimento (pode sugerir ativação vestibular).
- Presença de cefaleia e alterações cognitivas ou focais podem sugerir hipertensão intracraniana.

Na investigação de causas gastrointestinais potencialmente reversíveis, é importante observar no exame físico a presença de ascite, hepatomegalia, massas palpáveis ou impactação fecal. Em relação a exames complementares, ainda que não sejam indicados para todos os pacientes, uma avaliação básica de bioquímica pode ser útil na investigação etiológica.

A Tabela 7 resume algumas das etiologias potencialmente reversíveis mais incidentes e seus princípios básicos de tratamento.

▷ **TABELA 7** Etiologias potencialmente reversíveis de náuseas e vômitos

Causa	Tratamento
Hipercalcemia	Hidratação, pamidronato, calcitonina
Hiponatremia	Tratamento de acordo com a causa subjacente
Constipação	Laxativos, remoção mecânica de fecaloma, se necessário
Infecção	Antibioticoterapia ou hidratação e suporte, se suspeita de gastroenterite viral
Medicamentos	Suspensão de anti-inflamatórios, antiespasmódicos, rotação ou mudança de dose de opioides, revisão da indicação de quimioterápicos emetogênicos

O tratamento deve ser baseado no mecanismo mais provável, isto é, o antiemético a ser utilizado a princípio é o que deve ser eficaz para interromper a via mais provavelmente envolvida. A via parenteral é a de preferência, seja endovenosa ou subcutânea.

A Tabela 8 resume os principais mecanismos e achados, além do tratamento de escolha.

Constipação

É uma queixa comum no DE e pode ter definições diferentes para cada paciente, gerando dificuldades na correta avaliação e investigação do sintoma. Podemos definir constipação como uma síndrome caracterizada por: desconforto associado a frequência reduzida de evacuações e a presença de fezes endurecidas, sensação de evacuação incompleta com duas ou menos evacuações durante a semana.

Constipação costuma ser de causa multifatorial. É um efeito colateral comum de várias medicações (principalmente opioides) e está associada a fatores como redução de mobilidade, desidratação, dieta inapropriada, obstrução mecânica secundária à doença de base. A combinação de laxativos

▷ **TABELA 8** Principais mecanismos e achados de náuseas e vômitos

Síndrome	Achados	Causas	Mecanismo	Tratamento
Estase/retardo de esvaziamento gástrico	Dor, empachamento, pirose e refluxo, soluço Melhora após vômito	Medicações (opioides, tricíclicos, anticolinérgicos) Ascite, carcinomatose peritoneal, compressão extrínseca do estômago	Distensão ativando receptores gástricos e via vagal	Metoclopramida, 10 mg, IV/SC, 8/8 h Levomepromazina, 6,5-25 mg, EV, 1 ×/dia Considerar paracenteses, se ascite volumosa
Químico/metabólico	Náuseas persistentes, a despeito de vômito	Quimioterápicos (QT) Drogas (opioides, antibióticos) Uremia Hipercalcemia	Ativação da zona de gatilho quimiorreceptora, receptores D2 e 5HT3	Ondansetrona, 4-8 mg, IV/SC, 8/8 h Haloperidol, 1-2,5 mg, IV/SC, 8/8 h Aprepitanto, 80 mg, EV, 1 ×/dia (náusea associada a QT)
Obstrução intestinal	Dor em cólica Vômito alivia náusea Constipação, distensão abdominal Aumento de peristaltismo, dor à palpação	Neoplasia primária ou metastática (carcinomatose) Bridas/aderências Ascite	Ativação da zona de gatilho (receptores D2, HT3), distensão visceral ativando mecanorreceptores	Haloperidol, 1-2,5 mg, IV/SC, 8/8 h Dexametasona, 4-8 mg, IV/SC, 12/12 h Octreotide, 100-300 UI/dia, 8/8 h ou em infusão contínua Tratar causa de base
Vestibular	Náusea associada ao movimento Vertigem	Medicações, acometimento vestibular direto	Ativação do centro vestibular (receptores histamínicos/muscarínicos)	Dimenidrinato, 30 mg, EV, 6/6 h Levomepromazina, 6,5-25 mg, EV, 1 ×/dia
Hipertensão intracraniana	Cefaleia Alteração cognitiva ou neurológica focal Papiledema	Tumor cerebral (primário ou metastático) Meningite Hemorragia intraparenquimatosa cerebral	Estimulação da zona quimiorreceptora	Dexametasona, 4-8 mg, IV/SC, 12/12 h (pode ser utilizada dose de ataque 10 mg)
Cortical	Associada a ansiedade	Náusea antecipatória pré-QT		Diazepam, 5-10 mg, VO/EV

▷ **TABELA 9** Manejo da constipação

Mecanismo	Etiologia	Classe de medicação	Exemplos/dosagem
Motilidade gastrointestinal reduzida Fezes endurecidas	Medicações, atividade física reduzida Desidratação, aumento do tempo de trânsito intestinal	Laxativos estimulantes/irritativos Agentes procinéticos: 1ª linha – laxantes lubrificantes 2ª linha – laxantes osmóticos	Irritativos: ▪ Bisacodil, 5 mg, 5-10 mg, 1 ×/noite ▪ Senna, 1-2 cápsulas à noite ▪ Lubrificante: docusato, 60 mg, 1-2 comprimidos 1 ×/noite Osmóticos: ▪ Lactulose, 667 mg/mL, 10-30 mL, 2-3 ×/dia ▪ Polietilenoglicol, 1-3 sachês/dia pela manhã
Ausência de resposta a medicações de via oral (ou impossibilidade dessa via)		Agentes de uso retal	Supositório de glicerina: 1 unidade/dia ou conforme necessidade Minilax, 1 bisnaga ou conforme necessidade Solução glicerinada 12%, 500 mL por sonda retal

de mecanismo de ação diferente (osmótico e estimulante) pode ser eficaz mesmo em situações de ingestão reduzida ou em que um ou mais fatores precipitantes não podem ser modificados.

Orientações de medidas não farmacológicas que podem ser apropriadas incluem: aumento de atividade física ou mesmo do tempo de permanência sentado (se possível), massagem abdominal, ajuste de dieta priorizando ingestão hídrica e alimentos naturalmente laxativos. Em caso de fecaloma, o tratamento farmacológico pode ser ineficaz, sendo necessária remoção mecânica.

Diarreia

Fármacos utilizados no manejo sintomático:

- Loperamida, 2-4 mg, 6/6 h (a dose pode ser aumentada, se necessário).
- Para diarreia secretória grave: octreotide, 50 mg, 8/8 h ou 12/12 h, titulado até 500 mg, SC, 8/8 h, ou 1-80 mg/h, EV/SC, em infusão contínua.

Sialorreia

Presença excessiva de secreção em via aérea superior, comum em pacientes com comprometimento neurológico.

O desconforto associado à aspiração naso ou orotraqueal sempre deve ser levado em consideração. O ideal é utilizar apenas posicionamento adequado e agentes secativos, sempre que possível.

Como medidas sintomáticas, merecem destaque:

- Medicações de ação local: atropina (1-2 gotas, via sublingual, 8/8 h a 6/6 h), propantelina gel (aplicação tópica em região retroauricular 3 ×/dia).
- Medicações de ação sistêmica: escopolamina (20 mg, VO ou EV, 6/6 h), amitriptilina (25-50 mg, VO, 1 ×/noite).

Ansiedade

Ansiedade é um sintoma comum em pacientes que procuram o DE, mas que pode ser especialmente intensa naqueles com doenças graves ou em fim de vida. Para melhor compreensão e abordagem desse sintoma é importante compreender suas potenciais causas:

- Fatores relacionados à doença atual (diagnóstico recente de uma doença grave, antecipação em relação ao resultado de algum exame, medo da morte).
- Sintomas físicos mal controlados: dor, dispneia ou náusea.
- Causas medicamentosas ou metabólicas: hipoglicemia, hipercalcemia ou efeitos colaterais de medicações como alguns antidepressivos.
- Condições psiquiátricas preexistentes que possam ser exacerbadas pelo quadro atual.

O manejo de ansiedade deve contemplar a investigação e a abordagem de potenciais causas, podendo ser necessário tratamento medicamentoso. Benzodiazepínicos costumam ser eficazes, porém é importante que seja levado em consideração o risco de *delirium* induzido por essas medicações, em especial em pacientes idosos ou em uso de opioides. Agentes que podem ser utilizados são diazepam, 5-10 mg, VO ou EV, até 8/8 h, alprazolam, 0,25-2 mg, até 8/8 h, e clonazepam, 0,5 a 2 mg, VO/SL, até 8/8 h.

Edema e hipervolemia

Edema e hipervolemia são comuns em pacientes com doença avançada ou em fim de vida. Fatores associados são hipoalbuminemia (que pode ser secundária a desnutrição, disfunção renal ou hepática), imobilismo, alterações de drenagem venosa ou linfática pós-cirúrgicas ou por efeito de invasão tumoral direta.

Medidas não farmacológicas indicadas são:

- Ajuste de dieta. Evitar fluidos hipotônicos, priorizando ingestão de bebidas contendo sal (isotônicos, sucos, sopas).
- Compressão: considere uso de meias ou dispositivos de compressão; a associação desses dispositivos com atividade física leve pode auxiliar na reabsorção de fluidos.
- Cuidado com mucosas: umidificação e cuidado tópico de mucosa oral, ocular, lábios pode aliviar a sensação de ressecamento associada a hipoalbuminemia e hipovolemia intravascular. Saliva artificial, colírios lubrificantes e solução salina fisiológica nasal podem ser considerados.
- Cuidados com a pele: a pele edemaciada é frágil e deve ser inspecionada com frequência. Hidratação frequente e reposicionamento periódico podem evitar lesões por pressão; exposição solar ou ao frio intenso devem ser evitadas.

Evite hiperidratação ou administração de albumina exógena. Essas medidas não têm benefício demonstrado e podem agravar edema/hipervolemia. O uso de furosemida 1 mg/kg, EV/SC, ou 40-160 mg, VO, pode ser considerado. O uso de albumina e diuréticos em associação não é recomendado, pelo alto custo e pela ausência de evidência de benefício.

Sintomas refratários e sedação paliativa

Um sintoma é definido como refratário quando:

- Todos os esforços foram feitos para identificar e reverter a causa do sofrimento.
- Todas as medidas farmacológicas e não farmacológicas foram esgotadas.
- Tratamentos adicionais estariam associados a morbidade excessiva ou seriam incapazes de aliviar o sintoma em uma janela de tempo aceitável.

A sedação paliativa deve ser considerada para abordagem de pacientes com sintomas refratários em contexto de fase final de vida. O objetivo da sedação paliativa é aliviar sintomas, e não causar a morte. Vários estudos descritos em uma metanálise recente compararam o tempo de sobrevida entre pacientes sedados e não sedados, sem diferença significativa.

Os sintomas refratários que necessitaram de sedação com mais frequência em um estudo de 2003 foram ansiedade/sofrimento psicológico (40%), dispneia (35%) e *delirium* com agitação (12%). Ao decidir pelo início de sedação paliativa, alguns cuidados devem ser tomados antes de iniciar a medicação:

- Consentimento informado deve ser obtido e registrado, e o não desejo/indicação de realização de medidas invasivas de suporte de vida deve estar documentado com clareza.
- Reavaliar nutrição e hidratação. Pacientes em sedação leve podem receber dieta de conforto. Hiperidratação pode ser prejudicial em pacientes em fim de vida, piorando sintomas como dispneia, edema e sialorreia.
- Aspectos sociais importantes para o paciente ou família (p. ex.: visitas de despedida) e necessidades espirituais devem ter sido abordados.

Medicações essenciais para controle de sintomas (como opioides) devem ser mantidas. Monitorização e medicações para outros fins (profilaxia de tromboembolismo, controles de glicemia) devem ser suspensas ou reavaliadas.

A sedação pode ser leve ou mais profunda, contínua ou intermitente, e deve ser reavaliada periodicamente, titulando-se a mínima dose de sedação necessária para alívio satisfatório do sintoma em questão.

A principal droga utilizada para sedação paliativa é o midazolam, que tem um bom perfil de segurança e pode ser administrado por via subcutânea. Alternativas, em situações excepcionais, são a clorpromazina (preferencial para sedação indicada por *delirium* hiperativo refratário) e o propofol. Cabe mencionar, ainda, a dexmedetomidina, que é uma medicação promissora por seu efeito de controle de agitação com pouco impacto no *drive* respiratório, embora ainda não tenha sido adequadamente estudada para a finalidade de sedação paliativa.

Em intercorrências catastróficas (como sangramento maciço ou obstrução de via aérea), doses altas de sedativos em um curto período podem ser necessárias para o adequado controle de sintomas.

No paciente com nível de consciência reduzido ou disfunção cognitiva, é importante permanecer atento para sinais indiretos de desconforto, como:

- Frequência respiratória acima de 30 ipm/frequência cardíaca acima de 110 bpm.
- Inquietação e movimentação constante.
- Uso de musculatura acessória/respiração paradoxal.
- Gemência ou olhar que transmite medo/fácies de dor.

▷ **TABELA 10** Sedação paliativa

Droga	Dose *bolus*	Dose de manutenção
Midazolam (solução padrão 1 mg/mL)	2,5-5 mg, EV ou SC Repetir, conforme necessário, a cada 10-15 min	0,5-2,5 mg/h ou 50% da dose *bolus* utilizada a princípio; ajustar a cada 15-30 min. Se a dose necessária é maior que 15-20 mg/h, considerar associação
Clorpromazina	12,5 mg, EV, a cada 4-12 h, ou em solução contínua 3-5 mg/h	Pode ser associada ao midazolam. Dose máxima de 50-150 mg/dia

Apesar de o DE não ser o local ideal para cuidados de fim de vida, não é incomum que pacientes em terminalidade não consigam acesso a vagas de enfermaria ou hospice e permaneçam por horas ou dias na emergência.

Considerando as limitações estruturais, todo o esforço deve ser dispendido para assegurar um ambiente silencioso, com privacidade, assistência médica e multidisciplinar proativa e disponível, suporte a necessidades físicas, psicológicas e espirituais e presença de familiares para o paciente em fim de vida.

A administração de sedativos no paciente em padrão agônico (*gasping*) é objeto de controvérsias. Considerando a irreversibilidade do quadro nesse ponto e o fato de não ser possível excluir definitivamente a presença de desconforto, sugerimos a realização de um *bolus* (2,5 mg) de midazolam intravenoso ou subcutâneo e manutenção com infusão contínua de 0,5-2 mg/h.

LITERATURA RECOMENDADA

1. ACEP Simple Palliative Care Toolkit. Disponível em: www.acep.org. Acesso em: 12 março 2022.
2. Azoulay E, Kouatchet A, Jaber S, et al. Noninvasive mechanical ventilation in patients having declined tracheal intubation. Intensive Care Med. 2013;14:292-301.
3. Baile WF, Buckman R, Lenzi R, Glober G, Beale L, Kudelka AP. Spikes: a six step protocol for delivering bad news: Application to the patient with cancer. The Oncologist. 2000;5(4):302-11.
4. Beller EM, Van Driel ML, et al. Palliative pharmacological sedation for terminally ill adults. Cochrane database of systematic reviews. 2015;1.
5. Carvalho RT, Souza MR, Franck EM. Manual da residência em cuidados paliativos. Barueri: Manole; 2017.
6. Desandre P, Quest T. Palliative aspects of emergency care. Oxfor: Oxford University Press; 2013.
7. Glare P, et al. Systematic review of the efficacy of anti-emetics in the treatment of náusea in patients with far-advanced cancer. Support Care Cancer. 2004;12:432-40.
8. Hui D, Morgado M, Chrisholm G, et al. High-Flow oxygen and bilevel positive airway pressure for persistent dyspnea in patients with advanced cancer. J Pain Symptom Manag. 2013;39:463-73.
9. Lago EA, Rico CC, Sanjuan JAG. Limitacion del esfuerzo terapêutico en La situacion de enfermedad terminal. Nos puede ayudar La bioética a la toma de decisiones? Medicina Paliativa. 2006;13(4):174-8.
10. Manual de Cuidados Paliativos ANCP, 2012.
11. Muller-Busch H, et al. Sedation in palliative care – a critical analysis of 7 year experience. BMC Palliative Care. 2003;2(1):2.
12. Official ATS/ERS Clinical Practice Guidelines. Non-invasive ventilation for acute respiratory failure.
13. Olsen M, Swetz K, Mueller P. Ethical decision-making with end-of-life care: Palliative sedation and witholding or withdrawing life-sustaining treatments. Mayo Clin Proc. 2010;85(10):949-54.
14. Ouchi K, Jambaulikar GD, George GN, et al. The surprise question asked of emergency physicians may predict 12-month nortality between older adults admitted to the emergency department. J Palliat Med. 2018;21(2):236-40.
15. Ouchi K, Jambaulikar GD, Hohmann S, et al. Prognosis after emergency department intubation to inform shared-decision making.
16. Pantilat S, Anderson W, Gonzáles M, Widera E. Hospital-based palliative medicine. A practical, evidence-based approach. Wiley Blackwell; 2015.
17. Perkin BM, Resnik DB. The agony of agonal respiration: is the last gasp necessary? BMJ Journal of Medical Ethics. 2012;28:164-70.
18. Ribeiro SCC, Carvalho RT, Dias Roger D. Criterion validity and inter-rater reliability of a palliative care screening tool applied to patients admitted to a emergency department intensive care unit. Pall and Supp Care. 2017;1:1-7.
19. Sharp TJ, Drutz WS, Moisan T, et al. Postural relief of dyspnea in severe chronic obstructive lung disease. Am Rev Respir Dis. 1980.
20. The GSF Prognostic Indicator Guidance: the Gold Standards Framework, 2012.
21. You JJ, Fowler RA, Heyland DK, on behalf of the Canadian Researchers at the End-of-Life Network (CARENET) Just ask. Discussing goals of care with patients in hospital with serious illness (online). Canadian Medical Association Journal. 2013;1-8.

Apesar de o DE não ser o local ideal para cuidados de fim de vida, não é incomum que pacientes em terminalidade não consigam acesso a cuidados de enfermaria ou hospice e permaneçam por horas ou dias na emergência.

Considerando as limitações estruturais, todo o esforço deve ser dispendido para assegurar um ambiente silencioso, com privacidade, assistência médica e multidisciplinar, proativa e disponível, suporte às necessidades físicas, psicológicas e espirituais e presença de familiares para o paciente em fim de vida.

A administração de sedativos ao paciente em paliativo [illegible] (*gasping*) é objeto de controvérsias. Considerando a irreversibilidade do quadro nesse ponto e o fato de não ser possível excluir definitivamente a presença de desconforto, sugerimos a realização de um *bolus* (2,5 mg) de midazolam endovenoso ou subcutâneo e manutenção em infusão contínua de [illegible] mg/h.

LITERATURA RECOMENDADA

Seção XVIII

Ultrassonografia à beira do leito

127 Acesso venoso guiado por ultrassonografia

Lucas Oliveira Marino
Carla Andrade Petrini
Eduardo Alher João

PONTOS IMPORTANTES

- O acesso venoso guiado por ultrassonografia diminui a taxa de complicações e aumenta a taxa de sucesso do procedimento.
- As evidências são maiores para o acesso venoso jugular e o femoral, se comparados ao subclávio.
- As contraindicações são semelhantes às do método guiado por referências anatômicas.
- Os vasos se apresentam, ao ultrassom, como estruturas tubulares anecoicas. Veias são compressíveis e aumentam de diâmetro com a manobra de Valsalva ou de Trendelemburg. O Doppler pode ajudar na diferenciação.
- A técnica dinâmica, longitudinal ou transversal, é mais eficaz do que a estática.
- O diâmetro da veia é um dos principais preditores de sucesso na canulação.

INTRODUÇÃO

A punção de acesso venoso central no departamento de emergência (DE) é um procedimento bastante importante e corriqueiro, porém eventualmente difícil e seguido de complicações.

Punções arteriais, hematomas, hemotórax, pneumotórax e lesão de nervo periférico são complicações mecânicas descritas durante a inserção de cateteres venosos centrais (CVC). As complicações descritas variam em incidência entre 0,3-10% conforme o sítio de punção, fatores inerentes ao paciente e experiência do operador. As taxas de complicações descritas para punções de veias subclávia e jugular interna são semelhantes (6,2-10,7% e 6,3-11,8%, respectivamente). A primeira apresenta maior risco de pneumotórax e hemotórax, enquanto a segunda, maior incidência de hematomas e punções arteriais, conquanto estes últimos sejam mais comuns nos acessos femorais. Uma vez que a cateterização femoral se associa a maior frequência de complicações mecânicas (12,8-19,4%), os outros dois sítios devem ser os de escolha na ausência de contraindicações.

A ultrassonografia (USG) para utilização por não radiologistas como guia à inserção de CVC foi introduzida na prática clínica em 1978. Desde então, numerosos estudos têm sido conduzidos para avaliar os benefícios e as dificuldades com a técnica e suas indicações. Um consenso publicado recentemente recomenda dezesseis requisitos básicos para o adequado treinamento na inserção de CVC. Destes, incluem-se programas educacionais relacionados à técnica de acesso guiado por ultrassom e à simulação com o método, ambos com nível de evidência B e grau de recomendação forte.

Diversos ensaios clínicos randomizados e metanálises apontam para redução na taxa de complicações, aumento no sucesso do procedimento e diminuição do tempo de execução com o auxílio da ultrassonografia. Essas evidências são mais robustas com o guia em tempo real (técnica dinâmica) para as veias jugular interna (VJI) e femoral

(VF), muito embora diversos trabalhos também orientem o recurso para a veia subclávia (VSC).

A primeira metanálise foi publicada em 1996 por Randolph et al. Os ensaios clínicos incluídos, no total de oito, avaliaram a utilização de ultrassom tanto no modo bidimensional como no Doppler para guiar CVC em VJI e/ou VSC. Os resultados favoreceram o guia em tempo real em relação à técnica por referências anatômicas: menor taxa falha no procedimento (RR 0,32 [IC 0,18-0,55]), menor número de tentativas (RR 0,6 [0,45-0,79]) e menor incidência de complicações (RR 0,22 [IC 0,1-0,45]).

Seis anos depois, em 2003, uma metanálise conduzida no Reino Unido por Hind et al. incluiu 18 estudos com um total de 1.646 pacientes. Os dados provenientes de ultrassonografia (USG) bidimensional foram analisados separadamente àqueles obtidos com Doppler. A USG bidimensional mais uma vez evidenciou redução do número de tentativas para o sucesso do procedimento e de suas complicações. Os resultados se mostraram promissores para VJI; todavia, para VSC, a utilização de ultrassom foi inferior à técnica clássica tanto na taxa de sucesso do procedimento quanto no tempo necessário para sua realização.

Milling et al. publicaram um *trial* em 2005 com 201 pacientes submetidos ao acesso venoso jugular interno, divididos em três grupos: técnica baseada em referências anatômicas, guia estático e guia dinâmico com USG. O auxílio do ultrassom, sobremaneira com a técnica dinâmica, determinou maior taxa de sucesso na primeira tentativa de punção, menor necessidade de tentativas e menor tempo para a execução do procedimento. Leung et al. conduziram um ensaio clínico no DE com 130 pacientes submetidos ao acesso venoso jugular interno e demonstraram maior taxa de sucesso (93,9%) e menor taxa de complicações (4,6%) com a técnica dinâmica, comparada ao acesso por referências anatômicas (78,5% e 16,9%, respectivamente).

No que tange ao acesso venoso femoral, alguns *trials* e estudos observacionais apontam para os benefícios da técnica guiada por ultrassom. Uma coorte coreana comparou 28 acessos femorais para diálise guiados por USG com 38 procedimentos referenciados por anatomia. Com o método complementar o procedimento durou menos tempo, houve maior sucesso na primeira tentativa de punção (92,9% *vs.* 55,3%) e menor incidência de punções arteriais (7,1% *vs.* 15,8%) e de hematomas (0% *vs.* 2,6%). Um ensaio clínico americano avaliou a passagem de acesso femoral guiado e não guiado durante a reanimação cardiopulmonar e demonstrou, em favor da técnica com USG, maior rapidez, menor taxa de punções arteriais inadvertidas e maior taxa de sucesso.

Quanto à VSC, as evidências ainda são controversas. As abordagens tradicionais (supra e infraclavicular), assim como o acesso axilar, têm sido objeto de estudo. Algumas evidências apontam para um eventual aumento no tempo para execução do procedimento e a não otimização da taxa de sucesso de canulação da veia. Entretanto, alguns estudos apontam para menor incidência de complicações. Uma revisão sistemática da Cochrane publicada em 2015 incluiu 5 ensaios clínicos que compararam a cateterização de veia subclávia guiada por USG vs. referência anatômica. Não foram evidenciadas diferenças estatisticamente significantes na taxa de sucesso da canulação (geral ou na primeira tentativa) ou de complicações em geral. Especificamente, contudo, a técnica guiada demonstrou menor risco de punção arterial (RR 0,21; IC 0,06-0,82) e de formação de hematoma (RR 0,26; IC 0,09-0,76).

Outro ponto de discussão é a experiência necessária do operador para a execução do procedimento. Curiosamente, estudos que focaram em operadores inexperientes evidenciaram maiores benefícios nesse grupo em comparação àqueles hábeis, porém essa variável ainda carece de adequada validação científica e estatística. O treinamento em USG tem se popularizado nas residências médicas fora da área de radiologia e os entusiastas do método o apontam como o "novo estetoscópio"; por conseguinte, não como um exame complementar, mas como um adicional ao exame clínico. Evidências apontam que médicos não radiologistas conseguem aplicar a USG em exames focados com excelente acurácia e enfoque deve ser dado ao entendimento teórico da física do ultrassom, do maquinário e da correta interpretação da imagem. O número ideal para se declarar proficiente no método não é bem estabelecido, porém, com base em *guidelines* de outros procedimentos invasivos e dada a simplicidade do método, dez procedimentos parece ser uma quantidade minimamente adequada. Nguyen et al. publicaram um *trial* com resultados animadores. Escores de avaliação do processo de aprendizado e o tempo necessário para a canulação da veia melhoraram em pouco tempo com pequeno número de procedimentos, independentemente da experiência prévia do médico assistente com USG.

A análise de custo é uma preocupação frequente ao se recomendar o uso rotineiro da USG para guiar a inserção de CVC, uma vez que há o aumento de custos com a compra do aparelho, com sua manutenção e com o treinamento profissional. Porém, essa customização pode ser compensada com economia na redução de complicações que resultam em maior duração da internação e em tratamentos adicionais. Uma revisão publicada em 2003 analisou a custo-efetividade da USG bidimensional para guiar CVC e indicou uma economia de $3.249,00 para cada 1.000 procedimentos, assumindo um uso mínimo de 15 minutos por semana do aparelho.

INDICAÇÕES, CONTRAINDICAÇÕES E PRECAUÇÕES

Em 2001, a Agency for Healthcare Research and Quality, uma agência governamental norte-americana encarregada de otimizar a qualidade da assistência à saúde e a segurança do paciente, recomendou o uso do ultrassom para guiar a inserção de CVC como uma das 11 principais práticas baseadas em evidência. Dessa forma, o acesso venoso central guiado por USG está indicado a todos os pacientes que necessitem dessa intervenção no caso de haver disponibilidade do aparelho e experiência da equipe médica.

De modo semelhante, a agência britânica National Institute for Clinical Excellence exibe as seguintes recomendações no que tange à passagem de acesso venoso central guiado por USG:

- A técnica guiada por USG bidimensional deve ser a preferida na inserção de cateter venoso central em VJI em situações eletivas tanto em adultos quanto em crianças.
- A referida técnica deve ser considerada na maioria das situações clínicas, tanto eletivas quanto emergenciais.
- É recomendado adequado treinamento de todos os profissionais envolvidos na execução do procedimento para atingir a proficiência desejada.

As contraindicações e precauções são as mesmas descritas no acesso venoso central baseado em referências anatômicas. Cuidado especial deve ser tomado em pacientes obesos mórbidos, nos quais a formação da imagem pode ser de má qualidade por conta da dificuldade de transmissão de ondas sonoras através do tecido adiposo. Outras situações podem dificultar a identificação da veia, como hipovolemia e proximidade com estruturas ósseas. Atenção deve ser dada ao diâmetro da secção transversa da veia. Caso menor que 5 mm, considerar contraindicação relativa e trocar o sítio de punção.

Uma coorte americana publicada em 2010 por Theodoro et al. avaliou os fatores de risco de eventos adversos em 289 inserções de CVC em VJI guiados por USG no DE. Eventos adversos foram constatados em 57 tentativas (19,7%), sendo a maioria (11%, 31 tentativas) de insucesso na passagem do dispositivo. História prévia de hemodiálise e experiência intermediária com acesso venoso guiado por USG foram os fatores associados a tais eventos. Interessante notar que obesidade, coagulopatia e hiperinsuflação pulmonar, contextos tradicionalmente associados a complicações, não foram associados a eventos adversos.

ASPECTOS TÉCNICOS

Transdutor e aparelho

O transdutor de escolha para o acesso vascular é o linear, de alta frequência (5-12 MHz), pois possibilita uma boa resolução nos tecidos superficiais. O formato linear ainda permite adequada compressão dos vasos, o que ajuda na diferenciação entre veia e artéria.

O aparelho deve estar adequadamente configurado (*preset*) no modo vascular.

Como em todo acesso venoso central, a técnica estéril com barreira completa deve ser garantida. Invólucros plásticos estéreis com o intuito de envolver o transdutor estão comercialmente disponíveis apenas para esse fim. Em sua indisponibilidade, podem ser adaptadas luvas e aventais estéreis ou capas para videolaparoscopia. A princípio, aplica-se gel condutor na superfície do transdutor e ele é coberto com a superfície estéril disponível. Atentar para retirar toda a interposição gasosa entre o gel e a capa, pois bolhas de ar podem diminuir a qualidade da imagem. Coloca-se um elástico ou amarra-se uma gaze estéril ao redor do transdutor, de modo a fixá-lo junto ao invólucro. Em seguida, aplica-se uma substância condutora estéril (gel ou povidine-iodine degermante) entre o transdutor já coberto e a pele do paciente.

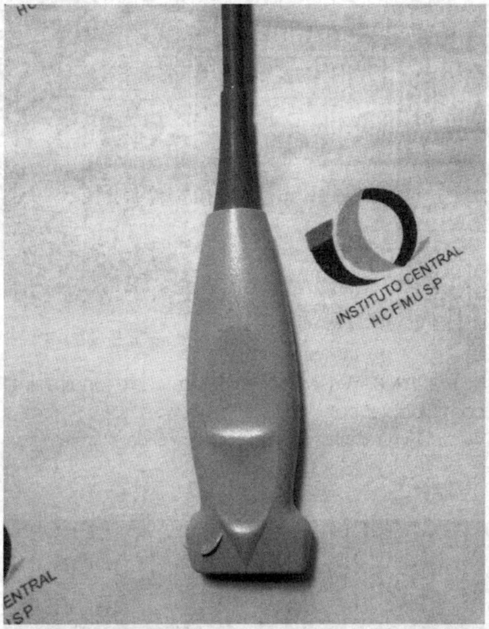

▷ **FIGURA 1** Transdutor linear.

Localização dos vasos e variações anatômicas

As referências anatômicas clássicas devem ser utilizadas como um norte inicial para a colocação do transdutor. Estudos de USG em voluntários saudáveis evidenciaram grande variação no posicionamento da VJI de acordo com a posição da cabeça ou a rotação do pescoço. A localização da veia com a USG é particularmente benéfica naqueles pacientes com condições que dificultam o acesso venoso central, como obesidade, edema, incapacidade de tolerar decúbito, múltiplas cateterizações prévias ou falência da técnica clássica de punção.

A técnica por referências anatômicas se resguarda na localização esperada da veia e da artéria. Variações anatômicas são incomuns, mas, quando presentes, podem complicar o procedimento. Denys e Uretsky avaliaram a localização da VJI em 200 pacientes e identificaram a veia na posição anatômica (anterior e lateral até 1 cm da artéria carótida) em 92% dos pacientes.

Os vasos serão visualizados como estruturas tubulares anecoicas (pretas). As veias, ao contrário das artérias, são totalmente compressíveis, apresentam paredes finas, formato oval e aumentam de diâmetro com manobra de Valsalva e com a posição de Trendelemburg. Ademais, não evidenciam pulsação arterial. A ausência de compressibilidade é sinal de trombose do segmento, independentemente de se visualizar o trombo (material hiperecogênico) no interior do vaso. Trata-se de contraindicação à punção.

Em caso de dúvida na adequada identificação dos vasos, o modo Doppler pode conferir informações adicionais a respeito da velocidade e do sentido do fluxo sanguíneo. O Doppler colorido (*color Doppler*) adiciona as cores azul e vermelha à escala de cinza, de modo que, por convenção, o fluxo azul se distancia do transdutor, enquanto o vermelho se aproxima, adicionando uma ideia de velocidade e direção. Vale ressaltar que essa configuração pode ser alterada no aparelho. O Doppler espectral avalia o formato da onda de fluxo e diferencia, pois, a arterial da venosa. A curva arterial é pulsátil e com maiores pressões.

Após a correta identificação da veia, alguns ajustes de imagem podem ser efetuados. O ganho se refere à intensidade do brilho da escala de cinza. A profundidade ideal deve incluir os vasos e uma pequena quantidade de tecido subjacente a eles.

TÉCNICAS DE PUNÇÃO

Técnica estática

Esta técnica é utilizada com o intuito de identificar o posicionamento da veia, confirmar sua patência e marcar o local para punção antes do procedimento. Portanto, não há necessidade de materiais estéreis para envolver o transdutor.

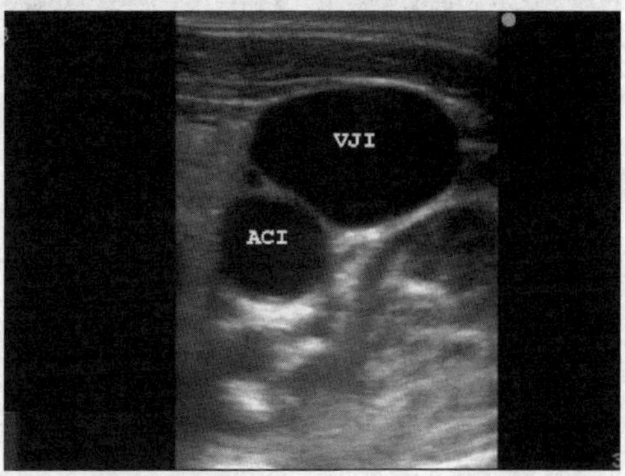

▷ **FIGURA 2** Vasos cervicais em corte transversal. VJI: veia jugular interna; ACI: artéria carótida interna.

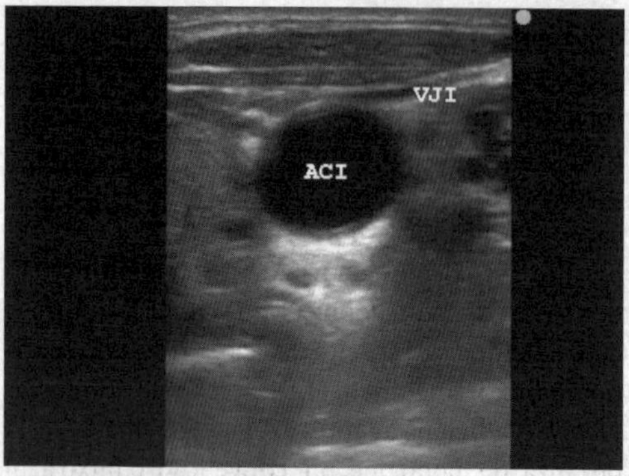

▷ **FIGURA 3** Vasos cervicais em corte transversal após compressão do transdutor.
VJI: veia jugular interna; ACI: artéria carótida interna.

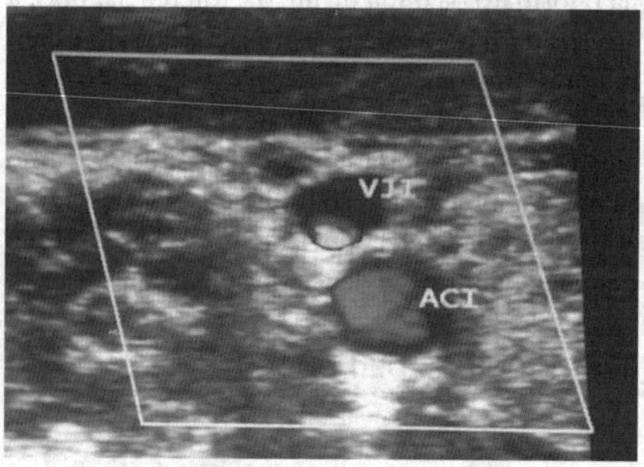

▷ **FIGURA 4** Vasos cervicais com Doppler colorido em corte transversal.
VJI: veia jugular interna; ACI: artéria carótida interna.

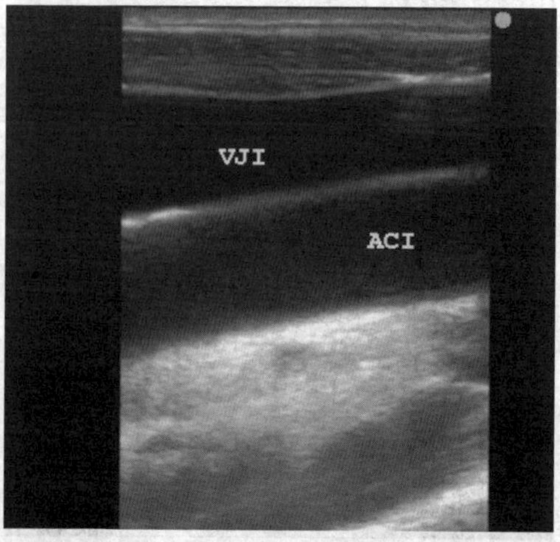

▷ **FIGURA 5** Vasos cervicais em corte longitudinal.
VJI: veia jugular interna; ACI: artéria carótida interna.

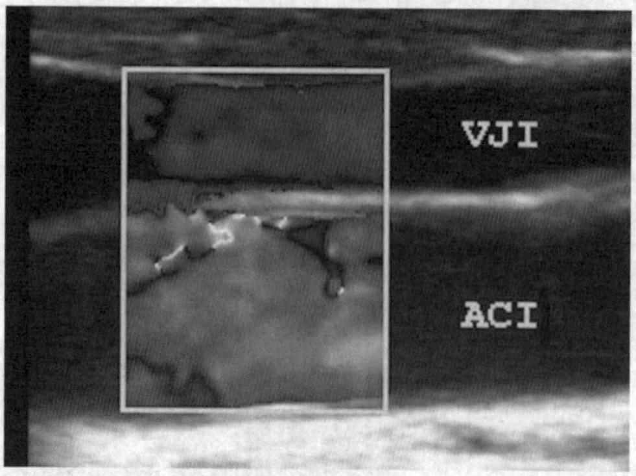

▷ **FIGURA 6** Vasos cervicais em corte longitudinal com Doppler colorido.
VJI: veia jugular interna; ACI: artéria carótida interna.

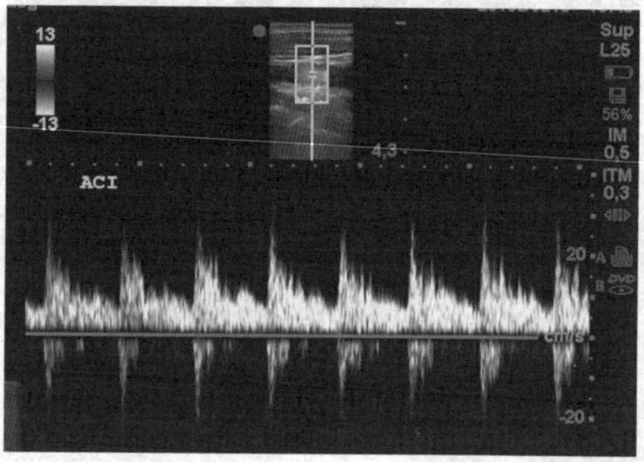

▷ **FIGURA 7** Doppler espectral da artéria carótida interna.
ACI: artéria carótida interna.

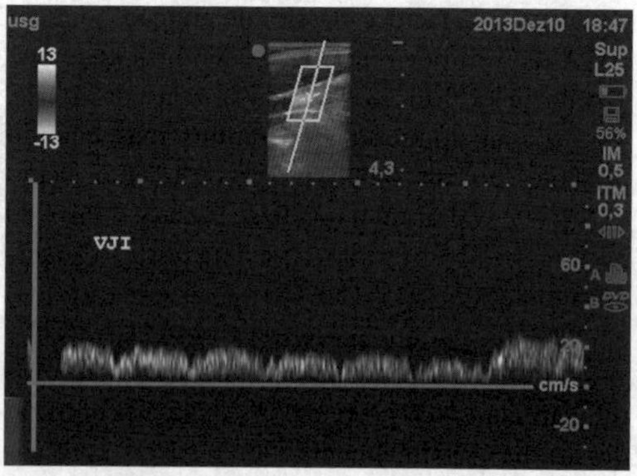

▷ **FIGURA 8** Doppler espectral da veia jugular interna.
VJI: veia jugular interna.

De modo ideal, marcam-se dois pontos na pele do paciente. Um exatamente sobrejacente à veia e outro 1 a 2 cm de distância do primeiro, de modo que este último marca onde será introduzida a agulha e o primeiro direcionará o trajeto da agulha. Essa abordagem exige menores experiência e treinamento, porém apresenta menores taxas de sucesso. Logo, deve ser utilizada na indisponibilidade de equipamento necessário para a técnica dinâmica.

A Agency for Healthcare Research and Quality recomendou, em publicação datada de 2001, que todo acesso venoso central fosse guiado por USG em tempo real (técnica dinâmica), sugerindo a ineficácia da abordagem estática para esse fim. Milling et al. refutaram essa orientação em seu *trial* em 2005. Segundo os autores, a técnica estática é capaz de dobrar o sucesso na primeira tentativa de punção, se comparada à técnica baseada em referências anatômicas, e se aproxima da técnica dinâmica no que tange ao número de tentativas e ao sucesso na primeira tentativa de punção e na canulação.

Técnica dinâmica transversal (eixo curto)

Posiciona-se o transdutor de modo perpendicular ao sentido da veia e, dessa forma, obtém-se uma secção transversa dela, que deve ser apresentada no centro da imagem a fim de facilitar o procedimento.

Nessa técnica, há adequada visualização das estruturas circunvizinhas, inclusive da artéria, que pode ser analisada comparativa e simultaneamente à veia. Ela ainda permite a correção da trajetória laterolateral da agulha durante a punção. Mede-se a profundidade da veia, a distância entre seu centro e a pele. A agulha deve ser introduzida em uma angulação de 45° em um ponto equidistante, com extensão de cerca de 1,4 vez a profundidade. Por exemplo, caso a veia diste 2 cm da pele, a punção deverá ser realizada a 2 cm do transdutor, introduzindo 2,8 cm da agulha (Figura 9).

Vale lembrar que o feixe de ultrassom também fará uma secção transversa da agulha e, portanto, ela será visualizada como um ponto branco brilhante (hiperecoico). Eventualmente, a agulha será de difícil visualização por sua pequena área de secção transversa. Caso não haja refluxo de sangue após a introdução da extensão calculada da agulha, o eixo laterolateral precisará ser corrigido e ela não

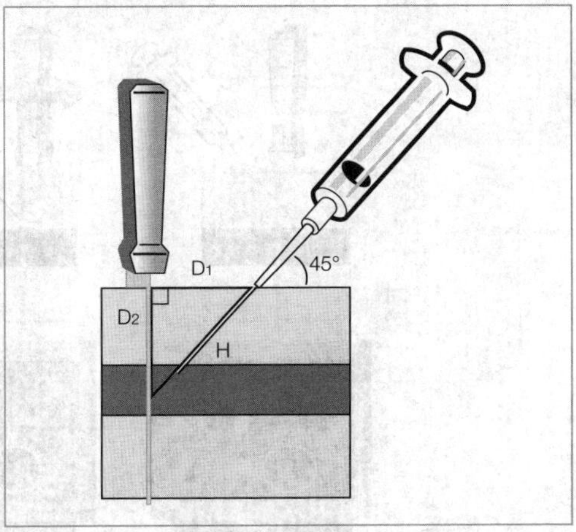

▷ **FIGURA 9** Orientação da agulha na punção com angulação a 45°. D1 = D2; H = 1,4 D1.
Adaptada de Noble VE (2011).

deverá ser introduzida com mais profundidade, a fim de evitar punções inadvertidas. Após o refluxo de sangue, o transdutor deve ser deixado sobre o campo estéril e o procedimento precisa transcorrer normalmente pela técnica de Seldinger.

Com auxílio de USG, confirma-se o posicionamento do cateter no interior do lúmen da veia, que se apresenta como uma estrutura tubular, hiperecogênica (branca) mais bem visualizada no corte longitudinal. A identificação do CVC pode ser tecnicamente difícil.

Técnica dinâmica longitudinal (eixo longo)

Recomenda-se começar pelo eixo curto, identificar a veia e girar o transdutor de modo progressivo até 90°, observando o vaso ao longo de seu maior eixo. O transdutor deve ser posicionado no local onde se observa o maior diâmetro da veia, o que coincide com seu centro. A agulha será introduzida no mesmo eixo do transdutor; dessa maneira, consegue-se seguir toda a sua trajetória até ser puncionada a veia.

É uma técnica com maior dificuldade de execução, uma vez que não possibilita a visualização simultânea da artéria e dificulta a orientação da trajetória laterolateral da agulha. Ademais, exige maior treinamento para fixar o transdutor na posição correta sem movê-lo, o que aumenta a dificuldade para o êxito no procedimento, em especial quando executado por apenas um médico.

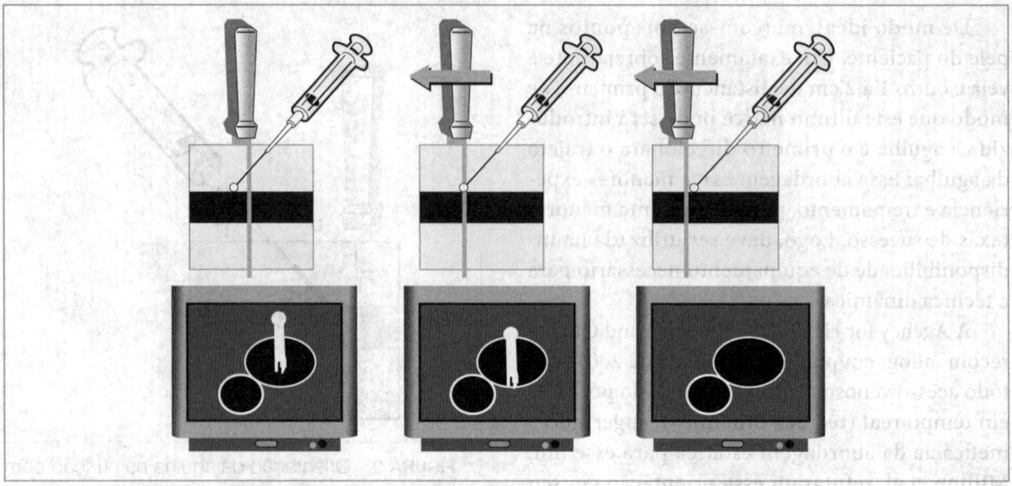

▷ **FIGURA 10** Formação da imagem ecográfica conforme posicionamento da agulha em relação ao feixe ultrassonográfico no corte transversal.
Adaptada de Noble VE (2011).

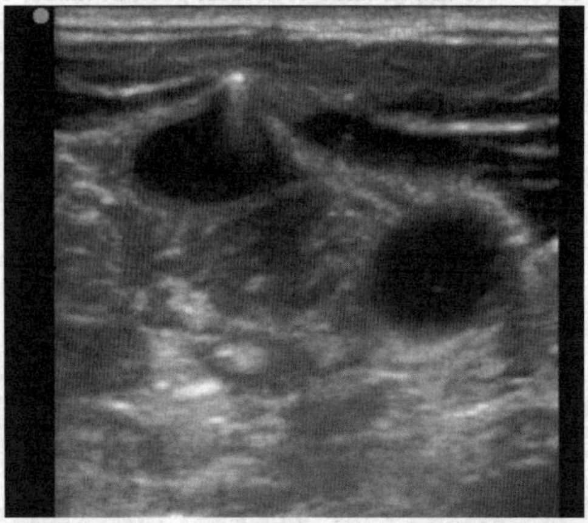

▷ **FIGURA 11** Ponta da agulha transfixando a veia.

Vale ressaltar que, caso a trajetória da agulha saia do plano do transdutor, ela deve ser recolhida superficialmente e redirecionada. Um erro comum é, em vez de manter o transdutor fixo na mesma posição, movê-lo para localizar a agulha com a trajetória incorreta.

Diante do exposto, qual deve ser a melhor abordagem? Milling et al. sugerem que o diâmetro da veia é um bom preditor de sucesso na canulação. Diâmetro menor que 5 mm, em geral, é compensado contralateralmente com uma veia de maior calibre e, portanto, nessa situação, recomenda-se a troca do sítio de punção. Entre 5 e 10 mm, considera-se uma contraindicação relativa à técnica estática. No caso de diâmetro maior que 10 mm, uma

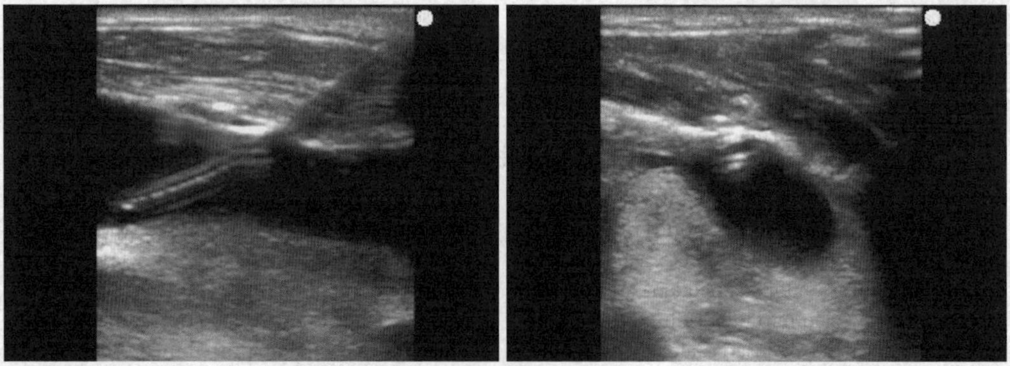

▷ **FIGURA 12** Visualização do cateter no interior da veia (cortes longitudinal e transversal, respectivamente).

abordagem custo-efetiva sugerida é a técnica estática com até três tentativas, seguida pela técnica dinâmica de resgate no caso de falha.

Pode-se padronizar, porém, o guia em tempo real como de escolha e utilizar a técnica estática quando o operador não estiver capacitado a realizar sozinho a técnica dinâmica e não houver um segundo médico disponível para auxiliar. Outro *trial* conduzido por Milling et al. comparou o sucesso da canulação da VJI pela técnica dinâmica transversal com um ou dois médicos residentes de medicina de emergência e não encontrou diferença estatisticamente significativa. No caso de o procedimento ser realizado por dois profissionais, aquele que for o mais proficiente em ultrassonografia deve operar o aparelho.

Em suma, as mais importantes recomendações da Society of Critical Care Medicine assim podem ser resumidas:

- Uso do guia em tempo real (dinâmico) em vez do guia estático (grau de recomendação 1B).
- Uso do eixo curto (transversal) durante a inserção do cateter (grau de recomendação 1B).
- Sugere-se que o procedimento seja realizado por apenas um operador (grau de recomendação 1C).
- Checagem de posicionamento do cateter e exclusão de pneumotórax pós-punção com o próprio ultrassom em detrimento da radiografia de tórax (grau de recomendação 2B).
- A canulação de veia subclávia com guia dinâmico possui valor limitado (grau de recomendação 2C).

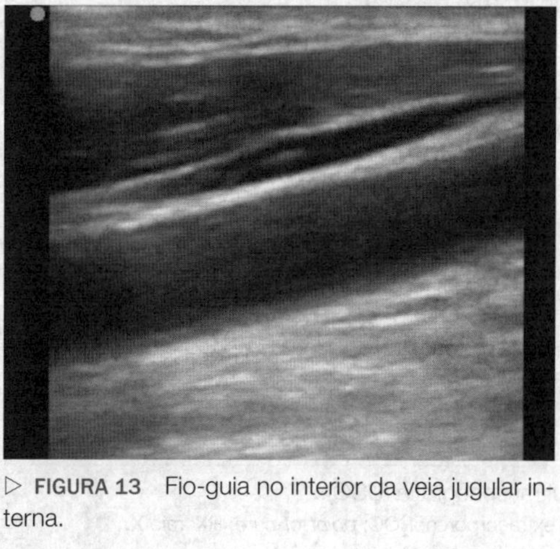

▷ **FIGURA 13** Fio-guia no interior da veia jugular interna.

OUTROS USOS DA ULTRASSONOGRAFIA DE VASOS

Cateter central de inserção periférica (PICC)

Este tipo de cateter tem se tornado popular por ser uma alternativa menos invasiva, mais confortável e de fácil inserção em relação ao CVC. Utilizam-se as veias dos membros superiores, por exemplo a cefálica e a basílica, e cateteres mono, duplo e triplo lúmen estão disponíveis. Assim como com CVC, quanto maior o número de vias, maior é o risco de infecção relacionada a cateter.

Um grupo de radiologistas intervencionistas reportou a inserção de 355 PICCs guiados por USG em 262 pacientes, com uma taxa de sucesso de 99%, média de 1,2 punção e somente 2 complicações menores relatadas. Experiência semelhante foi demonstrada por enfermeiras, estudo que evidenciou uma redução de 42% no número de punções necessárias para se canular a veia.

A despeito de sua rota de inserção, evitar complicações como pneumotórax e lesão a vasos do pescoço e do tórax; destaca-se que PICCs se associam a maior risco de trombose venosa superficial e profunda se comparados a CVC. Estimativas apontam que os PICCs são responsáveis por até um terço dos casos de trombose venosa profunda (TVP) de membros superiores.

Cateterização de artéria radial

A USG foi estudada em pequenas séries com o intuito de facilitar a cateterização radial em pacientes hipotensos ou com artérias radiais impalpáveis.

Um estudo randomizado comparou a cateterização radial guiada por USG bidimensional com a técnica palpatória e mostrou maior sucesso de canulação na primeira tentativa (62% *vs.* 34%, respectivamente).

Posicionamento do fio-guia e do CVC e pneumotórax pós-punção

Um estudo preliminar de Maury et al. utilizou a USG para avaliar a detecção de pneumotórax pós-procedimento e mau posicionamento do cateter. É interessante notar que a utilização do método com esse fim levou uma média de 6 min para sua execução, enquanto a radiografia demorou 80 min. Os resul-

▷ **TABELA 1** Passo a passo da inserção do cateter venoso central guiado por ultrassom

1º passo	Aplicar gel sobre o transdutor
2º passo	Cobrir o transdutor com invólucro plástico estéril
3º passo	Assegurar que não haja interposição gasosa que comprometa a qualidade da imagem
4º passo	Fixar o invólucro plástico no transdutor com elástico estéril (no caso de indisponibilidade, amarrar com gaze estéril)
5º passo	Aplicar meio de condução estéril na superfície cutânea (gel ou povidine-iodine degermante)
6º passo	Centralizar a veia-alvo (técnica transversal) ou obter adequada visualização longitudinal (técnica longitudinal) e distinguir veia de artéria
7º passo	Anestesiar o sítio de punção
8º passo	Proceder à punção acompanhando a ponta da agulha (técnica transversal) ou a sua trajetória (técnica longitudinal)
9º passo	Confirmar posicionamento do fio-guia (tanto no eixo transversal quanto longitudinal) e, em seguida, do cateter

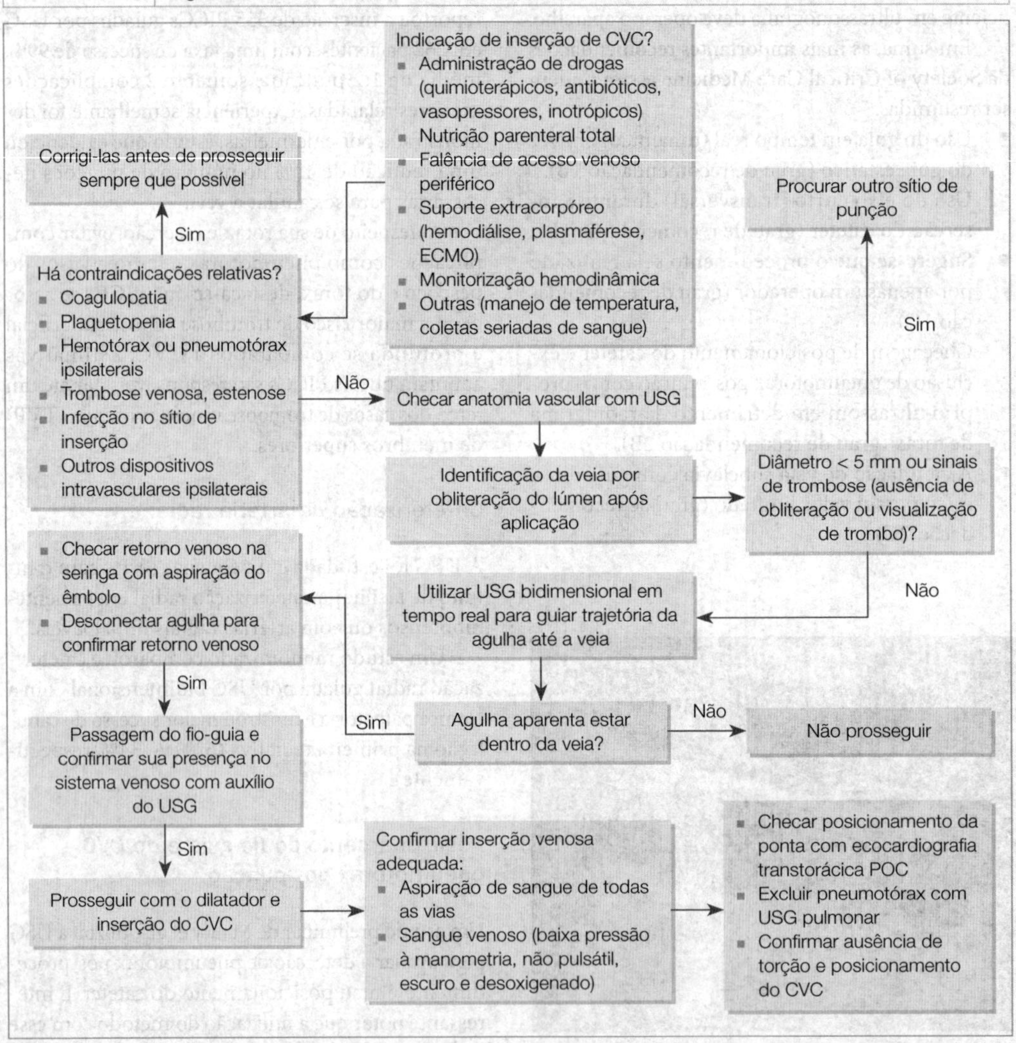

▷ **FIGURA 14** Algoritmo de acesso venoso guiado por ultrassonografia (USG).
CVC: cateter venoso central; ECMO: oxigenação por membrana extracorpórea; POC: *point-of-care*; RX: raio X.

tados desse estudo apontaram para uma promissora realidade com economia de tempo e de custos. Ressalta-se que, para tanto, exigem-se maiores habilidades do operador, que necessita dominar a técnica de identificação ultrassonográfica de pneumotórax e ter noções de ecocardiografia para detecção de localização distal intracardíaca da ponta do cateter. A confirmação do posicionamento do fio-guia antes de ser dilatado também é bastante recomendável, uma vez que evita a dilatação inadvertida da artéria no caso de uma punção arterial desapercebida.

Uma metanálise que incluiu 20 estudos apontou sensibilidade de 88% e especificidade de 99% para a detecção de pneumotórax com a utilização da USG, em contraposição a 52% e 100% da radiografia de tórax, respectivamente.

LITERATURA RECOMENDADA

1. Bedel J, Vallée F, Mari A, et al. Guidewire localization by transthoracic echocardiographfy during central venous catheter insertion: a periprocedural method to evaluate catheter placement. Intensive Care Med. 2013;39:1932.
2. Brass P, Hellmich M, Kolodziej L, et al. Ultrasound guidance versus anatomical landmarks for internal jugular vein catheterization. Cochrane Database Syst Rev. 2015 Jan 9;1(1):CD006962.
3. Buzzas GR, Kern SJ, Smith RS, Harrison PB, Helmer SD, Reed JA. A comparison of sonographic examinations for trauma performed by surgeons and radiologists. J Trauma. 1998;44(4):604-6.
4. Chalmers N. Ultrasound guided central venous access. NICE has taken sledgehammer to crack nut. Br Med J. 2003;326(7391):712.
5. Denys BG, Uretsky BF. Anatomical variations of internal jugular vein location: impact on central venous access. Crit Care Med. 1991;19(12):1516-9.
6. Ernst A, Silvestri GA, Johnstone D. Interventional pulmonary procedures: guidelines from the American College of Chest Physicians. Chest. 2003;123(5):1693-717.
7. Gillman LM, Blaivas M, Lord J, et al. Ultrasound confirmation of guidewire position may eliminate accidental arterial dilatation during central venous cannulation. Scand J Trauma Resusc Emerg Med. 2010;18:39.
8. Hayashi H, Amano M. Does ultrasound imaging before puncture facilitate internal jugular vein cannulation? Prospective randomized comparison with landmark-guided puncture in ventilated patients. J Cardiothorac Vasc Anesth. 2002;16:572-5.
9. Hind D, Calvert N, McWilliams R, Davidson A, Paisley S, Beverley C, Thomas S. Ultrasonic locating devices for central venous cannulation: meta-analysis. Br Med J. 2003;327(7411):361.
10. Johansson E, Hammarskjold F, Lundberg D, Arnlind MH. Advantages and disadvantages of peripherally inserted central venous catheters (PICC) compared to other venous lines: a systematic review of the literature. Acta Oncol. 2013;52:886.
11. Karakitsos D, Labropoulos N, De Groot E, et al. Real-time ultrasound guided catheterization of the internal jugular vein: A prospective comparison to the landmark technique in critical care patients. Crit Care. 2006;10:R162.
12. Lalu MM, Fayad A, Ahmed O, et al. Ultrasound-guided subclavian vein catheterization: A systematic review and meta-analysis. Crit Care Med. 2015;43:1498.
13. LaRue GD. Efficacy of ultrasonography in peripheral venous cannulation. J Intraven Nurs. 2000;23(1):29-34.
14. Leung J, Duffy M, Finckh A. Real-time ultrasonographically guided internal jugular vein catheterization in the emergency department increases success rates and reduces complications: a randomized, prospective study. Ann Emerg Med. 2006;48:540-7.
15. Levin PD, Sheinin O, Gozal Y. Use of ultrasound guidance in the insertion of radial artery catheters. Crit Care Med. 2003; 31(2):481-4.
16. Malinoski D, Ewing T, Bhakta A, et al. Which central venous catheters have the highest rate of catheter-associated deep venous thrombosis: a prospective analysis of 2,128 catheter days in the surgical intensive care unit. J Trauma Acute Care Surg. 2013; 74:454.
17. Maury E, Guglielminotti J, Alzieu M, Guidet B, Offenstadt G. Ultrasonic examination: an alternative to chest radiography after central venous catheter insertion? Am J Respir Crit Care Med. 2001;164(3):403-5.
18. McGee DC, Gould MK. Preventing complications of central venous catheterization. N Engl J Med. 2003;348:1123-33.
19. Milling T, Holden C, Melniker L. Randomized controlled trial of single- operator vs. two-operator ultrasound guidance for internal jugular central venous cannulation. Acad Emerg Med. 2006 Mar;13(3):245-7.
20. Milling TJ, Rose J, Briggs WM, et al. Randomized, controlled clinical trial of point-of-care limited ultrasonography assistance of central venous cannulation: the Third Sonography Outcomes Assessment Program (SOAP-3) Trial. Crit Care Med. 2005;33:1764-9.
21. Moureau N, Lamperti M, Kelly LJ, et al. Evidence-based consensus on the insertion of central venous access devices: definition of minimal requirements for training. British Journal of Anaesthesia. 2013;110(3):347-56.
22. Practice Guidelines for Central Venous Access 2020: An Updated Report by the American Society of Anesthesiologists Task Force on Central Venous Access. Anesthesiology. 2020 Jan;132(1):8-43.
23. National Institute for Clinical Excellence (NICE). Guidance on the use of ultrasound locating devices for placing central venous catheters. London: NICE; 2002. Technology appraisal guidance no. 49.
24. Nguyen B, Prat G, Vincent JL, et al. Determination of the learning curve for ultrasound-guided jugular central venous catheter placement. Intensive Care Med. 2014 Jan;40(1):66-73.
25. VE B. Manual of emergency and critical care ultrasound. 2. ed. Cambridge: Cambridge University Press; 2011.

26. Saugel B, Scheeren TWL, Teboul J. Ultrasound-guided central venous catheter placement: a structured review and recommendations for clinical practice. Crit Care. 2017 Aug 28;21(1):225.
27. Randolph AG, Cook DJ, Gonzales CA, Pribble CG. Ultrasound guidance for placement of central venous catheters: a meta-analysis of the literature. Crit Care Med. 1996;24(12):2053-8
28. Rothschild JM. Ultrasound guidance of central vein catheterization. In: On making health care safer: a critical analysis of patient safety practices. Rockville, MD: AHRQ Publications; 2001. p.245-55. Disponível em: http://www.ahrq.gov/clinic/ptsafety/chap21.htm.
29. Smith RS, Kern SJ, Fry WR, Helmer SD. Institutional learning curve of surgeon- performed trauma ultrasound. Arch Surg. 1998;133(5):530-5.
30. Sofocleous CT, Schur I, Cooper SG, Quintas JC, Brody L, Shelin R. Sonographically guided placement of peripherally inserted central venous catheters: review of 355 procedures. Am J Roentgenol. 1998;170(6):1613-6.
31. Sulek CA, Gravenstein N, Blackshear RH, Weiss L. Head rotation during internal jugular vein cannulation and the risk of carotid artery puncture. Anesth Analg. 1996;82(1):125-8.
32. Theodoro D, Krauss M, Kollef M, et al. Risk factors for acute adverse events during ultrasound guided central venous cannulation in the emergency department. Acad Emerg Med. 2010 October;17(10):1055-61.
33. Ullman JI, Stoelting RK. Internal jugular vein location with the ultrasound Doppler blood flow detector. Anesth Analg. 1978;57(1):118.
34. Vucevic M, Tehan B, Gamlin F, Berridge JC, Boylan M. The SMART needle. A new Doppler ultrasound-guided vascular access needle. Anaesthesia. 1994;49(10):889-91.

128 Ultrassonografia de tórax

Lucas Oliveira Marino
Carla Andrade Petrini
Eduardo Alher João
Julio Flávio Meirelles Marchini

PONTOS IMPORTANTES

- A linha pleural, com o sinal do deslizamento, entre e logo abaixo de duas costelas consecutivas, deve ser a primeira estrutura a ser visualizada.
- As linhas A são artefatos de reverberação oriundos da linha pleural. Aparecem como semicírculos hiperecogênicos paralelos que se repetem em intervalos iguais. Isoladamente, indicam presença de ar, mas não diferenciam pulmão aerado de pneumotórax.
- As linhas B são feixes hiperecogênicos que partem da linha pleural e se estendem ao longo de toda a tela. O aparecimento de três ou mais linhas no mesmo espaço intercostal é indicativo de espessamento intersticial.
- A ultrassonografia (USG) é um método mais sensível que a radiografia de tórax para o diagnóstico de derrame pleural (DP). A toracocentese guiada por ultrassom é mais segura e apresenta maior taxa de sucesso que o mesmo procedimento às cegas.
- A presença de *lung sliding* ou de ao menos uma linha B exclui pneumotórax na área avaliada. O "ponto pulmonar" é um sinal patognomônico dessa condição. Ao modo M, visualiza-se a perda do sinal da praia ("sinal da estratosfera").
- As consolidações aparecem ao ultrassom em um aspecto que lembra o parênquima hepático (hepatização). Os broncogramas aéreos são vistos como estruturas hiperecogênicas no interior da consolidação.
- O protocolo Blue é uma ferramenta acurada para diagnóstico etiológico rápido da insuficiência respiratória.
- O protocolo Falls utiliza conceitos de ecocardiografia e de USG pulmonar para a identificação do provável mecanismo de choque.

INTRODUÇÃO

O ar sabidamente é um mau condutor de ondas sonoras por dispersá-las em infinitas direções. Dessa forma, historicamente a ultrassonografia (USG) torácica se restringia à identificação de derrames pleurais (DP) e como guia para toracocenteses. Esse cenário mudou nos últimos anos. Passou-se a interpretar esse atributo de mau condutor como aliado para o estudo das afecções pleuropulmonares, uma vez que a interface ar-tecido gera uma série de artefatos ultrassonográficos que, em conjunto, podem revelar conclusões importantes.

TRANSDUTOR

O transdutor curvilinear, 3,5-5 MHz, é o mais utilizado na USG torácica. Eventualmente, o transdutor linear, 7,5-10 MHz, pode ser necessário para a melhor definição de estruturas superficiais, como a própria pleura. Transdutores cardíacos também são eficazes quando se tem a intenção de evitar as sombras acústicas das costelas, uma vez que podem ser alocados nos espaços intercostais.

ACHADOS NORMAIS

A linha pleural deve ser a primeira estrutura a ser identificada na USG pulmonar. Trata-se da interface entre as pleuras parietal e visceral, que, no pulmão normal, localiza-se cerca de 0,5 cm abaixo da superfície superior das costelas. A visualização dinâmica dessa estrutura é chamada de sinal do deslizamento (*lung sliding*), efeito criado pela movimentação do pulmão relativa à parede torácica. Apresenta-se como uma fina linha hiperecogênica, com aspecto de onda superiormente e granular inferiormente, de cerca de 2 mm de espessura, que se movimenta acompanhando as incursões respiratórias. O sinal do morcego (*bat-wing sign*) é determinado pelo conjunto da linha pleural disposta entre duas costelas.

A interação das ondas sonoras com o ar produz artefatos de reverberação conhecidos como linhas A. São semicírculos hiperecogênicos imóveis (sem deslizamento), que apresentam o mesmo sentido da linha pleural e se repetem em intervalos iguais (distância entre o transdutor e a linha pleural). Esse artefato é mais bem visualizado com o transdutor curvilinear. Sua ausência prediz alguma alteração na fisiologia pulmonar, de modo que o parênquima conduz as ondas sonoras de uma maneira diferente da esperada, por exemplo, em situações como contusão, infecção e congestão.

No modo M (*motion*), uma linha vertical na imagem é selecionada. Mudanças nessa linha ao longo do tempo são exibidas e ajudam a avaliar o movimento de estruturas. Uma de suas utilizações é a avaliação dinâmica do movimento do pulmão.

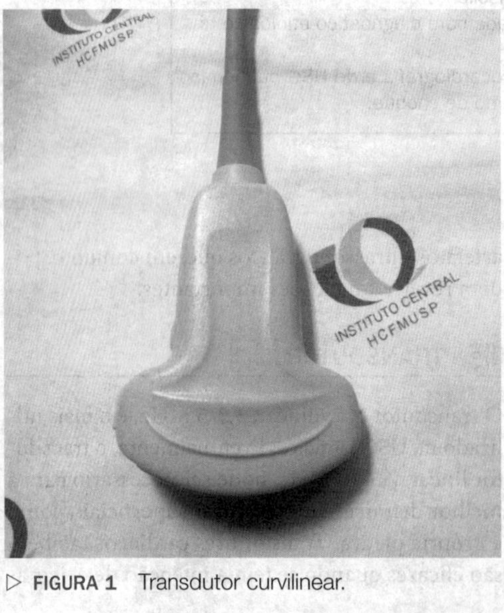

▷ **FIGURA 1** Transdutor curvilinear.

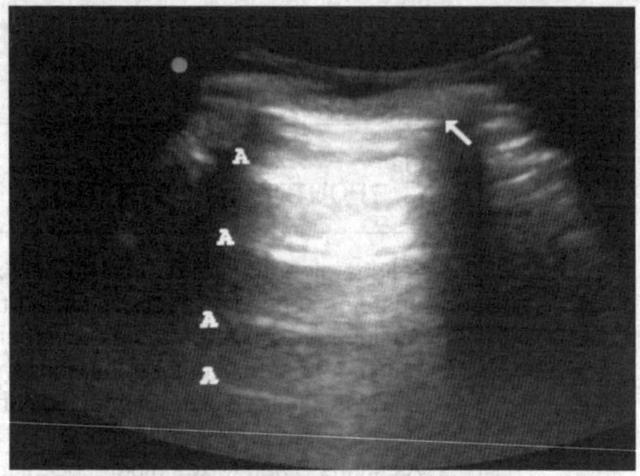

▷ **FIGURA 2** Linha pleural (seta) e linhas A.

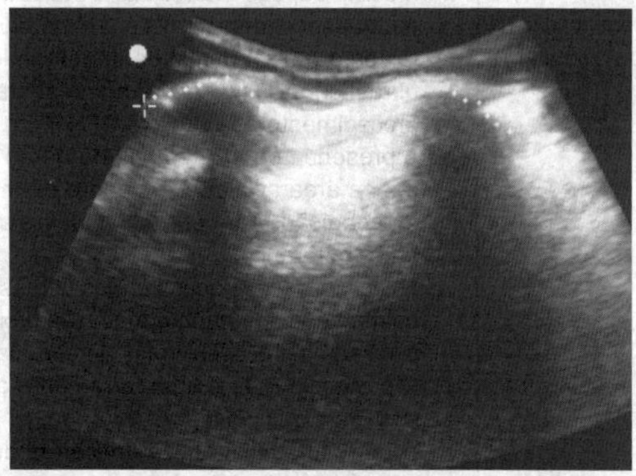

▷ **FIGURA 3** Sinal do morcego (linha pontilhada).

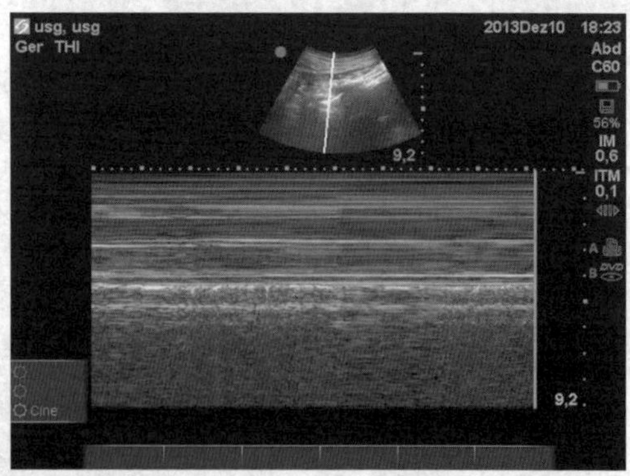

▷ **FIGURA 4** Pulmão normal no modo M (sinal da praia).

O parênquima pulmonar normal, no modo M, se apresenta como o sinal da praia. A parede torácica, na parte superior (superficial) da imagem, por ser menos móvel, se mostra com diversas linhas horizontais estacionadas (semelhantes às ondas do mar), enquanto o ar presente no parênquima pulmonar, este extremamente expansível, origina artefatos que formam uma imagem granulada ("areia da praia"). Esse sinal é a representação do *lung sliding* no modo bidimensional.

LINHAS B

No contexto de preenchimento intersticial por fluidos, seja por hipervolemia ou processos inflamatórios, a onda sonora deixa de ser completamente dissipada e passa a ser conduzida de maneira adequada pelo tecido. Essa alteração cria artefatos conhecidos como linhas B, feixes hiperecogênicos que partem da pleura, se estendem verticalmente ao longo de toda a tela, movem-se com as incursões respiratórias no caso de haver deslizamento pulmonar e apagam as linhas A. Indicam espessamento do septo interlobular. Vale ressaltar que cerca de um terço dos indivíduos normais possui até duas linhas B no mesmo espaço intercostal, separadas por pelo menos 7 mm.

SÍNDROMES INTERSTICIAIS

Condições clínicas como síndrome do desconforto respiratório agudo (SDRA), edema pulmonar e pneumonia intersticial determinam preenchimento dos espaços intersticiais por fluidos. O espessamento do septo interlobular resultante aparecerá à USG na forma de linhas B.

Esse achado possui diversas relevâncias clínicas:

- Representa o espessamento intersticial, por exemplo congestão ou fibrose.
- Está presente em 100% dos pacientes com edema pulmonar cardiogênico.
- Pode estar presente em fibrose pulmonar crônica ou linfangite carcinomatosa.
- O número de linhas B se correlaciona com a intensidade da congestão pulmonar e reduz rapidamente com o manejo da insuficiência cardíaca descompensada ou após ultrafiltração. Esse achado ultrassonográfico é mais precoce do que as alterações clínicas decorrentes do quadro.

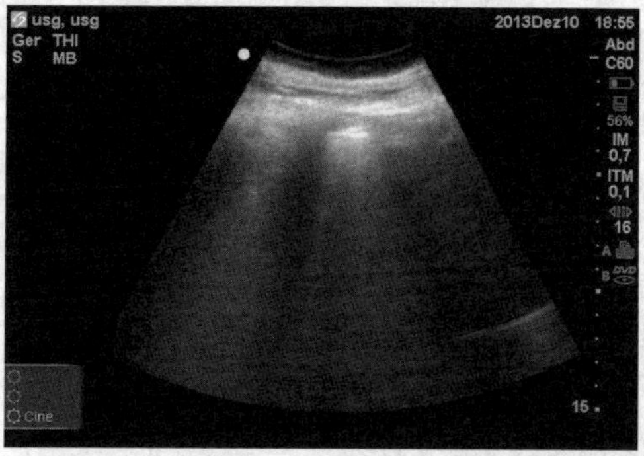

▷ **FIGURA 5** Linhas B patológicas (cauda de cometa).

Um protocolo descrito por Volpicelli et al. divide o tórax em oito zonas, quatro para cada hemitórax. O *screening* ultrassonográfico considerado positivo para síndrome interstício-alveolar identifica pelo menos três linhas B em um espaço intercostal em mais de uma zona pulmonar. Torna-se intuitivo perceber que esse achado, quando bilateral, é mais compatível com edema e, se unilateral, com pneumonia ou contusão.

Um estudo de coorte incluiu 110 pacientes examinados com USG de tórax após transplante hepático, também submetidos no mesmo dia a radiografia e a tomografia torácicas. As linhas B foram graduadas em uma escala de 0 a 3 (0 = nenhum; 1 = isoladas; 2 = inúmeras e projetadas > 2 cm no interior do tórax; 3 = extensas, confluentes no aspecto de sombra). Na tomografia computadorizada (TC), 63% dos pacientes apresentaram doença pulmonar parenquimatosa difusa, enquanto somente 30% no raio X (RX) de tórax. O desempenho diagnóstico do USG de tórax foi:

- Grau 1: sensibilidade de 79% e especificidade de 58%.
- Grau 2: sensibilidade de 62% e especificidade de 92%.
- Grau 3: sensibilidade de 33% e especificidade de 100%.

DERRAME PLEURAL E TORACOCENTESE

A USG foi a princípio utilizada como método de resgate para falência de toracocenteses ou punções difíceis. Weigardt et al. realizaram o procedimento guiado em 26 pacientes com pelo menos uma tentativa prévia ineficaz sem o auxílio do ultrassom, atingindo 88% de sucesso.

Atualmente, esse método vem sendo amplamente utilizado por conta de suas grandes vantagens, como a capacidade de detectar pequenas quantidades de líquido (sensibilidade de 20 mL, comparada aos 150-200 mL da radiografia (RX) em posteroanterior e 50 mL no perfil), a diferenciação de fluido de espessamento pleural, a avaliação do conteúdo e complicações do derrame (loculações e septações, p. ex.) e a diminuição do risco de complicações da punção, como pneumotórax, hemotórax, hematomas e lacerações de órgãos.

Conforme informações importantes do *guideline* da British Thoracic Society (BTS) de 2010, pode-se afirmar:

- O USG é superior ao RX no diagnóstico e na quantificação do DP.
- O USG pode distinguir derrame de espessamento pleural, em especial com a utilização do Doppler colorido.
- É um método particularmente útil no diagnóstico de pequenos derrames e em pacientes acamados (limitações do RX).
- Pode ajudar na detecção de septações, com sensibilidade até maior que a TC. Vale ressaltar que esse achado não prediz necessidade de drenagem de tórax.

O DP aparece tipicamente como um espaço anecoide ou hipoecoide, dependendo de sua etiologia (transudatos são, de modo invariável, anecoides), entre a pleura visceral e a parietal. Os sinais que confirmam a presença de DP ao USG são a mudança no formato desse espaço anecoide/hipoecoide durante a respiração, a presença de pulmão comprimido ou atelectasiado e o movimento de turbilhão do líquido em seu interior. O primeiro sinal descrito é a principal manifestação ultrassonográfica do DP e corresponde à variação respiratória das distâncias entre as duas pleuras. Ou seja, durante a inspiração, em consequência do aumento do volume pulmonar, o líquido é rechaçado e há aproximação das pleuras. Na expiração, ocorre o inverso.

Um estudo de coorte avaliou 52 pacientes consecutivos com suspeita de DP neoplásico submetidos a USG e TC de tórax. Foi considerado doença maligna à USG o achado de nodulação na pleura parietal, espessamento > 1 cm ou doença hepática metastática. Na TC, os achados seriam parecidos (nodulação ou espessamento > 1 cm da pleura ou envolvimento mediastinal). Para o diagnóstico de derrame neoplásico, a sensibilidade e a especificidade do USG foram de 79% e 100%, comparadas a 97% e 89% da TC.

As recomendações da BTS apontam para o aumento na chance de sucesso na aspiração do líquido e na redução das complicações, como pneumotórax e lesão parenquimatosa. A incidência reportada de pneumotórax varia de 1,3-6,7%, quando a toracocentese é guiada por USG; às cegas, há relatos que variam de 4-30%. O ultrassom é útil na identificação de pontos de referência (diafragma, fígado, baço e parênquima pulmonar), além de características associadas a uma eventual dificuldade no procedimento (espessamento pleural e septações) e na seleção do sítio de punção. Em uma coorte retrospectiva com 67 pacientes com DP, a toracocentese foi bem-sucedida em 83% de 212 tentativas e a taxa de sucesso foi incrementada em 26% com o auxílio da USG. Uma metanálise que incluiu 24 estudos, com um total de 6.605 toracocenteses, identificou uma incidência média de pneumotórax de 6%, com necessidade de drenagem torácica fechada em aproximadamente um terço. Estratificando quanto ao uso de ultrassom, a taxa da complicação com a técnica guiada foi de 4%, comparada a 9,3% sem o guia (p 0,001, OR 0,3, IC 95% 0,2-0,7). Fatores que aumentaram o risco de pneumotórax secundário ao procedimento foram toracocentese de alívio (OR 2,6, IC 95% 1,3-3,8) e utilização de agulhas e cateteres maiores (OR 2,5, IC 95% 1,1-6).

Após o diagnóstico do DP, procede-se à marcação do local para punção. O paciente deverá ser colocado na mesma posição em que o procedimento será realizado. Faz-se um rastreamento de todo o hemitórax com o transdutor, desde a linha axilar anterior até o espaço paravertebral e das porções superior e inferior do tórax. Recomenda-se marcar o maior bolsão líquido que persiste durante todo o ciclo respiratório, com a distância entre as duas pleuras de pelo menos 10 mm, limite de segurança orientado pela BTS. Quanto a pacientes em ventilação mecânica, o risco de complicações relacionadas à toracocentese é considerado maior. Lichtenstein et al. sugerem, nesses casos, 15 mm de efusão em pelo menos três espaços intercostais como um limiar seguro. Incursões do pulmão ou do diafragma para dentro da janela acústica durante o ciclo

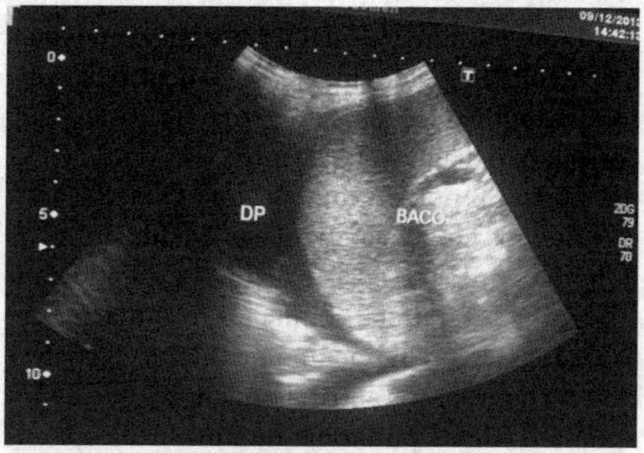

▷ **FIGURA 6** Derrame pleural.

respiratório são contraindicações absolutas para a toracocentese nesse sítio.

Localizado o ponto ideal, deve-se observar o ângulo do transdutor em relação à pele, que será o mesmo de introdução da agulha, e a profundidade necessária para se atingir o bolsão. Então, marca-se na pele o local exato para o procedimento.

PNEUMOTÓRAX

Tipicamente, na vigência de pneumotórax, o ar se acumula nas regiões apical, anterior e medial dos pulmões, áreas de difícil avaliação pela radiografia de tórax, método complementar tradicional na propedêutica complementar dessa condição. De fato, essa dificuldade limita a sensibilidade desse exame no diagnóstico. Sabidamente, o padrão-ouro é a TC de tórax, porém a necessidade do transporte do paciente e os custos do exame são conhecidos limitadores de seu uso.

Recomenda-se a utilização da USG como método complementar ou substituto do RX para o diagnóstico de pneumotórax, a depender do cenário clínico e da necessidade de avaliação rápida. Pode ser considerado o método de escolha para investigação de suspeita de pneumotórax após a inserção de cateter venoso central. Uma revisão publicada em 2013 por Raja et al. comparou a acurácia do RX de tórax com a USG no diagnóstico de pneumotórax. O ultrassom apresentou sensibilidade bem superior à da radiografia (90,9% *vs.* 50,2%).

Uma vez que se buscam alterações superficiais, o transdutor linear, de alta frequência, é o mais indicado. Este deve ser posicionado com o paciente em supino ou sentado, no segundo ou terceiro espaço intercostal, na linha hemiclavicular, entre o terceiro e o quinto espaços na linha axilar anterior, ambos com o marcador em sentido cranial. O aparelho deve estar configurado no *preset* de partes moles. Algumas considerações são importantes para interpretação dos achados ultrassonográficos no diagnóstico de pneumotórax:

- Linhas A, isoladamente, indicam presença de ar, mas não diferenciam pulmão aerado de pneumotórax.
- A combinação de linhas A com ausência de *lung sliding* é altamente sugestiva de pneumotórax:
  - Ausência de *lung sliding*, isoladamente, pode ocorrer em outras condições (atelectasia, contusão, consolidação).
  - O achado do ponto pulmonar confirma pneumotórax, demonstrado pela alteração entre sinais de pulmão aerado (com *lung sliding* e linha B) e de pneumotórax (ausência de *lung sliding*, com linhas A).
- Exclui-se pneumotórax com ausência de linhas A, presença de ao menos uma linha B ou de *lung sliding*.

O acúmulo de ar entre a pleura parietal e a visceral compromete a justaposição entre elas, o que, em condições fisiológicas, determinaria o deslizamento pulmonar. A visualização da linha pleural, nesse caso formada apenas pela pleura parietal, sem o deslizamento, é o achado determinante para o diagnóstico. A presença do *lung sliding*, contudo, possui valor preditivo negativo de 100%, ou seja, exclui pneumotórax na área avaliada.

Uma revisão sistemática que incluiu 20 estudos de coorte que compararam USG à beira do leito com RX anteroposterior para detecção de pneumotórax utilizando como referência a TC ou a combinação de apresentação clínica compatível e aspiração de ar intrapleural no momento da drenagem encontrou sensibilidades de 88% *vs.* 52%, respectivamente, e especificidades semelhantes. A melhor sensibilidade da USG foi bastante corroborada em outras revisões sistemáticas subsequentes.

Vale ressaltar a excelente perfomance da USG na detecção do pneumotórax, inclusive no cenário de trauma. Uma revisão da Cochrane publicada em 2020 demonstrou que a USG de tórax executada por não radiologistas apresentou sensibilidade de 91%, especificidade de 99%, valor preditivo negativo de 97,5% e negativo de 96,3% na detecção de pneumotórax em pacientes com trauma no departamento de emergência.

Quando o pneumotórax é incompleto, pode-se identificar exatamente onde se inicia o descolamento da pleura, ou seja, uma área de transição entre o pneumotórax e o pulmão normal. Trata-se do "ponto pulmonar", no qual se observa o deslizamento pulmonar (região não afetada) seguido de seu desaparecimento (região afetada) na mesma imagem. Esse achado é patognomônico de pneumotórax. A sensibilidade desse achado em pneumotórax oculto é de 79%, porém várias áreas do hemitórax devem ser rastreadas, encontrando-o em especial nas regiões laterais.

O equivalente à ausência de deslizamento no modo M foi batizado de "sinal da estratosfera" ou "sinal do código de barras", pois perdem-se as imagens irregulares e em movimento do parênquima pulmonar normal ("a areia da praia"). Toma-se cuidado especial para posicionar a linha do modo M ao longo da extensão parede torácica-pleura-pulmão, evitando a costela.

É interessante lembrar que a avaliação do pneumotórax ao USG encontra-se prejudicada em casos de enfisema subcutâneo, extensos derrames pleurais ou hemotórax, bolhas pulmonares e grandes áreas pulmonares atelectasiadas.

CONSOLIDAÇÃO

A consolidação é identificada como uma opacidade hiperecoica linear correspondente a broncogramas aéreos. A atelectasia usualmente causa estreitamento do espaço intercostal, elevação do fígado ou do baço e, se secundária à compressão por derrames transudativos, a ponta pulmonar apresentará uma movimentação sinusoidal. Na pneumonia, o volume pulmonar é mantido, a imagem é mais hiperecoica, e regiões hiperecoicas dentro da consolidação hiperecogênica sugerem necrose, o que corrobora o diagnóstico de infecção.

Linhas B podem indicar uma gama de acometimentos intersticioalveolares. Múltiplas linhas B, bem definidas, espaçadas por 7 mm, indicam síndrome intersticial. Linhas B irregularmente espaçadas sugerem pneumonia. Linhas B coalescentes com espaços entre elas menores que 3 mm apontam edema pulmonar ou uma broncopneumonia confluente.

Lichtenstein et al. conduziram um estudo observacional prospectivo com o intuito de avaliar a viabilidade da USG para detecção de consolidações pulmonares. De 65 casos comprovados por TC, o ultrassom foi positivo em 59 (sensibilidade de 90%). Em 52 controles (sem consolidação à TC), a USG foi negativa em 51 (especificidade de 98%).

Recomenda-se a utilização do transdutor de 3-5 MHz, curvilinear, em cada uma das 8 zonas de Volpicelli. O transdutor linear também é eficaz no caso de consolidações periféricas, além de identificar com acurácia o espessamento pleural consequente ao processo inflamatório subjacente.

O processo patológico conhecido como hepatização é reprodutível ao ultrassom, de modo que o pulmão, cujos alvéolos passam a ser ocupados por líquido, ganha a aparência ultrassonográfica do fígado. Outro achado relevante se dá com a presença dos broncogramas aéreos, que se mostram como estruturas hiperecogênicas no interior da consolidação.

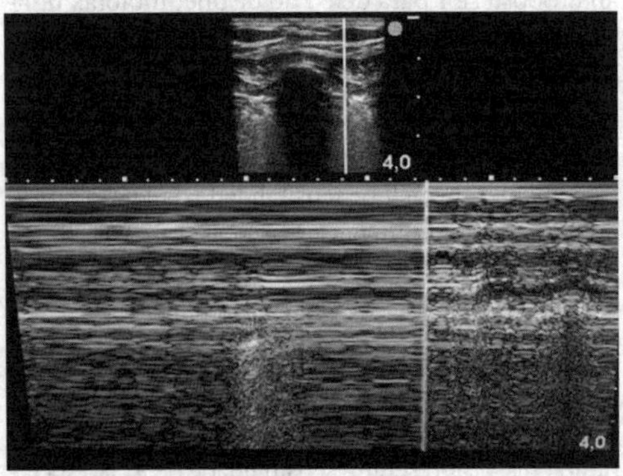

▷ FIGURA 7 Ponto pulmonar.

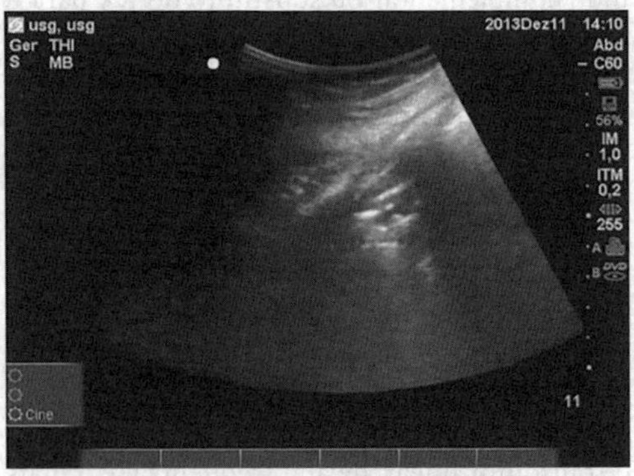

▷ FIGURA 8 Consolidação com broncogramas aéreos.

USG PULMONAR À BEIRA DO LEITO NA EMERGÊNCIA – PROTOCOLO BLUE

O protocolo Blue (*bedside lung ultrasound in emergency*) é utilizado no diagnóstico etiológico da insuficiência respiratória aguda como método complementar ao exame clínico.

Baseado na coorte de derivação que incluiu 301 adultos com dispneia secundária à insuficiência respiratória aguda na UTI, a execução do protocolo Blue, nos primeiros 20 min de admissão, não durou mais que 3 min. O desempenho diagnóstico é pormenorizado na Tabela 1.

O transdutor curvilinear é posicionado em 3 pontos específicos (Figura 9):

- Ponto superior: posicione a mão sobre o hemitórax do paciente com o dedo mínimo imediatamente abaixo da clavícula. O ponto é localizado no meio da mão.
- Ponto inferior: posicione a outra mão imediatamente abaixo da anterior, excluindo-se o polegar. O ponto é localizado no meio da mão.
- Ponto PLAPS (*posterolateral alveolar and/or pleural syndrome*): intersecção da linha axilar posterior com uma linha horizontal que passa pelo ponto pulmonar inferior.

O primeiro passo é posicionar o transdutor nos pontos anteriores em busca de *lung sliding*:

- Se detecção de *lung sliding* associado a:
  - Presença de linhas A, define-se o padrão A. Procede-se em seguida Doppler venoso de membros inferiores:
    - Se trombose venosa profunda (TVP), há diagnóstico presumido de embolia pulmonar.
    - Se ausência de TVP, avaliar o ponto PLAPS:
      - Se alterações no ponto PLAPS (DP ou aspecto de consolidação), trata-se do perfil A-V-PLAPS, compatível com pneumonia.
      - Se não há nenhuma alteração no ponto PLAPS, sugere-se o diagnós-

▷ **TABELA 1** Desempenho diagnóstico do protocolo Blue na coorte de derivação

	Pneumonia	Edema pulmonar	DPOC ou asma exacerbadas	Embolia pulmonar	Pneumotórax
Sensibilidade	89%	97%	89%	81%	88%
Especificidade	94%	95%	97%	99%	100%
Valor preditivo positivo	88%	87%	93%	94%	100%
Valor preditivo negativo	95%	89%	95%	98%	99%

DPOC: doença pulmonar obstrutiva crônica.

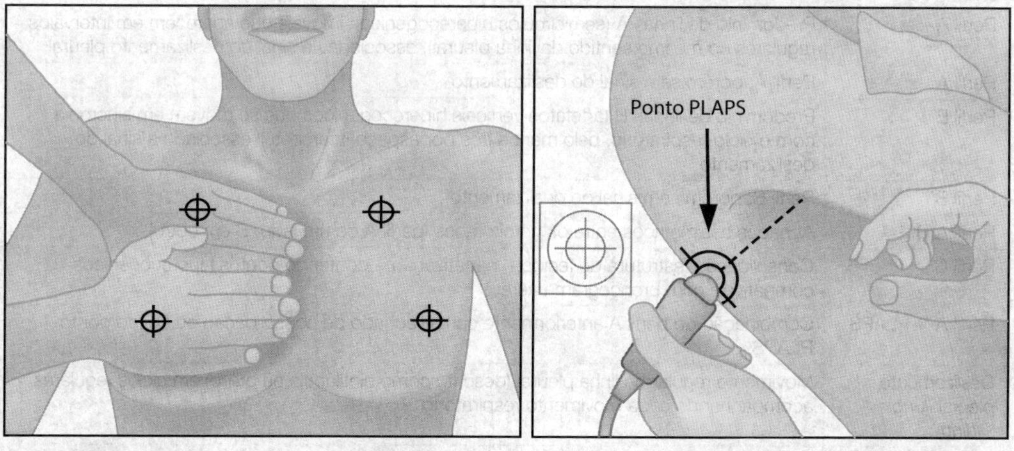

▷ **FIGURA 9** Esquematização dos pontos superior, inferior e PLAPS (*posterolateral alveolar and/or pleural syndrome*) do protocolo Blue.

tico de asma ou DPOC exacerbadas; podem ser necessários testes adicionais para exclusão de embolia pulmonar.
  - Presença de linhas B, define o perfil B, indicativo de edema pulmonar.
- Se ausência de *lung sliding*:
  - Presença de linhas A define o padrão A'; procura-se o ponto pulmonar.
    - Presença de ponto pulmonar é diagnóstico de pneumotórax.
    - Ausência de ponto pulmonar sugere necessidade de mais ferramentas diagnósticas.
  - A presença de linhas B anteriormente define o perfil B', compatível com pneumonia.
- Independente de *lung sliding* (presente ou ausente):
  - Presença de linhas B unilateralmente define o perfil A/B, compatível com pneumonia.
  - Se consolidação anterior, trata-se do perfil C, também indicativo de pneumonia.

PROTOCOLO FALLS *(FLUID ADMINISTRATION LIMITED BY LUNG SONOGRAPHY)*

No caso de falência circulatória, o protocolo Falls utiliza a combinação de ecocardiografia e USG pulmonar para avaliação da pleura, dos pulmões e do pericárdio, no intuito de identificar o tipo de choque.

A execução do protocolo Falls parte de algumas premissas:

- Requer conhecimentos e maquinários simples de USG, sem necessidade de modo Doppler.
- Utiliza os artefatos pulmonares para a identificação de fluido intersticial.
- Não avalia mudanças no débito cardíaco.
- A congestão pulmonar é uma das piores consequências da ressuscitação volêmica na emergência.

A sequência do protocolo Falls é:

- 1º passo: ecocardiografia para avaliar derrame pericárdico e tamponamento:
  - Se presente, considerar a possibilidade de choque obstrutivo.
  - Se ausente, avaliar dilatação do ventrículo direito.
    - Na ausência de boa janela ecocardiográfica, utilizar a seção do protocolo Blue para embolia pulmonar.
    - Se dilatação do ventrículo direito (VD) presente, considerar choque obstrutivo, a menos que o paciente já tenha conhecida hipertensão pulmonar.
    - Se dilatação de VD ausente, realizar seção do protocolo Blue para identificação de perfil A' sugestivo de pneumotórax:

▷ **TABELA 2** Resumo dos perfis ultrassonográficos do protocolo Blue

Perfil A	Predomínio de linhas A (semicírculos hiperecogênicos imóveis que aparecem em intervalos regulares no mesmo sentido da linha pleural), associadas a sinal do deslizamento pleural
Perfil A'	Perfil A, porém sem sinal do deslizamento
Perfil B	Predomínio de linhas B (artefatos verticais hiperecogênicos que se movem em sincronia com o ciclo respiratório, pelo menos três por espaço intercostal) associado a sinal do deslizamento
Perfil B'	Perfil B, porém sem sinal do deslizamento
Perfil A/B	Achados assimétricos entre os hemitóraces (perfil A de um lado, B em outro)
Perfil C	Consolidação (estrutura de tecido – hepatização – contendo pontos hiperecogênicos compatíveis com broncograma aéreo)
Perfil A-V-PLAPS	Combinação do perfil A anteriormente com o achado de consolidação ou DP no ponto PLAPS
Deslizamento pleural (*lung sliding*)	Movimento regular da linha pleural (descrito como cintilância ou brilho) em ciclos regulares acompanhando cada movimento respiratório

DP: derrame pleural; PLAPS: *posterolateral alveolar and/or pleural syndrome*.

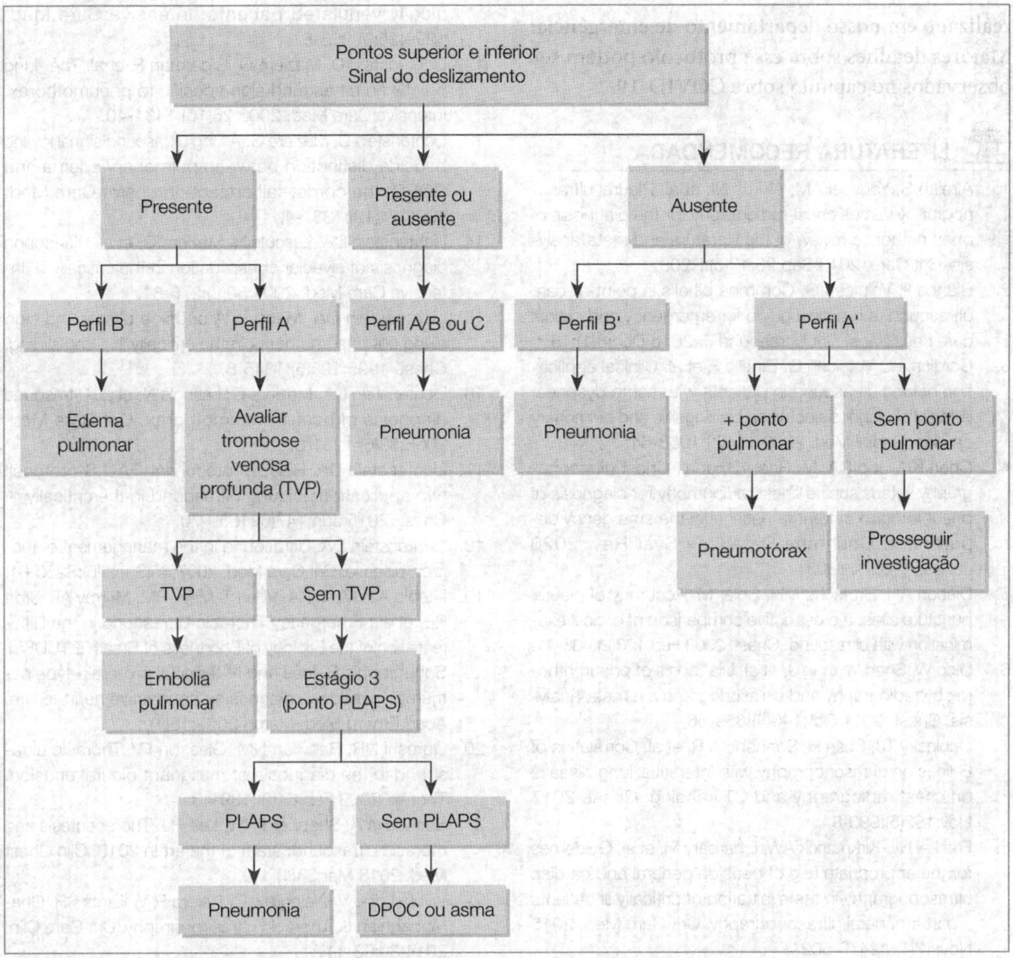

▷ **FIGURA 10** Fluxograma diagnóstico do protocolo Blue.
DPOC: doença pulmonar obstrutiva crônica; PLAPS: *posterolateral alveolar and/or pleural syndrome*.

- Se presente, usualmente se trata de choque obstrutivo.
- Se ausente, exclui-se choque obstrutivo e prossegue-se ao segundo passo.

- 2º passo: utilizar o protocolo Blue para avaliação do perfil B:
  - Se presente, considerar choque cardiogênico (edema pulmonar).
  - Se ausente, tipicamente se associa a perfil A ou A/B. Assim, prosseguir ao terceiro passo.
- 3º passo: iniciar ressuscitação volêmica:
  - Se melhora dos sinais de choque em combinação com nenhuma modificação do perfil A, tipicamente se define como choque hipovolêmico.
  - Se ausência de melhora, continuar a administração de fluidos:
    - O aparecimento de linhas B indica a suspensão da reposição volêmica, uma vez que se identificou uma síndrome intersticial iatrogênica. Conclui-se como um choque distributivo.

Um outro protocolo utilizado para avaliação pulmonar dos pacientes é o chamado protocolo LUSS, que estratifica a gravidade dos achados ultrassonográficos e foi utilizado com sucesso em pacientes com COVID-19, inclusive, em um estudo realizado em nosso departamento de emergência. Maiores detalhes sobre esse protocolo podem ser observados no capítulo sobre COVID-19.

LITERATURA RECOMENDADA

1. Alrajab S, Youssef AM, Akkus NI, et al. Pleural ultrasonography versus chest radiography for the diagnosis of pneumothorax: review of the literature and meta-analysis. Crit Care. 2013 Sep 23;17(5):R208.
2. Blanco P, Volpicelli G. Common pitfalls in point-of-care ultrasound: a practical guide for emergency and critical care physicians. Crit Ultrasound J. 2016 Dec;8(1):15.
3. Cardinale L, Volpicelli G, Binello F, et al. Clinical application of lung ultrasound in patients with acute dyspnea: differential diagnosis between cardiogenic and pulmonary causes. Radiol Med. 2009;114(7):1053-64.
4. Chan KK, Joo DA, McRae AD, et al. Chest ultrasonography versus supine chest radiography for diagnosis of pneumothorax in trauma patients in the emergency department. Cochrane Database Syst Rev. 2020 Jul;23;7(7):CD013031.
5. Diacon AH, Brutsche MH, Solèr M. Accuracy of pleural puncture sites: a prospective comparison of clinical examination with ultrasound. Chest. 2003 Feb;123(2):436-41.
6. Ding W, Shen Y, Yang J, et al. Diagnosis of pneumothorax by radiography and ultrasonography: a meta-analysis. Chest. 2011 Oct;140(4):859-66.
7. Dubinsky TJ, Shah H, Sonneborn R, et al. Correlation of B-lines on ultrasonography with interstitial lung disease on chest radiography and CT imaging. Chest. 2017 Nov;152(5):990-8.
8. Frankel HL, Kirkpatrick AW, Elbarbary M, et al. Guidelines for the appropriate use of bedside general and cardiac ultrasonography in the evaluation of critically ill patients – part I: general ultrasonography. Crit Care Med. 2015 Nov;43(11):2479-502.
9. Gordon CE, Feller-Kopman, Balk EM, Smetana GW. Pneumothorax following thoracentesis: a systematic review and meta-analysis. Arch Intern Med. 2010;170(4).
10. Havelock T, Teoh R, Laws D, et al. Pleural procedures and thoracic ultrasound: British Thoracic Society pleural disease guideline 2010. Thorax. 2010;65(Suppl 2):i61-76.
11. Lichtenstein D, Hulot JS, Rabiller A, et al. Feasibility and safety of ultrasound aided thoracentesis in mechanically ventilated patients. Intensive Care Med. 1999;25(9):955-8.
12. Lichtenstein D, Meziere G, Biderman P, et al. The "lung point": an ultrasound sign specific to pneumothorax. Intensive Care Med. 2000;26(10):1434-40.
13. Lichtenstein D, Meziere G. A lung ultrasound signal lowing bedside distinction between pulmonary edema and COPD: the comet-tail artifact. Intensive Care Med. 1998;24(12):1331-4.
14. Lichtenstein DA, Lascols N, Meziere G, et al. Ultrasound diagnosis of alveolar consolidation in the critically ill. Intensive Care Med. 2004;30(2):276-81.
15. Lichtenstein DA, Menu Y. A bedside ultrasound sign ruling out pneumothorax in the critically ill. Lung sliding. Chest. 1995;108(5):1345-8.
16. Lichtenstein DA, Meziere G, Lascols N, et al. Ultrasound diagnosis of occult pneumothorax. Crit Care Med. 2005;33(6):1231-8.
17. Lichtenstein DA. BLUE-protocol and FALLS-protocol: two applications of lung ultrasound in the critically ill. Chest. 2015 Jun;147(6):1659-70.
18. Lichtenstein DA. Ultrasound in the management of thoracic disease. Crit Care Med. 2007;35(Suppl 5):S250-61.
19. Liteplo AS, Marill KA, Villen T, Miller RM, Murray AF, Croft PE, et al.; Emergency Thoracic Ultrasound in the Differentiation of the Etiology of Shortness of Breath (ETUDES). Sonographic B-lines and N-terminal pro-brain-type natriuretic peptide in diagnosing congestive heart failure. Acad Emerg Med. March 2009;16(3).
20. Qureshi NR, Rahman NM, Gleeson FV. Thoracic ultrasound in the diagnosis of malignant pleural effusion. Thorax. 2009 Feb;64(2):139-43.
21. Sachdeva A, Shepherd RW, Lee HJ. Thoracentesis and thoracic ultrasound: state of the art in 2013. Clin Chest Med. 2013 Mar;34(1):1-9.
22. Viveta Lobo V, Weingrow D, Perera P, Williams SR, Gharahbaghian L. Thoracic ultrasonography. Crit Care Clin. 2014;30:93-117.
23. Volpicelli G, Elbarbary M, Blaivas M, et al. International evidence-based recommendations for point-of-care lung ultrasound. Intensive Care Med. 2012;38(4):577-91.
24. Volpicelli G, Noble V, Liteplo A, et al. Decreased sensitivity of lung ultrasound limited to the anterior chest in emergency department diagnosis of cardiogenic pulmonary edema: a retrospective analysis. Crit Ultrasound J. 2010;2(2):47-52.

129 Ultrassonografia cardíaca à beira do leito

Carla Andrade Petrini
Lucas Oliveira Marino

PONTOS IMPORTANTES

- As principais janelas ecocardiográficas são: paraesternal esquerda – eixo longo, paraesternal esquerda – eixo curto, apical de quatro câmaras e subcostal ou subxifóidea.
- Para avaliação qualitativa da função ventricular, observa-se se há contração simétrica e espessamento de todas as regiões em todas as paredes em direção ao centro da cavidade ventricular.
- Derrame pericárdico é definido como presença de líquido no espaço pericárdico e pode ser classificado quantitativamente em mínimo, discreto, moderado e importante.
- O tamponamento cardíaco é um quadro clínico secundário à compressão do coração pelo derrame e consequentemente à restrição aos fluxos intracardíacos.
- A avaliação da veia cava inferior fornece apurada estimativa da volemia.
- Hipervolemia: presença da VCI dilatada com colapso inspiratório diminuído.
- Hipovolemia: VCI de dimensões reduzidas com índice de colabamento aumentado e VE hipercinético com colapso sistólico da cavidade ventricular.
- O achado de ventrículo direito dilatado e/ou hipocinético e de sinais de hipertensão pulmonar podem direcionar o diagnóstico para quadros pulmonares.

INTRODUÇÃO

Nas últimas décadas, a ultrassonografia desenvolveu-se como exame prioritário para a avaliação cardíaca de pacientes sintomáticos. O desenvolvimento tecnológico dos aparelhos e dos transdutores, assim como o crescente interesse por tal método diagnóstico têm facilitado a integração de um estudo ecocardiográfico à prática médica, especialmente na medicina de emergência. No Departamento de Emergência, o ecocardiograma tornou-se uma ferramenta fundamental para agilizar a avaliação diagnóstica à beira do leito, permitindo ao médico reduções significativas de diagnóticos incorretos e guiando o tratamento mais precocemente.

A principal indicação para realização de um ecocardiograma na sala de emergência reside em casos de choque circulatório, visando avaliar o estado hemodinâmico (pré-carga, pós-carga e função cardíaca) e auxiliar o diagnóstico diferencial das causas (tamponamento cardíaco, insuficiência cardíaca, síndromes coronarianas agudas, dissecção de aorta, tromboembolismo pulmonar e hipovolemia). Além disso, esse exame permite guiar pericardiocenteses e confirmar a correta posição de marca-passos transvenosos (Tabelas 1 e 2).

TÉCNICA

Utiliza-se aparelho de ultrassonografia com *software* específico para cardiologia e transdutor setorial de baixa frequência (entre 2 e 5 MHz) (Figura 1).

As imagens bidimensionais obtidas pelo exame transtorácico são denominadas janelas ecocardiográficas ou acústicas.

▷ **TABELA 1** Objetivos do uso do ecocardiograma no paciente no departamento de emergência

▪ Avaliação da presença de derrame pericárdico
▪ Avaliação da função sistólica global do coração
▪ Identificação de dilatações significativas das câmaras cardíacas
▪ Avaliação do volume intervascular
▪ Guia de pericardiocentese
▪ Avaliação do posicionamento de marca-passos transvenosos

▷ **TABELA 2** Alvos sugeridos no ecocardiograma no departamento de emergência

▪ Dimensão e função sistólica global de VE
▪ Diâmetros de VD
▪ *Status* volêmico
▪ Derrame pericárdico
▪ Sinais maiores de cardiopatias crônicas
▪ Anormalidades maiores de valvopatias
▪ Grandes massas intracardíacas

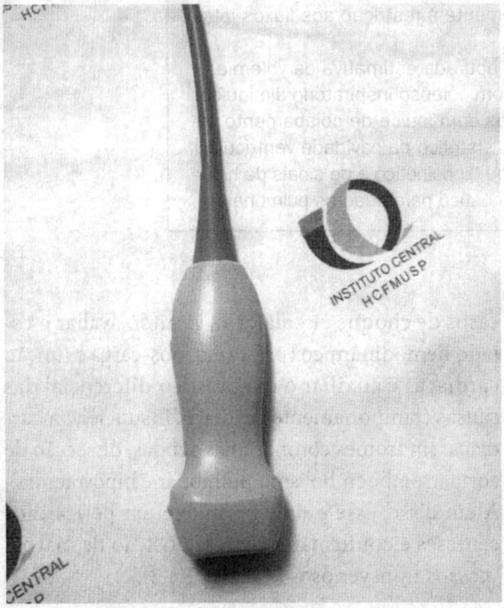

▷ **FIGURA 1** Transdutor setorial.

No ecocardiograma, identificam-se quatro janelas acústicas principais:

- janela paraesternal esquerda – eixo longo;
- janela paraesternal esquerda – eixo curto;
- janela apical de quatro câmaras;
- janela subcostal ou subxifóidea.

Para médicos não ecocardiografistas, recomenda-se iniciar a avaliação pela janela subcostal, pois esta possibilita uma rápida pesquisa para derrame pericárdico. Vale lembrar que esta é a mesma visão utilizada no FAST (*focused assessment with sonography for trauma)* para avaliação de derrame pericárdico traumático.

Janela subcostal

Com o paciente em decúbito dorsal horizontal, o transdutor é colocado na região subxifóidea em um ângulo de 15° da pele apontado para o ombro esquerdo do paciente e seu marcador (*probe* ou apontador do transdutor) voltado para a direita. Nesta visão, observam-se as câmaras esquerdas para o lado do marcador e o fígado e as câmaras direitas para o lado oposto. Rastreiam-se, aqui, o pericárdio, o tamanho das cavidades ventriculares e a função global de ambos os ventrículos. Também nesta janela, com o transdutor perpendicular a parede abdominal e o marcador apontado para fúrcula esternal, visualiza-se a veia cava inferior (VCI) e, assim, estimam-se a pressão venosa central (PVC) e a volemia (Figura 2).

Janela paraesternal esquerda – eixo longo

Idealmente com o paciente em decúbito lateral esquerdo, coloca-se o transdutor no terceiro ou quarto espaço intercostal imediatamente à esquerda do esterno com o marcador apontado para o ombro direito do paciente. Nessa visão, observam-se o

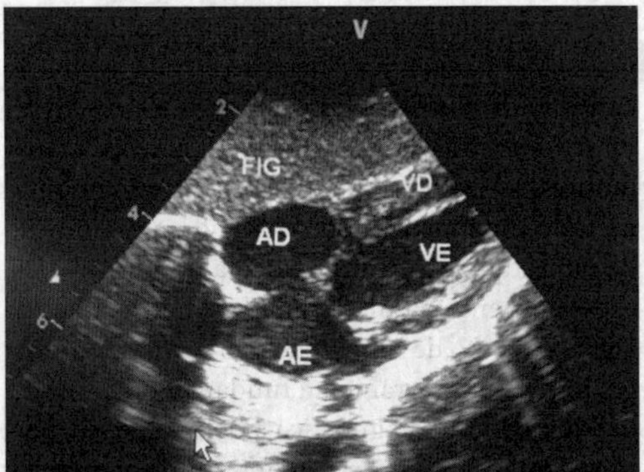

▷ **FIGURA 2** Janela subcostal.
AD: átrio direito; AE: átrio esquerdo; FIG: fígado; VD: ventrículo direito; VE: ventrículo esquerdo.

ventrículo direito, septo interventricular, raiz de aorta, parede posterior do ventrículo esquerdo, átrio esquerdo e valvas mitral e aórtica. Essa também é uma ótima janela para avaliação de derrame pericárdico (Figura 3).

Janela paraesternal esquerda – eixo curto

Com o transdutor na mesma posição da janela paraesternal esquerda – eixo longo –, faz-se uma rotação de 90° em sentido horário para uma visão transversal do coração. Vários cortes ultrassonográficos são obtidos com suaves inclinações do transdutor com objetivo de rastrear toda a circunferência do VE em todos os seus níveis (basal, médio e apical), permitindo, assim, uma avaliação da função global e segmentar ventricular (Figura 4).

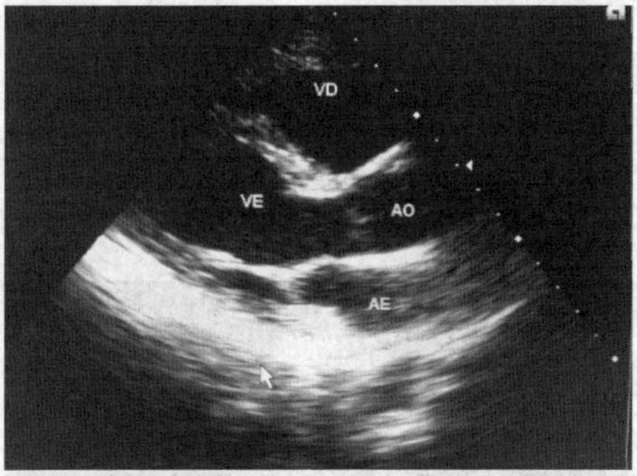

▷ **FIGURA 3** Janela paraesternal esquerda – eixo longo.
AE: átrio esquerdo; Ao: aorta; VD: ventrículo direito; VE: ventrículo esquerdo.

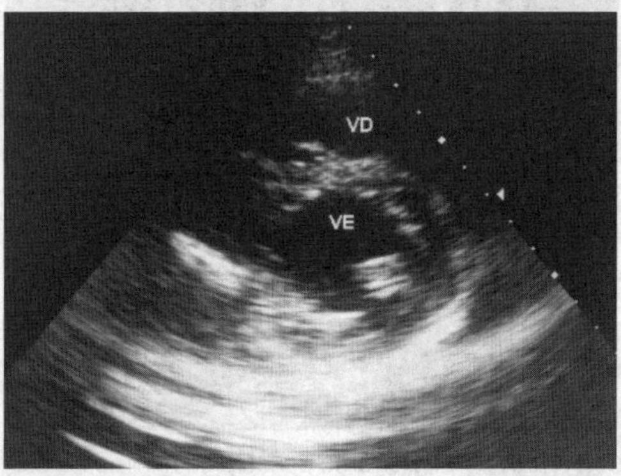

▷ **FIGURA 4** Janela paraesternal esquerda – eixo curto.
VD: ventrículo direito; VE: ventrículo esquerdo.

Janela apical de quatro câmaras

O transdutor deve ser colocado sobre o *ictus cordis*, normalmente no quinto espaço intercostal na linha hemiclavicular esquerda com o marcador apontado para a esquerda. Pode-se, então, avaliar as dimensões das câmaras cardíacas, as espessuras das paredes miocárdicas, a função ventricular esquerda e direita e a movimentação septal. Considera-se um aumento anormal do VD quando a relação dos diâmetros VD/VE for maior ou igual a 1 (Figura 5).

A seguir, estarão em destaque os principais achados e particularidades ecocardiográficas que auxiliarão o médico emergencista na condução dos seus casos.

AVALIAÇÃO DA FUNÇÃO CARDÍACA

Vários estudos têm demonstrado que a análise qualitativa da fração de ejeção do ventrículo esquerdo (FEVE) é tão boa ou melhor que a FEVE calculada.

Essa análise deve ser realizada no maior número possível de janelas acústicas através da estimativa visual do tamanho do VE e da sua movimentação. Em corações normais, espera-se uma contração simétrica, mudanças de volume, espessamento sistólico e movimentação de todas as regiões em todas as paredes em direção ao centro da cavidade ventricular.

A avaliação quantitativa é feita por meio do ecocardiograma bidimensional e do modo M (permitem medir alterações no tamanho e volume ventriculares e cálculos de FE) ou através do Doppler (pela estimativa do volume sistólico e do débito cardíaco).

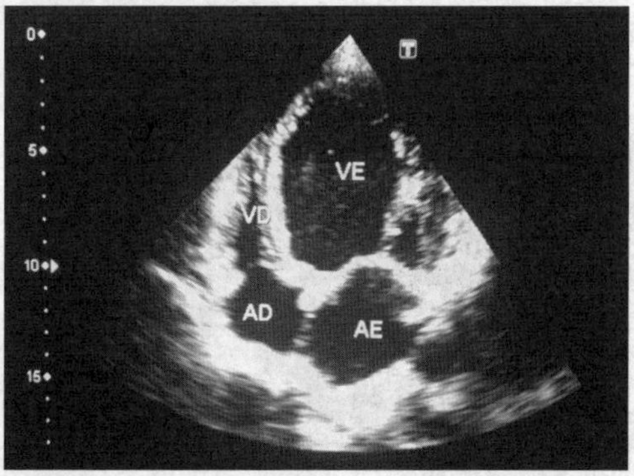

▷ **FIGURA 5** Janela apical de quatro câmaras.
AD: átrio direito; AE: átrio esquerdo; VD: ventrículo direito; VE: ventrículo esquerdo.

Apesar de ambas as avaliações requererem experiência, a análise subjetiva da função seria um instrumento mais facilmente reprodutível para os médicos não ecocardiografistas, após um período curto de treinamento (Figuras 6 e 7).

DERRAME PERICÁRDICO E TAMPONAMENTO CARDÍACO

Derrame pericárdico (DP) é definido como presença de líquido no espaço pericárdico. No ecocardiograma, o DP é visto como uma coleção fluida anecoica (preta) entre o pericárdio visceral e o parietal. Em indivíduos normais, pode ser encontrada pequena quantidade de líquido no espaço pericárdico sem significado patológico, em torno de até 25 mL.

O DP é quantitativamente classificado em: mínimo, discreto, moderado ou importante.

DP mínimo corresponde a uma fina lâmina líquida, normalmente localizada em regiões posterior e inferior do coração (efeito gravitacional) e observada somente durante a sístole ventricular (Figura 8).

DP discreto também se apresenta mais comumente na região posteroinferior, porém é observado durante todo o ciclo cardíaco e a espessura de sua lâmina não ultrapassa 10 mm (Figuras 9 e 10).

DP moderado se estende até o ápice do coração e pode até mesmo circunscrevê-lo, tendo uma espessura de 10 a 20 mm durante a diástole (Figura 11).

Por último, DP importante possui uma espessura maior que 20 mm na diástole (Figuras 12 e 13).

O tamponamento cardíaco é uma entidade clínica caracterizada por bulhas cardíacas abafadas, hipotensão/pulso paradoxal e estase jugular e representada ecocardiograficamente pela presença de derrame pericárdico que gera restrição diastólica dos fluxos transvalvares mitral e tricúspide, prejudicando o enchimento ventricular e consequentemente o débito cardíaco. Vale ressaltar que a restrição diastólica decorrente da compressão cardíaca pelo derrame depende mais da velocidade do acúmulo do líquido do que de sua quantidade. Quanto maior a velocidade de acúmulo, menor a capacidade de adaptação do coração à nova condição hemodinâmica.

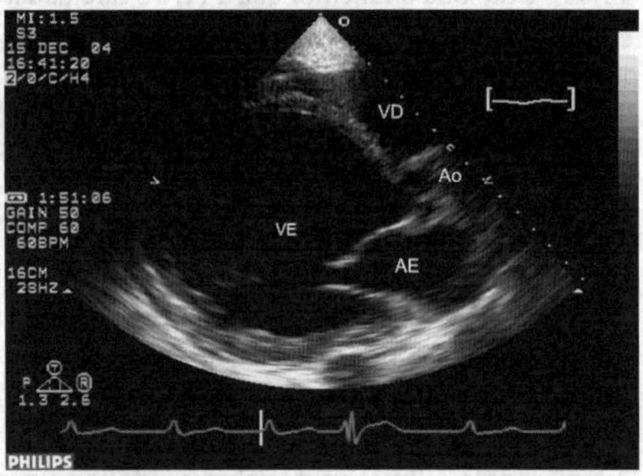

▷ FIGURA 6 Ventrículo esquerdo com disfunção sistólica grave apresentando dilatação importante no corte paraesternal esquerdo – eixo longo.

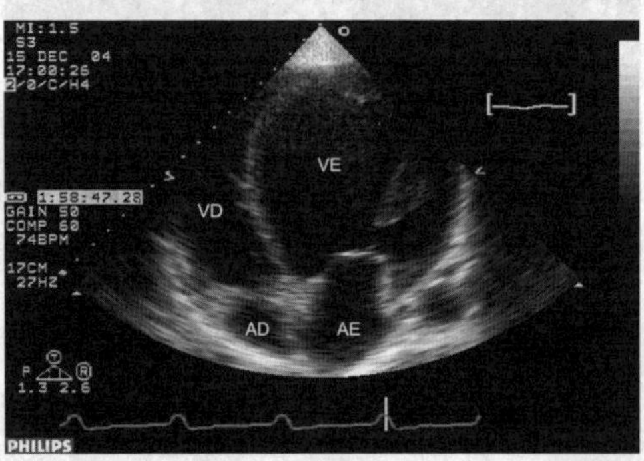

▷ FIGURA 7 Ventrículo esquerdo com disfunção sistólica grave apresentando dilatação importante no corte apical de quatro câmaras.

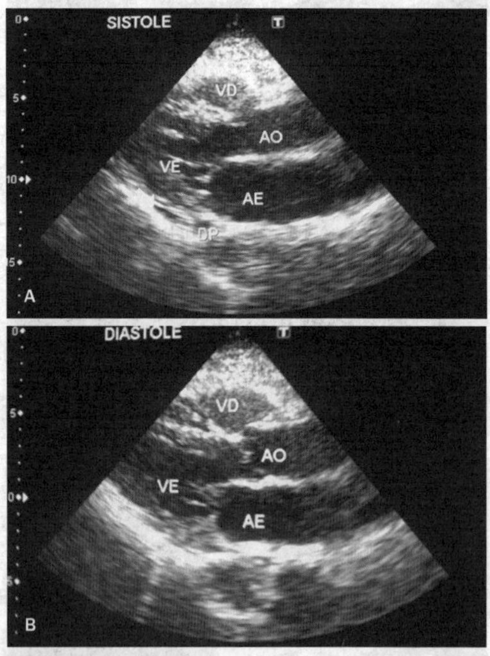

▷ FIGURA 8 A. Derrame pericárdico mínimo no corte paraesternal esquerdo – eixo longo (durante a sístole ventricular). B. Ausência de derrame pericárdico durante a diástole ventricular.

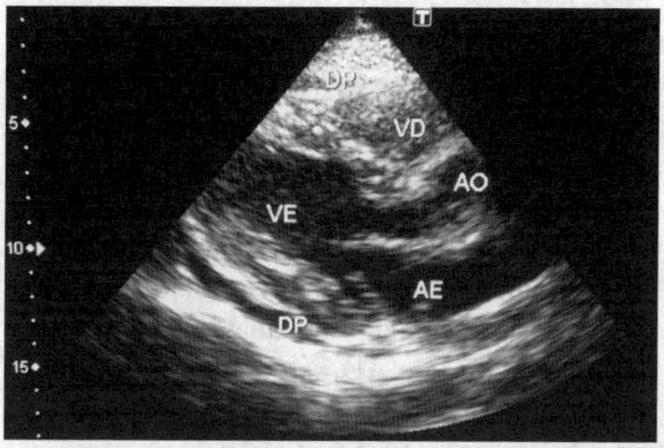

▷ **FIGURA 9** Derrame pericárdico discreto no corte paraesternal esquerdo – eixo longo.

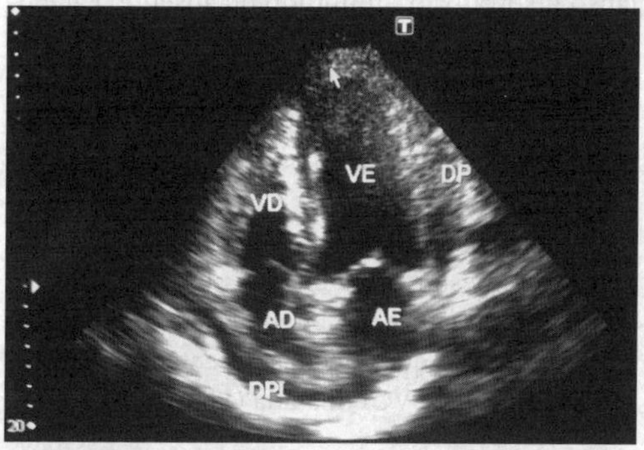

▷ **FIGURA 10** Derrame pericárdico discreto no corte apical de quatro câmaras.

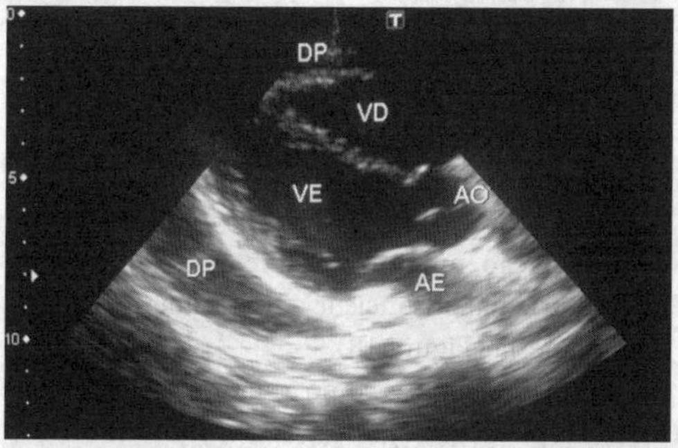

▷ **FIGURA 11** Derrame pericárdico moderado no corte paraesternal esquerdo – eixo longo.

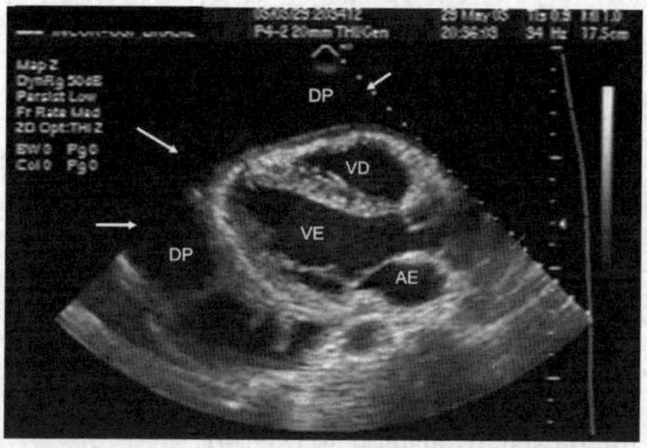

▷ **FIGURA 12** Derrame pericárdico importante com septações no corte paraesternal esquerdo – eixo longo.

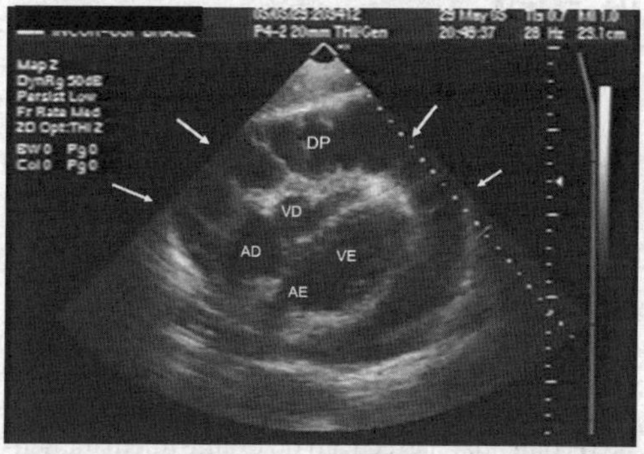

▷ **FIGURA 13** Derrame pericárdico importante com septações no corte subcostal.

Os principais achados ecocardiográficos de restrição/tamponamento são:

- Presença de derrame pericárdico circunferencial em coração hiperdinâmico.
- Sinais de colabamento diastólico de câmaras cardíacas (as câmaras direitas trabalham em regime de menor pressão e, portanto, são mais facilmente compressíveis que as esquerdas).
- Variação respiratória exagerada dos fluxos mitral e tricuspídeo: redução do fluxo mitral maior que 25% na inspiração e/ou do fluxo tricuspídeo maior que 50%.
- Dilatação da veia cava inferior (VCI) e/ou redução menor que 50% da variação inspiratória do seu diâmetro (sensibilidade de 97% e especificidade de 40%).
- Desvio septal para o interior do VE na inspiração e para o ventrículo direito na expiração.
- *Swinging heart*: movimento em balanço do coração dentro do derrame pericárdico.

Deve-se lembrar de que os sinais acima são descritos para pacientes em ventilação espontânea e são mais dificilmente avaliados em pacientes submetidos à ventilação mecânica.

Após o diagnóstico confirmado de tamponamento cardíaco, o ecocardiograma também se mostra como uma ferramenta útil para guiar a pericardiocentese, facilitando o procedimento e diminuindo o risco de complicações. Com a técnica subxifoide, insere-se a agulha logo abaixo do processo xifoide e da margem do gradio costal esquerdo, progredindo a agulha sob aspiração contínua em direção ao ombro esquerdo. Recomenda-se guia em tempo real com USG da trajetória da agulha em direção à maior coleção de líquido pericárdico. A abordagem paraesternal também pode ser utilizada, inserindo a agulha perpendicularmente à caixa torácica no 5º espaço intercostal justalateral ao esterno.

AVALIAÇÃO HEMODINÂMICA E VOLÊMICA

O ecocardiograma é o método de primeira escolha para avaliação de pacientes com choque, bem como uma ferramenta de monitorização longitudinal. Dessa forma, podemos analisar diretamente diversos aspectos: performance das câmaras esquerda e direita, alterações volêmicas, pericárdio e resposta miocárdica à vasoplegia (como no choque séptico). O protocolo RACE (*Rapid Assessment by Cardiac Echo*) sistematiza e simplifica essa avaliação, além de recomendar a execução do exame imediatamente após a piora clínica, concentrando-se apenas na avaliação bidimensional e no modo-M, para posterior realização da ecocardiografia avançada após a estabilização clínica. Assim, ele se pauta em quatro aspectos básicos:

- Função contrátil do ventrículo esquerdo.
- Função contrátil do ventrículo direito.
- Avaliação volêmica.
- Tamponamento cardíaco.

Diante desses aspectos, podemos enquadrar qualquer paciente crítico (insuficiência respiratória ou choque) em padrões hemodinâmicos:

- Hipovolemia.
- Altas pressões de enchimento.
- Disfunção sistólica ventricular esquerda grave.
- *Cor pulmonale* agudo.
- Tamponamento cardíaco.

A Tabela 3 associa resumidamente os achados patológicos às janelas ecocardiográficas.

Em mãos mais experientes, aptas à utilização de *Doppler* espectral e tecidual, o nível de informação diagnóstica aumenta (avaliação estrutural e funcional das valvas; avaliação hemodinâmica subsidiária, como pressão de artéria pulmonar, pressão atrial esquerda, débito cardíaco e obstrução da via de saída do VE).

A VCI é o vaso responsável por 75% do retorno venoso do AD e, portanto, ajuda a refletir o estado volêmico. Em condições fisiológicas (ventilação espontânea), a VCI possui um diâmetro de até 2,5 cm e colabamento inspiratório maior que 50%. Como ela apresenta discreta dilatação antes da sua desembocadura no AD, seu diâmetro deverá ser medido anteriormente a esta dilatação, próximo à entrada da veia supra-hepática.

O principal sinal de hipervolemia ao ecocardiograma é a presença da VCI dilatada com colapso inspiratório diminuído ou ausente. Pacientes hipovolêmicos se apresentam com VCI de dimensões reduzidas, índice de colabamento aumentado, VE hipercinético com FEVE maior que 70% e colapso sistólico da cavidade ventricular (Tabela 4).

Como já abordado anteriormente, essas variáveis podem estar prejudicadas nos pacientes em ventilação mecânica ou com hipertensão pulmonar e *cor pulmonale*, que podem apresentar previamente PVC elevada e VCI dilatada (Figuras 14 a 17).

SÍNDROME DO DESCONFORTO RESPIRATÓRIO AGUDO E TROMBOEMBOLISMO PULMONAR

O ventrículo direito é uma câmara de formato triangular, paredes mais finas e cavidade menor que o ventrículo esquerdo. Possui uma boa capacidade de adaptação à sobrecarga volêmica, mas não se adapta bem à sobrecarga pressórica, evoluindo, assim, com dilatação, movimentação paradoxal do septo interventricular, insuficiência tricúspide secundária e hipocinesia (Figura 18).

Entidades clínicas como a síndrome do desconforto respiratório agudo e o tromboembolismo pulmonar se apresentam com regime de hipertensão pulmonar (HP) e aumento da pós-carga do VD, e podem se apresentar ecocardiograficamente com todos esses sinais descritos, além de outros indiretos de HP, como dilatação de tronco e/ou das artérias pulmonares principais e, eventualmente até mesmo com a presença de trombo.

Hemodinamicamente, define-se como HP pressão média de artéria pulmonar maior que 25 mmHg ao repouso ou maior que 30 mmHg ao exercício. A pressão sistólica de artéria pulmonar (PSAP) maior

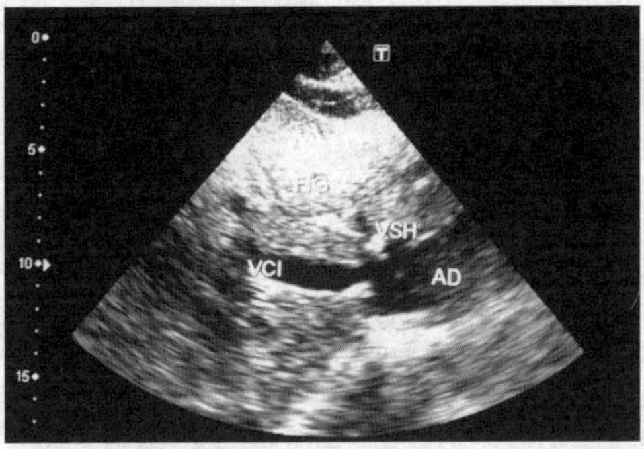

▷ **FIGURA 14** Veia cava inferior com diâmetro normal no corte subcostal.

AD: átrio direito; FIG: fígado; VSH: veia supra-hepática; VCI: veia cava inferior.

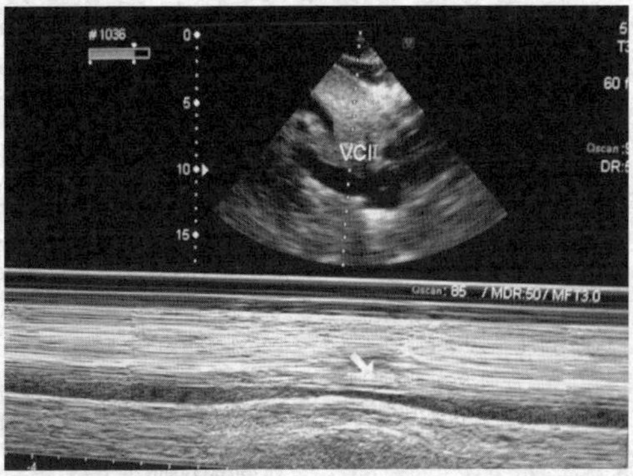

▷ **FIGURA 15** Veia cava inferior com índice de colabamento normal no modo M.

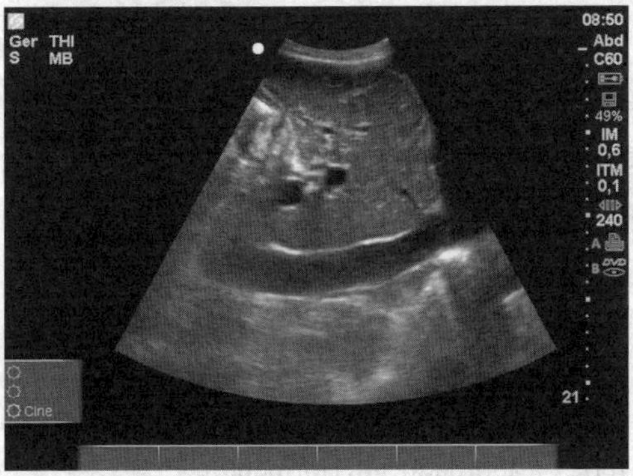

▷ **FIGURA 16** Veia cava inferior dilatada no corte subcostal.

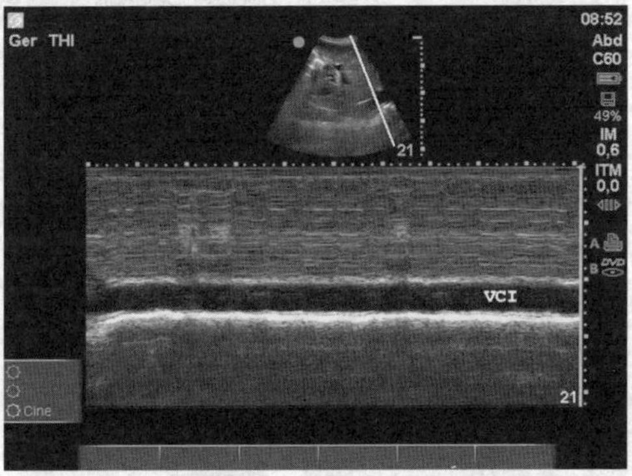

▷ **FIGURA 17** Veia cava inferior com índice de colabamento reduzido ao modo M.

▷ **TABELA 3** Identificação de padrões hemodinâmicos utilizando ecocardiografia guiada

Objetivo	Padrão	Apical 4 câmaras	Paraesternal eixo longo	Paraesternal eixo curto	Subcostal
Função do VE	Disfunção do VE	▪ Hipocinesia do VE ▪ VTI baixa (janela 5 câmaras)	▪ Hipocinesia do VE ▪ Cardiomiopatia dilatada	▪ Contratilidade do VE no nível dos músculos papilares ▪ Dilatação do VE em lesões crônicas	▪ Hipocinesia do VE
Função do VD	Disfunção aguda do VD (*cor pulmonale* agudo ou falência do VD de qualquer causa)	▪ Dilatação do VD (VD > VE) ▪ Avaliação da pressão da artéria pulmonar utilizando doppler contínuo na regurgitação tricúspide	▪ Não aplicável	▪ Movimento paradoxal do septo ▪ VE em formato de “D”	▪ Dilatação da veia cava inferior

(continua)

▷ **TABELA 3** Identificação de padrões hemodinâmicos utilizando ecocardiografia guiada *(continuação)*

Objetivo	Padrão	Apical 4 câmaras	Paraesternal eixo longo	Paraesternal eixo curto	Subcostal
Derrame pericárdico	Tamponamento cardíaco	▪ Derrame pericárdico circunferencial ▪ Colapso do AD no fim da diástole	Derrame pericárdico em frente da aorta torácica descendente	Não aplicável	Não aplicável
Status volêmico	Hipovolemia Altas pressões de enchimento	▪ Velocidade máxima da onda E < velocidade máxima da onda A (doppler pulsátil do fluxo mitral) ▪ Alta velocidade da onda E com curto tempo de desaceleração (doppler pulsátil)	Não aplicável	Ventrículos pequenos, hiperdinâmicos, com colabamento do VE no fim da sístole	Veia cava inferior colapsada, de difícil visualização em pacientes em ventilação espontânea

AD: átrio direito; VD: ventrículo direito; VE: ventrículo esquerdo; VTI: integral velocidade-tempo.

▷ **TABELA 4** Avaliação da volemia

Tamanho VCI	Índice de colabamento	Pressão de átrio direito
< 1,5 cm	100%	0 a 5 mmHg
Entre 1,5 e 2,5 cm	> 50%	5 a 10 mmHg
Entre 1,5 e 2,5 cm	< 50%	10 a 15 mmHg
> 2,5 cm	< 50%	15 a 20 mmHg
> 2,5 cm	Sem alterações	> 20 mmHg

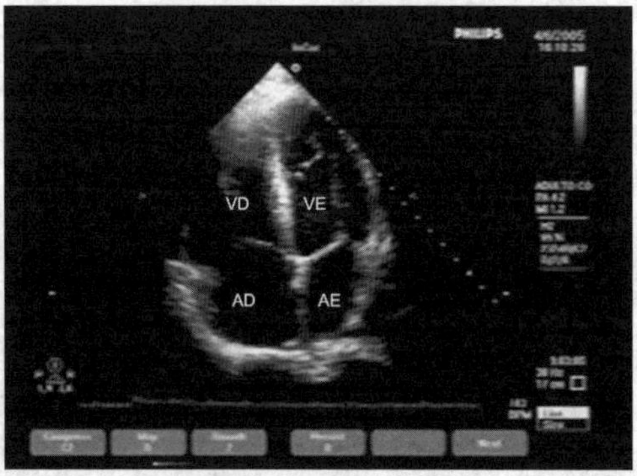

▷ **FIGURA 18** Dilatação de câmaras direitas na janela apical de quatro câmaras.

que 35 mmHg estimada ao ecocardiograma é sugestiva de HP. Sabe-se que o ETT bidimensional com Doppler é o método não invasivo mais sensível para investigação de HP e a PSAP medida correlaciona-se positivamente com a pressão média de artéria pulmonar medida de forma invasiva.

A PSAP pode ser estimada por meio da avaliação da velocidade do refluxo tricúspide acrescida ao valor da PVC. A velocidade do refluxo tricúspide é calculada pela integral da velocidade tempo (VTI) com o uso do Doppler, e a PVC é estimada pelo tamanho da VCI e sua variabilidade inspiratória (já abordado anteriormente).

Vale ressaltar que a ecocardiografia não é recomendada como método diagnóstico em pacientes hemodinamicamente estáveis com suspeita de embolia pulmonar de baixo a intermediário risco, dadas as baixas sensibilidade e especificidade do método. Já nos casos de alto risco, persistentemente hipotensos, o ecocardiograma sem sinais de sobrecarga ou disfunção ventricular direita descarta que a embolia pulmonar seja a causa da instabilidade hemodinâmica. O exame pode ainda ser útil, a operadores mais experientes, na detecção de trombos nas artérias pulmonares, devido à alta prevalência de embolia central bilateral nos pacientes instáveis hemodinamicamente.

OUTRAS INDICAÇÕES

Parada cardiorrespiratória

Nos Estados Unidos, o ecocardiograma vem sendo utilizado neste contexto com o objetivo de melhorar o desfecho da ressuscitação cardiopulmonar por meio da: (1) identificação da presença de contratilidade cardíaca organizada, diagnosticando a pseudoatividade elétrica sem pulso (pseudo-AESP) e a pseudoassistolia; (2) determinação da causa da parada cardíaca; (3) orientação dos procedimentos de ressuscitação à beira do leito.

Estudos demonstram que a identificação das causas pelo exame com interrupção mínima (ou nenhuma) das manobras de ressuscitação cardiopulmonar pode melhorar os desfechos por permitir o diagnóstico de causas reversíveis (como tamponamento cardíaco, pneumotoráx etc.), ajudar no manuseio hemodinâmico com restabelecimento mais precoce da circulação espontânea e ter assim, um significado prognóstico a longo prazo.

Essa é uma situação em que o exame deve ser feito rapidamente (em segundos), e preferencialmente pelo médico com maior experiência no método.

Bradiarritmias

Em pacientes com bradiarritmias que necessitem de marca-passo transvenoso, a ecocardiografia pode ser utilizada para a confirmação do posicionamento correto do eletrodo deste dispositivo.

LITERATURA RECOMENDADA

1. Vicki EN, Bret N. Manual of emergency and critical care ultrasound. 2nd edition. Cambridge: Cambridge University Press; 2011.
2. Otto CM. Textbook of clinical echocardiography. 5th edition. Philadelphia: Elsevier Saunders; 2013.
3. Labovitz AJ, Noble VE, Bierig M, Goldstein SA, Jones R, Kort S, et al. Focused cardiac ultrasound in the emergent setting: A Consensus Statement of the American Society of Echocardiography and American College of Emergency Physicians. J Am Soc Echocardiogr. 2010;23(12):1225-30.
4. Labovitz AJ, Vicki EN, Bierig M, Steven A, Goldstein RJ, Kort S, et al. Journal of the American Society of Echocardiography. 2010;23(12):1225-30.
5. American College of Emergency Physicians. Emergency ultrasound imaging compendium. 2006. Disponível em: http://www.acep.org.
6. Tajik AJ, Deward JB, Oh JK. The echo manual. 3th ed. Philadelphia: Lippincott Williams & Wilkins; 2007.
7. Mathias Jr. W. Manual de ecocardiografia. Barueri: Manole; 2009.
8. Feigenbaum H, Armstrong WF, Ryan T. Feigenbaum's echocardiography. 6th ed. Philadelphia: Lippincott Williams & Wilkins; 2005.
9. Mansencal N, Vieillard-Baron A, Beauchet A, Farcot JC, El Hajjam M, Dufaitre, et al. Triage patients with suspected pulmonary embolism in the emergency department using a portable ultrasound device. Echocardiography 2008;25:451-6.
10. De Backer D, et al. Hemodynamical monitoring using echocardiography in the critical ill. Berlin and Heidelberg: Springer-Verlag; 2011.
11. Imazio M, et al. Triage and management of pericardial effusion. Journal of Cardiovascular Medicine 2010.
12. Spodick DH. Current concepts: acute cardiac tamponade. New England Journal of Medicine 2003 14 Aug;349(7):684-90.
13. Hutchison M, et al. Transthoracic echocardiography to identify or exclude cardiac cause of shock.Chest 2004;126;1592-7.
14. Bodsonet et al. Cardiac tamponade. Current Opinion in Critical Care 2011;17.
15. Fitch MT, Nicks BA, Pariyadath M, et al. Videos in clinical medicine. Emergency pericardiocentesis. N Engl J Med. 2012 Mar 22;366(12):e17.
16. Konstantinides SV, Torbicki A, Agnelli G, et al. 2014 ESC guidelines on the diagnosis and management of acute pulmonary embolism. Eur Heart J. 2014 Nov 14;35(43):3033-69, 3069a-3069k.
17. Repessé X, Charron C, Vieillard-Baron A. Intensive care ultrasound: V. Goal-directed echocardiography. Ann Am Thorac Soc. 2014 Jan;11(1):122-8.
18. McLean AS. Echocardiography in shock management. Crit Care. 2016 Aug 20;20:275.

rar o defeito durante [illegible]
tério da: (1) identificação de presença [illegible]
pela cardíaca [illegible]
[illegible] sem [illegible] (C.E) [illegible]
[illegible] (2) a continuação da [illegible]
[illegible] defeito.

Sendo um [illegible]
[illegible]
[illegible] com [illegible] por [illegible]
[illegible] reversíveis [illegible]
[illegible]
[illegible] a longo prazo.

[illegible]

Conclusões

[illegible]

LEITURA RECOMENDADA

[illegible]

Seção XIX

Procedimentos

130 Marca-passo e dispositivos implantáveis no departamento de emergência

Annelise Passos Bispos Wanderley
Júlio César Garcia de Alencar
Julio Flávio Meirelles Marchini

PONTOS IMPORTANTES

- Identificar bradiarritmias sintomáticas e decidir sobre a necessidade da passagem do marca-passo temporário é papel do médico emergencista.
- O marca-passo transcutâneo (MPTC) é utilizado em pacientes com bradicardia sintomática, servindo como ponto até a passagem do marca-passo transvenoso (MPTV).
- O marca-passo transvenoso (MPTV) é o procedimento de escolha na indicação de marca-passo na sala de emergência.
- O MPTV pode ser passado guiado por eletrocardiograma (ECG), ultrassonografia (US), fluoroscopia e às cegas.
- As principais complicações da passagem de MPTV são: infecção, pneumotórax, hematoma em sítio de punção, lesão do endocárdio, perfuração miocárdica e derrame pericárdico, tamponamento cardíaco e embolia gasosa.
- Deve-se conhecer o funcionamento dos modos do marca-passo e como configurá-lo com segurança.

INTRODUÇÃO

O marca-passo (MP) é um dispositivo de estimulação elétrica cardíaca utilizado como terapia de suporte em pacientes que apresentam bradiarritmias sintomáticas.

No departamento de emergência, o emergencista deve identificar prontamente essas bradiarritmias, documentá-las (se possível) e decidir sobre a necessidade da passagem do marca-passo temporário. A indicação do MP definitivo será realizada em um segundo momento pela equipe especializada.

Existem três tipos principais de MP*:

1. Implantável com eletrodos endomiocárdicos.
2. Temporário transvenoso.
3. Temporário transcutâneo.

* Existem também MP provisórios com eletrodos epicárdicos, instalados em geral durante cirurgia cardíaca.

O paciente bradicárdico pode apresentar tontura, fadiga, letargia, lipotimia, síncope, dispneia, angina, incapacidade mental e insuficiência cardíaca. A causa pode variar desde acometimento do nó sinusal e de bloqueios atrioventriculares de segundo, terceiro ou de alto grau até os bloqueios de ramo alternantes. A indicação do MP, resumidamente, é a bradicardia infranodal com sintomas. Para pacientes assintomáticos com anormalidade de condução intermitente ou potencialmente graves (por exemplo, uma pausa de cinco segundos ou um BAVT com boa frequência de escape), deve haver uma ponderação dos riscos de implantar o marca-passo e o benefício de ter a segurança do marca-passo.

A principal contraindicação ao MP no departamento de emergência é a sua não indicação. Bradicardia sinusal oligossintomática ou bradicardia por causa reversível (induzida por medicação ou distúrbio eletrolítico, p. ex.) não devem ser manejadas com o uso do MP, inclusive porque determinadas intoxicações tornam o miocárdio mais suscetível a arritmias e a estimulação elétrica pode desencadear uma tempestade elétrica com evolução para fibrilação ventricular.

Circunstancialmente, o MP pode ser indicado como terapia de suporte em bradicardias sintomáticas de causas reversíveis, mas sempre com avaliação cautelosa.

Existem ainda outras contraindicações à passagem do MP temporário no DE. Prótese valvar tricúspide e discrasias sanguíneas são contraindicações relativas ao procedimento transvenoso. O átrio direito aumentado prediz dificuldade para passagem do MP transvenoso e deve ser levado em consideração na escolha.

PROCEDIMENTO

Marca-passo transcutâneo

O marca-passo transcutâneo (MPTC) deve ser utilizado nos pacientes que não tolerariam o tempo de passagem do marca-passo transvenoso (MPTV) apesar da administração de drogas ou como método para proporcionar segurança para passagem de MPTV. Outras indicações são locais que não dispõem do MPTV e quando não há treinamento para passagem dele. Tem a vantagem de ser de instalação rápida e simples.

O MPTC fornece corrente elétrica por eletrodos fixados na pele do paciente, possibilitando a despolarização elétrica rítmica na frequência desejada. Porém, por tratar-se de técnica transtorácica, apresenta a desvantagem de necessitar de alta carga de energia para vencer a impedância do paciente e gerar contração cardíaca. O MPTC deve ser utilizado preferencialmente somente até a passagem do marca-passo transvenoso (< 120 minutos).

Material:

- Monitorização multiparamétrica (cardioscopia, pressão arterial e saturação de oxigênio).
- Aparelho desfibrilador/cardioversor com a opção MPTC.
- Pás adesivas e conector (Figura 1).
- Drogas para analgesia e sedação (ver capítulo específico).

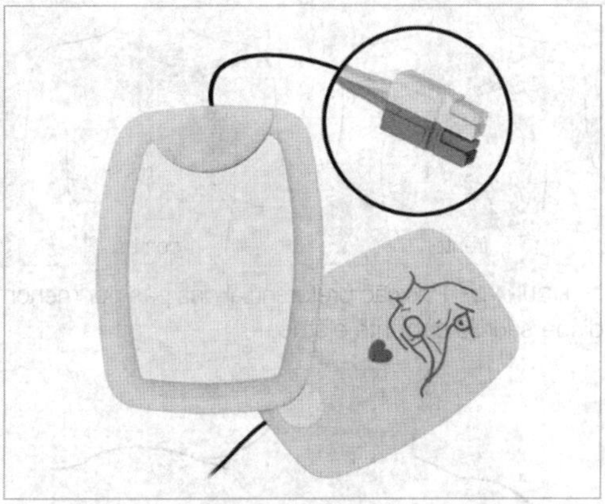

▷ **FIGURA 1** Pás adesivas do marca-passo transcutâneo (MPTC).

Inicialmente, verifica-se se há a opção de MPTC em seu desfibrilador/cardioversor. Caso haja, monitorize o paciente por meio dos eletrodos e explique o procedimento se ele estiver consciente. Solicitar um eletrocardiograma é importante para documentar a bradicardia antes da intervenção.

Analgesia e sedação devem ser utilizadas ponderando o impacto das drogas sobre a resposta hemodinâmica e respiratória do paciente. Os pacientes toleram bem o procedimento se houver boa analgesia, prescindindo-se da sedação. Após assegurada a analgesia (por exemplo: fentanil 1 μg/kg/hora, titulado conforme necessidade), prosseguir à fixação das pás autoadesivas na pele do paciente. Preferencialmente, o eletrodo anterior à esquerda do esterno e o eletrodo posterior nas costas (Figura 2), mas é possível utilizar uma das pás na região apical e a outra paraesternal direita (Figura 3). No aparelho, devemos selecionar a função "marca-passo transcutâneo", determinar a frequência cardíaca desejada (60-80 batimentos por minuto ou ppm) e ajustar a corrente elétrica inicial para 200 mA diminuindo gradualmente a amperagem até que se encontre perda da captura elétrica (menor valor de amperagem em que haverá uma espícula seguida por um QRS e o pulso do paciente estará na frequência estipulada pelo aparelho). Deixa-se então uma amperagem 5-10 mA mais elevada do que o limiar de captura. Não é possível tentar reconhecer a captura pelo ECG, pois haverá artefato da estimulação percutânea. Para reconhecer a captura, deve-se palpar o pulso femoral ou braquial. O pulso carotídeo pode não ser fidedigno pela proximidade com os impulsos elétricos. Finalize o procedimento documentando o novo ritmo do paciente com eletrocardiograma.

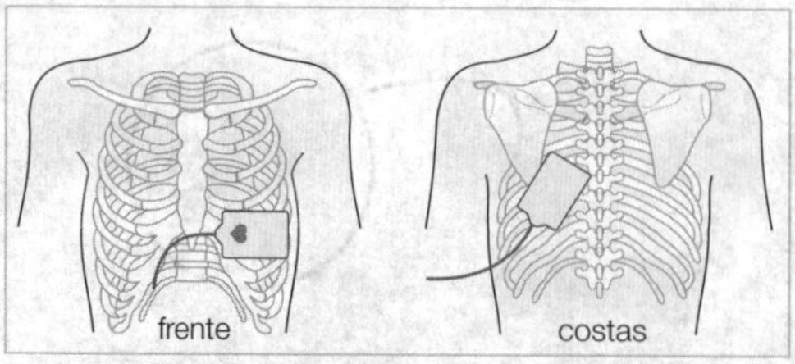

▷ FIGURA 2 Posição preferencial das pás por menor dispersão de corrente elétrica.

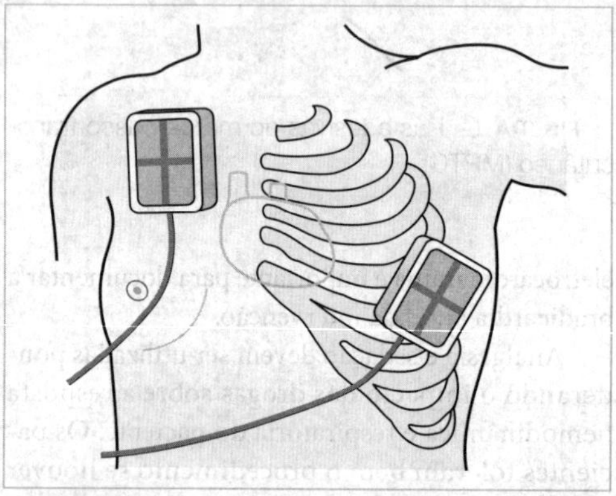

▷ FIGURA 3 Posição alternativa de colocação das pás.

Marca-passo transvenoso

O marca-passo transvenoso (MPTV) deve ser procedimento de escolha quando indicado MP na sala de emergência. Pode ser realizado à beira do leito de forma relativamente rápida.

O MPTV consiste em um único cabo; portanto, ele será ligado à entrada V (ventrículo) do gerador. Esse cabo consiste em um par de eletrodos: negativo e positivo.

O gerador pode ser usado em modos V00 ou VVI. O modo V00 significa que o gerador dispara o comando para a entrada **V** do gerador (V) e não está configurado para sentir o ritmo do paciente (**0**) e não possui nenhuma programação (**0**). Em alguns marca-passos esse modo é conhecido como *assíncrono*. O modo VVI significa que o gerador dispara o comando para estimular o **Ventrículo** do paciente (V), sente a atividade elétrica **Ventricular** no paciente (V) e quando for detectada atividade elétrica, há **Inibição** do próximo disparo do gerador (I). Em alguns marca-passos esse modo é conhecido como *demanda*.

Materiais:

- Material para limpeza e antissepsia (preferência por solução degermante e solução alcoólica à base de clorexidina).
- Material para procedimento invasivo com barreira total (avental estéril de mangas compridas, gorro, máscara, luva estéril, óculos de proteção e campos cirúrgicos).
- Anestésico local (preferência por lidocaína injetável).
- Drogas para analgesia e sedação.
- Gaze, agulhas estéreis, seringas estéreis (3, 5 e 10 mL), bisturi.
- Kit marca-passo: introdutor (5 a 7F)**, guia e dilatador (Figuras 4).
- Kit cabo-eletrodo (5 a 6F) e agulha (Figura 4).
- Capa protetora estéril (Figura 4).
- Cabo conector, fios, pinos (Figura 4).
- Gerador com bateria (Figura 5): em geral tem seletores para modo, comando e sensibilidade (ver seção a seguir). O comando pode ser em Volts ou em miliampéres.
- Material de sutura (agulha, porta-agulha, tesoura e fio 3-0).
- Aparelho ultrassom.
- Aparelho desfibrilador/cardioversor.
- Aparelho de eletrocardiograma (ECG) ou outro monitor (para passagem guiada por ECG).

Obs.: A fluoroscopia é o método ideal para guiar o cabo de marca-passo e instalar a sua ponta no septo ou no ápice do ventrículo direito; no entanto, frequentemente o recurso não está disponível no departamento de emergência.

Antes de iniciar o procedimento, é importante saber qual técnica será utilizada e configurar os parâmetros no gerador. Inicialmente, certifique-se das etapas básicas que são comuns a qualquer uma das técnicas:

- Assegure-se da monitorização multiparamétrica do paciente.
- Documente a bradicardia.

** No introdutor, o diâmetro em French se refere ao diâmetro interno. No cabo-eletrodo, o diâmetro em French se refere ao diâmetro externo. Portanto, um cabo-eletrodo 5F é compatível com um introdutor 5F. Cada 3F corresponde a 1 mm.

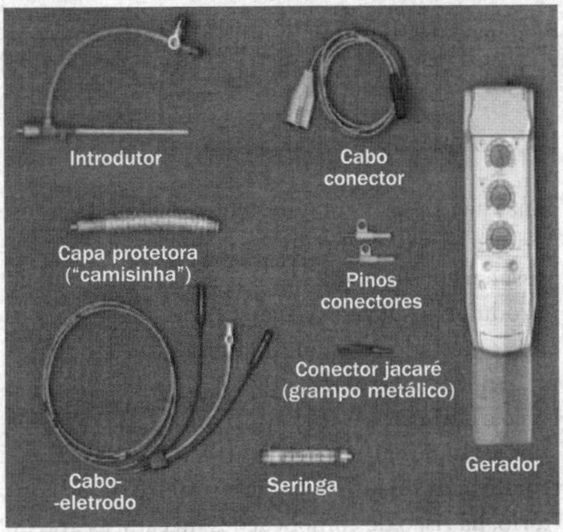

▷ **FIGURA 4** Material de passagem de marca-passo transvenoso (MPTV).

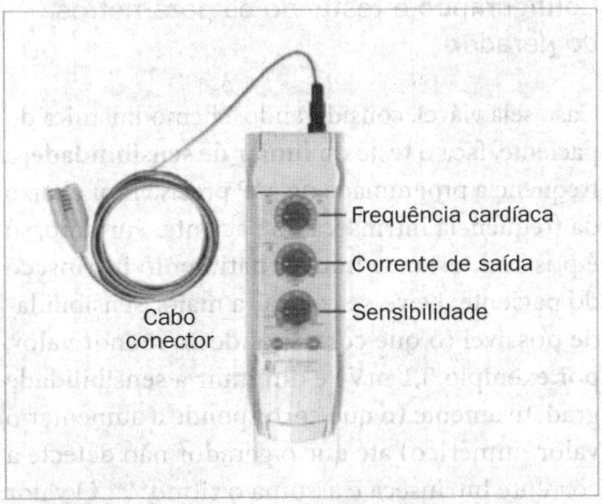

▷ **FIGURA 5** Gerador do marca-passo transvenoso (MPTV).

- Separe o material em uma mesa de apoio.
- Realize sedação e analgesia adequadas.
- Realize o preparo da pele e coloque os campos.
- Solicite a abertura dos kits por um outro profissional sem contaminação do material estéril. Insira o dilatador por dentro do introdutor, trave-os e separe. Caso haja balão no cabo-eletrodo, teste com 1,5 mL de ar.
- Faça a punção da veia jugular direita guiada por ultrassom (USG) (segunda opção: veia subclávia esquerda). Passe o guia e retire a agulha.
- Passe o introdutor com dilatador. Pode ser necessário um pequeno corte na pele com bisturi. Após progredir o introdutor completamente, retire o dilatador e o guia juntos.
- Caso opte por utilização do protetor estéril, posicione-o corretamente sobre o cabo eletrodo. Introduza o cabo eletrodo até a marcação de 20 cm, tomando o cuidado de manter a curvatura do cabo do marca-passo de forma que a ponta fique na direção da válvula tricúspide, facilitando sua entrada no ventrículo direito.
- Nunca fazer movimentos intempestivos, pois poderão provocar perfuração do átrio ou ventrículo.

Técnica guiada por ECG

A técnica guiada por ECG é baseada na morfologia das ondas de acordo com a progressão do cabo-eletrodo. A via distal (preta) será conectada ao eletrodo correspondente ao V do aparelho da cardioscopia ou qualquer eletrodo do ECG através do grampo metálico. Na passagem do MPTV, saberemos a posição do cabo-eletrodo no paciente a partir do traçado que ele gera no ECG (Figura 6).

Inicialmente o eletrodo endocavitário apresentará um sinal muito parecido com ECG de superfície. Conforme o eletrodo navega a veia cava superior e chega no átrio, a onda P vai aumentando de amplitude. Pode até ficar maior que o complexo QRS. Nesse momento, deve-se continuar progredindo o eletrodo. Caso ele siga para a veia cava inferior, a onda P vai diminuir novamente e as ondas vão parecer similares às iniciais. Se isso acontecer, deve-se puxar o eletrodo (lembrar de desinsuflar o balão se estiver usando) e tentar novamente. Caso o eletrodo siga para o ventrículo, direito haverá redução da amplitude da onda P, mas aumento importante da amplitude do QRS (muito maior do que o QRS inicial). Nesse caso, deve-se progredir com cuidado até impacto na parede do ventrículo. Isso é observado no ECG endocavitário como um supradesnivelamento do segmento ST.

Paralelamente, se possível, devemos confirmar a presença do cabo-eletrodo no ventrículo direito (VD) através de USG em janela subcostal. Uma vez posicionado no VD, desconecta-se a via distal do ECG e conecta-se no gerador.

Técnica "às cegas"

Em pacientes críticos, sem fluxo sanguíneo capaz de ajudar na progressão do cabo-eletrodo, ou sem

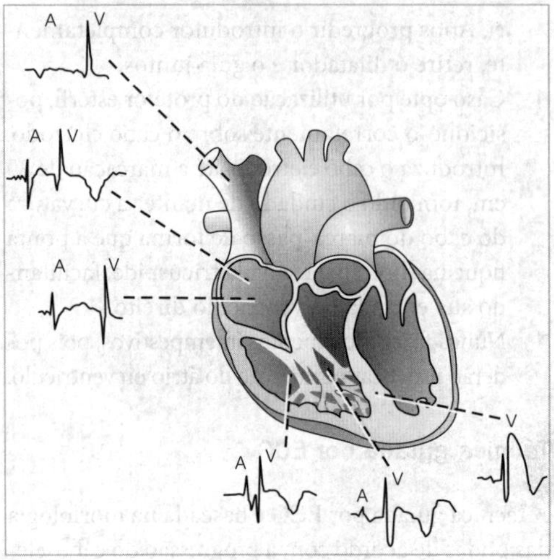

▷ **FIGURA 6** Eletrocardiograma endocavitário conforme a posição do cabo do eletrodo no sistema cardiovascular. A: ativação atrial; V: ativação ventricular. Observar como o sinal elétrico atrial aumenta de forma importante quando o cabo está no átrio (chegando a ultrapassar o tamanho do complexo QRS em alguns casos). Quando o cabo faz contato com a parede do ventrículo direito, há uma morfologia que se assemelha a um supradesnivelamento de segmento ST.

atividade elétrica intrínseca pode-se realizar a técnica às cegas. Como não há *feedback* na introdução às cegas existe risco de perfuração e o silenciamento do foco remanescente ventricular, levando a assistolia.

Para esta técnica devemos configurar frequência cardíaca, corrente de saída e sensibilidade no gerador. O modo deve ser assíncrono (V00). A detecção da impactação bem-sucedida depende da captura (obtenção do ritmo desejado com complexos QRS com o padrão de corrente de lesão no monitor e frequência cardíaca estabelecida). Como a própria passagem pode gerar interferência, programar outro modo (VVI) pode resultar em inibição e não mostrar captura.

A frequência deve ser determinada de acordo com o valor mínimo necessário para o paciente, geralmente 60-80 bpm, e o comando do marca-passo (corrente de saída) deve ser deixado em energia máxima (10-12 V ou 20-25 mA, dependendo do modelo).

Como a passagem é feita em modo assíncrono, não há necessidade de escolher sensibilidade. Além disso, em geral, não será possível medir a sensibilidade, visto que muitas vezes a indicação de passagem de marca-passo é uma bradicardia instável, o que torna o teste de sensibilidade pouco prático.

Uso do balão no cabo do marca-passo

Tanto na passagem no modo por ECG ou às cegas, pode-se usar o auxílio do balão nos modelos que o possuem em sua ponta. Após passagem de 20 cm do introdutor, insufla-se o balão e progride-se mais 10 cm, conferindo no monitor a captura (batimentos na frequência cardíaca programada). Desinsufle o balão e cheque a posição através do USG em janela subcostal. Se for necessário tracionar para nova tentativa, **desinsufle o balão primeiro**. Caso contrário, há risco de complicações mecânicas graves.

À semelhança do MPTC, verifique a captura mecânica checando o pulso femoral do paciente.

Configurando e testando os parâmetros do gerador

Caso seja viável, considerando a hemodinâmica do paciente, faça o **teste do limiar de sensibilidade**: a frequência programada no MP precisa ficar abaixo da frequência intrínseca do paciente. Portanto, só é possível testar se houver batimento intrínseco do paciente. Deve-se colocar a maior sensibilidade possível (o que corresponde ao menor valor, por exemplo 0,1 mV) e diminuir a sensibilidade gradativamente (o que corresponde a aumentar o valor numérico) até que o gerador não detecte a corrente intrínseca e assuma o ritmo***. O valor encontrado é o limiar da sensibilidade. O valor ideal de sensibilidade para deixar programado no MP é 50% do limiar de sensibilidade. Por exemplo, se o limiar de sensibilidade for 8 mV, deve-se deixar programado em 4 mV.

Caso o paciente fique instável com sua frequência própria, ou não possua frequência própria, não é possível determinar o limiar de sensibilidade.

Após configurar a sensibilidade, deve-se determinar o limiar de comando. Para isso, deve-se colocar a frequência cardíaca temporariamente acima daquela do paciente. Comece com a maior amperagem (10 V ou 20 mA) – espícula seguida de

*** Enquanto o gerador detecta corrente intrínseca, a luz ou indicador de sensibilidade do painel pisca cada vez que detecta um QRS.

QRS, diminuindo até perder captura. Esse valor é o limiar de comando. Utilize duas vezes a corrente mínima para captura acrescido de um. Para transporte do paciente, ou situações em que o paciente pode se mexer, utilize saída máxima (conforme o modelo do gerador pode ser 10 V ou 20 mA). É recomendável que na sala de emergência também seja deixado em saída máxima, pois a equipe não está habituado com pacientes em uso de marca-passo. A razão de deixar em saída máxima na sala de emergência e transporte é que pequenas trações do cabo não levarão à perda de comando, aumentando a segurança do paciente.

Obs.: Recomendamos testar o limiar de comando 1 a 2 vezes ao dia e por indicação clínica (suspeita de tração do cabo, por exemplo). O aumento do limiar de comando indica deslocamento de MP e necessidade de reposicionamento.

A frequência cardíaca deve ser configurada como a mínima necessária para melhora hemodinâmica do paciente. Por fim, documente o novo ritmo e anote no prontuário todos os valores configurados no gerador.

COMPLICAÇÕES DO MARCA-PASSO

As complicações do MPTV envolvem as complicações comuns à punção venosa e as específicas do procedimento. São elas: infecção, pneumotórax, hematoma em sítio de punção, lesão do endocárdio, perfuração miocárdica e derrame pericárdico, tamponamento cardíaco e embolia gasosa. Se houver instabilização do paciente, a suspeita clínica de complicação deve ser tratada de imediato. O ultrassom à beira do leito pode ajudar tanto em fazer o diagnóstico como na resolução da complicação (por exemplo: tamponamento cardíaco ou pneumotórax). Quando não houver instabilização, a complicação deve ser diagnosticada em exame de imagem e abordada assim que possível.

Disfunção de marca-passo definitivo

O MP definitivo pode apresentar disfunções que devem ser reconhecidas. O cenário mais comum de apresentação desses problemas é nos pacientes com MP permanente. O paciente pode se apresentar com os mesmos sintomas relacionados à bradicardia: tontura, vertigem, cabeça aérea, fadiga, letargia, angina, pré-síncope, síncope, insuficiência cardíaca e incapacidade mental. O uso de antiarrítmicos aumenta o risco de sintomas graves, pois o paciente é mais dependente do marca-passo e diminui a chance de ritmo de escape.

Nessas situações, deve ser solicitado um ECG. Os problemas são de três tipos: falha em acionamento, falha em sensibilidade ou pseudodisfunção.

- Falha em acionar a câmara cardíaca:
  - Falha de disparo: o ECG mostra bradicardia (abaixo daquela programada para o marca-passo), mas não mostra espícula do marca-passo. Pode ser causada por falha de cabo-eletrodo, falha do gerador, falha da bateria, inibição por *crosstalk* ou sensibilidade aumentada.
  - Falha de captura: o ECG mostra espículas de QRS que não capturam o átrio ou ventrículo (dependendo do cabo-eletrodo). Pode ser causada por deslocamento de cabo-eletrodo, baixa energia ou falha de cabo-eletrodo.
- Falha em detectar os sinais elétricos intrínsecos:
  - Sensibilidade diminuída: aparência de múltiplas espículas independentemente do ritmo próprio do paciente. Pode ser causada por: programação incorreta, limiar de sensibilidade incorreto, falha de cabo-eletrodo, anormalidade eletrolíticas.
  - Sensibilidade aumentada: apresenta-se como a falha de disparo acima. O gerador interpreta sinais como a onda T, atividade elétrica por interferência eletromagnética como QRS e fica inibido.
- Pseudodisfunção:
  - *Crosstalk*: em marca-passos bicamerais, a ativação do marca-passo em uma câmara é detectada na segunda câmara como se fosse atividade intrínseca do marca-passo, levando à inibição da segunda câmara. Exemplo: em marca-passos bicamerais, o comando gerado no átrio pode ser interpretado como QRS no cabo-eletrodo ventricular, inibindo a ativação ventricular.
  - Taquicardia mediada por marca-passo: é uma taquicardia em alça interminável sustentada em parte pelo MP. Para ocorrer, deve haver uma condução retrógrada ventrículo-atrial. O estímulo atrial retrógrado é interpretado como nova onda P e o MP completa o ciclo reativando o ventrículo,

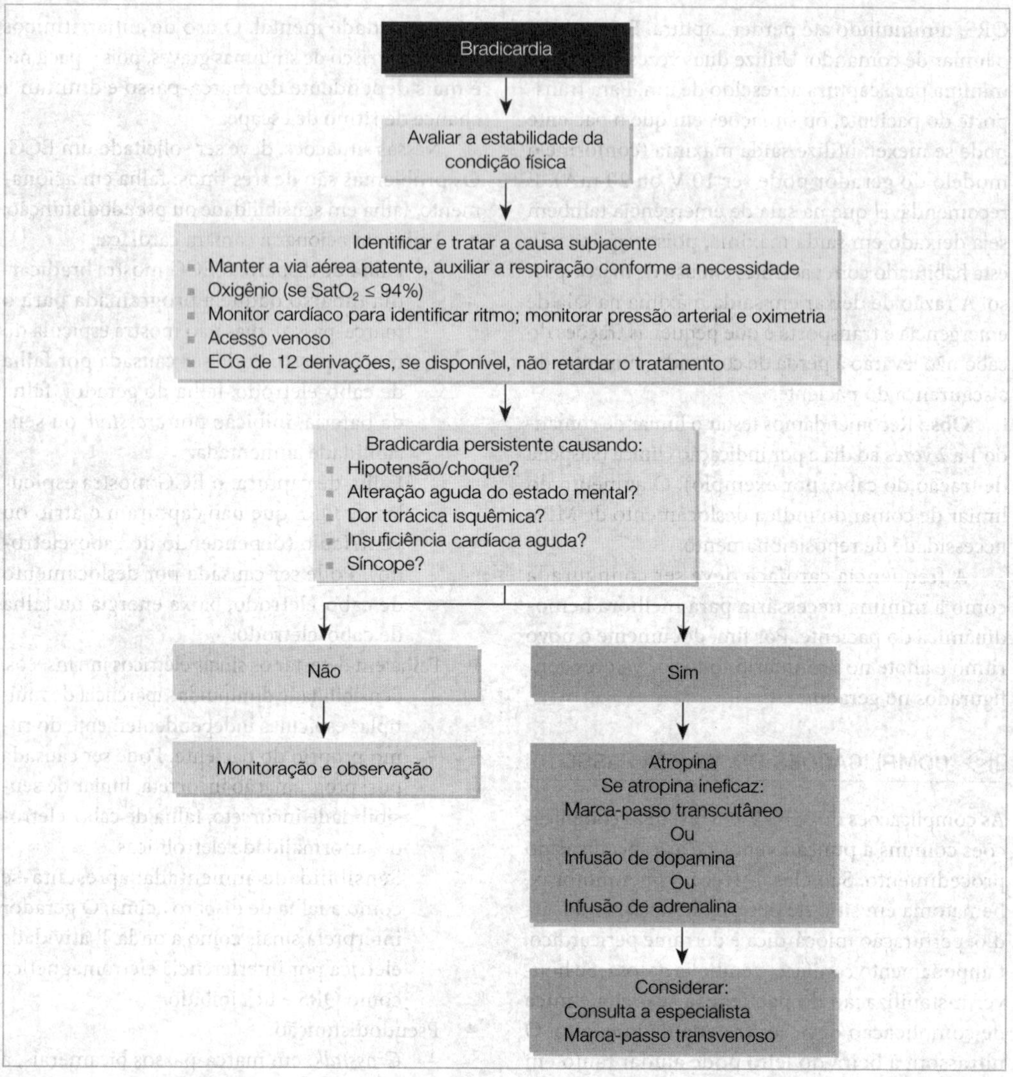

▷ **FIGURA 7** Manejo da bradicardia.

gerando nova condução retrógrada. Pode-se usar um ímã para tratamento.

- Mista:
  - Síndrome de Twiddler: o paciente manipula frequentemente o gerador do marca-passo definitivo de forma rotatória, a ponto de provocar a tração dos cabos-eletrodos. No ponto em que a tração for suficiente, haverá disfunção por perda de comando e perda de sensibilidade.

Caso haja suspeita de disfunção de marca-passo, devem ser solicitados radiografia de tórax, programador de MP (de acordo com a marca do MP) e avaliação do especialista.

Uso de ímã em dispositivos implantáveis

- Nos marca-passos: a colocação de ímã ativará uma programação específica que depende de cada marca, mas em geral consiste em assumir modo assíncrono com frequência cardíaca entre 65 e 100 bpm. Quanto mais no final de vida estiver o MP, mais baixa a frequência.

- A exceção é quando o MP estiver em final de vida (conhecido como *end of life*, EOL). Nesse caso, o resultado da colocação do ímã é imprevisível.
- A interferência eletromagnética (p. ex., causada por bisturi elétrico) é outra razão para uso de ímã.

- Nos cardiodesfibriladores implantáveis (CDI): a colocação de ímã em geral suspende as terapias para taquicardia ventricular e fibrilação ventricular – desfibrilação e *overdrive pacing*, mas não altera a função marca-passo.
  - Alguns modelos de CDI podem ser programados para ignorar o ímã (Guidant e St. Jude).
- O iPhone 12 ou mais recente da Apple ou smartphones semelhantes da Apple podem possuir um ímã mais potente necessário para carga pelo dispositivo MagSafe. Esse imã é potente o bastante para ativar as programações de imã tanto do marca-passo (ou seja, modo assíncrono) como do CDI (ou seja, desligar as terapias para taquicardia ventricular e fibrilação ventricular).

LITERATURA RECOMENDADA

1. ACC/AHA/HRS 2008 guidelines for device-based therapy of cardiac rhythm abnormalities – A report of the American College of Cardiology/American Heart Association Task Force on Practice Guidelines (Writing Committee to Revise the ACC/AHA/NASPE 2002 Guideline Update for Implantation of Cardiac Pacemakers and Antiarrhythmia Devices)". DOI: 10.1161/CIRCUALTIONAHA.108.189742.
2. ACEP Now. Transcutaneous and transvenous cardiac pacing. 2011. Disponível em: https://www.acepnow.com/article/transcutaneous-transvenous-cardiac-pacing/?singlepage=1.
3. Bektas F, Soyuncu S. The efficacy of transcutaneous cardiac pacing in ED. The American Journal of Emergency Medicine. November 2016;34(11):2090-3.
4. Birkhahn RH, Gaeta TJ, Tloczkowski J, Mundy T, Sharma M, Bove J, et al. Emergency medicine-trained physicians are proficient in the insertion of transvenous pacemakers. Ann Emerg Med. 2004 Apr;43(4):469-74.
5. I Diretriz de Ressuscitação Cardiopulmonar e Cuidados Cardiovasculares de Emergência da Sociedade Brasileira de Cardiologia. Arq Bras Cardiol. 2013;101(2)supl 3.
6. Martindale J, Souza IS de. Managing pacemaker-related complications and malfunctions in the emergency department. EBMedicine. September 2014;16(9).
7. Sodeck GH, Domanovits H, Meron G, Rauscha F, Losert H, Thalmann M, et al. Compromising bradycardia: Management in the emergency department. Resuscitation. 2007;73:96-102.
8. Sony J, Panaich SS, Maheshwari R, Haddad JW, Padanilam BJ, Sinoj KJ. Clinical applications of magnets on cardiac rhythm management devices. Europeace. 2011(13):1222-30.

131 Acessos vasculares

Karina Turaça
Lucas de Moraes Soler
Júlio César Garcia de Alencar

PONTOS IMPORTANTES

- O acesso venoso periférico é o acesso de escolha no departamento de emergência, sobretudo quando se faz necessário infundir grandes quantidades de volume rapidamente.
- O acesso venoso central é utilizado em diversas situações na emergência, tais como: infusão de medicações vasoconstritoras e hiperosmolares, impossibilidade de obtenção do acesso periférico, plasmaférese, diálise e passagem de marca-passo transvenoso.
- O acesso intraósseo é utilizado em situações emergenciais, quando não é possível obter acesso venoso periférico, e há necessidade de acesso rápido ao sistema circulatório. Pode ser utilizado para infusão de qualquer medicação.
- O acesso arterial é utilizado para monitorar pressão arterial invasiva e para coleta seriada de exames laboratoriais.

INTRODUÇÃO

O acesso ao sistema circulatório durante o atendimento ao paciente no departamento de emergência é costumeiramente o ponto principal para início da terapêutica. Descreveremos neste capítulo as principais formas de obtenção de acesso durante o atendimento de emergência, e as indicações, vantagens e complicações de cada uma delas.

ACESSO VENOSO PERIFÉRICO

O acesso venoso periférico consiste na introdução de dispositivos canulados no interior de veias periféricas, no sentido do fluxo sanguíneo, com o intuito de infundir fluidos e medicações no interior dos vasos.

Os acessos venosos periféricos são indicados quando há impossibilidade de administração de fluidos e medicamentos por outras vias (gastrointestinal ou intramuscular) ou quando há necessidade de acesso rápido ao sistema circulatório para infusão de fluidos e medicamentos de ação imediata. Esse é o acesso de escolha em casos em que se faz necessário administrar fluidos de forma rápida, como em trauma com choque hipovolêmico. Esse acesso permite uma infusão de fluidos mais rápida que o acesso venoso central, o que pode ser explicado pela lei de Poiseuille, a qual estabelece que o fluxo por um tubo cilíndrico é diretamente proporcional à quarta potência do raio e inversamente proporcional ao comprimento do tubo.

As opções disponíveis de dispositivos endovenosos são os agulhados (*scalp* ou *butterfly*®) e os flexíveis (Abocath®, Jelco, Intima ou Introcan). Esses dispositivos são medidos classicamente com a unidade Birmingham Gauge (G). Essa unidade vem do processo de trefilação no qual um fio metálico é tracionado por trefila, um canal convergente que reduz o diâmetro do fio, aumentando seu comprimento. Cada trefilação leva a um fio mais estreito,

▷ **TABELA 1** Materiais necessários para o acesso venoso periférico

▪ Materiais para limpeza e antissepsia local: algodão ou gaze e solução alcoólica
▪ Luvas de procedimento
▪ Garrote
▪ Dispositivos endovenosos
▪ Seringas e conectores (tampinhas, torneirinhas, equipos de duas vias com *clamp* e equipos de infusão)
▪ Esparadrapo, fita microporosa ou fixador de acesso
▪ Caixa para descarte de material perfurocortante

o que corresponde ao G; por conta disso, quanto maior o número, menor o calibre da agulha.

Os dispositivos agulhados têm calibres que variam de 19G a 27G e são indicados em situações de permanência curta e infusões de pequena quantidade de fluidos. As vantagens desses dispositivos são a maior facilidade de punção e o menor custo; as desvantagens são o maior risco de transfixação do vaso e a formação de hematomas. Já os dispositivos flexíveis permitem a retirada do mandril metálico e a permanência apenas da estrutura plástica flexível no interior do vaso, têm calibres que variam de 16G a 24G, são indicados para permanência prolongada e infusão de grandes quantidades de fluidos.

▷ **TABELA 2** Dispositivos agulhados

Calibre	Cor	Diâmetro
19	Branco/marrom	1,08 mm
21	Verde	0,81 mm
23	Azul	0,64 mm
25	Laranja	0,51 mm
27	Cinza/preto	0,41 mm

▷ **TABELA 3** Dispositivos flexíveis

Calibre	Cor	Diâmetro
14	Laranja	2,1 mm
16	Cinza	1,7 mm
18	Verde	1,3 mm
20	Rosa	1,1 mm
22	Azul	0,9 mm
24	Amarelo	0,7 mm

Técnica do procedimento

1. Preparação: identificação do paciente, explicação do procedimento e obtenção de consentimento. Higienização das mãos e colocação de luvas.
2. Identificar veias superficiais e garrotear 5 a 10 cm proximal ao local da punção.
3. Se não for possível a visualização dos vasos, realizar o garroteamento guiado pela anatomia; nos casos de punção de membros superiores, pode-se solicitar ao paciente que realize movimento de abertura e fechamento da mão para dilatação dos vasos.
4. Realizar antissepsia do local a ser puncionado com solução alcoólica.
5. Tracionar a pele e introduzir o cateter na direção do vaso, no sentido do fluxo sanguíneo, com angulação de 30° a 45°, com o bisel direcionado para cima.
6. Após refluxo sanguíneo no cateter, diminuir angulação para 15° e introduzir o dispositivo no interior do vaso. No caso de dispositivos flexíveis, introduzir apenas a parte plástica e retrair a agulha depois.
7. Soltar o garrote.
8. Conectar uma seringa com solução fisiológica ao dispositivo, aspirar e observar o refluxo de sangue, se presente, infundir uma pequena quantidade de fluido e observar sinais de infiltração, extravasamento do líquido, queixas de dor ou hematoma local. Caso qualquer uma dessas alterações esteja presente, retirar imediatamente o acesso, comprimir o local e puncionar em outro sítio.
9. Colocar curativo no local do cateter e identificar com data, hora e calibre do dispositivo.
10. Descartar os materiais na caixa de perfurocortantes.

Em caso de dificuldade na localização do vaso, é possível utilizar o ultrassom (USG) para guiar a punção. Nesses casos recomenda-se usar a clorexidina como meio condutor para evitar a contaminação do procedimento.

Complicações e cuidados

As complicações mais comuns são aquelas que ocorrem logo após a punção, como transfixação do vaso e extravasamento de soluções com formação de hematomas e soromas. Outras complicações mais tardias incluem trombose, flebite, tromboflebite e infecções locais. Para evitar tais complicações, recomenda-se que o acesso venoso periférico não permaneça no mesmo sítio por mais de 72 h. Na impossibilidade de se obter um acesso venoso periférico, pode-se optar pelo acesso venoso central ou acesso intraósseo.

ACESSO VENOSO CENTRAL

O acesso venoso central consiste na inserção de um cateter cuja extremidade atinge a veia cava superior (VCS), o átrio direito ou a veia cava inferior (VCI). É obtido por meio de uma punção percutânea que pode ser realizada em diferentes sítios anatômicos através de veias centrais (jugular interna, subclávia ou femoral) ou periféricas. Os cateteres venosos centrais podem ser classificados de acordo com suas características em relação ao tempo de permanência (curta, média ou longa permanência), tipo de inserção (central ou periférica) e número de lúmens (simples, duplo ou triplo).

De forma geral, o acesso venoso central está indicado quando não é possível obter acesso periférico, quando há necessidade de administração de medicações vasoconstritoras, hiperosmolares ou com maior risco de causar flebite, administração de nutrição parenteral, realização de hemodiálise ou aféreses, monitorização hemodinâmica invasiva ou passagem de marca-passo transvenoso. O tipo de cateter que será utilizado em cada situação depende da indicação e das condições clínicas de cada paciente. Em geral, no departamento de emergência, o cateter mais utilizado é o de curta permanência e inserção central, que será discutido em detalhes adiante.

As contraindicações ao acesso venoso central são relativas e dependem da condição clínica do paciente e das alternativas disponíveis; a principal delas é a coagulopatia. Nesses casos, o risco de sangramento pode ser minimizado com uso de punção guiada por USG e punção em sítios compressíveis e de fácil monitorização, como veias jugulares internas e veias femorais. Não há evidência de benefício de medidas para reversão da coagulopatia pré-procedimento em casos de coagulopatia leve a moderada (plaquetas > 20.000/L e INR < 3). Em casos de coagulopatias graves (plaquetas < 20.000/L e INR > 3), deve-se considerar o risco de adiar o procedimento para correção do distúrbio e evitar punção em locais não compressíveis, como veia subclávia.

Posicionamento, reparos anatômicos e escolha do sítio de punção

A escolha do local de punção depende de alguns fatores, como experiência do médico que executará o procedimento, anatomia do paciente e riscos associados à punção. Não se deve realizar punção em áreas contaminadas ou potencialmente contaminadas como áreas de infecção cutânea, queimaduras,

▷ **TABELA 4** Materiais necessários para o acesso venoso central

▪ Material para limpeza e antissepsia local: gaze, pinças para assepsia, solução degermante e solução alcoólica (preferência para soluções à base de clorexidina)
▪ Luvas de procedimento
▪ Equipamentos de proteção individual: gorro, máscara, óculos de proteção, luvas estéreis e avental estéril de mangas compridas
▪ Campos cirúrgicos estéreis
▪ Anestésico local (preferência para lidocaína injetável)
▪ Gazes, agulhas e seringas estéreis
▪ Solução fisiológica para salinização do acesso
▪ Kit de cateter venoso central (CVC), que contém: cateter venoso central mono, duplo ou triplo lúmen; fio-guia; seringa; agulha de punção; dilatador; bisturi; peças para fixação (borboletas)
▪ Material cirúrgico para fixação: porta-agulhas, pinça e tesoura
▪ Fio de náilon 3.0 ou 4.0 para fixação
▪ Esparadrapos, fita microporosa ou fixador de acesso
▪ Plástico estéril para transdutor de ultrassom
▪ Caixa para descarte de material perfurocortante
O diâmetro externo do cateter venoso central é medido em uma escala padronizada denominada French (Fr). Cada 1 Fr corresponde a 0,33 mm, ou seja, 3 Fr correspondem a 1 cm.

locais próximos a traqueostomia ou ferida operatória quando outro sítio estiver disponível; evitar punções em áreas de anatomia alterada, como alterações congênitas, fraturas, traumas, tumores, manipulação cirúrgica prévia ou cicatrizes, devido a maior risco de falha de acesso e complicações; evitar punções em locais onde estejam locados outros dispositivos como cateteres de diálise, marca-passo ou desfibrilador interno devido a maior risco de falha de acesso, mau posicionamento e complicações dos outros dispositivos. Em caso de pacientes com doença pulmonar unilateral significativa, como pneumonias extensas, derrame pleural ou presença de dreno de tórax, preferem-se punções ipsilaterais ao tórax acometido para acessos jugulares e subclávios, evitando descompensação respiratória em casos de pneumotórax relacionado ao procedimento, ou necessidade de drenagem bilateral.

Técnica do procedimento

1. Preparação: identificação do paciente, explicação do procedimento ao paciente ou ao responsável legal e obtenção de consentimento.

▷ **TABELA 5** Sítios de punção de cateter venoso central (CVC)

Sítio de punção	Posicionamento	Reparos anatômicos	Vantagens	Desvantagens/ contraindicações
Jugular	Paciente em decúbito dorsal, em Trendelenburg com a cabeça rotacionada para o lado contralateral ao lado da punção. Para facilitar a punção, pode-se colocar um coxim na região interescapular. O médico se posiciona atrás da cabeça do paciente, ipsilateral ao lado da punção	Triângulo de Sedillot formado em sua base pela clavícula e lateralmente pela porção esternal e clavicular do músculo esternocleidomastóideo (ECM). A punção anterior (mais utilizada) é realizada no ápice do triângulo, na junção das cabeças do músculo ECM, com angulação de 30° e direcionada para o mamilo ipsilateral. A punção posterior é realizada na borda posterior da porção clavicular do músculo ECM, com angulação de 30°, direcionada para a fúrcula	Posicionamento da ponta do cateter na veia cava superior (VCS) ou átrio direito e baixa taxa de mau posicionamento. Sítio compressivo com melhor controle de sangramento em caso de punção inadvertida de carótida	Risco de punção inadvertida de carótida e pneumotórax. Contraindicações relativas em caso de coagulopatias (risco de hematoma cervical), acesso prévio, presença de outro dispositivo no local e anatomia alterada
Subclávio	Paciente em decúbito dorsal, em Trendelenburg. O médico se posiciona lateralmente ao paciente, ipsilateral ao lado da punção	Ponto de junção do terço médio e distal da clavícula. A punção é realizada no terço médio da clavícula, com agulha horizontal, paralela à clavícula, com pequena angulação em relação à pele, direcionada para o manúbrio	Mantém melhor estrutura do vaso em caso de choque. Associado a menor risco de infecção	Sítio não compressivo com maior risco de sangramento em caso de punção inadvertida de artéria subclávia e maior risco de pneumotórax. Contraindicado em casos de coagulopatia e anatomia local alterada
Femoral	Paciente em decúbito dorsal, com o membro inferior ipsilateral com leve rotação externa. O médico se posiciona lateralmente ao paciente, ipsilateral ao lado da punção	Artéria femoral abaixo do ligamento inguinal. A punção é realizada medialmente à artéria, com angulação de 45° em relação à pele, na direção da veia cava, sentido cranial	Sítio compressivo preferido em casos de coagulopatia. Maior facilidade de posicionamento do paciente, possibilidade de punção em acessos de emergência e em pacientes não colaborativos	Posicionamento do cateter em veia cava inferior (VCI), maior incidência de trombose venosa profunda relacionada ao cateter e maior risco de infecção

2. Posicionar o paciente de acordo com o sítio de punção escolhido.
3. Colocar paramentação para procedimento: gorro, máscara e luvas de procedimento.
4. Realizar limpeza do local a ser puncionado com solução degermante.
5. Realizar escovação das mãos por pelo menos 5 minutos com solução degermante.
6. Colocar paramentação estéril: avental de manga comprida e luvas estéreis.
7. Realizar limpeza do local a ser puncionado com solução alcoólica utilizando gazes e pinças para assepsia.
8. Colocar campos estéreis, deixando exposta apenas a área a ser puncionada.
9. Checar material de punção.
10. Salinizar vias do acesso e testar perviedade de todas as vias com solução salina estéril.
11. Aspirar anestésico local em uma seringa e conectar agulha de anestesia.
12. Realizar inicialmente a punção com agulha de anestesia, introduzir a agulha aspirando e injetar anestésico conforme progressão da agulha no trajeto a ser puncionado (injetar maior quantidade de anestésico na região da pele).
13. Retirar agulha de anestesia.
14. Realizar punção com agulha e seringa de punção, introduzir agulha aspirando até refluxo de sangue.
15. Desconectar seringa da agulha e introduzir fio-guia através do lúmen da agulha (alguns modelos apresentam orifício para introdução do fio-guia através da seringa de punção, não sendo necessário desconectá-la para introdução do fio-guia).
16. Após introduzir o fio-guia, retirar a agulha (atenção: não soltar o fio-guia em nenhum momento durante o procedimento).
17. Introduzir o dilatador pelo fio-guia e introduzir todo o dilatador através da pele (pode ser necessária uma pequena incisão na pele com bisturi para facilitar passagem do dilatador).
18. Retirar o dilatador.
19. Colocar o cateter através do fio-guia até que saia por uma das vias do acesso.
20. Com o fio-guia em mãos, proceder introdução do cateter simultaneamente à retirada do fio-guia.
21. Com uma seringa com solução salina, checar refluxo de sangue em todas as vias do acesso.
22. Proceder com a fixação do cateter à pele utilizando as peças de fixação (borboletas) e pontos simples com fio de náilon. Dar ponto na pele passando por dentro do óstio das peças de fixação (4 pontos).
23. Realizar limpeza local e curativo (preferencialmente transparente).
24. Descartar materiais na caixa de perfurocortantes.

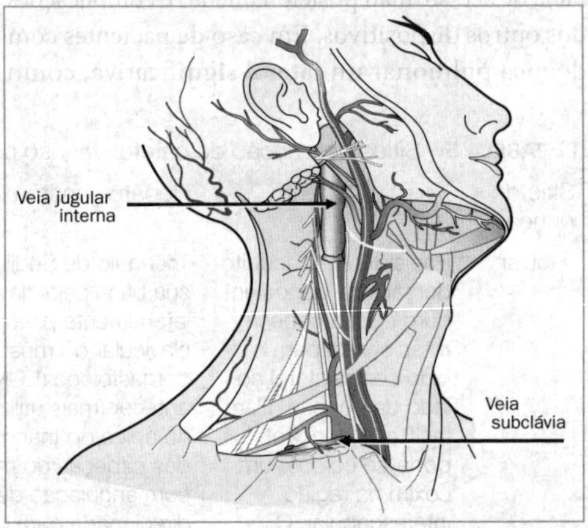

▷ **FIGURA 1** Locais de acesso venoso central jugular e subclávio.

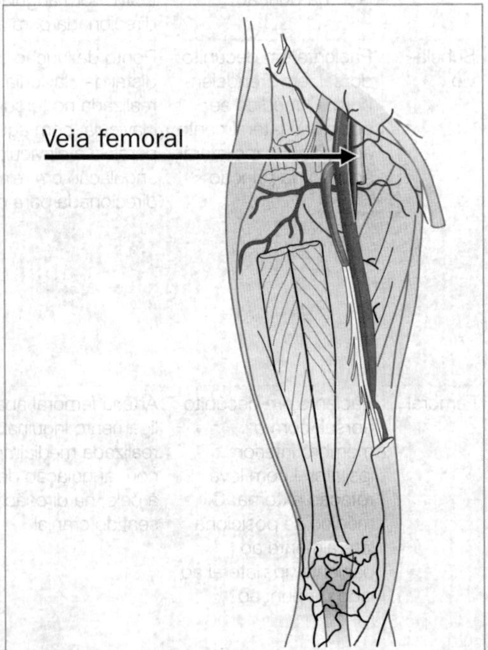

▷ **FIGURA 2** Veia femoral.

Punção de cateter venoso central (CVC) guiada por ultrassom

Idealmente as punções venosas devem ser realizadas guiadas por USG. Após colocação de campos estéreis e identificação do local da punção, utiliza-se o transdutor linear do USG (envolvido por plástico estéril) para identificação e localização do vaso. O vaso deve ser avaliado em sua extensão em relação ao seu calibre e complacência; vasos com trombose intraluminal apresentam sua complacência reduzida (não colabam à manobra de compressão) e podem apresentar calibres menores.

A ponta da agulha deve ser visualizada durante todo o procedimento, desde a inserção na pele até a introdução no vaso. Há duas técnicas descritas para realização da punção:

- **Técnica transversa:** posicionar o transdutor de forma perpendicular ao vaso, introduzir a agulha com angulação de 45° a uma distância do transdutor igual à profundidade da veia; deve-se angular o transdutor em direção à agulha acompanhando seu trajeto até a inserção no vaso e realizar aspiração com a seringa para confirmar posicionamento e refluxo de sangue. Outra técnica possível na punção transversal é inserir a agulha rente ao transdutor e deslocar o transdutor no sentido do vaso concomitante à inserção da agulha, acompanhando o trajeto da ponta da agulha até a inserção no vaso.
- **Técnica longitudinal**: posiciona-se o transdutor de forma paralela ao vaso, visualizando seu trajeto. Introduz-se a agulha com angulação de 45° rente ao transdutor em direção ao vaso e, caso necessário, deslocar a agulha no sentido horizontal para melhor posicionamento em relação ao vaso. Observa-se o trajeto da agulha até a inserção no vaso, realiza-se aspiração com a seringa para confirmar posicionamento e refluxo de sangue.

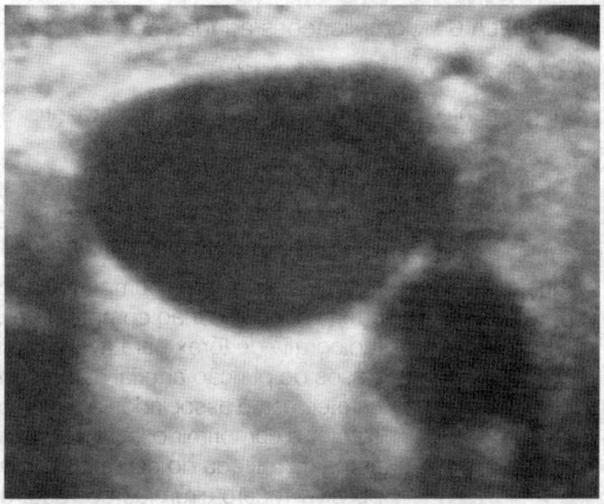

▷ **FIGURA 3** Visão transversa de veia jugular (vaso maior) e artéria jugular (vaso menor). A leve compressão das estruturas com o probe de ultrassonografia levará ao colabamento das paredes da veia e não da artéria.

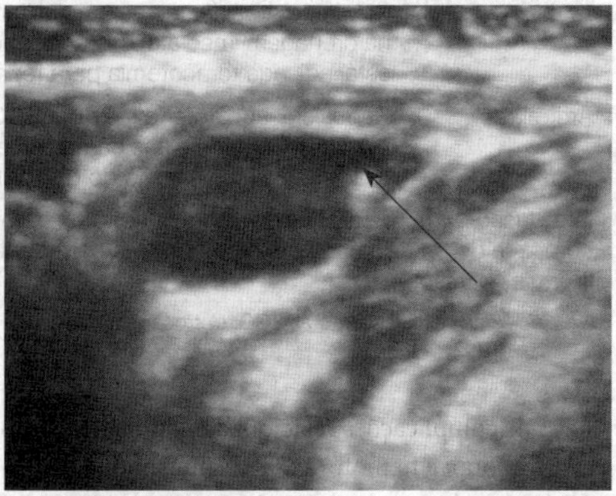

▷ **FIGURA 4** Visualização ultrassonográfica do fio-guia dentro da veia.

Complicações e cuidados

As complicações relacionadas ao CVC variam de acordo com o sítio de punção, realização de punção guiada por USG e experiência do médico. As complicações podem ser precoces ou tardias. As complicações precoces mais frequentes estão listadas na Tabela 6. Dentre as complicações tardias, a mais frequente delas é a infecção de corrente sanguínea associada ao cateter. Os principais fatores relacionados a essa complicação são: pacientes com doenças crônicas, imunossuprimidos, neutropênicos, desnutridos, administração de nutrição parenteral, grandes queimados e extremos de idade. Outras complicações tardias associadas ao cateter incluem: trombose venosa, embolia pulmonar e perfuração miocárdica.

Após passagem de cateter central por punção em veia jugular ou subclávia, é de fundamental importância a realização de um exame de imagem para checar a localização do cateter e excluir complicações. A radiografia de tórax permite visualização do posicionamento do cateter, bem como ava-

▷ **TABELA 6** Complicações agudas de cateter venoso central (CVC)

Complicação	O que fazer?
Sangramento	Comprimir local do sangramento. Se sangramento refratário, realiza-se curativo local com adrenalina
Hematoma	Realiza-se compressa fria e troca-se o sítio de punção. Se hematoma estiver em expansão, avalia-se a necessidade de abordagem cirúrgica. Hematomas cervicais em expansão podem comprimir vias aéreas e levar à insuficiência respiratória
Punção arterial	Retira-se a agulha e comprime-se o local por no mínimo 15 minutos. Em caso de punção de artéria subclávia (não compressível), avalia-se a estabilidade hemodinâmica e realiza-se a radiografia de tórax para avaliar ocorrência de hemotórax. Casos de punção arterial não reconhecida, com subsequente dilatação e passagem de cateter, estão associados a maior risco de complicações. Na artéria femoral pode-se retirar o cateter e comprimir o local por no mínimo 30 minutos. Nas artérias carótida ou subclávia, antes da retirada do cateter o paciente deve ser avaliado pela equipe de cirurgia vascular para possível reparo cirúrgico do vaso, devido a risco elevado de AVC, pseudoaneurisma ou grandes hemorragias que podem levar a óbito
Pneumotórax	Avalia-se a estabilidade hemodinâmica e oferece-se suporte de O_2, se necessário. Pacientes estáveis: realiza-se radiografia de tórax e avalia-se a necessidade de drenagem torácica de acordo com o tamanho do pneumotórax e a evolução clínica Pacientes instáveis: realiza-se punção torácica e drenagem torácica depois
Hemotórax	Avalia-se a estabilidade hemodinâmica e realiza-se radiografia de tórax. Em geral, só é possível visualizar na radiografia volumes maiores que 300 mL. Coleções pequenas são tratadas com drenagem torácica e são autolimitadas. Em casos de sangramentos volumosos (> 20 mL/kg na drenagem imediata), instabilidade hemodinâmica ou sangramento persistente (> 3 mL/kg/h) está indicada toracotomia para reparo do vaso
Arritmias	Reposicionar cateter e reavaliar ECG. Em geral, as arritmias associadas ao cateter ocorrem por introdução dele nas câmaras cardíacas direitas. Em caso de pacientes com marca-passo, avalia-se se houve lesão do dispositivo durante punção
Introdução completa do fio-guia no vaso	Realiza-se radiografia de tórax e do sítio de punção e avalia-se o posicionamento do fio-guia. Encaminha-se o paciente para avaliação da radiologia intervencionista ou cirurgia vascular

AVC: acidente vascular cerebral; ECG: eletrocardiograma.

liação de complicações relacionadas à punção, como pneumotórax e hemotórax. Uma alternativa disponível para checar o posicionamento do cateter é realizar o ecocardiograma (ECO) à beira do leito com uso de microbolhas; essa técnica permite o uso do cateter com segurança, porém não permite avaliar complicações relacionadas à punção. A manipulação do CVC deve sempre ser precedida pela lavagem das mãos e limpeza das vias com solução alcoólica. O curativo deve ser trocado diariamente e deve-se atentar para sinais de infecção local como hiperemia, edema, dor à palpação e saída de secreções. Nesses casos, recomenda-se sacar o CVC, enviar a ponta do cateter para cultura e realizar nova punção em outro sítio, se necessário.

Retirada de CVC

A retirada do CVC, apesar de ser um procedimento simples, exige alguns cuidados. A retirada dos cateteres inseridos em sítios jugulares e subclávios deve ser realizada com o paciente em posição de Trendelemburg, com a finalidade de aumentar a pressão venosa e evitar complicações de embolia gasosa. A retirada do CVC deve ser realizada com técnica estéril. Após antissepsia local, deve-se tracionar o cateter lentamente, exteriorizando-o sem resistência. Depois da retirada comprime-se o sítio de inserção por no mínimo 3 minutos e realiza-se curativo compressivo local. Caso seja necessário o envio da ponta para cultura, cortam-se 5 cm da extremidade distal do cateter e coloca-se em um tubo de Falcon estéril.

CATETER DE DIÁLISE DE CURTA PERMANÊNCIA (SHILLEY)

O cateter de Shilley consiste em um acesso venoso central de maior calibre utilizado para realização de diálise em situações de urgência e plasmaférese.

A técnica para passagem desse cateter e complicações relacionadas ao procedimento são semelhantes às mencionadas para cateter venoso central.

O Shilley possui duas vias: uma vermelha, que apresenta o lúmen proximal e corresponde à via "arterial" por onde o sangue é retirado do organismo; e uma via azul, que apresenta o lúmen distal e corresponde à via "venosa" por onde o sangue retorna ao organismo após passar pela diálise ou plasmaférese. Alguns cateteres podem apresentar uma via acessória, por onde podem ser infundidas medicações com as mesmas indicações do CVC, evitando a necessidade de outros dispositivos centrais no paciente.

O cateter de Shilley apresenta calibre maior que o CVC, aumentando o risco de complicações como sangramentos e hematomas; devido a isso, recomenda-se que a punção desse cateter seja realizada preferencialmente em um sítio compressível e guiada por USG.

O sítio de punção de primeira escolha é a veia jugular interna direita, por se tratar de um sítio compressível e com trajeto menos tortuoso, aumentando a chance de uma diálise mais eficiente. O segundo sítio de escolha é a veia femoral direita, seguida pela veia femoral esquerda e veia jugular interna esquerda; essa ordem de escolha para o acesso leva em consideração o trajeto do cateter, sendo que trajetos mais retilíneos propiciam diálises mais eficientes. Deve-se evitar a punção das veias subclávias para passagem de Shilley, pois por se tratar de cateteres mais calibrosos estão relacionados a maiores índices de estenose e trombose dos vasos, comprometendo a realização futura de fístulas arteriovenosas no membro para realização de diálise.

Após passagem do cateter, ele deve ser finalizado com heparina; na extremidade de cada via do cateter está indicado o volume de heparina que deve ser infundido em cada uma das vias (1 cc = 1 mL).

ACESSO INTRAÓSSEO

O acesso intraósseo (IO) consiste na inserção de uma agulha rígida e calibrosa no interior da medula óssea de ossos longos, com a finalidade de acessar o meio intravascular. A medula óssea é constituída por sinusoides que drenam para canais venosos no interior da medula e levam sangue ao sistema venoso. Essas veias, apoiadas na matriz óssea, não colabam em paciente em estado de choque ou hipovolemia, possibilitando a infusão de fluidos e medicamentos.

Seu uso é bem estabelecido em crianças e adultos e é reservado para emergências quando não for possível a obtenção de um acesso venoso periférico. Está indicado em situações como parada cardiorrespiratória em crianças ou adultos ou em situações em que há necessidade de acesso rápido ao sistema circulatório como choques, queimaduras extensas, politraumas, estados epilépticos prolongados e desidratação grave. O acesso intraósseo pode ser utilizado para administração de grandes quantidades de fluidos como soluções cristaloides, soluções coloides, solução salina hipertônica, reposição de eletrólitos, bicarbonato e hemoderivados. Também permite infusão de uma ampla variedade de medicações, tais como: drogas vasoativas, anticonvulsivantes, sedativos, bloqueadores neuromusculares, analgésicos e antibióticos.

Por conta de ser um procedimento realizado em emergência, existem poucas contraindicações absolutas ao acesso intraósseo; a maioria das contraindicações é relativa e deve-se considerar o risco e o benefício do procedimento. Algumas contraindicações relativas são: osteogênese imperfeita, osteoporose, infecções cutâneas, queimaduras ou osteomielite no local da punção.

Existem diversos tipos de agulhas de punção intraóssea disponíveis no mercado, divididas em três principais grupos:

- Agulhas IO manuais (Cardinal Health® e Cook Critical Care®): são constituídas por um trocarte (agulha com mandril) de comprimento curto e uma alça para apoio da palma da mão e falange. Possuem comprimento ajustável ou marcação de profundidade para guiar a punção.
- Dispositivos acionados por impacto (BIG®): são constituídos por uma mola, que ao ser ativada direciona um trocarte para ser injetado no espaço intraósseo. Estão disponíveis nos modelos adulto e infantil, com tamanho ajustável para faixa etária.
- Dispositivos com motores (EZ-IO®): são constituídos por um motor, alimentado por uma bateria e acionado por um botão que permite a rotação da agulha e introdução no espaço intraósseo. Contêm três tamanhos diferentes de agulha para serem utilizados de acordo com a faixa etária.

▷ **TABELA 7** Materiais necessários para o acesso intraósseo

▪ Material para limpeza e antissepsia local: algodão ou gaze e solução alcoólica
▪ Luvas de procedimento
▪ Equipamentos de proteção individual: gorro, máscara e luvas estéreis
▪ Campo estéril fenestrado (opcional)
▪ Agulha de punção intraóssea
▪ Seringas e conectores (tampinhas, torneirinhas e equipos de infusão)
▪ Soluções salinas
▪ Esparadrapos ou fita microporosa
▪ Caixa para descarte de material perfurocortante
Em caso de indisponibilidade de agulha de punção intraóssea, pode-se usar como alternativas agulhas de coleta de mielograma ou agulhas de coleta de liquor. Outros tipos de agulhas, como as de punção periférica, não são eficazes por não conterem mandril e serem obstruídas por fragmentos ósseos.

Posicionamento, reparos anatômicos e escolha do sítio de punção

Alguns fatores devem ser considerados para escolha do sítio de punção intraóssea; ossos fraturados não devem ser puncionados, pois haverá extravasamento dos fluidos através da fratura, assim como membros com lesão vascular também não devem ser puncionados, pois haverá extravasamento dos fluidos através do vaso. Deve-se evitar punções em áreas com infecções cutâneas, queimaduras e osteomielite.

Técnica do procedimento

1. Preparação: identificação do paciente, explicação do procedimento ao paciente ou ao responsável legal e obtenção de consentimento.
2. Posicionar o paciente de acordo com o sítio de punção escolhido.
3. Lavar as mãos.
4. Colocar paramentação para procedimento: gorro, máscara e luvas estéreis.
5. Realizar limpeza do local a ser puncionado com solução alcoólica.
6. Se possível, colocar campo estéril fenestrado, deixando exposta apenas a área a ser puncionada.
7. Realizar punção de acordo com agulha disponível.
8. A agulha deve ser inserida perpendicularmente ao osso, exceto no caso de punção da porção proximal da tíbia em crianças, em que se deve inclinar a agulha cerca de 15° no sentido distal com a finalidade de não atingir a cartilagem de crescimento.

A. Agulha manual: apoiar a mão não dominante sobre a superfície óssea a ser puncionada para estabilização do membro; com a mão dominante, segurar a agulha e inserir no osso com movimentos giratórios, aplicando pressão contínua sobre o osso a ser puncionado. Introduzir a agulha até sentir a diminuição da resistência.

B. Dispositivos acionados por impacto: escolher a agulha adequada para a faixa etária, para agulha pediátrica ajustar a profundidade de acordo com a idade (0 a 3 anos: 0,5 a 1 cm; 3 a 6 anos: 1 a 1,5 cm; e 6 a 12 anos: 1,5 cm). Posicionar a agulha em um ângulo de 90° com a superfície óssea a ser puncionada, segurando-a com a mão não dominante. Remover o lacre de segurança. Com a mão dominante, aplicar pressão na parte superior da agulha, apoiando dois dedos nas asas do dispositivo. Será escutado um estalido quando a agulha for implantada na medula óssea.

C. Dispositivos com motores: escolher a agulha adequada para o peso (rosa de 15 mm para 3 a 39 kg, azul de 25 mm para > 40 kg e tecido subcutâneo normal e amarela de 45 mm para > 40 kg e tecido subcutâneo em excesso). Conectar a agulha na "pistola" e retirar a tampa de segurança. Posicionar a agulha em um ângulo de 90° com a superfície óssea a ser puncionada, introduzir a agulha até que a ponta toque no osso, apertar o gatilho e aplicar pressão sobre o dispositivo em direção à superfície óssea. Soltar o gatilho quando sentir uma diminuição abrupta da resistência.

▷ **TABELA 8** Sítios de punção intraóssea

Sítio de punção	Posicionamento	Reparos anatômicos	Vantagens/desvantagens
Tíbia proximal	Membro em extensão com leve rotação externa; pode ser colocado um coxim na região da fossa poplítea para melhor exposição	Crianças: 2 cm abaixo e 1 cm medial à tuberosidade da tíbia Adolescentes e adultos: 1 cm abaixo e 2 cm medial à tuberosidade da tíbia	Local de primeira escolha em adultos e crianças por ser uma área recoberta apenas por pele e pequena quantidade de tecido subcutâneo. Favorável em casos de parada cardiorrespiratória por não haver necessidade de interromper manobras de RCP
Fêmur distal	Membro em extensão	Linha média do membro, cerca de 1 a 2 cm acima da patela	Maior dificuldade de punção devido à musculatura local, mais utilizado em crianças
Maléolos	Membro com leve rotação externa em caso de punção no maléolo medial e leve rotação interna no caso de punção no maléolo lateral	1 a 2 cm acima do maléolo medial ou maléolo lateral, sendo a primeira escolha o maléolo medial	Maior risco de fraturas associadas ao procedimento
Úmero proximal	Membro do paciente em adução e rotação interna (antebraço apoiado sobre o abdome)	Tubérculo maior do úmero, cerca de 2 cm abaixo do acrômio	Indicado para adultos e crianças
Manúbrio	Paciente em decúbito dorsal	Terço superior do esterno	Localização desfavorável caso seja necessária a realização de manobras de RCP. Indicado para maiores de 15 anos

RCP: ressuscitação cardiopulmonar.

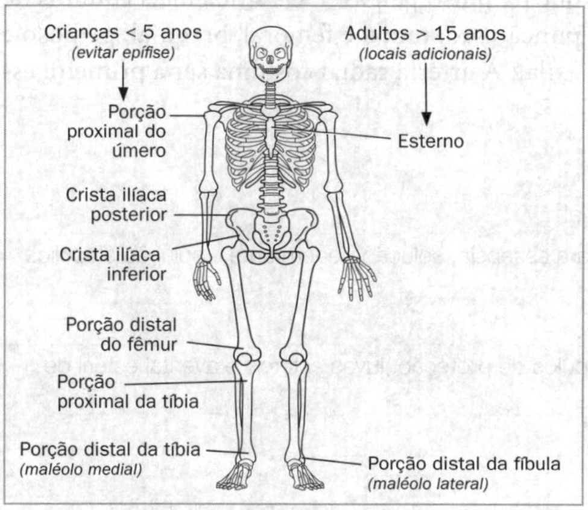

▷ **FIGURA 5** Locais de acesso intraósseo.

9. Retirar o mandril da agulha.
10. Aspirar e observar refluxo de sangue.
11. Realizar lavagem do acesso com solução salina (não deve haver resistência à infusão da solução, nem evidência de infusão no subcutâneo).
12. Para pacientes acordados, considerar administrar lidocaína sem vasoconstritor a 2% na dose de 0,5 mg/kg (máx. 40 mg) em 1 a 2 min seguido de um flush de 10 mL de solução fisiológica. Se necessário, repetir a lidocaína na dose de 0,25 mg/kg (máx. 20 mg) em 1 a 2 min seguido de *flush*.
13. Conectar o equipo ou torneirinha à agulha.
14. Fixar a agulha e o equipo junto à pele com gaze e esparadrapos.
15. Imobilizar o membro puncionado.
16. Descartar materiais na caixa de perfurocortantes.

Complicações e cuidados

O acesso intraósseo é considerado seguro e apresenta uma taxa menor que 1% de complicações graves. Os principais problemas relatados são extravasamento de fluidos que podem ocorrer em casos de penetração incompleta da agulha na cortical; obstrução da agulha; fratura do osso puncionado; deslocamento da agulha ou quando o orifício do córtex é maior que o orifício da agulha; fratura de ossos longos; síndrome compartimental; necrose de pele; osteomielite; infecções de partes moles; e abscesso subcutâneo. Casos de embolia gordurosa são raros e em geral não apresentam repercussão clínica significativa. Os únicos relatos de complicações graves que levaram a óbito foram associados a punção esternal em crianças menores de 3 anos com técnica manual que resultou em mediastinite, hidrotórax e lesão cardíaca ou de grandes vasos.

Por se tratar de um acesso de emergência, assim que possível o acesso intraósseo deve ser substituído por um acesso venoso, podendo ser mantido por no máximo 24 h. Após esse período há maiores taxas de complicações infecciosas como celulites, abscessos e osteomielites.

CATETER ARTERIAL

O cateter arterial consiste na inserção de uma cânula flexível no interior de uma artéria com o objetivo de monitorizar a pressão arterial de forma invasiva. Permite também coleta seriada de exames de sangue. A pressão arterial invasiva (PAI) é obtida por meio de um sistema eletromecânico conectado em uma das extremidades a um equipo de solução fisiológica pressurizado a 300 mmHg e na outra a um transdutor de pressão. Esse sistema se conecta ao cateter inserido no vaso, analisa o estímulo mecânico gerado pela onda de pulso e é convertido em estímulo elétrico que fornece a curva de pressão quando conectado ao monitor.

A monitorização invasiva da pressão arterial está indicada quando é necessário o controle estrito da pressão arterial, como choque com necessidade de droga vasoativa em doses altas ou ascendentes, emergências hipertensivas com necessidade de vasodilatadores intravenosos em doses altas ou crescentes e intraoperatório de cirurgias de grande porte ou em pacientes com alto risco cirúrgico. A PAI também está indicada em casos em que a aferição não invasiva da PA não é confiável, como em pacientes obesos ou vasculopatas graves e em casos de necessidade de coleta seriada de gasometria arterial (> 3 coletas em 24 h).

As contraindicações à passagem de cateter arterial incluem: infecção no local da punção, alterações anatômicas, síndrome de Raynaud ativa e uso de trombolítico nas últimas 24 h. Outras contraindicações relativas incluem coagulopatias, plaquetopenia e uso de anticoagulantes; nesses casos deve-se considerar o risco-benefício do procedimento.

Posicionamento, reparos anatômicos e escolha do sítio de punção

A punção arterial é sempre realizada em local em que há pulso palpável. Os sítios mais comuns de punção são: radial e femoral, braquial, pedioso e axilar. A artéria radial costuma ser a primeira es-

TABELA 9 Materiais necessários para o cateter arterial

▪ Material para limpeza e antissepsia local: gaze, pinças para assepsia, solução degermante e solução alcoólica (preferência para soluções à base de clorexidina)
▪ Luvas de procedimento
▪ Equipamentos de proteção individual: gorro, máscara, óculos de proteção, luvas estéreis e avental estéril de mangas compridas
▪ Campos cirúrgicos estéreis
▪ Anestésico local (preferência para lidocaína injetável)
▪ Gazes, agulhas e seringas estéreis
▪ Kit de pressão arterial invasiva (PAI) que contém: cateter de PAI, fio-guia e agulha de punção
▪ Material cirúrgico para fixação: porta-agulhas, pinça e tesoura
▪ Fio de náilon 3.0 ou 4.0 para fixação
▪ Esparadrapos, fita microporosa ou fixador de acesso
▪ Caixa para descarte de material perfurocortante
▪ Sistema de monitorização invasiva (equipo, cabo transdutor e monitor paramétrico)
▪ Solução fisiológica com pressurizador
Em caso de indisponibilidade do kit de PAI, pode-se usar como alternativa dispositivos intravasculares flexíveis (Jelco).

colha, devido à facilidade de acesso e maior conforto para o paciente.

Antes de realizar a punção arterial, deve-se avaliar a perfusão distal do membro por colaterais. A punção da artéria radial e pediosa apresenta maiores riscos por apresentarem o menor diâmetro; a técnica mais comumente utilizada, embora de utilidade controversa, é o teste de Allen. O teste de Allen para punção radial consiste em avaliar o paciente com mão fechada enquanto o examinador comprime com os dois polegares as artérias radial e ulnar. O paciente abre a mão (que aparecerá branca) e em seguida o examinador libera a compressão da artéria ulnar; se houver retorno da coloração da mão em até 6 segundos o teste é considerado normal, indicando uma perfusão colateral pelo arco palmar adequada. Se não houver retorno da coloração após 10 segundos ou mais o teste é considerado alterado e nesse caso deve-se procurar outro sítio de punção. Para avaliação da artéria pediosa, eleva-se o membro inferior do paciente até diminuir a coloração da região plantar, em seguida realiza-se a compressão do pulso pedioso com polegar e retorna-se o membro para a posição inicial. Se houver retorno da coloração rapidamente, o teste é considerado normal, indicando uma perfusão adequada pela artéria tibial posterior; se o retorno da coloração for lento, o teste é considerado alterado e deve-se procurar outro sítio de punção.

Técnica do procedimento

1. Preparação: identificação do paciente, explicação do procedimento ao paciente ou ao responsável legal e obtenção de consentimento.
2. Posicionar o paciente de acordo com o sítio de punção escolhido.
3. Colocar paramentação para procedimento: gorro, máscara e luvas de procedimento.
4. Realizar limpeza do local a ser puncionado com solução degermante.
5. Realizar escovação das mãos por pelo menos 5 minutos com solução degermante.
6. Colocar paramentação estéril: avental de manga comprida e luvas estéreis.
7. Realizar limpeza do local a ser puncionado com solução alcoólica utilizando gazes e pinças para assepsia.

▷ **TABELA 10**

Sítio de punção	Posicionamento	Reparos anatômicos	Vantagens/desvantagens
Radial	Palma da mão voltada para cima com extensão do punho	Ponto entre o rádio distal e o tendão do flexor radial do carpo	Acesso de primeira escolha devido à facilidade de identificação do pulso e maior conforto para o paciente. Apresenta maior risco de complicações trombóticas devido ao menor calibre do vaso
Braquial	Braço em extensão, com a palma da mão voltada para cima, ombro levemente abduzido, cotovelo estendido e antebraço com supinação completa	Ponto localizado medialmente ao tendão do bíceps na fossa antecubital	Maior dificuldade de punção devido à profundidade do vaso
Pediosa	Paciente em decúbito dorsal com membro inferior em extensão	Ponto lateral ao tendão extensor na região medial do pé	Apresenta maior risco de complicações trombóticas devido ao menor calibre do vaso
Femoral	Paciente em decúbito dorsal com membro inferior em extensão e leve rotação externa	Abaixo do ponto médio do ligamento inguinal	Vaso de maior calibre com menor risco de complicações trombóticas. Apresenta maior risco de infecção
Axilar	Braço abduzido e rotacionado externamente	Parte superior da axila	Vaso de maior calibre com menor risco de complicações trombóticas. Local de maior dificuldade de punção, com maior desconforto para o paciente

8. Colocar campos estéreis, deixando exposta apenas a área a ser puncionada.
9. Aspirar anestésico local em uma seringa e conectar agulha de anestesia.
10. Realizar inicialmente a punção com agulha de anestesia, introduzir a agulha aspirando e injetar anestésico na pele e subcutâneo conforme progressão da agulha no trajeto a ser puncionado.

Punções com cateter de PAI

1. Palpar o pulso com a mão não dominante e com a mão dominante realizar punção com agulha de punção, conectada ou não a uma seringa, com uma angulação de 30° a 45° com a pele e o bisel voltado para cima.
2. Introduzir agulha até sua inserção no vaso e observar refluxo de sangue em jato pelo orifício da agulha.
3. Introduzir o fio-guia através do lúmen da agulha. Em alguns kits de PAI, o fio-guia apresenta uma extremidade rígida e outra maleável; testar as extremidades antes e introduzir no lúmen a extremidade maleável.
4. Após introduzir o fio-guia, retirar a agulha (atenção: não soltar o fio-guia em nenhum momento durante o procedimento).
5. Colocar o cateter através do fio-guia e proceder introdução do cateter simultaneamente à retirada do fio-guia (calibre do cateter de 18G ou 20G para punção de artéria femoral e 20G ou 22G para artéria radial).
6. Conectar o cateter ao equipo da PAI.
7. Proceder com a fixação do cateter à pele utilizando pontos simples com fio de náilon.
8. Realizar limpeza local e curativo (preferencialmente transparente).
9. Descartar materiais na caixa de perfurocortantes.

Punções com dispositivos flexíveis

1. Palpar o pulso com a mão não dominante e com a mão dominante realizar punção com dispositivo flexível com uma angulação de 30° a 45° com a pele com o bisel direcionado para cima (calibre do dispositivo de 18G ou 20G para punção de artéria femoral e 20G ou 22G para artéria radial).
2. Introduzir o dispositivo até sua inserção no vaso e observar refluxo de sangue em jato, diminuir a angulação da agulha para 15° com a pele.
3. Introduzir a parte plástica do dispositivo no vaso e retrair a agulha.
4. Conectar o dispositivo ao equipo da PAI.
5. Proceder com a fixação do dispositivo com a pele utilizando pontos simples com fio de náilon ou curativo com fita microporosa.
6. Realizar limpeza local e curativo (preferencialmente transparente).
7. Descartar materiais na caixa de perfurocortantes.

Após a passagem do cateter dentro do vaso, ele deve ser conectado ao equipo de monitorização da PAI. Esse equipo é conectado a uma bolsa de solução fisiológica pressurizada a 300 mmHg e a um transdutor de pressão que se conecta ao monitor, gerando a curva de pressão invasiva. Esse transdutor contém um suporte que deve ser posicionado na mesma altura do átrio esquerdo do paciente, que, por aproximação, corresponde à linha axilar média quando o paciente estiver em decúbito dorsal e à linha média do esterno quando o paciente estiver em decúbito lateral. Em casos de hipertensão intracraniana com necessidade de monitorização da pressão de perfusão cerebral, o transdutor deve ser posicionado na altura do tragus, que corresponde à pressão no polígono de Willis. Uma vez posicionado o transdutor, deve-se posicionar a torneira do sistema de modo que permaneça aberta para o paciente e para o meio e "zerar" o monitor. Tal procedimento deve ser repetido todas as vezes que o paciente for reposicionado.

PUNÇÃO ARTERIAL GUIADA POR USG

É recomendada a punção guiada por USG quando disponível para punção arterial, com o objetivo de reduzir complicações como ocorrência de sangramentos, hematomas, pseudoaneurismas, fístulas arteriovenosas e tromboembolia. A técnica para punção guiada por USG é semelhante à empregada para punção de CVC [ver "Punção de cateter venoso central (CVC) guiada por ultrassom" neste capítulo]; entretanto, a artéria é identificada no USG por um vaso de parede mais espessa que apresenta pulsação.

Complicações e cuidados

As complicações mais frequentes relacionadas ao cateter arterial são sangramento, hematoma, dor local, infecções locais ou sistêmicas e complicações vasculares como: vasoespasmo; embolia por trombos, placas ateromatosas ou ar; pseudoaneurisma ou formação de fístulas arteriovenosas. Tais complicações podem evoluir para isquemia e necrose.

O vasoespasmo ocorre em até 57% dos casos, sendo a maioria deles autolimitado. Caracteriza-se por dor na extremidade do membro, diminuição do pulso, diminuição da perfusão e alteração da morfologia da onda de PAI. No caso de persistência desses sinais e sintomas deve-se suspeitar de tromboembolia. O diagnóstico definitivo dessa situação é realizado pelo USG Doppler do membro afetado. Os fatores de risco relacionados à ocorrência de trombose são: tempo prolongado de permanência do cateter (> 72 h), cateteres de maiores calibres, vasos delgados, baixo fluxo arterial, doença arterial periférica e fenômeno de Raynaud. Nesses casos deve-se encaminhar o paciente para avaliação da cirurgia vascular.

O cateter deve ser reavaliado diariamente em relação à presença de edema, sangramentos, hematomas, sinais flogísticos e secreção; qualquer sinal de infecção local indica retirada imediata do cateter. Não é recomendada a permanência do cateter por mais de sete dias, devido ao risco elevado de infecções e trombose. Recomenda-se trocar o equipo da PAI a cada 3-4 dias para diminuir o risco de infecção.

Retirada de cateter arterial

A remoção do cateter arterial, ao contrário da retirada do CVC, não necessita de nenhum posicionamento específico do paciente. A retirada do cateter deve ser realizada com técnica estéril. Após antissepsia local, deve-se lavar o sistema e tracionar o cateter lentamente, exteriorizando-o sem resistência; após retirada, comprimir o sítio de inserção por no mínimo 5 minutos (em caso de punção femoral ou axilar, recomenda-se compressão por 10 minutos) e realizar curativo compressivo local. Caso seja necessário o envio da ponta para cultura, cortar 5 cm da extremidade distal do cateter e colocar em um tubo de Falcon estéril.

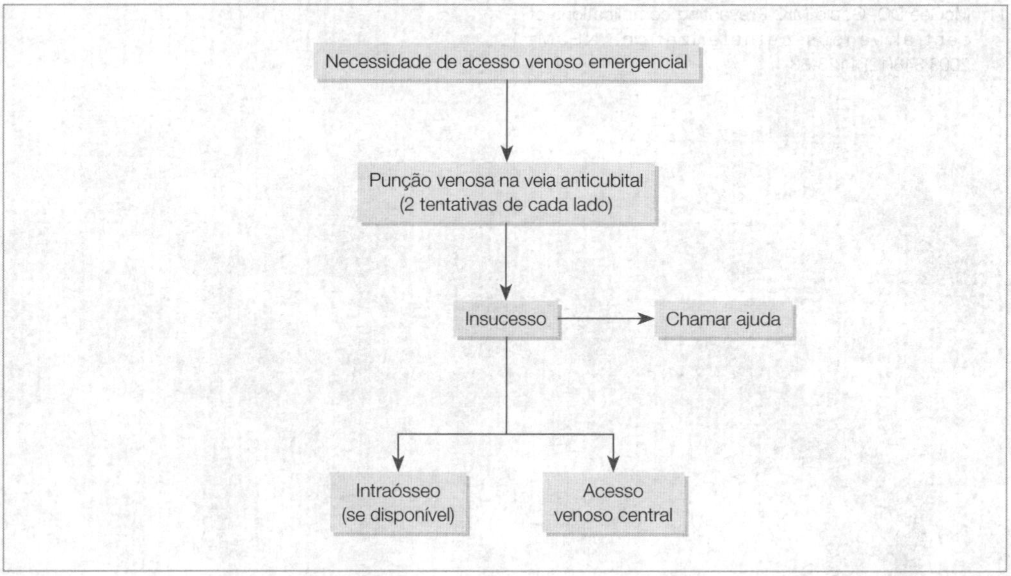

▷ **FIGURA 6** Acesso venoso emergencial

LITERATURA RECOMENDADA

1. Ablordeppey EA, Drewry AM, Beyer AB, et al. Diagnostic accuracy of central venous catheter confirmation by bedside ultrasound versus chest radiography in critically ill patients: a systematic review and meta-analysis. Crit Care Med. 2017;45:715.
2. Araújo S. Acessos venosos centrais e arteriais periféricos – aspectos técnicos e práticos. Revista Brasileira Terapia Intensiva. Abril/Junho 2003;15:2.

3. Chui J, Saeed R, Jakobowski L, et al. Is routine chest X-ray after ultrasound-guided central venous catheter insertion choosing wisely?: A population-based retrospective study of 6,875 patients. Chest. 2018;154:148.
4. Danski MT, Johann DA, Vayego SA, Oliveira GL, Lind J. Complicações relacionadas ao uso do cateter venoso periférico: ensaio clínico randomizado. Acta Paul Enferm. 2016;29(1):84-92.
5. Heckmann JG, Lang CJ, Kindler K, Huk W, Erbguth FJ, Heundorfer H, et al. Neurologic manifestations of cerebral air embolism as a complication of central venous catheterization. Crit Care Med. 2000;28:1621.
6. Hilleman D, Campbell J. Efficacy, safety, and cost of thrombolytic agents for the management of dysfunctional hemodialysis catheters: a systematic review. Pharmacotherapy. 2011;31(10):1031-40.
7. Imakura ES, Iuamoto LR, Jacomo AL. Manual básico de procedimentos hospitalares. São Paulo: Atheneu; 2017.
8. Lanel JC, Guimarães HP. Acesso venoso pela via intraóssea em urgências médicas. Rev Bras Ter Intensiva. Jan./Mar. 2008;20(1).
9. Maffei FHA, et al. acessos vasculares para hemodiálise, doenças vasculares periféricas. v. 2. 4. ed. Rio de Janeiro: Guanabara Koogan; 2008. p. 1936-48.
10. Marik PE, Flemmer M, Harrison W. The risk of catheter--related bloodstream infection with femoral venous catheters as compared to subclavian and internal jugular venous catheters: a systematic review of the literature and meta-analysis. Crit Care Med. 2012;40:2479.
11. McGee DC, Gould MK. Preventing complications of central venous catheterization. NEJM. 2003;348(12):1123-33.
12. Moraza-Dulanto MI, Garate-Echenique L, et al. Ultrasound-guided peripherally inserted central catheters (PICC) in cancer patients: success of the insertion, survival and complications. Enferm Clin. 2012;22(3):135-43.
13. O'Grady NP, Alexander M, Burns LA, et al. Guidelines for the prevention of intravascular catheter-related infections. Am J Infect Control. 2011;39:S1.
14. Pereira RCC, Zanetti ML, Ribeiro KP. Tempo de permanência do dispositivo venoso periférico, in situ, relacionado ao cuidado de enfermagem, em pacientes hospitalizados. Medicina, Ribeirão Preto. jan./mar. 2001;34:79-84.
15. Scalabrini Neto A, Dias RD, Velasco IT (eds.). Procedimentos em emergências. 2. ed. Barueri: Manole; 2016.
16. Timsit JF. Central venous access in intensive care unit patients: is the subclavian vein the royal route? Intensive Care Med. 2002;28:1006.
17. Van de Weerdt EK, Biemond BJ, Baake B, et al. Central venous catheter placement in coagulopathic patients: risk factors and incidence of bleeding complications. Transfusion. 2017;57:2512.
18. Volpato ACB, Passos VCS. Técnicas básicas de enfermagem. 4. ed. São Paulo: Editora Martinari; 2013.
19. Wolosker N, Kuzniec S. Acessos vasculares para quimioterapia e hemodiálise. São Paulo: Atheneu; 2007. p. 59-73.
20. Yildizeli B, Lacin T, Batirel HF, et al. Complications and management of long-term central venous access catheters and ports. J Vasc Access. 2004;5(4):174-8.

132 Toracocentese e drenagem pleural

Júlio César Garcia de Alencar
Célia Raiany Ferreira de Farias
Adara Saito Góes
Felipe Liger Moreira

PONTOS IMPORTANTES

- Toracocentese ou punção pleural consiste na introdução de uma agulha, cânula ou cateter no espaço pleural a fim de remover fluidos ou ar.
- Drenagem de tórax ou toracostomia consiste na criação de uma comunicação entre a cavidade pleural e o exterior por meio de um dreno.
- A toracocentese pode ser realizada com objetivo diagnóstico ou terapêutico.
- A toracocentese diagnóstica é indicada em pacientes com derrame pleural novo.
- Antes da toracocentese, o operador deve descartar pneumotórax através do ultrassom e deve identificar as principais estruturas que precisam ser evitadas durante a inserção da agulha como o diafragma, fígado, baço, pulmão, coração e aorta descendente.
- A toracocentese terapêutica é indicada como medida emergencial em pacientes com pneumotórax hipertensivo e em derrames volumosos e sintomáticos.
- Após a introdução e a consolidação do ultrassom *point of care*, a toracocentese e a drenagem pleural anteriormente realizadas às cegas devem ser realizadas de maneira assistida.
- Pneumotórax, hemotórax e edema pulmonar de reexpansão são complicações da toracocentese e da drenagem pleural.

INTRODUÇÃO E DEFINIÇÕES

Toracocentese é um termo derivado do grego e significa "perfurar o tórax". É definido como a introdução de uma agulha, cânula ou cateter no espaço pleural a fim de remover fluidos ou ar.

Drenagem de tórax ou toracostomia consiste na criação de uma comunicação entre a cavidade pleural e o exterior por meio de um dreno.

Toracocentese e drenagem pleural são habilidades necessárias a todo médico atuante no departamento de emergência.

Desde a primeira descrição por Hipócrates de um procedimento realizado para tratamento de empiema, houve evolução para procedimentos mais seguros e com menores taxas de complicações.

A toracocentese pode ser realizada como método diagnóstico ou terapêutico nos derrames pleurais, como medida emergencial no pneumotórax hipertensivo ou como tratamento de um pequeno pneumotórax espontâneo.

Após a introdução e consolidação do ultrassom *point of care* (POCUS), a toracocentese e a drenagem pleural anteriormente realizadas às cegas devem ser realizadas de maneira assistida, trazendo maior segurança para o paciente, por possibilitar maiores taxas de sucesso durante a primeira tentativa e consequentemente menor ocorrência de complicações.

Em relação à anatomia, a pleura é uma membrana serosa que recobre o diafragma, os pulmões, o mediastino e a cavidade torácica. O espaço pleural é um espaço potencial entre o pulmão e a cavidade torácica. A pleura se divide em folhetos visceral e parietal. O pulmão é revestido pelo folheto visceral, enquanto o folheto parietal reveste a superfície interna da cavidade torácica, encontrando a pleura visceral no hilo pulmonar. Encontra-se uma pequena quantidade de fluido no espaço pleural, estimada em 0,26 mL/kg de massa corporal.

TORACOCENTESE

Indicações

A toracocentese pode ser realizada com objetivo diagnóstico ou terapêutico.

- Toracocentese diagnóstica: indicada em pacientes com derrame pleural novo, desde que o volume de fluido acumulado determine uma coluna mensurável por meio de radiografia de tórax ou POCUS de 10 a 15 mm entre a pleura visceral e parietal.
- Toracocentese terapêutica: indicada como medida emergencial e temporizadora em pacientes com pneumotórax hipertensivo, em derrames volumosos e sintomáticos (incluindo transudato secundário à insuficiência cardíaca). A exceção é justificada em pacientes com hidrotórax hepático, no qual o tratamento deve ser baseado na restrição de sódio e no uso de diuréticos. Por fim, deve ser indicada em pacientes com pneumotórax espontâneo de pequeno volume.

Contraindicações

As principais contraindicações à toracocentese são:

1. Paciente não cooperativo ou que se negue à realização do procedimento.
2. Coagulopatias não compensadas. Apesar de controverso na literatura, pacientes com coagulopatias (isto é, INR > 2), trombocitopenia (< 50.000/mm^3) ou creatinina sérica > 6 mg/dL apresentam risco aumentado de sangramento. A reversão da coagulopatia ou da trombocitopenia deve ser individualizada e baseada na percepção de benefício e urgência da toracocentese *versus* a probabilidade de sangramento no espaço pleural, bem como a factibilidade de procedimentos adicionais. A presença de alteração de coagulação leve é contraindicação relativa, e a literatura não sugere benefício de transfusão de plasma fresco congelado, rastreio de discrasias ou interrupção de qualquer medicação que interfira na hemostasia.
3. Coluna de líquido menor do que 10 a 15 mm. A baixa quantidade de fluido acumulado acarreta baixo rendimento diagnóstico e aumenta o risco de complicações. No entanto, com o advento da toracocentese guiada por ultrassom, a profundidade mínima permitida do líquido pleural no local de inserção da agulha é de 10 mm.
4. Infecção local no trajeto de punção. Realizar a punção em área infectada aumenta o risco de inoculação de microrganismos no espaço pleural.

Não há contraindicação para a realização de toracocentese em pacientes que estejam em suporte ventilatório mecânico ou em casos de derrames loculados. Em casos de derrames loculados, a correlação com imagens de tomografia computadorizada pode ser útil. Tais situações podem ter sua segurança assegurada com obtenção de janela ultrassonográfica adequada, evitando lesão iatrogênica de estruturas adjacentes.

Procedimento

Materiais necessários

- Material para assepsia e antissepsia (preferência para solução degermante e solução alcoólica à base de clorexidina).
- Material para procedimento invasivo com barreira total (avental estéril de mangas compridas, gorro, máscara, luva estéril, óculos de proteção e campos cirúrgicos).
- Anestésico local (preferência por lidocaína injetável a 1 ou 2% sem vasoconstritor).
- Agulha fina (de 22 a 25G) para realização de anestesia local e agulha grossa (18G) para aspirar anestésico.
- Seringa de 10 a 20 mL, gaze estéril, micropore e esparadrapo.
- Dispositivo tipo cateter de acesso venoso periférico (preferência por jelco calibre 16 ou maior).
- Equipo de macrogotas estéril e torneirinha de 3 vias (Figura 1).
- Frascos para coleta de material se toracocentese diagnóstica (tubo seco para bioquímica, tubo EDTA para celularidade, frascos para cultura aeróbia e anaeróbia, seringa de gasometria para avaliação do pH).

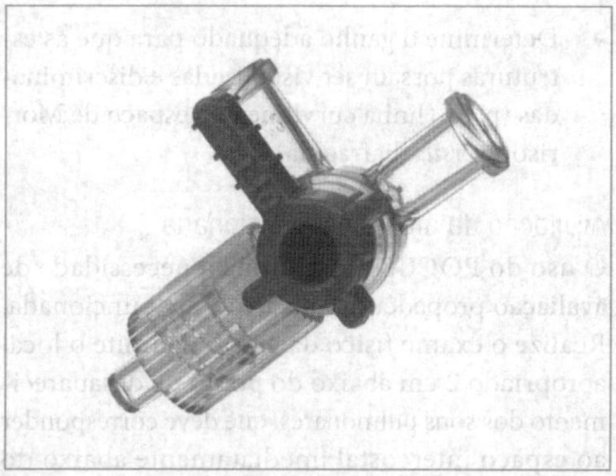

▷ **FIGURA 1** Torneirinha de 3 vias.

- Recipiente estéril para líquido pleural se toracocentese terapêutica.
- Aparelho de ultrassonografia, transdutor curvilíneo de 2 a 5.0 MHz e gel estéril.
- Caneta cirúrgica.

Técnica

Será descrita a técnica de toracocentese com acesso posterior guiada por ultrassonografia estática, em que o local do procedimento é determinado pelo exame ultrassonográfico e a referência se mantém por meio de uma caneta cirúrgica.

A visualização em tempo real da agulha durante o procedimento não é utilizada, pois aumenta a complexidade e pode interferir na manutenção do ângulo adequado durante a inserção. Para a sua realização é necessária proficiência no manuseio do ultrassom, na realização e na interpretação de ultrassonografia pulmonar/pleural. É necessário enfatizar que a factibilidade do procedimento depende da presença de derrame imediatamente adjacente à pleura parietal e suficientemente distante do diafragma e do pulmão durante todo o ciclo respiratório na área examinada (Figuras 2 e 3).

Na falta de aparelho de ultrassonografia, a radiografia de tórax e o exame físico, com palpação, percussão e ausculta, devem guiar o local de punção.

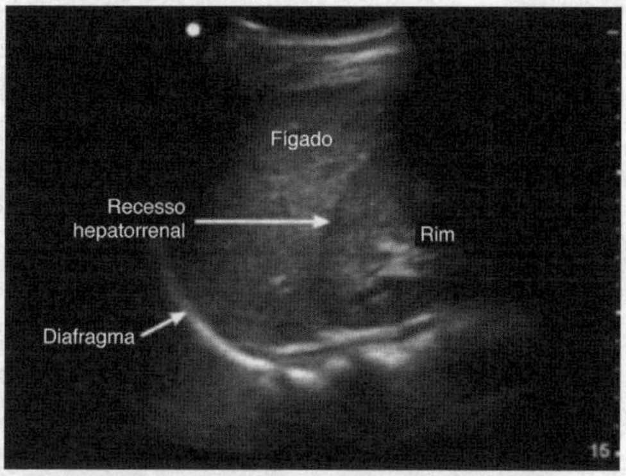

▷ **FIGURA 2** A correta identificação das estruturas visualizadas na janela permite segurança na execução do procedimento, mesmo em situações tecnicamente difíceis. Observe a diferença de ecogenicidade entre o espaço hepatorrenal e o diafragma. Também são observados o fígado e o pulmão. Nesta região correspondente ao pulmão, é encontrada a ecogenicidade semelhante ao fígado – imagem em espelho, característica de área aerada (sem derrame), sendo a sua perda o sinal mais precoce de derrame pleural.

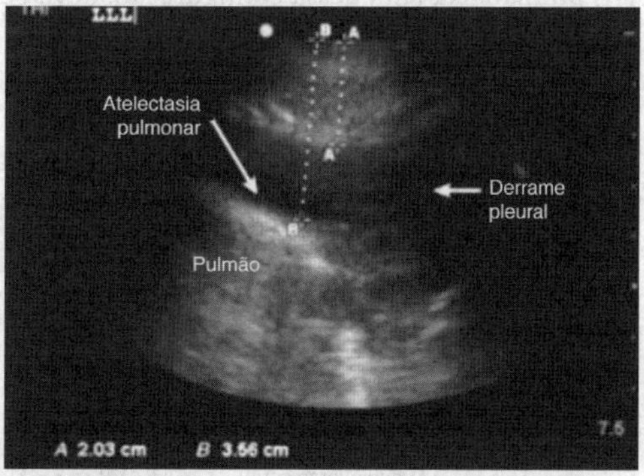

▷ **FIGURA 3** Observe que o derrame deve estar suficientemente distante do pulmão e outras estruturas para minimizar o risco de complicações. A distância B-B corresponde da superfície da pele até pleural visceral; a distância A-A corresponde da superfície da pele até pleural parietal. Tais distâncias também auxiliam a profundidade de inserção da agulha.

Preparação

Identificação do paciente, explicação da técnica ao paciente ou ao responsável legal e obtenção de consentimento.

Posicionamento

Posicionamento do paciente sentado à beira da cama, levemente inclinado para a frente com os braços apoiados sobre mesa acessória (Figura 4).

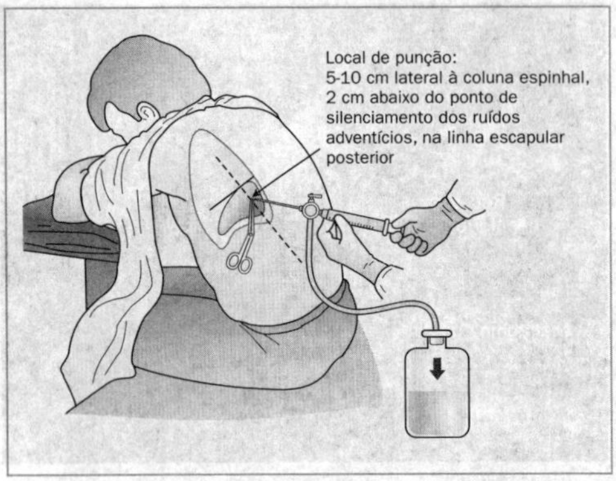

▷ **FIGURA 4** Posicionamento do paciente.

Seleção e ajustes do ultrassom

Com o aparelho ligado, selecione o transdutor curvilíneo (frequência de 2-5 MHz). O transdutor setorial (frequência de 1-5 MHz) é eficaz quando se tem o objetivo de alocá-lo entre as costelas, evitando a sombra acústica.

- Ajustar o *preset* para a realização de exame de pulmão. Na falta dessa configuração, deve-se escolher o *preset* "abdome".
- Inicialmente, ajuste a profundidade para 15 cm. O objetivo é identificar todas as estruturas adjacentes e que são referências anatômicas para a punção. De acordo com a necessidade, pode-se reduzir ou aumentar a profundidade até obter a janela adequada.
- Determine o ganho adequado para que as estruturas possam ser visualizadas e discriminadas (p. ex., linha curvilínea do espaço de Morrison *versus* diafragma).

Avaliação da área a ser puncionada

O uso do POCUS não elimina a necessidade de avaliação propedêutica da área a ser puncionada. Realize o exame físico da área e delimite o local apropriado 2 cm abaixo do ponto de desaparecimento dos sons pulmonares, que deve corresponder ao espaço intercostal imediatamente abaixo do ângulo da escápula.

Considerando o acesso posterior, deve-se delimitar a punção acima da 9ª costela, na linha escapular, 5 a 10 cm lateral à coluna espinhal.

Aplique gel na superfície do transdutor. Com o paciente na posição correta, o exame deve ser iniciado com o transdutor na altura do 5º espaço intercostal, com o seu marcador em posição cefálica (perpendicular à parede torácica), na linha axilar anterior. Deve-se realizar uma varredura em direção à linha paravertebral, discriminando todas as estruturas. O derrame será visualizado como imagem anecoica (preta na tela). A visualização de conteúdo hiperecoico no interior da imagem anecoica é referido como sinal do plâncton, indicando possível exsudato.

Assinale o local de punção com caneta cirúrgica após medir a distância da pele até a pleural vis-

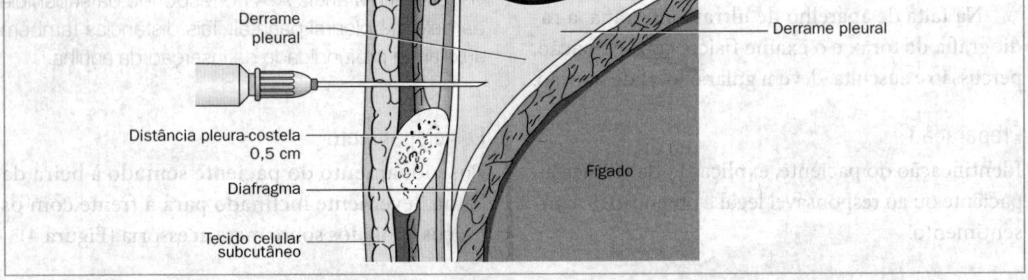

▷ **FIGURA 5** Área a ser puncionada e anatomia da parede torácica. Observe o feixe vasculonervoso e a orientação da agulha para a margem superior da costela inferior.

ceral e parietal, bem como entre as pleuras (coluna de fluido). A mensuração deve ser feita congelando a imagem durante a inspiração.

Com o local demarcado, todo o restante do procedimento será realizado sem auxílio do ultrassom.

Execução

Assepsia, antissepsia e paramentação com método de barreira total. A sedação do paciente geralmente não é necessária, porém pode ser utilizada se o procedimento for prolongado ou complicado.

Anestesia local (lidocaína 1 ou 2% sem vasoconstritor e seringa de 10 mL). Inicia-se com botão anestésico. Alterne introdução da agulha com aspiração a cada 2-3 mm de inserção e a administração do anestésico. A aspiração de sangue pode indicar a punção de vaso intercostal (contraindicando a injeção do anestésico) ou a presença de hemotórax. No momento que retornar fluido pleural, recue e administre anestésico na pleura parietal. Não administre anestésico no espaço pleural. Observe a profundidade de penetração antes de retirar a agulha.

Conecte seringa de 20 mL à torneirinha de 3 vias e reserve o conjunto. Certifique-se que a via de conexão fêmea (para seringas e equipos) esteja fechada.

Conecte o cateter de acesso venoso periférico à seringa de 10 mL e promova a inserção para dentro da cavidade torácica, aspirando a seringa. Quando o líquido pleural for aspirado, interrompa a inserção da agulha e avance a parte plástica do cateter para dentro do tórax.

Antes de retirar a agulha, peça para o paciente fazer a manobra de Valsalva ou contar até 10 em voz alta para evitar pressão negativa intratorácica (evitando entrada de ar e pneumotórax iatrogênico). Retire a agulha tomando cuidado de tampar com o dedo a entrada de ar.

Conecte o conjunto seringa-torneirinha ao cateter venoso periférico. Para toracocentese diagnóstica, permita a abertura do cateter para a seringa. A parte "fêmea" deve estar fechada. Aspire 50 mL de líquido e feche a torneirinha para o paciente. Inocule o material nos frascos adequados.

Para toracocentese terapêutica, conecte equipo tipo macrogotas à torneirinha, com a via do paciente fechada. A outra ponta deve estar posicionada em um frasco coletor a vácuo ou similar. Anteriormente à introdução do equipo no frasco, certifique-se se ele está fechado (pinça corta-fluxo, que fica no meio do equipo). Realize a abertura lenta e gradual.

Cuidados

Documente o movimento pleural no POCUS antes do procedimento para excluir pneumotórax.

Durante o procedimento, tenha todos os passos organizados. Sempre que necessário, evite pressão negativa solicitando que o paciente realize manobra de Valsalva ou conte até 10 em voz alta. Se a finalidade da toracocentese for terapêutica, interrompa imediatamente o procedimento quando o paciente manifestar desconforto torácico ou se o volume total de fluido evacuado alcançar de 1 a 1,5 L.

Após finalização do esvaziamento, retira-se a agulha e o sistema de drenagem, comprimindo rapidamente o local de punção com gaze. Em seguida, confeccione curativo sobre a gaze.

Documente o movimento pleural no POCUS após o procedimento para excluir pneumotórax.

Não há indicação de radiografia de tórax após toracocentese sem intercorrências. A radiografia de tórax em incidências posterolateral e perfil está indicada em caso de aspiração de ar não planejada, dor torácica, hipoxemia, múltiplas punções ou paciente em ventilação mecânica.

Complicações

Dor ou tosse: curso benigno e autolimitado, medique com analgésicos se necessário.

Pneumotórax (laceração pulmonar; entrada de ar pelo cateter): principal complicação clinicamente importante. Com a técnica convencional, a incidência se aproxima de 30%, enquanto com o POCUS a incidência é menor do que 3%. A maioria é autolimitada, mas até 1/3 necessitará de drenagem.

Infecção (celulite/pleurite): rara; tratada com o uso de antibióticos.

Edema pulmonar de reexpansão: é uma forma de edema pulmonar não cardiogênico que pode ocorrer por drenagem de grande volume de fluido e/ou ar; a sua apresentação sintomática é incomum, enquanto alterações radiológicas assintomáticas podem ser vistas mais comumente; sintomas e alterações radiológicas são autolimitados (24 a 48 h), sendo necessário apenas suporte com uso de oxigênio suplementar e monitorização.

Hemotórax (lesão do feixe intercostal; coagulopatias): indica-se drenagem.

Reflexo vagal: apenas monitorização.

Laceração de vísceras intra-abdominais: acompanhamento com cirurgião é recomendado.

DRENAGEM PLEURAL

Indicações

As indicações de drenagem de tórax podem ser divididas de acordo com o conteúdo a ser drenado.

Pneumotórax

- Pneumotórax espontâneo sintomático (causando dispneia ou dor torácica) ou assintomático, desde que ocupando mais de 20% dos campos pulmonares.
- Pneumotórax hipertensivo (causando choque obstrutivo, após realização de toracocentese).
- Pneumotórax recorrente.
- Pneumotórax secundário a trauma.

Derrames pleurais

- Hemotórax.
- Empiema não loculado (fase inicial).
- Derrames recidivantes secundários a tuberculose ou a neoplasia.

Contraindicações

As contraindicações para drenagem de tórax podem ser divididas em absolutas ou relativas.

Absolutas

- Pleurodese.
- Empiema organizado.

Relativas

- Coagulopatias.
- Efusões pleurais transudativas secundárias a doenças sistêmicas: o tratamento da causa base deve ser priorizado.
- Pneumotórax pequeno: considerar toracocentese.
- Empiema loculado: indicada a realização de toracoscopia para desbridamento das loculações.
- Quilotórax: há risco de desnutrição secundário a drenagem prolongada do derrame quiloso.
- Múltiplas toracostomias prévias.

Procedimento

Materiais necessários

- Material para limpeza e antissepsia (preferência por solução degermante e solução alcoólica à base de clorexidina).
- Material para procedimento invasivo com barreira total (avental estéril de mangas compridas, gorro, máscara, luva estéril, óculos de proteção e campos cirúrgicos).
- Anestésico local (preferência por lidocaína injetável).
- Gaze, agulhas estéreis, seringas estéreis (10 e 20 mL).
- Bisturi (lâmina 10), tesoura reta, Kelly curvo (número 2), porta-agulha.
- Tubo de drenagem (10 a 38 Fr – Tabela 1) ou kit *pig tail* (válvula de Heimlich, dreno de *pig tail*, introdutor, sistema de drenagem) (Figura 6).
- Gazes e material de curativo.
- Sistema de drenagem.

▷ **TABELA 1** Relação de indicação e calibres de drenos

Indicação	Calibre do dreno
Pneumotórax espontâneo ou iatrogênico	8-14 Fr ou dreno de *pig tail*
Pneumotórax com fístula broncopleural	20-28 Fr
Pneumotórax associado a trauma	36-40 Fr
Pneumotórax hipertensivo	24-28 Fr
Hemotórax	36-40 Fr
Efusão secundária à malignidade	8-14 Fr
Efusão parapneumônica	10-24 Fr
Empiema não loculado	≥ 28 Fr

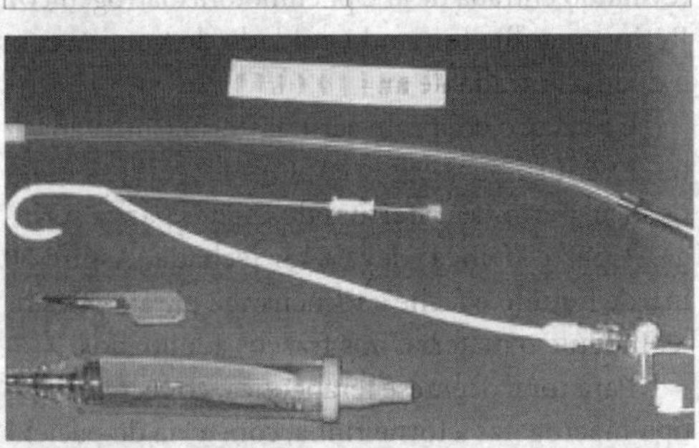

▷ **FIGURA 6** Kit de *pig tail*. Dreno de *pig tail* com introdutor, bisturi, válvula de Heimlich.

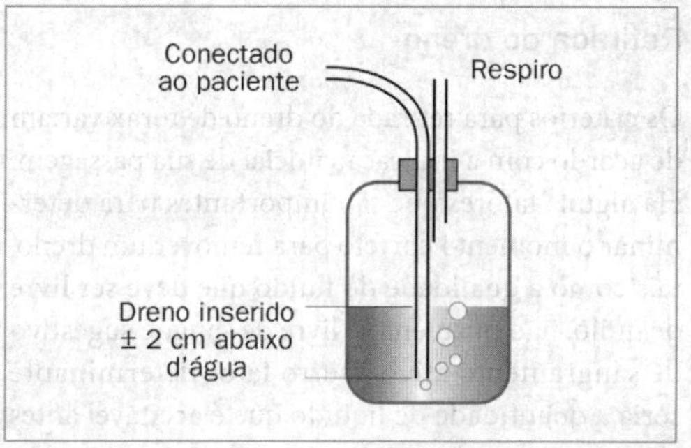

▷ **FIGURA 7** Sistema de drenagem em selo d'água.

Sistema de drenagem

O sistema de drenagem pode ser feito com selo d'água, amplamente utilizado em ambiente hospitalar. Nesse cenário, devem ser postos 2 cm de água acima da extremidade do sistema de drenagem conectado ao dreno (Figura 7).

O sistema de drenagem com válvula de Heimlich é frequentemente associado ao dreno do tipo *pig tail* e permite maior mobilidade e conforto ao paciente. Deve ser utilizado para drenagem de pneumotórax e não deve ser utilizado para drenagem de líquidos, pois tende a obstruir.

Preparação

Identificação do paciente, explicação da técnica ao paciente ou ao responsável legal e obtenção de consentimento.

Verificação de lateralidade, limpeza da área a ser puncionada com degermante seguida por antissepsia e paramentação com barreira máxima.

Posicionamento

Posicionamento do paciente (decúbito dorsal horizontal, braço do lado a ser drenado abduzido e posicionado atrás da cabeça de forma expor a região axilar).

O ponto de incisão é determinado a partir do "triângulo de segurança" (delimitado pelas linhas axilar média, intermamilar e borda lateral do músculo peitoral maior) (Figura 8).

Punção no quinto espaço intercostal (o ângulo de Louis, que indica o 2º espaço intercostal, pode ser utilizado como referência).

Deve-se evitar a transfixação dos músculos peitoral e dorsal.

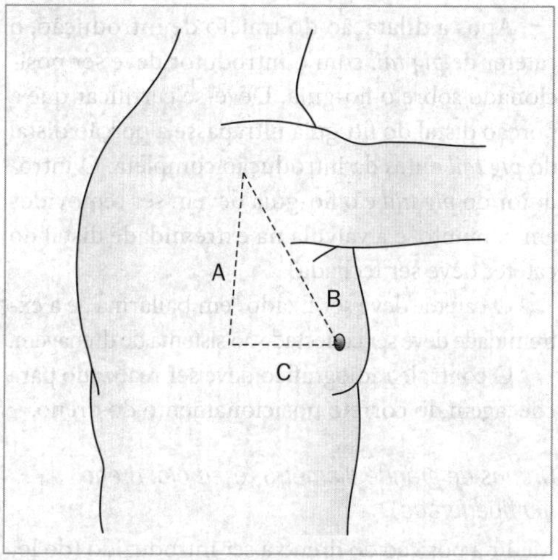

▷ **FIGURA 8** Triângulo de segurança: definido pela linha axilar média (A), borda lateral do músculo peitoral maior (B) e linha intermamilar (C).

Anestesia local, avançando a agulha pelo espaço intercostal superior e realizando aspiração contínua e infusão.

Execução

Drenos de pequeno diâmetro (exemplo: pig tail) em técnica de Seldinger

Inserir o introdutor dentro do cateter de *pig tail*, de forma que retifique a extremidade curva do cateter. A sedação do paciente geralmente não é necessária, porém pode ser utilizada se o procedimento for prolongado ou complicado.

Abrir um *kit* de acesso venoso central. Utilizar a agulha e a seringa de acesso venoso para puncionar o local de drenagem, aspirando o local até atingir ar ou líquido do derrame. Retirar a seringa. O trajeto da agulha deve ser feito sobre a borda superior para evitar lesão do feixe vásculo-nervoso intercostal.

Introduzir o fio-guia do *kit* de acesso venoso central por dentro da agulha. Retirar a agulha após, mantendo o fio-guia com a extremidade distal inserida na cavidade pleural.

Fazer um pequeno corte com o bisturi para permitir a passagem do dilatador do *kit* de acesso venoso central.

O dilatador deve ser introduzido sobre o fio-guia até atingir o espaço pleural.

Após a dilatação do trajeto de introdução, o cateter de *pig tail* com o introdutor deve ser posicionado sobre o fio-guia. Deve-se certificar que a porção distal do fio-guia ultrapasse a porção distal do *pig tail* antes da introdução completa. O introdutor do *pig tail* e o fio-guia devem ser removidos em conjunto, e a válvula na extremidade distal do cateter deve ser fechada.

O cateter deve ser fixado "em bailarina", e a extremidade deve ser conectada ao sistema de drenagem.

O controle radiográfico deve ser realizado para checagem do correto posicionamento do dreno.

Drenos de grande diâmetro (exemplo: dreno multiperfurado)

Medir a posição do dreno a ser introduzido (do local de incisão à fúrcula) e amarrar um fio de algodão de 1-2 cm do fim da porção a ser introduzida. Obstruir a porção distal do dreno com um Kelly curvo para evitar a entrada de ar na cavidade pleural pelo tubo antes da conexão com o sistema de drenagem.

Realizar incisão de pele com bisturi (2-2,5 cm ou do tamanho do dreno a ser utilizado) com orientação paralela ao gradil costal na borda superior da costela.

Divulsionar o tecido celular subcutâneo e muscular com o Kelly curvo (dissecção romba, com a concavidade voltada para baixo) até que se atinja a borda superior da costela e a pleura parietal.

Perfurar a pleura com o dedo ou com a Kelly. Explorar com o dedo a região para se certificar da ausência de aderências pleuropulmonares ou de órgãos abdominais (principalmente em pacientes politraumatizados).

Pinçar a extremidade do dreno com o Kelly curvo ou com a pinça de Mayo, introduzir no tórax, retirando-se concomitantemente a pinça e introduzindo o dreno até o limite definido previamente com o Kelly.

Concluir a introdução do dreno de forma que todos os orifícios de drenagem fiquem dentro da cavidade pleural.

Conectar o dreno ao sistema de drenagem e retirar o Kelly curvo posicionado em sua extremidade distal.

Observar a oscilação do selo d'água. Fixar o dreno com o fio de algodão em forma de bailarina. Realizar curativo ao redor do dreno com gaze e esparadrapo. Controle radiográfico para checagem de posicionamento do dreno.

Retirada do dreno

Os critérios para retirada do dreno de tórax variam de acordo com a indicação inicial de sua passagem. Há alguns fatores que são importantes para determinar o momento correto para remover um dreno, tais como a qualidade do fluido que deve ser livre de quilo, não purulento e livre de sangue sugestivo de sangramento ativo. Outro fator determinante seria a quantidade de líquido que é aceitável antes para uma remoção, porém esse valor não é consenso, com limites de volume recomendados variando de 200 mL a 500 mL por dia.

- Pneumotórax: a retirada do dreno está indicada 12-24 horas após a cessação de saída de bolhas de ar pelo dreno e a radiografia de tórax demonstrar um pulmão completamente expandido.
- Derrame pleural: a retirada do dreno está indicada quando houver drenagem menor que 100-150 mL/dia e a radiografia de tórax demonstrar um pulmão completamente expandido.
- Empiema: após resolução da infecção.

A retirada do dreno é um procedimento doloroso, e o paciente deve receber analgesia antes da retirada do dreno. A retirada deve ser feita de maneira rápida e o defeito na parede torácica deve ser fechado com uma sutura que foi colocada no momento da colocação do dreno torácico ou com um curativo devidamente oclusivo. Para tanto, o paciente deve estar em Valsalva ou em expiração completa para evitar o risco de pneumotórax.

LITERATURA RECOMENDADA

1. ATLS – Advanced trauma life support. Chicago: American College of Surgeons, Committee on Trauma; 2018.
2. Anderson D, Chen SA, Godoy LA, Brown LM, Cooke DT. Comprehensive review of chest tube management: A review. JAMA Surg. 2022;157(3):269–74.
3. Bosman A, Jong MB, Debeij J, van den Broek PJ, Schipper IB. Systematic review and meta-analysis of antibiotic prophylaxis to prevent infections from chest drains in blunt and penetrating thoracic injuries. Br J Surg. 2012;99:506-3.
4. Imakura ES, Iuamoto LR, Jacomo Alfredo Luiz. Manual básico de procedimentos hospitalares. São Paulo: Atheneu; 2017
5. Liang SJ, Tu CY, Chen HJ, Chen CH, Chen W, Shih CM, et al. Application of ultrasound-guided pigtail catheter for drainage of pleural effusions in the ICU. Intensive Care Med. 2009;35(2):350-4.

Seção XX

Emergências em LGBTQIA+

133 Saúde LGBTQIA+ no departamento de emergência

Arthur de Campos Soares
Caíque Nogueira de Souza
Felipe Arthur Faustino de Medeiros

PONTOS IMPORTANTES

- Há necessidade de capacitação para melhor cuidado e atendimento à população LGBTQIA+ no departamento de emergência, considerando a representação desse grupo na população brasileira e suas particularidades no que tange aos determinantes de saúde e vulnerabilidades.
- A abordagem de sexualidade e gênero no cuidado em saúde na emergência não deve ser negligenciada, e deve ser realizada de maneira apropriada.
- A população LGBTQIA+ é mais vulnerável aos agravos de saúde mental e violência interpessoal e sexual, devendo o profissional emergencista estar preparado para esta avaliação.
- No cuidado à população trans, é importante o reconhecimento de direitos civis e de melhores estratégias de abordagem inicial, bem como complicações de terapias medicamentosas e cirúrgicas de afirmação de gênero.

INTRODUÇÃO E CONSIDERAÇÕES GERAIS

Iniciamos este capítulo sobre saúde LGBTQIA+ no departamento de emergência propondo que seja prático e didático na tomada da necessidade de abordagem de sexualidade e gênero dentro da prática médica. Devido aos diferentes determinantes sociais que impactam as vivências de pessoas LGBTQIA+, as queixas e os sintomas dessas pessoas em um departamento de emergência (DE) vão ao encontro das suas realidades de vida e, por isso, se tornam tão importantes a discussão e o aprendizado sobre o tema quando se atua nesse cenário.

Em estudo canadense (Moll J et al., 2019) sobre o cuidado de pacientes LGBTQIA+ por médicos residentes de medicina de emergência, descreveu-se maior dificuldade em anamnese e exame clínico de pacientes LGBTQIA+ (especialmente pacientes transgênero), sendo ainda observados comentários discriminatórios por parte de residentes e médicos assistentes. Deve ser óbvio que o tratamento com respeito é um passo essencial para estabelecer empatia e conexão, permitindo assim um bom cuidado aos pacientes – que é um dos nossos objetivos no departamento de emergência. Na Tabela 1 encontram-se os principais termos e definições no âmbito da saúde e população LGBTQIA+.

▷ **TABELA 1** Terminologia e definições

LGBTQIA+	Sigla que inclui síntese de identidades na população com divergência de gênero ou sexualidade, sendo: lésbicas, gays, bissexuais, transexuais, *queer*, intersexo, assexuais, pansexuais e outros
Orientação sexual/sexualidade	Identificação em relação à atração afetiva e sexual por diferentes gêneros. Não diz respeito ao estado de relacionamento ou a práticas sexuais em si. ▪ Homossexual: atração por pessoas de mesmo gênero ▪ Heterossexual: atração por pessoas de gênero oposto (na dicotomia masculino/feminino) ▪ Bissexual/pansexual: atração por pessoas de mais de um gênero ou independente de gênero ▪ Assexual não se atrai por pessoas de nenhum gênero
Gay/lésbica	Homem e mulher homossexual, respectivamente
Sexo	Designação categórica ao nascer com base na aparência de genitais externos e/ou órgãos reprodutivos internos, classificados em masculinos ou femininos
Gênero/identidade de gênero	Gênero: construção social a partir de percepções iniciais de diferenças corporais Identidade de gênero: experiência interna e individual do gênero de cada pessoa
Cisgênero	Pessoa cuja identidade de gênero corresponde ao sexo atribuído ao nascimento; comumente abreviado como "cis"
Transgênero/transexual	Pessoa cuja identidade de gênero difere do sexo atribuído ao nascimento, em diversos graus. Transgênero e transexual são termos sinônimos e intercambiáveis (apesar de divergências na literatura psiquiátrica, como se observa entre o DSM-5 e o CID-10/11), comumente abreviados como "trans"
Travesti	Identidade de gênero de alinhamento feminino, particular da América Latina, e específica de pessoas designadas homem ao nascer. Não diz respeito à realização de procedimentos cirúrgicos de afirmação de gênero
Homem trans	Pessoa trans que se identifica como homem
Mulher trans	Pessoa trans que se identifica como mulher
Não binário	Pessoa trans cuja identidade de gênero diverge de homem ou mulher, podendo incluir ausência de gênero (agênero) e gênero fluido, entre outros
Queer/genderqueer	Termo guarda-chuva para minorias de sexualidade ou gênero que divergem da norma cis e heterossexual
Não conformidade/variabilidade de gênero	Medida em que o gênero ou percepção social de uma pessoa difere de normas e expectativas atribuídas ao seu sexo designado ao nascer
Afirmação/transição de gênero	Conjunto de medidas adotadas por pessoas trans e travestis visando maior bem-estar em relação ao seu gênero. Pode envolver reconhecimento social, alteração documental, terapias hormonais ou cirúrgicas
Disforia de gênero	Categoria diagnóstica do DSM-5 que diz respeito ao sofrimento que pode acompanhar a incongruência entre a identidade de gênero e o sexo atribuído ao nascimento
Nome social	Nome pelo qual uma pessoa quer ser tratada, independente do motivo ou do registro civil. Para pessoas trans, diz respeito ao nome pelo qual são reconhecidas socialmente
Pronomes	Declinação de gênero pela qual uma pessoa quer ser tratada. Exemplos: o/ele/dele, a/ela/dela, e/elu/delu, i/ile/dile (entre outros neopronomes*)
Intersexo/intersexualidade	Conjunto de condições em que o desenvolvimento de caracteres sexuais primários ou secundários não se ajusta ao modelo binário tradicional de sexo. Exemplos: hiperplasia adrenal congênita, síndrome de insensibilidade androgênica

* Neopronomes, também chamados de pronomes neutros, neologísticos ou neolinguísticos, são uma categoria neologística de pronomes pessoais de terceira pessoa, utilizados como substitutos dos pronomes masculinos/femininos, normalmente por pessoas não binárias. Trata-se de um fenômeno ocorrendo em várias línguas – *iel* em francês; *they* em inglês para se referir a terceira pessoa no singular – com o objetivo de melhor acomodar as diferentes identidades de gênero. A integração desses pronomes reflete o que é o gênero como construção social e a linguagem como sistema de representação.

EPIDEMIOLOGIA

Dados sobre prevalência e saúde da população LGBTQIA+ no Brasil são em geral incompletos e insuficientes em todos os estados da federação. Isso se deve, em grande parte, à falta de pesquisas direcionadas ao mapeamento dessa população no país: não há inclusão de informação de gênero e sexualidade em censos populacionais prévios realizados pelo Instituto Brasileiro de Geografia e Estatística (IBGE), e essa informação tampouco será incluída no censo de 2022.

Contudo, tentativas de levantamento desses dados já foram realizadas no Brasil, sendo a maioria por organizações não governamentais – como o projeto Mosaico Brasil de 2008 (Abdo CHN, 2008) e a Pesquisa Nacional por Amostra da População LGBTI+ (ONG TODXS, 2017), além dos levantamentos da Associação Nacional de Travestis e Transexuais (ANTRA) e do Grupo Gay da Bahia (GGB). Atualmente, estima-se no Brasil uma prevalência de 7 a 15% de pessoas não heterossexuais. Dentro da população LGBTQIA+, identifica-se uma prevalência de 9 a 10% de pessoas não cisgêneras e uma representatividade proporcionalmente grande de pessoas homossexuais em relação a outras sexualidades (65%).

Esses achados se comparam a dados encontrados em outras localidades. Nos EUA, como exemplo, observa-se prevalência de até 6,8% de pessoas não heterossexuais, e de 0,5% de pessoas transexuais. Entretanto, a maior parte das pesquisas foi realizada em países de renda elevada na América do Norte ou Europa, são voltadas para avaliação de HIV entre homens que fazem sexo com homens (HSH), e não possuem amostragem suficiente ou abordagem adequada de vulnerabilidades da população.

CONTEXTO ATUAL

No atual cenário sociopolítico brasileiro, são frequentes as situações e manifestações de LGBTQIA+fobia que se refletem na área da saúde. Sabe-se que pessoas LGBTQIA+ têm risco aumentado para tentativas de suicídio; os números atuais de casos de HIV/Aids aumentam novamente em homens que fazem sexo com homens (HSH) entre 19 e 24 anos de idade; há um aumento na oferta e disponibilidade de terapias hormonais e cirúrgicas de transição de gênero ofertados pelo Sistema Único de Saúde e com eles também possíveis efeitos colaterais, intrínsecos ao procedimento ou devido ao seu uso incorreto. Torna-se essencial, então, a capacitação da equipe para o fluxo de atendimento a esses casos.

O Dossiê dos Assassinatos e da Violência Contra Pessoas Trans Brasileiras 2020, da ANTRA, denunciava que o Brasil, pelo 12º ano consecutivo, assumia o topo do ranking dos países que mais matam pessoas trans no mundo. Consoante com essa triste estatística, segundo levantamentos do Grupo Gay da Bahia (GGB), o Brasil é o país com o maior número de crimes letais contra LGBTQIA+ em geral, com a estimativa de 2018 de que a cada 20 horas um membro dessa população seja assassinado no país. Entre 2002 e 2016, análise de dados coletados pelo GGB demonstrou que a maioria das vítimas era de homens homossexuais, entre 30-39 anos, de nível superior ou empresários, mortos em suas residências por ferimentos de arma branca, sendo os agressores em geral jovens (20-29 anos) e profissionais do sexo. O segundo grupo mais assassinado foi o de pessoas trans, sendo neste caso a maioria entre 20 e 29 anos, profissionais do sexo, assassinada em via pública e por arma de fogo, sendo 69,6% dos agressores militares. Ambos os grupos possuíam evidência de deliberada intenção de matar, o que implicava em traumas de maior gravidade e pior prognóstico. Importante notar que os crimes ocorreram principalmente em contextos correlacionados à prostituição e, portanto, em situações de maior privacidade e/ou vulnerabilidade, com pouco acesso à assistência médica em tempo hábil para preservação da vida, contribuindo para desfechos negativos.

A violência sexual contra mulheres lésbicas também apresenta números alarmantes, em especial quando se considera que crimes dessa natureza ainda são muito subnotificados. Em setembro de 2018, a Lei n. 13.718 integrou ao Código Penal Brasileiro o estupro corretivo, definido no artigo 226 como aquele "para controlar o comportamento social ou sexual da vítima". Segundo levantamento realizado pela organização Gênero e Número a partir dos dados de 2017, disponibilizados pelo Sistema de Informações de Agravos de Notificação (Sinan), cerca de 6 mulheres lésbicas foram estupradas por dia no Brasil naquele ano, 61% das vezes na própria residência da vítima, e 61% das vezes mais de uma vez.

ACOLHIMENTO AO PACIENTE LGBTQIA+

Cabe destacar a importância do acolhimento apropriado da população LGBTQIA+ no DE, considerando o acesso ainda deficitário na esfera primária de atenção à saúde para essa população. O DE é muitas vezes utilizado como porta de entrada única ao sistema de saúde ou para resolução de demandas de atenção primária.

Primeiramente, na recepção ou triagem, todo usuário deve ser acessado sobre sua identidade de gênero e preferência de pronomes. Ao recebê-lo, o uso de sentenças do tipo "como posso lhe chamar?" ou "como prefere que lhe chamem?" demonstra preocupação e respeito pela identidade do paciente, que caso possua um nome social, poderá informá-lo de forma não conflituosa e/ou vexatória. A partir desse primeiro contato, é dever ético e legal que toda a comunicação e os registros respeitem o nome e pronomes definidos pelo usuário. Muitas vezes o profissional de saúde vai conhecer o nome do paciente pela ficha de atendimento (eletrônica ou impressa) sem ter visto o paciente e isso pode causar situações de constrangimento. Os serviços de saúde devem se adaptar para evitar essa situação, deixando clara a forma correta de chamar o paciente no sistema de prontuário. A informação do nome civil/de registro deve estar restrita apenas a situações essenciais de cadastro, sendo obrigatório na rede pública de saúde o respeito ao nome social, conforme Portaria n. 1.820 de 2009 do Ministério da Saúde, independentemente de qualquer alteração em documentos civis. Quando ainda assim ocorrer um erro, deve-se resgatar a empatia assumindo imediatamente o erro, pedindo desculpas e usando a forma correta.

Durante o atendimento em si essas informações podem ser confirmadas, incorporando-as à prática diária inclusive no cuidado de pessoas cisgênero. Uma sugestão para o reconhecimento por pares e de um ambiente de atendimento seguro é iniciar a abordagem pela própria identificação do profissional, evitando em perguntas termos com declinação de gênero (p. ex.: "Olá, meu nome é João e irei te atender hoje, pode me chamar no masculino. Como você quer que te chame?"). Exemplos de perguntas-chave em contraposição com maneiras inadequadas de perguntar as mesmas informações encontram-se na Tabela 2.

Outra estratégia de acolhimento proposta é a identificação do profissional através de símbolos de suporte às pautas, como cartazes nos serviços expondo o respeito às pessoas LGBTQIA+, uso de broches com imagens relacionadas (bandeira LGBTQIA+, bandeira trans etc.), existência de banheiros neutros, entre outras atitudes que facilitem a identificação de pares pelas pessoas LGBTQIA+ usuárias do serviço (que podem não querer divulgar sua sexualidade/gênero de forma verbal).

Caso a internação hospitalar seja necessária, é importante que o alocamento do paciente seja em quartos mistos ou de acordo com a sua identidade de gênero. Como exemplo, uma mulher transexual deve ser alocada em quarto feminino, e não masculino. No caso de pessoas não binárias, pode-se perguntar ao paciente se há alguma preferência, ou mantê-las em quartos mistos.

PROCURA AO DEPARTAMENTO DE EMERGÊNCIA PELA POPULAÇÃO LGBTQIA+

Os pacientes LGBTQIA+ podem, é claro, procurar o departamento de emergência por qualquer razão ou doença. No entanto, queremos considerar neste capítulo razões específicas ou doenças que devem ser consideradas sob o prisma LGBTQIA+, pois trarão consequências em seu atendimento que em outros contextos poderiam ser relevadas e que podem ser graves.

O *Dossiê Saúde das Mulheres Lésbicas – Promoção da Equidade e da Integralidade* (2006), publicado pela Rede Feminista de Saúde, revela que entre mulheres não heterossexuais 40% não revelam sua sexualidade em atendimentos em saúde; entre os 60% que a revelam, há relatos por 28% de impressão de menor duração do atendimento médico, e em 17% dos casos deixou-se de solicitar exames considerados como necessários.

Entre a população trans, em estudos estadunidenses, entre 23 e 43% da população diz evitar o departamento de emergência para cuidado em saúde mesmo em quadros agudos de saúde; os principais fatores associados são medo de discriminação, tempo de atendimento e experiências prévias ruins.

Entretanto, é importante a ressalva de que os temas abordados neste capítulo não devem ser vistos como únicos temas relevantes à saúde da população LGBTQIA+, e tampouco como definidores dessa população. Como exemplo, a discussão sobre

▷ **TABELA 2** Perguntas iniciais sobre gênero e sexualidade

Perguntas-chave	Como não perguntar/o que não fazer
Que nome e pronomes você prefere? ou: Como quer que te chame? Como você descreve seu gênero/sua identidade de gênero?	Qual seu "nome de verdade"/"nome anterior"?
Qual sexo foi atribuído/dado ao seu nascimento?	Antes de "virar homem/mulher" você "era mulher/homem"?
Você já mudou alguma coisa no seu corpo para se sentir mais confortável com quem você é? Você utiliza alguma terapia hormonal? Já realizou alguma cirurgia de afirmação de gênero?	Você já fez "a cirurgia"? Você "toma bomba"? (se referindo a hormonioterapia com testosterona)
Você está em algum relacionamento afetivo? Possui alguma parceria sexual?	Você tem namorada/o ou parceira/o sexual?
Como você define sua sexualidade? Você se identifica como heterossexual, homossexual, bissexual?	Presumir heterossexualidade
Que tipos de prática sexual realiza? Tem relação penetrativa vaginal com parceria com pênis? Tem possibilidade de gestação?	Como você realiza prevenção contra gravidez?
Você utiliza alguma droga ou substância durante a prática sexual?	Ignorar prevalência de *ChemSex*, especialmente entre HSH
Como você se previne contra ISTs?	Você usa camisinha?
Você passou por alguma situação de violência física, emocional ou social recentemente?	Ignorar prevalência de violência na população LGBTQIA+

HSH: homens que fazem sexo com homens; ISTs: infecções sexualmente transmissíveis.

prevenção e tratamento da infecção por HIV em HSH não deve ser lida sob a ótica reducionista e perpetuadora de exclusão e preconceito da associação HSH-HIV.

SAÚDE MENTAL

Diversos são os trabalhos na literatura que apontam a vulnerabilidade da população LGBTQIA+ em relação aos agravos em saúde mental, em destaque no início e término da vida adulta. No Brasil, resultados publicados em 2021 pelo Inquérito Nacional de Saúde LGBT+ indicam maiores taxas de pessoas diagnosticadas com depressão entre os LGBTQIA+ em relação à população geral (24.8% vs. 10.2%), além de maior consumo de álcool e tabagismo ativo. Ainda, dados divulgados em 2022 pelo Brazilian High Risk Cohort Study (BHRCS), com 1.415 jovens de 13 a 22 anos de Porto Alegre (RS) e São Paulo (SP), também indicam que jovens não cis-heterossexuais apresentam mais transtornos ansiosos, depressivos e pós-traumáticos. Concomitante às altas taxas de transtornos mentais, a população LGBTQIA+ também apresenta números preocupantes em relação ao uso abusivo de drogas ilícitas e comportamento suicida, com a alarmante estimativa de 11 a 20% de adultos não heterossexuais com tentativas de suicídio prévias (em comparação a 4% de heterossexuais).

O profissional no departamento de emergência certamente deparar-se-á com pessoas LGBTQIA+ em quadros de agudização de sofrimento psíquico, como queixa principal ou como complicador de um agravo de outra natureza (traumas, infecções, descompensação de doenças crônicas, entre outros), o que torna mais que necessário o conhecimento sobre suas particularidades.

O primeiro cuidado que o serviço e os profissionais de saúde devem ter é o de não causar mais dor ao paciente, evitando replicar violências que ele já sofre. Durante o atendimento, além do detalhamento clínico, o profissional deve atentar para alguns fatores de proteção ou vulnerabilidade que ajudarão na estratificação de risco e, por vezes, na elucidação do quadro, como:

- **Família**: pessoas LGBTQIA+ frequentemente são expostas a situações de violência intrafamiliar na forma de rejeição e negligência afetiva, insultos, agressões físicas, abusos sexuais, não incomumente culminando na fuga ou expulsão da casa dos pais/responsáveis. O profissional deve perguntar como são os vínculos familiares do paciente e não assumir vínculos adequados, preferencialmente antes que a instituição de alguma forma (pelo serviço social, por exemplo) acione algum parente. Deve-se ter especial zelo pelas crianças e adolescentes, para os quais deve-se acionar as instituições de proteção caso se suspeite ou confirme alguma forma de violência (artigo 245 do ECA).

- **Relacionamento afetivo**: evitar supor que alguém seja heterossexual ou não apenas pela sua aparência, sendo preferível perguntar se o paciente possui "algum relacionamento" ou "parceria" ao invés de perguntar se "tem namorado/a" ou "esposa/marido". Caso o paciente possua um relacionamento, atentar para o fato de que a literatura aponta que relacionamentos homoafetivos apresentam taxas ao menos similares de violência doméstica em relação aos heteroafetivos.
- **Rede de apoio**: além dos vínculos familiares e conjugais, muitos formam "segundas famílias" com amigos, colegas de trabalho, instituições e/ou entidades que podem ser as melhores opções para apoio ao paciente em situações críticas. A ausência de qualquer rede de apoio deve ser encarada como um sinal de alarme para piores desfechos.
- **Emprego e moradia**: as barreiras de acesso a empregos formais, especialmente para a população de travestis e transexuais, associadas à rejeição familiar, contribuem para o adoecimento psíquico e orgânico, ao expô-la a situações de alta vulnerabilidade. Em 2017, segundos dados divulgados pela ANTRA (Associação Nacional de Travestis e Transexuais), 90% da população brasileira de travestis e mulheres transexuais dependia da prostituição como forma de sobrevivência.

Manejo

Ver o Capítulo "Risco de suicídio e transtornos de humor" para o restante da avaliação do paciente e disposição.

A alta, em especial diretamente do departamento de emergência, deve ser realizada com responsabilidade e, de preferência, após assegurado o seguimento com uma equipe multidisciplinar, por meio de contrarreferenciamento e vinculação (caso ainda não exista) do usuário aos serviços de atenção primária e secundária, além de garantida a readmissão no serviço se houver nova agudização.

VIOLÊNCIA INTERPESSOAL E SEXUAL

Dado o contexto atual de violência frente à população LGBTQIA+, o profissional no departamento de emergência precisa estar atento ao atender casos de fraturas, equimoses, hematomas, arranhões (especialmente se acompanhados de histórias pouco consistentes), queixas genitourinárias ou anais/orificiais (corrimentos, sangramentos, lacerações, úlceras, algias etc.), suspeita/medo de gravidez, bem como crises de ansiedade, automutilações, ideações/tentativas de suicídio ou transtornos somatoformes, garantindo um ambiente seguro e acolhedor (retirando o acompanhante da sala, por exemplo) e ativamente perguntando sobre a ocorrência de violências. Além disso, considerando o padrão de violência contra mulheres lésbicas (por agressores dentro do domicílio), o profissional de saúde pode estar diante de uma mulher que é recorrentemente violentada em sua própria casa, porém que não irá queixar-se de sua situação, especialmente se estiver acompanhada do agressor durante a consulta.

Crianças e adolescentes com expressões de sexualidade diferentes da cis-heteronormatividade também são constante alvos de diversos tipos de agressões, principalmente em casa e na escola, sendo especialmente vulneráveis devido à dependência fisica, material e emocional inerente a essas fases da vida.

Manejo

Mesmo que haja negação, o profissional deve informar sobre os canais de proteção à mulher e aos direitos humanos, como o Disque 180 e Disque 100, respectivamente, além de reafirmar o serviço de saúde como ponto de apoio e denúncia. Assim como no caso de violência contra a mulher, a violência contra crianças e adolescentes é muito velada ou silenciada, requerendo alto grau de suspeição por parte do atendente, que ao receber pacientes menores com indícios de maus-tratos, inclusive psicológicos, precisa acolhê-los no serviço de saúde e acionar os serviços de proteção responsáveis.

Em casos de violência sexual, pode ser necessária avaliação para prescrição de profilaxias pós-exposição (PEP – HIV e outras ISTs) e contracepção de emergência para pessoas com útero. O mesmo vale para práticas sexuais desprotegidas (consentidas), que podem também motivar busca ao departamento de emergência. Os esquemas para contracepção de emergência e PEP para HIV e profilaxia de outras ISTs podem ser consultados no Capítulo "Emergências ginecológicas". Cabe destacar que no caso de parcerias sorodiferentes, deve-se considerar que pessoas vivendo com HIV em terapia antirretroviral (TARV) com carga viral indetectável há pelo menos 6 meses não transmitem HIV por relações sexuais. Além disso, a contracepção de emergência se aplica a toda pessoa com útero, mesmo que em uso de hormonioterapia masculinizante (testosterona).

CONSIDERAÇÕES ESPECÍFICAS SOBRE SEXUALIDADE NO DEPARTAMENTO DE EMERGÊNCIA

Em um atendimento em departamento de emergência, perguntar adequadamente sobre sexualidade pode ser elucidativo na avaliação de diversas queixas, desde situações de violência e trauma, uso de substâncias ou quadros abdominais ou orificiais. Perguntas sobre sexualidade, os tipos de prática sexual e uso de psicoativos devem estar presentes e, de preferência, sempre serem feitas diretamente ao paciente (visto a possibilidade de não ter sua identidade e orientação sexual divulgada/aberta para acompanhantes no atendimento).

Como colocado anteriormente, não se deve supor heterossexualidade, e perguntas abertas sobre parcerias (em vez de parceiro/parceira) ou "algum relacionamento" são preferíveis. Caso haja abertura por parte do paciente, pode-se perguntar diretamente se a pessoa se identifica como homossexual, bissexual, heterossexual ou outra manifestação de sexualidade. A partir disso, pode-se perguntar os tipos de prática sexual realizados (p. ex.: com penetração vaginal/anal/oral, não penetrativo, com objetos etc.). Não tomar a heterossexualidade como norma torna perguntas como "Como você realiza prevenção contra gravidez?" obsoleta no contexto de que nem todas as relações sexuais têm a gravidez como possibilidade para pessoas com útero, cabendo elucidar nesse caso se há relação penetrativa vaginal com pênis. Além disso, é importante questionar sobre o uso de alguma substância/droga durante a prática sexual e sobre métodos de prevenção de IST (preservativo externo/interno e outros métodos de barreira, profilaxia pré-exposição ao HIV – PREP).

ChemSex e drogas de abuso

Com frequência no departamento de emergência há necessidade de atendimento a pessoas com suspeita de intoxicação exógena e o conhecimento acerca de práticas mais comuns em pessoas LGBTQIA+ ajuda no desenvolvimento de hipótese diagnóstica e conduta correta. O uso de drogas recreacionais durante a prática sexual não é algo novo, nem tampouco exclusivo da população LGBTQIA+. Entretanto, sabe-se que a prevalência da prática de *ChemSex* é muito maior entre homens que fazem sexo com outros homens (HSH). *Chemsex* é definida como a prática sexual com uso de substâncias psicoativas, principalmente com drogas como GHB (ácido gama-hidroxibutírico) – também comercializado com nomes como Gisele, Gi ou "boa noite, cinderela" –, metanfetaminas e derivados de nitratos (substâncias encontradas no *Poppers,* uma droga utilizada com propósito de relaxamento de musculatura lisa anal e orofaríngea). O uso de nitratos, assim como de inibidores de fosfodiesterase e metanfetaminas, também deve ser considerado no atendimento a emergências cardiovasculares.

Manejo

Ver Capítulo "Intoxicação por álcoois e drogas de abuso" para identificar as apresentações dos pacientes e manejo clínico.

Infecções sexualmente transmissíveis

O Brasil vem, nos últimos anos, mostrando um incremento nas taxas de incidência de HIV/Aids, sífilis e outras ISTs, principalmente entre HSH entre 18 a 24 anos, e podemos elencar como fatores predisponentes: a prática do *ChemSex* e sua associação com vulnerabilidades na prática sexual; a falta de conscientização e orientação por parte governamental com direcionamento para populações-chave; e o tipo de prática sexual realizada (p. ex., sexo anal, em relação ao sexo vaginal, tem maiores chances de lacerações e aumento no risco de transmissão de ISTs).

As manifestações clínicas decorrentes de ISTs já estabelecidas podem ser diversas, e serão mais bem abordadas em capítulos específicos: de assintomáticas, passando por lesões dermatológicas, úlceras ou verrugas genitais, corrimentos uretrais, até mesmo linfonodomegalias generalizadas, associadas ou não a sintomas da chamada síndrome *mono-like* (linfonodomegalias, febre e faringite aguda). O manejo específico das principais síndromes de ISTs na emergência será abordado em capítulos específicos (Consulta rápida, Capítulos "Infecção pelo HIV e AIDS" e "Emergências ginecológicas").

CONSIDERAÇÕES ESPECÍFICAS SOBRE SAÚDE TRANS NO DEPARTAMENTO DE EMERGÊNCIA

Caso seja necessária durante o atendimento em emergências a abordagem de identidade de gênero, cabe reforçar que perguntas em relação ao sexo atribuído ao nascimento ou procedimentos de transição não são apropriadas em todo atendimento; contudo, em determinados contextos se fazem necessárias. No atendimento de queixas abdominopélvicas, por exemplo, é importante para melhor acurácia diagnóstica determinar o sexo atribuído ao nascimento, e no caso de indivíduos com sistema ovariano/uterino elucidar se há prática sexual com possibilidade de gestação, uso de terapia hormonal com inibição de eixo hipotálamo-hipófise-gônada e *status* cirúrgico pélvico (histerectomia/ooforectomia). O objetivo das perguntas deve ser informado ao paciente para não provocar disforia e perda de relação profissional-paciente.

É importante também o reconhecimento das principais modalidades de terapia hormonal e cirúrgica e suas apresentações na emergência, conforme será descrito a seguir. No Brasil ainda há divergências entre organizações e especialidades (CFM, Ministério da Saúde, Sociedade Brasileira de Pediatria e Sociedade Brasileira de Endocrinologia e Metabologia) em relação a protocolos de transição médica (hormonal/cirúrgica), além do frequente uso clandestino dessas terapias. Assim, há grande variedade de pacientes com tratamentos diversos.

Na Tabela 3 constam algumas considerações sobre história e exame clínico de pessoas trans. Essas pessoas podem se apresentar no departamento de emergência com queixas relacionadas a terapias médicas ou a modificações corporais temporárias, que serão detalhadas mais à frente.

No caso do exame físico, convém observar que pode ser um momento desconfortável e ansiogênico para o paciente, podendo se considerar perguntar como o paciente se refere à própria anatomia e como se sente mais confortável para realização de determinadas avaliações (p. ex.: exame pélvico/ginecológico ou avaliação torácica em paciente que oculta as mamas), além de explicar todos os passos da avaliação e prover um ambiente seguro e privado para tal.

Complicações de modificações corporais temporárias

Ocultação de pênis e testículos

- **O que é?** Tração posterior do pênis e saco escrotal, por fitas adesivas, esparadrapo ou roupa íntima compressiva; popularmente conhecido por "aquendar". A ocultação do saco escrotal pode incluir a elevação dos testículos ao canal inguinal.
- Complicações mais comuns e manejo específico:
  - **Lesões de pele** (escoriações, dermatite de contato, lesões fúngicas, foliculite): interromper a realização ou modificar método (especialmente no caso de fitas adesivas/esparadrapo), com preferência para roupa íntima compressiva específica.
    - Atentar para diagnóstico diferencial com ISTs e outras lesões genitais (Consulta rápida e Capítulo "Emergências ginecológicas").
    - No caso de lesões fúngicas (dermatofitose/*tinea cruris*), com achado de placa eritematodescamativa com bordas elevadas, pode ser realizado tratamento tópico (p. ex.: cetoconazol, terbinafina tópicos) ou sistêmico (terbinafina, fluconazol ou itraconazol VO) a depender da extensão das lesões.
    - No caso de foliculites, com achado de pústulas dolorosas e/ou pruriginosas, seu manejo varia conforme a etiologia provável. A mais comum é foliculite bacteriana, frequentemente por cepas estafilocócicas (principalmente *S. aureus*), e seu manejo envolve higiene local e, em casos mais extensos ou recorrentes, uso de antibioticoterapia tópica

▷ **TABELA 3** Considerações sobre história e exame físico na população trans

População	Situação	Considerações	Manejo
Pessoas com pênis/testículos/próstata, mulheres trans e travestis	"Aquendar" (ocultar o pênis e testículos com fitas, adesivos, vestimenta etc.)	Risco de refluxo urinário e infecções (orquiepididimite, prostatite, ITU), lombalgia, lesões cutâneas e torção testicular	Todos os casos: interromper ou reduzir tempo de realização Orquiepididimite e prostatite aguda: antibioticoterapia varia conforme risco de ISTs ITU: Capítulo "Infecção do trato urinário"
	Exame genitourinário	Utilizar anuscópio para avaliação pélvica em pacientes com neovaginoplastia Pode precisar de avaliação prostática	Palpação da próstata pela parede anterior da neovagina
Pessoas com mamas/útero/ovário/vagina, homens trans	*Binding* (ocultação de mamas com faixas, coletes etc.)	Risco de dorsalgia, lesões cutâneas, fratura de arcos costais, atelectasias pulmonares, pneumonia	Todos os casos: interromper ou reduzir tempo de realização (máximo 8-10 horas/dia, com nível de compressão confortável ao respirar).
	Exame genitourinário	Utilizar o menor espéculo disponível, com lubrificação adequada	Examinar com delicadeza devido à atrofia vaginal/mucosa pela hormonioterapia
	Teste de gravidez	Pode ser necessário se ainda possuir ovários/útero	Caso positivo, suspender a hormonioterapia

(p. ex.: mupirocina 2% pomada, 2 a 3 vezes ao dia, por 7 dias).

- Há também risco de evolução para **abscesso escrotal**, devendo ser suspeitado em casos de dor, aumento de volume com flutuação e sinais flogísticos locais. É necessário distinguir lesões superficiais de abscessos profundos (através de ultrassonografia) e de gangrena de Fournier (acometimento sistêmico, gás em subcutâneo, com rápida evolução para sepse e choque séptico). Pequenos abscessos em folículos pilosos podem ser tratados com incisão e drenagem sem necessidade de antibioticoterapia (no caso de pessoas imunocompetentes sem sinais sistêmicos ou suspeita de celulite). Todavia, a qualquer dúvida de acometimento profundo deve ser solicitada avaliação do urologista e TC de pelve para avaliação da extensão, bem como terapia de suporte no caso de acometimento sistêmico e/ou Fournier (neste caso, com cobertura antimicrobiana para Gram-positivos, Gram-negativos e anaeróbios). A avaliação e o manejo de infecções cutâneas invasivas podem ser encontrados no Capítulo "Infecções cutâneas".

– **Lombalgia:** devido à hiperlordose (alteração postural adotada como alternativa para não exposição do volume genital); o manejo de lombalgia aguda se encontra no Capítulo "Lombalgia".

– **Torção testicular:** principalmente no contexto de elevação de testículos para o canal inguinal; o quadro clínico pode se iniciar com dor em hipogastro, náusea e vômito, seguidas de localização de dor em saco escrotal, intensa, com dor à palpação e edema local, com reflexo cremastérico ausente e testículo tracionado e horizontalizado. A maioria dos casos não precisa de exames de imagem para confirmação, e deve ser encaminhado com urgência para abordagem cirúrgica devido ao risco de perda de viabilidade testicular. Em caso de dúvida, pode ser solicitado USG Doppler, com urgência. No caso de atraso para abordagem cirúrgica, pode ser tentada destorção manual, de medial para lateral, preferencialmente por equipe especialista.

- **Infecções do trato urinário e genital:** devido a retenção e refluxo urinário e seminal. Esses diagnósticos e situações clínicas não são exclusivos de pessoas trans ou HSH.
  - **Orquiepididimite**: dor e edema testicular, especificamente em topografia de epidídimo (posterior ao testículo), com reflexo cremastérico presente e podendo apresentar sinal de Prehn (alívio da dor com elevação manual do testículo). O tratamento varia com a gravidade (acometimento sistêmico, raro, com possibilidade de internação), com risco aumentado para ISTs (prática sexual desprotegida) e com prática sexual anal insertiva. Pode-se orientar uso de suspensório escrotal e evitação de prensa abdominal. Deve-se encaminhar a paciente para retorno ambulatorial precoce em rede de atenção básica ou com urologista.
  - Sem risco aumentado para ISTs: levofloxacino 500 mg VO 1x/d por 10 dias [alternativa: sulfametoxazol + trimetoprima (SMX+TMP) 800 + 160 mg VO 2x/d por 10 dias].
  - Com risco aumentado para ISTs, mas sem prática anal insertiva: cobertura para *N. gonorrhoeae* e *C. trachomatis* – ceftriaxona 500 mg IM dose única + azitromicina 1 g VO dose única (alternativa à azitromicina: doxiciclina 100 mg VO 2x/d por 10 dias).
  - Com prática anal insertiva: adicionar cobertura para enterobactérias – ceftriaxona 500 mg IM dose única + levofloxacino 500 mg VO 1x/d por 10 dias (ou esquema com SMX-TMP).
- **Prostatite aguda**: quadro clínico variado, podendo incluir sintomas irritativos ou obstrutivos do trato urinário baixo. Há mais risco em casos de prática sexual anal receptiva, cateteres vesicais, epididimite ou uretrite aguda e obstrução de trato urinário; a principal etiologia é bacteriana por *E. coli*. O diagnóstico é clínico, e sumário de urina ou urocultura pode permanecer negativo; não realizar palpação prostática vigorosa, sob risco de precipitar bacteremia e sepse. A maioria dos casos pode ser manejada ambulatorialmente com antibioticoterapia (p. ex.: SMX-TMP 800/160 mg VO 2x/d por até 6 semanas), com possibilidade de cobertura de ISTs (ceftriaxona 500 mg IM + azitromicina 1g VO em dose única).
- **ITU**: o manejo específico de ITU encontra-se no Capítulo "Infecção do trato urinário". Pode-se reforçar com a paciente a importância de intervalos para urinar, evitando retenção por tempo prolongado.

- Em todos os casos, interromper ou reduzir tempo de realização, se possível ou viável.

Ocultação de mamas ("*binding*")

- **O que é?** Compressão das mamas para redução do volume, com compressão elástica específica (colete, faixas elásticas – *binders*), enfaixamento ou esparadrapos e fitas adesivas.
- **Orientações gerais de uso correto**: evitar compressão excessiva (deve ter respiração confortável), uso por menos de 8-10 horas consecutivas, não utilizar durante atividade física.
- **Complicações mais comuns e manejo específico**:
  - **Dorsalgia:** devido à compressão excessiva e alterações posturais (hipercifose torácica, projeção anterior de ombros). O manejo é conservador, com analgesia simples, orientação de redução/suspensão de realização e seguimento ambulatorial de alterações posturais (atenção básica, medicina física e reabilitação, ortopedia, fisioterapia).
  - **Lesões de pele:** escoriações, dermatite de contato, lesões fúngicas (dermatofitose/*tinea corporis*) – manejo similar ao citado em lesões cutâneas por ocultação de pênis e testículos.
  - **Fratura de arcos costais:** mais rara, e em geral fraturas únicas e lineares; o manejo desses casos se baseia em analgesia potente, podendo ser realizados bloqueio de nervo intercostal e fisioterapia respiratória (p. ex.: espirometria de incentivo).
  - **Atelectasia pulmonar:** também rara, associada a restrição de ventilação pela compressão excessiva; pode ser assintomática ou se manifestar com dispneia, hipoxemia e taquicardia. O diagnóstico pode ser confirmado com exame de imagem (TC ou US

de tórax). Casos leves sem hipoxemia podem ser manejados ambulatorialmente com analgesia adequada e fisioterapia respiratória. Internação hospitalar pode ser necessária em pacientes com doenças pulmonares prévias, hipoxemia, queda do estado geral ou diagnóstico incerto.
- **Pneumonia**: associada a restrição de ventilação pela compressão excessiva; sua abordagem e manejo não difere de outros casos de pneumonia adquirida em comunidade (Capítulo "Pneumonia adquirida na comunidade").

Próteses externas

- **O que são?** Próteses com formato de pênis e/ou saco escrotal (*packer*), assim como roupas e cintas modeladoras/com enchimento são algumas estratégias de modificação temporária local e que podem trazer maior conforto à pessoa trans.
- O uso frequente e prolongado de *packers* pode predispor a lesões cutâneas (dermatite de contato, candidíase vulvar, escoriações), principalmente se aderidos ao corpo com adesivos ou colas inapropriadas. O manejo de patologias vulvovaginais está detalhado em capítulo específico (Capítulo "Emergências ginecológicas").

Hormonioterapia feminizante

O pilar da terapia hormonal para travestis, mulheres trans e pessoas transfemininas é o uso de estrógenos e de antiandrógenos. O uso de antiandrógenos não é obrigatório, e não é mais necessário após gonadectomia.

Dentre os estrógenos, o 17β-estradiol (estradiol bioidêntico) via oral é o mais prescrito. No entanto, existem outros fármacos, como o enantato de estradiol associado a algestona acetofenida (na apresentação de injeção intramuscular), que é amplamente utilizado pelas travestis e mulheres trans brasileiras, principalmente sem prescrição médica. Contudo, em que pese a falta de estudos robustos, parece ser uma droga segura e efetiva, sendo incluída como opção de terapia no Protocolo para o Atendimento de Pessoas Transexuais e Travestis no Município de São Paulo de 2020. Doenças coronarianas instáveis e neoplasias estrógeno-dependentes são contraindicações absolutas.

Em relação aos antiandrógenos, o diurético espironolactona é comumente prescrito por ser disponível nas farmácias da Atenção Primária pelo SUS, com doses habitualmente em torno de 100 mg ao dia (dose máxima de 200 mg na maioria dos protocolos). Outras drogas utilizadas com frequência são: ciproterona, medroxiprogesterona e dienogeste (este mais seguro em relação a risco de eventos tromboembólicos). Devido à frequência de sua prescrição, a espironolactona e a ciproterona são mais associadas a complicações e efeitos colaterais com apresentação no departamento de emergência.

Complicações associadas ao uso de estrógenos e seu manejo específico

- **Fogachos:** mediados por disfunção termorreguladora do hipotálamo, principalmente em início de hormonioterapia com estrogênios ou com uso de formulações de meia-vida curta (17β-estradiol, em apresentação oral ou em gel).
  - Sintomas típicos envolvem sensação de calor inicialmente em tronco e face, rapidamente se tornando generalizada, com duração de até 5 minutos, associada a sudorese profusa e palpitações, e podendo ser seguida por sensação de frio, calafrios e sintomas ansiosos.
  - Casos leves podem ser manejados com medidas comportamentais (ambiente ventilado, vestimentas leves e evitar gatilhos conhecidos – alimentos, situações de estresse emocional). Casos graves devem ser referenciados para equipe de seguimento ambulatorial para avaliação de adequação da terapia utilizada.
- **Cefaleia**: a presença de enxaqueca grave, refratária ou focal é contraindicação relativa à hormonioterapia com estrógenos. A abordagem de crises migranosas nesta população deriva de extrapolação da avaliação de enxaqueca em mulheres cis em menopausa/climatério em uso de terapia de reposição hormonal, e envolve suspensão da hormonioterapia em casos de enxaqueca com aura ou crises recorrentes. Em casos de cefaleia ou crise migranosa leves, analgésicos comuns (dipirona ou paracetamol), associados ou não a anti-inflamatórios não esteroidais, podem ser suficientes, sem necessidade de suspensão da terapia. Em casos de crise migranosa moderada a grave, não há

contraindicação por interação medicamentosa a nenhuma terapia específica. O restante da abordagem de cefaleia e enxaqueca pode ser encontrado no Capítulo "Cefaleia".

- **Alterações de humor/sintomas ansiosos:** mais frequentes em início de hormonioterapia. Não há contraindicação farmacológica a manejo de sintomas ansiosos graves com benzodiazepínicos. A abordagem desses casos deve considerar os princípios delineados no item "Saúde mental".
- **Colelitíase:** há aumento teórico e plausível de risco de litíase biliar, com possibilidade de evolução para outras colecistopatias (colecistite aguda, coledocolitíase, colangite, pancreatite aguda biliar). Seu manejo não difere do restante da população, e essas condições não contraindicam a manutenção de hormonioterapia posterior.
- **Eventos cardiovasculares e tromboembólicos:** associação mais evidente com estrógenos sintéticos (como etinilestradiol, principalmente se associado a progestágenos sintéticos), que não são recomendados como terapia de afirmação de gênero; entretanto, o fácil acesso ao etinilestradiol na forma de contraceptivos orais faz com que algumas pacientes possam utilizá-lo inadvertidamente.
  - Podem apresentar-se no departamento de emergência com quadro clínico compatível com trombose venosa profunda (TVP – dor e edema em membros inferiores, principalmente unilateral e assimétrico); tromboembolismo pulmonar (TEP – quadro clínico variável a depender de extensão, desde dor pleurítica e dispneia leve até insuficiência respiratória, síncope ou choque obstrutivo); oclusão arterial aguda (isquemia súbita de membro, classicamente representada pelos 6 "P"s: dor, palidez, ausência de pulso, poiquilotermia, parestesia e paralisia); síndrome coronariana aguda (dor torácica anginosa ou equivalente anginoso, podendo evoluir para arritmias graves e PCR); acidente vascular cerebral isquêmico agudo (déficit neurológico súbito, com quadro clínico variável); ou trombose venosa cerebral (cefaleia intensa progressiva, com manifestações variáveis).
  - O risco desses eventos é aumentado também em pacientes acima de 50 anos, tabagistas, com doença cardiovascular isquêmica ou doença cerebrovascular prévias, entre outros fatores de risco cardiovasculares. Considerando o déficit de acesso à saúde entre a população trans, presume-se prevalência ao menos equivalente (se não superior) dessas condições sem tratamento adequado ao restante da população.

A avaliação e o manejo dessas condições não diferem do restante da população e encontram-se em capítulos específicos: Capítulos "Trombose venosa profunda", "Tromboembolismo pulmonar", "Oclusão arterial aguda", "Síndrome coronariana aguda sem supradesnivelamento do segmento ST", "Infarto agudo do miocárdio com supradesnivelamento do segmento ST" e "Cefaleia". Vale ressaltar que é necessária a suspensão da hormonioterapia, e seu retorno deve ser avaliado por equipe de seguimento ambulatorialmente, uma vez que constituem contraindicações absolutas e/ou relativas para sua prescrição.

Complicações do uso de antiandrógenos e seu manejo específico

- **Hipercalemia:** associada à espironolactona; apesar de incomum, é o efeito colateral mais temido, especialmente em situações de injúria renal ou uso concomitante de outras medicações/substâncias. Pode apresentar-se de forma assintomática ou com manifestações musculares (fraqueza, paralisia) ou cardíacas (anormalidades de condução e arritmias). Seu manejo envolve a suspensão do medicamento; o restante das medidas não difere do restante da população, e pode ser encontrado no Capítulo "Hipercalemia".
- **Hipotensão ortostática, poliúria e polidipsia:** complicações mais comuns do uso de espironolactona, em geral na introdução ou aumento da dosagem. Embora sejam efeitos autolimitados, motivam idas ao departamento de emergência, onde podem ser tratados de forma conservadora (manutenção da terapia e orientação de aumento de ingesta hídrica oral) ou com a redução da dose até reavaliação com a equipe de seguimento.
- **Eventos cardiovasculares e tromboembólicos:** risco aumentado principalmente no uso concomitante de ciproterona ou medroxiprogesterona + estrógenos sintéticos, e segue o mesmo descrito no item anterior ("Complicações associadas ao uso de estrógenos").

- **Alterações de humor**: também associadas aos progestágenos (ciproterona, medroxiprogesterona, dienogeste) e seguem o mesmo descrito no item anterior ("Complicações associadas ao uso de estrógenos").
- **Lesão hepática**: associada ao uso de ciproterona, apresenta-se em grande espectro de lesões, desde aumento transitório e assintomático de transaminases e, mais raramente, insuficiência hepática aguda/hepatite fulminante. Nesses casos, deve ser realizada a suspensão imediata do medicamento. O restante da avaliação e abordagem não difere do restante da população, e pode ser encontrado no Capítulo "Hepatites graves e insuficiência hepática aguda".
- **Disfunção erétil**: frequentemente associada à hormonioterapia feminizante como um todo, mas em especial ao uso de antiandrógenos; pode ser desejada pela pessoa, mas também pode gerar desconforto e motivar busca do departamento de emergência. Nesses casos, pode-se considerar utilização de inibidores de fosfodiesterase (como sildenafila e tadalafila) ou redução de dose de antiandrógenos; entretanto, essas medidas são mais bem avaliadas pela equipe de seguimento ambulatorial. Vale apontar que há frequente autoprescrição de inibidores de fosfodiesterase, devendo o profissional questionar sobre uso desses medicamentos.

Hormonioterapia masculinizante

A hormonioterapia masculinizante se baseia no uso de formulações contendo testosterona por via intramuscular ou transdérmica, sendo que o uso de formulações sintéticas por via oral não é recomendado pelo risco de hepatotoxicidade. Seu uso é absolutamente contraindicado na presença de neoplasias testosterona-dependentes e doenças coronarianas instáveis, casos de presença de câncer de endométrio e na vigência de gravidez ou lactação.

Complicações associadas ao uso de testosterona e seu manejo específico

- **Alterações comportamentais**: a terapia com testosterona é contraindicada em distúrbios psiquiátricos não controlados, principalmente em quadros com risco para hetero e autoagressão (como psicoses não estabilizadas e transtornos de irritabilidade e impulsivos com ideações homicidas e/ou suicidas); entretanto, devido à frequente autoprescrição de hormonioterapia, não é infrequente seu uso por pacientes com esses quadros. Há também relatos de quadros de mania/hipomania em pacientes com transtorno afetivo bipolar subjacente, principalmente com doses mais elevadas do hormônio. O manejo desses casos não difere do restante da população, e o uso de testosterona não contraindica farmacologicamente as principais terapias utilizadas. Pode-se considerar a suspensão da hormonioterapia para reavaliação ambulatorial de sua reintrodução. Assim como no caso de pessoas transfemininas, a abordagem desses casos deve considerar os princípios delineados no item "Saúde mental".
- **Policitemia secundária adquirida**: efeito colateral frequente, pelo estímulo à produção de eritropoetina. Durante o tratamento, o hematócrito é geralmente monitorado. Em casos de eritrocitose, outras causas devem ser excluídas (neoplasias, doenças pulmonares, tabagismo pesado, *shunts* intracardíacos, estenose de artéria renal, entre outros), sendo que quadros de hiperviscosidade sintomática (cefaleia, fadiga, visão turva, parestesias, dor torácica ou abdominal) geralmente respondem à descontinuação do hormônio, com alguns raros casos necessitando de flebotomia (segundo alguns autores, para hematócritos acima de 50 ou 54%). Destaca-se que apesar da elevação de hematócrito, não há relato de aumento de incidência de eventos cardiovasculares e tromboembólicos.
- **Queixas genitourinárias**: as mais frequentes são dispareunia e sinusiorragia (devido à vaginite atrófica pela redução de estrogênio circulante) e corrimento vaginal (por vaginite inflamatória descamativa). É necessária, porém, a avaliação para diagnósticos diferenciais, principalmente de ISTs. A avaliação e o manejo de patologias do trato genital inferior pode ser encontrados no Capítulo "Emergências ginecológicas".
- **Dor pélvica**: não é esperada como efeito colateral de hormonioterapia masculinizante, e deve ser avaliada apropriadamente, com especial atenção à possibilidade de gestação e suas complicações (apesar de reduzida com uso de testosterona, não há supressão total de fertilidade, havendo possibilidade gestacional principalmente na ausência de métodos con-

traceptivos de barreira), doença inflamatória pélvica, aderências pós-cirúrgicas e outros diagnósticos diferenciais. Podem ser solicitados teste de gravidez (preferencialmente quantitativo) e USG pélvico ou endovaginal, a depender da suspeita clínica e principalmente para pacientes hemodinamicamente instáveis. O restante da avaliação e manejo de condições gineco-obstétricas específicas pode ser encontrado nos Capítulos "Emergências obstétricas" e "Emergências ginecológicas".

- **Sangramento vaginal:** a maior parte das pessoas em uso de testosterona torna-se amenorreica após os primeiros meses de hormonioterapia, enquanto algumas podem apresentar persistência ou sangramentos ocasionais decorrentes de dosagens mais baixas de testosterona, diminuição ou espaçamento entre doses. O aumento dos níveis de estradiol a partir da conversão da testosterona pela aromatase periférica também pode acarretar escapes, além de outros efeitos mediados pelo estrógeno (como aumento das mamas), sendo mais comum em casos de aumento de peso/obesidade ou, paradoxalmente, por níveis suprafisiológicos de testosterona. Sangramentos também podem decorrer da atrofia do endométrio ou, menos comumente, por hipertrofia endometrial. Esses eventos são mais comuns nos primeiros 6 meses do uso de testosterona; assim, sangramentos após esse período devem ser avaliados como anormais. Devem ser detalhados o episódio atual e episódios prévios, sintomas associados, comorbidades e medicações em uso, e história reprodutiva e obstétrica.
  - Sangramentos leves, sem instabilidade hemodinâmica e com propedêuticas abdominal e perineal tranquilizadoras podem ser avaliados ambulatorialmente, com contrarreferência para equipe de seguimento. Na suspeita de complicações gestacionais, é importante a solicitação de teste de gravidez (preferencialmente quantitativo), uma vez que o uso de testosterona gera amenorreia/irregularidade menstrual.
  - Sangramentos intensos, com instabilidade hemodinâmica e/ou com presença de dor abdominal e outras lesões perineais devem ser investigados em departamento de emergência. Prioriza-se terapia de suporte em casos de instabilidade hemodinâmica, com ressuscitação volêmica/transfusional e avaliação ginecológica de urgência. Deve-se solicitar teste de gravidez quantitativo e exame de imagem (USG ou TC, para avaliação de diferenciais não ginecológicos). O restante da abordagem de sangramentos vaginais pode ser encontrado no Capítulo "Emergências ginecológicas".
- **Alteração em perfil lipídico:** o uso de testosterona com frequência gera alteração em perfil lipídico, com elevação de LDL e redução de HDL. Contudo, seu uso não demonstrou aumento na incidência de eventos cardiovasculares e tromboembólicos.

Agonistas do GnRH

A leuprorrelina é a representante disponível no Brasil dessa classe de medicamentos, que agem inibindo a liberação de FSH e LH. É mais comumente indicada para bloqueio puberal transitório em adolescentes, mas também pode ser utilizada em conjunto com os estrógenos na terapia feminizante de travestis, mulheres trans e pessoas transfemininas adultas. Há poucos dados sobre os efeitos colaterais dessas drogas na população trans, sendo fogachos e sudorese, ganho de peso e oscilações de humor os mais relatados, sem diferença no manejo para o restante da população. Em relação ao uso de leuprorrelina na população geral, as reações adversas mais temidas são associadas a aumento de risco cardiovascular (analogamente ao uso de terapia estrogênica), com especial destaque para TVP/TEP, síndromes coronarianas agudas, AVCi/AIT e morte súbita. Para além da suspensão do uso do medicamento, não há diferença no manejo para o restante da população.

Procedimentos cirúrgicos

Procedimentos voltados para travestis, mulheres trans e pessoas transfemininas

A vulvoplastia (construção de "neovulva", sem canal vaginal) e a vaginoplastia (com construção de canal vaginal), associadas à orquiectomia bilateral, são procedimentos de redesignação genital realizados por algumas travestis, mulheres trans e pessoas transfemininas. Foge do escopo da obra descrever as diferenças entre as diferentes técnicas existentes, no entanto alguns pontos devem ser destacados para o atendimento de urgências pós-cirúrgicas.

Considerações sobre exame físico:

- Em sua eventual necessidade, o exame genital dessas pessoas deve ser feito utilizando-se anuscópios, uma vez que o uso de espéculos ginecológicos pode ser desconfortável e até lesivo.
- A próstata é mantida nesses procedimentos, sendo que pode ser examinada através da palpação da parede anterior da neovagina (em vez da abordagem de palpação por via retal).

Complicações cirúrgicas com apresentação no departamento de emergência e seu manejo específico:

- **Corrimento vaginal**: queixas de corrimento e odor fétido são frequentes, devido à constituição da neovagina (ausência de mucosa, pH não ácido e microbiota da pele utilizada) e acúmulo de secreções e descamação epitelial. Entretanto, pelo mesmo motivo, não são frequentes casos de candidíase e vaginose bacteriana. Em casos de corrimento ou odor persistente, pode ser orientada realização de duchas vaginais com solução de vinagre ou iodo a 25% em água por 2 a 3 dias, e/ou prescrição de metronidazol vaginal por 5 dias (metronidazol gel 0,75%, 1 aplicador intravaginal 1x/dia).
- **Sangramentos**: podem ser decorrentes de traumas pelo uso de dilatadores (que são indicados nos cuidados pós-cirúrgicos) ou por intercurso sexual com penetração, bem como de necrose de enxerto, deiscências, tecidos de granulação, drenagem de hematomas, lesões neoplásicas ou infecções. Frequentemente os sangramentos são de origem uretral e cessam com a pressão sobre a uretra. Em casos que não respondem à pressão local, pode-se tentar a passagem de uma sonda uretral e solicitar avaliação de equipe de urologia (pode ser necessário realizar sutura hemostática e outros procedimentos).
  - Sangramentos decorrentes da drenagem espontânea de hematomas pós-cirúrgicos não são tão comuns. Ocorrem após uma semana ou mais do procedimento e o sangue tem aspecto mais escurecido e sem coágulos. Seu tratamento é conservador.
- **Necrose, fístulas e deiscências:** complicações relativamente precoces no pós-operatório. Sua avaliação deve ser feita preferencialmente pela equipe cirúrgica que realizou o procedimento.
  - Necrose de enxerto: pode se manifestar com insensibilidade local, secreção e visualização de porção de pele necrosada. Seu manejo no departamento de emergência deve ser conservador, podendo ser prescrita antibioticoterapia tópica até avaliação cirúrgica (neomicina + bacitracina pomada, de 2 a 5 vezes/dia, por até 7 dias).
  - Fístulas: podem ser de origem retal, vesical ou uretral, em geral devido a lesões intraoperatórias. Fístulas de origem retal podem se manifestar com saída de gás ou conteúdo fecal pela neovagina, e precisam de avaliação cirúrgica de urgência para seu manejo adequado. Fístulas de origem uretral em sua maioria não precisam de intervenção imediata, e em geral não afetam continência urinária; a paciente deve ser orientada sobre risco aumentado para ITU, e referenciada para retorno com equipe de origem. Fístulas de origem vesical são incomuns, e seu manejo envolve sondagem vesical e encaminhamento para avaliação cirúrgica de urgência.
  - Deiscências: principalmente em região posterior do períneo; não devem ser ressuturadas, sendo indicado uso de antibiótico tópico (p. ex.: neomicina + bacitracina), controle de sangramento (se houver) e reavaliação pela equipe cirúrgica de seguimento. O uso de dilatadores não deve ser interrompido, exceto se deiscência importante com prolapso da neovagina.
- **Infecção de ferida operatória:** deve ser avaliada detalhadamente, devido ao risco de progressão para infecção de pele invasiva e sepse. Em sua maioria, indica internação hospitalar para antibioticoterapia de amplo espectro (considerando microbiota cutânea e intestinal) e avaliação pela equipe cirúrgica.

Procedimentos voltados para homens trans e pessoas transmasculinas

Mastectomia com mamoplastia masculinizadora e histerectomia (com ou sem ooforectomia) são os procedimentos cirúrgicos de afirmação de gênero mais realizados por homens trans e pessoas transmasculinas, enquanto a vaginectomia, a metoidioplastia e a faloplastia são de mais difícil acesso. Metoidioplastia é a técnica de recobrimento do clitóris com tecidos adjacentes (associado a alongamento uretral), enquanto a faloplastia envolve o uso de enxerto de pele e músculo para a construção de um neofalo, e são usualmente acompanhadas pela escrotoplastia com a colocação de próteses testiculares. Cabe destacar que atualmente no Brasil as cirurgias genitais masculinizadoras existem apenas em caráter experimental, inseridas em protocolos de pesquisa, e não são amplamente difundidas.

Complicações cirúrgicas com apresentação no departamento de emergência e seu manejo específico:

- **Complicações associadas a drenos:** durante o pós-operatório de mastectomia e mamoplastia, em geral, são deixados drenos profiláticos em subcutâneo/planos musculares. As complicações mais comuns são relacionadas a tracionamento e trauma pelo dreno e complicações após sua retirada (hematomas, seromas – dor e edema assimétricos), devendo ser avaliadas pela equipe cirúrgica inicial.
- **Queixas urinárias:** associadas ao uso de sondas uretrais pós-procedimento. Na avaliação desses quadros é importante atentar-se que leucocitúria e hematúria costumam estar presentes nesses pacientes por meses após a cirurgia, sendo indicada a solicitação de urocultura para determinar a presença de infecções. Também podem ocorrer estenoses uretrais, com apresentação mais tardia (6-12 meses após o procedimento) envolvendo jato urinário fraco, dificuldade miccional e possíveis fístulas secundárias à obstrução; é necessária a avaliação de equipe de urologia.
- **Necrose, fístulas e deiscências:**
  - No caso de mamoplastia masculinizadora, necrose e deiscência de retalho não são incomuns, com incidência estimada de até 5%, devido à ressecção de grande quantidade de tecido redundante e a retalho livre de mamilo. Devem ser manejadas com internação hospitalar e encaminhamento para equipe cirúrgica inicial. Não deve ser feita ressutura de deiscências.
  - No caso da faloplastia, necrose de retalho é menos comum, uma vez que é realizado retalho microcirúrgico (com pedículo vascular). Sua apresentação é precoce (em até 72 horas do procedimento), sendo menos comum no departamento de emergência, mas deve ser encaminhada com urgência para avaliação cirúrgica.
  - Apesar de raras, em cirurgias genitais podem ocorrer lesões/fístulas retais, principalmente em procedimentos com vaginectomia. Podem apresentar-se dias ou semanas após o procedimento, com extravasamento de conteúdo fecal pela ferida operatória e sepse. O exame abdominal pode ser inocente, pois é a porção extraperitoneal do reto que geralmente é lesada. Devem ser prontamente reconhecidas devido ao potencial de complicações, com indicação de internação hospitalar e avaliação cirúrgica.
- **Infecção de ferida operatória:** pode apresentar-se precocemente, com etiologia bacteriana (celulite), fúngica (especialmente em cirurgias genitais) ou ambas. Não há consenso em relação ao protocolo para tratamento desses quadros, sendo recomendada avaliação da equipe cirúrgica inicial e abordagem conforme estado clínico do paciente (podendo ser indicada internação para antibioticoterapia endovenosa, considerando microbiota local).

Aplicação de silicone líquido industrial

Silicones são diferentes polímeros contendo silício e oxigênio em sua cadeia principal. Atualmente são utilizados em procedimentos estéticos dentro de próteses que minimizam a possibilidade de eventos adversos. No entanto, muitas travestis e mulheres trans recorrem à aplicação de produtos não aprovados para a prática médica, por pessoas não capacitadas, em locais clandestinos. O chamado "silicone industrial" geralmente é uma mistura de substâncias oleosas, aplicada livremente (sem cápsula de proteção, como as próteses), que pode gerar complicações imediatas, precoces ou tardias. Segundo a Anvisa, a aplicação de silicone líquido industrial no corpo humano "(...) é considerada crime contra a saúde pública previsto no Código Penal – exercício ilegal da medicina, curandeirismo e lesão corporal".

Regiões com aplicação de silicone não devem ser perfuradas; assim, caso haja preenchimento em glúteo, esse sítio não deve ser utilizado para aplicação de medicamentos intramusculares.

Complicações imediatas (horas a dias): embolia do material injetado, necrose local, reações de hipersensibilidade, dor local, sangramentos.

- **Embolização de silicone**: pode haver manifestações sistêmicas e pulmonares, análogas à embolia gordurosa (tosse, dispneia, hipoxemia, febre e hemorragias) ou à síndrome de angústia respiratória aguda (SARA), com mortalidade relatada de até 24% para embolização pulmonar.
  - No caso de embolização pulmonar, não há indicação de anticoagulação. Há relatos de casos de reação inflamatória levando a SARA com boa resposta à terapia com metilprednisolona.
  - No caso de embolização sistêmica, são encontrados relatos de embolização para sistema nervoso central, miocárdio, fígado e membros; sendo variadas as apresentações clínicas, desde déficits neurológicos focais até hipoperfusão e necrose de membros.

Complicações precoces (dias a semanas): nódulos inflamatórios, infecções de pele e partes moles, reações de hipersensibilidade.

- **Infecções**: devido às condições de aplicação do silicone, as infecções podem ser causadas tanto por patógenos típicos da microbiota cutânea quanto por micobactérias atípicas. Podem se formar abscessos, assim como há possibilidade de evolução para sepse. Deve ser fornecido tratamento de suporte, podendo ser necessária abordagem protocolar de sepse. Para esses quadros, a literatura descreve o uso de tetraciclinas associado a anti-inflamatórios como possibilidade terapêutica, além de incisão e drenagem de eventuais abscessos.

Complicações tardias (semanas a anos): com o tempo, o silicone pode se deslocar da região aplicada, formando granulomas de corpo estranho ("siliconomas") que podem gerar fístulas, abscessos ou reações inflamatórias sistêmicas com sintomas constitucionais, além de linfedemas, adenopatias, eritema e ulcerações. A retirada cirúrgica pode ser necessária, embora possa ser pouco factível a depender da aderência do material aos tecidos.

LITERATURA RECOMENDADA

1. Berliant M, Odorizzi S, Leppard J. Out of the closet and into the waiting room: improving care of 2SLGBTQIA+ patients in the emergency department. Canadian Journal of Emergency Medicine. 2021;23(6):733-6.
2. Brasil. Ministério da Saúde. Secretaria de Gestão Estratégica e Participativa. Departamento de Apoio à Gestão Participativa. Política Nacional de Saúde Integral de Lésbicas, Gays, Bissexuais, Travestis e Transexuais. Brasília: Ministério da Saúde; 2012.
3. Baral S. What it's like being transgender in the emergency room. Disponível em: https://www.nationalgeographic.com/science/article/transgender-health-emergency-rooms-training-hospitals-science. Acesso em: 8 fev. 2022.
4. Ciasca SV, Hercowitz A, Lopes Junior A. Saúde LGBTQIA+: práticas de cuidado transdisciplinar. 1. ed. Barueri: Editora Manole, 2021.
5. Coleman E, et al. Standards of care for the health of transsexual, transgender, and gender-nonconforming people, Version 7. International Journal of Transgenderism. 2012;13(4):165-232.
6. Gaddis ML, Grimstad FW. The transgender patient. In: Tintinalli JE, et al. (eds.). Tintinalli's Emergency Medicine: A comprehensive study guide. 9. ed. [S. l.]: McGraw-Hill Education; 2020. p. 1997-2000.
7. Janeway H, Coli CJ. Emergency care for transgender and gender-diverse children and adolescents. Pediatric Emergency Medicine Practice. 2020;17(9).
8. Moll J, et al. Attitudes, behavior, and comfort of emergency medicine residents in caring for LGBT patients: What do we know?. AEM Education and Training. 2019;3(2):129-35.
9. Secretaria Municipal da Saúde. Coordenação da Atenção Primária à Saúde. Protocolo para o atendimento de pessoas transexuais e travestis no município de São Paulo. São Paulo: Secretaria Municipal da Saúde|SMS|PMSP; 2020.
10. Sutter M, Schabath M, Quinn G. Patients seeking care in emergency departments prefer to nonverbally disclose sexual orientation and gender identity – are we ready to act?. JAMA Network Open. 2018;1(8):e186457.
11. Winter S, et al. Transgender people: Health at the margins of society. Lancet. 2016;388(10042):390-400.

Índice remissivo

B

D

Q

R

S

V

Z